Pschyrembel®
Therapie

4. Auflage

Pschyrembel®
Therapie

4., überarbeitete und ergänzte Auflage

Walter de Gruyter
Berlin · New York

1. und 2. Auflage erschienen unter dem Titel „Pschyrembel Therapeutisches Wörterbuch“

bearbeitet von der Pschyrembel-Redaktion des Verlages

Das Buch enthält 550 Abbildungen und 330 Tabellen.

Bibliografische Information der Deutschen Bibliothek
Die Deutsche Bibliothek verzeichnet diese Publikation in der Deutschen Nationalbibliografie; detaillierte bibliografische Daten sind im Internet über http://dnb.ddb.de abrufbar

Wichtiger Hinweis:
Der Verlag hat für die Wiedergabe aller in diesem Buch enthaltenen Informationen (Programme, Verfahren, Mengen, Dosierungen, Applikationen usw.) mit den Autoren große Mühe darauf verwandt, diese Angaben genau entsprechend dem Wissensstand bei Fertigstellung des Werkes abzudrucken. Trotz sorgfältiger Manuskripterstellung und Korrektur des Satzes können Fehler nicht ganz ausgeschlossen werden. Autoren und Verlag übernehmen infolgedessen keine Verantwortung und keine daraus folgende oder sonstige Haftung, die auf irgendeine Art aus der Benutzung der in dem Werk enthaltenen Informationen oder Teilen davon entsteht. Die Wiedergabe von Gebrauchsnamen, Handelsnamen, Warenbezeichnungen und dergleichen in diesem Buch berechtigt nicht zu der Annahme, dass solche Namen ohne weiteres von jedermann benutzt werden dürfen. Vielmehr handelt es sich häufig um gesetzlich geschützte, eingetragene Warenzeichen, auch wenn sie nicht eigens als solche gekennzeichnet sind.

Gedruckt auf Royal Press 400 matt, leicht holzhaltiges beidseitig gestrichenes hochweißes Rollenoffsetpapier in 90 g/qm.
Alterungsbeständig gemäß DIN 6738.
Hergestellt von Sappi, ISO zertifiziert 9001
FSC & PEFC Zertifizierung möglich
EMAS Umweltzertifizierung

Internet www.deGruyter.de
www.pschyrembel.de
E-Mail pschyrembel@degruyter.com

Typografisches Konzept
Farnschläder & Mahlstedt Typografie, Hamburg
Zeichnungen
Helmut Holtermann, Tanja Paul
Einbandgestaltung
deblik, Berlin
Satz
META Systems, Wustermark
Druck und Bindung
Parzeller Druck- und Mediendienstleistungen GmbH Co. KG, Fulda

Printed in Germany

ISBN 978-3-11-020568-8

Vorwort

Die wichtigste Aufgabe der Medizin ist es zu heilen oder zu lindern. Dabei soll der Pschyrembel Therapie über alle Fachgebiete hinweg als aktueller Wegweiser durch den sich sehr dynamisch entwickelnden Bereich medizinischer Therapieverfahren dienen.

Ziel war es, ein umfassendes und praxistaugliches Arbeitsmittel zu schaffen, mit dem sich insbesondere klinisch tätige Medizinstudenten, aber auch Ärzte und alle in Gesundheitsberufen Tätige rasch in neue Themenbereiche und Fragen einarbeiten und nützliche Informationen über die Fülle von aktuellen Therapieoptionen gewinnen können.

Der Pschyrembel Therapie ist konzipiert als ideale Ergänzung zum anerkannten Standardwerk Pschyrembel Klinisches Wörterbuch, in dem aufgrund des umfassenden Ansatzes die Informationstiefe zur Therapie begrenzt bleiben muss.

Eine speziell für den Pschyrembel Therapie entwickelte übersichtliche Struktur (14-Punkte-Algorithmus) für Krankheiten ermöglicht das schnelle und zielgerichtete Auffinden der gesuchten Fakten in den inhaltlich ausführlichen Stichwörtern: *Definition, Behandlungsindikation, Pharmakotherapie, operative Therapie, Strahlentherapie, Psychotherapie, naturheilkundliche Verfahren, sonstige Maßnahmen, Eigenbehandlung, Arbeitsunfähigkeit, Hinweise (z.B. obsolete Maßnahmen), Neuentwicklungen, Selbsthilfegruppen, Literatur.*

Ergänzend zu den wichtigsten Krankheiten werden in mehr als 250 klar strukturierten Übersichtsartikeln die häufigsten therapeutischen Verfahren und Arzneimittel beschrieben. Neben Indikation und Kontraindikation umfassen diese Angaben zur praktischen Durchführung operativer Verfahren einschließlich der Vor- und Nachbereitung und eventueller Komplikationen ebenso wie Interaktionen zwischen Wirkstoffen, konkrete Dosierungsempfehlungen und beispielhafte Handelspräparate.

Wir freuen uns, ausgewiesene und erfahrene Fachautoren gewonnen zu haben, die den internationalen Standard der Therapie repräsentieren. Wir bedanken uns besonders bei den Autoren für ihre Bereitschaft, dem Werk den Charakter eines praxisorientierten Handbuchs zu geben, das basierend auf den aktuellen Leitlinien lückenlos konkrete Antworten gibt und unterschiedlichen Informationsbedürfnissen Rechnung trägt.

Das Ergebnis einer Umfrage unter unseren Lesern hat uns sehr gefreut. Die große Zufriedenheit mit der Vorauflage veranlasste uns, das bewährte Konzept der Vorauflagen beizubehalten. Die Befragten bewerteten besonders positiv, dass der Pschyrembel Therapie sich nicht auf ein medizinisches Fachgebiet beschränkt, sondern alle Fachgebiete der Humanmedizin mit den häufigsten Krankheiten und therapeutischen Verfahren vertreten sind. Dem Wunsch, den Stellenwert der Abbildungen zu stärken sind wir gerne nachgekommen: Alle Grafiken wurden anhand eines Farbleitschemas koloriert und insbesondere die therapeutischen Stufenpläne ausgeweitet.

Selbstverständlich sind alle Artikel inhaltlich geprüft, vollständig überarbeitet und um aktuelle Entwicklungen ergänzt.

Wir danken sehr herzlich allen, die an dieser Umfrage teilgenommen haben und natürlich auch den Lesern, die uns Zuschriften mit Anregungen zukommen lassen. Wir möchten Sie ausdrücklich ermuntern, uns Ihre Wünsche oder Verbesserungsvorschläge zuzusenden, damit wir auch zukünftig die Pschyrembel-Werke kontinuierlich verbessern können.

Berlin, Juli 2009 Der Verlag

Redaktion

Dr. med. Aydan Wilck
Dr. med. Miriam Mailahn
Dr. rer. nat. Thilo Hasse
Dr. rer. nat. Julia Vettin
Tanja Paul, Ärztin
(Medienredaktion)

unter der Leitung von
Dr. Martina Bach

E-Mail: pschyrembel@degruyter.com

Mitarbeiter der 4. Auflage

Dr. med. Andreas Beck
Abteilung Urologie
Chirurgische Universitätsklinik Freiburg
Hugstetter Straße 55
79106 Freiburg

Prof. Dr. med. H.-Peter Berlien
Abteilung für Lasermedizin
Evangelische Elisabeth Klinik
Ein Unternehmen der Paul Gerhardt Diakonie
Lützowstraße 24–26
10785 Berlin

Dr. med. dent. Olaf Bernhardt
Zentrum für Zahn-, Mund- und Kieferheilkunde
Ernst-Moritz-Arndt-Universität Greifswald
Rotgerberstraße 8
17487 Greifswald

Prof. Dr. med. Reiner Biffar
Poliklinik für zahnärztliche Prothetik,
Alterszahnheilkunde und medizinische
Werkstoffkunde
Ernst-Moritz-Arndt-Universität Greifswald
Rotgerberstraße 8
17487 Greifswald

Reinhard Bitterlich
Deutsches KinderUrologieZentrum Berlin
DRK Kliniken Berlin
Spandauer Damm 130
14050Berlin

Prof. Dr. med. habil. Joachim Boese-Landgraf
Klinik für Allgemein- und Viszeralchirurgie
Klinikum Chemnitz gGmbH
Flemmingstraße 2
09116 Chemnitz

Prof. Dr. med. Klaus-Eugen Bonzel
Ostpreußenstraße 34
45259 Essen

Dr. med. Dipl. Biol. Ulf Fritz Bredeek
Department of Infectious Diseases
University of California, Los Angeles
Sylmar, CA 91185
USA

PD Dr. med. Heike Bruck
Klinik für Nephrologie
Zentrum für Innere Medizin
Universitätsklinikum Essen
Hufelandstraße 55
45122 Essen

PD Dr. med. Tom Bschor
Abteilung für Psychiatrie und Psychotherapie
Jüdisches Krankenhaus Berlin
Heinz-Galinski-Straße 1
13347 Berlin

PD Dr. med. Matthias David
Klinik für Frauenheilkunde und Geburtshilfe
Charité – Universitätsmedizin Berlin
Campus Virchow-Klinikum
Augustenburger Platz 1
13353 Berlin

PD Dr. med. Oliver Detsch
Abteilung für Anästhesiologie und operative Intensivmedizin
Asklepios Klinik Nord – Heidberg
Tangstedter Landstraße 400
22417 Hamburg

Univ.-Prof. Dr. med. Hans Christoph Diener
Klinik für Neurologie
Universitätsklinikum Essen
Hufelandstraße 55
45122 Essen

Prof. Dr. med. Thorsten Dill, FESC
Abteilung für Kardiologie
Herz- und Thoraxzentrum
Kerckhoff-Klinik
Benekestraße 2–8
61231 Bad Nauheim

Prof. Dr. med. Hartmut Döhner
Klinik für Innere Medizin III
Universitätsklinikum Ulm
Albert-Einstein-Allee 23
89081 Ulm

Prof. Dr. med. Thorsten Jürgen Doering
Deutsche Klinik für Integrative Medizin
und Naturheilverfahren
Prof.-Paul-Köhler-Straße 3
08645 Bad Elster

Prof. Dr. med. Thomas Dörner
Institut für Transfusionsmedizin,
Klinische Hämostaseologie
CC 14 Centrum für Tumormedizin
Charité – Universitätsmedizin Berlin
Chariteplatz 1
10098 Berlin

Prof. Dr. med. habil. Bernd Drewelow
Institut für Klinische Pharmakologie
Medizinische Fakultät
Universität Rostock
Schillingallee 70
18057 Rostock

Prof. Dr. med. Dr. phil. Dr. h. c.
Andreas D. Ebert
Klinik für Gynäkologie und Geburtsmedizin
Babyfreundliches Krankenhaus
der WHO/UNICEF
Schwerpunkt Gynäkologische Onkologie
Deutsches Endometriosezentrum Berlin (DEZB)
Stufe III
Vivantes Humboldt-Klinikum
Am Nordgraben 2
13509 Berlin

Corinna Eschbach
Lungenabteilung
Thoraxzentrum Hamburg
Asklepios Klinik Harburg
Eißendorfer Pferdeweg 52
21075 Hamburg

Dr. med. Maryam Fakhury
Klinik für Allgemein-, Viszeral-
und Gefäßchirurgie, Minimalinvasive Chirurgie
HELIOS Klinikum Emil von Behring
Walterhöferstraße 11
14165 Berlin

Prof. Dr. med. habil. Jochen Fanghänel
Zentrum für Zahn-, Mund-, Kieferheilkunde
Poliklinik für Kieferorthopädie,
Präventive Zahnmedizin und Kinderzahnheilkunde / Bereich Orale Anatomie
Rotgerberstraße 8
17475 Greifswald

PD Dr. med. Thorsten Feldkamp
Klinik für Nephrologie
Zentrum für Innere Medizin
Universitätsklinikum Essen
Hufelandstraße 55
45122 Essen

PD Dr. med. habil. Sebastian Fetscher
Klinik für Hämatologie und Onkologie
Sana Kliniken Lübeck GmbH
Kronsforder Allee 71–73
23560 Lübeck

Dr. med. Christina Fotopoulou
Klinik für Frauenheilkunde und Geburtshilfe
Charité – Universitätsmedizin Berlin
Campus Virchow-Klinikum
Augustenburger Platz 1
13353 Berlin

PD Dr. med. Alexander Frankenschmidt
Abteilung Urologie
Chirurgische Universitätsklinik Freiburg
Hugstetter Straße 55
79106 Freiburg

Dr. med. Norbert Fuhr
Klinik für Gynäkologie und Geburtsmedizin
Babyfreundliches Krankenhaus
der WHO/UNICEF
Schwerpunkt Gynäkologische Onkologie
Deutsches Endometriosezentrum Berlin (DEZB)
Stufe III
Vivantes Humboldt-Klinikum
Am Nordgraben 2
13509 Berlin

Prof. Dr. med. habil. Michael R. Gaab
Klinik für Neurochirurgie
Klinikum Nordstadt
Klinikum Region Hannover
Haltenhoffstraße 41
30625 Hannover

Frau Dr. med. Claudia Gaßner
Hornissenweg 7
84034 Landshut

Prof. Dr. med. dent. habil. Tomasz Gedrange
Zentrum für Zahn-, Mund-, Kieferheilkunde
Poliklinik für Kieferorthopädie, Präventive
Zahnmedizin und Kinderzahnheilkunde
Rotgerberstraße 8
17475 Greifswald

Prof. Dr. med. habil. Bernd Gerber
Universitätsfrauenklinik und Poliklinik
am Klinikum Südstadt der Hansestadt Rostock
Südring 81
18059 Rostock

PD Dr. med. Marcus Gerwig
Klinik für Neurologie
Universitätsklinikum Essen
Hufelandstraße 55
45122 Essen

Dr. Nicola Gökbuget
Medizinische Klinik II
Klinikum der Johann Wolfgang
Goethe-Universität
Theodor-Stern-Kai 7
60590 Frankfurt a. M.

Prof. Dr. Gunther Göretzlehner
Parkstraße 11
18057 Rostock

Prof. Dr. med. Hartmut Goldschmidt
Sektion Multiples Myelom
Abteilung Innere Medizin V (Hämatologie,
Onkologie und Rheumatologie)
Universitätsklinikum Heidelberg
und Nationales Centrum für Tumor-
erkrankungen (NCT) Heidelberg
Im Neuenheimer Feld 410
69120 Heidelberg

PD Dr. med. Christoph Grüber
Kinderzentrum
Klinikum Frankfurt (Oder) GmbH
Müllroser Chaussee 7
15236 Frankfurt (Oder)

Prof. Dr. med. Annette Grüters
Institut für Experimentelle Pädiatrische
Endokrinologie
Charité – Universitätsmedizin Berlin
Campus Virchow-Klinikum
Augustenburger Platz 1
13353 Berlin

Prof. Dr. med. em. Hilmar Gudziol
Klinik und Poliklinik für HNO-Heilkunde
Universitätsklinikum Jena
Lessingstraße 2
07743 Jena

Doz. Dr. med. Ilhan Günaydin
Rheumazentrum Württemberg
Medizinische Klinik und Poliklinik II
Rheumaambulanz
72076 Tübingen

Grit Haase
Institut für Klinische Pharmakologie
Medizinische Fakultät
Universität Rostock
Schillingallee 70
18057 Rostock

Prof. Dr. med. K.-F. Hamann
HNO-Klinik und Poliklinik rechts der Isar
der Technischen Universität München
Ismaninger Straße 22
81675 München

Prof. Dr. med. Christian Hamm
Herz- und Thoraxzentrum
Kerckhoff-Klinik
Benekestraße 2–8
61231 Bad Nauheim

Univ.-Prof. Dr. med. Hans Hauner
Else-Kröner-Fresenius-Zentrum
für Ernährungsmedizin
Klinikum rechts der Isar der TU München
Ismaninger Straße 22
81675 München

Prof. Dr. med. Rüdiger Hehlmann
III. Medizinische Universitätsklinik
Medizinische Fakultät Mannheim
der Universität Heidelberg
Pettenkoferstraße 22
68169 Mannheim

Prof. Dr. med. Ulrich Hengge
Hautzentrum
Immermannstraße 10
40210 Düsseldorf

PD Dr. med. Stefan Herget-Rosenthal
Medizinische Klinik
Rotes-Kreuz-Krankenhaus
St.-Pauli-Deich 24
28199 Bremen

Prof. Dr. med. Sabine Herpertz
Klinik für Psychiatrie und Psychotherapie
Universitätsklinikum Rostock
Gehlsheimer Straße 20
18147 Rostock

Prof. Dr. med. Beate Herpertz-Dahlmann
Klinik für Kinder- und Jugendpsychiatrie
und -psychotherapie
Medizinische Fakultät der RWTH
Universitätsklinikum Aachen
Neuenhofer Weg 21
52074 Aachen

Dr. med. Renate Heyne
Hepatologisch-internistische Schwerpunktpraxis
Charlottenstraße 81
10969 Berlin

Prof. Dr. med. Andreas Hochhaus
Abt. Hämatologie/Onkologie/Stammzell-
transplantation
Klinik für Innere Medizin II
Universitätsklinikum Jena
Erlanger Allee 101
07740 Jena

Dr. med. Britta Höchsmann
Institut für Klinische Transfusionsmedizin
und Immungenetik Ulm gGmbH
Helmholtzstraße 10
89081 Ulm

Prof. Dr. med. D. Hoelzer
Medizinische Klinik II
Klinikum der Johann Wolfgang
Goethe-Universität
Theodor-Stern-Kai 7
60590 Frankfurt a. M.

Franziska Holz
Asklepios Medical School GmbH
Lohmühlenstraße 5
20099 Hamburg

Dr. med. Cordula Jilg
Abteilung Urologie
Chirurgische Universitätsklinik Freiburg
Hugstetter Straße 55
79106 Freiburg

Prof. Dr. med. habil. Ulrich Julius
Medizinische Klinik und Poliklinik III
Universitätsklinikum
an der Technischen Universität Dresden
Fetscherstraße 74
01307 Dresden

Dr. med. Oliver Kastrup
Klinik für Neurologie
Universitätsklinikum Essen
Hufelandstraße 55
45122 Essen

Dr. med. Arndt Katzenwadel
Abteilung Urologie
Chirurgische Universitätsklinik Freiburg
Hugstetter Straße 55
79106 Freiburg

PD Dr. med. Thoralf Kerner
Abteilung für Anästhesiologie
und operative Intensivmedizin
Asklepios Klinik Harburg
Eißendorfer Pferdeweg 52
21075 Hamburg

Dr. med. Ulrike Klein
Abteilung Innere Medizin V (Hämatologie,
Onkologie und Rheumatologie)
Universitätsklinikum Heidelberg
Im Neuenheimer Feld 410
69120 Heidelberg

Prof. Dr. med. Thomas Kocher
Zentrum für Zahn-, Mund- und Kieferheilkunde
Ernst-Moritz-Arndt-Universität Greifswald
Rotgerberstraße 8
17487 Greifswald

Prof. Dr. med. Günter Köhler
Klinik und Poliklinik für
Frauenheilkunde und Geburtshilfe
Ernst-Moritz-Arndt-Universität Greifswald
Wollweberstraße 1
17487 Greifswald

Dr. med. Susanne Koeppen
Klinik für Neurologie
Universitätsklinikum Essen
Hufelandstraße 55
45122 Essen

Dr. med. Özlem Köse
Klinik für Nephrologie
Zentrum für Innere Medizin
Universitätsklinikum Essen
Hufelandstraße 55
45122 Essen

Dr. med. Joachim Koppenberg
Abteilung für Anästhesiologie, Schmerztherapie
und Rettungsmedizin
Center da Sandà Engiadina Bassa
Gesundheitszentrum Unterengadin
Ospidal
Via da l'Ospidal
CH-7550 Scuol

Dr. med. Blanka Kothe
Klinik für Gynäkologie und Geburtsmedizin
Babyfreundliches Krankenhaus
der WHO/UNICEF
Schwerpunkt Gynäkologische Onkologie
Deutsches Endometriosezentrum Berlin (DEZB)
Stufe III
Vivantes Humboldt-Klinikum
Am Nordgraben 2
13509 Berlin

Prof. Dr. med. Heiner Krammer
Gastroenterologie und Ernährungsmedizin
am End- und Dickdarmzentrum Mannheim
Bismarckplatz 1
68165 Mannheim

Prof. Dr. med. Andreas Kribben
Klinik für Nephrologie
Zentrum für Innere Medizin
Universitätsklinikum Essen
Hufelandstraße 55
45122 Essen

Dr. med. Mario Krüger
Institut für Klinische Pharmakologie
Universität Leipzig
Härtelstraße 16–18
04107 Leipzig

Dr. med. Patricia Kruska
Abteilung für Anästhesiologie
und operative Intensivmedizin
Asklepios Klinik Harburg
Eißendorfer Pferdeweg 52
21075 Hamburg

Dr. Tanja Kühbacher
Klinik für Innere Medizin I
Christian-Albrechts-Universität zu Kiel
Universitätsklinikum Schleswig-Holstein
Schittenhelmstraße 12
24105 Kiel

Prof. Dr. med. Christian K. Lackner
Institut für Notfallmedizin
und Medizinmanagement (INM)
Klinikum der Universität München
Schillerstraße 53
80336 München

Dr. med. Julia Landin
III. Medizinische Klinik
Klinikum Augsburg
Stenglinstraße 2
86156 Augsburg

Univ.-Prof. Dr. Reinhard Larsen
Klinik für Anästhesiologie, Intensivmedizin
und Schmerztherapie
Universitätsklinikum des Saarlandes
Kirrberger Straße
66421 Homburg/Saar

Dr. med. Christian Leiber
Abteilung Urologie
Chirurgische Universitätsklinik Freiburg
Hugstetter Straße 55
79106 Freiburg

Dr. Nicolas Lembert
Schwester-Salaberga-Weg 13
72108 Rottenburg

Dr. med. Jürgen Linzer
Zentrale Notaufnahme u. Sektion Nephrologie
Asklepios Klinik Harburg
Eißendorfer Pferdeweg 52
21075Hamburg

Dr. med. Brigitte M. Lobnig
Klinik für Endokrinologie, Diabetologie
und Rheumatologie
Universitätsklinikum Düsseldorf
Moorenstraße 5
40225 Düsseldorf

Dr. med. Angela Löw
Poliklinik für Zahnerhaltung,
Parodontologie und Kinderzahnheilkunde
Ernst-Moritz-Arndt-Universität Greifswald
Rotgerberstraße 8
17487 Greifswald

Dr. med. Maria Lüth
Otto-Heubner-Centrum für
Kinder- und Jugendmedizin
Charité – Universitätsmedizin Berlin
Campus Virchow Klinikum
Augustenburger Platz 1
13353 Berlin

Dr. med. Peter Lütkes
Medizinisches Controlling
Universitätsklinikum Essen
Hufelandstraße 55
45122 Essen

Dr. med. Richard Mahlberg, MBA
Klinikum am Europakanal Erlangen
und Institut für Psychogerontologie
Nägelsbachstraße 25
91052 Erlangen

Prof. Dr. med. Dr. h. c. Peter Malfertheiner
Klinik für Gastroenterologie, Hepatologie
und Infektiologie
Universitätsklinikum
Otto-von-Guericke-Universität Magdeburg
Leipziger Straße 44
39120 Magdeburg

Dr. med. Axel von Manitius
Abteilung Urologie
Chirurgische Universitätsklinik Freiburg
Hugstetter Straße 55
79106 Freiburg

Dr. med. Marcus Mannel
Klinik für Allgemeinmedizin, Naturheilkunde
und Psychosomatik
Charité – Universitätsmedizin Berlin
Campus Benjamin Franklin
Hindenburgdamm 30
12200 Berlin

PD Dr. med. Frank Martens
Medizinische Klinik mit Schwerpunkt
Nephrologie und Internistische Intensivmedizin
Charité – Universitätsmedizin Berlin
Campus Virchow-Klinikum
Augustenburger Platz 1
13353 Berlin

Prof. Dr. med. Harald Meden
Gynäkologie und Geburtshilfe
am Gesundheitszentrum Fricktal
Spital Rheinfelden
Riburger Straße 12
CH-4310 Rheinfelden

Dr. med. Andrea Mempel
Kupferbrink 51
48167 Münster

Prof. Dr. med. Peter Meusers
Achenbachhang 35
45147 Essen

Prof. Dr. med. dent. Georg Meyer
Zentrum für Zahn-, Mund- und Kieferheilkunde
Ernst-Moritz-Arndt-Universität Greifswald
Rotgerberstraße 8
17487 Greifswald

Dr. med. Heinzpeter Moecke
Konzernbereich Medizin & Wissenschaft
Asklepios Kliniken Verwaltungsgesellschaft mbH
Lohmühlenstraße 5
20099 Hamburg

Dr. med. Helge Möllmann
Abteilung für Kardiologie
Herz- und Thoraxzentrum
Kerckhoff-Klinik
Benekestraße 2–8
61231 Bad Nauheim

Univ.-Prof. Dr. med. Norbert Müller
Waldsaum 6
45470 Mülheim an der Ruhr

Dr. med. Silke Müller
Institut für Klinische Pharmakologie
Medizinische Fakultät
Universität Rostock
Schillingallee 70
18057 Rostock

Prof. Dr. med. Stefan Müller-Lissner
Abteilung für Innere Medizin
Park-Klinik Weißensee
Schönstraße 80
13086 Berlin

Dr. rer. nat. Ralf G. Mundkowski
Institut für Klinische Pharmakologie
Medizinische Fakultät
Universität Rostock
Schillingallee 70
18057 Rostock

Dr. med. Michael Nebel
Ostmerheimer Straße 212
51109 Köln

Dr. med. Holger M. Nef
Abteilung für Kardiologie
Herz- und Thoraxzentrum
Kerckhoff-Klinik
Benekestraße 2–8
61231 Bad Nauheim

Dr. med. Thomas Neumann
Abteilung für Kardiologie
Herz- und Thoraxzentrum
Kerckhoff-Klinik
Benekestraße 2–8
61231 Bad Nauheim

PD Dr. med. Susanna Nikolaus
Klinik für Allgemeine Innere Medizin
Universitätsklinikum Schleswig-Holstein
Campus Kiel
Arnold-Heller-Straße 3
24105 Kiel

PD Dr. med. Jürgen Novotny
Klinik für Hämatologie
Zentrum für Innere Medizin
Universitätsklinikum Essen
Hufelandstraße 55
45122 Essen

PD Dr. med. Jens Nürnberger
Klinik für Nephrologie
Zentrum für Innere Medizin
Universitätsklinikum Essen
Hufelandstraße 55
45122 Essen

Dr. med. Stefan Oppermann
Institut für Notfallmedizin
c/o Landesfeuerwehrschule
Bredowstraße 4
22113 Hamburg

PD Dr. med. Ursula Peschers
Schwerpunkt Urogynäkologie
und rekonstruktive Beckenbodenchirurgie
Beckenboden Zentrum München
Chirurgische Klinik München-Bogenhausen
GmbH
Denninger Straße 44
81679 München

Dr. med. Jolanta Peszynska
Institut für Klinische Pharmakologie
Medizinische Fakultät
Universität Rostock
Schillingallee 70
18057 Rostock

PD Dr. med. Robert Pfitzmann
Klinik für Allgemein-, Viszeral-
und Gefäßchirurgie, Minimalinvasive Chirurgie
HELIOS Klinikum Emil von Behring
Walterhöferstraße 11
14165 Berlin

Prof. Dr. med. Dr. h. c. Thomas Philipp
Klinik für Nephrologie
Zentrum für Innere Medizin
Klinik für Nephrologie
Universitätsklinikum Essen
Hufelandstraße 55
45122 Essen

Dr. med. Matthias Pirlich
Medizinische Klinik und Poliklinik
mit Schwerpunkt Gastroenterologie,
Hepatologie und Endokrinologie
Charité – Universitätsmedizin Berlin
Campus Charité Mitte
Schumannstraße 20/21
10117 Berlin

Prof. Dr. med. Mathias Plauth
Klinik für Innere Medizin
Städtisches Klinikum Dessau
Auenweg 38
06847 Dessau-Roßlau

Prof. Dr. med. Uwe Pleyer
Augenklinik
Charité – Universitätsmedizin Berlin
Campus Virchow-Klinikum
Augustenburger Platz 1
13353 Berlin

Dr. med. Margitta Poetke
Abteilung für Lasermedizin
Evangelische Elisabeth Klinik
Ein Unternehmen der Paul Gerhardt Diakonie
Lützowstraße 24–26
10785 Berlin

Prof. Dr. med. Rainer Preiß
Institut für Klinische Pharmakologie
Universität Leipzig
Härtelstraße 16–18
04107 Leipzig

Prof. Dr. med. Friedel M. Reischies
Arbeitsgruppe Neuropsychiatrie
und psychiatrische Neuropsychologie
der Charité
Friedrich von Bodelschwingh –
Klinik für Psychiatrie und Psychotherapie
Landhausstraße 33–35
10717 Berlin

Prof. Dr. med. Johann Diederich Ringe
Medizinische Klinik 4 und
Westdeutsches Osteoporosezentrum (WOZ)
Klinikum Leverkusen
Akademisches Lehrkrankenhaus
der Universität zu Köln
Am Gesundheitspark 11
51375 Leverkusen

Prof. Dr. med. Thomas Römer
Abteilung für Gynäkologie und Geburtshilfe
Evangelisches Krankenhaus
Köln-Weyertal gGmbH
Weyertal 76
50931 Köln

Dr. med. Andreas Rolf
Abteilung für Kardiologie
Herz- und Thoraxzentrum
Kerckhoff-Klinik
Benekestraße 2–8
61231 Bad Nauheim

Dr. med. Peter Ruokonen
Augenklinik
Charité – Universitätsmedizin Berlin
Campus Virchow-Klinikum
Augustenburger Platz 1
13353 Berlin

Dr. med. Susanne Saußele
III. Medizinische Universitätsklinik
Medizinische Fakultät Mannheim
der Universität Heidelberg
Pettenkoferstraße 22
68169 Mannheim

Dr. med. Guido Schachschal
Sana Klinikum Lichtenberg
Klinik für Innere Medizin I:
Gastroenterologie
Fanningerstraße 32
10365 Berlin

Dr. med. Eike-Eric Scheller
Chirurgische Klinik
Evangelisches Krankenhaus Hubertus
Spanische Allee 10–14
14129 Berlin

Prof. Dr. med. Werner A. Scherbaum
Klinik für Endokrinologie, Diabetologie
und Rheumatologie
Universitätsklinikum Düsseldorf
Moorenstraße 5
40225 Düsseldorf

Dr. med. Sven Schinner
Klinik für Endokrinologie, Diabetologie
und Rheumatologie
Universitätsklinikum Düsseldorf
Moorenstraße 5
40225 Düsseldorf

PD Dr. med. Richard F. Schlenk
Klinik für Innere Medizin III
Hämatologie, Onkologie, Rheumatologie
und Infektionskrankheiten
Universitätsklinikum Ulm
Albert-Einstein-Allee 23
89081 Ulm

Prof. em. Dr. med. H. P. G. Schneider
Westfälische Wilhelms-Universität – ZMBE –
Von-Esmarch-Straße 56
48149 Münster

Dr. med. Martin Schönthaler
Abteilung Urologie
Chirurgische Universitätsklinik Freiburg
Hugstetter Straße 55
79106 Freiburg

Prof. Dr. med. Matthias Schott
Klinik für Endokrinologie, Diabetologie
und Rheumatologie
Universitätsklinikum Düsseldorf
Moorenstraße 5
40225 Düsseldorf

Prof. Dr. med. Stefan Schreiber
Klinik für Innere Medizin I und Institut
für Klinische Molekularbiologie
Christian-Albrechts-Universität zu Kiel
Universitätsklinikum Schleswig-Holstein
Schittenhelmstraße 12
24105 Kiel

PD Dr. med. Marc Schult
Unfallchirurgie / Orthopädische Chirurgie
Asklepios Klinik Nord – Heidberg
Tangstedter Landstraße 400
22417 Hamburg

Prof. Dr. med. Wolfgang Schultze-Seemann
Abteilung Urologie
Chirurgische Universitätsklinik Freiburg
Hugstetter Straße 55
79106 Freiburg

Prof. Dr. med. habil. Jan Schulze
Medizinische Klinik III
und Medizinische Poliklinik
Bereich Endokrinologie, Stoffwechsel, Diabetes
Medizinische Fakultät Carl Gustav Carus
Technische Universität Dresden
Fetscherstraße 74
01307 Dresden

PD Dr. med. Peter Schulze
Gottower Straße 32
14947 Nuthe-Urstromtal

Dr. med. Johannes Sperzel
Abteilung für Kardiologie
Herz- und Thoraxzentrum
Kerckhoff-Klinik
Benekestraße 2–8
61231 Bad Nauheim

Prof. Dr. Christian Splieth
Abteilung für Präventive Zahnmedizin
und Kinderzahnheilkunde
Ernst-Moritz-Arndt-Universität Greifswald
Rotgerberstraße 8
17487 Greifswald

Dr. med. dent. Heike Steffen
Zentrum für Zahnerhaltung,
Parodontologie und Endodontologie
Ernst-Moritz-Arndt-Universität Greifswald
Rotgerberstraße 8
17487 Greifswald

Dr. med. Holger Steiger
Abteilung für Kardiologie
Herz- und Thoraxzentrum
Kerckhoff-Klinik
Benekestraße 2–8
61231 Bad Nauheim

Prof. Dr. med. Wolfram Sterry
Klinik für Dermatologie,
Venerologie und Allergologie
Charité – Universitätsmedizin Berlin
Campus Charité Mitte
Charitéplatz 1
10117 Berlin

Prof. Dr. med. Wolf-Ingo Steudel
Klinik für Neurochirurgie
Universitätsklinikum des Saarlandes
66421 Homburg/Saar

**Univ.-Prof. Dr. med. Dr. h. c.
Wolfgang Straube**
Blumenweg 5
18057 Rostock

Dr. med. Mario Tönnies
Klinik für Thoraxchirurgie
Lungenklinik Heckeshorn
HELIOS Klinikum Emil von Behring
Walterhöferstraße 11
14165 Berlin

Prof. Dr. med. Johannes Treib
Neurologische Klinik
Westpfalz-Klinikum GmbH
Hellmut-Hartert-Straße 1
67655 Kaiserslautern

Prof. Dr. med. Marlies Uhlemann
Abteilung für Allgemeine Pädiatrie
mit Nephrologie, Onkologie und Neonatologie
der Universitäts-Kinder- u. Jugendklinik Rostock
Ernst-Heydemann-Straße 8
18055 Rostock

Prof. Dr. med. Michael Uppenkamp
Klinikum der Stadt
Ludwigshafen am Rhein gGmbH
Bremserstraße 79
67063 Ludwigshafen

Dr. med. Bert Urban
Institut für Notfallmedizin
und Medizinmanagement (INM)
Klinikum der Universität München
Schillerstraße 53
80336 München

PD Dr. med. Udo Vester
Klinik für Kinderheilkunde II
Zentrum für Innere Medizin
Universitätsklinikum Essen
Hufelandstraße 55
45122 Essen

Dr. rer. nat. Rainer Wacke
Institut für Klinische Pharmakologie
Medizinische Fakultät der Universität Rostock
Schillingallee 70
18057 Rostock

Prof. Dr. med. Volker Wahn
Klinik für Pädiatrie mit Schwerpunkt
Pneumologie und Immunologie
Charité – Universitätsmedizin Berlin
Campus Virchow-Klinikum
Augustenburger Platz 1
13353 Berlin

Dr. med. Frank Waldfahrer
Hals-Nasen-Ohrenklinik,
Kopf- und Halschirurgie
Universitätsklinikum Erlangen
Waldstraße 1
91054 Erlangen

**Prof. Dr. med. habil.
Johannes Georg Wechsler**
Abteilung für Innere Medizin
Krankenhaus der Barmherzigen Brüder
Roman Straße 93
80639 München

PD Dr. med. Christian Weimar
Klinik für Neurologie
Universitätsklinikum Essen
Hufelandstraße 55
45122 Essen

Univ.-Dozent Dr. med. René R. Wenzel
Abteilung für Innere Medizin
A. ö. Krankenhaus Zell am See
Paracelsusstraße 8
A-5700 Zell am See

Prof. Dr. med. Ulrich Wetterauer
Abteilung Urologie
Chirurgische Universitätsklinik Freiburg
Hugstetter Straße 55
79106 Freiburg

PD Dr. med. Gunther H. Wiest
Lungenabteilung
Thoraxzentrum Hamburg
Asklepios Klinik Harburg
Eißendorfer Pferdeweg 52
21075 Hamburg

Dr. med. Holger S. Willenberg
Klinik für Endokrinologie, Diabetologie
und Rheumatologie
Universitätsklinikum Düsseldorf
Moorenstraße 5
40225 Düsseldorf

Dr. med. Sebastian Wirtz
Abteilung für Anästhesiologie
und operative Intensivmedizin
Asklepios Klinik Barmbek
Rübenkamp 220
22291 Hamburg

PD Dr. med. Oliver Witzke
Klinik für Nephrologie
Zentrum für Innere Medizin
Universitätsklinikum Essen
Hufelandstraße 55
45122 Essen

Mitarbeiter der 3. Auflage

Dr. phil. Jörg Angenendt, Freiburg
Dr. med. Julia Bartley, Berlin
Prof. Dr. rer. nat. Dr. med. Michael Bauer, Berlin
Prof. Dr. Michael Bauer, Homburg/Saar
Dr. med. Andreas Beck, Freiburg
Dr. med. E.-S. Behl, Potsdam
Dr. Ute Berger, Mannheim
Dr. med. Anne Berghöfer, Berlin
Prof. Dr. med. H.-Peter Berlien, Berlin
Dr. med. dent. Olaf Bernhardt, Greifswald
Prof. Dr. med. Reiner Biffar, Greifswald
Prof. Dr. med. habil. Joachim Boese-Landgraf, Chemnitz
Prof. Dr. med. Klaus-Eugen Bonzel, Essen
Dr. med. Dipl.-Biol. Ulf Fritz Bredeek, Tuscon, USA
Prof. Dr. med. Claus Buddeberg, Zürich, Schweiz
Prof. Dr. med. Hans-Peter Buscher, Berlin
PD Dr. med. Matthias David, Berlin
PD Dr. med. Oliver Detsch, Hamburg
Univ.-Prof. Dr. med. Hans Christoph Diener, Essen
Prof. Dr. med. Hartmut Döhner, Ulm
Univ.-Prof. Dr. med. Martina Dören, Berlin
Prof. Dr. med. Thorsten Jürgen Doering, Bad Elster
Prof. Dr. med. Thomas Dörner, Berlin
Prof. Dr. med. habil. Bernd Drewelow, Rostock
Prof. Dr. med. Joachim W. Dudenhausen, Berlin
Prof. Dr. med. Dr. phil. Dr. h. c. Andreas D. Ebert, Berlin
Dr. med. Christiane E. Ehrenfeld, Essen
Prof. Dr. med. Andreas Engert, Köln
Prof. Dr. med. habil. Jochen Fanghänel, Greifswald
PD Dr. med. Joachim Feldkamp, Bielefeld
Dr. med. Thorsten Feldkamp, Essen
B. Fiedel, Rostock
Prof. Dr. Ulrich M. Fleischmann, Nürnberg
Univ.-Prof. Dr. med. M. H. Foerster, Berlin
Dr. med. Christina Fotopoulou, Berlin
PD Dr. med. Alexander Frankenschmidt, Freiburg
Dr. phil. Susanne Fricke, Hamburg
Dr. med. Markus Friedrich, Berlin
Dr. med. B. Fuchs, Berlin
Dr. med. Julia Funk, Berlin
Prof. Dr. med. habil. Michael R. Gaab, Hannover
Dr. med. Christoph Garcia-Bartels, Berlin
Dr. med. Claudia Gaßner, Landshut
PD Dr. med. Sylke Gellrich, Berlin
Prof. Dr. med. habil. Bernd Gerber, Rostock

Dr. med. Helga Gerl, Berlin
PD Dr. med. Marcus Gerwig, Essen
Dr. Nicola Gökbuget, Frankfurt a. M.
Prof. Dr. med. Hartmut Goldschmidt, Heidelberg
Dr. med. T. Grimm, Potsdam
Dr. med. Gabriele Groth, Hamburg
Dr. med. Bernhard Grundmann, Berlin
Prof. Dr. med. em. Hilmar Gudziol, Jena
Prof. Dr. med. Hartmut Gülker, Wuppertal
Doz. Dr. med. Ilhan Günaydin, Tübingen
Dr. med. Annette Günther, Potsdam
Dr. med. W. Güthoff, Potsdam
PD Dr. med. Norbert Haas, Berlin
Grit Haase, Rostock
Dr. med. Isabel Hach, Dresden
Univ.-Prof. Dr. med. Hans Hauner, München
Prof. Dr. med. Uwe Heemann, München
Prof. Dr. med. Rüdiger Hehlmann, Mannheim
Prof. Dr. med. Ulrich Hengge, Düsseldorf
Prof. Dr. med. Wolfgang Hepp, Haan
Dr. med. Stefan Herget-Rosenthal, Essen
Prof. Dr. med. Dr. h. c. mult. Roland Hetzer, Berlin
Dr. med. Renate Heyne, Berlin
Prof. Dr. med. Andreas Hochhaus, Jena
Prof. Dr. med. D. Hoelzer, Frankfurt a. M.
Dr. med. Maja Hofmann, Berlin
Prof. Dr. Hartmut Hopp, Berlin
Prof. Dr. med. Andreas Hufnagel, Essen
Dr. med. Martina Hund, Berlin
Prof. Dr. med. Heinrich Iro, Erlangen
Dr. med. Maria C. Jockers-Scherübl, Berlin
Prof. Dr. med. habil. Ulrich Julius, Dresden
Prof. Dr. med. H. Kächele, Ulm
PD Dr. med. S. Kahl, Magdeburg
Dr. med. Oliver Kastrup, Essen
Dr. med. Arndt Katzenwadel, Freiburg
Felix Kiecker, Berlin
Prof. Dr. med. Dr. med. dent. Wilhelm Kirch, Dresden
Dr. med. Sebastian Klammt, Rostock
Dr. med. Ulrike Klein, Heidelberg
Prof. Dr. med. Thomas Kocher, Greifswald
Prof. Dr. med. Günter Köhler, Greifswald
Prof. Dr. med. H. Köhler, Homburg/Saar
Dr. med. Susanne Koeppen, Essen
Dr. med. K. Kohlen, Rostock
Dr. med. Matthias Kohnle, Essen
Beate Konietzko, Essen
Prof. Dr. med. Nikolaus Konietzko, Essen
Prof. Dr. med. I. Koop, Hamburg
Prof. Dr. med. Heinz-J. Krammer, Mannheim
Dr. med. Markus Krause, Berlin
PD Dr. med. Wolfhart Kreuz, Frankfurt a. M.
Prof. Dr. med. Andreas Kribben, Essen
Dr. med. Dörte Krocker, Berlin
Dr. med. Mario Krüger, Leipzig
Dr. med. Dieter Kunz, Berlin
Univ.-Prof. Dr. med. Reinhard Larsen, Homburg/Saar
Gerhard Lauterbach, Köln
Prof. Dr. med. Dipl.-Psych. Gerd Laux, Wasserburg am Inn
Dr. med. Hae-Hyuk Lee, Berlin
Dr. med. Christian Leiber, Freiburg
Dr. Nicolas Lembert, Rottenburg
Dr. med. Dirk Leutloff, Berlin
Dr. med. Ines Liebold, Potsdam
PD Dr. med. Volker Limmroth, Essen
Prof. Dr. med. Dipl.-Psych. Michael Linden, Teltow
Dr. med. Angela Löw, Greifswald
Dr. med. Peter Lütkes, Essen
Dr. med. Richard Mahlberg, MBA, Erlangen
Dr. med. Jolanta Majcher-Peszynska, Rostock
Prof. Dr. med. Peter Malfertheiner, Magdeburg
Dr. med. Nathalie Mandt, Berlin
Dr. med. Marcus Mannel, Berlin
PD Dr. med. Frank Martens, Berlin
Dr. med. I. Martinez-Saguer, Frankfurt a. M.
PD Dr. Matthias Maschke, Essen
Dr. med. Georg Matziolis, Berlin
Prof. Dr. med. Marcus Maurer, Berlin
Dr. Ole Maywald, Mannheim
Dr. med. Sylvia Mechsner, Berlin
Prof. Dr. med. Harald Meden, Rheinfelden, Schweiz
Dr. med. Andrea Mempel, Münster
Dipl.-Soz. Wiss. Heidrun Messerschmidt, Berlin
Prof. Dr. med. Peter Meusers, Essen
Prof. Dr. med. dent. Georg Meyer, Greifswald
Dr. med. Heinzpeter Moecke, Hamburg
Dr. med. Gregor Möckel, Berlin
Univ.-Prof. Dr. med. Norbert Müller, Mülheim a. d. Ruhr
Prof. Dr. med. Stefan Müller-Lissner, Berlin
Sybille Nagy, Dipl. Sozialpädagogin, Offenbach
Dr. med. Michael Nebel, Köln
PD Dr. med. Susanna Nikolaus, Kiel
Dr. med. Jürgen Novotny, Essen
Dr. med. Stefan Oppermann, Hamburg
Dr. med. Nina Otberg, Berlin
Prof. Dr. Dr. Miralem Pasic, Berlin
Dr. med. Ulrich Peitz, Magdeburg
Prof. Dr. med. Andreas F. H. Pfeiffer, Berlin
PD Dr. med. Robert Pfitzmann, Berlin
Sandra Philipp, Berlin
Prof. Dr. med. Dr. h. c. Thomas Philipp, Essen
Dr. med. Frank Pietruck, Essen
Dr. med. Jan-Olaf Piontek, Berlin
Dr. med. Matthias Pirlich, Berlin
Prof. Dr. med. Mathias Plauth, Dessau-Roßlau
Prof. Dr. med. Uwe Pleyer, Berlin
Dr. med. Margitta Poetke, Berlin
Prof. Dr. med. Rainer Preiß, Leipzig
Prof. Dr. med. Michael Radke, Potsdam
Prof. Dr. med. Friedel M. Reischies, Berlin
Doz. i. R. Dr. med. Anne-Kathrin Riethling, Rostock
Prof. Dr. med. Johann Diederich Ringe, Leverkusen
Prof. Dr. med. Thomas Römer, Köln

Dr. med. Guido Schachschal, Berlin
Dr. med. Eike-Eric Scheller, Berlin
Prof. Dr. med. Werner A. Scherbaum, Düsseldorf
Dr. med. Janko Schildt, Potsdam
PD Dr. med. Richard F. Schlenk, Ulm
Dipl. oec. troph. Franka Schlieger, Mannheim
Prof. Dr. med. Dipl.-Psych. Lutz G. Schmidt, Mainz
Dr. med. Tobias Schmook, Berlin
Prof. em. Dr. med. H. P. G. Schneider, Münster
Dr. med. Sascha Schneider, Berlin
Prof. Dr. med. Matthias Schott, Düsseldorf
Dr. Elisabeth Schramm, Freiburg
Prof. Dr. med. Stefan Schreiber, Kiel
Prof. Dr. Gerhard Schüßler, Innsbruck, Österreich
Prof. Dr. W. Schultze-Seemann, Freiburg
Prof. Dr. med. habil. Jan Schulze, Dresden
Prof. Dr. Dr.med. Dr. Dr. h. c. Norbert Schwenzer, Tübingen
PD Dr. med. Karsten Schwerdtfeger, Homburg/Saar
Dr. med. Rainer Ottis Seidl, Berlin
Prof. Dr. med. Dr. h. c. mult. Manfred V. Singer, Mannheim
Prof. Dr. Christian Splieth, Greifswald
Dr. med. Richard Stefaniak, Berlin
Dr. med. dent. Heike Steffen, Greifswald
Dr. med. G. Sterry, Berlin
Prof. Dr. med. Wolfram Sterry, Berlin
Prof. Dr. med. Wolf-Ingo Steudel, Homburg/Saar
Prof. Dr. med. Eggert Stockfleth, Berlin
Univ.-Prof. Dr. med. Dr. h. c. Wolfgang Straube, Rostock
Dr. med. Philipp Stude, Essen
Dr. med. Christian Thiele, Berlin
Prof. Dr. med. Dagmar Timmann, Essen
Dr. med. Stephan Tohtz, Berlin
Prof. Dr. med. Johannes Treib, Kaiserslautern
PD Dr. med. Guido Trenn, Bottrop
Jens Tuischer, Berlin
Prof. Dr. med. Christine Uhlemann, Jena
Prof. Dr. med. Marlies Uhlemann, Rostock
Claas Ulrich, Berlin
Prof. Dr. med. Michael Uppenkamp, Ludwigshafen
Dr. med. Udo Vester, Essen
Dr. med. Thorsten Volgmann, Greifswald
Dr. rer. nat. Rainer Wacke, Rostock
Dr. med. Frank Waldfahrer, Erlangen
Prof. Dr. med. habil. J. G. Wechsler, München
PD Dr. med. Christian Weimar, Essen
Prof. Dr. med. Thomas Weinke, Potsdam
Catharina Wendland, Dipl. Soziologin, Berlin
Dr. med. R. R. Wenzel, Essen
Prof. Dr. med. Ulrich Wetterauer, Freiburg
PD Dr. Georg Wiedemann, Frankfurt a. M.
Dr. rer. nat. Dipl.-Psych. H. Wilhelm, Essen
PD Dr. med. Oliver Witzke, Essen
Prof. Dr. med. Margitta Worm, Berlin
PD Dr. med. Rainer Zotz, Düsseldorf

Hinweise zur Benutzung

Alphabetische Ordnung

Die Reihenfolge der Stichwörter erfolgt alphabetisch. Die Umlaute *ä*, *ö* und *ü* werden eingeordnet wie *ae*, *oe* und *ue* sowie *ß* wie *ss*. Dabei bleiben Zahlen, Bindestriche und Leerzeichen unberücksichtigt.

Beispiel: Obstipation – Ösophagusachalasie – Ohrfurunkel.

Stichwörter, die aus einem Adjektiv und Substantiv bestehen, sind unter dem Substantiv zu finden.

Beispiel: chronische Hepatitis unter Hepatitis, chronische.

Abkürzungen

Allgemeine Abkürzungen sind im Abkürzungsverzeichnis aufgeführt (s. S. XX).

Verweise

Der *Siehe-Verweis* (Beispiel: s. Insuffizienz, respiratorische) verweist an inhaltlich passender Stelle auf ein Stichwort mit weiterführenden Informationen.

Der *Vergleiche-Verweis* (Beispiel: vgl. Akupunktur) verweist auf ein Stichwort mit allgemeinen inhaltlichen Bezüge.

Im fortlaufenden Text werden Verweise durch *Asterisk* (Beispiel: respiratorische Insuffizienz*) hinter dem betreffenden Wort gekennzeichnet, wobei dieses Wort in syntaxbedingten Flexionsformen (Beispiel: mit akuter myeloischer Leukämie*) vorkommen kann.

Wird auf ein aus mehreren Wörtern bestehendes Stichwort verwiesen, erscheint der Asterisk hinter dem ersten für die alphabetische Reihenfolge relevanten Wort (Beispiel: Achsenfehler* der Extremitäten).

Abkürzungen

a	annus (Jahr)
A	Ampere
Abb.	Abbildung
Abk.	Abkürzung
Amp.	Ampulle
anschl.	anschließend
ausschl.	ausschließlich
BE	Broteinheit
BK	Berufskrankheit
BKVO	Berufskrankheitenverordnung
bes.	besonders
best.	bestimmt
betr.	betrifft, betreffen, betreffend
Bez.	Bezeichnung
bzw.	beziehungsweise
C	Celsius
ca.	circa
cal.	Kalorie
d	dies (Tag)
D	Dalton
DD	Differentialdiagnose
d. h.	das heißt
Dil.	Dilution
Drg.	Dragee
E	Einheiten
ED	Effektivdosis, Einzeldosis
einschl.	einschließlich
EKG	Elektrokardiographie
engl.	englisch
entspr.	entsprechend, entspricht
evtl.	eventuell
g	Gramm
ggf.	gegebenenfalls
Glob.	Globulus, Globuli
gtt.	guttae (Tropfen)
h	hora (Stunde)
HWZ	Halbwertzeit
Hz	Hertz
i. a.	intraarteriell
im Allg.	im Allgemeinen
i. c.	intrakutan
i. d. R.	in der Regel
IE	Internationale Einheiten
i. e. S.	im engeren Sinne
i. m.	intramuskulär
inf.	infolge
insbes.	insbesondere
i. R.	im Rahmen
i. S.	im Sinne
i. v.	intravenös
i. w. S.	im weiteren Sinne
J	Joule
KG	Körpergewicht
KO	Körperoberfläche
Kps.	Kapsel
l	Liter
m	Meter
max.	maximal
MG	Molekulargewicht
Mio.	Million
min	Minute
mind.	mindestens
NW	Nebenwirkung
OP	Operation
p. o.	per os
p. i.	post inhalationem
Rp.	Recipe (nimm)
s	Sekunde
s.	siehe
S.	Seite
s. c.	subkutan
s. o.	siehe oben
sog.	so genannt
spez.	speziell
SSW	Schwangerschaftswoche
s. u.	siehe unten
Supp.	Suppositorium
syn.	synonym
Tab.	Tabelle
Tbl.	Tablette
Tel.	Telefon
Tr.	Tropfen
u. a.	1. unter anderem; 2. und anderes
UAW	unerwünschte Arzneimittelwirkung
usw.	und so weiter
u. U.	unter Umständen
V	Volt
v. a.	vor allem
vgl.	vergleiche
W	Watt
WHO	World Health Organization
z. B.	zum Beispiel
ZNS	Zentrales Nervensystem
z. T.	zum Teil
ZVD	zentraler Venendruck

A

AA: Abk. für aplastische Anämie*.
ABCDE-Schema: s. Polytrauma.
Abciximab: s. Thrombozytenaggregations-Hemmer.
ABC-Regel: s. Herz-Kreislauf-Stillstand; Reanimation.
Abduktionsfraktur: s. Schenkelhalsfraktur.
Abendmüdigkeit: s. Rhythmusstörungen, zirkadiane.
Abeta-Lipoproteinämie: s. Erythrozytenmembrandefekte.
Abführmittel: s. Laxanzien.
Abhängigkeitserkrankungen: s. Alkoholabhängigkeit; Arzneimittelabhängigkeit; Drogenabhängigkeit.
Ablatio: s. Amputation.
Ablatio retinae: Ablösung der neuronalen Netzhaut von Aderhaut und retinalem Pigmentepithel durch subretinale Flüssigkeit; **Formen: 1.** rhegmatogene Ablatio retinae mit Einriss der Netzhaut inf. degenerativer Netzhaut- bzw. Glaskörperveränderungen bei entspr. Disposition (v. a. Myopie, Pseudophakie, Aphakie); **2.** nicht rhegmatogene Ablatio retinae: **a)** Traktionsablatio, die durch bindegewebige Traktionen, z. B. inf. proliferativer Vitreoretinopathie (s. Abb. 1) bei diabetischer Retinopathie*, vaskuläre Augenerkrankung oder Frühgeborenenretinopathie* verursacht wird; **b)** Begleitablatio inf. eines intraokularen Tumors; **c)** exsudative Ablatio retinae bei Gefäßanomalie oder Uveitis (selten).

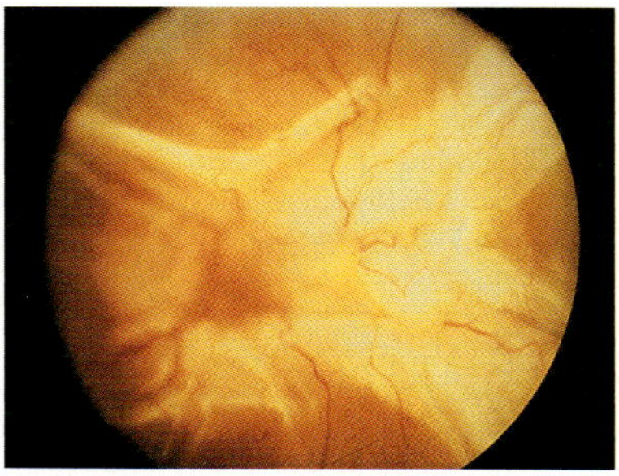

Ablatio retinae Abb. 1: erhebliche Faltenbildung bei proliferativer Vitreoretinopathie

Behandlungsindikation: 1. Rhegmatogene Ablatio retinae und Traktionsablatio erfordern die operative Therapie, deren Zeitpunkt von Ausmaß und Progression der Ablatio retinae abhängt. Dringende Indikation ist die (drohende) Einbeziehung der Makula in die Netzhautablösung, da dies die spätere Wiederherstellung der Funktion erheblich reduziert. **2.** Bei Frühgeborenenretinopathie muss ein operatives Vorgehen sorgfältig abgewogen werden. **3.** Bei exsudativer Ablatio retinae steht die Behandlung der Ursache im Vordergrund.

Operative Therapie: 1. rhegmatogene Ablatio retinae: Wiederanlegen der Netzhaut durch Entlasten oder Entfernen der Glaskörperveränderung, die zum Netzhautloch geführt hat; Verschluss aller Netzhautforamina durch Koagulation; Methode: Aufbringen episkleraler Plomben oder Cerclagen zur Eindellung des Bulbus mit Kryokoagulation aller Netzhautforamina und ggf. Abpunktieren der subretinalen Flüssigkeit; in komplizierten Fällen (hohe Myopie, Netzhautforamina am hinteren Augenpol, ausgedehnte Netzhautrisse, Netzhautablösung mit Glaskörperblutung, penetrierende Augenverletzung, bereits vorhandene proliferative Vitreoretinopathie) hat sich die Pars-plana-Vitrektomie durchgesetzt. Glaskörpertrübungen und -traktionen sowie epiretinale Membranen werden entfernt, die Netzhautforamina mit Endolaser- oder Kryokoagulation behandelt und eine intraokulare Tamponade wird mit Gas (Schwefelhexafluorid, Perfluorkohlenstoffe) oder flüssigem Silikon vorgenommen. Der Einsatz von schweren flüssigen Perfluorkohlenwasserstoffen (Perfluordecalin, Perfluoroctan) vereinfacht die Ausfaltung der Netzhaut und Drainage der subretinalen Flüssigkeit über periphere Netzhautforamina bei liegendem Patienten. Die Pars-plana-Vitrektomie kann mit einer Cerclage kombiniert werden. Im Grenzbereich zwischen einfacher Ablatio retinae und komplizierten Fällen kann zwischen beiden Therapieverfahren gewählt werden (bisher erwies sich kein Verfahren als überlegen). **2. Traktionsablatio:** Wiederanlegen der Netzhaut durch Entfernen der Glaskörperveränderung; Methode: Pars-plana-Vitrektomie mit Entfernung von Glaskör-

A

perblutungen, -traktionen, epiretinalen Membranen und Gefäßproliferationen zur Entlastung der Netzhaut, abhängig von der Grunderkrankung (z. B. bei diabetischer Retinopathie) mit Endolaserkoagulation; im Glaskörperraum verbleibt entweder die intraokulare Spülflüssigkeit (z. B. Ringer-Lösung), oder es erfolgt die intraokulare Tamponade mit Gas (Schwefelhexafluorid, Perfluorkohlenstoffe) oder flüssigem Silikon. Die Pars-plana-Vitrektomie kann mit Cerclage kombiniert werden. **Nachbehandlung:** Kontrolle des intraokularen Drucks, Mydriasis, lokal Antibiotikum und Glukokortikoid als Augentropfen bzw. -salbe für ca. 10 Tage; Flugverbot bei intraokularer Gastamponade. **Komplikation:** **1.** rhegmatogene Ablatio retinae: proliferative Vitreoretinopathie (6–10 %) mit Entstehung einer Reablatio retinae (erfordert eine Pars-plana-Vitrektomie), Aderhautamotio (meist ohne Therapie reversibel), Infektion der episkleralen Plomben und Cerclagen (selten). Nach jeder Vitrektomie mit Gas- oder Silikontamponade muss insbes. bei >50-Jährigen mit beschleunigter Entwicklung einer Katarakt* gerechnet werden. **2.** Traktionsablatio: Glaskörperblutung (häufig), löst sich spontan auf oder wird durch erneute Pars-plana-Vitrektomie entfernt; Reablatio retinae (erfordert operative Revision). **Prognose:** **1.** rhegmatogene Ablatio retinae: Wiederanlegungsrate nach Operation: 70–90 %; nach Rezidiveingriffen wird die Netzhautanlage in 90–95 % erreicht; **2.** Traktionsablatio: hinsichtlich der Wiederanlegung der Netzhaut gut; die Funktion hängt von der Ausprägung der zugrundeliegenden Gefäßerkrankung ab.

Pharmakotherapie: nur zur Nachbehandlung der Operation.

Strahlentherapie: nur sinnvoll bei bestimmten Formen der exsudativen Ablatio retinae, z. B. inf. eines Tumors.

Sonstige Maßnahmen: **1.** Kontrolle des anderen Auges und ggf. Behandlung von Netzhautforamina oder retinaler Gefäßveränderung; **2.** umgehende Untersuchung des Augenhintergrundes bei Frühsymptomen einer Netzhautablösung (Flusen, Blitze); **3.** regelmäßige Funduskontrolle bei retinalen Gefäßerkrankungen (je früher die Ablatio retinae behandelt wird, um so besser ist der langfristige Erfolg).

Therapeutischer Stufenplan: s. Abb. 2.

Arbeitsunfähigkeit: abhängig vom operativen Verfahren; bei intraokularer Gastamponade besteht ca. 10 Tage sehr schlechtes Sehvermögen.

Hinweis: **1.** Laserkoagulation zur Abriegelung peripherer Netzhautablösung oder Retinoschisis ist obsolet, da sie die Gefahr komplizierter Netzhautablösung mit multiplen Netzhautforamina erhöht. **2.** Verbote sind nicht erforderlich (z. B. schwere Lasten heben oder bücken).

Neuentwicklung: Die Indikation zur Pars-plana-Vitrektomie bei einfacher Netzhautablösung wird in kontrollierten Studien analysiert.

Selbsthilfe: Bund zur Förderung Sehbehinderter e. V., Düsseldorfer Str. 50, 41460 Neuss, Tel. 02131 1763091, Fax 02131 1763092; Homepage: http://www.bfs-ev.de.

Literatur: **1.** Heimann, H. et al.: Scleral buckling versus primary vitrectomy in rhegmatogenous retinal detachment: a prospective randomized multicenter clinical study. Ophthalmology 114(12): 2142–2154 (2007); **2.** Körner, F.: Chirurgische Therapie der Netzhautablösung. In: Kam-

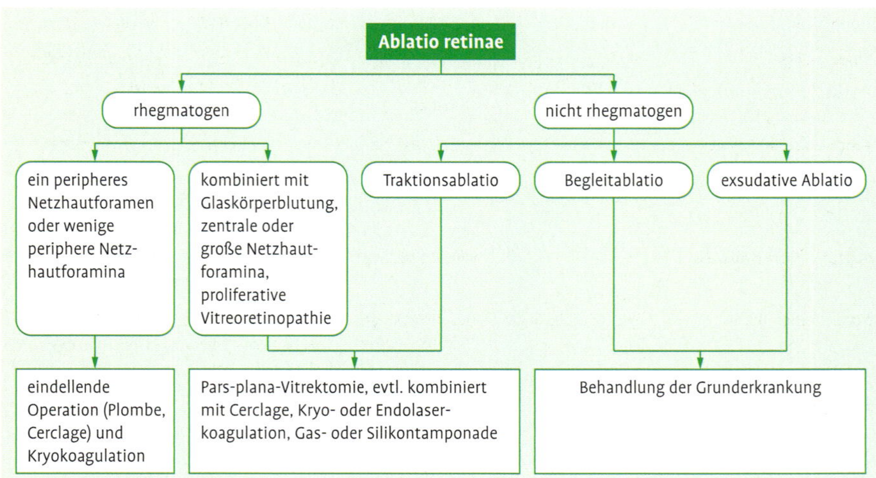

Ablatio retinae Abb. 2: therapeutischer Stufenplan

pik, A.; Grehn, F. (Hrsg.): Augenärztliche Therapie. Stuttgart: Thieme, 2002.

Autoren: B. Müller, U. Pleyer, M. H. Foerster.

Ablatio testis: s. Hodentorsion.

ABNull-Kompatibilität: s. Bluttransfusion.

Absaugen: s. Atemwegsicherung.

Absencen: s. Epilepsie.

Absencen-Status: s. Status epilepticus.

Absetzung: s. Amputation.

Abszess: lokalisierte Eiteransammlung in einem nicht vorgebildeten, sondern durch Gewebeeinschmelzung entstandenen, allseitig abgeschlossenen Gewebehohlraum mit Granulationswall; **Lokalisation:** überwiegend an der Körperoberfläche, seltener abdominal oder in inneren Organen (Lunge, Leber, Gehirn u. a.; s. Tab.).

Behandlungsindikation: Sanierung des Infektionsherds und Verhinderung einer Abszessausbreitung, einer septischen Streuung mit Absiedlung in inneren Organen, einer Spontanperforation oder Fistelbildung.

Pharmakotherapie: **1.** gezielte Antibiotikatherapie nach Antibiogramm (insbes. bei Abszess der inneren Organe); **2.** spezifische Chemotherapie bei bestimmten Erregern: **a)** sog. kalter Abszess oder Senkungsabszess (Erreger: Tuberkelbakterien; meist von einer Wirbeltuberkulose ausgehend): perkutane Abszessentleerung und Tuberkulostatika (s. Tuberkulose); **b)** Amöbenabszess der Leber (Erreger: Entamoeba histolytica): Metronidazol (z. B. Clont®), 3 × 50 mg/d i. v. über 10 Tage; meist keine Operation erforderlich.

Abszess
Besondere Lokalisationen und Therapieverfahren

Diagnose	Therapie pharmakologisch	interventionell	operativ
Schweißdrüsenabszess	keine Antibiotika	—	lokal Antiseptika, Ruhigstellung im Frühstadium bei Fluktuation tiefe, breite Inzision und Drainage
nonpuerperaler Mamma-Abszess	Antibiotika nach Test	—	bei Fluktuation breite Inzision, Drainage, Spülung mit Antiseptika
perianaler Abszess	keine Antibiotika	—	breite Inzision, Drainage evtl. mit Fistelspaltung, Wunde ausduschen frühzeitige Operation (cave: Sphinkter)
Bartholin-Abszess	keine Antibiotika	—	breite Inzision, Spülung
Lungenabszess	Antibiotika nach Test	Pigtail-Drainage bei pleuranaher Lokalisation	Segment- oder Lappenresektion bei jüngeren Patienten, bei Hämoptysen und tiefliegenden Abszessen
Leberabszess	Antibiotika nach Test bei Dissemination	Pigtail-Drainage (CT oder Sonographie)	nur im Ausnahmefall, z. B. bei dorsaler oder subphrenischer Lage
subphrenischer Abszess	evtl. Antibiotikaspülung	Pigtail-Drainage, Spülung	nur, wenn interventionelle Drainage nicht möglich nach Reinigung evtl. Ursachenbeseitigung
perityphlitischer Abszess	—	Pigtail-Drainage	Appendektomie und Drainage, ein- oder zweizeitig
parakolischer Abszess	evtl. Antibiotika	Pigtail-Drainage, Spülung	bei Fortschreiten der Eiterung Kolonresektion nach Reinigung der Abszesshöhle
Schlingenabszess	Antibiotika	—	Operation, Bauchhöhlenspülung Ursachensanierung
Douglas-Abszess	evtl. Antibiotika	Drainage transvaginal oder rektal	Laparotomie meist nicht erforderlich evtl. Ursachensanierung

A

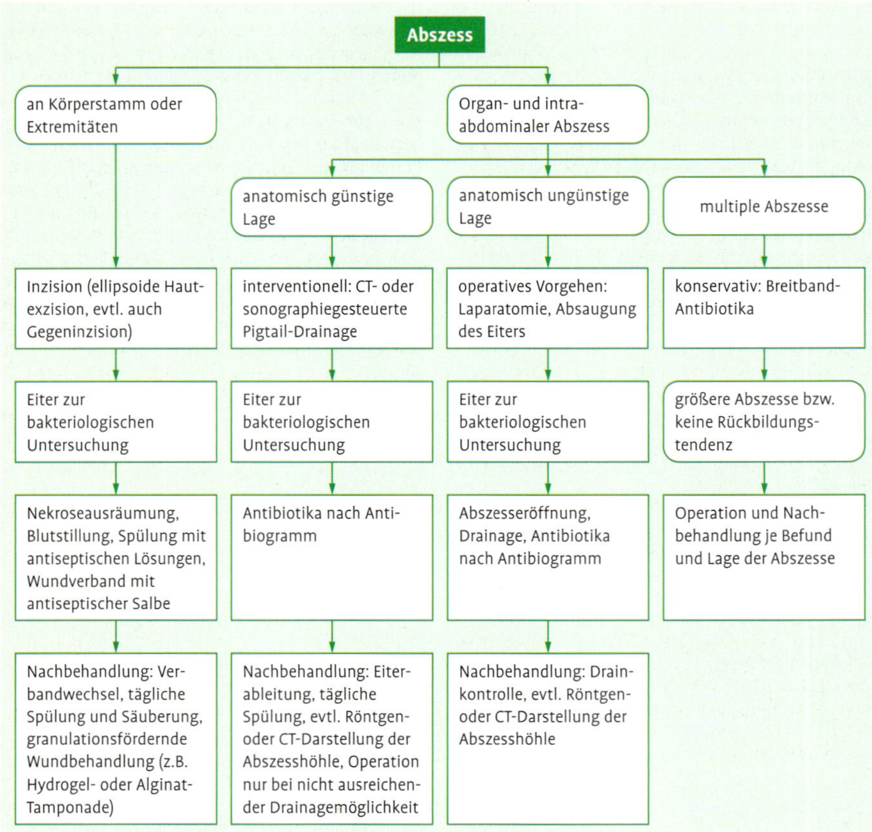

Abszess: therapeutischer Stufenplan

Operative Therapie: 1. großzügige Inzision, möglichst am tiefsten Punkt (besserer Eiterabfluss), evtl. mit Gegeninzision; Entnahme einer Eiterprobe zur bakteriologischen Keimbestimmung und Erstellung eines Antibiogramms (cave: bei Verdacht auf Infektion mit Anaerobiern Transport von Eiterproben unter Luftabschluss); Ausräumen von Eiter und Gewebenekrosen; Reinigen der Abszesshöhle durch Spülung mit antiseptischen Lösungen, z. B. Polyvidon-Iod (z. B. Betaisodona® Lösung, Braunol® 2000 Lösung), 0,2 %ige Biguanid-Lösung (z. B. Lavasept®) oder 2 %ige Taurolidin-Lösung (Taurolin®); abschließend Röhren-, Laschen- oder Gazestreifendrainage (bei großen Abszesshöhlen Saug-Spül-Drainage); täglich Verbandwechsel und Spülung mit antiseptischen Lösungen bzw. physiologischer NaCl-Lösung; Drainage sukzessive kürzen und schließlich entfernen (cave: keinesfalls Wundnaht); 2. bei Abszess der inneren Organe oder Abdominalhöhle Ultraschall- oder CT-gesteuerte Abszesspunktion und Drainage mit einer Pigtail-Drainage (ermöglicht Eiterabfluss und Spülung), wodurch in den meisten Fällen eine Operation vermeidbar ist; **Komplikation:** Nachblutung, Rezidiv, Fistelbildung, evtl. kosmetisch unschöne Narben (s. Keloid); bei langwierigem Heilungsprozess großer Abszesshöhlen (z. T. mit Fieberschüben) sollte eine operative Revision durchgeführt werden; zuvor Röntgendarstellung der Abszesshöhle mit wasserlöslichem Kontrastmittel (z. B. Gastrografin®) und CT; Behandlungsdauer je nach Einzelfall mehrere Wochen bis Monate.

Therapeutischer Stufenplan: s. Abb.

Arbeitsunfähigkeit: bis zum Abschluss der Behandlung.

Hinweis: obsolete Maßnahmen sind: 1. primäre Antibiotikatherapie, insbes. bei Abszess an der Körperoberfläche; 2. Behandlung mit sog. Zugsalbe.

Literatur: Kujath, P.; Rodloff, A. C. (Hrsg.): Chirurgische Infektionen. Bremen: UNI-MED, 2003.

Autor: J. Boese-Landgraf.

Abszess, anorektaler: s. Abszess, perianaler.
Abszess, intrahepatischer: s. Leberabszess.
Abszess, perianaler: syn. periproktitischer Abszess, anorektaler Abszess; meist von den kryptoglandulären Drüsen ausgehende eitrige Infektion, die durch den Musculus sphincter ani internus in den intermuskulären Raum bzw. durch den Musculus sphincter ani externus nach außen vordringen kann; bei chronischem Verlauf entwickelt sich eine Analfistel*; **Formen:** intermuskulärer, ischiorektaler, submuköser oder subkutaner und pelvirektaler Abszess (s. Abb. 1); **Komplikation:** Perforation nach außen, Zerstörung des Kontinenzorgans mit Stuhlinkontinenz, Sepsis.

Behandlungsindikation: dringlich aufgrund starker Schmerzsymptomatik und zur Vermeidung schwerer Komplikationen; Antibiotikatherapie zweitrangig; nur die Operation führt zur definitiven Heilung; nicht abwarten bis der Abszess sog. reif und außen eine Fluktuation nachweisbar ist (Endosonographie oder Probepunktion bei diagnostischen Zweifeln).

Operative Therapie: frühzeitige Durchführung nach Patientenaufklärung über die Dringlichkeit der Operation, die Folgen ihrer Unterlassung (Zerstörung des Kontinenzorgans, Sepsis), die mögliche Ausdehnung der Operation, die evtl. Sanierung einer Fistel, die Gefahr der Sphinkterinkontinenz und die lange Behandlungsdauer bis zur Heilung; **Verfahren:** in Allgemeinnarkose oder Spinalanästhesie: **1.** Eröffnung des Abszesses durch großzügige Schnittführung; semizirkuläre, T- oder winkelförmige Inzisionen mit Exzision der Hautränder (s. Abb. 2), um eine ausreichende Drainage der Abszesshöhle zu gewährleisten; Suche nach einer Analfistel, die bei günstiger Lokalisation simultan gespalten werden kann (ist primär keine Fistel nachweisbar, wird ggf. nach 3–5 Tagen in einer zweiten Operation danach gesucht und dann die Spaltung durchgeführt); evtl. Abstrichnahme zur bakteriologischen Untersuchung; **2.** bei hufeisenförmigem Abszess beidseitige Drainage der Ischiorektalgruben; **3.** bei submukösem Abszess wird proktoskopisch die eitrige Infektion durch Punktion gesichert und die Mukosa mit Diathermiemesser gespalten; Eiterabfluss über das Darmlumen; **4.** bei tiefliegendem pelvirektalem Abszess wird nach großzügiger T-förmiger Inzision der Haut die Beckenbodenmuskulatur mit der Kornzange unter digitaler Kontrolle gespreizt; der Eiter fließt ab und die Höhle wird drainiert (s. Abb. 3). **Nachbehandlung:** täglich Spülung

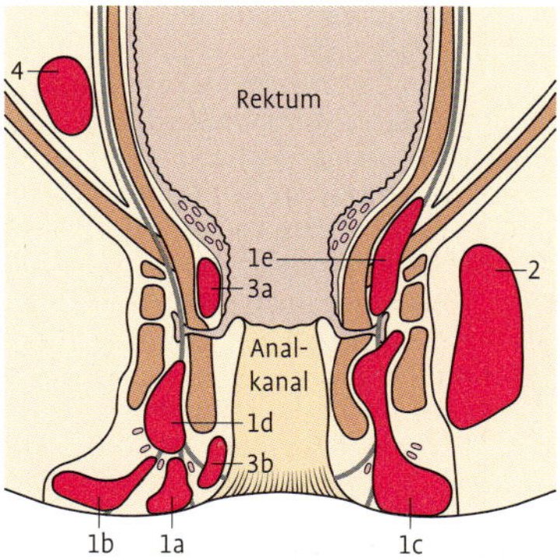

Abszess, perianaler Abb. 1: Topographie und Einteilung (nach F. Stelzner):1: intermuskuläre Abszesse: 1a: subkutaner marginaler Abszess; 1b: subkutaner perianaler Abszess; 1c: intermuskulärer perianaler Abszess; 1d: tiefer intermuskulärer Abszess; 1e: hoher intermuskulärer Abszess; 2: ischiorektaler Abszess; 3a: submuköser Abszess; 3b: subkutaner Abszess; 4: pelvirektaler Abszess

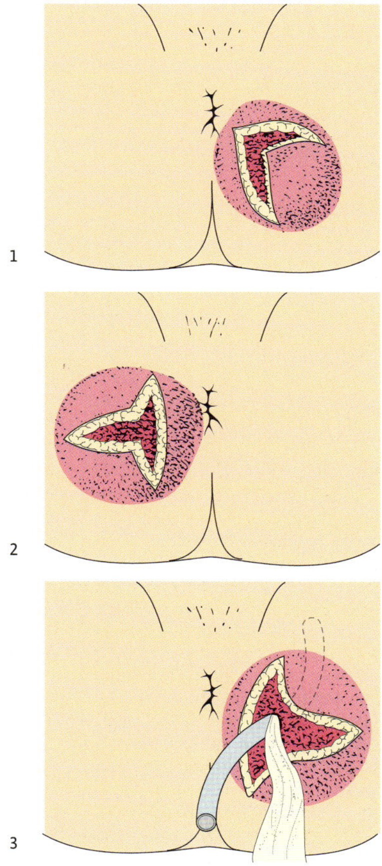

Abszess, perianaler Abb. 2: 1: winkelförmige Inzision; 2: T-förmige Inzision; 3: Drainage der Abszesshöhle mit Latexrohr und Gazestreifen

A

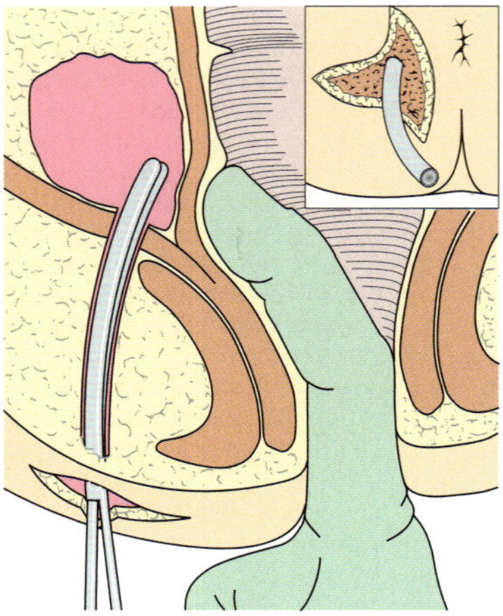

Abszess, perianaler Abb. 3: Inzision des pelvirektalen Abszesses: Mit der Kornzange wird der Musculus levator ani unter Führung des im Anus liegenden Zeigefingers (zur Vermeidung einer Darmverletzung) durchstoßen. Durch eine T-förmige Inzision der Haut wird eine Latex- oder Silikondrainage in die Abszesshöhle gelegt.

der Abszesshöhle mit PVP-Iod-Lösung (Betaisodona® Lösung, Braunol® 2000 Lösung), Wunde ausduschen und mit Kochsalz getränkte Kompressen einlegen; die Heilung muss von innen nach außen erfolgen. **Komplikation:** Nachblutung, Eiterverhaltung (Fieber, Schmerzen); **Prognose:** bei sachgemäßer Behandlung folgenlose Ausheilung; sehr selten Sphinkterschwäche bzw. Inkontinenz (abhängig von der Ausdehnung des Abszesses); evtl. Abszess- und Fistelrezidive.

Arbeitsunfähigkeit: abhängig vom Heilungsverlauf, evtl. mehrere Wochen.

Literatur: 1. Rohde, H.: Lehratlas der Proktologie. Stuttgart, New York: Thieme, 2007; 2. Baeten, C. G. M. I. et al.: Proktologie. In: Siewert, J. R.; Rothmund, M.; Schumpelick, V. (Hrsg.): Praxis der Viszeralchirurgie. Gastroenterologische Chirurgie. 2. Aufl. Berlin, Heidelberg, New York: Springer, 2006; 3. Brühl, W.: Aktuelle Proktologie. Bremen: UNI-MED, 2002.

Autoren: R. Pfitzmann, M. Fakhury.

Abszess, periproktitischer: s. Abszess, perianaler.

Abszess, peritonsillarer: s. Peritonsillarabszess.

Abszess, pulmonaler: s. Lungenabszess.

ABVD: s. Hodgkin-Lymphom.

Abwehrstrategien: s. Coping.

Acarbose: orales Antidiabetikum* aus der Klasse der Alphaglukosidase-Inhibitoren; **Vertreter:** Glukobay®; **Wirkungsmechanismus:** Die enzymatische Spaltung der Nahrungskohlenhydrate in resorbierbare Monosaccheride durch die im Dünndarmepithel lokalisierten, Disaccharide spaltenden Alphaglukosidasen wird gehemmt. Postprandiale Hyperglykämien und Insulinbedarf werden gesenkt, die Insulinsensitivität verbessert. Acarbose bewirkt keine Gewichtszunahme und keine Hypoglykämien. **Pharmakokinetik:** Die systemische Bioverfügbarkeit der inhibitorisch wirksamen Substanz, deren Wirkungsort der Dünndarm ist, beträgt nur ca. 1–2 %. Ca. 50 % der verabreichten Acarbosedosis wird nach Inaktivierung bzw. Spaltung im Darm in nicht inhibitorischer Form ins Blut aufgenommen und mit einer Eliminationshalbwertzeit von ca. 10 Stunden renal ausgeschieden.

Indikation: Zusatztherapie zur Diät bei Diabetes* mellitus Typ 2; in kontrollierten klinischen Studien wurde eine signifikante Verminderung der HbA_{1c}-Werte und der Inzidenz kardiovaskulärer Ereignisse nachgewiesen.

Kontraindikation: chronische Darmerkrankungen mit Resorptionsstörungen sowie Erkrankungen, die sich durch vermehrte Gasbildung im Darm verschlechtern können (u. a. Roemheld-Syndrom, Hernien), schwere Niereninsuffizienz; keine Erfahrungen in Schwangerschaft und Stillzeit.

Wechselwirkungen: Verminderung der Acarbosewirkung bei zeitgleicher Anwendung von Antazida, Colestyramin, Adsorbenzien und Verdauungsenzymen. Die Dosierung anderer Antidiabetika ist ggf. herabzusetzen. Durch andere Antidiabetika ausgelöste Hypoglykämien können durch Acarbose verstärkt werden; zur Therapie ist Traubenzucker erforderlich, Haushaltszucker ist ungeeignet.

UAW: **1.** V. a. bei Überdosierung und Diätfehlern (Haushaltszucker) führen nicht abgebaute, im Kolon von Bakterien metabolisierte Disaccharide zur vermehrten Gasbildung mit Flatulenz, Diarrhö und Bauchschmerzen, Vermeidung durch einschleichende Dosierung möglich; **2.** bei hohen Dosen reversibler Leberenzymanstieg; **3.** nach Abbruch regelmäßiger Acarboseeinnahmen Anstieg der Blutzuckerwerte möglich.

Dosierung: einschleichend initial 3 × 25–50 mg/d p. o, dann stufenweise je nach Wirksamkeit und gastrointestinaler Verträglichkeit bis 3 × 100 mg/d p. o.; in seltenen Fällen Dosissteigerung bis 600 mg/d p. o.; Einnahme unzerkaut unmittelbar vor dem Essen.

Hinweis: Ein weiterer Alphaglukosidase-Inhibitor mit ähnlichen Wirkungen ist Miglitol (Diastabol®).

Autor: B. Drewelow.

ACE-Hemmer: Inhibitoren des Angiotensin-converting-Enzyms (Abk. ACE); **Einteilung:** **1.** Stoffe, die direkt als ACE-Hemmer wirken (z. B. Captopril, Lisinopril); **2.** Prodrugs, die in der Leber zu wirksamen Verbindungen metabolisiert werden (z. B. Enalapril, Fosinopril). **Wirkungsmechanismus:** **1.** ACE-Hemmer binden das katalytisch aktive Zink des Enzyms ACE und hemmen somit die Spaltung des inaktiven Angiotensin I zum aktiven

Angiotensin II. Durch die Verminderung der vasokonstriktorischen Wirkungen des Angiotensin II, begleitet von einer geringeren Stimulation der Aldosteronproduktion, kommt es zum antihypertensiven Effekt. **2.** ACE ist nicht spezifisch für Angiotensin I, sondern spaltet auch Bradykinin, Kallidin und Substanz P. Bei Therapie mit ACE-Hemmern kommt es zum Konzentrationsanstieg dieser Peptide, was zur Freisetzung endogener Vasodilatatoren (Stickstoffmonoxid, Prostacyclin, Prostaglandin E_2) und zur Verstärkung des antihypertensiven Effekts führen kann. **3.** Außerdem kommt es zur positiven Wirkung i. S. einer Hypertrophieregression am hypertrophierten Herzen und zur günstigen Beeinflussung der Koronarperfusion (Bradykininanstieg im Herzen). **Pharmakokinetik:** Die einzelnen Substanzen unterscheiden sich deutlich in ihren pharmakokinetischen Eigenschaften. Die orale Bioverfügbarkeit schwankt zwischen 25 und 70 %. Das Wirkungsmaximum wird bei einigen Substanzen relativ rasch (Captopril 1–2 Stunden), bei anderen verzögert (Lisinopril, Ramipril 6–8 Stunden) erreicht. Die Eliminationshalbwertzeiten der aktiven Substanzen schwanken zwischen 1,7 (Captopril) bis zu 40 Stunden (Spirapril). Die Metabolisierungsraten sind unterschiedlich, die Ausscheidung erfolgt überwiegend renal (Ausnahme: Fosinopril <20 %; Benazepril, Moexipril, Quinapril, Spirapril und Imidapril werden partiell über die Fäzes ausgeschieden).

Indikation: arterielle Hypertonie*; Herzinsuffizienz*, meist in Kombination mit Diuretika, Aldosteron-Antagonisten (cave: Hyperkaliämie) und Beta-Rezeptoren-Blockern, sofern erforderlich auch Herzglykosiden; Herzinfarkt* (Akutphase und Langzeittherapie), insbes. bei Patienten mit linksventrikulärer Dysfunktion; Reduktion kardiovaskulärer Ereignisse bei Hochrisikopatienten (Patienten mit mehreren Risikofaktoren für die Entwicklung eines kardiovaskulären Ereignisses, z. B. arterielle Hypertonie, Diabetes mellitus, Fettstoffwechselstörung); glomeruläre Nephropathie.

Kontraindikation: hämodynamisch relevante Aorten- bzw. Mitralklappenstenose oder hypertrophe Kardiomyopathie, primärer Hyperaldosteronismus, (anamnestisch bekanntes) Angioödem, schwere Nierenfunktionsstörung sowie Nierenarterienstenose, Schwangerschaft und Stillzeit; mangelnde Erfahrung existiert zum Einsatz von ACE-Hemmern bei Kindern.

Wechselwirkungen: **1.** verstärkte Blutdrucksenkung durch Gabe weiterer antihypertensiv wirkender Sustanzen (insbes. Diuretika); **2.** in Kombination mit Kalium sparenden Diuretika evtl. Anstieg der Kaliumkonzentration im Blut; **3.** erhöhtes Risiko des Auftretens von Blutbildveränderungen bei zusätzlicher Anwendung von Allopurinol, Immunsupressiva oder Zytostatika; **4.** verlängerte Lithiumausscheidung; **5.** verstärkte Alkoholwirkung.

UAW: **1.** trockener Husten (bis zu 20 % der behandelten Patienten) durch Konzentrationsanstieg inflammatorischer Mediatoren (Kinine, Prostaglandine, Substanz P); **2.** Angioödem, fast ausschließlich in den ersten Wochen der Therapie; **3.** Hyperkaliämie, bes. bei Komedikation mit Kalium sparendem Diuretikum; **4.** Entwicklung einer Niereninsuffizienz bei Patienten mit (doppelseitiger) Nierenarterienstenose, da kompensatorische Vasokonstriktion der efferenten Arteriolen durch Angiotensin II unterbunden wird; **5.** Blutbildveränderung.

Dosierung: Für die Gabe von ACE-Hemmern wird im Allg. eine einschleichende Therapie empfohlen. Zu Beginn der Behandlung sollte mit der niedrigsten Dosis begonnen und im weiteren Verlauf auf die Erhaltungs- oder Maximaldosis gesteigert (titriert) werden: z. B. Captopril (z. B. Lopirin®), initial 2 × 12,5 mg/d p. o., Dosissteigerung bis auf 2(–3) × 50 mg/d; Ramipril (z. B. Delix®), initial 1 × 2,5 mg/d p. o., Dosissteigerung bis auf 1 × 10 mg/d möglich.

Autoren: N. Lembert, M. Krüger, R. Preiß.

Acetazolamid: s. Carboanhydrase-Hemmer.

Acetylsalicylsäure: Ester der Salicylsäure mit die Thrombozytenaggregation hemmender Wirkung bereits in niedrigen Dosen und analgetischer, antipyretischer und antiphlogistischer Wirkung durch Hemmung der Prostaglandinsynthese in höheren Dosen.

Indikation: **1.** Thrombozytenaggregations-Hemmung bei instabiler Angina* pectoris, akutem Herzinfarkt* und zur Prophylaxe von Reinfarkten und ischämischen Schlaganfällen sowie nach gefäßchirurgischen Eingriffen; **2.** leichte bis mäßig starke akute Schmerzen; **3.** symptomatische Behandlung von Fieber und/oder Schmerzen bei Erkältungskrankheiten; **4.** Erkrankungen des rheumatischen Formenkreises (nicht bei Kindern) und akute Reizzustände von Arthrosen*.

Kontraindikation: bekannte Analgetika-Intoleranz, hämorrhagische Diathese, akutes gastroduodenales Ulkus, schwere Leberfunktionsstörung, schwere Niereninsuffizienz, letztes Schwangerschaftstrimenon; strenge Indikationsstellung bei anamnestisch bekanntem gastroduodenalem Ulkus oder Darmentzündung, bei Leber- und Niereninsuffizienz, Hypertonie, älteren Patienten, Asthma bronchiale, erhöhter Blutungsgefahr (Menorrhö, Verletzungen), im 1. und 2. Trimenon der Schwangerschaft und in der Stillzeit (bei längerer Anwendung höherer Dosen sollte abgestillt werden, keine Warnung bei Tagesdosen bis 150 mg).

Wechselwirkungen: Verstärkung der Wirkung von Antikoagulanzien und anderen Thrombozytenaggregations*-Hemmern, von nichtsteroidalen Antiphlogistika und von Zytostatika (Methotrexat); bei gleichzeitiger Einnahme von Glukokortikoiden und Alkoholkonsum steigt das Risiko von Magen-Darm-Blutungen; erhöhtes Risiko einer Nierenfunktionsstörung durch ACE-Hemmer; Verdacht auf Verschlechterung infektionsbedingter Entzündungen durch nichtsteroidale Antiphlogistika. Acetylsalicysäure erhöht die Plasmakonzentrationen von Digoxin, Barbituraten und Lithium. Die Wirkungen von oralen Antidiabetika und Triiodthyronin werden verstärkt, die Wirkungen von Urikosurika vermindert, bei Dosierung ab 3 g/d auch von ACE-Hemmern und Diuretika. Bei Tagesdosen >3 g können die angestrebten gleichmäßig hohen Salicylat-Blutspiegel durch Antazida gesenkt werden. Bei eingeschränkter Leber- und Nierenfunktion ist Dosisreduktion erforderlich.

UAW: **1.** Störungen des Immunsystems: gelegentlich Asthma, selten Überempfindlichkeitsreaktionen in Form von erythematösen/ekzematösen Hautreaktionen, Gesichtsödem, Blutdruckabfall, Tachykardie, Schock, Erythema exsudativum multiforme, Stevens-Johnson-Syndrom; **2.** Störungen des Blut- und Lymphsystems: verstärkte Blutungsneigung (selten), Thrombozytopenie, Agranulozytose, Leukopenie; **3.** gastrointestinale Störungen: bei langdauernder Anwendung häufig lokale Schädigungen der gastroduodenalen Schleimhaut: Sodbrennen, Übelkeit, Erbrechen; selten: Ulkus, gastrointestinale Blutungen; sehr selten Eisenmangelanämie; **4.** als Zeichen der Überdosierung zentralnervöse Störungen (Kopfschmerzen, Schwindel, gelegentlich Seh- und Hörstörungen, Somnolenz), bei höheren Dosen aber auch Leber- und Nierenfunktionsstörungen, Natrium- und Wasserretention, Störung des Säure-Basen-Haushalts, Hypoglykämie; **5.** sehr selten Reye-Syndrom (akute Enzephalopathie und fettige Degeneration der Leber bei Kindern <15 Jahre mit fieberhaftem viralem Infekt), Letalität 50 %; bei Kindern und Jugendlichen mit fieberhaftem Infekt deshalb nur anwenden, wenn andere Maßnahmen nicht wirken.

Dosierung: **1.** orale Applikation: **a)** Tagesdosen von 100 mg p. o. (75–300 mg) in magensaftresistenter und retardierter Galenik zur Thrombozytenaggregations-Hemmung; **b)** ED von 500 mg p. o. in nicht retardierter Form mehrmals täglich bei schmerzhaften und febrilen Zuständen, Tagesgesamtdosis 1,5–3 g; **c)** Tagesdosen von 4–6 g/d p. o. bei rheumatischen Erkrankungen (nicht bei Kindern) und aktivierter Arthrose. **2.** parenterale Applikation: z. B. antithrombotische Therapie des Herzinfarkts (Kontraindikation: Gerinnungsstörung, Asthma bronchiale, Allergie): z. B. Aspisol®, initial 250–500 mg i. v. (je nach Vorbehandlung), danach z. B. Aspirin® N 100, 100 mg/d p. o.

Hinweis: **1.** Einnahme mit reichlich Flüssigkeit, nicht auf nüchternen Magen; **2.** parenterale Gabe nur, wenn enterale Gabe nicht möglich oder nicht hinreichend effektiv ist, da allergische Reaktionen häufiger als bei oraler Anwendung vorkommen; **3.** bei sehr hohen Dosen wird regelmäßige Kontrolle der Transaminasen empfohlen; **4.** bei langdauernder Anwendung Aufklärung des Patienten über Verhalten bei Teerstuhl; **5.** Selbstmedikation als Schmerzmittel ist weit verbreitet. Bei Gewöhnung an analgetische Dosen kann ein Arzneimittel-induzierter Dauerkopfschmerz (Analgetika-Kopfschmerz) auftreten und die weitere Dauermedikation unterhalten. Es besteht die Gefahr der Entwicklung einer Analgetika-Nephropathie mit dem Risiko des Nierenversagens durch kontinuierlichen Missbrauch.

Autoren: N. Lembert, A.-K. Riethling.

Acetylsalicylsäureintoxikation: s. Analgetikaintoxikation.

Achalasie: s. Ösophagusachalasie.

Achillessehnenentzündung: s. Achillodynie.

Achillessehnenruptur: vollständige, selten teilweise Durchtrennung der Achillessehne zwischen muskulärem Anteil (Musculus triceps surae) und Fersenbein (Tuber ossis calcanei); **Ursache:** **1.** spontane Achillessehnenruptur durch Degeneration, nach lokaler Glukokortikoidinjektion, Einnahme von Anabolika, i. R. einer Syphilis, Tuberkulose oder Gonorrhö; **2.** indirektes Trauma beim Sport (Skifahren, Fußball spielen, Leichtathletik, Fechten); **3.** direktes Trauma (Schlag-, Schnitt- und Stichverletzung); **Klinik:** Rupturgeräusch wie Peitschenschlag und kurzzeitiger, stichartiger Schmerz; Funktionsverlust des Unterschenkels und des Fußes; als Begleitverletzungen können Malleolarfraktur, Abriss des Tuber calcanei und Peronealsehnenluxation (evtl. mit Ausriss einer kleinen kortikalen Knochenschale) auftreten; **Diagnose:** genaue Anamnese, klinische Untersuchung (Thomson-Test), Röntgen des Rückfußes seitlich, Sonographie (Ausschluss einer partiellen Sehnenruptur, eines Risses am Rand des Sehnenspiegels durch Hämatom- und Dellenbildung oder des medialen Musculus gastrocnemius sowie einer Peritendinitis), ggf. MRT.

Behandlungsindikation: in jedem Fall gegeben; die Wiederherstellung der Funktion kann nur durch eine möglichst frühe Versorgung der Ruptur garantiert werden. Ohne Operation kann es zu einer Atrophie der Wadenmuskulatur, Ausbildung eines Hackenfußes und einem hinkenden Gangbild kommen. Der Zehenballenstand wird unmöglich.

Operative Therapie: indiziert, wenn unter sonographischer Kontrolle keine Annäherung der Rupturenden in 20° Spitzfußstellung möglich ist. Wenn eine sofortige Operation nicht möglich ist, soll in Hochlagerung und Spitzfußstellung durch Gipsschienenverband immobilisiert werden, und Arzneimittel mit abschwellender Wirkung sollen verordnet werden. **Verfahren:** **1.** einfache direkte Naht der Sehnenstümpfe nach z. B. Kirchmayr-Kessler oder Bunnell als atraumatische End-zu-End-Naht mit Draht bei typischer, glatt durchtrennter Achillessehne; **2.** Verstärkung der Sehne durch Einflechten von Kutis, Fascia lata oder Dura; bewährt hat sich die Einflechtung der Plantarissehne, die distal gestielt bleibt. **Nachbehandlung:** Oberschenkelgipslongette mit 20° Beugung im oberen Sprunggelenk und 30° Beugung im

Kniegelenk für 1 Woche, Mobilisation ohne Belastung; anschließend Anlage eines Vacoped®-Schuhs mit 20° Beugung im oberen Sprunggelenk, Mobilisation unter 20 kg Teilbelastung; Fadenzug nach 10–20 Tagen; nach der 2. Woche 10° Beugung im oberen Sprunggelenk; nach der 3. Woche Belastung je nach Beschwerdebild; nach der 5. Woche 0° Beugung im oberen Sprunggelenk; nach der 8. Woche Entfernung des Schuhs, Gang- und Koordinationstraining; nach der 16. Woche ist die volle Belastbarkeit gegeben. **Komplikation:** Bildung von Narbenkeloid, Adhäsionen, Neuromen des Nervus suralis und venöse Zirkulationsstörungen; Bewegungseinschränkungen und selten erneute Ruptur.

Konservative Therapie: zirkulärer Gips in Spitzfußstellung und Knieflexion sowie rein funktionelle Behandlung.

Hinweis: **1.** Konservative und operative Therapie werden kontrovers diskutiert, es sollte aber dem operativen Vorgehen Vorrang gegeben werden. **2.** Die Möglichkeit der intraoperativen Fibrinklebung wird in der Literatur beschrieben.

Arbeitsunfähigkeit: 4–8 Wochen.

Literatur: **1.** Rüter, A.; Trentz, O.; Wagner, M. (Hrsg.): Unfallchirurgie. 3. Aufl. München: Urban & Fischer, 2008; **2.** Schäfer, D.; Reggazoni, P.; Hintermann, B.: Frühfunktionelle Behandlung der operativ versorgten Achillessehnenruptur. Unfallchirurg 105 (8): 699–702 (2002); **3.** Moller, M. et al.: Acute rupture of tendon Achilles. A prospective randomised study of comparison between surgical and nonsurgical treatment. J Bone Jount Surg (Br) 93: 843–848 (2001); **4.** Schweitzer, M. E.; Karasick, D.: MR imaging of disorders of the Achilles tendon. Am J Roentgenolog 175: 613–625 (2000).

Autor: E. E. Scheller.

Achillodynie: syn. Paratenonitis achillae, Paratendinitis achillae; schmerzhafte Entzündung des Gleitgewebes der Achillessehne als Begleiterkrankung einer Insertionstendopathie; **Symptome:** Schwellung und Auftreibung proximal des Sehnenansatzes am Tuber calcanei; Anspannungs- und Dehnungsschmerz sowie sekundäre Verkürzung des Musculus triceps surae meist inf. chronischer Überlastung (z. B. bei Läufern und Springern); **Diagnose:** Ultraschalluntersuchung; differentialdiagnostische Abgrenzung zu anderen Rückfußschmerzsyndromen: s. Abb.

Behandlungsindikation: schmerzbedingte Bewegungseinschränkung, die zu muskulärer Dysbalance und Sehnenruptur führen kann.

Pharmakotherapie: antiphlogistische Therapie: **1.** lokal: **a)** Salbenverbände und Einreiben mit Diclofenac (z. B. Voltaren® Emulgel, Diclophlogont® Gel) oder Ibuprofen (z. B. Ibutop® Creme), 3–4-mal täglich; **b)** Injektion von Lokalanästhetika* am Sehnenansatz, z. B. Bupivacain (z. B. Carbostesin® 0,5 %), 2 ml, ggf. wiederholen; **2.** systemisch: Ibuprofen (z. B. Imbun®, IbuHEXAL®, Dolgit®),

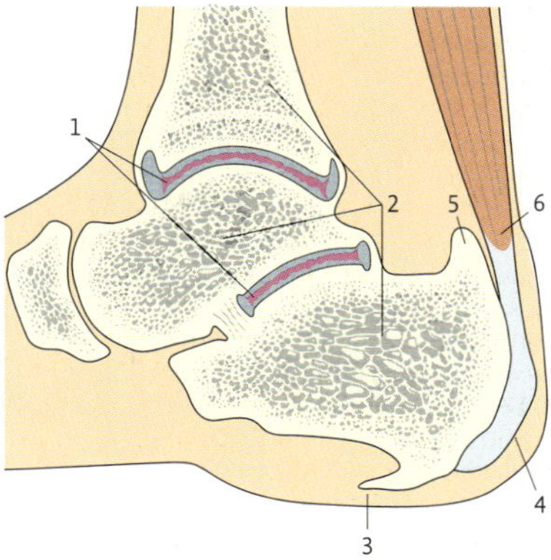

Achillodynie: differentialdiagnostische Abgrenzung zu anderen Rückfußschmerzsyndromen; 1: Arthritis im oberen oder unteren Sprunggelenk; 2: knöcherne Erkrankung (z. B. Osteoporose); 3: Fersensporn; 4: Insertionstendopathie der Achillessehne; 5: Haglund-Exostose; 6: Achillodynie

3 × 400–800 mg/d p. o., oder Diclofenac (z. B. Rewodina®, Voltaren®), 3 × 25–50 mg/d p. o. für 3–14 Tage.

Operative Therapie: nur bei erfolgloser konservativer Therapie über mind. 6 Monate; **Verfahren:** Lösung von Verklebungen und Verwachsungen des Sehnengleitgewebes und Exzision des verdickten Peritendineums, ggf. Ausschneiden tastbarer knotiger Auftreibungen im Längsverlauf der Sehne; postoperativ Anlegen einer Unterschenkellonguette in 20° Plantarflexion für 2 Wochen; **Komplikation:** Wundheilungsstörung, insbesondere bei Patienten mit Diabetes mellitus, Immunsuppression und starkem Nicotinabusus.

Naturheilkundliche Verfahren (Autorin: Ch. Uhlemann): **1.** im Akutstadium Schonung und mehrmals täglich lokal milde Kälte in Form von Wickeln (15 °C), Kryokompressen (–10 °C für 10 Minuten), Kaltmoor oder kalter Lehmpackung (s. Kryotherapie); **2.** bei chronischen Zuständen entspr. der Ätiologie Funktions regulierende (Dehnung der verkürzten Muskulatur, Ausgleich einer Fehlstatik, Beseitigung einer die muskuläre Dysbalance auslösenden Funktionsstörung der Wirbelsäule durch Mobilisationen oder Manipulationen) bzw. Struktur beeinflussende und Trophik verbessernde Maßnahmen wie Ultraschalltherapie (hoch- und niederfrequent), Iontophorese und Phonophorese mit nichtsteroidalen Antiphlogistika, warme Peloide, Massage (Friktionen).

Sonstige Maßnahmen: **1.** akute Achillodynie: Zinkleim- oder Tape-Verband für 1 Woche; vorübergehende beidseitige Absatzerhöhung; **2.** postakut: stützende Bandage (z. B. Achillodyn®-Bandage); **3.** postoperativ: aktives Beüben des oberen

Sprunggelenkes aus der Gipsschale, bei starker Sehnenschwächung nach Wundheilung: Unterschenkelgips mit stufenweiser Rücknahme der Plantarflexion oder stufenweiser Belastungsaufbau; beidseitige Absatzerhöhung um 1–2 cm nach Ende der Immobilisation für 3 Monate.

Eigenbehandlung: Entlastung oder Teilentlastung in der akuten Phase; zur Rezidivvermeidung Verzicht auf Sport bis zur Beschwerdefreiheit; 3 Monate nach der Operation Beginn mit langsamem Trainingsaufbau; Wettkampfsport erst bei Beschwerdefreiheit nach ca. 6 Monaten.

Arbeitsunfähigkeit: bei schwerer körperlicher Arbeit bis zu 3 Monate.

Hinweis: **1.** bei Injektion von Glukokortikoiden droht die Ruptur der Achillessehne, daher nur im Einzelfall (z. B. bei Bursitis subachillae) paratendinös, ggf. unter sonographischer Kontrolle, ein Glukokortikoid-Lokalanästhetikum-Gemisch injizieren; **2.** bei beidseitigen Fersenbeschwerden männlicher Jugendlicher an Spondylitis* ankylosans denken.

Literatur: Wirth, C. W. (Hrsg.): Orthopädie und orthopädische Chirurgie. Fuß. Stuttgart: Thieme, 2002.

Autoren: M. Schult, G. Möckel, D. Leutloff.

Achondroplasie: syn. Chondrodysplasie, Chondrodystrophie, Mikromelie, Parrot-Kaufmann-Syndrom; systemische Knorpelreifungsstörung im Bereich des Säulenknorpels der epiphysären Wachstumszonen; verzögerte enchondrale Ossifikation führt zu disproportioniertem Kleinwuchs; **Häufigkeit:** häufigste nicht letale Form der Skelettdysplasie (2–3 pro 100 000 Neugeborene); **Ursache:** autosomal-dominant erbliche oder (häufiger) durch Neumutation entstandene Störung der Knorpelzellproliferation und quantitativ beeinträchtigte Kollagen- und Proteoglykansynthese; **Klinik:** stammnah betonte Extremitätenverkürzung bei fast normaler Rumpflänge; vergrößerter Abstand zwischen Mittel- und Ringfinger, plumpe Hände und Füße, vorgewölbte Stirn, Sattelnase, lumbosakrale Hyperlordose, vorgewölbter Bauch und Achsenfehler* der Extremitäten (Coxa, Femora und Crura vara); desmale bzw. perichondrale Ossifikation sowie Knochenbruchheilung sind nicht beeinträchtigt. Die Gesichtsdysmorphie entsteht inf. der Wachstumsverzögerung der Schädelbasis bei intakter desmaler Ossifikation von Gesichtsschädel und Schädeldach. Aufgrund des engen Spinalkanals und der Wirbelsäulenveränderungen sind im frühen Erwachsenenalter klinisch symptomatische, degenerative Veränderungen zu erwarten. Geistige Entwicklung und allgemeine Lebenserwartung sind normal. Körperendgröße: Männer ca. 135 cm, Frauen ca. 125 cm; **Diagnose:** Achondroplasie ist präpartal manifest und durch Ultraschalluntersuchung erkennbar.

Behandlungsindikation: selten operative Korrektur aus medizinischen oder kosmetischen Gründen; eine kausale Therapie (z. B. mit Wachstumshormon) ist bisher nicht möglich.

Therapeutische Möglichkeiten: s. Tab.

Sonstige Maßnahmen: Betroffene sollten genetisch beraten werden.

Neuentwicklung: Wachstumhormon hat experimentell zu einer signifikanten Längenzunahme geführt (bisher keine Zulassung für diese Behandlung).

Selbsthilfe: Bundesverband Kleinwüchsige Menschen und ihre Familien e. V., Leinestr. 2, 28199 Bremen, Tel. 0421 3361690, Fax 0421 33616918; E-Mail: info@bkmf.de, Homepage: http://www.bkmf.de.

Literatur: **1.** Haga, N.: Management of disabilities associated with achondroplasia. J Orthop Sci 9 (1): 103–107 (2004); **2.** J. Correll, J.; Held, P.: Die Gliedmaßenverlängerung beim Kleinwuchs. Orthopäde 29 (9): 787–794 (2000).

Autoren: M. Schult, J. Funk, D. Leutloff.

Achsenfehler der Extremitäten: angeborene oder erworbene Krümmungsfehlstellung der Gelenk- oder Röhrenknochenschaftachse der Extremitäten in der Frontal- (X- oder O-förmige Abweichung, Valgisierung oder Varisierung), Sagittal- (Ante-, Rekurvation) oder Horizontalebene (Ante- oder Retrotorsion); **Ursache:** **1.** Systemerkrankung: Rachitis*, Phosphatdiabetes und Osteomalazie*, Skelettdysplasie (Osteogenesis imperfecta, Achondroplasie*), allgemeine Überstreckbarkeit (z. B. bei Marfan-Syndrom, Down-Syndrom, Ehlers-Danlos-Syndrom); **2.** Entzündung oder Trauma: Koxitis, Osteomyelitis*, Fraktur, Bandruptur, Gelenkinstabilität, Epiphysenfugenverletzung; **3.** aseptische Knochennekrosen*; **4.** degenerativ (primäre Valgus- oder Varusgonarthrose), rheumatisch, tumorbedingt, idiopathisch; sonstige Formen und Lokalisation: s. Tab.

Behandlungsindikation: Achsenfehler der unteren Extremitäten führen durch Fehlbelastung zu Schmerzen, Unsicherheit in der Gelenkführung und schneller Ermüdbarkeit, sie sind meist als präarthrotische Deformität anzusehen. Fehlstellungen der statisch unbelasteten oberen Extremitäten sind eher ein kosmetisches Problem und bedürfen selten der operativen Korrektur.

Konservative Therapie: **1.** im Wachstumsalter: Verlaufsbeobachtung, physiologische Spontankorrektur abwarten; mit supinierenden (bei Genu valgum) und pronierenden (bei Genu varum) Einlagen oder Schuhinnenranderhöhungen oft zweifelhafte Korrektur; ggf. muskuläre Kräftigung der Antagonisten; **2.** bei Erwachsenen: Einlagen; symptomatische Therapie: s. Arthrose; bei sekundärer Fußfehlstellung pronierende oder supinierende Einlagen.

Operative Therapie: erst nach kausaler Therapie (z. B. bei Rachitis); **Vorbereitung:** zur Planung der Operation reichen bei Achsenfehlern der Extremitäten in Frontal- und Sagittalebene Röntgenaufnahmen (im Stehen) in 2 Ebenen aus. Zur Kor-

Achondroplasie
Therapeutische Möglichkeiten bei Komplikationen

Komplikation	Ursache	Therapie
Liquorzirkulationsstörung, Hydrozephalus	zervikomedulläre Kompression	ventrikuloatrialer oder ventrikuloperitonealer Shunt
Ischialgie, Lähmung	Spinalkanalverengung	Laminektomie, Spondylodese
kurzbogige thorakolumbale Hyperkyphose	Keilwirbelbildung	ggf. Korsett, Lordosierungs-spondylodese
Extremitätenverkürzung	gestörte enchondrale Ossifikation	Verlängerungsosteotomie (Kallusdistraktion), Distraktionsepiphyseolyse
Crus varum	überlange Fibula, schräge Epiphysenfuge, unregelmäßige Metaphyse	Fibulaepiphyseodese oder Fibulaverkürzung, Tibiaosteotomie
Supination des Fußes, Außenknöchelschmerz	Abweichung des distalen Unterschenkels	Einlagen, orthopädische Schuhe, selten operative Korrektur
Bandlaxizität der Kniegelenke, Muskelhypotonie	unbekannt	meist spontane Besserung
verlegte Nasen- und Mundatmung, Infekte	adenoide Vegetationen	Adenotomie
asymmetrisch verengtes Becken	Darmbeinhypoplasie	Schnittentbindung

Achsenfehler der Extremitäten
Formen und Lokalisation

Bezeichnung	klinische Beispiele
Humerus-, Glenoidantetorsion, Cubitus valgus, Cubitus varus	habituelle Schultergelenkluxation, kongenitale Radiuskopfluxation, suprakondyläre Humerusfraktur
Bajonettstellung des Handgelenkes	Madelung-Deformität, distale Radiushyperextensionsfraktur
Coxa vara	kongenital, Säuglingskoxitis, Perthes-Krankheit, Schenkelhalsfraktur
Coxa valga	kongenitale Hüftluxation, Lähmungsfolge
Coxa antetorta	Hüftdysplasie, Schenkelhalsfraktur
Femur, Crus varum, Crus valgum	posttraumatisch, Rachitis, Osteomalazie, proximaler Femurdefekt, Fibula-Aplasie-Syndrom
Femur, Crus recurvatum	posttraumatisch, Poliomyelitis
Genu varum, Genu valgum	physiologisch, idiopathisch, primär-degenerativ nach offener Meniskusresektion
Pes valgus	kindlich, Lähmung, rheumatisch, sekundär bei Genu varum und Crus varum

rektur der Rotation und komplexer Achsenfehler ist die Planung mit Hilfe eines dreidimensionalen Computertomogramms zur genauen Torsionsbestimmung erforderlich. **Verfahren: 1.** im Wachstumsalter (10. Lebensjahr bis kurz nach Abschluss der Wachstumsphase): Korrektur im Krümmungsscheitel der Hauptachse; **a)** Korrekturosteotomie (z. B. valgisierend, varisierend, derotierend, extendierend, flektierend) mit oder ohne additiven oder subtraktiven Osteotomiekeil; postoperativ je nach Lokalisation Immobilisation oder Stabilisation mit externer oder interner Osteosynthese; **b)** asymmetrische Kallusdistraktion oder Hemikallotasis bei Achsenfehler der Extremitäten mit Beinlängendifferenz*; **c)** temporäre Hemiepiphyseodese (sog. Blount-Fugenklammerung): kaum mehr angewendet; 2. bei Erwachsenen: a) Korrekturosteotomie im Allg. bis zum 50. Lebensjahr; b) Endoprothetik* mit Achsenkorrektur bei fortgeschrittener Arthrose; c) Versteifung in Funktionsstellung (z. B. Arthrodese des Sprunggelenks bei extremem Knickfuß); d) Resektions-Interpositions-Arthroplastik bei kleinen Gelenken (Hallux valgus).

Sonstige Maßnahmen: Bei Osteomyelitis wird entweder eine herdferne Distraktion mit Fixateur externe (chronische Osteomyelitis) oder die gleichzeitige Infektsanierung (akute Form) durchgeführt.

Arbeitsunfähigkeit: je nach Operationsverfahren 2–6 Monate.

Hinweis: Leichte Achsenfehler der Extremitäten sind physiologisch (<2 Lebensjahre 10°-Varusstellung, im Vorschul- und Schulalter bis 10°-Valgusstellung) und bedürfen der Kontrolle, aber keiner Therapie.

Neuentwicklung: Hexapodfixateur-System, das über Kugelgelenke zwischen der proximalen und distalen Ringebene eines modifizierten Ringfixateurs die Software-gestützte Achsenkorrektur in 6 Ebenen ermöglicht.

Literatur: 1. Gladbach, B. et al.: Calculation and Correction of secondary translation deformities and secondary length deformities, Orthopaedics 27 (7): 760–766 (2004); 2. Heijens, E. et al.: Korrektur von Deformitäten am Femur. Orthopäde 32 (9): 833–846 (2003); 3. Keppler, P. et al.: Korrekturen bei Asymmetrien der unteren Extremität. Chirurg 73 (10): 982–989 (2002); 4. Pfeil, J.: Deformitätenkorrektur der Extremitäten, Teil II. Orthopäde 29: 2–62 (2000).

Autoren: M. Schult, J. Funk, D. Leutloff.

Acitretin: s. Retinoide.

ACLS: s. Reanimation.

Acne vulgaris: Verhornungsstörung des gemeinsamen Ausführungsganges von Haarfollikel und Talgdrüse, insbes. bei Jugendlichen und jungen Erwachsenen im Bereich talgdrüsenreicher Hautbezirke (v. a. Gesicht, Nacken, Rücken, Brust); geht einher mit Seborrhö, Talgretention, Komedonenbildung und entzündlichen Veränderungen (z. B. Papeln, Pusteln, Knoten, Zysten); **Formen** (in ansteigendem Schweregrad): 1. Acne comedonica (offene und geschlossene Komedonen); 2. Acne papulopustulosa (entzündliche Papeln und Pusteln); 3. Acne conglobata (schwere Form der Acne vulgaris mit entzündlichen Knoten, Abszessen und Narben); 4. Acne fulminans (febrile Acne conglobata).

Behandlungsindikation: Acne vulgaris heilt meist im frühen Erwachsenenalter spontan ab. Leichte bis mittelschwere Formen werden je nach Beeinträchtigung und subjektivem Leidensdruck lokal therapiert. Schwere Formen müssen zur Vermeidung von Komplikationen bzw. großflächigen Narben zusätzlich systemisch behandelt werden. Acne conglobata erfordert eine sofortige, evtl. stationäre Behandlung.

Pharmakotherapie: **I. Lokaltherapie:** 1. Azelainsäure (z. B. Skinoren® Creme) bei milden Verlaufsformen; wirkt antikomedogen und antimikrobiell; Anwendung: 2-mal täglich einreiben; UAW: irritative Dermatitis, v. a. bei Behandlungsbeginn; ein bis mehrere Stunden nach Auftragen kann es zu Rötungen, Spannungsgefühl und Schmerzen kommen (Sofortmaßnahme: feuchte Umschläge; dennoch Behandlung fortsetzen; evtl. Creme dünner auftragen oder Behandlungspause an jedem 2. Tag; ggf. nur abends auftragen, damit Rötung bis zum Morgen abklingt); 2. Benzoylperoxid 3–10 % (z. B. Aknefug®-oxid mild, Benzaknen® W Suspension) bei Acne papulopustulosa; wirkt antimikrobiell; Anwendung: 1–2-mal täglich auftragen (im Gesicht 3 %ig, andere Hautareale 5–10 %ig); UAW: irritative Dermatitis (Gegenmaßnahmen wie bei Azelainsäure; Präparate mit niedrigen Wirkstoffkonzentrationen, z. B. PanOxyl® mild 2,5 %, bevorzugen); 3. Antibiotika insbes. bei papulopustulösen Formen: Clindamycin (z. B. Basocin® Akne-Gel) oder Erythromycin (z. B. Aknederm® Ery Gel); Anwendung: jeweils 2-mal täglich einreiben, cave: zunehmend bakterielle Resistenzentwicklung; 4. Retinoide* zur Behandlung der follikulären Hyperkeratose, insbes. bei Acne comedonica: Tretinoin in 0,05 %iger Konzentration (z. B. Cordes® VAS Creme); Isotretinoin (z. B. ISOTREX® GEL, im Allg. besser verträglich); Anwendung: jeweils 1–2-mal täglich einreiben; UAW: irritative Dermatitis (Gegenmaßnahmen wie bei Azelainsäure); Kontraindikation: Schwangerschaft (teratogenes Risiko im 1. Trimenon); **II. systemische Therapie:** indiziert bei mittelschweren bis schweren Verlaufsformen zusätzlich zur Lokaltherapie: 1. Antibiotika (Mittel der Wahl): a) Tetracycline: Minocyclin (z. B. Klinomycin®), 50–100 mg/d p. o., Tetracyclin (z. B. Tetracyclin Wolff®), 3 × 250–500 mg/d p. o., oder Doxycyclin (z. B. Doxy-Wolff®), 50–200 mg/d p. o.; Anwendung über 1–4 Wochen, dann schrittweise Dosisreduktion, Besserung nach 2–3 Monaten zu erwarten, in einzelnen Fällen Therapie über Jahre notwendig; Kontraindikation: Schwangerschaft, Stillzeit und bei Kindern <8 Jahre (wegen Einlagerung von Tetracyclinverbindungen in Knochen und Zahnschmelz); bei Langzeitanwendung Gefahr der gramnegativen Follikulitis; 2. Hormonbehandlung mit einer Kombination aus Cyproteronacetat und Ethinylestradiol (z. B. Diane®-35); nur für Frauen; Dosis: 1 Drg./d vom 1.–21. Zyklustag; Rückbildung der Seborrhö im Allg. nach 3 Monaten; 3. Retinoide: Isotretinoin (z. B. Roaccutan®) bei schweren, therapieresistenten Verlaufsformen, insbes. bei Acne conglobata oder Acne fulminans (bei allen Akneformen hochwirksam); im Allg. initial 0,5 mg/kg KG/d p. o. für 4 Wochen; dann bei guter Wirkung in gleicher Dosierung 2–3 Monate weiterbehandeln, bei ungenügender Wirksamkeit Dosiserhöhung bis auf 1 mg/kg KG/d, bei Unverträglichkeit Dosisreduktion. Bei Acne papulopustulosa 0,2 mg/kg KG/d für 4–6 Monate möglich; bei schwerer Acne papulopustulosa und Acne conglobata initial 0,7–1 mg/kg KG/d für 2–3 Monate, anschl. 0,2–0,5 mg/kg KG/d für 4–10 Monate; UAW: Teratogenität, deshalb Anwendung bei Frauen im gebärfähigen Alter kontraindiziert bzw. nur in Zusammenhang mit wirksamer Kontrazeption (1 Monat vor Therapiebeginn bis 1 Monat nach Absetzen der Therapie); bei Rezidiven (ca. 20–30 %) Retinoidgabe wiederholen; Aknenarben können mit 10–20 mg/d Isotretinoin 1 Jahr lang behandelt werden. **4.** Glukokortikoide kurzfristig nur bei Acne fulminans zusätzlich zur systemischen Retinoidtherapie: Prednisolon (z. B. Decortin® H), 50–100 mg/d p. o.

Operative Therapie: **1.** bei hypertrophen Narben (sog. Aknekeloide; vgl. Keloid): Dermabrasion (cave: Hyper- bzw. Hypopigmentierungen) oder dermatologische Kryotherapie* mit flüssigem Stickstoff; **2.** bei schwerer Acne conglobata chirurgische Sanierung mit Exzision der betroffenen Hautbezirke bis zum subkutanen Fettgewebe; je nach Ausdehnung des Eingriffs anschl. sekundäre Heilung oder Deckung des Hautdefekts durch freies Hauttransplantat. Eine präoperative Behandlung mit Isotretinoin (30 mg/d) über mehrere Monate hat sich als günstig erwiesen (Reduktion der entzündlichen Komponente bzw. Besserung der Narben).

Psychotherapie: Acne vulgaris kann psychisch sehr belastend sein, insbes. in Zusammenhang mit pubertären Krisensituationen; konsequente ärztliche Führung der jugendlichen Patienten und deren Eltern; ggf. (z. B. bei Suizidalität*) psychiatrisches Konsil erwägen.

Sonstige Maßnahmen: Versuch der Narbenbehandlung mit gepulstem oder Swift-Laser und Fruchtsäure-Peeling.

Therapeutischer Stufenplan: s. Abb.

Eigenbehandlung: **1.** Hautreinigung mit milden Syndets (z. B. Dermowas®) vor der Lokaltherapie; **2.** auf fetthaltige Salben bzw. Kosmetika verzichten.

Hinweis: **1.** geschlossene Komedonen nur durch geschultes Personal exprimieren; **2.** Herauslösen der Follikelpfröpfe durch sog. Peeling-Cremes; **3.** Diätetische Maßnahmen (insbes. Verbot von Nüssen, Schokolade, Öl, fettem Fleisch) sind umstritten.

Neuentwicklung: **1.** lokal wirksame synthetische Retinoide mit besserer Verträglichkeit und gutem Effekt gegen Komedonen und entzündliche Papeln: Adapalene (Differin®); UAW: wie bei Azelainsäure; **2.** lokal anzuwendende, antiseborrhoisch wirkende Antiandrogene (in Entwicklung).

Literatur: **1.** Katsambas, A.; Dessinioti, C.: New and emerging treatments in dermatology: acne. Dermatol Ther 21: 86–95 (2008); **2.** Leyden, J. J.: A review of the use of combination therapies for the treatment of acne vulgaris. J Am Acad Dermatol 49: 200–210 (2003).

Autoren: P. Schulze, W. Sterry.

ACTH-Syndrom, ektopes: s. Cushing-Syndrom.

Adapalen: s. Retinoide.

ADCA-1: s. Polyneuropathie.

Add-back-Therapie: s. Endometriose.

Addison-Krankheit: s. Nebennierenrindeninsuffizienz.

Addison-Krise: s. Krise, endokrine.

Adduktionsfraktur: s. Schenkelhalsfraktur.

Adenomatosis coli: s. Polypen, kolorektale.

Adenom, autonomes: s. Hyperthyreose.

Adenom-Karzinom-Sequenz: s. Kolonkarzinom.

Adenomresektion, transurethrale: s. Prostatasyndrom, benignes.

Adenomyosis uteri: s. Endometriose.

Adenotomie: s. Vegetationen, adenoide.

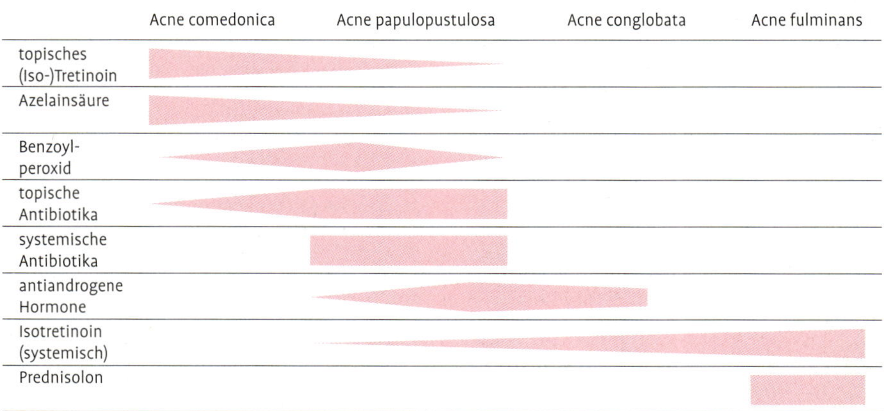

Acne vulgaris: therapeutischer Stufenplan

A

Aderlass: syn. hypovolämische Hämodilution; therapeutische Blutentnahme durch Punktion oder chirurgische Eröffnung einer peripheren subkutanen Vene; **therapeutisches Prinzip:** Ableitung bestehender Blutfülle; Hämodilution durch Nachstrom eiweißarmen Exsudats aus dem Interstitium führt zur Senkung des Hämatokrits (Zielhämatokrit ca. 38 %), der Viskosität des Blutes und der Aggregation der Erythrozyten, Thrombozyten und Leukozyten und zur Erhöhung der Verformbarkeit der Erythrozyten; daraus resultiert eine Verbesserung der Mikrozirkulation schlecht durchbluteter Areale; durch gleichzeitige Senkung des peripheren Gefäßwiderstands wird die Makrozirkulation positiv beeinflusst.

Indikation: Mittel der Wahl bei plethorischen Patienten mit typischem Übergewicht und Bluthochdruck, die z. B. unter Kopfschmerz*, Hyperlipidämie, Tinnitus* aurium oder Polyglobulie leiden; Hämochromatose*, Polycythaemia* vera, Porphyria cutanea tarda, retinale Venenthrombose, Cor* pulmonale, arterielle Verschlusskrankheit.

Kontraindikation: Anämie, arterielle Hypotonie, Erschöpfung, hohes Lebensalter (>80 Jahre), instabile Angina pectoris, fortgeschrittene koronare Herzkrankheit (Drei-Gefäß-Erkrankung), Dehydratation, akute Diarrhö, Marasmus.

Durchführung: Bei Venen gestautem Arm werden aus einer Armvene 100–250 ml Blut entnommen.

Autor: Th. J. Doering.

ADH-Mangel: s. Diabetes insipidus.

ADHS: Abk. für **A**ufmerksamkeits**d**efizit-**H**yperaktivitäts**s**törung; syn. einfache Aktivitäts- und Aufmerksamkeitsstörung, hyperkinetisches Syndrom (Abk. HKS); Kombination von Aufmerksamkeitsstörung mit überaktivem, impulsivem Verhalten und Mangel an Ausdauer; ADHS ist durch den frühen Beginn (vor dem 6. Lebensjahr) sowie die zeitliche und situative Stabilität der Merkmale (z. B. Auftreten in Familie, Kindergarten oder Schule, Freizeit) gekennzeichnet; Prävalenz bei Schulkindern 3–10 %, allerdings abhängig von dem zugrundeliegenden Klassifikationssystem DSM-IV oder ICD 10; Jungen mindestens 3–4-mal häufiger betroffen als Mädchen; bei einem bis zwei Dritteln der Betroffenen persistiert die Erkrankung bis in das Erwachsenenalter, dann oft Rückgang der Hyperaktivität; für die ADHS-Entstehung werden neurobiologische und genetische Faktoren als besonders relevant angesehen. ADHS geht in allen Altersgruppen mit anderen psychiatrischen Erkrankungen, v. a. Depressionen, Angststörungen, Störungen des Sozialverhaltens, Suchterkrankungen sowie Persönlichkeitsstörungen, v. a. antisozialer und Borderline-Persönlichkeitsstörung einher.

Behandlungsindikation: primäre Pharmakotherapie bei ausgeprägter situationsübergreifender Symptomatik, die den Patienten bzw. sein Umfeld erheblich beeinträchtigt (z. B. wenn die schulischen Leistungen deutlich unter den Möglichkeiten des Patienten bleiben, eine Umschulung in eine Förderschule erforderlich wird oder bei einer massiven Belastung der Eltern-Kind-Beziehung).

Pharmakotherapie: **1. Stimulanzien** p. o.: Methylphenidat (z. B. Ritalin®) oder D-Amphetamin; Mittel der 1. Wahl (in bis zu 70 % der Fälle im Kindesalter erfolgreich) wegen schnell einsetzender Wirkung und kurzer HWZ; nur für das Kindes- und Jugendalter in Deutschland zugelassen; mit niedriger Dosierung am Morgen beginnen: z. B. 5–10 mg Methylphenidat oder D-Amphetamin (Amphetaminsaft muss individuell angemischt werden, in Deutschland nicht als Fertigpräparat erhältlich); dann ggf. steigern; mittags (vor den Hausaufgaben) ist i. d. R. eine 2. Dosis nötig (HWZ Methylphenidat: 2 Stunden, spürbare Wirkdauer ca. 4 Stunden), manche Kinder benötigen 3. Dosis; i. d. R. werden heute Retardpräparate nach der Einstellungsphase und Feststellung der individuellen Behandlungsdosis eingesetzt, z. B. Concerta, Medikinet® retard, Equasym® retard, Ritalin®LA; sie können gewöhnlich als Einzeldosis mit morgendlicher Einnahme verschrieben werden und zeigen ihr Wirkungsmaximum abhängig vom jeweiligen Präparat zwischen 1 und 5 Stunden später. Erhaltungsdosis: für Methylphenidat 10–60 mg/d (0,3–1,0 mg/kg KG), für D-Amphetamin 0,1–0,5 mg/kg KG (Höchstdosis 40 mg/d); im Erwachsenenalter sind Psychostimulanzien zur Behandlung nicht zugelassen, obwohl ihre Wirksamkeit auch für diese Altersgruppe konsistent gezeigt wurde und deshalb von vielen Experten und der Fachgesellschaft empfohlen wird. Als Off-Label-Use nach Absprache mit den Krankenkassen im Einzelfall oder als Selbstzahler möglich. Die Erhaltungsdosis im Erwachsenenalter ist oft niedriger. UAW: Schlaf- und Appetitstörung, Gewichtsabnahme, Beeinflussung des Wachstums (regelmäßige Kontrolle von Größe und Gewicht erforderlich), Kopfschmerzen, Übelkeit, depressive Verstimmung, Exazerbation einer Psychose; relative Kontraindikation: Anfallsleiden bzw. reduzierte Krampfschwelle, Tic-Störung (auch in Familienanamnese; die Tic-Störung als Kontraindikation ist unter Experten allerdings umstritten), kardiologische Erkrankungen in der Eigen- oder Familienanamnese; Methylphenidat und D-Amphetamin weisen zwar strukturchemische Ähnlichkeit, aber ein unterschiedliches Wirkspektrum auf; bei Nicht-Ansprechen auf die eine Substanz wird Therapieversuch mit der jeweiligen anderen Substanz empfohlen. **2. Atomoxetin** (Strattera®): blockiert selektiv den Noradrenalin-Transporter. Die Verschreibung unterliegt nicht dem Betäubungsmittelgesetz. Dosierung für Kinder und Jugendliche bis zu 70 kg KG: initial 0,5 mg/kg KG/d in einer morgendlichen Dosis (in Ausnahmefällen in 2 Einzeldosen) für mindestens 7 Tage, dann Erhaltungsdosis von 1,2 mg/kg KG/d; für Kinder und Jugendliche über 70 kg KG: initial 40 mg/d für mindestens 7 Tage, dann Erhaltungs-

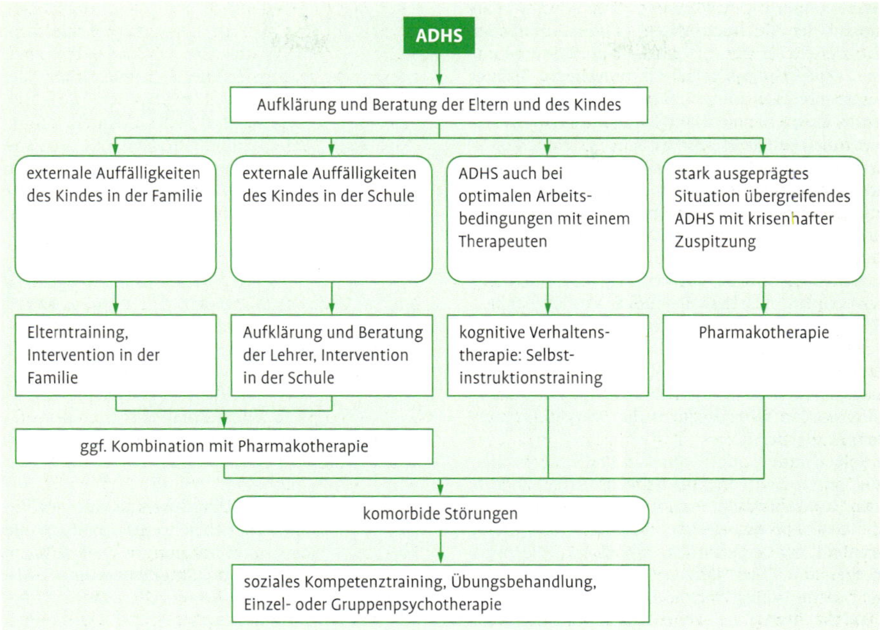

ADHS: therapeutischer Stufenplan

dosis von 80 mg/d; UAW: Schlafstörung, Mundtrockenheit, abdominale Beschwerden, Erbrechen, Appetitstörung, selten suizidales oder aggressives Verhalten; cave: Leberschäden; Kontraindikation: Engwinkelglaukom; zurzeit ist davon auszugehen, dass Atomoxetin im Falle eines Nichtansprechens auf Methylphenidat oder auch primär (z. B. bei Vorliegen von Tics) eine wirksame Therapiealternative ist. Aussagekräftige Vergleichsstudien zwischen Methylphenidat und Atomoxetin liegen noch nicht vor. **3. Antidepressiva*** p. o.: bei unzureichendem Behandlungserfolg unter Stimulanzien und Atomoxetin; z. B. Imipramin (z. B. Tofranil®): Anfangsdosis: 1 mg/kg KG, Erhaltungsdosis: 2–5 mg/kg KG; EKG-Kontrolle bei V. a. kardiale Beeinträchtigung oder Dosis >3,5 mg/kg KG.

Psychotherapie: **1.** kognitive Verhaltenstherapie (Abk. VT) unter Einbeziehung von Aufmerksamkeitstrainingsprogrammen: Anwendung empirisch fundierter Lerntheorien und Erlernen kognitiver Methoden der Selbstkontrolle (z. B. Problemlösungstraining); Effektivität im Kindes- und Jugendalter gut belegt; im Erwachsenenalter gibt es ebenfalls erste positive Erfahrungen mit VT, allerdings bei sehr kleinen Probandenzahlen (z. B. mit einem für Patienten mit Borderline-Persönlichkeitsstörung konzipierten, adaptierten Skills-Training-Programm nach M. Linnehan). **2.** Tiefenpsychologische bzw. non-direktive psychotherapeutische Verfahren: Es existiert kein ausreichender Beleg für die Wirksamkeit auf die Kernsymptomatik von ADHS. **3.** Neurofeedback: hierzu gibt es Studien mit positiven Effekten.

Sonstige Maßnahmen: Eltern- und Lehrerberatung begleitend zur Therapie unbedingt notwendig; Entspannungsverfahren (z. B. Autogenes Training, Progressive Muskelrelaxation), psychomotorisches Training, Physio- und Ergotherapie können unterstützend hilfreich sein, sind als alleinige Maßnahmen jedoch ungeeignet.

Therapeutischer Stufenplan: s. Abb.

Eigenbehandlung: ausreichende Bewegungsmöglichkeiten (auch zur Abreaktion) schaffen (z. B. Schwimmen); dem Kind klare und einfache Strukturvorgaben machen; evtl. Anforderungen schrittweise steigern.

Hinweis: **1.** Pharmakotherapie erst nach eingehender körperlicher, neurologischer und kinderpsychiatrischer Untersuchung; Eltern und betroffenes Kind genau aufklären (Termini wie beruhigendes Arzneimittel oder Arzneimittel mit paradoxer Wirkung sind zu vermeiden, da sie nicht zutreffen und zusätzlich verunsichern); in der Einstellungsphase sowohl regelmäßige Rücksprachen mit Eltern und ggf. Lehrern als auch Wirksamkeitsprüfung, z. B. anhand von Rating-Skalen zur Verhaltenseinschätzung (z. B. Conners Skalen, Brown Attention Deficit Scales, Child Behavior Checklist). **2.** Eine kontinuierliche Verabreichung hat sich bewährt; Auslassversuche am besten in den Schulferien. **3.** Studien zeigen keine erhöhte Gefahr der Abhängigkeitsentwicklung durch Stimulanzien bei ADHS (obwohl die Verschreibung dem Betäubungsmittelgesetz unterliegt). **4.** Cave: keine gleichzeitige Einnahme von Monoaminoxidase-Hemmern mit Methylphenidat oder Atomoxetin. **5.** Die frühere Annahme einer Nahrungsallergie als Ursache für ADHS konnte nicht bestätigt werden, eine antiallergene Diät ist daher nicht empfehlenswert (Ausnahme: sehr seltene Fälle, in denen das hyperaktive Verhalten durch Nahrungsmitteleinnahme hervorgerufen wird, d. h. die Allergenexposition ist nachweisbar und provoziert bzw. verstärkt unmittelbar und deutlich das auffällige Verhalten); eine phosphatarme Diät ist obsolet. Allerdings weisen jüngste Studien auf eine mögliche Bedeutung von Nahrungsmittelzusätzen und –farbstoffen in der Genese des ADHS hin; hieraus wurden bis heute keine diätetischen Empfehlungen abgeleitet.

Selbsthilfe: **1.** ADHS Deutschland e.V., Bundesgeschäftsstelle, Postfach 410724, 12117 Berlin, Tel. 030 85605902, Fax 030 85605970; E-Mail: info@adhs-deutschland.de, Homepage: http://www.adhs-deutschland.de; **2.** ADS e. V., Elterninitiative zur Förderung von Kindern, Jugendlichen und Erwachsenen mit Aufmerksamkeits-Defizit-Syndrom mit/ohne Hyperaktivität; Homepage: http://www.ohotest.de/ads-ev/; **3.** Linksammlung zum Thema ADHS: http://www.kinderpsychiater.org.

Literatur: **1.** Gerlach, M. et al. (Hrgs.): Neuro-Psychopharmaka im Kindes- und Jugendalter. 2. Aufl. Wien: Springer, 2009; **2.** Deutsche Gesellschaft für Kinder- und Jugendpsychiatrie und Psychotherapie et al. (Hrsg.): Leitlinien zur Diagnostik und Therapie von psychischen Störungen im Säuglings-, Kindes- und Jugendalter. 3. Aufl. Köln: Deutscher Ärzte Verlag, 2007;; **3.** Prince, J. B.: Pharmacotherapy of ADHD in children and adolescents update on new stimulant preparations, atomoxetine, and novel treatments. Child Adolesc Psychiatr Clin N Am 15: 13–50 (2006); **4.** Ebert, D.; Krause, J.; Roth-Sackenheim, C. ADHS im Erwachsenenalter – Leitlinien auf der Basis eines Expertenkonsensus imt Untersützung der DGPPN. Nervenarzt 74(10): 939–945 (2003); **5.** Knölker, U.; Mattejat, F.; Schulte-Markwort, M.: Kinder- und Jugendpsychiatrie systematisch. 3. Aufl. Bremen: UNI-MED, 2003.

Autorinnen: S. C. Herpertz, B. Herpertz-Dahlmann, I. Hach.

Adipositas: syn. Fettleibigkeit, Obesitas; eine über das Normalmaß deutlich hinausgehende Körperfettmasse; die Quantifizierung der Adipositas erfolgt anhand des Body-mass-Index (Abk. BMI; s. Tab.); Unterscheidung zwischen abdominaler (syn. androider, zentraler) und gluteal-femoraler (gynoider, peripherer) Adipositas durch Messung des Taillenumfangs (Abk. TU); bei der Frau zeigt ein TU >80 bzw. 88 cm ein erhöhtes bzw. deutlich erhöhtes Risiko für metabolische und kardiovaskuläre Komplikationen an, beim Mann liegen die korrespondierenden Werte bei 94 und 102 cm; **Ätiologie:** komplexe Interaktion genetischer Anlagen mit Lebensstilfaktoren, die zu positiver Energiebilanz führt: energiedichte, hyperkalorische Ernährung, Bewegungsmangel; sekundär: endokrine Ursachen, z. B. Hypothyreose, Cushing-Syndrom oder hypothalamische Defekte, z. B. genetischer Defekt Appetit hemmender Systeme, z. B. Leptin, Leptin-Rezeptor, POMC, Melanocortin-4-Rezeptoren (Abk. MC4R; MC4R-Defekte bei 1–4 % der adipösen Kinder), syndromale Adipositas: z. B. Prader-Labhart-Willi-Syndrom, Bardet-Biedl-Syndrom. **Risiko:** Adipositas ist ein zentraler Risikofaktor für die Entwicklung von Diabetes* mellitus Typ 2, kombinierter Hyperlipoproteinämie*, arterieller Hypertonie*, koronarer Herzkrankheit*, orthopädischen Erkrankungen und bestimmten Karzinomen. Adipositas-bedingte Beschwerden zählen zu den häufigsten Ursachen für Arbeitsunfähigkeit und vorzeitige Berentung.

Adipositas
Klassifikation des Körpergewichts anhand des Body-mass-Index (Abk. BMI)

$$\text{BMI} = \frac{\text{Körpergewicht [kg]}}{(\text{Körperlänge [m]})^2}$$

Kategorie	BMI (kg/m²)
Untergewicht	<18,5
Normalgewicht	18,5–<25
Übergewicht	≥25
Präadipositas	25 –<30
Adipositas	≥30
Grad I	30 –<35
Grad II	35 –<40
Grad III	≥40

Behandlungsindikation: grundsätzlich gegeben bei BMI ≥30 kg/m²; bei BMI 25–29,9 nur, wenn bereits assoziierte Störungen oder ein deutlich erhöhter TU vorliegen.

Pharmakotherapie: Indikation erst nach erfolglosen Versuchen der Gewichtsreduktion mit hypokalorischer Diät, Bewegungssteigerung und Verhaltensmodifikation (sog. Basistherapie); Pharmaka sind nur eine adjuvante Therapiemaßnahme: **1.** Orlistat (Xenical®), reduziert als intestinaler Lipase*-Hemmer die Fettabsorption; Dosierung: 120 mg p. o. zu jeder Hauptmahlzeit; **2.** Sibutramin* (Reductil®), ein Serotonin- und Noradrenalin-Wiederaufnahme-Hemmer, der Appetit hemmend wirkt und den Grundumsatz geringgradig steigert; Dosierung: 1 × 10 mg/d p. o. unter regelmäßiger Kontrolle von Blutdruck und Puls; ggf.

Steigerung auf 1 × 15 mg/d p. o.; max. Anwendungsdauer 1 Jahr.

Operative Therapie: Indikation: BMI ≥40 kg/m²; bei BMI ≥35 kg/m², wenn bereits schwerwiegende Begleiterkrankungen vorliegen. Voraussetzungen: erfolglose Versuche mit konservativer Therapie. **Verfahren: 1.** Reduktion des Magenvolumens (sog. Magenverkleinerung) z. B. durch anpassbares Magenband oder Schlauchmagenbildung (sleeve gastrectomy); **2.** kombiniert restriktiv-malabsorptive Verfahren wie z. B. Roux-Y-Magenbypass oder biliopankreatische Diversion; **3.** möglichst laparoskopischer Zugang. **Komplikation:** Letalität perioperativ um 1 %; weitere Komplikationen 10–30 %; **Ergebnisse:** Die operativen Techniken erzielen durchschnittliche Gewichtsverluste von 20–40 kg über 5–10 Jahre. Die kombiniert restriktiv-malabsorptiven Verfahren führen zu größerer Gewichtsabnahme als alleinige Magenverkleinerungstechniken. Ernährungsmedizinische Betreuung notwendig, sonst Misserfolge häufiger und Risiko der Fehl- und Mangelernährung. **Prognose:** Die operativen Techniken erhöhen die Lebenserwartung bei morbider Adipositas.

Psychotherapie: Verhaltenstherapeutische Maßnahmen sollten Bestandteil jeder Adipositasbehandlung sein. Gruppengespräche bzw. psychologische Mitbetreuung unterstützen die Gewichtsreduktion und verbessern v. a. den Langzeiterfolg.

Sonstige Maßnahmen: 1. Adipositasprogramme mit dem Ziel, den Lebensstil zu verändern, sind erfolgreich bei moderater Adipositas und reduzieren das Risiko der Entwicklung eines Diabetes mellitus Typ 2 bei prädiabetischer Stoffwechsellage. Ziel: Gewichtsabnahme durch moderat hypokalorische Ernährung (Energiedefizit von 2094–3350 kJ/d bzw. 500–800 kcal/d), 25–35 % Fett mit unter 7–10 % gesättigten Fetten, komplexe Kohlenhydrate mit hohem Ballaststoffanteil (15 g Ballaststoffe pro 4187 kJ bzw. 1000 kcal), Senkung der Energiedichte. 30 Minuten körperliche Aktivität pro Tag; bei morbider Adipositas meist nicht ausreichend; **2.** Programme mit sehr niedrigkalorischer Ernährung (unter 4187 kJ/d bzw. 1000 kcal/d) sind für kurzfristige Gewichtsverluste bis 30 kg geeignet und werden meist mit Formulaprodukten auf Milcheiweißbasis durchgeführt, die mit essentiellen Mikronährstoffen angereichert sind. Enge diätetische Führung sowie Kombination mit regelmäßiger körperlicher Aktivität sind Voraussetzung für längerfristigen Erfolg. **3.** Psychologische Betreuung für Reizkontrolle bei Essstörungen (nächtliche Essattacken, Binge-Eating-Störung) ist hilfreich. **4.** Gewichtsmanagement nach ausgeprägter Gewichtsreduktion: Ernährung wie unter 1. beschrieben; die Bedeutung des glykämischen Index (Abk. GI), d. h. der Geschwindigkeit mit der aufgenommene Kohlenhydrate verfügbar sind, ist nicht etabliert. Kohlenhydratarme, proteinreiche Kostformen eignen sich bedingt ebenfalls für Gewichtsreduktion. Regelmäßige körperliche Aktivität ist für den Langzeiterfolg Gewicht senkender Maßnahmen unerlässlich.

Eigenbehandlung: 1. regelmäßige körperliche Aktivität; **2.** Begrenzung der Energiezufuhr; **3.** Gewichtskontrolle durch Wiegen; **4.** Protokollierung von Ernährung und Bewegung zur Selbstkontrolle.

Neuentwicklung: 1. Neue Ernährungsstrategien mit niedrigem glykämischem Index, hohem Proteinanteil und hohem Ballaststoffanteil werden aktuell evaluiert. **2.** Magenschrittmacher bewirken in ersten Studien Gewichtsabnahmen um 10–15 kg.

Selbsthilfe: 1. Anonyme Esssüchtige (Overeaters Anonymous) Interessengemeinschaft e. V., Postfach 106206, 28062 Bremen, Tel. 0421 327224, Fax 02151 779499; E-Mail: webmaster@overeatersanonymous.de, Homepage: http://www.overeatersanonymous.de; **2.** Beratungszentrum bei Ess-Störungen – Dick & Dünn e. V., Innsbrucker Str. 37, 10825 Berlin, Tel. 030 8544994, Fax 030 8548442; E-Mail: dick-und-duenn@freenet.de, Homepage: http://www.dick-und-duenn-berlin.de.

Literatur: 1. Wirth, A.: Adipositas. 3. Aufl. Heidelberg: Springer, 2008; **2.** Deutsche Adipositas-Gesellschaft, Deutsche Diabetes-Gesellschaft, Deutsche Gesellschaft für Ernährung und Deutsche Gesellschaft für Ernährungsmedizin: Evidenzbasierte Leitlinie zur Prävention und Therapie der Adipositas, http://www.adipositas-gesellschaft.de/daten/Adipositas-Leitlinie-2007.pdf; **3.** Hauner, H.: Leitliniengerechte Behandlung der Adipositas. Internist 47: 159–170 (2006); **4.** WHO: Obesity – preventing and managing the global epidemic. Technical Report Series 794. Geneva: WHO, 2000.

Autor: H. Hauner.

ADL-Training: s. Ergotherapie.

Adnexitis: syn. Salpingo-Oophoritis; sog. Eierstockentzündung; ein- oder beidseitige, aus Vagina (Vaginitis) und Uterus (Endometritis) aufsteigende Entzündung der weiblichen Adnexe (Tuben: Salpingitis; Ovarien: Oophoritis); mögliche Ausbreitung auch lymphogen, per continuitatem (z. B. bei Appendizitis* bzw. perityphlitischem Abszess) und hämatogen (z. B. bei Tuberkulose*, Typhus und Virusinfektion); Manifestationsform der pelvic inflammatory disease (Abk. PID); Adnexitis tritt zu 95 % als Salpingitis auf und wird durch intrauterinen Eingriff, Menstruation, Abort und evtl. auch durch das Tragen eines Intrauterinpessars (kontrovers diskutiert) begünstigt. **Vorkommen:** bes. in der sexuell aktiven Phase; häufigste Infektionskrankheit (10–15 %) der nichtschwangeren Frau; gelegentlich wird eine Entzündung der männlichen Adnexe (Hoden, Nebenhoden, Samenleiter, Samenblase, Prostata) als Adnexitis des Mannes bezeichnet. **Klinik:** hohes Fieber, Leukozytose, Nachweis von Chlamydia trachomatis oder Neisseria gonorrhoeae im unteren Genitaltrakt; **Komplikation:** Pelveoperitonitis, Parametritis*, Perihepatitis, Saktosalpinx, Hydrosalpinx, Hämatosalpinx oder Pyosalpinx, Pyovar, Tuboovarialabszess, Douglas-Abszess, Adhäsion; Spätfolgen: Sterilität, Tubargravidität.

Behandlungsindikation: bei jeder Adnexitis gegeben, um Ausbreitung und Komplikationen zu verhindern; Therapie primär konservativ (frühzeitig und ein breites Keimspektrum abdeckend).

Pharmakotherapie: **I.** Antibiotika (Mittel der 1. Wahl); Beginn der Therapie ungezielt mit Breitband-Antibiotikum, zunächst i. v., nach klinischer Besserung p. o., mindestens 10–14 Tage; **1.** akute Adnexitis: **a)** Mittel der 1. Wahl: Ciprofloxacin (z. B. Ciprofloxacin-ratiopharm, 2 × 200 mg/d i. v., in Kombination mit Metronidazol (z. B. Clont®, Arilin®), 2 × 500 mg/d i. v.; **b)** Mittel der 2. Wahl: Clindamycin (z. B. Sobelin®), 4 × 600 mg/d, in Kombination mit Ciprofloxacin, 2 × 200 mg/d; **c)** Doxycyclin (z. B. Doxycyclin JENAPHARM), 2 × 100 mg/d i. v., in Kombination mit Cefoxitin (MEFOXITIN®), 4 × 2 g/d (alternativ zu Cefoxitin ggf. Ceftriaxon); **2.** subakute Salpingitis: **a)** Mittel der 1. Wahl: Doxycyclin, 2 × 100 mg/d i. v. am 1. Tag, anschließend 1 × 200 mg/d i. v. über mindestens 14 Tage; **b)** Mittel der 2. Wahl: Ciprofloxacin, 2 × 100 mg/d p. o. über mind. 10 Tage; **3.** chronische Adnexitis: **a)** Mittel der 1. Wahl: Doxycyclin, 2 × 100 mg/d i. v. am 1. Tag, anschließend 1 × 200 mg/d i. v. über 3 Wochen; **b)** Mittel der 2. Wahl: Ciprofloxacin, 2 × 100 mg/d p. o. über 3 Wochen; **4.** Infektion mit Neisseria gonorrhoeae (vgl. Gonorrhö): **a)** Cefixim (z. B. Cefixim-ratiopharm), 400 mg p. o. als Einzeldosis; **b)** Ceftriaxon (z. B. Ceftriaxon-ratiopharm), 250 mg i. m. als Einzeldosis; **c)** Ciprofloxacin, 500 mg p. o als Einzeldosis; **5.** Infektion mit Chlamydia trachomatis: **a)** Mittel der 1. Wahl: Azithromycin (z. B. Ultreon), 1 g/d p. o., oder Doxycyclin, 2 × 100 mg/d p. o., über 14 Tage; **b)** Mittel der 2. Wahl: Erythromycin (z. B. EryHEXAL), 4 × 500 mg/d p. o., oder Ciprofloxacin, 2 × 200 mg/d p. o., über 14 Tage; **c)** bei Unverträglichkeit oder Allergie gegen Arzneimittel der 1. bzw. 2. Wahl: Amoxicillin (z. B. Amoxypen®), 3 × 500 mg p. o. über 10 Tage; **II.** antibiotische Partnerbehandlung bei Gonorrhö oder Chlamydieninfektion; **III.** bei septischen Temperaturen Heparinisierung (z. B. Liquemin®, 3 × 3000 IE/d s. c., oder Fragmin® P, 2500 IE/d s. c.) wegen der Gefahr des Endotoxinschocks.

Operative Therapie: **1.** Laparotomie bei septischer Temperatur, eitriger Peritonitis mit Überschreitung des kleinen Beckens, Hydro-, Pyosalpinx, Tuboovarial-, Douglas-Abszess, Rupturgefahr, bei konstant hohem Fieber trotz mehrtägiger Antibiotikabehandlung und bei sonographischer oder palpatorischer Verschlimmerung des Befundes; **2.** minimal-invasives, laparoskopisches Vorgehen je nach Befund und Wunsch der Patientin auf Erhalt der Fertilität bei Hydro-, Pyosalpinx und Tuboovarialabszess: Eiter absaugen, mit Antibiotikalösung spülen, Drainage; **3.** ggf. Entfernung des Intrauterinpessars; **4.** Kürettage bei Verdacht auf Malignom; **5.** bei Rezidiv, chronischem Schmerz, deutlichem Restbefund und intraabdominaler Verwachsung als Folge einer Adnexitis späte operative Therapie (z. B. minimal-invasive, endoskopische Adhäsiolyse der Verwachsungen).

Psychotherapie: fachärztliche psychiatrische Mitbehandlung bei unklaren Unterbauchbeschwerden ohne klinischen Befund; s. Syndrom, vegetatives pelvines.

Naturheilkundliche Verfahren (Autor: Th. J. Doering): **1.** im akuten Stadium symptomatische Therapie des Schmerzes mit lokaler Kälteanwendung (kühlende Wickel und Auflagen, u. U. auch Eis); bei betont kolikartigem Schmerz und Ausschluss ausgeprägter bakterieller und/oder entzündlicher Prozesse Versuch mit Wärme (s. Wärmetherapie); **2.** im chronischen Stadium bzw. im Intervall befundorientierte Behandlung von mehr funktionell bedingten Störungen (s. Syndrom, vegetatives pelvines); bei chronischen mikrobiell-entzündlichen Formen zusätzlich Anwendung lokaler Wärme (z. B. Moortamponaden) und allgemein roborierender Maßnahmen (s. Therapie, umstimmende).

Sonstige Maßnahmen: **1.** bei akuter Adnexitis umgehende Einweisung in ein Krankenhaus mit strikter Bettruhe, Überwachung des Flüssigkeitshaushalts, leichter Kost, Stuhlregulierung; Spasmolytika und Analgetika nach Bedarf; **2.** Kontrazeptiva mit Barrierewirkung (Kondom, Femidom), Spermizide und hormonale Kontrazeptiva mit Gestagenanteil können die Aszension der Keime behindern.

Eigenbehandlung: als Prophylaxe dem Klima angepasste Kleidung tragen, Scheidenspülungen vermeiden (natürlicher Säureschutz wird zerstört).

Arbeitsunfähigkeit: 3–4 Wochen nach Abklingen der akuten Symptomatik.

Hinweis: **1.** im chronischen Stadium keine Antibiotika, da inf. Verschwartung keine Resorption erfolgt. **2.** Hintere Kolpotomie mit Drainage bei Douglas-Abszess ist obsolet (cave: Fistelbildung). **3.** Metronidazol und Aminoglykoside sind bei Chlamydieninfektion ungeeignet. **4.** Nur in 1–5,6 % entwickelt sich aus einer unbehandelten Chlamydieninfektion eine PID, dennoch muss bei Chlamydieninfektion immer therapiert werden (kann lange symptomlos bleiben aber auch zu irreversiblen Gewebeschäden führen).

Neuentwicklung: Entwicklung eines Impfstoffs gegen Chlamydieninfektionen.

Literatur: **1.** Hafner, L. M.; McNeilly, C.: Vaccines for Chlamydia infections of the female genital tract. Future Microbiol 3: 67–77 (2008); **2.** Huber, J. C. et al.: Non-contraceptive benefits of oral contraceptives. Expert Opin Phamacother 9: 2317–2325 (2008); **3.** Ross, J.; Judlin, P.; Nilas, L.: European guideline for the management of pelvic inflammatory disease. Int J STD AIDS 18: 662–666 (2007).

Autor: W. Straube.

Adoleszentenkyphose: s. Scheuermann-Krankheit.

Adrenozeptor-Agonisten: s. Sympathomimetika.

Adsorbenzien: Granulate oder Pulver, die gelöste oder gasförmige Substanzen aufgrund ihrer Struktur physikalisch binden; Verwendung von Aktivkohle* (Carbo medicinalis), Coffeae carbo, Pektin, Tonerde (Bolus alba), Siliciumdioxid, Zirkoniumverbindungen, Kaolin u. a., i. w. S. auch Ionenaustauscher. **Wirkungsmechanismus:** Die große aktive Oberfläche mit spezifischen oder selektiven Bindungsstellen bewirkt die Absorption. Bakterien, Toxine, Arzneimittel und Flüssigkeiten können gebunden werden. **Pharmakokinetik:** Die oral zugeführten Adsorbenzien werden vollständig mit den Fäzes wieder ausgeschieden und nicht gastrointestinal resorbiert.

Indikation: akute und chronische Diarrhö; Intoxikation durch Nahrungsmittel, Chemikalien, Schwermetalle, Arzneimittel oder Pflanzen; i. R. der primären Giftelimination oder auch zur Durchbrechung von enterohepatischen Kreisläufen.

Wechselwirkungen: Aufgrund der hohen Absorptionsfähigkeit kann es zu verringerter Resorption von Arzneimitteln kommen. Eine notwendige Komedikation sollte daher mit einem Abstand von mind. 2–3 Stunden erfolgen.

UAW: in seltenen Fällen Neigung zu Obstipation.

Dosierung: Aktivkohle (meistgebraucht) entsprechend der Indikation: **1.** Intoxikation*: i. R. der primären Giftelimination (0,5–)1 g/kg KG; Applikation i. d. R. im Anschluss an eine Magenspülung, obwohl unsichere Evidenzlage, meist gefolgt von der Gabe eines salinischen Abführmittels (Glaubersalz); fraktionierte Gabe möglich und z. T. sinnvoll, Abstand der Einzeldosen 2–4 Stunden; **2.** Diarrhö: 3–4 × 0,5–1 g/d mit reichlich Flüssigkeit auf leeren Magen bis zur Normalisierung des Stuhlgangs; sollte die Behandlung nach ca. 3 Tagen erfolglos sein, müssen weitere diagnostische und ggf. andere therapeutische Maßnahmen erwogen werden; s. Reisediarrhö.

Autoren: M. Krüger, R. Preiß.

Adult respiratory distress syndrome: s. ARDS.

AED: s. Defibrillation; Reanimation.

Aerophagie: sog. Luftschlucken; pathologisch vermehrtes Einsaugen von Luft in Speiseröhre und Magen mit nachfolgendem, meist postprandialem Luftaufstoßen, wobei die gewünschte Erleichterung ausbleibt (nach Rom-II-Kriterien über >12 Wochen innerhalb eines Jahres); **Vorkommen:** bei pathologischen Veränderungen in der Mundhöhle, Infektionen der oberen Atemwege, Angsterkrankung oder Depression sowie als eigenständige Störung i. S. einer funktionellen Störung, auch bei psychosomatischen Störungen.

Behandlungsindikation: **1.** Therapie der Grunderkrankung; **2.** bei psychosomatischer Störung und Leidensdruck: ggf. Psychotherapie und Schlucktraining.

Pharmakotherapie: bei psychosomatischer Störung und erst nach Versagen anderer Therapieversuche ggf. kurzfristig: **1.** milde Antidepressiva: Amitriptylin (z. B. Saroten®), max. 100 mg/d (morgens 25 mg, abends 75 mg) p. o.; **2.** Prokinetika*: z. B. Domperidon (z. B. Motilium®), 3 × 10 mg/d.

Psychotherapie: **1.** sog. kleine Psychotherapie mit Erörterung des vorangegangenen diagnostischen Prozesses und explorativer Gesprächsführung hinsichtlich psychogener Ursachen; **2.** Stress- und Konfliktverarbeitungstraining.

Eigenbehandlung: **1.** zur Korrektur fehlerhafter Schlucktechnik bewusst langsamer essen und trinken; **2.** Schluckakt nur während der Ausatmung; **3.** Getränke getrennt von den Mahlzeiten einnehmen; **4.** keine Trinkhalme benutzen; **5.** Kaugummikauen und Bonbonlutschen vermeiden.

Arbeitsunfähigkeit: im Regelfall nicht.

Literatur: **1.** Talley, N. J. et al.: Functional gastroduodenal disorders. Gut 45 (Suppl. 2): II 37–42 (1999); **2.** Lembcke, B.: Intestinale Gasbildung. In: Hahn, E. G.; Riemann, J. F. (Hrsg.): Klinische Gastroenterologie. Stuttgart, New York: Thieme, 1996; **3.** Rösch, W.: Reizmagen. In: Hahn, E. G.; Riemann, J. F. (Hrsg.): Klinische Gastroenterologie. Stuttgart, New York: Thieme, 1996; **4.** Hotz, J.: Reizmagen. In: Goebel, H. (Hrsg.): Gastroenterologie. München, Wien, Baltimore: Urban & Schwarzenberg, 1992.

Autor: P. Malfertheiner.

Aerosoltherapie: syn. Inhalationstherapie; Einatmung von in Gas fein verteilten festen (Staub) oder flüssigen (Nebel) Schwebstoffen (natürlich vorkommende oder technisch hergestellte Aerosole, Dampf) mit einer Teilchengröße <5 μm zur lokalen Behandlung von Erkrankungen der oberen und mittleren Atemwege. **Therapieziel:** Befeuchtung der Atemwege; Applikation pharmakologisch wirksamer Substanzen, Mukolyse und Anregung der mukoziliaren Clearance. **Therapeutisches Prinzip:** Isotone bis leicht hypertone Kochsalzlösungen haben günstige Wirkungen auf die bronchiale Sekretion und die Aktivität des Flimmerepithels. Leicht alkalische Kochsalzlösungen (Bicarbonatanteil) wirken zusätzlich antiinflammatorisch. Aerosole mit speziellen Arzneimitteln, die direkt an den Wirkungsort transportiert werden, können zusätzlich sekretolytisch, antiphlogistisch, antibakteriell, antiallergisch, vasodilatatorisch oder vasokonstriktiv bzw. bronchospasmolytisch wirken.

Indikation: topische Behandlung obstruktiver Atemwegerkrankungen, insbes. mit Adrenalin (im Notfall bei Glottisödem, Pseudokrupp und Status asthmaticus); Beta*-2-Sympathomimetika (Asthma bronchiale und COPD), Parasympatholytika (Asthma bronchiale und COPD), Glukokortikoiden

(Asthma bronchiale und COPD) sowie Mukolytika und Sekretolytika; bei infektiösen, nichtobstruktiven Bronchialerkrankungen (zystische Fibrose, Bronchiektasen) Inhalation von Antibiotika, von Pentamidin zur Prophylaxe der Pneumocystis-Pneumonie, Vasokonstriktoren wie z. B. Suprarenin oder Noradrenalin bei pulmonaler Blutung, Vasodilatatoren wie Prostanoide bei pulmonaler Hypertonie und ARDS; bei chronischer Bronchitis Inhalationen mit 1–2 %iger Kochsalzlösung, auch zur Prävention.

Kontraindikation: hochakute entzündliche Prozesse für die Sole-Inhalation; Status asthmaticus, Lungenödem, irreversibles Lungenemphysem ohne Bronchitis, kardial bedingte Dyspnoe.

Durchführung: **1.** natürliche Exposition im Brandungsbereich des Meeres bei anlandigem Wind und in der Nähe von Salinen oder Gradierwerken am Kurort; **2.** Dampfinhalation: In einem Topf wird Wasser, häufig mit Zusätzen aus Kamille oder ätherischen Ölen, erhitzt. Der entstehende Dampf wird mit abschließendem Badetuch zurückgehalten und eingeatmet. **3.** Applikation von Arzneimitteln und Wasserdampf mit Pulverapplikatoren, Dosieraerosolen und deren Weiterentwicklung, dem Soft Inhaler (Respimat®) sowie Aerosol erzeugenden Geräten; bei den Aerosol erzeugenden Geräten werden Düsenvernebler zur Arzneimittelapplikation und Ultraschallsysteme, die hauptsächlich der Befeuchtung der Atemwege auf Intensivstationen dienen, unterschieden. Die Deposition der Aerosole wird durch tiefe, gleichmäßig langsame Inspirationsbewegungen mit einer deutlichen inspiratorischen Pause gefördert.

Komplikation: Die Inhalation pathogener Mikroorganismen bei der Verwendung von Inhalationsgeräten ist praktisch vernachlässigbar, wenn sichergestellt ist, dass der Patient jeweils sein eigenes Inhalationsgerät benutzt, die Verneblerteile täglich unter fließendem Wasser gereinigt und getrocknet werden und die Inhalationslösung nicht kontaminiert und spätestens nach 4 Wochen verbraucht ist.

Neuentwicklung: Die systemische Therapie mit Aerosolen (z. B. Insulin bei Diabetes mellitus, Heparin zur Thromboseprophylaxe oder Ergotalkaloide bei Migräne) wird in Zukunft vermutlich in der klinischen Praxis eine Rolle spielen.

Autoren: G. H. Wiest, Th. J. Doering.

Aftereinriss: s. Analfissur.

Afterentzündung: s. Analekzem.

Afterfistel: s. Analfistel.

Agomelatin: s. Störung, saisonal-affektive.

Agoraphobie und Panikerkrankung: **1. Agoraphobie**: Furcht vor oder Vermeidung von Menschenmassen, öffentlichen Plätzen und Verkehrsmitteln, Reisen u. a.; bereits die Vorstellung von solchen Situationen löst panikartige Angst aus. Bei Annäherung an die gefürchtete Situation steigt die Angst deutlich, bei Abwendung oder Vermeidung reduziert sie sich. Agoraphobie kann fließend in Panik übergehen. **2. Panikstörung**: plötzliche Angstattacke mit Herzklopfen, Atembeklemmung, Entfremdungsgefühl, Furcht vor Kontrollverlust u. a.; nach den diagnostischen Leitlinien treten die Panikanfälle ohne erkennbaren Anlass mehrmals im Monat auf, bei genauer Analyse werden sie i. d. R. ebenfalls durch eine Belastungssituation oder einen kognitiven Reiz getriggert.

Behandlungsindikation: Da unbehandelt völlige Invalidität die Folge sein kann, soll die Behandlung möglichst früh beginnen. Der spontane Verlauf ist bei ca. 60–70 % chronisch progredient, evtl. tritt vorübergehend Besserung oder Stillstand auf.

Pharmakotherapie: Meist kann auf Arzneimittel verzichtet werden. Doch wenn Psychotherapie nicht zur Stabilisierung geführt hat, ist Therapie mit Antidepressiva* mind. für 6 Monate indiziert. Geeignet sind Serotonin-Wiederaufnahme-Hemmer, z. B. Paroxetin (z. B. Seroxat®), initial 10 mg/d p. o., steigern auf 40 mg/d oder tricyclische Antidepressiva, z. B. Imipramin (z. B. Tofranil®) oder Clomipramin (z. B. Anafranil®), initial 25 mg/d p. o., langsam steigern auf 150 mg/d.

Psychotherapie: **1.** akute Angstattacke (z. B. bei einem Patienten, der in der Notfallambulanz die Befürchtung äußert, einen Herzinfarkt zu bekommen): beruhigende Zuwendung ist Methode der Wahl; hektische Betriebsamkeit oder Aktionismus vermeiden. Auf die Gabe von Tranquilizern möglichst verzichten, da dies die Erfahrung verhindert, dass der akute Anfall auch spontan abklingt und keine Bedrohung darstellt. **2.** allgemeines therapeutisches Vorgehen: Das persönliche Erlebnis der Angst soll akzeptiert werden, Bagatellisierung vermeiden. Angstauslösende Situationen und Vorstellungen sollen in Ruhe exploriert und detailliert beschrieben werden. Den sich immer wieder selbst verstärkenden Kreislauf von Angsterwartung, Angsterleben und Situationsvermeidung herausarbeiten. Selbstkontrollmöglichkeiten können besprochen und getestet werden (cave: Mutproben sind keine Therapie). **3.** Methode der Wahl ist die gezielte ambulante Verhaltenstherapie. Ist dies wegen der Ausprägung der Erkrankung nicht möglich, soll die Psychotherapie stationär erfolgen. **4.** Entspannungsverfahren sind grundsätzlich hilfreich, können aber oft nicht umgesetzt werden. Um zu verhindern, dass es beim Entspannungsversuch zur verstärkten Angstreaktion kommt, bedarf es fachkundiger Anleitung.

Eigenbehandlung: **1.** Einhalten allgemeiner gesunder Lebensweise; Alkohol, Nicotin, übermäßiger Coffeingenuss und Schlafmangel können erhöhte Angstbereitschaft und vegetative Instabilität auslösen. **2.** Beschäftigung mit Literatur, die den konstruktiven Umgang mit Angst beschreibt, um mit der Angst fertig zu werden, kann hilfreich sein. **3.** Wichtig für die Betroffenen ist es, nicht vor der Angst zu fliehen, sondern sich ihr zu stellen. Dazu gehört, normal (und nicht zu heftig) zu atmen, sich klar zu machen, dass das Problem nicht die Situation ist, sondern die innere Erregung (die im Allg. nicht schadet, d. h. es droht z. B. kein Herzinfarkt) und zu warten, bis die Erregung wieder abklingt (evtl. schon nach wenigen Minuten, wenn man sich nicht zusätzlich darüber aufregt, dass man aufgeregt ist).

Arbeitsunfähigkeit: Da Arbeitsunfähigkeit (wie Berentung) i. d. R. das Vermeidungsverhalten bestätigt, ist Zurückhaltung geboten. Jede auch nur vorübergehende Arbeitsunfähigkeit und v. a. vorläufige Berentung erschwert die weitere Therapie, weil die evtl. Rücknahme eine erhebliche Bedrohung darstellt.

Hinweis: **1.** Angehörige sollen vermeiden, den Patienten zu bedrängen, mit Vorwürfen zu überhäufen und ihm zu raten, „sich zusammenzureißen". Ebenso falsch ist die Verstärkung der Hilflosigkeit durch die wohlwollende Absicht, sämtliche Aufgaben zu übernehmen, da dies zur Verstärkung des Vermeidungsverhaltens führt. **2.** Obsolet ist die Medikation von Tranquilizern bei Bedarf; sie entspricht einem sog. pharmakologischen Vermeidungsverhalten.

Selbsthilfe: Agoraphobie e. V. Berliner Angstzentrum und Selbsthilfeprojekt, Taunusstr. 5, 12161 Berlin, Tel. 030 8515824, Fax 030 8515824.

Literatur: **1.** Margraf, J.; Schneider, S.: Panik, Angstanfälle und ihre Behandlung. Berlin, Heidelberg, New York: Springer, 2008; **2.** Müßigbrodt, H. et al.: Psychische Störungen in der Praxis. Leitfaden zur Diagnostik und Therapie in der Primärversorgung nach dem Kapitel V (F) der ICD-10. 3. Aufl. Bern: Hans Huber, 2006; **3.** Wolf, D.: Ängste verstehen und überwinden. Mannheim: PAL-Verlag, 2005.

Autor: M. Linden.

Agranulozytose: syn. maligne Neutropenie; allergische oder toxische Granulozytopenie mit schwerer Symptomatik; **Ätiologie:** ausgelöst durch Analgetika, Antipyretika (Pyrazolonderivate), Antibiotika (Chloramphenicol, Sulfonamide), Antidiabetika, Thyreostatika, Diuretika (Chlorothiazide), Antihistaminika (Phenothiazine), Psychopharmaka, Folsäure-Antagonisten (Methotrexat), Hydantoine, Gold, Arsen, Zytostatika, Thrombozytenaggregations-Hemmer (Ticlopidin), Immunsuppressiva (Azathioprin), Virostatika (Ganciclovir), Gichtmittel (Colchicin) u. a. Arzneimittel; Metamizol, Sulfasalazin und Trimethoprim-Sulfamethoxazol werden am häufigsten als auslösendes Agens genannt. Pathogenetisch spielen antineutrophile Antikörper oder eine direkte Schädigung der myeloischen Vorläuferzellen eine Rolle. **Klinik:** akutes Auftreten von Schüttelfrost, Fieber, Sepsis, Schleimhaut-, Zungen- und Tonsillenulzeration, Infektion der oberen Atemwege, perianale Infektion, oberflächliche Nekrosen, häufig ohne Eiterbildung; **DD:** Ausschluss einer aplastischen Anämie* mit zytologischer und histologischer Knochenmarkuntersuchung; im Gegensatz zur aplastischen Anämie zeigt die Agranulozytose eine regelrechte Erythro- und Megakaryozytopoese bei Reifungshemmung der Granulozytopoese; bei Regeneration zunächst Promyelozytenmark, dann zunehmende Ausreifung der Granulozyten.

Agranulozytose
Therapeutischer Stufenplan

1.	Absetzen aller Arzneimittel, die potentiell die Agranulozytose ausgelöst haben können
2.	Gabe eines Breitband-Antibiotikums und einer prophylaktischen oralen antimykotischen Therapie, ggf. Unterbringung in keimarmer Umgebung
3.	nach Identifikation des Keimspektrums resistenzgerechte antiinfektive Therapie
4.	Gabe von G-CSF

Behandlungsindikation: besteht bereits bei Symptomen der Granulozytopenie, die Schwere des klinischen Bildes hängt vom Ausmaß der Granulozytopenie ab (bei <500/µl Neutrophilen sind Infektionen obligat). Unbehandelt droht bei Granulozytopenie <500/µl eine Bakteriämie oder Sepsis.

Pharmakotherapie: **1.** bei fieberhaften oder septischen Temperaturen antibiotische Therapie mit breitem Wirkungsspektrum; nach Identifizierung des Keimes gezielte antibiotische oder antimykotische Therapie; **2.** bei akuter Agranulozytose auch bei fehlenden fieberhaften Temperaturen prophylaktische Gabe einer oralen antibiotischen Therapie, z. B. Chinolonpräparat: Levofloxacin (z. B. Tavanic®), 500 mg/d p. o. oder Ciprofloxacin (z. B. Ciprobay®), 2 × 500 mg/d p. o. und einer antimykotischen (Amphotericin-B-Suspension, z. B. Ampho-Moronal®) Therapie; **3.** bei ausgeprägter Neutropenie (<500/µl): Granulozyten-Kolonie stimulierender Faktor (Abk. G-CSF): Filgrastim (Neupogen®) oder Lenograstim (Granocyte®), 5 µg/kg KG bzw. 150 µg/m^2 KO s. c.; G-CSF verkürzt den Erholungs- und Hospitalisationszeitraum. Die Granulozytopenie ist i. d. R. nach 1–3 Wochen Therapie behoben. Die Erholungszeit kann jedoch stark variieren.

Psychotherapie: primär keine, da i. d. R. mit rascher Erholung (s. o.) der Granulopoese unter Therapie zu rechnen ist.

Sonstige Maßnahmen: **1.** auslösende Arzneimittel sofort absetzen; **2.** evtl. Unterbringung in keimarmer Umgebung; **3.** u. U. Granulozytentransfusion bei lebensbedrohlicher und protrahiert verlaufender Granulozytopenie (<500/µl) mit septischen Temperaturen sowie nachgewiesenem oder vermutetem Organbefall durch gramnegative Bakterien.

Therapeutischer Stufenplan: s. Tab.

A

Eigenbehandlung: Infektionsprophylaxe durch gründliche Körperhygiene (Zähne, Rachen, Analregion), Menschenansammlungen und Haustiere meiden, auf ungeschältes Obst und frischen Salat verzichten, Topfpflanzen und Schnittblumen aus der Umgebung entfernen.

Arbeitsunfähigkeit: **1.** in der akuten Phase 100 %; **2.** bei partieller Erholung der Leukozytenzahl (chronische Neutropenie) richtet sich die Minderung der Erwerbsfähigkeit (Abk. MdE) nach der Infektionsanfälligkeit (häufige Infekte: MdE 50–80 %; gelegentlicher Infekt: MdE 30–40 %). Bei fast vollständiger Heilung mit nur geringer Störung des Allgemeinbefindens beträgt die MdE 10–20 %. Berufstätigkeit soll in geschlossenen und beheizbaren Räumen ausgeübt werden.

Hinweis: **1.** Glukokortikoidgabe ist nicht gerechtfertigt. **2.** Prophylaktische Antibiotikatherapie bei chronischer Neutropenie ist problematisch (Entwicklung resistenter Keime und Begünstigung von Pilzinfektionen). **3.** Die Gabe von Granulozyten-Makrophagen-Kolonie stimulierendem Faktor (Abk. GM-CSF) steht in Deutschland nicht mehr zur Verfügung.

Literatur: **1.** Andersohn, F. et al.: Systematic review: agranulocytosis induced by nonchemotherapy drugs. Ann Intern Med 146: 657–665 (2007); **2.** Andres, E. et al.: Nonchemotherapy drug-induced agranulocytosis in elderly patients: the effects of granulocyte colony-stimulating factor. Am J Med 112: 460–464 (2002); **3.** Van der Klauw, M. M. et al.: A population-based case-cohort study of drug-associated agranulocytosis. Arch Intern Med 159: 369–374 (1999).

Autor: M. Uppenkamp.

AGS: Abk. für adrenogenitales Syndrom*.

Ahlbäck-Krankheit: s. Knochennekrosen, aseptische.

AIDP: s. Neuritis.

AIDS: s. HIV-Infektion.

AIS: Abk. für Amnioninfektionssyndrom*.

AITL: Abk. für angioimmunoblastisches T*-Zell-Lymphom.

Akkommodationsstörungen: Störungen der Anpassung des visuellen Systems auf Gegenstände mit unterschiedlichen Objektweiten, ausgelöst durch fehlende oder überschießende Brechwertveränderung der Augenlinse; **Formen:** **1.** Akkommodationsspasmus: überschießende Naheinstellung mit nachfolgender Linsen-bedingter Myopie, Konvergenz, Miosis und Diplopie; häufig in Verbindung mit Stress und bei neurovegetativ empfindlichen Patienten; als Spannungsmyopie häufig bei Schulkindern inf. langanhaltender übermäßiger Akkommodationsanstrengung; **2.** Akkommodationslähmung: meist durch Schädigungen im Okulomotoriuskerngebiet, Commotio cerebri, Thyreotoxikosen, Epilepsie, intrakranielle Drucksteigerungen, Botulismus, Diphtherie; **3.** juvenile Akkommodationsschwäche (Hypoakkommodation): zu geringe Innervation des Ziliarmuskels; kann zu asthenopischen Beschwerden oder einem Konvergenzexzess führen; **4.** akkommodative Esotropie (Einwärtsschielen): meist einhergehend mit Hyperopie; **5.** Presbyopie: Alterssichtigkeit; altersphysiologische Sonderform der Akkommodationsstörungen; mit zunehmendem Alter verringert sich die Elastizität der Augenlinse durch Zunahme der Linsenkerndichte; die Akkommodationsbreite nimmt ab.

Behandlungsindikation: abhängig von der Ausprägung (eingeschränkter Fokuswechsel zwischen Ferne und Nähe, Diplopie, Verschwommensehen und Stirnkopfschmerz); bei Presbyopie, wenn die Naheinstellungsreaktion soweit reduziert ist, dass ein komfortables Lesen nicht mehr möglich ist.

Pharmakotherapie: bei rezidivierenden Akkommodationsspasmen schwache Zykloplegika.

Sonstige Maßnahmen: **1.** Bifokalbrille bei Hypoakkommodation und akkommodativer Esotropie; **2.** ausreichende Helligkeit beim Lesen; **3.** bei organischer Ursache Therapie der Grundkrankheit; **4.** bei Presbyopie Bi-, Trifokal- oder Gleitsichtbrille, Nahlesebrille oder multifokale Kontaktlinsen und ausreichende Helligkeit beim Lesen.

Eigenbehandlung: Reduktion der Stressfaktoren.

Selbsthilfe: Bund zur Förderung Sehbehinderter e. V., Düsseldorfer Str. 50, 41460 Neuss, Tel. 02131 1763091, Fax 02131 1763092; Homepage: http://www.bfs-ev.de.

Literatur: **1.** Augustin, A. J.: Augenheilkunde. 3. Aufl. Berlin, Heidelberg: Springer, 2007; **2.** Straub, W.; Kroll, P.; Küchle, H. J.: Augenärztliche Untersuchungsmethoden. Stuttgart: Thieme, 2007; **3.** Kaufmann, H.: Strabismus. 3. Aufl. Stuttgart: Thieme, 2003; **4.** Handbuch für Augenoptik. Oberkochen: Zeiss, 1987.

Autoren: U. Pleyer, M. H. Foerster.

Akne: s. Acne vulgaris.

Akroasphyxie, vasomotorische: s. Raynaud-Syndrom.

Akrochordon: s. Fibroma molle.

Akromegalie: ausgeprägte selektive Vergrößerung der Akren im Erwachsenenalter; enchondrales und appositionelles Knochenwachstum sowie Weichteilveränderungen; **Ursache:** meist durch Hypophysenadenom bedingte Überproduktion von Somatotropin (Abk. STH); **Komplikation:** neurologische Defizite (Sehstörung) inf. Tumorwachstums; aktive, langandauernde Akromegalie führt zu Kardiomyopathie*, kardiovaskulären Komplikationen, Lungenemphysem*, Struma*, Schlafapnoesyndrom*, Karpaltunnelsyndrom und anderen Neuropathien bei z. B. Spinalkanalstenose, Diabetes mellitus, Gebissveränderung, Kyphose und Gelenkveränderung (Gonarthrose, Koxarthrose), Rektumtumor.

Behandlungsindikation: Bei Nachweis eines Hypophysenadenoms ist die Entfernung bzw. Reduktion der Tumormasse immer indiziert. Die Operation ist die Therapie der Wahl. Die Pharmakotherapie ist immer indiziert, wenn die IGF-I Spiegel erhöht sind.

Pharmakotherapie: **1.** Somatostatinanaloga: **a)** Octreotid (z. B. Sandostatin®), initial 3 × 50 µg/d s. c., Steigerung bis zur Erhaltungsdosis von 3 × 100–200 µg/d (max. 3 × 500 µg/d); im Verlauf als Depotpräparat (Sandostatin® LAR®) 10–30 mg alle 28 Tage i. m.; klinische Ansprechrate 90 %, Tumorreduktion in 30 %, Normalisierung der STH- und IGF-I-Serumspiegel in 50–75 % der Fälle. Octreotid kann bei Patienten, die sich einer Strahlentherapie unterziehen müssen, bis zum Wirkungseintritt der Strahlentherapie oder bei Rezidiven bzw. Persistenz des Wachstumshormonüberschuss verabreicht werden. UAW: Gallensteinbildung in 20–30 % der Fälle, exokrine Pankreasinsuffizienz mit Fettstühlen; **b)** Lanreotid als Depotpräparat (Somatuline Autogel®) 1-mal monatlich tief s. c. (initial 60 mg alle 28 Tage, max. 120 mg alle 28 Tage); aktuelle Studien (allerdings mit kleinen Patientenzahlen) zeigen keine Unterlegenheit gegenüber Sandostatin als monatliches Depotpräparat; **2.** Dopamin-Agonisten sind indiziert bei gleichzeitig erhöhter Prolaktinkonzentration oder histologisch nachgewiesener Prolaktin-Koexpression; z. B. Bromocriptin (z. B. Pravidel®), 2,5–30 mg/d p. o., Cabergolin (z. B. Dostinex®), 0,5–4 mg/Woche p. o., oder Quinagolid (Norprolac®), 25–300 µg/d p. o.; UAW: Übelkeit, Panikattacken, Herzrasen und Obstipation bei höherer Dosierung; **3.** STH-Rezeptor-Antagonist Pegvisomant (SOMAVERT®), verdrängt STH aus dem Rezeptor; initial 10 mg/d s. c., in Abhängigkeit vom IGF-I-Spiegel Steigerung bis auf 40 mg/d s. c.; Normalisierung des IGF-I in ca. 90–95 % der Fälle; derzeit zugelassen für die postoperative Behandlung, die Therapie nach einer Strahlentherapie ohne gewünschten Therapieerfolg und ohne pharmakologischen Therapieerfolg mit Somatostatin-Analoga.

Operative Therapie: Methode der Wahl ist die mikrochirurgische transsphenoidale Entfernung des Hypophysenadenoms bei intrahypophysär gelegenem Adenom in einem dafür spezialisierten neurochirurgischen Zentrum. Besteht die STH-Hypersekretion nach Operation weiter, kann eine Reoperation erfolgen, bevor eine therapeutische Alternative erwogen wird. **Ergebnis:** Die Heilungsrate beträgt bei Mikroadenom (<1 cm; liegt bei der Minderheit der Patienten vor), niedriger STH-Konzentration und fehlenden Zeichen invasiven Tumorwachstums 75 %, bei intrasellärem Makroadenom (>1 cm) mit hohen präoperativen STH-Werten max. 50 %, bei extrasellärem Tumor ca. 20 %; Gesamtkomplikationsrate <2 %.

Strahlentherapie: **1.** fraktionierte Bestrahlung bis zur Gesamtdosis von 40–50 Gy als letzte therapeutische Option bei Versagen der operativen Therapie und inadäquater pharmakologischer Kontrolle des Wachstumshormonexzesses; **2.** Alternativen sind stereotaktische Verfahren mit Linearbeschleuniger oder Gamma Knife/Cyber Knife. Therapeutischer Effekt mit klinisch relevanter STH-Reduktion bei ca. 80 % der Patienten; die Wirkung bzw. der gewünschte Effekt tritt mit einer zeitlichen Latenz, oft erst nach ca. 2–3 Jahren ein, daher ist die begleitende Pharmakotherapie bis zum Erreichen des Therapieziels erforderlich; **Komplikation:** Hypophysenvorderlappen*-Insuffizienz bei 40–50 % der strahlentherapierten Patienten.

Therapeutischer Stufenplan: s. Abb.

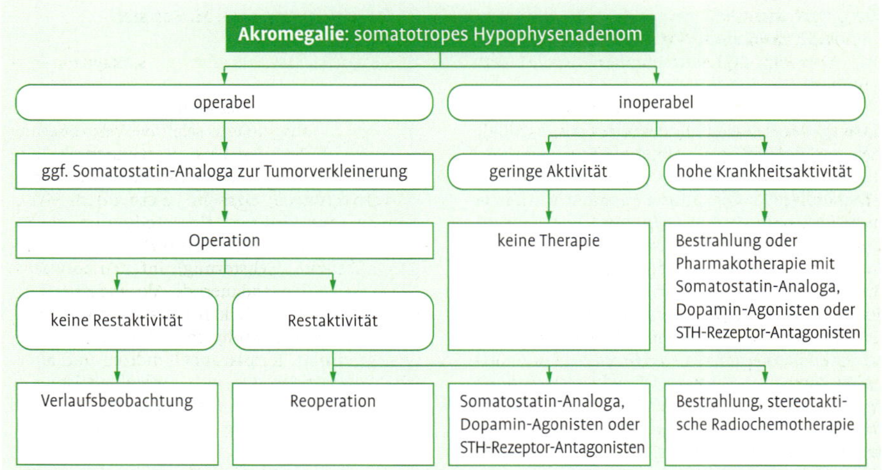

Akromegalie: therapeutischer Stufenplan

A

Arbeitsunfähigkeit: In schweren Fällen zwingen ausgeprägte Allgemeinsymptome zu längerer Arbeitsunfähigkeit.

Neuentwicklung: **1.** Kombinierte Dopaminrezeptor- und Somatostatinrezeptoragonisten befinden sich in der klinischen Erprobung. **2.** Zytotoxische Substanzen mit Bindung an den SRH-Rezeptor zerstören postoperativ verbliebene somatotrope Zellen (im wissenschaftlichen Versuchsstadium).

Selbsthilfe: Netzwerk Hypophysen- und Nebennierenerkrankungen e. V., Waldstr. 34, 91054 Erlangen, Tel. 09131 815046, Fax 09131 815047; E-Mail: netzwerk@glandula-online.de, Homepage: http://www.glandula-online.de.

Literatur: **1.** Bush, Z. M.; Vance, M. L.: Management of acromegaly: Is there a role for primary medical therapy? Rev. Endocr. Metab. Disord. 9: 83–94 (2008); **2.** Melmed, S.: Update in Pituitary Disease. J. Clin. Endocrinol. Metab. 93 (2): 331–338 (2008); **3.** Murray, R. D.; Melmed, S.: A critical analysis of clinically available somatostatin analog formulations for therapy of acromegaly. J. Clin. Endocrinol. Metab. 93 (8): 2957–2968 (2008); **4.** Melmed, S.: Acromegaly. New Engl J Med 355: 2558–2573 (2006).

Autoren: H. S. Willenberg, S. Schinner, M. Schott, W. A. Scherbaum.

Akromioklavikularluxation: syn. Schultereckgelenksprengung; Bänderriss am lateralen Ende des Schlüsselbeins z. B. durch Sturz auf das Schulterblatt; bei Subluxation Riss des Ligamentum acromioclaviculare; bei Luxation* sind Ligamentum acromioclaviculare und Ligamentum coracoclaviculare betroffen; **Einteilung** nach Tossy: **1. Tossy I:** Zerrung und Teilruptur des Ligamentum acromioclaviculare sowie der Gelenkkapsel; kein Hochstand der lateralen Clavicula; **2. Tossy II:** Ruptur des Ligamentum acromioclaviculare, der Gelenkkapsel und Teilruptur des Ligamentum coracoclaviculare; röntgenologischer Hochstand um eine halbe Schaftbreite bei Belastung des Armes mit 10 kg (Klaviertastenphänomen); **3. Tossy III:** vollständige Ruptur der Bänder zwischen Clavicula und Scapula; die laterale Clavicula überragt das Akromion um eine ganze Schaftbreite; **4. Tossy IV:** subakromiale Dislokation der Clavicula.

Behandlungsindikation: Bei vielfachen Therapievorschlägen und allgemeiner Therapieunsicherheit sollte das Behandlungskonzept auf der Einteilung nach Tossy beruhen: konservative Therapie bei Tossy I und II, operative Therapie bei Tossy III und IV.

Pharmakotherapie: **1.** bei Tossy I lokal abschwellend und Schmerz lindernd wirkende Salbenverbände, z. B. Chondroitinpolysulfat (z. B. Hirudoid®) oder Mobilat®oder Diclofenac (z. B. Voltaren®), 2–3-mal täglich auftragen und einziehen lassen; **2.** peripher wirksame Analgetika, z. B. Paracetamol, 3 × 500–1000 mg/d, oder Metamizol (z. B. Novalgin®), 3 × 20 Tr./d p. o.

Konservative Therapie: indiziert bei Tossy I und II; **1.** Tossy I: frühfunktionelle Bewegungstherapie; nach Abklingen der stärkeren Schmerzen vorsichtige physiotherapeutische Übungen (v. a. Schwimmen); **2.** Tossy II: Pelottenverband nach Hartung oder Rucksackverband für ca. 3–4 Wochen.

Operative Therapie: indiziert bei Tossy III und IV; Verfahren: Bandnaht und vorübergehende Ruhigstellung zwischen Akromion und distaler Clavicula mit Platte, Schraube oder Zuggurtung (s. Abb.); Entfernung des Osteosynthesematerials spätestens nach 3 Monaten; Vorteil der operativen Versorgung ist die frühfunktionelle Behandlung ab dem 1. postoperativen Tag. Die operative Versorgung sollte nur in Spezialzentren durchgeführt werden.

Therapeutischer Stufenplan: s. Tab.

Arbeitsunfähigkeit: bei konservativer und operativer Versorgung bis zu 4 Wochen.

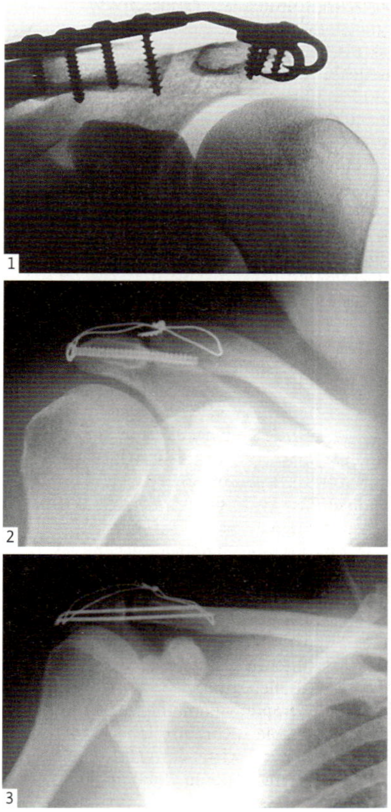

Akromioklavikularluxation: Versorgung einer Tossy-III-Luxation; 1: AC-Platte nach Rahmandazeh; 2: Zuggurtung mit Ankerlochschraube; 3: Zuggurtung mit Kirschner-Draht

Akromioklavikularluxation Therapeutischer Stufenplan	
Tossy I	lokale Salbenapplikation und frühfunktionelle Bewegungstherapie
Tossy II	Rucksack- oder Pelottenverband und frühfunktionelle Bewegungstherapie
Tossy III–IV	AC-Platte nach Rahmanzadeh, Balser-Platte, Bandnaht, Zuggurtung, Bandplastik oder Verschraubung; zusätzlich frühfunktionelle Bewegungstherapie

Hinweis: **1.** Spätfolgen einer nicht behandelten Akromioklavikularluxation sind Bewegungseinschränkungen im Schultergelenk, Myopathien, Zervikobrachialsyndrom* und Arthrose* im Schultereckgelenk. **2.** Die Anlage eines Thorax-Oberarm-Abduktionsverbands ist obsolet.

Literatur: **1.** Rüter, A.; Trentz, O.; Wagner, M. (Hrsg.): Unfallchirurgie. 3. Aufl. München: Urban & Fischer, 2008; **2.** Klonz, A.; Loitz, D.: Das Akromioklavikulargelenk. Unfallchirurg 108 (12): 1049–1060 (2005); **3.** Bradley, J. P.; Elkousy, H.: Decision making operative versus nonoperative treatment of acromioclavicular joint injuries. Clin Sports Med 22 (2): 277–290 (2003); **4.** Hedtmann, A.; Fett, H.: Erkrankungen und Verletzungen des Akromio- und Sternoklavikulargelenkes. In: Habermeyer, P. (Hrsg.): Schulterchirurgie. München, Jena: Urban & Fischer bei Elsevier, 2002; **5.** Bäthis, H. et al.: Stand der Therapie der Schultereckgelenksverletzung: Ergebnisse einer Umfrage an unfallchirurgischen Kliniken in Deutschland. Unfallchirurg 104: 955–960 (2001).

Autor: E. E. Scheller.

Aktinomykose: sog. Strahlenpilzerkrankung; chronische, fistelnde und nekrotisierende Infektion mit spezifischen Granulationen und Drusenbildung; **Erreger:** Actinomyces israelii (grampositives anaerobes Bakterium), oft Mischinfektion mit Staphylokokken bzw. Aggregatibacter actinomycetemcomitans; **Formen:** **1.** zervikofaziale Aktinomykose (von der Mundhöhle ausgehend); **2.** Lungenaktinomykose; **3.** abdominale Aktinomykose (meist Ileozökalgegend, Appendix); **4.** Aktinomykose des Nervensystems.

Behandlungsindikation: aufgrund von Organdestruktion, Eiterung, Fistelung und Schmerzen sofortiger Therapiebeginn.

Pharmakotherapie: kombinierte systemische Antibiotikatherapie (Kurzinfusionen), oft über Wochen bis Monate: Mittel der Wahl sind Aminopenicilline (s. Penicilline) in Kombination mit einem Betalaktamase-Inhibitor, z. B. Amoxicillin plus Clavulansäure oder Piperacillin plus Tazobactam.

Operative Therapie: **1.** bei Versagen der Antibiotikatherapie Fistelspaltung oder Exzision bzw. Exstirpation der Infiltrate; **2.** bei pulmonalem oder abdominalem Befall prinzipiell Resektion der Infektionsherde, evtl. mit Organresektion; **Nachbehandlung:** Fistelspülung mit H_2O_2 und PVP-Iod-Lösung (z. B. Betaisodona® Lösung, Braunol® 2000 Lösung); langwieriger Heilungsprozess.

Hinweis: Die Bezeichnung Strahlenpilzerkrankung ist irreführend, da es sich um eine bakterielle Infektion handelt.

Autor: R. Pfitzmann.

Aktionstremor: s. Tremor.

Aktivität, pulslose elektrische: s. Herz-Kreislauf-Stillstand.

Aktivitätsstörung: s. ADHS.

Aktivkohle: syn. Carbo medicinalis, medizinische Kohle; verkohltes pflanzliches Material, das zur Gruppe der Adsorbenzien* gehört und insbes. organische Stoffe bindet. **Vertreter:** z. B. Kohle-Compretten®, Kohle-Hevert®, Kohle-Pulvis, Kohle-Tabletten Boxo-Pharm, Ultracarbon.

Indikation: **1.** nach oraler Intoxikation* zur Verhinderung der Giftstoffresorption im Darm; **2.** zur symptomatischen Behandlung der Diarrhö.

UAW: gelegentlich leichte Obstipation*, in Einzelfällen (nach Gabe sehr hoher Dosen) mechanischer Ileus*.

Dosierung: **1.** Intoxikation: i. R. der primären Giftelimination initial (0,5–)1 g/kg KG p. o., wiederholte Gabe nach 2–4 Stunden möglich; Applikation i. d. R. im Anschluss an eine Magenspülung, obwohl in der Wirkung nicht gesichert, meist gefolgt von der Gabe eines salinischen Abführmittels (Glaubersalz); fraktionierte Gabe möglich und z. T. sinnvoll; **2.** Diarrhö: 3–4 × 0,5–1 g/d mit reichlich Flüssigkeit auf leeren Magen bis zur Normalisierung des Stuhlgangs (max. 3 Tage).

Hinweis: **1.** Bei Intoxikation mit anorganischen Stoffen sowie kurzkettigen Alkoholen und Ketonen ist die Gabe von Aktivkohle unwirksam. **2.** Die Adsorption an Aktivkohle ist prinzipiell reversibel, deshalb ist es im Fall einer Intoxikation vorteilhaft, die Darmpassagezeit mit Laxanzien* zu beschleunigen. Bei zahlreichen Substanzen hat sich die Aktivkohlegabe als ebenso wirksam wie die Magenentleerung (z. B. durch induziertes Erbrechen* oder Magenspülung*) oder sogar als wirksamer herausgestellt.

Literatur: **1.** American Academy of Clinical Toxicology; European Association of Poisons Centres and Clinical Toxicologists: Position paper: single-dose activated charcoal. J Toxicol Clin Toxicol 43: 61–87 (2005); **2.** Green, R. et al.: How long after drug ingestion is activated charcoal still effective? J Toxicol Clin Toxicol 39: 601–605 (2001); **3.** American Academy of Clinical Toxicology; European Association of Poisons Centres and Clinical Toxicologists: Position statement and practice guidelines on the use of multi-dose activated charcoal in the treatment of acute poisoning. J Toxicol Clin Toxicol 37: 731–751 (1999); **4.** Chyka, P. A.: Multiple-dose activated charcoal and enhancement of systemic drug clearance: Summary of studies in animals and human volunteers. J Toxicol Clin Toxicol 33: 399–405 (1995).

Autoren: F. Martens, M. Krüger, R. Preiß.

Akupunktur: aus der Traditionellen Chinesischen Medizin (Abk. TCM) stammende Therapiemethode (ca. 20 verschiedene Techniken), bei der an anatomisch lokalisierten Strukturen (Foramina) von Körperoberfläche, Knochen, Gelenken und Muskeln Akupunkturnadeln unterschiedlich tief eingestochen werden, wodurch sog. energetische Störungen innerhalb des Organismus ausgeglichen bzw. einzelne Organsysteme angeregt oder gedämpft werden sollen; klassische Akupunktur setzt eine an TCM orientierte Diagnostik und Vorstellung von Krankheit voraus; neuere Interpretationen verstehen Akupunktur nur als lokalen Reiz mit reflexiver Wirkung entsprechend modernen neurophysiologischen Grundlagen. In der heutigen Praxis der Akupunktur wird eine Synthese aus beiden Methoden angestrebt. **Formen:** Körperakupunktur, Ohrakupunktur, Gesichts-, Nasen- und Kopfakupunktur, Hand- und Fußakupunktur. TCM unterscheidet 14 Hauptmeridiane mit 361 Hauptakupunkturpunkten, die histologisch eine Anhäufung rezeptiver Hautelemente (wie Merkel-Tastscheiben, Meissner-Tastkörperchen) aufweisen; insgesamt werden 659 Körperpunkte (Meridianpunkte, Zusatz- und Neupunkte), 192 Ohrpunkte, 24 Gesichtspunkte, 23 Nasenpunkte, 30 Kopfpunkte bzw. -strukturen, 18 Hand- und 32 Fußpunkte, 18 Sexualpunkte sowie 15 Barfußarztpunkte beschrieben, die alle anatomisch exakt lokalisierbar sind. Andere Akupunkturtechniken mit Beziehungen zur modernen medizinisch-physiologischen Methodik sind Laserakupunktur, Injektionsakupunktur und Elektroakupunktur. Bei diesen Verfahren werden moderne westliche Technologien und traditionelle chinesische Medizintheorie verbunden. Weniger bedeutend sind daneben die Akupunkt-Impulstherapie, Akupunktmassage, Farbakupunktur, Mundakupunktur und Yamamoto-Schädelakupunktur. **Durchführung:** Der Patient sollte ruhig und entspannt gelagert werden (liegend oder sitzend), vor dem Einstich wird die zu nadelnde Stelle leicht massiert und anschließend desinfiziert. I. d. R. werden bis zu 16 Punkte gestochen. Eine Sitzung dauert ca. 20–30 Minuten. Anschließend sollte der Patient noch einige Zeit in entspannter Position verbleiben. Eine Therapieeinheit beinhaltet i. d. R. 8–12 Akupunktursitzungen.

Indikation: **1.** klassische Akupunktur bei mehr als 100 Erkrankungen, z. B. Erkrankungen des Atmungssystems (Nasennebenhöhlenentzündung), muskoloskeletale Erkrankungen (Schulter-Arm-Syndrom), Schlafstörungen, Migräne, Obstipation, Diarrhö; **2.** neurophysiologisch orientierte Akupunktur nur bei Schmerzsyndromen und funktionellen Erkrankungen mit Störungen vegetativer Regelvorgänge.

Kontraindikation: Hauterkrankungen an der zu nadelnden Stelle (Ekzeme, Urtikaria u. a.), Erkrankungen des Nervensystems (Multiple Sklerose, Polyneuropathien), schwere psychische Störungen (Schizophrenie, Wahn), Hämophilie, Bereiche akuter Entzündungen, Frakturen, frische Verletzungen.

Autor: Th. J. Doering.

Akustikusneurinom: s. Vestibularisschwannom.

Akutes Abdomen: klinische Bezeichnung für eine meist akut einsetzende Symptomatik bei häufig lebensbedrohlicher Erkrankung im Bereich der Bauchhöhle, die eine rasche differentialdiagnostische Abklärung und meist eine notfallmäßige operative Therapie erfordert; die bedrohliche Entwicklung des Akuten Abdomens lässt häufig keine Zeit für eine exakte Diagnosestellung; differentialdiagnostisch abzugrenzen sind extraabdominale Erkrankungen mit abdominaler Symptomatik (Herzinfarkt, akute Leberstauung bei Rechtsherzinsuffizienz, Pneumonie, Lungenembolie, Ureterstein, akute Harnverhalt, Wirbel-, Rippen-, Beckenfrakturen, diabetisches oder urämisches Koma, Intoxikationen u. a.; s. Tab.).

Behandlungsindikation: Aufgrund der Dringlichkeit der Situation ist meist eine operative, seltener eine konservative Behandlung erforderlich; keinesfalls darf wegen unklarer Diagnose die Operation verzögert werden. Bei unklarem Befund zunächst mit diagnostischer Laparoskopie beginnen; intraabdominale Erkrankungen mit sofortiger operativer Konsequenz sind z. B. diffuse Peritonitis, Perforation von Gallenblase oder Appendix, Kolondivertikel oder Ulkus, Mesenterialinfarkt, rupturierte Tubargravidität, rupturiertes Aortenaneurysma, mechanischer Ileus, inkarzerierte Hernie, stumpfes oder penetrierendes Bauchtrauma. Intraabdominale Erkrankungen ohne (sofortige) operative Konsequenz sind z. B. Pankreatitis, Gastroenteritis, Lymphadenitis mesenterica, Ulkuspenetration, Cholezystitis, Gallenkolik, Sigmadivertikulitis, Adnexitis.

Pharmakotherapie: entsprechend der der Symptomatik zugrundeliegenden Erkrankung.

Operative Therapie: **Vorbereitung:** Patientenaufklärung über die Dringlichkeit der Situation und den erforderlichen Eingriff (soweit abschätzbar); die Operationsvorbereitung sollte entsprechend der vermuteten Diagnose in kürzester Zeit durch folgende Maßnahmen vorgenommen werden: Blutentnahme für Laboruntersuchungen, Wasser-Elektrolyt-Substitution, Bereitstellung von Blutkonserven, O_2-Applikation über Nasensonde oder Maske, Magensonde; ggf. Harnblasenkatheter, zentralvenöser Zugang mit Druckmessung, Pulmonaliskatheter, Antibiotikaprophylaxe je nach erwarteten Erregern und Abführmaßnahmen; **Verfahren:** **1.** bei unklarer Situation wird das Abdomen durch einen Mittelschnitt eröffnet, der nach Bedarf proximal und distal erweitert werden kann; **2.** diagnostische Laparoskopie

Akutes Abdomen
Differentialdiagnose akuter abdominaler Beschwerden nach ihrer Lokalisation

Lokalisation	Erkrankung
Oberbauch	
rechts	perinephritischer, subhepatischer oder subphrenischer Abszess, Ulkusperforation, Appendizitis, Cholezystitis, Leberruptur, Stauungsleber, Pankreatitis, Pleuritis, Pyelitis, Nierenbeckenstein
Mitte	Angina pectoris, Herzinfarkt, Hiatushernie, Ösophagusperforation, Pankreatitis, Pleuritis, Ulkusperforation
links	perinephritischer oder suphrenischer Abszess, Herzinfarkt, Milzinfarkt oder -ruptur, Pankreatitis, Pleuritis, Nierenbeckenstein, Pyelitis
Unterbauch	
rechts	Appendizitis, Enteritis regionalis Crohn, Meckel-Divertikel, Gallenblasenperforation, inkarzerierte Hernie, Psoasabszess, Hodentorsion, Invagination, Lymphadenitis mesenterica, Adnexitis, stielgedrehte Ovarialzyste, Tubargravidität, Ureterstein
Mitte	Bauchaortenaneurysma, Mesenterialinfarkt, mechanischer Ileus
links	inkarzerierte Hernie, Hodentorsion, Adnexitis, stielgedrehte Ovarialzyste, Tubargravidität, Psoasabszess, Rektosigmoidkarzinom, Sigmadivertikulitis, Ureterstein

(s. Chirurgie, minimal-invasive) v. a. bei Unterbauchbefunden, bei denen der therapeutische Eingriff (Appendektomie, Briden-Durchtrennung) evtl. auch laparoskopisch durchgeführt werden kann bzw. (bei Indikation zu konservativer Behandlung, z. B. Adnexitis) ohne größere Hautwunden abgebrochen werden kann; ggf. kann ohne größeren Zeitverlust laparotomiert werden. **Nachbehandlung:** meist intensivmedizinische Überwachung und Therapie.

Hinweis: **1.** kein Aufschub einer dringlich notwendigen Operation aus diagnostischen Gründen; jeder Zeitverzug verschlechtert die Prognose. **2.** Die Art des Operationsverfahrens richtet sich auch nach Alter und körperlichem Zustand des Patienten.

Literatur: **1.** Köckerling, F.: Chirurgische Behandlungsstrategien der intraabdominellen Infektionen in Abhängigkeit vom Schweregrad. In: Köckerling, F.; Gastinger, I.; Lippert, H. (Hrsg.): Komplikationen in der kolorektalen Chirurgie - Vermeidung und Beherrschung. Hannover: Science Med. Dr. Sperber, 2004; **2.** Häring, R.; Zilch, H. (Hrsg.): Lehrbuch Chirurgie mit Repetitorium. 4. Aufl. Berlin, New York: de Gruyter, 1997; **3.** Waldschmidt, J.: Das akute Abdomen im Kindesalter. Weinheim, Basel: edition medizin, 1990.

Autor: J. Boese-Landgraf.

Albendazol: s. Anthelminthika.

Albumingradient: s. Aszites.

Alcuronium: s. Muskelrelaxanzien.

Aldosteron-Antagonisten: Kalium sparende Diuretika*, die als kompetitive Aldosteron-Inhibitoren der wesentlichen Aldosteronwirkung Natriumreabsorption und Kaliumsekretion entgegenwirken und wegen der Hyperkaliämiegefahr im Allg. mit Thiazid- oder Schleifendiuretika kombiniert werden. **Vertreter:** **1.** Die ersten Substanzen der Gruppe waren Spironolacton* (z. B. Aldactone®) und Kaliumcanrenoat (kann nur intravenös appliziert werden, nur für kurzfristige Gabe); **2.** Eplerenon (Inspra®): Weiterentwicklung mit höherer Mineralocorticoid-Rezeptor-Spezifität (selektiver Aldosteron-Rezeptor-Antagonist, Abk. SARA), unerwünschte antiandrogene und progestagene Wirkung reduziert. **Wirkungsmechanismus:** Aldosteron-Antagonisten blockieren kompetitiv die Bindung von Aldosteron an dessen zytoplasmatischem Rezeptor und damit die Wirkung von Aldosteron. Die klinische Wirksamkeit, die erst nach 2–3 Tagen zu erwarten ist, korreliert mit der Höhe des endogenen Aldosteronspiegels. Es kommt zur gesteigerten Natrium-, Chlorid- sowie in geringem Maße auch Calciumausscheidung, die Kalium-, Magnesium- und Ammoniumausscheidung sowie die Azidität des Harns wird reduziert. Spironolacton und Kaliumcanrenoat besitzen eine steroidale Struktur, hemmen bei langer Anwendungsdauer die Testosteronbiosynthese und wirken antiandrogen. Eplerenon als einziger selektiver Aldosteron-Rezeptor-Antagonist dagegen soll spezifisch an den zytoplasmatischen Mineralkortikoid-Rezeptor binden. **Pharmakokinetik:** **1. Spironolacton:** Resorption nach oraler Gabe zu etwa 60–70 %; starke Proteinbindung (ca. 98 %); HWZ 1–2 Stunden; enterohepatischer Kreislauf; Metabolismus: 3 aktive Metaboliten, u. a. Canrenon, das die Wirkung von Spironolacton verlängert (HWZ 16,5 Stunden); **2. Kaliumcanrenoat:** nur für intravenöse Applikation; starke Proteinbindung (ca. 98 %); Umsetzung zu aktiven (Canrenon, kanzerogene Epoxide) und inaktiven Metaboliten (Canrenoinsäure); HWZ 5–24 Stunden; **3. Eplerenon:** Resorption unabhängig von der Nahrungsaufnahme; absolute Bioverfügbarkeit nicht bekannt, max. Plasmakonzentration nach ca. 2 Stunden; Plasmaproteinbindung ca. 50 % (vorwiegend an saures Alpha-1-Glykoprotein); Metabolismus

A

über Zytochrom-P-450-Enzym CYP3A4; Ausscheidung inaktiver Metabolite vorwiegend renal; HWZ 3–5 Stunden.

Indikation: **1. Spironolacton, Kaliumcanrenoat:** **a)** primärer Hyperaldosteronismus (kurzfristig bis zur Operation oder zur Langzeittherapie); **b)** sekundärer Hyperaldosteronismus (bei Leberzirrhose, hier: Spironolacton Diuretikum der Wahl, Herzinsuffizienz, schwerem Aszites, nephrotischem Syndrom); **c)** Hypertonie (in Kombination mit Thiazid- oder Schleifendiuretikum); **d)** chronische Herzinsuffizienz; **e)** durch Arzneimittel induzierte Hypokaliämie; **f)** bronchopulmonale Dysplasie; **g)** Pubertas praecox; **h)** refraktäre Ödeme, wenn andere Diuretika versagen; **2. Eplerenon:** nach kürzlich aufgetretenem Herzinfarkt mit linksventrikulärer Dysfunktion und klinischer Herzinsuffizienz; Therapiebeginn innerhalb 3–14 Tagen nach akutem Herzinfarkt.

Kontraindikation: **1. Spironolacton, Kaliumcanrenoat:** Niereninsuffizienz (Kreatinin-Clearance <30 ml/min), akutes Nierenversagen, Anurie, Hyperkaliämie, Hyponatriämie, Hypovolämie, Allergie, Schwangerschaft (teratogen, feminisierend) und Stillzeit; **2. Eplerenon:** Allergie, Niereninsuffizienz (Kreatinin-Clearance <50 ml/min), Hyperkaliämie, Leberzirrhose (Stadium Child C); gleichzeitige Einnahme Kalium sparender Diuretika, Kalium oder Pharmaka, die das Zytochrom-P-450-Enzym CYP3A4 stark inhibieren (z. B. Itraconazol, Ketoconazol, Ritonavir, Nelfinavir, Clarithromycin, Telithromycin).

Wechselwirkung: **1. Spironolacton, Kaliumcanrenoat:** erhöhte Hyperkaliämiegefahr bei gleichzeitiger Gabe Kalium sparender Arzneimittel (ACE-Hemmer, Kalium sparende Diuretika) oder Kalium; verlangsamte Ausscheidung von Herzglykosiden* (cave: erhöhter Digoxinspiegel); verringerte diuretische Wirksamkeit bei gleichzeitiger Einnahme von nichtsteroidalen Antiphlogistika. **2. Eplerenon:** erhöhte Hyperkaliämiegefahr bei gleichzeitiger Gabe Kalium sparender Arzneimittel oder Kalium; verlangsamte Ausscheidung von Digitalisglykosiden (erhöhter Digoxinspiegel!); erhöhte Wirksamkeit bei gleichzeitiger Einnahme CYP3A4-hemmender Pharmaka (z. B. Erythromycin, Saquinavir, Amiodaron, Diltiazem, Verapamil, Fluconazol); verringerte Wirksamkeit bei gleichzeitiger Einnahme CYP3A4-induzierender Pharmaka (z. B. Johanniskraut, Rifampicin, Carbamazepin, Phenytoin, Phenobarbital).

UAW: **1. Spironolacton, Kaliumcanrenoat:** Hyperkaliämie, Hyponatriämie, hyperchlorämische metabolische Azidose (bei Leberzirrhose), gastrointestinale Beschwerden (Übelkeit, Erbrechen, Diarrhö, Gastritis, peptisches Ulkus, Magenblutung), Gynäkomastie, Hirsutismus, Impotenz, verminderte Libido, menstruelle Fehlregulation, Heiserkeit, zentralnervöse Störungen (vermindertes Reaktionsvermögen, Somnolenz, Lethargie, Ataxie, Kopfschmerz, Verwirrtheit), allergische Reaktion (Exanthem), evtl. kanzerogen (Kaliumcanrenoat); **2. Eplerenon:** häufig Hyperkaliämie, Benommenheit, arterielle Hypotonie, gastrointestinale Beschwerden (Diarrhö, Übelkeit) und Nierenfunktionsstörung.

Dosierung: **1. Spironolacton:** Erwachsene: 100–400 mg/d p. o. bei Hyperaldosteronismus sowie Aszites bei Leberzirrhose, 25 mg/d bei chronischer Herzinsuffizienz; 25–200 mg/d bei Ödemen, 50–100 mg/d bei essentieller Hypertonie; Kinder: 2–3 mg/kg KG/d (max. 9 mg/kg KG/d); **2. Kaliumcanrenoat:** nur i. v.; Erwachsene: 200–400 mg/d (max. 800 mg/d langsam i. v.); Kinder: 2,0–5 mg/kg KG/d; cave: Dosierungsintervall verlängern bei eingeschränkter Nierenfunktion und Anwendung auf möglichst kurzen Zeitraum begrenzen wegen des kanzerogenen Potentials; **3. Eplerenon:** nur p. o.; bei Herzinsuffizienz nach Herzinfarkt initial 1 × 25 mg/d; innerhalb von 4 Wochen auf Erhaltungsdosis 50 mg/d steigern.

Hinweis: **1.** Gefahr lebensbedrohlicher Hyperkaliämie, bes. bei gleichzeitiger Gabe von ACE-Hemmern (regelmäßige Elektrolytkontrolle erforderlich); **2.** Eplerenon: Die klinische Bedeutung der in Studien zur chronischen Toxizität bei Tieren aufgetretenen Prostata-Atrophie ist bisher unklar.

Autoren: J. Majcher-Peszynska, B. Drewelow.

Aldosteronismus, primärer: s. Conn-Syndrom.

Aldosteronom: s. Conn-Syndrom.

Algoneurodystrophie: s. Reflexdystrophie, sympathische.

ALI: s. ARDS.

Alizaprid: s. Antiemetika.

Alkalose, respiratorische: s. Hyperventilationstetanie.

Alkoholabhängigkeit: veraltet Alkoholkrankheit, Alkoholismus; starker, oft übermächtiger Wunsch nach Alkoholkonsum mit Vorrang gegenüber Verhaltensweisen, die von der Person früher höher bewertet wurden, sowie Kontrollminderung und Fortsetzung des Konsums trotz Nachweises schädlicher Folgen; **Symptome:** Entzugssymptome, Toleranzentwicklung und Veränderungen komplexer Verhaltensweisen, meist mit negativen körperlichen, psychischen und sozialen Konsequenzen. **Komplikation:** **1.** akute Alkoholintoxikation* mit Verhaltensstörungen, Dysarthrie, Gang- und Koordinationsstörungen, Nystagmus, Aufmerksamkeits- und Gedächtnisstörungen, Bewusstseinsverminderung; anterograde Amnesien als Zeichen schwerer Intoxikation; **2.** pathologischer Rausch: Auftreten bereits nach einer Menge von Alkohol, die normalerweise keine Intoxikation hervorruft, mit plötzlichem Ausbruch aggressiven, oft gewalttätigen Verhaltens; **3.** Alkoholentzugssyndrom nach Beendigung oder Verminderung eines exzessiven und chronischen Alkoholkonsums mit autonomer Überaktivität (Schwitzen, Tachykardie), Händezittern, Unruhe, Angst, Schlaflosigkeit, Übelkeit, Erbrechen und zerebralen Krampfanfällen; **4.** Delir: zusätzlich zum Entzugssyndrom

Alkoholabhängigkeit
Phasen der Entwöhnungstherapie

Kontaktphase

- Klärung der Abhängigkeit
- Diagnostik der somatischen und sozialen Schäden
- Motivierung zur Behandlung mit dem Ziel einer vorläufigen Abstinenz

Entzugsphase

- ambulant oder stationär mit Stärkung der Abstinenzmotivation (sog. qualifizierter Entzug)

Entwöhnungsphase

- Erkennen bisheriger Sucht fördernder Einstellungen, Erlernen alternativer Verhaltensoptionen
- ggf. Einsatz von Anticraving-Substanzen, z. B. Acamprosat (Campral®) oder Naltrexon (Nemexin®, Off-label-Use); bei hochmotivierten Patienten Disulfiram (Antabus®)

Nachsorgephase

- Stabilisierung neuer Wert- und Verhaltensmuster
- Rückfälle gehören zum rezidivierenden Charakter der Erkrankung und sind Anlass zu Kriseninterventionen
- manche Patienten erreichen eine stabile Dauerabstinenz, Andere erleben mehr oder weniger lange alkoholfreie Abstinenzperioden

Verwirrtheit sowie visuelle, taktile oder akustische Halluzinationen bzw. Illusionen; **5.** Folgeerkrankungen: **a)** internistisch: akute oder chronische Ösophagitis, Gastritis, chronische Pankreatitis, Hepatitis, Leberzirrhose*, Ösophagusvarizenblutung, Kardiomyopathie, megaloblastäre Anämie, Zieve-Syndrom, arterielle Hypertonie, Krebserkrankungen; **b)** neuropsychiatrisch: Wernicke-Enzephalopathie, chronisches Korsakow-Syndrom, Depression, Angstzustände, Demenz, Eifersuchtswahn, Marchiafava-Bignami-Krankheit, zentrale pontine Myelinolyse, periphere Neuropathie, Myopathie.

Behandlungsindikation: **1.** Bei beginnender Alkoholabhängigkeit ist durch die motivierende Gesprächsführung (sog. Motivational Interviewing) auf eine Reduzierung des Trinkens hinzuwirken, um (weitere) gesundheitliche Schäden zu vermeiden. **2.** Bei Alkoholabhängigkeit ist eine ambulante, bei Erfolglosigkeit oder gesundheitlichen Risiken eine stationäre Entzugsbehandlung einzuleiten und durchzuführen. Eine sog. qualifizierte Entzugsbehandlung soll in der Folge Patienten motivieren, eine Entwöhnung in einer Beratungsstelle (ambulant) oder bei schwereren Verläufen in einer Fachklinik (stationär) einzugehen. **3.** Schwere Intoxikationen, Entzugssyndrom bzw. Delir können akut lebensbedrohlich sein und erfordern eine stationäre Aufnahme (Psychiatrie) oder ggf. intensivmedizinische Therapie.

Pharmakotherapie: **1. Entzugsbehandlung:** bei milden Formen der Abhängigkeit sind keine Arzneimittel erforderlich; bei Patienten mit relevanten körperlichen Erkrankungen oder bei moderaten und schweren Entzugssyndromen sollten Arzneimittel eingesetzt werden; **a)** ambulant: bei höheren Alkoholmengen oder Entzugsanfällen in der Vorgeschichte Anfallprophylaxe mit Carbamazepin (z. B. Timonil®), 600 mg/d p. o. am 1. Tag der Alkoholkarenz, 900 mg/d p. o. vom 2.–5. Tag (Therapieende); keine Retardpräparate verwenden; **b)** stationär in psychiatrischen Kliniken: Clomethiazol (Distraneurin®) zur Behandlung des schweren Entzugssyndroms und des Delirs mit und ohne Entzugsanfälle als Mittel der 1. Wahl; max. 2 Kps. pro Gabe alle 2–3 Stunden (oder entspr. Menge als Saft/Mixtur, 1 Kps. entspricht dabei ca. 4–5 ml) p. o.; **c)** Delirsymptome wie Halluzinationen, Wahnsymptome oder Agitation können auch durch die Kombination von Neuroleptika vom Butyrophenon-Typ, z. B. Haloperidol (z. B. Haldol®), max. 40 mg/d, mit Benzodiazepinderivaten, z. B. Diazepam (z. B. Valium®) behandelt werden, Diazepamdosierung: 10–60 mg/d. **d)** Anwendung von Benzodiazepinen zur Verminderung der Entzugssymptome und des Risikos von Delirium und Entzugsanfall (in dieser Indikation in Deutschland nicht zugelassen): Diazepam (z. B. Valium®), initial 20–40 mg, dann alle 2–4 Stunden 10 mg oder symptomgesteuerte Dosierung mit 10–20 mg jede Stunde, Aufdosierung in den ersten 24 Stunden, nachfolgende Reduktion in den folgenden 3–5 Tagen, ggf. Gesamtdauer bis 10 Tage. **2. Entwöhnungsbehandlung:** **a)** Anticraving-Substanzen, z. B. Acamprosat (Campral®), 3 × 2 Tbl./d oder Naltrexon (Nemexin®, in Deutschland für diese Indikation nicht zugelassen), können i. R. eines suchttherapeutischen Gesamtbehandlungsplans den Erfolg von Entwöhnungsbehandlungen verdoppeln. **b)** Bei hochmotivierten Patienten kann Disulfiram (Antabus®), 2 × 2 Tbl./Woche (lange HWZ) hilfreich sein. Das Präparat verursacht eine Alkoholunverträglichkeitsreaktion (Flush-Symptomatik) mit Gesichtsrötung, Hitzegefühl, Übelkeit, Erbrechen, Diarrhö, Kopfschmerz; Kontraindikation: schwere Leberfunktionsstörungen, schwere arterielle Hypertonie, zerebrale Gefäßerkrankungen, endogene Psychose, Diabetes mellitus, Epilepsie, Schwangerschaft.

Psychotherapie: Verfahren der Wahl zur Alkoholentwöhnung; Therapieziel ist die Verbesserung der Selbstexploration und Aufhebung suchtspezifischer Verdrängungsmechanismen, eine Verbesserung der Verhaltenskontrolle und Rückfallverhinderung. Sie sollte möglichst in Kombination mit gesundheitlicher, sozialer und beruflicher Rehabilitation durchgeführt werden. Suchtfachkliniken verwenden psychodynamische, verhaltens- und gruppentherapeutische Psychotherapieverfahren. Ambulant sollten Interventionstechniken zur Rückfallsprophylaxe und zum Rückfallmanagement eingesetzt werden.

Naturheilkundliche Verfahren: zur Unterstützung der Entwöhnung und psychosozialen Stabilisierung: Massage (Bürstenmassage), Hydrotherapie (Wechselduschen, Sauna), Bewegungstherapie mit täglicher körperlicher Aktivität (z. B. Radfahren, Schwimmen, sog. Gesundmarsch), ballast- und vitaminreiche Kost.

Sonstige Maßnahmen: Autogenes Training, Entspannungsverfahren, Schlafhygiene*.

Therapeutischer Stufenplan: Phasen der Behandlung: s. Tab.

Eigenbehandlung: wichtig und erfolgreich ist die aktive Teilnahme an Selbsthilfegruppen.

Arbeitsunfähigkeit: bei stationärem Entzug meist 3 Wochen; ambulant meist kürzer.

Hinweis: **1.** Es besteht eine Kreuztoleranz zwischen Alkohol und Barbituraten (sog. Alkoholbarbiturattyp). **2.** Die Verordnung von Benzodiazepinderivaten an Suchtkranke ist ist wegen des Risikos einer entstehenden Arzneimittelabhängigkeit möglichst zu unterlassen. Zur Anxiolyse und Schlafinduktion sind sedierende Antidepressiva, z. B. Doxepin (z. B. Aponal®) oder Trimipramin (z. B. Stangyl®), einzusetzen. **3.** Die ambulante Verordnung von Clomethiazol ist ein Kunstfehler.

Selbsthilfe: **1.** Anonyme Alkoholiker Interessengemeinschaft e. V., Waldweg 6, 84177 Gottfrieding-Unterweilnbach, Tel. 08731 325730, Fax 08731 3257320, bundeseinheitliche Rufnummer zur Vermittlung lokaler Selbsthilfegruppen/Kontaktstellen: 19295; E-Mail: aa-kontakt@anonyme-alkoholiker.de, Homepage: http://www.anonyme-alkoholiker.de; **2.** Deutsche Hauptstelle für Suchtfragen (DHS) e. V., Westenwall 4, 59065 Hamm, Tel. 02381 90150, Fax 02381 901530; E-Mail: info@dhs.de, Homepage: http://www.dhs.de; **3.** Blaues Kreuz in Deutschland e. V., Freiligrathstr. 27, 42289 Wuppertal, Tel. 0202 620030, Fax 0202 6200381; E-Mail: bkd@blaues-kreuz.de, Homepage: http://www.blaues-kreuz.de; **4.** Al-Anon, Familiengruppen für Freunde und Angehörige von Alkoholikern, Emilienstr. 4, 45128 Essen, Tel. 0201 773007, Fax 0201 773008; E-Mail: ZDB@Al-Anon.de, Homepage: http://www.al-anon.de.

Literatur: Mundle, G. et al.: AWMF-Behandlungsleitlinie: Akutbehandlung alkoholbezogener Störungen. Sucht 49 (3): 147–167 (2003).

Autor: L. G. Schmidt.

Alkoholabusus: s. Leberzirrhose.

Alkoholdehydrogenasesättigung: s. Glykolintoxikation.

Alkoholhepatitis: s. Hepatitis, chronische.

Alkoholintoxikation: akute Intoxikation mit aliphatischen Alkoholen, insbes. Ethanol, seltener Propanol bzw. Isopropanol; s. Methanolintoxikation.

Behandlungsindikation: Aufnahme toxikologisch relevanter Mengen (Erwachsene >5 g/kg KG Ethanol bzw. >1 g/kg KG Isopropanol; Kinder: >1 g/kg KG Ethanol bzw. >0,5 g/kg KG Isopropanol); bedrohliche klinische Symptomatik; pathologisch erhöhte Serumkonzentrationen (>2 ‰).

Basistherapie: s. Intoxikation.

Spezifische Therapie: **1.** bei Krämpfen Benzodiazepine: Diazepam (z. B. Valium®), 10 mg; cave: Vertiefung der Atemdepression; **2.** nach Ethanolingestion evtl. Thiamin (z. B. Betabion®), 3 × 100 mg/d; **3.** nach hohen Dosen Isopropanol evtl. Hämodialyse*.

Hinweis: **1.** Die Adsorption von Alkoholen durch Aktivkohle* ist gering und daher nicht sinnvoll. **2.** Eine Ethanolintoxikation kann bei bestehender Alkoholabhängigkeit unmittelbar in ein Entzugsdelir übergehen.

Literatur: **1.** Ellenhorn, M. J. et al.: Ellenhorn's Medical Toxicology. Diagnosis and Treatment of Human Poisoning. 2nd ed. Baltimore: Williams & Wilkins, 1997; **2.** Adinoff, B.; Bone, G.; Linnoila, M.: Acute ethanol poisoning and the ethanol withdrawal syndrome. Med toxicol 3: 172–196 (1988).

Autor: F. Martens.

Alkylanzien: Gruppe phasenunspezifisch zytotoxisch wirkender Substanzen mit hemmender Wirkung auf Zellteilungsvorgänge durch Blockierung der DNA-Synthese; **Einteilung:** **1.** Stickstofflost-Verbindungen: tertiäre Amine; **a)** Cyclophosphamid (Endoxan®); **b)** Ifosfamid (z. B. Holoxan®), dem Cyclophosphamid strukturell ähnlich; **c)** Melphalan (Alkeran®), Phenylalanin als Substituent an N-Lost; **d)** Chlorambucil (Leukeran®), strukturell eng verwandt mit Melphalan; **2.** Alkylsulfonate: Busulfan (z. B. Myleran®), einziger Vertreter; **3.** Nitrosoharnstoffe: Hauptvertreter sind Nimustin (ACNU®), Lomustin (Cecenu®); **4.** Triazene: Hauptvertreter sind Dacarbazin (Detimedac®), Procarbazin (Natulan®) und Temozolomid (Temodal®); **5.** Alkylanzien im weiteren Sinne: Carboplatin (z. B. Carboplatin®); **Wirkungsmechanismus:** Alkylanzien werden im Körper durch spontane oder enzymatische Umwandlung mit Ausbildung von Carbonium- oder Stickstoffanionen zu Elektrophilen, die mit Purinen und Pyrimidinen der DNA oder mit Proteinen in kovalenter Bindung reagieren und somit Alkylgruppen auf zelluläre Makromoleküle übertragen (daher der Name). Zu unterscheiden sind monofunktionelle Alkylanzien, die nur mit einem zellulären Molekül reagieren, von bifunktionellen. Letztere können mit 2 Zellmolekülen reagieren und DNA-Stränge kreuzvernetzen oder eine Verbindung zwischen DNA und Zellproteinen herbeiführen. In jedem Fall kommt es zu einer tiefgreifenden genomischen Schädigung, die vor einer erneuten Teilung der betroffenen Zelle Reparaturmechanismen bedarf. Während dieser Grundmechanismus für alle Alkylanzien gleich zu sein scheint, sind pharmakokinetische und -dynamische Eigenschaften (z. B. Lipophilie und Erreichen von Gewebekompartimenten, Rate der spontanen Umwandlung zur reaktiven Substanz) als Grund für das stoffspezifische Wirkungsmuster anzusehen. Bifunktionelle Alkylanzien zeigen als akute Wirkung eine ausgeprägtere Toxizität, während bei monofunktionellen Alkylanzien eine erst langfristig manifeste kanzerogene Wirkung eintritt. **Pharmakokinetik:** **1.** Stickstofflost-Verbindungen: Bis-Chloroethyl-Gruppen als funktionelle Gruppe mit der Eigenschaft, elektrophile Reaktanten zu bilden; Bildungsrate hängt von Substituenten ab; **a)** Mechlorethamin: reaktivstes Alkylans mit Reaktion schon während der Applikation und sehr kurzer Halbwertzeit, die schnelle spontane Umwandlung zur reaktiven Form verbietet eine orale Applikation; **b)** Cyclophosphamid: vollständige Resorption und Voraktivierung zu Aldophosphamid in der Leber; erst in Zielzellen Spaltung von Aldophosphamid zur reaktiven Phosphoramidverbindung sowie Acrolein; Bildungsrate elektrophiler Reaktanten so langsam, dass orale Applikation möglich; **c)** Ifosfamid: in Struktur, Wirkungsmechanismus und Metabolismus dem Cyclophosphamid ähnlich; Umwandlung mit Ausbildung einer geringeren Konzentration aktiver Metaboliten, daher höhere Dosen notwendig; **d)** Melphalan: Aktivierung langsam spontan ohne hepatischen Metabolismus, so dass orale Applikation möglich; **e)** Chlorambucil: noch langsamer in der spontanen Degradation zum reaktiven Metabolit, daher orale Applikation möglich; **2.** Busulfan: degradiert spontan so langsam zur reaktiven Form, dass orale Applikation möglich; **3.** Thiotepa: enzymatisch schnelle Metabolisierung in der Leber zu Tepa, beide sind polyvalente Alkylanzien mit mehreren Aziridinringen, die ausgedehnte DNA-Kreuzvernetzungen verursachen; **4.** Nitrosoharnstoffe: gute Liquorgängigkeit; Lomustin oral applizierbar, Carmustin: schnelle spontane Umwandlung zur reaktiven Form, daher keine orale Applikation; **5.** Dacarbazin und Procarbazin werden in der Leber nach enzymatischer Umwandlung zur aktiven Form ausgebildet. Procarbazin und Temozolomid sind oral applizierbar, Temozolomid ist gut liquorgängig. Für alle Alkylanzien erfolgt die Ausscheidung, teils nach weiterer metabolischer Umwandlung gemischt hepatisch und renal.

Indikation: Die Substanzen werden je nach Erfahrung des Onkologen sehr unterschiedlich eingesetzt, wobei im kurativen oder adjuvanten Ansatz in der Therapie maligner Tumoren möglichst hohe Dosierungen angestrebt werden, die durch die Toxizität limitiert sind. Sehr häufig wird mit Zytostatika anderer Stoffgruppen und mit Steroiden kombiniert; **1.** Alkylanzien sind in vielen Kombinationsprotokollen zur Therapie solider Tumoren enthalten; z. B. Cyclophosphamid bei Mammakarzinom (adjuvant oder palliativ), Zervix- und Ovarialkarzinom (palliativ), nichtkleinzelligem Bronchialkarzinom (palliativ) und kleinzelligem Bronchialkarzinom (adjuvant und palliativ); Cyclophosphamid und Melphalan bei kindlichen Tumoren wie Neuroblastom oder Osteosarkom (neoadjuvant oder adjuvant); Cyclophosphamid und Ifosfamid bei nichtseminomatösen Keimzelltumoren (adjuvant); Ifosfamid und evtl. Melphalan bei Sarkomen (adjuvant); Cyclophosphamid und Procarbazin als Bestandteil eines konventionellen Therapieschemas (Abk. COPBLAM) zur Behandlung des Hodgkin*-Lymphoms; **2.** palliative Langzeittherapie niedrigmaligner Non*-Hodgkin-Lymphome, des multiplen Myeloms* und der chronisch myeloischen Leukämie* vielfach mit sog. langsamen Alkylierern (v. a. Melphalan, Busulfan, Chlorambucil); **3.** Alkylanzien (v. a. Cyclophosphamid, Ifosfamid, Busulfan, Carmustin) sind durch die ausgeprägte myelotoxische Wirkung neben der Ganzkörperbestrahlung eine wichtige Komponente der Konditionierung vor einer Knochenmarktransplantation, Thiotepa in älteren Protokollen als Komponente von Hochdosistherapie mit Stammzelltransplantation*; **4.** Therapie von Hirntumoren*: z. B. Nimustin, Temozolomid; **5.** Einsatz als Immunsuppressiva* (v. a. Cyclophosphamid und Ifosfamid) bei schwer verlaufender Autoimmunkrankheit (z. B. Wegener-Klinger-Granulomatose, systemischer Lupus* erythematodes).

UAW, Toxizität: UAW sind bei der Applikation von Alkylanzien wie bei allen Zytostatika unvermeidbar. Anders als bei der üblichen Pharmakotherapie führen die therapeutischen Dosierungen in den toxischen Bereich. UAW sind entsprechend als Toxizität zu bezeichnen. **1.** Knochenmarkdepression; typische und oft ausgeprägte toxische Wirkung; **a)** Busulfan: einzigartig ist die in üblicher Dosierung fast ausschließliche Knochenmarkdepression mit fast selektiver Depression der Granulozytopoese; erst in höheren Dosierungen auch Erythro- und Thrombozytopoese betroffen, Wirkung auf andere Organsysteme nur in höchsten Dosierungen; **b)** Thiotepa: Toxizität ist in Höchstdosen fast beschränkt auf Knochenmarkdepression; **c)** Nitrosoharnstoffe: recht späte Knochenmarkdepression, die erst nach 4–6 Wochen ihren Höhepunkt erreicht; **2.** hämorrhagische Urozystitis; durch Metaboliten von Cyclophosphamid und Ifosfamid; Prävention durch Hydratation und Gabe von Mesna (Uromitexan®) als Antioxidans; **3.** Sterilität durch Azoospermie bzw. Anovulation: häufige und nicht sicher reversible Toxizität bei allen Alkylanzien; **4.** Kanzerogenität mit der Gefahr von Sekundärmalignomen: späte Wirkung, wichtig bei der Verwendung bei Kindern und Jugendlichen; **5.** seltenere, jedoch für die einzelnen Alkylanzien sehr charakteristische Toxizität: für Mechlorethamin erhebliche Nekrosen bei Extravasation, für Busulfan venookklusive Erkrankung, für Cyclophosphamid Syndrom der inadäquaten ADH-Sekretion (Abk. SIADH) sowie für Ifosfamid und Thiotepa neurotoxische Wirkung mit zerebralen Krampfanfällen und psychoorganischer Veränderung sowie für Nitrosoharnstoffe Pulmonaltoxizität (Nimustin ist weniger lungentoxisch als Carmustin).

Dosierung: Richtet sich nach dem aktuellen Therapieschema; typischerweise werden Alkylanzien in Hochdosisprotokollen in Intervallen von 3–4 Wochen Abstand verabreicht. In den Therapiepausen wird eine Erholung des Organismus von der toxischen Wirkung, v. a. von der Knochenmarkdepression angestrebt. Bei palliativem Ansatz und bei der Verwendung als Immunsuppressivum werden Alkylanzien, jedoch in niedrigeren Dosierungen, täglich über längere Zeiträume eingesetzt.

Autoren: B. Drewelow, G. Haase.

ALL: Abk. für akute lymphatische des Erwachsenen Leukämie*.

Allergie: s. Arzneimittelexanthem; Ekzem, atopisches; Kontaktekzem; Rhinitis allergica; Schock, anaphylaktischer.

Alloarthroplastik: s. Endoprothetik.

Allodynie: s. Sensibilitätsstörungen.

ALL-Rezidiv: s. Leukämie, akute lymphatische des Erwachsenen, Rezidivbehandlung.

Alopezie: herdförmige, diffuse oder totale Haarlosigkeit; entsteht meist inf. von Haarausfall (Effluvium capillorum); **Formen: 1.** Die häufigste Form der Alopezie (Alopecia androgenetica) ist anlagebedingt. Sie setzt beim Mann z. T. schon in der Adoleszenz ein und führt zur typischen Glatze mit Arealen totaler Alopezie; bei der Frau beginnt sie später mit nur diffuser Ausdünnung der Haare im Scheitelbereich. **2.** Die Alopecia areata (sog. Pelade) ist entzündlicher Genese (T-Zell-vermittelte Autoimmunerkrankung); in mehr als 50 % der Fälle kommt es zur Spontanremission innerhalb von 2 Jahren. **3.** Die symptomatische Alopezie entsteht sekundär aufgrund bestimmter Erkrankungen oder inf. Einnahme von Arzneimitteln (z. B. Zytostatika).

Behandlungsindikation: stark abhängig vom subjektiven Leidensdruck.

Pharmakotherapie: A. Alopecia androgenetica: I. Lokaltherapie (Anwendung der Wirkstoffe jeweils 1-mal pro Tag): **1.** bei Frauen: **a)** Östrogene, z. B. mit Glukokortikoidzusatz in Crinohermal® fem (Kombination aus 0,05 % Estradiol und 0,025 % Flupredniden) oder Rp. Progynova® 21, 1–2 mg/d für 3 Wochen, gefolgt von 1 Woche Pause, im weiteren Verlauf genügen i. d. R. 1 mg/d jeweils für 3 Wochen und dann erneut 1 Woche Pause; cave: nicht bei Männern, Kindern und Jugendlichen anwenden; **b)** 17α-Estradiol (z. B. Ell-Cranell® alpha), 0,75 mg direkt auf die Kopfhaut auftragen; hemmt die 5α-Reduktase (Typ I); **c)** Minoxidil in 2 %iger Lösung (Regaine® Frauen), 2-mal täglich maximal 1 ml je betroffenem Hautbereich; UAW: Dermatitis der Kopfhaut u. a. dermatologische UAW; bei Anwendung auf unversehrter Haut wegen geringer Resorption systemische UAW unwahrscheinlich; bei versehentlicher Einnahme bzw. topischer Applikation auf vorgeschädigter Haut Hypotonie, Herzrhythmusstörungen, Verschlimmerung einer Herzkrankheit; nach dem Absetzen kommt es meist zum Vollrezidiv; **2.** bei Männern: **a)** Minoxidil in 5 %iger Lösung (Regaine® Männer, s. o.); **b)** 17α-Estradiol (z. B. Ell-Cranell® alpha), s. o.; **II.** systemische Therapie: **1.** bei Frauen: Kombination aus Östrogen und Antiandrogen (z. B. Ethinylestradiol und Cyproteronacetat in Diane®-35), 1 Drg. vom 1.–21. Zyklustag, dann 7 Tage Pause; Anwendung über mehrere Monate; cave: nicht bei Raucherinnen, schwerer Hypertonie oder Schwangerschaft anwenden. **2.** bei Männern: 5α-Reduktase(-Typ II)-Hemmer Finasterid (z. B. Propecia® Filmtabletten), 1 mg/d p. o. für mind. 6 Monate; hemmt die Metabolisation von Testosteron zu Dihydrotestosteron auch im Haarfollikel; gilt als effektivste Therapiemöglichkeit zur Stabilisierung der androgenetischen Alopezie bei Männern von 18–41 Jahren; UAW: selten erektile Dysfunktion, Ejakulationsstörung, Berührungsempfindlichkeit und Vergrößerung der Brust, Hodenschmerzen, allergische Reaktionen; **B. Alopecia areata:** keine Kausaltherapie vorhanden; **I.** Lokaltherapie (häufig nur von vorübergehender Wirksamkeit): **1.** Glukokortikoide: streng intrakutane Injektion von Triamcinolonacetonid (z. B. Volon® A 10) in einer Verdünnung von 1 : 2 bis 1 : 5; alternativ: lokale Glukokortikoidbehandlung mit Clobetasolpropionat (z. B. Dermoxinale® Lösung, Dermoxin® Creme); **2.** Immuntherapie durch Erzeugung einer allergischen (z. B. mit Diphenylcyclopropenon; kein zugelassenes Verfahren) oder toxischen Kontaktdermatitis (z. B. mit Dithranol, z. B. Psoradexan®; Wirksamkeit ungesichert); **II.** systemische Therapie (nur bei schweren Verläufen): Glukokortikoide; z. B. Methylprednisolon (z. B. Urbason®), 20–60 mg/d über 3 Wochen und anschl. schrittweise Reduktion über 3–4 Wochen; häufig Rezidive; **C. symptomatische Alopezie: 1.** Behandlung der Grunderkrankung; **2.** bei Arzneimittel induzierter Alopezie ggf. Ab- bzw. Umsetzen der Therapie.

Operative Therapie: 1. Verpflanzung behaarter Haut des Hinterkopfes (sog. Micrografts) in Areale des Haarausfalls (nur bei Männern potentiell erfolgreich); **2.** Verkleinerung von haarlosen Flächen durch Exzision und Zusammenziehen der Haar tragenden seitlichen Areale.

Psychotherapie: Patienten mit Alopezie sind angesichts des Haarausfalls und der unzureichenden Therapiemöglichkeiten häufig verzweifelt. Dies kann zu schweren Beeinträchtigungen des Selbstwertgefühls, depressiver Verstimmung bis hin zum Suizidversuch führen und daher eine psychotherapeutische Betreuung erfordern.

Eigenbehandlung: 1. starken Zug auf die Haare vermeiden (z. B. durch Lockenwickler, Zöpfe, Pferdeschwänze oder Haarknoten); **2.** protein- und vitaminreiche Ernährung (Wirkung nicht durch Studien belegt); **3.** kosmetische Korrektur mit Perücke bei therapieresistenter Alopezie.

Hinweis: **1.** Heißes Fönen bzw. Färben der Haare hat keinen Einfluss auf die Erkrankung. **2.** Alopecia androgenetica oder Alopecia areata sind nicht durch Umweltschadstoffe (Dioxin, Amalgam u. a.) bedingt; von entspr. eingreifenden Maßnahmen (z. B. Entfernen sämtlicher Zähne mit Amalgamfüllungen) ist deshalb abzuraten. **3.** Die Wirkung von Zink als adjuvante Therapie ist nicht erwiesen.

Selbsthilfe: Alopecia Areata Deutschland (AAD) e. V., Postfach 100145, 47701 Krefeld, Tel. 02151 786006, Fax 02151 6535453; E-Mail: kreisrunderhaarausfall@web.de, Homepage: http://www.kreisrunderHaarausfall.de.

Literatur: **1.** Olsen, E. A.: Current and novel methods for assessing efficacy of hair growth promoters in pattern hair loss. J Am Acad Dermatol 48: 253–262 (2003); **2.** Freyschmidt-Paul, P. et al.: Alopecia areata. Klinik, Pathogenese und rationale Therapie einer T-Zell-vermittelten Autoimmunerkrankung. Hautarzt 54: 713–722 (2003).

Autoren: P. Schulze, W. Sterry.

Alpha-1-Antitrypsinmangel: s. Leberzirrhose.

9-Alpha-Fluorcortisol: s. Fludrocortison.

Alphaglukosidase-Inhibitoren: s. Diabetes mellitus Typ 2.

Alpha-Mimetika: s. Sympathomimetika.

Alpha-1-Protease-Inhibitor-Mangel: s. Lungenemphysem.

5-Alpha-Reduktase-Hemmer: s. Alopezie.

Alpha-Rezeptoren-Blocker: syn. Alpha-Blocker; alpha-selektive Sympatholytika (Antagonisten an Alpha-Adrenozeptoren); **Einteilung:** s. Tab.; **1.** selektive Alpha-Rezeptoren-Blocker: **a)** Doxazosin (z. B. Cardular®); **b)** Prazosin (z. B. Minipress®); **c)** Terazosin (z. B. Flotrin®, Heitrin®); **d)** Bunazosin (Andante®); **e)** Urapidil (Ebrantil®); **f)** Alfuzosin (z. B. Alfuzosin HEXAL®); **g)** Tamsulosin (Alna® Ocas®); **2.** nichtselektive Alpha-Rezeptoren-Blocker: Phenoxybenzamin (Dibenzyran®); **Wirkung:** Angriffspunkte sind Alpha-1- (postsynaptisch an glatter Muskulatur und Myokardzellen, second messenger ist Inositoltrisphosphat) und Alpha-2-Adrenozeptoren (präsynaptisch an den parasympathischen Nervenfaserenden, second messenger ist cAMP): **1.** selektive Alpha-Rezeptoren-Blocker (reversible Antagonisten an Alpha-1-Adrenozeptoren): Senkung des peripheren Widerstand mit arterieller und venöser Vasodilatation (Vor- und Nachlastsenkung); Regredienz der Linksherzhypertrophie bei arterieller Hypertonie (im Gegensatz zu Calcium-Antagonisten, Beta-Rezeptoren-Blocker); keine Reflextachykardie (im Gegensatz zu Alpha-2-Rezeptoren-Blocker); Urapidil moduliert zusätzlich zentral Kreislaufregulationszentren und vermindert dadurch den Sympathikotonus. **2.** nichtselektive Alpha-Rezeptoren-Blocker (irrreversible Antagonisten an Alpha-1- und Alpha-2-Adrenozeptoren): Senkung von systolischem und diastolischem Blutdruck sowie peripherem Widerstand; Steigerung von Herzminutenvolumen, Schlagvolumen und Herzfrequenz; reine arterielle Vasodilatation; **Pharmakokinetik:** **1.** Phenoxybenzamin: Wirkungseintritt nach intravenöser Gabe nach 1 Stunde, bei oraler Applikation nach mehreren Tagen; Bioverfügbarkeit in Tablettenform 25–30 %; **2.** Prazosin: Wirkungseintritt (Blutdrucksenkung) 1,5 Stunden nach Einnahme; optimaler antihypertensiver Effekt erst nach 4 Wochen; Demethylierung und Konjugation in der Leber, Ausscheidung der Metaboliten über die Nieren; Eliminationshalbwertzeit: 2,5 Stunden, bei Herzinsuffizienz 6 Stunden.

Indikation: **1.** selektive Alpha-Rezeptoren-Blocker: arterielle Hypertonie*, Doxazosin und Terazosin auch bei benigner Prostatahyperplasie, Alfuzosin und Tamsulosin nur bei benigner Prostatahyperplasie; Blasenentleerungsstörung; **2.** Pheno-

Alpha-Rezeptoren-Blocker
Wirkungsdauer und kardiovaskuläres Wirkungsprofil

Wirkstoff (Handelsname)	Halbwertzeit (Stunden)	Wirkungsdauer (Stunden)	Herzfrequenz	peripherer Widerstand
selektive Alpha-Rezeptoren-Blocker				
Bunazosin (Andante®)	11 - 20	6 - 10	kein Effekt	↓
Doxazosin (z. B. Diblocin®)	10 - 20	24	kein Effekt	↓
Prazosin (z. B. Minipress®)	2 - 4		(↑)	↓
Terazosin (z. B. Flotrin®)	8 - 14		(↑)	↓
Alfuzosin (z. B. Alfuzosin HEXAL®)	8		(↑)	↓
Tamsulosin (Alna® Ocas®);	15 - 19		(↑)	↓
Urapidil (Ebrantil®)[1]	3	8 - 10	↑	↓
nichtselektive Alpha-Rezeptoren-Blocker				
Phenoxybenzamin (Dibenzyran®)	24	> 48	↑	↓↓

[1] zusätzlich zentrale Stimulation von Alpha-2-Rezeptoren

xybenzamin: neurogene Blasenentleerungsstörung, Phäochromozytom*.

Kontraindikation: Kinder, Schwangerschaft und Stillzeit, **1.** selektive Alpha-Rezeptoren-Blocker: Herzinsuffizienz durch mechanische Funktionsbehinderung, Linksherzinsuffizienz mit niedrigem Füllungsdruck; **2.** nichtselektive Alpha-Rezeptoren-Blocker: koronare Herzkrankheit, Herzinfarkt, Herzinsuffizienz Stadium NYHA III–IV, zerebrovaskuläre Insuffizienz, Niereninsuffizienz.

Wechselwirkungen: Wirkungsverstärkung des blutdrucksenkenden Effekts durch andere Antihypertensiva, **1.** selektive Alpha-Rezeptoren-Blocker: starke Wirkungsverminderung durch Rifampicin; **2.** nichtselektive Alpha-Rezeptoren-Blocker: Phenoxybenzamin kann die blutdrucksteigernde Wirkung von Alpha-2-Sympathomimetika abschwächen. Phenoxybenzamin und Adrenalin können zu Hypotonie und Tachykardie führen.

UAW: **1.** selektive Alpha-Rezeptoren-Blocker: orthostatische Regulationsstörung (Syndrom der 1. Dosis 30–90 Minuten nach Einnahme kann durch einschleichende Dosierung verhindert werden), Schwindel, Benommenheit, Kopfschmerz, Schwäche, Palpitationen, Übelkeit, in Einzelfällen Tachykardie, Priapismus, Bauchschmerz; **2.** nichtselektive Alpha-Rezeptoren-Blocker: orthostatische Regulationsstörung, Reflextachykardie, Schwindel, Benommenheit, Übelkeit, Hyponatriämie, Miosis, Schwellung der Nasenschleimhaut, Ejakulationsblockade, Priapismus, in höherer Dosierung zentralnervöse UAW (Erbrechen, Hyperventilation, motorische Unruhe und zerebraler Krampfanfall).

Dosierung: einschleichend dosieren und zu Therapiebeginn überwachen (bei arterieller Hypertonie wegen Orthostasesyndrom), **1.** selektive Alpha-Rezeptoren-Blocker: **a)** Doxazosin (z. B. Cardular®): 1 × 4 mg/d p. o., ggf. nach 4 Wochen auf max. 1 × 8 mg/d erhöhen; **b)** Prazosin (z. B. Minipress®): initial 1 × 0,5 mg/d p. o. bzw. 1 × 1 mg/d Retardpräparat p. o. abends, ggf. langsam (in Mindestabständen von 7 Tagen) steigern, Erhaltungsdosis durchschnittlich 4 mg/d, max. Tagesdosis 20 mg in 2–3 Einzelgaben bzw. in einer Tagesgabe Retardpräparat; **c)** Terazosin (z. B. Flotrin®, Heitrin®): initial 1 × 1 mg/d p. o. abends, ggf. langsam (wöchentlich) steigern auf Erhaltungsdosis 2–5 mg/d, max. Tagesdosis 20 mg; **d)** Bunazosin (Andante®): 1 × 6 mg/d p. o. Erhaltungsdosis; **e)** Urapidil (Ebrantil®): initial 2 × 60 mg/d p. o. Retardpräparat, ggf. langsam erhöhen, Erhaltungstherapie 30–180 mg/d; Dosierung im hypertensiven Notfall s. Hypertonie, arterielle; **f)** Alfuzosin (z. B. Alfuzosin HEXAL®): 1 × 10 mg/d p. o.; **g)** Tamsulosin (Alna® Ocas®): 1 × 0,4 mg/d p. o.; **2.** nichtselektive Alpha-Rezeptoren-Blocker: Phenoxybenzamin (Dibenzyran®): initial 1 × 10 mg p. o., wöchentlich steigern auf max. 60 mg bei neurogener Blasenentleerungsstörung bzw. auf 100 mg/d bei Phäochromozytom in 2–3 Einzelgaben.

Hinweis: Aufgrund von Mutagenitäts- bzw. Kanzerogenitätshinweisen im Tierversuch muss eine Langzeitbehandlung mit Phenoxybenzamin sorgfältig abgewogen werden.

Autor: N. Lembert.

Alprostadil: körpereigenes, ubiquitär vorkommendes Prostaglandin* E1 (z. B. CAVERJECT®, Minprog®, Muse®, prostavasin®, Viridal®), das therapeutisch bei Durchblutungsstörungen eingesetzt wird und als Thrombozytenaggregations*-Hemmer wirkt. **Wirkungsmechanismus:** Vasodilatation, Hemmung der Blutplättchenaggregation, Verbesserung der Mikrozirkulation durch Hemmung der Proliferation glatter Gefäßmuskelzellen; **Pharmakokinetik:** schnelle Metabolisierung während der Lungenpassage (i. a. oder i. v. Applikation notwendig); Eliminationshalbwertzeit 5–10 Minuten; die kurze Wirkungsdauer begrenzt den Effekt auf den Ischämiebezirk und macht die zusätzliche Applikation von Antibiotika möglich, sofern eine infizierte Nekrose der ischämischen Extremität besteht.

Indikation: Periphere arterielle Verschlusskrankheit* (Stadium III, IV); erektile Dysfunktion; kongestive Herzvitien zur präoperativen Offenhaltung des Ductus arteriosus Botalli bei Neugeborenen.

Kontraindikation: Herzinsuffizienz, koronare Herzkrankheit, Herzrhythmusstörungen, innerhalb 6 Monate nach Herzinfarkt, Asthma bronchiale, Lungenödem, Gerinnungsstörungen, Atemnotsyndrom des Neugeborenen.

Wechselwirkungen: Wirkungsverstärkung bei Antihypertensiva, Antikoagulanzien, Vasodilatanzien, Koronardilatanzien und Thrombozytenaggregations-Hemmern.

UAW: Ödeme, Arthritisaktivierung in perfundierter Extremität, in hohen Dosen Hypotonie (auch nach i. v. Injektion), Lungenödem, Angina pectoris, Tachykardie, lokale Reizung am Infusionsort, Schweißausbruch, Schüttelfrost, allergische Reaktion.

Dosierung: **1.** arterielle Verschlusskrankheit: täglich 1–2 ng/kg KG/min i. a. für 2 × 30 Minuten in physiologischer Kochsalzlösung bzw. über Arterienverweilkatheter 0,1–0,6 ng/kg KG/min für 12 Stunden, jeweils über Wochen; **2.** erektile Dysfunktion: 2–80 μg intrakavernös, 125–1000 mg topisch als Gel (in Deutschland nicht zugelassen); **3.** Neugeborenes mit angeborenem Herzfehler: 50–100 ng/kg KG/min (i. v. Infusion).

Hinweis: **1.** Anwendung als Vasodilatanz möglichst in angiologischen Spezialeinrichtungen; **2.** Anwendung bei erektiler Dysfunktion häufig schmerzhaft; **3.** bei koronarer Herzkrankheit, Herz- und Niereninsuffizienz Infusionsvolumen von 100 ml/d nicht überschreiten.

Autor: N. Lembert.

Alptraum: s. Parasomnie.

ALS: s. Lateralsklerose, amyotrophische.

ALTE: s. Tod, plötzlicher im Kindesalter.

Altersdiabetes: s. Diabetes mellitus Typ 2.
Altershydrozephalus: s. Hydrozephalus.
Altersstar: s. Katarakt.
Alveolitis, exogen-allergische: allergische Reaktion des Lungenparenchyms vom Typ III und IV der Allergie auf die Inhalation von alveolengängigen organischen Staubpartikeln (insbes. Pilzsporen und tierische Proteine).

Behandlungsindikation: besteht mit der Diagnosestellung, insbes. bei akuter Symptomatik (Dyspnoe, Husten, Fieber, Gelenkschmerzen) sowie fortschreitender Restriktion bzw. Diffusionsstörung.

Pharmakotherapie: bei schweren Symptomen zusätzlich zur Allergenkarenz zur Suppression der entzündlichen Überempfindlichkeitsreaktion; **1.** Glukokortikoide: Prednison (z. B. Decortin®), 50 mg/d p. o. für 1–2 Wochen, je nach klinischem Erfolg rasch ausschleichen, in den meisten Fällen ist eine Gesamtdauer von 6–8 Wochen ausreichend, eine Erhaltungstherapie ist in der Regel nicht notwendig; **2.** alternativ im absoluten Ausnahmefall (z. B. bei unerwünschten oder nicht tolerablen Arzneimittelwirkungen oder schlechtem Ansprechen) Kombination von Azathioprin (z. B. Imurek®, 1–3 mg/kg KG/d) und Prednison (z. B. 10 mg/d) p. o.

Sonstige Maßnahmen: **1.** Wirksamste und kausale therapeutische Maßnahme ist die sofortige Allergenkarenz. **2.** regelmäßige Kontrollen des Krankheitsverlaufs unter Einschluss von Lungenfunktionstests; im 1. Halbjahr in monatlichen Abständen, später alle 3–6 Monate; **3.** Einsatz von Atemschutzmasken mit bes. Filtersystemen bei unvollständiger Allergenkarenz (z. B. aus beruflichen Gründen); **4.** Meldung beim Träger der gesetzlichen Unfallversicherung, da eine Berufskrankheit (4201) vorliegen könnte.

Arbeitsunfähigkeit: für die Dauer der akuten Symptomatik; bei Allergenexposition am Arbeitsplatz ist die Erfordernis eines Arbeitsplatzwechsels abzuklären.

Selbsthilfe: **1.** Deutscher Allergie- und Asthmabund e.V. (DAAB), Fliethstr. 114, 41061 Mönchengladbach, Tel. 02161 814940, Fax 02161 8149430; E-Mail: info@daab.de, Homepage: http://www.daab.de; **2.** Allergiker Selbsthilfe e. V., Hermann-Löns-Weg 11 a, 65779 Kelkheim, Tel. und Fax 06195 910674; E-Mail: allergiker-selbsthilfe@t-online.de; **3.** Allergieverein in Europa e. V., AVE-Büro Fulda c/o Institut für Umwelt und Gesundheit (IUG), Petersgasse 27, 36037 Fulda, Tel. 0661 71003, Fax 0661 71019; E-Mail: UMWELTBERATUNG.Fulda@t-online.de, Homepage: http://www.allergieverein-europa.de.

Literatur: Müller-Quernheim, J: Interstitielle Lungenerkrankungen. Stuttgart: Thieme, 2003.

Autoren: G. H. Wiest, N. Konietzko.

Alzheimer-Krankheit: syn. senile oder präsenile Demenz vom Alzheimer Typ (Abk. DAT); primär degenerative Demenz mit frontotemporal und parietookzipital betonter Hirnatrophie; **Häufigkeit:** 50–60 % aller Demenzen; Häufigkeit mit dem Alter zunehmend (10–20 % der Personen >80 Jahre); **Pathophysiologie:** Störung des Amyloid-Stoffwechsels mit extrazellulärer Ablagerung von β-Amyloid ($A\beta_{1-42}$) in der Großhirnrinde in sog. Amyloidplaques; neuritische Degeneration von Axonen und Untergang von Neuronen (Nervenzellen) mit intrazellulären Neurofibrillenbündeln (Tau-Protein-Ablagerungen); Verarmung an Acetylcholin und anderen Neurotransmittern; **Klinik:** Beeinträchtigung von Kurz- und Langzeitgedächtnis, gestörtes Abstraktions- und Urteilsvermögen, räumlich-konstruktive Störungen, Aphasie, Agnosie, Apraxie, Persönlichkeitsveränderungen (zunächst noch gut erhaltene Fassade, fehlende Selbsterkenntnis); im Verlauf oft Depression, Reizbarkeit, Aggressivität, Halluzinationen, Desorientiertheit und psychomotorische Unruhe mit zielloser Überaktivität; Schweregradeinteilung (leicht – mittel – schwer) nach den verbleibenden Möglichkeiten selbständiger Lebensführung. **Prognose:** Die Lebenserwartung ist verkürzt, ab Krankheitsbeginn ca. 7–12 Jahre.

Behandlungsindikation: symptomorientierte Therapie nach Ausschluss einer behandelbaren anderen Ursache der Demenz (Hormon-, Vitamin-, Elektrolytstörung, Normaldruckhydrozephalus, Vaskulitis; vaskuläre Enzephalopathie, Tumor; Arzneimittel, die die Hirnfunktion beeinflussen, z. B. Benzodiazepine, anticholinerg wirkende Psychopharmaka).

Pharmakotherapie: **I.** bei kognitiven Störungen: **1.** Cholinesterase-Hemmer zur Verzögerung der Symptomprogression im leichten bis mittelschweren Stadium: **a)** Donepezil (Aricept®), 5–10 mg/d p. o.; **b)** Rivastigmin (Exelon®), 6–12 mg/d p. o.; **c)** Galantamin (Reminyl®), initial 2 × 4 mg/d, p. o., langsam steigern auf max. 2 × 12 mg/d p. o.; cave: bei allen Cholinesterase-Hemmern zu Beginn Übelkeit, Erbrechen, Gewichtsverlust und Verwirrheit möglich; **2.** NMDA-Rezeptor-Antagonisten: z. B. Memantin (Axura®, Ebixa®), 20–30 mg/d p. o., einschleichend ab 10 mg/d; **3.** Antioxidanzien (Vitamin E und Selegilin; Studienlage zur Wirksamkeit nicht eindeutig; möglicherweise vereinzelt günstige Effekte; cave: für Ginkgo biloba, Piracetam und Nimodipin Wirksamkeitsnachweis unzureichend): **a)** Vitamin E (Tocopherol), 2000 IE/d p. o.; **b)** Ginkgo biloba (Kaveri®, Tebonin®), 120–240 mg/d p. o.; **c)** Piracetam (z. B. Nootrop®, Normabraïn®), 1200–9600 mg/d p. o. oder i. v., einschleichend ab 1200 mg/d; **d)** Nimodipin (z. B. Nimotop®), 90 mg/d p. o.; **II.** bei nicht kognitiven Störungen: **1.** bei psychomotorischer Unruhe (im Verlauf oft Angst, Aggressivität, ziellose Überaktivität und Halluzinationen): antidementielle Basistherapie (1. Wahl); cave: Psychopharmaka mit UAW (Stürze, Ataxie); bei Aggressivität und Gefährdung: **a)** Neuroleptika vorsichtig und kurzzeitig: Melperon (z. B. Eunerpan®), 25–150 mg/d

p. o.; Pipamperon (z. B. Dipiperon®), 40–360 mg/d p. o.; **b)** Versuch mit Carbamazepin (z. B. Tegretal®, Timonil®, Sirtal®) p. o., initial 100 mg retard zur Nacht, alle 3–5 Tage in Schritten von 100 mg, cave Ataxie; Kontrolle von Blutbild, Leberwerten und Natrium im Serum; **2.** bei Depression: antidepressive Monotherapie; **a)** SSRI: Citalopram (Citalopram AWD®) 10 mg (10–40 mg/d) p. o.; **b)** MAO-Hemmer Moclobemid (z. B. Aurorix®), 300–600 mg/d p. o., initial 2 × 150 mg/d; **c)** Paroxetin (z. B. Seroxat®, Tagonis®), 10–40 mg/d p. o.; **d)** bei erwünschter Sedierung: Mianserin (z. B. Tolvin®), 30–90 mg/d p. o., initial 30 mg/d; Trazodon (z. B. Thombran®), 100–400 mg/d p. o., initial 100 mg/d, wöchentliche Erhöhung der Tagesdosis. Die klassischen tricyclischen Antidepressiva zeigen zwar auch bei der Alzheimer-Krankheit gute antidepressive Erfolge, werden aber wegen der anticholinergen Effekte mit Verstärkung kognitiver Defizite nicht als Mittel der 1. Wahl eingesetzt.

Psychotherapie: aufbauend auf erhaltenen Fähigkeiten im eigenen Lebensbereich und unter Einbeziehung der Angehörigen; Gedächtnistraining*, unspezifische kognitive Aktivierung (soziale und kommunikative Anregung), Training von Alltagsfunktionen, Nutzung externer Gedächtnisspeicher (Notizbücher u. a.), Realitätsorientierung, Stärkung des Selbstwertgefühls durch Erinnerungstherapie (Altgedächtnis), Selbsterhaltungstherapie.

Sonstige Maßnahmen: **1.** Ergotherapie, Logopädie, Physiotherapie auf neurophysiologischer Basis; **2.** bei erhaltener Geschäftsfähigkeit frühzeitig Altersvorsorgevollmacht (Wunsch der Betroffenen bezüglich der Regelung ihrer Angelegenheiten im Fall krankheitsbedingter Einschränkung) schriftlich festhalten. Das zuständige Amtsgericht kann eine Betreuung für Bereiche einrichten, die krankheitsbedingt von dem Patienten nicht mehr geregelt werden können (z. B. Gesundheitsfürsorge, Aufenthaltsbestimmung, Wohnungs- oder Vermögensangelegenheiten). **3.** geschlossene Unterbringung bei Eigen- oder Fremdgefährdung.

Eigenbehandlung: Integration der Angehörigen in professionelle Therapiekonzepte (80 % der Patienten werden zu Hause betreut).

Neuentwicklung: **1.** Ansätze aus der aktuellen Forschung zur Pharmakotherapie bei kognitiver Störung: **a)** Aβ-Synthese-Hemmung (Sekretasen-Hemmer); **b)** aktive Impfung gegen Aβ; **2.** computergestütztes individualisiertes Gedächtnistraining; **3.** Östrogentherapie bei Frauen.

Selbsthilfe: **1.** Deutsche Alzheimer Gesellschaft e. V., Friedrichstr. 236, 10969 Berlin, Tel. 030 25937950, Fax 030 259379529, Alzheimer-Telefon für Angehörige, Betroffene und alle Rat Suchenden (bundesweite Rufnummer) Tel. 01803 171017; E-Mail: info@deutsche-alzheimer.de, Homepage: http://www.deutsche-alzheimer.de; **2.** Alzheimer-Gesellschaft München e. V., Josephsburgstr. 92, 81673 München, Tel. 089 475185, Fax 089 4702979; E-Mail: info@agm-online.de, Homepage: http://www.agm-online.de.

Literatur: **1.** Danek, A. et al.: Demenz. In: Brandt, T.; Dichgans, J.; Diener, H. C.: Therapie und Verlauf neurologischer Krankheiten. 5. Aufl. Stuttgart: Kohlhammer, 2007; **2.** Birks, J.: Cholinesterase inhibitors for Alzheimer's disease. Cochrane Database Syst Rev: CD005593 (2006); **3.** Gaulthier, S.; Wirth, Y.; Möbius, H. J.: Effects of memantine on behavioural symptoms in Alzheimer's disease patients: an analysis of the Neuropsychiatric Inventory (NPI) data of two randomised, controlled studies. Int J Geriatr Psychiatry 20: 459–464 (2005); **4.** Fuchsberger, T.; Moller, H. J.; Hampel, H.: Aktuelle Therapiekonzepte bei Demenzen. MMW Fortschr Med 145 (Suppl 2): 49–52 (2003).

Autoren: M. Gerwig, H. C. Diener.

Amenorrhö: Fehlen oder Ausbleiben der Regelblutung; **Formen:** **1.** primäre Amenorrhö: liegt vor, wenn nach Abschluss des 16. Lebensjahres noch keine Regelblutung eingetreten ist; meist organische Ursachen; **2.** sekundäre Amenorrhö: ausbleibende Menstruation über 3 Monate bei ursprünglich regelmäßigem Zyklus und Ausschluss einer Schwangerschaft; vorwiegend funktionelle Störungen; **3.** physiologische Amenorrhö vor der Menarche, während der Schwangerschaft und Laktation sowie nach der Menopause; **Ursache:** **1.** anatomische Fehlbildungen bzw. Differenzierungsstörungen (z. B. Asherman-Fritsch-Syndrom); **2.** hypergonadotrope Ovarialinsuffizienz bei Gonadendysgenesie (z. B. Turner-Syndrom, Swyer-Syndrom, XX-Gonadendysgenesie), Gonadenagenesie, Resistant-ovary-Syndrom, vorzeitiger primärer Ovarialinsuffizienz (Autoimmunerkrankungen od. Chemotherapie), Anomalien im Bereich der FSH-Rezeptoren und gonadaler Intersexualität (testikuläre Feminisierung, testikulärer und testikulär-ovarieller Hermaphroditismus); **3.** chronische Anovulation bei Störungen im Hypothalamus-Hypophysen-System oder im peripheren Steroidmetabolismus mit erniedrigten, normalen oder inadäquat ansteigenden Gonadotropinwerten: hypothalamische oder hypophysäre chronische Anovulation, chronische Anovulation aufgrund eines inadäquaten Feedbacks (orale Kontrazeptiva, überschießende extraglanduläre Östrogenproduktion, Androgenüberschuss wie beim PCO-Syndrom, androgen- oder östrogenproduzierende Tumoren), endokrine oder metabolische Dysfunktion (Cushing*-Syndrom, Schilddrüsenfunktionsstörung, Hyperprolaktinämie* bei Prolaktinom, Mangelernährung, Diabetes mellitus).

Behandlungsindikation: Jede Amenorrhö sollte frühzeitig und entspr. der Grunderkrankung pharmakologisch oder chirurgisch behandelt werden, um Folgeerscheinungen (z. B. abnehmende Knochendichte inf. Östrogenmangels) zu verhindern. Bei Kinderwunsch ist das Ziel der Therapie, die ovulatorische Zyklusfunktion wiederherzustellen.

Pharmakotherapie: **I.** nach Ausschluss von Tumoren, metabolischer Dysfunktion oder Hyperprolaktinämie Hormonersatztherapie entsprechend dem Gestagentest: **1.** negativer Gestagentest (Östrogenmangel): **a)** orale Substitution mit Sequenzpräparaten (z. B. Cyclo-Progynova®, Klimonorm®) über 21 Tage und Pause von 7 Tagen (vgl. Kontrazeption, hormonale); **b)** bei langjähriger Behandlung durchgehende Medikation über 28 Tage (z. B. Trisequens®, Trisequens® forte); **c)** alternativ freie Kombination von Östrogen- und Gestagenkomponente: Estradiolvalerat (z. B. Estradiol 2 mg JENAPHARM®, Progynova® 21), 2 mg/d p. o., und während der letzten 12 Tage zusätzlich Chlormadinonacetat (z. B. Chlormadinon 2 mg JENAPHARM®, Gestafortin®), 2 mg/d p. o.; **2.** positiver Gestagentest (ausreichende endogene Östrogenproduktion; Estradiol >50 pg/ml): **a)** ohne Kinderwunsch: zyklische Gestagengabe vom 16.–25. Zyklustag mit Chlormadinonacetat, 2 mg/d p. o., Medroxyprogesteronacetat (z. B. Clinofem®), 5 mg/d p. o., oder Norethisteronacetat (z. B. Primolut®-Nor-5), 5 mg/d p. o.; **b)** bei Kinderwunsch: Ovulationsauslösung durch Clomifen (z. B. ClomHEXAL®, Clomifen-ratiopharm®), 50 mg/d p. o. am 5.–9. Zyklustag, evtl. Gonadotropine; bei hypogonadotroper Amenorrhö GnRH pulsatil; **II.** bei uteriner Amenorrhö vor operativer Therapie evtl. hochdosierte parenterale Hormonbehandlung über mehrere Wochen mit Estradiol-17-valerat (z. B. Progynova® 21), 4 mg/d p. o. über 8 Wochen, Dosissteigerung alle 2 Wochen um jeweils 4 mg, zusätzlich in der letzten Woche ein Gestagen (z. B. Chlormadinonacetat, 4 mg/d p. o.), oder Norethisteronacetat (z. B. Primolut®-Nor-10), 10 mg/d p. o.; **III.** bei Hyperprolaktinämie Dopamin-Agonisten, z. B. Bromocriptin (z. B. Pravidel®), 2,5–5 mg/d p. o., Metergolin (Liserdol®), 1–3 × 4 mg/d p. o., oder Cabergolin (z. B. Dostinex®), 1–9 × 0,5 mg/Woche p. o.; Auslassversuch nach 2-jähriger erfolgreicher Therapie.

Operative Therapie: **1.** evtl. neurochirurgische Entfernung von Tumoren (Kraniopharyngeom, Gliom) oder Fehlbildungen im Bereich von Ventrikelsystem, Hypothalamus und Hypophyse; **2.** evtl. chirurgische Entfernung von Ovarialtumoren, die durch Verdrängung oder Zerstörung von Ovarialgewebe zu Amenorrhö führen können; **3.** bei primärer uteriner Amenorrhö durch Uterus- bzw. Vaginalaplasie oder Fehlbildung kann bei Fehlen der Vagina chirurgisch eine Neovagina geschaffen werden, wenn dies von der Patientin gewünscht wird; **4.** bei sekundärer uteriner Amenorrhö durch Asherman-Fritsch-Syndrom (Verklebung der Gebärmutterhöhle nach forcierter Kürettage) operative Dilatation der Gebärmutterhöhle und hysteroskopische Durchtrennung von Synechien; hochdosierte prä- und postoperative Östrogenbehandlung, um Wachstum verbliebener Schleimhautinseln zu fördern; **5.** bei bestimmten Gonadendysgenesien (testikuläre Feminisierung, Swyer-Syndrom) Entfernung des Restovars, um die mögliche Entstehung eines Dysgerminoms oder Gonadoblastoms zu verhindern; **6.** bei Hymenalatresie Inzision.

Psychotherapie: Eine hypothalamische Amenorrhö kann durch extreme persönliche, familiäre, soziale, berufliche oder körperliche Belastungen, schwere Allgemeinerkrankungen oder belastende Umweltfaktoren bedingt sein. Besondere Formen der funktionell-hypothalamischen Amenorrhö treten bei Anorexia* nervosa, Leistungssport und extremem Gewichtsverlust auf. Psychotherapeutische Hilfe ist oft angezeigt.

Eigenbehandlung: **1.** Stressreduktion bei Überlastung; **2.** Gewichtszunahme bei Untergewicht (Body-mass-Index <18).

Hinweis: **1.** keine Verabreichung von den Prolaktinspiegel erhöhenden Arzneimitteln (z. B. Neuroleptika); **2.** Prolaktinbestimmung immer vor einer Palpation der Mamma, um falsch hohe Werte zu vermeiden; **3.** bei vorliegender Risikoerkrankung (Thromboembolie, Malignom oder Leberfunktionsstörung) strenge Indikation zur Hormontherapie* im Klimakterium; ggf. auf Behandlung der Amenorrhö verzichten.

Selbsthilfe: **1.** Der Dachverband der Frauengesundheitszentren in Deutschland e. V., Goetheallee 9, 37073 Göttingen, Tel. und Fax 0551 487025; E-Mail: dv-frauengesundheitszentren@gmx.de, Homepage: http://www.fen-net.de/fgz/eingang.htm; **2.** Pro Familia, Deutsche Gesellschaft für Familienplanung, Sexualpädagogik und Sexualberatung e. V., Bundesverband, Stresemannallee 3, 60596 Frankfurt, Tel. 069 639002, Fax 069 639852; E-Mail: info@profamilia.de, Homepage: http://www.profamilia.de.

Literatur: **1.** Davis, J. R.: Prolactin and reproductive medicine. Curr Opin Obstet Gynecol 16 (4): 331–337 (2004); **2.** Alves, S. T.: Gonadotropin levels in Turner's syndrome: correlation with breast development and hormone replacement therapy. Gynecol Endocrinol 17 (4): 295–301 (2003).

Autoren: A. Mempel, H. P. G. Schneider.

Amfepramon: s. Appetitzügler.

AMG: s. Phytotherapie.

Amikacin: s. Aminoglykosid-Antibiotika.

Amilorid: s. Diuretika, Kalium sparende.

Aminkolpitis: s. Kolpitis.

Aminoglykosid-Antibiotika: Gruppe von Antibiotika, die aus einem zyklischen Aminoalkohol (meist Streptamin) und mind. 2 glykosidisch gebundenen Aminozuckern bestehen; **Einteilung:** entsprechend der Struktur; **1.** Streptomycin (z. B. Streptomycin); **2.** Neomycin-Gruppe: Paromomycin (z. B. Humatin®); **3.** Kanamycin-Gentamicin-Gruppe: Kanamycin (z. B. Kanamytrex®), Gentamicin (z. B. Refobacin®), Tobramycin (z. B. Gernebcin®), Netilmicin (Certomycin®), Amikacin

(Amikacin Fresenius). **Wirkungsmechanismus:** selektive Hemmung der bakteriellen Proteinbiosynthese an den Ribosomen sowohl in Ruhe- und in Proliferationsphase (primär bakterizider Wirkungstyp; s. Antibiotika). **Pharmakokinetik:** Nach oraler Gabe kaum Resorption (nur lokal wirksam), daher nur parenterale Applikation (i. v., i. m.); Proteinbindung 5 %; hohe Konzentrationen in Urin, Niere, Synovia, Innenohr (Toxizität); Liquorgängigkeit bei intakten Meningen gering (<20 %), bei Meningitis bis zu 50 %; ausgeprägte, schnell einsetzende Bakterizidie mit konzentrationsabhängiger Kinetik; Zielkonzentration in Serum und Gewebe: $>5 \times MHK_{90}$ des Erregers (MHK, Abk. für minimale Hemmkonzentration); Elimination 80–95 % renal (glomeruläre Filtration); HWZ 2–3 Stunden (bei Niereninsuffizienz bis zu 100 Stunden).

Indikation: kalkulierte und gezielte Therapie schwerer (nosokomialer) Infektionen durch gramnegative Bakterien (Sepsis, Pyelonephritis, Peritonitis, Endokarditis, Pneumonie, Meningitis, Osteomyelitis), Fieber bei Neutropenie und Pseudomonas-Infektion bei zystischer Fibrose*; dabei sollten Aminoglykosid-Antibiotika stets mit synergistisch wirkenden Betalaktam-Antibiotika (z. B. Penicilline*, Cephalosporine*) oder Chinolonen* kombiniert werden. **1.** Streptomycin: inf. schneller Resistenzentwicklung heute nur noch bei der Therapie von Tuberkulose* (in Kombination mit Isoniazid und Pyrazinamid) und zur Therapie von Tularämie angewendet; **2.** Neomycin-Gruppe: lokale Anwendung bei Haut-, Schleimhaut- und Augeninfektionen, zur selektiven Darmdekontamination vor abdominalen Operationen sowie bei Leberzirrhose zur Senkung der bakteriellen Ammoniakbildung im Darm; Paromomycin außerdem bei Amöbiasis; **3.** Kanamycin-Gentamicin-Gruppe: Kanamycin lokal am Auge; Gentamicin, Tobramycin, Netilmicin, Amikacin zur Therapie akut lebensbedrohlicher Infektionen (Sepsis, Endokarditis, Peritonitis u. a.) mit gramnegativen Bakterien, insbes. mit Pseudomonas aeruginosa (immer in Kombination mit einem zweiten, synergistisch wirksamen Antibiotikum) und von komplizierten Harnweginfektionen durch sonst resistente Keime; Gentamicin zur Lokaltherapie von Augen- und Hautinfektionen sowie in speziellen galenischen Zubereitungen (z. B. Gentamicin-PMMA-Kugeln, gentamicinhaltiger Knochenzement für Endoprothesen) auch bei Knochen- und Weichteilinfektion; Tobramycin und Amikacin insbes. bei schwerer Infektion mit gentamicinresistenten, gramnegativen Erregern (Pseudomonas aeruginosa, Serratia marcescens, Proteus-Arten). **Wirkungsspektrum:** grampositive Kokken (Gentamicin und Netilmicin am stärksten gegen Staphylokokken), gramnegative Stäbchen (Proteus vulgaris, E. coli, Klebsiellen und andere Enterobakterien, Tobramycin und Amikacin am stärksten gegen Pseudomonas aeruginosa); Resistenzentwicklung durch plasmidkodierte inaktivierende Enzyme (Acetylasen, Adenyltransferasen, Phosphotransferasen) oder durch Chromosomenmutation; unwirksam gegen Anaerobier sowie als Monotherapie gegen Strepto-, Entero- und Pneumokokken.

Kontraindikation: **1.** Schwangerschaft (außer bei vitaler Indikation); **2.** bekannte Cochlearis- und Vestibularisschäden; **3.** Myasthenia gravis, Parkinson-Syndrom und andere Störung der neuromuskulären Transmission, z. B. Kombination mit Muskelrelaxanzien; **4.** Allergie gegen Aminoglykosid-Antibiotika; **5.** terminale Niereninsuffizienz.

Wechselwirkungen: **1.** in Infusionsgemischen mit Penicillinen Inaktivierung, daher grundsätzlich getrennte Applikation; **2.** durch Schleifendiuretika (z. B. Furosemid, Etacrynsäure) Verstärkung der Toxizität; **3.** bei Kombination mit einigen älteren Cephalosporinen, Amphotericin B, Vancomycin oder Cisplatin Nephropathie bzw. Verstärkung der nephrotoxischen Wirkung; **4.** durch Succinylcholin, Pancuronium und Halothan verstärkte neuromuskuläre Blockade. **5.** Als Antidot bei neuromuskulärer Blockade wirkt Gabe von Calciumglukonat und Neostigmin (s. Parasympathomimetika).

UAW: **1.** Vestibularis- und Akustikusschädigung (Schwindel, Tinnitus, Hörverlust), häufig irreversibel, bes. bei eingeschränkter Nierenfunktion, höherer Dosierung und längerer Behandlungsdauer (>7–10 Tage); **2.** Nephrotoxizität durch Tubulusschädigung (meist reversibel); **3.** allergische Reaktion, bes. bei lokaler Anwendung; **4.** evtl. neuromuskuläre Blockade mit Atemstillstand bei rascher i. v. Gabe hoher Dosen, bes. bei gleichzeitiger Anwendung von Muskelrelaxanzien und Anästhetika.

Toxizität: Aminoglykosid-Antibiotika haben eine geringe therapeutische Breite. Aufgrund des dosisabhängigen toxischen Potentials sind insbes. bei Neugeborenen, Patienten mit eingeschränkter Nierenfunktion oder hochdosierter bzw. langdauernder Therapie Bestimmungen der Plasmakonzentrationen unerlässlich (s. Drugmonitoring, therapeutisches); Gefahr der Nephro- und Ototoxizität steigt proportional zur Gesamtdosis und zur Plasmakonzentration am Ende des Dosierungsintervalls (sog. Talspiegel: Gentamicin <1–2 mg/l, Tobramycin <1 mg/l, Netilmicin <1 mg/l, Amikacin <1–2 mg/l); Hörfunktion und Kreatinin-Clearance sollten regelmäßig überprüft werden; 1-mal tägliche Applikation der Gesamttagesdosis vermindert das Toxizitätsrisiko.

Dosierung: s. Tab. 1; aufgrund eines ausgeprägten postantibiotischen Effekts (anhaltende Wirkung auch nach Abfall der Konzentration unter die MHK) ist 1-mal tägliche Applikation der Gesamttagesdosis als Kurzinfusion zu bevorzugen, v. a. bei Kombinationstherapie mit Betalaktam-Antibiotika (möglichst hohe Spitzenspiegel, gerin-

A

Aminoglykosid-Antibiotika Tab. 1
Dosierungsempfehlungen

Aminoglykosid	durchschnittliche Tagesdosis			therapeutischer Zielbereich der Plasmakonzentration[1] Talspiegel	Spitzenspiegel
Streptomycin (z. B. Streptomycin)		15–20	mg/kg KG/d i. m.	<5 mg/l	20–50 mg/l
Kanamycin Augentropfen, -salbe (z. B. Kanamytrex®)		3	mg alle 2–3 Stunden		
Gentamicin (z. B. Refobacin®)	2–3 ×	1– 1,5	mg/kg KG i. m., i. v.[2]	<1–2 mg/l	15–20 mg/l
Tobramycin (z. B. Gernebcin®)	3 ×	1	mg/kg KG i. m.[2]	<1 mg/l	15–20 mg/l
	oder				
	4 ×	1	mg/kg KG i. v.[2]		
Netilmicin (Certomycin®)	2 ×	1– 1,5	mg/kg KG i. m.[2]	<1 mg/l	>20 mg/l
Amikacin (Amikacin Fresenius)	2 ×	7,5	mg/kg KG i. v. alle 12 Stunden[2]	<8 mg/l	20–25 mg/l
	oder				
	3 ×	5	mg/kg KG i. v. alle 8 Stunden[2]		

[1] bei normaler Nierenfunktion und Einmaldosierung pro Tag
[2] oder (zu bevorzugen) 1-mal täglich Gesamttagesdosis als Kurzinfusion

Aminoglykosid-Antibiotika Tab. 2
Beispiele für Dosierung bei Niereninsuffizienz

Aminoglykosid	Dosierung bei GFR 15–40 ml/min	Dosierung bei GFR <15 ml/min	Elimination bei Hämodialyse[1]	CAPD[1]
Gentamicin, Tobramycin	1,5 mg/kg KG/24 h	0,8 mg/kg KG/24 h	50 %	20 %
Netilmicin	2 mg/kg KG/24 h	1 mg/kg KG/24 h	50 %	20 %

CAPD: kontinuierliche ambulante Peritonealdialyse
[1] Es muss eine der Eliminationsrate entsprechende zusätzliche Dosis gegeben werden.

gere Toxizität, bessere klinische Erfolge); i. d. R. (außer bei Endokarditis) als Kurzzeittherapie (3–5 Tage); Dosierungsanpassung bei Niereninsuffizienz (sonst Kumulation mit erhöhter Gefahr toxischer UAW): s. Tab. 2.

Hinweis: verminderte Aktivität im sauren pH-Bereich und im anaeroben Milieu (Eiter, Abszess).

Autoren: G. Haase, B. Drewelow.

5-Aminosalicylate: syn. Salazine; Bezeichnung für 5-Aminosalicylsäure (Abk. 5-ASA) und seine Derivate; **Vertreter: 1.** Mesalazin (z. B. Claversal®): 5-ASA; **2.** Sulfasalazin (Salazosulfapyridin, Abk. SASP; z. B. Azulfidine®): Verbindung aus 5-ASA und dem Sulfonamid Sulfapyridin; **3.** Olsalazin (Dipentum®): Verbindung aus 2 Molekülen 5-ASA; **Pharmakokinetik: 1.** Mesalazin wird nur z. T. resorbiert nach p. o. (magensaftresistenter) Applikation im Dünndarm. Der Metabolismus (u. a. Acetylierung) erfolgt systemisch (Leber) und präsystemisch (intestinal), die Eliminierung renal und fäkal. **2.** Sulfasalazin wird bei p. o. (magensaftresistenter) Applikation nur zu einem geringen Anteil unverändert im Dünndarm resorbiert. Der resorbierte Anteil unterliegt zum größten Teil dem enterohepatischen Kreislauf. Der Hauptteil der Sulfasalazindosis gelangt unverändert in den Dickdarm und wird dort durch Bakterien präsystemisch metabolisiert (gespalten in seine Bestandteile Sulfapyridin und 5-ASA). Sulfapyridin wird resorbiert, metabolisiert (u. a. von Acetylierer-Phänotyp abhängige hepatische Acetylierung) und renal eliminiert; 5-ASA wird v. a. fäkal eliminiert und nur z. T. resorbiert, metabolisiert und renal eliminiert. **3.** Olsalazin wird durch Dickdarmbakterien in seine Bestandteile gespalten. **Wirkungsmechanismus:** nicht voll-

A

ständig geklärt; antiinflammatorische Wirkung vermutlich v. a. über 5-ASA durch Beeinflussung des Arachidonstoffwechsels, Hemmung der Leukotrienbiosynthese (insbesondere Leukotrien B_4), Hemmung der Zytokinexpression (Interleukin-1, -2, -6) mit Inhibierung der Chemotaxis von Makrophagen und Neutrophilen durch Hemmung des Transkriptionsfaktors NF-κB sowie als Radikalfänger reaktiver Sauerstoffverbindungen; Stimulierung von PPAR-γ (Abk. für Peroxisomen-Proliferator-aktivierter-Rezeptor-gamma).

Indikation: Zulassung besteht für: **1.** chronisch-entzündliche Darmerkrankungen (Abk. CED): Colitis* ulcerosa (Mesalazin, Sulfasalazin, Olsalazin), Enteritis* regionalis Crohn (Mesalazin p. o., Sulfasalazin p. o.). In aktuellen Leitlinien wird die Anwendung von 5-Aminosalicylaten jedoch nur bei Colitis ulcerosa empfohlen (Ausnahme: Mesalazin 3–4 g/d p. o. bis zu 3 Jahre zur postoperativen Remissionserhaltung bei Enteritis regionalis Crohn ist effektiver als Placebo). **2.** Sulfasalazin zusätzlich: CED-assoziierte Arthropathie, chronische Polyarthritis (s. Arthritis, rheumatoide).

Kontraindikation: Überempfindlichkeit; schwere Leber- oder Niereninsuffizienz; gastroduodenales Ulkus; hämorrhagische Diathese; strenge Indikationsstellung: Kinder <2 Jahre, Schwangerschaft, Stillzeit, Patienten mit Asthma* bronchiale (Sulfasalazin); Sulfasalazin zusätzlich: akute intermittierende Porphyrie, Ileus*, Glukose-6-Phosphatdehydrogenase-Mangel, Erkrankung der Blut bildenden Organe.

Wechselwirkungen: u. a. Potenzierung der Wirkung von Methotrexat, Sulfonylharnstoffen* (Blutzucker), Glukokortikoide (Magen), Cumarinderivat (Hämorrhagie); Sulfasalazin zusätzlich: verminderte Resorption von Digoxin (daher Einnahmeintervall von 2–3 Stunden empfohlen) und Folsäure.

UAW: **1.** 5-ASA: Diarrhö, Kopfschmerz, Schwindel, Transaminasenanstieg, Methämoglobinämie; **2.** Sulfapyridin: gastrointestinale Symptome (häufig), Müdigkeit, Exanthem, Kopfschmerz, reversible Oligospermie, Sulfonamidfieber (selten), allergische Reaktion, Photosensibilität, Folsäuremangel, reversible Infertilität (dosisabhängige Minderung der Spermienzahl und -motilität).

Dosierung: einschleichend dosieren; **1.** Mesalazin: je nach Klinik bei Colitis ulcerosa zur Akuttherapie 1,5–3 g/d (max. 4 g/d) p. o., zur Rezidivprophylaxe 3 × 500 mg/d p. o., rektal 0,75–1,5 g/d verteilt auf 2–3 Einzelgaben, bei Enteritis regionalis Crohn 1,5–4,5 g/d p. o.; **2.** Sulfasalazin: je nach Klinik (und Acetylierer-Phänotyp) bei CED zur Akuttherapie 3–4 g/d p. o. verteilt auf 3 Einzelgaben, zur Rezidivprophylaxe 2–3 g/d p. o. verteilt auf 2 Einzelgaben, rektal 2 × 0,5–1 g/d, bei chronischer Polyarthritis bis zu 2 × 1 g/d p. o.; **3.** Olsalazin: zur Akuttherapie 1,5–3 g/d p. o. verteilt auf 3 Einzelgaben (max. 1 g), zur Rezidivprophylaxe 2 × 500 mg/d p. o. s. Colitis ulcerosa, Enteritis regionalis Crohn.

Hinweis: regelmäßige Laborkontrollen (Blut, Urinstatus, Leberwerte) und bei Sulfasalazinanwendung Bestimmung des Acetylierer-Phänotyps (v. a. von Risikopatienten) durchführen.

Neuentwicklung: Sulfasalazin wirkt effektiv in der Therapie des Lichen planus.

Autoren: N. Lembert, S. Nikolaus.

AML: Abk. für akute myeloische Leukämie*.

Ammoidin: s. Methoxsalen.

Amnioninfektionssyndrom: Abk. AIS; syn. Chorioamnionitis, Fruchtwasserinfektion; bakterielle, aszendierende Infektion der Fruchthöhle, der Eihäute, der Plazenta und evtl. des Fetus während der Schwangerschaft oder der Geburt; Gefahrensituation für Mutter und Kind; häufig bei vorzeitigem Blasensprung bzw. protrahiertem Geburtsverlauf; Faktoren wie Fruchtblasenprolaps und genitale Infektionen potenzieren das Risiko eines AIS. **Erreger:** häufig Escherichia coli, betahämolysierende Streptokokken, Staphylokokken, Enterokokken, seltener Listeria monocytogenes. **Symptome:** Fieber, Erhöhung der Entzündungsparameter im mütterlichen Blut (C-reaktives Protein, evtl. Leukozytose), mütterliche bzw. fetale Tachykardie, therapieresistente vorzeitige Wehentätigkeit.

Behandlungsindikation: Die Therapie erfolgt unverzüglich nach Diagnosestellung. Ein alleiniges exspektatives Management gefährdet sowohl die Mutter als auch den Fetus erheblich. In fortgeschrittenem Stadium kann eine generalisierte Sepsis mit intrauterinem Fruchttod entstehen.

Therapie: Das therapeutische Management variiert abhängig vom Gestationsalter: **1.** <34 + 0 SSW: **a)** bei manifestem AIS: Entbindung; **b)** bei Verdacht auf AIS: exspektatives Management mit i. v. antibiotischer Behandlung der Mutter, engmaschigen laborchemischen Kontrollen und fetaler Überwachung unter stationären Bedingungen, um Zeit für die Lungenreifung des Fetus zu gewinnen. Zervikale Abstriche und ggf. Blutkulturen müssen vor Therapiebeginn durchgeführt werden, um möglichst gezielt pharmakologisch zu behandeln. Vor genauer Diagnosestellung des Erregers sind Cephalosporine der 2. Generation, z. B. Cefuroxim (z. B. Zinacef®), 2 × 1,5 g/d i. v., und/oder Metronidazol (z. B. Clont®), 2 × 500 mg/d i. v., Mittel der 1. Wahl. Cave: Bei einer Exazerbation des Infektionsgeschehens trotz antibiotischer Therapie muss auch im Fall einer nicht abgeschlossenen fetalen Lungenreifung die Schwangerschaft beendet werden. Der geeignete Geburtsmodus (Schnittentbindung* versus vaginale Geburt) hängt dann von der bestehenden Zervixreifung, der Lage und dem Wohlbefinden des Fetus ab. **2.** >34 + 0 SSW: Ziel ist die zügige Entbindung unter antibiotischer Behandlung. Methode der Wahl ist der vaginale Entbindungsmodus; bei protrahiertem Geburtsverlauf ist die sofortige Schnittentbindung durchzuführen.

Hinweis: Für den grenzwertigen Zeitraum von 34+0 bis 37+0 SSW wird aktuell die PPROM-EXIL-Studie durchgeführt mit dem Ziel, 520 Schwangere mit vorzeitigem Blasensprung zu rekrutieren, und sie folgendermaßen zu randomisieren: Frühzeitige Entbindung versus expektatives Vorgehen. Das primäre Outcome sind die neonatale Sepsis und die sekundären Faktoren der maternalen Morbidität (Chorioamnionitis, Sepsis puerperalis) und Kosten.

Literatur: **1.** van der Ham, D. P. et al.: Induction of labour versus expectant management in women with preterm prelabour rupture of membranes between 34 and 37 weeks (the PPROMEXIL-trial). BMC Pregnancy and Childbirth 7: 11 (2007); **2.** Cunningham, G. et al. (eds): Williams Obstetrics. 22th ed. New York: McGraw-Hill, 2005; **3.** Combs, C. A. et al.: Aggressive tocolysis does not prolong pregnancy or reduce neonatal morbidity after preterm premature rupture of the membranes. Am J Obstet Gynecol 190 (6): 1723–1728 (2004).

Autoren: C. Fotopoulou, J. W. Dudenhausen.

Amöbenabszess: s. Leberabszess.

Amöbiasis: Infektion mit dem fakultativ pathogenen Darmprotozoon Entamoeba histolytica; **Übertragung:** indirekt durch Wasser und Nahrungsmittel oder seltener von Mensch zu Mensch; **Verbreitung:** bei 10 % der Weltbevölkerung befinden sich Erreger im Magen-Darm-Trakt; 9 % in der apathogenen Form (Serologie negativ), 1 % in der pathogenen Variante (dringt in die Darmmukosa ein, Nachweis von vegetativen Magnaformen mit inkorporierten Erythrozyten); **Verlauf:** symptomatisch als Amöbenruhr bzw. Amöbenkolitis oder asymptomatisch (Zystenausscheider); Inkubationszeit: wenige Tage bis Jahre, meist 2–4 Wochen; **Klinik:** pathogene Variante mit blutiger Diarrhö und Tenesmen; Leberabszess* als häufigste extraintestinale Manifestation.

Behandlungsindikation: **1.** Die symptomatische invasive Infektion wird primär pharmakologisch behandelt. Komplikationen (z. B. Leberabszessruptur oder Darmperforation) können eine Operation notwendig machen. Während der Inkubationszeit einer invasiven Infektion kann der Patient beschwerdefrei sein. Treten dann klinische Symptome zu einem späteren Zeitpunkt auf, muss sich der Patient erneut in ärztliche Behandlung begeben. **2.** Asymptomatische Verläufe mit negativer Serologie bedürfen keiner Therapie. Evtl. kann eine Darmlumensanierung durchgeführt werden.

Pharmakotherapie: **1.** Amöbenruhr: **a)** Metronidazol (z. B. Clont®), 3 × 500 mg/d p. o. über 7–10 Tage, evtl. erste Dosis i. v.; alternativ Tinidazol (Simplotan®), Erwachsene und Kinder >12 Jahre 1 × 2 g/d p. o. über 2–3 Tage; **b)** anschl. Darmlumensanierung mit Paromomycin (Humatin®), 3 × 500 mg/d p. o. über 7–10 Tage, oder Diloxanidfuroat (Furamide®; in Deutschland nicht zugelassen, erhältlich über internationale Apotheke, Ägypten), 3 × 500 mg/d p. o. über 10 Tage, Kinder <40 kg KG 3 × 7 mg/kg KG/d p. o. über 10 Tage; **2.** Leberabszess*: Metronidazol, 3 × 750 mg/d p. o. über 10–14 Tage, evtl. in den ersten Tagen i. v.; anschl. Darmlumensanierung.

Operative Therapie: sonographisch gesteuerte Punktion eines Leberabszesses nur bei drohender Perforation, großem Abszess (>10 cm) und sekundärem pyogenem Leberabszess; Operationsindikation auch bei Komplikationen der Amöbenruhr (Kolonperforation mit Peritonitis* und toxischem Megakolon) und eines Amöbenabszesses (Superinfektion, Ruptur in die Bauch- oder Pleurahöhle); bei Therapieresistenz evtl. Leberteilresektion (s. Leberchirurgie).

Hinweis: 4–6 Wochen nach Abschluss der Therapie Untersuchung von Stuhlproben zur Erfolgskontrolle.

Literatur: Weinke, T.; Grobusch, M. P.; Güthoff, W.: Amebic liver abscess - rare need for percutaneous treatment modalities. Eur J Med Res 7 (1): 25–29 (2002).

Autoren: Th. Weinke, W. Güthoff, I. Liebold.

Amoxicillin: s. Penicilline.

Amphetaminabhängigkeit: s. Drogenabhängigkeit.

Amphetaminintoxikation: s. Drogenintoxikation.

Amphotericin B: s. Antimykotika; Protozoenmittel.

Ampicillin: s. Penicilline.

Amputation: syn. Ablatio, Absetzung; Absetzen von Körperteilen; als spontane Amputation inf. eines Traumas oder als therapeutische Maßnahme; **Häufigkeit:** ca. 40 000 pro Jahr in Deutschland.

Indikation: 85–90 % aller therapeutischen Amputationen werden bei peripherer arterieller Verschlusskrankheit* im Stadium IV bei Inoperabilität oder nach erfolgloser operativer Revaskularisation und bei diabetischem Fuß* durchgeführt, fast immer ist die untere Extremität betroffen; weitere Indikationen: Gangrän, Gewebeinfektion einer Extremität und beginnende Sepsis; maligner Tumor (z. B. Osteosarkom), schwere traumatische Verletzung. Grundsätzlich müssen alle Extremitäten erhaltende Behandlungsmöglichkeiten ausgeschöpft worden sein (s. Arteriosklerose).

Durchführung: Die Amputationsgrenze (s. Abb.) soll möglichst weit peripher liegen, um die prothetische Versorgung und Rehabilitation optimal zu gestalten. Die Verlagerung des Amputationsniveaus nach peripher kann bei Durchblutungsstörung ggf. durch zentrale Gefäßrekonstruktion (Korrektur der Beckenetage, Profundaplastik) erreicht werden. **Methoden:** **1. Minoramputation:** keine Prothese erforderlich (Rückfuß bleibt als Stütze erhalten); **a)** Grenzzonenamputation: nach Infektionsbehandlung und erfolgreicher Revaskularisation Beschränkung auf Nekrosektomie in der Grenzzone von gut durchblutetem Gewebe und Nekrose; meist als Zehenam-

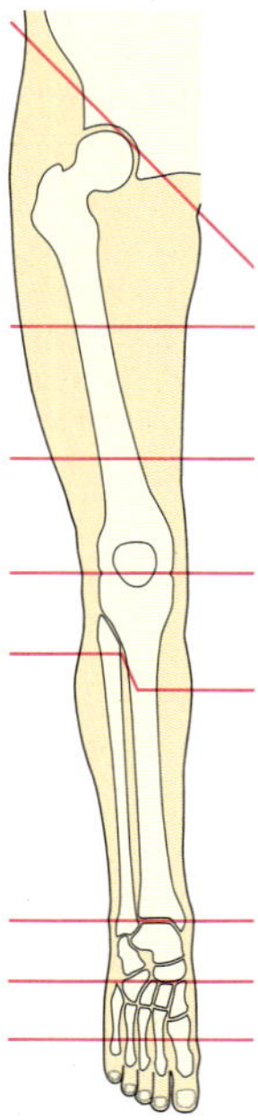

Amputation: Amputationsebenen am Bein des Gefäßkranken

putationen auf unterschiedlichem Niveau; Knochen (z. B. bei querer Zehenabsetzung) etwas kürzen, freiliegende Knorpelflächen vermeiden, bradytrophes Gewebe (Sehnen, Gelenkkapsel) entfernen; kein Wundverschluss, da jede Lappenpräparation in grenzwertig durchblutetem Gewebe die Durchblutungssituation weiter verschlechtern kann; Wundflächen granulieren und epithelialisieren per secundam intentionem; **b**) transmetatarsale Vorfußamputation: querer Schnitt am Fußrücken bis auf den Knochen, proximale Drittel der Ossa metatarsalia werden belassen (lange spitze Stümpfe vermeiden), Deckung durch einen langen plantaren Lappen, der zum Fußrücken hochgeschlagen wird (dorsaler Lappen wegen Belastungsunfähigkeit ungeeignet); bei Diabetikern mit (häufiger) Zerstörung der distalen Fußsohlenweichteile ist auf diesem Niveau die offene Absetzung günstiger, um die Chance auf Amputation im Vorfuß zu erhalten, oft mit zusätzlichem Einsatz der Vakuumversiegelung. Hier ist nach Granulation und Nivellierung der Wundfläche eine plastische Deckung sinnvoll (Meshgraft, Vollhautlappen, alternativ sekundäre Heilung). **c**) Rückfußamputation (nach Lisfranc, Chopart, Pirogow/Spitzy): selten sinnvoll bei Durchblutungsstörung, da meist tendoplastische oder osteoplastische Maßnahmen erforderlich werden und bradytrophe Strukturen in Zonen kritischer Durchblutung bei Gefäßpatienten schlechte bis keine Heilungstendenz zeigen (oft Nachamputation erforderlich). **2. Majoramputation:** postoperativ Prothese zur vollen Rehabilitation unverzichtbar; Operation am Bein in Rückenlage, bei Gefäßpatienten ohne Blutsperre, nur punktuelle Blutstillung, keine Massenligaturen oder -koagulationen; 2 Saugdrainagen sind obligat; **a**) Syme-Amputation im oberen Sprunggelenk; Voraussetzung: offene Arteria tibialis posterior; Schnittführung ca. 1 cm unterhalb und vor den Malleolenspitzen schräg zu Fußrücken und Planta pedis; Präparation fußrückenseits und seitlich zum oberen Sprunggelenk, Durchtrennung von Gelenkkapsel und Seitenbändern, Luxation des Talus nach vorn und Durchtrennung der Achillessehne; schrittweise Aushülsung des Fersenbeins mit Raspatorium (cave: keine Löcher an der fest haftenden Fersenhaut); abschließend werden mit oszillierender Säge Malleolen und tibiale Gelenkfläche (≤1 cm) quer abgesetzt; Wundverschluss einschichtig locker. Da meist nur geringe räumliche Nähe zu superinfizierten Nekrosen oder Gangrän besteht, wird auch ein zweizeitiges Vorgehen empfohlen: in erster Sitzung Aushülsung des Rückfußes einschließlich Talus; nach Wundheilung (4–8 Wochen) evtl. Resektion der Malleolen. Der druck- und endbelastungsfähige Stumpf kann relativ einfach mit Kunststoffschalen orthopädisch versorgt werden. **b**) Unterschenkel: quere Inzision ca. 10 cm unterhalb der Tuberositas tibiae bis auf Tibia und Faszie mit Bildung eines schräg geschnittenen dorsalen Hautmuskellappens; Durchtrennung von Tibiaperiost und Tibialis-anterior-Muskulatur, dabei Prüfung der Muskeldurchblutung; Durchstichligaturen der Arteria und Vena tibialis anterior; Kürzung des Nervus peronaeus um ca. 2–3 cm; Abschieben des Tibiaperiosts 1–2 cm nach oben; Anschnitt der vorderen Tibiakante mit der von oben schräg geführten oszillierenden Säge in Keilform; quere Durchtrennung der Tibia und dann der Fibula 2–3 cm höher; Glättung der Knochenkanten mit der Feile; Darstellen von Nervus tibialis und Hauptgefäßen; Absetzen des Nervs unter Zugvermeidung 2 cm höher, Quetschung mit einer Klemme, Ligatur (Zentralarterie); wichtig: Musculus soleus und tiefe Unterschenkelflexoren müssen bei Gefäßpatienten exzidiert werden, da sie eine schlechtere Durchblutung aufweisen als die Gastrocnemiusgruppe; zur Stumpfdeckung wird der Musculus gastrocnemius nach vorn geschlagen, mit Tibiaperiost und Faszie der lateralen Muskelgruppen mit Naht verbunden (abgeschrägte vordere Tibiakante muss sicher bedeckt sein); Wundverschluss durch Einzelknopfnähte; **c**) Kniegelenk: Zirkelschnitt in rechtwinkliger Kniebeugung 5 cm unterhalb der Tuberositas tibiae; Aushülsung des Unterschenkels aus dem Weichteilmantel; möglich ist auch die komplette Exzision der Gastrocnemiusköpfe, so dass keine muskulären Wundflächen, die Anlass zu schlechter Wundheilung geben könnten, verbleiben; Resektion aller bradytrophen Gewebestrukturen (Ligamentum patellae, Gelenkkapsel, Seitenbänder, Menisci, Kreuzbänder); Anrauung der Femurkondylen mit Feile; Hautverschluss als dorsale Längsnaht; **d**) Oberschenkel: Schnittführung im distalen Oberschenkeldrittel, höher bei entsprechend schlechter Durchblutung; Bildung eines längeren dorsalen Hautmuskellappens; Durchtrennung der Streckmuskulatur bis auf den Femur, Spalten und Abschieben des Periosts 2–3 cm nach proximal (Absetzungshöhe des Knochens); schräge Durchtrennung der dorsalen Muskulatur; Absetzen des Femurs mit der oszillierenden Säge; Versorgung von Nervus ischiadicus, Arteria und Vena femoralis superficialis; der dorsale Hautmuskellappen wird als Stumpfpolster nach vorn geschlagen; Adaptation der Faszienränder, Hautverschluss mit Einzelknopfnähten; **e**) hohe Oberschenkelamputation und Hüftgelenkexartikulation werden sehr selten durchgeführt.

Hinweis: **1.** Von besonderer Wichtigkeit ist sowohl die gesundheitliche, berufliche und soziale Rehabilitation mit Prothesenversorgung und Gehschule als auch die Wiedereingliederung in die gewohnte Umgebung. **2.** Muskelplastiken i. R. der Unterschenkelamputation sind bei Gefäßkranken obsolet.

Selbsthilfe: Amputierten-Initiative e. V., Spanische Allee 158, 14129 Berlin, Tel. 030 8032675, Fax 030 80491635; E-Mail: info@amputierten-initiative.de, Homepage: http://www.amputierten-initiative.de.

Literatur: **1.** Hepp, W.; Kogel, H. (Hrsg.): Gefäßchirurgie. 2. Aufl. München: Urban & Fischer bei Elsevier, 2006; **2.** Heller, G.; Günster, C.; Schellschmidt, H.: Wie häufig sind Diabetes-bedingte Amputationen unterer Extremitäten? Dtsch Med Wochenschr 129: 429–433 (2004); **3.** Hepp, W.: Minoramputationen beim diabetischen Fuß. In: Hepp, W. (Hrsg.): Der diabetische Fuß. Berlin, Wien: Blackwell, 1996; **4.** Baumgartner, R.; Botta, P.: Amputation und Prothesenversorgung der unteren Extremität. 2. Aufl. Stuttgart: Thieme, 1995.

Autor: W. Hepp.

Amyloidose: Sammelbezeichnung für ätiologisch unterschiedliche Erkrankungen mit lokalisierter oder generalisierter extrazellulärer Ablagerung (bindegewebig und perivaskulär) von Amyloid, einem fibrillären Protein-Polysaccharid-Komplex; **Formen:** **1.** lokal begrenzte Amyloidose: senile kardiale, endokrine, zerebrale, Haut- und Hämodialyseamyloidose; **2.** generalisierte Amyloidose: **a**) primäre Amyloidosen; Immunglobulin-assoziierte Amyloidosen (AL-Amyloidosen); Leichtketten von monoklonalen Immunglobulinen; Amyloidablagerungen v. a. in Herz, Nieren, peripherem Nervensystem, Zunge, Magen-Darm-Trakt; **b**) sekundäre Amyloidosen; reaktiver Typ oder Amyloid A(AA)-Typ-Amyloidosen; Amyloidablagerungen v. a. in Nieren, Milz, Leber, Nebennieren, Magen-Darm-Trakt; Vorkommen u. a. bei rheumatoider (ca. 50 % der sekundären Amyloidosen) und psoriatrischer Arthritis, chronisch-entzündlichen Darmerkrankungen, Tuberkulose, familiärem Mittelmeerfieber (Abk. FMF) und Malignomen; **c**) heredofamiliäre Amyloidosen; autosomal-dominant vererbt, v. a. Mutationen im Transthyretingen (ATTR-Amyloidose); Amyloidablagerungen v. a. in peripherem Nervensystem, Magen-Darm-Trakt, Auge, Herz. **Klinik:** Erstsymptome: Karpaltunnelsyndrom, Makroglossie, Dysphagie, Purpura (bes. an Gesicht, Nacken, Augenlidern), arthritische Beschwerden; Spätsymptome: therapierefraktäre Herzinsuffizienz, Hepatosplenomegalie, Dünndarmbeteiligung mit Obstruktionen, Schleimhautblutungen und Diarrhö, periphere Neuropathie, nephrotisches Syndrom, evtl. respiratorische Insuffizienz; **Prognose:** abhängig vom Organbefall (z. B. bei Karpaltunnelsyndrom deutlich besser als bei Kardiomyopathie) und von der erforderlichen Therapie (z. T. sehr schwere UAW); mittlere Überlebensdauer bei AL-Amyloidose <1 Jahr, bei AA-Amyloidose 2–4 Jahre, bei ATTR-Amyloidose bis zu 10–15 Jahre.

Behandlungsindikation: entsprechend der Lokalisation (Befall lebenswichtiger Organe?) und Schwere; eine befriedigende kausale Therapie existiert bei primärer Amyloidose nicht; die besten Erfolge wurden durch Hochdosis-Chemotherapie und nachfolgende autologe Stammzelltransplantation erzielt (cave: Mortalitätsrate bei Stammzelltransplantationen ca. 20 %). Bei sekundärer Amyloidose bestimmt die umfassende Sanierung des entzündlichen Geschehens (kausale Therapie soweit möglich) die Pharmakotherapie, die das Fortschreiten verhindern kann. Die Reversibilität des abgelagerten Amyloids ist nicht gesichert. 10–30 % aller Fälle von sekundärer Amyloidose sind therapierefraktär.

Pharmakotherapie: **1.** primäre Amyloidose bei Patienten, bei denen eine autologe Stammzelltransplantation nicht durchgeführt werden kann: **a**) VAD-Protokoll nach Barlogie: Vincristin (cellcristin®), 0,4 mg i. v. über 24 Stunden an Tag 1–4, Doxorubicin (Adriblastin®), 9 mg/kg KG i. v. über 24 Stunden an Tag 1–4, Dexamethason (Fortecortin®), 40 mg p. o. an Tag 1–4, 9–12 und 17–20 (cave: NNR-Atrophie, Steroidentzugssyndrom); Wiederholung alle 28 Tage; **b**) Melphalan (Alkeran®), 0,15 mg/kg KG p. o. (cave: akute Leukämien) und Prednisolon (Decortin®H), 0,8 mg/kg KG p. o. jeweils an Tag 1–7 eines 6-wöchigen Zyklus; **c**) Kombination aus Melphalan 0,22 mg/kg KG p. o. und Dexamethason 40 mg/d p. o. jeweils an Tag 1–4 jedes 28-tägigen Zyklus; **2.** sekundäre Amyloidose: **a**) Colchicin (z. B. Colchicum-Dispert®) 1,5–2 mg/d p. o., v. a. bei FMF, ggf. in Kombination mit Melphalan und Prednisolon; **b**) Prednisolon und Cyclophosphamid (Endoxan®) in Kombination mit Mesna (Urometixan®) ausschl.

bei Befall lebenswichtiger Organe: Prednisolon-Stoßtherapie 100 mg/d p. o. alle 4 Wochen für 6 Zyklen; danach alle 3 Monate für 1–3 Jahre; Therapiedauer mind. 2–3 Jahre; cave: NNR-Atrophie, Steroidentzugssyndrom, erhöhte Inzidenz von Tumoren der ableitenden Harnwege; Cyclophosphamid (Endoxan®), initial 2 mg/kg KG p. o.; Dosisanpassung je nach Leukozytenzahl (Effekt nach 7–10 Tagen; Leukozytenwerte für max. immunsuppressive Wirkung 3,5–5/nl); Dosiserhöhung nur in mind. 10-tägigen Intervallen; cave: Störung der Hämatopoese (wöchentliche Blutbildkontrolle!), gastrointestinale Symptome, Haarausfall, Zystitis (für ausreichenden Hydratationszustand sorgen); Prophylaxe der Urotoxizität mit Mesna (Urometixan®), 200 mg i. v. 0, 4, 8 und 12 Stunden nach Cyclophosphamidapplikation; in der Schwangerschaft auf Steroidmonotherapie umstellen.

Operative Therapie: Eine Lebertransplantation* kann bei den meisten hereditären Amyloidosen die sonst fatale Progression aufhalten. Frühe Indikationsstellung ist sehr wichtig. Domino-Transplantationen (Leber des Amyloidose-Patienten wird auf Patienten übertragen, der das Organ aus palliativer Indikation benötigt) sind möglich, da die Induktion einer Amyloidose erst mit einer Latenz von 20 Jahren zu erwarten ist.

Sonstige Maßnahmen: symptomatische Therapie der Folgeerkrankungen und Komplikationen: Hypothyreose, Addison-Krankheit, Niereninsuffizienz (Medikation, Hämodialyse, Hämoperfusion, Transplantation), Hepatomegalie (Transplantation), gastrointestinale Stenose oder Blutung (chirurgische Maßnahmen), Herzinsuffizienz (die eingeschränkte Ansprechbarkeit des Herzens auf periphere Vasodilatation begrenzt den Therapieerfolg).

Hinweis: **1.** Für alle genannten Pharmakotherapieschemata ist eine sichere Kontrazeption beider Geschlechter bis einschl. 3 Monate nach Therapie notwendig. **2.** Serumamyloid-P-Szintigraphie (Abk. SAP-Szintigraphie) ist eine spezifische und sensitive, aber auch kostenintensive Methode zum Nachweis systemischer Amyloidablagerung. **3.** Rektumschleimhautbiopsie ist nicht bei allen Formen aussagekräftig; Nieren- oder Leberbiopsie (Blutungskomplikationen) sollte nur erfolgen, wenn das Ergebnis eine therapeutische Konsequenz impliziert. **4.** Chirurgische Eingriffe beeinflussen die Prognose eher ungünstig (Ausnahme: Lebertransplantation bei ATTR-Amyloidose), daher chirurgische Behandlung ausschl. lebensbedrohlicher Komplikationen (z. B. freie Perforation des Darms, Gastrointestinalblutung oder Mesenterialinfarkt).

Neuentwicklung: **1.** Etanercept (Enbrel®), 25 mg s. c. 2-mal/Woche (Injektionsabstand 72–96 Stunden) bei Amyloidose und nephrotischem Syndrom; **2.** Thalidomid (früher Contergan®; aktuell in Deutschland unter Einhaltung höchstmöglicher Sicherheitsvorkehrungen i. R. eines individuellen Heilversuches einsetzbar), 300 mg/d p. o. bei AL-Amyloidose; Dosisanpassung je nach Verträglichkeit.

Selbsthilfe: Deutsche Gesellschaft für Amyloid-Krankheiten e. V.; Universitätsklinikum Heidelberg, Im Neuenheimer Feld 410, 69120 Heidelberg, Tel. 06221 568009, Fax 06221 565721; E-Mail: Jolanta.Dengler@med.uni-heidelberg.de, Homepage: http://www.amyloid.de.

Literatur: **1.** Guidelines Working Group of UK Myeloma Forum et al.: Guidelines on the diagnosis and management of AL amyloidosis. Br J Haematol 125: 681–700 (2004); **2.** Pepys, M. B.; Hawkins, P. N.: Amyloidosis. In: Warrell, D. A. et al. (eds): Oxford textbook of medicine. 4th ed. Oxford: Oxford University Press, 2003; **3.** Hund, E. et al.: Transthyretinassoziierte hereditäre Amyloidosen. Nervenarzt 73: 930-936 (2002).

Autoren: M. Plauth, I. Hach, W. Kirch.

Amyloidplaques: s. Alzheimer-Krankheit.

Anämie, aplastische: Abk. AA; syn. Panmyelopathie, Panmyelophthise, Panzytopenie, aplastisches Syndrom; Stammzellerkrankung und/oder Stammzellschädigung mit hoher Letalität, gekennzeichnet durch starke Verminderung oder Aufhebung der Blutproduktion (hypoplastisches oder leeres Knochenmark) mit peripherer Bi- oder Trizytopenie ohne Vorhandensein einer Splenomegalie; **Ätiologie:** **1.** primäre AA: angeborene AA (z. B. Fanconi-Anämie) und idiopathische Formen (ca. 60–70 %); Mangel und Dysfunktion der hämatopoetischen Stammzellen (z. B. inf. Expansion Antigen-spezifischer T-Zellen, verstärkter Interferon-γ-Genexpression mit zunehmender Expression des Fas-Rezeptors und -Antigens, Fas-Rezeptor induzierte Apoptose, Telomerasemutationen); **2.** sekundäre AA: verursacht durch chemische, physikalische oder biologische Noxen (z. B. Chloramphenicol, nichtsteroidale Antiphlogistika, Gold, Sulfonamide, Antiepileptika, Nifedipin, Benzol, ionisierende Strahlung, Hepatitis-Viren, Epstein-Barr-Virus, Parvovirus B19, HIV). **Einteilung:** in Schweregrade; **1.** eine moderate oder nicht schwere AA (engl. not severe AA; Abk. NSAA) liegt bei folgenden Kriterien vor: Knochenmarkzellularität <30 %, fehlende schwere Panzytopenie, Verminderung von wenigstens 2 von 3 hämatopoetischen Zellreihen unterhalb der Normgrenzen; **2.** eine schwere AA (engl. severe aplastic anemia; Abk. SAA) liegt vor, wenn in der Knochenmarkbiopsie die Zellularität weniger als 25 % beträgt oder die Zellularität des Knochenmarks weniger als 50 % beträgt mit einem Anteil von weniger als 30 % hämatopoetischer Zellen und mindestens 2 von 3 weiteren Kriterien: absolute Retikulozytenzahl <40 000/µl und/oder absolute Granulozytenzahl <500/µl und/oder Thrombozytopenie <20 000/µl; **3.** eine sehr schwere AA (engl. very severe aplastic anemia; Abk. VSAA) wird diagnostiziert, wenn die Kriterien einer schweren AA erfüllt werden und

Anämie, aplastische
Zellanzahl im Blut

Schweregrad	Zellanzahl/µl Blut Granulozyten	Zellanzahl/µl Blut Thrombozyten	Zellanzahl/µl Blut Retikulozyten
moderate aplastische Anämie	<1500	<50 000	<60 000
schwere aplastische Anämie	<500	<20 000	<40 000
sehr schwere aplastische Anämie	<200	<20 000	<40 000

die Granulozytenzahl zusätzlich <200/µl liegt; **Klinik:** **1.** bedingt durch Anämie: Blässe, Dyspnoe, Müdigkeit; **2.** bedingt durch Granulozytopenie: Infektionen, Fieber, Nekrosen, Mykosen; **3.** bedingt durch Thrombozytopenie: Petechien, Zahnfleischblutungen, Epistaxis, Hämatome nach Bagatelltrauma, Blutungen. **Komplikationen:** Sepsis, Blutungen (zerebral, pulmonal, gastrointestinal). **Diagnose:** Panzytopenie mit Retikulozytopenie (s. Tab.); hypozelluläres, verfettetes Knochenmark mit Verminderung aller 3 Zellreihen; die verbliebenen hämatopoetischen Zellen sind morphologisch unauffällig; kein Nachweis maligner Infiltrate oder Knochenmarkfibrose; keine megaloblastäre Hämatopoese (Vitamin-B12-Mangel); **DD:** Panzytopenie bei normo- oder hyperzellulärem Knochenmark (z. B. durch Hypersplenismus), paroxysmale nächtliche Hämoglobinurie, large granular lymphocyte leukemia (LGL-Leukämie), myelodysplatisches Syndrom (Abk. MDS, hypozelluläre Variante), systemischer Lupus erythematodes, primäre Osteomyelofibrose, Knochenmarkinfiltration durch solide Tumoren, aleukämische akute Leukämie, schwere megaloblastäre Anämie, virales Hämophagozytose-Syndrom, schwere Infektion im Rahmen einer HIV-Erkrankung. **Prognose:** Der Schweregrad der AA und das Alter des Patienten bestimmen die Prognose und Therapie. Ohne adäquate Therapie sterben 70 % der Patienten mit SAA und VSAA innerhalb eines Jahres.

Behandlungsindikation: **1.** Bei Patienten mit NSAA und neutrophilen Granulozyten ≥1000/µl, die keine Erythrozyten- oder Thrombozytentransfusionen benötigen, kann abgewartet werden, da Spontanremissionen häufig sind. **2.** AA mit Blässe, Dyspnoe, Müdigkeit und Abgeschlagenheit, Granulozytopenie mit bakterieller Infektion, Mykose, Fieber, Nekrosen, Thrombozytopenie mit Petechien, Zahnfleisch- und Schleimhautblutungen sowie Epistaxis muss behandelt werden. **Strategie:** Wegen der hohen Letalität und der Seltenheit der Erkrankung sollte in klinischen Studien therapiert werden. Absetzen der potentiell knochenmarktoxischen Substanzen, Gabe von Antibiotika und Antimykotika falls erforderlich, Gabe von Blutprodukten (Erythrozyten- und Thrombozytenkonzentraten); Familienmitglieder sind als Blutspender verboten, solange eine allogene Transplantation mit hämatopoetischen Stammzellen (s. Stammzelltransplantation, Abk. SZT) erwogen wird, um eine HLA-Immunsisierung des Empfängers zu vermeiden. Die allogene SZT ist die effektivste Therapieform, ihr Stellenwert nimmt jedoch mit zunehmendem Lebensalter aufgrund der tödlichen Komplikationen ab.

Pharmakotherapie: **I. Immunsuppression** mit oder ohne Zytokine; eine begrenzte Zahl an Immunsuppressiva* haben sich in der Behandlung der AA bewährt, einschließlich Kortikosteroide und Androgene; ihre Rolle als unterstützende Therapie ist jedoch nicht klar, sie sollten daher nicht als Monotherapie eingesetzt werden. In verschiedenen Studien haben sich Therapien mit Antihuman-Lymphozyten Immunserum vom Pferd (Antilymphozytenglobulin, Abk. ALG) oder Anti-T-Zell-Immunserum vom Kaninchen (Antithymozytenglobulin, Abk. ATG) und Ciclosporin A bewährt. **1.** Patienten <25 Jahre mit SAA oder VSAA: rasche allogene SZT mit HLA-kompatibler Geschwisterspende, falls vorhanden. Transfusionen mit Erythrozyten- und Thrombozytenkonzentraten sollten gering gehalten werden (Familienblutspender sind zu vermeiden, s. o.); Ciclosporin A (z. B. Sandimmun®) hat zu einer deutlichen Senkung der Mortalität in den ersten 3 Monaten nach Transplantation durch Reduzierung einer schweren Graft-versus-Host-Disease (Abk. GVHD) geführt. Patienten, die keinen kompatiblen Geschwisterspender haben, sollten mit einer immunsuppressiven Therapie behandelt werden (s. Patienten über 45 Jahre). **2.** Patienten zwischen 25–45 Jahre mit SAA und VSAA: aufgrund verbesserter Transplantationsprogramme, die die Inzidenz und Schwere einer GVHD reduzieren, sollten bei Vorhandensein eines HLA-kompatiblen Geschwisterspenders eine allogene Stammzelltransplanation durchgeführt werden. Sie steht auch Patienten bis zu einem Alter von <50 Jahre, die sich im guten Allgemeinzustand befinden und keine wesentlichen Begleiterkrankungen haben, als Therapieform zur Verfügung. Die Fünf-Jahres-Überlebensrate dieser Patienten (<49 Jahre) hat sich in den letzten Dekaden auf 89 % verbessert. Nur 25–30 % aller potentiellen Empfänger mit AA haben ein HLA-kompatibles Geschwisterteil. Daher werden Patienten ohne passenden Geschwisterspender einer immunsuppressiven Therapie unterzogen (s. Patienten >45 Jahre). **3.** Patienten >45 Jahre mit

SAA und VSAA (und alle Patienten ohne HLA-kompatiblen Geschwisterspender): GVHD stellt für diese Altersgruppe das Hauptproblem dar, daher wird eine 2-fach Kombination aus ALG oder ATG mit Ciclosporin A oder eine 3-fach immunsuppressive Therapie mit zusätzlich Methylprednisolon empfohlen. Es exsistieren verschiedene Therapieregime, z. B.: **a)** Antilymphozytenglobulin vom Pferd (z. B. Lymphoglobulin®), 0,75 mg/kg KG/d i. v., Tag 1–5; alternativ: Antithymozytenglobin vom Kaninchen (Thymoglobulin®), 2,5–3,5 mg/kg KG/d, Tag 1–5; intrakutane Austestung vor Gabe von ALG/ATG: 0,05–0,1 ml s. c., Nachbeobachtung von 6 Stunden; **b)** Ciclosporin A (z. B. Sandimmun ®Optoral), 2 × 2,5 mg/kg KG/d p. o., für mind. 3 Monate; **c)** Methylprednisolon (z. B. Urbason®), 100 mg i. v. jeweils 30 Minuten vor ALG (Tag 1–5), dann 1 mg/kg KG/d p. o., Tag 6–14, dann Dosisreduktion bis zum Therapieende am Tag 29; **d)** fakultativ Granulozyten-Kolonie stimulierender Faktor (Abk. G-CSF; z. B. Neupogen®, Granocyte®), 5 µg/kg KG/d s. c. für max. 4 Monate; **4.** Patienten mit NSAA können ebenfalls immunsuppressiv behandelt werden; im Einzelfall auch reine Substitutionsbehandlung oder Gabe von Zytokinen (G-CFS) oder Versuch mit Androgenen, z. B. Testosteronenantat (z. B. Testosteron Depot®), 300–1000 mg pro Woche i. m. **II. Rezidivtherapie** bei SAA und VSAA: 50–60 % der Patienten mit Rezidiv oder fehlendem Ansprechen auf eine vorherige Therapie mit Antilymphozytenglobulin vom Pferd profitieren von einer erneuten Therapie mit Antithymozytenglobulin vom Kaninchen: **1.** Antithymozytenglobulin vom Kaninchen (z. B. Thymoglobulin®), 3,5 mg/kg KG/d i. v., Tag 1–5; **2.** Ciclosporin A (z. B. Sandimmun®Optoral), 5 mg/kg KG/d p. o., Tag 1–180, danach langsame Dosisreduktion; **3.** Methylprednisolon (z. B. Urbason®), 2 mg/kg KG/d i. v., Tag 1–5, 30 Minuten vor ATG; dann 1 mg/kg/d i. v., Tag 6–10, Dosisreduktion bis zum Therapieende am Tag 30; **4.** G-CSF (z. B. Neupogen®, Granocyte®), 5 µg/kg KG/d s. c., Tag 1–90. **III. Substitutionstherapie**: Transfusion von Thrombozytenkonzentrat* bzw. Erythrozytenkonzentrat* von nicht verwandten Spendern (s. o.); dabei immer leukozytenfreie (durch Inline-Filtrierung oder Leukozytenfilter) Präparate applizieren, die gleichzeitig das Risiko der Zytomegalievirus-Übertragung reduzieren. Bei geplanter allogener Stammzelltransplantation müssen die Blutprodukte bestrahlt werden, um eine akute Transfusions-assoziierte Graft-versus-Host-Reaktion zu vermeiden. Zytomegalie-negative Empfänger sollten zytomegaliefreie Transfusionen erhalten. **IV. Infektionsprophylaxe** bei SAA und VSAA obligat: **1.** orale antibiotische und antimykotische Prophylaxe: **a)** Levofloxacin (z. B. Tavanic®), 1 × 500 mg/d p. o., oder Ciprofloxacin (z. B. Ciprobay®), 2 × 250 mg/d p. o. in Kombination mit Amphotericin-B-Suspension (z. B. Ampho-Moronal®), 4 × 1–2 Pipetten täglich p. o.; **b)** bei allogener Transplantation: Candida-Infektionsprophylaxe mit Fluconazol (z. B. Diflucan®), 400 mg/d p. o. und orale Darmdekontamination mit Levofloxacin (z. B. Tavanic®), 1 × 500 mg/d p. o., oder Ciprofloxacin (z. B. Ciprobay®), 2 × 500 mg/d p. o.; **2.** antivirale Prophylaxe gegen Herpes-simplex-Infektion: **a)** Aciclovir (z. B. Zovirax®), 4 × 200–400 mg/d p. o., nur für seropositive Transplantationspatienten; **b)** Ganciclovir (Cymeven®), 2 × 5 mg/kg KG/d, nur für Zytomegalie-Virus (Abk. CMV)-seronegative Empfänger, die eine CMV-positive Spende erhalten; **V.** Verhinderung der Menstruationsblutung, z. B. mit Medroxyprogesteronacetat (z. B. Clinovir®, Farlutal®), 1 g/d p. o. **VI.** bei septischer Komplikation empirische, nach Keimbestimmung gezielte antibiotische, antimykotische und/oder antivirale Mehrfachtherapie. **VII.** bei transfusionsbedingter Hämosiderose: Gabe von Deferoxamin (Desferal®), 1–4 g/d i. v. oder s. c.; alternativ Deferasirox (Exjade®), 20 mg/kg/d p. o

Operative Therapie: Eine Splenektomie kann für eine selektive Gruppe von Patienten in Betracht kommen, die nicht transplantiert wurden und eine hohe Transfusionsbedürftigkeit bei ansonsten optimaler Behandlung haben.

Strahlentherapie: nur ggf. im Rahmen einer allogenen SZT.

Psychotherapie: Bei SAA und VSAA und den damit verbundenden Therapien ist eine begleitende psychoonkologische Behandlung ratsam.

Sonstige Maßnahmen: 1. Stammzelltransplantation: a) sekundär allogene Stammzelltransplantation von einer Geschwisterspende bei Patienten im Alter von 25 bis <50 Jahre mit SAA, die auf die immunsuppressive Therapie nicht ansprechen oder die nach erfolgreicher Immunsuppression ein Rezidiv zeigen; **b)** allogene SZT von nicht verwandter HLA-identischer Stammzellspende bei fehlender Familienspende nach Versagen der konventionellen immunsuppressiven Therapie bei ≤40-Jährigen; **c)** bislang nur begrenzte Erfahrungen mit Nabelschnurbluttransplantationen für Patienten mit SAA, die kein HLA-kompatibles Geschwisterteil haben; **d)** nach Diagnosestellung unverzüglich bei der Familie (Geschwister, Eltern, Kinder) HLA-Typisierung vornehmen; **e)** eine Konditionierungstherapie aus Cyclophosphamid und Antithymozytenglobulin vor allogener SZT scheint die Abstoßungsreaktion zu verhindern; **f)** Ciclosporin A in Kombination mit Methotrexat reduziert die akute und chronische GVHD; **2.** Androgene in Kombination mit ALG und Kortikosteroiden führten in einer retrospektiven Analyse zu einer verbesserten Ansprechrate nach 3 Monaten, jedoch nicht zu einem verlängertem Überleben. Androgene in Kombination mit Ciclosporin A wurden bislang nicht untersucht. **3.** Antikörpertiter gegen Hepatitis-A-, -B-, -C- und Parvovirus B19 bestimmen; **4.** Thymom ausschließen.

Therapeutischer Stufenplan: s. Abb.

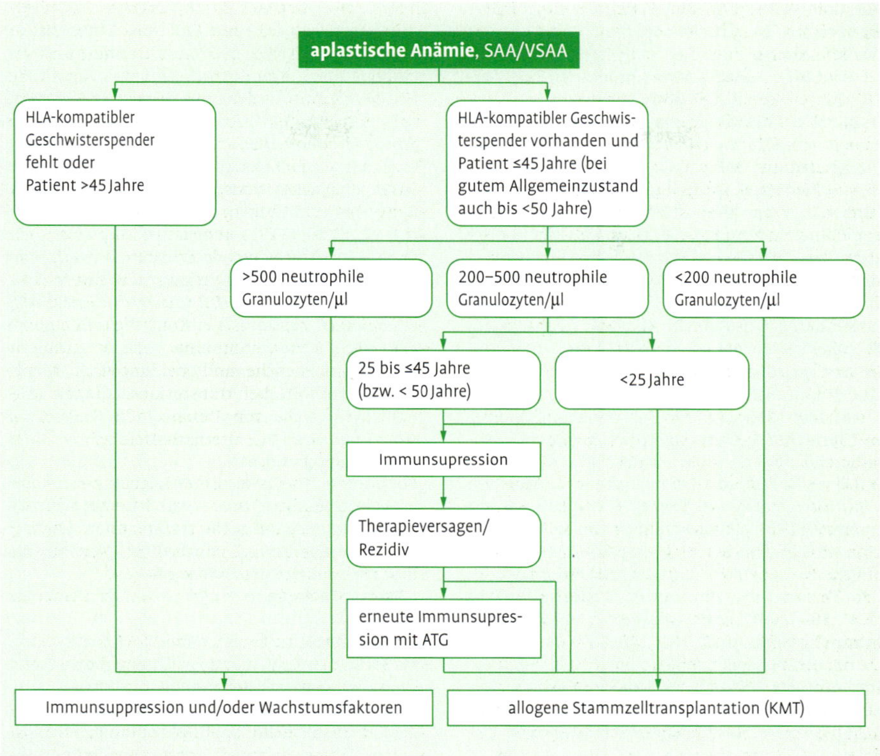

Anämie, aplastische: therapeutischer Stufenplan

Eigenbehandlung: Infektionsprophylaxe: Menschenansammlungen und Haustiere meiden, auf ungeschältes Obst und frische Salate verzichten, Topfpflanzen und Schnittblumen entfernen, sorgfältige Schleimhauthygiene.

Arbeitsunfähigkeit: **1.** Patienten mit SAA und VSAA sind aufgrund der Infektionsgefahr und Blutungsneigung 100 % arbeitsunfähig. **2.** Minderung der Erwerbsfähigkeit (Abk. MdE) 50–80 % bei gering ausgeprägter AA (NSAA mit regelmäßiger Transfusion bzw. rezidivierendem Infekt); **3.** MdE 30–40 % (je nach Transfusions- bzw. Infekthäufigkeit) bei geringer Beeinträchtigung des Allgemeinbefindens (z. B. nach partiell erfolgreicher Behandlung); **4.** MdE 10–20 % bei erfolgreich therapierter AA und relativ gutem Allgemeinbefinden.

Hinweis: **1.** Gabe von Granulozyten-koloniestimulierenden Faktor (G-CSF) nach einer immunsuppressiven Therapie führt einerseits zu einer schnelleren Erholung der Neutrophilen und erlaubt die Möglichkeit einer Vorhersage eines Ansprechens der Therapie, andererseits wird die Drei-Jahres-Überlebenswahrscheinlichkeit nicht verbessert und es scheint ein höheres Risiko für die Entstehung von myelodysplastischen Syndromen (MDS) und akuten myeloischen Leukämien (AML) nach Gabe von G-CSF zu geben. Die Gabe von G-CSF über 4 Monate sollte vermieden werden; **2.** strenge Indikationsstellung für Blutprodukte (Thrombozyten, Erythrozyten) und Verwendung leukozytendepletierter Produkte; **3.** Leukozytentransfusion ist obsolet; **4.** Es bestehen enge pathogenetische Beziehungen zur paroxysmalen nächtlichen Hämoglobinurie* (Abk. PNH), eine aplastische Anämie kann nach erfolgreicher Therapie bei 15–33 % der Patienten in eine PNH übergehen. **5.** Antilymphozytenglobulin (ALG) vom Pferd (z. B. Lymphoglobulin®) ist in Deutschland nicht mehr verfügbar.

Neuentwicklung: **1.** Einsatz von Cyclophosphamid in hohen Dosen (190–200 mg/kg über 4 Tage) mit und ohne zusätzliche Gabe von Ciclosporin A ohne nachfolgende SZT; **2.** Erprobung neuer Immunsuppressiva (Tacrolimus oder Rapamycin) und monoklonaler Antikörper (z. B. humanisierte anti-Interleukin-2-Antikörper; Daclizumab) mit selektiver Wirkung auf Lymphozyten- und Monozytenfunktion; **3.** Informationen zu laufenden Studien der „Arbeitsgruppe Aplastische Anämie“ der European Group for Blood and Marrow Transplantation (Abk. EBMT) und der „Deutschen Studiengruppe Aplastische Anämie" unter http://www.ebmt.org.

Selbsthilfe: Aplastische Anämie e. V., Pater-Rupert-Mayer-Weg 3, D-83671 Benediktbeuern, Tel. 08857 6976988; Homepage: http://www.aplastische-anaemie.de.

Literatur: **1.** Bacigalupo, A.: Aplastic anemia: pathogenesis and treatment. American Society of Hematology Educational Program Book, Hematology 23–28 (2007); **2.** Socie, G. et al.: Granulocyte-stimulating factor and severe aplastic anemia: a survey by the European Group of Blood and Marrow Transplantation (EBMT). Blood 109: 2794–2796 (2007); **3.** Teramura, M. et al.: Treatment of severe aplastic anemia with antithymocyte globulin and cyclosporine A with or without G-CSF in adults: a multicenter randomized study in Japan. Blood 110: 1756–1761 (2007); **4.** Scheinberg, P. et al.: Retreatment with rabbit anti-thymocyte globulin and ciclosporin for patients with relapsed or refractory severe aplastic anaemia. Br J Haematol 133: 622–627 (2006); **5.** Young, N.S. et al.: Current concepts in the pathophysiology and treatment of aplastic anemia. Blood 108: 2509–2519 (2006); **6.** Frickhofen, N. et al.: Antithymocyte globulin with or without cyclosporin A: 11-year follow-up of a randomized trial comparing treatments of aplastic anemia. Blood 101: 1236–1242 (2003).

Autor: M. Uppenkamp.

Anämie, hämolytische: gesteigerter Abbau von Erythrozyten mit Verkürzung der Lebenszeit von normalerweise 120 Tagen; trotz Steigerung der Erythropoese im Knochenmark kommt es daher aufgrund unzureichender Kompensation des peripheren Verbrauchs zur Entwicklung einer Anämie; **Formen: 1.** angeboren: Erythrozytenmembrandefekte*, Erythrozytenenzymopathien*, Hämoglobinopathien (Sichelzellenanämie*, Thalassämie*); bei Unverträglichkeit zwischen Mutter und Fetus kann sich eine Erythroblastose entwickeln (vgl. Hyperbilirubinämie des Neugeborenen); **2.** erworben: mechanisch bedingte Anämie*, hämolytisch-urämisches Syndrom* und thrombotisch-thrombozytopenische Purpura*, Autoimmunhämolyse*, paroxysmale nächtliche Hämoglobinurie* sowie parainfektiös, chemisch, physikalisch oder durch Transfusion inkompatiblen Blutes (s. Bluttransfusion) bedingt.

Pharmakotherapie: wird nach Ätiologie differenziert, bei allen immunologisch bedingen Hämolysen Einsatz von Immunsuppressiva* wie Glukokortikoiden, Azathioprin usw.; Behandlung von Infekten.

Operative Therapie: u. a. Herzklappenoperation bei mechanisch bedingten Hämolysen, Splenektomie bei refraktären oder kongenitalen Hämolysen mit schwerem Verlauf (z. B. bei Kugelzellenanämie).

Autor: S. Fetscher.

Anämie, hämolytische erbliche: s. Thalassämie.

Anämie, hyperchrome makrozytäre: Blutarmut mit vergrößertem korpuskulärem Volumen der Erythrozyten (MCV >100 fl) und erhöhtem Hämoglobingehalt (MCH >42 pg); Vorkommen von Megaloblasten als Ausdruck verminderter DNA-Synthese; **Ätiologie: 1.** Folsäuremangel bei verminderter Nahrungszufuhr, herabgesetzter Resorption (Dünndarmerkrankung), gesteigertem Bedarf (Schwangerschaft, hämolytische Anämie, Hämodialyse) oder Einnahme von Folsäure*-Antagonisten; **2.** Vitamin-B_{12}/Cobalamin-Mangel bei verminderter Zufuhr (vegetarische Ernährung) oder Resorption (perniziöse Anämie, Gastrektomie, Erkrankung des Ileums, Pankreasinsuffizienz, Fischbandwurminfektion); **3.** chronischer Alkoholabusus mit und ohne Folsäuremangel; **4.** Arzneimittel (z. B. Zytostatika, Antikonvulsiva, Kontrazeptiva); **5.** angeborene Stoffwechselerkrankung (z. B. Imerslund-Gräsbeck-Syndrom); **6.** myelodysplastisches Syndrom*; **7.** Hypothyreose*.

Behandlungsindikation: 1. bei Diagnose des Folsäure- bzw. Cobalamin-Mangels; **2.** bei pharmakologisch induzierter hyperchromer makrozytärer Anämie zunächst Überprüfung der Medikation; **3.** bei myelodysplastischem Syndrom zusätzlich Therapie der Grunderkrankung.

Pharmakotherapie: entsprechend der Ätiologie: **1.** Folsäuremangel: Substitution von Folsäure (z. B. Folarell®, Folsan®, Lafol®), 1–5 mg/d p. o.; Dosierung ist auch bei Malabsorption ausreichend, ein zusätzlicher Cobalamin-Mangel muss ausgeschlossen werden; bei Schwangeren ist 1 mg/d ausreichend; bei Behandlung mit Antikonvulsiva 0,5–1 mg/d; hohe Dosierung (bis 25 mg/d) in der akuten Phase einer hämolytischen Anämie*; die verminderte Resorptionsfähigkeit des Dünndarms bei Zöliakie* geht unter glutenfreier Nahrung zurück, Substitution ist dann nicht mehr erforderlich; **2.** tropische Sprue: zusätzlich zur Folsäuresubstitution Tetracyclin (z. B. Tefilin®, Tetracyclin-Heyl®, Tetracyclin-Wolff®), 4 × 250 mg/d p. o. für 1–2 Monate, anschließend halbe Dosis, Gesamttherapiedauer 6 Monate; **3.** Cobalamin-Mangel: **a)** parenterale Substitution von Cyanocobalamin (z. B. B12-ASmedic®, B12 "Ankermann", Cytobion®) oder Hydroxocobalamin (z. B. Aquo-Cytobion® 500, B12-Depot-Hevert®, B_{12}-Rotexmedica, Lophakomp®-B12), 1 mg/d i. v. oder i. m. in den ersten 2 Wochen, dann 1 mg wöchentlich bis zur Normalisierung des Hämoglobinwertes; lebenslange Erhaltungstherapie von 1 mg monatlich (z. B. bei Gastrektomie); **b)** orale Substitution: nur im Ausnahmefall (Mangelernährung, Reaktionen auf parenteral appliziertes Cobalamin, Hämostasestörungen) indiziert; bei Mangel an Intrinsic factor wird noch 1 % der oral zugeführten Menge absorbiert; die tägliche Gabe von 1 mg p. o. ist somit ausreichend; Therapiekontrolle: Retikulozytose nach 3–5 Tagen mit Maximum 4–10 Tage nach Therapiebeginn, gleichzeitig Abfall der Konzentration von LDH und Bilirubin im Serum; **4.** Fischbandwurminfektion: Niclosamid (Yomesan®), 2 g als ED p. o.; **5.** pharmakologisch induzierte hyperchrome makrozytäre Anämie: nach Absetzen der Substanz meist reversibel; bei Zytostatikatherapie Calciumfolinat (z. B. Caliumfolinat GRY®, Calciumfolinat HEXAL®, Lederfolat®, Leucovorin®, Ribofolin®, Rescufolin®), 3–6 mg/d i. v. zur Therapie der toxischen Effekte von Aminopterin bzw. Methotrexat; Folsäure ist nutzlos, da sie nicht in die aktive Form Tetrahydrofolsäure umgewandelt wird (Enzym durch Zytostatika blockiert). **6.** Angeborene Stoffwechselstörungen betreffen die Cobalaminresorption (z. B. Imerslund-Gräsbeck-Syndrom) bzw. die Verstoffwechselung von Cobalamin (z. B. Homocystinurie) und werden parenteral mit hohen Dosen von Cyano- bzw. Hydroxocobalamin behandelt. **7.** Behandlung der Hypothyreose: s. Hypothyreose.

Operative Therapie: Bei Malabsorption inf. Syndroms der blinden Schlinge erfolgt die operative Korrektur der Ursache; s. Postgastrektomiesyndrome.

Sonstige Maßnahmen: Bluttransfusionen sind nur selten (z. B. bei ausgeprägter Angina* pectoris oder Herzinsuffizienz*) indiziert.

Eigenbehandlung: Bei der seltenen hyperchromen makrozytären Anämie durch vegane Ernährungsweise führt eine Erweiterung der Diät (z. B. auf Eier, Milch und Milchprodukte) zur Heilung.

Hinweis: Die Substitution von Cobalamin oder Folsäure als Reinsubstanz macht den Konsum von Leber (250 g/d), gedörrtem Schweinemagen oder Bierhefe überflüssig.

Literatur: **1.** Hoffmann, R. et al. (eds): Hematology: Basic principles and practice. 5th ed. New York: Churchill Livingstone, 2008; **2.** Beutler, E. et al. (eds): Williams hematology. 6th ed. New York: McGraw Hill, 2000.

Autoren: S. Fetscher, G. Trenn.

Anämie, hypochrome mikrozytäre: Eisenmangelanämie mit vermindertem Hämoglobingehalt der Erythrozyten (MCH <28 pg), Anisozytose und verringertem korpuskulärem Volumen (MCV <80 fl); **Ursache:** akuter oder chronischer Blutverlust, bei Männern meist über den Gastrointestinaltrakt, bei Frauen meist Folge einer Metrorraghie; seltenere Ursachen: Blutspende, exzessive Blutentnahmen, intravasale Hämolyse mit Eisenverlust über den Harntrakt oder Erythropoetin-Therapie ohne Eisensubstitution, Resorptionsstörung für Eisen bei Sprue; **DD:** andere mikrozytäre Anämien (z. B. Thalassämie*, sideroachrestische Anämie, parainfektiöse und paraneoplastische Anämien, Anämie bei Kupfermangel oder Zinkintoxikation).

Behandlungsindikation: **1.** mit Diagnosestellung einer Eisenmangelanämie immer gegeben; **2.** prophylaktische Eisensubstitution in der Schwangerschaft, da es zu 85–100 % durch den fetalen Eisenbedarf zum Eisenmangel kommt.

Pharmakotherapie: Eisensubstitution: **1. oral:** 2-wertiges Eisen (Fe^{2+}) wird besser als 3-wertiges resorbiert; Präparate mit 2-wertigem Eisen: z. B. Hämatopan®, Eryfer®; Wechselwirkungen: Ascorbinsäure verbessert die Resorption; Antazida, Histamin-H_2-Rezeptoren-Blocker, Protonenpumpen-Hemmer und Mahlzeiten, aber auch Retardpräparate vermindern die Resorption; Tabletteneinnahme 1 Stunde vor dem Essen; Dosierung: 3–4 × 50–100 mg; höhere ED verstärken UAW (Übelkeit, Obstipation, Diarrhö, Bauchschmerzen), niedrigere Tagesdosierung führt zu einer zu langsamen Sättigung der Eisenspeicher; Therapiedauer: die Einnahme von 100 mg Fe^{2+}/d führt nach 2 Wochen zu einem Anstieg der Hämoglobinkonzentration um 0,1 g/dl/d (bei sistierendem Eisenverlust); max. Anstieg der Retikulozytenzahl nach 7–12 Tagen; nach Normalisierung der Hämoglobinkonzentration Fortsetzung der Substitution für 2 Monate (Auffüllen der Eisenspeicher, Normalisierung der Ferritinkonzentration); bei chronischem Blutverlust (Hämoglobinurie, hereditäre Teleangiektasie, Menorrhagie) oder verminderter Resorption (nach Gastrektomie) lebenslange Eisensubstitution; **2. intravenös:** aufgrund der höheren Komplikationsrate nicht als Routineverfahren anwenden; Indikation: Malabsorption, Unverträglichkeit oraler Darreichungsformen, Eisenverlust bei chronischer Blutung, Anämie bei chronischer Erkrankung (Infekt, Malignom) mit sekundärer Eisenverwertungsstörung; Präparate: z. B. Tracitrans® plus, Tracutil®, Ferrlecit®; Dosierung: 80–120 mg gelöstes Eisen (z. B. Natrium-Eisen(III)-gluconat-Komplex; Eisen(III)-hydroxid-Polymaltose-Komplex oder Ferri-Sorbitol-Citrat-Komplex) in 500 ml 0,9 %iger NaCl-Lösung als Infusion; cave: anaphylaktische Reaktion; zur Vermeidung einer Hämosiderose muss die erforderliche Eisenmenge errechnet werden: Hämoglobindefizit (g) = fehlende Hämoglobinkonzentration (g/dl) × KG (kg); 1 g Hämoglobin enthält 3,4 mg Eisen, daher: Menge des zu substituierenden Eisens (mg) = Hämoglobindefizit × 3,4; zusätzlich werden zum Auffüllen der Speicher 1000 mg Eisen verabreicht.

Operative Therapie: Chronische Epistaxis, Hiatushernie, Polypen, Divertikel, Hämorrhoiden, Karzinome und Ulzerationen im Magen-Darm-Trakt, Hämaturie i. R. bösartiger Erkrankungen im Bereich der ableitenden Harnwege oder Uterusmyome mit ausgeprägter Menorrhagie können durch chronischen Blutverlust einen Eisenmangel hervorrufen und sollten operativ behandelt werden.

Sonstige Maßnahmen: **1.** bei chronisch entzündlichen Darmerkrankungen (Colitis* ulcerosa, Enteritis* regionalis Crohn) oder Maldigestion (Sprue, Wurmerkrankung) zusätzlich Behandlung der Grundkrankheit. **2.** Die Erythopoetingabe bei Dialysepatienten muss von einer Eisensubstitution begleitet werden, da hier die Eisenmobilisation aus den Eisenspeichern ineffizient ist und durch gesteigerte Erythropoese sowie kontinuierliche Blutverluste regelmäßig ein Eisenmangel entsteht.

Eigenbehandlung: Normale Mischkost, jedoch keine streng vegetarische Kost, gewährleistet eine ausreichende Eisenzufuhr.

Arbeitsunfähigkeit: bei ausgeprägten Formen bis zur Normalisierung des Blutbildes; entscheidend ist der Verlauf der zur Anämie führenden Grundkrankheit.

Hinweis: **1.** Eine Therapie der Eisenmangelanämie durch gesteigerten Fleischkonsum ist unmöglich; die benötigte Fleischmenge würde 4,5 kg/d betragen. **2.** Die intramuskuläre Eisensubstitution wird nicht mehr durchgeführt; UAW: schmerzhafte Injektion und unabhängig von der Injektionstechnik auftretende Hautverfärbungen; bösartige Geschwülste nach Injektion von Eisendextran im Tierversuch.

Literatur: **1.** Tefferi, A.: Anemia in adults: A contemporary approach to diagnosis. May Clin Proc 78: 1274 (2003); **2.** Beutler, E. et al.: Williams hematology. 6th ed. New York: McGraw Hill, 2000.

Autoren: S. Fetscher, G. Trenn.

Anämie, hypochrome mikrozytäre im Kindesalter: häufigste Anämieform im Kindesalter mit verringerter Hämoglobinsynthese inf. Verminderung des Körpereisenspeichers; **Ursache:** Ungleichgewicht in der Eisenbilanz durch: **1.** mangelhafte Eisenzufuhr (z. B. wenig eisenhaltige Säuglingsnahrung, vegetarische Kost); **2.** mangelhafte Eisenaufnahme (z. B. bei chronisch entzündlichen Darmerkrankungen, glutensensitive Enteritis); **3.** gesteigerter Eisenbedarf (Wachstum, Sportler); **4.** Blutverluste; **5.** bei Neugeborenen: zu früher Geburtstermin und zu niedriges Geburtsgewicht.

Behandlungsindikation: signifikante Abnahme von Hämoglobin, Hämatokrit, MCV, MCHC und Ferritin bzw. Anstieg der totalen Eisenbindungskapazität und reduzierte Transferrinsättigung, die sich auf einen Eisenmangel zurückführen lassen.

Pharmakotherapie: **1.** orale Applikation von Eisen(II)-Sulfat (z. B. ferro sanol® Tropfen für Säuglinge und Kleinkinder oder ferro sanol® duodenal Kapseln ab dem 6. Lebensjahr), jeweils 3–6 mg/kg KG/d in 2 Einzeldosen über mindestens 3 Monate; bei erfolgreicher Eisensubstitution kommt es nach etwa 5 Tagen zum deutlichen Retikulozytenanstieg, die Hämoglobinkonzentration steigt um 10–20 g/l pro Woche an; **2.** nur in Ausnahmefällen (Intoleranz der oralen Medikation, schwere Resorptionsstörung) kann eine parenterale Eisengabe indiziert sein; **3.** Prophylaxe bei prädisponierten Patienten (Frühgeborene, insbes. mit Geburtsgewicht <2500 g, Früh- und Neugeborene nach Austauschtransfusion) mit Eisensulfat, 2–4 mg/kg KG/d.

Eigenbehandlung: Prävention des Eisenmangels durch adäquate Ernährung; **1.** Stillen kann einem Eisenmangel trotz der relativ geringen Eisenkonzentration der Muttermilch (0,8–1,2 mg/l) vorbeugen, Eisen aus der Muttermilch kann vom Säugling zu 50 % verwertet werden; mit eisenhaltiger Beikost ab dem 6. Lebensmonat beginnen; **2.** bei künstlicher Säuglingsnahrung eisensupplementierte Flaschenmilch verwenden (Eisenkonzentration trinkfertiger Flaschenmilch 7–10 mg/l).

Hinweis: **1.** Vegetarismus und Veganismus gefährden nicht nur die Eisenversorgung, sondern auch die Zufuhr essentieller Vitamine (Vitamin B_6 und B_{12}, Folsäure). **2.** Die Eisentherapie sollte nie ohne vorherige Differentialdiagnostik (insbes. bezüglich der Ursachen möglicher Eisenverluste) unkritisch durchgeführt werden.

Literatur: **1.** Obladen, M.; Maier, R. F. (Hrsg.): Neugeborenenintensivmedizin. 7. Aufl. Berlin, Heidelberg, New York: Springer, 2006; **2.** Pekrun, A. et al.: Eisenmangelanämie. AWMF-Leitlinien zur Diagnostik und Therapie in der Pädiatrischen Onkologie und Hämatologie), 2006, http://www.awmf.org/.

Autorin: M. Lüth.

Anämie, mechanisch bedingte: Hämolyse mit Hämoglobinurie und Anämie inf. mechanischer Schädigung der Erythrozyten (s. Anämie, hämolytische); **Ursache:** **1.** starke körperliche Anstrengung (Marschhämoglobinurie); Hämoglobinwerte meist im unteren Normbereich; **2.** Schädigung der Erythrozyten durch defekte oder künstliche Herzklappen (bes. Starr-Edwards-Klappe).

Behandlungsindikation: ausgeprägte Anämie mit klinischer Symptomatik (z. B. Dyspnoe*, Angina* pectoris).

Pharmakotherapie: **1.** Folsäure (z. B. Folsan®), 1 mg/d p. o. zur Aufrechterhaltung der Kompensationsfähigkeit der Erythropoese; **2.** Eisensulfat (z. B. Hämatopan®, Eryfer®), 300 mg/d p. o. bei Eisenverlust über den Harn in Form von Hämoglobin und Hämosiderin; **3.** Transfusion von Erythrozytenkonzentrat* und evtl. zusätzlich Erythropoetin (z. B. Erypo®, NeoRecormon®) bei eingeschränkter Operabilität und ausgeprägter Anämie zur Senkung der Transfusionsfrequenz.

Sonstige Maßnahmen: **1.** Einlegesohlen führen bei Marschhämoglobinurie oft zur Besserung der Symptomatik. **2.** Bei extrem starker mechanischer Hämolyse muss eventuell die verursachende Herzklappe (oder Gefäßendoprothese) ausgewechselt werden.

Hinweis: Alkalisierung des Harns zur Vermeidung einer Hämoglobinpräzipitation in den Nieren ist nicht notwendig.

Literatur: Beutler, E. et al.: Williams hematology. 6th ed. New York: McGraw Hill, 2000.

Autoren: S. Fetscher, G. Trenn.

Anämie, mikroangiopathische hämolytische: s. Purpura, thrombotisch-thrombozytopenische; Syndrom, hämolytisch-urämisches.

Anämie, perniziöse: s. Anämie, hyperchrome makrozytäre; Gastritis, chronische.

Anämie, refraktäre: s. Syndrom, myelodysplastisches.

Analekzem: Dermatitis im Analbereich als Begleiterkrankung unterschiedlicher dermatologischer, allergologischer, mikrobiologischer oder proktologischer Prozesse; eine der häufigsten dermatologischen Erkrankungen. **Ätiologie:** **1.** allergisches Kontaktekzem; **2.** irritativ- oder kumulativ-toxisches Ekzem; **3.** atopisches Ekzem; **4.** vulgäres Ekzem, meist durch Hämorrhoiden* ausgelöst; **5.** Psoriasis inversa; **6.** anale Candidose; **7.** perianale Streptokokkendermatitis. **Formen:** **1.** akut-nässend; **2.** chronisch.

Behandlungsindikation: **1.** Begrenzung der entzündlichen Hautreaktion; **2.** symptomatische Behandlung begleitender Beschwerden (z. B. Juckreiz).

Pharmakotherapie: **1.** akut-nässendes Analekzem: **a)** 2-mal täglich Externa, die Glukokortikoide und Antimykotika (Rp. Triamcinolonacetonid 0,1 %, Clotrimazol 1 %, Pasta zinci mollis, Unguentum molle aa.) oder Glukokortikoide und Lokalanästhetika (z. B. Doloproct® Creme) enthalten; **b)** Adstringenzien: gerbstoffhaltige Sitzbäder (z. B. Tannolact®), 2-mal täglich bzw. nach jedem Stuhlgang; Pinselungen mit Farbstofflösungen (z. B. Pyoktanin 0,1–0,5 %); **c)** bei Candida albicans als Auslöser lokale Applikation von Antimykotika mit oder ohne Glukokortikoid: Nystatin (z. B. Candio-Hermal® Softpaste) bzw. Nystatin und Flupredniden (z. B. Candio-Hermal® Plus), 3-mal täglich; zur Nachbehandlung antimykotikumhaltige Salbe (Rp. Clotrimazol 1 %, Pasta zinci mollis, Unguentum molle aa.); **2.** chronisches Analekzem: **a)** teerhaltige Externa (z. B. Teer-Linola®-Fett N Creme), 3-mal täglich; **b)** schieferölhaltige Externa (z. B. Ichtholan® 10 %), 2-mal täglich; **c)** glukokortikoidhaltige Externa (z. B. Doloproct® Creme), 2-mal täglich.

Operative Therapie: chirurgische Sanierung bei zugrundeliegender Hämorrhoidalerkrankung.

Naturheilkundliche Verfahren: Sitzbäder (s. Hydrotherapie), z. B. mit Kamille (Sensibilisierung möglich), Eichenrinde oder Sennesblättern.

Therapiekonzepte: entsprechend der Ätiologie: s. Tab.

Analekzem
Therapiekonzepte in Abhängigkeit von der Ätiologie

Ätiologie	Therapieempfehlung
allergisches Kontaktekzem	Absetzen aller bisherigen Externa (z. B. auch Waschmittel) bis zur allergologischen Testung Akutbehandlung mit indifferenten Topika, z. B. Pasta zinci mollis ggf. + Glukokortikoid **oder** Glukokortikoid und Lokalanästhetikum in Abhängigkeit von der Befundausprägung singulär oder additiv Adstringenzien: gerbstoffhaltige Sitzbäder (Tannolact®), 2-mal täglich bzw. nach jedem Stuhlgang
toxisches Kontaktekzem	rasche Elimination auslösender chemischer und/oder mechanischer Ursachen (z. B. raues Toilettenpapier) Beseitigung nässender Grundleiden (z. B. Fistel, Schleimhautprolaps, Kondylom, Mariske, Diarrhö, Inkontinenz)
atopisches Ekzem	topische Anwendung von Glukokortikoiden UV(A)-Bestrahlung
vulgäres Ekzem	Behandlung des Grundleidens (z. B. Hämorrhoiden) topisch begleitend Pasta zinci mollis
Analekzem im Rahmen einer Psoriasis	antipsoriatische Therapie (s. Psoriasis vulgaris)
anale Candida-Mykose	erregerspezifische, antibiogrammgemäße lokale antimykotische Therapie bei ausgeprägter Darmfehlbesiedelung ggf. systemische Darmsanierung ggf. Ernährungsumstellung
perianale Streptokokkendermatitis	erregerspezifische, antibiogrammgemäße antibiotische Therapie, z. B. Penicillin G oder Erythromycin

A

Sonstige Maßnahmen: 1. Analekzem häufig symptomatisch; daher immer nach der auslösenden Ursache suchen (z. B. Hämorrhoiden, Neoplasie, Kontaktekzem, Candida-Mykose) und entsprechend behandeln; 2. bei gastrointestinaler Candidose als Ursache: Behandlung mit Nystatin (z. B. Mykundex® Dragees), 3 × 500 000 IE/d p. o. über 10 Tage; 3. bei kontaktallergischer Genese: Epikutantestung und Allergenkarenz.

Eigenbehandlung: 1. mangelnde oder übertriebene Analhygiene korrigieren; 2. nach dem Stuhlgang betroffene Hautstellen waschen und sorgfältig trocknen (statt Verwendung von Toilettenpapier); 3. nachts weiche Leinenstreifen einlegen (vermindern die mechanische Reibung, nehmen Sekret auf).

Arbeitsunfähigkeit: meist nicht gerechtfertigt; bei schwerer akuter Form und sitzender Tätigkeit evtl. 1 Woche.

Literatur: 1. Wienert, V.: Proktologie; Leitlinien der Deutschen Dermatologischen Gesellschaft, 2007, http://www.derma.de; 2. Sterry, W.; Paus, R.; Burgdorf, W.: Dermatologie. Stuttgart: Thieme, 2005; 3. Fritsch, P.: Dermatologie und Venerologie. Berlin: Springer, 2003.

Autoren: P. Schulze, W. Sterry.

Analfissur: schmerzhafter, längsverlaufender Einriss der Analkanalhaut von der Linea anocutanea bis zur Linea dentata, meist im Bereich der hinteren Kommissur; schmerzhaft v. a. nach der Defäkation, evtl. mit Blutung und Sphinkterkrampf; am äußeren Ende der Fissur findet sich bei Chronifizierung häufig eine sog. Vorpostenfalte, die auf den Einriss hinweist (s. Abb. 1).

Behandlungsindikation: dringlich zur Behandlung der heftigen Schmerzen und Verhinderung eines chronischen Prozesses; akute Analfissuren werden konservativ, chronische operativ behandelt.

Pharmakotherapie: 1. anästhesierende Salben (z. B. DoloPosterine® N mit Analdehner) und zusätzlich entzündungshemmende Salben (z. B. Eulatin® NN) sowie Suppositorien mit entzündungshemmenden Zusätzen (z. B. Posterisan®, Unguentolan®) oder mit Lokalanästhetika (z. B. Eulatin® N); 2. subkutane Infiltration mit Lokalanästhetikum: Lidocain 1–2 % (z. B. Xylocain®, Lidoject® sine); 3. milde Laxanzien zur Stuhlregulierung (s. Obstipation); 4. Injektion von Clostridium-botulinum-Toxin Typ A (z. B. Dysport®), 2 × 20 E., 1 cm tief bilateral der Fissur in den Sphinkter ani externus; Erfolgsrate ca. 80 %; kontraindiziert bei Blutgerinnungsstörung.

Operative Therapie: Operationsziel ist die Unterbrechung des Circulus vitiosus Schmerz/Sphinkterspasmus mit evtl. zusätzlicher Therapie sonstiger Befunde (Hämorrhoiden, Kryptitis); Patientenaufklärung über mögliche Komplikationen (Nachblutung, Infektion, Sphinkterschwäche); **Verfahren:** meist ambulante Durchführung in Lokalanästhesie, selten stationäre Aufnahme erforderlich; 1. laterale subkutane Sphinkterotomie (nach Notaras): kleine Inzision an der Linea anocutanea bei 3 Uhr in Steinschnittlage; mit der Schere wird die Analkanalhaut bis zur Kryptenlinie unterminiert und unter Führung des linken Zeigefingers (im Anus) der Musculus sphincter ani internus mit einem Scherenschlag durchtrennt; Nahtverschluss; 2. laterale Sphinkterotomie nach Parks (s. Abb. 2): 1–1,5 cm lange semizirkuläre Inzision am Analrand bei 3 Uhr; Darstellung des unteren Randes des Musculus sphincter ani internus, der dann bis auf Höhe des kranialen Fissurendes gespalten wird; Nahtverschluss; 3. posteriore Sphinkterotomie nach Eisenhammer: Der in der Fissur freiliegende Musculus sphincter ani internus wird im unteren Drittel gespalten, die Fissur vorsichtig „angefrischt" und die Vorpostenfalte abgetragen; die Wunde bleibt offen. **Nachbe-**

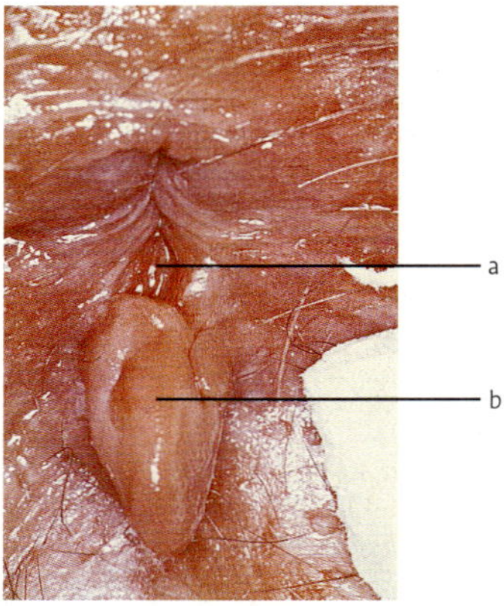

Analfissur Abb. 1: chronische Analfissur in typischer Lokalisation (a) bei 6 Uhr mit großer Vorpostenfalte (b)

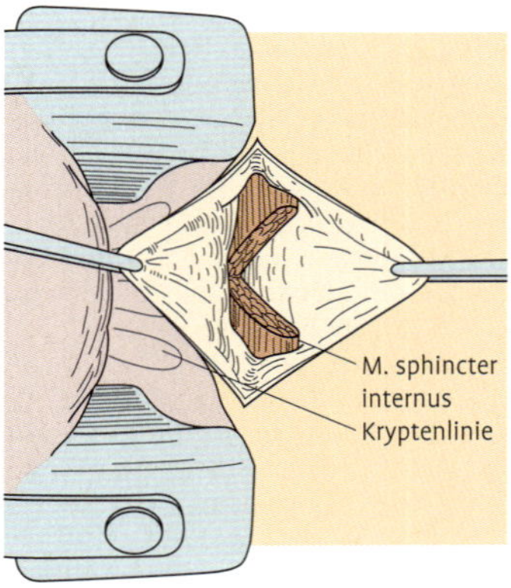

Analfissur Abb. 2: laterale Sphinkterotomie nach Parks; semizirkuläre Inzision und Einschnitt des Sphinkters bis auf Höhe des kranialen Fissurendes

handlung: milde Abführmittel und Wundkontrollen; **Komplikation:** sehr selten Nachblutung oder Abszess; Ergebnisse sind nach lateraler Sphinkterotomie günstiger (kürzere Wundheilungsdauer, seltener Sphinkterschwäche mit Inkontinenz für Winde und Wäscheverschmutzung sowie Rezidive) als bei der posterioren Sphinkterotomie.

Sonstige Maßnahme: vorsichtige, dosierte Sphinkterdehnung mit Analdilatator.

Arbeitsunfähigkeit: 2–3 Wochen.

Literatur: **1.** Lange, J.; Mölle, B.; Girona, J.: Chirurgische Proktologie, Berlin, Heidelberg: Springer-Verlag, 2006; **2.** Neumann, M.: Botulinumtoxin. Bremen: UNI-MED, 1998; **3.** Reinhard, F.; Kirsch jr., J.: Bessere Ergebnisse bei der Analfissur durch kombinierte konservativ-operative Therapie. colo-proctology 15: 370–373 (1993).

Autor: J. Boese-Landgraf.

Analfistel: syn. Fistula ani; Anorektalfistel; **Formen:** nach Fistelverlauf und topographischen Beziehungen zum anorektalen Kontinenzorgan werden 4 Formen unterschieden, die für die Behandlungsstrategie von großer Bedeutung sind (s. Abb. 1); **Klinik:** Schmerzen, hautreizender Fistelausfluss mit Pruritus und Ekzem, Stuhlinkontinenz, Sekretverhalt mit Entwicklung eines Abszesses.

Behandlungsindikation: Jede Analfistel sollte frühzeitig operativ behandelt werden, da sie sonst nicht ausheilt und Abszesse sowie ausgedehnte, das Kontinenzorgan beeinträchtigende Fistelsysteme die Folgen sein können. Ausnahme sind Analfisteln bei Enteritis* regionalis Crohn und Colitis* ulcerosa (weitgehend konservative Therapie).

Pharmakotherapie: **1.** symptomatisch bei Pruritus und Ekzem: juckreizstillende Salben (z. B. Eulatin® NN mit Hamamelis und Lokalanästhetikum oder mit Cortisonzusatz, z. B. Scheriproct®); **2.** Analfisteln bei Enteritis regionalis Crohn und Colitis ulcerosa: bei ausgedehnten Fistelsystemen wird (z. T. in Ermangelung einer Alternative) eine Langzeitbehandlung mit Metronidazol (z. B. Clont®, Flagyl®), 2–3 × 400 mg/d p. o., mind. für 6 Wochen empfohlen; dadurch nachhaltige Entzündungsrückbildung und Beschwerdelinderung; ergänzend sog. funktionelle Darmausschaltung durch vollresorbierbare Elementardiät.

Operative Therapie: **Vorbereitung:** Patientenaufklärung über mögliche Stuhlinkontinenz, Rezidive, wiederholte operative Eingriffe und lange Behandlungsdauer; präoperativ Abführmaßnahmen, Tonometrie zur Beurteilung der Sphinkterfunktion; Durchführung in Allgemein- oder Regionalanästhesie (Spinalanästhesie, Sattelblock) und Steinschnittlage; vor der Fistelspaltung Orientierung über den genauen Fistelverlauf mit Sondierung der inneren und äußeren Fistelöffnung, Injektion einer Farbstofflösung (Toluidinblau), Rektoskopie und Endosonographie; **Verfahren:** **1.** Fistelspaltung (häufigstes Verfahren): einzeitige Spaltung der Analfistel unter Schonung der für die Kontinenz wichtigen Strukturen; die sog. Fistelröhre wird in eine weit offene Rinne umgewandelt (s. Abb. 2); bei hoch einmündenden Fisteln ist eine Spaltung zum Darmlumen hin verboten! Der äußere Fistelkanal wird dann nach lateral, d. h. weg vom Sphinkter, konusförmig eröffnet; die innere Fistelöffnung wird mit einem Mukosaverschiebelappen (Mukosa-Flap) verschlossen (Gefahr der Nahtinsuffizienz und Ulzeration); auch pelvirektale Fisteln dürfen nie zum Darmlumen hin gespalten werden (Folge: Inkontinenz); daher Vorgehen wie bei hoher transsphinkterer Fistel, evtl. kombiniert mit temporärer Kolostomie; liegen verzweigte Fistelgänge vor, sind oft mehrere Operationssitzungen erforderlich. **2.** Fistelexzision nach Girona (s. Abb. 3): Freilegung des intersphinkteren Raumes; glanduläres Epithelgewebe, innere Fistelöffnung sowie intramuskulär verlaufende Fistelgänge werden teils von außen, teils von innen sorgfältig exzidiert; Schonung der wichtigen Muskelstrukturen; der saubere Wundkanal wird durch Anheftung des Schließmuskels und der Schleimhaut mit einigen Nähten geschlossen. **Nachbehandlung:** täglich Verbandwechsel, Ausduschen der Wunde oder Sitzbäder in PVP-Iod-Lösung; lockere Einlage eines Gazestreifens in die Wunde, um eine Ausheilung von innen nach außen zu gewährleisten; **Komplikation:** selten Nachblutung oder Abszess, bei Flap-Methoden Nahtausriss; voroperierte Patienten haben höhere Komplikationsraten und ein größeres Inkonti-

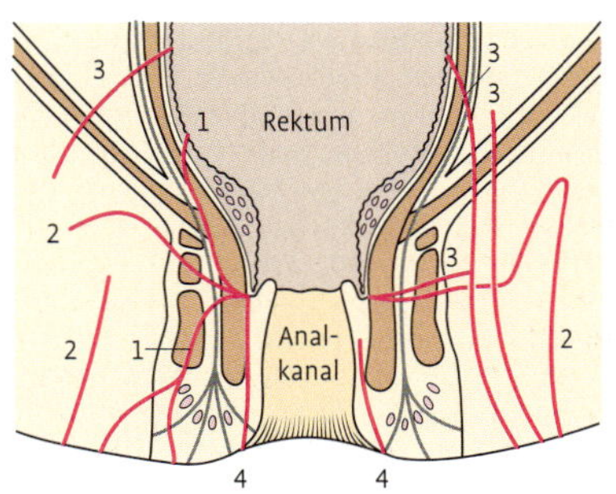

Analfistel Abb. 1: 1: intermuskuläre Fisteln; 2: ischiorektale Fisteln; 3: pelvirektale Fisteln; 4: subkutane Fisteln

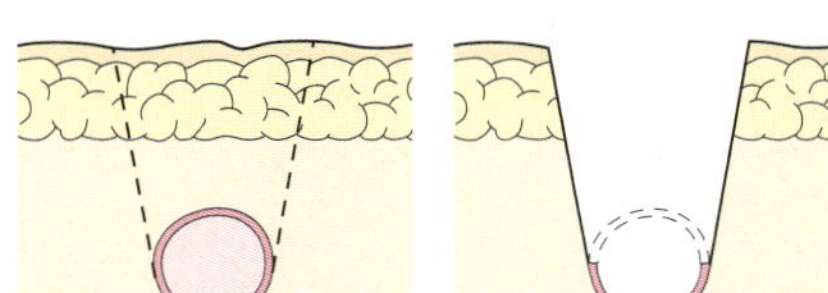

Analfistel Abb. 2: Fistelspaltung; 1: die Fistelröhre wird in eine offene Rinne verwandelt; 2: nur der Fistelboden bleibt zurück.

A

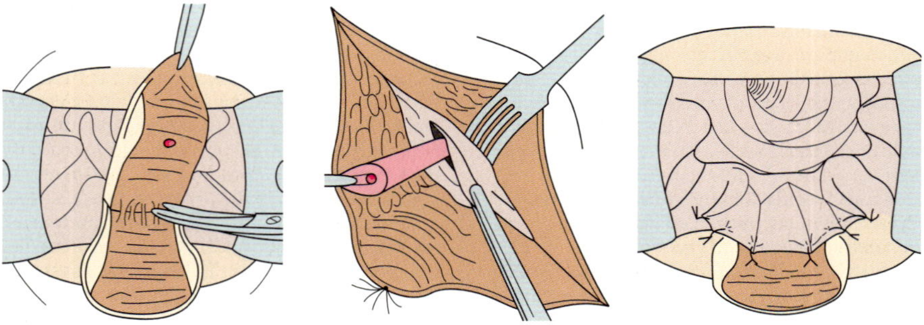

Analfistel Abb. 3: Fistelexzision nach Girona: 1: Freipräparation; 2: Exzision des Fistelgangs; 3: Abdeckung mit äußerer Schleimhaut

nenzrisiko; **Ergebnisse: 1.** nach Fistelspaltung: Beschwerdefreiheit bei 58 % der Patienten, Rezidivrate 10,2 %, relative Inkontinenz 1 %, keine komplette Inkontinenz; Behandlungsdauer 6,2 Wochen; **2.** nach Fistelexzision: Rezidivrate 4,6 %, langfristige Nahtdehiszenz 7,6 %, Teilinkontinenz 5,1 %, absolute Inkontinenz 0,4 %;

Eigenbehandlung: Waschen der Analregion ohne Seife nach jeder Defäkation.

Arbeitsunfähigkeit: ca. 2 Wochen, im Einzelfall auch länger.

Hinweis: 1. Für intersphinktere und kaudale ischiorektale Fistelverläufe hat sich die einzeitige Fistelspaltung bewährt; sie kann bei hohen transsphinkteren und pelvirektalen Fisteln mit einem Mukosa-Flap kombiniert werden. **2.** Bei hohen und pelvirektalen Fisteln ist die Fistelexzisionstechnik nach Girona eine empfehlenswerte Alternative. **3.** Die Fadenmethode (ein dicker Faden wird durch die innere und äußere Fistelöffnung geführt und außen locker verknotet; dadurch Drainage und Säuberung der Analfistel sowie Vermeidung von Sekretstauungen und Abszessen) wurde v. a. bei hochsitzenden Analfisteln angewandt und wird heute wegen erheblicher Nachteile nicht mehr durchgeführt (lange Behandlungszeiten, häufig Nachoperationen, Inkontinenzen bei hohen und pelvirektalen Fisteln).

Neuentwicklung: monoklonaler Antikörper, der an TNF-α bindet und die Lyse TNF-α-exprimierender Zellen bewirkt, zur Behandlung der Analfistel bei Enteritis* regionalis Crohn: Infusion von Remicade®, 5 mg/kg KG gelöst in 250 ml 0,9 %iger NaCl-Lösung, über 2 Stunden. In ca. 60 % der Fälle kommt es zum Fistelverschluss nach 2–3 Wochen.

Literatur: 1. Kemmerling, M.; Raulf, F.: Analfistel und Analabszess: Ursache ist die Infektion. Kontinenz aktuell 7 (2006); **2.** Girona J.; Denkers, D.: Fistel, Fissur, Abszess. Chirurg 67: 222–228 (1996).

Autor: J. Boese-Landgraf.

Analgetika: Schmerz stillende Pharmaka mit zentralem und/oder peripherem Angriffspunkt; **Einteilung: 1.** Opioid-Analgetika: Opiate und Opioide*, die über Opiat-Rezeptoren auf Schmerz verbreitende Neurone in der Peripherie und im zentralen Nervensystem wirken; **2.** nichtopioide Analgetika: saure Verbindungen, die durch Hemmung der Cyclooxygenase (Abk. COX) analgetische, antipyretische und antiphlogistische Wirkung besitzen (nichtsteroidale Antiphlogistika*, z. B. Acetylsalicylsäure*) sowie nichtsaure Verbindungen (Wirkmechanismus unklar) ohne antiphlogistische Wirkung, z. B. Paracetamol*.

Autor: N. Lembert.

Analgetikaintoxikation: Arzneimittelintoxikation mit Schmerzmitteln, z. B. durch Acetylsalicylsäure, Paracetamol und andere nichtsteroidale Antiphlogistika sowie Opiate und Opioide.

Basistherapie: s. Intoxikation.

Spezifische Therapie: I. Salicylsäure- bzw. **Acetylsalicylsäureintoxikation** nach Aufnahme von mehr als 75 mg/kg KG Salicylsäure bzw. Serumkonzentrationen von >150 mg/l bei Kindern oder >200 mg/l bei Erwachsenen (s. Abb. 1); Vorge-

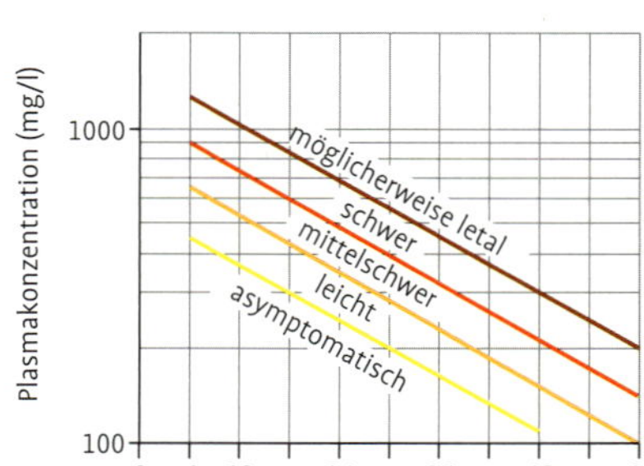

Analgetikaintoxikation Abb. 1: Schwere der Intoxikation in Abhängigkeit von der Plasmakonzentration und Zeit seit Aufnahme von Acetylsalicylsäure

hen bei spezifischen Komplikationen: **1.** metabolische Azidose: 1–2 mval/kg KG $NaHCO_3$ als Infusion unter engmaschiger Kontrolle des Flüssigkeitshaushalts und der Serumelektrolytkonzentrationen; **2.** Hyperpyrexie: physikalische Kühlmaßnahmen, z. B. Wadenwickel; **3.** Krämpfe: Benzodiazepine, z. B. Diazepam (z. B. Valium®, 10 mg); **4.** sekundäre Entgiftung mit alkalisierender forcierter Diurese; rechtzeitig Hämoperfusion* bzw. Hämodialyse* (insbes. bei Nierenversagen). **II. Paracetamolintoxikation** i. d. R. nach Aufnahme von mehr als 125 mg/kg KG; schwere Intoxikation ab 250 mg/kg KG; bei Leberschädigung bzw. bestehender Enzyminduktion (z. B. inf. regelmäßigen Alkoholkonsums oder einer Pharmakotherapie) sind u. U. Dosen ab ca. 70 mg/kg KG toxikologisch relevant; Vorgehen: **1.** Antidot: Acetylcystein (z. B. Fluimucil®): **a)** als Infusion: initial 150 mg/kg KG in 200 ml 5 %iger Glukoselösung innerhalb 30 Minuten, dann 50 mg/kg KG in 500 ml 5 %iger Glukoselösung über 4 Stunden, anschl. 100 mg/kg KG in 1000 ml 5 %iger Glukoselösung innerhalb von 16 Stunden infundieren; bei weiterhin erhöhter Serumkonzentration Fortsetzung mit täglich 150 mg/kg KG in 1500 ml 5 %iger Glukoselösung; **b)** oral: initial 140 mg/kg KG in Wasser oder Fruchtsaft gelöst, anschl. alle 4 Stunden 70 mg/kg KG über 3 Tage. Orale und parenterale Antidotgabe sind in ihrer Wirksamkeit vergleichbar, bei oraler Gabe sind jedoch Wechselwirkungen mit Maßnahmen zur primären Entgiftung (z. B. induziertes Erbrechen* oder Gabe von Aktivkohle*) möglich. UAW: bei Acetylcysteininfusion gelegentlich allergische Reaktionen, die eine Unterbrechung der Infusion erzwingen, ggf. zusätzlich Antihistaminika; **2.** bei spezifischen Komplikationen: **a)** metabolische Azidose: 1–2 mval/kg KG $NaHCO_3$ als Infusion; **b)** Nierenversagen: Hämodialyse; **c)** Leberversagen (in Abhängigkeit von der Plasmakonzentration; s. Abb. 2): evtl. extrakorporale Leberperfusion bzw. Lebertransplantation* vorbereiten. **III. Intoxikationen** mit anderen peripher wirkenden **Analgetika** (z. B. Ibuprofen, Indometacin, Mefenaminsäure, Phenylbutazon) verursachen im Allg. nur in sehr hohen Dosen klinisch relevante Symptome, die symptomatisch und basistherapeutisch versorgt werden (Aktivkohle, induziertes Erbrechen, Magenspülung). **IV. Intoxikation** mit **Opiaten** und **Opioiden** (z. B. Morphium, Heroin); **1.** Gefahr der Atemdepression; ggf. Intubation und Beatmung*; **2.** Antidot: Naloxon (z. B. Narcanti®), 0,4–1,2 mg i. v. langsam injizieren, bis der Patient nach 1–3 Minuten erwacht. **3.** Überwachung für mind. 2–4 Stunden, da die atemdepressive Wirkung wieder auftreten kann (kürzere HWZ des Antidots im Vergleich zu vielen Opiaten bzw. Opioiden).

Literatur: **1.** Baselt, R. C.: Disposition of Toxic Drugs and Chemicals in Man, 8th ed. Foster City, CA: Biomedical Publications, 2008; **2.** Ellenhorn, M. J. et al.: Ellenhorn's Medical Toxicology. Diagnosis and Treatment of Human Poisoning. 2nd ed. Baltimore: Williams & Wilkins, 1997.

Autor: F. Martens.

Analkarzinom: am Analrand oder im Analkanal wachsendes verhornendes oder nicht verhornendes Plattenepithelkarzinom (80 %, selten Adenokarzinom, s. Abb. 1); 1–3 % aller kolorektalen Tumoren; Manifestation zu 60 % nach dem 60. Lebensjahr, es erkranken auch zunehmend Männer und Frauen unter 45 Jahren; Metastasierung lymphogen in perirektale, iliakale und inguinale Lymphknoten sowie hämatogen in Leber und Lunge (10 %); Stadieneinteilung nach der TNM-Klassifikation.

Behandlungsindikation: dringlich wegen fortschreitenden Tumorwachstums und Metastasierung; nach histologischer Diagnosesicherung Durchführung eines multimodalen Therapiekonzeptes mit Radiochemotherapie und Operation.

Pharmakotherapie: Chemotherapie mit Mitomycin (z. B. Mitomycin medac®), 10 mg/m² KO i. v. als Bolus an Tag 1; zusätzlich 5-Fluorouracil (z. B. 5-FU „Lederle“®, 5-FU medac®, Ribofluor®),

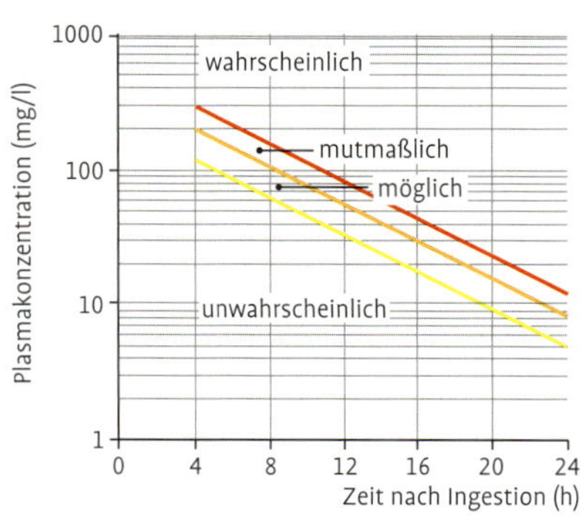

Analgetikaintoxikation Abb. 2: Risiko der Leberschädigung nach Aufnahme von Paracetamol

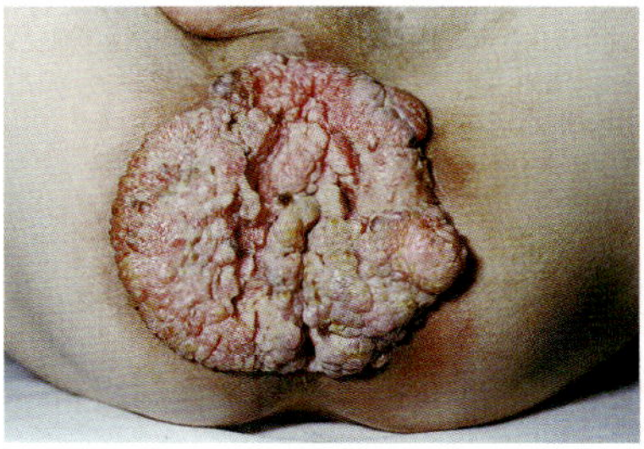

Analkarzinom Abb. 1: Plattenepithelkarzinom in Buschke-Löwenstein-Tumoren (Riesenkondylome); der Tumor wurde operativ verkleinert und eine Radiochemotherapie angeschlossen; kein Anus praeternaturalis erforderlich

1000 mg/m² KO/d i. v. über 4 Tage; Wiederholung des Zyklus nach 4 Wochen (s. Abb. 2).

Operative Therapie: Bei großen exophytisch wachsenden Tumoren kann eine operative Tumorverkleinerung sinnvoll sein; bei kleinem Karzinom evtl. Exzision des Tumors in sano, jedoch nicht auf Kosten der Kontinenz.

Strahlentherapie: Bestrahlung der Tumorregion sowie der pararektalen, iliakalen und inguinalen Lymphknoten mit der Vier-Felder-Box-Technik: 1,5 Gy/d, jeweils 5 Tage in der Woche bis zu einer Gesamtdosis von 50 Gy, in der Analregion bis 60 Gy.

Sonstige Maßnahmen: Kontrollbiopsien sind spätestens 2 Monate nach Abschluss der Radiochemotherapie erforderlich und bestimmen das weitere therapeutische Vorgehen: **1.** bei Negativbefund (tumorfreies Gewebe) werden die Patienten in ein weiteres Nachsorgeprogramm mit 3–6-monatigen Intervallen aufgenommen; **2.** bei Positivbefund (Tumorreste): **a)** wenn keine ausgedehnte Metastasierung vorliegt, abdominoperineale Rektumexstirpation; **b)** bei Metastasierung interstitielle Iridium[192]-Bestrahlung; **c)** bei Stenose ggf. zusätzlich Anlage eines Anus praeternaturalis.

Hinweis: **1.** Fünf-Jahres-Überlebensrate 79–90 %; **2.** Vorteil der Radiochemotherapie ist eine deutliche Verbesserung der Lebensqualität; nur sehr selten ist ein Stoma erforderlich. **3.** UAW der Radiochemotherapie: gute Verträglichkeit in 48 % der Behandlungsfälle; Akuttoxizität (Zystitis, Kolpitis, Übelkeit, Leuko- und Thrombopenie, Epitheliolysen, vereinzelt Todesfälle) bei 52 %; Spättoxizität (Zystitis, Kolpitis, Inkontinenz, Proktitis, Strahlenulkus) bei 16 %; keine Spätfolgen bei 84 %. **4.** Die primäre lokale Exzision oder Rektumexstirpation ist (von Ausnahmen abgesehen) obsolet.

Arbeitsunfähigkeit: abhängig von Akut- und Spätfolgen der Radiochemotherapie mehrere Wochen oder Monate.

Selbsthilfe: **1.** Deutsche Krebshilfe e. V., Buschstr. 32, 53113 Bonn, Tel. 0228 729900, Fax 0228 7299011; E-Mail: deutsche@krebshilfe.de, Homepage: http://www.krebshilfe.de; **2.** Krebsinformationsdienst (KID), Im Neuenheimer Feld 280, 69120 Heidelberg, Tel. 0800 4203040; E-Mail: krebsinformationsdienst@dkfz.de, Homepage: http://www.krebsinformation.de; **3.** bei Kolostomie: Deutsche ILCO e. V., Thomas-Mann-Str. 40, 53111 Bonn, Tel. 0228 33889450, Fax 0228 33889475; E-Mail: info@ilco.de; Homepage: http://www.ilco.de.

Literatur: **1.** Roelofsen, F.: Tumoren der Analregion. In: Siewert, J. R.; Rothmund, M.; Schumpelick, V. (Hrsg.): Praxis der Viszeralchirurgie. Onkologische Chirurgie. 2. Aufl. Berlin, Heidelberg, New York: Springer, 2006; **2.** Hohenberger, W. et al.: Tumoren der Analregion. In: Becker, H.-D. et al. (Hrsg.): Chirurgische Onkologie. Stuttgart, New York: Thieme, 2002.

Autoren: R. Pfitzmann, M. Fakhury.

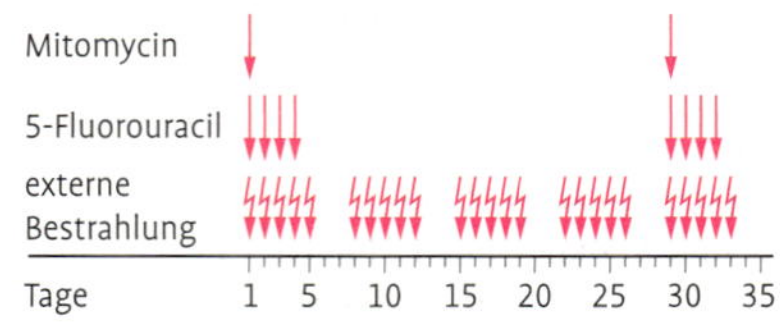

Analkarzinom Abb. 2: Radiochemotherapie

Analprolaps: Vorfall der Analschleimhaut durch Hämorrhoiden* Grad III oder Analsphinkterschwäche; kenntlich an der radiären Faltenanordnung und abzugrenzen vom Rektumprolaps* mit zirkulärer Fältelung bzw. sog. Bienenkorbmuster (s. Abb.); bereits im Kindesalter kann es nach langem Sitzen auf dem Nachttopf zu einem Analprolaps kommen.

Behandlungsindikation: aufgrund möglicher Folgen (Pruritus, Nässen, Stuhlinkontinenz) gegeben.

Operative Therapie: **1.** im Kindesalter Sklerosierungstherapie mit Phenol-Mandelöl; **2.** im Erwachsenenalter operative Therapie wie bei Hämorrhoiden; insbes. Operation nach Longo; s. Hämorrhoiden (Abb. 3 dort); keine Sklerosierung bei ausgeprägten zirkulären Hämorrhoiden.

Autor: J. Boese-Landgraf.

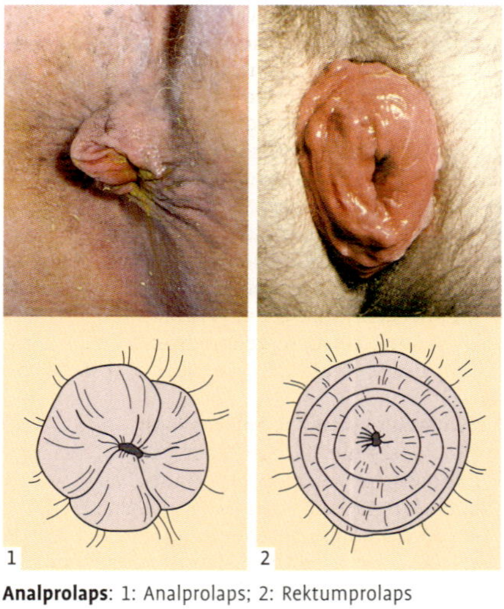

Analprolaps: 1: Analprolaps; 2: Rektumprolaps

Analthrombose: syn. Analvenenthrombose, perianale Thrombose, Perianalthrombose; Thrombus im Bereich der subkutan verlaufenden Venen des Plexus haemorrhoidalis.

Behandlungsindikation: aufgrund der erheblichen Schmerzhaftigkeit muss dringend operiert werden.

Pharmakotherapie: Analgetika* bis zur Operation.

Operative Therapie: ambulanter Eingriff in lokaler Infiltrationsanästhesie mit Lidocain 2 % (z. B. Xylocain®); radiäre Inzision über dem Hämatom mit Exzision der Hautränder; auf Druck entleert sich das Blutgerinnsel; Blutstillung (falls erforderlich) und Verband mit PVP-Iodsalbe (z. B. Betaisodona® Salbe, Braunol® 2000 Salbe); der Patient ist meist sofort schmerzfrei. **Nachbehandlung:** Verbandwechsel und Ausduschen kleiner Wunden; Komplikationen sind nicht zu erwarten, Ergebnisse sind sehr gut.

Literatur: **1.** Rhode, H.: Kap. Analthrombose. In: Lehratlas der Proktologie. Stuttgart, New York: Thieme, 2007; **2.** Baeten, C. G. M. I. et al.: Proktologie. In: Siewert, J. R.; Rothmund, M.; Schumpelick, V.; (Hrsg.): Praxis der Viszeralchirurgie. Gastroenterologische Chirurgie. 2. Aufl. Berlin, Heidelberg, New York: Springer, 2006; **3.** Rohde, H.: Was sind Hämorrhoiden? Sammelbegriff, Symptom oder Erkrankung? Dtsch Ärztebl 102 (4): A 209–213 (2005); **4.** Brühl, W.: Aktuelle Proktologie. Bremen: UNI-MED, 2002.

Autor: R. Pfitzmann.

Analvenenthrombose: s. Analthrombose.

Anaphylaxie: s. Schock, anaphylaktischer.

Anastomose, biliodigestive: s. Cholezystektomie.

Anastomose, ileoanale: s. Colitis ulcerosa.

Androgenisierung: Bezeichnung für die äußerlich wahrnehmbaren, durch vermehrte Androgenwirkung bedingten Veränderungen bei Frauen; **Symptome:** z. B. Acne* vulgaris, Seborrhö, Alopezie* und Hirsutismus; inf. massiven Androgeneinflusses auch Klitorishypertrophie, Tieferwerden der Stimme und Zunahme der Muskelmasse; **Ursache:** vermehrte Produktion von Androgenen durch Tumoren des Ovars, der Nebenniere oder der Hypophyse, Nebennierenrindenhyperplasie, Enzymdefekte, Adipositas, polyzystisches Ovarialsyndrom oder Insulinresistenz; bei Normoandrogenämie erhöhte Ansprechbarkeit der Zielorgane, Mangel an Trägerprotein (SHBG) oder verringerte Östrogenproduktion (z. B. postmenopausal); Auftreten in jedem Lebensalter möglich.

Behandlungsindikation: abhängig von Ursache und Ausprägung der Androgenisierung, dem Behandlungsziel sowie dem psychischen Leidensdruck der Patientin zunächst Behandlung der Grunderkrankung; anschließend symptomatische Therapie der Androgenisierungserscheinungen; absolute Behandlungsindikationen sind Tumoren (Ovar, Nebenniere, Hypophyse) und Enzymdefekte (s. Syndrom, adrenogenitales).

Pharmakotherapie: **1.** zur Behandlung der äußeren Veränderungen Antiandrogene p. o.: **a)** bei leichtem Androgenisierungsgrad Ovulations-Hemmer (s. Kontrazeption, hormonale) mit antiandrogener Komponente (z. B. Diane®-35, Valette®, Petibelle®, Yasmin®) vom 5.–25. Zyklustag; **b)** bei mittlerem Androgenisierungsgrad Diane®-35 vom 5.–25. Zyklustag und zusätzlich Cyproteronacetat (z. B. Androcur®), 5–10 mg vom 5.–19. Zyklustag; **c)** bei schwerem Androgenisierungsgrad umgekehrte Zweiphasentherapie mit Androcur®, 100–150 mg vom 5.–14. Zyklustag, und zusätzlich Diane®-35 oder reines Östrogen, z. B. Estradiolvalerat (z. B. Progynova®), 2–4 mg/d vom 5.–25. Zyklustag p. o.; bei i. m. Applikation alle 10–14 Tage Cyproteronacetat (z. B. Androcur®-Depot), 300–600 mg, plus Estradiolvalerat (z. B. Progynova®-Depot-10), 10–40 mg; **2.** bei adrenaler Genese Glukokortikoide, z. B. Dexamethason (z. B. Fortecortin®, Dexamethason®-mp), 0,5 mg/d p. o.; nur wenn Androgene in den Normbereich gesenkt werden können; **3.** bei adrenogenitalem Syndrom* Glukokortikoide, ggf. in Kombination mit Antiandrogenen; Therapiekontrolle durch Bestimmung von 17-OHP, Testosteron, Androstendion und Serumrenin; **4.** bei Kinderwunsch und Anovulation: Ovulationsinduktion mit Clomifen (z. B. ClomifenHEXAL®, Clomifen-ratiopharm®), 50–100 mg/d p. o. vom 5.–9. Zyklustag (s. Sterilität der Frau); **5.** bei Hyperprolaktinämie Prolaktin-Hemmer, z. B. Bromocriptin (z. B. Pravidel®), 5 mg/d p. o.

Operative Therapie: je nach Tumorlokalisation z. B. Ovar-, Adrenal-, Hypophysektomie oder Exstirpation eines Makroprolaktinoms.

Psychotherapie: Bei nur geringfügig ausgeprägten Symptomen sollten bei starkem Leidensdruck Faktoren im Umfeld exploriert werden (Partner, Familie).

Naturheilkundliche Verfahren: bei Alopezie evtl. Versuch mit Haarwasser (z. B. Thymu-Skin).

Sonstige Maßnahmen: **1.** bei Adipositas* konsequente Gewichtsreduktion durch Diät und Sport als vordringliche Maßnahme; **2.** bei Hirsutismus kosmetische Maßnahmen, z. B. Wachsepilation, chemische Depilation mit Thioglykolaten (z. B. Veet®), Elektrolyse oder Laserbehandlung, zur lokalen Behandlung bei verstärkter Gesichtsbehaarung Eflornithin (Vaniqa® 11,5 % Creme).

Hinweis: **1.** Da Androgenisierungserscheinungen ein Signal für schwerwiegende klinische Pathologien sein können, sollten mögliche Ursachen sorgfältig differenziert werden: Ausschluss von Schilddrüsenfunktionsstörung, Hyperprolaktinämie (evtl. MRT der Sella), Cushing-Syndrom (Cortisoltagesprofil, Dexamethason-Kurzzeittest, ACTH-Test) oder Androgen produzierenden Tumoren des Ovars, der Nebenniere oder der Hypophyse (Tumorverdacht v. a. bei Virilisierung mit massivem Hirsutismus und Alopezie vom männlichen Typ bzw. Testosteron >1,5 ng/ml, DHEAS >7000 ng/ml). **2.** Der Erfolg der Antiandrogenbehandlung hängt von der Therapiedauer ab (Minimum 9–12 Monate), Wirkung frühestens nach 3 Monaten; nach Absetzen der Arzneimittel ist mit Wiederauftreten der Symptome zu rechnen. **3.** Bei Patientinnen mit einem adrenogenitalen Syndrom ist in Stresssituationen (z. B. Operation) die Glukokortikoiddosis zu erhöhen.

A

Neuentwicklung: bei polyzystischem Ovarialsyndrom mit Insulinresistenz und Kinderwunsch Gabe des Insulin-Sensitizers Metformin (z. B. Glucophage®); cave: in Deutschland noch nicht für diese Indikation zugelassen.

Literatur: **1.** M. Cosma et al.: Clinical review: Insulin sensitizers for the treatment of hirsutism: a systemic review and metaanalyses of randomized controlled trials. J Clin Endocrinol Metab 93 (4): 1135–1142 (2008); **2.** B. A. Swiglo et al.: Clinical review: Antiandrogens for the treatment of hirsutism: a systemic review and metaanalyses of randomized controlled trials. J Clin Endocrinol Metab 93 (4): 1153–1160 (2008); **3.** Stankiewicz, M.; Norman, R.: Diagnosis and management of polycystic ovary syndrome: a practical guide. Drugs 66 (7): 903–912 (2006).

Autoren: C. Gaßner, H. P. G. Schneider.

Androgenresistenz: s. Hypogonadismus.

Aneurysma: umschriebene Ausweitung eines arteriellen Blutgefäßes inf. angeborener oder erworbener Wandveränderung; **Formen: 1.** Aneurysma verum: Erweiterung der gesamten Arterienwand bei erhaltener Gefäßwandkontinuität inf. von Arteriosklerose*, Angiitis*, Infektion; **2.** Aneurysma falsum (spurium): Bildung einer bindegewebigen Kapsel nach Verletzung der Arterienwand und extravasaler Blutung; z. B. als Nahtaneurysma noch Jahre nach einer Operation (s. Abb. 1); **3.** Aneurysma dissecans: Einriss der Intima mit Wühlblutung und Kanalisierung in der Gefäßwand (Media), evtl. distale Wiedereinmündung in das Gefäßlumen; betrifft fast nur die Aorta; **4.** Aneurysma arteriovenosum inf. aneurysmatischer Verbindung zw. Arterie und Vene (Sonderform der arteriovenösen Fistel); **Lokalisation: 1.** zentral (Aorta): 85 % abdominal (davon >95 % infrarenal), 15 % thorakal (aufgrund besserer Diagnosemöglichkeiten heute häufiger als früher erkennbar), selten thorakoabdominal; das Aneurysma dissecans beginnt meist 2 cm distal der Aortenklappe (Typ Stanford A) oder distal des Abgangs der linken Arteria subclavia (Typ Stanford B); **2.** peripher: v. a. an der unteren Extremität (Arteriae femoralis communis et poplitea, multipler Befall als sog. Morbus aneurysmaticus), selten an der Karotisgabel (Embolusstreuherd); **3.** intrakraniell: v. a. im Bereich der Hirnbasisarterien, meist als angeborene Fehlbildung; **Komplikationen:** Ruptur des Aneurysmas (90 % Letalität), Embolie oder Thrombose v. a. peripherer Aneurysmen mit Ischämie im Versorgungsgebiet; selten aortokavale und aortoduodenale Fistel.

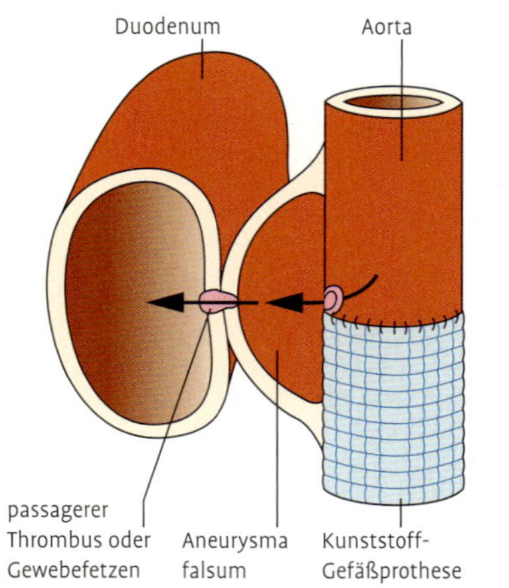

Aneurysma Abb. 1: falsches Aneurysma und sekundäre aortoduodenale Fistel mit passagerem Thrombus oder Gewebefetzen nach prothetischem Aortenersatz

Behandlungsindikation: 1. Kleine asymptomatische Aortenaneurysmen bis 5 cm ohne exzentrische Kontur können in Abhängigkeit von der Lokalisation unter regelmäßiger Ultraschallkontrolle zunächst beobachtet werden. **2.** Jedes symptomatische Aortenaneurysma (unabhängig von der Größe) und jedes asymptomatische Aortenaneurysma mit >5 cm sollte operiert werden. **3.** Aneurysma dissecans: Typ Stanford A: primäre operative Therapie wegen hoher Rupturgefahr; Typ Stanford B: primär konservative Therapie (Blutdrucksenkung); bei zunehmender Schmerz- oder Ischämiesymptomatik sekundäre Operation; **4.** bei Komplikation (Ruptur, Thrombose, Ischämie) sofortige Notoperation.

Operative Therapie: Methoden: 1. Aneurysmaausschaltung und Interposition einer Kunststoff-Gefäßprothese (zentrales Aneurysma) oder Vene (peripheres Aneurysma); Durchführung unter Einsatz Fremdblut sparender Verfahren (Cell-saver, Retransfusion von Drainageblut); **a)** infrarenales Aortenaneurysma: Längsinzision, aortoaortale oder aortobiiliakale Protheseninterposition (auch einseitig femoral oder bifemoral); die Arteria mesenterica inferior wird bei Bedarf mit Aortenwand-Patch in die Prothese reinseriert; möglichst Erhalt mind. einer Arteria iliaca interna (cave Glutealnekrose); der Aneurysmasack wird nach Dissektion der erkrankten Innenwand vor der Prothese vereinigt (sog. Inlay-Technik, s. Abb. 2); **b)** thorakales und thorakoabdominales Aneurysma bzw. Aneurysma dissecans: zusätzlich extrakorporale Perfusion; Reinsertion von Organarterien (prä- und perioperative Durchblutung von Nieren, Rückenmark und Verdauungsorganen gefährdet; Ischämiezeiten beachten); bei proximalem Ursprungstyp des Aneurysma dissecans ggf. Reinsertion der Koronarostien und Aortenklappenersatz; **2.** endovaskuläre Aneurysmaausschaltung durch sog. Aorten-Stent-Prothesen (Stent-Gerüst ist mit Kunststoff ummantelt) mit transfemoralem Zugang, möglich bei Aorten-, Iliaca- und Poplitea-Aneurysmen; Anwendung am häufigsten bei Aortenaneurysma (ca. 30 %), zunehmend auch bei Ruptur verwendet; Vorteil: kürzere Operation mit

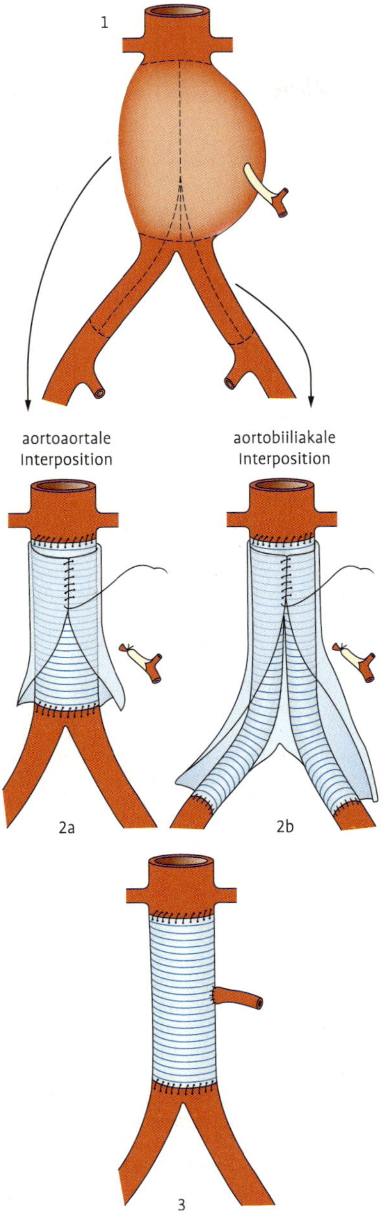

Aneurysma Abb. 2: Operationstechnik bei infrarenalem Aortenaneurysma: 1: Inzision; 2a: aortoaortale, 2b: aortobiiliakale Protheseninterposition und Vernähung des Aneurysmasacks; 3: Reinsertion der Arteria mesenterica inferior (Aortenwand-Patch)

niedrigerem Risiko, keine Intensivstation notwendig, kürzere Verweildauer; **a**) thorakal: transfemoraler Zugang und Einbringen von 1 oder 2 Prothesen; **b**) abdominal: meist von beiden Leisten aus als Y-Prothese oder von einer Leiste aus als aortomonoiliakale Prothese (vor allem bei Ruptur); dann ist zusätzlich ein femoro-femoraler Crossover-Bypass notwendig zum Erhalt der Durchblutung des anderen Beines. **Komplikationen:** Ruptur, Ischämie, Bildung eines sekundären falschen Aneurysmas, ggf. mit Fistel; **Prognose: 1.** Aortenaneurysma: Letalität für elektive Operation 1–5 %, nach Ruptur ca. 50 %; **2.** Aneurysma dissecans: Ein-Monats-Überlebensrate bei Dissektion der Aorta ascendens bei Spontanverlauf 10 %, bei Dissektion unterhalb des Aortenbogens 65 %.

Sonstige Maßnahmen: Therapie bei arterieller Hypertonie*; extreme körperliche Belastung mit Blutdruckspitzen (Rupturgefahr) vermeiden; Risikofaktoren verringern (s. Arteriosklerose).

Arbeitsunfähigkeit: nach unkomplizierter Aortenoperation 4 Wochen, nach endovaskulärer Aortenoperation 2 Wochen; nach Operation peripherer Arterien kürzer.

Hinweis: Spontanheilung des Aneurysmas dissecans ist selten, aber möglich, wenn am Kopf der Dissektion das Blut durch einen zweiten Einriss wieder in das eigentliche Gefäßbett zurückfließt (Reentry). Es entsteht ein aortaler Doppelkanal (asymptomatisches chronisches Stadium). Selten ist eine abdominale Fensterungsoperation indiziert (chirurgisches Reentry).

Neuentwicklung: fenestrierte Stent-Prothesen (mit Öffnungen für Nieren- und Viszeralarterienabgänge) sind in klinischer Erprobung.

Literatur: 1. Hepp, W.; Kogel, H. (Hrsg.): Gefäßchirurgie. 2. Aufl. München: Urban & Fischer bei Elsevier, 2006; **2.** Böckler, D. et. al.: Akute und chronisch-expandierende Aortendissektion Typ Stanford B — verändert die endovaskuläre Therapie die Indikationsstellung? Gefäßchirurgie: 192–199 (2003); **3.** Umscheid, T.; Ziegler, P.; Stelter, W. J.: Neun Jahre Implantation von endovaskulären Aortenstentprothesen, Ergebnisse einer unizentrischen prospektiven Beobachtungsstudie. Gefäßchirurgie: 148–58 (2003); **4.** Vollmar, J.: Rekonstruktive Chirurgie der Arterien. Stuttgart, New York: Thieme, 1996.

Autor: W. Hepp.

Anfälle, tonisch-klonische: s. Epilepsie.

Anfallsprophylaxe: s. Antiepileptika.

Angiitis: Gefäßentzündung, z. B. Arteriitis, Thrombophlebitis, Lymphadenitis; **Formen: 1.** Immunangiopathie bei Panarteriitis nodosa, Riesenzellarteriitis (Horton) und Kollagenosen; **2.** Arteriitis temporalis: granulomatös-nekrotisierende Panarteriitis; **3.** Aortoarteriitis (Takayasu-Krankheit); **4.** Thrombangiitis obliterans (Winiwater-Buerger-Krankheit): segmentäre, multilokuläre, thrombosierende, chronisch-rezidivierende Angiitis der kleinen und mittelgroßen Beinarterien einschl.

angrenzender Venen insbes. bei Männern <40 Jahre mit Nicotinabusus.

Behandlungsindikation: immer gegeben.

Pharmakotherapie: **1.** Panarteriitis nodosa: Glukokortikoide, z. B. Prednisolon (z. B. Decortin® H), initial 100 mg/d p. o., dann langsam reduzieren; i. d. R. rasche Besserung der Symptomatik; **2.** Arteriitis temporalis: Prednisolon, initial 100 mg/d p. o., dann über 4 Wochen langsam reduzieren bis zur Erhaltungsdosis von 7,5–10 mg/d p. o.; **3.** Thrombangiitis obliterans: **a)** bei (sehr schmerzhafter) Thrombophlebitis*: antiphlogistisch-analgetisch wirkende Substanzen, z. B. Acetylsalicylsäure (z. B. Acesal®, ASS HEXAL®, Aspirin®), max. 6 × 500 mg/d p. o., oder Diclofenac (z. B. Diclac®, Jenafenac®), 50–150 mg/d p. o. oder als Suppositorien; **b)** bei ungenügendem oder fehlendem Therapieerfolg Stoßtherapie mit Glukokortikoiden; **c)** in schwersten Fällen Therapieversuch mit Immunsuppressiva (Erfolg nicht gesichert); **d)** nach stationärer Aufnahme vasoaktive Substanzen, z. B. Pentoxifyllin (z. B. PentoHEXAL®, pentox®, Trental®), oder Prostaglandine*, z. B. Alprostadil (z. B. prostavasin®), 2 × 2 Amp. (entspr. 2 × 40 μg) in 250 ml 0,9 % NaCl-Lösung/d i. v. oder 2 × 1 Amp. (entspr. 2 × 20 μg)/d über 2 × 2 Stunden i. a.

Operative Therapie: **1.** Arteriitis temporalis: Die beidseitige Exstirpation der Arteria temporalis beseitigt die Kopfschmerzen (und sichert die Diagnose histologisch), Heilung kann mit dieser Maßnahme allerdings nicht erreicht werden. **2.** Thrombangiitis obliterans: Bypass (selten indiziert) bei amputationsgefährdeten Extremitäten (s. Verschlusskrankheit, periphere arterielle); bei Inoperabilität ggf. lumbale Sympathektomie.

Eigenbehandlung: Nicotinkonsum einstellen.

Hinweis: Therapie rasch beginnen; die Panarteriitis nodosa führt unbehandelt bei ca. zwei Drittel der Patienten zum Tod.

Literatur: Pilger, E. et al.: Arterielle Gefäßerkrankungen — Standards in Klinik, Diagnostik und Therapie. Stuttgart: Thieme, 2002.

Autor: W. Hepp.

Angina pectoris: Abk. AP; syn. Stenokardie; typisches Symptom der Koronarinsuffizienz; **Formen:** **1.** belastungsabhängige (syn. stabile) AP: Auslösung durch körperliche oder seelische Belastung (Einteilung: s. Tab. 1); sistieren der Beschwerden in Ruhe oder nach Gabe von Nitroglycerin; **2.** instabile AP: kann sich aus einer stabilen AP entwickeln mit Zunahme der Häufigkeit, der Dauer und der Intensität der Beschwerden, jedoch vorhandener Besserung auf die Gabe von Nitroglycerin; gehört zum Akuten Koronarsyndrom (vgl. Herzinfarkt); Pathophysiologie: kritische Abnahme des Koronarflusses im Bereich einer bestehenden Koronarstenose i. R. einer koronaren Herzkrankheit* mit einem Missverhältnis von Sauerstoffangebot und Sauerstoffbedarf im Myokard (z. B. verursacht durch körperliche Aktivität, arterielle Hypertonie*); **3.** Ruhe-AP: bereits in Ruhe oder im Schlaf auftretende AP (auch als Angina decubitus oder Angina nocturna bezeichnet); seltene Sonderform ist die Prinzmetal-Angina: durch koronare Vasospasmen hervorgerufene Angina pectoris; **4.** Kälteangina: Auslösung durch Kälteexposition; **5.** Postinfarktangina: Auftreten innerhalb von 2 Wochen nach einem Herzinfarkt; **6.** atypische AP: Auftreten linksthorakaler Schmerzen unabhängig von Belastung, spontanes Sistieren. **Klinik:** z. T. plötzlich einsetzende, Sekunden bis Minuten andauernde, retrosternale Schmerzen, Druck- oder Engegefühl, z. T. mit Ausstrahlung in Oberarm, Hals, Unterkiefer, Oberbauch und Rücken; s. Tab. 2.

Angina pectoris Tab. 1
Einteilung der belastungsabhängigen Angina pectoris nach der Canadian Cardiovascular Society (Abk. CCS)

CCS-Grad	Definition
I	AP nur bei sehr großer oder andauernder Belastung (Gartenarbeit, Joggen, intensives Radfahren, Ballsportarten)
II	geringe Einschränkung bei alltäglichen Tätigkeiten, AP bei schnellem Treppensteigen, bei Steigungen, bei Belastung kurz nach dem Aufwachen
III	deutliche Einschränkung der Leistungsfähigkeit, AP beim An- und Ausziehen, langsamen Gehen, bei leichter Hausarbeit
IV	AP bei geringster Belastung oder in Ruhe

Angina pectoris Tab. 2
Klinische Charakteristika

typisch	untypisch
retrosternaler Druck	Herzstiche
Ansprechen auf Nitrospray	negativer Nitrospraytest
Ausstrahlung des Schmerzes	Lage-/Atemabhängigkeit
Schmerzbeginn bei Belastung	Auslösbarkeit durch Druck
Schmerzende nach Belastung	
wiederholt induzierbare Schmerzsymptomatik	

Behandlungsindikation: Die instabile AP und Ruhe-AP sind ist als potentielle Vorstufe des Herzinfarkts* anzusehen; wegen der Infarktgefahr (v. a.

in den ersten Stunden nach Symptombeginn) und klinisch unsicherer Abgrenzung zum Herzinfarkt die Einweisung in eine Intensiv- oder Überwachungsstation erforderlich.

Pharmakotherapie: **1.** in der Aktuphase: s. Herzinfarkt; **2.** bei stabiler AP: s. Herzkrankheit, koronare.

Interventionelle/operative Therapie: bei Ruhe-AP oder instabiler AP i. d. R. kurzfristige invasive Diagnostik und Entscheidung, ob Revaskularisation mittels perkutaner transluminaler Koronarangioplastie (Abk. PTCA) mit Stent-Implantation (s. Herzkrankheit, koronare) oder aortokoronarer Bypass*; bei stabiler AP Beurteilung, ob interventionell/operatives Vorgehen oder Pharmakotherapie, in Abhängigkeit von der Relevanz der Koronarstenose, der Abwägung zwischen Nutzen und Risiko einer interventionellen bzw. operativen Therapie und dem Wunsch des Patienten.

Sonstige Maßnahmen: **1.** in der Akutphase Beruhigung und Abschirmung; keine weitere Anstrengung zulassen; Lagerung mit 30° erhöhtem Oberkörper; Venenzugang* legen; Atem- und Kreislaufkontrolle: Pulsoxymeter-, Blutdruck-, EKG-Monitorüberwachung; **2.** Klinikeinweisung unter notärztlicher Begleitung nach Möglichkeit in geeignete Fachabteilung mit umfangreichen weiterführenden diagnostischen und therapeutischen Möglichkeiten.

Eigenbehandlung: bei bekannter stabiler AP Selbstapplikation von z. B. Nitrolingual®-Pumpspray im Anfall.

Hinweis: **1.** Die präklinische Enzymbestimmung von Troponin-T oder Troponin-I ermöglicht keinen sicheren Ausschluss eines Herzinfarkts, da sich erhöhte Werte frühestens 3–4 Stunden nach der Ischämie zeigen. **2.** I. m. Injektionen sind obsolet, da sie eine absolute Kontraindikation für eine Lysetherapie darstellen und die Enzymdiagnostik (CK-MB) verfälschen.

Selbsthilfe: Deutsche Herzstiftung e. V., Vogtstr. 50, 60322 Frankfurt a. M., Tel. 069 9551280, Fax 069 955128313; E-Mail: info@herzstiftung.de, Homepage: http://www.herzstiftung.de.

Literatur: **1.** Hamm, C. W.: Kommentar zu den Leitlinien der European Society of Cardiology (ESC) zur Diagnose und Therapie des akuten Koronarsyndroms ohne ST-Strecken-Hebung (NSTE-ACS). Der Kardiologe 2009: DOI 10.1007/s12181-009-0177-2; http://leitlinien.dgk.org; **2.** Bassand, J.-P. et al.: Management of Acute Coronary Syndromes (ACS) in patients presenting without persistent ST-segment elevation. Europ Heart J 28: 1598–1660 (2007), http://www.escardio.org.

Autoren: T. Dill, C. Hamm.

Angina tonsillaris: s. Tonsillitis.

Angiodysplasie: s. Gefäßanomalien, angeborene.

Angiodysplasie, kongenitale venöse: pathologische Kurzschlussverbindung zwischen arteriellem und venösem Blutgefäßsystem; **Ätiologie:** **1.** traumatisch; **2.** iatrogen (meist nach Katheterisierung); **3.** spontan (Tumor, Leberzirrhose, Syphilis, Osler-Krankheit); **4.** konnatal: **a)** Ductus arteriosus apertus; **b)** venöse Angiodysplasie: Typ Weber mit Riesenwuchs und ggf. Naevus pigmentosus oder Naevus flammeus; **Formen:** **1.** lokalisierter direkter Shunt (Ductus arteriosus); **2.** generalisiert, einen ganzen Extremitätenabschnitt betreffend; **3.** lokalisiert, tumorös mit kavernösen Hohlräumen (sog. Medusenhaupt).

Behandlungsindikation: **1.** arterielle oder venöse Distension; **2.** Mangeldurchblutung, venöses Stauungsulkus der Extremität, Ulkusblutung; **3.** kardiale Insuffizienz, Herzvergrößerung inf. chronisch erhöhten Herzminutenvolumens; **4.** Umwandlung der venösen kongenitalen Angiodysplasie in ein Aneurysma; **5.** Ruptur der venösen kongenitalen Angiodysplasie; **6.** arterielle Thrombose. Je größer die Fistel ist, desto seltener ist mit Spontanverschluss zu rechnen und desto öfter muss operiert oder embolisiert werden.

Operative Therapie: **1.** große Gefäße: Separation und direkter Verschluss der Arterie und Vene (oft mehrzeitiges Vorgehen); **2.** iatrogene Fistel (z. B. frische inguinale Fistel nach Herzkatheteruntersuchung): evtl. in der Frühphase durch ultraschallgesteuerte lokale Kompression verschließbar, ältere und grosse Fistel operativ durch Dissektionsmethode; **3.** kleine Gefäße: Vier-Punkte-Ligatur von Arterie und Vene proximal und distal der Fistel (vorher periphere Durchblutung kontrollieren); **4.** Typ Weber: Skelettierungsoperation (langstreckige Separation) großer Arterien (meist mehrzeitiges Vorgehen); **5.** interventionelle Embolisation bei Gefäßtumor und operativ schwer zugänglicher Lokalisation; oft zweizeitiges Vorgehen, kombiniert mit (nachfolgender) Operation zur Verkleinerung eines (gefäßreichen) Tumors; Durchführung: Zugang in Seldinger-Technik; Verödung bzw. Thrombosierung der Fistel durch Einbringen von Kunststoffkügelchen oder Spiralen; **6.** Amputation* einer Extremität: v. a. bei konnatalen Fisteln (Typ Weber) und Inoperabilität manchmal unumgänglich.

Sonstige Maßnahmen: Kompressionsbehandlung bei Lokalisation an einer Extremität; unterstützend oder bei Inoperabilität möglich, oft jedoch wirkungslos.

Psychotherapie: unterstützende Verfahren zur Bewältigung des Krankheitsverlaufes v. a. bei kosmetisch problematischer Lokalisation von Gefäßtumoren im Gesichtsbereich bzw. bei konnatalen Fisteln.

Hinweis: Bei einseitig ausgeprägter Varikose* junger Menschen muss an venöse kongenitale Angiodysplasie gedacht werden: auskultatorisch Fistelgeräusch, Nicoladoni-Branham-Test (manuelle Kompression der zuführenden Arterie führt über die Reduktion des Shuntvolumens zu einer Bradykardie).

A

Literatur: **1.** Kogel, H.: Systematik der Angiodysplasie. In: Hepp, W.; Kogel, H. (Hrsg.): Gefäßchirurgie. 2. Aufl. München, Wien, Baltimore: Urban & Fischer, 2006; **2.** Paes, E.: Angiodysplasien im engeren Sinne. In: Hepp, W.; Kogel, H. (Hrsg.): Gefäßchirurgie. 2. Aufl. München, Wien, Baltimore: Urban & Fischer, 2006; **3.** Loose, D. A.; Weber, J. (Hrsg.): Angeborene Gefäßmißbildungen. Periodica Angiologica 21 (1997); **4.** Vollmar, J.: Rekonstruktive Chirurgie der Arterien. Stuttgart, New York: Thieme, 1996.

Autor: W. Hepp.

Angiohämophilie: s. von-Willebrand-Syndrom.

Angiologie, interventionelle pulmonale: Bezeichnung für therapeutische Verfahren bei Erkrankungen von Blutgefäßen im Bereich der Lungen. **Formen:** **1.** Embolisation der Bronchialarterien zur Behandlung von bronchialen Blutungen unabhängig von der Ätiologie der Blutung (Tuberkulose*, Pneumokoniose, Aspergillom, Abszess, Bronchiektasen*, zystische Fibrose*, Bronchialkarzinom*); **2.** Embolisation der Pulmonalarterien bei arteriovenösen Malformationen als Alternative zur resektiven Therapie; **3.** Stent-Implantation.

Indikation: bronchiale Blutungen, äußere Kompression der Mediastinalvenen durch Tumoren oder Narbenzug (i. d. R. obere Einflussstauung), arteriovenöse Malformationen.

Kontraindikation: hämorrhagische Diathese.

Durchführung: **1. Embolisation** der **Bronchialarterien**: angiographische Darstellung der Bronchialarterien, die meistens aus der Aorta thoracica entspringen (selten auch vom Truncus thyreocervicalis oder von Interkostalarterien) und Positionierung eines Führungskatheters im Ostium der Bronchialarterien, über den ein kleinerer koaxialer Katheter zur Embolisation (meist mit Ethibloc®) in die Bronchialarterie vorgeschoben wird. Vorteil: Vermeidung einer Thorakotomie und Resektion von Lungengewebe; Komplikation: Embolisation der Spinalarterien, deren Abgang aus der Aorta thoracica sich in anatomischer Nähe zum Abgang der Bronchialarterien befindet; Folge der versehentlichen Okklusion einer Spinalarterie kann eine Querschnittlähmung sein. **2. Embolisation** der **Pulmonalarterien**: Lokalisation der Malformation mit Übersichtsangiographie der Arteria pulmonalis; selektive Angiographie der Kurzschlussverbindung; Embolisation über einen transfemoral eingeführten Führungskatheter; als Embolisate dienen thrombogene Festkörper, z. B. Spiralen aus Metalldrähten mit eingeflochtenen Seidenfäden oder Ballons aus Silikon oder Latex; Komplikation: arterielle Embolie. **3. Stent-Implantation** in die oberen großen Mediastinalvenen bei äußerer Kompression (insbes. der Vena cava superior) durch Tumoren oder Narbenzug; Voraussetzungen sind eine nicht zu große Längenausdehnung der Stenose und ein minimales Restlumen, das die Passage eines Führungsdrahts erlaubt.

Literatur: **1.** Nguyen, N. P. et al.: Safty and effectiveness of vascular endoprothesis for malignant superior vena cava syndrome. Thorax 64: 174–178 (2009); **2.** Lee, E. W. et al.: Bronchial and pulmonary arterial and venous interventions. Semin Respir Crit Care Med 29: 395–404 (2008).

Autoren: G. H. Wiest, N. Konietzko.

Angiom: s. Subarachnoidalblutung.

Angioödem: s. Schock, anaphylaktischer.

Angioödem, hereditäres: Abk. HAE für (engl.) hereditary angioedema; früher hereditäres angineurotisches Ödem (Abk. HANE für (engl.) hereditary angioneurotic edema); autosomal-dominant erbliche Erkrankung inf. fehlenden oder dysfunktionellen C1-Esterase-Inhibitors (Abk. C1-INH); **Formen:** **1.** Typ I: C1-INH fehlt (Serumkonzentration <35 % der Norm); ca. 85 % der Patienten; **2.** Typ II: C1-INH-Dysfunktion bei nicht verminderter Serumkonzentration; ca. 15 % der Patienten; **Ätiologie:** Ca. 150 verschiedene Mutationen im C1-INH-Gen (Genlocus 11q11-q13.1) sind bekannt. Sie führen entweder zu mangelhafter Sekretion von C1-INH aus der Leberzelle (Typ I) oder zu Mutationen im aktiven Zentrum des Enzyms bei ansonsten normalem Glykoprotein (Typ II). **Differentialdiagnose:** HAE Typ III (Östrogen-abhängig; Serumkonzentration und Funktion des C1-INH-Glykoproteins normal; selten) durch zu verstärkter Kallikrein-Aktivierung führender (Gain-of-function-)Mutation des Hagemann-Faktors (Faktor XII der Blutgerinnung; Genlocus 5q33-qter), allergische Reaktionen u. a.; **Klinik:** s. Tab.; Patienten mit HAE fallen durch rezidivierende spontane Schwellungen der Extremitäten und des Gesichts (s. Abb. 1) auf, die an ein allergisches Quincke-Ödem erinnern, sich aber vorwiegend auf die tiefen Schichten der Haut beschränken. So sind die Schwellungen beim HAE eher blass, teigig hart und jucken nicht, was bei der Differentialdiagnose gegenüber allergischen Reaktionen hilfreich sein kann. Eine Urtikaria ist untypisch für HAE, während Erythema-marginatum-artige Exantheme bei einem Drittel der Patienten beobachtet werden. Schwellungszustände am Darm rufen Abdominalkoliken hervor, die bei Unkenntnis der Grundkrankheit zur chirurgischen Intervention (mit Verdacht auf Appendizitis oder mechanischem Ileus) Anlass geben können. **Komplikation:** Atemwegverlegung* und lebensbedrohliche Dyspnoe durch Übergreifen der Schwellungen auf Zungengrund oder Larynx.

Behandlungsindikation: Je nach Klinik und Schwere der Attacken. Bei leichten Attacken mit nur leichten Symptomen kann abgewartet werden. Bei schweren akuten Attacken erfolgt Substitution des fehlenden C1-INH. Unbehandelt treten die Attacken im Mittel alle 14 Tage auf, wobei die interindividuelle Variabilität erheblich ist. Sie entwickeln sich langsam zunehmend über 24 Stunden und benötigen ohne Intervention 2–3 Tage, um wieder abzuklingen.

A

Angioödem, hereditäres Typische Schwellungslokalisationen		
Lokalisation	Häufigkeit (%)	Symptome
Gesicht, Extremitäten	ca. 80	Schmerzen, Steh- und Gehunfähigkeit, manuelle Tätigkeit unmöglich
Magen-Darm-Trakt	ca. 70	Akutes Abdomen, kolikartige Schmerzen, Übelkeit, Erbrechen, Diarrhö, ggf. Ileus
Respirationstrakt	ca. 65	Erstickungsgefahr bei Glottis- und Larynxödem
Urogenitaltrakt	ca. 60	Koliken, Miktionsbeschwerden
zentrales Nervensystem	selten	Kopfschmerz, Aphasie, Schwindel

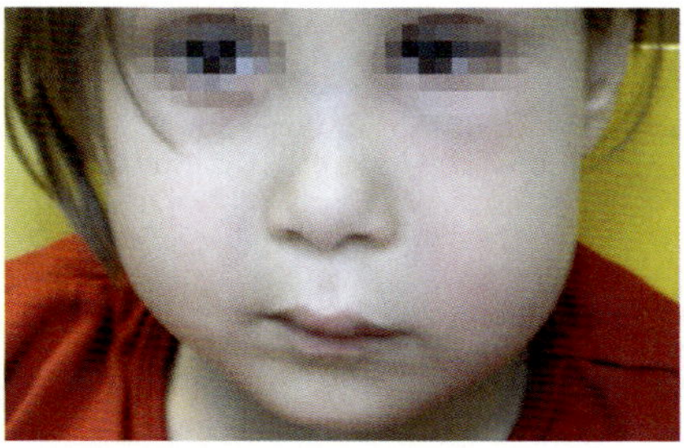

Angioödem, hereditäres Abb. 1: Atacke mit Gesichtsschwellung nach Zahnextraktion (Triggerfaktor) [7]

Pharmakotherapie: **I.** Therapie des akuten Schubs: **1.** bei schwerer Atacke Substitution mit humanem C1-INH-Konzentrat (Berinert® P) 25 IE/kg KG langsam i. v.; **2.** bei leichter gastrointestinaler Atacke im Kindesalter Tranexamsäure (Cyklokapron®; Off-Label-Use) 3–4 × 12–25 mg/kg KG/d p. o. (max. Einzeldosis 1,5 g) bis zum Sistieren der Symptome (schnellere Wirkung durch i. v. Gabe); **3.** Welchen Stellenwert der zur symptomatischen Therapie akuter Attacken nur für Erwachsene zugelassene selektive kompetitive Antagonist des Bradykinin-Typ 2 (B_2)-Rezeptors Icatibant (Firazyr®; Dosierung: 1 × 30 mg langsam s. c., max. 3 Injektionen/24 h mit einem Intervall von jeweils mind. 6 Stunden) haben wird, ist heute noch nicht abschätzbar. **II.** Langzeit-Rezidivprophylaxe bei häufigen schweren Atacken im Kindesalter: **1.** Tranexamsäure: initial 3–4 × 12–25 mg/kg KG/d p. o. (max. Einzeldosis 1,5 g), dann Reduktion auf minimal wirksame Dosis; cave: 6-monatliche Kontrollen erforderlich (Leber- und Nierenfunktion, Gerinnung, augenärztliche Untersuchung); **2.** (falls Tranexamsäure nicht einsetzbar) attenuiertes Androgenderivat: z. B. Danazol (in Deutschland nicht zugelassen, erhältlich über internationale Apotheke) max. 200 mg/d p. o., Reduktion auf minimal wirksame Dosis (evtl. nur 400 mg/Woche); cave: 6-monatliche Kontrollen erforderlich (Leber- und Nierenfunktion, großes Blutbild, Gerinnung, Lipide, Wachstum und Pubertätsentwicklung, Sonographie der Leber); **3.** (falls weder Tranexamsäure noch Danazol einsetzbar) C1-INH-Konzentrat. **III.** Kurzzeitprophylaxe bei Kindern: **1.** elektiver (zahn)ärztlicher Eingriff (möglicher Triggerfaktor): **a)** Danazol: 10 mg/kg KG/d p. o. (max. 600 mg/d) für 5–10 Tage vor und 2–5 Tage nach dem Eingriff; **b)** (falls Danazol nicht einsetzbar) Tranexamsäure: 3–4 × 12–25 mg/kg KG/d p. o. (max. Einzeldosis 1,5 g) für 5 Tage vor und 5 Tage nach dem Eingriff; **c)** (falls weder Danazol noch Tranexamsäure einsetzbar) C1-INH-Konzentrat 25 IE/kg KG langsam i. v. 1 Stunde vor dem Eingriff; **2.** nicht im voraus geplanter (zahn)chirurgischer Eingriff: C1-INH-Konzentrat 25 IE/kg KG langsam i. v. 1 Stunde präoperativ.

Therapeutischer Stufenplan: s. Abb. 2

Eigenbehandlung: **1.** C1-INH-Substitution als Heimtherapie; **2.** Viele Patienten kennen ihre individuellen Auslöser und können somit Triggerfaktoren vermeiden.

Arbeitsunfähigkeit: Schwere akute Attacken können zur temporären Arbeitsunfähigkeit führen.

Hinweis: **1.** Bei der Therapie von akuten Attacken sind Glukokortikoide und Antihistaminika unwirksam. **2.** ACE-Hemmer sind beim HAE kontraindiziert. **3.** Orale Kontrazeptiva können Attacken triggern und sollten durch Alternativen ersetzt werden (Ausnahme: Gestagen-Monopräparate werden z. T. ohne Attacken toleriert).

Neuentwicklung: **1.** Ein gentechnisch aus der Milch von transgenen Kaninchen gewonnener rekombinanter C1-INH ist noch nicht zugelassen. **2.** Ecallantide (Kallikrein-Inhibitor zur i. v. Applikation) ist nach ersten Studien wirksam, aber noch nicht zugelassen.

Selbsthilfe: HAE-Vereinigung e. V., Lucia Schauf, Mühlenstr. 42 c, 52457 Aldenhoven, Tel 02464 908787, Fax 02464 908788; Homepage: http://www.angiooedem.de.

Literatur: **1.** Frank, M. M.: Hereditary angioedema. J Allergy Clin Immunol 121: S398–401 (2008); **2.** Zuraw, B. L.: Hereditary angioedema.

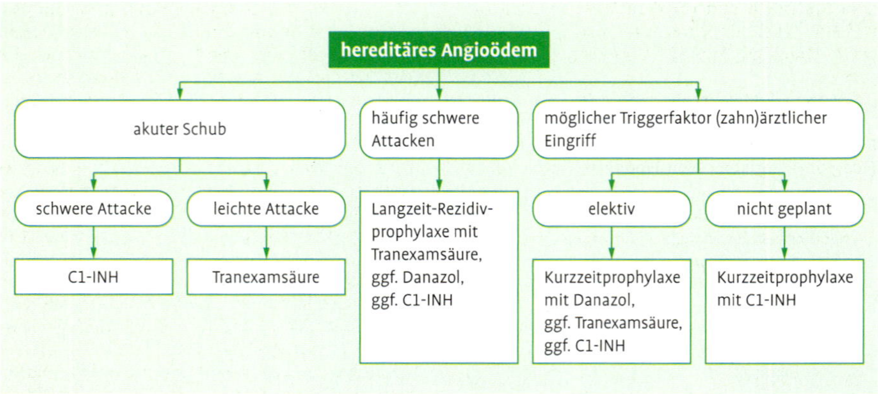

Angioödem, hereditäres Abb. 2: therapeutischer Stufenplan

N Engl J Med 359: 1027–1036 (2008); **3.** Boyle, R. J.; Nikpour, M.; Tang, M. L. K.: Hereditary angioedema in children: a management guideline. Pediatr Allergy Immunol 16: 288–294 (2005); **4.** Bowen, T. et al: Canadian 2003 International Consensus Algorithm For the Diagnosis, Therapy, and Management of Hereditary Angioedema. J Allergy Clin Immunol. 114: 629–637 (2004).

Autor: V. Wahn.

Angioplastie: s. Nierenarterienstenose; Verschlusskrankheit, periphere arterielle.

Angiotensin-converting-Enzym: s. ACE-Hemmer.

Angiotensin-II-Rezeptor-Antagonisten: s. AT_1-Rezeptor-Antagonisten.

Angstneurose: s. Agoraphobie und Panikerkrankung.

Angulus infectiosus oris: syn. Cheilitis angularis, Mundwinkelrhagade, Perlèche; sog. Faulecke; rhagadiforme Dermatitis der Mundwinkel inf. von Infektion (z. B. Candida-Mykose, Streptokokkeninfektion, Syphilis), atopischem Ekzem, Kontaktekzem, Trauma u. a.

Behandlungsindikation: entzündete Rhagaden, die schmerzhaft sind oder nässen.

Pharmakotherapie: **1.** antiseptische Behandlung mit Polyvidon-Iod-Lösung (z. B. Betaisodona® Lösung), 3–4-mal täglich; **2.** zur Verhinderung weiterer Einrisse dünn mit Dexpanthenol (z. B. Bepanthen® Roche Salbe) eincremen; **3.** bei bakterieller (eitriger) Komponente Fusidinsäure (z. B. Fucidine® Creme) oder Gentamicin (z. B. Refobacin® Creme), 4-mal täglich; **4.** bei Candida-Mykose lokale Behandlung mit Nystatin (z. B. Candio-Hermal® Paste), 3–4-mal täglich; **5.** bei sterilen Rhagaden nichthalogenierte Glukokortikoide (z. B. Advantan® Creme).

Operative Therapie: bei überlappenden Mundwinkeln evtl. Gebisssanierung.

Sonstige Maßnahmen: Das Auftreten eines Angulus infectiosus oris ist häufig symptomatisch. Daher ist immer nach der Ursache zu suchen (z. B. Infektion, Immunsuppression, Diabetes mellitus, Eisen-, Vitamin-B_{12}- oder Zink-Mangel) und entspr. kausal zu behandeln.

Eigenbehandlung: salzige und stark gewürzte Speisen sowie säurehaltige Getränke (z. B. Fruchtsäfte) meiden; Mundwinkel, bes. nach Mahlzeiten bewusst sauber und trocken halten.

Autoren: P. Schulze, W. Sterry.

Anidulafungin: s. Antimykotika.

Anionenaustauscher: syn. Gallensäurebinder; Lipidsenker*, die den enterohepatischen Kreislauf der Gallensäuren unterbrechen; **Vertreter:** **1.** Colestyramin (z. B. Quantalan®); **2.** Colestipol (z. B. Colestid®); **Wirkung:** verstärkte Umwandlung von Cholesterol zu Gallensäuren in der Leber sowie Hemmung der Resorption des Cholesterols im Darm; die Abnahme der hepatischen Cholesterolkonzentration führt zur vermehrten Expression von LDL-Rezeptoren mit Zunahme des LDL-Abbaus. Insgesamt resultiert eine stark ausgeprägte LDL-Cholesterolsenkung um 20–30 % im Serum, die HDL-Cholesterolkonzentration nimmt mäßig zu (um 5 %); Triglyceride werden i. d. R. nicht beeinflusst; ein vorübergehender Anstieg ist möglich.

Indikation: primäre Fettstoffwechselstörung mit Hypercholesterolämie; Colestyramin auch bei Digitalisintoxikation und zur Behandlung des Pruritus bei Cholestase (s. Leberzirrhose).

Kontraindikation: Gallengangverschluss.

UAW: **1.** gastrointestinale Störung (häufig Obstipation), in Einzelfällen u. a. Verstärkung einer Steatorrhö und deren Folgen (Störung der Resorption fettlöslicher Vitamine und von Arzneimitteln, insbes. bei gleichzeitiger Einnahme oder wenn diese einem enterohepatischen Kreislauf unterliegen); **2.** hyperchlorämische Azidose (bei Kindern und Niereninsuffizienz).

Dosierung: bei primärer Hypercholesterolämie*: **a)** Colestyramin (z. B. Lipocol-Merz® Kautablette, Quantalan®, Vasosan® P), 2 × 8–15 g/d zum Frühstück und vor dem Schlafengehen mit viel Flüssigkeit einnehmen; **b)** Colestipol (Cholestabyl® Granulat, Colestid® Granulat), 2 × 5–15 g/d p. o.

Autoren: J. Majcher-Peszynska, B. Drewelow.

Ann-Arbor-Klassifikation: klinische Stadieneinteilung nodaler maligner Lymphome (s. Tab.); vgl. Hodgkin-Lymphom; Non-Hodgkin-Lymphome.

Ann-Arbor-Klassifikation
Modifizierte Stadieneinteilung der Deutschen Hodgkin-Studiengruppe

Stadium	
I	nodaler Befall einer Lymphknotenregion (I N) oder einzelner lokaler extranodaler Herd (I E)
II	nodaler Befall (II N) und/oder lokale extranodale Herde (II E) in ≥2 Regionen auf einer Zwerchfellseite
III	nodaler Befall (III N) und/oder lokale extranodale Herde (III E) auf beiden Zwerchfellseiten
III_1	infradiaphragmaler Befall oberhalb des Truncus coeliacus
III_2	infradiaphragmaler Befall auch unterhalb des Truncus coeliacus
IV	disseminierter Befall eines oder mehrerer extralymphatischer Organe mit oder ohne Lymphknotenbefall
Allgemeinsymptome	
A	keine Allgemeinsymptome
B	Allgemeinsymptome (Fieber ≥38 °C, Nachtschweiß, Gewichtsverlust 10 % in 6 Monaten)
Diagnosesicherheit	
CS	klinische Stadieneinteilung (ohne Laparotomie)
PS	pathologische Stadieneinteilung nach invasiver Diagnostik
Befallsmuster	
D	Haut
E	extranodaler Befall
H	Leber
L	Lunge
M	Knochenmark
N	nodaler Befall
O	Skelett
P	Pleura
S	Milz

Anomalie, vaskuläre: s. Gefäßanomalien, angeborene.

Anorektika: s. Appetitzügler.

Anorexia nervosa: syn. Pubertätsmagersucht; psychogene Essstörung mit selbst herbeigeführtem Untergewicht von mind. 15 % unterhalb des Normwerts bzw. mit einem Body-Mass-Index (s. Adipositas) von ≤17,5 kg/m²; **Klinik:** Gewichtsverlust oder nie erreichtes Normgewicht durch Vermeiden hochkalorischer Speisen, selbst induziertes Erbrechen, selbst induziertes Abführen, übertriebene körperliche Aktivität, Gebrauch von Appetitzüglern oder Diuretika; fehlende Krankheitseinsicht ist charakteristisch (nur ein kleiner Teil der Patienten sucht von sich aus eine Behandlungsmöglichkeit); **Formen: 1.** restriktive Form: Gewichtsverlust wird ausschließlich durch Einschränkung der Nahrungszufuhr und/oder verstärkte körperliche Aktivität erreicht; **2.** mit zusätzlichen Gewichtsreduktionsmethoden: Neben restriktivem Essen wird selbstinduziertes Erbrechen, Laxanzienabusus und/oder anderer Arzneimittelmissbrauch mit dem Ziel der Gewichtsabnahme durchgeführt; **Folgen:** Verlust von Fettgewebe und Skelettmuskulatur, Herzmuskelatrophie, Kaliumdefizit, endokrine Störung (Hypothalamus-Hypophysen-Gonaden-Achse) mit Amenorrhö bei Frauen bzw. Libido- und Potenzverlust bei Männern, Anämie, Leberfunktionsstörung, Osteoporose, Hypercholesterolämie, Erniedrigung von Gesamteiweiß und Albumin, Zinkmangel, Hypoglykämie (selten), gesteigerte Kälteempfindlichkeit; **Ätiologie:** komplexe psychosomatische Erkrankung mit Körperschemastörung: verzerrte Körperwahrnehmung, Fokussierung der Aufmerksamkeit auf Körpergewicht und -gestalt, Furcht vor Gewichtszunahme. Ein schwaches Selbstbewusstsein und Perfektionismus sind Persönlichkeitszüge, die häufig schon vor Ausbruch der Erkrankung vorhanden sind. Patienten mit Anorexia nervosa neigen zu zwanghaftem Verhalten bzw. Perfektionismus in allen Lebensbereichen. Der Hauptgrund für Magersucht ist heute laut der Mehrzahl der Therapeuten in der Familie zu suchen. **Diagnose:** verschiedene strukturierte Interviews und Selbstbeurteilungsbögen stehen zur Verfügung; **Epidemiologie:** meist jüngere (Erkrankungsgipfel bei 14 Jahren) Frauen betroffen; Lebenszeitprävalenz ca. 0,5–1 %; **Prognose:** meist langwieriger Krankheitsverlauf mit hoher Rezidiv- und Mortalitätsrate; 5–6 Jahre nach Behandlungsende erfüllen etwa die Hälfte nicht mehr die Kriterien einer Anorexia nervosa, bis zu 40 % erfüllen nach wie vor die vollen Kriterien einer Anorexia nervosa oder einer anderen Essstörung (z. B. Bulimia* nervosa); bis zu 16 % sterben im Verlauf der Erkrankung an den Folgen der Anorexie, auch plötzlicher Herztod, oder durch Suizid. Der langfristige Verlauf von adoleszenten Anorexie-Patientinnen ist günstiger. Als prognostisch ungünstige Merkmale gelten das Vorliegen von Heißhungeranfällen und Erbrechen, erhöhte psychiatrische Komorbidität bzw. ein höheres Ausmaß sozialer und psychologischer Probleme, ein niedrigerer Body-Mass-Index (Abk. BMI) zu Behandlungsbeginn aber auch bei Entlassung, später Krankheitsbeginn, längere Krankheitsdauer sowie das Vorliegen von körperlichen Folgeschäden. Ein Teil der überlebenden Patienten leidet zeitlebens an chronischen Zuständen wie Osteoporose oder Niereninsuffizienz.

Behandlungsindikation: dringend gegeben (schwere lebensbedrohende Erkrankung); eine stationäre Behandlung ist zwingend erforderlich bei einem Verlust von mehr als 30 % des Ausgangsgewichts, bei BMI $<14\,kg/m^2$, bei akuter Suizidgefahr, bei ausgeprägter somatischer Folgeerscheinung (z. B. Elektrolytentgleisung, Hypothermie, Niereninsuffizienz, Hinweis auf ein erhöhtes kardiales Risiko), bei schwerwiegender Begleiterscheinung (z. B. schlechte Stoffwechselkontrolle bei Diabetes mellitus) oder bei Ineffektivität einer ambulanten Therapie.

Pharmakotherapie: Antidepressiva* bei gleichzeitig bestehender Depression (s. Depression, akute).

Psychotherapie: **1.** Methode der Wahl: kognitive Verhaltenstherapie* (z. B. Einzelgespräche, Gruppentherapie, Körpertherapie, Entspannungsverfahren); meist langfristig stationär in psychiatrischer Klinik oder speziell auf Essstörungen spezialisierter Einrichtung, auch Tagesklinik möglich; Ziele: Normalisierung von Essverhalten (Abbau des restriktiven und Aufbau eines gesunden, normalen Essverhaltens), Akzeptanz der Krankheit, Verbesserung des Körperbildes, Verbesserung des Selbstwertgefühls (Reduktion der übermäßigen Abhängigkeit des Selbstwertgefühls von Körperfigur und -gewicht), Bearbeitung der individuell zugrundeliegenden oder assoziierten Problembereiche (z. B. mangelnde Stresstoleranz, eingeschränkte soziale Kompetenzen), Nachholen von Entwicklungsdefiziten (z. B. Ablösung, Verbesserung selbständiger Lebensführung), Verbesserung des Verhältnisses zu den Eltern; **2.** systematische ambulante Nachbetreuung (Unterstützung bei Auseinandersetzung mit dem Alltag); **3.** begleitende Familientherapie zur Behebung primärer und sekundärer Störungen im Familienleben (z. B. Koordinierung der Aktivitäten zwischen beiden Elternteilen, Verbesserung der familiären Konfliktfähigkeit, Stärkung der elterlichen Bindungs- und Versöhnungsfähigkeit).

Sonstige Maßnahme: direkte Intervention zur Wiederherstellung eines normalen Körpergewichts (Ziel bei Patientinnen über 18 Jahre: BMI $>20\,kg/m^2$, angestrebte Gewichtszunahme: $\geq 500\,g$/Woche) und eines normalen Essverhaltens: Regeln für die Nahrungsaufnahme, Gewichtskontrolle, ggf. orale Supplemente, evtl. nasogastrale Sonde oder zeitlich begrenzt parenterale Ernährung* erforderlich; Ziel: Wiederherstellung normaler biologisch-physiologischer Regulationsmechanismen.

Arbeitsunfähigkeit: mehrere Monate.

Hinweis: Früher durchgeführte Therapieformen wie Sedierung, Zwangsernährung, Insulintherapie und Psychochirurgie sind obsolet.

Neuentwicklung: Es wird die Verwendung von Leptin, Ghrelin oder Endokannabinoiden bei Anorexia nervosa vorschlagen. Ein Internet-basiertes Präventionsprogramm für Essstörungen ist erfolgreich bei Studentinnen getestet worden.

Selbsthilfe: **1.** Beratungszentrum bei Ess-Störungen – Dick & Dünn e. V., Innsbrucker Str. 37, 10825 Berlin, Tel. 030 8544994, Fax 030 8548442; E-Mail: dick-und-duenn@freenet.de, Homepage: http://www.dick-und-duenn-berlin.de; **2.** Anonyme Esssüchtige (Overeaters Anonymous) Interessengemeinschaft e. V., Postfach 106206, 28062 Bremen, Tel. 0421 327224, Fax 02151 7794 99; E-Mail: webmaster@overeatersanonymous.de, Homepage: http://www.overeatersanonymous.de; **3.** Cinderella: Beratungsstelle für Essstörungen des Aktionskreises für Ess- und Magersucht e. V., Westendstr. 35, 80339 München, Tel. 089 5021212, Fax 089 5022575; E-Mail: cinderellaberatg@aol.com, Homepage: http://www.cinderella-rat-bei-essstoerungen.de; **4.** Blaues Kreuz in der Evangelischen Kirche Bundesverband e. V., Selbsthilfeorganisation in der Suchtkrankenhilfe, Märkische Str. 46, 44141 Dortmund, Tel. und Fax 0231 5864132; E-Mail: bke@blaues-kreuz.org, Homepage: http://www.blaues-kreuz.org/Estrung.htm; **5.** Selbsthilfe bei Essstörungen e. V., 60318 Frankfurt am Main; E-Mail: kontakt@magersucht.de, Homepage: http://www.magersucht.de.

Literatur: **1.** Jacobi, C.; Thiel, A.; Paul, T.: Kognitive Verhaltenstherapie bei Anorexia und Bulimia nervosa. 3. Aufl. Beltz, 2008, Homepage: http://www.essstoerungen.tu-dresden.de/Essstoerungen/Anorexia_nervosa.html; **2.** Legenbauer, T.; Herpertz, S.: Essstörungen – Diagnostik und Therapie. Dtsch med Wochenschr 133: 961–965 (2008); **3.** Dt. Ges. f. Kinder- und Jugendpsychiatrie und Psychotherapie u. a. (Hrsg.): Leitlinien zur Diagnostik und Therapie von psychischen Störungen im Säuglings-, Kindes- und Jugendalter. 3. Aufl. Köln: Deutscher Ärzte-Verlag (2007): Kapitel Essstörungen, S. 117–130, Homepage: http://www.uni-duesseldorf.de/WWW/AWMF/ll/028-011.htm; **4.** Homepage der Mayo Clinic Rochester, Minnesota (USA): http://www.mayoclinic.com/health/anorexia/DS00606; **5.** Weltweite Charta für Essstörungen: http://www.oeges.or.at/charta.html.

Autor: U. Julius.

Anorgasmie: s. Funktionsstörungen, sexuelle.

Anovulation: s. Amenorrhö.

Anpralltrauma: s. Klavikulafraktur; Zehenfraktur.

Anthelminthika: syn. Wurmmittel; antiparasitäre Chemotherapeutika mit vermifuger oder vermizider Wirkung zur Behandlung von intestinalen Infestationen oder systemischen Infektionen durch Helminthen (ca. 150 humanpathogene Arten der Nematodes, Cestodes und Trematodes); die verwendeten Pharmaka stammen aus verschiedenen Substanzgruppen. **Vertreter:** **1.** Praziquantel (z. B. Biltricide®), Pyrazinoisochinolin-Derivat; **2.** Niclosamid (Yomesan®); **3.** Mebendazol (z. B. Vermox®); **4.** Albendazol (Eskazole®); **5.** Diethylcarbamazin, Piperazin-Derivat; **6.** Pyrantel (Helmex®); **7.** sonstige Wirkstoffe: Pyrvinium (z. B. Molevac®), Ivermectin (in Deutschland nicht registriert) und Suramin (in Deutschland nicht registriert); **Wirkungsmechanismus:** Anthelminthika wirken entweder durch Eingriff in den parasitären Energiestoffwechsel (z. B. Mebendazol, Niclosamid) oder durch funktionelle Beeinträchtigung der Wurmmuskulatur bzw. Schädigung der Saugnäpfe (z. B. Praziquantel). Der genaue Wirkungsmechanismus der einzelnen Substanzen ist noch nicht sicher aufgeklärt. **1.** Praziquantel: vermifug durch spastische Lähmung der Muskulatur und hochdosiert inf. einer Schädigung des Teguments vermizid; **2.** Niclosamid: vermizid inf. Hemmung der Atmung durch Blockade des Zitronensäurezyklus und gesteigerter Glykolyse; **3.** Mebendazol: vermizid auf Larvenstadien und adulte Würmer über selektive Beeinflussung der zytoplasmatischen Mikrotubuli (Störung der Sekretion der Acetylcholinesterase und der Glukoseaufnahme); **4.** Albendazol: wie Mebendazol; **5.** Diethylcarbamazin: vermizid durch Lähmung der Muskulatur (Hyperpolarisation) und zusätzliche Schädigung der Oberflächenmembran der Parasiten, dadurch können sich die Würmer nicht in ihren bevorzugten Lebensräumen halten und werden empfindlich für Abwehrreaktionen des Wirtsorganismus (Phagozytose). **6.** Pyrantel: lähmt reife und unreife Parasiten durch depolarisationsbedingte neuromuskuläre Blockade. **Pharmakokinetik:** Albendazol wird zu dem wirksamen Metaboliten Albendazolsulfoxid biotransformiert, nur dieser ist im Blut nachweisbar.

Indikation: s. Tab.; **1.** Praziquantel: Mittel der Wahl bei intestinalem Befall durch alle Zestodenarten; wirksam gegen Trematoden, bes. Schistosomen, aber auch Leber- und Lungenegel, sowie Zestoden; Eignung für Hochdosistherapie der durch ein frühes Larvenstadium von Taenia solium ausgelösten Neurozystizerkose wird in letzter Zeit kontrovers diskutiert. **2.** Niclosamid: neben Praziquantel Mittel der Wahl bei intestinalem Befall durch alle Zestodenarten; unwirksam bei Zystizerkose durch Taenia solium oder Echinokokkose; **3.** Mebendazol: Breitband-Anthelminthikum; wirksam gegen Nematoden (Ascariden, Oxyuren, Ankylostomen, Trichinen); Anwendung auch bei inoperablem bzw. nicht radikal operierbarem Organbefall durch Echinococcus und gemischtem Wurmbefall; **4.** Albendazol: wie Mebendazol, bei Echinokokkose soll es Mebendazol inf. der besseren Resorption und Penetration in die Zysten überlegen sein. **5.** Diethylcarbamazin: Anwendung bei tropischer Nematodeninfektion, v. a. Filariose durch Wuchereria und Onchocerca; führt zur Reduktion und zum Absterben der Mikrofilarien; nur geringe Wirkung auf adulte Parasiten; auch gegen Ascaris anwendbar; **6.** Pyrantel: Befall durch Ascaris, Enterobius und Ankylostoma; **7.** sonstige Wirkstoffe: Pyrvinium bei Oxyuriasis; Ivermectin gegen Ascaris, Trichuris und Mikrofilarien (insbes. der Gattung Onchocerca); Suramin gegen adulte Filarien sowie zur Prophylaxe und Therapie des Frühstadiums der afrikanischen Schlafkrankheit durch Trypanosoma brucei (s. Protozoenmittel).

Kontraindikation: **1.** Praziquantel: okulare Zystizerkose (irreversible Schädigung des Auges); in der Schwangerschaft, bes. im 1. Trimenon, nur bei strenger Indikationsstellung (teratogene Wirkung im Tierversuch); bei Anwendung in der Laktationsperiode sollte vorübergehend auf das Stillen verzichtet werden. **2.** Niclosamid: Anwendung in der Schwangerschaft nur bei strenger Indikationsstellung; **3.** Mebendazol: Kinder <2 Jahre bzw. hochdosiert bei Kindern <14 Jahre, vorgeschädigte Leber, 1. und 2. Trimenon der Schwangerschaft und Stillperiode; **4.** Albendazol: entsprechen denen von Mebendazol insbes. bei längerfristiger Therapie einer Echinokokkose; **5.** Diethylcarbamazin: Epilepsie, erhöhte Krampfneigung und Nierenfunktionsstörung; strenge Indikationsstellung während Schwangerschaft und Stillzeit; **6.** Pyrantel: Schwangerschaft.

Wechselwirkung: **1.** Praziquantel: gleichzeitige Glukokortikoidgabe (z. B. Dexamethason) senkt den Plasmaspiegel; **2.** Mebendazol: Senkung des Insulinbedarfs bei Patienten mit Diabetes mellitus; in Kombination mit Inhibitoren des Zytochrom-P-450-Systems (z. B. Cimetidin, Chloramphenicol) kommt es zu einem verzögerten hepatischen Abbau des Mebendazols. **3.** Kombination von Pyrantel mit Piperazinen (bewirken Hyperpolarisation) ist zu vermeiden, da es inf. der entgegengesetzten Wirkungsmechanismen zu einer gegenseitigen Verminderung der Wirkung kommt.

UAW: **1.** Praziquantel: meist von geringer Intensität; gastrointestinale Beschwerden, Benommenheit (cave: herabgesetztes Reaktionsvermögen), Schwindel, Fieber, selten Krämpfe; **2.** Niclosamid: selten Bauchschmerzen und Übelkeit; verminderte Alkoholtoleranz; **3.** Mebendazol: selten Fieberschübe, allergische Reaktion, Leber- und Darmfunktionsstörung, Blutbildveränderung sowie Benommenheit, Kopfschmerz, Schlafstörung und Schwindel; **4.** Albendazol: entsprechen denen von Mebendazol insbes. bei längerfristiger Therapie einer Echinokokkose; **5.** Diethylcarbamazin: häufig, meist aber nur initial; v. a. entzündliche und allergische Reaktion durch Proteine absterbender Parasiten; außerdem zentralnervöse Störung (Ataxie, Kopfschmerz, Schwindel, Tremor, Krampfanfälle, Erbrechen) und selten Arthralgie; **6.** Pyrantel: selten gastrointestinale Beschwerden, Kopf-

Anthelminthika
Dosierungsvorschläge

Indikation	Wirkstoff	Handelsname	Dosierung (p. o.)		
Taeniasis	Praziquantel	Biltricide®	1×	10	mg/kg KG
	Niclosamid	Yomesan®	1×	2	g
Zystizerkose (Taenia solium)	Praziquantel	Biltricide®		50	mg/kg KG in 2–3 Gaben für 15 Tage (außer intraokulare Zystizerkose)
Echinokokkose	Albendazol	Eskazole®	2×	400	mg/d für 4 Wochen, Wiederholung nach 2 Wochen
	Mebendazol	Vermox®	2×	1	g am 1.–3. Tag,
			3×	1	g am 4.–6. Tag,
			3×	1 - 1,5	g anschließend
Enterobiasis (Oxyuriasis)	Mebendazol	Vermox®	1×	100	mg, Wiederholung nach 2–4 Wochen
	Pyrantel	Helmex®	1×	10	mg Base/kg KG
Askariasis	Mebendazol	Vermox®	2×	100	mg an 3 Tagen
	Pyrantel	Helmex®	1×	10	mg Base/kg KG
Trichinose	Mebendazol	Vermox®	3×	250	mg am 1. Tag,
			4×	250	mg am 2. Tag,
			3×	500	mg am 3.–14. Tag
	Albendazol	Eskazole®	2×	400	mg für 6 Tage
Ankylostomiasis	Mebendazol	Vermox®	2×	100	mg an 3 Tagen
	Pyrantel	Helmex®	1×	10	mg Base/kg KG
Filariose	Diethylcarba-mazin	Hetrazan®	2–3×	2	mg für 3–4 Wochen, einschleichende Dosierung
Schistosomiasis	Praziquantel	Biltricide®	1×	40- 80	mg/kg KG

schmerz, Schwindel, Müdigkeit, Schlafstörung und Hauterscheinung.

Dosierung: s. Tab.; Diethylcarbamazin: Therapiebeginn mit langsam ansteigender Dosierung.

Neuentwicklung: Mit der Einführung von neu entwickelten Anthelminthika ist zurzeit nicht zu rechnen. Vielmehr wird die Erhöhung der Pharmakotherapie-Effektivität mit den bekannten Wirkstoffen auf der Grundlage verbesserter Kenntnisse zur Pharmakokinetik diskutiert.

Autoren: R. Wacke, B. Drewelow.

Anthracenderivat: s. Dithranol.

Antiadiposita: Abmagerungsmittel; **Einteilung:** **1.** peripher wirkend: Lipase*-Hemmer Orlistat (Xenical®); **2.** zentral wirkend (s. Appetitzügler): **a)** Serotonin-Noradrenalin-Wiederaufnahme-Hemmer (Abk. SNRI für engl. serotonin norepinephrin reuptake inhibitors): Sibutramin*; **b)** Sympathomimetika: Cathin (chem. Norpseudoephedrin; Antiadipositum X112 T®), Phenylpropanolamin (Boxogetten® S-venicpon, Recatol® mono), Amfepramon (chem. Diethylpropion; Regenon®, Tenuate®).

Autoren: R. Mundkowski, B. Drewelow.

Antiallergika: s. Histamin-H1-Rezeptoren-Blocker.

Antiandrogenbehandlung: s. Androgenisierung.

Antiarrhythmika: Substanzen, die zur Normalisierung der Herzschlagfolge angewandt werden. Dabei kann: **1.** die Herzfrequenz gesteigert oder erniedrigt werden, oder **2.** die ektope Erregungsbildung unterdrückt werden, oder **3.** die Überleitungsgeschwindigkeit erhöht oder erniedrigt werden. **Einteilung: 1.** zur Behandlung tachykarder Herzrhythmusstörungen und Extrasystolen: **a)** Klasse I A: Natriumkanal-Blocker, verringern die Leitungsgeschwindigkeit durch Blockade des schnellen Natriumeinstroms und verlängern das Aktionspotential durch Hemmung repolarisierender Kaliumkanäle, Wirkung vor allem an den Vorhöfen; z. B. Chinidin (Chinidin-Duriles®), Ajmalin (Gilurytmal®), Datajmium (Tachmalcor®), Prajmalium (Neo-Gilurytmal®); **b)** Klasse IB: Natriumkanalblocker ohne Einfluss auf die Dauer des Aktionspotentials, Wirkung vor allem an den Kammern; z. B. Lidocain (Xylocain®), Mexiletin (Mexitil®); **c)** Klasse IC: Natriumkanal-Blocker ohne Einfluss auf die Aktionspotentialdauer, Wirkung vor allem an den Vorhöfen; z. B. Flecainid (flecadura®), Propafenon (Propafenon AL®); **d)** Klasse II: Beta*-Rezeptoren-

Blocker; **e)** Klasse III: Kaliumkanal-Blocker, die die Aktionspotentialdauer verlängern; z. B. Sotalol (Sotabeta®), Amiodaron (AmioHEXAL®), Ibutilid (Corvert®); **f)** Klasse IV: Calcium*-Antagonisten, die die Depolarisationsgeschwindigkeit von Aktionspotentialen vermindern und die atrioventrikuläre Überleitung verlängern, z. B. Verapamil (Isoptin®), Gallopamil (Gallobeta®), Diltiazem (DiltaHEXAL®); **g)** Herzglykoside*: bei nur supraventrikulären Tachykardien. **2.** zur Behandlung bradykarder Herzrhythmusstörungen: Beta-Rezeptoren-Blocker oder Parasympatholytika. **Pharmakokinetik: 1.** Klasse I: Chinidin ist ein potenter Hemmstoff der CYP2D6 und beeinflusst so den Abbau anderer Pharmaka (Metoprolol, Propafenon); Lidocain ist wegen hohem First-pass-Effekt nicht oral einsetzbar, Mexitelin dagegen schon; Propafenon zeigt vor allem bei sog. Langsammetabolisierern Beta-Rezeptor-blockierende Eigenschaften; **2.** Klasse II: s. Beta-Rezeptoren-Blocker; **3.** Klasse III: geringe Steuerbarkeit von Amiodaron, da die Halbwertzeit zwischen 20–100 Tagen schwankt und starke Gewebeanreicherung auftritt. Amiodaron ist ein potenter Hemmstoff für CYP1A2, CYP2C9, CYP2D6 und CYP3A4. Ibutilid ist nur parenteral applizierbar.

Indikation: 1. Klasse I A: Vorhofflattern, Vorhofflimmern, supraventrikuläre und ventrikuläre Tachykardien; **2.** Klasse I B: ventrikuäre Arrhythmien; **3.** Klasse I C: supraventrikuläre Arrhythmien, insbesondere Vorhofflimmern, zum Erreichen des Sinusrhythmus; **4.** Klasse II: s. Beta-Rezeptoren-Blocker; **5.** Klasse III: Amiodaron zur Behandlung von supraventrikulären und ventrikulären Rhythmusstörungen, die mit anderen Antiarrhythmika nicht behandelbar sind; **6.** Klasse IV: bei supraventrikulären tachykarden Rhythmusstörungen.

Kontraindikation: Klasse I A: dekompensierte Herzinsuffizienz, Bradykardie, Erregungsleitungsstörungen und Digitalisintoxikation.

Wechselwirkungen: 1. Klasse I A: Wirkungsverstärkung durch Antidepressiva und Neuroleptika; Chinidin erhöht die Plasmakonzentration von Digoxin durch Hemmung von P-Glykoprotein; **2.** Klasse II: s. Beta-Rezeptoren-Blocker; **3.** Klasse III: Amiodaron erhöht die Plasmakonzentration von Digoxin, Wirkungsverstärkung von Dicoumarol-Derivaten; **4.** Antiarrhythmia Klasse IV: s. Calcium-Antagonisten.

UAW: 1. Klasse I A: Blutdrucksenkung, gastrointestinale Störungen, Mundtrockenheit, erschwerte Miktion, Akkomodationsstörungen; **2.** Klasse I B: zusätzlich zentrale Erregung und Krämpfe nach hohen Dosen; **3.** Klasse II: s. Beta-Rezeptoren-Blocker; **4.** Klasse III: können lebensbedrohliche Herzrhythmusstörungen auslösen (Torsade de pointes); Amiodaron führt zu Ablagerungen in der Hornhaut, verursacht Photosensibilität und Schilddrüsenfunktionsstörungen; **5.** Antiarrhythmia Klasse IV: s. Calcium-Antagonisten.

Autor: N. Lembert.

Antiarrhythmikaintoxikation: Arzneimittelintoxikation mit Antiarrhythmika, die eine relativ geringe therapeutische Breite aufweisen, so dass schon geringfügige Überdosierungen gefährlich sein können. **Vorkommen:** z. B. Digitalisintoxikation bei ca. 10–15 % aller Behandlungen mit Herzglykosiden* (z. B. aufgrund von Dosierungsfehlern, gesteigerter Empfindlichkeit bei chronischer Hypoxie, Myokarditis*, Hypokaliämie* oder verminderter Ausscheidung bestimmter Glykoside bei Niereninsuffizienz) oder auch bei Aufnahme aus Pflanzen (Fingerhut; ähnlich wirkende pflanzliche Inhaltsstoffe z. B. in Oleander, Rhododendron, Eibe); Symptome: anfangs meist Appetitlosigkeit und Erbrechen, später Sehstörungen (Gelbsehen), Mydriasis, Halluzinationen, Delir und Herzrhythmusstörungen* (Sinusbradykardie, AV-Block, Bigeminie, ventrikuläre Tachykardie, Kammerflimmern u. a.).

Basistherapie: s. Intoxikation.

Therapeutische Grundsätze: 1. Intensivüberwachung; **2.** Vor Durchführung einer Magenspülung* sollte immer erwogen werden, prophylaktisch einen transvenösen Herzschrittmacher zu legen, um evtl. bedrohliche Bradykardien inf. Vagusreizung zu vermeiden (obligate Maßnahme bei Antiarrhythmika der Klasse Ic). **3.** Arrhythmien inf. Substanzen der Klassen I A, I C oder III sollten nicht mit Substanzen der Klasse I A behandelt werden. **4.** Arrhythmien nach Einnahme von Beta-Rezeptoren-Blockern (Klasse II) dürfen nicht mit Calcium-Antagonisten (Klasse IV, insbes. vom Verapamiltyp) behandelt werden und umgekehrt (Gefahr des iatrogen verursachten AV-Blocks). **5.** Wegen der hohen Plasmaproteinbindung vieler Antiarrhythmika sind sekundäre Entgiftungsverfahren mit Ausnahme der Plasmapherese häufig nur unzureichend wirksam. **6.** Bei bedrohlicher Hypotonie bzw. klinisch relevanter Schwächung der Herzkraft Gabe von Dopamin oder Dobutamin (z. B. Dobutamin Solvay®). **7.** Bedrohliche Bradykardien werden mit Orciprenalin (z. B. Alupent®) oder Epinephrin (z. B. Adrenalin® Injektionslösung) behandelt, ansonsten transvenöser Herzschrittmacher.

Spezifische Therapie: 1. Chinidinintoxikation (Aufnahme von mehr als 20 mg/kg KG): bei Rhythmusstörungen Diazepam (z. B. Valium®), 1–2 mg/kg KG; ggf. elektrische Kardioversion*; **2.** Lidocainintoxikation (Aufnahme von mehr als 300 mg i. v.): bei Krämpfen Diazepam (z. B. Valium®), 10 mg; **3.** Flecainid- bzw. Propafenonintoxikation (Aufnahme von mehr als 1 g): **a)** bei Rhythmusstörungen Gabe von NaCl, 100–150 mval; **b)** bei Torsades de pointes Magnesium, 1–2 g i. v.; **4.** Calcium-Antagonisten-Intoxikation (z. B. Verapamil, Gallopamil, Diltiazem; Aufnahme von >10 mg/kg KG): **a)** Calciumgluconat, 500–1000 mg langsam i. v., danach Dauerinfusion mit 5 mmol/h; **b)** Glucagon, initial 50–150 µg/kg KG i. v. als Bolus, danach stündlich 70 µg/kg KG als Infusion; **c)** bei

A

Bradykardie Isoproterenol, 4 µg/min i. v.; **5.** Beta-Rezeptoren-Blocker-Intoxikation: **a)** bei Hyperkaliämie 1–2 mval/kg KG $NaHCO_3$ als Infusion, evtl. zusätzlich Ionenaustauscher (z. B. Resonium®); **b)** bei Hypoglykämie Glukose i. v. bis zur Normalisierung der Blutzuckerkonzentration; **c)** bei Tachyarrhythmien frühzeitig elektrische Kardioversion erwägen, bei akutem Herzversagen evtl. intraaortale Gegenpulsation; **d)** bei anhaltender Hypotonie evtl. 0,1–0,3 mg/kg KG Glucagon i. v. als Bolus; **6.** Digitalisintoxikation (Aufnahme von >1 mg/kg KG Digitalisglykosid oder Serumkonzentrationen >2 ng/ml Digoxin bzw. >50 ng/ml Digitoxin): **a)** bei Hyperkaliämie (>5,5 mval/l): $NaHCO_3$, 1 mval/kg KG als Infusion; zusätzlich Glukose, 0,5 g/kg KG i. v. in Verbindung mit Altinsulin, 0,1 IE/kg KG i. v.; evtl. zusätzlich Ionenaustauscher (z. B. Resonium®); **b)** Antidot-Therapie mit Digitalis bindenden Fab-Antikörperfragmenten (z. B. mit Digitalis-Antidot BM®); cave: allergische Reaktionen; **c)** bei ventrikulärer Arrhythmie: Gabe von Lidocain (z. B. Xylocain®) oder Amiodaron (z. B. Cordarex®); keinesfalls Antiarrhythmika der Klasse I A einsetzen; **d)** bei Bradykardie: transvenösen Schrittmacher legen.

Literatur: **1.** Olson, K. R. et al. (eds): Poisoning & drug overdose. 5th ed. New York: McGraw-Hill/Lange, 2007; **2.** Miethe, R.; Häbel, U.; Schuster H.-P.: Kombinierte Hämoperfusion/Hämodialyse bei Intoxikation mit 8 g Sotalol in suizidaler Absicht. Intensivmed 33: 47–51 (1996).

Autor: F. Martens.

Antiatelektasefaktor: s. Surfactant.

Antibabypille: s. Kontrazeption, hormonale.

Antibiotika: antibakterielle Chemotherapeutika zur Behandlung bakterieller Infektionen; primär natürliche Stoffwechselprodukte von Schimmelpilzen, Bakterien und anderen Mikro- und Makroorganismen (Pflanzen); Prototyp ist das von A. Fleming 1928 erstmals unter der Bezeichnung „Antibiotikum“ eingesetzte Penicillin G (aus Penicillium notatum). Früher wurden Antibiotika von den Chemotherapeutika (z. B. Sulfonamide) mit rein synthetischer (chemischer) Natur unterschieden; prinzipiell haben sie jedoch eine vergleichbare Wirkung gegenüber Bakterien. Heute werden sowohl voll- und halbsynthetische sowie natürliche Produkte unter dem Begriff Antibiotika zusammengefasst. **Wirkungstyp:** **1.** bakteriostatisch: Verhinderung der Bakterienvermehrung ohne Abtötung; **2.** bakterizid: Abtötung von Bakterien; **a)** sekundär bakterizid: Abtötung sich in Vermehrung befindlicher Bakterien; **b)** primär bakterizid: Abtötung auch ruhender Bakterien. **Einteilung:** **I.** nach Wirkungstyp: s. Tab.; **II.** nach Wirkungsspektrum: **1.** Schmalspektrum-Antibiotika mit Wirkung v. a. gegen grampositive Bakterien: Penicillin G, Oralpenicilline, Staphylokokkenpenicilline, Makrolid-Antibiotika, Lincosamine, Glykopeptid-Antibiotika, Fusidinsäure, Fosfomycin, Rifampicin; **2.** Schmalspektrum-Antibiotika mit Wirkung v. a. gegen gramnegative Bakterien: Amino- und Ureidopenicilline, Cephalosporine der 2. und 3. Generation, Monobactame, Chinolone, Polymyxine; **3.** Breitspektrum-Antibiotika: Tetracycline, Trimethoprim-Sulfonamid-Kombinationen, Aminoglykosid-Antibiotika, Carbapeneme, Cephalosporine der 3. Generation, Nitrofurantoin (z. B. Furadantin); **4.** spezifische Antibiotika gegen: **a)** Anaerobier: Nitroimidazole (z. B. Metronidazol, z. B. Clont®), Clindamycin; **b)** Legionellen: Erythromycin, Rifampicin, Fluorchinolone; **c)** Chlamy-

Antibiotika
Wirkungstyp antibakterieller Substanzen

bakterizid
Betalaktam-Antibiotika
Penicilline: Benzylpenicilline, z. B. Penicillin G; Oralpenicilline, z. B. Penicillin V; Aminopenicilline, z. B. Ampicillin, Amoxicillin; Isoxazylpenicilline, z. B. Flucloxacillin, Oxacillin; Acylaminopenicilline, z. B. Piperacillin, Mezlocillin
Cephalosporine
Carbapeneme, z. B. Imipenem, Meropenem, Ertapenem, Doripenem
Monobactame, z. B. Aztreonam
Betalaktamasen-Inhibitoren-Kombinationen, z. B. Clavulansäure + Amoxicillin, Sulbactam + Ampicillin, Tazobactam + Piperacillin
Aminoglykosid-Antibiotika, z. B. Amikacin, Gentamicin, Tobramycin
Flourchinolone: Gruppe 1: z. B. Norfloxacin; Gruppe 2: z. B. Ciprofloxacin, Enoxacin, Ofloxacin, Gruppe 3: Levofloxacin, Gruppe 4: Moxifloxacin
Glykopeptid-Antibiotika, z. B. Vancomycin, Teicoplanin
Forfomycin
antimikrobielle Folsäure-Antagonisten in Kombination (Trimethoprim-Sulfonamid)
Lipopeptid-Antibiotika, z. B. Daptomycin
bakteriostatisch
antimikrobielle Folsäure-Antagonisten (Sulfonamide, Trimethropin)
Tetracycline und Glycylcycline, z. B. Doxycyclin bzw. Tigecyclin
Makrolid- und Azalid-Antibiotika (konzentrationsabhänigig auch bakterizid), z. B. Erythromycin, Azithromycin, Clarithromycin und Roxithromycin
Ketolide, z. B. Telithromycin
Oxazolidinone, z. B. Linezolid
Lincosamine, z. B. Clindamycin
Polymyxine
Rifampicin
Chloramphenicol

dien, Mykoplasmen und Rickettsien: Tetracycline, Erythromycin, Fluorchinolone; **d)** Mykobakterien: Antituberkulostatika (INH, RMP, EMB, PTH, PZA, SM); **Wirkungsmechanismus: 1.** Hemmung der Zellwandsynthese: sekundär bakterizid; durch: **a)** Hemmung der bakteriellen Mureinsynthese (z. B. Betalaktam*-Antibiotika); **b)** anderen Mechanismus (z. B. Fosfomycin, z. B. Infectofos®, Monuril®); **2.** Schädigung der Zytoplasmamembran durch Beeinflussung der Permeabilität (z. B. Polymyxin B, z. B. Isopto-Max®): primär bakterizid; **3.** Störung der Proteinbiosynthese (z. B. Fusidinsäure, Aminoglykosid*-Antibiotika, Tetracycline*, Makrolid*-Antibiotika): bakteriostatisch; **4.** Störung der Nukleinsäuresynthese (z. B. Folsäure*-Antagonisten, Chinolone*, Rifampicin, Nitroimidazole): bakteriostatisch; **5.** Enzym-Hemmung im bakteriellen Kohlenhydratstoffwechsel (z. B. Nitrofurantoin): bakteriostatisch; **6.** Hemmung des Initiationskomplexes zur Proteinsynthese (Oxazolidinone, z. B. Linezolid, ZYVOXID®): bakteriostatisch gegen grampositive Bakterien (einschl. MRSA, Abk. für engl. methicillin-resistant Staphylococcus aureus) und Mykobakterien.

Indikation: 1. Für die Behandlung von schweren Infektionen (z. B. Sepsis) und von Infektionen immunsupprimierter und hämatologisch-onkologischer Patienten sind i. d. R. nur Bakterizida einzusetzen. Der effektive Einsatz von bakteriostatischen Mitteln erfordert eine intakte körpereigene Abwehr und ist daher bei den genannten Patientengruppen nicht ausreichend. **2.** Breitspektrum-Antibiotika (mit breitem Wirkungsspektrum) werden zur kalkulierten Therapie (des aufgrund des klinischen Erscheinungsbilds und der regionalen epidemiologischen Situation bzw. Resistenzsituation vermuteten Erregers; z. B. Penicillin G oder V bei Tonsillitis acuta durch betahämolysierende Streptokokken) oder als Reserveantibiotikum (z. B. gegen multiresistente Keime) initial eingesetzt; Schmalspektrum-Antibiotika (mit schmalem Wirkungsspektrum) zur gezielten Therapie aufgrund einer Sensibilitätsprüfung (Antibiogramm) des isolierten Erregers, um die Gefahr durch Erregerresistenzen zu minimieren. **3.** Antibiotika werden nicht nur therapeutisch, sondern auch prophylaktisch, z. B. perioperativ, eingesetzt. Dabei hat sich in der überwiegenden Zahl der Fälle die Kurzzeitprophylaxe (single dose mit Narkoseeinleitung) durchgesetzt. **Wirkungsspektrum:** Antibiotika besitzen (relativ) spezifische Wirkungsspektren, z. B. gramnegative oder -positive Erreger; grundsätzlich wird die Wirksamkeit von der Resistenz der zu behandelnden Mikroorganismen beeinträchtigt. MRSA stellen zunehmend ein therapeutisches Problem dar. Wirksame Antibiotika sind Linezolid, Daptomycin und Glykopeptide.

Wechselwirkungen: Durch die Kombination verschiedener Antibiotika ist ein Potenzierungseffekt zu erreichen, der auch bei mäßig sensiblen Erregern zu einer klinisch relevanten Wirksamkeit führen kann (z. B. Penicilline* und Aminoglykosid*-Antibiotika). Antagonistisch wirkt die gleichzeitige Anwendung bakteriostatischer und sekundär bakterizider Antibiotika (z. B. Tetracycline und Betalaktam-Antibiotika).

Hinweis: Besonders unter ökonomischem Aspekt hat sich die sog. Sequenztherapie etabliert. Ziel ist es, nach kurzer intravenöser Behandlung (2–3 Tage) und klinischer Besserung des Krankheitsbilds auf eine orale Applikationsform, möglichst der gleichen Substanz, umzustellen.

Autor: B. Drewelow.

Anticholinergika: s. Parasympatholytika.

Anticholinergikaintoxikation: Intoxikation mit Atropin, atropinähnlich wirkenden Substanzen, z. B. Pflanzeninhaltsstoffen (Tollkirsche, Stechapfel, Alraune, schwarzes Bilsenkraut, Fliegenpilz, grüne Kartoffelteile) und Arzneimittel mit anticholinerger Nebenwirkung (tricyclische Antidepressiva, Antihistaminika, Antiemetika, verschiedene Psychopharmaka, Antiparkinsonmittel); s. Arzneimittelintoxikation; Pilzvergiftung.

Behandlungsindikation: Aufnahme toxikologisch relevanter Mengen und Auftreten klinischer Symptome (Erregungszustände, Halluzinationen, Delir, Koma, Krämpfe, kardiale Komplikationen).

Basistherapie: s. Intoxikation.

Spezifische Therapie: 1. Antidot: Physostigmin (z. B. Anticholium® Injektionslösung), 2–4 mg in 50 ml 0,9 %iger NaCl-Lösung über 30 Minuten i. v. (Injektionspumpe); cave: Bradykardie, vermehrte Bronchialsekretion (evtl. Provokation eines Asthmaanfalls); **2.** Fiebersenkung durch Kühlung (Wadenwickel, Ventilator); **3.** bei Krämpfen Benzodiazepine: Diazepam (z. B. Valium®), 10 mg; **4.** ausreichender Flüssigkeitsersatz.

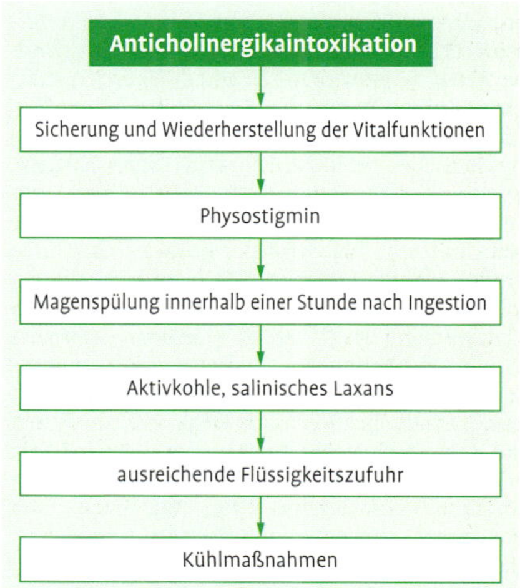

Anticholinergikaintoxikation: therapeutischer Stufenplan

A

Therapeutischer Stufenplan: s. Abb.

Hinweis: Sekundäre Eliminationsverfahren (Hämodialyse, Hämoperfusion, forcierte Diurese) sind unwirksam.

Literatur: 1. Olson, K. R. et al. (eds): Poisoning & drug overdose. 5th ed. New York: McGraw-Hill/Lange, 2007; 2. Große-Aldenhövel, H. B.: Renaissance von Physostigmin. Arzneimitteltherapie 8 (10): 318–321 (1990).

Autor: F. Martens.

Anticraving-Substanzen: s. Alkoholabhängigkeit.

Antidementiva: s. Parasympathomimetika.

Antidepressiva: Psychopharmaka mit stimmungsaufhellender und antriebsnormalisierender Wirkung, die eine Verstärkung der synaptischen Serotonin- und/oder Noradrenalin-Signalübertragung bewirken; die antidepressive Wirkung tritt i. d. R. nach 1–3 Wochen ein Anwendungsbeginn ein. Je nach Wirkstoff gehören neben den antidepressiven auch sedierende, anxiolytische und analgetische Eigenschaften zum Wirkprofil der Antidepressiva. **Einteilung:** erfolgt uneinheitlich nach der chemischen Struktur oder der pharmakologisch-biochemischen Wirkeigenschaft (s. Tab.), außerdem: pflanzliche Antidepressiva (Phytopharmaka): Hypericum-Extrakte (Johanniskraut); **Wirkungsmechanismus:** Antidepressiva verstärken die zentralnervöse Serotonin- und/oder Noradrenalin-Signalübertragung, indem sie die Konzentration dieser Neurotransmitter am Rezeptor erhöhen durch Hemmung der Transmitterrückaufnahme (NSRMI, SSRI, SNRI, SSNRI, NDRI), durch Blockade präsynaptischer α_2-adrenerger Rezeptoren (Mianserin, Mirtazapin, etwas auch Trazodon) oder durch Hemmung des oxidativ desaminierenden Transmitterabbaus (MAO-Hemmer: Tranylcypromin hemmt irreversibel MAO-A und MAO-B; Moclobemid hemmt reversibel MAO-A). Einige Antidepressiva besitzen auch direkte Effekte auf Subtypen von Serotonin-Rezeptoren (Mianserin, Mirtazapin, Trazodon). Weitere Wirkungen resultieren je nach Wirkstoff aus Blockaden histaminerger (Sedierung, Gewichtszunahme), cholinerger (Obstipation, Mundtrockenheit, Harnverhalt, Akkommodationsstörungen, Delirgefahr) und adrenerger Rezeptoren (Blutdrucksenkung, orthostatische Störung). **Pharmakokinetik:** Antidepressiva sind lipophil; Resorption nach oraler Gabe fast vollständig und rasch; hohe Plasmaeiweißbindung; hoher First-pass-Metabolismus in der Leber; renale Elimination demethylierter, oxidierter und glukoronidierter Metabolite. Wegen relativ langer HWZ ist für viele Substanzen eine Einmaldosierung möglich. Die Plasmaspiegel weisen eine hohe interindividuelle Variabilität auf: bei genetisch bedingtem Enzymmangel (sog. Poor-Metabolizer, 7–10 % der europäischen Bevölkerung) können Antidepressiva akkumulieren (cave: toxische UAW), bei sehr schneller Metabolisierung kann ein Therapieversagen resultieren. Daher sollten Plasmaspiegel v. a. tricyclischer Antidepressiva kontrolliert (therapeutisches Drugmonitoring*) und die Dosis ggf. angepasst werden.

Indikation: 1. alle Formen der Depression: Johanniskraut nur bei leichtgradiger Depression; 2. bei Panikstörung (Clomipramin, Citalopram, Escitalopram, Paroxetin, Venlafaxin), generalisierter Angststörung (Escitalopram, Paroxetin, Venlafaxin) oder Phobie (Clomipramin; soziale Phobie: Escitalopram, Paroxetin, Moclobemid, Venlafaxin); 3. bei Zwangsstörung (Clomipramin, Escitalopram, Fluoxetin, Fluvoxamin, Paroxetin); 4. bei chronischem Schmerzsyndrom: Clomipramin oder Amitriptylin, Duloxetin mit günstigem Effekt auf Schmerzen i. R. einer Depression und bei Schmerzen i. R. einer diabetischen Polyneuropathie; 5. Bulimie: Fluoxetin als Ergänzung zu Psychotherapie; 6. Posttraumatische Belastungsstörung: Paroxetin; 7. der NDRI Bupropion (Zyban®) besitzt auch eine Zulassung zur Raucherentwöhnung.

Kontraindikation: akute Intoxikation mit zentral dämpfenden Pharmaka sowie Alkohol, akutes Delirium, Manie; NSMRI sind außerdem kontraindiziert bei Engwinkelglaukom, Pylorusstenose, paralytischem Ileus, höhergradigem AV-Block oder Schenkelblock und nach frischem Herzinfarkt.

Wechselwirkungen: Alkohol und sedierende Pharmaka verstärken die sedierende Wirkung von Antidepressiva. 1. Serotonerge Antidepressiva (SSRI, SNRI, Clomipramin) dürfen nicht mit MAO-Hemmern und nur mit Vorsicht untereinander kombiniert werden wegen der Gefahr eines Serotoninsyndroms mit Unruhe, Bewusstseinsstörungen, Hyperreflexie, Tremor, Myoklonie, Tachykardie, Schwitzen und peripheren Toxizitätssymptomen wie abdominale Krämpfe, Übelkeit und Erbrechen. 2. SSRI: bei Fluoxetin muss aufgrund der sehr langen HWZ auch noch Wochen nach dem Absetzen mit Wechselwirkungen gerechnet werden. a) Fluoxetin, Fluvoxamin und Paroxetin sind potente Hemmer von Isoenzymen des Cytochrom P450-Systems und führen daher zu einer Erhöhung der Plasmaspiegel zahlreicher anderer Pharmaka, die über diese Isoenzyme abgebaut werden (z. B. verschiedene Antidepressiva, Neuroleptika, Benzodiazepine und Betablocker); b) da SSRI die Thrombozytenfunktion hemmen, Vorsicht bei Kombination mit Antikoagulantien; 3. Tranylcypromin: a) Einhaltung einer tyraminarmen Diät erforderlich aufgrund hypertensiver Krisen nach Aufnahme tyraminhaltiger Nahrungsmittel (z. B. reifer Käse); b) Absetzen 2 Wochen vor einer Operation, um Narkosezwischenfälle zu vermeiden; c) Kombination mit oder zu rasches Umstellen von/auf serotonerge Antidepressiva kontraindiziert (s. u. 1.); 4. NSMRI: gleichzeitige Einnahme mit Cimetidin oder Fluconazol führt zu sehr hohen Plasmaspiegeln, so dass eine Dosisreduktion erforderlich wird. Mit chinidinartigen Antiarrhytmika ehöhte Gefahr von Erregungsleitungsstörungen; **5.** Johanniskraut ist ein potenter Induktor von Isoenzymen des Cytochrom P450-Systems und führt daher zu gefährlicher Wirkabschwächung zahlreicher anderer Pharmaka einschließlich Antiepileptika, Antikoagulantien, Digitalispräparate, antivirale HIV-Arzneimittel, Kontrazeptiva, Theophyllin, Zytostatika.

UAW: treten bevorzugt zu Behandlungsbeginn auf und bilden sich oft im Verlauf der Behandlung zurück; **1.** zentralnervöse Störung: Schwindel, innere Unruhe, Übelkeit, Kopfschmerz, Appetitsteigerung oder -abnahme, Gewichtszunahme (gelegentlich auch -abnahme), Sedierung und Schläfrigkeit bis zur Benommenheit, aber auch Schlaflo-

Antidepressiva
Einteilung

Wirkstoff	Anfangsdosis (mg/d)	Standarddosis (mg/d)
nicht selektive Monoamin-Rückaufnahme-Inhibitoren (NSMRI)[1]		
nicht sedierend		
Clomipramin (z. B. Anafranil®)	25 – 50	100 – 250
Nortriptylin (Nortrilen®)	25 – 50	75 – 200
Desipramin (z. B. Pertofran®)	25 – 50	100 – 200
sedierend		
Amitriptylin (z. B. Saroten®)	25 – 50	100 – 300
Amitriptylinoxid (z. B. Equilibrin®)	60	150 – 300
Doxepin (z. B. Aponal®, Sinquan®)	25 – 50	100 – 300
Imipramin (z. B. Tofranil®, Pryleugan®)	25 – 50	100 – 300
Trimipramin (z. B. Herphonal®, Stangyl®)	25 – 50	100 – 300
Maprotilin (z. B. Ludiomil®; tetracyclisch)	25 – 50	150 – 225
Monoaminoxidase-Hemmer (MAO-Hemmer)		
nicht sedierend		
Moclobemid (z. B. Aurorix®)	150	300 – 900
Tranylcypromin (z. B. Jatrosom® N)	10	20 – 80
selektive Serotonin-Rückaufnahme-Inhibitoren (SSRI)		
nicht sedierend		
Citalopram (z. B. Cipramil®)	20	20 – 40
Escitalopram (Cipralex®)	10	10 – 20
Fluoxetin (z. B. Fluctin®)	20	20 – 40
Fluvoxamin (z. B. Fevarin®)	50	50 – 150
Paroxetin (z. B. Seroxat®, Tagonis®)	20	20 – 40
Sertralin (Gladem®, Zoloft®)	50	50 – 150
selektive Noradrenalin-Rückaufnahme-Inhibitoren (SNRI)		
nicht sedierend		
Reboxetin (z. B. Edronax®, Solvex®)	4 – 8	8 – 12
selektive Serotonin- und Noradrenalin-Rückaufnahme-Inhibitoren (SSNRI)		
nicht sedierend		
Venlafaxin (z. B. Trevilor®)	37,5 – 75	75 – 375
Duloxetin (z. B. CYMBALTA®)	30	60 – 120
Autorezeptor-Blocker		
sedierend		
Mirtazapin (z. B. Remergil®)	15	15 – 45
Mianserin (z. B. Tolvin®)	30	60 – 120

[1] tricyclische Antidepressiva (Abk. TZA) mit Ausnahme von Maprotilin

Fortsetzung nächste Seite

A

Fortsetzung v. S. 73

Antidepressiva
Einteilung

Wirkstoff	Anfangsdosis (mg/d)	Standarddosis (mg/d)
selektive Noradrenalin- und Dopamin-Rückaufnahme-Inhibitor (NDRI)		
nicht sedierend		
Bupropion (z. B. Elontril®)	150	150 - 300
weitere/nicht-klassifizierte		
sedierend		
Trazodon (z. B. Thombran®)	50 - 100	200 - 400
pflanzliche Antidepressiva (Phytopharmaka)		
Hypericum-Trockenextrakte (Johanniskraut)	500 - 1000	500 - 1000

sigkeit, eingeschränkte Fahrtauglichkeit (v. a. initial sowie bei stark sedierenden Präparaten), erhöhte Krampfneigung, hypomanische und manische Reaktion; bei Schizophrenie evtl. Verschlimmerung der psychotischen Symptomatik; **2.** NSMRI: **a)** v. a. anticholinerge UAW wie Mundtrockenheit, Tachykardie, Obstipation, Akkommodations- und Miktionsstörung, Engwinkelglaukom, Verschlechterung kognitiver Leistungen, anticholinerges Delir sowie kardiovaskuläre UAW durch blockierte α_2-adrenerge Rezeptoren: Hypotonie (nach initialer Hypertonie), Reflextachykardie, negative Inotropie und Erregungsleitungsstörung; evtl. schwerwiegende Folgen für Risikopatienten und Patienten höheren Lebensalters; **3.** Mirtazapin: erhebliche Gewichtszunahme; **4.** SSRI: Übelkeit, innere Unruhe und Agitation, sexuelle Funktionsstörung, Thrombozytenfunktionsstörung (Blutungsneigung), Hyponatriämie (Syndrom der inadäquaten ADH-Sekretion); **5.** SNRI: Schlaflosigkeit, Schwitzen, Tachykardie, Dysorthostase, Miktionsstörung; **6.** SSNRI: wie SSRI, zusätzlich häufig Blutdruckanstieg; **7.** NDRI (Bupropion): Krampfanfälle, Blutdruckanstieg; **8.** Mianserin: Blutbildveränderungen (Leukozytenreduktion); **9.** Trazodon: Priapismus bei Männern.

Dosierung: Bei NSMRI schrittweise und langsame Steigerung; bei älteren (>70 Jahre) oder komorbiden (v. a. kardiovaskuläre Erkrankung) Patienten können niedrigere Dosierungen notwendig sein (s. Tab.). Nur für NSMRI, Tranylcypromin und Venlafaxin ist eine Dosis-Wirkungs-Beziehung belegt; Dosierungen über der Standarddosis sind bei SSRI in der Depressionsbehandlung nicht zu empfehlen. Die Depressionsbehandlung erfolgt in 3 Phasen: **1.** Akuttherapie; **2.** Erhaltungstherapie: Nach völligem Abklingen der depressiven Symptomatik ist die Therapie obligat mind. 6–12 Monate fortzuführen, da in diesem Zeitraum ein deutlich erhöhtes Rückfallrisiko besteht. **3.** Rezidivprophylaxe: Bei rezidivierendem Krankheitsverlauf kann auch eine langfristige Antidepressivagabe (1 oder mehrer Jahre) indiziert sein (nicht bei bipolaren Verläufen). Antidepressiva sind ausschleichend abzusetzen zur Vermeidung eines Absetzsyndroms, wenn nicht schwere UAW zum abrupten Absetzen zwingen. Beim Übergang in eine manische Phase müssen Antidepressiva sofort abgesetzt werden.

Hinweis: **1.** Initial sollte nur eine kleine Packungsgröße verordnet werden wegen der Suizidgefahr depressiver Patienten. **2.** Regelmäßig müssen Blutdruck und Puls während der Therapie kontrolliert werden, bei der Einnahme von NSMRI auch Blutbild (v. a. bei Entzündung und fieberhaftem Infekt, auch bei Mianserin), Leberenzymwerte im Blut und EKG, insbesondere bei Patienten >60 Jahre.

Literatur: **1.** Bschor, T.; Adli, M.: Therapie depressiver Erkrankungen. CME-zertifizierte Fortbildung. Deutsches Ärzteblatt 105: 782–792 (2008); **2.** AkdÄ – Arzneimittelkommission der deutschen Ärzteschaft: Empfehlungen zur Therapie der Depression. 2. Aufl. Arzneiverordnung in der Praxis (Therapieempfehlungen) 33, Sonderheft 1 (2006).

Autor: T. Bschor.

Antidepressivaintoxikation: Arzneimittelintoxikation mit tricyclischen Antidepressiva vom Imipramintyp oder mit Monoaminoxidase-Hemmern; nach Aufnahme einer ca. 10-fachen Tagesdosis sind schwere Intoxikationssymptome zu erwarten.

Behandlungsindikation: Aufnahme toxisch relevanter Mengen und Auftreten klinischer Symptome.

Basistherapie: s. Intoxikation.

Spezifische Therapie: **1.** Bei Arrhythmie oder Hypotonie (v. a. nach Aufnahme von Substanzen des Imipramintyps) sowie bei Azidose: Gabe von 1–2 mval/kg KG $NaHCO_3$ i. v., bis der pH-Wert im arteriellen Blut bei pH 7,45–7,55 liegt; bestehen weiterhin Rhythmusstörungen, Gabe von Lidocain (z. B. Xylocain®) ; cave: Antiarrhythmika der Klasse Ia, z. B. Chinidin oder Disopyramid, sollen nicht verwendet werden; **2.** bei Krämpfen: Benzodiazepine, z. B. Diazepam (z. B. Valium®), 10 mg; ggf. Muskelrelaxanzien nach Intubation und unter Beatmung; **3.** bei zentral anticholinerger Symptomatik: Antidot-Therapie mit Physostigmin (z. B. Anticholium® Injektionslösung), 1–2 mg als Infusion in 50 ml 0,9 %iger NaCl-Lösung über 30 Minuten; **4.** bei bedrohlicher Hypertonie (insbes. nach Intoxikation mit Monoaminoxidase-Hemmern): Beta-Rezeptoren-Blocker, z. B. Propranolol (z. B. Dociton®) oder Alpha-1-Rezeptoren-Blocker, z. B. Urapidil (z. B. Ebrantil®); **5.** bei Hyperthermie: physikalische Kühlung, z. B. Wadenwickel oder Ventilator; **6.** bei Nierenversagen oder toxisch bedingter Rhabdomyolyse: versuchsweise Hämodialyse*; bei schweren Intoxikationen u. U. Hämoperfusion*.

Literatur: Olson, K. R. et al. (eds): Poisoning & drug overdose. 5th ed. New York: McGraw-Hill/ Lange, 2007.

Autor: F. Martens.

Antidiabetika: Arzneimittel mit blutzuckersenkender Wirkung zur Therapie des Diabetes mellitus; **Einteilung: 1.** Insulin und Insulinanaloga; es stehen verschiedene Präparate zur Verfügung, die insbesondere nach ihrer Wirkungsdauer (in Schnell-, Normal oder Verzögerungsinsuline) eingeteilt werden (s. Diabetes mellitus Typ 1, Tab.). **2.** orale Antidiabetika: **a)** Biguanide*; **b)** Sulfonylharnstoffe*, z. B. Glimepirid; **c)** Glinide, z. B. Repaglinid; **d)** Thiazolidindione (Glitazone), z. B. Pioglitazon; **e)** Alphaglukosidase-Inhibitoren, z. B. Acarbose*; **f)** DPP-IV-Inhibitoren (Abk. DPP für Dipeptidylpeptidase), z. B. Sitagliptin; **3.** weitere Antidiabetika: GLP-1-Mimetika (Abk. GLP für engl. glucagon like peptide): Exenatide. **Indikation: 1.** Beim Diabetes* mellitus Typ 1 kommt es zur immunologisch vermittelten Zerstörung der B-Zellen des Pankreas, woraus ein absoluter Insulinmangel resultiert, der gewöhnlich durch eine Substitution mit Insulin therapiert wird. **2.** Der Diabetes* mellitus Typ 2 ist gekennzeichnet durch eine periphere Insulinresistenz sowie eine gestörte Insulinsekretion der B-Zellen. Die Pharmakotherapie des Diabetes mellitus Typ 2 erfolgt in erster Linie mit den oralen Antidiabetika, die auch in Kombination angewendet werden, kann bei Therapieversagen aber auch mit Insulin behandelt werden.

Autorin: S. Müller.

Antidot: s. Intoxikation.

Antiemetika: Pharmaka zur Prophylaxe und symptomatischen Therapie des Erbrechens und der Übelkeit; **Einteilung:** s. Tab.; **1.** Dopamin-Rezeptor-Antagonisten: **a)** Prokinetika*: z. B. Metoclopramid (z. B. Paspertin®), Domperidon (z. B. Motilium®) und Alizaprid (Vergentan®); **b)** Neuroleptika*: Phenothiazinderivate, z. B. Perphenazin (z. B. Decentan®) und Butyrophenone, z. B. Haloperidol (z. B. Haldol®-Janssen); **2.** Histamin*-H_1-Rezeptoren-Blocker: z. B. **a)** Diphenhydramin (z. B. Emesan®); **b)** Dimenhydrinat (z. B. Vomex A®); **c)** Promethazin (z. B. Atosil®); **3.** selektive Serotonin-5-HT_3-Rezeptor-Antagonisten: z. B. **a)** Granisetron (Kevatril®); **b)** Ondansetron (Zofran®); **c)** Tropisetron (Navoban®); **d)** Dolasetron (Anemet®); **e)** Palonosetron (Aloxi®); **4.** Neurokinin-NK_1-Rezeptor-Antagonist: Aprepitant (EMEND®); **5.** Parasympatholytika* (Muscarin-Rezeptor-Antagonisten): Scopolamin (Scopoderm TTS®), nur transdermale Anwendung; **Wirkungsmechanismus: 1.** Dopamin-Rezeptor-Antagonisten: **a)** Prokinetika blockieren D_2-Rezeptoren in der Area postrema. **b)** Neuroleptika blockieren D_2-Rezeptoren in der Area postrema sowie H_1- und muscarinerge Rezeptoren. **2.** Histamin-H_1-Rezeptoren-Blocker blockieren zusätzlich zu H_1-Rezeptoren muscarinerge Rezeptoren. **3.** Serotonin-5-HT_3-Rezeptor-Antagonisten blockieren 5-HT_3-Rezeptoren im Magen-Darm-Trakt und in der Area postrema. **4.** Neurokinin-NK_1-Rezeptor-Antagonist: selektiver hochaffiner Antagonist an humanen Substanz-P-Neurokinin-NK_1-Rezeptoren; **5.** Parasympatholytika blockieren muscarinerge Rezeptoren in den Vestibulariskernen und in der Area postrema. **Pharmakokinetik:** aufgrund der verschiedenen Gruppenzugehörigkeit der einzelnen Vertreter stark unterschiedlich.

Indikation: Alle Vertreter: Übelkeit und Erbrechen. Für die einzelnen Gruppen ergeben sich z. T. spezielle/zusätzliche Indikationsgebiete: **1.** Dopamin-Rezeptor-Antagonisten: **a)** Prokinetika: Motilitätsstörungen im oberen Magen-Darm-Trakt; gastroösophagealer Reflux; Alizaprid zur Prävention und Behandlung von Übelkeit und Erbrechen im Zusammenhang mit Zytostatikatherapie und Strahlenapplikation; **b)** Neuroleptika: Therapie psychotischer Syndrome und psychomotorischer Erregungszustände; **c)** Histamin*-H_1-Rezeptoren-Blocker: Kinetosen; bei strenger Indikationsstellung auch Hyperemesis gravidarum; einige Vertreter (z. B. Diphenhydramin und Dimenhydrinat) finden zur Therapie von Ein-, und Durchschlafstörungen Verwendung; **2.** Serotonin-5-HT_3-Rezeptor-Antagonisten: Prophylaxe und Therapie von Übelkeit und Erbrechen bei Zytostatika- und Strahlentherapie, sowie der postoperativen Übelkeit; der Einsatz von Serotonin-5-HT_3-Rezeptor-Antagonisten in der Lokalbehandlung verschiedener rheumatischer Erkrankungen wird derzeit untersucht (eine Zulassung in dieser Indikation besteht für diese Substanzen nicht; Off-Label-Use); **3.** Neurokinin-NK_1-Rezeptor-Antagonist: in Kombination mit Dexamethason und Ondansetron zur Prophylaxe von Übelkeit und Erbrechen bei hoch emetogener Zytostatikatherapie auf der Basis von Cisplatin; **4.** Parasympatholytika*: Prophylaxe von Kinetosen.

Kontraindikation: für Prokinetika und 5-HT_3-Rezeptor-Antagonisten: Säuglinge und Kleinkinder.

UAW: **1.** Dopamin-Rezeptor-Antagonisten: **a)** Prokinetika: extrapyramidale Symptome; **b)** Neuroleptika: extrapyramidale Symptome, Verlängerung der QT-Zeit mit Begünstigung ventrikulärer Tachykardien (Torsade de pointes); **2.** Histamin-H_1-Rezeptoren-Blocker: v. a. Sedierung,

A

Antiemetika
Dosierungsangaben[1] für Erwachsene in antiemetischer Indikation

Wirkstoff	Dosierung		
Dopamin-Rezeptor-Antagonisten			
Metoclopramid (z. B. Paspertin®)	3–4×	10	mg/d p. o. (max.)
Domperidon (z. B. Motilium®)	3–4×	10– 20	mg/d p. o.
Alizaprid (Vergentan®)	ca. 30 Minuten vor und nach Zytostatikagabe	jeweils 150	mg p. o.
Haloperidol (z. B. Haldol®-Janssen)		1– 3	mg/d p. o.
Perphenazin (z. B. Decentan®)	3×	4(– 8)	mg/d p. o.
Histamin-H_1-Rezeptoren-Blocker			
Diphenhydramin (z. B. Emesan®)	1–3×	50	mg/d p. o. (max.)
Dimenhydrinat (z. B. Vomex A®)	1–4×	50–100	mg/d p. o. (max.)
Promethazin (z. B. Atosil®)	2×	25	mg/d p. o.
Serotonin-5-HT_3-Rezeptor-Antagonisten			
Granisetron (Kevatril®)	1×	2	mg/d p. o. (1. Dosis 1 Stunde vor Chemotherapie)
Ondansetron (Zofran®)	2×	8	mg/d p. o. (1. Dosis 1 Stunde vor Chemotherapie langsam i. v.)
Tropisetron (Navoban®)	1×	5	mg/d p. o. (1. Dosis unmittelbar vor Chemotherapie langsam i. v. als Kurzinfusion)
Dolasetron (Anemet®)	ca. 30 Minuten vor Zytostatikagabe	200	mg p. o.
Palonosetron (Aloxi®)	ca. 30 Minuten vor Zytostatikagabe	250	µg i. v. Bolus
Neurokinin-NK_1-Rezeptor-Antagonist			
Aprepitant[2] (EMEND®)	1×	125	mg p. o. an Tag 1, 1 Stunde vor Chemotherapie
	1×	80	mg p. o. an Tag 2 und 3
z. B. in Kombination mit[3]:			
Dexamethason (z. B. Fortecortin®)	1×	12	mg p. o. an Tag 1
Ondansetron (z. B. Zofran®)	2×	8	mg p. o. an Tag 1
Parasympatholytikum			
Scopolamin (Scopoderm TTS®)	1 Membranpflaster 5–6 Stunden vor Reiseantritt für 72 Stunden (entspricht 1 mg/72 h transdermale Wirkstofffreigabe)		

[1] Vordergründig wurden (sofern verfügbar) orale Darreichungsformen berücksichtigt.
[2] in Kombination mit Kortikosteroid und Serotonin-5-HT_3-Rezeptor-Antagonist;
[3] Schema bei Therapie mit moderat emetogenen Zytostatika

Mundtrockenheit; **3.** Serotonin-5-HT_3-Rezeptor-Antagonisten: häufig Kopfschmerz, grippeähnliche Symptome, Obstipation, selten transitorischer Transaminasenanstieg, Überempfindlichkeitsreaktion; **4.** Neurokinin-NK_1-Rezeptor-Antagonist: Singultus, Kopfschmerz, Müdigkeit, Appetitlosigkeit, Diarrhö, Transaminasenanstieg; **5.** Parasympatholytika*: Mydriasis.

Dosierung: s. Tab.

Autoren: M. Krüger, R. Preiß, N. Lembert.

Antiepileptika: Pharmaka, die die neuronale Aktivität über verschiedene Mechanismen vermindern und dadurch Anfälle unterdrücken oder deren Entstehung verhindern können; s. Epilepsie; **Einteilung:** s. Tab. 1; **Wirkungsmechanismus:** Antiepileptika erhöhen die Krampfschwelle ohne die normale motorische Erregbarkeit signifikant herabzusetzen. Carbamazepin, Phenytoin, Valproat, Lamotrigin und Topiramat blockieren spannungsabhängige Na^+-Kanäle und hemmen so die Aus-

Antiepileptika
Einteilung und Indikation

Tab. 1

Wirkstoff (Handelsname)	Indikation
Barbiturat und -derivate	
Phenobarbital (Luminal®)	primär und sekundär generalisierte tonisch-klonische Anfälle
Primidon (Liskantin®)	
Benzodiazepine	
Clonazepam (z. B. Rivotril®)	Status epilepticus; fokale und tonisch-klonische Anfälle
Diazepam (z. B. Diazepam Desitin®)	Status epilepticus
Carboxamidderivate	
Carbamazepin (z. B. Tegretal®)	fokale Anfälle; sekundär generalisierte tonisch-klonische Anfälle
Oxcarbazepin (z. B. Trileptal®)	
Hydantoinderivate	
Phenytoin (z. B. Phenhydan®)	fokale Anfälle; sekundär generalisierte tonisch-klonische Anfälle
Fettsäurederivate	
Valproat (z. B. Orfiril®)	primär und sekundär generalisierte tonisch-klonische Anfälle
Tiagabin (Gabitril®)	Zusatztherapie bei fokalen und sekundär generalisierten tonisch-klonischen Anfällen
Vigabatrin (Sabril)	Reservepräparat bei Lennox-Gastaut-Syndrom
Succinimidderivate	
Ethosuximid (z. B. Petnidan®)	Antiepileptikum der 2. Wahl bei Absencen und myoklonischen Anfällen
Mesuximid (Petinutin®)	Antiepileptikum der 2. Wahl bei Absencen
andere Antiepileptika	
Pregabalin (LYRICA®)	Zusatztherapie partieller Anfälle mit oder ohne sekundärer Generalisierung
Gabapentin (z. B. Neurontin®)	fokale Anfälle; sekundär generalisierte tonisch-klonische Anfälle
Lamotrigin (Lamictal®)	
Topiramat (Topamax®)	generalisierte tonisch-klonische Anfälle, Zusatztherapie fokaler Anfälle
Felbamat (Taloxa®)	Zusatztherapie bei Lennox-Gastaut-Syndrom
Levetiracetam (Keppra®)	fokale temporal beginnende Anfälle, idiopathisch generalisierte Epilepsie
Sultiam (Ospolot®)	Reservepräparat bei pharmakologisch therapieresistenten fokalen Anfällen
Kaliumbromid (DIBRO-BE mono)	Reservepräparat bei pharmakologisch therapieresistenter frühkindlicher Grand-mal-Epilepsie und schweren myoklonischen Syndromen im Kindesalter

breitung exzitatorischer Impulse (Glutamatfreisetzung). Barbiturate, Benzodiazepine, Tiagabin, Vigabatin, Gabapentin (GABA-Analogon), Pregabalin (GABA-Analogon) und Topiramat verstärken die GABA-Hemmwirkung, indem sie entweder die Freisetzung dieses Neurotransmitters erhöhen oder seinen Abbau verzögern. Vigabatrin erhöht die GABA-Konzentration im Hirn durch selektive, irreversible Hemmung der GABA-Transaminase. Ethosuximid hemmt den Ca^{++}-Einstrom in die Nervenzelle. **Wirkung:** Barbiturat und Barbituratderivate wirken sedativ, hypnotisch und antikonvulsiv. Wirkung der Benzodiazepine: s. Tranquilizer; Carboxamidderivate wirken psychisch stabilisierend, stimmungsaufhellend und antriebsteigernd und verzögern die Entstehung der epileptischen Wesensveränderung. Die Wirkung von Lamotrigin ist vergleichbar mit der von Phenytoin und Carbamazepin. Sultiam ist ein Carboanhydrase*-Hemmer, der nicht sedierend und hypnotisierend wirkt. **Pharmakokinetik:** therapeutisches Drugmonitoring* (Blutabnahme morgens vor der ersten Einnahme) zur Einstellung der therapeutischen Plasmakonzentration (s. Tab. 2) notwendig, insbes. sind bei Kombinationstherapie (wegen pharmakokinetischer Wechselwirkungen),

A

Antiepileptika Dosierungen und UAW					Tab. 2
Wirkstoff	Tagesdosis		HWZ (Stunden)	Plasmaspiegel	UAW
Diazepam		10 – 20 mg i.v.	>24		Sedierung, Ataxie
Valproat		20 mg/kg KG		50 – 100 μg/ml	Haarausfall, Tremor
Carbamazepin	2×	150 – 800 mg p.o.	35	8 – 12 μg/ml	Schwindel, Leukopenie, Hautrötung
Tiagabin	2–3×	10 – 25 mg p.o.	7 – 9		Schwindel
Vigabratin	1×	2000–4000 mg p.o.	a)	b)	Gesichtsfeldeinengung, Sedierung, Psychose
Mesuximid		600 – 1200 mg p.o.			Gewichtsabnahme, Durchfall, Schwindel
Pregabalin	2×	300 mg p.o.		b)	Benommenheit, Sedierung, Verwirrtheit, gesteigerter Appetit, Libidoverlust, Ataxie, Tremor
Gabapentin	3×	300 – 800 mg p.o.	5 – 7	b)	Sedierung, Ataxie, Ödeme
Lomotrigin	1×	100 – 600 mg p.o.	15 – 60	1 – 15 μg/ml	Schwächegefühl, Übelkeit, Kopfschmerz, Hautausschlag
Topimarat	2×	100 – 300 mg p.o.	20 – 30		Schwindel, Parästhesie, Ataxie, kognitive Störungen
Felbamat	2–3×	600 – 1200 mg p.o.	20	18 – 82 mg/ml	Aplastische Anämie, Hepatotoxizität
Levetiracetam	2×	750 – 1500 mg p.o.	6 – 8		Schwindel, Sedierung
Sultiam		5 – 10 mg/kg KG p.o.			
Kaliumbromid		30 – 50 mg/kg KG p.o.			Bromakne, Rhinitis, Sinusitis

a) keine Beziehung zur Wirkungsdauer;
b) Bestimmung nicht erforderlich (keine Beziehung zur Wirksamkeit)

Verdacht auf Über- oder Unterdosierung und Non-Compliance regelmäßige Kontrollen erforderlich. **1.** Barbiturat und Barbituratderivate: werden in der Leber hydroxyliert, Primidon wird z. T. zu Phenobarbital metabolisiert, und glukuronidiert ausgeschieden. Therapeutischer Plasmaspiegel von Phenobarbital zur antiepileptischen Dauertherapie: 10–35 μg/l, Mindestkonzentration zur Prophylaxe von Fieberkrämpfen: 15 μg/l, nach Gewöhnung treten bei Plasmakonzentrationen <30 μg/l Sedierung, Nystagmus und Ataxie selten auf. **2.** Benzodiazepine: Clonazepam wird als N-Desmethyldiazepam (Hauptmetabolit) wirksam. Therapeutischer Plasmaspiegel nicht definiert, wirksame Plasmakonzentration für Clonazepam 5–70 μg/l, für Hauptmetabolit 0,5–1,9 μg/l; s. Tranquilizer; **3.** Carboxamidderivate: Carbamazepin ist nach Monooxygenierung als Epoxid wirksam. **4.** Phenytoin: wird konzentrationsabhängig eliminiert; bei Plasmakonzentration >10 μg/l verlängert sich inf. Sättigung der mikrosomalen Leberenzyme die HWZ von 6–20 Stunden auf 20–60(–90) Stunden (cave: Intoxikationsgefahr). Therapeutischer Plasmaspiegel: 10–20 μg/l; **5.** Fettsäurederivate: Valproat wird zu ca. 95 % an Plasmaproteine gebunden. Therapeutischer Plasmaspiegel: 50–150 μg/l (Dosiserhöhung führt zu geringerem Anstieg der Plasmakonzentration als erwartet); **6.** Succinimidderivate: therapeutischer Plasmaspiegel für Ethosuximid 40–100 μg/l.

Indikation: Valproat (breites Indikationsspektrum), Carbamazepin und Phenytoin sind die am häufigsten verordneten Antiepileptika. Indikation der einzelnen Wirkstoffe s. Tab. 1; **I. Anfallsprophylaxe** bei Epilepsie*: Wahl des Antiepileptikums richtet sich nach epileptischem Syndrom, Akzeptanz von UAW und Risiko bei jahrelanger Dauertherapie. Bei ca. 20 % ist mit einer Monotherapie keine Anfallsfreiheit zu erzielen, so dass ein Wechsel auf ein anderes Antiepileptikum oder eine Kombinationstherapie erforderlich ist. Die Dauertherapie von Benzodiazepinen ist wegen der Toleranzentwicklung (s. u.) beschränkt. **1.** fokale Anfälle: Carbamazepin oder Lamotrigin sind Mittel der 1. Wahl, Phenytoin oder Valproat der 2. Wahl; **2.** generalisierte Anfälle: Valproat oder Topiramat als Monotherapeutikum; **a)** Absencen: Ethosuximid, evtl. Mesuximid und Clonazepam (Reserve); **b)** Impulsiv-petit-mal, myoklonischer Anfall: Ethosuximid und Phenobarbital, Clonazepam (Reserve); **c)** klonische, tonische, tonisch-klonische Anfälle: Phenobarbital oder Clonazepam, evtl. Kaliumbromid (3. Wahl); **d)** Lennox-Gastaut-Syndrom: Felbamat (alternativ: Lamotrigin, Levetiracetam oder Topiramat) zur Kombinationsbehandlung bei Versagen der Valproat-Monotherapie; **e)** Blitz-Nick-Salaam-Krämpfe, therapieresistentes Lennox-Gastaut-Syndrom: stationäre Therapie mit Glukokortikoiden* als Kombinationstherapie; **3.** nicht sicher fokale oder generalisierte Anfälle: i. d. R. Carbamazepin, auch Valproat und Phenobarbital, evtl. Phenytoin, Kaliumbromid (3. Wahl), Clonazepam; **II. Akutbehandlung** von Krämpfen unklarer Genese und Fieberkrämpfen: Diazepam als Mittel der 1. Wahl.

Kontraindikation: akute Intoxikation mit Alkohol, Schlafmittel, Psychopharmaka.

Wechselwirkungen: Antiepileptika zeigen mit anderen Arzneimitteln z. T. erhebliche pharmakokinetische Wechselwirkungen (daher therapeutisches Drug* Monitoring erforderlich). Benzodiazepine, Cimetidin, tricyclische Antidepressiva*, Tolbutamid, Valproat verzögern z. B. den Abbau von Phenytoin. Bei Fortsetzung der Therapie mit unveränderter Dosis steigt mit der Blutkonzentration die Häufigkeit von UAW.

UAW: **I. allgemeine** UAW: **1.** erhöhte Leberenzymwerte, erhöhte Fehlbildungsrate; **2.** Barbiturat und Barbituratderivate, Benzodiazepine, Carbamazepin, Ethosuximid, Mesuximid, Kaliumbromid: **a)** Müdigkeit (daher einschleichende Dosierung mit Einnahme der Tageshauptdosis direkt vor dem Schlafengehen), Übelkeit, verlängerte Reaktionsszeit; **b)** toxische Phenobarbitaldosis: Diplopie und Gangunsicherheit bis Ataxie; **3.** Langzeitanwendung von Barbiturat, Barbituratderivaten, Benzodiazepinen: Abhängigkeit, Entzugserscheinung nach Absetzen; **4.** Barbiturat und Barbituratderivate, Carbamazepin, Phenytoin, Valproat: starke Induktion des Cytochrom-P-450-Systems mit konsekutiv beschleunigtem Abbau verschiedener Pharmaka (z. B. Kontrazeptiva) und Biomoleküle mit Hormonmangel (Hypothyreose*, Impotenz, Libidoverlust), Folsäuremangel (Megaloblastenanämie), Vitamin-D- und Östrogenmangel (Osteoporose, Osteomalazie) sowie (selten) Leberschaden; **5.** Carbamazepin, Phenytoin, Valproat: Erregungszustände bei Überdosierung; **II. spezielle** UAW: **1.** Barbiturat und Barbituratderivate: paradoxe Erregung bei Kindern und alten Menschen, depressive Verstimmung, Pseudodemenz (nach jahrelanger Einnahme), Hautreaktion (Photosensibilisierung, exfoliative Dermatitis), Leber-, Nieren-, Knochenmarkschäden; **2.** Benzodiazepine: verschlechtern die Symptomatik bei Glaukom* und Myasthenia* gravis pseudoparalytica (nachlassend mit der Dauer der Anwendung); **3.** Carboxamidderivate: zentralnervöse UAW unter Carbamazepin relativ häufig bei Plasmakonzentration >9 μg/l; **4.** Phenytoin: Gingivahyperplasie (>50 % der Fälle), Hypertrichose, bei hohen Plasmaspiegelwerten oft epileptische Anfälle, bei >30 μg/l Ataxie, bei >40 μg/l Lethargie; **5.** Fettsäurederivate: **a)** Valproat: Leberkoma, Blutbildveränderung; daher Leberwerte, Blutbild und Thrombozytenzahl, bes. bei Kindern, regelmäßig kontrollieren; **b)** Vigabatrin: Toleranzentwicklung, Sedierung, Kopfschmerz, Sehstörung, Psychose; **6.** Succinimidderivate: Kopfschmerz, Schwindel, Übelkeit, aplastische Anämie, Überwachheit, Provokation von Grand-mal-Anfällen; **7.** andere Antiepileptika: Gabapentin: Müdigkeit, Ataxie.

Dosierung: Antiepileptika mit sedierender Wirkung: einschleichende Dosierung mit Einnahme der Tageshauptdosis direkt vor dem Schlafengehen; s. Tab. 2.

Hinweis: **1.** Bei geplanter Schwangerschaft ist nach langjähriger Anfallsfreiheit rechtzeitig zu prüfen, ob die antiepileptische Therapie fortgesetzt werden muss (cave: erhöhte Fehlbildungsrate) oder ob eine Umstellung auf eine Monotherapie in niedriger Dosierung (unter Blutspiegelkontrolle) möglich ist. Eine Folsäuresubstitution mind. bis zur 8. SSW sowie eine erweiterte vorgeburtliche Diagnostik zum Ausschluss grobstruktureller Entwicklungsstörungen ist dringend zu empfehlen. Bei Anwendung Cytochrom-P-450-induzierender Antiepileptika muss eine Vitamin-K-Substitution im letzten Monat vor dem Geburtstermin sowie eine orale Vitamin-K-Zufuhr beim Neugeborenen erfolgen. Wenn Benzodiazepine in den letzten Wochen vor dem Geburtstermin regelmäßig eingenommen werden, treten beim Neugeborenen Entzugserscheinungen auf. Werden Benzodiazepine unter der Geburt verwendet, ist sogar mit langanhaltenden UAW zu rechnen. **2.** Stillzeit: Phenytoin und Valproat gehen in die Muttermilch über, die Blutkonzentration beim vollgestillten Säugling ist jedoch niedrig. Die Blutspiegel von Carbamazepin, Phenobarbital, Primidon, Ethosuximid und Clonazepam müssen beim Säugling kontrolliert werden. **3.** Non-Compliance ist bei Epileptikern verbreitet und schwer zu erkennen. Ein unauffälliger Plasmaspiegel am Tag der geplanten Konsultation beweist nicht die regelmäßige Anwendung des Antiepileptikums.

Neuentwicklung: Zonisamid (Zonegran®) ist wirksam bei nicht ausreichend auf andere Antiepileptika ansprechenden fokalen Anfällen (Dosierung 1-mal täglich möglich wegen sehr langer HWZ).

Literatur: Elger, C. et al.: Erster epileptischer Anfall und Epilepsien im Erwachsenenalter. In: Diener, H. C.; Putzki, N. (Hrsg.): Leitlinien für Diagnostik und Therapie in der Neurologie. 4. Aufl. Stuttgart: Thieme, 2008.

Autoren: N. Lembert, H. C. Diener.

Antigestagen: s. Kontrazeption.

Antiglaukomatosa: s. Glaukommittel.

Antihistaminika: s. Histamin-H2-Rezeptoren-Blocker; Histamin-H1-Rezeptoren-Blocker; Schlafmittel.

Antihypertensiva: Pharmaka zur Behandlung des Bluthochdrucks (arterielle Hypertonie*), zu denen entsprechend der komplexen Blutdruckregulation zahlreiche, sehr unterschiedlich wirkende Substanzen gehören; **Einteilung:** man unterscheidet 5 Hauptgruppen: **1.** am Sympathikus angreifende Antihypertonika: **a)** Erniedrigung des Herzzeitvolumens und der Reninausschüttung in den Nieren

Antihypertensiva
Übersicht zur Anwendung nach Indikationen

Indikation	Therapie
essentielle Hypertonie mit systolischem Blutdruck 140–159 mmHg oder diastolischem Blutdruck 90–99 mmHg	Monotherapie
Patient <55 Jahre	
Neueinstellung	AT_1-Antagonist oder ACE-Hemmer
bei ACE-Hemmer-Unverträglichkeit	AT_1-Antagonist
bei gesteigerter Sympathikusaktivität	Beta-Rezeptoren-Blocker
Patient >55 Jahre	Diuretika oder Calcium-Antagonisten
Versagen der Monotherapie	Wechsel des Präparats (konsekutive Monotherapie)
bei Versagen der Monotherapie oder systolischem Blutdruck 160–179 mmHg oder diastolischem Blutdruck 100–109 mmHg	Zweierkombination mit: Diuretikum plus Beta-Rezeptoren-Blocker oder ACE-Hemmer oder AT_1-Antagonist oder Calcium-Antagonist **oder** Calcium-Antagonist plus Beta-Rezeptoren-Blocker oder ACE-Hemmer oder AT_1-Antagonist
bei Versagen der Zweierkombination oder systolischem Blutdruck >180 mmHg oder diastolischem Blutdruck >110 mmHg	Dreierkombination mit: Diuretikum,Beta-Rezeptoren-Blocker und Vasodilatator[1] **oder** Diuretikum, Alpha-2-Sympathomimetikum und Vasodilatator[1] **oder** Diuretikum, ACE-Hemmer (oder AT_1-Antagonist) und Calcium-Antagonist
Hypertonie in der Schwangerschaft; Zielbereich: systolischer Blutdruck <140 mmHg und diastolischer Blutdruck <90 mmHg	Monotherapie mit Alpha-2-Agonisten oder Beta-Rezeptoren-Blocker(KI: Diuretika, AT_1-Antagonist, Calcium-Antagonisten)
Hypertonie bei Diabetikern; Zielbereich: systolischer Blutdruck <130 mmHg und diastolischer Blutdruck <80 mmHg	Kombinationstherapie mit ACE-Hemmer oder AT_1-Antagonist als festem Bestandteil

[1] Dihydralazin, Nitroprussidnatrium, Cicletanin, Minoxidil

durch beta-1-selektive Adrenozeptor-Antagonisten, z. B. Metoprolol (Beloc-Zok®); s. Beta-Rezeptoren-Blocker; **b)** Antisympathotonika*, die als Agonisten an postsynaptischen Alpha-2-Adrenozeptoren im ZNS binden und die Sympathikusaktivität senken, z. B. Clonidin (Catapresan®); **2.** ACE*-Hemmer (Angiotensin-II-Konversionsenzym-Hemmer) unterdrücken die Bildung des vasokonstriktorisch wirkenden Angiotensin II: **a)** als direkt verfügbarer Wirkstoff, z. B Captopril (Captobeta®) oder **b)** als Prodrug, z. B. Benazepril (Benazepril AL®); **3.** AT_1*-Rezeptor-Antagonisten (Angiotensin-II-Rezeptor-Antagonisten; syn. Sartane), z. B. Losartan (Lorzaar®); **4.** Diuretika*: Erniedrigung der Natrium-Ionen-Konzentration führt zur Senkung des Plasma- und Herzzeitvolumens. Je nach Angriffspunkt im Nephron unterschiedet man zwischen: **a)** Wirkort in der Henle-Schleife: Schleifendiuretika*, z. B. Furosemid (z. B. Lasix®); **b)** Wirkort im frühdistalen Tubulus: Thiaziddiuretika*, z. B. Hydrochlorothiazid (z. B. Esidrix®); **c)** Wirkort am spätdistalen Tubulus und am Sammelrohr: sog. Antikaluretika (s. Kalium sparende Diuretika), z. B. Aldosteron*-Antagonist Spironolacton (z. B. Aldactone®) als Monosubstanz oder Cycloamidin-Derivat Triampteren, in Kombination mit Thiaziden (z. B. Dytide®H) und Schleifendiuretika verwendet; **5.** Calcium-Kanal-Blocker (Calcium*-Antagonisten): Hemmung des Calciumeinstroms über langsame, spannungabhängige L-Typ Calciumkanäle in glatten Muskeln und am Herzmuskel. Chemisch heterogene Gruppe bestehend aus: **a)** Nifedipin-Typ; **b)** Verapamil-Typ; **c)** Diltiazem-Typ; unterscheiden sich v. a. hinsichtlich ihrer Wirkung auf die Erregungsbildung im Herzen. **Indikation:** Beta-Rezeptoren-Blocker sind als Monotherapeutika besonders wirksam bei jüngeren Menschen mit Hypertonie (bis 55–60 Jahre) mit gesteigerter Sympathikusaktivität. ACE-Hemmer werden als Monotherapeutika ebenfalls bevorzugt bei jüngeren Patienten eingesetzt. AT_1-Blocker werden aufgrund des günstigeren Nebenwirkungsprofils ACE-Hemmern bei Neueinstellungen vorgezogen. Calcium-Antagonisten werden als Monotherapeutika bevorzugt bei älteren Patienten verwendet. Diuretika sind als Monotherapeutika vor allem bei älteren Menschen mit Hypertonie indiziert. Thiazide sind wegen langer Wirkdauer und damit einmaliger täglicher Gabe besonders geeignet zur Langzeittherapie der Hypertonie und zur Therapie der chronischen Herzinsuffizienz und von chronischen Ödemen, Schleifendiuretika sind wegen rascher und intensiver Wirkung besonders geeignet zur Behandlung des akuten Lungenödems und der akuten Herzinsuffizienz, zur Erleichterung der Kontrolle der Wasser und Elektrolytzufuhr bei Dialysepatienten, zur forcierten Diurese bei Intoxikationen. Entsprechend des Stufenplans der Hypertoniebehandlung folgt einer Monotherapie mit unbefriedigendem Erfolg eine Zweierkombination, die als festen Bestandteil ein Diuretikum oder einen Calcium-Kanal-Antagonisten enthält. Bei Nichterfolg folgt eine Dreierkombination. Als zusätzliche Kombinationspartner werden direkte Vasodilatoren eingesetzt wie z. B. Dihydralazin, Minoxidil, Cicletanin und Nitroprussidnatrium (s. Tab.).

Autor: N. Lembert.

Antiinfektiva: s. Chemotherapeutika.

Antikardiolipin-Syndrom: s. Antiphospholipid-Syndrom.

Antikoagulanzien: Hemmstoffe der Blutgerinnung; **Einteilung:** nach Anwendung; **I. oral:** **1.** Cumarinderivate*; **2.** Dabigatranetexilat (Pradaxa); direkter Thrombin-Inhibitor; Indikation: Primärprävention venöser Thromboembolie bei Erwachsenen nach elektiver Hüft- od. Kniegelenkersatz-Implantation; Dosierung: i. d. R. 1 × 110 mg p. o. 1–4 Stunden postoperativ, dann 1 × 220 mg/d p. o. über insgesamt 10 Tage (Kniegelenkersatz) bzw. 28–35 Tage (Hüftgelenkersatz); **3.** Rivaroxaban (Xarelto); selektiver Inhibitor des Gerinnungsfaktors Xa; Indikation: Prävention venöser Thromboembolie bei Erwachsenen nach elektiver Hüft- od. Kniegelenkersatz-Implantation; Dosierung: i. d. R. 1 × 10 mg/d p. o. ab 6–10 Stunden postoperativ; Dauer je nach individuellem Thromboembolierisiko, nach Hüftgelenkersatz-Implantation 5 Wochen empfohlen, nach Kniegelenkersatz-Implantation 2 Wochen; **II. parenteral:** **1.** Heparin*; **2.** Heparinoid: **a)** Danaparoid (Orgaran®); Indikation: prophylaktische Antikoagulation bei Kontraindikation gegen Heparin (z. B. Heparin-induzierte Thrombozytopenie Typ II; Abk. HIT Typ II), therapeutisch bei HIT Typ II mit Thromboembolie; Dosierung: prophylaktisch 2 × 750 IE anti-Xa/d s. c. (bei operativer Indikation präoperativ beginnend mit letzter präoperativer Dosis 1–4 Stunden vor Operationsbeginn) bzw. bei akuter HIT Typ II 3 × 750–1250 IE anti-Xa/d s. c. (ggf. nach i. v. Bolus); therapeutisch: KG-adaptiert, bei akuter HIT-Typ II i. d. R. 2250 (1250 bei venöser Thromboembolie vor ≥5 Tagen) IE anti-Xa i. v. Bolus, gefolgt von i. v. Infusion (4 Stunden lang 400 IE/h, dann 4 Stunden 300 IE/h, dann 4 Stunden 150–200 IE/h für 5–7 Tage) bzw. bei venöser Thromboembolie vor ≥5 Tagen s. c. Erhaltungsdosis (i. d. R. 2 × 750 IE anti-Xa/d s. c.); **b)** Pentosanpolysulfat (Fibrezym®); Indikation: perioperative Thromboseprophylaxe; Dosierung: am ersten Tag 2 ×50 mg/d s. c. (erste Applikation 1–2 Stunden präoperativ, zweite Applikation frühestens 6 Stunden postoperativ), dann 1 ×50 mg/d s. c. für insgesamt mindestens 7 Tage, bei hohem Thromboembolierisiko evtl. an den ersten 2–3 Tagen 3 ×50 mg/d s. c.; **3.** rekombinantes Hirudin (direkter Thrombin-Inhibitor): **a)** Bivalirudin (Angiox™); Indikation: i. v. Antikoagulation i. R. einer perkutanen Koronarintervention; Dosierung: unmittelbar nach 0,75/kg KG i. v. Bolus 1,75 mg/kg KG/h kontinuierlich i. v.; cave: Dosisanpassung bei eingeschränkter Nierenfunktion erforderlich; **b)** Lepirudin (Refludan); Indikation: i. v. Antikoagulation bei Erwachsenen mit HIT Typ II; Dosierung: an Nierenfunktion anzupassen, i. d. R. 0,4 mg/kg KG i. v. Bolus, dann 0,15 mg/kg KG/h kontinuierlich i. v.; **4.** Fondaparinux (Arixtra®): selektiver Inhibitor des Gerinnungsfaktors Xa; Indikation: prophylaktische oder bei Akutem Koronarsyndrom therapeutische Antikoagulation; Dosierung: 1 × 2,5 mg/d s. c., prophylaktisch bei operativer Indikation 6 Stunden postoperativ beginnend, therapeutisch bei STEMI (Abk. für engl. ST-segment elevation myocardial infarction) nach i. v. Applikation der ersten Dosis; cave: bei perkutaner Koronarintervention kontraindiziert; Dosierung an Nierenfunktion nach Anti-Faktor-Xa-Aktivitätstest und Hep-Test anzupassen; **5.** Argatroban (ARGATRA®): direkter Thrombin-Inhibitor; Indikation: therapeutische Antikoagulation bei HIT Typ II; Dosierung: aPTT-kontrolliert und an Leberfunktion angepasst, i. d. R. 2μg/kg KG/min i. v.; Ziel-aPTT: 1,5–3-fach und <100 Sekunden; **III. lokal** (mit fraglicher Wirksamkeit wegen zweifelhafter Resorption ausreichender Mengen) nach stumpfem Trauma: **1.** Heparin (z. B. Vetren®); **2.** natürliches Heparinoid (Chondroitinpolysulfat aus Rindertrachea; z. B. Hirudoid®).

Autorin: A. Wilck.

Antikörper: s. Immunsuppressiva.

Antikonvulsiva: s. Antiepileptika.

Antimetaboliten: Gruppe zytotoxischer Substanzen, die in den Zellen des Organismus wie ihre physiologischen Homologe in den Stoffwechsel eingebracht werden und mit diesem interferieren. **Einteilung und Wirkungsmechanismus:** **1. Folsäureanaloga:** Derivate der Tetrahydrofolsäure (FH_4) dienen zur Übertragung aktivierter C_1-Gruppen bei der Purin- und der Pyrimidinsynthese. Methotrexat (Abk. MTX, z. B. MTX HEXAL®) als Hauptvertreter dieser Gruppe ist mit FH_4 strukturhomolog, bindet kompetitiv an die Dihydrofolsäure-Reduktase und führt somit zur Depletion der Zellen an FH_4. Insgesamt handelt es sich um eine multifaktorielle Wirkung auf Zellen in der S-Phase des Zellzyklus mit weiteren Ursachen für die zytostatische Wirkung. Entsprechend ist zur effektiven Therapie eine möglichst lange Exposition des Tumorzellverbands erstrebenswert, damit in dieser Zeit ein möglichst hoher Anteil an Tumorzellen in die S-Phase gelangt. Weiterer Vertreter: Pemetrexed (ALIMTA); **2. Purinanaloga:** Mercaptopurin (Puri-Nethol®), 6-Thioguanin (Thioguanin-GSK®), Fludarabin (Fludara®) und Cladribin (Leustatin®) sind die Hauptvertreter. In proliferierenden Zellen werden ihre aktivierten Formen in die DNA integriert, wobei es zu Strangbrüchen kommt. Derart geschädigte Zellen gehen vor der Mitose durch Apoptose zugrunde. **3. Pyrimidinanaloga:** Die wichtigsten Vertreter sind 5-Fluorouracil (Abk. 5-FU, z. B. Ribofluor®), sowie Cytarabin (z. B. ARA-cell®), Gemcitabin (Gemzar®) und Capecitabin (Xeloda®). 5-FU wird intrazellulär enzymatisch zu zytotoxischen Metaboliten (5-Fluoro-2'-deoxyuridin-Monophosphat, Fluorodeoxyuridin-Triphosphat, Fluorouridin-Triphosphat) aktiviert und wirkt durch Reduktion der Kapazität des Repair-Systems und Akkumulation von Strangbrüchen, Induktion von Strangbrüchen durch Verminderung der DNA-Stabilität sowie Inhibition der Polyadenylierung und veränderte Translation. Cytarabin wirkt nur auf proliferierende Zellen in der S-Phase durch komplexe DNA-Schädigung; es wird über Transportsysteme in die Zellen aufgenommen, die sich v. a. in hämatopoetischen Zellen befinden. Gemcitabin ist strukturell eng mit Cytarabin verwandt und wird auf dem gleichen Stoffwechselweg aktiviert. Insgesamt ist für alle Pyrimidinanaloga die zytotoxische Wirkung multifaktoriell, trifft jedoch nur proliferierende Zellen in der S-Phase des Zellzyklus. **Pharmakokinetik:** **1. Folsäureanaloga:** gute enterale Resorption bei Gabe niedriger Dosen, bei höheren unsicher (i. v. Gabe notwendig); Ausscheidung überwiegend renal durch Filtration und Sekretion; **2. Purinanaloga:** variable und unvollständige enterale Resorption; renale Ausscheidung nach verschiedenen Biotransformationsschritten; **3. Pyrimidinanaloga:** unzureichende enterale Resorption von 5-FU (deshalb Applikation i. v.); Metabolisierung überwiegend in Leber, Nieren, Leukozyten und Darmepithel; Cytarabin und Gemcitabin werden ebenfalls unzureichend enteral resorbiert, da es schon im Darmepithel inaktiviert wird. Nach Infusion erfolgt eine schnelle Umwandlung und renale Ausscheidung von ca. 70 % der Dosis. Entsprechend besteht eine Diskrepanz zwischen der guten Toleranz von hohen, als Bolus applizierten Dosen und der Unverträglichkeit von niedrigen, als Dauerinfusion verabreichten Dosen. Cytarabin zeigt eine gute Penetration in den Liquor.

Indikation: **1. Folsäureanaloga:** in Hochdosis-Kombinationsprotokollen bei akuter lymphatischer Leukämie, Mammakarzinom (adjuvant und palliativ), Harnblasenkarzinom (palliativ), Plattenepithelkarzinomen im HNO-Bereich (adjuvant und neoadjuvant); als Immunsuppressivum bei rheumatoider Arthritis, therapierefraktärer Psoriasis und Graft-versus-Host-Reaktion nach Knochenmarktransplantation; **2. Purinanaloga:** Mercaptopurin v. a. zur Erhaltungstherapie bei akuter lymphatischer Leukämie; Fludarabin zur palliativen Langzeittherapie der chronisch myeloischen Leukämie; **3. Pyrimidinanaloga:** 5-FU bei Mammakarzinom (adjuvant in Kombination mit Cyclophosphamid und Methotrexat im CMF-Schema), Kolonkarzinom (adjuvant in Kombination mit Leucovorin), Plattenepithelkarzinomen im HNO-Bereich (neoadjuvant oder adjuvant mit Cisplatin) und Ovarialkarzinom (palliativ in Kombinationen); Cytarabin i. d. R. in Kombination mit Anthracyclinen zur Induktionstherapie bei akuter Leukämie, Blastenschub bei chronischer Leukämie und hochmalignen Non-Hodgkin-Lymphomen; Gemcitabin (im Unterschied zu Cytarabin deutlich erweitertes Indikationsspektrum) palliativ bei kleinzelligen und nichtkleinzelligen Bronchialkarzinomen, Mamma- und Ovarialkarzinom, Plattenepithelkarzinom des HNO-Bereichs und Pankreaskarzinom.

Toxizität: **1. Folsäureanaloga:** **a)** Schleimhautentzündung nach 3–7 Tagen als erste toxische Wirkung; **b)** Knochenmarkdepression, i. d. R. nach 14 Tagen wieder normalisiert; **c)** Nephrotoxizität inf. intratubulärer Präzipitation von MTX und 7-OH-MTX, durch Hydratation und kontinuierliche Diurese zu verhindern; **d)** reversible Hepatotoxizität mit Transaminasen- und Bilirubinanstieg, bei Hochdosistherapie häufiger, bei längerfristiger (auch niedrig dosierter) Gabe (z. B. bei Verwendung als Immunsuppressivum) in ca. 25 % Entwicklung einer Leberfibrose (sog. Methotrexatleber); **e)** selten bei hoher Dosierung Durchgangssyndrom evtl. mit motorischen Ausfällen; **2. Purinanaloga:** **a)** Knochenmarkdepression, Höhepunkt nach etwa 7 Tagen; **b)** häufig Übelkeit und Erbrechen; **c)** evtl. Stomatitis; **d)** schwere, z. T. hämorrhagische Diarrhö; **e)** i. d. R. milde, reversible Hepatotoxizität mit Bilirubin- und Transaminasenanstieg; **3. Pyrimidinanaloga:** **a)** meist Übelkeit und Erbrechen; **b)** Knochenmarkdepression (dosislimitierend), Höhepunkt nach ca. 2 Wochen; **c)** evtl. Schleimhautentzündung; **d)** häufig Diarrhö, auch hämorrhagisch (cave: Exsikkose bei blutigen und voluminösen Stühlen).

Dosierung: wie bei allen Zytostatika ist die Dosierung abhängig vom Protokoll, das häufig eine Kombination mit Substanzen aus anderen Stoffgruppen vorsieht.

Hinweis: Die Entwicklung von Purinanaloga zur Tumortherapie ergab weitere strukturverwandte Arzneimittel, z. B. Azathioprin (s. Immunsuppressiva), Ganciclovir und Aciclovir (s. Virostatika) sowie Allopurinol (Urikostatikum).

Neuentwicklung: Pyrimidinanalogon Floxuridin (Wirkungsmechanismus wie 5-FU) zur transarteriellen Chemoembolisation von Lebermetastasen ist noch nicht etabliert; bei intraartieller Applikation von Floxuridin häufig biliäre Sklerose als UAW.

Autor: B. Drewelow.

Antimykotika: das Wachstum von Pilzen beeinflussende (fungistatisch oder fungizid wirkende) Substanzen, die zur topischen und/oder systemischen Behandlung von Mykosen eingesetzt werden; **Einteilung:** **1.** Azole (fungistatisch bis fungizid): **a)** Imidazole und Imidazolderivate, z. B. Bifonazol (topisch, z. B. Bifonazol HEXAL® 1 % Creme), Clotrimazol (topisch, z. B. Canesten® Creme), Miconazol (topisch, z. B. Fungur® M HEXAL Creme), Econazol (topisch, z. B. Epipevisone® Creme), Ketoconazol (topisch, z. B. Terzolin® 2% Creme); **b)** Triazole, z. B. Itraconazol (systemisch p. o. oder i. v., z. B. Sempera®), Fluconazol (systemisch p. o. oder i. v., z. B. Diflucan®), Voriconazol (systemisch p. o. oder i. v., VFEND); **2.** Polyene (fungizid), z. B. Nystatin (topisch, z. B. Moronal® Suspension, systemisch p. o., z. B. Nystaderm Filmtabletten), Natamycin (topisch, z. B. Pimafucin®, Amphotericin B (topisch, systemisch p. o., z. B. Ampho-Moronal®, oder i. v., z. B. AmBisome®); **3.** Allylamine, z. B. Naftifin (topisch, Exoderil®), Terbinafin (topisch oder systemisch p. o., z. B. Terbinafin HEXAL®; Breitband-Antimykotika mit fungizider Wirkung, insbes. gegenüber Dermatophyten, weniger wirksam gegenüber Hefepilzen; **4.** Echinocandine, z. B. Anidulafungin (systemisch i. v., ECALTA®), Caspofungin (systemisch i. v., CANCIDAS®); **5.** Antimetaboliten*: Flucytosin (systemisch i. v., Ancotil®), Ciclopirox (topisch, z. B. Ciclopirox-ratiopharm®; **6.** Griseofulvin (fungistatisch; systemisch p. o., z. B. Likuden®); **7.** Azol-Antimykotika: Sertaconazol (z. B. Mykosert®, Zalaïn®), Isoconazol (z. B. Travocort®), Posaconazol (z. B. NOXAFIL®); ausschl. lokal angewendet; **Wirkungsmechanismus:** Azole und Allylamine hemmen die Ergosterolsynthese von Pilzen. Polyene beeinflussen die Integrität der Zytoplasmamembran durch direkte Wechselwirkung mit Ergosterol. Echinocandine hemmen die Synthese von Beta-1,3-D-Glukan (Hauptbestandteil mykotischer Zellwand). Flucytosin wirkt auf die Nukleinsäurebiosynthese. Ciclopirox komplexiert 2-wertige Ionen und hemmt dadurch Enzymsysteme und essentielle Transportvorgänge in der Membran. Griseofulvin hemmt die Ausbildung des Spindelapparats bei der Kernteilung.

Indikation: Haut-, Schleimhaut- u. Systemmykosen (s. Candidosen, Lungenmykosen, Onychomykose u. a.); bei Dermatophyten bevorzugt topisch, bei schwerem Befall auch systemische Behandlung mit Breitband-Antimykotika; in vielen Fällen ermöglicht die mikroskopische Untersuchung zusammen mit dem klinischen Bild eine vorläufige Zuordnung zu einer Erregergruppe und damit die Wahl des Antimykotikums. Basistherapeutikum als Breitband-Antimykotikum ist Fluconazol. Eine Bestätigung durch kulturellen Erregernachweis ist mit wenigen Ausnahmen (z. B. Malassezia furfur) stets erforderlich. Für die lokale und perorale Behandlung von Mykosen ist das enge therapeutische Wirkungsspektrum einiger Antimykotika-Klassen zu berücksichtigen.

Kontraindikation: bei systemischer Anwendung u. a. Schwangerschaft u. Stillzeit, Allergie, schwere Lebererkrankung;

UAW: bei systemischer Anwendung selten gastrointestinale Störungen (Azolderivate, Flucytosin, Griseofulvin); häufig Fieber, Schüttelfrost, Kopfschmerz, Übelkeit, Erbrechen, Blutbildveränderung, seltener Nephro- u. Neurotoxizität u. a. (Amphotericin B); Leberzellschädigung, Thrombo- u. Neutropenie, vereinzelt Agranulozytose (Flucytosin); Kopfschmerz, Photosensibilisierung (Gri-

A

seofulvin); bei topischer Anwendung vorwiegend lokale Reaktionen.

Autor: B. Drewelow.

Antiparasitika: s. Chemotherapeutika.

Antiphlogistika, nichtsteroidale: syn. nichtsteroidale Antirheumatika (Abk. NSAR); Derivate organischer Säuren, die durch Hemmung der Cyclooxygenasen (Abk. COX) die Prostaglandinsynthese herabsetzen und dadurch antiphlogistisch, analgetisch und antipyretisch wirken. Zusammen mit den nichtsauren antipyretischen Analgetika (z. B. Paracetamol, Metamizol, Phenylbutazon, Flupirtin) bilden sie die Gruppe der nichtopioiden Analgetika. **Einteilung:** **1.** klassische NSAR (nichtselektive Inhibitoren von COX-1 und COX-2): **a)** Salicylsäurederivate (z. B. Acetylsalicylsäure*); **b)** Essigsäurederivate, z. B. Diclofenac (z. B. Diclophenac-ratiopharm®, Voltaren®), Indometacin (z. B. Indomet-ratiopharm®, Indometacin-Berlin-Chemie®); **c)** Propionsäurederivate, z. B. Ibuprofen (z. B. Ibuprofen STADA®, Ibuprof ct®); **d)** Oxicame, z. B. Piroxicam (z. B. Piroxicam-ratiopharm®, Piroxicam STADA®); **2.** Coxibe (selektive COX-2-Inhibitoren): z. B. Celecoxib (Celebrex®), Etoricoxib (Arcoxia®), Parecoxib (Dynastat®).

Indikation: **1.** Schmerzen bei entzündlichen und degenerativen Gelenkerkrankungen (rheumatische Erkrankungen, Gichtanfall, Arthrose, Spondylitis ankylosans), schmerzhafte Schwellungen und Entzündungen nach Verletzungen und Tumorschmerzen; **2.** einzelne Wirkstoffe außerdem bei Fieber, Schmerzen, primärer Dysmenorrhö; **3.** für Coxibe eingeschränkte Indikation, empfohlen wird zeitliche Begrenzung auf 3 bis maximal 6 Monate.

Kontraindikation: akutes gastroduodenales Ulkus, schwere Leber- und Nierenfunktionsstörungen, 3. Trimenon der Schwangerschaft, Blutbildungsstörungen, anamnestisch bekannte Analgetika-Intoleranz; für Coxibe zusätzlich Herzinsuffizienz (NYHA II–IV), klinisch gesicherte koronare Herzerkrankung, unzureichend kontrollierte Hypertonie, zerebrovaskuläre Erkrankungen und entzündliche Darmerkrankungen. Strenge Indikationsstellung bei anamnestisch bekanntem peptischen Ulkus oder Darmentzündungen, bei mäßigen Leber-, Nieren- und Herzschäden, Hypertonie, älteren Patienten, Asthma bronchiale, im 1. und 2. Trimenon und in der Stillzeit; für Coxibe zusätzlich bei erheblichen Risikofaktoren für kardiovaskuläre Ereignisse.

UAW: **1.** gastrointestinale Störungen unterschiedlichen Schweregrads (bis zum gastroduodenalen Ulkus und Ulkusblutung); Ibuprofen und Diclofenac sind relativ gut verträglich, höhere Risiken bei Indometacin und Piroxicam. Bei Risikopatienten wird deshalb die prophylaktische Gabe eines Protonenpumpen-Hemmers empfohlen. Coxibe wurden in Erwartung geringerer gastrointestinaler UAW entwickelt. **2.** Überempfindlichkeitsreaktionen: Hautreaktionen, Bronchospasmus, Blutdruckabfall, Ödeme, Störungen der Hämatopoese; **3.** Leber- und Nierenfunktionsstörungen (Flüssigkeitsretention, selten nephrotisches Syndrom), selten zentralnervöse Störungen; **4.** bei intramuskulärer und rektaler Applikation lokale Reizungen, bei Fehlinjektion Fettgewebenekrosen; **5.** erhöhte Infektionsbereitschaft, mögliche Verschlechterung infektionsbedingter Entzündungen (Weichteilinfektionen nach Operation); **6.** für Coxibe: zusätzlich Risiko kardialer Dysfunktion, insbes. bei älteren Patienten. Rofecoxib und Valdecoxib wurden wegen kardiovaskulärer Erkrankungen vom Markt genommen, keine Wirkung auf Thrombozyten.

Wechselwirkungen: Verstärkung der Wirkung von Antikoagulanzien, Thrombozytenaggregations-Hemmern und Zytostatika (Methotraxat). Bei gleichzeitiger Einnahme mit Glukokortikoiden und Alkoholkonsum steigt das Risiko von gastrointestinalen Blutungen. NSAR können die Nieren schädigende Wirkung von Cyclosporin und Tacrolimus verstärken und die Plasmakonzentrationen von Lithium, Digoxin und Methotrexat erhöhen. Als CYP2D6-Inhibitor erhöht Celecoxib die Plasmaspiegel von CYP2D6-Substraten (Antidepressiva, Neuroleptika, Antiarrhythmika). Die Celecoxib-Blutspiegel werden durch CYP2C9-Hemmung (z. B. durch Fluconazol) erhöht (daher Dosisreduktion auf die Hälfte) und durch CYP2C9-Induktion erniedrigt.

Dosierung: **1.** Acetylsalicylsäure: bei Schmerzen und Fieber $3 \times 500–1000$ mg/d p. o., bei rheumatischen Erkrankungen bis zu 5000 mg/d p. o., auch parenterale Gabe (Aspisol®, langsam i. v. oder tief i. m.) möglich; **2.** Diclofenac: $1–3 \times 50$ mg/d p. o.; **3.** Indometacin: $1–3 \times 50$ mg/d p. o.; **4.** Ibuprofen: $3 \times 800–1000$ mg/d p. o.; **5.** Piroxicam: $1–2 \times 10$ mg/d p. o. bis 2×20 mg/d p. o.; **6.** Coxibe: sollten in niedrigst wirksamer Dosis über einen möglichst kurzen Zeitraum, da das kardiovaskuläre Risiko mit Dosis und Behandlungsdauer steigt. **a)** Celecoxib: 2×100 mg bis 2×200 mg/d p. o.; **b)** Etoricoxib: Standarddosis 1×60 mg/d p. o., bei rheumatoider Arthritis bis 90 mg/d p. o., bei akuter Gichtarthritis bis zu 120 mg/d p. o. über 8 Tage.

Hinweis: **1.** bei ersten Anzeichen einer Überempfindlichkeitsreaktion Anwendung beenden; **2.** parenterale Gabe ist nur indiziert, wenn enterale Gabe nicht möglich oder ineffektiv ist, da allergische Reaktionen häufiger als bei oraler Anwendung vorkommen.

Autoren: N. Lembert, A.-K. Riethling.

Antiphospholipid-Syndrom: Abk. APS; syn. Antikardiolipin-Syndrom, Hughes-Syndrom; Autoimmunerkrankung mit rezidivierenden arteriellen oder venösen Gefäßverschlüssen oder Schwangerschaftskomplikation mit habituellen Aborten nach der 10. Schwangerschaftswoche, Totgeburt, Plazentainsuffizienz oder Plazentainfarkt bei gleichzeitigem Nachweis von Anticardiolipin-Antikörpern (IgG oder IgM) oder Antikörper gegen Beta-2-

Glykoprotein I (IgG oder IgM) und/oder positivem Lupusantikoagulans (verlängerte platelinsensitive aktivierte partielle Thromboplastinzeit); die Antikörper bzw. der Lupusantikoagulans sind von pathogenetischer Bedeutung. **Formen:** **1.** isolierte (sog. primäre) Form; **2.** sekundäre Form bei anderen Autoimmunerkrankungen (z. B. systemischer Lupus* erythematodes, Sjögren*-Syndrom, progressive systemische Sklerodermie, CREST-Syndrom, Sharp-Syndrom).

Behandlungsindikation: **1.** bei Diagnosestellung immer gegeben; i. d. R. lebenslange therapeutische Antikoagulation bei venösen und arteriellen Thrombosen; **2.** in der Schwangerschaft bei Abortneigung ohne Thrombosen; **3.** bei sekundärer Form zusätzlich Behandlung der Grunderkrankung.

Pharmakotherapie: **1.** APS als Autoimmunerkrankung mit rezidivierenden arteriellen oder venösen Gefäßverschlüssen; **a)** sekundäre Prophylaxe einer Rethrombose (Rezidivrisiko 60 % innerhalb von 3 Jahren): orale Antikoagulation mit Phenprocoumon (z. B. Marcumar®, Falithrom®) mit einer Ziel-INR (Abk. für international normalized ratio) von 2,0–3,0; zusätzliche Thrombozytenaggregationshemmung mit Acetylsalicylsäure 10 mg/d oder Clopidogrel 75 mg/d bei Rezidiven unter oraler Antikoagulation oder arteriellen Thrombosen; bei Unverträglichkeit von oralen Antikoagulanzien: LMW-Heparin- oder Fondaparinux-Gabe in therapeutischer Dosis; **b)** schwere Fälle: Immunsuppression mit Cyclophosphamid, Azathioprin oder Mycophenolatmofetil (s. Immunsuppressiva) in speziellen Zentren (analog systemischer Lupus* erythematodes); der Effekt einer Immunsuppression bei primärem APS ist nicht belegt, aber bei Vorliegen vaskulitischer Veränderungen begründet. **c)** schwerste APS-Verläufe (multiple Gefäßverschlüsse, Nierenversagen, maligne Hypertonie, ZNS-Beteiligung, Akrozyanose und Gangrän; sog. catastrophic APS): Glukokortikoide hochdosiert, initial 500–1000 mg als Bolus i. v., danach über einige Monate in absteigender Dosierung in Kombination mit Plasmaaustausch sowie Cyclophosphamid als Bolus i. v.; effektive Heparinisierung und nachfolgende therapeutische orale Antikoagulation; **2.** APS als Schwangerschaftskomplikation; **a)** Schwangerschaftsmanagement bei habituellen Aborten und positiven Antiphospholipid-Antikörpern: Reduktion der Abortrate durch prophylaktische LMW-Heparinisierung, z. B. Dalteparin (Fragmin® P forte) 5000 IE/d s. c. und ggf. gleichzeitige Gabe von Acetylsalicylsäure (Abk. ASS) 100 mg/d; Durchführung der ASS-Therapie bis zur 34. Schwangerschaftswoche; **b)** bei vorausgegangenen venösen oder arteriellen Verschlüssen einer Schwangeren prophylaktische Heparingabe in der gesamten Schwangerschaft; UAW: selten heparininduzierte Thrombozytopenien Typ IIa, sehr selten Thrombosen als Folge einer idiosynkratischen Heparinwirkung. Bei Aborten trotz Heparinisierung (und ggf. ASS) Therapie mit Immunglobulinen, 0,4 g/kg KG/d i. v. an 4–5 Tagen im Monat, in Kombination mit Acetylsalicylsäure, 100 mg/d; **c)** bei langfristiger Heparintherapie begleitende Substitution mit Calcium, 1000 mg/d, und Vitamin D, 1000 IE/d (bei Schwangerschaft 500 IE/d), zur Osteoporoseprophylaxe (Osteoporoserisiko unter LMW-Heparin deutlich geringer).

Sonstige Maßnahmen: bei vorausgegangenen venösen oder arteriellen Verschlüssen einer Schwangeren Kompressionsstrümpfe der Klasse II bis einschließlich 4–6 Wochen post partum.

Hinweis: **1.** Bei alleinigem Nachweis von Anticardiolipin-Antikörpern bzw. Lupus-Inhibitor ohne thrombembolisches Ereignis ist keine gesicherte Behandlungsindikation gegeben, ggf. 100 mg/d ASS zur Primärprophylaxe empfohlen. **2.** Schwangerschaftsmanagement bei klinisch gesunden Frauen mit positiven Antiphospholipid-Antikörpern oder positivem Lupusantikoagulans: keine zwingende Behandlungsindikation; evtl. Low-dose-Acetylsalicylsäure (100 mg/d) bis zur 34. SSW (abschließende Studienergebnisse stehen noch aus); keine sichere Indikation für LMW-Heparin; **3.** Der differentialtherapeutische Wert von ASS versus LMW-Heparin in der Schwangerschaft ist durch direkte Vergleiche nicht gesichert.

Literatur: **1.** Hirsh, J. et al.: Executive summary American College of Chest physician evidence based clinical practice guidelines (8th ed.) Chest 133: 71–109 (2008); **2.** Schuchmann, S., Dörner, T.: Antiphospholipid syndrome 2007: current aspects of laboratory diagnostics and their therapeutic consequences. Z Rheumatol 66: 198–205 (2007); **3.** Carp, H. J. A.: Antiphospholipid syndrome and pregnancy. Curr Opinion Obstetrics and Gynecology 16: 129–135 (2004); **4.** Derksen, R. H. W. M.; Khamashta, M. A.; Branch, D. W.: Management of the obstetric antiphospholipid syndrome. Arthritis Rheum. 50: 1028–1039 (2004); **5.** Bauersachs, R. M.: Therapie der Beinvenenthrombose. Internist 45: 1345–1355 (2004); **6.** Levine, J.S.; Branch, D. W.; Rauch, J.: The antiphospholipid syndrome. N Engl J Med. 346: 752–763 (2002).

Autor: Th. Dörner.

Antiprotozoenmittel: s. Protozoenmittel.

Antipsychotika: s. Neuroleptika.

Antirheumatika, nichtsteroidale: s. Antiphlogistika, nichtsteroidale.

Antisense-Oligonukleotide: s. Virostatika.

Antisympathotonika: Pharmaka zur Senkung des Sympathikustonus durch zentralen oder postganglionär präsynaptischen Angriff; **Vertreter:** z. B Clonidin (z. B. Catapresan®), Moxonidin (z. B. Cynt®), Methyldopa (z. B. Dopegyt®), Reserpin (in Kombination mit Clopamid; Briserin®N); **Wirkungsmechanismus:** Antihypertensiva durch Senkung der Herzfrequenz, des Herzzeitvolumens und des peripheren Widerstands. **1.** Clonidin und Moxonidin wirken als **a)** Agonisten an zentralen Imidazolin-Rezeptoren in der Medulla oblongata und hemmen so den Sympathikustonus; **b)** Agonisten an peripheren präsynaptischen Alpha-2-Adrenozeptoren und hemmen so die Noradrenalinfreisetzung; **2.** Methyldopa wird zentral zu alpha-Methylnoradrenalin umgewandelt und bindet an die gleichen Rezeptoren wie Clonidin; **3.** Reserpin hemmt die Mg-abhängige ATPase, die für die Speicherung von Noradrenalin in Vesikeln notwendig ist. Dies führt zu geringerer Noradrenalinfreisetzung inf. der fehlenden Speicherung und zur Senkung des Sympathikustonus. **Pharmakokinetik:** gute und rasche Resorption nach oraler Gabe; Plasmahalbwertzeit: Clonidin 8–12 Stunden, Moxonidin 2–3 Stunden.

Indikation: Antihypertonika; Methyldopa vor allem bei Hypertonie in der Schwangerschaft; Reserpin wegen UAW nur niedrigdosiert in Kombination mit Diuretika;

Kontraindikation: **1.** Methyldopa: Phäochromozytom, Leberfunktionstörung und Depression; **2.** Reserpin: Ulcus ventriculi et duodeni, Asthma bronchiale; **3.** Clonidin, Moxonidin: strenge Überwachung bei Bradykardie, depressiver Verstimmung, Störung der AV-Überleitung.

Wechselwirkung: Clonidin und Moxonidin führen bei gleichzeitiger Einnahme zur Wirkungsverstärkung von Neuroleptika, Hypnotika und Alkohol.

UAW: **1.** Clonidin, Moxonidin: Sedierung, Mundtrockenheit, orthostatische Dysregulation, Ödeme, Abnahme der Libido und der Potenz; Rebound-Phänomen mit erheblicher Blutdrucksteigerung bei plötzlichem Absetzen; **2.** Methyldopa: zusätzlich Arzneimittelfieber, hämolytische Anämie, Leberschädigung; **3.** Reserpin (v.a. bei höheren Dosierungen): orthostatische Beschwerden, Bradykardie, Potenzstörungen, depressive Verstimmung, Parkinson-Syndrom.

Dosierung: **1.** Clonidin: 1 × 0,075–0,3 mg/d p.o.; **2.** Moxonidin: 1 × 0,2–0,4 mg/d p.o.; **3.** Methyldopa: Anfangsdosierung 125–375 mg/d p.o.; kann auf 500–750 mg/d, in der Schwangerschaft auf 2000 mg/d gesteigert werden; **4.** Reserpin: 0,05–1 mg/d.

Autor: N. Lembert.

Antithrombin-Heparinkomplex: s. Heparin.

Antithrombin-Konzentrat: Abk. AT; früher AT III; Heparin-Co-Faktor; aus gepooltem Spenderplasma hergestelltes Antithrombin-Präparat (z.B. AT III thermoinaktiviert Immuno, Kybernin®, Atenativ®); **Wirkungsmechanismus:** Der Serinproteaseinhibitor Antithrombin ist der wichtigste Inhibitor der Gerinnungsfaktoren IIa (Thrombin) und Xa, hemmt in geringerem Maße IX, XIa und XIIa sowie VIIa. Die Wirksamkeit wird durch Heparin verstärkt; ohne AT ist Heparin* unwirksam.

Indikation: **1.** angeborener Mangel an AT (bereits bei Neugeborenen zur Vermeidung thromboembolischer Komplikationen in der Nachgeburtsphase); **2.** in Ausnahmefällen zur Optimierung einer Heparintherapie oder zur Rethromboseprophylaxe, bis die Umstellung auf orale Antikoagulanzien abgeschlossen ist; **3.** verminderte Synthese bei akutem oder chronischem Leberparenchymschaden: **a)** zur Vermeidung von Thromboembolien bei erhöhtem Thromboembolierisiko; **b)** bei klinisch manifester Thrombose oder Verbrauchskoagulopathie (Abk. DIC für engl. disseminated intravascular coagulation), um eine wirksame Heparintherapie zu ermöglichen; **4.** Bei Blutungen, die durch einen Mangel an Faktoren II, XII und XI ausgelöst sind, muss die AT-Aktivität auf Werte um 80 % angehoben werden, um eine Therapie mit Prothrombinkomplex*-Konzentrat zu ermöglichen und einer therapieinduzierten DIC vorzubeugen. **5.** gesteigerter Verbrauch von AT bei nephrotischem Proteinverlustsyndrom, Multiorganversagen und anderen Folgeerkrankungen einer DIC.

Kontraindikation: **1.** für heparinhaltige Präparate bei anamnestisch bekannter heparininduzierte Thrombozytopenie; **2.** Patienten mit bekannten allergischen Reaktionen auf Bestandteile des Präparats.

UAW: **1.** sehr selten anaphylaktoide Reaktion; **2.** Das Restrisiko einer Virusinfektion (Hepatitis, HIV) ist trotz Virusinaktivierungsverfahren nicht vollständig aufgehoben.

Dosierung: vor Therapiebeginn in jedem Fall detaillierte Gerinnungsanalyse; AT-Aktivität im Plasma von 80 % muss erreicht und aufrechterhalten werden; Berechnung der Einheiten: 1 E AT/kg KG hebt die AT-Aktivität um ca. 1–2 Prozentpunkte an; AT-Präparate werden wie Gerinnungsfaktoren blutgruppenunabhängig verabreicht (i.v. Applikation, möglichst über Perfusor).

Hinweis: **1.** Eine Substitutionstherapie mit AT kann eine Heparintherapie so verstärken, dass eine Blutungsgefahr durch Überheparinisierung entsteht. **2.** AT ist nicht indiziert bei chronischer Schädigung bzw. Verminderung des Leberparenchyms und bei Hämostasepotential auf niedrigem Niveau ohne Anzeichen einer DIC. **3.** cave: erhöhter Verlust von AT bei nephrotischem Syndrom und Aszites (intravasal zugeführtes AT wird renal schnell wieder ausgeschieden bzw. gelangt in den Aszites) sowie bei Hämodilution (Inhibitoren und Proagglutinatoren sind durch Verdünnung gleichsinnig erniedrigt); **4.** patienten- und produktbezogene Chargendokumentationspflicht gemäß § 14 des Transfusionsgesetzes.

Literatur: Bundesärztekammer (Hrsg.): Querschnitts-Leitlinien (BÄK) zur Therapie mit Blutkomponenten und Plasmaderivaten – Gesamtnovelle. Kapitel 8: Inhibitoren; 8.1: Antithrombin. Köln: Deutscher Ärzteverlag, 2008.

Autor: N. Müller.

Antitussiva: sog. Hustenblocker; Husten hemmende Arzneimittel; **Einteilung: I. zentral wirkende** Antitussiva (s. Opioide): **1.** Codein (am stärksten antitussiv) und -derivate: **a)** Codein (z.B. Bronchicum®); **b)** Dihydrocodein (z.B. Paracodin®); **c)** Hy-

Antitussiva Dosierung		
Wirkstoff	maximale Tagesdosis	
zentral wirkend		
Codein (z. B. Bronchicum®)	3× 50	Tr./d p. o. (entspricht 40 mg/d p. o.)
Dihydrocodein (z. B. Paracodin®)	3× 30	mg/d p. o.
Hydrocodon (Dicodid®)	3× 10	mg/d p. o.
Noscapin (Capval®)	3× 50	mg/d p. o.
Dextromethorphan (z. B. NeoTussan®)	3× 15	ml Suspension/d p. o. (entspricht 18,5 mg/d p. o.)
peripher wirkend		
Benproperin (Tussafug®)	4× 50	mg/d p. o.
Pentoxyverin (Sedotussin®)	4× 50	mg/d p. o.

drocodon (Dicodid®); 2. Opiumalkaloid Noscapin (Capval®); 3. Dextromethorphan (z. B. NeoTussan®); **II. peripher wirkende** Antitussiva: 1. Benproperin (Tussafug®); 2. Pentoxyverin (Sedotussin®); **Wirkungsmechanismus:** Antitussiva wirken auf der Ebene des Hustenzentrums des Stammhirns oder an den Hustenr-Rezeptoren der tracheobronchialen Schleimhäute. 1. zentral wirkende Antitussiva: a) Codein und -derivate wirken antitussiv und analgetisch. b) Noscapin und Dextromethorphan besitzen keine Affinität zu Opioid-Rezeptoren, wirken schwächer antitussiv und nicht analgetisch. 2. Peripher wirkende Antitussiva vermindern die Empfindlichkeit der Husten-Rezeptoren und können selektiv bei dort ausgelöstem Husten eingesetzt werden.

Indikation: nur bei trockenem Reizhusten, bei dem durch Ausschaltung des Hustenreflexes keine Gefahr der Sekretstauung besteht.

Kontraindikation: 1. zentral wirkende Antitussiva: a) chronisch-obstruktive Atemwegerkrankung; b) Säuglinge; c) Schwangerschaft und Stillzeit; d) in alkoholhaltiger Tropfenform: Alkoholabhängigkeit*; 2. Pentoxyverin: Säuglinge <4 Monate.

Wechselwirkungen: Codein verstärkt die Effekte anderer Opioide und zentral wirkender Arzneimittel sowie von Alkohol am zentralen Nervensystem.

UAW: **I. zentral wirkende** Antitussiva: 1. Codein und dessen Derivate: a) Suchtpotential (bes. Hydrocodon), geringer als von Opioidnarkotika; b) Atemdepression; c) Übelkeit, Obstipation, Erbrechen; d) Zunahme der Atemwegobstruktion; 2. Noscapin und Dextromethorphan haben keine atemdepressive UAW und weisen kein Suchtpotential auf. 3. alkoholhaltige (30 Vol.%) Tropfen (Codein, Noscapin): Rückfallgefahr bei Alkoholabhängigkeit; **II. peripher wirkende** Antitussiva: gastrointestinale Störung.

Dosierung: s. Tab.

Hinweis: 1. Eine Dauertherapie des Hustens* mit Antitussiva ohne genaue diagnostische Abklärung sollte nicht erfolgen. Nur in wenigen Fällen findet man keine Ursache für den Husten (idiopathischer Husten). 2. Zentral wirkende Antitussiva (s. Opioide) sind wesentlich stärker wirksam als peripher wirkende Antitussiva.

Autoren: G. H. Wiest, N. Lembert, N. Konietzko.

Anxiolytika: s. Tranquilizer.

Aortenaneurysma: s. Aneurysma.

Aortenersatz: s. Aneurysma.

Aortenisthmusstenose: syn. Aortenkoarktation; Verengung des Lumens der Aorta vor, bei oder hinter der Einmündung des Ductus arteriosus Botalli (s. Abb. 1); sehr selten an Aorta ascendens, Aortenbogen oder abdominaler Aorta lokalisiert; **Klinik:** arterielle Hypertonie in der oberen Körperhälfte, arterielle Hypotonie in der unteren Körperhälfte; **Komplikationen:** als Folge der arteriellen Hypertonie: Aortenruptur, intrakranielle Blutung, Linksherzversagen; **Prognose:** mittlere Lebenserwartung ohne Therapie ca. 35 Jahre.

Behandlungsindikation: 1. bei asymptomatischem Verlauf Operation im 2. Lebensjahr, spätestens vor dem 6. Lebensjahr; 2. bei symptomatischer Aortenisthmusstenose Frühoperation, bei kritischer Aortenisthmusstenose des Säuglings Notoperation; z. T. bleibt die Aortenisthmusstenose bis ins Jugend- oder Erwachsenenalter symptomfrei und unerkannt.

Pharmakotherapie: präoperativ Senkung des erhöhten Blutdrucks (s. Hypertonie, arterielle); ausreichender Perfusionsdruck der unterhalb der Verengung gelegenen Organe (Nieren!) muss erhalten bleiben.

Operative Therapie: 1. Resektion der Enge mit End-zu-End-Anastomose; häufigstes Verfahren, v. a. bei Kindern; 2. Erweiterungsplastik: a) direkte oder indirekte Isthmusplastik nach Vossschulte (s. Abb. 2); b) Subclavia-Lappenplastik; c) Arteria-mammaria-interna-Lappenplastik; 3. Umgehungs-Bypass: a) In-situ-Bypass mit körpereigener Arterie (Arteria subclavia, Arteria lienalis, Ductus

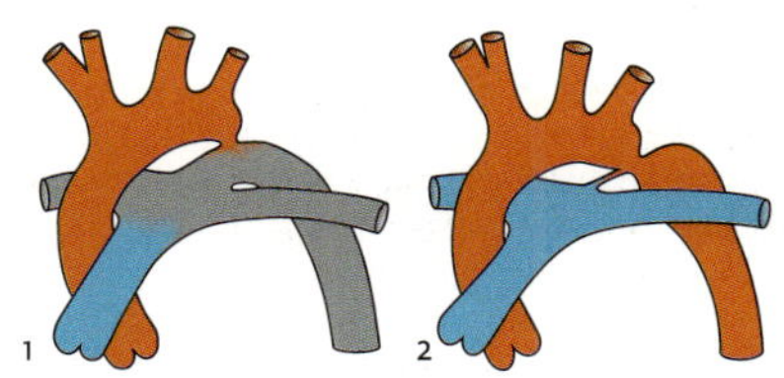

Aortenisthmusstenose Abb. 1: 1: präduktal; 2: postduktal

A

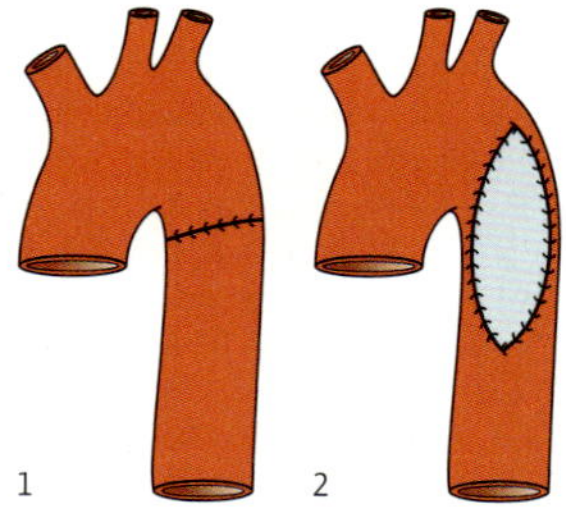

Aortenisthmusstenose Abb. 2: 1: Resektion mit End-zu-End-Anastomose; 2: Patch-Erweiterungsplastik nach Vossschulte

arteriosus); **b)** freies Bypass-Transplantat aus Kunststoff.

Hinweis: Je später operiert wird, desto schwieriger ist die technische Durchführung. Bei Erwachsenen verdünnt sich zentral die Aortenwand pergamentartig.

Neuentwicklung: Angioplastie (Ballondilatation).

Literatur: **1.** Hepp, W.; Kogel, H. (Hrsg.): Gefäßchirurgie. 2. Aufl. München: Urban & Fischer bei Elsevier, 2006; **2.** Vollmar, J.: Rekonstruktive Chirurgie der Arterien. Stuttgart, New York: Thieme, 1996.

Autor: W. Hepp.

Aortenklappenfehler: s. Herzklappenfehler.

Aortenkoarktation: s. Aortenisthmusstenose.

Aorten-Stent: s. Aneurysma.

Aortoarteriitis: s. Angiitis.

AP: Abk. für Angina* pectoris.

APD: s. Peritonealdialyse.

APGAR-Index: s. Geburt, außerklinische ungeplante.

Aphasie: zentrale Sprachstörung, die alle Modalitäten der Sprache, expressiv wie rezeptiv (Sprechen, Verstehen, Lesen und Schreiben) betreffen kann; **Ursache:** 80 % aller Aphasien sind durch eine akute zerebrale Ischämie*, 20 % durch Schädelhirntrauma*, Hirntumoren* oder degenerative und entzündliche (z. B. Multiple* Sklerose) Erkrankungen des ZNS bedingt. **Einteilung:** Akute Aphasien werden von chronischen Aphasien unterschieden, da bei akuten Aphasien Interaktionen mit Basisfunktionen wie Bewusstseinslage und Aufmerksamkeit häufig sind und Kompensationsstrategien fehlen.

Behandlungsindikation: folgt der Diagnose der Grunderkrankung; bei Aphasie nach zerebraler Ischämie oder Schädelhirntrauma ist eine frühestmögliche logopädische bzw. sprachtherapeutische Behandlung erforderlich mit dem Ziel, die Kommunikationsfähigkeit zurückzugewinnen.

Pharmakotherapie: Es liegen Hinweise für die Wirksamkeit von Nootropika vor: Piracetam (z. B. Piracetam ct®), 4 × 1200 mg/d p. o. in Kombination mit Sprachtherapie.

Aphasie
Therapeutischer Stufenplan

Aktivierungsphase
- sprachstimulierende, bahnende oder hemmende sprachtherapeutische Verfahren

störungsspezifische Phase
- Therapie sprachlicher Beeinträchtigungen nach linguistischen Kriterien

Konsolidierungsphase
- Übertragung der erarbeiteten Sprachleistungen auf Alltagssituationen
- Patienten- und Angehörigenberatung hinsichtlich der Grunderkrankung, des Umgangs mit Aphasikern und den sozialen Folgen der Aphasie

Psychotherapie: Stützende Maßnahmen zur Krankheitsbewältigung sind insbes. nach Entlassung aus der Akut- und Rehabilitationsklinik, wenn sich die Folgen der Aphasie hinsichtlich Beruf, Familie und sozialem Status auswirken, dringend erforderlich. Beratungen zur weiteren Lebensplanung sollten unter Einbeziehung des Partners bzw. der Familie erfolgen.

Sonstige Maßnahmen: neuropsychologische Diagnostik und ggf. neuropsychologisches Funktionstraining; Ergo- und Physiotherapie bei Halbseitenlähmung.

Therapeutischer Stufenplan: s. Tab.

Eigenbehandlung: Sprach- und Kommunikationsübungen, die während der logopädischen Therapie erarbeitet werden, lassen sich im Alltag fortsetzen und stabilisieren.

Arbeitsunfähigkeit: entsprechend der Grunderkrankung.

Hinweis: Obsolete Maßnahmen sind Sprach- und Lernübungen in Form von Vokabellernen.

Neuentwicklung: Die computergestützte Sprachtherapie in Kleingruppen oder Einzeltherapie unter therapeutischer Anleitung kann dem spezifischen Störungsbild des einzelnen Patienten angepasst werden und lässt Freiraum für Eigeninitiative des Patienten.

Selbsthilfe: **1.** Bundesverband für die Rehabilitation der Aphasiker e. V., Wenzelstr. 19, 97084 Würzburg, Tel. 0931 2501300, Fax 0931 25013039; E-Mail: info@aphasiker.de, Homepage: http://www.aphasiker.de; **2.** Schweizerische Arbeitsgemeinschaft für Aphasie, Zähringerstr. 19, CH-6003 Luzern, Tel. +41 41 2400583, Fax +41 41 2400754; E-Mail: info@aphasie.org, Homepage: http://www.aphasie.org; **3.** Bundesverband für die Rehabilitation und Interessenvertretung Behinderter e. V., Eifelstr. 7, 53119 Bonn, Tel. 0228 969840, Fax 0228 9698499; E-Mail: info@bdh-reha.de, Homepage: http://www.bdh-reha.de; **4.** Landesverband der Aphasiker NRW e. V., Laarmannstr. 21, 45359 Essen, Tel.

0201 6099422/-423, Fax 0201 6099424; E-Mail: aphasie@versanet.de, Homepage: http://www.aphasiker-nrw.de.

Literatur: **1.** Wildgruber, D.; Ackermann, H.: Aphasie. In: Brandt, T.; Dichgans, J. Diener, H. C. (Hrsg.): Therapie und Verlauf neurologischer Erkrankungen. 5. Aufl. Stuttgart: Kohlhammer, 2007; **2.** Hartje, W.; Poeck, K.: Klinische Neuropsychologie. 6. Aufl. Stuttgart: Thieme, 2006; **3.** Huber, W.; Poeck, K; Springer, L.: Klinik und Rehabilitation der Aphasie. Stuttgart: Thieme, 2006.

Autoren: M. Gerwig, H. Wilhelm, H. C. Diener.

Apherese: syn. Hämapherese; Verfahren der extrakorporalen Blutreinigung, bei dem das Blut im Unterschied zur Hämodialyse*, Hämofiltration* und Hämoperfusion* i. d. R. in zelluläre und plasmatische Bestandteile (rote Blutzellen, weiße Blutzellen, Blutplättchen und Plasma) aufgetrennt wird (Primärseparation) und ein oder mehrere dieser Blutbestandteile entfernt oder außerhalb des Körpers behandelt werden, und anschl. das Blut nach Zusammenfügen seiner Bestandteile wieder reinfundiert wird (Ausnahme Vollblutapherese: das Blut wird ohne vorherige Auftrennung behandelt). **Formen:** **1.** therapeutische Apherese mit Plasmaseparation: gezielte apparative Auftrennung von Blutplasma des Blutes und gezielte Entnahme von Plasma oder Plasmabestandteilen zu Behandlungszwecken; **a)** Plasmapherese und Plasmaaustausch*; **b)** Plasmadifferentialtrennung mit Adsorption (z. B. Protein-A-Immunadsorption, Dextran-Sulfat-Adsorption), mit Präzipitation (z. B. heparininduzierte extrakorporale LDL-Präzipitation, Abk. HELP) oder mit Filtration (z. B. Membrandifferentialfiltration); **2.** therapeutische Zytapherese (syn. Zellapherese): gezielte apparative Auftrennung des Blutes und gezielte Entnahme von Blutzellen zu Behandlungszwecken; **a)** Leukozytapherese (Granulozytapherese, Monozytapherese); **b)** Thrombozytapherese; **3.** Hämorheotherapie (syn. Rheopherese): therapeutische Apherese mit dem Ziel der Verbesserung der Blutflusseigenschaften und der Mikrozirkulation; **4.** präparative Apherese: Nutzung der Apherese-Technik zur Gewinnung von Blutbestandteilen (z. B. Leukozyten, Erythrozyten, Thrombozyten, Blutstammzellen); **5.** Vollblutapherese: Apherese ohne Primärseparation; **a)** Leukozytapherese mit Hilfe eines Leukozytenfilters; **b)** direkte Adsorption von Lipoproteinen (Abk. DALI) mit elektrostatischer Adsorption von positiv geladenem Apolipoprotein B 100 (Abk. ApoB 100) aus LDL und Lipoprotein (a).

Literatur: **1.** Deutsche Arbeitsgemeinschaft für Klinische Nephrologie e. V. in Zusammenarbeit mit dem Verband Deutscher Nierenzentren der DDnÄ e. V. sowie der Arbeitsgemeinschaft für Pädiatrische Nephrologie (APN): Dialysestandard 2006. http://www.nephrologie.de/DIalysestandar 2006.pdf; **2.** Apherese-Standard der Deutschen Arbeitsgemeinschaft für Klinische Nephrologie. In: Deutsche Arbeitsgemeinschaft für Klinische Nephrologie (Hrsg.): Mitteilungen der Deutschen Arbeitsgemeinschaft für Klinische Nephrologie. Bd XXXI. Göttingen: Vandenhoeck & Ruprecht, 2002; http://www.nephrologie.de/apheresestandard_a.html.

Autor: A. Kribben.

Aphthen: rasch entstehende, entzündliche Ulzerationen der Mund- bzw. Genitalschleimhaut; meist rezidivierend; Ätiopathogenese ungeklärt; **Formen:** **1.** rezidivierende benigne Aphthosis (sog. habituelle Aphthen); **2.** rezidivierende perniziöse Aphthosis (Behçet-Krankheit; wahrscheinlich autoimmunogene Systemvaskulitis); **3.** infektiöse Aphthosen (z. B. Gingivostomatitis herpetica, Hand-Fuß-Mund-Krankheit).

Behandlungsindikation: schmerzhafte bzw. chronisch-rezidivierende Aphthen; solitäre Aphthen heilen auch ohne Behandlung innerhalb weniger Tage ab.

Pharmakotherapie: **I. Lokaltherapie:** **1.** leichte Verlaufsformen: **a)** Adstringenzien: Betupfen mit 1–2 %iger Silbernitratlösung; **b)** Mundspülungen 3-mal täglich mit Hexetidin (z. B. Hexoral®) oder Chlorhexidin (z. B. Chlorhexamed-Fluid® Lösung) oder 4–5-mal täglich mit Polyvidon-Iod (z. B. Betaisodona® Mund-Antiseptikum), zeitlich begrenzt und verdünnt mit 4 Teilen Wasser auf 1 Teil Antiseptikum; **c)** Triclosan enthaltende Zahnpasten und Mundspülungen (z. B. Rutisept® Extra) 3-mal täglich; **2.** mittelschwere Verlaufsformen: **a)** zusätzlich lokal Glukokortikoide (kontraindiziert bei infektiöser Genese): Triamcinolonacetonid (z. B. Volon® A-Haftsalbe), 2-mal täglich; alternativ: Rp. Betamethasondipropionat 0,032 und Propylenglycol ad 100,0; 2-mal täglich; **b)** außerdem Betupfen mit Adstringenz/Antiseptikum Policresulen (z. B. Albothyl® Konzentrat); **c)** bei sehr schmerzhaften Aphthen können zusätzlich auch Lokalanästhetika angewendet werden: z. B. Lidocain 5 % (z. B. Dynexan A® Gel) oder Mepivacain 1,5 % (z. B. Meaverin® Gel); cave: bestehende Sensibilisierung. **II. Systemische Therapie** (bei schweren Verlaufsformen); **1.** Dapson (Dapson-Fatol®), 50–100 mg/d über 2–3 Monate; UAW: Bildung von Methämoglobin; **2.** Alternativen: **a)** Thalidomid, 50–400 mg/d (z. B. 100 mg abends) über 2–3 Monate (in Deutschland nicht zugelassen, Bezug über internationale Apotheke); cave: Teratogenität und periphere Neuropathie (bei kumulativen Dosen >30 g); bei Anwendung ist eine Schwangerschaft sicher auszuschließen; **b)** Colchicin im Off-Label-Use (z. B. Colchicum-Dispert®), 0,5–1,5 mg/d über 1–2 Monate; Kontraindikation: Schwangerschaft; **c)** Pentoxifyllin (Trental®), 300–900 mg/d über 4 Wochen.

Sonstige Maßnahmen: **1.** Ausschluss möglicher Differentialdiagnosen (Herpes simplex oralis, andere DNA-Viren der Herpesgruppe, insbes. als opportunistische Infektionen bei HIV-Infektion, ero-

A

sive Arzneimittelenantheme, Plaut-Vincent-Angina u. a.); **2.** immer auf Behçet-Krankheit hin untersuchen (massive Stomatitis aphthosa); **3.** Pinselung der betroffenen Stellen mit 5–10 %iger Myrrhetinktur oder mit Myrrhetinktur und Salbeitinktur aa. (adstringierende Wirkung).

Eigenbehandlung: **1.** harte Speisen (z. B. Zwieback), saure oder salzige Speisen und Getränke (z. B. Zitrone, Gewürzgurken, kohlensäurehaltiges Mineralwasser) sowie Alkohol vermeiden; **2.** Nicotinkonsum und Stress reduzieren; **3.** Mundspülungen mit Kamille.

Arbeitsunfähigkeit: meist nicht gerechtfertigt; bei Befall größerer Schleimhautflächen evtl. 1 Woche.

Literatur: **1.** Scully, C.; Porter, S.: Oral mucosal disease: recurrent aphthous stomatitis. Br J Oral Maxillofac Surg 46: 198–206 (2008); **2.** Scully, C.; Gorsky, M.; Lozada-Nur, F.: The diagnosis and management of recurrent aphthous stomatitis: a consensus approach. J Am Dent Assoc 134: 200–207 (2003).

Autoren: P. Schulze, W. Sterry.

Apnoeindex: s. Schlafapnoesyndrom.

Apo-E-Polymorphismus: s. Hyperlipoproteinämie, kombinierte.

Apoplex: s. Ischämie, akute zerebrale.

Apoptose: s. Lichttherapie, dermatologische.

Appendizitis: Entzündung des Wurmfortsatzes (Appendix vermiformis); häufigste chirurgische Abdominalerkrankung; Häufigkeitsmaximum im Kindes- und Jugendalter, am gefährlichsten im Greisenalter (Altersappendizitis); **Ursache:** Bakterien der physiologischen Darmflora dringen inf. Sekret- und Kotstau vom Appendixlumen aus in die Darmwand ein und führen zu Entzündungen; **Formen:** katarrhalische, phlegmonöse (s. Abb. 1), ulzerierende, eitrig-abszedierende, gangränöse sowie chronisch-rezidivierende Appendizitis; **Komplikationen:** Perforation (6–27 %) mit lokaler Abszessbildung (perityphlitisch oder im Douglas-Raum) oder diffuser Peritonitis mit sekundären Abszessen (subhepatische, subphrenische bzw. Schlingenabszesse).

Behandlungsindikation: strenge und entschlossene Indikationsstellung zur Operation: **1.** aufgrund schwerer lebensbedrohlicher Komplikationen ist bei begründetem Verdacht (Trias aus Erbrechen, lokaler Peritonitis im rechten Unterbauch und Leukozytose) die dringliche Appendektomie angezeigt (insbes. bei alten Patienten aufgrund höherer Perforationsgefahr). Eine diagnostische Laparoskopie zur Diagnosesicherung bietet die Möglichkeit, gleichzeitig eine Appendektomie vorzunehmen. **2.** verantwortungsvolle Indikationsstellung bei Schwangerschaftsappendizitis; inf. Uterusvergrößerung wird die Appendix nach kranial verlagert; lässt sich die Appendizitis nicht sicher ausschließen, muss operiert werden. **3.** Bei der sog. chronisch-rezidivierenden Appendizitis handelt es sich nicht um eine chronische Erkrankung, sondern um ein Residuum nach spontan abgeheilter katarrhalischer Entzündung. Bestehen eindeutige Beschwerden und sind andere Ursachen ausgeschlossen, ist die Operation zu empfehlen.

Pharmakotherapie: keine kausale antibiotische Therapie; perioperative Antibiotikaprophylaxe zur Senkung der Wundinfektionsrate; adjuvante Antibiotikatherapie bei diffuser Peritonitis*.

Operative Therapie: **Vorbereitung:** Patientenaufklärung insbes. über die Gefahren der Erkrankung (Perforation, Peritonitis) und die Spätfolgen (Adhäsionsileus v. a. bei Kindern und Jugendlichen, Narbenbruch); Antibiotikatherapie sowie Flüssigkeits- und Elektrolytsubstitution bei Peritonitis; **Verfahren:** **1.** konventionelle Appendektomie: Laparotomie durch schrägen Unterbauchschnitt rechts (kosmetisch günstig) oder Pararektalschnitt (bei unklarer Situation mit evtl. Schnitterweiterung); das Aufsuchen der Appendix kann aufgrund von Verwachsungen und Lagevarianten (subhepatisch, retrozökal, im kleinen Becken, lateral des Caecums, medial und dorsal des terminalen Ileums) schwierig sein; Operationstechnik: ; nach Appendektomie sollte das distale Ileum über 75 cm nach einem Meckel-Divertikel abgesucht werden; **2.** laparoskopische Appendektomie: bei adipösen Patienten, chronisch-rezidivierender Appendizitis oder bei diagnostisch unklarer Situation indiziert, weil nahezu die gesamte Bauchhöhle einsehbar ist; nach Gefäßclipping Durchtrennung der Appendix an der Basis mit einem spez. Klammernahtgerät oder nach doppelter proximaler und einfacher distaler Ligatur mit der Schere; Vorteile des laparoskopischen Vorgehens: geringere postoperative Schmerzen, kurzer Klinikaufenthalt, kosmetisch günstigere Narben, weniger Verwachsungen; in günstigen Fällen ist der Eingriff auch ambulant durchführbar; kontraindiziert bei Abszess und diffuser Peritonitis; **3.** bei perityphlitischem Abszess oder Douglas-Abszess Herdsanierung durch Appendektomie und Abszessdrainage mit extravulnärer Drainausleitung; beis. Abb. 2 größerem und gut zugänglichem Abszess gesteu-

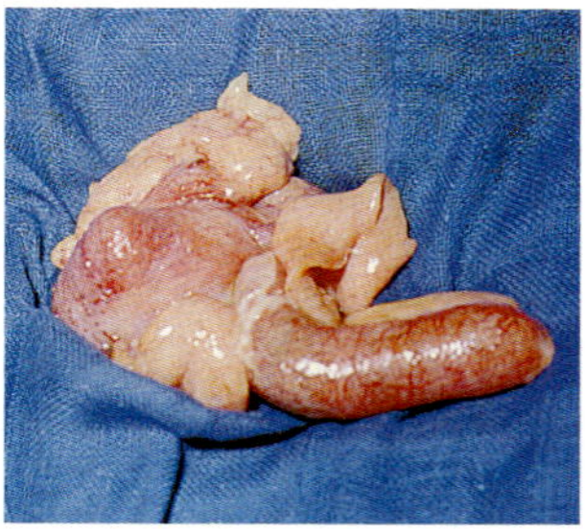

Appendizitis Abb. 1: Operationssitus mit vorluxiertem Zökalpol und einer ausgeprägten phlegmonösen Appendizitis

A

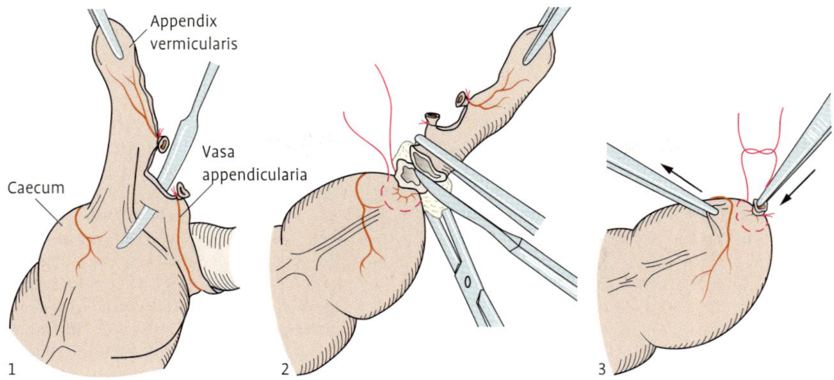

Appendizitis Abb. 2: konventionelle Appendektomie; 1: Skelettierung der Appendix; 2: Ligatur an der Basis und Abtragen der Appendix; 3: Einstülpen des Appendixstumpfes in den Zökalpol mit Tabakbeutelnaht

erte Pigtail-Drainage, beim Douglas-Abszess transrektal oder transvaginal; nach etwa 2–3 Monaten erfolgt die sog. Intervallappendektomie. **4.** Bei Perforation mit erst intraoperativ diagnostizierter diffus-eitriger Peritonitis muss zusätzlich eine große mediane Laparotomie erfolgen. **5.** Eine akute Appendizitis kann durch eine akute Ileitis terminalis Crohn (s. Enteritis regionalis Crohn) vorgetäuscht werden; Appendektomie vermeiden (Gefahr der Entstehung einer Stuhlfistel)! **Nachbehandlung:** Flüssigkeitskarenz über 4–6 Stunden und Kostaufbau ab 24 Stunden; Infusionstherapie; Thromboseprophylaxe mit niedermolekularem Heparin (z. B. Mono-Embolex®), 1 Amp./d s. c.; Frühmobilisation; Abführmaßnahmen; **Komplikationen:** Bauchdeckeninfektion (Therapie: Entfernung der Wundfäden, antiseptische Salben), Schlingen- und Douglas-Abszess (evtl. Relaparotomie), offener Appendixstumpf, Stuhlfistel (selten), Bridenileus (Spätkomplikation); **Ergebnisse:** Krankenhausaufenthalt 1–6 Tage; Letalität <0,3 %, bei Perforation 0,7–5 % (im Alter 17 %).

Therapeutischer Stufenplan: s. Abb. 3.

Arbeitsunfähigkeit: bei ungestörtem Heilungsverlauf 1–2 Wochen; nach laparoskopischer Appendektomie kürzer.

Hinweis: **1.** Überflüssige Appendektomien sind wegen evtl. Spätfolgen (Brideileus, Immunabwehr?) zu vermeiden. **2.** Die simultane Appendektomie bei unauffälligem Organbefund i. R. eines anderen, z. B. gynäkologischen, Primäreingriffs ist heute auch aus juristischen Gründen umstritten. **3.** Jede entfernte Appendix sollte histologisch untersucht werden, da auch ein neuroendokriner Tumor* oder kolorektales Karzinom Ursache der Symptomatik sein können.

Literatur: Lachmann, A.; Strunz, C.: Retrospektive Analyse operativ versorgter Appendizitiden

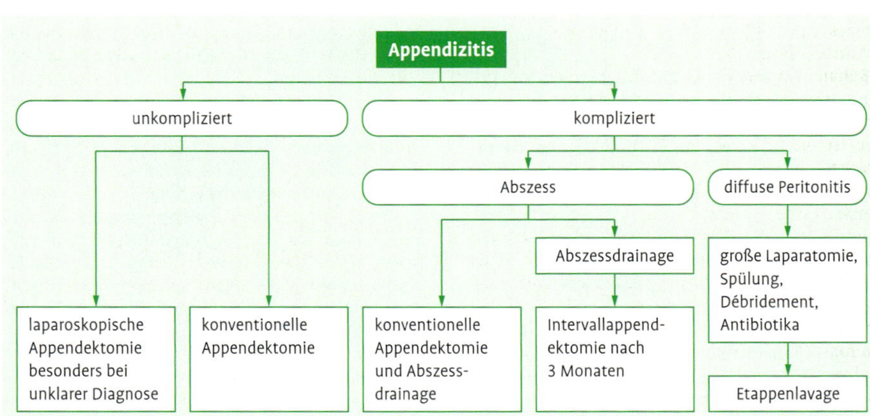

Appendizitis Abb. 3: therapeutischer Stufenplan

im Zeitraum von 1993–1999 im AVK-Krankenhaus Berlin. Berliner Ärztebl 113: 269–73 (2000).

Autor: J. Boese-Landgraf.

Appetitzügler: syn. Anorektika; zentral wirkende Antiadiposita*; **Einteilung:** **1.** Serotonin-Noradrenalin-Wiederaufnahme-Hemmer (Abk. SNRI für engl. serotonin norepinephrin reuptake inhibitors): Sibutramin*; **2.** Sympathomimetika: **1.** Cathin (chem. D-Norpseudoephedrin; Antiadipositum X112 T®); **2.** Phenylpropanolamin (Boxogetten® S-venicpon, Recatol® mono); **3.** Amfepramon (chem. Diethylpropion; Regenon®, Tenuate®); **Wirkungsmechanismus:** zentrale Appetithemmung über das Hungerzentrum oder das Sättigungszentrum im Hypothalamus; bei Sympthomimetika auch Steigerung des Grundumsatzes.

Indikation: wegen ihrer nur kurzfristigen Wirkung und der schweren UAW allenfalls adjuvant kurzfristig zur Einleitung diätetischer Maßnahmen bei Adipositas* i. R. eines Gesamtkonzepts, das auf Änderungen der Ernährungs- und Verhaltensgewohnheiten hinzielt.

UAW: z. B. **1.** häufig Mundtrockenheit, Schwitzen, Kopfschmerz, Schlafstörung; **2.** Tachyphylaxie, zentral stimulierende (psychomotorischen und euphorisierenden) Wirkung und als Folge davon psychische Abhängigkeit; **3.** arterielle Hypertonie, pulmonalarterielle Hypertonie (lebensbedrohlich); **4.** zerebraler Krampfanfall; **5.** Hyperventilation, Tachykardie, kardiale Arrhythmie, myokardiale Ischämie; **6.** Harnverhalt; **7.** allergische Reaktion.

Dosierung: **1.** Sibutramin (Reductil®): 1 × 10 mg/d p. o.; bei Gewichtsverlust von <2 kg innerhalb 4 Wochen: 1 × 15 mg/d p. o.; **2.** Cathin (Antiadipositum X112 T®) 1 × 30 mg/d p. o. oder 2 × 10–20 mg/d p. o.; **3.** Amfepramon (Tenuate® Retard): 1 × 75 mg/d p. o.; **4.** Phenylpropanolamin: **a)** Boxogetten® S-vencipon 1 × 24,8 mg (1 Drag.)/d p. o.; **b)** Recatol® mono 1 × 49,6 mg (1 Retardkapsel)/d p. o. nach dem Frühstück.

Hinweis: **1.** Fenfluramin und Dexfenfluramin wurden aufgrund schwerer und z. T. tödlich verlaufender UAW vom Markt genommen. **2.** Der Endocannabinoid-Rezeptor-Antagonist Rimonabant (Acomplia®) wurde wegen des Risikos psychiatrischer UAW (v. a. Depressionen) 2008 vom Markt zurückgezogen.

Autoren: R. Mundkowski, N. Lembert.

Aprepitant: s. Antiemetika.

APS: Abk. für Antiphospholipid*-Syndrom.

Arachnoidalzyste: s. Hydrozephalus.

ARA-Kriterien: s. Arthritis, rheumatoide.

Arbeitstherapie: s. Ergotherapie.

ARDS: Abk. für (engl.) **a**dult **r**espiratory **d**istress **s**yndrome; akute respiratorische Insuffizienz* inf. akuter Lungenschädigung unterschiedlicher Ursache mit nichtkardialem Lungenödem und unspezifischer akuter Entzündungsreaktion des Lungengewebes; ist die Gasaustauschstörung (bei gleicher Definition) nicht so gravierend liegt ein ALI (Abk. für engl. acute lung injury) vor; ARDS/ALI liegt vor, wenn folgende Kriterien erfüllt sind: **1.** Vorhandensein eines Auslösefaktors (z. B. Schock jeder Ursache, Sepsis, Pneumonie, Inhalationsintoxikation, Aspiration, Operation, Bluttransfusion, akute Pankreatitis, Fettembolie); **2.** Hypoxämie mit einem arteriellen pO_2 von weniger als 200 mmHg (ARDS) bzw. 300 mmHg (ALI) trotz max. Sauerstofffraktion ($FiO_2 = 1$) in der Inspirationsluft; **3.** radiologischer Nachweis eines generalisierten Lungeninfiltrats; **4.** fehlende radiologische oder klinische Hinweise auf eine kardiale Ursache des Lungenödems in Auskultation, Röntgenthorax, Echokardiographie, transpulmonaler Thermodilution (PiCCO®-System). Vgl. Atemnotsyndrom des Neugeborenen.

Behandlungsindikation: bei Vorliegen eines ARDS/ALI absolut gegeben; Therapieziel ist die Aufrechterhaltung des pulmonalen Gasaustausches und der Organperfusion (unter gleichzeitiger Vermeidung toxischer Sauerstoffkonzentrationen sowie von Barotraumata bei maschineller Beatmung*).

Pharmakotherapie: Wirksame Pharmakotherapien zur Eindämmung der pathophysiologischen Grundvorgänge bei ARDS/ALI sind bislang nicht bekannt. **1.** Therapie der Grundkrankheit (z. B. Antibiotikatherapie bei bakerieller Infektion, Glukokortikoide bei eosinophiler Pneumonie); **2.** bei nicht hypovolämiebedingt niedrigem Herzminutenvolumen ist der Einsatz von Katecholaminen (z. B. Dopamin, Dobutamin) erforderlich. **3.** Eine Hypovolämie ist mit Kristalloiden zu korrigieren. **4.** Zu hohe Druckwerte im kleinen Kreislauf sind durch Flüssigkeitsrestriktion bzw. Diuretika, z. B. Furosemid (z. B. Lasix®), auszugleichen.

Sonstige Maßnahmen: **1.** Überwachung der respiratorischen Gesamtsituation anhand funktioneller Parameter (BGA, Herzminutenvolumen, Pulmonalkapillardruck, Pulmonalarteriendruck, extravaskulärem Lungenwasser); **2.** lungenprotektive Beatmungstherapie, ggf. nichtinvasiv: maschinelle Beatmung bei pO_2 <60 mmHg; Respiratoreinstellung: assistiert, druckgesteuert, nur im Ausnahmefall kontrolliert, Atemzugvolumen 4–6 ml/kg KG; erhöhte Beatmungsfrequenz 20/min bis maximal 40–60/min, hoher PEEP 10, 15 (20) cmH_2O, je nach respiratorischer Gesamtsituation Erhöhung in Intervallen zu 2–5 cmH_2O bis max. 20 cmH_2O unter Kontrolle der Auswirkungen auf das Herzminutenvolumen; Zielwerte sind PaO_2 >60 mmHg oder arterielle Sauerstoffsättigung >90 % bei einem max. inspiratorischem Beatmungsdruck von 30 cmH_2O (max. 35 cm H_2O). Sollte unter diesen Bedingungen keine ausreichende Oxygenierung erfolgen, kann eine Hyperkapnie hingenommen werden (sog. permissive Hyperkapnie), um das Risiko einer druckbedingten Alveolarschädigung zu begrenzen (pCO_2-Werte bis 100 mmHg werden im Allg. gut toleriert). Sinkt der pH-Wert unter 7,20, kann mit Bicarbonat korrigiert werden. Sollte eine ausreichende Oxygenation nur bei Beatmungsdrucken >40 cmH_2O bzw. PEEP-Werten >15 cmH_2O möglich sein, ist eine Beatmung mit umgekehrtem Atemphasen-Zeit-Verhältnis zu erwägen. Bei Versagen der protektiven Beatmnug wie oben beschrieben sind in Zentren folgende Verfahren in der klinischen Routine sinnvoll einsetzbar: inhalative NO- oder Prostazyklin-Therapie (wirkt gefäß- und brochodilatatorisch), extrakorporale Gasaustauschverfahren (z. B. extrakorporale Membranoxygenierung), Hochfrequenzoszillations-Ventilation (HFOV), ILA (Abk. für engl. interventional lung assist). **3.** Flüssigkeitsrestriktion (um Pulmonalkapillar- und Pulmonalarteriendruck sowie extravaskuläres Lungenwasser möglichst niedrig zu halten); **4.** Lagerungstherapie (hoher personeller Aufwand) unterstützend bei ARDS zur Verbesserung des Ventilations-Perfusions-Verhältnisses, des pulmonalen Ödems und der Drainage von Bronchialsekret (intermittierende Bauchlagerung für je 8–10 Stunden, kontinuierliche axiale Rotation in automatisierten Spezialbetten u. ä.); **5.** Rekruitmentmanöver zur Eröffnung und zum Offenhalten atelektatischer Areale bei Versagen der protektiven Beatmung und kritischer Hypoxie; **6.** Die Hämoglobinkonzentration sollte mind. 8,0 g/100 ml betragen, um die Sauerstofftransportfunktion des Blutes aufrechtzuerhalten.

Neuentwicklung: Einsatz von exogenem Surfactant.

Literatur: Ellis S., et al.: Moderne Beatmungskonzepte in der Therapie des akuten Atemnotsyndroms (ARDS). Dtsch Med Wochenschr 133: 2522–2526 (2008).

Autoren: G.H. Wiest, M. Bachmann, N. Konietzko.

Argatroban: s. Antikoagulanzien.

Argonlasertrabekuloplastik: s. Glaukom.

Armplexuslähmung: Läsion des Plexus (cervico-)brachialis mit Schmerzen, Sensibilitätsstörungen bzw. Paresen; wenn sympathische Fasern mitbetroffen sind, zusätzlich Horner-Syndrom (Ptosis, Miosis, scheinbarer Enophthalmus, Anhidrosis); **Ursache:** akut traumatische Schädigung, längere Druckeinwirkung, entzündlich-allergische Genese, infiltrativ wachsender Tumor, insbes. Pancoast-Tumor bei Bronchialkarzinom, oder Strahlenspätschaden nach Tumortherapie.

Behandlungsindikation: frühzeitige Therapie zur Vermeidung von Gelenkkontrakturen und Überdehnungsschäden; bei entzündlich-allergischer Armplexuslähmung bilden sich die Paresen in 90 % der Fälle nach spätestens 3 Jahren spontan zurück.

Pharmakotherapie: **1.** akute traumatische oder länger andauernde Druckschädigung: symptomatische Schmerzbehandlung (s. Schmerzsyndrome); **2.** Tumor: **a)** Chemotherapie (entspr. des Stadiums) sowie Schmerzbehandlung; **b)** bei neuralgiformen Schmerzen Carbamazepin in retardierter Form (z. B. Tegretal® ret), initial 200 mg p. o. abends, Steigerung ambulant um 200 mg wöchentlich, stationär um 200 mg alle 3 Tage, bis 2 × 400 mg/d, je nach Verträglichkeit auch höher; alternativ Gabapentin (z. B. Neurontin®), initial 300 mg/d p. o. abends, alle 3 Tage um 300 mg erhöhen bis auf 3 x 600 mg/d (Maximaldosis: 2400 mg/d) oder Pregabalin (LYRICA®), initial 2 × 150 mg/d p. o., Steigerung auf 2 × 300 mg/d (Maximaldosis: 600 mg/d); **c)** bei infauster Prognose und dumpfen Schmerzen Morphin (z. B. MST Mundipharmarma®) oder Morphinretardpräparat (Capros®) bei Schluckstörungen, beginnend mit 3 × 10 mg/d bis zur signifikanten Beschwerdelinderung; **3.** Schmerztherapie bei entzündlich-allergischer Armplexuslähmung: **a)** Acetylsalicylsäure (z. B. Aspirin®, ASS Stada®), 500 mg bis 3 × 1000 mg/d **b)** alternativ nichtsteroidale Antirheumatika wie Diclofenac (z. B. Voltaren®, Diclofenac-ratiopharm®), bis 3 × 50 mg Supp.; **c)** bei ausbleibendem Erfolg Hochdosistherapie mit Prednison (Decortin®), initial 1 mg/kg KG/d, in 2 Wochen rasch absteigende Dosierung.

Operative Therapie: **1.** akut traumatische Armplexuslähmung mit offener Nervendurchtrennung (Stich-, Schnitt-, Schussverletzung oder Klavikulafraktur): mikrochirurgische Rekonstruktion und End-zu-End-Anastomose spätestens 2 Wochen nach Trauma; **2.** bei persistierend kompletter Armplexuslähmung nach geschlossener Nervenverletzung vor 2 Monaten sowie klinisch und neurophysiologisch fehlenden Hinweisen für eine Reinnervation ist eine sekundäre Nervennaht indiziert: operative Exploration und Versuch der End-zu-End-Anastomose, sonst autonome Nerventransplantate oder Verlagerung von Nerven (z. B. Nervus thoracodorsalis, Nervus thoracicus longus) zu distalen Stümpfen verletzter Nerven; häufig Kombination mit Sehnenverlagerung oder Gelenkversteifung; **3.** geburtstraumatische Armplexuslähmung: die chirurgische Rekonstruktion erfolgt bei persistierender oberer Lähmung innerhalb von 4 Monaten; **4.** längere Druckeinwirkung durch anatomische Variation: falls die Physiotherapie nach 2Jahren keinen Erfolg hat, ist bei Zirkulationsstörungen und elektromyographischen Denervierungszeichen eine Operation indiziert. Verfahren je nach Ursache: Entfernung einer Halsrippe, Durchtrennung des Musculus scalenus anterior, Abmeißelung einer Kallusbildung der Clavicula, Durchtrennung des fibrösen Bandes zwischen Querfortsatz C VII und rudimentärer Halsrippe; physiotherapeutische Nachbehandlung zur Kräftigung der Schulterheber; **5.** Tumoren (meist Pancoast-Tumor) sind selten operabel; vgl. Bronchialkarzinom; **6.** Strahlenspätschaden: evtl. ventrale Entfernung des umgebenden Narbengewebes zur mechanischen Entlastung; cave: Schädigung des gefäßführenden Epineuriums.

A

Strahlentherapie: Mammakarzinom, Bronchialkarzinom und Lymphosarkom werden unabhängig von einer Armplexuslähmung entsprechend der Histopathologie und des Stagings bestrahlt.

Sonstige Maßnahmen: **1.** Vermeidung von Gelenkkontrakturen und Überdehnungsschäden durch adäquate Lagerung (Abduktionsschiene in 60°-Abduktion und Anteposition) und Durchbewegung von Schulter- und Armgelenken; **2.** bei unerträglichem, therapieresistentem Deafferenzierungsschmerz wird palliativ die Koagulation der sensiblen Hinterwurzeleintrittszone empfohlen; **3.** bei entzündlich-allergischer Armplexuslähmung Ruhigstellen des Schultergelenks während einer akuten Schmerzphase, danach Physiotherapie zur Vermeidung sekundärer Gelenkschäden und lokale Wärmeapplikation.

Eigenbehandlung: **1.** Kräftigung der Schulterhebermuskulatur bei länger andauernder Druckschädigung; **2.** insbes. bei der Arbeit und im Schlaf soll das Heben der Arme vermieden werden. Dies verhindert die zur Plexusschädigung führende Fehlhaltung im Bereich der oberen Thoraxapertur.

Arbeitsunfähigkeit: **1.** bei akut traumatischer Schädigung je nach Begleitverletzung; **2.** bei entzündlich-allergischer Armplexuslähmung während der bis zu mehreren Wochen dauernden Schmerzphase.

Hinweis: **1.** Die Neuroborreliose muss bei entzündlich-allergischer Armplexusläsion unbedingt durch Liquoruntersuchung ausgeschlossen werden. Obsolet ist hier die Reizstrombehandlung zur Nervenregeneration. **2.** Vor der Diagnose und Therapie eines Strahlenspätschadens muss eine Metastase bzw. ein Rezidiv als Ursache der Beschwerden ausgeschlossen werden. **3.** Bei akut traumatischer Schädigung können Begleittraumata (zervikaler Wurzelausriss, Abriss der Rotatorenhaube, Thrombose der Vena axillaris) übersehen werden. **4.** Bei langsam progredienter Armplexuslähmung besteht Tumorverdacht (CT oder MRT der Plexusregion obligat).

Neuentwicklung: **1.** Niedrigenergielaser zur Freilegung des Plexus brachialis; **2.** Fibrinkleber bei End-zu-End-Anastomose der Nervenenden; **3.** intraspinale Rekonstruktion mit Nervenwurzel-Reimplantation.

Literatur: **1.** Kastrup, P.; Richter, H. P.: Nervenkompressions- und Kompartment-Syndrome. In: Brandt, T.; Dichgans, J.; Diener, H. C. (Hrsg.): Therapie und Verlauf neurologischer Erkrankungen. 5. Aufl. Stuttgart: Kohlhammer, 2007; **2.** Läsionen des Plexus cervico-brachialis. In: Mumenthaler, M.; Schliack, H.: Läsionen peripherer Nerven und radikuläre Syndrome. 9. Aufl. Stuttgart: Thieme, 2007; **3.** Tonkin, M. A.; Eckersley, J. R.; Gschwind, C. R.: The surgical treatment of brachial plexus injuries. Aust NZ J Surg 66 (1): 29–33 (1996).

Autoren: M. Gerwig, O. Kastrup.

Armvenenthrombose: s. Phlebothrombose.

Arrhythmie, kardiale: s. Herzrhythmusstörungen.

Arsenintoxikation: s. Schwermetallintoxikation.

ART: s. HIV-Infektion.

Arterienverengung: s. Verschlusskrankheit, periphere arterielle.

Arterienverkalkung: s. Arteriosklerose.

Arterienverletzung: s. Gefäßverletzungen.

Arterienverschluss, akuter: plötzliche Verlegung einer (annähernd) normal weiten Arterie mit akutem Ischämiesyndrom im nachgeschalteten Gewebe bzw. Organbezirk; **Ursache:** **1.** arterielle Embolie (60 %, Tendenz fallend): ausgehend von einem Embolusstreuherd im linken Herzen (absolute Arrhythmie, Herzwandaneurysma) oder in der vorgeschalteten arteriellen Strombahn, Kollateralkreislauf meist nicht vorhanden; **2.** arterielle Thrombose (30 %, Tendenz steigend): ausgehend von einer Arteriosklerose*; Kollateralkreislauf vorhanden; **3.** mechanisch: Trauma (10 %), Kompression (Hämatom, Halsrippe), Arteriospasmus; **Klinik:** typische Ischämiesymptomatik (die sog. 6 P, nach Pratt): Schmerz (pain), Blässe (paleness), Gefühlsstörung (paresthesia), Pulslosigkeit (pulselessness), Bewegungsunfähigkeit (paralysis), Erschöpfung/Schock (prostration); **Formen:** **1.** komplette Ischämie: Motorik und Sensibilität aufgehoben; **2.** inkomplette Ischämie: Motorik und Sensibilität noch erhalten; Ausprägung abhängig von Kreislaufsituation, präformierten Kollateralen und Zeitspanne seit Ischämiebeginn (vgl. Verschlusskrankheit, periphere arterielle).

Behandlungsindikation: **1.** Die komplette Ischämie ist ein absoluter Notfall. **a)** Gehirn: häufigste Lokalisation für Embolien; akute Lebensgefahr; s. Ischämie, akute zerebrale; **b)** Extremitäten: wird die Durchblutung nicht innerhalb von 6 Stunden wiederhergestellt, droht der Verlust (Funktionsverlust, ggf. Amputation); **2.** Therapie zur Vermeidung einer aszendierenden oder deszendierenden Thrombose bzw. eines erneuten Verschlusses nach Therapieende; **3.** Prophylaxe weiterer Embolien durch Ausschaltung des Streuherds oder pharmakologische Langzeitprophylaxe.

Erstmaßnahmen: **1.** Tieflagerung der Extremität, Abpolsterung der Auflageflächen; **2.** Heparin (z. B. Heparin-Natrium Braun®), 5000–10 000 IE i. v.; **3.** Schmerztherapie, z. B. Morphin (z. B. Morphin Merck®), 5–10 mg i. v., ggf. Wiederholung; **4.** Infusion kristalloider Lösungen zur Erhöhung des Herzzeitvolumens; **5.** schnellstmöglicher Transport in eine Klinik; **6.** cave: keine orale Medikation (Patient wird wahrscheinlich operiert); keine intramuskuläre Injektion (Kontraindikation für Lysetherapie).

Pharmakotherapie: **1.** Fibrinolyse: indiziert nur bei kleinen Arterien: Unterschenkel, Unterarm; bei akuter bis subakuter arterieller Thrombose, peripherer arterieller Embolie (Unterschenkel), chronischer arterieller Verschlusskrankheit i. R. eines Diabetes mellitus (Ultima Ratio); nur bedingt geeignet bei akutem Arterienverschluss am Arm;

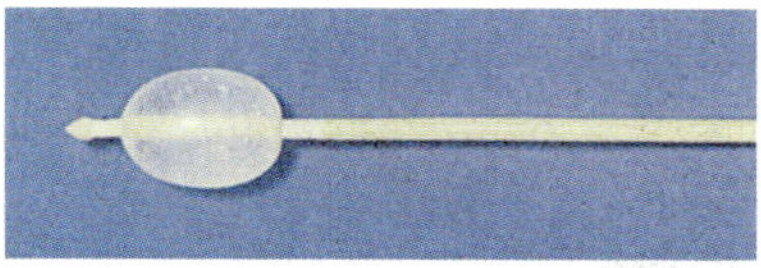

Arterienverschluss, akuter Abb. 1: Fogarty-Ballonkatheter

lokale Applikation von Urokinase oder rtPA über einen arteriellen Katheter (z. B. transfemoral); Formen: **a)** Infusionslyse: intraarteriell, hohe Dosierung, Dauer 1–4 Tage (systemische i. v. Applikation obsolet); **b)** Infiltrationslyse: direkt in den Thrombus, niedrige Dosierung, Dauer 1–4 Stunden; Kombination mit i. v. Applikation von Heparin unter sorgfältiger Kontrolle der Gerinnungsparameter (PTT auf den doppelten Normalwert anheben); intensivmedizinische Überwachung; **2.** Langzeittherapie bei nicht ausschaltbarem Emboliestreuherd: Phenprocoumon (z. B. Marcumar®), Dosierung je nach Gerinnungsparameter, oder (bei Kontraindikation) Acetylsalicylsäure (z. B. Aspirin®), 100 mg/d p. o.

Operative Therapie: Therapie der 1. Wahl bei großen Arterien; wichtig ist die klare Unterscheidung zwischen Embolie und Thrombose; **1.** Embolie: Entfernung mit Fogarty-Ballonkatheter (s. Abb. 1); bei sicherer Diagnose ist am Arm eine präoperative Angiographie überflüssig. Zugang über die Arteria femoralis für die untere, Arteria brachialis oder Arteria cubitalis für die obere Extremität; eine quere Gefäßeröffnung ermöglicht meistens bei gesunder Arterie den Direktverschluss. Der Katheter wird nach proximal und/oder distal vorgeschoben und mit 0,9 %iger Kochsalzlösung gefüllt. Beim Zurückziehen entfernt der Ballon den Embolus einschließlich des Appositionsthrombus (s. Abb. 2). Die intraoperative Lumenkontrolle (digitale Subtraktionsangiographie, Angioskopie) ist erforderlich, um evtl. verbliebene Embolusteile nachzuweisen und ggf. zu entfernen. **2.** Thrombose: immer präoperative Angiographie; Indikation zur Operation (mit Ballonkatheter) generell zurückhaltender; Notoperation nur bei kompletter Ischämie, Befall der aortoiliakalen Strombahn oder des Armes; bei infrainguinalen Prozessen und inkompletter Ischämie evtl. lokale Lysetherapie (auch im Notfall); idealerweise Kombinationseingriff: operative Thrombusentfernung, danach intraoperative Angiographie zur Sicherung der Verschlussursache und in selber Sitzung perkutane transluminale Angioplastie; bei Misserfolg der Angioplastie sekundäre operative Gefäßrekonstruktion; **3.** traumatischer Arterienverschluss: zuerst Stabilisierung der knöchernen Strukturen, dann erst Gefäßrekonstruktion (Ischämiezeit beachten); **4.** akuter Mesenterialgefäßverschluss*: meist nur Resektion des betroffenen Darmabschnittes möglich (hohe Letalität).

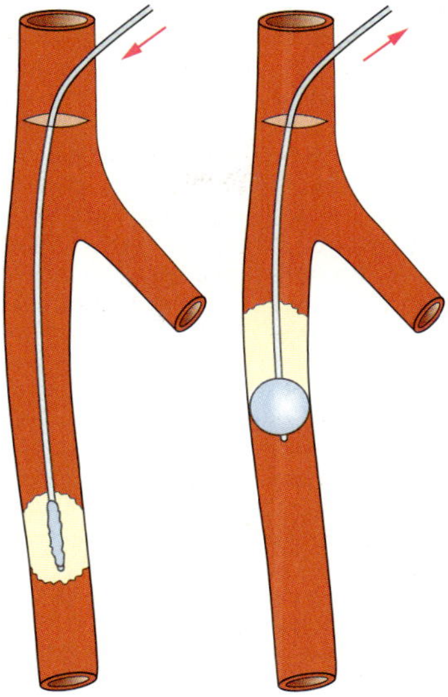

Arterienverschluss, akuter Abb. 2: indirekte transfemorale Fernembolektomie mit dem Ballonkatheter

Sonstige Maßnahmen: Prophylaxe weiterer Embolien durch Ausschaltung des Streuherdes; Operation eines vorgeschalteten Aneurysmas oder Herzklappenersatz.

Eigenbehandlung: Senkung der Risikofaktoren durch Nicotinkarenz, körperliche Betätigung, konsequente pharmakologische Prophylaxe.

Hinweis: Obsolete Maßnahmen sind intramuskuläre Injektionen, Hochlagerung der Extremität und verzögerte Diagnostik und Therapie (Ischämietoleranz).

Literatur: **1.** Hepp, W.; Kogel, H. (Hrsg.): Gefäßchirurgie. 2. Aufl. München: Urban & Fischer bei Elsevier, 2006; **2.** Staudacher, M.: Akute Arterienverschlüsse. In: Brunner, U. (Hrsg.): Gefäßchirurgie. Chirurgische Operationslehre Bd XIII. München, Wien, Baltimore: Urban & Schwarzenberg, 1996; **3.** Vollmar, J.: Rekonstruktive Chirurgie der Arterien. Stuttgart, New York: Thieme, 1996.

Autor: W. Hepp.

Arteriitis temporalis: s. Angiitis; Kopfschmerz.

Arteriosklerose: syn. Atherosklerose; sog. Arterienverkalkung; degenerative und entzündliche Veränderung der Arterien mit Verhärtung, Verdickung, Elastizitätsverlust und Lichtungseinengung; Auftreten als koronare Herzkrankheit*, periphere arterielle Verschlusskrankheit*, viszerale oder zerebrale Durchblutungsstörung; **Ursache:** nicht endgültig geklärt; zahlreiche exogene und endogene Faktoren werden für die Auslösung bzw. Förderung verantwortlich gemacht: **1.** exogene Faktoren: z. B. Nicotin, Toxine; **2.** endogene Faktoren: z. B. arterielle Hypertonie*, Fettstoffwechselstörung (primäre Hypercholesterolämie*, Hypertriglyceridämie*, kombinierte Hyperlipoproteinämie*), Diabetes mellitus Typ 1 und 2, Gicht, Antigen-Antikörper-Komplexe, Entzündungen, Hypoxie, Wirbelbildungen, psychischer Stress, Alter, familiäre Belastung; **Formen: 1.** obliterierend: Abscheidungsthromben mit konsekutiver Einengung des Lumens (s. Verschlusskrankheit, periphere arterielle); häufigste Form; **2.** dilatierend: Aneurysmen* v. a. der großen Arterien; **3.** Mönckeberg-Sklerose: typische röhrenförmige Verengung (sog. Gänsegurgelarterien) ohne Intimaverdickung (Diabetes mellitus).

Behandlungsindikation: Die Progression der Erkrankung mit Ischämie der Extremitäten und Organe soll verhindert werden. Wichtig sind optimale Therapie der Grunderkrankung, Reduktion der Risikofaktoren, Optimierung der kardiopulmonalen Leistungsfähigkeit (Therapie einer evtl. Herzinsuffizienz) zur Verbesserung von Durchblutung und Sauerstoffversorgung, konsequentes standardisiertes Gehtraining zur Förderung der Ausbildung bestehender Kollateralen und pharmakologische Hemmung der Thrombozytenaggregation. Mit diesen Maßnahmen lässt sich der Erkrankungsverlauf meist aufhalten oder bessern. Bei Ischämie bzw. Bedrohung einer Extremität oder starken Schmerzen kommt die operative Intervention in Betracht.

Pharmakotherapie: 1. Thrombozytenaggregations-Hemmer: **a)** Acetylsalicylsäure (z. B. Aspirin®, ASS-ratiopharm®), 100 mg/d p. o. (Dosierung bei koronarer Herzkrankheit); bei peripherer arterieller Verschlusskrankheit beträgt die wirksame minimale Dosierung 330 mg/d p. o. (bei gastrointestinalen UAW 100 mg/d p. o.); **b)** Clopidogrel (z. B. Iscover®, Plavix®), 75 mg/d p. o.; **2.** pharmakologische Zusatztherapie zum Gehtraining: **a)** vasoaktive Substanzen: Verbesserung von O_2-Utilisation (Stoffwechsel) und Mikrozirkulation (Hämodynamik); indiziert im Stadium II (nach Fontaine); z. B. Naftidrofuryl, Pentoxifyllin, Buflomedin; **b)** Prostaglandine: Hemmung der Thrombozytenfunktion, Steigerung der Glukoseutilisation, Vasodilatation, Steigerung der Fibrinolyse, Reduktion der Proliferation von Gefäßwandmuskelzellen; PGE_1 (Stadium IIb), PGE_1 und PGI_2 (Stadium III und IV); nur bei Versagen der anderen vasoaktiven Pharmaka indiziert.

Operative Therapie: 1. perkutane transluminale Angioplastie: endovaskuläres Verfahren zur Aufdehnung kurzstreckiger Stenosen und Verschlüsse mit Ballonkatheter; selten laserunterstützt, mit Einlage sich selbst expandierender oder ballonexpandierbarer Stents oder Endoprothesen, als Katheterembolektomie mit Gerinnselaspiration oder als Katheteratherektomie; **2.** Thrombendarteriektomie: Ausschälplastik, Desobliteration; **3.** Bypass-Verfahren zur Umgehung des Gefäßverschlusses; zunehmend als kombiniertes Verfahren angewendet, s. Verschlusskrankheit, periphere arterielle; **4.** CT-gesteuerte isolierte Ausschaltung des lumbalen Sympathikusgrenzstrangs (Gefäßdilatation; Indikation selten).

Sonstige Maßnahmen: Periduralkatheter und Einsatz von Lokalanästhetika: passager und Therapie unterstützend zur Behandlung schwerer, ischämiebedingter Schmerzzustände, falls invasive Maßnahmen nicht möglich sind; gleichzeitig kommt es zu einer Weitstellung der Arterien der unteren Extremitäten, überwiegend im Hautbereich.

Eigenbehandlung: 1. Gehtraining: therapeutische Grundlage ist die unter Belastung (prä- zu postokklusive) zunehmende Blutdruckdifferenz mit verbesserter Fließeigenschaft und konsekutiver Weitstellung der peripheren arteriellen Strombahn. Bei ausreichender kardiopulmonaler Leistung kann Gehtraining allein einen chronischen Oberschenkelarterienverschluss kompensieren und eine ausreichende Kollateralisierung begünstigen (in ca. 80 % ausreichende Therapie). Formen: Gehen im Freien, standardisiertes Laufbandtraining (steigende Belastung, exakte Dokumentation der Gehleistung und des Zugewinns) oder Gruppengehtraining unter Anleitung. **2.** Nicotinkonsum einstellen; **3.** fettarme Diät.

Hinweis: Arzneimittel mit ausschließlich gefäßdilatierender Wirkung sind obsolet, denn sie führen zu Gefäßerweiterung in nichterkrankten Gefäßabschnitten, senken den Blutdruck und aggravieren die Minderperfusion hinter der Stenose.

Literatur: 1. Pilger, E. et al.: Arterielle Gefäßerkrankungen — Standards in Klinik, Diagnostik und Therapie. Stuttgart: Thieme, 2002; **2.** Amendt, K.; Diehm, C.: Pharmakologische Therapie des Oberschenkel-Verschlußtyps. In: Hepp, W. (Hrsg.): Der Oberschenkel-Arterienverschluß. Darmstadt: Steinkopff, 1993.

Autor: W. Hepp.

Arthritis, infektiöse: syn. Pyarthrose, eitrige Arthritis, septische Arthritis, Gelenkempyem; akute oder chronische, infektöse, meist monoartikuläre Gelenkentzündung (in abnehmender Häufigkeit Knie, Schulter, Hüfte); **Einteilung: 1.** nach Erreger: **a)** unspezifische infektiöse Arthritis: durch Staphylococcus aureus (>50 %), Streptococcus spp. (25 %), gramnegative Stäbchen (15 %), z. B. E. coli, Pseudomonas aeruginosa u. a.; **b)** spezifische infektiöse Arthritis: durch Mycobacterium tuberculosis, Gonokokken, Brucella, Salmonella u. a.; **2.** nach Infektionsweg: **a)** primär oder exogen: z. B. inf. penetrierender Verletzung oder iatrogen (v. a. am Knie) nach Gelenkpunktion oder -injektion, Arthroskopie und Arthrotomie (häufig Staphylococcus aureus); **b)** sekundär: endogen (hämatogen) oder von einer gelenknahen Osteomyelitis* fortgeleitet; **Klinik:** Erguss, Rubor, Dolor, Calor, Functio laesa, oft Ruhe- und Nachtschmerz; C-reaktives Protein und Leukozytenzahl erhöht.

Behandlungsindikation: jede Gelenkinfektion, da es bereits nach wenigen Tagen zu irreversibler

Knorpeldestruktion mit bleibender Gelenkschädigung und Sepsis kommen kann; nur bei frühzeitiger Therapie Restitutio ad integrum möglich.

Pharmakotherapie: **1.** initial systemische, hochdosierte Staphylokokken-wirksame i. v. Breitband-Antibiose, z. B. Flucloxacillin (z. B. Staphylex®), 3–4 × 0,5–1 g i. v. als Kurzinfusion; nach Identifizierung des Erregers und Antibiogramm Umstellung auf ein spezifisch wirksames Antibiotikum bis mindestens zur Normalisierung des C-reaktiven Proteins; **2.** nichtsteroidale Antiphlogistika*; **3.** pharmakologische Thrombembolieprophylaxe während der Immobilisation.

Operative Therapie: **1.** Ergusspunktion zur kurzfristigen subjektiven Entlastung und Diagnosesicherung (Keimisolierung); **2.** Gelenkspülung: offen oder arthroskopisch; Jet-Lavage und Einlage einer großlumigen Redondrainage, ggf. Rearthroskopie; **3.** simultan offene Frühsynovektomie; **4.** Arthrodese je nach Ausmaß der Gelenkdestruktion, evtl. Gelenkresektion; **5.** Endoprothese bei großen Gelenken nach sicherer Infektausheilung (frühestens nach 4 Monaten).

Sonstige Maßnahmen: **1.** Kühlung und Hochlagerung; nur im Initialstadium konsequente Ruhigstellung; **2.** postoperativ bzw. nach Besserung frühfunktionelle Therapie zur Vermeidung von Kontrakturen und Förderung der Knorpelregeneration (allgemeine Mobilisation, Physiotherapie ab dem 1. postoperativen Tag, Vollbelastung nach 6 Wochen).

Arbeitsunfähigkeit: je nach Lokalisation und Verlauf wenige Wochen bis 6 Monate.

Hinweis: **1.** Gelenkpunktionen und -injektionen unter streng aseptischen Bedingungen durchführen; Verschieben der Gewebeschichten bei der Punktion (extraartikuläres sog. Ausblasen des Hautstanzzylinders) senkt das Infektionsrisiko. **2.** Erste röntgenologische Veränderungen (unscharfe Gelenkkonturen, gelenknahe Osteopenie, später Osteolysen und Gelenkdestruktion mit raschem Gelenkspaltaufbrauch ohne subchondrale Sklerosierung) sind frühestens nach 2–3 Wochen zu erwarten. **3.** Bei immunsupprimierten Patienten können klinische Symptome verschleiert sein.

Literatur: Jerosch, J.: Akuter Gelenkinfekt. Orthopäde 33: 1309–1320 (2004).

Autoren: M. Schult, D. Krocker, D. Leutloff.

Arthritis, juvenile idiopathische: Abk. JIA; syn. juvenile chronische Arthritis, juvenile rheumatische Arthritis; chronische entzündliche Gelenkerkrankung unklarer Genese mit Beginn vor dem 16. Lebensjahr; **Klinik:** Schwellung, Überwärmung, Rötung und Bewegungseinschränkung bei einem oder mehreren Gelenken für mind. 6 Wochen; bei polyarthritischem Verlauf sind mind. 5, meist ≥10 Gelenke betroffen, oft einschl. der kleinen Fingergelenke; gelegentlich chronische Uveitis*; rasche Entwicklung von Gelenkfehlstellung und -destruktion möglich; **Einteilung** entspr. der International League of Associations for Rheumatology (Abk. ILAR): **1.** systemische JIA; **2.** polyartikuläre JIA, Rheumafaktor positiv; **3.** polyartikuläre JIA, Rheumafaktor negativ; **4.** Oligoarthritis: in den ersten 6 Monaten sind 1–4, bei erweiterter Oligoarthritis 5–8 Gelenke betroffen; häufig mit chronischer Uveitis assoziiert; **5.** Psoriasis-Arthritis; **6.** Enthesitis-bezogene Arthritis; **7.** andere Formen, die nicht klassifizierbar sind oder in mehrere Kategorien passen.

Arthritis, juvenile idiopathische Tab. 1
Dosierung nichtsteroidaler Antiphlogistika

Wirkstoff	Dosierung (mg/kg KG/d p. o.)	ED pro Tag
Naproxen	10 – 15	2
Indometacin	2 – 3	3 – 4
Ibuprofen	20 – 40	3
Diclofenac	2 – 3	3

Behandlungsindikation: mit der Diagnose gegeben, um Komplikationen (Gelenkschädigung, Uveitis), funktionelle Einschränkung (20–30 %) und schwere Behinderung (10 %) zu vermeiden; interdisziplinäre Zusammenarbeit zwischen Kinderrheumatologie, Ophthalmologie, Orthopädie, Physio-, Psycho- und Ergotherapie sowie Sozialarbeit zur symptomatischen Behandlung der kausal nicht therapierbaren JIA.

Pharmakotherapie: **1.** nichtsteroidale Antiphlogistika*, z. B. Indometacin (z. B. Indo-paed® Suspension), Naproxen (z. B. Proxen®), Ibuprofen (z. B. Nurofen® für Kinder, Imbun®), Diclofenac (z. B. Rewodina®) p. o.; Dosierung: s. Tab. 1; **2.** Glukokortikoide: **a)** bei Polyarthritis: Prednisolon (z. B. Prednisolon JENAPHARM®), initial 1–2 mg/kg KG/d p. o., nach Besserung Dauertherapie mit max. 0,2 mg/kg KG/d, alternierende Gabe alle 2 Tage; bei schwerem Verlauf Pulstherapie über 3 Tage mit Methylprednisolon (z. B. Urbason®), 20–30 mg/kg KG/d i. v., max. 1 g/d; **b)** bei Oligoarthritis: intraartikuläre Applikation von Triamcinolonhexacetonid (Lederlon®); geringe systemische Wirkung bei langer intraartikulärer Verweildauer; mehrere Gelenke können gleichzeitig behandelt werden; für große Gelenke 1 mg/kg KG, für kleine Gelenke 0,5 mg/kg KG; Knie max. 40 mg, Hüfte max. 20 mg, Ellenbogen max. 10 mg, Hand- und oberes Sprunggelenk max. 5 mg, Fingergelenke max. 2,5 mg; Gesamtdosis <100 mg; bei Rheumafaktor-positiver Arthritis oft erfolglos; für Kinder psychisch belastend. **3.** Basistherapeutika: **a)** Sulfasalazin (z. B. Azulfidine® RA), 30–60 mg/kg KG/d, Dosis wöchentlich steigern; Mittel der Wahl bei Oligoarthritis und HLA-B27-assoziierter Arthritis; **b)** Methotrexat (z. B. Metex®, Lantarel®), 10–20 mg/m^2 KO/Woche, Mittel der Wahl bei Polyarthritis; bei UAW Gabe von Folsäure, 5–10 mg/d 12–24 Stunden nach Metho-

A

Arthritis, juvenile idiopathische Tab. 2 Physiotherapeutische Stufentherapie bei Gelenkbeteiligung		
Ziele		Maßnahmen
1.	Schmerzlinderung	Entlastung der Gelenke (z. B. Radfahren) Kryotherapie passives Bewegen erkrankter Gelenke Wechsellagerung
2.	Erhaltung und Verbesserung der Gelenkbeweglichkeit	passives Bewegen erkrankter Gelenke Schlingentisch Lagerungs- und Quengelschienen
3.	Wiederherstellung des Muskelgleichgewichts	Dehnung verkürzter Strukturen Kräftigung geschwächter Muskulatur
4.	Training von Alltagsbewegungen	Gangschulung An- und Ausziehen üben Bewegungsübergänge üben

rexatgabe; **c)** Azathioprin (z. B. Imurek®), 2–3 mg/kg KG/d; **d)** Ciclosporin A (z. B. Sandimmun®), 75–100 mg/m² KO/d; bei unzureichender Wirkung kombinierte Anwendung von 2–3 Substanzen; Therapie ausschleichend beenden; keine kontrollierten Studien bei Kindern, Überwachung der Laborparameter.

Konservative Therapie: **1.** Physiotherapie: **a)** Bewegungstherapie: passives Bewegen bis zur Schmerzgrenze (auch bei Erguss), Schlingentisch (ggf. Verordnung zur Heimanwendung), Komplexbewegungen, aktive Übungen (z. B. Pezzi-Ball, Sprossenwand), Gangschulung; s. Tab. 2; **b)** Kryotherapie: z. B. lokal Eiswürfelpackungen bei florider Gelenkentzündung, 4-mal täglich (cave: Unterkühlung von Säuglingen und Kleinkindern); Kältekammer (–120 °C, max. 3 Minuten); tägliche Wiederholung; lokale Kaltluftbehandlung (mit flüssigem Stickstoff); **c)** Massage, z. B. als klassische, Unterwasser-Druckstrahl-, Bindegewebe- und Segmentmassage; **d)** Moorpackungen mit Hautschutz; entspr. Verträglichkeit und Entzündungsstadium kalt (4 °C, 10–15 Minuten) oder warm (50–65 °C, 20–30 Minuten); **e)** Elektrotherapie, z. B. Iontophorese mit Voltaren®-Emulgel®, Ultraschall, transkutane elektrische Nervenstimulation (Abk. TENS); **2.** Ergotherapie zum Erlernen spielerischer und kreativer Tätigkeiten bei schonendem Einsatz der erkrankten Gelenke, ggf. mit individueller Schienenversorgung.

Operative Therapie: **1.** arthroskopische Synovektomie, wenn bei Polyarthritis ein Gelenk im Vordergrund steht, selten bei frühkindlicher Oligoarthritis; evtl. chemische Synoviorthese, z. B. mit Polidocanol (Aethoxysklerol®); **2.** Resektionsarthroplastik bei fortgeschrittener Zerstörung an Schulter-, Hüftgelenk und Ellenbogen (cave: Einsteifungstendenz); **3.** endoprothetische Versorgung möglichst spät und nach Abschluss des Wachstums; nur bei starkem Schmerz, drohender Gehunfähigkeit und Misserfolg anderer Therapien; **4.** korrigierende Eingriffe an Bändern und Sehnen nur im Ausnahmefall.

Psychotherapie: begleitende psychotherapeutische Betreuung der betroffenen Familie (Einzel- und Gruppentherapie, Schmerzbewältigungstraining, Entspannungstechniken, Musik-, Mal-, Lachtherapie).

Naturheilkundliche Verfahren: **1.** Akupunktur* zur Schmerzbehandlung; **2.** Bäder, z. B. mit Arnika-, Fichtennadel, Heublumenextrakt, Rheuma-Bad-Eu Rho®, Moorextrakt- und -laugenbad, Schwefelbad (z. B. Schwefelbad Dr. Klopfer®), 2–3-mal wöchentlich, insgesamt 10–12 Bäder; Bewegungsbad in warmem Wasser (28–30 °C); **3.** Diät: **a)** möglichst geringe Zufuhr von Arachidonsäure; **b)** kurzzeitiges Fasten führt nach 3–5 Tagen zum Rückgang von Morgensteifigkeit, Gelenkschmerzen und -schwellungen; für Kinder weniger geeignet; **c)** Antioxidanzien (Vitamine C und E) können den Entzündungsprozess verlangsamen; **d)** Omega-3-Fettsäuren hemmen Entzündungsmediatoren.

Sonstige Maßnahmen: Unterstützung und Beratung bezüglich des finanziellen Ausgleichs von Nachteilen (Behindertenausweis, Nachteilsausgleich, Pflegegeld); bei progressiver Gelenkbeteiligung auch bezüglich frühzeitiger schulischer und beruflicher Orientierung, um eine adäquate Berufsfindung zu ermöglichen.

Therapeutischer Stufenplan: s. Abb.

Eigenbehandlung: **1.** diätetische Empfehlungen: 1 kleine Fleischmahlzeit und 2 Fisch- oder Sojagerichte pro Woche, hochwertiges Pflanzenfett verwenden, täglich 0,5 l Milch oder Milchprodukte; **2.** sportliche Aktivität mit viel gelenkschonender Bewegung an frischer Luft (z. B. Schwimmen, Radfahren, Gymnastik); kein Leistungssport.

Arbeits- und Schulunfähigkeit: je nach Fortschritt der JIA und Belastung.

Hinweis: **1.** regelmäßige augenärztliche Konsultation zum Ausschluss einer Uveitis; **2.** Kühlung bei florider Gelenkentzündung; Wärmeanwendung bei Bewegungseinschränkung ohne floride Entzündung; **3.** Gelenkpunktion zur Druckentlastung bei Erguss in die Diagnostik einbeziehen und nach Ausschluss einer Borreliose mit lokaler Applikation von Triamcinolonhexacetonid verbinden.

Neuentwicklung: **1.** sog. Biologika (engl. biologicals): **a)** TNF-α-Blocker, z. B. Infliximap (Remi-

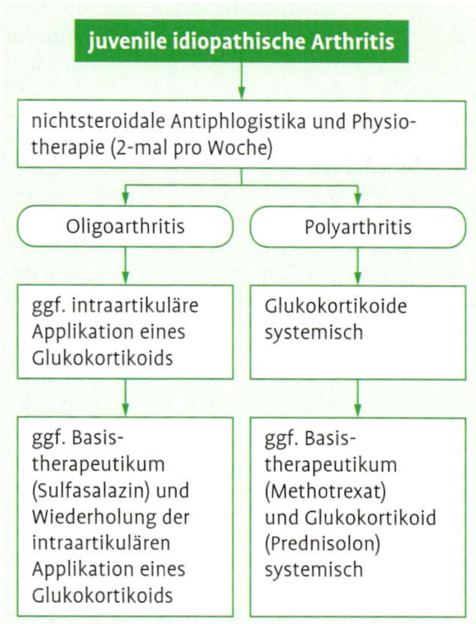

Arthritis, juvenile idiopathische: therapeutischer Stufenplan

cade®), Etanercept (Enbrel®) und Adalimumab (Humira®); in Deutschland ist nur Enbrel® zur Behandlung der kindlichen Polyarthritis zugelassen; **b)** IL-1 Rezeptor-Antagonist: Anakinra (Kineret®); in Deutschland nicht zugelassen; **c)** monoklonale Antikörper gegen CD 20: Rituximab (MabThera®); befindet sich noch im experimentellen Stadium; **2.** Leflunomid (Arava®), als Basistherapeutikum nur für Erwachsene zugelassen; **3.** autogene Stammzelltransplantation* als experimentelle Therapieoption beim Versagen konventioneller Therapie und bei toxischen UAW.

Selbsthilfe: Deutsche Rheuma-Liga Bundesverband e. V., Maximilianstr. 14, 53111 Bonn, Tel. 0228 766060, Fax 0228 7660620; E-Mail: bv@rheuma-liga.de, Homepage: http://www.rheuma-liga.de.

Literatur: **1.** Reinhardt, D. et al. (Hrsg.): Leitlinien Kinderheilkunde und Jugendmedizin. München: Urban & Fischer, 2004; **2.** Schmidt, K. L.: Checkliste Rheumatologie. Stuttgart: Thieme, 2000; **3.** Einecke, D.: Neue Medikamente für Rheumatiker. Münch Med Wochenschr 141: 4–6 (1999).

Autoren: Th. Dörner, A. Günther.

Arthritis, nichtinfektiöse: syn. nichtseptische Arthritis; nichtinfektiös verursachte akute oder chronische Gelenkentzündung mit Kapselschwellung, Schmerz, Gelenkerguss, Überwärmung und Bewegungseinschränkung sowie ggf. Rötung unterschiedlicher Ätiologe; **Formen:** u. a. **1.** Arthritis im Rahmen von Erkrankungen des rheumatischen Formenkreises: z. B. rheumatoide Arthritis*, juvenile idiopathische Arthritis*, Arthritis bei Kollagenose (v. a. systemischer Lupus* erythomatodes); **2.** seronegative Spondylarthritis (mit HLA-B27 assoziiert und vorwiegend axial lokalisiert): Spondylitis* ankylosans, Psoriasis-Arthritis, enteropathische Arthritis (bei Enteritis* regionalis Crohn und Colitis* ulcerosa), reaktive Arthritis (1–4 Wochen nach extraartikulärer Infektion, z. B. nach akuter Gastroenteritis) durch persistierende Immunaktivierung, auch im Rahmen einer Reiter-Krankheit (Trias aus reaktiver Arthritis, Konjunktivitis und unspezifischer Urethritis); **3.** im Rahmen von Kristallarthropathien, z. B. Arthritis urica (s. Gicht), Chondrokalzinose, Hydroxylapatit-Arthropathie.

Behandlungsindikation: Vermeidung von schweren Dauerschäden des Gelenkknorpels nach Ausschluss einer infektiösen Arthritis*.

Pharmakotherapie: **1.** nichtsteroidale Antiphlogistika* als Mittel der Wahl bei reaktiver Arthritis: z. B. Diclofenac (z. B. Voltaren®), 3 × 50 mg/d p. o.; **2.** Antibiotika in frühen Stadien: bei akutem rheumatischem Fieber Penicillin; indiziert als kausale Therapie einer möglicherweise persistierenden Streptokokkenbesiedlung bzw. eines Rezidivs: **a)** Penicillin V (z. B. Penicillin® Sandoz), 100 000 IE/kg KG/d (max. 3,6 Mio. IE/d) p. o. in 3 ED für 10 Tage; **b)** bei Penicillin-Allergie: Erythromycin (z. B. Erythromycin® ratiopharm), 40 mg/kg KG/d p. o. in 2–4 ED für 10 Tage); **3.** sog. Basistherapeutika, z. B. bei rheumatoider Arthritis*, juveniler chronischer Arthritis, ggf. bei chronischer Reiter-Krankheit, Psoriasis-Arthritis, Spondylitis* ankylosans mit peripherer Gelenkbeteiligung oder systemischem Lupus* erythematodes; **a)** Goldpräparate, z. B. Auranofin (Ridaura®), Natriumaurothiomalat (Tauredon®); **b)** D-Penicillamin (Metalcaptase®); **c)** Antimalariamittel, v. a. Chloroquin (Resochin®); **d)** Sulfasalazin (Azulfidine®); **4.** Glukokortikoide* im Schub einer rheumatoiden Arthritis oder bei therapieresistenter reaktiver Arthritis: **a)** systemische Stoßtherapie, z. B. Prednisolon, 1 × 60–100 mg/d p. o., Reduktion bis zur Erhaltungsdosis von ca. 5 mg/d (Cushing-Schwellendosis von 7,5 mg/d nicht überschreiten!) oder langsames Ausschleichen (cave: Addison-Krise bei abruptem Absetzen); wegen UAW keine Langzeittherapie; **b)** intraartikulär Triamcinolon (z. B. Lederlon®), 20–40 mg, ggf. in Verbindung mit Ergusspunktion und Instillation eines Lokalanästhetikums (z. B. Bupivacain); **5.** Immunsuppressiva und Zytostatika bei schwerem, therapieresistentem Verlauf; z. B. Methotrexat (Methrotrexat „Lederle“), 7,5–15 mg/Woche p. o., Azathioprin, Cyclophosphamid und TNF-α-Blocker (Biologika): z. B. Etanercept (Enbrel®), Infliximab (Remicade®), Adalimumab (Humira®).

Operative Therapie: indiziert bei chronisch-rheumatischer Arthritis; **1.** Synovektomie mit Entfernung der hypertrophen Gelenkinnenhaut; **2.** Resektions-Interpositions-Arthroplastik bes. am Vorfuß bei fortgeschrittener Destruktion und

Fehlstellung; **3.** Arthrodese bes. im Bereich des Sprunggelenks und der Fußwurzeln bei Destruktion und Instabilität; **4.** Endoprothetik* v. a. am Hüft- und Kniegelenk; **5.** Osteosynthese: zervikale Fusion bei okzipitozervikaler oder atlantoaxialer Instabilität.

Strahlentherapie: nur bei chronischer Arthritis mit ausgeprägter Synovialitis und rezidivierenden Gelenkergüssen; **1.** Radiosynoviorthese (Abk. RSO); **2.** Röntgenbestrahlung; **3.** Phototherapie (UV-Bestrahlung) bei Psoriasis-Arthritis.

Naturheilkundliche Verfahren (Autorin: Ch. Uhlemann)**: 1.** bei aktivem Entzündungsschmerz relative Schonung (gelenkentlastende Lagerung in Neutralstellung) und milde Kälte als Langzeittherapie (10–30 Minuten) mit Kryokompresse (−10 °C) oder Kaltluft (−30 °C, 300 l/min), Kaltmoor bzw. kalter Lehmpackung; **2.** bei chronischer Arthritis Mobilisation in Form von sog. Gelenkspieltechniken unter Abnahme der Eigenschwere (Maitland-Mobilisation, manuelle Therapie*, Schlingentisch) oder aktiven Verfahren wie Schwimmtherapie, propriozeptiver neuromuskulärer Fazilitation (Kurzbezeichnung PNF-Technik) oder achsengerechten Funktionsbewegungen; **3.** zur Verbesserung der Trophik Ultraschalltherapie bei exsudativer Arthritis, Kurzwelle bei proliferativer Arthritis, Moor (41 °C), Heusacktherapie (50 °C) und Unterwasserstrahlmassage (1,5 atü).

Eigenbehandlung: Bettruhe und Ruhigstellung nur für einen kurzen Zeitraum während der aktiven und schmerzhaften Phasen; bei weniger schweren Fällen regelmäßige Ruhepausen und Bewegungstherapie unter Anleitung.

Hinweis: **1.** Nach Hepatitis-B- und Röteln-Schutzimpfungen sind (meist flüchtige) Arthralgien möglich. **2.** Bei Streptokokken-Angina soll die Antibiotikatherapie mind. 10 Tage dauern, um ein akutes rheumatisches Fieber zu vermeiden. **3.** Typisch für nichtinfektiöse Arthritis sind steriler Gelenkerguss und spezifische serologische Befunde. **4.** Die infektiöse Arthritis muss im Zweifelsfall durch Gelenkpunktion mit Erreger- und Resistenzbestimmung ausgeschlossen werden.

Literatur: **1.** Seidel, W.; Pierer, M.; Häntzschel, H.: Internistische Therapie der rheumatoiden Arthritis. Internist 45 (6): 693–706 (2004); **2.** Köhler, L. et al.: Spondylitis ankylosans: Fortschritte in der medikamentösen Therapie. Dtsch Ärztebl 101 (21): A1507–1513 (2004); **3.** Arndt, U.; Rittmeister, M.; Möller, B.: Die medikamentöse Behandlung der rheumatoiden Arthritis. Orthopäde 32 (12): 1095–1103 (2003); **4.** Bernhard, J.: Seronegative Spondylarthropathie. Ther Umsch 59 (10): 529–534 (2002).

Autoren: M. Schult, D. Krocker, D. Leutloff.

Arthritis, reaktive: s. Arthritis, nichtinfektiöse.

Arthritis, rheumatoide: Abk. RA; syn. chronische Polyarthritis (Abk. cP); meist chronisch und progredient verlaufende Systemerkrankung des Bindegewebes mit unklarer Genese (Autoimmunerkrankung); RA manifestiert sich als Synovialitis mit destruierender Gelenkveränderung und führt zu Stabilitätsverlust, Bewegungseinschränkung, Ankylosierung und Deformierung. Häufig sind gleichzeitig die Sehnen, gelegentlich sind innere Organe betroffen. Wenn 4 der 7 diagnostischen Kriterien nach der American Rheumatism Association (Abk. ARA; s. Tab.) zutreffen, gilt die Diagnose als gesichert. Anzeichen für eine tendenziell schlechtere Prognose sind z. B. Nachweis von Autoantikörpern, HLA-DR 1/4/10 und Erosionen an den Gelenken, BSG- und CRP-Erhöhung, weibliches Geschlecht und erhebliche Funktionseinschränkungen.

Arthritis, rheumatoide
ARA-Kriterien (Revision 1987)

1.	Morgensteifigkeit von mindestens einer Stunde
2.	Arthritis an 3 oder mehr Gelenken von 14 möglichen Gelenkregionen (Fingermittel-, Fingergrund-, Handgelenke, Ellenbogen, Knie, oberes Sprunggelenk, Zehengrundgelenke)
3.	Arthritis der Hand
4.	symmetrische Arthritis
5.	Rheumaknoten
6.	Rheumafaktor im Serum nachweisbar
7.	typische radiologische Veränderungen im Bereich der Hand

Behandlungsindikation: Gleichzeitig mit der Diagnosestellung sollte mit einer effektiven Basistherapie begonnen werden. Je früher (<3 Monate nach Diagnosestellung) und intensiver behandelt wird, desto besser ist der Krankheitsverlauf. Patienten mit schlechten Prognosezeichen sollten besonders intensiv behandelt werden. Die Behandlung erfolgt in interdisziplinärer Zusammenarbeit von Rheumatologen, Orthopäden, Ophtalmologen, Dermatologen, Physiotherapie, Ergotherapie und Sozialarbeitern.

Pharmakotherapie: A. nichtsteroidale Antirheumatika (Abk. NSAR): Effekt in ca. 7–10 Tagen, keine Langzeittherapie, mögliche gastrointestinale, hepatische und renale UAW; **I.** traditionelle NSAR, z. B. Diclofenac, 3 × 50 mg/d p. o. oder 2 × 75 mg/d p. o., oder Ibuprofen, 3 × 400 mg/d p. o. oder 2 × 600 mg/d p. o.; **II.** spezifische COX-II-Hemmer (Coxibe), z. B. Celecoxib (Celebrex®), 200 mg/d p. o., oder Etoricoxib (ARCOXIA®), 90 mg/d p. o.; Kontraindikation: klinisch gesicherte koronare Herzkrankheit und/oder zerebrovaskuläre Erkrankungen, Herzinsuffizienz im NYHA-Stadium II–IV; bei Etoricoxib zusätzlich: Patienten mit nicht ausreichend kontrollierter arterieller Hypertonie; Anwendung bei Patienten mit erheblichen Risikofaktoren für das Auftreten kardiovaskulärer Ereignisse (z. B. arterielle Hypertonie, Hyperlipidämie, Diabetes mellitus, Rauchen, periphere arterielle Verschlusskrankheit) nur nach vorheriger Risiko-Nutzen-Abschätzung. Da das kardiovaskuläre Risiko unter einer Coxib-Therapie mit Dosis und Behandlungsdauer ansteigen kann, sollten alle Coxibe in der niedrigst wirksamen Dosis über einen möglichst kurzen Zeitraum verabreicht werden. **B. Glukokortikoide:** als Monotherapie oder in Kombination mit der Basistherapie; erhebliche UAW, z. B. Infektgefahr, Hypertonie, Diabetes mellitus, Osteoporose, aseptische Nekrose, Grüner und Grauer Star, Gewichtszunahme, Nervosität, Hautatrophie; **I.** niedrig dosierte, orale Langzeittherapie mit Prednisolon (z. B. Decortin® H, 5,0–7,5 mg/d p. o. (Anfangsdosis 20–25 mg, Reduktion um 2,5 mg/Woche, ab 10 mg langsamer); **II.** selten: Prednisolon-Stoßtherapie, bei hoher Aktivität der RA mit 100–1000 mg/d an 3 Tagen; cave: keine Bolustherapie; **III.** lokale (intraartikuläre) Therapie mit langwirkenden Glukokortikoiden, z. B. Triamcinolonacetonid (z. B. Volon® A) bei Mono-/Oligoarthritis, wenn kein systemischer Effekt erwünscht ist. Bei systemischer Glukokortikoidtherapie stets zur Prophylaxe einer Osteoporose zusätzlich täglich 500–1000 IE Vitamin D_3 und 1 g Calcium p. o. **C. Basistherapie:** krankheitsmodifizierende Therapie mit langsam wirkenden Antirheumatika bei gesicherter Diagnose mit signifikanter Entzündungsaktivität; Wirkungseintritt nach Wochen bis Monaten; die Anwendung erfolgt patientenadaptiert, wobei eine Kombination verschiedener Basistherapeutika möglich ist; **I. Immunmodulatoren: 1.** Goldpräparate: intramuskuläre Goldtherapie mit Aurothiomalat (Tauredon®); initial 10 mg i. m. als Testdosis, in der 2. Woche einmalig 25 mg i. m., danach 50 mg i. m. 1-mal pro Woche; Wirkungseintritt nach 3–6 Monaten; toxische UAW: Dermatitis, Stomatitis, Proteinurie, Immunkomplexnephritis, Anämie, Leukopenie, Thrombozytopenie, Sehstörung, Diarrhö; **2.** Antimalariamittel: Hydroxychloroquin (z. B. Quensyl®), 2 × 200 mg p. o., als Dauertherapie v. a. im wenig aktiven Frühfall; Wirkungseintritt nach 3–6 Monaten; UAW: Retinopathie (augenärztliche Kontrollen in 6-monatigen Abständen), Magenunverträglichkeit, Kopfschmerz; **3.** Sulfasalazin: (z. B. Azulfidine® RA), allmähliche Erhöhung der Dosis auf 2 g/d p. o. in der 4. Woche; Wirkungseintritt nach 1–3 Monaten; UAW: Blutbildveränderung, gastrointestinale Störungen, Oligospermie; **II. Immunsuppressiva:** v. a. bei mittelgradigem bis schwerem Verlauf; **1.** Methotrexat (z. B. MTX®, Lantarel®), 1-mal wöchentlich 7,5–25 mg p. o. in Kombination mit Folsäuresubstitution (24 Stunden später); Wirkungseintritt nach 4–12 Wochen; UAW: Exantheme, Haarausfall, Übelkeit, Ulkus, Leberschaden, Hyperurikämie, Vaskulitis, Alveolitis, Lungenfibrose, Blutbildungsstörung, Verstärkung einer Niereninsuffizienz, teratogene Wirkung; **2.** Leflunomid (Arava®), in den ersten 3 Tagen 100 mg/d p. o., danach 10–20 mg/d; Wirkungseintritt nach 4–6 Wochen; Kontraindikationen: Schwangerschaft, Stillzeit, Kinderwunsch, Zytopenien, schwere Infektionen und Immundefekte, ausgeprägter Leberschaden, schwere Niereninsuffizienz, schwer einstellbarer Bluthochdruck; UAW: Diarrhö, Hepatotoxizität, Zytopenien, Veränderungen des zentralen Nervensystems, Blutdruckanstieg, Hautausschläge, sehr teratogen; cave: Schwangerschaft: wegen der langen Halbwertzeit muss eine Leflunomidtherapie mindestens 2 Jahre vor einer geplanten Schwangerschaft beendet oder vorher ein Auswaschverfahren mit Aktivkohle oder Colestyramin durchgeführt worden sein; **3.** Ciclosporin A (z. B. Sandimmun® Optoral); Wirkungseintritt in einigen Wochen; 3 mg/kg KG/d p. o.; UAW: Hypertonie, Niereninsuffizienz, Hirsutismus, Blutbildveränderung, Gingivahyperplasie; **4.** Azathioprin (z. B. Imurek®), Beginn mit 50 mg/d für 1 Woche, dann Steigerung auf 2 mg/kg KG/d p. o.; UAW: Blutbildveränderung, Leukopenie, Knochenmarkdepression, Leberschaden, evtl. lymphoproliferative Erkrankung; cave: keine Kombination mit Allopurinol, Cyclophosphamid oder Succinylcholin; **5.** Cyclophosphamid (Endoxan®) bei schwerem Verlauf mit Vaskulitis; 2 mg/kg KG/d (bis zu kumulativer Dosis von 20–30 g) oder i. v. Stoßtherapie mit 750 mg/m^2 KO alle 3–4 Wochen (6–12 Zyklen); UAW: Blutbildveränderung, Knochenmarkdepression, Magen-Darm-Beschwerden, hämorrhagische Zystitis, myelodysplastisches Syndrom*, Hypogonadismus; bei Überschreiten der kumulativen Dosis können Neoplasien entstehen. **III. Biologika: 1.** TNF-Blocker: bei mittel- bis hochgradiger Krankheitsaktivität und in therapieresistenten Fällen; Indikation: trotz entsprechender Behandlung aktive Erkrankung, d. h. Versagen von zumindest 2 konventionellen Basistherapeutika, eines davon Methotrexat; Kontraindikationen: Infektionen, ausgeprägte Immunsuppression, unbehandelte Tuberkulose, unbehandelter positiver Tuberkulin-Test, Herzinsuffizienz (NYHA III–IV), Multiple Sklerose, Lymphom, Optikusneuritis, große operative Eingriffe, Kollagenose, Schwangerschaft und Stillzeit, bei Verwendung von Lebend-Impfstoffen; UAW: Infektionen, u. a. Tuberkulose, Blutbildveränderungen, Autoimmunität, Hautausschläge; **a)** Etanercept (Enbrel®), menschliches TNF-Rezeptor-p75-FC-Fusionsprotein, 25 mg s. c. 2-mal wöchentlich; **b)** Infliximab (Remicade®), chimärischer monoklonaler Antikörper, 3 mg/kg KG i. v. (Infusion über 2 Stunden) in den Wochen 0, 2, 6, danach alle 8 Wochen; **c)** Adalimumab (Humira®), humanisierter monoklonaler Antikörper, 40 mg s. c. alle 2 Wochen; **2.** Interleukin-1-Blocker: Anakinra (Kineret®), Rezeptor-Antagonist, 100 mg/d s. c., Indikation wie bei TNF-Blocker; Kontraindikation: Infektion, schwere Niereninsuffizienz, Neutropenie, Vakzination mit Lebendimpfstoffen, Schwangerschaft, Lymphom, große operative Eingriffe; **3.** B-Zell-Depletion: Rituximab (MabThera®), chimärischer monoklonaler Antikörper gegen das Oberflächenantigen CD20, 2 i. v. Infusionen zu je 1000 mg im Abstand von 2 Wochen (Tag 1 und 15, Infusiondauer ca. 4 Stunden) mit Prämedikation durch 100 mg Methylprednisolon; cave: Vor Therapiebeginn ist der Impfstatus zu überprüfen (ggf. notwendige Grundimmunisierung auffrischen und erforderliche Impfungen gegen Pneumokokken, Influenza und eventuell andere durchführen). Indikation: aktive Erkrankung trotz entsprechender Behandlung mit konventionellen Basistherapeutika und TNF-Blockern oder Unverträglichkeiten gegen diese Wirkstoffe und bei Kontraindikation gegen TNF-Blocker (z. B. latente Tuberkulose, Lymphome); Kontraindikation: Kinder, Schwangerschaft, Stillzeit, bestehende Allergie, Infektion, schwere Herzinsuffizienz (NYHA IV); **4.** selektiver T-Zellen Kostimulationsblocker (-modulator): Abatacept (ORENCIA®), lösliches CTLA4-IgG1-Fusionsprotein, ca. 10 mg/kg KG i. v. (<60 kg KG: 500 mg; 60–100 kg KG: 750 mg, >100 kg KG: 1000 mg) als Kurzinfusion über 30 Minuten in den Wochen 0, 2 und 4, danach alle 4 Wochen; Indikation: aktive Erkrankung trotz Therapie mit TNF-Blocker oder Unverträglichkeit bzw. Kontraindikation gegen diese Wirkstoffe; Kontraindikation: Infektion, Überempfindlichkeit gegen den Wirkstoff, Vakzination mit Lebendimpfstoffen, Schwangerschaft, Stillzeit, große operative Eingriffe. **IV.** Kombination der Basistherapeutika: prinzipiell ist jede Kombination möglich; am häufigsten sind folgende Kombinationen: **1.** Methotrexat + Hydroxychloroquin; **2.** Methotrexat + Sulfasalazin; **3.** Methotrexat + Sulfasalazin + Hydroxychloroquin; **4.** Methotrexat + Ciclosporin A; **5.** Methotrexat + Leflunomid; **6.** Methotrexat + Biologika.

Operative Therapie: dringliche Indikation: Gefahr akuter Funktionsverschlechterung, z. B. Nervenkompressionssyndrom* (z. B. des Nervus medianus, Nervus ulnaris), Sehnenruptur; relative Indikation: kontinuierliche Verschlechterung von Funktion und Operationschance (persistierende Synovialitis, Fingerdeformitäten u. a.); operative Reihenfolge: von der unteren zur oberen Extremität (da schmerzfreies Gehen für die Unabhängigkeit des Patienten unabdingbar ist); zunächst Rekonstruktion eines Standbeines (Hüft- und Knieprothese auf der gleichen Seite); im Bereich der oberen Extremität gilt: zuerst proximal, dann distal operieren; **Verfahren: 1.** Synovektomie: radikale Entfernung der entzündlich veränderten Gelenkinnenhaut (Artikulosynovektomie) bzw. der Sehnenscheiden (Tenosynovektomie); Ziel: lokale Sanierung, Schmerzlinderung, bessere Beweglichkeit und Stoppen der Destruktion; Indikation zur Synovektomie: drohende Gelenkdestruktion an radiologisch intakten (Frühsynovektomie) oder veränderten (Spätsynovektomie) Gelenken, wenn konsequente (mind. 6 Monate), krankheitsmodifizierende Therapie erfolglos blieb; bei Mono- oder Oligoarthritis zur Vermeidung der krankheitsmodifizierenden Therapie; Frühsynovektomie führt im Allg. zu besseren Ergebnissen als Spätsynovektomie, da sekundär degenerative Veränderungen fortschreiten; **2.** rekonstruktive Maßnahmen sind indiziert bei drohender oder erfolgter Sehnenruptur (am häufigsten Musculus extensor pollicis longus), Veränderung der Hand (Abgleiten des Handgelenkes, Knopfloch-, Schwanenhalsdeformität u. a.), zystische Knochenveränderung; operative Behandlung der Sehnenruptur: primäre Sehnennaht, Sehnentransposition oder autogene Sehnentransplantation; **3.** Dekompressionsoperation bei Nervenkompressionssyndrom (z. B. Karpaltunnelsyndrom); **4.** Arthroplastik: Resektion der Gelenkteile und Bildung eines neuen Gelenkes bei ausgeprägter, schmerzhafter Destruktion und Fehlstellung (luxierte Zehengrundgelenke, Zehenkontraktur); bes. erfolgreich am rheumatischen Vorfuß; **5.** Arthrodese: Gelenkversteifung (z. B. des unteren Sprunggelenks) zur Schmerzbeseitigung und Funktionsverbesserung der Gesamtextremität; **6.** Endoprothese (häufig an Hüfte, Knie, Schulter, Metakarpophalangealgelenk, selten an Hand- und Ellenbogengelenk) bei schwerer Gelenkzerstörung ohne Möglichkeit, die Beweglichkeit durch andere Verfahren zu verbessern.

Psychotherapie: Zur interdisziplinären Betreuung des Patienten gehört die begleitende Psychotherapie, da der Zusammenhang zwischen belastender Lebenssituation und Krankheitsausbruch auffällt.

Naturheilkundliche Verfahren (Autor: Th. J. Doering)**: 1.** modifiziertes Fasten mit schmerzlindernden und entzündungshemmenden Effekten; laktovegetabile Ernährung mit hohem Rohkostanteil; **2.** Einreibungen mit Fichtennadel-, Minz-, Kampfer- und Eukalyptusöl (nicht im akuten Schub); **3.** Wickel/Auflagen: **a)** im akuten Schub kühlend, z. B. mit Quark, Retterspitz®, Heilerde; **b)** im chronischen Stadium warm, z. B. mit Bockshornkleesamen, Retterspitz; **c)** Moor-/Kieselkneten warm oder kalt je nach Entzündungsstadium; **4.** Bäder: Unterwassermassagen, Stangenbad; **5.** Sauna; **6.** Phytotherapie als Mono- oder Begleittherapie: z. B. Teufelskrallenwurzel (Harpagophyti radix), ca. 4,5 g Droge/d (entspricht 950–1500 mg/d beim alkoholischen Extrakt) oder Weihrauch (Boswellia serrata), Ayurmedica H15, 3 × 2 Drg. (400 mg standardisierter indischer Weihrauchextrakt), Brennesselkraut oder -blätter (Urticae herba oder folium), pflanzliche Diuretika; **7.** Neuraltherapie: Störfeldabklärung, z. B. Tonsillen und Zähne; lokale Anwendung an Gelenkkapsel und Bandstrukturen; Procain-Basen-Infusionen; **8.** ableitende Therapie* im schubfreien Intervall, z. B. Schröpftherapie*, Cantharidenpflaster*, periartikuläres großflächiges Baunscheidtieren*; vgl. Therapie, umstimmende; **9.** orthomolekulare Medizin zur Entzündungsminderung und Reduktion von freien Radikalen, z. B. Selen 100–200 µg, Zink 10–40 mg, Vitamin E, Omega-3-Fettsäuren; **10.** moderate Hyperthermie im entzündungsarmen Intervall.

Sonstige Maßnahmen: **1.** Physiotherapie: begleitend zur Erhaltung von Muskelkraft und Gelenkfunktion; regelmäßige und intensive Bewegungstherapie sowie physikalisch-therapeutische Maßnahmen; **2.** Ergotherapie: begleitend zur Erhaltung von Muskelkraft und Gelenkfunktion sowie zur Erhaltung und Verbesserung der Lebensqualität: Ausstattung mit technischen Hilfsmitteln, Gelenkschutz, Schienen.

Therapeutischer Stufenplan: s. Abb.

Arbeitsunfähigkeit: abhängig von Krankheitsaktivität und Stadium der Erkrankung.

Hinweis: **1.** RA ist eine ernst zu nehmende chronische Erkrankung und bedarf einer intensiven fachärztlichen Betreuung. **2.** Die Therapie sollte möglichst früh und aggressiv begonnen werden. **3.** Ergänzende und andere Heilmethoden stellen keine Alternative zur pharmakologischen und/oder operativen Therapie dar.

Neuentwicklung: **1.** Tocilizumab: humanisierter monoklonaler Antikörper gegen Interleukin-6-Rezeptor, monatliche i. v. Infusionen; **2.** Golimumab: humanisierter monoklonaler Antikörper gegen TNF-alpha, monatlich s. c.; **3.** Certolizumab Pegol: humanisierter monoklonaler Antikörper gegen TNF-alpha, monatlich s. c.; **4.** Ocrelizumab, Denosumab, TRU-015, CAMPATH 1-H; experimentelle Therapie mit Anti-ICAM-1 (Adhäsions-

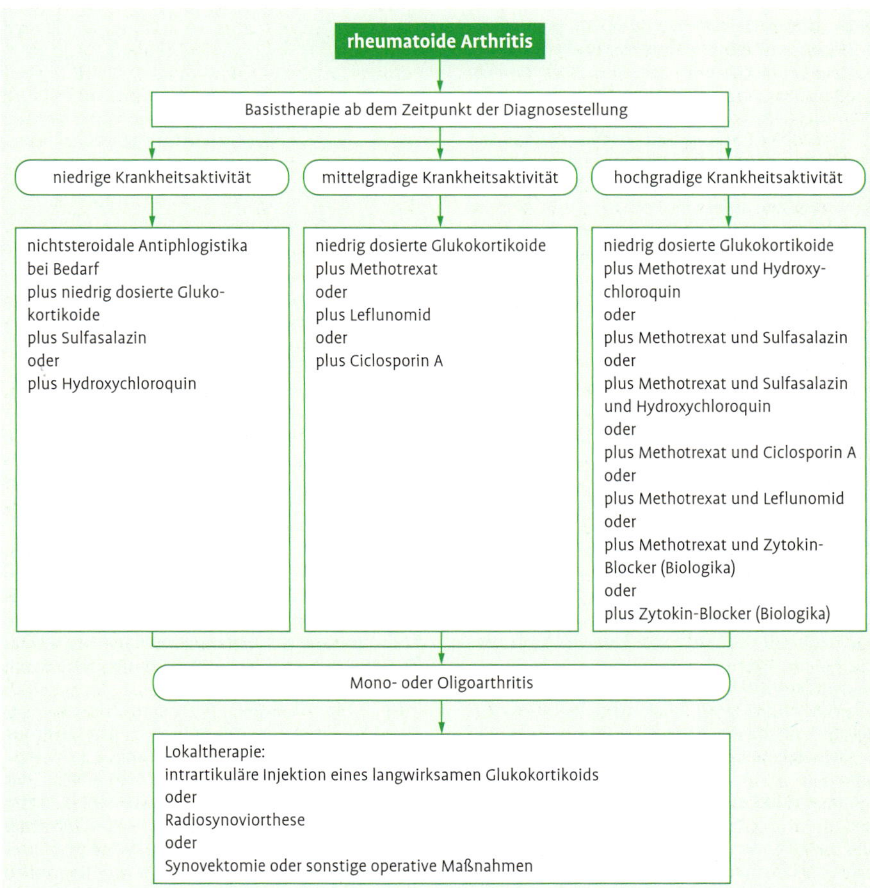

Arthritis, rheumatoide: therapeutischer Stufenplan

A

moleküle CD 54), Everolimus, Janus Associated Kinase (Abk. JAK)-Inhibitor, Spleen Tyrosine Kinase-Inhibitor.

Selbsthilfe: Deutsche Rheuma-Liga Bundesverband e. V., Maximilianstr. 14, 53111 Bonn, Tel. 0228 766060, Fax 0228 7660620; E-Mail: bv@rheuma-liga.de, Homepage: http://www.rheuma-liga.de.

Literatur: **1.** Kuipers, J. G.; Zeidler, H.: Seropositive chronische Polyarthritis. In: Zeidler, H.; Zacher, J.; Hiepe, F. (Hrsg.): Interdisziplinäre klinische Rheumatologie. Berlin, Heidelberg, New York: Springer, 2001; **2.** Arnett, F. C.: The American Rheumatism Association 1987 revised criteria for the classification of rheumatoid arthritis. Arthritis Rheum 31 (3): 315–324 (1988).

Autor: I. Günaydin.

Arthritis, septische: s. Arthritis, infektiöse.

Arthritis urica: s. Gicht.

Arthropathie: s. Dysfunktion, kraniomandibuläre.

Arthrose: syn. Arthrosis deformans, Osteoarthrose, Osteoarthrosis deformans; chronisch progrediente, meist schubweise verlaufende degenerative Gelenkerkrankung, die von einer irreversiblen mechanischen oder strukturellen Schädigung des Knorpels ausgeht (s. Knorpelersatz) und zur Knorpeldestruktion mit Gelenkdeformierung und -zerstörung führt; häufigste orthopädische Erkrankung nach dem 55. Lebensjahr; **Ursache:** Missverhältnis zwischen Belastung und Belastbarkeit der Gelenke; **Einteilung** nach der Ätiologie: **1.** primäre oder idiopathische Arthrose: multifaktorielles Geschehen vermutlich mit genetischer Prädisposition; Lokalisation v. a. Handgelenke (Polyarthrose), Achsenskelett und statisch belastete große Gelenke der unteren Extremitäten; **2.** sekundäre Arthrose: **a)** nach Gelenkerkrankung oder Trauma, bei Achsenfehler* der Extremitäten, Beinlängendifferenz*, Hüftdysplasie*, Perthes-Krankheit, juveniler Epiphysenlösung; **b)** i. R. einer Grundkrankheit, z. B. Gicht*, Hämophilie*, Syphilis*; **Klinik:** anfangs Einlaufschmerzen, später in Abhängigkeit von Witterung (Kälte, Nässe) und Belastung abwechselnd beschwerdefreie Phasen (subakute oder latente Arthrose) und Schübe (sog. aktivierte Arthrose) mit reaktiven Synovitiden und Gelenkergüssen; Bewegungseinschränkung bis zur Gelenksteife, Muskelkontraktur, -atrophie und Ruheschmerzen; **Lokalisation:** s. Tab.

Arthrose
Häufige Lokalisationen

Wirbelsäule	Bandscheiben (Chondrose, Osteochondrose, Spondylose) kleine Wirbelgelenke (Spondylarthrose)
Hüfte	Koxarthrose (in 80 % sekundär)
Knie	Femoropatellararthrose Valgusgonarthrose Varusgonarthrose Pangonarthrose
Hand	Daumensattelgelenk (Rhizarthrose; primär v. a. bei Frauen) Fingerendgelenke (Heberden-Arthrose) Fingerzwischengelenke (Bouchard-Arthrose)
Großzehengrundgelenk	Hallux rigidus (Hallux valgus)
Schulter	Omarthrose (selten, posttraumatisch)
Ellenbogen	posttraumatisch (Fraktur, Pressluftschaden)
Fingergelenke	Polyarthrose

Behandlungsindikation: je nach subjektivem Befinden, klinischem und röntgenologischem Befund, um der Progredienz entgegenzuwirken, die Beschwerden zu lindern und die Funktion zu verbessern.

Pharmakotherapie: **1.** nichtsteroidale Antiphlogistika: nur bei Bedarf (Belastung, Schub), keine Dauermedikation wegen UAW, z. B. Ibuprofen (z. B. Dolgit®), 3 × 400–800 mg/d p. o., oder Diclofenac (z. B. Voltaren®), 3 × 25–50 mg/d p. o., bei exponierten Gelenken lokal-topisch (z. B. Ibutop®Gel, Voltaren® Emulgel®), im Schub initial i. m. (z. B. Imbun®, Rewodina 75 RF®); **2.** Glukokortikoide (nur lokal): intraartikulär in Knie, Hüfte, Hand (cave: Gelenkinfektion, weitere Knorpeldestruktion bei häufiger Anwendung) oder an paraartikuläre Schmerzpunkte, z. B. Dexamethason (Lipotalon®), 2 × 1 Amp. à 2,5 mg, oder Triamcinolon (Volon® A), 10–80 mg, ggf. zusammen mit Lokalanästhetika; **3.** Lokalanästhetika, z. B. Bupivacain (z. B. Carbostesin® 0,5 %); **4.** SYSADOA (Abk. für engl. symptomatic slow acting drugs in osteoarthritis), v. a. bei Gonarthrose und Patienten mittleren Alters; Glucosaminsulfat (z. B. Dona® 200-S), 3 × 1–2 Drg. zu den Mahlzeiten, oder Hyaluronsäure (z. B. Durolane® Spritzampulle), 1 Amp. à 20 mg intraartikulär; **5.** Myotonolytika: zusätzlich bei vertebragener Verspannung (s. Myogelose).

Operative Therapie: bei präarthrotischer Deformität junger und bei erfolgloser konservativer Therapie älterer Patienten indiziert; **1.** gelenknahe Umstellungsosteotomie (vgl. Achsenfehler der Extremitäten); **2.** offene arthroskopische Gelenkspülung (Lavage), Gelenktoilette (Cheilotomie), Pridie-Bohrungen, Abrasionsarthroplastik (s. Knorpelersatz) führen oft nur kurzfristig zu subjektiver Besserung; **3.** Knorpelersatz*: OATS-Plastik insbesondere bei kleinen Defekten, autologe

Knorpeltransplantation (Chondrozytentransplantation) insbesondere bei großen posttraumatischen Knorpeldefekten jüngerer Menschen; **4.** Resektionsarthroplastik, Arthrodese oder Verfahren der Endoprothetik* bei hochgradiger Arthrose.

Strahlentherapie: nur bei erfolgloser konservativer Therapie und häufigen Schüben (cave: erhöhte Leukämierate) bei >40-Jährigen (Kontraindikation: Schwangerschaft) indiziert; **1.** Radiosynoviorthese (Abk. RSO): intraartikuläre Injektion eines kolloidal gelösten Nuklids (z. B. Rhenium-186, Yttrium-90, Erbium-169), in 50–60 % nach mehreren Monaten erfolgreich; **2.** Röntgenbestrahlung (5–8-mal).

Naturheilkundliche Verfahren (Autor: Th. J. Doering): **1.** gezielte Ernährungstherapie (laktovegetabile Kostformen, Fastenkuren); **2.** ableitende Therapie*, z. B. mit Blutegeln* oder Eigenbluttherapie zur ergänzenden Behandlung; **3.** lokale äußere Anwendung verschiedener Öle, Salben und Wickel; **a)** im chronischen Stadium z. B. Bockshornkleewickel und Heublumensack; **b)** bei aktivierten Arthrosen Quarkwickel und -auflagen, Retterspitz® oder kalte Heilerdeauflagen; **4.** Traditionelle Chinesische Medizin, z. B. Akupunktur*; **5.** Phytotherapie als Mono- oder Begleitmedikation, z. B. Teufelskralle (Harpagophytum procumbens), 900–1500 mg bei alkoholischem Extrakt oder Kombinationspräparat aus Eschenrinde, Goldrute, Zitterpappel (Phytodolor® Tinktur), 3 × 30–40 Tr., Mistel- und Weidenrindenpräparate; **6.** Neuraltherapie: **a)** lokale Injektionen in Schmerz- und Akupunkturpunkte, Quaddeln im Bereich von Gelenken und schmerzenden Sehnenansätzen; **b)** intraarterielle Injektionen, z. B. in die Arteria femoralis; **c)** Unterbrechung der nozizeptiven Afferenzen durch Injektion an peripheren Nerven und Nervenwurzeln; Blockade der zugeordneten sympathischen Ganglien; **d)** Sanierung der entdeckten Störherde; **7.** orthomolekulare Medizin: hochdosierte Gabe von Vitamin C, E, D und Calcium.

Sonstige Maßnahmen: **1.** Beratung: Aufklärung über die Erkrankung, deren natürlichen Verlauf und dessen Beeinflussbarkeit durch konservative und operative Therapie. Die Beratung ist individuell zu gestalten, z. B. Verhalten im Alltag, körperliche Belastung in Beruf und im Sport, Übergewicht, Bewegungsmangel). **2.** Physiotherapie: Massagen, aktive und passive Bewegungsübungen (bei Kontraktur), Hochfrequenztherapie, Ultraschalltherapie, Iontophorese, Wärmeapplikation (Fango, Moor, Paraffin, Balneotherapie, Elektrothermotherapie); Kryotherapie (nur im akuten Stadium), Erlernen von Kompensationsmöglichkeiten; **3.** orthopädische Heil*- und Hilfsmittel, z. B. Gehhilfe, Kunststofforthese, Schuhanpassung, Greifzange, Strumpfanzieher, ggf. entlastende Schiene oder Bandage, Schuhzurichtung an Konfektionsschuhen: Pufferabsätze, Schuhaußenranderhöhung bzw. Schuhinnenranderhöhung; **4.** Kuraufenthalt mit intensiver Therapie bei nicht fortgeschrittener Arthrose kann eine langanhaltende subjektive Besserung bewirken.

Eigenbehandlung: **1.** Minimierung der Belastungsfaktoren (Nässe, Kälte, Übergewicht, schwere körperliche und einseitige Belastungen, Sportarten mit Spitzenbelastungen); **2.** Bewegungsübungen ohne starke Gelenkbelastung (Radfahren, Schwimmen, Wandern, regelmäßige Gymnastik) fördern den Knorpelstoffwechsel, erhalten die Gelenkbeweglichkeit und verhindern Kontrakturen und Atrophien.

Arbeitsunfähigkeit: abhängig von beruflicher Belastung, Ausmaß der Beschwerden, Lokalisation und Therapie; bei konservativer Behandlung max. 1 Monat, postoperativ (Endoprothetik) ca. 4–6 Monate.

Hinweis: **1.** Übergewicht korreliert zwar nicht mit einer höheren Arthroserate (Ausnahme: Knie), wirkt sich aber negativ auf Schmerzsymptomatik und Progredienz aus. **2.** Berufliche und sportliche Belastung verursachen nur bei Traumata und Mikrotraumata Arthrose (z. B. Pressluftarbeiten, Kampfsport). **3.** Die schmerzlose Krepitation eines Gelenks allein ist kein Hinweis auf Arthrose.

Selbsthilfe: Deutsche Arthrose-Hilfe e. V., Postfach 110551, 60040 Frankfurt, Tel. 06831 946677, Fax 06831 946678; E-Mail: service@arthrose.de, Homepage: http://www.arthrose.de.

Literatur: Dieppe, P. A.; Lohmander, L. S.: Pathogenesis and management of pain in osteoarthritis. Lancet 365 (9463): 965–973 (2005).

Autoren: M. Schult, D. Krocker, D. Leutloff.

Articain: s. Lokalanästhetika.

Arzneimittelabhängigkeit: starkes, gelegentlich übermächtiges Verlangen, Arzneimittel (ärztlich verordnet oder nicht) zu konsumieren; **Ursache:** Ausgangspunkt ist oft eine ärztlich (iatrogen) begründete Anwendung eines Arzneimittels; **Formen:** Abhängigkeit meist von Narkotika, Barbituraten, Benzodiazepinderivaten, Psychostimulanzien oder Appetitzüglern; unterscheiden sich bezüglich Abhängigkeitspotential, Intoxikations- oder Entzugserscheinungen deutlich voneinander; **Klinik:** allgemeine Zeichen einer Arzneimittelabhängigkeit: Kontrollminderung und Fortsetzung des Konsums trotz Nachweises schädlicher Folgen (psychische Abhängigkeit), Entzugssymptome und Toleranzentwicklung (körperliche Abhängigkeit), Veränderungen komplexer Verhaltensweisen und Vernachlässigung von Vergnügen oder Interessen; Einnahme ohne medizinische Indikation, Dosissteigerung, auffallendes Insistieren auf nicht indizierte Verschreibungen, Rezeptbeschaffung über Dritte, Rezeptbezug über mehrere Ärzte, Rezeptfälschungen, häufige Krankenhausaufnahmen in intoxikiertem Zustand oder nach Suizidversuchen, exogene Psychosen; vgl. Drogenabhängigkeit.

Arzneimittelabhängigkeit Therapeutischer Stufenplan
Kontaktphase
Klärung der Abhängigkeit
Diagnostik der somatischen und sozialen Schäden
Motivierung zur Behandlung mit dem Ziel einer vorläufigen Abstinenz
Entgiftungsphase
ambulant oder stationär mit Stärkung der Abstinenzmotivation
Entwöhnungsphase
Erkennen bisheriger suchtfördernder Einstellungen
Erlernen alternativer Verhaltensoptionen
Nachsorgephase
Stabilisierung neuer Wert- und Verhaltensmuster
Therapieziel ist die Verbesserung der Selbstexploration und Aufhebung suchtspezifischer Verdrängungsmechanismen, die Verbesserung der Verhaltenskontrolle und Rückfallverhinderung
möglichst in Kombination mit gesundheitlicher, sozialer und beruflicher Rehabilitation

Behandlungsindikation: 1. Intoxikationen, Entzugssyndrome bzw. Delirien können akut lebensbedrohlich sein und erfordern eine stationäre Aufnahme (Psychiatrie) oder ggf. intensivmedizinische Betreuung. 2. Entwöhnung bei Motivation des Patienten.

Pharmakotherapie: 1. Zur Anxiolyse und Schlafinduktion sind, falls unbedingt erforderlich, sedierende Antidepressiva, z. B. Doxepin (z. B. Aponal®) oder Trimipramin (z. B. Stangyl®) einzusetzen. 2. Bei Benzodiazepinabhängigkeit sollte die Einnahme nicht abrupt beendet, sondern noch kontrolliert fortgesetzt und reduziert werden; Faustregel: bei wochenlangem Gebrauch Reduzierung über Tage, bei monatelangem Gebrauch über Wochen und bei jahrelangem Gebrauch über Monate.

Psychotherapie: Entwöhnungstherapie in 4 Phasen: s. Tab.; Suchtfachkliniken verwenden meist psychodynamische, gruppen- und verhaltenstherapeutische Psychotherapieverfahren. Ambulant werden psychodynamische und verhaltenstherapeutische Interventionstechniken angewendet.

Naturheilkundliche Verfahren: Zur Unterstützung der Entwöhnung und psychosozialen Stabilisierung; 1. Massage (Bürstenmassagen); 2. Hydrotherapie (Wechselduschen, Sauna); 3. tägliche körperliche Aktivität, z. B. Fahrradfahren, Schwimmen, sog. Gesundmarschieren; 4. ballast- und vitaminreiche Kost.

Sonstige Maßnahmen: Autogenes Training, Entspannungsverfahren, Schlafhygiene*.

Hinweis: 1. Es besteht eine Kreuztoleranz zwischen Alkohol und Barbituraten (sog. Alkohol-Barbiturat-Typ). 2. Wichtig und erfolgreich ist die aktive Teilnahme an Selbsthilfegruppen. 3. Die Verordnung von Benzodiazepinderivaten an Suchtkranke ist obsolet.

Selbsthilfe: 1. Blaues Kreuz in Deutschland e. V., Freiligrathstr. 27, 42289 Wuppertal, Tel. 0202 620030, Fax 0202 6200381; E-Mail: bkd@blaues-kreuz.de, Homepage: http://www.blaues-kreuz.de; 2. Deutsche Hauptstelle für Suchtfragen (DHS) e. V., Westenwall 4, 59065 Hamm, Tel. 02381 90150, Fax 02381 901530; E-Mail: info@dhs.de, Homepage: http://www.dhs.de.

Autor: L. G. Schmidt.

Arzneimitteldosierung, Blutspiegel-kontrollierte: s. Drugmonitoring, therapeutisches.

Arzneimittelexanthem: Entzündungsreaktion von Haut bzw. Schleimhäuten nach Einnahme von Arzneimitteln in nichttoxischer Dosis (allergisches Arzneimittelexanthem inf. bestehender Sensibilisierung oder Pseudoallergie inf. nichtimmunologischer Intoleranz) oder kutane Manifestation einer Arzneimittelüberdosierung (toxisches Arzneimittelexanthem). **Klinik:** Das klinische Erscheinungsbild ist vielgestaltig: einfaches Erythem, Quaddeln (Urtikaria), Papeln, Knoten, Blasen, Einblutungen (Purpura) bis hin zu Exanthemen, die dem Erythema exsudativum multiforme (Abk. EEM) entsprechen, Stevens-Johnson-Syndrom oder akuter toxischer Epidermolyse bei Lyell-Syndrom.

Behandlungsindikation: Begrenzung der lokal entzündlichen bzw. begleitenden systemischen Reaktion.

Pharmakotherapie: **I. Lokaltherapie** (symptomatisch in Abhängigkeit von den Hautveränderungen); 1. erythematöses oder urtikarielles Arzneimittelexanthem: zur Kühlung und Juckreizlinderung 3-mal täglich Lotio alba aquosa (Zinkschüttelmixtur) oder Lotio alba spirituosa (ethanolische Zinkschüttelmixtur) mit stärkerer Kühlwirkung; 2. blasenbildendes Arzneimittelexanthem: feuchte Umschläge mit antiseptischem Zusatz; z. B. 0,1 %ige Chinolinollösung (z. B. Chinosol®); 3. Erosionen: 3-mal täglich Pinselungen mit antiseptisch und adstringierend wirkenden Farbstoffen (z. B. 0,5 % Pyoktaninlösung) oder Polyvidon-Iod (z. B. Betaisodona® Lösung); 4. entzündlich infiltriertes Arzneimittelexanthem: zusätzlich 1-mal täglich lokal Glukokortikoide: a) halogeniert: z. B. Flumetasonpivalat (z. B. LOCACORTEN® Creme); b) alternativ nichthalogeniert: z. B. Methylprednisolon (z. B. Advantan® Creme); **II. systemische Therapie** (bei Progredienz und schweren hämorrhagischen und bullösen Verlaufsformen); 1. Glukokortikoide: Prednisolon (z. B. Decortin® H), 80–250 mg/d über mehrere Tage; bei Erythema exsudativum multiforme entsprechendem Exanthem 100–150 mg/d, bei Stevens-Johnson-Syndrom 500 mg/d (staphy-

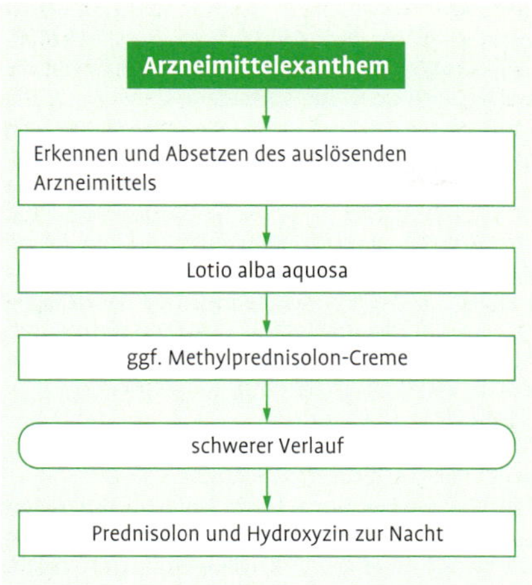

Arzneimittelexanthem: therapeutischer Stufenplan

logenes Lyell-Syndrom muss ausgeschlossen sein); **2.** Antihistaminika: Levocetirizin (Xusal®), 5 mg/d p.o. oder Hydroxyzin (z.B. Atarax®, cave: Sedierung), 37,5–75 mg/d p.o.; **3.** bei anaphylaktischen Reaktionen: s. Schock, anaphylaktischer.

Sonstige Maßnahmen: **1.** Absetzen des pharmakologischen Auslösers; bei lebenswichtigen Arzneimitteln Umstellung auf Substanzen, die keine Kreuzallergie aufweisen; **2.** Einsatz von Laxanzien (bevorzugt salinische); **3.** nach Abklingen des Arzneimittelexanthems: Identifizierung des auslösenden Allergens im allergologischen Speziallabor durch Allergentestung; Allergiepass ausstellen; **4.** bei EEM-artigen Exanthemen Nieren und Magen-Darm-Trakt auf Hämorrhagien untersuchen; **5.** bei Stevens-Johnson-Syndrom Plasmapherese; **6.** Immunglobulingabe.

Therapeutischer Stufenplan: s. Abb.

Arbeitsunfähigkeit: bei Juckreiz und Befall des gesamten Integumentes 7 Tage; bei schweren Verläufen auch länger.

Hinweis: Die i.v. Applikation von Calciumsalzen ist ohne nachweisbare Wirksamkeit und sollte deshalb nicht angewendet werden.

Literatur: **1.** Litt, J. Z.: Litt's Drug Eruption Reference Manual. 10th ed. London, New York: Taylor & Francis, 2004; **2.** Bork, K.: Arzneimittelnebenwirkungen an der Haut. 2. Aufl. Stuttgart: F. K. Schattauer, 1999.

Autoren: P. Schulze, W. Sterry.

Arzneimittelintoxikation: schädigende Wechselwirkung des Körpers mit Arzneimitteln; s. Analgetikaintoxikation, Antiarrhythmikaintoxikation, Antidepressivaintoxikation, Hypnotikaintoxikation, Neuroleptikaintoxikation, Theophyllinintoxikation.

Behandlungsindikation: Aufnahme toxisch relevanter Mengen und Auftreten klinischer Symptome sowie pathologisch erhöhte Serumkonzentrationen.

Basistherapie: s. Intoxikation.

Spezifische Therapie: **1.** Antidot-Gabe, sofern verfügbar; **2.** symptomatische Therapie in Abhängigkeit vom eingenommenen Arzneimittel.

Literatur: **1.** Martens, F.: Vergiftungen im Rettungsdienst. Notfallmedizin 2: 137–156 (2007); **2.** Olson, K. R. et al. (eds): Poisoning & drug overdose. 5th ed. New York: McGraw-Hill/Lange, 2007; **3.** Geller, E. et al.: Risks and benefits of therapy with Flumazenil (Anexate) in mixed drug intoxications. Eur Neur 31: 241–250 (1991).

Autor: F. Martens.

Arzneimittel, pflanzliche: s. Phytotherapie.

Arzneimittelüberempfindlichkeit: s. Arzneimittelexanthem.

5-ASA: s. 5-Aminosalicylate.

Asbestose: Form der progredienten, kollagenösen Pneumokoniosen durch Inhalation asbestfaserhaltiger Feinstäube; **Formen:** kann Lungen und Pleura befallen; zu den pulmonalen Erkrankungen zählen Lungenasbestose und asbestinduziertes Bronchialkarzinom*, zu den pleuralen Erkrankungen Pleuraplaques, Asbestpleuritis, diffuse Pleurafibrose und Pleuramesotheliom (s. Pleuratumor); **Pathogenese:** kanzerogene (Lungenkrebs, Mesotheliom) und fibrogene (Pleuraplaques, Pleurafibrose, Lungenasbestose) Wirkung von Asbest; charakteristisch für die asbestinduzierten Erkrankungen ist die lange Latenzzeit, die zwischen Exposition und Manifestation liegt (meist 2–3 Jahrzehnte). Berufskrankheit Nr. 4103, 4104, 4105.

Behandlungsindikation: Für die asbestinduzierten Erkrankungen gibt es keine kausale Therapie, lediglich das asbestinduzierte Bronchialkarzinom kann mit Strahlen-, Chemo- und operativer Therapie angegangen werden.

Operative Therapie: Nur bei Bronchialkarzinom und frühen Formen des Pleuramesothelioms ist eine operative Therapie möglich.

Strahlentherapie: Bei nicht operablem Bronchialkarzinom und Komplikationen bei Mesotheliom (z.B. brustwandbedingte Schmerzen) kann eine Strahlentherapie angezeigt sein.

Eigenbehandlung: Da Asbestexposition und inhalatives Rauchen ein kumulatives Risiko für die Entwicklung eines Bronchialkarzinoms darstellen, sollten asbestexponierte Menschen bzw. Asbestkranke nicht rauchen.

Arbeitsunfähigkeit: Für die Begutachtung der asbestinduzierten, nicht tumorösen Erkrankung ist die Einschränkung der Lungenfunktion entscheidend. Die Arbeitsunfähigkeitsbescheinigung bei maligner Erkrankung ist analog der Erkrankung ohne Asbestexposition vorzunehmen.

Hinweis: Die Frage eines Zusammenhangs zwischen Asbestinduktion und Entwicklung eines Tumors der Lunge oder der Pleura ist wegen der langen Latenzzeit zwischen Exposition und Manifestation und den häufig geänderten Arbeitsbedingungen nicht unproblematisch. Sie sollte Spezialisten (Pneumonologen, Arbeitsmediziner) vorbehalten bleiben.

Selbsthilfe: **1.** Asbestose-Selbsthilfegruppe e. V., Waldstr. 48, 64807 Dieburg, Tel. 06071 22411, Fax: 06071 22503, E-Mail: mail@asbesterkrankungen.de, Homepage: http://www.asbesterkrankungen.de; **2.** Deutsche Atemwegsliga, Prinzenpalais, Burgstraße, 33175 Bad Lippspringe, Tel. 05252 933615, Fax 05252 933616; E-Mail: koordination@atemwegsliga.de, Homepage: http://www.atemwegsliga.de.

Literatur: **1.** Sohral, S.; Konietzko, N.: Diagnostik und Stadieneinteilung des malignen Pleuramesothelioms. Pneumologie 56: 382–387 (2002); **2.** Konietzko, N.; Teschler, H.: Asbest und Lunge. Berlin, Heidelberg, New York: Springer, 1993; **3.** Wissenschaftlicher Beirat der Bundesärztekammer: Belastung der Bevölkerung durch Asbest. Dtsch Ärztebl 88: 1595–1600 (1991); **4.** Becklake, M. R.: Asbestos-related diseases of the lung and other organs: their epidemiology and implications for clinical practice. Am Rev Respir Dis 114: 187–227 (1976).

Autor: N. Konietzko.

Asherman-Fritz-Syndrom: s. Hypomenorrhö.

Aspergillom: s. Lungenmykosen.

Aspergillose: s. Lungenmykosen.

Asphyxie: s. Atemwegverlegung; Ertrinkungsunfall.

Astereognosie: s. Sensibilitätsstörungen.

Asthmaanfall: s. Status asthmaticus.

Asthma bronchiale: anfallsweises Auftreten von Atemnot inf. variabler und reversibler Bronchialverengung, basierend auf einer Entzündung der Bronchialschleimhaut und konsekutiver bronchialer Hyperreagibilität; **Formen:** allergisches, infektbedingtes, gemischtförmiges, analgetikabedingtes, anstrengungsbedingtes, berufsbedingtes Asthma bronchiale; **Schweregrade:** s. Tab. 1.

Behandlungsindikation: Auftreten von Beschwerden; Therapie der zugrunde liegenden Entzündung der Schleimhaut mit dem Ziel, eine subjektiv zufriedenstellende Lebensqualität zu erreichen.

Pharmakotherapie: **1.** **a)** anfangs inhalative, schnell wirksame Bronchodilatation mit Beta*-2-Sympathomimetika, z. B. Fenoterol (z. B. Berotec®), Salbutamol (z. B. Sultanol®), Terbutalin (z. B. Bricanyl®), bis zu 4-mal täglich als Dosieraerosol, bei häufigen Anfällen ohne Dosisobergrenze; **b)** ab Stadium III zusätzlich langwirkende Beta*-2-Sympathomimetika als Dauertherapie, z. B. Formoterol (z. B. Oxis®) oder Salmeterol (z. B. Serevent®); Theophyllin in Retardform; bei belastungsinduziertem Asthma bronchiale Leukotrien-Antagonist Montelukast (SINGULAIR®); **c)** bei einer schweren Asthma-Exazerbation kann die Kombination aus einem Parasympatholytikum,

Asthma bronchiale Tab. 1
Schweregrade des stabilen Asthma bronchiale bei Erwachsenen

Schweregrad		Symptomatik	Lungenfunktion
I	intermittierend	intermittierende Symptome am Tag (<1-mal/Woche)	FEV_1 ≥80 % des Sollwerts
		nächtliche Symptome (≤2-mal/Monat)	PEF ≥80 % des PBW
		kurze Exazerbationen (einige Stunden bis Tage)	PEF-Tagesvariabilität <20 % des Sollwerts
II	geringgradig persistierend	Symptome am Tag (>1-mal/Tag, <1-mal/Woche)	FEV_1 ≥80 % des Sollwerts
		nächtliche Symptome (>2-mal/Monat)	PEF ≥80 % des PBW
		Beeinträchtigung von körperlicher Aktivität und Schlaf bei Exazerbationen	PEF-Tagesvariabilität 20–30 % des Sollwerts
III	mittelgradig persistierend	täglich Symptome am Tag	FEV_1 60–80 % des Sollwerts
		nächtliche Symptome (>1-mal/Woche)	PEF 60–80 % des PBW
		Beeinträchtigung von körperlicher Aktivität und Schlaf bei Exazerbationen	PEF-Tagesvariabilität >30 % des Sollwerts
		täglicher Bedarf an inhalativen kurzwirksamen Beta-2-Sympathomimetika	
IV	schwergradig persistierend	anhaltende Symptomatik am Tag	FEV_1 ≤60 % des Sollwerts
		häufig nächtliche Asthmasymptome	PEF ≤60 % des PBW
		häufige Exazerbationen	PEF-Tagesvariabilität >30 % des Sollwerts
		dauerhafte Einschränkung der körperlichen Aktivität	

FEV_1: forciertes Exspirationsvolumen; PEF: Peak Expiratory Flow; PBW: persönlicher Bestwert

z. B. Ipratropiumbromid (z. B. Atrovent®) und Oxitropiumbromid (z. B. Ventilat®) und einem Beta*-2-Sympathomimetikum, z. B. Fenoterol (z. B. Berotec®), Salbutamol (z. B. Sultanol®), Terbutalin (z. B. Bricanyl®) besonders wirksam sein, während die alleinige Therapie mit einem Parasympatholytikum unzureichend sein kann. **2.** zur Dauerbehandlung zusätzlich antientzündliche Substanzen in Form von Glukokortikoiden, z. B. Budesonid (z. B. Pulmicort®), $2 \times 400\,\mu g/d$; **3.** Therapie des akuten Asthmaanfalls: s. Tab. 2. Bei einem schweren Asthmaanfall muss der Patient stationär aufgenommen und überwacht behandelt werden.

Psychotherapie: im Einzelfall als Ergänzung zur Pharmakotherapie (körperorientierte Psychotherapie).

Naturheilkundliche Verfahren: **1.** Entspannungstechniken, Autogenes Training (nach Schultz), Yoga und Hypnose können im Einzelfall als komplementäre Maßnahmen zur pharmakologischen Asthmatherapie vorteilhafte Effekte bringen. **2.** Im akuten Anfall wirken oft Anwendungen von feuchter Wärme (z. B. sog. heiße Rolle im thorakalen Rückenbereich) erleichternd. Im Intervall können durch Massage sog. bindegewebige Zonen behandelt werden; abhängig von körperlichem Befund und vegetativem Status auch umstimmende Therapie*.

Sonstige Maßnahmen: **1.** Vorrangig sind bes. beim allergischen Asthma bronchiale die Suche nach und Ausschaltung von Auslösern in der privaten Umgebung und am Arbeitsplatz. **2.** Wichtige Präventivmaßnahmen sind die Infektionsprophylaxe und Tabakabstinenz. **3.** Eine individuelle oder in organisierten Gruppen durchgeführte Schulung sollte die volle Ausschöpfung der Pharmakotherapie zusammen mit körperlichem Training, Freihalten der Nasenatmung, Immunprophylaxe (Schutzimpfungen gegen Influenza-Viren und Pneumokokken), Abbau unspezifischer Risikofaktoren und einem Leben „mit der inneren Uhr" zum Ziel haben. **4.** Ein Kurzzeiteffekt von

Asthma bronchiale — Tab. 2
Behandlung des akuten Asthmaanfalls

Anfallsform	Symptome	Therapie
leicht und mittelschwer	PEF >50 % des Sollwerts oder des PBW; Sprechen normal; Atemfrequenz <25/min; Herzfrequenz <110/min	Salbutamol, 2–4 Hübe, ggf. nach 10–15 Minuten wiederholen + Prednisolonäquivalent, 25–50 mg p. o.
schwer	PEF <50 % des Sollwerts oder des PBW; Sprech-Dyspnoe; Atemfrequenz ≥25/min; Herzfrequenz ≥110/min; **Hinweise auf lebensbedrohliche Situation:** PEF <33 % des Sollwerts oder des PBW bzw. <100 l/min; SaO_2 <92 % (PaO_2 <8 kPa); $PaCO_2$ normal oder erhöht (4,6–6 kPa); kein Atemgeräusch (sog. Stille Lunge); frustrane Atemarbeit, flache Atmung; Zyanose; Bradykardie, arterielle Hypotension; Erschöpfung, Konfusion, Koma	initial: Sauerstoff, 2–4 l/min über Nasensonde + Salbutamol, 2–4 Hübe, ggf. nach 10–15 Minuten wiederholen + Prednisolonäquivalent, 50–100 mg p. o. umgehende Krankenhauseinweisung stationär: Kombination aus 1. Ipratropiumbromid, 0,5 mg per inhalationem 2. Beta-2-Sympathomimetika, z. B. Terbutalin, 0,25–0,5 mg s. c. (ggf. nach 4 Stunden wiederholen), oder Reproterol, 0,09 mg langsam i. v. (ggf. nach 10 Minuten wiederholen), oder Salbutamol, 0,25–0,5 mg langsam i. v. 3. Prednisolonäquivalent, 50–100 mg i. v. im Abstand von 4–6 Stunden 4. Theopyllin, initial 5 mg/kg KG i. v. als Kurzinfusion, Erhaltungstherapie mit 0,5–0,7 mg/kg KG/h (cave: bei vorheriger Theophyllintherapie Dosisanpassung nötig, daher zuerst Bestimmung der Serumkonzentration) 5. ausreichende Flüssigkeitszufuhr

PEF: Peak Expiratory Flow; PBW: persönlicher Bestwert

A

Asthma bronchiale Tab. 3
Therapeutischer Stufenplan

Schweregrad	Bedarfstherapie	Dauertherapie
I	inhalative kurzwirkende Beta-2-Sympathomimetika (≤3-mal/Woche) kurzwirkende Beta-2-Sympathomimetika oder DNCG vor Anstrengung oder Allergenexposition	entfällt
II	kurzwirkende Beta-2-Sympathomimetika bei Bedarf (≤4-mal/Tag)	inhalative Glukokortikoide (200–500 µg)
III	kurzwirkende Beta-2-Sympathomimetika bei Bedarf (≤4-mal/Tag)	inhalative Glukokortikoide (800–2000 µg) und langwirkende inhalative Beta-2-Sympathomimetika (ggf. als feste Kombination) Optionen bei nicht ausreichender Wirkung: Steigerung der Glukokortikoiddosis Theophyllin Montelukast
IV	kurzwirkende Beta-2-Sympathomimetika bei Bedarf (≤4-mal/Tag)	inhalative Glukokortikoide (800–2000 µg) und langwirkende inhalative Beta-2-Sympathomimetika (ggf. als feste Kombination) ggf. Theophyllin orale Glukokortikoide (tägliche Anwendung als Einmalgabe in der niedrigsten noch effektiven Dosis)

DNCG: Dinatriumcromoglycat (Natriumsalz der Cromoglicinsäure)

Akupunktur* ist bewiesen. Allerdings ist die bronchodilatatorische Wirkung geringer als bei inhalativen Anwendungen von Bronchospasmolytika. Positive Langzeitergebnisse liegen weder für objektive Lungenfunktionsparameter noch für die Lebensqualität vor. Durch vorübergehende verminderte Perzeption der Atemnot kann es zu einer Verschleierung der subjektiven Beschwerden und damit zu einer bedrohlichen Verschlechterung kommen.

Therapeutischer Stufenplan: s. Tab. 3.

Eigenbehandlung: **1.** Die individuelle Kontrolle des Asthma bronchiale durch Peak-Flow-Messungen und die symptom- und Peak-Flow-orientierte Selbstmedikation sind Voraussetzungen für eine erfolgreiche Therapie. **2.** Kontrolle des Körpergewichts, Übergewicht ist zu vermeiden; **3.** körperliches Training.

Arbeitsunfähigkeit: bei gut eingestelltem Asthma bronchiale keine asthmabedingte Arbeitsunfähigkeit.

Hinweis: **1.** Die Arzneimittel selbst, deren geschulte Anwendung, die Kooperation des Patienten und die Überwachung durch den Arzt sind von entscheidender Bedeutung für den Langzeiterfolg. **2.** Während der Therapie eines schweren Asthmaanfalls mit Beta-2-Sympathomimetika bewirkt die zusätzliche intravenöse Gabe von Theophyllin häufig keine weitere Bronchodilatation, dagegen treten evtl. UAW auf. Die intravenöse Gabe von 2 g Magnesiumsulfat kann dabei die Lungenfunktion verbessern. **3.** Operative Eingriffe, z. B. Glomusexstirpation oder Resektion des Nervus laryngeus superior (sog. Bochumer Schnitt) können nicht generell empfohlen werden. Ihre Wirkung ist zu wenig abgesichert, der Eingriff nicht mehr reparabel und die Nebenwirkungen nicht absehbar. **4.** Bestimmte naturheilkundliche Verfahren wie die Mora-Therapie (beruht auf der Vorstellung von einer krankmachenden Wirkung elektromagnetischer Schwingungen), Bioresonanztherapie, Elektroakupunktur nach Voll und die Anreicherung der Luft mit negativen Ionen halten einer kritischen Prüfung ihrer Wirksamkeit nicht stand. Von der Anwendung dieser Methoden wird abgeraten. **5.** Ist unter den Maßnahmen, die unter Peak-Flow-Kontrolle durchgeführt werden sollten, keine weitgehende Symptomfreiheit zu erzielen, so ist die Diagnose zu überdenken (DD chronisch-obstruktive Bronchitis, Lungenemphysem).

Neuentwicklung: Bei schweren Asthmazuständen kann der Einsatz von Immunsuppressiva (z. B. Ciclosporin oder Methotrexat) zu einer Besserung des Asthma bronchiale oder zumindest zu einer Reduktion sehr hoher Glukokortikoiddosierungen führen.

Selbsthilfe: 1. Deutscher Allergie- und Asthmabund e.V. (DAAB), Fliethstr. 114, 41061 Mönchengladbach, Tel. 02161 814940, Fax 02161 8149430; E-Mail: info@daab.de, Homepage: http://www.daab.de; 2. Patientenliga Atemwegserkrankungen, Berliner Str. 84, 55276 Dienheim, Tel. 06133 3543, Fax 06133 924557; E-Mail: pla@patientenliga-atemwegserkrankungen.de, Homepage: http://www.patientenliga-atemwegserkrankungen.de.

Literatur: 1. Schultze-Werninghaus, G. et al.: Der schwere Asthmaanfall im Erwachsenenalter. Der Internist 45: 518–526 (2004); 2. Thole, H. et al.: Das Leitlinien-Clearingverfahren Asthma bronchiale – 2. Empfehlungen zu Eckpunkten für eine nationale Leitlinie Asthma bronchiale. Pneumologie 58: 165–175 (2004); 3. Paul, K.: Asthma bronchiale bei Kindern und Jugendlichen. Stuttgart: Wissenschaftliche Verlagsgesellschaft, 2003; 4. Pforte, A.: Atemwegsinfekte bei Asthma bronchiale und COPD. Bremen: UNI-MED, 2002; 5. Kroegel, C. (Hrsg.): Asthma bronchiale. Stuttgart: Thieme, 2002.

Autor: N. Konietzko.

Asthma bronchiale im Kindesalter: klinisch anfallsweise auftretende überwiegend exspiratorische Behinderung der Atmung, spontan oder durch Behandlung reversibel; pathophysiologisch Hyperreagibilität der Bronchialschleimhaut gegenüber allergenen, physikalischen, chemischen, immunologischen oder psychischen Triggern, die durch Auslösung von Bronchospasmus, Schleimhautschwellung und Hypersekretion zur Verengung von Bronchien führen (s. Asthma bronchiale).

Behandlungsindikation: akuter Asthmaanfall; chronische Beschwerden; Ziele der Behandlung sind Vermeidung von krankheitsbedingter Entwicklungsstörung und von Behinderung der Alltagsaktivitäten, Krankheitssymptomen sowie Asthma-bedingter Letalität.

Pharmakotherapie: 1. akuter Asthmaanfall: a) kurzwirksames Beta*-2-Sympathomimetikum, z. B. Salbutamol (z. B. Sultanol® Fertiginhalat), 2–4 Hub p. i., ggf. repetitiv; b) ggf. zusätzlich Sauerstoffgabe*, Ziel: Sauerstoffsättigung >92 %; c) ggf. zusätzlich Prednisolon (Decortin H®) 1–2 mg/kg KG p. o.; d) ggf. zusätzlich Ipratropiumbromid (z. B. Atrovent®Fertiginhalat) 250 mg p. i.; e) ggf. bei schwerem Bronchospasmus trotz maximaler Dosierung von Bronchodilatatoren und Glukokortikoiden stationär zusätzlich Theophyllin (z. B. Bronchoparat®) i. v. unter Monitor- und Spiegelkontrolle; 2. Dauertherapie: a) kurzwirksames Beta-2-Sympathomimetikum, z. B. Salbutamol (z. B. Sultanol®), 1 Hub p. i. bei Bedarf, b) inhalatives Glukokortikoid, z. B. Budenosid (z. B. Budes®), 2 × 200 µg p. i.; c) Leukotrien-Rezeptor-Antagonist, z. B. Montelukast (SINGULAIR® junior, SINGULAIR®), 4 mg (Kinder <6 Jahre), 5 mg (6–14 Jahre) bzw. 10 mg (>14 Jahre) p. o. zur Nacht; d) Dinatriumcromoglicinsäure (z. B. Cromohexal®), 4 × 20 mg/d p. i.; e) additiv zu inhalativem Glukokortikoid inhalatives langwirksames Beta-2-Mimetikum, z. B. Salmeterol (z. B. Serevent®), 2 x 50 µg p. i.; f) Retardtheophyllin (Reservesubstanz, z. B. Bronchoretard®), beginnend mit 12-stündlich jeweils 100 mg (10–20 kg KG), bzw. 200 mg (20–40 kg KG), bzw. 350 mg p. o. (>40 kg KG), Serumspiegel 5–15 µg/L; g) systemisches Glukokortikoid, z. B. Prednisolon (Decortin H®) p. o. in niedrigster noch wirksamer Dosis (initial 0,5–2 mg/kg KG); regelmäßige Überprüfung und Anpassung der Dauertherapie; 3. spezifische Immuntherapie*: subkutan mit standardisiertem Allergenextrakt bei gesicherter Pollen-, Milben- oder Insektengiftallergie (kontraindiziert bei instabilem bzw. schwerem Asthma).

Psychotherapie: Aufklärung und Schulung zur Prävention des Circulus vitiosus Atemnot-Angst-Atemnot; Vermittlung von Strategien zur Angstreduktion; bei Beeinträchtigung des Familienlebens psychologische Unterstützung.

Naturheilkundliche Verfahren: weitgehend ineffektiv oder konventioneller Therapie unterlegen; allenfalls zusätzlich einzusetzen, da Gefahr von akuter Exazerbation bei ungerechtfertigtem Verzicht auf konventionelle Therapie droht; Yoga als Entspannungstechnik.

Sonstige Maßnahmen: 1. im akuten Anfall: parenterale Flüssigkeitssubstitution, sitzende Lagerung mit Hochlagerung der Arme; 2. Allergenkarenz: a) bei nachgewiesener allergischer Sensibilisierung gegen Hausstaubmilbenallergen Verordnung eines Milbenallergen-dichten Matrazenüberzugs; b) bei nachgewiesener allergischer Sensibilisierung gegen häusliche Schimmelpilze Wohnungssanierung; c) bei nachgewiesener allergischer Sensibilisierung gegen Tierepithelien Verzicht auf Kontakt zu diesen Tieren; 3. Patientenschulung: Teilnahme von Kindern mit Asthma und ihren Eltern an strukturierter, qualitätsgesicherter Asthmaschulung einschließlich Notfallvermeidungstraining, Atemtherapie (atemerleichternde Körperpositionen; sog. Lippenbremse); 4. Rehabilitation: wenn Therapieziele trotz ausschöpfen ambulanter Optionen nicht erreicht werden, qualitätsgesicherte Rehabilitation mit dem Ziel der Integration von betroffenen Kindern in den Alltag.

Eigenbehandlung: 1. Allergen- und Nicotinkarenz; 2. Selbst-Monitoring mit Peak-Flow-Messungen vor und nach Inhalation; 3. Symptomkalender.

Therapeutischer Stufenplan: s. Tab.

Hinweis: Starre Therapieregime sind zu vermeiden; es gilt, so viel wie nötig und so wenig wie möglich zu behandeln.

Neuentwicklung: Therapie mit rekombinantem, humanem monoklonalem Antikörper gegen IgE als zusätzliche Therapie bei persistierend schwerem Asthma ab dem 12. Lebensjahr.

A

Asthma bronchiale im Kindesalter
Therapeutischer Stufenplan

Therapie im akuten Anfall

Salbutamol p. i., ggf. alle 10 Minuten

evtl. Sauerstoffsupplementation über Maske oder Nasensonde

evtl. Prednisolon 1–2 mg/kg KG p. o.

sitzend Transport in nächste Klinik

evtl. stationär zusätzlich Theophyllin i. v.

evtl. intensivmedizinische Behandlung

evtl. Beta-2-Sympathomimetikum i. v. unter intensivmedizinischen Bedingungen

Dauerbehandlung

Stufe 1:	raschwirksames Beta-2-Sympathomimetikum p. i. bei Bedarf	
Stufe 2:	raschwirksames Beta-2-Sympathomimetikum p. i. bei Bedarf	
	+	niedrigdosiertes Glukokortikoid inhalativ oder Montelukast p. o. oder Dinatriumcromoglicinsäure (Abk. DNCG) inhalativ
Stufe 3:	raschwirksames Beta-2-Sympathomimetikum p. i. bei Bedarf	
	+	mitteldosiertes Glukokortikoid inhalativ
	ggf. +	Steigerung der inhalativen Glukokortikoiddosis oder langwirksames Beta-2-Sympathomimetikum inhalativ oder Montelukast p. o. oder Retardtheophyllin p. o.(Reservesubstanz)
Stufe 4:	raschwirksames Beta-2-Sympathomimetikum p. i. bei Bedarf	
	+	hochdosiertes Glukokortikoid inhalativ
	ggf. +	langwirksames Beta-2-Sympathomimetikum inhalativ oder Montelukast p. o. oder Retardtheophyllin p. o.(Reservesubstanz) oder systemisches Glukokortikoid in niedrigster effektiver Dosis

Selbsthilfe: Deutscher Allergie- und Asthmabund e. V., Fliethstraße 114, 41061 Mönchengladbach, Tel. 02161 814940, E-Mail: info@daab.de; Homepage: http://www.daab.de.

Literatur: **1.** Berdel, D. et al.: Asthma bronchiale im Kindes- und Jugendalter. S2-Leitlinie der Gesellschaft für Pädiatrische Pneumologie (GPP), der Gesellschaft für Pädiatrische Allergologie und Umweltwedizin (GPA), der Arbeitsgemeinschaft Asthmaschulung im Kindes- und Jugendalter (AGAS) und der Gesellschaft für Pädiatrische Rehabilitation, http://awmf.org; **2.** Bacharier, L. B. et al.: Diagnosis and treatment of asthma in childhood: a PRACTALL consensus report. Allergy 63: 5–34 (2008); **3.** Nationale Versorgungs-Leitlinie Asthma, 1. Aufl. 2005; http://www.versorgungsleitlinien.de; **4.** Kleine-Tebbe, J. et al.: Die spezifische Immuntherapie (Hyposensiblisierung) bei IgE-vermittelten allergischen Erkrankungen. S2-Leitlinie der Deutschen Gesellschaft für Allergologie und klinische Immunologie (DGAKI), des Ärzteverbandes Deutscher Allergologen (ÄDA) und der Gesellschaft für Pädiatrische Allergologie und Umweltmedizin (GPA). Allergo J 15: 56–74 (2006); **5.** AG Asthmaschulung im Kindes- und Jugendalter (Hrsg.): Qualitätssicherung in der Asthmaschulung von Kindern und Jugendlichen. München: W. Zuckschwerdt, 2003; **6.** Niggemann, B.; Grüber, C.: Side-effects of complementary and alternative medicine. Allergy 58: 707–716 (2003).

Autoren: C. Grüber, M. Radke.

Astrozytom: s. Hirntumoren.

Asystolie: s. Herz-Kreislauf-Stillstand; Reanimation.

Aszites: Ansammlung von Flüssigkeit in der freien Bauchhöhle; **Ursache:** Störung des Gleichgewichts zwischen portalem Blutdruck und Lymphproduktion einerseits und Lymphabstrom und kolloidosmotischem Druck andererseits; **Einteilung:** entspr. des Albumingradienten (Abk. AG), der sich aus der Differenz zwischen Serum- und Aszitesalbuminkonzentration ergibt; **Formen:** **1.** Aszites mit AG ≥1,1 g/dl bei vaskulärer Genese (syn. portaler Aszites) bei Leberzirrhose, Rechtsherzinsuffizienz, Pericarditis constrictiva, Thrombose der Vena cava inferior, Vena mesenterica superior oder Vena portae, venookklusiver Erkrankung (z. B. Budd*-Chiari-Syndrom) oder erniedrigtem onkotischem Druck bei Hypalbuminämie (Malabsorption, Malnutrition); **2.** Aszites mit AG <1,1 g/dl bei maligner (z. B. bei Peritonealkarzinose, Pseudomyxom) oder entzündlicher Genese (z. B. bei Tuberkulose, Chlamydien- oder Gonokokkeninfektion, eosinophiler Gastroenteritis, biliärer Erkrankung, Vaskulitis, Pankreatitis und eitriger Peritonitis) sowie bei extremem Eiweißverlust (z. B. nephrotisches Syndrom); **3.** Sonderformen: **a)** spontan bakterielle Peritonitis mit AG ≥1,1 g/dl; häufige Komplikation bei portalem Aszites; **b)** Aszites bei Peritonealdialyse; **c)** chylöser Aszites meist inf. einer Lymphfistel; Cholaskos inf. Galleleckage.

Behandlungsindikation: unkomplizierter Aszites (Verbesserung der Lebensqualität), Spannungsaszites (Palliation und Verhinderung von Komplikationen; z. B. Nabelhernienruptur, Niereninsuffizienz), infektiöser Aszites (Infektionseradikation), portaler Aszites.

Pharmakotherapie: **1.** Diuretika: Spironolacton (z. B. Aldactone®), initial 100 mg/d p. o. und Steigerung auf max. 400 mg/d, allein oder in Kombination mit Schleifendiuretika, z. B. Furosemid (z. B. Lasix®), 20–120 mg/d p. o., oder Torasemid (z. B. Unat®, Torem®), 5–20 mg/d, max. 40 mg/d p. o.; Wirkung wird durch Bettruhe und Kochsalzrestriktion verstärkt; evtl. Flüssigkeitsrestriktion (cave: bei fehlenden Ödemen Flüssigkeitsentzug max. 500 ml/d, sonst Gefahr eines prärenalen Nierenversagens); **2.** Volumensubstitution bei therapeutischer Parazentese (Aszitespunktion zur Entlastung): Humanalbumin, 6–8 g oder Polygelatine 3,5 % (Haemaccel®), 150 ml, jeweils als Dauerinfusion über 6–8 Stunden pro Liter entnommener Aszitesflüssigkeit; cave: Überwachung des Kreislaufs und der Nierenfunktion obligat; **3.** Antibiotika: bei spontan bakterieller Peritonitis (nach diagnostischer Parazentese/Antibiogramm); Cefotaxim (z. B. Claforan®), 2 g i. v. alle 8 Stunden, oder Ceftriaxon (z. B. Rocephin®), 1 × 2 g i. v.; bei leichtem und mittlerem Schweregrad gleiche Wirksamkeit für die Chinolone Levofloxazin (z. B. Tavanic®), 1 × 200 mg/d p. o. und Ciprofloxazin (z. B. Ciprobay®), 2 × 500 mg/d p. o.; effektive Rezidivprophylaxe durch Ciprofloxazin (z. B. Ciprobay®), 1 × 750 mg p. o. an einem Tag der Woche; cave: Chinolonresistenz bei chinolonhaltigem Protokollen zur Dekontamination oder Rezidivprophylaxe; **4.** Albumin bei spontan bakterieller Peritonitis mit hepatorenalem Syndrom (verbessert sowohl Nierenfunktion als auch die Überlebensrate): bei Diagnosestellung 1,5 g/kg KG i. v. und 1,0 g/kg KG i. v. an Tag 3; **5.** Chemotherapeutika: bei tuberkulösem Aszites Antituberkulotika (s. Tuberkulose); bei malignem Aszites aus palliativer Indikation nach individualisierten Konzepten; **6.** Glukokortikoide: Prednisolon (z. B. Decortin® H) systemisch bei eosinophiler Gastroenteritis, Vaskulitis, nephrotischem Syndrom inf. Minimal-changes-Glomerulonephritis.

Konservative Therapie: **1.** Kombination aus Pharmakotherapie, strenger Bettruhe, Kochsalzrestriktion (führt über die negative Natriumbilanz zur verbesserten Diurese) auf 20–60 mmol/d (1,2–3,5 g/d) und evtl. Flüssigkeitsrestriktion; **2.** therapeutische Parazentese bei großen Aszitesmengen; Aszitespunktion (bis zu 10–15 l) zur Entlastung unter streng aseptischen Bedingungen, Überwachung (Kreislauf, Nierenfunktion) und Volumensubstitution (obligat).

Operative Therapie: **1. transjugulärer intrahepatischer portosystemischer Shunt** (Abk. TIPS): Indikation: Diuretika-resistenter bzw. -intraktabler Aszites, hepatorenales Syndrom; absolute Kontraindikation: infektiöser Aszites, maligner Aszites, manifeste Rechtsherzinsuffizienz, pulmonale Hypertonie*, chronische hepatische Enzephalopathie*, strukturelle Nierenerkrankung; relative Kontraindikation: Alter >65 Jahre, fehlende Compliance, Bilirubin >5 mg/dl; Methode: interventionell angiographisch unter Analgesie und Sedierung; nach Aufsuchen eines i. d. R. rechten Lebervenenastes transvenöse Punktion eines Portalastes mit einer speziellen Nadel (Orientierung mit Durchleuchtung und Sonographie); Aufdehnung des intrahepatischen Punktionstraktes auf 8–12 mm mit Ballonkatheter und Sicherung des Traktes durch Einbringen einer Metallgitterprothese (Stent). Regelmäßige Nachsorge und ggf. Reintervention notwendig; Komplikation: Letalität durch Eingriff ca. 1 %, v. a. Hämoperitoneum nach Verletzung der Leberkapsel oder Pfortader, Verschlechterung der Leberfunktion, Stent-Thrombose; langfristige Komplikationen sind Enzephalopathie (ca. 15–25 %), Hämolyse, Stenosierung bzw. Okklusion (ca. 35 % in 1 Jahr); Ergebnis: deutliche Reduktion von Aszitesmenge und Medikation; ist hinsichtlich Aszitesfreiheit, Lebensqualität und Überleben der therapeutischen Parazentese überlegen; die Anlage eines TIPS beeinträchtigt eine spätere Lebertransplantation* nicht. **2. Lebertransplantation:** bei Lebererkrankung als Ursache des Aszites; **3. peritoneovenöser Shunt:** Indikation: therapierefraktärer Aszites bei Patienten, die nicht mit TIPS oder Lebertransplantation behandelt werden können; Kontraindikation: wie TIPS (jedoch nicht Enzephalophathie), unzureichender Gerinnungsstatus; bei Risikokonstellation für eine Gerinnungsaktivierung (Plasminogen, Alpha-2-Antiplasmin): 24 Stunden vor dem Eingriff Prophylaxe durch Dexamethason (Fortecortin®) 16 mg intraperitoneal; Methode: in Narkose Einsetzen eines Asziteskollektors in die Bauchhöhle, Aszitesventil subkutan in die Bauch- bzw. Thoraxwand; Aszitesableitung mit subkutaner Tunnellung über die Vena jugularis interna in die Vena cava superior (s. Abb. 1); es gibt verschiedene Shunt-Modelle (z. B. LeVeen-Shunt, Denver-Shunt mit Pumpventil); Komplika-

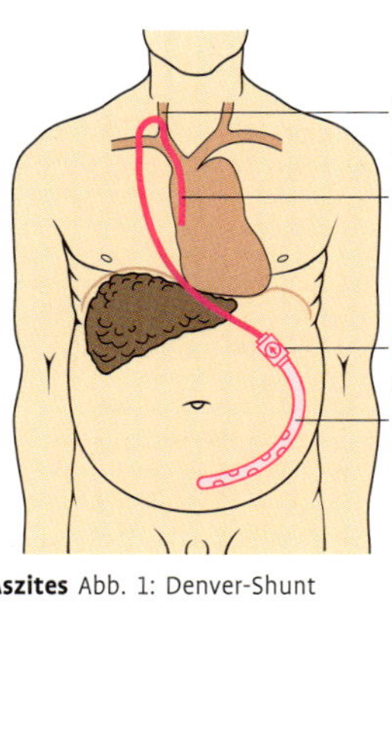

Aszites Abb. 1: Denver-Shunt

tion: Letalität durch Eingriff 10–30 %, Gerinnungsaktivierung mit Auslösung einer disseminierten intravasalen Koagulation; langfristige Komplikationen sind Infektionen, Thrombose der Vena jugularis bzw. Vena cava superior und Shunt-Okklusion (20–60 % in 2 Jahren); Ergebnis: Letalität und Rehospitalisierungsbedarf während 2 Jahren nicht besser als bei repetitiver therapeutischer Parazentese.

Therapeutischer Stufenplan: s. Abb. 2.

Arbeitsunfähigkeit: in Abhängigkeit von der Grunderkrankung bis zu mehreren Wochen.

Hinweis: Eine Kochsalzsubstitution bei Hyponatriämie* und therapierefraktärem Aszites verstärkt nur die ohnehin vorhandene Kochsalz- und Wasserüberladung des gesamten Körpers bei dekompensierter Leberzirrhose.

Neuentwicklung: Vasopressin-V_2-Rezeptor-Antagonisten als Aquaretika zur verbesserten Ausscheidung freien Wassers befinden sich zurzeit in Phase-II-Studien.

Literatur: **1.** Gerbes, A. L.; Gülberg, V.: Neues in der Therapie von Aszites und hepatorenalem Syndrom. Z Gastroenterol 43: 31–34 (2005); **2.** Gerbes, A. L.; Gülberg, V.: Aszites. In: Riemann, J. F. et al.: Gastroenterologie. Stuttgart, New York: Thieme, 2008; **3.** Rössle, M. et al.: A comparison of paracentesis and transjugular intrahepatic portosystemic stent-shunting in patients with procedure for refractory ascites. New Engl J Med 342: 1701–1707 (2000); **4.** Sort, P. et al.: Effect of intravenous albumin on renal impairment and mortality in patients with cirrhosis and spontaneous bacterial peritonitis. N Engl J Med 341: 403–409 (1999); **5.** McHutchinson, J. G.: Differential diagnosis of ascites. Semin Liver Dis 17: 191–202 (1997); **6.** Arroyo, V. et al.: Definition and diagnostic criteria of refractory ascites and hepatorenal syndrome in cirrhosis. Hepatology 23: 164–176 (1996).

Autoren: M. Plauth, R. Pfitzmann.

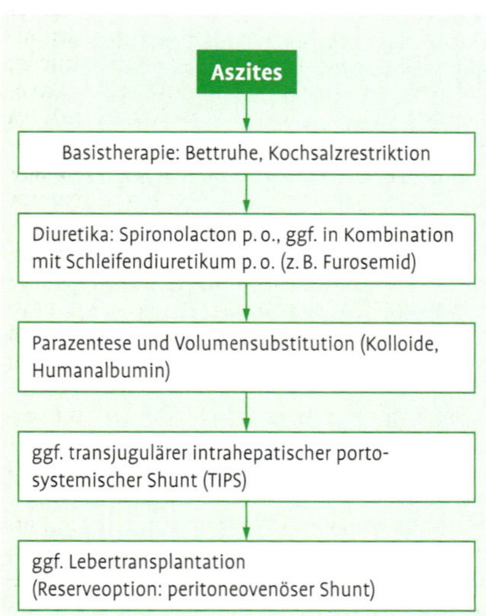

Aszites Abb. 2: therapeutischer Stufenplan

AT: Abk. für Antithrombin*-Konzentrat.

Ataraktika: s. Tranquilizer.

Atemerleichterung: s. Atemphysiotherapie.

Ateminsuffizienz: s. Insuffizienz, respiratorische.

Atemnot: s. Dyspnoe; Krupp.

Atemnotsyndrom des Neugeborenen: syn. Syndrom der pulmonalen hyalinen Membranen, IRDS (Abk. für engl. infant respiratory distress syndrom); durch Mangel des pulmonalen oberflächenaktiven Surfactant-Systems ausgelöste akute pulmonale Erkrankung v. a. bei Frühgeborenen; **Pathophysiologie:** Surfactant vermindert die Oberflächenspannung der Alveolen, trägt dadurch zur Stabilität des Alveolarsystems bei und beugt einem Alveolarkollaps in der Exspiration vor. Der Surfactant-Mangel wird nach der Geburt durch eine intraalveoläre Akkumulation von Plasmaproteinen kompliziert, die nach Schädigung des Alveolarepithels und Kapillarendothels die Alveoli auskleiden und die Surfactant-Wirkung direkt hemmen (hyaline Membranen). **Symptome:** Die klinischen Symptome treten unmittelbar nach der Geburt oder innerhalb der ersten 3–4 Stunden nach Geburt auf. Tachypnoe (Atemfrequenz >60/min), inspiratorische sternale, juguläre und interkostale Einziehungen, grau-blasses Hautkolorit bis Zyanose, exspiratorisches Stöhnen (sog. Knorksen); abgeschwächtes Atemgeräusch, Temperaturinstabilität; **Einteilung:** s. Abb. **Komplikationen:** **1.** Pneumothorax; **2.** Pneumomediastinum; **3.** Pneumoperikard, Pneumoperitoneum; **4.** bei Risikopatienten Entwicklung einer bronchopulmonalen Dysplasie (Abk. BPD) als Folge der Unreife, der Langzeitbeatmung und der Sauerstofftoxizität in der Inspirationsluft.

Behandlungsindikation: bei typischen klinischen, paraklinischen (Hyperkapnie, Hypoxämie, Abfall der arteriellen Sauerstoffsättigung) und radiologischen Zeichen gegeben.

Pharmakotherapie: **1.** intratracheale Applikation von aus Schweinelunge gewonnenem (Curosurf®) bzw. synthetisch hergestelltem (Colfosceril-palmitat, Exosurf® Neonatal) Surfactant über einen Trachealtubus; initial 100 mg/kg KG, evtl. wiederholen bis zu insgesamt 300 mg/kg KG; weitere Gabe abhängig vom klinischen Effekt und von der BGA, meist ist jedoch keine weitere Verbesserung zu erreichen; vor der Surfactant-Gabe gründliche Bronchialtoilette, anschließend für etwa 6 Stunden nicht mehr absaugen (ggf. ohne Spülung); Anpassung der maschinellen Beatmung nach Applikation von Surfactant; cave: einseitige Surfactant-Applikation bei Tubusfehllage mit Gefahr der Überblähung einer Lunge und Entwicklung eines Pneumothorax; **2.** die heute häufig an-

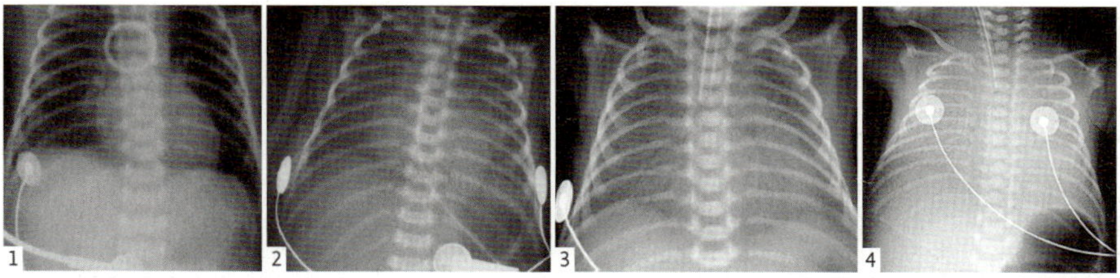

Atemnotsyndrom des Neugeborenen: radiologische Einteilung; 1: Stadium I, feingranuläre Zeichnung der gesamten Lunge; 2: Stadium II, zusätzlich positives Aerobronchogramm; 3: Stadium III, zusätzlich Unschärfe der Herz- und Zwerchfellkonturen; 4: Stadium IV, verdichtetes Lungenparenchym, Auslöschen der Herz- und Zwerchfellkontur, positives Aerobronchogramm, sog. weiße Lunge [6]

gewandte INSURE-Methode beinhaltet eine kurzzeitige Intubation zur Surfactant-Gabe gefolgt von einer schnellen Extubation und anschließender Atemunterstützung mit CPAP-Atemhilfe (Abk. für engl. continuous positive airway pressure, kontinuierlicher positiver Atemwegsdruck).

Sonstige Maßnahmen: **1.** minimal handling: möglichst geringe Belastung des Kindes mit Atemnot; **2.** bei deutlicher Ventilations- und Oxygenierungsstörung respiratorischer Support: intermittierende oder kontrollierte maschinelle Beatmung* nach endotrachealer (möglichst nasotrachealer) Intubation; bei ausreichender Spontanatmung CPAP; **3.** Anlegen einer i.v. Infusion; **4.** kontinuierliche Wärmezufuhr im Inkubator; **Prävention:** rechtzeitige stationäre Versorgung einer Schwangeren mit Frühgeburtsbestrebungen. Durchführung einer Standardprophylaxe: **1.** Hinauszögern einer drohenden Frühgeburt* durch Tokolyse (z.B. mit Beta*-2-Sympathomimetika); **2.** Lungenreifeinduktion durch Glukokortikoide*, z.B. Betamethason (z.B. Celestan® solubile), bewirken eine vorzeitige Ausreifung des fetalen Surfactant-Systems durch Enzyminduktion. Gabe möglichst 48 Stunden vor Geburt; eine früher praktizierte Lungenreifebehandlung mit wiederholten Gaben von Glukokortikoiden in 8- bis 10-tägigen Abständen bis zur Geburt gilt heute als obsolet. Studien weisen auf ein vermindertes fetales Wachstum von Schädel und Gehirn hin. **3.** peripartale Antibiotika-Prophylaxe zur Prävention einer neonatalen Infektion bei Verdacht auf Amnioninfektionssyndrom.

Selbsthilfe: Bundesverband „Das frühgeborene Kind" e.V., Speyerer Straße 5–7, 60327 Frankfurt/Main, Tel. 01805 875877, Fax 069 58700999; E-Mail: info@fruehgeborene.de, Homepage: http://www.fruehgeborene.de/.

Literatur: **1.** Halliday, H. L.: Surfactants: past, present and future. J Perinat 28: 47–56 (2008); **2.** Koletzko, B. (Hrsg.): Kinder- und Jugendmedizin. 13. Aufl. Heidelberg: Springer, 2007; **3.** Sweet, D. et al.: European consensus guidlines on the management of neonatal respiratory distress syndrome. J Perinat Med 35: 175–186 (2007); **4.** Obladen, M.; Maier, R. F. (Hrsg.): Neugeborenenintensivmedizin. 7. Aufl. Heidelberg: Springer, 2006; **5.** Müller, M.; Radke, M. (Hrsg.): Kinderheilkunde multimedial. CD-ROM. 4. Aufl. Stuttgart: Schattauer, 2003; **6.** Roos, R. et al.: Neonatologie. Das Neo-ABC. 2. Aufl. Stuttgart, New York: Thieme, 2003.

Autorin: M. Uhlemann.

Atemphysiotherapie: physiotherapeutisches Behandlungsverfahren zur Verbesserung der Sekretelimination, Optimierung der Hustentechnik, Verbesserung der Atemtechnik und Ökonomisierung der Atemarbeit.

Indikation: **1.** Erkrankungen mit Störungen der mukoziliären Klärfunktion (z.B. chronische Bronchitis*, Bronchiektasen*, zystische Fibrose*); Patienten mit Bronchiektasie oder zystischer Fibrose sollten in frühen Krankheitsstadien, vorzugsweise während eines mehrwöchigen stationären Aufenthalts in einer pulmonologischen Fachabteilung, atemphysiotherapeutische Techniken erlernen. Bei interkurrenten Verschlechterungen von Erkrankungen mit eingeschränkter mukoziliärer Klärfunktion kommt der Intensivierung der Atemphysiotherapie ein sehr hoher therapeutischer Stellenwert zu. Nur durch optimale pharmakologische und physikalische Therapie lassen sich bei diesen Erkrankungen befriedigende Therapieergebnisse auf längere Sicht erzielen. **2.** Erkrankungen mit Erschöpfung der Atemmuskelpumpe (ventilatorische Insuffizienz); frühzeitiges Erlernen atemerleichternder Stellungen und Atemtechniken; **3.** perioperative Atemphysiotherapie: präoperatives Training der Atemmuskulatur, postoperative Verbesserung der Sekretelimination und Vermeidung bronchopulmonaler Komplikationen; s. Tab.

Methoden: **1.** Einsatz des Hustenstoßes zur Sekretelimination: Inspiration bis etwa 70 % der Vitalkapazität, isovolumische Kompression der intrathorakalen Luft bei geschlossener Glottis, plötzliche Glottisöffnung, dabei explosionsartiges Entweichen der Luft mit einem Fluss von 30–50 l/s; die hohe Geschwindigkeit der Luft führt zu Oszillationen der Grenzfläche zwischen Wand und Sekret, wodurch der Schleim in Richtung Bronchialmittelpunkt abgehoben und in den Luftstrom als

Atemphysiotherapie
Indikationen und Maßnahmen

Indikation	Vorkommen (Auswahl)	Maßnahmen
Obstruktion		
endobronchial (Sekret, Schleimhautschwellung, Bronchospasmus)	zystische Fibrose, Asthma bronchiale	bei Mukostase: Feuchtinhalationen Oszillationen (Flutter®, Cornet®) exspiratorische Stenosen (z. B. PEP-System®, Strohhalm) Huffing manuelle Vibrationen und Thoraxkompressionen in der Ausatemphase autogene Drainage und Atemtechniken zur Vergrößerung der atemsynchronen Bronchialkaliberschwankungen Umlagerungstechniken und Drainagelagerungen Thoraxdehnung und Dehnzüge bei Bronchospasmus: verlangsamtes Ausatmen mit Stenose (Lippenbremse) gähnendes Einatmen Atem erleichternde Körperstellungen manuelle Techniken (z. B. Packegriffe, Hautrollungen, Massagen) heiße Rolle Lösungs- und Entspannungstechniken
exobronchial (Elastizitätsverlust der Lunge, tracheobronchiale Instabilität)	Emphysem, COPD	exspiratorische Stenose (dosierte Lippenbremse, Strohhalm) Einatemtechniken leichte Dehnlagerungen Atem erleichternde Körperstellungen
Einschränkung der Ventilation und Perfusion der Lunge	chronisch obstruktive und restriktive Atemwegerkrankungen, immobilisierte Patienten, postoperativ	Umlagerung Dehnlagen aktive Ein- und Ausatemtechniken mit und ohne SMI-Trainer Giebel-Rohr reflektorische Atemtherapie Frühmobilisation
Einschränkung der Thoraxbeweglichkeit	chronisch obstruktive und restriktive Atemwegerkrankungen, Atempumpstörungen, neuromuskuläre Erkrankungen	Dehnlage und Dehnzüge manuelle Therapie Muskeldehntechniken funktionelle Bewegungslehre propriozeptive neuromuskuläre Fazilitation Haut- und Muskeltechniken Wärmetherapie reflektorische Atemtherapie Krafttraining Entspannung

Atemphysiotherapie
Indikationen und Maßnahmen

Indikation	Vorkommen (Auswahl)	Maßnahmen
gestörter Hustenmechanismus		
produktiv-ineffektiver Husten bei tracheobronchialer Instabilität	Emphysem	exspiratorische Stenose (z. B. Räuspern, Anhusten gegen geschlossene Lippen, Fausttunnel, PEP-System®, Flutter®)
produktiv-ineffektiver Husten bei Insuffizienz der Hustenmuskulatur	Skoliosen, neuromuskuläre Erkrankungen	manuelle Kompression des Thorax in der Expulsionsphase durch den Therapeuten oder mit Hilfe eines Tuches
Reizhusten		Hustendämpfung durch oberflächliches Atmen im inspiratorischen Reservevolumen nach langsamer Einatmung und endinspiratorischer Atempause
		exspiratorische Stenose (dosierte Lippenbremse)
		Atem erleichternde Körperstellungen
Einschränkung der Gleitfähigkeit der Pleuren	Pleuritis, Pleuraerguss	Dehnlage und Dehnzüge
		schnüffelndes Einatmen
		Richtungsatmen
		reflektorische Atemtherapie
		vertiefte Ein- und Ausatmung

Suspension verteilt wird. **a)** Husten bei fehlendem Glottisverschluss (sog. Huffing): mäßig tiefes Einatmen (<70 % der Vitalkapazität), initial langsames Ausatmen mit Lippenbremse, anschl. schnelles Ausatmen (Aushauchen); für den Patienten weniger ermüdend; wirksame Bronchialtoilette bei tracheobronchialer Instabilität; **b)** Husten zum Sekretabhusten: Entleerung von Schleim durch forciertes Ausatmen, nach Möglichkeit mit manueller exspiratorischer Thoraxkompression; **c)** Hustenhilfe: manuelle Fixierung der Rippen nach thoraxchirurgischen Eingriffen oder Rippenfrakturen bzw. der Wunde nach abdominalen Eingriffen beim Hustenstoß zur Minderung des husteninduzierten Schmerzes; **2.** Drainagetechniken: **a)** Lagerungsdrainage: Erlernen von Körperpositionen in Abhängigkeit von der Lokalisation der erkrankten Lungen- und Atemwegabschnitte, die das schwerkraftabhängige Abfließen des Bronchialsekrets von den kleinen in die großen Bronchien erleichtern; **b)** Thoraxperkussionen und Vibrationsmassage: Lösung des Bronchialsekrets von der Bronchialwand und Verflüssigung des Schleims durch Vibrationen der Thoraxwand, die auf die Atemwege übertragen werden; **c)** autogene Drainage: max. Inspiration mit endinspiratorischer Pause nach einer Phase vertiefter In- und Exspiration; nachfolgend in der Frühphase passive und endexspiratorisch aktive Ausatmung; das Atemmanöver hat zum Ziel, Luft hinter die Sekretansammlung zu transportieren, um in der Exspirationsphase die Schleimmassen mobilisieren zu können. **d)** Apparative Sekretmobilisation mit einem Flutter® (pfeifenähnliches Gerät); hochfrequente Kurzunterbrechungen der Exspiration erzeugen Druckschwankungen in den Atemwegen, die zur Sekretmobilisation beitragen. **3.** Atemerleichternde Stellungen: Infolge der positiven Korrelation zwischen Lungen- und Bronchiallumen ist der Atemwegwiderstand bei zur Inspiration verschobener Atemmittellage reduziert. Der Patient empfindet bei Körperstellungen, in denen die Atemmittellage zur Inspiration verschoben wird, eine Erleichterung der Atmung. Die funktionelle Residualkapazität ist körperpositionsabhängig (z. B. im Stehen 50 %, in Rückenlage 35 %, im Sitzen 45 %). **4.** Spezielle Atemtechniken: **a)** Atmen durch eine Wasserflasche: Ausatmen durch einen großlumigen Schlauch gegen den Wasserdruck (ca. 15–25 cm Wassersäule); bewirkt einen erhöhten Atemwegdruck und unterstützt die Entfaltung der Lunge nach Pneumothorax oder bei Pleuraergüssen; **b)** Giebel-Rohr: künstliche Totraumvergrößerung bei Atmung durch ein Rohr; führt zu einer CO_2-Rückatmung und dadurch (bei normaler Atemregulation) zu einer Ventilationssteigerung und Erhöhung der Atemarbeit; durch die verstärkten Atemexkursionen können Verwachsungen im Pleuraraum (z. B. nach Thoraxoperation) vermieden werden. **c)** Atemtrainer zum Üben einer langsamen und vertieften Einatmung; häufig Einsatz des Triflow-Atemtrainers, bei dem inspiratorische

Strömungserhöhungen dadurch erzeugt werden, dass Bällchen in einer Röhre angesaugt werden; **d)** Ausatmen gegen einen exspiratorischen Widerstand: Erzeugung eines exspiratorischen Atemwiderstands mit den Lippen (beim Ausatmen auf dem phonischen Laut „ff") oder mit apparativen Hilfen (z. B. PEP-Maske); durch den Widerstand wird dem frühzeitigen Atemwegkollaps (z. B. bei tracheobronchialer Instabilität oder Lungenemphysem) entgegengewirkt und ein höherer exspiratorischer Fluss ermöglicht. **e)** Schnüffeltechnik: schnüffelnde Atmung führt dazu, dass die Luft aus den unteren Nasengängen den längeren Weg über die Area olfactoria nimmt und somit länger in der Nase verweilt (Anfeuchtung, Anwärmung). Außerdem führt sie zu einer stärkeren Innervation des Zwerchfells und kann zur ruckartigen Dehnung der Lungenbasen eingesetzt werden, um Verwachsungen (z. B. bei Pleuritis) vorzubeugen oder zu lösen. **f)** Gähntechnik: Einatmungstechnik bei geschlossenen Lippen für Patienten mit Bronchospasmus, Schleimhautödem und vermehrtem Bronchialsekret zur Verminderung des Atemwegwiderstands.

Autoren: N. Konietzko, B. Konietzko, M. Hetzel.

Atemstörungen: s. Schlafapnoesyndrom.

Atemtechnik: s. Atemphysiotherapie.

Atemtherapie: Sammelbezeichnung für Atemgymnastik, Atemphysiotherapie und Atemschulung; Anwendung physiotherapeutischer Maßnahmen mit Integration von Inhalationstherapie, Massage, Hydro-, Elektro- und Sauerstofftherapie sowie Kurmaßnahmen; vor jeder Atemtherapie muss ein Atembefund erhoben werden, um einen optimalen Therapieplan erstellen zu können.

Indikation: nach großen Operationen; alle pulmonalen Erkrankungen im Kindes- und Erwachsenenalter; funktionelle Atemstörungen, Schmerzen, Schlafstörungen, Hyperventilationssyndrom, vegetative Störungen, Angst- und Erschöpfungszustände, Geburtsvorbereitung und Geburtshilfe.

Durchführung: s. Atemphysiotherapie.

Autor: Th. J. Doering.

Atemwegbefeuchtung: s. Aerosoltherapie.

Atemwegerkrankung: s. Asthma bronchiale.

Atemwegfremdkörper: s. Fremdkörperaspiration.

Atemweginfektion: s. Bronchitis, akute; Rhinitis acuta.

Atemwegsicherung: Freimachen und Freihalten der Atemwege zur Gewährleistung einer ausreichenden Spontanatmung bzw. Beatmung* des Patienten; **Therapieziel:** Sicherung der Vitalfunktionen durch Aufrechterhaltung einer adäquaten Sauerstoffversorgung des Patienten bei erhaltener Eigenatmung oder durch Beatmung*; **Therapeutisches Prinzip:** Außer bei der Bolusaspiration ist es präklinisch meist nicht möglich, die zugrundeliegende Störung zu beseitigen und eine gesicherte Eigenatmung wieder herzustellen. Oberstes Prinzip ist, schnell mit einfachen Maßnahmen für eine ausreichende Oxygenierung des Patienten zu sorgen: ohne Hilfsmittel z. B. durch Lagerung des Patienten (stabile Seitenlagerung, Überstrecken des Kopfes und Anheben des Kinns oder Esmarch-Handgriff: Vorziehen des Unterkiefers), mit Hilfsmitteln z. B. durch Absaugen des Rachenraums, Einlegen eines pharyngealen Tubus (Guedel-Tubus, Wendl-Tubus; s. Abb. 1), hypopharyngealen Tubus (Larynxmaske; s. Abb. 1), endotrachelen Tubus (endotracheale Intubation; s. Abb. 2) oder in seltenen Fällen Koniotomie* als letzte Maßnahme.

Indikation: **1.** Atemwegverlegung* durch Bolusaspiration: Heimlich-Handgriff, wenn manuelle Entfernung oder Ausräumung mit Magill-Zange nicht möglich ist; **2.** Ansammlung von Blut, Schleim oder Erbrochenem bzw. ein nicht ausreichend schluckender oder hustender Patient: Ab-

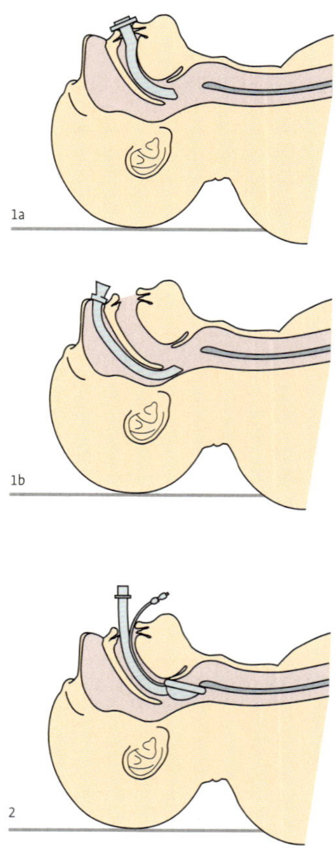

Atemwegsicherung Abb. 1: Atemwegsicherung ohne Aspirationsschutz; 1: pharyngeale Tuben; a: oropharyngealer Tubus (Guedel-Tubus); b: nasopharyngealer Tubus (Wendl-Tubus); 2: hypopharyngealer Tubus (Larynxmaske)

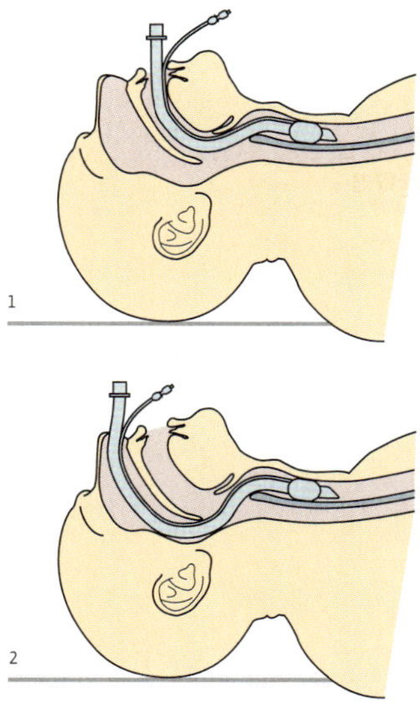

Atemwegsicherung Abb. 2: Atemwegsicherung mit Aspirationsschutz (endotracheale Tuben); 1: nach oraler Intubation; 2: nach nasaler Intubation

saugen des Rachenraums; **3.** zurückgesunkener Zungengrund mit suffizientem Atemantrieb: Esmarch-Handgriff (Überstrecken des Kopfes mit Anheben des Unterkiefers; nicht bei Halswirbelsäulenverletzung), Einlegen eines Guedel- oder Wendl-Tubus (kein Aspirationsschutz); **4.** Aspirationsgefahr, Zustand nach Aspiration, Ateminsuffizienz, Narkoseeinleitung und prophylaktische Frühbeatmung Polytraumatisierter (s. Polytrauma): endotracheale Intubation; **5.** nicht behebbare Verlegung der oberen Atemwege: Koniotomie* als letzte Maßnahme, wenn Intubation nicht möglich ist.

Durchführung: 1. Heimlich-Handgriff: den wachen Patienten auffordern, kräftig zu husten, um Fremdkörper zu entfernen; um den Hustenausstoß zu unterstützen, mit der flachen Hand zwischen Schulterblätter schlagen; bei ausbleibendem Erfolg und kritischem Sauerstoffmangel (erkennbar an einer Zyanose) Heimlich-Handgriff: Patient von hinten umfassen, beide Hände im Bereich zwischen Rippenbogen und Nabel übereinanderlegen und ein- bzw. mehrmals in Richtung Magengrube drücken (s. Abb. 3); **2. Absaugen** oder Ausräumen des Rachenraums: bei bewusstseinsgetrübtem oder bewusstlosem Patienten in Seitenlage, um Aspiration zu vermeiden; die einzuführende Länge des Absaugkatheters entspricht der Entfernung von der Nasenspitze bis zum Ohrläppchen bzw. dem Abstand von der Zahnreihe zum Pharynx. Mundöffnung durch Esmarch-Handgriff, Katheter ohne Sog oral oder nasal ein-

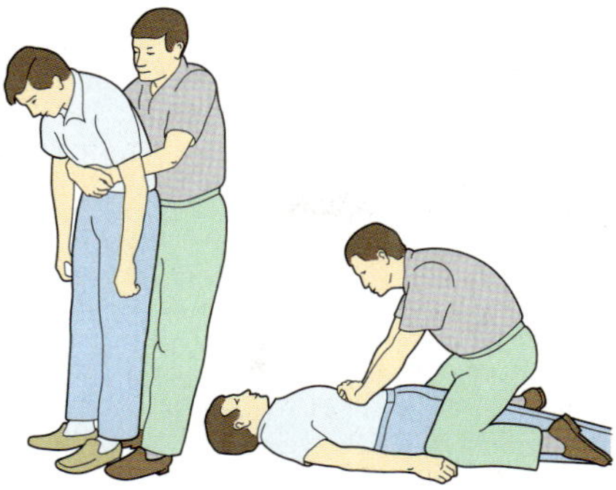

Atemwegsicherung Abb. 3: Heimlich-Handgriff bei stehendem und bei liegendem Patienten

führen und unter Sog langsam zurückziehen; **3. Lagerung:** Freimachen der Atemwege durch Überstrecken des Kopfes und Anheben des Kinns oder Vorziehen des Unterkiefers (Esmarch-Handgriff) auch bei Patienten in Seitenlage; falls nicht ausreichend: **pharyngealen Tubus** einlegen; **a)** oropharyngealer Tubus (s. Abb. 1): **Guedel-Tubus** (nur bei tief bewusstlosen Patienten, da sonst durch Auslösung des Würgereflexes Erbrechen induziert werden kann): Mundöffnung durch Esmarch-Handgriff, Tubus mit der Wölbung zur Zunge hin bis zur Hälfte in die Mundhöhle einführen, um 180° drehen und vorsichtig weiterschieben bis Gummiplatte an den Lippen abschließt; wegen Brechreiz evtl. Intubation zum Aspirationsschutz notwendig; **b)** nasopharyngealer Tubus (s. Abb. 1): **Wendl-Tubus** (wird besser toleriert als der Guedel-Tubus): Tubusdicke sollte Klein- bis Ringfingerdicke des Patienten nicht überschreiten; zur Platzierung Nasenspitze anheben und die mit Gel bestrichene Tubusspitze in den unteren Nasengang einführen, sanft vorschieben und um 90° drehen (Tubusspitze weist zur Rachenhinterwand), Unterkiefer anheben und bei kontinuierlicher Kontrolle des Atemgeräusches den Tubus vorschieben bis das Atemgeräusch am lautesten ist, ringförmige bewegliche Scheibe gegen die Nasenöffnung schieben, um Tieferrutschen zu verhindern; **4.** Einlegen eines endotrachealen Tubus (orale **endotracheale Intubation** zum Aspirationsschutz tief bewusstloser oder narkotisierter Patienten; s. Abb. 2): notwendiges Instrumentarium sind endotrachealer Tubus (evtl. mit Mandrin), Laryngoskop (Macintosh- oder bei Kleinkindern gerader Miller-Spatel), 10 ml-Blockerspritze, evtl. Magill-Zange, Beißschutz (oder Guedel-Tubus), Tubusbefestigungsmaterial, Stethoskop, Absaugkatheter mit Pumpe und Tubusgleitmittel; Vorgehen: Kopf bei fehlender Kontraindikation in Schnüffelposition (leichte Anteflexion der Halswirbelsäule und Überstreckung im oberen Kopfgelenk) und leicht erhöht lagern; den

A

Mund des ggf. sedierten, analgesierten und relaxierten Patienten mit der rechten Hand öffnen (z. B. durch Kreuzgriff) und mit der linken Hand das Laryngoskop im rechten Mundwinkel einführen, vorsichtig tiefer schieben und dabei die Zunge nach links drängen. Die Spatelspitze wird über dem Zungengrund im Winkel zwischen Zungengrund und Epiglottis platziert, der Unterkiefer ohne Winkel- oder Hebelbewegung in Richtung des Laryngoskopgriffs nach oben gezogen und die Stimmritze eingestellt (s. Narkose, präklinische). Mit der rechten Hand wird der Tubus im rechten Mundwinkel eingeführt und unter Sicht zwischen den Stimmlippen durchgeschoben, bis der Cuff verschwindet. Der Cuff des Tubus wird mit ca. 10 ml Luft geblockt und die Tubuslage sorgfältig kontrolliert durch Auskultation über dem Epigastrium und beiden Lungenflügeln sowie Inspektion der Thoraxexkursion. Bei gleichseitigem Atemgeräusch und sicherer endotrachealer Lage des Tubus wird der Tubus mit Mullbinde oder Pflaster und Platzierung eines Beißschutzes fixiert. **5.** fiberoptische Intubation mit Fiberbronchoskop bei Nichtgelingen der oralen Intubation (apparatives Hilfsmittel); **6.** Einlegen eines ösophagotrachealen Kombinationstubus, einer Larynxmaske oder eines Larynxtubus (kein sicherer Aspirationsschutz; s. Abb. 1) bei Nichtgelingen einer Intubation (nur kurzfristig; keine endotracheale Absaugung möglich); **7.** perkutane Tracheotomie; **8.** Koniotomie* als Utima Ratio; vor einer Koniotomie kann, wenn eine Intubation nicht möglich ist, eine Larynxmaske (nur in tiefer Analgosedierung wegen Laryngospasmusgfahr) oder ein ösophagotrachealer Kombinationstubus eingesetzt werden.

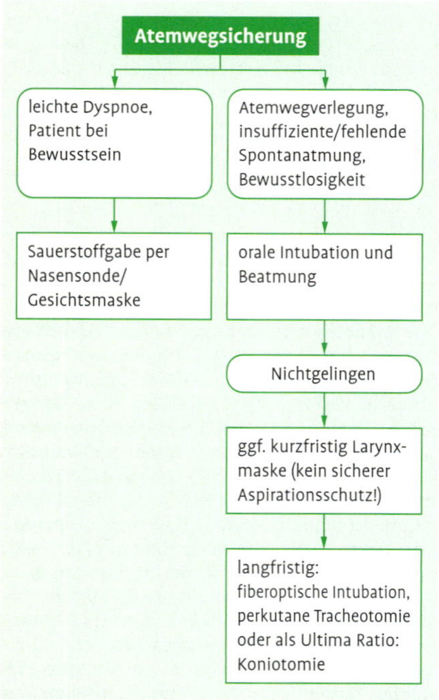

Atemwegsicherung Abb. 4: therapeutischer Stufenplan

Komplikationen: **1.** Verletzung innerer Organe durch Heimlich-Handgriff; **2.** Laryngospasmus durch zu tiefes Einführen des Absaugkatheters; **3.** Verletzungen der Nasen- und Rachenschleimhaut mit Blutung; **4.** Würgereiz und Erbrechen durch Guedel- oder (seltener) Wendl-Tubus; **5.** ösophageale Fehlintubation; **6.** Zahnschäden durch Laryngoskop bei Intubation; **7.** einseitige (meist rechts) Beatmung; **8.** Regurgitation, Erbrechen und Aspiration.

Therapeutischer Stufenplan: s. Abb. 4.

Hinweis: Die Kontrolle der korrekten Tubuslage kann sich unter präklinischen Bedingungen und instabilen kardiopulmonalen Verhältnissen schwierig darstellen, deshalb im Zweifelsfall immer an eine Fehlintubation denken.

Literatur: **1.** Leitlinien zur Reanimation 2005 des European Resuscitation Council. Abschnitt 1–10. Notfall & Rettungsmedizin 9 (1): 6–170 (2006); **2.** Frederic A. et al.: Survey of out-of hospital emergency intubations in the French prehospital medical system: A multicenter study. Ann Emerg Med October 32: 454–460 (1998).

Autoren: H. Moecke, O. Detsch.

Atemwegüberdruckbeatmung: s. Schlafapnoesyndrom.

Atemwegverlegung: syn. Atemwegobstruktion; Blockade des Respirationstrakts zwischen Mund, Nase und Bronchialsystem, z. B. durch Zurücksinken des Zungengrunds oder durch Fremdkörperaspiration*; **Klinik:** Folge ist Verlegung oder Totalverschluss der Atemwege mit unterschiedlich schwerer Behinderung von Inspiration bzw. Exspiration, Husten und evtl. akute Dyspnoe* mit Erstickungsanfällen, Erschöpfung der Atemarbeit und lebensbedrohlicher Sauerstoffmangel. Bei Bewusstlosigkeit* muss sofort i. S. der ABC-Regel eine Atemwegverlegung ausgeschlossen werden (s. Reanimation). Bei jedem bewusstseinsgetrübten Patienten und bei Polytrauma* mit Beteiligung des Gesichtsschädels muss an eine Aspiration gedacht werden, die evtl. zur Aspirationspneumonie bis hin zur progredienten Schocklunge (s. ARDS) führen kann. **Epidemiologie:** Gefährdet sind bes. Kleinkinder, alte Menschen mit reduziertem Allgemeinzustand und Patienten mit neuromuskulärer Erkrankung (z. B. amyotrophische Lateralsklerose, Myasthenia* gravis pseudoparalytica).

Behandlungsindikation: Bei jedem Patienten mit eingeschränktem oder aufgehobenem Bewusstsein gehört die Atemwegsicherung* zu den notfallmedizinischen Sofortmaßnahmen. Bei Fremdkörperaspiration* i. d. R. Indikation zu sofortiger Klinikeinweisung ohne ausgedehnte not-

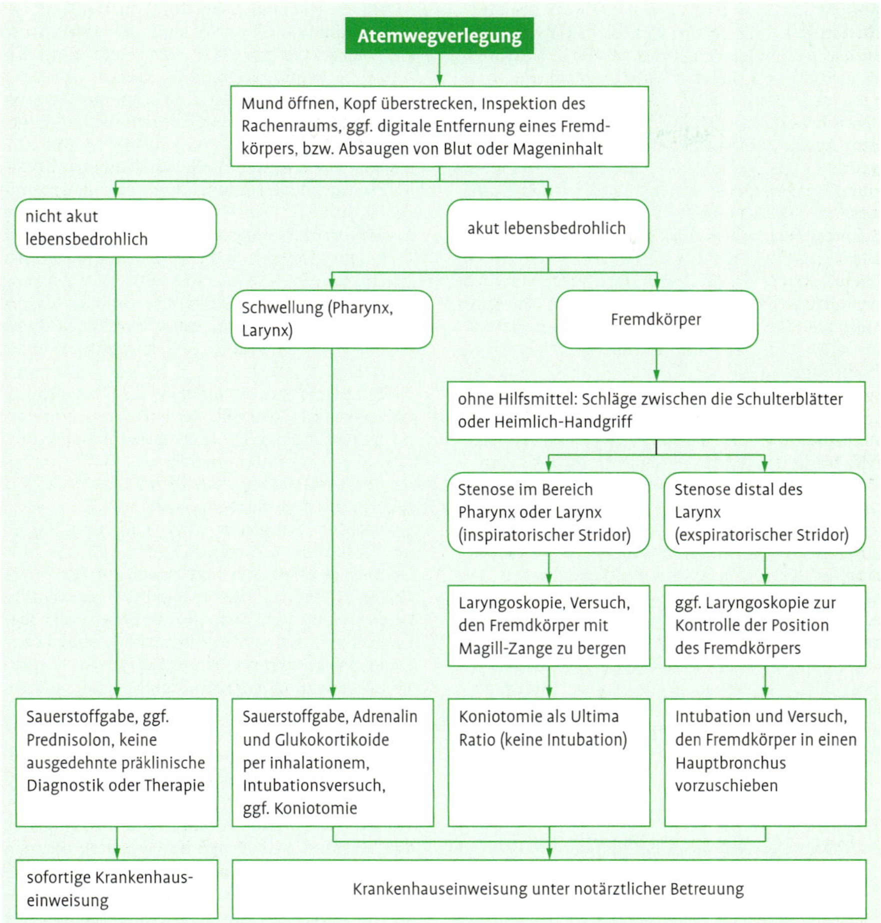

Atemwegverlegung: therapeutischer Stufenplan

ärztliche Therapie (sog. load and go) gegeben, da Manipulationen die Situation meist nur verschlechtern; nur bei akut lebensbedrohlicher Atemnot muss die Entfernung des Fremdkörpers unter allen Umständen sofort versucht werden.

Pharmakotherapie: bei Atemwegverlegung durch massive Schwellung im Larynxbereich bzw. im oberen Respirationstrakt (z. B. Wespenstich): **1.** hochdosierte Sauerstoffgabe* über geeignete Inhalationssysteme (hoher Sauerstofffluss über dicht sitzende Inhalationsmaske mit Reservoir, Beatmungsbeutel-Maskensystem mit Reservoir oder Demand-Systeme); **2.** wenn möglich über Verneblermaske Adrenalin, 5 mg per inhalationem (cave: arterielle Hypertonie*, Tachykardie*); **3.** Glukokortikoide*, z. B. Prednisolon (z. B. Decortin® H), 1 g i. v.

Interventionelle Therapie: **1.** Fremdkörperaspiration: je nach Lokalisation indirekte bzw. direkte Laryngoskopie, möglichst starre Tracheo- bzw. Tracheobronchoskopie und Lavage (s. Bronchologie, interventionelle); **2.** Ultima Ratio: bei hochsitzender Stenose Koniotomie*, bei tiefsitzendem Fremdkörper Intubation (s. Atemwegsicherung) mit dem Versuch, den Fremdkörper über die Trachealbifurkation hinweg zu verlagern, um eine einseitige Ventilation wiederherzustellen, dazu entweder Luft mit hohem Druck über den Beatmungsbeutel insufflieren oder Endotrachealtubus mit Mandrin zum Vorschieben des Fremdkörpers in einen Hauptbronchus verwenden.

Sonstige Maßnahmen: **1.** Überstrecken des Kopfes (nicht bei Halswirbelsäulenverletzung) und Mundöffnung durch z. B. Esmarch-Handgriff

A

(s. Atemwegsicherung); **2.** Inspektion des Mundrachens und ggf. Entfernen von Fremdkörpern, falls Hilfsmittel vorhanden, Absaugen von Blut und Mageninhalt; **3.** Besteht weiter Anhalt für eine Atemwegverlegung und zeigt der Patient eine lebensbedrohliche Atemnot, muss mit dem Laryngoskop der Schlund- und Kehlkopf eingesehen und ein evtl. Fremdkörper mit der Magill-Zange entfernt werden. **4.** Fehlen jegliche Hilfsmittel, wird der Patient nach vorn übergebeugt und durch einen Schlag mit der flachen Hand zwischen die Schulterblätter versucht, den Fremdkörper aus den Atemwegen zu entfernen. Gelingt dies nicht und ist keine Ursache der Atemwegverlegung zu erkennen bzw. droht Ersticken, ist der Heimlich-Handgriff durchzuführen (s. Atemwegsicherung).

Therapeutischer Stufenplan: s. Abb.

Hinweis: keine gewaltsamen und ausgedehnten Versuche, einen Fremdkörper zu entfernen (Gefahr der weiteren Schwellung, Blutung und Perforation); Ausnahme: bei drohendem Ersticken des Patienten.

Literatur: **1.** American Academy of Pediatrics Committee on Pediatric Emergency Medicine: First aid for the choking child. Pediatrics 92 (3): 477–479 (1993); **2.** Dupre, M. W. et al.: Traumatic rupture of the stomach secondary to Heimlich maneuver. Am J Emerg Med 11 (6): 611–612 (1993); **3.** Trübner, K. et al.: Vollständige Atemwegverlegung durch Prothesenhaftpulver. Das Problem der Luftwegssicherung im Notfalldienst. Anästhesiol Intensivmed Notfallmed Schmerzther 26 (2): 116–118 (1991).

Autoren: H. Moecke, O. Detsch.

Atemwegwiderstandsreduktion: s. Therapie, antiobstruktive.

Atherosklerose: s. Arteriosklerose; Lipidsenker.

Athetose: extrapyramidale Bewegungsstörung mit verzerrenden, wurmartig drehenden, unwillkürlichen, langsamen, bizarr wirkenden Bewegungen und Haltungsanomalie der distalen Extremitäten, meist mit übermäßiger Flexion und Hyperextension der Gelenke; **Ursache:** Läsion im Bereich der Basalganglien (Pallidum, Striatum, Nucleus subthalamicus) meist durch perinatale Hirnschädigung, Kernikterus oder toxische Schädigung, selten inf. der Hallervorden-Spatz-Krankheit autosomal-rezessiv vererbt; Übergänge von Chorea* oder Dystonie* in Athetose sind möglich (sog. Choreoathetose).

Behandlungsindikation: entsprechend der Grunderkrankung; symptomatische Therapie abhängig vom Schweregrad der Bewegungsstörung.

Pharmakotherapie: insgesamt unbefriedigend; Therapieversuche mit **1.** Muskelrelaxanzien vom Benzodiazepintyp: Tetrazepam (z. B. Musaril®), anfangs 25 mg/d, Dosissteigerung bis auf 2–4 × 100 mg/d; **2.** Tiaprid (z. B. Tiapridex®), 3–5 × 100 mg/d p. o.; **3.** Trihexyphenidyl (z. B. Artane®), anfangs 2 mg/d; max. 40–75 mg/d p. o.

Operative Therapie: Bei kombinierter dystoner und athetotischer Störung kann als Ultima Ratio die Tiefenhirnstimulation nach stereotaktischer Sondenimplantation erwogen werden.

Sonstige Maßnahmen: **1.** Versuch mit Entspannungsverfahren (Muskelentspannungstraining, Autogenes Training); **2.** früher Beginn mit Physiotherapie auf neurophysiologischer Basis.

Hinweis: Die Athetose ist keine psychogene Erkrankung.

Literatur: **1.** Brandt, T.; Dichgans, J.; Diener, H. C. (Hrsg.): Therapie und Verlauf neurologischer Erkrankungen. 5. Aufl. Stuttgart: Kohlhammer, 2007; **2.** Conrad, B.; Ceballos-Baumann, A. (Hrsg.): Bewegungsstörungen in der Neurologie. Stuttgart, New York: Thieme, 1996; **3.** Müller, F. et al.: Dyskinesias. In: Brandt, T. et al. (eds): Neurological disorders: course and treatment. San Diego: Academic Press, 1996.

Autoren: O. Kastrup, H. C. Diener.

AT III: s. Antithrombin-Konzentrat.

Atlas-Berstungsfraktur: s. Wirbelfraktur.

Atracurium: s. Muskelrelaxanzien.

AT_1-Rezeptor-Antagonisten: syn. Sartane; Angiotensin-II-Rezeptor-Antagonisten, die selektiv AT_1-Rezeptoren blockieren und den Blutdruck durch direkte Hemmung der Vasokonstriktion senken. **Vertreter:** mit gleicher Pharmakodynamik aber unterschiedlicher Kinetik (die Halbwertzeiten der genannten Substanzen variieren von 5–9 Stunden für Eprosartan und Losartan und bis zu 24 Stunden für Telmisartan); **1.** Losartan (z. B. Lorzaar®); **2.** Irbesartan (z. B. Aprovel®); **3.** Candesartan (z. B. Atacand®); **4.** Valsartan (z. B. Cordiante®); **5.** Telmisartan (z. B. Micardis®); **6.** Olmesartan (z. B. Olmetec®); **7.** Eprosartan (z. B. Emestar®).

Indikation: Alle AT_1-Rezeptor-Antagonisten sind bei essentieller Hypertonie indiziert, Losartan und Valsartan sind zusätzlich zugelassen zur Behandlung der Herzinsuffizienz. Anwendung vor allem bei Neueinstellungen oder bei Patienten, die ACE-Hemmer nicht vertragen.

Kontraindikation: Schwere Leber- und Niereninsuffizienz, hypertrophe Kardiomypathie, Schwangerschaft und Stillzeit.

UAW: selten Somnolenz, Schwindel, Obstipation, Hyperkaliämie, Transaminasen- oder Kreatininerhöhung.

Autor: N. Lembert.

Atropin: s. Spasmolytika.

Atropinintoxikation: s. Anticholinergikaintoxikation.

Attacke, transitorische ischämische: s. Durchblutungsstörung, zerebrale flüchtige.

Aufbissschiene: s. Dysfunktion, kraniomandibuläre.

Aufmerksamkeitsdefizit: s. ADHS.

Aufwach-Grand-mal: s. Epilepsie.

Aufwachstörungen: s. Parasomnie.

Augeninnendruck, erhöhter: s. Glaukom; Glaukommittel.

Augenlinsentrübung: s. Katarakt.

Augenverätzung: Verätzung* der vorderen Augenabschnitte mit gebranntem Kalk, Lauge, Säure u. a. Chemikalien; Säure führt zu einer Koagulationsnekrose (s. Abb. 1), die das tiefe Eindringen der ätzenden Substanz stoppt; Lauge führt zu einer Kolliquationsnekrose mit tiefem Eindringen.

Behandlungsindikation: Jede Augenverätzung bedarf der sofortigen Therapie.

Erstmaßnahmen: Die Behandlung in den ersten Sekunden und Minuten am Unfallort bestimmt das Ausmaß der okularen Schäden: sofortige Entfernung des einwirkenden Agens durch ausgiebige Spülung (ca. 10 Minuten); aufgrund des Blepharospasmus müssen die Lider von einer Hilfsperson geöffnet gehalten werden. Keinen Verband anlegen.

Pharmakotherapie: **1.** leichte Verätzung ohne Ischämie, mit Hornhautepitheldefekt: Mydriatika (Atropin) und Antibiotika (lokal); **2.** mittelschwere bis schwere Verätzung mit Bindehautischämie und Hornhauttrübung: Mydriatika, Antibiotika (lokal, 2-mal täglich); Glukokortikoide (lokal, 5-mal täglich bis stündlich) nach ca. 1 Woche wegen erhöhter Perforationsgefahr reduzieren; Ascorbinsäure (lokal als Tropfen oder systemisch); **3.** bei Augendruckerhöhung lokale oder systemische Drucksenkung mit Beta-Rezeptoren-Blocker (Acetazolamid; s. Glaukom).

Operative Therapie: **1.** Erstmaßnahmen im Krankenhaus: erneute Spülung unter Gabe von Lokalanästhetika, die das Öffnen der Lider erleichtern; durch Ektropionieren der Lider muss sichergestellt werden, dass alle ätzenden Partikel (insbes. Kalk) aus den Bindehautumschlagfalten mechanisch entfernt wurden; erst dann darf die Spülung beendet werden. **2.** Bei ausgedehnten Nekrosen und Bindehautchemosis wird das Exsudat durch einfache Bindehautinzision (Peritomie nach Passow) abgelassen, die mit Entfernung der Nekrosen bis zur blanken Sklera (nach Thoft) verbunden werden kann. Ersatz der zerstörten Bindehaut durch Limbustransplantation vom anderen Auge oder (bei beidseitiger Verätzung) Mundschleimhautplastik; **3.** zur Prophylaxe bleibender Verwachsung ist das regelmäßige mechanische Lösen beginnender Adhäsionen erforderlich; zur Ausbildung der Bindehautumschlagfalten werden Skleralschalen eingesetzt. **4.** Keratoplastik bei persistierender Hornhauttrübung; schlechte Prognose aufgrund häufiger trophischer Störung und Vaskularisierung der (normalerweise avaskulären) Hornhaut. Bei einseitiger Schädigung der Hornhautlimbusregion autologe Stammzelltransplantation vom Partnerauge erwägen

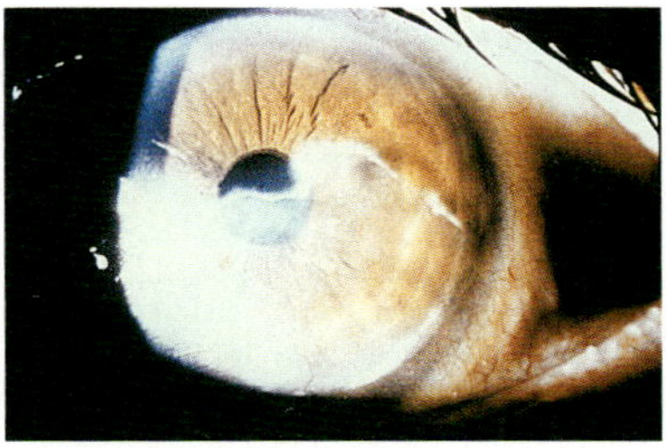

Augenverätzung Abb. 1: Verätzung durch Säure in der unteren Hornhauthälfte

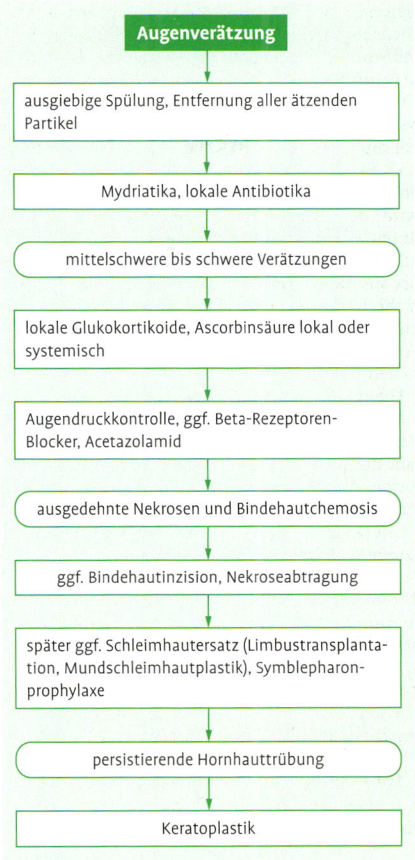

Augenverätzung Abb. 2: therapeutischer Stufenplan

Therapeutischer Stufenplan: s. Abb. 2.

Eigenbehandlung: **1.** ausgiebiges Spülen des geöffneten Auges als Sofortmaßnahme; **2.** prophylaktisches Tragen einer Schutzbrille bei der Arbeit mit ätzenden Substanzen.

Hinweis: Zur Spülung (als Erstmaßnahme) kann nahezu jede Flüssigkeit verwendet werden; das Abwarten bis zur Bereitstellung spezieller neutralisierender Lösungen ist ein Behandlungsfehler!

Literatur: **1.** Struck, H. G.: Therapie von Verätzungen und Verbrennungen der Augen. Klin Monatsbl Augenheilkd. 225: 183–198 (2008); **2.** Schrage, N.F. et al.: Acute therapy for eye burns. Klin Monatsbl Augenheilkd. 221: 253–261 (2004).

Autoren: U. Pleyer, M. H. Foerster.

Augenverletzungen: Verletzung der Augenanhangsgebilde (Lider, Tränenwege, Tränendrüse), der Augenoberfläche (Hornhaut, Bindehaut) bzw. des Bulbus; **Formen: 1.** Kontusion: kann zum Dehnungsriss an intraokularen Strukturen (Iris, Zonulafasern, Netzhaut, Aderhaut), Bulbusruptur oder Orbitabodenfraktur führen; **2.** offene Bulbusverletzung durch scharfen Gegenstand: **a)** penetrierende Augenverletzung mit Eröffnung des Auges und evtl. intraokularem Fremdkörper (s. Abb. 1); **b)** perforierende Augenverletzung, bei der ein Gegenstand durch das Auge hindurchtritt.

Behandlungsindikation: Jede Oberflächenverletzung des äußeren Auges, Verletzung des Lidapparats bzw. Eröffnung des Bulbus erfordert Therapie. Nach Kontusion treten therapiebedürftige Veränderungen (Sekundärglaukom, Ablatio retinae, Linsenluxation) möglicherweise nach Latenzzeit auf. Die Behandlung der Orbitabodenfraktur ist abhängig von der funktionellen Störung nach Abschwellen des Hämatoms.

Pharmakotherapie: 1. oberflächliche Verletzungen der Binde- und Hornhaut: lokale Applikation pflegender Salben (z. B. Bepanthen®, Regepithel®); cave: bei Augapfeleröffnung kontraindiziert; evtl. Antibiotika; **2.** Augendruckerhöhung nach Bulbuskontusion mit Vorderkammerblutung: Drucksenkung mit Beta-Rezeptoren-Blockern lokal, evtl. systemisch Acetazolamid (z. B. Diamox®), 500 mg.

Operative Therapie: 1. Lid- und Tränenwegverletzung: Riss- oder Schnittverletzung der Lider erfordern rasche operative Rekonstruktion; insbes. muss auf Wiederherstellung der glatten Lidkante und der abführenden Tränenwege geachtet werden; Tränenwege werden nach Verletzung adaptiert und ca. 6 Wochen geschient (eingelegter Kunststoffschlauch); **2.** Bindehaut-, Hornhaut- und Skleraverletzung (ohne Bulbuseröffnung): Entfernung von Fremdkörpern (ggf. Ausbohren), Naht der Bindehautrisse und lamellierender Hornhaut- oder Skleraverletzungen; **3.** Bulbuskontusion ohne Ruptur: Netzhautchirurgie bei Ablatio* retinae; Refixation der abgerissenen Iris; Entfernen der (sub-)luxierten Linse entspr. Kataraktoperation oder durch Pars-plana-Vitrektomie; **4.** Verletzung mit Bulbuseröffnung: primärer Eingriff zur Wiederherstellung der Integrität der äußeren Augenhüllen und Prophylaxe sekundärer Komplikation: **a)** mikrochirurgische Readaptation der Hornhaut- und Skleraverletzungen; **b)** bei Verletzung im vorderen Augenabschnitt ggf. Irisnaht, bei Linsenverletzung Kataraktoperation; **c)** bei Verletzung, die mehr als 5 mm hinter den Limbus reicht, oder bei prolabiertem Glaskörper kann Pars-plana-Vitrektomie sinnvoll sein. **d)** Bei Verletzung mit intraokularem Fremdkörper im Glaskörperraum oder in der Netzhaut, Linsenluxation in den Glaskörperraum bzw. perforierender Verletzung ist frühzeitige Pars-plana-Vitrektomie indiziert, möglichst während des primären Eingriffs; falls nicht möglich (schlechte Einsicht wegen Hornhautödem), in der ersten Woche nach Verletzung. **e)** Kupfer-haltige Fremdkörper (massiver Reizzustand) erfordern die primäre Entfernung. **f)** I. R. einer Pars-plana-Vitrektomie können sowohl Linse als auch Blutungen in Vorderkammer und Glaskörperraum entfernt werden, um den optimalen Einblick zu gewähren; intraokulare Fremdkörper werden unter Sicht mit Magnet oder Pinzette entfernt, Fremdkörperaufschlag- oder -durchtrittstellen von Verunreinigungen gereinigt und mit Laser oder Kälte koaguliert. **g)** Bei Netzhautablösung ggf. Cerclage und intraokulare Tamponade mit Gas (Schwefelhexafluorid, Perfluorkohlenstoff) oder flüssigem Silikon; **h)** nichtorganische extraokulare Fremdkörper in der Orbita werden i. d. R. belassen. **i)** Bei funktioneller Beeinträchtigung nach Orbitabodenfraktur (Doppelbilder nach Abschwellen des Hämatoms) ist operative Revision mit Wiederherstellung des Orbitabodens indiziert. **Komplikation:** proliferative Vitreoretinopathie nach Netzhautverletzung (Senkung der Häufigkeit durch die frühzeitige Pars-plana-Vitrektomie); **Nachbehandlung:** Kontrolle des int-

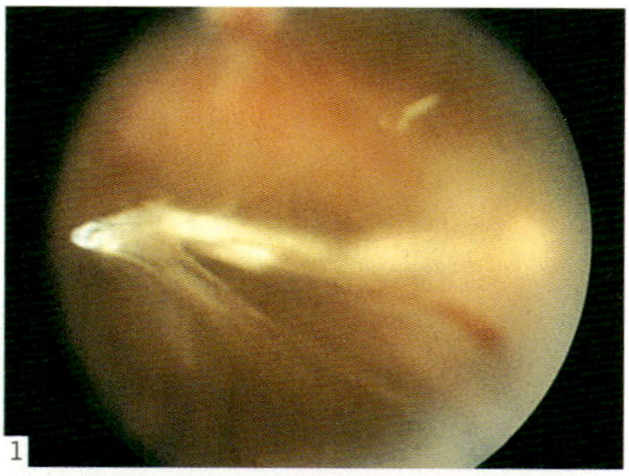

1

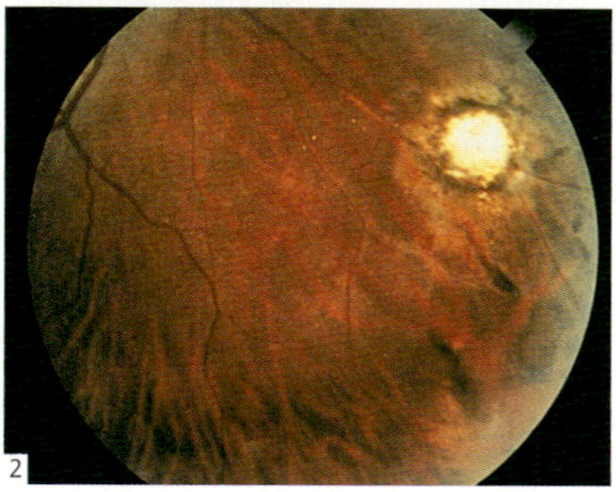

2

Augenverletzungen Abb. 1: 1: intraokulares Ende eines Drahtes, der am linken Auge temporal oben eingedrungen ist; Glaskörpertraktionen zur Spitze des Drahtes; 2: Zustand 4 Wochen nach Entfernung des Drahtes, Wundnaht und primärer Vitrektomie; anliegende Netzhaut mit traktionsfreier Narbe

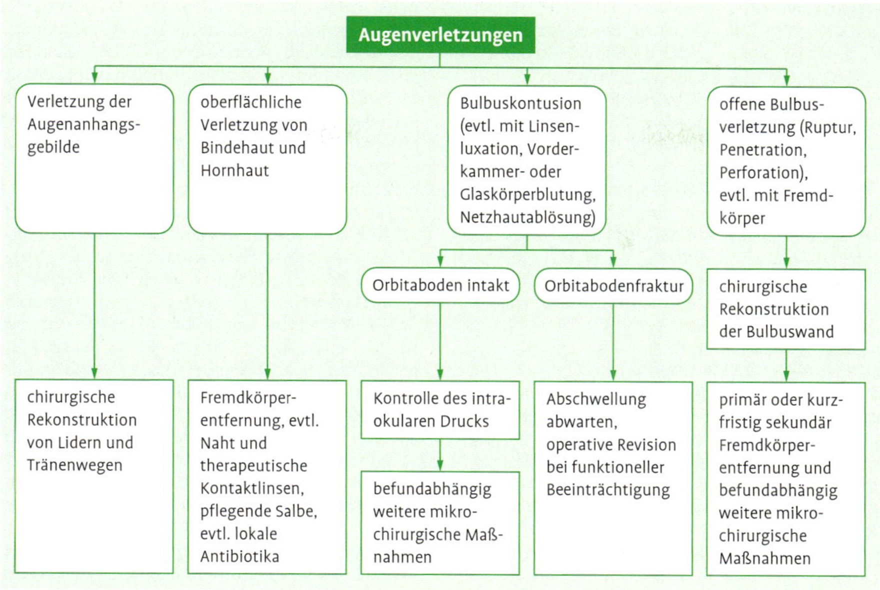

Augenverletzungen Abb. 2: therapeutischer Stufenplan

raokularen Drucks; Mydriatika; lokal Antibiotika und Glukokortikoide als Augentropfen bzw. -salbe für ca. 10 Tage; Flugverbot bei intraokularer Gastamponade; **Prognose:** erhebliche Verschlechterung bei Beteiligung der Netzhaut; Verletzung der Makula führt zu stark eingeschränktem Visus.

Sonstige Maßnahmen: **1.** Bei einigen oberflächlichen Hornhautverletzungen können therapeutische Kontaktlinsen hilfreich sein; schwere Verletzung erfordert Langzeitbetreuung (Ausgleich des irregulären Astigmatismus oder Versorgung der Aphakie durch Kontaktlinsen, Sekundärlinsenimplantation). **2.** Aphakie bei Kindern erfordert rasche Versorgung des verletzten Auges mit Kontaktlinse und Okklusionstherapie, um die Amblyopie so gering wie möglich zu halten. **3.** Den Patienten sollen Hinweise zum Schutz des zweiten Auges gegeben werden: spezielle Schutzbrille bei Sport (z. B. Squash), Schutzbrille mit Seitenschutz bei Arbeit an schnelldrehenden Maschinen oder beim Heimwerken.

Therapeutischer Stufenplan: s. Abb. 2.

Arbeitsunfähigkeit: abhängig vom Ausmaß der Verletzung; 1 Tag bei oberflächlicher Hornhautverletzung, u. U. Monate bei schweren intraokularen Verletzungen; abhängig von Beruf evtl. Berufsunfähigkeit.

Hinweis: **1.** Penetrierende Augenverletzungen können sich unter Bindehauthämatomen verbergen; im Zweifel, insbes. bei unklarer Anamnese und bei Kindern, ist eine operative Bindehaut- und Skleraexploration erforderlich. **2.** Bei Verdacht auf intraokularen metallischen Fremdkörper ist eine MRT kontraindiziert. **3.** Intraokulare Fremdkörper sollen nicht ohne Sicht mit extraokularen Magneten entfernt werden (Gefahr zusätzlicher Verletzung intraokularer Gewebe). **4.** Immer augenärztliche Konsultation, weil z. B. ein intraokularer Fremdkörper u. U. wenig Schmerz verursacht und subjektiv nicht zwischen Erosion und Hornhautfremdkörper unterschieden werden kann.

Literatur: **1.** Augustin, A. J.: Augenheilkunde. 3. Aufl. Berlin, Heidelberg: Springer, 2007; **2.** Ryan, S. J. et al.: Retina. Vol. 3: Surgical Retina. 4th ed. St. Louis: Mosby, 2005; **3.** Rohrbach, M.; Streuhl, K.-P.; Knorr, M. (Hrsg.): Ophtalmologische Traumatologie. Stuttgart: Schattauer, 2002.

Autoren: U. Pleyer, M. H. Foerster.

Auge, rotes: s. Episkleritis.

Auge, trockenes: s. Blepharitis; Konjunktivitis.

Ausfallsymptome, sensible: s. Sensibilitätsstörungen.

Ausfluss: s. Chlamydien-Urethritis; Fluor genitalis.

Austauschtransfusion: Blutentnahme zur Entfernung schädigender Bestandteile und weitgehender Ersatz durch Spenderblut; **Formen:** **1.** Einwegmethode: Wechsel zwischen Blutzufuhr und -entnahme an dem gleichen, meist venösen Gefäß; **2.** Zweiwegmethode: gleichzeitige kontinuierliche Blutzufuhr und Blutentnahme an verschiedenen Gefäßen gleicher Mengen Bluts; s. Plasmapherese und Plasmaaustausch.

A

Indikation: Morbus haemolyticus neonatorum, Hyperbilirubinämie* des Neugeborenen nach Klärung der Ursache; evtl. auch bei schwerer Intoxikation*, Infektion, Transfusionszwischenfall oder hepatischem Koma. **Dosierung:** Es werden 40–90 % des Bluts ausgetauscht. Bei Neugeborenen 10–20 ml (Austauschportionen: ca. 2–3 ml/kg KG) sonst bis 1 l und mehr.

Literatur: **1.** Berns, M.: Hyperbilirubinämie bei reifen Neugeborenen - Interventionsgrenzen. Monatsschrift Kinderheilkunde 154: 835–843 (2006); **2.** Marcinkowski, M.; Bührer, C.: Hyperbilirubinämie in Diagnostik und Therapie bei reifen Neugeborenen. AWMF-Leitlinien Nr. 024/007; Düsseldorf, 2003.

Autor: N. Müller.

Auswurf: s. Bronchitis, chronische.

Auto-CPAP: s. Schlafapnoesyndrom.

Autoimmunhämolyse: durch Antikörper vermittelte Hämolyse, Hämoglobinurie und hämolytische Anämie* **Formen:** **1.** durch Wärmeantikörper induziert; Zerstörung der mit IgG-Antikörpern (Hämolysine) und Komplementbestandteilen beladenen Erythrozyten vorzugsweise in der Milz; Entstehung idiopathisch oder sekundär (bei Lymphomen, soliden Tumoren, Erkrankungen des rheumatischen Formenkreises, Colitis ulcerosa und anderen chronisch-entzündlichen Erkrankungen); **2.** durch Kälteagglutinine (meist IgM) oder Kältehämolysine (meist IgG) und Aktivierung des Komplementsystems hervorgerufene Hämolyse; Entstehung idiopathisch (primäre Kälteagglutinine; häufigste Form), sekundär (z. B. nach Infektion mit Mycoplasma pneumoniae, Epstein-Barr-Virus, Zytomegalie-Virus, HIV oder i. R. einer lymphoproliferativen Systemerkrankung) oder als paroxysmale Kältehämoglobinurie (seit Rückgang der tertiären Syphilis selten; heute v. a. während akuter viraler Infektionen, z. B. Masern, Mumps).

Behandlungsindikation: Eine schwere Autoimmunhämolyse erfordert die unverzügliche Therapieeinleitung. Bei milden Verläufen und gesicherter post-infektiöser Genese kann unter Umständen das Eintreten einer Spontanremission abgewartet werden.

Pharmakotherapie: **1.** durch Wärmeantikörper induzierte Autoimmunhämolyse: **a)** Prednison (z. B. Decortin®), 60–100 mg/d p. o.; bei schweren Formen an Tag 1 Methylprednisolon (z. B. Medrate®, Metypred®, Urbason®), 100–200 mg i. v.; nach Stabilisierung des Hämoglobinwerts kann die Prednisondosis langsam auf 30 mg/d gesenkt werden; danach wöchentliche Reduktion um 5 mg bis auf 15–20 mg/d für 2–3 Monate; bei anhaltender Vollremission der hämolytischen Phase vollständige Reduktion der Prednisondosis über 1–2 Monate; bei Rezidiv erneuter Versuch mit Glukokortikoiden; **b)** hochdosierte Immunglobuline (1 g/kg KG über 5 Tage i. v.) führen bei steroidrefraktärer Autoimmunhämolyse durch Wärmeantikörper bei ca. 40 % der Patienten zu einem kurzfristigen Sistieren der Hämolyse, ggf. ist eine Wiederholung in dreiwöchigen Abständen notwendig; als Monotherapie ungeeignet, sinnvoll nur in Kombination mit anderen Maßnahmen; **c)** Immunsuppression nach erfolgloser Prednisonbehandlung und nach Splenektomie (Rezidiv) oder bei hohem Operationsrisiko: Cyclophosphamid (Endoxan®), 60 mg/m² KO/d, oder Azathioprin (z. B. Azafalk®, Azathioprin-ratiopharm®, Azamedac®, Imurek®), 80 mg/m² KO/d p. o.; deutliches Ansprechen auf die Therapie evtuell verzögert aber über serologische Parameter (LDH, Haptoglobin) rasche Wirksamkeitskontrolle möglich; sistiert die Hämolyse, wird das Immunsuppressivum langsam reduziert und abgesetzt; bei Fortbestehen Umstellung auf andere Immunsuppressiva. **2.** durch Kälteantikörper induzierte Autoimmunhämolyse: Glukokortikoide und Splenektomie sind wirkungslos. Therapieversuch mit Chlorambucil (Leukeran®), z. B. 0,08–0,12 mg/kg KG/d, oder Cyclophosphamid (Endoxan®), z. B. 60 mg/m² KO/d. Auch Interferon-α kann zur Reduktion des Kälteagglutinintiters führen, z. B. 3 × 3 Mio. IE/m² KO, 3-mal/Woche.

Operative Therapie: **1.** durch Wärmeantikörper induzierte Autoimmunhämolyse: **a)** Splenektomie, wenn eine Remission nur mit hoher Prednisondosierung (>15 mg/d) aufrecht erhalten werden kann; Teil- oder Vollremission bei ca. 65 % der Behandelten; **b)** bei sekundären Formen nach Versagen der pharmakologischen Primärtherapie je nach Grunderkrankung weitere chirurgische Maßnahmen (z. B. Kolonresektion bei Colitis ulcerosa oder Ovarektomie bei Dermoidzyste des Ovars) neben der Splenektomie; **c)** Thymektomie bei Kindern, deren Erkrankung auch nach Splenektomie refraktär ist (erfolgreich in Einzelfällen); **2.** durch Kälteantikörper induzierte Autoimmunhämolyse: Splenektomie wirkungslos.

Sonstige Maßnahmen: **1.** Bluttransfusion*: **a)** durch Wärmeantikörper induzierte Autoimmunhämolyse: Substitution mit Erythrozytenkonzentrat* nur in Ausnahmefällen (Auftreten anämiebedingter kardiovaskulärer Komplikationen) erforderlich, da sich die Anämie meist über einen langen Zeitraum entwickelt; die transfundierten Erythrozyten werden durch Antikörper schnell zerstört; daher zusätzliche Therapie mit Prednison. **b)** durch Kälteantikörper induzierte Autoimmunhämolyse: bei ausgeprägter Anämie Transfusion gewaschener Erythrozytenkonzentrate (Vermeidung zusätzlicher Komplementbelastung); **2.** Vermeidung von Kälteexposition bei Kälteagglutininerkrankung (leichte Formen erfordern keine weitere Intervention); **3.** Plasmaaustausch oder Plasmapherese: **a)** bei Wärmeantikörpern nach Versagen der Primärtherapie mit Glukokortikoiden; **b)** bei Kälteagglutininerkrankung nach erfolglosem pharmakologischem Therapieversuch; s. Plasmapherese und Plasmaaustausch; **4.** ggf. temporäre Hämodialyse* bei akutem Nierenversagen inf. sehr starker Hämolyse durch Kälteagglutinine (postinfektiös).

Hinweis: Die paroxysmale Kältehämoglobinurie bei tertiärer Syphilis bessert sich unter der Therapie der Grunderkrankung.

Neuentwicklung: **1.** Einige Patienten mit steroidrefraktärer Autoimmunhämolyse durch Wärmeantikörper lassen sich mit Cyclosporin A, 5–10 mg/kg KG/d in zweigeteilter Dosierung, oder Mycophenolatmofetil (Cell Cept®), initial 500–1000 mg/kg KG/d in zweigeteilter Dosis, dann 1000–2000 mg/d, in Remission bringen. **2.** Der monoklonale CD20-Antikörper Rituximab (Mabthera®) führt bei 40–50 % der Patienten mit therapierefraktärer Autoimmunhämolyse aufgrund von Wärme- oder Kälteantikörpern zu einem Ansprechen über 11–15 Monate (375 mg/m^2 KO i. v. pro Woche, Dauer in Studien variabel).

Literatur: **1.** Berentsen, S. et al.: Rituximab for primary chronic cold agglutinin disease: a prospective study of 37 courses of therapy in 27 patients. Blood 103(8): 2925–8 (2004); **2.** Howard, J. et al.: Mycophenolate motetil for the treatment of refractory auto-immune haemolytic anaemia and auto-immune thrombocytopenic purpura. Br J Haematol 117(3): 712–15 (2002).

Autoren: S. Fetscher, G. Trenn.

Autoimmunthrombozytopenie: hämorrhagische Diathese* inf. gesteigerten Thrombozytenabbaus; **Ätiologie:** **1.** idiopathisch: Werlhof-Krankheit (syn. idiopathische thrombozytopenische Purpura); häufigste Form, spontane Remissionsrate bei Erwachsenen 5 %, bei Kindern 37 %; **2.** pharmakologisch induziert (z. B. durch Heparin, Antibiotika, Barbiturate, Digitoxin, Chinin); **3.** in Zusammenhang mit einer systemischen Erkrankung (z. B. Lupus erythematodes), Infektion (z. B. HIV-Erkrankung) oder Neoplasie (Lymphom, Plasmozytom, chronisch-lymphatische Leukämie).

Behandlungsindikation: **1.** bei pharmakologisch ausgelöster Autoimmunthrombozytopenie sofortiges Absetzen der in Frage kommenden Arzneimittel; Effekt einer Glukokortikoidtherapie ist unsicher; hochdosierte Immunglobuline bzw. der Einsatz der Plasmapherese bei lebensbedrohlichen Blutungen indiziert. **2.** Bei anderen Formen der Autoimmunthrombozytopenie sind in der 1. Behandlungsstufe Glukokortikoide indiziert: **a)** bei Kindern und Erwachsenen (<60 Jahre) und einer Thrombozytenkonzentration <30 000/μl unabhängig vom Vorliegen einer Blutungsneigung; **b)** bei >60-Jährigen mit Thrombozytenkonzentrationen 30 000–50 000/μl oder bei Risikofaktoren für das Entstehen von Blutungen (Ulkuserkrankung, nicht eingestellte arterielle Hypertonie); **c)** Bei <60-Jährigen ohne Risikofaktoren und Thrombozytenkonzentration >30 000/μl sollte nur bei gesteigerter und lebensbedrohlicher Blutungsneigung behandelt werden.

Pharmakotherapie: **1. Glukokortikoide:** **a)** Prednison (z. B. Decortin®, Prednison HEXAL®); initial 1 mg/kg KG/d p. o.; im Notfall (schwere Blutung) 1 g/d i. v. über 3 Tage; Ziele der Behandlung sind die schnelle Reduktion des Blutungsrisikos und das Erreichen eines Zeitgewinns für den (bei Erwachsenen seltenen) Eintritt einer Spontanremission; bei gutem Ansprechen kann die Dosierung zügig, bei ungenügender Reaktion langsam über 4–8 Wochen reduziert werden. Bei Rezidiv und Fehlen schwerer Blutungszeichen kann vor Splenektomie ein erneuter Therapieversuch mit Prednison unternommen werden. **b)** Hochdosis-Dexamethason-Therapie: indiziert bei Rezidiv nach Prednison-Behandlung und Splenektomie; Dexamethason (z. B. Fortecortin®), 40 mg/d alle 4 Wochen über einen Zeitraum von 4 Tagen (6 Zyklen); der Effekt einer Dexamethason-Therapie sollte bei stabilem Patienten vor Splenektomie überprüft werden. **2. Immunglobuline** (z. B. Beriglobulin®, Endobulin S/D®, Sandoglobulin®), 400 mg/kg KG i. v. über 5 Tage oder 1 g/kg KG an einem Tag führen zum raschen Anstieg der Thrombozytenkonzentration, bei Kindern schneller als nach Glukokortikoiden; unklar ist, ob damit eine Verringerung der Mortalität verbunden ist. Bei Kindern können bei akuten Formen der Werlhof-Krankheit langanhaltende Remissionen erzielt werden (hier aber auch deutlich höhrer Inzidenz von Spontanremissionen), bei chronischen Formen kann die wiederholte Applikation von Immunglobulinen eventuell eine Splenektomie vermeiden oder aufschieben. Bei Erwachsenen ist der Effekt zeitlich begrenzt; Immunglobuline können für eine geplante Operation oder bei lebensgefährlichen Blutungen genutzt werden. Sicher indiziert sind Immunglobuline im 3. Trimenon der Schwangerschaft und Thrombozytenkonzentrationen <10 000/μl (oder <30 000/μl mit Blutungsneigung) und im 1. Trimenon nach Versagen einer Glukokortikoidtherapie. Bei Fortbestehen einer Thrombozytopenie mit Blutungsneigung nach Splenektomie ist der Versuch einer hochdosierten Immunglobulintherapie gerechtfertigt. **3. Immunsuppressiva** zur Therapie der chronischen Werlhof-Krankheit bei Thrombozyten <30 000/μl und Blutungszeichen: **a)** Azathioprin (z. B. Azamedc®, Imurek®), 1–2 mg/kg KG/d p. o.; Remission bei 60 % der Patienten; **b)** Cyclophosphamid (Endoxan®), 1–2 mg/kg KG/d p. o.; cave: höhere Rate an UAW (Teratogenese, Infertilität, hämorrhagische Zystitis, Neoplasie) als bei Azathioprin.

Operative Therapie: Splenektomie (s. Milzchirurgie): **1.** indiziert bei Erwachsenen mit Werlhof-Krankheit, wenn unter der Glukokortikoidtherapie und im Einzelfall nach Versagen weiterer Pharmakotherapien (Immunsuppressiva, Rituximab) innerhalb von 6 Wochen bis 3 Monaten kein oder nur ein ungenügender Thrombozytenanstieg (<30 000/μl) erreicht oder die Remission nur mit hohen Dosierungen erhalten werden kann; das Verfahren ist bei zwei Drittel der Operierten erfolgreich, besonders bei jüngeren Patienten. Hier ist die komplikationsärmere laparoskopische Milzentfernung zu empfehlen. Bei Thrombozytenkonzentration <20 000/μl werden präoperativ Glukokortikoide oder hochdosiert Immunglobuline verabreicht; nach einem Rezidiv sollte bei Nachweis einer Nebenmilz und Thrombozytenkonzentration <10 000/μl (bzw. <25 000/μl mit Blutungsneigung) ein erneutes operatives Vorgehen zum Erreichen einer kompletten Remission erwogen werden. **2.** Bei Kindern ist die Indikation zur Splenektomie aufgrund erhöhter Inzidenz postoperativer tödlicher bakterieller Infekte deutich strenger zu stellen; eventuell besteht bei Krankheitspersistenz über 1 Jahr und einer Thrombozytenkonzentration <10 000/μl (bzw. <30 000/μl bei Blutungsneigung).

Strahlentherapie: Eine Bestrahlung der Milz ist bei inoperablen, therapierefraktären Patienten möglich; Gesamtdosis 75–1370 cGy über einen Zeitraum von 1–6 Wochen.

Sonstige Maßnahmen: **1.** Plasmapherese bei lebensbedrohlichen Blutungen (s. Plasmapherese und Plasmaaustausch); **2.** Thrombozytentransfusion bei Werlhof-Krankheit als Notfallmaßnahme bei akuten und schweren Blutungen sowie bei Gebärenden mit Thrombozytenkonzentrationen <10 000/μl; cave: meist kein adäquater Anstieg der Thrombozytenwerte durch raschen Abbau; **3.** bei geplanter Splenektomie zur Behandlung der Werlhof-Krankheit sollte aufgrund des erhöhten Infektionsrisikos und insbesondere der Gefahr der Entstehung eines OPSI-Syndroms (Kurzbezeichnung für engl. overwhelming postsplenectomy infection) mindestens 14 Tage vor dem Eingriff gegen Streptococcus pneumoniae und Haemophilus influenzae Typ B geimpft werden; Kinder erhalten eine Dauerprophylaxe mit Penicillin (unklar ist noch, ob sie lebenslang erfolgen muss). **4.** Osteoporoseprophylaxe mit Calcium und Vitamin D bei einer mehr als 3 Monate andauernden Glukokortikoidtherapie; s. Osteoporose.

Arbeitsunfähigkeit: generell bei einer Blutungsneigung nach geringen Traumen; bei gering ausgeprägter Blutungsneigung für Berufe mit körperlicher Belastung.

Neuentwicklung: **1.** In z. T. sehr kleinen Studien wurde eine partielle oder komplette Remission durch die Anwendung folgender Arzneimittel bzw. Verfahren nachgewiesen: Polychemotherapie, Vinca-Alkaloide, Danazol, Anti-Rh(D)-Immunglobulin, Colchicin, Interferon-α, Plasmaaustausch, hochdosierte Ascorbinsäure, monoklonaler CD52-Antikörper Alemtuzimab, Immunabsorption mit Protein-A-Sepharose-Säulen. **2.** monoklonaler CD20-Antikörper Rituximab (Mabthera®); Ansprechrate ca. 60 % nach einer 4-wöchigen Behandlung bei Patienten mit therapiebedürftiger chronischer Verlaufsform, niedrigere Ansprechrate bei splenektomierten Patienten.

Literatur: Cooper, N. et al.: The efficacy and safety of B-cell depletion with anti-CD 20 monoclonal antibody in adults with chronic immune thrombocytopenic purpura. Br. J. Haematol 125 (2): 232–239 (2004).

Autoren: S. Fetscher, G. Trenn.

Autoimmunthyroiditis: s. Thyroiditis.

Autotransfusion, maschinelle: s. Transfusion, autologe.

AV-Block: s. Erregungsleitungsstörung.

AV-Knoten-Reentry-Tachykardie: s. Herzrhythmusstörungen; Katheterablation; Tachykardie.

AV-Reentry-Tachykardie: s. Herzrhythmusstörungen; Katheterablation; Tachykardie.

AV-Überleitungsstörung: s. Erregungsleitungsstörung.

Axisbogenwurzelbruch: s. Wirbelfraktur.

Axonläsion: s. Nervenlähmung, traumatische periphere.

Axonotmesis: s. Nervenlähmung, traumatische periphere.

Azathioprin: s. Immunsuppressiva.

Azelastin: s. Histamin-H_1-Rezeptoren-Blocker.

Azetylsalizylsäure: s. Acetylsalicylsäure.

Azidocillin: s. Penicilline.

Azidose: s. Hyperkaliämie.

Azithromycin: s. Makrolid-Antibiotika.

B

Baclofen: s. Muskelrelaxanzien.
Bäder, medizinische: s. Balneotherapie; Hydrotherapie.
Bänderüberdehnung: s. Distorsion.
Bakteriämie: s. Sepsis.
Bakterienruhr: s. Enteritis, infektiöse.
Bakteriostatika: s. Antibiotika.
Bakterizida: s. Antibiotika.
Balanitis: s. Balanoposthitis.
Balanoposthitis: Entzündung der Haut der Eichel (Balanitis) und des inneren Vorhautblattes (Posthitis); **Ursache: 1.** unspezifische Genese (meist bakteriell); **2.** spezifische Infektion (Herpes* simplex, Candidose*, Gonorrhö*, Syphilis*); Prädisposition bei Diabetes mellitus und Phimose*; **Klinik:** lokale Schmerzen, Juckreiz, putride Sekretion, Effloreszenzen, bes. bei kleinen Kindern mit Phimose auch Verklebung mit Harnverhalt; **Komplikation:** Penisphlegmone, Sepsis, Harnweginfektion mit Infektharnstein; Spätkomplikationen: sekundäre Phimose, Meatusstriktur, Lichenifizierung, erhöhtes Risiko für Peniskarzinom.

Behandlungsindikation: gegeben bei Symptomen und zur Verhinderung der Keimübertragung und Spätkomplikationen.

Pharmakotherapie: 1. unspezifische Balanoposthitis: **a)** akut desinfizierende Penisbäder, z. B. mit verdünnter Polyvidon-Iod-Lösung im Wechsel mit Kamillenbädern; **b)** postakut Wundsalben, z. B. mit Dexpanthenol (z. B. Bepanthen® Wund- und Heilsalbe); **c)** systemische Antibiotikatherapie bei Ausbreitung der Infektion; **2.** spezifische Balanoposthitis: **a)** Candida-Mykose: lokal Nystatin-Creme (z. B. Adiclair®, Candio-Hermal®, Nystatin „Lederle"®); **b)** Herpes simplex: lokale Desinfektion; ggf. systemische antivirale Therapie mit Aciclovir (z. B. Zovirax®); **c)** venerische Infektionen: systemische Antibiotikatherapie.

Operative Therapie: bei Verklebung der Vorhaut und Harnverhalt Spreizen des Vorhautspalts und Eröffnung des ggf. putriden Präputialspalts mit Knopfsonde und desinfizierende Spülung in Lokalanästhesie oder kurzer Maskennarkose. Bei Phimose ist die Zirkumzision im entzündungsfreien Intervall indiziert.

Naturheilkundliche Verfahren: Penisbäder mit Kamille oder Schwarztee bei unspezifischer Infektion.

Eigenbehandlung: 1. sexuelle Karenz bis zur Ausheilung; **2.** Rezidivprophylaxe durch adäquate Genitalhygiene.

Arbeitsunfähigkeit: nur bei hochakutem (phlegmonösem) Verlauf (Notfall) kurzfristig für einige Tage.

Hinweis: Bei spezifischer Infektion ist eine Partnerbehandlung indiziert. Topische Antibiotika sind selten hilfreich.

Literatur: Ikinger, U.: Leitfaden Urologie. Köln: Deutscher Ärzteverlag, 2002.

Autoren: A. Frankenschmidt, U. Wetterauer.

Ballismus: extrapyramidale Bewegungsstörung, charakterisiert durch unwillkürliche, heftige, schlagende, ausfahrende, fast kontinuierlich ablaufende Bewegungen proximal betonter Muskelgruppen; **Ursache:** Schädigung des Nucleus subthalamicus und seiner Projektionsareale, meist bedingt durch Ischämie oder Blutung, selten Tumor, Entzündung (Syphilis, Toxoplasmose, Enzephalitis), Autoimmunprozess (Multiple Sklerose, Lupus erythematodes) oder Arzneimittel (L-DOPA, Dopamin-Agonisten, Phenytoin, Carbamazepin). **Formen:** häufigste Form ist der Hemiballismus (Halbseitensymptomatik), selten Monoballismus (eine Extremität betroffen) oder Biballismus (gesamter Körper betroffen).

Behandlungsindikation: abhängig von Dauer und Ausprägung des Ballismus sowie vom Grad der Selbstgefährdung.

Pharmakotherapie: Im Gegensatz zur Athetose* ist die Pharmakotherapie des Ballismus erfolgversprechend. **1.** Neuroleptika: Chlorpromazin (z. B. Chlorazine®), 75–200 mg/d p. o.; Perphenazin (z. B. Decentan®), 3 × 4 mg/d p. o.; Haloperidol (z. B. Haldol®), 3 × 2–10 mg/d p. o.; Tiaprid (z. B. Tiapridex®), 3–5 × 100 mg/d p. o.; meist zeigt sich nach wenigen Tagen eine deutliche Besserung. **2.** Tetrabenazin (Nitoman®), 1–3 × 25 mg/d p. o.

Operative Therapie: 1. bei Tumor als Grunderkrankung; **2.** Thalamotomie nur noch bei schwerem, therapierefraktärem und langanhaltendem Ballismus.

Strahlentherapie: palliativ bei Tumorerkrankung.

Sonstige Maßnahmen: Entspannungsverfahren (Muskelrelaxation, Autogenes Training), Physiotherapie.

B

Eigenbehandlung: Aneignung von Verhaltensweisen zur kurzfristigen Unterdrückung der Hyperkinesen.

Hinweis: keine Therapie ohne Abklärung der Grunderkrankung (kraniale CT oder MRT).

Literatur: **1.** Conrad, B.; Ceballos-Baumann, A. (Hrsg.): Bewegungsstörungen in der Neurologie. Stuttgart, New York: Thieme, 2004; **2.** Caplan, L. R.; Diener, H. C.; Kennard, C.: Neurological disorders: course and treatment. 2. Aufl. San Diego: Academic Press, 2002.

Autoren: O. Kastrup, H. C. Diener.

Ballonatrioseptostomie: s. Hypertonie, pulmonale.

Ballongegenpulsation, intraaortale: s. Herzinsuffizienz.

Ballonkatheter: s. Arterienverschluss, akuter.

Ballonvalvuloplastie: s. Herzklappenfehler.

Balneo-PUVA-Therapie: s. Lichttherapie, dermatologische.

Balneo-Sole-UV-B-Therapie: s. Lichttherapie, dermatologische.

Balneotherapie: Behandlung mit medizinischen Bädern, auch mit weiteren Kurmitteln (z. B. Heilgase, Peloide); i. w. S. auch Seebäder (Thalassotherapie), Trinkkuren und Inhalationen; **Wirkung:** als Wirkfaktoren einzelner Heilwässer gelten physiologische, biochemische und immunologische Teilaspekte; überwiegend versteht sich Balneotherapie als Reiztherapie mit unspezifischen und teilweise auch spezifischen Reaktionen bzw. Adaptaten, die sich unter den Bedingungen des Kurorts entwickeln; **Formen:** es werden natürlich fließende sowie künstlich erschlossene Heilquellen unterschieden. Für die Wertung einzelner Heilwässer werden minimale Konzentrationen von Inhaltsstoffen gefordert. Als Thermen werden Wässer mit einer Temperatur >20 °C an der Quelle bezeichnet. Neben mineralischen Zusätzen gibt es auch pflanzliche Zusätze (Kräuterbäder) mit unterschiedlichen Wirkungen: **1.** sedierende Wirkung von Baldrian, Hopfen, Melisse und Lavendel; **2.** dermatologische Wirkung von Kamille, Kleie, Schafgarbe, Eichenrinde und Haferstroh; **3.** Wirkung bei Atemwegerkrankungen von Thymian, Eukalyptus, Koniferen und Kampfer; **4.** Wirkungen am Bewegungsapparat von Heublumen, Wacholder, Rosmarin und Ichthyol. Neben den pharmakologischen Wirkungen nach transkutaner Resorption von Inhaltsstoffen werden auch kutanreflektorisch und olfaktorisch vermittelte Wirkungen diskutiert.

Bäder: **1. Kohlensäurewässer:** Säuerlinge; die geforderte Mindestkonzentration beträgt in Deutschland 1000 mg CO_2/kg Wasser; Wirkung: der wichtigste Immediateffekt ist eine ausgeprägte Mehrdurchblutung der Haut mit stark angeregter Vasomotion, eine Zunahme des Schlagvolumens des Herzens bei relativer Hypotonie und Bradykardie; Indikation serieller Anwendungen: arterielle Hypertonie* (Stadium I und II nach WHO), periphere arterielle Verschlusskrankheit*, funktionelle Störung der Mikrozirkulation, trophisch bedingte Ulzera der Haut, neurovegetative und psychosomatische Herz- und Kreislaufstörungen, chronisch venöse Insuffizienz, unterstützende Behandlung bei rheumatischen Erkrankungen in subakuten und chronischen Stadien; Kohlendioxidbäder werden unabhängig von ihrem natürlichen Vorkommen auch technisch hergestellt. **2. Schwefelwässer:** Mindestkonzentration 1 mg Sulfidschwefel/kg Wasser; Wirkung: bes. reizintensiv mit der Möglichkeit heftiger Kurreaktionen; in der Haut führt Schwefel zu verschiedenen biochemischen Reaktionen (Blockierung von Spurenelementen in Biokatalysatoren, Redoxgleichgewicht, Hemmung der Langerhans-Zellen); Indikation: bakterielle Hauterkrankungen, Psoriasis* vulgaris, atopisches Ekzem*, chronisch entzündliche und vegetative gynäkologische Syndrome, unterstützende Behandlung bei nicht aktiven rheumatologischen Erkrankungen; neben der kurörtlichen Behandlung sind auch chemische Präparationen mit kolloidalem Schwefel wirksam. **3. Kochsalzwässer und Solen:** Mindestkonzentration 1 g Mineralsalze/kg Wasser mit je mindestens 20 mval Na^+ und Cl^-; für Solen werden mindestens 14 g Kochsalz/kg Wasser gefordert. Wirkung: Salz- und Solebäder (auch in Meerwasser) haben vegetativ umstimmende und roborierende Wirkungen. Indikation: degenerative und gering entzündliche rheumatische Erkrankungen, funktionelle Syndrome im gynäkologischen Bereich, Roborierung bei Infektionsanfälligkeit, Psoriasis* vulgaris (zusammen mit UV-Bestrahlung); Konstitutionsmittel bei Kindern mit lymphatischer Diathese. Inhalationsbehandlungen mit sekretolytischer und motorischer Wirkung werden an der Meeresküste, an Gradierwerken einzelner Kurorte und apparativ durchgeführt. **4. Radonbäder:** Mindestkonzentration 18 nCi/kg Wasser entspr. einer Aktivitätskonzentration von 666 Bq/kg; Alphabestrahlung der äußeren Epidermisschichten; Wirkung: der Wirkungsmechanismus wird i. S. einer Reiz-Reaktionstherapie gedeutet (z. B. Anregung von Repairmechanismen). Indikation: chronische Erkrankungen aus dem entzündlichen und degenerativen rheumatischen Formenkreis. **5. Peloide:** geologisch orientierte Klassifikation: **a)** Badetorfe (Moore); Einsatz an speziell ausgestatteten Kurorten, als künstliche Präparationen (z. B. Extrakte), aber auch unabhängig von ihrem lokalen Vorkommen; **b)** Heilschlamme; überwiegend Sedimentierungen unter verschiedenen geologischen Bedingungen, z. B. Schlicke im Wattenmeer; **c)** Heilerden; z. B. Ton, Lehm, Fango; Anwendung: als Bäder (überwiegend Moor) und lokale Packungen; in der physikalischen Therapie v. a. als Wärmeträger; Indikation: mit Ausnahme hochentzündlicher Zustände sämtliche Indikationen aus dem rheumatologischen Formenkreis, funktionelle und chronisch-entzündliche gynäkologische Erkrankungen.

Trinkkuren: **1.** hydrogencarbonathaltige Heilwässer: Wirkung: entzündungshemmend, schleimlösend, hyperazid; Indikation: Atemwegerkrankungen; **2.** sulfathaltige Heilwässer: laxierende Wirkung; Indikation: Störung der Darmmobilität, z. B. chronische Obstipation* oder Reizdarmsyndrom*, Dyskinesien der Gallenwege; zur Anregung der Gallen- und Pankreassekretion; **3.** natriumhaltige Heilwässer: Wirkung: Anregung der Magensekretion, Steigerung der Diurese, Appetitanregung; Indikation: funktionelle Magen-Darm-Störungen; **4.** calciumhaltige Heilwässer: Indikation: Calciummangel, Osteoporose*, chronische Atemwegerkrankungen, Prophylaxe von Oxalat-, Carbonat- und Phosphatsteinbildung; **5.** magnesiumhaltige Heilwässer: Indikation: Prophylaxe von Calciumsteinbildung und unkomplizierten Herzrhythmusstörungen; Herz-Kreislauf-Erkrankungen mit erhöhtem Magnesiumbedarf; Schwangerschaft und Stillzeit, Leistungssport; **6.** kohlensäurehaltige Heilwässer: Wirkung: CO_2-Freisetzung im Magen bedingt einen Dehnungsreiz und führt zur beschleunigten Entleerung des Magens und zur Anregung der Gastrinfreisetzung; Indikation: zur Anregung der Verdauung, bei Appetitstörung und zur Förderung der Diurese.

Autor: Th. J. Doering.

Bamipin: s. Histamin-H1-Rezeptoren-Blocker.

Bandscheibenvorfall: syn. Nucleus-pulposus-Hernie; Dorsalverlagerung (Protrusion) und ggf. Austritt von Gewebe des Nucleus pulposus (Prolaps, Sequestration) durch Risse im Anulus fibrosus (s. Abb. 1); **Lokalisation:** ca. 90 % im unteren Bereich der Lendenwirbelsäule (bes. L 4/L 5 und L 5/S 1, 95 % der lumbalen Vorfälle), ca. 10 % zervikal (bes. C 5/C 6, 20 %, C 6/C 7, 70 %), selten thorakal (1 %); **Klinik:** Prädilektionsalter 25–45 Jahre; häufig symptomlos (Zufallsbefund, sog. bulging disc); je nach Austrittsrichtung und Ausmaß des Bandscheibenvorfalls Affektion neuraler Stukturen; **a)** bei lumbalem Bandscheibenvorfall (s. Abb. 2) lokale Symptome durch Nerven im Längsband (Lumbalgie), subakutes bis akutes Pseudoradikulär- oder Radikulärsyndrom (Nervenwurzelkompression; vgl. Ischiassyndrom) mit oder ohne neurologisches Defizit bis zum Kaudasyndrom; **b)** bei zervikalem Bandscheibenvorfall lokale Symptome (Zervikalsyndrom), zervikobrachiale Schmerzen (Nervenwurzelkompression; vgl. Zervikobrachialsyndrom), bei medialem Vorfall myelopathische Symptome (Zeichen der Rückenmarkschädigung): bei akutem Vorfall akute Querschnittläsion, bei langsamer Kompression progrediente spastische Beinlähmung, progrediente Querschnittläsion (im MRT myelopathisches Signal im Rückenmark).

Behandlungsindikation: **1.** Schmerzen, Myogelose*; **2.** neurologisches Defizit (z. B. Wurzelausfallsymptomatik mit motorischer und/oder sensibler radikulärer Störung, myelopathische Symptome, Kaudasyndrom); akute ausgeprägte radikuläre

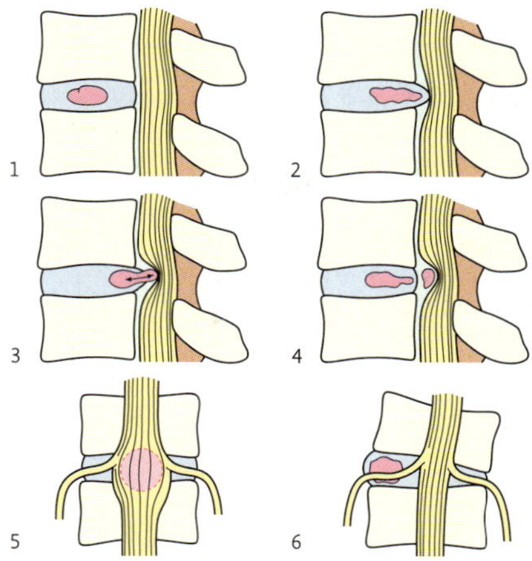

Bandscheibenvorfall Abb. 1: Ansicht von lateral (1–4) und dorsal (5–6); 1: Normbefund; 2: Vorwölbung des Nucleus pulposus nach dorsal bei noch erhaltenem hinterem Längsband (Protrusion); 3: mobiler (pendelnder) Bandscheibenvorfall noch von Längsband (subligamentär) und ausgezogenem Anulus fibrosus gedeckt (sog. contained disc); 4: freier, sequestrierender Bandscheibenvorfall (perforierte Sequestration); 5: medialer bzw. dorsalmedialer Bandscheibenvorfall; 6: (dorso-)lateraler Bandscheibenvorfall

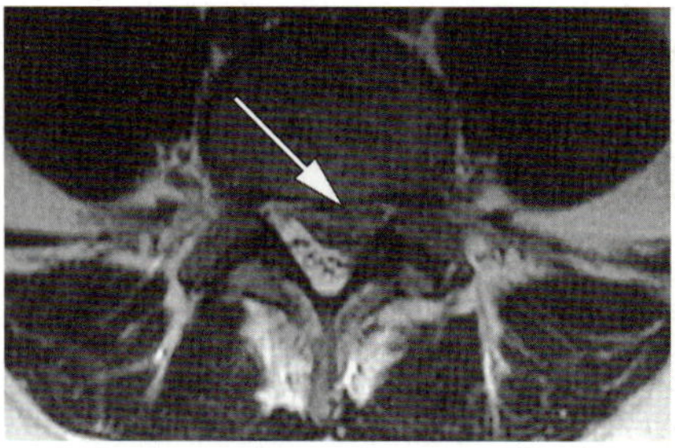

Bandscheibenvorfall Abb. 2: lumbaler Bandscheibenprolaps (Pfeil), MRT [2]

Lähmung: rasche Operationsindikation; akute Querschnittläsion bzw. Kaudasyndrom: operativer Notfall.

Pharmakotherapie: **1.** nichtsteroidale Antiphlogistika* in der Akutphase, u. U. in Maximaldosierung: z. B. Ibuprofen 3 × 400–600 mg/d p. o., max. Einzeldosis 800 mg, max. Tagesdosis (Erwachsene) 2400 mg; oder Diclofenac (z. B. Voltaren®), initial 150 mg, dann 75 mg in 2–3 Einzeldosen p. o.; cave: pharmakologisch induzierte Thrombozytenfunktionshemmung vor Operation; **2.** Muskelrelaxanzien*, z. B. Methocarbamol (z. B. Ortoton®), initial 1 g (1 Amp.) als tägliche Kurzinfusion langsam i. v., später 3 × 1,5 g/d p. o.; **3.** zentral wirkende Analgetika, z. B. Tramadol (z. B. Tramal®), i. v. (Kurzinfusion), i. m. oder p. o. (z. B. 3 × 20 Tr./d); **4.** kombinierte Schmerzbehandlung (i. v. Applikation über 24 Stunden in Standardinfusionslösungen): **a)** sog. Würzburger Schmerztropf: Tramal, 2 Amp. (200 mg), plus Novalgin, 2 Amp. (2 g), plus Metoclopramid, 2 Amp. (20 mg); **b)** alternativ: Tramal, 2 Amp. (200 mg), plus Fortecortin, 3 Amp. (24 mg, kontraindiziert bei Diabetes mellitus), plus Vitamin-B-Komplex, 1 Amp. (10 mg/5 mg), plus Buscupan, 1 Amp. (20 mg); **5.** Lokalanästhetika und Glukokortikoide* zur einmaligen oder wiederholten periradikulären Infiltration i. R. der periradikulären Therapie (Abk. PRT), z. B. Gemisch aus Bupivacain (z. B. Carbostesin® 0,25–0,5 %), 1 Amp. (5 ml), und Lipotalon, 1 Amp. (2 ml); **6.** Tranquilizer, z. B. Diazepam (z. B. Valium®), 5–10 mg/d abends p. o.

Konservative Therapie: 1. Akutphase: Stufenbett (größte Druckentlastung) oder Flachlagerung mit Knierolle, Wärmeanwendung, Elektrotherapie* (Längsgalvanisation oder Interferenzstrom zur Analgesie und Hyperämie); **2.** bei radikulärem Reizsyndrom PRT: interventionell radiologisches Verfahren, bei dem unter Röntgendurchleuchtung oder computertomographisch gesteuert ein mittellang- bis langwirksames Lokalanästhetikum (z. B. Bupivacain, Ropivacain), ggf. zusammen mit einem Glukokortikoid, in das Foramen intervertebrale um die Nervenwurzel injiziert wird. Positive Wirkung (meist mit vorübergehender sensibler und motorischer Störung der entspr. Nervenwurzel) ist auch diagnostischer Hinweis auf ursächliche Kompression in dieser Höhe; mehrmalige Wiederholung im Abstand von 1–4 Wochen, maximal 4–5-mal (falls nicht ausreichend Operation erwägen); cave: Infektion; **3.** nach Therapie akuter Schmerzen bzw. in der Remissionsphase: zweistufige Physiotherapie; **a)** 1. Stufe: Wirbelsäulenstatik, Muskeldetonisierung und Kräftigung der Rumpfmuskulatur unter Analgesie (sog. isometrische Übungen), cave: keine intensive aktive Bewegungstherapie in der akuten Kompressions- und Schmerzphase, keine Massage; **b)** 2. Stufe (auch als Propyhlaxe gegen Bandscheibenvorfall-Rezidiv, Fortschreiten des degenerativen Wirbelsäulenleidens): Wirbelsäulenmobilisation, Rückenschule unter reduzierter Analgesie, ADL-Schulung (ADL: Abk. für engl. activities of daily living); weitergehendes Krafttraining mit Stärkung der die Wirbelsäule aufrichtenden (extendierenden) dorsalen (autochtonen) Rückenmuskulatur (z. B. Kieser-Training) erst nach Behebung der akuten Schmerz- und Kompressionsphase, bei vorsichtiger Anwendung aber wirksam gegen häufige diskoligamentäre Rückenschmerzen (gelenkbedingt, Facettensyndrom, Schmerzen der Sakroiliakalgelenke zwischen Kreuzbein und Wirbelsäule); **4.** postoperativ: schonende Frühmobilisation, Sitzen und Bücken für mind. 6 Wochen vermeiden, 3-monatiges Trageverbot für Lasten. Physiotherapie mit Rückenschule erst 2–3 Wochen nach Operation.

Operative Therapie: Indikation: sollte grundsätzlich zurückhaltend gestellt werden (>80 % der Bandscheibenvorfälle können konservativ erfolgreich behandelt werden); die Operation ist bei 10–15 % der Patienten sinnvoll und erforderlich. **1.** absolute Indikation: Querschnittläsion (zervikal, thorakal) bzw. Kaudasyndrom als Notfall, Nervenwurzelausfall mit erheblichem neurologischen Defizit (deutliche Parese, sensibler radikulärer Ausfall); **2.** relative Indikation: konservative Therapieresistenz bei Schmerzsyndrom, ggf. mit unwesentlichen Funktionsdefiziten, nach >3–4 Wochen konsequenter konservativer Therapie (s. o.; Arbeitsunfähigkeit); chronisch rezidivierende Radikulärsyndrome; **Verfahren: 1.** Nukleotomie (Sequestrektomie, Diskektomie) bei lumbalem Bandscheibenvorfall: **a)** perkutan-intradiskal (mit radiologisch gesteuerter Punktion; Chemonukleolyse, Laserdiskektomie), nur bei nicht sequestriert perforiertem Bandscheibenvorfall; **b)** endoskopisch minimal-invasiv transforaminal oder translaminär durch Ligamentum flavum; **c)** offen mikrochirurgisch (Goldstandard); **d)** offen konventionell (mit dem Operationsmikroskop); Komplikationen: Auftreten bzw. Zunahme neurologischer Defizite (medullär, radikulär, Cauda equina), Duraverletzung, Liquorfistel, Pseudomeningozele (durch Vernarbung; Risiko bei Revisionsoperation höher), epidurale Nachblutung, Rezidiv, Instabilität, Postdiskektomie-syndrom (auch Postnukleotomie-Syndrom, Abk. PNS; engl. failed disc surgery syndrome)durch peridurale bzw. periradikuläre Fibrose, (Postnukleotomie-)Spondylodiszitis (meist abakteriell), Infektion; **2.** evtl. bei begleitender knöcherner/foraminaler Stenose (ggf. zusätzlich) dorsales (interspinöses) Distraktionsimplantat (z. B. Coflex®, Diam®), Dornfortsatz und Bogen dorsal distrahieren (Indikation umstritten); dynamische transpedikuläre Fixation (z. B. Dynesys®) bei Patienten mit initialer Segmentinstabilität (noch in Diskussion/Entwicklung, fehlende Evidenz und Langzeiterfahrung); **3.** Bandscheibenprothese: nur bei jüngeren Patienten zum Erhalt des Bewegungssegments (nur Prolaps des Nucleus pulposus, bei erhaltener Funktion der Wirbelgelenke, keine knöcherne Stenose oder arthrotische Gelenke) zu diskutieren, eher zervikal (weniger invasiv als lumbale Prothese, die von ventral implantiert wird); nicht bei einfachem Bandscheibenvorfall (Nucleus-pulposus-Prolaps) lumbal (gute Ergebnisse des Goldstandards der translaminären Mikrochirurgie von 85–90 % durch höhere Invasivität nicht erreicht; fehlende Langzeiterfahrung, Haltbarkeit; Luxationsgefahr); **4.** Versteifung benachbarter Wirbel (Spondylodese) bei Segmentaufbrauch oder hochgradiger Segmentinstabilität bzw. Pseudolisthesis; z. B. posteriore lumbale intervertebrale Fixation (Abk. PLIF) mit Fixateur interne, mit Distraktion des Zwischenwirbelraums durch Cage, ggf. dynamische transpedikuläre Fixation (s. o.); **Prognose:** 85–90 % gute bis sehr gute Ergebnisse.

Naturheilkundliche Verfahren (Autorin: Ch. Uhlemann): **1.** bei akuten Schmerzzuständen: Schonung (entlastende Lagerung) und kalte Wickel (sog. Stöckli-Wickel, 15 °C) um die Beckenregion und die betroffene Extremität; **2.** bei subakuten Zuständen: Gleichstromtherapie (Längsgalvanisation, Zellenbad, Stanger-Bad mit absteigender Stromrichtung) und Bindegewebemassage (Grundaufbau und Beinbehandlung); **3.** bei chronischen Beschwerden, die auf sog. Begleitblockierungen in den korrespondierenden Wirbelsäulensegmenten basieren: Lösung durch manuelle Therapie* (Mobilisation, Manipulation; cave: Manipulation bei perforiertem Bandscheibenvorfall kontrainidiziert) und Beeinflussung der Reflexphänomene mit Wärmetherapie* (Ultraschall, Kurzwelle, Peloide, Heusack), Massage* (klassische detonisierende Massage, Unterwasserstrahlmassage) oder Physiotherapie* (detonisierende Muskeltechniken, z. B. postisometrische Relaxation, Kurzbezeichnung PIR-Technik, oder Stretching); **4.** andere Maßnahmen zur Beeinflussung schmerzhafter Weichteilphänomene sind Akupunktur* und Neuraltherapie; **5.** bei neurogener Irritation (radikulär, peripher) trophikverbessernde Maßnahmen, z. B. Bindegewebemassage, Unterwasser-Druckstrahlmassage, Kurzwelle (Kondensatorfeldmethode), Peloide und afferenzstimulierende physiotherapeutische Techniken zur Förderung der defizitären Efferenz (propriozeptive neuromuskuläre Fazilitation, Kurzbezeichnung PNF-Technik) als Kombinationstherapie; **6.** Schlammpackung, feucht-heiße Packung mit Heublumensack zur lokalen Wärmeanwendung (nicht im akuten Krankheitsstadium).

Eigenbehandlung: Rückenschule zum Erlernen von physiotherapeutischen Übungen und Rücken schonendem Verhalten im Alltag und konsequente Durchführung des Erlernten, lokale Wärmeanwendung.

Arbeitsunfähigkeit: abhängig vom Ausgangsbefund hohe Schwankungsbreite in der Rehabilitationsdauer od. Rekonvaleszenzzeit; bei konservativer Behandlung 3–5 Wochen (Akutbehandlung und Rehabilitationsphase), bei konservativ-operativer Behandlung 4–8 Wochen, bei operativer Behandlung 4–6 Wochen.

Hinweis: **1.** während Akutphase keine forcierte Chirotherapie mit Einrenken und keine Massage; **2.** Die frühzeitige adäquate Therapie vermeidet die Chronifizierung von Schmerzen (sog. Schmerzgedächtnis). **3.** Bei relativer Indikation (keine Ausfallerscheinungen, kein sequestrierter Massenprolaps) dem Patienten vor Ausschöpfung adäquater konsvervativer Therapie nicht zur Operation raten. **4.** Ausgedehnte knöcherne Dekompression, insbes. beidseitig und/oder mit (Hemi-)Laminektomie kann zur Segmentinstabilität führen.

Literatur: **1.** Coric, D.; Mummaneni, P. V.: Nucleus replacement technologies. J Neurosurg Spine 8 (2): 115–120 (2008); **2.** Korinth, M. C.: Treatment of cervical degenerative disc disease - current status and trends. Zentralbl Neurochir 69 (3): 113–124 (2008); **3.** Bełdziński, P.; Dzierzanowski, J.; Słoniewski, P.: Minimally invasive surgical techniques for the treatment of lumbar disc disease. Ortop Traumatol Rehabil 6 (3): 308–313 (2004); **4.** Schmidt, U. D.: Mikrochirurgie lumbaler Bandscheibenvorfälle. Überlegene Ergebnisse der Mikrochirurgie im Vergleich zu Standard- und perkutanen Verfahren. Nervenarzt 71 (4): 265–274 (2000).

Autor: M. R. Gaab.

Bandwurminfektion: s. Zestodeninfektion.

Barbiturate: s. Antiepileptika; Schlafmittel.

Barrett-Syndrom: s. Refluxkrankheit, gastroösophageale.

Barrieremethoden: s. Kontrazeption.

Bartholinitis: meist einseitige Entzündung der Bartholin-Drüsen und ihrer Ausführungsgänge; **Erreger:** oft sekundäre Infektion mit fakultativ pathogenen Keimen (Staphylococcus aureus, Escherichia coli, Anaerobier), selten primäre Infektion mit Neisseria gonorrhoeae; **Klinik:** meist einseitige, bis zu hühnereigroße, gerötete Schwellung am unteren Teil der kleinen, seltener der großen Labien; Eiteransammlung im Drüsengang (Empyem) oder Ausbreitung in die Umgebung (Abszess) möglich; **DD:** Furunculosis vulvae, Vulva-Abszess, Hernie*, Karzinom (bei Schwellung der Labien in der Postmenopause).

Behandlungsindikation: Schmerzen inf. entzündlich bedingter Gewebespannung, allgemeines Krankheitsgefühl und Schmerzempfindung während und nach Kohabitation erfordern die Behandlung mit dem Ziel, ein chronisches Rezidiv oder eine Retentionszyste zu vermeiden.

Pharmakotherapie: **1.** feucht-kalte Umschläge mit Kamillenblütenauszug (z. B. Kamillosan® Konzentrat), mehrmals täglich 15–30 ml auf 1 l Wasser, oder Ethacridin (Rivanol® Lösung 0,1 %), 2-mal täglich für mind. 30 Minuten; **2.** bei Gonorrhö* einzeitige Antibiotikabehandlung mit Ceftriaxon (z. B. Rocephin®), 250 mg i. m., Spectinomycin (Stanilo®), 2 g i. m., oder Ciprofloxacin (z. B. Ciprobay®), 500 mg p. o.; Schwangere mit Ceftriaxon behandeln.

Operative Therapie: **1.** Marsupialisation (Therapie der 1. Wahl): die Empyemwand wird mit Einzelknopfnähten an die äußere Haut genäht, um konstanten Abfluss zu ermöglichen. **2.** Bei (Pseudo-)Abszessbildung mit deutlicher Fluktuation Inzision im Introitus vaginae an der Innenseite der kleinen Labien; Wunde durch lockere Tamponade mit Gazestreifen bzw. mit einem speziellen Ballonkatheter (Word-Katheter) offen halten. Werden Bartholin-Zysten oder -Abszesse lediglich gespal-

B

Bartholinitis Therapeutischer Stufenplan
konservative Therapie
akute und chronisch rezidivierende Bartholinitis
feucht-kalte Umschläge
Antibiotika (nur bei Gonorrhö)
Einschmelzung zum Abszess
feucht-warme Umschläge, Rotlicht
Nachbehandlung
warme Sitzbäder, feuchte Umschläge, Waschungen
operative Therapie
Abszess mit deutlicher Fluktuation
Inzision, lockere Tamponade bzw. spezieller Ballonkatheter
Marsupialisation
Retentionszyste
Marsupialisation
vollständige Ausschälung

ten bzw. der Inhalt nur aspiriert, kommt es häufig zu einem Rezidiv. **3.** Bei Retentionszyste Marsupialisation oder vollständige Ausschälung bei Rezidiv (cave: sorgfältige Blutstillung). **Nachbehandlung:** Sitzbäder, Waschung, feuchte Umschläge mit Kamillenblütenauszug oder Phenolsulfonsäure (z. B. Tannolact® Puder).

Naturheilkundliche Verfahren: Bei Persistenz der Entzündung oder Zunahme der Schwellung kann durch feucht-warme Umschläge und Rotlicht die Einschmelzung beschleunigt werden.

Sonstige Maßnahmen: im akuten und chronisch-rezidivierenden Stadium Bettruhe, evtl. Hospitalisierung.

Therapeutischer Stufenplan: s. Tab.

Arbeitsunfähigkeit: maximal 2 Wochen.

Hinweis: **1.** Bei Antibiotikatherapie (außer bei Gonorrhö) kann die Bartholinitis verschleppt werden. **2.** Abfließenden Eiter stets mikrobiologisch untersuchen (cave: Gonokokken). **3.** Ein Pseudoabszess wird häufig zu früh eröffnet; zu langes Warten kann jedoch zu spontaner Perforation und Rezidiv führen. **4.** Kommt es zur Spontanruptur eines Abszesses oder einer Zyste, sind warme Sitzbäder die einzige therapeutische Option.

Literatur: **1.** Pundir, J.; Auld, B. J.: A review of the management of diseases of the Bartholin's gland. J Obstet Gynaecol 28: 161–165 (2008); **2.** Haider, Z. et al.: The simple outpatient management of Bartholin's abscess using the Word catheter: a preliminary study. Aust N Z J Obstet Gynaecol 47: 137–140 (2007).

Autor: W. Straube.

Basalzellkarzinom: syn. Basaliom; epithelialer, semimaligner Tumor mit Differenzierungsspektrum analog zum embryonalen Haarkeim, der von der Epidermis ausgeht und destruierendes und invasives Wachstum, aber meist keine Metastasierung zeigt; **Lokalisation:** Auftreten insbes. in lichtexponierten Hautarealen.

Behandlungsindikation: mit der Diagnosestellung gegeben; Exzision in toto zur Vermeidung weiteren invasiven Wachstums; mikrographisch kontrollierte Chirurgie bei Problembasalzellkarzinom (infiltrativ sklerodermiform wachsendes Basalzellkarzinom; Basalzellkarzinom mit >5 mm in Problemlokalisation an Nase, Auge, Ohr; Basalzellkarzinom mit >20 mm im Gesicht; Basalzellkarzinomrezidiv); bei allen anderen Basalzellkarzinomen konventionelle Chirurgie.

Operative Therapie: Standardvorgehen: **1.** Problembasalzellkarzinom: mikrographisch kontrollierte Chirurgie mit histologischer Aufarbeitung der Schnittränder; temporärer Wundverschluss und anschließende plastische Deckung oder Deckung mit freiem Hauttransplantat; **2.** übrige Basalzellkarzinome: konventionelle Chirurgie mit Sicherheitsabstand 3–10 mm; primärer Wundverschluss nur bei unkomplizierten, bes. nodulären Basalzellkarzinomen.

Strahlentherapie: restriktive Indikationsstellung; Röntgenoberflächenbestrahlung nur in Ausnahmefällen bei ausgedehntem Basalzellkarzinom des alten Patienten oder bei anatomisch ungünstiger Lokalisation (selbst in der Lid-/Augenwinkelregion lassen sich plastisch-chirurgisch oft bessere Ergebnisse erzielen); Nachteile: keine histologische Aufarbeitung möglich, Rezidivgefahr; **Verfahren:** Abdecken der gesunden Haut durch Bleischutz; Bestrahlung des Tumors zuzüglich 0,5 cm Sicherheitsabstand in 3–5 Sitzungen wöchentlich mit 3–5 Gy pro Sitzung bis zur Gesamtdosis von 60 Gy; **Komplikation:** Entwicklung einer akuten oder chronischen Strahlendermatitis (Behandlung mit Salbenverbänden, evtl. zusätzlich antiphlogistisch bzw. mit kortikoidhaltigen Cremes) bzw. eines Röntgenoderms; **Prognose:** höhere Rezidivrate gegenüber chirurgischer Therapie, insbes. bei ausgedehntem oder sklerodermiformem Basalzellkarzinom.

Sonstige Maßnahmen: **1.** Kryotherapie (als Alternative zur operativen Therapie bei flachen Basalzellkarzinomen und ungünstiger Lokalisation bzw. beim Vorliegen multipler Basalzellkarzinome): Einfrieren des Tumorgewebes mit flüssigem Stickstoff bei -196 °C für ca. 30 Sekunden im Spray- oder Kryokontaktverfahren, 5 Minuten warten und erneutes Einfrieren für 30 Sekunden. Nach einigen Tagen entsteht eine Blase und das nekrotische Gewebe wird allmählich abgestoßen. Nachteile: keine histologische Aufarbeitung möglich, Rezidivgefahr; evtl. Narbenbildung. **2.** Photodynamische Therapie* (nur bei oberflächlichen Basalzellkarzinomen): Gabe von Porphyrinderivaten (z. B. Metrix®), die sich im Tumor anreichern und anschl. mit hochenergetischem Rotlicht (Wellenlänge 630 nm) bestrahlt werden; **3.** Nachsorge: Intervalle in Abhängigkeit von Lokalisation und Basalzellkarzinomtyp; 1-mal jährlich bei Erstmanifestation nach dem 50. Lebensjahr; vor dem 50. Lebensjahr oder bei vorangegangener Arsen- bzw. starker Lichtexposition 2-mal jährlich über mind. 3 Jahre; bei Problembasalzellkarzinomen im 1. Jahr vierteljährlich.

Eigenbehandlung: **1.** längere Lichtexposition vermeiden und sonnenexponierte Hautareale (z. B. Stirn, Gesicht) durch einen Hut mit breiter Krempe schützen; **2.** Creme oder Lotion mit hohem Sonnenschutzfaktor verwenden; **3.** Selbstkontrolle bezüglich eines Rezidivs.

Arbeitsunfähigkeit: je nach Größe und Lokalisation ca. 1 Woche postoperativ.

Neuentwicklung: Nur bei oberflächlichen Basalzellkarzinomen: **1.** topische Anwendung von Zytostatika (z. B. 5-Fluorouracil, z. B. Efudix®); **2.** topische Immuntherapie mit Imiquimod (Aldara®): 5-mal/Woche lokal auftragen für 6 Wochen, das Basalzellkarzinom wird vom Immunsystem i. R. einer Entzündungsreaktion abgestoßen; Heilungsrate: 80 %.

Selbsthilfe: **1.** Deutsche Krebshilfe e. V., Buschstr. 32, 53113 Bonn, Tel. 0228 729900, Fax 0228 7299011; E-Mail: deutsche@krebshilfe.de, Homepage: http://www.krebshilfe.de; **2.** Krebsinformationsdienst (KID), Im Neuenheimer Feld 280, 69120 Heidelberg, Tel. 0800 4203040; E-Mail: krebsinformationsdienst@dkfz.de, Homepage: http://www.krebsinformation.de.

Literatur: Garbe, C. et al.: Basaliom. Leitlinie der Deutschen Dermatologischen Gesellschaft und des Berufsverbandes Deutscher Dermatologen. JDDG 3 (2005).

Autor: W. Sterry.

Basedow-Krankheit: syn. Basedow-Hyperthyreose, Morbus Basedow, Immunhyperthyreose; genetisch determinierte Autoimmunerkrankung mit klinischen Zeichen einer Hyperthyreose*, unterschiedlich ausgeprägter Struma diffusa und fakultativer endokriner Orbitopathie; pathognomonischer Nachweis von Antikörpern gegen den humanen TSH-Rezeptor; die Höhe des Antikörpertiters kann zur Prädiktion des Krankheitsverlaufes einschließlich einer endokrinen Orbitopathie herangezogen werden; **Komplikationen:** hyperthyreote Krise (s. Krise, endokrine), insbes. bei Patienten im mittleren und hohen Lebensalter bzw. im Spontanverlauf ohne Therapie bei Iodkontamination.

Behandlungsindikation: Symptome der Hyperthyreose in Verbindung mit laborchemisch gesicherter Diagnose; fortschreitende Orbitopathie.

Pharmakotherapie: **1.** Thyreostatika: Thioharnstoffpräparate als Mittel der Wahl; UAW treten fast nur bei hoher Dosierung auf; **a)** Carbimazol (z. B. Neo-Thyreostat®), in leichten Fällen initial 3 × 5 mg/d, in schweren Fällen 3 × 10 mg/d p. o.; bei Erreichen einer Euthyreose schrittweise Dosisreduktion bis 2,5 mg/d; **b)** alternativ Thiamazol (z. B. Favistan®, Thyrozol®), Dosierung wie Carbimazol; **c)** in der Schwangerschaft Propylthiouracil (Propycil®), in leichten Fällen initial 3 × 50 mg, in schweren Fällen 3 × 100–200 mg/d p. o.; **2.** Beta-Rezeptoren-Blocker zur symptomatischen Therapie der Hyperthyreose und zur Hemmung der peripheren Konversion von T_4 zu T_3: Propranolol (z. B. Dociton®), 4 × 20–40 mg/d p. o.; **3.** bei psychischer Veränderung (starke Unruhe, Übererregbarkeit, Schlafstörung) ggf. begleitend Sedativa, z. B. Diazepam (z. B. Valium®), 5–10 mg/d p. o.

Operative Therapie: Indikation zur Operation bei Rezidiv nach mind. 1-jähriger Behandlung mit Thyreostatika bzw. hohen TSH-Rezeptor-Antikörpertitern (> 10 IU/l) nach 6-monatiger Therapie; als Alternative zur Radioiodtherapie; Bevorzugung der Operation bei großer Struma*, mechanischer Kompression von Trachea (Stridor), Ösophagus (Schluckstörungen) und Blutgefäßen (obere Einflussstauung) bzw. bei zusätzlichen knotigen Veränderungen; **Verfahren:** subtotale Resektion (s. Schilddrüsenchirurgie) bis auf ein Restgewebe von ca. 4 g; **Nachbehandlung:** Prävention einer Hypothyreose* durch vorbeugende Gabe von Schilddrüsenhormon L-Thyroxin (L-Thyroxin Henning®), 50–100 µg/d p. o. ab dem 7. Tag nach Resektion; Kontrolle der Laborwerte nach 6–8 Wochen; **Prognose:** Rezidivrate bis 5 %.

Strahlentherapie: Radioiodtherapie als Alternative zur Operation bei Risikopatienten (hohes Alter, kardiale Vorerkrankung), wenn nach Auslassversuch der Pharmakotherapie (>1 Jahr), nach Operation oder Radioiodtherapie ein Rezidiv auftritt oder die Hyperthyreose fortbesteht; bei vorbestehender endokriner Orbitopathie aufgrund einer potentiellen Aggravation Chirurgie bevorzugen; heute auch bei Patientinnen im fortpflanzungsfähigen Alter durchführbar; **Kontraindikation:** Kindesalter, Schwangerschaft, Laktationsperiode; **Vorbereitung:** pharmakologisch induzierte euthyreote (oder grenzwertig hyperthyreote) Stoffwechsellage; **Verfahren:** orale Applikation von $Na\text{-}^{131}I$ (in Kapselform; Herddosis 150–200 Gy); 5–14-tägiger stationärer Aufenthalt in einer nuklearmedizinischen Klinik ist erforderlich (bis zur Ganzkörper-Restradioaktivität ≤95 MBq); **Ergebnis:** kurativ in 65–95 % der Fälle (abhängig von der Radioioddosis); **Komplikation:** bei Verabreichung einer Dosis >300 Gy kann sich nach 2–3 Tagen eine Strahlenthyroiditis mit lokalen Beschwerden entwickeln; Therapie: **1.** Prednisolon (z. B. Decortin® H), 100 mg/d p. o. über wenige Tage; **2.** bei passagerer Hyperthyreose Propranolol (Obsidan®, Dociton®), 4 × 20 mg/d p. o.

Psychotherapie: Bei Exophthalmus kann eine stützende Psychotherapie sinnvoll sein.

Therapeutischer Stufenplan: s. Abb.

Eigenbehandlung: **1.** körperliche Schonung bei symptomatischer Hyperthyreose; **2.** iodhaltige

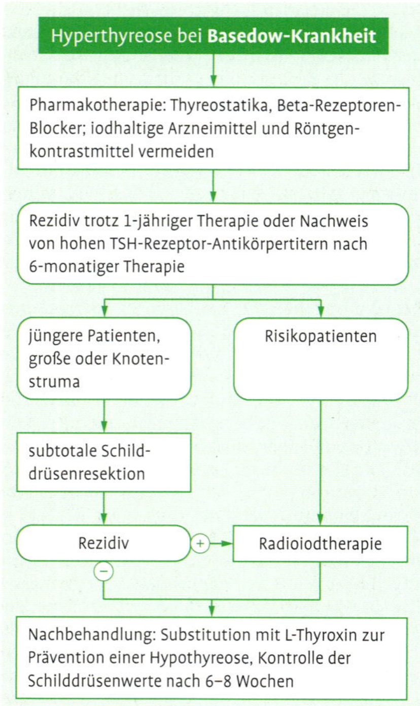

Basedow-Krankheit: therapeutischer Stufenplan

Nahrungsmittel (iodiertes Speisesalz, Seefisch) vermeiden.

Arbeitsunfähigkeit: im Akutstadium 1–2 Wochen; nach Schilddrüsenresektion 3–6 Wochen.

Hinweis: Gefahr einer versehentlichen iatrogenen hyperthyreoten Krise durch Iodkontamination (iodhaltige Röntgenkontrastmittel, Hautdesinfektionsmittel, Hustenmittel, Antiarrhythmika).

Literatur: **1.** Schott, M. et al.: TSH receptor autoantibodies in Graves' disease: Recent developments in the diagnosis and therapy monitoring. Trends Endocrinol Metab 16: 243–248 (2005); **2.** Weetman, A. P.: Medical progress: Graves' disease. N Engl J Med 343 (17): 1236–1248 (2000).

Autoren: M. Schott, W. A. Scherbaum.

Basiliximab: s. Immunsuppressiva.

Bauchfelldialyse: s. Peritonealdialyse.

Bauchfellentzündung: s. Peritonitis.

Bauchhoden: s. Maldescensus testis.

Bauchhöhlenschwangerschaft: s. Extrauteringravidität.

Bauchraumdrainage: s. Peritonitis.

Bauchschmerzen, plötzliche: s. Akutes Abdomen.

Bauchspeicheldrüsenentzündung: s. Pankreatitis, akute; Pankreatitis, chronische.

Bauchspeicheldrüsenkrebs: s. Pankreaskarzinom.

Bauchspeicheldrüsenübertragung: s. Pankreastransplantation.

Bauchspeicheldrüsenzyste: s. Pankreaszyste.

Baunscheidtieren: örtliche Hautreizung durch ein spezielles Nadelinstrument und Behandlung mit einem crotonfreien Baunscheidt-Öl (Rubefazienz); **therapeutisches Prinzip:** **1.** Die Reizung der Haut regt sowohl die lokale Durchblutung als auch reflektorisch die Durchblutung der den Hautsegmenten zugeordneten inneren Organe an; dadurch wird eine allgemeine Tonisierung erreicht. **2.** Aktivierung des Lymphabflusses nach innen und außen; **3.** Anregung immunologischer Prozesse (Steigerung der Phagozytose) und Stärkung des Immunsystems durch die künstlich hervorgerufene Entzündung.

Indikation: **1.** Erkrankungen des Bewegungsapparats: Arthritis, Arthrose*, HWS-, BWS- und LWS-Syndrom, Neuralgien, Erkrankungen des rheumatischen Formenkreises, Myalgien*; **2.** Abwehrschwäche, z. B. rezidivierende Bronchitis, Infektionsanfälligkeit bei Kindern; **3.** Verdauungs- und Stoffwechselstörungen, z. B. Gastritis, Reizdarmsyndrom*, Obstipation*, Erkrankungen der Galle und Gallenwege, Pankreasinsuffizienz, Divertikulitis*; **4.** funktionelle Beschwerden, z. B. Herzbeschwerden, vegetative Dystonie; **5.** urogenitale Erkrankungen, z. B. chronische Harnweginfektionen, Prostatitissyndrom*, Adnexitis*; **6.** Menière*-Krankheit.

Kontraindikation: akute Hauterkrankungen/-infektionen, Fieber, schwere Autoimmunerkrankungen; Hautbereiche mit lokalen Entzündungen, Nävi, Narben; hohe BSG.

Durchführung: desinfizierte Haut mit Nadelinstrument (sog. Schnepper mit 33 Stahlnadeln) 1–2 mm tief sticheln und mit dem Öl einreiben; anschl. einen rutschfesten Verband mit Pflaster fixieren und für 3–5 Tage belassen; je nach verwendetem Öl bilden sich ein Erythem oder Quaddeln, die klar oder mit Eiter gefüllt sind, nach einigen Tagen aufplatzen und eintrocknen.

Komplikation: in seltenen Fällen Narbenbildung oder Hyperpigmentierung.

Hinweis: Die Verwendung von Crotonöl ist aufgrund seiner kokanzerogenen Wirkung obsolet.

Autor: Th. J. Doering.

BCL: s. Lymphome, primär kutane.

B-CLL: Abk. für chronische lymphatische vom B-Zell-Typ Leukämie*.

BEACOPP: s. Hodgkin-Lymphom.

Beatmung: Belüftung (Ventilation) der Lungen mit maschinellem Respirator, Handbeatmungsbeutel oder Atemspende.

Indikation: respiratorische Insuffizienz*; Voraussetzung für den Einsatz der invasiven Beatmungsbehandlung ist eine therapeutische Option zur Beseitigung der Ursache, die zu respiratorischer Insuffizienz geführt hat; bei potentieller Reversibilität des für die respiratorische Insuffizienz ursächlichen Leidens ist der Zeitpunkt für die In-

Beatmung
Richtwerte für die Indikation zur Intubation

Kriterium	Richtwert
arterieller pO_2 (bei 35 % Sauerstoffangebot über Maske)	<70 mmHg
arterieller pCO_2	>55 mmHg
Quotient aus Totraum- und Gesamtventilation	> 0,6
Atemfrequenz	>35/min
Vitalkapazität	<10 ml/kg KG

dikation zur Intubation und Beatmung an der klinischen Beobachtung einer ventilatorischen Insuffizienz und der BGA auszurichten; Leitsymptom ventilatorischer Erschöpfung ist die schnelle, flache Atmung (Hechelatmung); Richtwerte für die Indikation: s. Tab.; die Richtwerte dürfen keinesfalls ohne Einschränkung auf chronisch lungenkranke Patienten mit akuter respiratorischer Verschlechterung übertragen werden. Entscheidend ist in diesen Situationen v. a. der klinische Eindruck einer Erschöpfung der Atemmuskulatur. Therapieziele sind Normalisierung der Blutgaswerte, Beseitigung einer Hypoxämie und Hyperkapnie sowie Erholung der Atemmuskulatur. Bei angestrebter zerebraler Vasokonstriktion (z. B. zur Therapie eines Hirnödems) ist eine alveoläre Hyperventilation (pCO_2-Werte um 30 mmHg) indiziert.

Durchführung: **I. Methoden:** **1.** nichtinvasive Beatmung mit Nasenmaske oder Nase-Mundmaske als assistierte Beatmung (engl. bilevel positive airway pressure spontaneous, Abk. BiPAP S), assistiert-kontrollierte Beatmung (Abk. BiPAP S/Timed), druckkontrollierte Beatmung (Abk. BiPAP T) oder volumenkontrollierte Beatmung; alle Formen der nichtinvasiven Beatmung können mit Sauerstofftherapie kombiniert werden. Indikation: respiratorische Insuffizienz bzw. Erschöpfung der Atemmuskulatur trotz pharmakologischer Maximaltherapie und Sauerstoffinsufflation, wenn eine invasive Beatmung vermieden werden soll; z. B. bei chronischen Lungenerkrankungen (Lungenfibrose, Lungenemphysem), Kyphoskoliose, neuromuskulären Systemerkrankungen (amyotrophische Lateralsklerose, Muskeldystrophie), zentralen Atemregulationsstörungen (zentrale oder gemischte Schlafapnoe) oder nach invasiver Beatmung in der Entwöhnungsphase vom Respirator; Vorteile der nichtinvasiven Beatmung sind nicht erforderliche Sedierung, möglicher häufiger Wechsel zwischen Beatmung und Normalatmung sowie Durchführung als ambulante Heimbeatmung. In Form der intermittierenden nächtlichen Beatmung bietet sich die Möglichkeit zur Entlastung und damit Erholung der Atemmuskulatur während der Nacht. Bei Heimbeatmung besteht meist keine Möglichkeit zur Kontrolle des Atemminutenvolumens. Bei kontrollierten Beatmungsformen sind häufig sehr hohe Beatmungsdrücke erforderlich, die im Wachzustand von nichtsedierten Patienten selten toleriert werden. **2.** Invasive Beatmung über orotrachealen (für kurzfristige Beatmung) oder nasotrachealen Tubus (für mittelfristige Beatmung) oder über ein Tracheostoma (bei absehbarer Langzeitrespiratortherapie >10 Tage): **a)** orotracheale Intubation (s. Atemwegsicherung): einfach, schnell, keine Schäden am Nasengang; allerdings schwierige Tubusfixierung, Druck auf die Dorsalwand von Kehlkopf und Trachea (Würgereiz); **b)** nasotracheale Intubation: leichtere Tubusfixation, geringere Dislokationsgefahr, für den Patienten weniger behindernd und belastend; allerdings technisch schwieriger, Verletzungsgefahr an Nasenschleimhaut und -knorpel, erhöhtes Sinusitisrisiko; **c)** Tracheotomie*: Operation erforderlich, z. B. als Punktionstracheotomie; Nadelpunktion zwischen 2. und 3. Knorpelring in Seldinger-Technik und anschl. Dilatation des Punktionskanals mit Bougies in aufsteigender Größe; leichtere Bronchialtoilette, geringster Totraum, Schonung des Kehlkopfs, leichter Tubuswechsel und nach Extubation leicht reversibel bei ungenügender Spontanatmungsleistung; allerdings Möglichkeit der Entwicklung einer Stomastenose nach Extubation. **II. Beatmungsmuster:** **1.** assistierte Beatmung: Patient triggert einen Atemhub, indem er einen geringen Sog auf die Beatmungseinheit ausübt; **2.** Volumen-kontrollierte Beatmung: bei nicht spontan atmenden Patienten werden alle Beatmungsparameter vorgegeben, z. B. Atemfrequenz, Atemhubvolumen, Zeitverhältnis von Inspiration, inspiratorischer Pause und Exspiration in einem Atemzyklus, obere Druckbegrenzung, positiver endexspiratorischer Druck (Abk. PEEP); **3.** Druck-kontrollierte Beatmung: anstelle des Atemhubvolumens werden inspiratorischer und exspiratorischer Beatmungsdruck vorgegeben. Invasive Beatmung ist eine sichere Methode zur Substitution der Ventilationsfunktion. Nachteile und Risiken liegen in der erforderlichen Sedierung und evtl. Muskelrelaxation, Atrophie der Atemmuskulatur bei langer Beatmungsdauer, nosokomialer Pneumonie inf. Mikroaspiration und aufgehobener Spontan-Clearance des Tracheobronchialsystems, Interaktionen mit dem kardiovaskulären System durch Erhöhung des Lungengefäßwiderstands, dem Risiko des Barotraumas durch Überdruckbeatmung sowie der Trachealstenose inf. Druckschädigung durch den Tubus (Niederdruck-Cuff verwenden). **4.** Extrakorporale Membranoxygenation (Abk. ECMO) und extrakorporale CO_2-Elimination (Abk. ECCO): Die Optimierung des alveolokapillären Gasaustauschs durch maschinelle Beatmung ist (z. B. bei Lungenversagen) begrenzt. Daher werden in Ein-

B

zelfällen (z. B. vor einer Lungentransplantation) künstliche Gasaustauscher zur extrakorporalen Membranoxygenation oder extrakorporalen CO_2-Elimination eingesetzt. Nach Gefäßkanülierung wird ein Teil des durch Pumpen bewegten Blutes außerhalb des Körpers mit Sauerstoff angereichert oder von CO_2 befreit, während die Lunge mit niedrigem Beatmungsdruck und niedriger Atemfrequenz ventiliert wird.

Hinweis: **1.** Toxische Sauerstoffkonzentrationen in der Inspirationsluft (F_iO_2 >60 %) sind zu vermeiden. **2.** Anzustreben ist eine frühestmögliche Entwöhnung vom Respirator. Mit zunehmender Beatmungsdauer steigt das Risiko einer nosokomialen Pneumonie (80 % der Beatmeten haben nach 10 Tagen eine Pneumonie) und einer Atrophie der Atemmuskulatur.

Neuentwicklung: intravenöses Oxygenationssystem (Abk. IVOX): ein Faserbündel wird über die Femoralvene in die Vena cava inferior eingebracht und mit Sauerstoff durchströmt (in Erprobung).

Literatur: **1.** Becker, H.; Schönhofer, B.; Buchardi, H.: Nichtinvasive Beatmung. Stuttgart: Thieme, 2002; **2.** Slutsky, A. A.: Mechanical ventilation. The ACCP Consensus. Chest 104: 1833–1859 (1993); **3.** Hill, N. S.: Noninvasive ventilation. Does it work, for whom, and how? Am Rev Respir Dis 147: 1050–1055 (1993).

Autor: N. Konietzko.

Bechterew-Krankheit: s. Spondylitis ankylosans.

Beckenbindegewebe-Entzündung: s. Parametritis.

Beckenbodentraining: s. Physiotherapie.

Beckenendlage: Abk. BEL; Kindslage, bei der das Beckenende vorausgeht (3–5 % aller Termingeburten); **Einteilung:** nach dem führenden Körperteil wird zwischen reiner Steißlage, Steißfußlage, unvollkommener und vollkommener Fußlage und unvollkommener und vollkommener Knielage unterschieden.

Behandlungsindikation: immer gegeben; im Vergleich zur vaginalen Geburt bei Schädellage kann eine BEL sub partu ohne das adäquate Management eine erhebliche Gefahr für den Fetus bedeuten (z. B. hypoxische Schädigung, Plexuslähmung, fetale Verletzung durch die Manipulationen bei erschwerter Entwicklung).

Therapie: **1. vaginale Entbindung:** Voraussetzungen: >34 + 0 SSW und fetales Schätzgewicht von 2000–3500 g; vor der Geburt des Steißes ist eine ausreichende Episiotomie anzulegen. Maßnahmen zur Geburtshilfe: **a)** Bracht-Manualhilfe: Der Steiß wird gürtelförmig mit beiden Händen umfasst, das Kind langsam angehoben und um die Symphyse rotiert, als sollte es auf den Bauch der Mutter gelegt werden (s. Abb. 1). Cave: es darf nicht gezogen werden. Von der Geburt des Nabelschnuransatzes bis zur Geburt des Mundes dürfen max. 3–5 Minuten vergehen (Hypoxie). **b)** Veit-Smellie-Handgriff: wird angewendet, wenn die Entwicklung des Kindes nur bis zu den Schultern gelingt: Das Kind reitet auf dem rechten Arm, der

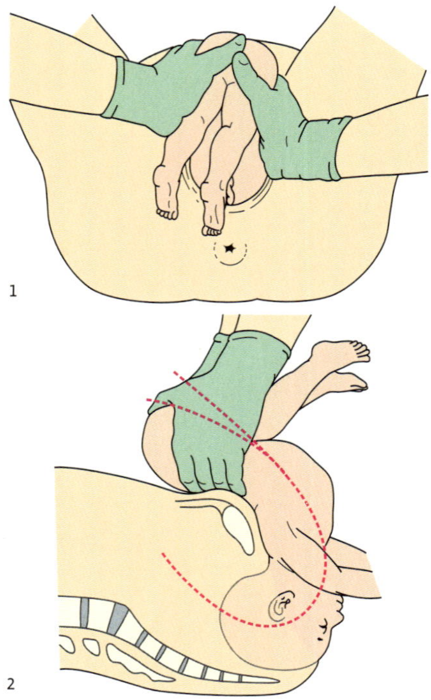

Beckenendlage Abb. 1: Bracht-Manualhilfe; 1: gürtelförmiges Umfassen des Kindes; 2: Rotieren des Kindes um die Symphyse

Zeigefinger greift in den Mund, die linke Hand umfasst Nacken und Schultern (cave: Armplexuslähmung). Zug nach hinten, bis die Nacken-Haar-Grenze sichtbar wird, dann Herausrollen des Kindes in einer bogenförmigen Bewegung um die Symphyse (s. Abb. 2); **c)** Armlösung: Kommt es nach der Geburt des Nabelansatzes oder des unteren Randes des vorderen Schulterblattes zum Geburtsstillstand, muss erst die Armentwicklung (am besten unter Periduralanästhesie oder Allgemeinnarkose) erfolgen. Bei der klassischen Armlösung wird das Kind oberhalb der Knöchel gefasst, kräftig fußbodenwärts gestreckt und dann in die mütterliche Schenkelbeuge angehoben. Der hintere Arm kann so aus der Kreuzbeinhöhle gelöst werden. Das Kind muss dann unter stopfenden Bewegungen um 180° gedreht werden, damit auch der vordere Arm in der Kreuzbeinhöhle positioniert und gelöst werden kann. Bei der Müller-Armlösung wird nach kräftigem Zug erst der vordere Arm geboren. Die Lövset-Armlösung erfolgt durch Zug und Rotation (hinterer Arm zuerst). Der Armlösung schließt sich die Entwicklung des Kopfes nach Veit-Smellie an. **2. Äußere Wendung:** Voraussetzungen: Einlingsschwanger-

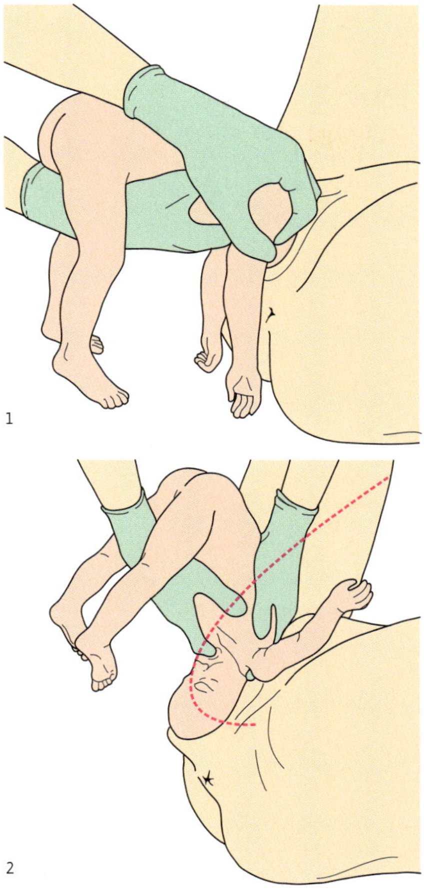

Beckenendlage Abb. 2: Veit-Smellie-Handgriff; 1: Reiten des Kindes auf dem rechten Arm; 2: Herausrollen des Kindes in einer bogenförmigen Bewegung

schaft, abgeschlossene 36. SSW, keine zervixwirksame Wehentätigkeit, intakte Fruchtblase; Durchführung in Sectiobereitschaft und intermittierender kardiotokographischer Überwachung unter i. v. Tokolyse* (Fenoterol-Infusion ca. 30 Minuten vor Wendungsbeginn); Erfolgsquote ca. 60 %. **3. Operative Therapie:** Schnittentbindung*: **a)** bei in Gang befindlicher Geburt vor 34 + 0 SSW (s. Frühgeburt) bzw. einem fetalen Schätzgewicht von <2000 g oder >3500 g; **b)** auf Wunsch der Mutter. Eine neue retrospektive Studie aus Paris über 376 Schwangere mit BEL zeigte einen Prozentsatz von 21 % an sekundären Sectiones bei initial geplantem vaginalen Entbindungsmodus. Dieses Kollektiv der sekundären Sectiones zeigte eine insgesamt hohe Morbidität; statistisch signifikant für eine höhere Sektiorate waren Nulliparität, maternale Größe, fetales Schätzgewicht und protrahierte Eröffnungsperiode.

Neuentwicklung: Studien mit Nifedipin als Tokolytikum vor der äußeren Wendung.

Literatur: **1.** Broche, D. E. et al.: Term-breech presentation: Predictive factors of cesarean section for vaginal-birth failure. J Gynecol Obstet Biol Reprod (Paris) 37: 483–492 (2008); **2.** Dudenhausen, J. W.; Pschyrembel, W.: Praktische Geburtshilfe mit geburtshilflichen Operationen. 20. Aufl. Berlin, New York: de Gruyter, 2008; **3.** Kok, M. et al: Nifedipine as a uterine relaxant for external cephalic version: a randomized controlled trial. Obstet Gynecol 112: 271–276 (2008).

Autoren: C. Fotopoulou, J. W. Dudenhausen.

Beckenschmerzsyndrom, chronisches: s. Prostatitissyndrom.

Beckenvenenthrombose: s. Phlebothrombose.

Beeinflussungswahn: s. Schizophrenie.

Befruchtung, extrakorporale: s. In-vitro-Fertilisation.

Begleitablatio: s. Ablatio retinae.

Begleitschielen: s. Strabismus.

Behandlung, endobronchiale: s. Bronchologie, interventionelle.

Behandlung, keratolytische: s. Verrucae.

Behandlung, mobilisierende: s. Therapie, manuelle.

Behandlungsprogramm, diätetisches: s. Fasten, therapeutisches.

Behçet-Krankheit: s. Aphthen.

Behinderung, geistige: Bezeichnung für anlagebedingte oder frühzeitig erworbene (perinatale) Begrenzung der maximalen Intelligenzentwicklung, die multidisziplinäre Prävention, Therapie und Pflege erfordert; **Einteilung: 1.** nach Intelligenzquotient (Abk. IQ): **a)** Grenzbereich Lernbehinderung (niedrige Intelligenz): IQ 70–80/85; **b)** leichte geistige Behinderung: IQ 50–69, entspricht etwa maximalem Entwicklungsalter von 12 Jahren; Häufigkeit: ca. 2 % der Bevölkerung; **c)** mäßige geistige Behinderung: IQ 35–49, entspricht etwa maximalem Entwicklungsalter von 6–8 Jahren; schwere geistige Behinderung: IQ 20–34, entspricht etwa maximalem Entwicklungsalter von 3–5 Jahren; Häufigkeit mäßiger und schwerer geistiger Behinderung ca. 0,4 % der Bevölkerung; **d)** schwerste geistige Behinderung: IQ <20, entspricht etwa maximalem Entwicklungsalter von ≤3 Jahren; Häufigkeit ca. 0,04 % der Bevölkerung. **2.** unter dem Gesichtspunkt schulischer Förderung: **a)** Lernbehinderung (IQ ca. 50–80); **b)** geistige Behinderung (IQ ca. <55), Besuch einer Sonderschule für praktisch Bildbare; **Ursache:** vielfältig; häufig somatische Komorbidität und nichtkognitive psychopathologische Begleitsymptomatik, z. B. emotionale Störungen bzw. Verhaltensauffälligkeiten.

Behandlungsindikation: keine kausale Therapie möglich; erstrangig primäre Prävention; sekundäre Prävention von Behinderungen und Therapie der Grunderkrankung im Säuglingsalter (z. B. Diät bei Stoffwechselanomalien, Epilepsiebehandlung, Deprivationsprophylaxe, bes. bei sensorischer Schädigung); Tertiärprävention in Sonderschul-, Wohn- und Arbeitsstätten, die auf maximal mögliche soziale Integration ausgerichtet sind.

Pharmakotherapie: keine kurative Therapie bekannt; im Jugend- und Erwachsenenalter häufig symptomatische Therapie von Verhaltensstörungen: **1.** bei apathischem Syndrom Antidepressiva, z. B. Venlafaxin (Trevilor retard®), 75–150 mg/d p. o. oder Imipramin (z. B. Tofranil®), einschleichend 75–150 mg/d p. o. (Höchstdosis 300 mg); **2.** bei aggressiv-antisozialem Verhalten (neben Verhaltenstherapie): **a)** Neuroleptika, z. B. Risperidon (Risperdal®), 2–5 mg/d p. o. (Höchstdosis 6 mg), Pipamperon (z. B. Dipiperon®), 3 × 40 mg/d p. o. (Höchstdosis 360 mg); langsames Absetzen; **b)** Versuch mit Lithiumsalzen (Quilonum®-retard), bis zu einer Serumkonzentration von 0,8 mmol/l (cave: Lithiumintoxikation ab ca. 1,2 mmol/l); **c)** Versuch mit Carbamazepin (z. B. Tegretal®, Timonil®), bis zu einer Serumkonzentration von 6–12 µg/ml; **3.** bei stereotypen motorischen Verhaltensstörungen (neben Verhaltenstherapie): Versuch mit Risperidon (Risperdal®) 1–5 mg/d p. o.; **4.** bei epileptischen Anfällen: s. Epilepsie.

Operative Therapie: neurochirurgische Eingriffe bei Hydrozephalus*.

Psychotherapie: Verhaltenstherapie zur Verminderung der Verhaltensauffälligkeiten auch bei schwerer und schwerster geistiger Behinderung; bei aggressivem Verhalten differentielle Reinforcement-Strategien zum Abbau sozial unerwünschten Verhaltens und Aufbau erwünschten Verhaltens; bei sexuellen Störungen (unkontrolliertes, hypersexuelles, pervertiertes Sexualverhalten) differentielle Reinforcement-Strategien; aber institutionelle Kontrolle oft notwendig (ggf. Pharmakotherapie).

Sonstige Maßnahmen: Angehörigenarbeit mit Aufklärung und Prognosestellung; Einrichtung juristischer Betreuungsverhältnisse.

Therapeutischer Stufenplan: Primär-, Sekundär- und Tertiärprävention: s. Tab.

Hinweis: Da keine kausale Therapie möglich ist, besteht seitens der Eltern die Gefahr, auf nicht rationale Therapieverfahren einzugehen.

Selbsthilfe: Bundesvereinigung Lebenshilfe für Menschen mit geistiger Behinderung e. V., Raiffeisenstraße 18, 35043 Marburg, Tel. 06421 4910, Fax 06421 491167; Homepage: http://www.lebenshilfe.de.

Literatur: **1.** Warnke, A.; Remschmidt, H.: Behandlung geistiger Behinderungen. In: Möller, H.-J. (Hrsg.): Therapie psychiatrischer Erkrankungen. Stuttgart: Thieme, 2006; **2.** Neuhäuser, G.; Steinhausen, H.-C. (Hrsg.): Geistige Behinderung. Stuttgart: Kohlhammer, 2003.

Autor: F. M. Reischies.

Behinderung, geistige
Therapeutischer Stufenplan

Primärprävention
vor Schwangerschaft genetische Beratung, Infektionsbehandlung
Schwangerschaftsvorsorge
perinatale Medizin
Sekundärprävention (Therapie)
Säuglingsuntersuchung, neuropädiatrische Untersuchung von Risikokindern
Heilpädogogik, Physiotherapie, Logopädie
Verhinderung zusätzlicher Deprivationsschäden
Therapie der Verhaltensstörungen
ggf. Spezialdiät, Operation bei Hydrozephalus
ggf. Epilepsiebehandlung
Tertiärprävention
Frühförderung in Sonderkindergärten (Integrationseinrichtungen)
Sonderschulen für lernbehinderte, für geistig behinderte (praktisch bildbare) Menschen
Werkstätten für behinderte Menschen
Wohnstätten im offenen Bereich

Beinlängendifferenz: angeborene oder erworbene seitendifferente Beinlänge aufgrund einer Beinverkürzung oder (selten) -verlängerung; **Formen:** **1.** funktionelle oder scheinbare Beinlängendifferenz bei Kontraktur im Knie, in der Hüfte oder bei Spitzfuß; **2.** relative Beinlängendifferenz mit Verkürzung (selten Verlängerung) des Hüftkopf-Beckenkamm-Abstands bei Erkrankung der Hüfte (z. B. Hüftdysplasie* und Hüftluxation, Hüftkopfnekrose, Perthes*-Calvé-Legg-Krankheit, juvenile Epiphysenlösung); **3.** anatomische, reelle oder echte Beinlängendifferenz durch Verkürzung von Ober- und/oder Unterschenkel (z. B. bei posttraumatischem Achsenfehler* der Extremitäten oder Wachstumsverzögerung, traumatischer Epiphysenschädigung, Poliomyelitis, Fibula-Aplasie, kongenitaler Schenkelhals- oder Unterschenkelpseudarthrose, Säuglingskoxitis, Osteomyelitis*) oder durch Verlängerung inf. lokalen überschießenden Wachstums (z. B. bei partiellem Riesenwuchs, chronischer Osteomyelitis oder posttraumatischer diaphysärer Beinlängendifferenz).

Behandlungsindikation: Grundsätzlich sollte im Wachstumsalter jede Beinlängendifferenz ausgeglichen werden; im Erwachsenenalter ist eine geringe Beinlängendifferenz nur bei lumbalgiformen Beschwerden therapiepflichtig; ästhetische Probleme und Folgeschäden sind Beckenschiefstand, Fehlhaltung und Skoliose, Spitzfußstellung, Mehrbelastung der Hüfte am langen Bein, unterschiedliche Höhe der Kniegelenke (sog. Mal-

Beinlängendifferenz
Konservative Therapie durch orthopädietechnische Versorgung

Beinlängendifferenz (cm)	Maßnahme
< 3	Konfektionsschuh mit Einlage, Sohlen- und/oder Absatzerhöhung
3 - 7	orthopädischer Schuh mit Verkürzungsausgleich
7 - 12	Innenschuh
> 12	Etagenschuh (Orthoprothese)

alignment); die Therapie richtet sich nach: **1.** dem Ausmaß der Beinlängendifferenz; **2.** dem Alter des Patienten bzw. des Skeletts (Bestimmung durch Röntgenaufnahme der linken Hand) und der zu erwartenden Körpergröße; **3.** der Grundkrankheit; **4.** dem Zustand der Nachbargelenke und sekundären Veränderungen.

Konservative Therapie: s. Tab.; im Wachstumsalter entsprechend dem Längenwachstum; bei Erwachsenen im Allg. ab einer Beinlängendifferenz von 1–1,5 cm.

Operative Therapie: **Indikation:** im Wachstumsalter bei Beinlängendifferenz >4–5 cm (bei Mädchen evtl. >3 cm) gegen Ende des Wachstumsalters, d. h. optimal im 13.–16. Lebensjahr; bei >30-Jährigen nur im Ausnahmefall (z. B. bei gleichzeitig zu korrigierendem Achsenfehler der Extremität); **Vorbereitung:** ggf. dreidimensionale computertomographische präoperative Planung zur Korrektur komplexer Deformitäten; **Verfahren:** **1.** Verkürzungsosteotomie und Plattenosteosynthese; seltenes Verfahren mit Verkürzung um max. 4 cm; **2.** Epiphysiodese; offen temporär als Klammerung oder perkutan permanent als definitive Epiphysiodese durch fächerförmiges Anbohren der kniegelenknahen Epiphysenfugen (damit Wachstumsstopp); die Gegenseite gleicht die Beinlängendifferenz aus; **3.** Verlängerung (s. Abb. 1 u. 2): **a)** Epiphysendistraktion (syn. Ilizarov-Verfahren, Distraktionsepiphyseolyse, Chondrodiatasis) als perkutanes Verfahren vor Abschluss des Wachstums; **b)** Kallusdistraktion (syn. Callotasis): häufigstes offenes Verfahren mit Kortiko- oder Osteotomie; Sonderform: Cross-leg-Distraktion bei Achondroplasie* als simultane Oberschenkel- und kontralaterale Unterschenkeldistraktion; **c)** intramedulläre Distraktion mit unverriegeltem Marknagel zur Schienung und Distraktion über Fixateur externe (Risiko: Markraumphlegmone) oder mit voll implantierbaren Distraktionsmarknägeln; z. B. in den Femur implantierbare, programmierbare, elektromotorische Distraktionsmarknägel; Vorteile: geringes Infektions- und Frakturrisiko, hoher Tragekomfort, nahezu kontinuierliche Distraktion; Nachteil: postoperative Achsenkorrektur unmöglich; **4.** Kombination von ipsilateraler Verlängerung und kontralateraler Verkürzungsosteotomie, bei der ein subtrochantärer Knochenzylinder kontralateral eingesetzt wird; max. 8 cm Gesamtdifferenz, korrigierbar (cave: Nerven- und Gefäßdehnung); **Fixateur externe:** operative Ankopplung eines unilateralen Fixateur externe am Oberschenkel mit Schanz-Schrauben oder eines Ringfixateur am Unterschenkel über Kirschner-Drähte und ggf. Kortiko- oder Osteotomie; sofortiger Beginn der Epiphysendistraktion (1 mm/d); Beginn der Kallusdistraktion 7–10 Tage postoperativ; nach Fixation (sog. Kallusreifung) erfolgt die Dynamisierung durch stufenweisen Abbau des Fixateur externe mit kontrollierter Belastung des Kallus (sog. knöchernes Remodeling); Dauer: ca. 1 Monat pro cm Kallusstrecke bzw. 3-fache Distraktionszeit; Spongiosaplastik mit interner Plattenosteosynthese und Fixateurabbau als Alternative zu Fixation und Dynamisierung; Nachteile: hohes Infektionsrisiko, zweiter und dritter Eingriff zur Entfernung des Metalls; häufige **Komplikation:** Infekte, Gefäß- und Nervenverletzungen, Achsenabweichung, Pseudarthrose, Korrekturlängenverlust, Fraktur nach Fixateurabbau oder inf. Knochenschwächung, Osteomyelitis, Spitzfuß-, Knie-, Hüftbeugekontraktur, Überkorrektur oder nach Wachstumsabschluss notwendige Nachkorrektur.

Psychotherapie: Lange bzw. mehrmalige Klinikaufenthalte zur operativen Korrektur kann eine psychische Betreuung erfordern. Oft sind extreme, anlagebedingte Beinlängendifferenzen bis zum Schulalter für Eltern psychisch belastender als für das betroffene Kind.

Arbeitsunfähigkeit: bei leichter körperlicher Tätigkeit nach operativen Eingriffen, z. B. bei Korrekturosteotomie für ca. 8 Wochen, nach Distraktionsosteotomie im Fixateur externe von 4 cm für ca. 4 Monate.

Hinweis: **1.** I. R. der Risiko-Nutzen-Abschätzung sollten extreme Beinlängendifferenzen nur dann verlängert werden, wenn ein deutlicher funktioneller Zugewinn zu erwarten ist. **2.** Die Indikation zur Verlängerungsosteotomie ist nach einem ausführlichen Gespräch mit dem Patienten und ggf. den Eltern nach sorgfältiger Abwägung der Komplikationen und Abschätzung der Compliance (z. B. häufige Klinikaufenthalte, langer Gebrauch von Gehstützen, intensive Physiotherapie, tägliche Pflege des Fixateurs) zu stellen. **3.** Zunehmende Schmerzen während der Distraktionsphase weisen auf Komplikationen hin. **4.** Kontrakturen zwingen zu mehrtägigen Distraktionspausen und intensiver Physiotherapie. **5.** Asymptomatische Beinlängendifferenzen von <1 cm sind bei ca. 75 % der Bevölkerung vorhanden.

Literatur: **1.** Birch, J. G.; Samchukov, M. L.: Use of the Ilizarov method to correct lower limb defor-

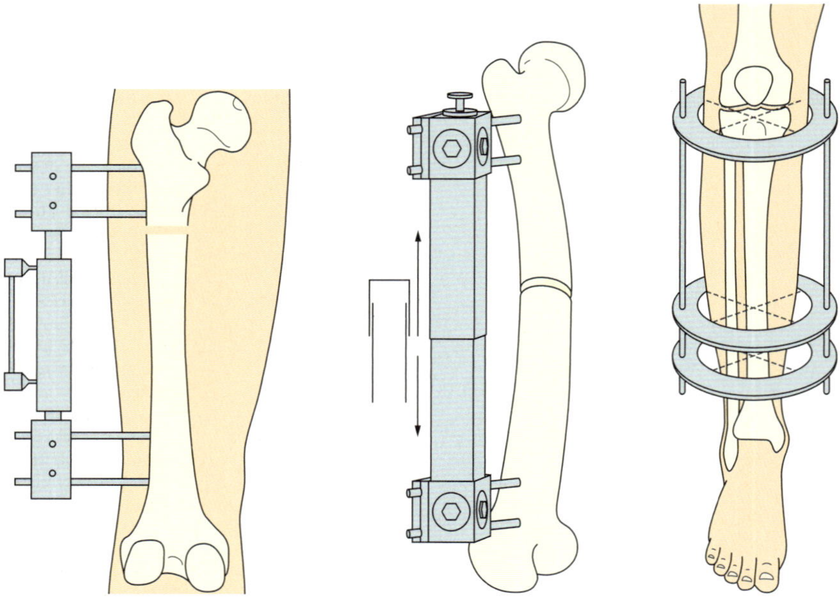

Beinlängendifferenz Abb. 1: Beispiele für Therapie mit Fixateursystemen; 1: Orthofix-Distraktor; 2: Wagner-Distraktor; 3: Ilizarov-Epiphysenfugendistraktor

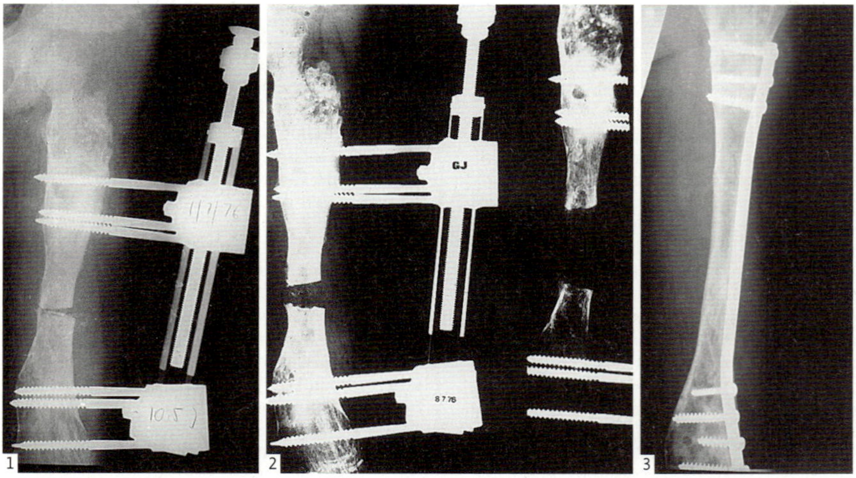

Beinlängendifferenz Abb. 2: Verlängerung mit Wagner-Distraktor; 1: Osteotomie, Anlegen des Distraktors; 2: kontinuierliche Distraktion: 3: Ausheilungsbild, gewonnene Länge 8 cm

mities in children and adolescents. J Am Acad Orthop Surg 12: 144–154 (2004); **2.** Rüter, A. et al. (Hrsg.): Kallusdistraktion. München, Wien, Baltimore: Urban & Schwarzenberg, 1998.

Autoren: M. Schult, D. Leutloff.

Beinvenenthrombose: s. Phlebothrombose.

BEL: Abk. für Beckenendlage*.

Belastungsinkontinenz: s. Harninkontinenz.

Bell-Lähmung: s. Fazialisparese.

Bellocq-Tamponade: s. Epistaxis.

Bence-Jones-Plasmozytom: s. Myelom, multiples.
Benproperin: s. Antitussiva.
Benzinintoxikation: s. Kohlenwasserstoffintoxikation.
Benzocain: s. Lokalanästhetika.
Benzodiazepinderivate: s. Antiepileptika.
Benzodiazepine: s. Schlafmittel; Tranquilizer.
Benzodiazepinintoxikation: s. Hypnotikaintoxikation.
Benzothiadiazine: s. Thiaziddiuretika.
Benzothiazepine: s. Calcium-Antagonisten.
Benzylpenicillin: s. Penicilline.
Bernhard-Wechselströme, diadynamische: s. Elektrotherapie.
Berührungsempfindungsstörung: s. Sensibilitätsstörungen.
Beruhigungsmittel: s. Tranquilizer.
Beschäftigungsdystonie: s. Dystonie.
Beschäftigungstherapie: s. Ergotherapie.
Beschneidung: s. Phimose.
Besenreiservarizen: s. Sklerotherapie.
Besnier-Boeck-Schaumann-Krankheit: s. Sarkoidose.
Bestrahlung, endobronchiale: s. Bronchologie, interventionelle.
BET: s. Mammakarzinom.
Beta-Blocker: s. Beta-Rezeptoren-Blocker.
Betalaktam-Antibiotika: Antibiotika* mit einem Betalaktamringgrundgerüst; sekundär bakterizider Wirkungstyp durch Hemmung der bakteriellen Mureinsynthese (syn. Peptidoglykansynthese); **Einteilung:** 1. Penicilline*; 2. Cephalosporine*; 3. Carbapeneme*; 4. Monobactame*.

Autoren: G. Haase, B. Drewelow.

Beta-Mimetika: s. Sympathomimetika.
Beta-Rezeptoren-Blocker: syn. Beta-Adrenozeptor-Antagonist, Beta-Blocker; beta-selektive Sympatholytika (kompetitive Hemmung der Beta-Rezeptoren); **Einteilung:** 1. nichtselektive Beta-Adrenozeptor-Antagonisten ohne partielle agonistische Aktivität (Abk. PAA): a) Propranolol (z. B. Dociton®); b) Metipranolol (z. B. Betamann®); c) Penbutolol (z. B. Betapressin®); d) Timolol (z. B. Arutimol®); e) Sotalol (z. B. Sotabeta®); 2. nichtselektive Beta-Adrenozeptor-Antagonisten mit PAA: a) Carteolol (z. B. Arteoptic®); b) Pindolol (z. B. Glauco-Stulln®); c) Oxprenolol (Trasicor®); 3. beta-1-selektive Adrenozeptor-Antagonisten: a) Acebutolol (z. B. Prent®); b) Atenolol (z. B. Atenolol-ratiopharm®); c) Betaxolol (z. B. Betoptima®); d) Metoprolol (z. B. Beloc-Zok®Herz); e) Bisoprolol (z. B. BisoHEXAL®); f) Talinolol (Cordanum®); 4. vasodilatierende Beta-Adrenozeptor-Antagonisten: a) Celiprolol (z. B. Celipro Lich®); b) Carvedilol (z. B. Carvedilol HEXAL®); c) Nebivolol (z. B. Nebilet®); **Wirkungsmechanismus:** 1. durch Blockade von Beta-1-Rezeptoren wird die positiv inotrope und chronotrope Wirkung der Katecholamine am Herzen aufgehoben; 2. durch Hemmung von Beta-2-Rezeptoren wird deren erschlaffende Wirkung an der glatten Muskulatur aufgehoben; 3. durch Beta-Rezeptor Blockade Unterdrückung der Lipolyse und der Glykogenolyse; 4. vasodilatierender Effekt durch gleichzeitige Blockade der gefäßverengenden Alpha-1-Rezeptoren; **Pharmakokinetik:** Lipophile und hydrophile Substanzen mit ähnlicher Bioverfügbarkeit aber deutlich unterschiedlicher Resorption und Halbwertzeit. Lipophile Beta-Rezeptoren-Blocker (z. B. Metoprolol, Propranolol) werden nahezu vollständig und rasch resorbiert, starker First-pass-Effekt, kurze Halbwertzeit. Hydrophile Beta-Rezeptoren-Blocker (z. B. Atenolol) werden nur unvollständig resorbiert, kein First-pass-Effekt, lange Halbwertzeit. Lipophile Substanzen (z. B. Propranolol) mit bis zu 60-facher Anreicherung in der Lunge und im ZNS, mäßig lipophile Substanzen (z. B. Metoprolol) mit nur 4-facher Anreicherung, hydrophile Substanzen (Atenolol) ohne Gewebeanreicherung.

Indikation: 1. nichtselektive Beta-Adrenozeptor-Antagonisten ohne PAA: Phäochromozytom (in Kombination mit Alpha-Rezeptoren-Blockern), Glaukom, Migräneprophylaxe, Hyperthyreose, Tremor, primäres Angstsyndrom; 2. nichtselektive Beta-Adrenozeptor-Antagonisten mit PAA: s. beta-1-selektive Adrenozeptor-Antagonisten; nichtselektive Adrenozeptoren Blocker mit PAA sind selektiven Beta-1-Blockern therapeutisch unterlegen. 3. Beta-1-selektive Adrenozeptor-Antagonisten: wie 1., zusätzlich v. a. kardiovaskuläre Indikationen, z. B. a) koronare Herzkrankheit; b) funktionelle Herz-Kreislauf-Beschwerden; c) Herzinsuffizienz; d) Herzrhythmusstörungen; e) Hypertonie; 4. vasodilatierende Beta-Adrenozeptor-Antagonisten: v. a. arterielle Hypertonie und koronare Herzkrankheit.

Kontraindikation: obstruktive Ventialationsstörung, bradykarde Herzrhythmusstörung, atrioventrikulärer Block II. und III. Grades, arterielle Hypotonie, Bradykardie.

Wechselwirkungen: 1. Hemmung der Glukoneogenese und damit Verzögerung des Wiederanstiegs des Blutzuckerspiegels nach Gabe von Insulin oder oralen Antidiabetika*; 2. Wirkungsverstärkung von Antiarrhythmika*; 3. Steigerung der bradykarden Wirkung von Beta-Rezeptoren-Blockern durch Narkosemittel; 4. Wirkungsverstärkung durch Enzymhemmung, z. B. nach Cimetidin oder nach Gabe von Calcium*-Antagonisten vom Nifedipin-Typ.

UAW: 1. unspezifische UAW: Übelkeit, Erbrechen, Diarrhö, Müdigkeit, Abgeschlagenheit, Benommenheit, Kopfschmerzen, Exanthem, Pruritus; 2. spezifische UAW: Zunahme des Atemwegwiderstands, Bradykardie, hypotone Kreislaufstörung, periphere Durchblutungsstörung, Reizschwellenerhöhung bei Patienten mit Herzschrittmacher; 3. Maskierung der sympathikusabhängigen Warnzeichen bei der Gegenregulation von Hypoglykämien bei Diabetikern; 4. Rebound-Phänomen beim plötzlichen Absetzen: länger andauernde Therapie induziert vermehrte Anzahl von Beta-

Rezeptoren, so dass bei plötzlichem Absetzen mit Blutdruckanstieg, Angina pectoris Anfällen und Herzinfarkt gerechnet werden muss.

Autor: N. Lembert.

Beta-Rezeptoren-Blocker-Intoxikation: s. Antiarrhythmikaintoxikation.

Beta-2-Sympathomimetika: direkt wirkende Sympathomimetika* an Beta-2-Adrenozeptoren (beta-2-selektive Agonisten); **Einteilung: I.** Bronchospasmolytika: **1.** kurzwirksam (4–6 Stunden): **a)** Fenoterol (z. B. Berotec®); **b)** Salbutamol (z. B. Sultanol®); **c)** Terbutalin (z. B. Bricanyl®); **2.** langwirksam (>12 Stunden): **a)** Clenbuterol (Spiropent®); **b)** Formoterol (z. B. Foradil®); **c)** Bambuterol (Bambec®); **d)** Salmeterol (z. B. Serevent®); **II.** Tokolytika: z. B. Fenoterol (Partusisten®); **Wirkungsmechanismus:** durch Substitution am Katecholaminmolekül stärkere beta-2-mimetische Wirkung gegenüber Isoprenalin; **Wirkung: 1.** ausgeprägt bronchospasmolytisch; **2.** fördern die mukoziliäre Clearance; **3.** hemmen Wehen; s. Tokolyse; **Pharmakokinetik:** Die kurzwirksamen Beta-2-Sympathomimetika haben eine geringe Bioverfügbarkeit (<20 %) nach oraler Einnahme und sollten als Dosieraerosole eingesetzt werden. Für die orale Applikation mit hoher Bioverfügbarkeit stehen Clenbuterol, Bambuterol und Procaterol zur Verfügung. Wirkungseintritt nach inhalativer Applikation bereits nach wenigen Minuten, Wirkungsmaximum nach 15–20 Minuten, Wirkungsdauer 6–8 Stunden (dosisabhängig); lediglich 10 % der Dosis erreichen die Bronchiolen, 90 % bleiben im Mund-Rachen-Raum oder werden verschluckt und sind ohne systemische Wirkung. Inaktivierung durch Katecholamin-O-Methyltransferase gegenüber nichtselektiven Betasympathomimetika (s. Sympathomimetika) vermindert.

Indikation: 1. Bronchospasmolytika zur antiobstruktiven Therapie*: **a)** kurzwirksam (bevorzugt inhalativ wegen besserer Verträglichkeit): Akutbehandlung der Atemnot sowie längerfristige bedarfsorientierte Behandlung in Verbindung mit einer Entzündung hemmenden Basistherapie bei chronisch-obstruktiver Atemwegerkrankung; **b)** langwirksam: Therapiestufe 3 des Asthma* bronchiale zur Prophylaxe nächtlicher Symptome (für Akutbehandlung eines Asthma-Anfalls nicht zugelassen, Salmeterol ist wegen verzögerten Wirkungseintritts ungeeignet). **2.** Tokolytika: Tokolyse bei vorzeitigen Wehen, Operationen in der Schwangerschaft und kindlicher Hypoxämie sowie zur Notfalltokolyse als Überbrückung bis zur Schnittentbindung.

Kontraindikation: Hyperthyreose*, Tachykardie*, hypertrophe obstruktive Kardiomyopathie*, Phäochromozytom*; strenge Indikationsstellung im 1. Trimenon der Schwangerschaft bzw. unmittelbar vor der Geburt sowie in der Stillzeit.

Wechselwirkungen: 1. Beta-Rezeptoren-Blocker hemmen die Wirkung von Beta-2-Sympathomimetika und umgekehrt. **2.** Beta-2-Sympathomimetika hemmen die positiv inotrope Herzglykosidwirkung bei oraler oder intravenöser Applikation. **3.** Die Blutzucker senkende Wirkung oraler Antidiabetika wird durch Beta-2-Sympathomimetika vermindert. **4.** Diuretika* verstärken den Hypokaliämieeffekt von Salbutamol.

UAW: treten bei oraler und intravenöser Gabe häufiger auf als bei inhalativer Anwendung (Ausnahme: allergische Reaktion): **1.** feinschlägiger Tremor; **2.** Palpitation; **3.** bei hoher Dosierung: Tachykardie, Kopfschmerz, Muskelkrämpfe, Hypokaliämie (durch Aufnahme von Kalium in die Muskulatur), Hyperglykämie (durch Glykogenolyse der Leber); **4.** paradoxer Bronchospasmus (sofortiges Absetzen der Therapie erforderlich); **5.** allergische Reaktion.

Dosierung: Bronchospasmolytika: s. Tab.; Tokolytika: **1.** bei drohender Frühgeburt zwischen 20.–36. Woche: Fenoterol (Partusisten®), 0,5–3 µg/min i. v. Infusion (cave: nachlassende Wirkung bei länger andauernder Anwendung); **2.** Notfalltokolyse während der Geburt: Fenoterol (Partusisten®), initial 25 µg i. v. innerhalb von 2–3 Minuten, gefolgt von 4 µg/min i. v. Infusion (Wirkungseintritt nach wenigen Minuten); Verminde-

Beta-2-Sympathomimetika
Dosierung

Wirkstoff (Handelsname)	Applikation	ED (mg/d)	Tagesdosis (mg/d)
kurzwirksam			
Fenoterol (z. B. Berotec®)	Aerosol	0,1 –0,2	0,4
Salbutamol (z. B. Sultanol®)	Aerosol	0,1	1,2
Terbutalin (z. B. Bricanyl®)	Tabletten	7,5	15
langwirksam			
Clenbuterol (Spiropent®)	Tabletten	0,02	0,1
Formoterol (z. B. Foradil®)	Aerosol	0,01	0,04
Bambuterol (Bambec®)	Tabletten	10	20
Salmeterol (z. B. Serevent®)	Aerosol	0,1	0,2

rung der Tachykardie unter der Tokolyse durch zusätzliche Gabe eines beta-1-selektiven Beta-Rezeptoren-Blockers, z. B. Metoprolol (z. B. Beloc®), 100–200 mg/d p. o.

Hinweis: Der Zusammenhang zwischen durch Asthma bedingten Todesfällen und der Anwendung von Beta-2-Sympathomimetika wurde i. R. einer Studie erneut untersucht. In dieser Studie lässt sich statistisch kein Zusammenhang zwischen Asthma-Todesfällen und der Verwendung langwirksamer Beta-2-Sympathomimetika feststellen, dagegen ein zwar schwacher, allerdings signifikanter Zusammenhang zwischen der Todesfallhäufigkeit und der Verwendung kurzwirksamer Beta-2-Sympathomimetika. Aufgrund des möglichen Einflusses weiterer Arzneimittel wurde jedoch ein kausaler Zusammenhang insgesamt verneint.

Autor: N. Lembert.

Bettnässen: s. Enuresis nocturna.

Bewältigungsstrategien: s. Coping.

Bewegungsstörung: s. Athetose; Ballismus; Parkinson-Syndrom; Spastik.

Bewegungstherapie: s. Physiotherapie; Sporttherapie; Therapie, manuelle.

Bewusstlosigkeit: Fehlen jedes bewussten psychischen Geschehens mit eingeschränkter oder aufgehobener Kontakt- und Reaktionsfähigkeit bei (in unterschiedlichem Ausmaß) erhaltenen somatischen Funktionen; **Klinik:** Einschränkung oder Fehlen der Reaktion auf Ansprache bzw. Schmerzreize; im Koma (schwerste Form der Bewusstlosigkeit) sind i. d. R. die Schutzreflexe erloschen. **Einteilung:** Für die Einschätzung der Vigilanz hat sich in der Notfallsituation die Glasgow Coma Scale (Abk. GCS) bewährt (s. Tab. 1). **Ursache:** **1.** zentral: akute zerebrale Ischämie* (Schlaganfall mit vaskulärer oder kardiozirkulatorischer Ursache, auch als passagere Symptomatik im Sinne einer transitorischen ischämischen Attacke, Abk. TIA), intrazerebrale Blutung*, Schädelhirntrauma* (z. B. Contusio cerebri), Epilepsie*, Hirntumor*, Meningitis*, Enzephalitis*; **2.** vaskulär: Karotisstenose, Arteria-vertebralis-Stenose, Subclavian-steal-Syndrom, Sinusvenenthrombose; **3.** kardiozirkulatorisch: Herzrhythmusstörung*, akute Herzinsuffizienz*, Adam-Stokes-Syndrom, Herzklappenfehler*, vasovagale Synkope/Orthostase, Kreislaufschock (s. Schock); **4.** respiratorisch: Sauerstoffmangel durch Atemwegverlegung*, Aspiration; **5.** psychisch oder psychiatrisch: Hyperventilation (s. Hyperventilationstetanie), Psychose, Narkolepsie*; **6.** metabolisch oder endokrinologisch (s. Krise, endokrine): Hypo- oder Hyperglykämie, Hypothyreose*, Hyperthyreose*, Nebennierenrindeninsuffizienz*, Störung des Elektrolyt-, Säure-Basen- oder Wasserhaushalts, Urämie, Hepatopathie; **7.** toxikologisch: Drogenintoxikation* (z. B. Alkohol, Arzneimittel), malignes neuroleptisches Syndrom, sonstige Intoxikation (z. B. Kohlenmonoxidintoxikation*, Rauchvergiftung*); **Diagnose:** Anamnese und Untersuchung: s. Tab. 2; grundsätzlich bei jeder Bewusstlosigkeit den Blutzucker kontrollieren.

Bewusstlosigkeit Tab. 1
Einteilung nach der Glasgow Coma Scale

Prüfung	Reaktion	Punkte
Augenöffnen	spontan	4
	auf Anruf	3
	auf Schmerzreiz	2
	nicht	1
Motorik	nach Aufforderung	6
	gezielte Abwehrbewegung	5
	Massenbewegungen	4
	Beugesynergien	3
	Strecksynergien	2
	keine	1
Sprache	orientiert, klar	5
	verwirrt	4
	einzelne Wörter	3
	einzelne Laute	2
	keine	1

Bewertung: Summe aller Reaktionen, d. h. 3–15 Punkte

Behandlungsindikation: Jede Bewusstlosigkeit ist ein Notfall und bedarf unverzüglich, unabhängig von der Ursache, Leben rettender Sofortmaßnahmen, um die Vitalfunktionen zu sichern. Differentialdiagnostische Überlegungen und eine spezifische Notfalltherapie aufgrund einer gestellten Verdachtsdiagnose spielen erst im weiteren Verlauf eine Rolle. Bei der Vielzahl der Ursachen einer unklaren Bewusstlosigkeit ist die richtige Auswahl einer weiterbehandelnden Zielklinik mit allen evtl. benötigten Fachabteilungen und apparativen Ausstattungen wichtig (z. B. Neurochirurgie mit CT, Intensivstation).

Lebensrettende Sofortmaßnahmen: Basismaßnahmen (engl. basic life support) nach feststehendem Algorithmus entsprechend der ABC-Regel (**A**temwege, **B**eatmung, **C**irculation): **1. Atemwegsicherung*** (Atemwege freimachen und freihalten): **a)** stabile Seitenlagerung nach Überstrecken des Kopfes (s. Abb.), falls keine Hilfsmittel vorhanden; **b)** Einlage eines Guedel-Tubus (cave: Aspirationsgefahr); **c)** ggf. endotracheale Intubation zur definitiven Sicherung der Atemwege (Aspirationsschutz) und kontrollierte Beatmung* bei andauernder Bewusstseinsstörung (z. B. GCS <10); **2. Sicherung der Oxygenierung:** **a)** Sauerstoffgabe* mit ausreichendem Flow (mind. 8 l/min) nur bei suffizienter Eigenatmung; **b)** zusätzlich assistierte oder kontrollierte Beatmung* bei einge-

Bewusstlosigkeit Anamnese und Untersuchung	Tab. 2
Checkliste Anamnese (Angehörige, Freunde)	
langsamer oder schneller Bewusstseinsverlust?	
vorangegangener Kopfschmerz, Krampfanfall?	
Trauma (Sturz vor längerer Zeit)?	
Diabetes mellitus?	
Infektion?	
Erkrankung des Herzens (koronare Herzkrankheit, Schrittmacher), der Niere (Dialyse), Leber, Schilddrüse oder Nebenniere?	
Arzneimittel (Antikoagulanzien, Antidiabetika), Drogen?	
Gemütsveränderung?	
Anhalt für Suizid?	
Schwangerschaft (Eklampsie)?	
Checkliste Untersuchung	
Bewusstsein: Glasgow Coma Scale	
neurologischer Status (Pupillen, Reflexe, Halbseitensymptomatik, Meningismus)	
Verletzungszeichen	
pathologisches Atemmuster, Foetor ex ore	
Puls (Pulsdefizit, Arrhythmie), Blutdruck	
Hautbefund (Zyanose, Exsikkose, Rötung, Ikterus)	
apparative Diagnostik (Blutzucker, EKG, Pulsoxymetrie)	

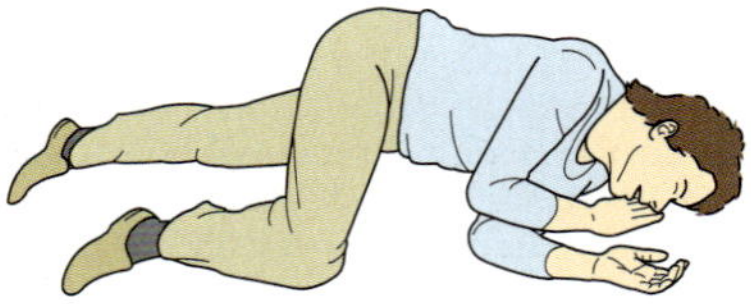

Bewusstlosigkeit: stabile Seitenlagerung; indiziert bei bewusstlosem Patienten, der nach Freimachen und Freihalten der Atemwege über eine ausreichende Eigenatmung verfügt und nicht intubiert, beatmet bzw. reanimiert werden muss

schränkter Atemmechanik oder im Zweifel; **3. Sicherung der Kreislauffunktion: a)** Lagerung: Beinhochlagerung bei Hypovolämie (Blutungsschock) oder Synkope*; Oberkörperhochlagerung bei Herzinsuffizienz oder zerebraler Ursache; **b)** großlumigen Venenzugang* legen, Pharmako- und Volumentherapie entspr. zugrunde liegender Ursache; bei Herz*-Kreislauf-Stillstand kardiopulmonale Reanimation*.

Spezifische Notfalltherapie: I. zentrale Ursache: 1. akute zerebrale Ischämie* bei hypertensiven Werten (s. Hypertonie, arterielle): Erhaltung eines hohen Blutdrucks (Ausnahme Linksherzinsuffizienz und Zeichen für Subarachnoidalblutung); wenn Blutdruck über 220 mmHg systolisch: mäßige Blutdrucksenkung um max. 20 % des Ausgangswerts, z. B. mit Urapidil (z. B. Ebrantil®) fraktioniert nach Wirkung i. v.; bei Hypotonie: dosierte Volumenzufuhr mit geeigneter Vollelektrolytlösung und ggf. Katecholamingabe; **2.** intrakranielle Blutung (intrazerebrale Blutung*, Epiduralhämatom*, Subduralhämatom*, Subarachnoidalblutung*): **a)** Oberkörperhochlagerung (30°); **b)** Sauerstoffgabe*; **c)** ggf. vorsichtige antihypertensive Therapie (systolischer Blutdruck <200 mmHg); **3.** Schädelhirntrauma*: **a)** Oberkörperhochlagerung (30°) bei ausreichend stabilen Kreislaufverhältnissen; **b)** Sauerstoffgabe* (Normoventilation); **c)** Narkoseeinleitung und Intubation bei GCS ≤10; **4.** zerebraler Krampfanfall (meist selbstlimitierend mit postiktaler Phase; s. Status epilepticus): **a)** Platz schaffen, um sekundäre Verletzungen zu vermeiden; **b)** Sauerstoffgabe*; **II. kardiozirkulatorische Ursache: 1.** Herzrhythmusstörung*: **a)** primär pharmakologische Intervention; **b)** Defibrillation* bei Kammerflimmern oder -flattern und pulsloser ventrikulärer Tachykardie; **c)** R-Zacken-synchronisierte elektrische Kardioversion* bei jeder instabilen tachykarden Rhythmusstörung mit einer Frequenz >150/min; **d)** externer Schrittmacher (s. Schrittmacherstimulation, transthorakale) bei therapierefraktärer Bradykardie oder AV-Block 3. Grades; **2.** akute Herzinsuffizienz*: **a)** Oberkörperhochlagerung mit Absenken der Beine (nicht bei kardiogenem Schock); **b)** Sauerstoffgabe*; **c)** Katecholamintherapie; **3.** vasovagale Synkope oder Orthostase (meist selbstlimitierend und von kurzer Dauer): **a)** Beinhochlagerung; **b)** Frischluftzufuhr; **c)** evtl. Etilefrin (z. B. Effortil®) als Tropfen p. o.; **d)** Sauerstoffgabe* bei ausbleibender Besserung; **e)** ggf. Sympathomimetika*, z. B. Cafedrin (Akrinor®), max. 1 Amp. i. v.; **4.** Volumenmangelschock (Trauma, Sepsis*, Anaphylaxie): **a)** aggressive Infusionstherapie; **b)** ggf. Katecholamine kontinuierlich i. v. (s. Schock); **III. psychische Ursache:** Hyperventilation: Beruhigung des Patienten; CO_2-Rückatmung mit Plastiktüte; ggf. Sedativa; **IV. metabolische oder endokrinologische Ursache 1.** Hypoglykämie*: fraktionierte Glukoselösung (z. B. Glukose 20 %) i. v.; cave: stark gefäßreizend, nur streng intravenös anwenden, Nekrosegefahr bei paravenöser Gabe; **2.** Hyperglykämie: Flüssigkeitssubstitution mit Ringer-Lösung (cave: keine voreiligen Insulingaben); **3.** Hypo- oder Hyperthyreose*, Nebennierenrindeninsuffizienz: s. Krise, endokrine; **V. toxikologische Ursache** (s. Intoxikation): **1.** Giftnotruf kontaktieren, Substanz asservieren, wenn möglich Blutabnahme; **2.** prinzipiell Giftelimination erwägen (cave: bei bewusstseinsgetrübtem Patienten nie Erbrechen auslösen wegen Aspirationsgefahr bei verminderten Schutzreflexen), evtl. Magenspülung bzw. forcierte Diurese, Antidot-Therapie klären.

Hinweis: 1. Ein tief bewusstloser Patient (GCS ≤8) muss zur Aspirationsprophylaxe immer intubiert werden (auch bei vermeintlich suffizienter

Eigenatmung). **2.** Das offensichtliche Ereignis muss nicht unbedingt Ursache der Bewusstlosigkeit sein: Ein Diabetiker kann in der Hypoglykämie eine Treppe hinunterstürzen und sich ein Schädelhirntrauma zuziehen. **3.** Bei einem bewusstlosen Menschen kann der Meningismus als Symptom einer Enzephalitis* oder Subarachnoidalblutung* fehlen.

Literatur: **1.** Leitlinien zur Reanimation 2005 des European Resuscitation Council. Abschnitt 1–10. Notfall & Rettungsmedizin 9 (1): 6–170 (2006); **2.** Moulton, C.; Pennycook, A. G.: Relation between Glasgow coma score and cough reflex. Lancet 343: 1261–1262 (1994); **3.** Dailey, R. H.: Approach to the Patient in the emergency department. In: Rosen, P. et al. (eds): Emergency medicine, concepts and clinical practice. Vol. I. St. Louis, Baltimore, Boston: Mosby, 1992.

Autoren: H. Moecke, S. Oppermann.

Biballismus: s. Ballismus.

Bienenstichreaktion: s. Insektenstichreaktion.

Bifonazol: s. Antimykotika.

Bifurkationsbypass: s. Verschlusskrankheit, periphere arterielle.

Biguanide: orale Antidiabetika* (Guanidderivate); **Vertreter:** Metformin (z. B. Glucophage®); **Wirkungsmechanismus:** Blutzuckersenkung durch: **1.** Hemmung der Pyruvatverwertung in Mitochondrien mit konsekutiver Verzögerung der energieabhängigen enteralen Resorption von Glukose und Hemmung der hepatischen Glukoneogenese bei gleichzeitiger Stimulierung der Glykolyse; **2.** vermehrte Aufnahme von Glukose in Muskel und Fettgewebe; **Pharmakokinetik:** gute Resorption bei oraler Gabe; Bioverfügbarkeit 50–60 %; HWZ ca. 3 Stunden; kein Metabolismus; renale Exkretion.

Indikation: nicht insulinpflichtiger Diabetes* mellitus Typ 2; bevozugte Anwendung bei metabolischem Syndrom, Übergewicht.

Kontraindikation: **1.** Zustände, die zu einer Gewebehypoxie (z. B. respiratorische oder kardiale Insuffizienz, Fasten) oder Beeinträchtigung der Nierenfunktion (z. B. Dehydratation, schwere Infektion) führen können; **2.** Alkoholabhängigkeit*; **3.** Nieren-, Leberinsuffizienz; **4.** Schwangerschaft und Stillzeit; **5.** 48 Stunden vor und nach einem chirurgischem Eingriff unter Vollnarkose.

Wechselwirkungen: **1.** Verstärkung der hypoglykämischen Wirkung von Beta-Rezeptoren-Blockern, Sulfonylharnstoffen* und Insulin; **2.** Verminderung der hyperglykämischen Wirkung von Diuretika* und Glukokortikoiden*; **3.** erhöhtes Laktatazidoserisiko durch Alkohol.

UAW: **1.** gastrointestinale Beschwerden durch verminderte Resorption über die Darmschleimhaut (häufig); **2.** Laktatazidose durch verminderten Laktatumsatz (selten, aber lebensbedrohlich).

Dosierung: initial 1 × 500–850 mg/d p. o. morgens zur Mahlzeit; nach 3–4 Tagen 2 × 850 mg/d p. o. morgens und abends zu den Mahlzeiten.

Hinweis: Erhöhtes Laktatazidoserisiko besteht bei Niereninsuffizienz, schlecht eingestelltem Diabetes mellitus, Mangelernährung, Ketonämie, Alkoholabhängigkeit, Leberinsuffizienz und allen mit Hypoxie einhergehenden Zuständen.

Neuentwicklung: Metformin zur Induktion einer Ovulation bei Patientinnen mit polyzystischem Ovarialsyndrom (Kurzbezeichnung PCO-Syndrom).

Autoren: B. Drewelow, N. Lembert.

Bindegewebemassage: s. Massage.

Bindegewebetumor, gestielter: s. Fibroma molle.

Bindegewebeverhärtung, chronische: s. Sklerodermie.

Bindehautentzündung: s. Konjunktivitis.

Bing-Horton-Syndrom: s. Kopfschmerz.

Biofeedbacktraining: s. Blasenfunktionsstörungen.

Biologika: syn. Biologics (Kurzbezeichnung für engl. biological products); biotechnologisch hergestellte zielgerichtete therapeutische Moleküle, welche die Wirkung natürlich vorkommender Proteine imitieren oder inhibieren; Eiweiße bzw. Glykoproteine, die aus lebendem Material aus Mensch, Pflanze, Tier oder Mikroorganismus gewonnen werden und in vitro in lebenden Zellen produziert werden. **Einteilung** und **Vertreter:** **1. Fusionsproteine:** die generischen Substanznamen enden auf die Silbe -cept (von Rezeptor); Aufbau: **a)** Rezeptor und Immunglobulin-G-Anteile: Bindung eines Liganden am Rezeptor und biologische Wirkung des Immunglobulins (Zellbindung, Komplementaktivierung), z. B. Alefacept, Etanercept; **b)** Rezeptor-, Antikörper- oder Zytokinmolekülanteile + Toxin: Bindung einer Targetzelle und deren Elimination mit Toxin; z. B. Denileukin diftitox; **2.** monoklonale **Antikörper:** identische Moleküle einer Spezifität, die von einem Klon B-Lymphozyten produziert werden; das Kürzel mab steht dabei für monoklonaler Antikörper (monoclonal antibody); therapeutisch eingesetzt werden verschiedene Antikörper: **a)** murine monoklonale Antikörper: erhalten in der Nomenklatur die Endsilbe -momab, z. B. Enlimomab gegen ICAM-1 oder Odulimomab gegen CD11; weitere Vertreter: Ibritumomab, Muromomab-CD3, Tositumomab u. a.; **b)** chimäre Antikörper, die aus einem variablen Mausanteil und einem konstanten humanen Bereich aufgebaut sind, erhalten die Endsilbe -ximab, z. B. Abciximab, Basiliximab, Cetuximab, Infliximab, Rituximab; **c)** humanisierte Antikörper, bei denen auch Teile der variablen Region aus humanem Material bestehen, erhalten die Endsilbe -zumab, z. B. Efalizumab, Natalizumab, Palivizumab, Trastuzumab, Alemtuzumab, Omalizumab, Daclizumab, Bevacizumab, Gemtuzumab; **d)** rein humane monoklonale Antikörper erhalten die Endsilbe -mumab, z. B. Adalimumab; **3.** rekombinante **Zytokine:** z. B. Interferone; **Wirkungsmechanismus:** Mediatoren mit einer zentralen proinflammatorischen Funktion werden antagonisiert oder die Interaktion von T-Zellen mit Endothelzellen und/oder Antigen präsentierenden Zellen inhibiert; Mechanismen: **1.** Elimination von Zellen durch Fusionsproteine, die ein Toxin enthalten oder Apoptose induzieren; **2.** zytotoxischer Angriff auf Zielzellen durch Antikörper (komplement- oder zellvermittelte Zytotoxizität); **3.** kompetitive Bindung an Rezeptoren oder Liganden; **4.** Normalisierung der Immundeviation. **Pharmakokinetik:** Die bisher zugelassenen Biologika sind p. o. nicht bioverfügbar, sie werden entweder i. v., i. m. oder s. c. verabreicht. Die Halbwertzeit und die Eliminationszeiten sowie Abbauwege sind substanzspezifisch.

Indikation: chronisch-entzündliche Erkrankungen (z. B. Psoriasis* vulgaris, Enteritis* regionalis Crohn, rheumatoide Arthritis*), Hepatitis, Multiple Sklerose*, onkologische Erkrankungen (z. B. malignes Melanom*, maligne Lymphome).

Kontraindikation: je nach Substanz unterschiedlich, chronische Infektionen (z. B. Tuberkulose) bei den TNF-α-Blockern, Schwangerschaft und Stillzeit, schwere Herzinsuffizienz (NYHA III–IV).

Wechselwirkungen: je nach Substanz unterschiedlich, vorsichtige Anwendung anderer Immunsuppressiva.

UAW: z. B. Infektionen, Infusionsreaktionen, Reaktionen an der Injektionsstelle, grippeähnliche Symptome, Blutbildveränderungen, Autoantikörperbildung.

Dosierung: eingesetzte Menge, Applikation sowie Dosierungsintervalle je nach Substanz variabel.

Hinweis: **1.** Antikörperbildung mit möglicher reduzierter Wirksamkeit sowie bei Autoantikörperbildung lupusähnliche Symptomatik. **2.** Viele der Biologika sind in Europa noch nicht zugelassen, zukünftig sind eine Reihe von Neuzulassungen zu erwarten.

Literatur: **1.** Pavlou, A. K.; Belsey, M. J.: The therapeutic antibodies market to 2008. Eur J Pharm Biopharm 59 (3): 389–396 (2005); **2.** Sterry, W. et al.: Biological therapies in the systemic management of psoriasis: International Consensus Conference. Br J Dermatol 151 Suppl 69: 3–17 (2004); **3.** Wozel, G.: Biologics in der Dermatologie. Bremen: UNI-MED Science, 2004.

Autoren: P. Schulze, W. Sterry.

Biozidintoxikation: s. Pestizidintoxikation.

BiPAP: s. Beatmung; Schlafapnoesyndrom.

bipolare affektive Störung: s. Störung, bipolare affektive.

BISAP-Score: s. Pankreatitis, akute.

Bissverletzung: oberflächliche Hautläsion (Riss-, Kratzwunden, Quetschung, Bisskanal) oder bis zur Faszie, Muskulatur oder Knorpelstruktur reichende Verletzung verursacht durch Hunde (80–90 %), Katzen, Pferde oder Menschen; kann mit Nekrosen und Substanzdefekten einhergehen; meist obere Extremitäten und Kopf (bes. Nacken, Nase, Lippen, Wangen, Ohren) betroffen.

Behandlungsindikation: Wegen der Infektionsgefahr ist eine adäquate Behandlung immer notwendig.

Pharmakotherapie: **1.** bei infizierter Bissverletzung systemische Antibiotikagabe bis zur gezielten Therapie entspr. dem Antibiogramm mit Amoxicillin und Clavulansäure (z. B. Augmentan®), 3 × 0,5–2,2 g/d p. o.; prophylaktische Gabe bei Hochrisikofällen (Immunschwäche, Kinder <2 Jahre, bei periorbitalen Verletzungen und Wunden, die älter als 24 Stunden sind, bei Diabetes mellitus, peripherer arterieller Verschlusskrankheit, Splenektomierten und Patienten mit künstlichen Herzklappen); **2.** entspr. dem Immunisierungsgrad Impfung gegen Tetanus*; **3.** Tollwutprophylaxe: **a)** nach Exposition Wundreinigung mit Seifenspülung und 70 %igem Alkohol oder Polyvidon-Iod; **b)** bei Bissverletzung und blutenden Kratzstellen perivulnäre Infiltration mit Immunglobulinen vom Menschen (Tollwutglobulin Mérieux® S), 20 IE/kg KG; **c)** bei oberflächlichen, nicht blutenden Hautkratzwunden Impfung mit inaktiviertem Tollwutimpfstoff (HDC), 1 ml i. m. in den Musculus deltoideus an den Tagen 0, 3, 7, 14, 28 und 90; **d)** prophylaktische Immunisierung (Tierärzte, Förster, Landwirte) mit inaktiviertem Tollwutimpfstoff (HDC), 1 ml i. m. in den Musculus deltoideus an den Tagen 0, 7 und 21 sowie Auffrischung nach 1, 3 und 5 Jahren; **4.** bei Bissverletzung und blutenden Kratzwunden sowie zusätzlichem Schleimhautkontakt mit Speichel (Virus kann intakte Schleimhaut passieren) Impfung in den Musculus deltoideus und zusätzlich Tollwutglobulin, 20 IE/kg KG tief i. m.

Operative Therapie: lokale Wundversorgung mit ausgiebiger Spülung, Entfernung von Fremdkörpern, Exzision avitaler Wundränder (an Hand, Fuß und Gesicht mit maximalem Gewebeerhalt); primärer Wundverschluss nur im Gesicht; an anderen Körperregionen nur bei ausgedehnten tiefen Wunden Débridement, Spülung, Drainage und innerhalb von 12 Stunden Nahtverschluss, ansonsten Sekundärheilung anstreben; bei abgetrennten Gewebe- oder Organteilen im Kopfbereich eher primär plastische Rekonstruktion; wegen Mitverletzung von Nerven und Sehnen evtl. Exploration in Narkose und Blutleere; nach Wundversorgung Ruhigstellung im Gips bis zum Abschluss der Wundheilung. Vgl. Wunde, traumatische.

Naturheilkundliche Verfahren: prophylaktisch oder im Frühstadium einer Infektion Fußbad, Hauffe-Schweninger-Armbad, nasse Abreibung, Aromatherapie, Eigenbluttherapie, aktive Fiebertherapie, Immunstimulation, autohomologe Immuntherapie, immunoaugmentative Therapie, Mora-Therapie, Serumtherapie, Behandlung mit ozonisiertem Wasser.

Sonstige Maßnahmen: **1.** genaue Dokumentation (schriftlich, evtl. Photo), da es bei Bissverletzung häufig zu juristischen Auseinandersetzungen kommt; **2.** radiologische Untersuchungen zum Ausschluss von inokulierten Fremdkörpern (Zähne, Futtermaterial, Schmutz) und Knochenverletzung; **3.** in Abhängigkeit von Lokalisation und Ausdehnung interdisziplinäre Versorgung.

Therapeutischer Stufenplan: s. Abb.

Eigenbehandlung: nur bei kleinen Wunden Spülung, Säubern und offene Wundbehandlung.

Arbeitsunfähigkeit: je nach Verletzung und sekundärer Infektion einige Tage bis Wochen.

Hinweis: **1.** obsolete Maßnahmen: primärer Wundverschluss bei stark verschmutzten Biss- oder Quetschwunden ohne Débridement und Spülung; mangelnde Antibiotika-, Tetanus- und Tollwuttherapie; **2.** Tollwut: Hundebiss mit einer Übertragung der Erreger durch Speichel ist die größte potentielle Infektionsquelle. Der Impfstatus des Hundes muss abgeklärt werden (meist ist der Hund den Opfern bekannt). Bei unbekanntem Impfstatus sollte eine veterinärmedizinische Beobachtung über 10 Tage erfolgen. Überlebt der Hund diesen Zeitraum, ist eine Tollwut und die mögliche Übertragung durch die Bissverletzung sehr unwahrscheinlich.

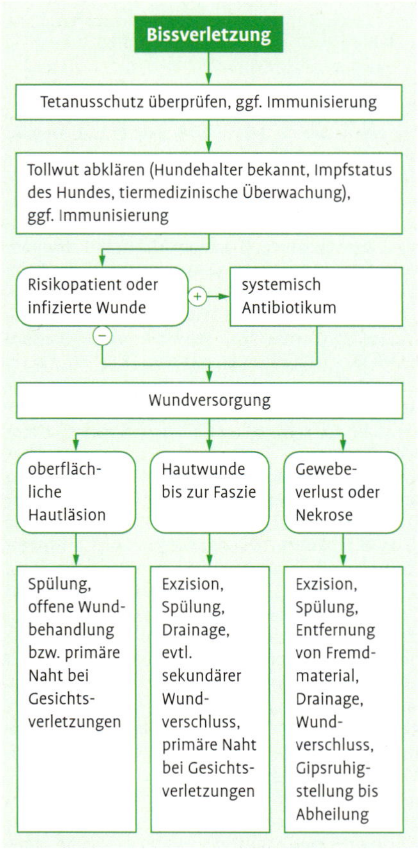

Bissverletzung: therapeutischer Stufenplan

Literatur: Gavenda, M.: Therapeutische Sofortmaßnahmen und Behandlungsstrategien bei Bissverletzungen. Dtsch Ärztebl 43: 2177–2181 (1996).

Autor: E. E. Scheller.

Bivalirudin: s. Antikoagulanzien.

Bizepssehnenruptur: Riss einer Sehne des Musculus biceps brachii; in 96 % der Fälle ist die lange Bizepssehne proximal im Sulcus intertubercularis, in 3 % die distale und in ca. 1 % die kurze Bizepssehne betroffen. **Ursache:** meist geringfügiges Trauma oder spontan inf. Abnutzungserscheinungen und degenerativer Veränderungen; **Klinik:** kurzzeitiger Schmerz, Schwäche bei Abduktion der Schulter und Flexion im Ellenbogengelenk, vorstehender Muskelwulst am Oberarm; bei Bizepssehnenruptur am Tuberculum radii völliger Funktionsausfall.

Behandlungsindikation: Schmerzen und Funktionsverlust im Schulter- und Ellenbogengelenk.

Pharmakotherapie: analgetische Therapie mit Acetylsalicylsäure (z. B. Aspirin®), 1–3 × 500–1000 mg/d p. o., oder anderen nichtsteroidalen Antiphlogistika wie Diclofenac (z. B. Voltaren®), 2 × 50 mg/d p. o.

Operative Therapie: **1.** Bei Ruptur der langen Bizepssehne ist eine orthotope Reinsertion nicht durchführbar. Möglich sind die subperiostale Insertion am Processus coracoideus, das Aufsteppen des langen Bizepskopfes auf den kurzen Bizepskopf, die Refixation der langen Bizepssehne am Ansatz der kurzen Bizepssehne, die Sehnenfixation am Humerus mit transossärer Durchzugsnaht oder die sog. Schlüssellochoperation (s. Abb. 1). **2.** Bei distaler Bizepssehnenruptur an der Tuberositas radii sollte möglichst frühzeitig eine technisch adäquate Reinsertion am Radius erfolgen, da der Kraftverlust wesentlich höher ausfällt als bei proximaler Bizepssehnenruptur. Die Refixation sollte an der Tuberositas radii oder am Musculus brachialis erfolgen. **Nachbehandlung:** Ruhigstellung im Desault- oder Gilchrist-Verband für 3–4 Tage (max. 14 Tage); anschl. physiotherapeutische Übungsbehandlung bis zur Beschwerdefreiheit und guten Funktion des Schulter- und Ellenbogengelenks.

Konservative Therapie: intensive Physiotherapie bei Ruptur der langen Sehne (bes. bei geringer beruflicher Belastung) und bei altem Riss (Prognose bei proximaler Sehnenruptur gut).

Therapeutischer Stufenplan: s. Abb. 2.

Arbeitsunfähigkeit: bei konservativer Therapie 3–4 Wochen; bei operativer Reinsertion ca. 4–6 Wochen.

Hinweis: **1.** keine Gipsbehandlung oder lange Ruhigstellung des Schulter- oder Ellenbogenge-

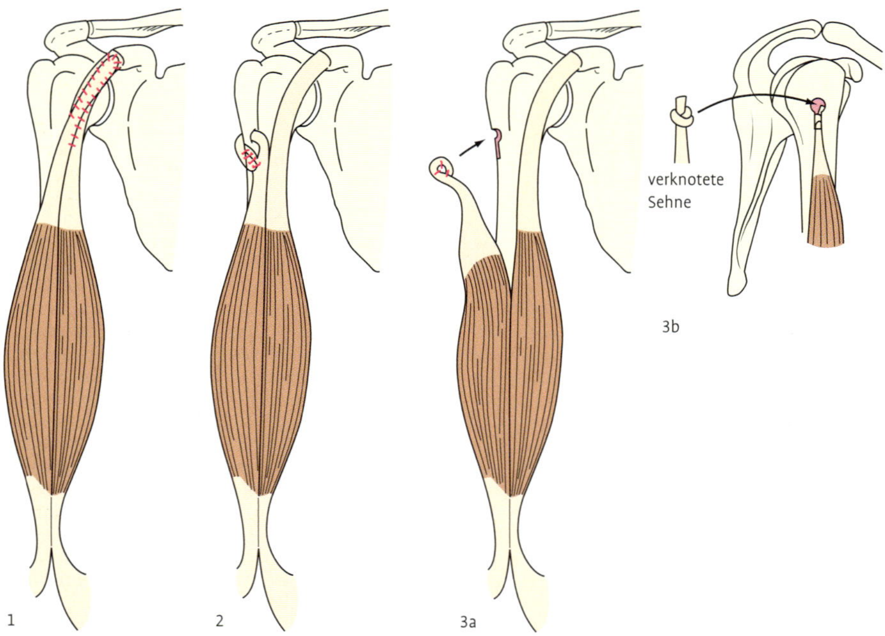

Bizepssehnenruptur Abb. 1: 1: Refixation der langen Bizepssehne am Ansatz der kurzen Bizepssehne; 2: transossäre Durchzugsnaht; 3: Schlüssellochoperation mit Sicht von frontal (3a) und lateral (3b)

lenks. **2.** Die operative Versorgung bei proximaler Bizepssehnenruptur zeigt im Vergleich zur konservativen Therapie meist deutlich bessere Ergebnisse, so dass sie immer häufiger durchgeführt wird.

Literatur: **1.** Rüter, A.; Trentz, O.; Wagner, M. (Hrsg.): Unfallchirurgie. 3. Aufl. München: Urban & Fischer, 2008; **2.** Großstück, R.; Wohlgemuth, G.; Otto, W.: Bizepssehnenruptur. Pathomechanismus – Diagnostik – Behandlunsgkonzept – Erfahrungen. Trauma Berufskrankenheit 4 (Suppl 1): S59–S64 (2002); **3.** Klonz, A.; Eggers, C.; Reilmann, H.: Die proximale und distale Bizepssehnenruptur – Operationsindikation? Trauma Berufskrankheit 2 (Suppl 1): S110–S114 (2000); **4.** Klonz, A.; Reilmann, H.: Bizepssehne – Diagnostik, Therapie und Ergebnisse nach proximalen und distalen Rupturen. Orthopäde 29 (3): 209–215 (2000).

Autor: E. E. Scheller.

Bizepssehnensyndrom: s. Periarthropathia humeroscapularis.

Blähungen: Oberbegriff für Flatulenz (vermehrter Gasabgang aus dem Anus), Meteorismus (Vermehrung von intraintestinalem Gas) und das Gefühl des Patienten, durch Gas aufgetrieben zu sein; **Ursache:** **1.** für Flatulenz und Meteorismus: **a)** erhöhte Zufuhr von Gas (Aerophagie*, kohlensäurehaltige Getränke); **b)** starke Gasproduktion (blähende Speisen, Maldigestion bei Zöliakie, Pankreasinsuffizienz, Laktasemangel u. a.); **c)** verminderte Gasresorption (Pfortaderhochdruck); **d)** verringerte Ausscheidung (Darmobstruktion, Pseudoobstruktion, verzögerte Gaspropulsion bei Reizdarm); **e)** kombinierte Störung (mesenteriale Ischämie); **2.** zusätzlich für das Gefühl des Aufgetriebenseins: erniedrigte Schwelle von Magen und Darm für Dehnungsreize.

Behandlungsindikation: abhängig vom Ausmaß der Beschwerden oder vom Leidensdruck; eine organische Ursache ist vor Therapiebeginn auszuschließen.

Pharmakotherapie: **1.** Prokinetika: Metoclopramid (z. B. Paspertin®), max. 4 × 10 mg/d p. o.; Domperidon (z. B. Motilium®), max. 4 × 20 mg/d p. o.; **2.** Silikonentschäumer: Dimeticon (z. B. Meteosan®, sab simplex®), 3 × 80–100 mg/d p. o.; **3.** Antidepressiva: indiziert bei Patienten mit dem Gefühl des Aufgetriebenseins, zunächst als Monotherapie, in schwierigen Fällen auch als Kombinationstherapie; tricyclische Antidepressiva, z. B. Amitriptylin (z. B. Saroten®), 1 × 25–50 mg p. o. abends (keine Anwendung bei Obstipationsneigung), oder selektive Serotonin-Wiederaufnahme-Hemmer, z. B. Paroxetin (z. B. Tagonis®), 1 × 20 mg p. o.

Psychotherapie: bei großem Leidensdruck und Blähungsgefühl als Leitsymptom des Reizdarmsyndroms*; der Erfolg der Hypnose gilt als gesichert.

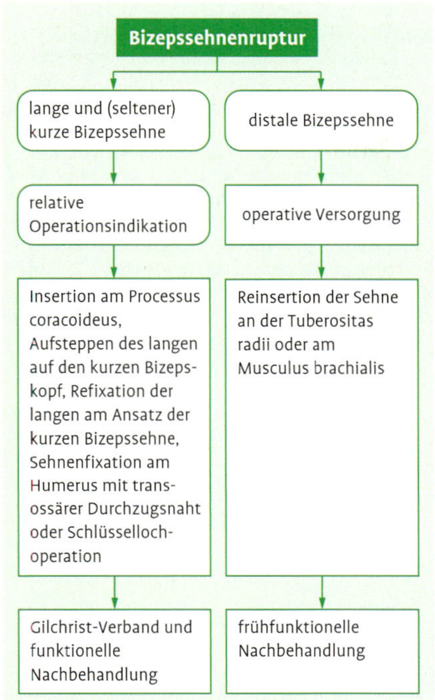

Bizepssehnenruptur Abb. 2: therapeutischer Stufenplan

Naturheilkundliche Verfahren: Präparat aus Iberis amara (Iberogast®) oder pflanzliche Spasmolytika (Pfefferminzöl).

Sonstige Maßnahmen: Verzicht auf blähende Speisen (individuell testen), insbes. laktose-, fruktose- und sorbithaltige (Süßstoffe) Nahrungsmittel sowie Hülsenfrüchte und Vollkornprodukte.

Hinweis: Saccharid- bzw. Disaccharidintoleranz als Ursache wird oft übersehen.

Literatur: **1.** Agrawal, A. et al.: Bloating and Distention in Irritable Bowel Syndrome: The Role of Visceral Sensation. Gastroenterology 134: 1882–1889 (2008); **2.** Longstreth, G. F. et al.: Functional bowel disorders. Gastroenterology 130: 1480–1491 (2006); **3.** Gonsalkorale, W. M. et al.: Long term benefits of hypnotherapy for irritable bowel syndrome. Gut 52: 1623–1629 (2003).

Autor: S. Müller-Lissner.

Blasenatonie: s. Polyneuropathie.

Blasenbildung: s. Dermatitis solaris.

Blasenentleerungsstörungen: s. Blasenfunktionsstörungen.

Blasenentzündung: s. Zystitis.

Blasenfunktionsstörungen: Sammelbezeichnung für Funktionsstörungen des unteren Harntrakts mit oder ohne subjektive Beschwerden, wobei Speicherphase, Entleerungsphase sowie Blasenempfindung betroffen sein können; **Symptome:** Miktionsbeschwerden, z. B. Dysurie (erschwerte, oft schmerzhafte Blasenentleerung), Pollakisurie (häufige Entleerung kleiner Harnmengen), verstärktes Harndranggefühl bzw. Harnzwang (Urge), Restharngefühl, Harnstrahlabschwächung, Harninkontinenz* (Belastungs- oder Dranginkontinenz); **Ursache:** entzündlich (akut oder chronisch rezidivierend; selten: chronisch interstitielle Zystitis*), mechanisch und/oder anatomisch (benignes Prostatasyndrom*, Prostatakarzinom*, Descensus* uteri et vaginae, Harnblasenstein, Harnleiterstein, Blasenkarzinom*), neurogen, psychogen oder funktionell; **Diagnose:** initial Ausschluss einer Harnweginfektion; Erstellen eines Miktionsprotokolls zur Objektivierung der Miktion. Es existieren standardisierte Fragebögen zur Kontinenz (z. B. ICIQ-SF), zu Miktionsverhältnissen und zum Ausmaß der Beeinträchtigung der Lebensqualität. Zur Diagnostik kommen urologische Funktionsuntersuchungen mit Harnstrahlmessung, sonographischer Restharnbestimmung und oft auch einer Harnblasendruckmessung mit simultaner Kontrastmitteldarstellung des unteren Harntrakts zu Anwendung. Befundabhängig kann auch eine Urethrozystoskopie (Harnblasenspiegelung) erforderlich werden.

Behandlungsindikation: Funktionsstörungen mit bestehender oder drohender Folgewirkung auf oberen Harntrakt (Nierenfunktion), Beschwerden, Schmerzen, rezidivierende Infektionen. Im Vordergrund stehen Diagnose und Therapie der Grunderkrankung.

Pharmakotherapie: **1.** Dämpfung überhöhter Blasenaktivität: grundsätzlich muss mit einer Erhöhung der Restharnmengen nach Miktion gerechnet werden, daher sonographische Restharnkontrolle erforderlich; ggf. Einmalkatheterisierung der Blase erforderlich; **a)** Anticholinergika: i. d. R. einschleichende Dosierung erforderlich, z. B. Oxybutynin (z. B. Dridase®), 3 × 5 mg/d p. o., Trospiumchlorid (z. B. Spasmex®), 3 × 15 mg/d p. o., Tolterodin (Detrusitol® retard), 1 × 4 mg/d p. o., Solifenacin (Vesikur®), 1 × 5 mg/d abends p. o.; UAW Anticholinergika allgemein: Mundtrockenheit, Obstipation, Müdigkeit, Verwirrtheit, Tachykardie, Hautrötung, Akkommodationsstörung, Glaukomauslösung (kontraindiziert bei Engwinkelglaukom); **b)** Spasmolytika, z. B. Butylscopolamin (Buscopan®), 1–2 × 10 mg/d als Supp.; **2.** Förderung der Blasenaktivität: z. B. Distigmin (Ubretid ®), 1 × 5 mg/d p. o., oder Bethanecholchlorid (Myocholine-Glenwood®), 3 × 25 mg p. o.; **3.** Minderung des Tonus an Blasenausgang und/oder Prostata: selektive Alpha-1-Rezeptoren-Blocker mit langer HWZ: s. Prostatasyndrom, benignes); **4.** Minderung der Aktivität des äußeren Schließmuskels: Baclofen (z. B. Lioresal®), einschleichende Dosierung, 3 × 5(–25) mg/d p. o.; **5.** Förderung der Aktivität des äußeren Schließmuskels: Duloxetin (YENTREVE®), 2 × 40 mg/d

B

p. o., zugelassen zur Therapie der Belastungsinkontinenz bei Frauen, cave: ein- und ausschleichend dosieren, Interaktion mit anderen Arzneimitteln beachten; kontraindiziert bei Leberfunktionsstörung.

Operative Therapie: ggf. zur Therapie der Grunderkrankung (z. B. Blasenkarzinom, benigne Prostatahyperplasie, hypermobile Harnröhre mit konsekutiver Harninkontinenz); nicht bei funktionellen, neurogenen oder psychogenen Blasenfunktionsstörungen.

Physiotherapie: Einzeltraining mit Wahrnehmungsschulung und gezielten Übungen für die Beckenboden- und Schließmuskulatur; manuelle Kontrolle, Biofeedback und Elektrostimulation zur Wahrnehmung von Muskelkontraktion und -entspannung. Biofeedbacktraining insbes. bei funktionellen Blasenfunktionsstörungen, gute Effektivität bei Belastungs- und Dranginkontinenz.

Psychotherapie: indiziert bei Blasenfunktionsstörungen als Ausdruck einer larvierten Psychose.

Eigenbehandlung: 1. Erhöhung der Diurese mit gesteigerter Trinkzufuhr; **2.** regelmäßige Miktion mit festen Zeitabständen insbes. bei funktioneller Blasenentleerungsstörung; **3.** Physiotherapie, evtl. Elektrostimulation mit vaginaler oder rektaler Sonde nur nach vorausgegangener individueller Physiotherapie und Unterweisung; **4.** intermittierende Selbstkatheterisierung der Blase bei unzureichender Blasenentleerung mit hohen Restharnmengen.

Arbeitsunfähigkeit: je nach Ausmaß der Symptomatik und in Abhängigkeit von der Grunderkrankung kann Arbeitsunfähigkeit auftreten.

Hinweis: Vor Einleitung einer symptomorientierten Therapie sollte insbes. bei irritativen Störungen oder Drangsymptomatik eine Tumorerkrankung ausgeschlossen werden (mit Urinstatus, Urinzytologie, ggf. Zystoskopie).

Neuentwicklung: experimentelle Therapie an größeren Studienzentren: transurethrale Injektion von Botulinumtoxin A in die Harnblasenwand bei therapieresistenter überaktiver Harnblase insbes. bei neurogener Störung; dosisabhängige mehrere Monate anhaltende Lähmung der Blasenmuskulatur (Off-Label-Use).

Selbsthilfe: Deutsche Kontinenz Gesellschaft e. V., Friedrich-Ebert-Straße 124, 34119 Kassel, Tel. 0561 780604, Fax 0561 776770; E-Mail: info@kontinenz-gesellschaft.de, Homepage: http://www.kontinenz-gesellschaft.de.

Literatur: 1. Cardozo, L.: Randomized, double-blind placebo controlled trial of the once daily antimuscarinic agent solifenacin succinate in patients with overactive bladder. J Urol 172 (5): 1919–1924 (2004); **2.** Landis, J. R. et al.: Efficacy of antimuscarinic therapy for overactive bladder with varying degrees of incontinence severity. J Urol 171 (2): 752–756 (2004); **3.** Schurch, B.: The role of botulinum toxin in neurourology. Drugs Today 40 (3): 205–212 (2004).

Autoren: A. Katzenwadel, U. Wetterauer.

Blasenkarzinom: Karzinom der Harnblase; 3 % aller Malignome; Männer sind 2–3-mal häufiger betroffen als Frauen; Lebenszeitrisiko 2,3 %, Durchschnittsalter bei Diagnosestellung 67 Jahre; kanzerogen wirken aromatische Amine, Nitrosamine, Infektionen (z. B. Bilharziose), Phenacetin, Cyclophosphamid, Strahlentherapie, Immunsuppression, Nicotinkonsum; **Formen:** (histologisch) Übergangszellkarzinom (>90 %), Plattenepithelkarzinom (8 %), Adenokarzinom (1 %); neben epithelialen Tumoren kommen auch mesenchymale Tumoren (Leiomyosarkom) vor; **Stadieneinteilung:** nach TNM*-Klassifikation (s. Tab. 1); therapeu-

Blasenkarzinom Tab. 1
TNM-Klassifikation

TNM-Stadium	Tumorwachstum
Tis	Carcinoma in situ
Ta	nichtinvasiver papillärer Tumor
T1	Tumor infiltriert subepitheliales Bindegewebe
T2	Tumor infiltriert Muskulatur
T2 a	oberflächlich
T2 b	tief
T3	Tumor infiltriert perivesikales Fettgewebe
T3 a	mikroskopisch
T3 b	makroskopisch
T4	Tumor infiltriert Nachbarorgane
T4 a	Tumor infiltriert Prostata, Uterus oder Vagina
T4 b	Tumor infiltriert Becken- oder Bauchwand
NX	regionäre Lymphknoten können nicht beurteilt werden
N0	keine Lymphknotenmetastasen
N1	solitäre Lymphknotenmetastase <2 cm
N2	solitäre Lymphknotenmetastase >2 cm, <5 cm **oder** multiple Lymphknotenmetastasen <5 cm
N3	Lymphknotenmetastasen >5 cm
MX	Fernmetastasen können nicht beurteilt werden
M0	keine Fernmetastasen
M1	Fernmetastasen

T: Primärtumor; N: regionäre Lymphknoten; M: Fernmetastasen

tisch wichtig ist eine Unterscheidung in oberflächliche und oberflächlich infiltrierende (Ta, T1) und muskelinvasive Tumoren (≥T2; s. Abb. 1); mit der Infiltrationstiefe nimmt die Entdifferenzierung zu. Eine Sonderform stellt das Carcinoma in situ (Tis) als nicht infiltrierender intraepithelialer Blasentumor von hohem Malignitätsgrad dar. Die Metastasierung erfolgt lymphogen in pelvine Lymphknoten sowie hämatogen in Lunge, Leber und Skelett. **Klinik:** schmerzlose Hämaturie (in 80 % der Fälle), Dysurie, Pollakisurie, Blasenentleerungsstörungen, Begleitinfektionen; **Komplikation:** rezidivierende (transfusionsbedürftige) Blutungen, Obstruktion der oberen Harnwege mit Niereninsuffizienz; **Prognose:** Bei der Erstdiagnose befinden sich 70 % aller Blasenkarzinome in einem oberflächlichen Stadium (Ta) oder im Stadium beginnender submuköser Infiltration (T1) mit niedrigem Malignitätsgrad und sehr guter Prognose (Fünf-Jahres-Überlebensrate >90 %).

Behandlungsindikation: Jedes Blasenkarzinom sollte behandelt werden. In frühen Stadien ist bei fast allen Patienten eine Heilung möglich. Bei inkurablem Blasenkarzinom kann durch eine palliative Therapie die Lebensqualität verbessert werden.

Pharmakotherapie: **1.** topische Therapie (Instillation in die Harnblase): Nach alleiniger transurethraler Tumorresektion treten bei 50–75 % der Patienten Tumorrezidive auf. Diese Rate kann durch eine einmalige Instillation eines Chemotherapeutikums unmittelbar nach der transurethralen Resektion und bei hohem Rezidivrisiko aufgrund des histopathologischen Ergebnisses durch eine adjuvante Instillationsbehandlung mit Bacille-Calmette-Guérin-Impfstoff (Abk. BCG) oder Chemotherapeutika gesenkt werden. **a)** BCG-Stämme: Instillation von z. B. Connaught (Immucyst®), RIVM (BCG-S-medac®), TICE (OncoTICE®) als lyophilisierte lebende Keime 1-mal wöchentlich über 6 Wochen im Anschluss an die transurethrale Tumorentfernung; tumorprotektive Wirkung über eine Stimulation der Immunabwehr; **b)** Chemotherapeutika: Mitomycin (z. B. Mitomycin medac®), 20 mg in 20–30 ml destilliertem Wasser, Doxorubicin (z. B. Adriblastin®), 50 mg in 30–50 ml destilliertem Wasser, oder Epirubicin (z. B. Farmorubicin®), 30 mg in 20 ml destilliertem Wasser; Instillation in 2–4-wöchigen Abständen über 6 Monate mit einem Einmalkatheter nach Entleerung der Harnblase für jeweils 1–2 Stunden; **2.** systemische Chemotherapie bei fortgeschrittenem Organ überschreitendem Blasenkarzinom sowie regionären Lymphknoten- oder Fernmetastasen; allein oder in Kombination mit einer Zystektomie als Polychemotherapie nach GC (Gemcitabine, Cisplatin) oder MVAC (Methotrexat, Vinblastin, Doxorubicin, Cisplatin); partielle oder komplette Remissionen bei 30–50 % der Patienten.

Operative Therapie: **1.** transurethrale Resektion (Abk. TUR; s. Abb. 2): zur histologischen Sicherung der Diagnose und zur Therapie oberflächlicher Blasenkarzinome (bis Stadium T1); anschließend einmalige Instillation eines Chemotherapeutikums in die Harnblase, um die Implantation von Tumorzellen zu verhindern; nach 1–2 Wochen Nachresektion des ehemaligen Tumorareals; ist das Nachresektat histologisch tumorfrei, kann von einer kurativen Entfernung ausgegangen werden. Bei hohem Rezidivrisiko wird eine adjuvante Instillationstherapie mit BCG oder Chemotherapeutika durchgeführt. **2.** Radikale Zystektomie bei Invasion des Tumors in die Muskulatur oder das perivesikale Gewebe (T2 und T3); nach Unterbauchschnitt zunächst Entfernung der pelvinen Lymphknoten (Lymphknoten-Staging); beim Mann Resektion von Harnblase, Prostata und Bläschendrüsen; bei der Frau i. d. R. vordere Exenteration mit Entfernung von Harnblase, Uterus, vorderer Vaginalwand und Urethra; **3.** inkontinente (sog. nasse) Harnableitungen: **a)** Ileum-Conduit, Kolon-Conduit: Implantation der Ureteren in ein ausgeschaltetes Darmsegment und Ausleitung über ein kutanes Stoma; **b)** Ureterhautfistel: Implantation der gekreuzt anastomosierten Ureteren in die Bauch-

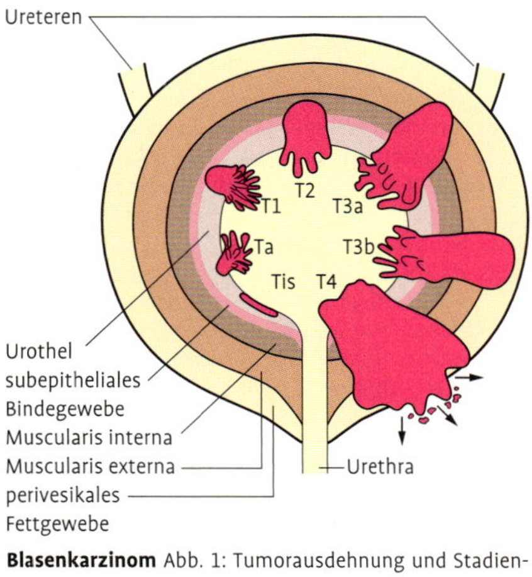

Blasenkarzinom Abb. 1: Tumorausdehnung und Stadieneinteilung

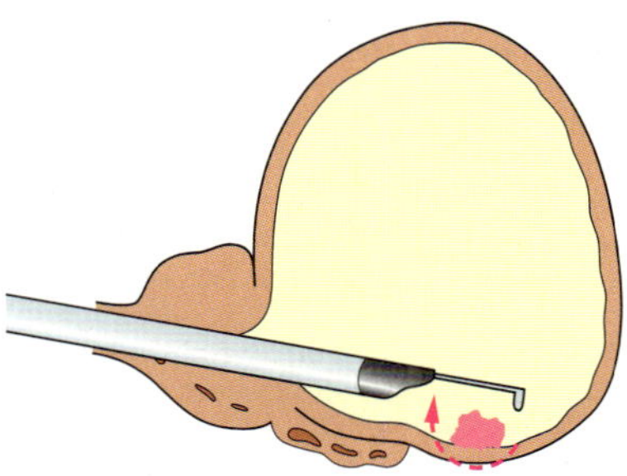

Blasenkarzinom Abb. 2: transurethrale Resektion

B

decke; palliative Harnableitung; kutanes Stoma mit hoher Vernarbungstendenz; **4.** kontinente Harnableitung: **a)** Ileumneoblase: Ausschaltung eines 60 cm langen Abschnitts des terminalen Ileums und Formung eines Reservoirs anstelle der resezierten Blase; alternativ Ileocoecalpouch unter Verwendung von terminalem Ileum und Coecum. Voraussetzung ist, dass kein Tumorbefall der prostatischen Harnröhre vorliegt; auch bei Frauen (unter Erhalt der Harnröhre) möglich; Komplikationen: anfangs erhebliche Verschleimungstendenz, nächtliche partielle Inkontinenz, Elektrolytstörungen, Azidose, Hyperkontinenz; **b)** katheterisierbarer Pouch aus terminalem Ileum oder Caecum; zur Harnentleerung wird das Reservoir über ein kutanes Stoma (i. d. R. am Nabel) katheterisiert; **c)** Ureterosigmoideostomie; **d)** Sigma-Rektum-Pouch.

Strahlentherapie: externe Hochvoltbestrahlung der Blasenregion mit 50–55 Gy als Palliativmaßnahme.

Radiochemotherapie: Kombination einer perkutanen Strahlentherapie mit einer Chemotherapie mit dem Ziel des Organerhalts in ausgewählten Fällen.

Psychotherapie: Unterstützende bzw. begleitende Verfahren sind bei der Auseinandersetzung mit einem fortgeschrittenen Tumorleiden oder der Verarbeitung und Akzeptanz eines Urinstomas sinnvoll.

Therapeutischer Stufenplan: s. Tab. 2.

Arbeitsunfähigkeit: Bei Patienten mit kurativ behandeltem Blasenkarzinom ist eine Wiedereingliederung in das Arbeitsleben sinnvoll: **1.** nach TUR Arbeitsunfähigkeit 1 Woche über die stationäre Entlassung hinaus; **2.** Anschlussheilbehandlung nach radikaler Zystektomie; Arbeitsunfähigkeit meist 2–3 Monate.

Hinweis: 1. Jede schmerzlose Makrohämaturie ist bis zum Beweis des Gegenteils tumorverdächtig. **2.** Bei jeder Dysurie oder rezidivierenden Zystitis* eines über 40-jährigen Patienten sollte ein Blasenkarzinom ausgeschlossen werden (Zystoskopie und Zytodiagnostik). **3.** Das Carcinoma in situ ist durch einen hohen Malignitätsgrad, frühe Progression und große Rezidivneigung charakterisiert. Therapie durch TUR und anschließende BCG-Instillation; bei Tumorpersistenz über einen Zeitraum von 3–6 Monaten muss eine radikale Zystektomie in Erwägung gezogen werden. **4.** Sog. benigne Papillome sind selten und nur histologisch von einem Karzinom zu unterscheiden. 15 % der Patienten mit einem Papillom entwickeln über einen Zeitraum von 5 Jahren ein Blasenkarzinom. Kontrolluntersuchungen sind dringend erforderlich.

Neuentwicklung: 1. Alternativ zur TUR kann eine Laserbehandlung zur Denaturierung des Tumors durchgeführt werden. **2.** Bei der photodynamischen Diagnostik reichern sich Hämatoporphyrinderivate oder Aminolävulinsäure in papillären Tumoren und Präneoplasien an. Somit können sie endoskopisch i. R. einer TUR leichter erkannt werden. **3.** Kombinierte Radiochemotherapie mit Versuch des Organerhalts in ausgewählten Fällen und bei fortgeschrittenem muskelinvasiven Tumor.

Blasenkarzinom Tab. 2
Therapeutischer Stufenplan

TNM-Stadium	Therapie	Organerhalt
Ta	TUR	ja
Tis	TUR (diagnostisch) + BCG-Instillation (therapeutisch)	ja
T1	TUR + adjuvante Therapie mit BCG-Instillationen	ja
T1 G3	TUR **oder** Frühzystektomie	ja nein
T2 a bis T3 b	TUR + Zystektomie ggf. + adjuvante Chemotherapie	nein
T4 N+ M+	induktive Chemotherapie ggf. + sekundäre Zystektomie ggf. + Radiochemotherapie	nein

Selbsthilfe: 1. Deutsche Krebshilfe e. V., Buschstr. 32, 53113 Bonn, Tel. 0228 729900, Fax 0228 7299011; E-Mail: deutsche@krebshilfe.de, Homepage: http://www.krebshilfe.de; **2.** Krebsinformationsdienst (KID), Im Neuenheimer Feld 280, 69120 Heidelberg, Tel. 0800 4203040; E-Mail: krebsinformationsdienst@dkfz.de, Homepage: http://www.krebsinformation.de.

Literatur: 1. Babjuk, M. et al.: Guidelines on TaT1 (Non-muscle invasive) – Bladder Cancer. Leitlinien der European Association of Urology (EAU), 2009, http://www.uroweb.org/fileadmin/tx_eauguidelines/2009/Full/TaT1_BC.pdf;
2. Stenzl, A. et. al.: Guidelines on Bladder Cancer – Muscle-invasive and Metastatic. Leitlinien der European Association of Urology (EAU), 2009, http://www.uroweb.org/fileadmin/tx_eauguidelines/2009/Full/Muscle-Invasive_BC.pdf; **3.** Hall, M. C. et al.: Guideline for the Management of Nonmuscle Invasive Bladder Cancer: (Stages Ta, T1, and Tis): 2007 Update. Leitlinien der American Urological Association (AUA), 2007, http://www.auanet.org/content/guidelines-and-quality-care/clinical-guidelines.cfm?sub=bc.

Autoren: W. Schultze-Seemann, C. Jilg.

Blasenpunktion: s. Katheterisierung der Harnblase.
Blasenschwäche: s. Blasenfunktionsstörungen; Harninkontinenz; Harnweginfektion im Kindesalter.
Blasensprung: s. Geburt, außerklinische ungeplante.
Blasensteine: s. Urolithiasis.
Blasentumor: s. Blasenkarzinom.
Blase, überaktive: s. Harninkontinenz.
Blastomykose: s. Lungenmykosen.
Blausäureintoxikation: syn. Cyanidintoxikation; Sammelbezeichnung für Intoxikationen mit gasförmigem und gelöstem Cyanwasserstoff, Salzen der Blausäure, aliphatischen Nitrilen, Natriumnitroprussid oder cyanogenen Glykosiden verschiedener Pflanzen (z. B. Aprikosenkerne, Bittermandeln). Das Cyanidion blockiert die Cytochromoxidase der Atmungskette und damit die Sauerstoffverwertung. Die Symptomatik entspricht einer Erstickung.

Behandlungsindikation: Aufnahme toxikologisch relevanter Mengen und Auftreten klinischer Symptome.

Basistherapie: s. Intoxikation.

Spezifische Therapie: **1.** bei ausschließlicher Cyanidintoxikation: **a)** Antidot: Dimethylaminophenol (4-DMAP), 3–4 mg/kg KG i. v. zur Bildung von Met-Hb, das hohe Affinität zu Cyanidionen aufweist; **b)** anschl. oder bei geringer Intoxikationswahrscheinlichkeit Natriumthiosulfat (Natriumthiosulfat 10 % oder 25 %), 50–100 mg/kg KG i. v. zur Beschleunigung der Umwandlung des Cyanidions in das weniger toxische Thiocyanat; **c)** bei drohender Erstickung Intubation, Beatmung, ggf. Sauerstoff-Überdrucktherapie; **d)** Intensivüberwachung; **2.** bei Cyanidintoxikation i. R. einer Rauchgasintoxikation (z. B. Bewusstlosigkeit nach massiver Rauchinhalation): **a)** Antidot: Hydroxocobalamin (z. B. Cyanokit®), 70 mg/kg KG, das direkt mit den Cyanidionen zu ungiftigem Cyanocobalamin (Vitamin B_{12}) reagiert; **b)** Intubation, Beatmung, ggf. Sauerstoff-Überdrucktherapie; **c)** Intensivüberwachung.

Therapeutischer Stufenplan: s. Abb.

Hinweis: **1.** bei der Rettung von Menschen und deren Dekontamination unbedingt auf Eigenschutz achten (schwerer Atemschutz); **2.** mögliche Komplikationen der Hypoxie (z. B. Hirnödem) behandeln.

Literatur: Olson, K. R. et al. (eds): Poisoning & drug overdose. 5th ed. New York: McGraw-Hill/Lange, 2007.

Autor: F. Martens.

Bleiintoxikation: s. Schwermetallintoxikation.
Blenorrhö: s. Gonorrhö.
Blepharitis: Entzündung der Lidränder inf. mechanischer Reizung (Rauch, Staub), Seborrhö oder bakterieller Besiedlung; oft chronisch verlaufende Erkrankung, die über verminderte Lipidproduktion in den Meibom-Drüsen und qualitative Veränderung des Tränenfilms zu trockenem Auge und Augenschmerz führt.

Behandlungsindikation: kausale Therapie bei akuter bakterieller Blepharitis; symptomatische

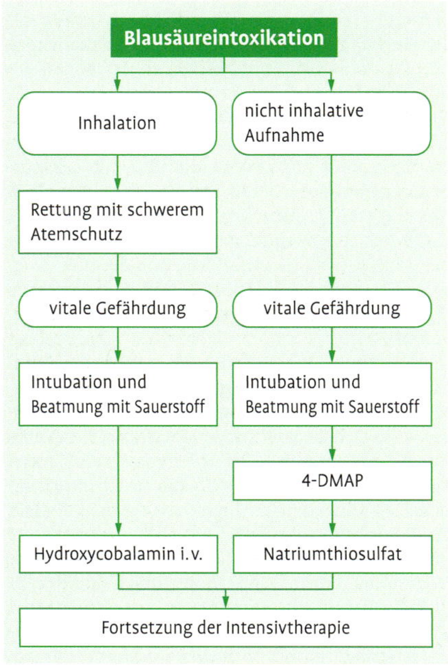

Blausäureintoxikation: therapeutischer Stufenplan

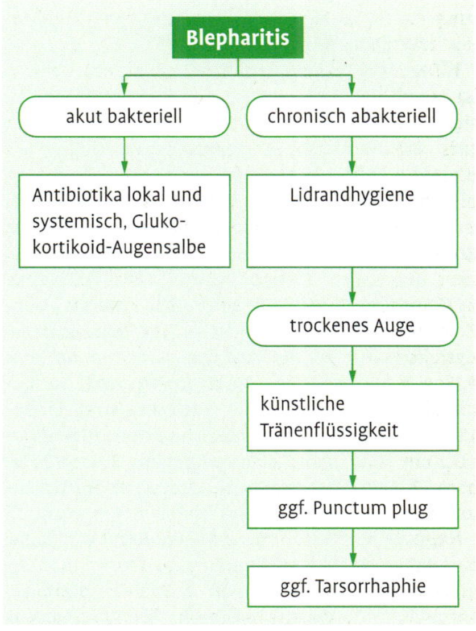

Blepharitis: therapeutischer Stufenplan

B

Therapie des trockenen Auges bei der chronischen Form (häufig i. R. von chronischen Hauterkrankungen, z. B. Rosazea, Neurodermitis).

Pharmakotherapie: Bei bakterieller Blepharitis gezielte lokale und systemische antibiotische Therapie nach Erregernachweis (häufig Staphylococcus aureus); Therapiebeispiel: lokal Erythromycin und Glukokortikoid, z. B. Hydrocortison (z. B. Ficortril® Augensalbe 0,5 %); systemisch Doxycyclin (z. B. Doxyhexal®), 2 × 100 mg/d p. o. für 4–6 Wochen.

Operative Therapie: Verkleinerung der Lidspalte (Tarsorrhaphie) bei fehlender Tränenproduktion; selten indiziert.

Sonstige Maßnahmen: Bei trockenem Auge regelmäßige Applikation künstlicher Tränenflüssigkeit und Einsatz sog. Punctum plugs in das untere Tränenpünktchen zur Behinderung des Abflusses.

Therapeutischer Stufenplan: s. Abb.

Eigenbehandlung: Entfernung von Schuppen und Krusten durch tägliche Reinigung der Lidkante mit lauwarmem Wasser, durch Reiben mit feuchtem Lappen oder Wattestäbchen.

Literatur: Auw-Haedrich, C.; Reinhard, T.: Chronic blepharitis. Pathogenesis, clinical features, and therapy. Ophthalmologe 104: 817–826 (2007).

Autoren: U. Pleyer, M. H. Foerster.

Blepharospasmus: s. Dystonie.

Blinddarmentzündung: s. Appendizitis.

Blindschlingensyndrom: s. Syndrom der blinden Schlinge.

Blitzintubation: s. Muskelrelaxanzien; Narkose, präklinische.

Blockade, neurolytische: s. Schmerzsyndrome.

Blockade, peridurale: s. Schmerzsyndrome.

Blount-Krankheit: s. Knochennekrosen, aseptische.

BLS: s. Reanimation.

BLTX: s. Lungentransplantation.

Blutaustauschtransfusion: s. Austauschtransfusion.

Blutdruck, niedriger: s. Hypotonie, arterielle.

Blutdrucksenkung: s. Hypertonie, arterielle.

Blutegel: ektoparasitärer Blut saugender Ringelwurm (Trematodeninfektion*); der medizinische Blutegel (Hirudo medicinalis officinalis) wird i. R. der ableitenden Therapie* eingesetzt. **Wirkung:** **1.** Die Behandlung mit Blutegeln entspricht einem Mikroaderlass (bis 50 ml pro Blutegelbiss) und führt zur lokalen Abnahme des Hämatokritwerts mit entsprechendem Proteinverlust, zur lokalen Entstauung und zur Verminderung der lokalen Viskosität mit Verbesserung der Fließeigenschaften v. a. in der Endstrombahn. **2.** Der Speichel des Blutegels enthält u. a. Enzyme mit Gerinnung hemmender, Schmerz lindernder sowie antiphlogistischer Wirkung und Histamine mit lokal hyperämisierender Wirkung.

Indikation: u. a. chronisch venöse Insuffizienz, Ulcus cruris, Gelenkarthrosen, heiße Gelosen, akuter Gichtanfall.

Kontraindikation: antikoagulative Therapie, hämorrhagische Diathese, diabetische Mikroangiopathie, Anämie, akute Magen- und Darmgeschwüre, Allergie auf Hirudin, periphere arterielle Verschlusskrankheit, geplante Operation.

Durchführung: Aufsetzen der Blutegel (1–12 Blutegel pro Behandlung) auf die der Krankheit zugeordneten Hautareale auf creme- und seifenfreie, unparfümierte Haut unter Vermeidung von Quetschungen. Der Saugvorgang dauert ca. 30–90 Minuten, i. d. R. löst sich der Blutegel nach Beendigung des Saugvorganges (ca. 10 ml Blut) von allein. Die Wunde blutet durch das im Speichel enthaltene Hirudin 2–24 Stunden nach, wobei weitere 40 ml Blut und Lymphe ausgeleitet werden können. Keinen Druckverband anlegen; geringe lokale entzündliche Reaktionen sind je nach Ort und Indikation normal.

Komplikation: Infektionen (selten), allergische Reaktionen.

Autor: Th. J. Doering.

Bluterguss: s. Hämatom.

Blutfettsenker: s. Lipidsenker.

Blutgerinnungsfaktor: s. Faktor-VIII-Konzentrat; Faktor-XIII-Konzentrat.

Blutgerinnungs-Hemmer: s. Antikoagulanzien.

Blutgerinnungsstörung: s. Diathese, hämorrhagische; Hämophilie.

Blutgruppenverträglichkeit: s. Bluttransfusion.

Bluthochdruck: s. Hypertonie, arterielle.

Blutmengenberechnung : s. Erythrozytenkonzentrat.

Blutplättchenkonzentrat: s. Thrombozytenkonzentrat.

Blutreinigung, extrakorporale: s. Hämodiafiltration; Hämodialyse; Hämofiltration; Hämoperfusion; Plasmapherese und Plasmaaustausch.

Blutreinigung, intrakorporale: s. Peritonealdialyse.

Blutstammzellkonzentrat: Abk. PBSZ; autologes oder allogenes, aus peripherem Blut mit Zellseparation gewonnenes Präparat, das nach Konditionierung mit Wachstumsfaktoren hämatopoetische CD34-positive Vorläuferzellen enthält. Lagerung bei +4 °C (±2 °C) bis max. 72 Stunden ohne Konservierungszusatz möglich; mit Gefrierschutz (z. B. DMSO) in flüssigem Stickstoff lang konservierbar.

Indikation: Transplantation peripherer Blutstammzellen als Bestandteil eines hämatologischen oder onkologischen kurativen Therapiekonzepts (vgl. Stammzelltransplantation); **1.** bei maligner Erkrankung i. R. der toxisch und meist myeloablativ wirkenden Hochdosis-Chemotherapie; **2.** bei angeborenem oder erworbenem Defekt der Lymphohämatopoese.

UAW: Toxizität des Gefrierschutzmittels mit Nierenschädigung und Pankreatitis; bei allogener PBSZ: akute oder chronische Graft-versus-Host-Reaktion.

Dosierung: intravenöse Transfusion: **1.** zur autologen Transplantation mind. 2×10^6 CD34-positive Zellen/kg KG; **2.** zur allogenen Transplantation mind. 4×10^6 CD34-positive Zellen/kg KG.

Hinweis: Bei kryokonservierten Stammzellen ist die unverzügliche Transfusion des aufgetauten Präparats zu gewährleisten, um eine Beeinträchtigung der Stammzellen durch Erwärmung und Toxizität des Gefrierschutzmittels zu vermeiden.

Literatur: **1.** Bundesärztekammer (Hrsg.): Richtlinien zur Gewinnung von Blut und Blutbestandteilen und zur Anwendung von Blutprodukten (Hämotherapie). Köln: Deutscher Ärzteverlag, 2007; **2.** Wissenschaftlicher Beirat der Bundesärztekammer und des Paul-Ehrlich-Instituts (Hrsg.): Richtlinien zur Transplantation peripherer Blutstammzellen. Dtsch Ärztebl 94A: 1584–1592 (1997).

Autor: N. Müller.

Blutstammzelltransplantation: s. Stammzelltransplantation.

Blutstillung: syn. Hämostase; Beendigung einer äußerlichen Blutung durch manuelle Kompression, Druckverband, Abdrücken oder temporäres Abbinden einer Extremität; intraoperative Blutstillung: s. Fibrinkleber; Blutstillung bei Faktormangel: s. Fibrinogenkonzentrat.

Indikation: in der präklinischen Versorgung von Patienten mit stark blutenden Wunden, z. B. Amputationsverletzungen.

Durchführung: **1.** stark **blutende Wunde**: verletzte Körperstelle nach Möglichkeit über Herzniveau lagern und Kompressionsverband mit elastischer Binde anlegen; bei massiver bzw. spritzender arterieller Blutung vor und während des Verbindens abdrücken und einen Druckverband anlegen; zunächst normalen Wundverband und dann Druckpolster über der Wunde platzieren (z. B. Verbandpäckchen oder Kompressenpaket); anschl. Druckpolster mit zweiter Binde kräftig von distal nach proximal anwickeln; kommt die Blutung dadurch nicht zum Stehen, sollte ein weiteres Druckpolster angelegt werden. Bei seltener Persistenz einer Blutung trotz Druckverband und Hochlagerung kann ein Abbinden mit einer Blutdruckmanschette (20–30 mmHg über dem systolischen Blutdruck) erforderlich sein, um eine schonende und kontrollierbare Abbindung zu erreichen. Bei einer Kopfverletzung kann eine außergewöhnliche Bindenwicklung erforderlich sein, um eine ausreichende Kompression zu bewirken. Die wichtigsten Abdrückstellen sind Arteria carotis, Arteria brachialis und Arteria femoralis (s. Abb.). **2.** stark **blutende Schürfwunde** (s. Exkoriation der Haut): Fixation der Wundauflage mit Pflasterstreifen oder Binde; **3. Brandwunde** (s. Verbrennung): Kühlung; Verletzung mit Wundtüchern oder metallisierter Folie abdecken; **4. offene Thoraxverletzung**: bei ausreichender Spontanatmung die Wunde mit lockerem Verbandmaterial luftdurchlässig abdecken; bei Indikation zur Intubation (s. Atemwegsicherung) und Beatmung* die Wunde offen lassen, bis eine Thoraxdrainage* platziert ist und

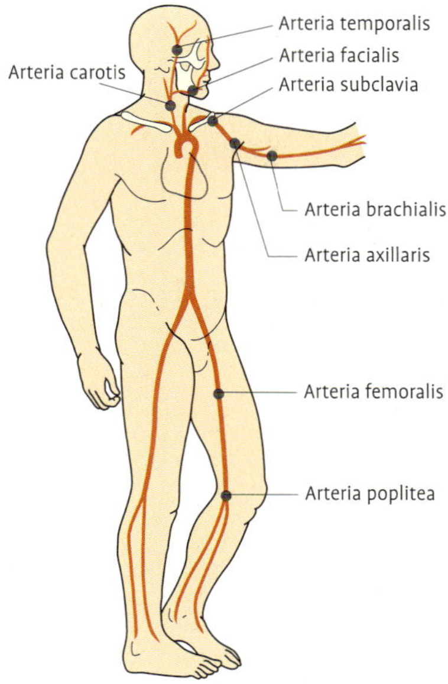

Blutstillung: Abdrückstellen nach Gorgan

erst danach versorgen; s. Pneumothorax; **5. offene Fraktur***: Sekundärschäden vermeiden; Reposition sowie achsengerechte Lagerung und Schienung zur Sicherung einer ausreichenden Weichteilperfusion; Repositions- und Lagerungsmanöver: Zug und Gegenzug in Richtung der Längsachse, von proximal beginnend nach distal, mit dem Ziel einer annähernd achsen- und rotationsgerechten Lagerung mit möglichst spannungsfreiem Weichteilmantel (nicht einer vermeintlichen Wiederherstellung der prätraumatischen Anatomie); Versorgung mit sterilem Verbandmaterial; Schienung durch Vakuummatratze oder Luftkammerschiene; vor und nach jeder Reposition oder Schienung muss Puls-, Sensibilitäts- und Motorikstatus erhoben und dokumentiert werden. Cave: Sollte sich bei der achsengerechten Lagerung mit korrekt ausgeführtem Längszug an der betroffenen Extremität eine Schmerzzunahme einstellen oder aber die Extremitätenfehlstellung anhaltend federnd fixiert bleiben, ist von weiteren Repositionsmanövern abzusehen und die Reposition in der Klinik durchzuführen. Besteht in dieser fixierten Stellung eine Einschränkung der Durchblutung oder nervalen Versorgung, so ist ein rascher Transport in die Klinik erforderlich. Die Extremität wird in diesem Fall in der federnd fixierten Fehlstellung mit Unterpolsterung gelagert.

Komplikationen: **1.** stark blutende Wunde: venöse Stauung bei inkorrekter oder nicht sorgfältiger Anlage eines Druckverbandes, daher distal der Verletzung die Extremität mit elastischer Binde straff wickeln; durch eine venöse Stauung kann

B

Blut weiter in die Wunde fließen, nicht aber auf normalem Weg zurück, so dass auch bei einer vergleichsweise harmlosen Verletzung eine lebensbedrohliche Blutung induziert werden kann. **2.** offene Thoraxverletzung: Spannungspneumothorax bei Anlage eines luftdichten Verbandes vor Anlage einer Thoraxdrainage*.

Hinweis: **1.** Eine genaue Beschreibung der Wunde bei der Übergabe erspart bei offenen Frakturen mit erhöhtem Infektionsrisiko unnötiges Aus- und Einpacken in der Klinik. **2.** Die Anlage einer Luftkammerschiene an der blutenden Extremität zur Kompression ist wegen fehlender Kontrollmöglichkeit abzulehnen. **3.** keine Salben oder Puder auf offene Wunden bringen.

Autoren: H. Moecke, S. Oppermann, Ch. Lackner.

Bluttransfusion: prophylaktische oder therapeutische Anwendung von Blutzell- und Plasmapräparaten nach Maß eines verschreibungspflichtigen Arzneimittels mit Organfunktion zur Aufrechterhaltung von Sauerstofftransport, Kolloidosmose (Wasserbindung und Pufferfunktion), Blutgerinnung, Ernährung und Immunaktivität; zur gezielten Therapie werden Zubereitungen aus zellulären Bestandteilen oder Blutplasma hergestellt; **Präparate:** Erythrozytenkonzentrat*, gefrorenes Frischplasma*, Humanalbumin, Thrombozytenkonzentrat* und Gerinnungsfaktoren (z. B. Prothrombinkomplex*-Konzentrat, Fibrinogenkonzentrat*, Fibrinkleber*, Faktor*-VIII- und Faktor*-XIII-Konzentrat).

Indikation: **1.** schwerwiegender akuter Blutverlust; **2.** symptomatische chronische Anämie; **3.** Volumenmangel durch Blutverlust bei Neu- und Frühgeborenen.

Kontraindikation: absolute Kontraindikationen existieren nicht; auch relative Kontraindikationen bestehen nicht, wenn die Indikationen für die speziellen Blutkomponenetenpräparate beachtet werden.

Durchführung: **1. Patientenaufklärung:** Pflicht zur frühestmöglichen rechtzeitigen, ausreichenden und abgewogenen Aufklärung durch den Arzt; bei planbaren Eingriffen mit einer Wahrscheinlichkeit von mind. 10 % für die Notwendigkeit einer Transfusion ist der Patient über das Risiko allogener Bluttransfusionen aufzuklären und rechtzeitig auf die Möglichkeit der Anwendung autologer Hämotherapieverfahren hinzuweisen. **2. Transfusion:** Erythrozyten, Thrombozyten und Plasma werden möglichst blutgruppengleich transfundiert; für Notfälle oder bei Nichtverfügbarkeit blutgruppenidentischer Präparate steht für Erythrozyten die Universalspenderblutgruppe 0, für Thrombozyten und Plasma die Universalspendergruppe AB zur Verfügung (s. Tab.); Gerinnungspräparate und Humanalbumin werden ohne Berücksichtigung der Blutgruppen transfundiert. **3. Dokumentationspflicht:** Die Annahme nach Transport, die Transfusion sowie anwendungsbezogene Wirkung und UAW der Blutprodukte sind lückenlos zu dokumentieren (patienten- und produktbezogene Chargendokumentationspflicht gemäß § 14 Transfusionsgesetz), ebenso nicht verwendete Präparate und ihre ordnungsgemäße Entsorgung. Die Dokumentation in den Patientenakten bei jeder Transfusion umfasst: **a)** bei Blutpräparaten und Plasmaderivaten: Aufklärung über die Transfusion, Einwilligungserklärung, Ergebnis von Blutgruppenbestimmung und Antikörpersuchtest, Anforderungsformular; **b)** bei zellulären Blutprodukten: Produktbezeichnung (Präparatenummer), Hersteller (Pharmafirma), Blutgruppenzugehörigkeit; **c)** bei Erythrozytenpräparaten: Ergebnis der serologischen Verträglichkeit (Kreuzprobe) und des ABNull-Identitätstests; **d)** bei Plasma (z. B. GFP): Blutgruppenzugehörigkeit, Hersteller (Pharmafirma), Produktbezeichnung (Präparatenummer), Packungsgröße, Zahl der verwendeten Packungen; **e)** bei Plasmaderivaten: Hersteller (Pharmafirma), Produktbezeichnung, Chargennummer, Packungsgröße und Anzahl. Im Krankenblatt sind Datum und Uhrzeit der Verabreichung und UAW (mit Datum, Uhrzeit) zu vermerken. UAW müssen dem Tranfusionsverantwortlichen der Klinik, dem Stufenplanbeauftragten der Herstellerfirma, der Arzneimittelkommission der Deutschen Ärzteschaft (§ 30 Abs. 7 Berufsverordnung) und dem Referat Arzneimittelsicherheit des Paul-Ehrlich-Instituts gemeldet werden.

Komplikation: febrile, nicht hämolytische Transfusionsreaktion; mikrobielle Kontamination; urtikarielle Hautreaktion; transfusionsinduzierte akute Lungeninsuffizienz; Graft-versus-Host-Re-

Bluttransfusion
ABNull-Kompatibilität

Empfänger	kompatibles plasmaarmes Erythrozytenkonzentrat	kompatibles gefrorenes Frischplasma oder Thrombozytenkonzentrat
A	A oder 0	A oder AB
B	B oder 0	B oder AB
AB	AB, A, B oder 0	AB
0	0	0, A, B oder AB

aktion; anaphylaktische Reaktion; hämolytische Transfusionsreaktion (z. B. ABNull-Inkompatibilität), verzögerte hämolytische Reaktion (Boosterung); Citratintoxikation (Plasma); Hyperkaliämie, Hypothermie bei Massivtransfusion; Infektion (Viren, Bakterien, Protozoen); Hämosiderose bei Langzeitsubstitution mit Erythrozytenkonzentraten; Antikörperbildung; Immunmodulation.

Hinweis: Vollblut gilt (mit Ausnahme von Katastrophenfällen und i. R. der autologen Transfusion*) heute als obsolet.

Literatur: 1. Bundesärztekammer (Hrsg.): Richtlinien zur Gewinnung von Blut und Blutbestandteilen und zur Anwendung von Blutprodukten (Hämotherapie). Köln: Deutscher Ärzteverlag, 2007; **2.** Gesetz zur Regelung des Transfusionswesens (Transfusionsgesetz) vom 28.8.2007 (BGBl. I S. 2169).

Autor: N. Müller.

Blutung, intrakranielle: s. Schädelhirntrauma.

Blutung, intraventrikuläre: s. Blutung, intrazerebrale.

Blutung, intrazerebrale: Abk. ICB für (engl.) intracerebral bleeding; Hirnblutung, auch Enzephalomalazie; intraparenchymatöse Blutung im Gehirn (einschließlich intraventrikulär; Ventrikelblutung); **Einteilung: 1.** traumatische ICB: nach Trauma; **2.** spontane ICB: inf. einer arteriellen Hypertonie, einer Amyloidangiopathie, aus einem rupturierten intrakraniellen Aneurysma (meist als bzw. mit Subarachnoidalblutung*) oder einem intrakraniellen Angiom (z. B. arteriovenöses Hämangiom, kavernöses Hämangiom), in seltenen Fällen inf. einer Blutung in eine Metastase, einen Tumor oder inf. einer Gerinnungsstörung (z. B. bei Antikoagulation); Risikofaktoren: Antikoagulation, Thrombozytopenie, Thrombolyse bei zerebralem Gefäßverschluss u. a.; **Klinik:** in Abhängigkeit von Lokalisation und Größe fokal-neurologisches Defizit (z. B. kontralaterale Hemiparese), ggf. zerebraler Krampfanfall, Symptome der Hirndrucksteigerung; **Komplikation:** Ventrikeltamponade bei Ventrikelblutung, dadurch verursacht Hydrozephalus; Auslösung zerebraler Krampfanfälle.

Behandlungsindikation: Auftreten manifester neurologischer Symptome; bei Bewusstseinsstörung evtl. Operation.

Pharmakotherapie: (ggf. unter Hirndruckmessung) **1.** bei massiv erhöhtem Blutdruck (diastolisch >120 mmHg oder systolisch >220 mmHg) vorsichtige Blutdrucksenkung um max. 20 % des Ausgangswerts z. B. mit Urapidil (Ebrantil®), 10–25 mg i. v.; **2.** bei Verschlechterung des klinischen Zustands mit Bewusstseinseintrübung oder Zunahme der neurologischen Ausfälle Behandlung des erhöhten intrakraniellen Drucks und des Hirnödems mit Mannitol 20 % (z. B. Osmofundin® 20 %), 6–8 × 125 ml/d i. v. als Kurzinfusion; Sorbitol (wegen des Risikos der Fruktoseintoleranz nur mit Vorsicht anzuwenden; bei größeren Mengen und zu schneller Infusion akute kardiozirkulatorische Volumenbelastung) bewirkt in 40 %iger Konzentration (Sorbitol-Infusionslösung 40, 3–5 × 125 ml/d i. v.) eine schnellere Hirndrucksenkung, z. B. zur Abwendung einer irreversiblen Einklemmung bei der Operationsvorbereitung, einmalig 50 bis max. 125 ml (in 20 Minuten); max. Tagesdosis nur als Ultima Ratio (3–5 × 125 ml i. v., mind. je 20 Minuten Infusionsdauer). **3.** Lungenembolie- und Thromboseprophylaxe bei Immobilisation mit Low-dose-Heparinisierung: **a)** unfraktioniertes Heparin* (z. B. Liquemin®), 3 × 5000 IE/d s. c.; **b)** niedermolekulares Heparin: z. B. Certoparin (Mono-Embolex® NM), 0,5 ml/d (1 Amp.) s. c.; **4.** zusätzlich Berücksichtigung bestehender Antikoagulation: z. B. Antagonisierung von Cumarinderivaten* durch Vitamin K_1 und Gabe von PPSB (Abk. für Prothromin, Prokonvertin, Stuart-Prower-Faktor) und FFP (Abk. für fresh frozen plasma).

Operative Therapie: Die Indikation zur operativen Therapie ist wenig standardisiert und nach der bisher größten STICH-Studie nicht durch klare klinische Kriterien definiert. Bisheriger Konsens ist die operative Beseitigung der Blutungsquelle bei Aneurysma oder Angiom. Bisher gibt es keine klare Indikation, wann eine intrakranielle Blutung selbst mit Trepanation (operative Ausräumung) bzw. als Alternative zur offenen Trepanation durch stereotaktische Punktion und Aspiration, neuronavigatorisch gesteuerte endoskopische Ausräumung entfernt werden soll. Patienten mit kleinem Hämatom (<10 ml) haben meist ohne Operation eine gute Prognose; Patienten, die schon bei Aufnahme komatös sind, werden i. d. R. nicht trepaniert sowie Patienten mit großen linkshirnigen Blutungen (bzw. in der dominanten Hemisphäre). Patienten mit Kleinhirnblutung und Hirnstammkompression werden operiert (zusätzlich primär Ventrikeldrainage). Patienten mit mittelgroßen Hämatomen und mittelschwerer klinischer Symptomatik profitieren ggf. von einer Operation, besonders bei zunehmender Bewusstseinstrübung und/oder bei zunehmender Raum fordernde Wirkung mit Mittellinienverschiebung im CT. Für eine Operation sprechen dabei oberflächliche Lage, nicht eloquente Hirnregion. Solitäre Hirnstamm- und Thalamusblutungen werden nicht operiert. Patienten mit intraventrikulärer Blutung erhalten bei Liquoraufstau (Hydrozephalus*) eine Ventrikeldrainage, bei Blockade des Foramen Monroi (fehlende Ventrikelkommunikation) evtl. beidseits. Eine lokale Thrombolyse (z. B. rt-PA) über die Ventrikeldrainage ist evtl. sinnvoll, um die Liegedauer (cave: Infektionsgefahr) der Ventrikeldrainage zu verkürzen (nicht bei Blutungsquellen wie Angiom, vor Aneurysmaverschluss, bei Gerinnungsstörungen), oder nach einigen Tagen (Klärung des Liquors) endoskopische Ventrikuloskopie bzw. Ventrikulostomie. Zu berücksichtigen ist auch die Behandlung der Blutungsquelle; bei hypertonischer oder traumati-

B

scher Blutung i. d. R. keine weitere Maßnahme außer Hämatomausräumung mit Stillung evtl. auftretender (meist kleinerer, arteriolärer und venöser) Blutungen während der Hämatomevakuierung; nach Aneurysmablutung Verschluss des Aneurysmas; Techniken: s. Subarachnoidalblutung; bei akuter Operation einer Aneurysmablutung i. d. R. operativer Aneurysmaverschluss, meist mit Clipping. Bei Raum fordernder arteriovenöser Angiomblutung gleichzeitig (mikrochirurgisch anspruchvolle) Exstirpation des Angioms nach vorheriger angiographischer Diagnostik, wenn möglich. Kavernomblutungen meist keine akute Operationsindikation, eher Operation im Intervall nach Erholung und Rückbildung der Raumforderung (orientiert nach MRT).

Sonstige Maßnahmen: **1.** intensivmedizinische Überwachung, Hirndruckmessung bei Hirndrucksymptomatik mit beginnender Bewusstseinseintrübung (frühzeitige Intubation und Beatmung); **2.** Basisversorgung; s. Ischämie, akute zerebrale.

Arbeitsunfähigkeit: bei gesicherter Diagnose mindestens 3–6 Wochen.

Hinweis: Behandlung des Hirnödems mit Glukokortikoiden ist wahrscheinlich nicht wirksam.

Neuentwicklung: Therapie mit rekombinantem Faktor VIIa der Blutgerinnung (in klinischen Studien).

Selbsthilfe: **1.** Stiftung Deutsche Schlaganfallhilfe, Carl-Miele-Str. 210, 33311 Gütersloh, Tel. 01805 093093, Fax 01805 094094; E-Mail: info@schlaganfall-hilfe.de, Homepage: http://www.Schlaganfall-Hilfe.de; **2.** Bundesverband für die Rehabilitation der Aphasiker, Wenzelstr. 19, 97084 Würzburg, Tel. 0931 2501300, Fax 0931 25013039; E-Mail: info@aphasiker.de, Homepage: http://www.aphasiker.de, Homepage: http://www.aphasiker.de; **3.** Schädel-Hirn-Patienten in Not, Selbsthilfeverband für Apalliker und ihre Angehörigen, Bayreuther Str. 33, 92224 Amberg, Tel. 09621 64800, Fax 09621 63663; E-Mail: schaedel-hirn@t-online.de; **4.** Bundesverband für die Rehabilitation und Interessenvertretung Behinderter e. V., Eifelstr. 7, 53119 Bonn, Tel. 0228 969840, Fax 0228 9698499; E-Mail: info@bdh-reha.de, Homepage: http://www.bdh-reha.de; **5.** Schweizerische Arbeitsgemeinschaft für Aphasie, Zähringer Str. 19, CH-6003 Luzern, Tel. +41 41 2400583, Fax +41 41 2400754; E-Mail: info@aphasie.org, Homepage: http://www.aphasie.org.

Literatur: **1.** Steiner, T. et al.: Intrazerebrale Blutung. In: Diener, H. C.; Putzki, N. (Hrsg.): Leitlinien für Diagnostik und Therapie in der Neurologie. 4. Aufl. Stuttgart: Thieme, 2008; **2.** Broderick, J. et al.: Guidelines for the Management of Spontaneous Intracerebral Hemorrhage in Adults. 2007 Update. A Guideline From the American Heart Association/American Stroke Association Stroke Council, High Blood Pressure Research Council, and the Quality of Care and Outcomes in Research Interdisciplinary Working Group. Stroke 38: 2001–2023 (2007); **3.** Bilbao, G. et al.: A prospective study of a series of 356 patients with supratentorial spontaneous intracerebral haematomas treated in a Neurosurgical Department. Acta Neurochir 147(8): 823–829 (2005); **4.** Mendelow, A. D. et. al.: Early surgery versus initial conservative treatment in patients with spontaneous supratentorial intracerebral haematomas in the International Surgical Trial in Intracerebral Haemorrhage (STICH): a randomised trial. Lancet 365: 387–397 (2005); **5.** Norving, B.: Cerebral hemmorrhage. In: Ginsberg, M.; Bogousslavsky, J. (eds): Cerebrovascular disease. Boston: Blackwell Science, 1998.

Autoren: M. R. Gaab, H. C. Diener.

Blutung, postmenopausale: Blutung in der Postmenopause, d. h. frühestens 1 Jahr nach der letzten Regelblutung (Menopause).

Behandlungsindikation: Ursachenklärung, um eine prämaligne und maligne Erkrankung (bes. Korpuskarzinom*) auszuschließen und eine Therapie zu beginnen (z. B. Pharmakotherapie bei Endometriumhyperplasie, operatives Vorgehen bei Myoma* uteri, Korpus- und Zervixpolyp* sowie Karzinomen).

Pharmakotherapie: bei einfacher Hyperplasie in der frühen Postmenopause (bis 3 Jahre nach der Menopause) orale Gestagene für jeweils 6 Monate, z. B. Chlormadinon (z. B. Chlormadinon 2 mg JENAPHARM®), 2 × 2 mg/d p. o., Norethisteronacetat (z. B. Primolut®-Nor 5), 2 × 5 mg/d p. o., oder Medroxyprogesteron (z. B. MPA GYN 5), 2 × 5 mg/d p. o.; vorher sollten sowohl eine exogene Hormonzufuhr (Hormonpräparat) als auch die endogene Hormonproduktion (hormonaktiver Tumor) als Ursache der Hyperplasie ausgeschlossen werden.

Operative Therapie: **1.** bei submukösem Myom oder Polyp Abrasio oder operative Hysteroskopie* mit elektrochirurgischer Resektion; **2.** bei komplexer Hyperplasie mit und ohne Atypien Hysterektomie*; **3.** bei Korpuskarzinom Hysterektomie mit beiden Adnexen und evtl. pelvine und para-aortale Lymphonodektomie.

Strahlentherapie: bei inoperabler Patientin mit komplexer Hyperplasie mit Atypien oder Korpuskarzinom*.

Therapeutischer Stufenplan: s. Tab.

Arbeitsunfähigkeit: 3–5 Tage nach Abrasio; bei ambulanter Hysteroskopie mit Biopsie ist die Patientin am nächsten Tag wieder arbeitsfähig.

Hinweis: **1.** Jede postmenopausale Blutung ist zum Ausschluss des Korpuskarzinoms histologisch abzuklären. **2.** Die Hysteroskopie ist vor jeder Abrasio oder Biopsie obligat einzusetzen, um intrauterine Befunde zu lokalisieren und gezielt zu entfernen.

Literatur: **1.** Tsikouras, P. et al.: TV sonographic assessment in postmenopausal women with bleeding. Eur J Gynaecol Oncol 29: 67–71 (2008); **2.** Guruwadayarhalli, B.; Jones, S. E.; Scrinivasan, V.:

Blutung, postmenopausale		
hysteroskopischer Befund	histologischer Befund	Therapie
regelrechtes Cavum	atrophes Endometrium	bei Blutungspersistenz Zysto- und Rektoskopie, Suche nach anderen extrauterinen Blutungsursachen
hyperplastisches Endometrium	einfache Hyperplasie	nach Ausschluss exogener Ursachen und hormonaktiver Ovarialtumoren Gestagentherapie nach 3–6 Monaten Kontrollhysteroskopie und Kontrollhistologie bei Persistenz und Progredienz der Hyperplasie Hysterektomie
hyperplastisches Endometrium	komplexe Hyperplasie ohne Atypien	Hysterektomie mit Entfernung beider Adnexe bei inoperabler Patientin Gestagentherapie
	komplexe Hyperplasie mit Atypien	Hysterektomie mit Entfernung beider Adnexe bei inoperabler Patientin Gestagen- oder Strahlentherapie
suspektes hyperplastisches Endometrium	Korpuskarzinom	Hysterektomie mit Entfernung beider Adnexe, ggf. pelvine und paraortale Lymphonodektomie bei inoperabler Patientin Strahlentherapie
Zervixpolyp	Zervixpolyp	Polypabtragung, Hysteroskopie mit Biopsie oder Abrasio
Korpuspolyp	Korpuspolyp	Polypabtragung durch Targetkürettage, evtl. hysteroskopische Polypresektion
submuköses Myom	Leiomyom	falls keine andere Blutungsursache und bei Persistenz der Blutung evtl. hysteroskopische Myomresektion

Hysteroscopy in the diagnosis of postmenopausal bleeding. Menopause Int 13: 132–134 (2007); **3.** Römer, Th.: Hysteroskopischer Wegweiser für Gynäkologen. 2. Aufl. Berlin, New York: de Gruyter, 2007.

Autor: Th. Römer.

Blutungsneigung: s. Diathese, hämorrhagische; Hämophilie.

Blutung, vaginale: s. Notfall, gynäkologischer.

BMI: s. Adipositas; Syndrom, metabolisches.

Bobath-Methode: s. Physiotherapie.

Body-mass-Index: s. Adipositas; Syndrom, metabolisches.

Boeck-Krankheit: s. Sarkoidose.

Boerhaave-Syndrom: spontane Ösophagusruptur mit Wandeinrissen meist im unteren Drittel des Ösophagus inf. eines massiven intraösophagealen Druckanstiegs während explosionsartigen Erbrechens; typisch ist ein 2–10 cm langer, schlitzartiger, völlig reaktionsloser Wanddefekt, der überwiegend suprahiatal links seitlich-dorsal gelegen ist; **Inzidenz:** 1 : 8000; zu 80 % bei Männern, v. a. Alkoholkranke; Vorstufe ist das Mallory-Weiss-Syndrom (Erbrechen mit subkardialem, längsgestelltem Schleimhauteinriss); **Komplikation:** Mediastinitis, Peritonitis, Pleuraempyem.

Behandlungsindikation: absolute und dringliche Operationsindikation (Notfall); je früher die Operation vorgenommen wird, um so geringer ist die Letalität (ohne Operation zu 100 % letal).

Pharmakotherapie: perioperative empirische Antibiotikatherapie entspr. dem initial kalkulierten Erregerspektrum: z. B. Mezlocillin (Baypen®), 3 × 4 g/d i. v., evtl. in Kombination mit Metronidazol (z. B. Clont®), 2 × 500 mg/d i. v. oder Imipenem (ZIENAM®), 3 × 1 g/d i. v.; frühestmöglich gezielt nach Antibiogramm (Deeskalations-Antibiotikatherapie).

Operative Therapie: Vorbereitung: Patientenaufklärung über Dringlichkeit, Art und Umfang der Operation und mögliche Komplikationen (Nahtinsuffizienz, Mediastinitis, Peritonitis); **Verfahren:** je nach Rupturlänge linkstransthorakaler oder transhiataler Operationszugang; Nahtverschluss des Ösophagusdefekts und Deckung mit gestieltem Pleura- oder Zwerchfelllappen, besser Fundoplicatio* nach Nissen oder Semifundoplicatio zur sicheren Abdeckung der Ruptur (s. Abb.); Drainage des Mediastinums und der Pleurahöhle; transösophageale Magensonde (obligat); liegt die Ruptur länger als 48 Stunden zurück, ist die primäre Naht problematisch und Insuffizienz gefährdet, dann Stent- oder Tubusimplantation als Ausweichmethode erwägen. Zusätzlich empfiehlt sich die Anlage eines zervikalen Ösophagostomas zur Speichelableitung, einer Jejunumsonde zur Ali-

B

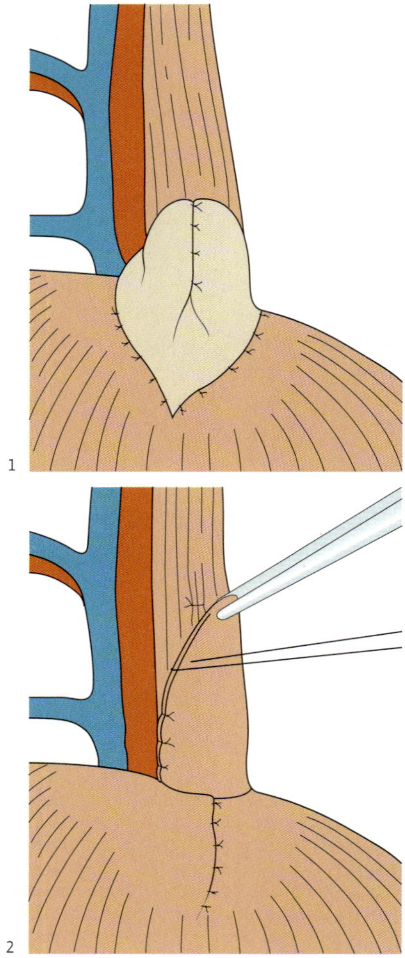

Boerhaave-Syndrom: Abdeckung der Ösophagusnaht durch Fundoplicatio (1) oder gestielten Zwerchfelllappen (2)

mentation und die ausgiebige Drainage des Mediastinums und der Pleurahöhle. **Nachbehandlung:** intensivmedizinische Betreuung; parenterale Ernährung für 8 Tage; nach Gastrografin-Kontrolle zur Überprüfung der Dichtigkeit der Ösophagusnaht oraler Kostaufbau; **Komplikation:** **1.** Nahtfistel: schließt sich meist unter Nulldiät spontan; **2.** Pleuraempyem: täglich Spülung der Pleurahöhle mit antiseptischer Lösung (PVP-Iod) oder Taurolidin-Lösung (z. B. Taurolin® 2 %); **3.** Sepsis*; **Prognose:** im Wesentlichen abhängig von der Frühdiagnose und dem Zeitpunkt der Operation; bei einer Operation innerhalb von 24 Stunden beträgt die Letalität ca. 25 %, nach 24 Stunden 65 % und nach 48 Stunden 90–100 %.

Sonstige Maßnahmen: evtl. postoperative maschinelle Beatmung und Kreislaufstabilisation.

Arbeitsunfähigkeit: abhängig von Komplikationen und Verlauf.

Literatur: **1.** Larena-Avellaneda, A. et al.: Epidural pneumatosis and spontaneous pneumomediastinum: differential diagnosis with respect to the Boerhaave syndrome. Zentralbl. Chir. 133 (1): 79–81, 2008; **2.** Kellner, C.; Plein, K.; Hotz, J.: Symptomatik, Therapie und Prognose der spontanen Ösophagusruptur (Boerhaave-Syndrom). Med Klin 85: 656–660 (1990); **3.** Hirner, A.; Häring, R.: Pathophysiologie und Klinik der spontanen Ösophagusruptur (Boerhaave-Syndrom). In: Häring, R. (Hrsg.): Ösophaguschirurgie. Weinheim, Deerfield Beach (Florida), Basel: edition medizin, 1982.

Autor: J. Boese-Landgraf.

Bohrlochentlastung: s. Epiduralhämatom.

Bolusaspiration: s. Atemwegsicherung.

Borderline-Syndrom: s. Persönlichkeitsstörungen.

Bordetella pertussis: s. Keuchhusten.

Borreliose: s. Lyme-Borreliose.

Botulinumtoxin: s. Clostridium-botulinum-Toxin; Lebensmittelvergiftung.

BPAG: s. Pemphigoid, bullöses.

Bracht-Manualhilfe: s. Beckenendlage.

Brachytherapie: s. Hirntumoren.

Bradyarrhythmie: s. Herzrhythmusstörungen.

Brandgasintoxikation: s. Rauchvergiftung.

Brandverletzung: s. Verbrennung.

Brechdurchfall: s. Enteritis, infektiöse; Gastroenteritis, akute im Kindesalter.

Breitband-Antibiotika: s. Aminoglykosid-Antibiotika; Antibiotika; Carbapeneme; Cephalosporine; Folsäure-Antagonisten; Tetracycline.

Brinzolamid: s. Carboanhydrase-Hemmer.

Brodie-Knochenabszess: s. Osteomyelitis.

Bronchialarterienembolisation: s. Angiologie, interventionelle pulmonale.

Bronchialkarzinom: syn. bronchogenes Karzinom, Lungenkarzinom, Lungenkrebs; vom Bronchialepithel ausgehender maligner Tumor mit relativ früher Metastasierung in Lymphknoten des Thorax und in andere Organe (Gehirn, Knochen, Leber, Nebennierenrinde u. a.); **Ätiologie:** Hauptursache ist der Tabakkonsum (85–90 %), dazu kommen Passivrauchen, berufliche Noxen (z. B. Asbestexposition) und Umwelteinflüsse (z. B. Radonbelastung), sowie eine genetische Disposition. **Einteilung:** **1.** Nach dem biologischen Verhalten und der Therapie unterscheidet man zwischen nichtkleinzelligem Bronchialkarzinom (engl. non-small-cell lung cancer, Abk. NSCLC), ca. 80 % der Fälle, und kleinzelligem Bronchialkarzinom (engl. small-cell lung cancer, Abk. SCLC), ca. 20 %. Zunehmend wichtiger für die Therapieentscheidung wird auch die Unterscheidung zwischen den verschiedenen histologischen Subtypen des NSCLC, z. B. Plattenepithelkarzinom (ca. 40 %), Adenokar-

Bronchialkarzinom
TNM-Klassifikation (Kurzfassung) und Stadieneinteilung

TNM	Tumorwachstum
TX	Primärtumor kann nicht beurteilt werden **oder** positive Zytologie
T0	kein Anhalt für Primärtumor
Tis	Carcinoma in situ
T1	Tumor ≤3 cm, Hauptbronchus und viszerale Pleura frei
T2	Tumor >3 cm **oder** ≥2 cm distal der Carina **oder** Invasion der viszeralen Pleura **oder** tumorassoziierte Atelektase **oder** Ausbreitung in Hilusregion
T3	Infiltration von Brustwand, Zwerchfell, Perikard oder mediastinaler Pleura **oder** <2 cm distal der Carina **oder** totale Atelektase einer Lunge
T4	Infiltration von Mediastinum, Herz, großen Gefäßen, Trachea, Ösophagus, Wirbelkörper oder Carina **oder** maligner Erguss **oder** Satellitenmetastase im vom Primärtumor befallenen Lungenlappen
N0	keine regionären Lymphknotenmetastasen
N1	ipsilaterale peribronchiale und/oder hiläre Lymphknoten
N2	ipsilaterale mediastinale und/oder subkarinale Lymphknoten
N3	kontralaterale mediastinale oder hiläre, ipsi- oder kontralaterale Skalenus- oder supraklavikuläre Lymphknoten
M0	keine Fernmetastasierung
M1	Fernmetastasierung

Stadium				
	0	TX	N0	M0
		Tis	N0	M0
	I A	T1	N0	M0
	I B	T2	N0	M0
	II A	T1	N1	M0
	II B	T2	N1	M0
		T3	N0	M0
	III A	T3	N1	M0
		T1–3	N2	M0
	III B	jedes T	N3	M0
		T4	jedes N	M0
	IV	jedes T	jedes N	M1

T: Primärtumor; N: regionäre Lymphknoten; M: Fernmetastasen

zinom (ca. 40 %) und großzelliges Karzinom (ca. 10 %). **2.** Stadieneinteilung und TNM-Klassifikation: s. Tab.

Behandlungsindikation: Prognose und Therapie werden durch das Tumorstadium und die histologische Typisierung bestimmt. Im Vordergrund bei der Erstdiagnose steht daher ein korrektes Staging (Röntgen-Thorax, CT-Thorax, Sonographie oder CT des Abdomens, Bronchoskopie, ggf. Knochenszintigraphie; ggf. CT, MRT oder PET-CT des Schädels) und die pathomorphologische Bestimmung des Tumors. Eine Heilung des Bronchialkarzinoms ist in der Regel nur in frühen Stadien und nur durch eine Operation möglich. In fortgeschrittenen Stadien liegt der Schwerpunkt der Therapie auf einer Verhinderung des Fortschreitens der Erkrankung und der Linderung möglicher Symptome. Die Möglichkeit der operativen Heilung hängt beim nichtkleinzelligen Bronchialkarzinom vom Tumorstadium (Stadium I–III A) und von der funktionellen Operabilität, die im Wesentlichen durch die Funktion von Herz und Lunge bestimmt wird, ab. In der Regel folgt auf die Operation eine adjuvante Chemotherapie, um möglicherweise vorhandene Mikrometastasen zu eliminieren. Bei Befall von mediastinalen Lymphknoten oder nicht sicher vollständig reseziertem Tumor kann noch eine Radiotherapie angeschlossen werden. Bei funktioneller Inoperabilität kann auch eine alleinige Radiotherapie im frühen Stadium des nichtkleinzelligen Bronchialkarzinoms angewandt werden. Für das kleinzellige Bronchialkarzinom steht die kombinierte Chemo- und Radiotherapie im frühen Stadium (sog. limited disease), im Spätstadium (sog. extensive disease) die Chemotherapie und die gezielt eingesetzte Radiotherapie zur Verfügung. Die Radiotherapie allein wird auch zur palliativen Therapie (z. B. bei Knochenschmerzen durch Knochenmetastasen) eingesetzt. In den letzten Jahren haben sich bei lokal fortgeschrittenen Tumorstadien (III A, III B) multimodale Konzepte unter Einsatz von Chemo- und Radiotherapie und Chirurgie etabliert. Zunehmend finden auch neue Therapieansätze (biologische zielgerichtete Therapien) beim nichtkleinzelligen Bronchialkarzinom Einzug, z. B. Epidermal-Growth-Factor-Receptor-Tyrosinkinase-Inhibitoren (Abk. EGFR-Tyrosinkinase-Inhibitoren) oder Vascular-Endothelial-Growth-Factor-Antikörper (Abk. VEGF-Antikörper).

Pharmakotherapie: **1.** symptomatische Therapie zur Linderung von Beschwerden; z. B. Codeinpräparate bei Husten*, Morphinpräparate bei Schmerzzuständen (s. Schmerzsyndrome), Antidepressiva bei reaktiver Depression; **2.** Chemotherapie: **a)** bei nichtkleinzelligem Karzinom adjuvant nach einer kurativen Operation oder palliativ in fortgeschrittenen Tumorstadien; beim nichtkleinzelligen Karzinom wird in der adjuvanten Indikation eine Platin-haltige Zweierkombination (in der Regel Cisplatin/Vinorelbin) über 4 Zyklen gegeben. In den fortgeschrittenen Stadien ist eine Zweierkombination aus Platin und Zytostatikum der 3. Generation (Taxan, Gemcitabin, Vinorelbin oder Pemetrexed) über 4–6 Zyklen Standard bei Patienten in gutem Allgemeinzustand. Pemetrexed ist allerdings nur bei Patienten mit Nicht-Plattenepithelkarzinom-Histologie zugelassen. Die zusätzliche Gabe eines Antikörpers (VEGF-Antikörper) bei Patienten mit Nicht-Plattenepithelkarzinom ist ebenfalls möglich. Eine Monotherapie mit einem Zytostatikum der 3. Generation kann bei Patienten mit schlechterem Allgemeinzustand eingesetzt werden. Bei Versagen der Erstlinientherapie ist eine Zweitlinientherapie (mit Docetaxel, Pemetrexed oder dem EGFR-Tyrosinkinase-Inhibitor Erlotinib) für Patienten in entsprechendem Allgemeinzustand indiziert. **b)** Als Standardtherapie des kleinzelligen Bronchialkarzinoms gelten die Kombinationen Cisplatin/Etoposid (PE) bei Limited Disease und Cisplatin/Etoposid (PE) oder Carboplatin/Etoposid (CE) bei Extensive Disease. In der Zweitlinientherapie wird in der Regel Topotecan eingesetzt, alternativ kann auch Doxorubicin/Cyclophosphamid/Vincristin (ACO) gegeben werden. Mit einer dieser Kombinationen werden bei guter Verträglichkeit und Ansprechen auf die Therapie bis zu 6 Zyklen im Abstand von 3–4 Wochen durchgeführt. Beim Limited Disease sollte möglichst früh bereits während der Chemotherapie mit der Radiotherapie begonnen werden. **UAW:** Die häufigsten UAW der zytostatischen Therapie sind Appetitlosigkeit, Übelkeit und Erbrechen, sowie Schwäche und Müdigkeit (Fatigue). Die Kombination mit modernen Antiemetika und Glukokortikoiden kann zu einer deutlichen Linderung der Beschwerden beitragen. Weitere UAW äußern sich in Schädigungen des Knochenmarks (Leukopenie, Anämie, Thrombozytopenie), Haarausfall, Schleimhautentzündungen (Mukositis), Hörstörungen und Nervenstörungen (Polyneuropathie).

Operative Therapie: Die Operation erfolgt nach sorgfältiger präoperativer Risikobeurteilung (Lungenfunktionsprüfung, EKG, Belastungs-EKG, BGA in Ruhe und unter Belastung oder Spiroergometrie, evtl. Perfusionsszintigraphie der Lunge, evtl. Echokardiographie). **Verfahren:** Chirurgische Standardverfahren sind Lobektomie (Entfernung eines Lungenlappens), Bilobektomie (Entfernung zweier Lungenlappen auf der rechten Seite), Pneumektomie (Entfernung eines Lungenflügels) und Organ erhaltende Operationen (z. B. Manschettenresektion); s. Lungenresektion. **Nachbehandlung:** Schmerztherapie, Frühmobilisierung und intensive Physiotherapie; adjuvante Chemotherapie oder Radiotherapie wie oben beschrieben; in den ersten 2 Jahren postoperativ vierteljährliche Kontrollen, danach halbjährlich bis jährlich; **Komplikation:** Operationssterblichkeit je nach Risiko und Ausdehnung des Eingriffs ca. 1–2 % bei Lobektomie, bis zu 5 % bei Pneumektomie; **Prognose:** im Wesentlichen abhängig vom Tumorstadium (s. Abb.).

Strahlentherapie: **1. Nichtkleinzelliges Bronchialkarzinom:** bei Patienten im Stadium I und II, die eine Operation nicht wünschen oder aus funktionellen Gründen nicht operabel sind, kann der Versuch einer kurativen Radiotherapie unternommen werden. Die Langzeitergebnisse der primären Strahlentherapie erreichen jedoch nicht die Ergebnisse der operativen Behandlung. Die palliative Strahlentherapie hat das Ziel, eine Linderung von Krankheitssymptomen oder die Beseitigung von u. U. lebensbedrohlichen Komplikationen durch den Tumor zu erreichen (tumorbedingte Einengung der Luftröhre, Kompression von oberer Hohlvene mit oberer Einflussstauung, Infiltration der Nervenplexus sowie Metastasen in Knochen, Haut und Gehirn). Im Stadium III kann bei Inoperabilität oder neoadjuvant vor einer Operation eine Radiochemotherapie (kombiniert oder sequentiell) durchgeführt werden. **2. Kleinzelliges Bronchialkarzinom:** bei Patienten mit limitierter Erkrankung ist während oder nach der Chemotherapie eine konsolidierende thorakale Strahlentherapie im Zielgebiet (Primärtumor und Mediastinum) angezeigt. Anschließend sollte eine prophylaktische Schädelbestrahlung zur Vermeidung von Hirnmetastasen

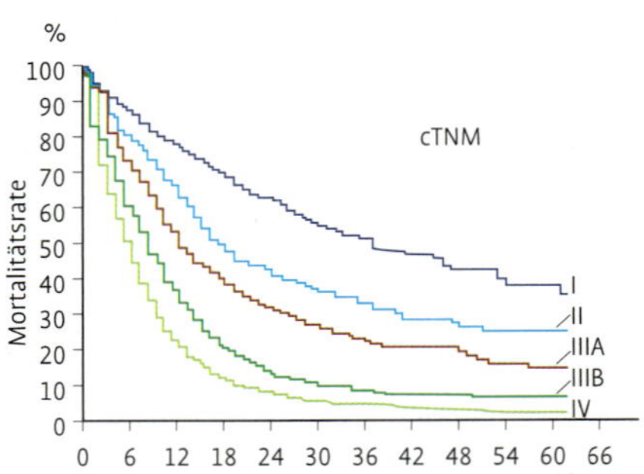

Bronchialkarzinom: Prognose des nichtkleinzelligen Bronchialkarzinoms in Abhängigkeit vom Tumorstadium (cTNM = klinische Stadieneinteilung)

durchgeführt werden. Auch bei Patienten im Stadium Extensive Disease sollte bei gutem Ansprechen auf die Chemotherapie anschließend eine prophylaktische Schädelbstrahlung durchgeführt werden, da hierdurch zusätzlich das Gesamtüberleben verlängert wird. **Komplikationen:** Strahlenpneumonitis im Bereich der durchstrahlten Lunge mit Übergang in eine Lungenfibrose, Ösophagitis (meist nur vorübergehende Schluckstörungen); Kopfschmerzen und Wesensveränderungen bei Schädelbestrahlung.

Psychotherapie: Begleitende Psychotherapie und ein intaktes soziales Umfeld, insbes. im familiären Bereich, erleichtern dem Patienten sein Schicksal, das bei der Mehrzahl vom Tod innerhalb weniger Jahre gekennzeichnet ist.

Sonstige Maßnahmen: Bei Auftreten von auf ein Organ bezogenen Komplikationen, die durch die Therapiemaßnahmen nicht beherrscht werden, können spezielle Therapiemaßnahmen erforderlich werden. Dazu gehören bei Verlegung von zentralen Atemwegen durch den Tumor die bronchoskopisch durchgeführte Desobliteration (endobronchiale Lasertherapie, Brachytherapie, Implantationen von Stents; s. Bronchologie, interventionelle), bei nachlaufenden bösartigen Pleuraergüssen* die Drainage mit nachfolgender Verklebung (Pleurodese) und die Schmerztherapie.

Eigenbehandlung: konsequente physiotherapeutische Übungen nach der Operation, Tabakkarenz und gesunde Ernährung (eiweiß- und vitaminreich).

Arbeitsunfähigkeit: während der verschiedenen Behandlungsphasen der Chemo-, Strahlen- und operativen Therapie, meist auch bis zu 2–3 Monate danach.

Hinweis: **1.** Am Anfang der Therapieplanung sind alle Möglichkeiten zu prüfen, um eine funktionelle und prognostische Operabilität zu erreichen. Das Auftreten paraneoplastischer Syndrome (z. B. endokrine Störungen, Trommelschlägelfinger, Anämie) sollte nicht dazu verleiten, den Patienten als nicht operabel anzusehen. **2.** Bei alternativen Therapieverfahren besteht die Gefahr, dass der mögliche kurative oder sinnvolle palliative Therapieansatz verpasst wird. **3.** Eine spezifische Krebsdiät gibt es nicht, bei allen diätetischen Empfehlungen zur Krebsheilung ist Vorsicht angebracht.

Neuentwicklung: **1.** In seltenen Frühstadien, die sich auf die Bronchien im einsehbaren Bereich beschränken, ist in Einzelfällen eine photodynamische Therapie* mit isolierter Zerstörung des Tumors durch Laser mit Bronchoskop nach Applikation von photosensibilisierenden Substanzen (Porphyrine) möglich. **2.** Die Immuntherapie hat trotz vielfältiger Versuche bisher keinen Durchbruch gebracht und sollte nur in klinischen Studien zur Anwendung kommen.

Selbsthilfe: **1.** Deutsche Krebshilfe e. V., Buschstr. 32, 53113 Bonn, Tel. 0228 729900, Fax 0228 7299011; E-Mail: deutsche@krebshilfe.de, Homepage: http://www.krebshilfe.de; **2.** Krebsinformationsdienst (KID), Im Neuenheimer Feld 280, 69120 Heidelberg, Tel. 0800 4203040; E-Mail: krebsinformationsdienst@dkfz.de, Homepage: http://www.krebsinformation.de; **3.** Deutsche Atemwegsliga, Prinzenpalais, Burgstraße, 33175 Bad Lippspringe, Tel. 05252 933615, Fax 05252 933616; E-Mail: koordination@atemwegsliga.de, Homepage: http://www.atemwegsliga.de.

Literatur: **1.** European Society of Clinical Oncology: Non-small-cell lung cancer: ESMO Clinical recommendations for diagnosis, treatment and follow-up. Ann Oncol 19 (Suppl 2): ii39–ii40 (2008); **2.** European Society of Clinical Oncology: Small-cell lung cancer: ESMO clinical recommendations for diagnosis, treatment and follow-up. Ann Oncol 19 (Suppl 2): ii41–ii42 (2008); **3.** National Comprehensive Cancer Network (NCCN): Clinical Practice Guidelines in Oncology: Non-Small-Cell Lung Cancer, V.2.2009. http://www.nccn.org/professionals/physician_gls/PDF/nscl.pdf (2008); **4.** Pfister, D. et al.: American Society of Clinical Oncology treatment of unresectable non-small-cell lung cancer guideline, Update 2003. J Clin Oncol 22 (2): 330–353 (2004); **5.** Mountain, C. F.: Revisions in the international system for staging lung cancer. Chest 111: 1710–1717 (1997).

Autoren: C. Eschbach, G. H. Wiest, N. Konietzko.

Bronchialschleimhautentzündung: s. Asthma bronchiale.

Bronchiektasen: irreversible zylindrische, zystische oder variköse Erweiterungen der Bronchien; **Formen:** **1.** angeborene Bronchiektasen; **2.** erworbene Bronchiektasen: Auftreten generalisiert (z. B. bei zystischer Fibrose*, IgA-, IgG-Defekt, primärer ziliarer Dyskinesie) oder lokalisiert (z. B. postpneumonisch, -tuberkulös, -obstruktiv oder i. R. einer allergischen bronchopulmonalen Aspergillose).

Behandlungsindikation: Prinzipell ist bei Nachweis von Bronchiektasen zu prüfen, ob eine Heilung durch operative Entfernung (Resektion) möglich ist. Dies gelingt nur, wenn die übrigen Teile der Lunge genügend Funktionsreserven besitzen und die Bronchiektasen auf 1 bis maximal 2 Lappen begrenzt sind. In allen anderen Fällen ist ein konservatives Langzeitkonzept zur Minimierung der Infektionen der Bronchien konsequent zu befolgen; dazu gehören die antibiotische Behandlung, die Infektionsprophylaxe und die Atemphysiotherapie.

Pharmakotherapie: **1.** Der Schwerpunkt der therapeutischen Maßnahmen liegt in der antibiotischen Behandlung; bei unkomplizierter Verlaufsform mit dem Nachweis typischer Erreger (Haemophilus influenzae und Streptococcus pneumoniae) im Allg. mit einem Penicillinderivat, z. B. Amoxicillin, 3×750 mg p. o. für 10 Tage; bei komplizierter und fortgeschrittener Erkrankung nach

B

Bronchiektasen
Empfohlene Dosierung und Wirkungsspektrum verschiedener Antibiotika

Antibiotikum	Wirkungsspektrum	Tagesdosis		
Amikacin	Pseudomonas		15	mg/kg KG i. v.
Amoxicillin	Haemophilus influenzae	3×	0,5 – 2	g p. o./i. v.
Azlocillin	Pseudomonas, Haemophilus influenzae, Enterobakterien	3–4×	2 – 5	g i. v.
Ceftazidim	Pseudomonas, Haemophilus influenzae, Enterobakterien	2–3×	1 – 2	g i. v.
Ceftriaxon/Cefotaxim	Haemophilus influenzae, Enterobakterien	1–3×	2 – 3	g i. v.
Cefsulodin	Pseudomonas	3×	1 – 2	g i. v.
Ciprofloxacin	Staphylococcus aureus, Pseudomonas, Haemophilus influenzae	2× (2×	500 – 750 300 – 400	mg p. o. mg i. v.)
Dicloxacillin	Staphylococcus aureus	3–4×	0,5 – 1	g p. o./i. v.
Flucloxacillin	Staphylococcus aureus	3–4×	1 – 2	g i. v./p. o.
Fluconazol	Candida albicans		1,4 – 2,8	mg/kg KG p. o.
Gentamicin	Pseudomonas		3 – 5	mg/kg KG i. v.
Imipenem	Staphylococcus aureus, Pseudomonas, Haemophilus influenzae, Enterobakterien	3–4×	0,5 – 1	g i. v.
Piperacillin	Pseudomonas	3–4×	2 – 4	g i. v.
Ticarcillin	Pseudomonas	3–4×	2 – 4	g i. v.
Tobramycin	Pseudomonas		3 – 5	mg/kg KG i. v.

Sputumuntersuchung und Resistenztestung gezielter Einsatz eines Antibiotikums; insbes. bei Pseudomonas- und Staphylokokkeninfektion (häufig im Spätstadium) gezielte, meist intravenöse Therapie erforderlich (s. Tab.); evtl. inhalative Antibiotikatherapie (z. B. mit Tobramycin) bei Patienten, die mehrere eitrige, antibiotikabedürftige Infekte pro Jahr haben. **2.** Bei Sekretretention sollten zusätzlich regelmäßige Inhalationen mit sekretomotorischen Substanzen, z. B. 3 × 2 ml einer 0,9 %igen NaCl-Lösung mit 8–10 Tr. einer 0,5 %igen Salbutamol-Inhalationslösung (z. B. Sultanol®) über ein Pari-Inhaliergerät, durchgeführt sowie orale Mukolytika appliziert werden: z. B. N-Acetylcystein (z. B. Fluimucin®), 3 × 600 mg/d p. o.

Operative Therapie: Die operative Behandlung ist nach gezielter Diagnostik (hochauflösende CT des Thorax, Bronchoskopie und evtl. Bronchographie), differenzierten präoperativen Funktionsuntersuchungen (Ganzkörperplethysmographie, Perfusionsszintigraphie der Lunge) und entspr. antibiotischer und physiotherapeutischer Vorbehandlung vorzunehmen. Die Resektion (s. Lungenresektion) muss komplett, aber möglichst gewebeschonend sein. Meist ist eine Lappenresektion (Lobektomie) erforderlich; häufig gelingt es jedoch, einzelne Segmente zu erhalten (z. B. Resektion der basalen Unterlappensegmente links und Erhaltung von Segment 6). Die Prognose ist bei exakter Indikationsstellung und optimaler operativer Technik gut und führt zur Heilung. Die operationstypische Komplikationsrate ist gering, die Mortalität liegt unter 1 %.

Naturheilkundliche Verfahren: allgemein roborierende Maßnahmen wie bei chronischer Bronchitis*.

Sonstige Maßnahmen: **1.** Wesentlicher Bestandteil der Langzeittherapie der Bronchiektasen (sofern sie nicht durch Operation heilbar sind) ist die Atemphysiotherapie* mit Lagerungsdrainage, Klopf- und Vibrationsmassage sowie autogene Drainage; regelmäßige Inhalationstherapie mit Beta*-2-Sympathomimetika zur besseren Selbstreinigung der Lunge und ggf. Bronchialerweiterung unmittelbar vor den atemphysiotherapeutischen Maßnahmen; **2.** gelegentlich (insbes. bei Sekretretention) Reinigung des Bronchialsystems durch bronchoskopische Absaugung, evtl. auch Spülung; **3.** bei schweren Blutungen aus dem Bronchialsystem akute Blutstillung durch das Bronchoskop über einen Bronchusblocker, danach Bronchialarterienokklusion durch Injektion von

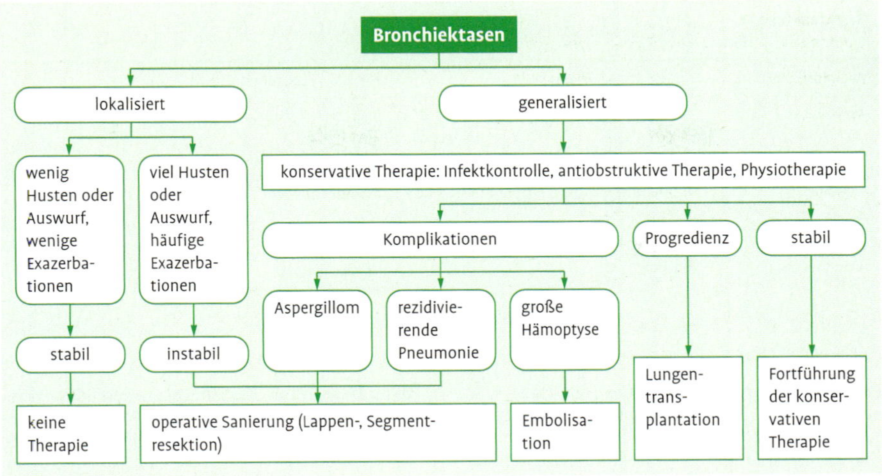

Bronchiektasen: therapeutischer Stufenplan

verödenden Substanzen in das Gefäßsystem oder, falls nicht anders beherrschbar, operative Maßnahmen; **4.** jährliche Grippeschutzimpfungen im Spätherbst und Pneumokokkenimpfung alle 5 Jahre sind wichtige präventive Maßnahmen.

Therapeutischer Stufenplan: s. Abb.

Eigenbehandlung: Entscheidend ist die regelmäßige Inhalationstherapie und Sekretdrainage nach physiotherapeutischer Anleitung, die der Patient lebenslang durchführen muss.

Arbeitsunfähigkeit: bei akuter fieberhafter Exazerbation durch einen bakteriellen, antibiotikabedürftigen Infekt ca. 14 Tage.

Hinweis: **1.** Eigenblutinjektionen, Echinacea-Präparate und andere Maßnahmen zur Stärkung des körpereigenen Immunsystems sind in ihrer Wirksamkeit nicht bewiesen. **2.** Eine orale antibiotische Dauertherapie ist nur in seltenen Einzelfällen angezeigt.

Selbsthilfe: Deutsche Atemwegsliga, Prinzenpalais, Burgstraße, 33175 Bad Lippspringe, Tel. 05252 933615, Fax 05252 933616; E-Mail: koordination@atemwegsliga.de, Homepage: http://www.atemwegsliga.de.

Autor: N. Konietzko.

Bronchitis, akute: akute Entzündung der Bronchialschleimhaut, die überwiegend die größeren Bronchien betrifft und meist im Gefolge viraler Infekte auftritt; unterschiedliche Erreger in den verschiedenen Altersgruppen (s. Abb.); die häufigste Form der akuten Bronchitis ist die durch Tröpfcheninfektion mit Influenza-Virus A ausgelöste Grippe, die jährlich mit Regelmäßigkeit im Spätherbst beobachtet wird. Alle 3–4 Jahre tritt eine Epidemie auf, alle 10–30 Jahre eine die ganze Welt umfassende Pandemie.

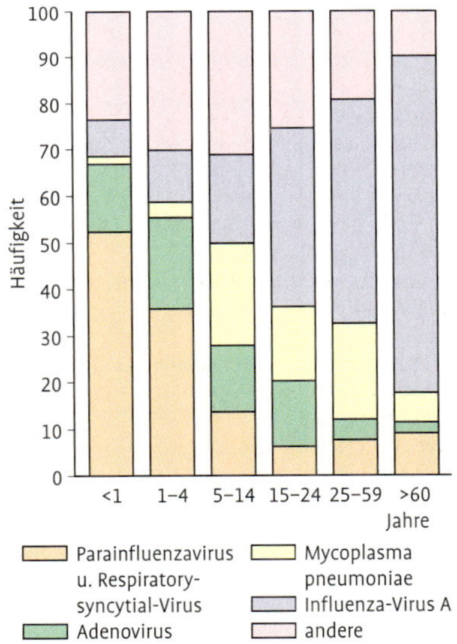

Bronchitis, akute: Erreger und deren Häufigkeit in verschiedenen Altersgruppen

Behandlungsindikation: i. d. R. spontane Ausheilung; symptomatische Maßnahmen zur Schleimhautabschwellung, Fiebersenkung und Hustenlinderung.

Pharmakotherapie: **1.** antivirale Therapie nur in Ausnahmefällen (s. Tab.); **2.** Antibiotika nur bei bakterieller Superinfektion; meist nicht vor dem 3.–4. Krankheitstag erforderlich (s. Bronchitis,

B

Bronchitis, akute Virostatika		
Wirkstoff	Handelsname (Auswahl)	Erreger
Amantadin	Adekin®, Amantadin-ratiopharm®	Influenza-A-Virus
Rimantadin	nicht im Handel	Influenza-A-Virus
Vidarabin	Vidarabinphosphat 500 Thilo®	Herpes-simplex-, Varicella-Zoster-Virus
Aciclovir	Zovirax®	Herpes-simplex-, Varicella-Zoster-Virus
Interferon-α	Roferon®	Herpes-simplex-, Zytomegalie-, Epstein-Barr-, Varicella-Zoster-Virus
Ribavirin	Copegus®, Rebetol®	Respiratory syncytial virus

chronische); **3.** ggf. fiebersenkende Mittel, z. B. Acetylsalicylsäure (z. B. Aspirin®) oder Paracetamol (z. B. ben-u-ron®).

Naturheilkundliche Verfahren (Autor: Th. J. Doering): **1.** Schleimdrogen (Muzilaginosa), z. B. als Teezubereitungen, aus Spitzwegerichkraut, Malvenblüten und -blättern, Huflattich, Eibischblättern und -wurzeln zur Epithelprotektion; **2.** ätherische Öle (z. B. aus Eukalyptusblättern, Fichten- oder Kiefernnadeln, Thymiankraut, Anis- und Fenchelfrüchten sowie Pfefferminze) wirken sekretionsfördernd, sekretolytisch und antibakteriell; Anwendung äußerlich als medizinische Bäder, Einreibungen oder per inhalationem (Kopfdampfbad mit Kamille) bzw. innerlich; **3.** Süßholzwurzel als Antitussivum; **4.** Thymian und Efeu wirken krampflösend; **5.** Expektoranzien, z. B. Primel oder Königskerze; **6.** bei mangelhafter Expektoration geeignete Lagerung, manuelle oder apparative Vibrationen der Brustwand, Hustenmanöver (s. Atemphysiotherapie); **7.** feuchte Brustwickel als sedierende, den Hustenreiz dämpfende, schmerzlindernde Maßnahme (vgl. Rhinitis acuta).

Sonstige Maßnahmen: **1.** Reichlich Flüssigkeitszufuhr bei Fieber und frühe Mobilisierung bei älteren Menschen verhindern Komplikationen (Grippepneumonie, Lungenembolie). **2.** Prophylaktische Maßnahmen (Grippeschutzimpfung), insbes. bei gefährdeten Personen, sind von größter Wichtigkeit.

Arbeitsunfähigkeit: i. Allg. 3 Tage; darüber hinaus nur bei Komplikationen.

Hinweis: **1.** Antibiotika werden fälschlicherweise bei grippalen Infekten sehr häufig und frühzeitig eingesetzt; sie sind nur bei bakteriellen Komplikationen angezeigt. **2.** Während der symptomatischen Phase der Grippe sollte kein Sport betrieben werden, Bettruhe ist aber nach Möglichkeit zu vermeiden. **3.** Die schwerwiegendsten Komplikationen treten bei alten Menschen und kleinen Kindern auf; die Sterblichkeit in diesen Subpopulationen ist hoch (3–4 %). **4.** Häufig entwickelt sich nach einer viralen Atemweginfektion eine bronchiale Hyperreagibilität mit persistierendem Husten bis zu Asthmaanfällen. Antibiotika sind wirkungslos, antiasthmatische Arzneimittel (Beta*-2-Sympathomimetika, Glukokortikoide*) prompt wirksam (s. Asthma bronchiale); Codeinpräparate sind nach Möglichkeit nur kurzfristig einzusetzen.

Autor: N. Konietzko.

Bronchitis, chronische: chronische Entzündung der Bronchialschleimhaut mit übermäßiger Schleimproduktion im Bronchialtrakt und Husten* und/oder Auswurf in mind. 3 Monaten während zweier aufeinander folgender Jahre (WHO-Definition); diese Definition beinhaltet den Ausschluss einer Reihe von kardiopulmonalen Erkrankungen, die ähnliche Symptome hervorrufen können, insbes. Bronchiektasen*, Asthma* bronchiale, Bronchialkarzinom* und Linksherzinsuffizienz. Für die Prognose und Therapie ist die Einteilung in die chronische nichtobstruktive Bronchitis (sog. einfache Bronchitis) und die chronisch-obstruktive Bronchitis (Abk. COB) entscheidend.

Behandlungsindikation: Das Therapieziel ist die Verhinderung des Fortschreitens der Erkrankung durch präventive Maßnahmen (z. B. inhalatives Rauchen einstellen). Ferner werden die Minderung der Beschwerden, die Reduktion der Exazerbationen (Häufigkeit und Schweregrad) und das Hinausschieben des Eintretens von Spätkomplikationen (bes. Lungenemphysem* und Cor* pulmonale) angestrebt.

Pharmakotherapie: **1.** Die **akute Exazerbation** der chronischen Bronchitis durch bakterielle Infektion, gekennzeichnet durch Zunahme des Hustens und eitrigen Auswurf, kann durch Antibiotika abgekürzt werden. In 80 % der Infekte sind die Erreger (Haemophilus influenzae, Streptococcus pneumoniae) durch Breitbandpenicilline, z. B. Amoxicillin (z. B. Amoxypen®), 3 × 750 mg/d p. o. für 7 Tage, zu beherrschen. In späteren Stadien, insbes. bei Patienten mit häufigen stationären Vorbehandlungen, muss die Antibiotikatherapie nach bakteriologischer Untersuchung und Resistenztestung von Morgensputum oder bronchoskopisch entnommenem Bronchialsekret erfolgen (s. Tab.). **2.** Die **antiobstruktive Dauertherapie** der chronischen Bronchitis sollte nach einem Stufenplan erfolgen, der inhalative Beta*-2-Sympathomimetika, evtl. kombiniert mit Anticholinergika (z. B. Berodual® Dosier-Aerosol, 4 × 2 Hübe/d), bei ungenügender Besserung zusätzlich retardierte Theophyllinpräparate p. o. und bei unbefriedigendem Ansprechen auf diese Maßnahmen auch Glukokortikoide enthält. **3.** Die Wirksamkeit einer Glukokortikoidtherapie ist durch einen zweiwöchigen Versuch mit Prednison p. o. zu objektivieren (Prüfung der Lungenfunktion) und im Falle der Besserung durch niedrigdosierte orale oder inhalative Dauertherapie fortzusetzen.

Naturheilkundliche Verfahren (Autor: Th. J. Doering): **1.** Sanierung des chronisch entzündlichen Prozesses: **a)** Fortsetzung der bei akuter Bronchitis* begonnenen Phytotherapie; **b)** Intensivierung der Wickelbehandlung bis zu Schwitzpackungen mit gleichzeitiger Einnahme von Linden- oder Holunderblütentee; **c)** Brustwickel mit hautreizenden Wirkungen (z. B. Zusatz von Senfmehl); **d)** Sanierung von sog. Herden, z. B. chronisch entzündliche Prozesse im HNO-Bereich; **e)** befundorientierte Physiotherapie der Brustwand mit Massage, manueller Physiotherapie (s. Atemphysiotherapie); **2.** allgemein roborierende Maßnahmen: **a)** Verbesserung der allgemeinen Abwehr: Hydrotherapie, Ernährungstherapie, körperliche Konditionierung (Sporttherapie), Balneo- und Klimatherapie (Solebäder, verdünnte Soleinhalationen, Heliotherapie, Thalassotherapie), unspezifische Reizkörpertherapie; s. Immunstimulation; **b)** Verbesserung konstitutioneller Verhältnisse bes. bei fülliger, kühler oder lymphatischer Konstitution mit konstitutioneller Therapie*; **c)** bei vegetativer Fehlregulation umstimmende Therapie*; **d)** bei seelischer Ursache und Stressreaktion psychisch wirksame Therapie* und körperorientierte Psychotherapie.

Sonstige Maßnahmen: **1.** Atemphysiotherapie* zur Sekretelimination; **2.** Sauerstoff-Dauertherapie in fortgeschrittenem Stadium bei respiratorischer Partialinsuffizienz mit schwerer Hypoxämie (pO_2 <55 mmHg) oder nasale Heimbeatmung bei respiratorischer Globalinsuffizienz mit Hyperkapnie (pCO_2 >55 mmHg); **3.** ggf. Lungentransplantation*.

Therapeutischer Stufenplan: Langzeittherapie (s. Abb. 1) und Therapie der akuten Exazerbation (s. Abb. 2).

Eigenbehandlung: **1.** konsequente Fortsetzung der Inhalationstherapie und der physiotherapeutischen Übungen; **2.** Aufnahme von Tabakrauch meiden (aktiv und passiv).

Arbeitsunfähigkeit: bei akuter fieberhafter Infektion der Atemwege im Allg. 3–7 Tage; in fortgeschrittenem Krankheitsstadium muss mit einer Erwerbsminderung gerechnet werden, wenn die Sekundenkapazität unter 1 l liegt bzw. Sauerstoffbedürftigkeit besteht.

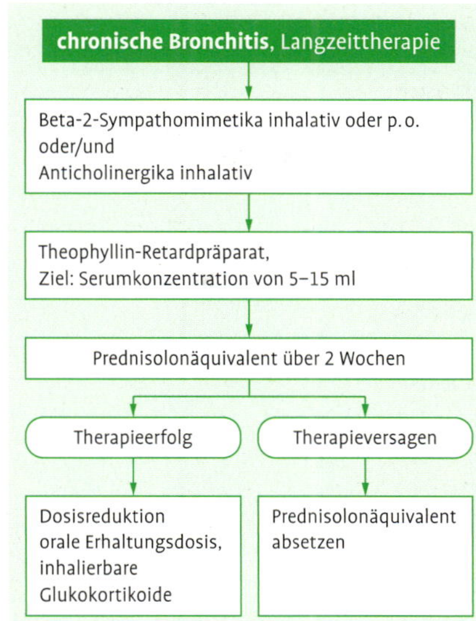

Bronchitis, chronische Abb. 1: therapeutischer Stufenplan für die pharmakologische Langzeittherapie

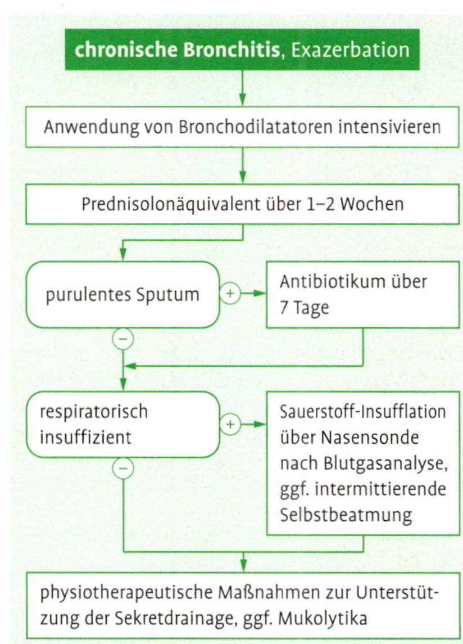

Bronchitis, chronische Abb. 2: Therapie bei akuter Exazerbation

Hinweis: **1.** Gefährdet sind Patienten mit chronischer Bronchitis bes. im Gefolge operativer Ein-

B

Bronchitis, chronische
Antibiotika zur Behandlung einer purulenten Bronchitis (Auswahl)

Stoffklasse	Freiname	Handelsname (Auswahl)
Aminopenicilline		
Ampicillinester	Bacampicillin	Ambacamp®, Penglobe®
Hydroxyampicilline	Amoxicillin	Amoxypen®
	Azidocillin	Infectobicillin®
Ampicillinester/Sulbactam	Sultamicillin	Unacid®
Amoxicillin/Clavulansäure	—	Augmentan®
Makrolid-Antibiotika	Clarithromycin	Klacid®, Cyllind®
	Erythromycin	Erythrocin®, Paediathrocin®
	Roxithromycin	Rulid®, Roxigrün®
Azithromycin	Zithromax®	
Cephalosporine	Cefaclor	Panoral®
	Cefixim	Cephoral®
	Cefuroxim-Axetil	Elobact®, Zinnat®
Chinolone	Ciprofloxacin	Ciprobay®
	Ofloxacin	Tarivid®
Tetracycline	Doxycyclin	Vibramycin®
	Minocyclin	Klinomycin®
Trimethoprim/Sulfonamid	Co-trimoxazol	Eusaprim®

griffe. Es kann zu bakteriellen Schüben mit eitriger Bronchitis, Sekretretention, Pneumonie, Verstärkung der Atemwegobstruktion und respiratorischer Insuffizienz kommen. Präventive Maßnahmen (frühzeitige Physiotherapie, Intensivierung der Inhalationstherapie) und gezielte therapeutische Interventionen (antiobstruktiv, antientzündlich, antibiotisch, ggf. bronchoskopische Sekretentfernung) sind angezeigt. **2.** Häufig wird die sog. Raucherbronchitis bagatellisiert und in ihrem Schweregrad unterschätzt („wer lange hustet, lebt lange"). Nur durch Lungenfunktionsprüfung kann festgestellt werden, ob und in welchem Ausmaß eine Atemwegobstruktion vorliegt und wie weit evtl. Komplikationen bereits fortgeschritten sind. **3.** Da der chronische Husten ein sehr unspezifisches Symptom ist und bei vielen anderen Erkrankungen der Lunge und des Herzens vorkommt, ist eine differenzierte, fachärztliche Diagnostik zu Beginn der Therapie unerlässlich.

Selbsthilfe: Deutsche Atemwegsliga, Prinzenpalais, Burgstraße, 33175 Bad Lippspringe, Tel. 05252 933615, Fax 05252 933616; E-Mail: koordination@atemwegsliga.de, Homepage: http://www.atemwegsliga.de.

Literatur: **1.** Konietzko, N. (Hrsg.): Bronchitis. München, Wien, Baltimore: Urban & Schwarzenberg, 1996; **2.** Deutsche Atemwegsliga: Inhalationstherapie bei obstruktiven Atemwegserkrankungen. Pneumologie 48: 338–341 (1994).

Autor: N. Konietzko.

Bronchologie, interventionelle: therapeutisches Verfahren zur endobronchialen Behandlung unter Einsatz eines starren oder flexiblen Bronchoskops.

Indikation: Dyspnoe*, Bronchusverlegung durch Tumor (s. Abb. 1), z. B. Bronchialkarzinom*, oder Sekret; stark blutende Tumoren, schwere Hämoptoe unklarer Ursache (s. Hämoptoe und Hämoptyse), Aspiration von Flüssigkeit oder Fremdkörpern.

Kontraindikation: bei akuter Luftnot: keine; in allen anderen Fällen: hämorrhagische Diathese.

Durchführung: **1.** therapeutische **Absaugung und Lavage** bei: **a)** Aspiration von Speiseresten und Flüssigkeit; **b)** Mukostase im Respirationstrakt mit bronchialer Sekretverlegung (z. B. mu-

Bronchitis, chronische
Antibiotika zur Behandlung einer purulenten Bronchitis (Auswahl)

Dosierung Erwachsene			Kinder			Kontraindikation und Wechselwirkung
(2–)3×	800	mg				Penicillinallergie
3×	750 – 1000	mg	2×	20	mg/kg KG	
3×	750	mg	2×	25	mg/kg KG	Penicillinallergie
3×	625	mg	3×	20	mg/kg KG	Schwangerschaft, v. a. im 1. Trimenon
2×	250 – 500	mg	2×	7,5	mg/kg KG	Makrolidallergie
3× 2×	500 1000	mg/ mg	3×	20	mg/kg KG	Wechselwirkungen bei höherer Dosierung mit Theophyllin
2× (1×	150 300	mg mg)	1×	5 – 10	mg/kg KG	Schwangerschaft und Stillzeit
1×	250 – 500	mg				Makrolidallergie
3×	500 – 1000	mg	3×	30	mg/kg KG	Cephalosporinallergie
2×	200	mg				
2×	250 – 500	mg	2×	125 (–250)	mg	
2× 2×	250 (– 500) 200 (– 400)	mg mg	— —			Chinolonallergie; Schwangerschaft; Lebensalter <18 Jahre
1× 1×	200 200	mg mg	1× 1×	4 4	mg/kg KG mg/kg KG	Tetracyclinallergie; Schwangerschaft; Lebensalter <7 Jahre
2×	2	Tbl.		240 – 480	mg alle 12 Stunden[1]	Trimethoprim-Sulfonamid-Allergie; Schwangerschaft

[1] im Alter von 6 Monaten bis 5 Jahren; darüber wie bei Erwachsenen

coid impaction), wenn konventionelle therapeutische Maßnahmen (s. Atemphysiotherapie) und Pharmakotherapie ausgeschöpft sind; **c)** Alveolarproteinose mit pO_2-Abfall von >15 mmHg bei leichter körperlicher Belastung; große Lavage, die seitengetrennt und sequentiell (im Intervall von ca. 1 Woche für 3–12 Monate) mit Hilfe des Doppellumentubus nach Entgasung eines Lungenflügels an der kollabierten Lunge mit körperwarmer physiologischer Kochsalzlösung (15–20 l pro Lungenflügel) durchgeführt wird. **2. Fremdkörperentfernung:** bei vergeblichem Abhusten eines aspirierten Fremdkörpers (z. B. Zähne, Erbsen, Erdnüsse) können Fiberbronchoskope mit Zangen oder Fangkörbchen zur Bergung verwendet werden. Spitze, schneidende, sehr große und v. a. eingewachsene Fremdkörper sollten nur in Allgemeinnarkose mit einem starren Bronchoskop und großen Fasszangen, im Zweifelsfall in Thorakotomiebereitschaft, entfernt werden. **3. Blutstillung:** Erstmaßnahme (z. B. zum Transport eines Patienten) ist die Lagerung auf die Seite der Blutung zum Schutz der kontralateralen Lunge; **a)** leichte Blutung: Untersuchung mit dem Fiberbronchoskop zur Lokalisation der Blutungsquelle und Entfernung von Koageln; Blutungen aus Segmentbronchien können mit der Zavala-Technik gestillt werden (mehrminütiger Dauersog, der zum Kollaps der Segmentbronchien und Blutstillung durch Kompression führt). Eine andere Möglichkeit ist der Einsatz einer Weiterentwicklung des Fogarty-Katheters (Bronchusblocker 1700®), der über den Arbeitskanal eines Fiberbronchoskops appliziert werden kann. Mit einem Ballon können blutende Segmente oder Lappen abgeblockt werden. Der Bronchusblocker kann mehrere Tage liegen bleiben. **b)** starke Hämoptoe: mit starrer Bronchoskopie lassen sich Blut und Koagel effektiver absaugen (Ventilation über Jet-Beatmung), Läsionen können mit kleinen Tupfern tamponiert werden. Bei diffusen Bronchialblutungen führt die lokale Applikation von Noradrenalin fast immer zu einer Abschwächung der Blutung. **c)** weitere Möglichkeiten zur endobronchialen Blutstillung: Laserchirurgie und Elektrokoagulation (bei Blutun-

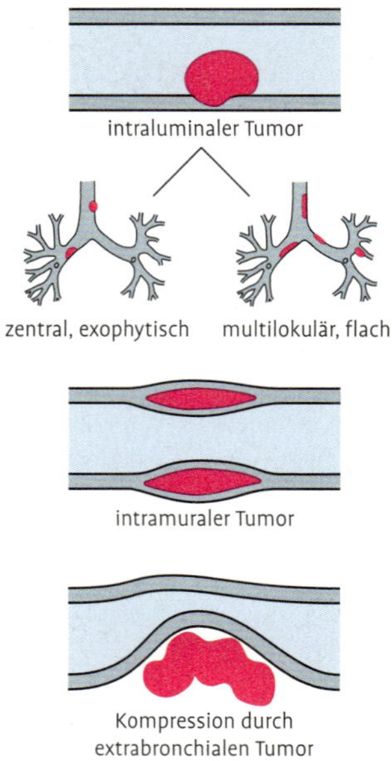

Bronchologie, interventionelle Abb. 1: Lokalisation und Ausbreitungsformen intra- und extrabronchialer Tumoren, die zu einer Verlegung des Bronchuslumens führen können

gen aus zentralen Tumoren erfolgversprechender als Laser); **d**) bei endobronchial nicht stillbarer (einseitiger) Lungenblutung Intubation mit einem Doppellumentubus zur Verhinderung einer Aspiration von Blut in die nicht blutende Lunge; **4. endobronchiale Rekanalisation** (s. Abb. 2): **a**) Neodym-YAG-Lasertherapie: berührungsfreie und weitgehend unblutige Abtragung von Gewebe als palliative Therapie bei exophytisch wachsenden Bronchialkarzinomen im zentralen Bronchialsystem und als kurative Behandlung zur Beseitigung von Narbengewebe und benignen Tumoren; Durchführung mit starrem Bronchoskop in Allgemeinnarkose; **b**) endobronchiale Bestrahlung in Afterloading-Technik: Anwendung bei zentralen, intraluminal oder intramural wachsenden Karzinomen, wenn nach Laser-Rekanalisation eine weitere perkutane Bestrahlung kontraindiziert ist; dabei werden mit Gammastrahlen der bronchoskopisch eingelegten Iridiumsonde Tumoranteile bis zu einer Eindringtiefe von max. 10 mm erreicht. Risiko des kombinierten Vorgehens (Lasertherapie und Kleinraumbestrahlung) ist eine erhöhte Rate von Blutungen inf. Gefäßruptur und -erosion. **c**) photodynamische Therapie*: selektiv kurative Behandlung oberflächlich wachsender Tumoren; i. v. Injektion eines tumoraffinen Sensitizers (z. B. Deltaaminolävulinsäure), der in den Tumorzellen kumuliert und bei Bestrahlung mit monochromatischem Licht aus einem Farbstofflaser unter Bildung zytotoxischer Radikale zerfällt; **d**) endobronchiale Stent-Implantation: Anwendung bei Stenosen der zentralen Atemwege durch Wandinstabilität oder Kompression von außen; Einlage der Prothesen i. d. R. in Narkose über starre Bronchoskope; die Beseitigung der Atemnot tritt sofort ein. Dislokationen und Sekretverlegungen sind häufige, aber meist beherrschbare Komplikationen.

Literatur: Seijo, L. M.; Stermann, D. H.: Interventional Pulmology. N Engl J Med 344: 740–749 (2001).

Autoren: N. Konietzko, M. Hetzel.

Bronchospasmolytika: s. Beta-2-Sympathomimetika; Therapie, antiobstruktive.

Bronchospasmus: s. Schock, anaphylaktischer.

Bronzediabetes: s. Hämochromatose.

Brustdrüsenentzündung: s. Mastitis.

Brustdrüsenvergrößerung, männliche: s. Gynäkomastie.

Brustentfernung: s. Mammakarzinom.

Brustknoten, gutartige: s. Mastopathie.

Brustkrebs: s. Mammakarzinom.

Brustveränderung, gutartige: s. Mastopathie.

Brustzysten: s. Mastopathie.

Bruxismus: s. Parasomnie.

BSE: s. Creutzfeldt-Jakob-Krankheit.

BSZT: s. Stammzelltransplantation.

BT: s. Calcium-Antagonisten.

Budd-Chiari-Syndrom: sog. posthepatischer Block bei struktureller Abflussstörung (z. B. Thrombose) im Bereich der Venae hepaticae als Ursache einer portalen Hypertension; **Ursache:** z. B. Thrombophilie, Schwangerschaft, Tumor, Vaskulitis, Trauma, Infektionen (z. B. Keuchhusten*, Peritonitis*), Arzneimittel (z. B. Chemotherapeutika, Thioguanin, Azathioprin, pflanzliche Alkaloide), Strahlentherapie; **Symptome: 1.** akute Form mit rechtsseitigem Oberbauchschmerz, Übelkeit, Erbrechen, Hämatemesis, Aszites*, Lebervergrößerung mit vielen Ähnlichkeiten zu einem akuten Leberversagen; **2.** chronische Form mit Leberzirrhose*, Ösophagusvarizen(-Blutung); **Diagnose:** Sonographie, MRT, diagnostische Parazentese, Venographie; **Therapie: 1.** pharmakologisch (supportiv, ggf. Antikoagulation oder Thrombolyse); **2.** angiologisch interventionell (Angioplastie, Stent, transjugulärer intrahepatischer portosystemischer Shunt, Abk. TIPS); **3.** operativ (Lebertransplantation*); Therapieziele sind Progressionshemmung der Thrombose, Dekompression der gestauten Leber, Vermeidung bzw. Therapie von Flüssigkeitsretention, Mangelernährung und portaler Hypertension*.

Autor: M. Plauth.

Bülau-Drainage: s. Thoraxdrainage.

Bulbusverletzung: s. Augenverletzungen.

Bulimia nervosa: syn. Essbrechsucht; psychogene Essstörung, bei der die Betroffenen nach einem als ideal empfundenen Körper mit einer strengen Gewichtsobergrenze streben; das gestörte Essverhal-

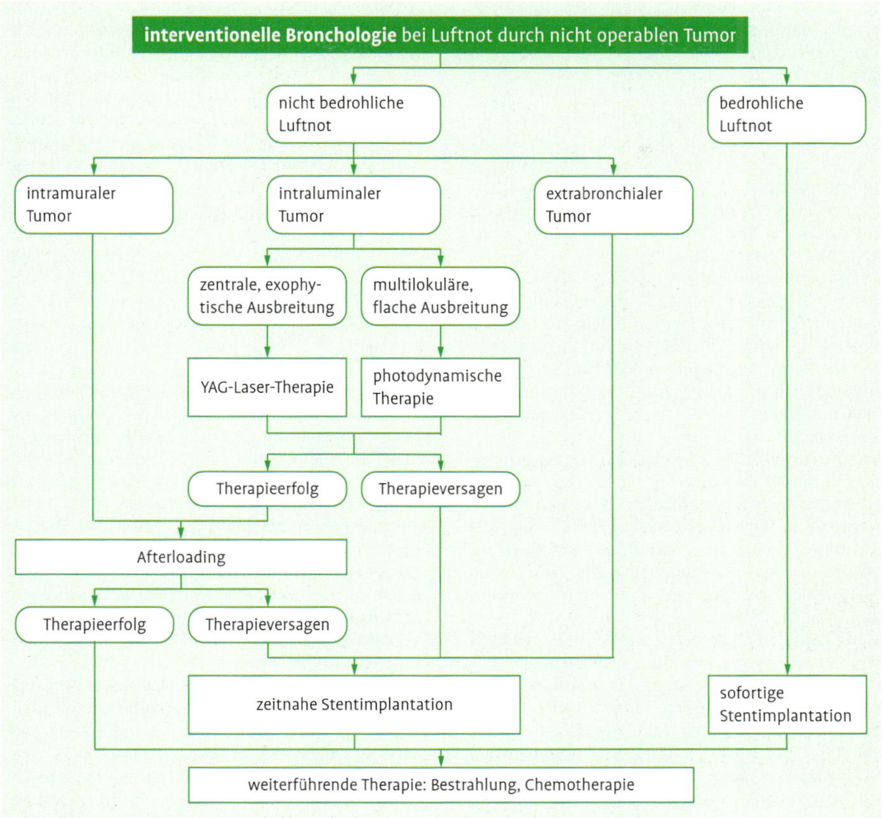

Bronchologie, interventionelle Abb. 2: endobronchiale Rekanalisation bei inoperablem Tumor

ten dient dabei dem Versuch, seelische Konfliktspannungen zu vermindern; häufig assoziiert mit depressiven Syndromen und Persönlichkeitsstörungen*. Manifestation der Erkrankung im jungen Erwachsenenalter, ca. 90 % der Betroffenen sind weiblich; ca. 3 % der Frauen in der Altersgruppe von 15–35 Jahren sind betroffen (Häufigkeitsgipfel: 18–20 Jahre). **Ätiologie:** Ursächlich spielen soziale, biologisch-genetische, familiäre und Persönlichkeitsfaktoren eine Rolle, deren Beteiligung jeweils individuell abgeschätzt werden muss. Berufsgruppen, bei denen geringes Körpergewicht für das Ausüben des Berufs verlangt oder vorteilhaft ist (z. B. Fotomodell, Tänzer, Leistungssportler), sind besonders anfällig für diese Krankheit. **Symptome:** Im Vordergrund steht die andauernde Beschäftigung mit dem Essen. Damit verbunden sind Gier nach Nahrung und Heißhungeranfälle mit wiederholten (mind. zweimal wöchentlich) Essattacken (Dauer 15 Minuten bis 4 Stunden), bei denen große Nahrungsmengen (bis zu 41 870 kJ bzw. 10 000 kcal) unkontrolliert verschlungen und meistens anschließend wieder erbrochen werden. Über das selbstinduzierte Erbrechen hinaus versuchen die Betroffenen, das Körpergewicht mit Hilfe von periodischem Fasten, Einnahme von Appetitzüglern, Laxanzien, Schilddrüsenpräparaten und Diuretika zu kontrollieren. Das Körpergewicht ist i. d. R. im niedrig normalen Bereich; Unter- und Übergewicht kommen vor. Folgeschäden des Erbrechens sind Elektrolytstörungen (Hypokaliämie*) mit Ödemen, Obstipation, Muskelschwäche, Herzrhythmusstörungen* und arterielle Hypotonie* sowie durch die Magensäureeinwirkung Zahnschäden; entzündliche Schwellung der Speicheldrüsen; bei Betroffenen mit insulinpflichtigem Diabetes mellitus kann es zur Vernachlässigung der Insulinbehandlung mit Glukosestoffwechselentgleisungen kommen. Es besteht ein ausgeprägtes Krankheits- und Leidensgefühl mit krankhafter Furcht davor, zu dick zu werden sowie mit Schamgefühlen und Selbstvorwürfen, daher Verheimlichung der Erkrankung und Rückzug aus sozialen Kontakten in die Isola-

B

tion. Es können Menstruationsstörungen auftreten. **Formen:** 1. Bulimia nervosa mit Erbrechen und Gewichtskontrolle durch Arzneimittel (sog. Purging-Typ); 2. Bulimia nervosa ohne Erbrechen mit Gewichtskontrolle durch Fasten und Bewegung (sog. Non-purging-Typ); 3. atypische Bulimia nervosa: Störungen, die einige Kriterien der Bulimia nervosa erfüllen; das gesamte klinische Bild rechtfertigt die Diagnose jedoch nicht. Übergangsformen von Anorexia* nervosa kommen vor; in 35–50 % der Fälle findet sich eine Anorexia nervosa in der Vorgeschichte.

Behandlungsindikation: 1. Die Betroffenen kommen meist nach langer Geheimhaltung (selten aus eigenem Antrieb) fremdmotiviert zur Behandlung, sind häufig ablehnend und misstrauisch. Erst die depressive Symptomatik, evtl. verbunden mit Suizidalität* oder ggf. die Symptome des häufig assoziierten Alkohol- und Arzneimittelabusus führen dazu, dass ärztliche Hilfe in Anspruch genommen wird. Eine Indikation zu weiterführender Diagnostik und Therapie ist somit immer gegeben. 2. Gastroösophageale Beschwerden inf. Erbrechen und Schwächezustände inf. Elektrolytverschiebungen bedürfen akuter internistischer Intervention (ggf. stationär); häufig auftretende durch Magensäure und ggf. durch Fehlernährung bedingte Zahnschäden müssen zahnärztlich behandelt werden. 3. Meist ist (insbes. in schwereren Fällen) eine psychosomatische Behandlung in der Klinik erforderlich, um eine ausreichende Überwachung des Essverhaltens zu ermöglichen und eine hinreichende Psychotherapiemotivation herzustellen.

Pharmakotherapie: Antidepressiva zur Therapie des depressiven Syndroms; empfehlenswert sind Serotonin-Wiederaufnahme-Hemmer, z. B. Fluoxetin (z. B: Fluctin®), (20–) 40–60 mg/d p. o.; tricyclische Antidepressiva sollten gemieden werden (UAW: Gewichtszunahme, vermindert bei Patienten mit Bulimia nervosa die Compliance); vgl. Depression, akute.

Psychotherapie: 1. Verhaltenstherapie als Gruppen- oder Einzelsetting mit Einbeziehung des sozialen Umfelds (Familie); der Schwerpunkt des Behandlungsansatzes liegt bei der ätiologisch bedeutsamen Entgleisung des biologischen Regelkreises zwischen Nahrungsaufnahme und optimalem Körpergewicht; i. R. der kognitiven Verhaltenstherapie* Selbstbeobachtung des Essverhaltens und der vorangehenden und nachfolgenden Bedingungen, Informationsvermittlung, Maßnahmen zur Gewichtsstabilisierung, Einhalten vorgeschriebener Mahlzeiten, Reizkontrolle, Aufbau alternativer Verhaltensweisen, Erlernen von Problemlösungstechniken, kognitives Umstrukturieren, Rückfallprophylaxe und Rückfallanalyse; 2. psychoanalytisch orientierte Therapieverfahren als Langzeittherapie (Gruppen- oder Einzelsetting); Behandlungsansatz auf Basis der Objektbeziehungstheorie; die bei Patienten mit Bulimia nervosa häufiger vorkommenden Impulskontrollstörungen und Störungen der Geschlechtsidentität werden als Ausdruck einer schweren narzisstischen Störung und Objektbeziehungsproblematik interpretiert und auf Traumatisierung und einen Mangel an Gehaltenwerden in der frühen Kindheit zurückgeführt. Das schwer erträgliche Gefühl der inneren Leere (als Loch in der Magengrube) wird durch die Essattacke vorübergehend betäubt; die orale und narzisstische Bedürftigkeit wird aber gleichzeitig verurteilt und abgelehnt. Die psychoanalytisch orientierte Therapie umfasst die Klärung innerer und äußerer Konfliktfelder, das Aufspüren früher erlittener Traumata, die Wahrnehmung und das Ertragen von Schmerz und innerer Leere, Trauerarbeit, die Schaffung tragfähiger Introjekte sowie die Entwicklung eigener aktiver Persönlichkeitsanteile. Beide Verfahren zeigen in kontrollierten Studien Wirksamkeit, die Verhaltenstherapie eher kurzfristig, psychodynamische Verfahren eher langfristig; sowohl Essverhalten als auch Begleitsymptomatik verbessern sich. Für die meisten Patientinnen mit Bulimia nervosa ist eine nachfolgende ambulante Psychotherapie zum Ausbau und zur Stabilisierung der erreichten Fortschritte erforderlich. **Prognose:** Nach einer stationären Therapie in einem Fachzentrum können 5 Jahre später etwa 50 % der Fälle als deutlich gebessert und 20 % als teilweise gebessert bezeichnet werden. Bei den übrigen 30 % bleibt ein Behandlungserfolg aus. Das scheint insbes. bei zusätzlichen weiteren psychischen Störungen (depressive Symptome, Angst- oder Zwangstörungen) der Fall zu sein.

Naturheilkundliche Verfahren: Als Alternative zu Serotonin-Wiederaufnahme-Hemmer (Ablehnung, Unverträglichkeit) kann hochdosierter Johanniskraut-Extrakt verordnet werden (Jarsin® 300, 3 × 1 Drg./d). Begleitende physikalische Maßnahmen und Hydrotherapie tragen bei stationärer Behandlung zur Entspannung bei und verbessern die Wahrnehmung der Körperbefindlichkeit.

Sonstige Maßnahmen: 1. Informationen über die Krankheit vermitteln; 2. Ernährungsberatung; 3. Berücksichtigung der spezifischen weiblichen körperlichen und seelischen Entwicklungsbedingungen (z. B. Schlankheitsideal).

Eigenbehandlung: Patienten sollten die Therapieangebote regelmäßig nutzen und sich an die Empfehlungen zu Ernährung bzw. Sport halten. Sie sollten Kontakte zu Familienangehörigen und Freunden pflegen und ständiges Wiegen und Sich-Betrachten im Spiegel vermeiden. Die Patienten sollten angenehme Aktivitäten ausführen, die sie von Gedanken an Essattacken oder Erbrechen abbringen können. Sie sollten den Umgang mit Belastungssituationen erlernen. Im Anschluss an ambulante oder stationäre Therapie ist zur Erhaltung der persönlichen Kompetenz die Teilnahme an einer Selbsthilfegruppe empfehlenswert. Es stehen auch (z. T. anonyme) Telefon- oder Internetberatungsangebote zur Verfügung (s. Selbsthilfe); in der Bundeszentrale für gesundheitliche Aufklärung (Abk. BZgA; Homepage: http://www.bzga-essstoerungen.de) sind Beratungsstellen zu erfahren, Literaturhinweise und Broschüren zu bestellen und wird Telefonberatung durchgeführt.

Arbeitsunfähigkeit: bei schweren depressiven Verstimmungen oder körperlichen Schwächezuständen 2–3 Wochen; danach abhängig von Befund und weiteren Maßnahmen.

Hinweis: **1.** Diagnosestellung erst nach Ausschluss organischer Erkrankungen (Heißhunger bei hormonaktiven Tumoren oder inf. Hypoglykämie, Erbrechen aufgrund gastrointestinaler Erkrankungen); **2.** strenge diätetische Empfehlungen können bulimische Entgleisungen auslösen.

Neuentwicklung: **1.** patientenzentriertes, multimodales Vorgehen v. a. im klinisch-stationären Bereich; die stationäre oder teilstationäre Behandlung kombiniert dabei verschiedene Verfahren und umfasst die analytische Bearbeitung der Hintergrundkonflikte, verhaltenstherapeutische Maßnahmen und emotional-sinnlich orientierte Verfahren (z. B. Ergo-, Musik-, Kunst- oder/und konzentrative Bewegungstherapie), welche die Konflikt- und Affektwahrnehmung fördern. Zur Verbesserung der Körperwahrnehmung werden auch körperorientierte Verfahren eingesetzt. **2.** Telemedizin i. R. der Psychotherapie.

Selbsthilfe: **1.** Beratungszentrum bei Ess-Störungen - Dick & Dünn e. V., Innsbrucker Str. 37, 10825 Berlin, Tel. 030 8544994, Fax 030 8548442; E-Mail: dick-und-duenn@freenet.de, Homepage: http://www.dick-und-duenn-berlin.de; **2.** Overeaters Anonymous, Postfach 106206, 28062 Bremen, Tel. 0421 327224, Fax 02151 779499; E-Mail: webmaster@overeatersanonymous.de, Homepage: http://www.overeatersanonymous.de; **3.** Cinderella: Beratungsstelle für Essstörungen des Aktionskreises für Ess- und Magersucht e. V., Westendstr. 35, 80339 München, Tel. 089 5021212, Fax 089 5022575; E-Mail: cinderellaberatg@aol.com, Homepage: http://www.cinderella-rat-bei-essstoerungen.de; **4.** Bundesfachverband Essstörungen e. V, c/o ANAD e. V., Pilotystr. 6, 80538 München, Tel. 089 23684119, Fax 089 21997323; E-Mail: bfe-essstoerungen@gmx.de, Homepage: www.bundesfachverbandessstoerungen.de.

Literatur: **1.** Herpertz, S.; de Zwaan, M.; Zipfel, S.: Handbuch Essstörungen und Adipositas. Berlin, Heidelberg, New York: Springer, 2008; **2.** Jacobi, C.; Thiel, A.; Paul, T.: Kognitive Verhaltenstherapie bei Anorexia und Bulimia nervosa. 3. Aufl. Weinheim: Beltz, 2008; **3.** Tschiedl, S.; Bailer, U.: Zum Kotzen: Bulimie, die heimliche Essstörung. Verlagshaus der Ärzte, 2008; **4.** Leitlinie: Deutsche Gesellschaft für Kinder- und Jugendpsychiatrie und Psychotherapie u. a. (Hrsg.): Leitlinien zur Diagnostik und Therapie von psychischen Störungen im Säuglings-, Kindes- und Jugendalter. 3. Aufl. Köln: Deutscher Ärzte-Verlag, 2007, http://www.uni-duesseldorf.de/AWMF/ll/028-011.htm.

Autoren: U. Julius, C. Thiele.

Bulla repens: s. Paronychie.

Bullaresektion: s. Emphysemchirurgie.

Bunazosin: s. Alpha-Rezeptoren-Blocker.

Bupivacain: s. Lokalanästhetika.

Burkitt-Lymphom: Non*-Hodgkin-Lymphom (B-Zell-Lymphom) mit der höchsten Proliferationstendenz, das wahrscheinlich durch das Epstein-Barr-Virus mitverursacht wird und eine Alteration des c-myc-Onkogens meist mit einer chromosomalen Translokation t(8;14) aufweist; **Varianten:** Burkitt-Lymphom mit plasmozytoider Differenzierung und atypisches Burkitt- oder Burkitt-ähnliches Lymphom; die therapeutisch wichtige Abgrenzung vom diffusen großzelligen B-Zell-Lymphom wird durch die Untersuchung des Genexpressionsprofils der Lymphomzellen erleichtert; **Häufigkeit:** in Äquatorialafrika endemisch (e-Typ), sonst sporadisch (s-Typ) bzw. HIV-assoziiert; in Deutschland sind bei Kindern 25–40 %, bei Erwachsenen 1–2 % und bei HIV-Infizierten 20–40 % der Non-Hodgkin-Lymphome Burkitt-Lymphome; die Altersverteilung weist je einen Gipfel auf in der 1. und 7. Dekade; **Klinik:** rasches Lymphomwachstum in 80 % der Fälle; primär extranodale Manifestation intraabdominal (e = 58 %, s = 91 %) und im Gesichtsschädelbereich (e = 58 %, s = 7 %); rasche Tumorexpansion, oft zentral nekrotisch (Ober- und Unterkiefer, Nasennebenhöhlen, Orbita); Knochenmarkbefall bei leukämischer Verlaufsform (e = 7 %, s = 20 %); **Prognose:** bei frühzeitiger Diagnose und sofortiger Behandlung Vollremission bei >80 % der 15–65-Jährigen (Kinder 92 %) und Heilung bei ca. 55 % dieser Patienten (Kinder 70–80 %).

Behandlungsindikation: sofortige Behandlung bei Diagnosestellung, dies gilt auch für HIV-Infizierte, die begleitend zur antineoplastischen Behandlung eine hoch aktive antiretrovirale Therapie (Abk. HAART) erhalten müssen. **Strategie:** Wegen der Seltenheit der Erkrankung erfolgt die Therapie i. R. multizentrischer nationaler Studien (Deutschland: GMALL-Studienprotokolle): **1.** Alternierende Gabe von Kombinationen überwiegend nicht kreuzresistenter Zytostatika in kurzen Intervallen mit einer intensiven Prophylaxe oder Therapie des Zentralnervensystems. **2.** Wegen der hohen CD20-Expression der Lymphomzellen erfolgt in allen aktuellen Protokollen die Applikation des monoklonalen gegen CD20 gerichteten Antikörpers Rituximab. **3.** Die insgesamt kurze Behandlungsdauer von etwa 4 Monaten kann nur durch eine intensive Infektionsprophylaxe und die Zytokingabe von G-CSF erreicht werden.

Pharmakotherapie: Das Burkitt-Lymphom sollte ausschließlich i. R. der aktuellen deutschen multizentrischen Studien für reife B-ALL/NHL behandelt werden (GMALL-Studien, Studienleitung: Prof. Dr. D. Hoelzer, J. W. Goethe-Universität,

Med. Klinik II: Hämatologie/Onkologie, Theodor-Stern-Kai 7, 60590 Frankfurt, Tel.: 069 63015194, Fax: 069 63017326, E-Mail: hoelzer@em.uni-frankfurt.de). Das aktuelle Protokoll GMALL-B-ALL/NHL 2002 soll unter Berücksichtigung der Behandlungsergebnisse der B-NHL-Protokolle 83, 86 und 90 zu einer weiteren Wirkungsverbesserung durch folgende Maßnahmen führen: **1.** Dosisreduzierung von Hochdosis-Methotrexat; **2.** Einführung eines Konsolidierungszyklus von Hochdosis-Cytarabin; **3.** Applikation von Rituximab (MabThera®) zu Beginn und G-CSF als Filgrastim (Neupogen®) nach Abschluss jeden Therapieblocks; **4.** vorsorgliche Stammzellmobilisierung und Asservierung insbesondere bei Patienten mit Hochrisikomerkmalen ohne Familienspender; **5.** Reduktion der Therapie auf 4 Blöcke bei Burkitt-Lymphomen und anderen Non-Hodgkin-Lymphomen vom B-Zell-Typ (Vorläufer B-lymphoblastische Lymphome, anaplastische großzellige Lymphome, mediastinales großzelliges B-Zell-Lymphom) der Stadien I und II der modifizierten Ann-Arbor-Klassifikation. Die Chemotherapie setzt sich aus einer Vorphase und wechselnden Zyklen/Blöcken A, B, C zusammen. Das Standardprotokoll ist für 15–55-Jährige (A1, B1, C1, A2, B2, C2) vorgesehen, oberhalb dieses Alters erfolgt eine Dosisreduzierung (A1, B1, A2, B2, A3, B3 für >55-Jährige), wobei das biologische Alter entscheidend ist. **1. GMALL-Therapieplan** für **15–55-Jährige:** **a)** Vorphasetherapie (Tag 1–5): schonende Zytoreduktion mit Cyclophosphamid (Endoxan®) und Prednison (z. B. Decortin®); **b)** Block A1und A2 (Tag 7–27 und 77–97): Rituximab, Dexamethason (z. B. Fortecortin®), Vincristin (z. B. Vincristin, Vincristinsulfat HEXAL®), Methotrexat (z. B. MTX®), Ifosfamid (z. B. Holoxan®), Cytarabin (z. B. Alexan®), VM 26 (Teniposid, VM 26-Bristol), G-CSF (z. B. Neupogen®); intrathekale Behandlung: Methotrexat, Cytarabin, Dexamethason; **c)** Block B1 und B2 (Tag 28–48 und 98–118): Rituximab, Dexamethason, Vincristin, Methotrexat, Cyclophosphamid, Doxorubicin (z. B. Adriblastin®),Cytarabin, G-CSF; intrathekale Behandlung: Methotrexat, Cytarabin, Dexamethason; **d)** Block C1 und C2 (Tag 49–76 und Tag 119–126): Rituximab, Dexamethason, Vindesin, Methotrexat, VP16 (Etoposid), Cytarabin, G-CSF; nach C1 Stammzellapherese von Patienten mit Hochrisikomerkmalen ohne Familienspender; **2. GMALL-Therapieplan** für **>55-Jährige:** **a)** Vorphasetherapie (Tag 1–5): Cyclophosphamid und Prednison; **b)** Block A1, A2 und A3 (Tag 7–27, 49–76 und 98–118): Rituximab, Dexamethason, Methotrexat, Ifosfamid, Cytarabin, VM26 (Teniposid), G-CSF; intrathekal Methotrexat; nach A2 Stammzellapherese von Patienten mit Hochrisikomerkmalen ohne Familienspender; **c)** Block B1, B2 und B3 (Tag 28–48, 77–97 und 119–126): Rituximab, Dexamethason, Vincristin, Methotrexat, Cyclophosphamid, Adriamycin, G-CSF; intrathekal Methotrexat. Bei Therapieversagen oder Lymphomprogression nach 4 Zyklen soll eine Salvage-Therapie initiiert werden, der sich bei Erfolg eine Hochdosistherapie mit Stammzelltransplantation anschließt. Die Rezidiv-/Salvage-Situation ist prognostisch extrem ungünstig, eine gesicherte Strategie fehlt; die GMALL empfiehlt eine allogene Transplantation bei geeigneten Patienten. Ausblick: risikoadaptierte Therapieintensität; Reduktion der Zykluszahl bei gutem Ansprechen durch Untersuchung auf minimal-residuale Tumorzellen und/oder Positronenemissionstomographie (Abk. PET); Behandlung von HIV-Infizierten unter HAART mit gleicher Intensität der Chemotherapie wie bei Nichtinfizierten.

Palliative Therapie: außerhalb des B-NHL-Studienprotokolls: bei sehr alten, multimorbiden Patienten, nach mehreren Rezidiven oder primär refraktärer Erkrankung, z. B. Kombination von Vincristin, Glukokortikoid und (bei fehlender Kontraindikation) Anthrazyklin/Anthrachinon.

Operative Therapie: Chirurgische Tumorreduktion vor der zytostatischen Chemotherapie (z. B. bei alleinigem intraabdominalem Befall) ist nur im Zusammenhang mit der diagnostischen Probenentnahme oder bei bedrohlichen Organkomplikationen sinnvoll und prognostisch günstig, wenn dadurch kein großer Zeitverlust eintritt. Das gute Ansprechen auch großer Lymphome auf die Chemotherapie hat den Stellenwert der chirurgischen Tumorverkleinerung minimiert.

Strahlentherapie: **1. therapeutisch:** Im GMALL-B-ALL/NHL 2002-Protokoll erfolgt die Bestrahlung grundsätzlich erst nach Ende der Chemotherapie (nach Block C2 bzw. B3 der >55-Jährigen): **a)** bei initialem ZNS-Befall: Schädelbestrahlung mit einer Zielvolumendosis von 24 Gy; **b)** Mediastinaltumor: Mediastinalbestrahlung mit 36 Gy; **c)** bei initialem Extranodalbefall: Einzelfallentscheidung; **d)** bei Resttumor nach Chemotherapieende: lokale Bestrahlung mit 36 Gy; **2. prophylaktisch:** Die prophylaktische Schädelbestrahlung wurde wegen der erheblichen Neurotoxizität und der hohen Wirksamkeit der (intrathekalen) Chemotherapie in nahezu allen Burkitt-Lymphom-Protokollen verlassen.

Psychotherapie: Die lebensbedrohliche Erkrankung mit ihren Auswirkungen auf die psychosoziale Situation erfordert psychosoziale und psychotherapeutische Betreuung.

Sonstige Maßnahmen: s. Leukämie, akute lymphatische des Erwachsenen.

Eigenbehandlung: Infektionsprophylaxe durch Vermeidung von Menschenansammlungen, Verzicht auf ungeschältes Obst, Marinade, frischen Salat, ungekochtes Gemüse sowie Schimmel- und Rohmilchkäse in der Phase der therapieinduzierten Neutropenie; Entfernung von Topfpflanzen und Schnittblumen aus der Umgebung (Pilzsporen in der Erde); sorgfältige Hygiene des Mund- und Analbereichs.

Arbeitsunfähigkeit: während der gesamten Behandlungsphase, meist auch 3–6 Monate weiter, darüber hinaus in Abhängigkeit von Organschäden und/oder Beschwerden. Grad der Behinderung: 100 während der zytostatischen Therapie, mind. 60 für 3 Jahre nach Vollremission, 100 nach allogener Knochenmarktransplantation für 3 Jahre, anschließend je nach Ergebnis der Behandlung mind. 30.

Hinweis: **1.** Individuelle Burkitt-Lymphom-Protokollreduzierungen mindern den Behandlungserfolg. **2.** Ungeklärt ist die optimale Dosierung und/oder Fraktionierung von Cyclophosphamid, Methotrexat, Cytarabin und der Stellenwert von Ifosfamid. **3.** In der Initialbehandlung ist der Nutzen einer Hochdosis-Chemotherapie mit anschließender autologener Stammzellgabe bisher nicht belegt. **4.** Eine optimale Behandlung partieller Remissionen oder Rezidive existiert nicht. **5.** HIV-positive Patienten werden in verschiedenen Protokollen unter dem Schutz einer HAART mitbehandelt. **6.** Die Protokolle der GMALL-Studiengruppe sind für Mitglieder der Studiengruppe vollständig (Nichtmitglieder: Kurzfassung) einschließlich aller Amendments im Internet (Homepage: www.kompetenznetz-leukaemie.de) einsehbar.

Neuentwicklung: Verschiedene neue Therapiemodalitäten werden u. a. auch gegen definierte Strukturen des Lymphoms als zielgerichtete Ansätze (targeted therapy) verfolgt, z. B. DNS-Methyltransferase-, Histon-Deacetylase-Inhibitoren, gegen c-myc-Onkogene gerichtete Antisense-Oligonukleotide, selektive Serotonin-Wiederaufnahme-Hemmer, Blockade der EBV-assoziierten Virusproteine, aktive Immunisierung mit idiotypischem klonalen Tumorimmunglobulin, ohne dass sie bisher klinische Relevanz gewonnen haben.

Selbsthilfe: Die Deutsche Leukämie- & Lymphom-Hilfe e. V. (DLH), Bundesverband der Selbsthilfeorganisationen zur Unterstützung von Erwachsenen mit Leukämien und Lymphomen e. V., Thomas-Mann-Str. 40, 53111 Bonn, Tel. 0228 33889200, Fax 0228 3388922; E-Mail: info@leukaemie-hilfe.de, Homepage: http://www.leukaemie-hilfe.de.

Literatur: **1.** Oriol, A. et al.: High-dose chemotherapy and immuntherapy in adult Burkitt lymphoma. Comparison of results in human immunodeficiency virus-infected and noninfected patients. Cancer 113: 117–125 (2008); **2.** Sweetenham, J. W.: Highly aggressive lymphomas in adults. Hematol Oncol Clin North Am 22: 953–964 (2008); **3.** Neelapu, S. S.; Kwak, L. W.: Vaccine therapy for B-cell lymphomas: next generation strategies. Hematology (American Society Educational Programm Book): 243–249 (2007); **4.** Hummel, M. et al.: A biologic definition of Burkitt̀s lymphoma from transitional and genomic profiling. N Engl J Med 354: 2419–2430 (2006); **5.** Magrath, I. T. et al.: Burkitt's Lymphoma. In: Mauch, P. M. et al. (eds): Non-Hodgkin's Lymphomas. Philadelphia: Lippincott Williams & Wilkins, 2004.

Autor: P. Meusers.

Bursitis: syn. Schleimbeutelentzündung; entzündliche Veränderung der Bursa nach direktem Trauma inf. chronisch-mechanischer Überlastung, Infektion, i. R. rheumatischer Erkrankungen oder bei Gicht*; **Formen:** akut-traumatische, chronische, eitrige (Bursitis purulenta) und spezifische Bursitis; **Lokalisation:** oft typisch; Bursitis olecrani (bei Schreibtischarbeit oder traumatisch), Bursitis praepatellaris (bei knieender Tätigkeit), Bursitis subdeltoidea, Bursitis subacromialis (s. Periarthropathia humeroscapularis), Bursitis trochanterica (bei Coxa saltans oder Koxarthrose), Bursitis subachillea (bei Achillodynie* und Haglund-Exostose).

Behandlungsindikation: Schmerz- und Entzündungshemmung und ggf. Entlastung der vergrößerten Bursa bei nichtinfektiöser Bursitis; frühe Infektsanierung bei infektiös-eitriger Bursitis.

Pharmakotherapie: **1.** zeitweise Ruhigstellung im Salbenverband (z. B. Dolobene Gel® bei akuter, Ichtholan® 50 % bei chronischer Bursitis); **2.** nichtsteroidale Antiphlogistika*, z. B. Ibuprofen (z. B. Imbun®, IbuHEXAL®), 3 × 400 mg/d p. o. oder lokal-topisch Diclofenac (z. B. Voltaren Emulgel®); **3.** bei spezifischer Bursitis Therapie der Grunderkrankung (z. B. Gicht*, Tuberkulose*, Gonorrhö*) und je nach Lokalisation Lokalanästhetika- und ggf. Glukokortikoidinjektion; **4.** frühzeitige Antibiotikatherapie bei eitriger Bursitis entsprechend dem Antibiogramm.

Operative Therapie: **1. Punktion** der Bursa zur Entlastung (z. B. bei Trauma mit Blutung) und/oder zur Gewinnung von Abstrichmaterial zur Erreger- und Resistenzbestimmung (v. a. bei eitriger Bursitis); simultan Injektion von 1–2 ml eines Lokalanästhetikums, z. B. Bupivacain 0,25–0,5 % (z. B. Carbostesin®) und (selten) 1–2 Amp. eines Glukokortikoids, z. B. Dexamethason (z. B. Lipotalon®), bei nichtinfektiöser Bursitis; **2. Bursektomie** nach Versagen der konservativen Therapie (bei rezidivierender Ergussbildung nach traumatischer Bursitis, chronischer Fistelbildung nach Punktion oder Inzision), traumatischer Bursaeröffnung oder bei Bursitis purulenta (v. a. wenn der Therapieerfolg nicht kurzfristig einsetzt).

Naturheilkundliche Verfahren: Kryotherapie zur Behandlung der Schmerzen.

Sonstige Maßnahmen: **1.** bei akuter Bursitis Ruhigstellung, Kühlung und Schonung für 3–7 Tage; **2.** Druckverband nach Punktion verhindert insbes. bei traumatischer Bursitis einen erneuten Erguss.

Arbeitsunfähigkeit: Arbeitsunfähigkeit bzw. Sportkarenz für 2 Wochen bei akuten Beschwerden; nach Bursektomie ca. 4 Wochen.

Eigenbehandlung: bei chronischer Bursitis auf passgerechtes Schuhwerk, Ellenbogenschutz bei

Schreibarbeiten und Knieschützer bei Arbeiten in knieender Haltung achten.

Literatur: Zippel, H.: Orthopädie systematisch. 2. Aufl. Bremen: UNI-MED, 2004.

Autoren: M. Schult, G. Möckel, D. Leutloff.

Bursitis purulenta: s. Empyem.

Bursitis subacromialis: s. Periarthropathia humeroscapularis.

Busulfan: s. Alkylanzien.

Butylscopolamin: s. Spasmolytika.

Bypass, aortokoronarer: Gefäßtransplantation zur Überbrückung einer Stenose oder eines Verschlusses im Bereich einer oder mehrerer Koronararterien; als Transplantat dienen meist Vena saphena magna (einfach, mehrfach, Y-Graft, sequentiell) und Arteria thoracica interna links und rechts (einfach, beidseits, sequentiell); s. Abb.; alternatives Material sind Arteria radialis, Arteria epigastrica inferior, Vena cephalica, Vena saphena parva sowie synthetische Prothesen und homologe Venen, die jedoch schlechtere Ergebnisse bringen.

Indikation: **1.** pektanginöse Beschwerden bzw. instabile Angina* pectoris trotz max. Pharmakotherapie; **2.** Drei-Gefäß-Erkrankung mit eingeschränkter linksventrikulärer Funktion oder schlechten Ergometrieresultaten; **3.** Hauptstammstenose; **4.** schwere proximale Stenose des Ramus interventricularis anterior; **5.** Zustand nach Herzinfarkt* mit persistierender Angina pectoris und eingeschränkter linksventrikulärer Funktion.

Durchführung: **1. Standardverfahren:** mediane Sternotomie, Kanülierung der Aorta ascendens und des rechten Vorhofs für die extrakorporale Zirkulation durch eine Herz*-Lungen-Maschine, kardiopulmonaler Bypass in Hypothermie (28–32 °C) mit Hämodilution; Herzstillstand nach Abklemmung der Aorta ascendens; lokale Oberflächenkühlung des Herzens und Myokardprotektion durch kardioplegische Lösung; Durchführung der Bypass-Operation, Beendigung der extrakorporalen Zirkulation, Blutstillung, Sternumverschluss; Ergebnisse: die operative Mortalität liegt bei 0,2–6,5 % und die perioperative Infarktrate bei 2–5 %. 95 % der Patienten sind nach der Operation beschwerdefrei, 75 % nach 5, 50 % nach 10 und 15 % nach 15 Jahren. **2. Alternativen:** perkutane transluminale koronare Angioplastie (Abk. PTCA), Endarterektomie und Ostiumplastik mit Venen-, Perikard- oder Kunststoffstreifen.

Komplikation: 8–10 % der Patienten haben einen Frühverschluss der venösen Bypässe, nach 1 Jahr 12–20 % der Patienten, und nach 10 Jahren liegt die Verschlussrate bei 40–60 %. Bei Verwendung der Arteria thoracica interna kommt es bei weniger als 10 % zu Verschlüssen innerhalb 10–20 Jahren. Die Verwendung der Arteria thoracica interna verringert im Vergleich zum venösen Bypass auf den Ramus interventricularis anterior das Langzeitmortalitätsrisiko um 35 %. Ursachen für Spätverschlüsse sind Arteriosklerose* der Bypass-Gefäße mit neointimaler Hyperplasie und Progression der Arteriosklerose in den nativen Gefäßen distal der Anastomose.

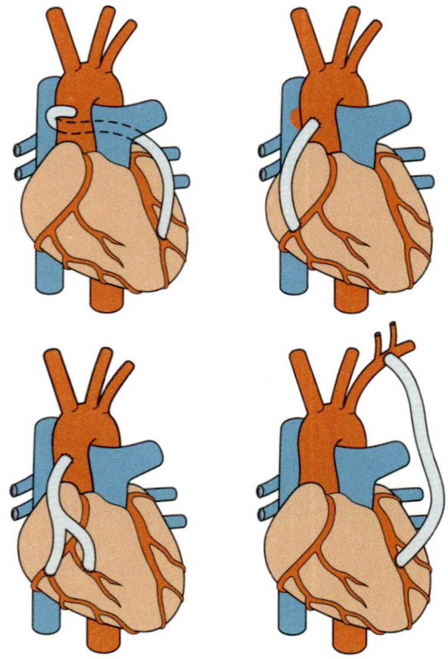

Bypass, aortokoronarer

Hinweis: **1.** Überlebensrate der Patienten mit Drei-Gefäß-Erkrankung: **a)** nach 10 Jahren: mit Arteria thoracica interna 89 %, mit Vene 71 %; **b)** nach 15 Jahren: mit Arteria thoracica interna 70 %, mit Vene 60 %; **2.** ein hohes Alter allein stellt keine Kontraindikation für eine Bypass-Operation dar.

Neuentwicklung: minimale Thorakotomie, Operation ohne extrakorporale Zirkulation.

Literatur: **1.** The bypass angioplasty revascularization investigation (BARI) investigators. Comparison of coronary bypass surgery with angioplasty in patients with multivessel disease. New Engl J Med 335: 217–225 (1996); **2.** Cameron, A. et al.: Coronary bypass surgery with internal-thoracic-artery grafts-effects on survival over a 15-year period. New Engl J Med 334: 216–219 (1996); **3.** Weintraub, W. S. et al.: A comparison of the costs and quality of life after coronary angioplasty or coronary surgery for multivessel coronary artery disease. Results from the Emory angioplasty versus surgery trial (EAST). Circulation 92: 2831–2840 (1995); **4.** Pocock, S. J. et al.: Meta-analysis of randomized trials comparing coronary angioplasty with bypass surgery. Lancet 346: 1184–1189 (1995).

Autoren: R. Hetzer, M. Pasic.

Bypass, renaler: s. Nierenarterienstenose.

B-Zell-Lymphome: s. Burkitt-Lymphom; Lymphome, hochmaligne periphere vom B-Zell-Typ; Lymphome, primär extranodale.

B-Zelltumor des Pankreas: s. Insulinom.

C

Cadmiumintoxikation: s. Schwermetallintoxikation.

Caeruloplasmin: s. Wilson-Krankheit.

Calciferolmangel: s. Vitamin-D-Mangel.

Calcipotriene: Vitamin-D_3-Derivate; **Vertreter:** **1.** Calcipotriol (z. B. Psorcutan®); **2.** Tacalcitol (Curatoderm®); **Wirkungsmechanismus** und **Wirkung:** Calcipotriene unterscheiden sich vom aktiven Vitamin D_3 (Calcitriol) durch die veränderte Seitenkette, verursachen aber z. T. ähnliche biologische Effekte: Sie regulieren die Proliferation und Differenzierung von Keratinozyten und wirken immunmodulierend über Hemmung der T-Lymphozytenaktivität. Vitamin D_3 fördert daneben die Calciumresorption, Rückresorption und Osteoklastenaktivität. In therapeutischer Dosierung zeigen die Calcipotriene nur eine geringe Beeinflussung des Calciummetabolismus.

Indikation: topisch bei leichter bis mittelschwerer Psoriasis* vulgaris vom Plaque-Typ, auch in Kombination mit Glukokortikoiden* oder Dithranol*, Calcipotriol auch in Kombination mit selektiver UV-B-Bestrahlung.

Kontraindikation: **1.** Psoriasis pustulosa oder punctata; **2.** schwere Nieren- oder Lebererkrankung mit Veränderung des Calciumstoffwechsels; **3.** Anwendung im Gesicht; **4.** Anwendung von Calcipotriol auf mehr als 30 %, von Talcalcitol auf mehr als 10 % der Gesamthautfläche; **5.** Schwangerschaft und Stillzeit; **6.** Anwendung von Calcipotriol bei unter 18-Jährigen, von Talcalcitol bei unter 21-Jährigen.

UAW: Hautirritation.

Dosierung: **1.** Calcipotriol (z. B. Psorcutan®): 1 × 0,75 mg/d (entspricht 15 g Salbe/d), max. 5 mg/Woche (entsprichtflatt 100 g Salbe/Woche); **2.** Tacalcitol (Curatoderm®): 1 × 0,04 mg/d (entspricht 10 g Salbe/d) für max. 8 Wochen auf bis zu 15 % der Gesamthautfläche bzw. 1 × bis zu 0,01 mg/d für max. 18 Monate auf bis zu 10 % der Gesamthautfläche.

Hinweis: regelmäßig Serumcalcium bestimmen.

Neuentwicklung: Studien zeigen eine erfolgreiche Repigmentierung bei Vitiligo* in einer Kombinationstherapie mit topischem Glukokortikoid* morgens und Calcipotrien abends.

Autoren: W. Sterry, N. Lembert.

Calcitriolmangel: s. Vitamin-D-Mangel.

Calcium-Antagonisten: pharmakologische Wirkstoffgruppe, deren Substanzen durch Blockade von L-Typ-Calciumkanälen an Blutgefäßen und am Herz antihypertensiv und antianginös wirken; **Einteilung:** **1.** Dihydropyridine (Abk. DHP): z. B. Nifedipin (z. B. Adalat®), Nitrendipin (z. B. Bayotensin®), Amlodipin (z. B. Norvasc®), Lercanidipin (z. B. Carmen®), Felodipin (Modip®), Manidipin (Manyper®); **2.** Phenylalkylamine (Abk. PAA): z. B. Verapamil (z. B. Isoptin®); **3.** Benzothiazepine (Abk. BT): z. B. Diltiazem (z. B. Dilzem®); **Wirkungsmechanismus:** Bindung an die α_{1c}-Untereinheit des L-Typ-Calciumkanals, der in glatter Gefäßmuskulatur, nichtvaskulärer glatter Muskulatur und im Herzmuskel vorkommt. Durch verminderten Calciumeinstrom in die Muskelzellen resultiert eine Vasodilatation, die zur Blutdrucksenkung führt. Die Koronardilatation vermindert die Angina pectoris. Am Herzmuskel nehmen Kontraktilität und Herzfrequenz ab, die AV-Überleitungszeit wird verlängert (bei PAA und BT). DHP wirken bevorzugt auf die Gefäßmuskulatur, PAA und BT hingegen gleich stark auf Gefäßmuskulatur und Herzmuskulatur mit Reizleitungssystem. **Pharmakokinetik:** Calcium-Antagonisten unterliegen nach oraler Gabe einem hohen First-pass-Metabolismus, so dass die orale Bioverfügbarkeit für Nifedipin 50–70 %, für Verapamil 20–35 % und für Diltiazem 40–45 % beträgt. In der Leber erfolgt ein oxidativer Metabolismus über das Cytochrom-P-450 CYP3A. Plasmaproteinbindung 90 %; Wirkungseintritt: p. o. nach 20–60 Minuten, i. v. nach ca. 2 Minuten; Wirkungsdauer 4–30 Stunden; Eliminationshalbwertzeit 2–30 Stunden, je nach Wirkstoff und Formulierung.

Indikation: **1. Dihydropyridine: a)** Nifedipin: chronische stabile Angina* pectoris, Prinzmetal-Angina, arterielle Hypertonie*, Ösophagusspasmus, Raynaud-Syndrom; **b)** Amlodipin: arterielle Hypertonie, chronische stabile Angina pectoris; **c)** Nitrendipin, Lercanidipin, Felodipin, Manidipin: arterielle Hypertonie; **2. Phenylalkylamine:** wie 1.; zusätzlich instabile Angina pectoris, paroxysmale supraventrikuläre Tachykardie*, Vorhofflimmern und -flattern mit schneller AV-Überleitung (kein WPW-Syndrom); **3. Benzothiazepine:**

C

wie 2.; zusätzlich Prophylaxe des Nierentransplantatversagens, Verminderung der Ciclosporin-A- oder Tacrolimus-Dosis aufgrund Erhöhung der Wirkspiegel.

Kontraindikation: **1. Dihydropyridine:** Schock, arterielle Hypotonie, höhergradige Aortenstenose, höhergradige Herzinsuffizienz, instabile Angina pectoris, akuter Herzinfarkt (innerhalb der ersten 4 Wochen), mäßige bis schwere Leberfunktionsstörung, gleichzeitige Anwendung von CYP3A4-Inhibitoren bzw. -Induktoren (Manidipin), bekannte Überempfindlichkeit gegen Dihydropyridine; **2. Phenylalkylamine:** höhergradige Herzinsuffizienz, Sinusknotensyndrom, SA-Block, AV-Block II. und III. Grades, Vorhofflimmern und -flattern bei Präexzitationssyndrom (z. B. WPW-Syndrom), Schock, akuter Herzinfarkt, gleichzeitige intravenöse Therapie mit Beta-Rezeptoren-Blockern; **3. Benzothiazepine:** wie 2.

Wechselwirkungen: **1.** pharmakokinetisch: Durch den Abbau über Cytochrom-P-450 CYP3A und den hemmenden Effekt auf P-Glykoprotein erhöhen Calcium-Antagonisten die Serumkonzentration anderer Substrate dieser Abbau- und Ausscheidungssysteme, insbes. von Digoxin, Carbamazepin, Antihistaminika, Chinidin, Atorvastatin, Cerivastatin, Lovastatin, Simvastatin, Ciclosporin A, Tacrolimus, Indinavir, Nelfinavir, Ritonavir, Saquinavir und Theophyllin. Die Serumkonzentration der Calcium-Antagonisten wird erhöht durch Cimetidin, Azol-Antimykotika und Grapefruitsaft, erniedrigt über eine Enzyminduktion von Cytochrom-P-450 CYP3A durch Rifampicin, Phenytoin, Phenobarbital und Carbamazepin. **2.** pharmakodynamisch: Die Kombination von Verapamil oder Diltiazem mit Digitalisglykosiden, Antiarrhythmika, Beta-Rezeptoren-Blockern oder Clonidin kann einen höhergradigen AV-Block bewirken. Die Kombination mit Beta-Rezeptoren-Blockern verstärkt außerdem den negativ-inotropen Effekt (Kardiodepression).

UAW: **1. Dihydropyridine:** reflektorische Sympathikusaktivierung mit/ohne Tachykardie, Rhythmusstörungen, Palpitationen, Flush, Hautveränderungen, Kopfschmerz, Schwindel, Dyspepsie, Hypotonie, Knöchelödeme, Blutbildveränderungen; **2. Phenylalkylamine:** Obstipation, Hautveränderungen, Muskelschmerzen, Kopfschmerz, Schwindel, Übelkeit, Erhöhung der Leberwerte, AV-Block I.–III. Grades mit Asystolie (selten), Vorhofarrhythmien, Bradykardie, Herzinsuffizienz, arterielle Hypotonie, Knöchelödeme, allergische Reaktionen, erhöhte Neurotoxizität von Lithium; **3. Benzothiazepine:** wie 2.

Dosierung: **1. Dihydropyridine:** **a)** Nifedipin: 1–2 × 20 mg/d retardiert p. o.; **b)** Nitrendipin: 1–2 × 20 mg/d p. o.; **c)** Amlodipin, Lercandipin, Felodipin: 1 × 5–10 mg/d p. o.; **d)** Manidipin: 1 × 10–20 mg/d p. o.; **2. Phenylalkylamine:** z. B. Verapamil, 1–2 × 120–240 mg/d retardiert p. o.; i. v. initial 5–10 mg, dann 5–10 mg/h; **3. Benzothiazepine:** z. B. Diltiazem, 1–2 × 90–180 mg/d retardiert p. o.; i. v. initial 0,3 mg/kg KG, dann 0,2–1,0 mg/min.

Hinweis: **1.** Die Kontraindikation gegen DHP in der Schwangerschaft wird in den WHO-Empfehlungen nicht mehr aufrechterhalten, so dass bei hoher Dringlichkeit und Spätschwangerschaft DHP eingesetzt werden können. Langzeiterfahrungen in Bezug auf die Sicherheit des Fetus fehlen. **2.** Bei Patienten mit koronarer Herzerkrankung wurde unter antihypertensiver Therapie mit kurzwirksamen DHP eine erhöhte Inzidenz von Herzinfarkten und eine erhöhte Mortalität beobachtet. Auch bei Nisoldipin und Amlodipin wurden bei Diabetikern im Vergleich zu ACE-Hemmern erhöhte Raten kardiovaskulärer Ereignisse festgestellt. Hingegen zeigte sich unter Nitrendipin bei älteren Patienten mit Diabetes mellitus eine verminderte kardiovaskuläre Mortalität. **3.** Calcium-Antagonisten senken im Vergleich zu Hydrochlorothiaziden in der Kombinationstherapie mit ACE-Hemmern die kardiovaskuläre Mortalität.

Literatur: **1.** Jamerson, K. et al.: Benazepril plus amlodipine or hydrochlorothiazide for hypertension in high-risk patients (ACCOMPLISH). N Engl J Med 359: 2417–2428 (2008); **2.** Sierra, C.; Coca, A.: The ACTION study: nifedipine in patients with symptomatic stable angina and hypertension. Expert Rev Cardiovasc Ther 6 (8): 1055–1062 (2008); **3.** Elliott, W. J.: Systemic hypertension. Curr Probl Cardiol. 32 (4): 201–259 (2007); **4.** Gradman, A. H.; Vivas, Y.: New drugs for hypertension: what do they offer? Curr Hypertens Rep 8 (5): 425–432 (2006); **5.** Wenzel, R. R.; Noll, G.; Lüscher, T. F.: Endothelial regulation of vascular tone and growth: role of calcium antagonists. In: Epstein, M.: Calcium antagonists in clinical medicine. 2nd ed. Philadelphia: Murray Epstein, Hanley & Belfus, 2001.

Autoren: Th. Philipp, R. R. Wenzel, A. Kribben, N. Lembert.

Calciumkonzentration, erhöhte: s. Hyperkalzämie.

Calciumkonzentration, erniedrigte: s. Hypokalzämie.

Callotasis: s. Beinlängendifferenz.

Candidose: syn. Soor, Candida-Mykose; Sammelbezeichnung für Infektionen durch Sprosspilze der Gattung Candida, die i. d. R. Haut und/oder Schleimhäute befallen; bei einer Candidose der Mundschleimhaut können auch tiefere Abschnitte des Verdauungstraktes betroffen sein; seltener tritt eine Candidose disseminiert mit Befall innerer Organe (Systemmykose; vgl. Lungenmykosen) auf; begünstigtes Auftreten bei Diabetes mellitus, Schwangerschaft, Tumor, Antibiotikatherapie, Immundefekt und Infektionskrankheiten.

Behandlungsindikation: mit der Diagnosestellung gegeben; nicht behandlungsbedürftig ist der bloße Nachweis von Candida albicans auf Haut oder Schleimhaut eines klinisch Gesunden (außer bei massivem Erregernachweis).

Pharmakotherapie: **I. Lokaltherapie:** **1.** Antimykotika*: **a)** bei intertriginösen oder feuchten Hautarealen bzw. bei Candida-induzierter Windeldermatitis*: Nystatin-haltige Externa in Pastengrundlage (z. B. Candio-Hermal® Softpaste, Lederlind® Heilpaste), 2–4-mal täglich bis 1 Woche nach Abheilung, anschl. 1-mal wöchentlich (Rezidivprophylaxe) für 1–2 Monate; **b)** im Anogenitalbereich (z. B. Kolpitis*, Vulvitis*) analoges Vorgehen mit Nystatin auf Cremebasis (z. B. Candio-Hermal® Creme, Adiclair® Creme), als Salbe (z. B. Candio-Hermal® Salbe, Adiclair® Salbe) oder Vaginalsuppositorium (z. B. Nystatin „Lederle" Ovula®), oder Clotrimazol als Kombination von Vaginalzäpfchen und -creme für Scheide und äußeres Genitale (z. B. Canifug® Cremolum® 100/Canifug® Creme Kombipackung), Kontraindikation: Schwangerschaft; **c)** bei oraler Candidose: Nystatin-Suspension (z. B. Moronal® Suspension), 4 × 2–6 ml/d p. o., oder Amphotericin-B-Suspension (z. B. Ampho-Moronal® Suspension), 4 × 1 ml/d p. o. sowie Amphotericin-B-Lutschtabletten (z. B. Ampho-Moronal® Lutschtabletten); **2.** bei entzündlicher Komponente Nystatin und Flupredniden als Paste oder Salbe (z. B. Candio-Hermal® Plus) über 3 Tage; **II. systemische Therapie:** **1.** Schleimhautbefall: Fluconazol (z. B. Diflucan® Derm 50 mg Kapseln), 50–100 mg/d p. o. (bei chronischer oraler Candidiasis eines Zahnprothesenträgers 50 mg/d); bei vaginaler Candidose: Fluconazol (z. B. Diflucan®), Einmaldosis 150 mg p. o., oder Itraconazol (z. B. Siros® Kapseln), insgesamt 2 × 200 mg/d p. o. (nicht bei Schwangeren und Kindern); **2.** Prophylaxe bei HIV*-Infektion: Fluconazol, 50 mg/d p. o.; **3.** disseminierte Candidose: Fluconazol, Erwachsene 200–800 mg/d p. o. (am 1. Behandlungstag im Allg. 1 × 400 mg), Kinder nur bei fehlender therapeutischer Alternative 3–6 mg/kg KG/d p. o.; **4.** Nagelmykosen: s. Paronychie.

Naturheilkundliche Verfahren (Autor: Th. J. Doering): **1.** in Abhängigkeit vom körperlichen Zustand diätetische Maßnahmen (z. B. Anti-Pilz-Diät) oder roborierende Therapien (insbes. Heliotherapie; s. Immunstimulation); **2.** Symbioselenkung durch Substitution apathogener Bakterien; **3.** Eigenbluttherapie.

Sonstige Maßnahmen: **1.** Beseitigung prädisponierender Faktoren (z. B. Feuchtigkeit, Antibiotikaeinnahme) bzw. Behandlung zugrunde liegender Erkrankung (z. B. Diabetes mellitus); **2.** bei anogenitalem Befall und chronisch-rezidivierendem Verlauf ggf. Sanierung des Darms mit Nystatin (z. B. Nystatin Stada Kapseln®), 3 × 500 mg/d p. o. (wird nicht resorbiert), oder Amphotericin B (z. B. Ampho-Moronal® Suspension), 4 × 1 ml/d p. o.; **3.** bei therapieresistenten Vaginalbeschwerden kulturelle Differenzierung von resistenten Candida-Species erforderlich; **4.** Behandlung des Partners.

Eigenbehandlung: **1.** bei intestinaler Candidose zuckerarme Diät, Verzicht von Auszugsmehlen, regelmäßiger Verzehr von großen Mengen Rohkost; **2.** bei Candidose im Anogenitalbereich Sitzbäder mit Adstringenzien (Eichenrindenextrakt, z. B. Tannosynt® flüssig wässriges Konzentrat).

Literatur: **1.** Deutsche Dermatologische Gesellschaft, Deutschsprachige Mykologische Gesellschaft und Berufsverband der Deutschen Dermatologen: Leitlinie „Candidose der Haut", 2006, http://www.uni-duesseldorf.de/AWMF/ll/013-005.htm; **2.** Tietz, H. J.; Sterry, W.: Antimykotika von A-Z. Stuttgart: Thieme, 2004; **3.** Diagnostische und therapeutische Leitlinien Mykologie. Hautarzt 49: S1–S12 (1998).

Autoren: P. Schulze, W. Sterry.

Canrenon: s. Aldosteron-Antagonisten; Spironolacton.

Cantharidenpflaster: Pflaster mit Extrakten aus einer Käferart aus der Familie der Canthariden (Lytta vesicatoria, Spanische Fliege), das i. R. der ausleitenden Therapie zur Behandlung bei lokalisierten akuten und chronischen Schmerzen sowie Entzündungen eingesetzt wird; **therapeutisches Prinzip:** durch Reizung der Haut werden Symptome einer künstlichen Verbrennung II. Grades erzeugt; in den Pflastern enthaltene histaminartige Substanzen wirken lokal Durchblutung fördernd und rufen eine Entzündung mit Bildung von Quaddeln und Blasen hervor; dadurch werden Gewebeflüssigkeit, Stoffwechselendprodukte und Schmerzmediatoren an die Hautoberfläche abgeleitet; gleichzeitig wird das Immunsystem angeregt und eine vegetative Umstimmung bewirkt.

Indikation: **1.** Erkrankungen des Bewegungsapparats: chronisch rezidivierendes Ischiassyndrom*, Postdiskotomiesyndrom, Schulter-Arm-Syndrom, Arthrose* der großen und kleinen Gelenke; **2.** HNO-Erkrankungen, z. B. Otitis* media acuta und Otitis* media chronica v. a. bei Kindern, Rhinosinusitis*, Tonsillitis*.

Kontraindikation: akute und chronische Zystitis, Pyelonephritis, Glomerulonephritis; Mikro- und Makroangiopathie; Hämophilie und antikoagulative Therapie; offene Wunden, unklare Hautveränderungen; arterielle Durchblutungsstörungen, Stauungsödeme; Anwendung an Schleimhäuten, Gelenkbeugen; Pflasterallergie.

Durchführung: Verwendung fertig beziehbarer Pflaster oder Pflaster in Kombination mit Cantharidensalbe; Abnahme des Pflasters i. d. R. nach 24 Stunden, anschl. Eröffnung der Brandblase mit steriler Nadel, um das Sekret abfließen zu lassen; Wunde mit steriler Mullkompresse abdecken, für 1–3 Tage belassen.

Komplikation: Hyperpigmentierung; Reizung der Harnblase möglich; lokale Superinfektion bes. bei vorzeitiger Pflasterabnahme; nephrotoxische Wirkung.

Autor: Th. J. Doering.

CAPD: s. Peritonealdialyse.

C

C

Caput obstipum: s. Torticollis muscularis.

Carbamazepin: s. Antiepileptika.

Carbamid: s. Harnstoff.

Carbapeneme: potenteste Gruppe von Betalaktam*-Antibiotika mit einem sehr breiten Wirkungsspektrum; **Vertreter: 1.** Meropenem (Meronem®); **2.** Ertapenem (INVANZ); **3.** Imipenem in fixer Kombination mit dem Dehydropeptidase-Inhibitor Cilastatin (ZIENAM®), Kombination zur Reduktion des hydrolytischen Abbaus von Imipenem in den Nieren und Konzentrationserhöhung des aktiven Antibiotikums im Organismus sowie Verminderung der Nephrotoxizität von Imipenem; **4.** Doripenem (Doribax®) mit hoher Stabilität und guter Pseudomonas-Wirksamkeit (Möglichkeit der sog. prolonged infusion, d. h. über mehrere Stunden). **Wirkungsmechanismus:** Hemmung der bakteriellen Zellwandsynthese (s. Penicilline; Cephalosporine); **Pharmakokinetik:** Applikation i. v., Ertapenem auch i. m. (Bioverfügbarkeit i. m. 90 %); HWZ 60 Minuten, Ertapenem 4–5 Stunden; Elimination vorwiegend renal; hohe Konzentrationen in Urin, Galle, Knochen, Bronchialsekret, Pleura-, Synovial-, Peritonealflüssigkeit; Liquorgängigkeit gering, bei Meningitis besser.

Indikation: Carbapeneme sind wichtige Antibiotika für die Initialtherapie lebensbedrohlicher Infektionen (Reserveantibiotika); **1.** kalkulierte Therapie schwerer Infektionen wie Sepsis*, intraabdominale und gynäkologische Infektion, Knochen- und Weichteilinfektion; **2.** schwere Pseudomonasinfektion (ggf. in Kombination mit einem Aminoglykosid*-Antibiotikum); **3.** Meropenem auch zur Therapie der Meningitis*, da es besser ZNS-verträglich als die übrigen Carbapeneme ist; **4.** Ertapenem bei mittelschwerer bis schwerer, stationär zu behandlender ambulant erworbener Pneumonie. **Wirkungsspektrum:** Das Wirkungsspektrum umfasst grampositive (Streptokokken, Pneumokokken, Listerien u. a.) und gramnegative Bakterien (Meningokokken, Pseudomonas aeruginosa, Haemophilus influenzae, Enterobakterien) sowie Anaerobier (Bacteroides fragilis, Clostridien u. a.). Imipenem ist im Vergleich zu den übrigen Carbapenemen etwas besser wirksam gegen grampositive Kokken, jedoch schwächer gegen Enterokokken, Haemophilus influenzae und Pseudomonas aeruginosa, Ertapenem wirkt ebenfalls nicht so gut gegen Pseudomanas aeruginosa und Acinetobacter baumannii. Resistent sind Chlamydien, Legionellen, Mykoplasmen, Mykobakterien und MRSA.

Kontraindikation: 1. Schwangerschaft; **2.** Kinder unter 3 Monaten (keine genügend gesicherten Daten); **3.** Carbapeneme-Allergie.

Wechselwirkungen: Bei gleichzeitiger Gabe von Imipenem und Ganciclovir wurden generalisierte Krampfanfälle beobachtet.

UAW: 1. gastrointestinale Störung (Übelkeit, Erbrechen, Diarrhö); **2.** lokale Phlebitis; **3.** allergische Reaktion (Exantheme); **4.** zentralnervöse Störung (fokaler Tremor, Krämpfe, Verwirrtheitszustände); **5.** Anstieg der Transaminasen; **6.** hämatologische Reaktion (Eosinophilie, seltener Leukopenie, Thrombozytopenie); **7.** Vaginitis.

Dosierung: Dosisanpassung bei Niereninsuffizienz erforderlich; **1.** Meropenem (Meronem®), $3 \times 0{,}5–1$ g/d i. v., bei Meningitis 3×2 g/d i. v.; **2.** Ertapenem (INVANZ), 1×1 g/d i. v. oder i. m.; **3.** Imipenem und Cilastatin in fixer Kombination (ZIENAM®), $3–4 \times 0{,}5–1$ g/d i. v.; **4.** Doripenem: $3 \times 0{,}5$ g über 1 oder 4 Stunden infundiert bei nosokomialer Pneumonie einschl. Beatmungspneumonie; $3 \times 0{,}5$ g als Ein-Stunden-Infusion bei komplizierten intraabdominalen Infektionen und Harnweginfektion (einschl. Pyelonephritis).

Autor: B. Drewelow.

Carbimazol: s. Thyreostatika.

Carboanhydrase-Hemmer: Sulfonamidverbindungen, die das Enzym Carboanhydrase hemmen; **Vertreter: 1.** Acetazolamid (z. B. Diamox®); **2.** Diclofenamid (Diclofenamid-Tabletten); **3.** Dorzolamid (Trusopt®); **4.** Brinzolamid (AZOPT®); **5.** Sultiam (Ospolot®); **Wirkungsmechanismus: 1.** Durch Hemmung der Carboanhydrase in der Augenkammer wird die Produktion von Kammerwasser vermindert und dadurch der Augeninnendruck gesenkt. **2.** Die Hemmung der Carboanhydrase im Tubulusepithel der Niere führt zur verminderten Rückresorption von Bicarbonat mit Alkalisierung des Harns und erhöhter Kaliumausscheidung. Die ausgeschiedene Harnmenge nimmt lediglich um 5–8 % zu. Daher spielen Carboanhydrase-Hemmer zur Diurese kaum noch eine Rolle. **3.** Durch Hemmung der Carboanhydrase im Epithel des Plexus choroideus in den Hirnventrikeln wird die Produktion von Liquor vermindert. **4.** Sultiam wirkt antikonvulsiv. **Pharmakokinetik:** Acetazolamid wird aus dem Dünndarm gut resorbiert und unverändert durch die Nieren ausgeschieden.

Indikation: 1. Acetazolamid (systemisch): **a)** akuter Glaukomanfall (in Kombination mit z. B. Beta-Rezeptoren-Blockern oder Pilocarpin; s. Glaukommittel); **b)** metabolische Alkalose durch Hyperventilation (Höhenkrankheit); **c)** Hydrozephalus*; **d)** als Diuretikum*; **2.** Diclofenamid (systemisch), Dorzolamid (topisch) und Brinzolamid (topisch): zur Dauertherapie aller Formen des Glaukoms* (Mono- oder Kombinationstherapie); **3.** Sultiam: als Antiepileptikum* bei Rolando-Epilepsie (s. Epilepsie), wenn andere Antiepileptika erfolglos waren.

Kontraindikation: u. a. schwere Nierenfunktionsstörung, Überempfindlichkeit gegenüber Sulfonamiden, hyperchlorämische Azidose, Schwangerschaft und Stillzeit.

UAW: 1. bei systemischer Anwendung: Hypokaliämie, metabolische Azidose; **2.** bei topischer Anwendung: okulare Missempfindung, Kopfschmerzen, Parästhesien, Geschmackstörung.

Dosierung: s. Glaukommittel; Hydrozephalus; Antiepileptika.

Autor: N. Lembert.

Carbo medicinalis: s. Aktivkohle.

Carboplatin: s. Alkylanzien.

Carmustin: s. Alkylanzien.

CAS: Abk. für (engl.) *computer assisted surgery;* moderne Verfahren zur rechnergestützten Operationsplanung, intraoperativen Navigation und zum (semi-)autonomen Operieren (sog. Operationsroboter), die v. a. in Orthopädie, Otorhinolaryngologie, Neuro- und Unfallchirurgie genutzt werden; **Ziel:** Minimierung operationstechnischer und menschlicher Fehler sowie verbesserte Genauigkeit (Abweichung theoretisch max. 1 mm bzw. 1°) bei Eingriffen an Knochen und Gelenken (z. B. optimale Implantatpositionierung in der Endoprothetik*, Vermeidung neurologischer Komplikationen in der Wirbelsäulenchirurgie). **Prinzip:** Es gibt Computertomogramm-basierte (Abk. CT), fluoroskopische und CT-freie Systeme: **1. CT-basierte Systeme:** präoperativ wird ein Dünnschicht-Computertomogramm des Operationssitus erhoben und die Operation anhand der 3D-Rekonstruktion geplant. Das Navigationsgerät bzw. der Operationsroboter unterstützt den Operateur bei der Umsetzung dieser präoperative Planung. **2. Fluoroskopische Systeme:** erfordern standardisierte intraoperative Durchleuchtungen des Operationssitus. Das System rekonstruiert daraus ebenfalls dreidimensionale Bilder der knöchernen Strukturen. Die Operationsplanung erfolgt hierbei im Gegensatz zu CT-basierten Systemen intraoperativ. Operationsinstrumente werden zur Orientierung virtuell in die rekonstruierten Bilder eingeblendet. **3. CT-freie Systeme:** erfordern im Gegensatz keine Bildgebung, sondern erfassen intraoperativ knöcherne Landmarken (z. B. Spinae iliacae anteriores bei der Hüfte, Epikondylen beim Knie). Vorteil: prä- oder intraoperative Bildgebung sowie präoperative Vorbereitung entfallen. In Ermangelung eines bildgebenden Verfahrens zeigt das System ein virtuelles Modell des betroffenen Situs an. Aufgrund einer dennoch vergleichbaren Präzision zu Bild-basierten Systemen setzt sich dieses Verfahren zunehmend im klinischen Alltag durch.

Indikation: Endoprothetik* und Wirbelsäulenchirurgie; CAS ist hinsichtlich der Genauigkeit der Implantatpositionierung der konventionellen Technik überlegen, ist jedoch mit einer Verlängerung der Operationszeit verbunden.

Durchführung: Die Ankopplung des Situs und der Instrumente an das System erfolgt entweder elektromagnetisch oder optisch (aktiv oder passiv). Grundsätzlich wird für jeden beweglichen Knochen des Situs ein Fixpunkt durch einen sog. Lokator definiert (z. B. femoral und tibial beim Knie, pelvikal und femoral bei der Hüfte). Nach Abgleich des Situs mit den rekonstruierten Bildern (CT oder fluroskopisch) oder aber Abtasten knöcherner Landmarken (CT-frei) erstellt das System ein virtuelles Modell des Situs und blendet in Echtzeit die Operationsinstrumente ein.

Hinweis: Zur abschließenden Bewertung rechnergestützter Verfahren bedarf es noch randomisierter, prospektiver Langzeituntersuchungen, die neben der schon jetzt evidenten Präzisionssteigerung auch einen langfristigen Nutzen für den Patienten belegen.

Neuentwicklung: Zurzeit wird durch stetige Verkleinerung der Instrumente und des erforderlichen Operationszugangs das Indikationsspektrum von CAS auf minimalinvasive Operationstechniken erweitert. Dabei kann der Operateur, der aufgrund des limitierten Operationszugangs keinen vollständigen Einblick in den Situs hat, von einem virtuellen Modell profitieren.

Literatur: **1.** Bathis, H. et al.: Alignment in total knee arthroplasty. A comparison of computer-assisted surgery with the conventional technique. J Bone Joint Surg Br 86 (5): 682–687 (2004); **2.** Konermann, W.; Haaker, R.: Navigation und Robotik in der Gelenk- und Wirbelsäulenchirurgie. Berlin, Heidelberg, New York: Springer, 2003; **3.** Von Recum, J. et al.: Die CT-freie bildgesteuerte Pfannennavigation in der klinischen Routine. Unfallchirurg 106 (11): 929–934 (2003).

Autoren: M Schult, G. Matziolis, D. Leutloff.

Caspofungin: s. Antimykotika.

Cathin: s. Appetitzügler.

CB-CC-Lymphom: s. Lymphom, follikuläres.

CB-Lymphom: s. Lymphome, hochmaligne periphere vom B-Zell-Typ.

CCPD: s. Peritonealdialyse.

CDAI: s. Enteritis regionalis Crohn.

CDLE: Abk. für chronischer diskoider Lupus* erythematodes.

Cephalosporine: Gruppe von Betalaktam*-Antibiotika mit der Grundstruktur 7-Amino-Cephalosporansäure, aus der semisynthetisch eine Vielzahl von Verbindungen mit unterschiedlichem Wirkungsspektrum entwickelt wurde; besitzen gegenüber Penicillin G ein deutlich erweitertes Wirkungsspektrum gegen grampositive und gramnegative Keime sowie eine große therapeutischen Breite; **Einteilung:** unter Berücksichtigung gruppenspezifischer Eigenschaften (Generation, Wirkungsspektrum) und der Applikationsform (s. Tab.); **Wirkungsmechanismus:** Hemmung der bakteriellen Zellwandsynthese durch Hemmung der Mureinsynthese aufgrund irreversibler Blockade des für die Transpeptidierung notwendigen Enzyms D-Alanin-Transpeptidase; konsekutiv hoher osmotischer Druck im Inneren der Bakterien führt zur Ruptur der Zellwand und damit zur Lyse des Bakteriums (sekundär bakterizider Wirkungstyp; s. Antibiotika); fehlende Angriffsorte in humanen Zellen. **Pharmakokinetik:** Eliminationsweg, HWZ und Plasmaproteinbindung der einzelnen Substanzen sind sehr unterschiedlich; größtenteils unveränderte renale, teilweise auch biliäre (z. B. Ceftriaxon und Cefixim) Elimination;

C

Cephalosporine			
Generation	Gruppenbezeichnung	Vertreter (Beispiele)	Tagesdosis für Erwachsene
I	Basiscephalosporine	Cefazolin (z. B. Basocef®)	3 –4 g in 2–3 ED (max. 6 g)
II	Intermediärcephalosporine	Cefuroxim (z. B. Cefuroxim Fresenius)	4,5 g in 3 ED
		Cefotiam (Spizef®)	3 –6 g in 2–3 ED
	Anaerobiercephalosporin (Cephalomycine)	Cefoxitin (z. B. MEFOXITIN®)	6 –8 g in 3–4 ED
III	Breitspektrumcephalosporine	Cefotaxim (z. B. Claforan®)	3 –6 g in 3 ED
		Ceftriaxon (z. B. Rocephin®)	1 –2 g in 1–2 ED (i. v. in 1 ED)
	Pseudomonascephalosporine	Ceftazidim (z. B. Fortum®)	3 –6 g in 2–3 ED
		Cefepim (Maxipime®)	4 –6 g in 2–3 ED
orale Cephalosporine			
I	ältere Oralcephalosporine	Cefalexin (z. B. Cephalexin-ratiopharm®)	1,5–3 g in 3 ED
		Cefadroxil (z. B. Grüncef®)	2 –4 g in 2 ED
		Cefaclor (z. B. Panoral®)	1,5–3 g in 3 ED
		Loracarbef (Lorafem®)	0,4–0,8 g in 2 ED
II–III	neuere Oralcephalosporine	Cefuroximaxetil (z. B. Zinnat®)	0,5–1 g in 2 ED
		Cefixim (z. B. Cephoral®)	0,4 g in 1–2 ED
		Cefpodoximproxetil (z. B. Orelox®)	0,2–0,4 g in 2 ED
		Ceftibuten (Keimax®)	0,4 g in 1–2 ED

ED: Einzeldosen

Plasmaproteinbindung überwiegend schwach bis mäßig, jedoch mit großen Unterschieden: zwischen 10 % (Ceftazidim) und 90 % (Ceftriaxon).

Indikation: Die einzelnen Substanzen der Gruppe können entsprechend ihres individuellen Wirkungsspektrums vielfältig eingesetzt werden (s. Tab.). Die Indikationen reichen von der perioperativen Prophylaxe und der Behandlung leichter Wund- und Atemweginfektionen bis zur kalkulierten bzw. gezielten Therapie lebensbedrohlicher Infektionen. Zur Anwendung bei Meningitis und Neuroborelliose (auch im Kindesalter) sind Cefotaxim und Ceftriaxon aufgrund ihrer Liquorgängigkeit gut geeignet. Cephalosporine stellen eine Therapiealternative bei Penicillinallergie dar, da Kreuzallergien mit Penicillinen* möglich, jedoch selten sind (ca. 5–10 %, bei Loracarbef höher).

Wirkungsspektrum: Basiscephalosporine sind bes. gegen grampositive Erreger wirksam (Wirkungspektrum ähnlich Penicillin G); Intermediärcephalosporine weisen eine erweiterte Wirksamkeit gegen gramnegative Keime auf (größere Laktamasestabilität); Breitspektrumcephalosporine sind bes. gegen gramnegative Erreger (auch Problemkeime) wirksam, ihre grampositive Wirkung ist weniger stark ausgeprägt. Die älteren Oralcephalosporine ähneln in ihrem Wirkungsspektrum den Basiscephalosporinen, die neueren den Inter-

Indikation	Wirkungsspektrum
leichte Atemweg- und Wundinfektionen; perioperative Prophylaxe; bestehende Indikation für Penicillin G bei Penicillinallergie	gute Wirkung gegen Staphylokokken; keine erhöhte Laktamasestabilität
kalkulierte Therapie nicht lebensbedrohlicher Infektionen, perioperative Prophylaxe, Haemophilus-influenzae-Infektionen	gute Wirkung gegen grampositive und gramnegative Erreger; weitgehende Laktamasestabilität
kalkulierte Therapie von Infektion mit anaeroben oder grampositiven Keimen, perioperative Prophylaxe (Gynäkologie)	hohe Laktamasestabilität
kalkulierte Therapie schwerer lebensbedrohlicher Infektionen bzw. multiresistenter Keime	breites Wirkungsspektrum; gute Liquorgängigkeit (Therapie bei Meningitis, Neuroborelliose), synergistische Effekte bei Kombination mit Aminoglykosiden oder Acylaminopenicillinen
kalkulierte Therapie schwer lebensbedrohlicher Infektionen, gezielter Einsatz bei Pseudomonasinfektionen	breites Wirkungsspektrum; Kombination mit Aminoglykosiden bei schweren Infektionen
leichte Haut- und Harnweginfektionen durch empfindliche Erreger	gute Wirkung gegen grampositive Erreger (insbesondere Staphylokokken)
Atemweg- und Hautinfektionen; Ceftibuten: Hautinfektionen mit empfindlichen Erregern	gute Wirkung gegen gramnegative Keime; teilweise geringe Wirkung gegen Staphylokokken

mediärcephalosporinen. Unwirksam sind Cephalosporine gegen oxacillinresistente Staphylokokken, Enterokokken, Mykoplasmen und Chlamydien.

Kontraindikation: Cephalosporinallergie (Ausmaß der Kreuzallergie zwischen Cephalosporinen ist unklar); bei anaphylaktischer Reaktion auf Penicilline sollte zur Sicherheit vor Kreuzallergien auch auf den Einsatz von Cephalosporinen verzichtet werden, wohingegen bei bekannter Penicillinallergie, jedoch negativem Hauttest die Gabe von Cephalosporinen möglich ist.

Wechselwirkungen: Cephalosporine verstärken die Nephrotoxizität von Aminoglykosid-Antibiotika; bei einer Antikoagulanzientherapie ist die mögliche Verlängerung der Prothrombinzeit durch Cefazolin und Loracarbef zu beachten; Probenecid kann die Serumspiegel von Cefazolin, Cefuroxim und Cefotaxim erhöhen. Die gleichzeitige Anwendung mit bakteriostatischen Antibiotika wirkt antagonistisch.

UAW: **1.** allergische Reaktion, i. d. R. keine Kreuzallergie mit Penicillinen; **2.** allergische Neutropenie, nach Absetzen schnell reversibel; **3.** gastrointestinale Beschwerden (Erbrechen, Diarrhö) sowie Reduktion der physiologischen Darmflora durch orale Cephalosporine und stärker biliär eliminierte, betalaktamasestabile Vertreter

C

wie z. B. Ceftriaxon; **4.** vorübergehender Anstieg der Transaminasen und der alkalischen Phosphatase im Blut sowie Thrombozytopenie und Neutropenie durch Cefazolin, Cefuroxim, Ceftazidim und ältere Oralcephalosporine; **5.** falsch positiver Coombs-Test und falsch positives Ergebnis bei nichtenzymatischer Harnglukosebestimmung; **6.** der Serumkrankheit ähnliche und zentralnervöse Symptome durch chlorierte Oralcephalosporine (Cefaclor, Loracarbef); **7.** Verlängerung der Prothrombinzeit und erhöhte Blutungsneigung durch Cefazolin und Loracarbef (ggf. Substitution mit Vitamin K erforderlich). **8.** Ceftriaxon: Bildung von Sludge in der Gallenblase (Pseudocholelithiasis).

Dosierung: s. Tab.; Sequenztherapie (nach kurzer intravenöser Therapie Umstellung auf orale Applikationsform der gleichen Substanz) möglich, z. B. der Pneumonie durch Breitspektrumcephalosporine der III. Generation; bei eingeschränkter Nierenfunktion Dosisanpassung (Verlängerung des Dosierungsintervalls, Dosisreduktion) erforderlich, evtl. Substitutionsdosis nach Hämodialyse; Ceftriaxon: 1-mal tägliche Gabe (ambulante intravenöse Therapie) möglich aufgrund langer HWZ.

Hinweis: **1.** bei schwerer Infektion synergistische Wirksamkeit durch Kombination der Breitspektrumcephalosporine mit Aminoglykosid*-Antibiotika; **2.** Cephalosporine nicht mit anderen Arzneimitteln gemischt injizieren oder infundieren, insbes. nicht mit Aminoglykosid*-Antibiotika (sonst Ausfällung); **3.** Selektion von wenig oder nicht Cephalosporin-sensiblen Mikroorganismen (Koagulase-negative Staphylococcus aureus, Pseudomonas, Enterokokken, Cephalosporin-resistente Pneumokokken, MRSA) möglich; **4.** Induktion von Betalaktamase möglich (Cefoxitin), klinische Bedeutung umstritten; **5.** i. m. Injektionen möglich, jedoch sehr schmerzhaft (max. 1 g, Verdünnung mit 0,5–1 % Lidocain empfohlen).

Autor: B. Drewelow.

Cerumen obturans: Zeruminalpfropf, Ohrenschmalzpfropf; völlige Verlegung des Gehörgangs durch Zerumen; **Symptome:** typischerweise plötzlich einsetzende Schwerhörigkeit vom Schallleitungstyp und dumpfes Gefühl im Ohr.

Behandlungsindikation: bei Symptomatik; auslösend ist häufig ein vergeblicher Reinigungsversuch oder ein Aufquellen des Pfropfs durch (Bade-)Wasser.

Pharmakotherapie: Harte Pfröpfe können durch handelsübliche Cerumenlöser (z. B. Cerumenex® N, Otitex®, Otowaxol®) aufgelöst werden (evtl. in mehreren Schritten). Bei Trommelfellperforation ist die Anwendung solcher Tropfen kontraindiziert.

Sonstige Maßnahmen: **1.** Spülung des Gehörgangs mit 37 °C warmem Wasser (s. Abb.): vorab Ausschluss einer Trommelfellperforation erforderlich (Anamnese); Ohrmuschel mit Zeige- und Mittelfinger greifen und sanft nach hinten und oben ziehen (Begradigung des Gehörgangs), dabei Abstützen der Hand am Kopf des Patienten, Spritzenansatz einer 100 ml-Metallspritze zwischen Daumen und Zeigefinger der abgestützten Hand halten und in den Gehörgangeingang einführen; Wasserstrahl auf die hintere obere Gehörgangwand richten; der Erfolg der Ohrspülung muss otoskopisch kontrolliert werden (Ausschluss einer Verletzung des Trommelfells); bei falsch temperiertem Wasser kann es zu kalorisch ausgelöstem Schwindel kommen. **2.** bei konsistenteren Pfröpfen oder bekannter Trommelfellperforation otoskopische Entfernung mit Ohrhäkchen oder Sauger durch den HNO-Arzt.

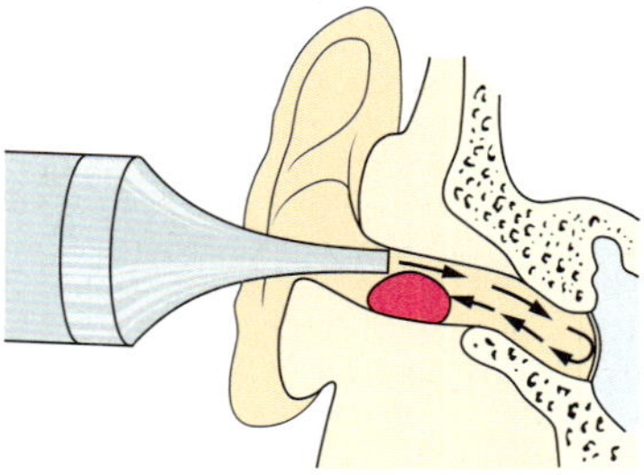

Cerumen obturans: Spülung des äußeren Gehörgangs

Hinweis: **1.** keine Selbstreinigung, da die Gefahr einer Verletzung der Gehörganghaut, einer Otitis* externa diffusa und einer traumatischen Trommelfellperforation* besteht; **2.** bei Neigung zu Cerumen obturans regelmäßige Kontrollen durch einen HNO-Arzt.

Autoren: F. Waldfahrer, H. Iro.

C1-Esterase-Inhibitor-Defekt: s. Angioödem, hereditäres.

Cetirizin: s. Histamin-H1-Rezeptoren-Blocker.

CF: Abk. für zystische Fibrose*.

Chagas-Krankheit: syn. amerikanische Trypanosomiasis; klinisch manifeste Infektion mit Trypanosoma cruzi; **Übertragung:** Infektion über südamerikanische Raubwanze, kongenital oder über Bluttransfusion; **Formen:** **1.** akute Chagas-Krankheit: 2–6 Wochen nach Infektion Allgemeinsymptomatik mit Fieber, Anorexie und Hepatosplenomegalie; bei 90 % der Infizierten inapparenter Verlauf; **2.** chronische Chagas-Krankheit: bei bis zu einem Drittel der Infizierten treten mit einer Latenz von 10–30 Jahren pathologische Veränderungen an Herz (Myokarditis mit Arrhythmien und Herzinsuffizienz) und Darm auf (Megaösophagus und Megakolon mit Dysphagie und Obstipation).

Behandlungsindikation: **1.** bei apparenter und inapparenter akuter Infektion antiparasitäre Therapie; **2.** bei chronischer Chagas-Krankheit symptomatische Therapie der betroffenen Organe; antiparasitäre Therapie empfohlen, da die Elimination der Parasiten das Auftreten sowie die Progredienz der pathologischen Veränderungen reduziert.

Pharmakotherapie: 1. akute Chagas-Krankheit und asymptomatische akute Infektion: a) Benznidazol (Rochagan®; in Deutschland nicht zugelassen, erhältlich über internationale Apotheke, Brasilien), 5 mg/kg KG/d p. o. verteilt auf 2 Einzeldosen, für 30–60 Tage; UAW: Polyneuropathie, allergische Dermatitis; b) Nifurtimox (Lampit®; in Deutschland nicht zugelassen, erhältlich über internationale Apotheke, Schweden), 8–10 mg/kg KG/d p. o., verteilt auf 4 Einzeldosen über 60–120 Tage; UAW: Übelkeit, Gewichtsverlust, Gedächtnis- und Schlafstörungen; 2. chronische Chagas-Krankheit: a) bei Herzinsuffizienz* entsprechende Pharmakotherapie; b) bei Herzrhythmusstörungen* (bradykarde Arrhythmien, Vorhofflimmern mit niederfrequentem ventrikulärem Ersatzrhythmus, ventrikuläre Arrhythmien) Herzschrittmacherimplantation* bzw. pacer cardioverter defibrillator (Abk. PCD) oder antiarrhythmische Pharmakotherapie; c) bei Herzspitzenaneurysma und einer Ejektionsfraktion <40 % Thromboembolieprophylaxe durch Antikoagulanzientherapie.

Operative Therapie: 1. bei Megaösophagus endoskopische Sphinkterdilatation; 2. bei Megakolon (cave: Volvulus) symptomatische Maßnahmen; 3. bei dilatativer Kardiomyopathie Herztransplantation* bzw. Baptista-Operation (partielle linksseitige Ventrikulotomie).

Hinweis: Bei chronischen Verläufen Patienten auf jährliche EKG-Kontrollen, Möglichkeit der kongenitalen Übertragung und Übertragung durch Blutspende hinweisen.

Neuentwicklung: Therapieversuche mit rekombinantem Interferon-γ und Aminochinolonen.

Literatur: 1. World Health Organization: Chagas disease; http://www.who.int/topics/chagas_disease/en/; 2. Goldrick, B. A.: Chagas disease. Am J Nurs 104 (3): 27 (2004); 3. Urbina, J. A.: Specific treatment of Chagas disease: current status and new developments. Curr Opin Infect Dis 14 (6): 733–741 (2001).

Autoren: Th. Weinke, I. Liebold.

Chalazion: sog. Hagelkorn; chronische Entzündung und Fremdkörpergranulom in den Meibom-Drüsen der Augenlider.

Behandlungsindikation: subjektive Beeinträchtigung bzw. Störung der Augenbewegung.

Pharmakotherapie: lokale Injektion von Triamcinolonacetonid (Volon® A 10 Kristallsuspension), 2 mg (0,2 ml) 2–3 Monate nach Beginn der Erkrankung; bildet sich das Granulom nach weiteren 2–3 Monaten nicht zurück und stört durch Größe oder Vorwölbung nach innen bei der Augenbewegung, besteht die Indikation zur Operation.

Operative Therapie: Entfernung des nekrotischen Drüsenbettes in Lokalanästhesie; nach Möglichkeit von der Tarsusseite aus.

Hinweis: Augenbäder mit Kamille lösen oft Allergie aus und sollen deshalb unterbleiben.

Literatur: Augustin, A. J.: Augenheilkunde. 3. Aufl. Berlin, Heidelberg: Springer, 2007.

Autoren: U. Pleyer, M. H. Foerster.

C

Charcot-Krankheit: s. Lateralsklerose, amyotrophische; Multiple Sklerose.

Cheilitis angularis: s. Angulus infectiosus oris.

Chelatbildner: s. Schwermetallintoxikation.

Chemoembolisation, transarterielle: s. Insulinom; Lebermetastasen; Lebertumoren, maligne.

Chemotherapeutika: pharmakologisch wirksame, natürlich vorkommende oder synthetisch hergestellte Substanzen unterschiedlicher chemischer Struktur, die vermehrungsfähige Krankheitserreger (Bakterien, Viren, Pilze, Parasiten) oder neoplastische Zellen ohne (stärkere) Schädigung des Wirtsorganismus im Wachstum hemmen (Bakteriostatika, Virostatika, Zytostatika) oder abtöten (z. B. Bakterizida); **Einteilung:** 1. Antiinfektiva: a) antibakterielle Chemotherapeutika (Antibiotika*, z. B. Penicilline*, Chinolone*); b) antivirale Chemotherapeutika (Virostatika*, z. B. Nukleosidanaloga, Interferone); c) antimykotische Chemotherapeutika (Antimykotika*, z. B. Azolderivate, Polyene); d) antiparasitäre Chemotherapeutika (Antiparasitika, z. B. Anthelminthika*, Protozoenmittel*); 2. antineoplastische Chemotherapeutika (Zytostatika*, z. B. Anthracycline, Alkylanzien*, Antimetabolite*).

Autor: B. Drewelow.

Chenodesoxycholsäure: s. Ursodesoxycholsäure.

Chenodiol: s. Ursodesoxycholsäure.

Child-Pugh-Klassifikation: s. Leberzirrhose.

Chinidinintoxikation: s. Antiarrhythmikaintoxikation.

Chinolone: auch Gyrase-Hemmer; Gruppe von Antibiotika, deren Ausgangssubstanz die Nalidixinsäure ist; die zwischen 1962 und 1982 abgeleiteten Substanzen besitzen heute wegen des engen Wirkungsspektrums im gramnegativen Bereich, der geringen Wirkungsstärke und der ungünstigen Pharmakokinetik keine klinische Relevanz mehr. Von den älteren Chinolonen ist ein Chinolon noch im Handel: Pipemidsäure (Deblaston®). Die neueren Chinolone (erster Vertreter Norfloxacin, eingeführt 1982) werden aufgrund des Fluoratoms in der chemischen Grundstruktur auch als Fluorchinolone bezeichnet. **Einteilung der Fluorchinolone:** nach den Empfehlungen der Paul-Ehrlich-Gesellschaft unter Berücksichtigung klinischer (Indikation) und mikrobiologischer (Wirkungsspektrum) Gesichtspunkte in 4 Gruppen: s. Tab. 1. **Wirkungsmechanismus:** Hemmung der DNA-Topoisomerase II (Gyrase), die die Bildung der Tertiärstruktur der DNA-Helix i. R. der Reduplikation in Bakterien steuert (konzentrationsabhängige Bakterizie; s. Antibiotika). **Pharmakokinetik:** hohe Bioverfügbarkeit bei oraler Applikation; Verteilung intra- und extrazellulär; hohes Verteilungsvolumen von 2–4 l/kg;

C

Chinolone Tab. 1
Einteilung der Fluorchinolone

Gruppe		Beispiel	Wirkungsspektrum
I	erste Fluorchinolone mit im Wesentlichen auf Harnweginfektionen eingeschränkter Indikation	Lomefloxacin, Norfloxacin	gramnegative Bakterien wie Enterobakterien, Salmonellen, Gonokokken
II	systemisch anwendbare Fluorchinolone mit breiter Indikation	Ciprofloxacin, Ofloxacin, Enoxacin	gramnegative Bakterien einschließlich vieler Pseudomonasstämme, Haemophilus influenzae, Escherichia coli und andere Enterobakterien
III	Fluorchinolone mit verbesserter Aktivität gegen grampositive und atypische Erreger	Levofloxacin	zusätzlich auch grampositive Erreger wie Staphylokokken, Streptokokken, Pneumokokken und Enterokokken sowie Mykoplasmen, Chlamydien, Legionellen
IV	Fluorchinolone mit verbesserter Aktivität gegen grampositive und atypische Erreger sowie gegen Anaerobier	Moxifloxacin	zusätzlich Anaerobier

sehr gute Gewebegängigkeit, bei nichtentzündeten Meningen geringe Liquorgängigkeit; teilweise Metabolisierung in der Leber (bes. Ciprofloxacin mit 10–15 %); renale Elimination (Levofloxacin 100 %, Ofloxacin 80–95 %; cave: Kumulationsgefahr bei Niereninsuffizienz, durch Dialyse nicht eliminierbar) und gering intestinal (Ciprofloxacin, Fleroxacin, Moxifloxacin); erhebliche Unterschiede in HWZ (Ciprofloxacin 3–4 Stunden, Levofloxacin 7–8 Stunden, Moxifloxacin ca. 12 Stunden).

Indikation: Gruppe I: orale Therapie von Harnweginfektionen, Lomefloxacin nur zur topischen Anwendung bei bakterieller Konjunktivitis; **Gruppe II:** Harnweginfektion (auch Urosepsis), schwere gastrointestinale Infektion (bes. Salmonellose, auch Sanierung von Dauerausscheidern), komplizierte Infektion der Atemwege, Knochen und Gelenke durch multiresistente Bakterien, nachgewiesene Pseudomonasinfektion, Gonorrhö, Prostatitis, Infektionsprophylaxe bei akut-nekrotisierender Pankreatitis; **Gruppe III:** wie Gruppe II, zusätzlich Pneumokokkenpneumonie; **Gruppe IV:** Moxifloxacin: akute Exazerbation der chronischen Bronchitis, ambulant erworbene Pneumonie, Haut- und Weichteilinfektionen. **Wirkungsspektrum:** s. Tab. 1.

Kontraindikation: **1.** Schwangerschaft und Stillzeit; **2.** Kinder und Jugendliche bis zum Abschluss der Wachstumsphase, da im Tierversuch irreversible Knorpelschäden in Epiphysenfugen aufgetreten sind (Ausnahme: Ciprofloxacin bei zystischer Fibrose*); **3.** Erkrankung des ZNS, z. B. Epilepsie; **4.** bekannte Überempfindlichkeit gegen Chinolone; **5.** verlängertes QT-Intervall im EKG, Hypokaliämie, symptomatische Herzrhythmusstörung oder Kombination mit QT-Intervall verlängernden Pharmaka; **6.** Leberfunktionsstörung: Leberzirrhose im Stadium Child C oder Anstieg der Transaminasenkonzentration im Blut auf mehr als das Fünffache der oberen Norm; **7.** Sehnenschäden inf. Chinolon-Therapie.

Wechselwirkungen: **1.** in Verbindung mit Mg- und Al-haltigen Antazida, Sucralfat, Multivitaminpräparate, Eisen und Zink Resorptionsverminderung durch Chelatbildung, daher auf zeitlich versetzte Einnahme (2–4 Stunden) achten; **2.** Reduktion der Theophyllin-Clearance durch Enoxacin und Ciprofloxacin, daher Dosisanpassung entsprechend der gemessenen Theophyllinkonzentration im Blut; **3.** bei Kombination mit nichtsteroidalen Antiphlogistika (außer Acetylsalicylsäure) Erhöhung der Krampfbereitschaft; **4.** gesteigerte Wirksamkeit von Antikoagulanzien; **5.** bei zusätzlicher Therapie mit Antiarrhythmika erhöhtes Risiko für ventrikuläre Arrhythmien.

UAW: **1.** gastrointestinale Beschwerden (Übelkeit, Erbrechen, Dyspepsie, Diarrhö); **2.** Phototoxizität; **3.** anaphylaktische Reaktion; **4.** Wirkungen auf das ZNS (Kopfschmerz, Krampfanfälle, Halluzination) und die Sinnesorgane (Sehstörung, Schmeckstörung); **5.** kardiovaskuläre Störung: Verlängerung des QT-Intervalls (häufig bei Hypokaliämie), Herzrhythmusstörung, arterielle Hypotonie; **6.** Wirkung auf den Bewegungsapparat: Arthralgie, Myalgie, Tendinitis, Sehnenruptur; **7.** vorübergehender Anstieg von Laborparametern (Transaminasen, alkalische Phosphatase, Bilirubin) und Blutbildveränderung.

Dosierung: s. Tab. 2; Sequenztherapie (nach kurzer intravenöser Therapie Umstellung auf orale Applikationsform der gleichen Substanz) bei Substanzen mit verfügbarer intravenöser und oraler Verabreichungsform gut möglich.

Hinweis: **1.** Bei schwerer Pseudomonasinfektionen ist die Kombination von Ciprofloxacin mit Aminoglykosid*-Antibiotika zu empfehlen. **2.** Bei neurologisch-psychiatrischer Komplikation ist die

Chinolone Tab. 2

Wirkstoff	Handelsname (Auswahl)	Dosierung		
Lomefloxacin	Okacin® Augentropfen	2–3×	1	Tr./d für 7 bis max. 10 Tage
Norfloxacin	BARAZAN®	2×	400	mg/d p. o.
Ciprofloxacin	Ciprobay®	2×	250 - 500	mg/d p. o.
		2×	750	mg/d p. o. max.
		2×	200 - 400	mg/d i. v.
		3×	400	mg/d i. v. max.
Ofloxacin	Tarivid®	2×	200 - 400	mg/d p. o./i. v.
		2×	100	mg/d p. o. (bei unkomplizierter Harnweginfektion)
Enoxacin	Enoxor®	2×	200	mg/d für 3 Tage bei unkomplizierter Harnweginfektion, für 7–14 Tage bei komplizierter Harnweginfektion oder Infektion der Atemwege
Levofloxacin	Tavanic®	1–2×	500	mg/d i. v.
		1–2×	250	mg/d p. o.
Moxifloxacin	Avalox®	1×	400	mg/d p. o./i. v.

Chinolon-Therapie sofort zu beenden. **3.** Einschränkung der Fahrtauglichkeit möglich.

Autoren: G. Haase, B. Drewelow.

Chirotherapie: s. Therapie, manuelle.

Chirurgie, minimal-invasive: Abk. MIC; sog. Knopflochchirurgie; schonende und wenig belastende Operationstechnik, die sich mehrerer kleiner Zugangswege (5–20 mm) bedient und dazu spezielle Geräte und ein entsprechendes Instrumentarium benötigt; minimal ist der Operationszugang, nicht die eigentliche Organpräparation und -resektion (entspricht konventionellen Operationsverfahren).

Indikation: Operation in der Bauchhöhle (s. Tab.) und im Thorax; arthroskopischer Eingriff bei Gelenkläsion, Eingriff an der Hand (z. B. Karpaltunnelsyndrom); neurochirurgische Operation an der Wirbelsäule bei Bandscheibenerkrankung, stereotaktische Gehirnoperation; gynäkologische Operation.

Kontraindikation: für Operationen in der Bauchhöhle Leberzirrhose mit portaler Hypertension, Gerinnungsstörungen, ausgedehnte Adhäsionen nach vorausgegangenen Laparotomien.

Durchführung: Beispiel laparoskopische Baucheingriffe: Patientenaufklärung über die Gefahr, wichtige Strukturen zu verletzen (z. B. bei Cholezystektomie Gallengangverletzung und Blutungen aus Leber- und Gallenblasenarterie, Verletzung des Darmes oder größerer Gefäße) und die Möglichkeit, aus technischen Gründen evtl. die konventionelle Operation mit größerem Bauchschnitt durchzuführen; **Verfahren: 1.** Anlage eines Pneumoperitoneums mit CO_2-Gas, um die Bauchdecken vorzuwölben und Platz für die Arbeit mit Optik und Trokaren zu schaffen; **2.** laparoskopische Operationstechnik am Beispiel der Cholezystektomie: der Gallenblasenfundus wird mit einer Fasszange fixiert und zum Zwerchfell hin geschoben; mit der zweiten Fasszange am Infundibulum zieht man die Gallenblase nach lateral und spannt den Ductus cysticus und die Arteria cystica an; der Ductus cysticus wird mit Schere oder Tasthaken freipräpariert; mit Clips werden Ductus cysticus und Arteria cystica verschlossen und durchtrennt; die Gallenblase wird aus ihrem Bett an der Leber ausgelöst und mit einem Bergebeutel durch einen dicken Trokar hindurch aus dem Bauchraum entfernt; Blutstillung mit Elektrokoagulation oder Clips. **Nachbehandlung:** wie bei konventioneller Technik; **Komplikation: 1.** Perforation von Darm oder Verletzung von Gefäßen oder Leber bei der Einführung der Trokare; **2.** anästhesiologisch intraoperativ, z. B. i. R. der Laparoskopie u. a. durch ansteigenden intraabdominalen Druck (cave: Adipositas): Aspiration (Intubationsnarkose, Magensonde), respiratorisch (ansteigende Beatmungsdrücke, verminderte funktionelle Residualkapazität; cave: COPD) und hämodynamisch (u. a. ansteigender mittlerer arterieller Druck; cave: KHK, Hypovolämie, Herzinsuffizienz) sowie zusätzlich durch Kapnoperitoneum (Azidose und ansteigender Kohlendioxidpartialdruck endtidal und arteriell); **3.** Eingriffspezifische Komplikationen treten nach MIC in Spezialkliniken nicht häufiger auf als bei der konventionellen Technik. **Ergebnis:** Vorteile im Vergleich zu konventioneller Operationstechnik sind gerin-

C

Chirurgie, minimal-invasive Indikationen in der Bauchhöhle
gesicherte Indikation
Cholezystektomie bei Gallensteinen
Cholezystitis (akut, chronisch)
Appendizitis[1]
Ulkusübernähung bei Perforation
Fensterung von dysontogenetischen Leberzysten
Entfernung benigner, oberflächlich gelegener Lebertumoren (und kleinerer isolierter Metastasen)
Abtragen eines Meckel-Divertikels
Lösen isolierter Briden
Loop-Ileostomie, doppelläufiger Kolonafter
Sigmaresektion bei Divertikulose
Herniotomie bei Leistenhernie, insbes. Rezidiveingriffe
laparoskopische Exploration nach Bauchtrauma oder zum Tumorstaging
differentialdiagnostische Abklärung bei Akutem Abdomen
Fundoplicatio nach Nissen oder Toupet bei Hiatushernie
Magenresektion bei Frühkarzinom[2]
Splenektomie bei nicht stark vergrößerter Milz
Nebennierenexstirpation bei kleinem, benignem Tumor (Inzidentalom)
Sigma- und Rektumresektion bei Karzinom[3]
abdominoperineale Rektumexstirpation
relative Indikation
schwere Pericholezystitis, evtl. Gallenblasenempyem, Gallenblasenperforation
Gallenblasenkarzinom (T_1)
Magenperforation mit lokaler Peritonitis, ältere Peritonitis
Divertikelperforation mit lokaler Peritonitis
Resektion von Nebennierenmetastasen
Kontraindikation
ausgedehntes Gallenblasenkarzinom (>T_1)
ausgedehnte Verwachsungen
Verdacht auf Magenkarzinom
Echinokokkuszyste
Leberkarzinom, ungünstig gelegene Lebertumoren, mehrere Lebermetastasen
Divertikelperforation mit ausgeprägter diffuser Pertonitis
Leistenhernienrezidiv nach laparoskopischer Herniotomie mit Netzimplantation
fortgeschrittener kolorektaler Tumor mit ausgedehnter Metastasierung und Wandüberschreitung
fortgeschrittener Rektumtumor mit Wandüberschreitung

[1] keine wesentlichen Vorteile gegenüber konventioneller Technik
[2] fragliche Radikalität
[3] zusätzlicher Hilfsschnitt zur Bergung des Resektats erforderlich

gere postoperative Schmerzsymptomatik, kürzerer Klinikaufenthalt, kürzere Arbeitsunfähigkeit und kosmetisch günstigere Narben. Nachteile ergeben sich aus der Gasinsufflation (Schulter- und Nackenschmerzen), dem begrenzten Indikationsbereich und dem evtl. Wechsel zur konventionellen Technik (in 1–3 % in Kliniken mit Fallzahlen von ca. >300 Operationen/Jahr). Es bestehen keine Unterschiede bezüglich der Letalität.

Arbeitsunfähigkeit: Die operationsbedingte Arbeitsunfähigkeit ist geringer als bei konventionellen Eingriffen. Sie beträgt z. B. bei Cholezystektomie 3–6 Tage.

Hinweis: Laparoskopisches Operieren verlangt die Umstellung vom dreidimensionalen räumlichen Sehen auf zweidimensionales Sehen; die Operateure blicken nicht mehr direkt ins Operationsfeld, sondern auf das Monitorbild; Organe sind nicht direkt betastbar.

Literatur: **1.** Köckerling, F. et al. (Hrsg.): Minimal Invasive Chirurgie. Band 1 u. 2. Hannover: Science Med. Dr. Sperber, 2003; **2.** Klaiber, C.; Metzger, A.: Manual der laparoskopischen Chirurgie. 2. Aufl. Bern, Göttingen, Toronto: Huber, 1998; **3.** Fleischer, G. M. (Hrsg.): Chirurgie – minimalinvasiv/konventionell. Leitlinien und Perspektiven. Schriesheim: Weller, 1996.

Autoren: R. Pfitzmann, M. Fakhury.

Chirurgie, videoassistierte thorakoskopische: s. Emphysemchirurgie; Lungenresektion.

Chlamydien-Urethritis: durch Chlamydia trachomatis verursachte Urethritis mit Dysurie bzw. Fluor vaginalis; häufigste Form der nichtgonorrhoischen unspezifischen Urethris (vgl. Gonorrhö).

Behandlungsindikation: bei klinischem Verdacht (serologischer Nachweis unsicher).

Pharmakotherapie: Antibiotika: **1.** Behandlung über 10 Tage, bei chronischer Infektion über 3 Wochen: **a)** Tetracycline: Doxycyclin (z. B. DoxyHEXAL® tabs), 2 × 100 mg/d p. o.; **b)** alternativ Erythromycin (z. B. Erythromycin-ratiopharm® 500), 4 × 500 mg/d p. o. (z. B. bei Schwangerschaft) oder Chinolone*, z. B. Ofloxacin (z. B. Tarivid®), 2 × 200 mg/d p. o., oder Roxithromycin (z. B. Rulid®), 2 x 150 mg/d p. o., oder Clarithromycin (z. B. Klacid®), 2 x 500 mg/d p. o.; **2.** Einmalgabe: Azithromycin (z. B. Zithromax® 250 mg Filmtabletten), 1 g p. o.; bei gleicher therapeutischer Wirksamkeit bessere Compliance.

Sonstige Maßnahmen: sexuelle Karenz für 7 Tage sowie Mitbehandlung des Partners erforderlich, da sonst Reinfektionen häufig sind.

Literatur: Clad, A.; Krause, W.: Urogenital chlamydial infections in women and men. Hautarzt 58: 13–17 (2007).

Autoren: P. Schulze, W. Sterry.

Chloralhydrat: s. Schlafmittel.

Chlorambucil: s. Alkylanzien.

Chlorom: s. Leukämie, akute myeloische.

Chloroquin: s. Protozoenmittel.

Chlortetracyclin: s. Tetracycline.

CHOEP-Protokoll: Schema zur intensiven zytostatischen Chemotherapie der Non*-Hodgkin-Lymphome (Abk. NHL); eingesetzte **Substanzen: 1. C:** Cyclophosphamid; **2. H:** Doxorubicin (früherer Wirkstoff Hydroxyldaunomycin); **3. O:** Vincristin (früherer Handelsname Oncovin); **4. E:** Etoposid; **5. P:** Prednison.

Indikation: z. B. hochmaligne periphere Lymphome* vom B-Zell-Typ.

Durchführung: 6 Zyklen des CHOEP-21-Protokolls (Wiederbeginn am Tag 22) werden von der Deutschen Studiengruppe Hochmaligne NHL (Abk. DSHNHL) für junge kranke Menschen mit diffusem großzelligem B-Zell-Lymphom (Abk. DGBZL) ohne CD20-Expression mit guter Prognose (internationaler prognostischer Index: mit niedrigem oder niedrig-intermediärem Risiko; oder mit normaler LDH-Serumaktivität) empfohlen. Die Intervallverkürzung (6–8 Zyklen CHOEP-14 mit Wiederbeginn am Tag 15) wird für die gleiche Altersgruppe bei DGBZL ohne CD20-Expression mit Risikofaktoren (z. B. erhöhte LDH-Serumaktivität) empfohlen. **Dosierung: 1.** Cyclophosphamid (Endoxan®), 750 mg/m^2 KO/d i. v., Tag 1; **2.** Doxorubicin (z. B. Adriblastin®), 50 mg/m^2 KO/d i. v., Tag 1; **3.** Vincristin (z. B. Vincristin, Vincristinsulfat HEXAL®), 1,4 mg/m^2 KO (max. 2 mg absolut)/d i. v., Tag 1; **4.** Etoposid (z. B. Vepesid®, Etomedac®, Riboposid®), 100 mg/m^2 KO/d i. v., Tag 3–5 oder Tag 1–3 im Protokoll der DSHNHL; **5.** Prednison (z. B. Decortin®), 100 mg/m^2 KO/d p. o., Tag 1–5; **6.** bei CHOEP-14 zusätzlich G-CSF: Filgrastim (Neupogen®), 300 µg (<75 kg KG) oder 480 µg (≥75 kg KG) s. c., Tag 4–13. **Alternative:** bei CD20-positiven Lymphomen Kombination mit Rituximab (MabThera®) als CHOEP-Rituximab-Protokoll (Abk. R-CHOEP); Details s. CHOP-Protokoll.

Literatur: 1. Pfreundschuh, M. et al.: Two-weekly or 3-weekly CHOP chemotherapy with or without etoposide for the treatment of young patients with good-prognosis (normal LDH) aggressive lymphomas: results of the NHL-B1 trial of the DSHNHL. Blood 104 (3): 626–633 (2004); **2.** Wunderlich, A. et al.: Practicability and acute haematological toxicity of 2- and 3-weekly CHOP and CHOEP chemotherapy for aggressive non-Hodgkin's lymphoma: results from the NHL-B trial of the German High-Grade Non-Hodgkin's Lymphoma Study Group (DSHNHL). Ann Oncol 14: 881–893 (2003).

Autor: P. Meusers.

Cholangiom, malignes: s. Gallengangkarzinom.

Cholangitis: s. Hepatitis, chronische; Ikterus.

Choledochotomie: s. Cholezystektomie.

Cholelithiasis: Gallensteinleiden; durch Gallensteine hervorgerufene, häufigste Erkrankung der Gallenblase (Cholezystolithiasis) und der Gallengänge (Choledocholithiasis); **Klinik:** häufig symptomlos; in 30–50 % der Fälle dyspeptische Oberbauchbeschwerden oder Gallenkoliken; **Komplikation:** Gallenblasenhydrops bei Verschluss des Ductus cysticus, durch Gallestau begünstigte Infektion (s. Cholezystitis), akute Pankreatitis*, Verschlussikterus und Steinperforation in den Darm (ggf. mit Ausbildung eines Ileus*) oder in die Bauchhöhle (mit Peritonitis*).

Behandlungsindikation: klinische Symptomatik bzw. Komplikationen; grundsätzlich ist die operative Entfernung der Gallenblase als Hauptentstehungsort der Steine anzustreben.

Pharmakotherapie: 1. Schmerztherapie (bei Koliken): **a)** Spasmolytika: N-Butylscopolamin (z. B. Buscopan®), 4 × 20 mg/d i. v., Tageshöchstdosis 100 mg; **b)** peripher wirkende Analgetika bzw. Antipyretika: Metamizol (z. B. Novalgin®), 1–4 × 1000 mg/d als Supp. oder langsam i. v., Tageshöchstdosis 4000 mg; cave: Blutdruckabfall, Schock (bei i. v. Applikation), Agranulozytose; **c)** bei starken Schmerzen unter stationären Bedingungen: zentral wirksame Analgetika (aufgrund Papillenspasmus als UAW) nur in Kombination mit Spasmolytika: Pethidin (Dolantin®), 4 × 50–100 mg i. m. oder langsam i. v., Tageshöchstdosis 500 mg; cave: Übelkeit, Atemdepression; **2. Antibiotika** bei Infektion als Komplikation der Cholelithiasis (ggf. vor Cholezystektomie) nach zu erwartendem Keimspektrum und Gallengängigkeit der Präparate; ein Breitbandpenicillin oder Ciprofloxacin wird mit Metronidazol kombiniert: **a)** Breitbandpenicilline: Mezlocillin (Baypen®), 3 × 2–4 g i. v., oder Piperacillin (z. B. Tazobac®), 3 × 2–4 g i. v., Dosisanpassung bei Niereninsuffizienz; **b)** Ciprofloxacin (z. B. Ciprobay®), 2 × 400 mg i. v.; **c)** Metronidazol (z. B. Clont®), 3 × 0,5 g i. v.; wirksam gegen Anaerobier, obligat bei Gallenblasenempyem bzw. Peritonitis.

Operative Therapie: asymptomatische Gallenblasensteine bedürfen im Grunde keiner Therapie, können aber fakultativ (mit ausdrücklicher Einwilligung des Patienten) bei einer Oberbauchoperation durch Cholezystektomie mitentfernt werden; **Verfahren:** Entfernung der Gallenblase (in 80–95 % der Fälle laparoskopisch), ggf. zusätzlich Choledochotomie bzw. transduodenale Papillotomie und Papillenplastik oder biliodigestive Anastomose; s. Cholezystektomie.

Sonstige Maßnahmen: 1. bei Komplikationen (Ikterus, Cholangitis, Cholezystitis) Überwachung der Vitalfunktionen (Blutdruck, Puls, Temperatur,

Urinausscheidung, zentraler Venendruck), Nahrungskarenz und parenterale Ernährung mit kontrollierter Flüssigkeitssubstitution und Elektrolytbilanzierung; **2.** endoskopische Sphinkterotomie und Entfernung von Gallengangsteinen; **3.** extrakorporale Stoßwellenlithotripsie oder pharmakologische Litholyse bei Risikopatienten mit Kontraindikationen gegen eine Operation.

Therapeutischer Stufenplan: s. Abb.

Eigenbehandlung: fettreiche und opulente Mahlzeiten meiden.

Arbeitsunfähigkeit: nach laparoskopischer Cholezystektomie 1 Woche; nach konventioneller Cholezystektomie und unkompliziertem postoperativem Verlauf bis zu 2 Wochen.

Literatur: **1.** Ackermann, C. et al.: Erkrankungen der Gallenwege. In: Siewert, J. R.; Rothmund, M.; Schumpelick, V. (Hrsg.): Praxis der Viszeralchirurgie. Gastroenterologische Chirurgie. 2. Aufl. Berlin, Heidelberg, New York: Springer, 2006; **2.** Leuschner, U.: Gallensteine und Gallensteinleiden. In: Dancygier, H. (Hrsg.): Klinische Hepatologie. Berlin, Heidelberg, New York: Springer, 2003; **3.** Häring, R. U.: Gallenblase und Gallenwege. In: Häring, R.; Zilch, H. (Hrsg.): Lehrbuch Chirurgie mit Repetitorium. Berlin, New York: de Gruyter, 1997.

Autor: R. Pfitzmann.

Cholera: s. Enteritis, infektiöse.

Cholesteatom: Perlgeschwulst, chronische Knocheneiterung; chronische Entzündung im Bereich des Mittelohrs, die durch Kontakt von verhornendem Plattenepithel des äußeren Gehörgangs (Matrix) mit einem reaktionsbereiten submukösen Gewebe des Mittelohrs (Perimatrix) entsteht; es resultiert ein expansives bzw. destruktives Wachstum, das im Verlauf zu einer Arrosion der knöchernen Umgebung und der Gehörknöchelchenkette führen kann; **Formen:** **1.** epitympanales Cholesteatom inf. einer Proliferation von Gehörgangepithel im Bereich der Pars flaccida des Trommelfells (s. Abb.); **2.** Pars-tensa-Cholesteatom durch Einwachsen von Gehörgangepithel nach randständiger Trommelfellperforation; **3.** posttraumatisches Cholesteatom im Bereich von Frakturspalten des knöchernen Trommelfellrahmens;

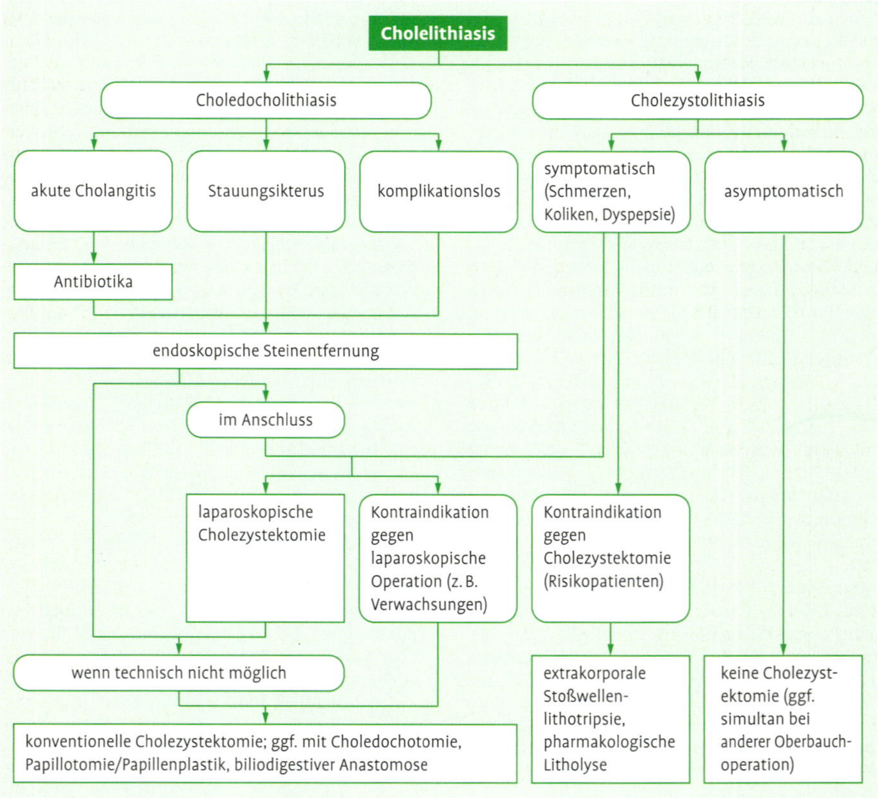

Cholelithiasis: therapeutischer Stufenplan

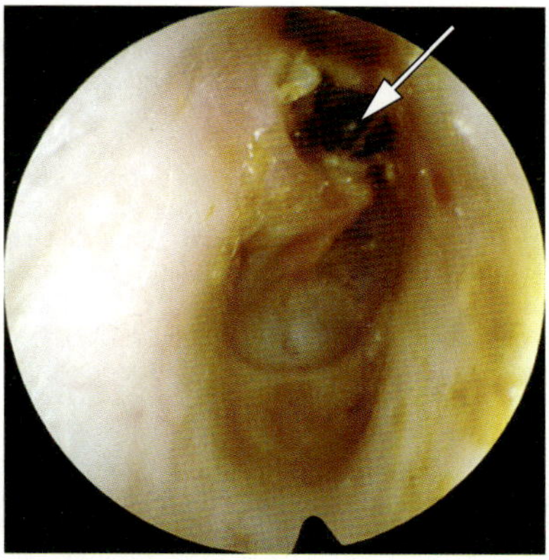

Cholesteatom: epitympanales Cholesteatom; Otoskopie

4. Sonderform: Gehörgangcholesteatom; **Komplikation:** Mastoiditis*, Perilymphfistel, Labyrinthitis*, Fazialisparese*, Sinusthrombose, Hirnabszess, Meningitis*.

Behandlungsindikation: Jedes Cholesteatom sollte wegen drohender Komplikationen mikrochirurgisch entfernt werden.

Operative Therapie: vollständige mikrochirurgische Cholesteatomentfernung unter Erhalt oder Rekonstruktion der Gehörknöchelchenkette, des Trommelfells und des Trommelfellrahmens i. S. einer Tympanoplastik* Typ II–IV nach Wullstein; bei größeren Cholesteatomen ist ein zweizeitiges Vorgehen sinnvoll (1. Schritt: Entfernung des Cholesteatoms, 2. Schritt: Rekonstruktion der Gehörknöchelchenkette i. R. einer Second-look-Operation). Bei kompletter Entfernung der Cholesteatommatrix ist die Prognose gut.

Hinweis: Wurde i. R. der Cholesteatomoperation die Wand des hinteren Gehörgangs entfernt (Anlage einer Radikalhöhle, Canal-wall-down-Technik), muss die Radikalhöhle regelmäßig fachärztlich kontrolliert und gereinigt werden. Alternativ ist eine operative Revision möglich.

Literatur: **1.** Sudhoff, H.: Cholesteatom. CME Hals Nasen Ohrenheilkd 1: 18–28 (2007); **2.** Sudhoff, H.; Hildmann, H.: Gegenwärtige Theorien zur Cholesteatomentstehung. HNO 51: 71–83 (2003).

Autoren: F. Waldfahrer, H. Iro.

Cholesterolkonzentration, erhöhte: s. Hypercholesterolämie.

Cholesterolsynthese-Hemmer: s. HMG-CoA-Reduktase-Hemmer.

Cholezystektomie: operative Entfernung der Gallenblase.

Indikation: symptomatische Cholelithiasis*, Cholezystitis*.

Kontraindikation: schwere Begleiterkrankungen bei symptomatischer Cholezystolithiasis (ohne Entzündungszeichen).

Durchführung: Vorbereitung: Patientenaufklärung über Art und Umfang des geplanten Eingriffs und Entscheidung für endoskopisches oder konventionelles Operationsverfahren sowie Darstellung von Alternativmethoden (pharmakologische Litholyse, extrakorporale Stoßwellenlithotripsie) und Risiken der Operation; empfehlenswert ist die perioperative Antibiotikaprophylaxe mit Cefotaxim (z. B. Claforan®), 2 g i. v. nach Narkoseeinleitung; **Verfahren:** **1.** laparoskopische Cholezystektomie (s. Abb. 1): 80–95 % der Operationen können mit minimal-invasiver Technik durchgeführt werden (s. Chirurgie, minimal-invasive); Kontraindikationen sind Gallenblasenempyem oder Perforation, ausgeprägte Pericholezystitis, Leberzirrhose mit portaler Hypertension (Blu-

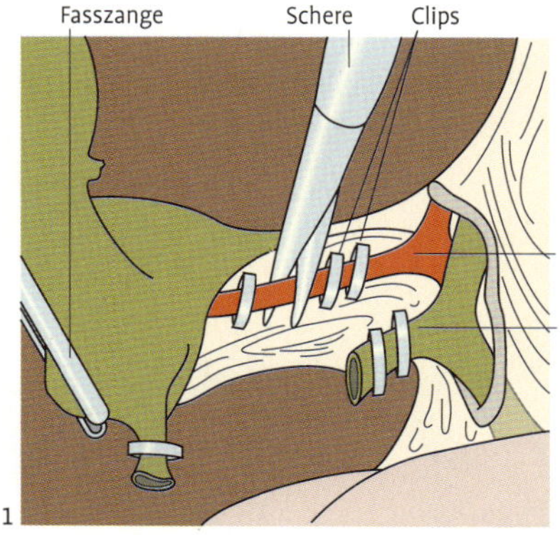

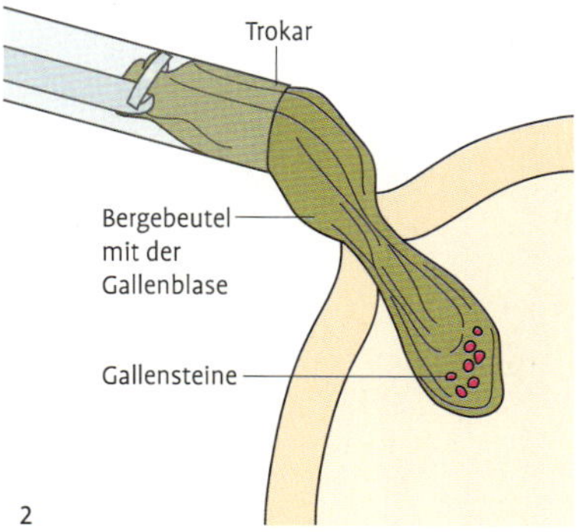

Cholezystektomie Abb. 1: minimal-invasive Technik; 1: Ductus cysticus und Arteria cystica werden mit (zentralwärts jeweils 2) Clips verschlossen und durchtrennt; 2: Entfernung der Gallenblase und Gallensteine aus der Bauchhöhle mit Bergebeutel und Trokar

tungsgefahr), vorausgegangene Operationen an Leber, Magen oder Pankreas (Verwachsungen); Technik: Der Gallenblasenfundus wird mit einer Fasszange fixiert und zum Zwerchfell hin geschoben; mit der zweiten Fasszange am Infundibulum zieht man die Gallenblase nach lateral und spannt den Ductus cysticus und die Arteria cystica an; der Ductus cysticus wird mit Schere und Dissektor freipräpariert; mit Clips werden Ductus cysticus und Arteria cystica verschlossen und dann durchtrennt; die Gallenblase wird aus ihrem Bett an der Leber ausgelöst und mit Bergebeutel durch einen größeren Trokar hindurch vor die Bauchdecke gebracht; Blutstillung mit Elektrokoagulation oder Clips; bei intraoperativen Komplikationen muss zur konventionellen Technik (Laparotomie) gewechselt werden; **2.** konventionelle Cholezystektomie (s. Abb. 2): Operationszugang über Rippenbogenrandschnitt rechts oder Transrektalschnitt; nach Ligatur der Arteria cystica und des Ductus cysticus wird die Gallenblase aus dem Leberbett geschält; die früher obligate intraoperative direkte Cholangiographie wird heute nur bei unklarem präoperativem Befund und bei dringendem Verdacht auf Choledocholithiasis oder Papillenstenose durchgeführt. **3.** zusätzliche Verfahren: **a)** Choledochotomie: zusätzliche Maßnahme bei Gallengangkonkrementen, die präoperativ endoskopisch nicht zu entfernen waren, oder wenn der Gallengang völlig mit Steinen ausgefüllt ist bzw. sich in den intrahepatischen Gängen Steine finden; bei der Operation werden die Konkremente mit Gallenganglöffel, Ballonsonden oder durch Spülung entfernt und der Gallengang entweder primär oder über eine Kehr-T-Drainage verschlossen (abschließend Röntgenkontrolle). Günstiger ist das sog. therapeutische Splitting, d. h. die endoskopische Steinentfernung entweder vor oder nach Cholezystektomie. **b)** transduodenale Papillotomie und Papillenplastik zur endoskopischen Steinentfernung aus dem Papillenbereich (s. Abb. 3): Sondierung des Ductus choledochus, Inzision der Papille (1–2 cm) über der Spezialsonde und Umsäumung der gespaltenen Papillenwand mit einer

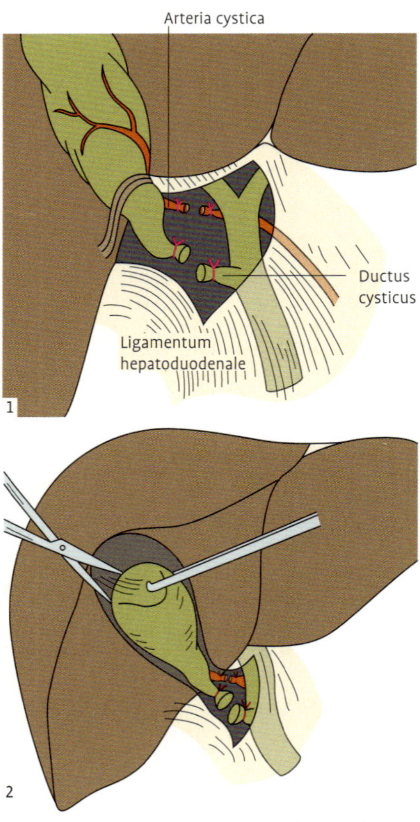

Cholezystektomie Abb. 2: konventionelles Vorgehen; 1: Präparation der Gallenblase, Ligatur und Durchtrennung des Ductus cysticus und der Arteria cystica; 2: anterogrades Herauslösen der Gallenblase

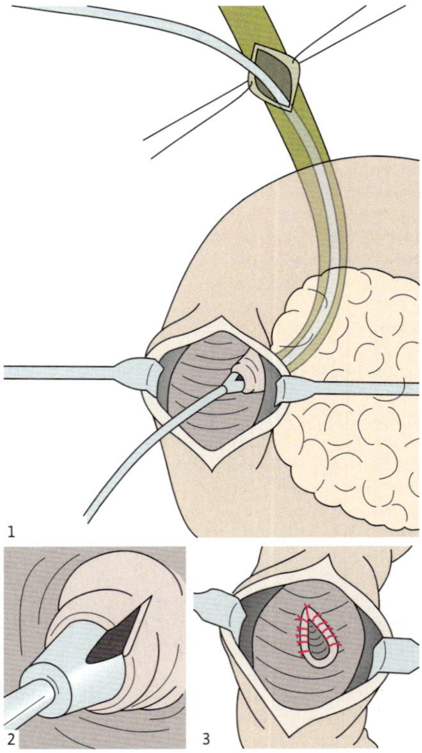

Cholezystektomie Abb. 3: 1: transduodenale Sondierung; 2: Papillotomie; 3: Papillenplastik

Naht; operatives Vorgehen nur noch bei inkarzeriertem Papillenstein, technischen Schwierigkeiten der Endoskopie und benignen Tumoren an der Papille; **c)** biliodigestive Anastomose: Anwendung bei Strikturen im Bereich des Hepatocholedochus (Zustand nach Eingriffen an den Gallenwegen), intrahepatischen Konkrementen, die nicht zu entfernen waren, langstreckiger Röhrenstenose inf. chronischer Kopfpankreatitis oder i. R. einer Duodenopankreatektomie sowie palliativ bei Verschlussikterus durch inoperablen Tumor, hier kommt die endoskopische Stent-Einlage in den Ductus choledochus in Frage; Methode der Wahl ist die Choledocho- bzw. Hepatikojejunostomie mit einer nach Roux ausgeschalteten Darmschlinge; im Gegensatz zur Choledochoduodenostomie wird mit dieser Methode ein Reflux von Darminhalt in den Gallengang vermieden; **Nachbehandlung:** **1.** komplikationslose Cholezystektomie: schrittweiser Nahrungsaufbau ab 1. postoperativem Tag, Wundkontrolle, Frühmobilisation, Abführmaßnahmen; Entlassung zwischen dem 3. und 7. Tag (altersabhängig), nach laparoskopischer Cholezystektomie am 2.–3. Tag (Durchführung in ausgewählten Fällen auch ambulant); **2.** Choledochotomie mit T-Drainage: Ableitung der Galle in einen Beutel; Abklemmen des Drainagesystems am 3. Tag; direkte Cholangiographie über die T-Drainage (zum Ausschluss evtl. belassener Steine) am 5. Tag; ist der Gallengang frei, wird die T-Drainage gezogen; die Leckstelle schließt sich meist sofort spontan; versehentlich zurückgelassene Konkremente werden endoskopisch transduodenal oder mit Dormia-Körbchen über die T-Drainage entfernt. **3.** Papillotomie/Papillenplastik: wegen der Gefahr einer postoperativen Pankreatitis und Nahtinsuffizienz am Duodenum für eine Woche parenterale Ernährung; dann vorsichtiger oraler Nahrungsaufbau; **4.** biliodigestive Anastomose: parenterale Ernährung für 3 Tage, dann schrittweiser Nahrungsaufbau; ein Galleleck schließt sich fast immer spontan.

Komplikation: **1.** Nachblutung aus der Arteria cystica oder dem Leberbett: evtl. Relaparotomie; **2.** Zystikusstumpfinsuffizienz (sehr selten): endoskopische retrograde Cholangiopankreatikographie (Abk. ERCP) mit Papillotomie und Stent-Einlage für 4 Wochen; bei Erfolglosigkeit meist Relaparotomie erforderlich; **3.** Gallenfistel (sehr selten): falls sich kein Spontanverschluss nach einer Woche abzeichnet oder Zeichen einer galligen Peritonitis oder eines Abszesses auftreten, ist eine Relaparotomie erforderlich. **4.** Wundabszess: Entfernung der Nahtfäden, Wundspülungen mit PVP-Iod; **5.** allgemeine Komplikationen (Thrombose, Bronchopneumonie).

Prognose: **1.** Die Operationsletalität für die konventionelle und laparoskopische Cholezystektomie bei einfacher Steingallenblase liegt unter 0,5 %; bei akuter Cholezystitis, Pericholezystitis und Gallenblasenempyem ca. 3 %; bei biliärer Pankreatitis, Verschlussikterus und Gallenblasenperforation ca. 5–10 %; **2.** 85 % der Operierten werden nach Cholezystitis völlig beschwerdefrei; leichte Beschwerden sind meist dyspeptisch bedingt.

Hinweis: Es gibt kein spezifisches Syndrom, das auf die Cholezystektomie zurückzuführen ist. Die Ursachen für das sog. Postcholezystektomiesyndrom mit stärkeren postoperativen Beschwerden (3–5 %) müssen exakt analysiert werden: organische Veränderungen (zurückgelassene Steine, Gallengangstriktur, Papillenstenose), Veränderungen mit fraglicher pathogenetischer Bedeutung (langer Zystikusstumpf, Neurinom am Zystikusstumpf), extrabiliäre Operationsfolgen (Narbenhernie, Adhäsionen), vorbestehende extrabiliäre Erkrankungen (Hiatushernie, gastroduodenales Ulkus, Duodenaldivertikel, Kolondivertikulose, Pankreatitis) oder Beschwerden ohne organisches Korrelat (Reizmagen, Reizkolon).

Literatur: **1.** Johansson, M. et al.: Randomized clinical trials of day-care versus overnigth-stay laparoscopic cholecystectomy. Br J. Surg 93: 40–45, 2006; **2.** Hüttl, T. P. et al.: Gallstone surgery in German university hospitals. Development, complications and changing strategies. Langenbecks Arch Surg 386: 410–417, 2001; **3.** Häring, R.: Gallenblase und Gallenwege. In: Häring, R.; Zilch, H. (Hrsg.): Lehrbuch Chirurgie mit Repetitorium. Berlin, New York: de Gruyter, 1997.

Autor: J. Boese-Landgraf.

Cholezystitis: akute oder chronische Entzündung der Gallenblasenwand; **Formen:** **1. akute Cholezystitis** mit Schmerzen im rechten Oberbauch (Ausstrahlung in die rechte Schulter), Übelkeit, Erbrechen, positivem Murphy-Zeichen, systemischen Entzündungszeichen (Fieber, Leukozytose) bis zum Bild des Akuten* Abdomens mit lokaler Peritonitis*; **a)** in >90 % Vorkommen i. R. einer Cholezystolithiasis (s. Cholelithiasis) durch Steineinklemmung im Ductus cysticus bzw. bakterielle Infektion (Escherichia coli, Enterokokken, Proteus-Arten, Klebsiellen, Pseudomonas, Bacteroides, Clostridien); s. Abb. 1; **b)** akut steinlose Cholezystitis bei Intensivpatienten (1–10 %); **c)** selten

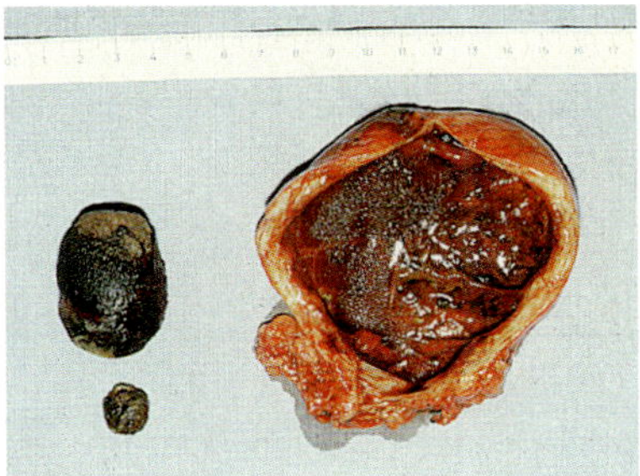

Cholezystitis Abb. 1: schwerste nekrotisierende Cholezystitis; Operationspräparat mit 2 Konkrementen

inf. vaskulärer und chemisch-toxischer Ursachen; **2. chronische Cholezystitis** nach rezidivierender mechanischer Irritation bei Cholezystolithiasis, evtl. als Vor- bzw. Folgezustand einer akuten Cholezystitis mit chronischen rechtsseitigen Oberbauchschmerzen ohne akute Entzündungszeichen.

Behandlungsindikation: dringlich bei Verdacht auf akute Cholezystitis wegen der möglichen Komplikationen (Gallenblasenempyem, Gallenblasengangrän, Perforation mit galliger Peritonitis, Gallensteinileus) und des hohen Rezidivrisikos (30 % innerhalb von 3 Monaten); sofortige Klinikeinweisung; wichtig ist die interdisziplinäre (internistische und chirurgische) Betreuung.

Pharmakotherapie: akute Cholezystitis (bei chronischem Verlauf keine wirksame Pharmakotherapie): **1. Schmerztherapie:** **a)** Spasmolytika: N-Butylscopolamin (z. B. Buscopan®), 4 × 20 mg/d i. v., Tageshöchstdosis 100 mg; **b)** peripher wirkende Analgetika bzw. Antipyretika: Metamizol (z. B. Novalgin®), 1–4 × 1000 mg/d als Supp. oder langsam i. v., Tageshöchstdosis 4000 mg; cave: Blutdruckabfall, Schock (bei i. v. Applikation), Agranulozytose; **c)** zentral wirksame Analgetika: Pethidin (Dolantin®), 4 × 50–100 mg i. m. oder langsam i. v., Tageshöchstdosis 500 mg; cave: Übelkeit, Atemdepression; aufgrund der UAW Papillenspasmus nur in Kombination mit einem Spasmolytikum; **2. antibiotische Therapie** nach zu erwartendem Keimspektrum und Gallengängigkeit der Präparate; Kombination von Breitbandpenicillin oder Ciprofloxacin mit Metronidazol: **a)** Breitbandpenicilline: Mezlocillin (Baypen®), 3 × 2–4 g i. v., oder Piperacillin (Tazobac®), 3 × 2–4 g i. v.;

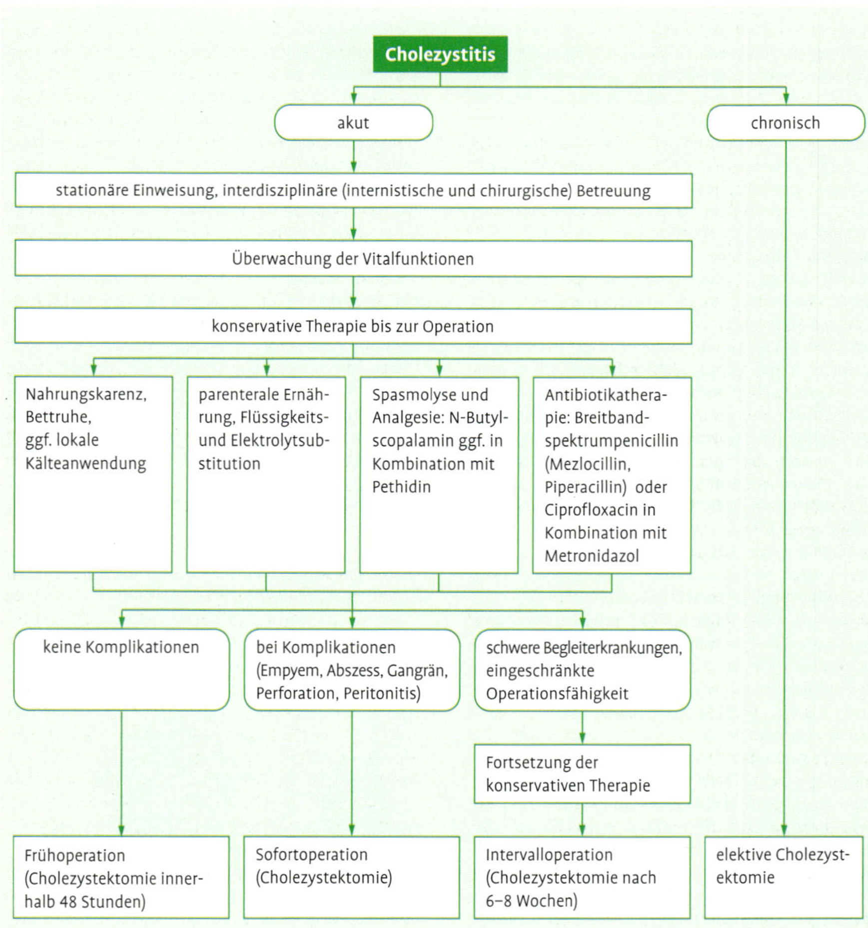

Cholezystitis Abb. 2: therapeutischer Stufenplan

Dosisanpassung bei Niereninsuffizienz; **b)** Ciprofloxacin (z. B. Ciprobay®), 2 × 400 mg i. v.; **c)** Metronidazol (z. B. Clont®), 3 × 0,5 g i. v.; wirksam gegen Anaerobier, obligat bei Gallenblasenempyem, emphysematöser Cholezystitis bzw. Peritonitis.

Operative Therapie: Hauptentstehungsort der Gallensteine ist die Gallenblase. Ihre Entfernung (s. Cholezystektomie) hat gegenüber anderen Verfahren (Litholyse, Lithotripsie) somit bezüglich langfristiger Therapieerfolge entscheidende Vorteile. **1.** Sofortoperation bei Komplikationen (Empyem, Gangrän, Abszess, Perforation, Peritonitis); **2.** Frühoperation innerhalb der ersten 48–72 Stunden nach Krankheitsbeginn; Vorteil ist die geringere Rate an entzündungsbedingten Verwachsungen im Vergleich zu späteren Eingriffen. **3.** Intervalloperation nach 4–6 Wochen bei Risikopatienten (mit schwerwiegenden internistischen Begleiterkrankungen); bis zum Operationszeitpunkt Fortsetzung der konservativen Therapie zur Stabilisierung des Allgemeinzustandes; **4.** elektive Cholezystektomie (Wahl des Zeitpunktes nach Ausmaß der Beschwerden): ausschließlich bei chronischer Cholezystitis.

Sonstige Maßnahmen: **1.** endoskopische Sphinkterotomie und Steinentfernung; **2.** extrakorporale Stoßwellenlithotripsie in ausgewählten Fällen v. a. bei Risikopatienten mit Kontraindikation gegen die Operation.

Naturheilkundliche Verfahren (Autor: Th. J. Doering): **1.** Behandlung akuter Schmerzzustände mit feuchter Wärme (bei manchen Patienten ist Kälte günstiger); **2.** im Intervall Sanierung sog. bindegewebiger Zonen durch Massage oder Haut reizende Therapie (z. B. Schröpftherapie*; s. Therapie, reflektorisch wirksame); **3.** Einsatz von Artischockenblättern, javanischer Gelbwurzel, Löwenzahn und Schöllkraut als Cholagoga und Choleretika mit gleichzeitiger spasmolytischer Wirkung; **4.** bei abdominaler Plethora ausleitende Therapie mit Sulfatwässern als Trinkkur; bei funktionellen Schmerzsyndromen evtl. umstimmende Therapie*, insbes. Hydrotherapie und Bindegewebemassage.

Sonstige Maßnahmen: **1.** Überwachung der Vitalfunktionen (Blutdruck, Puls, Temperatur, Urinausscheidung, zentraler Venendruck); **2.** Nahrungskarenz und parenterale Ernährung; kontrollierte Flüssigkeitssubstitution, Elektrolytbilanzierung; **3.** Kälteapplikation (Eisakku) auf der Gallenblasenregion.

Therapeutischer Stufenplan: s. Abb. 2

Arbeitsunfähigkeit: nach laparoskopischer Cholezystektomie 1 Woche; nach konventioneller Cholezystektomie und unkompliziertem postoperativem Verlauf bis 2 Wochen.

Neuentwicklung: endoskopische Stent-Einlage in den Ductus cysticus bei inoperablen Patienten.

Literatur: **1.** Ackermann, C. et al.: Erkrankungen der Gallenwege. In: Siewert, J. R.; Rothmund, M.; Schumpelick, V. (Hrsg.): Praxis der Viszeralchirurgie. Gastroenterologische Chirurgie. 2. Aufl. Berlin, Heidelberg, New York: Springer, 2006; **2.** Leuschner, U.: Gallensteine und Gallensteinleiden. In: Dancygier, H. (Hrsg.): Klinische Hepatologie. Berlin, Heidelberg, New York: Springer, 2003; **3.** Häring, R. U.: Gallenblase und Gallenwege. In: Häring, R.; Zilch, H. (Hrsg.): Lehrbuch Chirurgie mit Repetitorium. Berlin, New York: de Gruyter, 1997.

Autoren: R. Pfitzmann, H. Ernst.

Cholezystolithiasis: s. Cholelithiasis.

Cholinesterase-Hemmer: s. Parasympathomimetika.

Cholinozeptor-Antagonisten, muscarinerge: s. Parasympatholytika.

Chondrodystrophie: s. Achondroplasie.

Chondroprotektiva: s. Knorpelersatz.

Chondrozytentransplantation, autologe: s. Knorpelersatz.

CHOP-Protokoll: Schema zur zytostatischen Intensivchemotherapie der Non*-Hodgkin-Lymphome (Abk. NHL); eingesetzte **Substanzen:** **1. C:** Cyclophosphamid; **2. H:** Doxorubicin (früherer Wirkstoff Hydroxyldaunomycin); **3. O:** Vincristin (früherer Handelsname Oncovin); **4. P:** Prednison.

Indikation: z. B. Mantelzell*-Lymphom, follikuläres Lymphom*, hochmaligne periphere Lymphome* vom B-Zell-Typ, primär extranodale Lymphome*, aggressive/hochmaligne periphere T*-Zell-Lymphome.

Durchführung: Meist werden 6 Zyklen des CHOP-21-Protokolls (Wiederbeginn an Tag 22) appliziert. Die Intervallverkürzung (6 Zyklen CHOP-14 mit Wiederbeginn am Tag 15) wird von der Deutschen Studiengruppe Hochmaligne NHL (Abk. DSHNHL) für >60-Jährige mit diffusem großzelligem B-Zell-Lymphom als neuer Standard empfohlen, bei CD20-Expression des Lymphoms in Kombination mit Rituximab. **Dosierung:** **1.** Cyclophosphamid (Endoxan®), 750 mg/m^2 KO/d i. v., Tag 1; **2.** Doxorubicin (z. B. Adriblastin®), 50 mg/m^2 KO/d i. v., Tag 1; **3.** Vincristin (z. B. Vincristin, Vincristinsulfat HEXAL®), 1,4 mg/m^2 KO (max. 2 mg absolut)/d i. v., Tag 1; **4.** Prednison (z. B. Decortin®), 100 mg/m^2 KO/d p. o., Tag 1–5; **5.** bei CHOP-14 zusätzlich G-CSF: Filgrastim (Neupogen®), 300 μg (<75 kg KG) oder 480 μg (≥75 kg KG) s. c., Tag 4–13. **Alternative:** bei CD20-positiven Lymphomen Kombination mit Rituximab (MabThera®) als CHOP-Rituximab-Protokoll (Abk. R-CHOP): CHOP-Protokoll und Rituximab (MabThera®), 375 mg/m^2 KO/d i. v., Tag 1 (oder −1, d. h. am Tag vor CHOP-Beginn, folgende Infusion am Tag 1 der CHOP-Applikation), 22, 43, 64, 85, 106; Infusionsgeschwindigkeit: 1. Infusion 50 mg/h, 2.–6. Infusion 100–200 mg/h; Begleittherapie: 30–60 Minuten vor Rituximab-Applikation Paracetamol (z. B. Paracetamol-ratiopharm®), 1000 mg p. o. und Histamin-H_1-Rezeptoren-Blocker, z. B. Dimetinden (Fenistil®), 1 Amp. i. v., Prednison (z. B. Decortin®), 100 mg p. o. (falls

C

nicht an demselben Tag wie CHOP appliziert); UAW: evtl. Entwicklung eines anaphylaktischen Schocks*, daher z. B. Epinephrin und Diphenhydraminhydrochlorid bereithalten.

Literatur: **1.** Pfreundschuh, M. et al.: Two-weekly or 3-weekly CHOP chemotherapy with or without etoposide for the treatment of elderly patients with aggressive lymphomas: results of the NHL-B2 trial of the DSHNHL. Blood 104 (3): 634–641 (2004); **2.** Maloney, D. et al.: IDEC-C2B8 (Rituximab) anti-CD20 monoclonal antibody therapy in patients with relapsed low-grade non-Hodgkin's lymphoma. Blood 90: 2188–2195 (1997); **3.** McKelvey, E. et al.: Hydroxyldaunomycin (Adriamycin) combination chemotherapy in malignant lymphoma. Cancer 38: 1484–1493 (1976).

Autor: P. Meusers.

Chordektomie: s. Larynxkarzinom.

Chordotomie: s. Schmerzsyndrome.

Chorea: extrapyramidales Syndrom mit regellosen, plötzlich einschießenden, unwillkürlichen und häufig asymmetrischen Muskelkontraktionen mit Bewegungseffekt (Hyperkinesen), die v. a. an den distalen Extremitäten auftreten und i. d. R. im Schlaf verschwinden; **Formen:** **1.** Chorea Huntington (Chorea major): autosomal-dominante Erkrankung mit Expansion einer CAG-Trinukleotid-Repeat-Sequenz auf Chromosom 4; Trias aus Bewegungsstörung, Wesensänderung (Verlust der Kritikfähigkeit mit Fehleinschätzung der eigenen Person) und progredienter Demenz; **2.** Chorea Sydenham (Chorea minor): autoimmunreaktive Erkrankung 1–6 Monate nach Streptokokkeninfektion; generalisierte Chorea, Dysarthrophonie und Verhaltensauffälligkeiten; in 30 % der Fälle begleitet von anderen Manifestationen des rheumatischen Fiebers* (Polyarthritis, Herzerkrankung); **3.** Chorea bei anderen neurologischen Erkrankungen: **a)** benigne hereditäre Chorea (keine dementiellen oder psychiatrischen Symptome); **b)** Neuroakanthozytose (Akanthozyten im Blutausstrich); **c)** paroxysmale kinesiogene Choreoathetose (getriggert durch plötzliche Bewegung); **d)** paroxysmale nicht kinesiogene dystone Choreoathetose (getriggert durch Coffein, Alkohol, Stress u. a.); **e)** Hallervorden-Spatz-Erkrankung (Rigor, progressive Demenz, epileptische Anfälle); **4.** erworbene Chorea: **a)** senile Chorea; **b)** pharmakologisch (Neuroleptika, Amphetamine, Antidepressiva, Antiparkinsonmittel, Antikonvulsiva, Steroide, Kontrazeptiva, Opioide, Isoniazid u. a.) oder toxisch (z. B. Alkohol, Kohlenmonoxid) bedingte Chorea; **c)** weitere Ursachen: metabolisch, ischämisch, infektiös (z. B. Herpes-simplex-Enzephalitis), immunologisch (z. B. Lupus erythematodes, Antiphospholipid-Syndrom), neoplastisch, nach kardiopulmonalem Bypass.

Behandlungsindikation: **1.** Chorea Huntington: keine kausale Therapie bekannt; symptomatische Therapie meist erst in einem fortgeschrittenen Stadium erforderlich; **2.** Chorea Sydenham: sofortige antibiotische Behandlung erforderlich, um Komplikationen (Endokarditis, Embolie, Herzklappenfehler, Herzinsuffizienz, Sepsis) zu vermeiden; symptomatische Therapie bei Hyperkinesen; **3.** Chorea bei neurodegenerativen Erkrankungen: evtl. symptomatische Therapie; **4.** erworbene Chorea: kausale Therapie, sofern möglich.

Pharmakotherapie: **1.** symptomatische Therapie bei allen Formen choreatischer Hyperkinesen (s. Tab. 1); **2.** Chorea Sydenham: grundsätzlich 10-tägige Behandlung mit Penicillin und mind. 5 Jahre lang Penicillinprophylaxe; bei Rezidiv oder Infekt erneute Volldosierung über 10–14 Tage; Behandlung der Hyperkinesen mit Valproat oder Carbamazepin; Neuroleptika wegen Gefahr der tardiven Dyskinesie so kurz und niedrig dosiert wie möglich (s. Tab. 2); **3.** paroxysmale kinesiogene Choreoathetose: Antikonvulsiva (Dosierung wie bei Chorea Sydenham) mit gutem Erfolg (im Gegensatz zu paroxysmaler, nichtkinesiogener, dystoner Choreoathetose); **4.** Hallervorden-Spatz-Erkrankung: L-Dopa mit günstigem Effekt; **5.** senile Chorea: Pimozid (Orap®), 2–3 mg/d p. o.

Sonstige Maßnahmen: Physiotherapie auf neurophysiologischer Basis, Ergotherapie, Logopädie, hyperkalorische Ernährung (bei Gewichtsverlust durch Hyperkinesen), genetische Beratung der Familie.

Hinweis: Chorea Huntington: **1.** obsolet: cholinerge Substanzen (Cholin, Physostigmin), GABA-

Chorea Tab. 1
Symptomatische Pharmakotherapie der Hyperkinesen

Wirkstoff	Handelsname (Auswahl)	initiale Dosis (mg/d p. o.)	therapeutische Dosis (mg/d)
Sulpirid	Dogmatil®	100–200	200–1200
Haloperidol	Haldol®	3× 0,5	6–9
Perphenazin	Decentan®	4	8–12
Pimozid	Orap®	2	12–16
Tiaprid	Tiapridex®	3× 100	400–900

C

Chorea Tab. 2
Pharmakotherapie der Chorea Sydenham

Wirkstoff	Handelsname (Auswahl)	Dosierung	Therapiedauer
Antibiotika			
Primärprävention			
Penicillin V	Isocillin®, Megacillin®	100 000 IE/kg KG/d p. o.	10 Tage
Penicillin G	Penicillin G JENAPHARM®	1,2 Mio. IE/d i. m.	einmalig
Erythromycin	Erycinum®, Eryhexal®	40 mg/kg KG/d p. o.	10 Tage
Sekundärprävention			
Penicillin G	Pendysin® 1,2 Mio. IE	1 × 1,2 Mio. IE i. m. alle 3–4 Wochen	5 Jahre, bis 20. Lebensjahr
Antikonvulsiva			
Valproat	Ergenyl®	15–40 mg/kg KG/d p. o.	4–5 Wochen
Carbamazepin	Tegretal®, Timonil®	10–20 mg/kg KG/d p. o.	
Neuroleptika			
Pimozid	Orap®	3–8 mg/d p. o.	4–5 Wochen
Haloperidol	Haldol®	1–3 mg/d p. o.	

Transaminase-Inhibitoren (Valproat), Gammavinyl-GABA, Baclofen und nichtselektive Monoaminoxidase-Hemmer; **2.** keine Wirksamkeit von Lamotrigin (Lamictal®); **3.** Besserung in 30 % der Fälle unter Riluzol (Rilutek®); **4.** nur geringe Besserung unter Clozapin (Leponex®).

Neuentwicklung: **1.** Neurotransplantation (experimentell): Verbesserung der kognitiven Funktion nach bilateraler Transplantation von fetalem Striatumgewebe; **2.** intrazerebrale Implantation humaner Zellen (experimentell), die den neurotrophen Faktor CNTF (Abk. für engl. ciliary neurotrophic factor) sezernieren.

Selbsthilfe: Deutsche Huntington-Hilfe (DHH) e. V., Geschäfts- und Beratungsstelle, Börsenstr. 10, 47051 Duisburg, Tel. 0203 22915, Fax 0203 22925; E-Mail: dhh@dhh-ev.de, Homepage: http://www.huntington-hilfe.de.

Literatur: **1.** Brandt, T.; Dichgans, J.; Diener, H. C. (Hrsg.): Therapie und Verlauf neurologischer Erkrankungen. 5. Aufl. Stuttgart: Kohlhammer, 2007; **2.** Philpott, L. M. et al.: Neuropsychological functioning following fetal striatal transplantation in Huntington's chorea: three case presentations. Cell Transplant 6 (3): 203–212 (1997).

Autoren: M. Maschke, O. Kastrup, H. C. Diener.

Chorioamnionitis: s. Amnioninfektionssyndrom.
Chorionkarzinom: s. Hodentumoren.
Chromintoxikation: s. Schwermetallintoxikation.
chronic pelvic pain syndrome: s. Prostatitissyndrom.
Chronobiotika: s. Melatonin.
Ciclopirox: s. Antimykotika.
Ciclosporin A: s. Immunsuppressiva.
CIDP: s. Neuritis.
Cignolin: s. Dithranol.
Cilostazol: s. Phosphodiesterase-Hemmer.
C1-INH-Defekt: s. Angioödem, hereditäres.
Ciprofloxacin: s. Chinolone.
Cirrhose cardiaque: s. Stauungsleber.
Cisatracurium: s. Muskelrelaxanzien.
CJD: s. Creutzfeldt-Jakob-Krankheit.
Clarithromycin: s. Makrolid-Antibiotika.
Clark-Level: s. Melanom, malignes.
Clavulansäure: s. Penicilline.

Clavus: sog. Hühnerauge; schmerzhafte, durch Druck verursachte Schwielenbildung an den Füßen mit Hyperkeratose und zentralem, in nervös versorgte, tiefere Gewebestrukturen vordringendem Zapfen.

Behandlungsindikation: abhängig von den subjektiven Beschwerden; Behandlungsziele sind Aufweichen der Hornmassen, Linderung der Schmerzen und Prophylaxe erneuter Schwielenbildung.

Pharmakotherapie: lokale keratolytische Behandlung mit Salicylsäure in Form von Pflaster (z. B. Guttaplast®) oder Paste (z. B. Gehwohl® Schälpaste).

Sonstige Maßnahmen: **1.** vorsichtiges Abtragen der aufgeweichten Hyperkeratosen nach heißem Fußbad mit Schere oder Skalpell (Fußpflege); **2.** Ermittlung und Behandlung des ursächlichen Faktors der Clavusbildung (z. B. orthopädische Korrektur von Stellungsanomalien der Füße).

Eigenbehandlung: nicht zu enges Schuhwerk tragen; Druckentlastung durch ringförmiges Schaumstoffpolster (Hühneraugenpflaster).

Hinweis: Die Exzision ist obsolet; kann zu schmerzhaften plantaren Narben führen.

Literatur: **1.** Sterry, W.; Paus, R.; Burgdorf, W.: Checkliste Dermatologie und Venerologie. Stuttgart: Thieme, 2005; **2.** Fritsch, P.: Dermatologie und Venerologie. Berlin: Springer, 2003.

Autoren: P. Schulze, W. Sterry.

Clemastin: s. Histamin-H_1-Rezeptoren-Blocker.

Clofibrinsäure: s. Fibrate.

C

Clomethiazol: s. Alkoholabhängigkeit; Schlafmittel.

Clonidin: s. Antisympathotonika.

Clonorchis sinensis: s. Trematodeninfektion.

Clopidogrel: s. Thrombozytenaggregations-Hemmer.

Clostridium-botulinum-Toxin: syn. Botulinumtoxin, Botulinustoxin; bakterielles Neurotoxin von Clostridium botulinum; **Vertreter:** Clostridium-botulinum-Toxin Typ A: z. B. BOTOX®; Clostridium-botulinum-Toxin Typ B: NeuroBloc®; **Wirkung:** Nach direkter Injektion in die Muskulatur tritt nach einigen Tagen eine lokale Lähmung auf, die (vermutlich durch Neubildung neuromuskulärer Verbindungen) nach Wochen bis Monaten zurückgeht. **Wirkungsmechanismus:** Spaltung des Proteins Synaptobrevin, das an der Neurotransmitterfreisetzung beteiligt ist, dadurch Hemmung der calciumabhängigen Acetylcholinfreisetzung und irreversible Hemmung der neuromuskulären Übetragung (peripheres Muskelrelaxans*); **Pharmakokinetik:** Wirkungseintritt nach Erstapplikation nach 7–14 Tagen, langanhaltende Wirkung (8–12 Wochen).

Indikation: aufgrund der hohen Toxizität (s. Lebensmittelvergiftung) und langanhaltenden Wirkung strenge Indikationsstellung; **1.** Clostridium botulinum Toxin Typ A (z. B. BOTOX®) ist indiziert zur Behandlung von Blepharospasmus, hemifazialem Spasmus und koexistierenden fokalen Dystonien, bei zervikaler Dystonie (Torticollis spasmodicus), fokaler Spastik in Zusammenhang mit dynamischer Spitzfußstellung inf. von Spastizität bei Patienten mit infantiler Zerebralparese, die 2 Jahre oder älter sind, fokaler Spastik des Handgelenks und der Hand bei erwachsenen Schlaganfallpatienten, sowie bei starker, fortbestehender primärer Hyperhidrosis axillaris, die störende Auswirkungen auf die Aktivitäten des täglichen Lebens hat und mit einer topischen Behandlung nicht ausreichend kontrolliert werden kann. **2.** Clostridium botulinum Toxin Typ B (NeuroBloc®) wird zur Behandlung von zervikaler Dystonie verwendet.

Wechselwirkung: mit Arzneimitteln, die auf die neuromuskuläre Verbindung wirken (z. B. Muskelrelaxanzien, Aminoglykoside u. a. Antibiotika) möglich.

UAW: u. a. Blepharoptosis, Lidschwellung, Doppelbilder, lokale Irritation, Übelkeit, Kopfschmerz.

Dosierung: sehr exakte und individuelle Dosierung (Titrierung nach Wirkung) erforderlich; bei Hyperhidrose*: 50 IE BOTOX® gleichmäßig in das zu behandelnde Hautareal injizieren.

Hinweis: Anwendung ist Kliniken mit spezieller Erfahrung vorbehalten.

Neuentwicklung: Botulinumtoxin zur Schmerzlinderung bei chronischer Plantarfasziitis (Fersensporn).

Autoren: N. Lembert, H. C. Diener.

Clostridium tetani: s. Tetanus.

Clotrimazol: s. Antimykotika.

Cluster-Kopfschmerz: s. Kopfschmerz.

CML: Abk. für chronische myeloische Leukämie*.

CMML: s. Syndrom, myelodysplastisches.

CMT: s. Polyneuropathie.

CMV: s. Zytomegalie.

Cobalaminmangel: s. Anämie, hyperchrome makrozytäre.

Cobb-Skoliosewinkel: s. Skoliose.

Cocainintoxikation: s. Drogenintoxikation.

Coccidioides-Mykose: s. Lungenmykosen.

Cochlear Implant: s. Taubheit.

Codein: s. Antitussiva.

Colchicin: s. Gicht.

COLD: s. COPD.

Colestipol: s. Anionenaustauscher.

Colestyramin: s. Anionenaustauscher.

Colitis ulcerosa: chronische, in Schüben verlaufende Entzündung der Dickdarmschleimhaut, die typischerweise vom Rektum ausgeht, nach proximal fortschreitet und selten auch das terminale Ileum segmentär befällt (sog. Back-wash-Ileitis); in 40–50 % der Fälle ausschl. Befall des Rektosigmoids bis einschl. des Colon descendens (Linksseitenkolitis); **Ursache:** unklar; wahrscheinlich Interaktion zwischen auslösenden Umweltfaktoren (westlicher Lebensstil) und vererbbarer genetischer Prädisposition; Kopplungsbefunde für chronisch entzündliche Darmerkrankungen auf den Chromosomen 16, 12, 6, 14q11/12, 5q31, 19p13, 1p36 (IBD 1–IBD 7) und 10q23 (DLG 5); **Klinik:** erhöhte Stuhlfrequenz, blutige Diarrhö, abdominale Beschwerden; extraintestinale Manifestation (bis 40 % der aktiven Fälle) mit Befall von Gelenken (Arthralgien, Arthritis), Haut (Erythema nodosum, seltener Pyoderma gangraenosum), Augen (Uveitis*, Episkleritis*, Iritis, Iridozyklitis), Leber (Steatosis hepatis) und Gallenwegen (primär sklerosierende Cholangitis); **Komplikationen:** akutes toxisches Megakolon (Letalität 1–2 %), Perforation und massive Blutung; chronisch in Spätstadien, Verlust der Haustrierung und Atrophie der Schleimhaut, Funktionsverlust des Kolons, Inkontinenz; das Risiko der Karzinomentwicklung ist abhängig von Ausmaß und Dauer der Erkrankung. Das Risiko einer malignen Entartung steigt nach einer Erkrankungsdauer von 10 Jahren um 1 % pro Jahr.

Behandlungsindikation: **1.** primär konservative Therapie: bei akuter klinischer Symptomatik (blutige Diarrhö, abdominale Beschwerden, erhöhte Stuhlfrequenz), Auftreten extraintestinaler Manifestationen, erhöhter Körpertemperatur; die endoskopische Aktivität korreliert i. d. R. mit dem klinischen Bild. Der Wert einer langjährigen Remission erhaltenden Therapie gilt als gesichert. **2.** operative Therapie als Notfalleingriff bei Komplikationen oder als Elektiveingriff bei jahrelangem chronischem Verlauf.

Pharmakotherapie: **1.** Schübe leichter bis mittlerer Aktivität: **a)** 5-Aminosalicylate, z. B. Mesalazin (Asacol®, Claversal®, Pentasa®, Salofalk®, Mezavant®), 1,2–3,0 g/d p. o., oder Sulfasalazin (z. B. Azulfidine®, Colo-Pleon®), 3 × 500 mg/d p. o.; zusätzlich topische Therapie mit Klysma, 2–4 g/d, Rektalschaum (Salofalk® Rektalschaum, Claversal® Rektalschaum), 1 × 2 Sprühstöße (à 1 g)/d bzw. Suppositorien, 3 × 250–500 mg/d; bei ausschließlich distalem Befall evtl. alleinige Behandlung mit Suppositorien (bis 10 cm) oder Klysmen (bis 40 cm); Olsalazin (1,5–3 g/d p. o. verteilt auf 3 Einzeldosen) wird kaum noch eingesetzt. **b)** Alternativ ist der Einsatz steroidhaltiger Klysmen, Rektalschäumen bzw. Suppositorien möglich, z. B. Budesonid (Entocort® rektal, Budenofalk® Rektalschaum), Betamethason (Betnesol®), Hydrocortison (Colifoam®), Prednison (Rectodelt®); **2.** Schübe hoher Aktivität: **a)** systemische Therapie mit Glukokortikoiden: Prednisolon (z. B. Decortin® H, Prednisolon-ratiopharm®), initial 60 mg/d p. o., oder 6-Methylprednisolon (Urbason®, MEDRATE®), initial 48 mg/d p. o., dann abfallendes Dosierungsschema nach klinischem Ansprechen; bei schwerem Verlauf Prednisolon i. v., z. B. Solu-Decortin® H; **b)** obligat zusätzliche topische Therapie mit Klysmen bzw. Suppositorien (5-Aminosalicylate vermutlich topisch wirksamer als Steroide); **c)** wahlweise gleichzeitige systemische Gabe von Aminosalicylaten, 3–4 g/d p. o.; **d)** monoklonale Antikörper (anti-TNF): Infliximab (REMICADE®) 5 mg/kg KG über 2 Stunden in Woche 0, 2 und 6, dann alle 8 Wochen; **e)** Faktor XIII, Interferon-β oder Heparin (zur antientzündlichen Therapie) nur innerhalb klinischer Studien einsetzen; **3.** fulminant toxischer Verlauf: Ciclosporin A (Sandimmun®), 4 mg/kg KG/d i. v.; cave: opportunistische Infektionen durch Immunsuppression; bei der Umstellung auf orale Therapie kommt es oft zum Rezidiv; **4.** extraintestinale Manifestation: **a)** Sulfasalazin (z. B. Azulfidine®, Colo-Pleon®), 3 × 250–500 mg/d p. o.; **b)** zusätzlich ist oft eine systemische immunsuppressive Therapie zu empfehlen (Wirksamkeit durch klinische Studie nicht gesichert): Glukokortikoide (wie bei Schüben hoher Aktivität) ggf. in Kombination mit Azathioprin (z. B. Imurek®, Azamedac®, Azafalk®, Zytrim®, Colinsan®), 100–150 mg/d p. o., oder Mercaptopurin (Puri-Nethol®), 50–75 mg/d p. o.; **5.** zur langjährigen Erhaltung einer Remission: **a)** 5-Aminosalicylate: 1,2–1,5 g/d p. o. bzw. bei Olsalazin (kaum noch angewendet) 2 × 0,5 g/d p. o.; **b)** möglicherweise ist die Zufuhr von Omega-3-Fettsäuren (in Fischöl) sinnvoll; **6.** bei häufig rezidivierenden akuten Schüben oder wenn eine Remission zwischen den Schüben nicht erreicht wird, können Immunmodulatoren eingesetzt werden: Azathioprin, 2–3 mg/kg KG/d p. o., oder Mercaptopurin, 1–1,5 mg/kg KG/d p. o. über 2–4 Jahre; alternativ Therapie mit Infliximab (REMICADE®), 5 mg/kg KG in Woche 0, 2 und 6, dann alle 8 Wochen; **7.** unterstützend Antidiarrhoika: Loperamid (z. B. Imodium®, Lopedium®), max. 6 × 2 mg/d p. o.; Codeinphosphat, Tinctura opii oder Octreotid (Sandostatin®) nach Wirkung; **8.** Substitution von Eisen bei Eisenmangelanämie inf. chronischen Blutverlusts (s. Anämie, hypochrome mikrozytäre); ggf. zusätzlich Erythropoetin, 150–250 IE/kg KG s. c. 3-mal pro Woche, bis zum Anstieg der Retikulozyten und des Hb-Werts.

Operative Therapie: **Indikation:** **1.** Notfalleingriff: **a)** toxisches Megakolon als schwere Kolitisattacke mit totaler oder segmentärer massiver Dilatation des Kolons und toxischen Allgemeinerscheinungen; cave: oft symptomarm unter Glukokortikoidtherapie, frühzeitig operieren; **b)** freie Perforation mit diffuser Peritonitis* (selten, bes. im linken Kolon); **c)** massive Blutung (sehr selten); **2.** Elektiveingriff: **a)** Versagen der konservativen Therapie und Invalidisierung; **b)** Wachstumsstörung bei Kindern und Jugendlichen (keine Remissionen unter Pharmakotherapie); **c)** Karzinomnachweis und Epitheldysplasie; **d)** Stenose (selten, dann karzinomverdächtig); **e)** anorektale Komplikation (seltener als bei Enteritis* regionalis Crohn); Patientenaufklärung über das geplante Ausmaß der Operation, die evtl. Anlage eines Anus praeternaturalis und Störung des Sexuallebens nach der Operation; **Vorbereitung:** **1.** Notfalleingriff: Antibiotikatherapie nach kalkuliertem Erregerspektrum (s. Peritonitis) bis zum Ergebnis des Antibiogramms; Abführmaßnahmen sind kontraindiziert; **2.** Elektiveingriff: keine drastischen pharmakologischen Abführmaßnahmen (Gefahr des toxischen Megakolons), stattdessen behutsame orale Spülbehandlung; parenterale Ernährung kombiniert mit Elementardiät für 1 Woche; **Verfahren:** **1.** Notfalleingriffe: **a)** Ausleitung des Sigmas als Fistel, um eine Nahtinsuffizienz an der Rektumverschlussnaht zu vermeiden; Bauchhöhlenspülung; das Sigma kann über die Fistel gespült und lokal mit Cortison therapiert werden; alternativ subtotale Kolektomie mit endständigem Ileostoma und Blindverschluss des Rektums nach Hartmann (cave: Nahtinsuffizienz und Sepsis des kleinen Beckens); später evtl. Wiederherstellung der Kontinenz mit Ileorektostomie möglich; indiziert bei toxischem Megakolon mit Perforation und Abszess; **b)** Proktokolektomie: indiziert bei profusen, nicht beherrschbaren Blutungen, die v. a. vom Rektum ausgehen; spätere Wiederherstellung der Kontinenz (Pouch-anale Anastomose) möglich, wenn die sog. intrasphinktere Rektumexstirpation vorgenommen wurde; **c)** Verfahren nach Turnbull: Loop-Ileostomie und Anlage einer Querkolon- und Sigmafistel, um das dilatierte Kolon zu entlasten; weitgehend obsoletes Verfahren, nur noch in Extremsituation (toxisches Megakolon) verwendet (Letalität 20 %); **2.** Elektiveingriff: **a)** Koloproktomukosektomie mit ileoanalem

C

Pouch: Methode der Wahl; Entfernung des gesamten Kolons und des Rektums (bis auf die distalen 2–3 cm); transanal Entfernung der Rektummukosa oberhalb der Linea dentata (Proktomukosektomie) und Erhaltung des muskulären Anteils des Analsphinkters; Rekonstruktion mit dem terminalen Ileum, das zu einem sog. J-Pouch mit Stapler-Anastomose umgeformt und spannungsfrei an der Linea dentata anastomosiert wird (s. Abb.); das Fassungsvermögen des Pouchs beträgt ca. 150 ml; abschließend protektive Loop-Ileostomie für 2–3 Monate; das Verfahren kann bei Patienten mit pharmakologisch induziertem Cushing-Syndrom oder bei schlechtem Allgemeinzustand dreizeitig durchgeführt werden: zuerst Kolektomie mit Rektumblindverschluss nach Hartmann, dann Pouch-anale Anastomose, zuletzt Ileostomieverschluss; **b**) subtotale Kolektomie mit ileorektaler Anastomose: nur bei jungen Männern indiziert, da die postoperative Rate an Potenz- und Ejakulationsstörungen im Vergleich zur Pouch-analen Anastomose geringer ist (5 % gegenüber 12 %); vom Rektumstumpf können jedoch Kolitisschübe ausgehen oder ein Karzinom kann entstehen; regelmäßige Kontrolluntersuchungen sind unbedingt erforderlich; **c**) kontinente Ileostomie mit Pouch-Bildung nach Kock: Pouch-Konstruktion mit Ventilnippel aus dem terminalen Ileum; der Pouch muss über das Ileostoma mit Hilfe eines Darmrohres entleert werden; technisch schwierig und komplikationsträchtig, wird daher nur selten angewendet; **Nachbehandlung:** intensivmedizinische Überwachung; gezielte Antibiotikatherapie bei toxischem Megakolon, Abszess und diffuser Peritonitis; parenterale Ernährung und Nahrungskarenz (ohne protektive Ileostomie für mind. 1 Woche); Nahrungsaufbau nach ausreichender Darmtätigkeit; Weiterführen der Glukokortikoidtherapie bei vorbehandelten Patienten; **Komplikationen:** **1.** Wundheilungsstörung und intraabdominale Abszesse (insbes. bei Notfalleingriffen); **2.** Ileus* durch Adhäsion und Abknicken des sehr mobilen Dünndarms in der leeren Bauchhöhle oder Einklemmen des Darms in die Lücke zwischen lateraler Bauchwand und Ileostoma; **3.** Pouchitis aufgrund von Zirkulationsstörung und septischem Prozess (z. B. Infektion mit Clostridium difficile); Therapie: Metronidazol und Glukokortikoide lokal, in schweren Fällen systemisch; in 3 % muss der Pouch wieder entfernt und ein endgültiges Ileostoma angelegt werden; **4.** Analsphinkterschwäche in 9 %; bessert sich durch Biofeedback-Training (vor Rückverlegung des Ileostomas); **5.** Analsphinkterinsuffizienz; **Ergebnisse:** Operationsletalität ca. 3 %, bei Notfalleingriff bis zu 30 %; nach Exstirpation des gesamten Kolons ist die Colitis ulcerosa als geheilt anzusehen, auch die Besserung der extraintestinalen Manifestation ist zu erreichen. Die Lebensqualität ist bei endständigem Ileostoma insgesamt schlechter als bei Pouch-Anlage mit natürlichem After. Entscheidend beim Pouch sind der Kontinenzgrad, die Stuhlfrequenz (5–6 pro Tag) und das Auftreten von Komplikationen. 90 % der Patienten sind tagsüber voll kontinent, 25 % müssen nachts Vorlagen tragen. Bei 10–20 % der Frauen ist das Sexualleben beeinträchtigt; bei 12 % der Männer treten Ejakulationsstörungen auf, 5 % werden impotent.

Psychotherapie: **1.** unterstützende Verfahren, um den Krankheitsverlauf durch verbessertes Coping* (Bewältigungsstrategien) positiv zu beeinflussen; **2.** analytische Psychotherapie zur Aufarbeitung von Konflikten, die negative Wirkung auf die klinische Symptomatik haben; **3.** nonverbale Methoden: künstlerische Therapie, Musiktherapie, Gestaltungstherapie, Bewegungstherapie.

Naturheilkundliche Verfahren: **1.** Probiotika, z. B. Sacharomyces boulardii (Perenterol®) oder Escherichia coli Stamm Nissle (Mutaflor®), verändern günstig die Zusammensetzung der Stuhlflora. Remission erhaltende Wirkung, jedoch keine Wirkung in der akut entzündlichen Phase. **2.** Häufig sind beruhigende und entspannende Maßnahmen der physikalischen Therapie bes. günstig; allgemeine Behandlung unter Berücksichtigung des individuellen Befundes (s. Reizdarmsyndrom); **3.** in der nicht akuten Phase Trinkkuren mit hypotonen calcium- oder sulfathaltigen Heilwässern.

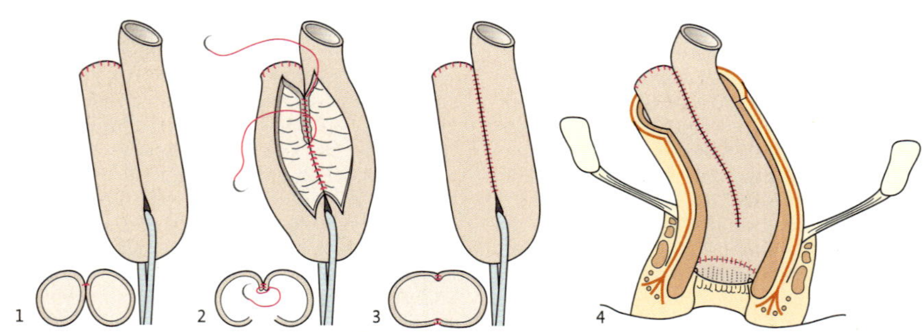

Colitis ulcerosa: J-Pouch-Bildung als vorgeschaltetes Reservoir bei ileoanaler Seit-zu-End-Anastomose; 1–3: Seit-zu-Seit-Anastomose des Ileums; 4: Seit-zu-End-Ileoanostomie

C

Colitis ulcerosa
Erkrankungsformen und Therapie — Tab. 1

aktive Erkrankung	Therapie	Remission
Pankolitis	Glukokortikoide, 48–60 mg/d p. o., im schweren Schub 100 mg/d i. v. ggf. + 5-Aminosalicylsäure, 3–4 g/d p. o. + topische Therapie mit 5-Aminosalicylsäure als Klysmen, 3 × 2–4 g/d, Schaum, 1-mal täglich, oder Suppositorien, 3 × 500 mg/d, und Glukokortikoidklysmen bzw. -suppositorien	5-Aminosalicylsäure, 1,5–3 g/d p. o.
Linksseitenkolitis	5-Aminosalicylsäure, 3–4 g/d p. o. + topische Therapie mit 5-Aminosalicylsäure als Klysmen, 1 × 2–4 g/d, Schaum, 1-mal täglich, oder Suppositorien, 1 × 500 mg/d	5-Aminosalicylsäure, 1,5–3 g/d p. o. **oder** 5-Aminosalicylsäure als Klysmen, 1 × 2–4 g/d, Schaum, 1-mal täglich, oder Suppositorien, 1 × 500 mg/d
hochakut, therapierefraktär	Infliximab (REMICADE®) 5 mg/kg KG i. v. Woche 0, 2, 6, dann alle 8 Wochen **oder** Therapieversuch mit Ciclosporin A 4 mg/kg KG i. v. **oder** Operation	Infliximab (REMICADE®) alle 8 Wochen i. v. **oder** Ciclosporin A p. o. **oder** Azathioprin **oder** 5-Aminosalicylsäure nach der Operation keine weitere Therapie
chronisch, therapierefraktär	Therapieversuch mit Azathioprin, 2–3 mg/kg KG **oder** Infliximab (REMICADE®) 5 mg/kg KG i. v. Woche 0, 2, 6, dann alle 8 Wochen **oder** Operation	nach Azathioprin vor der Remission Fortführung der Azathiopringabe **oder** Infliximab (REMICADE®) 5 mg/kg KG i. v. alle 8 Wochen **oder** Übergang auf 5-Aminosalicylsäure nach der Operation keine weitere Therapie

Sonstige Maßnahmen: **1.** individuelle Ausschlussdiät nach Ermittlung unverträglicher Nahrungsmittel; **2.** ballaststoffarme Kost im akuten Schub; **3.** parenterale Ernährung zum Erhalt des Ernährungszustandes bei schwerer akuter Kolitis; eine Wirkung auf die Krankheitsaktivität ist nicht belegt; **4.** nach 8–10 Krankheitsjahren Aufnahme in ein koloskopisches Screening-Programm (1-mal pro Jahr totale Koloskopie mit Stufenbiopsie) zur Früherkennung von Dysplasie bzw. kolorektalem Karzinom und rechtzeitiger Koloproktomukosektomie.

Therapeutischer Stufenplan: s. Tab. 1 und 2.

Eigenbehandlung: Acetylsalicylsäure und andere nichtsteroidale Antiphlogistika strikt vermeiden.

Hinweis: Der Einsatz nichtsteroidaler Antiphlogistika bei Gelenkbeschwerden (Schub auslösend) ist obsolet.

Arbeitsunfähigkeit: im Akutstadium je nach subjektiver Beeinträchtigung 3–10 Wochen; nach Operation (Koloproktektomie) zunächst 3 Monate; langfristig sind nach Elektivoperation 90 % der Patienten arbeitsfähig.

Neuentwicklung: **1.** Leukozytenapherese (Adacolumn®); **2.** Golimumab: s. c. oder i. v. applizierbarer vollständig humaner Anti-TNF-Antikörper; zurzeit in Studien; **3.** Abatacept: gegen CTLA-4 (Abk. für T-Zell-Lymphozytenantigen 4) gerichtetes, i. v. applizierbares Fusionsprotein; zurzeit in Studien.

Selbsthilfe: **1.** Deutsche Morbus Crohn/Colitis ulcerosa Vereinigung (DCCV) e. V., Paracelsusstr. 15, 51375 Leverkusen, Tel. 0214 876080, Fax 0214 8760888; E-Mail: info@dccv.de, Homepage: http://www.dccv.de; **2.** CED-Hilfe e. V., Hilfe für Betroffene mit den chronisch entzündlichen Darmerkrankungen Morbus Crohn und Colitis ulcerosa, Fuhlsbütteler Str. 401, 22309 Hamburg, Tel. 040 6323740, Fax 040 63708994; E-Mail: ced-hilfe@t-online.de, Homepage: http://ced-hilfe.homepage.t-online.de/; **3.** bei Ileostomie, Kolostomie: Deutsche ILCO e. V., Thomas-Mann-Str. 40, 53111 Bonn, Tel. 0228 33889450, Fax

C

Colitis ulcerosa Tab. 2
Operative Verfahren

Indikation	Operationsverfahren	Zweitoperation
Notfalleingriffe		
toxisches Megakolon	subtotale Kolektomie, Ileostoma	Mukosektomie, J-Pouch
	Operation nach Turnbull (2. Wahl)	
Perforation mit diffuser Peritonitis	subtotale Kolektomie, Ileostoma, Etappenlavage	Proktomukosektomie, J-Pouch
profuse Blutung	totale Koloproktektomie, Ileostoma	Kock-Pouch
Elektiveingriffe		
Versagen konservativer Therapie, Invalidisierung	Koloproktomukosektomie, J-Pouch	
Wachstumsstörung (Jugendliche)	subtotale Kolektomie und ileorektale Anastomose	
Karzinom	totale Koloproktektomie, permanentes Ileostoma	
schwere anorektale Komplikationen	Fistelspaltung, bei Inkontinenz Koloproktektomie	

0228 33889475; E-Mail: info@ilco.de, Homepage: http://www.ilco.de/.

Literatur: **1.** Willis, S. et al.: Colitis ulcerosa. In: Siewert, J.; Rothmund, M.; Schumpelick, V. (Hrsg.): Praxis der Viszeralchirurgie. Gastroenterologische Chirurgie. 2. Aufl. Berlin, Heidelberg, New York: Springer, 2006; **2.** Stange, E. F.: Colitis ulcerosa - Morbus Crohn. 2. Aufl. Bremen: UNI-MED, 2004; **3.** Becker, H.-D. et al. (Hrsg.): Chirurgische Onkologie. Stuttgart, New York: Thieme, 2002; **4.** Targan, S. R.; Shanahan, F. (eds): Inflammatory bowel disease: from bench to bedside. Baltimore: Williams & Wilkens, 1994; **5.** Schreiber et al.: Gastroenterology Clinics of North America 21: 451–502 (1992).

Autoren: S. Nikolaus, S. Schreiber, R. Pfitzmann.

Colles-Fraktur: s. Radiusfraktur, distale.

Colon irritabile: s. Reizdarmsyndrom.

Colon, spastisches: s. Reizdarmsyndrom.

Colpitis senilis: s. Kolpitis.

Commotio cerebri: Gehirnerschütterung; leichtes Schädelhirntrauma* durch äußere Gewalteinwirkung auf den Schädel mit durch Akzeleration bzw. Dezeleration bedingter Erschütterung des Gehirns; **Klinik:** häufig begleitendes Schleudertrauma*, kurze Bewusstlosigkeit, Erinnerungslücke, ohne fokal-neurologische Reiz- oder Ausfallerscheinungen; evtl. postkommotionelles Syndrom mit Kopfschmerz, Nackenschmerz, vegetativen Symptomen (Schwindel, Übelkeit und Brechreiz, orthostatische Dysregulation) und neurasthenischem Syndrom (depressive Verstimmung, Konzentrationsstörung).

Behandlungsindikation: gesicherte Commotio cerebri mit postkommotionellem Syndrom oder vorliegenden Komplikationen (Verletzung von Knochen, Bändern und Gefäßen).

Pharmakotherapie: **1.** In der komplikationslosen Akutphase bei **a)** Kopfschmerz: Paracetamol (z. B. ben-u-ron®), 3 × 500 mg/d p. o. oder als Supp.; Acetylsalicylsäure (z. B. ASS®, Aspirin®), 2 × 500 mg/d p. o.; **b)** Nackenschmerz: Antiphlogistika, z. B. Diclofenac (z. B. Voltaren®), 3 × 50 mg/d p. o.; Myotonolytika, z. B. Tetrazepam (z. B. Musaril®), 2 × 50 mg/d p. o., ambulant max. 4 × 50 mg/d; **c)** Schwindel und Erbrechen: Dimenhydrinat (z. B. Vomex A®), 3 × 150 mg/d als Supp.; **d)** Übelkeit und Erbrechen: Metoclopramid (z. B. Paspertin®), 3 × 20 Tr./d, oder Domperidon (Motilium®), 3 × 1 ml/d (3 × 10 mg); bei ausgeprägter Hyperemesis Metoclopramid, 3 × 20 mg als Supp. oder 3 × 1 Amp. (2 ml) i. m. oder i. v.; **2.** bei protrahierter postkommotioneller Kopfschmerzremission: Amitriptylin (z. B. Saroten®), max. 100 mg/d p. o. (morgens 25 mg, abends 75 mg), oder Amitriptylinoxid (z. B. Equilibrin®), 30–90 mg abends.

Operative Therapie: i. d. R. nicht erforderlich; Ausnahmen: **1.** knöcherne Schädelverletzung; **2.** begleitende Verletzung der Halswirbelsäule; **3.** posttraumatischer Verlauf mit Ausbildung einer epiduralen, subduralen oder subarachnoidalen Blutung, z. B. bei Patienten unter Antikoagulanzientherapie oder Alkoholkranken; Durchführung einer Entlastungstrepanation.

Psychotherapie: bei chronischem postkommotionellem Syndrom psychosomatische oder psychiatrische Mitbetreuung und ggf. supportive Gesprächstherapie, Verhaltenstherapie, Partner- oder Familientherapie, Self-asserting-Therapie, Entwicklung von Konfliktbewältigungsstrategien, Anwendung von psychologischen schmerztherapeutischen Ansätzen, Stressbewältigungstraining bzw. Entspannungstechniken.

Naturheilkundliche Verfahren: 1. Behandlung der schmerzhaften Muskelverspannung: a) Physiotherapie: Heublumensack, Schlammpackungen, Überwärmungsbad oder Rotlicht; cave: nicht im perakuten Stadium; b) Phytotherapie: Zubereitungen aus Johanniskraut, Kiefern- und Pfefferminzöl; 2. Kopfschmerztherapie: a) Phytotherapie: Zubereitungen aus Pfefferminzöl und Weide; b) Akupunktur*.

Sonstige Maßnahmen: 1. bei Chronifizierung des postkommotionellen Syndroms: vegetative Stabilisierung mit roborierenden Maßnahmen (z. B. Hydrotherapie); neuropsychologische Behandlung mit konzentrativem, mnestischem und kognitivem Leistungstraining; Soziotherapie mit Arbeitserprobung und Wiedereingliederung in das Berufsleben; 2. bei Verspannung der Schulter- und Nackenmuskulatur: Physiotherapie, Massagen, Spannungs-, Bewegungs- und Kräftigungsübungen sowie Haltungsaufbau, Rückenschule; 3. bei Commotio cerebri mit Contusio labyrinthi: Brandt-Daroff-Lagerungstraining, Epley-Befreiungsmanöver, physiotherapeutisches Gang- und Gleichgewichtstraining.

Eigenbehandlung: 1. roborierende Maßnahmen: Wechseldusche, Bürstenmassage, sportliche Betätigung; 2. geregelter Tagesablauf, ausreichend Nachtschlaf, direkte Sonnenbestrahlung vermeiden; zunehmende Anforderung im körperlichen und geistigen Leistungsbereich; Stressbewältigungsstrategien; 3. bei Commotio cerebri mit Contusio labyrinthi: Gleichgewichtsübungen, Lagerungstraining; 4. bei Commotio cerebri mit Distorsion der Halswirbelsäule: Physiotherapie (isometrische Muskelanspannung, Automobilisation der Halswirbelsäule mit aktiven Bewegungsübungen), lokale Kälte- oder Wärmeanwendungen, muskelzentrierte Relaxationstechnik (z. B. nach Jacobson), EMG-Biofeedback.

Arbeitsunfähigkeit: möglichst frühzeitige Wiederaufnahme der beruflichen Tätigkeit, nach ca. 2–4 Wochen, längstens 3 Monaten; Verlängerungen nur in kurzen Zeitspannen.

Hinweis: 1. keine zu lange Bettruhe aufgrund zunehmender orthostatischer Dysregulation; meist nur 24 Stunden zur klinischen Beobachtung erforderlich; 2. bei Commotio cerebri mit Distorsion der Halswirbelsäule sind in der Akutphase obsolet: Akupunktur, Akupressur, Reflexzonenmassage, Lokalanästhesie, manuelle Traktionen, Zugbehandlung der Halswirbelsäule mit Glisson-Schlinge, Gipskrawatte (Minervagips), lokale Salbenbehandlung und Antihistaminika; 3. bei postkommotionellem Kopfschmerz: Therapie mit Steroiden und Mischpräparaten obsolet; bei Opiaten bzw. Benzodiazepinen ggf. Abhängigkeitspotential. Die längere Gabe peripher wirksamer Analgetika (>4 Wochen) begünstigt die Entwicklung Arzneimittel induzierter Dauerkopfschmerzen. 4. Eine exakte Schmerz- und Mehrfachverletzungsanamnese ist bei Intoxikation häufig erst nach Ausnüchterung möglich.

Selbsthilfe: 1. Deutsche Schmerzliga e. V., Adenauerallee 18, 61440 Oberursel, Tel. 070037537 5375, Fax 0700 37537538; E-Mail: info@schmerzliga.de, Homepage: http://www.schmerzliga.de; 2. SHG Schleudertrauma, Lucas-Cranach-Weg 5, 71065 Sindelfingen, Tel. und Fax 07031 875071.

Literatur: 1. Kampfl, A.; Beer, R.; Schmutzhardt, E.: Schädel-Hirn-Trauma. In: Brandt, T.; Dichgans, J.; Diener, H. C. (Hrsg.): Therapie und Verlauf neurologischer Erkrankungen. 5. Aufl. Stuttgart: Kohlhammer, 2007; 2. Wallesch, C.-W.; Unterberg, A.; Dietz, V. (Hrsg.): Neurotraumtologie. Stuttgart: Thieme, 2005; 3. Keidel, M. et al.: Therapie des posttraumatischen Kopfschmerzes nach Schädel-Hirn-Trauma und HWS-Distorsion. Empfehlungen der Deutschen Migräne- und Kopfschmerz-Gesellschaft. Nervenheilkunde 17: 36–47 (1998).

Autor: H. C. Diener.

Computer assisted surgery: s. CAS.

Condylomata acuminata: sog. Feigwarzen; benigne Epitheliome viraler Genese im Anogenitalbereich; **Erreger:** humane Papillomaviren Typ 6 und 11 (s. Verrucae).

Behandlungsindikation: frühzeitige Behandlung anstreben, bevor eine Streuung bzw. Vergrößerung stattfindet.

Pharmakotherapie: bei vereinzelten Condylomata acuminata indiziert; 1. lokaler Immunmodulator Imiquimod (Aldara® 5 % Creme) 3-mal/Woche für max. 16 Wochen, bei stärkeren Erosionen kurze Therapiepause; UAW: durch Resorption können grippeartige Symptome auftreten; 2. lokale Verödung mit Mitosehemmstoff Podophyllin in 5–20 %iger Lösung (Kontraindikation: Schwangerschaft) oder Podophyllotoxin-Fertiglösung (z. B. Condylox®, nur bei Männern zugelassen) unter Abdeckung der gesunden Haut durch Zinkpaste, 1-mal täglich für 5 Tage; cave: bei Anwendung auf aufeinanderliegender Haut erhöhte toxische Wirkung wegen starker Resorption, daher z. B. unter dem Präputium kürzere Einwirkungszeit; Applikation nur durch den Arzt; 3. Interferon-β-haltiges Gel (z. B. Fiblaferon® Gel), 5-mal täglich (als Monotherapie langwierig).

Operative Therapie: (immer unter Lokalanästhesie) 1. Abtragung der Condylomata acuminata mit dem Elektrokauter, CO_2- oder NdYag-Laser bei ausgedehntem Befall; cave: wegen potentieller Infektionsgefahr muss ein effizienter Rauchabzug vorhanden sein; 2. Vereisung der Condylomata acuminata mit flüssigem Stickstoff (s. Kryotherapie, dermatologische); cave: kann zu tiefen Nekrosen führen; daher Kontraindikation für anale oder urethrale Anwendung; 3. Scherenschlag, Kürettage.

Sonstige Maßnahmen: 1. bei perianalem Befall immer proktologische Untersuchung anschließen (in ca. 50 % zusätzlich Befall des Rektums); 2. bei

C

ausgedehntem Befall Möglichkeit einer HIV-Infektion bedenken; **3.** hohe Rezidivgefahr, daher ausreichende Nachkontrollen; **4.** Untersuchung und ggf. Mitbehandlung des Partners; **5.** Ausschluss weiterer mit Fluor einhergehender Genitalinfektionen; **6.** Impfungen werden nicht nur gegen humane Papillomaviren Typ 16 und 18, sondern auch gegen Typ 6 und 11 angeboten.

Arbeitsunfähigkeit: nach operativer Intervention ca. 1 Woche.

Literatur: Deutsche STD-Gesellschaft in Zusammenarbeit mit der Deutschen Dermatologischen Gesellschaft und der Paul-Ehrlich-Gesellschaft: Condylomata acuminata und andere HPV-assoziierte Krankheitsbilder von Genitale, Anus und Harnröhre (Leitlinie), 2006, http://www.uni-duesseldorf.de/awmf/ll/059-001.htm.

Autoren: P. Schulze, W. Sterry.

Conn-Syndrom: syn. primärer Hyperaldosteronismus, primärer Aldosteronismus; für eine gegebene Aktivierung des Renin-Angiotensin-Systems inadäquat erhöhte Produktion von Mineralokortikoiden (Aldosteron) in der Nebennierenrinde; **Formen:** **1.** Aldosteronom: Aldosteron produzierendes, autonomes, ein- oder beidseitiges Nebennierenrindenadenom (ca. 50 %); **2.** idiopathischer Hyperaldosteronismus; beidseitige Hyperplasie der Zona glomerulosa (ca. 40 %); **3.** ein- oder beidseitige primäre makronoduläre Nebennierenhyperplasie mit autonomer Aldosteronproduktion (selten); **4.** familiärer Aldosteronismus Typ 1 (durch Glukokortikoide supprimierbarer Hyperaldosteronismus; selten), autosomal-dominant vererbtes chimäres Gen, das die Aldosteronsynthetase ACTH-abhängig macht (Nachweis molekularbiologisch möglich); **5.** familiärer Aldosteronismus Typ 2 und Typ 3 (nicht durch Glukokortikoide supprimierbar); **Klinik:** Die erhöhte Konzentration von Mineralokortikoiden führt zu Natrium- und Wasserretention mit Hypervolämie, arterieller Hypertonie*, Hypokaliämie*, metabolischer Alkalose, Hypomagnesiämie, Obstipation, Muskelschwäche, Paresen, Parästhesien, Polydipsie und Polyurie; als Folge der Hypokaliämie und Hypomagnesiämie können Herzrhythmusstörungen* auftreten.

Behandlungsindikation: Aufgrund durch arterielle Hypertonie bedingter Folgeschäden und potentiell bedrohlichen Herzrhythmusstörungen muss in jedem Fall therapiert werden. Grundlage einer adäquaten Therapie ist die differenzierte Diagnostik, die nach Stufenschema erfolgt.

Pharmakotherapie: **1.** Erster Schritt ist (aufgrund der vitalen Gefährdung) der Ausgleich der Hypokaliämie: Substitution von K^+ als Infusionszusatz, max. 20 mmol K^+/h i. v., nie unverdünnt infundieren (Gefahr des Herz-Kreislauf-Stillstands), oder als Kaliumcitrat-Brausetabletten (z. B. Kalinor®), max. 150 mmol/d, aufgelöst in Wasser p. o. **2.** Bei Aldosteronom zur verbesserten Blutdruckeinstellung bis zur notwendigen Operation und zur Vermeidung eines postoperativen Hypoaldosteronismus: Spironolacton (z. B. Aldactone®), 12,5–400 mg/d p. o. über ca. 4–6 Wochen. **3.** Die idiopathische Nebennierenrindenhyperplasie wird dauerhaft konservativ mit Spironolacton, 12,5–200 mg/d p. o., therapiert; alternativ oder in Ergänzung: Kalium sparende Diuretika, z. B. Ami-

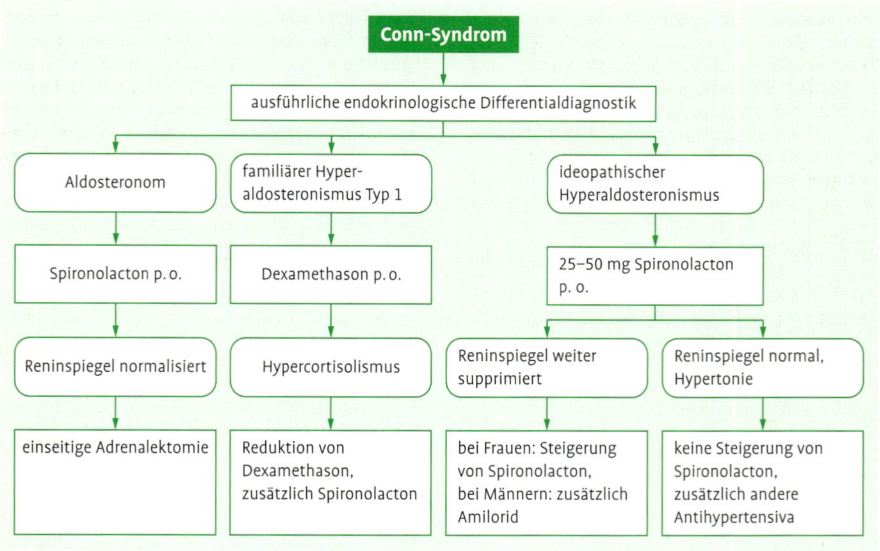

Conn-Syndrom: therapeutischer Stufenplan

lorid (Modamide®; über internationale Apotheke) 5 mg/d p. o., oder Triamteren (in Komination mit Hydrochlorothiazid, z. B. Dytide® H), 25–200 mg/d p. o.; bei arterieller Hypertonie* ggf. zusätzlich Calcium*-Antagonisten oder Alpha*-Rezeptoren-Blocker; die Effektivität der Therapie wird nicht nur an der Blutdruckeinstellung gemessen, sondern orientiert sich auch an Parametern des Mineralokortikoidexzesses. **4.** Familiärer (durch Glukokortikoide supprimierbarer) Hyperaldosteronismus Typ 1: Dexamethason (z. B. Fortecortin®, Dexamonozon®), 0,25 –0,5 mg/d p. o. zur Nacht oder Prednisolon (z. B. Decortin H®), 2,5–5 mg/d p. o. zur Nacht; bei Entwicklung eines iatrogenen Cushing*-Syndroms wird auf Dexamethason 0,25 mg p. o. oder Prednisolon 1 mg p. o. reduziert und mit Spironolacton und Amilorid kombiniert.

Operative Therapie: einseitige Adrenalektomie als Therapie der Wahl bei einseitigem Aldosteron produzierendem Nebennierenadenom; Zugang von dorsal paravertebral, seltener transabdominal oder lumbal; auch mit minimal-invasiver Chirurgie* möglich.

Sonstige Maßnahme: Wesentlich für die richtige Therapie ist die eingehende endokrinologische Funktionsdiagnostik, die unter Ausgleich des Kaliumdefizits, nach Umstellung der Medikation und nach mind. 4–6-wöchigem Absetzen der antimineralokortikoiden Therapie (z. B. Spironolacton, Eplerenon, Drospirenon, Amilorid, u. a.) erfolgen sollte.

Therapeutischer Stufenplan: s. Abb.

Arbeitsunfähigkeit: **1.** bei deutlicher Hypokaliämie und arterieller Hypertonie bis zum Ausgleich des Kaliumdefizits und zur Blutdruckregulation; **2.** nach einseitiger Adrenalektomie ca. 4 Wochen.

Hinweis: Der Pseudohyperaldosteronismus bezeichnet Zustände mit Mineralokortikoidexzess, die klinisch wie ein Conn-Syndrom imponieren, jedoch labordiagnostisch durch ein supprimiertes Aldosteron charakterisiert sind: Lakritz-Konsum, 11β- und 17α-Hydroxylase-Defekte, Liddle-Syndrom, Geller-Syndrom, 11β-Hydroxysteroiddehydrogenase-Defekt, u.a.

Neuentwicklung: Der selektive Aldosteron*-Antagonist Eplerenon (Inspra®) wird in der Therapie des Conn-Syndroms klinisch getestet.

Selbsthilfe: Netzwerk Hypophysen & Nebennierenerkrankungen e. V., Waldstr. 34, 91054 Erlangen, Tel. 09131 815046, Fax 09131 815047; E-Mail: netzwerk@glandula-online.de, Homepage: http://www.glandula-online.de.

Literatur: **1.** Funder, J. W. et al.: Case Detection, Diagnosis, and Treatment of Patients with Primary Aldosteronism: An Endocrine Society Clinical Practice Guideline. J Clin Endocrinol Metab 93: 3266–3281 (2008); **2.** Willenberg, H. S.: Diagnostik und Therapie von Mineralokortikoidexzeßsyndromen. Roman J Endocrinol Metab 2: 13–23 (2007); **3.** Willenberg, H. S. et al.: Nebennierentumoren. Der Internist 48: 971–986 (2007); **4.** Quinkler, M.; Reincke, M.: Moderne pharmakologische Aspekte der Therapie des Aldosteronismus. Der Internist 47: 953–959 (2006).

Autoren: H. S. Willenberg, W. A. Scherbaum, J. Feldkamp.

Contusio cerebri: s. Schädelhirntrauma.

COPD: Abk. für (engl.) chronic obstructive pulmonary disease; syn. COLD; nach Definition der Deutschen Atemwegsliga eine durch progrediente, nicht vollständig reversible Obstruktion der Atemwege auf dem Boden einer chronischen Bronchitis* und/oder eines Lungenemphysems* gekennzeichnete Krankheit; umfasst ein Spektrum an Lungenerkrankungen, die mit chronischem Husten*, Auswurf und Atemnot einhergehen (Prävalenz 4–7 % der Erwachsenen in Deutschland; zunehmende Tendenz weltweit); von der COPD ist das Asthma* bronchiale abzugrenzen (reversible Obstruktion); **Klinik:** meist protrahierter Verlauf, da Patienten die primären Symptome als sog. Raucherhusten verkennen; Diagnosestellung dadurch meist zum Zeitpunkt der Atemnot; Exazerbation v. a. durch Atemweginfekte; **Schweregrade:** s. Tab. 1.

Behandlungsindikation: Indikation zur Pharmakotherapie: Exazerbation der Erkrankung, Luftnot.

COPD Tab. 1

Einteilung in Schweregrade nach den Leitlinien der Deutschen Atemwegsliga und der Deutschen Gesellschaft für Pneumologie

Schweregrad	FEV_1 (% Soll)	FEV_1/VK (%)	Symptomatik
I (leicht)	≥80	<70	mit oder ohne Symptome (Husten, Auswurf)
II (mittel)	≥50–<80	<70	mit oder ohne chronische Symptome (Husten, Auswurf, Dyspnoe)
III (schwer)	>30–<50	<70	mit oder ohne chronische Symptome (Husten, Auswurf, Dyspnoe)
IV (sehr schwer)[1]	≤30	<70	

[1] auch: FEV_1 <50 in Kombination mit chronischer respiratorischer Insuffizienz

C

COPD Tab. 2 Prophylaxe und Langzeittherapie nach den Leitlinien der Deutschen Atemwegsliga und der Deutschen Gesellschaft für Pneumologie	
Schweregrad	Maßnahmen
I	Vermeidung von Risikofaktoren, Grippe und Pneumokokken-Schutzimpfung; zusätzlich bei Bedarf kurzwirksamer Bronchodilatator (z. B. Anticholinergika, kurzwirksame Beta-2-Sympathomimetika)
II	zusätzlich Dauertherapie mit einem oder mehreren langwirksamen Bronchodilatatoren, pneumologische Rehabilitation
III	zusätzlich inhalative Glukokortikoide bei wiederkehrenden Exazerbationen
IV	zusätzlich Sauerstoff-Langzeittherapie bei respiratorischer Insuffizienz; evtl. operative Therapie (z. B. Bullektomie, Lungenvolumenreduktion)

Pharmakotherapie: Die Progression der COPD wird durch Ausschalten der auslösenden Noxe (i. d. R. Tabakrauch) verhindert; Pharmakotherapie erfolgt an den Schweregrad angepasst (s. Tab. 2); bei Exazerbation Intensivierung der Basistherapie, ggf. Antibiotika, systemische Glukokortikoide.

Sonstige Maßnahmen: jährliche Grippeschutzimpfung; Pneumokokkenvakzinierung alle 5 Jahre.

Eigenbehandlung: **1.** In jedem Stadium der Erkrankung sollte das Rauchen eingestellt werden, auch passive Tabakrauchexposition ist zu meiden. **2.** körperliche Aktivierung (sog. Lungensport); **3.** möglichst Vermeidung respiratorischer Infekte.

Therapeutischer Stufenplan: s. Bronchitis, chronische.

Arbeitsunfähigkeit: bei Exazerbation und FEV_1<30 % des Solls.

Selbsthilfe: **1.** Deutscher Allergie- und Asthmabund e.V. (DAAB), Fliethstr. 114, 41061 Mönchengladbach, Tel. 02161 814940, Fax 02161 8149430; E-Mail: info@daab.de, Homepage: http://www.daab.de; **2.** Deutsche Emphysemgruppe e. V., Steinbrecherstr. 9, 38106 Braunschweig, Tel. 0531 2349045, Fax 0531 2349046; E-Mail: deg@emphysem.de, Homepage: http://www.deutsche-emphysemgruppe.de; **3.** Patientenliga Atemwegserkrankungen, Berliner Str. 84, 55276 Dienheim, Tel. 06133 3543, Fax 06133 924557; E-Mail: pla@patientenliga-atemwegserkrankungen.de, Homepage: http://www.patientenliga-atemwegserkrankungen.de.

Literatur: Leitlinien der Deutschen Gesellschaft für Pneumologie und Beatmungsmedizin und der Deutschen Atemwegsliga: Diagnostik und Therapie von Patienten mit chronisch obstruktiver Bronchitis und Lungenemphysem (COPD). Pneumologie 61: e1–e40 (2007).

Autor: N. Konietzko.

Coping: Krankheitsbewältigung als Gesamtheit aller Prozesse, um bestehende oder erwartete durch Krankheit bedingte Belastungen emotional, kognitiv oder handelnd zu vermindern, zu beseitigen oder zu überwinden. Coping beginnt bei der Bewertung der Erkrankungssituation, die von sozialen und lebensgeschichtlichen Bedingungen des Betroffenen geprägt ist. I. R. der körperlichen Erkrankung müssen Störungen im körperlichen Befinden, weitgehende Veränderungen des Selbst- und Lebenszusammenhangs, situative Anpassung an die Behandlung, emotionale Probleme bis zu Bedrohung des Lebens und Angst vor dem Sterben bewältigt werden. Coping umfasst bewusste Prozesse (handlungsbezogen: z. B. konstruktive Aktivität, ablenkendes Anpacken, sich um Zuwendung bemühen, aktive Informationssuche; kognitionsbezogen: z. B. relativieren, bagatellisieren, Problemanalyse; emotionsbezogen: z. B. Optimismus, Resignation, mit dem Schicksal hadern) und unbewusste Abwehrvorgänge (z. B. Verleugnung, Verdrängung). In unterschiedlichen Phasen der Auseinandersetzung mit der Erkrankung sind verschiedene Abwehr- und Coping-Prozesse von Nutzen. So kann das Überwiegen der Verleugnung am Anfang einer Erkrankung hilfreich sein; langfristig ist dies jedoch ungünstig, da es sachgerechtes Handeln erschwert. Das Fehlen von milder Verleugnung führt zur Angstüberflutung des Kranken. Die Bewältigungsstrategien wirken sich auf den Verlauf der Erkrankung aus. Die meisten Patienten finden eine angemessene akzeptierende Einstellung zu ihrer Erkrankung. Erfolgreiche Bewältigung zeigt sich in seelischer Stabilität und Wohlbefinden, stabilen sozialen Beziehungen und Aufrechterhaltung eines adäquaten sozialen Lebens. Sie ist individuell verschieden und zeichnet sich v. a. durch Vielfalt und Flexibilität aus. Ungünstige Bewältigung führt häufig zu Problemen bei der medizinischen Behandlung (mangelnde Compliance), bedingt berufliche, soziale und partnerschaftliche Schwierigkeiten, sozialen Rückzug, Grübeln und Selbstbeschuldigung. Seelische Befindlichkeitsstörungen können folgen. Die Verbesserung der Bewältigungsstrategie ist im therapeutischen ärztlichen Gespräch und in Gruppen (z. B. Schmerzbewältigungs- und Diabetesschulungsprogramm, Tinnitusgruppe) möglich.

Literatur: Schüßler, G.: Psychosomatik/Psychotherapie systematisch. 3. Aufl. Bremen: UNI-MED, 2005.

Autor: G. Schüßler.

COP-Protokoll: Schema zur mäßig intensiven zytostatischen Chemotherapie der Non*-Hodgkin-Lymphome; eingesetzte **Substanzen:** **1. C:** Cyclophosphamid; **2. O:** Vincristin (früherer Handelsname Oncovin); **3. P:** Prednison.

Indikation: z. B. Mantelzell*-Lymphom, follikuläres Lymphom*, primär extranodale Lymphome*.

Durchführung: Es werden 6–9 Zyklen in Abhängigkeit vom Erfolg durchgeführt, Wiederbeginn ist am Tag 22. **Dosierung: 1.** Cyclophosphamid (Endoxan®), 400 mg/m^2 KO/d p. o. oder i. v., Tag 1–5; **2.** Vincristin (z. B. Vincristin, Vincristinsulfat HEXAL®), 1,4 mg/m^2 KO (max. 2 mg absolut)/d i. v., Tag 1; **3.** Prednison (z. B. Decortin®), 100 mg/m^2 KO/d p. o., Tag 1–5. **Alternative:** bei CD20-positiven Lymphomen Kombination mit Rituximab (MabThera®) als COP-Rituximab-Protokoll (Abk. R-COP); Details s. CHOP-Protokoll.

Literatur: Bagley, C. M. Jr. et al.: Advanced lymphosarcoma: intensive cyclical combination chemotherapy with cyclophosphamide, vincristine, and prednisone. Ann Intern Med 76: 227–234 (1972).

Autor: P. Meusers.

Cor pulmonale: in Ruhe bzw. unter Belastung erhöhte Druckwerte im rechten Herzen und in der Pulmonalarterie inf. einer Erkrankung, die primär oder sekundär das Lungengewebe verändert und den Widerstand in der Lungenstrombahn erhöht; **Einteilung: 1.** akutes Cor pulmonale; **2.** chronisches Cor pulmonale, meist mit Rechtsherzhypertrophie einhergehend.

Behandlungsindikation: 1. akutes Cor pulmonale: absolute Behandlungsindikation (Notfall); **2. chronisches Cor pulmonale:** abhängig von der klinischen Symptomatik und der Grunderkrankung (z. B. Asthma* bronchiale, chronische Bronchitis*, chronisch-rezidivierende Lungenembolie*, Lungenemphysem*, Lungenfibrose*, Herzklappenfehler*).

Pharmakotherapie: I. akutes Cor pulmonale: 1. Antikoagulation und Fibrinolyse: **a)** Heparin*, initial Bolus von 5000 IE i. v., gefolgt von Dauerinfusion nach PTT (Zielwert: 60–80 Sekunden); **b)** Fibrinolyse bei Lungenembolie* im klinischen Stadium IV (ggf. auch III) mit rt-PA (Alteplase, Actilyse®), 100 mg/2 h i. v., davon 10 mg als Startbolus; **2.** Analgesie: z. B. mit Morphinanaloga, z. B. Piritramid (Dipidolor®), 7,5–15 mg (entspricht 0,5–1 Amp.) i. v.; **3.** Schocktherapie: Katecholamine i. v.: **a)** Dobutamin (z. B. Dobutamin Liquid Fresenius), 2–20 µg/kg KG/min; **b)** Noradrenalin (Norepinephrin, Arterenol®), 0,02–0,4 µg/kg KG/min; **c)** Adrenalin (Epinephrin, z. B. Suprarenin®), 0,05–0,5 µg/kg KG/min; **4.** bei Linksherzinsuffizienz bzw. absoluter Tachyarrhythmie bei Vorhofflimmern: Digitoxin (z. B. Digimerck®), 0,25 mg i. v.; **5.** bei Atemwegobstruktion: **a)** Theophyllin (z. B. Euphylong®), 240 mg (entspr. 1 Amp.) i. v., gefolgt von Dauerinfusion mit 600 mg/d i. v. unter therapeutischem Drugmonitoring*; **b)** evtl. Glukokortikoide, z. B. Prednisolon (z. B. Solu-Decortin®), 50 mg i. v.; **II. chronisches Cor pulmonale:** v. a. Behandlung der Grunderkrankung; symptomatische Therapie: **1.** Diuretika: **a)** z. B. Furosemid (z. B. Lasix®), 2 × 40 mg/d p. o.; **b)** Aldosteron*-Antagonisten: Spironolacton (z. B. Aldactone®), 25–50 mg/d p. o.; **2.** ACE*-Hemmer: **a)** Ramipril (z. B. Vesdil®), 1 × 25 mg p. o.; **b)** Captopril (z. B. tensobon®), 3 × 25 mg/d p. o.; **c)** Fosinopril (z. B. Fosinorm®), 10 mg/d p. o.; **3.** Endothelin-Rezeptor-Antagonist (bei pulmonaler Hypertonie* im Stadium NYHA III): Bosentan (Tracleer®), bis zu 2 × 125 mg/d p. o., cave: häufig dosisabhängige Leberschädigung mit notwendigem Therapieabbruch; **4.** Prostacyclin-Analogon (bei primärer pulmonaler Hypertonie im Stadium NYHA III): Iloprost (Ventavis®), 2,5–5 µg zur intermittierenden inhalativen Applikation (bis zu 10-mal pro Tag); **5.** Stickstoffmonoxid-Donor: Molsidomin (z. B. Corvaton® retard), 2 × 8 mg/d p. o.; **6.** Phosphodiesterase-Hemmer: Trapidil (Rocornal®), 2–3 × 200 mg/d p. o.; **7.** Herzglykosid (insbes. bei Vorhofflimmern mit absoluter Tachyarrhythmie): Digitoxin (z. B. Digimerck® minor), 0,07 mg/d p. o., cave: gesteigerte Herzglykosidempfindlichkeit bei Hypoxie; **8.** Calcium*-Antagonisten (Ansprechrate 10–20 %): Nifedipin (z. B. Adalat Eins), hochdosiert bis 60 mg/d p. o.

Operative Therapie: 1. akutes Cor pulmonale: ggf. Thrombektomie (s. Lungenembolie); **2. chronisches Cor pulmonale:** bei ausgeprägtem chronischem Cor pulmonale ist im Einzelfall eine Lungentransplantation* bzw. kombinierte Herz-Lungen-Transplantation zu erwägen, bei chronischem thrombembolischem Cor pulmonale auch die pulmonale Thrombendarteriektomie.

Psychotherapie: Als Erkrankung mit lebensbedrohender Symptomatik und unbefriedigenden Behandlungsmöglichkeiten kommt dem Bewältigungsverhalten beim chronischen Cor pulmonale wesentliche Bedeutung zu; s. Coping.

Sonstige Maßnahmen: 1. akutes Cor pulmonale: a) absolute Bettruhe und Oberkörperhochlagerung; **b)** Sauerstoffbeatmung über eine Nasensonde (2–10 l O_2/min); **c)** bei zunehmender respiratorischer Insuffizienz frühzeitig maschinelle Beatmung* (z. B. CPAP); **2.** zusätzliche Rechtsherzbelastung vermeiden (z. B. Überanstrengung); **3.** Nicotinverzicht.

Therapeutischer Stufenplan: s. Abb.

Arbeitsunfähigkeit: 1. akutes Cor pulmonale: für die Dauer der akuten Beschwerden; **2.** chronisches Cor pulmonale: vom Einzelfall abhängig; bei körperlich arbeitenden Patienten Berufsfähigkeit abklären.

Neuentwicklung: Der Phosphodiesterase-Hemmer Sildenafil (VIAGRA®) führt zu einer vergleichbaren Senkung des pulmonalarteriellen Drucks wie Stickstoffmonoxid und wird in Studien getestet.

Selbsthilfe: Deutsche Herzstiftung e. V., Vogtstr. 50, 60322 Frankfurt a. M., Tel. 069 9551280, Fax 069 955128313; E-Mail: info@herzstiftung.de, Homepage: http://www.herzstiftung.de.

C

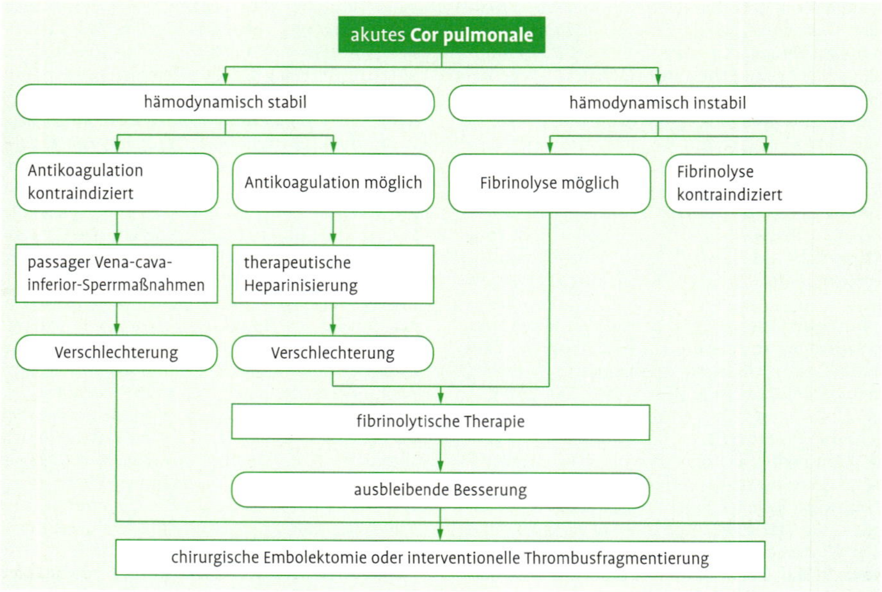

Cor pulmonale: therapeutischer Stufenplan (nach Meissner et al.)

Literatur: **1.** Badesch, D. B. et al.: Medical therapy for pulmonary arterial hypertension: ACCP evidence-based clinical practice guidelines. Chest 126 (Suppl. 1): 35S–62S (2004); **2.** Buller, H. R. et al.: Antithrombotic therapy for venous thromboembolic disease: the Seventh ACCP Conference on Antithrombotic and Thrombolytic Therapy. Chest (Suppl. 3): 401S–428S (2004); **3.** Doyle, R. L. et al.: Surgical treatments/interventions for pulmonary arterial hypertension: ACCP evidence-based clinical practice guidelines. Chest (Suppl. 1): 63S–71S (2004); **4.** Galie, N. et al.: Guidelines on diagnosis and treatment of pulmonary arterial hypertension. The Task Force on Diagnosis and Treatment of Pulmonary Arterial Hypertension of the European Society of Cardiology. Eur Heart J 25 (24): 2243–2278 (2004); **5.** McGoon, M. et al.: Screening, early detection, and diagnosis of pulmonary arterial hypertension: ACCP evidence-based clinical practice guidelines. Chest 126 (Suppl. 1): 14S–34S (2004).

Autoren: H. Lapp, H. Gülker.

Corpus-luteum-Zysten: s. Ovarialzysten, funktionelle.

Corticosteroide: s. Glukokortikoide.

Corynebacterium diphtheriae: s. Diphtherie.

Corynebacterium minutissimum: s. Erythrasma.

Co-trimoxazol: s. Folsäure-Antagonisten; Protozoenmittel.

Couperose: s. Rosacea.

Coxa antetorta: s. Hüftdysplasie.

Coxa valga: s. Hüftdysplasie.

COX-Inhibitoren: s. Antiphlogistika, nichtsteroidale.

cP: s. Arthritis, rheumatoide.

CPD: s. Erythrozytenkonzentrat.

CPR: s. Reanimation.

Crampi: Muskelkrämpfe; auf einen Muskel oder eine Muskelgruppe beschränkte, unwillkürliche, schmerzhafte, tonische Anspannung der Muskulatur, häufig der Wadenmuskeln oder Zehenbeuger; gehäuft nachts auftretend; **Ätiologie: 1.** idiopathisch; **2.** nach unphysiologischer Belastung der Muskulatur; **3.** gehäuft in der Schwangerschaft, bei Alkoholkonsum oder Elektrolytstörungen bei Dehydratation, Erbrechen, Diarrhö, Dialyse; **4.** symptomatisch bei Muskelerkrankungen, internistischen Erkrankungen (Leberzirrhose, virale Enteritis, Hyperparathyroidismus, Urämie) und Erkrankungen des peripheren Nervensystems (Polyneuropathie, Polyneuritis, Bandscheibenvorfall, amyotrophische Lateralsklerose, Poliomyelitis, periodische Lähmungen).

Behandlungsindikation: entsprechend der Grundkrankheit; Pharmakotherapie erst nach Versagen physikalischer Maßnahmen (Wärme, Wechselbäder, passive Dehnung der betroffenen Muskelgruppe) und in schweren Fällen bei fortgesetzter Störung des Nachtschlafs.

Pharmakotherapie: **1.** Magnesium, 5 mmol/d p. o.; **2.** Carbamazepin (z. B. carba®, Finlepsin®), 150 mg/d bis 4 × 200 mg/d p. o., möglichst Retardpräparate, langsame Dosissteigerung über 10 Tage

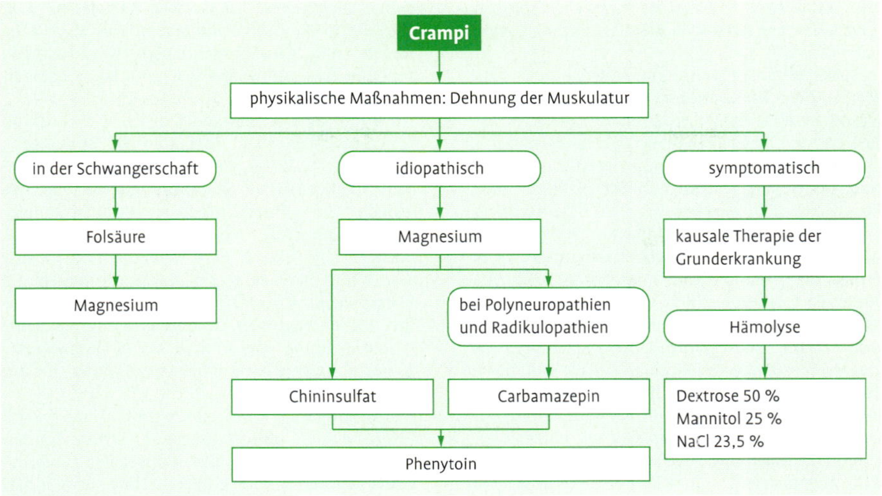

Crampi: therapeutischer Stufenplan

unter EKG- und Elektrolytkontrolle; **3.** Chininsulfat (z. B. Limptar® N), 200 mg p. o. abends; **4.** Phenytoin (z. B. Phenhydan®), 100–300 mg/d p. o. unter EKG-, Blutbild- und Transaminasenkontrollen; **5.** in der Schwangerschaft: Folsäure (z. B. Lafol®, Folsan®), 5 mg/d p. o., bzw. Magnesium, 5 mmol/d p. o.

Sonstige Maßnahmen: bei Gelenkfehlstellung orthopädische Behandlung.

Therapeutischer Stufenplan: s. Abb.

Eigenbehandlung: **1.** diätetisch: regelmäßiger Verzehr von Bananen; **2.** in der akuten Phase passives Dehnen oder manuelle Kompression der betroffenen Muskeln, Anheben der betroffenen Extremität, Wärme-Kälte-Behandlung; **3.** prophylaktisch: Alkohol und ungewohnte Anstrengungen vermeiden.

Literatur: **1.** Topka, H.: Krampi. In: Brandt, T.; Dichgans, J.; Diener, H. C. (Hrsg.): Therapie und Verlauf neurologischer Erkrankungen. 5. Aufl. Stuttgart: Kohlhammer, 2007; **2.** Dewarrat, A.; Kuntzer, T.; Regli, F.: Muscle cramps: mechanism, etiology and current treatment. Schweiz Rundsch Med Prax 83 (1994).

Autor: H. C. Diener.

Craurosis vulvae: s. Lichen sclerosus vulvae.

Credé-Handgriff: s. Plazentalösungsstörung.

Creutzfeldt-Jakob-Krankheit: ASK. CJD; subakute spongiforme Enzephalopathie, die meist sporadisch, in 5–15 % autosomal-dominant erblich auftritt, selten auch übertragen werden kann und den Prionkrankheiten zugerechnet wird; bekannte Übertragungswege sind Tiefenelektroden, Duraplastik, Corneatransplantat, früher auch Wachstumshormon; Inkubationszeit: 6 Monate bis zu mehreren Jahren; Verlauf immer tödlich, gewöhnlich innerhalb eines Jahres; Altersgipfel im 6. Lebensjahrzehnt. Seit 1996 ist eine neue CJD-Variante bekannt, die jüngere Menschen (Durchschnittsalter 27 Jahre) erfasst und einen längeren Verlauf (ca. 2,5 Jahre) aufweist. Es existiert ein zeitlicher und geographischer sowie biochemischer (Ähnlichkeit des Prionproteins) Zusammenhang zwischen BSE (Abk. für bovine spongiforme Enzephalopathie; sog. Rinderwahnsinn) und dieser CJD-Variante. Die Übertragbarkeit des BSE-Erregers auf den Menschen (durch Verzehr von infiziertem Nervengewebe oder Fleisch) ist nicht bewiesen. Bisher gibt es keinen Fall einer CJD-Variante in Deutschland. **Klinik:** Beginn meist mit Verhaltensauffälligkeiten (erhöhte Reizbarkeit, Schlaflosigkeit), später neuropsychologische Störung (Aphasie), pyramidalmotorische (Spastizität, Tetraparese), extrapyramidalmotorische (Rigor, Myoklonien) und zerebellare (Ataxie) Symptome, epileptische Anfälle, Demenzentwicklung.

Therapie: keine kausale Therapie; symptomatisch bei Spastik*, Epilepsie*, Myoklonien* und Insomnie*.

Sonstige Maßnahmen: Physiotherapie auf neurophysiologischer Basis.

Hinweis: Prionforschungsgruppe Göttingen, Neurologische Klinik, Robert-Koch-Str. 40, 37075 Göttingen; Tel. 0551 396636, Fax 0551 397020; E-Mail: epicjd@med.uni-goettingen.de, Homepage: http://www.cjd-goettingen.de/.

Literatur: Zerr, J. et al.: Creutzfeldt-Jakob-Krankheit. In: Diener, H. C.; Putzki, N. (Hrsg.): Leitlinien für Diagnostik und Therapie in der Neurologie. 4. Aufl. Stuttgart: Thieme, 2008.

Autor: H. C. Diener.

C

Crohn-Krankheit: s. Enteritis regionalis Crohn.
Crohn's disease activity index: s. Enteritis regionalis Crohn.
Crossektomie: s. Thrombophlebitis.
CRT: s. Resynchronisationstherapie, kardiale.
Cryptococcus-Mykose: s. Lungenmykosen.
CSE-Hemmer: s. HMG-CoA-Reduktase-Hemmer.
Cumarinderivate: vom 4-Hydroxycumarin abgeleitete, oral verabreichbare indirekt wirksame Antikoagulanzien*; **Vertreter:** (in Deutschland) **1.** Phenprocoumon (z. B. Marcumar®); **2.** Warfarin (Coumadin®). **Wirkungsmechanismus:** Hemmung der Vitamin-K-abhängigen γ-Carboxylierung von Gerinnungsfaktoren II, VII, IX, X sowie Proteine C und S in der Leber (Vitamin-K-Antagonismus) und damit Synthese unvollständiger (inaktiver) Vorstufen. Nach einer Latenz von 24–48 Stunden (je nach biologischer HWZ der Vitamin-K-abhängigen Faktoren) kommt es zur Antikoagulation. **Pharmakokinetik:** nahezu vollständige enterale Resorption; Plasmaproteinbindung bei den therapeutisch relevanten Verbindungen ca. 99 %; HWZ mit individuellen Schwankungen (Phenprocoumon 130–150 Stunden, Warfarin ca. 50 Stunden); Metabolisierung in der Leber; überwiegend renale Ausscheidung (ca. 70 %) als Glukuronide; Rest biliär (enterohepatischer Kreislauf). Nach Absetzen ist wegen der unterschiedlichen Eliminationsgeschwindigkeit erst nach 3–10 Tagen eine Normalisierung der Gerinnung zu erwarten.

Indikation: Prophylaxe und (Langzeit-)Therapie venöser und arterieller Thrombosen und Embolien; z. B. Prävention thromboembolischer Komplikationen bei Vorhofflimmern, Kardiomyopathie, Herzklappenersatz oder Gefäßplastik sowie zur Rezidivprophylaxe bei Herzinfarkt*.

Kontraindikation: u. a. **1.** Erkrankungen mit erhöhter Blutungsbereitschaft (z. B. hämorrhagische Diathese bei schwerer Thrombozytopenie oder Leberparenchymerkrankung); **2.** Erkrankungen, bei denen Verdacht auf Läsion im Gefäßsystem besteht (z. B. gastrointestinales Ulkus, Schlaganfall); **3.** therapierefraktäre arterielle Hypertonie (diastolisch >105 mmHg); **4.** i. m. Injektion, zentrale Leitungsanästhesie, ausgedehnte Wunde, Trauma bzw. postoperativ; **5.** kavernöse Lungentuberkulose; **6.** nicht kooperativer Patient; **7.** Schwangerschaft.

Wechselwirkungen: **1.** Wirkungsverstärkung durch: **a)** pharmakokinetische Interaktion: Verdrängung aus der Plasmaproteinbindung (z. B. durch nichtsteroidale Antiphlogistika oder orale Antidiabetika), Beeinflussung des Metabolismus (z. B. durch Cimetidin); **b)** pharmakodynamische Interaktion: verminderte Vitamin-K-Verfügbarkeit (z. B. durch Antibiotikagabe), verminderte Biosynthese von Gerinnungsfaktoren (z. B. durch Anabolika); **2.** Wirkungsabschwächung u. a. durch Carbamazepin, Johanniskraut sowie u. U. durch Verzehr von an Vitamin-K reicher Lebensmittel (z. B. Spinat, bestimmte Kohlsorten, Kalbsleber, Weizenkeime). Wechselwirkungen mit klinisch relevanten (z. T. lebensbedrohlichen) Veränderungen der Blutgerinnung sind vor Beginn einer Komedikation auszuschließen.

UAW: u. a. **1.** Blutungen (bei ca. 2–5 %, davon bei ca. 1 % gefährliche intrakranielle Blutungen); allergische Reaktion, gastrointestinale Unverträglichkeit, Haarausfall, Leberfunktionsstörung, Störungen im Knochenaufbau (Kallusbildung); **2.** Cumarinnekrose (Nekrosen von Haut, subkutanem Fettgewebe, u. evtl. inneren Organen, insbes. Nebenniere) v. a. bei hoher Dosierung zu Therapiebeginn (am 3.–8. Behandlungstag; Ursache: Hyperkoagulabilität durch rasche Konzentrationsabnahme von Protein C); **3.** Cumarin induzierte Embryopathie bei Anwendung in der Schwangerschaft.

Dosierung: Die Dosierungsempfehlungen sind aufgrund der individuell stark schwankenden Empfindlichkeit und der zahlreichen äußeren Einflussfaktoren nur eingeschränkt anwendbar. Wegen der geringen therapeutischen Breite und zur individuellen Therapiekontrolle ist die regelmäßige Bestimmung der Thromboplastinzeit obligat (einschließlich vor Therapiebeginn): Quick oder besser International Normalized Ratio (Abk. INR). Indikationsabhängig ist meist der INR-Bereich 2–3 anzustreben, bei alloprothetischer Herzklappenprothese 2,0–3,5. Im Allg. wird die höhere Initialdosis von der Erhaltungsdosis (ab dem 4. Tag) abgelöst. **1.** Phenprocoumon: **a)** Initialdosis: i. d. R. am 1. Tag 6–9 mg/d p. o., am 2. Tag 6 mg/d p. o. und am 3. Tag nach INR (im therapeutischen Bereich 3 mg/d p. o.; bei <Ziel-INR: 4,5 mg/d p. o.; keine Applikation bei INR ≥4,5); **b)** Erhaltungsdosis: meist 0,75–4,5 mg/d p. o.; **2.** Warfarin: Initialdosis im Bereich zwischen 2,5 und 10 mg/d p. o. (etwas höher als zu erwartender Erhaltungsbedarf) über 2–3 Tage, Erhaltungsdosis 2,5–10 mg/d p. o.

Hinweis: **1.** Die Behandlung mit Cumarinderivaten ist nahezu ausschließlich eine Langzeitanwendung. Sie erfordert regelmäßige (Selbst-)Kontrollen sowie das Führen eines Antikoagulanzien-Ausweises. **2.** Bei Überdosierung (leichte Blutungen, z. B. Zahnfleisch- oder Nasenbluten) genügt das Absetzen; als Antidot steht Vitamin K_1 (Phytomenadion: z. B. Konakion®) zur Verfügung. Aufgrund der Wirkungslatenz müssen bei lebensbedrohlicher Blutung fehlende Gerinnungsfaktoren substituiert werden. **3.** Cumarinderivate werden auch als Rhodentizide eingesetzt.

Autoren: A. Wilck, M. Krüger, R. Preiß.

Cushing-Syndrom: durch chronisch erhöhte Konzentration von Glukokortikoiden (z. B. Cortisol) im Plasma gekennzeichnetes Krankheitsbild; **Ursache:** **1.** exogen (häufig): Therapie mit Glukokortikoiden; **2.** endogen: **a)** ACTH-abhängiges Cushing-Syndrom durch ACTH-sezernierenden Hypophysentumor (sog. Morbus Cushing) oder paraneoplastische Produktion von ACTH (ektopes

ACTH-Syndrom, Abk. EAS) oder CRH (z. B. bei neuroendokrinen Karzinomen oder Bronchialkarzinom*); **b)** ACTH-unabhängiges Cushing-Syndrom durch Nebennierenrindenadenom, -hyperplasie oder -karzinom; **Komplikation:** Immunsuppression, arterielle Hypertonie*, Osteoporose*, Diabetes mellitus, katabole Stoffwechsellage mit Myopathie, Hyperandrogenämie, Mineralokortikoidhypertonie.

Behandlungsindikation: nahezu jede Form des endogenen Cushing-Syndroms; bei exogenem Cushing-Syndrom kritische Überprüfung von Indikation und Dosierung der Glukokortikoidtherapie.

Pharmakotherapie: **1.** antiglukokortikoide Therapie bei inoperablen Befunden bzw. unklarer Befundsituation: **a)** Etomidate (z. B. Hypnomidate®), 20–40 mg in 8 Stunden i. v. täglich, hemmt die adrenale 11β-Hydroxylase, UAW: Schläfrigkeit, Hyperandrogenämie, verstärkende Wechselwirkung mit Benzodiazepinen und Opiaten; **b)** Ketokonazol (Nizoral®), 3 × 200–600 mg/d p. o., hemmt die 11β-Hydroxylase und die 17α-Hydroxylase, UAW: hepatischer Enzymanstieg; **c)** Aminoglutethimid (Orimeten®), 0,5–2,0 g/d p. o., hemmt verschiedene Enzyme und die Aromatase; **d)** Metyrapon (Metopiron®), 3 × 0,5–1 g/d p. o., UAW: Hyperandrogenämie; **e)** Mifepriston (RU 486), bis 100–400 mg/d p. o., ist eine ursprünglich für den Schwangerschaftsabbruch entwickelte Substanz, die als Glukokortikoid-Rezeptor-Antagonist, Antigestagen und Antiandrogen mit langer Halbwertzeit wirksam ist, UAW: Mineralokortikoidhypertonie; **f)** o,p'-Dichlordiphenyldichlorethan (Mitotane®, Lysodren®): s. 3.; **2.** inkomplett resezierbare oder metastasierende ACTH-produzierende Tumoren sprechen nur unzureichend auf eine Pharmakotherapie an: **a)** Octreotid (Sandostatin®) 4 × 50–400 mg/d s. c., UAW: Fettstühle, Kopfschmerzen; **b)** Serotonin-Antagonist Cyproheptadin (Peritol®), max. 24 mg/d p. o.; **c)** Dopamin-Agonisten (z. B. Cabergolin®) bis 0,25–0,5 mg/d p. o., UAW: Unruhe, psychische Symptome (auch z. B. Panikattacken); **3.** beim Nebennierenrindenkarzinom wird adjuvant mit o,p'-Dichlordiphenyldichlorethan (Mitotane®, Lysodren®) behandelt, 3 × 0,5–3 g/d p. o., langsame, Spiegel adaptierte Dosissteigerung, UAW: Übelkeit, Kopfschmerzen, Mononeuritiden, zentralnervöse unerwünschte Wirkungen; **4.** Chemotherapie mit Doxorubicin, Etoposid und Cisplatin bzw. Streptozotozin möglich; **5.** bei chronischem Hyperkortisolismus und Pharmakodauertherapie auch Osteoporoseprophylaxe oder -therapie, Ulkusprophylaxe mit Protonenpumpen-Inhibitoren, Antibiotikatherapie wie bei Immunsuppression; **6.** bei ausgeprägter psychischer Veränderung bis zu organischem endokrinem Psychosyndrom ggf. begleitende antipsychotische Pharmakotherapie.

Operative Behandlung: **1.** bei ACTH-sezernierendem Hypophysenadenom (sog. Morbus Cushing): mikrochirurgische Entfernung des Hypophysenadenoms; beim 1. Rezidiv Hypophysektomie, beim 2. Rezidiv bilaterale Adrenalektomie; Komplikation: 5–10 % der bilateral adrenalektomierten Patienten entwickeln ein Nelson-Syndrom (schwer therapierbarer, wahrscheinlich hyperplasiogener Hypophysentumor mit exzessiver ACTH- und MSH-Produktion); **2.** Nebennierenrindentumor: **a)** bei benignem Prozess selektive Entfernung des Tumors mit retroperitoneoskopischer oder transperitonealer minimal-invasiver Chirurgie; **b)** bei Verdacht auf malignen Prozess transabdominaler Eingriff mit sorgfältiger Untersuchung, ggf. Resektion von Lymphknoten und angrenzenden Organen; **3.** ektope paraneoplastische ACTH-Sekretion: Resektion des Primärtumors, ggf. bilaterale Adrenalektomie.

Strahlentherapie: **1.** Hypophysenbestrahlung mit Alpha-Partikeln oder Protonen; indiziert bei Inoperabilität oder persistierendem Cushing-Syndrom nach Hypophysenoperation; Gesamtdosis 40–50 Gy, verteilt auf 25 Fraktionen, Erfolgsrate 50–80 %, eine Normalisierung der Cortisolwerte ist erst nach 6–12 Monaten zu erwarten; **2.** Bestrahlung der Nebennieren nach Resektion eines großen oder nicht im Gesunden (R_0) resezierten Nebennierenrindenkarzinoms.

Arbeitsunfähigkeit: bis zu mehreren Monaten.

Hinweis: **1.** Neben den operativen Eingriffen kann auch fast jede Form der antiglukokortikoiden Pharmakotherapie zu einer behandlungspflichtigen Nebennierenrindeninsuffizienz* führen. Manchmal sind die Symptome dann nur schwer von den unerwünschten Arzneimittelwirkungen zu unterscheiden und müssen diagnostisch differenziert werden. Besonders nach kurativer Beseitigung des Cushing-Syndrom, muss zunächst mit höheren Hormondosen als üblich substituiert werden, die Gewöhnung an hohe Glukokortikoidspiegel und die Krankheitssymptomatik entwickeln sich nur langsam zurück (Dauer bis über 1 Jahr). **2.** Der akute Cortisolentzug nach Resektion eines ACTH oder Cortisol produzierenden Tumors kann zu schweren Allgemeinveränderungen und psychischen Störungen führen. **3.** Therapie des Mineralokortikoidhypertonus bei 11β-Hydroxylaseblockern oder hoher Krankheitsaktivität: s. Conn-Syndrom. **4.** Vor der Pharmakotherapie muss ggf. eine Schwangerschaft ausgeschlossen werden.

Selbsthilfe: Netzwerk Hypophysen- und Nebennierenerkrankungen e. V., Waldstr. 34, 91054 Erlangen, Tel. 09131 815046, Fax 09131 815047; E-Mail: netzwerk@glandula-online.de, Homepage: http://www.glandula-online.de.

Literatur: **1.** Biller, B. M. K. et al.: Treatment of adrenocorticotropin-dependent Cushing's syndrome: a consensus statement. J Clin Endocrinol Metab 93: 2454–2462 (2008); **2.** Willenberg, H. S.; Zschucke, D.; Bornstein, S. R.: Nebennierentumoren. Der Internist 48: 971–986 (2007); **3.** Morris, D.; Grossman, A.: The management of Cushing's syndrome. Ann N Y Acad Sci 970: 119–133 (2002).

Autoren: H. S. Willenberg, M. Schott, W. A. Scherbaum.

Cyanidintoxikation: s. Blausäureintoxikation.

Cyclooxygenasen-Hemmer: s. Antiphlogistika, nichtsteroidale.

C

Cyclophosphamid: s. Alkylanzien.

Cyproheptadin: s. Histamin-H_1-Rezeptoren-Blocker.

Cytarabin: s. Antimetaboliten.

D

Dabigatranetexilat: s. Antikoagulanzien.
Dacarbazin: s. Alkylanzien.
Daclizumab: s. Immunsuppressiva.
Dakryozystitis: s. Tränenwegentzündung.
Dammschutz, manueller: s. Geburt, außerklinische ungeplante.
Dampfbad: s. Hydrotherapie.
Danaparoid: s. Antikoagulanzien.
Dantrolen: s. Muskelrelaxanzien.
Darmdurchblutungsstörung: s. Mesenterialgefäßverschluss, akuter.
Darmentleerung: s. Laxanzien.
Darmerkrankung, chronisch-entzündliche: s. Colitis ulcerosa; Enteritis regionalis Crohn.
Darmstörung, funktionelle: s. Reizdarmsyndrom.
Darmträgheit: s. Obstipation.
Darmverschluss: s. Ileus.
Darmvorfall: s. Analprolaps.
Dauerimplantat: s. Endoprothetik.
Dauerkopfschmerz, Arzneimittel induzierter: s. Kopfschmerz.
Débridement: s. Dekubitus.
Decurarisierung: s. Muskelrelaxanzien.
Defäkationsstörung: s. Obstipation.
Defibrillation: elektrisches Verfahren zur Durchbrechung einer tachykarden Herzrhythmusstörung* mit funktionellem Herz*-Kreislauf-Stillstand i. R. der Reanimation*; **Therapieziel:** Wiederherstellung eines geordneten Herzrhythmus mit suffizienter Auswurfleistung; **Therapeutisches Prinzip:** Bei der Defibrillation wird das Myokard einem kurzen elektrischen Impuls ausgesetzt, um möglichst viele Herzmuskelzellen gleichzeitig zu depolarisieren und eine geordnete Reizleitung im Herzen zu ermöglichen. Voraussetzung für Defibrillationserfolg: ausreichende Oxygenierung des Myokards; **Defibrillatoren:** Zurzeit wird bei den meisten Defibrillatoren der elektrische Strom in einer biphasischen Impulsform abgegeben. Durch Anwendung von biphasischen Impulsformen mit geringerer Energie sind bei gleicher Konversionsrate geringere funktionelle und morphologische Myokardschäden gegenüber monophasischen Impulsformen zu erwarten. Weiterer Vorteil dieser Technologie ist eine Verringerung von Abmessungen und Gewicht dieser Geräte. Die American Heart Association empfiehlt AED (Abk. für engl. automated external defibrillator) mit biphasischer Schockform durch Ersthelfer bei präklinischem Herz-Kreislauf-Stillstand. Sie analysieren das abgeleitete EKG, geben Empfehlungen an den Anwender und können auch eine Auslösung der Defibrillation blockieren. Bei der impedanzgesteuerten Defibrillation wird der transthorakale Widerstand des Patienten vor jeder Defibrillation gemessen und die Impulsabgabezeit und damit die Energiemenge entsprechend angepasst. Mit manuellen Defibrillatoren kann auch EKG-synchronisiert eine Kardioversion* durchgeführt werden. **Prognose:** abhängig von schnellstmöglicher Durchführung; daher wird im Rettungsdienst zunehmend die nichtärztliche Frühdefibrillation mit AED etabliert.

Indikation: Kammerflimmern, pulslose ventrikuläre Tachykardie* (Abk. PVT).

Durchführung: 1. Oberkörper des Patienten freimachen, evtl. vorhandene Arzneimittelpflaster entfernen (cave: explosionsartige Reaktion bei Glyceroltrinitratpflaster); 2. Elektroden mit Gel bestreichen bzw. Klebeelektroden fest aufbringen: eine Elektrode unterhalb der rechten Clavicula parasternal, die andere auf der linken Thoraxhälfte im Bereich der Herzspitze bzw. vorderen Axillarlinie (s. Abb.); cave: bei Patienten mit Herzschrittmacher mind. 10 cm Abstand zum Gerät, ggf. anterioposteriore oder entgegengesetzte Position (rechts tiefparasternal, links hochlateral); 3. Energievorwahl einstellen (bei biphasischen Geräten gemäß Herstellerempfehlung oder bei Unkenntnis mit 200 J; bei monophasischer Impulsform beim Erwachsenen mit 360 J beginnen); Ladetaste drücken und Elektroden (sofern

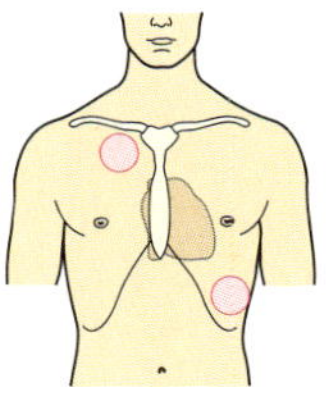

Defibrillation: Platzierung der Elektroden

keine Klebeelektroden) fest anpressen; Umstehende laut und deutlich warnen, manuelle Beatmung und Herzdruckmassage unterbrechen und jeglichen Kontakt mit dem Patienten bzw. angeschlossenen Geräten (z. B. Beatmungseinheit, Trage, Bett) vermeiden; erst dann Auslöseknopf betätigen; bei Beatmung mit Respirator: Defibrillation in Exspiration (geringerer Widerstand); **4.** sofortige (Wieder-)Aufnahme der kardiopulmonalen Reanimation für 5 Zyklen (1 Zyklus = 30 Kompressionen : 2 Beatmungen) oder 2 Minuten; **5.** Erfolg der Defibrillation am EKG-Monitor kontrollieren, bei jeder Rhythmusänderung Pulskontrolle durchführen und ggf. weitere Vitalfunktionen überprüfen; bei Erfolglosigkeit erneut einmalig defibrillieren und die kardiopulmonale Reanimation* weiterführen.

Komplikationen: Bei der Defibrillation können durch Feuchtigkeit, starke Schweißbildung oder Elektrodengelbrücken auf dem Thorax des Patienten Kurzschlussströme zwischen den Elektroden erzeugt werden.

Literatur: **1.** Deakin, C. D. et al.: Elektrische Therapie: automatisierte externe Defibrillatoren, Defibrillation, Kardioversion und Schrittmachertherapie. Notfall- und Rettungsmedizin 9: 26–37 (2006); **2.** American Heart Association: American Heart Association Guidelines for Cardiopulmonary Resuscitation and Emergency Cardiovasculare Care. Circulation 112 (Suppl): 1–211 (2005); **3.** European Resuscitation Council: European Resuscitation Council Guidelines for Resuscitation 2005. Resuscitation 67 (Suppl): 1–189 (2005).

Autoren: H. Moecke, J. Koppenberg, S. Oppermann.

Defibrillator: s. Defibrillation; Kardioversion.

Deflexionslagen: syn. Streckhaltungen; regelwidrige Geburtshaltungen, die durch Entfernung des kindlichen Kinns von der Brust (Deflexions- od. Streckhaltung) entstehen; der Rücken des Kindes zeigt meist nach hinten (dorsoposteriore Stellung). Deflexionslagen führen zu einer Vergrößerung des Durchtrittsplanums und sind eine Geburtserschwernis. **Einteilung:** Die unterschiedlichen Deflexionslagen werden nach dem führenden Teil des Kindes (und der Leitstelle) in Vorderhaupt- (große Fontanelle), Stirn- (Stirn) und Gesichtslage (Gesicht) eingeteilt (s. Abb.). **Diagnose:** Die Diagnosestellung einer Deflexionslage sub partu erfolgt mit vaginaler Untersuchung anhand der fetalen Pfeilnaht (Sutura sagittalis), der großen und kleinen Fontanellen und evtl. von Teilen des kindlichen Gesichts.

Behandlungsindikation: abhängig vom individuellen Geburtsverlauf, der Parität und des fetalen Schätzgewichts; vaginale Geburten in Deflexionslagen können völlig problemlos verlaufen oder unmöglich werden. Mentoposteriore Gesichts- und Stirnlage gelten als gebärunmöglich.

Pharmakotherapie: Periduralanästhesie zur Relaxation und Erleichterung der Austreibungsperiode bei protrahierten Geburtsverläufen in Vorderhaupt- oder Stirnlage.

Operative Therapie: **1.** vaginal-operative Entbindung: **a)** Vakuumextraktion; mit Ausnahme der nasoposterioren Stirnlage und der Gesichtslage bei allen Deflexionslagen möglich; **b)** Zangenentwicklung; bei allen gebärmöglichen Deflexionslagen möglich; **2.** Schnittentbindung*: bei mentoposteriorer Gesichts- und Stirnlage und/ oder Geburtsstillstand in der Eröffnungsperiode.

Sonstige Maßnahme: Bei der mentoposterioren Gesichtslage in Beckeneingang oder Beckenmitte kann versucht werden, durch Seitenlagerung das Kinn nach vorn zu bringen.

Literatur: **1.** Dudenhausen, J. W.: Praktische Geburtshilfe mit geburtshilflichen Operationen. 20. Aufl. Berlin, New York: de Gruyter, 2008; **2.** Diedrich, K. et al.: Gynäkologie und Geburtshilfe. 2. Aufl. Berlin: Springer, 2007; **3.** Cunningham, G. et al. (eds): Williams Obstetrics. 22nd ed. McGraw-Hill, 2005.

Autoren: C. Fotopoulou, J. W. Dudenhausen.

Deformität, präarthrotische: s. Achsenfehler der Extremitäten.

Degeneration, hepatolentikuläre: s. Wilson-Krankheit.

Dehydratation: s. Hypernatriämie.

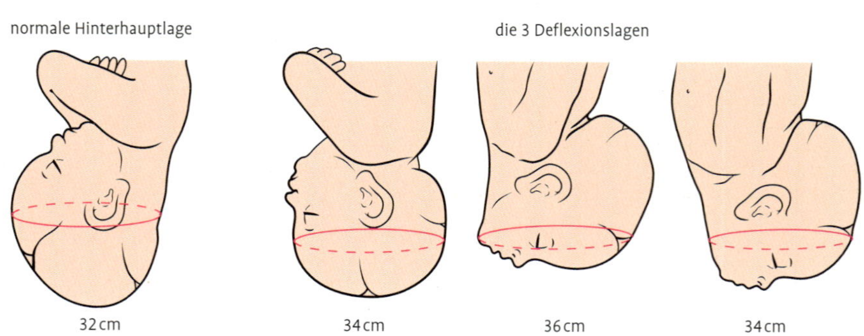

Deflexionslagen: normale Hinterhaupt-, Vorderhaupt-, Stirn- und Gesichtslage mit Umfang der Durchtrittsplani

Déjerine-Klumpke-Lähmung: s. Armplexuslähmung.

Dekubitus: sog. Druckgeschwür; durch äußere (längerfristige) Druckeinwirkung mit Kompression von Gefäßen und lokaler Ischämie hervorgerufene trophische Störung von Geweben (v. a. Haut und Unterhautgewebe) mit Nekrose, Mazeration, evtl. Infektion.

Behandlungsindikation: Vermeidung einer Ausdehnung der Nekrose bzw. Wundheilung durch phasengerechtes Wundmanagement.

Pharmakotherapie: **1.** Wundreinigungsphase (Exsudationsphase); **a)** lokal Antiseptika: 3-mal täglich mit Polyvidon-Iod-Lösung (z. B. Betaisodona®) pinseln, evtl. auch 0,5 %iger Pyoktanin-Lösung oder 2-mal täglich feuchte Umschläge unter Zusatz von Chinolinol (z. B. Chinosol®) im Verhältnis 1 : 1000; **b)** zusätzlich 1-mal täglich enzymatische Wundreinigung, z. B. mit Iruxol N® (mit Clostridiumpeptidase und anderen Proteasen) oder Varidase® Gel (Kombination aus Streptokinase und Streptodornase), Wundtamponade mit Alginaten; **c)** Abdecken der Umgebung mit harter Zinkpaste; **2.** Granulations- und Reepithelialisierungsphase; **a)** Wundabdeckung mit Schaumstoffkompressen (z. B. Epigard®) oder Hydrogelen (z. B. Comfeel®, Varihaesive®) oder Hydrokolloiden; anfangs täglich wechseln, später (bei flachen Wunden und geringer Sekretion) kann der Verband mehrere Tage verbleiben. **b)** Schutz des neu epithelialisierten Gewebes durch Zinkpaste, später mit Dexpanthenol-Salbe (z. B. Bepanthen® Roche).

Operative Therapie: **1.** mechanisches Débridement: Abtragen nekrotischen Gewebes mit Pinzette, Skalpell, Schere und scharfem Löffel; ca. 0,5-1 Stunde vor dem Eingriff Auftragen anästhesierender Externa, z. B. Emla® Creme unter Folienokklusion; evtl. Entfernung der Nekrosen unter Narkose; **2.** bei mangelnder Epithelialisierung Anfrischen des Dekubitalrandes mit scharfem Löffel; **3.** bei großen Ulzera Hauttransplantation (z. B. Meshgraft); **4.** bei tiefliegenden Nekrosen des Muskelgewebes bzw. freiliegenden Knochen evtl. plastische Deckung durch Nahtlappen- oder Hautmuskellappenplastik.

Sonstige Maßnahmen: **1.** konsequente Druckentlastung betroffener Hautstellen; **2.** Dekubitusprophylaxe; **a)** Hautpflege: Haut trocken halten; geeignete Versorgung inkontinenter Patienten; **b)** Lagerung: gefährdete Hautbereiche (sakral und Fersen) abpolstern; evtl. spezielle Matratzen, Clinitronbett, ringförmige Luftkissen, Bettfell, Frotteehandtuch; **c)** regelmäßiges Umlagern: mind. 1-mal stündlich bei bettlägerigen Patienten, die sich nicht selbst drehen können (evtl. nach Lagerungsplan: Rückenlage, Seitenlage 30° rechts, evtl. Bauchlage, Seitenlage 30° links, Rückenlage usw.); **d)** regelmäßige Inspektion der Haut; es dürfen keine lagerungsbedingten Erytheme entstehen; **e)** lokale Durchblutungsförderung (insbes. im Bereich der Prädilektionsstellen) durch physikalische Maßnahmen; z. B. täglich mit Franzbranntwein einreiben, Wärmeanwendung (z. B. Fönen nach dem Waschen), leichte Klopf- oder Hautmassage, aktive und passive physiotherapeutische Übungsbehandlung, Teilmobilisierung; **3.** Abstrich des Ulkusgrundes zur Diagnose der bakteriellen Besiedlung mit Resistenzprüfung; **4.** in Einzelfällen Vakuumtherapie (insbes. bei sehr tiefen und großflächigen Wunden); **5.** Schmerztherapie; **6.** Therapie von Zuständen, die eine Dekubitusentstehung begünstigen (Diabetes mellitus; Eisen- oder Zinkmangel); **7.** Druck entlastende Spezialverbände; **8.** ggf. antibiotische Therapie nach Resistenzbestimmung.

Literatur: Nonnemacher, M. et al.: Predicting pressure ulcer risk: a multifactorial approach to assess risk factors in a large university hospital population. J Clin Nurs 18: 99–107 (2009).

Autoren: P. Schulze, W. Sterry.

Deliquenz: s. Persönlichkeitsstörungen.

Demenz: Bezeichnung für progrediente oder chronische Beeinträchtigung der erworbenen kognitiven Fähigkeiten in mehreren Bereichen wie Gedächtnis, Sprache, praktische Funktionen, Problemlösen und Urteilsfähigkeit, so dass eine Störung der Alltagsfunktionen eingetreten ist. In ca. 70 % der Fälle liegen die neuropathologischen Merkmale der Alzheimer*-Krankheit, im hohen Alter z. T. mit zerebrovaskulären Schäden als zusätzliche Progressionsfaktoren, vor. **Symptome:** kognitive Störungen, v. a. Gedächtnis- und Orientierungsstörungen, Apraxie, Stereotypien, Denkstörungen und Veränderungen der Persönlichkeit; **Vorkommen:** im Erwachsenenalter bei Alzheimer*-Krankheit, vaskulären Hirnerkrankungen, Pick*-Krankheit und weiteren Hirnschädigungen, z. B. neurologischer HIV*-Erkrankung; **Einteilung:** **1.** leichte Demenz: Problem der Abgrenzung vom normalen Altern, häufig begleitend depressive Störung; im Vordergrund der therapeutischen Bemühungen steht die Verzögerung bzw. Verringerung der Progression. **2.** mittelgradige Demenz: Schweregradeinschätzung und Identifizierung erhaltener Kompetenzen; Therapie kognitiver und nichtkognitiver psychopathologischer Symptomatik, z. B. Angst, Bestehlungswahn; **3.** Endstadien-Demenz: schwerste kognitive Behinderung, weitere psychopathologische Symptomatik meist schwerwiegend, Betroffene können meist nicht mehr alleingelassen werden. In den späteren Stadien tritt die Behandlung der nichtkognitiven psychopathologischen Symptome in den Vordergrund. **DD:** Abgrenzung von frontotemporaler Demenz und Demenz bei subkortikalen Erkrankungen. Diagnostik möglichst in Spezialambulanz, speziell für die Differentialdiagnostik der Demenzerkrankungen.

Behandlungsindikation: Demenzsyndrome bei degenerativen Hirnerkrankungen sind progredient. Bei Diagnose eines Demenzsyndroms ist ein pharmakologischer Therapieversuch indiziert.

D

Prävention: **1.** Primärprävention: v. a. Verhindern zerebrovaskulärer Schäden, Therapie einer Hypertonie oder eines Diabetes mellitus; evtl. antioxidative Substanzen; **2.** Sekundärprävention: frühestmögliche Diagnostik und Therapie der Krankheit, die zur Demenz geführt hat; bei primär degenerativen Erkrankungen wie Alzheimer-Krankheit zurzeit keine kausale Therapie verfügbar.

Therapie: **1.** allgemeine Maßnahmen: **a)** Ausgleich einer möglichen Exsikkose (alte Patienten trinken aus Eigenantrieb nicht mehr genug); **b)** Therapie internistischer Erkrankungen, die zum Krankheitsbild beitragen (die Patienten können sich nicht mehr um die medizinische Versorgung kümmern); **c)** Überprüfung möglicher Interaktionen bei Multimedikation; **2.** Therapie der Störung kognitiver Leistungen (z. B. episodisches Gedächtnis, Sprache, Handlungsplanung): **a)** Aktivierung, Alltagstraining, Ergotherapie, Betreuung in einer Tagesklinik; **b)** Versuch mit Cholinesterase-Hemmern: Donepezil (Aricept®) 5 mg/d p. o., nach frühestens 4 Wochen 10 mg/d p. o.; Galantamin (Reminyl®) 8 mg/d p. o., nach frühestens 4 Wochen um 8 mg steigern, max. 24 mg; Rivastigmin (Exelon®) 3 mg/d p. o., nach frühestens 2 Wochen um 3 mg steigern, max. 12 mg; **c)** Versuch mit Glutamatmodulator: Memantin (Axura®, Ebixa®) 10–20 mg/d p. o. (max. 30 mg). **3.** Therapie der nichtkognitiven psychopathologischen Symptomatik: **a)** kontinuierlich depressive Stimmung (DD: Affektlabilität): Versuch mit modernen Antidepressiva mit geringem Interaktionspotential, z. B. Citalopram (z. B. Cipramil®), 20–60 mg/d p. o., oder Sertralin (Gladem®, Zoloft®), 50–200 mg/d p. o.; **b)** Wahngedanken (z. B. Bestehlen, Eifersucht): Versuch mit Neuroleptikum, z. B. Risperidon (Risperdal®), initial 0,5 mg/d p. o., mittlere Dosis 0,5–2 mg (ältere Personen vertragen die Höchstdosis 6 mg nicht mehr), Pipamperon (z. B. Dipiperon®), initial 40 mg/d p. o., steigern auf ca. 180 mg (ältere Personen vertragen die Höchstdosis 360 mg meist nicht mehr), Melperon (z. B. Eunerpan®), initial 25 mg/d p. o., max. 150 mg; cave: Ausschluss der Lewy-Körperchen-Demenz, bei der z. B. Halluzinationen und intermittierende Bewusstseinsstörungen auftreten und für die eine Kontraindikation wegen möglicher Neuroleptika-Unverträglichkeit besteht; **c)** delirante Krisen: Klärung des Umfeldes; häufig liegt eine Exsikkose, ein Infekt (z. B. Harnweginfekt) oder eine andere internistische Erkrankung vor: Therapie der Grunderkrankung; **d)** Agitation, Aggression u. a.: Klärung des Umfeldes; wenn ein Zusammenhang mit Wahngedanken besteht, Behandlung mit Neuroleptika; in übrigen Fällen, insbes. in Zusammenhang mit Enthemmung und maniformer Symptomatik Versuch mit antiepileptischer Medikation: Valproat (z. B. Ergenyl®, Orfiril®), initial 150 mg/d p. o., Kontrolle der Serumspiegel (möglichst <50 µg/ml, max. 100 µg/ml), Carbamazepin (z. B. Tegretal®), initial 200 mg/d, Kontrolle der Serumspiegel (<8 µg/ml, Interaktionen beachten); **e)** Angst: Klärung des Umfelds, Zusammenhang mit Wahn oder Depression? Cave: Sturzgefahr durch Sedation bei Benzodiazepinmedikation; **4.** nichtpharmakologische Therapieverfahren: z. B. Validationstherapie mit Eingehen auf die nonverbale Kommunikation des Betroffenen in spezialisierten Tageskliniken und Pflegeeinrichtungen.

Sonstige Maßnahmen: **1.** Angehörigenarbeit: Angehörige sind im Detail über die Erkrankung, die Progression und die Pflegeaufgaben aufzuklären; Unterstützung bei Beantragung von Pflegestufen und weitere Hilfsmöglichkeiten; **2.** Pflegebedarf und (rechtliche) Betreuung: nach der Stadieneinteilung, je nach erhaltenen Kompetenzen der Aktivitäten des täglichen Lebens und der nichtkognitiven psychopathologischen Symptomatik (z. B. Weglaufen, Aggressionen, Agitation).

Hinweis: Die mögliche Überlastung von pflegenden Angehörigen ist zu beachten.

Literatur: **1.** Haupt, M. et al.: Behandlung dementieller Erkrankungen. In: Möller, H.-J. (Hrsg.): Therapie psychiatrischer Erkrankungen. 3. Aufl. Stuttgart: Thieme, 2006; **2.** Förstl, H.: Lehrbuch der Gerontopsychiatrie und -psychotherapie. Stuttgart: Thieme, 2003.

Autor: F. M. Reischies.

Denaverin: s. Spasmolytika.

Denkstörungen: s. Schizophrenie.

Densfraktur: s. Wirbelfraktur.

Dentitionsstörungen: s. Zahnungsstörungen.

Denver-Shunt: s. Aszites.

Depression, akute: (engl.) *major depression*; syn. depressive Episode; psychische Störung mit trauriger, gedrückter Stimmung, pessimistischen Zukunftsperspektiven, Interessenverlust, Freud- und Gefühllosigkeit, Hemmung von Antrieb und Denken, Energie- und Kraftlosigkeit, vermindertem Selbstwertgefühl, Appetitverlust, Schlafstörungen, Angst und Selbsttötungsneigung; **Sonderformen:** **1.** Dysthymie (syn. neurotische Depression): chronische depressive Verstimmung; **2.** larvierte Depression (syn. somatisierte Depression): vielfältige funktionelle Organbeschwerden, Schmerzen und vegetative Störungen stehen im Vordergrund; **3.** wahnhafte Depression (syn. psychotische Depression): Wahngedanken wie z. B. Verarmungs-, Schuld- und Versündigungswahn, hypochondrischer und nihilistischer Wahn; **4.** reaktive Depression: traurige Verstimmung, ausgelöst durch ein äußerliches, schmerzliches Verlustereignis; **5.** Altersdepression: Ersterkrankung nach dem 60. Lebensjahr.

Behandlungsindikation: depressives Syndrom, das länger als 2 Wochen anhält; bei anamnestisch bekannter Depression Therapiebeginn bei Wiederauftreten der depressiven Symptomatik.

Pharmakotherapie: **1.** s. Antidepressiva. **2.** vorübergehend zusätzliche Benzodiazepin-Gabe,

z. B. Lorazepam (z. B. Tavor®), 1–4 mg/d p.o. bei ängstlichen und suizidalen Patienten.

Psychotherapie: Grundlage der Depressionsbehandlung ist das verständnisvolle, stützende ärztliche Gespräch mit emotionaler Wärme, akzeptierender Wertschätzung, beruhigender Versicherung, Stützung, bedingungsfreiem aktivem Zuhören und Anhören, gezielter Entlastung, Vermittlung von Hoffnung, Aufklärung des Patienten und der Angehörigen über die Erkrankung und deren Behandlung. Spezifische Verfahren: **1.** kognitive Verhaltenstherapie*; **2.** interpersonelle Psychotherapie*.

Naturheilkundliche Verfahren (Autor: Th. J. Doering): **1.** allgemein sedierende Phytotherapie mit Baldrian, Hopfen, Melisse und Passionsblume; **2.** spezifische antidepressive Wirkung von Johanniskraut (z. B. 900 mg/d Johanniskrautextrakt; Jarsin® 300); nur bei leichten bis mittelschweren depressiven Episoden indiziert (cave: Photosensibilität); **3.** Ausdauersport (z. B. Nordic Walking, Schwimmen, Ergometertraining) führt zur vermehrten körpereigenen Endorphinbildung, künstlerische Therapie mit Malen oder Plastizieren, Tanztherapie (s. Therapie, psychisch wirksame).

Sonstige Maßnahmen: **1.** ambulant oder stationär durchgeführter Schlafentzug zu jeder Zeit der Depressionsbehandlung 1–2-mal wöchentlich als unterstützende Maßnahme; Patient bleibt eine ganze Nacht wach und darf erst wieder am nächsten Abend schlafen; psychologisch vorteilhaft mit mehreren Patienten. **2.** Elektrokrampftherapie: Auslösung eines generalisierten epileptischen Krampfanfalls durch Wechselstrom, der durch den Schädel des narkotisierten und muskelrelaxierten Patienten geleitet wird; Serie von 6–12 Einzelbehandlungen in Abständen von 2–3 Tagen; indiziert bei schwerer, vital bedrohlicher Depression (depressiver Stupor, wahnhafte Depression, Nahrungsverweigerung, nicht anders zu beherrschende Suizidalität), aktueller Therapieresistenz auf Pharmakotherapie oder anamnestisch bekannter Pharmakoresistenz, Unverträglichkeit der Pharmakotherapie (z. B. schwere internistische Begleiterkrankung, Schwangerschaft); **3.** Lichttherapie bei sog. saisonaler Depression im Winter: Lichtquelle mit ca. 2500 Lux in einem Abstand von ca. 1,5 m, 2-mal täglich für jeweils 1 Stunde über 1–2 Wochen; **4.** begleitend während stationärer Behandlung Ergotherapie* und Konzentrationstraining (cave: Patient in der Akutphase nicht überfordern) sowie Physiotherapie, Hydrotherapie und Massage; **5.** aufhellende Effekte durch Ausdauersport (Joggen, Walking, Schwimmen, Radfahren); täglich mind. 20 Minuten mit ca. 50 % der max. Leistung, anfangs mit ärztlicher Unterweisung.

Therapeutischer Stufenplan: s. Abb.

Eigenbehandlung: in den ersten 6 Monaten nach Eintritt der Remission bewusste Tagesstrukturierung (z. B. angemessene Einteilung des Tagesab-

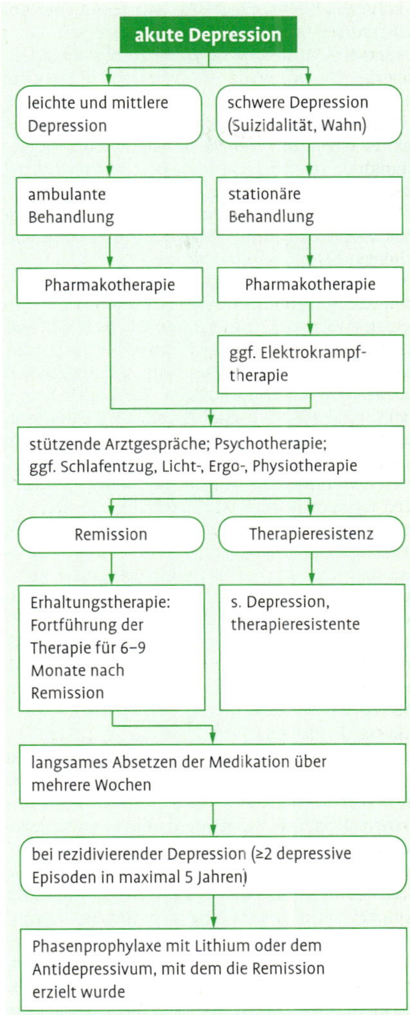

Depression, akute: therapeutischer Stufenplan

laufs, Anfertigung von Tagesprotokollen über Aktivitäten), Aktivitätsaufbau (Erhöhung angenehmer und Abbau belastender, unangenehmer Aktivitäten), Verbesserung der Kommunikation und Eigenverantwortung.

Arbeitsunfähigkeit: abhängig vom Schweregrad der Depression; Fortführung der Arbeitsunfähigkeit häufig für ca. 4 Wochen nach der Remission sinnvoll; stufenweise Wiedereingliederung in das Berufsleben (§ 74, SGB V, GRG) nach langer und schwerer Depression: Beginn mit täglicher Arbeitszeit von 4 Stunden für 1–2 Monate, dann 6 Stunden pro Tag für weitere 1–2 Monate bevor

D

volle Tagesarbeitszeit wieder aufgenommen wird (Hamburger Modell).

Hinweis: **1.** Insulintherapie ist obsolet. **2.** zu niedrige Dosierung der Antidepressiva vermeiden; **3.** kein Absetzen und keine deutliche Dosisreduktion des Antidepressivums sofort nach Eintritt der Remission; **4.** unzureichende Compliance in der Einnahme von Antidepressiva beachten (evtl. Kontrolle der Plasmakonzentration); **5.** keine letaltoxischen Packungsgrößen bei latent suizidalem Patienten verschreiben (insbes. bei tri- und tetracyclischen Antidepressiva beachten).

Selbsthilfe: **1.** Familien-Selbsthilfe/Bundesverband der Angehörigen psychisch Kranker (BApK), Oppelner Str. 130, 53119 Bonn; Tel. 0228 632646, Fax 0228 658063; E-Mail: bapk@psychiatrie.de, Homepage: http://www.psychiatrie.de/familienselbsthilfe/; **2.** Bundesverband Psychiatrie-Erfahrener (BPE) e.V., Wittenerstr. 87, 44789 Bochum, Tel. 0234 68705552, Fax. 0234 6405102; E-Mail: kontakt-info@bpe-online.de, Homepage: http://www.bpe-online.de.

Literatur: **1.** Bauer, M.; Berghöfer, A.; Adli, M. (Hrsg.): Akute und therapieresistente Depressionen. Pharmakotherapie – Psychotherapie – Innovationen. 2. Aufl. Berlin, Heidelberg, New York: Springer, 2005; **2.** Bauer, M. (Hrsg.): Neurobiologie und Therapie depressiver Erkrankungen. Bremen: UNI-MED, 2004; **3.** Helmchen, H.; Rafaelsen, O. J.; Bauer, M.: Depression und Manie, Wege zurück in ein normales Leben. Stuttgart: Trias, 2001.

Autor: M. Bauer.

Depression, therapieresistente: syn. refraktäre Depression; Depression, die sich nach wenigstens 2 Therapieversuchen mit Antidepressiva* mit unterschiedlichen Wirkungsprofilen in ausreichender Dauer (mind. 6 Wochen) und Dosierung (s. Antidepressiva) nicht bessert.

Behandlungsindikation: depressive Episode, die trotz adäquater Behandlung nicht gebessert ist.

Pharmakotherapie: **1.** Hochdosierung des Antidepressivums: **a)** tricyclische Antidepressiva: z. B. Amitriptylin (z. B. Saroten®), Clomipramin (z. B. Anafranil®), Nortriptylin (z. B. Nortrilen®), bis 300 mg/d p. o.; **b)** selektive Serotonin-Wiederaufnahme-Hemmer (Abk. SSRI für engl. selective serotonin reuptake inhibitors): z. B. Fluoxetin (z. B. Fluctin®) oder Paroxetin (z. B. Tagonis®, Seroxat®), jeweils mind. 40–60 mg/d p. o., Citalopram (z. B. Cipramil®) oder Escitalopram (Cipralex®), jeweils mind. 20–30 mg/d p. o. oder Sertralin (z. B. Zoloft®), 150–200 mg/d p. o.; **c)** selektive Serotonin-Noradrenalin-Wiederaufnahme-Hemmer (Abk. SSNRI für engl. selective serotonin and noradrenalin reuptake inhibitors): Venlafaxin (Trevilor retard®), 225–375 mg/d p. o. oder Duloxetin (Cymbalta®), 90–120 mg/d p. o. s. Antidepressiva; **2.** Umsetzen auf Monoaminoxidase-Hemmer (Kurzbezeichnung MAO-Hemmer), falls bislang noch nicht versucht; z. B. Tranylcypromin (Jatrosom® N), bis 80 mg/d p. o., oder Moclobemid (z. B. Aurorix®), bis 900 mg/d p. o.; cave: MAO-Hemmer haben anderes pharmakologisches Wirkungsprofil, Interaktionen beachten; **3.** Zusatzmedikation zum Antidepressivum: Lithiumsalze* (Lithium-Augmentation) für 4 Wochen, Lithiumkonzentration im Serum 0,5–0,8 mmol/l; **4.** Kombinationstherapie mit 2 Antidepressiva unterschiedlichen Wirkungsprofils, z. B. überwiegend noradrenerg wirksame Substanz wie Amitriptylin (z. B. Saroten®), 150 mg/d p. o., mit einer selektiv serotonerg wirksamen Substanz wie Paroxetin (z. B. Seroxat®), 20–60 mg/d p. o.; oder Kombination eines MAO-Hemmers wie Tranylcypromin (Jatrosom® N), 10–30 mg/d p. o., mit einem tri- oder tetracyclischen Antidepressivum wie Amitriptylin, 150 mg/d p. o.; cave: MAO-Hemmer und SSRI nicht kombinieren; **5.** sog. Zweizügeltherapie bei wahnhafter Depression; Kombination von Antidepressivum und Neuroleptikum, z. B. Olanzapin (ZYPREXA®), 5–15 mg/d p. o., Quetiapin (Seroquel®), 200–600 mg/d p. o. oder Risperidon (z. B. Risperdal®), 2–6 mg/d p. o.

Psychotherapie: zusätzlich zur Pharmakotherapie, insbes. bei auffälligen Persönlichkeitszügen oder -störungen: **1.** kognitive Verhaltenstherapie* bei dysfunktionalen Kognitionen (negatives, selbstabwertendes Denken); **2.** interpersonelle Psychotherapie* bei Störungen im Beziehungs- und Kommunikationsverhalten.

Sonstige Maßnahmen: **1.** Abklärung somatischer Ursachen, z. B. intrakranielle Raumforderung, Schlaganfall, beginnende Demenz, Parkinson-Syndrom, Endokrinopathie (Hypothyreose, Cushing-Syndrom), Autoimmunkrankheit (Lupus erythematodes), okkulte Neoplasie (Pankreas, Lunge); **2.** Berücksichtigung psychiatrischer Komorbidität in der Behandlung; **3.** Ausschluss pharmakogener Depression; am häufigsten durch Beta-Rezeptoren-Blocker, Reserpin, Glukokortikoide, orale Kontrazeptiva, Antibiotika (v. a. Chinolone); **4.** therapeutisches Vorgehen anhand einer standardisierten Behandlungssequenz (s. Tab.) mit konsequenter, programmierter Durchführung einzelner Therapieschritte sowie regelmäßiger Therapiekontrollen (14-tägig) in Form standardisierter Befunderfassung (z. B. Hamilton-Depressions-Skala); **5.** Bestimmung der Plasmakonzentration des Antidepressivums zur Erfassung der Compliance und von Patienten, die aufgrund eines schnellen Lebermetabolismus zu niedrige Plasmakonzentrationen aufweisen (Pseudotherapieresistenz); **6.** Elektrokrampftherapie: s. Depression, akute; **7.** vorübergehendes Absetzen aller psychotropen Substanzen unter engmaschiger Kontrolle (cave: Suizidalität).

Therapeutischer Stufenplan: Vorgehen bei stationärer Therapie: s. Tab.

Eigenbehandlung: konsequente Einnahme der verordneten Arzneimittel und Durchführung der psychotherapeutischen Anregungen zur Tagesstrukturierung und Freizeitgestaltung.

D

Depression, therapieresistente
Therapeutischer Stufenplan für eine stationäre Therapie

Stufe[1]		Erläuterung	Dauer (Tage)
1.	Absetzstufe	Ausschleichen erfolgloser Vormedikation und unerwünschter (Multi-)Medikation	0– 3
2.	therapeutischer Schlafentzug/ Basisdiagnostik	diagnostische Klassifizierung Ausschluss organischer Ursachen sog. pharmakologisches wash out	4– 7
3.	antidepressive Monotherapie	tricyclisches Antidepressivum **oder** SSRI **oder** SSNRI	14
4.	Hochdosisstufe der antidepressiven Monotherapie	Dosissteigerung nach individueller Verträglichkeit	14
5.	Lithiumaugmentation	Addition von Lithium zum Antidepressivum; angestrebter Lithium-Serumspiegel: 0,5–0,8 mmol/l	28
6.	Lithium als Monotherapie und erweiterte Diagnostik	Absetzen des Antidepressivums Überprüfung der Diagnose (sog. Re-Assessment) erweitertes Labor bildgebende Verfahren neuropsychologische Testung	7–14
7.	Lithium und MAO-Hemmer	Addition eines MAO-Hemmers (z. B. Tranylcypromin)	14
8.	Lithium und MAO-Hemmer: Hochdosisstufe	Dosissteigerung nach individueller Verträglichkeit	14
9.	medikationsfreie Stufe	Absetzen aller psychotropen Arzneimittel Kontrolle des Therapieerfolgs Vorbereitung zur Elektrokrampftherapie	7
10.	Elektrokrampftherapie (Abk. EKT)	3 EKT-Behandlungen pro Woche	14–18

[1] nächste Stufe, wenn auf bestehender Stufe kein ausreichender Therapieeffekt erreicht wird

Arbeitsunfähigkeit: Dauer nicht absehbar; stufenweise Wiedereingliederung ins Berufsleben (§ 74, SGB V, GSG).

Hinweis: **1.** kein Umsetzen auf ein Antidepressivum mit gleichem oder ähnlichem pharmakologischem Wirkungsprofil; **2.** keine zu lange Behandlung mit nur einem Antidepressivum (nicht länger als 8 Wochen bei ausreichender Dosierung); **3.** keine zu niedrige Dosierung des Antidepressivums; **4.** Beachtung von Begleiterkrankungen und Pseudotherapieresistenz (mangelnde Compliance).

Neuentwicklung: Versuchsstadium bzw. erste Ergebnisse kleiner Pilotstudien bei: **1.** Addition von L-Thyroxin hoch dosiert (300–400 µg/d) zum Antidepressivum; **2.** Serotonin-Wiederaufnahme-Hemmer kombiniert mit dem Beta-Adrenorezeptor/5-HT_{1A}-Antagonist Pindolol; **3.** Addition von Carbamazepin (Serumkonzentration 5–12 mg/l), Valproat (Serumkonzentration 50–100 mg/l) oder Lamotrigin; **4.** Addition von Östrogenen bei Frauen; **5.** Hirnstimulationsverfahren: repetitive transkranielle Magnetstimulation (Abk. rTMS), Magnetkonvulsionstherapie (Abk. MST für magnetic seizure therapy), Vagusstimulation (Abk. VNS für vagal nerve stimulation) und Tiefenhirnstimulation.

Literatur: **1.** Bauer, M.; Berghöfer, A.; Adli, M. (Hrsg.): Akute und therapieresistente Depressionen. Pharmakotherapie – Psychotherapie – Innovationen. 2. Aufl. Berlin, Heidelberg, New York: Springer, 2005; **2.** Bauer, M.; Helmchen, H.: Allgemeine Behandlungsprinzipien bei depressiven und manischen Störungen. In: Helmchen, H. et al. (Hrsg.): Psychiatrie der Gegenwart. Bd 5. Berlin, Heidelberg, New York: Springer, 2000.

Autor: M. Bauer.

Dermabrasio: s. Dermatochirurgie.

D

Dermatitis, periorale: im Gesicht und besonders um den Mund auftretende persistierende oder rezidivierende Rötungen und Papeln, vorwiegend bei jungen Frauen zwischen dem 20. und 30. Lebensjahr; **Vorkommen:** häufig bei lokalem Glukokortikoidabusus, aber auch nach übermäßiger Anwendung von Kosmetika.

Behandlungsindikation: kombinierte Pharmako- und Eigenbehandlung über 4–8 Wochen mit Aussicht auf dauerhaften Erfolg.

Pharmakotherapie: 1. Lokaltherapie (Wirkstoffe jeweils 2-mal täglich auftragen): **a)** tagsüber Metronidazol 1–2 % in Linimentum aquosum; **b)** nachts Lotio zinci oxidati; **c)** Pimecrolimus (z. B. Elidel®); **d)** Erythromycin 2 % in Linolaemulsion; **2.** systemische Therapie: **a)** Minocyclin (z. B. Minocyclin 50 Heumann), 50 mg/d p. o., bis zur Besserung; **b)** Erythromycin (z. B. EryHEXAL® 250, Kapseln), 4 × 250 mg/d p. o.; **c)** Isotretinoin (z. B. Roaccutan®) 0,5–1 mg/kg KG/d p. o.

Sonstige Maßnahmen: Epikutantestung mit Salbengrundlagen.

Eigenbehandlung: 1. sämtliche Kosmetika und Glukokortikoidexterna strikt weglassen; **2.** Umschläge mit Lotio zinci oxidati und feuchtem Lappen für 20 Minuten; **3.** Entstauungsmassage mit kreisenden Bewegungen (2 × 10 min/d).

Literatur: 1. Nguyen, V.; Eichenfield, L. F.: Periorificial dermatitis in children and adolescents. J Am Acad Dermatol 55: 781–875 (2006); **2.** Hafez, Z. H.: Perioral dermatitis: An update. Int J Dermatol 42: 514–517 (2003).

Autor: W. Sterry.

Dermatitis, seborrhoische: s. Ekzem, seborrhoisches.

Dermatitis solaris: Sonnenbrand; akute Lichtdermatose mit Erythem und Schädigung der Epidermis durch zu intensive Einwirkung von Sonnenlicht (bes. am Meer und im Hochgebirge) oder künstlichem UV-B-Licht;

Behandlungsindikation: abhängig von Schmerzen und Schwere der Effloreszenzen (z. B. Blasenbildung); möglichst frühzeitig.

Pharmakotherapie: 1. Lokaltherapie: **a)** Lotio zinci, 3-mal täglich über 2–3 Tage; wirkt kühlend und lindert den Juckreiz; **b)** bei schwereren Formen: Glukokortikoide frühzeitig auftragen: Methylprednisolonaceponat (z. B. Advantan® Creme), 2-mal täglich für 2–3 Tage; **2.** systemische Therapie: Antiphlogistika; **a)** Acetylsalicylsäure (z. B. Aspirin®), 3 × 500 mg/d p. o. für 2–3 Tage; möglichst schon bevor Entzündungsreaktionen auftreten; **b)** Indometacin (z. B. Indometacin AL® 3 × 25–50 mg/d p. o. für 2–3 Tage; **c)** Prednisolon (z. B. Decortin® H), 60 mg/d p. o. für 2–3 Tage (nur bei schwersten Formen).

Eigenbehandlung: 1. Grundlage der Therapie bes. in der Anfangsphase ist die sog. Fett-feucht-Behandlung: mehrmals täglich lokal kühlende feuchte Umschläge im Wechsel mit einer Öl-Wasser-Emulsion unter einem feuchten Tuch, das jeweils erneut angefeuchtet wird; **2.** in der Abheilungsphase Rückfettung der Haut mit Pflegecreme.

Arbeitsunfähigkeit: bei schweren Sonnenbränden bis zu 3 Tage.

Hinweis: 1. Gele mit Histamin-H_1-Rezeptoren-Blockern, z. B. Dimetindenmaleat (z. B. Fenistil® Gel) haben über die Kühlwirkung hinaus keinen gesicherten Effekt. **2.** Betacaroten schützt nicht vor Dermatitis solaris.

Literatur: 1. Bennett, M. F. et al.: Skin immune systems and inflammation: protector of the skin or promoter of aging? J Invest Dermatol Symp Proc 13: 15–19 (2008); **2.** Kowalzick, L.: Praxis der Lichtdermatosen. Bremen: UNI-MED, 2000.

Autoren: P. Schulze, W. Sterry.

Dermatochirurgie: operative Eingriffe an Haut und Schleimhäuten zur Diagnostik (Probeexzision) und Therapie; mit Einschränkung bei malignen Erkrankungen (z. B. Melanom) und den ggf. erforderlichen radikaleren Operationen besteht aufgrund der exponierten Lage des Hautorgans eine hohe Erwartungshaltung hinsichtlich des ästhetischen Resultats; s. Lasertherapie, dermatologische; Kryotherapie, dermatologische.

Indikation: 1. Neugeborene und Kinder: angeborene oder erworbene Neubildungen (kongenitale Nävi, Hauttumoren); **2.** Jugendliche und Erwachsene: benigne oder maligne Tumoren der Haut und des subkutanen Fettgewebes, dysplastische Nävi, Narbenkorrekturen, Zirkumzision (z. B. bei Lichen sclerosus et atrophicus), Hauttransplantation (z. B. Deckung eines Ulkus), Fistelentfernung (z. B. Acne conglobata), Abszessspaltung.

Kontraindikation: Relative Kontraindikationen sind Antikoagulationstherapie bzw. Therapie mit Thrombozytenaggregations-Hemmern (präoperativ Einstellung der Gerinnungswerte bzw. Absetzen von Acetylsalicylsäure mind. 1 Woche vor der Operation) oder Tumoren an anatomisch ungünstigen Stellen (z. B. Basalzellkarzinom im Augeninnenwinkel); ggf. alternative Verfahren anwenden, z. B. Kryochirurgie oder dermatologische Röntgentherapie; auch bei alten Patienten mit ausgedehnten Tumoren.

Durchführung: präoperativ eingehende Aufklärung des Patienten über mögliche Komplikationen und Risiken (z. B. Wundheilungsstörungen, Infektionen, Entstehung hypertropher Narben oder Keloide, Unverträglichkeit von Lokalanästhetika, Möglichkeit der Nervenläsion); ggf. vorher Haare (Rasur) entfernen; Desinfektion von Operationsgebiet und Umgebung mit Peressigsäurespiritus oder Polyvidon-Iod-Lösung (z. B. Betaisodona® Lösung); **Anästhesie:** Die meisten dermatologischen Operationen sind in lokaler Infiltrations- oder Leitungsanästhesie möglich. Lediglich bei ausgedehnten Eingriffen, bei denen die Maximalmenge des Lokalanästhetikums nicht ausreicht, oder bei kinderchirurgischen Eingriffen ist die Allgemeinanästhesie vorzuziehen. Bei

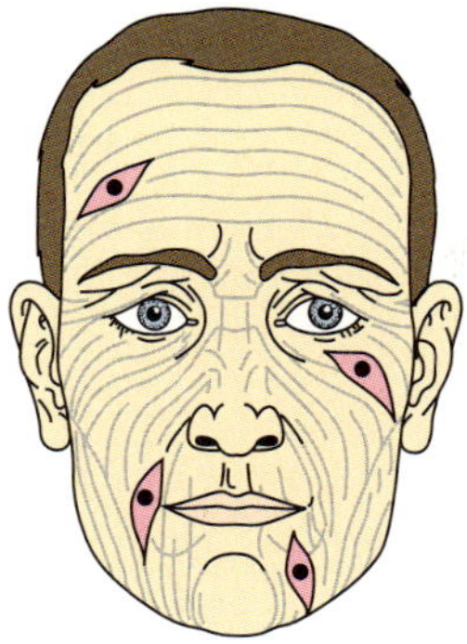

Dermatochirurgie Abb. 1: Kraftlinien der Haut im Gesicht mit Beispielen für spindelförmige Exzisionen

oberflächlichen Hautveränderungen, insbes. bei Kindern (z. B. Mollusca contagiosa), kann auch eine lokal anästhesierende Creme mit Lidocain und Prilocain (z. B. Emla®) 0,5–2 Stunden vor dem Eingriff unter Folienokklusion aufgetragen werden. **1.** lokale Infiltrationsanästhesie: Infiltration des Operationsareals mit Mepivacain 1 % (z. B. Meaverin®, Scandicain®), empfohlene Höchstdosis 300 mg (30 ml Mepivacain 1 %); Wirkungseintritt nach 5 Minuten, Wirkungsdauer ca. 2–3 Stunden; alternativ Prilocain (z. B. Xylonest® 0,5 %/1 %/2 %), Maximaldosis bei Erwachsenen 400 mg, bei reduziertem Allgemeinzustand bzw. Kindern 5,7 mg/kg KG; evtl. Zusatz eines Vasokonstriktors (Adrenalin 1 : 200 000), wodurch die Blutungstendenz reduziert und gleichzeitig ein Depoteffekt für das Lokalanästhetikum erzielt wird (cave: nicht in akraler Lokalisation benutzen); **2.** Leitungsanästhesie: Depots mit Mepivacain 2 % entlang den Nervenbahnen setzen; **Operationsverfahren: 1.** Biopsie: Entnahme einer kleinen Hautprobe, am besten aus dem Randbezirk einer frischen Hautveränderung unter Einbeziehung eines Anteils normaler Haut, mit Biopsiestanze (Einmalstanzen mit 3–8 mm) oder Spindelschnitt; ausreichend tiefe Inzision unter Einbeziehung des subkutanen Fettgewebes, um die Wundränder zu adaptieren und Subkutangewebe für eine aussagekräftige histologische Untersuchung zu gewinnen; am behaarten Kopf Inzision entlang der Längsachse der Haare (Längsschnitt); Wundverschluss, bes. im Gesichtsbereich, durch monofile Kunststofffäden mit atraumatischen Nadeln (z. B. Monocryl®); **2.** Exzision: i. d. R. mit Skalpell in atraumatischer Operationstechnik, um ein optimales Narbenergebnis zu erzielen; kleine und mittelgroße Hautveränderungen werden meist spindelförmig entlang der Hautspannungslinien (s. Abb. 1) exzidiert. Um einen spannungsfreien Nahtverschluss zu ermöglichen, ist auf eine ausreichende Mobilisierung der Wundränder zu achten. Bei subkutanen Nähten besteht das Risiko der Granulombildung. Bei größeren Exzisionen, die nicht durch Adaptation geschlossen werden können, erfolgt der Wundverschluss durch Nahlappenplastik nach Mobilisierung der umgebenden Haut (Verschiebe-, Rotations- oder Transpositionslappenplastik; s. Abb. 2) oder durch Transplantation nach Wundgrundkonditionierung. **Nachbehandlung:** steriler Wundverband, der i. R. der Inspektion mind. alle 2 Tage gewechselt werden sollte; alternativ durchsichtiges Pflaster (z. B. Tegaderm®) ohne Verbandwechsel; Entfernen des Nahtmaterials entspr. der Lokalisation: an Kopf und Gesicht bei Spannungsfreiheit (und wenn subkutane Nähte liegen) nach 7 Tagen, unter Spannung nach 10–14 Tagen; an Weichteilen (z. B. Penis) nach 7 Tagen; an sonstigen Lokalisationen nach 10–21 Tagen; an Hautarealen unter Muskelspannung (Schultern, Arme) zunächst nur Teilfäden ziehen (jeden 2.), verbleibende Fäden belassen, solange keine Entzündung auftritt; alternativ frühzeitiges Fädenziehen und Adaptieren der Wundränder mit zugfesten Steristrips® oder Leukosilk®.

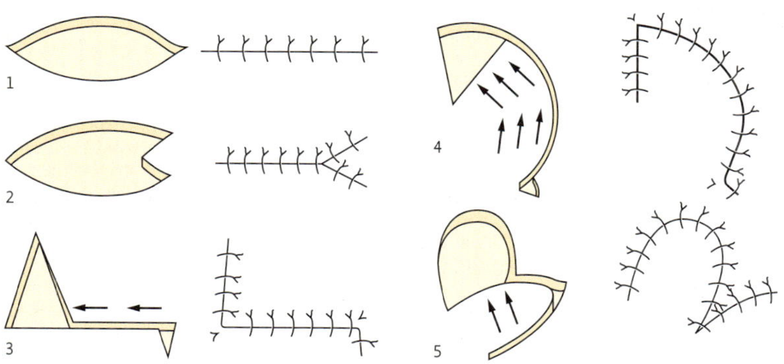

Dermatochirurgie Abb. 2: Beispiele für Möglichkeiten des Wundverschlusses; 1: spindelförmige Exzision; 2: M-förmige Exzision; 3: Verschiebelappenplastik; 4: Rotationslappenplastik; 5: Transpositionslappenplastik

Sonstige Maßnahmen: **1.** Scherenschlag (klassische Indikation sind kleine gestielte Fibrome an Hals und Rumpf); **2.** Dermabrush: Ausbürsten von Fremdkörpereinsprengungen; **3.** Dermabrasio: Schleifbehandlung mit hochtourigen Fräsen; **4.** Kürettage: Entfernung von oberflächlichen Prozessen wie seborrhoischen Keratosen, Mollusca contagiosa, Verrucae vulgares (s. Verrucae) mit scharfem Löffel oder Ringkürette.

Komplikationen: **1.** Gefäß- und Nervenläsionen: bei Gefäßverletzung Blutstillung mit Elektrokaustik bzw. Umstechung des Gefäßes mit resorbierbaren Fäden; postoperativ Druckverband in mechanisch belasteten Arealen; **2.** Infektion: täglicher Verbandwechsel unter Anwendung antiseptischer Salben (z. B. Betaisodona® Salbe). Bei fortgeschrittener Infektion Eröffnung der Naht, Erreger- und Resistenzbestimmung, mechanische Reinigung und Auftragen antiseptischer Lösungen. Bei Fortschreiten systemische Antibiotikatherapie entspr. der Erreger- und Resistenzbestimmung.

Hinweis: Der Verband darf postoperativ nicht mit Wasser in Berührung kommen (cave: duschen); Alternative: wasserdichtes Pflaster (z. B. Tegaderm® Film).

Neuentwicklung: Tumeszenzanästhesie: Infiltration größerer Mengen verdünnten Lokalanästhetikums; Vorteil: verminderte Blutung und Gewebetraumatisierung.

Literatur: Kaufmann, R.; Podda, M.; Landes, E.: Dermatologische Operationen. Farbatlas und Lehrbuch der Hautchirurgie. Stuttgart: Thieme, 2005.

Autoren: P. Schulze, W. Sterry.

Dermatomykose: s. Candidose; Onychomykose; Pityriasis versicolor; Tinea.

Dermatomyositis: s. Myositis.

Dermatophytose: s. Tinea.

Descensus uteri et vaginae: Tiefertreten des inneren weiblichen Genitales und angrenzender Strukturen (Zystozele, Rektozele, Enterozele) in Richtung des Introitus vaginae und darüber hinaus; **Ursache:** bindegewebige und muskuläre Beckenbodeninsuffizienz in verschiedenen Ebenen (s. Abb. 1); **Formen:** **1.** Rektozele (syn. Proktozele): Ausstülpung der Rektumvorderwand mit Erschlaffung des Septum rectovaginale und der hinteren Vaginalwand sowie Distension der Musculi levatores ani; häufig kombiniert mit Distensionszystozele bzw. Enterozele (Douglasozele); **2.** Zystozele: Ausstülpung der Harnblasenrückwand und des Blasenbodens mit der vorderen Scheidenwand; **a)** Distensionszystozele: Distension des Bindegewebes im Bereich des vesikovaginalen Bindegewebes; die vordere Scheidenwand wölbt sich im Pressversuch rotierend und glatzenartig mit verstrichenen Rugae vaginales vor; tritt vorwiegend bei Frauen in der Postmenopause auf; **b)** Traktionszystozele: Ablösung bzw. Distension des paravaginalen Bindegewebes von der anterolateralen Beckenwand inf. Schwangerschaft und Geburt; die vordere Scheidenwand ist im Pressversuch gestaucht, die Rugae vaginales sind erhalten, die seitlichen, longitudinalen Vaginalsulci sind mobil; tritt auch bei Frauen in der Prämenopause auf; beide Formen treten oft kombiniert auf. **3.** Uterusdeszensus/Uterusprolaps: Senkung des Uterus. **Sonderformen:** Elongatio colli, Scheidenstumpfdeszensus nach Hysterektomie*. **Einteilung:** in Schweregrade nach International Continence Society (Abk. ICS), **Grad I:** Deszensus bis max. 2 cm oberhalb des Hymenalsaums; **Grad II:** bis max. 1 cm vor den Hymenalsaum; **Grad III:** mehr als 1 cm vor den Hymenalsaum; **Grad IV:** Totalprolaps. Das führende Kompartiment wird bezeichnet: a (anterior, vordere Scheidenwand), cx (Cervix), c (cuff, Scheidenabschluss), p (posterior, hintere Scheidenwand). Im deutschsprachigen Raum wird eine Senkung bis an den Hymenalsaum als Deszensus und darüber hinaus als Prolaps bezeichnet. **Klinik:** **1.** Rektozele: Senkungsbeschwerden (Druck nach unten), Fremdkörpergefühl, Dyspareunie, Drangsymptomatik, Obstipation und Koprostase, Fluor vaginalis; **2.** Zystozele: Senkungsbeschwerden, Fremdkörpergefühl, Stressinkontinenz, Drangsymptomatik, Entleerungsstörungen (Quetschhahnphänomen, Restharn) bis hin zum Harnverhalt, rezidivierende Harnweginfektion; **3.** Descensus uteri: Senkungsbeschwerden, Fremdkörpergefühl, Restharn

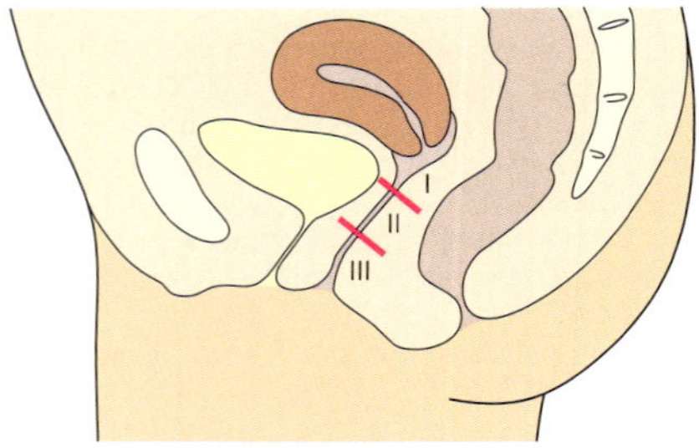

Descensus uteri et vaginae Abb. 1: anatomische Zuordnung unterschiedlicher Deszensusformen nach De-Lancey; Level I (oberes Scheidendrittel): Enterozele, Scheidenstumpfprolaps; Level II (mittleres Scheidendrittel): Zystozele, Rektozele; Level III (unteres Scheidendrittel): Urethrozystozele

Behandlungsindikation: bei Senkungsbeschwerden, Harninkontinenz*, Harnentleerungsstörungen, Obstipation, Stuhlentleerungsstörungen, Stuhlinkontinenz, Ulzerationen, rezidivierende Harnweginfektion.

Pharmakotherapie: **1.** zur Stabilisierung der Scheidenwand und zur Optimierung des Gewebeturgors, der Mikrozirkulation und der Vaginalflora peri- und postmenopausal lokale Östrogentherapie mit Estriol als Salbe (z. B. Estriolsalbe) oder Ovula (z. B. OeKolp®-Vaginalzäpfchen), 2-mal wöchentlich abends, präoperativ bei ausgeprägter

Atrophie auch täglich; **2.** signifikante Bakteriurie und Harnweginfektionen sind i. S. komplizierter Harnweginfektionen nach Antibiogramm zu behandeln; **3.** symptomatische Therapie bei Obstipation (z. B. Regulax® N Abführwürfel); cave: Laxanzienabusus.

Operative Therapie: indiziert nur bei Beschwerden. Die Wahl der operativen Methode muss individuell für jede Patientin im Hinblick auf Alter, Gewebebeschaffenheit und sexueller Aktivität getroffen werden. **Methoden: 1.** vordere Scheiden- und hintere Scheidendammplastik (Raffung des periurethralen und perivesikalen sowie des perirektalen Bindegewebes) mit vaginaler Hysterektomie, hohem Peritonealverschluss und Aufhängung des Scheidenstumpfs an den untereinander verbundenen Ligamenta teretia und sacrouterina; Kombination mit Eingriffen zur Behandlung der Harninkontinenz* (z. B. TVT®) möglich; **2.** Vaginofixatio sacrospinalis (sacrotuberalis): von vaginal wird das Scheidenende am Ligamentum sacrospinale fixiert; ggf. mit Versenkung von Zysto-und Rektozele sowie Enterozelenverödung; **3.** abdominale (auch laparoskopische) Sakropexie des distalen Scheidenendes mit retroperitonealem Einsatz eines Polypropylenenetzes; **4.** anterolaterale Kolpopexie am Arcus tendineus fasciae pelvis (auch in Verbindung mit Kolposuspension und hinterer Scheidendammplastik); **5.** in der Rezidivsituation Implantation von Netzen transobturatorisch an die vordere und/oder transischiorektal an die hintere Scheidenwand. **Nachbehandlung:** bei Scheidenatrophie dauerhaft lokale Östrogene.

Psychotherapie: Gesprächs- und Verhaltenstherapie, Sexual- und Lebensberatung (mit Partner).

Sonstige Maßnahmen: 1. zur Linderung des Inkontinenzgrads und Prophylaxe der Progredienz: **a)** Physiotherapie; **b)** Biofeedback-Methoden; **c)** Elektrostimulation der Beckenbodenmuskulatur; **2.** bei Kontraindikation zur Operation: Ring-, Sieb- oder Würfelpessar. **3.** Ein ulzerierter Totalprolaps kann nach manueller Reposition durch tägliche Einlage von Wattetampons mit Estriolsalbe zum Abheilen gebracht werden, um Operabilität zu erreichen.

Therapeutischer Stufenplan: s. Abb. 2

Eigenbehandlung: 1. physische Konditionierung und Reduktion des Körpergewichts; **2.** Regulierung der Lebensweise: Trinkverhalten, Stuhlregulation, Obstipation vermeiden; **3.** manuelle oder instrumentelle Zysto- und Rektozelenreposition (z. B. Dobbie-Plexiglasstab®) zur Miktions- bzw. Defäkationserleichterung.

Arbeitsunfähigkeit: postoperativ 4–6 Wochen; Minderung der Erwerbsfähigkeit bei Deszensus Grad 1 und 2 und bei geringen Beschwerden bis 10 %, bei schwerer körperlicher Arbeit bis 40 %, in Verbindung mit Harninkontinenz Grad 3 bis 80 %.

Hinweis: 1. Bei Kombination von Descensus genitalis, Harn- und Stuhlentleerungsstörungen wird interdisziplinäre Zusammenarbeit mit Urologen und Chirurgen empfohlen, z. B. in einem Beckenboden- bzw. Kontinenzzentrum. **2.** Die Kolpokleisis sollte nur in absoluten Ausnahmefällen zur Anwendung kommen. **3.** Mit der Patientin muss präoperativ besprochen werden, dass es postoperativ zu einer neuen Belastungsinkontinenz kommen kann (larvierte Inkontinenz), was ggf. einen zweiten operativen Eingriff zur Folge haben kann.

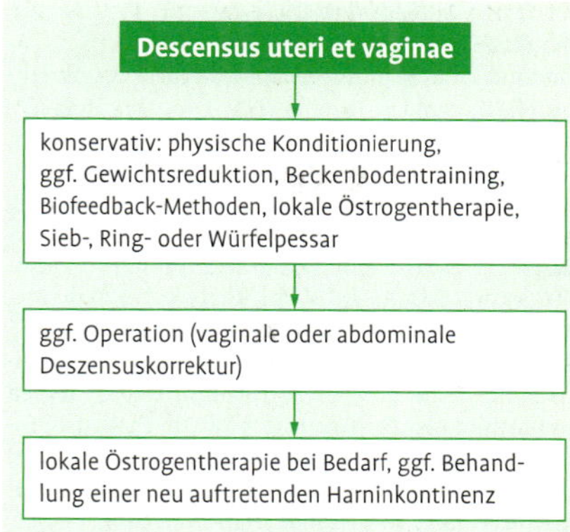

Descensus uteri et vaginae Abb. 2: therapeutischer Stufenplan

Selbsthilfe: Deutsche Kontinenz Gesellschaft e. V., Friedrich-Ebert-Str. 124, 34119 Kassel, Tel. 0561 780604, Fax 0561 776770; E-Mail: info@kontinenz-gesellschaft.de, Homepage: http://www.kontinenz-gesellschaft.de.

Literatur: 1. Interdisziplinäre Leitlinie der Deutschen Gesellschaft für Gynäkologie und Geburtshilfe und der Deutschen Gesellschaft für Urologie: Descensus genitalis der Frau: Diagnostik und Therapie. AWMF Leitlinie 015/006, 2008; http://www.uni-duesseldorf.de/AWMF/ll/015-006.htm; **2.** Maher, C. et al.: Surgical Management of Pelvic Organe Prolapse in Women: A Short Version Cochrane Review. Neurourol Urodyn 27: 3–12 (2008); **3.** Bump, R. C. et al.: The standardization of terminology of female pelvic organ prolapse and pelvic floor dysfunction. Am J Obstet Gynecol 175 (1): 10–17 (1996).

Autorin: U. Peschers.

Desensibilisierung: s. Immuntherapie, spezifische.

Desloratadin: s. Histamin-H_1-Rezeptoren-Blocker.

Desmopressin: s. Hämophilie.

Dexchlorpheniramin: s. Histamin-H_1-Rezeptoren-Blocker.

Dextromethorphan: s. Antitussiva.

DGBZL: s. Lymphome, hochmaligne periphere vom B-Zell-Typ.

DHA: s. Fischöle.

DHAP-Protokoll: Schema zur Rezidivtherapie aggressiver/refraktärer Non*-Hodgkin-Lymphome (Abk. NHL); eingesetzte **Substanzen: 1. D:** Dexamethason; **2. HA:** high-dose ara-c; **3. P:** Cisplatin (Handelsname Platinex®).

Indikation: Rezidivtherapie diffuser großzelliger NHL vom B- und T-Zell-Typ, Mantelzell*-Lymphom.

Durchführung: Es werden insgesamt 4–6 Zyklen in Abhängigkeit von der Lymphomrückbildung appliziert, Wiederbeginn an Tag 22–29. **Dosierung: 1.** Dexamethason (z. B. Fortecortin®, Dexamethason JENAPHARM®), 40 mg/m² KO/d p. o. oder i. v., Tag 1–4; **2.** Cytarabin (z. B. Alexan®), 2000 mg/m² KO i. v. 2-mal täglich (12-Stunden-Intervall, 3-Stunden-Dauerinfusion), Tag 2; begleitend Augenprophylaxe mit 1 %igen Prednisolon-Augentropfen (Predni-POS®) 4-mal täglich über 7 Tage; **3.** Cisplatin (z. B. Platinex®), 100 mg/m² KO/d i. v. als 24-Stunden-Dauerinfusion, Tag 1; (Nephroprotektion nötig). **Alternative:** bei CD20-positiven Lymphomen Kombination mit Rituximab (MabThera®) als DHAP-Rituximab-Protokoll (Abk. R-DHAP) experimentell); Details: s. CHOP-Protokoll.

Literatur: Velasquez, W. S. et al.: Effective salvage therapy for lymphoma with cisplatin in combination with high-dose ara-c and dexamethasone (DHAP). Blood 71: 117–122 (1988).

Autor: P. Meusers.

DHP: s. Calcium-Antagonisten.

DHS: s. Schenkelhalsfraktur.

Diabetes insipidus: Störung der Diurese mit Verminderung der Wasserreabsorption in den Sammelrohren der Nieren und Ausscheidung großer hypotoner Harnvolumina; **Ursache:** Mangel oder fehlende Wirkung von antidiuretischem Hormon (Abk. ADH, identisch mit Arginin-Vasopressin); **Formen: 1.** Diabetes insipidus centralis (neurogener oder kranialer Diabetes insipidus): verminderte Produktion und absoluter Mangel an ADH; Ursache: angeboren, autoimmunologisch, Schädelhirntrauma, Hirntumoren, Enzephalitis, Hypophysitis; **2.** Diabetes insipidus renalis (nephrogener Diabetes insipidus): vermindertes Ansprechen der Nieren auf ADH; Ursache: angeboren, Arzneimittel-induziert (z. B. durch Lithium), akutes oder chronisches Nierenversagen. Jede Diagnose eines Diabetes insipidus bedarf der Abklärung der zugrunde liegenden Erkrankung. **Klinik:** leichte (2–4 l/d) bis ausgeprägte (15 l/d) Polyurie, Polydipsie und Hypernatriämie durch Verlust freier Flüssigkeit; Differentialdiagnose: primäre (psychogene) Polydipsie; **Komplikationen:** Bewusstseinsstörung, Koma bei großen Flüssigkeitsverlusten.

Behandlungsindikation: Hypernatriämie oder, wenn ein normaler Tagesablauf bzw. eine zufriedenstellende Nachtruhe aufgrund der Polyurie nicht möglich sind; leichte Verlaufsform ist nicht

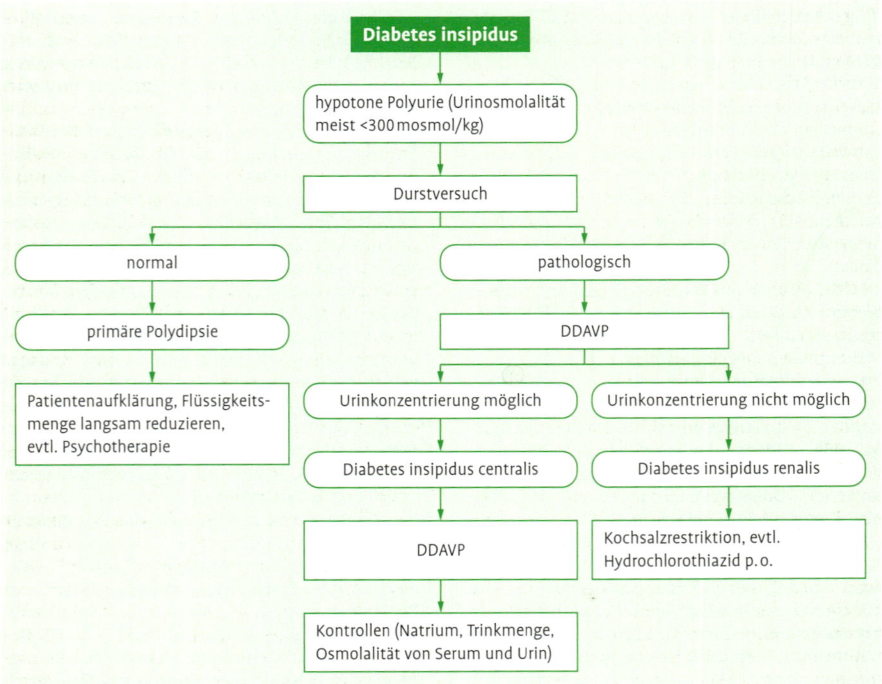

Diabetes insipidus: therapeutischer Stufenplan

therapiepflichtig. Bei starker Hypernatriämie (>155 mmol/l) darf die tägliche Senkung des Serumnatriums nicht mehr als 5–10 mmol/l betragen, da sonst die Gefahr eines Hirnödems besteht.

Pharmakotherapie: **1.** Diabetes insipidus centralis: ADH-Analogon Desmopressin, 1-Desamino-8-D-Arginin-Vasopressin (Abk. DDAVP, z. B. Minirin®), 2 × 10–20 µg/d intranasal (1 Hub ≙ 10 µg) oder 0,2–1,2 mg/d p. o., falls intranasale oder orale Applikation nicht möglich (z. B. bei Intensivpatient): s. c., i. v. oder i. m. Applikation von 2 × 10–20 µg/d (1 ml ≙ 4 µg); **2.** Diabetes insipidus renalis: Thiaziddiuretika, z. B. Hydrochlorothiazid (z. B. Disalunil®, Esidrix®), 50–100 mg/d p. o.

Operative Therapie: ggf. Resektion hypothalamo-hypophysärer Tumoren als Ursache eines Diabetes insipidus centralis; eine Rückbildung der Symptome ist nicht zu erwarten, da meist eine irreversible Schädigung der ADH produzierenden und ADH transportierenden Neurone besteht.

Strahlentherapie: nur bei strahlensensiblen hypothalamo-hypophysären Tumoren, sofern eine operative Sanierung nicht möglich ist.

Sonstige Maßnahmen: Bei neu aufgetretenem Diabetes insipidus ist neben der Ursachensuche eine endokrinologische Diagnostik aller Hypophysenvorderlappenfunktionen notwendig, um gleichzeitig bestehende Störungen rechtzeitig zu erkennen.

Therapeutischer Stufenplan: s. Abb.

Eigenbehandlung: **1.** Kochsalzrestriktion bei Diabetes insipidus renalis; **2.** Anpassung der DDAVP-Dosis in engen Grenzen an die aktuelle tägliche Trinkmenge und den extrarenalen Flüssigkeitsverlust (z. B. Transpiration beim Sport, Sonnenbad).

Arbeitsunfähigkeit: bei nicht behandeltem Diabetes insipidus; innerhalb einer Woche ist i. d. R. eine zufriedenstellende Einstellung und damit Arbeitsfähigkeit erreicht, sofern dem Diabetes insipidus keine schwere Krankheit ursächlich zugrunde liegt.

Selbsthilfe: Netzwerk Hypophysen und Nebennierenerkrankungen e. V., Waldstr. 34, 91054 Erlangen, Tel. 09131 815046, Fax 09131 815047; E-Mail: netzwerk@glandula-online.de, Homepage: http://www.glandula-online.de.

Literatur: **1.** Knoers, N. V.; Monnens, L. L.: Nephrogenic diabetes insipidus. Sem Nephrol 19: 344–352 (1999); **2.** Fjellestad-Paulsen, A. et al.: Water-balance hormones during long-term follow-up of oral dDAVP treatment in diabetes insipidus. Acta Paediatr 89: 752–757 (1993).

Autoren: J. Feldkamp, W. A. Scherbaum.

Diabetes mellitus Typ 1: kindlicher Diabetes mellitus, jugendlicher Diabetes mellitus; irreversible Zerstörung der Insulin produzierenden Beta-Zellen des endokrinen Pankreas mit chronischem Insulinmangel; **Ursache:** Autoimmunerkrankung auf immungenetischem Hintergrund; bei 70–90 % der Patienten finden sich zum Manifestationszeitpunkt (meist vor dem 35. Lebensjahr) Autoantikörper gegen Inselzellantigene (z. B. Glutamatdecarboxylase und Tyrosinphosphatase IA2-Antikörper); **Klinik:** Hyperglykämie, Polyurie, Polydipsie, Gewichtsabnahme und Müdigkeit. **Komplikationen:** **1.** diabetisches Koma (vgl. Krise, endokrine): schwere Entgleisung des Kohlenhydratstoffwechsels mit Benommenheit, Übelkeit, Abdominalschmerzen bis hin zur Bewusstlosigkeit (Koma). Ursache: fehlende oder inadäquate Insulintherapie, Infektionen. Ketoazidotisches Koma meist Folge eines schweren Insulinmangels bei Diabetes mellitus Typ 1, hyperosmolares Koma meist Folge einer ausgeprägten Hyperglykämie bei Diabetes mellitus Typ 2; **2.** gefürchtete Spätkomplikationen sind die diabetische Retinopathie*, Nephropathie, Polyneuropathie, diabetischer Fuß*, Arteriosklerose.

Behandlungsindikation: Nachweis erhöhter Plasmaglukosewerte erfordert raschen Beginn der Insulintherapie: nüchtern ≥7,0 mmol/l (≥126 mg/dl), Zufallsblutzucker ≥11,1 mmol/l (≥200 mg/dl), 2-Stunden-Wert im oralen Glukose-Toleranztest ≥11,1 mmol/l (≥200 mg/dl); bei gleichzeitiger Ketonurie unverzügliche Insulinsubstitution; bei ketoazidotischem Koma (s. u.) intensivmedizinische Therapie; mit zunehmender Krankheitsdauer nimmt die frühzeitige Erkennung und Therapie von Spätkomplikationen an Bedeutung zu.

Pharmakotherapie: **A. Substitutionstherapie mit Insulin** (s. Tab.); **I. Substanzen** und **Wirkungsdauer**: Die Insulinkonzentration liegt einheitlich bei 100 IE/ml (U-100); **1.** biotechnologisch hergestelltes Humaninsulin (Normalinsulin), Wirkungsdauer 4–6 Stunden; **2.** Neutral-Protamin-Hagedorn-Insulin (Kurzbezeichnung NPH-Insulin), Wirkungsdauer 8–12 Stunden; **3.** Insulin-Analoga: ermöglichen ein physiologischeres Muster der Substitution: **a)** schnellwirksame Insulin-Analoga: Lispro-, Aspart- und Glulisin-Insulin-Analoga, besitzen einen bes. schnellen Wirkungseintritt und eine kürzere Wirkungsdauer (3–5 Stunden); erlauben den Verzicht auf den Spritz-Ess-Abstand und vielfach das Weglassen von Zwischenmahlzeiten; **b)** verzögert wirksam: Glargin- und Detemir-Insulin-Aanaloga, Wirkungsdauer bis zu 24 Stunden; gleichmäßigeres Wirkprofil und dabei Reduzierung nächtlicher Hypoglykämien; **II. Injektion:** **1.** in das Unterhautfettgewebe; **a)** paraumbilikal: prandiale Insuline (Normalinsulin und kurzwirksame Insulin-Analoga) wegen schnellerer Resorption; **b)** Vorder- und Außenpartien der Oberschenkel: NPH-Insulin und verzögert wirksame Insulin-Analoga; **2.** Injektionshilfen: **a)** Insulinpens (z. B. NovoPen®, OptiPen®, BD-Pen®, BerliPen®, Disetronic Pen®, Dia-Pen®) mit Dosierstufen von 1, 2 oder 4 IE; **b)** Insulinfertigpens (z. B. NovoLet®) für ältere Diabetiker; **III. Berechnung** der Insulindosis: Messung des Blutzuckers (Abk. BZ) vor jeder Insulininjektion durch Patienten oder Angehörige; in Abhängigkeit von

D

Diabetes mellitus Typ 1
Insuline (nach von Kriegstein und Schatz, 2006)

Charakterisierung	Normalinsulin (%)	Wirkungsbeginn (min)	Wirkungsdauer (Stunden)	Handelsname (Beispiel)
Insulinanaloga				
sehr kurzwirksame Insulin-Analoga				
Lispro-Insulin-Analogon		10	4	Humalog®
Aspart-Insulin-Analogon		10	4	NovoRapid®
Glulisin-Insulin-Analogon		10	4	Apidra®
Protamin-Misch-Analoga				
Lispro-Insulin-Analogon	50	15	15	Humalog® Mix50
	25	20	18	Humalog® Mix25
Aspart-Insulin-Analogon	30	20	17	NovoMix® 30
Basal-Analoga				
Detemir-Insulin-Analogon		90	20	Levemir®
Glargin-Insulin-Analogon		60	24	Lantus®
Humaninsuline				
kurzwirksame Normalinsuline		20	8	Insuman® Rapid, Actrapid®
NPH-Mischinsuline	50	30	16	Actraphane® 50
	30	35	19	Insulin B. Braun Comb 30/70
	25	35	20	Insuman® Comb 25
	15	45	22	Insuman® Comb 15
NPH-Insuline		45	24	Insuman® Basal, Protaphane®

der Höhe des Blutzuckers und dem Umfang der geplanten Mahlzeit wird die Insulindosis (oft unter Zuhilfenahme eines individuellen Anpassungsschemas) festgelegt. Auf Blutzuckerwerte, die vom präprandialen Zielbereich (80–120 mg/dl) abweichen, muss durch Insulinanpassung reagiert werden (Faustregel: 1 IE senkt den Blutzucker um ca. 30–50 mg/dl). Die geplante Kohlenhydratmenge kann in Form sog. Kohlenhydratportionen (Abk. KHP) oder Broteinheiten (Abk. BE) geschätzt werden (KHP = BE = 10–12 g verwertbare Kohlenhydrate). Pro KHP werden 1–2 IE benötigt, morgens etwas mehr als mittags und abends. Bei zusätzlicher körperlicher Bewegung muss die Insulindosis um ca. 20–50 % reduziert werden, bei Fieber oder Infektionen besteht ein erhöhter Insulinbedarf (bis zu 100 %). **IV. Verfahren: 1.** intensivierte Insulintherapie (Verfahren der Wahl bei gut geschulten Patienten): Grundsätzlich wird zwischen einem basalen Insulinbedarf (Bedarf ohne Mahlzeiten, wird über langwirksame Insuline sichergestellt, ca. 40–50 % des Tagesbedarfs) und einem prandialen Insulinbedarf unterschieden (entspricht dem zusätzlichen Insulinbedarf zur Senkung der postprandialen Blutzuckeranstiege, hängt von der Kohlenhydratzufuhr ab, wird durch schnellwirksames Insulin präprandial sichergestellt). Beginn der Insulintherapie mit kleinen Dosen Normalinsulin (2–6 IE) vor jeder Hauptmahlzeit, vor dem Zubettgehen 6–12 IE NPH-Insulin; schrittweise Steigerung der Dosierung um 2–4 IE täglich bis Blutzuckerzielwerte von 80–120 mg/dl vor den Injektionen bzw. max. 160–180 mg/dl 1–2 Stunden postprandial erreicht sind. Alternativ können schnellwirksame Insulin-Analoga verwendet werden, bei nächtlichen Hypoglykämien und höheren Nüchtern-Blutzuckerwerten sollten die verzögert wirksamen Glargin- oder Detemir-Insulinanaloga verwendet werden. Die Dosierung orientiert sich am aktuellen Blutzuckerwert und der vorgesehenen Kohlenhydratmenge, Voraussetzung ist die Blutzuckermessung vor jeder Injektion und ggf. auch postprandial (4–7 Werte/d). **2.** kontinuierliche subkutane Insulininfusion: Applikation mit tragbarem, programmierbarem externem Dosiergerät (sog. Insulinpumpe); indiziert bei Labilität und großen Variationen des Blutzuckers sowie unregelmäßigem Tagesablauf; Betreuung dieser Patienten durch diabetologische Schwerpunkteinrichtungen; wird von ca. 20 % der

Diabetiker mit Diabetes mellitus Typ 1 angewendet; **3.** konventionelle Insulintherapien mit einfacheren Schemata werden meist bei älteren Patienten mit geregelten Mahlzeiten angewandt; z. B. 2 Insulininjektionen pro Tag in relativ fester Dosierung und mit festem Zeitabstand; Patienten müssen dann vorgegebene Essenszeiten und -mengen einhalten; für ältere, wenig autonome Patienten oft die Therapie der Wahl, da einfacher durchzuführen. **V. Komplikationen: 1.** Hypoglykämie: bei normnaher Blutzuckereinstellung kaum zu vermeiden; die Patienten müssen die Symptome kennen und rasch mit einer Kohlenhydratzufuhr reagieren (sog. Traubenzuckerreserve). Bei Hypoglykämie mit Bewusstseinsverlust besteht Lebensgefahr; Notfalltherapie mit sofortiger i. v. Injektion von Glukose 20 %, Alternative: Glucagon. **2.** Lokale Lipohypertrophien entstehen bei fehlendem Wechsel der Injektionsstellen und führen evtl. zu Resorptionsverzögerung; regelmäßige Inspektion der Einstichstellen. **B. Diabetisches Koma: a)** ketoazidotisches Koma: sofortige i. v. Flüssigkeitszufuhr (1000 ml NaCl/h in den ersten 2–4 Stunden, 4–8 l in den ersten 24 Stunden) und Kaliumsubstitution (bei Serumkalium von 3,5–5,5 mMol/l Zugabe von 20 mVal KCl je 1000 ml Infusionslösung) sowie Insulinzufuhr (4–8 IE/h über Perfusor). Bei pH-Wert <7,0 Gabe von 50–100 mVal Natriumbicarbonat als Kurzinfusion. Bei Blutzucker <200 mg/dl Insulininfusion von 1–4 IE/h sowie Gabe von 5 % Glukoselösung mit 0,9 % NaCl, Ziel: Blutzucker 100–200 mg/dl; **b)** hyperosmolares Koma: höheres Flüssigkeitsdefizit, deshalb initial 2–3 l 0,9 % NaCl-Lösung, 8–12 l in den ersten 24 Stunden, zusätzlich Insulininfusion von 2–4 IE/h, KCl nach Bedarf; engmaschiges Monitoring von Blutzucker, Kalium, Natrium, Chlorid, Phosphat, pH, ggf. zentraler Venendruck.

Operative Therapie: Ersatz der fehlenden Organfunktion: **1.** Pankreastransplantation*: aufwendig und komplikationsträchtig; wird i. d. R. erst bei terminaler Niereninsuffizienz eingesetzt und dann zusammen mit oder nach einer Nierentransplantation* durchgeführt; zurzeit werden in Deutschland jährlich nur ca. 200 Pankreastransplantationen durchgeführt. **2.** Transplantation isolierter Langerhans-Inseln: experimentelle Therapie; bisher nur in Einzelfällen angewandt.

Psychotherapie: Der hohe Therapieaufwand, die Notwendigkeit kontrollierter Lebensführung und der chronische Verlauf können v. a. bei jüngeren Patienten reaktive Depressionen und Zukunftsängste hervorrufen und die Compliance gefährden. In solchen Fällen können begleitende bzw. stützende Psychotherapieverfahren erforderlich sein. V. a. bei jugendlichen und adoleszenten Diabetikerinnen finden sich gehäuft therapiebedürftige Essverhaltensstörungen (Anorexia* nervosa, Bulimia* nervosa). Jüngere Patienten entwickeln z. T. schwere Ängste vor Hypoglykämien bzw. Spätkomplikationen. Indiziert sind Gruppenschulungen und ggf. Einzelgespräche durch psychologisch qualifiziertes Personal.

Sonstige Maßnahmen: 1. Patientenschulung: essentieller Bestandteil des Therapiekonzeptes und Voraussetzung für eine selbständige Therapie der Betroffenen; Anwendung strukturierter Schulungsprogramme nach den Richtlinien der Deutschen Diabetes-Gesellschaft und Durchführung in Diabeteseinrichtungen (Diabeteskliniken, Schwerpunktpraxen); **2.** Stoffwechselkontrolle: **a)** tägliche Blutzuckermessung durch Patient und Protokollierung als Basis für die Selbstanpassung der Insulindosis und das Arzt-Patient-Gespräch; **b)** vierteljährliche Kontrolle des HbA_{1c}-Werts (Zielgröße <7 %); **3.** Screening und Therapie von Spätkomplikationen: **a)** Augenhintergrunduntersuchung in jährlichem Abstand, bei präproliferativer und proliferativer Retinopathie häufiger; evtl. Laserkoagulation; **b)** Bestimmung der Albuminurie mit semiquantitativen Teststreifen (z. B. Mikral-Test®) in halbjährlichem bis jährlichem Abstand; **c)** neurologische Untersuchung, Fußinspektion und EKG mind. 1-mal im Jahr; bei symptomatischer peripherer Neuropathie normnahe Blutzuckereinstellung anstreben; bei nicht ausreichender Symptombesserung symptomatische Pharmakotherapie mit Neuroleptika, z. B. Amitryptilin (z. B. Amineurin®, Saroten®), 25–75 mg/d p. o., oder Serotonin-Noradrenalin-Wiederaufnahme-Hemmer, z. B. Duloxetin (z. B. CYMBALTA®), 60 mg p. o., oder den Antikonvulsiva Gabapentin (z. B. Neurontin®) oder Pregabalin (LYRICA®), jeweils 300–600 mg p. o.; alternativ Alpha-Liponsäure (z. B. Neurium®, duralipon®, Thioctacid®), 600 mg/d als Infusion über 10–15 Tage; **d)** bei arterieller Hypertonie* (i. R. der Nephropathie) konsequente Blutdrucksenkung vorzugsweise mit ACE-Hemmern auf <130/85 mmHg (Zielgröße), bei gleichzeitigem Vorliegen einer Nephropathie Zielwert <120/80 mmHg; **e)** begleitende Fettstoffwechselstörungen (z. B. primäre Hypercholesterolämie*, Hypertriglyceridämie*): Einsatz von Lipidsenkern; z. B. HMG*-CoA-Reduktase-Hemmer (Simvastatin, Atorvastatin, Fluvastatin, Lovastatin, Pravastatin) oder Fibrate* (Bezafibrat, Fenofibrat, Gemfibrozil); **f)** Dokumentation der Ergebnisse und Maßnahmen im Gesundheitspass Diabetes.

Eigenbehandlung: Nach Schulung und ärztlicher Einweisung führen Patienten die tägliche Therapie selbständig durch (Ausnahme: Kleinkinder und pflegebedürftige Patienten). Patienten und Angehörige müssen darüber informiert sein, wie sie sich in besonderen Situationen (bei Hypoglykämie, Azetonurie, Erkältungen, Sport) verhalten müssen.

Arbeitsunfähigkeit: nicht bei gut eingestellter Stoffwechsellage; fortgeschrittene Organkomplikationen (Nephropathie, diabetischer Fuß) können längere bzw. dauernde Arbeitsunfähigkeit verursachen.

D

Hinweis: 1. Strenge Ernährungsvorschriften, z. B. Verbot von Haushaltszucker (Saccharose), sind obsolet. 2. In den ersten Monaten und Jahren nach Diagnosestellung ist häufig noch eine Insulinrestsekretion vorhanden (Remissionsphase); bei älteren Patienten sind zur Vermeidung von Therapiefehlern einfache Insulintherapie-Schemata vorzuziehen.

Neuentwicklung: kontinuierliche Blutzuckermessung (Glukose-Monitoring, Abk. CGM) wurde in den letzten Jahren weiterentwickelt und ist für die Routineanwendung verfügbar (z. B. Guardian® REAL-Time, Paradigm® REAL-Time, DexCom™ STS™, FreeStyle® Navigator); bislang nur für spezielle Indikationen sinnvoll, keine generelle Kostenerstattung.

Selbsthilfe: 1. Deutscher Diabetiker-Bund e. V., Goethestr. 27, 34119 Kassel, Tel. 0561 7034770, Fax 0561 7034771; E-Mail: info@diabetikerbund.de, Homepage: http://www.diabetikerbund.de; 2. Bund diabetischer Kinder und Jugendlicher e. V. und Deutscher Diabetiker Verband e. V., Diabeteszentrum, Hahnbrunner Str. 46, 67659 Kaiserslautern, Tel. 0631 76488, Fax 0631 97222; E-Mail: diabeteskl@aol.com, Homepage: http://www.bund-diabetischer-kinder.de; 3. Insuliner, Selbsthilfegruppen insulinpflichtiger Diabetiker und Verlag, Vor dem Dickenhahn 25, 56472 Dreisbach, Tel. 02661 9176644, Fax 02661 9176654; E-Mail: verlag@insuliner.de, Homepage: http://www.insuliner.de; 4. Onlineportale: Homepage: http://www.diabetes-webring.de, http://www.diabetes-forum.com, http://www.diabetes-deutschland.de; 5. Deutscher Diabetiker Verband e. V., Hahnbrunner Str. 46, 67659 Kaiserslautern, Tel. 0631 76488, Fax 0631 97222; E-Mail: diabeteskl@webring.de.

Literatur: 1. Schatz, H. (Hrsg.): Diabetologie kompakt, Grundlagen und Praxis. 4. Aufl. Stuttgart, New York: Thieme, 2006; 2. Waldhäusl, W.; Gries, F. A.; Scherbaum, W. A. (Hrsg.): Diabetes in der Praxis. 3. Aufl. Berlin, Heidelberg, New York: Springer, 2004; 3. Mehnert, H. et al. (Hrsg.): Diabetologie in Klinik und Praxis. 5. Aufl. Stuttgart, New York: Thieme, 2003.

Autor: H. Hauner.

Diabetes mellitus Typ 2: chronisch progressive Erkrankung, die auf dem Boden von Insulinresistenz und Versagen der pankreatischen Betazellen zu einem permanenten Anstieg der Nüchternplasmaglukose ≥7,0 mmol/l (126 mg/dl) bzw. der postprandialen Plasmaglukose ≥11,1 mmol/l (200 mg/dl) führt; typisch ist eine Clusterung von kardiovaskulären Risikofaktoren (metabolisches Syndrom*). **Pathogenese:** heterogenes, genetisch determiniertes Krankheitsbild (hierbei scheinen genetische Varianten im Transkriptionsfaktor TCF7L2 eine Rolle für die Entstehung einer Störung der Insulinsekretion zu spielen) mit verminderter Insulinempfindlichkeit der peripheren Zielgewebe und relativem oder absolutem Insulinmangel; dadurch Hyperglykämie verbunden mit komplexer Störung im Kohlenhydrat-, Fett- und Proteinstoffwechsel sowie Entgleisung im Elektrolyt-, Wasser- und Säure-Basen-Haushalt; **Komplikationen:** 1. kurzfristig: diabetisches Koma; 2. mittelfristig: Infektionen; 3. langfristig: Schäden an kleinen und großen Gefäßen (bereits während langer präklinischer Phase).

Behandlungsindikation: besteht, sobald die Diagnose gestellt ist.

Pharmakotherapie: **A. Antidiabetika: I.** Alphaglukosidase-Inhibitoren: Acarbose* (z. B. Glucobay®), initial 3 × 25 mg/d p. o., dann bis zum Erreichen der Zielwerte langsam über 6–8 Wochen steigern bis max. 3 × 200 mg/d p. o., Einnahme zu Beginn der Hauptmahlzeiten; **II.** Biguanide*: Metformin (z. B. Glucophage®, Mescorit®, Siofor®), initial 1 × 500 mg/d p. o., Dosissteigerung bis max. 3 × 1000 mg/d p. o., Einnahme zu den Hauptmahlzeiten; **III.** Thiazolidindione (Glitazone): 1. Pioglitazon (Actos®), 15–45 mg/d p. o.; 2. Rosiglitazon (Avandia®), 4–8 mg/d p. o.; **IV.** Sulfonylharnstoffe*: 1. kurzwirksam: Tolbutamid (Orabet®), initial 2 × 500 mg/d p. o., Dosissteigerung bis max. 3 × 1500 mg/d p. o.; 2. langwirksam: a) Glibenclamid (z. B. Euglucon®, Maninil®), initial 1–1,75 mg/d p. o., Dosissteigerung bis max. 10,5 mg/d p. o.; b) Glimepirid (z. B. Amaryl®), initial 1 mg/d p. o., Dosissteigerung im Abstand von 1–2 Wochen auf max. 4 mg/d p. o.; **V.** Glinide: 1. Repaglinid (NovoNorm®), initial 1,5–3 mg p. o. zu den Hauptmahlzeiten in Kombination mit Metformin, max. Tagesdosis 16 mg/d p. o.; 2. Nateglinid (STARLIX®), 3 × 60–120 mg/d p. o. zu den Hauptmahlzeiten in Kombination mit Metformin; **VI.** DPP-IV-Inhibitoren (DPP, Abk. für Dipeptidylpeptidase): als Kombinationstherapie mit Metformin, Sulfonylharnstoffen oder Thiazolidindionen; 1. Sitagliptin (Januvia®, Xelevia®), 1 × 100 mg/d p. o.; 2. Vildagliptin (Galvus®) 2 × 50 mg/d p. o; **VII.** GLP-1-Mimetika (Abk. GLP für engl. glucagon like peptide): Exenatide (Byetta®), initial 2 × 5 µg/d s. c. vor den Mahlzeiten, ggf. Dosissteigerung im Abstand von einem Monat bis max. 2 × 10 µg/d; als Kombinationstherapie mit Metformin oder Sulfonylharnstoffen; **VIII. Insulin:** Oft genügt für lange Zeit eine Injektion von Basalinsulin (8 IE bis max. 24 IE s. c.) abends oder morgens zur bisherigen oralen Therapie. Gelingt mit dieser Kombination keine befriedigende Blutzuckereinstellung, muss eine konventionelle oder intensivierte konventionelle Insulintherapie (s. Diabetes mellitus Typ 1) eingesetzt werden. **B.** Bei **diabetischem Koma: I. hyperglykämisches** Koma: Versorgung auf der Intensivstation mit engmaschiger Kontrolle klinischer und laborchemischer Parameter; 1. ketoazidotisches Koma: a) Volumentherapie: isotone Elektrolytlösung ca. 500 ml/h nach ZVD und Urinbilanz; b) langsame Blutzuckersenkung über 48 Stunden mit Normalinsulin: initial i. v. Bolus 0,15 IE/kg KG, dann i. v.

Infusion 0,1 IE/kg KG/h bis Blutzucker 250 mg/dl; dann parallele i. v. Gabe von Insulin und 5%iger Glukoselösung 48 Stunden länger als Ketonurie nachweisbar ist; **c)** engmaschige Kontrolle der Kaliumkonzentration im Serum und entsprechende Kaliumsubstitution; **d)** Bikarbonatgabe nur bei pH<7,0; **2.** hyperosmolares Koma: **1.** Volumentherapie steht im Vordergrund: isotone Elektrolytlösung ca. 500 ml/h, nach ZVD und Urinbilanz sowie Kontrolle der Serumelektolytkonzentration; in Abhängigkeit von Natriumkonzentration ggf. Substitution mit 0,45%iger Kochsalzlösung; **2.** langsame Blutzuckersenkung mit Normalinsulin in geringerer Dosis (ca. 50 %) als bei ketoazidotischem Koma; **II. laktatazidotisches** Koma: Typ A (anaerobe Form: Hypoxie-bedingte Laktatämie, z. B. bei kardiogenem oder septischem Schock); Typ B (aerobe Form, z. B. Arzneimittel-induziert, früher häufiger unter Verwendung des Biguanids Phenformin; heute ist diese Form der Laktatazidose bei Diabetes mellitus Typ 2 sehr selten und es ist unklar, ob dieser zur Typ B Laktatazidose prädisponiert). Im Vordergrund steht, insbes. bei Typ A, die Therapie der Grunderkrankung. In Abhängigkeit von klinischem Bild und Labor können zudem Puffersysteme und Hämodialyse zum Einsatz kommen. Metformin darf in Situationen, die ein erhöhtes Azidose- oder Hypoxierisiko bergen (z. B. akute Herzinsuffizienz, Niereninsuffizienz, Leberinsuffizienz, Alkoholintoxikation) nicht angewendet werden.

Ernährungstherapie: **1.** Gewichtsreduktion durch niedrigkalorische Kost (4200–6300 kJ/d bzw. 1000–1500 kcal/d) führt oft zu drastischer Besserung der Stoffwechsellage bzw. Remission. **2.** Kohlenhydratreiche Kost (ca. 50 % der Gesamtenergie), hohe Zufuhr von monoensäurehaltigen Fetten (Olivenöl, Rapsöl), strikte Einschränkung der Aufnahme gesättigter Fettsäuren (Milchfett, Schlachtfett) und hoher Ballaststoffgehalt sind essentielle Bestandteile der Behandlung. **3.** Guarprodukte, Hafer-Obst-Tage, Reis-Obst-Tage sind sehr effektiv für die Rekompensation eines entgleisten Diabetes mellitus Typ 2 oder neu diagnostizierter leichterer Fälle.

Psychotherapie: Für die Bewältigung der schweren psychischen Belastungen dieser Erkrankung wurden verhaltenstherapeutische Konzepte entwickelt, die neben Grundwissen über die Krankheit auch Anleitungen zu Körperhygiene, Fußpflege, Ernährung und den Umgang mit Arzneimitteln (v. a. Insulin) in strukturierten Schulungsprogrammen vermitteln. Bes. Betreuung erfordern Potenzstörungen und Libidoverlust aufgrund der Auswirkungen auf Lebensqualität und Selbstvertrauen.

Therapeutischer Stufenplan: s. Abb.; **1.** Basisbehandlung über 3 Monate mit Diät, Gewichtsreduktion und körperlicher Bewegung (Ausnahme: akute Komplikation oder schwere Stoffwechselentgleisung mit Ketoazidose und Dehydratation

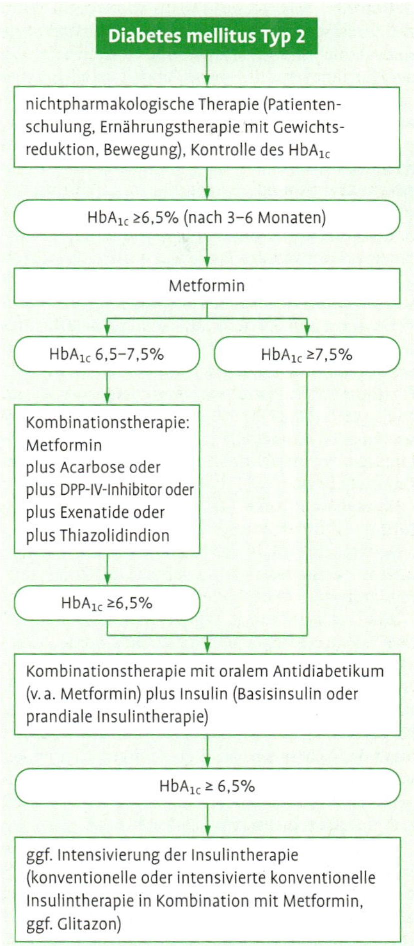

Diabetes mellitus Typ 2: therapeutischer Stufenplan; Basalinsulin: Verzögerungsinsulin (langwirksam), z. B. als Intermediärinsulin oder langwirksames Insulinanalogon; prandiale Insulintherapie: kurzwirksames Insulin (Normalinsulin oder kurzwirksames Insulinanalogon) zu den Mahlzeiten

mit sofortigem Interventionsbedarf); **2.** bei Nichterreichen des HbA_{1c}-Zielwerts (<6,5 %) nach 3–6 Monaten besteht die Indikation zur Pharmakotherapie: **a)** Metformin zur Verbesserung der Insulinsensitivität; **b)** bei HbA_{1c} ≥7,5 % nach 3–6 Monaten besteht die Indikation zur Kombinationstherapie aus oralem Antidiabetikum (Abk. OAD; i. d. R. Metformin) plus Insulin (Basalinsulin oder prandiales Insulin); bei HbA_{1c} 6,5–7,5 % nach 3–6 Monaten besteht die Indikation zur Kombinationstherapie aus Metformin plus weiterem OAD bzw.

Exenatide; falls diese Kombination nicht zum Zielwert führt, Umstellung auf Kombinationstherapie OAD plus Insulin (s. o.); **c)** Intensivierung der Insulintherapie (konventionell oder intensiviert; s. Diabetes mellitus Typ 1), i. d. R. in Kombination mit Metformin.

Eigenbehandlung: **1.** selbständige Eigenkontrolle der Stoffwechsellage (Blutzuckerselbstmessung); **2.** selbständige Insulindosisanpassung insulinpflichtiger Patienten anhand der Blutzuckermesswerte; **3.** fachgerechte Fußpflege und ständige Eigenkontrolle der Füße (Schwielen, Druckstellen, Verletzungen) zur Prävention eines diabetischen Fußes; **4.** Ausdauertraining (Joggen, Wandern, Schwimmen, Radfahren) von 20–30 Minuten täglich verbessert die Insulinempfindlichkeit der Muskulatur erheblich; s. Sporttherapie.

Arbeitsunfähigkeit: bei neu diagnostiziertem Diabetes mellitus Typ 2 mit erheblicher Entgleisung der Stoffwechsellage für 1–2 Wochen zur intensiven Schulung des Patienten, sonst nur bei Komplikationen.

Hinweis: obsolete Maßnahmen: Nulldiät, Abführtee.

Neuentwicklung: **1.** Eine retardierte Form (Abk. LAR für engl. long acting release) des GLP-1-Mimetikums Exenatide ist in klinischer Erprobung. **2.** Ein langwirksames GLP-1-Analogon (Liraglutid) zur einmal täglichen Injektion ist in der klinischen Entwicklung.

Selbsthilfe: **1.** Deutscher Diabetiker-Bund e. V., Goethestr. 27, 34119 Kassel, Tel. 0561 7034770, Fax 0561 7034771; E-Mail: info@diabetikerbund.de, Homepage: http://www.diabetikerbund.de; **2.** Bund Diabetischer Kinder und Jugendlicher e. V. und Deutscher Diabetiker Verband e. V., Diabeteszentrum, Hahnbrunner Str. 46, 67659 Kaiserslautern, Tel. 0631 76488, Fax 0631 97222; E-Mail: diabeteskl@aol.com, Homepage: http://www.bund-diabetischer-kinder.de; **3.** Insuliner, Selbsthilfegruppen insulinpflichtiger Diabetiker und Verlag, Vor dem Dickenhahn 25, 56472 Dreisbach, Tel. 02661 9176644, Fax. 02661 9176654; E-Mail: verlag@insuliner.de, Homepage: http://www.insuliner.de; **4.** Onlineportale: Homepage: http://www.diabetes-deutschland.de, http://www.diabetes-webring.de, http://www.diabetes-forum.com; **5.** Deutscher Diabetiker Verband e. V., Hahnbrunner Str. 46, 67659 Kaiserslautern, Tel. 0631 76488, Fax 0631 97222; E-Mail: diabeteskl@webring.de.

Literatur: **1.** Garber A. et al.: Liraglutide versus glimepiride monotherapy for type 2 diabetes (LEAD-3 Mono): a randomised, 52-week, phase III, double-blind, parallel-treatment trial. Lancet 373: 473–481 (2009); **2.** Update der Evidenzbasierten Leitlinie der Deutschen Diabetesgesellschaft DDG (13. Okotber 2008): Medikamentöse antihyperglykämische Therapie des Diabetes mellitus Typ 2 (Hrsg.: W. A. Scherbaum und T. Haak). http://www.deutsche-diabetes-gesellschaft.de/redaktion/mitteilungen/leitlinien/EBL_Dm_Typ2_Update_2008.pdf; **3.** Drucker, D. J.; Nauck, M. A.: The incretin system: glucagon-like peptide-1 receptor agonists and dipeptidyl peptidase-4 inhibitors in type 2 diabetes. Lancet 368: 1696–1705 (2006); **4.** Kitabachi, A. E. et al.: Consensus statement of the American Diabetes Association (ADA): Hyperglycemic crisis in adult patients with diabetes. Diabetes Care 29(12): 2739–2748 (2006); **5.** Salpeter, S. et al.: Risk of fatal and nonfatal lactic acidosis with metformin use in type 2 diabetes mellitus. Cochrane Database Syst Rev. (1): CD002967 (2006).

Autoren: S. Schinner, W. A. Scherbaum.

Diabetesspätkomplikation: s. Fuß, diabetischer; Retinopathie, diabetische.

Diät, pseudoallergenarme: s. Urtikaria.

Dialyse: s. Hämodiafiltration; Hämodialyse; Hämofiltration; Peritonealdialyse.

Diaminobenzylpyrimidine: s. Folsäure-Antagonisten.

Diarrhö: s. Colitis ulcerosa; Enteritis, infektiöse; Polyneuropathie; Reisediarrhö.

Diathese, hämorrhagische: s. Autoimmunthrombozytopenie.

Diathese, hämorrhagische: Störung der Blutgerinnung mit Spontanblutungen oder gesteigerter Blutungsneigung bei Bagatelltraumen; die hämorrhagische Diathese kann angeboren oder erworben sein; **Ätiologie:** **1.** plasmatische Gerinnungsstörungen bei Mangel eines oder mehrerer Gerinnungsfaktoren (u. a. Hämophilie*); **2.** Störung der Thrombozytenanzahl und -funktion; **a)** Thrombozytopenien sind entweder Folge verringerter Produktion oder gesteigerten Abbaus (Autoimmunthrombozytopenie*, Hypersplenismus*). **b)** Eine Dysfunktion von Thrombozyten ist Symptom myeloproliferativer bzw. myelodysplastischer Syndrome* oder angeboren (makrothrombozytäre Thrombopathie, Thrombasthenie). **3.** Anomalien der Gefäße oder des perivaskulären Bindegewebes: angeboren (Teleangiektasien) oder erworben (Alterspurpura, Skorbut, Purpura* Schoenlein-Henoch); **4.** Kombinationen von Störungen, z. B. Purpura bei Infektionen (Schädigung der Gefäße, plasmatische Gerinnungsstörung und Thrombozytopenie) oder von*-Willebrand-Syndrom (Störung der plasmatischen Gerinnung und der Thrombozytenfunktion).

Autoren: S. Fetscher, G. Trenn.

DIC: s. Antithrombin-Konzentrat.

Dickdarmerweiterung: s. Megakolon, kongenitales.

Dickdarmkrebs: s. Kolonkarzinom.

Dickdarmschleimhautentzündung: s. Colitis ulcerosa.

Diclofenamid: s. Carboanhydrase-Hemmer.

Dicloxacillin: s. Penicilline.

Didymitis: s. Orchitis.

Digitalisglykoside: s. Herzglykoside.

Digitalisintoxikation: s. Antiarrhythmikaintoxikation.

Dihydropyridine: s. Calcium-Antagonisten.
Dimenhydrinat: s. Antiemetika.
Dimetinden: s. Histamin-H_1-Rezeptoren-Blocker.
Dinoprost: s. Prostaglandine.
Dinoproston: s. Prostaglandine.
Diphenhydramin: s. Antiemetika; Histamin-H_1-Rezeptoren-Blocker.
Diphenhydraminintoxikation: s. Hypnotikaintoxikation.
Diphtherie: akute bakterielle Infektionskrankheit, die in den meisten Fällen durch Tröpfcheninfektion übertragen wird; **Erreger:** Corynebacterium diphtheriae, ein grampositives, nicht Sporen bildendes pleomorphes Stäbchenbakterium, das ein für die klinische Manifestation verantwortliches Exotoxin bildet; **Klinik:** Inkubationszeit 2–5 Tage. Verdachtsdiagnose sollte gestellt werden bei Patienten mit klinischen Symptomen, die ungeimpft sind oder deren Impfstatus unbekannt ist, insbes. nach Aufenthalt in Endemie- bzw. Epidemiegebieten oder nach Kontakt mit erkrankten Menschen. Halsschmerzen, Bildung von Pseudomembranen aus Bakterien, nekrotischem Gewebe und Fibrin im Bereich der oberen Atemwege, zervikale Lymphknotenschwellung, Stridor, Gaumensegellähmung, systemische toxische Zeichen, Fieber; **Formen:** **1.** lokale Diphterie: **a)** Nasendiphtherie: blutig-seröser Schnupfen, krustige Beläge; v. a. bei Säuglingen bzw. Kleinkindern; **b)** Rachendiphtherie: starke Rachenrötung mit flächenhaften, grau-weißlichen Pseudomembranen auf den Tonsillen, die auf Gaumen und Uvula übergreifen können, kloßige Sprache, süßlicher Foetor ex ore, zervikale Lymphknotenschwellung, Blutungen in die membranösen Beläge aufgrund toxischer Gefäßschäden (sog. Halsbräune); **c)** Kehlkopfdiphtherie (echter Krupp): Heiserkeit, Aphonie, bellender Husten, Dyspnoe und schwerste Erstickungsanfälle, Ausdehnung der Pseudomembranen auf Trachea und Bronchien möglich; seltene Lokalisationen sind Haut, Konjunktiven, Vulva, Penis, Wunden und bei Neugeborenen die Nabelschnur; **2.** progrediente Diphtherie: ausgehend von einer Tonsillendiphtherie Bildung von Membranen an mehreren Stellen, die schnell konfluieren; **3.** toxische oder auch maligne Diphtherie: Entwicklung aus lokalen Formen oder primär mit einem schweren Krankheitsverlauf wie Fieber, Ödeme, Membranen, Nekrosen und Lymphknotenschwellungen (Cäsarenhals). **Komplikationen:** ab 2. Krankheitswoche können exotoxinbedingte Komplikationen auftreten wie Myokarditis*, Herz-Kreislauf-Stillstand, akutes Leder- und Nierenversagen, Polyneuropathie*, Blutungen durch Gefäßschädigung.

Behandlungsindikation: stationäre Behandlung bereits bei Verdacht dringend indiziert (potentiell lebensbedrohliches Krankheitsbild).

Pharmakotherapie: **1.** bei Verdacht (nach Rachenabstrich) nach Ausschluss einer Allergie gegen tierisches Eiweiß durch Intrakutan- oder Konjunktivaltestung sofortige Verabreichung von Diphtherie-Antitoxin (einmalig und altersunabhängig; Beschaffung über internationale Apotheke): **a)** bei milder Form der Nasen- oder Rachendiphtherie: 20 000–40 000 IE i. v.; **b)** bei mittelschwerer Form der Nasen- oder Rachendiphtherie: 40 000–80 000 IE i. v.; **c)** bei schwerer Rachen- oder Kehlkopfdiphtherie, Erkrankungsdauer >48 Stunden oder toxischer Diphtherie mit Cäsarenhals: 80 000–120 000 IE i. v.; Ziel ist eine schnelle Toxinneutralisation; **2.** Keimelimination mit Penicillin V, 0,5–1,5 Mio. IE/d p. o. in 4 Einzeldosen über 14 Tage; bei Penicillinallergie Erythromycin (z. B. Monomycin®).

Operative Therapie: **1.** bei Aspiration von Pseudomembranen aus dem Nasenrachenraum direkte laryngoskopische oder bronchoskopische Entfernung (s. Bronchologie, interventionelle); **2.** bei Kehlkopfbefall (sog. echter Krupp) mit Dyspnoe und respiratorischer Insuffizienz evtl. Intubation (s. Atemwegsicherung) oder Tracheotomie*.

Sonstige Maßnahmen: **1.** Meldepflicht bei Verdacht, Erkrankung und Tod; **2.** Verdachts- und Krankheitsfälle isolieren; **3.** regelmäßige EKG-Kontrollen; **4.** Keimeradikation bei asymptomatischen Trägern mit Penicillin oder Erythromycin; **5.** klinische Überwachung enger Kontaktpersonen, verbunden mit prophylaktischer Gabe von Penicillin oder Erythromycin; **6.** nach Ausheilung der Diphtherie aktive Immunisierung des betroffenen Patienten (keine sichere Immunität nach durchgemachter Krankheit).

Prophylaxe: **1.** prophylaktische passive Immunisierung in Kombination mit aktiver Immunisierung (Simultanimpfung) nicht geimpfter Kontaktperson; **2.** konsequente aktive Immunisierung von Säuglingen, Kleinkindern und Jugendlichen mit Diphtherie-Toxoid, vorzugsweise bei Säuglingen mit Pertussis, Tetanus, Poliomyelitis, HiB, Hepatitis B und Pneumokokken (s. Impfkalender); nach Abschluss der Grundimmunisierung (3 Einzelimpfungen) Auffrischung spätestens alle 10 Jahre.

Eigenbehandlung: **1.** Bettruhe (streng bei Myokarditis); **2.** Stress vermeiden.

Therapeutischer Stufenplan: s. Abb..

Hinweis: **1.** vermehrtes Auftreten der Diphtherie aufgrund zunehmenden Reiseverkehrs und nachlassender Impfbereitschaft; unbedingt in differentialdiagnostische Erwägungen mit einbeziehen; **2.** weitere, in der Literatur beschriebene Therapieansätze (ohne ausreichende klinische Evidenz): **a)** Dexamethason i. v. bei laryngealer Diphtherie; **b)** Plasmapherese bei toxischer Diphtherie; **c)** DL-Carnitin-Supplementierung zur Reduktion der Inzidenz und Mortalität einer durch Diphtherie bedingten Myokarditis; **d)** vorbeugend gegen Myokarditis Prednison, 1–1,5 mg/kg KG.

Literatur: **1.** Koletzko, B. (Hrsg.): Kinder- und Jugendmedizin.13. Aufl. Heidelberg: Springer,

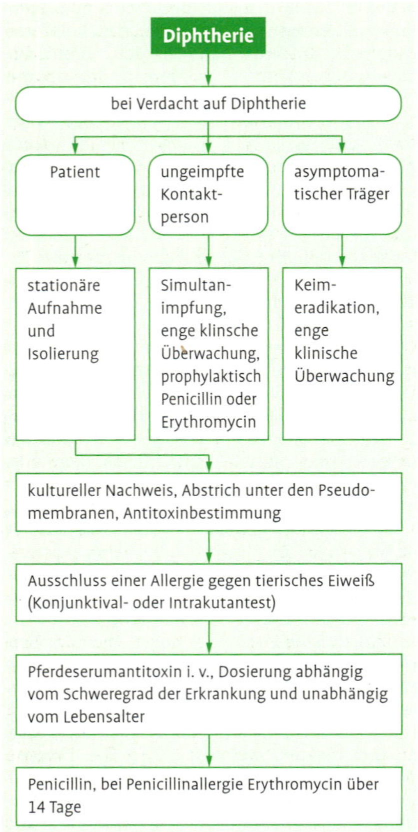

Diphtherie: therapeutischer Stufenplan

2007; **2.** Sitzmann, F. C. (Hrsg.): Duale Reihe – Pädiatrie. 3. Aufl. Stuttgart: Thieme, 2007; **3.** Deutsche Gesellschaft für Pädiatrische Infektiologie e. V. (Hrsg.): Handbuch Infektionen bei Kindern und Jugendlichen. 4. Aufl. München: Futuramed, 2003; **4.** Feigin, R. D.; Stechenberg, B. W.; Aguilar, L. K.: Diphtheria. In: Feigin, R. D. et al.: Textbook of pediatric infectious diseases. 5th ed. Philadelphia: Saunders, 2003; **5.** Wood, M. J.: Toxin-mediated disorders: tetanus, botulism, diphtheria. In: Armstrong, D.; Cohen, J.: Infectious diseases. St. Louis: Mosby, 1999.

Autoren: M. Uhlemann, M. Radke.

Dipyridamol: s. Thrombozytenaggregations-Hemmer.

Diskektomie: s. Laserchirurgie.

Dissoziation, elektromechanische: s. Herz-Kreislauf-Stillstand.

Distensionszystozele: s. Descensus uteri et vaginae.

Distorsion: Verstauchung, Verrenkung, Zerrung; Überdehnung oder partielle Faserruptur des Bandapparats durch indirekte Gewalt; häufig ist das obere Sprunggelenk (Knöchelverstauchung* durch Umknicken), aber auch Knie- (s. Kniegelenkverstauchung), Hand- oder Fingergelenke betroffen. **Klinik:** Schwellung, Hämatombildung, Schmerzen und Funktionsverlust im betroffenen Gelenk.

Behandlungsindikation: ausschließlich konservative Behandlung bei typischen Symptomen nach Ausschluss einer Fraktur der entspr. Knochen oder einer Bänderruptur durch Spezialaufnahmen.

Pharmakotherapie: **1.** peripher wirksame Analgetika p. o.: z. B. Paracetamol (z. B. Paracetamol® BC), 3 × 500–1000 mg/d, oder Metamizol (z. B. Novalgin®), 3 × 20 Tr./d; **2.** nichtsteroidale Antiphlogistika, z. B. Diclofenac (z. B. Voltaren®), 2–3 × 50 mg/d p. o.; **3.** Salbenapplikation (Voltaren®, Mobilat®, Reparil®-Gel), 2–3-mal täglich auftragen, einziehen lassen und anschl. mit elastischer Binde bandagieren.

Konservative Therapie: **1.** Kühlung durch Wickel mit kaltem Wasser oder Abreibung des betroffenen Areals mit Eis; **2.** Hochlagerung, Schonung und Ruhigstellung mit elastischem Wickel- oder Tapeverband.

Operative Therapie: Komplikationen der Distorsion wie z. B. traumatische Synovitis, Verletzung des Discus radioulnaris, Meniskus(teil)ruptur oder Knorpelschäden können arthroskopische Interventionen notwendig machen.

Arbeitsunfähigkeit: falls notwendig bis zu 2 Wochen.

Autor: E. E. Scheller.

Distraktionsverletzung: s. Wirbelfraktur.

Dithranol: syn. Cignolin; Anthracenderivat als lokales Antipsoriatikum; **Vertreter:** MICANOL®; **Wirkungsmechanismus:** Bildung aktiver Sauerstoffspezies; **Wirkung:** zytotoxisch (Beeinflussung der DNA-Synthese) und immunsuppressiv (Reduzierung der epidermalen T-Lymphozyten); senkt in Psoriasisherden die erhöhte Mitoserate und vermindert die entzündliche Infliltration.

Indikation: Psoriasis* vulgaris (topische Anwendung), meist in Kombination mit anderen Externa oder selektiver UV-B-Bestrahlung.

Kontraindikation: **1.** generalisierte Psoriasis pustulosa und Erythrodermia psoriatica; **2.** Anwendung im Gesicht, insbes. am Auge; **3.** großflächige Anwendung in der Schwangerschaft sowie an der Brust in der Stillzeit.

UAW: u. a. Hautreizung, Hautverfärbung.

Dosierung: topisch; initial in niedriger Konzentration (0,05 %), Steigerung im Behandlungsverlauf auf 1–3 % (wegen Toleranzentwicklung); kurzfristige Anwendung: Minutentherapie in steigender Dosierung (s. Psoriasis vulgaris).

Autoren: W. Sterry, N. Lembert.

Diuretika: Gruppe von Pharmaka, die an verschiedenen Abschnitten des Nephrons über unterschiedliche Wirkungsmechanismen zu einer gesteigerten renalen Ausscheidung von Elektrolyten und Wasser führen; **Einteilung: 1.** Thiaziddiuretika*; **2.** Schleifendiuretika*; **3.** Kalium sparende Diuretika*; **4.** Aldosteron*-Antagonisten; **5.** Osmotherapeutika: Mannitol (z. B. Osmofundin®), Sorbitol (z. B. Tutofusin® S 40); **6.** Carboanhydrase*-Hemmer (spielen als Diuretikum kaum noch eine Rolle); **Wirkungsmechanismus** der Osmotherapeutika: werden glomerulär filtriert, tubulär aber nicht resorbiert, so dass sie entlang des gesamten Nephrons osmotisch wirken; **Wirkung:** Die durch Diuretika gesteigerte renale Ausscheidung lässt das Plasmavolumen ab- und den kolloidosmotischen Druck zunehmen, was den Rückstrom interstitieller Flüssigkeit in die Kapillaren beschleunigt. **Indikation:** z. B. arterielle Hypertonie*, Herzinsuffizienz*, hydropische Zustände (Aszites* bei Leberzirrhose*, akutes Nierenversagen*, chronische Niereninsuffizienz); Osmotherapeutika: bei Oligurie/Anurie zur Prophylaxe eines akuten Nierenversagens*, zur forcierten Diurese sowie zur intrakraniellen Drucksenkung bei z. B. Schädelhirntrauma*.

Autor: N. Lembert.

Diuretika, Kalium sparende: schwach wirksame Diuretika, welche die renale Kaliumausscheidung vermindern; wegen ihrer geringen natriuretischen Wirkung werden sie fast ausschließlich mit Thiaziddiuretika* kombiniert. Ebenfalls Kalium sparend wirken Aldosteron*-Antagonisten als Diuretika (z. B. Spironolacton*). **Vertreter: 1.** Triamteren: als Kombinationspräparat, z. B. mit Hydrochlorothiazid (z. B. Dytide® H); **2.** Amilorid: als Kombinationspräparat, z. B. mit Hydrochlorothiazid (z. B. Moduretik®); **Wirkungsmechanismus:** Hemmung der Natriumaufnahme in die Tubuluszelle im Austausch mit Kalium- und Wasserstoff-Ionen im distalen Tubulus und kortikalen Sammelrohr (von der Lumenseite her) mit konsekutiv gesteigerter Natriurese (nur schwach: durch Amilorid werden ca. 4–6 % des filtrierten Natriums nicht resorbiert, durch Triamteren 2–4 %), verminderter Kaliurese und Alkalisierung des Harns sowie verminderte Magnesium-, erhöhte Chlorid- und Calciumelimination; **Indikation:** in Kombination mit Thiaziddiuretika und Schleifendiuretika zur Senkung sekundärer Kaliumverluste i. R. einer diuretischen Therapie; **Dosierung: 1.** Triamteren: initial 2 × 100 mg/d p. o., Erhaltungsdosis 2 × 50 mg/d p. o.; **2.** Amilorid: 5–10 mg/d p. o.

Autor: N. Lembert.

Divertikel, parahiatales: s. Ösophagusdivertikel.

Divertikulitis: entzündliche Infiltration mit Mikro- oder Makroperforation eines oder mehrerer Divertikel (s. Divertikulose); **Ursache:** Druckulzera inf. Stuhlretention in den Divertikeln und intraluminaler Druckerhöhung; **Klinik:** häufig Schmerzen im linken Unterbauch (70 %), Obstipation (50 %), Diarrhö (25–35 %), Übelkeit, Erbrechen, Fieber; **Verlauf: 1.** unkomplizierte Divertikulitis (Stadium I nach Hansen und Stock; 75 %); **2.** komplizierte Divertikulitis (Stadium II nach Hansen und Stock; 25 %); **Komplikationen: 1.** gedeckte (parakolischer Abszess) oder freie Perforation (mit generalisierter Peritonitis); **2.** Fisteln zu Blase, innerem Genitale, anderen Darmabschnitten oder Bauchwand; **3.** Ileus* inf. Stenosierung durch chronische und akute Entzündung (schwer gegen Karzinomstenose abzugrenzen); **4.** Blutung.

Behandlungsindikation: Symptome und Nachweis lokaler oder systemischer Entzündung; **1.** konservative Therapie bei unkomplizierter Divertikulitis (Remission in 75 %), 1. Divertikulitisschub; **2.** interventionelle Therapie (Abszesspunktion) bei gut zugänglichem Abszess; **3.** operative Therapie bei kompliziertem Verlauf, massiver bzw. konservativ nicht beherrschbarer Blutung und chronischer Divertikelkrankheit mit Stenose und/oder Fistelbildung; **a)** relative Indikation: rezidivierende Divertikulitis, elektiv nach 1. Schub (Lebensalter <40 Jahren, Immunsuppression) oder 1. Rezidiv, bei persistierender Symptomatik unter Therapie oder Fistel (enteroenteral, enterokutan); **b)** absolute Indikation: freie Perforation, diffuse Peritonitis, manifeste Stenose, erfolglose Abszessdrainage, Fistel in andere Organe, Versagen der konservativen Therapie, Verdacht auf Kolonkarzinom.

Pharmakotherapie: I. unkomplizierter Verlauf: 1. flüssige Ernährung, ggf. Trinknahrung (Sondenkost, z. B. Biosorb®), nach Abklingen der akuten Beschwerden ballaststoffarme Kost, nach 4–6 Wochen und Ausschluss einer Stenose wieder ballaststoffreiche Kost; **2.** antibiotische Therapie für 8 Tage p. o.: **a)** Ciprofloxacin (z. B. Ciprobay®), 2 × 500 mg/d, ggf. in Kombination mit Metronidazol (z. B. Clont®), 3 × 500 mg/d für 7–10 Tage; **b)** Amoxicillin plus Clavulansäure (z. B. Augmentan® 875/125 mg), 2 Tbl./d, ggf. in Kombination mit Metronidazol (z. B. Clont®), 3 × 500 mg/d für 7–10 Tage; **c)** Clindamycin (z. B. Sobelin®), 3 × 300–600 mg/d; **3.** Analgetika: **a)** Paracetamol (z. B. Paracetamol-ratiopharm®), 2–4 × 500–1000 mg/d p. o.; **b)** Metamizol (z. B. Novaminsulfon Lichtenstein), 2–4 × 500–1000 mg/d p. o. oder als i. v. Infusion; **c)** Pethidin (Dolantin®), 2–4 × 25–50 mg/d i. v.; **II. komplizierter Verlauf: 1.** Nahrungskarenz, komplette parenterale Ernährung* über zentralen Venenkatheter; **2.** antibiotische Therapie: parenterale Gabe der bei unkompliziertem Verlauf indizierten Antibiotika (s. o.); bei sehr schwerer Komplikation: **a)** Kombination aus Piperacillin und Tazobactam (Tazobac®), 3 × 4,5 g/d i. v.; **b)** Imipenem plus Cilastatin (ZIENAM®), 4 × 0,5–1 mg/kg KG/d i. v.

Operative Therapie: 1. frühe elektive Resektion bei akuter phlegmonöser Peridivertikulitis, nach 2 oder mehr Entzündungsattacken, nach dem ersten Entzündungsschub bei Patienten <40 Jahre und bei einer ausgeprägten Stenose mit Subileus oder Verdacht auf ein Karzinom; **2.** elektive Operation

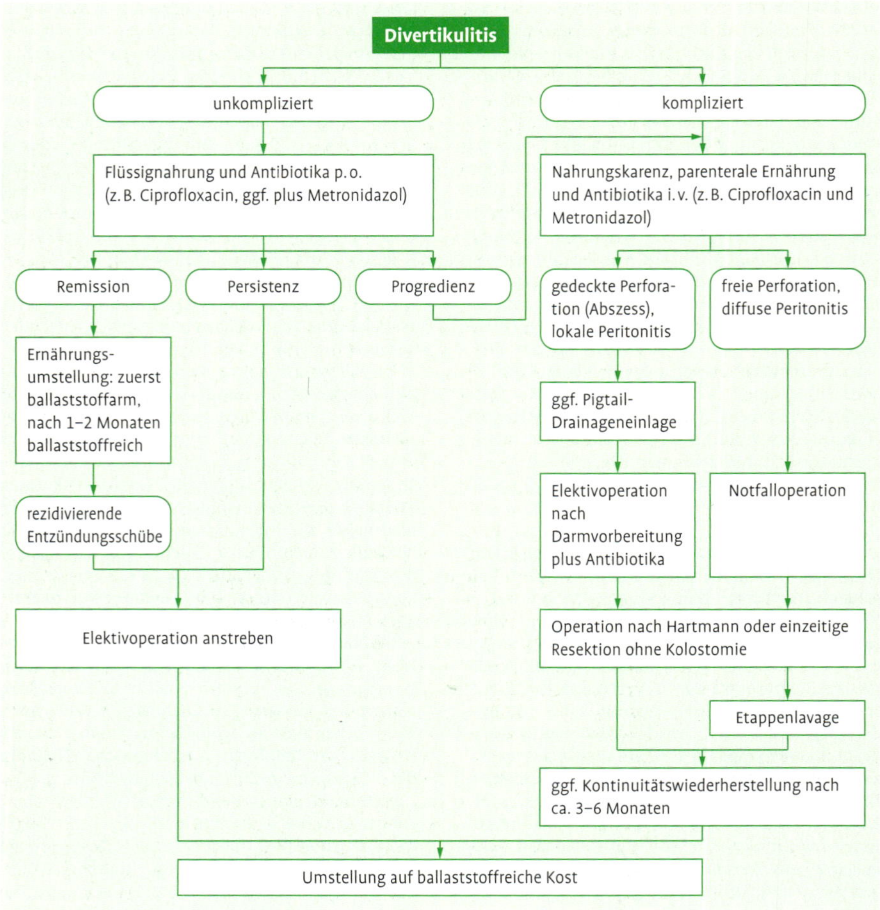

Divertikulitis: therapeutischer Stufenplan

bei gedeckter Perforation mit Abszess nach zunächst interventioneller gezielter Pigtail-Drainage (siehe unter Sonstige Maßnahmen), bei Fisteln zu benachbarten Organen und Stenose mit Subileus oder wenn ein Karzinom nicht auszuschließen ist; **3.** Notfalloperation bei diffuser, eitrig-kotiger Peritonitis oder lebensbedrohlicher und konservativ nicht beherrschbarer Divertikelblutung; **Verfahren:** Operationsziel ist die Fokussanierung und Elimination der Hochdruckzone im Rektosigmoid, die kausal für die Divertikelbildung mitverantwortlich ist (daher distale Resektionslinie im oberen Rektum unterhalb der peritonealen Umschlagfalte). Die orale Resektionslinie richtet sich nach der Länge des entzündeten Darmsegments, proximal davon belassene blande Divertikel haben keinen Krankheitswert. Von Ausnahmen abgesehen soll eine primäre End-zu-End-Anastomose angestrebt werden. Eine zentrale Gefäßligatur ist nicht erforderlich. **1.** akute Divertikulitis ohne Perforation: konsequente Therapie mit Nahrungskarenz und Antibiotikatherapie; bei Beschwerdepersistenz oder Komplikationen Operation, ggf. Durchführung einer laparoskopischen Sigmaresektion in spezialisierten klinischen Abteilungen mit geringeren postoperativen Schmerzen, kürzerer Liegedauer sowie kürzerer Arbeitsunfähigkeit; **2.** Divertikulitis mit Perforation und lokaler oder diffuser Peritonitis: **a)** zweizeitiges Vorgehen (Diskontinuitätsresektion nach Hartmann): Resektion des entzündeten Darmabschnitts und Anlage eines endständigen Anus praeternaturalis (Deszendostoma); nach ca. 3 Monaten Kontinuitätswiederherstellung durch End-zu-End-Anastomose (Deszendorektostomie); **b)** alternativ primäre Anastomosierung nach intraoperativer Darmspülung, meist keine Entlastungskolostomie erforderlich; **c)** bei diffuser eitriger Peritonitis postoperativ programmierte Etappenlavage; **3.** Fisteln zu benachbarten Organen (in 4–24 %, bei Männern überwiegend sigmoidovesikal, bei Frauen sigmoidovaginal und sigmoidovesikal): elektive Kontinuitätsresektion des Divertikel tragenden Sigmaabschnitts sowie Exzision und Übernähung bzw. Resektion des mitbefallenen Organs (z. B. Dünndarm); **4.** Divertikulitis im rechten Kolon (klinisch auffällig häufig durch eine Blutung): selten ist eine umschriebene Exzision des Entzündungsherdes ausreichend; daher Segmentresektion, Ileozökalresektion oder Hemikolektomie rechts erforderlich.

Naturheilkundliche Verfahren: s. Reizdarmsyndrom.

Sonstige Maßnahmen: interventionelle Therapie: Sonographie- oder CT-gesteuerte Punktion und Pigtail-Drainageneinlage zur Eiterableitung und Spülung bei parakolischem Abszess.

Therapeutischer Stufenplan: s. Abb.

Hinweis: **1.** In 70–85 % der Fälle ist die antibiotische Therapie p. o. mit kurzfristiger flüssiger Ernährung erfolgreich. **2.** Bei operativem Vorgehen ist grundsätzlich die frühelektive Operation mit einzeitigem Vorgehen anzustreben. Längere frustrane konservative Therapieversuche und Akutoperationen weisen hohe Komplikationsraten auf. **3.** Es ist nicht belegt, dass der Verzicht auf kernhaltiges Obst und Gemüse (z. B. Tomaten, Weintrauben, Kiwis) vor einem erneuten Divertikulitisschub schützt. **4.** Die prophylaktische Entfernung von Darmabschnitten mit Divertikeln ist obsolet.

Eigenbehandlung: Ernährungsempfehlung nach Ausheilung bzw. postoperativ: s. Divertikulose.

Arbeitsunfähigkeit: Dauer der Arbeitsunfähigkeit hängt von der Schwere der Erkrankung ab, meist wenige Wochen, länger bei kompliziertem Krankheitsverlauf und sekundärer Wundheilung.

Literatur: **1.** Willis, S. et al.: Gutartige Erkrankungen von Dickdarm und Rektum. In: Siewert, J. R.; Rothmund, M.; Schumpelick, V. (Hrsg.): Praxis der Viszeralchirurgie. Gastroenterologische Chirurgie. 2. Aufl. Berlin, Heidelberg, New York: Springer, 2006; **2.** Leitthema: Sigmadivertikulitis. Der Chirurg 73 (7): 665–695 (2002).

Autoren: I. Koop, R. Pfitzmann, M. Fakhury.

Divertikulose: meist erworbene Herniationen von Mukosa und Submukosa im Bereich des Kolons entlang versorgender Arterien durch die Muskelschicht in die Serosa (i. S. von Pseudodivertikeln); **Lokalisation:** an einzelnen oder multiplen Stellen des Kolons; die häufigste Lokalisation ist das Sigma (90–95 %); **Ursache:** umschriebene Schwäche der Darmwand und erhöhter intraluminaler Druck durch regionale Muskelkontraktionen sowie ballaststoffarme Ernährung; **Häufigkeit:** Zunahme der Divertikelhäufigkeit mit zunehmendem Alter: **1.** 30–40-Jährige: 10 %; **2.** >70-Jährige: 40–50 %; **Klinik:** Entzündungsfreie Divertikel sind asymptomatisch. Lediglich 20 % der Divertikelträger werden symptomatisch mit Bauchschmerzen (meist im linken Unterbauch), Tenesmen, Flatulenz, Blähbauch, Stuhlunregelmäßigkeit. Vermutlich ist die symptomatische Divertikulose Ausdruck eines Reizdarmsyndroms*. **Komplikationen:** treten bei 4–5 % auf; **1.** Divertikulitis*(20 %); **2.** Divertikelblutung durch Gefäßruptur am Divertikelrand (5–15 %).

Behandlungsindikation: bei Auftreten von Symptomen und Komplikationen.

Pharmakotherapie: s. Reizdarmsyndrom (nur ergänzend zu ernährungstherapeutischen Maßnahmen).

Ernährungstherapie: ernährungstherapeutische Hinweise für alle Divertikelträger: **1.** ballaststoffreiche Kost mit Vollkornprodukten, Gemüse, Kartoffeln, Salaten, Früchten, Getreide; **2.** Quellmittel: Weizenkleie, 10–25 g/d unter 1,5–2 l Flüssigkeitszufuhr, oder Flohsamenschalen von Plantago ovata (z. B. Mucofalk®), 10–20 mg/d in 1–3 Portionen, möglichst abends mit etwas Wasser.

Operative Therapie: nicht indiziert bei komplikationslosem Verlauf; die endoskopische Blutstillung einer koloskopisch diagnostizierten Divertikelblutung ist in Einzelfällen möglich (sistiert jedoch i. d. R. spontan). Die Resektion des betroffenen Kolonabschnitts nach endoskopischer Blutungslokalisation ist nur bei massivem Blutverlust, protrahierter oder massiv rezidivierender Blutung indiziert.

Psychotherapie: Bei Vorliegen eines Reizdarmsyndroms* kann eine psychosomatische oder psychotherapeutische Mitbehandlung sinnvoll sein.

Eigenbehandlung: s. Reizdarmsyndrom.

Arbeitsunfähigkeit: i. d. R. nicht gegeben.

Hinweis: **1.** Zu Beginn der Therapie mit Quellmitteln kommt es häufig zu einer Zunahme der Beschwerden. Bei einschleichender Dosierung treten Beschwerden meist nicht auf oder lassen nach 4–6 Wochen nach. **2.** Der Verzicht auf schalen- und kernhaltige Früchte ist nicht nötig.

Literatur: **1.** Young-Fadok, T.; Pemberton, J. H.: Clinical manifestations and diagnosis of colonic diverticular disease. Homepage: http://www.uptodate.com. UpToDate online 12.3 (2004); **2.** Frühmorgen, P. et al.: Notfallkoloskopie zur Therapie der massiven peranalen Blutung. Internist 41: 1382–1390 (2000).

Autorin: I. Koop.

DLTX: s. Lungentransplantation.

DM: s. Myositis.

DMARD: s. Still-Syndrom des Erwachsenen.

DMT-Intoxikation: s. Drogenintoxikation.

Dolasetron: s. Antiemetika.

Domperidon: s. Antiemetika; Prokinetika.

DOPA-Agonisten: s. Parkinson-Syndrom.

Dopamin-Rezeptor-Antagonisten: s. Antiemetika.

Dorzolamid: s. Carboanhydrase-Hemmer.

Dottersacktumor: s. Hodentumoren.

Douglasozele: s. Descensus uteri et vaginae.

D

Down-Syndrom: syn. Trisomie 21; phänotypisch charakteristisches, kombiniertes Fehlbildungs-Retardierungssyndrom inf. einer freien oder partiellen Trisomie 21; **Formen: 1.** freie Trisomie (>90 %) durch meiotische Non-conjunction oder mitotische Non-disjunction (47,XY,+21 oder 47,XX, +21); **2.** Mosaiktrisomie (<5 %) durch mitotische Non-disjunction der Zygote (46,XY/47,XY,+21 oder 46,XX/47,XX,+21); **3.** Translokationstrisomie (<5 %): familiäre Häufung möglich; immer zytogenetische Diagnostik von Patient und Eltern zur Präzisierung der speziellen Form der chromosomalen Aberration; **Epidemiologie:** Prävalenz der freien Trisomie abhängig vom mütterlichen Konzeptionsalter (prospektives Risiko steigt exponentiell an); **Klinik:** intrauterine Wachstumsretardierung (small-for-gestational-age-infant), Brachyzephalus, typischer Gesichtsausdruck mit schräg verlaufenden, mongoloiden Lidachsen, Epi- und Telekanthus, Wangenrötung, Makroglossie und Ohrmuscheldeformierung, Brushfield-Iristüpfelung bei Säuglingen, Cutis laxa (bes. bei Neugeborenen schlaffe Nackenhaut), Muskelhypotonie (sog. floppy infant), Überstreckbarkeit der Gelenke, Rektusdiastase mit/ohne Hernia umbilicalis, Knick-Plattfüße, Vierfingerfurche ein- oder beidseits, Klinodaktylie, Brachymesophalangie am 5. Finger, Sandalenlücke und Sandalenfurche; angeborene Kardiopathie (v. a. Endokardkissen, Septumdefekt) bei 50 % der Betroffenen; Anomalien im Gastrointestinaltrakt (ösophageale Fistel, Duodenalatresie oder -stenose, Pancreas anulare, aganglionäres Megakolon, Analatresie); verspäteter Schluss der Schädelnähte und der Fontanellen ohne verzögerte Knochenkernentwicklung; psychomotorische Retardierung im Säuglings- und Kleinkindalter, später deutliche geistige Behinderung.

Pharmakotherapie: bei Komplikationen (Infektionen der Atemwege, Leukämien, angeborene Hypothyreose, Verhaltensstörungen) unverzichtbar; Gabe von Sedativa bei starken eretischen Zuständen oft notwendig.

Operative Therapie: chirurgische Intervention bei Notfallsituationen i. R. von Stenosen und Atresien des Verdauungstraktes sowie bei angeborenem Herzfehler.

Sonstige Maßnahmen: 1. physiotherapeutisches Training zur Kräftigung und Stabilisierung des Muskel- und Bewegungsapparats; **2.** orofaziale Regulationstherapie nach Castillo Morales unter Verwendung einer Gaumenplatte; **3.** frühpädagogische Einflussnahme auf den rezeptiven und expressiven Sprachgebrauch; soziale Leistungsfähigkeit hängt wesentlich vom Zeitpunkt und der Intensität der Fördermaßnahmen ab; Angebot zur psychologisch-pädagogischen Kooperation mit der betroffenen Familie.

Selbsthilfe: Kindernetzwerk e. V. – für Kinder, Jugendliche und (junge) Erwachsene mit chronischen Krankheiten und Behinderungen, Hanauer Str. 15, 63739 Aschaffenburg, Tel. 06021 12030 oder 0180 5213739, Fax: 06021 12446; E-Mail: info@kindernetzwerk.de, Homepage: http://www.kindernetzwerk.de.

Literatur: 1. Sitzmann, F. C. (Hrsg.): Duale Reihe – Pädiatrie. 3. Aufl. Stuttgart: Thieme, 2007; **2.** Speer, C. P.; Gahr, M.: Pädiatrie. 2. Aufl. Berlin, Heidelberg, New York: Springer, 2005; **3.** Müller, M.; Radke, M. (Hrsg.): Kinderheilkunde multimedial. CD-ROM. 4. Aufl. Stuttgart: Schattauer, 2003; **4.** Dorlöchter, L. et al.: Pädiatrie auf den Punkt gebracht. Berlin, New York: de Gruyter, 1999.

Autorin: M. Uhlemann.

Doxazosin: s. Alpha-Rezeptoren-Blocker.

Doxycyclin: s. Tetracycline.

DPP-IV-Inhibitoren: s. Antidiabetika; Diabetes mellitus Typ 2.

Drainageblut: s. Transfusion, autologe.

Drainagetechniken: s. Atemphysiotherapie.

Drakunkulose: s. Nematodeninfektion.

Drepanozytose: s. Sichelzellenanämie.

DREZ: s. Schmerzsyndrome.

Drogenabhängigkeit: Abhängigkeit von Suchtmitteln mit zentralnervöser Wirkung; der Konsum der Rauschdroge hat für die betroffene Person Vorrang gegenüber Verhaltensweisen, die früher höher bewertet wurden. Charakteristisch sind Kontrollminderung, Fortsetzung des Konsums trotz Nachweises schädlicher Folgen (Zeichen psychischer Abhängigkeit), Entzugssymptome, Toleranzentwicklung (Zeichen der körperlichen Abhängigkeit), substanzbedingte Veränderungen komplexer Verhaltensweisen, Vernachlässigung anderer Vergnügen oder Interessen. **Formen: 1.** Morphintyp: rasche psychische und körperliche Abhängigkeit; Opium wird geraucht oder gegessen, Morphin und Heroin injiziert oder geschnupft. Aufgrund der kurzen HWZ und den sich anschließenden Entzugssymptomen werden die Injektionen meist auf 3, selten mehr Dosen am Tag verteilt. Opiatabhängige leben gesellschaftskonform oder in subkultureller Szene. **2.** Kokaintyp: starke psychische Abhängigkeit; Koka-Blätter werden gekaut, Kokain meist geschnupft. Die Inhalation oder Injektion von Crack (free base) steigert das Abhängigkeitsrisiko erheblich. **3.** Halluzinogentyp: verschieden stark ausgeprägte psychische Abhängigkeit, keine ausgeprägte körperliche Abhängigkeit oder Toleranzphänomene; z. B. Mescalin (Peyotl-Kaktus), Psilocybin (Pilze), Atropin (Tollkirsche), Lysergsäurediethylamid (Abk. LSD; Mutterkornpilz), Phencyclidin (angel dust; synthetisch), sog. Designerdrogen (vom Amphetaminmolekül abgeleitet; z. B. Ecstasy). **4.** Amphetamintyp: verschieden stark ausgeprägte psychische, keine körperliche Abhängigkeit; deutliche Toleranzsteigerung. **5.** Cannabinoidtyp: Die psychoaktive Substanz Δ^9-Tetrahydrocannabinol (Abk. THC) wird aus den Blättern oder Blütenbestandteilen der Pflanze Cannabis sativa als Marihuana oder aus dem Harz als Haschisch geraucht oder oral eingenommen. Täglicher Konsum verursacht die Kernsymptome des Abhängigkeitssyndroms, als Langzeiteffekt entsteht das sog. amotivationale Syndrom. Vgl. Alkoholabhängigkeit, Arzneimittelabhängigkeit.

Behandlungsindikation: Wegen der Gefahr der Abhängigkeitsentwicklung und körperlicher oder psychischer Folgeschäden bzw. negativer psychosozialer Folgen sind grundsätzlich Maßnahmen der Frühintervention einzuleiten (vor allem ärztliche Beratung und Zusammenarbeit mit Drogenberatungsstellen). Bei der Drogenabhängigkeit vom Herointyp ist die Entscheidung für eine abstinenzorientierte bzw. eine substitutionsorientierte Therapie vom Einzelfall abhängig zu machen. Spez. Indikation: **1.** Heroinintoxikation: **a)** akut (Drogennotfall): Bewusstseinstrübung (bis Koma), Atemdepression, Miosis, Bradykardie, Blutdruckabfall, Areflexie; **b)** chronisch: psychische Abhängigkeit, Euphorie, Inappetenz, Libidoverlust, oft sozialer Abstieg, amotivationales Syndrom, Sedierung, Wahrnehmungseinschränkungen, Ataxie; **2.** Heroinentzugssyndrom: Gier nach Heroin, Unruhe, Ängstlichkeit, Dysphorie, Gähnen, Tränenlaufen sowie vegetative Symptome wie Schwitzen, Zittern, Frieren (sog. Cold turkey), Übelkeit, Brechreiz, Schmerzzustände, Spasmen, Muskelschmerzen, Kreislauf- und Schlafstörungen; Gipfel der Beschwerden 48 Stunden nach letzter Injektion; unbehandelt endet das Entzugssyndrom nach 7–10 Tagen; das protrahierte Abstinenzsyndrom (Schlafstörungen, körperliche Missbefindlichkeit, Stressintoleranz) kann noch Wochen nachklingen. **3.** Kokainintoxikation: **a)** akut: Angst, Unruhe, Halluzinationen; Schwitzen, Zittern, Übelkeit, Erbrechen, Tachykardie, Hypertonie, Herzarrhythmien; bei hohen Dosierungen zerebrale Blutungen (Gefäßspasmen), Hyperpyrexie, Krampfanfälle, Atemdepression, Herzinfarkt, evtl. Rhabdomyolyse (mit Nierenschäden); **b)** chronisch: Psychosen (taktile Halluzinose in Form von sog. Kokainwanzen), Wesensänderungen; **4.** Halluzinogenintoxikation: **a)** atypische Rauschverläufe (sog. Horrortrips); **b)** chronisch bei LSD: sog. Flashback, Echopsychosen (Erlebnisse ohne aktuelle Drogeneinwirkung); **5.** Amphetaminentzug: starke Depression, der Schizophrenie ähnliche Psychosen; **6.** Komplikationen bei intravenösem Drogenkonsum: chronische Hepatitis* (oft symptomarm), HIV*-Infektion, Syphilis*, Tuberkulose*, Zahnverfall, Blutbildveränderungen, Abszess, Marasmus bzw. Malnutrition*, Abwehrschwäche, Lungenembolie*, Lungenödem*, Endokarditis*, anaphylaktischer Schock*, Pneumonie*, Sepsis*.

Pharmakotherapie: **1.** akute **Heroinintoxikation**: **a)** bei geringem bis mäßigem Ausmaß keine spezifische Behandlung; **b)** bei schwerer Opiatintoxikationen mit drohender Ateminsuffizienz notfallmedizinische Überwachung und Behandlung, eventuell Antagonisierung einer Atemdepression und anderer Symptome einer Opiatintoxikation mit Naloxon (z. B. Narcanti®), minutenweise wiederholt Dosen von 0,1 mg i. v. bis zu einer Gesamtdosis von 2 mg, bei Verdacht auf extreme Intoxikation max. 10 mg; cave: bei zu hoher Dosierung können Entzugssymptome auftreten (Patient reagiert ggf. aggressiv); **2. Heroinentzugssyndrom:** Da die Angst vor Entzugserscheinungen meist größer ist als deren tatsächliches Ausmaß, genügen oft beruhigende und allgemeine Maßnahmen (Wärmflasche, Aktivkohle). Zur Abschwächung des Opiatentzugssyndroms bzw. Verminderung von Abbruchtendenzen des Patienten: **a)** sedierende Antidepressiva, z. B. Doxepin (z. B. Aponal®), max. 400 mg/d p. o.; **b)** bei unabweisbarer Indikation (schwere Entzugssymptome): Benzodiazepine, z. B. Oxazepam (z. B. Adumbran®) oder Diazepam (z. B. Valium®), individuelle Dosierung anhand der Entzugssymptome; **c)** zur Verminderung vegetativer Entzugssymptome Clonidin (z. B. Catapresan®), 3 × 0,1–0,3 mg/d p. o. für ambulanten Patienten, höhere i. v. Dosierung für stationären Entzug; **d)** Die Gabe von Opiat-Agonisten wie Levomethadon (L-Polamidon®) oder Methadonhydrochlorid (Methaddict®) oder Buprenorphin (z. B. Temgesic®) mildert Entzugssymptome am nachhaltigsten. Allerdings dauert die Behandlung unter absteigender Dosierung von Methadon am längsten und kann mit Erleben der psychischen Abstinenzsymptome auch sehr quälend sein. **3. Cocainintoxikation** und **-entzug**: bei schwerer Intoxikation intensivmedizinische Maßnahmen erforderlich; im Übrigen gibt es bislang keine verlässlichen Ansätze zur Behebung des oft sehr quälenden Abstinenzsyndroms (schwere Anhedonie und Apathie) oder zur Rückfallverhütung. **4. Halluzinogenintoxikation**: Einsatz von Benzodiazepinderivaten, wenn beruhigende Gespräche (sog. talking down) nicht ausreichend sind. **5. Langzeitbehandlung** Opiatabhängiger: **a)** Methadon-Substitution: geeignet, das Überleben i. v. Drogenabhängiger zu sichern und ihre gesundheitliche sowie soziale Situation zu verbessern; allerdings bleiben die Patienten opiatabhängig; zwischen dem substituierenden Arzt und dem Patienten wird ein Behandlungsvertrag abgeschlossen; rechtliche Grundlagen sind das Betäubungsmittelgesetz (Abk. BtMG), besonders §5 sowie die Betäubungsmittelverschreibungsverordnung (Abk. BtMVV). Verabreichungsformen: Levomethadon (L-Polamidon®) als Lösung zur oralen Applikation, die vor Vergabe an den Patienten in eine uninjizierbare Lösung (z. B. in Orangensaft) gebracht werden soll, um eine missbräuchliche i. v. Injektion zu verhindern oder Methadonhydrochlorid (Razemat, Methaddict®) in Tablettenform (5 mg, 10 mg, 40 mg). Dosierung: anfangs max. 30–40 mg Methadon-Razemat (15–20 mg Levomethadon) pro Tag entsprechend der Entzugssymptomatik, vorsichtige Dosisfindung über mehrere Tage; Erhaltungsdosis i. d. R. 120 mg Methadon-

D

Razemat (60 mg Levomethadon) pro Tag, in Einzelfällen höher; entscheidend für die Dosis ist die klinische Wirkung. **b)** Codein: kann als Alternative nur bei nachgewiesener Methadonunverträglichkeit eingesetzt werden; **c)** der Opiat-Antagonist Naltrexon (Nemexin®), 50 mg/d, kann bei motivierten Opiatabhängigen als Nüchternheitshilfe sinnvoll sein; die Gefahr der Non-Compliance ist hoch.

Psychotherapie: Langzeitentwöhnungsbehandlungen über 6–12 Monate in spez. Suchtfachkliniken gehen meist vom konzeptionellen Ansatz der sog. therapeutischen Gemeinschaft aus; sinnvoll kombiniert mit sozialer, beruflicher und gesundheitlicher Rehabilitation.

Naturheilkundliche Verfahren: Akupunktur* soll den Opiatentzug abmildern. Möglicherweise werden endogene Opioide ausgeschüttet.

Therapeutischer Stufenplan: Phasen der Behandlung: s. Tab.

Hinweis: Komplikationen können bei Mischintoxikationen (Alkohol, Benzodiazepinderivate, Cocain) auftreten: nach hochdosierter Einnahme von Benzodiazepinderivaten, v. a. Flunitrazepam (z. B. Rohypnol®) muss im Entzug mit zerebralen Krampfanfällen (s. Epilepsie) bzw. Status* epilepticus gerechnet werden; nach Einnahme partieller Opiat-Agonisten, z. B. Buprenorphin (z. B. Temgesic®), kann die Detoxikationsbehandlung erschwert sein.

Selbsthilfe: **1.** Deutsche Hauptstelle für Suchtfragen (DHS) e. V., Westenwall 4, 59065 Hamm, Tel. 02381 90150, Fax 02381 901530; E-Mail: info@dhs.de, Homepage: http://www.dhs.de; **2.** Stifung Synanon, Bernburger Str. 10, 10963 Berlin, Tel. 030 550000, Fax 030 55000220; E-Mail: info@synanon.de, Homepage: http://www.synanon.de.

Literatur: **1.** Bonnet, U.et al.: AWMF-Leitlinie: Cannabis-bezogene Störungen. Fortschr Neurol Psychiat 72: 318–329 (2004); **2.** Havemann-Reinecke, U. et al.: AWMF-Leitlinie: Postakutbehandlung bei Störungen durch Opioide. Sucht 50: 226–257 (2004); **3.** Thomasius, R et al.: AWMF-Behandlungsleitlinie: Psychische und Verhaltensstörungen durch Kokain, Amphetamine, Ecstasy und Halluzinogene. Fortschr Neurol Psychiat 72: 679–695 (2004); **4.** Reymann, G. et al.: AWMF-Behandlungsleitlinie: Akutbehandlung opioidbezogener Störungen. Sucht 48: 245–264 (2002).

Autor: L. G. Schmidt.

Drogenintoxikation: syn. Rauschmittelintoxikation, Suchtmittelintoxikation; Intoxikation* mit zentral erregenden (Amphetaminderivate, Cocain, Halluzinogene) oder dämpfenden Rauschmitteln, z. B. Lysergsäurediethylamid (LSD), Dimethyltryptamin (DMT), Meskalin, Cannabis, Ethanol, Opiate, γ-Hydroxybuttersäure (GHB), die überwiegend das psychische Erleben ändern; **Klinik:** indirekt kommt es zu somatischer Symptomatik: bei LSD Schwächegefühl, Schwindel, Parästhesie, Schweißausbruch, Tachykardie und psychotische Zustände; bei Cannabis leichte Sedierung, Tachykardie, in hoher Dosierung kommt es zu Kreislaufreaktionen und psychotischen Zuständen; bei Amphetaminderivaten und Cocain Blutdruckanstieg, Tachykardie, Unruhezustände, gelegentliche Hyperthermie; bei Cocain auch bedrohliche Herzrhythmusstörungen.

Behandlungsindikation: sichere Einnahme hoher Dosen oder bedrohliche klinische Symptomatik.

Pharmakotherapie: in Abhängigkeit von klinischen Symptomen und Rauschmittel; **1.** bei Unruhezuständen milde Sedierung mit Benzodiazepinderivaten (s. Tranquilizer), z. B. Diazepam (z. B. Valium®, Faustan®), 5–20 mg i. v. oder Midazolam (z. B. Dormicum®), 2,5–10 mg i. v.; **2.** bei psychotischen Bildern Neuroleptika*, z. B. Haloperidol (Haldol®), 5–10 mg langsam i. v. (entspricht 1–2 Amp.), in Kombination mit Benzodiazepinderivaten; **3.** nach Einnahme von Amphetaminderivaten (bes. Ecstasy) kann es durch langdauernde

Drogenabhängigkeit
Phasen der Entwöhnungstherapie

Kontaktphase
- meist im Rahmen von Drogennotfällen:
  - Klärung der Abhängigkeit
  - Diagnostik der somatischen und sozialen Schäden
  - Motivierung zur Behandlung mit dem Ziel, abstinent zu leben

Entzugsphase
- ambulant oder stationär mit Stärkung der Abstinenzmotivation (sog. qualifizierter Entzug)

Entwöhnungsphase
- Erkennen bisheriger Sucht fördernder Einstellungen
- Erlernen einer drogenfreien Lebensform

Langzeitsubstitutionsphase
- Substitution von Opiatabhängigen mit Methadon zur Reduzierung psychischer, physischer und sozialer Folgen der Drogenabhängigkeit, wenn eine Abstinenz im Rahmen einer Entwöhnung nicht erreicht werden kann

Nachsorgephase
- Stabilisierung neuer Wert- und Verhaltensmuster
- Eingehen neuer Bindungen
- Rückfälle gehören zum rezidivierenden Charakter von Abhängigkeitserkrankungen und sind oft Anlass zu Kriseninterventionen; manche Patienten erreichen eine stabile Dauerabstinenz, andere erleben mehr oder weniger lange drogenfreie Abstinenzperioden

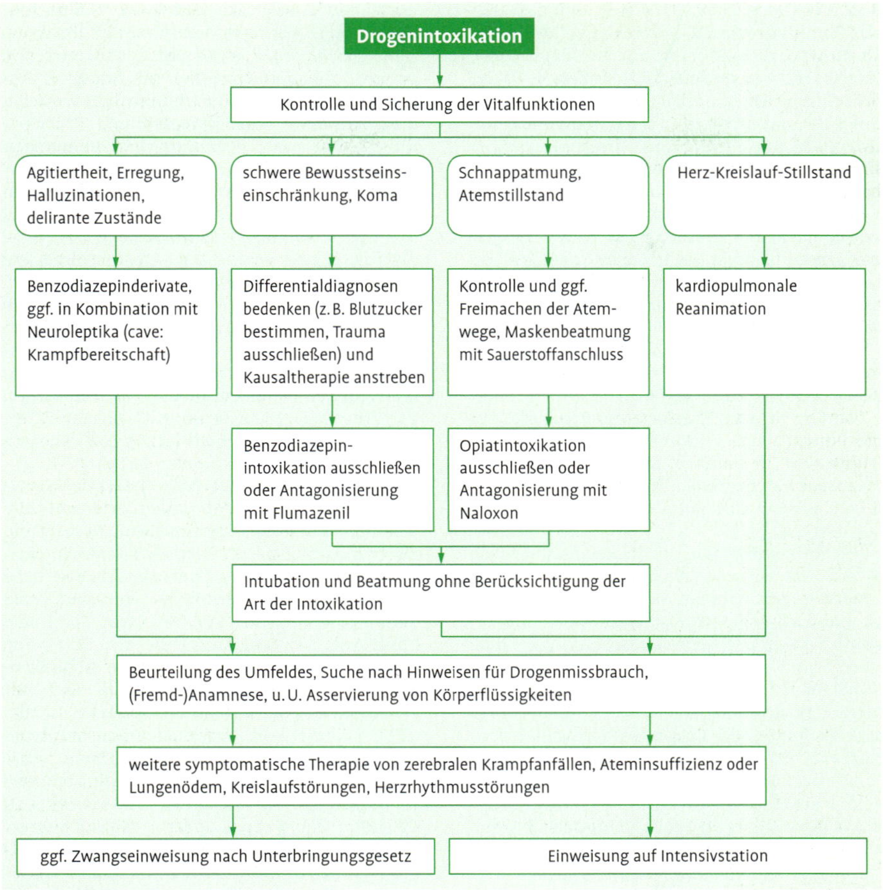

Drogenintoxikation: therapeutischer Stufenplan

körperliche Aktivität, Hyperthermie und unzureichende Flüssigkeitszufuhr zu Volumenmangel und Elektrolytverschiebung kommen: Volumenersatz i. v.; bei tachykarden Herzrhythmusstörungen evtl. Beta-Rezeptoren-Blocker; **4.** bei Krampfanfall: **a)** Benzodiazepinderivate: Clonazepam (z. B. Rivotril®), 1–4 mg i. v. oder Diazepam (z. B. Valium®, Faustan®), 10–40 mg i. v.; **b)** wenn der Krampfanfall nicht zu durchbrechen ist: Phenytoin (z. B. Phenhydan®) 250 mg i. v. langsam über 10 Minuten bis zum Sistieren der Symptomatik, evtl. nach 20–30 Minuten wiederholen; alternativ: Narkoseeinleitung, Intubation und Beatmung (s. Status epilepticus); **5.** arterielle Hypertonie*, Tachykardie* (cave: wegen Gefahr der arteriellen Hypotonie keine Kombination verschiedener Antihypertensiva): **a)** Clonidin (z. B. Catapresan®) 0,075–0,15 mg i. v. zur Abschwächung des zentral adrenergen Mechanismus und Sedierung; alternativ v. a. bei arterieller Hypertonie: Urapidil (Ebrantil®) fraktioniert 25–50 mg i. v.; **b)** supraventrikuläre Arrhythmie und Tachykardie bei Vorhofflimmern: Beta-Rezeptoren-Blocker, z. B. Metoprolol (z. B. Beloc®) 1–5 mg langsam i. v.; cave: wegen kardiotoxischer Potenzierung kein Einsatz von Beta-Rezeptoren-Blockern nach Kokaineinnahme; **6.** arterielle Hypotonie*: **a)** ohne Anhalt für eine Herzinsuffizienz*: kristalline Infusionslösung als Volumenbolus; z. B. Ringer-Lösung 1000 ml über 5 Minuten; **b)** bei ungenügender Blutdrucksteigerung: Cafedrin/Theodrenalin (Akrinor®), 0,5–2 ml fraktioniert langsam i. v.; **7.** respiratorische Insuffizienz*: **a)** Sauerstoffgabe* von mind. 8 l/min über eine Maske; bei hochgradiger Atemdepression (z. B. Schnappatmung, Apnoe) Beatmung*, ggf. mit hoher inspiratorischer Sauerstoffkonzentration; **b)** bei Verdacht auf Opiatintoxikation: Antidottherapie mit Naloxon (s. u.); **8.** Lungenödem* bei Drogenintoxikation mit Heroin: unterschiedliche Therapieansätze; **a)** Furosemid (z. B. Lasix®), 10–40 mg i. v.; **b)** Therapie wie bei akuter Herzinsuffizienz*; **9.** spezielle Antidottherapie: **a)** bei Verdacht auf Opiatintoxikation (Bewusstseinsstörung, Ateminsuffizienz, Miosis, Einstichstellen, Utensilien des intravenösen Drogengebrauchs): vorsichtige Antagonisierung mit Naloxon (z. B. Narcanti®), alle 30–60 Sekunden wiederholte ED von 0,1 mg bis max. 0,8 mg bis zur ausreichenden Spontanatmung; cave: nicht bis zur völligen Wirkungsaufhebung, da lebensbedrohlicher Entzug möglich; bei Erwachen des Patienten aggressive Handlung gegen Helfer bzw. Behandlungsverweigerung möglich; **b)** bei Drogenintoxikation mit Benzodiazepinderivaten: Antagonisierung mit Flumazenil (Anexate®), initial 0,2 mg i. v., dann nach Wirkung titriert alle 1–3 Minuten 0,1 mg i. v. bis zum Aufklaren des Patienten, Maximaldosis 1 mg, Wirkungsdauer 1–2 Stunden (kürzer als die meisten Benzodiazepinderivate; cave: Senkung der Krampfschwelle durch Benzodiazepin-Antagonist, Auslösung eines Krampfanfall möglich).

Psychotherapie: akut nicht; bei Abhängigkeit psychotherapeutische Behandlung.

Sonstige Maßnahmen: bei unklarer Intoxikation möglichst Asservierung von Blut, Urin und Erbrochenem (ggf. Drogenschnelltest, in der Klinik laborchemisches Drogen-Screening).

Therapeutischer Stufenplan: s. Abb.; bei unruhigen Patienten und psychotischen Zuständen zunächst beruhigendes Zusprechen (sog. talk down), dann bei Misslingen Midazolam (z. B. Dormicum®) oder Haloperidol (z. B. Haldol®) i. v.; bei Volumenmangel, Elektrolytstörung adäquater Ersatz; Überwachung bis zum Abklingen aller Symptome.

Hinweis: differentialdiagnostisch andere Psychosen bedenken und immer Hypoglykämie* ausschließen bzw. behandeln.

Literatur: **1.** Baselt, R. C.: Disposition of Toxic Drugs and Chemicals in Man, 8th ed. Foster City, CA: Biomedical Publications, 2008; **2.** Olson, K. R. et al. (eds): Poisoning & drug overdose. 5th ed. New York: McGraw-Hill/Lange, 2007; **3.** Keup, W.: MDMA-„Ecstasy“. Arzneimitteltherapie 14 (3): 77–79 (1996); **4.** Buchanan, J. F.; Brown, C. R.: Designer drugs, a problem in clinical toxicology. Med Toxicol 3: 1–17 (1988).

Autoren: F. Martens, S. Wirtz, H. Moecke, S. Oppermann.

Druckerhöhung im rechten Herzen: s. Cor pulmonale.

Druckfiltration: s. Hämofiltration.

Druckwirkung: s. Trommelfellperforation, traumatische.

Drugmonitoring, therapeutisches: Abk. TDM; Blutspiegel-kontrollierte Dosierung von Arzneimitteln; z. B. Immunsuppressiva* (Ciclosporin A, Tacrolimus, Sirolimus, Mycophenolsäure;), Aminoglykosid*-Antibiotika (Amikacin, Gentamicin, Tobramycin), Glykopeptid-Antibiotika (Teicoplanin, Vancomycin), Antiepileptika* (Carbamazepin, Valproat u. a.), Antidepressiva* (Amitriptylin, Venlafaxin u.a.), Neuroleptika* (Clozapin, Risperidon u.a.), Lithium, Digitalisglykoside und Theophyllin; da Absorption, Verteilung und Elimination von Arzneimitteln individuell stark variieren, verringert die exakte Einstellung der Konzentration auf den therapeutischen Bereich das Risiko sowohl toxischer UAW durch Überdosierung wie auch das der belastenden unwirksamen Pharmakotherapie durch Unterdosierung.

Indikation: **1.** Gabe von Arzneimitteln mit engem therapeutischem Bereich; **2.** immunsupprimierte Patienten; **3.** Intensivtherapie, Multiorganversagen, eingeschränkte Nierenfunktion, variables Verteilungsvolumen; **4.** lange Therapiedauer, Verdacht auf Nichtansprechen der Therapie, UAW, Arzneimittelwechselwirkungen; **5.** Prüfung der Compliance.

Methode: Im Vollblut oder Plasma (selten Liquor) werden für jedes Pharmakon (oder seine Metaboliten) festgelegte, pharmakokinetische Parameter kontrolliert, entweder als Talspiegel (engl. trough level; minimale Konzentration vor Gabe der Folgedosis), Spitzenspiegel (engl. peak level) oder Fläche unter der Konzentrations-Zeit-Kurve (Abk. AUC für engl. area-under-the-curve). Die Konzentrationsmessung erfolgt meist teilautomatisiert mit Immunoassay, zunehmend auch mit Hochdruck-Flüssigkeitschromatographie (Abk. HPLC für engl. high performance/pressure liquid chromatography) oder Gaschromatographie (Abk. GC) bzw. mit Massenspektroskopie gekoppelter HPLC oder GC (LC-MS, LC-MS/MS, GC-MS, GC-MS/MS).

Hinweis: Die klinisch-pharmakologische Bewertung unter Berücksichtigung von Krankheitsgeschehen, Komedikation und Arzneimittelwechselwirkung ermöglicht ein sinnvolles TDM zur kosteneffektiven Therapieoptimierung.

Autoren: R. Wacke, B. Drewelow.

Duchenne-Erb-Lähmung: s. Armplexuslähmung.

Ductus arteriosus apertus: syn. persistierender Ductus arteriosus (Abk. PDA), offener Ductus Botalli; Offenbleiben der fetalen Gefäßverbindung zwischen Aorta und Pulmonalarterie; ein PDA manifestiert sich häufig zwischen 3. und 5. Lebenstag; **Ätiologie:** **1.** beim reifen Neugeborenen meist Folge einer strukturellen Anomalie, ein späterer Spontanverschluss ist selten; **2.** beim Frühgeborenen meist Ausdruck der unreifen Muskulatur des Ductus arteriosus apertus und des persistierenden vasodilatatorischen Effekts hoher Prostaglandinkonzentrationen; die Häufigkeit eines PDA steigt mit dem Grad der Unreife. Durch Absinken des pulmonalen Gefäßwiderstands bei Rückbildung des Atemnotsyndroms des Frühgeborenen Entwicklung eines Links-Rechts-Shunts über den PDA; dadurch bedingt akute pulmonale Überflutung mit hämorrhagischem Lungenödem, Herzinsuffizienz und Verschlechterung der Organperfusion (Gastrointestinaltrakt, Niere); ein späterer Spontanverschluss ist möglich; **Diagnose: 1.** klinische Symptomatik: **a)** kardial: typisches systolisches Herzgeräusch (sog. Maschinengeräusch), Tachykardie, präkordiales Schwirren, Pulsus celer et altus (sog. springende Pulse), niedriger diastolischer Blutdruck, Blutdruckamplitude >25 mm Hg; **b)** pulmonal: Verschlechterung oder fehlende Besserung der Beatmungssituation; **c)** gastrointestinal: Magenreste; cave: nekrotisierende Enterokolitis (Abk. NEC) durch Minderperfusion des Darms; **d)** renal: Oligurie bis Anurie als Spätsymptom; genaue Flüssigkeitsbilanzierung, Bestimmung von Harnstoff, Kreatinin und Arzneimittelspiegeln erforderlich; **2.** echokardiographischer Shuntnachweis mit Hilfe von Doppler-Sonographie und Farbdopplerverfahren; **3.** Röntgenthorax: vermehrte Lungendurchblutung und Kardiomegalie (nicht immer notwendig zur Diagnostik).

Behandlungsindikation: besteht mit der Diagnosestellung insbes. bei unreifen Frühgeborenen und Säuglingen mit hämodynamisch wirksamem Ductus arteriosus apertus; bei hämodynamisch vertretbarer Situation sowie komplikationslosem Verlauf abwartende Haltung (cave: Spontanverschluss).

Pharmakotherapie: bei Frühgeborenen mit Atemnotsyndrom (s. Atemnotsyndrom des Neugeborenen) und hämodynamisch wirksamem Ductus arteriosus apertus Hemmung der Prostaglandinsynthese durch: **1.** Ibuprofen (Pedea®): initial 10 mg/kg KG als Kurzinfusion über 30 Minuten; nach 24 und 48 Stunden jeweils 5 mg/kg KG als Kurzinfusion über 30 Minuten; bei ausbleibendem Erfolg entweder Ibuprofenschema wiederholen oder auf Indometacintherapie umstellen; **2.** Indometacin (INDOCID® P.D.A.): initial 0,2 mg/kg KG als Kurzinfusion über 6 Stunden (weniger renale UAW als bei einer 30-Minuten-Kurzinfusion); 12 und 24 Stunden nach Beginn der 1. Infusion jeweils 0,2 mg/kg KG als Kurzinfusion über 6 Stunden; nach initialem Therapieerfolg 12 Stunden nach Beginn der 3. Infusion Erhaltungstherapie über (3–)5 Tage mit jeweils 0,1 mg/kg KG/d als Kurzinfusion über 6 Stunden, jeweils 24 Stunden nach Beginn der letzten Infusion. Cave: während der Therapie mit Indometacin auf exaktes Bilanzieren des Wasserhaushalts achten; Vorteil von Ibuprofen gegenüber Indometacin: keine Verminderung der gastrointestinalen und zerebralen Perfusion, selteneres Auftreten von Oligurie (geringerer Effekt auf die Nierendurchblutung), Verbesserung der zerebrovaskulären Autoregulation; **Kontraindikation:** Gerinnungs- oder Nierenfunktionsstörungen, akute Infektion, progrediente Hirnblutung und Thrombozytopenie; **Prognose:** Duktusverschlussrate bei Ibuprofen und Indometacin jeweils ca. 66–80 %; sekundärer Verschluss durch 2. Zyklus mit Indometacin in ca. 25–33 % der Fälle.

Operative Therapie: Duktusligatur bei Erfolglosigkeit oder Kontraindikation im Hinblick auf die Pharmakotherapie; **1.** bei Früh- und Neugeborenen laterale Thorakotomie, Freipräparation, doppelte Ligatur und Durchtrennung des Ductus arteriosus (s. Abb.); **2.** im späteren Kindesalter auch nichtoperativ als interventionelles Verfahren über ein spezielles Kathetersystem mit Einsetzen eines Doppelschirmchens oder einer Metallspirale (Coil); Prognose: günstig; bei rechtzeitiger Diagnosestellung und adäquater Therapie Vermeidung häufiger Komplikationen (nekrotisierende Enterokolitis, Sepsis, Niereninsuffizienz).

Sonstige Maßnahmen: 1. Kurzzeitige Flüssigkeitsrestriktion (nicht unter 100 ml/kg KG/d) vor Beginn der Pharmakotherapie bzw. operativen Therapie, jedoch nicht während einer Ibuprofen- oder Indometacintherapie; cave: Verschlechterung der Organdurchblutung (bes. Niere). **2.** Ausreichende Oxygenierung (Sauerstoff unterstützt die Tendenz zum Spontanverschluss) durch optimale Beatmung und Gabe von Surfactant. **3.** Korrektur einer Anämie durch Gabe von Erythrozytenkonzentrat (Ziel: Hämatokrit >45 %) vor Beginn der Pharmakotherapie. **4.** Ausschluss einer vom Ductus arteriosus apertus abhängigen Kardiopathie (z. B. Transposition der großen Arterien, kritische valvuläre Pulmonalstenose, Pulmonalatresie, unterbrochener Aortenbogen, Aortenisthmusstenose oder hypoplastisches Linksherz); hier muss der Ductus arteriosus apertus mit Prostaglandin bis zur weiteren Behandlung offengehalten werden.

Hinweis: Die Gabe des Diuretikums Furosemid (z. B. Lasix®) sollte zurückhaltend erfolgen, da es die Prostaglandinsynthese steigert.

Literatur: 1. Koletzko, B. (Hrsg.): Kinder- und Jugendmedizin. 13. Aufl. Heidelberg: Springer, 2007; **2.** Thomas, R. L. et al.: A meta-analysis of ibuprofen versus indomethacin for closure of patent ductus arteriosus. Eur J Pediatr 164: 135–140 (2005); **3.** Hansmann, G. et al.: Neugeborenen-Notfälle. Stuttgart, New York: Thieme, 2004;

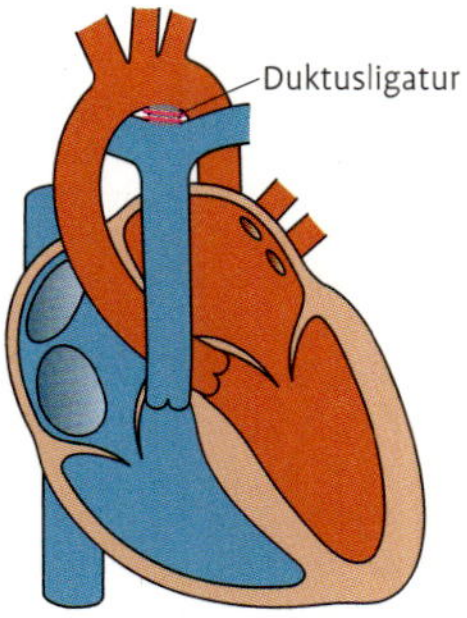

Ductus arteriosus apertus: Duktusligatur

4. Müller, M.; Radke, M. (Hrsg.): Kinderheilkunde multimedial. CD-ROM. 4. Aufl. Stuttgart: Schattauer, 2003; **5.** Dorlöchter, L. et al.: Pädiatrie auf den Punkt gebracht. Berlin, New York: de Gruyter, 1999.

Autorin: M. Uhlemann.

D

Ductus Botalli, offener: s. Ductus arteriosus apertus.

Ductus-deferens-Resektion: s. Sterilisation des Mannes.

Dünndarmegel: s. Trematodeninfektion.

Dünndarmlymphom, immunproliferatives: s. Lymphome, primär extranodale.

Dünndarmtransplantation: chirurgische Übertragung eines Jejunumsegments.

Indikation: Kurzdarmsyndrom nach ausgedehnter Dünndarmresektion; da sich die Resorptionsfähigkeit auch bei nur kleinen Dünndarmrestsegmenten innerhalb von 1–2 Jahren noch steigern kann, sollte erst dann die endgültige Indikation gestellt werden; zwischenzeitlich ist eine parenterale Ernährung über ein implantiertes Port-System erforderlich.

Durchführung: allgemeines Vorgehen: s. Organtransplantation; Transplantation eines ca. 1 m langen Jejunumsegments, das mit den Mesenterialgefäßen anastomosiert wird; das proximale Ende des Transplantats wird als Stoma eingenäht, das obere Ende des restlichen Empfängerdarms in das Transplantat eingepflanzt. Das distale Transplantatende wird mit dem distalen Empfängerdarm vereinigt. Durch das Stoma kann endoskopiert und biopsiert werden (Abstoßungsdiagnostik).

Komplikationen: Gefäßthrombosen, Nahtinsuffizienz, Transplantatdysfunktion inf. Konservierungsschaden, Zytomegalie-Virus-Enteritis, Abstoßungsreaktion.

Hinweis: **1.** Die Dünndarmtransplantation ist noch keine Routineoperation und wird nur in hoch spezialisierten Transplantationszentren durchgeführt. **2.** Ein-Jahres-Überlebensrate für Patienten 80–90 %, für das Transplantat 70–80 %; **3.** Nur etwa die Hälfte der überlebenden Patienten kann sich 1 Jahr nach der Transplantation voll enteral ernähren.

Selbsthilfe: **1.** Bundesverband der Organtransplantierten (BDO) e. V., Paul-Rücker-Str. 22, 47059 Duisburg, Tel. 0203 442010, Fax 0203 442127; E-Mail: geschaeftsstelle@bdo-ev.de, Homepage: http://www.bdo-ev.de; **2.** Verband Organtransplantierter Deutschlands e. V., Georgstr. 11, 32545 Bad Oeynhausen; Tel. 05731 792181, Fax 05731 792182; E-Mail: mgutsche@hdz-nrw.de, Homepage: http://www.vod-ev.de.

Literatur: **1.** Braun, F. et al.: Dünndarmtransplantation. In: Siewert, J. R.; Rothmund, M.; Schumpelick, V. (Hrsg.): Praxis der Viszeralchirurgie. Gastroenterologische Chirurgie. 2. Aufl. Berlin, Heidelberg, New York: Springer, 2006; **2.** Müller A. R. et al.: Dünndarmtransplantation. In: Pfitzmann, R.; Neuhaus, P.; Hetzer, R. (Hrsg.): Organtransplantation. Berlin: de Gruyter, 2001; **3.** Murr, M. M.; Sarr, M. G.: Small Bowel Transplantation. In: Hakim, N. S.; Danovitch, G. M. (eds): Transplantaion Surgery. Berlin: Springer, 2001.

Autor: R. Pfitzmann.

Dünndarmtumoren: Oberbegriff für eine Gruppe heterogener Neubildungen im Bereich des Dünndarms (5 % aller Tumoren des Magen-Darm-Trakts); **Formen:** **1.** benigne Tumoren: Adenom, Leiomyom (33 %), Neurinom, Lipom, Fibrom, Hamartom, Endometriose (sehr selten); **2.** semimaligne Tumoren: neuroendokrine Tumoren* (zu 15 % im Dünndarm, langsam wachsend, in Lymphknoten und Leber metastasierend), Peutz-Jeghers-Syndrom (autosomal-dominante genetische Krankheit mit zahlreichen erbsen- bis pflaumengroßen Polypen und typischen schwärzlichen Pigmentierungen in der Mundschleimhaut; Ileusgefahr durch Invagination inf. intraluminaler Tumoren); **3.** maligne Tumoren: Adenokarzinom und Leiomyosarkom (überwiegend im Jejunum) sowie primär extranodale Lymphome* (überwiegend im Ileum, häufig mit Malassimilation einhergehend), Metastasen anderer Primärtumoren; **Klinik:** diagnostisch oft schwer zu erfassen, v. a. benigne Dünndarmtumoren werden nicht selten bei einer Operation als Zufallsbefund entdeckt; bei okkulten Blutungen unklarer Genese (Endoskopie des oberen und unteren Gastrointestinaltrakts ohne pathologischen Befund) Kapselendoskopie (Trefferquote 85–95 %); schwere Komplikationen (Ileus, Blutung) sind unabhängig von der Dignität möglich, selten gedeckte oder freie Perforation.

Behandlungsindikation: **1.** dringlich bei unklarer Dignität, malignen Tumoren bzw. Komplikationen (Ileus, Blutungen, Perforation); **2.** maligne Lymphome werden primär zytostatisch behandelt; in den Stadien I (lokalisierte Form) und II (regionales Wachstum) besteht wegen Ileusgefahr eine Indikation zur Operation mit anschl. adjuvanter Chemotherapie. In den fortgeschrittenen Stadien III und IV wird nur bei Ileus bzw. Subileus operiert, sonst Chemotherapie. **3.** Beim Peutz-Jeghers-Syndrom besteht nur bei Ileus eine Operationsindikation; die prophylaktische Resektion mit intraoperativer Enteroskopie und Polypenabtragung kommt nur bei der Form mit schnellem Polypenwachstum (innerhalb eines Jahres) in Frage. **4.** Für andere maligne Tumoren kann insbes. nach R_1-Resektion eine adjuvante Chemotherapie durchgeführt werden.

Operative Therapie: **Vorbereitung:** Patientenaufklärung über mögliche Notsituationen wie Ileus oder massive Blutung; Operationsvorbereitung bei Elektivoperation: Abführmaßnahmen, perioperative Antibiotikaprophylaxe, pharmakologische Thromboseprophylaxe, bei Notfalloperation mit Blutungen: Schocktherapie, Konservenbereitstellung für die Operation, Bluttransfusion; **Verfahren:** **1.** wenn möglich, R_0-Resektion des Tumors anstreben: Resektion des Dünndarms in gesunden Abschnitten und großzügige Mitentfernung des Mesenteriums (Lymphknotenmetastasen!), Wiederherstellung der Darmkontinuität durch End-zu-End-Anastomose (s. Abb. 1); hat der Dünndarmtumor benachbarte Organe miteinbezogen (Kolon, inneres weibliches Genitale), ist eine situationsgerechte Erweiterung des Eingriffes notwendig. **2.** bei Inoperabilität und (drohendem) Ileus: palliative Umleitungsoperation durch Seit-zu-Seit-Anastomose (s. Abb. 2); **3.** bei Peutz-Jeghers-Syndrom mit (drohender) Passagebehinderung durch Invagination: Mehrfachsegmentresektion oder Enterotomie zur Exstirpation größerer Tumoren erforderlich; möglichst keine zu ausgedehnten Resektionen, onkologische Radikalitätsprinzipien spielen hier keine Rolle. **Nachbehandlung:** Infusionstherapie für wenige Tage, nach Ileus länger; orale Flüssigkeitszufuhr am zweiten postoperativen Tag; Wundkontrollen; physikalische und pharmakologische Thromboseprophylaxe; **Komplikationen:** Nahtinsuffizienz mit Peritonitis (selten), Stenose, früher postoperativer Ileus (selten), Wundheilungsstörungen; **Prognose:** Die Operationsletalität liegt bei ca. 1 %. Maligne Tumoren sind aufgrund später Diagnosestellung (80 % haben bei Operation bereits Metastasen) prognostisch unbefriedigend: Die durchschnittliche Überlebensdauer bei resezierenden Verfahren beträgt 5 Jahre, nach palliativer Operation <12 Monate. Beim Peutz-Jeghers-Syndrom sind u. U. (wegen rezidivierender Ileuszustände) wiederholte Eingriffe erforderlich. Bei blutenden Dünndarmtumoren ist die präoperative Lokalisation der Blutungsquelle dank der Kapselendoskopie günstiger geworden; oft wird jedoch noch zu spät operiert, und die Prognose verschlechtert sich.

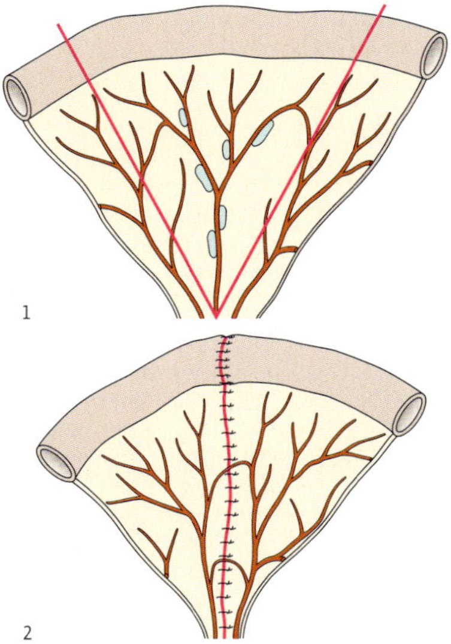

Dünndarmtumoren Abb. 1: 1: Segmentresektion am Dünndarm unter Mitentfernung des entsprechenden Mesenterialsegments (mit Lymphknoten); 2: Wiederherstellung der Darmkontinuität durch End-zu-End-Anastomose

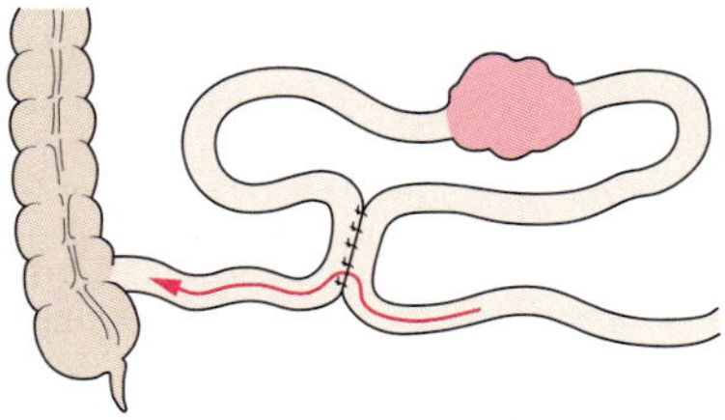

Dünndarmtumoren Abb. 2: palliative Umgehungsanastomose (Seit-zu-Seit) bei inoperablem Dünndarmkarzinom

Arbeitsunfähigkeit: nach komplikationslosem Verlauf 3 Wochen; länger bei adjuvanter Chemotherapie (entsprechend der Behandlungsdauer und Rekonvaleszenz).

Neuentwicklung: Durch die Kapselendoskopie und die Ballon-Enteroskopie-Verfahren (Doppelballon- oder Singleballon-Enteroskopie) gelingt zunehmend eine frühzeitigere Diagnostik und bessere Lokalisation.

Selbsthilfe: **1.** Deutsche Krebshilfe e. V., Buschstr. 32, 53113 Bonn, Tel. 0228 729900, Fax 0228 7299011; E-Mail: deutsche@krebshilfe.de, Homepage: http://www.krebshilfe.de; **2.** Krebsinformationsdienst (KID), Im Neuenheimer Feld 280, 69120 Heidelberg, Tel. 0800 4203040; E-Mail: krebsinformationsdienst@dkfz.de, Homepage: http://www.krebsinformation.de.

Literatur: **1.** Brücher, B. L. D. M.: Maligne Dünndarmtumore. In: Siewert, J. R. et al. (Hrsg.): Praxis der Viszeralchirurgie. 2. Aufl. Berlin, Heidelberg, New York: Springer, 2006; **2.** Lorenz, D.: Dünndarm (Jejunum, Ileum). In: Häring, R.; Zilch, H. (Hrsg.): Lehrbuch Chirurgie mit Repetitorium. 4. Aufl. Berlin, New York: de Gruyter, 1997.

Autor: J. Boese-Landgraf.

Dumping-Syndrom: s. Postgastrektomiesyndrome.

Duodenalpankreatektomie: s. Pankreaskarzinom.

Duokopfendoprothese: s. Schenkelhalsfraktur.

Duplay-Krankheit: s. Periarthropathia humeroscapularis.

Dupuytren-Kontraktur: syn. Morbus Dupuytren; gutartige knotige oder strangförmige Verdickung der Kollagenfasern im Bereich der Palmaraponeurose; die Erkrankung schreitet i. d. R. langsam voran und führt in späteren Stadien zu einer Fixierung der betroffenen Finger in Beugestellung. Männer sind deutlich häufiger betroffen als Frauen (6 : 1). **Symptome:** schmerzlose, knotige oder strangförmige Verdickung der Palmaraponeurose, die meist den 4. und 5. Strahl betreffen, seltener die anderen Langfinger und den Daumen; je nach Ausbildung der Beugekontraktur werden insgesamt 4 Stadien nach Iselin unterschieden: **1. Stadium I:** Knoten oder Stränge in der Hohlhand, keine Kontrakturen der Fingergelenke; **2. Stadium II:** Kontraktur im Grundgelenk bis zu 30°; **3. Stadium III:** Kontraktur im Grundgelenk mehr als 30°; **4. Stadium IV:** Kontraktur im Grundgelenk und Mittelgelenk, Überstreckung im Endgelenk.

Behandlungsindikation: Die Indikation wird nach gründlicher Aufklärung vom Patienten selbst gestellt, d. h. in Abhängigkeit von funktionellen und auch kosmetischen Ansprüchen. Von der Risiko-/Nutzen-Abwägung ist das Stadium II nach Iselin das günstigste, denn hier ist postoperativ eine volle Streckung fast immer erreichbar und die Gefahr einer Läsion von Fingernerven und Arterien ist in diesem Stadium äußerst gering.

Pharmakotherapie: keine sinnvolle bekannt.

Operative Therapie: Die operative Behandlung besteht in der (wenn möglich) totalen Entfernung des pathologisch verdickten Gewebes (partielle oder totale Fasziektomie). Nur in Ausnahmefällen, z. B. bei äußerst ungünstigem Allgemeinzustand, sollte eine einfache Fasziotomie (quere Durchtrennung des Kontrakturstrangs) erfolgen. Die Operation ist anspruchsvoll und sollte nur von einem handchirurgisch erfahrenen Operateur durchgeführt werden. Zwingende Voraussetzung ist das Anlegen einer Blutleere sowie die sichere Darstellung und Schonung der benachbarten neurovaskulären Strukturen. Ggf. kann bei länger bestehender Kontraktur eine Z-Plastik bzw. Vollhauttransplantation erforderlich werden. Postoperativ sollte neben eines sterilen Wund- und Kompressionsverbands auch vorübergehend eine Unterarmgipsschiene angelegt werden, die die Streckung des betroffenen Fingers sicherstellt. Trotz regelrechter operativer Therapie kann die Rezidivrate bei 50 % innerhalb von 5 Jahren liegen.

Sonstige Maßnahmen: **1.** Die Massage der postoperativ auftretenden Narben mit einer fetthaltigen Creme ist sinnvoll. **2.** Eine physiotherapeutische Nachbehandlung ist nur in Ausnahmefällen erforderlich, eher kann nach langjähriger hochgradiger Kontraktur eine Ergotherapie angezeigt sein. **3.** Zur Sicherung des Behandlungsergebnisses kann in Ausnahmefällen die vorübergehende Anlage einer Dreipunkt-Quengelschiene zur Sicherung der Streckfähigkeit des betroffenen Fingers im Anschluss an die Wundheilungsphase erfolgen.

Selbsthilfe: Dupuytren e. V., Westerbuchberg 60 b, 83236 Übersee; E-Mail: w.wach@dupuytren-online.de, Homepage: http://www.dupuytren-online.de.

Literatur: Martini, A.-K. (Hrsg.): Orthopädie und orthopädische Chirurgie. Ellenbogen, Unterarm, Hand. Stuttgart: Thieme, 2003.

Autor: M. Schult.

Duraverletzung: s. Schädelfrakturen.

Durchblutungsstörung, arterielle: s. Verschlusskrankheit, periphere arterielle.

Durchblutungsstörung, zerebrale flüchtige: akute zerebrale Ischämie* des Versorgungsgebiets von Arteriae carotes oder Arteriae vertebrales mit fokalneurologischen Ausfällen, die sich innerhalb von 24 Stunden (transitorische ischämische Attacke, Abk. TIA) oder später vollständig zurückbilden.

Behandlungsindikation: stets gegeben, insbes. im Hinblick auf die Durchführung prophylaktischer Maßnahmen, durch die das Risiko für einen ischämischen Infarkt um 30–70 % reduziert werden kann.

Pharmakotherapie: **1.** bei arterio-arterieller Embolie: **a)** Thrombozytenaggregations*-Hemmer: Acetylsalicylsäure (Abk. ASS) in mikroverkapselter Form zur besseren Magenverträglichkeit (z. B. Aspirin® protect 100) oder in fixer Kombination mit Dipyridamol (z. B. Aggrenox®: 25 mg ASS plus 200 mg Dipyridamol; 2 × 1 Kapsel/d); alternativ bei Kontraindikation oder Unverträglichkeit gegenüber ASS Clopidogrel (z. B. Plavix®, Iscover®), 1 × 75mg/d p. o.; **b)** bei Hochrisikopatienten (koronare Herzkrankheit, periphere arterielle Verschlusskrankheit) oder rezidivierender Durchblutungsstörung trotz ASS-Prophylaxe: Clopidogrel, 1 × 75 mg/d p. o.; **2.** bei Nachweis einer kardialen Emboliequelle (z. B. Vorhofflimmern bzw. absolute Arrhythmie): orale Antikoagulation (nach vorherigem Ausschluss einer Blutungsquelle im CT) mit Phenprocoumon (z. B. Marcumar®); Einstellung der Thromboplastinzeit auf einen INR-Wert von 2,0–3,0; Durchführung der Prophylaxe grundsätzlich solange das kardiale Risiko besteht; bei Patienten ab 75. Lebensjahr sorgfältige Nutzen-Risiko-Analyse (Prophylaxe des ischämischen Infarkts versus Hirnblutung!); **3.** bei Verdacht auf entzündliche Genese (z. B. Arteriitis) oder zerebrale Manifestation einer Autoimmunkrankheit (z. B. Lupus erythematodes): Glukokortikoide.

Operative Therapie: **1.** Thrombendarteriektomie (Abk. TEA) bei mind. 70 %iger Stenose der Arteria carotis interna im Bereich der Karotisgabelung mit entspr. Symptomen; Komplikation: zerebrale Ischämie (2 %), Letalität (1 %); Prognose: Risikoreduktion bis zu 70 %; Nachbehandlung mit Thrombozytenaggregations-Hemmern (ASS, 50–100 mg/d p. o.); **2.** transluminale perkutane Angioplastie und Stent-Implantation (s. Verschlusskrankheit, periphere arterielle) beim Subclavian-steal-Syndrom mit günstiger Prognose, bei Stenosen der Arteria carotis, die einer Operation nicht zugänglich sind oder bei Rezidivstenosen; nach Stent-Implantation Thrombozytenaggregationshemmung für 3 Monate mit ASS 100 mg plus Clopidogrel 75 mg/d p. o.

Sonstige Maßnahmen: **1.** pathophysiologische Abklärung der zerebralen flüchtigen Durchblutungsstörung mit CT, MRT, Doppler- bzw. Duplexsonographie, EKG, Echokardiographie, entspr.

Laboruntersuchungen, evtl. Angiographie oder MR- bzw. CT-Angiographie; **2.** konsequente Behandlung der Risikofaktoren (z. B. arterielle Hypertonie, Rauchen, Diabetes mellitus, Fettstoffwechselstörungen, Übergewicht und Bewegungsmangel).

Eigenbehandlung: regelmäßige sportliche Betätigung (Ausdauersportarten wie Jogging, Schwimmen, Radfahren); gesunde Ernährung, Gewichtsreduktion bei Übergewicht.

Hinweis: **1.** keine pharmakologische Prophylaxe ohne Abklärung des pathophysiologischen Hintergrundes; **2.** keine Gabe Durchblutung fördernder Arzneimittel, deren Wirksamkeit nicht nachgewiesen ist (z. B. Cinnarizin, Ginkgo-biloba-Extrakt, Naftidrofuryl, Pentoxifyllin, Vincamin); **3.** keine Kombination von 75 mg Clopidogrel und 75 mg Acetylsalicylsäure, da ein erhöhtes Blutungsrisiko resultiert.

Literatur: **1.** Diener, H. C. et al.: Primäre und sekundäre Prävention der zerebralen Ischämie. In: Diener, H. C.; Putzki, N. (Hrsg.): Leitlinien für Diagnostik und Therapie in der Neurologie. 4. Aufl. Stuttgart: Thieme, 2008; **2.** Diener, H. C.; Hacke, W.; Forsting, M. (Hrsg.): Schlaganfall. Stuttgart: Thieme, 2004.

Autor: H. C. Diener.

Durchfallerkrankung: s. Gastroenteritis, akute im Kindesalter.

Durchzugsnaht, transossäre: s. Bizepssehnenruptur.

Durie-Salmon-Stadien: s. Myelom, multiples.

Dysästhesie: s. Sensibilitätsstörungen.

Dysbetalipoproteinämie: s. Hyperlipoproteinämie, kombinierte.

Dysfunktion, erektile: s. Erektionsstörung.

Dysfunktion, kraniomandibuläre: Sammelbezeichnung für klinische Probleme und Krankheitssymptome im Kopf-Kiefer-Hals-Bereich, bei denen bes. Kaumuskulatur und Kiefergelenke betroffen sind; **Ursache:** multifaktoriell und z. T. unklar: direkte und indirekte Traumata, okklusale Störungen, Parafunktionen (Knirschen und Pressen mit den Zähnen), Stress, psychische Erkrankung; **Formen:** **1.** Myopathie: reversible Störung der neuromuskulären Koordination des Unterkiefers, Hypertonizität und häufig asymmetrische Verspannungen der Kaumuskulatur, Schmerzen im Kiefer-Gesichtsbereich sowie veränderte Bewegungsmuster des Unterkiefers; **2.** Arthropathie: funktionelle Schädigung der Kiefergelenke, degenerative Veränderungen des Discus articularis (Rauigkeit, Ausdünnung, Perforation), partielle oder totale Verlagerung des Discus mit oder ohne Reposition, knöcherne Umbauvorgänge am Condylus und am Tuberculum articulare; **Symptome:** Verspannungen und Schmerzen der Kau- und Halsmuskulatur, Kiefergelenkschmerzen, Limitationen und Inkoordinationen der Unterkieferbewegungen sowie Knack- und Reibegeräusche, unspezifische Kopfschmerzen, migräneartige und neuralgiforme Beschwerden, Ohrgeräusche (Tinnitus* aurium).

Pharmakotherapie: am Anfang der Therapie für max. 1–2 Wochen; **1.** Analgetika: Acetylsalicylsäure (z. B. Acesal®), 3 × 0,5–1,0 g/d p. o.; **2.** Ibuprofen (Imbun® retard), 1–3 × 0,8 g/d p. o.; Kombinationen mit Opiaten sind möglich; **3.** Neuroleptika: Diazepam (z. B. Valium®), 3 × 5–10 mg/d p. o.; **4.** Antirheumatikum bei Kiefergelenkarthropathie: Oxaceprol (AHP 200®), 3 × 400 mg/d p. o. über 1 Woche.

Operative Therapie: nur in Ausnahmefällen bei Arthropathien mit schwersten Dysfunktions- und/oder Schmerzsymptomen nach Ausschöpfen aller konservativer Maßnahmen: Diskektomie, Diskusreposition, Diskusplastik.

Psychotherapie: **1.** Verhaltenstherapie: Anleitung zur Selbstbeobachtung und Durchführung einer Entspannungstherapie mit Reflexschienen oder Interzeptoren zur Durchbrechung parafunktioneller Verhaltensmuster; **2.** psychologische Behandlung bei primär nichtokklusaler Ursache.

Sonstige Maßnahmen: **1.** Physiotherapie (steht bei der Initialbehandlung im Vordergrund): Massage betroffener Muskelbereiche, Wärmebehandlung der Kiefergelenkregion mit Mikrowellen, Elektrotherapie; **2.** Aufbissschiene (Mittel der Wahl für mittelfristige Therapie): okklusale Aufbissbehelfe in definierter Unterkieferposition (meist zentrische Kiefergelenkposition) zur Äquilibrierung der Kauflächen bzw. Schaffung einer posterioren Abstützung; Tragedauer bis zu mehreren Monaten, hohe therapeutische Erfolgsrate, oft als alleinige Therapiemaßnahme ausreichend; **3.** definitive Therapie: **a)** prothetische Gebissversorgung: Wiederherstellung funktionsfähiger Kauflächen der Zähne bzw. Schaffung einer posterioren Abstützung; **b)** kieferorthopädische Therapie: Behandlung von Zahnstellungsanomalien zur physiologischen Positionierung der Kiefergelenke; **c)** Einschleifmaßnahmen: Remodelation der Kauflächen zur Wiederherstellung optimaler okklusaler Verhältnisse (z. B. nach kieferorthopädischer Behandlung), Remodelation alter Füllungen (Schliff-Facetten) und Beseitigung von Frühkontakten; können auch als initiale Maßnahme vorgenommen werden.

Eigenbehandlung: Selbstmassage der Kaumuskulatur, Entspannungs- und Mobilisationsübungen des Unterkiefers.

Arbeitsunfähigkeit: in Abhängigkeit von Schmerzstärke und Limitation der Unterkiefermobilität 1–2 Wochen.

Literatur: **1.** Ash, M.; Bernhardt, O.; Meyer, G.: Schienentherapie – Evidenzbasierte Diagnostik und Behandlung bei TMD und CMD. 3. Aufl. München, Jena: Elsevier, Urban & Fischer, 2006; **2.** Bernhard, O. et al.: Risk factors for headache, including TMD signs and symptoms, and their impact on quality of life. Results of the Study of Health in Pomerania (SHIP). Quintessence Int 36

D

(1): 55–64 (2005); **3.** Ekberg, E.; Vallon, D.; Nilner, M.: The efficacy of appliance therapy in patients with temporomandibular disorders of mainly myogenous origin. A randomized, controlled, short-term trial. J Orofac Pain 17 (2): 133–139 (2003); **4.** Fu, A. S. et al.: Maxillomandibular relationship in TMD patients before and after short-term flat plane bite plate therapy. Cranio 21 (3): 172–179 (2003); **5.** Bumann, A.; Lotzmann, U.: Funktionsdiagnostik und Therapieprinzipien. In: Rateitschak, K. H.; Wolf, H. F. (Hrsg.): Farbatlanten der Zahnmedizin. Bd 12. Stuttgart, New York: Thieme, 1999.

D

Autoren: O. Bernhardt, G. Meyer.

Dysfunktion, sexuelle: s. Funktionsstörungen, sexuelle.

Dyslipidämie: s. Syndrom, metabolisches.

Dysmenorrhö: schmerzhafte Regelblutung; intensive krampfartige Schmerzen kurz vor und während der Menstruation, die mit Allgemeinbeschwerden wie Übelkeit, Erbrechen, Kopfschmerz und Kollapsneigung einhergehen können; **Formen: 1.** primäre Dysmenorrhö: Einsetzen mit Beginn biphasischer ovulatorischer Zyklen; **2.** sekundäre Dysmenorrhö: im Laufe des Lebens erworben; **Ursache: 1.** primäre Dysmenorrhö: wird durch Prostaglandine (Abk. PG) verursacht, die im sekretorischen Endometrium gebildet werden; PG $F\text{-}_{2\alpha}$ löst uterine Kontraktionen aus, die am nichtschwangeren Uterus durch E-Prostaglandine gehemmt werden; die Uterusmuskulatur gesunder und dysmenorrhoischer Frauen reagiert auf PG $F\text{-}_{2\alpha}$; dessen lokal produzierte Menge ist hier der differenzierende Faktor; **2.** sekundäre Dysmenorrhö: oft organisch, z. B. Endometriose*, Myome, Adenomyosis oder Zervixstenose; **Diagnose:** genaue Anamnese und Untersuchung (gynäkologische und Ultraschalluntersuchung, evtl. Laparoskopie), um evtl. organische Ursachen zu erkennen.

Behandlungsindikation: ausgeprägtes Beschwerdebild und Arbeitsunfähigkeit.

Pharmakotherapie: 1. Analgetika, z. B. Acetylsalicylsäure (z. B. Aspirin®), 4–6 × 650 mg/d p. o., Naproxen (z. B. Dysmenalgit®), 4 × 250 mg/d p. o., Ibuprofen (z. B. Dolormin®), 3–4 × 400 mg/d p. o.; bei Bedarf Spasmolytika, z. B. Butylscopolaminiumbromid (z. B. Buscopan®), 3–5 × 10 mg/d; **2.** ohne Kontrazeptionswunsch Gestagene, z. B. Dydrogesteron (z. B. Duphaston®), 10–20 mg/d p. o., oder Chlormadinon (z. B. Chlormadinon JENAPHARM®), 2–4 mg/d p. o., jeweils vom 16.–25. oder vom 5.–25. Zyklustag; **3.** bei Kontrazeptionswunsch oder therapieresistenten Beschwerden evtl. Ovulations-Hemmer; s. Kontrazeption, hormonale.

Operative Therapie: bei organisch bedingter Dysmenorrhö entsprechend der Ursache; z. B. operative Sanierung der Endometriose* oder Resektion eines Myoma* uteri.

Psychotherapie: Psychotherapeutische Verfahren stehen bei primärer funktioneller Dysmenorrhö am Anfang jeder Behandlung; z. B. aufklärendes Gespräch, Verhaltenstherapie, progressive Muskelrelaxation, Autogenes Training, kognitive Selbstkontrolle, Schmerzimmunisierung.

Naturheilkundliche Verfahren (Autor: Th. J. Doering): **1.** symptomatische Therapie akuter Beschwerden: **a)** lokale Wärmeanwendung (Heublumenkompresse, ansteigendes Kamillensitzbad vor der Menstruation, ansteigende Fußbäder, heißes Vollbad, Heizkissen im Bereich der Lendenwirbelsäule oder des Unterbauches); kontraindiziert bei starker Zunahme der Blutung; **b)** therapeutische Lokalanästhesie über den Iliosakralfugen und suprapubisch; **c)** Neuraltherapie und TENS (s. Elektrotherapie); **2.** Therapie im Intervall: **a)** bei lokalen Befunden (bindegewebige Zonen über Os sacrum und Beckenschaufeln) Bindegewebemassage; **b)** bei Befunden an der Lendenwirbelsäule manuelle Therapie*; **c)** bei abdominalen Befunden (s. Syndrom, vegetatives pelvines) Diät; **d)** Phytotherapie mit Agnus castus.

Sonstige Maßnahmen: 1. Hydrotherapie und Gymnastik außerhalb der Menstruation; **2.** Therapieversuch mit Akupunktur* (z. B. an den Punkten Ren Mai 4, Du Mai 4, 20, MP 6, Le 3, Ni 3, Di 4 und an lokalen Punkten des Blasen- und Ren Mai-Meridians); **3.** klassische homöopathische Behandlung; bei akuten Beschwerden z. B. mit Colocynthis, Chamomilla oder Magnesium phosphoricum.

Eigenbehandlung: 1. Stress, starke körperliche Anstrengung und Kälte während der Menstruation vermeiden; **2.** bewusste Ernährung (bes. Vitamin B, Calcium, ungesättigte Fettsäuren).

Arbeitsunfähigkeit: bei starker Ausprägung der Symptome während der Menstruation.

Hinweis: Fixierung der Patientin auf Schmerzmittelgebrauch ohne psychische Exploration vermeiden.

Selbsthilfe: Der Dachverband der Frauengesundheitszentren in Deutschland e. V., Goetheallee 9, 37073 Göttingen, Tel. und Fax 0551 487025; E-Mail: dv-frauengesundheitszentren@gmx.de, Homepage: http://www.fen-net.de/fgz/eingang.htm.

Literatur: 1. Speroff, L.; Fritz, M. A. (eds): Clinical gynecologic endocrinology and infertility. 7th ed. Philadelphia, Baltimore, New York: Lippincott Williams & Wilkins, 2005; **2.** Berninger-Schäfer, E.; Larbig, W.: Menstruationsschmerz – Grundlagen und Therapie. Stuttgart, New York: Schattauer, 1996; **3.** Delgado, J. et al.: Tolfenamic acid and mefenamic acid in the treatment of primary dysmenorrhea. Pharm Toxicol (Suppl. 75): 89–91 (1994); **4.** Milsom, I.; Hedner, N.; Manneheimer, C.: A comparative study of the effect of high-intensity transcutaneous nerve stimulation and oral naproxen on intrauterine pressure and menstrual pain in patients with primary dysmenorrhoe. Am J Obstet Gynecol 170: 123–129 (1994); **5.** Onatra, W.: The use of arachidonic acid in some gynecological disorders. Pharm Toxicol (Suppl. 11): 83–85 (1994).

Autoren: C. Gaßner, H. P. G. Schneider.

Dyspareunie: s. Endometriose; Funktionsstörungen, sexuelle.

Dyspepsie, funktionelle: syn. nichtulzeröse Dyspepsie; Reizmagen; Beschwerdekomplex im Bereich des Oberbauchs, gekennzeichnet durch Schmerzen im Epigastrium bzw. paraumbilikal, Völle- und Druckgefühl, Übelkeit, Sodbrennen, Aufstoßen, Brechreiz und Erbrechen; **DD:** Wichtig ist die Abgrenzung zur gastroösophagealen Refluxkrankheit* (Leitsymptom Sodbrennen) und organischer Dyspepsie, gastroduodenalem Ulkus*, Magenkarzinom* sowie Leber-, Pankreas- und Gallenwegerkrankungen.

Behandlungsindikation: besteht bei jeder Form der Dyspepsie, unabhängig von der Ursache.

Pharmakotherapie: **1.** Säuresuppressionstherapie mit Protonenpumpen-Hemmern (Abk. PPI), z. B. Omeprazol (z. B. Antra MUPS®), 1 × 20 mg/d p. o., Esomeprazol (Nexium® mups), 1 × 20 mg/d p. o., Lansoprazol (z. B. Agopton®), 1 × 30 mg/d p. o., oder Pantoprazol (z. B. Pantozol®), 1 × 40 mg/d p. o.; **2.** Prokinetika, z. B. Iberogast® (Alkohol-haltiger Pflanzenauszug), 3 × 20 Tropfen/d p. o., Domperidon (z. B. Motilium®), 3 × 10 mg/d; **3.** bei Helicobacter-pylori-Infektion evtl. Eradikationstherapie nach dem Tripel-Schema über 7 Tage (s. Ulkus, gastroduodenales); **4.** bei Versagen der anderen Therapien ggf. Therapieversuch mit Amitriptylin (Saroten®), 3 × 10–25 mg/d p. o.

Naturheilkundliche Verfahren (Autor: Th. J. Doering): **1.** Zubereitungen aus Melisse, Pfefferminze (z. B. Mentacur®), Kamille, Anis, Fenchel, Kümmel und Artischocke; Kombinationspräparate aus pflanzlichen Bitterstoffen: z. B. Iberogast®, Carminativum Hetterich®, Lomatol®; **2.** allgemeine Richtlinien zur Diätetik und Hygiene (s. Reizdarmsyndrom); **3.** bei hypochondrischer Selbstbeobachtung und umweltphobischen Reaktionen Versuch einer psychischen Einflussnahme (s. Therapie, psychisch wirksame).

Eigenbehandlung: **1.** Speisen, die subjektiv nicht vertragen werden, meiden; **2.** Alkohol- und Nicotinkonsum einschränken.

Hinweis: **1.** Strenge diätetische Maßnahmen sind nicht indiziert. **2.** Eine Dauertherapie mit Säuresuppressions-Hemmern ist nicht sinnvoll. **3.** Die histologische Diagnose einer Gastritis schließt eine funktionelle Dyspepsie nicht aus.

Literatur: Malfertheiner, P. et al.: Leitlinien der Deutschen Gesellschaft für Verdauungs- und Stoffwechselerkrankungen zur Behandlung der Dyspepsie. Z Gastroenterol 39 (11): 937–956 (2001).

Autor: P. Malfertheiner.

Dysphagie: (engl.) *dysphagia*; syn. Schluckunfähigkeit; Schluckstörung; **Ursache:** Schluckschmerzen (Odynophagie) können zu einer Dysphagie führen und sind häufigste Ursache für eine Untersuchung. Eine Dysphagie ist immer das Symptom einer auslösenden Erkrankung, daher bedarf jede Dysphagie der sofortigen weiteren Abklärung, da lebensbedrohliche Erkrankungen ursächlich sein (z. B. Tumorerkrankungen) oder Folgeerkrankungen auftreten können (z. B. Pneumonie): **1.** neurogen: häufig akute zerebrale Ischämie*, Hirnblutung, hypoxischer Hirnschaden, Schädelhirntrauma* (Abk. SHT); selten Parkinson-Syndrom, amyotrophische Lateralsklerose, Multiple Sklerose, Myasthenia gravis; **2.** Tumoren oder Folgen von Operationen im Bereich des Mundes, Rachens, Kehlkopfs oder der Speiseröhre; **3.** chronische Entzündungen durch eine gastroösophageale Refluxkrankheit*; **Formen** (nach Lokalisation): **1.** oropharyngeale Dysphagie: Störung bei der Aufnahme und/oder dem Transport von Speichel, Flüssigkeit und fester Nahrung durch Mundraum und Rachen in die Speiseröhre; **2.** ösophageale Dysphagie: Störung der Passage in Höhe der Speiseröhre; **Prognose:** immer abhängig von der Prognose der auslösenden Erkrankung; neurogene Schluckstörungen inf. eines Schlaganfalls oder SHT haben eine hohe Spontanheilungsrate, Störungen inf. eines hypoxischen Hirnschadens eine schlechtere Prognose. Patienten mit Schluckstörungen inf. von Tumoren müssen schnellstmöglich einer definitiven Versorgung zugeführt werden. **DD:** Schluckstörungen können zu Mangelernährung führen und sind von Ernährungsstörungen (Anorexia oder Bulimia nervosa) zu unterscheiden.

Behandlungsindikation: Da die Nahrungsaufnahme eine menschliche Grundfunktion ist, stellt jede Dysphagie eine Behandlungsindikation dar. Entschieden werden muss über das Ziel der Behandlung. Bei jedem Patienten sollte immer eine vollständige orale Nahrungsaufnahme angestrebt werden, allerdings kann auch eine teilweise, zusätzliche orale Nahrungsaufnahme bei einer Sondenernährung für Patienten eine deutliche Besserung der Lebensqualität bedeuten.

Konservative Therapie: Konservative Verfahren zur Rehabilitation von Schluckstörungen, die in der Logopädie durchgeführt werden, lassen sich unterscheiden in: **1.** restituierende Verfahren, die eine Erneuerung gestörter Funktionen anstreben; **2.** kompensatorische Verfahren, die mit Hilfe von Ersatzstrategien und/oder Hilfsmitteln das Schlucken erleichtern sollen; **3.** adaptierende Verfahren, die eine Anpassung des Patienten mit Hilfsmitteln an seine Störung und die Umwelt anstreben (z. B. Diät). Die funktionelle Dysphagietherapie (Abk. FDT), z. B. die neurophysiologisch orientierte thermal-taktile Stimulation, die kompensatorisch orientierten Haltungsänderungen (z. B. Kopfwendungen, Kinn auf die Brust) oder bestimmte Manöver (z. B. Mendesohn-Manöver), ist bei wachen, in der Bewegung gering eingeschränkten Patienten möglich. Die **Therapie des fazio-oralen Traktes** (Abk. F.O.T.T.) eignet sich für neurogene Schluckstörungen. Störungen bei zerebralen Schädigungen sind immer Teil einer Hirnschädigung, die den ganzen Menschen betreffen. Die gesamtkörperliche Bewegungsfähigkeit, die Beziehung zum eigenen Körper und zur Umwelt sind beeinträchtigt. Zentrale Bedeutung hat dabei die Therapie der Wahrnehmungs- und sensorischen Störungen. Adäquate Reize sind Voraussetzung dafür, dass physiologische motorische Reaktionen folgen können. Diese Stimuli werden primär durch Kontakt statt durch Reden übertragen. Dabei werden die Kontakte des Patienten mit sich (Hand-Mund) und seiner Umwelt (Hand-Zahnbürste-Mund, Hand-Nahrung-Mund, Kommunikation) ausgelöst und gefördert, um sie i. R. des Alltags (z. B. therapeutisches Essen) wieder aufzubauen. Die Therapie sollte zum frühestmöglichen Zeitpunkt beginnen.

Pharmakotherapie: Ansätze für eine definitive pharmakologische Dysphagietherapie stehen nicht zur Verfügung. Symptomatisch können Parasympatholytika (z. B. Scopalamin-Pflaster) oder Injektionen mit Botolinumtoxin (z. B. Speicheldrüse, Speiseröhre) in seltenen Ausnahmen sinnvoll sein.

Operative Therapie: Die häufigsten Operationen i. R. neurologischer Schluckstörungen sind Luftröhrenschnitte (Tracheotomie) zur Verhinderung einer Aspiration und die Anlage einer Ernährungssonde (z. B. Magensonde, PEG) zur Ernährung. In seltenen Fällen (z. B. Tumoren der Schädelbasis) können Operationen für die Therapie der Schluckstörung sinnvoll sein.

Strahlentherapie: Bei sehr ausgedehnten Tumoren im Mundraum, Rachen und der Speiseröhre kann eine Strahlentherapie notwendig werden, cave: inf. der Strahlentherapie kann es zu einem Verlust der Speicheldrüsen mit einer Mundtrockenheit kommen, die nur schwer zu beeinflussen ist.

Psychotherapie: Bei psychogenen Schluckstörungen (z. B. aus Angst vor einem Verschlucken, Phagophobie) ist Verhaltenstherapie in Kombination mit logopädischen Behandlungen sinnvoll.

Sonstige Maßnahmen: **1.** Zusätzliche Maßnahmen wie Diät (z. B. das Eindicken von Flüssigkeiten) oder die Anpassung der Esswerkzeuge (z. B. Becher, Löffel) sind in jedem Fall zu prüfen. **2.** Da neurogene Schluckstörungen nicht isoliert auftreten, müssen die weiteren therapeutischen Maßnahmen eines Patienten (z. B. Physiotherapie) mit einer logopädischen Dysphagietherapie koordiniert werden.

Eigenbehandlung: Schlucken muss geübt werden und bessert sich nur durch Übung. So gehört schon das ständige Üben i. R. des Speichelschluckens zu den Eckpfeilern einer Behandlung jedes Patienten. Angehörige und Pflegepersonal müssen einen Patienten aus diesem Grund immer wieder in seinen Bemühungen unterstützen und anleiten.

Arbeitsunfähigkeit: Die Rehabilitation einer Schluckstörung, die keine ausgeprägte Spontanheilungstendenz aufweist, ist langwierig. Rehabilitationsmaßnahmen mit einer Intensivtherapie sind in vielen Fällen notwendig und zu prüfen. Die Arbeitsfähigkeit des Patienten wird dabei in vielen Fällen durch die Grunderkrankung bestimmt.

Hinweis: **1.** Es existieren keine naturheilkundliche Verfahren zur Behandlung der Dysphagie. **2.** obsolete Maßnahmen: **a)** frühzeitige operative Verfahren, z. B. das Zunähen oder die Entfernung des Kehlkopfes; **b)** Verzicht auf Therapie bei nicht progressiven Grunderkrankungen.

Neuentwicklung: elektrische Stimulationen (z. B. externe transkranielle Magnetstimulation, Schrittmacher) in der Therapie von neurogenen Schluckstörungen.

Selbsthilfe: **1.** Deutsche Gesellschaft für Muskelkranke e. V. -DGM- gemeinnütziger Verein, Im Moos 4, 79112 Freiburg, Tel. 07665 94470, Fax 07665 944720; E-Mail: info@dgm.org, Homepage: http://www.dgm.org; **2.** Stiftung Deutsche Schlaganfall-Hilfe, Carl-Bertelsmann-Str. 256,33311 Gütersloh, Tel. 01805 093093, Fax 01805 094094; E-Mail: info@schlaganfall-hilfe.de, Homepage: http://www.schlaganfall-hilfe.de; **3.** Deutsche Multiple Sklerose Gesellschaft, Bundesverband e. V., Küsterstr. 8, 30519 Hannover, Tel. 0511 968340, Fax 0511 9683450; E-Mail: dmsg@dmsg.de, Homepage: http://www.dmsg.de.

Literatur: **1.** Bartolome, G.; Schröter-Morasch, H. (Hrsg.): Schluckstörungen: Diagnostik und Rehabilitation. 3. Aufl. München, Jena: Urban & Fischer, 2006; **2.** Nusser-Müller-Busch, R. (Hrsg.): Die Therapie des Fazio-oralen Trakts. Berlin, Heidelberg, New York: Springer, 2004.

Autor: R. Seidl.

Dysphonie: Sammelbegriff für die Symptome einer Stimmstörung (Heiserkeit, Stimmschwäche, reduzierte Stimmbelastung). **Einteilung:** Es werden organische und funktionelle Dysphonien unterschieden.

Behandlungsindikation: **1.** organische Dysphonie durch pathologische Veränderungen der Stimmlippen (Hyperplasie, Leukoplakie, Reinke-Ödem, Kontaktgranulome, Stimmlippenpolyp, Phonationsverdickung, glottisches Larynxkarzinom*); **2.** funktionelle Dysphonie durch berufliche Stimmbelastung mit Versagensängsten und psychischer Belastung. Jede Dysphonie verlangt eine lupenlaryngoskopische und ggf. eine phoniatrische Abklärung.

Pharmakotherapie: bei entzündlicher Komponente: **1.** mehrmals täglich Inhalationen (ggf. mit Zusatz von Glukokortikoiden); **2.** Antibiotikatherapie: **a)** Makrolide, z. B. Roxithromycin, 2 × 150 mg/d p. o. nüchtern, Clarithromycin (z. B. Klacid®, Cyllind®), 2 × 250 mg/d p. o. nüchtern, oder Azithromycin (z. B. Zithromax®), 1 × 500 mg/d p. o. für 3 Tage; **b)** Doxycyclin, am 1. Tag 200 mg p. o., anschl. 1 × 100 mg/d p. o.; **c)** Ciprofloxacin 2 × 250–500 mg/d p. o.

Operative Therapie: Auffällige Befunde sind i. R. einer direkten Mikrolaryngoendoskopie in Narkose (s. Abb.) einer bioptischen Abklärung zu-

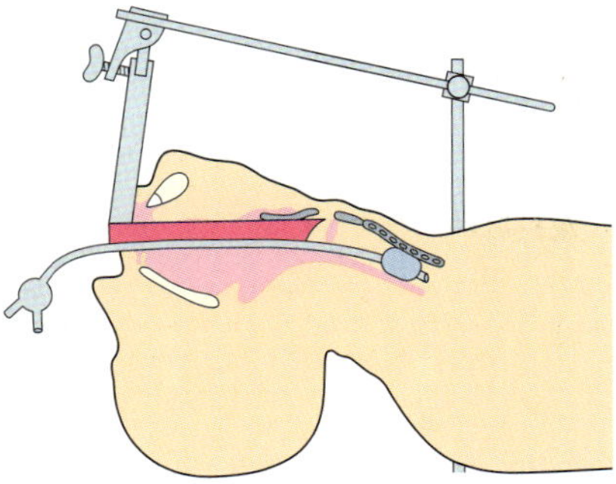

Dysphonie: direkte Laryngoskopie (in Intubationsnarkose)

zuführen. Gutartige Stimmlippenveränderungen können auf gleichem Wege abgetragen werden. Bösartige Stimmlippenveränderungen müssen stadiengerecht behandelt werden.

Psychotherapie: Nach erfolgloser phoniatrisch-logopädischer Behandlung ist bei psychogenen Stimmstörungen eine Mitbehandlung durch Psychologen oder Psychiater sinnvoll.

Sonstige Maßnahmen: logopädische Stimmtherapie insbes. bei funktioneller Dysphonie.

Eigenbehandlung: Stimmruhe, Rauchverbot.

Arbeitsunfähigkeit: bei entzündlicher Komponente wie Laryngitis*; ansonsten individuell entsprechend der stimmlichen Belastung im Beruf.

Neuentwicklung: bei der Sonderform der spasmodischen Dysphonie Injektion von Botulinumtoxin in den Musculus vocalis oder Musculus cricoarytaenoideus; die simultane beidseitige Injektion (in beide Stimmlippen) wird als wirksamer angesehen als die einseitige Behandlung.

Literatur: **1.** Wendler, J.; Seidner, W.; Eysholdt, U.: Lehrbuch der Phoniatrie und Pädaudiologie. 4. Aufl. Stuttgart: Thieme, 2005; **2.** Pototschnig, C.; Thumfart, W. F.: Spasmodische Dysphonie und andere Anwendungen am Kehlkopf. In: Laskawi, R.; Roggenkämper, P. (Hrsg.): Botulinumtoxin-Therapie im Kopf-Hals-Bereich. 2. Aufl. München: Urban & Vogel, 2004; **3.** Böhme, G.: Sprach-, Sprech-, Stimm- und Schluckstörungen. Bd 1: Klinik. 4. Aufl. München: Urban & Vogel, 2003; **4.** Böhme, G.: Sprach-, Sprech-, Stimm- und Schluckstörungen. Bd 2: Therapie. 3. Aufl. München: Urban & Vogel, 2001.

Autoren: F. Waldfahrer, H. Iro.

Dyspnoe: subjektive Atemnot bei erschwerter Atemtätigkeit (bis zur mechanischen Atemerschöpfung) als Ausdruck einer potentiell lebensbedrohlichen akuten respiratorischen Insuffizienz*; **Einteilung:** der Ursachen: **1.** nach Störung der inneren (z. B. Intoxikation mit Blockade der Atmungskette) oder äußeren Atmung; **2.** anatomisch-funktionell nach Störung der Atemwege, Lungenfunktion, Atemmechanik, Herz- und Kreislauffunktion oder Gewebeoxygenierung; **3.** pathophysiologisch nach Störung der Ventilation, Diffusion, Perfusion, Verteilung oder Atemregulation; **Ätiologie:** **1.** Atemwegverlegung* z. B. durch Fremdkörperaspiration*, Schwellung im Bereich der oberen Luftwege (z. B. Insektenstichreaktion*, Epiglottitis* beim Kleinkind); **2.** Status* asthmaticus; **3.** anaphylaktische Reaktion mit Obstruktion (Schock, anaphylaktischer*); **4.** akute (Links-)Herzinsuffizienz* jeder Genese mit Stauung im kleinen Kreislauf und Asthma cardiale bzw. alveolärem Lungenödem*; **5.** Lungenembolie*; **6.** Anämie (z. B. bei akutem Blutverlust, Tumoren); **7.** Störung des Atemzentrums (z. B. akzidentelle Intoxikation*, intrazerebrale Blutung*, Schädelhirntrauma*, Hirntumor*); **8.** Spontan- oder traumatischer Spannungspneumothorax

Dyspnoe Tab. 1
Checkliste (Fremd-)Anamnese

1.	Beginn (plötzlich, langsam, auslösendes Ereignis)
2.	Schmerzen (kardiales Akutereignis, Lungenembolie, Akutes Abdomen)
3.	vorbestehende Erkrankungen (Lungenerkrankung, Herzerkrankung)
4.	Husten und Auswurf (Infektion)
5.	Trauma (Thoraxverletzung)
6.	Immobilisation (Operation, Thrombose, Lungenembolie)
7.	Arzneimittel (Intoxikation, Anaphylaxie)
8.	Giftexposition

Dyspnoe Tab. 2
Checkliste Untersuchung

1.	Zyanose (peripher, zentral, Blässe)
2.	Atmung (Frequenz, Tiefe, Muster, seitengleiche Thoraxexkursion, Einsatz der Atemhilfsmuskeln, Einziehungen der Interkostalräume und des Jugulums)
3.	Kreislauf (Puls, Pulsdefizit, Arrhythmie, Blutdruck)
4.	Auskultation
5.	Perkussion
6.	Verletzungszeichen
7.	Thrombosezeichen
8.	apparative Diagnostik (Pulsoxymetrie, EKG)

(s. Pneumothorax), Lungenkontusion, Rippenfraktur*; **9.** Intoxikation des Sauerstofftransportsystems (z. B. Kohlenmonoxidintoxikation*); **10.** Blockade der Enzyme der inneren Atmung (z. B. Blausäureintoxikation*); **11.** toxisch bedingtes Lungenödem*; **Diagnose:** Anamnese, Untersuchung und Differentialdiagnosen: s. Tab. 1, 2, 3; das Hyperventilationssyndrom ist eine wichtige Differentialdiagnose. Die meist jungen gesunden Patienten können in Belastungssituationen bedrohlich wirkende Dyspnoe empfinden (s. Hyperventilationstetanie).

Behandlungsindikation: als Notfall immer gegeben.

Lebensrettende Sofortmaßnahmen: (syn. Basismaßnahmen, engl. basic life support; s. Reanimation); **1.** Kontrolle und ggf. Freimachen der **Atemwege: a)** Fremdkörperaspiration* mit drohender Asphyxie: Laryngoskopie und Bolusbergung mit Magill-Zange, Fremdkörper ggf. mechanisch durch Schläge zwischen die Schulterblätter oder Heimlich-Handgriff entfernen (s. Atemwegverlegung), bei Erfolglosigkeit je nach Höhe der Atemwegverlegung endotracheale Intubation (s. Atemwegsicherung) oder ggf. Koniotomie*; **b)** Schwellung im Pharynxbereich: Adrenalin per inhalationem (s. Atemwegverlegung), Glukokortikoide*, z. B. Prednisolon (z. B. Solu-Decortin® H), 1 g i. v., endotracheale Intubation (s. Atemwegsicherung), ggf. Koniotomie*; **2.** Sicherung der **Oxygenierung: a)** in leichten Fällen Sauerstoffgabe* zur Erhöhung der inspiratorischen O_2-Konzentration über Nasensonde oder Sauerstoffmaske oder als atemsynchrone, assistierte O_2-Insufflation mit Beatmungsmaske und -beutel (10 l/min); **b)** bei insuffizienter Atemarbeit Erhöhung des Atemzeitvolumens durch Beatmung*: nach Präoxygenierung, assistierter Beatmung und Narkoseeinleitung erfolgt die endotracheale Intubation und kontrollierte Beatmung, wenn das erhöhte Sauerstoffangebot zu keiner Besserung der Dyspnoe führt und weiterhin Hypoxie vorliegt (Zyanose), wenn die O_2-Sättigung nicht ansteigt (<90 %), bei eingeschränkter Atemmechanik mit Tachypnoe (Atemfrequenz >40/min), Bradypnoe (<10/min) oder kleinem Atemzugvolumen (<500 ml) sowie

Dyspnoe Tab. 3
Differentialdiagnose in Abhängigkeit von der Geschwindigkeit ihres Auftretens

Auftreten der Atemnot	Atemwege	Herz	Blut	ZNS (Psyche)	vermehrter O_2-Verbrauch	Störung der Atembewegungen
hochakut	Bolusaspiration Glottisödem Lungenembolie Asthmaanfall Pneumothorax	akute Linksherzinsuffizienz			Arbeit	Verletzung des thorakalen Skeletts
akut	Krupp Pseudokrupp Pneumonie akute Bronchitis Pleuraerguss	dekompensierende Vitien	(akuter Blutverlust)	Poliomyelitis emotionale Faktoren	Fieber	
chronisch	Tumoren von Trachea und paratrachealem Gewebe tracheobronchialer Kollaps Asthma Emphysem chronische Bronchitis interstitielle Lungenerkrankungen (Fibrosen) Pulmonalarteriensklerose Pleuratumoren Pleuraschwarten	Rechts-Links-Shunt myogene Herzinsuffizienz	chronische Anämie	Myasthenia gravis Phrenikuslähmung	Hyperthyreose Schwangerschaft	Kyphoskoliose Adipositas

bei Erschöpfung des Patienten. Bei eingeschränkter Atemmechanik und ungenügendem Atemzeitvolumen reicht Inhalation nicht aus, da Hyperkapnie und respiratorische Azidose unbehandelt bleiben. Die Indikation zur kontrollierten Beatmung muss rechtzeitig gestellt werden. **3.** Sicherung der **Kreislauffunktion**: großlumigen Venenzugang* legen, Pharmako- und Volumentherapie je nach zugrunde liegender Erkrankung; **4. Lagerung**: im Allg. Hochlagerung des Oberkörpers; bei Herzinsuffizienz zusätzlich Beine tief- (Herzbett), bei Hypovolämie (Schock* durch Blutung, anaphylaktischer Schock*) Beine hochlagern.

Pharmakotherapie: spezifische Notfalltherapie: **I. Asthma bronchiale:** s. Status asthmaticus; **II. anaphylaktische Reaktion: 1.** bedrohliche arterielle Hypotonie*: Adrenalin (Epinephrin, z. B. Suprarenin®), in wiederholten ED von 0,1 mg langsam i. v. bis zur Blutdruckstabilisierung (Anwendungsbeispiel: 1 Amp. mit 1 mg/ml auf 10 ml verdünnen und fraktioniert, d. h. milliliterweise, verabreichen); cave: Herzrhythmusstörung*, bei Überdosierung Tachykardie* und arterielle Hypertonie*; **2.** kristalline Infusionslösung als Volumenbolus, z. B. Ringer-Lösung, 1 l über 5 Minuten; **3.** Brochospasmus: **a)** Adrenalin (z. B. Suprarenin®) per inhalationem, z. B. 1 mg Adrenalin plus 1 ml 0,9 %ige NaCl-Lösung über 15 Minuten mit einer Maske vernebeln; **b)** Prednisolon (z. B. Solu-Decortin® H), 500–1000 mg i. v.; **c)** Antihistaminika mit Wirkung an H_1- und H_2-Rezeptoren: z. B. Dimetinden (Fenistil®), 4 mg i. v. (entspr. 1 Amp.); Cimetidin (z. B. Tagamet®), 200–400 mg i. v.; **III. Herzinsuffizienz: 1.** Lungenödem*: Furosemid (z. B. Lasix®), 20–40 mg langsam i. v.; **2.** kardiogener Schock*: **a)** Katecholamine: z. B. Dopamin (z. B. Dopamin-ratiopharm®), 5–10 µg/kg KG/min (Anwendungsbeispiel: 1 Amp. Dopamin mit 50 mg in 500 ml einer 0,9%igen NaCl-Lösung entspricht einer Dopaminkonzentration von 0,1 mg/ml); initial rasche Infusion mit ca. 1 mg/min über Perfusor bis der Blutdruck steigt, dann Geschwindigkeit unter Blutdruckkontrolle langsam reduzieren bis auf 0,3 mg/min, ggf. zusätzlich Dobutamin in gleicher Dosierung wie Dopamin parallel infundieren über Perfusor; **b)** zusätzlich organische Nitrate*, falls Blutdruck systolisch >100 mmHg: z. B. Nitrolingual®-Pumpspray, initial 2 Hübe, dann 2–6 mg/h i. v. über Perfusor; **IV. Lungenembolie*: 1.** Analgesie mit Opioiden*, z. B. Morphin (z. B. MSI Mundipharma®), wiederholt 2 mg i. v., cave: wegen Atemdepression bes. bei Patienten im höheren Lebensalter titrieren; **2.** ggf. zusätzliche Sedierung mit Benzodiazepinderivaten, z. B. Diazepam (z. B. Valium®), 2,5–10 mg i. v.; **3.** Antikoagulation mit Heparin* (z. B. Heparin-Natrium-ratiopharm®), 5000–10 000 IE i. v. als Bolus; **4.** Erweiterung der pulmonalen Gefäßstrombahn durch organische Nitrate* (z. B. Nitrolingual®-Pumpspray), 2 Hübe, und Dobutamin (z. B. Dobutamin Liquid Fresenius), 5–10 µg/kg

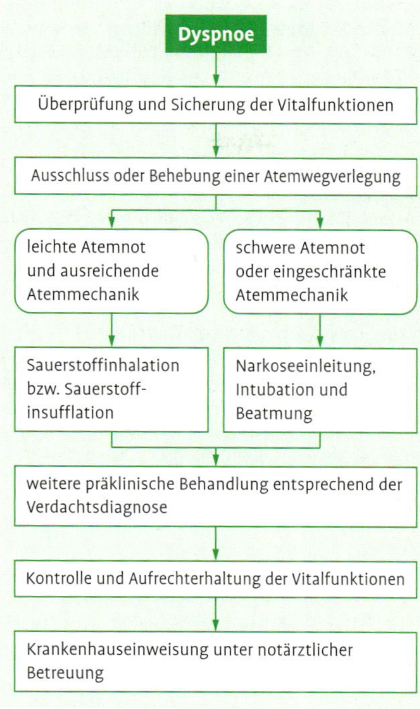

Dyspnoe: therapeutischer Stufenplan

KG/min i. v. über Perfusor, cave: Tachykardie; **V. Anämie** und **Blutung: 1.** ggf. Blutstillung*; **2.** aggressive Volumentherapie; **3.** großzügige Indikationstellung zur Narkoseeinleitung, Intubation und Beatmung (s. Polytrauma); **VI. Intoxikationen** mit Störung des Atemzentrums durch zentral wirkende Substanzen: Antidot-Therapie; **1.** Anhalt für Opiatintoxikation: Naloxon (z. B. Narcanti®) 0,1 mg i. v. alle 30 Sekunden bis zur ausreichenden Spontanatmung, cave: nicht bis zum völligen Wiedererlangen des Bewusstseins wegen drohenden Entzugssyndroms (s. Drogenintoxikation); **2.** schwere Intoxikation mit Benzodiazepinderivaten: Flumazenil (Anexate®), initial 0,2 mg i. v., dann alle 1–3 Minuten 0,1 mg bis zum Aufklaren des Patienten, max. Gesamtdosis 1 mg; **VII. intrakranielle Raumforderung**, Schädelhirntrauma* und intrazerebrale Blutung*: 30°-Oberkörperhochlagerung; bei Ateminsuffizienz mit Bewusstseinsstörung (Glasgow Coma Scale <10, s. Bewusstlosigkeit) endotracheale Intubation und Beatmung; **VIII.** Verdacht auf **Spannungspneumothorax** (plötzliche Tachykardie, Hypotonie, obere Einflussstauung): sofortige Entlastung des intrathorakalen Überdrucks (s. Thoraxdrainage; Pneumothorax); **IX.** Kohlenmonoxidintoxikation, Rauchvergiftung: Beatmung mit max. hoher O_2-Konzentration; **X.** Schwefelwasserstoff- und

Blausäureintoxikation: Antidot-Therapie mit Dimethylaminophenol (4-DMAP), initial 250 mg i. v. zur Bildung von Met-Hb, das eine hohe Affinität zu Cyanidionen aufweist; Cyanidintoxikation und Rauchvergiftung: zusätzlich Natriumthiosulfat (Handelsname: Natriumthiosulfat), 50–500 mg/kg KG i. v.; cave: kein Dimethylaminophenol bei einer Mischintoxikation bei Rauchvergiftung mit Kohlenmonoxid und Cyanid geben, sondern: Hydroxocobalamin (z. B. Cyanokit®), 4–8 g i. v. über 30 Minuten; **XI.** toxisches Lungenödem*: **1.** Dexamethason (z. B. Fortecortin®), 40–100 mg i. v.; **2.** evtl. Antihistaminika (s. o.); **3.** Intubation und Beatmung*.

Therapeutischer Stufenplan: s. Abb.

Sonstige Maßnahmen: Unter kontrollierter Beatmung ist je nach den technischen Möglichkeiten ein differenzierter, das Krankheitsbild berücksichtigender Beatmungsmodus zu wählen (z. B. PEEP von 5–10 cm H_2O bei Lungenödem, lange Exspirationszeit bei Bronchospastik).

Autoren: J. Linzer, H. Moecke.

Dysrhaphiesyndrom: s. Myelodysplasie.

Dysthymie: s. Depression, akute.

Dystonie: extrapyramidales Syndrom, charakterisiert durch anhaltende Muskelkontraktion, die zu verzerrenden repetitiven Bewegungen und abnormer Haltung führt; pathogenetisch wird eine Funktionsstörung bzw. Läsion im Bereich der Basalganglien vermutet; **Einteilung: 1.** ätiologisch in primäre (idiopathische) und sekundäre (symptomatische) Form; **2.** nach dem Zeitpunkt der Manifestation in infantile, juvenile und adulte Form; **3.** nach dem Verteilungsmuster der betroffenen Muskelgruppen in: **a)** fokale Dystonie: auf eine Körperregion begrenzt; z. B. Blepharospasmus, oromandibuläre oder zervikale Dystonie mit Torticollis, Dystonie des Larynx (spasmodische Dysphonie), Dystonie einzelner Extremitäten, Beschäftigungsdystonie (z. B. Schreibkrampf); **b)** segmentale Dystonie in 2 benachbarten Körperregionen (z. B. Meige-Syndrom mit Blepharospasmus und oromandibulärer Dystonie); **c)** multifokale Dystonie in mehr als 2 nicht benachbarten Körperregionen; **d)** generalisierte Dystonie: i. d. R. erblich; Manifestation meist im Jugendalter.

Behandlungsindikation: abhängig von Leidensdruck und klinischer Ausprägung; bei sekundären Formen Therapie der Grunderkrankung.

Pharmakotherapie: 1. Lokaltherapie: Botulinumtoxin (Dysport®, BOTOX ®); Mittel der Wahl bei fokaler Dystonie, insbes. Blepharospasmus, oromandibulärer Dystonie, Meige-Syndrom, zervikaler Dystonie; je nach Ausprägung auch bei Beschäftigungsdystonie und für Teilbereiche generalisierter Dystonie; **2. systemische Therapie:** indiziert bei generalisierter, multifokaler und botulinumtoxinrefraktärer fokaler Dystonie; als unterstützende Therapie bei fokaler Dystonie nur begrenzt wirksam. Die Präparate werden als Monotherapie oder kombiniert eingesetzt, die Tagesdosierungen auf jeweils 3 Einzelgaben aufgeteilt: **a)** L-DOPA + Decarboxylase-Hemmer (Madopar®, NACOM®), indiziert bei juveniler, L-DOPA-sensitiver und als Therapieversuch bei symptomatischer Dystonie; initial 150 mg/d p. o., Dosierung um ca. 150 mg pro Woche steigern bis auf max. 1 g/d; **b)** Trihexyphenidyl (z. B. Artane®), initial 2 mg/d p. o., steigern um 1–2 mg pro Woche bis auf max. 40(–75) mg/d; **c)** Baclofen (z. B. Lioresal®), initial 15 mg/d p. o., steigern um 15 mg pro Woche bis auf max. 120 mg/d; **d)** Clonazepam (z. B. Rivotril®), initial 0,5 mg/d p. o., steigern um 0,5 mg pro Woche bis auf max. 12 mg/d; **e)** Tetrabenazin (Nitoman®), initial 2 × 25 mg/d p. o., steigern um 25 mg pro Woche bis auf max. 200(–300) mg/d.

Operative Therapie: 1. stereotaktische Thalamotomie oder elektrische Thalamusstimulation bei schweren generalisierten oder distal betonten hemidystonen Syndromen nach strenger Indikationsstellung; **2.** ggf. selektive Nervdurchtrennung nach Bertrand bei Torticollis.

Psychotherapie: Aufregung und Stress verstärken viele fokale Dystonien. Entspannende Verfahren (Biofeedback, Autogenes Training, Entspannungsübungen) können positiv unterstützend wirken.

Sonstige Maßnahmen: Physiotherapie auf neurophysiologischer Basis.

Hinweis: 1. vor Therapie unbedingt zwischen idiopathischer und symptomatischer Dystonie differenzieren. **2.** Obsolete Therapiemaßnahmen sind Psychoanalyse sowie die operative Durchtrennung von Muskeln oder Sehnenansätzen (z. B. Musculus sternocleidomastoideus bei Torticollis), da sich dystone Funktionsstörungen auf andere Muskeln verlagern können.

Selbsthilfe: Deutsche Dystonie Gesellschaft e. V., Theodorstr. 41P, 22761 Hamburg, Tel. 040 875602, Fax 040 87082804; E-Mail: info@dystonie.de, Homepage: http://www.dystonie.de.

Literatur: 1. Conrad, B.; Ceballos-Baumann, A. (Hrsg.): Bewegungsstörungen in der Neurologie. Stuttgart, New York: Thieme, 1996; **2.** Müller, F. et al.: Dyskinesias. In: Brandt, T. et al. (eds): Neurological disorders: course and treatment. San Diego: Academic Press, 1996.

Autoren: O. Kastrup, H. C. Diener.

Dystrophie, pränatale: s. Plazentainsuffizienz.

Dysurie: s. Blasenfunktionsstörungen; Harnweginfektion im Kindesalter; Zystitis.

E

Ebastin: s. Histamin-H_1-Rezeptoren-Blocker.
EBV: s. Mononucleosis infectiosa.
ECCO: s. Beatmung.
Echinokokkose: parasitäre Infektion mit Finnen des Hundebandwurms (Echinococcus granulosus) oder des Fuchsbandwurms (Echinococcus multilocularis) inf. oraler Aufnahme von Eiern durch z. B. Genuss von rohen Pilzen und Waldbeeren, die mit Fuchskot kontaminiert sind, engen Kontakt zu infizierten Katzen, Hunden, Haustieren oder Aufnahme von mit dem Staub aufgewirbelten Eiern; die aus dem Ei schlüpfende Hakenlarve penetriert die Dünndarmmukosa und erreicht über Venen oder Lymphgefäße die Leber und nach der Leberpassage andere Organe (Lunge, Gehirn). Zwischenwirte für Echinococcus granulosus sind Wiederkäuer, Pferde und Schweine, für Echinococcus multilocularis Nager. **Formen: 1.** zystische Echinokokkose durch Echinococcus granulosus, dessen Larven expansiv in der Leber (ca. 65 %) oder im Hirn wachsen und eine große Zyste (Hydatide) mit Sekundärzysten aus innerem Keimepithel und äußerer Perizyste bilden; Inzidenz: 1–200 pro 100 000 Einwohner pro Jahr; Prognose: spontane Ausheilung oder sehr langsame Wachstumstendenz möglich; **2.** alveoläre Echinokokkose durch Echinococcus multilocularis; gefährlichste Parasitose des Menschen in Mitteleuropa; Inzidenz: 0,03–1,2 pro 100 000 Einwohner pro Jahr; das infiltrative Wachstum der Larven v. a. in der Leber erinnert an einen malignen Tumor, einschmelzende Hohlräume können wie Zysten (s. Leberzysten) erscheinen; Prognose: Letalität >90 %; **Diagnose:** serologischer Nachweis von Em-2-Antigen (ELISA), Sonographie. Vgl. Lungenparasitosen, Zestodeninfektion.

Behandlungsindikation: mit der Diagnose gegeben.

Pharmakotherapie: 1. Albendazol (Eskazole®), 2 × 800 mg/d p. o. bzw. 10–15 mg/kg KG/d bei einem KG <60 kg; bei zystischer Echinokokkose 3–6 Zyklen von 28 Tagen mit freiem Intervall, im Einzelfall auch Dauertherapie; **2.** alternativ Mebendazol (z. B. Vermox® forte), 40–50 mg/kg KG/d p. o., Maximaldosis 6 g/d; therapeutischer Bereich der Serumkonzentration: 250–500 nmol/l; Dauer der Therapie bei zystischer Echinokokkose 3–6 Monate, evtl. Wiederholung bei komplizierenden Rückenmark- oder Gehirnzysten; **3.** bei alveolärer Echinokokkose im Anschluss an eine kurative Operation Chemotherapie mit Albendazol oder Mebendazol für eine Dauer von 2 Jahren; bei Inoperabilität oder unvollständiger Resektion kann lebenslange Behandlung erforderlich sein; Kontraindikation: Schwangerschaft und Stillzeit.

Operative Therapie: präoperativ einwöchige Behandlung mit Albendazol oder Mebendazol; **Verfahren: 1.** zystische Echinokokkose: minimal-invasive Therapie mit ultraschallgestützter Punktion und Alkoholsklerosierung mit der PAIR-Methode (Abk. für Punktion, Aspiration, Instillation, Reaspiration); ansonsten ist die Zystendesinfektion durch Laparotomie oder über einen laparoskopischen Zugang möglich (s. Leberzysten); **2.** alveoläre Echinokokkose: bei Diagnosestellung häufig schon inoperabel; Operation nur bei Befall eines Leberlappens i. S. einer Teilresektion (s. Leberchirurgie); in Einzelfällen radikale Entfernung; Lebertransplantation* unter Langzeitmedikation bei Begrenzung der Infektion auf die Leber Erfolg versprechend; palliative Maßnahmen (Stent-Einlage, bilio- und hepatodigestive Anastomose) können die Überlebenszeit deutlich verlängern.

Therapeutischer Stufenplan: s. Tab.

Arbeitsunfähigkeit: individuell, je nach Ausmaß der Erkrankung, Komplikationen (z. B. rezidivierende Cholangitis) und postoperativem Zustand.

Hinweis: Die Zystenenukleation wird nicht mehr durchgeführt.

Ansprechpartner: Arbeitsgruppe Echinokokkose der Paul-Ehrlich-Gesellschaft für Chemotherapie, Prof. Dr. P. Kern, Sektion Infektiologie, Medizinische Klinik der Universität Ulm, Robert-Koch-Str. 8, 89082 Ulm; E-Mail: Infektiologie@medizin.uni-ulm.de, echinoreg@medizin.uni-ulm.de, Homepage: http://www.uni-ulm.de/echinokokkose/.

Selbsthilfe: Deutsche Leberhilfe e. V., Luxemburger Str. 150, 50937 Köln, Tel. 0221 2829980, Fax 0221 2829981; E-Mail: info@leberhilfe.org, Homepage: http://www.leberhilfe.org.

Literatur: 1. Sultan Khuroo, M. et al.: Percutaneous drainage compared with surgery for hepatic

Echinokokkose
Therapeutischer Stufenplan

zystische Echinokokkose	aveoläre Echinokokkose
1. Pharmakotherapie: Albendazol, 3–6 × 28 Tage mit jeweils 14 Tagen Pause **oder** Mebendazol über 3–6 Monate	1. operative Resektion: Operation unter pharmakologischem Schutz (präoperativ mindestens 1 Woche; postoperativ 24 Monate bei kurativer Resektion, lebenslang bei unvollständiger Resektion)
2. bei Progredienz: PAIR-Methode **oder**	2. Pharmakotherapie: Albendazol oder Mebendazol als Langzeittherapie über mehrere Jahre, u. U. lebenslange Therapie
3. chirurgische Zystendesinfektion: vorzugsweise laparoskopisch-endoskopische Operation unter pharmakologischem Schutz (präoperativ mindestens 4 Tage, postoperativ 3 Monate)	3. Lebertransplantation mit Langzeitchemotherapie
4. Therapiekontrolle: Arzneimittelspiegel, Serologie, bildgebende Verfahren	4. Therapiekontrolle: Arzneimittelspiegel, Serologie, bildgebende Verfahren

hydatid cyst. New Engl J Med 337 (13): 883–997 (1997); **2.** Guidelines for treatment of cystic and alveolar echinococcosus in humans. Bulletin WHO 74 (3): 231–242 (1996).

Autor: J. G. Wechsler.

ECMO: s. Beatmung.

Econazol: s. Antimykotika.

ECP: s. Lymphome, primär kutane.

Ecstasy-Abhängigkeit: s. Drogenabhängigkeit.

Eczema: s. Ekzem, atopisches; Ekzem, seborrhoisches; Kontaktekzem.

Effluvium capillorum: s. Alopezie.

Effluvium, telogenes: Haarausfall von Terminalhaaren durch vermehrten Übergang in die Telogenphase; **Diagnose:** >20 % Telogenhaare im Haarwurzelstatus; **Ursache: 1.** frontoparietales telogenes Effluvium bei androgenetischer Alopezie* (okzipital normale Telogenrate); **2.** diffuses telogenes Effluvium mit frontal und okzipital erhöhter Telogenrate bei Mangelzuständen (Eisen, Protein, Zink), Stoffwechselstörungen (Hyper- und Hypothyreose, Hypopituitarismus), Intoxikationen (z. B. Schwermetalle), postfebril, postnatal, pharmakologisch induziert (z. B. Beta-Rezeptoren-Blocker, Lipidsenker), bei Kollagenosen oder Neoplasien.

Behandlungsindikation: besteht bei Vorliegen einer Grunderkrankung und in Abhängigkeit vom Leidensdruck des Patienten bei den als physiologisch anzusehenden Formen androgenetisches Effluvium (bei Männern), seniles Effluvium, postpartales Effluvium, Effluvium des Neugeborenen.

Pharmakotherapie: 1. Effluvium bei androgenetischer Alopezie*; **2.** diffuses telogenes Effluvium: Therapie der Grunderkrankung, Beseitigung des Mangelzustandes (z. B. Eisensubstitution über 3–6 Monate, Umstellung der Ernährung).

Sonstige Maßnahmen: 1. Effluvium als mögliche UAW abklären (z. B. Beta-Rezeptoren-Blocker, ACE-Hemmer, Lipidsenker, NSAR) und Arzneimittel umstellen; **2.** Ausschluss von Schilddrüsenstörungen, Östrogenabfall, Kollagenosen, Malignomen.

Hinweis: 1. Seborrhö kann das Effluvium verstärken, tägliches Haarewaschen ist erlaubt; **2.** ein zusätzliches Kopfhautekzem kann das Effluvium verstärken und muss mitbehandelt werden; **3.** Schneiden, Tönen, Färben, Dauerwellen sind ohne Einfluss auf das Haarwachstum.

Literatur: 1. Hordinsky, M. K.: Medical treatment of noncicatricial alopecia. Semin Cutan Med Surg 25: 51–55 (2006); **2.** Sterry, W.; Paus, R.; Burgdorf, W.: Checkliste Dermatologie. Stuttgart: Thieme, 2005; **3.** Trüeb, R. M.: Haare, Praxis der Trichologie. Darmstadt: Steinkopff, 2003.

Autoren: P. Schulze, W. Sterry.

Eflornithin: s. Protozoenmittel.

Egel: s. Trematodeninfektion.

Eichelentzündung: s. Balanoposthitis.

Eierstockentzündung: s. Adnexitis.

Eierstockkrebs: s. Ovarialkarzinom.

Eierstockschwangerschaft: s. Extrauteringravidität.

Eierstockzysten: s. Ovarialzysten, funktionelle.

Eigenblut: s. Immunstimulation.

Eigenblutspende: s. Transfusion, autologe.

Eileiteroperationen: s. Tubenchirurgie.

Eileiterschwangerschaft: s. Extrauteringravidität.

Einmalkatheterismus: s. Katheterisierung der Harnblase.

Einschlafattacken: s. Narkolepsie.

Einschlafmyoklonus: s. Parasomnie.

Einschlafstörung: s. Rhythmusstörungen, zirkadiane.

Einschlusskörperchenkrankheit: s. Zytomegalie.

Einschlusskörperchenmyositis: s. Myositis.

Eisenintoxikation: s. Schwermetallintoxikation.

Eisenmangelanämie: s. Anämie, hypochrome mikrozytäre; Anämie, hypochrome mikrozytäre im Kindesalter.

Eisenspeicherkrankheit: s. Hämochromatose.

Eizellgewinnung: s. In-vitro-Fertilisation.

Ejaculatio praecox: s. Funktionsstörungen, sexuelle.

Ejaculatio retarda: s. Funktionsstörungen, sexuelle.

EK: Abk. für Erythrozytenkonzentrat*.

Ekbom-Syndrom: s. Restless-Legs-Syndrom.

Eklampsie: s. Schwangerschaftserkrankung, hypertensive.

Ektoparasiten: s. Pedikulose.

Ekzem, allergisches: s. Kontaktekzem.

Ekzem, atopisches: syn. endogenes Ekzem, Neurodermitis, Prurigo Besnier; chronisch-rezidivierende Entzündungsreaktion der Haut, die zum atopischen Formenkreis gehört und mit starkem Juckreiz einhergeht; das klinische Erscheinungsbild ist uneinheitlich und variiert mit dem Lebensalter; im Säuglingsalter eher exsudativer Charakter, später meist lichenifizierte und pruriginöse Formen.

Behandlungsindikation: akuter Ekzemschub; Dauertherapie und Rezidivprophylaxe.

Pharmakotherapie: **I. Lokaltherapie:** **1.** Basisbehandlung: **a)** Hautfettung: morgens Lotion (z. B. Unguentum emulsificans aquosum), abends Salbe (z. B. Eucerin c. Aq.); alternativ Fertigpräparate (z. B. Linola®-Fett N, Excipial® Mandelölsalbe); die Verträglichkeit von Externa ist unterschiedlich und muss individuell ausgetestet werden. **b)** Harnstoff (Urea) zur Rehydrierung der Hornschicht, z. B. 5 %ig in Unguentum emulsificans aquosum oder als Fertigpräparat (z. B. Remederm® Creme Widmer, Eucerin® Salbe 10% Urea); 2-mal täglich oder im Wechsel mit blanden Externa; cave: evtl. starke Reizwirkung von Harnstoff auf entzündeter Haut; **2.** antientzündliche Lokaltherapie: **a)** topische Glukokortikoide mit günstigem therapeutischem Index (im Allg. Präparate der Wirkstoffklasse II–IV), z. B. Methylprednisolon (z. B. Advantan®) oder Mometason (z. B. Ecural®); Anwendung kurzfristig (im Gesicht nicht länger als 3 Tage) bis zur Besserung, auch alternierend mit Grundlagensalbe, nach Ansprechen der Therapie Applikationsfrequenz verringern (Intervalltherapie mit Glukokortikoidpausen von zunehmender Dauer), meist genügen ca. 14 Tage. Wegen verstärkter Arzneimittelresorption in den intertriginösen Hautarealen sollen in diesen Bereichen nur Präparate der Wirkstoffklasse I verwendet werden. Zurückhaltende Glukokortikoidtherapie bei Säuglingen und Kleinkindern; in Ausnahmefällen kurzfristige Anwendung von Präparaten der Wirkstoffklasse I; Verzicht auf Dauertherapie (insbes. mit halogenierten Glukokortikoiden) bzw. auf Anwendung im Gesichtsbereich wegen erheblicher UAW (z. B. Teleangiektasien, epidermale Atrophie, Hypertrichose, sog. Steroidakne, periorale Dermatitis); **b)** topische Immunmodulatoren: z. B. Pimecrolimus (z. B. Elidel®) und Tacrolimus (z. B. Protopic®); beide Präparate sind bei Kindern und Erwachsenen zugelassen; UAW: kurzfristig Brennen der Haut, vermehrter Juckreiz; übermäßige Sonnenexposition sollte vermieden werden; Langzeiterfahrungen (>10 Jahre) liegen noch nicht vor; eine Kombinationsbehandlung mit topischen Glukokortikoiden ist möglich; **3.** bei bakterieller Superinfektion (meist durch Staphylococcus aureus) antibiotische Behandlung mit Flucloxacillin (z. B. Staphylex®) oder Cefuroxim (z. B. Elobact®); bei Herpesinfektion Aciclovir (z. B. Zovirax®), bei Hefepilzinfektion Itraconazol (z. B. Sempera®). **II. Systemische Therapie:** **1.** bei akutem Schub und starkem Juckreiz: Antihistaminika (Histamin-H_1-Rezeptoren-Blocker); je ausgeprägter der antipruriginöse Effekt, desto stärker die sedierenden Eigenschaften (daher abendliche Einnahme der Tagesdosis günstig); **a)** Antihistaminika der neuen Generation: z. B. Fexofenadin (Telfast®), 120 mg/d p. o. mit schwächer antipruriginösen und ohne sedierende Eigenschaften; **b)** Präparate der 1. Generation (stärker juckreizstillend, aber auch stärker sedierend), z. B. Clemastin (Tavegil®), 1 mg/d p. o.; Hydroxyzin (z. B. Atarax®), 25 mg/d p. o.; Dimetinden (z. B. Fenistil®), 3 × 2,5 mg/d p. o., kann auch bei Kindern angewendet werden (3 × 10–15 Tr./d); Promethazin (z. B. Atosil®), 25 mg/d p. o., gute antipruriginöse Wirkung, aufgrund der starken sedierenden Eigenschaften jedoch nur beschränkt einsetzbar; cave: potenzierte Wirkung der Antihistaminika bei Einnahme anderer zentral wirkender Arzneimittel bzw. Alkohol, Einschränkung der Fahrtüchtigkeit; Anwendungsdauer: ca. 4 Wochen; **2.** Ciclosporin (z. B. Immunosporin®) zeigt in einer Dosis von 2,5–5 mg/kg KG p. o. oft schon nach 2 Wochen eine gute Wirkung; Therapiedauer 3–6 Monate; nach Absetzen der Medikation häufig Rezidive; Anwendung wegen erheblicher UAW nur in schweren, ansonsten therapierefraktären Ausnahmefällen.

Lichttherapie: adjuvante Therapie; **Formen:** **1.** Kombination aus UV-B- und UV-A-Licht; nach Bestimmung der minimalen Erythemdosis sollte mit 0,05 J/cm² UV-B- und 3,0 J/cm² UV-A-Licht begonnen werden; 4–5-mal wöchentlich mit allmählicher Dosissteigerung auf bis zu 0,15 J/cm² UV-B- und 5,0 J/cm² UV-A-Licht (je nach Verträglichkeit); Therapiedauer: 6–8 Wochen. Danach kann die Lichttherapie langsam reduziert werden. UAW: Aufgrund einer vermehrten Austrocknung der Haut durch die Wärmeentwicklung der Lampen kann es zur Verschlechterung des atopischen Ekzems kommen (Abbruch der Therapie); Dermatitis solaris; erhöhtes Risiko einer vorzeitigen Hautalterung sowie der Entstehung epithelialer Tumoren, daher nicht als Dauertherapie geeignet; **2.** hochdosiertes UV-A_1-Licht bei akuter Exazerbation; 4-mal wöchentlich, insgesamt 15–20 Be-

Ekzem, atopisches
Therapieempfehlungen

Maßnahme	Empfehlung
Hautpflege	5 % Harnstoff in geeigneter Grundlage
Vorgehen bei Exazerbation	je nach Lokalisation und Ausprägung: topische Immunmodulatoren und/oder topische Glukokortikoide; ggf. zusätzlich Lichttherapie oder Ciclosporin A p. o. über ≥3–6 Monate
	Antihistaminika p. o.
	ggf. Lichttherapie

strahlungen. Eine Besserung ist nach 5–10 Sitzungen zu erwarten; bislang gute bis sehr gute Ergebnisse; Langzeituntersuchungen (insbes. im Hinblick auf potentielle UAW) stehen jedoch noch aus. **3.** Photochemotherapie mit Psoralen und UV-A-Licht (PUVA-Therapie); s. Lichttherapie, dermatologische.

Psychotherapie und **Schulung: 1.** Bei Patienten mit psychosomatischer Komponente zeigt eine begleitende psychotherapeutische Unterstützung oft gute Ergebnisse; auch Autogenes Training kann hilfreich sein. **2.** Mit standardisierten Schulungsprogrammen können Betroffene und Eltern betroffener Kinder bezüglich der Entstehung, Auslöser und Therapie aufgeklärt und die Kompetenz im Umgang mit der Erkrankung gesteigert werden.

Sonstige Maßnahmen: 1. Allergentestung (Tierhaare, Hausstaub, Pollen oder Nahrungsmittel) und Allergenkarenz. **2.** Kleidung aus Baumwolle wird meist besser vertragen als Wollkleidung. **3.** Neugeborene in familiär belasteten Familien sollten ein halbes Jahr lang gestillt werden. **4.** Wegen Gefahr der Superinfektion mit Herpes* simplex entspr. Exposition möglichst vermeiden; **5.** Berufe, bei deren Ausübung die Haut durch potentiell allergisch wirkende Substanzen oder starkes Schwitzen belastet wird, sind häufig ungeeignet (z. B. Bäcker, Friseur, Maler, Maurer, Mechaniker). Dies sollte insbes. bei der Berufswahl Jugendlicher berücksichtigt werden. **6.** Evtl. Rehabilitationsmaßnahmen, z. B. Klimakuren; **7.** evtl. kurzzeitiger stationärer Aufenthalt (kann durch Entfernung aus dem häuslichen Milieu zu schneller Besserung führen).

Therapeutischer Stufenplan: s. Tab.

Eigenbehandlung: 1. Hautreinigung mit milden nichtalkalischen Reinigungsmitteln; z. B. Dermowas® mit anschl. Nachfettung der Haut; **2.** Bäder mit Ölzusatz (z. B. Balneum Hermal® F, Linola®-Fett-N Ölbad, Ölbad Cordes®); alternativ: Zusatz von 1 Esslöffel Olivenöl in das Badewasser; bei starkem Juckreiz zusätzlich polidocanolhaltige Zusätze (z. B. Balneum Hermal® plus); **3.** Nägel (insbes. bei Kindern) kurz schneiden, um Kratzeffekte zu vermindern; ggf. nachts Baumwollhandschuhe tragen; **4.** Aufenthalt in Hochgebirge und Meeresklima; heißes und feuchtes sowie trockenes und kaltes Klima sollten gemieden werden.

Arbeitsunfähigkeit: bei akuter Exazerbation: 7–14 Tage zur intensiven Therapie und Vermeidung eines stationären Aufenthalts; bei beruflich bedingter Auslösung ggf. auch länger (mit zwischenzeitlichen Versuchen der Wiederaufnahme der Tätigkeit); ggf. Abklärung der Berufsunfähigkeit.

Hinweis: Der große Leidensdruck der Patienten wird oft für ungesicherte Therapieverfahren ohne bewiesene Wirksamkeit ausgenutzt (z. B. Stutenmilch, Eigenblutübertragung, Bioresonanztherapie); gelegentlich kurzfristige Plazeboeffekte.

Neuentwicklung: 1. spezifische Immuntherapie*: positive Effekte bei Hausstaubmilbenallergie in aktuellen Studien nachgewiesen; **2.** Laktobazillen: Art und Dosierung derzeit in klinischer Prüfung; **3.** neue immunmodulierend wirkende Moleküle und Antikörper, z. B. PDE4-Inhibitoren, Anti-IL-5-Antikörper, Anti-IgE-Antikörper, werden momentan klinisch geprüft.

Selbsthilfe: 1. Bundesverband Neurodermitiskranker in Deutschland e. V., Oberstr. 171, 56154 Boppard, 06742 87130, Fax 06742 2795; E-Mail: info@neurodermitis.net, Homepage: http://www.neurodermitis.net; **2.** Deutscher Neurodermitiker Bund e. V., Baumkamp 18, 22299 Hamburg, Tel. 040 230744, Fax 040 231008; E-Mail: info@dnb-ev.de, Homepage: http://www.dnb-ev.de; **3.** Deutscher Allergie- und Asthmabund e. V. (DAAB), Fliethstr. 114, 41061 Mönchengladbach, Tel. 02161 814940, Fax 02161 8149430; E-Mail: info@daab.de, Homepage: http://www.daab.de; **4.** Allergiker Selbsthilfe e. V., Hermann-Löns-Weg 11 a, 65779 Kelkheim, Tel. und Fax 06195 910674; E-Mail: allergiker-selbsthilfe@t-online.de; **5.** Allergieverein in Europa e. V., AVE-Büro Fulda c/o Institut für Umwelt und Gesundheit (IUG), Petersgasse 27, 36037 Fulda, Tel. 0661 71003, Fax 0661 71019; E-Mail: UMWELTBERATUNG.Fulda@t-online.de, Homepage: http://www.allergieverein-europa.de; **6.** Allergie- und umweltkrankes Kind e. V. Bundesverband, Westerholter Str. 142, 45892 Gelsenkirchen, Tel. 0209 30530 oder 3809036, Fax 0209 3809037; E-Mail: AUKGE@aol.com.

Literatur: 1. Thomas, J.: Atopic dermatitis: current management strategies for adult patients. Dermatol Nurs 20: 449–453 (2008); **2.** Leung, D. Y; Bieber, T.: Atopic Dermatitis. Lancet 361: 151–160 (2003).

Autoren: P. Schulze, W. Sterry.

Ekzem, seborrhoisches: syn. seborrhoische Dermatitis; chronische oder subakut-rezidivierende entzündliche Hauterkrankung mit unregelmäßigen und scharf begrenzten Erythemen sowie gelblicher Schuppung, oft verbunden mit gesteigerter Talgdrüsensekretion (Seborrhö) an der behaarten Kopfhaut, an den Ohren, zentrofazial sowie an der vorderen und hinteren Schweißrinne des Rumpfes; Besiedlung mit lipophilen Hauthefepilzen (Pityrosporum ovale), die zu einer immunologischen Abwehrreaktion führt.

Behandlungsindikation: intensive Behandlung bei ausgeprägter Entzündung und Seborrhö, danach in größeren Intervallen; Eigenbehandlung auch im Intervall erforderlich.

Pharmakotherapie: oft langfristige Behandlung wegen starker Rezidivneigung. **I. Lokaltherapie: 1.** behaarter Kopf: Haarwäsche mit keratolytischen und antimikrobiellen Shampoos: **a)** Ketoconazol (z. B. Terzolin® Lösung), 2-mal wöchentlich; sparsam anwenden wegen starker Detergenzienwirkung; **b)** Salicylsäure (z. B. Squamasol®), 2–3-mal wöchentlich; **c)** Selendisulfid (z. B. Selsun®), 1–2-mal wöchentlich; **d)** Steinkohleteer (z. B. Tarmed®), 1–2-mal wöchentlich. Die Behandlung erfolgt jeweils bis zur Besserung des Krankheitsbildes. Die alternierende Anwendung von 2 verschiedenen Präparaten ist vorteilhaft. Zusätzlich in Abhängigkeit von der entzündlichen Komponente glukokortikoidhaltige Tinkturen; z. B. Prednisolon (z. B. Alpicort®) oder Prednisolon in Kombination mit Salicylsäure und Dexpanthenol (z. B. Lygal® Kopftinktur), anfangs 2-mal täglich, dann langsam auf 2–3 Anwendungen pro Woche reduzieren; **2.** Gesicht und restlicher Körper: **a)** Ketoconazol (z. B. Terzolin® Creme) oder Clotrimazol (z. B. Antifungol® Creme), 1–2-mal täglich bis zur Besserung, dann in 2–3-tägigen Abständen; **b)** zusätzlich in Abhängigkeit von der entzündlichen Komponente glukokortikoidhaltige Cremes, z. B. Hydrocortison (z. B. Alfason® Creme); im Gesicht nur kurzfristig; **II. systemische Therapie:** Retinoide (bei starker Seborrhö): Isotretinoin (z. B. Roaccutan®), 10 mg/d p. o.; cave: Teratogenität; daher ausreichender Konzeptionsschutz bei Frauen im gebärfähigen Alter bis 4 Wochen nach Behandlungsabschluss.

Naturheilkundliche Verfahren: Bäder mit Weizenkleiezusatz.

Eigenbehandlung: 1. Gesicht mit Wasser oder Kinderseife (z. B. Eubos®) zur Entfernung der Pilzsporen waschen und anschl. Rückfettung mit Öl-Wasser-Emulsion (z. B. Nivea® Lotion, Nivea® Creme) zur Vermeidung einer überschießenden Talgproduktion; 3-mal täglich durchführen (im floriden Stadium und nach Rückbildung zur Rezidivprophylaxe); **2.** Solarium, Sonne, Urlaub am Meer (UV-B-Bestrahlung; Meerwasser).

Hinweis: 1. hartnäckiges seborrhoisches Ekzem (insbes. bei jungen Menschen, zentrofazial) in Zusammenhang mit HIV-Infektion; **2.** bei therapieresistenten Fällen mit Übergang in eine Psoriasis* vulgaris (sog. Seborrhiasis) Lokaltherapie mit Dithranol* versuchen; **3.** diätetische Maßnahmen (z. B. Verzicht auf Schweinefleisch oder Schokolade) ohne gesicherten Einfluss auf den Krankheitsverlauf.

Literatur: 1. Cook, B. A.; Warshaw, E. M.: Role of topical calcineurin inhibitors in the treatment of seborrheic dermatitis: a review of pathophysiology, safety, and efficacy. Am J Clin Dermatol 10: 103–108 (2009); **2.** Naldi, L.; Rebora, A.: Clinical practice. Seborrheic dermatitis. N Engl J Med 22: 387–396 (2009).

Autoren: P. Schulze, W. Sterry.

Elektrokonisation: s. Konisation.

Elektrokrampftherapie: s. Depression, akute; Katatonie.

Elektrolytstörung: s. Hyperkaliämie; Hyperkalzämie; Hypernatriämie; Hypokaliämie; Hypokalzämie; Hyponatriämie.

Elektrotherapie: therapeutische Anwendung des elektrischen Stroms im Nieder-, Mittel- und Hochfrequenzbereich; **Therapieziele: 1.** Einflussnahme auf neurophysiologische Regelprozesse (periphere Durchblutung, Muskeltonus, Schmerzleitung); **2.** Anregung sensomotorischer Leistungen nach neurologischen Störungen und Ausfällen; **3.** Erwärmung körpertief gelegener Gewebe; **Formen: 1.** Galvanotherapie: Anwendung von Gleichstrom; **2.** Niederfrequenztherapie: sog. Reizstromtherapie mit Frequenzen bis zu 1000 Hz; **3.** Mittelfrequenztherapie: Interferenzstrombehandlung mit 1000 Hz bis 300 kHz; **4.** Hochfrequenztherapie mit >300 kHz (Kurzwelle, Dezimeterwelle, Mikrowelle); **therapeutisches Prinzip: 1. Galvanotherapie: a)** sensorisch dämpfende Wirkung unter der Anode; unter der Kathode Steigerung der motorischen Erregbarkeit; Entleerung der Speicher von Schmerzmediatoren (entspricht der Wirkung von Capsaicin); **b)** bei der Iontophorese Unterstützung des perkutanen Ionentransports (Arzneimittelionen) durch den fließenden Strom; **c)** Elektrolyse unter den Elektroden (Koagulation unter der Anode, Kolliquation unter der Kathode); **2. Niederfrequenztherapie:** Erregung von Nerven- und Muskelzellen erfolgt in Abhängigkeit **a)** von verwendeter Stromstärke, Anstiegssteilheit, Impuls- und Pausendauer; **b)** von den elektrophysiologischen Eigenschaften der zu erregenden nervalen und muskulären Strukturen; **3. Mittelfrequenztherapie:** zeitgleicher Einsatz von 2 Stromkreisen gering unterschiedlicher Frequenz (z. B. 3900 und 4000 Hz); in tieferen Gewebeschichten kommt es zur Ausbildung niederfrequenter, stehender Wellen mit ähnlichen Wirkungen wie bei der Niederfrequenztherapie. **4. Hochfrequenztherapie:** Erwärmung körpertiefer Gewebe mit durchblutungsfördernden, schmerzlindernden, muskelrelaxierenden und viszeraltonusstabilisierenden Wirkungen; dosisabhängige Anregung phlogistischer Prozesse und immunologischer Leistungen (s. Wärmetherapie).

Indikation: 1. Niederfrequenz: neuromuskuläre Schmerzsyndrome am Bewegungssystem, Störungen neuromuskulärer Leistungen (Funktionsdefizit, Funktionsausfall); **2.** Mittelfrequenz: Muskelstimulierung bei Inaktivitätsatrophie; **3.** Hochfrequenz: Mangeldurchblutung, Fehlafferenzen aus Viszerum, Parenchym und Mesenchym; Resorption von Infiltraten in Körperhöhlen (Restpneumonie, Hämatome).

Kontraindikation: **1.** Nieder- und Mittelfrequenz: dermatologische Irritationen (Affektionen) im Behandlungsareal, Sensibilitätsstörungen, Angst vor Strom; **2.** Hochfrequenz: Schwangerschaft, Herzschrittmacher, Tumoren, Hämophilie, Metallimplantate, akute mikrobielle (z. B. bei Tuberkulose) oder immunologisch vermittelte systemische Entzündungen.

Durchführung: **I. Galvanotherapie:** Ankoppelung des Stromkreises über große Schwammelektroden oder Plattenelektroden in Wasserbehältern (2- oder 4-Zellenbad oder hydrogalvanisches Vollbad, Stanger-Bad); Erhöhung der Stromstärke bis zu einer deutlichen Wahrnehmung von Kribbeln oder Brennen in der Haut (sensibel schwellig); cave: vorsichtigere Dosierung bei neurologischen Erkrankungen mit gestörter Hautsensibilität; zur Förderung eines perkutanen Stofftransports durch Iontophorese werden Procain, Acetylcholin, Bienengift oder Histamin an der Anode und Nicotinsäure, Salicylate oder Prednisolon an der Kathode platziert. **II. Niederfrequenztherapie:** Dosissteigerung bis zum Erreichen einer sensibel schwelligen Stromstärke; durch unterschiedlich große Hautelektroden lässt sich die Wirkung auf die erkrankten Körperteile fokussieren. Formen: **1.** diadynamische Bernhard-Wechselströme mit sinusförmig an- und abschwellenden Stromstärken (50 und 100 Hz), die von einem konstant fließenden galvanischen Strom unterlagert werden; **2.** Träbert-Reizstrom: Wechselströme mit 143 Hz und Rechteckimpulsen von je 2 ms Dauer; **3.** transkutane elektrische Nervenstimulation (Abk. TENS): Positionierung einer kleinen (differenten) Elektrode nahe des zu therapierenden Nervs oder Nervenganglions; Einsatz kurzer Stromimpulse mit relativ hoher Spannung; Stromstärke sensibel schwellig; Frequenz individuell bis zum Erreichen des optimalen analgetischen Effekts (2–200 Hz); **a)** konventionelle TENS: hohe Frequenz (100 Hz), niedrige Intensität (20 mA); moderate Analgesie; **b)** Hyperstimulations-TENS (Melzack-Variante): hohe Frequenz (100 Hz), hohe Intensität (100 mA); erzeugt Schmerzen als Zweitschmerz (sog. counter irritation); **c)** acupuncture-like TENS (Abk. APL-TENS): niedrige Frequenz (2 Hz), hohe Intensität (60 mA); Form der TENS mit der größten analgetischen Wirkung; **4.** direkte und indirekte Erregungen der Muskulatur mit faradischem Schwellstrom oder neofaradischen Gleichstromimpulsen mit einer Frequenz von 50–100 Hz und einer Impulsdauer von 1 ms; die differente Elektrode wird direkt über dem Muskel oder dem motorisch versorgenden Nerv platziert. **III. Mittelfrequenztherapie:** wie Niederfrequenztherapie; bipolare Elektrodenposition über dem Muskelbereich; **IV. Hochfrequenztherapie:** Einsatz unterschiedlicher Wechselstromfrequenzen (Kurzwelle: 27 MHz, Wellenlänge 11 m; Dezimeterwelle: 434 MHz, Wellenlänge 69 cm; Mikrowelle: 2450 MHz, Wellenlänge 12 cm) zur Überwärmung körpertiefer Gewebe; die Verwendung von Kondensatorfeldplatten führt zu einer gleichmäßigen Erwärmung im elektrischen Feld; im Spulenfeld (Magnetfeld) wird die Muskulatur stärker erwärmt; Distanzstrahlen (Mikrowelle, Dezimeterwelle) bedingen eine Erwärmung oberflächlicher Strukturen. Die Dosierung folgt der subjektiven Wahrnehmung von Wärme: Stufe 1: keine Wärmeempfindung; Stufe 2: subjektiv eben spürbare Wärme; Stufe 3: deutliches, angenehmes Wärmeempfinden; Stufe 4: kräftige, nicht unangenehme Wärmeempfindung. Dezimeterwellen werden in geringerem Maß absorbiert, dringen tiefer ein und müssen jeweils eine Stufe niedriger dosiert werden. Eine objektive Dosierung nach Intensitätsstufen (I–IV) ist mit modernen Geräten möglich (mittlere Dosis Kondensatorfeld ca. 80 Watt, Spulenfeld 60 Watt).

Komplikationen: **1.** durch die Anwendung von Strom Hautschäden bei unsachgemäßer Ankoppelung des niederfrequenten Stroms oder bei gestörter kutaner Sensibilität; **2.** durch die Erzeugung von Wärme (Hochfrequenztherapie) lokale Wärmeschäden bei Metallen im Behandlungsareal, pathologischer Sensibilität bzw. Durchblutung, sog. Spitzeneffekte an prominenten Körperstellen, Förderung entzündlicher Prozesse, ungünstige Einflüsse auf die Gewebetrophik bei Varizen und lokalen Ödemen; **3.** teratogene Schädigung bei Hochfrequenztherapie über der Uterusregion.

Autorin: Ch. Uhlemann.

Ellenbruch: s. Ulnafraktur.

Elliptozytose, hereditäre: s. Erythrozytenmembrandefekte.

ELS: Abk. für Erregungsleitungsstörung*.

Elsberg-Syndrom: s. Neuritis.

Embolie, arterielle: s. Arterienverschluss, akuter.

Embolisation: s. Angiologie, interventionelle pulmonale.

Embryonentransfer: s. In-vitro-Fertilisation.

Emedastin: s. Histamin-H1-Rezeptoren-Blocker.

Emesis: s. Antiemetika.

Emesis gravidarum: s. Hyperemesis gravidarum.

Empfängnisverhütung: s. Kontrazeption.

Empfindungsstörungen: s. Sensibilitätsstörungen.

Emphysema pulmonum: s. Lungenemphysem.

Emphysemchirurgie: Lungenvolumen-Reduktionsoperation (Abk. LVRS für engl. lung volume reduction sugery), operative Entfernung blasiger Anteile der Lungen durch atypische Resektion zur Verbesserung der Atemmechanik u. Atempumpe durch Normalisierung der Atemmittellage; **Formen:** **1.** Bullaresektion; **2.** Volumenreduktion im engeren Sinne; **therapeutisches Prinzip:** Emphysemblasen verdrängen durch ständiges Anwachsen (Gesetz von Laplace) noch am Gasaustausch teilnehmendes Parenchym. Diese Überblähung führt zu einer Volumenzunahme der Lunge, die Interkostalräume werden weitgestellt, das Zwerchfell nach unten verdrängt und der intrathorakale Druck steigt (Boyle-Mariotte-Gesetz). Ein abgeflachtes Zwerchfell ist ständig in Inspirationsstellung und kann keine weitere Abflachung durch Kontraktion herbeiführen. Die Atemmittellage ist zugunsten der Inspiration verschoben. Ebenso weitgestellte Interkostalräume; die Muskeln sind überdehnt und die Musculi intercostales externi und Musculi intercostales interni stehen in einem zueinander ungünstigen Winkel. Überdehnte Muskeln können ihre volle Kraft nicht entfalten. Durch Resektion behindernder, für den Gasaustausch funktionsloser Emphysemblasen wird das Lungenvolumen verkleinert und somit die Atemmittellage verbessert.

Indikation: **1.** Bullaresektion: große isolierte Blasen werden reseziert, da sich diese vergrößern und so Einschränkungen der Atemmechanik zur Folge haben. Im Gegensatz zur Volumenreduktion werden hier auch basalgelegene Bullae reseziert. **2.** Volumenreduktion: nicht alle Patienten mit Lungenemphysem profitieren von einer Operation gleichermaßen. Erst nach einer großangelegten amerikanischen Studie (National Emphysema Treatment Trial, Abk. NETT) konnten Subgruppen identifiziert werden, die für diesen Eingriff geeignet sind. Patienten mit apikal betontem Lungenemphysem mit schwerer Einschränkung der körperlichen Belastbarkeit (jedoch mehr als 25 W bei Frauen bzw. mehr als 40 W bei Männern, ausgenommen Sechs-Minuten-Gehtest <140 m) bei ausgeschöpften Möglichkeiten der konservativen Therapie (Stufentherapie COPD*) einschließl. mind. dreimonatiger Nicotinkarenz.

Kontraindikation: **1.** Bronchiektasen; **2.** FEV_1 <20 % des Sollwerts; **3.** persistierende respiratorische Globalinsuffizienz mit art. pCO_2 >55 mmHg; **4.** homogen verteiltes (panlobuläres) Lungenemphysem; **5.** Alpha-1-Antitrypsin-Mangel; **6.** pulmonale Hypertonie* mit rechtsventrikulärem Druck systolisch >45 mmHg in Ruhe; **7.** signifikante Komorbidität (z. B. koronare Herzkrankheit, Herzinsuffizienz).

Durchführung: Vorbereitung: konsequente antiobstruktive Therapie, Erlernen von Hustentechniken, Ergometertraining, Behandlung aktuell bestehender Bronchitiden und eine ausgedehnte Diagnostik nach NETT-Kriterien; **Verfahren:** **1.** vorzugsweise videoassistierte thorakoskopische Chirurgie (Abk. VATC bzw. klinisch gängiger **VATS** für engl. video-assisted thoracoscopic surgery), auch beidseits, ein- oder zweizeitig; zunächst müssen alle Verwachsungen, einschließlich des Ligamentum pulmonale gelöst werden. So ist die optimale Ausdehnungsfähigkeit der Lunge gewährleistet. Ziel ist es anschließend, apikale Blasen im relativ gesunden Lungengewebe zu resezieren. Es sollten ca. 25–30 % des Lungenvolumens reduziert werden. Bei sehr porösem Lungengewebe bieten sich Klammernahtgeräte, die durch Pericard (Peristrips) oder Kunststoff (Goretex) armiert sind, an. So soll ein Durchschneiden der Klammern vermieden werden. Hierbei sollte möglichst die Form der Lunge nachempfunden werden, damit diese anschließend der Brustwand gut anliegt. Dies ist an der Lungenbasis im Sinus phrenicocostales kaum machbar. Möglicherweise ist dies der Grund für die schlechten Operationsergebnisse bei basalbetontem Emphysem, welches keine Indikation zur OP darstellt. **2.** Bei erheblichen Verwachsungen oder weit an den Hilus bzw. die großen Bronchien reichenden Blasen ist eine Thorakotomie bzw. die Sternotomie (bei bilateralen Zielzonen) notwendig. Nach Lösen der Verwachsungen auch hier Abtragung der blasigen Areale mit dem Klammernahtgerät. Weit nach zentral reichende Blasen können jedoch so nicht versorgt werden, da der Absetzungsrand in der Blase liegen würde und so der Ausgangspunkt für eine neue Blase resultiert. Außerdem ist die Gefahr des Ausreißens mit persistierender Fistelung groß. Stattdessen wird die Blase eröffnet und es erfolgt der Verschluss mit Endoraphie. Hierbei wird zweireihig vernäht, die erste Reihe mäanderförmig den Blasengrund verschließend und die zweite Reihe überwendlich das Parenchym verschließend. Sie ist der Klammernaht bezüglich persistierender Fistelung nach unseren Erfahrungen überlegen. Fakultativ kann ein sogenanntes Pleurazelt präpariert und zur Verhinderung der Fistelung auf die Lungenoberfläche gelegt werden. Nach jedem Thoraxeingriff werden 1–2 Drainagen in die Pleurahöhle eingelegt und möglichst mit einem Wasserschloss oder einem milden Sog von 15 cm Wassersäule versehen, um Sekret, Blut und austretende Luft abzuleiten. Bei Exsudatmengen unter 200 ml/d und fehlendem Luftaustritt werden die Drainagen zwischen dem 2. und 4. postoperativen Tag entfernt. **Nachbehandlung:** Die konsequente postoperative Schmerztherapie ist für eine frühe Mobilisierung und Atemgymnastik zur Verhinderung bronchialer Infekte unerlässlich. Minimal-invasives Vorgehen erleichtert die ohnehin kritische postoperative Phase.

Komplikation: Die wichtigsten postoperativen Komplikationen sind Nachblutung und persistierende Parenchymfistel mit verlängerter Drainagezeit. Selbst bei sorgfältiger präoperativer Diagnostik und Indikationsstellung zur Volumenreduktionsoperation sind die durch Komorbiditäten bedingten zusätzlichen Komplikationen eine Herausforderung und Aufgabe eines spezialisierten, interdisziplinären Teams; z. B. Sekretverhalt, bronchopulmonale Infektion, kardiale Komplikationen (Herzrhythmusstörung, Herzinsuffizienz), respiratorische Insuffizienz, Lungenembolie und postoperatives Pleuraempyem.

Literatur: Fishman, A. et al.: A Randomized Trial Comparing Lung-Volume-Reduction Surgery with Medical Therapy for Severe Emphysema; N Engl J Med 348: 2059–2073 (2003).

Autor: M. Tönnies.

Empyem: Eiteransammlung in einer präformierten Körperhöhle durch direkte oder fortgeleitete Infektion (primär keine Nekrosen); z. B. Pleura-, Herzbeutel-, Gallenblasen- und Gelenkempyem, Appendicitis empyematosa, Bursitis purulenta; vgl. Abszess.

Behandlungsindikation: mit Diagnosestellung gegeben; sofortiger Therapiebeginn zur Verhinderung einer weiteren Ausbreitung bzw. einer Sepsis. Verlegung in eine Spezialklinik bei Gelenk-, Herzbeutel- oder Pleuraempyem indiziert.

Pharmakotherapie: obligat hochdosiert Antibiotika nach Art und Empfindlichkeit der Erreger und den verschiedenen Empyemlokalisationen; **1.** Pleuraempyem: **a)** Kombination aus Breitbandpenicillin, z. B. Mezlocillin (Baypen®), 3 × 2–4 g i. v. oder Piperacillin (z. B. Tazobac®), 3 × 2–4 g i. v. oder Ciprofloxacin (z. B. Ciprobay®), 2 × 400 mg i. v. mit Metronidazol (z. B. Clont®), 3 × 0,5 g i. v.; **b)** alternativ Carbapenem: Imipenem (ZIENAM®), 3 × 500 mg/d i. v., Cephalosporin und Metronidazol (s. Cholezystitis); **2.** Gallenblasenempyem: Kombination aus Breitbandpenicillin oder Ciprofloxacin mit Metronidazol (s. oben); **3.** Gelenkempyem: Penicilline und Cephalosporine; nach Materialentnahme und Erreger- und Resistenzbestimmung Beginn der spezifischen Antibiotikatherapie.

Operative Therapie: dringliche Eiterentleerung, entweder durch Punktion (Gelenk), Saug-Spüldrainage (Pleura) oder Organentfernung (s. Cholezystektomie, Appendizitis).

Therapeutischer Stufenplan: s. Tab.

Literatur: Stille, W.: Antibiotikatherapie. 11. Aufl. Stuttgart: Schattauer, 2004.

Autor: R. Pfitzmann.

Empyem
Therapeutischer Stufenplan

Lokalisation	Initialtherapie	Nachbehandlung
Gallenblasenempyem	Cholezystektomie Antibiotika	nicht erforderlich
Pleuraempyem	Saugspül-Drainage	tägliche Spülung der Pleurahöhle
	Antibiotika nach bakteriologischer Untersuchung	bei Empyemresthöhle: Dekortikation, evtl. Lungenresektion
Bursitis purulenta	Punktion und Spülung Antibiotika	Bursektomie
Gelenkempyem	Punktion und Spülung Arthroskopie Antibiotika	evtl. spezielle Gelenkeingriffe
Herzbeutelempyem	Drainage und Spülung Antibiotika	tägliche Spülung des Herzbeutels

Endokarditis: entzündliche Erkrankung des Endokards, die weit überwiegend die Herzklappen betrifft und akut oder langfristig zu Insuffizienzen und/oder Stenosen des Klappenapparats führt; **Ätiologie:** Es kommen überwiegend bakterielle Endokarditiden, seltener systemische Pilzinfektionen vor (s. Tab. 1). Das nach Streptokokkeninfektionen als Autoimmunreaktion auftretende rheumatische Fieber* ist selten geworden. Auch Kollagenosen, z. B. der systemische Lupus* erythomatodes (Abk. SLE), können mit einer Endokardbeteiligung einhergehen (Libman-Sacks-Endokarditis). Am häufigsten sind Endokarditiden der linksventrikulären Klappen (Aortenklappe, Mitralklappe), die auch gemeinsam auftreten können. Trikuspidal- und Pulmonalklappenendokarditiden kommen gehäuft bei Drogenabhängigkeit vor. **Diagnose:** Die Diagnose wird anhand der Duke-Kriterien gestellt (Echokardiographie, Blutkultur, immunologische und Gefäßphänomene). Das rheumatische Fieber wird nach den Jones-Kriterien diagnostiziert (Herz-, Gelenk-, Nerven- und Hautbeteiligung, Fieber, BSG/CRP sowie verlängerte PQ-Zeit).

Behandlungsindikation: Jede diagnostizierte Endokarditis ist obligat behandlungsbedürftig.

Pharmakotherapie: Vor Beginn jeder Therapie sollten zunächst mindestens 5 Blutkulturen zur Erregersicherung gewonnen werden, zusätzlich während jedes Fieberschubs. **1. Bakterielle Endokarditis:** Die Antibiotikatherapie richtet sich nach Erregernachweis und Antibiogramm (s. Tab. 1). Bei fehlendem Erregernachweis gelten die Empfehlungen zur kalkulierten Antibiotika Therapie (s. Tab. 2). Eine Endokarditis muss unter stationären Bedingungen i. v. therapiert werden. **2. Rheumatisches Fieber:** Benzylpenicillin 3 × 10 Mega IE über 10 Tage i. v., danach Fortsetzung mit Oralpenicillinen 3 × 1 Mega IE über 14 Tage. Bei Penicillinallergie Erythromycin 2–4 × 250 mg p. o. Zur Rezidivprophylaxe 1,2 Mega IE alle 4 Wochen i. m.; bei Klappenbeteiligung über mindestens 10 Jahre nach Auftreten des letzten Schubes oder bis zum 40. Lebensjahr (längere Alternative); Karditis ohne Klappenbeteiligung 10 Jahre oder bis zum Erreichen des Erwachsenenalters (längere Alternative); ohne Herzbeteiligung 5 Jahre oder bis zum Erreichen des Erwachsenenal-

E

Endokarditis Tab. 1
Antibiotikatherapie bei infektiöser Endokarditis

Erreger/klinische Situation	Wirkstoff (Handelsname)	Dosierung		ED pro Tag	Behandlungsdauer
Streptococcus viridans					
erhöhtes Risiko der Nephrotoxizität, Vorschädigung des Nervus VIII und I, MHK[1] Penicillin ≤0,125 µg/ml	Benzylpenicillin (z. B. Penicillin G JenaPharm®)	20	Mega IE/d i. v.	3–4	4 Wochen
unkomplizierter Verlauf, niedriges Alter, Krankheitsdauer <3 Monate, MHK Penicillin ≤0,125 µg/ml	Benzylpenicillin (z. B. Penicillin G JenaPharm®)	20	Mega IE/d i. v.	3–4	2 Wochen (gesamt)
	+ Gentamicin (z. B. Gentamicin hexal®)	3	mg/kg KG/d i. v.	3	
komplizierter Verlauf, große Vegetation, Krankheitsverlauf ≥3 Monate, Herzklappenprothese, MHK Penicillin >0,125 ≤0,5 µg/ml	Benzylpenicillin (z. B. Penicillin G JenaPharm®)	20	Mega IE/d i. v.	3–4	6 Wochen
	+ Gentamicin (z. B. Gentamicin hexal®)	3	mg/kg KG/d i. v.	3	2 Wochen
Penicillinunverträglichkeit	Substitution von Penicillin durch				
	Vancomycin (z. B. Vancomycin ratiopharm®)	30	mg/kg KG/d i. v.	2–3	4 Wochen
	oder				
	Teicoplanin (Targocid®)	400	mg/d i. v.	1	4 Wochen
	oder				
	Ceftriaxon (z. B. Ceftriaxon hexal®)	2	g/d i. v.	1	4 Wochen
Enterokokken					
Penicillinverträglichkeit	Ampicillin (z. B. Ampicillin ratiopharm®)	12– 24	g/d i. v.	3–4	4–6 Wochen (gesamt)
	+ Gentamicin (z. B. Gentamicin hexal®)	3	mg/kg KG/d i. v.	3	
Penicillinunverträglichkeit	Vancomycin (z. B. Vancomycin ratiopharm®)	30	mg/d i. v.	2–3	4–6 Wochen (gesamt)
	+ Gentamicin (z. B. Gentamicin hexal®)	3	mg/kg KG/d i. v.	3	
Staphylokokken					
Methicillin-sensibel (MHK ≤1 µg/ml)	Oxacillin (InfectoStaph®) oder Flucloxacillin (Staphylex®)	8– 12	g/d i. v.	4–6	4–6 Wochen
	+ Gentamicin (z. B. Gentamicin hexal®)	3	mg/kg KG/d i. v.	3	3–5 Tage
Methicillin-resistent (MHK >1 µg/ml) oder Penicillinunverträglichkeit	Vancomycin (z. B. Vancomycin ratiopharm®)	2	g/d i. v.	2–3	4–6 Wochen
	+ Gentamicin (z. B. Gentamicin hexal®)	3	mg/kg KG/d i. v.	3	3–5 Tage
Herzklappenprothese, Methicillin-sensibler Erreger	Oxacillin (InfectoStaph®) oder Flucloxacillin (Staphylex®)	8– 12	g/d i. v.	4–6	≥6 Wochen
	+ Gentamicin (z. B. Gentamicin hexal®)	3	mg/kg KG/d i. v.	3	2 Wochen
	+ Rifampicin (z. B. Eremfat®)	900	mg/d i. v.	3	≥6 Wochen
Herzklappenprothese, Methicillin-resistenter Erreger (MHK >1 µg/ml) oder Penicillinunverträglichkeit	Vancomycin (z. B. Vancomycin ratiopharm®)	2	g/d i. v.	2–3	≥6 Wochen
	+ Gentamicin (z. B. Gentamicin hexal®)	3	mg/kg KG/d i. v.	3	2 Wochen
	+ Rifampicin (z. B. Eremfat®)	900	mg/d i. v.	3	≥6 Wochen

Fortsetzung nächste Seite

Fortsetzung v. S. 263

E

Endokarditis Tab. 1
Antibiotikatherapie bei infektiöser Endokarditis

Erreger/klinische Situation	Wirkstoff (Handelsname)	Dosierung	ED pro Tag	Behandlungsdauer
gramnegative Erreger				
HACEK-Gruppe[1]	Ceftriaxon(z. B.Ceftriaxonhexal®)	2 g/d i. v.	1	4 Wochen
Pseudomonas aeruginosa	Piperacillin+Betalactamase-Inhibitor (z. B. Pipril/Combactam®)	20 g/d i. v.	3–4	6 Wochen
	oder			
	Ceftazidim (z. B. Ceftazidim hexal®)	6– 8 g/d i. v.	3–4	6 Wochen
	+ Tobramycin (Gernebcin®)	3– 5 mg/kg KG/d i. v.	3	
Enterobacteriaceae	Ceftriaxon (z. B. Ceftriaxon hexal®) 2 g/d i. v. (1 ED)			4 Wochen
	+ Gentamicin (z. B. Gentamicin hexal®)	3 mg/kg KG/d i. v.	3	
	oder			
	Cefotaxim(z. B.Cefotaximhexal®)	6– 8 g/d i. v.	3–4	4 Wochen
	+ Gentamicin (z. B. Gentamicin hexal®)	3 mg/kg KG/d i. v.	3	
Pilze				
Candida	AmphotericinB(AmphotericinB®)	1 mg/kg KG/d i. v.	1	≥6Wochen
	+ Flucytosin (Ancotil®)	150 mg/kg KG/d i. v.	3	
Aspergillus	AmphotericinB(AmphotericinB®)	1– 1,2mg/kg KG/d i. v.		≥6 Wochen
Coxiella/Brucella/Bartonella				
Coxiella burnetii	Doxycylin + Cotrimoxazol **oder** Rifampicin **oder** Chinolon			≥18 Monate
Brucella spp.	Doxycyclin + Aminoglykosid + Rifampicin **oder** Cotrimoxazol			8–40 Wochen nach OP
Bartonella spp.	Doxycyclin **oder** Erythromycin **oder** Azithromycin			4–6 Wochen
	+ Gentamicin **oder** Ceftriaxon			8–12 Wochen

MHK: minimale Hemmkonzentration;
[1] Haemophilus, Actinobacillus, Cardiobacterium hominis, Eikenella, Kingella

ters (längere Alternative). Zur Behandlung der Arthritis zusätzlich Acetylsalicylsäure* (Abk. ASS) 100 mg/kg KG verteilt auf 4 Einzeldosen. Bei schwerer Herzinsuffizienz zusätzlich 50–100 mg Prednisolon/d (über 2–3 Wochen langsam ausschleichen). **3. Libman-Sacks-Endokarditis:** ent-

Endokarditis Tab. 2
Kalkulierte Antibiotikatherapie bei unbekanntem Erreger

klinische Situation	Wirkstoff (Handelsname)	Dosierung	ED pro Tag	Behandlungsdauer
native Herzklappen	Ampicillin (z. B. Ampicillin ratiopharm®)	12–24 g/d i.v.	3–6	4–6 Wochen
	+ Gentamicin (z. B. Gentamicinhexal®)	3 mg/kg KG/d i.v.	3	
	oder Ceftriaxon (z. B. Ceftriaxon hexal®)	2 g/d i.v.	1	
Herzklappenprothese	Vancomycin (z. B. Vancomycin ratiopharm®)	2 g/d i.v.	2–3	≥6 Wochen
	+ Gentamicin (z. B. Gentamicinhexal®)	3 mg/kg KG/d i.v.	3	2 Wochen
	+ Rifampicin (z. B. Eremfat®)	900 mg/d i.v.	3	≥6 Wochen

sprechend den Richtlinien zur Behandlung des systemischen Lupus* erythematodes.

Operative Therapie: Eine chirurgische Therapie ist wegen des erhöhten Risikos eines Rezidivs mit Prothesenendokarditis zu vermeiden und nur bei Komplikationen indiziert. Folgende Kriterien gelten auch während der akuten Infektion als OP-Indikation: schwere Aorten- und Mitralklappeninsuffizienz mit Dekompensation, perivalvulärer Abszess, Endokarditis durch schwer therapierbare Erreger bei Nichtansprechen der konservativen Therapie, schwere Sepsis oder Schock über 48 Stunden andauernd, persistierendes Fieber trotz andauernder Therapie über 5–10 Tage, persistierende Bakteriämie, rezidivierende Embolien trotz adäquater Therapie, frische mobile Vegetationen >10 mm, Größenzunahme der Vegetation trotz Therapie oder Übergreifen auf andere Klappen oder destruierender Verlauf, akute zerebrale Embolie, Prothesenendokarditis.

Sonstige Maßnahmen: Sanierung möglicher Infektionsherde (z. B. Oropharynx, Zähne, Urogenitaltrakt).

Arbeitsunfähigkeit: bis zur völligen Abheilung und 2–4 Wochen darüber hinaus.

Hinweis: **1.** Der Vancomycinspiegel sollte überwacht werden, engmaschige Kontrollen der Nierenfunktion und klinische Überwachung der Hörfähigkeit bei Aminoglykosiden; bei allen Antibiotika Dosisanpassungen bei Niereninsuffizienz beachten. **2.** Bei vorgeschädigten Klappen oder bestimmten kongenitalen Vitien sind die Empfehlungen zur Endokarditisprophylaxe* einzuhalten (vgl. Herzklappenfehler).

Selbsthilfe: Deutsche Herzstiftung e. V., Vogtstr. 50, 60322 Frankfurt a. M., Tel. 069 9551280, Fax 069 955128313; E-Mail: info@herzstiftung.de, Homepage: http://www.herzstiftung.de.

Literatur: **1.** Horstkotte, W. et al.: Guidelines on prevention, diagnosis and treatment of infective endocarditis executive summary; the task force on infective endocarditis of the European society of cardiology. Eur Heart J 25 (3): 267–276 (2004); **2.** Naber, C. K. et al.: s2–Leitlinie zur Diagnostik und Therapie der infektiösen Endokarditis. Z Kardiol 93: 1005–1021 (2004).

Autoren: A. Rolf, C. Hamm, T. Dill.

Endokarditisprophylaxe: vorbeugende Antibiotikagabe zur Verhinderung einer Endokarditis; im Rahmen zahnärztlicher Eingriffe, Mundhygienemaßnahmen und Eingriffen am Respirations-, Gastrointestinal-, und Urogenitaltrakt kann es zu passageren Bakteriämien kommen. Vorgeschädigte Herzklappen können zirkulierenden Bakterien einen Wirtsort bieten und den Nährboden für Endokarditiden bereiten.

Indikation: Es gibt keine klare Evidenzlage für das tatsächliche Risiko einer Endokarditis im Falle einer Bakteriämie und keine klare Evidenzlage für den Nutzen einer entsprechenden Prophylaxe, weil insbesondere Placebo kontrollierte, prospektive Studien fehlen. Aus diesem Grund sind die Indikationen zur Endokarditisprophylaxe in den überarbeiteten Leitlineien von 2007 (American Heart Association und Deutsche Gesellschaft für Kardiologie) deutlich eingeschränkt worden. Eine Behandlungsindikation wird nur noch für die Hochrisikogruppe gegeben, dazu gehören: **1.** Patienten mit Klappenersatz (mechanisch und biologisch); **2.** Patienten mit Klappenrekonstruktion unter Nutzung alloprothetischen Materials während der ersten 6 Monate; **3.** Patienten mit Z. n. Endokarditis; **4.** Patienten mit kongenitalen Shuntvitien (Rechts-Links-Shunt), wenn diese nicht operativ korrigiert sind; **5.** Patienten mit korrigierten kongenitalen Vitien unter Nutzung von Conduits, wenn turbulente Strömung im Bereich des alloprothetischen Materials nachweisbar ist; **6.** alle unter Verwendung prothetischen Materials korrigierten kongenitalen Vitien während der ersten 6 Monate; **7.** Patienten mit Z. n. Herztransplantation und Entwicklung eines Vitiums. Die Indikation wird in den aktuellen Leitlinien auf zahnärztliche Behandlungen und Behandlungen im Bereich des Oropharynx/Respirationstrakts mit Verletzung der Mukosa eingeschränkt (z. B. Tonsillektomie oder Biopsie). Eine generelle Empfehlung für Eingriffe am Gastrointestinal- oder Urogenitaltrakt wird nicht mehr gegeben. Ausnahme von dieser Regel stellen Eingriffe in diesen Regionen dar, wenn dabei Infektionsherde manipuliert werden (z. B. Abszessspaltung oder Zystoskopie bei eitriger Zystitis).

Durchführung: Grundsätzlich sollte eine Einmaldosis des Antibiotikums 30–60 Minuten vor dem Eingriff gegeben werden. Antibiotikagaben nach dem Eingriff scheinen keinen Effekt zu haben. **1.** Patienten der oben aufgeführten Risikogruppen sollten vor zahnärztlichen Eingriffen oder Eingriffen im Bereich der oberen- und unteren Atemwege mit Biopsie/Verletzung folgende Antibiotika erhalten: Amoxicillin 2 g p. o. oder, wenn eine orale Einnahme nicht möglich ist, 2 g Ampicillin i. v.; bei Penicillinallergie 600 mg Clindamycin p.o. oder i.v. **2.** Bei o. a. Eingriffen am Gastrointestinal- oder Urogenitaltrakt wird eine Prophylaxe entsprechend des zu erwartenden Erregerspektrums gegeben (z. B. Enterokokken im Urogenitaltrakt und Staphylokokken bei Abszessen; vgl. Endokarditis).

Literatur: Naber, C. et al.: Prophylaxe der infektiösen Endokarditis. Kardiologe 1: 243–250 (2007).

Autoren: A. Rolf, T. Dill, C. Hamm.

Endometriose: Auftreten von funktionellen Endometriumdrüsen und -stroma (der basalen Gebärmutterschleimhaut biologisch ähnlich) in der Gebärmutterwand und außerhalb der Gebärmutterhöhle; östrogenabhängige Erkrankung des Uterus und seiner Gewebe; **Häufigkeit:** 15–20 % aller Frauen im reproduktionsfähigen Alter; **Formen:** **1.** Endometriosis genitalis interna (Adenomyosis uteri): befällt das Myometrium; **2.** Endometriosis genitalis externa: befällt die Organe des kleinen Beckens; **3.** Endometriosis extragenitalis: befällt Organe außerhalb des kleinen Beckens; **Einteilung:** Klassifikation und Stadieneinteilung nach Ausdehnung der Erkrankung (Revised Classification of the American Society of Reproductive Medicine, Abk. rASRM; s. Tab.) oder visueller Gesamtbeurteilung (endoskopische Endometrioseklassifikation, Abk. EEC); **Symptome:** Dysmenorrhö* (primär oder sekundär), Dyschezie, Dyspareunie mit oder ohne konsekutiven Libidoverlust, prämenstruelle Schmierblutungen, Schmerzen im kleinen Becken (zyklisch, azyklisch, permanent), Dysurie, Infertilität; **Diagnose:** ausführliche Anamnese, rektovaginale gynäkologische Untersuchung, Vaginalsonographie, bei rektovaginalen Befunden zusätzlich transrektale Endosonografie, Rektosigmoideoskopie, Nierensonografie und ggf. MRT; asymptomatische Endometrioseherde werden in ca. 18 % bei laparoskopischen Sterilisationen und in bis zu 80 % bei diagnostischen Laparoskopien i. R. der Sterilitätsdiagnostik gefunden.

Behandlungsindikation: Bei aktiver Endometriose (klinische und histologische Beurteilung) mit klinischen Beschwerden, bei destruierendem Wachstum, Infiltration des Septum rectovaginale bzw. von Darm und Scheide und/oder Infertilität gegeben; Befund und Kinderwunsch bestimmen das therapeutische Vorgehen; ausführliche prätherapeutische Aufklärung über Therapiedauer (i. d. R. länger als 6 Monate), Operationstechniken, Komplikationen, UAW der Hormonpräparate, Rezidivraten sowie bei bestehendem Kinderwunsch über die zu erwartenden Schwangerschaftsraten; bei histologisch gesicherter, minimal ausgeprägter Endometriose mit geringen bzw. keinen Symptomen keine Behandlung (Untersuchung in 6-Monatsintervallen).

Pharmakotherapie: **1.** Analgesie bei Dysmenorrhö: nichtsteroidale Antiphlogistika (keine kausale Therapie): Acetylsalicylsäure (z. B. Aspirin®), 3 × 500–1000 mg/d p. o.; Ibuprofen (z. B. Ibuprofen-CT), 2–3 × 200–400 mg/d p. o.; Ketoprofen (z. B. Orudis®), 1–3 × 100 mg/d p. o.; Diclofenac (z. B. Voltaren®), 1–3 × 50–100 mg/d p. o.; **2.** Hormontherapie: Unterdrückung der Ovarialfunktion, Östrogenentzug, Hemmung und Prävention von Proliferation, Dezidualisierung, Atrophie und Fibrosierung der Endometrioseherde; oberstes Therapieziel ist die therapeutische Amenorrhö; **a)** kontinuierliche Gabe oraler Kontrazeptiva (s. Kontrazeption, hormonale); monophasische, gestagenbetonte Kombinationspräparate mit möglichst niedriger Ethinylestradiolkomponente; unbegrenzte Einnahmedauer oder bis zum Eintritt des Kinderwunsches; **b)** kontinuierliche Gestagengabe: Lynestrenol (Orgametril®), 5–15 mg/d p. o.; Norethisteron (z. B. Norethisteron JENAPHARM®, Primolut®-Nor), 10–30 mg/d p. o.; selten Medroxyprogesteron (z. B. MPA®, Clinovir®, Farlutal®), 50–100 mg/d p. o. (über 6–9 Monate) oder Medrogeston (Prothil®), initial 20–30 mg/d p. o. (höhere Rate an Zwischenblutungen); UAW: Zwischenblutungen, Gewichtszunahme, Hitzewallungen; durch androgene Partialwirkung evtl. Akne und Seborrhö; Rezidivrate ca. 10–35 %; **c)** GnRH-Analoga (reversible pharmakologische Kastration): Buserelin (Suprecur®), 3–4 × 300 µg/d nasal, oder Nafarelin (z. B. Synarela®), 2 × 200–400 µg/d nasal (schlechte Compliance bei nasaler Applikation); Leuprorelin (z. B. Enantone®-Gyn Monats-Depot), 3,75 mg alle 4 Wochen; zur parenteralen (s. c. oder i. m.) Applikation Depotpräparate als Fertigspritzen: Goserelin (z. B. Zoladex®-Gyn), Leuprorelin (z. B. Enantone®-Gyn, Trenantone®), Triptorelin (Decapeptyl® Depot); Anwendungsdauer für alle

Endometriose

Stadieneinteilung nach der Revised Classification der American Society for Reproductive Medicine (Abk. rASRM)

Lokalisation	Endometriose	Punkte <1 cm	1–3 cm	>3 cm
Peritoneum	oberflächlich	1	2	4
	tief	2	4	6
Ovar rechts	oberflächlich	1	2	4
	tief	4	16	20
Ovar links	oberflächlich	1	2	4
	tief	4	16	20
Douglasobliteration		**Punkte**		
partielle Obliteration		4		
komplette Obliteration		40		
Lokalisation	**Verwachsungen**	**Punkte** $<1/3$	$1/3$–$2/3$	$>2/3$
Ovar rechts	zart	1	2	4
	derb	4	8	16
Ovar links	zart	1	2	4
	derb	4	8	16
Tube rechts	zart	1	2	4
	derb	4 [1]	8 [1]	16
Tube links	zart	1	2	4
	derb	4 [1]	8 [1]	16

[1] bei totalem Verschluss des fimbrienbesetzten Endes der Tube 16 Punkte.

Die Stadieneinteilung ergibt sich aus der Summe der Punkte:

Stadium I: 1–5 Punkte;
Stadium II: 6–15 Punkte;
Stadium III: 16–40 Punkte;
Stadium IV: >40 Punkte

Präparate 6 Monate; häufigste UAW der GnRH-Analoga: Osteoporose, Hitzewallungen, Scheidentrockenheit/Vaginitis, Libidoverlust, Kopfschmerzen, emotionale Labilität; **d**) sog. Add-back-Therapie: zur Prävention starker UAW unter GnRH-Behandlung Gabe von GnRH plus Gestagenen (z. B. 1–20 mg Medroxyprogesteron); alternativ GnRH mit monophasischer Estradiolgabe plus Gestagen (Tibolon, Liviella®; oder Estradiol plus Norethisteronacetat, Kliogest®).

Operative Therapie: **1.** extraabdominale Endometriose (z. B. Vulva, Vagina, Portio, Nabel, Haut): komplette chirurgische Resektion oder Destruktion (Laser-, Thermo-, Elektrokoagulation) der Endometrioseherde nach histologischer Sicherung; interdisziplinäres Vorgehen anstreben, z. B. bei seltenen komplexen Problemfällen wie metastatischen Herden (z. B. pulmonal, ossär, hepatisch, diaphragmal) oder mit plastischer Chirurgie bei Nabelendometriose; immer mit Laparoskopie kombinieren, um intraabdominale Herde auszuschließen oder zu therapieren; **2.** invasive rektovaginale oder intestinale Endometriose: kombiniert vaginal-laparoskopisch-offene operative Sanierung oder transvaginal-laparoskopische bzw. totalendoskopische Operation mit Darmmobilisation und Endometrioseherdresektion im Sinne der anterioren Rektumresektion mit Anastomose; ggf. zusätzlich auch Darmteilresektion mit Anastomose (mit oder ohne passageres Ileostoma) bei multiplen intestinalen Befunden; gleichzeitige komplette Endometriosesanierung im kleinen Becken und darüber hinaus; bei Kinderwunsch Hysteroskopie und Chromopertubation sinnvoll, ggf. Mikrokürettage; **3.** intraabdominale Endometriose: **a**) laparoskopische histologische Sicherung und Staging (s. Tab.) sowie komplette Resektion aller Endometrioseherde mit Rekonstruktion der endometriosebedingten Sekundärschäden am inneren Genitale (z. B. durch Adhäsiolyse, Tubenchirurgie, Adhäsionsprophylaxe); Resektion und/oder Destruktion aller peritonealen Läsionen; **b**) bei Ovarialendometriose laparoskopische Ausschälung; nur in fortgeschrittenen Fällen, bei perimenopausalen Frauen bzw. bei kompletter Organdestruktion Ovarektomie; im fertilen Alter führt die postoperative Down-Regulation mit GnRH-Analoga bzw. die postoperative Gabe oraler Kontrazeptiva (kontinuierlich) nach laparoskopischer Zystenexstirpation zu signifikant weniger Rezidiven der ovariellen Endometriose; **c)** bei sehr ausgedehnter pelviner oder abdominaler Endometriose (destruierendes Wachstum, Darmbefall, Obstruktionen, Verwachsungsbauch, malignomverdächtiger Ovarialtumor) ggf. Konversion von Laparoskopie zu Laparotomie erforderlich; bei abgeschlossener Familienplanung ggf. abdominale Hysterektomie mit bilateraler Salpingoophorektomie oder laparoskopisch-assistierte vaginale Hysterektomie* (Abk. LAVH), ggf. mit befundabhängiger Operationserweiterung nach ausführlicher Abwägung der Gesamtsituation; cave: keine alleinige vaginale Hysterektomie, da intraabdominale Befunde übersehen werden. Die Frage, ob eine laparoskopisch-assistierte suprazervikale Hysterektomie (Abk. LASH) Nachteile für Patientinnen mit Adenomyosis uteri bringt, ist nicht abschließend geklärt. **Vorbehandlung:** Sofern keine Akutsituation (z. B. große Endometriome des Ovars, Schmerzen, Darmpassagestörungen, destruierendes Wachstum) die sofortige chirurgische Intervention erzwingt oder die Patientin eine zeitnahe Operation trotz Beratung ablehnt, kann eine präoperative Behandlung mit GnRH-Analoga (z. B. Leuprorelin) oder oralen Kontrazeptiva im Non-Stopp-Modus durchgeführt werden; nach 3-monatiger Vorbehandlung Eingriff im vierten oder fünften Zyklus (wenigstens eine Menstruation abwarten); cave: chirurgisch problematisch, weil endokrin bedingte Gewebeveränderungen induziert werden. **Nachbehandlung:** **1.** ggf. postoperative Fortsetzung der Behandlung mit GnRH-Analoga oder oralen Kontrazeptiva (bes. bei Sterilitätsoperation) in Abhängigkeit vom intraoperativen Befund; **2.** bei aktuellem Kinderwunsch: **a)** im Stadium rASRM I und II Realisierung des Kinderwunsches; keine Hormontherapie; **b)** im Stadium rASRM III und IV Empfehlung zu In-vitro-Fertilisation bzw. ICSI; Partner immer mitbetreuen (sog. male factor); keine Hormontherapie; **3.** ohne aktuellen Kinderwunsch: **a)** im Stadium rASRM I und II bei Dominanz der Schmerzproblematik: zyklusadaptierte präemptive Analgesie oder orale Kontrazeptiva im Non-Stopp-Modus über 6 Monate; **b)** im Stadium rASRM III und IV: orale Kontrazeptiva im Non-Stopp-Modus oder GnRH-Analoga mit Add-back-Therapie; **4.** bei Adenomyosis uteri hat sich der Einsatz eines Intrauterinsystems mit Levonorgestrel (Mirena®) als günstig erwiesen.

Psychotherapie: Besonders bei Schmerzen, Kinderlosigkeit, Partnerschaftsproblemen und unter Stress ist die Psychotherapie sowie die psychosomatische Mitbetreuung als supportive ganzheitliche Behandlung günstig. In vielen Fällen ist eine sexualmedizinische Betreuung des Paares empfehlenswert.

Naturheilkundliche Verfahren: In vielen Fällen können leichte oder noch tolerable endometriosebedingte Beschwerden durch komplementäre Therapieverfahren wie die Gabe von Phytopharmaka, Homöopathie und Akupunktur* günstig beeinflusst werden (kein kausaler Behandlungsansatz).

Sonstige Maßnahmen: Ernährungsberatung.

Neuentwicklung: Hormontherapie mit: **1.** Gestrione (Ethylnorgestrienon), 2–3 × 5–10 mg wöchentlich für 6–8 Monate; **2.** Mifepriston*, 50 mg/d p. o. für 6 Monate; **3.** experimentelle Ansätze mit COX-2-Hemmern, Aromatase-Hemmern, GnRH-Antagonisten, Antigestagenen, selektiven Progesteron-Rezeptor-Modulatoren, TNF-α-Blocker, Östrogen-Rezeptor-β-Agonisten, Angiogenese-Inhibitoren, Matrixmetalloproteinase-Inhibitoren, Immunomodulatoren.

Hinweis: **1.** Jede pharmakologische Endometriosetherapie sollte erst nach laparoskopischer Abklärung und histologischer Sicherung durchgeführt werden. **2.** Hormonpräparate verbessern nicht die Fertilität. **3.** Früh und konsequent diagnostizieren und therapieren (Vorsicht vor Bagatellisierung) und Lebenspartner in die Behandlung einbeziehen. **4.** Hochspezialisierte Endometriosezentren verschiedener Kompetenz-Stufen werden derzeit zertifiziert.

Selbsthilfe: Endometriose-Vereinigung Deutschland e. V., Bernhard-Göring-Str. 152, 04277 Leipzig, Tel. und Fax 0341 3065304; E-Mail: info@endometriose-vereinigung.de, Homepage: http://www.endometriose-vereinigung.de.

Literatur: **1.** Ebert, A. D. (Hrsg.): Endometriose. Ein Wegweiser für die Praxis. 2. Aufl. Berlin, New York: de Gruyter, 2006; **2.** Ulrich, U. et al.: Diagnostik und Therapie der Endometriose. DGGG-Leitlinien 2006, http://www.uni-duesseldorf.de/AWMF/ll/015-045.htm; **3.** Kennedy, S. et al.: ESHRE guidelines for the diagnosis and treatment of endometriosis. Human Reprod 20: 2698–2704 (2005); **4.** Giudice, L. C.; Kao, L. C.: Endometriosis. Lancet 364: 1789–1799 (2004); **5.** Leyendecker, G. et al.: Endometriosis results from the dislocation of basal endometrium. Human Reprod 17: 2725–2736 (2002).

Autor: A. D. Ebert.

Endometriumhyperplasie: s. Blutung, postmenopausale.

Endometriumkarzinom: s. Korpuskarzinom.

Endoneuriumläsion: s. Nervenlähmung, traumatische periphere.

Endoprothetik: syn. Alloarthroplastik; künstlicher Gelenkersatz aus Chrom-Cobalt-Molybdän- oder Titanlegierungen als Dauerimplantat; **Formen:** s. Tab.; **Häufigkeit:** >100 000 Hüftendoprothesen-Implantationen pro Jahr in Deutschland (Verweildauer 15–18 Jahre); seltener am Knie- (Ver-

Endoprothetik
Endoprothesearten

Hüfte

Hemiprothesen des Femurs

Kappenprothese, einfache Femurkopfprothese, Duokopfprothese

Totalendoprothesen, Tumorprothesen

zementierte Verankerung (Polymethylmethacrylat) oder zementfrei als Schraubpfanne, Press-fit-Pfanne mit Standardschaft, Modularsystem oder Individualprothese mit oder ohne bioaktive Implantatbeschichtung

Knie

Hemiprothese

Hemischlitten als monokondylärer Ersatz bei isolierter Varus- oder Valgusgonarthrose

Totalendoprothese

ungekoppelt zum bikondylären Oberflächenersatz, zementfrei oder zementiert, mit oder ohne Patellarückflächenersatz, das hintere Kreuzband erhaltend oder ersetzend bei Panarthrose >60-Jähriger, teilgekoppelt oder als Scharniergelenk mit intramedullärem Stiel bei Revision, massiver Instabilität oder Lähmung

weildauer 10–12 Jahre), ausnahmsweise an Schulter-, Ellenbogen-, Sprung-, Großzehengrundgelenk und Bandscheibe (Probleme: schwierige Verankerungstechnik, eingeschränktes funktionelles Ergebnis).

Indikation: fortgeschrittene Gelenkdestruktion und Schmerzen nach ausgeschöpfter konservativer oder gelenkerhaltender operativer Therapie; massive Funktions- bzw. Bewegungseinschränkung, z. B. bei Arthrose*, ankylosierender Gelenkdestruktion inf. rheumatischer Erkrankung; gelenknaher primärer Tumor (z. B. Osteosarkom), ossäre Metastase mit Stabilitätsverlust oder Fraktur (z. B. Schenkelhalsfraktur).

Durchführung: Revisions- und Rückzugsmöglichkeiten sind zu berücksichtigen (z. B. knochensparende Resektion, Möglichkeit der Implantatentfernung), da mit steigender Zahl von Primärimplantationen langfristig die Zahl der Revisionen mit ausgeprägten Knochendefekten zunimmt. **Verfahren:** 1. Hüftendoprothesen-Implantat aus Femurschaft mit oder ohne Prothesenkragen und standardisiertem, konischem Hals (12/14 mm Konuspaarung), Aufsteckkopf unterschiedlicher Halslänge (zur Korrektur von Beinlänge und Gelenkführung) und genormtem Durchmesser (28 und 32 mm) sowie Pfannenkomponente mit Inlay (s. Abb.); 2. Knieendoprothese aus Metall-Polyethylen-Gleitpaarung; Problem: Simulation der femorotibialen Kongruenz mit zunehmender Flexion; **Komplikationen:** tiefe Beinvenenthrombose (Hüft- und Knieendoprothesen sind Hochrisikoeingriffe), Lungenembolie, Beinlängenänderung, Läsion des Nervus femoralis bzw. Nervus ischiadicus, Luxation (Hüfte) oder Instabilität (Knie), aseptische Lockerung (durch Polyethylenabrieb, lokale Fremdkörperreaktion, Osteolyse am proximalen Schaft), septische Lockerung (Adhärenz und Vermehrung von Staphylokokken auf der Polyethylenoberfläche), Metallose (Knie), Fraktur, Arthrofibrose (Knie), heterotope Ossifikationen (Hüfte).

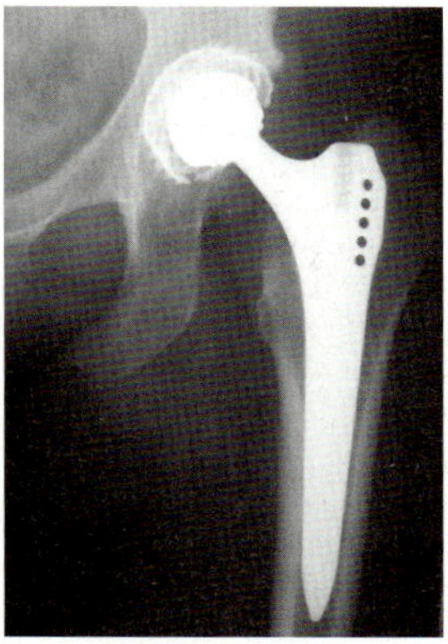

Endoprothetik: zementfreie Hüfttotalendoprothese

Hinweis: 1. Ausdauersportarten (z. B. Radfahren, Wandern, Schwimmen, Skilanglauf) werden im Allg. befürwortet; Spitzenbelastung, abrupte Beschleunigung (z. B. Springen, Mannschaftssport) und Risikosportarten (Sturzgefahr, periprothetische Fraktur, Keramikbruch bei Keramik-Keramik-Gleitpaarung) sind zu meiden. 2. Extrembewegungen können über eine Hebelwirkung zu vorzeitiger Lockerung führen. 3. Prospektiv-randomisierte Langzeitstudien auf nationaler und internationaler Ebene i. R. der Qualitätssicherung zur Beurteilung von Material, Implantaten, Operationstechnik und -ergebnis fehlen (Ausnahme: sog. Schweden-Register). 4. Von der Endoprothesenimplantation bei u. U. jahrzehntelanger Arthrodese ist wegen der schlechten muskulären Gelenkführung meist abzuraten. 5. Bei symmetrischem Befall von Hüft- und Kniegelenken i. R. rheumatischer Erkrankungen ist die zweizeitige vertikale Versorgung zuerst der schlechteren Seite (Knieendoprothese 2–3 Wochen nach Hüftendoprothese) anzuraten. 6. Bei septischer Frühlockerung ist der u. U. einzeitige Wechsel mit Infektsanierung möglich. Späte Infekte erfordern ersatzlosen Ausbau und definitive Versorgung (Reimplantation, Arthrodese) bei Infektausheilung nach 4–6 Monaten. Alleinige Antibiotikatherapie bei belassenem Implantat bewirkt fast nie eine Infektsanierung. 7. Zementierte Implantate haben sofort eine hohe Stabilität, zementfrei verankerte Prothesen sollen eine hohe (mechanische) Primärstabilität besitzen. Die Langzeitstabilität durch Osteointegration (bone remodeling) soll möglichst hoch sein.

Neuentwicklung: Einfache Implantationstechnik, minimale Knochenresektion, hohe Verankerungssicherheit, ausreichende Auswahl verschiedener Implantatgrößen, Kompatibilität untereinander und mit anderen Systemen, Möglichkeit zur Anpassung an anatomische Verhältnisse, Biokompatibilität, Abriebfestigkeit, Korrosionsbeständigkeit, Steifigkeit und Elastizität sind Idealforderungen an Endoprothesen. **1.** Metall-Metall- oder Keramik-Keramik-Gleitpaarungen und hochvernetzte Polyethylene vermindern den Abrieb. **2.** Vakummischtechnik des Zementes verhindert die später zu Zementbruch führenden Lufteinschlüsse. **3.** Nach Computertomogramm angepasste zementfreie Individualendoprothesen (Custom-made-Endoprothesen) für den Femurschaft passen sich schwierigen anatomischen Gegebenheiten gut an und sind knochensparend (Nachteile: teuer, keine Rotationssicherung, keine biomechanische Vorprüfung), Anwendung bei extremen knöchernen Defekten in der Revisionschirurgie. **4.** Die femorotibiale Kongruenz am Knie kann durch eine rotierende Polyethylen-Plattform verbessert werden.

Literatur: **1.** Tschauner, Ch. (Hrsg.): Orthopädie und orthopädische Chirurgie. Becken, Hüfte. Stuttgart: Thieme, 2004; **2.** Jerosch, J.; Heisel, J.: Schulterendoprothetik. Darmstadt: Steinkopff, 2002; **3.** Rabenseifner, L.; Trepte, C.: Endoprothetik Knie. Darmstadt: Steinkopff, 2001.

Autoren: M. Schult, G. Matziolis, D. Leutloff.

Endorphine: s. Opioide.

Enoxacin: s. Chinolone.

Enoximon: s. Phosphodiesterase-Hemmer.

Enteritis, infektiöse: syn. Enteritis infectiosa, infektiöse Diarrhö; Infektion des Dünndarms mit Bakterien, Parasiten, Viren u. a. Erregern (z. B. Shigella, Vibrio cholerae, Entamoeba histolytica), evtl. mit Beteiligung des Magens (Gastroenteritis) oder Dickdarms (Enterokolitis); **Pathogenese:** **1.** Enterotoxinbildung mit gesteigerter aktiver Sekretion von Wasser und Elektrolyten bei gestörter Rückresorption (z. B. Vibrio cholerae, Staphylococcus aureus, Clostridium perfringens, enterotoxinbildende Escherichia coli); **2.** Mukosainvasion mit Zerstörung des Resorptionsepithels (z. B. Shigella, Salmonellen, Campylobacter, Entamoeba histolytica); **Klinik:** Absetzen von mehr als 2 ungeform-

Enteritis, infektiöse Tab. 1
Erregerspezifische Antibiotikatherapie

Erreger	Indikation	Antibiotikum	Alternative
Salmonellen der Enteritisgruppe	bei Immunsuppression (z. B. bei Malignomen, AIDS, Leberzirrhose), Patienten >65 Jahre und Säuglingen	Ciprofloxacin, 2 × 500 mg für 7 Tage	Co-trimoxazol, 2 × 960 mg für 7 Tage
Shigella	möglichst frühzeitig	Ciprofloxacin, 2 × 500 mg für 7 Tage	Co-trimoxazol, 2 × 960 mg für 7 Tage Ampicillin, 2–3 g für 7 Tage
Campylobacter	möglichst frühzeitig	Azithromycin, 1 × 500 mg für 5 Tage	Ciprofloxacin, 2 × 500 mg für 7 Tage (cave: Resistenz)
Yersinia enterocolitica	möglichst frühzeitig	Ciprofloxacin, 2 × 500 mg für 7 Tage	Doxycyclin, 2 × 100 mg für 7 Tage
Vibrio cholerae	möglichst frühzeitig, bei schwerem Verlauf	Doxycyclin, 2–3 × 100 mg für 4–5 Tage	Co-trimoxazol, 2 × 960 mg für 4 Tage
Entamoeba histolytica	bei symptomatischer Infektion	Metronidazol, 3 × 500–750 mg für 7–10 Tage	(Tinidazol, 3 × 800 mg für 5 Tage)
Giardia lamblia	bei symptomatischer Infektion	Metronidazol, 2 g für 3 Tage oder 3 × 250 mg für 10 Tage	Albendazol, 4 × 500 mg für 5–10 Tage
Clostridium difficile	Kolitis	Metronidazol, 4 × 250–750 mg für 7 Tage	Vancomycin, 4 × 250 mg p. o. für 7 Tage
Kryptosporidien	Therapieversuch bei HIV-Infektion	Paromomycin, 3 × 500 mg/d; Dauer der Therapie abhängig vom klinischen Ansprechen	Albendazol, 2 × 400 mg/d; Dauer der Therapie abhängig vom klinischen Ansprechen

ten Stühlen und Auftreten von Fieber, Übelkeit, Erbrechen, Schmerzen oder Meteorismus; **DD:** chronisch entzündliche Darmerkrankungen (Colitis* ulcerosa, Enteritis* regionalis Crohn), die sich wie eine infektiöse Enteritis manifestieren können.

Behandlungsindikation: Eine infektiöse Enteritis heilt meist in kurzer Zeit spontan und ohne Antibiotika aus. Bei schweren Verläufen mit Fieber, blutig eitrigen Durchfällen sowie bei immunsupprimierenden Erkrankungen (Tumor, Leukämie, Leberzirrhose, AIDS) oder immunsuppressiver Therapie sind Antibiotika indiziert.

Pharmakotherapie: Ziel ist die Erregerelimination aus der Darmschleimhaut und Verhinderung von Komplikationen (septische Absiedlung, postinfektiöse Arthritis). Nach Entnahme von Stuhlproben für die mikrobiologische Erregerdiagnostik erfolgt bei schwerem Verlauf und Verdacht auf bakterielle invasive Infektion eine empirische Initialtherapie mit Chinolonen, z. B. Ciprofloxacin (z. B. Ciprobay®); alternativ Co-trimoxazol (Cotrim-Diolan®); erregerspezifische Therapie und Dosierung (s. Tab. 1): **1.** Salmonellenenteritis: Therapie bei Immunsuppression, Patienten >65 Jahre und Säuglingen; bei unkompliziertem Verlauf und Immunkompetenz sind Antibiotika kontraindiziert, da sich die Dauer der Salmonellenausscheidung verlängert; **2.** Shigellose (Bakterienruhr): bei schweren Verläufen Gefährdung durch Flüssigkeits- und Elektrolytverlust; Antibiotika verkürzen Erkrankungsdauer; wegen Resistenzen gegen Ampicillin und Co-trimoxazol sollte primär mit Chinolonen behandelt werden; **3.** Yersiniose: Antibiotika (Chinolone, Tetracyclin) sollen reaktive Arthritis und protrahierte Verläufe verhindern; **4.** Campylobacter-Infektion: Antibiotika wie Azithromycin (z. B. Zithromax®) oder Erythromycin (z. B. Erythrocin®) verkürzen die Erkrankungsdauer; **5.** Amöbiasis*: Metronidazol (z. B. Clont®) und Darmlumensanierung mit Diloxanidfuroat (Furamide®; in Deutschland nicht zugelassen, erhältlich über internationale Apotheke, Ägypten) oder Paromomycin (Humatin®); **6.** Antibiotika-assoziierte Kolitis durch Clostridium difficile: Absetzen der ursprünglichen Antibiotikatherapie; stattdessen Metronidazol oder Vancomycin (Vancomycin Lilly Enterocaps®) p. o.; **7.** Cholera: bei massiver profuser wässriger Diarrhö Rehydratation, um Flüssigkeits- und Elektrolytverluste (Kollaps, Azidose, Herzrhythmusstörungen, Urämie, Koma) zu verhindern; rascher Therapiebeginn kann Erkrankungsdauer verkürzen; unbehandelt sehr schlechte Prognose; **8.** Infektion mit enterotoxinbildender Escherichia coli: s. Reisediarrhö; **9.** Infektion mit Staphylococcus aureus: selbstlimitierende Erkrankung; beginnt wenige Stunden nach Aufnahme der kontaminierten Nahrung und wird symptomatisch behandelt (s. Lebensmittelvergiftung); **10.** Infektion mit Noroviren oder Rotaviren: symptomatische Therapie; **11.** Kryptosporidiose: Manifestation bes. i. R. von AIDS (s. HIV-Infektion); antiretrovirale Therapie kann zum Rückgang der Symptome führen; **12.** Giardiasis: Imidazolderivate, z. B. Metronidazol oder Tinidazol (Simplotan®), 1–2 g/d p. o. über 2–3 Tage; s. Protozoenmittel.

Sonstige Maßnahmen: Prophylaxe einer hypovolämischen Hypotension, Hypokaliämie und Azidose durch orale oder intravenöse Rehydratation; z. B. entsprechend der WHO-Empfehlung mit Glukose-Elektrolyt-Trinklösung mit 20 g Glukose (oder 40 g Rohrzucker), 3,5 g NaCl, 2,5 g Bicarbonat und 1,5 g KCl auf 1 l Wasser; alternativ käufliche Glukose-Elektrolyt-Lösungen (z. B. Elotrans®); Glukosezusatz bewirkt vermehrte Wasserrückresorption im Dünndarm.

Therapeutischer Stufenplan: s. Tab. 2.

Enteritis, infektiöse Therapeutischer Stufenplan	Tab. 2
bei infektiöser Diarrhö:	
Klinik (plötzlicher Beginn, Dauer, Schweregrad der Infektion)	
Anamnese (Kontakt zu Diarrhöpatienten, Nahrungsmittel, Reisen)	
Stuhlkontrolle	
internistische Differentialdiagnose (bekannte Darmerkrankung)	
bei Reiseanamnese und Parasiten im Stuhl (Entamoeba histolytica oder Giardia lamblia):	
Metronidazol	
bei Blut oder Leukozyten im Stuhl und Fieber:	
Verdacht auf Infektion mit Shigellen, Yersinien und Campylobacter	
Antibiotikatherapie mit Chinolonen, ansonsten symptomatische Therapie	
bei Inkubationszeit unter 12 Stunden:	
Verdacht auf Nahrungsmittelintoxikation	
keine Antibiotika	
symptomatische Therapie	
bei Erbrechen als vorherrschendem Symptom:	
Verdacht auf Infektion mit Viren, Clostridium perfringens, enterotoxinbildenden Escherichia coli, Vibrio cholerae	
keine Antibiotika (nur bei Vibrio cholerae Tetracyclin)	
ansonsten symptomatische Therapie	
bei Antibiotika-assoziierter Kolitis durch Clostridium difficile:	
Antibiotikum weglassen	
Metronidazol oder Vancomycin p. o.	

E

Eigenbehandlung: Zur Notfallreiseapotheke gehören orale Rehydratationslösungen (z. B. Elotrans®), Motilitäts-Hemmer (Imodium®) und Antibiotika wie Ciprofloxacin (z. B. Ciprobay®). Bei Durchfall mit Fieber, Tenesmen oder protrahiertem Verlauf unbedingt einen Arzt konsultieren.

Arbeitsunfähigkeit: bei unkompliziertem Verlauf für die Dauer der Beschwerden; bei Fieber evtl. Verlängerung um 1 Woche.

Hinweis: **1.** Motilitäts-Hemmer wie Opiumalkaloide oder synthetische Opiate (Loperamid) sollten bei der akuten bakteriellen Enteritis nicht eingesetzt werden, da sich die Keimelimination verlangsamt. **2.** Etablierte und bewährte Therapien sollten nicht leichtfertig durch neue Antibiotika mit veränderten Keimspektren ersetzt werden. **3.** Resistenzen der Keime unterliegen Veränderungen. **4.** Impfung: Cholera-Impfstoff Dukoral®, der neben der antibakteriellen Komponente eine IgA-korrelierte Antikörperbildung gegen das Choleratoxin an der Darmoberfläche induziert und damit eine Kreuzprotektion gegen das Cholera-ähnliche Toxin enterotoxischer Escherichia-coli-Stämme (Abk. ETEC), einem häufigen Erreger von Reisediarrhöen*, bietet.

Literatur: **1.** World Health Organization: Diarrhoea; http://www.who.int/topics/diarrhoea/en/; **2.** Sack, D. A. et al.: Cholera. Lancet 363: 223–233 (2004); **3.** Thielmann, N. M.; Guerrant, R. L.: Clinical practice. Acute infectious diarrhea. N Engl J Med 350 (1): 38–47 (2004).

Autoren: Th. Weinke, W. Güthoff, I. Liebold.

Enteritis regionalis Crohn: syn. Morbus Crohn, Ileitis terminalis Crohn, Ileocolitis granulomatosa Crohn; chronisch-entzündliche intestinale Erkrankung, die alle Wandschichten diskontinuierlich befällt; **Vorkommen:** bimodale Altersverteilung, 1. Gipfel: 15–30-Jährige, 2. Gipfel: 60–80-Jährige; **Ursache:** unklar; wahrscheinlich Interaktion zwischen auslösenden Umweltfaktoren und genetischer Prädisposition; Koppelungsbefunde für chronisch entzündliche Darmerkrankungen auf den Chromosomen 16, 12, 6, 14q11/12, 5q31, 19p13, 1p36 (IBD 1–IBD 7) und 10q23 (DLG 5); Krankheitsgen für Enteritis regionalis Crohn: NOD2/CARD15-Gen auf Chromosom 16; **Klinik:** typisch ist der segmentäre Befall des Magen-Darm-Trakts vom Mund bis zum Anus mit Bevorzugung des terminalen Ileums und des Kolons; in bis zu 40 % der aktiven Fälle kommt es zu extraintestinaler Manifestation (Arthritis, Uveitis*, Episkleritis*, Iritis, Iridozyklitis, Lebererkrankung, Erythema nodosum, selten Pyoderma gangraenosum); **Verlauf:** in Schüben; Spontanremission ist möglich; **Komplikationen:** Fistel, Abszess, Stenose (Ileus), Karzinom (Inzidenz 0,5–5 %; 3-fach erhöhtes Risiko für Dünndarm- und Kolonkarzinom* v. a. nach langer Erkrankungsdauer).

Behandlungsindikation: **1.** primär konservative Therapie bei akuter klinischer Symptomatik (hohe Stuhlfrequenz, abdominale Beschwerden, schmerzhafte Resistenz im rechten Unterbauch, CDAI >150) bzw. Auftreten extraintestinaler Manifestationen; die klinische Aktivität ist nach dem Crohn's disease activity index (Abk. CDAI; s. Tab.) objektivierbar. Cave: Die alleinige endoskopische Aktivitätsbeurteilung erlaubt keine Indikationsstellung zur antientzündlichen Therapie. **2.** Eine remissionserhaltende Therapie ist nur direkt im Anschluss an die Behandlung akuter Schübe oder unmittelbar postoperativ gesichert. **3.** Operatives Vorgehen bei Komplikationen (häufiger als bei Colitis* ulcerosa) und als Elektiveingriff.

Pharmakotherapie: **1.** Schübe leichter bis mittlerer Aktivität (CDAI 150–300): systemische Therapie mit Glukokortikoiden: Prednisolon (z. B. Decortin® H, Prednisolon-ratiopharm®), initial 60 mg/d p. o., oder 6-Methylprednisolon (Urbason®, MEDRATE®), initial 48 mg/d p. o., dann abfallende Dosierung nach klinischem Ansprechen; alternativ Budesonid-Kapseln (z. B. Budenofalk®, Entocort®), 9 mg/d p. o.; **2.** Schübe mittlerer bis hoher Aktivität (CDAI >300): systemisch Glukokortikoide; alternativ Infliximab (REMICADE®), 5 mg/kg KG i. v., 3 Erstgaben in Woche 0, 2 und 6, dann Wiederholungsinfusionen alle 8 Wochen, oder alternativ Adalimumab (Humira) s. c. 80 mg, dann 40 mg alle 14 Tage; **3.** akuter Krankheitsschub bei gleichzeitigem Vorliegen von Fisteln: systemisch Glukokortikoide plus Azathioprin (z. B. Imurek®, Azamedac®, Azafalk®, Zytrim®, Colinsan®), 2–3 mg/kg KG/d p. o., und Metronidazol (z. B. Clont®), 3 × 400 mg/d p. o.; alternativ Infliximab (REMICADE®), 5 mg/kg KG i. v. mit Wiederholung nach 2 und 6 Wochen oder alternativ Adalimumab (Humira) s. c. mit Erstgabe 80 mg, dann 40 mg alle 14 Tage; **4.** extraintestinale Manifestation: systemische, immunsuppressive Therapie; bei Gelenkschmerzen keine nichtsteroidalen Antiphlogistika, sondern Schmerzmittel wie Paracetamol, Metamizol oder Tramadol; **5.** bei häufig rezidivierenden akuten Schüben, wenn zwischen den Schüben keine Remission erreicht wird (nach ergebnisloser 6-wöchiger Glukokortikoidtherapie) oder bei gravierenden UAW der Glukokortikoide: Immunmodulatoren, z. B. Azathioprin oder Mercaptopurin (Puri-Nethol®), 1–1,5 mg/kg KG/d p. o. (erst sekundär Methotrexat) langfristig über mindestens 2–4 Jahre; bei schwerem therapierefraktärem Verlauf (erst nach Ausschöpfen oder bei Unverträglichkeit aller zuvor genannten immunsuppressiven Therapeutika): Infliximab (REMICADE®), 5 mg/kg KG i. v., Wiederholung nach 2 und 4 Wochen oder alternativ Adalimumab (Humira) initial 80 mg s. c., dann 40 mg s. c. alle 2 Wochen; **6.** Remissionserhaltung: **a)** bei Azathioprin-induzierter Remission: Azathioprin, 50–100 mg/d p. o., oder Mercaptopurin, 1–1,5 mg/kg KG/d p. o., bis zu 4 Jahre; **b)** im Anschluss an eine erfolgreiche Glukokortikoidbehandlung bzw. postoperativ: Mesalazin, 1,5–4,5 g/d p. o. für 6 Monate bis 1 Jahr; **c)** eine postoperative Therapie mit Metronidazol,

Enteritis regionalis Crohn
Crohn's disease activity index (CDAI)

klinische Symptomatik		Punkte	Multiplikator	Wert
A	Anzahl der flüssigen Stühle (über 7 Tage):		× 2	
B	Bauchschmerz:			
	0 = nein, 1 = wenig, 2 = mittelschwer, 3 = erheblich (über 7 Tage)		× 5	
C	Allgemeinbefinden:			
	0 = gut, 1 = wenig beeinträchtigt, 2 = eingeschränkt, 3 = schlecht, 4 = unerträglich (über 7 Tage)		× 7	
D	Symptome (bei Vorliegen jeweils 1 Punkt):			
	Arthritis, Arthralgien		×20	
	Iritis, Uveitis		×20	
	Erythema nodosum, Pyodermie		×20	
	anales Fistelleiden		×20	
	andere Fisteln		×20	
	Fieber >38 °C		×20	
E	Einnahme von Antidiarrhoika:			
	0 = nein, 1 = ja		×30	
F	Resistenz/Walze im rechten Unterbauch:			
	0 = keine, 1 = vielleicht, 2 = sicher		×10	
G	Hämatokrit:			
	Männer: 47 – Hämatokritwert =		× 6	
	Frauen: 42 – Hämatokritwert =		× 6	
H	Körpergewicht:			
	in % unterhalb des Standardgewichts		× 1	
			Gesamtsumme:	

Der Index wird mit Tagebuchkarte über 1 Woche erhoben; für A–C wird die Summe der 7 Einzeltage gebildet; Beispiel: 38 flüssige Stühle pro Woche (Punkte) multipliziert mit Faktor 2 ergibt 76.

Ergebnis:		
	<150	Remission
	150–300	leichte bis mittelgradige Aktivität
	>300	schwerer Erkrankungsschub

3 × 400 mg/d p. o. über 3 Monate, wirkt bis zu 1 Jahr remissionserhaltend (Pilotstudie); **d)** bei Infliximab- oder Adalimumab-induzierter Remission bzw. erfolgreichem Fistelverschluss: Erhaltungstherapie mit REMICADE®, 5 mg/kg i. v. alle 8 Wochen bzw. Erhaltungstherapie mit Humira 40 mg s. c. alle 14 Tage; **7.** unterstützend Einsatz von Antidiarrhoika: Loperamid (z. B. Imodium®, Lopedium®), max. 6 × 2 mg/d p. o.; Codeinphosphat, Tinctura opii oder Octreotid (Sandostatin®) nach Wirkung.

Operative Therapie: Indikation: 1. Notfalleingriff (Häufigkeit 78 %) bei akutem mechanischem Ileus*, Perforation mit Abszess und Peritonitis* (selten), massiver Blutung (selten), toxischem Megakolon sowie Fisteln zum Urogenitaltrakt (Harnweginfekte) bzw. blinde Fisteln zum Retroperitoneum (ausgedehnte Abszedierung); **2.** Elektiveingriff (18 %) bei chronischem Subileus inf. Striktur (v. a. im terminalen Ileum, häufigste Indikation), Versagen der konservativen Therapie und Karzinom; Patientenaufklärung über die Unmöglichkeit einer definitiven Heilung und die hohe Rezidivrate nach operativer Entfernung von Darmsegmenten; **Vorbereitung: 1.** ballaststoffarme Kost bzw. parenterale Ernährung für 1 Woche; keine orthograde Darmspülung (Strikturen, Exazerbation möglich); **2.** bei Anämie (Hämoglobinkonzentration <10 g/dl) Substitutionstherapie mit Erythrozytenkonzentraten oder Eisen p. o., ggf. Eryth-

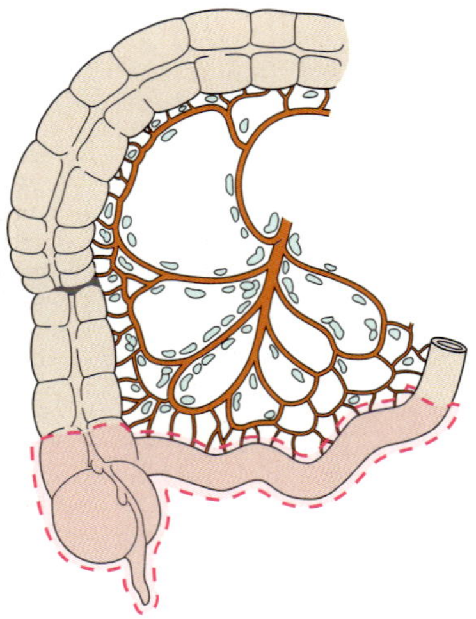

Enteritis regionalis Crohn Abb. 1: sparsame Resektion mit darmwandnaher Skelettierung (tubuläre Resektion); keine Lymphknotenentfernung

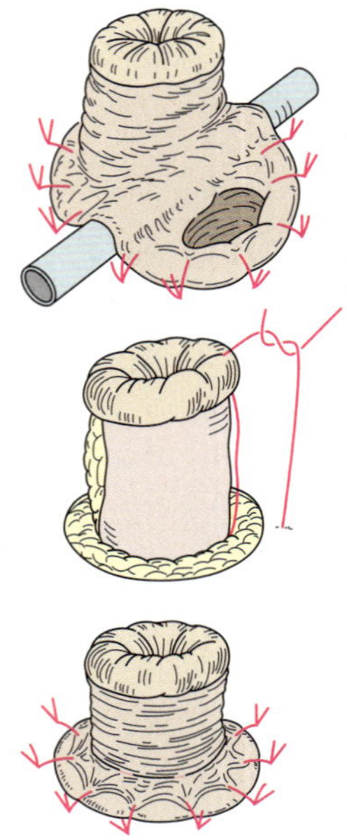

Enteritis regionalis Crohn Abb. 2: Ileostomatypen: 1: doppelläufige Loop-Ileostomie; höher gelegenes Stoma: kaudal, zuführender Schenkel; flaches Ileostoma: kranial, abführender Schenkel; Fixation an der Haut mit Einzelknopfnähten und Sicherung durch sog. Reiter aus Plastik; 2: prominentes endständiges Ileostoma; vorübergehende Ileostomaanlage mit Fixation des Stomas oberhalb des Hautniveaus durch Ausstülpen der Ileumschleimhaut; 3: permanentes Ileostoma mit weitem Ausstülpen des Stomas und Fixation an der Haut

ropoetin; **3.** nach vorausgegangener Glukokortikoidtherapie perioperativ hochdosiert Prednisolon; **4.** experimentell perioperative Gabe von Infliximab, 5 mg/kg KG i. v., 4 Wochen prä- und postoperativ zur Reduktion der entzündlichen Aktivität; **5.** Antibiotikaprophylaxe (z. B. mit Cephalosporin); **6.** Wasser- und Elektrolytsubstitution; **Verfahren:** sparsame Resektion des kranken Darmsegments, keine Lymphknotenentfernung (mit Lymphadenektomie häufig Rezidive!), darmwandnahe Skelettierung (s. Abb. 1); die Pouch-Anlage ist wegen hoher Rezidivrate absolut kontraindiziert; nur in Ausnahmefällen Bauchhöhlendrainage (Fistelentwicklung); zur Abdeckung septischer Bereiche im Retroperitoneum bzw. in Becken- und Bauchwand ist eine gestielte Omentumplastik sinnvoll; **1.** Resektion: häufigster Eingriff; **a)** mit darmsparender Operationstechnik: Segmentresektion, Ileozökalresektion mit Ileoaszendostomie, Hemikolektomie rechts, subtotale Kolektomie mit ileorektaler Anastomosierung; **b)** bei Totalbefall von Kolon und Rektum: Proktokolektomie mit ileoanaler Anastomose; **c)** bei isoliertem Rektumbefall mit ausgedehnten Fisteln und Inkontinenz: Rektumexstirpation; **2.** Strikturoplastik bei isolierter und multipler kurzstreckiger Stenose des Dünndarms; modifizierte Seit-zu-Seit-Anastomose bei langstreckiger Stenose; **3.** Umleitungsoperation: z. B. Gastroenterostomie mit proximaler selektiver Vagotomie bei langstreckiger Stenose des Duodenums; **4.** Deviationsstoma: bei distalen Fisteln, zur Anastomosenprotektion oder bei postoperativer Anastomosenkomplikation; doppelläufige Ileostomie mit der letzten Ileumschlinge (Loop-Ileostomie); gut zu pflegen und zurückzuverlagern; nach Koloproktektomie ist das rüsselförmige (prominente) endständige Ileostoma das Verfahren der Wahl (s. Abb. 2); **5.** Fistelsanierung: Fistelbildung, häufig mit Abszess, erfordert differenziertes, zugleich zurückhaltendes operatives Vorgehen und ggf. präoperative Entzündungsreduktion durch antientzündliche Therapie: **a)** enterokutane Fistel mit starker Absonderung oder Ileussymptomatik: Resektion des betroffenen Segments, Abdecken der Bauchwand von innen mit Omentum majus, außen breite Exzision der Fistelöffnung und offene Behandlung ohne Drainage; Antibiotikatherapie; **b)** interenterische Fistel: Operation nur bei ausgeprägter Diarrhö; Resektion des Segments, Exzision und Übernähung der Fistelöffnung im sog. Empfängersegment; **c)** enterovesikale Fistel: Übernähung der Fistelöffnung an der Blase; **d)** enterogenitale Fistel: Entfernung des erkrankten Darmabschnitts, Übernähung an der Vagina, Deckung mit gestieltem Netzlappen, evtl. Deviationsstoma; **e)** retroperitoneale blinde Fistel: Resektion des Darmsegments und Abdecken des retroperitonealen Entzündungsbezirks durch gestielte Netzplastik; **f)** anorektale Fistel (s. Analfistel, Abb. 1): bei gleichzeitigem Abszess muss sofort inzidiert werden, ansonsten zunächst spezifische konservative Therapie mit hoher Spontanheilungsrate (und häufigen Rezidiven); zurückhaltende chirurgische Fistelsanierung. **Nachbehandlung: 1.** nach Resektion und Strikturoplastik für ca. 1 Woche parenterale Ernährung, dann vorsichtiger Kostaufbau mit Elementardiät; mildes Abführen ab dem 3. Tag; **2.** pharmakologische Thromboseprophylaxe; **3.** bei analer Fistelsanierung täglich Sitzbäder in antiseptischer Lösung (PVP-Iod); **4.** niedrig dosierte Glukokortikoidtherapie mit Prednisolon, 10 mg/d p. o., als Rezidivprophylaxe; nach vorausgegangener Glukokortikoidtherapie Behandlung mit 100 mg/d i. v. fortführen, langsam auf 20 mg/d p. o. und noch für 2–3 Monate auf 10 mg/d p. o. reduzieren; Mesalazin ist schwach wirksam (>1,5–4,5 g/d p. o.). Therapieversuch mit Metronidazol (über 3 Monate) nach Ileocoekalresektion; beste Wirksamkeit zur postoperativen Rezidivprophylaxe durch Azathioprin und Mercaptopurin; **5.** Hautfäden erst nach 14 Tagen schrittweise entfernen. **Komplikationen: 1.** Anastomoseninsuffizienz (ca. 4 %); erfordert meist Relaparotomie mit Loop-Ileostomie und Bauchhöhlenspülung bei diffuser Peritonitis; **2.** Wundheilungsstörung; **Nachsorge: 1.** endoskopische Kontrolle (bei Kolon- und Rektumbefall) nach 3 Monaten; **2.** halbjährliche Kontrolle des CDAI; **3.** Röntgenuntersuchung des Dünndarms nach Sellink (alternativ MR-Sellink); **Ergebnisse:** Operationsletalität <2 %; nach langdauernder Glukokortikoidtherapie ist die Gesamtmortalität signifikant erhöht. Die Zehn-Jahres-Rezidivrate beträgt 20–40 %, bei ileozökaler Manifestation 53 %. Je jünger der Patient bei der Operation ist, desto häufiger sind Rezidive.

Psychotherapie: 1. unterstützende Verfahren, um den Krankheitsverlauf durch verbessertes Coping* (Bewältigungsstrategien) positiv zu beeinflussen; **2.** analytische Psychotherapie zur Aufarbeitung von Konflikten, die negativ auf die klinische Symptomatik wirken.

Naturheilkundliche Verfahren (Autor: Th. J. Doering): bei akuten Schüben leichter bis mittlerer Aktivität: **1.** Ordnungstherapie, z. B. progressive Muskelrelaxation* nach Jacobson (Abk. PMR), Fußreflexzonenmassage, Atemtherapie, Tanztherapie; **2.** sorgfältige Diätetik mit Reis- oder anderen Getreideschleimen, Reiswaffeln, Kräutertee (Kamille, Kümmel-Fenchel-Anis); vorsichtiger Kostaufbau zunächst mit Kartoffel-Reis-Butter-Diät, Zugabe von gedünsteten Karotten, anschl. laktose- und glutenfreie vegetarische Schonkost, Zugabe von Milchprodukten und glutenhaltigen Nahrungsmitteln, später weißes Fleisch und Fisch in geringen Mengen; **3.** Heidelbeermuttersaft, 3 × 1 Esslöffel pro Tag; Heilerde (Luvos®), 3 × 1 Esslöffel pro Tag; Myrrhe, z. B. Myrrhinil Intest®, 3 × 1–4 Drg./d (enthält zusätzlich Kaffeekohle und Kamille); Schöllkraut; Pfefferminze; evtl. Omega-3-Fettsäuren (Fischölkapseln); **4.** physikalische Therapie: zunächst Oberkörperwaschungen, Kümmel-Leibauflagen; später kühle Teil- oder Ganzkörperwaschungen, feucht-kalte Leib- oder Rumpfwickel nach Kneipp mit vorausgehenden wechselwarmen Fußbädern; **5.** TCM, z. B. Moxibustion, Akupunktur*; **6.** Neuraltherapie: Injektionen in Beckenkranz, Vogler-Punkte, Segmente Th9 bis L3, Quaddeln über Unterbauch und Os sacrum, Injektionen am indirekten thorakalen Grenzstrang nach Mink, ggf. ins Ganglion coeliacum; Sanierung von Störfeldern; **7.** Infusionsneuraltherapie mit Procain-Basen-Infusionen nach folgendem Schema: 1. Tag: 100 mg Procain 1 % (entspricht 10 ml) plus 20 ml Natriumbicarbonat 8,4 % auf 500 ml NaCl 0,9 %, 2. Tag: 200 mg Procain 1 % (entspricht 20 ml) plus 40 ml Natriumbicarbonat 8,4 % auf 500 ml NaCl 0,9 %, 3.–7. Tag: 300 mg Procain 1 % (entspricht 30 ml) plus 60 ml Natriumbicarbonat 8,4 % auf 500 ml NaCl 0,9 %; Dauer: jeweils 2 Stunden unter EKG- und RR-Kontrolle; **8.** manuelle Therapie nach individuellem Befund (insbes. Becken, Lendenwirbelsäule, Musculus iliopsoas); **9.** Schröpftherapie*.

Sonstige Maßnahmen: 1. individuelle Ausschlussdiät nach Ermittlung unverträglicher Nahrungsmittel; **2.** bei Schüben mittlerer Aktivität führt Sondenernährung mit ca. 8400 kJ/d (2000 kcal/d) in 60 % der Fälle zur Remission; Therapiedauer 4 Wochen; parenterale Ernährung zeigt im Vergleich zu Sondenernährung keine Vorteile. **3.** Die Ruhigstellung des Darms durch parenterale oder Sondenernährung über 4–6 Wochen führt bei Fistel in 10–70 % zum Fistelverschluss (meist rasches Fistelrezidiv nach Absetzen der Ernährungstherapie); **4.** parenterale Ernährung bei Glukokortikoid refraktärem Verlauf und Kurzdarmsyndrom.

Therapeutischer Stufenplan: s. Abb. 3

Eigenbehandlung: 1. Acetylsalicylsäure und nichtsteroidale Antiphlogistika vermeiden; **2.** ballaststoffarme Kost im akuten Schub; **3.** Ausschlussdiät; **4.** ausreichende Kalorienzufuhr; **5.** hochdosierte Einnahme von Fischöl kann möglicherweise zur Remissionserhaltung beitragen; **6.** Patientenschulung.

Hinweis: 1. 5-Aminosalicylate haben nach derzeitiger Studienlage bei Enteritis regionalis Crohn gegenüber Placebo keinen therapeutischen Vorteil und sollten daher nicht mehr eingesetzt werden. **2.** Der Einsatz nichtsteroidaler Antiphlogistika bei Gelenkbeschwerden ist obsolet (schubauslösend).

Arbeitsunfähigkeit: im Akutstadium je nach subjektiver Beeinträchtigung 3–10 Wochen; nach kleiner bis mittlerer Operation und bei unproblematischem Verlauf 4 Wochen; nach großem Eingriff mit Anus praeternaturalis 3 Monate; längere Arbeitsunfähigkeit je nach körperlichem Zustand.

Neuentwicklung: 1. Certolizumab (CDP 870): pegyliertes (PEG-), s. c. anwendbares Antikörper-

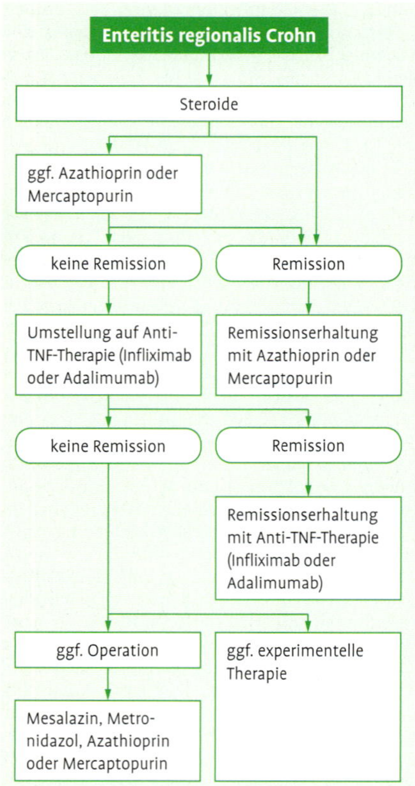

Enteritis regionalis Crohn Abb. 3: therapeutischer Stufenplan

fragment gegen TNF-α, Zulassung bisher nur in den USA und in der Schweiz; **2.** Natalizumab (Antegren®): i. v. applizierbarer Antikörper gegen das Adhäsionsmolekül $\alpha_4\beta_7$-Integrin; zurzeit in Studien; **3.** Abatacept: gegen CTLA-4 (Abk. für T-Zell-Lymphozytenantigen 4) gerichtetes, i. v. applizierbares Fusionsprotein; zurzeit in Studien; **4.** laparoskopische Operationstechniken zur minimal-invasiven Resektion von Darmanteilen bzw. Strikturoplastik; **5.** endoskopische Therapie: Dilatation von Stenosen in Ileum, ileozökalem Übergangs- oder Anastomosenbereich mit Ballonkatheter (z. B. TSS® 15 oder TSS® 18); hohes Perforationsrisiko (5–10 %), daher nur stationär; hohe Rezidivrate (>70 % in 1 Jahr), Prophylaxe der Restenosierung durch Kombination von Budesonid und Azathioprin möglich (ca. 40 % Rezidive in 1 Jahr); **6.** die Wirkung von Probiotika bei im Kolon lokalisierten Verlaufsformen zeigt positiven Effekt.

Selbsthilfe: **1.** Deutsche Morbus Crohn/Colitis ulcerosa Vereinigung (DCCV) e. V., Paracelsusstr. 15, 51375 Leverkusen, Tel. 0214 876080, Fax 0214 8760888; E-Mail: info@dccv.de, Homepage: http://www.dccv.de; **2.** CED-Hilfe e. V., Hilfe für Betroffene mit den chronisch entzündlichen Darmerkrankungen Morbus Crohn und Colitis ulcerosa, Fuhlsbütteler Str. 401, 22309 Hamburg, Tel. 040 6323740, Fax 040 63708994; E-Mail: ced-hilfe@t-online.de, Homepage: http://ced-hilfe.homepage.t-online.de; **3.** bei Ileostomie, Kolostomie: Deutsche ILCO e. V., Thomas-Mann-Str. 40, 53111 Bonn, Tel. 0228 33889450, Fax 0228 33889475; E-Mail: info@ilco.de, Homepage: http://www.ilco.de.

Literatur: **1.** Tjaden, C. et al.: Morbus Crohn. In: Siewert, J. R.; Rothmund, M.; Schumpelick, V. (Hrsg.): Praxis der Viszeralchirurgie. Gastroenterologische Chirurgie. 2. Aufl. Berlin, Heidelberg, New York: Springer, 2006; **2.** Stange, E. F.: Colitis ulcerosa - Morbus Crohn. Bremen: UNI-MED, 2004; **3.** Targan, S. R.; Shanahan, F. (eds): Inflammatory bowel disease: from bench to bedside. Baltimore: Williams & Wilkens, 1994; **4.** Riordan et al.: Treatment of active Crohn's disease by exclusion diet: an East Anglian Multicentre controlled trial. Lancet 342: 1131–1134 (1993); **5.** Schreiber et al.: Gastroenterology. Clin North Am 21: 451–502 (1992).

Autoren: S. Nikolaus, S. Schreiber, R. Pfitzmann.

Enterobiasis: s. Nematodeninfektion.

Enterobius vermicularis: s. Vulvitis.

Enterokolitis: s. Enteritis, infektiöse.

Enteroparese: s. Polyneuropathie.

Enteropathie, gluteninduzierte: s. Sprue, einheimische; Zöliakie.

Enteropathie, glutensensitive: s. Sprue, einheimische; Zöliakie.

Enterozele: s. Descensus uteri et vaginae.

Entgiftung: s. Intoxikation; Magenspülung; Peritonealdialyse.

Enthesiopathie: s. Insertionstendopathie.

Entleerungsstörung: s. Harninkontinenz; Stuhlinkontinenz.

Entwöhnungstherapie: s. Alkoholabhängigkeit; Drogenabhängigkeit.

Entzündung, irritativ-toxische: s. Handekzem.

Enuresis nocturna: nächtliches Einnässen; unwillkürliche Harnblasenentleerung bei Kindern >5. Lebensjahr während des Schlafes ohne zugrunde liegende organische Ursache.

Behandlungsindikation: Leidensdruck des Patienten oder seiner Eltern, z. B. bei Selbstbeschuldigung der Eltern (Erziehungsfehler) oder Beeinträchtigung des Sozialkontaktes.

Pharmakotherapie: Therapie der 2. Wahl; indiziert zur Überwindung der Enuresis nocturna aufgrund eines bevorstehenden Ereignisses (z. B. Klassenfahrt bei Schulkindern) oder bei unzureichender Wirksamkeit anderer Behandlungsversuche (z. B. Verhaltenstherapie); Desmopressin (z. B. Minirin®), initial 20 µg (2 Hübe des Dosiersprays), ggf. Steigerung auf 30–40 μg (3–4 Hübe), jeweils abends intranasal; Therapiedauer abhängig vom Erfolg; i. d. R. 6 Monate, u. U. lebenslang.

Naturheilkundliche Verfahren: Es liegen positive Erfahrungsberichte zur Therapie mit Johanniskraut vor (z. B. Jarsin® 300).

Psychotherapie: Verhaltenstherapie: nächtliche Anwendung einer sog. Klingelhose (telemetrisches Wecktraining); diese soll den Patienten wecken bzw. eine Bezugsperson, die den häufig schwer aufzuweckenden Patienten zur Toilette geleitet; Anwendung 2–3 Wochen, ggf. länger; bei Erfolglosigkeit Abbruch nach 4 Monaten.

Sonstige Maßnahmen: Bei der Enuresis nocturna handelt es sich meist um eine ererbte Störung mit hoher Spontanheilungsquote und guten Therapiemöglichkeiten und nicht um die Folge bewusster Nachlässigkeit des Kindes. Eine entsprechende Aufklärung der Eltern ist daher dringend erforderlich.

Eigenbehandlung: **1.** kontrollierte Flüssigkeitszufuhr unter Vermeidung größerer Trinkmengen nachmittags und abends; **2.** Windel tragen.

Hinweis: Pharmakotherapie, z. B. mit Imipramin oder Oxybutynin, ist aufgrund des meist geringen Erfolgs bei bestehendem Intoxikationsrisiko obsolet.

Literatur: **1.** Müller, M.; Radke, M. (Hrsg.): Kinderheilkunde multimedial. CD-ROM. 4. Aufl. Stuttgart: Schattauer, 2003; **2.** Olbing, H.; Norgaard, J. P.; Djurhuus, J. C.: Primäre isolierte Enuresis nocturna. In: Olbing, H. (Hrsg.): Enuresis und Harninkontinenz bei Kindern. München: Marseille, 1993.

Autoren: M. Uhlemann, M. Radke.

Enzephalitis: parenchymatöse Gehirnentzündung; häufig mit Beteiligung der Hirnhäute als Meningoenzephalitis oder Meningoenzephalomyelitis durch Viren (häufigste Formen: s. Tab. 1), Bakterien, Pilze oder Parasiten (s. Meningitis); **Klinik:** Bewusstseinsstörungen bis zum Koma, evtl. Erbrechen und Photophobie, fokal-neurologische Ausfälle (Paresen), neuropsychologische Symptome (Aphasie, Orientierungsstörung), Reizsymptome (Epilepsie, Myoklonien) und Hirndruckzeichen. Die Mehrzahl der Fälle verläuft gutartig. Bei langem Krankheitsverlauf muss mit Residualsymptomen gerechnet werden.

Enzephalitis Tab. 1
Inzidenz und Letalität viraler Enzephalitiden (Auswahl)

Erreger		Inzidenz (I) Letalität (L)
Herpes-simplex-Virus I	I:	1 : 150 000
	L:	50–100 % unbehandelt; 20 % behandelt
FSME-Virus	I:	0,5–5 : 1 Mio.
	L:	1–2 %
Mumps-Virus	I:	häufig (ZNS-Symptome in 0,5–10 % aller Erkrankungsfälle)
	L:	2 %
Masern-Virus	I:	1 : 1000–1 Mio. nach Maserninfektion
	L:	20–30 %
subakute sklerosierende Panenzephalitis	I:	0,06–0,6 : 1 Mio.
	L:	100 %
Poliomyelitis-Virus	I:	selten (seit Einführung der Schluckimpfung)
	L:	10 %
Röteln-Virus	I:	1 : 6000–24 000
	L:	20 %
progressive Rötelnpanenzephalitis	I:	selten
	L:	100 %

Behandlungsindikation: sofortige stationäre Einweisung und Therapiebeginn bereits bei dem Verdacht auf eine Enzephalitis.

Pharmakotherapie: **1. Virostatika***: **a)** Nukleosidanaloga: Aciclovir (z. B. Zovirax®), Brivudin (Zostex®), Ganciclovir (z. B. Cymeven®), Vidarabin (z. B. Vidarabinphosphat 500 Thilo®); **b)** Foscarnet (z. B. Foscavir®), Amantadin (z. B. PK-Merz®), Ribavirin (z. B. Virazole®), Cidofovir (z. B. Vistide®); spezifische Therapie: s. Tab. 2. Gegen Epstein-Barr-Virus, humanes Herpes-Virus 6 und Adenoviren sowie die meisten übrigen humanpathogenen Viren steht keine spezifische Therapie zur Verfügung. **2. Immunglobuline** zur passiven Immunisierung, als Postexpositionsprophylaxe oder bei manifester Erkrankung; **3. Prophylaxe** epileptischer Anfälle durch schnelle Aufsättigung mit Phenytoininfusionskonzentrat (z. B. Phenhydan®), 250–750 mg i. v., danach 2–3 × 125 mg/d i. v. (entspr. der Plasmakonzentration) oder Schnellaufsättigung mit Valproat (s. Epilepsie); alternativ Clonazepam (z. B. Rivotril®), 1–2 mg/12–24 h als Dauerinfusion.

Sonstige Maßnahmen: **1.** bei Hirndruckerhöhung oder vitaler Bedrohung (Ateminsuffizienz) intensivmedizinische Überwachung und Therapie; **2.** Meldepflicht für alle Virusmeningoenzephalitiden im Fall von Erkrankung und Tod innerhalb von 24 Stunden durch den behandelnden oder sonst hinzugezogenen Arzt, bei Poliomyelitis bereits im Verdachtsfall.

Hinweis: **1.** cave: Fehleinschätzung des Schweregrades sowie Verkennung als psychiatrische Erkrankung; **2.** kein sicherer Nachweis für Humanpathogenität des Borna-Virus. **3.** Exotische Viren

Enzephalitis Tab. 2
Pharmakotherapie der viralen Enzephalitis (Auswahl)

Erreger	Wirkstoff	Dosierung		
Herpes-simplex-Virus	Aciclovir	3×	10	mg/kg KG/d als Kurzinfusion (100 ml) für 14 Tage
	oder			
	Foscarnet	3×	60	mg/kg KG/d i. v. für 2–3 Wochen
	Erhaltungstherapie	1×	5	mg/kg KG/d i. v. an 5–7 Tagen wöchentlich
	oder			
	Ganciclovir	2×	5	mg/kg KG/d i. v. für 2–3 Wochen
	Erhaltungstherapie	1×	90	mg/kg KG/d i. v.
	bei bakterieller Superinfektion:			
	Amoxicillin	3×	2	g/d i. v. für 14 Tage
Zytomegalie-Virus	Ganciclovir	2×	5	mg/kg KG/d i. v. für 2 Wochen
	Erhaltungstherapie		5	mg/kg KG/d i. v. (Infusionszeit mindestens 60 Minuten)
	oder			
	Foscarnet		0,15	mg/kg KG/min kontinuierlich i. v. für 10 Tage
		oder		
		3×	60	mg/kg KG i. v. (Infusionszeit 1–2 Stunden) für 2–3 Wochen
	Erhaltungstherapie	1×	90	mg/kg KG/d i. v.
	oder			
	Cidofovir		5	mg/kg KG i. v. 1-mal wöchentlich
	+ Probenecid		2	g i. v. (3 Stunden vor und 2 sowie 8 Stunden nach der Cidofovir-Infusion)
Varicella-Zoster-Virus	Patienten <60 Jahre:			
	Aciclovir	3×	5– 10	mg/kg KG/d als Kurzinfusion (100 ml) für 14 Tage
	Patienten >60 Jahre:			
	Aciclovir	3×	5– 10	mg/kg KG/d p. o.
	in komplizierten Fällen:			
	Brivudin	4×	125	mg/d i. v. für 5–10 Tage
	oder			
	Foscarnet			

nehmen in westlichen Ländern zu (z. B. West-Nil-Virusinfektion; japanische Enzephalitis).

Neuentwicklung: Vielzahl neuer Virostatika (Nukleosidanaloga, z. B. Penciclovir, Famiclovir, Valaciclovir, Pleconaril).

Literatur: **1.** Brandt, T.; Dichgans, J.; Diener, H. C. (Hrsg.): Therapie und Verlauf neurologischer Erkrankungen. 5. Aufl. Stuttgart: Kohlhammer, 2007; **2.** Prange, H.: Infektionskrankheiten des ZNS. London, Glasgow, Weinheim: Chapman & Hall, 1995.

Autoren: M. Maschke, O. Kastrup, H. C. Diener.

Enzephalitis, zentraleuropäische: s. Frühsommer-Meningoenzephalitis.

Enzephalomalazie: s. Blutung, intrazerebrale.

Enzephalomyelitis disseminata: s. Multiple Sklerose.

Enzephalopathie, hepatische: Abk. HE; Sammelbezeichnung für den bei schweren Lebererkrankungen auftretenden Symptomenkomplex aus Störungen von Vigilanz, Gedächtnis und psychomotorischer Leistung, u. U. mit Bewusstseinsverlust; **Ursache:** hochgradige Leberfunktionsstörung bei akutem Leberversagen (Typ A) oder Kombination aus Leberfunktionsstörung und portosystemischen Umgehungskreisläufen bei portaler Hypertension (Typ B bei angeborenen Umgehungskreisläufen ohne primäre Lebererkrankung, Typ C bei portosystemischen Shunts inf. Leberzirrhose*); dadurch gelangen im Darm gebildete Substanzen (z. B. Ammoniak) vermehrt in die systemische Zirkulation und können z. B. über Astrozytenschwellung zu einer Störung der Neurotransmission führen. **Einteilung:** in

Enzephalopathie, hepatische
Einteilung in Schweregrade nach Conn (West-Haven-Kriterien)

Grad	Symptome
I	Apraxie; Schriftbild gestört Euphorie oder Ängstlichkeit Aufmerksamkeitsdefizit
II	Verlangsamung; Lethargie; Apathie; verwaschene Sprache; Asterixis minimale Desorientierung zu Raum und Zeit subtile Persönlichkeitsveränderungen; unangepasstes Verhalten Schwierigkeiten zu subtrahieren
III	Somnolenz; Sopor; Reaktion auf verbale Stimuli Hyperreflexie Verwirrtheit; Desorientierung zu Raum und Zeit
IV	Koma; keine Reaktion auf verbale Reize oder Schmerzstimulation Mydriasis; Anisokorie

Schweregrade nach Conn (West-Haven-Kriterien): s. Tab..

Behandlungsindikation: 1. bei klinischer Manifestation dringend gegeben: Beseitigung der auslösenden Faktoren (Infektion, Blutung im oberen Magen-Darm-Trakt, Obstipation, Azotämie, Diuretika*, Sedativa, Diätfehler) als wirksamste Therapie, Entfernung ammoniogener Substrate aus dem Darm, Ernährungstherapie; 2. hepatische Enzephalopathie Typ A inf. akuten Leberversagens: intensivmedizinischer Notfall, Behandlung in spezialisierten Zentren (evtl. Indikation zu akuter Lebertransplantation*); 3. Rezidivprophylaxe bei rezidivierender hepatischer Enzephalopathie; 4. umstritten bei minimaler hepatischer Enzephalopathie.

Pharmakotherapie: 1. Entfernung ammoniogener Substrate: Lactulose (z. B. Bifiteral®), 50 ml p. o. stündlich bis zum ersten Stuhlgang bei kooperationsfähigen Patienten, oder hoher Einlauf (300 ml Lactulosesirup mit 700 ml Wasser); 2. Senkung der erhöhten Ammoniakkonzentration mit Ornithinaspartat-Infusionen (Hepa-Merz®), 20 g in 250 ml 5 %iger Glukose über 4 Stunden i. v.; 3. bei Auslösung durch Benzodiazepinderivate: Antagonisierung mit Flumazenil (Anexate®), 0,5 mg i. v. als fraktionierter Bolus; 4. Hirnödemtherapie bei akutem Leberversagen: a) 20 %ige Mannitol-Infusionslösung, 0,3–0,4 g/kg KG i. v. in 10 Minuten (maximale Dosis 1,5 g/kg KG/d), wiederholbar bei Plasmaosmolalität <320 mosmol/kg KG; bei oligurischem Nierenversagen Kombination mit Ultrafiltration; b) Reservemedikation: Thiopental, initial 185–500 g i. v. in 15 Minuten, danach 50–250 mg/h als Infusion bis zu 4 Stunden.

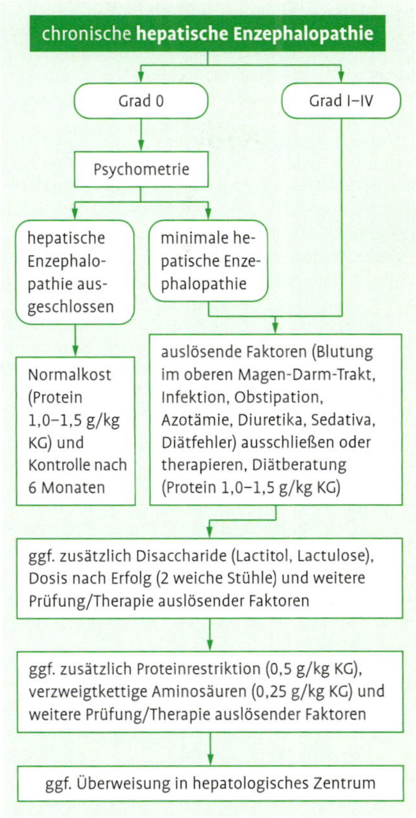

Enzephalopathie, hepatische: therapeutischer Stufenplan bei chronischer Erkrankung

Sonstige Maßnahmen: 1. essentiell ist die Beseitigung auslösender Faktoren: a) Suche nach Infektionsherd; bei negativem Erregernachweis und unbekanntem Auslöser der hepatischen Enzephalopathie: kalkulierte systemische Antibiotikatherapie (z. B. Cefotiam, 2 × 2 g/d i. v., oder Ciprofloxacin, 2 × 200 mg/d i. v.); b) bei Anämie und hepatischer Enzephalopathie Blutung im oberen Magen-Darm-Trakt ausschließen; 2. Ernährungstherapie: a) Grad I–II: vollständige Ernährung ohne Eiweißrestriktion, Hungerperioden vermeiden; b) Grad III–IV: parenterale Ernährung, Verwendung einer leberadaptierten Aminosäurelösung (z. B. Aminofusin® 5 % hepar sine, Aminosteril® N-hepa 8 %); c) bei der seltenen Eiweißintoleranz: Eiweißrestriktion mit 0,5 g/kg KG/d und verzweigtkettige Aminosäuren (Falkamin®), 0,25 g/kg

KG/d p.o.; **3.** Rezidivprophylaxe durch Lactulose bzw. Lactitol (z.B. Importal®) in individueller Dosierung (2–3 weiche Stühle/d); **4.** bei hepatischer Enzephalopathie nach TIPS (s. Aszites): ggf. Verminderung des Shuntvolumens durch Reduktions-Stent.

Therapeutischer Stufenplan: s. Abb.

Hinweis: bei Patienten mit Leberkrankheit und Bewusstseinsstörung Ausschluss anderer Ursachen (z.B. Hypoglykämie, zerebrovaskulärer Insult, Intoxikation*).

Neuentwicklung: Die kontrollierte Hypothermie zur Behandlung des Hirnödems bei HE Typ A inf. akuten Leberversagens wird untersucht.

Literatur: **1.** Als-Nielsen, B. et al.: Non-absorbable disaccharides for hepatic encephalopathy: systematic review of randomised trials. Br med J 328: 1046–1051 (2004); **2.** Jalan, R.: Moderate hypothermia in patients with acute liver failure and uncontrolled intracranial hypertension. Gastroenterology 127: 1338–1346 (2004); **3.** Ferenci, P. et al.: Hepatic encephalopathy – definition, nomenclature, diagnosis, and quantification: final report of the working party at the 11th World; Congresses of Gastroenterology, Vienna, 1998. Hepatology 35: 716–721 (2002); **4.** Ferenci, P.: Therapie der akuten und chronischen hepatischen Enzephalopathie bei Patienten mit Leberzirrhose. Z Gastroenterol 36: 909–916 (1998).

Autor: M. Plauth.

Enzephalopathie, spongiforme: s. Creutzfeldt-Jakob-Krankheit.

EPA: s. Fischöle.

EPAP: s. Schlafapnoesyndrom.

Ependymom: s. Hirntumoren.

Epidermolyse, akute toxische: s. Arzneimittelexanthem.

Epididymitis: Entzündung des Nebenhodens; **Ursache:** häufig kanalikulär über die Harn- und Samenwege, selten hämatogen; unspezifische (meist bakteriell, auch Chlamydien und Mykoplasmen) oder spezifische Infektion (Tuberkulose*, Gonorrhö*); Prädisposition: Miktionsstörungen, Prostatitis, HIV-Infektion, ungeschützter Analverkehr; **Klinik:** lokale Schmerzen, Rötung, Schwellung und Induration des Nebenhodens mit Übergreifen der Entzündungsreaktion auf Hoden und Skrotum; akut meist mit Fieber; **Komplikationen:** Orchitis, Abszedierung, Sepsis, sekundäre Sterilität durch Samenwegverschluss; **DD:** Hodentorsion (Abgrenzung kann schwierig sein), Hydrozele, Orchitis, Skrotalhernie, Hodentumor und Hodenruptur.

Behandlungsindikation: gegeben bei Symptomen und zur Verhinderung von Komplikationen.

Pharmakotherapie: **1.** Antibiotika: **a)** unspezifische Epididymitis: Breitband-Antibiotika (z.B. Cephalosporine, Chinolone), ggf. nach Antibiogramm, falls gleichzeitig ein Harnweginfekt nachweisbar ist; bei Verdacht auf Chlamydien oder Mykoplasmen auch Doxycyclin; **b)** spezifische Epididymitis: Behandlung der Grunderkrankung: s. Tuberkulose, Gonorrhö; **2.** bei Schmerzen systemische nichtsteroidale Antiphlogistika, z.B. Diclofenac (z.B. Diclac®), 3 × 50 mg/d p.o.; **3.** bei starkem Schmerz ggf. Samenstrangblockade mit Lokalanästhetikum, z.B. Bupivacain 0,5 % (z.B. Carbostesin®) oder Lidocain 1–2 % (z.B. Xylocain®), jeweils 5–10 ml.

Operative Therapie: **1.** Epididymektomie bei Versagen konservativer Maßnahmen oder chronischer Epididymitis; **2.** Semikastration bei Komplikationen (Abszedierung).

Naturheilkundliche Verfahren: (Autor: Th. J. Doering) **1.** bei chronischer, nicht bakteriell bedingter Entzündung hydrotherapeutische Anwendungen im Bereich der unteren Extremitäten und des Urogenitaltraktes: Unterkörperwaschung (Wassertemperatur: 10–15 °C), Wechselfußbad (Warmphase: 38–40 °C für ca. 5 Minuten, anschließende Kaltphase: 10–15 °C für 10–20 Sekunden), kaltes Sitzbad (morgens für 10–20 Sekunden), kalter Leibwickel; **2.** bei rezidivierenden Harnweginfektionen und Epididymitis evtl. Autovakzination oder Reizkörpertherapie mit Eigenblut.

Eigenbehandlung: bei akuter Epididymitis körperliche Schonung (Bettruhe) und lokal physikalische Maßnahmen (Hochlagerung des Skrotums, Kühlung). Sexuelle Karenz bis zur Ausheilung.

Arbeitsunfähigkeit: bei akutem Verlauf (Notfall) 5–10 Tage.

Hinweis: **1.** Die Funktion des unteren Harntraktes (Uroflow/Restharn) sollte nach einer Epididymitis abgeklärt werden. **2.** Einer rezidivierenden Epididymitis beim Jungen kann ein ektop in die Samenwege mündender Ureter duplex zugrunde liegen.

Literatur: Grabe, M. et al.: Guidelines on The Management of Urinary and Male Genital Tract Infections (Leitlinien der Europäischen Gesellschaft für Urologie), 2008; http://www.uroweb.org/nc/professional-resources/guidelines/online/.

Autoren: A. Frankenschmidt, U. Wetterauer.

Epiduralhämatom: syn. Epiduralblutung; Blutung zwischen innerer Oberfläche des Schädels und abgelöster Dura mater; seltener spinales Epiduralhämatom im Spinalkanal; **Ursache:** traumatisch, iatrogen (Injektion, Kathetereinlage, besonders spinal), spontan (bei Gerinnungsstörung, vaskulären Malformationen): **1.** intrakraniell: meist Schädelfraktur mit Verletzung eines darunter liegenden arteriellen Duragefäßes; **2.** spinal: häufiger bei Gerinnungsstörung und nach spinaler Injektion; **Lokalisation:** **1.** intrakraniell: zu 70 % temporale bzw. temporobasale Fraktur mit Verletzung der Arteria meningea media (s. Abb. 1), seltener frontal oder okzipital (je 10 %) bzw. ohne Fraktur (häufiger bei Kindern); bei Kindern auch nach Nahtsprengung und durch venöse Blutung aus Diploevenen; atypisches Epiduralhämatom häufig

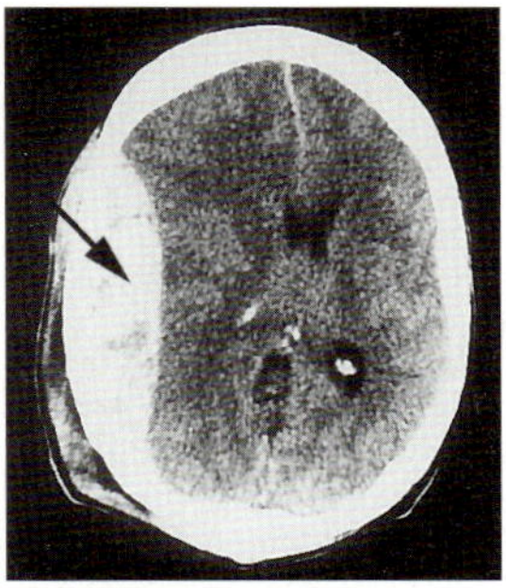

Epiduralhämatom Abb. 1: typisches temporobasales Epiduralhämatom aus der Arteria meningea media bei Schädelfraktur (Computertomogramm); klare Operationsindikation

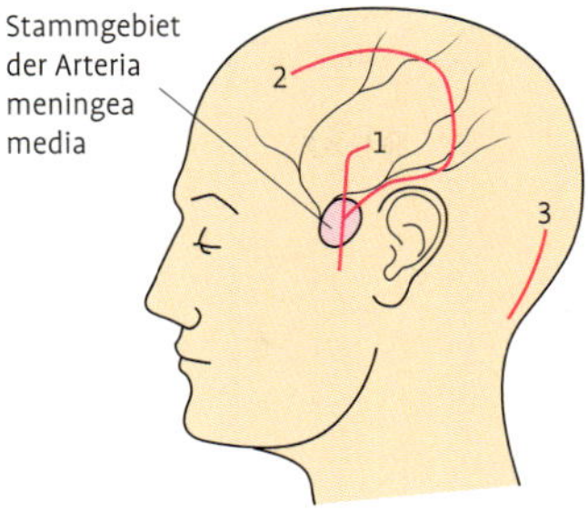

Epiduralhämatom Abb. 2: Schnittführungen; 1: Vertikalschnitt temporobasal für Bohrlochentlastung; 2: Lappenschnittführung bei großem temporalem Hämatom (definitive Versorgung); 3: Vertikalschnitt über hinterer Schädelgrube (kleine osteoklastische Trepanation, d. h. ohne Wiedereinsetzung Knochendeckel)

bei Säuglingen; **2.** spinal: in allen Abschnitten, von Läsionsort abhängig; meist lumbal oder thorakal wegen häufigerer Punktion bzw. Kathetereinlage dort; **Häufigkeit:** Inzidenz ca. 1 % der schweren Schädelhirntraumen*, etwa halb so häufig wie akutes Subduralhämatom*, meist Jugendliche und junge Erwachsene, selten <2 und >60 Jahre, da hier Dura am Schädeldach adhärent.

Behandlungsindikation: 1. abhängig von klinischer Symptomatik und Volumen des Epiduralhämatoms; bei raumfordernder Wirkung (Verlagerung von Nachbarstrukturen und Mittellinie) mit Bewusstseinsstörung und bei spinalen Epiduralhämatomen mit Querschnittsprogression sofortige Operation; **2.** bei Säuglingen und Kleinkindern zusätzlich abhängig vom Blutverlust (Hämoglobinabfall); großzügige Operationsindikation bei signifikanter epiduraler Blutung (oft rasch progredient), da häufig eine Blutstillung nur operativ möglich ist (mit nur geringem Operationsrisiko verbunden).

Pharmakotherapie: I. Sicherstellung der Oxygenierung: Kontrolle und Sicherung der Vitalfunktionen; bei signifikanter operationsbedürftiger Raumforderung: Intubation und Beatmung*, ggf. bei deutlicher Einklemmung hyperbare Oxygenierung bzw. reine Sauerstoffbeatmung, mäßige Hyperventilation nicht unter p_aCO_2 von 28–30 mmHg; **II.** zur akuten präoperativen Hirndurcksenkung und Sicherstellung der Hirnperfusion z. B. für Transport (ohne kausale oder dauerhafte Wirkung): **1.** i. v. Osmotherapie (mögichst über ZVK wegen Venenschädigung): **a)** Mannitol 15–20 %: z. B. Osmofundin® 15 %, bis 2 ml/kg KG/h (max. 10 ml/kg KG/d), oder z. B. Osmosteril 20 %, bis 1,5 ml/kg KG/h (max. 7,5 ml/kg KG/d); **b)** Sorbitol 40 % bei ausgeprägtem Hirndruck bzw. Einklemmung (stärker osmotisch wirksam, nur über ZVK): z. B. Tutofusin® S 40, max. 1,5 ml/kg KG/h (max. 7,5 ml/kg KG/d); cave: Fruktoseintoleranz; **c)** Glukokortikoide können bei Schädelhirntrauma nach dem Abbruch der CRASH-Studie (Glukokortikoide nach schwerem Schädelhirntrauma) nicht mehr empfohlen werden; evtl. aber Gabe bei spinalem Hämatom (positive Wirkung von Methylprednisolon in hoher Dosis bei Rückenmarksschaden wird diskutiert).

Operative Therapie: Indikation: 1. dringend bei jeder signifikanten Raumforderung (Hämatomdicke ≥1 cm, Mittellinienshift ≥5 mm, Kompression oder Verlagerung des ipsilateralen Seitenventrikels, Kompression oder Verlagerung des Kleinhirns bzw. 4. Ventrikels; cave: plötzlicher Atemstillstand bei Blutung in der hinteren Schädelgrube, z. B. bei Kindern, bzw. Rückenmarkkompression mit progredienter neurologischer Symptomatik bis zur Querschnittläsion*); **2.** Notfallindikation bei Koma (>4 Stunden Zeitverlust nach Bewusstseinstrübung bedeutet deutliche Verschlechterung der Prognose); **3.** bei Kleinkind oder Säugling mit raumforderndem Hämatom und Hämoglobinabfall auch ohne Bewusstseinsstörung (cave: plötzlicher Schock, Kreislaufstillstand ohne vorangehende neurologische Warnsymptome); **4.** auch bei beidseitiger Mydriasis und fortgeschrittener Einklemmung besteht (im Gegensatz zum akuten Subduralhämatom*) v. a. bei jüngeren Patienten noch Erholungsfähigkeit; beginnendes Bulbärhirnsyndrom (Strecksynergismen, beidseitige Pupillenerweiterung) ist bei Epiduralhämatom keine Kontraindikation, sondern Indikation zur schnellstmöglichen Entlastung, evtl. sofortiges Bohrloch in der Notaufnahme (CT). **Methoden: 1.** osteoplastische Trepanation über bzw. neben der im Frakturbereich zu vermutenden Blutungsquelle; auch bei beginnender Bewusstseinsstörung ist der gezielte Eingriff (nach CT-Diagnostik) sinnvoller als eine ungezielte Bohrlochexploration; **2.** sofortige Bohrlochentlastung als Notfalleingriff: bei Übergang in ein tiefes Mittelhirn- bzw. Bulbärhirnsyndrom oder wenn CT bei Bewusstseinstrübung nicht ohne Zeitverzug (1–2 Stunden) erreichbar ist; Orientierung (oh-

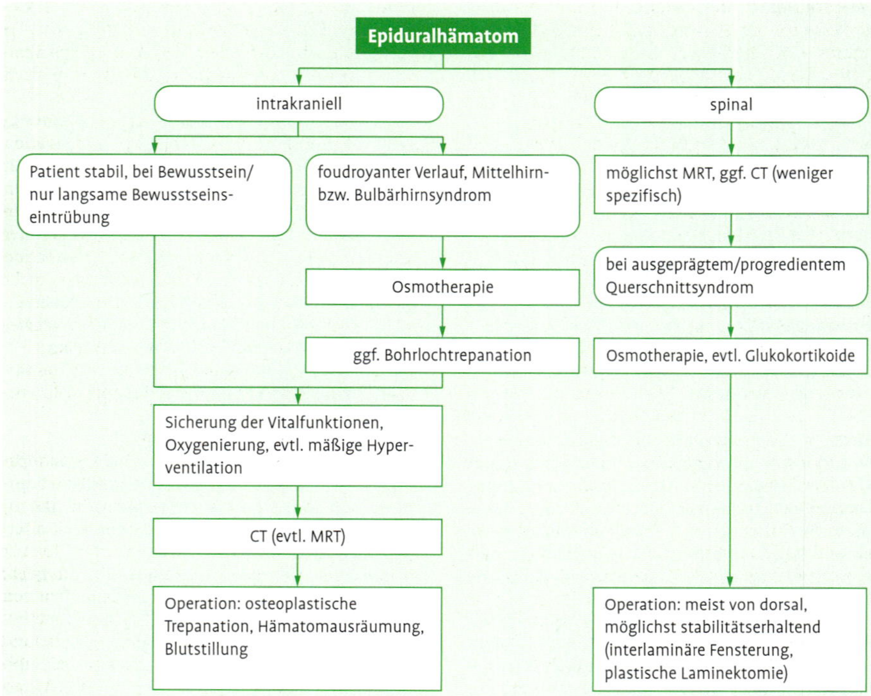

Epiduralhämatom Abb. 3: therapeutischer Stufenplan

ne CT): i.d.R. ipsilateral beginnende Mydriasis; Bohrlöcher entsprechend der Fraktur, bevorzugt temporal beginnen und ausreichend tief basal (Stamm der Arteria meningea media liegt vor dem Tragus; s. Abb. 2); dort meist nach Rasur auch lokale Gewalteinwirkung sichtbar; falls keine Blutung sichtbar ist evtl. Schlitzung der Dura (Subduralhämatom?), dann Bohrlöcher in die hintere Schädelgrube ipsilateral, dann frontal, schließlich kontralateral temporal bis das Hämatom erreicht ist; Drainage einlegen und Transport in eine neurochirurgische Abteilung zur endgültigen Versorgung; **3.** bei spinalem Epiduralhämatom stabilitätserhaltende dorsale interlaminäre Fensterung oder sog. plastische Laminektomie (mit Wiedereinsetzung der Wirbelbögen, Laminoplastie). **Komplikationen:** **1.** Nachblutung bei mangelnder Blutstillung; **2.** Knochendeckel- bzw. Wundinfektion (gegenüber vitaler Gefährdung durch Epiduralhämatom zu vernachlässigen); **3.** fortbestehende neurologische Ausfälle, Bewusstseinsstörung und Krampfanfälle sind keine Eingriffskomplikation, sondern Folge zu später Operation oder weiterer traumatischer Hirnschäden.

Sonstige Maßnahmen: sofortige Intubation, Beatmung und Kreislaufsicherung bei Bewusstseinstrübung bzw. großer Raumforderung; Volumensubstitution (s. Volumentherapie bei Schädelhirntrauma).

Therapeutischer Stufenplan: s. Abb. 3.

Arbeitsunfähigkeit: abhängig vom Ausmaß der Hirnschädigung; bei rascher Operation ohne neurologische Folgen ca. 3–4 Wochen.

Hinweis: **1.** Die Befürchtung, durch die Osmotherapie eine Hämatomvergrößerung zu verursachen, ist unbegründet; vorrangig ist die Vermeidung irreversibler Hirnschäden durch Hirndrucksenkung (z.B. bei Transport). **2.** Bohrloch möglichst erst nach Kontrolle der Blutungslokalisation durch CT anlegen (evtl. andere intrakranielle Blutung?), sichere Identifikation und Stillung der Blutungsquelle ist wichtig, schwierig bei nicht ausreichend tief temporal reichender Trepanation (bis Jochbogen); **3.** Glycerol zur Osmotherapie ist wegen Hämolysegefahr und daher langsamer Infusionsgeschwindigkeit weniger geeignet; **4.** keine forcierte Hyperventilation unter einen pCO_2 von 30–32 mmHg.

Neuentwicklung: endoskopisch assistierte Hämatomausräumung und Blutstillung durch kleine osteoklastische Trepanation; die sichere Vermeidung bzw. Beseitigung einer Hirnkompression ist allerdings wichtiger als die (nur kosmetisch relevante) Trepanationsgröße.

Selbsthilfe: **1.** ZNS - Hannelore Kohl Stiftung für Verletzte mit Schäden des Zentralen Nervensystems e. V., Rochusstr. 24, 53123 Bonn, Tel. 0228 978450, Fax 0228 9784555, E-Mail: info@hannelore-kohl-stiftung.de, Homepage: http://www.kuratorium-zns.de; **2.** Schädel-Hirn-Patienten in Not e. V., Selbsthilfeverband für Apalliker und ihre Angehörigen, Bayreuther Str. 33, 92224 Amberg, Tel. 09621 64800, Fax 09621 63663; E-Mail: schaedel-hirn@t-online.de.

Literatur: **1.** Mandrioli, S. et al.: Anterior skull base fractures: guidelines for treatment. J Craniofac Surg. 19 (3): 713–717 (2008); **2.** Firsching, R. et al.: Schädel-Hirn-Trauma im Erwachsenenalter. Leitlinie 008/001, Deutsche Gesellschaft für Neurochirurgie (DGNC), 2007, http://awmf.org/; **3.** Bullock, M. R. et al.: Surgical Management of Traumatic Brain Injury. Neurosurgery 58, Suppl. S 2–1, S 2–3, 2006; **4.** CRASH trial collaborators: Effect of intravenous corticosteroids on death within 14 days in 10008 adults with clinical significant head injury (MRC CRASH trial): randomised placebo-controlled trial. Lancet 364: 1321–1328 (2004); **5.** Kuker, W. et al.: Spinal subdural and epidural haematomas: diagnostic and therapeutic aspects in acute and subacute cases. Acta Neurochir (Wien) 142: 777–785 (2000); **6.** Servadei, F. et al.: Extradural hematomas: An analysis of the changing characteristics of patients admitted from 1980–1986. Diagnostic and therapeutic implications in 158 cases. Brain Inj 2: 87–100 (1988).

Autor: M. R. Gaab.

Epiglottitis: Entzündung der Epiglottis (s. Abb.) mit meist bakterieller Genese; **Vorkommen:** Prädilektionsalter 2–8 Jahre, aber auch im Erwachsenenalter; **Erreger:** Leitkeim im Kindesalter ist Haemophilus influenzae Typ B (Hib); inf. der Hib-Impfung (s. Impfkalender, Tab.) nimmt die Inzidenz der Epiglottitis ab; **Symptome:** Leitsymptom ist der inspiratorische Stridor mit meist ausgeprägter Atemnot.

Behandlungsindikation: Die akute Epiglottitis ist eine Notfallsituation, die einer umgehenden fachärztlichen Behandlung bedarf. Eine sofortige stationäre, ggf. intensivmedizinische Behandlung ist indiziert.

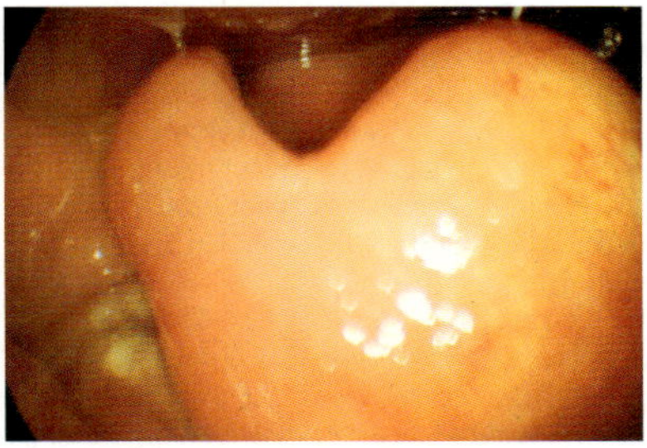

Epiglottitis: akute Epiglottitis mit Auftreibung der Epiglottis

Pharmakotherapie: **1.** Cephalosporin der 3. Generation, z. B. Ceftriaxon, 1 × 0,5–2 g/d i. v., je nach Alter und Körpergewicht; **2.** Glukokortikoide (Prednisolonäquivalent, 40–250 mg/d je nach Alter und Körpergewicht).

Operative Therapie: **1.** Intubation (s. Atemwegsicherung); cave: bei Epiglottitis ist die Intubation häufig sehr schwierig und sollte nach Möglichkeit nur unter kontrollierten Bedingungen erfolgen (die meisten Todesfälle treten bei präklinischen Intubationsversuchen auf); bei Unmöglichkeit der Intubation Tracheotomie*. **2.** Sind Intubation oder Tracheotomie als Notfallmaßnahme nicht möglich, ist in lebensbedrohlichen Situationen eine Koniotomie* durchzuführen. **3.** Bei abszedierender Epiglottitis ggf. operative Entlastung.

Hinweis: Wegen der Gefahr eines Laryngospasmus sollte die Inspektion des Kehlkopfes sehr vorsichtig erfolgen.

Autoren: F. Waldfahrer, H. Iro.

Epikondylitis: schmerzhafte Insertionstendopathie* im Bereich des Ellenbogens durch Überbeanspruchung in Beruf (anerkannte Berufskrankheit, BKV-Nr. 2101) und Sport (sog. Tennis-, Golfer- oder Werferellenbogen); **Symptome:** lokaler Druckschmerz im Bereich der Epikondylen; Schmerzen beim Händeschütteln und Heben von Gegenständen; Schmerzprovokation bei Pronation und Handgelenkstreckung gegen Widerstand (Epikondylopathia radialis humeri) bzw. bei Supination und Handgelenkbeugung gegen Widerstand (Epikondylopathia ulnaris humeri); **DD:** lokale Entzündungsprozesse, Tumoren und Nervenkompressionssyndrome.

Behandlungsindikation: Die Behandlung richtet sich auf eine Schmerzreduktion und die Erlangung eines physiolgischen Bewegungsablaufs.

Pharmakotherapie: **1.** lokal antiphlogistische Salbenverbände, z. B. mit Diclofenac (z. B. Voltaren® Emulgel®); **2.** Infiltration des Sehnenansatzes mit einem Gemisch aus Lokalanästhetikum, z. B. Bupivacain (z. B. Carbostesin® 0,5 %), 1–2 ml, und Glukokortikoid, z. B. Dexamethason (z. B. Lipotalon®), 3 × $^{1}/_{2}$ Amp. à 2,5 mg 1-mal wöchentlich.

Operative Therapie: frühestens nach 6 Monaten bei Versagen der konservativen Therapie als Ultima Ratio; **Verfahren:** **1.** Operation nach Hohmann: Desinsertion der entsprechenden Handgelenkstreck- oder -beugemuskulatur; die anschließende narbige Ausheilung verläuft mit Verlängerung der Muskelansätze. **2.** Operation nach Wilhelm: zusätzliche Denervation der Gelenkäste des Nervus radialis; insbes. bei Schmerzausstrahlung bis auf den distalen Oberarm und proximalen Unterarm erforderlich.

Naturheilkundliche Verfahren (Autorin: Ch. Uhlemann): **1.** Chronische Epikondylitis als Phänomen eines Fehlstereotyps nach chronischer Fehlhaltung und -belastung ist mit afferenzstimulierenden, bahnenden Methoden (propriozeptive neuromuskuläre Fazilitation, Kurzbez. PNF-Technik) zur Efferenzbeeinflussung (Korrektur, Stabilisierung) adäquat zu behandeln. Voraussetzung dafür ist die Beseitigung von muskulären Fehlspannungen durch Dehntechniken (postisometrische Relaxation, Kurzbez. PIR-Technik; Stretching) und im korrespondierenden Segment bestehenden Blockierungen; **2.** lokale schmerz- und trophikbeeinflussende Maßnahmen im akuten Zustand: Eiskompresse (–10 °C, 10 Minuten), Kaltluft (–30 °C, 100 l/min, 3 Minuten) und Kaltanwendung (kalter Wickel mit 15 °C, Kaltmoor, kalte Lehmpackung); **3.** im chronischen Zustand lokale und segmentale Maßnahmen: Ultraschalltherapie, Phonophorese mit NSAR, Moor (41 °C), Kurzwelle (Spulenfeldmethode), Deep friction nach Cyriax.

Sonstige Maßnahmen: **1.** Dehnungsübungen der Muskulatur durch manualtherapeutische Mobilisationen; **2.** Kryo- bzw. Wärmebehandlung, lokale Ultraschallbehandlung, hydroelektrisches Teilbad, Hochfrequenztherapie (Mikrowellen), Querfriktion der Muskulatur; **3.** volare Unterarmgipsschiene zur Ruhigstellung; **4.** prophylaktische Verordnung einer Epikondylitisspange oder EpiTrain®-Bandage.

Therapeutischer Stufenplan: s. Abb.

Eigenbehandlung: einseitige ursächliche Belastung vermeiden und eine korrekte Schlag- bzw. Wurftechnik beim Sport erlernen.

Arbeitsunfähigkeit: abhängig vom Beruf des Patienten; bei bestimmten Berufsgruppen (z. B. Sekretärin, Maurer) bis zu 6 Monaten.

Hinweis: **1.** Patient auf den z. T. langen Verlauf zu Beginn der Behandlung hinweisen; **2.** Insbes. nach der Operation nach Hohmann ist die Rezidivrate hoch.

Literatur: Zippel, H.: Orthopädie systematisch. 2. Aufl. Bremen: UNI-MED, 2004.

Autoren: M. Schult, G. Möckel, D. Leutloff.

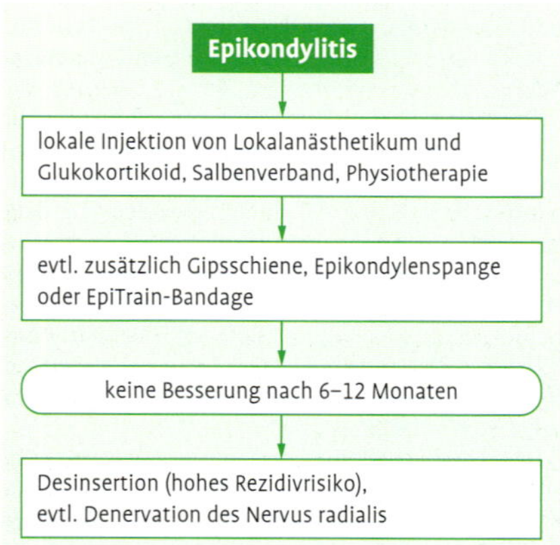

Epikondylitis: therapeutischer Stufenplan

Epilepsie: zerebrales Anfallsleiden; Sammelbezeichnung für Syndrome und Krankheiten, die durch sich wiederholende Krampfanfälle gekennzeichnet sind; **Klassifikation: 1.** nach Anfallsformen: **a)** fokale Anfälle: einfach-fokale (ohne Bewusstseinsstörung), komplex-fokale (mit Bewusstseinsstörung) und fokale Anfälle mit Entwicklung zu sekundär-generalisierten Anfällen; **b)** generalisierte Anfälle (konvulsiv oder nichtkonvulsiv): Absencen, atypische Absencen sowie myoklonische, klonische, tonische, tonisch-klonische und atonische (astatische) Anfälle; **c)** nicht klassifizierbare epileptische Anfälle; **2.** nach syndromalen Gesichtspunkten: **a)** fokale Epilepsien und Syndrome; **b)** generalisierte Epilepsien und Syndrome; **c)** Epilepsien und epileptische Syndrome, die nicht als fokal oder generalisiert bestimmbar sind; **d)** spez. Syndrome: Gelegenheitsanfälle (z. B. Fieberkrampf*, isolierte Anfälle oder isolierter Status* epilepticus), Anfälle i. R. einer akuten metabolischen oder toxischen Hirnschädigung.

Behandlungsindikation: Das Risiko negativer körperlicher und psychosozialer Folgen der Anfälle (Verletzungen, Führerscheinverlust, berufliche Einschränkungen) überwiegt das Risiko der UAW der Therapie. **1.** Bei gesichertem epileptischem Anfall (insbes. tonisch-klonischer Anfall ohne sichere Provokationsfaktoren) sollte i. d. R. eine antiepileptische Behandlung eingeleitet werden. Wenn Anfallsfreiheit erreicht wurde, kann i. d. R. nach 2–5 Jahren versucht werden, die Antiepileptika abzusetzen. **2.** Bei Gelegenheitsanfällen v. a. Versuch der Beeinflussung der Ursache (Fieber, Schlafmangel, Alkohol).

Pharmakotherapie: **1.** Epilepsiesyndrome des Kindes- und Jugendalters: **a)** West-Syndrom: Mittel der 1. Wahl sind Glukokortikoide, z. B. 20 mg Dexamethason/m^2 KO/d in 1–2 ED i. v. an den Tagen 1, 2 und 3 der Pulswochen (alternierend mit Pausewochen) oder Vigabatrin (z. B. Sabril®), 40 mg/kg KG/d (Behandlung nur durch Spezialisten); weitere Therapeutika: Clonazepam (z. B. Antelepsin®, Rivotril®) oder andere Benzodiazepinderivate, Phenobarbital/Primidon (z. B. Luminal®, Mylepsinum®), Valproat (z. B. Orfiril®, Ergenyl®), Carbamazepin (z. B. Tegretal®, Timonil®), Phenytoin (z. B. Phenhydan®), Pyridoxin (z. B. B6-Vicotrat®), Oxcarbazepin (z. B. Trileptal®, Timox®), Lamotrigin (z. B. Lamictal®); **b)** Lennox-Gastaut-Syndrom: Mittel der 1. Wahl sind Valproat, Phenobarbital/Primidon, Lamotrigin, Topiramat (Topamax®) und Felbamat (Taloxa®); die Behandlung ist häufig therapierefraktär und die Prognose schlecht; seit 2007 zugelassen zur Zusatztherapie ist Rufinamid (Inovelon®); **c)** fokale Epilepsie: Mittel der 1. Wahl sind Carbamazepin, Oxcarbazepin, Lamotrigin, Levetiracetam (Keppra®; 1000–3000 mg/d p. o.), Topiramat und Valproat; **d)** idiopathisch-generalisierte Epilepsie mit primären Grand mal, Absencen und Myoklonien: Mittel der 1. Wahl sind Valproat, Lamotrigin

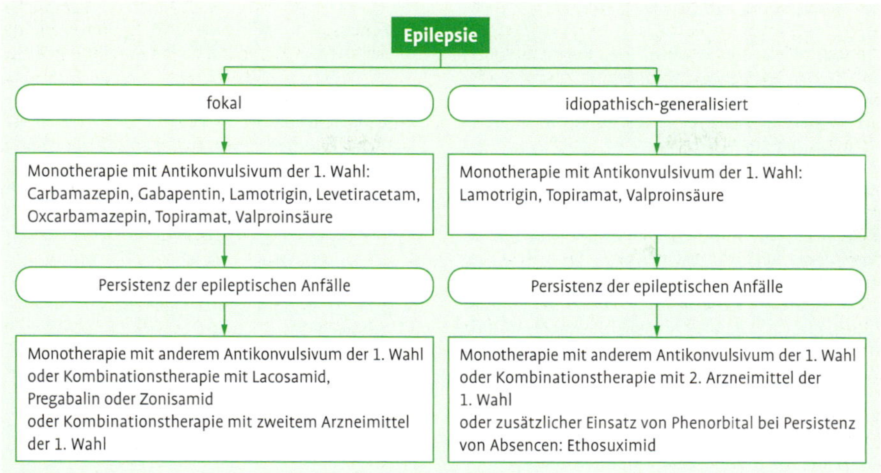

Epilepsie: therapeutischer Stufenplan für Jugendliche und Erwachsene

und Topiramat; Ethosuximid (z. B. Petnidan®) wirkt gegen Absencen. **2.** Epilepsie im Jugend- und Erwachsenenalter: **a)** fokale Epilepsie: Mittel der 1. Wahl: Carbamazepin (200–1200 mg/d p. o.), Oxcarbazepin (300–2400 mg/d p. o.), Lamotrigin (100–300 mg/d p. o.), Topiramat (50–100 mg/d p. o.), Valproat (600–1500 mg/d p. o.) und Gabapentin (900–2400 mg/d p. o.); **b)** idiopathisch-generalisierte Epilepsie: Mittel der 1. Wahl: Lamotrigin (100–300 mg/d p. o.), Topiramat (50–100 mg/d p. o.) und Valproat (600–1500 mg/d p. o.). Für die Kombinationstherapie mit allen Arzneimitteln stehen die Antiepileptika Pregabalin (Lyrica®), 150–600 mg/d p. o. und Zonisamid (Zonegran®), 300–500 mg/d p. o. zur Verfügung. Seit September 2008 ist Lacosamid (Vimpat®), 100–400 mg/d p. o. zur Kombinationstherapie zugelassen. Für die individuelle Dosierung sind Wirksamkeit und Verträglichkeit ausschlaggebend. Die Bestimmung der Antiepileptika-Serumkonzentrationen ist nur in speziellen Situationen wie z. B. schlechte Compliance des Patienten, Polytherapie, interkurrente internistische Erkrankungen oder Schwangerschaft sinnvoll. Bei nahezu allen Antiepileptika sind zumindest in der Initialphase regelmäßige Laborkontrollen einschließlich Blutbild, Leberenzyme, harnpflichtige Substanzen und im Bedarfsfall Pankreasenzyme notwendig.

Operative Therapie: Indikation ist die Pharmakoresistenz auf mindestens 2 Mittel der 1. Wahl (Persistenz von Anfällen trotz antiepileptischer Therapie oder intolerable UAW). Notwendig ist der Nachweis einer Epilepsie fokalen Ursprungs. Bei der Resektion des Epilepsieherdes darf kein gravierendes neues neurologisches Defizit entstehen. **Methoden:** verschiedene Formen der Temporallappenresektion einschließlich selektiver Amygdalo-Hippokampektomie, fokale Resektion einer epileptogenen Gehirnläsion, in seltenen Fällen Hemisphärektomie, Kallosotomie oder multiple subpiale Transsektionen; **Prognose:** Temporallappeneingriffe und Resektionen extratemporaler epileptogener Läsionen führen bei ca. 60–80 % der Patienten zur Anfallsfreiheit.

Sonstige Maßnahmen: **1.** Einsatz neuropsychologischer Verfahren (Modulation elektrokortikaler Prozesse im Anfall durch Biofeedback) bei manchen Patienten als Alternative zu Antiepileptika; **2.** Verstärkung inhibitorischer Mechanismen im Gehirn durch Reizung des Nervus vagus.

Psychotherapie: als unterstützendes Verfahren teilweise indiziert zur Bewältigung der seelischen krankheitsbedingten Belastung.

Therapeutischer Stufenplan: bei Jugendlichen und Erwachsenen: s. Abb.

Eigenbehandlung: Vermeidung provozierender Faktoren wie z. B. unregelmäßige Einnahme der antiepileptischen Arzneimittel, Schlafmangel, vermehrter Alkoholkonsum, Einnahme anfallsprovozierender Arzneimittel.

Arbeitsunfähigkeit: in Abhängigkeit von Schwere und Häufigkeit der Anfälle; insbesondere bei häufigen tonisch-klonischen Anfällen oder Anfällen mit länger anhaltender Bewusstseinsstörung ist die Arbeitsfähigkeit eingeschränkt. Nach dem Auftreten mehrerer Anfälle ist das erwerbsmäßige Führen von Kraftfahrzeugen ausgeschlossen.

Hinweis: **1.** Das Einbringen eines Gummikeils zwischen die Kiefer während des Anfalles zur Verhinderung eines Zungenbisses ist obsolet. **2.** Die prophylaktische Antiepileptikagabe bei zerebralen Läsionen (z. B. Trauma oder Enzephalitis), ohne dass bisher Anfälle aufgetreten sind, ist nicht indiziert.

Neuentwicklung: Strahlentherapie: erste Studien ergeben Hinweise auf eine gute Wirksamkeit der fokussierten Bestrahlung (z. B. Gamma Knife) bei umschriebenen epileptogenen Läsionen, z. B. im mittleren Schläfenlappen.

Selbsthilfe: Deutsche Epilepsievereinigung e. V., Zillestr. 102, 10585 Berlin, Tel. 030 3424414, Fax 030 3424466, Epilepsie-Hotline 0180 142 4242; E-Mail: info@epilepsie.sh, Homepage: http://www.epilepsie.sh.

Literatur: **1.** Hufnagel, A.: Erstmaliger epileptischer Anfall. In: Diener, H. C.; Putzki, N. (Hrsg.): Leitlinien für Diagnostik und Therapie in der Neurologie. 4. Aufl. Stuttgart: Thieme, 2008; **2.** Fröscher, W.; Vassella, F.; Hufnagel, A. (Hrsg.): Die Epilepsien. Grundlagen - Klinik - Behandlung. Stuttgart, New York: Schattauer, 2004.

Autoren: M. Frings, A. Hufnagel.

Epinastin: s. Histamin-H_1-Rezeptoren-Blocker.

Epiphysenhormon: s. Melatonin.

Epiphysenunterfunktion: s. Hypopinealismus.

Epiphysiodese: s. Beinlängendifferenz.

Episkleritis: akute, z. T. rekurrierende Entzündung des episkleralen Gewebes; Leitsymptom ist das rote Auge (s. Abb. 1); **Formen:** **1.** einfache Episkleritis (meist im Lidspaltenbereich); **2.** noduläre Episkleritis.

Behandlungsindikation: **1.** meist symptomatische Therapie bei überwiegend selbstlimitierendem Verlauf; **2.** Ausschluss von Systemerkrankungen (z. B. Kollagenosen, Hyperurikämie, Zoster) v. a. bei Auftreten von Rezidiven.

Pharmakotherapie: **1.** lokale Applikation von Vasokonstriktiva; **2.** nichtsteroidale Antiphlogistika: Diclofenac lokal (Voltaren® ophtha Augentropfen), 3-mal täglich oder systemisch (Voltaren®), 2 × 50 mg/d p. o.; Ketorolac-Trometamol (Acular® Augentropfen), 3-mal täglich.

Therapeutischer Stufenplan: s. Abb. 2.

Arbeitsunfähigkeit: selten notwendig; abhängig von klinischem Befund und kosmetischer Beeinträchtigung.

Hinweis: **1.** Stresssituationen können Trigger für die Erkrankung darstellen. **2.** Episkleritis kann als Begleitreaktion der Uveitis* oder Myositis* auftreten. **3.** Die Abgrenzung zur Skleritis* ist wichtig; eine Beteiligung tiefer Skleraanteile ist durch Neosynephrintest (Vasokonstriktion der episkleralen Gefäße) darstellbar.

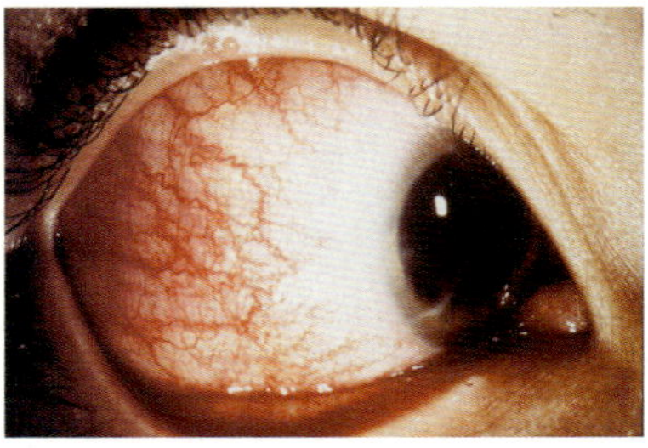

Episkleritis Abb. 1

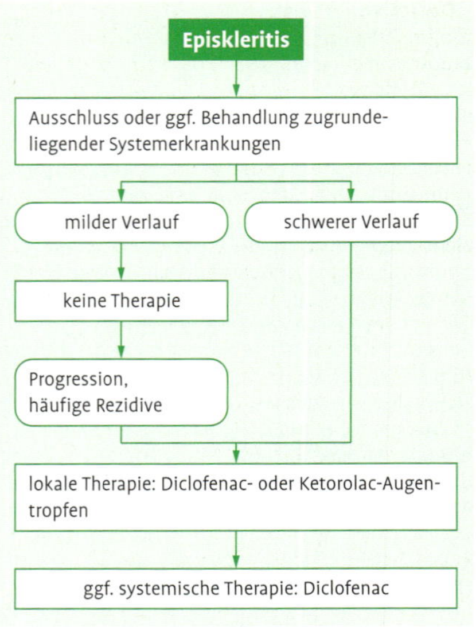

Episkleritis Abb. 2: therapeutischer Stufenplan

Literatur: **1.** Pleyer, U.: Skleritis und Episkleritis. In: Kampik, A.; Grehn, F. (Hrsg.): Augenärztliche Differenzialdiagnose. 2. Aufl. Stuttgart: Thieme, 2008; **2.** Okhravi, N. et al.: Scleritis. Surv Ophthalmol 50: 351–363 (2005).

Autoren: U. Pleyer.

Episode, depressive: s. Depression, akute; Störung, saisonal-affektive.

Epistaxis: Nasenbluten; Blutung aus meist arteriellen Gefäßen der Nasenschleimhaut; **Ursache:** **1.** nasal: **a)** Gefäßverletzung im Bereich des Locus Kiesselbachi; **b)** infektbedingte, physikalische oder chemische Schädigung der Nasenschleimhaut; **c)** Verletzungsfolgen (z. B. durch bohrenden Finger); **d)** Tumor; **e)** Gefäßläsion durch Septumsporn; **2.** symptomatisch: i. R. einer Allgemeinerkrankung (z. B. arterielle Hypertonie, Gerinnungsstörungen, hämato-onkologische Systemerkrankungen, Osler-Rendu-Weber-Krankheit).

Behandlungsindikation: heftige oder häufig rezidivierende Blutung.

Pharmakotherapie: **1.** zur Abschwellung und Anästhesie der Nasenschleimhaut: Alphasympathomimetika, z. B. Xylometazolin (z. B. Otriven®) oder Oxymetazolin (Nasivin®), je 2–4 Hübe/Nasenloch oder getränkte Watte, mit Zusatz von Lokalanästhetikum vom Säureamidtyp (z. B. 4 %ige Xylocain-Lösung); **2.** bei symptomatischer Epistaxis Therapie der Grunderkrankung (z. B. bei Hypertonie Senkung des arteriellen Blutdrucks).

Operative Therapie: **1.** bei lokalisierbarer Blutungsquelle: bipolare Elektrokoagulation; **2.** bei Blutungsquelle in hinteren Nasenabschnitten: Bellocq-Tamponade (hintere Nasentamponade) in Kombination mit vorderer Nasentamponade (s. Abb. 1); Technik: in Lokalanästhesie oder Intubationsnarkose Katheter durch die Nase einführen, zum Mund ausführen und Tampon mit 2 der 4 Sicherungsfäden fixieren; Tampon unter Zurückziehen des Katheters im Nasenrachenraum positionieren; vordere Nasentamponade legen, Katheter entfernen und Sicherungsfäden über einem Tupfer am Nasensteg unter leichtem Zug verknüpfen; die im Rachen verbliebenen 2 Sicherungsfäden für die spätere Entfernung kürzen; anstelle eines Bellocq-Tampons kann auch eine pneumatische Tamponade mit Choanalballon verwendet werden; **3.** operative Gefäßunterbindung bzw. -koagulation: monopolare Saugkoagulation der Arteria sphenopalatina, transorbitale Ligatur der Arteriae ethmoidales anterior und posterior; **4.** bei rezidivierender Blutung aus der Arteria sphenopalatina nach Entfernung der Tamponade: interventionell-radiologische Embolisation der blutenden Arterie; Durchführung in spezialisierten Zentren; **5.** bei Blutung aufgrund eines Septumsporns: Septumkorrektur.

Naturheilkundliche Verfahren: Akuttherapie: Phosphor D200 intravenös.

Sonstige Maßnahmen: **1.** Beruhigung, Lagerung mit erhöhtem Oberkörper, Kompression im Nasenflügelbereich bei anteriorer Blutungsquelle, Blutdruckmessung, Blutbild- und Gerinnungskontrolle, Nackenkühlung mit z. B. Eiskrawatte (Effekt unsicher); **2.** vordere Nasentamponade: ein- oder beidseitiges Austamponieren der Nasenhöhle in horizontaler Schichtung mit fortlaufender Salbenstreifentamponade, gepressten Schaumstofftamponaden (z. B. Merocel®) oder speziellen Epistaxistamponaden (rapidRhino®); **3.** pneumatische Nasentamponaden bei durch Elektrokoagulation, Verätzung und vordere Nasentamponade nicht beherrschbarer Blutung; wegen der Druckschädigung der Nasenschleimhaut müssen pneumatische Nasentamponade in regelmäßigen Intervallen (alle 1–4 Stunden) entlastet werden, auch wenn es dann zu einem erneuten Einsetzen der Blutung kommt; **4.** nach Tamponadenentfernung: Nasenpflege (z. B. Coldastop® Nasenöl, Dexpanthenol-Nasenspray); **5.** bei hohem Blutverlust und/oder hypertensiver Krise: stationäre Aufnahme zur Überwachung, venöser Zugang; Volumenersatztherapie bzw. Antihypertensiva je nach klinischem Befund.

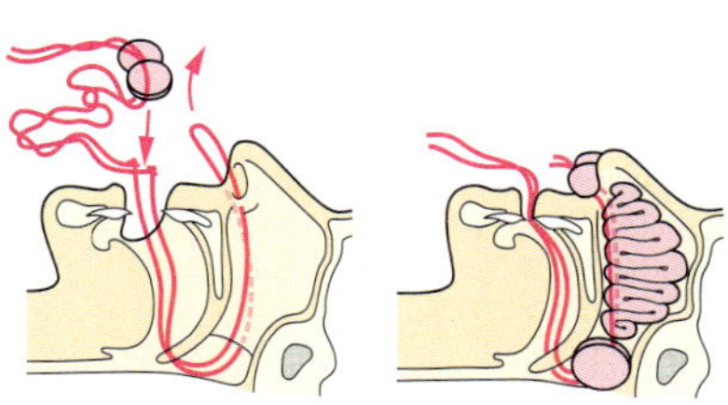

Epistaxis Abb. 1: Bellocq-Tamponade

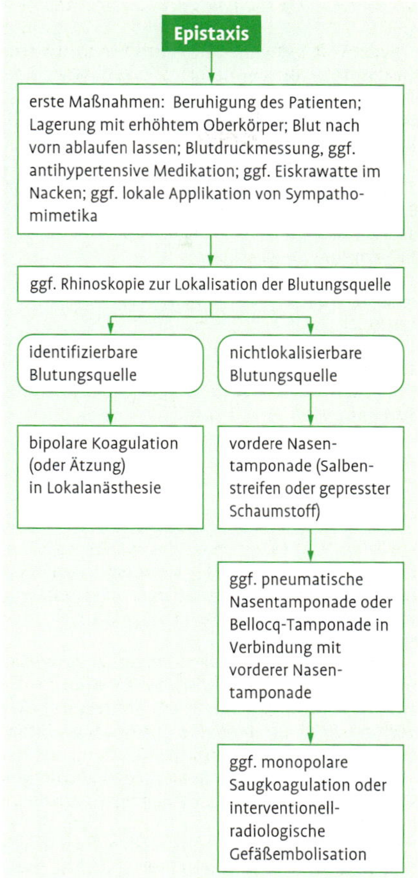

Epistaxis Abb. 2: therapeutischer Stufenplan

Therapeutischer Stufenplan: s. Abb. 2.

Hinweis: **1.** Keine einzeitige Koagulation bzw. Ätzung an korrespondierenden Septumabschnitten wegen Perforationsgefahr. **2.** Eine Antibiotikaprophylaxe bei liegender Nasentamponade ist nur bei indizierter Endokarditisprophylaxe nötig. **3.** Embolisationen im Stromgebiet der Arteria carotis interna (Arteriae ethmoidales) sind wegen der Gefahr von ischämischen Hirninfarkten problematisch. **4.** Die Anwendung von Antifibrinolytika (Tranexamsäure, 4-Aminomethylbenzoesäure, Aprotinin) ist wegen der systemischen Thromboemboliegefahr kritisch zu sehen. **5.** Bei Blutungen unter oraler Antikoagulanzientherapie steht die

Lokaltherapie im Vordergrund; die Gabe von Vitamin K hat keine akute Wirkung. I. d. R. genügt Pausieren der Medikation unter engmaschiger Kontrolle der Gerinnungsparameter; bei lebensbedrohlichen Blutungen ggf. Gabe von Gerinnungsfaktorenkonzentraten.

Literatur: **1.** Folz, B. J.; Kanne, M.; Werner, J. A.: Aktuelle Aspekte zur Epistaxis. HNO 56: 1157–1166 (2008); **2.** Delank, K. W.: Diagnostik und Therapie der Epistaxis. Laryngorhinootologie 85: 593–603 (2006).

Autoren: F. Waldfahrer, H. Iro.

Epithelioma spinocellulare: s. Plattenepithelkarzinom.

Epizoonose: s. Pedikulose; Scabies.

EPL: s. Stoßwellentherapie, urologische.

Eplerenon: s. Aldosteron-Antagonisten.

Epstein-Barr-Virusinfektion: s. Mononucleosis infectiosa.

Eptifibatid: s. Thrombozytenaggregations-Hemmer.

Eradikationstherapie: s. Gastritis, chronische; Ulkus, gastroduodenales.

Erb-Duchenne-Lähmung: s. Armplexuslähmung.

Erbrechen: s. Antiemetika; Hyperemesis gravidarum.

Erbrechen, induziertes: therapeutisches Verfahren zur primären Entgiftung durch erwünschtes und herbeigeführtes Erbrechen nach oraler Giftaufnahme.

Indikation: Notfallmaßnahme nur unmittelbar nach Ingestion toxikologisch bedeutsamer Giftmengen; eine entgiftende Wirkung ist nur innerhalb der ersten Stunde nach Ingestion gesichert. **Cave:** Das induzierte Erbrechen darf nur bei bewusstseinsklaren Patienten mit sicher erhaltenen Schutzreflexen durchgeführt werden (Aspirationsgefahr).

Kontraindikation: **1.** Aufnahme von **a)** ätzenden Stoffen (Ausnahme: unmittelbar nach Ingestion; vgl. Verätzung); **b)** Schaumbildnern (z. B. Detergenzien); **c)** kohlenwasserstoffhaltigen Stoffen (ausgeprägte Lungenreizstoffe); **2.** Bewusstseinstrübung.

Durchführung: **1.** mechanische Reizung der Rachenhinterwand (z. B. mit Finger oder Spatel); unzuverlässig in der Wirkung, allenfalls Erste-Hilfe-Maßnahme; **2.** Reizung von Magen und Brechzentrum durch Sirupus Ipecacuanhae (Dosierung: s. Tab.); wirkt nach ca. 20 Minuten und hält ca. 1 Stunde an. Die vorherige orale Zufuhr von Flüssigkeit (z. B. Wasser) erleichtert die Auslösung des Erbrechens. UAW: Sedierung, Atemdepression, Hypotonie bzw. anhaltendes Erbrechen.

Hinweis: Die früher übliche Auslösung von Erbrechen mit oraler Zufuhr von gesättigter Kochsalzlösung darf nicht mehr angewendet werden, da sie (insbes. bei Kindern) eine lebensbedrohliche Hypernatriämie* herbeiführen kann.

Literatur: American Academy of Clinical Toxicology, European Association of Poisons Centres and Clinical Toxicologists: Position Paper: Ipecac Syrup. J Toxicology clin Toxicol 42 (2): 133–143 (2004).

Autor: F. Martens.

Erbrechen, induziertes
Dosierung von Sirupus Ipecacuanhae

Lebensalter	Dosis	zusätzliche Trinkmenge
6 Monate–1 Jahr	5–10 ml	15 ml/kg KG
1–12 Jahre	15 ml	250 ml
>12 Jahre	30 ml	250–500 ml

Erektionsstörung: syn. erektile Dysfunktion, erektile Impotenz; Störung der Beischlaffähigkeit des Mannes mit fehlender Erektion des Penis bei sexueller Erregung; eine Erektionsstörung liegt vor, wenn 70 % der Koitusversuche über einen Zeitraum von mehr als 6 Monaten misslingen; **Ursache:** **1.** organisch: **a)** arteriell: Arteriosklerose (Erektionsstörung als früher Indikator für kardiovaskuläre Erkrankungen), Diabetes mellitus; **b)** neurogen: nach Operation im kleinen Becken, Multiple Sklerose; **c)** kavernös/venös: Degeneration und fibrotische Umwandlung der Schwellkörpermuskulatur unterschiedlicher Genese; **2.** psychisch: Versagensängste, Partnerschaftsprobleme; in den meisten Fällen liegt eine multifaktorielle Genese zugrunde. **Folgen:** negativer Einfluss auf das gesamte Wohlbefinden; Einschränkung der Belastungsfähigkeit; Verminderung des Selbstwertgefühls; Partnerschaftsprobleme; häufig entwickelt sich ein Selbstverstärkungsmechanismus von Versagenserwartungen und Versagensängsten. Vgl. Funktionsstörungen, sexuelle.

Behandlungsindikation: bei Leidensdruck des Patienten unbedingt gegeben.

Pharmakotherapie: **1. systemische Therapie:** **a)** Phosphodiesterase-5-Hemmer, z. B. Sildenafil (VIAGRA®), 25–50 (max. 100) mg p. o. oder Tadalafil (CIALIS®), (5–)10–20 mg p. o. oder Vardenafil (LEVITRA®), 10–20 mg p. o.; Standardpräparate für die Initialtherapie; die Wirkung erfolgt über die Hemmung der Phosphodiesterase-5 im Schwellkörper, die zu einer verstärkten Durchblutung durch Relaxation der glatten Gefäßmuskulatur führt; Effektivität 35–80 % je nach Ursache der Erektionsstörung; Kontraindikation: Herzinsuffizienz, Einnahme von Nitrat-Präparaten, kurz zurückliegender Herzinfarkt oder Schlaganfall, Retinitis pigmentosa; UAW: Kopfschmerz, Flushsymptomatik, Rhinitis, Dyspepsie, Farbsehstörung (selten); **b)** Yohimbin (z. B. Yocon-Glenwood®, Yohimbin „Spiegel“®), 3 × 5 mg/d p. o.; Alpha-Rezeptoren-Blocker; führt insbes. bei psychogener Erektionsstörung in ca. 50 % der Fälle zum Erfolg; **c)** Testosteron: nur bei Hypogonadismus bzw. laborchemisch nachgewiesenem Testosterondefizit; z. B. als Testosteronundecanoat (z. B. Nebido®-Depot), 1000 mg i. m. alle 12 Wochen oder als transdermale Applikation 1-mal täglich 50 mg (z. B. Androtop® Gel, Testogel®); **2. topische Therapie:** a) Schwellkörper-Autoinjektionstherapie (Abk. SKAT): Methode mit der höchsten Effektivität; durch direkte Einspritzung vasoaktiver Substanzen in das Corpus cavernosum (s. Abb. 1) wird trotz Störung des arteriellen Blutflusses oder der Innervation eine Erektion erzeugt. Die Veränderungen der penilen Hämodynamik basieren auf der Relaxation der glatten Schwellkörpermuskulatur, einer Zunahme des arteriellen Blutflusses in die Schwellkörper und einer Restriktion des venösen Abflusses. Substanzen: Kombination aus Papaverin und Phentolamin (Androskat®, in Deutschland nicht zugelassen), 0,1–2,0 ml; Prostaglandin E_1 (z. B. Caverject®, Viridal®), 2,5–40 µg, führt seltener zu prolongierten Erektionen und Schwellkörperfibrosen und ist in der Wirksamkeit der Papaverin-Phentolamin-Mischung überlegen; Injektion ca. 10 Minuten vor dem Geschlechtsverkehr; Komplikationen: prolongierte Erektion (Priapismus) mit Gefahr irreversibler Schwellkörperschädigung, Schwellkörperfibrose, Narbenbildung im Bereich der Tunica albuginea; als Antidot bei prolongierter Erektion werden vom Arzt Alphasympathomimetika intrakavernös injiziert, z. B. 1:10 verdünntes Etilefrin (z. B. Effortil®), 5–20 mg; **b)** pharmakologische urethrale Auslösung einer Erektion (MUSE, Abk. für medizinisches urethrales System zur Erektion): mit Applikator wird ein Pellet mit 250–1000 µg Prostaglandin E_1 (Alprostadil, z. B. MUSE®) intraurethral verabreicht; vollständige Erektion nur bei ca. 50 % der Patienten; UAW: Missempfindungen in der Harnröhre, gelegentlich Mikro- und Makrohämaturie.

Operative Therapie: 1. arterielle Revaskularisation: Anastomose der Arteria epigastrica inferior mit der dorsalen Penisarterie; bei der am häufigsten durchgeführten Operation nach Hauri wird zusätzlich ein Shunt zur tiefen dorsalen Penisvene angelegt; wegen der schlechten Langzeitergebnisse nur noch in Einzelfällen mit traumatischer Gefäßverletzung angewendet; 2. Penisvenenchirurgie: bei Patienten mit nachgewiesener kavernöser/venöser Insuffizienz kann durch Ligatur der Vena dorsalis penis profunda und der oberflächlichen Penisvenen eine Drosselung des venösen Abstroms erfolgen; kurzfristig gute Resultate; langfristige Erfolgsrate <20 %, wird daher kaum noch verwendet; 3. Schwellkörperimplantate (Penisprothesen): hydraulische Implantate (s. Abb. 2) sind bezüglich Kosmetik und Funktion den semirigiden Implantaten (Silikonzylinder) vorzuziehen; Indikation: Versagen aller anderen Therapieoptionen; gute langfristige Ergebnisse mit hoher Zufriedenheit bei Patient und Sexualpartner.

Psychotherapie: Nach Ausschluss organischer Störungen bzw. nach deutlichen anamnestischen Hinweisen auf psychogene Ursache sollte der Patient an einen sexualtherapeutisch erfahrenen Psychiater oder Psychotherapeuten überwiesen werden. Vielfach ist eine Paartherapie erforderlich, z. T. müssen auch völlig unrealistische Erwartungen bei Patient und Sexualpartner korrigiert werden.

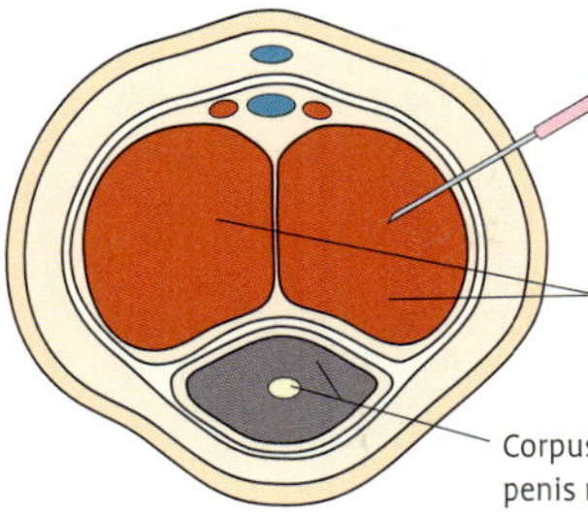

Erektionsstörung Abb. 1: Schwellkörper-Autoinjektionstherapie (Abk. SKAT); Injektion in den Schwellkörper

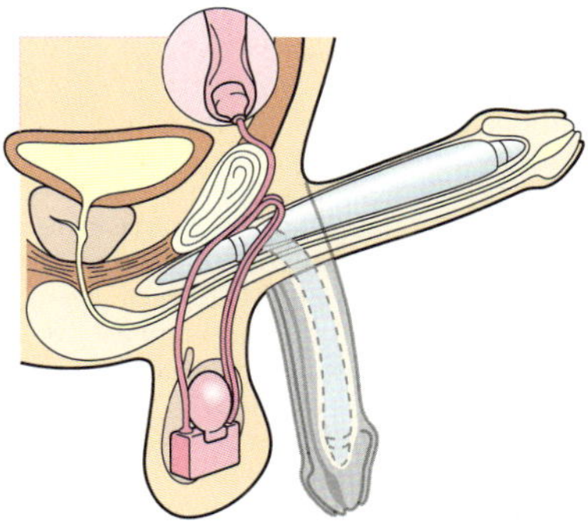

Erektionsstörung Abb. 2: hydraulische Penisimplantationsprothese; durch die Betätigung der Pumpe im Skrotum wird aus dem Reservoir Flüssigkeit in die Silikonzylinder gepumpt und eine Gliedversteifung ausgelöst.

Sonstige Maßnahmen: Vakuumpumpensystem: rein mechanisches Verfahren, bei dem über einen Unterdruck Blut in die Schwellkörper gesaugt wird und dann mit einem straffen Gummiring der Abstrom verhindert wird; Vorteil: keine Nebenwirkungen, Nachteil: geringe Effektivität, geringe Akzeptanz bei Patienten.

Eigenbehandlung: Ausschaltung von Risikofaktoren wie Nicotinkonsum, Übergewicht oder fettreiche und hochkalorische Ernährung, Stress und mangelnde Bewegung.

Hinweis: Die Behandlungskosten für die Pharmakotherapie werden von den gesetzlichen Krankenkassen in Deutschland nicht mehr übernommen.

Neuentwicklung: 1. Es gibt erste Hinweise, dass eine längerfristige Daueranwendung von Phosphodiesterase-5-Hemmern zu strukturellen Verbesserungen am Schwellkörper und damit zu langfristigen Verbesserungen einer Erektionsstörung führen kann. **2.** Im Tierexperiment werden bereits erfolgreiche Gentherapieansätze bei Erektionsstörung verfolgt.

Selbsthilfe: **1.** Informationszentrum für Sexualität und Gesundheit e. V. (ISG), Hugstetter Str. 55, 79106 Freiburg, Tel. 0761 2702701, Fax 0761 2702745, Infoline (auch anonym) Tel. 0180 5558484; E-Mail: info@isg-info.org, Homepage: http://www.isg-info.de; **2.** Pro Familia, Deutsche Gesellschaft für Familienplanung, Sexualpädagogik und Sexualberatung e. V., Bundesverband, Stresemannallee 3, 60596 Frankfurt, Tel. 069 639002, Fax 069 639852; E-Mail: info@pro familia.de, Homepage: http://www.profamilia.de.

Literatur: **1.** McVary, K.: Erectile Dysfunction. N Engl J Med 357: 2472–2481 (2007); **2.** Wespes, E. et al.: Guidelines on erectile Dysfunction. Guidelines of the European Association of Urology (EAU), Update 2005, http://www.uroweb.org/fileadmin/tx_eauguidelines/Erectile%20Dysfunction.pdf; **3.** Padma-Nathan, H. et al.: Pharmacotherapy for Erectile Dysfunction. J Sex Med 1: 128–140 (2004); **4.** Porst, H: Manual der Impotenz. Erektions-, Ejakulations- und Hormonstörungen, Peniserkrankungen, weibliche Sexualstörungen. Bremen: UNI-MED, 2000.

Autoren: Ch. Leiber, U. Wetterauer.

Ergotalkaloide: s. Wehenmittel.

Ergotherapie: Oberbegriff für arbeits- und beschäftigungstherapeutische Behandlung i. R. verschiedener medizinischer Disziplinen (z. B. Geriatrie, Neurologie, Onkologie, Orthopädie, Pädiatrie, Psychiatrie, Psychosomatik, Traumatologie); Ergotherapie begleitet, unterstützt und befähigt Menschen, die in ihren alltäglichen Fähigkeiten eingeschränkt oder von Einschränkung bedroht sind. **Therapieziel:** Erhalt, Wiederherstellung und Verbesserung der Selbständigkeit des Patienten in den Bereichen Selbstversorgung, Produktivität und Freizeit in ihrer Umwelt. Die (noch) vorhandenen Fähigkeiten und Kompetenzen dienen als Anknüpfungspunkte und Ausgangsbasis der Ergotherapie. Durch die Förderung der Selbsttätigkeit ist ergotherapeutische Intervention Selbstwert unterstützend und stärkt damit immer auch die affektive Stabilität.

Indikation: **1.** Geriatrie: häufige Multimorbidität; Schlaganfall, Parkinson-Syndrom, hyperkinetische extrapyramidale Störungen, primär-chronische Polyarthritis; **2.** Neurologie: Querschnittläsion, Schädelhirntrauma, Hirntumor, Multiple Sklerose, zerebrale Ischämie; **3.** Onkologie: metastasierendes Karzinom (z. B. Mamma-, Prostata-, Schilddrüsenkarzinom; Osteosarkom; Hirntumor), Zustand nach Operation (Spondylodese, Amputation, Arthrodese, Parese); **4.** Orthopädie und Traumatologie: Arthrose, Osteoporose, Schultersteife, Erkrankungen der Wirbelsäule; periphere Lähmungen, sympathische Reflexdystrophie, Zustand nach traumatischer Schädigung, operativer Versorgung, Amputation oder Brandverletzung, chronische Polyarthritis, juvenile Arthritis, Dysmeliesyndrom; **5.** Pädiatrie: Zerebralparese, statomotorische Störung, Koordinationsstörung, Störung der Handmotorik, Entwicklungsstörung oder -verzögerung, sensomotorische Funktionsstörung, Störung der Mundmotorik und -sensibilität, Ess-, Trink- und Wahrnehmungsstörung; **6.** Psychiatrie und Psychosomatik: Psychose, neurotische Störung, Sucht, geronto-, kinder- und jugendpsychiatrische Erkrankung, psychosomatische Störung (z. B. Anorexia nervosa, Bulimie, Adipositas, Asthma bronchiale, Enteritis regionalis Crohn).

Durchführung: Einteilung entsprechend der Art der Funktionsstörung; **1.** Behandlung der sensorischen, motorischen, kognitiven und affektiven Funktionsstörungen; Beispiele: **a)** sensomotorische Integrationstherapie und Wahrnehmungsbehandlung in der Pädiatrie; bei der Behandlung von Kindern müssen Entwicklungsprozess und spezifische Krankheitssymptome gleichermaßen Beachtung finden. Im Zentrum der Behandlung stehen die basalen sensomotorischen Funktionen, welche die Voraussetzungen für die weitere kognitive und geistige Entwicklung des Kindes sind. Dem Kind werden Materialien, Objekte, Geräte oder Spiele angeboten, mit deren Hilfe es seine basalen sensomotorischen Funktionen erlebt, organisiert und durch Üben stabilisiert. Zur Anwendung kommen verschiedene Konzepte (z. B. von Affolter, Ayres, Bobath, Delcato, Hellbrügge, Kiphard, Montessori, Müller, Naville und Piaget), die bei Bedarf auch miteinander kombiniert werden. **b)** funktionelle Übungsbehandlung bei neurologischen und orthopädischen Erkrankungen sowie bei traumatischen Schädigungen; mit handwerklichen Techniken werden z. B. Beweglichkeit, Kraft, Feinmotorik, Koordination, Ausdauer und Belastbarkeit trainiert. Bei Lähmungen gelangen neurophysiologische Behandlungskonzepte zur Anwendung (z. B. von Affolter, Bobath und Kabat sowie die propriorezeptive neuromuskuläre Fazilitation). **c)** kognitives Training zur Verbesserung unterschiedlicher Hirnleistungsfunktionen (z. B. Konzentration, Ausdauer, Merkfähigkeit), welche die Voraussetzung für die Entwicklung von Problemlösungsstrategien bilden; Anwendung bei Hirnverletzungen, hirnorganischen Veränderungen und endogenen Psychosen; Auseinandersetzung mit alltagsbezogenen Inhalten (z. B. Zusammenfassung eines Zeitungsartikels, Denksportspiele, Aufgaben für wort- oder zahlengebundenes Denken und die räumliche Vorstellung) oder regelmäßiges Training mit speziell entwickelter Software am Computer. **2.** Behandlung der infolge von Funktionsstörungen beeinträchtigten Alltagskompetenzen; reversible Beeinträchtigung kann durch gezielte Therapie und Training abgebaut werden; bei irreversibler Beeinträchtigung wird die Umgebung entspr. den Möglichkeiten des Patienten angepasst. Beispiele: **a)** ADL-Training (Abk. für engl. Activities of Daily Living): Training im Bereich persönlicher Alltagsbewältigung (z. B. Körperhygiene, An- und Ausziehen, Esstraining, Haushaltstätigkeiten, Aufrechterhaltung sozialer Kontakte, Bewegung im öffentlichen Raum); abhängig von der jeweiligen Funktionseinbuße Einhänder-, Linkshänder- oder Schreibtraining z. B. nach Amputation und Hemiplegie oder bei hirnorganischer Erkrankung (z. B. Alzheimer-Krankheit); **b)** Versorgung mit Hilfsmitteln: die funktionelle Übungsbehandlung und das ADL-Training unterstützende bzw. die Selbsttätigkeit erst ermöglichende Maßnahme; z. B. Adaptationen von Griffen (Wasserhahn, Trink- und Essgeschirr, Werkzeug u. a.), Lese- oder Umblätterhilfen, Anziehhaken, Anfertigung und Anpassung von Schienen (Funktions-, Korrektur-, Lagerungsschiene), Rollstuhlanpassung und -training; **c)** berufsvorbereitende Maßnahmen: alle Tätigkeiten, die für die Ausübung einer speziellen Berufstätigkeit erforderliche Fertigkeiten trainieren; z. B. Bürotraining (Bedienung von Telefonanlage und Computer, Führen eines Terminkalenders, Aktenführung, Gestaltung von Schriftstücken); arbeitstherapeutische Intervention findet im Idealfall direkt am Arbeitsplatz der Person statt, die durch eine Erkrankung in der Ausübung ihrer beruflichen Tätigkeit eingeschränkt ist. Anhand einer genauen Problemanalyse werden konkrete Vorschläge entweder zur Abwandlung arbeitsplatzinterner Bedingungen erarbeitet oder Veränderungen des Arbeitsbereiches vorgeschlagen. In enger Zusammenarbeit mit Arbeitnehmer und -geber wird nach Möglichkeiten einer für beide Seiten sinnvollen Umsetzung gesucht. **3.** Kombinierte Behandlung: viele Erkrankungen gehen mit Funktionseinschränkungen unterschiedlicher Art einher, so dass Behandlungsformen zu kombinieren sind. Z. B. werden bei akuter Multipler Sklerose funktionelle Verfahren (Training der Körperwahrnehmung, der Grob- und Feinmotorik), kognitives Training (Zeitungs- und Literaturstudium, Denksportspiele), Selbsthilfetraining (Haushalts-, Anzieh-, Schreibtraining, Training im Straßenverkehr), Beratung, Anpassung und Erprobung von Hilfsmitteln, adaptierten Geräten und Veränderungen in der Wohnung sowie evtl. Rollstuhltraining eingesetzt. Zur psychosozialen Betreuung gehören Motivation zur aktiven Mitarbeit bei der Krankheitsbewältigung, Information über den Krankheitsverlauf, Integration in Selbsthilfegruppen und Einbeziehung von Angehörigen und Freunden.

Neuentwicklung: steigendes Interesse an der Theorieadaptation und -entwicklung; Orientierung bes. an Modellen aus angelsächsischen Ländern, z. B. am ergotherapeutischen Modell von Anne C. Mosey, das auf Entwicklungstheorien basiert, am MOHO (Abk. für engl. Model of Human Occupation), das von Gary Kielhofner entwickelt wurde, und am COPM (Abk. für engl. Canadian Occupational Performance Model). Auch das Bieler Modell, das einen Struktur- und Beobachtungsrahmen für das gesamte ergotherapeutische Tätigkeitsfeld repräsentiert, gewinnt an Bedeutung.

Literatur: **1.** Scheepers, C.; Steding-Albrecht, U.; Jehn, P. (Hrsg.): Ergotherapie. Vom Behandeln zum Handeln. Lehrbuch für die theoretische und praktische Ausbildung. 2. Aufl. Stuttgart, New York: Thieme, 2006; **2.** Deutscher Verband der Ergotherapeuten e. V. (Hrsg.): Ferber, R.; Gans, M.: Indikationskatalog Ergotherapie. Die Darstellung des derzeitigen Spektrums der Ergotherapie in der Sozialversicherung. Idstein: Schulz-Kirchner, 2004; **3.** Jerosch-Herold, C. et al. (Hrsg.): Konzeptionelle Modelle für die ergotherapeutische Praxis. Reflexion und Analyse. 2. Aufl. Berlin, Heidelberg, New York: Springer, 2004; **4.** Marotzki, U.: Zwischen medizinischer Diagnose und Lebensweltorientierung. Idstein: Schulz-Kirchner, 2004.

Autorin: C. Wendland.

Erkältungskrankheiten: s. Laryngitis; Otitis media acuta; Pharyngitis; Rhinitis acuta.

Erkrankung, artifizielle: s. Selbstverletzung.

Erkrankung, manisch-depressive: s. Störung, bipolare affektive.

Ernährung, inadäquate: s. Malnutrition.

Ernährung, parenterale: therapeutische Maßnahme mit intravenöser Zufuhr von Flüssigkeit, Makronährstoffen (Kohlenhydrate, Fette, Proteine) und Mikronährstoffen (Vitamine, Mineralstoffe einschl. Spurenelemente) bei Unfähigkeit des Patienten zur physiologischen Nahrungsaufnahme; **Therapieziel:** Sicherung des individuellen Bedarfs an Nährstoffen, um einen katabolen Stoffwechsel zu minimieren, den Abbau von Proteinen zur Energiegewinnung zu verhindern und damit den Körper vor den Folgen schwerwiegender Mangelzustände zu bewahren.

Indikation: grundsätzlich nur dann indiziert, wenn der gleiche Erfolg nicht auch durch eine enterale Substanzzufuhr zu erreichen ist, d. h. bei erheblicher Malnutrition* und/oder Unmöglichkeit einer enteralen Nahrungsaufnahme; Beispiele: **1.** postoperativ notwendige enterale Nahrungskarenz, z. B. bei frischen Anastomosen im Magen-Darm-Trakt; **2.** Malnutrition in einer perioperativen Phase; **3.** Motilitätsstörung im Magen-Darm-Trakt (Ileus, unstillbares Erbrechen; postoperativ); **4.** mechanische, nicht unmittelbar operativ zu behebende Darmobstruktion; **5.** Bewusstlosigkeit (traumatisches Koma, bei Stoffwechselstörung oder Endokrinopathie); **6.** Läsion und Erkrankung des Gesichtsschädels und des Schluckapparats (Kiefer-, Mundverletzungen); **7.** Malabsorptionssyndrom mit schwerem Nährstoff-, Elektrolyt- und Flüssigkeitsverlust (Kurzdarmsyndrom, schwere Infektion, Fistel); **8.** schwerkranke Patienten (Hypermetabolismus, z. B. bei schwerer Verbrennung, Sepsis, Peritonitis); **9.** schwere, rezidivierende Pankreatitis (s. Pankreatitis, akute); **10.** Neugeborene mit sehr niedrigem Geburtsgewicht.

Kontraindikation: **1.** Kreislaufschock; **2.** schwere Hypoxie (unzureichende zelluläre Sauerstoffversorgung); **3.** schwere Azidose; **4.** Überwässerung; **5.** deutliche Substratverwertungsstörung.

E

Durchführung: Bei einer Osmolalität von >800 mosmol/kg der zugeführten Lösung ist ein zentralvenöser Zugang erforderlich (Gefäßirritationen bei periphervenöser Gabe). **1.** Bei Nahrungskarenz bis zu 2 Tagen und gutem Ernährungszustand ist eine Infusionstherapie ausreichend (d. h. keine parenterale Ernährung): Wasser-Elektrolyt-Lösung, ergänzt durch niederprozentige Glukoselösung, über einen periphervenösen Zugang; z. B. Vollelektrolytlösung (z. B. Elektrolyt-Infusionslösung 153) und 5 %ige Glukoselösung; **2.** bei Nahrungskarenz bis zu 5 Tagen und gutem Ernährungszustand: niedrigkalorische standardisierte Ernährung über periphervenösen Zugang, z. B. 2000–2500 ml Aminoven® 3,5 % GE (mit Glukose); **3.** bei Nahrungskarenz bis zu 10 Tagen oder schlechtem Ernährungszustand: zentralvenöse, standardisierte Ernährung, auch als Mischinfusion; z. B. 1500 ml Aminomix® 1 und 500 ml Lipofundin® N 20 % (generell sollte mit einer parenteralen Ernährung auch eine Lipidemulsion zugeführt werden, um einer Verarmung an essenziellen Fettsäuren vorzubeugen, das Risiko stark erhöhter Blutzuckerwerte zu vermindern und eine verstärkte Hepatosteatose zu vermeiden; die parenterale Lipidzufuhr sollte i. d. R. etwa 25–40 % der parenteralen Nicht-Protein-Energiezufuhr betragen), alternativ periphervenös Kabiven® peripher (enthält alle 3 Makronährstoffe im Drei-Kammer-Beutel), max. 40 ml/kg KG/d oder StructoKabiven® mit strukturierten Triglyceriden (diese Emulsionen enthalten Triglyceridpartikel, in denen mittelkettige Fettsäuren aus Kokosöl und langkettige Fettsäuren aus Sojaöl mit zufälliger Verteilung der molekularen Position reverestert wurden). Es gibt auch Beutel, die mittelkettige Triglyceride enthalten (NuTRIflex® Lipid). Alternativ kann ein Drei-Kammer-Beutel eingesetzt werden, dessen Fettkomponente vorwiegend aus Olivenöl besteht (OliClinomel). Es steht auch eine Fettemulsion mit Sojabohnenöl, mittelkettigen Triglyceriden, Olivenöl und Omega-3-Fettsäuren (SMOFlipid®) zur Verfügung, die mit Aminomix® kombiniert werden kann. **4.** bei längerer Nahrungskarenz und hohem Stickstoffverlust (>14 g/d) zentralvenöse, bilanzierte Ernährung: Zusammenstellung der parenteralen Ernährung aus Einzelbausteinen nach ärztlicher Anordnung durch den Apotheker (sog. All-in-one); je schlechter der Zustand des Patienten ist und je schwerer evtl. Stoffwechselveränderungen sind, um so vorsichtiger ist das Ernährungsregime aufzubauen. Der Tagesbedarf, v. a. schwerkranker Patienten und längerfristig benötigter parenteraler Ernährung, ist individuell festzulegen (orientierende Richtgrößen s. Tab.). Bei Zufuhr größerer Mengen von Glukose und einem Anstieg der Blutglukose-Konzentration über 10 mmol/l (180 mg/dl) ist eine kontinuierliche Gabe von Insulin, ca. 4 IE/h mit Perfusor, erforderlich. Zusätzlich kommen bei längerfristiger parenteraler Ernährung Polyvitaminpräparate (z. B. täglich 1 Injektionsflasche Cernevit®) und eine Elektrolyt-/Spurenelement-Substitution (z. B. täglich 1–3 Amp. Inzolen®) zum Einsatz; Defizite (z. B. an Kalium) sind zusätzlich auszugleichen. Bei schwerer Katabolie, intestinaler Unter- bzw. Fehlfunktion oder Immundefekt Glutamin (Alanyl-Glutamin, Dipeptamin®) der Infusionslösung zusetzen. Bei Leber- oder Niereninsuffizienz sind spez. Aminosäurelösungen für die parenterale Ernährung zu verwenden. Bei posttraumatischem Stoffwechsel parenteralen Nahrungsaufbau erst in der Übergangsphase beginnen (bis dahin Ausgleich des Wasser-Elektrolyt- und des Säure-Basen-Haushalts) und in der Regenerationsphase komplettieren.

Komplikationen: **1.** Phlebitis; **2.** Infektion (Kathetersepsis); **3.** Überwässerung; **4.** Hyper- oder Hypoglykämie; **5.** Elektrolytentgleisung; **6.** Hypertriglyceridämie; **7.** Erhöhung der Leberenzymkonzentration, evtl. Steatosis hepatis (Fettleber*).

Hinweis: **1.** während der parenteralen Ernährung: Überwachung von Flüssigkeitsbilanz, Blutglukose, Elektrolyten, Triglyceriden (bes. bei Fettzufuhr), Kreatinin, Harnstoff, Blutgasen, Laktat; **2.** sobald eine enterale Ernährung wieder möglich ist (z. B. Wiedereinsetzen der Magen-Darm-Tätigkeit postoperativ), auf enterale Ernährung übergehen; **3.** die parenterale Ernährung unter häuslichen Bedingungen hat sich bewährt (bes. bei Tumorpatienten). **4.** Da bei geriatrischen Patienten eine Mangelernährung sehr häufig ist (40–60 %), sollte bei ihnen verstärkt die Aufmerksamkeit auf eine künstliche Ernährung unter Berücksichtigung der generell üblichen Kriterien gelenkt werden. Dabei zeigen valide Daten für den stationären Bereich, dass eine adäquate Ernährungstherapie durch Vermeidung von Komplikationen Kosten sparen kann. Viele Maßnahmen werden bisher aber nicht adäquat vergütet, insbesondere hat die Betreuung künstlich ernährter Patienten noch einen zu geringen Stellenwert.

Literatur: **1.** Klinik und Polyklinik für Innere Medizin I: Totale Parenterale Ernährung, 2008, http://www.uniklinikum-regensburg.de/imperia/md/content/kliniken-institute/innere-medizin-i/sops/allgemeininternistisch/at-parer.pdf; **2.** Austin, P.; Stroud, M.: Prescribing Adult Intravenous Nutrition. Stuttgart: Deutscher Apotheker Verlag, 2007; **3.** Leitlinie Parenterale Ernährung der DGEM. Akt Ernähr Med 32: Suppl 1 (2007), http://www.uni-duesseldorf.de/awmf/ll/073-018.htm; **4.** Gramlich, L. et al.: Does enteral nutrition compared to parenteral nutrition result in better out-

Ernährung, parenterale
Orientierende Richtgrößen

Substanz	Tagesbedarf			Bemerkungen
Wasser	30 - 40		ml/kg KG	höher bei gesteigerter Diurese, Durchfall, Fieber, sonstigem Flüssigkeitsverlust
Energie	126 -147 (bzw. 30–35	(–168) (– 40)	kJ/kg KG kcal/kg KG)	
Kohlenhydrate	4 - 6		g/kg KG	als Glukose
Mindestzufuhr	100 -150		g Glukose pro Tag	
maximal	0,25		g/kg KG/h	
Aminosäuren	1 - 2		g/kg KG	
Fette	0,7- 1,5		g/kg KG	bis zu 50 % der täglichen Energiezufuhr als Fett möglich (Linolsäure und α-Linolensäure als essentielle Fettsäuren); cave: Hypertriglyceridämie; Absetzen bei Triglyceriden >1000 mg/dl (11,4 mmol/l)

comes in critically ill adult patients? A systematic review of the literature. Nutrition 20: 843–848 (2004); **5.** Stein, J.; Jauch, K.-W. (Hrsg.): Praxishandbuch Klinische Ernährung und Infusionstherapie. Berlin, Heidelberg, New York: Springer, 2003.

Autor: U. Julius.

Erregungsleitungsstörung: Abk. ELS; sog. Herzblock; Verzögerung oder Unterbrechung der elektrischen Erregung der Herzmuskulatur; **Formen:** **1.** sinuatriale Überleitungsstörung (SA-Block I.–III. Grades); **2.** atrioventrikuläre Überleitungsstörung (AV-Block I.–III. Grades); **3.** intraventrikuläre Überleitungsstörung: sog. Schenkelblöcke (z. B. Hemi- , Rechts- oder Linksschenkelblock. **Ursache:** bei höhergradiger ELS: entzündlich, ischämisch, pharmakologisch/toxisch, organische Herzerkrankung, iatrogen (z. B. nach Aortenklappenersatz), kongenital, degenerativ, funktionell (bei schnellen Rhythmusstörungen z. B. Vorhofflattern mit 2 : 1 Überleitung).

Behandlungsindikation: **1.** bei EKG-dokumentierter ELS mit klinischer Symptomatik: Schwindel, Synkopen, Belastungsintoleranz, Dyspnoe; **2.** unter prognostischem Aspekt in begründeten Einzelfällen auch bei asymptomatischen Patienten: z. B. bei inkomplettem trifaszikulärem Block mit AV-Block I. Grades, linksanteriorem Hemiblock bzw. Rechtsschenkelblock und Verlängerung des His-Ventrikelintervalls >80–100 ms.

Therapie: **1.** akut nur bei erheblicher klinischer Symptomatik: Atropin (z. B. Atropinsulfat B. Braun) i. v. 0,5–1 mg initial, eventl. Wiederhohlung bis 2 mg; wenn ineffektiv: Orciprenalin (Alupent®), 0,5 mg in 10 ml NaCL 0,9 %, 5–10 ml langsam i. v. unter Monitorüberwachung (cave: proarrhyhtmische Wirkung), Wiederholung möglich, anschließend Orciprenalin-Perfusor: 5 mg auf 50 ml NaCL 0,9 % mit 6–18 ml/h; alternativ Versorgung mit passagerem externen Herzschrittmacher; **2.** kausal: ggf. Ausschalten der Ursache, z. B. Absetzen von bradykardisierender Medikation, Intervention/Revaskularisation der rechten Koronararterie (RCA) bei Hinterwandinfarkt mit AV-Block II.–III. Grades (vgl. Herzinfarkt); **3.** chronisch: Herzschrittmacherimplantation*: in Lokalanästhesie transvenöse (Vena cephalica oder subclavia) Elektrodenplatzierung im rechten Vorhof, rechten Ventrikel oder in beiden Kammern (Ein- und Zweikammerschrittmacher); Schrittmacheraggregat-Platzierung subpektoral; Drei-Kammer-Schrittmacher (zusätzliche Elektrode im linken Ventrikel platziert über Koronarsinus) bei fortgeschrittener Herzinsuffizienz*, komplettem Linksschenkelblock und Dyspnoe (NYHA II–III).

Arbeitsunfähigkeit: bei klinisch relevanter Symptomatik bis zur Etablierung einer effektiven Therapie.

Selbsthilfe: Deutsche Herzstiftung e. V., Vogtstr. 50, 60322 Frankfurt a. M., Tel. 069 9551280, Fax 069 955128313; E-Mail: info@herzstiftung.de, Homepage: http://www.herzstiftung.de.

Literatur: **1.** Fröhlig, G. et al.: Herzschrittmacher- und Defibrillator-Therapie, Stuttgart, New York: Thieme, 2006; **2.** Braun, J.; Preuss, R.: Klinikleitfaden Intensivmedizin, 6 Aufl. München: Urban & Fischer, 2005; **3.** Zipes, D. P; Jalife, J.: Cardiac electrophysiology. 4th ed. Philadelphia, Pennsylvania: Saunders, 2004.

Autoren: J. Sperzel, C. Hamm, T. Dill.

Erregungsstörung: s. Funktionsstörungen, sexuelle.

E

Erschöpfungssyndrom, chronisches: s. Müdigkeitssyndrom, chronisches.

Erstickung, innere: s. Blausäureintoxikation.

Ertrinkungsunfall: Asphyxie (Sauerstoffmangel) durch Immersion oder Submersion in Flüssigkeit (Wasser); bes. häufig betroffen sind Kinder im Vorschulalter und alte Menschen; **Formen: 1.** Ertrinkungsunfall mit Aspiration von Flüssigkeit in die Lungen; **a)** Aspiration von hypotonem Süßwasser führt über eine Surfactant-Schädigung zu Atelektasen. Süßwasser wird innerhalb von Minuten aus den Alveolen in den Kreislauf aufgenommen und bewirkt Hypoxie, Hypervolämie, Hyponatriämie* und Hämolyse mit ggf. Hyperkaliämie*. Eine Schädigung kann sich auch aus der toxischen Wirkung der aspirierten Flüssigkeit ergeben (z. B. toxisches Lungenödem* durch Chlor bei Ertrinkungsunfall im Schwimmbad). **b)** Aspiration von Salzwasser: hypertones Meerwasser führt durch Flüssigkeitseinstrom in die Alveolen zum interstitiellen und alveolären Lungenödem* mit erschwerter Sauerstoffdiffusion. Die Unterscheidung zwischen Aspiration von Süß- oder Salzwasser ist klinisch nicht ausschlaggebend und ist ohne Bedeutung für das weitere Vorgehen. **2.** Ertrinkungsunfall ohne Aspiration von Flüssigkeit in die Lungen mit Hypoxie durch reflektorischen Laryngospasmus.

Behandlungsindikation: immer gegeben; auch ein vital stabil erscheinender Patient sollte klinisch ggf. intensivmedizinisch überwacht werden (Komplikationen: Aspirationspneumonie, Lungenödem*, ARDS*). Bei Hypothermie* sollte eine Reanimation* auch nach langdauernder Asphyxie begonnen und bis zur Wiedererwärmung in der Klinik fortgesetzt werden (bes. bei Kindern). Erfolgreiche Reanimationen sind auch nach Untertauchzeiten von mehr als 1 Stunde beschrieben.

Pharmakotherapie: 1. bei Spontanatmung Sauerstoffgabe* (mind. 8 l/min) bzw. wenn indiziert Intubation mit kontrollierter Beatmung* mit $FiO_2 = 1{,}0$ und PEEP, Ziel: normwertige SpO_2 und PaO_2; **2.** übliche Pharmakotherapie der Reanimation* unter Beachtung der Körperkerntemperatur: keine Arzneimittelgabe und lediglich 3 Defibrillationsversuche bei ≤30 °C, bei einer Körperkerntemperatur von 30–35 °C Arzneimittel und Defibrillation gemäß ALS-Algorithmus jedoch mit verdoppeltem Intervall zwischen den Arzneimittelgaben; **3.** bei Anhalt für Hämolyse bzw. Hyperkaliämie*: ggf. forcierte Diurese mit Furosemid (z. B. Lasix®), 0,3–0,6 mg/kg KG i. v.

Operative Therapie: invasive Wiedererwärmungstechnik in der Klinik (Magen-, Darm-, Blasen- und Peritonealspülungen mit warmen Lösungen); evtl. Einsatz der extrakorporalen Zirkulation mit Herz-Lungen-Maschine oder extrakorporaler Membranoxygenierung (Abk. ECMO).

Sonstige Maßnahmen: 1. vorsichtige, möglichst horizontale Rettung aus dem Wasser; jede unnötige Bewegung (z. B. beim Entkleiden des

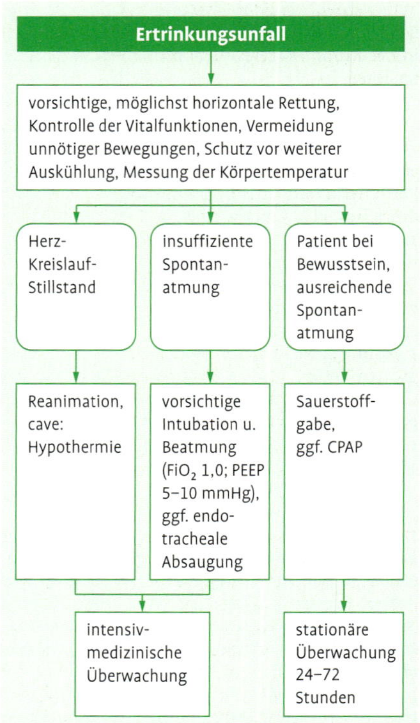

Ertrinkungsunfall: therapeutischer Stufenplan

Verunfallten) birgt die Gefahr des sog. Bergungstodes durch Einströmung kalter Blutmengen der Körperperipherie und Abfall der Körperkerntemperatur mit der Folge eines Herz*-Kreislauf-Stillstandes. **2.** bei ausreichender Spontanatmung und Bewusstlosigkeit stabile Seitenlage; **3.** Sicherung bzw. Ersatz der Vitalfunktionen, wobei das respiratorische Versagen im Vordergrund steht (s. Reanimation): **a)** großzügige Indikationsstellung zur endotrachealen Intubation und kontrollierten Beatmung mit PEEP (5–10 mmHg); endotracheale Absaugung zur Wasserentleerung aus den Lungen; **b)** Kreislaufstabilisierung primär durch Katecholamine und ggf. Einsatz von Antiarrhythmika (cave: Vorgehen bei Hypothermie s. o.); intensive Volumentherapie nur bei tatsächlichem Anhalt für hypovolämischen Schock*; ggf. Herzdruckmassage; **c)** kontinuierliche Überwachung des Patienten (EKG, O_2-Sättigung); **4.** Reanimation am Einsatzort nicht abbrechen und während des Transports in ein entsprechendes Zentrum (Herzchirurgie, Intensivstation) fortführen; **5.** Eigen- oder Fremdanamnese zu möglichen Erkrankungen und Dauermedikation des Patienten, Begleiterkrankungen oder Erkrankungen, die zum Ertrinkungsunfall geführt haben. Diese müssen ggf. parallel behandelt werden (Antidot-Therapie bei Intoxikation, Schienung bei Verletzung der Wirbelsäule); **6.** evtl. in der Klinik Magensonde und Blasendauerkatheter legen.

Therapeutischer Stufenplan: s. Abb.

Hinweis: **1.** Jeder Versuch der Wasserentleerung aus den Lungen (z. B. durch Hochheben des Patienten an den Beinen oder am Becken) ist absolut kontraindiziert; ist der Patient intubiert, kann endotracheal abgesaugt werden. **2.** Präklinisch keine aktiven Wiedererwärmungsversuche durchführen, weitere Auskühlung vermeiden.

Literatur: **1.** Beckers, S. K. et al.: Erweiterte kardiopulmonale Reanimation in besonderen Situationen: Teil 1. Anaesthesist 57: 297–312 (2008); **2.** Muth, C.-M. et al.: Wasserrettung. Anaesthesist 56: 1047–1057 (2007); **3.** European Resuscitation Council: European Resuscitation Council Guidelines for Resuscitation 2005. Section 7 Cardiac arrest in special circumstances. Resuscitation 67: 135–170 (2005).

Autoren: T. Kerner, P. Kruska.

Erysipel: sog. Wundrose; akute Entzündung der Dermis, meist durch betahämolysierende Streptokokken der Gruppe A; Eindringen der Erreger über eine Hautverletzung und Ausbreitung in den dermalen Lymphwegen; das klassische klinische Bild (flammenzungenartige Ausläufer, Schüttelfrost) ist bei den zunehmenden Mischinfektionen mit Staphylokokken nicht immer ausgeprägt; bei Immunsuppression zunehmend auch Vorkommen von gramnegativen Bakterien und Anaerobiern.

Behandlungsindikation: mit der Diagnosestellung gegeben; bei ausgeprägten Fällen stationäre Therapie.

Pharmakotherapie: **1.** Benzylpenicillin (z. B. Penicillin G JENAPHARM®), 3 × 10 Mio. IE/d i. v. als Kurzinfusion für 7–10 Tage; bei Penicillinallergie Erythromycin (z. B. Erythrocin®), 4 × 500 mg/d p. o. oder als Kurzinfusion (2 × 1 g/d i. v.), oder Clindamycin (z. B. Clinda-Wolff® 300 Kapseln), 2–3 × 600 mg/d p. o.; bei Nichtansprechen der Penicillintherapie innerhalb der ersten 48 Stunden bzw. bei schweren Formen Umstellung auf Amoxicillin in Kombination mit Clavulansäure (z. B. Augmentan®), 3 × 2,2 g/d i. v., oder Clindamycin (z. B. SOBELIN®), bis 300–600 mg/d i. v.; **2.** bei Verdacht auf Mischinfektion mit Staphylokokkenbeteiligung: Flucloxacillin (z. B. Staphylex®), 3 × 1 g/d p. o. oder i. v., oder Dicloxacillin (InfectoStaph®), 2–4 g/d in 4–6 ED, mindestens über 10 Tage; **3.** bei rezidivierendem Erysipel (≥2 pro Jahr) Langzeitprophylaxe mit Benzylpenicillin-Benzathin (z. B. Tardocillin® 1200), 1,2–2,4 Mio. IE i. m. alle 4 Wochen für 6 Monate; bei Penicillinallergie Erythromycin, 1 g/d über 5 Tage alle 4 Wochen über insgesamt 6 Monate.

Sonstige Maßnahmen: **1.** Ruhigstellung und Hochlagerung der betroffenen Extremität; **2.** Identifizierung und Sanierung der Eintrittspforte (z. B. bei bestehender Tinea*); **3.** Überprüfung und ggf. Behandlung prädisponierender Faktoren (z. B. Durchblutungsstörungen, Diabetes mellitus, Lymphödem bei rezidivierendem Erysipel); **4.** im Initialstadium feuchte Umschläge, evtl. mit antiseptischen Zusätzen (Chinolinol, z. B. Chinosol S®); **5.** bei Erysipel des Gesichts: Kaubewegungen vermeiden (passierte Kost); **6.** bei Lymphödem nach Abheilung des Erysipels: Kompressionsbehandlung und Lymphmassage; **7.** bei bettlägerigen Patienten: Low-dose-Heparinisierung mit 1 × 2500–5000 IE Heparin/d s. c.

Arbeitsunfähigkeit: bis zur Abheilung; zunächst 10 Tage.

Literatur: Bonnetblanc, J. M.: Erysipelas: recognition and management. Am J Clin Dermatol 4: 157–163 (2003).

Autoren: P. Schulze, W. Sterry.

Erythema infectiosum acutum: syn. Ringelröteln, Exanthema variegatum, Megalerythema infectiosum, Fünfte Krankheit; akute Viruskrankheit mit charakteristischem Exanthem (s. Abb.), die durch Tröpfcheninfektion übertragen wird; **Erreger:** humanes Parvovirus B19; Zielzellen der Viren sind die sich schnell teilenden erythropoetischen Zellen im Knochenmark (Hemmung der Erythropoese); **Klinik:** Inkubationszeit: 6–14 Tage; bei Auftreten des Exanthems sind Patienten nicht mehr infektiös; Infektion meist klinisch stumm. Nur 15–20 % der Infizierten erkranken mit typischem Exanthem: Gesicht: große rote Maculae konfluierend zu einem Erysipel artigen Exanthem (Schmetterlingsfigur); Streckseiten der Extremitäten und Glutealregion: konfluierendes makulopapulöses Exanthem mit zentralem Abblassen, girlanden- oder gitterförmiges Aussehen (Ringelröteln); Allgemeinbefinden wenig beeinträchtigt, subfebrile Temperaturen, Grippe-ähnliche Symptome; **Komplikation:** aplastische Krise bei Patienten mit chronischer hämolytischer Anämie; Arthritis, selten Enzephalitis*, Meningitis*, Myokarditis*, thrombozytopenische Purpura; bei Patienten mit Immundefizienz aufgrund gestörter Viruselimination chronisch-rezidivierende Anämien.

Behandlungsindikation: nur bei Komplikationen; sonst selbstlimitierende Erkrankung.

Pharmakotherapie: **1.** bei Arthralgie symptomatische Therapie mit nichtsteroidalen Antiphlogistika, z. B. Ibuprofen (z. B. Nurofen®), 20–30 mg/kg

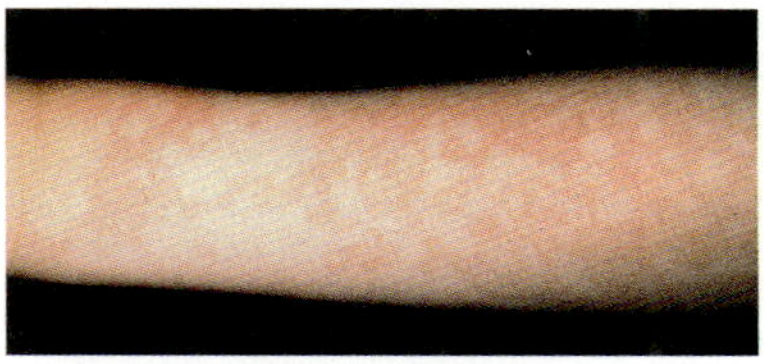

Erythema infectiosum acutum: Erythema infectiosum acutum [3]

KG/d p. o. in 3–4 Einzeldosen; **2.** bei Juckreiz kühlende Schüttelmixturen und juckreizstillende Lotionen (z. B. Fenistil® Gel); bei immuninkompetenten Patienten mit chronischer hämolytischer Anämie und Parvovirus-B19-Persistenz Applikation von Immunglobulinen.

Naturheilkundliche Verfahren: **1.** schonende Fiebersenkung mit Wadenwickel und Huflattich oder Bitterklee; **2.** Linderung arthralgischer Beschwerden mit Heublumen-Kräuterbad (traditionell bei chronisch-degenerativen Erkrankungen des Bewegungsapparats).

Sonstige Maßnahmen: **1.** Isolation von erkrankten Kindern mit hämolytischer Anämie, da Viren über hochinfektiöses Nasensekret ausgeschieden werden können; **2.** bei Patienten mit vorbestehender hämolytischer Anämie evtl. Bluttransfusion*.

Hinweis: **1.** Es existiert keine spezifische antivirale Therapie. **2.** Schwangere oder immuninkompetente, seronegative Patienten mit chronischer hämolytischer Anämie sollen den Kontakt mit an Ringelröteln Erkrankten meiden. **3.** Die Infektion mit Parvovirus B19 ist eine schwerwiegende Schwangerschaftsinfektion, da es je nach Zeitpunkt der Infektion zu Abort, Hydrops fetalis durch aplastische Anämie oder intrauterinem Fruchttod kommen kann; bei Gefahr der Entwicklung eines Hydrops fetalis evtl. intrauterine Erythrozytentransfusion. **4.** Kinder mit hämatologischer Grunderkrankung müssen als länger infektiös angesehen werden. **5.** Infektion kann bei Patienten mit Immundefekt chronifizieren **6.** Nach Kontakt mit infektiösen Patienten ist Händewaschen die wichtigste Maßnahme.

Neuentwicklung: **1.** Applikation von Immunglobulinen (bisher noch keine kontrollierten Studien); **2.** rekombinanter Impfstoff (in Entwicklung).

Literatur: **1.** Sitzmann, F. C. (Hrsg.): Duale Reihe – Pädiatrie. 3. Aufl. Stuttgart: Thieme, 2007; **2.** Deutsche Gesellschaft für Pädiatrische Infektiologie e. V. (Hrsg.): Handbuch Infektionen bei Kindern und Jugendlichen. 4. Aufl. München: Futuramed, 2003; **3.** Dölle, A.; Dorlöchter, L.; Müller, M.: Infektiologie. In: Dorlöchter, L.; Radke, M.; Müller, M. (Hrsg.): Pädiatrie auf den Punkt gebracht. Berlin, New York: de Gruyter, 1999; **4.** Feigin, R. D.; Cherry, J. D.; Demmler, G. J.: Textbook of pediatric infectious diseases. 5. Aufl. Philadelphia: Saunders, 2003.

Autoren: M. Uhlemann, M. Radke.

Erythemdosis, minimale: s. Lichttherapie.

Erythrasma: Infektionskrankheit der Haut mit pigmentproduzierendem Corynebacterium minutissimum; **Lokalisation:** intertriginöse Hautareale (inguinal, axillär, submammär, umbilikal); **Vorkommen:** häufig bei älteren, indolenten Patienten; bes. bei Männern; geringe Kontagiosität.

Behandlungsindikation: klinisch erkennbarer Befall; häufig kein Behandlungswunsch bei den Betroffenen; Lokaltherapie nur bei ausreichender Compliance und Durchführung der sonstigen Maßnahmen erfolgreich.

Pharmakotherapie: **1. Lokaltherapie:** **a)** Antimykotika* vom Azoltyp: Clotrimazol (z. B. Canesten® Creme), 2-mal täglich bis zur Abheilung; **b)** Antibiotika: Fusidinsäure (z. B. Fucidine® Gel), Clindamycin (z. B. Basocin® Akne-Gel) oder Erythromycin (z. B. Akne Cordes® Gel 2 %), 2-mal täglich bis zur Abheilung; **2. systemische Therapie** bei Rezidiven bzw. Therapieresistenz: **a)** Erythromycin (z. B. Erythrocin®), 2–3 × 500 mg/d p. o. für 5–7 Tage; **b)** Einmaltherapie mit Clarithromycin (z. B. Klacid® Filmtabletten), 500 mg p. o.

Sonstige Maßnahmen: **1.** gründliche Hygiene, insbes. Trockenhalten der intertriginösen Areale und sorgfältiges Abtrocknen nach dem Waschen, evtl. trocken föhnen; **2.** Identifizierung und Behandlung prädisponierender Faktoren; z. B. Gewichtsreduktion bei aneinanderliegenden Hautfalten inf. Adipositas.

Literatur: Holdiness, M. R.: Management of cutaneous erythrasma. Drugs 62: 1131–1141 (2002).

Autoren: P. Schulze, W. Sterry.

Erythromycin: s. Makrolid-Antibiotika.

Erythroprosopalgie: s. Kopfschmerz.

Erythrozytapherese: s. Zytapherese.

Erythrozytenenzymopathien: Sammelbezeichnung für angeborene hämolytische Anämien* durch Enzymdefekt und Störung des Stoffwechsels der Erythrozyten; **Formen:** z. B. Glukose-6-phosphat-Dehydrogenasemangel (Abk. G-6-PDH-Mangel), Porphyrie, Pyruvatkinase-, Hexokinase-, Glukose-6-phosphat-Isomerase-, Phosphoglyceratkinase- und Glutathionsynthetasemangel.

Behandlungsindikation: keine kausale Therapie möglich; symptomatische Therapie nur bei gesteigertem Zellumsatz oder aplastischer Krise.

Pharmakotherapie: **1.** Folsäure (z. B. Folsan®, Folarell®, Folsäure-ratiopharm®), 0,15–0,3 mg/d p. o. bei gesteigertem Zellumsatz; **2.** Erythrozytenkonzentrat* bei aplastischer Krise (infektassoziierte Suppression der Erythropoese), bei Neugeborenen als Austauschtransfusion; zusätzlich Volumengabe zur Förderung der Diurese und Vermeidung einer Niereninsuffizienz.

Operative Therapie: Splenektomie (s. Milzchirurgie) zur Reduktion der Hämolyse bei symptomatischen Formen des Pyruvatkinase- (deutliche Reduktion der Hämolyse), Hexokinase-, Glukose-6-phosphat-Isomerase-, Phosphoglyceratkinase-, Glutathionsynthetase- und Pyrimidin-5'-Nukleotidasemangels; von zweifelhaftem Wert bei G-6-PDH-Mangel; bei anderen Formen der Erythrozytenenzymopathien Effekt nicht vorhersehbar; Familienanamnese mit erfolgreicher Therapie einer hämolytischen Anämie bei Erythrozytenenzymopathie eines anderen Familienmitglieds durch Splenektomie ist als günstiges Zeichen zu werten.

Sonstige Maßnahmen: **1.** Prophylaxe bei G-6-PDH-Mangel durch Vermeidung von Substanzen, die eine Hämolyse auslösen können, z. B. Sulfamethoxazol, Primaquin, Nitrofurantoin, Acetylsalicylsäure, Vitamin-K-Analoga und Favabohnen; **2.** bei Pyruvatkinasemangel umfasst die Therapie einer persistierenden, transfusionsbedürftigen Hämolyse nach Splenektomie heute auch die Option einer Knochenmarktransplantation (s. Stammzelltransplantation).

Hinweis: Tocopherole zur Therapie des G-6-PDH-Mangels sind obsolet (kein Einfluss auf den Krankheitsverlauf).

Literatur: Tanphaichitr, V. S. et al.: Successful bone marrow transplantation in a child with red blood cell pyruvat-kinase deficiency. Bone Marrow Transplant 26 (6): 689–690 (2000).

Autoren: S. Fetscher, G. Trenn.

Erythrozytenkonzentrat: Abk. EK; aus Vollblut hergestelltes Präparat roter Blutkörperchen in Additivlösung (SAG-Mannitol: Natriumchlorid, Dextrose, Adenin, Manitol; PAGGS-Mannitol: Phosphat, Adenin, Glucose, Guanosin, Mannitol) resuspendiert; **Herstellung:** Zentrifugation von 450 oder 500 ml Vollblut mit 63 bzw. 70 ml Stabilisator (CPD: Citrat, Phosphat und Dextrose; ggf. CPDA-1: mit Zusatz von Adenin), Trennung von buffy coat (Leukozyten, Thrombozyten) und Blutplasma in geschlossenen Mehrfachblutbeutelsystemen oder maschinelle Gewinnung i. R. der Multikomponentenspende bzw. selektiv durch Erythrozytapherese. Durch die Leukozytendepletion an verschiedenen Stellen des Herstellungsprozesses wird die Qualität der Präparate verbessert, das Risiko einer Immunisierung gegen Leukozytenantigene stark reduziert und die Übertragung zellständiger Viren weitgehend verhindert. Lagerung bei 2–6 °C, Haltbarkeit 28–49 Tage.

Indikation: **1.** akute oder chronische Anämie; grundsätzlich so wenig wie möglich transfundieren, v. a. bei primärer oder sekundärer Knochenmarkinsuffizienz (mit möglicher späterer Transplantation) und nicht immunologisch bedingten hämolytischen Anämien; **2.** zur Austauschtransfusion: **a)** bei Mutter-Kind-Inkompatibilität Austauschblut mit kompatibler Blutgruppe; **b)** bei Hämolyse durch Isoagglutinine nach ABNull-inkompatibler Knochenmarktransplantation Austauschblut der Blutgruppe 0; **Sonderindikationen:** **1.** bestrahltes EK: mittlere Dosis 30 Gy zur Vermeidung einer Graft-versus-Host-Reaktion inf. Übertragung vermehrungsfähiger immunkompetenter Lymphozyten bei Knochenmarktransplantation, schwerem Immundefektsyndrom, Hochdosis-Chemotherapie mit oder ohne Ganzkörperbestrahlung bei Leukämie, malignem Lymphom und soliden Tumoren, bei intrauteriner Transfusion, Frühgeborenen und gerichteten Blutspenden aus der eigenen Familie; **2.** gewaschenes EK: Entfernung des anhaftenden Plasmas durch mehrmaliges Aufschwemmen und Zentrifugieren des EK in geeigneter Waschlösung (z. B. 0,9 % NaCl) in geschlossenem System bei Plasmaproteinunverträglichkeit (IgA); cave: sehr strenge Indikationsstellung; **3.** kryokonserviertes EK: gewaschenes EK wird unter Zusatz von Gefrierschutzmittel tiefgefroren bei –80 °C gelagert, vor Anwendung aufgetaut und mit einer geeigneten Lösung gewaschen sowie resuspendiert zur unverzüglichen Transfusion; Verwendung bei Patienten mit komplexen Antikörpergemischen oder Antikörpern gegen ubiquitäre Antigene. Ausgewählte kryokonservierte EK seltener Blutgruppenmerkmale werden international in wenigen Blutbanken in begrenzter Menge für Notfälle vorgehalten.

Kontraindikation: Beim potentiellen Empfänger eines Knochenmarktransplantats ist die Gabe von EK des Transplantatspenders und seiner Blutsverwandten unbedingt zu vermeiden.

UAW: **1.** akut: febrile, nicht hämolytische Transfusionsreaktion, urtikarielle Hautreaktion, Hypervolämie, hämolytische Transfusionsreaktion, posttransfusionelle Purpura, akute Ateminsuffizienz, Graft-versus-Host-Reaktion, anaphylaktische Reaktion, transfusionsbedingte Hyperkaliämie, Hypothermie, Citratintoxikation (bei Früh- und Neugeborenen, Patienten mit Leberfunktionsstörung, Massivtransfusionen ab 5. Konserve; Therapie bzw. Prophylaxe: 10 ml 10 %iges Calciumglukonat i. v. pro 1000 ml Transfusionsblut); **2.** chronisch: sekundäre Hämosiderose, Infektion (Infektionsrisiko für Hepatitis-B-Virus 1 : 500 000, Hepatitis-C-Virus und HIV <1 : 1 000 000, Zytomegalie-Virus 1 : 1000, Parvovirus B19 1 : 5000 bis 1 : 10 000).

Dosierung: **1.** akute Blutung: EK-Anzahl orientiert sich an Kreislaufverhalten, klinischen Symptomen und Laborparametern (cave: bei akutem hohem Blutverlust bleibt der Hämoglobin- bzw. Hämatokritgehalt bis zum verzögerten Einsetzen des Verdünnungseffekts konstant); abgestuftes Vorgehen und Einsatz anderer Blutprodukte bzw. Plasmaexpander: s. Bluttransfusion; **2.** chronische Blutung: Berechnungsformeln für die benötigte Blutmenge: s. Abb. **Durchführung der Transfusion:** Blutgruppenbestimmung: **1.** Identitätssicherung; **2.** Blutgruppen- und Rh-Faktor-Bestimmung; bei Rh-(D)-negativen Mädchen und Frauen

$$\text{ml EK} = \frac{\text{kg KG} \times \text{Blutvolumen/kg KG} \times (\text{Hb gewünscht} - \text{Hb gemessen})}{24}$$

Blutvolumen bei Frauen: 65 ml/kg KG, bei Männern 75 ml/kg KG;
Hämoglobin (Hb) in g/dl

$$\text{ml EK} = \text{kg KG} \times \text{gewünschter Hämatokritanstieg (in Prozent)}$$

Erythrozytenkonzentrat: Berechnungsformeln für die benötigte Blutmenge bei chronischer Blutung

im gebärfähigen Alter Immunisierung gegen die Merkmale c und Kell vermeiden, Transfusion von Rh-(D)-positivem EK nur in lebensbedrohlichen Situationen, wenn nicht genügend Rh-(D)-negative Konzentrate zur Verfügung stehen; **3.** Kreuzprobe zur Überprüfung der transfusionsserologischen Verträglichkeit; **4.** ABNull-Identitätstest, als Bedside-Test (Testkarten) am Empfänger unmittelbar vor Transfusion zur Bestätigung der bekannten Blutgruppenmerkmale. Anwärmung (max. +42 °C) mit zertifizierten Anwärmgeräten (Wasserbad obsolet); Transfusion möglichst über periphere Vene mit Transfusionsbesteck mit Standardfilter (DIN 58360, Porengröße 170–230 μm); Dauer: max. 6 Stunden, bei Herz- bzw. Niereninsuffizienz ohne Blutung 70–120 ml/h; kreislaufstabile Patienten mit hochgradiger Anämie 4 EK (1000 ml) in 3–4 Stunden; während und nach Transfusion Überwachung des Patienten; Behältnis (sicher vor Kontamination) mit Restblutmenge 24 Stunden bei +4 (±2) °C aufbewahren; nach Übertragung eines EK ist mit dem Anstieg des Hämoglobinwerts um ca. 10–15 g/l bzw. des Hämatokritwerts um ca. 3–4 Prozentpunkte zu rechnen; nicht adäquater Anstieg weist auf fortgesetzten Blutverlust hin.

Hinweis: **1.** Patientenaufklärung (s. Bluttransfusion); **2.** keine Mikrofilter (Porengröße 10–40 μm) verwenden; **3.** Notfalltransfusion nur bei vitaler Indikation; zuerst ABNull-Identitätstest; solange kein Ergebnis der Blutgruppenbestimmung vorliegt, Erstversorgung mit EK der Blutgruppe 0, möglichst Rh-negativ; **4.** EK kann auch aus Eigenblutspende hergestellt werden (s. Transfusion, autologe). **5.** Patienten- und produktbezogene Chargendokumentationspflicht gemäß § 14 Transfusionsgesetz.

Neuentwicklung: Blutersatzlösungen sind als Sauerstoffträger zeitlich begrenzt einsetzbar: **1.** Fluorocarbon-Emulsionslösungen (gelöster Sauerstoff); **2.** Hämoglobinlösungen (chemisch gebundener Sauerstoff) menschlichen oder tierischen Ursprungs bzw. rekombinant; z. B. Hemassist®, Diaspirin-Crosslinked Hemoglobin DCL-Hb, Fluosol-DA 20 %; zurzeit kein klinischer Einsatz.

Literatur: **1.** Bundesärztekammer (Hrsg.): Querschnitts-Leitlinien (BÄK) zur Therapie mit Blutkomponenten und Plasmaderivaten – Gesamtnovelle. Kapitel 1: Erythrozytenkonzentrate. Köln: Deutscher Ärzteverlag, 2008; **2.** Mueller-Eckhardt, C.; Kiefel, V. (Hrsg.): Transfusionsmedizin. 3. Aufl. Berlin, Heidelberg, New York: Springer, 2004.

Autor: N. Müller.

Erythrozytenmembrandefekte: Sammelbezeichnung für angeborene Formen der hämolytischen Anämie*; z. B. Sphärozytose, Elliptozytose und Akanthozytose bei Abeta-Lipoproteinämie.

Behandlungsindikation: Symptome einer Anämie; keine kausale Therapie möglich; voll oder teilweise kompensierte Formen bedürfen keiner Behandlung.

Pharmakotherapie: **1.** Folsäure (z. B. Folsan®, Folarell®, Folsäure-Stada®), 0,15–0,30 mg/d p. o. bei gesteigertem Zellumsatz; **2.** Erythrozytenkonzentrat* bei aplastischer Krise (inf. Infekt-assoziierter Suppression der Erythropoese).

Operative Therapie: Splenektomie (s. Milzchirurgie) bei ausgeprägten bzw. symptomatischen Formen der Elliptozytose und Sphärozytose; zur Vermeidung einer erhöhten Infektanfälligkeit sollte Kindern die Milz nicht vor dem 6. Lebensjahr entfernt werden.

Sonstige Maßnahmen: Diät bei Abeta-Lipoproteinämie zur Reduktion der Triglyceride und Substitution fettlöslicher Vitamine (bessert die Malabsorptionssymptomatik, nicht die meist leichte Anämie).

Arbeitsunfähigkeit: abhängig vom Schweregrad der Anämie und dem Transfusionsbedarf; Minderung der Erwerbsfähigkeit (Abk. MdE) von 0–10 % bei geringen Auswirkungen bzw. vollständiger Kompensation und bei Patienten, bei denen nach dem 12. Lebensjahr die Splenektomie erfolgt ist; MdE von 20–30 % bei Jüngeren nach Splenektomie (entspr. der Infektanfälligkeit); MdE von 50–80 % bei starken Auswirkungen mit Hämoglobinkonzentrationen <10 g/dl bzw. permanenter Transfusionsbedürftigkeit.

Literatur: **1.** Bolton-Maggs, P. H. et al.: Guidelines for the diagnosis and management of hereditary spherocytosis. Br J Haematol 126: 455 (2004); **2.** Beutler, E. et al. (eds): Williams Hematology. 6th ed. New York: McGraw Hill, 2000.

Autoren: S. Fetscher, G. Trenn.

Erythrozytenschädigung: s. Anämie, mechanisch bedingte.

Escharotomie: s. Verbrennung.

ESHAP-Protokoll: Schema zur Rezidivtherapie aggressiver oder refraktärer Non*-Hodgkin-Lymphome, geeignet für nachfolgende Hochdosistherapie und Stammzelltransplantation; eingesetzte **Substanzen: 1. E:** Etoposid; **2. SH:** Prednisolon (Solu-Decortin® H); **3. A:** Cytarabin (Alexan®); **4. P:** Cisplatin (Platinex®).

Indikation: Rezidivtherapie z. B. des diffusen großzelligen Non-Hodgkin-Lymphoms und Mantelzell*-Lymphoms.

Durchführung: Es werden insgesamt 4 Zyklen appliziert, Wiederbeginn an Tag 22–29. **Dosierung: 1.** Etoposid (z. B. Vepesid®), 40 mg/m² KO/d, 1-Stunden-Infusion, Tag 1–4; **2.** Prednisolon (z. B. Solu-Decortin® H), 250–500 mg/m² KO/d i. v., Tag 1–5; **3.** Cytarabin (z. B. Alexan®, DepoCyte®), 2000 mg/m² KO, 2-mal täglich (12-Stunden-Intervall, 2–3-Stunden-Dauerinfusion), Tag 5; begleitend Prophylaxe mit Prednisolon-Augentropfen (Predni-POS®) 4-mal täglich über 7 Tage; **4.** Cisplatin (z. B. Platinex®), 25 mg/m² KO/d, 24-Stunden-Dauerinfusion, Tag 1–4 (Nephroprotektion nötig); **Alternative:** bei CD20-positiven Lymphomen Kombination mit Rituximab (MabThera®) als ESHAP-Rituximab-

Protokoll (Abk. R-ESHAP); Details s. CHOP-Protokoll.

Literatur: Velasquez, W. S. et al.: ESHAP – an effective chemotherapy regimen in refractory and relapsing lymphoma: a 4-year follow-up study. J Clin Oncol 12: 1169–1176 (1994).

Autor: P. Meusers.

Esmarch-Handgriff: s. Atemwegsicherung.

Esomeprazol: s. Protonenpumpen-Hemmer.

Essstörung: s. Anorexia nervosa; Bulimia nervosa.

ESWL: s. Stoßwellentherapie, urologische.

ET: Abk. für essentielle Thrombozythämie*.

Ethosuximid: s. Antiepileptika.

Ethylenglykolintoxikation: s. Glykolintoxikation.

Etomidat: s. Narkose, präklinische.

Etonogestrelimplantat: s. Kontrazeption, hormonale.

EUG: Abk. für Extrauteringravidität*.

Everolimus: s. Immunsuppressiva.

Exanthema variegatum: s. Erythema infectiosum acutum.

Exartikulation: s. Amputation.

Exenatide: s. Antidiabetika; Diabetes mellitus Typ 2.

Exkoriation der Haut: Hautabschürfung, die das Korium erreicht und ohne Narbenbildung abheilt; vgl. Wunde, traumatische.

Behandlungsindikation: akute Schmerzen, Hauteröffnung mit mäßiger Gefahr der Superinfektion.

Pharmakotherapie: **1.** zur Linderung der akuten Schmerzen peripher wirkende Analgetika wie Acetylsalicylsäure (z. B. Aspirin®), 500–1500 mg/d p. o., oder Metamizol (z. B. Novalgin®), 3 × 20 Tr./d; **2.** bei großen nässenden Wundflächen Kompressenverband mit Peru-Balsam (Branolind®); alternativ mehrmals täglich Auftragen von Polyvidon-Iod (Betaisodona® Salbe).

Sonstige Maßnahmen: **1.** Säuberung der Wundfläche mit NaCl-Lösung; anschl. keine spezielle Wundbehandlung notwendig, die einsetzende Schorfbildung ist ausreichend; **2.** Wundschorf nicht vorzeitig ablösen.

Arbeitsunfähigkeit: einige Tage bei Wunden an den Händen und besonderer Beanspruchung der Hände bei der Arbeit.

Autor: E. E. Scheller.

Expektoranzien: sog. Hustenlöser; Substanzen, welche die physiologische Expektoration unterstützen, indem sie den Abtransport des Bronchialsekretes fördern (sekretomotorische Wirkung), die Sekretion der Bronchialflüssigkeit steigern (sekretolytische Wirkung) oder die Viskosität von sezerniertem Bronchialschleim herabsetzen (mukolytische Wirkung); die Anwendung sollte mit einer ausreichenden Flüssigkeitsaufnahme (2–3 l/d, falls nicht kontraindiziert) kombiniert werden. **Einteilung:** Theophyllin und Beta*-2-Sympathomimetika wirken sekretomotorisch. Mukolytika (klinische Wirksamkeit umstritten): z. B. Acetylcystein (z. B. ACC®), Ambroxol (Mucosolvan®), Prodrug des Ambroxols Bromhexin (z. B. Bisolvon®), Carbocistein (Transbronchin®); ätherische Öle wirken v. a. reflektorisch (durch Schleimhautreizung).

Explosionstrauma: s. Verbrennung.

Explosionswirkung: s. Trommelfellperforation, traumatische.

Exsudat: s. Pleuraerguss.

Extrasystolie: sog. Herzstolpern; auf dem Boden einer abnormalen Erregungsbildung bzw. Erregungsleitung zur Arrhythmie führende, außerhalb des regulären Grundrhythmus einzeln oder gehäuft auftretende Herzaktion.

Behandlungsindikation: symptomatische Pharmakotherapie unter Beachtung von UAW und Kontraindikation im Einzelfall; bei lokalisierbarem arrhythmogenem Fokus Katheterablation* als kausale Therapie möglich, insbesondere bei frustranem pharmakologischem Therapieversuch indiziert, im Einzelfall auch zur prognostischen Behandlung notwendig.

Pharmakotherapie: Eine gesicherte Indikation zur Pharmakotherapie aus prognostischer Sicht besteht in den meisten Fällen nicht; Indikationsstellung im Einzelfall. **1.** Beta-Rezeptoren-Blocker: **a)** Bisoprolol (z. B. Concor®), 5–10 mg/d p. o.; **b)** Sotalol (z. B. Sotalex®), 160 mg/d p. o., UAW: proarrhythmische Wirkung, QT-Zeit-Verlängerung; **2.** Antiarrhythmika der Klasse I C: **a)** Propafenon (z. B. Rhytmonorm®), 3 × 150 mg/d p. o., Kontraindikation: Zustand nach Herzinfarkt; **b)** Flecainid (z. B. Tambocor®), 2 × 100 mg/d p. o.; **3.** bei multipler und polymorpher Extrasystolie und schlechter linksventrikulärer Funktion: Amiodaron (z. B. Cordarex®), Aufsättigung mit 3–5 × 200 mg/d über 10 Tage, Erhaltungsdosis 200–300 mg/d, UAW: proarrhythmische Wirkung, QT-Zeit-Verlängerung.

Interventionelle Therapie: Katheterablation* idiopathischer ventrikuläre Extrasystolien (definiert als ventrikuläre Extrasystolien mit ausgeschlossener struktureller Herzerkrankung); die Indikation zur Katheterablation ergibt sich aus der Symptomatik (Plapitationen, Schwindel, Synkopen); Unterscheidung zwischen Ausflusstraktextrasystolie (RVOT für engl. right ventricular outflow tract, rechtsventrikulärer Ausflusstrakt mit inferiorer Achse und R/S-Umschlag ab V4 bei linksschenkelblockartig konfigurierter Extrasystolie; LVOT für engl. left ventricular outflow tract; linksventrikulärer Ausflusstrakt mit gleicher Konfiguration aber R/S-Umschlag bereits bei V3–4 oder früher) und idiopathischen linksventrikulären Extrasystolien (aus dem spezifischen ventrikulärem Reizleitungssystem); Erfolgsraten der Katheterablation: RVOT-Extrasystolie 85–100 %, LVOT-Extrasystolie 72–100 %, idiopathisch linksventrikuläre Extrasystolie 90 %; bei linksventrikulären Eingriffen Risiko thrombembolischer Komplikationen bzw. bei LVOT mit Zielstelle der Katheterablation im Aortenbulbus Gefahr der Koronararterienverletzung.

Sonstige Maßnahmen: Diagnose und Therapie der Grunderkrankung (z. B. koronare Herzkrankheit*, arterielle Hypertonie*, Myokarditis*, Kardiomyopathie*, Elektrolytstörung, Hyperthyreose*).

Arbeitsunfähigkeit: im Einzelfall bei schwerer subjektiver Symptomatik bis zur pharmakologischen Suppression der Extrasystolie.

Hinweis: routinemäßiger, unkritischer Einsatz von Antiarrhythmika (insbes. der Klasse I) ist obsolet.

E

Neuentwicklung: Dronedarone (Multaq®) befindet sich für Patienten mit paroxysmalem Vorhofflimmern im Zulassungsverfahren der FDA (Abk. für engl. Food and Drug Administration; amerikanische Gesundheitsbehörde). Europäische Zulassung voraussichtlich Oktober 2009.

Selbsthilfe: Deutsche Herzstiftung e. V., Vogtstr. 50, 60322 Frankfurt a. M., Tel. 069 9551280, Fax 069 955128313; E-Mail: info@herzstiftung.de, Homepage: http://www.herzstiftung.de.

Literatur: **1.** Hohnloser, S. H.: ATHENA Investigators. Effect of dronedarone on cardiovascular events in atrial fibrillation. N Engl J Med 360: 668–678 (2009); **2.** Kuck, K.-H. et al.: Leitlinien zur Katheterablation. Deutsche Gesellschaft für Kardiologie. Clin Res Cardiol 96: 833–849 (2007); **3.** Steven, D. et al.: Moderne Pharmakotherapie bei supraventrikulären und ventrikulären Herzrhythmusstörungen. Der Internist 47: 1013–1023 (2006); **4.** Haverkamp, W.; Breithardt, G.: Moderne Herzrhythmustherapie. Stuttgart: Thieme, 2003.

Autoren: T. Neumann, T. Dill.

Extrauteringravidität: Abk. EUG; syn. ektope Schwangerschaft; Schwangerschaft außerhalb der Gebärmutterhöhle, in ca. 95 % der Fälle im Eileiter, selten in Eierstock oder Bauchhöhle; Störungen im physiologischen Ablauf, insbesondere im Eileiter, führen dazu, dass die befruchtete Eizelle nicht am 6.–7. Tag sich in den Uterus einnistet, sondern dass es zu einer extrauterinen Implantation der Gravidität kommt. **Häufigkeit:** 1,6 % in Frankreich, 1 % in Großbritannien, bis 2 % in den USA; Zunahme der EUG-Rate in den letzten Jahren durch Intrauterinpessare, Sterilitätsbehandlung, Genitalinfektionen, Verbesserung der Diagnostik und dadurch bedingtes frühzeitiges Erkennen; **Symptome:** Die klinische Symptomatik ist abhängig von Implantationsort und Schwangerschaftswoche und variiert zwischen völliger Beschwerdefreiheit und starken, kolikartigen, einseitigen Unterbauchschmerzen mit vaginaler Blutung und evtl. begleitenden Schulterschmerzen durch diaphragmale Irritation. **Diagnose:** Die klinische Untersuchung bei einer tubaren EUG ergibt Druckschmerz und Abwehrspannung durch peritoneale Reizung, Portioschiebeschmerz und evtl. tastbare Resistenzen; gestuftes Vorgehen bei der Sicherung der Diagnose mit Ultraschalldiagnostik, Laboruntersuchungen (bei Beta-HCG-Werten von 1500–2500 IU/l sollte eine intrauterine Fruchtanlage sonographisch nachweisbar sein), Laparoskopie und ggf. Laparotomie. **Verlauf:** Eine Tubargravidität führt in 90 % der Fälle zum Tubarabort und in 10 % zur Tubenruptur mit evtl. lebensbedrohlicher Blutung.

Behandlungsindikation: Es besteht keine Korrelation zwischen Rupturgefahr und Beta-HCG-Konzentration im Serum, da die Rupturgefahr mit dem Fruchtsackdurchmesser korreliert.

Pharmakotherapie: In frühen Stadien der EUG und bei fehlender klinischer Symptomatik oder postoperativer Trophoblastenpersistenz kann eine Methotrexat-Therapie mit anschließenden regelmäßigen Beta-HCG-Kontrollen in Erwägung gezogen werden: **1.** Singledosis Methotrexat (z. B. MTX HEXAL®), 50 mg/m^2 Körpergewicht i. m. am Tag der Diagnosestellung; anschl. Beta-HCG-Kontrollen an Tag 4 und 7; wenn der Wert von Tag 7 nicht um >15 % niedriger liegt als der von Tag 4, Wiederholung der Methotrexat-Gabe nach 1 Woche und anschl. Beta-HCG-Kontrollen; **2.** Multidosis MTX: 1 mg/kg KG täglich i. m. an den Tagen 1, 3, 5 und 7. An den Tagen 2, 4, 6 und 8 zusätzlich Folinsäure (z. B. Leukovorin®), 0,1 mg/kg KG i. v. oder i. m.; mögliche UAW: ZNS-Störungen, Leber- und Nierenfunktionsschäden, Störungen des hämatopoetischen Systems.

Operative Therapie: laparoskopische Entfernung des extrauterin implantierten Embryos; bei intratubarem Sitz möglichst Erhalt der Tube in Anatomie und Funktion (Salpingotomie); bei ausgeprägten Blutungen oder erschwerter Rekonstruktion der Tube ist die Entfernung der betroffenen Tube in Betracht zu ziehen (Salpingektomie), selten auch über eine Laparotomie. Serielle, postoperative Beta-HCG-Bestimmungen im Serum lassen biologisch aktive Trophoblastreste erkennen.

Hinweis: Prinzipiell besteht neben der Pharmakotherapie und operativen Therapie auch die Möglichkeit des abwartenden Managements. Durch die hochqualifizierten apparativen und laborchemischen Möglichkeiten werden heute die Schwangerschaften viel früher erkannt als früher. Das führt zu dem Phänomen, dass mehr vermeintliche Eileiterschwangerschaften vermutet werden und dass zunehmend häufig in Fällen operativ interveniert wird, in denen eine Therapie nicht erforderlich ist. Aus dem Grund sollte bei klinischer Beschwerdefreiheit und wenn keine eindeutigen klinischen oder sonographischen Zeichen einer EUG vorliegen auch die Möglichkeit in Erwägung gezogen werden, abzuwarten.

Literatur: **1.** Jäger, Chr.; Kreienberg, R.: Operative Therapie der Tubargravidität. Gyn 11: 40–44 (2006); **2.** Kirk, E.; Condous, G.; Bourne, T.: The non-surgical management of ectopic pregnancy. Ultrasound Obstet Gynecol 27: 91–100 (2006); **3.** Seeber, B. E.; Barnhart, K. T.: Suspected Ectopic pregnancy. Obstet Gynecol 107: 399–413 (2006).

Autoren: C. Fotopoulou, J. W. Dudenhausen.

F

FAB-Klassifikation: s. Syndrom, myelodysplastisches.

Fadenwurminfektion: s. Lungenparasitosen.

Faktor, fibrinstabilisierender: s. Faktor-XIII-Konzentrat.

Faktor-II-Konzentrat: s. Prothrombinkomplex-Konzentrat.

Faktor-I-Konzentrat: s. Fibrinogenkonzentrat.

Faktor-IX-Konzentrat: s. Hämophilie; Prothrombinkomplex-Konzentrat.

Faktor-VIII-Konzentrat: Präparat mit Blutgerinnungsfaktor VIIIC und weiteren Plasmaproteinen in unterschiedlicher Konzentration, das aus einem großem Plasmapool (Kryopräzipitat) oder gentechnisch (rekombinante Faktorenkonzentrate) hergestellt wird; Faktor-VIII/von-Willebrand-Faktor-Konzentrat enthält zusätzlich hochmolekulare Multimere des von-Willebrand-Faktors; Reinheitsgrad (spezifische Aktivität) des wirksamen Faktors pro mg Gesamtprotein mit Albuminstabilisator 10–100 E/mg, ohne Albuminstabilisator >2000 E/mg; Lagerung: bei 4–8 °C; nach Auflösung des Lyophilisats ist die gebrauchsfertige Lösung sofort anzuwenden.

Indikation: Prophylaxe oder Behandlung von Blutungen bei Hämophilie* A und von*-Willebrand-Syndrom.

UAW: anaphylaktische Reaktion (selten seit Einführung der Hochreinigungsverfahren); Hemmkörperbildung gegen Gerinnungsfaktoren; Restrisiko einer Virusinfektion.

Dosierung: s. Hämophilie; langsame i. v. Applikation, möglichst über einen Perfusor.

Hinweis: **1.** Die Behandlung sollte grundsätzlich in einem Hämophiliezentrum oder in Zusammenarbeit mit einem solchen erfolgen. **2.** Patienten- und produktbezogene Chargendokumentationspflicht gemäß § 14 Transfusionsgesetz.

Literatur: Schramm, W.; Scharrer, I.: Konsensus-Empfehlungen zur Hämophiliebehandlung in Deutschland. GTH Hämophiliekommission, Update 1999. Hämophilieblätter 34, 62–65 (2000).

Autor: N. Müller.

Faktor-VII-Konzentrat: s. Prothrombinkomplex-Konzentrat.

Faktor-XIII-Konzentrat: Konzentrat des fibrinstabilisierenden Faktors, der durch Quervernetzung die mechanische Festigkeit der Fibrinfasern erhöht; Herstellung aus gepooltem Spenderplasma; Lagerung bei 4–8 °C als Lyophilisat; die gebrauchsfertige Lösung muss sofort verabreicht werden.

Indikation: Prophylaxe und Therapie von Blutungen und Blutstillung bei nachgewiesenem Faktorenmangel.

UAW: Restrisiko einer Virusinfektion.

Dosierung: 1 E/kg KG führt zu einem Anstieg der Plasmaaktivität um 1–2 %; langsame i. v. Applikation, möglichst über einen Perfusor.

Hinweis: Patienten- und produktbezogene Chargendokumentationspflicht gemäß § 14 Transfusionsgesetz.

Literatur: Bundesärztekammer (Hrsg.): Querschnitts-Leitlinien (BÄK) zur Therapie mit Blutkomponenten und Plasmaderivaten – Gesamtnovelle. Kapitel 7: Prokoagulatoren; 7.5: Faktor-XIII-Konzentrat. Köln: Deutscher Ärzteverlag, 2008.

Autor: N. Müller.

Faktor-X-Konzentrat: s. Prothrombinkomplex-Konzentrat.

Familientherapie: psychotherapeutisches Verfahren, das sich darauf konzentriert, die Beziehungen zwischen den Familienmitgliedern zu verändern, und sich darum bemüht, die Funktionsweise der Familie als Einheit, ihrer Untereinheiten bzw. der individuellen Familienmitglieder zu verbessern. Dies gilt unabhängig davon, ob ein Mitglied der Familie als Patient identifiziert ist oder nicht. **Personenkreis:** Familientherapie kann durchgeführt werden mit: **1.** der Person, die mit einem Problem i. R. eines Familien-Settings zur Therapie kommt (Indexfamilienmitglied); **2.** einem Ehepaar; **3.** mit Eltern eines erkrankten oder auffälligen Kindes; **4.** mit den Familienmitgliedern, die in einem gemeinsamen Zuhause leben; **5.** mit der Kernfamilie (Eltern und ihre Kinder); **6.** mit einer gemischten Familie (Eltern und Kinder aus bestehenden und früheren Ehen); **7.** mit Familien mit nur einem Elternteil; **8.** mit der erweiterten Familie einschließlich Großeltern und anderen Verwandten (Großfamilie); **9.** mit langfristig konzipierten Wohngemeinschaften; **10.** mit dem gesamten familiären Netzwerk einschließlich Freunden, Nachbarn, anderen Behandlern, Sozialarbeitern oder einer

Kombination aus den Mitgliedern eines Netzwerkes. **Formen:** Unterscheidung in den konzeptuellen Überlegungen und z. T. auch in der Praxis zwischen psychodynamischer oder psychoanalytischer, relationaler oder kontextualer, experientialer (Whithacker), strukturaler (Minuchin), Kommunikations- und interaktionaler, strategisch-systemischer (Haley) und behavioraler Familientherapie.

Indikation: kinder- und jugendpsychiatrische Erkrankungen, insbes. psychosomatische Erkrankungen, Jugenddelinquenz, Verhaltensstörungen in der Kindheit und Adoleszenz; Störungen im Erwachsenenalter, z. B. schizophrene Psychosen, Abhängigkeitserkrankungen, affektive Störungen, Angsterkrankungen, Zwangskrankheiten, Essstörungen, psychosomatische Krankheiten, Persönlichkeitsstörungen, sexuelle Störungen, chronischer Schmerz, chronische organische Erkrankungen (z. B. Malignom oder Parkinson-Syndrom), chronisches organisches Psychosyndrom, gerontopsychiatrische Störungen (z. B. Demenz).

Durchführung: Exemplarisch seien Familientherapieformen bei schizophrenen Störungen dargestellt. Inhaltlich handelt es sich dabei meist um systemische Familientherapie, psychodynamisch orientierte Familientherapie oder stärker strukturierte, verhaltenstherapeutisch orientierte Familientherapie. **1.** Die systemische Familientherapie geht davon aus, dass eine Erkrankung eine Dysfunktion des Systems Familie widerspiegelt. Die Funktionsfähigkeit der Familie soll über die Veränderung von Parametern dieses Systems wiederhergestellt werden. Dadurch würde die Störung des identifizierten Patienten unnötig. **2.** Die psychoanalytische Familientherapie befasst sich mit der unbewussten familiären Dynamik und den daraus entstehenden Konflikten. Die Beziehung zwischen Therapeut und Familie wird zum therapeutischen Agens. Es wird die Entwicklung einer Beziehung gefördert, deren unbewusster lebensgeschichtlicher Sinn i. R. dieser Beziehung sich selbst angeeignet werden kann (Beziehungsaufnahme und Beziehungsklärung, Arbeiten mit Übertragung und Gegenübertragung, an Widerstand und Abwehr, szenisches Verstehen von Situationszusammenhängen). **3.** Die Grundlage der verhaltenstherapeutisch orientierten Familientherapie in der Schizophreniebehandlung stellen die empirischen Befunde zum Vulnerabilitäts-Stress-Bewältigungs-Modell dar. Dieses geht davon aus, dass Vulnerabilitätsmerkmale vererbt bzw. prä- oder perinatal erworben und in Interaktion und durch Summation mit Umwelt- und Verhaltensfaktoren krankheitsauslösend und verlaufsbestimmend werden. Als Trigger-Faktoren für eine Symptomauslösung wurden belastende Lebensereignisse, eine überlastende soziale Umgebung und ein emotional spannungsgeladenes Familienklima erkannt. Schutzfaktoren stellen adäquate neuroleptische Medikation, Bewältigungskompetenzen auf Seiten des Patienten und der Familie und unterstützende psychosoziale Ressourcen dar. Die am fundiertesten ausgearbeitete, verhaltenstherapeutisch orientierte Familientherapie stellt der Ansatz von Falloon, Boyd und McGill dar, der sich im Lauf von ca. 25 Sitzungen während eines Jahres in 4 Teile (Verhaltensanalyse, Informationsphase, Kommunikationstraining, Problemlösungstraining) aufteilt. Alle neueren Familientherapieformen bei Schizophrenie haben folgende Gemeinsamkeiten: positive und aufrichtige Arbeitsbeziehung zwischen Therapeut und Familie, Bereitstellung von Familientherapie in einer stabilen, strukturierten Form, Schwerpunkt in der Verbesserung des Umganges mit Stress und Fokussierung auf die aktuellen Probleme, Ermutigung des Respektes für und der Akzeptanz von zwischenmenschlichen Grenzen innerhalb der Familie, Bereitstellung von Information über die Natur der Erkrankung mit Reduktion von Scham- und Schuldgefühlen in der Familie, Verwendung verhaltenstherapeutischer Techniken (z. B. schrittweise Bearbeitung von Problemen), Verbesserung der Kommunikation zwischen den Familienmitgliedern.

Hinweis: **1.** Ein familientherapeutisches Vorgehen als einzige Behandlungsform ist i. d. R. unzureichend, da die Therapie immer i. R. eines Gesamtbehandlungsplans gesehen werden muss. **2.** Familientherapie wurde erst in jüngerer Zeit systematisch in kontrollierten Studien auf ihre Wirksamkeit hin überprüft. Zunehmend werden Kombinationen und integrative Vorgehensweisen entwickelt, die sich weniger an bestimmten Therapieschulen als vielmehr an dem einzelnen Patienten und seinen Angehörigen, seiner Erkrankung und seinen Bezügen zur jeweiligen inneren und äußeren (Um-)Welt orientieren. Die bisher vorliegenden kontrollierten Studien sprechen für eine Wirksamkeit von Familientherapie sowohl hinsichtlich Rückfallhäufigkeit, Psychopathologie und Symptomatik als auch bezüglich Lebensqualität, sozialer Integration und subjektivem Wohlbefinden.

Literatur: **1.** Pharoah, F. M. et al.: Family intervention for schizophrenia (The Cochrane Library. Issue 4). Chichester: Wiley, 2004; **2.** Falloon, I. R. H.: Family intervention and mental disorders: Efficacy and effectiveness. World Psychiatry 2: 20–28 (2003); **3.** Wiedemann, G.: Family intervention and mental disorders: Efficacy and effectiveness. Commentary: Issues for further refinement of family interventions in schizophrenia. World Psychiatry 2: 33–34 (2003).

Autor: G. Wiedemann.

FAP: s. Polyneuropathie; Polypen, kolorektale.

Fasciitis necroticans: akute nekrotisierende Entzündung der Faszien unter der Haut mit Gangrän des subkutanen Fettgewebes und der Muskulatur; häufig bei Schwäche des Immunsystems; **Erreger:** Streptokokken der Gruppe A und anaerobe Bakterien, meist jedoch Mischinfektion; **Lokalisation:**

insbes. Extremitäten und Anogenitalregion; Ausbreitung entlang der Faszien; **Klinik:** ausgesprochen progredienter, lebensbedrohender Verlauf, frühzeitig septisch-toxische Reaktion, Verlust der Extremität möglich; **Sonderform:** Fournier-Gangrän, Vorkommen meist bei Männern; rasch progrediente fieberhafte Gangrän der Genitalregion, häufig komplette Nekrose der Skrotalhaut. Vgl. Phlegmone.

Behandlungsindikation: aufgrund der akuten Lebensgefahr sofortige intensivmedizinische Therapie.

Pharmakotherapie: kombinierter systemischer Einsatz (Kurzinfusionen) von Antibiotika mit Wirkungsspektrum im anaeroben und aeroben Bereich, hoher Betalaktamasestabilität und ausreichender Gewebekonzentration im Infektionsgebiet: Clindamycin (z. B. Sobelin®), 3–4 × 600–900 mg/d; Metronidazol (z. B. Clont®), 2–3 × 500 mg/d; Mezlocillin (Baypen®), 3–4 × 2–4 g/d; Piperacillin/Tazobactam (z. B. Tazobac®), 3 × 4,5 g/d; Imipenem (ZIENAM®), 3 × 2 g/d; Netilmicin (Certomycin®), 2 × 200 mg/d.

Operative Therapie: Patientenaufklärung über die Schwere der Erkrankung und die Notwendigkeit ausgedehnter Nekrosenabtragung; bakteriologischer Abstrich; **Verfahren: 1.** ausgiebige Sanierung der Infektionsquelle durch Exzision von Nekrosen, Spülung der Abszesshöhlen mit H_2O_2 und antiseptischen Lösungen (PVP-Iod) und Drainagen; ggf. Amputation; **2.** bei der Fournier-Gangrän werden die Hoden von der Infektion nicht erfasst; sie werden in eine Hauttasche an den Oberschenkeln verlagert; später plastische Hautdeckung nach Säuberung der frisch granulierenden Wunden; **Nachbehandlung:** täglich ausgedehnte Verbandwechsel; Spülung und Säuberung der Wundbezirke mit PVP-Iod und PVP-Iod-Salbenverband oder Vakuum-Versiegelung; wiederholte Revisionsoperationen erforderlich; evtl. Hauttransplantation; langwieriger Heilungsverlauf.

Autor: J. Boese-Landgraf.

Fascioliasis: s. Trematodeninfektion.

Fasten, therapeutisches: Verzicht auf Nahrung und Genussmittel für eine begrenzte Zeit (5 Tage bis 5 Wochen), zusammen mit regelmäßiger Darmentleerung, reichlich Flüssigkeitszufuhr und ausreichend Bewegung im Wechsel mit Ruhe; Ursprünge des Fastens liegen im religiösen und kultischen Bereich. **Wirkung:** Es kommt zu einer erhöhten Empfindsamkeit und Sensibilität, zu einer Anregung seelischer Aktivität und Reagibilität (Fasten als Vorbereitung zu einem meditativen Leben), häufig auch zu einer Erhellung der Stimmungslage. Während des Fastens bezieht der Körper die Energie überwiegend aus körpereigenen Fettdepots, im Plasma kommt es zu einem Anstieg an freien Fettsäuren und Ketonkörpern. Zur Versorgung des Gehirnstoffwechsels mit Glukose werden zu Beginn des Fastens ca. 75 g Protein pro Tag zur Neoglukogenese herangezogen. Nach wenigen Tagen sinkt dieser Anteil auf ca. 15 g täglich ab, nachdem sich das Gehirn an die Ketonkörper als Brennstoff adaptiert hat. In den ersten Tagen wird v. a. aufgrund des anfänglichen Eiweißkatabolismus vermehrt Wasser ausgeschieden (anfänglich hoher Gewichtsverlust); anschließend ist mit einem täglichen Gewichtsverlust von ca. 400 g zu rechnen, hauptsächlich auf Kosten der Fettdepots. Die Ausscheidung von Harnsäure durch die Niere ist eingeschränkt, fast regelmäßig kommt es zu einer vorübergehenden und meist asymptomatischen Hyperurikämie. Auch deswegen werden tägliche Trinkmengen von 2–3 l gefordert. Der Blut-pH bleibt trotz zunehmender Säureproduktion durch die vorhandenen Puffersysteme stabil. **Formen:** verschiedene Formen mit Zugaben von Eiweiß, Kohlenhydraten und/oder Mikronährstoffen; Extremform ist das totale Fasten mit ausschließlicher Flüssigkeitszufuhr (Durchführung nur unter stationären Bedingungen). Die Nulldiät beinhaltet auch eine Vitamin- und Elektrolytsubstitution. Kurzzeitiger Nahrungsverzicht wird bei akuten, kurz verlaufenden (z. B. fieberhaften) Erkrankungen praktiziert. Häufig dienen einige Fastentage auch als Vorbereitung anderer diätetischer Behandlungsprogramme. Bei Kohlenhydrat ergänztem Fasten werden täglich ca. 1050 kJ (bzw. 250 kcal) als Obst- und Gemüsesaft sowie Brühe gegeben. Bei proteinsubstituiertem Fasten wird Molke (Kurmolke) mit bes. günstig zusammengesetzten Eiweißstoffen und Mineralien gemischt. **Behandlungsdauer:** Fastenbehandlungen können bei ärztlicher Überwachung über mehrere Monate durchgeführt werden. Ein übliches stationäres Heilverfahren als zentrale Therapie dauert 4–6 Wochen.

Indikation: Korrektur von Risikofaktoren (Adipositas*, Hyperlipidämie, Diabetes* mellitus Typ 2 und arterielle Hypertonie); außerdem nutritive Fettleber und Fettleberhepatitis; Atheromathose, koronare Herzkrankheit*, periphere arterielle Durchblutungsstörungen, venös-variköser Symptomenkomplex, Herzinsuffizienz* bei Übergewichtigen; degenerative und mäßig entzündliche Erkrankungen des rheumatischen Formenkreises; chronischer Kopfschmerz* und Migräne*; Glaukom*; dermatologische Erkrankungen (atopisches Ekzem*, Psoriasis* vulgaris); allergische Erkrankungen; Porphyrie; chronische Erkrankungen des Magen-Darm-Traktes; Parodontose; funktionelle Sterilität.

Kontraindikation: konsumierende bösartige Erkrankungen und Infektionskrankheiten, Rekonvaleszenz nach schweren Erkrankungen, Kachexie; floride Ulcera ventriculi et duodeni, Hepatitis, Leberzirrhose; schwere koronare Herzkrankheit; manifeste Hyperthyreose; zerebrovaskuläre Insuffizienz im hohen Lebensalter; Kinder und Jugendliche; psychiatrische Erkrankungen; Schwangerschaft; Stillzeit; Vorsicht bei gleichzeitiger

Pharmakotherapie mit Glukokortikoiden, nichtsteroidalen Antiphlogistika, Antihypertonika, Antikoagulanzien, Lithium, Psychopharmaka und Hormonpräparaten.

Autor: Th. J. Doering.

Fasziendoppelung: s. Hernie.

Faszikelläsion: s. Nervenlähmung, traumatische periphere.

Fazialisparese: Lähmung des Nervus facialis; **Formen: 1.** zentral: Lähmung der mimischen Muskulatur unter Aussparung des Stirnasts; **2.** peripher: schlaffe Lähmung der mimischen Muskulatur unter Einschluss des Stirnasts, je nach Topographie des pathologischen Prozesses mit oder ohne verminderte Tränensekretion (Nervus petrosus major), Hyperakusis (Nervus stapedius) und Schmeckstörung (Chorda tympani); **Ursache: 1.** zentral: Schlaganfall, selten Hirntumor, Entzündung; **2.** peripher: Lyme*-Borreliose, Herpes-simplex-Reaktivierung, Varicella-Zoster-Reaktivierung (Blutblasen am Gehörgang und auf dem Trommelfell, Hörminderung, Tinnitus* aurium, Schwindel; entspricht dem Ramsay-Hunt-Syndrom), otogene Komplikationen (z. B. Cholesteatom*), Parotismalignom, Felsenbeinfraktur, häufig idiopathisch (sog. Bell-Lähmung); **Diagnose:** zur Abklärung der Fazialisparese Antikörpernachweis (Herpes-simplex-Virus, Varicella-Zoster-Virus, Borrelia burgdorferi) im Serum, ggf. im Liquor, Ohrmikroskopie, Sonographie der Glandula parotis, MRT des Felsenbeins (bei Trauma: CT); die Elektromyographie mit Verlaufskontrolle gibt wertvolle Hinweise zur Prognoseabschätzung.

Behandlungsindikation: 1. zentrale Fazialisparese: entsprechend der neurologischen Grunderkrankung; **2.** periphere Fazialisparese: unmittelbar nach Auftreten der Symptomatik und parallel zur HNO-ärztlichen und ggf. neurologischen Diagnostik.

Pharmakotherapie: 1. idiopathische Fazialisparese: **a)** rheologische Infusionstherapie unter stationären Bedingungen (s. Tab.); UAW: Blutdruck- und Plasmaglukose-Entgleisung, Magen-Darm-Unverträglichkeit, Kopfschmerz, Vertigo, Leber- und Nierenfunktionsstörungen, Arzneimittelunverträglichkeitsreaktionen, Pruritus; **b)** solange eine Lyme-Borreliose nicht ausgeschlossen ist, zusätzlich Ceftriaxon, 2 g/d i. v.; **c)** aufgrund meist nicht auszuschließender Herpes-simplex-Reaktivierung zusätzlich Virostatikum, z. B. Famciclovir (Famvir®), 2 × 250 mg/d p. o., oder Valaciclovir (Valtrex®), 2 × 1 g/d p. o.; alternativ Aciclovir (z. B. Zovirax®), 15–30 mg/kg KG/d i. v. in 3 Dosierungen alle 8 Stunden (Infusionszeit: 1 Stunde); Effektivität nicht nachgewiesen, aber klinisch gebräuchlich; **2.** Fazialisparese anderer Ursache: entspr. der Grunderkrankung, z. B. Antibiotika bei Otitis media und Lyme*-Borreliose; **Prognose:** je nach Grad und Genese, bei idiopathischer Fazialisparese restitutio ad integrum ca. 70 %, bei Zoster oticus <50 %.

Operative Therapie: 1. bei traumatischer Fazialisläsion, insbes. bei Frühparesen: ggf. operative Dekompression; **2.** bei akuter Otitis media: Paukenbelüftungsröhrchen, ggf. Mastoidektomie; **3.** bei Cholesteatom: Tympanoplastik*, ggf. mit Mastoidektomie; **4.** Verbesserung des Lidschlusses durch Aufkleben oder längerfristig durch Implantation von Platin- bzw. Goldgewichten auf oder im Oberlid; bei ausgeprägtem Lagophthalmus evtl. operative Korrektur (z. B. Tarsorrhaphie); **5.** bei fehlender Funktionswiederkehr nach 6–12 Monaten: statische oder dynamische Fazialisrehabilitation (z. B. Hypoglossus-Fazialisanastomose, Mundwinkelzügelung); **6.** bei Parotistumor: Parotidektomie mit Halslymphknotenausräumung, ggf. mit Resektion des Nervus facialis.

Sonstige Maßnahmen: 1. Schutz der Augen vor Austrocknung (Keratokonjunktivitis, Keratitis e lagophthalmo) durch Uhrglasverband, künstliche Tränen, Augenklappe und nächtlich Dexpanthenol-Augensalbe (z. B. Bepanthen® Roche); in ausgeprägten Fällen (starker Lagophthalmus) evtl. vorübergehende Schließung des Lids (ca. 2 Monate) durch Unterspritzung von Botulinum-A-Toxin; **2.** zur Behandlung von Synkinesien ggf. elektromyographisches Feedback-Training und/oder Botulinum-A-Toxin.

Eigenbehandlung: tägliche Gesichtsgymnastik vor dem Spiegel, z. B. Augen zukneifen, Backen aufblasen, pfeifen (Effektivität nicht nachgewiesen).

Arbeitsunfähigkeit: insbes. in der Akutphase; ansonsten abhängig vom Arbeitsplatz, z. B. bei Arbeitsplätzen mit Publikumsverkehr, außerhalb geschlossener Räume und bei Staub- oder Gefahrstoffbelastung.

Hinweis: 1. keine Reizstromtherapie (nur bei Muskulatur sinnvoll, die zu isometrischer Anspannung fähig ist; dazu gehört die mimische Muskulatur nicht); **2.** die operative Dekompression des Nervus facialis ist bei idiopathischer Fazialisparese nur noch im begründeten Ausnahmefall indiziert. Der Therapieerfolg ist nicht besser als unter Pharmakotherapie, die Komplikationen nach einer Operation können dagegen gravierend sein (Verschlechterung des Hörvermögens, Tinnitus aurium, iatrogene Verletzungen des Nervus facialis). **3.** Mit Entdeckung der Lyme-Borreliose und der Herpes-simplex-Reaktivierung als Ursache der peripheren Fazialisparese ist der Anteil der als idiopathisch diagnostizierten Fazialisparesen zurückgegangen.

Neuentwicklung: Es gibt Hinweise auf bessere Therapieergebnisse bei höherer Prednisolondosierung (Startdosis 500–1000 mg).

Literatur: 1. Sullivan, F. M. et al.: Early treatment with prednisolone or acyclovir in Bell's palsy. N Engl J Med 357: 1598–1607 (2007); **2.** Jungehülsing, M.; Guntinas-Lichius, O.; Stennert, E.: Rehabilitation der anhaltenden Fazialislähmung. Teil 1 und 2. HNO 49: 418–426, 484–486 (2001);

Fazialisparese
Rheologische Infusionstherapie

Tag	Wirkstoff	Dosierung
1	Hydroxyethylstärke 6 % 200/0,4	500 ml i. v. über 6 Stunden
	Pentoxifyllin	300 mg i. v. in 500 ml Ringer-Lösung über ≥3 Stunden + 400 mg p. o. 8-stündlich
	Prednisolon	500 mg als Kurzinfusion morgens
	Valaciclovir[1]	1000 mg p. o. 8-stündlich
2	Hydroxyethylstärke 6 % 200/0,4	500 ml i. v. über 6 Stunden
	Pentoxifyllin	300 mg i. v. in 500 ml Ringer-Lösung über ≥3 Stunden + 400 mg p. o. 8-stündlich
	Prednisolon	250 mg als Kurzinfusion morgens
	Valaciclovir	1000 mg p. o. 8-stündlich
3	Pentoxifyllin	300 mg i. v. in 500 ml Ringer-Lösung über ≥3 Stunden + 400 mg p. o. 8-stündlich
	Prednisolon	250 mg als Kurzinfusion morgens
	Valaciclovir	1000 mg p. o. 8-stündlich
4, 5 und 6	Pentoxifyllin	300 mg i. v. in 500 ml Ringer-Lösung über ≥3 Stunden + 400 mg p. o. 8-stündlich
	Prednisolon	200 mg als Kurzinfusion morgens
	Valaciclovir	1000 mg p. o. 8-stündlich
7, 8 und 9	Pentoxifyllin	300 mg i. v. in 500 ml Ringer-Lösung über ≥3 Stunden + 400 mg p. o. 8-stündlich
	Prednisolon	150 mg als Kurzinfusion morgens
	Valaciclovir	1000 mg p. o. 8-stündlich
10	Pentoxifyllin	300 mg i. v. in 500 ml Ringer-Lösung über ≥3 Stunden + 400 mg p. o. 8-stündlich
	Prednisolon	100 mg als Kurzinfusion morgens
	Valaciclovir	1000 mg p. o. 8-stündlich
11[2]	Pentoxifyllin	400 mg p. o. 8-stündlich
	Prednisolon	100 mg als Kurzinfusion morgens
12	Pentoxifyllin	400 mg p. o. 8-stündlich
13	Prednisolon	80 mg p. o. morgens
14	Pentoxifyllin	400 mg p. o. 8-stündlich
15	Prednisolon	60 mg p. o. morgens
16	Pentoxifyllin	400 mg p. o. 8-stündlich
17	Prednisolon	40 mg p. o. morgens
18	Pentoxifyllin	400 mg p. o. 8-stündlich
19	Prednisolon	20 mg p. o. morgens
20	Pentoxifyllin	400 mg p. o. 8-stündlich
21	Prednisolon	10 mg p. o. morgens

[1] Wirksamkeit nicht erwiesen
[2] ggf. Fortführung der Therapie mit Valaciclovir (abhängig von den serologischen Befunden)

3. May, M.; Schaitkin, B. M.: The facial nerve. 2nd ed. Stuttgart, New York: Thieme, 2000.

Autoren: F. Waldfahrer, H. Iro.

FCM-Protokoll: s. FC-Protokoll, erweitertes.

FC-Protokoll, erweitertes: Schema zur Therapie der chronischen lymphatischen Leukämie* vom B-Zell-Typ (FC-Protokoll) bzw. rezidivierter/refraktärer Non*-Hodgkin-Lymphome, geeignet für nachfolgende Hochdosistherapie und Stammzelltransplantation (FCM-Protokoll); eingesetzte **Substanzen:** beim FC-Protokoll **1. F:** Fludarabin; **2. C:** Cyclophosphamid; beim FCM-Protokoll **1. F:** Fludarabin; **2. C:** Cyclophosphamid; **3. M:** Mitoxantron.

Indikation: 1. FC-Protokoll: Rezidivtherapie z. B. follikulärer Lymphome* und Mantelzell*-Lymphome; **2.** FCM-Protokoll: Initial- und Rezidivtherapie der chronischen lymphatischen Leukämie und im Rezidiv des lymphoplasmozytischen, des follikulären und des Mantelzelllymphoms.

Durchführung: Es werden 6 Zyklen (beim FC-Protokoll) bzw. 4 Zyklen (beim FCM-Protokoll) in 4-wöchigem Abstand appliziert. **Dosierung:** FC-Protokoll: **1.** Fludarabin (Fludara®), 30 mg/m^2 KO/d (25 mg/m^2 KO/d in Kombination mit Rituximab, s. u.) i. v. als 30-Minuten-Infusion, Tag 1–3; **2.** Cyclophosphamid (Endoxan®), 250 mg/m^2 KO/d i. v. als Bolus oder 30-Minuten-Infusion Tag 1–3; FCM-Protokoll: **1.** Fludarabin, 25 mg/m^2 KO/d i. v. als 30-Minuten-Infusion, Tag 1–3; **2.** Cyclophosphamid, 200 mg/m^2 KO/d i. v. als 1-Stunden-Infusion, Tag 1–3; **3.** Mitoxantron (z. B. Novantron®), 8 mg/m^2 KO/d i. v. als 30-Minuten-Infusion, Tag 1; **Alternative:** Kombination mit Rituximab (MabThera®) als **1.** FC-Rituximab-Protokoll (Abk. R-FC-Protokoll): FC und Rituximab, 375 mg/m^2 KO/d i. v., Tag 1 von Zyklus 1 und 500 mg/m^2 KO/d i. v., Tag 1 von Zyklus 2–6, es werden maximal 6 Zyklen appliziert; **2.** FCM-Rituximab-Protokoll (Abk. R-FCM-Protokoll): FCM und Rituximab, 375 mg/m^2 KO/d i. v.; Tag 1 (oder −1, d. h. am Tag vor FCM-Beginn, folgende Infusion am Tag 1 der FCM-Applikation), 29, 57, 85; Infusionsgeschwindigkeit: 1. Infusion 50 mg/h, 2.–4. Infusion 100–200 mg/h; Begleittherapie: 30–60 Minuten vor Rituximab-Applikation Paracetamol (z. B. Paracetamol-ratiopharm®), 1000 mg p. o. und Histamin-H_1-Rezeptoren-Blocker, z. B. Dimetinden (Fenistil®), 1 Amp. i. v., Prednison (z. B. Decortin®), 100 mg p. o.; UAW: evtl. Entwicklung eines anaphylaktischen Schocks*, daher z. B. Epinephrin und Diphenhydraminhydrochlorid bereithalten.

Literatur: **1.** Hallek, M. et al.: Immunochemotherapy with fludarabine (F), cyclophosphamide (C), and rituximab (R) (FCR) versus fludarabine and cyclophosphamide (FC) improves response rates and progression-free survival (PFS) of previously untreated patients with advanced chronic lymphocytic leukemia (CLL). Blood (ASH Annual Meeting Abstracts) 112, Abstract 325, 2008; **2.** Robak, T. et al.: Rituximab, fludarabine and cyclophosphamide (R-FC) prolongs progression-free survival in relapsed or refractory chronic lymphocytic leukemia (CLL) compared with FC alone: final results from the international randomized phase III REACH trial. Blood (ASH Annual Meeting Abstracts) 112, Abstract 1, 2008; **3.** Forstpointner, R. et al.: The addition of rituximab to a combination of fludarabine, cyclophosphamide, mitoxantrone (FCM) significantly increases the response rate and prolongs survival as compared to FCM alone in patients with relapsed and refractory follicular and mantle cell lymphomas: results of a randomized study of the German Low Grade Lymphoma Study Group. Blood 104: 3064–3071 (2004); **4.** Hallek, M. et al.: Fludarabine plus cyclophosphamide is an efficient treatment for advanced chronic lymphocytic leukaemia (CLL): results of a phase II study of the German CLL Study Group. Brit J Haematol 114: 342–348 (2001); **5.** Bosch, F. et al.: Fludarabine, cyclophosphamid and mitoxantrone (FCM) therapy in resistant or relapsed chronic lymphocytic leukaemia or follicular lymphoma. Blood 90: 2360 (1997).

Autor: P. Meusers.

Febris rheumatica: s. Fieber, rheumatisches.

Fehlbildungs-Retardierungssyndrom, kombiniertes: s. Down-Syndrom.

Fehlbildung, venöse: s. Angiodysplasie, kongenitale venöse.

Fehlernährung: s. Malnutrition.

Fehlhaltung: s. Haltungstraining; Ischiassyndrom.

Feigwarzen: s. Condylomata acuminata.

Felbamat: s. Antiepileptika.

Femoralhernie: s. Schenkelhernie.

Femurkopfnekrose : s. Knochennekrosen, aseptische.

Fersenbeinfraktur: s. Kalkaneusfraktur.

Fettgewebegeschwulst, gutartige: s. Lipom.

Fettleber: Steatosis hepatis; häufigste Lebererkrankung mit Fettablagerung (Triglyceride, Phospholipide) in Leberzellen (über 5 % des Leberfeuchtgewichts); **Ursache:** Alkoholkrankheit, Adipositas, Diabetes mellitus, Arzneimittel (z. B. Glukokortikoide, Methotrexat, Tetracycline, Valproat, Salicylate), Zöliakie, Resektion oder Umgehung (parenterale Ernährung) des Dünndarms, Schwangerschaft, Intoxikation (z. B. durch chlorierte Kohlenwasserstoffe oder Phosphor), Malnutrition, Galaktosämie, hereditäre Fruktoseintoleranz.

Behandlungsindikation: Zeichen der Leberschädigung (Erhöhung von γ-GT, Transaminasen) möglichst vor Ausbildung von strukturellen (portale Hypertension, Leberzirrhose) oder funktionellen (verminderte Leberfunktion) Störungen.

Therapie: **1.** Beseitigung oder Therapie der Grunderkrankung (z. B. Alkoholkarenz, Gewichtsreduktion, Ausdauersport, Diabeteseinstellung, glutenfreie Diät bei Zöliakie, Absetzen auslösender Arzneimittel); **2.** es sind keine Arzneimittel bekannt, die zur Verminderung des Fettgehalts führen. **3.** Akute Schwangerschaftsfettleber: möglichst rasche Entbindung.

Psychotherapie: Eine psychisch stützende Therapie ist bei Alkoholkrankheit, pathologischer Hyperalimentation oder Anorexie sinnvoll.

Eigenbehandlung: **1.** alkoholtoxische Fettleber: absolute Alkoholabstinenz; **2.** Fettleber bei Adipositas: Gewichtsabnahme durch gemäßigte Reduktionskost (fettarm oder kohlenhydratarm gleichermaßen erfolgreich), z. B. tägliche Zufuhr von ca. 5000 kJ/d (entspr. ca. 1200 kcal/d) bei ausreichender Eiweißzufuhr von mindesten 60 g/d; Ziel etwa 2–3 kg Gewichtsabnahme pro Monat; regelmäßiger Sport (>90 Minuten pro Woche).

Arbeitsunfähigkeit: Die Fettleber an sich ist kein Grund für eine Arbeitsunfähigkeit. Bei akuter Entstehung einer Fettleber mit raschem und deutlichem Anstieg der Transaminasen kann mit einer Arbeitsunfähigkeit von mindestens 3 Wochen gerechnet werden. Zudem kann die Grunderkrankung bei der Arbeitsunfähigkeit zu berücksichtigen sein.

Hinweis: Der Übergang in eine Fettleberhepatitis (Steatohepatitis) ist möglich und birgt das Risiko der Ausbildung einer Leberzirrhose*. Einteilung: **1.** alkoholische Steatohepatitis (Abk. ASH) oder auch Alkoholhepatitis (s. Hepatitis, chronische): Fettleberhepatitis bei übermäßigem Alkoholgenuss; eine Pharmakotherapie existiert nicht, vorrangig ist Alkoholkarenz; **2.** nichtalkoholische Steatohepatitis (Abk. NASH): Fettleberhepatitis bei Ausschluss übermäßigen Alkoholgenusses oder viraler Genese; eine etablierte Pharmakotherapie existiert derzeit nicht.

Selbsthilfe: **1.** Deutsche Leberhilfe e. V., Luxemburger Str. 150, 50937 Köln, Tel. 0221 2829980, Fax 0221 2829981; E-Mail: info@leberhilfe.org, Homepage: http://www.leberhilfe.org; **2.** Verein leberkrankes Kind e. V., Am Weißdorn 7, 67697 Otterberg, Tel. 06301 300880, Fax 06301 300881; E-Mail: Kaldi@t-online.de, Homepage: http://www.leberkrankes-kind.de.

Literatur: **1.** Buscher, H.-P.: Die nichtalkoholische Steatohepatitis (NASH): Therapieansätze. Dtsch Med Wochenschr 129: S60–S62 (2004); **2.** Zakim, D.; Boyer, T. D.: Hepatology – A Textbook of Liver Disease. 4th ed. Philadelphia: Saunders, 2003.

Autoren: M. Plauth, H.-P. Buscher.

Fettleibigkeit: s. Adipositas; Syndrom, metabolisches.

Fettsäuren, omega-3-poly-ungesättigte: s. Fischöle.

Fettstoffwechselstörung: s. Hypercholesterolämie; Hyperlipoproteinämie, kombinierte; Hypertriglyceridämie.

Feuchtwarzen: s. Condylomata acuminata.

FFP: Abk. für (engl.) fresh frozen plasma, s. Frischplasma, gefrorenes.

FHH: s. Hyperparathyroidismus.

Fibrate: zur Gruppe der Lipidsenker* gehörende, mit Clofibrinsäure verwandte Stoffe; **Vertreter:** Fenofibrat (z. B. Cil®, Durafenat®, Lipidil®), Bezafibrat (z. B. Cedur®), Gemfibrozil (Gevilon®), Etofibrat (Lipo-Merz®retard); **Wirkungsmechanismus:** Die Lipidsenkung durch Verminderung der Lipoproteinsynthese und Aktivierung der Elimination wird vom Typ der Fettstoffwechselstörung bestimmt. Bevorzugt werden erhöhte Triglyceridwerte (um 30–50 %) gesenkt, erhöhte VLDL sinken stärker (um 20–50 %) als erhöhte LDL (um 10–20 %). HDL nimmt um 10–15 % zu. **Pharmakokinetik:** Bezafibrat, Fenofibrat und Gemfibrozil werden rasch resorbiert und in Form ihrer Metaboliten (Bezafibrat zu 50 % in unveränderter Form) renal eliminiert.

Indikation: Hypertriglyceridämie*, kombinierte Hyperlipoproteinämie*. Die Kombination mit Anionenaustauschern wird empfohlen.

Kontraindikation: u. a. schwere Lebererkrankungen, Schwangerschaft und Stillzeit; Wechselwirkungen mit anderen Arzneimitteln (z. B. Cumarinderivate) sind zu beachten.

UAW: u. a. vorübergehende gastrointestinale Störungen und Kopfschmerzen; gelegentlich Transaminasenanstieg, vereinzelt Potenzstörungen, Blutbildveränderungen; als Folge der vermehrten Cholesterolausscheidung erhöht sich der lithogene Index, somit ist bei Langzeittherapie das Gallensteinrisiko erhöht. Bei Überdosierung oder gleichzeitiger Gabe von HMG-CoA-Reduktase-Hemmern Gefahr der Myotoxizität: CPK-Anstieg, Myalgien, Muskelkrämpfe, Rhabdomyolysen.

Dosierung: Fenofibrat 200–300 mg/d p. o., Bezafibrat 400 mg/d p. o., Gemfibrozil 900–1200 mg/d p. o.

Hinweis: In einer sekundären Präventionsstudie wurde für Gemfibrozil ein Rückgang der Inzidenz der koronaren Herzkrankheit gezeigt; die kardiovaskuläre Mortalität wurde allerdings nicht verändert.

Autoren: J. Majcher-Peszynska, B. Drewelow.

Fibrinkleber: Präparat aus humanem Fibrinogen, Thrombin, Faktor XIII, Aprotinin aus Rinderlunge und Calciumchlorid (z. B. Beriplast® P, Tissucol Duo S); Lagerung: lyophilisiert bzw. tiefgefroren; vgl. Fibrinogenkonzentrat, Faktor-XIII-Konzentrat.

Indikation: intraoperativ zur lokalen Blutstillung von großen blutenden Parenchymflächen, Fixierung von Transplantaten, Kleben von Nervenenden sowie Abdichtung von Gefäßen und Prothesen.

UAW: Restrisiko einer Virusinfektion bleibt trotz Virusinaktivierungsverfahren bestehen.

Anwendung: Fibrinschwämmchen werden intraoperativ auf die Wundfläche oder Prothesennaht gesetzt, bis die Sickerblutung zum Stillstand kommt.

Hinweis: Patienten- und produktbezogene Chargendokumentationspflicht gemäß § 14 Transfusionsgesetz.

Literatur: Bundesärztekammer (Hrsg.): Querschnitts-Leitlinien (BÄK) zur Therapie mit Blutkomponenten und Plasmaderivaten – Gesamtnovelle. Kapitel 7: Prokoagulatoren; 7.6: Fibrinkleber. Köln: Deutscher Ärzteverlag, 2008.

Autor: N. Müller.

Fibrinogenkonzentrat: aus gepooltem Spenderplasma gewonnenes Glykoprotein (z. B. Haemocomplettan® P); Lagerung bei 4–8 °C als Lyophilisat; die gebrauchsfertige Lösung muss sofort verbraucht werden.

Indikation: zur Blutstillung bzw. Prophylaxe von Blutungen bei nachgewiesenem kongenitalem (Synthesestörung) oder erworbenem (gesteigerter intravasaler Verbrauch) Faktormangel.

Kontraindikation: Bei disseminierter intravasaler Gerinnung ist die Substitution nur indiziert, wenn der Prozess der intravasalen Gerinnung nicht weiter besteht bzw. der Fibrinumsatz durch therapeutische Maßnahmen zuvor normalisiert wurde.

UAW: akute anaphylaktoide Reaktion (selten); Restrisiko einer Virusinfektion kann trotz Virusinaktivierung nicht vollständig ausgeschlossen werden.

Dosierung: erforderliche Fibrinogendosis (g) = gewünschter Anstieg (g/l) × Plasmavolumen (40 ml/kg KG); langsame i. v. Infusion, möglichst über einen Perfusor.

Hinweis: 1. Erhöhung der mechanischen Festigkeit des Fibrins durch Faktor*-XIII-Konzentrat; **2.** Patientenaufklärung notwendig (s. Bluttransfusion); **3.** Patienten- und produktbezogene Chargendokumentationspflicht gemäß § 14 Transfusionsgesetz.

Literatur: Bundesärztekammer (Hrsg.): Querschnitts-Leitlinien (BÄK) zur Therapie mit Blutkomponenten und Plasmaderivaten – Gesamtnovelle. Kapitel 7: Prokoagulatoren; 7.1: Fibrinogenkonzentrat. Köln: Deutscher Ärzteverlag, 2008.

Autor: N. Müller.

Fibrinolyse: s. Arterienverschluss, akuter.

Fibroma molle: syn. Fibroma pendulum, fibroepithelialer Polyp, Akrochordon; hautfarbener oder pigmentierter benigner gestielter Bindegewebetumor inf. Ausstülpung von Dermis und Epidermis; Prädilektionsstellen sind Augenlider, Hals und Axillen.

Behandlungsindikation: kosmetische Beeinträchtigung oder anatomisch ungünstige Lokalisation (z. B. Scheuern am Hemdkragen).

Operative Therapie: 1. Kleine Fibrome (1–2 mm) werden mit der Pinzette gefasst und mit Skalpell oder Schere abgetrennt (i. d. R. ohne Lokalanästhesie möglich); **2.** mittlere (bis 1 cm) und große Fibrome (bis 5 cm): Lokalanästhesie des Stiels und Abtrennung durch Scherenschlag; cave: Blutung aus dem gefäßreichen Stiel (Blutstillung mit $FeCl_3$ oder Elektrokoagulation).

Autoren: P. Schulze, W. Sterry.

Fibromyalgiesyndrom: Abk. FMS; syn. Fibromyalgie, generalisierte Tendomyopathie, polytope Insertionstendomyopathie; Symptomenkomplex aus chronischen, nicht entzündlich bedingten Schmerzen des Bewegungsapparats und der Weichteile, multiplen vegetativen Funktionsstörungen und psychischen Auffälligkeiten; Ätiologie ungeklärt; **Klinik:** Schmerzen der Sehnenansatzpunkte stehen im Vordergrund, spontan und auf Druck; weiterhin werden Ein- und Durchschlafstörungen sowie Fatigue beklagt; **Formen: 1.** isolierte (sog. primäre) Form mit somatopsychischem oder psychosomatischem Verlauf (sog. Wide-spread-Schmerz, depressive Verstimmung, chaotisches Schmerz-Coping); **2.** sekundäre Form in Zusammenhang mit anderer chronischer Erkrankung: entzündlich-rheumatische Erkrankung, chronisch entzündliche Darmerkrankung (Enteritis regionalis Crohn, Colitis ulcerosa), Autoimmunthyroiditis, autoimmune Leberkrankheit (z. B. primär biliäre Zirrhose), Infektionskrankheit (z. B. Borreliose); **Differentialdiagnose:** als UAW; maligne Erkrankung; endogene Depression u.a.

Behandlungsindikation: abhängig von individuellem Beschwerdebild; multimodaler Therapieansatz (pharmakologisch, physikalisch, psychotherapeutisch); in klinischen Studien wurde im Allg. eine Beschwerde- bzw. Schmerzlinderung um 50 % als effektiv angesehen. Belege für die Wirksamkeit liegen für die physikalische Therapie (kardiovaskuläres Training) sowie für einige Arzneimittel (Gabapentin, Pregabalin, Duloxetin, Milnacipran) vor.

Pharmakotherapie: I. primäres Fibromyalgiesyndrom (psychosomatische Verlaufsform): **1.** Hemmer spannungsabhängiger Calciumkanäle im ZNS (α_2-δ-Subtyp-1 und -2-Rezeptoren): **a)** Gabapentin 3 × 400–600 mg/d p. o.; **b)** Pregabalin (Lyrica®) 150–450 mg/d p. o.; beide mit Zulassung in Deutschland u. a. für neuropathische Schmerzen, in USA für FMS; Therapieabbrecher 10–25 %; Wirkung: Schmerzhemmung und Besserung der Schlafqualität und Vitalität, aber wenig Effekt auf Schmerzschwelle und Depressivitäts-Skala; **2.** Serotonin-Noradrenalin-Wiederaufnahme-Hemmer (ohne Zulassung für FMS, aber in kleinen Studien wirksam): **a)** Duloxetin 60–120 mg/d p. o.; UAW: Übelkeit, Kopfschmerz, erhöhte Hepatotoxizität und erhöhte Suizidgefahr; **b)** Milnacipran (in Deutschland nicht im Handel befindlich; über internationale Apotheke zu beziehen) 200 mg/d p. o. mit deutlicher Wirkung bei FMS; ca. 14 % Therapieabbrecher; UAW: Übelkeit, Kopfschmerz, Schwindel; **3.** andere zentral-wirksame Arzneimittel: **a)** Amitriptylin (z. B. Saroten®), initial 10 mg/d, ggf. Dosissteigerung bis 25 mg/d 1–2 Stunden vor der Nachtruhe, und Alprazolam (z. B. Tafil®), 2–3 × 0,25 mg/d, für 8–12 Wochen, max. für 6 Monate, da sonst Wirkungsverlust eintritt; Dosisaufbau, bis eine Verbesserung des Schlafes ohne wesentliche UAW (v. a. Mundtrockenheit) erreicht ist; **b)** Fluoxetin (z. B. Remergil®), 15–30 mg/d zur Nacht; weniger anticholinerge UAW; Schlafverbesserung führt i. d. R zu Schmerzlinderung; UAW: insbes. herabgesetztes Reaktionsvermögen (Fahrverbot); **c)** Tropisetron (Navoban®), 2 mg i. v. im Bolus über 5 Tage mit bedarfsabhängiger Wiederholung; ggf. Fortsetzung für weitere 5 Tage oral; **d)** Neuropleptika (Olanzapin; Zyprexa®); **e)** muskelrelaxierend: Flupirtin (z. B. Katadolon®) oder Tetrazepam (z. B. Musaril®); **II.** sekundäres Fibromyalgiesyndrom: zusätzlich Behandlung der Primärerkrankung.

Sonstige Maßnahmen: **1.** begleitende Psychotherapie essentiell, Teilnahme an Selbsthilfegruppen und Patientenschulungen; aktive Patientenmitarbeit, Coping-Strategien mit der Erkenntnis erlernen, dass das Fibromyalgiesyndrom zu keinerlei Komplikationen, Deformitäten oder Lebenszeitverkürzung führt; **2.** lokale Injektionen in die schmerzhaften Sehnenansatzpunkte; **3.** Akupunktur*; **4.** Physiotherapie und physikalische Therapie (effektiv in 50–60 % der Fälle): kardiovaskuläres Konditionierungstraining, Gymnastik zur Muskelstärkung, Ultraschallbehandlung, Sauna und ggf. Kältekammer, Bewegungsbäder; Maßnahmen langsam steigernd durchführen, um zusätzliche Beschwerden durch Überanstrengung zu vermeiden; **5.** Komplexbehandlung in Schmerzzentren bzw. anderen ausgewiesenen Einrichtungen.

Hinweis: **1.** Beginn der Pharmakotherapie mit niedrigster Dosis und langsamer Dosissteigerung; dabei sollten i. d. R. keine Arzneimittel kombiniert werden. **2.** Beginn der physikalischen Therapie mit Stretching und kardiovaskulärer Konditionierung erst nach Wirkungseintritt der Pharmakotherapie (Reduktion von Schmerz und Fatigue, Verbesserung des Schlafes); **3.** peripher wirksame Analgetika sowie nichtsteroidale Antiphlogistika in Einzelfällen beschwerdelindernd, im Allg. aber nicht effektiv; **4.** schwache Opioide wie Tilidin (z. B. Valoron® N) und Tramadol (z. B. Tramal®) evtl. effektiv bei männlichen Patienten oder bei vorbestehender zentralnervöser Krankheit (Meningoenzephalitis, Schlaganfall, Contusio cerebri); **5.** keine Indikation für Glukokortikoide oder Immunsuppressiva; **6.** bei vielen Arzneimitteln besteht eingeschränkte Fahrtüchtigkeit bis Fahrverbot. **7.** In der Regel ist eine chronische Therapie erforderlich mit dem Ziel der Beschwerdelinderung (nicht Beschwerdefreiheit).

Neuentwicklung: Die Wirksamkeit von Betäubungsmitteln wie Delta-9-Tetrahydrocannabinoid (9-THC) sowie Natriumoxybat wurde in einzelnen Fällen berichtet.

Selbsthilfe: Deutsche Fibromyalgie Vereinigung (DFV) e. V., Bundesverband, Waidachshofer Str. 25, 74743 Seckach, Tel. 06292 928758, Fax 06292 928761; E-Mail: fibromyalgie-fms@t-online.de, Homepage: http://www.fibromyalgie-fms.de.

Literatur: **1.** Harten, P.: Fibromyalgiesyndrom. Neue pharmakotherapeutische Entwicklungen. Z Rheumatol 67: 75–82 (2008); **2.** Busch, A. et al.: Exercise for treating fibromyalgia syndrome (Cochrane Review). Cochrane Database Syst Rev: CD003786 (2002); **3.** Karjalainen, K. et al.: Multidisciplinary rehabilitation for fibromyalgia and musculoskeletal pain in working age adults. Cochrane Database Syst Rev: CD001984 (2000); **4.** Offenbacher, M.; Stucki, G.: Physical therapy in the treatment of fibromyalgia. Scand J Rheumatol 113: 78 (2000); **5.** Goldenberg, D. L.: Fibromyalgia syndrome a decade later: what have we learned? Arch Intern Med 159: 777–785 (1999).

Autor: Th. Dörner.

F

Fibrose, zystische: Abk. CF; syn. Mukoviszidose; autosomal-rezessiv erbliche Stoffwechselstörung, die in generalisierter Dysfunktion exokriner Drüsen resultiert; **Ätiologie:** Gendefekt auf dem langen Arm des Chromosom 7, Hauptmutation ΔF 508 sowie bis zu 1000 bisher entdeckte weitere Mutationen; **Pathogenese:** Es besteht eine Fehlsynthese eines Membranproteins, das mit dem Cl^--Kanal identisch ist. Hierdurch kommt es zu einer falschen Zusammensetzung des Sekrets der exokrinen Drüsen. Der sog. basale Defekt bedingt eine abnorme Zusammensetzung der Sekrete von Pankreas, Bronchialdrüsen, Drüsen des Verdauungstrakts und anderer muköser Drüsen, mit der obligat auch eine pathologische Steigerung des Natrium- und Chlorgehalts im Schweiß einhergeht. **Häufigkeit:** in Europa 1 : 2000 Neugeborene; **Klinik:** durch erhöhte Viskosität der Sekrete und Mukostase kann es zu schweren Komplikationen im Bereich der Atemwege (chronische Lungenerkrankung mit rezidivierenden Infekten und oft chronischer Besiedlung mit Pseudomonas aeruginosa), zu intestinaler Maldigestion und Malabsorption (exokrine Pankreasinsuffizienz mit Dystrophie und evtl. Kleinwuchs) sowie aufgrund des erhöhten Elektrolytgehalts des Sekrets von (Schweiß-)Drüsen zu Flüssigkeits- und Elektrolytverlusten kommen. **Diagnose:** Schweißtestuntersuchung und ggf. Mutationsanalyse des CFTR-Gens bei klinischer Symptomatik und positiver Familienanamnese. Ein generelles Neugeborenen-Screening ist in Deutschland noch nicht eingeführt.

Behandlungsindikation: in jedem Fall unmittelbar nach Diagnosestellung; Verbesserung der Lebensqualität mit reduzierter Komplikationsrate und signifikante Verlängerung der Lebenserwartung bei frühzeitiger und konsequenter Therapie; bisher keine kausale Therapie möglich.

Pharmakotherapie: **I.** Antibiotikatherapie nach Antibiogramm: großzügig dosieren, da bei CF häufig eine erhöhte Antibiotika-Clearance besteht; **1.** bei Nachweis von Pseudomonas aeruginosa, anderen Pseudomonas, Haemophilus influenzae oder Staphylokokken im Sputum: **a)** Ceftazidim (z. B. Fortum®), 150–250 mg/kg KG/d i. v. (max. 12 g/d) in 3 Einzeldosen für 14 Tage bei akuter bronchopulmonaler Exazerbation oder als alle

Fibrose, zystische Langzeittherapie im Schulkindalter	
Enzymsubstitution	Lipase zu jeder Mahlzeit, flexible Dosisanpassung
Behandlung der Lungenerkrankung	Frühtherapie bei Nachweis von Pseudomonas aeruginosa: Ceftazidim + Tobramycin i. v. **oder** je nach Antibiogramm **oder** Ciprofloxacin p. o. + Tobramycin oder Colistin inhalativ bei persistierender Infektion: Antibiotikabehandlung i. v. bei akuter bronchopulmonaler Exazerbation oder in vierteljährlichen Intervallen **oder** Antibiotikabehandlung inhalativ α-Dornase inhalativ N-Acetylcystein p. o. Bronchodilatatoren
Ernährung	hyperkalorische Ernährung, ggf. über Sonde mit konfektionierter Sondenkost
Physiotherapie	Atemübungen (autogene Drainage) Inhalationstherapie physikalische Therapie (z. B. Klopfmassagen, Lagerungsdrainagen)
weitere Maßnahmen	Vitaminsubstitution (A, D, E, K) Cholestasebehandlung: Ursodeoxycholsäure ggf. Therapie eines Diabetes mellitus ggf. Therapie eines distalen intestinalen Obstruktionssyndroms

3–4 Monate zu wiederholende Intervalltherapie; zusätzlich Tobramycin (z. B. Gernebcin®), 10 mg/kg KG/d in 1 Einzeldosis; **b)** alternativ je nach Antibiogramm: Cefepim (Maxipime®), 100–150 mg/kg KG/d i. v. (max. 6 g/d), Meropenem (Meronem®), 60–120 mg/kg KG/d i. v. (max. 6 g/d), Aztreonam (Azactam®), 150–200 mg/kg KG/d i. v. (max. 8 g/d); Therapiedauer jeweils ca. 14 Tage; die Antibiotikatherapie ist auch als ambulante Therapie bei entspr. Compliance über spezielle Home-Care-Infusionspumpen (z. B. Intermate® oder Easypump®) möglich. **2.** Bei Pseudomonas-Erstnachweis und Patienten ≥5 Jahre: orale Therapie mit Ciprofloxacin (Ciprobay®), 15–30 mg/kg KG/d p. o., in Kombination mit inhalativem Antibiotikum (Dosierung: s. inhalative Applikation); **3.** inhalative Applikation: bei Pseudomonasinfektion **a)** Aminoglykosid-Antibiotika, z. B. Tobramycin (z. B. Gernebcin®, 80 mg bis 2 × 300 mg/d in Abhängigkeit von Alter und Gewicht des Patienten, oder TOBI®, 2 × 300 mg/d für 28 Tage, anschließend 28 Tage Pause); **b)** Peptid-Antibiotika, z. B. Colistin, 1–2 × 2 Mio. IE/d über Kompressorvernebler; **II.** Pankreasenzymsubstitution in Form magensaftresistenter verkapselter Mikropellets (lebenslang notwendig): **1.** Säuglinge: zu Beginn und während des Stillens bzw. jeder Flaschenmahlzeit Lipase (z. B. Kreon®, Pangrol®), 1000–2000 IE/dl Milch p. o. in 2 Einzeldosen; bei ungenügender Gewichts- u. Längenzunahme Hydrolysatnahrung (z. B. Pregomin®, Alfaré®), optimiert die Stickstoffbilanz und ermöglicht somit eine anabole Stoffwechsellage; **2.** jenseits des Säuglingsalters: zu jeder Mahlzeit Lipase, 1500–3000 IE/g Fett bzw. 5000–10 000 IE/kg KG/d; flexible Dosisanpassung in Abhängigkeit von der Nahrungsmenge (bes. bei Jugendlichen); bei unzureichendem Gedeihen inf. Steatorrhö höhere Dosierung; cave: fibrosierende Kolonopathie inf. hoher Enzymdosen bzw. Kapselsubstanzen wie Eudragit; **III.** mukolytische Therapie zur Verflüssigung von zähem Bronchialsekret: **1.** rekombinante α-Dornase (Pulmozyme®), 2,5 mg/d inhalativ; **2.** Acetylcystein (z. B. ACC®), je nach Alter 100–600 mg/d p. o.; **3.** physiologische (0,9 %) oder hypertone (3 %) Kochsalzlösung inhalativ; **IV.** Substitution fettlöslicher Vitamine: **1.** Vitamin A, für Kinder <2 Jahre 1000–2000 IE/d, für Kinder >2 Jahre 5000 IE/d; **2.** Vitamin D, für Säuglinge 1000 IE/d (Vitamin-D-Zusatz der Säuglingsnahrung beachten), für Kinder >1 Jahr 400 IE/d; **3.** Vitamin E, für Säuglinge <6 Monate 25 IE/d, im Alter von 6–12 Monaten 50 IE/d, für 1–4-Jährige 100 IE/d, für 5–10-Jährige 200 IE/d, für >10-Jährige 200–400 mg/d; **4.** Vitamin K, für Kinder <1 Jahr 2–3 mg/Woche, für Kinder >1 Jahr 10 mg/Woche; **V.** Cholestasebehandlung bzw. -prävention: Ursodeoxycholsäure (z. B. Ursofalk®), 15–25 mg/kg KG/d; **VI.** bei distalem intestinalem Obstruktionssyndrom (Abk. DIOS): **1.** orale Gabe einer Elektrolytlösung mit Polyethylenglykol (z. B. GoLYTELY®), 500–1000 ml/d p. o., anschließend Koloneinlauf bzw. salinische Klistiere; **2.** ggf. Kontrastmitteleinläufe mit hyper- oder isomolarem wasserlöslichem Kontrastmittel zur diagnostischen Abklärung evtl. anderer Ätiologien der Darmobstruktion; aufgrund der Hyperosmolarität therapeutischer abführender Effekt; **3.** bei chronischem DIOS Gabe einer N-Acetylcystein-Lösung, 10–20 %ig p. o., die abführend wirkt.

Operative Therapie: **1.** bei Mekoniumileus (neonataler mechanischer Ileus durch Okklusion des terminalen Ileums durch zähklebrigen Mekoniumpfropf), wenn konservative Behandlungsmöglichkeiten (Spülung mit Acetylcystein- oder hochosmotischer Kontrastmittellösung) nicht zum Erfolg führen (absolute Indikation): Laparotomie, operative Entfernung des Mekoniumpfropfes und passagere Anlage eines Ileostomas; **2.** bei hochgradiger respiratorischer Insuffizienz und ausgeprägtem Cor pulmonale Doppellungentransplantation oder seltener Herz-Lungen-Transplantation (s. Lungentransplantation) in speziellen Zentren nach Ausschöpfung aller sonstigen Therapieoptionen.

Physikalische Therapie: **1.** Physiotherapie zur Steigerung der Sekret-Clearance: **a)** passive Techniken: Lagerungsdrainage (Klopfen, Vibration, Schütteln) bei Säuglingen, Kleinkindern (passive Thoraxmobilisation auf dem Pezzi-Ball durch Hilfspersonen) und schwerkranken Patienten; Kontaktatmung im frühen Kindesalter; **b)** aktive Techniken: ab dem Schulkindalter (je nach Verständnis bzw. Mitarbeit des Kindes auch schon im Kleinkind- oder Vorschulalter) Trampolinspringen, Anwendung des VRP1 (Abk. für verbesserte Respiration physiotherapeutischer Funktionen) und Erlernen der autogenen Drainage zur Schleimlösung und -elimination; **2.** Inhalationstherapie mit täglicher Bronchialtoilette und VRP1-Flutter oder PEP (Abk. für engl. positive expiratory pressure) zur nachhaltigen Verbesserung von Langzeitverlauf und Prognose; **3.** Versuch einer Abhärtung und Infektionsprophylaxe (s. Bronchitis, chronische).

Sonstige Maßnahmen: **1.** Aufklärung von Eltern und Patient über den zu erwartenden Verlauf einschl. der mit der Erkrankung verbundenen psychologischen und sozialen Probleme; **2.** interdisziplinäre Betreuung (Physiotherapie, Ernährungsberatung, klinische Psychologie, Sozialarbeit und Humangenetik) in einer CF-Ambulanz oder einem CF-Therapiezentrum; **3.** genetische Beratung bei Kinderwunsch; **4.** spezielle Ernährungsberatung; Empfehlungen: **a)** hochkalorische (Energiezufuhr 120–150 % der entspr. Altersnorm) und proteinreiche Ernährung zusätzlich zur Enzymtherapie: bei Säuglingen (ggf. Cystilac®) und Kleinkindern täglich 4 g/kg KG Proteinzufuhr bei insgesamt 840 kJ/kg KG (200 kcal/kg KG); ggf. Verwendung hochkalorischer Trink- bzw. Sondenkost (z. B. Bioni®-, Biosorb®- oder Scandishake®-Produkte); bei unzureichender Compliance bzw. Inakzeptanz häufigerer Nahrungszufuhr und/oder großer Nahrungsvolumina Ernährung über Sonde erwägen (z. B. perkutane endoskopische Gastrostomie; Abk. PEG); **b)** häufige Mahlzeiten (mind. 6-mal täglich); **c)** bei Säuglingen ggf. zusätzliche Salzgabe.

Arbeitsunfähigkeit: abhängig von Schweregrad und Verlauf der Erkrankung; Jugendliche mit schwerer Verlaufsform sind aufgrund ihrer meist deutlich reduzierten physischen Leistungsfähigkeit nur in ausgewählten Berufen ausbildungs- bzw. arbeitsfähig.

Neuentwicklung: **1.** Impfstoffe gegen Pseudomonas aeruginosa; **2.** somatische Gentherapie* durch Inhalation viraler und nichtviraler Vektoren, die das normale Genprodukt (cystic fibrosis transmembrane conductance regulator, Abk. CFTR) bzw. den Wildtyp des CFTR-Gens einschleusen sollen (klinische Studien zurzeit in Phase II); **3.** Amiloridtherapie zur Blockierung der Na^+-Kanäle (bisher für Kinder nicht zugelassen); **4.** Stimulation Ca^{2+}-abhängiger Chloridkanäle mit UTP-Analoga (klinische Studien zurzeit in Phase II); **5.** erste Studien zur Langzeittherapie mit dem Makrolidantibiotikum Azithromycin zeigen eine Verbesserung der Lungenfunktion von chronisch mit Pseudomonas besiedelten Patienten; diskutiert wird ein antiinflammatorischer oder auch antibakterieller Effekt auf ruhende Keime.

Selbsthilfe: Mukoviszidose e. V., Bundesverband Selbsthilfe bei Cystischer Fibrose (CF), In den Dauen 6, 53117 Bonn, Tel. 0228 987800, Fax 0228 9878077; E-Mail: info@muko.info, Homepage: http://www.muko.info.

Literatur: **1.** Koletzko, B. (Hrsg.): Kinder- und Jugendmedizin. 13. Aufl. Heidelberg: Springer Medizin Verlag, 2007; **2.** Lindemann, H.; Tümmler, B.; Dockter, G. (Hrsg.): Mukoviszidose - Zystische Fibrose. Stuttgart, New York: Thieme, 2004; **3.** Ratjen, F. (Hrsg.): Aktuelle Aspekte zu Diagnostik und Therapie der Mukoviszidose. Bremen, London, Boston: UNI-MED Science, 2004; **4.** Reinhardt, D. et al.: Cystische Fibrose. Berlin, Heidelberg, New York: Springer, 2001.

Autoren: M. Uhlemann, E.-S. Behl, M. Radke.

Fibulafraktur: s. Unterschenkelfraktur.

Fibularislähmung: s. Peroneuslähmung.

Fieberkrampf: syn. Infektkrampf; zerebraler Krampfanfall von meist wenigen Minuten Dauer mit Bewusstseinsverlust zu Beginn oder während eines fieberhaften Infektes; **Vorkommen:** v. a. bei Kindern zwischen 6. Monat und 5. Lebensjahr; **Häufigkeit:** 2–5 % aller Kinder bis zu 5 Jahren erleiden mind. einmal einen Fieberkrampf; häufigster epileptiformer Anfall im Kindesalter; **Einteilung:** klinisch relevante Unterscheidung zwischen einfachem und kompliziertem Fieberkrampf (s. Tab.).

Behandlungsindikation: akuter Krampfanfall; zur Prävention von Anfallsrezidiven.

Pharmakotherapie: **I.** antikonvulsive Behandlung; **1.** akuter Anfall: Diazepam (z. B. Faustan®), 0,3–0,5 mg/kg KG langsam i. v. bis zum Sistieren des Anfalls, Injektionsgeschwindigkeit ca. 5 mg/min, ED max. 10 mg, Säuglinge und Kinder <3 Jahre max. 5 mg (cave: Atemdepression); bei nicht durchführbarer i. v. Injektion rektale Diazepam-Gabe (z. B. Diazepam Desitin® rectal tube); **2.** Anfallsprophylaxe: **a)** einfacher Fieberkrampf: Eine regelmäßige Verabreichung von antikonvulsiven Arzneimitteln wie Diazepam während der Fieberphasen wird nicht mehr generell empfohlen und muss Fällen mit besonders schweren Verlaufsformen vorbehalten bleiben. **b)** Komplizierter Fieberkrampf: Antiepileptika, z. B. Phenobarbital (Luminaletten®, Luminal®), 2–3 mg/kg KG/d mit

F

Fieberkrampf
Kriterien zur Differenzierung von einfachen und komplizierten Fieberkrämpfen für die Indikation zur antikonvulsiven Langzeittherapie

Kriterien	einfach	kompliziert
Eigenanamnese	unauffällig	belastet
Alter bei erstem Anfall	>6 Monate, <5 Jahre	<6 Monate, >5 Jahre
Anfallsform	primär generalisiert	fokalmotorische Elemente
Anfallsdauer	<15 Minuten	>15 Minuten
postiktaler Zustand	unauffällig	Paresen
Anfallshäufigkeit/24 h	1 Anfall	≥2 Anfälle
Anfallsrezidive	≤5	>5 Rezidive
EEG am 14. postiktalen Tag	unauffällig	fokale Veränderungen, hypersynchrone Aktivität

F

Blutspiegelkontrolle (<15 μg/ml); ggf. antikonvulsive Dauertherapie; **II.** Fiebersenkung: Paracetamol (z. B. Paedialgon®), 10–15 mg/kg KG/d p. o. oder rektal (z. B. Paracetamol BC® Zäpfchen); **III.** ggf. antibiotische Behandlung je nach Erreger.

Sonstige Maßnahmen: 1. Aufklärung der Eltern: Verfügbarkeit (in der Hausapotheke) und Anwendung eines Diazepam-Klistiers im akuten Krampfanfall; **2.** bei begründetem Verdacht auf Vorliegen einer Meningitis* Lumbalpunktion erwägen (bei den meisten Patienten mit Fieberkrampf jedoch überflüssig).

Eigenbehandlung: zur Fiebersenkung Waden- oder Brustwickel, ggf. abkühlendes Ganzkörperbad.

Arbeitsunfähigkeit: für einen Elternteil, bis das Kind fieberfrei ist.

Literatur: 1. Koletzko, B. (Hrsg.): Kinder- und Jugendmedizin. 13. Aufl. Heidelberg: Springer Medizin Verlag, 2007; **2.** Müller, M.; Radke, M. (Hrsg.): Kinderheilkunde multimedial. CD-ROM. 4. Aufl. Stuttgart: Schattauer, 2003.

Autoren: M. Uhlemann, M. Radke.

Fieber, rheumatisches: syn. Febris rheumatica; in Europa seltene (häufigeres Auftreten der rheumatischen Karditis in Asien und Afrika), entzündlich-rheumatische Systemerkrankung, die bei genetischer Disposition als Zweitkrankheit nach einer Infektion mit betahämolysierenden Streptokokken der Gruppe A durch abnorme Sensibilisierung und Antikörperbildung auftritt; typische klinische **Symptome: 1.** Allgemeinerscheinungen, v. a. Fieber; **2.** migratorische Arthritis großer Gelenke; **3.** klinische und laborchemische Zeichen einer Karditis und/oder Klappenendokarditis, **4.** ZNS-Manifestationen (insbes. Chorea Sydenham); **Diagnose:** ist wahrscheinlich, wenn **1.** ein vorausgegangener Streptokokkeninfekt nachgewiesen ist (positive Kultur aus dem Rachenabstrich oder Streptokokkenantigen-Schnelltest; erhöhter oder ansteigender Streptokokkentiter) und **2.** die Jones-Kriterien in 2 Hauptkriterien oder 1 Hauptkriterium und 2 Nebenkriterien erfüllt sind (s. Tab.).

Fieber, rheumatisches
Jones-Kriterien (American Heart Association)

Hauptkriterien
Karditis
Polyarthritis
Chorea
Erythema marginatum oder Erythema anulare
subkutane Knötchen
Nebenkriterien
Arthralgie
Fieber
erhöhte Akute-Phase-Parameter (BSG, CRP)
EKG: verlängerte PQ-Zeit
rheumatisches Fieber oder rheumatische Karditis in der Anamnese

Behandlungsindikation: immer bei Diagnosestellung gegeben; angepasst je nach betroffenem Organ.

Pharmakotherapie: 1. nichtsteroidale Antiphlogistika mit sehr guter Wirkung: insbes. Acetylsalicylsäure (z. B. Aspirin®), bei Erwachsenen 4–8 g/d, bei Kindern 80–100 mg/d (Ziel: Salicylatkonzentration im Serum 20–30 mg/dl); Behandlungsdauer: bis zur Normalisierung des CRP-Werts; cave: ZNS-UAW bei hohen Dosen; **2.** bei schwerer Herzbeteiligung (zunehmende Kardiomegalie, Herzinsuffizienz, kompletter AV-Block) Glukokortikoide: z. B. Prednisolon, 2 mg/kg KG/d p. o. für 1–2 Wochen; anschl. Dosisreduktion; **3.** bei gleichzeitig noch nachweisbarer Pharyngitis: Streptokokkeneradikation mit Penicillin, z. B. Penicillin G,

3–5 Mio. IE/d i. v. (Kinder: 50 000–0,5 Mio. IE/kg KG/d); **4.** Rezidivprophylaxe mit Oralpenicillin, 2 × 250 000 IE/d, oder Injektion von Depotpenicillin (Benzathine-Penicillin G, 1,2 Mio. IE i. m. alle 4 Wochen, ggf. alle 3 Wochen mit höherer Effektivität); bei Penicillinallergie Erythromycin (z. B. Erythrocin®), 250 mg/d p. o.; Durchführung im Allg. bis zum 18.–20. Lebensjahr (durchschnittlich 10 Jahre lang; keine allgemeingültigen Richtlinien).

Sonstige Maßnahmen: **1.** gezielte Antibiotikaprophylaxe bei invasiven Eingriffen von Patienten nach rheumatischen Fieber entspr. lokaler Antibiotikaresistenzen und Art des Eingriffs; **2.** dauerhafte Penicillinprophylaxe bei rheumatischer Herzerkrankung; **3.** Rachenabstriche von Familienangehörigen und engeren Kontaktpersonen auf betahämolysierende Streptokokken; bei positivem Befund antibiotische Behandlung; **4.** bei Compliance-Problemen Depotpenicillin.

Neuentwicklung: Streptokokken-Impfstoff zur Vermeidung wiederkehrender Infektionen (in Entwicklung).

Literatur: **1.** Tibazarwa, K. B.; Volmink, J. A.; Mayosi, B. M.: Incidence of acute rheumatic fever in the world: a systematic review of population-based studies. Heart 94 (12): 1534–1540; **2.** Hutchison, S. J.: Acute rheumatic fever. J Infect 36: 249–253 (1998); **3.** Stollerman, G. H.: The changing face of rheumatic fever in the 20th century. J Med Microbiol 47: 655–657 (1998); **4.** Gibofsky, A.; Kerwar, S.; Zabriskie, J. B.: Rheumatic fever. The relationships between host, microbe, and genetics. Rheum Dis Clin North Am 24: 237–259 (1998).

Autor: Th. Dörner.

Fieber unklarer Genese: Erhöhung der Körperkerntemperatur >38 °C (bei Kindern >38,5 °C) über eine Dauer von mind. 8 Tagen; **Ursache:** **1.** Infektion durch Viren, Bakterien, Pilze; **2.** durch Neoplasma bedingtes sog. Tumorfieber aufgrund immunologischer Reaktionen auf Zytolyse; **3.** Autoimmunerkrankung oder Kollagenose, z. B. rheumatisches Fieber*, Lupus erythematodes; **4.** neuroendokrine Störungen, z. B. Hyperthyreose*, hypoxischer Hirnschaden; **5.** Arzneimittel; **Ätiologie:** **1.** direkte Sollwertverstellung durch zentralnervöse Irritation thermoregulatorischer Hirnstrukturen (Emotion, organischer Hirnschaden); **2.** indirekte Sollwertverstellung durch pyrogene Substanzen, die bei Entzündungsprozessen aus Gewebe (z. B. Prostaglandine) und Erregern (z. B. Lipopolysaccharide aus Bakterien) frei werden und auf die Thermoregulationszentren im Hypothalamus wirken; **Komplikationen:** Exsikkose, kardiopulmonale und neurologische Funktionsstörungen (z. B. Tachykardie, arterielle Hypotonie, Somnolenz, Fieberkrampf*); mit jedem °C über 37 °C steigt der Flüssigkeitsverlust durch Perspiratio insensibilis bis zu max. 25 ml/kg KG/d.

Behandlungsindikation: Temperaturen >38,5 °C, da ein erhöhtes Komplikationsrisiko besteht.

Therapie: Die Pharmakotherapie soll in Abstufungen erfolgen, d. h. die höhere Stufe ist bei mangelnder Fiebersenkung oder zu kurzen Zeitintervallen mit Normaltemperatur oder leichtem Fieber zu wählen. **1. Stufe:** physikalische Maßnahmen, z. B. Waden- und/oder Brustwickel, kühle Umgebungstemperatur; zusätzlich ggf. regulierbare Thermodecke; bei den folgenden Stufen beibehalten; **2. Stufe:** Analgetika und Antipyretika (oral oder rektal): z. B. Ibuprofen (z. B. Nurofen®), 10–15 mg/kg KG, Paracetamol (z. B. Paracetamol BC), 10 mg/kg KG (cave: geringe therapeutische Breite, bei Überdosierung schwerer Leberschaden möglich), Acetylsalicylsäure, 10–15 mg/kg KG, jeweils max. alle 4–6 Stunden, oder Metamizol, 10–15 mg/kg KG p. o. alle 6–8 Stunden (UAW: Knochenmarkdepression mit Agranulozytose; Anwendung nicht bei Kindern <1 Jahr); **3. Stufe:** Metamizol, 10–15 mg/kg KG i. v. alle 6–8 Stunden; ggf. leichte Sedierung mit einem oralen Sedativum oder Neuroleptikum, z. B. Promethazin oder Promazin, 0,5–1,0 mg/kg KG, max. 40 mg als Einzelgabe alle 8 Stunden (cave: inf. Senkung der Krampfschwelle Gefahr des Fieberkrampfs); zusätzlich bilanzierte parenterale Flüssigkeits- und Elektrolytsubstitution; **4. Stufe:** lytischer Cocktail: Mischung aus Pethidin (100 mg), Promethazin (50 mg) und Metamizol (1000 mg), in 10 ml isotonischer Kochsalzlösung gelöst, davon 60 µl/kg KG i. v., max. alle 6 Stunden, sowie parenterale Flüssigkeits- und Elektrolytsubstitution.

Eigenbehandlung: **1.** feuchte, auf minimal ca. 30 °C temperierte Waden- oder Brustwickel (Effekt der Verdunstungskälte); **2.** leichte Bekleidung und angenehm kühle Umgebungstemperatur (keine Zugluft); **3.** Bettruhe zur Minimierung von Kreislaufbelastung und Wärmeentwicklung durch Muskelarbeit; **4.** viel elektrolythaltige Flüssigkeit (Tee, Obstsaft) trinken.

Literatur: **1.** Illing, S.; Claßen, M.: Klinikleitfaden Pädiatrie. 6. Aufl. München, Jena: Urban & Fischer, 2003; **2.** Müller, M.; Radke, M. (Hrsg.): Kinderheilkunde multimedial. CD-ROM. 4. Aufl. Stuttgart: Schattauer, 2003; **3.** Stojanow, S. et al.: Periodische Fiebersyndrome. Monatsschrift Kinderheilkunde 151: 64 (2003); **4.** Müschenborn-Koglin, S.; Weiss, M.; Reinhardt, D.: Säuglinge und Kleinkinder mit unklarem Fieber. Pädiatrie Hautnah 1: 8–12 (2000).

Autoren: M. Uhlemann, J. Schildt, M. Radke.

Filzlaus: s. Pedikulose.

Fimbrioplastik: s. Tubenchirurgie.

Finasterid: s. Alopezie.

Fingerentzündung, eitrige: s. Panaritium.

Fingerfraktur: Bruch der Grund-, Mittel- oder Endphalanx der Finger meist durch direkte Gewalteinwirkung; möglich sind Quer-, Schräg- und Längsfrakturen, Trümmerfrakturen mit und ohne

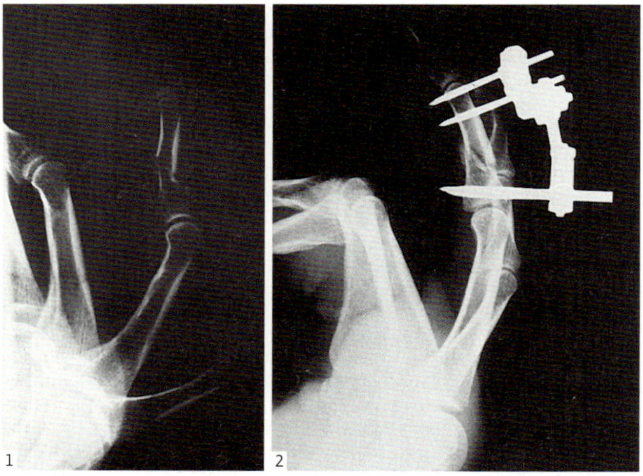

Fingerfraktur Abb. 1: Querfraktur der Mittelphalanx des 4. Fingers; 1: Unfallbild; 2: nach Reposition und Anlage eines Minifixateur externe

Gelenkbeteiligung, Abrissfrakturen sowie offene Frakturen.

Behandlungsindikation: Schmerzen, Fehlstellung und Funktionsminderung der Finger bzw. Hand.

Pharmakotherapie: peripher wirksame Analgetika, z. B. Acetylsalicylsäure (z. B. Aspirin®), 500–1500 mg/d p. o., Metamizol (z. B. Novalgin®), 3 × 20 Tr./d, oder Diclofenac (z. B. Voltaren®), 3 × 50 mg/d p. o.

Operative Therapie: Indikationen sind offene Frakturen, Gelenkfrakturen mit Stufe oder Subluxation, irreponible und instabile Frakturen sowie dislozierte Abrissfrakturen des Bandansatzes. Gefäß- und Nervenverletzungen müssen ausgeschlossen werden. **Verfahren: 1.** perkutane oder offene Spickung mit Kirschner-Draht; **2.** Osteosynthese mit Schrauben und Miniplatte; **3.** Arthrodese (Versteifung der Interphalangealgelenke) in geeigneter Stellung; **4.** bei offenen Frakturen auch Minifixateur (s. Abb. 1); sorgfältige Wundversorgung und angemessene Ruhigstellung; **5.** transossäre Ausziehnaht. **Nachbehandlung:** frühfunktionelle Behandlung nach operativer Stabilisierung, z. B. bei übungsstabiler Osteosynthese Beginn der Physiotherapie am ersten postoperativen Tag. **Komplikationen:** Fehlstellung nach konservativer Therapie, sekundäre Dislokation nach Osteosynthese, Versteifung und Funktionseinschränkung der Finger bzw. der Hand nach zu langer Ruhigstellung.

Konservative Therapie: Reposition und Fixation auf Ein-Finger-Gipsschiene bis zum Unterarm mit Fixierung der daneben liegenden Finger (nach stabiler Osteosynthese oder bei stabilen, wenig dislozierten Frakturen ohne Gelenkbeteiligung auch mit Tape-Band möglich als sog. buddy-tap-

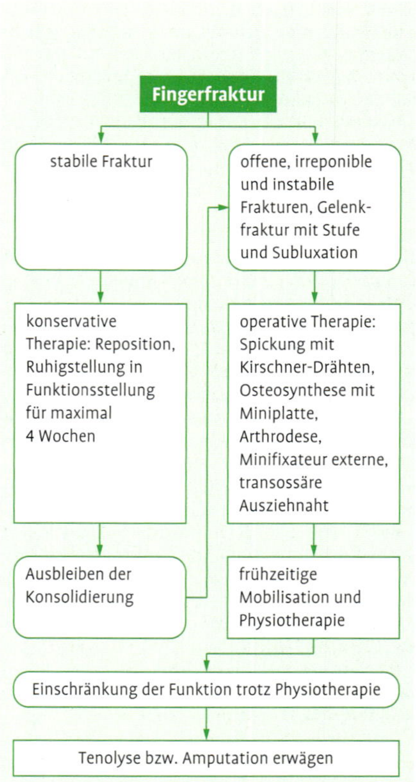

Fingerfraktur Abb. 2: therapeutischer Stufenplan

ing) oder mit proximal zirkulärem Gips und distaler Schiene (Verband nach Iselin); bei Endgliedfraktur Stack-Schiene; Ruhigstellung für max. 4 Wochen. Die Einhaltung der Funktionsstellung (Flexion des Metakarpophalangealgelenks mind. 70°, der Interphalangealgelenke 10°; Konvergenz des flektierten Fingers in Richtung Kahnbeintuber verhindert Rotationsfehlstellung) mit regelmäßigen Kontrollen von Zirkulation und Stellung sind für die spätere Funktionalität bes. wichtig. Die Nachbehandlung umfasst Ruhigstellung, frühzeitige Mobilisation sowie intensive Physio- und Übungstherapie. Aktive Bewegungen im Endgelenk verhindern Adhäsionen der Sehnen.

Therapeutischer Stufenplan: s. Abb. 2.

Eigenbehandlung: **1.** selbständiges Durchführen der physiotherapeutischen Übungen; **2.** warme Handbäder mit kräftigenden Übungen (z. B. Zusammendrücken eines Schwamms oder Tennisballs).

Arbeitsunfähigkeit: max. 4 Wochen bis zur knöchernen Konsolidierung der Fraktur; bei langer Arbeitsunfähigkeit und erfolgloser Physiotherapie abwägen, ob erneute Krankschreibung oder operative Korrektur (z. B. Tenolyse oder Fingeramputation) erfolgen sollte.

Hinweis: obsolete Maßnahmen: **1.** zu lange Ruhigstellung (cave: Verwachsungen der Handsehnen); **2.** Fixation der Fingergrundgelenke in Streckstellung (cave: Versteifung).

Literatur: Rüter, A.; Trentz, O.; Wagner, M. (Hrsg.): Unfallchirurgie. 3. Aufl. München: Urban & Fischer, 2008.

Autor: E. E. Scheller.

Fischöle: Öle von Hochseefischen (z. B. Makrelen) mit einem hohen Anteil an langkettigen omega-3-poly-ungesättigten Fettsäuren (Kurzbezeichnung Omega-3-PUFA), insbes. Eikosapentaensäure (Abk. EPA) und Docosahexaensäure (Abk. DHA); **Vertreter:** z. B. Eicosapen®; **Wirkungsmechanismus:** senken v. a. eine erhöhte Triglyceridkonzentration durch Verminderung der VLDL-Synthese; Cholesterolwerte bleiben weitgehend unbeeinflusst.

Indikation: s. Hypertriglyceridämie, Lipidsenker.

Kontraindikation: Pankreaserkrankung, schwere Lebererkrankung, Störung der Blutgerinnung.

UAW: gelegentlich Brechreiz und Aufstoßen (bei hoher Dosierung), Verlängerung der Blutungszeit, Hemmung der Thrombozytenaggregation.

Dosierung: Eicosapen®: 2 × 5–7 Kapseln/d p. o. mit 105 mg EPA und 75 mg DHA pro Kapsel.

Hinweis: In therapeutischer Dosierung werden ca. 50–90 mg Cholesterol/d zugeführt.

Autoren: B. Drewelow, N. Lembert.

Fischwirbel: s. Osteoporose.

Fisher-Schweregrade: s. Subarachnoidalblutung.

Fistel, arteriovenöse: s. Angiodysplasie, kongenitale venöse.

Fistelexzision: s. Analfistel.

Fistel, gastrokolische: s. Postgastrektomiesyndrome.

Fistelsystem, anales: s. Enteritis regionalis Crohn.

Fixateur externe: s. Beinlängendifferenz; Fraktur.

Fixateur interne: s. Wirbelfraktur.

FL: Abk. für follikuläres Lymphom*.

Flaschenkaries: s. Karies.

Flatulenz: s. Blähungen.

Flucloxacillin: s. Penicilline.

Fluconazol: s. Antimykotika.

Flucytosin: s. Antimykotika.

Fludarabin: s. Antimetaboliten.

F

Fludrocortison: syn. 9α-Fluorcortisol; einziges synthetisches Mineralokortikoid (9α-fluoriertes Cortisol) mit zu vernachlässigender glukokortikoider Wirkung; **Vertreter:** z. B. Astonin® H; **Wirkungsmechanismus:** Steigerung der Rückresorption von Na^+ und Wasser, insbes. im distalen Tubulus, und vermehrte tubuläre K^+-Sekretion; nach 7–11 Tagen nimmt bei gleichbleibender Dosierung die renale Na^+- und Wasser-Retention ab (Escape-Phänomen), während die erhöhte Kaliumausscheidung bestehen bleibt. Regulation durch das Renin-Angiotensin-Aldosteron-System (Erhöhung der Angiotensinproduktion bei Hyperkaliämie), in geringem Maß auch durch ACTH; **Pharmakokinetik:** schnelle enterale Resorption; hepatische Glukuronidierung und renale Exkretion; Eliminationshalbwertzeit 1 Stunde.

Indikation: Substitutionstherapie (wenn die mineralokortikoide Wirkung der Glukokortikoide* nicht ausreicht) bei primärer Nebennierenrindeninsuffizienz*, adrenogenitalem Syndrom* mit Salzverlustsyndrom sowie ggf. zur Therapie einer konstitutionellen arteriellen Hypotonie* (autonome Neuropathie).

Kontraindikation: arterielle Hypertonie*, Herzinsuffizienz*, Ödeme, hypovolämischer Schock*, Leberzirrhose*, chronische Niereninsuffizienz, zerebrale Durchblutungsstörung.

Wechselwirkungen: verstärkte Kaliumverluste durch Diuretika, Herzglykoside, Laxanzien und Amphotericin B; Wirkungsabschwächung durch Barbiturate, Phenobarbital, Diphenhydramin, Ephedrin, Rifampicin; ACE-Hemmer wirken entgegengesetzt (Antidot).

UAW: periphere Ödeme, arterielle Hypertonie* durch Salz- und Wasserretention, Gewichtszunahme, Hypokaliämie*, Kopfschmerz durch Elektrolytverschiebungen.

Dosierung: max. Tagesdosis von 0,4–0,5 mg beachten; **1.** primäre Nebennierenrindeninsuffizienz: 0,1–0,2 mg/d p. o. zusätzlich zu Glukokortikoiden; **2.** adrenogenitales Syndrom: 0,15–0,3 mg/m^2 KO p. o. im 1. Lebensjahr, im 2. Lebensjahr die Hälfte, im 3. Lebensjahr ein Drittel; **3.** konstitutionelle (essentielle) Hypotonie: initial 0,2–0,3 mg/d p. o., bei Erfolg reduzieren auf 0,1–0,2 mg/d.

Autor: N. Lembert.

Fluorchinolone: s. Chinolone.

F

Fluor genitalis: syn. Fluor vaginalis; durch unterschiedliche Erkrankungen ausgelöster, meist unblutiger Ausfluss aus dem äußeren weiblichen Genitale; **Ursache: 1.** nichtinfektiös: physiologisch; Zervixektopie; Fremdkörper, z. B. retinierter Tampon; chemisch, z. B. Kondombeschichtung, Vaginalspülung, Spermizide; Vulvadermatitis; **2.** nicht sexuell übertragene Infektion (bakterielle Vaginose; Pilzinfektion, insbes. Candidose); **3.** sexuell übertragene Infektion durch Chlamydia trachomatis, Neisseria gonorrhoeae oder Trichomonas vaginalis; **Formen: 1.** eitriger fötider Fluor bei Gonorrhö* und Chlamydieninfektion (vgl. Chlamydien-Urethritis); **2.** bröckeliger gelber Fluor bei Mykose (vgl. Candidose); **3.** übelriechender schaumiger Fluor bei Trichomoniasis*; **4.** dünnflüssiger Fluor mit Fischgeruch bei Aminkolpitis (s. Kolpitis) durch Mischinfektion mit Gardnerella vaginalis und anaeroben Bakterien.

Behandlungsindikation: Symptome wie eitriger übelriechender Fluor, Wundschmerz und Dyspareunie sind erhebliche Belastungen für die Patientin, hinter der häufig ein langer Leidensweg liegt.

Pharmakotherapie: 1. antibiotische Therapie bei Infektion: **a)** bei unkomplizierter Gonorrhö einmalige Gabe von Ceftriaxon (z. B. Rocephin®), 250 mg i. m., Spectinomycin (Stanilo®), 2 g i. m., oder Ciprofloxacin (z. B. Ciprobay®), 500 mg p. o.; Schwangere mit Ceftriaxon behandeln; **b)** bei Chlamydieninfektion Doxycylin (z. B. Vibramycin®), 2 × 100 mg/d p. o. für 7 Tage (kontraindiziert in der Schwangerschaft); Schwangere mit Azithromyzin 1 g p. o. als Einzeldosis behandeln; **c)** bei Candidose einmalige Gabe von Fluconazol (z. B. Fungata®), 150 mg p. o.; geeignet sind auch vaginale Imidazolpräparationen (z. B. Clotrimazol, Econazol, Miconazol); alternative Methoden (z. B. Anwendung von Teebaumöl und Joghurt mit Lactobacillus acidophilus) sind bisher nicht evaluiert. **d)** bei Infektion mit Trichomonas vaginalis Metronidazol (z. B. Clont®), 2 × 500 mg/d

Fluor genitalis
Therapeutischer Stufenplan

Entstehungsort	Ätiologie	Symptome und Befund	Therapie
Vulva	Sekretion aus Schweiß-, Talg-, Duftdrüsen bei sexueller Erregung	Feuchtigkeitsgefühl, selten Pruritus	keine (cave: feuchtes Milieu)
Vagina	Transsudation aus Venenplexus bei Schwangerschaft oder sexueller Erregung	dünnflüssig, weißgrau, Vaginalepithel unauffällig	keine
	bakterielle Vaginose	fischartiger Geruch (verstärkt durch 10 %ige KOH-Lösung), dünnflüssig (pH >4,5)	Metronidazol (z. B. Clont®)
	Östrogenmangel (bei Colpitis senilis)	weißlich, blutig, Vaginalepithel verdünnt	Estriol (z. B. OeKolp® forte, OeKolp®-Tabletten)
	mechanische (z. B. Pessar, Diaphragma, Tampon, Masturbation) oder chemische Irritation (Seifenspülung, Deodorant) oder Infektion (Protozoen, Bakterien, Viren, Pilze)	übelriechend (primäre Kolpitis)	Fremdkörperentfernung; Ansäuern mit Milchsäure; keine Spülungen; Östrogene; Antibiotika, Antimykotika (erregerspezifisch)
	zerfallendes Sekret hoher Genitalabschnitte	sekundäre Kolpitis	Behandlung der Grunderkrankung
Zervix	physiologische oder psychogen verstärkte Sekretion der Zervixdrüsen, anatomische Veränderung (Ektropium, Emmet-Riss, Ektopie)	glasig	keine (präovulatorisch); Psychotherapie; ggf. operative Korrektur
	Endozervizitis durch Chlamydien oder Gonokokken, endozervikaler Tumor oder Polyp	eitrig	Antibiotika (systemisch); Psychotherapie; ggf. operativ
Korpus	Endometriose, Polyposis, submuköses Myom, Intrauterinpessar, Endometriumkarzinom, Abortreste	blutig	Behandlung der Grunderkrankung
Tuben	Hydrops tubae profluens	viel und dünnflüssig	Operation (cave: Tubenkarzinom)

für 7 Tage oder einmalige Verabreichung von 2 g; **e)** bei bakterieller Vaginose (sog. Aminkolpitis) Metronidazol (z. B. Clont®), 2 × 400–500 mg/d für 7 Tage oder einmalige Gabe von 2 g; alternativ Clindamycin (z. B. Sobelin®), 2 × 300 mg/d für 7 Tage, oder Amoxicillin (z. B. Amoxypen®), 3 × 500–1000 mg/d für 7 Tage; **2.** bei Östrogenmangel: Estriol (z. B. OeKolp® forte, OeKolp®-Tabletten), 0,5 mg/d intravaginal über 10 Tage oder 2 mg/d p. o. über mehrere Wochen; **3.** endogen bedingter Fluor genitalis (z. B. bei Diabetes mellitus) erfordert die adäquate Behandlung der Grunderkrankung; **4.** als lokale Maßnahme ist die wiederholte Anwendung von Octenidin (Octenisept® Vaginaltherapeutikum) empfehlenswert.

Operative Therapie: Organpathologische Prozesse, die mit vaginalem Ausfluss einhergehen, werden gezielt operativ und ggf. radiologisch bzw. chemotherapeutisch behandelt.

Psychotherapie: Organisch nicht hinreichend erklärbarer Fluor genitalis ist häufig psychosomatisch verursacht; er kann bei sexuellem Konflikt als Abwehr gegen den Partner oder bei unerfüllten Wünschen auftreten und wird gelegentlich als masturbatorisches Äquivalent dargestellt. Dauerbeschäftigung mit der Erkrankung und sekundärer Krankheitsgewinn werden durch ärztliche Polypragmasie gefördert und erfordern psychotherapeutische Behandlung.

Naturheilkundliche Verfahren (Autor: Th. J. Doering)**:** **1.** Sitzbäder oder Waschungen mit Abkochungen aus Eichenrinde (Quercus cortex) oder Kamillenextrakt; **2.** Phytotherapie: Schafgarbe oder Frauenmantel als Tee; **3.** Versuch der Beeinflussung des Milieus (bes. bei chronischer bzw. rezidivierender Erkrankung); in Abhängigkeit vom klinischen Befund evtl. Immunstimulation*, umstimmende Therapie* oder konstitutionelle Therapie*, die gleichzeitig psychisch unterstützend wirken kann.

Sonstige Maßnahmen: **1.** Sanierung der Zervix bei primär zervikalem Fluor (Emmet-Plastik bzw. Konisation*); **2.** Mitbehandlung des Sexualpartners (bei Gonorrhö und Chlamydieninfektion; bei Candidiasis nur bei Auftreten von Symptomen).

Therapeutischer Stufenplan: s. Tab.

Arbeitsunfähigkeit: nur bei akuter Symptomatik bis zu 2 Wochen.

Hinweis: **1.** Antibiotika sind bei psychoreaktivem und physiologischem Fluor genitalis nicht indiziert. **2.** Vaginale Spülungen sollten aus hygienischen Gründen unterbleiben. **3.** Tampons sollten bis zur Ausheilung während der Menstruation nicht verwendet werden.

Neuentwicklung: Vaginaltablette, die je 100 mg Clotrimazol und Metronidazol enthält, wird gegenwärtig in den USA als universell anwendbares Kombinationspräparat bei vaginalem Fluor erprobt; in Deutschland noch nicht als Kombinationspräparat im Handel.

Literatur: **1.** Bornstein, J.; Zarfati, D.: A universal combination treatment for vaginitis. Gynecol Obstet Invest 65: 195–200 (2008); **2.** Spence, D.; Melville, C.: Vaginal discharge. Brit Med J 335: 1147–1151 (2007).

Autor: W. Straube.

5-Fluorouracil: s. Antimetaboliten.

Flush-Syndrom: s. Tumor, neuroendokriner.

FMS: Abk. für Fibromyalgiesyndrom*.

Fogarty-Ballonkatheter: s. Arterienverschluss, akuter.

Fokaltherapie: s. Psychoanalyse.

Folliculitis simplex: syn. superfizielle Follikulitis, follikuläre Impetigo; meist durch Staphylococcus aureus verursachte Entzündung des Haarfollikels als gerötetes, schmerzhaftes Knötchen mit zentraler, meist von einem Haar durchbohrter Pustel; häufig bei HIV-Infektion; **Sonderformen:** Pool-Pseudomonasfollikulitis bei HIV-Infektion, gramnegative Follikulitis unter Therapie der Acne* vulgaris, Follikulitis durch Haarbalgmilbe.

Behandlungsindikation: ausgedehnter Befall.

Pharmakotherapie: **1.** Lokaltherapie: Salicylsäure 2 % in Spiritus dilutus (desinfizierende Wirkung des Alkohols); im Wechsel Erythromycin 1–2 % als Gel oder Lösung (z. B. Akne Cordes® Gel) oder Clindamycin (z. B. Basocin® Akne-Gel oder Akne-Lösung), 2-mal täglich; **2.** systemische Therapie nach Antibiogramm (bei schweren oder rezidivierenden Verläufen): Erythromycin (z. B. Erythrocin®), 3–4 × 500 mg/d p. o.; Clindamycin (z. B. Sobelin® 300), 3–4 × 300 mg/d p. o.; Flucloxacillin (z. B. Staphylex® 500), 3 × 1 g/d p. o.

Sonstige Maßnahmen: **1.** antiseptische Seifen, z. B. Polyvidon-Iod (z. B. Betaisodona® Wasch-Antiseptikum) benutzen; UAW: Brennen auf der lädierten Haut; **2.** prädisponierende Faktoren (z. B. Diabetes mellitus, Immunsuppression, fieberhafte Grunderkrankung, Alkoholkrankheit) identifizieren und behandeln; **3.** Schweiß treibende oder scheuernde Kleidung vermeiden; **4.** UV-B-Bestrahlung (bei HIV-Infektion umstritten).

Arbeitsunfähigkeit: meist nicht gegeben.

Literatur: Gray, D. R.: Treatment of bacterial skin and skin structure infections. Expert Opin Pharmacother 4: 1259–1275 (2003).

Autoren: P. Schulze, W. Sterry.

Follikelzysten: s. Ovarialzysten, funktionelle.

Folsäureanaloga: s. Antimetaboliten.

Folsäure-Antagonisten: Gruppe von Pharmaka mit geringer Toxizität, die über eine Hemmung der Tetrahydrofolsäure-Synthese chemotherapeutisch wirken; **Einteilung:** **1.** Sulfonamide: Sulfamethoxazol, Sulfamerazin, Sulfadiazin (Sulfadiazin-Heyl®); Amide aromatischer Sulfonsäuren, die auch als orale Antidiabetika und Diuretika therapeutisch genutzt werden; Einsatz als Chemotherapeutikum fast ausschließlich in Kombination mit Trimethoprim aufgrund der geringen Aktivität und der schnellen Resistenzentwicklung; **2.** Diaminobenzylpyrimidine: Trimethoprim (Infectotrimet®), Pyrimethamin (Daraprim®); **3.** Diaminobenzylpyrimidin-Sulfonamid-Kombination: Einsatz bes. der Kombination von Trimethoprim und Sulfamethoxazol (im Verhältnis 1:5, Co-trimoxazol, z. B. Eusaprim®); andere vergleichbare Kombinationen sind z. B. Trimethoprim und Sulfamerazin (Berlocombin®), Tetroxoprim und Sulfadiazin (Sulfadiazin-Heyl®). **Wirkungsmechanismus:** **1.** Sulfonamide: kompetitive Verdrängung der p-Aminobenzoesäure aus dem Syntheseweg zur Dihydrofolsäure; damit Hemmung der Neubildung von DNA und RNA (Bakteriostase); verzögerter Wirkungseintritt, da alle Bakterien einen Vorrat an Folsäure besitzen; **2.** Diaminobenzylpyrimidine: Hemmung der Bildung von Tetrahydrofolsäure aus Dihydrofolsäure durch Inhibition von Dihydrofolatreduktase; **3.** Diaminopyrimidin-Sulfonamid-Kombination: doppelte Hemmung der bakteriellen Folsäuresynthese durch zwei verschiedene Angriffspunkte; erhöhte Wirksamkeit und verzögerte Resistenzentwicklung. **Pharmakokinetik:** **1.** Sulfonamide: gute Resorption nach oraler Gabe; nach ihrer Plasma-HWZ werden Kurz- (HWZ <8 Stunden), Mittel- (HWZ 8–15 Stunden, z. B. Sulfamethoxazol), Lang- (HWZ 24–48 Stunden) und Ultralangzeitsulfonamide (HWZ >65 Stunden) unterschieden; Plasmaeiweißbindung je nach Präparat, bei den meisten Mittel- und Langzeitsulfonamiden 70–90 %; Elimination vorwiegend renal durch glomeruläre Filtration und tubuläre Sekretion, tubuläre Rückresorption möglich; **2.** Diaminobenzylpyrimidine: fast vollständige Resorption nach oraler Gabe; Plasmaeiweißbindung 45 %; HWZ 12 Stunden; hohe Gewebespiegel (bes. in Lungen und Nieren); gute Penetration in Speichel, Bronchialsekret, Augenkammerwasser, Galle; Liquorkonzentrationen niedrig, jedoch antibakteriell wirksam; Elimination vorrangig renal (bis zu 60 %), sowohl glomerulär als auch tubulär, Harnkonzentration etwa 100-fach höher als korrespondierende Serumspiegel.

F

Indikation: **1.** Sulfonamide: Toxoplasmose (Standardtherapeutikum: Sulfadiazin in Kombination mit Pyrimethamin), topische Therapie des Trachoms, chloroquinresistente Malaria (in Kombination mit Pyrimethamin u. a.), südamerikanische Blastomykose; schwer resorbierbare Sulfonamide (z. B. Salazosulfapyridin) bei chronisch entzündlicher Darmerkrankung (Colitis ulcerosa); bakterielle Infektion, möglichst nach Empfindlichkeitsprüfung, nur in Kombination mit Trimethoprim; lokale Anwendung nur noch in der Augenheilkunde; **2.** Diaminobenzylpyrimidine: Trimethoprim-Monotherapie: unkomplizierte Harnweginfektion der Frau, auch zur Rezidivprophylaxe; **3.** Diaminopyrimidin-Sulfonamid-Kombination: akute und chronische Harnweginfektion (auch Pyelonephritis), chronische bakterielle Prostatitis, Therapie und Prophylaxe der Pneumocystis-Pneumonie, eitrige Bronchitis und Sinusitis, Nokardiose, Enteritis (Ruhr, Salmonellose, Yersiniose, Reisediarrhö); Pyrimethamin in Kombination mit einem Sulfonamid zur Toxoplasmosebehandlung. **Wirkungsspektrum:** grampositive und gramnegative Keime (Pneumokokken, Listerien, Enterokokken, Gonokokken, Haemophilus influenzae, die meisten Enterobacteriaceae, Brucellen, Yersinien), Aktinomyzeten (Nokardien) und einige Protozoen (Pneumocystis jirovecii, vormals carinii); primär resistent sind Pseudomonas aeruginosa, Clostridien u. a. Anaerobier, Treponemen, Leptospiren, Rickettsien, Mykobakterien.

Kontraindikation: **1.** megaloblastäre Anämie durch Folsäuremangel u. a. schwere Blutbildveränderungen; **2.** Glukose-6-phosphat-Dehydrogenasemangel, Hämoglobinanomalie, akute hepatische Porphyrie; **3.** akute Hepatitis, schwere Lebererkrankung; **4.** schwere Nierenschäden; **5.** erstes Trimenon der Schwangerschaft (Teratogenität im Tierversuch) und in den letzten 4 Wochen vor dem errechneten Geburtstermin; **6.** Früh- und Neugeborene (Gefahr des Kernikterus durch Verdrängung von Bilirubin aus der Albuminbindung); **7.** bekannte Überempfindlichkeit.

Wechselwirkungen: **1.** Wirkungsverstärkung von Phenylbutazon, Salicylaten, oralen Antidiabetika vom Sulfonylharnstofftyp, Cumarinen, Barbituraten, Phenytoin; **2.** Erhöhung der Toxizität von Methotrexat (Folsäureanalogon, s. Antimetaboliten); **3.** durch Lokalanästhetika mit einem p-Aminobenzoesäurerest (z. B. Procain, Benzocain) Verringerung der Sulfonamidwirkung; **4.** bei gleichzeitiger Gabe von Diuretika (Thiazide) ist die Entwicklung einer Thrombozytopenie möglich.

UAW: Die Mehrzahl der UAW geht vom Sulfonamidanteil aus; ernste und lebensbedrohliche UAW betreffen häufig Patienten >60 Jahre; **1.** Störung des hämatopoetischen Systems (ca. 4 %); **2.** allergische Reaktion (3–10 %) bis zum Stevens-Johnson-Syndrom und Lyell-Syndrom (nur Sulfonamide); **3.** gastrointestinale Beschwerden (Übelkeit, Erbrechen, Diarrhö); **4.** Neurotoxizität (vorübergehende Myopie, akute Psychose); **5.** Hepatotoxizität; **6.** Nephrotoxizität (Auskristallisieren von Sulfonamiden).

Dosierung: **1.** Trimethoprim: bei unkomplizierter Harnweginfektion der Frau 2 × 100 mg/d für 1 Woche bei älteren Frauen, für 3 Tage bei jüngeren; **2.** Co-trimoxazol (Trimethoprim zu Sulfamethoxazol im Verhältnis 1:5), Standarddosierung 2 × 960 mg/d; Einmaltherapie der unkomplizierten Zystitis der Frau, 1 × 2880 mg/d; Langzeit-Rezidivprophylaxe bei Harnweginfektion, 1 × 960 mg/d abends; Pneumocystis-Pneumonie: bis zur 5-fachen Standarddosis (120 mg/kg KG/d), schwere Erkrankung i. v. für 2–3 Wochen, Prophylaxe 1 × 480 mg/d bzw. alle 2 Tage 1 × 960 mg.

Hinweis: **1.** Bei der Behandlung der Pneumocystis-Pneumonie i. R. von AIDS (s. HIV-Infektion) treten gehäuft schwere UAW (Exantheme, Fieber, Neutropenie, Thrombozytopenie) auf, die zum

Therapieabbruch zwingen; **2.** Blutbildkontrollen bei Langzeittherapie erforderlich.

Autor: B. Drewelow.

Folsäuremangel: s. Anämie, hyperchrome makrozytäre.

Fondaparinux: s. Antikoagulanzien.

Fournier-Gangrän: s. Fasciitis necroticans.

Fraktur: Knochenbruch; gedeckte (geschlossene) oder offene Unterbrechung der Knochenkontinuität; **Klassifikation** nach der Arbeitsgemeinschaft für Osteosynthese: **1.** Lokalisation der Fraktur mit zweistelligem Zahlencode: die erste Zahl bezeichnet den Knochen, die zweite Zahl das entsprechende Segment; lange Röhrenknochen haben 3 Segmente (z. B. 42 für Unterschenkeldiaphyse). **2.** Morphologie durch Buchstaben: im Bereich der Diaphyse bezeichnen A einfache Frakturen (Torsion, schräg, quer), B Keilbrüche und C komplexe und Trümmerfrakturen; im proximalen und distalen Segment sind A extraartikuläre metaphysäre Frakturen, B partiell artikuläre und C vollständig artikuläre Frakturen; **3.** Einteilung der Weichteilschäden bei offener Fraktur in Grad I–IV: Grad I: Haut von innen angespießt oder aufgerissen; Grad II: Weichteildurchtrennung von außen; Grad III: Zerstörung bzw. Defekt von Haut, Muskeln, Gefäßen, Sehnen oder Nerven; Grad IV: subtotale oder totale Amputation und Kontamination.

Behandlungsindikation: Ziel ist eine schnell eingeleitete Frakturversorgung, Stabilisation und Heilung sowie Vermeidung von Komplikationen (z. B. Infektionen, trophische Störungen). Das allgemeine Behandlungsschema umfasst Reposition, Retention, Ruhigstellung (operativ oder konservativ) und Rehabilitation.

Pharmakotherapie: 1. peri- und postoperativ Antibiotika bei offenen Frakturen oder Frakturen mit Weichteilschaden; **2.** Thromboseprophylaxe für die Dauer der Immobilisation bzw. Bettlägerigkeit; **3.** Analgesie: **a)** zur Linderung des akuten Frakturschmerzes Pethidin (z. B. Dolantin®), 50 mg i. m. oder s. c., oder Metamizol (z. B. Novalgin®), 1 Amp. i. v.; **b)** in der postakuten Behandlungsphase peripher wirksame Analgetika, z. B. Acetylsalicylsäure (z. B. Aspirin®), 500–1500 mg/d p. o., oder Metamizol, 3 × 20 Tr./d; **c)** als abschwellende Medikation nichtsteroidale Antiphlogistika, z. B. Diclofenac (z. B. Voltaren®), 3 × 50 mg/d p. o.

Operative Therapie: Für die Operationstaktik und Prognose sind Weichteilschaden, Morphologie und Vitalität der Fragmente sowie die Kontamination im Frakturbereich entscheidend. **Verfahren: 1.** Osteosynthese: anatomische Reposition und Stabilisierung einer Fraktur durch verschiedene Kraftträger (s. Abb.); **2.** bei offener Fraktur spezielle Vorbereitung mit Schocktherapie, Tetanusprophylaxe, Antibiotikatherapie und pharmakologischer Thromboseprophylaxe; Infektionsprophylaxe durch Débridement und gewebeschonende Osteosynthese; Behandlung einer Fraktur mit Weichteilschaden durch Spezialisten (Notfall); **3.** bei kleinen Weichteilschäden primären Wundverschluss mit Wunddrainage anstreben; häufig sind primäre Plastiken und Ruhigstellung erforderlich. **Nachbehandlung:** täglicher Verbandwechsel, Bewegungstherapie, Thromboseprophylaxe und Antibiotikatherapie.

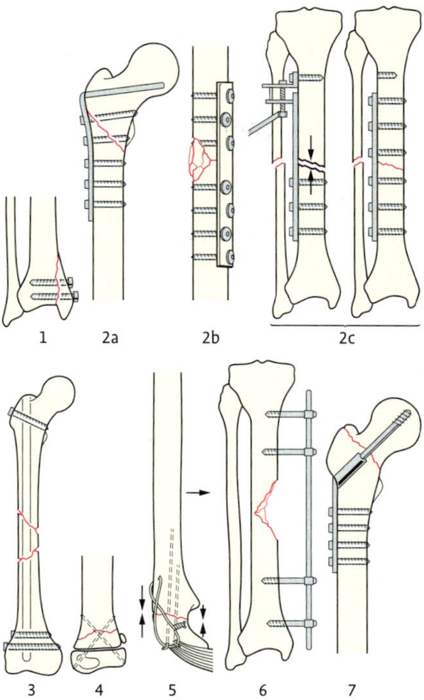

Fraktur: Osteosyntheseverfahren: 1: Schraubenosteosynthese: Verschraubung des Malleolus medialis; 2: Plattenosteosynthese; a: 95°-Kondylenplatte bei subtrochantärer Femurfraktur; b: Kompressionsplatte bei Querfraktur mit Trümmerzone (evtl. kombiniert mit Spongiosaplastik); c: Kompressionsplatte bei Fraktur der Tibia (links Montage des Plattenspanngerätes, das nach Verschraubung der Platte wieder entfernt wird); 3: Marknagelosteosynthese: Verriegelungsnagel bei Femurschaftfraktur (Stückbruch); 4: Drahtosteosynthese: gekreuzte Spickdrahtosteosynthese bei kindlicher suprakondylärer Humerusfraktur; 5: Zuggurtungsosteosynthese: Drahtzuggurtung einer Olekranonfraktur; 6: Fixateur externe als eindimensionaler äußerer Festhalter; 7: dynamische Hüftschraube bei pertrochantärer Schenkelhalsfraktur

Konservative Therapie: indiziert im Allg. bei kindlicher Fraktur (Ausnahme: Gelenkfraktur) und beim Erwachsenen, wenn eine Operation nicht möglich ist bzw. keinen funktionellen Vorteil verspricht; **1.** gespaltener Gips- oder Kunststoffverband, Ruhigstellung und Entlastung (z. B. erhöhte Lagerung der betroffenen Extremität), bis eine knöcherne Konsolidierung erreicht ist; täglich mehrmals Gipskontrollen (Durchblutung, Sensibilität), bei Schmerzäußerung umgehend Gips erneuern; **2.** Extensionsbehandlung als Dauerzug, wenn die reponierte Fraktur abzurutschen droht; Heftpflasterzugverband und Lagerung in Braun- oder Volkmann-Schiene bei Kindern häufig ausreichend; **3.** frühfunktionelle Physiotherapie, z. B. bei unkomplizierten stabilen Stauchungsfrakturen ohne operative oder konservative Stabilisierung.

Hinweis: Komplikationen nach Fraktur: posttraumatische Ostitis, Fettembolie, Gelenkinfektion, Pseudarthrose, sympathische Reflexdystrophie, Osteomyelitis, Kompartmentsyndrom.

Literatur: **1.** Rüter, A.; Trentz, O.; Wagner, M. (Hrsg.): Unfallchirurgie. 3. Aufl. München: Urban & Fischer, 2008; **2.** Häring, R.; Zilch, H. (Hrsg.): Chirurgie mit Repetitorium. 4. Aufl. Berlin, New York: de Gruyter, 1997; **3.** Oestern, H. J. et al.: Klassifizierung der Verletzungsschwere. Unfallchirurg 88: 465–472 (1985).

Autor: E. E. Scheller.

Fraktur, wachsende: s. Schädelfrakturen.

Fremdgenexpression: s. Gentherapie.

Fremdkörperaspiration: Eindringen eines Fremdkörpers (Knochen, Gräten, Gebissteile, Nadeln, Nägel, Kerne, Spielzeugteile, Münzen) in die oberen oder unteren Atemwege mit heftigen Abwehrreaktionen, Laryngospasmus, Husten, Würgen, Erbrechen, Zyanose und Luftnot; **Vorkommen:** häufig bei Kindern, Menschen mit geistiger Behinderung und bei Bewusstseinseintrübung (Rausch, Narkose, Schädelhirntrauma, epileptischer Anfall); **Einteilung:** **1.** laryngeal: große Fremdkörper können zu einem totalen Verschluss mit Erstickung oder Bolustod führen; bei Fixierung eines nicht obturierenden Fremdkörpers über längere Zeit im Kehlkopf Heiserkeit, Schmerz und Stridor; **2.** tracheobronchial: in 70 % der Fälle im rechten Hauptbronchus (geringere Achsenknickung); Frühsymptome sind Giemen, Pfeifen, exspiratorischer Stridor; je nach Ausmaß der bronchialen Obstruktion Atelektasen, aufgehobenes Atemgeräusch und Emphysem; Hustenanfälle über Wochen mit evtl. leicht blutigem Auswurf; Latenzphasen ohne Beschwerden sind bei stabiler Fixierung möglich.

Behandlungsindikation: Jeder aspirierte Fremdkörper muss entfernt werden, bei Verdacht ist eine eingehende Diagnostik einzuleiten.

Operative Therapie: **1.** im Notfall mit akuter Erstickungsgefahr (Fremdkörper verlegt Larynx oder Trachea) ggf. Koniotomie*; Transport in eine Klinik nur in Arztbegleitung, da sich Atemnot jederzeit einstellen oder verschlimmern kann; **2.** laryngeale Fremdkörper: i. d. R. Entfernung durch indirekte oder direkte Laryngoskopie in Oberkörpertieflage möglich, bei starker Atemnot nach vorausgegangener Koniotomie oder Tracheotomie*; bei Extraktionsversuchen am sitzenden Patienten in der ambulanten Praxis besteht die Gefahr der Aspiration des gelockerten Fremdkörpers in die tieferen Atemwege; **3.** tracheobronchiale Fremdkörper: endoskopische Entfernung (s. Bronchologie, interventionelle).

Sonstige Maßnahmen: bei unmittelbarer Erstickungsgefahr Oberkörper tief lagern, Kinder an den Beinen hochheben, auf den Rücken klopfen, kräftige Exspirations- bzw. Hustenstöße provozieren; kleine und leichtere laryngeale Fremdkörper, die nicht eingespießt sind, können evtl. ausgehustet werden; Heimlich-Handgriff (s. Atemwegsicherung) als Ultima Ratio.

Hinweis: **1.** Bei Provokation von Husten ist eine Verschlimmerung der Atemnot durch Mobilisation des Fremdkörpers und Einklemmung in der Glottis möglich. **2.** Digitale Extraktionsversuche sind nur bei unmittelbarer Erstickungsgefahr erlaubt (cave: Verschluss der Atemwege). **3.** Bei Kindern mit plötzlich auftretenden Husten- und Atemnotanfällen ohne sonstige Zeichen einer Infektion an Fremdkörperaspiration denken.

Autoren: F. Waldfahrer, H. Iro.

Frischplasma, gefrorenes: Abk. GFP, FFP für (engl.) fresh frozen plasma; Blutplasmapräparat, das als flüssiger Überstand einer Einzelspende oder aus einem Pool von Plasma einiger hundert Blutspender (Poolplasma) nach Zentrifugation des Vollblutes oder maschinell durch Plasmapherese gewonnen wird und baldmöglichst (spätestens innerhalb 24 Stunden) auf unter −30 °C tiefgefroren werden muss; Bestandteile: Serumproteine >60 g/l, Aktivitätsangabe in Einheiten (E), Aktivität der Gerinnungsfaktoren und Inhibitoren im aufgetauten GFP mind. 0,7 E/ml; Restzellgehalt: Erythrozyten <1000/μl, Leukozyten <500/μl, Thrombozyten <20 000/μl; gefrorenes Frischplasma unter −30 °C (Toleranz +3 °C) über die ermittelte Haltbarkeitsdauer bis zu 36 Monate gelagert, kann nach 4 Monaten Quarantänelagerung nach negativen Ergebnissen einer Zweituntersuchung des Spenders auf die Virusmarker HIV, HBV sowie HCV dann therapeutisch eingesetzt werden.

Indikation: **1.** gesichert: Faktor-V- und Faktor-XI-Mangel, Massivtransfusion mit Defektkoagulopathie (s. Bluttransfusion), Plasmaaustausch (z. B. bei thrombotisch-thrombozytopenischer Purpura); **2.** nicht gesichert: Volumenersatz, Immunglobulinmangel, AT-Mangel, Überdosierung oraler Antikoagulanzien, monofaktorieller Hämostasedefekt.

Kontraindikation: Plasmaunverträglichkeit, nachgewiesener IgA-Mangel, kardiale Dekompensation, Lungenödem.

UAW: **1.** akut: Volumenbelastung, Citratreaktion bei Übertragung großer Mengen in kurzer Zeit und bei Leberfunktionsstörungen, anaphylaktoide Reaktion, transfusionsinduzierte akute Ateminsuffizienz; **2.** verzögert: Hemmkörper gegen Gerinnungsfaktoren; bei nicht inaktivierbaren Blutprodukten Übertragung von Viren und anderen Mikroorganismen wie bei Erythrozytenkonzentrat*; für HIV 1 und 2 sowie Hepatitis-B- und -C-Virus durch Quarantänelagerung Risikominderung um 95 %.

Dosierung: entspr. klinischem Bild und Ergebnis der gerinnungsphysiologischen Untersuchung; Faustregel: 1 ml GFP/kg KG i. v. erhöht den Faktorgehalt um 1–2 %; **1.** Faktor-V-Mangel: 20 ml GFP/kg KG alle 12 Stunden; **2.** Faktor-XI-Mangel: 10 ml GFP/kg KG alle 24–48 Stunden; **3.** thrombotisch-thrombozytopenische Purpura: 30 ml/kg KG; Austauschtransfusion mit 3–4 l GFP/d; bei chronischer Form 10 ml/kg KG alle 3 Wochen; **4.** Massivtransfusion und Verdünnungskoagulopathie: erst bei Blutverlust >65 % des Blutvolumens 1 GFP/6–8 Erythrozytenkonzentrate. **Durchführung der Transfusion:** Blutgruppenbestimmung: **1.** möglichst blutgruppenidentische Transfusion; AB-Plasma kann für Patienten aller Blutgruppen verwendet werden; **2.** keine Kreuzprobe erforderlich; **3.** ABNull-Identitätstest, als Bedside-Test (mit Testkarte) am Empfänger wie bei Erythrozytenkonzentrat*. Schnelles Auftauen bei +37 °C; alle Proteinniederschläge (Kryoproteine) müssen gelöst sein; aufgetautes GFP nicht wieder einfrieren; Transfusionsgerät mit Filter (DIN 58360) verwenden; Infusion (meist peripher venös) sollte schnell erfolgen: initial mind. 3–4 GFP zur Erzielung hämostyptischer Wirkung; bei Infusionsgeschwindigkeit >50 ml/min: zusätzliche Calciumgabe erforderlich; Behältnis mit Restblutmenge sicher vor Kontamination 24 Stunden bei +4 (±2) °C aufbewahren.

Hinweis: **1.** keine Arzneimittel zufügen; calciumhaltige Lösungen wegen möglicher Aktivierung des Gerinnungssystems nicht mit dem selben Schlauchsystem applizieren; **2.** GFP und Erythrozytenkonzentrate nicht über die gleiche Kanüle infundieren; **3.** GFP kann auch durch Eigenblutspende gewonnen werden (s. Transfusion, autologe). **4.** Patientenaufklärung notwendig (s. Bluttransfusion); **5.** Patienten- und produktbezogene Chargendokumemntationspflicht gemäß § 14 Transfusionsgesetz.

Neuentwicklung: virusinaktivierte Plasmapräparate: Solvent-Detergent-Plasma (Kurzbezeichnung SD-Plasma) aus blutgruppenkompatibel gepoolten Plasmen, nach Lösungsmittel- und Detergens-Behandlung vollständige Elimination lipidumhüllter Viren (HIV, HBV, HCV); Methylenblau-pathogeninaktiviertes, leukozytenreduziertes Einzelspenderplasma, mit dem Farbstoff-Licht-Verfahren effektive Inaktivierung der meisten klinisch relevanten Viren; herstellungsbedingt muss in beiden Verfahren zur Virusinaktivierung eine reduzierte Gerinnungsaktivität in Kauf genommen werden.

Literatur: Bundesärztekammer (Hrsg.): Querschnitts-Leitlinien (BÄK) zur Therapie mit Blutkomponenten und Plasmaderivaten – Gesamtnovelle. Kapitel 4: Plasma zur therapeutischen Anwendung. Köln: Deutscher Ärzteverlag, 2008.

Autor: N. Müller.

Fruchtwasserinfektion: s. Amnioninfektionssyndrom.

Frühgeborenenretinopathie: Retinopathia praematurorum; Netzhauterkrankung mit Unterbrechung der normalen retinalen Gefäßentwicklung und Auftreten intraretinaler und (bei weiterem Fortschreiten) epiretinaler Gefäßproliferationen bei Frühgeborenen; weitere Progression kann zu Ablatio* retinae und Erblindung führen.

Behandlungsindikation: Die Indikation zur Koagulationstherapie orientiert sich an den betroffenen Netzhautarealen (Zonen in definiertem Papillenabstand), der Ausdehnung und der Ausprägung (Stadien 1–5) der Frühgeborenenretinopathie. In den meisten Fällen (ca. 85 %) bilden sich die Veränderungen spontan zurück. Bes. bei rascher Progression mit peripherer Shuntbildung über mehr als 5 Stunden und beginnender Verziehung der Netzhaut ist eine frühe Koagulation der avaskulären Areale notwendig.

Operative Therapie: **1. Koagulation:** nach Indikationsstellung sollte die Behandlung umgehend, spätestens innerhalb von 4 Tagen erfolgen; **a)** Standard ist die indirekte Laserkoagulation über ein Kopfophthalmoskop ohne Bindehauteröffnung; der Dioden-Laser (Wellenlänge 810 nm) ist insbes. bei Vorliegen einer Tunica vasculosa lentis oder Glaskörperblutungen dem Argon-Laser (Wellenlänge 488–514 nm) überlegen. **b)** Kryokoagulation (bei ungünstigen optischen Verhältnissen, z. B. enge Pupille, Blutungen); beide Verfahren zerstören die avaskuläre Netzhaut. Prognose: Das Risiko für schwerwiegende Netzhautveränderungen am hinteren Augenpol wird durch Koagulation um mind. 50 %, bei frühzeitiger Therapie um ca. 90 % reduziert. Trotz Koagulation ist jedoch eine Progression möglich. Komplikation: bei indirekter Laserkoagulation mit dem Argon-Laser Koagulationseffekte im vorderen Augenabschnitt mit nachfolgender Entwicklung einer Katarakt*; nach Kryokoagulation vermehrtes Auftreten von Myopien. Nachbehandlung: Mydriatika, lokale Gabe von Glukokortikoiden, nach Bindehauteröffnung Antibiotika. **2. Netzhaut- und glaskörperchirurgische Maßnahmen:** bei Auftreten einer Netzhautablösung ist eine adäquate Koagulationstherapie nicht mehr möglich. Allerdings steht bei den angewandten Verfahren (Cerclage, Open-sky-Vitrektomie, Vitrektomie über limbalen Zugang) der anatomische Erfolg der Netzhautanlage im Gegensatz zu einem oft schlechten funktionellen Endergebnis. Eine eindeutige Empfehlung für ein operatives Verfahren kann daher nicht gegeben werden.

Sonstige Maßnahmen: **1.** Entscheidend für den Erfolg der Therapie ist ein gut geplantes Screening aller Risikofrühgeborenen: **a)** Gestationsalter <32 Wochen (wenn dieses nicht sicher bekannt ist,

≤1500 g Geburtsgewicht), unabhängig von einer etwaigen Sauerstoffgabe; **b)** Gestationsalter zwischen 32 und 36 Wochen, wenn postnatal länger als 3 Tage Sauerstoff gegeben wurde; **2.** augenärztliche Untersuchung erstmals in der 6. postnatalen Woche (36.–42. Lebenstag); Folgeuntersuchungen wöchentlich, bei geringerem Risiko in größeren Abständen; wird eine Frühgeborenenretinopathie im therapiebedürftigen Stadium 3 nicht therapiert, besteht ein hohes Risiko einer Ablatio retinae und einer lebenslangen schweren Sehbehinderung oder Erblindung; im Zweifelsfall Vorstellung des Frühgeborenen in einem spezialisierten Zentrum.

F

Hinweis: **1.** Stark schwankende Sauerstoffpartialdrucke bei beatmeten Frühgeborenen sollen vermieden werden. **2.** Multiple, wissenschaftlich gesicherte Risikofaktoren für eine Frühgeborenenretinopathie sind i. d. R. mit der Unreife der Frühgeborenen assoziiert und daher nicht separat beeinflussbar. **3.** Für einige prophylaktische Maßnahmen (Vermeidung von Licht, Vitamin-E-Gabe) konnte die Wirksamkeit nicht nachgewiesen werden.

Neuentwicklung: **1.** Der Einsatz der Weitwinkelfunduskamera (RetCAM), mit der die zentrale und periphere Netzhaut darstellbar ist, kann die Verlaufskontrolle objektiv dokumentieren und bietet die Möglichkeit, sich mit in der Erkrankung erfahrenen Kollegen über eine Therapienotwendigkeit abzustimmen. **2.** In der Early-Treatment-Studie (Abk. ET ROP), in der u. a. Frühgeborene mit Retinopathie Stadium 2 (Leiste ohne extraretinale Proliferationen) mit Gefäßerweiterung behandelt wurden, wird ein geringerer Anteil eines schlechten anatomischen Ausgangs (Ablatio retinae, Verziehung der Makula) gegenüber der o. g. Vorgehensweise beschrieben. Dennoch wird diese Vorgehensweise nicht allgemein unterstützt, da die Kinder in einem unreiferen und instabileren Entwicklungszustand operiert würden und ca. ein Drittel auch ohne Therapie einen günstigen Spontanverlauf nehmen.

Selbsthilfe: Bundesverband „Das frühgeborene Kind“ e. V., Speyerer Straße 5–7, 60327 Frankfurt/Main, Tel. 01805 875877, Fax 069 58700999; E-Mail: info@fruehgeborene.de, Homepage: http://www.fruehgeborene.de/.

Literatur: **1.** Good, W.V. et al.: Final results of the early treatment for retinopathy of prematurity (ETROP) randomized trial. Trans Am Ophthalmol Soc. 102: 233–248 (2004); **2.** Clemens, S. et al.: Augenärztliche Screeninguntersuchungen von Frühgeborenen. Ophthalmologe 96: 257–263 (1999); **3.** Cryotherapy for Retinopathy of Prematurity Cooperative Group: Multicenter trial of cryotherapy for retinopathy of prematurity; Snellen visual acuity and structural outcome at 5,5 years after randomization. Arch Ophthalmol 114: 417–424 (1996); **4.** Noonan, C. P.; Clark, D. I.: Trends in the management of stage 3 retinopathy of prematurity. Br J Ophthalmol 80: 273–281 (1996).

Autoren: B. Müller, M. H. Foerster.

Frühgeburt: syn. Partus praematurus; Geburt vor 37 + 0 SSW; die Rate an Frühgeburten liegt in den industrialisierten Ländern zwischen 5 und 10 Prozent.

Behandlungsindikation: **1.** drohende Frühgeburt, d. h. vorzeitige, zervixwirksame Wehentätigkeit vor 34 + 0 SSW bei intakter Schwangerschaft; **2.** in Gang befindliche Frühgeburt.

Pharmakotherapie: **1.** bei drohender Frühgeburt Tokolyse* mit: **a)** Ca-Antagonist Nifedipin 3 × 30 mg p. o. täglich; **b)** Beta*-2-Sympathomimetika (Fenoterol); cave: nicht bei Mehrlingsschwangerschaft und/oder Patientinnen mit kardialen Vorerkrankungen bzw. schwer einstellbarem Diabetes mellitus u. a. wegen der Gefahr des maternalen Lungenödems; **c)** Oxytocin-Antagonisten, z. B. Atosiban (Tractocile®); **2.** bei therapieresistenter Wehentätigkeit vor 31 + 0 SSW Indometacin-Tokolyse möglich (Indomet®, 50–100 mg Supp.); cave: bei repetitiver Indometacin-Gabe Gefahr des Oligohydramnions und vorzeitigen Verschlusses des Ductus Botalli; daher sind regelmäßige Dopplersonographische Kontrollen erforderlich. **3.** Förderung der fetalen Lungenreife mit Betamethason (Celestan® solubile), jeweils 12 mg i. m. im Abstand von 24 Stunden; **4.** Thromboseprophylaxe mit niedermolekularen Heparinen, z. B. Certoparin-Natrium (Monoembolex®) 3000 IE s. c. bei gelockerter Bettruhe; **5.** antibiotische Prophylaxe mit Cefuroxim (z. B. Zinacef Hikma), 2 × 1,5g i. v. bei Fruchtblasenprolaps, vorzeitigem Blasensprung oder erhöhten Entzündungswerten.

Operative Therapie: **1.** Notfallcerclage bei Fruchtblasenprolaps und unauffälligen Entzündungsparametern bis zu 27 + 0 SSW; **2.** Schnittentbindung* bei in Gang befindlicher, therapieresistenter Frühgeburt und Beckenendlage* unter 34 + 0 SSW und/oder einem Schätzgewicht <2000 g.

Vaginale Geburt: möglich bei jeder Schädellage und bei Beckenendlage nach 34 + 0 SSW und einem fetalen Schätzgewicht >2000 g bei in Gang befindlicher Frühgeburt, solange keine Notsituation des Fetus (z. B. pathologisches Herzfrequenzmuster) besteht. Der Austritt des Kopfes sollte regelhaft durch Setzen einer Episiotomie bzw. ggf. durch Spekula erleichtert werden.

Psychotherapie: psychosomatische Exploration bei drohender Frühgeburt.

Sonstige Maßnahmen: gelockerte oder strenge Bettruhe (je nach vaginalem Befund), EKG, Elektrolytkontrolle, Thromboseprophylaxe (Heparin) sowie neonatologische Beratung der Patientin.

Eigenbehandlung: bei drohender Frühgeburt Autogenes Training und Entspannungstechniken.

Arbeitsunfähigkeit: großzügige Krankschreibung bei drohender Frühgeburt.

Hinweis: Die bisher etablierte i. v. Magnesium-Tokolyse ist aufgrund fehlenden therapeutischen

Effekts nach Kriterien der evidenzbasierten Medizin (Abk. EBM) obsolet.

Neuentwicklung: orale Tokolyse* mit Calcium-Antagonisten, z. B. Nifedipin.

Selbsthilfe: Elternkreis Frühgeborene und kranke Neugeborene, Mannheim e. V., Postfach 410153, 68275 Mannheim, Tel.: 0621 7245700, Fax 0621 7245956; E-Mail: elternkreis@tesch.eu, Homepage: http://www.fruehchen.de.

Literatur: 1. de Heus, R. et al.: Acute tocolysis for uterine activity reduction in term labor: a review. Obstet Gynecol Surv 63 (6): 383–388 (2008); 2. de Heus, R. et al.: A prospective randomized trial of acute tocolysis in term labour with atosiban or ritodrine. Eur J Obstet Gynecol Reprod Biol 139: 139–145 (2008); 3. Cunningham, G. et al. (eds): Williams Obstetrics. 22nd ed. McGraw-Hill, 2005.

Autoren: C. Fotopoulou, J. W. Dudenhausen.

Frühlockerung: s. Endoprothetik.

Frühsommer-Meningoenzephalitis: Abk. FSME; syn. zentraleuropäische Enzephalitis; durch verschiedene Zeckenarten (insbes. Ixodes ricinus) übertragene (Infektionsrate 0,1–5 %), im Sommer auftretende Enzephalitis*; **Häufigkeit:** in Deutschland ca. 100–300 Erkrankungsfälle pro Jahr; **Erreger:** verschiedene Subtypen eines RNA-Virus aus der Familie der Flaviviren; **Vorkommen:** Endemiegebiete: gesamter Schwarzwald, Bayerischer Wald, Odenwald, Bergstraße, Südthüringen an Ober- und Hochrhein, an der Donau ab Regensburg sowie entlang der Flüsse Paar, Isar, Rott, Inn, Vilz und Altmühl; in Österreich Gebiete entlang der Donau bis Wien, Niederösterreich, Steiermark, Burgenland und Kärnten (Karte unter http://www.rki.de); **Verlauf:** häufig biphasisch (70 % der Erkrankten): **1.** Prodromalstadium: 10 (4–28) Tage nach Infektion; grippale Allgemeinsymptome, Kopfschmerzen, evtl. Bauchschmerzen; **2.** nach fieberfreiem Intervall Meningitis* (Kopfschmerzen, Fieber, Müdigkeit) in 50 % der Fälle, Enzephalitis (Bewusstseinsstörungen, Lähmungen von Extremitäten und Hirnnerven) in 40 % der Fälle, Myelitis (Lähmungen der Extremitäten) in 10 % der Fälle.

Behandlungsindikation: Bei manifester FSME ist keine kausale Therapie möglich. Bei etwa 5 % der Patienten ist wegen Atemlähmung oder schwerer Bewusstseinsstörung eine intensivmedizinische Behandlung erforderlich.

Pharmakotherapie: symptomatisch; **1.** analgetische Maßnahmen: nichtsteroidale Antiphlogistika*, ggf. Opioidanalgetika nach WHO Stufenschema (s. Schmerzsyndrome), bei neuropathischen Schmerzen auch Antidepressiva* und Antiepileptika*; **2.** antipyretische Maßnahmen: nichtsteroidale Antiphlogistika; **3.** antikonvulsive Maßnahmen: Antiepileptika.

Prophylaxe: I. aktive Immunisierung mit inaktiviertem Virus: **1.** Encepur® Kinder/Erwachsene: **a)** schnelles Schema: 3 × 0,25/0,5 ml i. m. an den Tagen 0, 7 und 21; 1. Auffrischungsimpfung nach 12–18 Monaten empfohlen, dann alle 3 Jahre bzw. bei 12- bis 49-Jährigen nach 1. Auffrischungsimpfung nur alle 5 Jahre; **b)** konventionelles Schema: 3 × 0,25/0,5 ml i. m. an den Tagen 0, 28 (1–3 Monate) und 300 (9–12 Monate); Auffrischungsimpfung alle 3 Jahre bzw. bei 12- bis 49-Jährigen nach 1. Auffrischungsimpfung nur alle 5 Jahre; **2.** FSME-IMMUN Junior: 3 × 0,25 ml i. m. (2. Teilimpfung nach 1–3 Monaten; 3. Teilimpfung 9–12 Monate nach der 2. Teilimpfung); Auffrischungsimpfung: 0,25 ml 3 Jahre nach der letzten Impfung. Die erste Auffrischungsimpfung sollte nicht später als 3 Jahre nach der 3. Dosis erfolgen. Auf Grundlage der lokalen Epidemiologie und Erfahrung können auf nationaler Basis weitere Auffrischintervalle zwischen 3 und 5 Jahren empfohlen werden. **3.** FSME-IMMUN Erwachsene: 3 × 0,5 ml i. m. (2. Teilimpfung nach 14 Tagen bis 3 Monaten; 3. Teilimpfung 5–12 Monate nach der 2. Teilimpfung); Auffrischungsimpfung: bei 16–49-Jährigen 1. Auffrischungsimpfung 0,5 ml i. m. 3 Jahre nach der letzten Impfung; alle weiteren Impfungen 5 Jahre nach der letzten Impfung; bei ≥50-Jährigen Auffrischungsimpfung 0,5 ml i. m. 3 Jahre nach der letzten Impfung; **II.** Expositionsprophylaxe: lange, helle Kleidung und Kopfbedeckung in Waldgebieten tragen und anschließende Sichtkontrolle auf Zeckenbefall; **III.** Vektorkontrolle durch Insektizide und Wildkontrolle.

Sonstige Maßnahmen: physikalische Kühlung; Meldepflicht im Erkrankungsfall.

Hinweis: 1. Eine Postexpositionsprophylaxe wird nicht mehr empfohlen und ist nicht mehr verfügbar. **2.** Eine generelle Empfehlung zur raschen aktiven Immunisierung nach Zeckenstich kann mangels geeigneter Studien nicht gegeben werden. Individuell ist jedoch eine Nutzen-Risikoabwägung möglich.

Selbsthilfe: 1. Deutsche Borreliose- und FSME Liga e. V., Selbsthilfegruppe von Zeckeninfektionen Betroffenen, Rheinstraße 38, 76676 Graben-Neudorf, Tel. 07255 725555, Fax. 07255 725556; **2.** Borreliose und FSME Bund Deutschland e. V. (BFBD), Patientenorganisation Bundesverband, In den Rödern 13, 64354 Reinheim, Tel. 06162 969443, Fax. 06162 1666, E-Mail: info@borreliose-bund.de, Homepage: http://www.borreliose-bund.de/bund/.

Literatur: Kaiser, R.; Jilg, W.; Rauer, S.: Frühsommer-Meningoenzephalitis (FSME). In: Diener, H. C.; Putzki, N. (Hrsg.): Leitlinien für Diagnostik und Therapie in der Neurologie. 4. Aufl. Stuttgart: Thieme, 2008; http://www.dgn.org.

Autor: C. Weimar.

FSGN: s. Glomerulonephritis, chronische.

FSME: Abk. für Frühsommer*-Meningoenzephalitis.

Fuchsbandwurm: s. Echinokokkose.

Füllungstherapie, zahnärztliche: restaurativ-therapeutische Maßnahmen bei Karies*.

Indikation: klinisch und/oder röntgenologisch nachgewiesener Kariesbefall der Zahnflächen.

Kontraindikation: Allergie gegen einen Inhaltsstoff der zu verwendenden Werkstoffe (z. B. Amalgam, Kunststoffe); in diesem Fall ist eine sorgfältige Diagnostik durch einen erfahrenen Dermatologen/Allergologen notwendig (vgl. Materialunverträglichkeit).

Durchführung: Behandlung möglichst im Frühstadium, so dass eine minimal-invasive zahnärztliche Füllungstherapie möglich ist; damit einhergehen muss eine umfassende prophylaktische Betreuung des Patienten. Vollständige Kariesentfernung zur Beseitigung der Infektion; Präparation des entstandenen Hohlraums zur Aufnahme des Füllungsmaterials; Aufbau der verlorengegangenen Zahnhartsubstanz durch geeignete Materialien und Methoden (schadengerechtes, Zahnsubstanz schonendes Vorgehen), so dass Form und Funktion des Zahnes wiederhergestellt werden. Die Entscheidung über das geeignete Füllungsmaterial erfolgt anhand folgender Parameter: **1.** Lage und Größe des Defekts; **2.** Ausdehnung in Richtung Pulpa; **3.** Prognose für den Zahn, bes. in Bezug auf den Zahnhalteapparat; **4.** Prognose für die Füllung selbst bezüglich Größe, Material, Beanspruchung und Mundhygiene; **5.** werkstoffkundliche Kriterien zur Eignung des Füllungsmaterials (Druckfestigkeit, Härte, Schrumpfung, Korrosionsbeständigkeit, Abrasionsfestigkeit, Polierbarkeit); **6.** Biokompatibilität des Materials; **Füllungsmaterialien: 1.** Amalgam: weltweit meistverarbeitetes Füllungsmaterial im Seitenzahnbereich mit langer Haltbarkeit und einfacher Verarbeitung; möglicherweise geringfügige Quecksilberbelastung; abnehmende Akzeptanz auch unter kosmetischen Gesichtspunkten; **2.** Kunststoffe: zahnfarbenes Aussehen; optimal für Frontzahnfüllungen; im okklusionstragenden Seitenzahnbereich nur bedingt einsetzbar; erhöhter Aufwand bei der Verarbeitung, geringere Haltbarkeit durch Randspaltbildungen und Sekundärkaries; möglicherweise hohes allergieauslösendes Potential durch Restmonomere; andere plastische und zahnfarbene Füllungsmaterialien wie Glasionomerzemente und deren Abkömmlinge sind nach bisherigen Erkenntnissen zumindest im okklusionstragenden Seitenzahnbereich für dauerhafte Restaurationen nicht geeignet; **3.** Gold: seit Jahrzehnten bewährt als Einlagefüllung (Inlay) und für Teilkronen; bei überschaubarem Aufwand hohe klinische Erfolgssicherheit, insbes. unter Langzeitgesichtspunkten; sehr stark zerstörte Zähne können durch gegossene Aufbauten restauriert und stabilisiert werden; hohe Gewebefreundlichkeit, u. U. vermehrte Opferung von Zahnhartsubstanz notwendig; Sonderform: Stopfgold (Goldhämmerfüllung) für kleinste Defekte; sehr aufwendige Therapie, aber unübertroffene Langzeithaltbarkeit; **4.** Keramik: unter ästhetischen Gesichtspunkten mit Inlays optimale Ergebnisse erreichbar, auch als Keramikschalen (Veneers) im Frontzahnbereich einsetzbar; bei stärker zerstörten Zähnen als Teilkronen indiziert; bisher hat sich Keramik wegen der notwendigen adhäsiven Befestigung am besten bei schmelzbegrenzten Kavitäten bewährt.

Literatur: 1. Hellwig, E.; Klimek, J.; Attin, T.: Einführung in die Zahnerhaltung. 5. Aufl. Köln: Deutscher Zahnärzte Verlag, 2009; **2.** Dietrich, P. et al. (Hrsg.): Praxis der Zahnheilkunde. Bd 2: Zahnerhaltung I, Bd 3: Zahnerhaltung II. München, Wien, Baltimore: Urban & Schwarzenberg, 1993.

Autoren: A. Löw, G. Meyer.

Fünfte Krankheit: s. Erythema infectiosum acutum.

Fumarsäureester: Derivate der Fumarsäureester (Metabolite des Zitronensäurezyklus in pflanzlichen, tierischen und menschlichen Zellen) als systemische Antipsoriatika; **Vertreter:** Dimethylfumarat (Fumaderm®); **Wirkungsmechanismus: 1.** Hemmung der T-Lymphozytenaktivität; **2.** Förderung der Apoptose von Keratinozyten.

Indikation: systemische Therapie schwerer Formen der Psoriasis* vulgaris nach Versagen einer externen Therapie.

Kontraindikation: 1. gastrointestinale Ulzera; **2.** Nierenerkrankung; **3.** schwerer Leberschaden; **4.** Psoriasis pustulosa; **5.** chronische resistente Plaque-Psoriasis; **6.** Lebensalter <18 Jahre; **7.** strenge Indikationsstellung in Schwangerschaft und Stillzeit.

Wechselwirkungen: gegenseitige Wirkungsverstärkung bei gleichzeitiger Anwendung von Methotrexat, Retinoiden, Psoralenen (z. B. Methoxsalen*), Ciclosporin A.

UAW: häufig Flush, Übelkeit, Diarrhö, Eosinophilie, Lymphopenie, selten Nephrotoxizität.

Dosierung: einschleichend: s. Tab.

Fumarsäureester
Dosierung

Tag	Tagesdosis (morgens-mittags-abends)	
1– 3	0-0-1	Tabletten à 30 mg Dimethylfumarat (Fumaderm® initial)
4– 6	1-0-1	
7– 9	1-1-1	
10–12	1-1-2	
13–15	2-1-2	
16–18	2-2-2	
19–21	2-2-3	
22–24	3-2-3	
25–27	3-3-3	
28–32	1-1-1	Tabletten à 120 mg Dimethylfumarat (Fumaderm®)
33–37	1-1-2	
38–42	2-1-2	
≥43	2-2-2	

Hinweis: regelmäßige Kontrollen des Blutbildes, der Leber- und Nierenwerte sowie des Urinstatus.

Autoren: W. Sterry, N. Lembert.

Fundoplicatio: laparoskopisch oder durch Bauchschnitt angelegte manschettenförmige Faltung und Fixierung des Magenfundus um den distalen Ösophagus zur Wiederherstellung des gastroösophagealen Verschlusses.

Indikation: Hiatushernie*, gastroösophageale Refluxkrankheit*, Ösophagusachalasie*, Ösophagusperforation*, Boerhaave*-Syndrom.

Durchführung: Verfahren: 1. operatives Verfahren nach Nissen-Rosetti: **a)** Laparotomie nach Schienung des Ösophagus mit dicker Magensonde; die Fundusvorderwand des Magens wird dorsal des Ösophagus auf die rechte Seite verlagert und mit Klemmen gefasst. Mit 4–5 nicht resorbierbaren Nähten wird der Fundus manschettenartig vor dem Ösophagus adaptiert. Die Manschette darf nicht zu eng sein, Zeigefinger und Daumen müssen locker zwischen Ösophagus und Fundus Platz haben. Der distale Manschettenrand wird zusätzlich mit 2–3 Nähten an der Magenvorderwand fixiert, um ein Abgleiten der Manschette nach proximal zu verhindern (s. Abb. 1). **b)** Die Fundoplicatio kann mit gleich guten Ergebnissen auch laparoskopisch durchgeführt werden (Beseitigung der Refluxbeschwerden bei >90 %), so dass die laparoskopische Fundoplicatio wegen des geringeren Zugangstraumas bevorzugt angewendet wird. **2.** Hintere 270°-Fundoplicatio nach Toupet, insbes. bei hypomotilem Ösophagus; dadurch Vermeidung der postoperativen Dysphagie.

Komplikationen: Postfundoplicatiosyndrome (s. Abb. 2) sind selten: **1.** Lösung der Fundusmanschette (erneuter Reflux); **2.** Superkontinenz durch zu eng angelegte Manschette (Dysphagie, sog. Gas-bloat-Syndrom); **3.** Hochgleiten des Fundus nach proximal mit Stase und Reflux (Teleskop-Phänomen) durch zu weite Manschette; **4.** weiterbestehender Reflux bei primär zu tief angelegter Manschette; **5.** Denervationssyndrom inf. Verletzung des Nervus vagus (Stase und Gas-bloat-Syndrom); **6.** passagere (0–13 %) und permanente (0–4 %) Schluckstörungen; die genannten Komplikationen erfordern z. T. Korrekturoperationen, die nur von bes. erfahrenen Operateuren durchgeführt werden sollten, da erfahrungsgemäß die Präparation inf. ausgedehnter Verwachsungen extrem

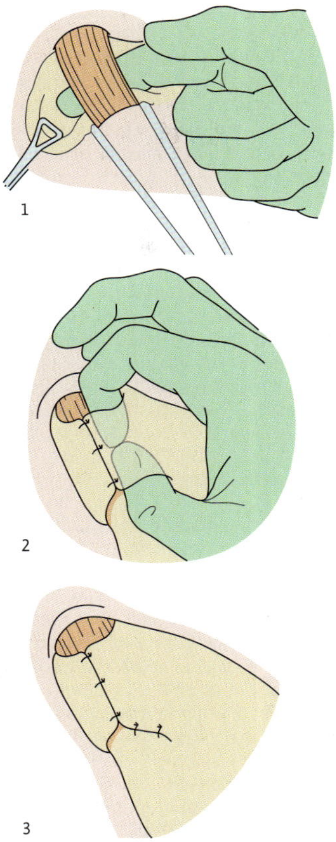

Fundoplicatio Abb. **1:** 1: Durchschieben der Fundusmanschette hinter dem Ösophagus; 2: Überprüfen der Weite der Manschette; 3: distale Fixation der Manschette am Magen zur Vermeidung des Teleskop-Phänomens

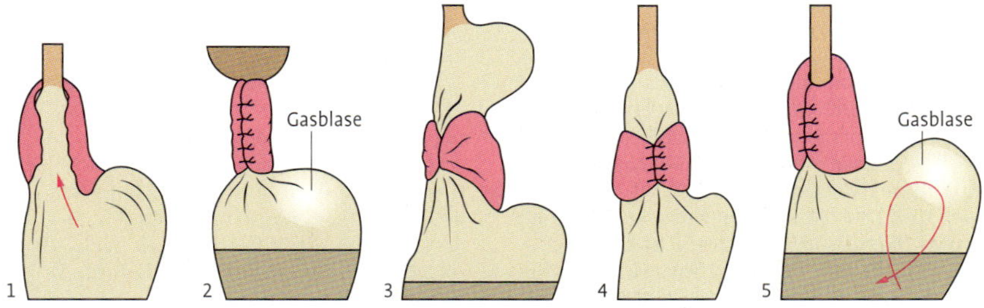

Fundoplicatio Abb. **2:** Postfundoplicatiosyndrome; 1: Manschettenlösung; 2: zu enge Manschette; 3: zu weite Manschette; 4: zu tief angelegte Manschette; 5: Denervationssyndrom

schwierig und die Gefahr einer Ösophagusverletzung groß ist.

Prognose: 1. Operationsletalität 0–1 %; 2. Beseitigung der Refluxbeschwerden in 70–96 %; Frührezidive in 2–8 %.

Hinweis: Die Fundusmuskulatur unterliegt in ihrer Motilität ähnlichen myogenen, nervalen und hormonalen Steuerungen wie die terminale Ösophagusmuskulatur. Die Manschette wirkt mechanisch wie ein Ventil auf Dehnung bei Druck- und Volumenzunahme des Magens; dabei ist nicht entscheidend, ob die Kardia unter- oder oberhalb des Diaphragmas lokalisiert ist.

F

Literatur: 1. Fuchs, K.-H. et al. (Hrsg.): Laparoskopische Antirefluxchirurgie. Heidelberg: Kaden, 2003; 2. Rossetti, M.: Hiatushernien und andere Erkrankungen des Zwerchfells. In: Siewert, J. R. et al.: Chirurgische Gastroenterologie. Bd 2. 3. Aufl. Berlin, Heidelberg, New York: Springer, 2000.

Autor: J. Boese-Landgraf.

Fundusvarizenblutung: s. Ösophagusvarizenblutung.

Funikulolyse: s. Maldescensus testis.

Funktionsstörungen, sexuelle: syn. funktionelle Sexualstörungen, sexuelle Dysfunktion; Störungen der psychischen bzw. organischen Komponenten des sexuellen Reaktionszyklus in der Lust-Appetenz-, Erregungs- oder Orgasmusphase; Oberbegriff für Libidomangel, sexuelle Aversion, Erregungsstörung, Vaginismus, Dyspareunie, generelle und koitale Anorgasmie, (partielle) Impotenz, Ejaculatio praecox bzw. Ejaculatio retarda; vgl. Erektionsstörung.

Behandlungsindikation: Vorliegen einer mehr als dreimonatigen Störung und dadurch bedingte sexuelle Unzufriedenheit mit Leidensdruck, v. a. wenn die Sexualstörung das Selbstwertgefühl und die Partnerbeziehung belastet.

Pharmakotherapie: 1. bei Nachweis organischer (Teil-)Ursachen Behandlung der Grunderkrankung, z. B. Antibiotikatherapie einer Infektion, Östrogentherapie einer Atrophie der Vaginalschleimhaut oder Therapie mit Phosphodiesterase-Hemmern (z. B. Cialis®, Levitra®, Viagra®) bei vaskulär bedingter Erektionsstörung; 2. verschiedene Arzneimittel (z. B. Psychopharmaka, Beta-Rezeptoren-Blocker) können sexuell hemmende unerwünschte Arzneimittelwirkungen aufweisen; falls möglich, ist ein Wechsel der Medikation angezeigt.

Operative Therapie: nur in seltenen Fällen (z. B. Fehlbildungen, Uterusprolaps) indiziert; Hymenalinzision und operative Korrektur der Labien erst nach eingehender Abklärung möglicher psychischer (Begleit-)Ursachen.

Psychotherapie: nach eingehender Sexualanamnese wird über das anzuwendende Verfahren entschieden; 1. Sexualberatung (s. Tab. 1); 2. Sexualtherapie (s. Tab. 2); sollte nur von gut ausgebildeten Psychotherapeuten ausgeübt werden; 3. Psychotherapie; als Einzel- oder Paartherapie, wenn neben den sexuellen Funktionsstörungen noch weitere neurotische oder psychosomatische Symptome bestehen.

Funktionsstörungen, sexuelle Sexualberatung	Tab. 1
Ziele	
Informationsvermittlung	
Abbau von sprachlichen Hemmungen	
Korrektur von Fehlvorstellungen	
Einstellungs- und Verhaltensänderung	
Methoden	
Einzel- oder Paargespräche	
Anbieten konkreter Ratschläge und Empfehlungen	
Hinweis auf Literatur zur Sexualaufklärung und -information	

Funktionsstörungen, sexuelle Sexualtherapie	Tab. 2
Ziele	
Klärung sexualisierter Konflikte	
Abbau von Vermeidungsverhalten und Sexualängsten	
Verbesserung der Wahrnehmung sexueller Körperreaktionen	
Modifizierung fixierter sexueller Verhaltens- und Einstellungsmuster	
Methoden	
psychodynamisch orientierte Paargespräche	
Desensibilisierung sexueller Ängste	
Anleitung zu Körperübungen	

Naturheilkundliche Verfahren: 1. Bei geeigneten Fällen können Behandlungsversuche i. S. einer umstimmenden Therapie* oder einer psychisch wirksamen Therapie* sinnvoll sein. 2. Aphrodisiaka haben meist nur begrenzte Wirkung.

Eigenbehandlung: Bücher zur Sexualinformation, erotische Literatur und Therapiemanuale zur Eigenbehandlung können hilfreich sein.

Selbsthilfe: Pro Familia, Deutsche Gesellschaft für Familienplanung, Sexualpädagogik und Sexualberatung e. V., Bundesverband, Stresemannallee 3, 60596 Frankfurt, Tel. 069 639002, Fax 069 639852; E-Mail: info@profamilia.de, Homepage: http://www.profamilia.de.

Literatur: 1. Clement, U.: Systemische Sexualtherapie. 3. Aufl. Stuttgart: Klett-Cotta, 2006; 2. Buddeberg, C.: Sexualberatung. 4. Aufl. Stuttgart: Thieme, 2005; 3. Strauss, B. (Hrsg.): Psychotherapie der Sexualstörungen. 2. Aufl. Stuttgart: Thieme, 2004.

Autor: C. Buddeberg.

Furosemid-Diuretika: s. Schleifendiuretika.

Furunkel: meist aus einer Folliculitis* simplex hervorgehende akute Entzündung von Haarfollikel und Talgdrüse (Perifollikulitis) als schmerzhafter, bis zu einigen Zentimetern großer, geröteter Knoten mit zentralem Eiterpfropf und starkem Ödem der Umgebung; Die flächenhaft konfluierende Entzündung mehrerer benachbarter Furunkel mit Einschmelzung des dazwischen liegenden Gewebes wird als Karbunkel bezeichnet. **Erreger:** Staphylokokken.

Behandlungsindikation: besteht mit der Diagnosestellung, da die Gefahr einer Ausbreitung und der Entwicklung von Komplikationen (z. B. Kavernosusthrombose bei Gesichtsfurunkel, Gewebeeinschmelzung mit atrophischen Narben) besteht.

Pharmakotherapie: **1.** Lokaltherapie bei kleinem, solitärem Furunkel; **a)** antiseptisch: Clioquinol (z. B. Linola-sept®) oder Polyvidon-Iod (z. B. Braunovidon® Salbe), jeweils 2-mal täglich für 7 Tage; **b)** sog. Zugsalbe (10–50 %iges Ammoniumbituminosulfat, z. B. Ichtholan®) reichlich auftragen mit Watteverband, 1-mal täglich bis zur Fluktuation, dann Spontanöffnung oder Inzision; **2.** systemische Therapie nach Antibiogramm bei größeren bzw. multiplen Furunkeln, Karbunkeln oder Furunkulose: Flucloxacillin (z. B. Staphylex®), 3 × 1000 mg/d für 7–10 Tage; alternativ bzw. bei Rezidiv Erythromycin (z. B. Erythrocin®), 3 × 500 mg/d für 7–10 Tage oder Clindamycin (z. B. Sobelin®), 3 × 600 mg/d für 7–10 Tage.

Operative Therapie: Größere Furunkel oder Karbunkel werden nach zentraler Erweichung (bei Fluktuation) durch Inzision eröffnet und antiseptisch versorgt, z. B. mit Polyvidon-Iod (z. B. Braunovidon® Salbengaze) oder Framycetin und Lidocain (z. B. Leukase® N Kegel); Gummilasche oder Tamponade (z. B. Tamponadebinde Hartmann®) einlegen.

Sonstige Maßnahmen: **1.** insbes. bei rezidivierenden Furunkeln (Furunkulose): Identifizierung und Behandlung prädisponierender Faktoren (Diabetes mellitus, Immunsuppression, Ernährungsstörungen, Alkoholkrankheit); **2.** bei rezidivierenden Furunkeln ggf. Staphylococcus-aureus-Reservoir im Nasenrachenraum mit Mupirocin (z. B. Turixin® Salbe) behandeln.

Eigenbehandlung: **1.** Kühlung mit feuchten Umschlägen oder Cool pack; **2.** antiseptische Seifen mit Polyvidon-Iod (z. B. Betaisodona® Wasch-Antiseptikum Flüssigseife) benutzen; **3.** sorgfältige Haut- und Kleiderhygiene.

Arbeitsunfähigkeit: bei großen akuten Furunkeln oder Karbunkeln in ungünstiger Lokalisation bis zu 7 Tage.

Literatur: **1.** Leitlinien der Deutschen Dermatologischen Gesellschaft (DDG) und Arbeitsgemeinschaft für Dermatologische Infektiologie (ADI): Staphylokokkeninfektionen der Haut, 2004, http://www.uni-duesseldorf.de/awmf/ll/013-038.htm; **2.** Gray, D. R.: Treatment of bacterial skin and skin structure infections. Expert Opin Pharmacother 4: 1259–1275 (2003); **3.** Grabbe, J.; Henz, B. M.: Bakterielle Hauterkrankungen. In: Henz, B. M. et al. (Hrsg.): Dermatologie und Venerologie. 2. Aufl. Berlin, New York: de Gruyter, 1998.

Autoren: P. Schulze, W. Sterry.

Fusions-Inhibitoren: s. HIV-Infektion; Virostatika.

Fuß, diabetischer: Spätkomplikation des Diabetes mellitus Typ 1 oder 2 inf. Makroangiopathie (Arteriosklerose) v. a. peripherer Gefäße (Unterschenkel), Mikroangiopathie (funktionelle Angiopathie im Bereich der Arteriolen oder Präkapillaren), Polyneuropathie und Chondroarthropathie; **Formen:** **1.** neuropathisch-infiziert (Malum perforans pedis); **2.** angiopathisch; **3.** neuropathisch-angiopathisch (kombiniert mit sehr ungünstiger Prognose); **Klinik:** schmerzlose Ulzera, Nekrose, Gangrän; Minderung des Vibrations- und Schmerzempfindens (daher oft später Arztbesuch), trockene und warme Haut; **Komplikationen:** feuchte Gangrän, Infektion, Sepsis.

Behandlungsindikation: Jede kleine Wunde, jedes Ulkus beim Diabetiker muss frühzeitig und konsequent behandelt werden.

Pharmakotherapie: indiziert, wenn operative (invasive) Therapie nicht oder nicht mehr durchführbar ist; bei Angiopathie: PGE_1 Alprostadil (z. B. prostavasin®), 2 × 2 oder 3 × 1 Amp. in 250 ml 0,9 % NaCl-Lösung/d i. v. oder 2 × 1 Amp. (2 × 20 µg)/d über 2 × 2 Stunden i. a.

Operative Therapie: **1.** Neuropathie: Bei typischer Lokalisation besteht oft eine Subluxation/Luxation des Tarsometatarsalgelenkes. Zur Druckentlastung und Rezidivprophylaxe werden distales Drittel des (ursächlichen) Mittelfußstrahles und Basis der Grundphalanx reseziert; Zugang über Längsinzision am Fußrücken, ansonsten strikt konservativ; **2.** Angiopathie: s. Arteriosklerose; Verschlusskrankheit, periphere arterielle; Besonderheit bei Diabetes mellitus ist der Unterschenkelarterien-Querschnittverschluss, bei dem manchmal noch ein distales kurzes Segment offen ist, das sich zu einer Bypass-Aufnahme eignet (Angiogramm der Unterschenkel- und Fußarterien unverzichtbar); **a)** Angioplastie, auch in Kombination mit lokaler Lysetherapie (gute Ergebnisse bei kruraler Angioplastie); **b)** Bypass: entweder kurzer (hämodynamisch günstiger) popliteo-tibialer, popliteo-pedaler, tibio-tibialer oder tibio-pedaler oder langer femoro-pedaler Venen-Bypass; **c)** Kombination von Bypass und Angioplastie der Arteria femoralis superficialis; **d)** lumbale Sympathektomie zur Verbesserung der Durchblutung; ausschließlich bei reiner Angiopathie (ohne Neuropathie) indiziert; **3.** Amputation*: erst nach Versagen aller Extremitäten erhaltenden Maßnahmen.

Sonstige Maßnahmen: konservative Therapie: sorgfältige und regelmäßige Wundtoilette; Wundbehandlungskonzept: s. Syndrom, postthrombotisches (Tab.); die Entlastung des Fußes ist behand-

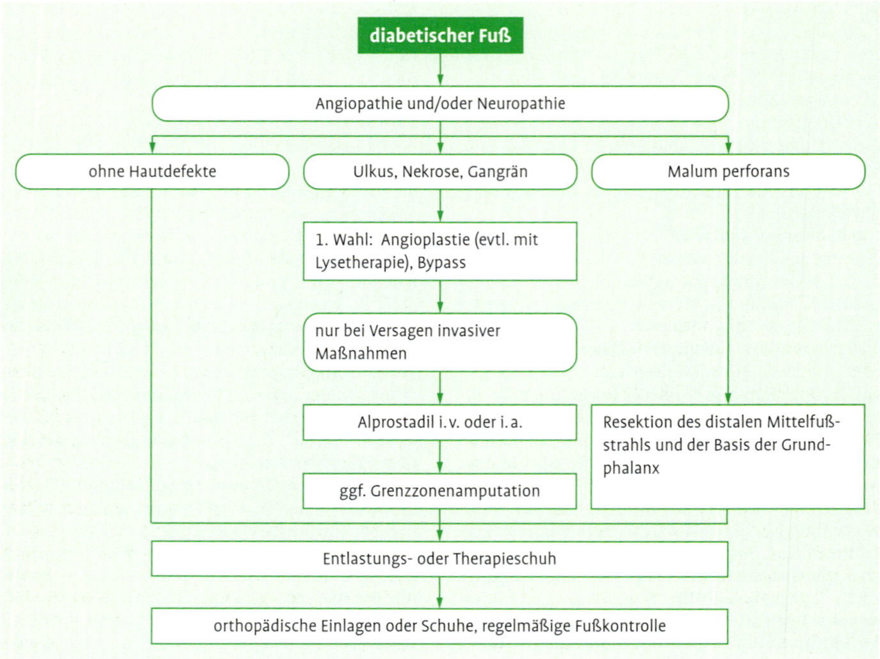

Fuß, diabetischer: therapeutischer Stufenplan

lungsentscheidend. Bettruhe allenfalls initial im akuten Entzündungsstadium; dann völlige Entlastung z. B. mit Vorfußentlastungsschuh; langfristig orthopädische Schuheinlagen (retrokapitale Abstützung) oder Schuhe.

Therapeutischer Stufenplan: s. Abb.

Eigenbehandlung: sorgfältige, regelmäßige Fußinspektion und -pflege; häufig sind die Patienten aufgrund begleitender Retinopathie bzw. hohen Alters auf fremde Hilfe angewiesen. Sinnvoll zur Unterstützung der Eigenkontrolle ist die weitere Einrichtung von Fußambulanzen.

Arbeitsunfähigkeit: Patienten mit schwerer Ausprägung sind meist erwerbsunfähig (auch aufgrund anderer diabetischer Spätfolgen).

Hinweis: **1.** Fehldiagnose und -behandlung sind häufig. **2.** Bei an Diabetes mellitus Erkrankten werden 35-mal mehr Amputationen durchgeführt als bei anderen Patienten (oft zu frühzeitig, zu weit zentral oder unnötig).

Selbsthilfe: **1.** Deutscher Diabetiker-Bund e. V., Goethestr. 27, 34119 Kassel, Tel. 0561 7034770, Fax 0561 7034771; E-Mail: info@diabetiker-bund.de, Homepage: http://www.diabetiker-bund.de; **2.** Deutscher Diabetiker Verband e. V., Hahnbrunner Str. 46, 67659 Kaiserslautern, Tel. 0631 76488, Fax 0631 97222; E-Mail: diabe teskl@webring.de.

Literatur: **1.** Schatz, H. (Hrsg.): Diabetologie kompakt, Grundlagen und Praxis. 4. Aufl. Berlin, Wien: Blackwell, 2007; **2.** Sigala, F. et al.: Transluminal angioplasty of isolated crural arterial lesions in diabetics with critical limb ischemia, VASA 3 (2005); **3.** Hepp, W. (Hrsg.): Der diabetische Fuß. Darmstadt: Steinkopff, 1996.

Autor: W. Hepp.

Fußkorrektur: s. Heil- und Hilfsmittel, orthopädische.

Fußpilz: s. Tinea.

Fußschwielen: s. Clavus.

G

Gabapentin: s. Antiepileptika.
Galeazzi-Fraktur: s. Radiusfraktur, distale.
Gallenblasenempyem: s. Empyem.
Gallenblasenentfernung: s. Cholezystektomie.
Gallenblasenentzündung: s. Cholezystitis.
Gallenblasenkarzinom: vom Epithel der Gallenblase ausgehendes, am häufigsten im Gallenblasenhals lokalisiertes Karzinom; häufigste Neoplasie der Gallenwege; meist Adenokarzinom (80 %); Häufigkeitsgipfel im 7. und 8. Dezennium; Frauen erkranken 5-mal häufiger als Männer. **Ursache:** wahrscheinlich sind chronische Cholezystitis* und Porzellangallenblase prädisponierende Faktoren, s. Abb. 1; **Ausbreitung:** hämatogen und direkt infiltrativ in die Leber, ausgedehnt in regionäre Lymphknoten; im fortgeschrittenen Stadium Einbruch in rechte Kolonflexur, Duodenum und Ductus hepatocholedochus (Verschlussikterus); **Stadieneinteilung:** nach TNM-Klassifikation; **Diagnose:** in frühen Tumorstadien (10–30 %) nur als Zufallsbefund i. R. einer Cholezystektomie.

Behandlungsindikation: absolute Indikation zur Operation; Ausnahme ist das Bestehen von Fernmetastasen oder einer Peritonealkarzinose.

Operative Therapie: Vorbereitung: Bereitstellung von Blutkonserven, pharmakologischer Thromboseprophylaxe und Antibiotikaprophylaxe, z. B. mit Cefotaxim (z. B. Claforan®), 2 g i. v. unmittelbar vor der Operation; **Verfahren:** **1.** Cholezystektomie* en bloc mit Resektion des angrenzenden Lebergewebes und Lymphadenektomie; bei Tumoren an der leberseitigen Gallenblasenwand ist die partielle Resektion der Lebersegmente IVb und V notwendig, bei ausgedehnter Infiltration der Leber zusätzlich des Segments VI und V komplett (s. Abb. 2; vgl. Leberchirurgie). **2.** Bei Mitbefall anderer Organe (Kolon, Duodenum, Gallengang) ist das weitere Vorgehen abhängig von Alter und Allgemeinzustand des Patienten. Meist ist keine Prognoseverbesserung durch Mehrorganentfernung zu erzielen. **3.** Wurde der Tumor erst postoperativ durch histologische Untersuchung der Gallenblase entdeckt, und handelt es sich um ein polypöses Karzinom, ist die Cholezystektomie ausreichend. Bei infiltrierend wachsendem szirrhösem Karzinom muss relaparotomiert und die entsprechenden Lebersegmente und Lymphknoten reseziert werden. **4.** bei Inoperabili-

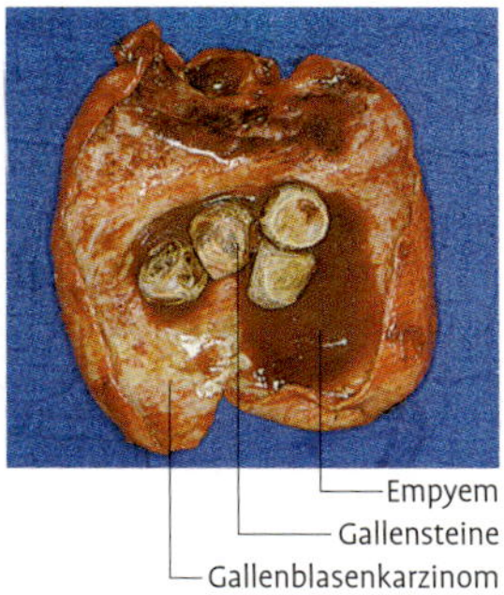

Gallenblasenkarzinom Abb. 1: infiltrierend wachsendes Karzinom der Gallenblase; Operationspräparat

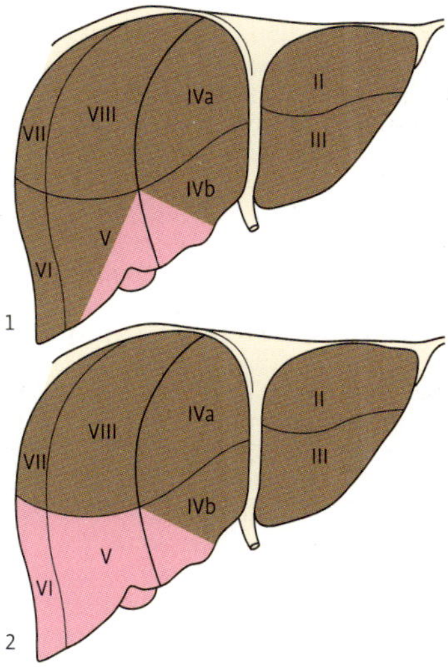

Gallenblasenkarzinom Abb. 2: 1: En-bloc-Resektion der Gallenblase mit den Lebersegmenten IVb und V partiell; 2: bei ausgedehnter Infiltration der Leber zusätzliche Resektion des Segmentes VI und V komplett

tät palliative Cholezystektomie zur Vermeidung sekundärer infektiöser Komplikationen; **5.** bei Einbruch des Karzinoms in den Gallengang evtl. T-Drainage zur palliativen Galleableitung oder interventionell Einlage eines Stents oder perkutane transhepatische Cholangiodrainage (Abk. PTCD); **6.** bei Einbeziehung der Kolonflexur evtl. palliative Kolonresektion wegen Ileusgefahr und Fistelbildung; **Nachbehandlung:** pharmakologische Thromboseprophylaxe (Gerinnungsstatus beachten), Nahrungsaufbau ab 2. postoperativem Tag, Abführmaßnahmen; **Komplikationen:** Nachblutung, Gallenfistel, lokale Infektion; **Ergebnisse:** **1.** Operationsletalität 0–15 %, abhängig von Operationsausdehnung, Allgemeinzustand und Alter des Patienten; **2.** Langzeitprognose: Überlebenszeit (abhängig vom Tumorstadium) bei kurativen Ersteingriffen im Median 42 Monate, bei sekundären Eingriffen 12,5 Monate, bei palliativen Resektionen 5 Monate und bei explorativer Laparotomie 2 Monate; kumulative Fünf-Jahres-Überlebensrate (japanische Statistik): bei auf die Mukosa begrenzten Tumoren 82,6 %, auf Mukosa und Muskularis beschränkt 72,5 %, bis in die Subserosa reichend 37 %, mit Serosainfiltration 14,7 % und bei Infiltration benachbarter Organe 7,5 %.

Strahlentherapie: **1.** intraoperative Strahlentherapie (Abk. IORT) des Tumorbettes nach Resektion des Karzinoms mit 20–30 Gy; nach 4–5 Wochen zusätzlich perkutane Radiatio mit 30–40 Gy; die Therapie führte bei 17 Patienten (Resektion plus IORT) im Vergleich zu einem Kollektiv von 9 Patienten (nur Resektion) im TNM-Stadium IV zu einer Verbesserung der kumulativen Drei-Jahres-Überlebensrate von 0 auf 10,1 %. **2.** Möglich ist auch die postoperative perkutane (40 Gy) und intrakavitäre Afterloading-Bestrahlung (10–20 Gy); Ergebnisse statistisch nicht gesichert.

Sonstige Maßnahme: interventionelle perkutane transhepatische Stent-Einlage bei Inoperabilität und bestehendem Verschlussikterus (Yamakawa-Drainage).

Therapeutischer Stufenplan: s. Abb. 3.

Hinweis: Der Nutzen einer adjuvanten Chemotherapie ist nicht gesichert.

Selbsthilfe: **1.** Deutsche Krebshilfe e. V., Buschstr. 32, 53113 Bonn, Tel. 0228 729900, Fax 0228 7299011; E-Mail: deutsche@krebshilfe.de, Homepage: http://www.krebshilfe.de; **2.** Krebsinformationsdienst (KID), Im Neuenheimer Feld 280, 69120 Heidelberg, Tel. 0800 4203040; E-Mail: krebsinformationsdienst@dkfz.de, Homepage: http://www.krebsinformation.de.

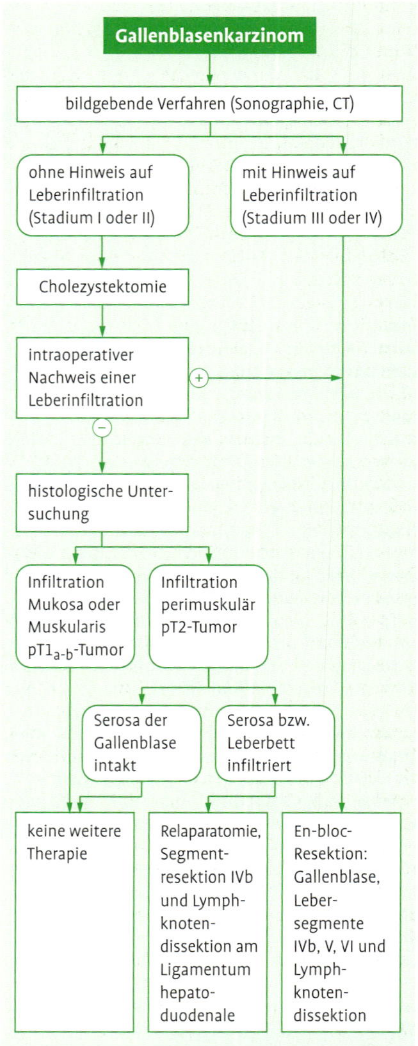

Gallenblasenkarzinom Abb. 3: therapeutischer Stufenplan

Literatur: **1.** Kraus, T.; Herfarth, C.: Chirurgische Therapie von Karzinomen der extrahepatischen Gallenwege und der Gallenblase. In: Siewert, J. R.; Rothmund, M.; Schumpelick, V. (Hrsg.): Praxis der Viszeralchirurgie. Onkologische Chirurgie. 2. Aufl. Berlin, Heidelberg, New York: Springer, 2006; **2.** Weickert, U.: Tumoren der Gallenblase und der extrahepatischen Gallenwege. In: Dancygier, H. (Hrsg.): Klinische Hepatologie. Berlin, Heidelberg, New York: Springer, 2003; **3.** Becker, H. D. et al.: Gallenblasentumoren. In: Becker, H.-D. et al. (Hrsg.): Chirurgische Onkologie. Stuttgart, New York: Thieme, 2002.

Autor: R. Pfitzmann.

Gallengangkarzinom: syn. malignes Cholangiom; seltenes, vom Gallengangepithel ausgehendes Karzinom, das am häufigsten nach dem 60. Lebensjahr v. a. bei Männern mit primär sklerosierender Cholangitis auftritt; histologisch meist Adeno-, selten Plattenepithel- oder squamöses Karzinom; **Lokalisation:** 45 % im Bereich der Gabelung des Ductus hepaticus (Klatskin-Tumor), 27 % im mittleren, 14 % im retroduodenalen Choledochusabschnitt und ca. 12 % an der Papille; **Wachstumsformen** (wichtig für Operation und Prognose): szirrhös, nodulär, papillär bzw. polypoid; **Klinik:** palpable, schmerzlose Resistenz im rechten Oberbauch (Courvoisier-Zeichen); Gewichtsverlust; je nach Lokalisation führt das Gallengangkarzinom frühzeitig zum Verschlussikterus.

Behandlungsindikation: **1.** dringliche radikale Tumorentfernung mit dem Ziel der Heilung oder Lebensverlängerung; **2.** palliative Maßnahmen zur Therapie des Verschlussikterus (Verbesserung der Lebensqualität); **3.** Tumoren in distalem Gallengang und Papille werden hinsichtlich Operationstaktik den Pankreaskopftumoren zugeordnet (s. Pankreaskarzinom). **4.** Klatskin-Tumoren liegen in der Nähe der Gefäßaufzweigungen im Leberhilus und gelten deshalb nicht selten als inoperabel. Unerlässlich sind präoperative simultane retro- und anterograde Cholangiographie, selektive Angiographie der Arteria hepatica und Vena portae sowie CT (Tumorausdehnung im Leberparenchym). Mit Cholangio-Angio-MRT kann die Diagnose in einem Schritt gestellt werden. Der Tumor ist operabel, wenn beide Gallengänge oberhalb der zweiten Bifurkation, das pericholangioläre Leberparenchym und die Arterie des bei einer Leberteilresektion zu erhaltenden Leberlappens tumorfrei sind. Der Tumor ist inoperabel, wenn die angrenzenden Gefäße einbezogen und bei Infiltration des linken oder rechten Ductus hepaticus zugleich die Gefäße der Gegenseite oder die Pfortader mitbeteiligt sind. Oft ist die Operabilität erst intraoperativ nach subtiler Präparation zu beurteilen; selten können auch Typ-IV-Tumoren noch operabel sein. Ist keine vollständige Resektion möglich, kommen sowohl operative, insbes. aber interventionelle Verfahren zur Behandlung des Verschlussikterus in Frage.

Operative Therapie: **Vorbereitung:** Patientenaufklärung über Prognose (Fünf-Jahres-Überlebenszeit 25 %), Operationsausdehnung (ggf. Lebertransplantation*), Komplikationen (Blutung, Nahtinsuffizienz mit Gallenfistel, Infektion) und Mortalitätsrisiko (10 %); Gerinnungsuntersuchungen, evtl. Vorbehandlung mit Vitamin K (z. B. Konakion®), perioperative Antibiotikaprophylaxe (s. Leberchirurgie), Bereitstellung von 3–5 Einheiten Erythrozytenkonzentrat; **Verfahren:** **1.** radikale Operationen: **a)** entsprechend der Bismuth-Klassifikation: Leberhilusresektion, ggf. mit Leberteilresektion und Hepatikojejunostomie in verschiedenen Modifikationen (s. Abb. 1); **b)** erweiterte Leberhilusresektion mit Teilresektion der Arteria hepatica bzw. der Pfortader; Rekonstruktion durch Interposition von Vena-saphena-Segmenten; **c)** Lebertransplantation bei lokaler Inoperabilität und nicht vorhandenen extrahepatischen Tumorab-

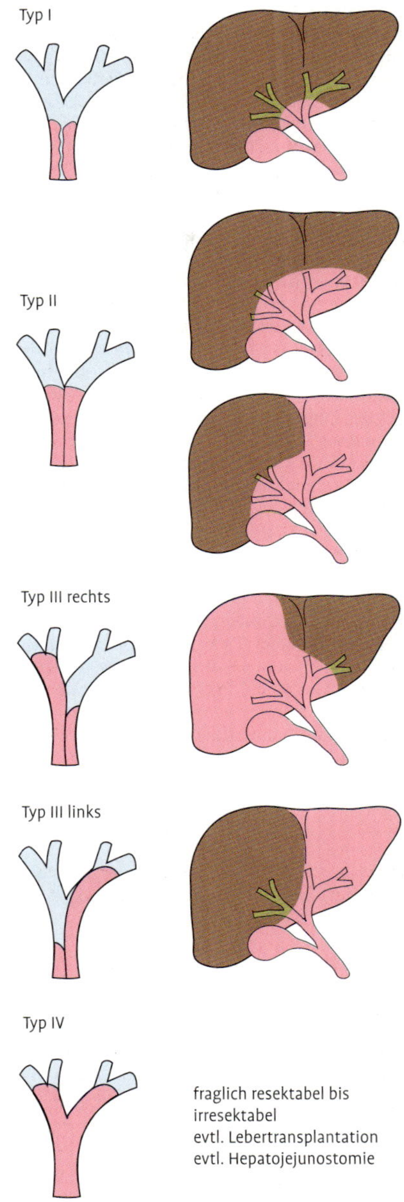

Gallengangkarzinom Abb. 1: Klassifikation der Klatskin-Tumoren (Lokalisation in der Hepatikusgabel) nach Bismuth und Ausdehnung der Resektion

siedlungen (ausgewählte Patienten); **2.** palliative Maßnahmen zur Ableitung der Galle: **a)** Hepatikojejunostomie (falls möglich); **b)** operativ angeleg-

G

te, transtumorale Drainagen ohne und mit einer intrahepatisch anastomosierten Jejunumschlinge; **c)** interventionell eingelegte perkutane transtumorale Drainagen oder Stents; **d)** kombinierte Operation: Lebertransplantation und Duodenopankreatektomie (bisher nur bei wenigen Patienten durchgeführt); **Nachbehandlung:** Physiotherapie, Laboruntersuchungen (Blutbild, Gerinnung, Leberwerte, Thrombozyten), pharmakologische Thromboseprophylaxe entsprechend der Gerinnungssituation, vorsichtiger Nahrungsaufbau ab 2. postoperativem Tag; **Komplikationen:** Nachblutung (Relaparotomie erforderlich); Nahtinsuffizienz an der Hepatikojejunostomie (schließt sich meist spontan); Gallenfistel; partielle Lebernekrose (meist keine Intervention notwendig); Leberabszess*, subhepatischer/subphrenischer Abszess (falls nicht drainiert, Pigtail-Drainage einlegen); Bauchdeckenabszess (Entfernung der Hautnähte); allgemeine Komplikationen (Pneumonie, Thrombose, Niereninsuffizienz); **Ergebnisse: 1.** Operationsletalität der Radikaloperation 0–15,5 %, höher bei Palliativeingriffen oder Probelaparotomie; **2.** Fünf-Jahres-Überlebensrate entsprechend Tumorstadium und Eingriff im Durchschnitt 25 %; keine Verlängerung der Überlebenszeit (aber Verbesserung der Lebensqualität) bei palliativen Maßnahmen.

Strahlentherapie: Es existieren nur vereinzelt Mitteilungen zur adjuvanten und palliativen Strahlentherapie; die Ergebnisse sind noch nicht abgesichert.

Therapeutischer Stufenplan: s. Abb. 2.

Selbsthilfe: **1.** Deutsche Krebshilfe e. V., Buschstr. 32, 53113 Bonn, Tel. 0228 729900, Fax 0228 7299011; E-Mail: deutsche@krebshilfe.de, Homepage: http://www.krebshilfe.de; **2.** Krebsinformationsdienst (KID), Im Neuenheimer Feld 280, 69120 Heidelberg, Tel. 0800 4203040; E-Mail: krebsinformationsdienst@dkfz.de, Homepage: http://www.krebsinformation.de.

Literatur: **1.** Witzigmann, H. et al.: Therapiekonzepte und Ergebnisse bei Klatskin-Tumoren. Dt. Ärzteblatt 105 (9): 156–161 (2008); **2.** Neuhaus, P.; Blumhardt, G.: Extended bile duct resection – a new oncological approach to the treatment of central bile duct carcinomas? Description of method and early results. Langenbecks Arch Chir 379: 123–128 (1994); **3.** Pichlmayr, R.; Weimann, A.: Proximales Gallengangskarzinom (radikale Resektionsintention und Lebertransplantation). Langenbecks Arch Chir (Suppl.): 101–109 (1994).

Autor: J. Boese-Landgraf.

Gallensäurebinder: s. Anionenaustauscher.

Gallensteinauflösung: s. Ursodesoxycholsäure.

Gallensteinleiden: s. Cholelithiasis.

Galvanotherapie: s. Elektrotherapie.

Ganglioneuritis: s. Neuritis.

Gangschule: s. Physiotherapie.

Gardner-Syndrom: s. Polypen, kolorektale.

Garré-Krankheit: s. Osteomyelitis.

Gasaustausch, gestörter: s. Insuffizienz, respiratorische.

Gasbrand: syn. Gasödem, malignes Ödem; rasant fortschreitende, tiefe, nekrotisierende Weichteilinfektion mit Ödem, Gasbildung, starken Schmerzen und schwerer Allgemeinreaktion durch hochgradige Toxikämie der Exotoxine; **Ursache:** exogene (Weichteilverletzungen, Amputationen, Operationen u. a.) oder endogene (Laparotomie, insbes. Gallenblasenchirurgie) Verschleppung von Clostridium perfringens (Welch-Fraenkel) oder Clostridi-

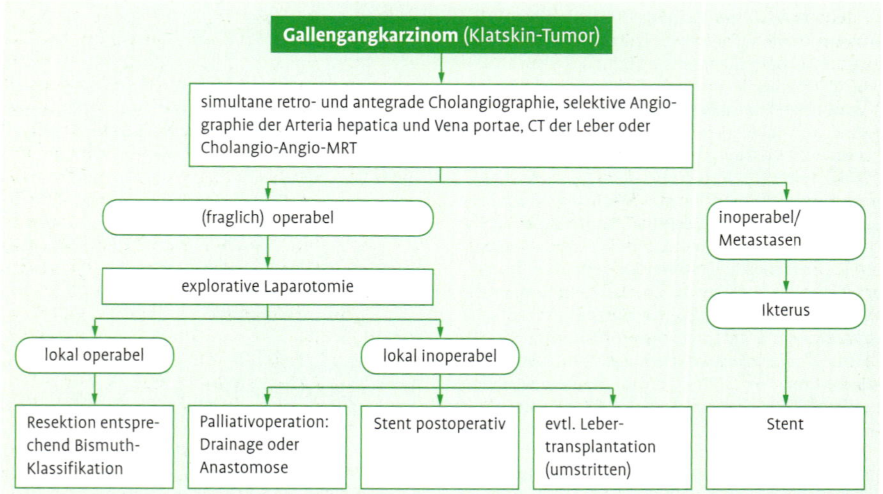

Gallengangkarzinom Abb. 2: therapeutischer Stufenplan für das proximale Gallengangkarzinom (Klatskin-Tumor)

um oedematicus (Novy), meist als Mischinfektion mit Staphylokokken, Streptokokken, Klebsiellen u. a. (vgl. Gasphlegmone).

Behandlungsindikation: sofortige intensivmedizinische Betreuung; die Infektion verläuft häufig letal.

Pharmakotherapie: unverzüglich kombinierter Einsatz von Antibiotika, die das anaerobe und aerobe Erregerspektrum erfassen: **1.** Metronidazol (z. B. Clont®), 100 ml/70 kg KG langsam i. v. (5 ml/min); **2.** Penicillin G (z. B. Penicillin-G JENAPHARM®, Penicillin Grünenthal®), 2 × 10 Mio. IE/d i. v.; **3.** bei Penicillinallergie Clindamycin (z. B. Sobelin®), 3–4 × 600–900 mg/d als Kurzinfusion (max. 1800–2700 mg/d).

Operative Therapie: Patientenaufklärung mit Hinweis auf die Gefährlichkeit der Infektion und die Möglichkeit einer Amputation; **Verfahren:** vollständige Wunderöffnung, Nekrosenausräumung, ausgiebiges Débridement, Spülung mit Wasserstoffperoxid-Lösung und antiseptischen Lösungen (PVP-Iod), Einlegen von Drainagen; ggf. frühzeitige Amputation, falls lebensbedrohliche Situation; frühzeitige Second-look-Operation und weiteres Débridement oder Amputation; bei abdominalem Gasbrand als Ultima Ratio Laparotomie und Nekrosenausräumung; **Nachbehandlung:** intensivmedizinische Überwachung und Therapie; täglich Wundrevisionen und Spülungen; **Prognose:** Letalität 30–50 %; abdominaler Gasbrand endet fast immer tödlich.

Sonstige Maßnahmen: Überdruckbehandlung mit Sauerstoff (hyperbare Oxygenation) wird kontrovers diskutiert und kann allenfalls die übrigen Therapiemaßnahmen ergänzen.

Hinweis: **1.** Meldepflichtig im Erkrankungs- und Todesfall. **2.** Der Einsatz von Gasbrandserum wird nicht mehr durchgeführt.

Literatur: **1.** Kujath, P.; Rodloff, A.: Therapie chirurgischer Infektionen — Aktuelle Aspekte zur Diagnostik und Therapie. 2. Aufl. Bremen: UNI-MED, 2007; **2.** Kujath, P.: Haut- und Weichgewebsinfektionen. 2. Aufl. Bremen: UNI-MED, 2004.

Autor: R. Pfitzmann.

Gasphlegmone: epifaszial lokalisierte, aerobe und anaerobe Mischinfektion mit fäulnis- und gasbildenden fakultativ pathogenen Erregern aus dem Intestinum (meist Clostridien, Bacteroides-Species, E. coli, Klebsiellen); Auftreten häufig an Extremitäten mit arterieller Durchblutungsstörung bzw. nach Weichteilverletzungen; intraabdominal können Leber, Gallenblase, Appendix und Peritoneum betroffen sein; ausgeprägte toxische Allgemeinreaktion. Vgl. Gasbrand.

Behandlungsindikation: sofortige intensivmedizinische Betreuung; lebensbedrohende Erkrankung.

Pharmakotherapie: unverzüglicher kombinierter Einsatz von Antibiotika (als Kurzinfusionen), die das breite Erregerspektrum erfassen: Cefotaxim (z. B. Claforan®), 3–4 × 1–3 g/d (max. 8–12 g/d), zusammen mit Mezlocillin (Baypen®), 3–4 × 2–5 g/d (maximal 20 g/d), und Metronidazol (z. B. Clont®), 2–3 × 500 mg/d.

Operative Therapie: Patientenaufklärung über die Schwere der Erkrankung und die Ausdehnung der Operation (ausgedehnte Inzisionen, evtl. Amputation); multiple ausgedehnte Inzisionen und Nekrosenabtragung, Wundspülung mit Wasserstoffperoxid und antiseptischen Lösungen (Polyvidon-Iod, Betaisodona®), Drainagen, ggf. Amputation erforderlich; bei Gasphlegmone an inneren Organen Laparotomie und spezielle Maßnahmen nach Organbefall; **Nachbehandlung:** täglich Spülung und Polyvidon-Iod-Salbenverbände; ggf. wiederholte operative Wundrevisionen und Nekrosenabtragung nach klinischem Befund.

Sonstige Maßnahmen: **1.** Bei ausgedehnten Hautdefekten werden aus kosmetischen Gründen und zur Vermeidung von Kontrakturen zu einem späteren Zeitpunkt Hauttransplantationen erforderlich. **2.** intensivtherapeutische Maßnahmen (Beatmung, Kreislaufstabilisierung) nach Ausmaß der toxischen Allgemeinreaktion.

Arbeitsunfähigkeit: bis zur Abheilung der Wunden und Stabilisierung des Allgemeinzustandes; bei Funktionseinschränkung (Extremitätenamputation) zusätzliche Begutachtung erforderlich.

Literatur: **1.** Kujath, P.: Haut- und Weichgewebsinfektionen. 2. Aufl. Bremen: UNI-MED, 2004; **2.** Kujath, P.; Rodloff, A.: Therapie chirurgischer Infektionen - Aktuelle Aspekte zur Diagnostik und Therapie. 2. Aufl. Bremen: UNI-MED, 2007.

Autor: R. Pfitzmann.

Gasser-Syndrom: s. Syndrom, hämolytisch-urämisches.

Gastrektomie: s. Magenkarzinom.

Gastritis, akute: Entzündung der Magenschleimhaut mit vorwiegend granulozytärer Infiltration; **Formen:** **1.** akute hämorrhagische oder erosive Gastritis; Ursache: Alkohol, nichtsteroidale Antiphlogistika, Nahrungsmittelintoxikation, Stress (Trauma, ZNS-Erkrankung, Sepsis, Beatmung); Histologie: Ödem der Lamina propria, kapilläre Stauung, interstitielle Hämorrhagie; nur geringe Infiltration mit neutrophilen Granulozyten (daher z. T. als Gastropathie bezeichnet); **2.** akute Helicobacter-pylori-Gastritis; Ursache: Infektion mit Helicobacter pylori, meist im Kindesalter; Diagnose i. d. R. erst im chronischen Verlauf und nicht in der akuten Phase; **3.** akute phlegmonöse oder eitrige Gastritis; extrem selten, meist Folge einer Sepsis mit schlechter Prognose; **Symptome:** abhängig vom Schweregrad: Übelkeit, Erbrechen, Oberbauchschmerzen, Magenblutung; **Diagnose:** Endoskopie des oberen Verdauungstraktes in Kombination mit einer histologischen Beurteilung von Biopsieproben aus Magenantrum und -korpus.

Behandlungsindikation: **1.** bei akuter hämorrhagischer oder erosiver Gastritis abhängig vom Schweregrad: bei leichten Formen symptomorientiert, bei schweren Formen maximal mögliche Säuresuppression und ggf. Therapie des Blutverlustes, in Extremsituationen (z. B. bei massiven akuten blutenden Erosionen) ggf. Gastrektomie; **2.** akute Helicobacter-pylori-Gastritis: s. Gastritis, chronische; **3.** akute phlegmonöse oder eitrige Gastritis: Therapie der Grunderkrankung und der Sepsis*.

Pharmakotherapie: bei akuter hämorrhagischer oder erosiver Gastritis abhängig vom Schweregrad: **1.** ggf. Flüssigkeitssubstitution mit Vollelektrolytlösung i. v.; **2.** bei Übelkeit Antiemetika/Gastroprokinetika, z. B. Metoclopramid, 1–3 × 10 mg/d p. o. oder i. v., oder Domperidon, 1–4 × 10–20 mg/d p. o. als Tabletten oder Tropfen; **3.** bei schwerer erosiver Gastritis oder Hämorrhagie hochdosierte Protonenpumpen-Hemmer, z. B. Omeprazol, Pantoprazol, Esomeprazol, Lansoprazol, Rabeprazol p. o. oder i. v.

Naturheilkundliche Verfahren bei leichter Verlaufsform: (Autor: Th. J. Doering): **1.** Phytotherapie: **a)** Teezubereitungen: Kamille (Matricaria recutita) oder Scharfgarbe (Achillea millefolium) wirken entzündungshemmend; Melisse (Melissa officinalis) wirkt sedativ und krampflösend bei nervösen und stressbedingten Magenschmerzen; Pfefferminze; HEUMANN Magentee SOLUVETAN®; **b)** Leinsamenschleim (Linum usitatissimum), z. B. Linusit creola, 1–3 × 1 Tasse vor den Mahlzeiten; enthaltene Schleimstoffe legen sich wie ein Schutzfilm über die geschädigte Magenschleimhaut; **c)** Heilerde (Luvos®), 2–3 × 1 Teelöffel vor den Mahlzeiten, ggf. vor dem Schlafengehen; neutralisiert die Magensäure und wirkt schleimhautschützend; **d)** Kombinationspräparat: Iberogast® Tinktur; **2.** diätetische Maßnahmen: Verzicht auf Kaffee, Schwarztee, Alkohol, Zucker, Nicotin und die Säurebildung anregende Gewürze (Senf, Meerrettich, Pfeffer); ggf. Tee und Zwieback; **3.** Rollkur mit 2 Teelöffeln Kamillenblüten auf 1 Tasse Wasser als Aufguss, evtl. mit Heilerde ergänzen; morgens und abends 2 Tassen schluckweise trinken und anschl. jeweils 5 Minuten auf dem Rücken, der linken Seite, dem Bauch und der rechten Seite liegen; Durchführung über 14 Tage; **4.** zur Beruhigung und Entspannung feuchtwarme Auflagen auf Oberbauch als Bauchkompresse oder Heublumensack, Leibwickel; **5.** Hydrotherapie entspr. vegetativer Ausgangslage und Konstitution; bei Sympathikotonus entlastende Maßnahmen (Bürstenmassage, ansteigende Fuß- und Unterschenkelbäder, Wechselbad mit sedierenden Zusätzen); **6.** Neuraltherapie: **a)** Quaddeln des Bauchkranzes nach Hopfer; **b)** Segmentbehandlung: Injektionen in Head-Zonen, an Akupunkturpunkten, z. B. KG 12, Ma 21; in schweren Fällen Injektionen am lumbalen Grenzstrang (L1/L2) oder am indirekten Grenzstrang nach Mink (Th 7–9); **7.** Akupunktur*; **8.** ggf. manuelle Therapie*; **9.** ausleitende Verfahren: Schröpfen der Magenzone (s. Schröpftherapie).

Eigenbehandlung: Nahrungskarenz; langfristig Verzicht auf Kaffee, Alkohol, Nicotin und scharf gewürzte Speisen und die Säurebildung anregende Gewürze (z. B. Senf, Meerrettich, Pfeffer).

Arbeitsunfähigkeit: 1–5 Tage.

Hinweis: Komplikationen einer Therapie mit NSAR sind durch Prostaglandin-Agonisten nur teilweise zu reduzieren (unter Inkaufnahme gastrointestinaler UAW wie z. B. Diarrhö). Protonenpumpen-Hemmer sind zur Therapie gastroduodenaler Komplikationen der NSAR meist besser geeignet.

Literatur: **1.** Malfertheiner, P.; Vieth, M.: Gastritis und Gastropathie. In: Riemann, J. F. et al. (Hrsg.): Gastroenterologie. Das Referenzwerk für Klinik und Praxis. Stuttgart, New York: Thieme, 2007; **2.** Dixon, M. F. et al.: Classification and grading of gastritis. The updated Sydney System. International workshop on the histopathology of gastritis, Houston, 1994. Am J Surg Pathol 20 (10): 1161–1181 (1996).

Autoren: U. Peitz, P. Malfertheiner.

Gastritis, chronische: Infiltration der Magenschleimhaut mit neutrophilen Granulozyten und Lymphozyten; zur Diagnose ist eine histologische Untersuchung notwendig. **Formen:** **1.** Hauptgruppen: s. Tab.; **2.** Sonderformen (selten): **a)** lymphozytäre Gastritis; **b)** andere infektiöse Gastritis: virale Gastritis (Zytomegalie-, Herpes- u. a. Viren), Helicobacter-heilmannii-Gastritis, tuberkulöse Gastritis, parasitäre Gastritis (z. B. Strongyloides-Infektion), mykotische Gastritis; **c)** granulomatöse Gastritis (z. B. Enteritis regionalis Crohn, Sarkoidose); **d)** eosinophile Gastritis; **e)** kollagene Gastritis; **Symptome:** Oberbauchschmerzen, Dyspepsie; die chronische Gastritis verursacht oft keine Beschwerden. **Diagnose:** Zum Nachweis einer Helicobacter-pylori-Infektion sind bei jungen, dyspeptischen Patienten ohne Malignitätsverdacht nichtinvasive Verfahren (z. B. Kohlenstoff-^{13}C-Atemtest, Stuhl-Antigen-Test) zur Indikationsstellung ausreichend. Nichtinvasiver Nachweis von Helicobacer pylori ist der Surrogatmarker für die chronische Gastritis. Die Durchführung einer Ösophagogastroduodenoskopie zur Abklärung von dyspeptischen Beschwerden ist dagegen bei folgenden Bedingungen notwendig zum Ausschluss von Ulkus, Präneoplasie oder Neoplasie: Alter ≥45 Jahre, Alarmsymptome für Malignität, Einnahme von nichtsteroidalen Antiphlogistika, Verwandte ersten Grades von Patienten mit Magenkarzinom. Nach Dixon sind bei der Ösophagogastroduodenoskopie Biopsien zur histologischen Beurteilung nach dem Updated-Sydney-System erforderlich. **Differentialdiagnose:** Portale Stauungsgastropathie und gastrale antrale Ektasie (sog. GAVE, Wassermelonenmagen) sind nicht entzündlich bedingt, stellen aber wichtige Differentialdiagnosen

Gastritis, chronische
Hauptgruppen

Typ	Häufigkeit	Topographie	Ursache	Verlauf
A	5 %	Magenkorpus und -fundus	Autoantikörper gegen Parietalzellen und Intrinsic factor	führt zu Mukosaatrophie, perniziöser Anämie und erhöhtem Karzinomrisiko
B	85 %	ausgehend vom Antrum mit pylorokardialer Progression	Helicobacter pylori	bei antrumdominanter Ausprägung assoziiert mit duodenalem Ulkus bei Pangastritis assoziiert mit gastralem Ulkus und/oder Magenkarzinom
C	10 %	Pangastritis	chemisch-toxisch (Salicylate, nichtsteroidale Antiphlogistika oder Gallereflux)	Komplikation: gastrales und/oder duodenales Ulkus

von endoskopisch geröteter oder geschwollener Magenschleimhaut dar.

Behandlungsindikation: **1.** Typ A mit Vitamin-B_{12}-Mangel; **2.** Typ B mit assoziiertem gastroduodenalem Ulkus*, Dyspepsie, intestinaler Metaplasie oder Familienanamnese für Magenkarzinom*; **3.** Typ C mit Oberbauchschmerzen und gastroduodenalen Erosionen bzw. Ulzera; prophylaktisch bei Notwendigkeit der Fortsetzung einer pharmakologischen antirheumatischen Therapie und Neigung zu Oberbauchbeschwerden bzw. gastroduodenalen Läsionen.

Pharmakotherapie: **1. Typ A:** bei Vitamin B_{12}-Mangel subkutane oder intramuskuläre Substitution von Vitamin B_{12}; **2. Typ B:** Helicobacter-pylori-Eradikationstherapie mit Säuresuppression und zweifacher Antibiotikatherapie (Tripel-Therapie): **a)** Protonenpumpen*-Hemmer, 2-mal täglich in Standarddosierung, plus Clarithromycin (z. B. Klacid®), 2 × 500 mg/d, plus Amoxicillin (z. B. Amoxypen®), 2 × 1 g/d; **b)** alternativ: Protonenpumpen-Hemmer, 2-mal täglich, plus Clarithromycin, 2 × 500 mg/d, plus Metronidazol (z. B. Clont®), 2 × 400 mg/d; orale Applikation aller Arzneimittel über eine Dauer von mind. 7 Tagen; **3. Typ C:** Beseitigung oder Meiden der Noxe; bei Beschwerden oder weiter einwirkender Noxe Säuresuppression mit Protonenpumpen-Hemmer in Standarddosierung.

Operative Therapie: Eine Magenresektion ist bei chronischer Gastritis ohne Komplikation nicht erforderlich; sie sollte dagegen durchgeführt werden bei **1.** konservativ nicht therapierbarer Komplikation (z. B. Ulkusblutung); **2.** Progression der Typ-A- oder Typ-B-Gastritis zum Magenkarzinom.

Naturheilkundliche Verfahren (Autor: Th. J. Doering): **1.** diätetische Maßnahmen: leichte Vollwertkost, mehrere kleine Mahlzeiten über den Tag verteilt; **2.** Phytotherapie mit Bitterstoffen (z. B. Tausendgüldenkraut, Enzian, Wermut; Kombinationspräparat: Iberogast® Tinktur) zur Anregung der Magensaftsekretion, Durchblutung der Magenschleimhaut und Tonisierung des Verdauungstraktes; **3.** Neuraltherapie: s. Gastritis, akute; zu-

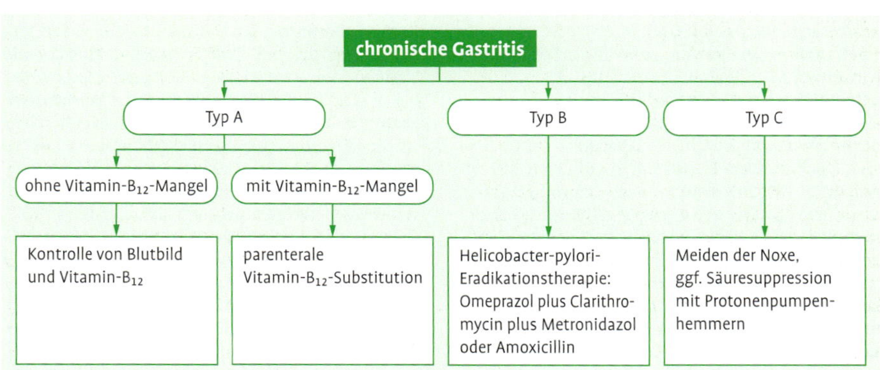

Gastritis, chronische: therapeutischer Stufenplan

sätzlich Sanierung möglicher Störfelder (Narben, Zähne); **4.** Traditionelle Chinesische Medizin: z. B. Akupunktur*; **5.** Symbioselenkung durch Substitution von apathogenen Bakterien (E. coli, Milchsäurebakterien); **6.** manuelle Therapie*: Mobilisation; **7.** Physiotherapie: s. akute Gastritis; außerdem Segment-, Bindegewebe-, Periostmassage, Fußreflexzonentherapie.

Therapeutischer Stufenplan: s. Abb.

Arbeitsunfähigkeit: abhängig von Beschwerdegrad und Grunderkrankung; nur bei Komplikationen gegeben.

Hinweis: **1.** Die Langzeitsäuresuppression bei Helicobacter-pylori-Infektion verstärkt die Magenkorpusgastritis, daher wird eine primäre Helicobacter-pylori-Eradikation empfohlen. **2.** Komplikationen einer Therapie mit nichtsteroidalen Antirheumatika sind durch Prostaglandin-Agonisten nur teilweise zu reduzieren (unter Inkaufnahme gastrointestinaler UAW wie z. B. Diarrhö). Protonenpumpen-Hemmer sind Mittel der Wahl bei gastroduodenalen Komplikationen der nichtsteroidalen Antirheumatika.

Literatur: **1.** Malfertheiner, P. et al.: Current concepts in the management of Helicobacter pylori infection: the Maastricht III Consensus Report. Gut 56 (6): 772–781 (2007); **2.** Dixon, M. F. et al.: Classification and Grading of Gastritis: The Updated Sydney System. Am J Surg Pathol 20 (10): 1161–1181 (1996).

Autoren: P. Malfertheiner, U. Peitz.

Gastroenteritis: s. Enteritis, infektiöse; Lebensmittelvergiftung.

Gastroenteritis, akute im Kindesalter: syn. akuter Brechdurchfall, akute Durchfallerkrankung; Entzündung der Schleimhaut von Magen (Gastritis), Dünndarm (Enteritis) und Kolon (Enterokolitis) mit unterschiedlicher Ätiologie. **Ursache:** Bei etwa 40 % der Kinder in den ersten 5 Lebensjahren Rotaviren, aber auch Adeno- oder Noroviren; bei etwa 20 % der Kinder bakterielle Erreger (Campylobacter jejuni, Yersinien, Salmonellen, Shigellen, patheogene Escherichia coli, Clostridium difficile); bei etwa 5 % Parasiten (Lamblien); bei etwa 2–30 % werden keine Erreger gefunden.

Behandlungsindikation: jeder klinisch relevante Wasser- und Elektrolytverlust (s. Tab. 1).

Pharmakotherapie: **1.** bei leichter Dehydratation Zufuhr oraler Rehydratationslösungen (Abk. ORL) mit Glukose (z. B. Oralpädon®, GES® 60) bzw. mit komplexen Kohlenhydraten (z. B. ORS® 200, RES® 55; für Säuglinge erst dann geeignet, wenn diese bereits vor Erkrankung Beikost erhalten haben, also nicht vor dem 5. Lebensmonat), ca. 50 ml/kg KG in mehreren kleineren Portionen innerhalb von 4–6 Stunden; **2.** bei mittelschwerer Dehydratation stationäre Rehydratation mit ca. 100 ml ORL/kg KG innerhalb von 6 Stunden; bei Erfolglosigkeit (z. B. persistierendes Erbrechen) i. v. Applikation. Den Kindern wird die Lösung gekühlt oder bei Zimmertemperatur entweder mit dem Löffel oder einer Spritze in kleinen Volumina verabreicht. Erst wenn die kleinen Mengen ohne Erbrechen toleriert werden, kann das Volumen gesteigert und die Abstände vergrößert werde. Gestillte Kinder werden zwischen der Gabe von ORL an die Brust gelegt. **3.** bei schwerer Dehydratation stationäre i. v. Rehydratation, bei isotoner Dehydratation (häufigster Dehydratationstyp) in 2 Phasen: **a)** erste Phase: 10 ml/kg KG 0,9 % NaCl-Lösung in 30 Minuten; **b)** zweite Phase: Verlustausgleich innerhalb von 48 Stunden mit physiologischer Kochsalzlösung bis zum Einsetzen der Diurese; Menge richtet sich nach dem Erhaltungsbedarf für Wasser (bei Säuglingen 1600 ml/m^2 KO/d, bei KG <10 kg 100 ml/kg KG/d), für Natrium und Chlorid (3–4 mval/kg KG/d) und für Kalium (2 mval/kg KG/d), nach dem auszugleichenden Defizit (bei leichter Dehydratation 50 ml/kg KG/d, bei mittelschwerer Dehydratation 100 ml/kg KG/d, bei schwerer Dehydratation 150 ml/kg KG/d) und nach sonstigen Verlusten, z. B. bei Fieber und Tachypnoe (Flüssigkeitsbilanzierung notwendig); Fortsetzung mit kaliumhaltiger Infusionslösung (z. B. Jonosteril® päd III); **4.** bei schwerer Azidose (pH <7,2) initiale Puffertherapie mit 1-molarem Natriumbicarbonat (8,4 %ige Lösung) als Kurzinfusion; Dosisberechnung: Natriumbicarbonat (ml) = Basendefizit (mmol/l) × kg KG × 0,3; nach Infusion von 50 % der berechneten Menge in 30 Minuten evtl. Modifikation nach Kontrolle der Laborwerte; **5.** simultane Gabe von ORL und Probiotika mit verschiedenen Lactobacilli und Bifidobakterien (Bakteriendosis: 3–4-mal täglich 10^9–10^{10}, z. B. 3–4-mal täglich 1 Beutel Lacteol® Pulver) führt zur Verkürzung der Diarrhö und/oder Reduzierung des Schweregrades.

Sonstige Maßnahmen: **1.** frühzeitige Realimentation; bei Muttermilchernährung keine Stillpause; Säuglingsmilchnahrungen bei Verträglichkeit unverdünnt zuführen (ggf. unter Beibehaltung der Probiotika-Zufuhr); bei Unverträglichkeit im Verhältnis 1 : 2 mit Wasser verdünnen, dann 1 : 1 und schließlich unverdünnt innerhalb von 2–5 Tagen. **2. Prävention:** Hygiene, Kohortierung, Rotavirusimpfung. Zur primären Prävention stehen in Deutschland jetzt 2 oral zu verabreichende Impfstoffe zur Verfügung. Die erste Dosis sollte bei beiden Impfstoffen zwischen 6–12 Lebenswochen verabreicht werden. Bei diesem Vorgehen wurde kein erhöhtes Risiko einer Invagination beobachtet. **a)** Ein monovalenter attenuierter Lebendimpfstoff (z. B. Rotarix®) wird in 2 Dosen im Abstand von 4 Wochen gegeben. Schutzrate: ca. 85 % gegen schwere akute Gastroenteritis durch Rotaviren, 100 % gegen schwere Dehydratation. **b)** Ein human-boviner reassortierer Impfstoff gegen 5 Stämme (RotaTeq®) wird in 3 Dosen im Abstand von 4 Wochen verabreicht. Schutzrate gegen schwere Rotavirus bedingte Gastroenteritis: 98 %. Die Impfungen sollten bis zur 32. Lebenswoche abgeschlossen sein.

Gastroenteritis, akute im Kindesalter Tab. 1
Klinische Kriterien zur Indikation einer Rehydratationstherapie in Abhängigkeit vom Flüssigkeitsverlust (nach Goriup et al.)

Kriterium	Dehydratationsgrad leicht	mittelschwer	schwer
Gewichtsverlust	<5 % des KG	5–10 % des KG	>10 % des KG
Allgemeinzustand	wach, durstig und unruhig	sehr unruhig oder schwach	somnolent, peripher kalt
Puls	normal	frequent	tachykard
Hautturgor	normal bis gering	reduziert	stehende Hautfalten
Schleimhäute	feucht	trocken	sehr trocken
Fontanelle	im Niveau	eingesunken	tief eingesunken
Augen	im Niveau	eingesunken	stark eingesunken
Tränen	normal	fehlend	fehlend
Harnproduktion	normal	Oligurie	Oligurie bis Anurie

Gastroenteritis, akute im Kindesalter Tab. 2
Therapeutischer Stufenplan

bei Dehydratationsgrad <5 %
- ambulante Rehydratation mit ca. 50 ml oraler Rehydratationslösung pro kg KG über 6 Stunden
- nach 6 Stunden erneute kinderärztliche Untersuchung und Gewichtskontrolle

bei noch leichter Dehydratation
- orale Rehydratation wiederholen

bei Dehydratationsgrad von >5 % bzw. bei fehlender Besserung trotz ambulanter Rehydratation
- Klinikeinweisung
- intravenöse Rehydratation erwägen

bei erfolgreicher Rehydratation und Besserung des Allgemeinzustands
- Realimentation

Therapeutischer Stufenplan: s. Tab. 2.

Eigenbehandlung: nur bei leichten Verläufen und nach Konsultation eines Kinderarztes zu empfehlen.

Hinweis: **1.** wegen Hydrolabilität des Kindes ärztliche Verlaufskontrollen wiederholt in kurzen Abständen erforderlich; **2.** Zufuhr hypotoner Flüssigkeiten obsolet, da dies bes. bei schwerer Dehydratation zu einem Dysäquilibriumsyndrom mit zerebralen Krampfanfällen führen kann; **3.** ORL mit einer Osmolarität >250 mosmol/l und selbst hergestellte Rehydratationslösungen aus z. B. Cola und Limonade im Säuglings- und Kleinkindesalter kontraindiziert; **4.** Motilitäts-Hemmer, Adsorbenzien und Antiemetika nicht indiziert; **5.** Antibiotika nur bei nachgewiesener, klinisch schwer verlaufender Infektion durch Salmonellen, Shigellen, Campylobacter und Yersinien bei jungen Säuglingen im 1. Trimenon (s. Enteritis, infektiöse); **6.** keine qualitativ neuen Proteine (z. B. Soja, Zitrusfrüchte, rohe Kuhmilch) in der akuten Phase der Durchfallerkrankung oder kurz danach zuführen (Allergisierungsgefahr); **7.** sog. Teepause mit alleiniger Zufuhr von z. B. Pfefferminztee oder verdünntem schwarzem Tee ist nicht zu empfehlen (Mukosaschäden).

Neuentwicklung: zur Reduktion der sekretorischen Komponente der Diarrhö Gabe des Enkephalinase-Inhibitors Racecadotril (Tiorfan), bei Säuglingen >3 Monate und Kindern 3 × 10–30 mg/d.

Literatur: **1.** Leitlinien der Gesellschaft für Pädiatrische Gastroenterologie und Ernährung (GPGE): Akute infektiöse Gastroenteritis. (AWMF-Leitlinie Nr. 068/003), 2008; **2.** Müller, M.; Radke, M. (Hrsg.): Kinderheilkunde multimedial. CD-ROM. 4. Aufl. Stuttgart: Schattauer, 2003; **3.** Cézard, J. P. et al.: Efficacy and tolerability of racecadotril in acute diarrhoea in children. Gastroenterology 120: 799–805 (2001); **4.** Radke, M. et al.: Akute Gastroenteritis. In: Bassler, D.; Forster, J.; Antes, G. (Hrsg.): Evidenz-basierte Pädiatrie. Stuttgart: Thieme, 2001.

Autoren: M. Uhlemann, M. Radke.

Gastropathie, portal-hypertensive: s. Ösophagusvarizenblutung.

Gastropexie: s. Hiatushernie.

Gastroplastie, endoskopische: s. Hiatushernie.

Gastroprokinetika: s. Prokinetika.

Gaumenmandelentzündung: s. Tonsillitis.

Gaumenspalte: s. Spaltbildungen.

GBS: s. Neuritis.

GCS: s. Bewusstlosigkeit.

Gebärmutterentfernung: s. Hysterektomie.

Gebärmuttergeschwulst: s. Myoma uteri.
Gebärmutterhalskrebs: s. Zervixkarzinom.
Gebärmuttersenkung: s. Descensus uteri et vaginae.
Gebärmutterspiegelung: s. Hysteroskopie, operative.
Geburt, außerklinische ungeplante: Notfallsituation, wenn Komplikationen während der Geburt plötzlich und unerwartet auftreten; der Geburtsbeginn ist gekennzeichnet durch regelmäßige Wehen (alle 5–10 Minuten über mind. 30 Minuten), Zeichnen (Ausstoßung des Zervixschleimpfropfs) oder Blasensprung mit oder ohne Wehen.

Behandlungsindikation: **1.** Wehenabstand >5 Minuten und vaginal noch nicht sichtbare Kindsteile: schonender Transport in Beckenhochlagerung in die Klinik; **2.** Wehenabstand <5 Minuten oder vaginal sichtbare Kindsteile: kein (Weiter-)Transport; Vorbereitung zur Geburt an Ort und Stelle.

Pharmakotherapie: **1.** falls Tokolyse* indiziert: Beta*-2-Sympathomimetika, Fenoterol (z. B. Partusisten®), i. v. über Perfusor/Infusomat initial 2 µg/min, Steigerung um 0,8 µg alle 20 Minuten (4 µg/min maximal) oder (Perfusor-)Bolustokolyse: initial 3–5 µg alle 3 Minuten unter kontinuierlicher Kontrolle von Blutdruck, Herzfrequenz und Atmung; ggf. Off-Label-Use Fenoterol als Spray (z. B. Berotec®N Dosier-Aerosol) 2 × 2 Hübe nach differenzierter Nutzen-Risiko-Abwägung; **2.** falls Kontraktion des Uterus indiziert (ausbleibende Plazentageburt): Oxytocin (z. B. Syntocinon®), 10 IE in 500 ml Elektrolytlösung i. v. Infusion.

Sonstige Maßnahmen: **1.** Venenzugang* legen und Vitalfunktionen (evtl. Pulsoxymetrie) regelmäßig und engmaschig kontrollieren; **2. Eröffnungsperiode:** **a)** Patientin in Linksseitenlage bringen, um Vena-cava-Kompressionssyndrom zu vermeiden (Blässe, Schwitzen, Dyspnoe, reduziertes Herzzeitvolumen bei Kompression der Vena cava inferior durch den Uterus), auch sitzende oder halbsitzende Position ist möglich; **b)** Placenta praevia, Insertio velamentosa, regelwidrige Kindslage (bei Nabelschnurvorfall als Nabelschnurkomplikation*, Armvorfall oder Querlage* ist eine unkomplizierte Spontangeburt ohne Schädigung des Kindes präklinisch nicht möglich): Beckenhochlagerung in Linksseitenlage und unter pharmakologischer Tokolyse* (kontraindiziert bei vorzeitiger Plazentalösung, im Zweifel auf Tokolyse verzichten) schnellstmöglicher und schonender notfallmäßiger Transport in die nächste Frauenklinik; **c)** Nabelschnurvorfall: Dekompression der Nabelschnur durch manuelles Zurückdrängen des vorangehenden Kindsteiles, die Hand darf erst nach Entwicklung des Kindes während der Schnittentbindung* zurückgezogen werden. **3. Austreibungsperiode:** **a)** Transport nicht antreten, ggf. unterbrechen; Inkubator bestellen; Raum oder Wagen aufheizen lassen; evtl. Neugeborenen-Notarzt bzw. Geburtshelfer alarmieren; Patientin in sitzende Position, Rückenlage oder Seitenlage bringen und untere Körperhälfte frei machen lassen; in den Wehenpausen Gebärende tief (in den Bauch) atmen und Wehen richtig kommen lassen (mit angezogenen Beinen Oberschenkel von außen umgreifen, tief einatmen und Kopf auf die Brust nehmen, 2–3-mal pro Wehe kräftig nach unten pressen lassen); **b)** Austritt des kindlichen Kopfes: manueller Dammschutz, bei Geburtsanomalien während der Wehe evtl. mediane oder mediolaterale Episiotomie (s. Abb.); **c)** hintere Hinterhauptlage oder Vorderhauptlage: durchtretenden Kopf des Kindes zwischen die flachen Hände nehmen und zunächst in Richtung Unterlage bewegen bis die vordere Schulter erscheint, dann in Richtung Symphyse, um die hintere Schulter zu entwickeln; **d)** Steißlage: Bracht-Handgriff anwenden (s. Beckenendlage); **e)** sofort nach der Geburt Kind trocken reiben, bei Bedarf vorsichtig und nur kurz (cave: Herzfrequenzabfall und Apnoe durch Vagusreiz) mit Orosauger (elektrische Absaugung für Erwachsene ist zu stark) absaugen, trocken reiben und abnabeln (ca. 15 cm vom Kind entfernt 2 Klemmen setzen und dazwischen die Nabelschnur

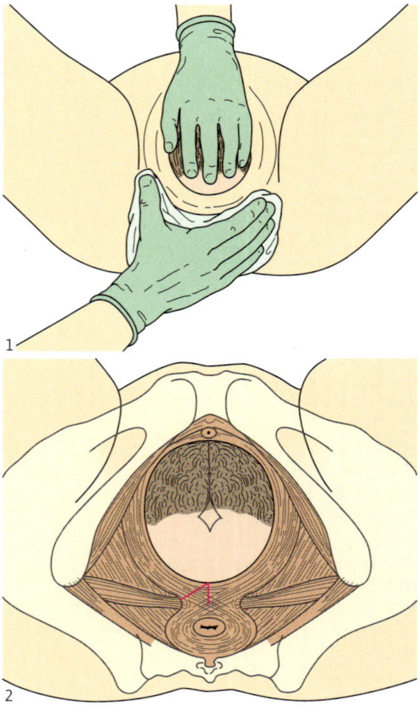

Geburt, außerklinische ungeplante: 1: manueller Dammschutz bei Austritt des kindlichen Kopfes; 2: Schnittführung (mediane oder mediolaterale Episiotomie) zur Erleichterung des Geburtsvorgangs

Geburt, außerklinische ungeplante
APGAR-Index

Beurteilungskriterium	Bewertung 0 Punkte	1 Punkt	2 Punkte
Atembewegungen	keine	flach, unregelmäßig	gut, Schreien
Puls	nicht wahrnehmbar	langsam (<100)	>100
Grundtonus (Muskeltonus)	schlaff	wenige Beugungen der Extremitäten	aktive Bewegung
Aussehen (Kolorit)	blau, blass	Körper rosa, Extremitäten blau	vollständig rosa
Reflexerregbarkeit	keine Reaktion	Grimassieren	kräftiger Schrei, Husten, Niesen

Bestimmung 1, 5 und 10 Minuten nach der Geburt; 10–7 Punkte: lebensfrisches Neugeborenes, <7 Punkte: Depressionszustand des Neugeborenen

durchschneiden); Vitalfunktionen des Kindes kontrollieren und APGAR-Index (s. Tab.) bestimmen; Kind warm halten (trockene Tücher, Alufolie) und der Mutter auf den Bauch oder in den Inkubator legen; danach Transport in die Klinik; Geburtszeit und -ort dokumentieren; **4.** postpartal, **Plazentarperiode**: die Plazenta wird i. d. R. 15–30 Minuten nach Entwicklung des Kindes geboren. Uhrzeit und Standort festhalten, Episiotomie oder Dammriss (steril) abdecken, engmaschige Überwachung der Vitalfunktionen von Mutter und Kind sowie Kontrolle von Uteruskontraktion und Blutungsmenge; ggf. für Harnblasenentleerung sorgen (ggf. katheterisieren, wenn Urinieren trotz gefüllter Harnblase nicht möglich ist); bei ausbleibender Plazentageburt und starker Blutung notfallmäßiger Transport in die nächste Frauenklinik, ggf. Oxytocin infundieren (s. o.) und vorsichtige Uterusmassage.

Eigenbehandlung: Linksseitenlage, nach Blasensprung mit schwallartigem Abgang von Fruchtwasser nicht mehr aufstehen (Gefahr eines Nabelschnurvorfalls) und Notarzt anfordern lassen.

Hinweis: **1.** Eine Notfallsituation wie die ungeplante außerklinische Geburt ist für die Gebärende (und deren Partner) mit Stress und Angst verbunden. Ruhiges, besonnenes und sachkundiges Auftreten ist besonders wichtig. **2.** Ausgeprägte Unruhe bei bevorstehender Geburt ist möglicherweise nicht nur psychisch und situativ bedingt, sondern kann ein Vorzeichen für eine drohende Eklampsie (s. Schwangerschaftserkrankung, hypertensive) oder Uterusruptur (Vernichtungsschmerz) sein.

Literatur: **1.** Koppenberg, J.; Ittner, K. P.: Der Einsatz von Fenoterol-Spray zur Tokolyse in der Notfallmedizin. Der Notarzt 22: 157–161 (2006); **2.** Molloy, B. G.: Obstetric emergencies: their practical management. Aust Fam Phys 24 (10): 1943–1947 (1995); **3.** Pons, P. T.: Prehospital considerations in the pregnant patient. Emerg Med Clin North Am 12 (1): 1–7 (1994); **4.** Lehmann, V.: Geburtshilfliche Notsituation. In: Sefrin, P. (Hrsg.): Notfalltherapie. München, Wien, Baltimore: Urban & Schwarzenberg, 1988.

Autoren: F. Holz, H. Moecke, S. Oppermann, Ch. Lackner.

Geburt, regelwidrige: s. Amnioninfektionssyndrom; Deflexionslagen; Frühgeburt; Nabelschnurkomplikationen; Plazentalösungsstörung; Querlage; Sauerstoffmangel, intrauteriner.

Gedächtnisstörungen: s. Alzheimer-Krankheit; Demenz; Enzephalopathie, hepatische.

Gedächtnistraining: Bez. für neuropsychologisch begründete Interventionsmaßnahmen, die auf der Grundlage einer differenzierten Gedächtnisdiagnostik zur Verbesserung oder Stabilisierung einzelner Gedächtnisleistungen, einer optimierten Nutzung verfügbarer Gedächtnisressourcen oder einer gezielten Kompensation defizitärer Gedächtnisleistungen durchgeführt werden. **Therapieziel:** weitestgehende Nutzung verfügbarer Gedächtnispotentiale zum Zweck der Wiedergewinnung bzw. Erhaltung der Selbständigkeit und Identität bei Patienten mit bestehenden oder drohenden Gedächtniseinschränkungen.

Indikation: Ein Gedächtnistraining wird meist i. R. der neuropsychologischen Rehabilitation nach Hirnschädigung und bei der Betreuung Demenzkranker, aber auch präventiv zur Verringerung altersbedingter Gedächtnisdefizite eingesetzt.

Kontraindikation: Die Wirksamkeit des Gedächtnistrainings nimmt mit dem Schweregrad dementieller Einschränkungen ab. Bei Patienten mit fortgeschrittenen dementiellen Erkrankungen rücken Angebote der emotionalen Stützung und Begleitung in den Mittelpunkt. Für Patienten, deren kognitive Leistungseinbußen aus einer depressiven Symptomatik resultieren, sind gedächtnisbezogene Förderansätze nicht geeignet.

Durchführung: gedächtnisdiagnostisch begründete Auswahl und Vermittlung von alltagsnahen, verhaltensbezogenen Strategien der Informationsaufnahme, -strukturierung und -wiedergabe; gezielte, an den individuellen Leistungsressourcen des Patienten ausgerichtete Trainingsangebote auf der Grundlage einer kompetenzorientierten Gedächtnisdiagnostik; Einzelarbeit bzw. Kleingruppen, eher kurze Trainingseinheiten sowie eine Förderung klar umgrenzter kognitiver Funktionsbereiche hat sich bei Demenzpatienten als vorteilhaft erwiesen.

Prognose: Neuropsychologische Trainingsmaßnahmen zum Gedächtnis können zu einer raschen und weitreichenden Wiedergewinnung der Selbständigkeit von Patienten mit Hirnschädigungen wesentlich beitragen. Längsschnittliche Studien zu Gedächtnisförderprogrammen bei Alterspatienten belegen eine Stabilisierung des kognitiven Leistungsstatus bzw. in langfristiger Perspektive einen verlangsamten Abfall der kognitiven Leistungen.

Hinweis: **1.** Wichtig ist eine stetige Anpassung der Förderangebote an den aktuellen Leistungsstatus des Patienten. Begleitende verlaufsdiagnostische Erhebungen sind dafür erforderlich. **2.** Gedächtnisleistungen und deren Förderung stehen mit anderen kognitiven Funktionen, v. a. mit aufmerksamkeits- und sprachgebundenen Teilleistungen in engem Zusammenhang. Gedächtnistraining hat Einschränkungen in diesen Funktionen zu berücksichtigen. **3.** Ein einfaches Üben basaler kognitiver Leistungen (i. S. des sog. Gehirnjoggings) ist wenig effizient und bleibt auf allgemeine Aktivierungseffekte beschränkt. **4.** Verschiedene Studien belegen, dass eine Kombination von Gedächtnistrainingsmaßnahmen mit antidementiven nootropen Substanzen einer Einfachbehandlung überlegen sein kann.

Neuentwicklung: **1.** Memory-Kliniken, Gedächtnisambulanzen bzw. Gedächtnissprechstunden als niederschwellige Einrichtungen zur frühzeitigen, differenzierten Diagnostik und Prävention dementieller Erkrankungen werden neben Beratungsaufgaben auch Gedächtnistraining anbieten bzw. Förderprogramme verlaufsdiagnostisch begleiten. **2.** Einsatz computergestützter, auch internetbasierter Förderansätze, die eine adaptive Gestaltung von Trainingsschritten, eine unmittelbare Rückmeldung der Ergebnisse an den Patienten, eine Dokumentation der erzielten Veränderungen und ein Training im häuslichen Umfeld gestatten.

Literatur: Weiher, G.: Internationale Skalen für Psychiatrie. 5. Aufl. Göttingen: Hogrefe, 2004.

Autor: U. M. Fleischmann.

Gefäßanomalien, angeborene: Sammelbezeichnung für vaskuläre Tumoren und vaskuläre Malformationen (Angiodysplasien); **Formen: I. vaskuläre Tumoren: 1.** infantiles Hämangiom (Abk. IH): GLUT-1-positiver (Expression von Glukosetransporter-1) embryonaler Tumor mit Endothelproliferation und sekundärer Ausbildung von Gefäßlumen. Einteilung der Hämangiome nach ihrem Stadium: **a)** Prodromalstadium: bei intrakutanen Hämangiomen meist mit bei Geburt vorhandenen Vorläuferläsionen wie anämischer Naevus, umschriebene Teleangiektasie, Naevus-flammeus-artige Rötung; **b)** Früh- oder Initialphase: die IH entstehen innerhalb weniger Tage nach Geburt; **c)** Proliferationsstadium: Wachstumsphase mit Flächenausbreitung, exophytischem oder endophytisch-subkutanem Wachstum; bei exzessiv proliferierenden IH Überschreiten von Organgrenzen und trophische Störungen mit Destruktion und Ulzeration möglich; **d)** Maturationsstadium: Reifungsphase mit Wachstumsstillstand, bei kutanen IH Nachlassen der Prallheit und Abblassen bzw. Graufärbung; in dieser Phase späte Ulzeration aufgrund eines Steal-Phänomens möglich; **e)** Regressionsstadium: Rückbildung, i. d. R. bis zum 6. Lebensjahr abgeschlossen, in 60–80 % Residuen abhängig vom Grad der letzten Ausdehnung; Lokalisation: alle Weichteile oder Hohlorgane (v. a. Trachea) können betroffen sein, zumeist die Kutis und Subkutis, aber auch Mukosa und Submukosa. IH können singulär aber auch multipel auftreten, sowohl Erstmanifestation als auch der Verlauf können zeitlich versetzt sein; mehrphasiges Wachstumsverhalten möglich (schubweise Regression bzw. Proliferation gleichzeitig an verschiedenen Stellen); bei mehr als 4 IH Ausschluss einer parenchymatösen Beteiligung (besonders Leber) bzw. einer benignen (Abk. BNH) oder diffusen neonatalen Hämangiomatose (Abk. DNH); IH haben keine Kasabach-Merritt-Symptomatik. **2.** Kongenitales Hämangioendotheliom: GLUT-1-negativ mit charakteristischem histologischen Erscheinungsbild in Gruppen büschelförmig angeordneter dermaler Kapillaren; häufige Lokalisation: Extremitäten; klinisch ausgedehnte rote Färbung der Haut oder multinoduläre Weichteilmasse mit Induration des Gewebes; bei Lymphangiomatose kaposiformes Hämangioendotheliom (Abk. KHE); Komplikation: Kasabach-Merritt-Symptomatik; weitere Formen: pränatal matures Hämangiom, schnell in Regression übergehend (Abk. RICH für engl. rapidly involuting congenital hemangioendothelioma) oder persistierend (Abk. NICH für engl. non-involuting congenital hemangioendothelioma), hier Übergang in KHE möglich; **II. vaskuläre Malformation:** Fehlanlage bzw. Fehlbildung, die alle Gefäßanteile betreffen kann; bei Geburt vorhanden, jedoch nicht immer in voller Ausprägung; kann in jedem Lebensalter z. B. nach Trauma, Operation oder während einer Hormonumstellung (Pubertät, Schwangerschaft) sichtbar werden; häufig progrediente Ausdehnung, keine Spontaninvolution; **1.** kapillär: Naevus flammeus; **2.** venös: bläulich durch die Haut

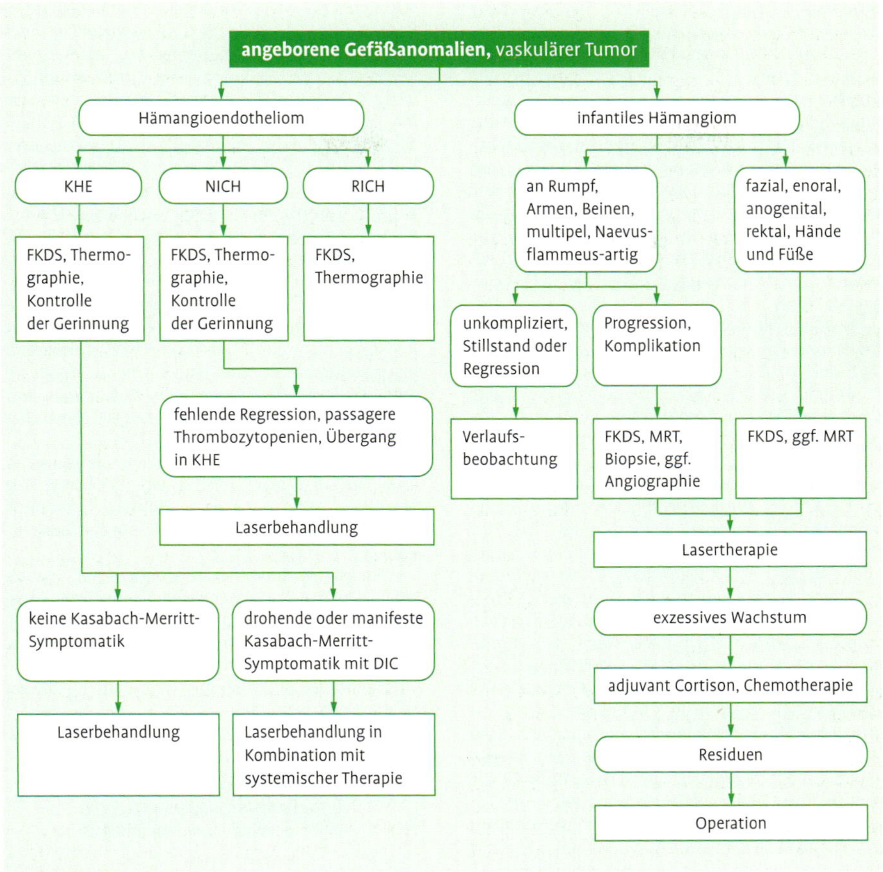

Gefäßanomalien, angeborene Abb. 1: therapeutischer Stufenplan bei vaskuärem Tumor

schimmernde, gut komprimierbare Weichteilschwellung; **3.** lymphatisch: **a)** Lymphangiom (lokalisierte Weichteilschwellung); **b)** Lymphödem (diffuse Weichteilschwellung); **c)** zystisches Hygrom (ausgedehnte zystische Veränderungen); **d)** Lymphangioma circumscriptum (bläschenartige Lymphzysten der Haut oder der Mukosa); **4.** arteriell: Ektasie, Aneurysma, trunkuläre arteriovenöse Fistel; klinisch: lokale Überwärmung und Pulsation; **5.** häufig auch gemischt: z. B arterio-venös, kapillär-lymphatisch; **6.** hamartomatös: Glomangiom, Angioma racemosum; **7.** bei typischer Kombination: Syndrom, z. B. Sturge-Weber-Krabbe-Syndrom, Klippel-Trénaunay-Weber-Syndrom, Parks-Weber-Syndrom, von-Hippel-Lindau-Syndrom, Osler-Rendu-Weber-Syndrom, Blue-rubber-bleb-nevus-Syndrom.

Behandlungsindikation: 1. vaskuläre Tumoren: a) infantiles Hämangiom: Progression stoppen, Regression induzieren; Ziel: Heilung; Spontanregression kann abgewartet werden, wenn Lokalisation und Verlauf unkompliziert sind, dagegen bei Lokalisation fazial, enoral, anogenital, Hände und Füße im Wachstum zügig behandeln; **b)** Hämangioendotheliom: Therapieindikation abhängig vom Typ und der Verlaufsform; beim RICH kann abgewartet werden, engmaschige Kontrolle mit FKDS (Abk. für farbkodierte Duplexsonographie) und Thermographie (bildgebendes Untersuchungsverfahren zur Darstellung der Wärmeverteilung des Gewebes mit einer Infrarotkamera). Bei einem NICH, neben der engmaschigen FKDS-Kontrolle und Thermographie auch regelmäßige Kontrolle der Gerinnung; bei fehlender Regression, passageren Thrombozytopenien oder Übergang in ein KHE ist eine Laserbehandlung indiziert. Wird histologisch ein KHE diagnostiziert, sollte eine Lasertherapie ggf. in Kombination mit einer systemischen Therapie erfolgen, um eine Kasabach-Merritt-Symptomatik mit disseminierter intravasaler Koagulopathie (Abk. DIC) zu verhindern bzw. in seiner Schwere zu vermindern. **2. vaskuläre Malformation:** sekundäre Komplikationen vermeiden; da keine Spontanregression möglich ist, behandeln oder Residuen akzeptieren; Ziel: Befund- und Symptomverbesserung; **a)** Naevus flammeus: Behandlung im Säuglingsalter beginnen, um sekundäre Schädigung durch tuberöse Transformation im Erwachsenenalter und Hypertrophie zu vermeiden und psychische Belastung durch Entstellung vor der Einschulung zu verhindern; **b)** arteriovenöse Fistel, Angioma racemosum und Lymphangiom: Therapie nach Diagnosestellung.

Pharmakotherapie: **A. vaskuläre Tumoren:** **I.** Hämangiom: adjuvant bei foudroyantem Verlauf und Multiorganbefall: **1.** Prednisolon (z. B. PredniHEXAL®): Hochdosistherapie mit 5 mg/kg KG/d p. o. für 2 Wochen, dann Ausschleichen (Dosis um 2,5 mg pro Woche reduzieren); evtl. Intervalltherapie: alle 2 Wochen 2 mg/kg KG/d po. für 2 Wochen; UAW bei längerer Behandlung: Cushing-Syndrom, Wachstumsretardierung, Kardiomyopathie*, psychische Veränderung; cave: bei ehemaligen Frühgeborenen Risiko der Hirnatrophie, Beginn der Kortisontherapie erst nach dem 4. Lebensmonat; **2.** wenn nach Absetzen des Prednisolon trotz Lasertherapie Rebound auftritt, Chemotherapie mit **a)** Cyclophosphamid (z. B. Endoxan®), 1. Tag 10 mg/kg KG als Kurzinfusion über 20 Minuten, danach Mesna (z. B. Uromitexan®) 10 mg/kg KG aufgeteilt in 3 Einzeldosen als Kurzinfusionen über 20 Minuten, unmittelbar nach Endoxangabe, nach 4 Stunden und nach 8 Stunden, 2. und 3. Tag gleiches Procedere, Blutbild vor Beginn, Tag 3, 6, und 9 (cave: Thrombozytopenie); **b)** Vincristinsulfat (z. B. Vincristin), bei Kindern ≤10 Jahren 0,05 mg/kg KG i. v. 1 × wöchentlich, in der Ausschleichphase von Prednisolon beginnen, falls Pharmakotherapie länger notwendig sein sollte; Wirkungseintritt erst nach ca. 4 Wochen; cave: Neurotoxizität; **II.** Hämangioendotheliom: adjuvant bei Kasabach-Merritt-Symptomatik mit DIC: **1.** Prednisolon als Hochdosistherapie entsprechend der Hämangiombehandlung; **2.** bei Fortbestehen der Kasabach-Merritt-Symptomatik unter laufender Kortisonmedikation und trotz Lasertherapie Chemotherapie mit Cyclophosphamid oder Vincristinsulfat, entsprechend der Hämangiombehandlung; **3.** Interferon-α (z. B. Roferon®-A) s. c.: nur als Ausnahme bei Kasabach-Merritt-Symptomatik bei Versagen der Prednisolon- und Chemotherapie; **B. vaskuläre Malformation:** Substitutionstherapie bei DIC.

Operative Therapie: **I. vaskuläre Tumoren:** **1.** Hämangiom: **a)** chirurgische Resektion nur bei behandlungsbedürftigen Residuen und notfallmäßig bei Komplikationen; **b)** Lasertherapie (Methode der Wahl): gepulster Farbstofflaser bzw. Argon-Laser, KTP-Laser bei Prodromalstadium und flachem, infiltrierendem Hämangiom; transkutaner Neodym-YAG (Nd:YAG)-Laser unter Eiswürfelkühlung bei gemischt kutan-subkutanem oder primär subkutanem Hämangiom; interstitielle Nd:YAG-Laserkoagulation bei großvolumigem und Organhämangiom; endoskopische Lasertherapie insbes. bei Trachealhämangiom; s. Laserchirurgie; **2.** Hämangioendotheliom: **a)** chirurgische Resektion nur bei behandlungsbedürftigen Residuen, nicht primär; **b)** Lasertherapie: lokale Nd:YAG-Lasertherapie unter Eiswürfelkühlung, besonders bei Kasabach-Merritt-Symptomatik, da das Blutungsrisiko und die Forcierung weiterer Einblutungen durch die Punktion bei interstitieller Nd:YAG-Lasertherapie vermieden werden sollte; **II. vaskuläre Malformation:** **a)** chirurgische Resektion insbes. bei trunkulärer Malformation; **b)** angiographische Embolisation bei arteriovenöser Fistel; **c)** Lasertherapie bei extratrunkulärer Malformation (bei Naevus flammeus Therapie der Wahl).

Psychotherapie: Die ausgeprägte Behinderung und erhebliche psychische Belastung können eine begleitende Psychotherapie erforderlich machen. Im Vordergrund steht hierbei die Konfliktbewältigung.

Sonstige Maßnahme: Physiotherapie, insbes. bei vaskulärer Malformation (Lymphdrainage, Kompressionsbehandlung, Venentraining u. a.).

Therapeutischer Stufenplan: s. Abb. 1 und Abb. 2

Hinweis: Strahlentherapie ist bei allen Formen obsolet.

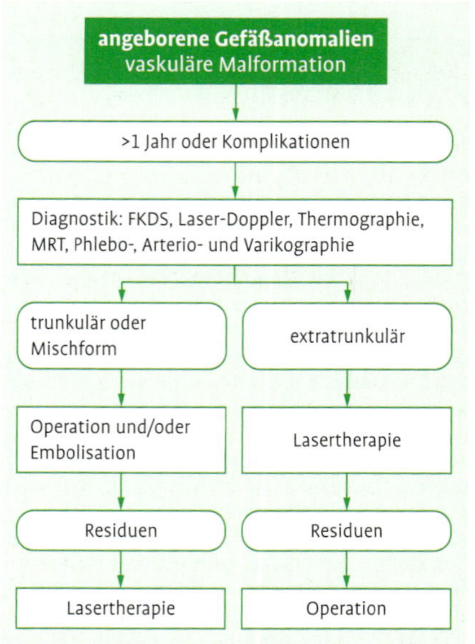

Gefäßanomalien, angeborene Abb. 2: therapeutischer Stufenplan bei vaskulärer Malformation

Literatur: 1. Poetke, M. et al.: Laserbehandlung bei Hämangiomen. Monatsschr. Kinderheilkd. 152: 7–15 (2004); 2. Poetke, M. et al.: Hämangiom oder vaskuläre Malformation? Differentialdiagnostische Überlegungen in der Frühtherapie kindlicher Hämangiome und vaskulärer Malformationen. Kinderarzt 28 (11): 1233–1242 (1997); 3. Poetke, M.; Philipp, C.; Berlien, H.-P.: Die Laserbehandlung von Hämangiomen und vaskulären Malformationen. Zentralblatt für Kinderchirurgie 5: 138–150 (1996); 4. Berlien, H.-P. et al.: Leitlinien zur Behandlung angeborener Gefäßerkrankungen. Pädiat Prax 46: 87–92 (1994); 5. Philipp, C.; Poetke, M.; Berlien, H.-P.: Klinik und Klassifikation angeborener Gefäßerkrankungen. Pädiat Praxis 46: 75–83 (1994).

Autoren: M. Poetke, H.-P. Berlien.

Gefäßentzündung: s. Angiitis.

Gefäßersatz, autologer: s. Verschlusskrankheit, periphere arterielle.

Gefäßnotfälle: s. Arterienverschluss, akuter; Gefäßverletzungen; Phlebothrombose.

Gefäßprothese: s. Aneurysma.

Gefäßtransplantation: s. Bypass, aortokoronarer.

Gefäßverbindung, offene: s. Ductus arteriosus apertus.

Gefäßverkalkung: s. Arteriosklerose.

Gefäßverletzungen: Verletzung von Arterien oder Venen; **Ursache:** traumatisch oder iatrogen; **Formen:** direkte, indirekte, offene, geschlossene, perforierende und nichtperforierende Gefäßverletzung; im Bereich der Extremitäten häufig kombiniert mit Knochenfraktur oder Luxation; die Aortenruptur entsteht meist durch stumpfe, indirekte, geschlossene Verletzung (sog. Dezelerationstrauma).

Behandlungsindikation: Notoperation bei (absehbarer) Kreislaufinstabilität oder Extremitätenischämie.

Operative Therapie: 1. **Arterienverletzung:** a) Kontinuitätsdurchtrennung: End-zu-End-Naht der angefrischten Arterienstümpfe anstreben (bei nicht arteriosklerotischen Gefäßen auf einer Distanz bis 1–2 cm fast immer möglich); sonst Interposition einer Vene (an Extremitäten) oder einer Kunststoffprothese (an der Aorta); b) langstreckige Gefäßwandschädigung, meist durch stumpfes Trauma: Veneninterposition oder Bypass; geringere Infektionsgefahr bei Verwendung von Venen; c) akute Aortenruptur (meist nach Polytrauma): bei Kreislaufinstabilität sofortige operative Versorgung mit Kunststoffprothese, zunehmend auch durch endovaskuläre Prothesenausschaltung nach transfemoralem Zugang korrigiert (vgl. Aneurysma); bei stabiler Kreislauflage ist es günstiger, zuerst andere lebensbedrohliche Verletzungen zu versorgen und erst nach 12–24 Stunden die Aortenverletzung zu operieren. 2. **Venenverletzung:** a) großkalibrige Venen (z. B. Vena jugularis interna) sind immer zu rekonstruieren (hoher Blutverlust); bei scharfen Verletzungen Direktnaht, bei langstreckigen Defekten PTFE-Interposition; b) Extremitäten: bei gedoppelten Venen (und Erhalt anderer Venen), Verletzungen einer oder zweier Unterschenkelvenen oder Verletzung der Vena femoralis superficialis bei Erhalt der tiefen Oberschenkelvene kann auf Venenrekonstruktion verzichtet werden (ausreichender Kollateralkreislauf).

Literatur: 1. Weichert, H.; Kortmann, H.: Allgemeine Gefäßverletzungen. In: Hepp, W.; Kogel, H. (Hrsg.): Gefäßchirurgie. 2. Aufl. München: Urban & Fischer bei Elsevier, 2006; 2. Storz, L. W.: Arterienverletzungen. In: Brunner, U. (Hrsg.): Gefäßchirurgie. Chirurgische Operationslehre. Bd. XIII. München, Wien, Baltimore: Urban & Schwarzenberg, 1996; 3. Vollmar, J.: Rekonstruktive Chirurgie der Arterien. Stuttgart, New York: Thieme, 1996.

Autor: W. Hepp.

Gegengift: s. Intoxikation.

Gegenübertragung: s. Psychoanalyse.

Gehirnerschütterung: s. Commotio cerebri.

Gehörgangentzündung: s. Ohrfurunkel; Otitis externa diffusa.

Gehörgangfremdkörper: im äußeren Gehörgang befindlicher unphysiologischer Gegenstand; **Vorkommen:** meist bei Kindern (z. B. Perlen, Spielzeugteile, Hydrokultursteinchen), aber auch bei Erwachsenen (z. B. Wattepfropf nach Reinigungsversuch, Insekten, Getreidekörner, Ästchen und Tannennadeln, selten auch Abformmaterial für Otoplastik des Hörgeräts) mit Hautreizung und Infektion (bes. durch Hülsenfrüchte, die nach Wasserkontakt aufquellen).

Behandlungsindikation: Jeder Gehörgangfremdkörper muss schonend entfernt werden.

Therapie: 1. Ohrspülung (s. Cerumen obturans); nur bei ausgeschlossener Trommelfellperforation: a) Besteht die Gefahr, dass der Gehörgangfremdkörper aufquillt, wird mit 90 %igem Alkohol oder Glycerol gespült. b) Lebende Insekten werden vor der Ohrspülung durch Füllung des Gehörgangs mit Wasser, Alkohol oder Lidocain-Spray getötet. 2. Bei gut sichtbarem und nicht zu tief eingeklemmtem Gehörgangfremdkörper sowie ruhigem, kooperativem Patienten empfiehlt sich die Extraktion mit einem feinen, stumpfen Ohrhäkchen oder einem Ohrzängchen. Da der Querschnitt des Gehörgangs oval ist, gelingt es meist, das Häkchen an runden Fremdkörpern vorbei zu führen, um 90° zu drehen und den Gehörgangfremdkörper zu entfernen (s. Abb.); bei fehlender Kooperation des Patienten Entfernung ggf. in Kurznarkose. 3. Tief sitzende und/oder eingeklemmte Gehörgangfremdkörper sollten unter mikroskopischer Kontrolle, ggf. auch in Kurznarkose, durch den Facharzt entfernt werden, insbesondere wenn eine Trommelfellperforation bestehen könnte.

Hinweis: Gefahr von Trommelfellverletzungen bei Extraktionsversuch unter unzureichender

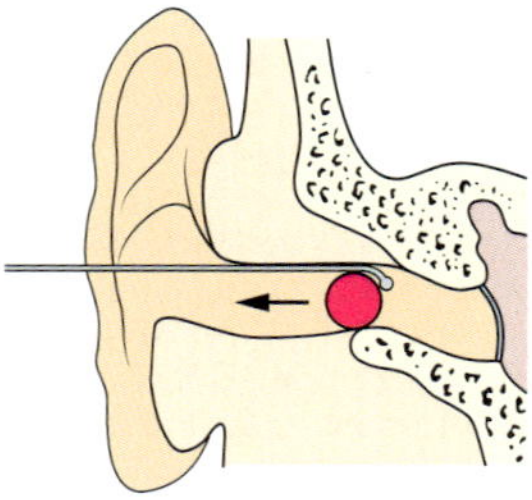
Gehörgangfremdkörper: Entfernung mit Ohrhäkchen

G

Sicht und Verwendung ungeeigneter Instrumente (z. B. Pinzette für runde, harte Fremdkörper).

Autoren: F. Waldfahrer, H. Iro.

Gehörgangverstopfung: s. Cerumen obturans.

geistige Behinderung: s. Behinderung, geistige.

Gelbsucht: s. Ikterus.

Gelenkempyem: s. Arthritis, infektiöse; Empyem.

Gelenkentzündung: s. Arthritis, infektiöse; Arthritis, juvenile idiopathische; Arthritis, nichtinfektiöse.

Gelenkerkrankung, degenerative: s. Arthrose.

Gelenkersatz, künstlicher: s. Endoprothetik.

Gemcitabin: s. Antimetaboliten.

Gemeprost: s. Prostaglandine.

Genitalfluor: s. Fluor genitalis.

Genitalschleimhautgeschwüre: s. Aphthen.

Gentamicin: s. Aminoglykosid-Antibiotika.

Gentherapie: therapeutisch intendierter Transfer von **1.** expressionsfähigen Nukleinsäuren oder **2.** nichtexpressionsfähigen Oligodesoxynukleotiden (Antisense-Oligodesoxynukleotide, Ribozyme, small interfering RNA, Abk. siRNA) in Körperzellen zur Wiederherstellung einer normalen Genfunktion oder Ausschaltung genbedingter Fehlfunktionen der Zelle.

Indikation: Erkrankungen, die durch Bereitstellung oder Elimination eines Proteins in ihrem Verlauf zu beeinflussen sind und für die keine andere effektive Therapie zur Verfügung steht (s. Tab.); **1.** erbliche Stoffwechselkrankheiten mit bekanntem Gendefekt (z. B. zystische Fibrose*, familiäre primäre Hypercholesterolämie*): Substitution der fehlerhaften Genfunktion; **2.** Tumoren: **a)** direkt zytotoxische oder die Empfindlichkeit für sonst unschädliche Substanzen erhöhende Wirkung des neuen Genprodukts; **b)** Resistenzerhöhung gesunder Zellen bzw. Resistenzerniedrigung von Tumorzellen gegenüber Chemotherapeutika; **c)** sog. DNA- oder genetische Vakzinierung: prophylaktische oder therapeutische Steigerung der Immunantwort durch Erhöhung immunmodulatorischer Mediatoren bzw. Erhöhung der Antigenität von Tumorzellen (z. B. Erzeugung eines immunologischen Gedächtnisses für Tumorantigene); **3.** virale Erkrankungen (z. B. AIDS): Bildung antiviraler Enzyme.

Gentherapie Zielorgane und Erkrankungen
Leber
familiäre Hypercholesterolämie, Alpha-1-Antitrypsinmangel, Hämophilie
Gelenk
Arthritis, Arthrose
Prostata/Ovar
Tumoren
Muskel
Duchenne-Muskeldystrophie
Haut
blasenbildende Genodermatosen, malignes Melanom
Gefäße
periphere arterielle Verschlusskrankheit
zentrales Nervensystem
Glioblastom, Parkinson-Syndrom, Gaucher-Krankheit
Lunge
zystische Fibrose, Mesotheliom
Lymphozyten
AIDS, schwerer kombinierter Immundefekt (Abk. SCID), verschiedene Tumoren
Knochenmark
Leukämie, Myelom, schwerer kombinierter Immundefekt (Abk. SCID), Sichelzellenanämie, Thalassämie

Wirkungsprinzip: Einschleusen genetischen Materials mit einem Vektor (s. Abb.) oder durch chemisch-physikalische Methoden (z. B. Injektion von DNA, Liposomen oder durch Elektroporation) in eine Zelle oder Gewebe (Gentransfer) zur Substitution eines fehlenden oder nicht ausreichend gebildeten Genprodukts, Bereitstellung neuer Genprodukte durch Transfer eines sog. Neogens oder um eine Zelle durch Einschleusen sog. Suizidgene abzutöten; als Vektoren werden gentechnisch modi-

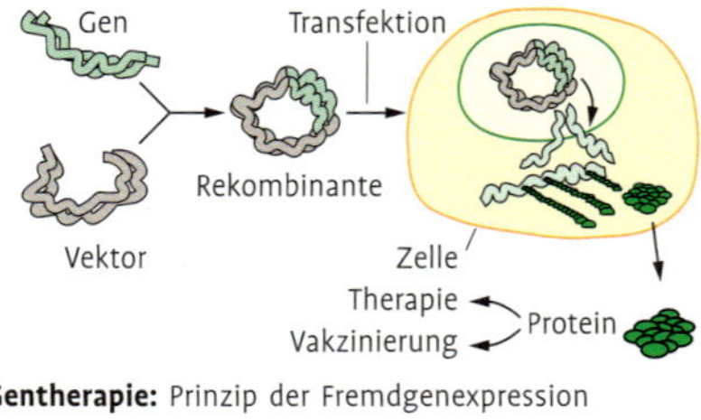

Gentherapie: Prinzip der Fremdgenexpression

fizierte Viren (z. B. Retroviren, Lentiviren, Adenoviren, Adeno-assoziierte Viren oder Herpes-simplex-Viren) oder DNA-tragende Liposomen eingesetzt.

Methodische Probleme: **1.** Relativ geringe Transfektionseffizienz (je nach Vektor max. 10–95 % der Zielzellen); **2.** unbefriedigende Zellspezifität (neuere Erkenntnisse lassen auf einen präferentiellen Tropismus verschiedener viraler Vektoren für einzelne Gewebe schließen); **3.** begrenzte Lebensdauer der transfizierten Zellen; **4.** Immunreaktionen gegen Vektorproteine oder therapeutisches Genprodukt (v. a. bei rezessiven Erkrankungen, bei denen das Genprodukt als fremd erkannt wird); **5.** die zufallsgemäße Integration der Vektoren in die Chromosomen kann zu Leukämie führen (sog. insertionelle Mutagenese; bisher in einzelnen Fällen beobachtet); verschiedene Lösungsansätze methodologischer Art werden zurzeit erforscht.

Hinweis: **1.** Die Gentherapie ist eine experimentelle Therapie, die bisher nur i. R. klinischer Studien an ca. 4500 Patienten weltweit mit z. T. guten klinischen Effekten durchgeführt wurde. **2.** Als Kontrollparameter des Therapieerfolgs dienen genspezifische Funktionsanalysen (z. B. Konzentration des therapeutisch intendierten Genprodukts) bzw. die Verlaufsparameter der Grunderkrankung. **3.** Aufklärung der Patienten entspr. dem Studienprotokoll; Einholen der Zustimmung zu Zusatzuntersuchungen in der Nachsorge und möglicher Verwendung der Daten in wissenschaftlichen Veröffentlichungen.

Literatur: **1.** Deutsches Register für somatische Gentransferstudien; http://www.zks.uni-freiburg.de/dereg.html; **2.** Smith, K. R.: Gene therapy: theoretical and bioethical concepts. Arch Med Res 34 (4): 247–268 (2003); **3.** Hengge, U. R.: 6. Tagung der „American Society of Gene Therapy“ (Bericht). Zeitschrift der Deutschen Gesellschaft für Gentherapie e. V. 4: 1–5 (2003).

Autoren: U. R. Hengge, D. Ganten.

Gerinnungsfaktoren: s. Faktor-VIII-Konzentrat; Faktor-XIII-Konzentrat; Fibrinkleber; Fibrinogenkonzentrat; Frischplasma, gefrorenes; Prothrombinkomplex-Konzentrat.

Gerinnungsfaktorenmangel: s. Diathese, hämorrhagische.

Gerinnungs-Hemmer: s. Antikoagulanzien.

Gerinnungsstörung: s. Diathese, hämorrhagische.

Gerstenkorn: s. Hordeolum.

Geschlechtskrankheit: s. Gonorrhö; Syphilis.

Gesichtsdermatose: s. Rosacea.

Gesichtslähmung: s. Fazialisparese.

Gesichtslage: s. Deflexionslagen.

Gesichtsschmerzattacken: s. Trigeminusneuralgie.

Gesichtsskoliose: s. Torticollis muscularis.

Gesichtsspalte: s. Spaltbildungen.

Gestagenmonopräparate: s. Kontrazeption, hormonale.

Gestationsdiabetes: s. Schwangerschaftsdiabetes.

Gewebeabtragung: s. Lasertherapie, dermatologische.

Gewebehormone: s. Prostaglandine.

GFP: Abk. für gefrorenes Frischplasma*.

GHB-Intoxikation: s. Drogenintoxikation.

Giardiasis: s. Enteritis, infektiöse.

Gicht: syn. Urikopathie, Hyperurikämie; in Schüben oder primär chronisch verlaufende Erkrankung mit Hyperurikämie, Arthritis urica und/oder Tophi mit Natriumuratablagerungen insbes. in bradytrophen Geweben (Knorpel, Knochen, Gelenkkapsel, Schleimbeutel, Sehnen, interstitielles Nierengewebe, ableitende Harnwege, Haut); **Formen:** **1.** primäre Gicht (95 %): genetisch multifaktoriell bedingte Ausscheidungsstörung, Harnsäureüberproduktion (selten) oder angeborener Enzymdefekt; **2.** sekundäre Gicht inf. gesteigerten Purinstoffwechsels, z. B. bei Psoriasis, Leukämie, Hämolyse, Tumoren, Niereninsuffizienz, Keto- und Laktatazidose oder bei Einnahme von Arzneimitteln (z. B. Thiazid-Diuretika, Tuberkulostatika); **Klinik:** fast immer akute, extrem schmerzhafte Monarthritis mit klassischen Entzündungszeichen (Rubor, Dolor, Calor), häufigste Lokalisation: Großzehengrundgelenk (Podagra); i. d. R. bei Harnsäurekonzentrationen im Serum >420 μmol/l (7 mg/dl) bei Männern bzw. >340 μmol/l (5,7 mg/dl) bei Frauen; Kälte, Alkoholgenuss, fettreiche Mahlzeit, Operation, Infekt oder Stress können einen Gichtanfall (in 90 % bei Harnsäurespiegel >540 μmol/l) auslösen. Arthritis urica inf. gelenknaher Uratablagerung führt zu irreversibler Gelenkdestruktion (vgl. Arthritis, nichtinfektiöse); Osteoarthropathia urica ist die häufigste Kristallarthropathie. **Prognose:** bei früh gestellter Diagnose, Beachtung diätetischer Richtlinien, pharmakologischer Rezidivprophylaxe und Überwachung der Therapieeffizienz und Komplikationen sind die meisten Patienten in ihrer Lebensführung nicht beeinträchtigt (symptomfreies Intervall >10 Jahre bei 60 %).

Behandlungsindikation: intensive Gelenkschmerzen, Gichtanfall, Erhaltung der Gelenkbeweglichkeit; durch Senkung der Harnsäurekonzentration im Plasma sollen Gichtanfälle vermieden, Uratnephropathie sowie die weitere Ablagerung von Uratkristallen in den Tophi verhindert und Kristalle gelöst werden.

Pharmakotherapie: **I. akuter Anfall:** **1.** nichtsteroidale Antiphlogistika* als Mittel der Wahl im akuten Anfall: Indometacin (z. B. Indo-Phlogont®), 3 × 50 mg/d p. o. (max. 200 mg/d); UAW im Magen-Darm-Trakt; kontraindiziert bei Magen-Darm-Geschwür; **2.** Glukokortikoide: **a)** Prednison, initial 20–40 mg p. o., dann absteigend um 10 mg/d; **b)** Dexamethason (z. B. Lipotalon®), 1 Amp. à 2,5 mg intraartikulär; **3.** Colchicin (kommt heute jedoch nur noch selten zur Anwendung): 0,5 mg alle 8 Stunden während max. 4 Tagen empfohlen. Niereninsuffizienz ist eine Kontraindikation. **II. Dauerbehandlung** im symptomfreien Intervall: **1.** Hemmung der Xanthinoxidase durch Allopurinol (z. B. Allopurinol® AL, Zyloric®), 100–300 (max. 600) mg/d p. o.; cave: in der Schwangerschaft kontraindiziert wegen seiner Teratogenität (im Tierversuch); Wechselwirkung mit oralen Antikoagulanzien (Verdrängung von der Plasmaeiweißbindung, Blutungsgefahr); **2.** Benzbromaron (Benzbromaron® 100 AL), initial 1 × 50 mg/d, später 100 mg/d p. o., nur bei UAW durch Allopurinol zur Steigerung der renalen Uratausscheidung indiziert; cave: Uratausfällung inf. Harnübersäuerung; auf ausreichende Flüssigkeitszufuhr achten; ggf. Harnalkalisierung mit Natriumhydrogencarbonat; Kontraindikation: Niereninsuffizienz, Uratnephropathie.

Operative Therapie: bei schmerzhaften, meist kleinen deformierten Gelenken (z. B. Hallux rigidus, Handdeformitäten) in der chronischen Gichtphase v. a. Weichteileingriffe, Resektionsarthroplastiken und Arthrodesen; operative Tophusverkleinerungen aus kosmetischen Gründen gelten heute als obsolet, eine Operation ist ausschließlich bei bedrohlichen Situationen (z. B. Karpaltunnelsyndrom, Sehnenrupturen oder Kompression des Rückenmarks) durch einen Tophus zu erwägen.

Naturheilkundliche Verfahren: s. Arthritis, nichtinfektiöse; Arthrose.

Sonstige Maßnahmen: **1.** im Gichtanfall kühle feuchte Umschläge, z. B. mit Ethacridin (z. B. Rivanol® Lösung 0,1 %), und Ruhigstellen der Extremität; **2.** hohe Flüssigkeitsaufnahme (bis 3 l/d).

Eigenbehandlung: **1.** Diätrichtlinien einhalten: purinreiche Kost (v. a. Fleisch und Innereien), Kaffee und Alkohol meiden; **2.** Gewichtsreduktion bei Übergewicht; **3.** auf acetylsalicylsäurehaltige Präparate (<500 mg/d) sollte zur Anfallvermeidung verzichtet werden.

Arbeitsunfähigkeit: bei akutem Gichtanfall bis zu 3 Wochen.

Hinweis: **1.** Bei der Erstdiagnose einer primären Gicht ist ein metabolisches Syndrom ggf. auszuschließen. **2.** Regelmäßige Blutbildkontrollen wegen möglicher UAW und zum Ausschluss von Nierenfunktionsstörungen. **3.** Ischiassyndrom* bei Gichtpatienten kann durch die seltene Gichtarthropathie eines lumbalen Facettengelenkes mit lokaler Spinalkanalstenose verursacht sein.

Literatur: Gresser, U.: Diagnose und Therapie der Gicht. Dtsch Ärztebl 100: A2862–2870 (2003).

Autoren: M. Schult, D. Krocker, D. Leutloff.

Giftberatungszentren: s. Intoxikation.

Gingivostomatitis herpetica: s. Stomatitis.

Glasgow Coma Scale: s. Bewusstlosigkeit.

Glaskörpertrübung: s. Uveitis.

Glassplitterverletzung: s. Stichverletzung.

Glaukom: sog. grüner Star; Sammelbezeichnung für verschiedene Erkrankungen des Auges, die mit progressivem Ganglienzellverlust der Netzhaut einhergehen und damit zu einer zunehmenden Excavatio disci nervi optici mit Verlust visueller Funktion führen. Hauptrisikofaktor ist eine Erhöhung des Augeninnendrucks. Weltweit leiden etwa 67 Mio. Menschen unter einem Glaukom, mit beidseitiger Erblindung muss bei 6,8 Mio. Betroffenen gerechnet werden. Damit gehört das Glaukom zu den drei häufigsten Erblindungsursachen weltweit. **Formen:** **1.** primäres Glaukom: **a)** mit offenem Kammerwinkel (sog. primär chronisches Offenwinkelglaukom; ältere Bezeichnung: Glaucoma chronicum simplex): mit steigendem Lebensalter mit zunehmender Prävalenz manifest werdende chronische Erkrankung; im Anfangsstadium asymptomatisch, erst im Spätstadium Gesichtsfeldausfälle (beginnend mit Bjerrum-Skotom, nasalem Sprung); in etwa 80 % der Fälle mit mäßig erhöhtem Augeninnendruck (25–35 mmHg), seltener auch bei Werten unter 22 mmHg (Normaldruckglaukom: bereits der normale Augeninnendruck führt zur typischen glaukomatösen Sehnervenschädigung); **b)** mit verschlossenem Kammerwinkel (sog. Engwinkelglaukom): i. d. R. akute Form mit anfallartiger starker Erhöhung des Augeninnendrucks auf 50–80 mmHg inf. eines Winkelblocks (sog. Glaukomanfall); im Frühstadium Sehen von Nebeln und Regenbogenfarben; sehr starke Kopfschmerzen mit Übelkeit bis zum Erbrechen (gelegentlich Fehldiagnose: akutes Abdomen); Bulbus palpatorisch steinhart, oft Bindehauthyperämie, Hornhautödem, lichtstarre Pupille; **2.** sekundäres Glaukom: Augeninnendruckerhöhung inf. einer anderen Augenerkrankung oder einer Systemerkrankung; Urs.: z. B. Diabetes mellitus, Zentralvenenverschluss oder Karotisstenose mit Rubeosis iridis (Neovaskularisationsglaukom), nach Bulbustrauma, sekundäre Verlegung der Abflusswege durch Stoffwechselprodukte (z. B. Steroidglaukom bei längerdauernder Cortisoneinnahme), Pigment (Pigmentdispersionsglaukom) oder Eiweiß (Pseudoexfoliationsglaukom), intraokulare Entzündung oder Tumoren; **3.** angeborenes Glaukom. **DD:** okulare Hypertension: erhöhter Augeninnendruck ohne Glaukom; ohne Therapie Konversion zu Glaukom bei etwa 9,5 % in 6 Jahren. Bei der Diagnosestellung (oft schwierig) muss zwischen beginnendem Glaukom und okularer Hypertension differenziert werden.

Behandlungsindikation: Das unbehandelte Glaukom führt zu progredientem Gesichtsfeldverlust bis hin zur Erblindung; die Senkung des Augeninnendrucks kann den Verlauf bremsen oder aufhalten.

Pharmakotherapie: **1. Lokaltherapie:** **a)** Alpha-2-Sympathomimetika: z. B. Clonidin-Augentropfen (z. B. Isoglaucon® 0,125 %), 2–3-mal/d; Kontraindikation: niedriger Blutdruck; **b)** Alpha- und Betasympathomimetika: Dipivefrin-Augentropfen (z. B. Glaucothil® 0,1 %), 2-mal/d; Kontraindikation: akutes Engwinkelglaukom; **c)** Sympatholytika, Beta-Rezeptoren-Blocker: z. B. Timolol-Augentropfen 0,1–0,5 % (z. B. TimoHEXAL®),

1–2-mal/d; Kontraindikation: Herzinsuffizienz, AV-Block 2. und 3. Grades, Bradykardie, Asthma bronchiale; **d)** Parasympathomimetika: Pilocarpin-Augentropfen (z. B. Pilomann® 2 %), 3–4-mal/d; **e)** Carboanhydrase-Hemmer: z. B. Dorzolamid-Augentropfen (Trusopt®), 3-mal/d; **f)** Prostaglandine und Prostamide: z. B. Latanoprost (Xalatan®), 1-mal/d; **2. systemische Therapie:** Acetazolamid (z. B. Diamox®), 2 × 125 bis 3 × 250 mg/d p. o.; Kontraindikation: Hypokaliämie, Niereninsuffizienz, Sulfonamidallergie; **3. Kombinationstherapie** von Arzneimitteln mit unterschiedlichen Wirkungsmechanismen nach erfolgloser Monotherapie.

Operative Therapie: **1.** Iridektomie: zur Verhinderung der Kammerwinkelverlegung durch die Iris bei Engwinkelglaukom: **a)** chirurgisch: Eröffnen der Hornhaut am Limbus mit der Klinge über eine Uhrzeit und Entfernen eines kleinen Gewebestücks aus der basalen Iris; keine Naht; **b)** Laser-Iridotomie: mit dem Neodym:YAG-Laser wird nichtinvasiv transkorneal ein Loch in der peripheren Iris geschaffen; **2.** Trabekulektomie/Goniotrepanation: ermöglicht den Kammerwasserabfluss unter die Bindehaut; Eröffnung der Bindehaut und Präparation eines limbusbasalen Skleradeckels, Entfernen eines kleinen Gewebestücks des Kammerwinkels einschl. des Trabekelwerks und des Schlemm-Kanals mit Klinge und Schere unter Sicht (Trabekulektomie) oder von außen mit einem Trepan (Goniotrepanation); danach Iridektomie und schichtweiser Wundverschluss; aufgrund der Vernarbungstendenz der angelegten Fistel zunehmend Einsatz von toxischen Arzneimitteln zur Fibroblastenhemmung (5-Fluoruracil, Mitomycin C); **3.** Trabekulotomie: ermöglicht den Kammerwasserabfluss in den Schlemm-Kanal; Eröffnung der Bindehaut am Limbus über 1–2 Uhrzeiten, eines Sklerafensters und darunter des Schlemm-Kanals; Einführen einer Stahlsonde in das Lumen des Schlemm-Kanals über eine Länge von 1–2 Uhrzeiten, Eindrehen mit einer Sonde in die Vorderkammer und Einreißen der Innenwand des Schlemm-Kanals; dann schichtweiser Wundverschluss; **4.** tiefe Sklerektomie, Viskokanalostomie, Viskokanaloplastik: Bei diesen Eingriffen wird keine Fistulation nach außen angestrebt. Eröffnung der Bindehaut und Präparation eines limbusbasalen Skleradeckels; Präparation und Entfernung eines weiteren tiefen Skleradeckels; damit Entdachung des Schlemm-Kanals und Einspritzen einer viskösen Substanz (Viskokanalostomie) und zusätzliches Vorschieben eines Fädchens (Viskokanaloplastik); danach schichtweiser Wundverschluss; **5.** Lasertrabekuloplastik: Verbesserung des Kammerwasserabflusses in den Schlemm-Kanal; ca. 50 Herde werden gleichmäßig verteilt in die halbe Zirkumferenz des Trabekelwerks gelasert; **a)** thermisch mit dem Argon-Laser (ALT) oder frequenzverdoppelten YAG-Laser: Dauer 0,1 Sekunde, Größe 50 µm, Leistung 0,2–1,0 W je nach Pigmentierungsgrad; **b)** selektive Lasertrabekuloplastik (SLT): Dauer 3 Nanosekunden, Größe 400 µm, Energie 0,4–1,2 mJ; **6.** Kunststoffimplantat nach Baerveldt, Molteno oder Ahmed Valve: ermöglicht den Kammerwasserabfluss unter die periphere Bindehaut in die Orbita; Bindehaut und Sklerafenster werden in gleicher Weise wie bei Trabekelektomie/Goniotrepanation eröffnet, Kammerwinkelgewebe und Iris in gleicher Weise ausgeschnitten; durch die Trabekelektomie wird ein Kunststoffschlauch in die Vorderkammer eingeführt und weit hinten auf der Sklera befestigt; schichtweiser Wundverschluss. **7.** Zyklokryokoagulation: Hemmung der Kammerwassersekretion durch Vereisung und Zerstörung der für die Kammerwassersekretion verantwortlichen Epithelzellen des Ziliarkörpers; Kohlendioxid wird in eine Sonde geleitet und tiefgefroren; in der Nähe des Limbus wird die Sonde auf die Bindehaut aufgesetzt, Bindehaut, Sklera und Ziliarkörper werden vereist. Das Auge wird nicht eröffnet, Nähte sind nicht erforderlich; **8.** Zyklophotokoagulation: Hemmung der Kammerwassersekretion durch Laserkoagulation des Ziliarkörpers und Zerstörung der Epithelzellen; analog zur Kryokoagulation wird die Sonde eines im Infrarotbereich arbeitenden Dioden-Lasers am Limbus aufgesetzt, der Ziliarkörper wird diaskleral mit Laserherden koaguliert.

Psychotherapie: Bei Depression und emotionaler Labilität (bei Glaukompatienten häufig) ist eine psychotherapeutische Begleitung sinnvoll.

Therapeutischer Stufenplan: s. Abb.

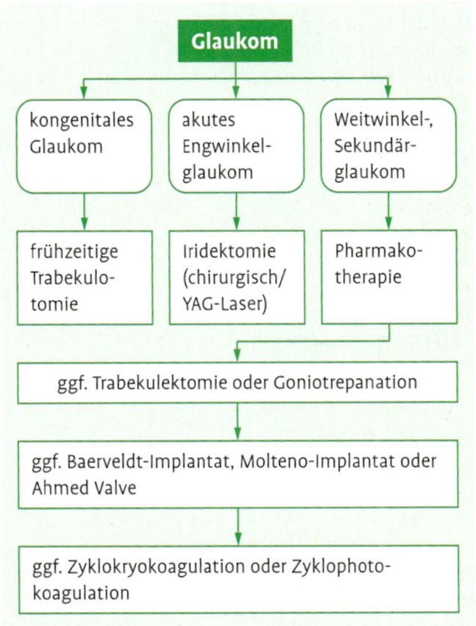

Glaukom: therapeutischer Stufenplan

Arbeitsunfähigkeit: bei akutem Anstieg des Augeninnendrucks mit Schmerzen bzw. Sehstörung durch Gesichtsfeldausfall.

Neuentwicklung: **1.** bei fistulierender Glaukomoperation Einsatz von Kollagenimplantaten zur Modifikation der Wundheilung; **2.** Untersuchung der über den Augeninnendruck hinausgehenden pathogenetischen Faktoren: Neurotoxizität, programmierter Zelltod (Apoptose), Veränderungen der extrazellulären Matrix, Hypoxie durch okulare oder systemische vaskuläre Dysregulation; **3.** Hinweise für einen Beitrag der Autoimmunität zur Glaukomgenese.

Literatur: **1.** Pfeiffer, N: Glaukom und okuläre Hypertension. 2. Aufl. Stuttgart: Thieme, 2005; **2.** Coleman, A. L.: Glaucoma. Lancet 354:1803–1810 (1999).

Autoren: P. Ruokonen, M. H. Foerster.

G

Glaukommittel: syn. Antiglaukomatosa; Arzneimittel zur Senkung des erhöhten Augeninnendrucks; **Einteilung:** s. Tab.; **I.** Beta*-Rezeptoren-Blocker, z. B. **1.** Timolol (z. B. Chibro-Timoptol®); **2.** Betaxolol (Betoptima®); **3.** Metipranolol (z. B. Betamann®); **II.** Parasympathomimetika*: bevorzugt direkte Parasympathomimetika (Muscarin-Rezeptor-Agonisten), z. B. **1.** Carbachol (z. B. Isopto®-Carbachol); **2.** Pilocarpin (z. B. Pilomann®); **3.** Reservemittel: indirekte Parasympathomimetika (Cholinesterasehemmstoffe), z. B. Neostigmin (Kombinationspräparat mit Pilocarpin, Syncarpin®-N); **III.** Sympathomimetika*: **1.** Alpha-2-Adrenozeptor-Agonisten, z. B. **a)** Clonidin (z. B. Clonid-Ophtal®); **b)** Apraclonidin (Iopidine®); **c)** Brimonidin (Alphagan®); **2.** Alpha- und Betasympathomimetika, z. B. Adrenalinester Dipivefrin (z. B. Glaucothil®); **IV.** Prostaglandinderivate: z. B. **1.** Latanoprost (Xalatan®); **2.** Travoprost (Travatan®); **3.** Bimatoprost (Lumigan®); **4.** Tafluprost (Taflutan®); **V.** Carboanhydrase*-Hemmer: **1.** Dorzolamid-Augentropfen (Trusopt®); **2.** Brinzolamid-Augentropfen (Azopt AT®); **Wirkungsmechanismus:** **1.** Beta-Rezeptoren-Blocker verrin-

Glaukommittel
Dosierung

Wirkstoff (Handelsname)	Tagesdosis		
Beta-Rezeptoren-Blocker			
Timolol (z. B. Chibro-Timoptol®)	2×	1	Tr. (0,1–0,5 %ig)
Betaxolol (Betoptima®)	2×	1	Tr. (0,5 %ig)
Parasympathomimetika			
Carbachol (z. B. Isopto®-Carbachol)	3×	1	Tr. (1,5–3 %ig)
Pilocarpin (z. B. Pilomann®)	2–4×	1	Tr. (0,5–3 %ig)
Neostigmin als Kombinationspräparat mit Pilocarpin (Syncarpin®-N)	3×	1– 2	Tr. (Neostigmin: 0,1 %ig, Pilocarpin: 0,2 %ig)
Sympathomimetika			
Brimonidin (Alphagan®)	2×	1	Tr. (0,1 %ig)
Dipivefrin (z. B. Glaucothil®)	2×	1	Tr. (0,1 %ig)
Clonidin (z. B. Clonid-Ophtal®)	2–3×	1	Tr. (0,06–0,12 %ig)
Apraclonidin (Iopidine®)	3×	1	Tr. (0,5 %ig)
Prostaglandinderivat			
Latanoprost (XALATAN®)	1×	1	Tr. (0,005 %ig)
Carboanhydrase-Hemmer			
Dorzolamid (Trusopt®)	3×	1	Tr. (2 %ig)
	2×	1	Tr. als Zusatztherapie zu Beta-Rezeptoren-Blockern
Brinzolamid (AZOPT®)	2×	1	Tr. (1 %ig)
systemisch			
Diclofenamid (Diclofenamid-Tabletten)	Dauertherapie:		
	2–3×	25– 50	mg p. o.
Acetazolamid (z. B. Diamox®)	Akuttherapie (akuter Glaukomanfall):		
		500	mg initial langsam i. v. (Infusion) oder i. m, dann
	2×	250–500	mg p. o.

gern die Kammerwasserproduktion (ohne die Pupillenweite und die Akkomodation zu beeinflussen). **2.** Parasympathomimetika* bewirken inf. ihrer miotischen Wirkung durch Kontraktion des Musculus ciliaris eine Erweiterung der Maschen des Trabekelwerks im Kammerwinkel und des Schlemm-Kanals und dadurch eine Verbesserung des Kammerwasserabflusses über das Trabekelmaschenwerk. **3.** Sympathomimetika* verringern die Kammerwasserproduktion. **4.** Prostaglandinderivate steigern den uveoskleralen Kammerwasserabfluss und vermutlich auch den trabekulären Abfluss. **5.** Carboanhydrase*-Hemmer verringern die Kammerwassersekretion.

Indikation: **1.** chronisches Offenwinkelglaukom (Weitwinkelglaukom): lokale Therapie mit einem Glaukommittel; bei nicht ausreichendem Effekt Kombinationstherapie; **2.** akuter Glaukomanfall: **a)** lokal: Pilocarpin; **b)** systemisch: Acetazolamid (Carboanhydrase*-Hemmer).

Kontraindikation: **1.** Beta-Rezeptoren-Blocker: Asthma* bronchiale; AV-Überleitungsstörung (s. Erregungsleitungsstörung); schwere Rhinitis* allergica; **2.** Parasympathomimetika*: linsenbedingtes Sekundärglaukom; Iritis acuta; Hornhautverletzung; **3.** Sympathomimetika*: schwere Herz-Kreislauf-Erkrankung; bestehende Therapie mit MAO-Hemmern (s. Antidepressiva), anderen Sympathomimetika* oder tricyclischen Antidepressiva*; **4.** Prostaglandinderivate: Kontaktlinsen; Anwendung bei Kindern; **5.** s. Carboanhydrase-Hemmer.

Wechselwirkungen: **1.** Beta-Rezeptoren-Blocker: Verstärkung der Augendruck senkenden Wirkung durch gleichzeitige Gabe von Pilocarpin oder Adrenalin enthaltenden Tropfen; **2.** Parasympathomimetika*: Verstärkung der den Augendruck senkenden Wirkung durch gleichzeitige Gabe von Beta-Rezeptoren-Blocker enthaltenden Tropfen.

UAW: **1.** Beta-Rezeptoren-Blocker: lokale Reizung; Einschränkung des Tränenflusses (cave: Sicca-Syndrom, Kontaktlinsenträger); **2.** Parasympathomimetika*: Sehstörung (Akkommodation des Auges auf den Nahpunkt durch Kontraktion des Ziliarmuskels); Kopfschmerz durch Ziliarkörperspasmus; vermehrte Tränensekretion; Hyperämie der Bindehaut; Netzhautrisse und -ablösung; **3.** Sympathomimetika*: Augenbrennen; Hyperämie der Bindehaut; Sehstörung; verminderter Tränenfluss (selten; cave: Kontaktlinsenträger); systemisch: Müdigkeit, Schwindel und Blutdruckabfall; **4.** Prostaglandinderivate: bleibende Zunahme der braunen Pigmentierung in der Iris; Fremdkörpergefühl in Augen; Hyperämie der Bindehaut; Wimpernveränderung; periorbitales Hornhautödem; **5.** s. Carboanhydrase-Hemmer.

Dosierung: s. Tab.

Literatur: **1.** Grehn, F.: Glaukomchirurgie. In: Kampik, A.; Grehn, F. (Hrsg.): Augenärztliche Therapie. Stuttgart: Thieme, 2002; **2.** Pillunat, L. E.: Grundlagen und Prinzipien der medikamentösen Glaukomtherapie. In: Kampik, A.; Grehn, F. (Hrsg.): Augenärztliche Therapie. Stuttgart: Thieme, 2002.

Autoren: P. Ruokonen, N. Lembert.

Gleason-Klassifikation: s. Prostatakarzinom.

Gleichgewichtsorganentzündung: s. Labyrinthitis.

Gleichstromtherapie: s. Elektrotherapie.

Gleithernie: s. Hernie.

Gleithoden: s. Maldescensus testis.

Gleitmittel: s. Laxanzien.

Glibenclamid: s. Sulfonylharnstoffe.

Gliedmaßenorthesen: s. Heil- und Hilfsmittel, orthopädische.

Glimepirid: s. Sulfonylharnstoffe.

Glinide: s. Antidiabetika; Diabetes mellitus Typ 2.

Glioblastom: s. Hirntumoren.

Gliom: s. Hirntumoren.

Gliquidon: s. Sulfonylharnstoffe.

Glitazone: s. Antidiabetika; Diabetes mellitus Typ 2.

Globalinsuffizienz, respiratorische: s. Insuffizienz, respiratorische.

Globulin, antihämophiles: s. Hämophilie.

Glomerulonephritis, akute: Oberbegriff für infektassoziierte Glomerulonephritiden, die bei Kindern meist nach Infektion mit beta-hämolysierenden Streptokokken der Gruppe A (z. B. Tonsillitis oder Hautinfektionen), bei Erwachsenen auch nach anderen bakteriellen, viralen oder parasitären Infektionen auftreten; **Klinik:** meist akutes nephritisches Syndrom mit Makrohämaturie, Ödemen (v. a. im Gesicht) und arterielle Hypertonie; zusätzlich häufig Proteinurie und akutes Nierenversagen*.

Behandlungsindikation: Symptomatische Therapie steht im Vordergrund. Antibiotika sind bei Anhalt für Infektgenese indiziert, obwohl der immunologische Ablauf der akuten Glomerulonephritis nicht beeinflusst wird. Bei Streptokokkenepidemien z. B. in Kindergärten oder Schulen ist für Kontaktpersonen eine Prophylaxe mit Penicillin G sinnvoll.

Pharmakotherapie: **1.** bei gesicherten Streptokokkeninfekten in erster Linie Penicillin V oder Penicillin G, Erwachsene und Kinder >12 Jahre 3 Mio. IE/d p. o. oder i. v. über 10 Tage, Kinder <12 Jahre 50 000 IE/kg KG/d p. o. oder i. v. für 10 Tage; **2.** bei anderen Bakterien entsprechend dem Antibiogramm, bei Protozoen Protozoenmittel*; **3.** zur Behandlung der Ödeme und arterieller Hypertonie: Schleifendiuretika, z. B. Furosemid (z. B. Lasix®), Erwachsene 20–250 mg/d p. o., Kinder 0,5–5 mg/kg KG/d p. o. in Abhängigkeit von der Nierenfunktion unter Kontrolle der Serumelektrolyte und Harnsäure; evtl. weitere Antihypertensiva*.

Sonstige Maßnahmen: **1.** Bei progressiver Nierenfunktionsstörung, insbes. bei zusätzlichen zerebralen Symptomen (Kopfschmerz, Krämpfe,

Somnolenz) sollten Blutreinigungsverfahren frühzeitig eingesetzt werden. **2.** Bei Ödemen, schwerer arterieller Hypertonie oder Niereninsuffizienz ist eine stationäre Behandlung notwendig. **3.** Neben Flüssigkeitsrestriktion sollte die Ernährung salzarm sein, bei Niereninsuffizienz auch kalium- und phosphatarm. **4.** Bei Ödemen und Bettlägerigkeit Thromboseprophylaxe.

Eigenbehandlung: keine Bettruhe; Kinder dürfen ihre körperliche Belastungsgrenze (Schulsport) selbst bestimmen.

Arbeitsunfähigkeit: Schulbesuch sobald wie möglich; bei Erwachsenen Arbeitsunfähigkeit bis zu 3 Monate.

G

Hinweis: **1.** Indikation zur Tonsillektomie (s. Tonsillitis) nach akuter Glomerulonephritis ist umstritten; nachfolgende Langzeitprophylaxe mit Penicillin und Glukokortikoidgabe sind nicht indiziert. **2.** Impfungen sind zurzeit nicht möglich. **3.** Die Prognose ist im Kindesalter allgemein gut; ein Übergang in terminale Niereninsuffizienz nach Jahrzehnten ist in seltenen Fällen jedoch möglich. Die Prognose verschlechtert sich mit zunehmendem Lebensalter.

Literatur: **1.** Kuhlmann, U.: Glomerulonephritis. In: Kuhlmann, U. et al. (Hrsg.): Nephrologie - Pathophysiologie, Klinik, Nierenersatzverfahren. 5. Aufl. Stuttgart: Thieme, 2008; **2.** Avner, E. D.; Harmon, W. E.; Niaudet, P. (Hrsg.): Pediatric nephrology. 5th ed. Philadelphia, Baltimore, New York: Lippincott Williams & Wilkins, 2004.

Autoren: Th. Philipp, A. Kribben, U. Vester.

Glomerulonephritis, akut-nekrotisierende: s. Glomerulonephritis, rapid-progressive.

Glomerulonephritis, chronische: Sammelbezeichnung für primäre (ohne erkennbare Grunderkrankung) und sekundäre (Mitbeteiligung der Glomeruli im Rahmen verschiedener Erkrankungen) Glomerulonephritiden, die seit mindestens 1 Jahr bestehen; immunologisch-entzündliche Schädigung der Glomeruli, meistens mit chronisch progredientem Nierenfunktionsverlust; **Formen:** **1. Minimal-change-Glomerulonephritis** (Abk. MCGN, syn. Lipidnephrose): primäre oder sekundäre (Lymphome, Arzneimittel) Glomerulonephritis mit lichtmikroskopisch i. d. R. fehlenden Auffälligkeiten (minimal change), elektronenmikroskopisch sichtbare Podozytenschädigung. Klinik: große Proteinurie bis zum nephrotischen Syndrom; Kinder sind deutlich häufiger betroffen als Erwachsene; bei Kindern häufigste Ursache und bei Erwachsenen in 10 % Ursache für ein nephrotisches Syndrom, sehr selten Entwicklung einer terminalen Niereninsuffizienz (chronische Nierenerkrankung* Stadium 5). Es besteht eine enge Verwandtschaft zur fokal-sklerosierenden Glomerulonephritis, die eine deutlich schlechtere Prognose hat. **2. fokal-sklerosierende Glomerulonephritis** (Abk. FSGN): primäre oder sekundäre (strukturelle und funktionelle Adaptationen bei vorausgegangenem Nephronverlust mit Hyperfiltration) Podozytenschädigung, gefolgt von Proliferation und Sklerose, initial nur in einzelnen Glomeruli (fokal) bzw. Glomerulusabschnitten (segmental). Klinik: bei primärer FSGN wie bei MCGN (70–80 % mit nephrotischem Syndrom), jedoch hohes Risiko der Entwicklung einer terminalen Niereninsuffizienz (bei Steroidresistenz >50 % in 10 Jahren); häufig Entwicklung einer arteriellen Hypertonie und hohe Rezidivrate nach Nierentransplantation; **3. mesangioproliferative Glomerulonephritis** (Abk. MesGN) einschließlich IgA-Nephritis: häufigste Form einer Glomerulonephritis im Erwachsenenalter mit glomerulären, mesangialen Antikörperablagerungen (IgA, IgM, C3); Klinik: sehr variabel; reicht von einer asymptomatischen Hämaturie (Leitsymptom) und begrenzten Proteinurie ohne Funktionseinschränkung bzw. mit nur langsamer Progredienz zur terminalen Niereninsuffizienz (häufig) bis zur rapid-progressiven Glomerulonephritis* (selten); gelegentlich nephrotisches Syndrom; häufig sekundäre arterielle Hypertonie; häufig infektgetriggerte (Luftwegs- oder Darminfekt) Hämaturien und sprunghafte (teils reversible) Funktionsverschlechterung; häufig Rekurrenz nach Nierentransplantation; Indikatoren für schlechte Prognose bzw. hohes Risiko für Progress: Proteinurie >1 g/d, Einschränkung der glomerulären Filtrationsrate (Abk. GFR), renale Hypertonie; **4. membranöse Glomerulonephritis** (Abk. MGN): Immunkomplex-Glomerulonephritis mit Ablagerung von IgG, anderen Immunglobulinen und Komplement in den glomerulären Basalmembranen mit Verdickung der Basalmembran in 4 histopathologischen Stadien (I: subepitheliale Immunablagerungen; II: Fortsätze der glomerulären Baselmembran, sog. spikes, zwischen den subepithelialen Immundepots; III: vollständige Umschichtung der Immundepots durch Basalmembranmaterial; IV: massive Verbreiterung der glomerulären Basalmembran durch Matrixvermehrung, variables Ausmaß und Dichte der Immundepots); primäre (70–80 %) oder sekundäre (20–30 %; Malignome, Infektionen, Autoimmunreaktionen, Arzneimittel) membranöse GN; Klinik: meist nephrotisches Syndrom (häufigste Ursache im Erwachsenenalter), mit variabler Progredienz und milder arterieller Hypertonie; ein Drittel der Fälle ohne Funktionseinschränkung und spontan ausheilend, ein Drittel mit partieller Remission (persistierende Proteinurie <2 g/d), ein Drittel mit stetiger Progredienz bis zur terminalen Niereninsuffizienz (chronische Nierenerkrankung Stadium 5); niedriges Risiko: Proteinurie <4 g/2d, normale GFR, Alter bis 16 Jahre, Frauen, normaler Blutdruck, keine tubulointerstitielle Fibrose; mittleres Risiko: Proteinurie >4 bis <8 g/d (über einen Zeitraum von 6 Monaten); hohes Risiko (>80 %ige Wahrscheinlichkeit für die Entwicklung einer Niereninsuffizienz): Männer, Proteinurie >8 g/d, Lebensalter >50 Jahre, arterielle Hypertonie, erniedrigte GFR, tubulointerstitielle Fibrose; **5. memb-**

ranoproliferative Glomerulonephritis (Abk. MPGN): GN mit Verdickung der glomerulären Basalmembran durch Ablagerung von Immunkomplexen oder mesangialer Matrix zwischen glomerulärer Basalmembran und Endothelzellen; Glomerulonephritis, die am häufigsten zur terminalen Niereninsuffizienz führt; primäre MPGN vorwiegend im 8.–30. Lebensjahr (70 % in der zweiten Lebensdekade) oder sekundäre MPGN mit vergleichbaren Ursachen wie bei MGN; Klinik: häufig nephrotisches Syndrom, Mikrohämaturie und schwere arterielle Hypertonie (prognostisch ungünstig); >80 % der Patienten mit nephrotischem Syndrom entwickeln eine terminale Niereninsuffizienz (chronische Nierenerkrankung Stadium 5) in 10 Jahren.

Behandlungsindikation: Bei rascher Progredienz der Niereninsuffizienz mit Funktionsverlust >20 % pro Jahr sowie bei Vorliegen eines nephrotischen Syndroms ist eine immunsuppressive Therapie vertretbar bzw. angezeigt. Da für die Auswahl und den prognostischen Effekt der Therapie eine histologische Differenzierung ausschlaggebend ist, sollte vor der immunsuppressiven Therapie im Regelfall eine Nierenbiopsie durchgeführt werden. Weitere Indikationen: s. Nierenerkrankungen, chronische. Behandlungsziele sind **1.** die Beeinflussung der immunologisch-entzündlichen Komponente durch Behebung der auslösenden Ursache (bei sekundärer GN), Antigenentfernung und Hemmung der Antikörperbildung und der Entzündung; **2.** die Verhinderung der zusätzlichen Nierenschädigung durch arterielle Hypertonie, interkurrente Infekte, nephrotoxische Substanzen, Hyperparathyroidismus*; **3.** die Progressionshemmung durch Blockade des Renin-Angiotensin-Systems (Abk. RAS).

Pharmakotherapie: richtet sich nach Klinik und histologischem Befund: **I. MCGN: 1.** Glukokortikoide: Bis zu 90 % der Erkrankungen im Kindesalter sind steroidempfindlich (Erwachsene: <75 %); **a)** bei Erwachsenen: Prednison 1 mg/kg KG/d (max 80 mg/d) p. o. für 8–12 Wochen oder 1 Woche über Remissionsinduktion, dann Reduktion auf 1 mg/kg KG jeden 2. Tag (oder 0,5 mg/d) für 6–8 Wochen und stufenweises Ausschleichen für 8 Wochen; **b)** bei Kindern: Prednison 60 mg/m^2 KO/d p. o. für 4–6 Wochen, dann Prednison 40 mg/m^{2}KO/d für 4–6 Wochen; stufenweises Ausschleichen über 4 Wochen; **2.** bei Steroidresistenz, ausgeprägtem nephrotischem Syndrom oder häufigen Rezidiven (>2-mal/Jahr) bzw. bei Steroidabhängigkeit (Wiederauftreten des nephrotischen Syndroms bei Ausschleichen oder geringer Dosierung der Steroide): **a)** Therapieversuch mit Cyclophosphamid (Endoxan®), 2–3 mg/kg KG/d (Anpassung an Leukozytenwerte >4000/μl) über 8–12 Wochen; wegen teils irreversibler Gonadenschäden (selten) und potentieller Langzeitkanzerogenität strenge Indikationsstellung; Infektionsprophylaxe; führt bei Steroidresistenz in 80 % der Fälle zur Remission; in Kombination mit Glukokortikoiden (Dosierung s. o.) noch größere Erfolgschancen; **b)** Therapieversuch mit Ciclosporin A (Abk. CsA; z. B. Sandimmun®), 4–6 mg/kg KG/d auf 2 Dosen aufgeteilt über 6–12 Monate, dann Dosisreduktion um 25 % alle 2 Monate; Ausschleichen nach 1–2 Jahren, therapeutisches Drugmonitoring* empfehlenswert (CsA-Zielspiegel 100–200 ng/ml); führt bei Steroidresistenz in 60 % der Fälle zur Remission; hohes Risiko von Rezidiven nach Absetzen; Nephrotoxizität; **II. FSGN:** immunsuppressive Therapie nur bei Niereninsuffizienz Stadium 1–3 (GFR >30 ml/min) und fehlender schwerster interstitieller Fibrose im Nierenbiopsat: Glukokortikoid-, CsA- und Cyclophosphamid-Therapie; zu Beginn Glukortikoide 1 mg/kg KG/d p. o. über 12–16 Wochen, da oftmals erst spätes klinisches Ansprechen, gefolgt von 0,5 mg/kg KG/d über 6–8 Wochen und Ausschleichen über weitere 8 Wochen; Dosierung der CsA- und Cyclophosphamidtherapie wie bei MCGN; Remissionsraten jedoch deutlich geringer (unter Glukokortikoiden 20 %, bei Steroidresistenz unter Cyclophosphamid 25 %, unter CsA 20 %); **III. MesGN:** bisher gibt es keinen Beleg aus kontrollierten Studien dafür, dass eine spezifische immunsuppressive Therapie der modernen supportiven Therapie überlegen ist; **1.** supportive, konservative Therapie: bei niedrigem Risiko (Proteinurie 0,5–1 g/d, normaler Blutdruck, normale GFR): maximale Therapie zur Reduktion von Blutdruck und Proteinurie (ACE-Hemmern, AT_1-Rezeptor-Antagonisten, HMG-CoA-Reduktase-Inhibitoren, Ernährungsberatung für eine natrium- und eiweißarme Diät, Interventionsprogramme zur Raucherentwöhnung); **2.** immunsuppressive Therapie zusätzlich zur o. a. supportiven konservativen Therapie bei hohem Risiko: **a)** bei noch normaler Nierenfunktion (GFR >60 ml/min): Behandlung mit Prednisolon wie bei MCGN; **b)** bei bereits eingeschränkter Nierenfunktion (GFR 30–60 ml/min) mit Prednisolon plus Cyclophosphamid (1,5 mg/kg KG/d für 3 Monate p. o.) gefolgt von Prednisolon plus Azathioprin (1,5 mg/kgKG/d p. o.); **3.** bei rapid-progressiver Glomerulonephritis: Glukokortikoide i. v. in hohen Dosen: Methylprednisolon, 1 g/d i. v. an Tag 1–3, anschließend 0,5 mg Prednison/kg KG i. v. jeden 2. Tag bis Tag 28; Durchführung des Therapieschemas in Monat 1, 3 und 5; **4.** in einzelnen Studien wurden positive Effekte von hochdosierten Fischölpräparaten beschrieben, eine Metanalyse stellt ihre Wirkung allerdings in Frage. **IV. MGN: 1.** bei sekundärer MGN zuerst Behandlung der Grunderkrankung, wenn möglich; **2.** bei primärer MGN Therapie je nach Risikogruppe: **a)** niedriges Risiko: konservative Therapie mit Blutdrucksenkung (ACE-Hemmer, ggf. mit AT_1-Rezeptor-Antagonisten, ggf. in Kombination mit Diuretikum, Calcium-Antagonisten), salzarme Diät; **b)** mittleres Risiko: 6 Monate konservative Therapie wie bei a), danach bei fehlender

Remission immunsuppressive Therapie; **c)** hohes Risiko: 6 Monate konseravtive Therapie (s. o.), danach bei fehlender Remission oder bei Kreatininanstieg innerhalb der 6 Monate immunsuppressive Therapie; **3.** immunsuppressive Therapie der MGN: **a)** Kombination von Glukokortikoiden und Chlorambucil über 6 Monate (alleinige Glukokortikoidgabe ist nicht wirksam): initial Prednisolon, 1 g/d für 3 Tage i. v., dann in monatlich alternierendem Rhythmus Methylprednisolon 0,4 mg/kg KG/d p. o. bzw. Chlorambucil (Leukeran®), 0,2 mg/kg KG/d p. o.; bei Leukozytenkonzentration <5000/μl Dosisreduktion; **b)** alternativ Cyclophosphamid oral, Dosierung wie bei MCGN oder als i. v.-Bolustherapie alle 4 Wochen, beginnend mit 15 mg/kg KG; Steigerung um 1 mg/kg KG bis max. 20 mg/kg KG als Bolus, wenn Leukozyten 7–10 Tage nach Gabe des letzten Bolus nicht <5000/μl; begleitend soll während der Cyclophosphamid-Therapie Prednison in einer reduzierten Dosierung, 0,5 mg/kg KG jeden 2. Tag, gegeben werden; Therapiedauer 6–12 Monate; **c)** bei Therapieresistenz oder als Primärtherapie bei hohem Risiko: Therapieversuch mit CsA (3–6 mg/kg KG/d p. o., Zielspiegel 120–200 ng/ml) zu Anfang in Kombination mit Prednsiolon 0,5 mg/kg KG/d (max. 15 mg) oder 1–2 mg/kg KG alle 2 Tage; **V. MPGN: 1.** bei sekundärer MPGN Behandlung der zugrunde liegenden Erkrankung; **2.** bei primärer MPGN sind Therapieversuche bei rascher Progredienz bzw. schlechter Prognose (Proteinurie >3 g/d, GFR-Verschlechterung) gerechtfertigt, jedoch nicht so abgesichert wie bei MGN; **a)** Glukokortikoide: bei Kindern Benefit nachgewiesen (aber nebenwirkungsreich; 40 mg/m^{2}KO p. o. jeden 2. Tag über 6–12 Monate); bei Erwachsenen als Monotherapie i. d. R. nicht indiziert; **b)** Therapie mit Acetylsalicylsäure (500 mg/d) und Dipyridamol (75 mg/d) über mind. 6–12 Monate hat keinen gesicherten Effekt auf die Prognose, kann jedoch bei langdauernder Therapie ggf. die Proteinurie reduzieren und ist risikoarm.

Sonstige Maßnahmen: **1.** nephroprotektive und antiproteinurische Therapie: **a)** nephroprotektive und antiproteinurische Basistherapie mit RAS-Blockern; Wirksamkeit von ACE-Hemmern oder AT_1-Rezeptor-Antagonisten sind durch randomisierte, kontrollierte Studien gut belegt (cave: Kumulation bei Niereninsuffizienz), additive antiproteinurische Effekte durch Kombinationstherapie; vermutlich additive antiproteinurische Effekte durch Aldosteron-Antagonisten; **b)** konsequente pharmakologische Blutdrucksenkung (s. Hypertonie, arterielle) auf <130/85 mmHg, bei hohem Risiko (rasche Progredienz, große Proteinurie) auf <125/75 mmHg, verbessert die Prognose aller Formen chronischer Glomerulonephritiden; primär mit ACE-Hemmer und/oder AT_1-Rezeptor-Antagonisten, alle anderen Antihypertensiva können nach den üblichen Richtlinien eingesetzt werden; bei reduzierter Nierenfunktion sind Schleifendiuretika vom Furosemid-Typ, z. B. Lasix®, 20–250 mg/d (nach Wirkung und in Abhängigkeit von der Nierenfunktion), meist zusätzlich notwendig. **c)** Langwirkende Calcium*-Antagonisten vom Dihydropyridin-Typ sind möglicherweise nephroprotektiv. **d)** Salzarme Ernährung (max. 6 g NaCl/d); verstärkt antiproteinurische Wirkung der RAS-Blockade; **e)** Lipid senkende Therapie mit HMG-CoA-Reduktase-Inhibitoren (Statinen); **f)** Interventionsprogramme zur Raucherentwöhnung; **2.** bei nephrotischem Syndrom und bei chronischer Niereninsuffizienz weitere Therapiemaßnahmen beachten (s. Nierenerkrankungen, chronische); **3.** bei schwerer chronischer Niereninsuffizienz und Urämie (chronische Nierenerkrankung Stadium 5) sind Nierenersatzverfahren wie Peritonealdialyse* oder Hämodialyse* oder eine Nierentransplantation* rechtzeitig einzuleiten.

Eigenbehandlung: **1.** körperliche Aktivität auch bei Niereninsuffizienz nicht vernachlässigen; **2.** Diät (s. chronische Nierenerkrankungen).

Arbeitsunfähigkeit: **1.** Arbeits- und Berufsfähigkeit sind bei Niereninsuffizienz, auch bei Dialyse und nach Nierentransplantation so weit wie möglich zu erhalten (keine Verschlechterung der Prognose). Bei zunehmender Niereninsuffizienz schwere körperliche Arbeit vermeiden. **2.** Die Minderung der Erwerbsfähigkeit orientiert sich am Stadium der chronischen Nierenerkrankung.

Hinweis: Herdsanierungen und Langzeitgabe von Antibiotika sind beim immunologischen Krankheitsbild der chronischen Glomerulonephritis obsolet.

Neuentwicklung: **1.** Bei der Therapie der MCGN wurden in nicht gut kontrollierten Studien Erfolge mit Tacrolimus (Prograf®), Azathioprin (Imurek®) und Mycophenolatmofetil (CellCept®) beschrieben. **2.** Erste Studien zur Therapie der FSGN mit Mycophenolatmofetil plus Glukokortikoid mit Steroid sparendem Effekt; Plasmapherese und Therapie mit Cyclosporin, Tacrolimus, Cyclophosphamid oder Sirolimus bei refraktären Formen; Rituximab in Kauistiken mit variablem Erfolg; **3.** Therapiealternativen bei MGN: Mycophenolatmofetil (mehrere nicht prospektive Studien) und Rituximab (eine prospektive Studie), Tacrolimus-Monotherapie (randomisierte, kontrollierte Studie), Azathioprin (widersprüchliche Ergebnisse), ACTH, Pentoxiphyllin und C5a-Antikörper (experimentell, bisher nur in Pilotstudien); **4.** bei MPGN Therapieversuch mit Mycophenolatmofetil 2 × 0,5–1,0 g plus Prednison 1 mg/kg KG/d (ggf. 2 mg/kg KG jeden 2. Tag) für 8 Wochen, nach 3 Monaten langsame Dosisreduktion auf 20 mg/d, weitere Reduktion, Absetzen nach einem Jahr; alternativ Therapieversuch mit Tacrolimus (initial 0,1 mg/kg, Zielspiegel 3–6 ng/ml);

Literatur: **1.** Kuhlmann, U.: Glomerulonephritis. In: Kuhlmann, U. et al. (Hrsg.): Nephrologie - Pathophysiologie, Klinik, Nierenersatzverfahren. 5. Aufl. Stuttgart: Thieme, 2008; **2.** Mancia, G. et al.: Guidelines for the management of arterial hypertension: the task force for the management of arterial hypertension of the European Society of Hypertension (ESH) and of the European Society of Cardiology (ESC). J Hypertens 25: 1105–1187 (2007); **3.** Nakao, N. et al.: Combination treatment of angiotensin-II receptor blocker and angiotensin-converting-enzyme inhibitor in non-diabetic renal disease (COOPERATE): a randomised controlled trial. Lancet 361 (9352): 117–124 (2003); **4.** GISEN Group: Randomised placebo-controlled trial of effect of ramipril on decline in glomerular filtration rate and risk of terminal renal failure in proteinuric, non-diabetic nephropathy. Lancet 349 (9096): 1857–1863 (1997); **5.** Ponticelli, C.; Passerini, P.: Treatment of the nephrotic syndrome associated with primary glomerulonephritis. Kidney Int 46: 595–604 (1996).

Autoren: H. Bruck, Th. Philipp, A. Kribben.

Glomerulonephritis, rapid-progressive: Abk. RPGN; syn. intra- und extrakapillär-proliferative Glomerulonephritis, akut-nekrotisierende Glomerulonephritis; plötzlich einsetzende Verschlechterung der Nierenfunktion, die unbehandelt häufig innerhalb von Tagen bis Wochen zur terminalen Niereninsuffizienz (s. Nierenversagen, akutes) führt; **Formen: 1.** Typ I: Antikörperbildung gegen glomeruläre Basalmembran (Goodpasture-Syndrom); **2.** Typ II: Ablagerung von Immunkomplexen, die z. B. postinfektiös, i. R. einer bakteriellen Endokarditis, bei primären Glomerulonephritiden, z. B. IgA-Nephropathie oder systemischen Autoimmunerkrankungen (z.B. Lupusnephritis) auftreten kann; **3.** Typ III: ohne Immunkomplexablagerungen bei ANCA-assoziierter Vaskulitis, z. B. bei Wegener-Granulomatose.

Behandlungsindikation: bei Verdacht sofortiger Behandlungsbeginn und Sicherung der Diagnose durch Biopsie und Autoantikörperdiagnostik.

Pharmakotherapie: I. Therapie der Grunderkrankung, z. B. Antibiotikatherapie bei Endokarditis*; **II.** Glukokortikoide, z. B. Methylprednisolon (Urbason®) bzw. Prednisolon-Bolus (Solu-Decortin H®), 1–0,5 g/d i. v. für 3 Tage, anschl. in absteigender Dosierung, 1–2 mg/kg KG/d p. o., über 3–6 Monate; **III.** immunsuppressive Therapie: **1.** Induktionstherapie: **a)** parallel zur Glukokortikoidtherapie intermittierende Cyclophosphamid-Bolus-Therapie (Endoxan®), 10–15 mg/kg KG i. v., 6-mal mit 3–6 Wochen Intervall; Dosisreduktion des nächsten Bolus bei Leukozytennadir 7–10 Tage nach Therapie von <3000/nl; bei stark eingeschränkter Nierenfunktion Dosisreduktion um bis zu 30 %; **b)** alternativ kontinuierlich Cyclophosphamid, initial 1–2 mg/kg KG/d p. o., Fortsetzung mit reduzierter Dosis für 6–12 Monate; **c)** bei Lupusnephritis alternativ Mycophenolatmofetil (Cell Cept®) 2–3 g/d p. o. über 6 Monate; **2.** Remissionserhaltungstherapie: **1.** Azathioprin (z. B. Imurek®) 1–2 mg/kg KG/d p. o.; **2.** alternativ bei ANCA-assoziierter Vaskulitis: Methotrexat (Lantarel®) 0,3 mg/kg KG/d p. o. 1-mal pro Woche bei normaler Nierenfunktion; **3.** alternativ bei Lupusnephritis: Mycophenolatmofetil (Cell Cept®) 1–2 g/d p. o.

Sonstige Maßnahmen: 1. Der Nutzen eines Plasmaaustauschs vor der zytostatischen Therapie ist beim Goodpasture-Syndrom und der ANCA-assoziierten Glomerulonephritis belegt. Bei sequentieller Plasmapherese werden 40–50 ml/kg KG gegen Humanalbuminlösung (4 %) oder gerinnungsaktives Frischplasma ausgetauscht. **2.** GnRh-Agonisten zur Prävention einer Ovarialinsuffizienz bei jungen Frauen vor Cyclophosphamid-Therapie; **3.** Infektion- und Osteoporoseprophylaxe unter immunsuppressiver Therapie; **4.** unterstützende Maßnahmen wie bei chronischen Nierenerkrankungen*.

Arbeitsunfähigkeit: 1. vom Ausmaß der Niereninsuffizienz abhängig; Arbeits- und Berufsfähigkeit sollten für die Zeit der Dialyse und nach Nierentransplantation so weit wie möglich erhalten werden; bei zunehmender chronischer Niereninsuffizienz sollte schwere körperliche Arbeit vermieden werden. **2.** Minderung der Erwerbsfähigkeit: **a)** bei Serumkreatinin <2 mg% ohne Leistungseinschränkung 20–30 %; **b)** bei Serumkreatinin 2–4 mg% und leichter Einschränkung 40–50 %; **c)** bei Serumkreatinin 4–8 mg% und mäßiger Einschränkung 50–70 %; **d)** bei Serumkreatinin >8 mg% und starker Einschränkung 80–100 %; **e)** bei Dauerdialyse 100 %.

Hinweis: 1. Mögliche auslösende Faktoren, z. B. Toxine, Arzneimittel, Streptokokkeninfektionen (Angina tonsillaris, Erysipel*, bakterielle Endokarditis), interstitielle Abszesse, Virusinfektionen und Malignome, müssen vor einer immunsupressiven Therapie ausgeschlossen werden. **2.** Der Nutzen einer Behandlung mit Heparin, Warfarin, Plasminogenaktivatoren, Dipyridamol oder Acetylsalicylsäure ist nicht belegt. **3.** Bei Plasmapherese gegen Humanalbumin Fibrinogenabfall und bei Plasmapherese gegen gerinnungsaktives Frischplasma Infektionsrisiko beachten.

Neuentwicklung: Bei durch Antikörper vermittelten Erkrankungen bietet Rituximab (MabThera®), 375 mg/m^2 KO i. v., 2–4-mal in wöchentlichem Abstand bei refraktärem Verlauf eine Therapieoption.

Literatur: 1. Kuhlmann, U.: Glomerulonephritis. In: Kuhlmann, U. et al. (Hrsg.): Nephrologie - Pathophysiologie, Klinik, Nierenersatzverfahren. 5. Aufl. Stuttgart: Thieme, 2008; **2.** Walters, G.; Willis, N. S.; Craig, J. C.: Interventions for renal vasculitis in adults. Cochrane Database Syst Rev. (3): CD003232 (2008).

Autoren: O. Witzke, A. Kribben.

GLP-1-Mimetika: s. Antidiabetika; Diabetes mellitus Typ 2.

Glucagon: in den A-Zellen (Alphazellen) des Pankreas gebildetes Polypeptidhormon aus 29 Aminosäuren; **Vertreter:** GlucaGen®; **Wirkung: 1.** Mobilisation von Glukose und Fettsäuren (Insulin-antagonistisch); **2.** Hemmung des Tonus und der Motilität der glatten Muskulatur im Gastrointestinaltrakt; **Regulation:** Die Sekretion wird v. a. durch Hypoglykämie* und auch durch einen Anstieg der Aminosäurekonzentration im Blut stimuliert.

Indikation: **1.** schwere hypoglykämische Reaktion unter antidiabetischer Therapie; **2.** zur Motilitätshemmung bei diagnostischer Untersuchung im Magen-Darm-Trakt.

Kontraindikation: **1.** Phäochromozytom*; **2.** Glucagonom; **3.** Insulinom*.

UAW: selten Übelkeit, Erbrechen, Überempfindlichkeitsreaktion, Hypotonie.

G

Dosierung: **1.** bei hypoglykämischen Diabetikern: 0,5–1,0 mg i. m., s. c. oder i. v.; **2.** zur Motilitätshemmung: 0,2–2 mg (je nach Untersuchungstechnik).

Autoren: B. Drewelow, N. Lembert.

Glukokortikoide: Steroidhormone mit glukokortikoider Wirkung; **Regulation:** Stimulation der Synthese und Sekretion im zirkadianen Rhythmus durch Corticotropin (Abk. ACTH für adrenocorticotropes Hormon) aus der Adenohypophyse; **Einteilung:** Die wichtigsten physiologischen, in der Zona fasciculata der Nebennierenrinde gebildeten Glukokortikoide sind Cortisol (Hydrocortison), Cortison und Corticosteron. Daneben gibt es zahlreiche partialsynthetische Derivate mit gesteigerter antiphlogistischer Wirkung (durch Erhöhung der glukokortikoiden Aktivität) bei geringerer Beeinflussung des Elektrolytstoffwechsels (durch Verminderung der mineralokortikoiden Aktivität), die sich in ihrer Wirkungsdauer, Potenz (abhängig von Rezeptorbindungsaffinität) und Äquivalenzdosis (Äquivalent der endogenen Cortisol-Sekretionsrate pro Tag, Cushing-Schwelle) unterscheiden (s. Tab.). Topische Glukokortikoide werden je nach Wirkungsstärke in die Klassen I–IV eingeteilt. **Wirkungsmechanismus:** **1.** Regulation der Genexpression durch Bindung an intrazelluläre zytoplasmatische Rezeptoren, anschließende nukleäre Translokalisation des Komplexes und durch Bindung an Glukokortikoid-Responsive-Elemente der DNA Veränderung der Transkriptionsrate (Effekte nach Latenzzeit): **a)** Über eine gesteigerte Genexpression kommt es zur Stimulation der Glukoneogenese, Lipolyse und Proteolyse mit konsekutiver Erhöhung der Konzentration von Glukose, Aminosäuren, freien Fettsäuren und Harnstoff im Blut sowie zur Retention von Natrium mit vermehrter Sekretion von Kalium und Calcium sowie zu einer erhöhten Katecholaminempfindlichkeit der Gefäße. **b)** Über eine verminderte Genexpression wird durch eine verminderte COX-2-Expression die antiphlogistische Wirkung vermittelt. Durch verminderte Expression von Interleukin-1 in Makrophagen und Interleukin-2 in T-Lymphozyten wirken Glukokortikoide immunsuppressiv sowie antiproliferativ in Fibroblasten und fördern die Mikrozirkulation durch Hemmung der Stickstoffmonoxid- und Prostazyklinproduktion. **2.** Direkte, nicht über Genexpression vermittelte Wirkungen (sofortige Effekte): **a)** Regulation der ACTH-Freisetzung aus der Hypophyse; **b)** Veränderung des weißen Blutbildes; **Wirkung:** Glukokortikoide sind für die Bewältigung schwerer Stresssituationen (Trauma, Infektion, Operation) unentbehrlich, da sie die Wirkung der Katecholamine verstärken und die Schädigung des Körpers durch übermäßige Zytokinbildung verhindern. Abgesehen von der Substitution liegt die therapeutische Bedeutung der pharmakodynamischen Therapie in der antiphlogistischen, antiallergischen und immunsuppressiven Wirkung.

Indikation: **I. Substitutionstherapie** bei Nebennierenrindeninsuffizienz: **a)** Hydrocortison (z. B. Hydrocortison Hoechst®); **b)** bei Verdacht auf

Glukokortikoide
Pharmakologische Eigenschaften bei systemischer Anwendung

Glukokortikoid	Wirkungsdauer (Stunden)	antiphlogistische Potenz	relative Natrium retinierende Potenz	orale und intravenöse Äquivalenzdosis (mg)
Cortisol (Hydrocortison, z. B. Hydrocortison Hoechst®)	8–12	1	1	20
Prednison (z. B. Decortin® H)	18–36	4	0,8	5
Prednisolon (z. B. Decortin® H)	12–36	4	0,8	5
Methylprednisolon (z. B. Urbason®)	12–36	5	0,5	4
Fluocortolon (Ultralan®-oral)	24–48	5	—	5
Triamcinolon (z. B. Volon®)	12–36	5	—	4
Betamethason (z. B. Betnesol®)	36–72	25	—	0,75
Dexamethason (z. B. Fortecortin®)	36–72	25	—	0,75

akuten Hypokortisolismus (Addison-Krise; s. Krise, endokrine) auch Prednisolon (z. B. Decortin® H); **II. pharmakodynamische Therapie**: **1.** allergische Erkrankung (z. B. anaphylaktischer Schock*, Urtikaria*); **2.** Organtransplantation*; **3.** schwerer Schock*; **4.** rheumatische Erkrankung (z. B. rheumatoide Arthritis*, Kollagenose): **a)** Prednisolon (z. B. Decortin® H); **b)** Prednison (z. B. Decortin®); **5.** hämatologische Erkrankung (z. B. hämolytische Anämie*); **6.** entzündliche gastrointestinale Erkrankung (z. B. Colitis* ulcerosa, Enteritis* regionalis Crohn); **7.** hyperthyreote Krise; **8.** Lebererkrankung; **9.** Nierenerkrankung (z. B. nephrotisches Syndrom); **10.** obstruktive Atemwegerkrankung (z. B. chronische Bronchitis*, Asthma* bronchiale); **11.** Sarkoidose*; **12.** neurologische Erkrankung (z. B. Hirnödem, Multiple* Sklerose); **13.** kortikoidempfindliche Hauterkrankung (z. B. Psoriasis* vulgaris, atopisches Ekzem*, seborrhoisches Ekzem*).

Kontraindikation: Für die Substitutionstherapie gibt es keine Kontraindikation, für die pharmakodynamische Therapie bei vitaler Indikation nur relative: **1.** systemische Anwendung: **a)** gastroduodenales Ulkus*; **b)** schwere Osteoporose*; **c)** Infektionserkrankung: Herpesinfektion, Varizellen*, Systemmykose, Tuberkulose*, Syphilis* mit Hautbeteiligung; **d)** Glaukom*; **2.** topische Anwendung auf der Haut: **a)** bakterielle Hautinfektion; **b)** periorale Dermatitis*; **c)** Rosacea*; **3.** ophthalmologische Anwendung: **a)** virale, bakterielle oder pilzbedingte Infektion; **b)** Verletzung der Hornhaut; **4.** inhalative Anwendung: **a)** Lungentuberkulose; **b)** Lungenmykose; **c)** bakterielle Infektion der Atemwege; **5.** strenge Indikationsstellung in Schwangerschaft und Stillzeit.

Wechselwirkungen: zahlreiche Interaktionen, u. a. **1.** Verstärkung der Wirkung von Herzglykosiden* durch Kaliummangel; **2.** zusätzliche Kaliumausscheidung durch Diuretika*; **3.** erhöhte Ulkusgefahr durch nichtsteroidale Antiphlogistika*; **4.** abgeschwächte Wirkung von Antikoagulanzien* und oralen Antidiabetika; **5.** verminderte Wirksamkeit von Glukokortikoiden aufgrund Enzyminduktion durch Barbiturate, Phenytoin und Rifampicin.

UAW: **1. systemische Langzeittherapie**: **a)** Inaktivität bzw. Atrophie der Nebennierenrinde inf. Suppression der endogenen Cortisolsekretion; **b)** Cushing*-Syndrom; **c)** Steroiddiabetes; **d)** gastroduodenales Ulkus*; **e)** arterielle Hypertonie*; **f)** erhöhtes Infektionsrisiko; **g)** Wachstumshemmung bei Kindern; **h)** Osteoporose*; **i)** Myopathie; **j)** Ödeme; **k)** Petechien; **l)** Steroidakne; **m)** Steroidkatarakt; **n)** psychische Störung; **o)** Entzugssyndrom mit Fieber, Myalgie, Müdigkeit und Exazerbation der Grundkrankheit bei abruptem Absetzen; **p)** Nebennierenrindenatrophie (-insuffizienz) nach Absetzen; **2. topische Langzeittherapie** auf der Haut: dosisabhängig systemische Wirkung; **3. ophthalmologische Anwendung**: **a)** Glaukom* (bei Prädisposition); **b)** Katarakt* (selten); **4. inhalative Anwendung**: **a)** Heiserkeit (selten); **b)** Candida-Befall (selten); **c)** paradoxer Bronchospasmus (in Einzelfällen); **5. intraartikuläre Anwendung**: aseptische Knochennekrose*.

Dosierung: Anwendung: systemisch (oral, rektal, parenteral) und lokal (Haut, Schleimhaut, Inhalation, intraartikulär) möglich; Wirkungsdauer, Potenz und Äquivalenzdosis: s. Tab.; Wirkungsdauer auch von Applikationsart und Galenik (Kristallsuspensionen) abhängig; Therapieformen: **1.** Substitutionstherapie: Dosierung entspr. der physiologischen zirkadianen Glukokortikoidsekretion; **2.** pharmakodynamische Therapie: therapeutisch erforderliche Dosis individuell ermitteln und im Verlauf überprüfen; sehr hohe ED in einer kurzfristigen Therapie rufen keine gefährlichen UAW hervor; z. B. alternierende Therapie (wenn möglich): alle 2 Tage morgens die für 2 Tage erforderliche Dosis eines kurzwirksamen Glukokortikoids (Ziel: Störung des natürlichen Regelkreises der Cortisolsekretion und damit Vermeidung einer Nebennierenrindenatrophie).

Hinweis: **1.** langsames Absetzen nach systemischer Langzeittherapie erforderlich (zur Vermeidung einer Nebennierenrindenatrophie, -insuffizienz sowie eines Entzugssyndroms); **2.** möglichst keine Depotpräparate und langwirksamen Glukokortikoide (z. B. Dexamethason) zur Langzeitbehandlung.

Neuentwicklung: **1.** Entwicklung neuer Glukokortikoid-Rezeptorliganden zur Verminderung der UAW mit bevorzugter Hemmung der Transkription (antiphlogistische Wirkung) ohne gleichzeitige Aktivierung der Transkription (UAW); **2.** Entwicklung liposomaler Glukokortikoide mit langer HWZ und selektiver Akkumulation am Entzündungsort; **3.** Entwicklung von Nitrosteroiden mit zusätzlicher antiphlogistischer Wirkung durch langsame Stickstoffmonoxid-Freisetzung.

Literatur: Buttgereit, F. et al.: Current insights into the development of new glucocorticoid receptor ligands. Z Rheumtol 64 (3): 170–176 (2005).

Autoren: N. Lembert.

Glukose-6-phosphat-Dehydrogenasemangel: s. Erythrozytenenzymopathien.

Glukosestoffwechselstörung: s. Diabetes mellitus Typ 1; Diabetes mellitus Typ 2.

Glukosetoleranz, gestörte: s. Syndrom, metabolisches.

Glutenintoleranz: s. Sprue, einheimische; Zöliakie.

Glyceroltrinitrat: s. Nitrate, organische.

Glykolintoxikation: akute körperliche Schädigung inf. Aufnahme von Ethylenglykol bzw. ähnlich wirkenden anderen Glykolen (z. B. Diethylenglykol oder Glykolether) und der im Körper durch Oxidation entstehenden Metaboliten (z. B. Glyoxylsäure, Oxalsäure); vgl. Methanolintoxikation.

Behandlungsindikation: Aufnahme toxikologisch relevanter Mengen (>1,5 ml/kg KG) und Auftreten klinischer Symptome (z. B. metabolische

Azidose, akutes Nierenversagen, zerebrale Krämpfe); pathologisch erhöhte Serumkonzentrationen (>200 mg/l).

Basistherapie: s. Intoxikation.

Spezifische Therapie: **1.** Antidot: Fomepizol (z. B. Fomepizol opi®), starker Hemmstoff der Alkoholdehydrogenase, initial 15 mg/kg KG, anschl. 2 × 10 mg/kg KG für 2 Tage und 2 × 15 mg/kg KG für 2 weitere Tage; **2.** alternativ bei Fehlen von Fomepizol: Substratsättigung der Alkoholdehydrogenase mit Ethanolgabe zur kompetitiven Hemmung der Ethylenglykoloxidation; z. B. Alkohol-Konzentrat 95% Braun® 0,5 g/kg KG i. v. als Bolus, anschl. stündlich 0,1 g/kg KG, bis eine Plasmakonzentration von 1 g/l Ethanol erreicht ist; **3.** intensivmedizinische Überwachung mit engmaschigen Blutgasanalysen; **4.** ggf. Azidoseausgleich mit $NaHCO_3$, 1–2 mmol/l × kg KG; **5.** Bestimmung der Ethylenglykolkonzentration im Serum; bei Serumkonzentrationen >200 mg/l frühzeitig Hämodialyse* erwägen; cave: auch Ethanol und Fomezipol sind dialysabel, daher entspr. Dosisanpassung unter Dialysetherapie (Giftinformationszentrum befragen: s. Intoxikation, Tab. 3); **6.** Vitamin B: Pyridoxin (z. B. Bonasanit®), 4 × 50 mg/d; Thiamin (z. B. Betabion®), 4 × 100 mg; **7.** bei Krämpfen Benzodiazepine, z. B. Diazepam (Valium®), 10 mg; **8.** bei Hypokalzämie Ausgleich z. B. mit Calciumglukonat 10 %, 10–40 ml i. v. über 10–15 Minuten und engmaschige Kontrolle der Serumcalciumkonzentration.

Hinweis: Die Adsorption von Ethylenglykol an Aktivkohle ist gering und die Gabe von Aktivkohle daher nicht sinnvoll.

Literatur: **1.** Baselt, R. C.: Disposition of Toxic Drugs and Chemicals in Man. 8th ed. Foster City, CA: Biomedical Publications, 2008; **2.** Olson, K. R. et al. (eds): Poisoning & drug overdose. 5th ed. New York: McGraw-Hill/Lange, 2007.

Autor: F. Martens.

Glykoprotein-IIb/IIIa-Rezeptor-Antagonisten: s. Thrombozytenaggregations-Hemmer.

Golferellenbogen: s. Epikondylitis.

Goltz-Gorlin-Syndrom: s. Basalzellkarzinom.

Gonadeninsuffizienz, sekundäre: s. Hypophysenvorderlappen-Insuffizienz.

Gongerot-Houwer-Sjögren-Syndrom: s. Sjögren-Syndrom.

Gonorrhö: sog. Tripper; durch Neisseria gonorrhoeae verursachte Infektionskrankheit von Schleim- und Bindehaut mit genitaler (urethraler bzw. vaginaler eitriger Ausfluss) und extragenitaler Manifestation (anorektale Gonorrhö, pharyngeale Gonorrhö, Arthritis, Endokarditis, Meningitis, Ophthalmoblenorrhö); Zunahme von penicillinasefesten und multiresistenten Neisseria-gonorrhoeae-Stämmen, in bis zu 10–30 % der Fälle Koinzidenz mit Chlamydieninfektion (vgl. Chlamydien-Urethritis).

Behandlungsindikation: behandlungspflichtige Geschlechtskrankheit; bei aszendierender (Epididymitis, Adnexitis) oder disseminierter (Sepsis) Infektion stationäre Behandlung.

Pharmakotherapie: **1.** unkomplizierte urethrale Gonorrhö: einmalig Ceftriaxon (z. B. Rocephin®), 125 mg i. m. oder Spectinomycin (Stanilo®), 2 g i. m. oder Ciprofloxacin (z. B. Ciprobay®), 500 mg p. o.; bei Schwangerschaft Erythromycin (z. B. Erythrocin®), 2 g/d über 7 Tage oder Ceftriaxon; **2.** aszendierende oder komplizierte Gonorrhö: in der Regel über 7 Tage Ceftriaxon (z. B. Rocephin®), 125 mg i. m. oder Spectinomycin (Stanilo®), 2 g i. m. oder Ciprofloxacin (z. B. Ciprobay®), 500 mg p. o.; bei Epididymitis zusätzlich nichtsteroidale Antiphlogistika wie Ibuprofen (z. B. Ibu-ratiopharm®), 400 mg/d p. o.; **3.** pharyngeale und anale Gonorrhö: Behandlung entspr. unkomplizierter urethraler Gonorrhö; **4.** bei Ophthalmoblenorrhö: **a)** Erwachsene: einmalig Ceftriaxon (z. B. Rocephin®), 1 g i. m.; **b)** Neugeborene: einmalig Ceftriaxon (z. B. Rocephin®), 50 mg/kg KG; **5.** bei Gonokokkensepsis: Ceftriaxon (z. B. Rocephin®), 1 g/d i. v.

Sonstige Maßnahmen: **1.** Mituntersuchung und ggf. Mitbehandlung aller in Frage kommenden Sexualpartner vor Wiederaufnahme des Geschlechtsverkehrs; **2.** klinische und serologische Untersuchungen auf Syphilis* (längere Inkubationszeit, daher 6 Wochen nach Therapieende) und HIV*-Infektion (3 Monate nach Therapieende) wegen möglicher Koinzidenz empfehlenswert; **3.** klinische Nachuntersuchung 1 Woche nach Therapie und Anlage einer Erregerkultur mit Resistenzbestimmung zur Feststellung von Therapieversagen bzw. Reinfektion; bei positivem klinischem Befund und negativem Erregerbefund Ausschluss einer Chlamydieninfektion.

Arbeitsunfähigkeit: nur bei komplizierten Verläufen.

Hinweis: **1.** Bei gleichzeitiger Chlamydieninfektion sind Makrolidantibiotika, insbes. Azithromycin (z. B. Zithromax®), 1 g p. o., zur Einmaltherapie am besten geeignet. **2.** Wegen der weltweit zunehmenden Zahl Penicillinase produzierender und tetracyclinresistenter Neisserien sollte eine Therapie mit Penicillin bzw. Tetracyclinen ausschl. nach Antibiogramm mit entspr. Empfindlichkeitsnachweis erfolgen.

Literatur: Kohl, P. K.: Gonorrhö. Urologe 45: 1501–1503 (2006).

Autoren: P. Schulze, W. Sterry.

Goodpasture-Syndrom: s. Glomerulonephritis, rapid-progressive.

Gorlin-Goltz-Syndrom: s. Basalzellkarzinom.

G-6-PDH-Mangel: s. Erythrozytenenzymopathien.

Grand-mal-Status: s. Status epilepticus.

Granisetron: s. Antiemetika.

Granuloma pyogenicum: s. Stomatitis.

Granulozytopenie, toxische: s. Agranulozytose.

Graphospasmus: s. Dystonie.

Grawitz-Tumor: s. Nierenzellkarzinom.

Grazilisplastik: s. Stuhlinkontinenz.

Gregg-Syndrom: s. Röteln.
Grippe: s. Bronchitis, akute.
Griseofulvin: s. Antimykotika.
Großzehenbruch: s. Zehenfraktur.
Großzehengrundgelenkluxation: s. Hallux valgus.
Guanidderivate: s. Biguanide.
Guedel-Tubus: s. Atemwegsicherung.
Gürtelrose: s. Zoster.
Guillain-Barré-Syndrom: s. Neuritis.
Gummibandligatur: s. Hämorrhoiden.
Guss: s. Hydrotherapie.
Gynäkomastie: gutartige Vergrößerung der männlichen Brustdrüse durch veränderte Wirkung der Sexualhormone auf das Brustdrüsenparenchym inf. verminderter Bildung und Wirkung von Testosteron, erhöhter Östrogenbildung oder vermehrter Umwandlung von Testosteron in Östrogen im peripheren Gewebe; **Ursache:** **1.** physiologisch (Pubertätsgynäkomastie); **2.** hormonaktiver Tumor (ausgehend von Nebennierenrinde, Hoden, Hypophyse), Mammakarzinom*, Leberzirrhose*, Hypogonadismus*, Hyperthyreose* oder chronische Nierenerkrankungen*; **3.** verschiedene Steroidbiosynthesestörungen; **4.** Arzneimittel (Anabolika, Phytoöstrogene, östrogene Nahrungs- und Genußmittel, antiandrogene Arzneimittel/Therapie). Abzugrenzen ist die sog. falsche Gynäkomastie oder Pseudogynäkomastie durch Lipideinlagerung bei Adipositas* oder regionale Tumoren (Lipome).

Behandlungsindikation: **1.** meistens (insbes. bei Pubertätsgynäkomastie) ist zunächst keine Therapie erforderlich; **2.** bei akuter, schmerzhafter Gynäkomastie Pharmakotherapie; operative Reduktion bei großem Drüsenkörper aus psychischen bzw. kosmetischen Gründen; **3.** bei pharmakologisch induzierter Gynäkomastie Wechsel des Arzneimittels (wenn möglich); **4.** Therapie der Grunderkrankung.

Pharmakotherapie: Bei akuter, schmerzhafter Gynäkomastie erfolgt eine symptomatische Pharmakotherapie. **1.** Antiöstrogene: **a)** Tamoxifen (z. B. Novaldex®, Kessar®, Nourytam®), 1–2 × 10 mg/d p. o.; innerhalb von 2–4 Monaten wird in ca. 80 % der Behandlungsfälle Schmerzfreiheit erzielt und die Gynäkomastie verschwindet. Insbes. frühe Stadien sprechen gut auf die Therapie an. UAW: gering. **b)** Clomifen (z. B. Clomifen-ratiopharm®, ClomHEXAL®), 50–100 mg/d p. o.; komplette Remission in >60 % der Behandlungsfälle; UAW: Hautreaktion, Übelkeit und Sehstörung; **2.** Androgene bei Hypogonadimsus*; **3.** Aromatase-Hemmer: Anastrozol (Arimidex®), 1 × 1 mg/d p. o.; Wirkung tritt erst nach Wochen bis Monaten ein; **4.** bei Gynäkomastie inf. erhöhter Prolaktinkonzentration: s. Hyperprolaktinämie*.

Operative Therapie: indiziert bei Verdacht auf Mammakarzinom oder bei ausgeprägter (echter oder falscher) Gynäkomastie, die über das Ende der Pubertät hinaus persistiert; **Verfahren:** **1.** echte Gynäkomastie: halbmondförmige Inzision am Areolenrand; bei geschätztem Drüsenkörper >50 g konzentrische Kreisoperation (nach Schrudde) mit Entfernung von Drüsenkörper und überschüssiger Haut; gute kosmetische Resultate; **2.** Pseudogynäkomastie (Lipomastie): axilläre Inzision und Aspiration von Fett im Brustbereich (Aspirationslipektomie); gute Ergebnisse auch bei Kombination von lokaler Exzision und Aspirationslipektomie; **Komplikation:** Hämatome, Serome, Hypästhesien.

Gynäkomastie
Therapeutischer Stufenplan

Klinik	Therapie
Pubertätsgynäkomastie	im Allgemeinen keine Therapie, da meist Spontanremission; ggf. Tamoxifen
lang bestehende Gynäkomastie mit großem Drüsenkörper	Operation
Hypogonadismus	Operation Testosteronenantat
Verdacht auf Mammakarzinom	Operation
akute, schmerzhafte Gynäkomastie	Antiöstrogene (z. B. Tamoxifen)
Hyperprolaktinämie	Dopamin-Agonisten
hormonaktiver Hodentumor	Semikastration

Therapeutischer Stufenplan: s. Tab.

Arbeitsunfähigkeit: postoperativ ca. 14 Tage.

Hinweis: **1.** Anabolika werden durch die Aromataseaktivität in Östrogene metabolisiert. **2.** Die Therapie mit Tamoxifen führt zur Hemmung des negativen zentralen Feedbacks und zum Anstieg der Gonatotropine und von Testosteron. **3.** Bei älteren Patienten (>60 Jahre) genügt häufig das Absetzen der verursachenden Arzneimittel. **4.** Vor jeder Therapie muss ein Mammakarzinom (einseitig auch Fibroadenom) ausgeschlossen werden. Bei mammographischem Tumorverdacht ist die Operation absolut indiziert. **5.** Die Strahlentherapie zur Reduktion der Gynäkomastie ist obsolet, da als Spätfolge Adenokarzinome entstehen können.

Literatur: **1.** Braunstein, G. D.: Gynecomastia. New Engl J Med 357: 1229–1237 (2007); **2.** Wise, G. J.; Roorda, A. K.; Kalter, R.: Male breast disease. J Am Coll Surg 200 (2): 255–269 (2005).

Autoren: H. S. Willenberg, W. A. Scherbaum, M. Schott.

Gyrase-Hemmer: s. Chinolone.

H

Haarausfall: s. Alopezie; Effluvium, telogenes.
Haarfollikelentzündung, akute: s. Furunkel.
Haarnestgrübchen: s. Pilonidalsinus.
HAE: Abk. für (engl.) hereditary angioedema, s. Angioödem, hereditäres.
Hämangioendotheliom: s. Gefäßanomalien, angeborene; Lebertumoren, benigne.
Hämangiom: s. Gefäßanomalien, angeborene; Lebertumoren, benigne.
Hämapherese: s. Apherese.
Hämatom: Bluterguss in Weichteilen, Zwischengeweberäumen oder in einer vorgebildeten Körperhöhle; **Vorkommen:** nach Trauma, Operation oder spontan.

Behandlungsindikation: akute Schmerzen, Funktionsminderung des Stütz- und Bewegungsapparats, Infektion.

Pharmakotherapie: selten erforderlich; peripher wirksame Analgetika, z. B. Acetylsalicylsäure (z. B. Aspirin®), 500–1500 mg/d p. o., oder Metamizol (z. B. Novalgin®), 3 × 20 Tr./d.

Operative Therapie: bei ausgedehntem oder fluktuierendem Hämatom, wenn eine Resorption nicht zu erwarten ist (Gefahr von Weichteilverkalkungen); entlastende Inzision und Ausräumung, Drainage und ruhigstellender Kompressionsverband.

Sonstige Maßnahmen: **1.** vorsichtige gelenkmobilisierende physikalische Therapie; **2.** Kühlung im akuten Stadium; **3.** Auftragen heparinhaltiger Gels oder Salben (z. B. Hepa-Gel® 60 000), Hochlagerung bei betroffener Extremität; **4.** Enzympräparate (z. B. Wobenzym® N), mind. 3 × 2 Drg./d; **5.** Neuraltherapie: Nachinjektion eines Lokalanästhetikums in das Hämatom, z. B. Novocain 1 %, 2–5 ml; **6.** homöopathische Therapie: Arnica montana D6-C30, Dil./Tbl./Glob., akut am 1. Tag 2-stündlich D6, dann 1-mal täglich C30; Rus toxicodendron D4-C30, Dil./Tbl./Glob., akut 1-mal alle 1–2 Stunden D4, dann 1-mal täglich C30; bei kleinen Hämatomen und Ekchymosen Bellis perennis D6-D12, Dil./Tbl./Glob.

Arbeitsunfähigkeit: abhängig von Ausmaß und Symptomatik; nach Ausräumung bis 14 Tage.

Hinweis: **1.** bei postoperativer Hämatombildung unbedingt frühzeitige Revision, um eine Wundinfektion zu vermeiden; **2.** niemals kraftvolle Massage von Hämatomen; **3.** mögliche andere Ursachen des Hämatoms (z. B. Gerinnungsstörung, Frakturen oder andere Strukturverletzungen wie z. B. Muskelfaserriss) ausschließen; **4.** bei entsprechender sozialer Konstellation an Kindesmisshandlung denken.

Autor: E. E. Scheller.

Hämatom, epidurales: s. Epiduralhämatom.
Hämatom, subdurales: s. Subduralhämatom.
Hämatothorax: s. Rippenfraktur.
Hämaturie: s. Blasenkarzinom; Harnweginfektion im Kindesalter; Urolithiasis.
Hämochromatose: früher Bronzediabetes; durch erhöhte Eisenresorption, Eisenablagerung in Geweben und Organen und zirrhotischen Umbau von Leber und Pankreas charakterisierte autosomal-rezessiv erbliche Eisenspeicherkrankheit (Defekt auf Chromosom 6); seltene Konstellation einer genetischen Erkrankung, deren Phänotyp (Organschädigung) sich erst im Erwachsenenalter manifestiert, so dass durch Früherkennung und Eisenentzug der Eintritt der Erkrankung verhindert werden kann; **Klinik:** Abnorme Leberwerte, Müdigkeit und Schwäche, dunkle Hautpigmentierung, Diabetes mellitus, Gelenkschmerzen, Impotenz, EKG-Veränderungen durch Manifestationen an Leber (Leberzirrhose), Gelenken (Arthropathie), an Pankreas (Diabetes mellitus) und anderen endokrinen Organen (Hypogonadismus, Hypothyreose), am Herzen (Kardiomyopathie, Herzrhythmusstörungen) und der Haut (Bronzefärbung durch Eisen und Melanin); **Diagnose:** erhöhte Werte für Serumeisen, Ferritin, Transferrinsättigung (>60 % M oder >50 % F) und Lebereisengehalt (Eisenindex >1,9), genetische Analyse: Nachweis der Mutationen C282Y und H63D; **Komplikationen:** Folgen der Leberzirrhose* (Dekompensation, Ösophagusvarizenblutung*), hepatozelluläres Karzinom, Behinderung durch die Arthrose, Spätfolgen des Diabetes mellitus, Herzinsuffizienz, Herzrhythmusstörungen.

Behandlungsindikation: Beginn der Therapie bei Nachweis einer Hämochromatose mit Eisenüberladung der Leber, idealerweise vor der Ausbildung einer Leberschädigung.

Therapie: **1.** Regelmäßiger Aderlass* ist die Therapie der 1. Wahl; mit 500 ml Blut werden 250 mg

Eisen entfernt. Durchführung: bei vollem Eisenspeicher wöchentlich (zunächst 250–300 ml unter Prüfung der Verträglichkeit), bei entleertem Speicher (Ferritinkonzentration 25–50 μg/l, Transferrinsättigung <30 %) monatlich bis vierteljährlich; cave: Kontrolle des Hämoglobingehalts. **2.** Pharmakotherapie: Deferoxamin (Desferal®): indiziert bei Patienten mit Kontraindikationen für einen Aderlass (z. B. Anämie oder Herzkrankheiten); Applikation über Perfusor (tragbare Pumpe) in einer Dosis von 20 mg/kg KG/d i. v. oder s. c.; 1,5 g (Tagesdosis bei 75 kg KG) mobilisieren ca. 25 mg Eisen; UAW: lokale Entzündungsreaktion, neurotoxische und anaphylaktische Reaktion. **3.** Operative Therapie: Lebertransplantation* im Endstadium der Leberzirrhose.

Eigenbehandlung: weitgehende Vermeidung eisenhaltiger Nahrungsmittel (Fleisch, Wurstwaren), Alkoholkarenz.

Arbeitsunfähigkeit: in Abhängigkeit von den Komplikationen; bei fehlenden Symptomen nicht eingeschränkt.

Literatur: **1.** Pietrangelo, A.: Hereditary hemochromatosis – a new look at an old disease. N Engl J Med 350: 2383–2397 (2004); **2.** Tavill, A. S.; Bacon, B. R.: Hemochromatosis and the Iron Overload Syndromes. In: Zakim, D.; Boyer, T. D.: Hepatology – A Textbook of Liver Disease. 4th ed. Philadelphia: Saunders, 2003.

Autoren: M. Plauth, H.-P. Buscher.

Hämodiafiltration: Abk. HDF; Kombination von Hämodialyse* und Hämofiltration*, durch die die Vorteile der Diffusion bei der Elimination kleinmolekularer Substanzen und der Konvektion bei der Elimination höhermolekularer Substanzen gleichzeitig genutzt werden. Hierfür ist ein konvektiver Stofftransport von mindestens 2,5 l pro Stunde erforderlich. Für die Auswahl der Membran gelten die Grundsätze der Hämofiltration. Je nach Ort der Infusion sprichtman von Prädilution (Infusion vor dem Dialysator), von Middilution (zwischen2 Dialysatoren) oder von Postdilution (Infusion hinter dem Filter).

Literatur: Deutsche Arbeitsgemeinschaft für Klinische Nephrologie e. V. in Zusammenarbeit mit dem Verband Deutscher Nierenzentren der DDnÄ e. V. sowie der Arbeitsgemeinschaft für Pädiatrische Nephrologie (APN): Dialysestandard 2006. http://www.nephrologie.de/DIalysestandar 2006.pdf.

Autor: A. Kribben.

Hämodialyse: sog. Blutwäsche, künstliche Niere; Abk. HD; extrakorporales Blutreinigungsverfahren zur Entfernung harnpflichtiger Substanzen, hydrophiler Giftstoffe und Wasser; **Prinzip:** Entfernung insbes. von kleinmolekularen Substanzen (M_r bis 500 Dalton) mit Diffusion über eine semipermeable Membran entlang eines maschinell aufrechterhaltenen Konzentrationsgefälles zwischen Blut und Dialysat; durch ein hydrostatisches Druckgefälle in Richtung Dialysat ist eine sog. Ultrafiltration mit Flüssigkeitsentzug aus dem Blut und damit aus dem Körper möglich. Kleine Verteilungsvolumina, eine niedrige M_r bis 2000 Dalton und eine geringe Plasmaproteinbindung begünstigen die Dialysierbarkeit einer Substanz. **Formen: 1.** intermittierende Hämodialyse: im Allg. 4–5 Stunden 3-mal pro Woche; **2.** verlängert intermittierende Dialyse, die als extended daily dialysis (Abk. EDD) im Allg. mehr als 6 Stunden und als sustained low-effient dialysis (Abk. SLED) mehr als 12 Stunden, aber weniger als 24 Stunden dauert. Eine Nachtdialyse mit einer Dialysezeit von 8 Stunden zählt ebenfalls zu den verlängert intermittierenden Verfahren. **3.** kontinuierliche Hämodialyse (engl. continuous venovenous hemodialysis, Abk. CVVHD): für mehr als 24 Stunden ohne Unterbrechung geplant. Damit ist eine Dialysebehandlung, die für mehr als 24 Stunden geplant ist, aber trotzdem vorher beendet wird, auch ein kontinuierliches Verfahren. Eine Behandlung, bei der schon von vornherein eine Pause geplant ist, oder deren Laufzeit für weniger als 24 Stunden geplant ist, zählt zu den intermittierenden oder verlängert intermittierenden und nicht zu den kontinuierlichen Verfahren.

Indikation: 1. chronische Nierenerkrankungen*, Stadium 5; Beginn der Hämodialyse bei einer Kreatinin-Clearance <15 ml/min/1,73 m^2 KO sowie Zeichen der Urämie; **2.** akutes Nierenversagen*, akute respiratorische Insuffizienz* inf. Hyperhydratation, Hyperkaliämie*, nichtrespiratorische Azidose; **3.** dekompensierte Herzinsuffizienz*; **4.** akute Intoxikation* mit niedrigmolekularen hydrophilen Substanzen (M_r bis 2000 Dalton) mit geringer Eiweißbindung (z. B. Ethylenglykol, Lithium, Salicylate, Methanol, Barbiturate).

Durchführung: Vorbereitung: 1. Gefäßzugang zur extrakorporalen Therapie schaffen: **a)** vorübergehend über einen großlumigen zentralvenösen Katheter (ein- oder zweilumiger Dialyse-Katheter, z. B. Shaldon Katheter, oder ein- oder zweilumiger getunnelter Katheter, z. B. Tesio- oder Demers Katheter); **b)** längerfristig über einen operativ angelegten arteriovenösen Shunt; **2.** zur Vermeidung von Koagulation im extrakorporalen Kreislauf Antikoagulation mit Heparin*; bei Blutungsneigung ggf. regionale Antikoagulation, meist mit Citrat; **Verfahren:** Zur Hämodialyse wird das Blut über ein Schlauchsystem zur Dialysemaschine geleitet (bei intermittierender HD mit 200–300 ml/min und bei CVVHD mit 75–150 ml/min). Die Entfernung der Substanzen erfolgt über die semipermeable Membran mit einer Oberfläche von 1,2–2,0 m^2 und einem Dialysatfluss von 500 ml/min bei interstitieller HD und 15–50 ml/min bei CVVHD. Kontrollen von Kreislauf (Blutdruck, Herzfrequenz), Hydratationszustand (Flüssigkeitsbilanz, zentraler Venendruck) und Laborparametern (Blutbild, Elektrolyte, Blutgase) und Dokumentation (Dialyseprotokoll).

Komplikationen: Blutungen, Hypotonie, Herzrhythmusstörungen*, Muskelkrämpfe, Hämolyse, Unverträglichkeitsreaktionen.

Hinweis: 1. Häufige Fehler bei der Anwendung der HD sind zu kurze bzw. zu seltene Dialysebehandlungen. 2. Ein Auskühlen des Patienten bei CVVHD kann Fieber bei Infektion oder Sepsis verdecken. 3. Bei Patienten, die mit HD behandelt werden, ist eine spezielle Ernährung erforderlich, z. B. Reduktion von Trinkmenge, Kalium, Phosphat und Salz. 4. Die Dialysierbarkeit von Arzneimitteln muss bei deren Dosierung berücksichtigt werden. 5. Bei Mangelernährung kann eine intravenöse Ernährung (engl. intradialytic parenteral nutrition, Abk. IDPN) während der Dialyse erfolgen. 6. Heimdialyse ist möglich. 7. Qualitätskontrolle der Dialyse durch Bestimmung von Kt/V (Harnstoff-Clearance/Gesamtkörper-Wasser-Volumen) und PCR (Proteinkatabolismusrate). 8. Zu Beginn der Hämodialyse Gefahr eines Dysäquilibriumsyndroms bei zu hoher Clearance.

Neuentwicklung: Intermittierende Dialyse mit Elimination von Proteinen mit einer Molekularmasse bis 60 000 zur Elimination von Leichtketten in klinischer Prüfung.

Selbsthilfe: Bundesverband Niere e. V., Weberstr. 2, 55130 Mainz, Tel. 06131 85152, Fax 06131 835198; E-Mail: geschaeftsstelle@bnev.de, Homepage: http://www.bundesverband-niere.de.

Literatur: 1. Böhler, J: Hämodialyse. In: Kuhlmann et al. (Hrsg.): Nephrologie – Pathophysiologie, Klinik, Nierenersatzverfahren. 5. Aufl. Stuttgart, New York: Thieme, 2008; 2. Hörl, W. H.; Wanner, C. (Hrsg.): Dialyseverfahren in Klinik und Praxis. 6. Aufl. Stuttgart: Thieme, 2003.

Autoren: A. Kribben, Th. Philipp, P. Lütkes.

Hämodilution: s. Aderlass; Transfusion, autologe; Volumentherapie bei Subarachnoidalblutung; Volumentherapie in der Neurologie.

Hämofiltration: extrakorporales Blutreinigungsverfahren zur Entfernung harnpflichtiger Substanzen, hydrophiler Giftstoffe und Wasser; **Prinzip:** Entfernung von klein- und insbes. mittelmolekularen Substanzen (M_r bis 5000 Dalton) sowie teilweise auch größerer Substanzen (M_r bis 50 000 Dalton) durch Filtration über eine semipermeable Membran durch Konvektion über ein maschinell aufrechterhaltenes Druckgefälle; im Vergleich zur Hämodialyse* können die mittelmolekularen Substanzen (z. B. Beta-2-Mikroglobulin, Myoglobin) besser entfernt werden. **Formen:** 1. intermittierende Hämofiltration: im Allg. 3-mal pro Woche für 4–6 Stunden; 2. kontinuierliche Hämofiltration (Abk. CVVH für engl. continuous venovenous hemofiltration): auf der Intensivstation geplant für mehr als 24 Stunden, i. d. R. für mehrere Tage.

Indikation: 1. chronische Nierenerkrankungen*, Stadium 5; Beginn der Hämodialyse bei einer Kreatinin-Clearance <15 ml/min/1,73 m^2 KO sowie Zeichen der Urämie; 2. akutes Nierenversagen*, akute respiratorische Insuffizienz* inf. Hyperhydratation, Hyperkaliämie*, nichtrespiratorische Azidose; 3. dekompensierte Herzinsuffizienz*; 4. myoglobinurisches akutes Nierenversagen bei Rhabdomyolyse.

Durchführung: Vorbereitung: 1. Gefäßzugang zur extrakorporalen Therapie schaffen: a) vorübergehend über einen großlumigen zentralvenösen Katheter (ein- oder zweilumiger Dialyse-Katheter, z. B. Shaldon-Katheter, oder ein- oder zweilumiger getunnelter Katheter, z. B. Tesio- oder Demers-Katheter); b) längerfristig über einen operativ angelegten arteriovenösen Shunt; 2. zur Vermeidung von Koagulation im extrakorporalen Kreislauf Antikoagulation mit Heparin*; bei Blutungsneigung ggf. regionale Antikoagulation, meist mit Citrat; **Verfahren:** Zur Hämofiltration wird das Blut über ein Schlauchsystem zur Filtrationsmaschine geleitet (bei intermittierender Hämofiltration mit 200–300 ml/min, bei CVVH mit 100–150 ml/min). Die Entfernung der Substanzen erfolgt über die semipermeable Membran durch konvektiven Stofftransport. Das Filtrat wird durch eine physiologische Substitutionslösung ersetzt, die in entsprechender Menge als Prä- oder Postdilution zugeleitet wird. Bei der intermittierenden Hämofiltration werden 15–20 l pro Behandlung, bei der CVVH 20–45 ml/min filtriert. Kontrolle von Kreislauf (Blutdruck, Herzfrequenz), Hydratationszustand (Flüssigkeitsbilanz, zentraler Venendruck) und Laborparametern (Blutbild, Elektrolyte, Blutgase) und Dokumentation (Behandlungsprotokoll).

Komplikationen: Blutungen, Hypotonie, Herzrhythmusstörungen*, Muskelkrämpfe, Hämolyse, Unverträglichkeitsreaktionen.

Hinweis: 1. Die Hämofiltration stellt eine Alternative zur Hämodialyse* dar, insbes. bei kreislaufinstabilen Patienten. 2. Eine Behandlung ist ohne Wasseranschluss möglich. 3. Die Hämofiltration ermöglicht die Therapie von Patienten mit Radionuklidtherapie, da nur das im geschlossenen System anfallende kontaminierte Filtrat entsorgt werden muss. 4. Häufige Fehler bei der Anwendung der Hämofiltration sind zu kurze bzw. zu seltene Behandlungen. 5. Ein Auskühlen des Patienten bei CVVH kann Fieber bei Infektion oder Sepsis verdecken. 6. Bei Patienten, die mit Hämofiltration behandelt werden, ist eine spezielle Ernährung erforderlich, z. B. Reduktion von Trinkmenge, Kalium, Phosphat und Salz. 7. Die Filtrierbarkeit von Arzneimitteln muss bei deren Dosierung berücksichtigt werden. 8. Bei Mangelernährung kann eine intravenöse Ernährung (engl. intradialytic parenteral nutrition, Abk. IDPN) während der Hämofiltration erfolgen. 9. Qualitätskontrolle der Hämofiltration durch Bestimmung von Kt/V (K = Elimination von Harnstoff, t = Zeit, V = Gesamtkörperwasservolumen; Harnstoff-Clearance/Gesamtkörper-Wasser-Volumen) und PCR (Proteinkatabolismusrate). 10. Zu Beginn der Hämofiltration Gefahr eines Dysäquilibriumsyndroms bei zu hoher Clearance. **11.** Die früher durchgeführte kontinuierliche arteriovenöse Hämofiltration hat heute keine Bedeutung mehr.

Selbsthilfe: Bundesverband Niere e.V., Weberstr. 2, 55130 Mainz, Tel. 06131 85152, Fax 06131 835198; E-Mail: geschaeftsstelle@bnev.de, Homepage: http://www.bundesverband-niere.de.

Literatur: **1.** Böhler, J: Hämofiltration. In: Kuhlmann, U. et al. (Hrsg.): Nephrologie - Pathophysiologie, Klinik, Nierenersatzverfahren. 5. Aufl. Stuttgart: Thieme, 2008.

Autoren: A. Kribben, Th. Philipp.

H

Hämoglobinurie, paroxysmale nächtliche: Abk. PNH; syn. Marchiafava-Micheli-Anämie; erworbene, erythrozytär bedingte hämolytische Anämie* mit während des Schlafs verstärkter intravasaler Hämolyse und Hämoglobinurie in 1/3 der Fälle; **Klinik:** oft chronischer, über viele Jahre konstanter oder schubweiser Verlauf; hämolytische Krisen können insbes. durch Infektionen, Arzneimittel oder Operationen ausgelöst werden. Auftreten häufig in Kombination mit Knochenmarkerkrankungen (z. B. aplastische Anämie*, myelodysplastisches Syndrom*, chronisch myeloproliferatives Syndrom), variabler Verlauf der Zytopenien.

Behandlungsindikation: abhängig vom Schweregrad der hämolytischen Aktivität und dem Auftreten von Komplikationen (Anämiesymptome, hämolytische Krise, Thrombose, Thromboembolie, Schmerzkrise, pulmonale Hypertonie, Niereninsuffizienz, erektile Dysfunktion).

Stammzelltransplantation: Schwere Formen einer PNH können mit einer HLA-kompatiblen Familienspende durch allogene Knochenmarktransplantation (s. Stammzelltransplantation) therapiert werden. Es handelt sich um die einzig kurative Therapiemöglichkeit. Wegen der hohen therapieassoziierten Mortalität (56 % Zwei-Jahres-Überleben mit HLA-kompatiblem verwandtem Spender) nur bei schwerer Aplasie, therapeutisch nicht beherrschbaren schweren hämolytischen Krisen oder rezidivierenden thrombembolischen Ereignissen bei jungen Patienten indiziert.

Pharmakotherapie: **1.** einzig verfügbare spezifische Therapie: Blockierung der terminalen Komplementstrecke durch Antikörper gegen C5 (Anti-C5-mAb) Eculizumab (Soliris®). Reduktion der hämolytischen Aktivität und damit Reduktion von Transfusionsbedarf, Fatigue, pulmonaler Hypertonie, Schmerzkrisen und Thromboserisiko sowie Verbesserung der Nierenfunktion bei chronischer Niereninsuffizienz. Dosierung: Woche 1–4600 mg i.v., ab Woche 5900 mg i.v. in 14-tägigem Abstand als Dauertherapie, Infusionsdauer 25–45 Minuten; cave: erhöhtes Risiko für Infektion mit Neisseria meningitides, daher mind. 2 Wochen vor Therapiestart Impfung mit tetravalentem konjugiertem Impfstoff (A, C, W135, Y) empfohlen; Anstieg des Speichereisens durch Reduktion des Eisenverlusts möglich, Eisensubstitution nur unter regelmäßiger Kontrolle des Eisenstoffwechsels; bei Langzeittherapie z. T. Übergang in extravasale Hämolyse (direkter Coombs positiv); bei Absetzen der Therapie engmaschige Kontrolle von Blutbild und Hämolyseparametern wegen Gefahr der Durchbruchhämolyse; **2.** ggf. spezifische Therapie bei führender Aplasie i. R. einer begleitenden Knochenmarkerkrankung (s. o.); **3.** symptomatische Maßnahmen: **a)** Transfusion von Leukozytendepletierten Erythrozytenkonzentraten* und/oder Thrombozytenkonzentraten nach klinischem Bedarf; **b)** Substitution von Folsäure (5 mg/d) bei gesteigertem Zellumsatz generell empfohlen, Vitamin B_{12} und Eisen nach Laborbefund; **c)** frühzeitige antibiotische Therapie von Infektionen zur Vermeidung hämolytischer Krisen; **d)** Antikoagulation mit Cumarinderivaten*: prophylaktisch bei einem Anteil von ≥50 % Glykosylphosphatidylinositol-defizienten Granulozyten und einer Thrombozytenzahl ≥100 G/l ohne Eculizumab-Therapie; unter Eculizumab-Therapie kann auf die prophylaktische Antikoagulation verzichtet werden. Nach thrombembolischem Ereignis wird eine zeitlich unbefristete antikoagulative Therapie sowie Eculizumab-Therapie emfohlen. Auch Heparine können eingesetzt werden. **e)** ggf. Lyse oder chirurgische Intervention bei akuten thrombembolischen Ereignissen; **f)** ggf. hämatopoetische Wachstumsfaktoren, z. B. G-CSF bei Infektion in Neutropenie oder Erythropoetin bei relativem oder absolutem Erythropoetinmangel; **g)** suffiziente Analgesie (WHO-Stufenschema); **h)** bei hämolytischer Krise: Hydrierung, Therapie mit Eculizumab (s. o.); nach klinischem Bedarf: Transfusion, Infekttherapie, Therapie der Nierenfunktionsstörung bis hin zur Dialyse.

Hinweis: **1.** Glukokortikoide sind bei der Therapie der PNH für chronische Hämolyse und für akute Krisen sehr umstritten. Bei einem Teil der Patienten lassen sich akute hämolytische Krisen in ihrem Schweregrad beeinflussen (z. B. Prednison 0,25–1 mg/kg KG). Als Dauertherapie sollten Kortikosteroide nicht verwendet werden. **2.** Zur Therapie der PNH mit Androgenen/Danazol liegen keine größeren Studien vor. **3.** Aufgrund des erhöhten Risikos für Thrombosen und hämolytische Krisen sollte die Indikation für chirurgische Eingriffe streng gestellt und auf eine entsprechende antikoagulative Prophylaxe geachtet werden. **4.** Eine Splenektomie (zur Therapie der intravasalen Hämolyse) ist unwirksam und aufgrund des Thromboserisikos gefährlich.

Neuentwicklung: Weitere spezifische Therapieansätze wie Gentherapie und Ersatz der Komplement regulierenden Proteine auf den PNH-Zellen, z. B. lösliches CD59 (rhCD59-P) sind in der experimentellen Phase.

Literatur: **1.** Schrezenmeier, H.; Höchsmann, B.: Eculizumab opens a new era of treatment for paroxysmal nocturnal hemoglobinuria. Expert Rev Hematol 2 (1): 7–16 (2009); **2.** Hillmen, P.:

Effect of eculizumab on hemolysis and transfusion requirements in patients with paroxysmal nocturnal hemoglobinuria. N Engl J Med 350 (6): 552–559 (2004).

Autoren: B. Höchsmann, S. Fetscher, G. Trenn.

Hämoglobinvariante: s. Sichelzellenanämie.

Hämolyse: s. Anämie, mechanisch bedingte; Autoimmunhämolyse.

Hämoperfusion: extrakorporales Blutreinigungsverfahren insbes. zur sekundären Entgiftung von eher lipophilen Giftstoffen bei hoher Plasmaproteinbindung und kleinem Verteilungsvolumen; Entfernung toxischer Substanzen aus dem Blut unter Verwendung von Adsorbenzien (u. a. Neutralharze).

Indikation: strenge Indikationsstellung des komplikationsreichen Verfahrens; akute Intoxikation* mit adsorbierbaren Giftstoffen (z. B. Theophyllin, verschiedene Hypnotika, Salicylate, Phenytoin), die mit der Hämoperfusion schneller eliminiert werden können als durch Leber und Nieren des Patienten oder durch Hämodialyse*.

Durchführung: Vorbereitung: 1. Schaffung eines Gefäßzugangs über einen großlumigen zentralvenösen Katheter mit 2 Zugangswegen (z. B. Shaldon-Katheter); **2.** zur Vermeidung von Koagulation im extrakorporalen Kreislauf (insbes. im Adsorber) erfolgt eine Antikoagulation mit hochdosiertem Heparin; **3.** vor Beginn der Hämoperfusion Gabe von 250 mg Prednisolon (z. B. Solu-Decortin® H) i. v. zur Allergieprophylaxe; **Verfahren:** Zur Hämoperfusion wird das Blut über ein Schlauchsystem durch eine mit Adsorbenzien gefüllte Patrone geleitet. Die Rate der Giftelimination wird durch die Affinität des Giftes zum Adsorbens, das Verteilungsvolumen im Körper und die Equilibriumsrate zwischen Gewebe und Blut bestimmt; engmaschige Kontrollen von Kreislaufsituation (Blutdruckmessung, EKG) und Laborwerten (Blutbild, Elektrolyte, BGA); Dauer in Abhängigkeit von der verwendeten Kartusche.

Komplikationen: Blutungen, allergische Reaktionen, Azidose, hämorrhagische Diathese inf. Adsorption von Thrombozyten, unerwünschte Entfernung von Hormonen (z. B. Katecholaminen) und Arzneimitteln.

Hinweis: Die Hämoperfusion wird immer seltener angewendet, da für zunehmend mehr Giftstoffe spezifische Arzneimittel zur Verfügung stehen (z. B. ACC für Paracetamol).

Autoren: A. Kribben, Th. Philipp.

Hämoperikard: s. Perikardpunktion.

Hämophilie: sog. Bluterkrankheit; erbliche Blutgerinnungsstörung mit gesteigerter Blutungsneigung bei Bagatelltraumen und Spontanblutungen; **Formen: 1.** Hämophilie mit X-chromosomalem Erbgang: **a)** Hämophilie A: klassische Hämophilie; Mangel an Faktor VIII der Blutgerinnung (antihämophiles Globulin); Inzidenz 1 : 10 000–20 000; häufigste Form der angeborenen Hämophilie (68–80 %), an der meist Männer erkranken; **b)** Hämophilie B: Mangel an Faktor IX der Blutgerinnung (Christmas-Faktor); **2.** Hämophilie als autosomal erbliche Erkrankung, kann grundsätzlich bei beiden Geschlechtern auftreten; z. B. von*-Willebrand-Syndrom, Stuart-Prower-Defekt, Hypoproakzelerinämie, PTA-Mangelsyndrom; vgl. Diathese, hämorrhagische.

Behandlungsindikation: 1. Bedarfsbehandlung bei manifester Blutung; **2.** blutungsvorbeugende Dauerbehandlung bei schwerer Hämophilie; **3.** blutungsvorbeugende Behandlung, z. B. vor operativen Eingriffen.

Pharmakotherapie: 1. Faktor*-VIII-Konzentrate (plasmatisch: z. B. Beriate® P, Haemoctin® SDH; gentechnisch: z. B. Helixate Nex Gen®, Kogenate Bayer®, Advate®, Re Facto®) und **Faktor-IX-Konzentrate** (gentechnisch: BeneFix®): die Aktivität des Konzentrats wird in Einheiten angegeben; eine Einheit entspricht der Faktoraktivität in 1,0 ml Normalplasma; bei schweren Traumen, postoperativen bzw. lebensgefährlichen Blutungen (in Epipharynx, Retroperitoneum, Gehirn) sollte die Aktivität im Plasma auf initiale Werte von 80–100 % angehoben werden und nicht unter 50 % abfallen; bei anderen Blutungskomplikationen (Muskel- oder Gelenkblutungen) sollte sie auf initial 50 % steigen und in den nächsten Tagen nicht unter 20–30 % abfallen. Bestimmung der notwendigen **Faktorenmenge:** die Gabe einer Einheit pro kg KG erhöht die Aktivität von Faktor VIII um 1–2 %, von Faktor IX um 1 %; Beispiel: die Faktor-VIII-Restaktivität eines 70 kg schweren Patienten soll von 20 auf 50 % angehoben werden; 70 Einheiten heben die Faktoraktivität um 1 %, dementsprechend werden $30 \times 70 = 2100$ Einheiten zur Anhebung der Faktor-VIII-Aktivität um 30 % benötigt. Die Initialdosis des benötigten Faktor VIII oder IX ist abhängig vom Blutungstyp und dem Ausmaß des geplanten operativen Eingriffes (s. Tab.). Die Halbwertzeit von Faktor VIII beträgt 8–12 Stunden, von Faktor IX 18–24 Stunden; das Intervall zu weiteren Bolusinjektionen beträgt 12–24 Stunden. Die Dosierung orientiert sich an der jeweiligen Plasmakonzentration. Die Behandlungsdauer ist abhängig von Lokalisation und Ausmaß der Blutung; bei gastrointestinaler oder lebensbedrohlicher Blutung oder großen Operationen ca. 7–10 Tage, bei Epistaxis oder Hämaturie bis zum Sistieren der Blutung, bei Einblutungen in Gehirn oder Retroperitoneum bis zur Resorption der Hämatome, bei Gelenkblutung und frühzeitigem Beginn der Therapie sind meist 1–2 Injektionen erfolgreich, je nach Symptomatik Dauer auch 3–5 Tage. Bei Dauersubstitution beträgt die mittlere Dosis 20–30 E./kg KG i. v. mind. 3-mal pro Woche. **2. Desmopressin** (z. B. Minirin®, Octostim®) bei leichten Formen eines Faktor-VIII-Mangels; bei den meisten Patienten kommt es nach i. v. Injektion (Minirin®), 0,3 µg/kg KG über 30 min, oder Gabe eines Nasensprays (Octostim®), 300 µg entspricht 1 Sprühstoß in jedes Nasenloch,

Hämophilie
Initiale Substitutionsbehandlung bei Faktor-VIII- oder Faktor-IX-Mangel

Indikation	mittlere Initialdosis (E/kg KG i. v.)
Gelenkblutung	20–40
Weichteilblutung	
kleinere Haut- und Muskelblutung	15–30
ausgedehnte bzw. bedrohliche Blutung (z. B. Hirn-, Oberschenkel-, Waden-, Muskelblutung, Zungenbiss, retroperitoneale Blutung, Blutung bei Karpaltunnelsyndrom)	40–60
Schleimhaut- und Urogenitalblutung	
gastrointestinale und Mundhöhlenblutung	30–60
Epistaxis	20–40
Hämaturie	20–40
Operation	
große Wundfläche und/oder hohe Blutungsgefahr einschließlich Tonsillektomie	50–80
kleine Wundfläche (z. B. Zahnextraktion, Herniotomie)	25–40

H

zu einem kurzdauernden Anstieg der Faktor-VIII-Aktivität auf das 2–3-fache der Ausgangskonzentration (Maximum nach 30–60 Minuten); das Ausmaß der Konzentrationssteigerung von Faktor VIII sollte aufgrund der nicht vorherzubestimmenden Wirkung vor einem Eingriff (Zahnextraktion) getestet werden; Fortsetzung der Behandlung nach dem Eingriff alle 12 Stunden für max. 3 (nasal) bis 7 (i. v.) Tage. Die Behandlung ist einer Substitution mit Blutprodukten vorzuziehen und eignet sich auch für die Therapie leichter Blutungen. Da Desmopressin über die Freisetzung des endogen synthetisierten Faktors VIII wirkt, profitieren Patienten mit schwerer Hämophilie nicht von dieser Therapie. **3. Antifibrinolytika**: s. von-Willebrand-Syndrom; kontraindiziert bei massiver Hämaturie aus dem oberen Harntrakt.

Operative Therapie: **1.** bei Blutungskomplikationen; z. B. chirurgische Entfernung von Pseudotumoren der Knochen oder von Hämatomen, die zur Nervenkompression führen; Gelenkersatz (s. Endoprothetik) bei schwerer Gelenkzerstörung nach rezidivierenden Einblutungen; **2.** vor einer Operation müssen ausreichende Mengen an Faktorenkonzentrat verfügbar sein; in Abhängigkeit vom Ausmaß der Operation wenige Stunden präoperativ Beginn der Anhebung der Faktor-VIII-bzw. Faktor-IX-Serumkonzentration.

Psychotherapie: sinnvoll bei betroffenen Kindern und deren Eltern zur Bewältigung psychosozialer Probleme.

Sonstige Maßnahmen: **1.** Ruhigstellung der Gelenke bei akuten Blutungen; **2.** Patienten mit Hämophilie A bilden zu ca. 20 %, mit Hämophilie B zu 2–6 %, Anti-Faktor-VIII- bzw. Anti-Faktor-IX-Antikörper; Maßnahmen: **a)** bei schweren Blutungen Gabe von rekombinantem Faktor VIIa (z. B. Novo Seven®), alternativ Gabe von FEIBA (Abkürzung für engl. factor eight inhibitory bypassing activity; aktiviertes PPSB, s. Prothrombinkomplex-Konzentrat); **b)** als langfristige Maßnahme kann eine Toleranzinduktion durch die Gabe von Faktoren über Wochen und Monate versucht werden; **3.** genetische Beratung der betroffenen Familien; **4.** frühzeitige Hepatitis-B-Impfung für an Hämophilie erkrankte Kinder.

Eigenbehandlung: Die frühzeitige Applikation von Faktorenkonzentrat bei Auftreten von Blutungen durch den Betroffenen selbst oder die Angehörigen vermag blutungsbedingte Komplikationen wirksam zu reduzieren. Dies trifft auch für die Dauersubstitution zu.

Arbeitsunfähigkeit: Eine Minderung der Erwerbsfähigkeit von 100 % besteht generell bei schwerer Blutungsneigung (<1 % Restaktivität) sowie bei mittelschweren Formen (1–5 % Restaktivität) mit mehreren ausgeprägten Blutungen pro Jahr.

Hinweis: **1.** Intramuskuläre Injektionen und die Gabe nichtsteroidaler Antiphlogistika sollten vermieden werden. **2.** Die Gabe von Acetylsalicylsäure ist bei Hämophiliepatienten kontraindiziert, als Schmerzmittel werden Codein oder Paracetamol eingesetzt.

Neuentwicklung: Die (somatische) Gentherapie zur kausalen Behandlung des genetischen Defektes wird in Studien (Phase-1) erprobt.

Selbsthilfe: **1.** Deutsche Hämophiliegesellschaft zur Bekämpfung von Blutungskrankheiten e. V. (DHG), Neumann-Reichardt-Str. 34, 22041 Hamburg, Tel. 040 6722970, Fax 040 6724944; E-Mail: dhg@dhg.de, Homepage: http://www.dhg.de; **2.** Interessengemeinschaft Hämophiler e. V. (IGH), Ermekeilstrasse 38, 53113 Bonn, Tel. 0228 4298955, Fax 0228 4298966; E-Mail: mail@igh.info, Homepage: http://www.igh-ev.de.

Literatur: **1.** Bundesärztekammer (Hrsg.): Querschnitts-Leitlinien (BÄK) zur Therapie mit Blutkomponenten und Plasmaderivaten. Köln: Deutscher Ärzteverlag, 2008; **2.** Charlebois, T. S. et al.: Viral safety of B-domain delected recombinant factor VIII. Semin Hematol 38 (2): 32–39 (2001); **3.** Beutler, E. et al. (eds): Williams hematology. New York: McGraw Hill, 2000.

Autoren: S. Fetscher, G. Trenn, R. Zotz.

Haemophilus-influenzae-Infektion: s. Meningitis, bakterielle im Kindesalter.

Hämoptoe und Hämoptyse: Aushusten größerer Blutmengen (>50 ml/d, Hämoptoe) oder Abhusten von blutig tingiertem Sputum mit geringen Blutbeimengungen (Hämoptyse); Spektrum reicht von geringfügiger Blutbeimengung im Sputum bis zur lebensbedrohlichen Blutung, Ursachenspektrum ist breit. **Ursache: 1.** Hämoptoe: z. B. Bronchialtumor, Lungenkaverne, Aspergillom, Bronchiektasen, Mitralstenose; **2.** Hämoptyse: z. B. chronische Bronchitis, Bronchiektasen, Pneumonie, Lungenabszess, Lungentuberkulose, Lungenstauung, Lungenembolie und Lungeninfarkt sowie seltene Erkrankungen (Goodpasture-Syndrom, Wegener-Klinger-Granulomatose, Lungenhämosiderose); **Diagnose:** wie Husten* sind auch Hämoptoe und Hämoptyse Symptome, die der diagnostischen Abklärung bedürfen. Dazu sind Laboruntersuchungen, Röntgen-Thorax-Aufnahme, CT-Thorax, Bronchoskopie und ggf. weiterführende Untersuchungen (Lungenszintigraphie, Echokardiographie) erforderlich. Die Bedrohung durch Hämoptoe liegt nicht so sehr im Blutverlust, sondern vielmehr im Ersticken durch aspiriertes Blut.

Behandlungsindikation: bei Hämoptoe sofortige stationäre Einweisung, bei Hämoptysen zeitnahe pneumologische Abklärung. Oft sind Hämoptysen Vorboten einer späteren stärkeren Blutung.

Erstmaßnahmen: bei schwerer Hämoptoe halbschräge Lagerung mit erhöhtem Oberkörper (blutende Lunge nach unten) und Inhalation mit verdünnten Vasokonstriktoren, z. B. Norepinephrin (z. B. Arterenol®), Antitussiva*, z. B. Hydrocodon (Dicodid®), 15 mg i. m.; durch zeitnahe Bronchoskopie unter intensivmedizinischen Bedingungen über Tubus oder mit dem starren Instrument ist die Blutungsquelle zu lokalisieren und, wenn nicht sofort stillbar, das blutende Segment abzublocken (z. B. Ballonkatheter oder Tamponade) oder seitengetrennt die Gegenseite der Blutung zu beatmen bis die Blutung sich von selbst tamponiert. Dadurch wird die akute Gefahr zunächst beseitigt und die Kausaltherapie (z. B. Bronchialarterienembolisation, Notfallresektion) möglich gemacht. Der Bronchusblocker kann theoretisch mehrere Tage belassen werden. Gelingt die Blutstillung dadurch nicht, ist mit einem Doppellumentubus (nach Carlens) zu intubieren und der Patient einseitig zu beatmen. Wenn notwendig, sind operative Maßnahmen (Resektion des befallenen Lungensegments bzw. -lappens, Unterbindung der zugehörigen Bronchialarterie) ohne Zeitverzug einzuleiten.

Pharmakotherapie: inhalative Applikation von Norepinephrin (z. B. Arterenol®) und Derivaten über Vernebler sind in ihrer Wirkung unsicher und nicht lang anhaltend; Anwendung evtl. zur zeitlichen Überbrückung bei mittelschweren Blutungen.

Hinweis: 1. Abwartende Haltung ohne Diagnose kann zum entscheidenden Zeitverlust führen. Die geschilderten Maßnahmen können dann zu spät kommen. **2.** Nach Durchführung der Notfallmaßnahmen ist die zugrunde liegende Erkrankung zu behandeln.

Literatur: 1. Dobbertin, I.; Dierkesmann, R.: Lehrbuch und Atlas der Bronchoskopie: Bern, Göttingen, Toronto, Seattle: Verlag Hans Huber, 2004; **2.** Freitag, L.; Macha, H.-N.: Hämoptysen. Internist 45: 555–62 (2004); **3.** Thompson, A. B.; Teschler, H.; Rennard, S.: Pathogenesis, evaluation, and therapy for massive hemoptysis. Clin Chest Med 13: 69–82 (1992).

Autoren: G. H. Wiest, N. Konietzko.

Hämorheotherapie: s. Apherese.

Hämorrhoiden: knotenförmige Erweiterungen der Äste der Arteria bzw. Vena rectalis superior im Bereich der Corpora cavernosa recti; die Arterie gibt typischerweise bei 3, 7 und 11 Uhr in Steinschnittlage 3 Äste ab; bei 3 und 7 Uhr können zusätzlich Satellitenknoten auftreten (s. Abb. 1). **Ursache:** multifaktoriell; Bindegewebeschwäche, chronische Obstipation, verlängertes Pressen bei der Defäkation, Hypertonus des Analsphinkters; **Stadien:** s. Tab.; **Komplikationen:** akute und chronische Blutung (mit Anämie), Inkarzeration, Nekrose, Infektion.

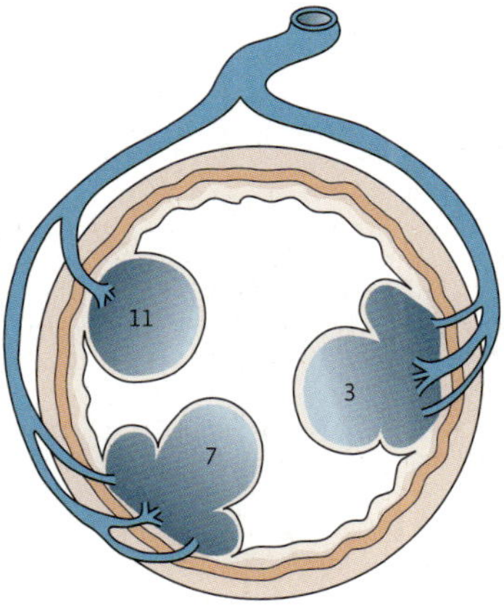

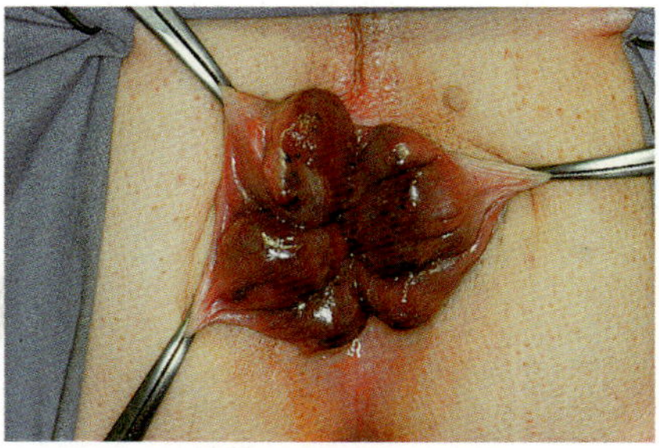

Hämorrhoiden Abb. 1: typische Lokalisation der Hämorrhoidal- und Satellitenknoten (Grad III, unten) bei 3, 7 und 11 Uhr

Hämorrhoiden Klinische Stadien		
Grad	Lokalisation	Symptome
I	oberhalb der Linea dentata	Blutungen, Pruritus ani
II	Knoten prolabieren beim Pressen	Blutungen, beginnende Fibrose
III	Prolaps nach Defäkation, keine spontane Reposition	Sphinktertonus erhöht, zunehmende Fibrose, Exulzeration, Schmerzen, Pruritus ani
IV	permanenter Prolaps (Analprolaps)	starke Schmerzen, Inkarzerationsgefahr, irreponibel

Behandlungsindikation: Aufgrund z. T. erheblicher Beschwerden und zur Vermeidung von Komplikationen ist eine stadiengerechte Behandlung indiziert. Hämorrhoiden Grad I und II werden primär konservativ, Grad III und IV operativ behandelt.

Pharmakotherapie: **1.** Salben und Suppositorien werden 3-mal täglich aufgetragen bzw. insbes. nach dem Stuhlgang und vor dem Schlafengehen eingeführt; Zubereitungen: **a)** mit Lokalanästhetika: z. B. DoloPosterine® N (Salbe/Supp.), Eulatin® N (Supp.); **b)** mit Antiseptika und Lokalanästhetika: z. B. Faktu® (Salbe/Supp.); **c)** mit Glukokortikoiden und Lokalanästhetika: z. B. Jelliproct® (Salbe/Supp.), Doloproct® (Salbe/Supp.); **d)** mit Hamamelisextrakt und Lokalanästhetika: z. B. Eulatin® NN (Salbe); **e)** mit Extrakt aus Blutegeln: z. B. HAEMO-Exhirud® (Salbe/Supp.); **f)** mit Levomenthol und Rosskastanienextrakt: z. B. Hämos® N (Salbe); **g)** mit Suspension aus abgetöteten Bakterien und Stoffwechselprodukten von E. coli, phenolhaltig: z. B. Posterisan® (Salbe/Supp.); **h)** mit Lebertran: z. B. Unguentolan® (Salbe/Supp.); **2.** Stuhlregulierung mit milden Laxanzien (s. Obstipation).

Operative Therapie: Indikation: indiziert bei Hämorrhoiden Grad III und IV (selten Grad II), Komplikationen (Inkarzeration, akute Blutung) und Rezidiv nach konservativen Maßnahmen; **Vorbereitung:** Patientenaufklärung mit Hinweis auf die Art der Operation und mögliche Komplikationen (Nachblutung, Stenose, Abszess, selten Inkontinenz); Abführmaßnahmen, pharmakologische Thromboseprophylaxe; **Verfahren:** Operation in Allgemeinnarkose oder Spinalanästhesie (Sattelblock) und Steinschnittlagerung; **1.** Hämorrhoidektomie nach Milligan-Morgan (s. Abb. 2): segmentäre, sog. Dreizipfelresektion; der zuführende Ast der Arteria rectalis superior (oberhalb des Knotens tastbar) wird umstochen, der Knoten unter sparsamer Resektion der sensiblen Analkanalhaut exzidiert und diese mit Einzelnähten adaptiert. Ein kleines Hautdrainagedreieck (nach Gabriel) an der Linea anocutanea gewährleistet den Sekretabfluss und verhindert eine Infektion. Nachteile: längerdauernde sekundäre Wundheilung, Stenosegefahr; **2.** submuköse Hämorrhoidektomie nach Parks: submukös-subkutane Injektion einer verdünnten Adrenalinlösung im Bereich des Knotens; Anal- und Schleimhaut werden abgehoben und tennisschlägerförmig inzidiert; Ligatur der Arterie; Exstirpation des Hämorrhoidalknotens unter Schonung der sensiblen Analkanalhaut und des Internusmuskels; Adaptation des Anoderms durch fortlaufende Naht; Vorteile: keine offene Wunde, schnellere Heilung, geringere Stenosegefahr; **3.** Staplerhämorrhoidektomie nach Longo (s. Abb. 3): Reduktion der Hamorrhoidalknotenmasse und Unterbrechung des arteriellen Zu-

1

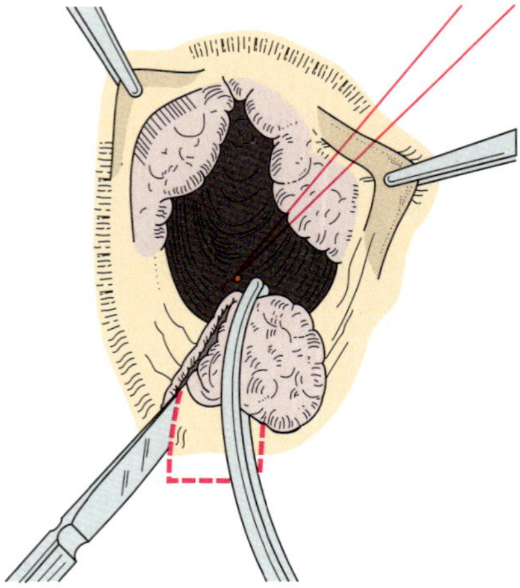

2

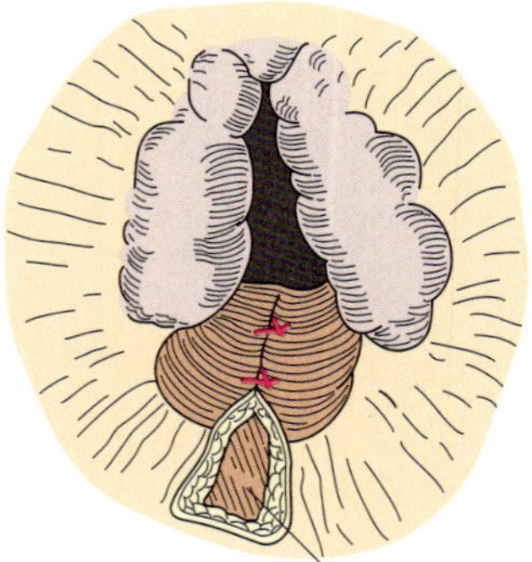

Hämorrhoiden Abb. 2: Hämorrhoidektomie nach Milligan-Morgan; 1: Ligatur der Zuflussarterie und Exzision des Knotens; 2: das Anoderm ist mit Einzelnähten adaptiert, das Hautdrainagedreieck bleibt für den Sekretabfluss offen.

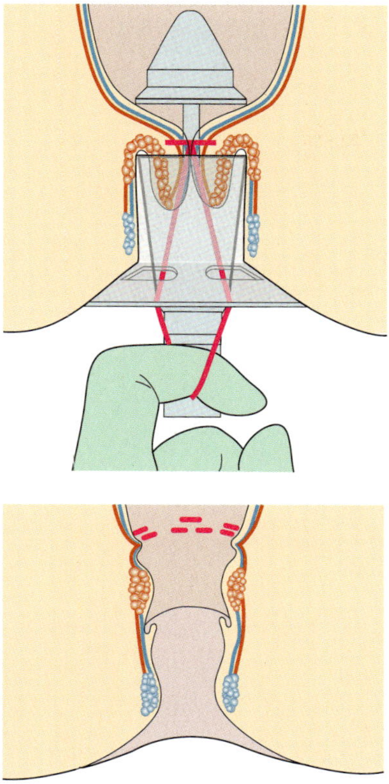

Hämorrhoiden Abb. 3: Stapler-Hämorrhoidektomie nach Longo; 1: Auslösen des Staplerkopfs u. Resektion der Hämorrhoiden bzw. der Mucosa; 2: Unterbrechung der arteriellen Blutzufuhr durch die Klammernahtreihe 1–2 cm oberhalb der Linea dentata

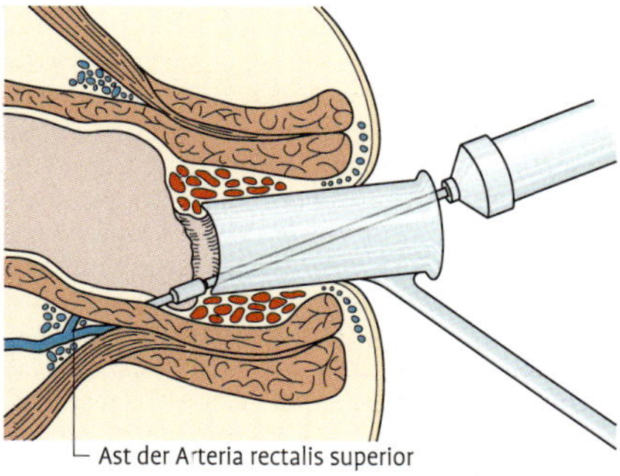

Hämorrhoiden Abb. 4: Sklerotherapie; submuköse Injektion des Sklerosierungsmittels oberhalb des Knotens paravasal

flusses in die Resthämorrhoidalknoten mit einem Circular Stapler; Prinzip: nach Legen einer submukösen Tabakbeutelnaht 3–4 cm oberhalb der Linea dentata wird diese unterhalb des Staplerkopfes geknüpft und dann der Stapler ausgelöst; nach transversaler Resektion eines Mukosastreifens kommt die Klammernahtreihe 1–2 cm oberhalb der Linea dentata zu liegen und unterbricht die arterielle Zufuhr; Vorteil: deutlich weniger Schmerzen. **Nachbehandlung:** tägliche Wundbehandlung mit antiseptischen Salben; Säuberung der Analregion (Duschen), insbes. nach jeder Defäkation; Abführmaßnahmen am 2.–3. postoperativen Tag; leichte Kost; ab Tag 5 vorsichtige Analdilatation mit dem Finger oder Dilatator (nach Analgetikagabe); **Komplikationen:** Nachblutung (Wundrevision und Blutstillung), Abszess (Nahtentfernung mind. am distalen Wundpol, um Eiterabfluss zu gewährleisten), Stenosierung (Dilatationsbehandlung).

Sonstige Maßnahmen: Für Hämorrhoiden Grad I und II erreichen Sklerotherapie, Gummibandligatur, Infrarotkoagulation und ultraschallgestützte Hämorrhoidenarterienligatur (HAL) vergleichbar gute Resultate (in 50–90 % Symptomfreiheit). **1.** Sklerotherapie: durch submukös injizierte gewebereizende Substanzen entsteht eine aseptische Entzündung und Fibrose mit narbiger Kompression der zuführenden Arterie, Fixation der Mukosa auf der muskulären Unterlage und Schrumpfung der Hämorrhoidalknoten; kontraindiziert in der Schwangerschaft, bei hämorrhagischer Diathese und entzündlichen Darmerkrankungen; **a)** Methode nach Blanchard und Bensaude (s. Abb. 4): Injektion von Phenolmandelöl 5 % (0,5–1 ml) oberhalb des Hämorrhoidalknotens periarteriell oder Polidocanol 2 % oder 4 % (z. B. Aethoxysklerol®, 0,5–1 ml) streng submukös; 2–4 Sitzungen in 1–4-wöchigen Abständen sind meist ausreichend; UAW: allergische Reaktionen; **b)** Methode nach Blond: 2–3 Injektionen einer Chininlösung 20 % (z. B. Sagittaproct® CH) in Kombination mit Lidocain, 0,1 ml submukös paravasal in die Hämorrhoide; Nachteil: Zerstörung des für die Feinstuhlkontinenz wichtigen hämorrhoidalen Kissens; UAW: allergische Reaktionen; **2.** Gummibandligatur nach Blaisdell und Barron: Mit einem spez. Applikator und unter proktoskopischer Kontrolle wird ein Gummiring um den oberhalb der Linea dentata lokalisierten Hämorrhoidalknoten platziert. Der strangulierte Knoten wird nekrotisch und fällt nach ca. 2–3 Wochen ab; die zurückbleibende Narbe fixiert die Schleimhaut auf der Unterfläche. Wird keine sensible Analkanalhaut miterfasst, treten keine Schmerzen auf. Komplikation: selten Blutung oder Abszess, mehrfach beschrieben wurde eine septisch-toxische Reaktion mit hohem Risiko! **3.** Infrarotkoagulation nach Neiger (indiziert bei blutenden Hämorrhoiden Grad II): Der Infrarotkoagulator wird durch das Proktoskop eingeführt. Mit dosierter Strahlungsenergie wird oberhalb des Knotens die Schleimhaut im unsensiblen Bereich koaguliert. Die entstehende Nekrose stranguliert die zuführende Arterie, der Knoten schrumpft, die Schleimhaut wird auf der Unterlage fixiert. Die Anwendung muss 3–4-mal wiederholt werden. **4.** Einführen eines Ultraschallproktoskopes. Die Hämorrhoidalarterie wird akustisch lokalisiert und dann umstochen. Nach erfolgreicher Ligatur muss das Dopplersignal verschwunden sein. **5.** Analdilatation mit spez. Dilatatoren, um den spastischen Analsphinkter zu entspannen (cave: Perforation).

Naturheilkundliche Verfahren (Autor: Th. J. Doering): **1.** Phytotherapie: Mittel aus Hamamelis (z. B. Hametum® Wund- und Heilsalbe) wirken gefäßverengend, adstringierend und entzündungshemmend; **2.** Hydrotherapie zur Entstauung: **a)** kalte, lokale Heilerdeauflagen; **b)** kalte Waschungen nach jedem Stuhlgang; **c)** kalte (absteigend von 30 auf 15 °C), kühle (30–32 °C; mit Rosskastanie, Zinnkraut, Eichenrinde) und/oder warme Sitzbäder (mit Kamille zum Stillen des Juckreizes und als Entzündungs-Hemmer) in kurmäßiger Anwendung; **3.** Bewegungstherapie mit Atemübungen und Beckenbodentraining zur Förderung des venösen Rückflusses und Tonisierung des gesamten Beckens; **4.** Ernährungstherapie: ballaststoffreiche Kost und ausreichende Flüssigkeitszufuhr, um Stuhl weich zu halten; ggf. Flohsamenschalen (Mucofalk®); **5.** ausleitende Verfahren: Schröpfen des Rückens und bes. der Leber-/Gallenzone, je nach Indikation trocken oder blutig (s. Schröpftherapie); Blutegel*; **6.** Neuraltherapie: subkutane Injektionen, Anspritzen der Endpunkte von Renmai und Dumai; chronische Tonsillitis oder ein Störfeld nach Tonsillektomie sind oft ursächlich für Pruritus ani; **7.** Akupunktur*; **8.** Eigenbluttherapie; **9.** klassische Homöopathie (z. B. Acidum nitricum, Hamamelis, Nux vomica).

Therapeutischer Stufenplan: s. Abb. 5.

Eigenbehandlung: **1.** Diät: ballaststoffreiche Kost, Gewichtsreduktion, keine blähenden oder scharf gewürzten Speisen; **2.** Analhygiene: seifenfreies Waschen nach der Defäkation.

Arbeitsunfähigkeit: nach Sklerosierung, Gummibandligatur oder Infrarotkoagulation 2–5 Tage; nach Operation 2–3 Wochen.

Literatur: **1.** Lange, J.; Mölle, B.; Girona, J.: Chirurgische Proktologie. Heidelberg: Springer, 2006; **2.** Rothenbüchler, J.-M.; Harder, F.: Diagnose und Behandlung des Hämorrhoidalleidens. In: Siewert, J. R.; Harder, F. et al. (Hrsg.): Chirurgische Gastroenterologie. Bd 2. 3. Aufl. Heidelberg: Springer, 2000; **3.** Morgado, P. J.; Morgado jr., P. J.; Levy, M.: Die Gummiringligatur von Hämorrhoiden: Übersicht über 765 Fälle. colo-proctology 15: 111–113 (1993); **4.** Reis Neto, J. A. et al.: Ambulante Behandlung von Hämorrhoiden - Prospektive, randomisierte Untersuchung. colo-proctology 14: 342–347 (1992).

Autor: J. Boese-Landgraf.

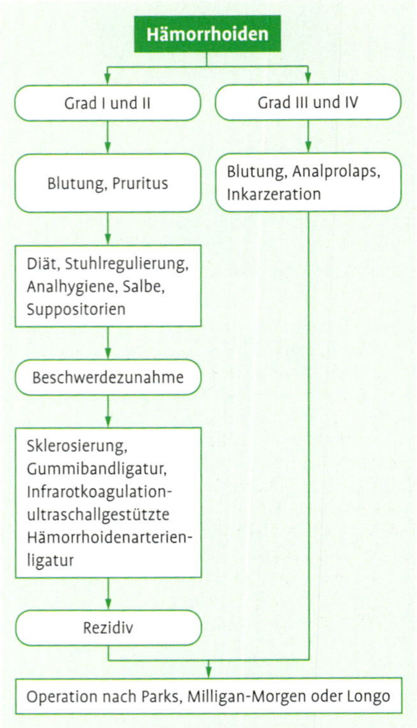

Hämorrhoiden Abb. 5: therapeutischer Stufenplan

Hämostase: s. Blutstillung.

Hagelkorn: s. Chalazion.

Hakenwurmkrankheit: s. Nematodeninfektion.

Hakim-Adams-Syndrom: s. Hydrozephalus.

Hallervorden-Spatz-Erkrankung: s. Chorea.

Hallux valgus: syn. Großzehenballen, Hallux abducto-valgus (Abk. HAV), X-Zehe; häufigste Fußdeformität mit Lateralisation bis Subluxation im Großzehengrundgelenk als Folge eines Spreizfußes; unterschiedlich ausgeprägte Varusposition des Metatarsale I, gleichzeitig Innenrotation der Großzehe (s. Abb. 1); **Häufigkeit:** w : m = 4 : 1; ca. 20 % der 45–60-jährigen Frauen sind betroffen; **Ursache:** genetische Disposition (70 %), muskuläres Ungleichgewicht verursachendes Schuhwerk (unbequem, eng, hoher Absatz, kein Fußbett), selten neuromuskulär; Progredienz des Hallux valgus durch veränderte Zugrichtung des Musculus extensor hallucis longus und Musculus abductor hallucis; **Klinik:** Platzmangel in Schuhen, Abrollschmerz bei beginnender Arthrose*, prominentes Metatarsalköpfchen I (sog. Pseudoexostose), chronische Bursitis subcutanea (sog. Frostballen), Clavusbildung (sog. Hühnerauge) plantar unter dem Metatarsalköpfchen II und III, medial am Metatarsus I oder den dorsal prominenten

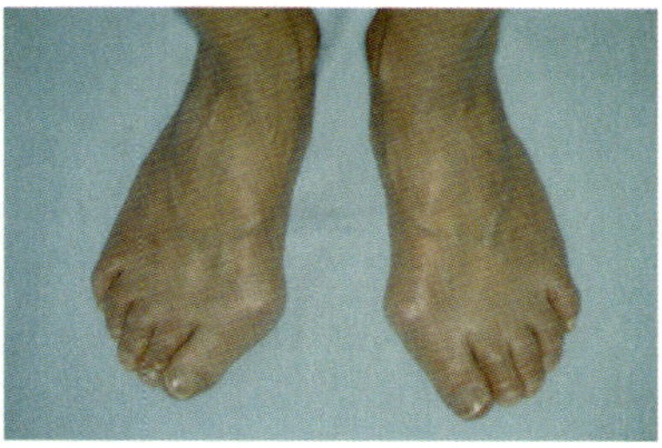

Hallux valgus Abb. 1: beidseits

Kleinzehengelenken; mögliche Begleitdeformitäten: Hammerzehe (Beugekontraktur im Endgelenk) und Krallenzehe (Überstreckung im End- bzw. Beugung im Zwischen- und Grundgelenk); anfangs passiv ausgleichbare, später unvollständig korrigierbare Zehenkontraktur II–V; **DD:** Gichtarthritis (s. Gicht), Grundgelenkarthrose, Großzehenbeugekontraktur, eitrige Bursitis*, Köhler-Krankheit.

Behandlungsindikation: je nach Symptomen, Ausprägung, Begleitdeformitäten, Alter, beruflichem Umfeld und Freizeitaktivität. Der Grad der Deformität korreliert nicht zwangsläufig mit der klinischen Symptomatik.

Pharmakotherapie: symptomatisch bei Reizzuständen; **1. Bursitis: a)** lokal nichtsteroidale Antiphlogistika*, z. B. Diclofenac (z. B. Voltaren® Emulgel) mehrmals täglich auftragen; **b)** alternativ bei starker mechanisch-entzündlicher Reizung Umschläge mit Ethacridin (z. B. Rivanol® Lösung 0,1 %) 2-mal täglich mind. 30 Minuten einwirken lassen; **c)** ggf. lokal Glukokortikoide injizieren; **2. Clavus:** Hühneraugenpflaster (z. B. Guttaplast®) für 2–3 Tage oder salicylsäurehaltige Lösung, z. B. Verrucid® 2-mal täglich.

Konservative Therapie: symptomatisch, keine Kausalität; Anwendung im initialen Stadium, bei Ablehnung oder Kontraindikationen einer Operation: Schuhzurichtung und -einlagen (seitliche Ausweitung des Oberleders, retrokapitale Abstützung mit Kork-Leder-Einlage, ringförmige Schaumstoffpolster, Schmetterlingsrolle, Querbrücke, Rigidus-Feder oder Ballenrolle), ggf. Nachtschienen oder Schlaufensandalen nach Krämer (können die Progredienz der Fehlstellung nicht verhindern).

Operative Therapie: Anwendung bei Schmerzen, zunehmender Deformität, Reizerscheinungen, symptomatischer Grundgelenkarthrose; grundsätzlich gilt, dass der kosmetische Aspekt allein keine Indikation zur Operation ist, Gelenk erhaltende Verfahren zu bevorzugen sind und die

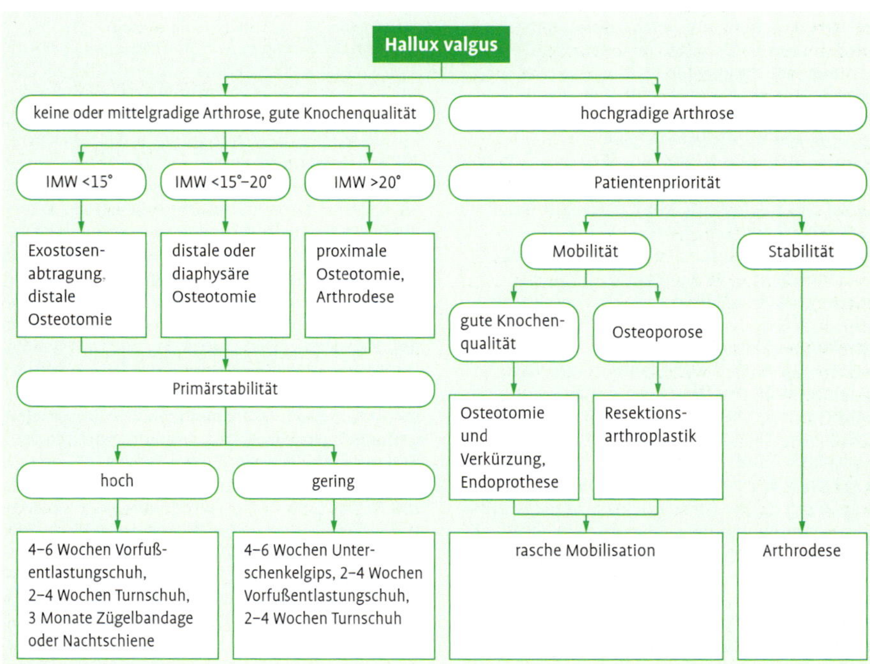

Hallux valgus Abb. 2: therapeutischer Stufenplan; IMW: Intrametatarsalwinkel

Korrektur am Ort der primären Fehlstellung erfolgen soll. Häufigstes Verfahren zur Korrektur der Zehen II–IV ist die Operation nach Hohmann (Resektion des Grundgliedköpfchens und raffende X-Naht der Strecksehne). **Einteilung** der ca. 150 Verfahren zur Korrektur des Hallux valgus: **1.** isolierte Weichteileingriffe; **2.** Gelenk erhaltende Korrekturosteotomien; **3.** Gelenk zerstörende Verfahren (z. B. Resektions-Interpositions-Arthroplastik, Arthrodese, Endoprothese); **Kontraindikation** für Gelenk erhaltende Verfahren: periphere arterielle Durchblutungsstörung, osteoporotischer Knochen; **Komplikationen** bei Metatarsalosteotomien: Köpfchennekrose, Metalllockerung, Schaftfraktur, Transfer-Metatarsalgie, Verkürzung des 1. Strahls (bei Resektion).

Therapeutischer Stufenplan: s. Abb. 2.

Eigenbehandlung: **1.** Hallux valgus: weite Schuhe mit weichem Oberleder und Absätzen, die nicht höher als 3 cm sein sollten tragen; Barfußlaufen auf weichem Boden, Abspreizübungen der Großzehe (geringer Effekt); **2.** Kleinzehendeformitäten: Traktionsübungen, Schuhe mit offener Ferse meiden, Abrollen des Fußes ohne sog. Einkrallen üben.

Arbeitsunfähigkeit: nach operativem Eingriff 4–12 Wochen, abhängig von der erforderlichen Entlastung und beruflichem Umfeld.

Hinweis: **1.** Der Spreizfuß wird zur Vermeidung eines Rezidivs postoperativ und bei konservativer Therapie behandelt (Einlagen). **2.** Die zusätzliche operative Verkürzung eines kurzen Metatarsale I sollte vermieden werden. **3.** Gelenkzerstörende, verstümmelnde Methoden (z. B. nach Keller-Brandes oder Hueter-Mayo) sind nur im Ausnahmefall gerechtfertigt. **4.** Revision: meist Arthrodese oder Resektionsarthroplastik.

Literatur: Ferrari, J; Higgins, J. P.; Prior, T. D.: Interventions for treating hallux valgus (abductovalgus) and bunions. Cochrane Database Syst Rev (1): CD000964 (2004).

Autoren: M. Schult, J. Tuischer, D. Leutloff.

Halluzinationen: s. Schizophrenie.

Halluzinogenabhängigkeit: s. Drogenabhängigkeit.

Haloperidol: s. Antiemetika.

Halo-Yoke-System: s. Spondylitis ankylosans.

Halsrippensyndrom: s. Thoracic-outlet-Syndrom.

Halsschmerzen: s. Pharyngitis.

Halswirbelfraktur: s. Wirbelfraktur.

Halswirbelsäulendistorsion: s. Schleudertrauma.

Halszysten und Halsfisteln: im Halsbereich lokalisierte Zysten (keine Öffnung), Fisteln (äußere und innere Öffnung), äußere Sinus (äußere Öffnung) oder innere Sinus (innere Öffnung); Manifestation meist im Kindes- und Jugendalter; **Formen:** **1.** mediane Halszysten: Fehlbildungen im Zusammenhang mit der Entwicklung der Schilddrüse; in der Mittellinie des Halses lokalisiert; **2.** mediane Halsfisteln: entstehen sekundär aus medianen Halszysten durch Entzündungen, Punktionen oder Inzisionen; **3.** laterale Halszysten (s. Abb.) und Halsfisteln: branchiogene Fehlbildungen, die den 2. (am häufigsten), 3. oder 4. Kiemenbogen betreffen können und am seitlichen Hals (immer am Vorderrand des Musculus sternocleidomastoideus) lokalisiert sind.

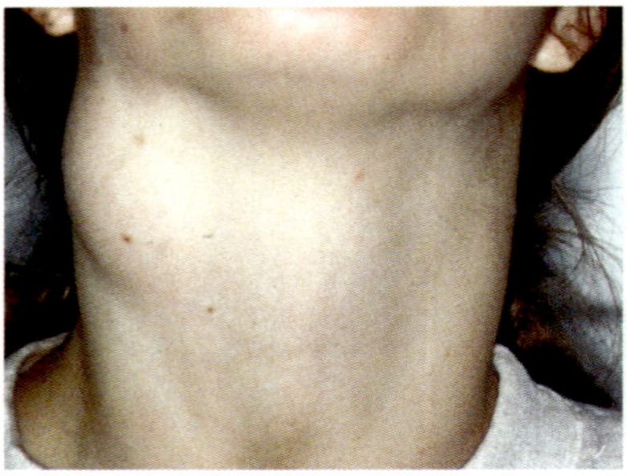

Halszysten und Halsfisteln: typischer Befund einer lateralen Halszyste rechts; prall-elastische kugelige Raumforderung am Vorderrand des Musculus sternocleidomastoideus

Behandlungsindikation: Grundsätzlich lassen sich Halszysten, Halsfisteln und Sinus nur operativ behandeln. Die Behandlungsindikation ergibt sich aus dem häufigen Vorkommen entzündlicher Komplikationen. Entzündliche Exazerbationen sollten antibiotisch behandelt werden.

Pharmakotherapie: Antibiotikatherapie bei infizierten Zysten, Fisteln und Sinus: **1.** Sultamicillin (Unacid® PD oral), 2 × 750 mg/d p. o., oder Amoxicillin plus Clavulansäure (Augmentan®), 3 × 625 mg/d p. o. oder 2 × 1 g/d p. o.; **2.** bei Penicillinallergie: Clindamycin, 4 × 150–300 mg/d p. o.

Operative Therapie: Exstirpation der Zysten, Fisteln und Sinus in Intubationsnarkose; **1.** mediane Halszyste: Exstirpation der Zyste unter Mitnahme des mittleren Anteils des Zungenbeins (hat keine funktionellen Auswirkungen, senkt aber die Rezidivrate maßgeblich); ein evtl. Zysten- bzw. Fistelgang muss ggf. bis zum Tuberculum impar des Zungenrückens präpariert und vollständig entfernt werden. Die Operation sollte im entzündungsfreien Intervall erfolgen. **2.** mediane Halsfistel: Exstirpation nach Umschneidung des äußeren Ostiums unter Einschluss des meist vorhandenen Zystensacks, wie unter 1. beschrieben; **3.** laterale Halszyste: Exstirpation der Zyste durch eine seitliche Inzision am Hals; zur Senkung der Rezidivwahrscheinlichkeit sollte die homolaterale Tonsilla palatina mit entfernt werden. **4.** laterale Halsfistel: Exstirpation unter Umschneidung des äußeren Ostiums bis zum inneren Ostium, bevorzugt durch die sog. Strickleitertechnik (mehrere kleinere Hautinzisionen im Fistelverlauf). Das innere Ostium findet sich am häufigsten in der Fossa supratonsillaris, seltener an der lateralen Pharynxwand.

Arbeitsunfähigkeit: etwa 1 Woche nach operativer Therapie.

Literatur: Probst, R.; Grevers, G.; Iro, H.: Hals-Nasen-Ohren-Heilkunde. 3. Aufl. Stuttgart: Thieme, 2008.

Autoren: F. Waldfahrer, H. Iro.

Haltetremor: s. Tremor.

Haltungstraining: physiotherapeutische Maßnahmen zur Korrektur des gestörten Zusammenwirkens von phasischer und tonischer Muskulatur, v. a. im Wachstumsalter; **Therapieziel:** aufrechte Körperhaltung als unwillkürlicher Gleichgewichtszustand, der Ausdruck der körperlichen (Alter, Konstitution, Muskeltonus, Skelettform) und psychischen Verfassung sowie des soziokulturellen Status ist. Die Haltung ist interindividuell variabel und situationsabhängig. Eine normale (d. h. richtige) Haltung gibt es nicht.

Indikation: Haltungsschwäche (aktives Aufrichten möglich), Haltungsfehler (z. B. bei Rund- und Hohlrundrücken) sowie Haltungsverfall (d. h. nur passive Aufrichtung möglich).

Durchführung: Vermittlung von Techniken zur Übertragung in Alltagssituationen: **1.** bewusstes Bearbeiten individueller Haltungsstörungen; **2.** Rücken schonendes, aufrechtes Sitzen mit Kopf, Brustkorb und Becken in vertikaler Körperlängsachse; **3.** Statik im Stand: Gewichtsverlagerung statt Dauerhaltung; Entlastungsstellungen üben; Kopf, Brustkorb und Becken im Lot übereinander halten; Brustkorb in physiologischer Kyphose aufrichten; **4.** Training der Bauch- und Rückenmuskulatur zur Schulung des sog. muskulären Korsetts.

Eigenbehandlung: Bei regelmäßiger sportlicher Betätigung in bes. geeigneten Sportarten (z. B. Reiten, Schwimmen) kann bei leichter Haltungssschwäche auf eine physikalische Therapie verzichtet werden.

Hinweis: **1.** Haltungsstörungen sind streng von fixierten bzw. strukturellen Verbiegungen (z. B. bei Skoliose*, Scheuermann*-Krankheit, Spondylitis* ankylosans) zu unterscheiden. **2.** Generalisierte Muskelschwäche kann auch durch myogene und neuromuskuläre Erkrankungen verursacht sein. **3.** Eine lumbal betonte, skoliotische Fehlhaltung kann durch Beckenschiefstand bedingt sein und ist auszugleichen (vgl. Skoliose). **4.** Stützende Korsetts verstärken die muskuläre Insuffizienz. **5.** Bei Erwachsenen kann die Haltungsstörung Ausdruck einer Wirbelsäulenaffektion sein (z. B. bei Ischiassyndrom*, Lumbago*).

Literatur: Ebelt-Paprotny, G.; Preis, R. (Hrsg.): Leitfaden Physiotherapie. 5. Aufl. München: Urban & Fischer bei Elsevier, 2008.

Autoren: M. Schult, D. Leutloff.

Hamartom: s. Lebertumoren, benigne; Polypen, kolorektale.

Hammerzehe: s. Hallux valgus.

Handekzem: akutes oder chronisches Kontaktekzem* im Bereich der Hand; meist irritativ-toxisch, seltener allergisch bedingte Entzündungsreaktion der Haut, begleitet von Juckreiz; 4 % der Bevölkerung betroffen, besonders Personen, die in sog. Nassbereichen tätig sind (bis 40 % des Krankenhauspersonals); bei Frauen doppelt so häufig wie bei Männern; wird von den Patienten als besonders belastend empfunden.

Behandlungsindikation: mit der Diagnosestellung gegeben.

Pharmakotherapie: **1.** akute Form: Behandlung entsprechend dem akuten Kontaktekzem*; **2.** chronische Form: Lokaltherapie: **a)** Rückfettung der Haut mit Salben (Eucerin cum aqua oder Linola®-Fett N Creme) oder Vaseline (Vaselinum album) mehrfach täglich; **b)** Glukokortikoidzubereitungen in Vaseline (z. B. Clobetasol 0,05 % in Vaselinum album) für einige wenige Tage, einmal täglich dünn auftragen; **c)** intensivierte Hydratation durch Okklusivbehandlung mit Plastikfolie (Okklusivverband) oder Plastikhandschuhen; **d)** 5 % Liquor carbonis detergens in Unguentum emulsificans oder Teer-Linola®-Fett N Creme, einmal täglich dünn auftragen; **e)** harnstoffhaltige Externa, z. B. Basodexan® S Salbe, 2-mal täglich dünn auftragen, oder Nubral® Creme, mind. 2-mal täglich auftragen; cave: Reizungen; **f)** bei Kontaktsensibilisierung: Rezepturen und Fertigpräparate ohne Konservierungsmittel; **g)** rückfettendes Waschsyndet ohne Parfum und ohne antiseptische Zusätze.

Eigenbehandlung: Hinweise zur langfristigen Beachtung: **1.** Händewaschen: lauwarmes Wasser, milde, parfümfreie Seife, gut abtrocknen, keine Handwaschpasten oder Bürsten benutzen; **2.** Haarewaschen: bei starker Entzündung der Hände oder Blasenbildung Plastikhandschuhe zur Haarwäsche und bei der Anwendung von Haarlotion und -creme sowie von Färbe- oder Bleichmitteln tragen; **3.** Geschirrspülen: am besten Gebrauch einer Geschirrspülmaschine; alternativ laufendes warmes Wasser und geringe Mengen eines milden Geschirrspülmittels verwenden; **4.** regelmäßige Hautpflege mit einer dünn aufgetragenen und gut einmassierten pflegenden Creme; **5.** direkten Hautkontakt mit hautirritierenden Stoffen wie Wasch- und Reinigungsmittel, organische Lösungsmittel und Fleckentferner (z. B. Alkohol, Benzin, Terpentin, Spiritus, Petroleum, Verdünner), Polituren (Metall-, Boden-, Auto-, Möbelpolitur, Bohnerwachs, Schuhcreme, Fensterputzmittel) vermeiden; Zitrusfrüchte, Tomaten, frische Kartoffeln nicht mit bloßen Händen verarbeiten; **6.** bei Kontakt mit hautirritierenden Stoffen oder längerem Wasserkontakt Handschuhe aus Plastik oder PVC maximal 20 Minuten tragen; bei längeren Arbeiten Baumwollhandschuhe unterziehen (diese häufig wechseln, waschen, gut nachspülen); **7.** während der Arbeit mit den Händen keine Ringe tragen; **8.** Schutz vor Kälte mit geeigneten Handschuhen.

Hinweis: 1. Die Widerstandsfähigkeit der Haut ist mindestens 6 Monate nach Heilung des Ekzems herabgesetzt. Deshalb Verhaltenshinweise (s. Eigenbehandlung) auch nach Heilung des Ekzems beachten; 2. obsolet: Propylenglykol als Grundlage zahlreicher Cremes und Lösungen (kann ein Irritans sein).

Literatur: Diepgen, E. et al.: Management von Handekzemen. Leitlinie der Deutschen Dermatologischen Gesellschaft (DDG). http://www.derma.de/fileadmin/derma/pdfs/ll_handekzem.pdf (2008).

Autoren: P. Schulze, W. Sterry.

HANE: s. Angioödem, hereditäres.

Hanged-man-Fraktur: s. Wirbelfraktur.

H_2-Antihistaminika: s. Histamin-H_2-Rezeptoren-Blocker; Histamin-H_1-Rezeptoren-Blocker.

Harnabgang, unwillkürlicher: s. Enuresis nocturna; Harninkontinenz.

Harnblasenentzündung: s. Zystitis.

Harnblasenkarzinom: s. Blasenkarzinom.

Harndrang: s. Blasenfunktionsstörungen.

Harninkontinenz: unwillkürlicher Harnabgang; **Formen:** 1. Belastungsinkontinenz (syn. Stressinkontinenz): insuffiziente Verschlussmechanismen der Harnröhre; 2. Dranginkontinenz (syn. Urgeinkontinenz) bei überaktiver Blase (syn. Reizblase, instabile Blase; von Drangsymptomatik begleitete eingeschränkte Reservoirfunktion der Harnblase mit oder ohne Inkontinenz); 3. Mischformen von Belastungsinkontinenz und überaktiver Blase; 4. Reflexinkontinenz: gestörte spinale oder suprapontine Reflexaktivität; 5. Überlaufinkontinenz bei Restharnbildung; 6. extraurethrale Inkontinenz: kongenitale oder erworbene Anomalien der distalen Harnableitung (z. B. ektoper Ureter oder Blasenscheidenfistel); **Einteilung:** Schweregrade der Belastungsinkontinenz nach Ingelmann-Sundberg; 1. Grad I: Harnverlust bei Husten, Niesen, Lachen mit plötzlicher intraabdominaler Drucksteigerung; 2. Grad II: Harnverlust bei leichter Belastung wie Aufstehen, Gehen; 3. Grad III: Harnverlust im Liegen.

Behandlungsindikation: bei Leidensdruck, hygienischen oder sozialen Problemen. Vor einer operativen Behandlung sollte der Patientin ein konservativer Therapieversuch angeboten werden: 1. Belastungsinkontinenz: Physiotherapie mit Beckenbodentraining unter Anleitung von speziell ausgebildeten Physiotherapeuten, ggf. unter Mithilfe von Elektrostimulation, Biofeedback oder Vaginalkonen; 2. überaktive Blase: Blasentraining (Verhaltensänderung), Elektrostimulation.

Pharmakotherapie: 1. lokal bei Belastungsinkontinenz und überaktiver Blase: zur Stabilisierung der Scheidenwand und Minderung der Reizbeschwerden peri- und postmenopausal lokale Östrogentherapie mit Estriol als Salbe (z. B. Estriolsalbe) oder Ovula (z. B. OeKolp®-Vaginalzäpfchen), 2-mal wöchentlich abends; 2. systemisch bei Belastungsinkontinenz: einziger zugelassener Wirkstoff ist der kombinierte Serotonin- (5-HT) und Noradrenalin- (NA) Wiederaufnahme-Hemmer Duloxetin (YENTREVE®), 2 × 40 mg/d p. o.; initial oft auftretende Übelkeit verliert sich nach ca. 3 Wochen; 3. systemisch bei überaktiver Blase und Mischinkontinenz: a) Anticholinergika, z. B. Trospiumchlorid (z. B. Spasmex®), 3 × 15 bis 3 x 30 mg/d p. o., Oxybutynin (z. B. Dridase®), bis zu 3 × 5 mg/d p. o., Propiverin (Mictonorm Uno®), 1 × 30 mg/d p. o., Tolterodintartrat (Detrusitol®), 2 × 1–2 mg/d p. o. oder 1 × 4 mg/d als Retardpräparat, Solifenacinsuccinat (Vesikur®), 1 × 5–10 mg/d p. o.; Darifenacin (Emselex®) 7,5 mg/d, Oxybutinin transdermal (Kentera® Pflaster). Hauptnebenwirkung aller Anticholinergika: Mundtrockenheit, Obstipation, Erhöhung des Augeninnendruckes (cave: Glaukom); b) Vasopressin-Analoga, z. B. Desmopressinacetat (Minirin®), 1–2 × 0,2 mg/d p. o. abends; 4. signifikante Bakteriurie und Harnweginfektionen sind i. S. komplizierter Harnweginfektionen nach Antibiogramm zu behandeln.

Operative Therapie: **Indikation:** Leidensdruck der Patientin (Wunsch nach Operation) nach Ausschöpfen der konservativen Therapiemöglichkeiten. **Methode:** 1. bei Belastungs- und Mischinkontinenz: a) bei regelrechten anatomischen Verhältnissen (kein relevanter Deszensus): Implantatation eines Polypropylenebands retropubisch oder transobturatorisch unter die mittlere Harnröhre (z. B. tension free vaginal tape, Abk. TVT®; s. Abb. 1); b) Kolposuspension, bevorzugt in Verbindung mit der Korrektur eines paravaginalen Defekts; c) transurethrale submuköse Unterspritzung der Urethra (z. B. Bulkamid®); d) nach Ausschöpfen aller anderen operativen Verfahren Implantation eines artifiziellen Sphinkters (AMS 800®); Ergebnis: bei TVT® ca. 80 % Heilung, 10 % Besserung; bei den anderen operativen Techniken etwas geringere Erfolgschancen; **Komplikation:** Blutung, Hämatom, Harnweginfektion, Harnverhalt, Harnentleerungsstörung, Restharn, de novo-

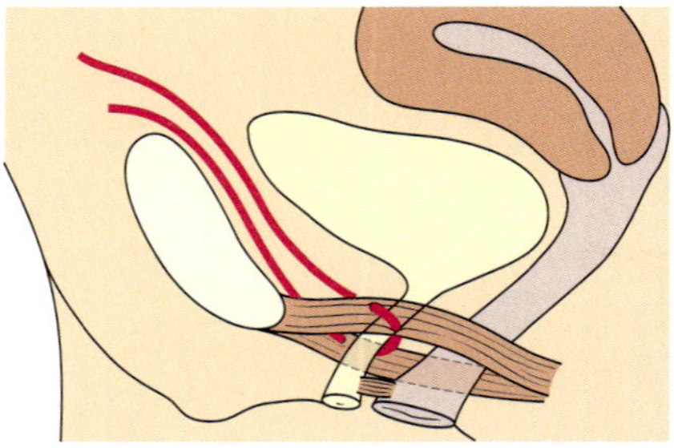

Harninkontinenz Abb. 1: spannungsfreie transvaginale Implantation eines Prolene®-Bandes (TVT®) unter den mittleren Teil der Urethra ohne Fixation (Band wird nur durch Bauch- und Beckenbodenmuskulatur gehalten, dient als Leitschiene für einwachsendes Bindegewebe)

Drangsymptomatik, Inkontinenzrezidiv; **Nachbehandlung:** individuell adaptierte konservative Dauertherapie zur Prävention von Rezidiven; **2.** bei überaktiver Blase: ggf. Korrektur eines Deszensus; Injektion von Botulinumtoxin transurethral in den Detrusormuskel; sakrale Neuromodulation; als Ultima Ratio ggf. Denervierung der Harnblase, Blasenaugmentation oder orthotoper Blasenersatz; Durchführung nur in spezialisierten Zentren.

Psychotherapie: Aufgrund der hohen Prävalenz an Depressionen unter inkontinenten Frauen sollte bei Konfliktsituationen in Partnerschaft, sozialem Umfeld und Beruf eine Gesprächs- und Verhaltenstherapie durchgeführt werden, bes. bei depressiver Verarbeitung des Selbstwertgefühls.

Naturheilkundliche Verfahren: **1.** Sitzbäder mit Kamille oder Eichenrinde; **2.** Blasen- und Nierentees (Bärentrauben- oder Birkenblätterextrakte); **3.** v. a. zur Behandlung der Drangsymptomatik: **a)** Akupunktur*; **b)** Phytotherapeutika mit Kürbissamenöl (z. B. Cysto-Urgenin®, 3 × 1–2 Kps./d) oder mit Kürbiskernextrakten (z. B. Granu Fink, 3 × 1 Kps./d).

Sonstige Maßnahmen: Stabilisierung des Blasenhalses mit Urethrapessaren (z. B. nach Arabin) und Vaginaltampons (z. B. Prodry®).

Therapeutischer Stufenplan: s. Abb. 2.

Eigenbehandlung: **1.** zur Linderung des Inkontinenzgrads und Prophylaxe der Progredienz: **a)** physische Konditionierung und Reduktion des Körpergewichts; **b)** Beckenbodengymnastik; **2.** bei überaktiver Blase auch Miktionstraining (bei zu häufiger Blasenentleerung sinkt die Blasenspeicherkapazität).

Arbeitsunfähigkeit: je nach Operation und beruflicher Tätigkeit 2–6 Wochen postoperativ.

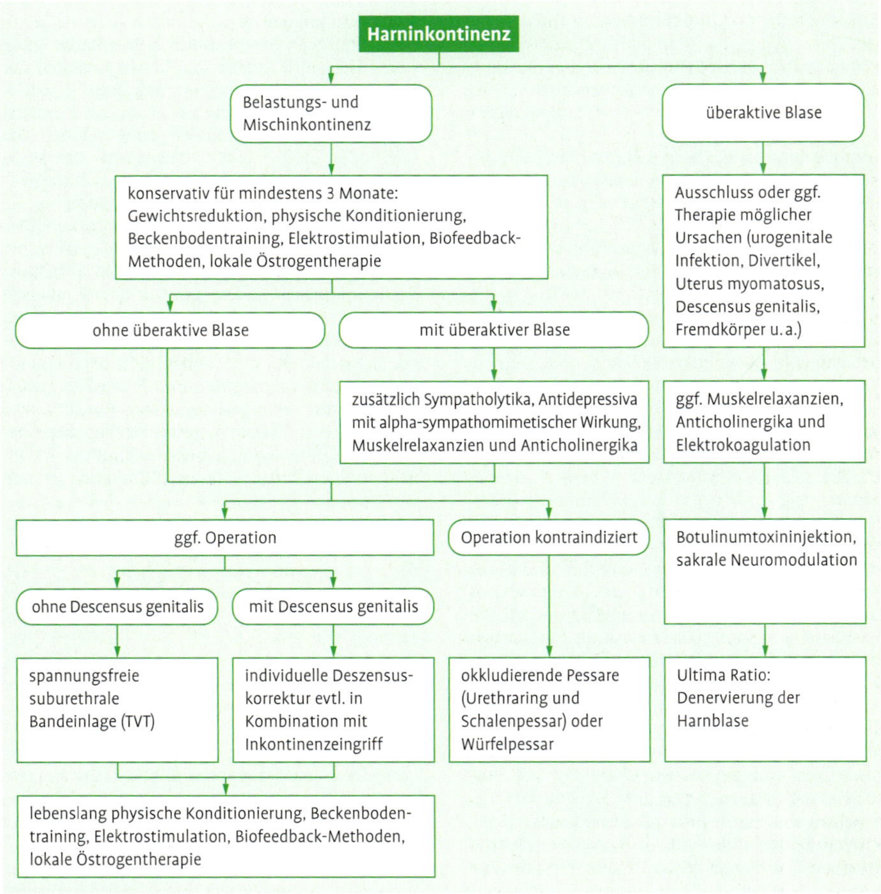

Harninkontinenz Abb. 2: therapeutischer Stufenplan

Selbsthilfe: Deutsche Kontinenz Gesellschaft e. V., Friedrich-Ebert-Str. 124, 34119 Kassel, Tel. 0561 780604, Fax 0561 776770; E-Mail: info@kontinenz-gesellschaft.de, Homepage: http://www.kontinenz-gesellschaft.de.

Literatur: **1.** Interdisziplinäre Leitlinie der Deutschen Gesellschaft für Gynäkologie und Geburtshilfe und der Deutschen Gesellschaft für Urologie: Belastungsinkontinenz der Frau; AWMF-Leitlinie 015/005; http://www.uni-duesseldorf.de/AWMF/ll/015-005.htm; **2.** National Collaboration Centre For Women's and Children's Health: Urinary Incontinence - the management of urinaryincontinence in women (NICE Guidelines). London: RCOG Press, 2006, http://www.nice.org.uk/nicemedia/pdf/CG40fullguideline.pdf.

Autorin: U. Peschers.

H

Harnleitersteine: s. Urolithiasis.

Harnröhreninfektion: s. Chlamydien-Urethritis.

Harnröhrenkatheter: s. Katheterisierung der Harnblase.

Harnsäurekonzentration, erhöhte: s. Gicht.

Harnstoff: syn. Urea, Carbamid; Keratolytikum* zur Lokaltherapie; **Wirkung:** verändert Struktur und Eigenschaft des Keratins der Hornschicht (Keratolytikum), wirkt antimikrobiell (Antiseptikum) und juckreizstillend.

Indikation: Intervall- und Nachbehandlung bei topischer Glukokortikoid*- und Phototherapie, Ichthyosis und trockener Haut verschiedener Genese.

Kontraindikation: akute Entzündung der Haut, großflächige Anwendung bei Niereninsuffizienz, Anwendung bei Kindern.

Wechselwirkungen: bei mit Harnstoff behandelter Haut evtl. verstärkte Penetration anderer Dermatika (z. B. Glukokortikoide*).

UAW: Hautirritation.

Autoren: W. Sterry, N. Lembert.

Harnweginfektion im Kindesalter: meist bakterielle Entzündung der Harnwege; **Einteilung:** **1.** obere Harnweginfektionen, insbes. Pyelonephritis*; **2.** untere Harnweginfektionen: Ureteritis, Zystitis*, Urethritis; **Vorkommen:** im Säuglingsalter meist Pyelonephritis, später häufig aszendierende Infektion über Harnröhre und Blase; **Erreger:** häufig Escherichia coli, Streptococcus faecalis, Klebsiellen und Proteus-Species; **Klinik:** bei Säuglingen und Kleinkindern oft uncharakteristische Allgemeinsymptome: hohes Fieber, blassgraue Hautfarbe, Erbrechen, Durchfall, aufgetriebenes Abdomen. Bei älteren Kindern Fieber, Flankenschmerz, Dysurie, Pollakisurie; **Komplikation:** bei rezidivierenden Harnweginfektionen im Kindesalter kann es inf. einer möglichen Nierenschädigung zu einer arteriellen Hypertonie bzw. terminalen Niereninsuffizienz kommen.

Behandlungsindikation: **1.** typische klinische Symptome: Fieber, Flankenschmerz, Dysurie, Hämaturie; **2.** entspr. Laborbefunde wie Leukozyturie, Erythrozyturie und Bakteriurie (Keimzahl >10^5/ml Urin) und allgemeine Entzündungszeichen wie Leukozytose, Linksverschiebung im Blutbild, CRP-Erhöhung und Beschleunigung der Blutkörperchensenkungsgeschwindigkeit.

Pharmakotherapie: Therapie nach Antibiogramm; bei unverzüglichem Handlungsbedarf: **I.** kalkulierte antimikrobielle Therapie bei unkomplizierter Harnweginfektion: **1.** Säuglinge <6 Monate; **a)** Aminoglykosid Gentamicin (z. B. Refobacin®) oder Tobramycin (z. B. Gernebcin®), 3–4 mg/kg KG/d i. v. in 1 Dosis (weitere Gaben nach Spiegelbestimmung) plus Ampicillin 100–200 mg/kg KG i. v.; **b)** Cephalosporin Cefotaxim (z. B. Claforan®) oder Ceftazidim (z. B. Fortum®), 80–100 mg/kg KG/d i. v. plus Ampicillin 100–200 mg/kg KG i. v.; stationäre Behandlung; i. d. R. sequentielle Medikation: i. v. 5–7 Tage, danach orale Therapie möglich, nach Erhalt des Resistogramms und bei klinischer Besserung Monotherapie (sequentiell) möglich; Dauer der Therapie insgesamt 10–14 Tage; **2.** Säuglinge >6 Monate und ältere Kinder: ambulante oder stationäre Therapie in Abhängigkeit der Schwere der Erkrankung; orale oder intravenöse Medikation in Abhängigkeit der Schwere der Erkrankung. Arzneimittel: Cefpodoximproxetil (z. B. Orelox®) 5–12 mg/kg/d in 2 ED oder Cefixim (z. B. Cephoral®) 8 mg/kg/d in 2 ED oder Cefuroxim (z. B. Cefuroxim HEXAL®) 20–30 mg/kg/d in 2 ED oder Cefaclor (z. B. Infectocef) 20–40 mg/kg in 3 ED oder Trimethoprim (z. B. Infectotrimet) 5–6 mg/kg/d in 2 ED, Therapiekorrektur nach Resistogramm, Dauer der Therapie 10–14 Tage; **II.** Kalkulierte antimikrobielle Therapie bei komplizierter Harnweginfektion für alle Altersgruppen: Primär i. v.-Medikation, 2 Tage nach Entfieberung orale Medikation möglich. Cephalosporin (Cefotaxim oder Ceftazidim) oder Aminoglykosid plus Ampicillin 100–200 mg/kg, Therapiekorrektur nach Resistogramm, Dauer 10–14 Tage; **III.** Reinfektionsprophylaxe: bis zum Ausschluss eines vesikoureteralen Reflux (Abk. VUR), bei persistierendem VUR, bei Obstruktion bis zur Operation, postoperativ 4 Wochen, bei rezidivierender Pyelonephritis/Cystitis, bei Säuglingen mit schwer verlaufender Harnweginfektion: Nifurantin 1–2 mg/kg/d in einer abendlichen Dosis oder Trimethoprim 1–2 mg/kg/d in einer abendlichen Dosis, Cephalosporine im 1. Trimenon: Cefixim 2 mg/kg/d in einer abendlichen Dosis oder Cefaclor 10 mg/kg/d in einer abendlichen Dosis; **IV.** supportiv: Antipyretika, Analgetika, Stuhlregulierung.

Operative Therapie: operative Korrektur bei anatomischen Fehlbildungen oder strukturellen Veränderungen der Harnwege mit nachweisbarer Dilatation bzw. Obstruktion sowie bei erfolgloser konservativer Therapie eines vesikoureteralen bzw. vesikorenalen Refluxes.

Naturheilkundliche Verfahren (Autor: Th. J. Doering): **1.** Kräutertees aus Schachtelhalm, Brennnessel, Birke; **2.** Hydrotherapie: ansteigendes Fuß- bzw. Sitzbad bis zu 36–38 °C; kalte Ganzwaschung und Knieschenkelguss als prophylaktische Maßnahmen zur Abhärtung; **3.** lokale Wärmeanwendung im Bereich der Füße (z. B. Fußwickel) zur reflektorischen Beeinflussung der ableitenden Harnwege; **4.** Schleimhaut reizende Gewürzstoffe (Meerrettich, Paprika, Pfeffer), die über die Niere ausgeschieden werden, meiden.

Sonstige Maßnahmen: **1.** eingehende morphologische Diagnostik zur Aufdeckung von Anomalien der Harnwege (bereits pränatal möglich); **2.** konsequente Reinfektionsprophylaxe bei rezidivierender Harnweginfektion im Kindesalter (s.o.); **3.** reichliche Flüssigkeitszufuhr; **4.** Bettruhe; **5.** Hygienemaßnahmen.

Literatur: **1.** Deutsche Gesellschaft für pädiatrische Infektologie e. V. (Hrsg.): Handbuch Infektionen bei Kindern und Jugendlichen. 4. Aufl. München: Futuramed, 2003; **2.** Müller, M.; Radke, M. (Hrsg.): Kinderheilkunde multimedial. CD-ROM. 4. Aufl. Stuttgart: Schattauer, 2003.

Autoren: M. Uhlemann, M. Radke.

Hashimoto-Thyroiditis: s. Thyroiditis.

Hautabschürfung: s. Exkoriation der Haut.

Hautblasen: s. Pemphigoid, bullöses.

Hautdepigmentierung: s. Vitiligo.

Hauterkrankung, ektoparasitische: s. Pedikulose; Scabies.

Hauterkrankung, entzündliche: s. Ekzem, atopisches; Ekzem, seborrhoisches; Lichen ruber planus.

Hauterosionen: s. Intertrigo.

Hautgrieß: s. Milien.

Hautinfektion: s. Erythrasma; Impetigo contagiosa.

Hauttransplantation: s. Dermatochirurgie.

Hautverätzung: s. Verätzung.

Hautverletzung: s. Wunde, traumatische.

Hautwolf: s. Intertrigo.

Hb-F: s. Sichelzellenanämie.

H_2-Blocker: s. Histamin-H_2-Rezeptoren-Blocker; Histamin-H_1-Rezeptoren-Blocker.

Hb-S: s. Sichelzellenanämie.

HBV: s. Hepatitis, chronische.

HCC: s. Lebertumoren, maligne.

HCV: s. Hepatitis, chronische.

HD: Abk. für Hämodialyse*.

HDF: Abk. für Hämodiafiltration*.

HE: Abk. für hepatische Enzephalopathie*; Abk. für Hysterektomie*.

Hechelatmung: s. Beatmung.

Heftpflasterverband: s. Zehenfraktur.

Heilgymnastik: s. Physiotherapie.

Heil- und Hilfsmittel, orthopädische: orthopädietechnisch speziell angepasster Ersatz einer Funktion (Orthese) oder Gliedmaße (Prothese) zur temporären (Heilmittel) oder ständigen (Hilfsmittel) Versorgung; Anpassung und Gebrauchsschulung der industriell vorgefertigten, halbfertigen oder individuell (z. B. nach Gipsabdruck) hergestellten Heil- und Hilfsmittel erfolgen in interdisziplinärer Zusammenarbeit zwischen ärztlicher, orthopädietechnischer und physiotherapeutischer Fachrichtung. **Formen:** **1. Orthesen** zur Stützung, Entlastung, Stabilisierung, Ruhigstellung, Korrektur, Fixation sollen zuerst wirksam und erst sekundär bequem (sog. Tragekomfort) sein; **a)** Rumpforthesen: Zervikalstütze, konfektionierte Bandage, Stützmieder, Korsett; **b)** Gliedmaßenorthesen der oberen und unteren Extremitäten: Stützschienen für Hand und Handgelenk, scharniergeführte Ellenbogenorthesen, Schulterstabilisierungs- und -abduktionsorthesen, Entlastungsorthesen für Hüfte, Ober- und Unterschenkel, Innenschuh, Stützapparate für Knie, Unterschenkel, Sprunggelenk und Fuß, Repositions- und Retentionsbandagen für die Säuglingshüfte; **2. Prothesen und Kunstglieder** als Gliedmaßen(teil)ersatz zur (Wieder-)Erlangung der Steh-, Geh- oder Greiffähigkeit sowie zur kosmetischen Verbesserung; **a)** Beckenprothesen nach Hüftexartikulation oder Hemipelvektomie; **b)** Beinprothesen: bei jungen Patienten dynamisch, bei alten Patienten statisch aufgebaut; **c)** Interimsprothese zur Frühversorgung, Amputationsstumpfformung und raschen Mobilisierung; **d)** Armprothesen: Schmuckarme und -hände, passive und aktive Greifarme (myoelektrische Prothesen); **3. Orthoprothesen:** Sonderform; bei Reduktionsdeformitäten der unteren Extremität mit massiver Beinverkürzung; **4. Einlagen** zur Korrektur des Sichel-, Klump- und Knickfußes bei Kindern (cave: Inaktivierung der fußgewölbestützenden Muskulatur), zur Stützung des Senk- und Spreizfußes sowie zur Entlastung oder Fußbettung deformierter Füße Erwachsener; **5. Schuhzurichtungen:** **a)** Änderung am (geschlossenen und festen) Konfektionsschuh; **b)** orthopädische Schuhe bei schweren, durch andere Maßnahmen nicht befriedigend zu versorgenden Deformitäten und Instabilitäten. **6. spezielle Hilfsmittel:** z. B. perioperativ bei Gelenkeingriffen: Unterarmgehstützen, Greifzangen, Toilettensitzerhöhungen, Duschrollstuhl u. a.

Literatur: **1.** Baumgartner, R.; Greitemann, B.: Grundkurs Technische Orthopädie. 2. Aufl. Stuttgart: Thieme, 2007; **2.** Hackenbroch, M. H.: Arthrosen. Stuttgart: Thieme, 2002; **3.** Baumgartner, R.: Die orthopädietechnische Versorgung des Fußes. Stuttgart: Thieme, 2001.

Autoren: M. Schult, D. Leutloff.

Heimlich-Handgriff: s. Atemwegsicherung.

Heine-Medin-Krankheit: s. Poliomyelitis.

Heiserkeit: s. Dysphonie.

Heisshunger: s. Bulimia nervosa.

Helicobacter pylori: s. Dyspepsie, funktionelle; Gastritis, chronische; Lymphome, primär extranodale; Ulkus, gastroduodenales.

Heliotherapie: s. Lichttherapie.

HELLP-Syndrom: Kurzbez. für (engl.) syndrome of **h**emolysis, **e**levated **l**iver enzymes and **l**ow **p**latelets; Schwangerschaftskomplikation, die mit hoher Koinzidenz (70–80 %) mit Präeklampsie (vgl.

Schwangerschaftserkrankung, hypertensive) einhergeht und durch akut auftretende Hämolyse (Haptoglobinabfall in 95–97 %, sensitivster Parameter), pathologisch erhöhte Transaminasenwerte (GOT, GPT) und niedrige Thrombozytenkonzentration (<100 000/µl) charakterisiert ist; **Häufigkeit:** ca. 1 : 1000 Schwangerschaften; **Ätiologie:** **1.** inadäquate Gefäßadaptation an den erhöhten uterinen Perfusionsbedarf mit Plazentahypoxie und Freisetzung vasoaktiver Peptide und Zytokine; **2.** Endothelzellaktivierung mit vermehrter Thrombozytenaggregation und Aktivierung der intravasalen Gerinnung; **3.** Circulus vitiosus aus sich verstärkender Endotheldysfunktion, Mikrozirkulationsstörung und Thrombozytenverbrauch; **Klinik:** Schmerzen im rechten Oberbauch und intrauterine Wachstumsretardierung; unspezifische Symptome sind Unwohlsein, Übelkeit oder Erbrechen, generalisierte Ödeme, Hypertonie und Proteinurie sowie verbreiterte Reflexzonen; selten Krampfanfall als Primärsymptom, kortikale Blindheit, gastrointestinale Blutung, Flankenschmerz und Hämaturie; Verlauf fluktuierend in Schüben, mit Remissionen in bis zu 46 % oder Exazerbation innerhalb von Stunden möglich; **Komplikationen:** disseminierte intravasale Gerinnung, Leberkapselhämatom, Netzhautablösung, Abruptio placentae, akutes Nierenversagen, Lungenödem; die hohe neonatale Mortalität und Morbidität nimmt mit der Schwangerschaftsdauer ab.

Behandlungsindikation: mit der Diagnose gegeben; **Behandlungsgrundsätze:** **1.** Stabilisierung unter therapeutischer Volumenexpansion bei optimalem Monitoring von Mutter und Kind; **2.** Prolongation der Schwangerschaft bei Auftreten eines HELLP-Syndroms vor 32. (34.) SSW möglichst bis zur Lungenreifung; **3.** bei Eklampsie, Abruptio placentae, Multiorganversagen, fetaler Hypoxie, therapieresistenter Niereninsuffizienz oder Lungenödem sofortige Entbindung (unabhängig vom Gestationsalter); **4.** intensivmedizinische postpartale Überwachung der Mutter (cave: Schnittentbindung im akuten HELLP-Schub führt zu signifikant höherer mütterlicher Morbidität inf. hämostaseologischer Komplikationen).

Pharmakotherapie: **1.** Volumenexpansion mit kolloidalen und kristallinen Infusionslösungen zur Verbesserung der Mikrozirkulation besonders bei vorliegender Hämokonzentration; **2.** bei schwerer Präeklampsie präventiv Magnesiumsulfat (z. B. Mg-5-Sulfat®), Sättigung mit 2–6 g langsam i. v. innerhalb von 20 Minuten, dann 1–2 g/h als Infusion; **3.** Blutdrucksenkung mit Dihydralazin (Nepresol®), 5 mg i. v. alle 20 Minuten oder 5 mg i. v. als Bolus und anschl. 2–20 mg/h (Perfusor) mit dem Ziel, den diastolischen Blutdruck <110 mmHg zu titrieren; alternativ (bessere Verträglichkeit und Steuerbarkeit, jedoch Off-Label-Use) Urapidil (Ebrantil®) initial 6,25–12,5 mg i. v. als Bolus über 2 Minuten, danach 3–24 mg/h (Perfusor); **4.** vor 34 SSW Gabe von Glukokortikoiden zur Lungenreifeinduktion; die peripartale Gabe von Betamethason (z. B. Celestan®), 12 mg/24 h i. v., kann zu einer Verbesserung des Krankheitsbildes führen.

Entbindung: Die Indikation zur Entbindung wird v. a. vom Schweregrad der Präeklampsie bestimmt. **1.** Spontanentbindung bei Wehentätigkeit und Muttermunderöffnung; Thrombozytenkonzentrate sowie FFP-Plasmakonserve bereitstellen und bei Thrombozytenwerten um 30 000/µl vor und während der Entbindung applizieren; **2.** Schnittentbindung meist indiziert; Patientinnen danach mindestens 48–72 Stunden intensivmedizinisch überwachen (bezüglich Kreislauf, Ausscheidung, Temperatur, Thrombozyten, Gerinnungsparameter, Leberenzyme, Kreatinin); Magnesiumsulfat-Infusion und Glukokortikoide weiter verabreichen.

Sonstige Maßnahmen: Patientinnen mit HELLP-Syndrom oder schwerer Präeklampsie müssen in einem entspr. ausgerüsteten und erfahrenen Perinatalzentrum behandelt werden: Aufnahme in den Kreißsaalbereich (Fetalüberwachung), Einfuhr-Ausfuhr-Kontrolle, Kontrolle des zentralen Venendrucks bei therapeutischer Volumenexpansion, Sauerstoffsättigung, Flüssigkeitsbilanz.

Hinweis: Bei erneuter Schwangerschaft ist wegen hoher Komplikationsrate (in 27–48 % Auftreten einer hypertensiven Schwangerschaftserkrankung) und Wiederholungsrisikos (3–19 %) die Mitbetreuung in einem Perinatalzentrum zu empfehlen.

Literatur: **1.** Wacker, J. R. et al.: Antihypertensive therapy in patients with pre-eclampsia : A prospective randomised multicentre study comparing dihydralazine with urapidil. Eur J Obstet Gynecol Reprod Biol 127: 160–165 (2006); **2.** Martin, J. N.: Maternal benefit of highdose intravenous corticosteroid therapy for HELLP syndrome. Am J Obstet Gynecol 189: 830–834 (2003); **3.** Visser, W.; Wallenburg, H. C. S.: Temporising management of severe preeclampsia with and without HELLP syndrome. Brit J Obstet Gynecol 102: 111–117 (1995); **4.** Weinstein, L.: Syndrome of hemolysis, elevated liver enzymes, and low platelet count: a severe consequence of hypertension in pregnancy. Am J Obstet Gynecol 142: 159–167 (1982).

Autoren: N. Fuhr, A. D. Ebert.

Hemiballismus: s. Ballismus.

Hemiblock: s. Erregungsleitungsstörung.

Hemiendoprothese: s. Endoprothetik.

Heparin: gerinnungshemmendes polysulfatiertes Glykosaminoglykan (als Natrium- oder Calciumsalz); **Einteilung:** **1.** Standardheparin: unfraktioniertes (hochmolekulares) konventionelles Heparin (aus Darmmukosa von Schlachtschweinen; Molekulargewicht 6000–30 000 D, mittleres Molekulargewicht 12 000–15 000 D) zur s. c. oder i. v. Antikoagulation; z. B. Liquemin®, Calciparin®;

2. niedermolekulares (fraktioniertes) Heparin (Abk. NMH; Kurzbezeichnung LMW-Heparin für engl. low molecular weight heparin): durch limitierte Depolymerisation aus unfraktioniertem Heparin gewonnenes Heparinfragment (Molekulargewicht 1200–10 000 D, mittleres Molekulargewicht 4000–6500 D) zur i. d. R. s. c. Antikoagulation; Vertreter: **a)** Enoxaparin (Clexane); **b)** Nadroparin (z. B. Fraxiparin®); **c)** Certoparin (Mono-Embolex®); **d)** Reviparin (Clivarin®); **e)** Dalteparin (Fragmin®); **f)** Tinzaparin (innohep®); **Wirkung:** Heparin aktiviert das antikoagulatorische Plasmaprotein Antithrombin III (Abk. AT III) 700-fach, indem das anionische Heparin an kationische Arginingruppen des AT III bindet und dadurch die AT-III-Konformation verändert. Aktiviertes AT III hemmt die Serinproteasen Gerinnungsfaktor XIIa, Xa IXa, VIIa und v. a. IIa (Thrombin) mit konsekutiv verlängerter aPTT (Abk. für aktivierte partielle Thromboplastinzeit). Reaktives Arginin des AT-III-Heparin-Komplexes reagiert mit dem aktiven Zentrum von Thrombin zu stabilen, antikoagulatorischen Enzym-Inhibitor-Komplexen. Heparin wird aus diesem Komplex freigesetzt und vermag AT III erneut zu aktivieren. Die Wirkung von Heparin ist abhängig von der AT-III- und Fibrinogenkonzentration im Blut. In höheren Dosierungen hemmt Heparin die Thrombozytenaggregation und verlängert dadurch die Blutungszeit. Niedermolekulares Heparin besitzt eine 4-fach stärkere Hemmwirkung auf Faktor X a, einen geringeren Einfluss auf die Thrombozytenfunktion und führt seltener zur Antikörperbildung (s. u. UAW) als Standardheparin. **Pharmakokinetik:** zur Antikoagulation ausschließlich parenterale Applikation (s. c., i. v.) wegen der fehlenden intestinalen Resorption aufgrund der chemischen Struktur (Molekülgröße, anionische Ladungen); **1.** Standardheparin: Wirkungseintritt sofort nach i. v. bzw. innerhalb von 20–30 Minuten nach s. c. Applikation; mittlere HWZ 90–120 Stunden (interindividuell sehr variabel); hohe Plasmaproteinbindung; Aufnahme in das retikuloendotheliale System sowie enzymatische Spaltung (hepatische Heparinasen); renale Eliminierung in inaktivierter Form als Uroheparin (depolymerisiert, desulfatiert) durch glomeruläre Filtration und tubuläre Sekretion; Eliminationshalbwertzeit 1 Stunde nach i. v. bzw. 2 Stunden nach s. c. Applikation; **2.** NMH: geringere Plasmaproteinbindung und längere Eliminationshalbwertzeit (Bindung an AT III) von 2 Stunden nach i. v. bzw. 3,5 Stunden nach s. c. Injektion als Standardheparin; im Gegensatz zu Standardheparin hohe Bioverfügbarkeit auch in niedriger Dosierung und dosisunabhängige Elimination.

Indikation: primäre Thrombose- und Embolieprophylaxe sowie Therapie thromboembolischer Krankheiten (Phlebothrombose*, Herzinfarkt*, instabile Angina* pectoris, Lungenembolie*, ischämischer Schlaganfall mit hohem Rezidivrisiko); periinterventionell bzw. -operativ statt Cumarinderivat (bridging); i. R. von Gefäßchirurgie, perkutaner Koronarintervention bzw. extrakorporaler Zirkulation (z. B. Hämodialyse*, Herz-Lungen-Maschine, Austauschtransfusion bei Neugeborenen); Beschichtung von Oberflächen zur Gerinnungshemmung.

Kontraindikation: u. a. bekannte Überempfindlichkeit, anamnestisch Heparin induzierte Thrombozytopenie (Abk. HIT) Typ II, erhöhte Blutungsgefahr, gastroduodenaler Ulkus*, schwere Thrombozytopenie.

Wechselwirkungen: **1.** Komplexbildung im Infusionssystem, wenn gleichzeitig andere Substanzen über denselben Katheter infundiert werden; **2.** additiver Effekt durch andere gerinnungshemmende Substanzen, z. B. Acetylsalicylsäure* (Erhöhung des Blutungsrisikos um den Faktor 2,5); **3.** Wirkungsabschwächung durch Glyceroltrinitrat (cave: abrupter aPTT-Anstieg nach Absetzen von Glyceroltrinitrat).

UAW: **1.** dosisabhängig vermehrte Blutungsneigung (Haut, Schleimhaut, Wunde, Gastrointestinal- und Urogenitaltrakt); **2.** lokale Reaktion an Injektionstelle (häufig Hämatom); **3.** HIT Typ I (Inzidenz 5–30 %): leichte reversible Thrombozytopenie (meist 100 000–150 000/μl) innerhalb der ersten 5 Tage nach Heparingabe durch nichtimmunologische vorübergehende Thrombozytenaktivierung ohne weiteren Krankheitswert; **4.** reversibler Anstieg der Serumenzyme GOT, GPT, γ-GT, LDH, Lipase; **5.** allergische Reaktion; **6.** HIT Typ II (Inzidenz ≤1 %): erheblicher Abfall der Thrombozytenkonzentration im Blut auf deutlich unter 100 000/μl bzw. unter 50 % der Ausgangskonzentration meist 5–14 Tage (21 Tage, bei Sensibilisierten u. U. innerhalb von Stunden) nach (meist i. v.) Heparingabe durch immunologisch (Antikörper gegen Heparin-PF-4-Komplex; PF 4: Abk. für Plättchenfaktor 4) induzierte Thrombozytenaktivierung mit lebensbedrohlichen arteriellen und venösen Thrombosen und Embolien, Hauterscheinungen (erythematöse Plaques und Nekrosen), Verbrauchskoagulopathie sowie Heparintoleranz; Diagnose: funktionell (v. a. HIPA-Test; Kurzbezeichnung für Heparin-induced-Platelet-Activation-Test) sowie Nachweis der Antikörper im Heparin-PF-4-ELISA; Therapie: sofort Heparin absetzen und durch Lepirudin (Refludan), Danaparoid (Orgaran®) oder Argatroban (ARGATRA®) ersetzen sowie den Patienten darüber aufklären, dass er keine heparinhaltigen Arzneimittel mehr anwenden darf; **7.** Alopezie; **8.** Osteoporose nach Langzeitanwendung (Monate).

Dosierung: Individuell u. a. an laborchemische Gerinnungswerte (Thrombinzeit, aPTT, Hep-Test, Anti-Faktor-Xa-Aktivitätstest) anzupassen; das Risiko für eine HIT Typ II wird reduziert, indem die Heparingabe so kurz wie möglich gehalten wird; empfohlene Kontrollen der Thrombozytenkonzentration: vor Beginn, am 1. Tag nach Beginn, regelmäßig alle 3–4 Tage während sowie am Ende der Heparingabe. A. **Standardheparin:** I. prophylaktisch (Low-dose-Heparinisierung): 1. nichtoperative Indikation: 2–3 × 5000 IE/d oder 2 × 7500 IE/d s. c.; 2. operative Indikation: 2 Stunden präoperativ 5000–7500 IE s. c., postoperativ 2–3 × 5000 IE/d oder 2 × 7500 IE/d s. c. bis zur Mobilisierung; II. therapeutisch (Vollheparinisierung): initial 5000 IE. (50 IE/kg KG) als Bolus i. v., anschließend 1000 IE/h (20 IE/kg KG/h) kontinuierliche i. v. Infusion mit Perfusor unter Dosierungsanpassung je nach aPTT (Ziel: meist Verdopplung), aPTT-Kontrollen: 1–2 Stunden, 6, 12 und 24 Stunden nach Therapiebeginn; **B. NMH:** 1-mal täglich in niedrigerer Dosierung als Standardheparin; z. B. I. Enoxaparin (Clexane) 1. prophylaktisch (Low-dose-Heparinisierung): a) nichtoperative Indikation: 1 × 40 mg (entspr. 4000 IE anti-Xa)/d s. c.; b) operative Indikation: 1 × 20 mg (entspr. 2000 IE anti-X a) mit erster Injektion 2 Stunden präoperativ bzw. bei hohem Thrombembolierisiko 1 × 40 mg (entspricht 4000 IE anti-Xa)/d s. c. mit erster Injektion 12 Stunden präoperativ; 2. therapeutisch: 2 × 1 mg/kg KG/d (entspricht 100 IE anti-Xa/kg KG/d) s. c. bzw. bei Akutem Koronarsyndrom mit ST-Hebung (Abk. STEMI für engl. ST-segment elevation myocardial infarction) und Patientenalter unter 75 Jahren unmittelbar nach 30 mg als i. v. Bolus; II. Nadroparin (z. B. Fraxiparin®): 1. prophylaktisch (Low-dose-Heparinisierung) perioperativ: bis zur Mobilisierung für mind. 7 Tage 1 × 0,3 ml/d (entspr. 2850 IE anti-Xa/d) s. c. mit erster Injektion 2 Stunden präoperativ; bei hohem Thrombembolierisiko KG-adaptiert und für mind. 10 Tage mit erster Injektion 12 Stunden präoperativ; 2. therapeutisch bei Phlebothrombose: KG-adapierte Dosis s. c. für mind. 5 Tage (meist 10 Tage bis zur ausreichenden Wirkung einer parallel am 1. Therapietag begonnenen Cumarinderivat-Therapie); III. Certoparin (Mono-Embolex®): 1. prophylaktisch: 1 × 3000 IE anti-Xa/d s. c., bei operativer Indikation für 7–10 Tage mit erster Injektion 2 Stunden präoperativ; 2. therapeutisch bei Phlebothrombose: 2 × 8000 IE anti-Xa/d s. c. für 10–14 Tage bis eine ausreichende Wirkung der überlappend am 7.–10. Therapietag begonnenen Cumarinderivat-Therapie eintritt (INR 2–3 an mind. 2 aufeinander folgenden Tagen).

Hinweis: 1. bei lokaler Anwendung (z. B. Vetren® nach stumpfem Trauma) fragliche Wirksamkeit wegen zweifelhafter Resorption ausreichender Mengen; 2. Verfälschung von Labortests (Blutkörperchensenkung, Erythrozytenresistenz, Komplementbindung).

Autorin: A. Wilck.

Heparinoid: s. Antikoagulanzien.

Hepatitis, akute virale: syn. akute Virushepatitis; akute virale Entzündung der Leber mit einer Krankheitsdauer meist unter 6 Monaten; **Erreger:** als pathogen identifiziert: Hepatitis-Viren A–E; wahrscheinlich nicht pathogen: Hepatitis-G-Virus und die hepatotropen Viren der TTV-Familie; **Klinik:** oftmals asymptomatisch (Ausnahmen: Hepatitis A und E); Prodromalstadium mit schleichendem Beginn, dann schweres Krankheitsgefühl, Übelkeit, Inappetenz, Stadium der Organmanifestation (6–10 Wochen) mit Ikterus* (ca. ein Drittel der Fälle), Juckreiz, Stuhlentfärbung, Dunkelverfärbung des Urins, Leber- und Milzvergrößerung; **Komplikationen:** 1. lebensbedrohliche fulminante Verlaufsform mit Leberversagen und zerebralen, pulmonalen, renalen bzw. hämodynamischen Funktionsausfällen (v. a. bei Hepatitis D und E); 2. Viruspersistenz mit Übergang in eine chronische Hepatitis*, Entwicklung einer Leberzirrhose* und eines Leberzellkarzinoms (s. Lebertumoren, maligne).

Behandlungsindikation: bei komplikationslosem Verlauf symptomatische Behandlung von Juckreiz und Übelkeit; bei fulminantem Verlauf mit akutem Leber- und Multiorganversagen intensivmedizinische Betreuung in einem spezialisierten Zentrum mit Transplantationsbefähigung.

Pharmakotherapie: I. symptomatische Therapie: Colestyramin (z. B. Quantalan®), 3–6 × 4 g/d p. o. zur Bindung von Gallebestandteilen bei Juckreiz und schwerem Ikterus (cholestatische Verlaufsform); II. spezifische Therapie: 1. akute Hepatitis B: a) bei Gefahr einer frischen Infektion (z. B. Nadelstich) sofortige Überprüfung der Immunität (bzw. des Impfstatus) des Patienten und der Infektiosität der möglichen Infektionsquelle und aktive Impfung; ggf. anschließend passive Impfung; bei akuter Hepatitis B wegen niedriger Chronifizierungsrate (<5 %) i. d. R. nur symptomatische Therapie; b) bei drohendem Übergang in ein akutes Leberversagen kann durch eine Nukleosid- bzw. Nukleotidtherapie möglicherweise eine Transplantation vermieden werden; diese Therapie sollte nur i. R. von Studien erfolgen; in jedem Fall sofortige Verlegung in ein Transplantationszentrum; c) bei Übergang in einen chronischen Verlauf (über 6 Monate anhaltende Transaminasenerhöhungen und virale Replikation) antivirale Therapie mit Interferon alfa, oder Nukleosid-/Nukleotidanaloga: s. Hepatitis, chronische; 2. akute Hepatitis C: antivirale Therapie mit Interferon alfa wegen der hohen Chronifizierungsrate von 50–80% und wegen des erhöhten Risikos eines später auftretenden hepatozellulären Karzinoms: dauerhaftes virologisches Ansprechen von 80–100 % unabhängig vom Genotyp des Hepatitis-C-Virus wurde mit Interferon alfa (z. B. IntronA®) erzielt (5 Mio. IU s. c. täglich für 4 Wochen, dann 3 × 5 Mio. IU s. c. wöchentlich bis Woche 24); ähnlich wirksam und einfacher in der Anwendung ist Peginterferon alfa-2b (PegIntron®, wöchentlich 1,5 µg/kg KG s. c. für 24 Wochen); der Behandlungsbeginn kann 2–4 Monate zurückgestellt werden, um eine spontane Viruselimination abzuwarten.

Operative Therapie: Lebertransplantation* bei akutem Leberversagen.

Sonstige Maßnahmen: **1.** alle Arzneimittel (auch antiemetische und prokinetische) vermeiden, die hepatisch metabolisiert werden, insbes. Paracetamol; **2.** bei fulminanter Hepatitis in spezialisierten Zentren Gerinnungstherapie, Thrombozytenersatz, euglykämische Stoffwechselführung, Osmotherapie und Hypothermie bei Enzephalopathie inf. Hirnödem, extrakorporale Nieren- und Leberersatztherapie, Behandlung des Multiorganversagens bei SIRS.

Eigenbehandlung: **1.** kleine kalorienreiche Mahlzeiten zur Vermeidung von Übelkeit und Brechreiz; die Nahrungsaufnahme wird vormittags besser vertragen, da der Brechreiz häufig in der 2. Tageshälfte eintritt oder zunimmt; bei starkem Brechreiz parenterale Ernährung; **2.** allgemeine Hygienemaßnahmen (Hände waschen) beachten; **3.** keine körperlichen Anstrengungen; **4.** Bettruhe ist nicht unbedingt erforderlich, wird aber meist als angenehm empfunden; **5.** toxische Substanzen (Selbstmedikation, Alkohol) vermeiden.

Arbeitsunfähigkeit: vorläufig für 3 Wochen; ggf. verlängern; eine Virushepatitis A oder E kann in wenigen Wochen ausheilen; eine Hepatitis B oder C verläuft dagegen über viele Wochen bis Monate.

Hinweis: obsolet sind absolute Bettruhe bei unkompliziertem Verlauf und Glukokortikoidtherapie.

Neuentwicklung: Nukleosid-/Nukleotidanaloga: hierbei ist die zunehmende Resistenzentwicklung problematisch.

Literatur: **1.** Cornberg, M. et al.: Prophylaxe, Diagnostik und Therapie der Hepatitis-B-Virus-(HBV-)Infektion. „Upgrade" der Leitlinie, AWMF-Register-Nr: 021/011. Z Gastroenterol 45: 1–50 (2007); **2.** Santantonio, T. et al.: Efficacy of a 24-week course of PEG-interferon alpha-2b monotherapy in patients with acute hepatitis C after failure of spontaneous clearance. J Hepatol 42: 329–33 (2005); **3.** Fleig, W. E. et al.: Behandlung der Virushepatitis C – Konsensusbericht der Deutschen Gesellschaft für Verdauungs- und Stoffwechselkrankheiten. Z Gastroenterol 42: 703–733 (2004); **4.** Wiegand, J. et al.: Long-term follow-up after successful interferon therapy of acute hepatitis C. Hepatology 40: 98–107 (2004); **5.** Ghany, M. G.; Liang, T. J.: Acute Viral Hepatitis. In: Takada Yamada: Textbook of Gastroenterology. 4th ed. Philadelphia: Lippincott, 2003.

Autoren: M. Plauth, H.-P. Buscher.

Hepatitis, chronische: über mindestens 6 Monate nachgewiesene Leberentzündung; kann bei Progredienz zur Leberzirrhose* führen; histologische Entzündungsaktivität korreliert meist mit erhöhten Transaminasen (Ausnahme: Infektion mit Hepatitis-C-Virus, Abk. HCV); **Ursache:** Alkoholabusus, HCV-Infektion, Infektion mit Hepatitis-B-Virus (Abk. HBV), Autoimmunität, Stoffwechselerkrankung (Fettleber, Hämochromatose*, Wilson*-Krankheit), Arzneimittel; **Sonderformen:** Die primär biliäre Zirrhose (Abk. PBC) und primäre sklerosierende Cholangitis (Abk. PSC) sind streng genommen keine chronischen Hepatitiden, führen jedoch bei Progredienz ebenfalls zur Leberzirrhose*.

Behandlungsindikation: **1.** Alkoholhepatitis: bei schwerer Erkrankung mit schlechter Prognose angezeigt in verschiedenen Score-Systemen (MELD-Score: >11 Punkte, Glasgow Alcoholic Hepatitis Score: >9 Punkte) wird Behandlungsindikation für Steroide gesehen; **2.** HCV-Infektion: Kombination von HCV-RNA-Nachweis mit biochemisch und/oder histologisch nachweisbarer Entzündungsaktivität und fibrotischer Aktivität; **3.** HBV-Infektion: **a)** unabhängig vom HBeAg-Status bei HBV-DNA $>10^4$ Kopien/ml ($>2 \times 10^3$ IU/ml), biochemische (ALT/GPT >2 ULN) oder histologisch minimale Entzündungsaktivität/geringe Fibrose; **b)** deutliche bzw. progrediente Fibrose oder Zirrhose unter Einhaltung besonderer Kautelen; Biopsie wichtig zur Diagnose und Prognosebeurteilung; **4.** Autoimmunhepatitis: mit Diagnosestellung gegeben; Ausschluss anderer Genese, Nachweis von ANA, SMA, LKM, SLA bzw. ASGPR in signifikanter Titerstufe, Erhöhung von Transaminasen und Immunglobulinen; **5.** bei Hämochromatose und Wilson-Krankheit mit Diagnosestellung gegeben; **6.** PBC: bei asymptomatischen Patienten Histologie ≥Grad II oder I plus biochemische Cholestase, Nachweis von AMA Subtyp M2; **7.** PSC: bei Diagnosestellung durch Cholangiographie (ERCP) oder (selten) durch histologischen Befund gegeben.

Pharmakotherapie: **1.** Alkoholhepatitis: supplementierende Ernährungstherapie mit bilanzierter hochmolekularer Sondendiät über 8-F-Ernährungssonde (Protein 1,2 g/kg KG/d, Energie 146 kJ/kg KG/d bzw. 35 kcal/kg KG/d bzw.) oder parenterale Ernährung*; bei schwerer Erkrankung (s. o.) Prednisolon (z. B. Decortin® H), 40 mg/d p. o. für 28 Tage; **2.** HCV-Infektion: **a)** Erstbehandlung: Peginterferon alfa in fixer (180 µg Peginterferon alfa-2a, Pegasys®) bzw. KG-adaptierter (1,5 µg/kg Peginterferon alfa-2b, PegIntron®) s. c. Injektion 1-mal wöchentlich in Kombination mit Ribavirin (z. B. Copegus®, oder REBETOL®), 0,8–1,2 g/d (KG beachten) p. o. für 6 (HCV-Genotyp 2/3) bzw. 12 Monate (HCV-Genotyp 1); Therapieabbruch bei fehlendem virologischem Ansprechen (kein Abfall der HCV-RNA um den Faktor 100 nach 12 Wochen bzw. persistierender HCV-RNA Nachweis nach 24 Wochen); **b)** Rezidiv und primäres Nichtansprechen: Behandlung in Zentren im Rahmen von Studien; **3.** HBV-Infektion: zunächst sollte geprüft werden, ob eine Therapie mit Interferon alfa sinnvoll und möglich ist; **a)** (pegyliertes) Interferon alfa kann bei HBeAg-positiven und -negativen Patienten mit kompensierter Lebererkrankung eingesetzt werden. Zugelassen sind Peginterferon alfa-2a (Pegasys®) 180 µg 1-mal/Woche s. c. für 48 Wochen, Interferon alfa-2a (Roferon®) 2,5–5 Mio. IU/m² KO 3-mal/Woche s. c. für 4–6 Monate, Interferon alfa-2b (IntronA®) 5–10 Mio. IU 3-mal/Woche s. c. für 4–6 Monate; **b)** bei der Auswahl der oralen Arzneimittel (Nukleosidanaloga: Lamivudin, z. B. Zeffix®, 100 mg/d p. o.; Telbivudin, Sebivo®, 600 mg/d p. o.; Entecavir, Baraclude®, 0,5 (1,0) mg/d p. o; Nukleotidanaloga: Adefovir, Hepsera®, 10 mg/d p. o.; Tenofovir, Viread®, 245 mg/d p. o.) sind antivirale Wirksamkeit, Dauerhaftigkeit des Ansprechens, Resistenzbarriere und Stadium der Lebererkrankung zu berücksichtigen. Ziel ist die Reduktion der HBV-DNA unter 10^3 Kopien/ml (200 IU/ml). Bei Nichtansprechen sollte die Therapie spätestens nach 6 Monate angepasst werden. Die Behandlung soll mindestens 6 Monate (besser 1 Jahr) über HBeAg-Serokonversion hinaus fortgeführt werden, bei HBeAg-negativen Patienten wahrscheinlich dauerhaft; Nukleosid- und Nukleotidanaloga können auch bei dekompensierter Leberkrankung eingesetzt werden; **4.** Autoimmunhepatitis: Prednisolon, 1. Woche 60 mg/d p. o., 2. Woche 40 mg/d, 3. Woche 30 mg/d, 4. Woche 25 mg/d, 5.–6. Woche 20 mg/d, ab 7. Woche 15 mg/d; je nach Verlauf wird alle 6–8 Wochen um 2,5 mg reduziert bis zur Erhaltungsdosis von 2,5–10 mg/d; Gesamtdauer mind. 2 Jahre; bei Rezidiv oder hoher Erhaltungsdosis kann mit Azathioprin (z. B. Imurek®), 1–1,5 mg/kg KG/d p. o., kombiniert werden; Remission: Normalisierung von Transaminasen, Bilirubin und IgG innerhalb eines Jahres; Rezidiv: Transaminasenanstieg auf das Doppelte der Norm; **5.** Wilson*-Krankheit; **6.** PBC: s. Leberzirrhose; **7.** PSC: Ursodeoxycholsäure (z. B. Ursofalk®, Cholofalk®), 10–15 mg/kg KG/d p. o., analog zur PBC und endoskopische Dilatation dominanter Gallengangstenosen.

Operative Therapie: Lebertransplantation* bei akutem Leberversagen (bei Wilson-Krankheit i. d. R. infolge Exazerbation durch Therapieunterbrechung); **Kontraindikation:** floride Alkoholhepatitis bei fortgesetztem Missbrauch.

Psychotherapie: Alkoholentwöhnung; Voraussetzung ist die Motivation des Patienten; Erfolgsrate einer Suchttherapie ca. 50 %.

Therapeutischer Stufenplan: s. Abb.

Eigenbehandlung: **1.** Verzicht auf Alkohol; **2.** Arzneimitteleinnahme nur nach ärztlicher Absprache.

Arbeitsunfähigkeit: erst bei symptomatischer Einschränkung der Leberfunktion; die chronische Hepatitis führt nicht zwingend zur Arbeitsunfähigkeit.

Hinweis: **1.** Eiweißarme oder andere nicht bedarfsdeckende Diäten sowie sog. Leberschutzpräparate sind obsolet. Leberadaptierte Diäten bzw. Infusionslösungen sind bei Patienten ohne hepatische Enzephalopathie nicht erforderlich. **2.** Bei möglicher Indikation zur Lebertransplantation frühzeitige Konsultation des nächsten Transplantationszentrums.

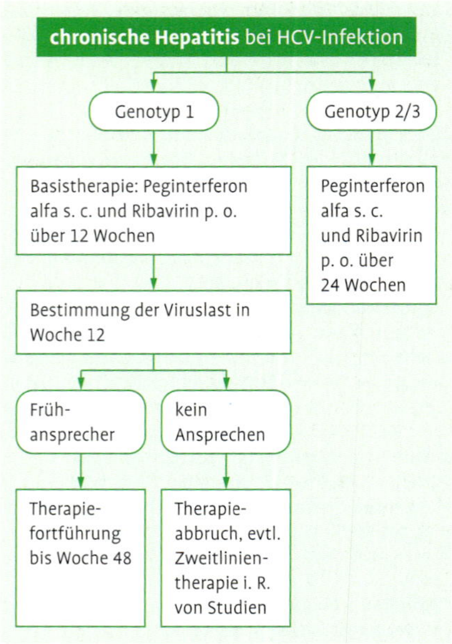

Hepatitis, chronische: therapeutischer Stufenplan bei chronischer HCV-Infektion

Neuentwicklung: Bei der autoimmunen Hepatitis geben noch nicht abschließend publizierte Daten Hinweise auf eine dem Prednisolon vergleichbare Wirksamkeit von Budesonid.

Selbsthilfe: **1.** Deutsche Leberhilfe e. V., Luxemburger Str. 150, 50937 Köln, Tel. 0221 2829980, Fax 0221 2829981; E-Mail: info@leberhilfe.org, Homepage: http://www.leberhilfe.org; **2.** Selbsthilfegruppe Lebertransplantierter Deutschland e. V., Karlsbader Ring 28, 68782 Brühl, Tel. 06202 702613, Fax 06202 702614; E-Mail: info@lebertransplantation.de, Homepage: http://www.lebertransplantation.de; **3.** Vereinigung zur Förderung und Unterstützung chronisch Lebererkrankter e. V. DVL, Bertha-von-Suttner-Str. 30, 40595 Düsseldorf, Tel. und Fax 0211 706426; Homepage: http://organspende-und-transplantation.de/dvl.html.

Literatur: **1.** Cornberg, M. et al.: Prophylaxe, Diagnostik und Therapie der Hepatitis-B-Virus-(HBV-)Infektion. „Upgrade" der Leitlinie, AWMF-Register-Nr: 021/011. Z Gastroenterol 45: 1–50 (2007); **2.** Fleig, W. E. et al.: Behandlung der Virushepatitis C – Konsensusbericht der Deutschen Gesellschaft für Verdauungs- und Stoffwechselkrankheiten. Z Gastroenterol 42: 703–733 (2004); **3.** Beuers, U. et al.: Therapie der autoimmunen Hepatitis, primär biliären Zirrhose und primär sklerosierenden Cholangitis. Konsensus der Deutschen Gesellschaft für Verdauungs- und Stoffwechselkrankheiten. Z Gastroenterol 35: 1041–1049 (1997).

Autor: M. Plauth.

Hepatoblastom: s. Lebertumoren, maligne.

Herbizidintoxikation: s. Pestizidintoxikation.

Heredopathia atactica polyneuritiformis: s. Refsum-Krankheit.

Hernia femoralis: s. Schenkelhernie.

Hernia inguinalis: s. Leistenhernie.

Hernie: sog. Bruch; i. e. S. Eingeweidebruch mit sackförmiger Ausstülpung des parietalen Bauchfells (Bruchsack) durch anatomisch präformierte Bauchwandlücken oder -schwachstellen (Bruchpforte) und mit temporärem oder permanentem Hervortreten von Eingeweiden oder Organteilen aus der Bauchhöhle (s. Abb. 1); **Formen:** Leistenhernie* (75–80 %), Schenkelhernie*, Narbenhernie, Nabelhernie, Bauchwandhernie (15–20 %), Lendenhernie; **Ursache:** **1.** kongenitale Hernie: inkompletter fetaler Bauchwandverschluss; **2.** erworbene Hernie: anatomische Schwachstellen sowie Nerven- und Gefäßdurchtrittsstellen der Bauchdecke, Trauma oder Operation v. a. im ersten postoperativen Jahr, Bindegewebeschwäche und bes. Belastungen durch schweres Heben, Husten, Obstipation, Aszites, Tumor, Schwangerschaft; **Häufigkeit:** 10–15 % aller chirurgischen Krankheiten; **Komplikationen:** Entzündung und Einklemmung mit Abschnürung der Blutzirkulation, Gangrän und Perforation von Eingeweiden.

Behandlungsindikation: **1.** Aufgrund einer Schmerzsymptomatik, zur Prophylaxe oder Therapie von Komplikationen, zur Verhinderung einer Größenzunahme und aus kosmetischen Gründen sollte eine operative Korrektur erfolgen. Ausnahmen sind hohes Operationsrisiko, moribunder Patient, schwerer Aszites, Peritonealkarzinose und eine übergroße Hernie, bei der die Rückverlagerung der Baucheingeweide nicht mehr möglich ist. **2.** Einklemmung ist eine zwingende Indikation (Notfall) zur Operation, wenn die Reposition (nur in den ersten 6 Stunden erlaubt) nicht erfolgreich ist.

Pharmakotherapie: Bei großen Narbenhernien, insbes. nach Kunststoffimplantation, ist eine perioperative Antibiotikaprophylaxe erforderlich.

Operative Therapie: **Vorbereitung:** Patientenaufklärung über die Gefahren einer unterlassenen Operation und Möglichkeit eines Rezidivbruchs; Operationsvorbereitung für Elektivoperation mit Abführmaßnahmen und pharmakologischer Thromboseprophylaxe; **Verfahren:** im Allg. Darstellung von Bruchhüllen, Bruchsack und Bruchring; Reposition des Bruchinhalts in die Bauchhöhle und Abtragen des Bruchsacks (bei Gleithernie nur Reposition); Verschluss der Bruchlücke (bei Bauchwandbrüchen bis 5 cm Fasziendoppelung nach Mayo, evtl. Implantation eines Kunststoffnetzes; s. Abb. 2) und der Wunde; **1.** Nabelhernie: der Bruchsack wird vom Hautnabel abgelöst, nach Versorgung des Bruchinhalts abgetragen, die Bruchlücke durch Doppelung der Faszie verschlossen und der Hautnabel wieder angeheftet; Operationsletalität bei unkomplizierter Nabelhernie <1 %, Rezidivrate 3 %; **2.** Rektusdiastase: Indikation selten gegeben, da hohe Rezidivrate von 75 %; schichtweise Adaptation der Muskel- und Faszienränder; Verstärkung der Nahtreihe durch Netzimplantation in sublay- oder onlay-Technik führt zur Reduktion der Rezidivrate auf 10 %; **3.** Narbenhernie: subtile Präparation des häufig gekammerten Bruchsacks; ist die Lücke nicht ganz zu schließen oder steht die Naht unter Spannung, empfiehlt sich die Implantation eines Kunststoffnetzes; Letalität 2 %, Rezidivrate 10 %; **4.** Lendenhernie: Verschluss der Bruchlücke durch Adaptation der Fascia lumbalis oder Fascia glutaealis; **Nachbehandlung:** Wundkontrollen zur Früherkennung einer Infektion; möglichst frühzeitige Mobilisation (Ausnahme: große, mit Kunststoff versorgte Bauchwandhernie und Rezidivhernie); **Komplikationen:** Wundinfektion, Darmverletzungen.

Sonstige Maßnahmen: Manuelle Bruchreposition (Taxis) unter Sedierung des Patienten: die Bruchgeschwulst wird trichterförmig umfasst und der gestaute Darminhalt sukzessive nach kranial ausgepresst. Anschl. wird der Darm in die Bauchhöhle zurückgedrängt. Cave: Die En-bloc-Reposi-

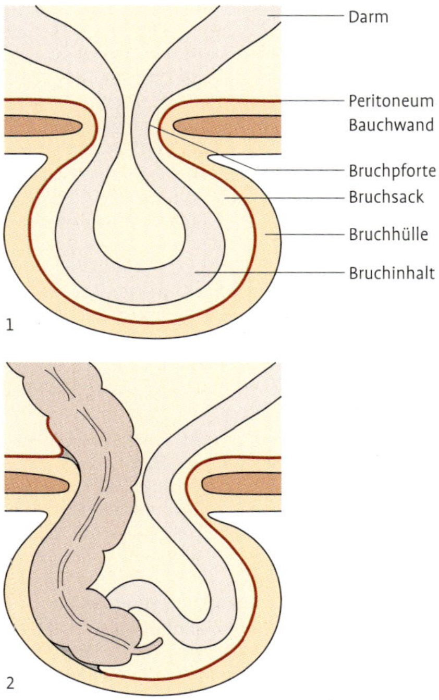

Hernie Abb. 1: 1: allgemeine Anatomie; 2: Gleithernie

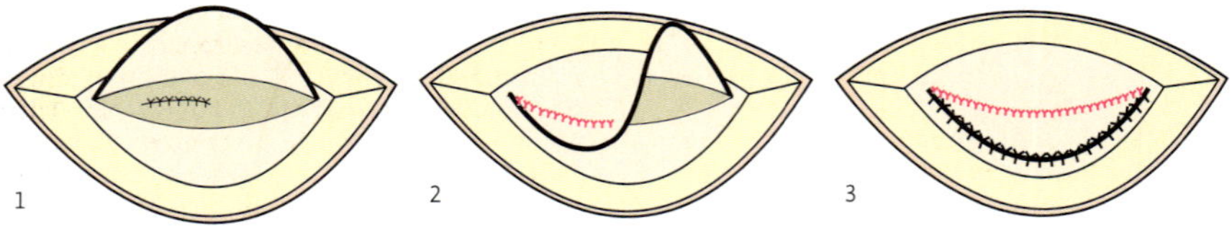

Hernie Abb. 2: Fasziendoppelung nach Mayo; 1: Verschluss des Peritoneums und Präparation der kranialen Lefze; 2: partielle Fertigstellung der 1. Nahtreihe, die kraniale ist über die kaudale Lefze gezogen und fixiert; 3: Vollendung der 2. Nahtreihe, doppelte Fixierung der kranialen an der kaudalen Lefze

tion (Scheinreposition) von Bruchsack und Bruchring muss vermieden werden, da die Inkarzeration sonst weiterbesteht. Gelingt die Reposition nicht, muss sofort operiert werden.

Hinweis: **1.** Eine postoperative Bandage der Bauchdecken kann ein Rezidiv nicht verhindern. **2.** Die Behandlung mit einem Bruchband ist keine definitive Therapie, kann Inkarzerationen nicht vermeiden und kann zu Druckatrophien und Ulzerationen der Haut führen. Außer bei Patienten in sehr schlechtem Allgemeinzustand mit unvertretbar hohem Operationsrisiko oder Ablehnung der Operation durch den Patienten ist diese Methode heute weitgehend verlassen.

Arbeitsunfähigkeit: ca. 8 Tage postoperativ, dann abhängig vom Arbeitsplatz; leichtere körperliche Tätigkeit ist nach 3–4 Wochen, schwerere Arbeiten (Lastenheben, Sport) erst nach 3–6 Monaten oder noch später möglich.

Neuentwicklung: laparoskopische Hernienoperationen.

Literatur: **1.** Schumpelick, V.: Hernien. 4. Aufl. Stuttgart, New York: Thieme, 2000; **2.** Stallkamp, B.: Hernien. In: Häring, R.; Zilch, H. (Hrsg.): Lehrbuch Chirurgie mit Repetitorium. 4. Aufl. Berlin, New York: de Gruyter, 1997; **3.** Schildberg, F. W.; Meyer, G.: Laparoskopische Hernioplastik. Leipzig, Heidelberg: Barth, 1996.

Autor: J. Boese-Landgraf.

Hernie, axiale: s. Hiatushernie.

Hernie, paraösophageale: s. Hiatushernie.

Hernioplastik: s. Leistenhernie; Schenkelhernie.

Heroinintoxikation: s. Drogenabhängigkeit.

Herpangina: s. Stomatitis.

Herpes simplex: sog. Fieberbläschen; durch Herpes-simplex-Viren verursachte Infektion der Haut und Schleimhäute, selten des ZNS; häufigste Manifestationen orofazial (z. B. Herpes labialis) und im Genitalbereich (Herpes genitalis).

Behandlungsindikation: symptomatische Lokalbehandlung im Allg. ausreichend; systemische virostatische Therapie muss im Prodromalstadium beginnen; bei Immunsuppression als Standard (verkürzt nachweislich den Bläschenschub); Rezidivprophylaxe nur bei häufigen Rezidiven (>6 pro Jahr) und starkem Leidensdruck.

Pharmakotherapie: **1. Lokaltherapie:** **a)** Herpes labialis: im Bläschenstadium Versuch mit Aciclovir (z. B. Zovirax® Creme) mehrmals täglich (meist ineffektiv); bei Sekundärinfektion Clioquinol (2 % Clioquinol in Lotio alba aquosa oder Linola-sept® Emulsion) zur eintrocknenden antiseptischen Behandlung; in der Abheilungsphase Auflösung der Krusten z. B. mit Dexpanthenol (z. B. Bepanthen® Salbe); **b)** Herpes genitalis: 2-mal täglich Sitzbad mit Kamilleauszügen (z. B. Kamillosan® Konzentrat); anschl. Bepinselung mit antiseptischen Farbstoffen (z. B. 0,5 % Pyoktaninlösung); Behandlung der Erosionen mit Polyvidon-Iod (z. B. Betaisodona® Salbe); **c)** Herpes corneae: lokale virostatische Therapie an der Cornea mit Aciclovir (z. B. Zovirax® Creme), bis zu 5-mal täglich; **2. systemische Therapie:** **a)** mit Einsetzen der Prodromi: Aciclovir (z. B. Acic® 200 Tabletten), 5 × 200 mg/d p. o. über 5 Tage; bei Immunsuppression Aciclovir (z. B. Acic® 400 Tabletten), 3–5 × 400 mg/d bis zur Rückbildung der Symptome, bei schwerem Verlauf initial i. v.; alternativ: Valaciclovir (Valtrex®), 2 × 500 mg/d p. o. über 5 Tage, oder Famciclovir (Famvir®), 3 × 250 mg/d p. o. über 5 Tage; beide Präparate sind durch bessere Bioverfügbarkeit als Aciclovir gekennzeichnet. **b)** Rezidivprophylaxe: schwierig, Versuch mit Aciclovir (z. B. Acic® 200 Tabletten), 400–1000 mg/d p. o., für die Dauer von bis zu 1 Jahr oder Valacidovir (Valtrex®), 2 × 500 mg/d für die Dauer von 3–6 Monaten; weitere Beobachtung, evtl. Fortführung der Prophylaxe.

Eigenbehandlung: auslösende Faktoren (z. B. UV-Licht) vermeiden; ggf. konsequenter Lichtschutz.

Arbeitsunfähigkeit: bei Allgemeinsymptomen wie Fieber, ausgeprägtem Krankheitsgefühl und Kopfschmerz bis 7 Tage.

Neuentwicklung: Impfstoffe gegen HSV-1 und HSV-2 sind in Entwicklung.

Literatur: **1.** Hahn, H. et al.: Medizinische Mikrobiologie und Infektiologie. Heidelberg: Springer, 2005; **2.** Lin, P.; Torres, G. et al.: Changing Paradigms in Dermatology: Antivirals in Dermatology. Clinics in Dermatology 21: 426–446 (2003).

Autoren: P. Schulze, W. Sterry.

Herpes zoster: s. Zoster.

Herzaktionen, irreguläre: s. Extrasystolie.

Herzbeuteldrainage: s. Perikardiotomie.

Herzbeutelempyem: s. Empyem.

Herzbeutelentfernung: s. Perikardektomie.

Herzbeutelentzündung: s. Perikarditis.

Herzbeutelpunktion: s. Perikardpunktion.

Herzbeuteltamponade: s. Perikarditis; Perikardpunktion.
Herzblock: s. Erregungsleitungsstörung.
Herzdruckmassage: s. Reanimation.
Herzerkrankung, ischämische: s. Herzkrankheit, koronare.
Herzglykoside: Bez. für in verschiedenen Pflanzen (z. B. Digitalis-, Strophanthus-, Scilla- und Convallaria-Arten) vorkommende Stoffe mit ähnlicher Struktur, die aus einem Aglykon und einem (glykosidisch gebundenen) Zuckeranteil bestehen; **Einteilung: 1.** β-Acetyldigoxin (z. B. Novodigal®); **2.** Digitoxin (z. B. Digimerck®); **3.** Digoxin (z. B. Lanicor®); **4.** Metildigoxin (Lanitop®); **Wirkungsmechanismus:** Steigerung von Myokardkontraktilität (positiv inotrop), Vagotonus und sekundäre Minderung des Sympathikotonus mit Herzfrequenzsenkung (negativ chronotrop) führen zu einer Steigerung des Herzminutenvolumens durch verbesserte Pumpleistung am insuffizienten Herzen und Ökonomisierung der Herzarbeit. Die positive Inotropie wird mit einer Förderung des transmembranären Na^+/Ca^{2+}-Austauschs durch Rezeptoren vermittelte Hemmung der Na^+/K^+-ATPase erklärt. Herzglykoside verlängern die AV-Überleitung (negativ dromotrop) und verkürzen das Aktionspotential von Vorhof-, Purkinje- und Ventrikelleitungsfasern, gehen mit einer Nachdepolarisation einher und erhöhen die Spontandepolarisationsrate. Bei i. v. Applikation kann es durch Vasokonstriktion zur Blutdruckerhöhung kommen. **Pharmakokinetik:** erhebliche Unterschiede hinsichtlich pharmakokinetischer Parameter wie Bioverfügbarkeit und Elimination, die sich auf Wirkungseintritt, -dauer und -verlust auswirken; Unterschiede bestehen bei Resorptionsquote (10–90 %), Verteilungsmodus (lipo-/hydrophil), Eiweißbindung (bestimmt den Wirkungseintritt) und renaler Elimination (bestimmt die Wirkungsdauer). Die Glykosidempfindlichkeit ist individuell verschieden und kann sich während der Therapie ändern, da sie durch Krankheiten, Elektrolytverschiebung und zahlreiche Arzneimittel beeinflusst wird. Allen Herzglykosiden gemeinsam ist die enge therapeutische Breite. Die Einstellung mit Herzglykosiden muss daher individuell erfolgen. s. Tab.

Indikation: akute und chronische Herzinsuffizienz* ab NYHA III; Vorhofflattern und -flimmern zur Senkung der Kammerfrequenz; supraventrikuläre paroxysmale Tachykardie.

Kontraindikation: Hyperkaliämie, Hypokaliämie, Hyperkalzämie, Kammertachykardie, obstruktive und dilatative Kardiomyopathie, Präexzitationssyndrom (WPW-Syndrom), chronisches Cor pulmonale, Aortenklappenfehler, akute Myokarditis, konstriktive Myokarditis, SA- und AV-Block; ventrikuläre Tachyarrhythmien, schwere Bradykardien; bei Hyperthyreose vermindertes Ansprechen bis Resistenz, bei Hypothyreose erhöhtes Ansprechen.

UAW: Digitalisintoxikation (s. Antiarrhythmikaintoxikation);

Dosierung: individuelle Unterschiede (50–200 %), **1.** Sättigungsdosis: **a)** Digoxin: initial 0,5 mg p. o., nach 8 Stunden 0,25 mg, ggf. nach weiteren 8 Stunden 0,25 mg; i. v. 2 × 0,4 mg innerhalb von 6–12 Stunden; **b)** Digitoxin: 0,8–1,2 mg über 12–24 Stunden, verteilt auf 2–3 Gaben p. o. oder i. v. (hohe Resorptionsquote); **2.** Erhaltungsdosis: s. Tab.

Autor: N. Lembert.

Herzinfarkt: syn. Myokardinfarkt; umschriebene Herzmuskelnekrose; der Herzinfarkt ohne ST-

Herzglykoside
Pharmakokinetik und Dosierung

Applikationsmodus	Digoxin p. o.	Digoxin i. v.	Digitoxin p. o.	Digitoxin i. v.
Resorptionsrate (%)	70 – 80	100	> 90	100
Wirkungseintritt (Minuten)	120 –180	3– 30	180 –300	25–120
Wirkungsmaximum (Stunden)	3 – 6	1– 6	8 – 12	4– 12
Wirkungsverlust/d (Abklingquote in %)	20	20	7	7
therapeutischer Bereich (ng/ml)	1 – 2		13 – 27	
therapeutisches Optimum (Tage)	4 – 8	4– 8	14 – 21	14– 21
Erhaltungsdosis (mg/d)	0,375 (0,25– 0,5)	0,25	0,1 (0,07– 0,1)	0,1
Elimination bei Niereninsuffizienz	verzögert	verzögert	normal	normal
Eliminationshalbwertzeit (Tage)	1 – 2	1– 2	7,5	7,5

Streckenhebung (Abk. NSTEMI für engl. Non-ST-Elevation-Myocardial-Infarction) und der klassische Herzinfarkt mit ST-Streckenhebung (Abk. STEMI für engl. ST-Elevation-Myocardial-Infarction) werden unter dem Begriff des akuten Koronarsyndroms (Abk. ACS für engl. acute coronary syndrome) zusammengefasst, zu dem auch die instabile Angina* pectoris gezählt wird. Hintergrund dieser Einteilung ist die gemeinsame Pathophysiologie mit der Ruptur oder Erosion einer vulnerablen Plaque mit konsekutiver Thrombusbildung im Koronargefäß mit Ausbildung einer umschriebene Herzmuskelnekrose, sofern keine rechtzeitige Reperfusion erfolgt. **Ursache:** meist auf dem Boden einer vorbestehenden koronaren Herzkrankheit*; seltener thrombotisch oder spasmusbedingt; **Klinik:** Das Leitsymptom des akuten Herzinfarkts ist der plötzliche, meist aus der Ruhe heraus einsetzende heftige Thoraxschmerz. Häufig ist er mit Todesangst verbunden und von einer vegetativen Symptomatik begleitet (Übelkeit, Erbrechen, Schweißausbrüche, arterielle Hypotonie). Für STEMI ist eine länger anhaltende (>20 Minuten), Nitroglycerin-refraktäre Schmerzsymptomatik typisch. Der Thoraxschmerz kann allerdings auch gänzlich fehlen (stumme Myokardischämie z. B. bei Diabetikern); die vegetative Symptomatik kann im Vordergrund stehen. Neu aufgetretene Herzinsuffizienzsymptome bei primär unauffälligem EKG bedeuten ebenfalls V. a. einen Herzinfarkt. **Komplikationen:** akute Lebensgefahr durch: **1.** Pumpversagen mit akuter Herzinsuffizienz* und kardial bedingtem Lungenödem* sowie kardiogenem Schock*; **2.** maligne, tachykarde ventrikuläre Herzrhythmusstörung* bis Kammerflimmern. **3.** Bradykardie: AV-Block II. Grades Typ Mobitz 2 ist oft progredient und wie der AV-Block III. Grades i. d. R. behandlungsbedürftig; Auftreten gehäuft bei Infarkten im Bereich der Arteria coronaria dextra (Abk. RCA für engl. right coronary artery); vgl. Erregungsleitungsstörung; **4.** akute Mitralklappeninsuffizienz; **5.** Ventrikelseptumruptur/-defekt.

Behandlungsindikation: immer gegeben; Erstmaßnahmen: s. u.; unter notärztlicher Überwachung und Ersttherapie in eine internistisch-kardiologische Fachabteilung mit Intensivüberwachungsmöglichkeit einweisen zur Herzkatheterisierung. Bei STEMI nur wenn die invasive Therapie nicht innerhalb max. 120 Minuten erfolgen kann, Durchführung einer Fibrinolysetherapie (2. Wahl); bei NSTEMI: abhängig von der Dringlichkeit invasive Abklärung innerhalb max. 72 Stunden (s. u.).

Pharmakotherapie: **I.** Sauerstoffgabe* mit mind. 2–4 l/min; **II.** organische Nitrate* zur antianginösen Therapie in der präklinischen Phase (Kontraindikation: arterielle Hypotonie <100 mmHg systolisch): bei schwerer Linksherzinsuffizienz Nitroglycerol (Glyceroltrinitrat, z. B. Nitrolingual® infus.), 1–6 mg/h als i. v. Infusion; **III.** Opioide* zur Analgesie: z. B. Morphin, in wiederholten ED zu 2 mg i. v. bis zur Schmerzfreiheit, cave: Atem- und Kreislaufdepression; **IV.** ggf. zusätzlich Benzodiazepinderivate zur Sedierung: z. B. Midazolam (z. B. Dormicum®), in ED zu 1 mg i. v., cave: Atem- und Kreislaufdepression; **V.** Acetylsalicylsäure* (Abk. ASS) zur antithrombotischen Therapie (Kontraindikation: Gerinnungsstörung, Asthma bronchiale, Allergie): z. B. Aspisol®, initial 250–500 mg i. v. (je nach Vorbehandlung), danach z. B. ASS, 100 mg/d p. o.; **VI.** Clopidogrel zur antithrombotischen Therapie (s. Thrombozytenaggregations-Hemmer): z. B. Plavix®, initial 300–600 mg p. o., danach 75 mg/d p. o.; **VII.** Heparin* zur Gerinnungshemmung (PTT-gesteuert): **1.** unfraktioniertes Heparin, initial 60 IE/kg KG (max. 5000 IE) i. v. als Bolus, dann 12 IE/kg KG/h (max. 1000 IE/h) als i. v. Infusion (Ziel: PTT 1,5–2-fache der Norm); **2.** oder niedermolekulares Heparin: Enoxaparin (Clexane), 30 mg i. v. und 1 mg/kg KG s. c. **VIII.** Glykoprotein-IIb/IIIa-Rezeptor-Antagonisten zur Thrombozytenaggregationshemmung bei STEMI und NSTEMI: **1.** Abciximab (Reopro®): irreversible Thrombozytenaggregationshemmung, Anwendung bei bekanntem Koronarstatus und kurzfristiger PCI, ohne Notwendigkeit einer Operation. Gabe perinterventionell und ggf. nachfolgend Infusion; **2.** Tirofiban (AGGRASTAT®) und Eptifibatid (Integrillin®): reversible Thrombozytenaggregationshemmung sowie kurze HWZ, Anwendung daher auch ohne Kenntnis des Koronarstatus und des engültigen therapeutischen Vorgehens möglich. Bei NSTEMI Gabe bereits vor einer geplanten invasiven Abklärung beginnen. Erste Daten belegen einen Nutzen der Gabe von Tirofiban beim STEMI bereits durch den Notarzt (Bolus 25 µg/kg KG, Infusion 0,15 µg/kg KG über 18 Std.). **3.** Fibrinolyse (Kontraindikation: Operation oder Trauma in den letzten Wochen und Schlaganfall in den letzten Monaten): Präklinische Lysetherapie nur im Ausnahmefall, wenn kein Interventionszentrum innerhalb max. 120 Min. erreichbar. **IX.** Therapie von **Komplikationen:** **1.** hypertensiver Notfall (s. Hypertonie, arterielle): Nitratdosis erhöhen, evtl. wiederholte Sprayapplikationen ca. alle 5 Minuten; **2.** Tachykardie* (Herzfrequenz >100/min): Beta-Rezeptoren-Blocker zur Senkung des myokardialen Sauerstoffverbrauchs, z. B. Esmolol (Brevibloc®), 0,3–0,5 mg/kg KG, Wirkungszeit ca. 10 Minuten, Kontraindikation: arterielle Hypotonie <100 mmHg systolisch, Bradykardie, kardiogener Schock*, Asthma* bronchiale (relativ); **3.** ventrikuläre Herzrhythmusstörung* und ventrikuläre Tachykardie: **a)** bei ventrikulären Extrasystolen (Abk. VES) Beta-Rezeptoren-Blocker, z. B. Metoprolol 5 mg langsam i. v.; **b)** bei anhaltender ventrikulärer Tachykardie: Amiodaron (Bolus 150–300 mg i. v.) oder Ajmalin (Gilurytmal®), 25–50 mg langsam i. v.; **4.** akute Herzinsuffizienz* bzw. kardiogener Schock*: Katecholamine (Adrenalin) in Kombination mit Dobutamin (zur Senkung der Nachlast) unter invasiver Drucküberwachung; **5.** Lungenödem*: Furosemid, z. B. Lasix®, 20–40 mg i. v., ggf. zusätzlich Dobutamin in gleicher Dosierung wie Dopamin; **6.** vagale Reaktion: Atropin (z. B. Atropinsulfat B. Braun), 0,5–1 mg i. v., ggf. wiederholt; **7.** Bradykardie trotz Atropingabe: ggf. externer Schrittmacher (s. Schrittmacherstimulation, transthorakale) oder Orciprenalin (Alupent®), 0,1–0,5 mg i. v.; **8.** absolute Tachyarrhythmie bei Vorhofflimmern: zunächst pharmakologisch mit einem Beta-Rezeptoren-Blocker oder Amiodaron (unter Beachtung der Hämodynamik). Stellt sich kein Erfolg ein, ist die elektrische Kardioversion* erforderlich.

Interventionelle Therapie: **1.** STEMI: interventionelle Revaskularisierung: frühklinische notfallmäßige Herzkatheteruntersuchung mit perkutaner transluminaler Koronarangioplastie (Abk. PTCA) und in der Regel Stent-Implatation unter intensiver antithrombotischer Pharmakotherapie (Glykoprotein-IIb/IIIa-Antagonisten, Clopidogrel); bei Patienten im kardiogenen Schock ggf. ergänzend Legen einer intraaortalen Ballongegenpulsation; **2.** NSTEMI: Stratifizierung der Dringlichkeit nach Symptomen, Enzym- und EKG-Verlauf: invasive Untersuchung und ggf. Therapie bis 72 Stunden nach Schmerzbeginn;

Operative Therapie: notfallmäßige Bypass-Operation in seltenen Einzelfällen.

Sonstige Maßnahmen: **1.** Erstmaßnahmen: Überwachung des Herzrhythmus und Schreiben eines 12-Kanal-EKG, Legen eines Venenzuganges* für die Applikation von Medikamenten, Lagerung mit 30° Grad angehobenem Oberkörper, Beine tieflagern (Herzbettlagerung); engmaschige Überwachung der Vitalfunktionen mit EKG-Monitor, Pulsoxymetrie; **2.** in der akuten Phase Beruhigung und Abschirmung (ggf. Sedativa); keine körperliche Anstrengung zulassen (strenge Bettruhe); **3.** Transport in die Klinik unter notärztlicher Begleitung; **4.** Kammerflimmern oder pulslose ventrikuläre Tachykardie: sofortige Defibrillation*; **5.** andere tachykarde Herzrhythmusstörung mit Kreislaufinsuffizienz: R-Zacken-synchronisierte elektrische Kardioversion*; **6.** Bradykardie: ggf. transthorakale Schrittmacherstimulation*; **7.** Herz*-Kreislauf-Stillstand: kardiopulmonale Reanimation*.

Hinweis: **1.** bei typischen Schmerzen sofort den Rettungsdienst informieren; das Zeitintervall zwischen Schmerzbeginn und Notruf ist in Deutschland zu lang. Ca. 40 % aller Herzinfarktpatienten sterben vor Erreichen der Klinik. **2.** Die präklinische Enzymbestimmung von Troponin-T oder Troponin-I ermöglicht keinen sicheren Ausschluss eines Herzinfarkts, da sich erhöhte Werte frühestens 3–4 Stunden nach der Ischämie zeigen. Falsch positives Ergebnis z. B. bei Niereninsuffizienz, Rhabdomyolyse; **3.** infarktähnliche EKG-Veränderungen bei z. B. Linksschenkelblock, Subarachnoidalblutung*; **4.** Patient darf auf keinen Fall aufstehen oder zu Fuß gehen. **5.** I. m. Injektionen sind obsolet, da sie die Enzymdiagnostik (CK-MB) verfälschen und eine Lysetherapie ausschließen.

Selbsthilfe: Deutsche Herzstiftung e. V., Vogtstr. 50, 60322 Frankfurt a. M., Tel. 069 9551280, Fax 069 955128313; E-Mail: info@herzstiftung.de, Homepage: http://www.herzstiftung.de.

Literatur: **1.** Hamm, C. W. et al: Leitlinien der European Society of Cardiology zur Diagnose und Therapie des akuten Koronarsyndroms ohne ST-Streckenhebung (NSTE-ACS). Kommentierte Kurzfassung. Der Kardiolge 3: 81–100 (2009); **2.** ESC guidelines for the management of acute myocardial infarction in patients presenting with persistent ST-segment elevation. Europ Heart J 29: 2909–2945 (2008), http://www.escardio.org; **3.** Bassand, J.-P. et al.: Management of Acute Coronary Syndromes (ACS) in patients presenting without persistent ST-segment elevation. Europ Heart J 28: 1598-1660 (2007), http://www.escar dio.org; **4.** Gemeinsames Positionspapierder Deutschen Gesellschaft für Kardiologie – Herz- und Kreislaufforschung e.V. und der Deutschen Interdisziplinären Vereinigung für Intensiv- und Notfallmedizin: Prähospitale Versorgung von Patienten mit akutem ST-Streckenhebungsinfark. Z Kardiol 93: 915–916 (2004), http://leitlinien.dgk.org/.

Autoren: T. Dill, C. Hamm.

Herzinsuffizienz: syn. Herzmuskelschwäche, Myokardinsuffizienz; kardiales Versagen, bei dem das Herz aufgrund systolischer oder diastolischer Dysfunktion nicht mehr in der Lage ist, die Gewebe mit genügend Sauerstoff zu versorgen, um Stoffwechsel in Ruhe und unter Belastung sicherzustellen; **Ätiologie:** **1.** koronare Herzkrankheit*; **2.** arterielle Hypertonie*; **3.** dilatative, hypertrophische oder restriktive Kardiomyopathien*; **4.** Herzklappenerkrankungen und angeborene Herzfehler; **5.** Arrhythmien; **6.** Arzneimittel; **Epidemiologie:** Prävalenz: 1,5–2 %; Herzinsuffizienz ist eine der häufigsten Erkrankungen, mit denen Kardiologen konfrontiert werden. Das Risiko im Laufe des Lebens eine Herzinsuffizienz zu entwickeln liegt bei ca. 20 %. In einer immer älter werdenden Gesellschaft sollte mit einer steigenden Prävalenz und Inzidenz gerechnet werden. **Einteilung:** **1.** akute Herzinsuffizienz; **2.** chronische Herzinsuffizienz; **Klassifikation:** funktionell nach New York Heart Association (NYHA): Grad I (Beschwerdefreiheit in Ruhe und unter Belastung) bis Grad IV (Beschwerden bereits in Ruhe); **Prognose:** Zwei-Jahres-Überleben bei NYHA I 90 %, bei NYHA IV 50 %; **Diagnose:** Laborparameter mit hohem negativ prädiktivem Wert für die linksventrikuläre Pumpfunktion (zur Diagnostik und Verlaufskontrolle der Herzinsuffizienz und Differentialdiagnose der Dyspnoe): **1.** BNP (Abk. für engl. brain natriuretic peptide); **2.** NT-proBNP (Abk. für N-terminal-proBNP).

Behandlungsindikation: Jede symptomatische Herzinsuffizienz (z. B. Dyspnoe, kardiale Ödeme, Tachykardie) sowie jede kardiale Pumpfunktionsstörung mit einer objektivierbaren Ejektionsfraktion <40 % stellt eine Behandlungsindikation mit prognostischer Bedeutung dar.

Pharmakotherapie: **I. akute Herzinsuffizienz:** **1.** Dosis antihypertensiv wirkender Pharmaka reduzieren (Beta-Rezeptoren-Blocker, ACE-Hemmer); **2.** Diuretika*: Furosemid (z. B. Lasix®), 2 × 40 mg/d i. v., ggf. als Dauerinfusion: 250–500 mg/24 h; **3.** organische Nitrate*: Glyceroltrinitrat (z. B. perlinganit®), 2–8 mg/h i. v.; nur bei systolischen Blutdruckwerten >110 mmHg, cave: schwere Hypotonie und kardiogener Schock möglich; **4.** Sympathomimetika: Dobutamin (Dobutamin Liquid Fresenius), 2–20 μg/kg KG/min i. v.; **5.** Phosphodiesterase-Hemmer: Milrinon (Corotrop®), initial 25–75 μg/kg KG i. v. über 10 Minuten, dann 0,5 μg/kg KG/min; **6.** Digitalisglykoside (ggf. bei Vorhofflimmern mit absoluter Tachyarrhythmie): Digitoxin (z. B. Digimerck®), 0,1–0,25 mg/d i. v.; **II. chronische Herzinsuffizienz:** **1.** ACE*-Hemmer (einschleichende Dosierung): **a)** Ramipril (z. B. Delix®), 2,5–10 mg/d p. o.; **b)** Captopril (z. B. Lopirin®), 75–150 mg/d p. o.; **c)** Lisinopril (z. B. Acerbon®), 10 mg/d p. o.; **2.** bei Unverträglichkeit ggf. AT1*-Rezeptor-Antagonisten: **1.** Candesartan (z. B. Atacand®), 4–32 mg/d p. o.; **2.** Valsartan (z. B. Diovan®), 80–320 mg/d p. o.; **3.** Beta*-Rezeptoren-Blocker (bei allen Patienten mit EF<40 %; einschleichende Dosierung): **a)** Metoprolol (z. B. Beloc®), 25–200 mg/d p. o.; **b)** Bisoprolol (z. B. Concor®), 5–10 mg/d p. o.; **c)** Carvedilol (z. B. Dilatrend®), 12,5–50 mg/d p. o.; **4.** Diuretika*: **a)** Thiaziddiuretika*: z. B. Hydrochlorothiazid in Kombination mit dem Kalium sparenden Diuretikum* Triamteren (z. B. Dytide® H), 1 Tbl./d; **b)** Schleifendiuretika*: Furosemid (z. B. Lasix®), 2 × 40 mg/d, cave: regelmäßige Elektrolytkontrolle und ggf. -substitution erforderlich, z. B. mit einer Kombination aus Kalium und Magnesium: Tromcardin® forte, 1–3 Tbl./d; **5.** Aldosteron*-Antagonisten: Spironolacton (z. B. Aldactone®), 25–50 mg/d p. o., oder Eplerenon (Inspra®), 25–50 mg/d p. o., cave: Hyperkaliämie*; **6.** organische Nitrate*: **a)** Isosorbidmononitrat (z. B. Corangin® retard), 40–60 mg/d p. o.; **b)** Isosorbiddinitrat (z. B. isoket®), 60–120 mg/d p. o.; **7.** Stickstoffmonoxid-Donor: Molsidomin (z. B. Corvaton® retard), 2 × 8 mg/d p. o.; **8.** Antikoagulation (nur indiziert bei gleichzeitigem Vorhofflimmern bzw. Klappenkunstprothese): Phenprocoumon p. o. (z. B. Marcumar®); **9.** Digitalisglykoside: symptomatische Therapie bei Patienten mit EF <40 % (EF, Abk. für Ejektionsfraktion), und Vorhofflimmern; **a)** Digitoxin (z. B. Digimerck®), 0,07–0,1 mg/d p. o.; **b)** Digoxin (z. B. Novodigal®), 0,2 mg/d.

Interventionelle und operative Therapie: **I.** akute Herzinsuffizienz: **1.** operative/interventionelle Therapie der Grunderkrankung **2.** mechanisches Unterstützungssystem zur hämodynamischen Stabilisierung bei akuter Herzinsuffizienz: **a)** intraaortale Ballongegenpulsation (Abk. IABP) durch perkutane Implantation einer intraaortalen Ballonpumpe: Füllung (mit Helium) des in der Aorta thoracica platzierten Ballons während der Diastole sowie Leersaugen des Ballons vor Beginn der Systole führt zu einer verbesserten Koronarperfusion und Senkung der Nachlast mit konsekutiver Reduktion des kardialen Energiebedarfs; **b)** nichtpulsatiles, perkutanes Unterstützungssystem; **c)** parakorporales pulsatiles ventrikuläres Assistenzsystem in der Konfiguration LVAD (Abk. für engl. left ventricular assist device, sog. Kunstherz); **II.** chronische Herzinsuffizienz: **1.** operative/interventionelle Therapie der Grunderkrankung **2.** kardiale Resynchronisationstherapie* durch Implantation einer zusätzlichen linksventrikulär posterolateral stimulierenden Schrittmachersonde in eine laterale Koronarvene bei EF <35 %, NYHA Klasse III–IV, Linksschenkelblock mit QRS-Zeit >120 ms und Asynchronie als reine Herzschrittmacherimplantation* oder implantierbaren Kardioverter*-Defibrillator; **3.** im Terminalstadium der Herzinsuffizienz: **a)** LVAD zur Überbrückung bis zur Erholung (z. B. bei Myokarditis*) bzw. bis zur Verfügbarkeit eines Spenderherzens oder als Dauertherapie; chronisches Unterstützungssystem: komplett intrakorporal liegende Blutpumpe transportiert entweder pulsatil oder kontinuierlich Blut aus dem linken Ventrikel in die Aorta; **b)** Herztransplantation*.

Naturheilkundliche Verfahren: **1.** Phytotherapie: In Frühstadien oder bei leichten Fällen von Herzinsuffizienz (NHYA I–II) kann hochdosierter Extrakt aus Weißdorn (z. B. Crataegus 450, 2 × 1 Drg./d) eingesetzt werden; außerdem sog. Digitaloide (herzwirksame Glykoside z. B. aus Maiglöckchenkraut, Oleanderblättern, Adonisröschenkraut oder Meerzwiebel); **2.** Bewegungstherapie: Verbesserungen der körperlichen Leistungsfähigkeit durch verbesserte Arbeitsökonomie und periphere O_2-Utilisation; **3.** bei Übergewicht entsprechende Reduktionsdiät.

Sonstige Maßnahmen: **1.** Bilanzierung der Ein- und Ausfuhr, täglich Körpergewicht kontrollieren; **2.** Elektrolytkontrolle (insbes. bei diuretischer Therapie) und ggf. Korrektur.

Prophylaxe: **1.** frühzeitige Therapie einer arteriellen Hypertonie*; **2.** nutritiv-toxische Faktoren (z. B. Alkohol) vermeiden; **3.** körperliches Training zur Ökonomisierung der Herzaktion und Verbesserung der körperlichen Leistungsfähigkeit.

Therapeutischer Stufenplan: Abklärung und ggf. Behandlung der Grunderkrankung; Pharmakotherapie; im Terminalstadium ggf. spezielle interventionelle und operative Therapie.

Eigenbehandlung: Kochsalzrestriktion (<5 g/d) und Einschränkung der Trinkmenge (<1,5 l/d);

weitere diätetische Maßnahmen nur in Abhängigkeit der objektiven Befunde.

Arbeitsunfähigkeit: Bei akuter Herzinsuffizienz ist immer Arbeitsunfähigkeit (Abk. AU) bis zur Beseitigung der klinischen Symptome gegeben; bei chronischer Herzinsuffizienz ist die AU von der Schwere der Symptome und den Arbeitsplatzanforderungen abhängig.

Neuentwicklung: Calciumsensitizer in der Therapie der akuten Herzinsuffizienz: Levosimendan (Simdax®), initial 24 μg/kg KG i. v. als Bolus, dann als Infusion 0,1–0,2 μg/kg KG/min.

Hinweis: Leitlinien der Deutschen Gesellschaft für Kardiologie im Internet unter http://www.dgk.org, der Europäischen Gesellschaft für Kardiologie unter http://www.escardio.org.

Selbsthilfe: Deutsche Herzstiftung e. V., Vogtstr. 50, 60322 Frankfurt a. M., Tel. 069 9551280, Fax 069 955128313; E-Mail: info@herzstiftung.de, Homepage: http://www.herzstiftung.de.

Literatur: **1.** ESC guidelines for the diagnosis and treatment of acute and chronic heart failure 2008. Eur Heart J 29: 2388–2442 (2008); **2.** Guidelines for cardiac pacing and cardiac resynchronization therapy. Eur Heart J 28: 2256–2295 (2007); **3.** ACC/AHA/ESC 2006 guidelines for management of patients with ventricular arrhythmias and the prevention of sudden cardiac death. Europace 8: 746–837 (2006); **4.** Guidelines for percutaneous coronary interventions. Eur Heart J 26: 804–847 (2005).

Autoren: H. Möllmann, H. Nef, T. Dill.

Herzjagen: s. Tachykardie.

Herzklappenersatz: s. Herzklappenoperation.

Herzklappenfehler: syn. Klappenvitien; angeborene oder erworbene Dysfunktion der Atrioventrikular- oder Semilunarklappen. Unterschieden werden Klappeninsuffizienzen mit Volumenbelastung der Ventrikel und exzentrischer Hypertrophie oder Dilatation sowie Stenosen mit Druckbelastung und konzentrischer Hypertrophie. Letztendlich können alle Herzklappenfehler zur Herzinsuffizienz führen. **Ätiologie:** Am häufigsten sind Mitral- und Aortenklappenfehler, die überwiegend degenerativ bedingt sind oder postendokarditisch auftreten. Mitralstenosen kommen heute nur noch selten vor und sind fast ausschließlich Folgezustände nach rheumatischem Fieber* oder (seltener) bakterieller Endokarditis*. Pulmonalklappenfehler treten überwiegend kongenital, Trikuspidalklappenfehler in erster Linie sekundär inf. Rechtsherzinsuffizienz auf. Primäre Trikuspidalklappenfehler kommen i. d. R. nur nach i. v. Drogenabusus vor. **Diagnose:** Goldstandard in der Diagnose ist die Echokardiographie; die invasive Diagnostik im Herzkatheterlabor erlaubt eine genaue Bestimmung der hämodynamischen Druckgradienten und sollte nach den aktuellen Leitlinien der Deutschen Gesellschaft für Kardiologie dann durchgeführt werden, wenn die Ergebnisse der nicht invasiven Diagnostik nicht konklusiv sind. Rechtsherzkathetermessungen können insbes. bei Mitralvitien die hämodynamische Wirksamkeit in Ruhe und unter Belastung quantifizieren. Bei Endokarditis ist die Passage der Klappe kontraindiziert. Neuere Verfahren wie die kardiale MRT ergänzen die Diagnostik bei widersprüchlichen Befunden.

Behandlungsindikation: Leichte Klappenfehler bedürfen keiner strengen Behandlung. Patienten mit mittelgradigen Stenosen und Symptomen können sowohl operativ als auch pharmakologisch im Sinne einer Herzinsuffizienztherapie (wobei es für jeden Klappenfehler Besonderheiten zur berücksichtigen gibt) behandelt werden, hier gibt es keine eindeutige Evidenz für das eine oder andere Verfahren. Schwere und symptomatische Klappenfehler müssen operativ therapiert werden. Eine besondere Herausforderung in der Therapieentscheidung stellen schwere, nicht symptomatische Klappenfehler dar. Hier gilt es, den optimalen Operationszeitpunkt nicht zu verpassen, um eine irreversible Herzinsuffizienz zu vermeiden. Bestimmte echokardiographische Parameter gelten dabei als Operationsindikation. **1. Aorteninsuffizienz:** Operationsindikation bei linksventrikulärer Ejektionsfraktion (Abk. LVEF) ≤50 %, enddiastolischer Durchmesser der linken Ventrikels (Abk. LVEDD) >70 mm; **2. Aortenstenose:** Operationsindikation bei LVEF ≤50 %, Zunahme der maximalen Flussgeschwindigkeit um mehr als 30 cm/s pro Jahr. Bei einer hochgradigen Stenose mit einer Klappenöffnungsfläche von weniger als 0,7 cm^2 kann auch bei erhaltener Ventrikelfunktion eine Oeration diskutiert werden. Bei schlechter linksventrikulärer Funktion werden die nichtinvasiv gemessenen Druckgradienten oft unterschätzt, so dass hier bei planimetrisch hochgradiger Stenose und geringem Gradienten eine invasive Druckmessung durchgeführt werden sollte. Patienten mit schwergradiger Stenose und geringem Gradienten haben ein hohes operatives Risiko. Eine invasive Bestimmung des Gradienten unter Dobutaminstress kann bei Ansteigen des Schlagvolumens um mehr als 20 % und Ansteigen des Gradienten auf über 40 mmHg die Patienten identifizieren, die dennoch von einer Operation profitieren. **3. Mitralstenose:** Hier sollte zunächst eine interventionelle Valvuloplastie erwogen werden, nur wenn die echokardiographischen Daten eine zu geringe Erfolgswahrscheinlichkeit voraussagen besteht eine Operationsindikation. Alle symptomatischen Mitralstenosen sollten interveniert werden. **4. Mitralinsuffizienz:** An erster Stelle der chirurgischen Therapiemöglichkeiten steht immer der Versuch einer Klappenrekonstruktion, nur wenn dies technisch nicht möglich ist, sollte ein Kunstklappenersatz durchgeführt werden. Operationsindikation wenn LVEF ≤ 60 % und/oder der linksventrikuläre endsystolische Durchmesser (Abk. LVESD) >45 mm. Ebenso asymptomatische Patienten mit normaler Ventrikelgeometrie und Vorhofflimmern. Patienten mit einer Ejektionsfraktion (Abk. EF) ≤30 % und einem LVESD >55 mm verschlechtern sich nach einem Kunstklappenersatz häufig, so dass hier zunächst die maximale konservative Therapie genutzt werden sollte.

Pharmakotherapie: **1. Aorteninsuffizienz:** Pharmakotherapie mit ACE*-Hemmer (z. B. Ramipril, Delix®), Beta-Rezeptoren-Blocker (z. B. Bisoprolol, Concor®), Diuretika* (z. B. Torasemid, Unat®) und AT_1*-Rezeptor-Antagonisten (z. B. Candesartan, Atacand®). Die Dosierung richtet sich nach Symptomen und Blutdrucktoleranz. **2. Aortenstenose:** Die symptomatische Aortenstenose sollte rasch operiert werden. Eine Pharmakotherapie sollte sich nach Möglichkeit auf Diuretika (erste Wahl) und Beta-Rezeptoren-Blocker beschränken, da bei arterieller Hypotension Synkopen drohen. Bei schwer einzustellender arterieller Hypertonie können ACE-Hemmer und AT_1-Rezeptor-Antagonisten allerdings ebenfalls zum Einsatz kommen. Herzglykoside* sind kontraindiziert. **3. Mitralstenose:** Druckbelastung des linken Vorhofs oder der Pulmonalvenen sowie verminderte Vorlast des linken Ventrikels. Deswegen sollten ACE-Hemmer und AT_1-Rezeptor-Antagonisten auch bei der Mitralstenose vermieden bzw. mit äußerster Vorsicht titriert werden. Erste Wahl sind Diuretika. **4. Mitralinsuffizienz:** ähnlich wie bei der Aorteninsuffizienzen gelten die allgemeinen Regeln der Therapie der Herzinsuffizienz*; in erster Linie sollten ACE-Hemmer, Beta-Rezeptoren-Blocker, Diuretika und AT_1-Rezeptor-Antagonisten eingesetzt werden. Aldosteron-Antagonisten sind bei Patienten mit Dyspnoe NYHA III-IV zusätzlich zur Therapie mit ACE-Hemmer oder AT_1-Rezeptor-Antagonisten indiziert, allerdings sollten solche schwer symptomatischen Patienten nach Möglichkeit operativ versorgt werden.

Interventionelle Therapie: Ballonvalvuloplastie (perkutane transluminale Ballondilatation): Sprengung bzw. Dilatation einer valvulären Stenose durch einen Ballonkatheter i. R. der therapeutischen Herzkatheterisierung;

Operative Therapie: s. Herzklappenoperation; generell können Bio- oder Kunstklappenprothesen eingesetzt werden. Der Vorteil der Bioklappen ist der mögliche Verzicht auf eine dauerhafte orale Antikoagulation, allerdings ist die Lebensspanne der Klappen mit etwa 15 Jahren beschränkt.

Hinweis: Bei allen Klappenfehlern und bei Z. n. Klappenersatz sind die aktuellen Regeln zur Endokarditisprophylaxe* zu beachten.

Neuentwicklung: Neue Verfahren zur perkutanen interventionellen Behandlung sowohl von Mitralinsuffizienzen als auch Aortenstenosen befinden sich in der Entwicklung oder bereits im ersten klinischen Einsatz in erfahrenen Zentren. Die Ansätze zur interventionellen Behandlung von Mitralinsuffizienzen können noch nicht generell empfohlen werden und sind sehr aufwendig. Mit sog. Klappen tragenden Aorten-Stents liegen bereits gute Erfahrungen vor. Allerdings sind die interventionellen Verfahren, zumindest zum gegenwärtigen Zeitpunkt, nur zweite Wahl und in erster Linie Patienten vorbehalten, deren Operationsrisiko zu groß ist. Die Indikation zu perkutanen Verfahren sollte daher im Konsens mit den chirurgischen Kollegen gestellt werden.

Selbsthilfe: **1.** Deutsche Herzstiftung e. V., Vogtstr. 50, 60322 Frankfurt a. M., Tel. 069 9551280, Fax 069 955128313; E-Mail: info@herzstiftung.de, Homepage: http://www.herzstiftung.de; **2.** Selbsthilfegruppe für Patienten mit künstlichen Herzklappen, Neidsteiner Str. 11, 90482 Nürnberg, Tel. 0911 5048668; E-Mail: herzklappen@gmx.de.

Literatur: **1.** Hamm, C. W. et al.: Diagnostic heart catheterization. Clin Res Cardiol 97(8): 475-512 (2008); **2.** Naber, C. et al.: Prophylaxe der infektiösen Endokarditis. Kardiologe 1: 243–250 (2007); **3.** Vahanian, A. et al.: Guidelines on the management of valvular heart disease: The Task Force on the Management of Valvular Heart Disease of the European Society of Cardiology. European heart journal 28 (2): 230-268 (2007).

Autoren: A. Rolf, T. Dill.

Herzklappenoperation: funktionelle Rekonstruktion oder prothetischer Ersatz der Herzklappen bei Herzklappenfehler* (meist stenotische bzw. insuffiziente Mitral- und Aortenklappe). **Prothesentypen:** s. Abb.; **1.** Alloprothesen aus Kunststoffmaterial: Doppelflügel- und Kippdeckelprothese (Kippscheibenprothese), Ballklappenprothese (praktisch keine Verwendung mehr); **2.** Bioprothesen: xenogene Bioprothese (Schweine- oder Kälberprothese als Perikard- oder Klappensegelprothese), Homograft (menschliches allogenes Klappentransplantat, meist kryokonserviert); Indikation: Lebenserwartung <10 Jahre, Kontraindikation zur Antikoagulation und Aortenklappenendokarditis mit Anulusabszess (Homograft).

Indikation: **1. Mitralstenose:** bei symptomatischen Patienten mit mäßiger bis beträchtlicher Stenose und Klappenöffnungsfläche <1 cm^2/m^2 KO; bei hochgradiger Stenose, auch wenn nur geringe Symptomatik vorliegt; bei Mitralstenose mit arterieller Embolie (s. Arterienverschluss, akuter); **2. Mitralinsuffizienz:** wenn Schweregrad der

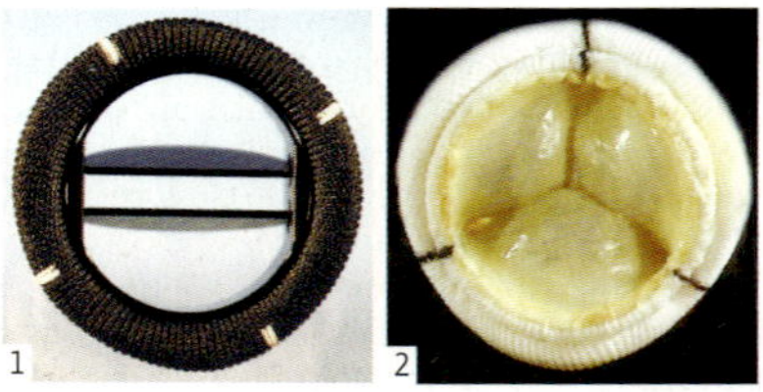

Herzklappenoperation: verschiedene Klappenprothesentypen; 1: mechanische Doppelflügelprothese; 2: biologische Prothese mit dem Ring aus künstlichem Material

Herzkrankheit dem Grad II der NYHA entspricht und ausgeprägte Klappeninsuffizienz vorliegt; bei Grad III und IV der NYHA; bei beschwerdefreien Patienten, wenn die linksventrikuläre Auswurffraktion <55 % der Norm ist; **3. Aortenstenose:** immer bei Beschwerden; bei Patienten ohne Symptome, aber mit erheblicher Stenose (Klappenöffnungsfläche <0,75 cm^2/m^2 KO) oder linksventrikulärer Dilatation und Funktionseinschränkung; **4. Aorteninsuffizienz:** bei akutem Krankheitsverlauf und chronischer Klappeninsuffizienz, wenn Symptome oder eine eingeschränkte linksventrikuläre Funktion bestehen.

Durchführung: **A. Allgemeines operatives Verfahren:** Zugang durch mediane Sternotomie, Anwendung der Herz*-Lungen-Maschine, kardiopulmonaler Bypass in mäßiger Hypothermie (28–32 °C), Kanülierung der Aorta ascendens und des rechten Vorhofs (alternativ transatriale Kanülierung der Vena cava inferior und superior); Herzstillstand nach Abklemmung der Aorta, lokale Kühlung und Myokardprotektion durch kardioplegische Lösung, Durchführung der Herzklappenoperation, Beendigung der extrakorporalen Zirkulation, Blutstillung, Sternumverschluss; **B. Spezielle Techniken: I. Mitralklappe: 1.** Mitralklappenersatz (Standardverfahren): Resektion des anterioren Mitralsegels mit Erhalt des posterioren Segels; dadurch Kontinuität der Ventrikelwand über Papillarmuskeln und Chordae mit dem Mitralklappenanulus zur besseren Hämodynamik und Prävention eines chronischen Linksherzversagens; **2.** Mitralstenose: offene Kommissurotomie unter extrakorporaler Zirkulation; am häufigsten angewandter rekonstruktiver Eingriff mit besseren Ergebnissen bei isolierter Stenose als bei kombiniertem Vitium. Die Verschmelzungslinie der Segel in den Kommissuren werden mit scharfem Messer längs gespalten; evtl. Längsspaltung des Papillarmuskels mit der Chordaegruppe. **3.** Mitralinsuffizienz: Rekonstruktion, um möglichst breite Koaptationsfläche der beiden Mitralsegel zu erreichen: **a)** bei Anulusdilatation Anuloraphie nach Kay, Wooler, Reed oder Paneth mit fortlaufender Naht; **b)** bei Chordaruptur Plikaturplastik des betroffenen Segels; **II. Aortenklappe: 1.** Aortenklappenersatz: nach Aortotomie und Exzision der Klappe wird der Klappenring entkalkt. Es erfolgt eine subkoronare Implantation der künstlichen oder biologischen Prothese und Verschluss der Aorta. Allogenes Transplantat kann als isolierter Klappenersatz oder mit Ersatz der Aortenwurzel und Implantation der Koronararterien kombiniert werden. **2.** Aortenklappenrekonstruktion: nur selten möglich; **a)** bei Stenose durch Verschmelzung der Kommissuren bei erhaltener Koaptationsfähigkeit der Segel scharfe Eröffnung der Kommissuren und Abtragung der Gewebeverdickungen an den freien Segelrändern; **b)** bei Stenose durch oberflächliche, nicht penetrierende Segelverkalkung Entkalkung durch Ultraschall; **c)** bei Klappeninsuffizienz Raffung des elongierten Segels; bei Defekt oder Schrumpfung Verlängerung oder isolierter Ersatz des Segels mit Perikard; **d)** zusätzliche Eingriffe sind Beseitigung einer subvalvulären muskulären Obstruktion mit Myektomie nach Morrow, Erweiterungsplastik eines zu schmalen Aortenklappenrings durch autogenen Perikardstreifen oder Kunststoffflicken und Raffung einer poststenotisch dilatierten Aorta ascendens; **III. Trikuspidalklappe:** Rekonstruktion sekundärer Trikuspidalinsuffizienz bei chronischen Mitralvitien und pulmonaler Hypertension sowie bei infektiöser Endokarditis als Anuloraphie nach Kay oder Anulusverkleinerungsplastik nach DeVega; Trikuspidalklappenersatz selten (häufig postoperativ totaler AV-Block); **C. kombinierte Eingriffe:** sind Doppel- oder Dreiklappenersatz, Klappenersatz mit aortokoronarem Bypass* oder Ersatz der Aorta ascendens. **Nachbehandlung:** Antikoagulanzien* bei biologischen Prothesen für 3 Monate postoperativ, bei mechanischen Prothesen lebenslänglich; bei Homograft ist keine Antikoagulation notwendig, falls der Patient im Sinusrhythmus bleibt. Endokarditisprophylaxe ist immer notwendig.

H

Komplikationen: **1.** Mortalitätsrate bei offener und geschlossener Kommissurotomie ca. 1–3 %, bei Mitralklappenersatz 3–8 % (Stenose 1–4 %, Insuffizienz 2–7 %), Mitralklappenrekonstruktion 1–4 %, Aortenklappenersatz 1 % (bis 10 % bei komplexen Fällen, z. B. linksventrikuläre Funktionseinschränkung); **2.** Klappenthrombose; Inzidenz 0,1–5,7 % pro Patientenjahr; Therapie: Heparinisierung bei Thrombus <5 mm; bei Thrombus >5 mm Klappenersatz und Thrombektomie (Mortalität bis 15 %); bei hämodynamisch instabilem Patienten Thrombolyse (Erfolgsrate 70 %, Mortalität 10 %); **3.** Embolisation: Inzidenz 1 % pro Patientenjahr; Risiko bei Mitral- und Doppelklappenersatz, Vorhofflattern, eingeschränkter linksventrikulärer Auswurffraktion und bei Patienten >70 Jahren; **4.** Klappendegeneration: bei Bioprothese: 30 % innerhalb 10–15 Jahren, bei Homograft 10–20 % innerhalb 10–15 Jahren; **5.** Hämolyse: häufig subklinische Manifestation; LDH im Serum erhöht, Haptoglobin erniedrigt, Retikulozytose; erhöhte Hämolyse Hinweis auf paravalvuläre Dehiszenz oder Prothesenendokarditis; **6.** Prothesenendokarditis: bei 3–6 % der Fälle; in den ersten 2 Monaten nach Operation Infektion mit Staphylococcus epidermidis, Staphylococcus aureus, gramnegativen Bakterien, Diphtheroiden und Pilzen (Mortalität 30–80 %), danach häufig mit Streptokokken und Staphylococcus epidermidis (Mortalität 20–40 %); **7.** selten paravalvuläre Dehiszenz, meist wegen Endokarditis.

Hinweis: Hohes Lebensalter ist keine Kontraindikation zur Herzklappenoperation.

Neuentwicklung: minimal-invasive Mitral- und Aortenklappenchirurgie; Operation nach Cox (maze-procedure) als chirurgische Therapie des chronischen Vorhofflimmerns während Mitralklappenoperation.

Selbsthilfe: 1. Deutsche Herzstiftung e.V., Vogtstr. 50, 60322 Frankfurt a.M., Tel. 069 9551280, Fax 069 955128313; E-Mail: info@herzstiftung.de, Homepage: http://www.herzstiftung.de; 2. Selbsthilfegruppe für Patienten mit künstlichen Herzklappen, Neidsteiner Str. 11, 90482 Nürnberg, Tel. 0911 5048668; E-Mail: mail@herzklappen-shg.de, Homepage: http://www.herzklappen-shg.de.

Autoren: R. Hetzer, M. Pasic.

Herzkrankheit, koronare: Abk. KHK; syn. stenosierende Koronarsklerose; Manifestation der Atherosklerose an den Koronararterien, durch die ein Missverhältnis zwischen Sauerstoffangebot und Sauerstoffverbrauch des Herzmuskels entstehen kann (Myokardischämie) mit der Folge der ischämisch bedingten ventrikulären Herzdilatation (sog. ischämische Kardiomyopathie). Klinisch manifestiert sich die KHK durch die Angina* pectoris (Abk. AP), wenn das Lumen einer epikardialen Koronararterie relevant eingeengt ist (>75 % Flächenstenose). **Ätiologie:** 1. beeinflussbare kardiovaskuläre Risikofaktoren: arterielle Hypertonie, Rauchen, Hyperlipoproteinämie, Diabetes mellitus, Übergewicht, Bewegungsmangel; 2. nicht beeinflussbare kardiovaskuläre Risikofaktoren: familiäre Disposition, männliches Geschlecht, Alter, niedriger sozioökonomischer Status. **Komplikationen:** 1. Herzinsuffizienz*; 2. Herzrhythmusstörungen* bis zum plötzlichen Herztod; 3. akutes Koronarsyndrom (Abk. ACS für engl. acute coronary syndrome): a) instabile Angina* pectoris; b) Nicht-ST-Hebungs-Infarkt (Abk. NSTEMI); c) ST-Hebungs-Infarkt (Abk. STEMI); vgl. Herzinfarkt.

Behandlungsindikation: Symptome bzw. Komplikationen der KHK; insbes. ein NSTEMI oder STEMI bedarf einer unmittelbaren Behandlung.

Pharmakotherapie: 1. Antianginöse Therapie: 1. organische Nitrate*; Wirkung: Senkung der Vorlast des Herzens durch Zurückhalten von Blut in den großen Körpervenen (sog. venöses Pooling), vermehrte Koronardurchblutung durch Erweiterung der Herzkranzgefäße, in geringem Maß Verringerung der Nachlast des Herzens durch Senkung des peripheren Gefäßwiderstands. Einhalten einer nächtlichen Nitratpause wegen der UAW Toleranzentwicklung; a) Glyceroltrinitrat zur Anfallskupierung als Spray (1–3 Hübe) oder Kapsel; b) Isosorbidmononitrat (z. B. Corangin® retard) zur Prophylaxe eines Angina*-pectoris-Anfalls, 2 × 10–40 mg/d p. o.; c) Isosorbiddinitrat zur Prophylaxe eines Angina-pectoris-Anfalls; 2 × 10–60 mg/d p. o. oder 1 × 120 mg als Retardpräparat (z. B. isoket® retard); d) Molsidomin (Stickstoffmonoxid-Donor; z. B. Corvaton® retard) in der Nitratpause, 3–4 × 8 mg/d p. o.; 2. Beta*-Rezeptoren-Blocker: reversible Hemmung des Katecholamineffekts durch Blockierung der Betar-Rzeptoren am Herzen (Beta-1-Rezeptoren) sowie an der glatten Gefäß- und Bronchialmuskulatur (Beta-2-Rezeptoren). Beta-1-Rezeptoren-Blocker mindern den myokardialen Sauerstoffverbrauch durch Senkung von Herzfrequenz, Blutdruck und Herzauswurfleistung. Die Senkung der Herzfrequenz bewirkt eine Verlängerung des Anteils der Diastole am Herzzyklus und verbessert damit die Perfusionszeit der Koronarterien; a) Metoprolol (z. B. Beloc®), 50–200 mg/d p. o.; b) Bisoprolol (z. B. Concor®), 2,5–10 mg/d p. o.; c) Nebivolol, 5–10 mg/d p. o.; d) Carvedilol (z. B. Dilatrend®), 25 mg/d p. o.; 3. Calcium*-Antagonisten: Hemmung des Ca^{2+}-Einstroms in die Herzmuskel- und Gefäßwandzellen, Verringerung der Nachlast des Herzens durch Senkung des peripheren Gefäßwiderstands, direkte Vasodilatation der Herzkranzgefäße; besondere Indikation zum Einsatz von Calcium-Antagonisten ist die vasospastische Angina pectoris (sog. Prinzmetal-Angina); 1. Amlodipin (z. B. Norvasc®), Felodipin (Modip®) 1 × 5–10 mg/d p. o.; 2. Verapamil (z. B. Isoptin®) 3 × 80–120 mg/d p. o.; 3. Diltiazem (z. B. Dilzem®) 3 × 60–90 mg/d p. o.; 4. Ivabradine: spezifische Wirkung auf den Sinusknoten mit Absenkung der Herzfrequenz; dadurch antianginöse Wirkung und Verringerung des Nitratverbrauches; 2 × 5–10 mg/d p. o.; 5. Ranolazine (Ranexa®; Piperazin-Derivat; in Deutschland seit 2009 zugelassen für die Behandlung der chronischen Angina pectoris als Ergänzung zur bestehenden Mediaktion), 2 × 500–1000 mg/d p. o.; 2. Begleittherapie: Ziel ist die Behandlung der Risikofaktoren und Vermeidung von Komplikationen; 1. ACE*-Hemmer und AT_1*-Rezeptor-Antagonisten: s. Herzinsuffizienz; 2. Lipidsenker*: a) Cholesterolsynthese-Hemmer (Abk. CSE-Hemmer): Lovastatin, Simvastatin, Pravastatin, Atorvastatin, Rosuvastatin, Fluvastatin Pravastatin; cave: Myopathie bei CSE-Hemmern, CK-Kontrolle; alternativ bei CSE-Hemmer-Unverträglichkeit oder ergänzend: b) Cholesterolabsorptions-Hemmer Ezetimibe (hemmt selektiv die Resorption von Cholesterol im Darm); c) Ionenaustauscherharze (z.B. Cholestyramin, Colestipol); d) Nicotinsäurepräparate (Nicotinsäure, Xantinolnicotinat) e) Fibrate (Bezafibrat, Etofibrat, Fenofibrat) f) Nahrungsmittel mit mehrfach ungesättigten Omega-3-Fettsäuren (Fischöle). 3. Antihypertensiva*: s. Hypertonie, arterielle; 4. Thrombozytenaggregations*-Hemmer: a) Acetylsalicylsäure (z. B. Aspirin® protect), 100 mg/d p. o.; b) Thienopyridine: Ticlopidin (z. B. Tiklyd®); Clopidogrel (z. B. Plavix®): 1 × 75 mg/d p. o. (in der Dauertherapie der KHK dem ASS vergleichbar, Gabe z. B. bei ASS-Unverträglichkeit; kombinierte Gabe von ASS und Clopidogrel mit synergistischem Effekt, z. B. vor Koronarintervention, bei akutem Koronarsyndrom oder nach Stentimplantation); Prasugrel (stärkerer Thrombozytenaggregationshemmer als Clopidogrel, noch nicht zugelassen): 10 mg/d Erhaltungsdosis, im Vergleich zu Clopidogrel schnellerer Wirkungseintritt, geringere Rate an Stentthrombosen; Nachteil: Hinweis für erhöhte Rate an Blutungen); **5.** Antikoagulation (bei deutlich eingeschränkter linksventrikulärer Funktion bzw. Ventrikelaneurysma/ -thrombus): Phenprocoumon (z. B. Marcumar®), angestrebter INR 2–3, cave: Kombination mit Thrombozytenaggregations-Hemmern. **3.** begleitende Pharmakotherapie bei PCI (s. u.): Glykoprotein-IIb/IIIa-Rezeptor-Antagonisten zur prä-, peri- und postinterventionellen Thrombozytenaggregations-Hemmung; **a)** Abciximab (ReoPro®): irreversible Thrombozytenaggregations-Hemmung, Anwendung bei bekanntem Koronarstatus und kurzfristiger PCI ohne Notwendigkeit einer Operation; **b)** Tirofiban (AGGRASTAT®) und Eptifibatid (Integrilin): reversible Thrombozytenaggregations-Hemmung sowie kurze HWZ, Anwendung daher auch ohne Kenntnis des Koronarstatus und des engültigen therapeutischen Vorgehens möglich.

Interventionelle Therapie: Indikation: hämodynamisch relevante Stenosen (entsprechende Klinik bzw. Ischämienachweis) in einem großen epikardialen Koronargefäß; **1.** perkutane Koronarintervention (Abk. PCI für engl. percutaneous coronary intervention): perkutane transluminale Angioplastie der Koronararterien (Abk. PTCA) mit oder ohne Stentimplantation. Bei der Stentimplantation wird unterschieden zwischen unbeschichteten Stents (Abk. BMS für engl. bare metal stent) und Arzneimittel-beschichteten Stents (Abk. DES für engl. drug eluting stents). Rate der Stentimplantationen nach Ballonaufweitung bei ca. 90 %. DES senken die Restenoserate bei ausgewählten Indikationen, haben jedoch ein höheres Risiko für eine Stentthrombose und erfordern mindestens 1-jährige Behandlung mit ASS plus Clopidogrel. Speziellen Indikationen vorbehalten sind die Rotablationsatherektomie oder direktionale Atherektomie. Begleitende Pharmakotherapie mit Glykoprotein-IIb/IIIa-Rezeptor-Antagonisten: s. o.

Operative Therapie: Indikation: Stenose des Hauptstamms der linken Koronararterie, schwere Drei-Gefäß-Erkrankung mit reduzierter linksventrikulärer Funktion, interventionell nicht behandelbare Koronarerkrankung; **1.** Bypass-Operation (vgl. Bypass, aortokoronarer): In der modernen Koronarchirurgie werden Koronarstenosen vornehmlich mit arteriellen Gefäßen überbrückt (Arteria mammaria bzw. Arteria thoracica interna oder Arteria radialis als freies Transplantat), da sie keine Atherosklerose entwickeln und damit eine längere Offenheitsdauer haben als venöse Bypassgefäße. Der parallele Einsatz von aortokoronare Venenbrücken (meist Vena saphena) ist jedoch häufig erforderlich. In ausgewählten Fällen kann eine minimal-invasive Bypass-Operation durchgeführt werden. **2.** Klappenrekonstruktion bei ischämischer Klappendysfunktion (s. Herzklappenoperation); **Ergebnisse: 1.** PCI: erfordert keine Narkose, kurzer Krankenhausaufenthalt, häufige Wiederholbarkeit; Restenoserisiko bei 5–40 %; **2.** Bypass-Operation: erfordert Narkose, Krankenhausaufenthalt mit Rehabilitationsmaßnahme; Risiko des Bypassverschluss: bei venösen Gefäßen im ersten Jahr 5–10 %, nach 10 Jahren ca. 50 %; bei arteriellen Gefäßen 5 % im ersten Jahr, 10 % nach 10 Jahren.

Eigenbehandlung: Primär- bzw. Sekundärprävention, u. a.: **1.** auf Nicotin verzichten; **2.** tierische Fette in der Nahrung reduzieren; **3.** Körpergewicht normalisieren; **4.** regelmäßige körperliche Bewegung.

Arbeitsunfähigkeit: abhängig von Schweregrad und Akuität der Beschwerden und Umfang der therapeutischen Maßnahme: nach erfolgreicher PCI ist die Arbeitsfähigkeit meist innerhalb weniger Tage wiederhergestellt, nach einer Bypass-Operation innerhalb weniger Wochen.

Hinweis: Leitlinien der Deutschen Gesellschaft für Kardiologie im Internet unter http://www.dgk.org, der Europäischen Gesellschaft für Kardiologie unter http://www.escardio.org und der Deutschen Gesellschaft für Thorax-, Herz- und Gefäßchirurgie unter http://www.dgthg.de.

Selbsthilfe: Deutsche Herzstiftung e. V., Vogtstr. 50, 60322 Frankfurt a. M., Tel. 069 9551280, Fax 069 955128313; E-Mail: info@herzstiftung.de, Homepage: http://www.herzstiftung.de.

Literatur: **1.** Bonzel, T. et al.: Leitlinie Perkutane Koronarinterventionen. Clin Res Cardiol 97: 513–547 (2008); http://leitlinien.dgk.org/images/pdf/leitlinien_volltext/2008-08_pci.pdf; **2.** Silber, S. et al.: Leitlinie Medikamente freisetzende Koronarstents (DES) und Medikamente freisetzende-Ballonkatheter (DEB): Aktualisierung des Positionspapiers der DGK. Clin Res Cardiol 97: 548–563 (2008); http://leitlinien.dgk.org/images/pdf/leitlinien_volltext/2008-09_des.pdf.

Autoren: T. Dill, C. Hamm.

Herzkranzgefäßverschluss: s. Bypass, aortokoronarer.

Herz-Kreislauf-Stillstand: Abk. HKS; Sistieren der Herzfunktion bzw. -auswurfleistung und der Blutzirkulation; **Formen:** (anhand EKG) **1.** tachykarder HKS: pulslose ventrikuläre Tachykardie* (Abk. PVT), Kammerflattern oder Kammerflimmern; häufig in der Initialphase bei kardialer Genese; **2.** bradyasystoler HKS: Asystolie; häufig bei primär respiratorischer Insuffizienz und bei langer Ischämiezeit; elektromechanische Dissoziation (Abk. EMD) oder pulslose elektrische Aktivität (Abk. PEA), häufig bei traumatischer Genese; **Ursache: 1.** kardiales Pumpversagen: z. B. myokardiale Ischämie, Herzinfarkt*, Herzrhythmusstörung*, akute Herzinsuffizienz*, Anämie, Lungenembolie*, Pneumothorax*, Herzbeuteltamponade, Unterkühlung, Hyperkaliämie*; **2.** hämodynamisch: Schock* z. B. nach Polytrauma* (häufigste Ursache bei jungen Erwachsenen), Vena-cava-

Kompressionssyndrom; **3.** respiratorisch (häufigste Ursache bei Kleinkindern): z. B. Atemwegverlegung*, Aspiration, Atemlähmung; **4.** metabolisch, endokrinologisch: z. B. Hypoglykämie*, Hyperglykämie, Leberversagen, maligne Hyperthermie, Hypothyreose*, Hyperthyreose*, Nebennierenrindeninsuffizienz* (s. Krise, endokrine); **5.** neurogen: z. B. Hirnstammtrauma; **6.** toxikologisch: z. B. Drogenintoxikation*, Intoxikation*; **7.** plötzlicher Tod* im Kindesalter (häufigste Ursache bei Säuglingen); **Prognose:** Die Wiederbelebungszeit, in der noch eine Wiederherstellung der Vitalfunktionen gelingen kann, hängt von vielen Faktoren ab und ist nicht vorhersagbar. Bei Therapiebeginn innerhalb der ersten Minuten nach dem akuten Ereignis (bei Unterkühlung auch später) und bei kardialem Ereignis mit Kammerflimmern ist die Prognose vergleichsweise gut. Ein Trauma als Stillstandursache hat grundsätzlich eine schlechte Prognose, wobei ein penetrierendes Trauma mit konsekutivem HKS bei schnellstmöglicher chirurgischer Intervention im Allgemeinen eine bessere Prognose hat als der HKS i. R. eines stumpfen Traumas.

H

Behandlungsindikation: außer bei sicheren Todeszeichen immer gegeben; es sollte keine Zeit verloren werden durch die Überlegung, ob Reanimation* sinnvoll ist oder nicht. Bei Patienten im Finalstadium konsumierender Erkrankungen, nach stumpfen Traumen oder nach langem therapiefreiem Intervall muss die max. notärztliche Behandlung kritisch hinterfragt werden.

Lebensrettende Sofortmaßnahmen: (syn. Basismaßnahmen, Abk. BLS für engl. basic life support; s. Reanimation) nach der ABC-Regel: Atemwege freimachen, Beatmung* und Blutzirkulation (engl. circulation) aufrechterhalten (Herzdruckmassage).

Erweiterte Reanimationsmaßnahmen: (Abk. ACLS für engl. advanced cardiac life support; s. Reanimation) unter kontinuierlicher Fortsetzung der Basismaßnahmen nach 5 Zyklen oder 2 Minuten (nie länger als ca. 30 Sekunden unterbrechen) in folgender Reihenfolge: **1.** EKG-Rhythmusdiagnostik und ggf. Defibrillation*, (200 J biphasisch und 360 J bei monophasischer Impulsform des Defibrillators); **2.** sofortige Wiederaufnahme der BLS-Maßnahmen für 5 Zyklen oder 2 Minuten; **3.** Pharmakotherapie über Venenzugang* oder intraossär; **4.** ggf. erneute Defibrillation; **5.** ggf. erweitertes Atemwegsmanagment.

Sonstige Maßnahmen: potentiell behandelbare Ursachen (sog. HITS) des HKS beachten und ursächlich behandeln: H: Hypovolämie, Hypoxie, Hypo-/Hyperkaliämie, Hypoglykämie, Hypothermie, Herzbeuteltamponade; I: Intoxikation; T: Thrombose (koronar oder pulmonal), Trauma; S: Säure-Basen-Störung (Azidose), Spannungspneumothorax;

Therapeutischer Stufenplan: s. Reanimation (Abb. dort).

Hinweis: i. d. R. kein Transport unter laufender Reanimation in die Klinik; die Kreislauffunktion sollte am Einsatzort wiederhergestellt werden können, Ausnahmen: z. B. penetrierendes Trauma, Intoxikation, Hypothermie* (Übernahme des Patienten in ein Rettungsmittel bedeutet Unterbrechung der Reanimationsmaßnahmen über längere Zeit).

Literatur: **1.** American Heart Association: American Heart Association Guidelines for Cardiopulmonary Resuscitation and Emergency Cardiovasculare Care. Circulation 112 (Suppl): 1–211 (2005); **2.** European Resuscitation Council: European Resuscitation Council Guidelines for Resuscitation 2005. Resuscitation 67 (Suppl): 1–189 (2005).

Autoren: H. Moecke, J. Koppenberg, S. Oppermann.

Herz-Lungen-Maschine: Abk. HLM; Gerät, das durch die Errichtung eines extrakorporalen Kreislaufs chirurgische Eingriffe am offenen und blutleeren Herzen (z. B. bei angeborenen oder erworbenen Herzfehlern) bzw. an herznahen Gefäßen ermöglicht; künstliche Pumpfunktion, Sauerstoffanreicherung, CO_2-Elimination und Thermoregulation erlauben den Verzicht auf die natürliche Herz- und Lungentätigkeit für mehrere Stunden.

Indikation: chirurgische Eingriffe am offenen und blutleeren Herzen, z. B. bei Herzfehlern (s. Herzklappenoperation).

Durchführung: Das venöse Blut fließt durch in die Hohlvenen gelegte Schläuche in das venöse Reservoir der HLM (s. Abb.), wird in den sog. Membran-Oxygenator gepumpt (Roller- oder Zentrifugalpumpe) und dort mit O_2 gesättigt, von CO_2 befreit und ggf. mit Narkosegas angereichert. Durch einen Blutfilter verlässt das arterialisierte Blut die HLM und wird in ein arterielles Gefäß (meist Aorta, selten Arteria femoralis) geleitet. Zur Füllung der HLM (priming volume) werden i. d. R. Blutersatzmittel (bei Kindern auch Blutbestandteile, z. B. Frischplasma oder Erythrozytenkonzentrat) verwendet. Die Blutgerinnung wird durch Heparinzusatz verhindert. Das Blut wird im Wärmeaustauscher bei Körpertemperatur gehalten oder zur Erzeugung einer künstlichen Hypothermie* gekühlt.

Autor: G. Lauterbach.

Herz-Lungen-Wiederbelebung: s. Reanimation.

Herzmuskelentzündung: s. Myokarditis.

Herzmuskelerkrankung: s. Kardiomyopathie.

Herzmuskelnekrose: s. Herzinfarkt.

Herzmuskelschwäche: s. Herzinsuffizienz.

Herzneurose: s. Agoraphobie und Panikerkrankung.

Herzrasen: s. Tachykardie.

Herzrhythmusstörungen: syn. kardiale Arrhythmien; Störung der regulären Herzschlagfolge bei funktioneller oder organischer Veränderung im Bereich des Erregungsbildungs- und Erregungsleitungssystems; **Einteilung:** **1.** nach Herzfrequenz:

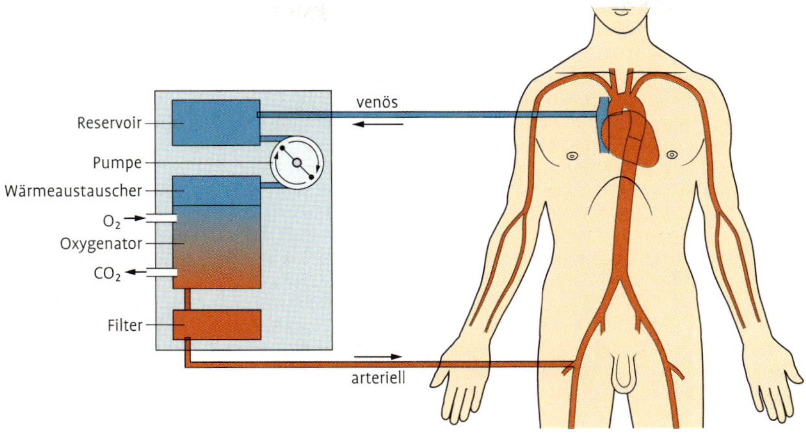

Herz-Lungen-Maschine: extrakorporaler Kreislauf

a) bradykarde Herzrhythmusstörung (<60/min); b) tachykarde Herzrhythmusstörung (>100/min); 2. nach Entstehungsort: a) supraventrikuläre Herzrhythmusstörung; b) ventrikuläre Herzrhythmusstörung.

Behandlungsindikation: symptomatische Herzrhythmusstörung (z. B. Herzinsuffizienz*) bzw. aus prognostischer Erwägung z. B. bei Risiko eines akuten Herz*-Kreislauf-Stillstands.

Pharmakotherapie: **A. bradykarde Herzrhythmusstörung** (z. B. Sinusbradykardie, Erregungsleitungsstörungen*); Akuttherapie: **1.** Atropin (z. B. Atropinsulfat B. Braun), 0,5–2 mg i. v., ggf. wiederholen mit 0,5–1 mg; **2.** Orciprenalin (Alupent®) initial 0,5 mg i. v. als Bolus (langsam injizieren), anschließend Dauerinfusion: 15 mg Orciprenalin auf 500 ml 0,9 %ige NaCl-Lösung mit 20–60 ml/h (entspr. 0,6–1,8 mg/h) Tropfgeschwindigkeit unter Monitorkontrolle, cave: Erhöhung des myokardialen Sauerstoff-Verbrauchs bei Myokardischämie, proarrhythmische Wirkung; **B. tachykarde Herzrhythmusstörung: I. AV-Knoten-Reentry-Tachykardie:** **1.** Akuttherapie: **a)** Adenosin (z. B. Adrekar®), 6–18 mg i. v. als wiederholte Bolusgabe; **b)** Calcium*-Antagonisten: Verapamil (z. B. Isoptin®), 5–10 mg i. v.; **c)** Beta-Rezeptoren-Blocker: Metoprolol (z. B. Beloc®), 5 mg i. v.; **2.** Dauertherapie: **a)** Calcium*-Antagonisten: Diltiazem (z. B. Dilzem® retard), 2 × 90 mg/d p. o., oder Verapamil (z. B. Isoptin®), 240–360 mg/d p. o.; **b)** Beta-Rezeptoren-Blocker: Metoprolol (z. B. Beloc®), 2 × 100 mg/d p. o.; **II. AV-Reentry-Tachykardie:** Akuttherapie: Ajmalin (Gilurytmal®), 50 mg i. v.; **III. Vorhofflattern:** **1.** Akuttherapie bei schneller AV-Überleitung: **a)** Calcium*-Antagonisten: Diltiazem (z. B. Dilzem®), initial 25 mg i. v., anschließend Dauerinfusion mit 200 mg/24 h, oder Verapamil (z. B. Isoptin®), initial 2,5–5 mg i. v., anschließend Dauerinfusion mit 50–100 mg/24 h; **b)** Beta-Rezeptoren-Blocker: Metoprolol (z. B. Beloc®), 5 mg i. v.; **c)** Antikoagulation: Heparin (z. B. Heparin-Natrium Braun), 25 000 IE/24 h i. v.; **2.** Dauertherapie: **a)** Calcium-Antagonisten und Beta-Rezeptoren-Blocker wie bei Dauertherapie der AV-Knoten-Reentry-Tachykardie; **b)** im Einzelfall zusätzlich Antiarrhythmika der Klasse III: Amiodaron (z. B. Cordarex®), initial Aufsättigung mit 3–5 × 200 mg/d p. o. über 8–10 Tage, dann Fortsetzung mit 200 mg/d p. o., cave: iodhaltig, daher vor Therapiebeginn Schilddrüsenfunktion überprüfen; **IV. Vorhofflimmern:** **1.** Akuttherapie: wie bei Akuttherapie des akuten Vorhofflatterns (s. o.); **2.** Dauertherapie: **a)** Calcium-Antagonisten: wie bei Dauertherapie der AV-Knoten-Reentry-Tachykardie (s. o.), allerdings als reine Frequenzkontrolle (nicht als Rhythmuskontrolle) verwendet; **b)** Antikoagulation: Phenprocoumon p. o. (z. B. Marcumar®), angestrebter INR 2–3; bei isoliertem Vorhofflimmern und Lebensalter <75 Jahre: evtl. Acetylsalicylsäure (z. B. Aspirin®), 300 mg/d p. o.; **c)** bei absoluter Tachyarrhythmie: pharmakologische Kardioversion mit Antiarrhythmika der Klasse I C (cave: nur bei Patienten ohne wesentliche strukturelle Herzerkrankung): Flecainid (z. B. Tambocor®), initial 1–2 mg/kg KG i. v., dann 200–300 mg/d p. o., bzw. Propafenon (z. B. Rytmonorm®), initial 1–2 mg/kg KG i. v., dann 600–900 mg/d p. o.; **V. ventrikuläre Tachykardie:** **1.** Akuttherapie: **a)** Ajmalin (Gilurytmal®), 50 mg i. v.; **b)** Amiodaron (z. B. Cordarex®), initial 5 mg/kg KG i. v., anschließend Infusion: 900 mg/24 h über 10 Tage; **c)** Sotalol (z. B. Sotalex®), 20–40 mg i. v.; **2.** Dauertherapie: **a)** Amiodaron (z. B. Cordarex®), initial Aufsättigung mit 3–5 × 200 mg/d p. o. über 8–10 Tage, dann Fortsetzung mit 200 mg/d p. o., cave: iodhaltig, daher vor Therapiebeginn Schilddrüsenfunktion überprüfen; im Verlauf Augenhintergrundspiegelung und

H

Lungenfunktionstestung empfehlen; **b)** Sotalol (z. B. Sotalex®), 160–320 mg/d p. o.

Interventionelle Therapie: **1.** Katheterablation* mit Hochfrequenzstrom: bei AV-Knoten-Reentry-Tachykardie (Therapie der Wahl bei Präexzitationssyndrom, AV-Reentry-Tachykardie inf. akzessorischer Leitungsbündel), ektoper Vorhoftachykardie, Vorhofflattern, Vorhofflimmern und ventrikulärer Tachykardie; Komplikationen: schrittmacherpflichtiger AV-Knoten-Block (1 % der Fälle), arterielle Embolie, venöse und arterielle Blutung, Thrombosierung und Myokardperforation; **2.** Katheterablation mit modernem 3D-Mapping-system bei ventrikulärer Tachykardie; **3.** Pulmonalvenenisolation durch Katheterablation bei sonst herzgesunden Patienten mit symptomatischem Vorhofflimmern; **4.** die Indikation zur invasiven elektrophysiologischen Untersuchung besteht bei bradykarden Herzrhythmusstörungen nur in seltenen Ausnahmefällen.

Operative Therapie: **1.** bei klinisch relevanter bradykarder Herzrhythmusstörung: Implantation eines Ein-, Zwei- oder Dreikammer-Herzschrittmachers ((biventrikuläres System; s. Herzschrittmacherimplantation); **2.** bei Vorhofflimmern in Einzelfällen: intraoperative Hochfrequenzkatheterablation begleitend zu z. B. einer Klappen- bzw. Bypass-Operation; **3.** bei pharmakologisch nicht einstellbarer ventrikulärer Tachyarrhythmie: Implantation eines implantierbaren Kardioverter*-Defibrillators (Abk. ICD);

Psychotherapie: Herzrhythmusstörungen sind Erkrankungen mit potentiell lebensbedrohender Symptomatik; dem Bewältigungsverhalten kommt (insbes. nach ICD-Implantation und Endomyokardresektion) eine wichtige Bedeutung zu.

Sonstige Maßnahmen: elektrische Kardioversion mit Defibrillation*: bei absoluter Tachyarrhythmie und Vorhofflimmern;

Therapeutischer Stufenplan: Maßnahmen zur Rhythmisierung bei paroxysmalem Vorhofflimmern: s. Abb.

Eigenbehandlung: Patienten mit AV-Knoten-Reentry-Tachykardie bzw. AV-Reentry-Tachykardie können eine Tachyarrhythmie evtl. selbst beeinflussen, z. B. durch Vagusstimulation: Valsalva-Manöver, Eiswasser trinken oder Karotissinus-Druckversuch (einseitige manuelle Kompression im Bereich des Karotissinus).

Arbeitsunfähigkeit: in Abhängigkeit von der klinischen Gesamtsituation (Herzfrequenz, kardiale Grunderkrankung, Lebensalter) zu entscheiden.

Hinweis: **1.** Bei Reentry-Tachykardien auf dem Boden akzessorischer Leitungsbahnen sind Digitalisglykoside, Calcium-Antagonisten vom Diltiazem- bzw. Verapamiltyp sowie Beta-Rezeptoren-Blocker kontraindiziert (Gefahr der Akzeleration

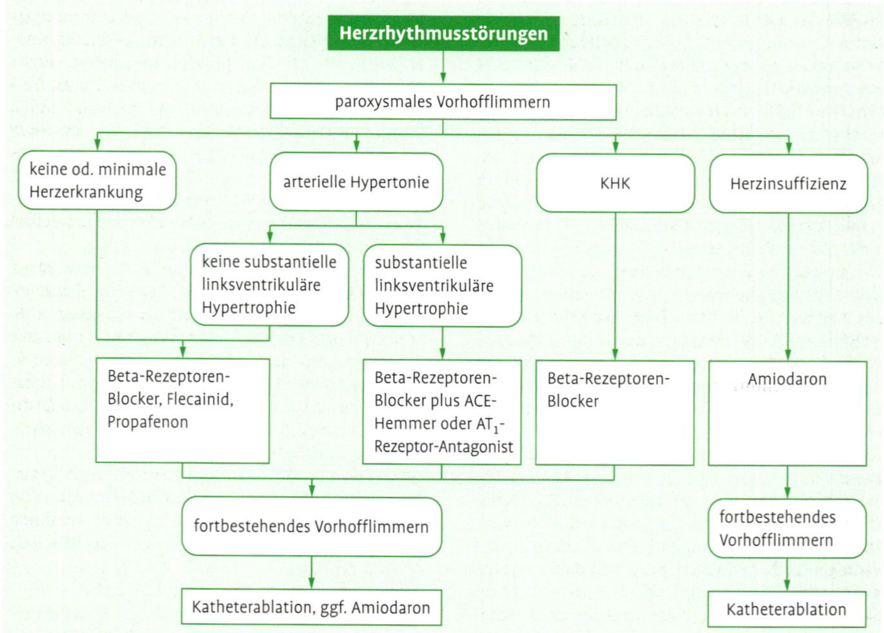

Herzrhythmusstörungen: Therapeutischer Stufenplan: Rhythmisierung bei paroxysmalem Vorhofflimmern

der Vorhof-Kammer-Überleitung über die akzessorische Bahn mit weiterer Verschlechterung der Hämodynamik). **2.** Klasse-I-Antiarrhythmika sind nur bei Patienten ohne wesentliche strukturelle Herzerkrankung indiziert.

Selbsthilfe: Deutsche Herzstiftung e. V., Vogtstr. 50, 60322 Frankfurt a. M., Tel. 069 9551280, Fax 069 955128313; E-Mail: info@herzstiftung.de, Homepage: http://www.herzstiftung.de.

Literatur: **1.** Lewalter, T. et al.: Kommentar zu ACC/AHA/ESC 2006 Guidelines for the management of patients with atrial fibrillation- executive summary. Kardiologe 2: 181–205 (2008); **2.** Hamm, Ch. W.; Willems, S.: EKG Checkliste. 3 Aufl. Stuttgart, New York: Thieme, 2007; **3.** Kuck, K.-H. et al.: Leitlinien zur Katheterablation. Deutsche Gesellschaft für Kardiologie. Clin Res Cardiol 96: 833–849 (2007); **4.** Steven, D. et al.: Moderne Pharmakotherapie bei supraventrikulären und ventrikulären Herzrhythmusstörungen. Der Internist 47: 1013–1023 (2006); **5.** Haverkamp, W.; Breithardt, G.: Moderne Herzrhythmustherapie. Stuttgart: Thieme, 2003.

Autoren: T. Neumann, T. Dill, C. Hamm.

Herzschrittmacherimplantation: Implantation eines Impulsgebers zur dauerhaften Elektrostimulation des Myokards mit in der Regel intrakardialer Platzierung einer Stimulationselektrode; unterschieden werden Ein-, Zwei- und Drei-Kammer-Schrittmachersysteme. Ein Code aus drei Buchstaben (1. Stimulationsort: A = Atrium, V = Ventrikel, D = Atrium und Ventrikel; 2. Detektionsort; 3. Betriebsart: I = Inhibition, T = Triggerung, D = Inhibition und Triggerung) beschreibt die verschiedenen Schrittmachertypen. Am häufigsten werden VVI- und DDD-Schrittmacher implantiert. **Therapieziel:** **1.** Verlängerung der Lebensdauer (prognostische Indikation); **2.** Verbesserung von Lebensqualität und körperlicher Leistungsfähigkeit (symptomatische Indikation).

Indikation: **1.** symptomatische bradykarde Herzrhythmusstörungen wie AV-Block II. und III. Grades, trifaszikulärer Block, Sick-Sinus-Syndrom, Karotissinus-Syndrom und Bradyarrhythmia absoluta; **2.** kardiale Resynchronisationstherapie* (Abk. CRT für engl. cardiac resynchronization therapy); **3.** in seltenen Fällen prognostische Indikationsstellung bei asymptomatischem Patienten, z. B. bifaszikulärer Schenkelblock mit AV-Block I. Grades und verlängerter HV-Zeit (intrakardial gemessene His-Bündel-Kammer-Erregungszeit).

Durchführung: **1.** transvenöse endokardiale Elektrodenimplantation: Freilegung der Vena cephalica oder Punktion der Vena subclavia nach Seldinger-Technik (selten Vena jugularis externa et interna); Einführung der Elektroden unter Röntgendurchleuchtung; die Ventrikelelektrodenspitze soll im Apex des rechten Ventrikels, die Vorhofelektrode im rechten Vorhofohr oder der lateralen Vorhofwand liegen; Messung der Reizschwelle; nach Messung der intrakardialen Signale erfolgt pektoral subkutan oder submuskulär der Elektrodenanschluss und die Generatorimplantation. **2.** Epikardiale Elektrodenimplantation: z. B. nach mehrfachen transvenösen Fehlversuchen, sowie bei Säuglingen und Kleinkindern, kardiale Resynchronisationstherapie* bei frustranem Versuch einer transvenösen CS-Elektrodenanlage (CS: Abk. für engl. coronary sinus), schrittmacherpflichtige Patienten mit Infektion eines transvenösen Schrittmachersystems; chirurgischer Zugang über eine laterale Thorakotomie oder im Rahmen einer herzchirurgischen Operation mit medianer Sternotomie; direkte Elektrodenimplantation unter Sicht; **Nachbehandlung:** Röntgen-Thorax-Aufnahme nach Subklaviapunktion, EKG (s. Abb.), Überprüfung der Schrittmacherfunktion postoperativ und nach 4–8 Wochen sowie reguläre Kontrollen ca. alle 6 Monate bei DDD- und alle 6–12 Monate bei VVI-Schrittmachersystemen; Reoperationen sind für Batterie- und Elektrodenwechsel notwendig.

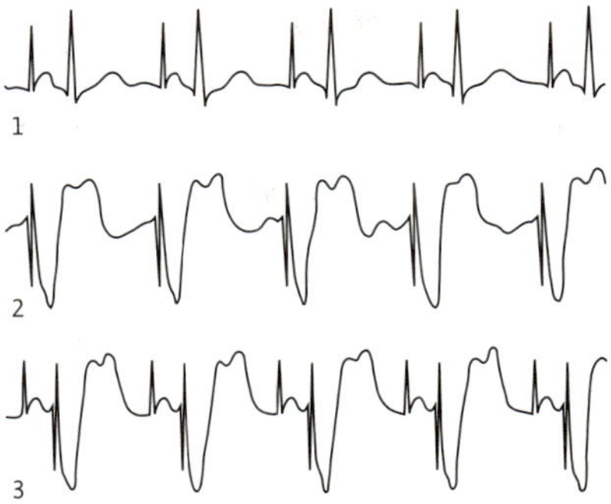

Herzschrittmacherimplantation: 1: Schrittmacher-EKG; Schrittmacher mit Vorhofstimulation; 2: mit Kammerstimulation; 3: mit Vorhof- und Kammerstimulation

Komplikationen: **1.** perioperativ (Inzidenz <1 %): Perforation des rechten Ventrikels, Pneumo- und Hämatothorax, Herzrhythmusstörung (z. B. Kammerflimmern); **2.** früh postoperativ innerhalb 3 Monaten (Inzidenz 5,9–9 %): Elektrodenkomplikationen wie Dislokation, Perforation und Reizschwellenanstieg (2–7 %), Pneumothorax, Schrittmachertaschenhämatome, venöse Thrombosen, Infektionen (0,3–0,8 %).

Literatur: **1.** Fröhlig, G. et al.: Herzschrittmacher- und Defibrillator-Therapie. Stuttgart, New York: Thieme, 2006; **2.** Lemke, B. et al.: Leitlinien zur Herzschrittmachertherapie. Z Kardiol 94 (10): 704–720 (2005).

Autoren: J. Sperzel, C. Hamm, T. Dill.

Herzschrittmacherstimulation, transthorakale: s. Schrittmacherstimulation, transthorakale.

Herzstolpern: s. Extrasystolie.

H

Herztransplantation: Therapie des Endstadiums einer Herzinsuffizienz* unterschiedlicher Genese mit Implantation eines Spenderherzens; nachfolgend sind lebenslange immunsuppressive Therapie und regelmäßige Kontrolluntersuchungen nötig; **Therapieziel:** Verlängerung der Lebenszeit und Verbesserung der Lebensqualität. **Formen:** orthotope biatriale oder bicavale Herztransplantation, heterotope Herztransplantation, s. Abb.; Kriterien zum Matching des Spender- und des Empfängerherzens sind ABNull-Kompatibilität und geeignete Herzgröße.

Indikation: **1.** terminale Herzinsuffizienz mit einer Lebenserwartung von wenigen Monaten, bei der alle sonstigen Therapiemaßnahmen ausgeschöpft sind; klassische Indikationen sind das Endstadium der koronaren Herzkrankheit* (46 %) und die dilatative Kardiomyopathie* (44 %), selten Herzklappenfehler* (4 %), angeborene Herzfehler, z. B. hypoplastisches Linksherzsyndrom (1 %), Retransplantation (3 %) sowie Endomyokardfibrose, hypertrophe obstruktive Kardiomyopathie, Dysplasien des Myokards und Herztumoren (2 %). **2.** Nachweis einer linksventrikulären Auswurffraktion <20 % der Norm, eines Herzindex <2 l/min/m^2 KO oder eines erhöhten rechts- und linksseitigen Füllungsdrucks <20 mmHg in der Herzkatheteruntersuchung. **3.** Indikation für eine heterotope Herztransplantation: bleibender pulmonalvaskulärer Widerstand, ein kleines oder ischämisch vorgeschädigtes Spenderherz oder eine reversible Herzerkrankung des Empfängers mit möglicher Explantation des Spenderherzens nach späterer Erholung des Empfängerherzens. **4.** Indikation für eine Retransplantation: koronare Arteriosklerose des Transplantats, Abstoßungsreaktion und frühes Rechtsherzversagen wegen inadäquatem Spenderherz.

Kontraindikation: Alter >65 Jahre, schwere periphere arterielle Verschlusskrankheit, akute Infektion, bösartige Grunderkrankung, psychische Erkrankung, schlechte Patientencompliance, instabile psychosoziale Situation, schwere Systemerkrankung (z. B. chronische Lungenerkrankung mit Einschränkung der Lebenserwartung), schwerer insulinabhängiger Diabetes mellitus, fixierter Pulmonalgefäßwiderstand >500 dyn/cm^2 ohne Abfall nach Sauerstoff- oder Vasodilatatorengabe, transpulmonaler Druckgradient (mittlerer Pulmonalarteriendruck minus mittlerem Druck der Pulmonalkapillaren) ≥15 mmHg; relative Kontraindikation: irreversible Erkrankung der Niere und Leber (evtl. gleich- oder zweizeitige Transplantation von 2 Organen).

Durchführung: **1. Orthotope Herztransplantation** (Standardverfahren): nach medianer Sternumdurchtrennung und kardiopulmonalem Bypass in Hypothermie (30 °C) wird das Empfängerherz entnommen. Teile der posterioren Wand der Vorhöfe verbleiben. Die Atrien des Spenderherzens werden mit langen Nahtlinien direkt an die Empfängeratrien angenäht. Pulmonalarterie und Aorta ascendens werden End-zu-End anastomosiert. Die Implantation dauert i. d. R. 45–60 Minuten. Nach Entlüftung und Wiederbelebung des Herzens wird der kardiopulmonale Bypass beendet. Temporäre Schrittmacherdrähte, epikardiale Elektroden und Schrittmacher in abdominaler Position werden für telemetrisches Monitoring eingesetzt, um frühzeitig Abstoßungsprozesse zu erkennen. **2. Heterotope Herztransplantation** (seltenes und prognostisch ungünstigeres Verfahren): das Empfängerherz wird in den unteren Thorax verlagert und bildet mit dem parallel implantierten Spenderherz eine funktionelle Einheit; Schaffung einer atrial-zu-linksatrialen und Aorta-zu-Aorta-Anastomose sowie Verbindung der Pulmonalarterien von Spender- und Empfängerherz. **Nachbehandlung:** **1.** lebenslange immunsuppressive Therapie mit Ciclosporin, Azathioprin und Glukokortikoiden; anfangs hochdosiert, dann langfristige Gabe nichttoxischer Dosen; **2.** Abstoßungsdiagnostik mit endomyokardialer Biopsie (Lymphozyteninfiltration

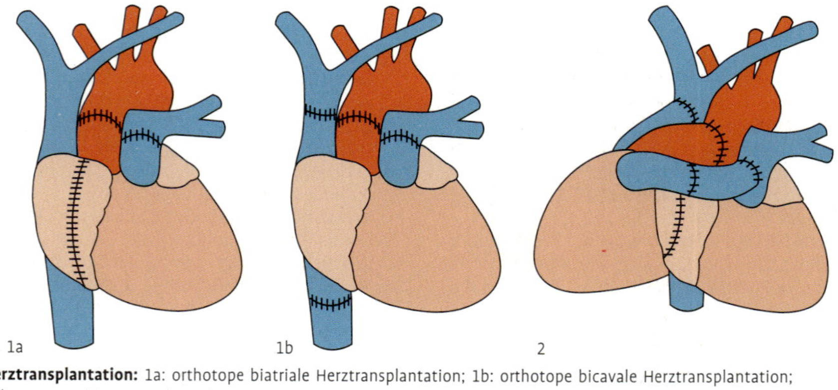

Herztransplantation: 1a: orthotope biatriale Herztransplantation; 1b: orthotope bicavale Herztransplantation; 2: heterotope Herztransplantation

und Myozytennekrose) oder telemetrischem Monitoring mit implantierten epikardialen Elektroden und Schrittmacher; die Auswertung der Elektrokardiogramme erfolgt durch das Deutsche Herzzentrum Berlin; ergänzend echokardiographische Verlaufskontrollen und jährliche Koronarangiographien. **Ergebnisse:** Die Überlebensrate nach 1 Jahr beträgt 80 % und nach 10 Jahren 50 %. Eine Retransplantation hat i. d. R. ungünstige Ergebnisse.

Komplikationen: Neben den üblichen chirurgischen Frühkomplikationen sowie der akuten und chronischen Abstoßung stehen Komplikationen der Immunsuppression im Vordergrund: Infektionen, Leber- und Nierenschäden, neurotoxische Schäden mit Tremor, Parästhesien und zerebralen Anfällen; arterielle Hypertonie, Hirsutismus, Hypertrichose, Gingivahyperplasie, Neoplasie, koronare Arteriosklerose. Häufigste Todesursachen nach Herztransplantation sind nosokomiale Frühinfektionen mit Pseudomonas aeruginosa, Proteus, Klebsiellen oder Escherichia coli, im Verlauf opportunistische Infektionen (Pneumocystis-Pneumonie, Aspergillose, Nokardiose und Zytomegalie als häufigste virale Infektion); Arteriosklerose der Transplantatgefäße als komplexer Immunmechanismus, bei dem möglicherweise das Zytomegalie-Virus eine wichtige Rolle spielt; Symptome sind Arrhythmien, Herzinfarkt, linksventrikuläre Funktionseinschränkung mit kongestivem Herzversagen und plötzlicher Herztod; Therapie ist perkutane transluminale koronare Angioplastie (Abk. PTCA) oder Retransplantation, selten aortokoronare Bypass-Revaskularisation. Ein 3-fach erhöhtes Risiko besteht für lymphoproliferative Tumoren, Non-Hodgkin-Lymphom, Haut- und Lippentumoren, Kaposi-Sarkom, gynäkologische Tumoren.

Hinweis: Während der Wartezeit auf eine Spenderherz sterben 20–30 % der Patienten trotz max. Pharmakotherapie und mechanischer Kreislaufunterstützung durch uni- oder biventrikuläre Systeme.

Selbsthilfe: **1.** Bundesverband der Organtransplantierten (BDO) e. V., Paul-Rücker-Str. 22, 47059 Duisburg, Tel. 0203 442010, Fax 0203 442127; E-Mail: geschaeftsstelle@bdo-ev.de, Homepage: http://www.bdo-ev.de; **2.** Verband Organtransplantierter Deutschlands e. V., Georgstr. 11, 32545 Bad Oeynhausen; Tel. 05731 792181, Fax 05731 792182; E-Mail: mgutsche@hdz-nrw.de, Homepage: http://www.vod-ev.de.

Autoren: R. Hetzer, M. Pasic.

HES: Abk. für Hydroxyethylstärke*.

Heuschnupfen: s. Rhinitis allergica.

Hexenschuss: s. Lumbago.

Hiatushernie: permanente oder passagere Verlagerung von Anteilen der gastroösophagealen Übergangszone (intraabdominaler Ösophagus, Kardia, Magen) durch den Hiatus oesophageus in den Thoraxraum; **Formen:** **1.** axiale Hiatushernie (Gleithernie): Kardia gleitet in Richtung Ösophagusachse durch eine meist nur gering erweiterte Hiatuslücke; häufig ohne klinische Symptomatik; in ca. 25 % inf. insuffizienter Kardia, gastroösophagealer Refluxkrankheit*, Blutungen, Strikturen; **2.** paraösophageale Hiatushernie: bei fixierter Kardia werden größere Anteile oder der gesamte Magen in den Thoraxraum verlagert (sog. upside down stomach); häufiger symptomatisch (Ulzera, Blutungen, Passagestörungen mit Dysphagie, Einklemmungserscheinungen bzw. Volvulus); **3.** Mischhernie.

Behandlungsindikation: **1.** axiale Hiatushernie: Therapie erst bei klinischer Symptomatik (Refluxösophagitis); **2.** paraösophageale und Mischhernien werden immer (auch ohne klinische Symptomatik!) operiert, da sie lebensbedrohliche Komplikationen (Einklemmung, Inkarzeration) verursachen können.

Pharmakotherapie: Eine kausale Therapie ist nicht möglich; symptomatische Therapie der Refluxösophagitis: **1.** Protonenpumpen-Hemmer: Omeprazol (z. B. Antra®), 1–2 × 20 mg/d p. o.; **2.** ggf. zusätzlich Prokinetika zur Steigerung der gastralen Motilität: Metoclopramid (z. B. Paspertin®), 3 × 10 mg/d p. o.; Domperidon (z. B. Motilium®), 3 × 10 mg/d p. o.

Operative Therapie: Bei axialer Hiatushernie ist der Grad der Refluxösophagitis entscheidend für die Operationsindikation: in Stadium I–II nur bei ausgeprägtem Leidensdruck und erfolgloser konservativer Therapie; in Stadium III (Exulzerationen) und IV (Stenosierung) ebenso wie bei paraösophagealer und Mischhernie klare Indikation; **Verfahren:** **1.** axiale Hiatushernie: Rekonstruktion des spitzen His-Winkels und Verkleinerung der Hiatuslücke: **a)** Fundoplicatio* (Abb. 1 dort) nach Nissen (häufigstes Verfahren); **b)** hintere 270°-Fundoplicatio nach Toupet mit Hiatoplastik; **c)** Fundoplastik nach Hill: die Fundusvorderwand wird mit 3–4 nicht resorbierbaren Nähten im vorderen Bereich des Hiatus vor dem Ösophagus fixiert; der Hiatus oesophageus wird durch eine dorsale Pfeilernaht eingeengt (cave: Dysphagie durch zu enges Anlegen); **d)** thorakale Fundoplastik nach Belsey: kragenförmige Klappenbildung mit Magenwand, die um den terminalen Ösophagus gelegt wird; kompliziertes Verfahren, nur noch selten ausgeführt, indiziert insbesondere bei im Oberbauch mehrfach voroperierten Patienten; **e)** Ligamentum-teres-Plastik nach Pedienelli, Narbona, Mahmud, Ulrich, Kremer: elastische Nachspannung des Ösophagus und Verstärkung des gastroösophagealen Winkels mit mobilisiertem, an der vorderen Bauchwand gelöstem Ligamentum teres; **2.** paraösophageale Hiatushernie: modifizierte Gastropexie nach Nissen: Der prolabierte Magen wird über eine Sonde entleert, in das Abdomen zurückverlagert, der Hiatus eingeengt und der Fundus durch Naht an das Zwerchfell und evtl. der Magen an die vordere Bauchwand fixiert.

3. Mischhernie: nach Reposition des Magens wird die Hiatuslücke durch Naht verkleinert und eine Fundoplicatio sowie Gastropexie ausgeführt. Bei großen Lücken im Zwerchfell wird ein Kunststoffnetz zum Verschluss des Hiatus eingenäht. **Nachbehandlung:** Magensonde, da eine postoperative Magenatonie auftreten kann; orale Flüssigkeitszufuhr ab erstem postoperativen Tag; **Komplikationen: 1.** bei allen Operationsverfahren kann es zu einer Ösophagusperforation* kommen, die intraoperativ sofort versorgt werden muss (im Zweifelsfall Blauprobe!); **2.** bei Verletzungen der Milz unbedingt Erhaltung des Organs anstreben (Naht, Lichtkoagulation oder Klebeverfahren; vgl. Milzchirurgie); **Ergebnisse: 1.** Operationsletalität bei Antirefluxoperationen: 0–1 %; **2.** Beseitigung der Beschwerden durch Fundoplicatio in 70–96 %; Refluxrezidive werden in 8–22 %, passagere Dysphagien* in 0–13 % und permanente in 0–4 % beobachtet. **3.** Klinische Heilung durch Gastropexie bei paraösophagealer Hiatushernie in 70–80 %; in 5–8 % kommt es zu einem Rezidiv mit Volvulussymptomen, in 20 % zu einem postoperativen Reflux und in 2,5 % zu einem Magengeschwür (s. Ulkus, gastroduodenales); Operationsletalität ca. 1–1,5 %.

Sonstige Maßnahme: endoskopische Therapie von Blutungskomplikationen.

Therapeutischer Stufenplan: s. Abb. 1.

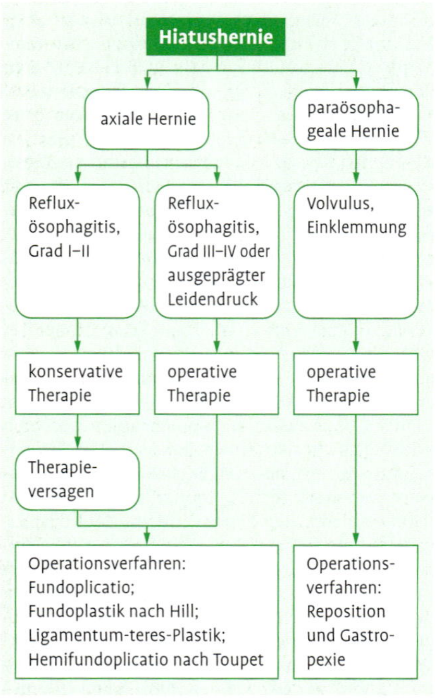

Hiatushernie Abb. 1: therapeutischer Stufenplan

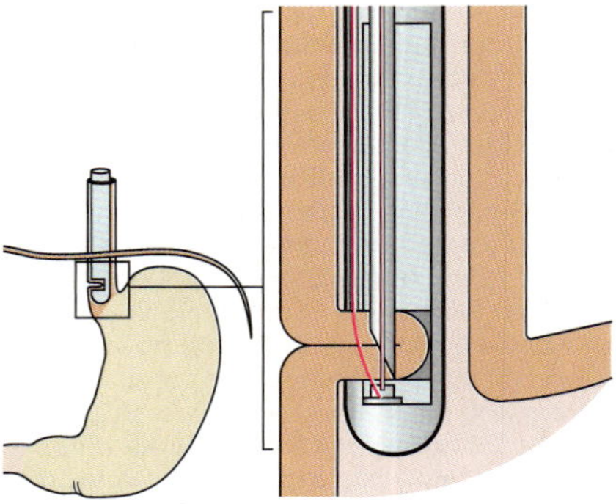

Hiatushernie Abb. 2: endoskopische Gastroplastie: Die eingesaugte Wand des Ösophagus wird mit einem Nadel-armierten Faden durchstochen und diese Raffnaht mit Clips fixiert.

Eigenbehandlung: Zur Verminderung des gastroösophagealen Refluxes bei axialer Hiatushernie sollten häufiger kleine Mahlzeiten eingenommen und mit erhöht gelagertem Oberkörper geschlafen werden.

Arbeitsunfähigkeit: 2–4 Wochen, abhängig vom Verlauf; nach laparoskopischer Fundoplicatio 1–2 Wochen.

Neuentwicklung: endoskopische Gastroplastie: mit Hilfe einer Nähkapsel werden mehrere Raffnähte am ösophagokardialen Übergang gelegt (s. Abb. 2), Erfolgsraten werden mit 60–80 % angegeben.

Literatur: 1. Freys, St. M.; Fuchs, K.-H.: Endoskopische Antirefluxtherapie. Dtsch Ärztebl 99 (13): 711–18 (2002); **2.** Rossetti, M.: Hiatushernien und andere Erkrankungen des Zwerchfells. In: Siewert, J. R. et al.: Chirurgische Gastroenterologie. Bd 2. 3. Aufl. Berlin, Heidelberg, New York: Springer, 2000; **3.** Schier, F.: Minimal-invasive Chirurgie im Kindesalter. Chirurg 67: 593–603 (1996); **4.** Geagea, T.: Laparoscopic Nissen-Rossetti fundoplication. Surg Endosc 8: 1080–1084 (1994).

Autor: J. Boese-Landgraf.

HIFU: s. Prostatasyndrom, benignes.

Hilfsmittel, orthopädische: s. Heil- und Hilfsmittel, orthopädische.

Hinterhauptlage: s. Deflexionslagen.

Hirnatrophie: s. Alzheimer-Krankheit; Pick-Krankheit.

Hirnblutung: s. Blutung, intrazerebrale.

Hirndruck: s. Hydrozephalus; Schädelhirntrauma.

Hirndurchblutungsstörung: s. Ischämie, akute zerebrale.

Hirngefäßaneurysmen: s. Subarachnoidalblutung.

Hirnhautentzündung: s. Meningitis.

Hirnnervenlähmung: s. Fazialisparese; Nervenlähmung, traumatische periphere.

Hirnödem: s. Schädelhirntrauma.

Hirnschädigung: s. Demenz.

Hirntumoren: Bezeichnung für intrakranielle Tumoren; **Einteilung: I.** WHO-Gradeinteilung (Grading) in 4 Malignitätsgrade I–IV; **II.** WHO-Klassifikation der Tumoren des zentralen Nervensystems (2007); beinhaltet nur die Tumoren des Gehirns und Rückenmarks auf Basis pathologisch-histologischer, histochemischer und molekularbiologischer Faktoren; bezüglich Diagnostik und neurochirurgischer Therapie unterscheiden sich jedoch die nicht in der Klassifikation aufgeführten intrakraniellen Tumoren (z. B. Hypophysenadenome) nicht von den ZNS-Tumoren; für die neurochirurgisch-operative Therapie von Bedeutung ist v. a. die Unterscheidung von hirneigenen, diffus im Hirnparenchym ohne Abgrenzung wachsenden Tumoren (bes. Gliome) und nicht hirneigenen, gegen ZNS-Gewebe abgegrenzten Tumoren (so ist eine Metastase ebenso zu operieren wie ein Meningeom); **1.** neuroepitheliale Tumoren: **a)** astrozytäre Tumoren: vom subependymal/pilozytisch, gutartigem Astrozytom Grad I, über diffuses (Grad II) und anaplastisches (Grad III) Astrozytom bis zum Glioblastom (häufigster hirneigener Tumor, stets hochmaligne Grad IV; ebenso Gliosarkom); **b)** Oligodendrogliome (Grad II und anaplastisch, Grad III); **c)** ependymale Tumoren, vom benignen (Grad I) Subependymom bis zum anaplastischen Ependymom Grad III; **d)** Tumoren des Plexus choroideus; **e)** andere neuroepitheliale Tumoren; **f)** neuronale (z. B. Gangliozytom Grad I) und gemischt neuronal-gliale Tumoren; **g)** Pinealistumoren Pinealistumore (Pineozytom Grad I bis Pineoblastom Grad IV); **h)** embryonale Hirntumoren ausgehend von undifferenzierten Zellen: Medulloblastom, primitiver neuroektodermaler Hirntumor (PNET); atypischer teratoid-/rhabdoid Tumor (AT/RT); **2.** ausgehend von Hirn- und paraspinalen Nerven: Schwannom (z. B. Vestibularisschwannom* im Kleinhirnbrückenwinkel), Neurofibrom; **3.** Tumoren der Meningen, nicht meningotheliale, mesenchymale Tumoren und primär melanozytäre Läsionen: z. B. Meningeom, Hämangioblastom; **4.** Lymphome und hämatopoetische Tumoren; **5.** Keimzelltumoren (Germinom,Teratome, embryonales Karzinom); **6.** Tumoren der Sellaregion, z. B. Kraniopharyngeome; Hinweis: die in der WHO-Klassifikation nicht enthaltenen endokrinen Tumoren der Hypophyse (Hypophysenadenome) sind häufiger als die ZNS-Tumoren in diesem Bereich; **7.** Metastasen (ca. 15 % der Neuroonkologie, auch als sekundäre Hirntumoren bezeichnet): hämatogen metastasiert oder per continuitatem auf das Gehirn übergreifende Tumoren der Nachbarschaft (z. B. Nasopharynxkarzinome, Ästhesioneuroblastome). **Diagnose:** Methode der Wahl ist die MRT, da im CT nur größere Tumoren/Metastasen erkannt werden, und nur mit MRT Anzahl von Tumoren/Metastasen und Verdachtsdiagnosen (auch z. B. auf ein Lymphom) präzisiert werden können. Für die OP-Planung und insbes. bei Schädelbasistumoren ist auch die CT wichtig (z. B. Darstellung der Beziehung zum Labyrinth), oft nützlich mit Angio-CT; diese oder die MR-Angiographie machen heute in der Hirntumorenchirurgie die invasive (digitale) Angiographie oft überflüssig. Nichtinvasives Grading am zuverlässigsten durch kombinierte Bildgebung PET mit CT oder mit MRT (z. B. Methionin-PET zum Grading von Gliomen); auch durch MR-Spektroskopie (z. B. Erhöhung des Cholin/Phosphocholin-Peaks mit zunehmendem Malignitätsgrad von Gliomen).

Behandlungsindikation: alle raumfordernden bzw. klinisch symptomatischen Hirntumoren (Ausnahme: nicht raumfordernde, ungünstig gelegene, niedriggradige Gliome mit nur geringer bzw. ohne klinische Aktivität); Klinik und Wachstumstendenz in MRT-Kontrolle bestimmen die Behandlungsindikation und den -zeitpunkt. Psychischer Leidensdruck allein ist keine Indikation bei asymptomatischem Befund ohne klare Wachstumsaktivität (wegen Komplikationsgefahr). Für die Therapieplanung entscheidend ist die Zuordnung des im Hirngewebe liegenden Tumors in adulte bzw. embryonale Formen, das WHO-Grading, der klinische Zustand nach dem Karnofsky-Index (Index zur Beurteilung der Aktivität eines Patienten unter Berücksichtigung körperlicher und sozialer Faktoren) und die Lokalisation sowie Ausbreitung des Tumors (z. B. operativ wenig wirksam behandelbare diffuse Gliome des Hirnstamms, aber auch des Balkens, in eloquenter Kortexregion, oder multifokal auftretende Gliome/Glioblastome). Das Therapieziel besteht in einer Heilung oder, wenn nicht möglich, Lebensverlängerung bei adäquater Lebensqualität. Bei nicht raumforderndem, ungünstig gelegenem und asymptomatischem niedriggradigem Gliom (z. B. Hirnstammgliom, Optikusgliom Grad I, pilozytisches Astrozytom) ggf. zunächst keine Therapie, sondern erst Wachstumsaktivität abwarten mit MRT-Kontrollen; auch Zurückhaltung mit Bestrahlung eines resezierten Grad-II-Glioms (Bestrahlung ggf. dem malignen Rezidiv vorbehalten); bei sog. sekundären, in das Hirngewebe gewanderten oder gewebefremden Hirntumoren bestimmen Tumorhistologie bzw. Primärtumor bei Hirnmetastasen die Behandlungsindikation, z. B. keine Operation bei kleinzelligem Bronchialkarzinom oder bei Lymphom, da diese erfolgreicher, weniger invasiv und mit weniger unerwünschten Wirkungen durch Bestrahlung und aktuelles onkologisches Schema behandelt werden; Ausnahme: Prozesse mit akuter Liquorblockade bzw. akutem einklemmungsgefährdendem Hydrozephalus*, hier ist aber ggf. bei onkologisch gut behandelbarem Tumor eine endoskopische Ventrikulostomie mit nachfolgender onkologischer Therapie dem Tumorzugang vorzuziehen; weitere onkologische Therapieschemata je nach Primärtumor. Chordome (meist Clivus, Schädelbasis), Chondrome (Clivus) und Ästhesioneuroblastome (Frontobasis) werden in der Operabilität durch die Ausdehnung in der Schädelbasis bestimmt; Chordome und Ästhesioneuroblastome infiltrieren die Schädlebasis, haben eine hohe Rezidivneigung und sind daher oft chirurgisch nicht heilbar.

Pharmakotherapie: **I. antiödematöse Therapie**: perioperative und palliative Behandlung des tumorbedingten Hirnödems: **1.** Glukokortikoide*: **a)** Dexamethason (z. B. Fortecortin®), 4 × 4 mg/d oder 1 × 16 mg morgens p. o. oder i. v.; **b)** Methylprednisolon (z. B. Urbason®), 80 mg morgens p. o.; **c)** Prednison (z. B. Decortin®) oder Prednisolon (z. B. Decortin® H), 100 mg morgens p. o.; **2.** Osmotherapie: **a)** Mannitol 15–20 % (z. B. Osmofundin® 15 % oder Osmosteril 20 %), 4–6 × 50–100 ml/d oder 3 × 125 ml/d (max. 10 ml/kg KG/d 15 %ig bzw. 7,5 ml/kg KG/d 20 %ig) i. v. über zentralvenösen Katheter (Abk. ZVK); **b)** Sorbitol 40 % (z. B. Tutofusin®), max. 7,5 ml/kg KG/d i. v. über ZVK, bei drohender Einklemmung schneller und ausgeprägter wirksam als Mannitol, cave: Serumosmolalität >330 mmol im Intervall und Fruktoseintoleranz; **c)** Glycerol 10 % (Glycerosteril), 3 × 125 ml/d (max. 500 ml/70 kg KG/d) langsam (max. 1,78 ml/kg KG/h) i. v., auch über peripheren Venenzugang* möglich; cave: Hämolyse; **3.** evtl. kurzfristig Furosemid (z. B. Lasix®), 20–80 mg/d p. o. oder i. v. **II. Chemotherapie**: Aufgrund der Blut-Hirn-Schranke erreicht die systemische Chemotherapie nur bedingt eine effektive Konzentration im Gehirn; wirksamer Standard bei anaplastischen Astrozytomen und Glioblastomen ist Temozolomid, bei anaplastischen Oligodendrogliomen das PCV-Schema (s. u.). Zytostatika* werden nach Operation bzw. während/nach Radiatio (Radiochemotherapie) gegeben; bei embryonalem Hirntumor evtl. konservative Therapie (Chemo- und Strahlentherapie) vor oder ohne Operation bzw. Chemo- ohne oder vor Strahlentherapie. Keine Chemotherapie bei Karnofsky-Index <50 %; bei Hirntumor Grad I nur z. B. im Rahmen von Protokollen bei diffusem pilozytischem Astrozytom, ebenso bei Grad II wenn möglich i. R. wissenschaftlicher Protokolle (z. B. Low Grade Glioma Study der International Society of Paediatric Oncology); **Substanzen:** Temozolomid (Temodal®) beim Astrozytom Grad III und IV und Glioblastom, Oligoastrozytom Grad III mit Anaplasie des astrozytären Anteils, sowie alternativ (z. B. bei Rezidiv unter Temozolomid) die lipophilen, liquorgängigen Nitrosoharnstoffe (s. Alkylanzien) Carmustin (BCNU, Carmubris®) und Nimustin (ACNU®) bei anaplastischem Oligodendrogliom, bes. mit Deletion auf Chromosom 1p, nach PCV-Schema (s. u.); **Dosierung:** **1.** Temozolomid (Temodal®): während der Bestrahlung (Radiochemotherapie nach Stupp-Schema) 75 mg/m² KO/d p. o. für 42 Tage gefolgt von 6 Therapiezyklen mit 150(–200) mg/m² KO/d p. o. 5 Tage lang alle 28 Tage, ggf. höhere Temozolomiddosis bzw. kürzere Pausen, z. B. bei nicht methyliertem MGMT-Promoter (z. B. 7 Tage on-off; s. u. Prognose); cave: absolute Neutrophilenzahl und Thrombozytenkonzentration im Blut; bei Rezidiv entsprechende Zyklen gleicher Dosis, oder Dosiserhöhung/kürzere Pausen; **2.** Carmustin (BCNU, Carmubris®): 200 (max. 3 × 80) mg/m² KO alle 6–8 Wochen i. v., cave: Lungentoxizität bis 20 %, evtl. irreversibel; bei Glioblastomrezidiv, z. B. unter Temodal® (vorzuziehen); **3.** ggf. operative Implantation von BCNU zur intrakavitären Chemotherapie mit Gliadel® Wafer (BCNU-Pellet); z. B. im Rahmen der Operation von Glioblastomrezidiven trotz Temodal®; **4.** Nimustin (ACNU®): 90–100 mg/m² KO oder 2–3 mg/kg KG als Kurzinfusion i. v. alle 6 Wochen, cave: kumulative Hämatotoxizität (Thrombozytenabfall), aber weniger lungentoxisch und daher dem Carmustin vorzuziehen; **5.** PCV-Schema: Lomustin (CCNU, Cecenu®), 110 mg/m² KO p. o. an Tag 1, Procarbazin (Natulan®), 60 mg/m²KO p. o. an den Tagen 8–21, Vincristin (z. B. Vincristin Bristol®), 1,4 (max. 2) mg/m² KO i. v. an Tag 8 und 29; Zyklen alle 6 Wochen wiederholen; Vincristin kann (v. a. bei UAW) auch weggelassen werden; **Prognose:** Ansprechen auf Zytostatika mit großen interindividuellen Unterschieden; bei adultem Hirntumor Grad III und IV sowie Glioblastom in ca. 30–40 % der Fälle kein Ansprechen auf Chemotherapie; die Wirksamkeit von Temozolomid und der Nitrosoharnstoffe hängt vom Repair-Gen O-6-Methylguanine-DNA-Methyltransferase (Abk. MGMT) ab: Nur bei inaktivem, methylierten MGMT-Gen (ca. 45 % der Glioblastome) sind diese Zytostatika gut wirksam (2-Jahres-Überleben mit Temodal-Stupp-Schema 46 % gegenüber 4 % ohne MGMT-Methylierung; mittleres 2-Jahre-Überleben ohne Berücksichtigung der MGMT-Methylierung 26 % gegenüber 10 % ohne Radiochemotherapie). Bei aktivem MGMT-Promotor evtl. höhere Temozolomid-Dauerdosierung bzw. 7 Tage on-off (Erschöpfung des MGMT-Promotors); bei Glioblastomrezidiv neuer Ansatz z. B. nach Bokstein et al. Kombination von Angiogenese-Hemmer Bevacizumab (Avastin®) 5 mg/kg KG i. v. und Topoisomerase-Hemmer Irinotecan (Campto)125 mg/m² KO i. v. alle 2 Wochen (noch nicht evidenzbasiert).

Operative Therapie: **Indikation:** Raumforderung durch einen umschriebenen, solitären Hirntumor mit klinischer Symptomatik; inoperable Hirntumoren i. S. operativer Unzugänglichkeit gibt es nicht. Auch bei diffus wachsendem Gliom (auch Pons- und Optikusgliom) ist eine Operation zur Reduktion der Tumormasse oft möglich und verbessert die Wirkung von Chemo- und Strahlentherapie. Histologische Sicherung (z. B. durch stereotaktische Biopsie) ist immer möglich. **Kontraindikation:** besteht bei ungünstiger Risiko-Nutzen-Abwägung oder mangelnder Besserungsaussicht (z. B. linksseitiges Glioblastom mit globaler Aphasie, Hemiplegie, niedriger Karnofsky-Index); **Operationsplanung:** Eine absolute Indikation bedeutet selbst bei klinischer Verschlechterung nicht in jedem Fall eine sofortige Operation. Bei ausgeprägtem perifokalem Ödem oder infiltrierendem, ungünstig gelegenem Gliom ist oft eine Stabilisierung und Hirndrucksenkung mit antiödematöser Therapie für 24–72 Stunden (evtl. länger) sinnvoll, da eine schonende mikrochirurgische Präparation bei hohem Hirndruck oft schwierig ist. MRT-Bildgebung möglichst rasch nach Operation oder intraoperativ zur Kontrolle des Resektionserfolges und zur Komplikationserfassung bei Gliomen (Nachteil hoher Aufwand und Zeitbedarf bei eröffnetem Schädel intraoperativ; besser früh postoperativ und ggf. operative Revision mit neu adjustierter Neuronavigation); **Methode:** möglichst vollständige Tumorexstirpation (orientiert am Ausmaß der zu erwartenden Ausfallerscheinungen), da die Radikalität der Operation die Überlebenszeit von Patienten mit malignen Gliomen mitbestimmt; grundsätzlich mikrochirurgisch (s. Abb. 1), ggf. endoskopisch unterstützt (maximale Effektivität bei minimaler Invasivität); **1.** Ultraschall zur Zerkleinerung und Aspiration auch von hartem Tumorgewebe ohne Traktionswirkung (Minimierung der Schäden am gesunden Gehirn); **2.** Laserchirurgie* (CO_2, Nd-YAG, Holmium, KTP): Tumorschrumpfung bzw. Gewebeablation, Gefäßkoagulation, schonendes hämostatisches Schneiden durch thermische Wirkung; Nutzen des Lasers in der Hirntumor-Chirurgie eher gering; **3.** unabdingbar ist oft eine stereotaktische Zugangsplanung und -steuerung sowie intraoperative Kontrolle mit computergestützter Neuronavigation ohne mechanischen Rahmen in Form der berührungsfreien integrierten Kontrolle von Mikroskop, Instrumenten und Endoskopen mit Infrarot-Ortung oder magnetisch (Anpassung der CT- und MRT-Bildinformation an die Raumkoordinaten der Patientenlagerung zur millimetergenauen Online-Steuerung). **4.** bei anaplastischem Gliom Fluoreszenz-gestützte Mikrochirurgie zur Prognoseverbesserung durch vollständigere Tumorresektion: Zur intraoperativen Fluoreszenz-Tumormarkierung wird präoperativ 5-Aminolävulinsäure (Abk. 5-ALA) p. o. gegeben, so dass Protoporphirin IX selektiv im Gliom aufgrund eines Enzymdefekts angereichert wird und blau fluoresziert bei Anregung mit blauviolettem Licht (400–410 nm). Ziel ist es durch fluoreszenzmikroskopische Operation die Radikalität der Exzision zu erhöhen. **5.** schonende neuroendoskopische Resektion intraventrikulärer bzw. zystischer Hirntumoren nach Anlage eines kleinen Bohrlochs und neuronavigatorisch gesteuerter Punktion; **6.** stereotaktische Therapie: **a)** Punktion und Absaugen zystischer Hirntumoren, cave: Rezidivgefahr; **b)** stereotaktisches Einführen eines interstitiellen Strahlers zur Brachytherapie (s. u.). Besonderheiten bei **Metastasen:** Bei unklarem und wegen erheblicher Raumforderung zeitlich nicht mehr abklärbarem Primärtumor erfolgt bei multiplen Metastasen oder Prozessen in ungünstigen Arealen (Hirnstamm) die histologische Abklärung durch Biopsie (rahmengebundene Stereotaxie, neuronavigatorisch geführte Biopsie ggf. einfacher) oder bei risikoarmem Zugang oder bedrohlicher Raumforderung Exstirpation einer kompletten Metastase. Solitärmetastasen unklarer Art in mit vertretbarem Risiko zugänglichen Bereichen werden primär freigelegt, die Detailentscheidung erfolgt nach intraoperativem Schnellschnitt: Rückzug bei strahlensensiblem Tumor, sonst Totalexstirpation. Die chirurgischen Prinzipien entsprechen denen anderer Hirntumoren. Meist ist eine neuronavigatorische Führung sinnvoll. Viele Metastasen sind als hirnfremdes Gewebe gut abgegrenzt und weitgehend mit geringer Hirnschädigung resezierbar. Bei multiplen Hirnmetastasen kann bei geringer Strahlensensibilität und gutem Allgemeinzustand des Patienten die Entfernung einer großen, raumfordernden Metastase sinnvoll sein. **Komplikationen:** Schädigung funktionell aktiver Hirnregionen, neurologische Ausfälle, Bewusstseinsstörung, Krampfanfälle, Infektion, Knochendeckelinfektion nach Trepanation, Hämatom, diffuse Subarachnoidalblutung* (Gefahr eines zerebralen Vasospasmus mit Ischämie bzw. Infarkt), Liquorfistel; Operationsmortalität mikrochirurgischer Tumoreingriffe mit Trepanation <3 %; **Prognose:** Die Gliomerkrankung betrifft weitaus grö-

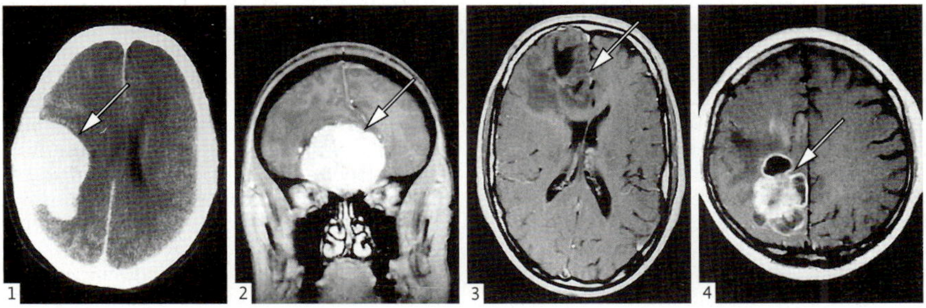

Hirntumoren Abb. 1: Formen von Hirntumoren und therapeutische Optionen; 1: Konvexitätsmeningeom (CT); radikale Mikrochirurgie; 2: frontobasales Meningeom (MRT); Mikrochirurgie, evtl. basale Reste mit Radiochirurgie; 3: niedriggradiges Astrozytom (MRT); Mikrochirurgie; 4: Glioblastom (MRT); Resektion, Bestrahlung und Chemotherapie

ßere und entferntere Teile des Gehirns als in der Bildgebung darstellbar und chirurgisch erreichbar; rezidivfreie Heilung von Hirntumoren Grad I und II nur bei Abgrenzbarkeit von gesundem Hirngewebe bzw. von der Schädelbasis (Konvexitätsmeningeom ohne Sinusbeziehung, Vestibularisschwannom, umschriebenes Kleinhirnastrozytom Grad I); infiltrierende, diffuse Gliome haben eine hohe Rezidivrate; mediane Überlebenszeit ausgedehnter hemisphärieller Astrozytome und Oligodendrogliome selbst bei makroskopisch vollständiger Exstirpation: nur ca. 5–6 Jahre, Gliome Grad III: 2–3 Jahre, Gliome Grad IV/Glioblastome: auch nach ausgedehnter Resektion, Bestrahlung und Chemotherapie im Median nur 13–14 Monate, mit **Radiochemotherapie** (Kombination Bestrahlung und Chemotherapie nach speziellem Protokoll, Temozolomid zunächst während der Bestrahlung in niedriger Dosis, dann weitere Zyklen höherer Dosis; Stupp-Schema) bei >20 % ≥2 Jahre, Langzeitüberleben bei >4 %; deutliche günstigere Prognose unter Temozolomid bei inaktiviertem MGMT-Promotor (s. o, 2-Jahres-Überleben >40 %); **Metastasen:** Die Prognose bestimmt überwiegend der Primärtumor und die Ausdehnung der Krankheit mit Auftreten weiterer Metastasen, seltener das Lokalrezidiv einer vollständig entfernten Hirnmetastase.

Strahlentherapie: **1. interstitielle** Radiotherapie (Brachytherapie): durch stereotaktische Implantation eines interstitiellen Strahlers (Seed-Implantation) Therapie kleiner (<2 cm), tief und ungünstig liegender Hirntumoren nach erfolgter histologischer Sicherung, als permanente Implantation oder temporäre Einlage (Radiumquelle-Afterloading oder elektrischer Miniaturphotonenstrahler mit 40 kV); **2. konventionelle** Bestrahlung (meist Linearbeschleuniger): die meistem Hirntumoren Grad III und IV, bei adulten Formen i. d. R. nach möglichst ausgedehnter Tumorresektion, bei embryonalen Formen ggf. präoperative Bestrahlung, Anwendung auch bei Gliomen Grad II, die primär nicht ausreichend reseziert werden können (statistisch Hinweis auf etwas längere Überlebenszeit mit Radiatio), und bei diffus infiltrierendem Gliom Grad I (typisches dysontogenetisches Brücken- und Optikusgliom des Kindes- und Jugendalters) mit deutlicher Wachstumstendenz, möglichst mit Präzisionsverfahren/intensitätsmoduliert (Abk. IMRT) nach operativer Tumormassenreduktion; Dosierung bei Hirntumoren Grad II ca. 50–55 Gy, bei Gliomen Grad III/IV ca. 60 Gy in jeweils 6–7 Wochen; auch nach vollständiger Resektion von Solitärmetastasen wird wegen des Risikos noch nicht bilddiagnostisch darstellbarer weiterer Mikrometastasen meist nachbestrahlt, einschließlich Ganzhirnbestrahlung. **3. Präzisionsstrahlentherapie** (fraktioniert) und **Radiochirurgie** (einzeitig): hohe Tumorisodosen mit steilem Dosisabfall zum normalen Gewebe durch stereotaktische Präzision, geeignet sind Tumoren mit <2–3 cm; Kombination mit Mikrochirurgie ist ggf. sinnvoll (chirurgische Resektion bis auf den mechanisch schlecht zugänglichen, aber für Radiochirurgie geeigneten kleinen Rest, bes. auch nach Rezidivchirurgie); i. d. R. indiziert bei multiplen Metastasen (Methode der Wahl); **a)** Linearbeschleuniger mit spez. Multileaf-Kollimatoren und Stereotaxiezusatz, von besonderem Vorteil ist die Möglichkeit der Anpassung an asymmetrische Tumorgeometrie durch intensitätsmodulierte Radiotherapie (Abk. IMRT). **b)** Gamma Knife mit ca. 200 zentrierten Cobalt-60-Quellen; **c)** Cyber-Knife mit robotisch geführtem kompaktem Linearbeschleuniger (auch in der extrakraniellen Radiochirurgie/ Präzisionsstahlentherapie); **d)** Proton-Beam und Schwerionen (sog. Hadronen: schnelle Neutronen, Protonen und Schwerionen) zur Bestrahlung mit geladenen Partikeln (Hohe Präzision in der Tiefe mit geringer Umgebungsschädigung durch sog. Bragg-Peak am Ende der Ionen-Laufzeit); hohe Strahlenempfindlichkeit von Hirngewebe (Chiasma opticum max. 8–10 Gy) muss berücksichtigt werden, trotzdem werden im 100 %-Isodosenbereich bis 100 Gy (z. T. ≥180 Gy) in Hirntumoren erreicht und so auch wenig strahlensensible Tumoren (Vestibularisschwannom, Meningeom, Hypophysenadenom) zerstört bzw. bleibend im Wachstum gehemmt (adäquate Isodosen nur bei Tumoren mit bis max. 3 cm). Konstruktion von mehreren Isozentren und Bestrahlung unregelmäßig konfigurierter oder multipler Läsionen ist möglich. Indikation: Verödung von arteriovenösen Angiomen (s. Subarachnoidalblutung), Hirnmetastasen (auch wenig strahlenempfindlicher Primärtumoren wie Adenokarzinom, Hypernephrom), Rezidive bzw. infiltrative Reste von Hypophysenadenomen, Vestibularisschwannomen (Nachteil gegenüber der Mikrochirurgie: Gehörverlust, selten permanente Fazialisparese), Gliome Grad I und II, basisinfiltrierende Meningeome, Chordome und Chondrome; Protonen und Schwerionen-Bestrahlung z. B. bei Clivus-Chordom, bis 80 % Kontrollraten (Tumor noch vorhanden, aber wächst nicht mehr), sowie Chondrosarkom von Vorteil;

Sonstige Maßnahmen: **1.** pharmakologische Thromboseprophylaxe bes. von Gliomen heute akzeptiert, aber erst nach 24 Stunden Intervall, mit fraktioniertem Heparin* (bes. bei Glioblastom hohe Thromboseneigung), cave: erhöhte Nachblutungsgefahr; **2.** Anfalltherapie mit Antiepileptika* bei epileptischen Anfällen (s. Epilepsie) sollte sich an Anfallhäufigkeit und -muster orientieren; auch bei Auftreten lange nach einer Operation nicht unbedingt Rezidivhinweis (mögliche Ursache: gliöse Narbe). **3.** Frührehabilitation von Patienten mit neurologischen Ausfällen; **4.** generell Anschlussheilbehandlung für motorisches Training und zur Behandlung neurovegetativer Störungen aber ggf. erst nach Bestrahlung; **5.** Physiotherapie, Balneotherapie, Ergotherapie*, Logopädie u. a. in der langfristigen Nachbehandlung; **6.** berufliche und soziale Rehabilitation; vorzeitige Inaktivierung ist ohne neurologische Ausfälle bzw. Persönlichkeitsstörung nicht begründet.

Therapeutischer Stufenplan: s. Abb. 2.

Arbeitsunfähigkeit: nach Tumorexstirpation mit Trepanation mind. 4 Wochen bzw. bis zum Ende der Anschlussheilbehandlung; Entfernung benigner Tumoren (Konvexitätsmeningeom, polares niedriggradiges Gliom, Vestibularisschwannom) ohne arbeitsbehindernde Ausfälle oder Hirnleistungsminderung ist kein Grund für längere Arbeitsunfähigkeit. Fahruntauglichkeit nach Operation mind. 3 Monate (Gefahr eines epileptischen Anfalls); ggf. neurologisches Gutachten mit EEG vor Fahrerlaubnis.

Hinweis: **1.** Außer bei Liquoraussaat eines Medulloblastoms, Ependymoblastoms, malignen Melanoms oder einer Meningiosis carcinomatosa ist die intrathekale Chemotherapie wenig sinnvoll. **2.** Cave: Lumbalpunktion bei Hirntumoren mit Verdacht auf Hirndrucksteigerung (wegen Einklemmungsgefahr). **3.** Keine Chemotherapie nach Öffnung der Blut-Hirn-Schranke mit Osmotherapie oder intraarterieller Chemotherapie, das Anfluten lipophiler Substanzen schädigt das normale Gehirn (in 15 % Leukenzephalopathie). **4.** Durch Überwärmungs- oder Sauerstofftherapie kann es zu akuter Dekompensation, insbes. bei malignen Gliomen, durch Gewebeazidose und Hirnödem kommen. **5.** Keine drastische Aufklärung oder verfrühte invasive Therapie bei Zufallsentdeckung klinisch nicht aktiver Prozesse (gliomverdächtige Herde, verkalkte kleine Meningeome, bes. bei älteren Patienten) vor Nachweis einer Wachstumstendenz bzw. pathophysiologischen Aktivität; keine übertriebene Prognosehoffnung gegenüber Angehörigen bei Grad-IV-Gliomen.

Neuentwicklung: **1.** intrakavitäre und perikavitäre interstitielle Therapieformen und interstitielle Infusionstherapie (Konvektion): **a)** Radioimmuntherapie mit radioaktiv markierten Antikörpern gegen Tumorantigene; **b)** Gentherapie mit viralem Vektor zur Transduktion einer selektiven Chemosensivität (z. B. Ganciclovir); **c)** interstitielle Injektion von biologisch abbaubaren Polymeren als Chemotherapieträger für 5-Fluorouracil als Radiosensitizer; **d)** Immunotoxin-Therapie: Kombination eines tumorselektiven Moleküls mit einem Toxin, z. B. Interleukin 13-Pseudomonas-Exotoxin; **e)** Antisense-Studie: spezifische Hemmung von TGF-$ß_2$ mit Antisense-Oligonukleotid AP 12009; **f)** Chemotherapie per Konvektion, z. B. Paclitaxel (Taxol®); **2.** Nanotechnologie: Nanopartikel (MagForce®) mit 10–15 nm kleinem Eisenoxid-Kern werden relativ selektiv von Glioblastomzellen, nicht aber von gesunden Gliazellen aufgenommen, so dass nach Injektion dieser Nanopartikel in den Tumor ein von außen angelegtes Magnetwechselfeld, je nach gewählter Zieltemperatur, zur lokalen Hyperthermie (≤46 °C) und damit zur Erhöhung der lokalen Wirksamkeit von Chemo- und Strahlentherapie oder sogar Thermoablation (>46 °C) der Tumorzellen führt. **3.** spezifische zelluläre Immuntherapie mit autologen dendritischen Zellen aus dem peripheren Blut, Voraussetzung: ausreichend großes Tumorresektat zur Immunisierung der frisch entnommenen dendritischen Zellen; cave: Hirnödem; **4.** präoperative neuroradiologische Embolisation gefäßreicher Hirntumoren; **5.** endoskopische oder endoskopisch assistierte Chirurgie auch für intraparenchymatöse Hirntumoren (nach stereotaktischer Anlage eines artifiziellen Hohlraums); **6.** Implantation eines mit Flüssigkeit zu füllenden Ballons nach Resektion eines Glioblastomrezidivs zur intrakavitären Strahlentherapie (I^{125}) auch nach Vorbestrahlung (Gliasite®); **7.** Tumorresektion (bes. von Gliomen) mit sog. Wasserstrahlskalpell: präziser Wasserstrahl (engl. waterjet) mit Mikrochirurgie grenzt Tumorgewebe besonders gut ab ohne Verletzung von Gefäßen; **8.** nuklearmedizinische interne Strahlentherapie mit Beta-Strahlen durch Koppelung eines Strahlers an einen Rezeptor-Antagonisten, der sich an einen exprimierten Rezeptor bindet, z. B. mit Y90- oder Ga68-DOTA-TOC bei Vorhandensein von Somatostatin-Rezeptoren im Gliom (Expression meist nur bei Grad III, bei Glioblastom oft keine); Anwendung bei Rezidiv (wenig Therapiereserven, da konventionelle Bestrahlung meist nicht mehr möglich).

Selbsthilfe: **1.** Deutsche Hirntumorhilfe e. V., Karl-Heine-Str. 27, 04229 Leipzig, Tel. 03437 5909396, Fax 03437 5909397, Patiententel. 03437 702702; E-Mail: info@hirntumorhilfe.de, Homepage: http://www.hirntumorhilfe.de mit Forum zum Thema Hirntumor, regelmäßigem Newsletter Brainstorm, Mailing-Liste: http://www.hirntumor.de/liste/; **2.** Deutsche Krebshilfe e. V., Buschstr. 32, 53113 Bonn, Tel. 0228 729900, Fax 0228 7299011; E-Mail: deutsche@krebshilfe.de, Homepage: http://www.krebshilfe.de; **3.** Krebsinformationsdienst (KID), Im Neuenheimer Feld 280, 69120 Heidelberg, Tel. 0800 4203040; E-Mail: krebsinformationsdienst@dkfz.de, Homepage: http://www.krebsinformation.de; **4.** Bundesverband für die Rehabilitation und Interessenvertretung Behinderter e. V., Eifelstr. 7, 53119 Bonn, Tel. 0228 969840, Fax 0228 9698499; E-Mail: info@bdh-reha.de, Homepage: http://www.bdh-reha.de.

Literatur: **1.** Bokstein, F.; Shpigel, S.; Blumenthal, D. T.: Treatment with bevacizumab and irinotecan for recurrent high-grade glial tumors. Cancer 112 (10): 2267–2273 (2007); **2.** Stummer, W. et al: Fluorescence-guided surgery with 5-aminolevulinic acid for resection of malignant glioma: a randomised controlled multicentre phase III trial. Lancet Oncol 7 (5): 392–401 (2006); **3.** Carpentier, A. F.: Neuro-oncology: the growing role of chemotherapy in glioma. Lancet Neurol 4 (1): 4–5 (2005); **4.** Hegi, M. E. et al.: MGMT Gene Silencing and Benefit from Temozolomide in Glio-

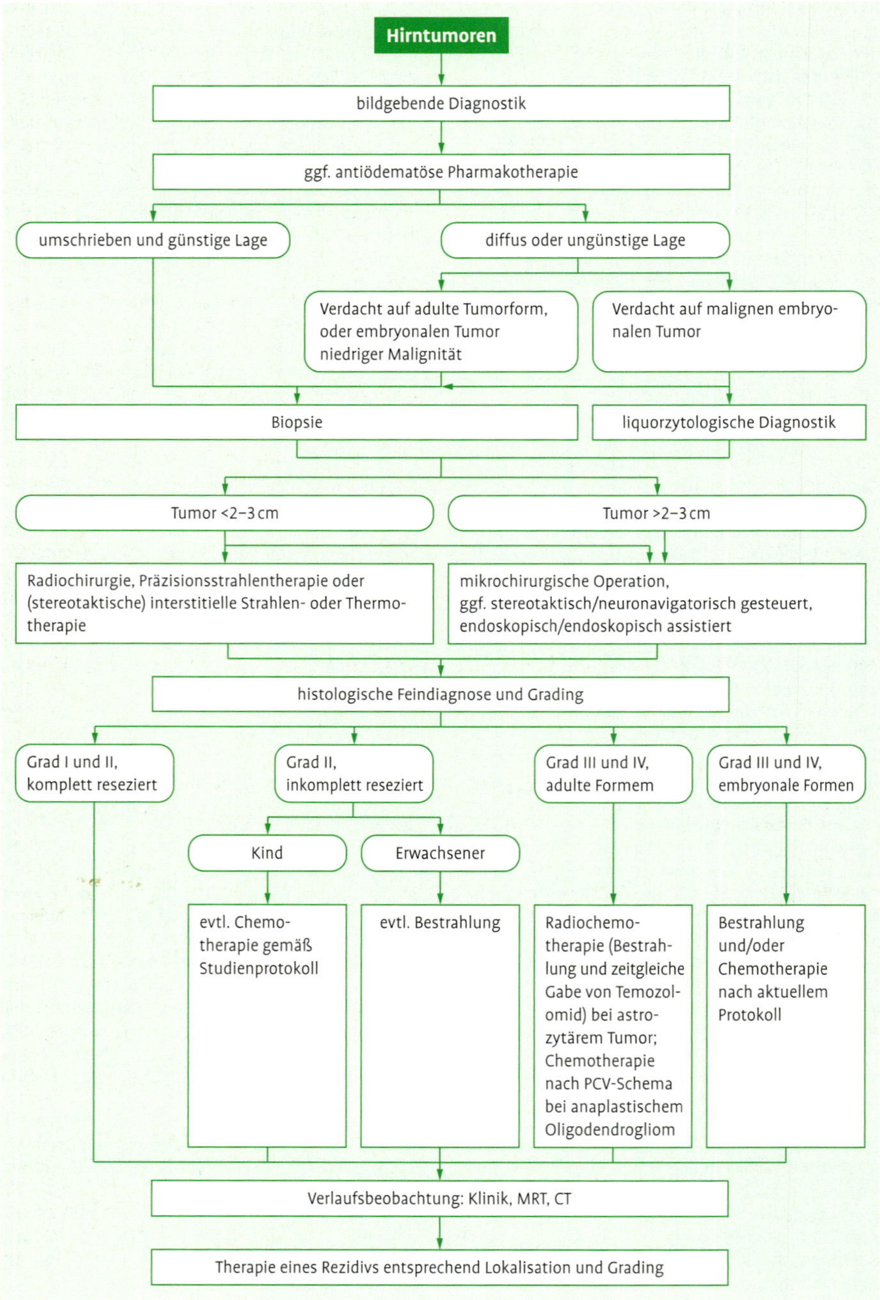

Hirntumoren Abb. 2: therapeutischer Stufenplan

blastoma. N Engl J Med 352: 997–1003 (2005); **5.** Stupp, R. et al.: Radiotherapy plus concomitant and adjuvant Temozolomide for Glioblastoma. N Engl J Med 352: 987–996 (2005); **6.** van den Bent, M. J.: Diagnosis and Management of Oligodendroglioma. Semin Oncol 31: 645–652 (2004); **7.** Westphal, M. et al.: A phase 3 trial of local chemotherapywith biodegradable carmustine (BCNU) wafers (Gliadel wafers) in patients with primary malignant glioma. Neuro-Oncol. 5 (2): 79–88 (2003).

Autor: M. R. Gaab.

Hirnverletzung: s. Commotio cerebri; Schädelfrakturen; Schädelhirntrauma.

Hirschsprung-Krankheit: s. Megakolon, kongenitales.

Hirsekorn: s. Milien.

Hirsutismus: s. Androgenisierung.

Hirudin: s. Antikoagulanzien; Blutegel.

Hirudo medicinalis officinalis: s. Blutegel.

Histamin-H_1-Rezeptoren-Blocker: syn. H_1-Antihistaminika; sog. Antihistaminika; kompetitive Antagonisten von Histamin am Histamin-H_1-Rezeptor; **Einteilung: 1.** chemisch in Alkyl- u. Ethanolamin-, Ethylendiamin-, Piperazin-, Piperidin-, Phenothiazin- u. a. Derivate; **2.** nach Selektivität peripherer Histamin-H_1-Rezeptoren in 1. (gering selektiv) und 2. Generation (hochselektiver Antagonismus); Histamin-H_1-Rezeptoren-Blocker als Antiallergika: s. Tab.; **Pharmakokinetik:** Metabolisierung von Histamin-H_1-Rezeptoren-Blockern der 1. Generation durch Zytochrom-P-450-Isoenzym 3A4. **Wirkung:** Hemmung der durch periphere Histamin-H_1-Rezeptoren vermittelten Reaktionen (z. B. Vasodilatation, Kontraktion der glatten Muskulatur in Bronchien und Darm); zusätzlich: **1.** 1. Generation: wirken aufgrund ihrer Lipophilie auch auf zentrale H_1-Rezeptoren, zentral dämpfend, antiemetisch, anticholinerg, antiadrenerg, Serotonin-antagonistisch und in hoher Dosierung lokalanästhetisch. **2.** 2. Generation: wirken aufgrund geringer Lipophilie nahezu selektiv auf periphere H_1-Rezeptoren und haben zusätzlich einen stabilisierenden Effekt auf die Mastzellmembranen.

Indikation: 1. als Antiallergika (s. Tab.): **a)** zur symptomatischen Therapie von Allergien (z. B. Rhinitis* allergica, allergische Rhinokonjunktivitis, Urtikaria*, Arzneimittelallergie); **b)** zur prophylaktischen Vorbehandlung, z. B. vor Kontrastmittelanwendung bei Allergikern unter intensivmedizinischer Überwachung; **2.** zur symptomatischen Therapie von lokalen Insektenstichreaktionen* (topische Anwendung auf der Haut) oder bei Pruritus (lokal oder systemisch); **3.** Histamin-H_1-Rezeptoren-Blocker der 1. Generation z. T. auch als Sedativa (s. Schlafmittel) bzw. als Antiemetika* (insbesondere bei Reisekinetose).

Wechselwirkungen: 1. Verstärkung der Sedierung durch zentraldämpfende Pharmaka und Alkohol; **2.** Histamin-H_1-Rezeptoren-Blocker mit anticholinerger Wirkkomponente: Wirkungsverstärkung von Parasympatolytika* und einigen Antidepressiva*.

Histamin-H_1-Rezeptoren-Blocker
Einteilung und Dosierung der als Antiallergika zugelassenen Histamin-H_1-Rezeptoren-Blocker

Wirkstoff (Handelsname)	Dosierung bei Erwachsenen	Indikation
1. Generation		
Promethazin (Atosil®Injektionslösung N)	1 × 25 mg i. v. ggf. nach 2 Stunden wiederholen max. 100 mg/d i. v.	Akuttherapie einer Allergie Typ I mit bestehender Indikation zur Sedierung
Diphenhydramin (in fixer Kombination mit Lidocain: Anaesthecomp® N Gel)	je nach Bedarf die betroffenen Hautstelle(n) einreiben	allergisches Hautjucken
Dexchlorpheniramin (POLARONIL®)	3–4 × 1–2 mg/d p. o.	allergische Reaktion der Atemwege oder Haut
Mequitazin (METAPLEXAN®)	2 × 5 mg/d p. o.	allergisch bedingte Symptome
Ketotifen (z. B. Ketof®, ZADITEN® ophtha Augentropfen)	1–2 × 1 mg/d p. o.	Asthmaprophylaxe (i. R. einer Kombinationstherapie) allergische Rhinitis, allergische Reaktion der Haut: wenn nichtsedierende Histamin-H_1-Rezeptoren-Blocker (sowie bei allergischer Rhinitis auch topische Glukokortikoide) nicht indiziert sind
	2 × 1 Tropfen (à 0,25 mg) pro Auge täglich konjunktival	allergische Konjunktivitis

Fortsetzung nächste Seite

Fortsetzung v. S. 405

Histamin-H_1-Rezeptoren-Blocker
Einteilung und Dosierung der als Antiallergika zugelassenen Histamin-H_1-Rezeptoren-Blocker

Wirkstoff (Handelsname)	Dosierung bei Erwachsenen	Indikation
Dimetinden (Fenistil®)	3 × 1–2 mg/d p. o. (Sirup, Tropfen oder überzogene Tablette) 1 × 4 mg/d p. o. vor dem Schlafengehen (Retardkapsel)	allergisch bedingter Pruritus, Urtikaria, allergische Rhinitis, Nahrungs-, Arzneimittelallergie (Retardkapsel)
	bis zu 3-mal täglich auf die betroffenen Hautstelle(n) auftragen (Gel)	allergisches Hautjucken
	1–2 × 4 mg/d i. v.	Akuttherapie bei anaphylaktoider Reaktion, anaphylaktischem Schock (als Adjuvans)
	1 × 4 mg über 2 Minuten i. v.	Allergieprophylaxe vor nicht vermeidbarer Allergenexposition (in Kombination mit Histamin-H_2-Rezeptoren-Blocker i. R. der antiallergischen Prämedikation)
Clemastin (Tavegil®)	2 × 1 mg/d p. o.	idiopathische chronische Urtikaria oder allergische Rhinitis mit bestehender Indikation zur Sedierung
	mehrmals täglich auf die betroffenen Hautstelle(n) auftragen (Gel)	allergisches Hautjucken
	1 × 2 mg über 2 Minuten i. v.	kurzfristige Akuttherapie bei schwerer allergischer Reaktion antiallergische Prämedikation (ggf. in Kombination mit Histamin-H_2-Rezeptoren-Blocker)
Cyproheptadin (Peritol®)	3–4 × 4–8 mg/d p. o.	Urtikaria, allergische Rhinitis, Pollinosis, allergische Hautreaktion
Triprolidin (in fixer Kombination mit Pseudoephedrin: Rhinopront® Kombi)	3 × 1 Tablette (à 2,5 mg Triprolidinhydrochlorid-Monohydrat und 60 mg Pseudoephedrinhydrochloridmg)/d p. o.	allergische Rhinitis
Hydroxyzin (z. B. AH 3®)	37,5–75 mg/d (verteilt auf 2–3 Einzeldosen) präprandial p. o.	Pruritus bei Urtikaria
Tripelennamin (AZARON)	1× täglich auf die betroffenen Hautstelle(n) auftragen	Pruritus (nach Insektenstich, -biss, Kontakt mit Qualle oder Brennessel)
2. Generation		
Azelastin (z. B. Allergodil®)	2 (max.4) × 1 Tropfen (à 0,015 mg) pro Auge täglich konjunktival	allergische Konjunktivitis
	2 × 1 Sprühstoß (à 0,14 mg) pro Nasenloch täglich nasal 2 × 2 mg/d p. o. (überzogene Tablette)	allergische Rhinitis
Mizolastin (z. B. Mizollen®)	1 × 10 mg/d p. o.	allergische Rhinokonjunktivitis, Urtikaria
Cetirizin (z. B. Reactine®)	1 × 10 mg/d p. o.	allergische Rhinitis, Urtikaria, Pollinosis
Levocetirizin (z. B. XUSAL®	1 × 5 mg/d p. o.	allergische Rhinitis, idiopathische chronische Urtikaria
Loratadin (z. B. LISINO®)	1 × 10 mg p. o.	allergische Rhinitis, idiopathische chronische Urtikaria
Desloratadin (AERIUS®)	1 × 5 mg p. o.	allergische Rhinitis, Urtikaria
Ebastin (z. B. Ebastel®)	1 × 10 mg p. o.	Urtikaria
	1 × 10 (max. 20) mg p. o.	allergische Rhinitis, allergische Rhinokonjunktivitis

Histamin-H_1-Rezeptoren-Blocker
Einteilung und Dosierung der als Antiallergika zugelassenen Histamin-H_1-Rezeptoren-Blocker

Wirkstoff (Handelsname)	Dosierung bei Erwachsenen	Indikation
Levocabastin (z. B. Livocab®)	2 (max. 4) × 1 Tropfen (à 0,015 mg) pro Auge täglich konjunktival	allergische Konjunktivitis
	2 (max. 4) × 2 Sprühstöße (à 0,05 mg) pro Nasenloch täglich nasal	allergische Rhinitis
Emedastin (EMADINE®)	2 × 1 Tropfen (0,5 mg/ml) pro betroffenes Auge täglich konjunktival	allergische Konjunktivitis
Epinastin (Relestat)	2 × 1 Tropfen (0,5 mg/ml) pro betroffenes Auge täglich konjunktival	allergische Konjunktivitis
Olopatadin (OPATANOL)	2 × 1 Tropfen (1 mg/ml) pro betroffenes Auge täglich (im Abstand von 8 Stunden) konjunktival	allergische Konjunktivitis
Bamipin (Soventol® Gel)	mehrmals täglich auf die betroffenen Hautstelle(n) auftragen	Pruritus nach Insektenstich
Rupatadin (Rupafin)	1 × 10 mg p. o.	allergische Rhinitis, idiopathische chronische Urtikaria
Fexofenadin (Telfast®)	1 × 120 mg präprandial p. o.	allergische Rhinitis
	1 × 180 mg präprandial p. o.	idiopathische chronische Urtikaria
Terfenadin (Terfenadin AL)	1 × 60 mg p. o. max. 120 mg/d p. o.	allergische Rhinitis, allergische Konjunktivitis, allergische Hautreaktion

UAW: v. a. bei systemischer Anwendung; **1.** häufig Müdigkeit (v. a. durch Histamin-H_1-Rezeptoren-Blocker der 1. Generation) **2.** durch anticholinerge Wirkung u. a. Mundtrockenheit, Miktionsstörung; **3.** (u. U. lebensbedrohliche) proarrhythmische Wirkung durch Verlängerung der QTc-Zeit durch Histamin-H_1-Rezeptoren-Blocker der 1. Generation und bestimmte der 2. Generation (z. B. Terfenadin, Ebastin); erhöhtes Risiko bei Leberfunktionsstörung, Herzerkrankung, Kombination des QTc-Zeit-verlängernden Histamin-H_1-Rezeptoren-Blockers mit einem Arzneimittel, das ebenfalls durch Zytochrom-P-450-Isoenzym 3A4 metabolisiert wird bzw. QTc-Zeit-verlängernd wirkt (z. B. Erythromycin oder Ketoconazol); **4.** in Einzelfällen Überempfindlichkeitsreaktion.

Dosierung: s. Tab.

Hinweis: Substanzen mit hoher Lipophilie sind wegen der ZNS-Gängigkeit zur systemischen antiallergischen Therapie zu vermeiden.

Autorin: A. Wilck.

Histamin-H_2-Rezeptoren-Blocker: syn. H_2-Antihistaminika; dem Histamin strukturell ähnliche kompetitive Antagonisten von Histamin am Histamin-H_2-Rezeptor der Belegzelle der Magenschleimhaut; **Wirkung:** Hemmung der durch Histamin induzierten Säuresekretion des Magens aufgrund einer kompetitiven Blockade am Histamin-H_2-Rezeptor; **Vertreter:** **1.** Cimetidin (z. B. Cime-HEXAL®); **2.** Ranitidin (z. B. Zantic®); **3.** Famotidin (z. B. PEPDUL®). **Pharmakokinetik:** schnelle und vollständige Resorption, Bioverfügbarkeit zwischen 45 % (Famotidin) und bis zu 80 % (Ranitidin), bedingt durch First-pass-Metabolismus. HWZ 2–3 Stunden. Obwohl ein hepatischer Metabolismus bekannt ist, werden große Mengen der aufgenommenen Substanz unverändert renal eliminiert.

Indikation: **1.** Therapie und Rezidivprophylaxe eines gastroduodenalen Ulkus*; **2.** Stressulkusprophylaxe (initial i. v.); **3.** Refluxösophagitis bei gastroösophagealer Refluxkrankheit*; **4.** Zollinger-Ellison-Syndrom (hochdosiert).

Kontraindikation: strenge Indikationsstellung bei Kindern und Jugendlichen im Wachstumsalter sowie in der Schwangerschaft und Stillzeit.

UAW: im Allg. selten: **1.** ZNS: Unruhezustände, Konzentrationsstörungen, Kopfschmerz; **2.** Leber: vorübergehende Transaminasenerhöhung, selten auch cholestatische Reaktionen; **3.** Niere: Plasmakreatininanstieg; **4.** Blut und blutbildende Organe: Neutropenie, Thrombopenie, selten Agranulozytose; **5.** Endokrine Störungen: Cimetidin hat antiandrogene Wirkung, dadurch reversible Gynäkomastie des Mannes; **6.** Überempfindlichkeitsreaktionen: Urtikaria, Quincke-Ödem, selten Anaphylaxie; **7.** i. v. Gabe: Bradykardie, Arrhythmie, Blutdruckabfall möglich; **8.** Infusion hoher Dosen i. R. der Stressulkustherapie begünstigt bakterielle Besiedlung des Magens, dadurch vermehrtes Auftreten von Nitriten und Nitrosaminen im Magensaft.

Wechselwirkungen: durch Hemmung der Cytochrom-P-450-abhängigen Reaktionen v. a. durch Cimetidin Wirkungsverstärkung von Carbamazepin, Phenytoin, Lidocain, Theophyllin*, sowie Benzodiazepinderivaten (s. Tranquilizer) und ver-

Histamin-H_2-Rezeptoren-Blocker Dosierung	
Wirkstoff (Handelsname)	Tagesdosis (mg)
Cimetidin (z. B. CimeHEXAL®)	800
Ranitidin (z. B. Zantic®)	300
Famotidin (z. B. PEPDUL®)	40

stärkte anticholinerge UAW tricyclischer Antidepressiva*.

Dosierung: s. Tab.

Autoren: M. Krüger, R. Preiß.

Histoplasmose: s. Lungenmykosen.

HIT: s. Heparin.

HITT: s. Lebermetastasen.

Hitzeschäden: Bez. für Krankheitsbilder mit akuter Beeinträchtigung der Vitalfunktionen durch gestörte Wärmeregulation des Körpers bei starker Einwirkung von Hitze; **Formen: 1. Sonnenstich:** zentralnervöse Störung durch direkte Hitze- bzw. Sonneneinwirkung auf den meist ungeschützten Kopf; meningeale Reizung bis zu seröser Meningitis und Hirnödem; Frühsymptome sind Kopf- und Nackenschmerzen, Übelkeit und Erbrechen bei hochroter, heißer Kopfhaut; später Meningismus, Bewusstseinsstörung und zerebrale Krampfanfälle. Betroffen sind v. a. Kinder und Menschen mit geringer oder fehlender Kopfbehaarung. **2. Hitzeerschöpfung:** durch Transpiration verursachte massive Flüssigkeits- und Elektrolytverluste aus dem Extrazellularraum (Hypovolämie); bei ungenügender Flüssigkeitssubstitution kommt es v. a. zur Kreislaufinsuffizienz mit Schocksymptomatik; außerdem Allgemeinsymptome (Abgeschlagenheit, Kopfschmerz, Übelkeit, Schwindel, Verwirrtheit und Bewusstseinsstörungen); Körpertemperatur häufig normal oder nur leicht erhöht. **3. Hitzekrämpfe:** schmerzhafte Muskelkrämpfe und Zuckungen aufgrund starker Elektolyt- und Wasserverluste; Hitzeerschöpfung und Hitzekrämpfe können auch gemeinsam auftreten. **4. Hitzschlag:** schwerste Form der Hitzeschäden durch Behinderung der Wärmeabgabe (z. B. durch Bekleidung) in heißer Umgebung v. a. bei körperlicher Anstrengung; initial Dysregulation mit zentraler Vasokonstriktion und peripherer Vasodilatation, Versagen der Schweißproduktion mit Hyperthermie >40 °C (trockene, rote, heiße Haut); später generalisierte Vasodilatation (graue, zyanotische Haut) und Störung der Vitalfunktionen mit Bewusstseinsstörungen bis zum Koma, Krampfanfälle, Hyperreflexie, Tachypnoe, Hypoxie und Schock*.

Behandlungsindikation: Jeder Hitzeschaden bedarf einer Therapie und Überwachung. Bei leichten Formen von Sonnenstich, Hitzeerschöpfung

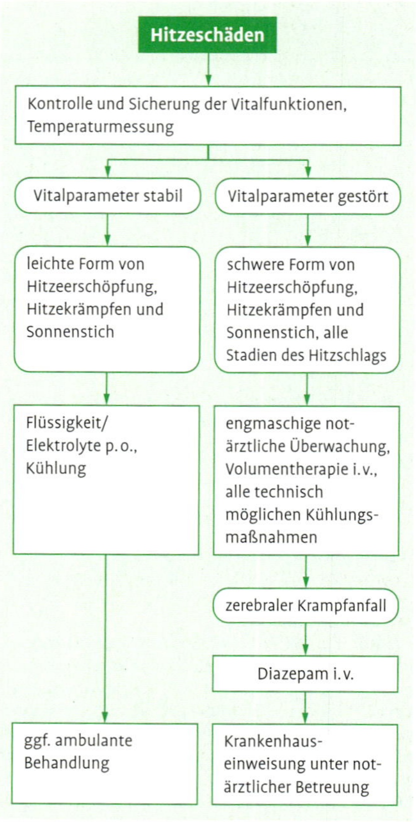

Hitzeschäden: therapeutischer Stufenplan

und Hitzekrämpfen kann ggf. bei Betreuung durch den Hausarzt eine ambulante Behandlung erwogen werden. Ein verwirrter oder nicht völlig bewusstseinsklarer Patient bedarf der engmaschigen Überwachung und stationären Einweisung unter ärztlicher Begleitung. Hitzschlag ist potentiell lebensbedrohlich und bedarf sofortiger notärztlicher Diagnostik, Therapie und Begleitung in eine Intensivüberwachungseinheit.

Pharmakotherapie: 1. Substitution des Wasser- und Elektrolytverlusts durch kristalline Infusionslösungen, z. B. Ringer-Lösung, 1 l in der 1. Stunde, bei jedem Patienten mit deutlichen Krankheitssymptomen oder Einschränkung der Bewusstseinslage; **2.** ggf. Benzodiazepinderivate (beeinträchtigt neurologische Beurteilbarkeit): **a)** zur Sedierung: z. B. Diazepam (z. B. Valium®) i. v., titriert nach Wirkung; **b)** bei zerebralem Krampfanfall: z. B. Diazepam (z. B. Valium®), 10–40 mg i. v. im Erwachsenenalter; **3.** Hitzschlag und evtl. Hitzeerschöpfung: Sauerstoffgabe* per inhalationem bzw. unter Beatmung*.

Sonstige Maßnahmen: 1. Kontrolle und Überwachung der Vitalfunktionen; wenn möglich (rektale) Temperaturmessung; 2. Lagerung bei Sonnenstich oder Hitzschlag: Oberkörper hochlagern, stabile Seitenlagerung bei Bewusstlosigkeit*; 3. Hyperthermie: Kühlung durch Konvektion (Kleidung entfernen, Patienten in kühle, schattige Umgebung bringen, Luftbewegung herstellen, z. B. durch einen Ventilator) und Verdunstung (feuchte Umschläge, v. a. auch lokal am Kopf beim Sonnenstich); 4. uneingeschränkte Bewusstseinslage: orale Flüssigkeits- und Salzsubstitution; 5. Bei persistierender Bewusstseinsstörung bzw. Ateminsuffizienz ist die endotracheale Intubation (s. Atemwegsicherung) und Beatmung* anzustreben und eine großzügige i. v. Volumentherapie durchzuführen.

Therapeutischer Stufenplan: s. Abb.

Eigenbehandlung: Bei einer leichten Form der Hitzeerschöpfung kann i. R. einer ambulanten Behandlung durch den Hausarzt der Patient durch Kühlung und oralen Wasser- und Salzersatz die Wärmeregulationsstörung selbst behandeln.

Hinweis: 1. Psychiatrische Krankheitssymptome können die Ursache verschleiern. 2. Die orale Flüssigkeitszufuhr ist bei verwirrtem oder nicht völlig bewusstseinsklarem Patienten obsolet wegen Aspirationsgefahr.

Autoren: J. Linzer, H. Moecke, S. Oppermann.

Hitzewallungen: s. Syndrom, klimakterisches.

HIV-Erkrankung, neurologische: Bez. für neurologische Symptome, ausgelöst durch eine Infektion des zentralen bzw. peripheren Nervensystems mit Human immunodeficiency virus (Abk. HIV) oder opportunistischen Erregern (Toxoplasma gondii, Mycobacterium tuberculosis, Treponema pallidum, JC-Virus, Herpesviridae u. a.) im Krankenheitsstadium AIDS bzw. durch einen intrazerebralen malignen Tumor (primäres ZNS-Lymphom, Non-Hodgkin-Lymphom, Kaposi-Sarkom); **Klinik:** Kopfschmerz, Konzentrations- und Gedächtnisstörungen, fokal-neurologische Ausfälle, Apraxie, Aphasie, Dysarthrie, Ataxie, epileptische Anfälle und Hirndruckzeichen mit Bewusstseinsstörungen; im Rahmen der Infektion des peripheren Nervensystems oder einer Polyneuritis (s. Neuritis) treten sensible Reizsymptome wie Kribbelparästhesien, Hyperalgesie, dumpfe oder stechende Schmerzen und Ausfallsymptome (Hypästhesie, Hypalgesie oder periphere Paresen) auf. Zeichen einer Myopathie sind Muskelschmerzen und -schwäche.

Behandlungsindikation: 1. bei Verdacht mit ausreichender klinischer Sicherheit auf opportunistische Infektion des zentralen Nervensystems sofortige Therapie auch ohne positive Serologie; 2. bei bösartigen Erkrankungen sofort nach Diagnosestellung; 3. die HIV-Enzephalopathie sollte ebenfalls schon bei Verdacht therapiert werden; 4. periphere Neuropathien bei Beschwerden.

HIV-Erkrankung, neurologische Tab. 1
Pharmakotherapie HIV-assoziierter neurologischer Erkrankungen

Erkrankung	Therapie
HIV-Enzephalopathie	hochaktive antiretrovirale Therapie unter Einschluss von Zidovudin (AZT), Stavudin, Didanosin, Zalcitabin oder Nevirapin
vakuoläre Myelopathie	symptomatisch (Spastik): Baclofen (z. B. Lioresal®), 3 × 5–20 mg/d p. o.
distale, symmetrische, sensomotorische Polyneuropathie	symptomatisch: Gabapentin (z. B. Neurontin®), 3 × 300–1200 mg/d p. o. (langsam aufdosieren) Pregabalin (Lyrica®), 3 × 75–150 mg p. o.
akute oder chronische inflammatorische demyelinisierende Polyneuropathie	keine kontrollierten Studien Möglichkeiten der Therapie: Plasmapherese Immunglobuline, z. B. Sandoglobin®, 5 × 6 g/d i. v. über 5 Tage Glukokortikoide, z. B. Prednison (z. B. Decortin®), 100 mg/d p. o. über 5 Tage
Myopathie	Zidovudin absetzen Prednison, 20–40 mg/d p. o. bis zur Besserung

Pharmakotherapie: 1. Hauptstandbein der Therapie ist die hochaktive antiretrovirale Therapie (Kombination aus meist 2 Reverse-Transkriptase-Hemmern und einem Protease-Inhibitor): s. HIV-Infektion; 2. bei der Therapie direkt durch HIV verursachter neurologischer Erkrankungen stehen die Reverse-Transkriptase-Hemmstoffe im Vordergrund; sie weisen die höchste Liquorgängigkeit auf (s. Tab. 1); 3. opportunistische Infektionen: s. Tab. 2; die Therapie unterscheidet sich nicht wesentlich von der Therapie einer Meningitis* oder Enzephalitis* immunkompetenter Patienten; die frühzeitige und exakte Diagnosestellung ist jedoch entscheidend.

Operative Therapie: 1. sprechen fokale Läsionen auf eine antibiotische Therapie innerhalb 3 Wochen nicht an, sollte eine stereotaktische Hirnbiopsie zur Diagnosesicherung vorgenommen werden; 2. bei Ventrikelerweiterung und Entwicklung eines Verschlusshydrozephalus evtl. Anlage eines Shunts zur Liquorableitung; 3. Entfernung bakterieller abgekapselter Hirnabszesse.

HIV-Erkrankung, neurologische Tab. 2
Pharmakotherapie opportunistischer Infektionen

Erkrankung	Wirkstoff (Handelsname)	Dosierung		
Toxoplasmose-Enzephalitis	Pyrimethamin (Daraprim®)		100	mg/d p. o. für 3 Tage
		2×	25	mg/d p. o. anschließend
	+ Sulfadiazin (Adiazine®)		4 – 8	g/d p. o.
	+ Folinsäure (Leucovorin®)		15	mg/d p. o.
	oder			
	Pyrimethamin		100	mg/d p. o. für 3 Tage
		2×	25	mg/d p. o. anschließend
	+ Clindamycin (Sobelin®)	4×	300 –600	mg/d p. o. für 6 Wochen
	Erhaltungstherapie:			
	Pyrimethamin		25 – 50	mg/d p. o.
	+ Sulfadiazin	4×	0,5	g/d p. o.
	+ Folinsäure		7,5	mg/d p. o.
	oder			
	Pyrimethamin		25 – 50	mg/d p. o.
	+ Clindamycin	4×	600	mg/d p. o.
	+ Folinsäure		7,5	mg/d p. o.
Kryptokokken-Meningitis	Amphotericin B (AmBisone®)		0,4– 1,0	mg/kg KG/d i. v.
	+ Flucytosin (Ancotil®)		150	mg/kg KG/d p. o. in 4 Gaben für 6 Wochen
	Erhaltungstherapie:			
	Fluconazol (Diflucan®)		200	mg/d p. o.
	oder			
	Amphotericin B		100	mg pro Woche i. v.
Zytomegalie-Virus-Enzephalitis und Polyradikulopathie	Ganciclovir (Cymeven®)		10	mg/kg KG/d i. v.
	oder			
	Foscarnet (Foscavir®)	3×	60	mg/kg KG/d i. v.
	oder			
	Cidofovir (Vistide®)		5	mg/kg KG 1-mal wöchentlich i. v.
	+ Probenecid (Benemid®)		2	g i. v. 3 Stunden vor Cidifovir-Gabe und
			1	g i. v. jeweils 2 und 8 Stunden nach Cidofovir-Gabe
	+ NaCl-Lösung		1	l unmittelbar vor Gabe von Cidofovir
	Erhaltungstherapie:			
	Ganciclovir		5	mg/kg KG 5 Tage wöchentlich i. v.
	oder			
	Foscarnet		120	mg/kg KG/d i. v.
Herpes-simplex- oder Herpes-zoster-Infektionen	Aciclovir (Zovirax®)		15 – 30	mg/kg KG/d i. v. für 10 Tage
	bei aciclovir-resistenten Stämmen:			
	Vidarabin		15	mg/kg KG/d i. v.
	oder			
	Foscarnet	3×	60	mg/kg KG/d i. v.
	oder			
	Cidofovir		5	mg/kg KG 1-mal wöchentlich i. v.
	bei Herpes-simplex-Virusinfektionen HSV Typ I (nicht bei Typ II):			
	Brivudin (Zostex®)	4×	125	mg/d p. o.
	bei Herpes zoster:			
	Famciclovir (Famvir®)	3×	250	mg/d p. o.

HIV-Erkrankung, neurologische Tab. 2
Pharmakotherapie opportunistischer Infektionen

Erkrankung	Wirkstoff (Handelsname)	Dosierung		
Neurosyphilis	Penicillin G (Penicillin „Grünenthal"®)		24– 48	mU/d i. v. für 14–21 Tage
tuberkulöse Meningitisinfektion durch atypische Mykobakterien	Clarithromycin (Mavid®)	2–4×	500	mg/d p. o.
	+ Ethambutol (Myambutol®)	3×	400	mg/d p. o.
	wenn darunter keine Besserung:			
	Clarithromycin	4×	500	mg/d p. o.
	+ Ethambutol	3×	400	mg/d p. o.
	+ Rifabutin (Mycobutin®)	1×	300	mg/d p. o.
	wenn darunter keine Besserung:			
	Amikacin (Biklin®)		15	mg/kg KG/d p. o.
	+ Ofloxacin (Tarivid®)	3×	200	mg/d p. o.
	+ Ethambutol	1×	1200	mg/d p. o.
	+ Clarithromycin	1×	1200	mg/d p. o.
	Erhaltungstherapie:			
	Clarithromycin	2×	500	mg/d p. o.
	+ Ethambutol	3×	400	mg/d p. o.

Strahlentherapie: 1. Ganzhirnbestrahlung mit einer Dosis von 40 Gy innerhalb 3 Wochen bei primärem ZNS-Lymphom; zusätzlich Dexamethason (z. B. Fortecortin®), 4–24 mg/d p. o.; Erhaltungstherapie 4–12 mg/d; 2. bei neurologischer Manifestation eines systemischen Non*-Hodgkin-Lymphoms kraniospinale Strahlentherapie und intrathekale Chemotherapie in Abstimmung mit der systemischen Behandlung.

Sonstige Maßnahmen: 1. intensivmedizinische Überwachung bei zunehmender Bewusstseinstrübung oder schlechtem Allgemeinzustand; 2. vor Beginn einer geplanten virostatischen Therapie gegen HIV sollte ein Neurologe zur Untersuchung auf Zeichen einer Polyneuropathie hinzugezogen werden; bei zunehmenden polyneuropathischen Beschwerden ist von der Gabe neurotoxischer Arzneimittel (Zalcitabin, Didanosin, Stavudin, Isoniazid, Lamivudin) abzusehen; 3. Verordnung von Gehhilfen, Rollstühlen, Orthesen zur Gelenkstabilisierung sowie häuslicher Krankenpflege oder Unterbringung in Pflegeheimen/Hospizen bei progredienter Pflegebedürftigkeit oder Demenz*; 4. ambulante Physiotherapie bei Residuen zentraler oder peripherer Lähmungen, Logopädie bei dysarthrischen oder aphasischen Störungen; 5. Meldepflicht für alle viralen Enzephalitiden; für Toxoplasmose im Fall von Erkrankung und Tod, für Tuberkulose im Verdachts-, Krankheits- und Todesfall.

Arbeitsunfähigkeit: 1. Bei progredienter Demenz ist ein Rentenverfahren einzuleiten. 2. Bei anderen neurologischen Manifestationen kommt es meist zu einer guten Rückbildung mit variablen Residualzuständen, die zu einer Minderung der Erwerbsfähigkeit führen können.

Hinweis: 1. Keine Verschleppung der Diagnostik bzw. verspätete Einleitung der spezifischen Therapie. Eine frühzeitige Diagnose ist entscheidend für die Prognose. 2. Die Behandlung von ZNS-Lymphomen und Enzephalitiden sollte speziellen Zentren vorbehalten bleiben. 3. Cave: Fehleinschätzung als psychiatrische oder psychosomatische Erkrankung. 4. Obsolet ist der Versuch, opportunistische Infektionen mit alternativen Heilverfahren zu therapieren, oder das Absetzen einer lebenslangen Erhaltungstherapie.

Neuentwicklung: 1. Steuerung der Therapie anhand der Viruslast und weniger anhand der Zahl CD4-positiver Zellen; 2. adjuvante Therapie der HIV-assoziierten Demenz mit Selegilin zeigte in einer Phase-II-Studie einen fraglichen positiven Effekt auf die kognitive Leistungsfähigkeit; 3. neue Substanzklasse zur Behandlung der HIV-Infektion: Fusions-Inhibitoren, z. B. Enfuvirtid (z. B. Fuzeon).

Selbsthilfe: 1. Deutsche AIDS-Hilfe e. V., Wilhelmstr. 138, 10963 Berlin, Tel. 030 6900870, Fax 030 69008742; E-Mail: dah@aidshilfe.de, Homepage: http://www.aidshilfe.de; 2. Elterninitiative HIV-betroffener Kinder e. V., Poststr. 16, 41334 Nettetal-Kaldenkirchen, Tel. 02157 811222, Fax 02157 811230; E-Mail: info@ehk-kids.de, Homepage: http://www.ehk-kids.de.

Literatur: 1. Sporer, B.; Maschke, M.: HIV-Infektionen und AIDS: Neurologische Komplikationen. In: Brandt, T.; Dichgans, J.; Diener, H. C. (Hrsg.): Therapie und Verlauf neurologischer Er-

H

krankungen. 5. Aufl. Stuttgart: Kohlhammer, 2007; **2.** DNAA. Aktuelle Diagnostik und Therapie opportunistischer Hirnerkrankungen bei AIDS. DMW 127: 1479–1485 (2002); **3.** Maschke, M.: HIV-assoziierte neurologische Erkrankungen. Akt Neurol 26: 349–359 (1999).

Autoren: M. Maschke, O. Kastrup, H. C. Diener.

HIV-Infektion: Infektion mit den Retroviren HIV-1 (Abk. für engl. human immune deficiency virus) oder seltener HIV-2, mit im Krankheitsverlauf charakteristischer Abnahme der T-Helferzellen (CD4) und dadurch Schwächung der zellulären Immunabwehr; **Verlauf:** Bei >90 % der Infizierten kommt es 1–3 Wochen nach Infektion zum akuten HIV-Infektionssyndrom (akutes retrovirales Syndrom), einer der Mononukleose ähnlichen Erkrankung mit einer Kombination aus folgenden Symptomen: Fieber, Hautausschlag, Lymphknotenschwellung, Muskelschmerzen, Diarrhö, Kopfschmerz, orale oder genitale Aphthen. Endstadium der Infektion ist AIDS (Abk. für engl. acquired immune deficiency syndrome) mit gehäuftem Auftreten von opportunistischen Infektionen und spezifischen Malignomen (z. B. Lymphome, Kaposi-Sarkom). Häufige Krankheitsbilder im Rahmen von AIDS sind Pneumonien, Durchfall- und Hauterkrankungen, oft von Mikroben verursacht, die in anderen Bereichen der Inneren Medizin selten sind. Die Rate von Infektionen mit „typischen" Diarrhö- oder Pneumonie-Erregern ist bei AIDS ebenfalls erhöht. Vom Zeitpunkt der Infektion bis zur Entwicklung des Vollbildes AIDS vergehen unbehandelt durchschnittlich 10 Jahre. Der Verlauf der Infektion weist große interindividuelle Unterschiede auf: 5 % der Betroffenen erreichen AIDS innerhalb von 2 Jahren nach Infektionszeitpunkt, weitere 5 % haben einen asymptomatischen Verlauf ohne oder mit nur geringem Verlust von T-Helferzellen. **Epidemiologie:** Weltweit ist AIDS eine der häufigsten infektionsbedingten Todesursachen. Die Epidemiologie in Westeuropa und Amerika hat sich durch die seit 1996 revolutionierte antiretrovirale Therapie (Abk. ART) verändert: Die HIV-Infektion ist eine chronisch behandelbare Krankheit geworden und die Zahl der jährlichen AIDS-Neudiagnosen hat seit 1996 deutlich abgenommen. Aufgrund einer verringerten Nutzung von Präventivmaßnahmen in der Bevölkerung nimmt die Zahl von HIV-Neuinfektionen in den letzten Jahren wieder zu. **Diagnose:** mit Zustimmung des Patienten HIV-Antikörpernachweis mit ELISA oder EIA; der Westernblot wird als Bestätigungstest bei positivem ELISA/EIA routinemäßig durchgeführt; bei Verdacht auf akute HIV-Krankheit: HIV-Viruslast (Abk. VL); **Klassifikation:** seit 1993 gültige Klassifikation des Center of Disease Control (Abk. CDC) in 3 klinische Stadien A, B und C sowie 3 CD4-Zellzahlbereiche 1–3; alle C-Stadien werden als AIDS bezeichnet (s. Tab. 1).

HIV-Infektion Tab. 1
Klassifikation

Laborkategorie: CD4-Zellen/µl		klinische Kategorie A	B	C
1:	≥ 500	A1	B1	C1
2:	200 – 499	A2	B2	C2
3:	≤ 200	A3	B3	C3

A: asymptomatisch; B: Symptome, kein AIDS;
C: Symptome, AIDS

Behandlungsindikation: Neben der Behandlung der opportunistischen Infektionen und Tumoren steht die ART im Vordergrund, die zur vollständigen Regeneration des Immunsystems führen kann. Zunehmend wichtiger wird die Behandlung der langfristigen UAW der ART, z. B. Hyperlipidämie, Lipodystrophie, Lipoatrophie, Arteriosklerose, periphere Neuropathie und Diabetes mellitus. Der Nutzen einer Behandlung des akuten HIV-Infektionssyndroms wird zurzeit kontrovers diskutiert, sie sollte aber angeboten werden. **Indikation** für **ART:** Richtlinien basieren auf T-Helferzellzahl, Symptomatik und VL. Die Behandlungsrichtlinien für die HIV-Infektion haben sich in den letzten Jahren mehrfach verändert; zudem gibt es Unterschiede zwischen den Richtlinien der WHO, der USA und der verschiedenen europäischen Länder. Einigkeit besteht für die Behandlung jedes symptomatischen Patienten, sowie für asymptomatische Patienten mit T-Helferzellzahl <350/µl. Für asymptomatische Patienten mit T-Helferzellzahl >350/µl divergieren die Richtlinien, die Indikation ist abhängig von der Höhe der T-Helferzellzahl, der Höhe der VL und anderen Faktoren wie Hepatitis C-Koinfektion; zurzeit wird die Therapie asymptomatischer Patienten mit T-Helferzellzahlen über 500/µl von den meisten Experten nicht empfohlen (s. Tab. 2). **Indikation** für pharmakologische **Prophylaxe:** Pneumocystis-Pneumonie bei T-Helferzellzahl <200/µl und Toxoplasmose bei T-Helferzellzahl <100/µl.

Pharmakotherapie: **I.** ART: **Grundsätze:** **1.** ART immer als Kombinationstherapie aus 3 oder 4 verschiedenen Arzneimitteln aus mehreren Arzneimittelklassen; **2.** bei Therapiebeginn Patientenaufklärung über chronischen Charakter der Pharmakotherapie; Arzneimittelpausen sollten vermieden werden; **3.** hohe Compliance ist Basis einer erfolgreichen ART; geringe Compliance ist Hauptgrund für Resistenzentwicklung von HIV und somit einer der wesentlichsten Faktoren für Therapieversagen; **4.** alle 3 Monate Therapieerfolg durch VL-Bestimmung kontrollieren; Ziel einer neuen ART ist Verminderung der VL um mind. eine Lg_{10}-Stufe innerhalb von 4 Wochen; **5.** Umstellung der ART bei verifiziertem Anstieg der VL um >0,5 Lg_{10}-Stufen oder wenn T-Helferzellzahl trotz ART kontinuierlich sinkt; **6.** Umstellung erfolgt immer mit Austausch von mindestens 2 Substan-

HIV-Infektion Tab. 2
Therapieindikationen und -empfehlungen
(nach Deutsch-Österreichischen Therapierichtlinien, Stand September 2008)

Klinik	CD4-Zellen (/µl Blut)	Therapieempfehlung
HIV-assoziierte Symptome und Erkrankungen, AIDS (CDC B oder C)	unabhängig von den Laborwerten	eindeutige Empfehlung
akutes retrovirales Syndrom	unabhängig von den Laborwerten	im Allgemeinen empfohlen
asymptomatische Patienten (CDC A)	<350	empfohlen
	350 - 500	vertretbar
	>500	im Allgemeinen abzuraten

HIV-Infektion Tab. 3
Initiale Therapieregime (Kurzfassung nach Deutsch-Österreichischen Therapierichtlinien, Stand September 2008)

NRTI	+ Protease-Inhibitor oder NNRTI oder dritter NRTI
Tenofovir + Emtricitabin **oder** Abacavir + Lamivudin	Atazanavir + Ritonavir **oder** Fosamprenavir + Ritonavir **oder** Lopinavir + Ritonavir **oder** Saquinavir + Ritonavir **oder** Efavirenz **oder** Nevirapin

zen der ART; **7.** Überwachung von UAW der Arzneimittel ist wichtig, insbes. für Stoffwechselerkrankungen und Neuropathie; **8.** Einstellung und insbes. Umstellung der ART nur durch einen mit HIV-Infektion erfahrenen Arzt; mögliche Therapieregime: s. Tab. 3. **Substanzgruppen:** s. Tab. 4; zugelassene Substanzgruppen: **1.** nukleosidische/nukleotidische Reverse-Transkriptase-Inhibitoren (Abk. NRTI); **2.** nichtnukleosidische Reverse-Transkriptase-Inhibitoren (Abk. NNRTI); **3.** Protease-Inhibitoren (Abk. PI); **4.** Entry-Inhibitoren; **5.** Integrase-Inhibitoren; **Komplikation:** Entwicklung von Resistenzmutationen; allgemeine UAW: gastrointestinale Beschwerden, periphere Polyneuropathie, allergische Reaktionen, Lipodystrophie- und Lipoatrophiesyndrom, Hyperlipidämie, Diabetes mellitus, Arteriosklerose. **II.** Empfehlungen bei Infektionen und Tumoren: **1.** atypische Mykobakteriose; generalisierte Infektionskrankheit durch Mykobakterien, meist Mycobacterium-avium-Komplex (chronisch, progressiv verlaufende Erkrankung mit Fieber, Nachtschweiß, Gewichtsverlust, Diarrhö, die unbehandelt zum Tod führt): Kombination von Rifabutin (z. B. Mycobutin®), 300 mg/d, plus Clarithromycin (z. B. Klacid®, Mavid®), 2 × 500 mg/d p. o., und Ethambutol (z. B. Myambutol®), 1 × 15 mg/kg KG/d p. o. (Ethambutoldosis über max. 3 Monate); statt Clarithromycin evtl. Azithromycin (z. B. Zithromax®); dem Therapieregime kann Ciprofloxacin (z. B. Ciprobay®), 2 × 750 mg/d p. o., hinzugefügt werden; Wechselwirkung mit ART möglich; als Prophylaxe bei T-Helferzellzahl <50/µl möglich; nach akuter Behandlung ist eine Suppressionstherapie mit Clarithromycin oder Azithromycin und Ethambutol in verringerter Dosierung (15 mg/kg KG/d) notwendig bis zur Immunrekonstitution unter ART. **2.** Oropharyngeale oder ösophageale Candidose* (kann den gesamten Magen-Darm-Trakt befallen; ösophageale Läsionen verursachen meist Schluckbeschwerden oder Brustschmerzen): Fluconazol (z. B. Diflucan®), 1 × 100 mg p. o. für 7 Tage (max.

HIV-Infektion Tab. 4
Antiretrovirale Therapie

Wirkstoff (Handelsname)	UAW	Dosierung			
nukleosidische/nukleotidische Reverse-Transkriptase-Inhibitoren	häufig hepatische Steatose, selten Laktatazidose, Lipodystrophiesyndrom				
Abacavir (Ziagen®)	Hypersensitivitätssyndrom	Abacavir	2×	300	mg p. o.
Didanosin (Videx®)	Pankreatitis, Neuropathie, Lipoatrophie	Didanosin			
		<60 kg KG	1×	250	mg p. o.
		>60 kg KG	1×	400	mg p. o.
Emtricitabin (Emtriva®)	Kopfschmerzen, Anämie	Emtricitabin	1×	200	mg p. o.
Lamivudin (Epivir®)	Kopfschmerzen	Lamivudin	1×	300	mg p. o.
			oder		
			2×	150	mg p. o.
Stavudin (Zerit®)	Neuropathie, Lipoatrophie, Pankreatitis	Stavudin			
		<60 kg KG	2×	30	mg p. o.
		>60 kg KG	2×	40	mg p. o.
Zidovudin (Retrovir®)	Neutropenie, Anämie, Myopathie, Lipoatrophie	Zidovudin	2×	250	mg p. o.
Tenofovir (Viread®)	gastrointestinale Beschwerden, Osteopenie, Nierenversagen	Tenofovir	1×	300	mg p. o.
Kombinationspräparate					
Lamivudin + Zidovudin (Combivir®)		Lamivudin	2×	150	mg p. o.
		+ Zidovudin	2×	300	mg p. o.
Lamivudin + Zidovudin + Abacavir (Trizivir®)		Lamivudin	2×	150	mg p. o.
		+ Zidovudin	2×	300	mg p. o.
		+ Abacavir	2×	300	mg p. o.
Lamivudin + Abacavir (Kivexa®)		Lamivudin	1×	300	mg p. o.
		+ Abacavir	1×	600	mg p. o.
Emtricitabin + Tenofovir (Truvada®)		Emtricitabin	1×	200	mg p. o.
		+ Tenofovir	1×	300	mg p. o.
Protease-Inhibitoren	Glukoseintoleranz, Fettstoffwechselstörungen, Lipodystrophiesyndrom, gastrointestinale Beschwerden				
Fosamprenavir (Telzir®, Lexiva®)	Diarrhö	Fosamprenavir	2×	1400	mg p. o.
		oder			
		Fosamprenavir	2×	1400	mg p. o.
		+ Ritonavir	1×	200	mg p. o.
Atazanavir (Reyataz®)	Hyperbilirubinämie, Diarrhö, Kopfschmerzen	Atazanavir	1×	400	mg p. o.
		oder			
		Atazanavir	1×	300	mg p. o.
		+ Ritonavir	1×	100	mg p. o.
Indinavir (Crixivan®)	Nephrolithiasis, Haut- und Nagelreaktionen	Indinavir	3×	800	mg p. o.
		oder			
		Indinavir	2×	400	mg p. o.
		+ Ritonavir	2×	100	mg p. o.
Lopinavir + Ritonavir (Kaletra®)	Fettstoffwechselstörungen,Übelkeit, Diarrhö	Lopinavir	2×	400	mg p. o.
		+ Ritonavir	2×	100	mg p. o.

HIV-Infektion Antiretrovirale Therapie		Tab. 4
Wirkstoff (Handelsname)	UAW	Dosierung
Nelfinavir (Viracept®)	Diarrhö, Übelkeit	Nelfinavir 2× 1250 mg p. o.
Saquinavir (Invirase®)	Diarrhö, Übelkeit	Saquinavir 2× 1000 mg p. o. + Ritonavir 2× 100 mg p. o.
nicht-nukleosidische Reverse-Transkriptase-Inhibitoren	Unverträglichkeitsreaktionen, Wechselwirkungen mit Proteinase-Inhibitoren	
Efavirenz (Sustiva®, Stocrin®)	psychotrope UAW, Arzneimittelexanthem	Efavirenz 1× 600 mg p. o.
Nevirapin (Viramune®)	Arzneimittelexanthem, Hepatotoxizität	Nevirapin 2× 200 mg p. o.
Integrase-Inhibitoren		
Raltegravir (Isentress®)	Kopfschmerz	Raltegravir 2× 400 mg p. o.

Tagesdosis 800 mg); alternativ Itraconazolsaft (z. B. Sempera®) bzw. bei nachgewiesener Therapieresistenz Voriconazole; **3.** zerebrale Toxoplasmose: s. HIV-Erkrankung, neurologische; **4.** CMV-Infektion: s. Zytomegalie; **5.** Herpes* simplex: Aciclovir (z. B. Zovirax®), 5 × 400 mg/d p. o. oder 3 × 5–10 mg/kg KG/d i. v.; alternativ Brivudin (Zostex®), 4 × 125 mg/d; bei Resistenz Foscarnet (z. B. Foscavir®), 3 × 60 mg/kg KG/d über 2 Stunden i. v., danach 500–1000 ml NaCl 0,9 %, Therapiedauer 10–14 Tage; Rezidivprophylaxe nach schwerem Verlauf mit Aciclovir (z. B. Zovirax®), 2–3 × 200 mg/d p. o.; **6.** Kaposi-Sarkom: **a)** Im Verlauf einer ART kommt es häufig zu einem spontanen Rückgang durch Immunrekonstitution, daher ist bei weniger als 12 kutanen Herden und fehlender Allgemeinsymptomatik meist keine lokale Therapie (z. B. Exzision oder Bestrahlung) nötig; **b)** bei mehr als 12 Herden, Progredienz der HIV-Infektion oder Organbefall: Chemotherapie mit Vincristin (z. B. Onkocristin), 2 mg i. v. an Tag 1, 8 und 15 plus Bleomycin (z. B. Bleomycin HEXAL®), 0,3 mg/kg KG i. v. an Tag 1 und 8; danach alle 2 Wochen im Wechsel, vorausgesetzt, die Granulozytenzahl ist >1000/ml; alternativ liposomales Doxorubicin (z. B. Adriblastin®, Doxorubicin®); **7.** Cryptococcus-Mykose (subakute Meningitis durch einen Hefepilz; führt unbehandelt schnell zum Tod; typische Symptome: Kopfschmerz, Photophobie und Fieber): stationäre Infusionstherapie mit Amphotericin B plus Flucytosin (Ancotil®) plus Fluconazol ; bei Amphotericin B vorab Testdosis von 1 mg; falls gut verträglich, 2 Stunden später 0,5 mg/kg KG/d über mindestens 4 Stunden über Infusomat; guter Hydrationsstatus wirkt nephroprotektiv, daher vor Amphotericin B 500 ml NaCl 0,9 % plus 80 mmol NaCl infundieren; täglich Laborkontrollen von Kalium, Natrium, Kreatinin, Magnesium und Leberwerten; besser verträglich, daher höher dosierbar sind liposomale Amphotericin B-Präparate (z. B. AmBisome®, 4 mg/kg KG, i. v. täglich); Flucytosin (Ancotil®), 150–200 mg/kg KG/d in 4 ED p. o. oder i. v.; zur Rezidivprophylaxe Fluconazol (z. B. Diflucan®), 200–800 mg/d p. o. bis zur stabilen Immunrekonstitution unter ART (mind. 6 Monate >200 T-Helferzellen/μl); häufige Liquorpunktion zur Verringerung des intrakraniellen Druckes; therapieresistente Fälle können mit intrathekaler Injektion von Amphotericin B behandelt werden. **8.** Kryptosporidiose (parasitäre, chronische Erkrankung mit massiver, nicht blutiger Diarrhö und Abdominalkrämpfen, die unbehandelt zu schnellem Gewichtsverlust und Tod führt; typischerweise bei T-Helferzellzahl <50/μl): Im Therapiemittelpunkt steht Symptombekämpfung mit z. B. Loperamid (z. B. Imodium®), Tinctura opii oder evtl. Octreotid (Sandostatin®), Rehydratation und parenterale Ernährung. Die vormals fast unbehandelbare Krankheit heilt bei Immunrekonstitution vollständig aus, daher Initiierung der ART bei Diagnose notwendig. Therapie mit hoher Nichtansprechrate: Paromomycin (Humatin®), 3 × 500 mg/d p. o. oder Albendazol (Eskazole®) 2 × 400 mg/d p. o. **9.** Pneumocystis-Pneumonie (Erreger: Pneumocystis jirovecii, vormals carinii; chronische Pneumonie mit charakteristisch progressiver Luftnot, die unbehandelt zum Tod führt; meist T-Helferzellzahl <200/μl): **a)** Co-trimoxazol (z. B. Bactrim®, Cotrim®), 100 mg/kg KG/d für 21 Tage; alternativ Pentamidin (Pentacarinat®), 1 × 4 mg/kg KG über 1–2 Stunden; bei Unverträglichkeit gegen Co-trimoxazol und Pentamidin Clindamycin (z. B. Sobelin®), 4 × 600–900 mg/d i. v., plus Primaquin (z. B. Primaquine®), 30 mg/d, oder Trimethoprim (z. B. TMPratiopharm®), 4 × 5 mg/kg KG/d p. o., plus Dapson (Dapson®-Fatol), 100 mg/d p. o.; Therapie der 3. Wahl ist Atovaquon (z. B. Wellvone®), 3 × 750 mg p. o.; **b)** bei Dyspnoe (bzw. arteriellem pO_2 <65 mmHg) Glukokortikoide, z. B. Prednison (z. B. Decortin®), 4 × 40 mg/d über 7–10 Tage; **c)** Primärprophylaxe bei T-Helferzellzahl <200/µl: Co-trimoxazol (z. B. Bactrim®), 480 mg/d p. o.; bei Unverträglichkeit Dapson (Dapson®-Fatol), 100 mg/d p. o., oder Atovaquon (z. B. Wellvone®), 1500 mg/d p. o.; Notwendigkeit der Primärprophylaxe entfällt, wenn es unter ART zur Immunrekonstitution kommt (>3 Monate T-Helferzellzahl >200/µl); **10.** Tuberkulose*: modifizierte antituberkulöse Kombinationstherapie; **11.** Zoster* (Sekundärmanifestation des Varicella-Zoster-Virus: Dermatom-assoziierte den Windpocken ähnliche Läsionen; Komplikation: Kornealbefall mit Erblindung, selten Generalisierung): Aciclovir (z. B. Zovirax®), 5 × 800 mg p. o. für 10–14 Tage; bei Gesichtsmanifestation oder schwerem Verlauf 3 × 10 mg/kg KG/d; alternativ Brivudin (Zostex®), 4 × 125 mg p. o., Famciclovir (z. B. Famvir®), 3 × 250–500 mg p. o., oder Valaciclovir (Valtrex®), 3 × 1000 mg p. o.; antipruriginöse Therapie z. B. mit Lotio alba; Analgesie mit z. B. Paracetamol (z. B. ben-u-ron®), 2 × 500 mg/d p. o.; bei Neuralgien evtl. Carbamazepin (z. B. Tegretal®), 2–4 × 200 mg/d p. o.; Rezidivprophylaxe mit Aciclovir, 2 × 400 mg/d p. o. möglich.

Operative Therapie: nur i. R. der HIV-Tumortherapie.

Psychotherapie: **1.** Bei erstmalig positivem HIV-Test sind sensible Befundmitteilung und ausführliche ärztliche Aufklärung notwendig: Unterschied zwischen HIV-Infektion und AIDS erläutern, weitere Untersuchungen anbieten, Fragen zur Kontagiosität und safer sex ansprechen, auf Unterstützung durch AIDS-Hilfe oder Selbsthilfegruppen hinweisen. **2.** Viele Patienten benötigen eine begleitende psychologische Betreuung. Häufig müssen zusätzliche soziale Probleme (z. B. aufgrund von Drogenabhängigkeit oder Homosexualität) bewältigt werden.

Naturheilkundliche Verfahren: Bislang sind keine Verfahren bekannt, die zu einer Senkung der VL führen. Pflanzliche Immunstimulanzien (z. B. Echinacin®) könnten indirekt eine Vermehrung von HIV bewirken. Generell sollte die Einahme von Phytopharmaka mit dem behandelden Arzt besprochen werden.

Sonstige Maßnahmen: **1.** Alle 3 Monate augenärztliche Kontrolluntersuchung bei T-Helferzellzahl <200/µl zur Früherkennung der Zytomegalie-Retinitis; **2.** jährliche Untersuchung: Tuberkulinreaktion, Syphilis und andere Geschlechtskrankheiten; **3.** gynäkologische Untersuchung wegen Zervixdysplasie bzw. -karzinom bei T-Helferzellzahl <200/µl; **4.** Ernährungsberatung und hochkalorische Ernährung bei fortgeschrittener HIV-Infektion; **5.** Impfungen bei HIV-Infektion: generell sollten Totimpfstoffe bevorzugt werden; jährliche Grippeimpfung, Impfung gegen Hepatitis A und B, falls nicht immun; Tropenreisen sind bei T-Helferzellzahl >200/µl möglich (Einreisebestimmungen beachten). **6.** Mit der verbesserten Prognose der HIV-Infektion geraten mehr und mehr langfristige UAW der Arzneimittel sowie die Behandlung von Koinfektionen mit Hepatitis B oder C in den Vordergrund.

Eigenbehandlung: Ein allgemein gesunder Lebensstil wie regelmäßige körperliche Bewegung, Verzicht auf Nicotin und übermäßigen Alkoholkonsum hilft der Stabilisierung der zellulären Immunität. Viele Patienten neigen zu Selbstmedikation, welche die Zeit bis zum Vollbild der HIV-Erkrankung verlängern soll (Vitamine, Phytopharmaka, Spurenelemente). Eine Wirksamkeit ist nicht bewiesen.

Arbeitsunfähigkeit: Bei fortgeschrittenem Immundefekt (T-Helferzellzahl <200/µl) und AIDS ist die Arbeitsunfähigkeit großzügig zu bescheinigen.

Hinweis: **1.** Laboruntersuchungen: **a)** bei Erstaufnahme eines Patienten: Bestimmung von VL und T-Helferzellzahl; Blutbild, Blutchemie und Serologie auf Toxoplasmose, Hepatitis A, B und C und Syphilis, bei symptomatischen Patienten Cryptococcus-Serumantigen, Mykobakterienblutkultur, Stuhluntersuchung auf Salmonellen, Mykobakterien, Wurmeier und Protozoen; **b)** Blutbild und Blutchemie im Verlauf der HIV-Infektion alle 3 Monate; **c)** T-Helferzellzahl und VL alle 3 Monate sowie 4 Wochen nach Neubeginn oder Umstellung einer ART; bei Normalisierung der T-Helferzellzahl ist die T4/T8 Ratio ein guter Parameter zur Verfolgung der Immunrekonstitution; T-Helferzellzahl unter <100/µl ist nur bedingt zur Therapiekontrolle geeignet. **2.** Postexpositionsprophylaxe: Im medizinischen Bereich ist eine Übertragung von HIV bei Stich- und Schnittverletzungen mit einer Wahrscheinlichkeit von 0,3 % möglich und nimmt mit steigender Menge der aufgenommenen kontagiösen Flüssigkeit und VL des Überträgers zu. Vorgehen bei Unfall: großzügiges Desinfizieren der Wunde mit Seife, Ausbluten lassen; sofort, spätestens aber 1–2 Stunden nach Exposition Chemoprophylaxe als Zweier- oder Dreierkombination (in Abhängigkeit der Art des Unfalls) beginnen: Substanzen sollten nach Wirksamkeit im speziellen Fall ausgewählt werden, z. B. Tenofovir 300 mg, plus Emtricitabine 200 mg (Truvada®), in Kombination mit einem Protease-Inhibitor; Benachrichtigung des Durchgangsarzts; Chemoprophylaxe bei sexueller Exposition im Einzelfall bei eindeutigem Risiko innerhalb von 24 Stunden möglich; Prophylaxe immer mit ausführlicher Beratung.

Neuentwicklung: Die 2 neuen Substanzklassen, Integrase-Inhibitoren und Entry-Inhibitoren, werden zurzeit auf ihre Wirksamkeit in früheren Stadien der HIV-Infektion untersucht.

Selbsthilfe: 1. Deutsche AIDS-Hilfe e. V., Wilhelmstr. 138, 1096 Berlin, Tel. 030 6900870, Fax 030 69008742; E-Mail: dah@aidshilfe.de, Homepage: http://www.aidshilfe.de; 2. Elterninitiative HIV-betroffener Kinder e. V., Poststr. 16, 41334 Nettetal-Kaldenkirchen, Tel. 02157 811222, Fax 02157 811230; E-Mail: info@ehk-kids.de, Homepage: http://www.ehk-kids.de.

Literatur: 1. Robert-Koch-Institut, Berlin: Deutsch-Österreichische Therapierichtlinien. www.rki.de; 2. Brodt, H. R.; Helm, E. B.; Kamps, B. S.: AIDS 2008. Wuppertal: Steinhäuser, 2008; 3. weitere Literaturangaben unter http://www.hiv.net.

Autor: U. F. Bredeek.

HKS: Abk. für Herz*-Kreislauf-Stillstand.

HLM: Abk. für Herz*-Lungen-Maschine.

HLTX: s. Lungentransplantation.

HMG-CoA-Reduktase-Hemmer: syn. Statine, CSE-Hemmer (Abk. für Cholesterolsynthese-Hemmer); Kurzbezeichnung für Hemmstoffe der **H**ydroxy-**M**ethyl**g**lutaryl-**Co**enzym-**A**-Reduktase; Substanzklasse lipidsenkender Arzneimittel (wegen ihrer chemischen Grundstruktur als Statine bezeichnet), die i. d. R. anderen Lipidsenkern* hinsichtlich der Lipidsenkung und der Langzeitergebnisse überlegen ist. **Vertreter:** Atorvastatin (Sortis®), Fluvastatin (z. B. Locol®, Cronoc®), Lovastatin (Mevinacor®), Pravastatin (z. B. Pravasin®, Mevalotin®, Pravastatin-ratiopharm®), Simvastatin (z. B. Zocor®, Simvastatin-ratiopharm®, Simvastatin STADA®, Denan®). **Wirkungsmechanismus:** Die Hydroxy-Methylglutaryl-CoA-Reduktase bestimmt die Geschwindigkeit der zellulären Synthese von Sterolen einschließlich des Cholesterols. Ihre Hemmung führt zur Abnahme der Plasmakonzentrationen von Gesamtcholesterol (bis 45 %), LDL-Cholesterol (bis 60 %), Apolipoprotein-B und der Triglyceride (bis 30 %). Die Konzentrationen von HDL und Apolipoprotein-A können ansteigen. Die Senkung des Cholesterolspiegels durch Statine bedingt keine kompensatorische Steigerung der Cholesterolsynthese im Organismus, mit der i. d. R. bei Senkung des Cholesterolspiegels zu rechnen ist. **Pharmakokinetik:** Atorvastatin, Fluvastatin und Pravastatin sowie die Prodrugs Lovastatin und Simvastatin werden rasch resorbiert. Ort der therapeutischen Wirkung sind die Mesenchymzellen der Leber, während in Muskelzellen und anderen Körperzellen unerwünschte Wirkungen ausgelöst werden können. Nach Metabolisierung in der Leber werden die Statine vorwiegend über die Galle mit den Fäzes ausgeschieden, Pravastatin und Lovastatatin außerdem renal eliminiert. Die Elimination von Atorvastatin erfolgt mit einer HWZ von 14 Stunden (im Alter von 19 Stunden), die anderen Statine werden erheblich schneller eliminiert.

Indikation: 1. primäre Hypercholesterolämien*: leitliniengerecht als Langzeittherapie zur Senkung erhöhter Gesamtcholesterol-, LDL-Cholesterol, Apo-Lipoprotein B- und Triglyceridspiegel bei Patienten mit primären und kombinierten Hyperlipoproteinämien*; Atorvastatin und Simvastatin auch bei der seltenen familiären homozygoten Hypercholesterolämie (zusätzlich zur LDL-Apherese); 2. kardiovaskuläre Prävention: für Simvastatin und Pravastatin ist in primären und sekundären Präventionsstudien die Abnahme sowohl der koronaren als auch der Gesamtmortalität belegt, für Simavastatin (40 mg/d) auch bei normalen Cholesterolwerten. Bei Patienten mit hohem Risiko für kardiovaskuläre Komplikationen oder manifester atherosklerotischer Herzerkrankung sinkt die Zahl der Herzinfarkte und Schlaganfälle, bei Diabetes mellitus werden zusätzlich weniger gefäßchirurgische Eingriffe und Amputationen der unteren Extremitäten erforderlich.

Kontraindikation: aktive Lebererkrankungen, Cholestase, unklare persistierende Erhöhung der Serumtransaminasen, Myopathien, Schwangerschaft und Stillzeit, bei Frauen im gebärfähigen Alter wird geeignete Kontrazeption gefordert. Bei Patienten unter 18 Jahren fehlen ausreichende Erfahrungen.

Wechselwirkungen: 1. ein erhöhtes Risiko von Myopathien besteht bei gleichzeitiger Gabe von Lipidsenkern (Fibrate und Nicotinsäure), die um 4 Stunden versetzte Gabe von lipidsenkenden Gallensäure-Ionenaustauschern ist dagegen problemlos möglich und sinnvoll. 2. a) Atorvastatin und Simvastatin werden durch CYP3A4 in der Leber metabolisiert. Starke CYP3A4-Inhibitoren (z. B. Itraconazol, HIV-Protease-Inhibitoren und Makrolid-Antibiotika wie Erythromycin und Clarithromycin) erhöhen die Plasmakonzentrationen dieser Statine bis auf das 10-fache mit der Gefahr ernster unerwünschter Wirkungen. Bei Notwendigkeit, starke CYP3A4-Inhibitoren einzusetzen, müssen die Gaben von Atorvastatin und Simvastatin unterbrochen werden. Bei Kombination von Atorvastatin und Simvastatin mit weniger starken CYP3A4-Inhibitoren (z. B. Verapamil, Diltiazem, Amiodaron oder Ciclosporin) ist intensivierte Überwachung der Patienten und Begrenzung der Statindosierung zu empfehlen, möglicherweise auch bei regelmäßigem Genuss von Grapefruitsaft. b) Fluvastattin, Lovastatin und Pravastatin zeigen hinsichtlich der Plasmakonzentrationen auch in Kombination mit starken CYP3A4-Inhibitoren nur geringe bis keine Interaktionen, dennoch weisen einzelne Fallberichte auf ein erhöhtes Risiko von Myopathien unter diesen Kombinationen hin. 3. Die Dosierung oraler Antikoagulanzien soll bei Beginn und Ende der Medikation von Atorvastatin, Fluvastatin, Lovastatin und Simvastatin unter engmaschiger Kontrolle der Prothrombinzeit neu eingestellt werden, da in Einzelfällen Blutungen eintraten. Pravastatin zeigt keinen Einfluss.

UAW: gastrointestinale Störungen, Anstieg der Serumtransaminasen und anderer Leberfunktionsparameter, Kopfschmerzen, Müdigkeit, Schlaflosigkeit, Gelenkschmerzen, sehr selten bis selten Myalgien und Myopathien (Erhöhung der Kreatininkinase auf das 10-fache), erektile Dysfunktionen. Am meisten gefürchtet sind die bei Monotherapie sehr seltenen, dosisabhängigen Rhabdomyolysen mit akutem Nierenversagen. Risikofaktoren, wie Myopathien in der Anamnese, schwere Nierenfunktionsstörungen und Alkoholmissbrauch machen eine engmaschige Überwachung erforderlich.

Dosierung: Beginn mit niedriger Dosierung, Steigerung je nach Wirksamkeit und in Abhängigkeit vom Risikoprofil des Patienten im Abstand ≥4 Wochen. Die ED wird am Abend verabreicht, da die Biosynthese von Cholesterol vorwiegend in der Nacht erfolgt.

Hinweis: **1.** Vorgeschrieben ist regelmäßige Kontrolle der Transaminasen, bei Muskelbeschwerden (Schmerzen, Schwäche, Krämpfe) Bestimmung der Kreatinkinase; bei Persistenz der Transaminasenerhöhung auf das Dreifache oder Erhöhung der Kreatininkinase auf das Fünffache ist die Anwendung zu unterbrechen. **2.** Statin-Pause auch vor chirurgischen Eingriffen; **3.** Bei Patienten in fortgeschrittenem Lebensalter und bei Patienten mit leichter bis mittlerer Einschränkung der Nierenfunktion ist keine Dosisanpassung erforderlich. Bei schwerer Einschränkung der Nierenfunktion und bei anamnestisch bekannter Lebererkrankung ist Vorsicht geboten.

Autoren: J. Majcher-Peszynska, D. Drewelow.

HMSN: s. Polyneuropathie.

Hochdruck: s. Hypertonie, arterielle; Nierenarterienstenose.

Hochfrequenzstrom-Katheterablation: s. Katheterablation.

Hochfrequenztherapie: s. Elektrotherapie.

HOCM: s. Kardiomyopathie.

Hodenektopie: s. Maldescensus testis.

Hodenentzündung: s. Orchitis.

Hodengeschwulst: s. Hydrozele.

Hodenhochstand: s. Maldescensus testis.

Hodentorsion: Verdrehung des Hodens und Nebenhodens meist um die Längsachse mit Drosselung des venösen Abstroms bei meist noch erhaltener arterieller Blutzufuhr; die Folge ist ein hämorrhagischer Infarkt (s. Abb.). Ohne Behandlung folgt eine aseptische Nekrose oder Atrophie des Hodens.

Behandlungsindikation: immer; sofortige Krankenhauseinweisung; innerhalb von 4 Stunden ist eine operative Therapie notwendig.

Operative Therapie: **1.** Bei jedem Verdacht auf eine Hodentorsion erfolgt primär die skrotale oder inguinale (beim Säugling obligat) Hodenfreilegung. Nach Detorquierung erfolgt die Orchidopexie mit Fixierung der Tunica albuginea an den Hodenhüllen. Der Gegenhoden wird immer zugleich pexiert, da auch dieser ein erhöhtes Risiko zur Hodentorsion hat. **2.** Bei bereits eingetretener irreversibler hämorrhagischer Infarzierung bleibt nur die Ablatio testis. Auf Wunsch des erwachsenen Patienten kann im gleichen Eingriff eine Silikonhodenprothese eingelegt werden. In diesem Fall muss perioperativ eine Antibiotikaprophylaxe erfolgen (Aufklärungspflicht über mögliche Risiken der Silikonimplantate). **Komplikationen:** Wundheilungsstörungen, Entzündungen (Epididymitis*); späteres Wiederauftreten einer Hodentorsion trotz Orchidopexie möglich.

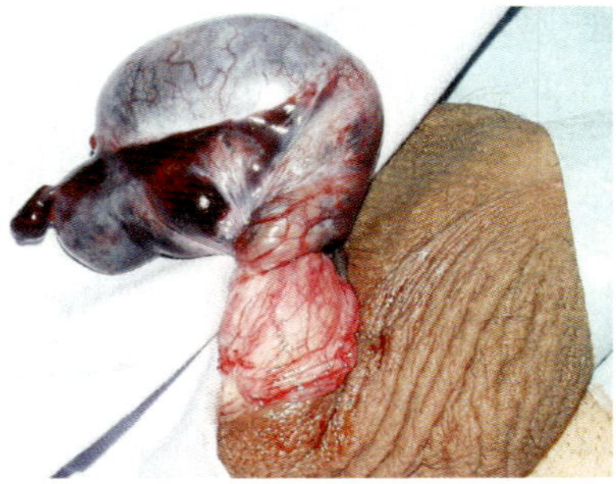

Hodentorsion: Samenstrangtorsion mit hämorrhagischer Infarzierung von Hoden und Nebenhoden

Arbeitsunfähigkeit: nach Hodenfreilegung ca. 7–10 Tage.

Literatur: Leitlinien der Deutschen Gesellschaft für Kinderchirurgie: Akutes Skrotum, 2008, http://www.uni-duesseldorf.de//AWMF/ll/006-023.htm.

Autoren: A. Beck, U. Wetterauer.

Hodentumoren: Bez. für Schwellungen, i. e. S. für maligne Neubildungen des Hodens; **Formen:** **1.** vom Keimepithel ausgehend: Seminome und Nichtseminome (Orchioblastom, Teratom, Chorionkarzinom, Dottersacktumor); **2.** vom Stroma ausgehend: Leydig-Zelltumor, Sertoli-Zelltumor; **3.** Metastasen oder Befall des Hodens bei lymphatischen Erkrankungen (sehr selten); **Stadieneinteilung:** s. Tab. 1; **Prognose:** Die Fünf-Jahres-Überlebensrate für Seminome und Nichtseminome beträgt unter Therapie für Stadium I 98 %, für Stadium II A/B 95 % und für Stadium III 40–60 %. Prognosegruppen nach der International Germ Cell Cancer Collaborative Group (Abk. IGCCCG): **1.** gute Prognose: Primärtumor testikulär/retroperitoneal, keine extrapulmonale Metastasierung, Tumormarker positiv aber niedrig; **2.** intermediäre Prognose: wie 1., aber Tumormarker intermediär erhöht; **3.** schlechte Prognose: wie 2., aber mit extrapulmonalen Metastasen oder medialstinalem Primärtumor, Tumormarker stark erhöht.

Behandlungsindikation: immer gegeben.

Pharmakotherapie: (1.–4. Empfehlung der IGCCCG) **1.** Seminom Stadium I: 1 Zyklus Carboplatin (Carboplatin AUC 7, z. B. Ribocarbo®-L); **2.** Nichtseminom Stadium I in Hochrisikogruppe

Hodentumoren Tab. 1
Stadieneinteilung (Lugano)

Stadium	Metastasen	TNM-Klassifikation		
I	keine Lymphknotenmetastasen	T1–4	N0	M0
II A	retroperitoneale Lymphknotenmetastasen <2 cm	T1–4	N1	M0
II B	retroperitoneale Lymphknotenmetastasen <5 cm	T1–4	N2	M0
II C	retroperitoneale Lymphknotenmetastasen >5 cm (Bulky-Tumor)	T1–4	N3	M0
III	mediastinale oder supraklavikuläre Lymphknotenmetastasen oder Fernmetastasen	T1–4	N1–3	M1

Hodentumoren Tab. 2
BEP-Schema

Wirkstoff	Handelsname (Beispiel)	Tagesdosis		Tag
Bleomycin	Bleomycinum Mack	30	mg i. v.	1, 8, 15
Etoposid	Vepesid®	100	mg/m^2 i. v.	1–5
Cisplatin	Platinex	20	mg/m^2 i. v.	1–5

mit Gefäßinvasion: 2 Zyklen Bleomycin, Etopsid und Cisplatin (BEP-Schema, s. Tab. 2); **3.** Seminom Stadium II B: 3 Zyklen BEP oder alternativ 4 Zyklen Etopsid und Cisplatin (EP); **4.** Seminom Stadium II C/III und Nichtseminom Stadium II A/B/C und III: (BEP) **a)** Nichtseminom Stadium II A und alle anderen Stadien bei guter Prognose 3 Zyklen BEP; **b)** alle anderen Stadien bei intermediärer und schlechter Prognose BEP; **5.** progrediente und therapierefraktäre Metastasen nicht seminomatöser oder seminomatöser Tumoren: Salvage-Chemotherapie nach dem PEI/VIP-Schema (Cisplatin, Etoposid und Ifosfamid); **UAW:** Knochenmarkdepression, Emesis, Übelkeit, Polyneuropathie, Stomatitis, Lungenfibrose (nur Bleomycin), Infertilität.

Operative Therapie: bei jedem Verdacht auf Hodentumor primär hochinguinale Hodenfreilegung und nach makroskopischem Bild oder Schnellschnittbefund Semikastration; evtl. Einlage einer Silikonprothese (immer unter antibiotischem Schutz) gleichzeitig oder später (Aufklärungspflicht über mögliche Risiken des Silikonimplantats); **Verfahren: 1.** (radikale) retroperitoneale Lymphadenektomie (Abk. RLA): Entfernung aller Lymphknoten zwischen den Nierenstielgefäßen, der Arteria mesenterica superior und nach kaudal bis zu den Arteriae iliacae externae; seitliche Begrenzungen stellen die Venae testiculares dar (ipsilateral mitresezieren); **2.** modifizierte RLA: umfasst lediglich die Resektion der primären (ipsilateralen) testikulären Lymphstationen; hierdurch bleiben die sympathischen Ganglien (L_{1-3}) der Gegenseite erhalten und das Risiko der retrograden Ejakulation wird von 100 % auf 10 % reduziert; **3.** selektive Entfernung von Residualtumoren (v. a. Lymphknotenmetastasen im Retroperitoneum) nach Polychemotherapie; **Komplikationen:** Lymphozele, Ileus, retrograde Ejakulation.

Strahlentherapie: 1. Seminom: **a)** Stadium I: adjuvant Bestrahlung retroperitoneal paraaortal mit einer Gesamtdosis von 20 Gy (2 Gy in 5 Fraktionen pro Woche); **b)** Stadium II A/B: Bestrahlung retroperitoneal paraaortal und ipsilateral iliakal mit einer Gesamtdosis von 30 Gy bei Stadium II A bzw. 36 Gy bei Stadium II B (2 Gy in 5 Fraktionen pro Woche); **2.** Hodenbestrahlung bei Einzelhoden mit testikulärer intraepithelialer Neoplasie (fakultative Präkanzerose) nach Hodentumor kontralateral mit 20 Gy (2 Gy in 5 Fraktionen pro Woche, unerwünschte Wirkung: Infertilität).

Therapeutischer Stufenplan: s. Tab. 3.

Arbeitsunfähigkeit: nach Ablatio testis ca. 10 Tage, bei schwerer körperlicher Tätigkeit bis 3 Wochen; weiter in Abhängigkeit von der adjuvanten Therapie.

Hinweis: 1. Patient muss über die Gefahr der Infertilität nach Radiatio oder Chemotherapie und die Möglichkeit einer Kryokonservierung von Spermien vor der Ablatio testis aufgeklärt werden. Nach EU-Richtlinie muss vor der Kryokonservierung der Hepatitis-B/C- und HIV-Status bestimmt werden. **2.** PET kommt nur bei der Diagnostik von residualen Tumoren beim Seminom zum Einsatz.

Selbsthilfe: 1. Deutsche Krebshilfe e. V., Buschstr. 32, 53113 Bonn, Tel. 0228 729900, Fax 0228 7299011; E-Mail: deutsche@krebshilfe.de, Homepage: http://www.krebshilfe.de; **2.** Krebsinformationsdienst (KID), Im Neuenheimer Feld 280, 69120 Heidelberg, Tel. 0800 4203040; E-Mail: krebsinformationsdienst@dkfz.de, Homepage: http://www.krebsinformation.de.

Hodentumoren Tab. 3
Therapeutischer Stufenplan

alle Formen und Stadien	
als Erstmaßnahme Tumormarkerbestimmung: Alphafetoprotein, Beta-HCG, Laktatdehydrogenase, plazentare alkalische Phosphatase, Staging und Ablatio testis, Staging mit CT des Thorax und CT bzw. MRT des Abdomens/Beckens	
Seminome	
Stadium I	engmaschige Kontrolle **oder** adjuvant 1 Zyklus Chemotherapie mit Carboplatin **oder** adjuvant Bestrahlung retroperitoneal paraaortal mit 20 Gy
Stadium II A	Bestrahlung retroperitoneal paraaortal und ipsilateral iliacal mit 30 Gy
Stadium II A/B	Bestrahlung retroperitoneal paraaortal und ipsilateral iliacal mit 36 Gy **oder** 3 Zyklen Chemotherapie nach BEP-Schema (Bleomycin, Etopsid, Cisplatin) **oder** 4 Zyklen Chemotherapie mit Etopsid und Cisplatin
Stadium II C/III	3 oder 4 Zyklen Chemotherapie nach BEP-Schema
Nichtseminome und Mischtumoren	
Stadium I	engmaschige Kontrolle (Standard in Niedrigrisikogruppe ohne Gefäßinvasion) **oder** adjuvant 2 Zyklen Chemotherapie nach BEP-Schema (Standard in Hochrisikogruppe mit Gefäßinvasion) **oder** Retroperitoneale nervschonende Lymphadenektomie
Stadium II A/B	3 oder 4 Zyklen Chemotherapie nach BEP-Schema, anschließend operative Entfernung der Residualtumoren **oder** alleinige radikale retroperitoneale Lymphadenektomie (bei Patienten ohne Tumormarker-Erhöhung)
Stadium II C/III	3 oder 4 Zyklen Chemotherapie nach BEP-Schema, anschließend operative Entfernung der Residualtumoren bei teratomfreien Residuen, die unter Chemotherapie um >90 % zurückgegangen sind, kann auf die Operation verzichtet werden

Literatur: Albers, P. et al. (Leitlinien der Europäischen Gesellschaft für Urologie): Guidelines on Testicular Cancer, 2008; http://www.uroweb.org/fileadmin/tx_eauguidelines/Testicular Cancer.pdf.

Autoren: A. Beck, U. Wetterauer.

Hodenverdrehung: s. Hodentorsion.

Hodgkin-Lymphom: syn. Morbus Hodgkin; malignes Lymphom, das zum Großteil auf klonale Proliferation von B-Zellen (z. T. auch von T-Lymphozyten) zurückzuführen ist; **Formen:** histopathologische Unterscheidung von nodulär-sklerosierendem Mischtyp, lymphozytenreichem und lymphozytenarmem Typ; **Stadieneinteilung:** nach Ann*-Arbor-Klassifikation (Tab. dort); **Diagnose:** **1.** Gewinnung von Biopsiematerial zur Diagnosestellung: Nachweis der charakteristischen Hodgkin- und Sternberg-Reed-Riesenzellen im Lymphominfiltrat, die von reaktiven, lymphohistiozytären u. a. Zellen umgeben werden; **2.** Leberbiopsie ist nach Empfehlung der Deutschen Hodgkin-Lymphom-Studiengruppe (Abk. DHSG) obligat bei ausschließlich infradiaphragmaler Lymphommanifestation, und/oder alkalischer Serumphosphatase >230 U/l und/oder Alter >40 Jahre und keinem mediastinalen Befall; **3.** Staging-Laparotomie ist nicht mehr obligatorischer Teil der umfangreichen Primärdiagnostik zur Festlegung des initialen Ausbreitungsstadiums und nur noch im Ausnahmefall (z. B. bei supradiaphragmalem Befall ohne Risikofaktoren) indiziert. Zwar führt die Staging-Laparotomie in ca. 30 % zur Veränderung des klinisch angenommenen Ausbreitungsstadiums, ist jedoch mit hoher Komplikationsrate (3–10 % Ileus, Abszessbildung und Infektionen, Blutung; 0,3–1 % Letalität) verbunden. Eine prognostische Relevanz bezüglich des progressionsfreien und des Gesamtüberlebens war nicht nachweisbar.

Behandlungsindikation: grundsätzlich mit Diagnosestellung. **Strategie:** Art und Umfang der Chemo- und Strahlentherapie als feste Bestandteile der Behandlung richten sich nach Ausbreitung der Erkrankung (Stadieneinteilung nach Ann-Arbor-Klassifikation), Vorhandensein einer B-Symptomatik (Nachtschweiß, Fieber >38 °C, Gewichtsverlust >10 % des Körpergewichts in den letzten 6 Monaten) und eines oder mehrerer Risikofaktoren (große, mediastinale Lymphome; starker Milzbefall; extranodaler Befall; Blutkörperchensenkungsgeschwindigkeit >50 mm in A-Stadien oder >30 mm in B-Stadien; ≥3 befallene Lymphknotenareale). **1.** frühe, lokalisierte Stadien: kombinierte Chemo-/Strahlentherapie (IF-Bestrahlung) als Standardverfahren; allein mit Strahlentherapie erreichen >90 % der Erkrankten eine komplette Remission. **2.** Intermediäre Stadien: alleinige Strahlentherapie ist unzureichend und wird durch Chemotherapie ergänzt. **3.** Fortgeschrittene Stadien: als Standardtherapie werden 8 Zyklen Chemotherapie nach dem BEACOPP- oder ABVD-Protokoll verabreicht; ggf. zusätzlich Strahlentherapie.

Hodgkin-Lymphom
Therapieprotokolle

Wirkstoff	Handelsname (Auswahl)	Dosierung		
ABVD[1]				
Adriamycin	Adriblastin®	25	mg/m² KO/d i.v.	Tag 1+15
Bleomycin	BLEO-cell®	10	mg/m² KO/d i.v.	Tag 1+15
Vinblastin	Velbe®	6	mg/m² KO/d i.v.	Tag 1+15
Dacarbazin	D.T.I.C.®, Detimedac®	375	mg/m² KO/d i.v.	Tag 1+15
BEACOPP eskaliert[2]				
Bleomycin	BLEO-cell®	10	mg/m² KO/d i.v.	Tag 8
Etoposid oder Etoposidphosphat	Vepesid®oder Etopophos®	200	mg/m² KO/d i.v.	Tag 1–3
Adriamycin	Adriblastin®	35	mg/m² KO/d i.v.	Tag 1
Cyclophosphamid	Endoxan®	1250	mg/m² KO/d i.v.	Tag 1
Vincristin (entspr. **O**ncovin)	cellcristin®	1,4	mg/m² KO/d	Tag 8
		max. 2	mg absolut	
Procarbazin	Natulan®	100	mg/m² KO/d p.o.	Tag 1–7
Prednison	Decortin®	40	mg/m² KO/d p.o.	Tag 1–14
G-CSF	Neupogen®	5	µg/kg KG/d s.c.[3]	
	Granocyte®	150	µg/m² KO/d s.c.[3]	

[1] Wiederholung an Tag 29; [2] Wiederholung an Tag 22; [3] bis Leukozytenzahl >1000 mm³

Therapie: **1. frühe, lokalisierte Stadien** (CS/PS I/II ohne Risikofaktoren): Allein mit Strahlentherapie erreichen >90 % der Erkrankten eine komplette Remission. In der HD 4-Studie der DHSG wurde kein Unterschied zwischen Extended-field(EF)-Bestrahlung mit 40 Gy und EF-Bestrahlung mit 30 Gy sowie zusätzlicher Involved-field(IF)-Bestrahlung mit 10 Gy bezüglich Remissions- und Gesamtüberlebensrate gefunden. Aufgrund der erhöhten Langzeittoxizität sowie einer Rezidivrate von 25–30 % nach alleiniger Strahlentherapie ist heute eine kombinierte Chemo-/Strahlentherapie (IF-Bestrahlung) als Standardverfahren anzusehen. Es werden 2–4 Zyklen nach dem ABVD-Schema und eine IF-Bestrahlung mit 30 Gy als Standardtherapie durchgeführt. Das krankheitsfreie Überleben beträgt mehr als 90 %. **2. intermediäre Stadien** (CS I/IIA mit einem oder mehreren Risikofaktoren; CS IIB mit hoher Blutkörperchensenkung bzw. Befall von ≥3 Lymphknotenarealen; CS IIIA ohne Risikofaktoren): alleinige Strahlentherapie ist unzureichend und wird durch Chemotherapie ergänzt: primäre Chemotherapie mit 4 Zyklen ABVD (s. Tab.), danach Strahlentherapie (IF-Bestrahlung) mit 30 Gy. Die Fünf-Jahres-Überlebensrate der so Behandelten liegt bei ca. 91 %. **3. fortgeschrittene Stadien** (CS IIB mit mediastinalem Bulk, extranodaler Manifestation oder starkem Milzbefall; CS III und IV): **1.** Patienten <60 Jahre: als Standardtherapie werden 8 Zyklen nach dem eskalierten BEACOPP-Protokoll (s. Tab.) verabreicht; **2.** Patienten >60 Jahre: 8 Zyklen nach dem ABVD-Protokoll (falls nach 4 Zyklen eine komplette Remission erreicht wird, evtl. Reduktion auf 6 Zyklen ABVD). Das krankheitsfreie Überleben der mit dem eskalierten BEACOPP-Protokoll behandelten Patienten beträgt 87 % nach 5 Jahren, das Gesamtüberleben liegt zu diesem Zeitpunkt bei 91 %. Nach Erreichen einer Vollremission erfolgt bei initialem Bulk-Tumor oder Restlymphomen eine Strahlentherapie der IF-Region mit 30 Gy. In klinischen Studien wird hier der Stellenwert der PET untersucht, wodurch eine Bestrahlung gegebenenfalls vermieden werden kann.

Psychotherapie: Ziel ist es, den Patienten mit der neuen Situation (Leben mit einer bösartigen Erkrankung) vertraut zu machen. Neben der Symptomkontrolle (z. B. durch Entspannungsübungen, Einsatz von Psychopharmaka) erfolgt die Bearbeitung des Krebstraumas zur Stärkung der Ich-Funktionen, evtl. mit Förderung der sozialen Unterstützungsmöglichkeiten bzw. einer Verhaltenstherapie.

Sonstige Maßnahmen: **1.** antiemetische Therapie: **a)** bei Anthracyclin-Cyclophosphamid-Kombination Gabe eines Benzamidderivates (Metoclopramid oder Alizaprid) in Kombination mit einem Glukokortikoid; **b)** alternativ ein Histamin-H_1-Rezeptoren-Blocker mit Glukokortikoid; zur Vermeidung der verzögert einsetzenden Übelkeit dauert die antiemetische Therapie 1–3 Tage länger als die Chemotherapie. **2.** Therapie der durch Zytostatika induzierten Knochenmarkdepression: **a)** Transfusion von Erythrozytenkonzentraten* bei Abfall der Hämoglobinkonzentration (entspr. Patientenalter und z. B. kardialer Risikofaktoren); **b)** Transfusion von Thrombozytenkonzentraten* bei Werten <10 000/µl bzw. <30 000/µl und Blutungsneigung; **c)** selektive Darmdekontamination mit Co-trimoxazol oder Norfloxacin/Ciprofloxacin bei Leukozytenkonzentration <1000/µl über mehrere Tage; zugleich systemische Prophylaxe gegen foudroyant verlaufende Pneumokokken-, Streptokokken- und Enterobakterieninfektionen; **d)** Die Gabe von G-CSF verkürzt die Dauer der Neutropenie. **3. a)** Chemotherapie mit MOPP-, COPP- oder COPP/ABVD-Regime führt bei 77–100 % der Männer zu irreversibler Infertilität. Das ABVD-Protokoll ist weniger keimdrüsenschädigend, Germinalzellaplasie tritt nur bei ca. 33 % auf und ist meist reversibel. Da Leydig-Zwischenzellen gegenüber Zytostatika und ionisierenden Strahlen relativ resistent sind, ist bei erhaltener Testosteronproduktion keine Hormonsubstitution nach der Therapie nötig. Erlaubt der Beginn der Chemotherapie einen Aufschub und besteht Kinderwunsch, bietet Kryokonservierung von Sperma zur artifiziellen Insemination die Möglichkeit, trotz Infertilität eigene Nachkommen zu zeugen. Die Anlage eines Samendepots dauert mind. 2–3 Wochen, da 2–5 Ejakulate im Abstand von 3–5 Tagen benötigt werden. **b)** Bei zytostatikabedingter Ovarialinsuffizienz ist die orale Hormonsubstitution (Östrogen-Gestagen-Sequenztherapie) Therapie der Wahl. Eine neue, die Ovarialfunktion schonende Methode stellt möglicherweise die während der Chemotherapie (durch Gabe von LH-RH-Analoga) induzierte artifizielle Menopause dar. **4.** Nach Abschluss der Primärtherapie ist eine regelmäßige Nachkontrolle zur Früherkennung von Rezidiven und Zweitneoplasien (solide Tumoren, sekundäre Leukämien, Non-Hodgkin-Lymphome) notwendig; bes. hohes Risiko der Zweitneoplasie nach kombinierter Chemoradiotherapie, nach Einsatz von Mustargen und bei >40-Jährigen; höheres Brustkrebsrisiko bei Frauen, die während der Behandlung jünger als 30 Jahre sind.

Eigenbehandlung: konsequente Infektionsprophylaxe (Menschenansammlungen, Baustaub, frischen Salat, ungeschältes Obst und Topfpflanzen vermeiden).

Arbeitsunfähigkeit: Minderung der Erwerbsfähigkeit (Abk. MdE) im Stadium I–II 60–100 %, in höheren Stadien 80–100 %; i. R. der Heilungsbewährung wird bei lokalisierten Stadien eine MdE von 50 % für 5 Jahre nach Erreichen der Vollremission anerkannt, bei disseminierten Stadien 80 %. Die Arbeitsfähigkeit nach der Therapie hängt von der Art der Arbeit ab. Häufig ist anstrengende körperliche Tätigkeit nach Chemo- oder Chemoradiotherapie, bes. bei Sekundärkomplikation (Lungenfibrose, Strahlenpneumonitis, Kardiomyopathie oder koronare Herzerkrankung) nicht mehr möglich.

Hinweis: Das MOPP- bzw. COPP-Protokoll wird wegen seiner hohen leukämogenen Potenz und der hohen Infertilitätsrate nur noch in Ausnahmefällen eingesetzt.

Neuentwicklung: **1.** frühe, lokalisierte Stadien: Aufgrund der Ergebnisse der HD 7- und HD 10-Studien wird innerhalb der DHSG als Standardtherapie 2 Zyklen ABVD und eine IF-Bestrahlung mit 30 Gy durchgeführt. In der laufenden HD 13-Folgestudie wird aktuell der Stellenwert der Zytostatika Bleomycin und Dacarbacin geprüft. **2.** intermediäre Stadien: in der zurzeit durchgeführten HD 14-Studie wird geprüft, ob eine Chemotherapie mit 2 Zyklen eskaliertem BEACOPP-Protokoll und nachfolgend 2 Zyklen ABVD zu einer Verbesserung der Tumorkontrolle gegenüber 4 Zyklen ABVD führt. Die Bestrahlung erfolgt als IF-Bestrahlung mit 30 Gy. **3.** fortgeschrittene Stadien: in der zurzeit durchgeführten HD 15-Folgestudie wird geprüft, ob eine Reduktion der Chemotherapie auf 6 Zyklen des eskalierten BEACOPP-Protokolls oder 8 Zyklen BEACOPP-14 (zeitintensiviertes BEACOPP-Basisprotokoll) zu gleichwertigen Ergebnissen wie 8 Zyklen des eskalierten BEACOPP-Protokolls führt. Gleichzeitig wird der Stellenwert einer PET-Untersuchung bei Resttumoren > 2,5 cm für die Durchführung einer zusätzlichen Strahlentherapie ermittelt (Radiatio nur bei PET-Positivität) sowie der Einfluss von Erythropoetin auf Lebensqualität und Tumorkontrolle überprüft. **4.** Das günstige Subkollektiv des lymphozytenreichen sog. nodulären Paragranuloms wird von der DHSG gesondert behandelt. Im Stadium IA ohne Risikofaktoren erfolgt eine Strahlentherapie (IF-Bestrahlung mit 30 Gy). **5.** Weitere Informationen zu aktuellen Studien: Deutsche Hodgkin Studiengruppe, http://www.ghsg.org.

Selbsthilfe: **1.** Die Deutsche Leukämie- & Lymphom-Hilfe e. V. (DLH), Bundesverband der Selbsthilfeorganisationen zur Unterstützung von Erwachsenen mit Leukämien und Lymphomen e. V., Thomas-Mann-Str. 40, 53111 Bonn, Tel. 0228 33889200, Fax 0228 3388922; E-Mail: info@leukaemie-hilfe.de, Homepage: http://www.leukaemie-hilfe.de; **2.** Selbsthilfegruppe Morbus Hodgkin, c/o Claudia Schneider, Platanenstr. 4. 40764 Langenfeld, Tel. 02173 1600360, E-Mail: claudia@morbus-hodgkin.de, Homepage: http://www.morbus-hodgkin.de.

Literatur: **1.** Klimm, B. et al.: First-line Treatment of Hodgkin's Lymphoma. Curr Hematol Rep 4 (1): 15–22 (2005); **2.** Diehl, V. et al.: Standard and increased-dose BEACOPP chemotherapy compared with COPP-ABVD for advanced Hodgkin's disease. N Engl J Med 348 (24): 2386–2406 (2003).

Autoren: S. Fetscher, G. Trenn, A. Engert.

Hodgkin-Lymphom, Rezidivbehandlung: therapeutische Maßnahmen bei Wiederauftreten maligner Hodgkin/Sternberg-Reed-Zellen nach vorausgegangener Behandlung; auch bei Auftreten eines Rezidivs besteht prinzipiell die Möglichkeit der Heilung.

Indikation: Diagnosestellung des Hogdkin-Lymphom-Rezidivs.

Durchführung: Die Vorgehensweise richtet sich nach der vorausgegangenen Primärtherapie: **1.** Ein Rezidiv, das nach alleiniger Strahlentherapie (initial limitiertes Stadium) auftritt, wird mit Chemotherapie behandelt: Therapieschema analog der Primärtherapie, z. B. 4 Zyklen ABVD, s. Hodgkin-Lymphom (Tab.); Prognose gut, Langzeitüberlebensrate ca. 60–70 %. **2.** Die Fünf-Jahres-Überlebensraten bei einem Frührezidiv liegen bei ca. 40–50 %, bei einem Spätrezidiv bei ca. 70 %. Daher sollten Patienten mit Rezidiv nach initialer Chemotherapie oder kombinierter Chemo-Strahlentherapie einer Hochdosis-Chemotherapie zugeführt werden. Die Hochdosis-Chemotherapie gefolgt von einer autologen Stammzelltransplantation* führt zu einem besseren rezidivfreien Überleben im Vergleich zu konventionellen Chemotherapien. **3.** Als palliative Therapieansätze werden neben einer Strahlentherapie (als Involved-field-Bestrahlung mit einer ZVD von 30–36 Gy) Monotherapien mit Gemcitabine, Vinorelbin, Vinblastin oder niedrig dosiertes Etoposid eingesetzt. **4.** Die allogene Stammzelltransplantation ist keine Standardtherapie.

Neuentwicklung: Immunologisch orientierte neue Therapieansätze für das refraktäre oder rezidivierende Hodgkin-Lymphom untersuchen humanisierte oder vollständig humane monoklonale Antikörper gegen das CD30-Antigen, das in großen Mengen auf den malignen Hodgkin/Sternberg-Reed-Zellen vorhanden ist.

Literatur: **1.** Josting, A. et al.: Cologne high-dose sequential chemotherapy in relapsed and refractory Hodgkin lymphoma: results of a large multicenter study of the German Hodgkin Lymphoma Study Group (GHSG). Ann Oncol 6 (1): 116–23 (2005); **2.** Josting, A. et al.: New prognostic score based on treatment outcome of patients with relapsed Hodgkin's lymphoma registered in the database of the German Hodgkin's lymphoma study group. J Clin Oncol 20 (1): 221–30 (2002).

Autoren: S. Fetscher, G. Trenn, A. Engert.

Hörminderung, akute sensorineurale: plötzlicher, meist einseitiger Hörverlust inf. einer kochleären oder (selten) retrokochleären Funktionsstörung, die in Kombination mit Tinnitus* aurium und/oder vestibulären Symptomen (Schwindel) auftreten kann; **Formen:** **1.** symptomatisch, z. B. bei Multipler Sklerose, Kleinhirnbrückenwinkeltumor, Lärm-, Knall- oder Explosionstrauma; **2.** wesentlich häufiger: idiopathisch (syn. Hörsturz); Ursache: Mikrozirkulationsstörung vermutlich viraler, vaskulärer oder (auto-)immunologischer Genese. Vgl. Schwerhörigkeit, sensorineurale.

Behandlungsindikation: Sofern keine andere kausale Therapieoption zur Verfügung steht, ist bei akuter sensorineuraler Hörminderung so früh wie möglich mit einer rheologischen (Infusions-) Therapie zu beginnen.

Pharmakotherapie: **1.** rheologische Infusionstherapie (ambulant oder stationär) zur Verbesserung der kochleären Mikrozirkulation: s. Tab.; **2.** bei Tinnitus aurium zusätzlich ab Tag 3 Lidocain 2 % (z. B. Xylocain®; cave: Off-Label-Use) unter stationären Bedingungen, initial 200 mg i. v. und tägliche Dosissteigerung um 40 mg; **3.** bei vestibulärer Symptomatik evtl. zusätzlich Antivertiginosum (z. B. Vomex A®, Arlevert®); **4.** ggf. zusätzlich Gabe von Antioxidanzien, z. B. Vitamin E, 2 × 400 mg/d; Alpha-Liponsäure 1 x 600 mg/d; **5.** Weiterbehandlung mit Pentoxifyllin, 3 × 400 mg p. o., für einen Monat empfohlen.

Kontraindikation: bei rheologischer Infusionstherapie **1.** absolut: Niereninsuffizienz, schwere organische Herzerkrankung, Herzinsuffizienz, symptomatische Herzrhythmusstörung, schwere Gerinnungsstörung, orale Antikoagulation, Allergie, Unverträglichkeit; **2.** relativ: Schwangerschaft, schwere Hepatopathie, frischer zerebrovaskulärer Insult; **Komplikationen:** Blutdruck- und Plasmaglukoseentgleisung, Herzrhythmusstörung, Magen-Darm-Unverträglichkeit, Kopfschmerz, Schwindel, Leber- und Nierenfunktionsstörung, Arzneimittelunverträglichkeitsreaktion; **Prognose:** objektive und subjektive audiometrische Besserung >80 %; bei Therapiebeginn ≤3 Tage nach Symptombeginn maximaler, >14 Tage nach Symptombeginn minimaler Erfolg.

Operative Therapie: **1.** Bei akuter Ertaubung (v. a. in Zusammenhang mit Traumen oder Anstrengung) ist i. d. R. eine Probetympanotomie indiziert. **2.** Bei Ruptur der Membran des runden Fensters erfolgt die Abdeckung der Nische des runden Fensters mit einem Bindegewebeläppchen.

Psychotherapie: evtl. begleitend zur Stressbewältigung bei stark belasteten Patienten.

Naturheilkundliche Verfahren (Autor: Th. J. Doering): **1.** entspannendes und beruhigendes Teil- oder Vollbad, Gesichts- oder Fußbad; **2.** manualtherapeutische Mobilisationstechniken; **3.** klassische Schulter-Nacken-Massage zur zusätzlichen muskulären Relaxation; **4.** Akupunktur*.

Sonstige Maßnahmen: **1.** Ausschluss eines Vestibularisschwannoms*; **2.** Abklärung einer Gefügestörung im Kopf- und Halsbereich.

Arbeitsunfähigkeit: je nach Verlauf 1–3 Wochen, bei persistierenden Gleichgewichtsstörungen (Nystagmusprüfung zur Objektivierung) und je nach beruflicher Tätigkeit auch länger.

Hinweis: **1.** In der Akutphase wegen vermuteter erhöhter Vulnerabilität des Innenohrs Verzicht auf überschwellige Audiometrie und MRT; nach frühestens 2 Wochen ist i. d. R. eine Hirnstammaudiometrie indiziert. **2.** Bei Verabreichung von Lidocain nur zur i. v. Gabe zugelassene Präparate verwenden.

Neuentwicklung: **1.** intratympanale Applikation von Cortisteroiden (z. B. Dexamethason) als Second-line-Therapie nach erfolgloser rheologischer

Hörminderung, akute sensorineurale
Rheologische Infusionstherapie

Tag	Wirkstoff	Dosierung
1	Hydroxyethylstärke 10 % 200/0,4	250 ml i. v. über 4 Stunden
	Pentoxifyllin	300 mg i. v. in 500 ml Ringer-Lösung über ≥3 Stunden + 400 mg p. o. 8-stündlich
	Prednisolon	250 mg als Kurzinfusion morgens
2	Hydroxyethylstärke 10 % 200/0,4	250 ml i. v. über 4 Stunden
	Pentoxifyllin	300 mg i. v. in 500 ml Ringer-Lösung über ≥3 Stunden + 400 mg p. o. 8-stündlich
	Prednisolon	200 mg als Kurzinfusion morgens
3	Pentoxifyllin	300 mg i. v. in 500 ml Ringer-Lösung über ≥3 Stunden + 400 mg p. o. 8-stündlich
	Lidocain[1]	200 mg i. v. (z. B. Xylocain® 2 %: 10 ml in 500 ml NaCl 0,9 %)
	Prednisolon	150 mg als Kurzinfusion morgens
4	Pentoxifyllin	300 mg i. v. in 500 ml Ringer-Lösung über ≥3 Stunden + 400 mg p. o. 8-stündlich
	Lidocain[1]	240 mg. i. v. (z. B. Xylocain® 2 %: 12 ml in 500 ml NaCl 0,9 %)
	Prednisolon	100 mg als Kurzinfusion morgens
5	Pentoxifyllin	300 mg i. v. in 500 ml Ringer-Lösung über ≥3 Stunden + 400 mg p. o. 8-stündlich
	Lidocain[1]	280 mg i. v. (z. B. Xylocain® 2 %: 14 ml in 500 ml NaCl 0,9 %)
	Prednisolon	80 mg p. o. morgens
6	Pentoxifyllin	300 mg i. v. in 500 ml Ringer-Lösung über ≥3 Stunden + 400 mg p. o. 8-stündlich
	Lidocain[1]	320 mg i. v. (z. B. Xylocain® 2 %: 16 ml in 500 ml NaCl 0,9 %)
	Prednisolon	60 mg p. o. morgens
7	Pentoxifyllin	300 mg i. v. in 500 ml Ringer-Lösung über ≥3 Stunden + 400 mg p. o. 8-stündlich
	Lidocain[1]	360 mg. i. v. (z. B. Xylocain 2 %®: 18 ml in 500 ml NaCl 0,9 %)
	Prednisolon	40 mg p. o. morgens
8	Prednisolon	20 mg p. o. morgens
9	Prednisolon	10 mg p. o. morgens

[1] nur bei akutem Tinnitus aurium (cave: Off-Label-Use) und nur stationär.

(Infusions-)Therapie; **2.** Heparin induzierte extrakorporale LDL-Präzipitation (Abk. HELP) u. a. Verfahren der Plasmapherese (s. Plasmapherese und Plasmaaustausch) kommen in speziellen Situationen nach erfolgloser rheologischer Infusionstherapie in Betracht, insbes. bei Fibrinogenspiegel >300 mg/dl.

Selbsthilfe: **1.** Deutsche Tinnitus-Liga e. V., Am Lohsiepen 18, 42369 Wuppertal, Tel. 0202 246520, Fax 0202 2465220; E-Mail: dtl@tinnitus-liga.de, Homepage: http://www.tinnitus-liga.de; **2.** Deutscher Schwerhörigenbund e. V., Breite Str. 23, 13187 Berlin, Tel. 030 47541114, Fax 030 47541116; E-Mail: DSB@Schwerhoerigkeit.de, Homepage: http://www.schwerhoerigkeit.de/DSB/.

Literatur: **1.** Probst, R.; Grevers, G.; Iro, H.: Hals-Nasen-Ohren-Heilkunde. 3. Aufl. Stuttgart: Thieme, 2008; **2.** Salt, A. N.; Plontke, S.K.: Local inner-ear drug delivery and pharmacokinetics. Drug Discov Today 10: 1299–1306 (2005); **3.** Suckfüll, M.: Aktuelle Therapie bei Hörsturz. Laryngorhinootologie 84: 277–282 (2005); **4.** Michel, O. et al.: Das antiphlogistisch-rheologische Infusionsschema nach Stennert in der Behandlung von kochleovestibulären Störungen. HNO 48: 182–188 (2000).

Autoren: F. Waldfahrer, H. Iro.

Hörschaden: s. Taubheit.
Hörsturz: s. Hörminderung, akute sensorineurale.
Hörverbesserung: s. Tympanoplastik.
Hörverlust, plötzlicher: s. Hörminderung, akute sensorineurale.
Hordeolum: sog. Gerstenkorn; akute eitrige Entzündung der Liddrüsen im Bereich der Augenlidkante; **Formen: 1.** Hordeolum externum: Entzündung der Zeis-Drüsen (Talgdrüsen) oder Moll-Drüsen (Schweißdrüsen); auch multipel bzw. rezidivierend vorkommend (Hordeolosis); **2.** Hordeolum internum: Entzündung der Meibom-Drüsen am Tarsus (Lidinnenseite).

Behandlungsindikation: akute Schmerzen.

Pharmakotherapie: Desinfizierende oder antibiotische Tropfen (z. B. Chloramphenicol, Tetracyclin, Norfloxacin, Ciprofloxacin, Gentamicin, Ofloxacin) reduzieren die akute Entzündung.

Sonstige Maßnahme: Ausschluss eines Diabetes mellitus bei rezidivierendem Hordeolum.

Eigenbehandlung: 1. milde Wärme (Rotlicht) in der Anfangsphase; **2.** bei rezidivierendem Hordeolum frühe Behandlung mit Tränenersatzmitteln und zusätzlich Wärmebehandlung.

Arbeitsunfähigkeit: wenige Tage, je nach subjektiver Beeinträchtigung und Arbeitsplatzanforderung.

Hinweis: 1. Augenbäder mit Kamille lösen oft Allergien aus und sollen unterbleiben. **2.** Abgrenzung der Diagnose gegenüber Erysipel, Orbitalphlegmone oder allergischer Lidschwellung!

Literatur: Augustin, A. J.: Augenheilkunde. 3. Aufl. Berlin, Heidelberg: Springer, 2007.

Autoren: U. Pleyer, M. H. Foerster.

Hormonentzug: s. Prostatakarzinom.
Hormonsubstitution: s. Hormontherapie im Klimakterium.
Hormontherapie bei Malignomen: hormonale oder antihormonale Behandlung von Malignomen; der Krankheitsverlauf einiger bösartiger Neubildungen lässt sich mit Steroidhormonen oder durch Modulation der körpereigenen Produktion bzw. Wirkung von Steroidhormonen günstig beeinflussen; je nach Indikation werden pharmakologische Wirkstoffe aus verschiedenen Gruppen verwendet, deren Wirkungsmechanismen meist komplex sind und zellbiologisch oft nur ansatzweise verstanden werden; chirurgische Maßnahmen (Adrenalektomie, Ovarektomie, Orchidektomie) werden überwiegend nicht mehr durchgeführt. **Einteilung** und **Wirkungsmechanismus: 1.** Glukokortikoide*, v. a. Prednison, Methylprednison, Dexamethason: pleiotrope Effekte mit antiphlogistischer und antiödematöser Wirkung; Reduktion der Zahl zirkulierender Leukozyten durch Umverteilung sowie Steigerung der Apoptoserate proliferierender Leukozyten; **2.** Gestagene, v. a. Medroxyprogesteron, Megestrol (Megestat®): nicht sicher geklärter hemmender Effekt auf proliferierende Karzinomzellen, die Progesteron-Rezeptoren (Abk. PR) exprimieren; **3.** Östrogene, v. a. Polyestradiol: beim Mann negative Rückkoppelung auf die hypothalamisch-hypophysäre Achse mit Suppression der FSH- und LH-Ausschüttung, damit Reduktion der Androgensynthese in den Leydig-Zwischenzellen des Hodens; **4.** Antiöstrogene: **a)** Tamoxifen (z. B. Nolvadex®): Kompetition mit Östrogen um Östrogen-Rezeptor (Abk. ER) mit Induktion einer am Genpromoter unwirksamen Konformation; **b)** Östrogen-Rezeptor-Antagonist Fulvestrant (Faslodex™); **5.** Aromatase-Hemmer: **a)** Aminoglutethimid (Orimeten®): Blockade verschiedener Enzyme der Steroidsynthese in der Nebenniere mit erheblicher Minderung der Östrogen- und Glukokortikoidspiegel (pharmakologische Adrenalektomie) und kompensatorischem Anstieg von ACTH; **b)** Letrozol (Femara®); **6.** Antiandrogene, v. a. Flutamid (z. B. Fugerel®): Kompetition mit Testosteron und 5α-Dihydrotestosteron um den Androgen-Rezeptor und Blockade; **7.** LHRH-Agonisten, v. a. Goserelin (Zoladex®): kontinuierliche Stimulation der hypophysären LH-Rezeptoren mit Tachyphylaxie; nach einigen Tagen Abfall der LH-Werte und Reduktion der Östrogen- und Gestagenspiegel (pharmakologische Kastration).

Indikation: 1. Leukämie und Lymphome: Glukokortikoide bes. zur Induktionstherapie akuter Leukämien; **2.** Mammakarzinom*: vor der Entscheidung über eine hormonale bzw. antihormonale Therapie ist immunchemisch (ELISA, RIA) oder histomorphologisch der Rezeptor-Status (Expression von ER und PR) im Karzinom zu sichern; **a)** adjuvant, postmenopausal und ER^+-Status: Tamoxifen über mind. 5 Jahre nach Resektion eines Mammakarzinoms; oder Fulvestrant; **b)** adjuvant, prämenopausal und ER^+-Status: risikoabhängig Tamoxifen und/oder Ausschaltung der Ovarialfunktion (Ovarektomie oder mit LHRH-Analoga) über 2 Jahre als Alternative zur Chemotherapie; **c)** adjuvant und ER^--Status: Therapie nach zytostatischem Protokoll (z. B. CMF-Schema); **d)** palliativ bei metastasiertem Mammakarzinom mit ER^+-Status: Tamoxifen Mittel der 1. Wahl mit einer Ansprechrate von 50–75 %; oder Fulvestrant; bei Versagen wird empirisch vorgegangen, Therapieversuch mit Aminogluthemid, Goserelin oder bei PR^+-Status auch Medroxyprogesteron; **e)** adjuvant im Anschluss an Tamoxifen: Letrozol (zeigt auch in der Primärtherapie erste Erfolge); **3.** Endometriumkarzinom: palliativ mit Hydroxyprogesteron oder Medroxyprogesteron; bei PR^+-Status Remission in ca. 15–30 % der Fälle; bei PR^--Status Ansprechrate <10 %; **4.** Prostatakarzinom*: palliativ bei metastasiertem Prostatakarzinom zur Verzögerung des Tumorwachstums, Reduktion von Knochenmetastasen und der Gefahr pathologischer Frakturen sowie zur Schmerzlinderung; eine Verlängerung der Überlebenszeit ist nicht sicher nachgewiesen. Das heute praktizierte Verfahren zum Androgenentzug ist die beidseitige Orchidektomie in Kombination mit Flutamid; alternativ Polyestradiol und GnRH-Analoga.

Kontraindikation: Tamoxifen: schwere Leuko- und Thrombozytopenie oder Hyperkalzämie; Gestagene: schwere Leberfunktionsstörung; alle weiteren Kontraindikationen sind in Anbetracht der onkologischen, palliativen Grundsituation als relativ anzusehen.

UAW: Tamoxifen: häufig Hitzewallung und selbstlimitierend verlaufende Übelkeit und Erbrechen; Gestagene: entsprechend der hohen Dosierung Flüssigkeitseinlagerung, arterielle Hypertonie und Entwicklung eines Diabetes mellitus; Androgenentzug beim Mann zur Behandlung des Prostatakarzinoms: Feminisierungserscheinung mit Potenz- und Libidoverlust, Entwicklung einer Gynäkomastie (cave: männliches Mammakarzinom); evtl. Thrombembolien.

H

Dosierung: Auswahl der wichtigsten Substanzen: **1.** Medroxyprogesteron (Clinovir®), 300–1000 mg/d p. o.; **2.** Megestrol (Megestat®), 160–320 mg/d p. o.; **3.** Polyestradiol (Estradurin®), 80–160 mg i. m. als monatliches Depot; **4.** Tamoxifen (Novaldex®), 20 mg/d p. o.; **5.** Fulvestrant (Faslodex®), 250 mg/Monat i. m.; **6.** Aminogluthemid (Orimeten®), 500 mg/d zusammen mit Hydrocortison, 40–60 mg p. o.; **7.** Letrozol (Femara®), 1 × 2,5 mg/d p. o.; **8.** Flutamid (Fugerel®), 3 × 250 mg p. o.; **9.** Goserelin (Zoladex®), 3,6 mg als s. c. Depot alle 4 Wochen.

Autor: B. Drewelow.

Hormontherapie im Klimakterium: Pharmakotherapie Behandlung mit natürlichen oder equinen Östrogenen allein oder in Kombination mit Gestagenen, Östrogen-Gestagen-Kombinationen, Gestagenen oder Androgenen.

Indikation: Prinzipiell ist die Indikation nur nach individueller Nutzen-Risiko-Abwägung zu stellen: In Deutschland ist die Hormontherapie zugelassen bei klimakterischen (s. Syndrom, klimakterisches) und urogenitalen Beschwerden sowie zur Prävention der Osteoporose (allerdings erst nach Anwendung der therapeutischen Alternativen). Der Zeitraum zwischen Menopause und Beginn der Hormontherapie soll kurz sein, sog. window of opportunity. Bei vorzeitiger (<40 Jahren) und früher (<45 Jahren) Menopause besteht die Indikation zur Hormontherapie bis zum natürlichen Menopausealter (50–52 Jahre).Bei Beginn der Hormontherapie unmittelbar nach der Menopause und bei Frauen <60 Jahren ist eine Prävention für koronare Herzerkrankungen zu erwarten. Die Risiken für Diabetes mellitus und kolorektale Karzinome werden bereits nach kurzzeitiger Hormontherapie stark reduziert. Die Gesamtmortalität erfährt eine signifikante Risikoreduktion. Zurückhaltung ist bei Alter ≥60 Jahre und/oder kardiovaskulären Risikofaktoren geboten, da die Risiken für Thromboembolien und Schlaganfälle altersbedingt bereits stark erhöht sind und durch eine Hormontherapie weiter zunehmen. Über die Risiken für venöse Thrombosen und Schlaganfall sowie die frühere Diagnose eines Brustkrebses (Demaskierung bestehender Mammakarzinome durch Hormontherapie; häufig als Brustkrebsrisikoerhöhung fehlinterpretiert) ist aufzuklären. Bei frühzeitigem Beginn der Hormontherapie überwiegt der Nutzen die Risiken. Allerdings sind jährlich Nutzen und Risiken immer wieder neu zu evaluieren und zu dokumentieren.

Kontraindikation: **1.** absolut: akute Lebererkrankungen, akute und unbehandelte Thromboembolie, zerebrovaskulärer Insult, akuter Herzinfarkt, positive Eigen- oder Familienanamnese für Mutation des BRCA 1 oder 2-Gens, Mamma-, Endometrium- oder Ovarialkarzinom, ungeklärte genitale Blutungen; **2.** relativ: schwerer Hypertonus, Hypertriglyceridämie, genetische Anomalie im Lipidstoffwechsel, Pankreatitis, Cholezystitis, Cholelithiasis, kardiogene und nephrogene Ödeme, längere Immobilisation, Migräne, Uterus myomatosus, Endometriose.

Pharmakotherapie: Östrogene und Gestagene als kombinierte Einphasen- (z. B. Activelle®, Angeliq®, Climodien®, Femoston®, Lafamme®, Wellnara®) oder Sequenzpräparate (Climen®, Gianda®, Klimonorm®, Femoston 1/10 mg®, Mericomb® u.a.), zyklisch oder kontinuierlich ohne Pause; **1.** Östrogene: individuell angepasst geringstmögliche effektive Dosis, die zur Linderung der Beschwerden oder Beschwerdefreiheit führt und die Prävention der Osteoporose ermöglicht; Startdosen: **a)** oral: 0,5–1 mg 17ß-Estradiol, 1,0 mg Estradiolvalerat, 0,3 mg konjugierte Estrogene; **b)** transdermal: 25–37,5 µg Estradiol-Pflaster, 0,5 mg Estradiol Gel; **c)** lokal intravaginal: Estriolhaltige Ovula oder Creme, Estradiol–Vaginalinsert (Estring®); **2.** Gestagene (Progesteron 100 mg, Chlormadinonacetat 2 mg, Dydrogesteron 10 mg, Norethisteronacetat 1–5 mg): Anwendung mindestens 10, besser 12–14 Tage/Monat zusätzlich zum Östrogen zum Endometriumschutz; **3.** Androgene: transdermal (300 µg Testosteron), temporär bei Sexualstörungen; **Therapiedauer:** Hormontherapie sollte nur so lange durchgeführt werden, wie bei jährlicher Evaluierung der Nutzen die Risiken überwiegt. Grundsatz: Nicht so kurz wie möglich, sondern so lang wie nötig mit der effektiv niedrigsten Dosis behandeln; die Dauer kann 5 Jahre überschreiten. Ein schwach erhöhtes Brustkrebsrisiko ist dann nicht auszuschließen. In absoluten Zahlen sind dies 2–3 (Östrogen-Monotherapie) bzw. 4–6 (Östrogen-Gestagen-Kombinationen) pro 1000 behandelten Frauen. Nach Beendigung der Hormontherapie reduziert sich dieses Risiko innerhalb weniger Jahre.

Hinweis: **1.** Nach Hysterektomie erfolgt die Hormontherapie als Östrogenmonotherapie (Estradiol, Estradiolvalerat, Estriol, konjugierte equine Östrogene oral oder Pflaster bzw. Gel transdermal); **2.** transdermale Applikation reduziert das

Thromboembolie-Risiko erheblich; **3.** die 14-tägige Gestagenmedikation im dreimonatigen Langzyklus ist für die Endometriumprotektion noch nicht ausreichend gesichert. Bei dieser Hormontherapie sind regelmäßige Ultraschallkontrollen des Endometriums erforderlich. **4.** Bei Blutungsstörungen gynäkologische Untersuchung einschließlich transvaginaler Endometriumsonographie vornehmen, um rechtzeitig Hysteroskopie mit Biopsie oder fraktionierter Abrasio zu veranlassen (Ausschluss von Endometriumpolyp, -hyperplasie, -karzinom).

Literatur: 1. Rosano, G. M. et al.: Hormone replacement therapy and cardioprotection: a new dawn? A statement of the Study Group on Cardiovascular Disease in Women of the Italian Society of Cardiology on hormone replacement therapy in postmenopausal women. J Cardiovasc Med (Hagerstown)10: 85–92 (2009); **2.** Mares, P. et al.: Coronary heart disease and HRT in France: MISSION study prospective phase results. Gynecol Endocrinol 24: 696–700 (2008); **3.** Mueck, A. O.: Aktuelle Bewertung der HRT. Menopause & Contraception 8: 1–8 (2008); **4.** North American Menopause Society: The role of testosterone therapy in postmenopausal women: position statement of The North American Menopause Society. Menopause 12: 496–511 (2005).

Autor: G. Göretzlehner.

Horner-Syndrom: s. Armplexuslähmung.

Hornhautverätzung: s. Augenverätzung.

Hornhautverletzung: s. Augenverletzungen.

Hornschichtlösung: s. Keratolytika.

Horrortrips: s. Drogenabhängigkeit.

Horton-Syndrom: s. Kopfschmerz.

HSAN: s. Polyneuropathie.

5-HT3-Rezeptor-Antagonisten, selektive: s. Antiemetika.

Hüftdysplasie: syn. kongenitale Hüftdysplasie; angeborene, ungenügend ausgeformte knorpelig-knöcherne Hüftanlage mit steiler, flacher und nach oben ausgezogener Pfanne; postnatal entwickelt sich in 25 % inf. mangelnden Kontakts zwischen Acetabulum, Schenkelhals und Muskelzug eine Subluxation bzw. Luxation des Hüftgelenks. Bei Bildung einer sog. Sekundärpfanne und verlängertem Schenkelhals mit verstärkter Antetorsion und vergrößertem Schenkelhalswinkel entstehen Coxa valga und Coxa antetorta. **Häufigkeit:** 2–4 % der Bevölkerung; w : m = 6 : 1; **Ursache:** multifaktoriell; Risikofaktoren: Erst-, Zwillings-, Frühgeburt, Oligohydramnion, Beckenendlage; **Diagnose: 1.** Die Sonographie der Hüfte des Säuglings ermöglicht die frühzeitige Diagnose und konservative Behandlung, so dass operative Eingriffe meist vermieden werden könnten. Es wird die Hüftdysplasie bzw. -luxation je nach sonographischem Befund in Typ I–IV nach Graf eingeteilt. **2.** Bei grenzwertigem Ultraschallbefund sonographische und radiologische (ab 6. Monat bzw. bei Laufbeginn) Kontrolle, um die evtl. notwendige Therapie nicht zu verzögern.

Behandlungsindikation: Jede nach der Geburt durch Ultraschall-Screening beider Hüftgelenke diagnostizierte dezentrierte, instabile oder luxierte Hüfte soll möglichst sofort behandelt und eine unreife Hüfte zumindest ständig kontrolliert werden, um unter Ausnutzung der Nachreifungspotenz durch gezielte Druck-, Zug- und luxationshemmende Bewegungsreize eine Ausheilung zu erreichen bzw. eine funktionelle Beeinträchtigung und sekundäre Arthrose* (Dysplasiekoxarthrose) im Erwachsenenalter zu vermeiden.

Konservative Therapie: Neugeborene und Säuglinge werden grundsätzlich konservativ behandelt; die Art der Behandlung richtet sich nach der Ausprägung der Dysplasie und dem Alter des Kindes. **1.** frühe Abspreizbehandlung bis zum 6.–8. Monat bei Reifungsdefizit, Verknöcherungsverzögerung, kritischer Hüfte; je früher die Abspreizbehandlung einsetzt, um so günstiger ist das Ergebnis. Nach dem 3. Lebensmonat sinkt die Wahrscheinlichkeit einer schnellen und einfachen Korrektur. Therapieende max. im 12. Monat; **2.** Repositionsbehandlung bei dezentrierter und luxierter Hüfte, z. B. mit Riemenbügelbandage nach Pavlik, Längs- oder Overheadextension; anschließend Retentionsbehandlung, z. B. mit Becken-Bein-Gips in Lange-Stellung (max. Innenrotation und starke Abduktion), Fettweis-Gips in Sitz-Hock-Stellung (mind. 8 Wochen mit Gipswechsel nach 4 Wochen); **3.** funktionelle Nachbehandlung der Restdysplasie mit Schienen (z. B. Schiene nach Browne); bei Laufbeginn ggf. Hüftabduktionsschiene (z. B. nach John und Korn); **Komplikation:** Hüftkopfnekrose durch Abspreiztherapie.

Operative Therapie: bei Hüftluxation mit Repositionshindernis oder Restdysplasie; **1.** offene Reposition im Alter von 4–5 Monaten bei Repositionshindernis im Pfannenbereich: Resektion des verlängerten Ligamentum teres capitis femoris, Ausräumung von Weichteilen, Vertiefung des primären azetabulären Hüftzentrums, Hüfteinstellung und Kapselraffung; postoperativ Becken-Beingips und funktionelle Nachbehandlung; **2.** intertrochantäre varisierende und derotierende Femurosteotomie (Abk. IVDO) bei Coxa valga und Coxa antetorta im 2.–8. Lebensjahr: Winkelplattenosteosynthese oft in Kombination mit Beckenosteotomie und ggf. geringer Femurverkürzung zur besseren Reposition; Komplikation: Hüftkopfnekrose; **3.** Ileumosteotomie nach Salter bei steiler Pfanne im 2.–8. Lebensjahr; **4.** Azetabuloplastik nach Pemberton (domförmige Osteotomie oberhalb des zu distalisierenden Acetabulums mit Knochenkeilinterposition) im Vorschulalter bis max. 14. Lebensjahr; **5.** Tripleosteotomie nach Tönnis oder Ganz: Dreifachosteotomie (Sitz-, Scham-, Darmbein), Hüftpfannenschwenkung und Kirschner-Drahtfixation; 10.–30. Lebensjahr; **6.** Beckenosteotomie nach Chiari: schräg nach me-

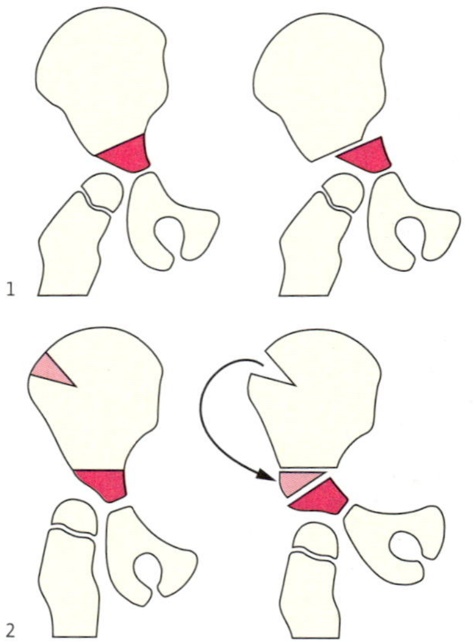

Hüftdysplasie: 1: Operation nach Chiari; 2: Operation nach Salter

dial ansteigende Ileumosteotomie und Lateralisierung des proximalen Fragmentes (s. Abb.) ab 10.–14. Lebensjahr.

Arbeitsunfähigkeit: im Wesentlichen abhängig vom subjektiven Beschwerdebild des erwachsenen Patienten; bei akuter Schmerzsymptomatik ca. 2–3 Wochen.

Hinweis: **1.** Die oft bei diagnostischer Unsicherheit empfohlenen Breitwickel und Spreizkissen ersetzen die Abspreizbehandlung nicht. **2.** Die Abspreizbehandlung aller Kinder ist wegen des Hüftkopfnekroserisikos (bis 2 %) obsolet.

Literatur: **1.** Hefti, F.: Kinderorthopädie in der Praxis. 2. Aufl. Heidelberg: Springer, 2008; **2.** Tschauner, Ch.: Orthopädie und orthopädische Chirurgie. Becken, Hüfte. Stuttgart: Thieme, 2003.

Autoren: M. Schult, J. Funk, D. Leutloff.

Hüftendoprothesenimplantat: s. Endoprothetik.

Hüftgelenksubluxation: s. Hüftdysplasie.

Hüftgelenktotalendoprothese: s. Schenkelhalsfraktur.

Hüftkopfnekrose, juvenile: s. Perthes-Calvé-Legg-Krankheit.

Hüftluxation: s. Hüftdysplasie.

Hühnerauge: s. Clavus; Keratolytika.

Hughes-Syndrom: s. Antiphospholipid-Syndrom.

Humerusfraktur: Bruch des Oberarmknochens durch direkte Gewalteinwirkung oder Sturz auf Schulter, Arm oder Ellenbogen; **Formen:** **1.** proximale Humerusfraktur (bzw. subkapitale Humerus- und Kopffraktur): stabile, eingekeilte oder instabile dislozierte Humerusfraktur sowie Luxations- und Trümmerfraktur; **2.** diaphysäre Humerusfraktur oder Schaftfraktur: Quer-, Längs- oder Spiralfraktur; **a)** stabile Frakturen, z. B. Torsionsfraktur im mittleren Drittel; **b)** instabile Frakturen, z. B. Querfraktur oder Fraktur mit distaler Keilbildung; **3.** distale (kondyläre oder suprakondyläre) Humerusfraktur als Trümmer- oder Spiralfraktur mit und ohne Gelenkbeteiligung der Kondylen.

Behandlungsindikation: Jede Humerusfraktur sollte konservativ oder operativ versorgt werden: **1.** Kopffraktur bzw. subkapitale Humerusfraktur: stabile eingekeilte Fraktur (Kippung des Kopfes ≤30°) konservativ behandeln; bei Luxation, stark dislozierter Abrissfraktur des Tuberculum majus, instabiler dislozierter Fraktur und Trümmerfraktur operative Versorgung; **2.** Schaftfraktur: soweit möglich (Achsabweichung <20°) konservativ; geringe Fehlstellungen sind ohne Nachteil, aber Distraktion vermeiden; Operation bei offener Fraktur, arterieller Verletzung, sekundären Radialisläsionen und bei Polytrauma; relative Indikation bei bilateralen Frakturen, Kettenfrakturen der oberen Extremitäten, Rippenserienfrakturen (s. Rippenfraktur), irreponiblen groben Dislokationen sowie primärer Radialislähmung; **3.** distale Humerusfraktur: Operationsindikation bei dislozierter Fraktur des Erwachsenen und bei irreponiblen sowie nicht retinierbaren suprakondylären Frakturen im Kindesalter.

Operative Therapie: **1.** proximale Humerusfraktur: Reposition und Schrauben- oder Zuggurtungsosteosynthese; evtl. winkelstabile Plattenosteosynthese bei Luxationsfraktur und erheblicher Dislokation (s. Abb. 1); bei Abriss des Tuberculum majus Zuggurtungs- oder Schraubenosteosynthese; bei instabiler luxierter Fraktur im hohen Alter geschlossene Reposition und perkutane Kirschner-Drahtspickung; bei ausgedehnten Trümmerfrakturen und unzureichender Gelenkrekonstruktion evtl. alloplastischer Ersatz; Prognose: Wiedererlangung der Schulterfunktion nach 6–10 Wochen; Pseudarthrose nach instabiler Fraktur und Kopfnekrose inf. Devitalisation bes. bei Luxationsfraktur möglich; **2.** Schaftfraktur: geschlossene Mark-

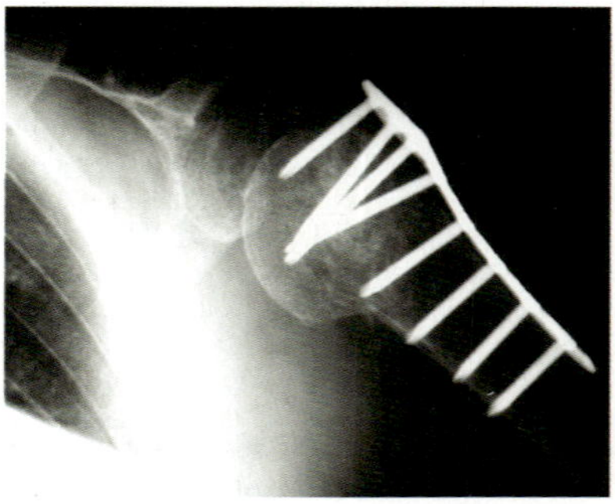

Humerusfraktur Abb. 1: subkapitale Luxationsfraktur nach Versorgung mit winkelstabiler Platte

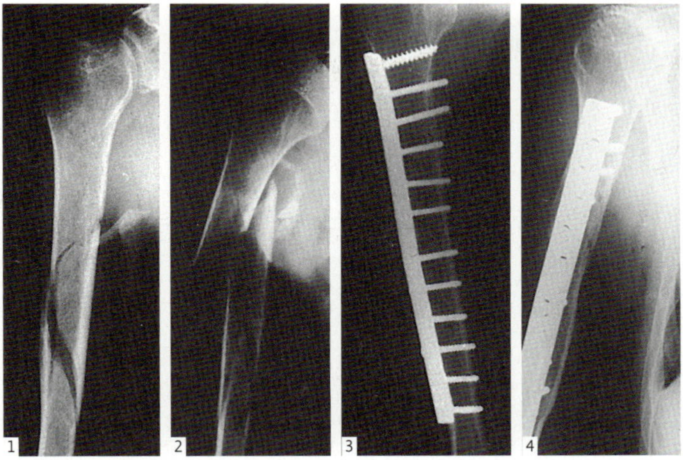

Humerusfraktur Abb. 2: Schaftspiralfraktur; 1: Unfallbild; 2: Pseudarthrose und Dislokation unter konservativer Therapie; 3 und 4: Zustand nach Plattenosteosynthese

raumnagelung mit einem unaufgebohrten Humerusnagel oder Plattenosteosynthese von dorsal oder lateral (s. Abb. 2); **3.** distale Humerusfraktur: Verschraubung von Abschürf- und Abrissfrakturen; Schrauben- und Plattenosteosynthese bei Y- und mehrfragmentären Trümmerfrakturen (s. Abb. 3); Reposition und Fixation mit Kirschner-Drähten bei irreponiblen bzw. nicht retinierbaren kindlichen Frakturen; **Nachbehandlung:** Ruhigstellung im Gipsverband für 4 Wochen in Funktionsstellung des Ellenbogens.

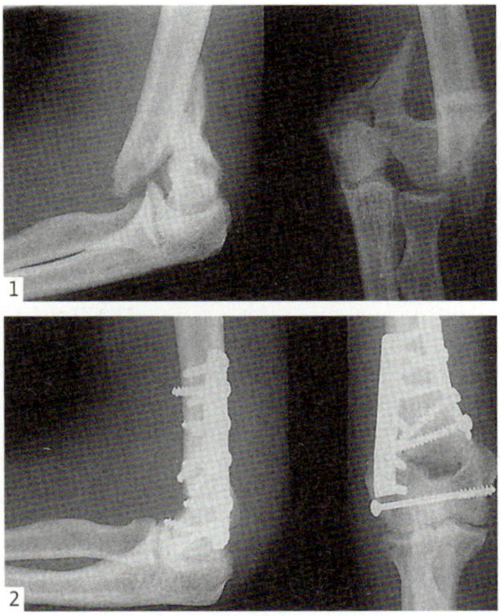

Humerusfraktur Abb. 3: distale transkondyläre Mehrfragmentfraktur; 1: Unfallbild; 2: Zustand nach Schrauben- und Plattenosteosynthese

Konservative Therapie: **1.** proximale Humerusfraktur: Ruhigstellung bis zur Schmerzfreiheit im Gilchrist- oder Desault-Verband für 3–5 Tage, danach Pendelübungen, nach einigen Tagen aktive Schulterbewegungen und Physiotherapie nach Pöhlchen und Specht bis zur vollen Schulterfunktion; bei Luxation im Anschluss an Reposition aktive Schulterbewegungen erst nach 3–4 Wochen; **2.** Schaftfraktur: Gilchrist- oder Desault-Verband für 1 Woche, Physiotherapie, wobei der Oberarm in einen Brace (Stützschale) gelegt wird; Entfernung des Brace und aktive Mobilisation von Schulter und Ellenbogen, wenn Kallus nach ca. 4–5 Wochen sichtbar ist; **3.** distale Humerusfraktur des Kindes: Reposition in Narkose und Blount-Schlingenverband.

Therapeutischer Stufenplan: s. Abb. 4.

Arbeitsunfähigkeit: je nach Fraktur und Behandlung 2–4 Wochen.

Hinweis: **1.** frühfunktionelle Physiotherapie in Abhängigkeit vom Frakturtyp; Belastung übungsstabiler Osteosynthesen im Schulter- und Ellenbogengelenk ab dem 1. postoperativen Tag; bei instabilen Frakturen nur geführte physiotherapeutische Bewegungen; **2.** bei kindlichen Schaftfrakturen evtl. Vergleichsaufnahme der gesunden Seite zur Beurteilung der Knochenkerne bzw. der Wachstumszonen; **3.** Radialislähmung bei Schaftfrakturen beruhen zu 90 % auf Neuropraxie und erholen sich innerhalb von Wochen bis Monaten spontan; Läsion des Nervus radialis bei Unfall, perioperativ, in der Frühphase der konservativen Behandlung oder sekundär durch Einmauerung in Kallusgewebe möglich; Lähmung während der Behandlung ist eine dringliche Operationsindikation.

Literatur: **1.** Rüter, A.; Trentz, O.; Wagner, M. (Hrsg.): Unfallchirurgie. 3. Aufl. München: Ur-

H

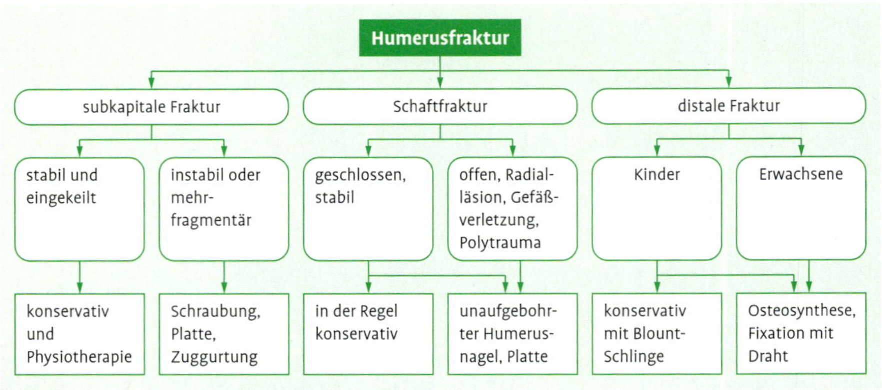

Humerusfraktur Abb. 4: therapeutischer Stufenplan

ban & Fischer, 2008; **2.** Hessmann, M. H. et al.: Osteosynthese von Oberarmkopffrakturen: Einfluss des Implantatdesigns auf die biomechanische Stabilität. Chirurg 76 (2): 167–174 (2005); **3.** Weise, K.; Schwab, E.; Scheufele, T. M.: Ellenbogenverletzungen im Kindesalter. Unfallchirurg 4: 255–269 (1997); **4.** Marty, B. et al.: Die Marknagelung der Humerusschaftfraktur. Unfallchirurg 8: 424–430 (1994); **5.** Rader, C. P. et al.: Die operative Behandlung dislozierter 3- und 4-Segmentfrakturen des proximalen Humerus. Unfallchirurg 12: 613–618 (1992).

Autor: E. E. Scheller.

Humoralpathologie: s. Therapie, ableitende.

Hundebandwurminfektion: s. Echinokokkose.

Hunt-Hess-Schweregrade: s. Subarachnoidalblutung.

Huntington-Chorea: s. Chorea.

HUS: Abk. für hämolytisch-urämisches Syndrom*.

Husten: forcierte Exspiration gegen die zunächst geschlossene, dann plötzlich geöffnete Glottis; normaler, lebenswichtiger Schutzreflex, der durch Reizung von Rezeptoren in der tracheobronchialen Schleimhaut ausgelöst wird; **Formen: 1.** produktiver Husten, bei dem Sekret (Sputum) nach außen befördert wird; **2.** unproduktiver, trockener Husten, sog. Reizhusten; **Diagnose:** Husten als Symptom gibt Hinweise auf eine Grunderkrankung (s. Tab.). Die entspr. diagnostischen Schritte sind detaillierte Anamnese, sorgfältige klinische Untersuchung, Röntgen-Thorax in 2 Ebenen, Lungenfunktionsprüfung und unspezifische Provokationstests, falls die Lungenfunktionsprüfung keine Atemwegobstruktion zeigt. Ggf. sind weiterführende Untersuchungen (Bronchoskopie, CT des Thorax u. a.) erforderlich.

Behandlungsindikation: Grundsätzlich ist die Behandlung des Hustens die der zugrunde liegenden Erkrankung. Bei unproduktivem und erschöpfendem Husten, Hustenfraktur sowie Hustensynkope sind zusätzlich hustenhemmende Mittel einzusetzen.

Pharmakotherapie: Antitussiva* wirken über eine Hemmung der reflektorischen Erregbarkeit des Hustenzentrums in der Medulla oblongata. Überwiegend handelt es sich um Morphinderivate (z. B. Codein, Dihydrocodein). Sie wirken zusätzlich analgetisch und atemdepressiv und sind in unterschiedlichem Ausmaß suchterzeugend. Eine Dauertherapie ist deswegen zu vermeiden. Die häufigste UAW ist die Obstipation.

Naturheilkundliche Verfahren (Autor: Th. J. Doering): **1.** Phytotherapie: Vielzahl von Heilkräutern (Blüten von Linde, Holunder und Kamille, Blätter von Efeu und Pfefferminze, Baldrianwurzel) mit milder Wirksamkeit bei akutem Husten; **2.** bei Kindern kühle Brustwickel mit allgemein beruhigender und dämpfender Wirkung; **3.** weitere hustendämpfende und die Expektoration fördernde Maßnahmen: s. Bronchitis, akute; Bronchitis, chronische.

Hinweis: 1. Bei Husten auf dem Boden einer bronchialen Hyperreaktivität (meist nach Infekten bei Atopie auftretend; vgl. Alveolitis, exogenallergische; Asthma bronchiale) werden häufig Antibiotika und Antitussiva eingesetzt. Diese Maßnahmen sind bei dieser Konstellation weitgehend unwirksam, bei exakter Diagnose und Bestätigung der Ursache im unspezifischen Provokationstest (z. B. mit Histamin) sind Beta*-2-Sympathomimetika und Glukokortikoide nach wenigen Tagen wirksam. **2.** Bei anhaltendem Husten, insbes. bei Auftreten von eitrigem und blutigem Auswurf (s. Hämoptoe und Hämoptyse) oder zusätzlichen Symptomen müssen weitergehende diagnostische Maßnahmen eingeleitet werden.

Autor: N. Konietzko.

Hustenattacken: s. Keuchhusten.

Husten, bellender: s. Pseudokrupp.

Husten
Differentialdiagnose

Charakter	Entstehung plötzlich	allmählich
unproduktiver Reizhusten	akute Atemweginfektion (anfangs)	Larynxkarzinom
	Pleuritis sicca	chronische Laryngitis
	Reizgasinhalation	chronische Bronchitis
	Keuchhusten	paratracheale und parabronchiale Raumforderungen
		Lymphknotentuberkulose
		Sarkoidose
		Hodgkin-Lymphom
		retrosternale Struma
		Mediastinaltumor
		Aortenaneurysma
	Fremdkörperaspiration	Asthma bronchiale
	Ösophagotrachealfistel	Lungentuberkulose
		Lungenfibrose
	Pseudokrupp	Tracheal- und Bronchialtumor
	Laryngitis	psychogener Husten
Husten mit Auswurf	Fremdkörperaspiration	chronische hypersekretorische Bronchitis
	Ösophagotrachealfistel	Bronchiektasen
	akute Atemweginfektion (im weiteren Verlauf)	Asthma bronchiale
	Bronchopneumonie	Lungentuberkulose
	Lobärpneumonie	Tracheal- und Bronchialtumor
	Lungenabszess	gastroösophageale Refluxkrankheit

Hustenblocker: s. Antitussiva.
Hustenlöser: s. Expektoranzien.
Hustenmittel: s. Antitussiva.
Hustentechnik: s. Atemphysiotherapie.
HWS-Distorsion: s. Schleudertrauma.
Hydatide: s. Echinokokkose.
Hydrocele testis sive funiculi: s. Hydrozele.
Hydrochlorothiazid: s. Thiaziddiuretika.
Hydrotherapie: äußerliche Anwendung von Wasser verschiedener Temperatur und Erscheinungsform (dampfförmig, flüssig) zur präventiven und kurativen Therapie; **Therapieziel:** Akuteffekte einer einmaligen Anwendung dienen überwiegend einer symptomatischen Therapie aktueller Beschwerden (z. B. Kreislaufstörungen, Schmerzsyndrome, Vigilanz). Serielle Behandlungen über mehrere Wochen zielen auf eine Umstimmung gestörter vegetativer, endokriner und immunologischer Regelsysteme und eine Verbesserung des körperlichen und seelischen Befindens; **therapeutisches Prinzip:** zu physikalisch relevanten Veränderungen der Gewebetemperatur kommt es im Unterschied zur Wärmetherapie* oder Kryotherapie* nicht; als reflektorische Antwort auf den thermischen Reiz warmen und kalten Wassers werden vegetative, immunologische und endokrine Reaktionen angenommen. Psychische Wirkungen entstehen durch die intensive Wahrnehmung der eigenen Körperlichkeit und das hedonische Erleben von Wärme und Kälte.

Indikation: Akuteffekte bei Schmerzsyndromen*, entzündlichen Prozessen und Störungen der Befindlichkeit; langfristige Umstimmung bei funktionellen Erkrankungen mit gestörter vegetativer, endokriner und immunologischer Regulation, psychosomatischen Erkrankungen; unterstützend bei psychiatrischen Erkrankungen.

Durchführung: Reize mit warmem und kaltem Wasser werden kombiniert und aufeinander abgestimmt. Kältereizen kommt die größere Bedeutung zu; Wärmebehandlungen werden z. T. nur vorgeschaltet, um die anschl. Kälte stärker dosieren zu können. Die Reizintensität wird durch die behandelte Körperoberfläche, die verwendete Wassertemperatur (zwischen 10 und 20 °C bzw. 38 und 40 °C) und die Dauer der Behandlung bestimmt. Bei jeder Einzelbehandlung orientiert sich die Reizintensität an der anschl. erwarteten Reaktion. Es soll zu einem warmen, wohlig-entspannten Körpergefühl mit einer reaktiven Mehrdurchblutung der Haut kommen. Anschl. kann entspannende Nachruhe oder (z. B. bei hypochondrischen bzw. depressiven Patienten) vermehrte körperliche Aktivität verordnet werden. Einzelne Erlebnisinhalte können auch suggestiv vorgegeben werden. **Formen: 1. Waschung:** Es werden Frotteetücher mit gutem Aufnahmevermögen von Wasser benutzt. Die Kälteapplikation erfolgt grundsätzlich von peripher nach zentral, zuerst auf der Streck-, dann auf der Beugeseite der Extremität und zuerst an der rechten, dann an der linken Körperhälfte; kräftigt Kreislauf und Atmung, wirkt abhärtend. **2. Guss:** Mit einem Schlauchsystem wird ein gleichmäßig am Körper abfließender Wasserfilm (sog. Kneipp-Mantel) erzeugt. Duschköpfe sind aufgrund der stärkeren Erregung von Mechanorezeptoren nicht geeignet! Die topographische Abfolge von Kaltreizen folgt dem Vorgehen bei Waschungen. Körper und Raum sollten vor der Anwendung gut erwärmt werden. Cave: Anwendung nicht unmittelbar nach dem Essen. **3. Bad:** Fuß-, Arm-, Sitz- oder Vollbad werden bei Wassertemperaturen zwischen 10 und 20 °C durchgeführt. Die Badedauer beträgt ca. 20–60 Sekunden bis zu einem deutlichen Kälteschmerz. **a)** Wechselbad: Dem Kaltbad wird ein Bad in warmem oder heißem Wasser vorangestellt, um unterkühlte Körperregionen zunächst aufzuwärmen bzw. den anschl. Kaltreiz bes. intensiv zu gestalten. Wechselfußbäder können z. B. bei 40 °C über 10 Minuten und anschl. ca. 20 Sekunden bei 12 °C durchgeführt werden. **b)** temperaturansteigendes Bad: Anstieg der Wassertemperatur von z. B. 25 °C auf 40 °C in 15 Minuten; **4. Wickel: a)** im Allg. werden 3 Tücher verwendet: Ein Wickel- oder Innentuch aus Leinen wird unmittelbar um den zu behandelnden Körperteil gehüllt. Es kann stark wasserhaltig oder ausgewrungen sein und mit pflanzlichen bzw. anderen Zusätzen versehen werden. Ein Zwischentuch aus dünnem Leinen oder Nessel soll das Innentuch an beiden Seiten überragen. Ein Wolltuch wird abschließend über beide Tücher gewickelt. Es soll beide Tücher überragen, damit an den Rändern keine starke Verdunstung bzw. Abkühlung stattfinden kann. **b)** Wickel mit dünnem Wickeltuch und wenig Wasser werden als kurzfristige Kaltreize mit anschl. Erwärmung (bis zur Schwitzpackung) eingesetzt. **c)** Wickel mit dicken Tüchern und viel Wasser können, z. B. als Wadenwickel bei Fieber, dem Körper Wärme entziehen; **5. Packung/Umschlag:** vollständige oder teilweise Umhüllung des Körpers mit Peloiden oder anderen Substanzen (z. B. Quark, Kartoffelbrei) als Träger von Wärme oder Kälte; **6. Dampfbad: a)** als Kopfdampfbad zur Inhalation, evtl. mit Zusatz von Kräutern bzw. Extrakten (Kamille, Pfefferminze, Linde), bei entzündlichen Erkrankungen der oberen Atemwege; der Dampf wird mit einem abschließenden Badetuch zurückgehalten; **b)** als Ganzkörperanwendung in mit Wasserdampf gesättigter Luft (z. B. römische oder türkische Dampfbäder); **c)** Heißluftbad: Sauna; wirkt ableitend, ausleitend und abhärtend; **7. Wassertreten:** In kaltem Wasser, das bis an die obere Wade reicht, werden die Füße bei jedem Schritt über die Wasseroberfläche gehoben. Jeder Schritt wirkt somit als neuer Kältereiz. Die Anwendung erfolgt bis zu einem beginnenden Kälteschmerz; anschließend Wollsocken tragen und warmlaufen.

Komplikationen: 1. langanhaltende spastische Gefäßreaktionen bei außergewöhnlicher Kälteempfindlichkeit (z. B. Raynaud-Syndrom); **2.** Komplikationen durch unbehandelte Hypertonie; **3.** Unfälle mit Verbrennungen bei der Anwendung des Kopfdampfbades.

Hinweis: Bei warmen Anwendungen auf Venenerkrankungen, bei Kälteanwendungen auf Blasen- und Unterleibserkrankungen achten.

Autor: Th. J. Doering.

4-Hydroxycumarin: s. Cumarinderivate.

Hydroxyethylstärke: Abk. HES; künstlicher, kolloidaler Plasmaersatzstoff*; hochpolymere Glukoseverbindung, die aus Amylopektin gewonnen wird; **Einteilung** und **Vertreter: 1.** hochmolekulare Lösungen (450 kD), z. B. HES 450/0,7 (z. B. Plasmafusin® HES 450); **2.** mittelmolekulare Lösungen (130–200 kD), z. B. HES 130/0,4 (z. B. Voluven®) oder HES 200/0,5 (z. B. HAES steril®, Hemohes®); **3.** niedermolekulare Lösungen (70 kD); **Wirkungsmechanismus:** intravasale Wasserbindung; **Pharmakokinetik:** In Abhängigkeit vom Substitutionsgrad und vom C2/C6-Hydroxyethylierungsverhältnis variiert die Geschwindigkeit des enzymatischen Abbaus in vivo und somit die Dauer des Volumeneffekts. Dabei wird HES um so langsamer gespalten, je höher Substitutionsgrad (0,4–0,7) und C2/C6-Verhältnis sind.

Indikation: Therapie und Prophylaxe einer Hypovolämie bei Blut- und Plasmaverlust in Zusammenhang mit Operation, Verletzung, Infektion oder Verbrennung; ferner zur therapeutischen Blutverdünnung i. R. der Behandlung von Durchblutungs- und Mikrozirkulationsstörungen sowie

Hydroxyethylstärke
Chemische Charakterisierung

Konzentration	hoch	10 %
	mittel	6 %
	niedrig	3 %
Molekulargewicht in vitro	hoch	450–480 kD
	mittel	200 kD
	niedrig	70 kD
Substitutionsgrad	hoch	0,6–0,7
	niedrig	0,4–0,5
C2/C6-Verhältnis	hoch	≥8
	niedrig	<8

zur akuten normovolämischen Hämodilution zur Fremdbluteinsparung bei chirurgischen Eingriffen.

Kontraindikation: Stärkeallergie, Hypervolämie, Hyperhydratation, schwere Herzinsuffizienz, Frühschwangerschaft, Gerinnungsstörung, höhergradige Niereninsuffizienz.

UAW: anaphylaktoide Reaktionen, Anstieg der Serumamylasen, therapieresistenter Juckreiz bei wiederholter hochdosierter Gabe.

Dosierung: bis 20 ml/kg KG/d (ca. 1,5 l), bei einzelnen Lösungen bis 33 ml/kg KG/d.

Hinweis: Bei wiederholter Infusion von schwerspaltbarer HES (z. B. HES 450/0,7 oder HES 200/0,62) kommt es zur Kumulation von Makromolekülen, die über eine Abnahme des Faktors III der Blutgerinnung und des von-Willebrand-Faktors Gerinnungsstörungen hervorrufen. Durch Verwendung von schnellspaltbarer HES 200/0,5, HES 130/0,4 oder HES 70/0,5 kann dies weitgehend vermieden werden. Daneben besitzen HES 200/0,5 und HES 70/0,5 günstigere rheologische Eigenschaften und sind aufgrund ihrer kürzeren Volumenwirkungsdauer besser steuerbar.

Literatur: Treib, J. et al.: An international view of hydroxyethyl starches. Intensive Care Medicine 25: 258–268 (1999).

Autor: J. Treib.

Hydroxyzin: s. Histamin-H_1-Rezeptoren-Blocker.

Hydrozele: syn. Hydrocele testis sive funiculi; sog. Wasserbruch; serös-entzündliche Flüssigkeitsansammlung in der Scheidenhaut des Hodens (Tunica vaginalis) oder des Samenstranges; **Symptome:** prall-elastische Geschwulst des Hodens oder Samenstranges.

Behandlungsindikation: kosmetische Gründe bei kleinerer Hydrozele; Beschwerden beim Sitzen und Gehen bei großer Hydrozele.

Operative Therapie: Nach inguinalem oder skrotalem Zugang wird der Hoden mit der Hydrozele aus dem Skrotum luxiert. Nach vollständiger Präparation wird die Tunica vaginalis eröffnet und die Flüssigkeit abgelassen. Bei großer oder dickwandiger Hydrozele empfiehlt sich die fast vollständige Resektion der Zelenwand (Operation nach von Bergmann). Bei kleinerer Hydrozele ist eine Vernähung der umgestülpten Zelenwand hinter dem Hoden ausreichend (Operation nach Winkelmann). Bei Kindern wird der inguinale Zugang bevorzugt, um einen oft gleichzeitig offenen Processus vaginalis peritonei verschließen zu können. **Komplikationen:** Skrotalödem, Hämatom, Epididymitis*, Rezidiv.

Arbeitsunfähigkeit: 1–2 Wochen nach Operation; weitere Arbeitsunfähigkeit bei starkem postoperativem Ödem möglich.

Hinweis: Die gelegentlich durchgeführte Punktion und Sklerosierung von Hydrozelen ist aufgrund der sehr hohen Rezidivrate und des Infektionsrisikos obsolet. Rezidivhydrozelen nach Punktion neigen nach Hydrozelenoperation zu vermehrter Ödembildung durch die Verschwartung der Hodenhüllen.

Literatur: Leitlinien der Deutschen Gesellschaft für Kinderchirurgie: Leistenhernie, Hydrozele, 2008; http://www.uni-duesseldorf.de/AWMF/ll/006-030.htm.

Autoren: A. Beck, U. Wetterauer.

Hydrozephalus: sog. Wasserkopf; pathologische Vermehrung des Liquorvolumens mit oder ohne Hirndrucksymptomatik; **Einteilung:** **1.** nach Lokalisation: **a)** Hydrocephalus externus: Erweiterung des Spatium subarachnoidale (äußerer Liquorraum); **b)** Hydrocephalus internus: Erweiterung des Ventrikelvolumens; **2.** nach intrakraniellem Druck (Abk. ICP für engl. intracranial pressure): **a)** Normaldruckhydrozephalus (Abk. NPH für engl. Normal Pressure Hydrocephalus; besser iNPH, da nur intermittierend normal; auch sog. Altershydrozephalus; nach Erstbeschreibern Hakim-Adams-Syndrom): ICP basal normal, aber vermehrt Druckwellen, meist durch Liquorresorptionsstörung (kommunizierend) mit gestörter Druckdynamik; **b)** Überdruckhydrozephalus: ICP erhöht. **Ursache:** **1.** Störung der Liquorpassage: Hydrocephalus occlusivus (Verschlusshydrozephalus, s. Abb. 1), nichtkommunizierender Hydrocephalus internus, d. h. ohne Verbindung zwischen inneren und äußeren Liquorräumen, z. B. Aquäduktstenose, Ventrikeltumoren; **2.** Liquorresorptionsstörung: Hydrocephalus aresorptivus, kommunizierender Hydrocephalus internus, d. h. erhaltene Verbindung zwischen inneren und äußeren Liquorräumen; **3.** kompensatorische Liquorraumerweiterung: Hydrocephalus e vacuo, Hydrocephalus internus und/oder externus; normaler Hirndruck, keine Operationsindikation; **4.** lokale Liquorzirkulationsstörungen: z. B. Arachnoidalzyste, angeborene Fehlbildung mit Gefahr späterer Ausdehnung; **5.** NPH: Pathophysiologie bislang nicht vollständig geklärt; Vorkommen: posttraumatisch (z. B. Subarachoidalblutung, intrakranielle Eingriffe), postmeningitisch, Aquäduktstenose, idiopathisch (15 % der Alzheimer*-Krankheit); Klinik: ohne Hirndrucksymptomatik, aber mit der klassischen Trias (oft unvollständig) langsam progrediente Demenz, spastische Gangstörung (Hauptsymptom) und Harninkontinenz (schwierige Abgrenzung zu anderen Demenzformen oder Substanzverlust; ca. 6 % als Ursache bei diesen Symptomen).

Behandlungsindikation: Raum fordernde Wirkung mit Hirndruckstörung; einfach zu stellen bei (häufig akutem) Überdruckhydrozephalus mit typischer klinischer Hirndrucksymptomatik und eindeutig gesteigertem ICP (ggf. Nachweis von Druckwellen in der Hirndruckmessung), schwierig bei NPH, Operationsindikation bei NPH: **1.** periventrikuläre Hypodensität im CT bzw. Hyperintensität im T2-MRT und hydrozephale Ventrikelerweiterung, Kompression der Sulci über Konvexität, Ausrundung des Frontal- und Temporal-

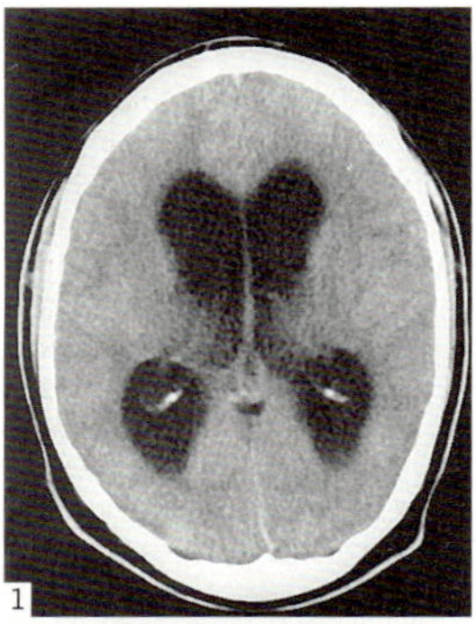

1

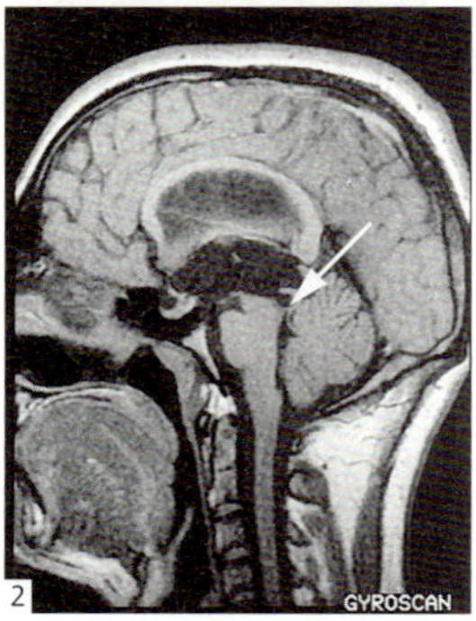

2

Hydrozephalus Abb. 1: Verschlusshydrozephalus (1: CT, 2: MRT); Aquäduktmembranverschluss (Pfeil); Indikation für endoskopische Ventrikulostomie oder (nur bei Membran) Aquäduktoplastie

horns und ballonierter 3. Ventrikel; **2.** Spinal-tap-Test positiv: klinische Besserung nach Lumbalpunktion mit Entnahme von ≥30 ml Liquor oder Lumbaldrainage 3–5 Tage lang von 300 ml/d; **3.** ICP zeigt bes. nachts Druckwellen (B-Wellen, seltener A-Wellen >30 mmHg). **4.** erhöhter Liquorabflusswiderstand (Resistance >10–12 mmHg/ml/min) im lumbalen oder ventrikulären Infusionstest. Keine Therapieindikation bei Hydrocephalus e vacuo (nicht druckaktiv, Spinal-tap-Test negativ).

Pharmakotherapie: nur präoperativ und zum Transport bei bedrohlichem Überdruckhydrozephalus zur Druckentlastung (sicherer ist die akute Ventrikel- oder Zystenpunktion, Einklemmung bei akuter Liquorblockade!), ausschließlich parenterale Applikation: z. B. **1.** 20 % Mannitol (z. B. Osmosteril 20 %), 1–2 ml/kg KG/d i. v. als ED, max. 7,5 ml/kg KG/d; **2.** Furosemid (z. B. Lasix®), 20–40 mg i. v.; **3.** Dexamethason (z. B. Fortecortin®), max. 100 mg i. v. als ED; **4.** Vorsicht mit dem Carboanhydrase*-Hemmer Acetazolamid (z. B. Diamox®): senkt die Liquorproduktion, führt aber evtl. zu Hirndrucksteigerung durch zerebrale Vasodilatation für 20–40 Minuten.

Operative Therapie: 1. Ventrikelpunktion, -katheter (Notfallversorgung bei bedrohlichem Hirndruck): Punktion üblicherweise des rechten Seitenventrikel-Vorderhorns mit Anlage einer Ventrikeldrainage, bei Monroi-Verschluss auch doppelseitige Drainage; Bohrloch frontal ca. über Koronarnaht (etwa Stirn-Haar-Grenze) ca. 3–3,5 cm (entspricht 2 Querfinger) seitlich der Mittellinie (Punktionsort, -winkel, -richtung und -tiefe an CT anpassen, max. Katheterlänge beachten; frontal nicht tiefer als 6,5 cm), dann Ventrikelpunktion mit Cushing-Kanüle, anschließend Ventrikelkatheter entsprechender Länge einführen, subgaleal nach außen durchführen, befestigen und mit Drainagebeutel-Zuführung verbinden. Im Notfall ist eine akute Druckentlastung durch Nadeltrepanation möglich, d. h. Schädelperforation durch Drehbewegung mit scharfer Einmal-Lumbalpunktionskanüle der Größe G 18 oder G 19 am genannten Bohrlochpunkt (bei Stumpfwerden Kanüle wechseln). **2. endoskopische Ventrikulostomie** (Therapie 1. Wahl bei Verschlusshydrozephalus): Wiederherstellung der Liquorkommunikation entweder durch stumpfe Perforation des dünnen Bodens des 3. Ventrikels vor den Corpora mamillaria und Erweiterung mit Mini-Fogarty-Ballon oder durch Eröffnung der Passagestörung (z. B. Aquädukteröffnung) ggf. mit Stent-Einlage (Silikonkatheter); häufig Therapieversagen bei kongenitalem, perinatal erworbenem bzw. lange bestehendem Hydrozephalus aufgrund mangelnder Liquorresorption (Indikation zur Shuntanlage); **3. Shuntableitung** (s. Abb. 2): **a) VP-Shunt:** Kurzbez. für ventrikuloperitonealer Shunt, bei kommunizierendem Hydrozephalus oder chronischem Verschlusshydrozephalus ohne ausreichende Resorption; **b) VA-Shunt** (Kurzbez. für ventrikuloatrialer Shunt): bei Kontraindikation gegen VP-Shunt, z. B. nach abdominaler Erkrankung mit peritonealer Verklebung oder Komplikation nach VP-Shuntanlage. Technik: Platzierung des Ventrikelkatheters durch frontale Punktion 2 Querfinger (3–3,5 cm) seitlich der Mittellinie vor der Koronarnaht in ca. 5–6 cm Tiefe bis zum Erreichen des 3. Ventrikels (evtl. endoskopisch kontrolliert) oder (schwieriger) von parietookzipital unter und hinter dem Scheitelhöcker in 8–9 cm Tiefe (cave: parietale Punktion); Wahl des Shuntventils nach Druckdynamik und Ventrikelgröße: große Ventrikel mit niedrigem Hirndruck erfordern niedrigen Öffnungsdruck ohne hohen Flow (sonst Gefahr des Ventrikelkollaps mit subduraler Blutung bzw. Erguss), bei akutem Hirndruck und blutigem oder eiweißreichem Liquor eher relativ hoher Öffnungsdruck und geringer Strömungswiderstand (Ball-cone-Ventile). Sonderfall: siphonfeste Ventile, z. B. PS Medical Delta® valve, mit Anti-Siphoneinrichtung oder einstellbarem Mehrstufenventil (z. B. CODMAN® HAKIM®, Aesculap-MIETHKE, Sophy®); bei Bettruhe nied-

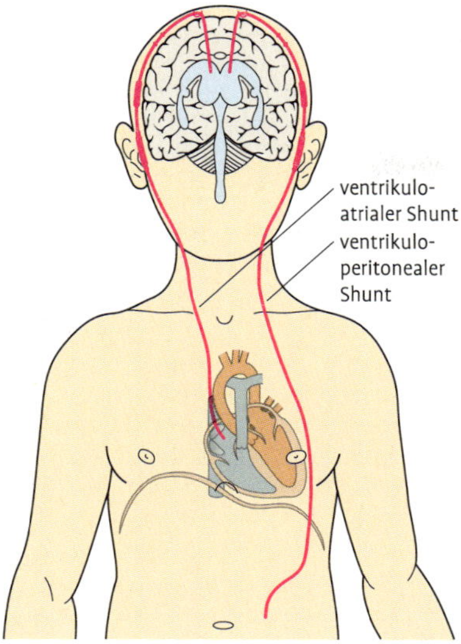

Hydrozephalus Abb. 2: Siphoneffekt bei Shunts entsprechend der Länge des ableitenden Katheters und der Ventildruckstufe

riger Öffnungsdruck, nach Ventrikelverkleinerung bei Mobilisierung erhöhbar; besonders bei NPH verstellbare (programmierbare) Ventile zu empfehlen; **4. endoskopische Interventrikulostomie**: evtl. mit Stent-Einlage oder Verbindung über subgaleal gelegtes System bei isoliert vergrößertem Ventrikel, bei allgemeinem Hydrozephalus Anschluss aller Ventrikelabschnitte an ein Ventilsystem über Mehrweganschluss (Y-Shunt), selten offene Mikrochirurgie erforderlich, cave: bei Verwendung mehrerer Shuntsysteme entsteht eine unterschiedliche Hydrodynamik mit persistierender intrakranieller Druckdifferenz; **5. Zystozisternostomie** bzw. **Zystoventrikulostomie** bei Arachnoidalzyste: endoskopische Verbindung der Zyste mit basalen Zisternen oder mit dem Ventrikelsystem, ggf. mit Einlage eines Silikon-Stents wegen der Gefahr erneuter Membranbildung, offene Mikrochirurgie bei Komplikation oder Therapieversagen. **Komplikationen: 1. Ventrikelpunktion, -katheter**: Fehlpunktion (häufiger bei parietookzipitaler Punktion), Verletzung tiefergelegener Hirnstrukturen (max. Punktionstiefe beachten), Ventrikel- und Hirnblutung v. a. bei Störung der Blutgerinnung, Infektion (z. B. Meningitis*) bei äußerer Ventrikeldrainage ab 5. Tag zunehmend v. a. bei blutigem Liquor; **2. endoskopische Ventrikulostomie**: Komplikation seltener, aber potentiell gefährlicher als bei Shuntanlage: Blutung (cave: kleine Basilarisäste), Infektion, Okulomotoriuslähmung durch Ballon, Diabetes* insipidus, Verletzung des Fornix am Foramen Monroi, Gedächtnisstörung; **3. Shuntableitung**: Infektion, Blutung bei Punktion, falsche Katheterlage, Dysfunktion durch Verstopfung (Plexus, Detritus) und Umwachsung, Katheteraszension (bei Körperwachstum); bei VP-Shunt: Liquoraszites, abdominale Zystenbildung, Peritonitis; bei VA-Shunt: Thrombose, selten Embolie und Sepsis*, cave: Shuntnephritis; **4. endoskopische Interventrikulostomie** mit Stent-Einlage: Umgebungsverletzung, Blutung, Infektion; **5. Zystostomie**: Blutung, Zystenkollaps mit subduraler Blutung oder Erguss, Infektion, lokale Verletzung durch Kathetereinlage in basale Zisterne.

Sonstige Maßnahmen: intensive Aufklärung der Angehörigen über Verlauf, Komplikationsmöglichkeit und Beobachtung des Patienten, Selbsthilfegruppe empfehlen.

Therapeutischer Stufenplan: s. Abb. 3.

Eigenbehandlung: 1. Maßregeln entsprechend der Hydrodynamik beachten (Aufstehen, Belastung); 2. Shuntausweis tragen; 3. evtl. Prüfung der Shuntpumpfunktion (unzuverlässig!) und der eingestellten Druckstufe.

Arbeitsunfähigkeit: bei Wiederherstellung der normalen Liquordynamik und Beseitigung der Ursache (z. B. endoskopisch) nur wenige Wochen, dann volle Belastbarkeit; bei Shuntpflichtigkeit entsprechende Berufsgestaltung (abhängig von zugrunde liegender Grunderkrankung, z. B. Tumor, Trauma, Subarachnoidalblutung, und Symptomen).

Hinweis: 1. Eine Shuntanlage bei akutem Verschlusshydrozephalus mit zu behebender Ursache ist obsolet. 2. cave: Operation bzw. Shuntanlage bei fehlender Raumforderung bzw. Hirndruckwirkung (kleine Zysten als Fehlbildung sind oft ohne Krankheitswert).

Neuentwicklung: 1. neue endoskopische Techniken; 2. endoskopische Plexuskoagulation wird bei kommunizierendem Hydrozephalus in Sonderfällen diskutiert (z. B. postinfektiös, bei Kindern).

Selbsthilfe: 1. Arbeitsgemeinschaft Spina bifida und Hydrocephalus Bundesverband e. V., Münsterstr. 13, 44145 Dortmund, Tel. 0231 8610500, Fax 0231 86105050; E-Mail: asbh@asbh.de, Homepage: http://www.asbh.de; 2. Allgemeiner Behindertenverband in Deutschland e. V (ABID) – für Selbstbestimmung und Würde – im IHZ GmbH, Friedrichstr. 95, 10117 Berlin, Tel. 030 27593429, Fax 030 27593430; E-Mail: abid.bv@t-online.de, Homepage: http://www.abid-ev.de; 3. Bundesarbeitsgemeinschaft SELBSTHILFE von Menschen mit Behinderung und chronischer Erkrankung und ihren Angehörigen e. V. (BAG SELBSTHILFE), Kirchfeldstr. 149, 40215 Düsseldorf, Tel. 0211 310060, Fax 0211 3100648; E-Mail: info@bag-selbsthilfe.de, Homepage: http://www.bag-selbsthilfe.de.

Literatur: 1. Bergsneider, M. et al.: Surgical management of adult hydrocephalus. Neurosurge-

H

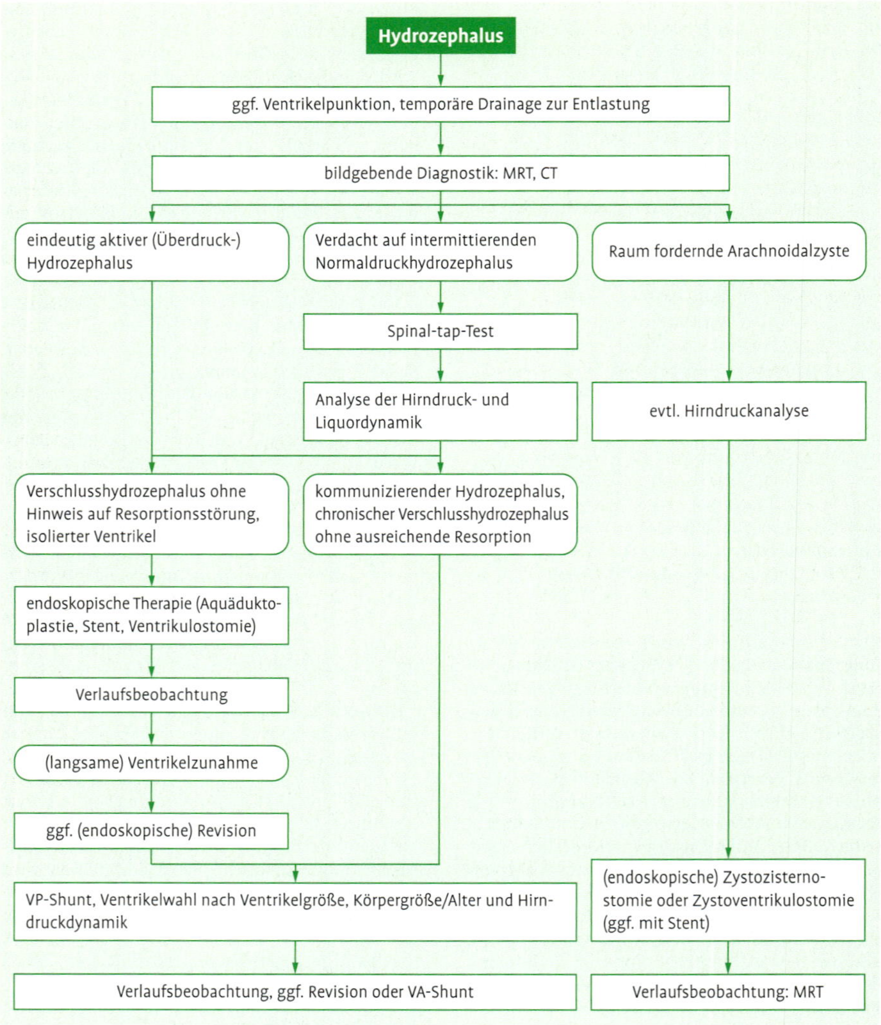

Hydrozephalus Abb. 3: therapeutischer Stufenplan

ry 62, Suppl 2: 643–659 (2008); **2.** Gaab, M. R.; Schroeder, W. S.: Neuroendoskopie – Endoskopische Neurochirurgie. Der Nervenarzt 68: 459–465 (1997); **3.** Schroeder, H. W. S.; Gaab, M. R.; Niendorf, W. R.: Neuroendoscopic approach to arachnoid cysts. J Neurosurg 85: 293–298 (1996); **4.** Drake, J. M.; Saint-Rose, Ch.: The Shunt Book. Cambridge, Oxford, Paris: Blackwell, 1995.

Autor: M. R. Gaab.

Hymecromon: s. Spasmolytika.

Hyperabduktionssyndrom: s. Thoracic-outlet-Syndrom.

Hyperaktivitätsstörung: s. ADHS.

Hyperaldosteronismus, primärer: s. Conn-Syndrom.

Hyperbetalipoproteinämie: s. Hypercholesterolämie.

Hyperbilirubinämie des Neugeborenen: Erhöhung des Gesamtbilirubins beim Neugeborenen; **Formen: I.** physiologisch: **Icterus neonatorum** (sog. Neugeborenengelbsucht): passagere Erhöhung des Gesamtbilirubins beim reifen Neugeborenen (v. a. infolge des Anstiegs des unkonjugierten Bilirubins) 2–3 Tage nach Geburt. Im Gesicht beginnend und nach kaudal ausbreitend. Höhepunkt am 4.–5. Lebenstag mit max. Wert von

256 µmol/l (15 mg/dl). Langsamer Abfall innerhalb von 2–3 Wochen auf Normwerte. Bei Frühgeborenen kann der Ikterus ausgeprägter sein. Das Maximum des Bilirubinanstiegs tritt später auf und der Ikterus hält länger an. **II.** pathologische Hyperbilirubinämie: Erhöhung des Gesamtbilirubins beim reifen Neugeborenen >256 µmol/l (>15 mg/dl), bei Frühgeborenen über >170 µmol/l (>10 mg/dl); Icterus praecox (früher Ikterus): Gesamtbilirubin >120 µmol/l (>7 mg/dl) innerhalb der ersten 24 Lebensstunden; Icterus prolongatus (verlängertes Auftreten des Ikterus): erhöhte Bilirubinkonzentration bei reifen Neugeborenen über den 10. Lebenstag. **Pathophysiologie:** Bilirubinstoffwechsel: Wasserunlösliches unkonjugiertes Bilirubin entsteht durch den Abbau von Hämoglobin im retikuloendothelialen System. Unkonjugiertes Bilirubin wird im Blut an Albumin gebunden und zur Leberzelle transportiert. Dort erfolgt die Konjugation des Bilirubins durch die UDP-Glucuronyltransferase. Ausscheidung des wasserlöslichen konjugierten Bilirubins über das biliäre System in den Darm und über die Niere. Besonderheiten des Bilirubinstoffwechsels beim reifen Neugeborenen im Vergleich zum Erwachsenen: **1.** 2–3-fach höhere Bilirubinproduktion durch die höhere Erythrozytenkonzentration; **2.** verkürzte Erythrozytenüberlebenszeit (Neugeborene: 70–90 Tage, Erwachsene: ca. 120 Tage); **3.** verminderte Albuminbindung durch niedriges Serumeiweiß (insbes. bei Frühgeborenen); **4.** verminderte Glucuronyltransferase-Aktivität während der ersten Lebenstage; **5.** Hydrolyse des in den Darm gelangten glukuronidierten Bilirubins durch intestinale Glukuronidasen und vermehrte Rückresorption des Bilirubins aus dem Darm (enterohepatischer Kreislauf). Verstärkung durch verzögerte Darmpassage des mekoniumhaltigen Darminhalts und durch fehlende intestinale Kolonisation mit Bakterien, die Bilirubin in Urobilinogen und Sterkobilinogen umwandeln. **Ursache:** Risikofaktoren bzw. zugrunde liegende Erkrankungen einer direkten oder indirekten Hyperbilrubinämie: s. Tab. 1; z. B. **Morbus haemolyticus neonatorum** inf. Blutgruppenunverträglichkeiten (Inkompatibilität) zwischen Mutter und Kind im Rhesus- und im AB-Null-System (Rh-Erythroblastose bzw. ABNull-Erythroblastose); durch den Übertritt von fetalen inkompatiblen Erythrozyten während der Schwangerschaft oder vorherige Transfusion mit nicht blutgruppengleichen Erythrozyten (Sensibilisierung) reagiert das mütterliche Immunsystem mit der Bildung spezifischer IgG-Antikörper. Diese Immunglobuline sind plazentagängig und binden sich nach Übertitt auf das Kind an spezifische Antigenstrukturen fetaler Erythrozyten. Folge: vorzeitiger und vermehrter Abbau fetaler Erythrozyten (Hämolyse). Der Fetus reagiert mit einer gesteigerten extramedullären Blutbildung (Leber, Milz). Das anfallende indirekte Bilirubin wird über die Plazenta transportiert und vom hepatischen Enzymsystem der Mutter glukuronidiert und biliär ausgeschieden. Selbst bei schwerer Hämolyse tritt daher intrauterin nur eine mäßige Bilirubinerhöhung auf; **1. Rh-Erythroblastose:** Das D-Antigen des Feten sensibilisiert die Rh(d)-negative Mutter (für die Sensibilisierung genügen

Hyperbilirubinämie des Neugeborenen Tab. 1
Ätiologie

indirekte Hyperbilirubinämie (Erhöhung des unkonjugierten Bilirubins)
Erkrankungen mit gesteigerter Hämolyse:
Blutgruppenunverträglichkeit (Morbus haemolyticus neonatorum), z. B. Rh, ABNull, Kell, Duffy
neonatale Infektionen (bakteriell, viral)
genetisch bedingte hämolytische Anämien, z. B. Enzymdefekte (Glukose-6-phosphat-Dehydrogenase-Mangel, Pyruvatkinase-Mangel), Membrandefekte (Sphärozytose, Elliptozytose), Hämoglobinopathien
Erkrankungen ohne Hämolyse:
verminderte Bilirubinkonjugation, z. B. Kinder diabetischer Mütter, Crigler-Najjar-Syndrom (genetisch bedingter Glucuronyltransferase-Mangel), Gilbert-Meulengracht-Syndrom (verminderte Bilirubinaufnahme in die Leberzelle), Hypothyreose, Muttermilchikterus, Arzneimittel
vermehrter Bilirubinanfall (Polyzythämie, Hämatome, Blutungen)
vermehrte enterale Rückresorption von Bilirubin (z. B. intestinale Obstruktion, unzureichende Ernährung, verminderte Peristaltik)
direkte Hyperbilirubinämie (Erhöhung des konjugierten Bilirubins)
intrahepatische Cholestase:
Sepsis
neonatale Hepatitis, u. a. Hepatitis B
pränatale Infektionen, v. a. sog. TORCH-Komplex: Toxoplasmose, andere (engl. others, z. B. Syphilis, Listeriose), Röteln, Zytomegalie (engl. Cytomegaly), Herpes simplex
Alpha-1-Antitrypsin-Mangel
Galaktosämie
Tyrosinose
Alagille-Syndrom (intrahepatische Gallenganghypoplasie)
parenterale Ernährung
Syndrom der eingedickten Galle (Gallepfropfsyndrom)
extrahepatische Cholestase:
Gallengangatresie
Choledochuszyste
zystische Fibrose

0,1 ml kindliches Blut). Die Mutter bildet in der Folge IgG-Antikörper (Anti-D-Antikörper). Die Rh-Erythroblastose manifestiert sich in der zweiten und weiteren Schwangerschaft mit zunehmendem Schweregrad der fetalen Erkrankung bis zum schweren Hydrops fetalis. **2. ABNull-Erythroblastose:** Im Gegensatz zur Rh-Erythroblastose tritt die ABNull-Erythroblastose häufig in der ersten Schwangerschaft auf. Mütter mit der Blutgruppe 0 haben natürlich vorkommende Anti-A- und Anti-B-Antikörper (Isoagglutinine), die zur Gruppe der IgM-Antikörper gehören und nicht plazentagängig sind. Einige Schwangere bilden plazentagängige IgG-Antikörper, die gegen die kindlichen Blutgruppeneigenschaften A, B und AB gerichtet sind. Ursache ist der Übertritt kindlicher Erythrozyten in die mütterliche Blutbahn. **Komplikationen:** gefürchtete und mit irreversiblen Schäden einhergehende Komplikation einer zu spät erkannten Hyperbilirubinämie ist der **Kernikterus** (Bilirubinenzephalopathie); Pathogenese: Unkonjugiertes, nicht an Albumin gebundenes Bilirubin kann aufgrund seiner lipophilen Eigenschaften leicht in das zentrale Nervensystem eindringen. Es inhibiert den neuronalen Metabolismus und verursacht eine irreversible Schädigung im Bereich der Basalganglien, des Globus pallidus, des Nucleus caudatus, des Hypothalamus und einiger Kerngebiete von Hirnnerven. Die Entstehung ist abhängig von verschiedenen Faktoren: **1.** Lebensalter und Reifegrad des Neugeborenen; **2.** Überschreiten der Albuminbindungskapazität durch hohe Bilirubinwerte; **3.** Verminderung der Bindungskapazität durch Hypalbuminämie; **4.** Verdrängung des Bilirubins aus seiner Albuminbindung durch Gallensäuren, freie Fettsäuren oder Arzneimittel; **5.** Veränderungen bzw. Schädigung der Blut-Hirn-Schranke nach Asphyxie, neonataler Meningitis und anderen Erkrankungen; **Klinik: I.** Rh-Erythroblastose: klinische Symptome in Abhängigkeit vom Schweregrad der Erkrankung: Anaemia neonatorum, Icterus praecox (früher Ikterus), Icterus gravis (schwerer Ikterus), Hepatosplenomegalie, Hydrops fetalis (generalisierte Ödeme, Höhlenergüsse, Hypervolämie, Herzinsuffizienz); **II.** ABNull-Erythroblastose: Verlauf meistens nicht so schwer wie bei Rh-Erythroblastose; erkrankte Neugeborene sind lediglich durch eine Hyperbilirubinämie gefährdet. Durch rechtzeitig begonnene Phototherapie können bei den meisten Kindern kritische Bilirubinkonzentrationen vermieden werden. **III.** Bilirubinenzephalopathie (Kernikterus): **1.** Frühsymptome **a)** Apathie; **b)** Hypotonie; **c)** Trinkschwäche, Erbrechen; **d)** abgeschwächte Neugeborenenreflexe; **e)** schrilles Schreien; **2.** spätere Symptome: **a)** vorgewölbte Fontanelle; **b)** muskuläre Hypotonie; **c)** opisthotone Körperhaltung; **d)** zerebrale Krampfanfälle; **3.** Folgeerkrankungen **1.** Taubheit; **2.** Blickstörungen; **3.** mentale Retardierung; **4.** Entwicklungsverzögerung; **5.** extrapyramidale Bewegungsstörungen mit Choreoathetose; **Diagnose: 1.** Kontrolle des Verlaufs des postnatalen Bilirubinanstiegs; **2.** Bei jedem Kind mit Hyperbilirubinämie ist postnatal eine Blutgruppenbestimmung und die Durchführung des direkten Coombs-Test obligat (bei Rh-Erythroblastose beim Kind positiver direkter Coombs-Test mit Nachweis von Antikörpern auf den kindlichen Erythrozyten; differentialdiagnostische Abgrenzung von Rh-Erythroblastose und ABNull-Erythroblastose: s. Tab. 2); **3.** im Rahmen der Schwangerenvorsorge Suche nach irregulären Antikörpern zur Diagnostik einer RH-Inkompatibilität. Nachweis plazentagängiger IgG-Antikörper mit dem indirekten Coombs-Test (Nachweis von Antikörpern im mütterlichen Serum).

Behandlungsindikation: abhängig von der Bilirubinkonzentration (s. Abb. 1), der Dynamik des Bilirubinanstiegs, dem Gestationsalter des Kindes und der evtl. zugrunde liegenden Erkrankung (Risikofaktoren); oberhalb der 75. Perzentile der altersbezogenen Bilirubinkonzentrationen ist eine erneute Bilirubinbestimmung innerhalb von 48 Stunden, oberhalb der 95. Perzentile innerhalb von 24 Stunden empfehlenswert. Durchführung der Therapie entsprechend etablierter Leitlinien (Homepage http://www.awmf-online.de/).

Therapie: In Abhängigkeit des Schweregrads. Ziel der Therapie ist die Vermeidung eines Kernikterus bei Erreichen von kritischen Grenzwerten und ggf. die Behebung der Anämie; **1.** ausreichende Flüssigkeitszufuhr; **2.** Eiweißsubstitution bei Hypalbuminämie (Biseko®, 10 ml/kg KG/d); **3.** Phototherapie: durch Anwendung von blauem Licht (Wellenlänge 425–475 nm) wird das in der Haut befindliche Bilirubin zu nichttoxischen Bilirubinisomeren umgesetzt, die ohne vorherige Konjugierung harn- bzw. gallegängig sind; Indikation: s. Abb. 2; bei Phototherapie Erhöhung der Flüssigkeitszufuhr um täglich 20 ml/kg KG, Kontrolle der Körpertemperatur, Augenschutz (Gefahr von Retinaschäden); **4.** ggf. Austauschtransfusion* nach Überschreiten der Grenzwerte und zusätzlichen Risikofaktoren mit kompatiblem Spenderblut über die Nabelvene. Austauschmenge: 2–3-faches Blutvolumen des Kindes (Blutvolumen des Neugeborenen: 80 ml/kg; Frühgeborene: 100 ml/kg). Für Frühgeborene gelten besondere Austauschgrenzen: Geburtsgewicht >1500 g: 260 µmol/l (15 mg/dl); Frühgeborene >1000 g: >170 µmol/l (10 mg/dl); cave: erhöhte Infektionsgefahr, da bei einer Austauschtransfusion mit dem Serumbilirubin auch schützende mütterliche Antikörper entfernt werden. **5.** bei Rh-Erythroblastose Gabe von Immunglobulinen (500 mg/kg über 2–4 Stunden i. v.); **6.** Transfusion bei Anämie; **7.** intrauterine Therapie: bei Rh-Erythroblastose mit ausgeprägter Anämie ggf. intrauterine Transfusion über die Nabelvene; bei ersten Zeichen eines Hydrops fetalis vorzeitige Schwangerschaftsbeendigung durch Sectio.

Hyperbilirubinämie des Neugeborenen Tab. 2
Differentialdiagnose zwischen der Rh- und der ABNull-Erythroblastose

Klinik	Rh-Erythroblastose	ABNull-Erythroblastose
Erkrankung bei erster Schwangerschaft	selten	häufig
frühzeitige Anämie des Kindes	+	+
Hyperbilirubinämie innerhalb der ersten 24 Stunden postnatal	++	+
Erythroblasten	+++	+
Sphärozyten	(+)	++
Retikulozyten	++	+ bis ++
direkter Coombs-Test (Kind)	+++	– bis (+)
indirekter Coombs-Test (Mutter)	+++	(+)

(+) schwach positiv

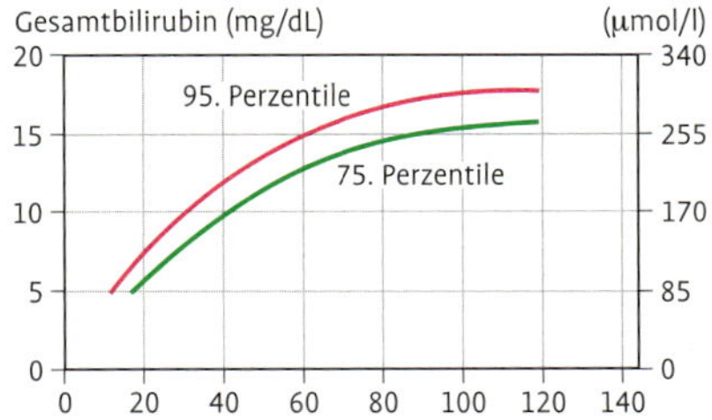

Hyperbilirubinämie des Neugeborenen Abb. 1: Normogramm zur Risikoabschätzung für das Auftreten einer behandlungsbedürftigen Hyperbilirubinämie nach Bhutani et al.

Hinweis: **1.** pränatale Prävention der Rh-Erythroblastose durch Anti-D-Prophylaxe: Die durch fetomaternale Transfusion in den mütterlichen Organismus gelangten fetalen Erythrozyten werden mit Anti-D-Antikörpern beladen und vorzeitig eliminiert. Diese Anti-D-Prophylaxe (200 μg IgG-Anti-D) muss bei allen Rh-negativen Frauen nach Geburt eines Rh-positiven Kindes, aber auch nach Aborten, nach Interrputio, nach Amniozentese oder unsachgemäßen Transfusionen mit Rh-positem Blut innerhalb von 24–72 Stunden durchgeführt werden. Nach neuesten Mutterschaftsrichtlinien wird außerdem in der 28.–30. Gestationswoche eine Anti-D-Prophylaxe bei Rh-negativen Schwangeren mit negativem Anti-D-Nachweis empfohlen. Nach dieser Prophylaxe lassen sich häufig nach der Geburt Rh-Antikörper im maternalen Blut nachweisen, die von der pränatalen Anti-D-Prophylaxe stammen. Beim Neugeborenen besteht gelegentlich ein schwach positiver Coombs-Test ohne signifikante Hämolyse. Auch dann ist eine postpartale Anti-D-Prophylaxe bei der Mutter durchzuführen. Durch konsequente Anti-D-Prophylaxe bei Rh-negativen Müttern konnte (in den Industrieländern) die Inzidenz der Rh-Erythroblastose drastisch gesenkt werden. **2.** Bei immer kürzeren stationären Aufenthalten der Mütter und ihrer Neugeborener nach der Geburt besteht die Gefahr, dass eine schwere Hyperbilirubinämie nicht erkannt wird, weil das Neugeborene zum Entlassungszeitpunkt nur gering ikterisch ist. Das Maximum des Ikterus wird erst am 4.–5. Lebenstag zu Hause erreicht. Deshalb müssen notwendige Kontrollen nach Entlassung sichergestellt sein. Es sollte festgelegt werden, wann (ggf. auch am Wochenende) und durch wen, die Bilirubinkontrollen durchzuführen sind. Durch geringe Muttermilchaufnahme in den ersten Tagen kann diese Situation noch verstärkt werden. Deshalb wird bei Frühentlassung die Durchführung einer transkutanen Bilirubinmessung und/ oder einer Serumbilirubinbestimmung bei jedem ikterischen Neugeborenen empfohlen; vor Entlassung ist eine Risikoevaluation für eine Hyperbilirubinämie notwendig. Optimales Stillmanagement zur Vermeidung einer Dehydratation und sachgerechte Aufklärung der Eltern über die Hyperbilirubinämie und ihre Folgen.

Literatur: **1.** Koletzko, B. (Hrsg.): Kinder- und Jugendmedizin. 13. Aufl. Heidelberg: Springer, 2007; **2.** Obladen, M.; Maier, R. F.: Neugeborenenintensivmedizin. Evidenz und Erfahrung. 7. Aufl. Heidelberg: Springer, 2006; **3.** American Academy of Pediatrics: Management of hyperbilirubinemia in the newborn infant 35 or more weeks of gestation Pediatrics 114: 297–316 (2004); **4.** Marcinkowski, M.; Bührer, C.: Hyperbilirubinämie – Diagnostik und Therapie bei reifen gesunden Neugeborenen. Leitlinie der Gesellschaft für Neonatologie und pädiatrische Intensivmedizin (AWMF-Leitlinie 024/007), 2. Fassung, 2003, http:// www.uni-duesseldorf.de/WWW/AWMF/ll/024-007.

H

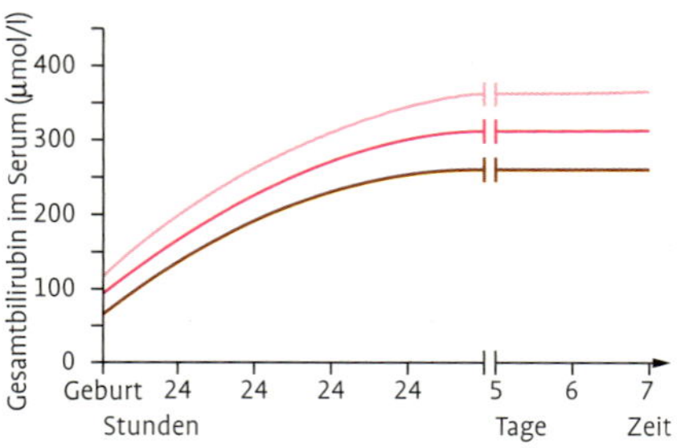

1 Indikation für Phototherapie

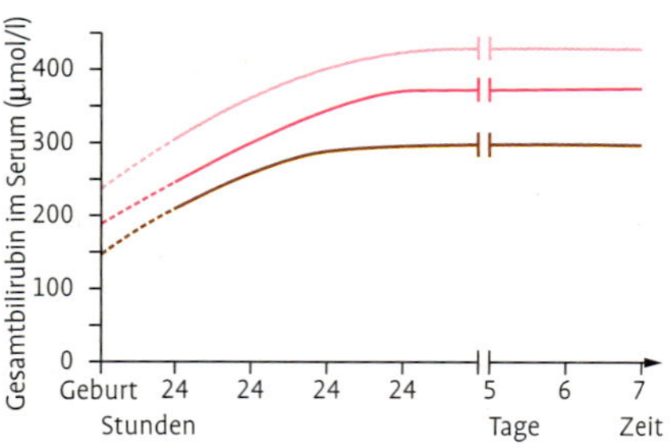

2 Indikation für Austauschtransfusion

— Neugeborene mit niedrigem Risiko (≥38 SSW und gesund)

— Neugeborene mit mittlerem Risiko (≥38 SSW plus Risikofaktoren oder 35–37 SSW und gesund)

— Neugeborene mit hohem Risiko (35–37 SSW plus Risikofaktoren)

--- in Abhängigkeit von der klinischen Situation und dem Ansprechen auf Phototherapie

Hyperbilirubinämie des Neugeborenen Abb. 2: Indikation zur Phototherapie bzw. Austauschtransfusion (nach American Academy of Pediatrics, 2004); Risikofaktoren: Morbus haemolyticus neonatorum, Glucose-6-Dehydrogenase-Mangel, Asphyxie, Lethargie, Temperaturinstabilität, Sepsis, Azidose, Albumin<3,0 g/dl; eine sofortige Austauschtransfusion ist indiziert bei Zeichen einer akuten Bilirubinenzephalopathie oder einer Gesamtbilirubinkonzentration ≥85µmol/l oberhalb des Kurvenverlaufs

htm; **5.** Roos, R. et al.: Neonatologie. Das Neo-ABC. 2. Aufl. Stuttgart: Thieme, 2003.

Autorin: M. Uhlemann.

Hypercholesterolämie: syn. Hypercholesterinämie, Hyperbetalipoproteinämie, Hyperlipoproteinämie Phänotyp IIa nach Fredrickson; Form der Hyperlipoproteinämie mit Erhöhung der Plasmagesamtcholesterolkonzentration inf. Vermehrung von LDL bei normaler Triglyceridkonzentration; **Formen: 1.** primäre (familiäre) Hypercholesterolämie **a)** polygen (meist): vermehrte LDL-Produktion über erhöhte Aktivität der hepatischen HMG-CoA-Reduktase; **b)** monogen (selten; Heterozygote: 1:500, Homozygote: insgesamt 500 Fälle weltweit bekannt): LDL-Rezeptor-Defekt bzw. -Fehlen (Aktivität >5 %), Apolipoprotein B-100-Defekt; **2.** sekundäre Hypercholesterolämie: selten als Folge einer LDL-Erhöhung bei Vorliegen einer schweren Hypothyreose oder eines nephrotischen Syndroms. **Diagnose:** Verdacht besteht bei Gesamtcholesterolkonzentration >200 mg/dl mit Triglyceridkonzentration <200 mg/dl im Blutplasma. Bestätigt werden kann die Verdachtsdiagnose durch laborchemische Bestimmung der HDL-Konzentration und Ermittlung der LDL-Konzentration durch die Friedewald-Formel. Bei erhöhter Triglyceridkonzentration erfolgt Diagnosesicherung durch die Lipidelektrophorese.

Behandlungsindikation: richtet sich nach dem individuellen kardiovaskulären Risiko. Bei polygener primärer Hypercholesterolämie ist das erhöhte atherogene Risiko zusammen mit anderen kardiovaskulären Risikofaktoren zu beurteilen: Einfach zu ermitteln ist das Fünf-Jahres-Gefäßrisiko einer Person ohne bekannte Gefäßprozesse mit Hilfe der New Zealand Cardiovascular Risk Prediction Charts. Diese geben eine Entscheidungshilfe bei der Primärprävention. Sobald eine kardiovaskuläre Manifestation (z. B. KHK) besteht, beträgt das Fünf-Jahres-Gefäßrisiko bereits 30 %, und es ist damit die sofortige Indikation zur Pharmakotherapie gegeben. Bei heterozygoter monogener primärer Hypercholesterolämie ist das atherogene Risiko sehr hoch, bei Homozygotie noch höher (Lipideinlagerungen in der Bauchaorta in der Pubertät, erstes akutes Koronarsyndrom in zweiter Lebensdekade), so dass hier evtl. eine Lipidapherese indiziert ist.

Pharmakotherapie: 1. Mittel der ersten Wahl bei primärer Hypercholesterolämie sind HMG*-CoA-Reduktase-Hemmer: Zu Simvastatin (z. B. ZOCOR®, 1 × 10–80 mg/d), Pravastatin (z. B. Mevalotin®), Lovastatin (z. B. MEVINACOR®, 10–40 mg/d) und Atorvastatin (Sortis®, 10–80 mg/d) existieren umfangreiche prospektive randomisierte kontrollierte Studien zu kardiovaskulären Endpunkten und Gesamtmortalität. Sie senken, unabhängig von der untersuchten Population, das Fünf-Jahres-Risiko kardiovaskulärer Endpunkte um 25–35 %. Seit 2009 ist in Deutschland Rosuvastatin (Crestor®, 5–40 mg/d) zugelassen. Rosuvastatin hat in 2 prospektiven randomisierten kontrollierten klinischen Studien über 1,4 Jahre und 4 Jahre keine Verminderung der kardiovaskulären Mortalität gezeigt. In der Jupiter-Studie (2008), die nach 1,9 Jahren vorzeitig abgebrochen wurde, wurde die Morbidität und Mortalität von Personen mit niedrigem Cholesterolspiegel (>130 mg/dl) und erhöhtem CRP untersucht. Der kombinierte Endpunkt aus Herzinfarkt, Schlaganfall, arterieller Revaskularisation, Krankenhausaufnahme wegen instabiler Angina pectoris, kardiovaskulärer Tod wurden von 1,36 auf 0,77 pro 100 Personenjahre reduziert. Ob die Studie auf Personen mit Hypercholesterolämie anwendbar ist, bleibt offen, zumal die Mortalitätsreduktion auf Reduktion der nicht-kardiovaskulären Todesfälle zurückzuführen war. **2.** Bei Unverträglichkeit von HMG-CoA-Reduktase-Hemmern (z. B. wegen Myopathie oder sehr selten hepatischer UAW) bzw. wenn die Zielwerte mit HMG-CoA-Reduktase-Hemmern nicht erreicht werden: **a)** zusätzlich im Rahmen der Stufentherapie oder alternativ Anionentauscher*: Colestyramin (z. B. Colestyramin-ratiopharm® Pulver), 4 g pro Hauptmahlzeit, max. 16 g/d p. o. in Wasser (Orangensaft mildert den unangenehmen Geschmack) gelöst zu jeder (den Galleflux anregenden) Mahlzeit, oder als Kautablette (Lipocol-Merz®), 2 × 2 g zu jeder Hauptmahlzeit, max. 16 g/d; in großen randomisierten kontrollierten Studien getestet (sicher, senken in der Monotherapie die kardiovaskulären Endpunkte um 9 %, die Gesamtmortalität jedoch nicht oder nicht signifikant); auch für Kinder zugelassen; **b)** Komplexbildner Colesevelam (Cholestagel®): Dosierung: 2 × 1875 mg oder 1 × 3750 mg, maximale Tagesdosis 4375 mg; **c)** alternativ Cholesterol-Resorptions-Hemmer: Ezetimib (EZETROL®), 10 mg/d p. o. als Kombinationstherapie (mit HMG-CoA-Reduktase-Hemmer, reduziert Cholesterolkonzentration im Blut um 50–70 %; cave: in ENHANCE-Studie fehlende Plaqueregression an der Karotis bei Tendenz zur Progression) oder als Monotherapie (senkt Cholesterolkonzentration um 17 %); cave: keine Erfahrung mit Wirkung bei langjähriger Einnahme; eine Einwilligung nach Patientenaufklärung ist erforderlich; **3.** bei sekundärer Hypercholsterolämie Behandlung der Grunderkrankung.

Allgemeine Maßnahmen: Blutdrucksenkung; durch Senkung des systolischen Blutdrucks um 10–15 mmHg oder alternativ des diastolischen Blutdrucks um 5–8 mmHg kann das Fünf-Jahres-Gefäßrisiko um ca. 30 % gesenkt werden, genauso viel wie durch 5-jährige Einnahme eines HMG-CoA-Reduktase-Hemmers.

Ernährungstherapie: Durch Ernährungsumstellung kann eine Senkung der Cholesterolkonzentration im Blut um ca. 10 % erreicht werden. Effektiv ist eine fleischarme Ernährung mit Beschränkung aller Fette tierischen Ursprungs, da Zufuhr hoher Mengen von gesättigten Fetten tierischen Ursprungs die Leber zu vermehrter Cholesterolsynthese anregt. Auch durch Pflanzen-Sterine aus Soja kann der Cholesterolspiegel effektiv (um ca. 10 %) gesenkt werden. Die Beschränkung der täglichen Cholesterolaufnahme auf 300 mg wird zwar empfohlen, ist aber nicht die effektivste Maßnahme, da Cholesterol im Darm schlecht resorbiert wird (bei hohem Angebot nur zu 5 %).

Sonstige Maßnahmen: LDL-Apherese: Mittel der Wahl für die seltene monogene Hypercholesterolämie mit starker phänotypischer Ausprägung. In Einzelfällen kann die LDL-Apherese indiziert sein bei Patienten mit schwer einstellbarer gemischter Hypercholesterolämie, die schon in jungem Alter kardiovaslukäre Endpunkte erreicht haben. Es gibt Bestrebungen von Fachgesellschaften, die LDL-Apherese für jede Person mit polygener Hypercholesterolämie anzustreben, die die laborchemischen Zielwerte nicht erreicht. Diese Bestrebungen lassen sich jedoch mit wissenschaftlicher Evidenz aus Studien nicht belegen. Die Formen der LDL-Apherese sind: HELP-Verfahren (Abk. für engl. heparin extracorporal LDL precipitation), DALI (Abk. für engl. direct absorbtion LDL Immunabsorbtion), Dextransulfat-Cascade-Filtration-Apherese.

Hinweis: **1.** Bei Unverträglichkeit von HMG-CoA-Reduktase-Hemmern können alle anderen Optionen zur Senkung des Gefäßrisikos eingesetzt werden: Nicotinkarenz, Acetylsalicylsäure, Beta-Rezeptoren-Blocker, ACE-Hemmer, AT_1-Rezeptor-Antagonisten. **2.** Dass Knoblauch die Cholesterolkonzentration nicht senkt, ist in einer Studie an gesunden Studenten gezeigt worden. Ob Knoblauch die Lebenserwartung beeinflusst, ist nicht bekannt.

H

Selbsthilfe: Deutsche Gesellschaft zur Bekämpfung von Fettstoffwechselstörungen und ihren Folgeerkrankungen DGFF (Lipid-Liga) e. V., Waldklausenweg 20, 81377 München, Tel. 089 7191001, Fax 089 7142687; E-Mail: info@lipid-liga.de, Homepage: http://www.lipid-liga.de.

Literatur: **1.** Kastelein, J. J. et al.: ENHANCE Investigators: Simvastatin with or without ezetimibe in familial hypercholesterolemia. N Engl J Med 358 (14): 1431–1443(2008); **2.** Ridker, P. M. et. al. for the JUPITER Study Group: Rosuvastatin to prevent vascular events in men and women with elevated C-reactive protein. N Engl J Med 359(21): 2195–2207 (2008); **3.** Gardner, C. D. et al.: Effect of raw garlic vs commercial garlic supplements on plasma lipid concentrations in adults with moderate hypercholesterolemia. Archives of Internal medicine 167: 346–353 (2007); **4.** Grundy, S. M. et al.: Implications of recent clinical trials for the National Cholesterol Education Program Adult Treatment Panel III Guidelines. Circulation 110: 227–239 (2004); **5.** Luley, C.; Klör, H.-U. unter Mitarbeit von Nitsche, A.: Lexikon Lipoproteine und Arteriosklerose. Basel: Aesopius Verlag, 2003; **6.** Jackson, R.: Updated New Zealand cardiovascular disease risk-benefit prediction guide. BMJ 320: 709–710 (2000).

Autoren: B. M. Lobnig, W. A. Scherbaum.

Hyperchylomikronämie: s. Hypertriglyceridämie.

Hyper-CVAD-Protokoll, erweitertes: Schema zur zytostatischen Intensivchemotherapie der Non*-Hodgkin-Lymphome bestehend aus 2 Protokollen, dem Hyper-CVAD + Rituximab-Protokoll und dem Hochdosis Methotrexat und Cytarabin + Rituximab-Protokoll; eingesetzte **Substanzen:** **1. C:** Cyclophosphamid; **2. V:** Vincristin; **3. A:** Doxorubicin (Adriamycin); **4. D:** Dexamethason; **5. R:** Rituximab; alternierend mit **1.** Hochdosis Methotrexat; **2.** Cytarabin; **3.** Rituximab.

Indikation: Mantelzell*-Lymphom, CD20-positive hochmaligne periphere Lymphome* vom B-Zelltyp; die Protokolle sind wegen der hohen Toxizität nicht/eingeschränkt für >60-Jährige geeignet. In einer minimal veränderten Variante wird es auch vom M. D. Anderson Cancer Center (Houston, USA) in Studien beim Burkitt-Lymphom und der B-ALL angewendet.

Durchführung: Die beiden Protokolle werden wechselnd alle 21 Tage eingesetzt; Zahl der Zyklen: bei Vollremission nach 2 Zyklen (einmalig Hyper-CVAD + Rituximab und einmalig Hochdosis Methotrexat und Cytarabin + Rituximab) werden je 2 weitere Zyklen appliziert, d. h. insgesamt 6 Zyklen; bei Teilremission nach 2 Zyklen und Vollremission nach 6 Zyklen werden 2 weitere Zyklen appliziert, d. h. insgesamt 8 Zyklen; Therapieabbruch bei fehlender Vollremission nach 6 Zyklen; bei einer nichthämatologischen Toxizität von Grad 3 muss die Dosis vermindert werden, bei Grad 4 muss die weiter Applikation sorgfältig überdacht werden. Hämatologische Toxizität: Thrombozyten zwischen 75–100/nl und/oder Granulozyten zwischen 750–1000/µl am Tag 21 führen zur Verschiebung des folgenden Zyklus bis Werte über 100/nl bzw. 1000/µl erreicht werden, bei niedrigeren Werten am Tag 21 wird die Dosis der Zytostatika im folgenden Zyklus reduziert. **Dosierung: 1.** Hyper-CVAD + Rituximab-Protokoll: **a)** Rituximab (MabThera®), 375 mg/m² KO/d i. v. am Tag 1, gefolgt von: **b)** Cyclophosphamid (Endoxan®), 300 mg/m² KO/Dosis i. v. über 3 Stunden insgesamt 6-mal in 12-stündigen Intervallen während der Tage 1–3; eine Stunde vor der Cyclophosphamid-Infusion wird Mesna (z. B. Uromitexan®) 600 mg/m² KO pro Dosis als Dauerinfusion von Tag 1 bis 12 Stunden nach Ende der letzten Cyclophosphamid-Infusion am Tag 4 infundiert; **c)** Doxorubicin (z. B. Adriblastin®), 16,7 mg/m² KO/d i. v über 24 Stunden, beginnend 12 Stunden nach Ende der letzten Cyclophosphamid-Infusion am Tag 5, insgesamt 3-mal bis zum Tag 7; **d)** Vincristin (z. B. Vincristin, Vincristinsulfat HEXAL®), 1,4 mg/m² KO (max. 2 mg absolut)/d i. v., Tag 5, 12 Stunden nach der letzten Cyclophosphamid-Infusion und am Tag 12 des Zyklus; **e)** Dexamethason (z. B. Fortecortin®) 40 mg p. o. oder i. v. an den Tagen 2–5 und 12–15; bei leukämischer Situation muss die erste Rituximabdosis zur Vermeidung eines Tumorlysesyndroms später appliziert oder ausgelassen werden. Prophylaxe: G-CSF: Filgrastim (Neupogen®), 300 µg (<75 kg KG) oder 480 µg (≥75 kg KG) s. c.; Valaciclovir (Valtrex®) 500 mg (1 Tbl.) täglich p. o., Fluconazol (Diflucan®), 100 mg (1 Tbl.) täglich p. o.; Levofloxacin (Tavanic®) 500 mg p. o.; alle an den Tagen 8–18, beginnend 24 Stunden nach Ende der Doxorubicininfusion. **2.** Hochdosis Methotrexat und Cytarabin + Rituximab-Protokoll: **a)** Rituximab (MabThera®), 375 mg/m² KO/d i. v. am Tag 1; **b)** Methotrexat (z. B. Methotrexat „Lederle") als Dauerinfusion mit 200 mg/m² KO über 2 Stunden und 800 mg/m² KO über 22 Stunden, dabei muss der pH-Wert des Urins über 6,8 gehalten werden (Kalium-Natrium-Hydrogencitrat, z. B. Uralyt-U®), 12 Stunden später Folinsäurerescue zur Inaktivierung der Methotrexatwirkung mit Calciumfolinat (Leucovorin®) 50 mg p. o. und 8-malig 15 mg alle 6 Stunden, Dosiserhöhung auf 100 mg i. v. alle 3 Stunden bei Serum-Methotrexatkonzentration >1 µmol/l nach 24 oder >0,1 µmol/l nach 48 Stunden; **c)** Cytarabin (Alexan®) 3000 mg/m² KO (1000 mg/m² KO bei >60-Jährigen oder Serum-Kreatininkonzentration >1,5 mg/dl) als 2-Stunden-Infusion alle 12 Stunden 4-malig an den Tagen 3 und 4, zusätzlich 1 %ige Prednisolon-Augentropfen (Predni-POS®) 4-mal täglich über 7 Tage; weitere Prophylaxe: siehe oben.

Literatur: 1. Thomas, D. A. et al.: Chemoimmunotherapy with hyper-CVAD plus rituximab for the treatment of adult Burkitt-type lymphoma and acute lymphoblastic leukemia. Cancer 106: 1569–1580 (2006); **2.** Romaguera, J. E. et al.: High rate of durable remissions after treatment of newly diagnosed aggressive mantle-cell lymphoma with rituximab plus hyper-CVAD alternating with rituximab plus methotrexat and cytarabin. J Clin Oncol 23: 7013–7023 (2005).

Autor: P. Meusers.

Hyperemesis gravidarum: Emesis gravidarum; Übelkeit und morgendliches Erbrechen unabhängig vom Magenfüllungszustand, v. a. im 1. Trimenon der Schwangerschaft; i. d. R. Ausdruck der schwangerschaftsbedingten Änderung der hormonalen, metabolischen und immunologischen Situation der Schwangeren durch die physiologisch ansteigende Konzentration von Schwangerschaftshormonen, v. a. β-HCG. Die Symptomatik persistiert selten über die 14. SSW hinaus. **Sonderform:** Hyperemesis gravidarum mit übermäßig häufigem (5–10-mal täglich) Erbrechen, Dehydratation (Exsikkose) sowie Störung des (Kohlenhydrat-)Stoffwechsels und Elektrolythaushalts mit Gewichtsabnahme, Temperaturanstieg, Ikterus, seltener Benommenheit bis zum Delirium; ca. 50–90 % aller Schwangeren leidenwährend der Schwangerschaft an Übelkeit und Erbrechen. In der Regel sistieren die Beschwerden in den ersten 20 Schwangerschaftswochen, wobei in bis zu 20 % der Fälle diese Symptome die gesamte Gravidität anhalten können.

Behandlungsindikation: Exsikkose, Volumenmangel, Elektrolytverschiebung, Temperaturerhöhung, Ikterus, Bewusstseinstrübung.

Pharmakotherapie: 1. Volumen- und Elektrolytsubstitution zum Flüssigkeitsersatz und zur Kalorienzufuhr; Korrektur der Elektrolyte entsprechend den labordiagnostischen Befunden; Infusionsschema: 1000 ml isotonische Lösung, plus 1 Amp. Pyridoxin (Vitamin B_6), 1 Amp. Vitamin-B-

Komplex und 1 Amp. Vitamin C; 1000 ml 5 %ige Glukoselösung plus 1 Amp. Vitamin-B-Komplex; **2.** Antiemetika: **a)** Dimenhydrinat (Vomex A®), 1 × 150 mg als Supp.; **b)** v. a. bei Hyperemesis auch Metoclopramid (z. B. Paspertin®), 10 mg in 250 ml NaCl-Lösung i. v.

Psychotherapie: Die psychosomatische Exploration mit nachfolgender Psychotherapie stellt die wichtigste Therapiemaßnahme dar. Schon die Krankenhauseinweisung kann die Symptomatik deutlich mildern.

Sonstige Maßnahmen: schonender Kostaufbau mit vielen kleinen Mahlzeiten (ca. 125–147 KJ/kg KG bzw. 30–35 kcal/kg KG); Information über den Krankheitsverlauf.

Arbeitsunfähigkeit: ausreichende Freistellung von der Arbeit (14–21 Tage).

Hinweis: **1.** keine Verharmlosung der Hyperemesis gravidarum als physiologische Begleiterscheinung; **2.** Chronische Helicobacter-pylori-Infektion ist mögliche Ursache für eine Hyperemesis gravidarum: In einer histologischen Evaluierung der Magenschleimhaut war dieser Erreger in fast 95 % der Hyperemesis-Patientinnen nachweisbar, im Kontrollkollektiv bei 50 %. **3.** Eine aktuelle retrospektive Studie (n = 750 000 Schwangere) konnte zeigen, dass untergewichtige Frauen ein erhöhtes Risiko für Hyperemesis gravidarum aufweisen im Gegensatz zu Frauen mit Normalgewicht.

Literatur: **1.** Cedergren, M. et al.: Hyperemesis gravidarum that requires hospitalization and the use of antiemetic drugs in relation to maternal body composition. Am J Obstet Gynecol 198 (4): 412.e1–412.e5 (2008); **2.** Goodwin, T. M. et al.: Secular trends in the treatment of hyperemesis gravidarum. Am J Perinatol 25 (3): 141–147 (2008); **3.** Mylonas, I.; Gingelmaier, A.; Kainer, F.: Erbrechen in der Schwangerschaft. Dtsch Arztebl 104 (25): A1821–1826 (2007).

Autoren: C. Fotopoulou, J. W. Dudenhausen.

Hyperglykämie: s. Diabetes mellitus Typ 1; Diabetes mellitus Typ 2.

Hyperhidrose: syn. Hyperhidrosis; lokalisierte oder generalisierte funktionelle Störung der ekkrinen Schweißdrüsen (in den Axillen, an Händen und Füßen) mit vermehrter Absonderung von Schweiß.

Behandlungsindikation: Leidensdruck des Patienten.

Pharmakotherapie: **I. Lokaltherapie:** **1.** topische Behandlung zum passageren Verschluss der Schweißdrüsen mit: **a)** Aluminiumchloridhexahydrat (30 % in 70 % Ethanol für Handflächen und Fußsohlen, 15 % mit Methylzellulose 1,5 in Aqua destillata ad 100,0 für Axillen und restlichen Körper) über 4 Wochen jeden 2. Abend auftragen, nachfolgend Anwendungshäufigkeit reduzieren bis auf 1-mal pro Woche; UAW: Hautreizung; **b)** Methenamin (z. B. Antihydral®-Salbe), 1–2-mal täglich dünn auftragen; UAW: Hyperpigmentierung, Kontaktsensibilisierung; **c)** synthetische Gerbstoffe: z. B. Tannolact® Puder oder Tannosynt® Lotio, 1–2-mal täglich; **2.** Therapie mit intradermalen Botulinumtoxin-A-Injektionen zur passageren Blockade der cholinergen Übertragung zwischen Nerv und Schweißdrüse; nur für lokalisierte Formen der Hyperhidrose (z. B. Axilla, Hand) geeignet; intradermale Injektionen mit 32-Gauge-Nadel; Dosierung: Einheiten variieren herstellerabhängig: z. B. 50 IE Botox® bzw. 200 IE Dysport® pro Achsel zur Behandlung der axillären Hyperhidrose; Wirkungsdauer 4–10 Monate in Abhängigkeit von der Lokalisation; UAW: passagere Lähmung kleiner Handmuskeln bei Anwendung im Bereich der Handflächen; **II. systemische Therapie:** orale Anticholinergika mit zentraler und ganglionärer sympathikolytischer Wirkung; z. B. Bornaprin (Sormodren®), langsame Dosissteigerung von initial 2 mg/d p. o. auf eine individuelle Erhaltungsdosis von 4–8 mg/d p. o., oder Methantheliniumbromid (Vagantin®), 3 × 50 mg/d p. o.; cave: pharmakologische Wechselwirkungen, bei bestimmten Grunderkrankungen kontraindiziert; UAW: Mundtrockenheit.

H

Physiotherapie: Leitungswasseriontophorese: Indikation: v. a. Hyperhidrose der Handflächen und Fußsohlen; Prinzip: Schalen, in denen sich Elektroden befinden, sind mit Leitungswasser gefüllt; je nach Lokalisation der Hyperhidrose Anlegen von kontinuierlichem oder gepulstem Gleichstrom (Geräte z. B. Hidrex oder Idromed); Durchführung: initial 3–5-mal pro Woche über 10–15 Minuten, nach Eintreten des Behandlungserfolgs (im Allg. nach 10–15 Sitzungen) Anwendungshäufigkeit reduzieren bis auf 1-mal pro Woche als Dauertherapie (auch mit Heimgerät durchführbar); mit Hilfe von Schwämmchen auch axillär und im Gesicht anwendbar; Kontraindikation: Metallimplantate; Sonderform: Stanger-Bad; hydroelektrisches Vollbad nach gleichem Prinzip wie Leitungswasseriontophorese; Anwendung bei generalisierter Hyperhidrose.

Operative Therapie: **1.** Hyperhidrose der Axilla: Kürettage bzw. Saugkürettage; in Tumeszenzanästhesie minimale Schnitte an den Polen der Axilla und Unterhöhlung des Areals mit scharfer Kürette oder Saugkürette setzen, dadurch Zerstörung der versorgenden Nervenfasern; relativ nebenwirkungsarm; Rezidiv nach Regeneration der Nervenfasern möglich; **2.** Hyperhidrose der Handflächen: transthorakale endoskopische Sympathektomie als Ultima Ratio bei ausgeprägter therapierefraktärer Symptomatik; in Vollnarkose über endoskopischen Zugang in der Axillarlinie Durchtrennen oder Abklemmen der Grenzstrangganglien T2–T5; breites Nebenwirkungsspektrum, am häufigsten (bei 40–60 % der Patienten) kompensatorische Hyperhidrose in nicht sympathektomierten Hautarealen.

Psychotherapie: kann ergänzend sinnvoll sein (z. B. Autogenes Training), da die Hyperhidrose als unangenehm empfunden wird und somit einen zusätzlichen Stressfaktor darstellt, der verstärkend wirkt und einen Circulus vitiosus auslöst, der durch Entspannungstechniken unterbrochen werden kann.

Naturheilkundliche Verfahren: Salbeidragees oder -tabletten (z. B. Sweatosan® N, Salvysat®), Wirksamkeit nicht in Studien belegt; Salbeitee ist nicht zu empfehlen, da er ätherische Öle enthält, die kumulativ nephrotoxisch wirken können.

Sonstige Maßnahmen: bei Hyperhidrose inf. internistischer oder neurologischer Ursache Behandlung der Grunderkrankung.

Arbeitsunfähigkeit: meist nicht gegeben.

Eigenbehandlung: allgemeine Maßnahmen: Rasur der Achselhaare, luftige Kleidung aus Baumwolle tragen, bestimmte Nahrungs- und Genussmittel meiden (z. B. scharfe, heiße Speisen, coffeinhaltige und heiße Getränke, Nicotin).

H

Selbsthilfe: Hyperhidrose e. V., Pistoriusstr. 23, 13086 Berlin, Tel. 030 92799463, Fax 030 92799464.

Literatur: **1.** Leitlinien der Deutschen Dermatologischen Gesellschaft (DDG): Definition und Therapie der primären Hyperhidrose, 2007, http://www.uni-duesseldorf.de/AWMF/ll/013-059.htm; **2.** Rzany, B.; Hund, M.: Fokale Hyperhidrose. Hautarzt 54: 767–780 (2003).

Autoren: P. Schulze, W. Sterry.

Hyperkaliämie: Verschiebung des Elektrolytgleichgewichts durch Kalium mit Serumkaliumkonzentrationen über dem Referenzwert (3,66–5,35 mmol/l); **Ursache:** Azidose (Koma bei Diabetes mellitus), Bluttransfusion, Niereninsuffizienz, Hypoaldosteronismus (Addison-Krankheit), Polytrauma, Verbrennung (endogene Kaliumfreisetzung aus dem Intrazellularraum zerstörten Gewebes), Hämolyse, Therapie mit Zytostatika (Kaliumfreisetzung durch Zytolyse), Arzneimittel (Kalium sparende Diuretika, ACE-Hemmer); **Symptome:** Muskelhypotonie, Parästhesien, EKG-Veränderungen, Bradyarrhythmie, Herzstillstand.

Behandlungsindikation: signifikant erhöhte Serumkaliumkonzentration oder Auftreten von Symptomen.

Pharmakotherapie: **1.** chronische oder subakute Hyperkaliämie: orale oder rektale Gabe des Kationenaustauschers Polystyroldivinylbenzolsulfonsäure (z. B. Resonium A®), 0,5–2 g/kg KG/d in 3–4 Einzelgaben; 1 g bindet ca. 1 mmol Kalium; **2.** akute Hyperkaliämie (alle Maßnahmen unter EKG-Monitoring und engmaschiger Kontrolle des Säure-Basen- und Elektrolyt-Haushalts): **a)** Unterbrechung der Kaliumzufuhr, Behandlung der Ursache (z. B. Arzneimittel absetzen); **b)** Infusion von 20 %iger Glukoselösung, 1 g/kg KG/h, mit Insulin, 1 IE/4 g Glukose; fördert den Kaliumeinstrom in die Zellen; **c)** schnelle parenterale Applikation von 10 %igem Calciumglukonat, 0,5 ml/kg KG; Wirkungsdauer ca. 30 Minuten; **d)** Azidoseausgleich mit Natriumbicarbonat i. v.; die Hälfte der errechneten Menge (s. Tab.) in den ersten 6–12 Stunden verabreichen; **e)** ggf. Dialyse, v. a. bei nephrologischer Grunderkrankung.

Hyperkaliämie
Berechnung der Natriumbicarbonatkonzentration (c) in mmol/l

$$c = \frac{f \times \text{Basenüberschuss}}{\text{Sollwert–Istwert}}$$

Alter	Extrazellularraumfaktor f
Neugeborene	0,5
Säuglinge	0,3
Kleinkinder	0,25
Schulkinder	0,2
Erwachsene	0,2

Sonstige Maßnahmen: bei Dauertherapie Kombinationen aus Kalium sparenden und Kalium retinierenden Arzneimitteln verordnen (z. B. ACE-Hemmer und Saluretikum; vgl. Hypertonie, arterielle); engmaschige Serumkaliumkontrollen.

Eigenbehandlung: kaliumarme Diät (z. B. Bananen, Pflaumen meiden).

Hinweis: **1.** Hyperkaliämie ist immer mit Azidose verbunden, da Wasserstoff- mit Kaliumionen im Intra- und Extrazellularraum ausgetauscht werden. **2.** Die Wirkung vieler Arzneimittel (z. B. Herzglykoside) hängt von der Kaliumkonzentration ab.

Literatur: **1.** Herold, G. et al.: Innere Medizin. 2009; **2.** Illing, S.: Klinikleitfaden Pädiatrie. 7. Aufl. München, Jena: Urban & Fischer, 2006; **3.** Müller, M.; Radke, M. (Hrsg.): Kinderheilkunde multimedial. CD-ROM. 5. Aufl. Stuttgart: Schattauer, 2005.

Autor: J. Schildt.

Hyperkalzämie: klinische Bezeichnung für Erhöhung des Serumcalciums über den Normbereich; **Ursache:** primärer Hyperparathyroidismus* (auch i. R. der multiplen endokrinen Neoplasie Typ I oder II), Osteolysen bei Skelettmetastasen, paraneoplastisches Syndrom, familiäre hypokalzurische Hyperkalzämie, Arzneimitteleinnahme (z. B. Thiaziddiuretika, intaktes Parathormon s. c., Ionentauscher, Vitamin-D- oder Vitamin-A-Intoxikation), granulomatöse Erkrankungen (z. B. Sarkoidose*), Milch-Alkali-Syndrom, Hyperthyreose*, neonatal, angeborene Stoffwechselanomalien (Fanconi-Schlesinger-Syndrom, Williams-Beuren-Syndrom); **Klinik:** Müdigkeit, psychische Veränderung, Polyurie, Polydipsie, Übelkeit, Erbrechen, Obstipation, Muskelschwäche, Paresen, Adynamie, Herzrhythmusstörung, Calciumablagerungen in Organen (Augen, Gelenkknorpel, Nieren);

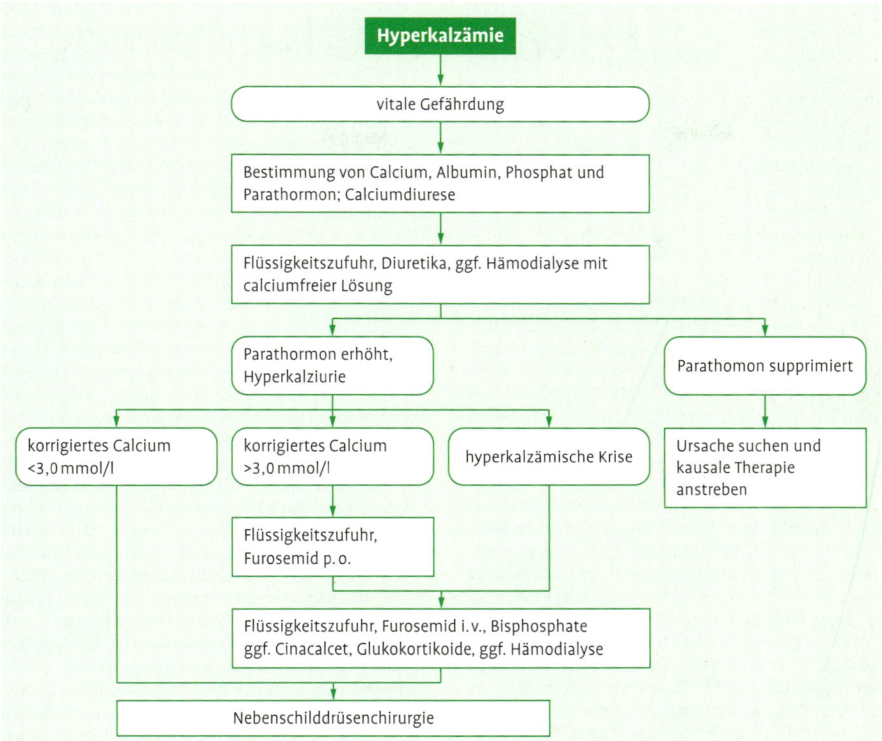

Hyperkalzämie: therapeutischer Stufenplan

Komplikationen: Übergang in hyperkalzämische Krise mit Niereninsuffizienz, Somnolenz, Koma und Herzstillstand.

Behandlungsindikation: Auftreten von Symptomen; bei Calciumkonzentration >3 mmol/l sollte generell behandelt werden, da mit krisenhafter Verschlechterung zu rechnen ist. Für die Behandlung des primären Hyperparathyreoidismus existieren Leitlinien.

Pharmakotherapie: **1.** Basistherapie: erhöhte Flüssigkeitszufuhr (Steigerung der Trinkmenge, i. v.-Gabe); **2.** Furosemid (z. B. Lasix®), 20–40 mg p. o., evtl. parenteral (40–60 mg) in Kombination mit 0,9 %iger NaCl-Lösung (3–6 l/d i. v.); **3.** ggf. zusätzlich Bisphosphonate: **a)** Pamidronat (z. B. Aredia®), 15–90 mg/d i. v.; **b)** Clodronat (z. B. Ostac®), 300 mg/d i. v. als Infusion über mehrere Stunden, oder 400–3200 mg/d p. o.; **c)** Ibandronat (Bondronat®), 1–4 mg/d i. v. über 2 Stunden; **d)** Zoledronat (Zometa®), 4 mg/d i. v.; **e)** Alendronat (Fosamax®), 10–20 mg/d p. o.; **4.** Calcitonin 50–100 IE i. v. oder s. c.; **5.** Cinacalcet (Mimpara®), 30 mg und mehr p. o.; **6.** Glukokortikoide (100 mg Prednisolonäquivalent) wirken durch eine Einschränkung der enteralen Calciumresorption und Steigerung der Calciumdiurese; **7.** bei vitaler Gefährdung mit Niereninsuffizienz Hämodialyse* gegen calciumfreie Lösung.

Operative Therapie: **1.** Entfernung der hypertrophierten Epithelkörperchen bei primärem Hyperparathyroidismus; **2.** Tumor- und Metastasenchirurgie bei paraneoplastischem Syndrom oder maligner Grunderkrankung; **3.** Schilddrüsenresektion bei Hyperthyreose und Versagen der pharmakologischen konservativen Therapie.

Strahlentherapie: zur Therapie einer malignen Grunderkrankung und zur Behandlung osteolytischer Herde.

Psychotherapie: psychische Veränderungen bis zur manifesten Psychose psychiatrisch mitbehandeln.

Therapeutischer Stufenplan: s. Abb.

Eigenbehandlung: calciumarme Diät (Milchprodukte und calciumreiches Mineralwasser vermeiden).

Literatur: **1.** Stewart, A.F.: Clinical practice. Hypercalcemia associated with cancer. N Engl J Med 352: 373–9 (2005); **2.** Younes N. A. et al.: Laboratory screening for hyperparathyroidism. Clin Chim Acta 353: 1–12 (2005); **3.** Coleman, R. E.: Bisphosphonates: Clinical experience. Oncologist Suppl. 4: 14–27 (2004).

Autoren: H. S. Willenberg, W. A. Scherbaum, J. Feldkamp.

Hyperkalzämie, familiäre hypokalzurische: s. Hyperparathyroidismus.

Hyperkeratose: s. Ichthyosis vulgaris.

Hyperkinesen: s. Chorea.

Hyperkortisolismus: s. Cushing-Syndrom.

Hyperlipidämie, gemischte: s. Hyperlipoproteinämie, kombinierte.

Hyperlipoproteinämie, kombinierte: syn. gemischte Hyperlipidämie; Kombination aus pathologisch erhöhter Gesamtcholesterolkonzentration und Triglyceridkonzentration im Blut; die Einteilung in primär (genetisch bedingt) und sekundär ist in der Praxis selten klar durchzuführen, da es sich meist um Mischformen (Exazerbation einer primären Form durch exogene Faktoren) handelt. Eine rein sekundäre kombinierte Hyperlipoproteinämie besteht z. B. bei Hypothyreose oder nephrotischem Syndrom. **Vorkommen:** Die kombinierte Hyperlipoproteinämie kann sich phänotypisch ausdrücken als: **1.** Hyperlipoproteinämie Phänotyp IV nach Fredrickson; **2.** (meist) Hyperlipoproteinämie Phänotyp IIb bzw. IIb/IV nach Fredrickson: Vorliegen zweier genetischer Varianten in einem Patienten; **a)** geht mit einer verminderten Aktivität der (insulinabhängigen) Lipoproteinlipase einher und führt dadurch zu einem verlangsamten, verminderten Abbau von triglyceridreichen Lipoproteinen, resultierend in einer Hypertriglyceridämie durch erhöhte VLDL-Konzentration (Abk. VLDL für very low density lipoprotein) im Blut nüchtern sowie insbesondere nach Fettzufuhr; **b)** polygene Hypercholesterolämie mit erhöhter Aktivität der hepatischen HMG-CoA-Reduktase: resultiert in einer erhöhten LDL- und Gesamtcholesterolkonzentration im Blut. **3.** (selten) Hyperlipoproteinämie Phänotyp III nach Fredrickson (syn. Dysbetalipoproteinämie, Broad-Beta-Disease): Ätiologie: Apo-E-Polymorphismus (meist Genotyp $ApoE_2/E_2$, milde Formen haben nur ein E2-Allel); **Diagnose:** Sicherung der Diagnose (Nachweis des Phänotyps) erfolgt durch Lipidelektrophorese. Verdacht auf Hyperlipoproteinämie Phänotyp IIb/IV nach Fredrickson besteht, wenn die Gesamtcholesterolkonzentration deutlich höher als 25 % (i. d. R. um 50 %) der Triglyceridkonzentration ist. Gelingt die elektrophoretische Abgrenzung der Fraktionen nicht oder wird eindeutig IDL (Abk. für intermediate density lipoproteins) nachgewiesen, ist durch genetische Untersuchung der Leukozyten bei Dysbetalipoproteinämie ein Apo-E-Polymorphismus nachweisbar. Bei der Hyperlipoproteinämie Phänotyp IV nach Fredrickson dagegen ist die Erhöhung der Gesamtcholesterolkonzentration im Blut (deutlich geringer als 25 % der Triglyceridkonzentration) ausschließlich durch VLDL-bedingt.

Behandlungsindikation: ist bei Diagnosestellung wegen des atherogenen Risikos (bzw. Pankreatitisrisikos bei Hyperlipoproteinämie Phänotyp IV nach Fredrickson) immer gegeben; Ziel ist es, das kardiovaskuläre Risiko zu senken. Die Prognose in Bezug auf kardiovaskuläre Endpunkte ist bei der Dysbetalipoproteinämie besonders ungünstig, so dass die Therapieziele hier strenger zu verfolgen sind (frühzeitige Einführung eines HMG-CoA-Reduktase-Hemmers in die Therapie, auch in Kombination mit triglyceridsenkenden Pharmaka).

Pharmakotherapie: **1.** Arzneimittel zur Senkung der Gesamtcholesterolkonzentration (s. Hypercholesterolämie): Da keines der Arzneimittel das kardiovaskuläre Risiko so sicher senkt wie HMG*-CoA-Reduktase-Hemmer, sind bei Hinweis auf kardiovaskulären Gefäßprozess, Dysbetalipoproteinämie oder Hyperlipoproteinämie Phänotyp IIb bzw. IIb/IV nach Fredrickson HMG-CoA-Reduktase-Hemmer primär indiziert. **2.** Arzneimittel zur Senkung der Triglyceridkonzentration (s. Hypertriglyceridämie) sind indiziert, wenn durch Ernährungsumstellung allein das Therapieziel nicht erreicht werden kann. Kombinationstherapie: **a)** Fibrate und HMG-CoA-Reduktase-Hemmer: Inzidenz der Myopathie (UAW der HMG-CoA-Reduktase-Hemmer) 10-fach erhöht, in der geriatrischen Altersgruppe sogar fast 30 %. Retrospektive (und aus umfangreichen Daten wahrscheinlich) wird das Myopathierisiko durch Kombination mit Fenofibrat nur ca. 1,5-fach erhöht, so dass diese Kombination zu bevorzugen ist, auch wenn der triglyceridsenkende Effekt durch Fenofibrat in der Höchstdosis etwas geringer ausfällt als der von Gemfibrozil. **b)** Nicotinsäure und HMG-CoA-Reduktase-Hemmer: sind in der Kombinationstherapie zugelassen, werden aber von den meisten Patienten schlecht vertragen und daher häufig nicht akzeptiert. Die Befürworter dieser Kombination verweisen auf die HDL-steigernde Wirkung von Nicotinsäure. Es ist jedoch anzumerken, dass jede Triglyceridsenkung mit einer HDL-Erhöhung einhergeht. **c)** Omega-3-Ethylester90 und HMG-CoA-Reduktase-Hemmer: sind in der Kombinationstherapie zugelassen, der triglyceridsenkende Effekt von Omega-3-Ethylester90 ist aber gering (17 %).

Nichtpharmakologische Maßnahmen: s. Hypertriglyceridämie; Hypercholesterolämie.

Hinweis: Statistisch den größten Nutzen in Bezug auf kardiovaskuläre Endpunkte, Gesamtmortalität und UAW hat die hochdosierte HMG-CoA-Reduktase-Hemmer-Monotherapie in Kombination mit einer streng fettarmen Ernährung (optimal: mediterrane Kost) zusammen mit Blutdrucksenkung deutlich unter 130/80 mmHg, Acetylsalicylsäure, ACE-Hemmer und Beta-Rezeptor-Blocker sowie Nicotinverzicht.

Selbsthilfe: Deutsche Gesellschaft zur Bekämpfung von Fettstoffwechselstörungen und ihren

Folgeerkrankungen DGFF (Lipid-Liga) e. V., Waldklausenweg 20, 81377 München, Tel. 089 7191001, Fax 089 7142687; E-Mail: info@Lipid-Liga.de, Homepage: http://www.lipid-liga.de.

Literatur: **1.** Luley, C.; Klör, H.-U.; Nitsche, A.: Lexikon Lipoproteine und Arteriosklerose. Basel: Aesopius 2003; **2.** American Diabetes Association: Management of Dyslipidemia in adults with diabetes. Diabetes care 25, Suppl1: S74–S77 (2002).

Autoren: B. M. Lobnig, W. A. Scherbaum.

Hypermetabolismus: s. Hyperthyreose.

Hypermetropie: s. Refraktionsanomalien.

Hypernatriämie: Verschiebung des Elektrolytgleichgewichts durch Natrium mit Natriumserumkonzentrationen >150 mmol/l (Referenzbereich: 133–135 mmol/l); die isolierte Hypernatriämie tritt selten auf, da sie häufig mit osmotischer Verschiebung des Körperwassers einhergeht (hypertone Dehydratation bei stärkerem Wasser- als Salzverlust); **Ursache:** Hyperpyrexie, Diabetes* insipidus, Diabetes mellitus, mangelnde orale Flüssigkeitszufuhr (Gefahr v. a. für unreife Früh- und Neugeborene), inadäquate primäre Detoxikation nach Ingestionsunfall durch Trinken von Salzlösung zur Induktion von Erbrechen; **Symptome:** Benommenheit, Koma, Krampfanfall.

Behandlungsindikation: signifikante Erhöhung der Serumnatriumkonzentration, Auftreten von Symptomen.

Pharmakotherapie: **1.** asymptomatische Hypernatriämie: orale Rehydratation mit isotoner Glukose- und Elektrolytlösung (z. B. Oralpädon®, Elotrans®), ca. 100–150 ml/kg KG/d; **2.** klinisch manifeste Hypernatriämie: keine schnelle Korrektur für mind. 48 Stunden, da es durch osmotisch bedingte Flüssigkeitsverschiebung in den Intrazellularraum zu Hirnödem bzw. Dysäquilibriumsyndrom kommen kann; initiale Infusion serumisotoner Elektrolytlösung in den ersten 24 Stunden (aktuellen Natriumwert beachten!) mit ca. 80–100 ml/kg KG/d zuzüglich dem Dehydratationsdefizit (in ml), das dem Produkt aus 10-fachem KG (in kg) und Grad der Exsikkose (>15 % = schwer, 10 % = mittelschwer, 5 % = leicht) entspricht; nachfolgend halbisotone Elektrolytlösung parenteral in gleicher Menge bis zur Elektrolythomöostase; nach mind. 48 Stunden Übergang auf orale Flüssigkeits- und Elektrolytsubstitution mit bilanzierter Reduktion der Infusionstherapie; Kontrolle der Serumelektrolyte initial alle 4, später alle 8 Stunden, ggf. Anpassung der Therapie; **3.** bei Krampfbereitschaft Phenobarbital (Luminal®), 5–10 mg/kg KG/6 h i. v.; **4.** ggf. adäquate Antipyrese, z. B. mit Paracetamol, max. 15 mg/kg KG/6 h, oder Ibuprofen, max. 10 mg/kg KG/6 h.

Hinweis: Bei Säuglingen und Kleinkindern ist die Gefahr der Exsikkose größer als bei Erwachsenen (aufgrund geringen Körpergewichts, relativ hohen Flüssigkeitsbedarfs und erhöhter Perspiratio insensibilis von 20 ml/kg KG zuzüglich 5–10 ml/°C Körpertemperatur >37 °C/d).

Literatur: **1.** Illing, S.: Klinikleitfaden Pädiatrie. 7. Aufl. München, Jena: Urban & Fischer, 2006; **2.** Müller, M.; Radke, M. (Hrsg.): Kinderheilkunde multimedial. CD-ROM. 5. Aufl. Stuttgart: Schattauer, 2005.

Autor: J. Schildt.

Hypernephrom: s. Nierenzellkarzinom.

Hyperparathyroidismus: Überfunktion der Nebenschilddrüsen mit vermehrter Produktion von Parathormon; **Formen:** **1.** primärer Hyperparathyroidismus: bei Nebenschilddrüsenadenom; z. B. im Rahmen einer multiplen endokrinen Neoplasie (Abk. MEN) Typ I mit Hypophysen- und Pankreastumor, Typ II mit medullärem Schilddrüsenkarzinom und Phäochromozytom*; **2.** sekundärer Hyperparathyroidismus: reaktive Hyperplasie aller Epithelkörperchen inf. Calciummangel, Vitamin-D-Mangel, Resorptionsstörung (z. B. einheimische Sprue*) oder Hyperphosphatämie bei chronischen Nierenerkrankungen*; **3.** tertiärer Hyperparathyroidismus: nach längerem Bestehen eines sekundären Hyperparathyroidismus durch Übergang in eine autonome Parathormonsekretion; **Klinik:** Hyperkalzämie*, Nephrolithiasis, Nephrokalzinose, Nierenfunktionseinschränkung, Osteoporose, Osteodystrophia fibrosa generalisata (s. Abb.), EKG-Veränderung, psychische Veränderung; **Diagnose:** laborchemisch: Hyperkalzämie, Hyperkalzurie, Hypophosphatämie, Erhöhung von Parathormon im Serum; Osteodensitometrie; ggf. molekulargenetische Diagnostik der MEN Typ I und II (Familien-Screening); **DD:** familiäre hypokalzurische Hyperkalzämie (Abk. FFH; i. d. R. genetischer, selten erworbener Defekt des Calcium-Sensing-Rezeptors mit meist asymptomatischem Ver-

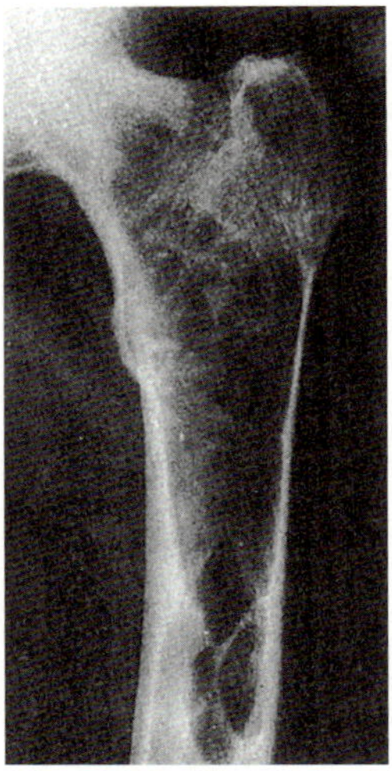

Hyperparathyroidismus: ausgeprägte gekammerte Zysten im linken Femur bei Osteodystrophia fibrosa generalisata

Hyperparathyroidismus Behandlungsindikationen bei primärem Hyperparathyroidismus nach National Institute of Health-Konsens (2002)
klinisch symptomatisch
Nephrolithiasis
osteoporotische Fraktur
klinisch asymptomatisch
Serumcalciumkonzentration >0,25 mmol/l über der Norm
oder
Calciumausscheidung im Urin >10 mmol/24 h
oder
Reduktion der Kreatinin-Clearance um 30 %
oder
T-Score <-2,5 in der Osteodensitometrie
oder
Alter <50 Jahre[1]
fakultativ zu berücksichtigen: neuropsychiatrische, gastrointestinale Symptome, kardiovaskuläre Erkrankung, Knochenumbauparameter

[1] nur für Parathyroidektomie zu berücksichtigen

lauf und nur leicht erhöhter Konzentration von Calcium und Parathormon im Serum; bei FHH ist eine konservative Therapie indiziert).

Behandlungsindikation: **1. primärer** Hyperparathyroidismus: s. Tab.; **2. sekundärer und tertiärer** Hyperparathyroidismus: Im Vordergrund steht die Therapie der Grunderkrankung. Sekundärer Hyperparathyroidismus bei dialysepflichtiger terminaler Niereninsuffizienz: Pharmakotherapie mit Cinacalcet (Calcimimetikum; s. u.).

Pharmakotherapie: Ziel der Behandlung ist die Normalisierung der erhöhten Calciumwerte durch: **1.** Hydratation und forcierte Diurese: 0,9 %ige NaCl-Lösung, 3–6 l als Infusion; Furosemid (z. B. Lasix®), 40–120 mg i. v. unter Kontrolle von Elektrolyten, Herz- und Nierenfunktion; **2.** Calcitonin (z. B. Ostostabil®): 100–400 IE s. c. oder als i. v. Infusion; **3.** Bisphosphonate: **a)** i. v. Infusion: Pamidronat (z. B. Aredia®), 15–90 mg/d, Clodronat (z. B. Ostac®), 300 mg/d über mehrere Stunden, Ibandronat (Bondronat®), 1–4 mg/d über 2 Stunden, oder Zoledronat (Zometa®), 4 mg/d; **b)** p. o.: Alendronat (Fosamax®), 10–20 mg/d, oder Clodronat (z. B. Ostac®), 400–3200 mg/d; **4.** Glukokortikoide: 100 mg Prednisolonäquivalent; **5.** Calcimimetikum: Cinacalcet (Mimpara®), initial 2 × 30 mg/d p. o., alle 2–4 Wochen erhöhen (max. 1 × 180 mg/d) bis Parathormon-Zielwert erreicht, Wirkungsmechanismus: Reduktion des Parathormon-Spiegels durch Sensibilisierung des calciumsensitiven Rezeptors auf extrazelluläres Calcium; **6.** in schweren Fällen Hämodialyse* gegen calciumfreies Dialysat.

Operative Therapie: Präoperativ muss ein Phäochromozytom bei MEN Typ II ausgeschlossen werden, da Patienten sonst durch hypertensive Krisen vital gefährdet sind. Therapie der Wahl bei primärem Hyperparathyroidismus: Resektion eines oder mehrerer vergrößerter Epithelkörperchen; bei familiärer Form Resektion vergrößerter Epithelkörperchen als subtotale oder totale Parathyroidektomie mit Autotransplantation von Nebenschilddrüsengewebe in die Hals- oder Unterarmmuskulatur. Prinzipiell sind minimal-invasive Techniken der Nebenschilddrüsenchirurgie möglich.

Psychotherapie: unterstützende Therapieformen bei psychischen Symptomen bis zum Wirkungseintritt der antihyperkalzämischen Therapie.

Eigenbehandlung: mind. 2–3 l/d trinken; Milch und Milchprodukte sowie calciumreiches Mineralwasser meiden, um keine Hyperkalzämie zu provozieren.

Arbeitsunfähigkeit: nach operativer Therapie ca. 1–2 Wochen.

Hinweis: **1.** Obsolet ist Mithramycin zur Calciumsenkung (hohes Ausmaß an UAW). **2.** Bevor eine Indikation zur Operation gestellt wird, müssen ein sekundärer Hyperparathyroidismus und FHH ausgeschlossen werden.

Literatur: **1.** Stalberg, P. et al.: Minimally invasive parathyroidectomy and thyroidectomy--current concepts. Surgeon. 5(5): 301–308 (2007); **2.** Wüthrich, R. P. et al.: The role of calcimimetics in the treatment of hyperparathyroidism. Eur. J Clin. Invest. 37: 915–922 (2007); **3.** Barman Balfour, J. A.; Scott, L. J.: Cinacalcet hydrochloride. Drugs 65(2): 271–281 (2005); **4.** Bilezikian, J. P.; Silverberg, S., J.: Clinical practice. Asymptomatic primary hyperparathyroidism. N Engl J Med. 350 (17): 1746–1751 (2004); **5.** Bilezikian, J. P. et al.: Summary statement from a workshop on asymptomatic primary hyperparathyroidism: a perspective for the 21st century. J Bone Miner Res. 17 Suppl 2: N2–11 (2002).

Autoren: S. Schinner, W. A. Scherbaum.

Hyperpathie: s. Sensibilitätsstörungen.

Hyperphenylalaninämie: s. Phenylketonurie.

Hyperplasie, fokale noduläre: s. Lebertumoren, benigne.

Hyperplasie, kongenitale adrenale: s. Syndrom, adrenogenitales.

Hyperplasie, noduläre: s. Lebertumoren, benigne.

Hyperpräbetalipoproteinämie: s. Hypertriglyceridämie.

Hyperprolaktinämie: über die Norm hinausgehende Produktion und Sekretion von Prolaktin im Hypophysenvorderlappen; **Ursache:** **1.** primär: autonomes Adenom des Hypophysenvorderlappens (Prolaktinom); **2.** sekundär: hypothalamo-hypophysennahe Erkrankung (z. B. dorso-kranial lokalisiertes Hypophysenadenom) mit Unterbrechung des inhibierenden Einflusses von Dopamin;

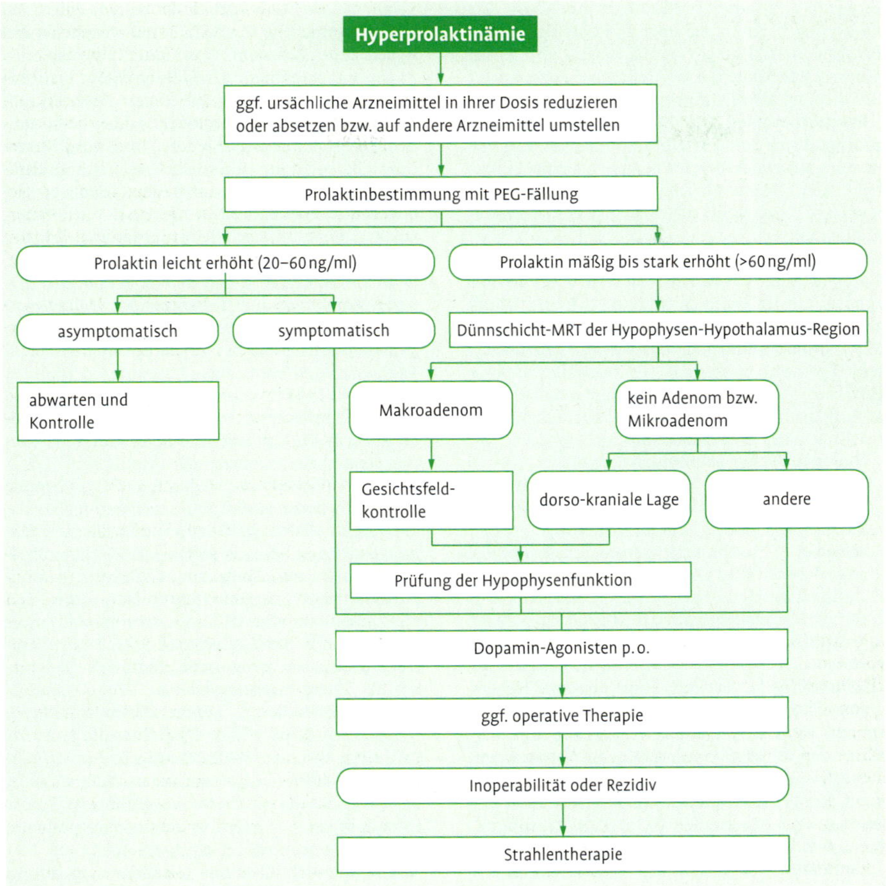

Hyperprolaktinämie: therapeutischer Stufenplan

Arzneimittel, Hypothyreose*, chronische Nierenerkrankungen*, Leberzirrhose*; physiologisch während Schwangerschaft und Stillzeit; **Klinik:** bei Frauen Galaktorrhö, Zyklus- und Fertilitätsstörungen, Libidoverlust; bei Männern Libidoverlust, Hypogonadismus, selten Galaktorrhö; Gynäkomastie*; **Komplikationen:** Hypophysenvorderlappen*-Insuffizienz, Kopfschmerz, Sehstörungen bei großem Prolaktinom (Chiasma-opticum-Kompression).

Behandlungsindikation: Auftreten von Symptomen.

Pharmakotherapie: Dopamin-Agonisten sind für alle Ursachen der Hyperprolaktinämie die Therapie der Wahl, beim Prolaktinom wird zusätzlich zur Prolaktinsenkung eine Tumorverkleinerung erreicht; initial niedrig dosieren und dann Dosis langsam steigern, um UAW (Übelkeit, Hypotension, Depressionen) zu minimieren, evtl. Dosisreduktion oder Wechsel auf ein anderes Arzneimittel; **1.** Bromocriptin (z. B. Pravidel®, kirim®), 1–20 mg/d p. o.; **2.** Lisurid (Dopergin®), 0,2–2,4 mg/d p. o.; **3.** Metergolin (Liserdol®), 4–16 mg/d p. o.; **4.** neuere Dopamin-Agonisten: **a)** Quinagolid (Norprolac®), 75–600 µg/d p. o.; **b)** Cabergolin (z. B. Dostinex®), 1–2 × 0,5–4,5 mg pro Woche p. o. (lange HWZ).

Operative Therapie: Eine primäre Operation von Prolaktinomen sollte nicht erfolgen. Meist können Adenome auf transsphenoidalem Weg über einen transnasalen Zugang entfernt werden. Bei sehr großen Tumoren muss ein transkranieller Zugang gewählt werden. Angestrebt wird eine elektive Adenomentfernung unter Schonung der Resthypophyse.

Strahlentherapie: indiziert nur bei Makroprolaktinom nach Versagen der pharmakologischen und operativen Therapie; **1.** konventionelle Konvergenzbestrahlung, fraktioniert mit 45 Gy Gesamtdosis; **2.** einmalige oder fraktionierte stereotaktische Bestrahlung (Gamma Knife, Cyber Knife, Linearbeschleuniger) mit deutlich zielgenauerer Behandlung als die Konvergenzbestrahlung.

Psychotherapie: Bei Stimmungsveränderung, bedingt durch den Sexualhormonmangel, kann eine unterstützende Psychotherapie bis zum Eintreten des Erfolgs der Pharmakotherapie erforderlich sein (cave: Depression auch als UAW der Dopamin-Agonisten).

Sonstige Maßnahmen: **1.** ophthalmologische Untersuchungen (Gesichtsfeld, Visus) bei Erstdiagnose und im weiteren Verlauf; **2.** Überprüfung aller Hypophysenvorderlappen-Funktionen bei Makroprolaktinom oder dorso-kranial lokalisiertem Hypophysenadenom, da Ausfälle anderer Hormonsysteme als Krankheitsfolge möglich sind; **3.** Aufklärung über eine mögliche wiederkehrende Fertilität nach Therapieeinleitung.

H

Therapeutischer Stufenplan: s. Abb.

Arbeitsunfähigkeit: bei Makroprolaktinom mit Beeinträchtigung der Sehfähigkeit; bei UAW während der pharmakologischen Einstellung.

Hinweis: **1.** Eine Makrohyperprolaktinämie sollte initial durch PEG (Abk. für Polyethylenglycol)-Fällung labordiagnostisch ausgeschlossen werden. **2.** Obsolet ist eine operative Resektion eines Makroprolaktinoms ohne vorherigen Pharmakotherapieversuch.

Selbsthilfe: **1.** Netzwerk Hypophysen & Nebennierenerkrankungen e. V., Waldstr. 34, 91054 Erlangen, Tel. 09131 815046, Fax 09131 815047; E-Mail: netzwerk@glandula-online.de, Homepage: http://www.glandula-online.de; **2.** Der Dachverband der Frauengesundheitszentren in Deutschland e. V, Goetheallee 9, 37073 Göttingen, Tel. und Fax 0551 487025; E-Mail: dv-frauen gesundheitszentren@gmx.de, Homepage: http://www.fen-net.de/fgz/eingang.htm; **3.** Pro Familia, Deutsche Gesellschaft für Familienplanung, Sexualpädagogik und Sexualberatung e. V., Bundesverband, Stresemannallee 3, 60596 Frankfurt, Tel. 069 639002, Fax 069 639852; E-Mail: info@profa milia.de, Homepage: http://www.profamilia.de.

Literatur: **1.** Casanueva, F. F. et al.: Guidelines of the Pituitary Society for the diagnosis and management of prolactinomas. Clin Endocrinol 65: 265–273 (2006); **2.** Schlechte, J. A.: Clinical practice. Prolactinoma. N Engl J Med 349: 2035–2041 (2003).

Autoren: H. S. Willenberg, W. A. Scherbaum, J. Feldkamp.

Hypersplenismus: syn. Hyperspleniesyndrom; Splenomegalie unterschiedlicher Genese mit funktioneller Hyperaktivität der Milz in Kombination mit Knochenmarkhyperplasie und Reduktion einzelner (Anämie, Thrombozytopenie, Granulozytopenie) oder aller Blutzellreihen (Panzytopenie) in unterschiedlicher Ausprägung; ätiologisch kommen alle Erkrankungen in Betracht, die mit einer Splenomegalie einhergehen. Es besteht eine Trias aus Splenomegalie, Zytopenie und Knochenmarkhyperplasie. **Formen:** **1.** primärer Hypersplenismus ohne erkennbare Grundkrankheit; **2.** sekundärer Hypersplenismus inf. einer Grunderkrankung; **a)** infektiös-entzündlich (akut oder subakut: Typhus, Sepsis, Abszess, infektiöse Mononukleose, subakute bakterielle Endokarditis; chronisch: Tuberkulose, kongenitale Syphilis, Felty-Syndrom, rheumatoide Arthritis, Brucellose, Leishmaniose, Malaria, Trypanosomiasis, Schistosomiasis, Toxoplasmose, Hepatitis, Sarkoidose, Echinokokkose); **b)** kongestiv bes. bei portaler Hypertension (z. B. inf. Leberzirrhose, Milzvenen- oder Pfortaderthrombose, Rechtsherzversagen); **c)** hyperplastisch bei hämolytischer Anämie* (z. B. Thalassämie, Sphärozytose, Autoimmunhämolyse, paroxysmale nächtliche Hämoglobinurie), systemischem Lupus erythematodes, tropischer Splenomegalie; **d)** bei Lipidspeicherkrankheit (z. B. Gaucher-Krankheit, Niemann-Pick-Krankheit), Amyloidose, diabetischer Lipämie, Gargoylismus; **e)** zystisch und neoplastisch bei echten (epithelialen, endothelialen, parasitären) und falschen (hämorrhagischen, serösen, inflammatorischen, degenerativen) Zysten, Hamartom, Leukämie, lymphoproliferativer Systemerkrankung (z. B. hoch- und niedrigmaligne Non*-Hodgkin-Lymphome), myeloproliferativer Systemerkrankung (z. B. Myelofibrose, chronische myeloische Leukämie, Polycythaemia vera), Histiocytosis X (Hand-Schüller-Christian-Krankheit, Letterer-Siewe-Krankheit), Metastasen. **Klinik:** Eine Splenomegalie kann zu Verdrängungsbeschwerden/Schmerzen im linken Oberbauch führen; Ausstrahlung des Schmerzes in die linke Schulter; rasches Völlegefühl beim Essen. Es besteht kein direkter Zusammenhang zwischen Milzgröße und Ausmaß der Zytopenie.

Behandlungsindikation: **1.** primär Behandlung der Grunderkrankung; **2.** symptomatische Therapie bei Mono-, Bi- oder Trizytopenie und Verdrängungsbeschwerden durch Riesenmilz.

Pharmakotherapie: Bei führender Thrombozytopenie kann ein Anstieg der Thrombozytenkonzentration nach Gabe von Glukokortikoiden, z. B. Prednison (z. B. Decortin®), 1–2 mg/kg KG, beobachtet werden. Bei ausgeprägter Thrombozytopenie mit Blutungsneigung kann im Notfall (z. B. bei zwingender OP-Indikation) die Gabe von Thrombozytenkonzentraten indiziert sein.

Operative Therapie: Splenektomie (s. Milzchirurgie) nur bei symptomatischer Zytopenie, Verdrängungsbeschwerden und erfolgloser Pharmakotherapie indiziert; präoperativ Überprüfung der Zellularität des Knochenmarks, fakultativ Bestimmung des Hauptabbauorts der Erythrozyten bzw. Thrombozyten und Ausschluss von Nebenmilzen; **Verfahren:** minimal-invasive laparoskopische Milzexstirpation (auch bei Riesenmilzen mit Gewicht >1600 g oder craniocaudaler Ausdehnung >22 cm) oder Laparotomie (inzwischen selten) mit

Entfernung von Milz und Nebenmilzen; **Komplikationen:** Hämatome und Serome in der Milzloge; linksseitiger Pleuraerguss; infektiös-fieberhafte Episoden; **Prognose:** je nach Grunderkrankung; Milzexstirpation führt i. d. R. zur Symptomkontrolle (Lebenszeitverlängerung ist nicht gesichert); bei ca. 20 % normalisieren sich die Zellzahlen nicht, da entweder Nebenmilzen vorliegen oder die überwiegende Sequestration der Blutzellen in der Leber stattfindet; **Nachbehandlung:** **1.** bei passagerem Anstieg der Thrombozytenkonzentration nach Splenektomie vorübergehende Gabe von niedermolekularem Heparin (z. B. Mono-Embolex®, Fragmin P®), 1 Amp./d s. c.; bei anhaltender Thrombozytose Gabe von Acetylsalicylsäure 100 mg/d p. o.; **2.** bei Fieber Gefahr einer meist durch Streptococcus pneumoniae, Haemophilus influenzae oder Neisseria meningitidis ausgelösten fulminanten Sepsis (OPSI-Syndrom); daher unverzüglich zunächst empirische antibiotische Therapie mit Breitspektrumpenicillin, z. B. Ampicillin (z. B. Binotal®), 3–4 × 2–5 g/d i. v., Mezlocillin (Baypen®), 3–4 × 2–5 g/d i. v., oder Cephalosporin, z. B. Cefotaxim (z. B. Claforan®), 3 × 2 g/d i. v., Ceftazidim (z. B. Fortum®), 3 × 2 g/d i. v.

Strahlentherapie: Die perkutane Milzbestrahlung ist nur bei Inoperabilität oder exzessiver Milzgröße mit Verdrängungsbeschwerden i. R. myelo- oder lymphoproliferativer Systemerkrankungen mit dem Ziel der Milzverkleinerung sinnvoll.

Psychotherapie: bei maligner Grunderkrankung indiziert.

Eigenbehandlung: körperliche Schonung bei großer, infektiös bedingter Milz (Rupturgefahr).

Arbeitsunfähigkeit: abhängig von Grunderkrankung und Ausmaß der Beschwerden durch Splenomegalie und Zytopenie; Splenektomie wird mit einer Minderung der Erwerbsfähigkeit auf 10 % bewertet.

Hinweis: **1.** Besteht die Zytopenie im Blut nach Therapie der Grunderkrankung weiter, muss unbedingt das Knochenmark erneut zytologisch und ggf. histologisch untersucht werden. **2.** Die szintigraphische Bestimmung des Abbauorts von Erythrozyten oder Thrombozyten ist nur begrenzt aussagekräftig. **3.** Die Milzpunktion zur Ursachenklärung der Splenomegalie sollte wegen der Gefahr der Nachblutung unterbleiben.

Literatur: **1.** Grahn, S. W. et al.: Trends in laparoscopic splenectomy for massive splenomegaly. Arch Surg 141: 755–761 (2006); **2.** Wilkens, B. S.: The spleen. Br J Haematol 117: 265–274 (2002); **3.** Brigden, M. L. et al.: Prevention and management of overwhelming postsplenectomy infection – an update. Crt Care Med 27: 836–842 (1999).

Autor: M. Uppenkamp.

Hypertension, okulare: s. Glaukom.

Hypertension, portale: erhöhter Druck in der Pfortader oder ihren Ästen; **Ätiologie:** häufig Widerstandshochdruck (i. d. R. mechanische Strömungshindernisse im Pfortadersystem); selten Volumenhochdruck (u. a. bei arterioportaler Fistelbildung, z. B. Osler-Rendu-Weber-Krankheit); **Lokalisation:** **1.** intrahepatischer Block (70–80 %) mit Strömungsbehinderung innerhalb der Leber; **a)** präsinusoidal, selten (z. B. bei Hodgkin*-Lymphom, Sarkoidose*, biliärer Zirrhose); **b)** postsinusoidal, häufig (z. B. bei Leberzirrhose* als Hauptursache der portalen Hypertension, chronischer Hepatitis*); **2.** prähepatischer Block (15–25 %) mit einem vor der Leber, meist zentral im Pfortaderstamm (inf. Pfortaderthrombose) oder peripher in einem der zuführenden Äste (z. B. Milzvenenthrombose bei Pankreatitis bzw. Pankreaskarzinom*) lokalisierten Strömungshindernis; **3.** posthepatischer Block (ca. 1 %) durch eine Abflussstörung im Bereich der großen und kleinen Lebervenen (sog. Budd*-Chiari-Syndrom) bzw. der Vena cava inferior; **Folgen:** als Folge der Pfortaderstauung Ausbildung verschiedener Kollateralkreisläufe möglich: **1.** gastroösophageal mit Bildung von Fundusvarizen und Ösophagusvarizen; **2.** umbilikal mit Caput medusae; **3.** mesenterikohämorrhoidal mit Hämorrhoiden*; **4.** gastrophrenikorenal bzw. suprarenal; **Klinik:** obere gastrointestinale Blutung aus Varizen (Fundus- oder Ösophagusvarizenblutung*) oder aufgrund portal-hypertensiver Gastropathie, Ödeme, Aszites*, hepatische Enzephalopathie*, Hypersplenismus*; **Diagnose:** Messung von Lebervenenverschlussdruck und freiem Lebervenendruck zur Berechnung des hepatisch portalvenösen Druckgradienten (erhöhtes Varizenblutungsrisiko oberhalb 14 mmHg); Ösophagogastroskopie, Sonographie; **Therapie:** interdisziplinär; s. Ösophagusvarizenblutung, Aszites, Enzephalopathie, hepatische.

Literatur: **1.** Fleig, W. E.: Portale Hypertension und gastroösophageale Varizen. In: Riemann, J. F. et al.: Gastroenterologie. Stuttgart, New York: Thieme, 2008 **2.** Bauer, J. et al.: Portale Hypertension. In: Siewert, J. R.; Rothmund, M.; Schumpelick, V. (Hrsg.): Praxis der Viszeralchirurgie. Gastroenterologische Chirurgie. 2. Aufl. Berlin, Heidelberg, New York: Springer, 2006 **3.** Häring, R.; Zlich, H.: Chirurgie. 4. Aufl. Berlin: de Gruyter, 1997

Autoren: R. Pfitzmann, M. Plauth.

Hyperthermie: s. Hitzeschäden.

Hyperthermie, maligne: s. Muskelrelaxanzien.

Hyperthyreose: Überfunktion der Schilddrüse mit gesteigerter Produktion und Sekretion der Schilddrüsenhormone; führt zur pathologischen Erhöhung des Stoffwechsels im gesamten Organismus (Hypermetabolismus); **Ursache:** **1.** autoimmun (insbes. Basedow*-Krankheit); **2.** Thyroiditis*; **3.** funktionelle Autonomie (disseminiert oder multifokal); **4.** autonomes Adenom; **5.** Schilddrüsenmalignom; **6.** hypophysär inf. Produktion und Sekretion von TSH oder TSH-ähnlichen Substanzen (paraneoplastisch); **7.** iodinduziert; **8.** exogene Schilddrüsenhormonzufuhr (Hyperthyreosis factitia); am häufigsten sind Basedow-Krankheit, auto-

Hyperthyreose Tab. 1
Behandlung der thyreotoxischen Krise

Flüssigkeit	
	Infusion hochprozentiger Glukoselösungen über zentralvenösen Katheter (Venendruckmessung!)
Thyreostatika	
	Hemmung der Hormonsynthese
	Thiamazol (z. B. Favistan®), 3 × 40 mg/d i. v.
	Hemmung der Hormonsekretion
	Lithium (z. B. Quilonum®), 2 × 2 Tbl./d
	Iod (Lugol-Lösung), 7 ml über Magensonde
Glukokortikoide	
	Prednisolon (Decortin® H), 100 mg/d i. v.
Beta-Rezeptoren-Blocker	
	Propranolol (Dociton®, Obsidan®), 3 × 80 mg/d p. o., oder bei Bewusstlosigkeit 1 mg über 1 Minute langsam i. v. (max. 10 mg)
Operation	
	unmittelbar nach Stabilisierung der Herz-Kreislauf-Situation

H

nomes Adenom oder disseminierte Autonomie; **Klinik:** Tachykardie, motorisch-psychische Unruhe mit feinschlägigem Tremor, Affektlabilität, warm-feuchte Haut, Hyperhidrose, Schweißausbrüche, Bevorzugung kalter Umgebungstemperaturen, weiche Stühle, Gewichtsabnahme trotz Heißhungers, Haarausfall, Muskelschwäche, Herzinsuffizienz; in höherem Lebensalter häufiger Oligo- oder monosymptomatische Formen; absolute Tachyarrhythmie bei Vorhofflimmern, ggf. Struma*, Augensymptome; **Komplikation:** thyreotoxische Krise bei Dekompensation einer schweren Hyperthyreose (bes. bei Patienten im mittleren und hohen Lebensalter) oder im Spontanverlauf ohne Therapie insbes. im Falle einer Iodkontamination (v. a. bei funktioneller Autonomie und Basedow-Krankheit).

Behandlungsindikation: 1. zur Vermeidung von Organschäden; das Therapieverfahren ist abhängig von der Ursache; 2. thyreotoxische Krise: lebensbedrohlicher Notfall (s. Tab. 1).

Pharmakotherapie: 1. bei Vorliegen sympathikotoner Symptome und zur Hemmung der peripheren Konversion von T_4 zu T_3: nicht kardioselektive Beta-Rezeptoren-Blocker, z. B. Propranolol (Dociton®, Obsidan®), 4 × 20–40 mg/d p. o.; **2.** bei funktioneller Autonomie und Basedow-Krankheit zusätzlich Thyreostatika: a) Thioharnstoffpräparate als Mittel der Wahl, z. B. Carbimazol (Neo-Thyreostat®), initial 3 × 5–10 mg/d p. o.; bei Erreichen einer Euthyreose schrittweise Dosisreduktion bis 2,5 mg/d; **b)** alternativ Thiamazol (z. B. Favistan®, Methizol®, Thiamazol „Henning“, Thyrozol®), Dosierung wie Carbimazol; **c)** alternativ Propylthiouracil (Propycil®), in leichten Fällen initial 3 × 50 mg/d, in schweren Fällen 3 × 100–200 mg/d p. o.; **d)** bei Allergie gegen Thioharnstoffpräparate Gabe von Perchlorat (Irenat®), initial 4 × 100–200 mg/d p. o. (4 × 5–10 Tr./d); **3.** bei iodinduzierter Hyperthyreose: zusätzlich zum Thioharnstoffpräparat Perchlorat und evtl. ein Lithiumpräparat: Lithiumsulfat (Lithium-Duriles®) oder Lithiumacetat (Quilonum®), 2 × 1–2 Tbl./d, oder Lithiumcarbonat (z. B. Hypnorex® retard), 1–2 Tbl./d; Therapiekontrolle und weitere Dosierung nach Lithiumspiegel; **4.** bei schwerer Hyperthyreose als Operationsvorbereitung evtl. hochdosiert Iod in Form von Lugol-Lösung (s. Schilddrüsenchirurgie); cave: der Effekt der Iodblockade (sog. Plummerung) hält nur 5–10 Tage an. Daher muss nach wenigen Tagen die Schilddrüsenresektion folgen. Andernfalls droht eine thyreotoxische Entgleisung. Die Plummerung (kaum noch angewendet) muss immer stationär erfolgen und ist nur bei nicht iodinduzierter Hyperthyreose indiziert. **5.** Hyperthyreose in der Schwangerschaft: bevorzugte Gabe von Propylthiouracil aufgrund geringer Plazentagängigkeit; die euthyreote Stoffwechsellage soll mit der niedrigsten effektiven Dosis erreicht werden; keine zusätzliche Gabe von Schilddrüsenhormon, keine Therapie mit Beta-Rezeptoren-Blockern! **6.** Thyroiditis de Quervain und Thyroiditis inf. Schilddrüsenläsion (direktes Trauma, Strahlentherapie): **a)** Propranolol, 4 × 10–20 mg/d p. o., und Acetylsalicylsäure (z. B. Aspirin®, ASS-ratiopharm®), 2 × 250–500 mg/d p. o.; **b)** klingt die Hyperthyreose unter der Therapie nicht ab und bestehen ausgeprägte Allgemeinsymptome, zusätzlich Prednisolon (z. B. Decortin® H), initial 1–1,5 mg/kg KG/d p. o. (für Erwachsene ca. 60–100 mg/d); da bei Thyroiditis die Hyperthyreose durch Läsion von Schilddrüsenfollikeln und passiven Austritt von Hormon bedingt ist, sind Thyreostatika unwirksam.

Operative Therapie: Indikation: 1. Basedow-Krankheit: bei Rezidiven und fortbestehender Hyperthyreose nach einjähriger Thyreostatikatherapie bzw. hohen TSH-Rezeptor-Antikörpertitern (> 10 IU/L) nach 6-monatiger Therapie, großer Struma, Kompression der Halsweichteile und knotigen Veränderungen; **2.** thyreotoxische Krise: als Frühoperation zur raschen Beseitigung der Hyperthyreose; **3.** Schwangerschaft und anhaltend hoher Bedarf an Thyreostatika; **4.** autonomes Adenom, multifokale oder disseminierte Schilddrüsenautonomie: insbes. bei mechanischen Komplikationen (Kompression von Trachea, Ösophagus bzw. Halsgefäßen); **5.** iodinduzierte Hyperthyreose: **a)** als Frühoperation bei schwerer Hyperthyreose; **b)** bei leichten Formen, wenn die Therapie mit Thyreostatika fehlschlägt; **Verfahren:** meist subtotale Resektion, bei autonomem Adenom auch Exstirpation, bei Karzinom Thyroidektomie (s. Schilddrüsenchirurgie); **Nachbehandlung: 1.** bei Basedow-

Hyperthyreose Tab. 2
Therapie bei autonomem Adenom, multifokaler oder disseminierter Autonomie

Klinik/Labor	vorläufige Therapie	definitive Therapie
manifeste Hyperthyreose	Thyreostatika ggf. + Beta-Rezeptoren-Blocker bis zum Erreichen peripherer Euthyreose	Operation **oder** Radioiodtherapie
latente Hyperthyreose		Operation **oder** Radioiodtherapie
Euthyreose	bei Beschwerdefreiheit abwartende Haltung	ggf. Operation **oder** ggf. Radioiodtherapie
große Struma mit Komplikationen oder Malignomverdacht		Operation

Krankheit: L-Thyroxin (L-Thyroxin Henning®), 50–100 µg/d p. o. ab 7. Tag nach Resektion; Kontrolle der Laborwerte nach 6–8 Wochen; **2.** bei Autonomien ab 3. Tag nach Resektion/Enukleation: **a)** Iodid, 100–150 µg/d p. o.; Kontrolle nach 3 Monaten; **b)** bei nur kleinem Schilddrüsenrest nach subtotaler Resektion: L-Thyroxin, 50–100 µg/d p. o.; Kontrolle nach 6 Wochen.

Strahlentherapie: generell als Radioiodtherapie; heute auch bei Patientinnen in fortpflanzungsfähigem Alter durchführbar; **Indikation: 1.** funktionelle Autonomien (s. Tab. 2); **2.** Basedow-Krankheit: als Alternative zur Operation bei Risikopatienten oder zur Rezidivtherapie nach mind. einjähriger Pharmakotherapie, nach Operation oder Radioiodtherapie; **Kontraindikation:** Kindesalter, Schwangerschaft, Laktationsperiode; **Vorbereitung:** pharmakologisch induzierte euthyreote (oder grenzwertig hyperthyreote) Stoffwechsellage; **Verfahren:** orale Applikation von Na-^{131}I (in Kapselform); stationärer Aufenthalt (5–14 Tage) in nuklearmedizinischer Therapiestation erforderlich (bis Ganzkörper-Restradioaktivität ≤95 MBq); Herddosis bei Basedow-Krankheit 150–200 Gy, bei funktioneller Autonomie 150–400 Gy; **Ergebnis: 1.** Basedow-Krankheit: kurative Therapie in 65–95 % der Fälle (abhängig von der Radioioddosis); **2.** funktionelle Autonomie: in 85–95 % der Fälle ist eine Normalisierung der Schilddrüsenhormonwerte zu erreichen; **Komplikation:** Strahlenthyroiditis mit lokalen Beschwerden 2–3 Tage nach Verabreichung einer Dosis >300 Gy; Therapie: **1.** Prednisolon, 100 mg/d p. o. über wenige Tage; **2.** bei passagerer Hyperthyreose Propranolol, 4 × 20 mg/d p. o.

Naturheilkundliche Verfahren (Autor: Th. J. Doering): **1.** lokale, kalte Lehmauflagen über der Schilddrüse, feucht-kühle Waden-, Unterarm- und Stammwickel sowie kalte Waschungen und Wechselwaschungen; Bäder mit Zusätzen aus Hopfen, Baldrian und Melisse; cave: intensive Kalt- und Heißreize; **2.** bei Unruhe Autogenes Training; **3.** moderate Bewegungstherapie (Wandern).

Eigenbehandlung: körperliche Schonung.

Arbeitsunfähigkeit: abhängig vom Schweregrad der Hyperthyreose und der Art der Beschäftigung; bei Strumaresektion ca. 3–6 Wochen.

Hinweis: Gefahr einer versehentlichen iatrogenen thyreotoxischen Entgleisung durch Iodkontamination (iodhaltige Röntgenkontrastmittel, Hautdesinfektionsmittel, Hustenmittel, Antiarrhythmika, Amiodarone).

Literatur: 1. Hegedüs, L.: The Thyroid Nodule. N Engl J Med 351: 1741–1771 (2004); **2.** Cooper, D. S.: Hyperthyroidism. Lancet 362 (9382): 459–468 (2003).

Autoren: M. Schott, W. A. Scherbaum.

Hypertonie: s. Syndrom, metabolisches.

Hypertonie, arterielle: chronische Erhöhung des arteriellen systolischen und/oder diastolischen Blutdrucks bei mehrfachen Messungen (Klassifikation nach Blutdruckwerten: s. Tab. 1); **Formen: 1.** primäre arterielle Hypertonie (syn. essentielle oder idiopathische Hypertonie): Ursache unbekannt, 85–90 % aller arteriellen Hypertonien, manifestiert sich i. d. R. ab der 4. Lebensdekade, polygene Erkrankung, in ca. 60 % vererbt, Konstitution, Ernährungsfaktoren, endokrine Faktoren und Lebensstil spielen dabei eine Rolle, häufig i. R. eines metabolischen Syndroms*; **2.** sekundäre arterielle Hypertonie (syn. organisch bedingte Hypertonie): **a)** renale Hypertonie (renoparenchymatös, Nierenarterienstenose, Nierentumor); **b)** endokrine Hypertonie (z. B. Conn-Syndrom, Phäochromozytom, Cushing-Syndron, adrenogenitales Syndrom, Akromegalie); **c)** Schlafapnoesyndrom mit nächtlicher Hypertonie; **d)** Aortenisthmusstenose mit Hypertonie der oberen Körperhälfte; **e)** Schwangerschaftshypertonie; **Komplikationen: 1.** akut: **a)** hypertensive Krise: Blutdruck systolisch/diastolisch >230/130 mmHg ohne Organschäden; **b)** hypertensiver Notfall: Blutdruck sys-

Hypertonie, arterielle Klassifikation nach Blutdruckwerten		Tab. 1
Blutdruck	systolisch (mmHg)	diastolisch (mmHg)
optimal	<120	<80
normal	120–129	80– 84
hochnormal	130–139	85– 89
Hypertonie		
Stadium 1 (leicht)	140–159	90– 99
Stadium 2 (mittelschwer)	160–179	100–109
Stadium 3 (schwer)	≥180	≥110
isolierte systolische Hypertonie	≥140	< 90

Hypertonie, arterielle WHO-Graduierung nach klinischen Stadien Tab. 2
WHO Grad I
Hypertonie ohne Endorganschäden
WHO Grad II
Hypertonie mit Endorganschäden
hypertensive Herzerkrankung
hypertensive Nephropathie (Kreatinin <2 mg/dl)
Fundus hypertonicus I und II
Plaquebildung in den großen Arterien (z. B. Arteria carotis, Aorta)
WHO Grad III
Hypertonie mit kardiovaskulären Folgeerkrankungen
koronare Herzkrankheit, Herzinsuffizienz
hypertensive Nephropathie (Kreatinin >2 mg/dl)
Fundus hypertonicus III und IV
ischämischer oder hämorrhagischer Schlaganfall
periphere arterielle Verschlusskrankheit

tolisch/diastolisch >230/130 mmHg mit Organschäden, z. B. Enzephalopathie mit Sehstörung, intrazerebrale Blutung* (Abk. ICB), Lungenödem*, akutes Koronarsyndrom, Aortendissektion; **2.** chronisch: Endorganschäden an Herz (koronare Herzkrankheit, hypertensive Herzerkrankung), Nieren (hypertensive Nephropathie), Augen (Fundus hypertonicus), Gehirn (Schlaganfall, ICB), Gefäßen (Bauchaortenaneurysma, Aortendissektion). **Einteilung:** WHO-Graduierung nach klinischen Stadien: s. Tab. 2.

Behandlungsindikation: Die Hauptindikation für die Einleitung der Pharmakotherapie ist das kardiovaskuläre Gesamtrisiko des Patienten und der Grad der Blutdruckerhöhung (Empfehlungen für die verschiedenen Blutdruckklassen: s. Tab. 3). Im Gegensatz zu früheren Empfehlungen erscheint der Beginn einer phamakologischen Intervention auch bei hochnormalem Blutdruck, das heisst systolischen Blutdruckwerten von 130-139 mmHg oder diastolischen Werten von 85-89 mmHg, gerechtfertigt, wenn ein hohes kardiovaskuläres Gesamtrisiko besteht. **1.** primäre arterielle Hypertonie: zunächst Lebensstiländerung (s. u. Eigenbehandlung); Einleitung einer Pharmakotherapie abhängig vom systolischen und diastolischen Blutdruck sowie vom kardiovaskulären Gesamtrisiko des Patienten; **2.** sekundäre Hypertonie: Behandlung unabhängig vom Schweregrad, je nach Ursache interventionelle bzw. operative Maßnahmen (s. u.), sonst Pharmakotherapie; **3.** hypertensive Krise bzw. hypertensiver Notfall: Notfallindikation mit stationärer intensivmedizinischer Weiterbehandlung (s. u.).

Pharmakotherapie: **1. Auswahl** des Antihypertensivums*: Ziel der antihypertensiven Therapie ist die effiziente und dabei nebenwirkungsarme Senkung des Blutdrucks. Die günstige Wirkung der Blutdrucksenkung auf kardiovaskuläre Ereignisse ist weitgehend unabhängig vom verwendeten Arzneimittel. 5 Gruppen von Basisarzneimitteln (Antihypertensiva der 1. Wahl) sind für die Therapie geeignet: Thiaziddiuretika (ebenso Chlortalidon und Indapamid), Beta-Rezeptoren-Blocker, Calcium-Antagonisten, ACE-Hemmer und AT_1-Rezeptor-Antagonisten senken den Blutdruck zuverlässig und vermindern kardiovaskuläre Komplikationen der Hypertonie. Diese können in Form einer Monotherapie oder einer Kombinationstherapie eingesetzt werden. Jede Gruppe besitzt spezifische Eigenschaften sowie Vor- und Nachteile, so dass die Auswahl insbes. nach vorliegenden Begleiterkrankungen erfolgen sollte (s. Tab. 4). Eine neue Substanzgruppe der direkten Renin-Inhibitoren stellt das Aliskiren dar, das mit allen o. g. Basisarzneimitteln kombinierbar ist. Daneben gibt es Antihypertensiva der 2. Wahl, wie zentral wirksame Alpha-2-Rezeptor-Agonisten, Alpha-1-Rezeptor-Antagonisten und direkte Vasodilatanzien, die bei spez. Indikationen (z. B. während der Schwangerschaft: Alpha-Methyldopa, Nepresol) oder bei Versagen einer Kombinationstherapie aus der Gruppe der Basisantihypertensiva indiziert sein können. **2. Vorgehen:** Die Senkung des Blutdrucks soll langsam und kontrolliert über mehrere Wochen erfolgen, um einen abrupten Abfall bzw. starke Schwankungen zu vermeiden, denn eine plötzliche Minderdurchblutung kann bes. bei älteren Patienten Gehirn (akute zerebrale Ischämie*), Nieren (akutes Nierenversagen*, chronische Nierenerkrankungen*) und Herz (koronare Herzkrankheit*, Angina* pectoris, Herzinfarkt*)

Hypertonie, arterielle Tab. 3

Therapieindikation nach kardiovaskulärem Gesamtrisiko des Patienten und dem Grad der Blutdruckerhöhung

andere kardiovaskuläre Risikofaktoren	normaler Blutdruck	hochnormaler Blutdruck	leichte Hypertonie	mittelschwere Hypertonie	schwere Hypertonie
keine	durchschnittliches Risiko	durchschnittliches Risiko	leicht erhöhtes Risiko	mäßig erhöhtes Risiko	stark erhöhtes Risiko
1–2 Risikofaktoren	leicht erhöhtes Risiko	leicht erhöhtes Risiko	mäßig erhöhtes Risiko	mäßig erhöhtes Risiko	sehr stark erhöhtes Risiko
≥3 Risikofaktoren oder Endorganschäden oder Diabetes mellitus oder metabolisches Syndrom	mäßig erhöhtes Risiko	stark erhöhtes Risiko	stark erhöhtes Risiko	stark erhöhtes Risiko	sehr stark erhöhtes Risiko
klinisch manifeste kardiovaskuläre Erkrankung	sehr stark erhöhtes Risiko	sehr stark erhöhtes Risiko	sehr stark erhöhtes Risiko	sehr stark erhöhtes Risiko	sehr stark erhöhtes Risiko

Risikofaktoren: Alter >55 Jahre (Männer) bzw. >65 Jahre (Frauen), Dyslipidämie, Rauchen, Bauchumfangvermehrung: >102 cm (Männer) bzw. >88 cm (Frauen), positive Familienanamnese für kardiovaskuläre Erkrankungen, Diabetes mellitus oder pathologische Glucosetoleranz.

Hypertonie, arterielle Tab. 4

Empfehlungen zum praktischen Vorgehen: Differentialtherapeutische Überlegungen beim Einsatz von Antihypertensiva

Gruppe	Vorteil (einsetzen bei)	Nachteil (nicht einsetzen bei)
Thiaziddiuretika	Herzinsuffizienz	Hypokaliämie, Hyperurikämie, Diabetes, metabolisches Syndrom
Beta-Rezeptoren-Blocker	koronare Herzkrankheit, Herzinsuffizienz, Herzrhythmusstörungen	Asthma bronchiale, AV-Block II oder III, Diabetes mellitus, metabolisches Syndrom
Calcium-Antagonisten	stabile Angina pectoris	AV-Block (Nicht-Dihydropyridine), Ödeme (Dihydropyridine), instabile Angina pectoris, akuter Herzinfarkt (erste 4 Wochen)
ACE-Hemmer	Herzinsuffizienz, Zustand nach Herzinfarkt, diabetische Nephropathie	Schwangerschaft, Hyperkaliämie, beidseitige Nierenarterienstenosen
AT_1-Rezeptor-Antagonisten	Herzinsuffizienz, Zustand nach Herzinfarkt, diabetische Nephropathie, Unverträglichkeit von ACE-Hemmern	Schwangerschaft, Hyperkaliämie, beidseitige Nierenarterienstenosen

schädigen. Ebenso sollten Antihypertensiva nicht abrupt abgesetzt werden (Rebound-Gefahr mit Blutdruckanstieg). Die Pharmakotherapie ist i. d. R. eine Dauertherapie und erfordert neben einer guten Kooperation zwischen Arzt und Patient eine engmaschige Verlaufskontrolle (Patientenselbstmessung; ambulantes Blutdruckmonitoring, Abk. ABDM). 3. **Kombination** von Antihypertensiva: Die Behandlung beginnt mit einem der Basisarzneimittel in niedriger Dosierung, die schrittweise gesteigert wird. Bei unzureichender Blutdrucksenkung wird die Therapie durch ein 2. Basisarzneimittel in zunächst niedriger Dosierung ergänzt. Führt eine Zweiertherapie nicht zur gewünschten Blutdrucksenkung, können bis zu 5 Antihypertensiva kombiniert werden. Andere Blutdruck senkende Arzneimittel (z. B. zentral wirksame Substanzen, direkte Vasodilatatoren) können zusätzlich verordnet werden, wenn sich unter einer Kombinationstherapie mit Basisarzneimitteln keine ausreichende Blutdrucksenkung erzielen lässt. Feste Kombinationen (d. h. Tabletten mit 2 oder mehr Wirkungssubstanzen, z. B. ACE-Hemmer plus Diuretikum) sollten zur Therapieeinleitung nur verwendet werden, wenn sie in niedriger Dosierung der Einzelkomponenten (halbe Mindestdosis) angeboten werden, ihre Blutdruck senkende Wirkung nur durch höhere Einzeldosis (Abk. ED) erreicht werden kann und in der Kombination weniger UAW auftreten. In der

Hypertonie, arterielle Tab. 5
Auswahl von in Deutschland zugelassenen Antihypertensiva (ohne Kombinationspräparate)

Wirkstoff	Handelsname	Tagesdosis (mg p. o.)		UAW
(relativ) beta-1-selektive Beta-Rezeptoren-Blocker				
Acebutolol	z. B. Prent®	1×	200 –800	Bradykardie, Bronchospasmus, Schlaflosigkeit, Depression, Dekompensation einer Herzinsuffizienz
Atenolol	z. B. Tenormin®	1×	25 –100	
Betaxolol	z. B. Kerlone®	1×	10 – 20	
Bisoprolol	z. B. Concor®	1×	2,5– 10	
Metoprolol	z. B. Beloc-Zok® mite	1×	50 –100	
Nebivolol	Nebilet®	1×	2,5– 5	
nichtselektive Beta-Rezeptoren-Blocker				
Bupranolol	Betadrenol®	1–3×	100 –400	wie selektive Beta-Rezeptoren-Blocker
Carteolol	z. B. Endak®	1×	2,5– 10	
Nadolol	z. B. Solgol®	1×	30 –120	
Oxprenolol	z. B. Trasicor®	2×	80 –160	
	z. B. Trasicor® retard	1×	160	
Pindolol	z. B. Visken®	2–3×	5	
	z. B. Visken® 15	1×	15	
	z. B. Visken® retard	1×	20	
Propranolol	z. B. Dociton®	2×	40 – 80	
	z. B. Dociton® retard	1–2×	80 –160	
Beta- und Alpha-1-Rezeptoren-Blocker				
Carvedilol	z. B. Dilatrend®	1–2×	12,5– 25	orthostatische Hypotonie, sonst wie Beta-Rezeptoren-Blocker
Thiaziddiuretika				
Chlortalidon	z. B. Hygroton®	1×	12,5– 25	Hypokaliämie, Hyperglykämie, Hyperurikämie, Hyponatriämie, Dehydratation
Hydrochlorothiazid	z. B. Esidrix®	1×	12,5– 50	
Indapamid	z. B. Natrilix®	1×	2,5	
Xipamid	z. B. Aquaphor®	1×	5 – 40	
Schleifendiuretika[1]				
Furosemid	z. B. Lasix®	1–2×	20 – 80	wie Thiaziddiuretika
Piretanid	z. B. Arelix®	1–2×	3 – 6	
Torasemid	z. B. Unat®	1–2×	2,5– 5	
Calcium-Antagonisten vom Dihydropyridintyp[2]				
Amlodipin	z. B. Norvasc®	1×	5 – 10	Kopfschmerz, Exanthem, Flush, Ödeme, Gingivahyperplasie
Felodipin	z. B. Modip®	1×	5 – 10	
Isradipin	z. B. Vascal® uno	1×	2,5– 5	
Lercanidipin	Carmen®, Corifeo®	1×	10 – 20	
Nifedipin	z. B. Adalat Eins	1×	30 – 60	
Nilvadipin	z. B. Escor®	1×	8 – 16	
Nisoldipin	Baymycard® RR	1×	10 – 30	
Nitrendipin	z. B. Bayotensin®	1–2×	10 – 20	
Calcium-Antagonisten vom Phenylalkylamintyp				
Verapamil	z. B. Isoptin® KHK retard bzw. Isoptin® RR	1–2×	120 –240	Obstipation, AV-Überleitungsstörungen

Hypertonie, arterielle Tab. 5

Auswahl von in Deutschland zugelassenen Antihypertensiva (ohne Kombinationspräparate)

Wirkstoff	Handelsname	Tagesdosis (mg p. o.)	UAW
Calcium-Antagonisten vom Benzothiazepintyp			
Diltiazem	z. B. Dilzem® retard	2× 90 –180	Kopfschmerz, Exanthem, Ödem, AV-Überleitungsstörungen
ACE-Hemmer[3]			
Benazepril	z. B. Cibacen®	1× 2,5 – 20	Husten, angioneurotisches Ödem, Exanthem, akutes Nierenversagen, Hypotonie bei Erstgabe, Hyperkaliämie
Captopril	z. B. Lopirin®, tensobon®	2–3× 12,5 – 50	
Cilazapril	Dynorm®	1× 1,25– 5	
Enalapril	z. B. Pres®, XANEF®	1–2× 2,5 – 20	
Fosinopril	Fosinorm®, dynacil®	1× 10 – 40	
Lisinopril	z. B. Acerbon®, Acerbon® Cor	1× 2,5 – 40	
Moexipril	Fempress®	1× 7,5 – 30	
Perindopril	z. B. Coversum®	1× 2 – 8	
Quinapril	z. B. Accupro®	1–2× 5 – 20	
Ramipril	z. B. Delix®	1× 1,25– 10	
Spirapril	Quadropril®	1× 3 – 6	
Trandolapril	z. B. Gopten®, Udrik®	1× 0,5 – 4	
AT_1-Rezeptor-Antagonisten			
Candesartan	Atacand®, Blopress®	1× 4 – 16	akutes Nierenversagen, Hyperkaliämie, Hypotonie bei Erstdosis
Eprosartan	z. B. Teveten®	1× 600 –800	
Irbesartan	Aprovel™, Karvea™	1× 75 –300	
Losartan	LORZAAR®	1× 50 –100	
Olmesartan	z. B. Votum®	1× 20 – 80	
Telmisartan	z. B. Micardis®	1× 20 – 80	
Valsartan	z. B. Diovan®	1× 80 –160	
Renin-Inhibitoren			
Aliskiren	Rasilez®	1× 150 –300	Diarrhö
zentral wirksame Alpha-2-Rezeptor-Agonisten			
α-Methyldopa	z. B. Presinol®	1–3× 125 –250	AV-Block, Bradykardie, Mundtrockenheit, Müdigkeit
Clonidin (ret.)	z. B. Catapresan ret.®	1–3× 0,25	
Moxonidin	z. B. Cynt®	1–2× 0,2 – 0,4	
Alpha-1-Rezeptoren-Blocker			
Indoramin	Wydora®	2–3× 25 – 50	orthostatische Hypotonie, Herzklopfen, Kopfschmerz, Müdigkeit
Urapidil	Ebrantil®	2–3× 30 – 60	
Doxazosin	z. B. Cardular®	1× 1 – 4	
direkte Vasodilatatoren			
Dihydralazin[4]	z. B. Nepresol®	3× 12,5 – 25	Reflextachykardie, Wasserretention, Stenokardie bei koronarer Herzkrankheit, Übelkeit, Kopfschmerz
Minoxidil	z. B. Lonolox®	2–3× 2,5 – 20	Reflextachykardie, Wasserretention/Ödeme, Hypertrichose

[1] bei Niereninsuffizienz mit Serumkreatinin >2 mg/dl;
[2] nur Wirkstoffe mit langsamem Wirkungseintritt und langer Wirkungsdauer;
[3] Dosis an Nierenfunktion anpassen;
[4] nur mit Diuretikum und Beta-Rezeptoren-Blocker

Dauertherapie sind fixe Kombinationen zur Steigerung der Compliance durchaus sinnvoll. **4. Dosierung:** s. Tab. 5; spez. Dosierung für ältere Patienten, Kinder und Patienten mit eingeschränkter Nierenfunktion notwendig; **5.** Pharmakotherapie bei **hypertensive Krise bzw. Notfall:** **a)** Urapidil (Ebrantil®), 25 mg langsam fraktioniert i. v., max. 50–100 mg i. v., ggf. kontinuierliche Gabe; **b)** Glyceroltrinitrat (z. B. Nitrolingual®), 0,4–1,2 mg sublingual, ggf. kontinuierliche Gabe; **c)** Nitrendipin (Bayotensin®), 5 mg sublingual; **d)** auf intensivmedizinischer Station: ggf. Nitroprussidnatrium (Nipruss®), 60 mg i. v., ggf. kontinuierliche Gabe als i. v. Infusion, invasives Monitoring erforderlich; **e)** ggf. Therapie eines Lungenödems*.

Operative/interventionelle Therapie: nur bei sekundärer arterieller Hypertonie entsprechend der zugrundeliegenden Erkrankung: **a)** Katheterinterventionelle Therapie (perkutane transluminale Angioplastie und Stent-Implantation) bei Nierenarterienstenose*; **b)** chirurgische Maßnahmen z. B. bei Phäochromozytom*, aldosteronproduzierendem Nebennierenrindenadenom (Conn*-Syndrom), Cushing*-Syndrom und Aortenisthmusstenose*.

Strahlentherapie: bei sekundärer arterieller Hypertonie, die operativ nicht korrigierbar ist, z. B. zentralem Cushing*-Syndrom oder malignem Phäochromozytom*.

Psychotherapie: evtl. bei jüngeren Patienten mit primärer arterieller Hypertonie, schwankender und überwiegend systolischer Blutdruckerhöhung nach fachärztlicher Abklärung.

Sonstige Maßnahmen: erweiterte Diagnostik, um sekundäre Ursachen der arteriellen Hypertonie auszuschließen bzw. nachzuweisen bei jeder unzureichenden Blutdrucksenkung trotz regelmäßiger Einnahme einer Zweier- oder Dreier-Pharmakotherapie.

Therapeutischer Stufenplan: s. Abb.

Eigenbehandlung: Lebensstiländerung: **1.** Gewichtsreduktion; **2.** körperliche Aktivität, bes. Ausdauersportarten wie Jogging, Radfahren und Schwimmen; **3.** Kochsalzkonsum auf ca. 6 g/d reduzieren; **4.** Ernährung mit Obst und Gemüse und wenig tierischen und gesättigten Fetten; **5.** Nicotin und Alkohol meiden; **6.** regelmäßiger und ausreichender Schlaf.

Arbeitsunfähigkeit: bei hypertensivem Notfall mit akuter, massiver Blutdrucksteigerung und Endorganschädigung je nach Ausmaß und Art der Schädigung.

Selbsthilfe: Deutsche Liga zur Bekämpfung des hohen Blutdruckes e. V., Deutsche Hochdruckliga e. V., Deutsche Hypertonie Gesellschaft, Berliner Str. 46, 69120 Heidelberg, Tel. 06221 588550, Fax 06221 5885525; E-Mail: Hochdruckliga@t-online.de, Homepage: http://www.hochdruckliga.de.

Literatur: Deutsche Hochdruckliga e.V. DHL - Deutsche Hypertonie Gesellschaft: Leitlinien zur

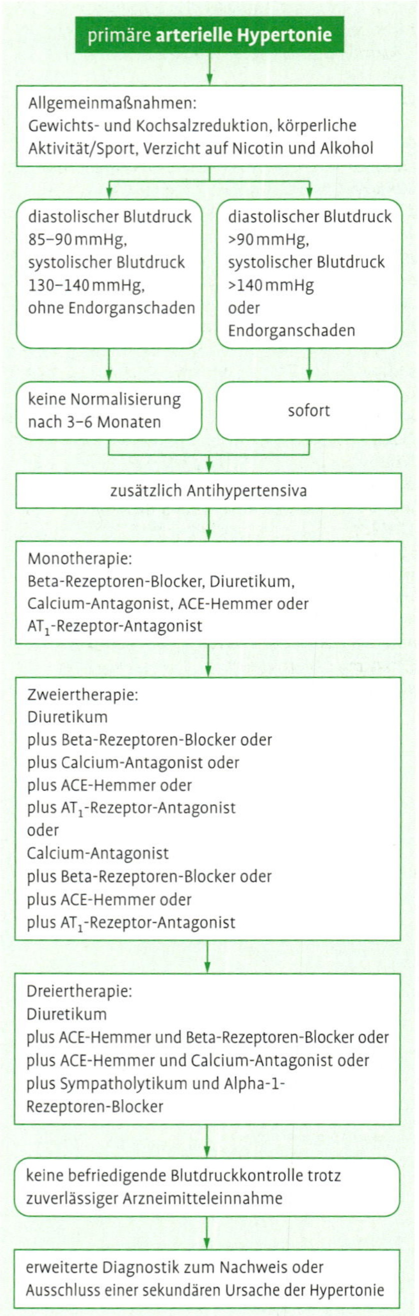

Hypertonie, arterielle: therapeutischer Stufenplan

Behandlung der arteriellen Hypertonie (2008), http://leitlinien.net/046-001.pdf.

Autoren: H. Steiger, T. Dill.

Hypertonie in der Schwangerschaft: s. Schwangerschaftserkrankung, hypertensive.

Hypertonie, pulmonale: Abk. PH; Erhöhung des Gefäßwiderstands in der pulmonalen Strombahn und des pulmonalarteriellen Drucks auf >25 mmHg (manifeste HP); ein pulmonaler Mitteldruck <21 mmHg ist physiologisch, der Bereich von 21–25 mmHg wird als Grenzbereich definiert. **Formen:** Die präkapilläre Form der PH wird von der postkapillären unterschieden. Die postkapilläre Hypertonie ist durch eine Linksherzerkrankung mit pulmonalvenöser Stauung gekennzeichnet. Im Gegensatz hierzu ist die Druckerhöhung der präkapillären Form auf den arteriellen Schenkel der pulmonalen Strombahn beschränkt. **Klassifikation:** **1.** pulmonalarterielle Hypertonie (Abk. PAH): **a)** idiopathische Form (Abk. IPAH); **b)** familiäre Form (Abk. FPAH); **c)** PAH assoziiert mit anderen Erkrankungen (Abk. APAH) wie Kollagenosen, kongenitale Shuntvitien, portale Hypertonie, HIV-Infektion, oder durch die Einnahme bestimmter Arzneimittel (z. B. Appetitzügler, Amphetamine); **d)** PAH assoziiert mit einer venösen/kapillären Beteiligung; **e)** persistierende pulmonale Hypertonie des Neugeborenen; **2.** PH als Folge von Linksherzerkrankungen, chronischen Lungenerkrankungen, thromboembolischen Ereignissen (Abk. CTEPH für chronisch thromboembolische pulmonale Hypertonie) oder anderen Erkrankungen.

Pharmakotherapie: **1.** therapeutische Antikoagulation: Diese wird in allen Formen der PAH empfohlen. Die INR (Abk. für engl. international normalized ratio) sollte auf Werte zwischen 1,5 und 2,5 sowie zwischen 2,5 und 3,5 bei CTEPH eingestellt werden. Bei Eisenmenger-Syndrom und portopulmonaler Hypertonie ist die Antikoagulation optional, bei der PH als Folge von chronischen Lungenerkrankungen/Hypoxie wird sie in aller Regel nicht empfohlen; **2.** bei positiver Vasoreagibilität orale Calcium-Antagonisten: Amlopdipin (Norvasc®, 15–30 mg/d), Diltiazem (Dilzem®, 360–900 mg/d) oder Nifidipin (120–240 mg/d). Bei negativer Vasoreagibilität Stufentherapie mit **a)** Endothelin-Rezeptor-Antagonisten bei NYHA II–NYHA IV Bosentan (Tracleer®, 2 × 125 mg/d p. o.) als nicht-selektiver Antagonist; selektive Rezeptor-Antagonisten sind Sitaxentan (Thelin®, 100 mg/d p. o.) und Ambrisentan (Volibris®, 5–10 mg/d p. o.), cave: Hepatotoxizität; **b)** Phosphodiesterase*-Hemmer (Abk. PDE-Hemmer) Sildenafil (Revatio® 3 × 20 mg/d p. o.); **c)** Prostacyklinanaloga Trepostinil (Remodulin® s. c. über Minipumpe) oder inhalatives Ilobrost (Ventavis®, 2,5–5 μg zur intermittierenden inhalativen Applikation über Nebulizer); **3.** Diuretika* sind ein integraler Bestandteil der Pharmakotherapie; Furosemid (Lasix®, 20–40 mg), Torasemid (Torem®, 10 mg), Hydrochlorothiazid (12,5–25 mg), oder Aldoste-

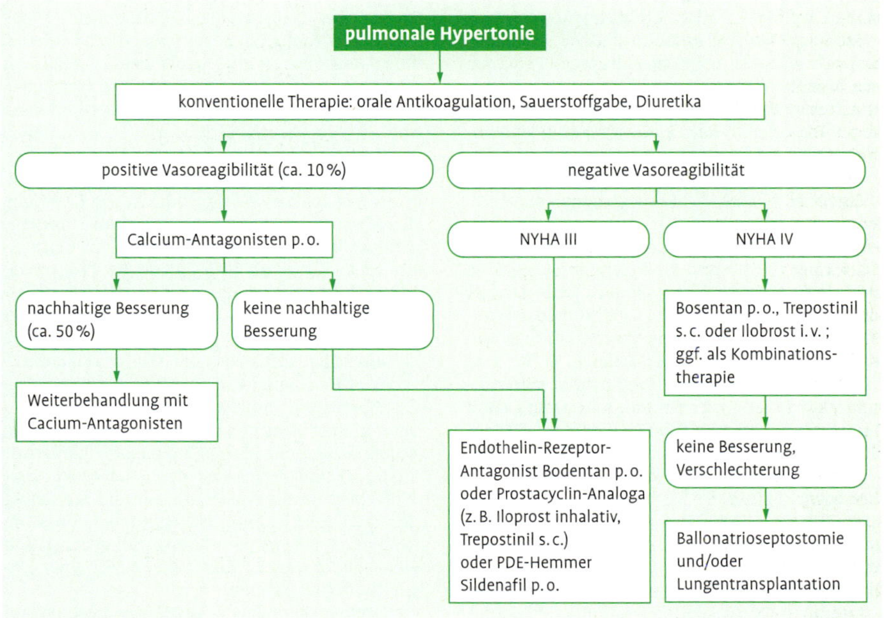

Hypertonie, pulmonale

ron*-Antagonisten (Aldactone®, 25–50 mg); **4.** bei PH im Rahmen von Linksherzerkrankungen (chronische Linksherzinsuffizienz; Klappenvitien) ergibt sich außer einer kausalen Therapie keine spezielle Pharmakotherapie. Optimierung der Herzinsuffizienz-Therapie steht im Vordergrund; ACE-Hemmer (Ramipril, Delix®, 5–10 mg; Enalapril, Xanef® 10–20 mg; Candesartan, Atacand® 16–32 mg; Valsartan, Diovan® 80–160 mg); für Phosphodiesterase-Hemmer Datenlage noch nicht ausreichend, aber vielversprechend; **5.** bei akut dekompensierter PAH Prostazyclin i. v., Phosphodiesterase-Hemmer i. v. (z. B. Milrinon, Corotrop®, initial 50 µg/kg KG i. v. über 10 Minuten, dann 0,5 µg/kg KG/min).

Operative Therapie: **1.** Ballonatrioseptostomie (Abk. BAS) kann bei schwer erkrankten Patienten (therapierefraktär bezüglich allen verfügbaren Pharmakotherapieoptionen) erwogen werden, hierdurch interatrialer Rechts-Links-Shunt; **2.** einseitige (SLTx) oder doppelseitige (DLTx) Lungentransplantation*, Fünf-Jahres-Überlebensrate 45 %); bei der CTEPH stellt die pulmonale Thrombendarteriektomie (PTEA) eine kurative Behandlungsoption dar.

Sonstige Maßnahmen: **1.** Meidung aller körperlichen Aktivitäten, die Symptome wie Dyspnoe oder Angina auslösen; moderates körperliches Training und Atemtraining im Rahmen eines Rehabilitationsprogramms; **2.** Aufenthalt in Höhen über 1400 m über Meeresspiegel meiden; keine Flugreisen ohne ausreichende Sauerstoffversorgung; **3.** chronische Sauerstofftherapie: Wenn der pO2 in Ruhe <60 mmHg beträgt und ein Cor pulmonale vorliegt, sollte eine chronische Sauerstofftherapie (<15 h/d) empfohlen werden. Patienten mit Eisenmenger-Syndrom sollten nicht mit Sauerstoff therapiert werden. **4.** Zur mechanischen Beatmung bei akut dekompensierten PAH-Patienten werden ein niedriges Tidalvolumen (6 ml/kg KG) und ein niedriger positiver endexpiratorischer Druck (PEEP) von 3–8 cm H_2O empfohlen. Hyperkapnie vermeiden.

Therapeutischer Stufenplan: s. Abb.

Literatur: **1.** Torres, F.: Systematic review of randomised, double-blind clinical trials of oral agents conducted in patients with pulmonary arterial hypertension. Int J Clin Pract 61 (10): 1756–1765 (2007); **2.** Rubin, L. J.; Badesch, D. B.: Evaluation and management of the patient with pulmonary arterial hypertension. Ann Intern Med 143 (4): 282–292 (2005); **3.** Guidelines on diagnosis and treatment of pulmonary arterial hypertension. Eur Heart J 25: 2243–2278 (2004).

Autoren: H. Nef, H. Möllmann, T. Dill, C. Hamm.

Hypertriglyceridämie: syn. Hyperpräbetalipoproteinämie; Erhöhung der Triglyceridkonzentration im Blutplasma auf >200 mg/dl nach 12-stündigem Fasten, nach NCEP (Abk. für National Cholesterol Education Program) und ATP III (Abk. für Adult Panel III) definiert als Triglyceridkonzentration im Blutplasma >150 mg/dl; Triglyceride finden sich in den Lipoproteinfraktionen VLDL (Abk. für very low density lipoprotein und IDL (Abk. für intermediate density lipoprotein) sowie in den Chylomikronen, die physiologisch postprandial auftreten oder pathologisch nüchtern persistieren. **Vorkommen:** **1.** isoliert i. R. von familiärer Hypertriglyceridämie (Phänotyp V nach Fredrickson) oder hereditärer Hyperchylomikronämie (Phänotyp I nach Fredrickson; selten): **a)** Die familiäre Hypertriglyceridämie ist eine primäre Fettstofwechselstörung unbekannter Äthiologie, die durch besonders hohe VLDL-Spiegel charakterisiert ist. Die Häufigkeit wird mit 0,2–0,3 % der Gesamtbevölkerung angegeben, es besteht ein erhöhtes Risiko von Chylomikronämiesyndrom und Pankreatitis; Verwechslungen und Übergänge zur kombinierten Hyperlipoproteinämie* sind häufig. **b)** Die hereditäre Hyperchylomikronämie beruht auf einem hereditären Defekt der Lipoproteinlipase oder des Apolipoproteins Apo-CII mit jeweils deutlich verminderter Aktivität der Lipoproteinlipase und als Folge stark verlangsamtem Abbau von Chylomikronen; die Triglyceridspiegel liegen bei 1000–>5000 mg/dl bei normalem VLDL. **2.** i. R. von kombinierter Hyperlipoproteinämie* (als Typ IIb bzw. IIb/IV nach Fredrickson oder bei Dysbetalipoproteinämie).

Behandlungsindikation: gegeben insbesondere wegen Gefahr der akuten Pankreatitis bei Triglyceridkonzentration >1000 mg/dl Blutplasma; sehr risikoreich sind Werte um 5000–8000 mg/dl. Patienten mit Triglyceridkonzentrationen 1000–2000 mg/dl leben i. d. R. jahrelang beschwerdefrei. Konzentrationen <1000 mg/dl werden gefordert, um das Auftreten einer Pankreatitis zu vermeiden. Liegt eine kardiovaskuläre Grunderkrankung vor, werden auch Triglyceridkonzentrationen <500 mg/dl behandelt, zur Vermeidung eines Beitrags zum atherogenen Risiko. Eine erhöhte Triglyceridkonzentration trägt indirekt zur Erhöhung des atherogenen Risikos bei, da sich die Konzentrationen von Triglyceriden und HDL im Blutplasma reziprok verhalten (je höher die Triglyceridkonzentration, umso niedriger die HDL-Konzentration) und somit der Cholesterol/HDL-Quotient (korreliert eng mit dem Risiko für kardiovaskuläre Gefäßschäden) mit steigender Triglyceridkonzentration erhöht. Somit kann bei schnell progressiven Gefäßprozessen ein Senken der Triglyceridkonzentration bei Werten um 350 mg/dl sinnvoll sein, während diese für Personen ohne eine kardiovaskuläre Grunderkrankung den Zielbereich darstellt. Maß für die Notwendigkeit und den Erfolg der Triglyceridsenkung ist der Cholesterol/HDL-Quotient. Bei einer Triglyceridkonzentration >5000 mg/dl besteht zusätzlich Gefahr eines Hyperviskositätssyndroms.

Pharmakotherapie: **1.** Mittel der ersten Wahl sind Fibrate: **a)** Fenofibrat (z. B. durafenat®) 100–

400 mg/d p. o.; **b)** Bezafibrat (z. B. Cedur® retard) 200–400 mg/d p. o.; **c)** Gemfibrozil (Gevilon®) 450–900 mg/d p. o.; Fibrate senken die Triglyceridkonzentration um ca. 50 %, außer bei familiärer Hyperchylomikronämie (hier ist die Wirkung umstritten). Bei KHK senken Fibrate die kardiovaskuläre Mortalität. **2.** Mittel der zweiten Wahl ist Nicotinsäure (Niaspan®) 350–2000 mg/d p. o. Verzögerte Nicotinsäurepräparate senken, sofern die Höchstdosis vertragen wird (UAW: Flush, Synkopen, Exanthem u. a.) die Triglyceridkonzentration bei manchen Personen ähnlich effektiv wie Fibrate. Eine Senkung kardiovaskulärer Endpunkte ist nur unzureichend belegt. **3.** Mittel der dritten Wahl ist Omega-3-Säureethylester 90 (Omacor®, Zodin®, 1–4 Kapseln zu 1000 mg über den Tag verteilt; cave: bei Überempfindlichkeit gegenüber Erdnuss oder Soja ist Zodin kontraindiziert). Die erreichte Senkung der Triglyceridkonzentration liegt unter Studienbedingungen bei 17 %. In einer großen randomisierten doppelblinden Studie (GISSI-P 1999 mit 11000 Personen nach Herzinfarkt) konnte der Einsatz von Omega-3-Säureethylester 90 die kardiovaskuläre Mortalität um 30 % senken. Bestätigung durch eine weitere Studien steht noch aus.

Ernährungstherapie: Die Beschränkung der Nahrungsfette ist immer unabdingbar. Fettarme, überwiegend pflanzliche Ernährungsform ist wesentliche Voraussetzung für den Erfolg einer Pharmakotherapie und kann in vielen Fällen die triglyceridkonzentrationsenkenden Arzneimittel vollständig ersetzen. Durch Einschränkung der Triglyceridzufuhr mit der Nahrung und gleichzeitige Begrenzung der Kalorienmenge kann die Triglyceridkonzentration im Blut bei primärer Hyperlipoproteinämie meist auf fast-normale Werte gesenkt werden. Voraussetzung für den Erfolg dieser Maßnahme ist der Verzicht auf Alkohol, da Alkohol die Lipoproteinlipase hemmt, in Triglyceride umgewandelt werden kann und die Ausbildung einer Fettleber verstärkt. Voraussetzung für die Wirksamkeit der Ernährungstherapie bei sekundärer Hyperlipoproteinämie z. B. im Rahmen von Hypothyreose, Diabetes mellitus oder nephrotischem Syndrom ist die Behandlung der zugrundeliegenden Störung. Auch größere Mengen natürlicher Omega-3-Fettsäuren aus Fischöl (6 g/d) sollen die Triglyceridkonzentration im Blut senken.

Sonstige Maßnahmen: **1.** Lebensstiländerung mit regelmäßiger Bewegung und Gewichtsreduktion (vermindert Insulinresistenz und Lipolyse aus Fettspeichern) trägt zusammen mit der Ernährungstherapie dazu bei, auf Arzneimittel zur Senkung der Triglyceridkonzentration evtl. verzichten zu können. **2.** Verzicht auf Alkohol; **3.** Verzicht auf diabetogene und lebertoxische Substanzen; bei Einnahme hormoneller Kontrazeptiva ggf. Auslassversuch: zeigt sich ein deutlicher Abfall der Triglyceride nach dreimonatiger Pause, sollte im weiteren Verlauf auf hormonelle Kontrazeptiva verzichtet werden, andernfalls kann ein Re-expositionsversuch durchgeführt werden und nach Laborkontrolle die Einnahme beibehalten werden; falls eine Schwangerschafthepatitis mit massiver Hypertriglyceridämie besteht, interdisziplinäre Beratung über vorzeitige Geburtseinleitung oder Beendigung der Schwangerschaft.

Arbeitsunfähigkeit: bei Pankreatitis oder Hyperviskositätssyndrom (selten) gegeben.

Hinweis: Die Kombination eines Fibrats mit Nicotinsäure ist nicht zugelassen.

Selbsthilfe: Deutsche Gesellschaft zur Bekämpfung von Fettstoffwechselstörungen und ihren Folgeerkrankungen DGFF (Lipid-Liga) e. V., Waldklausenweg 20, 81377 München, Tel. 089 7191001, Fax 089 7142687; E-Mail: info@lipid-liga.de, Homepage: http://www.lipid-liga.de.

Literatur: **1.** National Cholesterol Education Program Slide Show: Adult Treatment Panel III (ATP III) Guidelines Slide Set. http://hp2010.nhlbihin.net/ncep_slds/menu.htm#1; **2.** Luley, C.; Klör, H.-U.; Nitsche, A.: Lexikon Lipoproteine und Arteriosklerose. Basel: Aesopius, 2003.

Autoren: B. M. Lobnig, W. A. Scherbaum.

Hypertrophie, fetale: s. Plazentainsuffizienz.

Hyperventilationstetanie: tetanische Muskelkrämpfe durch übermäßige Abatmung von Kohlendioxid bei subjektiv empfundener Atemnot (s. Dyspnoe); **Pathophysiologie:** Es kommt zu einer respiratorischen Alkalose, wenn durch Tachypnoe mehr CO_2 abgeatmet als im Stoffwechsel gebildet wird. In Folge der respiratorischen Alkalose kommt es zu einer Calciumverschiebung in den Intrazellularraum mit Hypokalzämie* und klinisch zu tetanischen Krämpfen der Muskulatur (Pfötchenstellung der Hände).

Behandlungsindikation: Unterbrechung des Circulus vitiosus aus Verschlimmerung der klinischen Symptome durch empfundene Atemnot mit gesteigerter Atemarbeit.

Pharmakotherapie: i. d. R. nicht notwendig; bei mangelnder Compliance evtl. Sedierung mit Benzodiazepinderivaten, z. B. Diazepam (z. B. Valium®) i. v., vorsichtig nach Wirkung titrieren.

Psychotherapie: Beruhigung des Patienten, Entfernung aus auslösender Situation und Erklären des zugrunde liegenden Problems.

Sonstige Maßnahmen: Rückatmung von CO_2 aus einer Plastiktüte, die über Mund und Nase gehalten wird; besser toleriert wird eine locker aufgesetzte Beatmungsmaske mit Atemluftreservoir, da viele Patienten unter Erstickungsangst leiden.

Eigenbehandlung: Bei wiederholtem Auftreten sollte der Hausarzt die Technik der Rückatmung dem Patienten und auch den Angehörigen erklären.

Hinweis: Sauerstoffgabe* oder i. v. Gabe von Calcium sind kontraindiziert.

Autoren: J. Linzer, H. Moecke, S. Oppermann.

Hypnotika: s. Schlafmittel.

Hypnotikaintoxikation: Arzneimittelintoxikation* mit Schlaf induzierenden Substanzen (Barbiturate, Benzodiazepine, Chloralhydrat, Antihistaminika, Zolpidem, Zopiclon, Baldrian) und anderen Pharmaka (Neuroleptika, Antidepressiva, Antikonvulsiva, Carbamazepin), die als wichtigste UAW Sedierung aufweisen.

Behandlungsindikation: gesicherte oder wahrscheinliche Einnahme toxikologisch relevanter Mengen bzw. bereits bestehende Einschränkung oder Ausfall vitaler Funktionen.

Basistherapie: s. Intoxikation; im Vordergrund steht die intensivmedizinische Überwachung über mind. 6–12 Stunden zur Vermeidung von Komplikationen der sedierenden und atemdepressiven Wirkung.

Spezifische Therapie: **1.** nach Benzodiazepinintoxikation evtl. Antidot-Therapie mit Flumazenil (Anexate®), 0,1–1 mg langsam i. v.; bei rezidivierender Atemdepression auch als Dauerinfusion (0,5 mg/h); cave: Benzodiazepinentzugskrämpfe; **2.** nach Diphenhydraminintoxikation evtl. Antidot-Therapie mit Physostigmin (z. B. Anticholium® Injektionslösung), 1–2 mg als Infusion (z. B. über 30 Minuten in 50 ml 0,9 %iger NaCl-Lösung).

Literatur: **1.** Olson, K. R. et al. (eds): Poisoning & drug overdose. 5th ed. New York: McGraw-Hill/Lange, 2007; **2.** Montgomery, V. L. et al.: Severity and Carbamazepine level at time of initial poison center contact correlate with outcome in carbamazepine poisoning. Clin Toxicol 33 (4): 311–323 (1995).

Autor: F. Martens.

Hypogenitalismus: s. Hypogonadismus.

Hypoglykämie: Unterzuckerung; Verminderung der Blutglukosekonzentration auf <2,8 mmol/l bzw. 50 mg% (Kinder und Erwachsene); funktionelle oder endokrin-metabolische Störung der Glukosehomöostase, die durch mangelnde exogene oder endogene Glukosebereitstellung oder gesteigerten Verbrauch entsteht; **Ursache:** **1.** funktionell, z. B. Dumping-Syndrom oder bei jungen schlanken Personen; **2.** labiler Diabetes mellitus (Brittle diabetes) mit Insulinbehandlung, unzureichende bzw. fehlende Nahrungsaufnahme oder Steigerung der Insulinempfindlichkeit (z. B. bei Gewichtsabnahme, Niereninsuffizienz oder im Rahmen sportlicher Aktivitäten), nicht korrekte Insulindosis; **3.** zu hohe Insulinproduktion, zu geringe Nahrungsaufnahme; **4.** Akkumulation oder zu starke Wirkung oraler Antidiabetika (bes. der Sulfonylharnstoffe); dagegen besteht keine Hypoglykämiegefahr bei Einnahme von Metformin, Glitazonen, Dipeptidyl-Peptidase-IV-Hemmern bzw. bei Anwendung von Exenatid (BYETTA®); **5.** Insulinom* (Fastentest zur Diagnosestellung), Pankreaskarzinom; **6.** Endokrinopathie: Addison-Krankheit, Apudom, Hypothyreose, Hypophysenvorderlappen-Insuffizienz; **7.** Enzymopathie: Galaktosämie, Fruktoseintoleranz, Glykogenose; **8.** Leberversagen: Leberzirrhose, fulminante Hepatitis, Metastasenleber; **9.** toxisch-pharmakologisch, z. B. durch Alkohol, Salicylate, Monoaminoxidase-Hemmer; **10.** artifiziell (Injektion von Insulin oder Einnahme eines Sulfonylharnstoff-Präparats); **11.** sehr selten: sonstige Tumoren, Antikörper gegen Insulin; **Symptome:** klinische Zeichen der Hypoglykämie und Neuroglukopenie sowie der sympathoadrenalen Notfallreaktion (s. Tab. 1); **Diagnose:** Blutglukosemessung, Arzneimittelanamnese (Sulfonylharnstoff, Insulin), Funktionstests, Lokalisationsdiagnostik (Tumoren).

Therapeutischer Stufenplan: Die symptomatische Behandlung erfolgt entspr. der Ausprägung der Hypoglykämie (s. Tab. 2).

Hypoglykämie — Tab. 1
Symptomatik

Blutzuckerkonzentration mg/dl	mmol/l	klinische Zeichen
70	3,9	erstes Bemerken
60	3,3	Gegenregulation durch Hormone
50	2,8	autonome Symptome (Heißhunger, Zittern, Unruhe, Tachykardie, Schwitzen, Adynamie, Blässe u. a.)
40	2,2	neurogene Symptome (Benommenheit, Seh- und Sprachstörungen, periorales Taubheitsgefühl, Verwirrtheit, Aggressivität, Lähmungen u. a.)
30	1,7	Bewusstseinsstörung
20	1,1	Krämpfe
10	0,6	irreversible Symptome
0	0	Tod

Hypoglykämie — Tab. 2
Therapeutischer Stufenplan

leichte Hypoglykämie bei ansprechbarem Patienten
Aufnahme rasch resorbierbarer Kohlenhydrate, z. B. orale Gabe zuckerhaltiger Getränke oder Glukosezufuhr

schwere Hypoglykämie bei benommenem Patienten
Glucagon i. m. und/oder orale Glukosegabe (nur bei handlungsfähigem Patienten; cave: Aspiration)

schwere Hypoglykämie bei bewusstlosem Patienten
40 %ige Glukoselösung i. v. und Glucagon s. c./i. m./i. v.

Sonstige Maßnahmen: **1.** bei protrahierter Bewusstlosigkeit Fortsetzung der Glukoseinfusion (10 %) und stationäre Überwachung (wichtig v. a. bei sulfonylharnstoffinduzierter Hypoglykämie, die noch nach 24 Stunden zu Rezidiven führen kann!); **2.** kurzwirksame Insulinanaloga (Humalog®, Novorapid®, Apidra®) können Hypoglykämieneigung verringern (im Vergleich zu üblichem Regularinsulin), langwirkende Insulinanaloga wie Lantus® oder Levemir® senken die Häufigkeit nächtlicher Hypoglykämien (im Vergleich zu üblichem NPH-Insulin zur Nacht); **3.** Krankenhauseinweisung bei häufigen Hypoglykämien, schweren Hypoglykämien oder Hypoglykämiefolgen (z. B. Angst/Panikreaktionen, Verletzungen).

Eigenbehandlung: **1.** Hypoglykämieschulung von Diabetikern zur Prophylaxe und Selbstbehandlung (Patienten müssen ständig Kohlenhydrate mit sich führen, sollen Frühsymptome kennen); **2.** Diabetiker sollen regelmäßig ihre Blutglukosekonzentration messen und ggf. die Insulindosis anpassen.

Hinweis: **1.** Hypoglykämie nach Kombinationstherapie mit Acarbose muss immer mit Glukose (nicht mit Saccharose) behandelt werden. **2.** Intramuskulär verabreichtes Glucagon führt bei mangelernährten oder alkoholisierten Patienten kaum zu einer Erhöhung der Glukosekonzentration. **3.** Im hohen Lebensalter sollte möglichst kein Glibenclamid-Präparat verwendet werden. **4.** Rezidivierende Hypoglykämien können zu einer verminderten Wahrnehmung (unawareness) der klinischen Symptome führen; eine schwerste Hypoglykämie kann tödlich verlaufen. **5.** Hypoglykämie kann die Fahrtauglichkeit beeinträchtigen, daher müssen diabetische Kraftfahrer ihre Blutglukosekonzentration regelmäßig messen, Fahrpausen einlegen und für regelmäßige Nahrungsaufnahme sorgen. Diabetiker mit einer ausgeprägten Hypoglykämieneigung sind in ihrer beruflichen Einsatzfähigkeit eingeschränkt (keine Arbeiten, bei denen sie im Falle einer Hypoglykämie sich oder andere gefährden könnten).

Neuentwicklung: **1.** Bei therapierefraktärer Hypoglykämie wird Octreotid (Sandostatin®) erfolgreich eingesetzt. **2.** Bei idiopathischer reaktiver Hypoglykämie bzw. bei reaktiver Hypoglykämie i. R. eines Dumping-Syndroms kann Acarbose (Glucobay®) therapeutisch eingesetzt werden. **3.** Durch kontinuierliche subkutane Blutglukose-Messungen (CGMS, Abk. für engl. continuous glucose monitoring systems) lassen sich Hypoglykämien systematisch erfassen. **4.** Bei sehr labilen Typ-1-Diabetikern wird künftig die Option einer Inselzelltransplantation zur Verfügung stehen.

Literatur: **1.** Lüddecke, H. J.: Diagnose und Behandlung von Hypoglykämie-Unawareness bei Typ 1 und Typ 2 Diabetes. MMW Fortschr Med 148: 49–52 (2006); **2.** Cryer, P. E.: Hypoglycemia. In: Kasper, D. L. et al. (eds): Harrison's Principles of Internal Medicine. New York: McGraw-Hill, 2005; **3.** Cryer, P. E.: Diverse causes of hypoglycemia-associated autonomic failure in diabetes. N Engl J Med 350: 2272–2279 (2004); **4.** Holstein, A.; Egberts, E.-H.: Risk of hypoglycemia with oral antidiabetic agents in patients with type 2 diabetes. Exp Clin Endocrinol Diabetes 111: 405–414 (2003); **5.** Lobmann, R.; Lehnert, H.: Hypoglykämie-Klassifikation, Therapie und vermeidbare Fehler. Der Internist 44: 1275–1281 (2003).

Autoren: J. Schulze, U. Julius.

Hypogonadismus: syn. Hypogenitalismus; fehlende oder verminderte endokrine Aktivität der Geschlechtsdrüsen (Hoden bzw. Ovarium) mit Östrogenmangel bei der Frau bzw. Testosterondefizit beim Mann und konsekutiv gestörter Ausbildung bzw. Rückbildung der primären und ggf. der sekundären Geschlechtsmerkmale; **Formen:** **1. primärer** (hypergonadotroper) Hypogonadismus: kompensatorische Erhöhung der zirkulierenden Gonadotropine inf. Störung der Sexualorgane, Chromosomenanomalie (Klinefelter-Syndrom, Turner-Syndrom), Steroidbiosynthesestörung (z. B. Enzymdefekte), Zielorganresistenz gegenüber Androgenen (z. B. Mutationen im Androgen-Rezeptor-Gen), Autoimmunerkrankung, Stoffwechselerkrankung (z. B. Galaktose-1-Phosphat-Uridyl-Transferase-Mangel), infektiöser, entzündlicher oder tumoröser Erkrankung, Varikozele beim Mann, Operation, Arzneimittel, Strahlenschäden, Hämochromatose/Hämosiderose, Trauma; **2. sekundärer** (hypogonadotroper) Hypogonadismus: mit inadäquater Erniedrigung der Gonadotropine im Serum inf. Hypophysenvorderlappen*-Insuffizienz oder hypothalamischer Störungen mit Ausfall von luteinisierendem (Abk. LH) und/ oder follikelstimulierendem Hormon (Abk. FSH); **Klinik:** **1.** angeborene oder präpubertäre Manifestation: Ausbleiben der pubertären Reifung, keine Schambehaarung; **a)** Jungen: kein Stimmbruch, kein Bartwuchs und kein Wachstum von Testes und Penis; **b)** Mädchen: keine Brustentwicklung, Amenorrhö; **2.** postpubertäre Manifestation: sekundäre Geschlechtsmerkmale entwickeln sich z. T. zurück, Infertilität, Libidoverlust, Abnahme der Knochendichte (Osteoporose*), ungünstiger Fettstoffwechsel, beeinträchtigte Stimmungslage, Depression, Antriebsschwäche, bei Männern zusätzlich verminderte Muskelkraft, Gynäkomastie* und leichte Anämie.

Behandlungsindikation: Prinzipiell muss die zugrunde liegende Ursache behandelt werden. Persistiert der Sexualhormonmangel, muss eine Substitutionstherapie erfolgen. Präpubertär kann die rechtzeitige Therapie bei vorhandener organischer Voraussetzung die Pubertät einleiten. Postpubertär kann die klinische Symptomatik rückgängig gemacht oder verhindert werden.

Pharmakotherapie: **I. männlicher Hypogonadismus:** **1.** bei nicht vorhandenem Kinderwunsch: langfristige Substitution mit Testosteron als Depotpräparat (z. B. Testoviron®), 250 mg zur intraglutäalen Injektion alle 2–3 Wochen, oder als Dreimonatsspritze (z. B. Nebido®), 1000 mg; als Transdermalpflaster(Androderm®), 1–3 × 2,5 mg/d, oder als transdermales Gel (Androtop®, Testogel®, Testim™) bzw. Creme (nach Rezeptur), 25–75 mg/d; s. c.-Testosteronimplantate (ca. alle 3 Monate); eine orale Substitutionstherapie mit Testosteron führt zu unzureichenden Serumtestosteronspiegeln und kommt nur für Patienten mit einer Kontraindikation für andere Applikationsformen in Frage; **2.** sekundärer Hypogonadismus: **a)** bei vorhandenem Kinderwunsch: GnRH (Gonadorelin, Lutrelef®), initial 5 μg s. c. über eine Infusionspumpe (Pulsfrequenz 1/120 min), Therapiedauer: 12–24 Monaten, Anwendung nur bei Kinderwunsch; **b)** bei vorhandenem Kinderwunsch oder als Initialtherapie bei nicht möglicher spontaner Pubertät zur Vergrößerung der Testes: humanes Choriongonadotropin (Abk. HCG, z. B. Brevactid®, Peragon®), 1000–2500 IE i. m. 2-mal/Woche, nach 6 Wochen zusätzlich Menotropin (humanes Menopausengonadotropin, Abk. HMG, Menogon®), 150 IE i. m. 3-mal/Woche; **II. weiblicher Hypogonadismus: 1.** jüngere Patientinnen ohne Kinderwunsch: Hormonersatztherapie oder orales Kontrazeptivum: Östrogene, wenn alleinige Sexualhormonsubstitution gewünscht oder ausreichend, z. B. Estradiol (z. B. Estrifam®), Estradiolvalerat (z. B. Estrafemol®), Estriolvalerat (Progynova®) oder konjungierte Östrogene (z. B. Presomen®); cave: bei Frauen mit ausgebildetem Uterus bedeutet die reine Östrogensubstitution ein erhöhtes Risiko für ein Korpuskarzinom*, daher immer mit Gestagenen kombinieren; **2.** bei sekundärer Ovarialinsuffizienz und Kinderwunsch: Antiöstrogen Clomifen (z. B. Clomifen-ratiopharm®), 50–150 mg am 5.–9. Zyklustag, und HCG (z. B. Peragon®), 5000 IE i. m., zur Auslösung einer Ovulation; bei der pulsatilen GnRH-Therapie werden 5–20 μg s. c. über ein Pumpensystem (Pulsfrequenz 1/90 min) appliziert.

Operative Therapie: zur Verbesserung der Sexualorganfunktion nur bei einigen Grunderkrankungen als Ursache eines Hypogonadismus: **1.** Operation einer Varikozele* beim Mann; **2.** Laserkoagulation bei polyzystischem Ovarialsyndrom; **3.** Druckentlastung der gonadotropen Zellen bei Hypophysentumor.

Strahlentherapie: nur bei strahlensensiblen Tumoren, die den Hypogonadismus hervorgerufen haben (Hodentumor*, Hypophysentumor).

Psychotherapie: Insbes. die mit Hypogonadismus einhergehende Infertilität kann bei Frauen und Männern zu erheblichen psychischen Problemen führen, die einer psychotherapeutischen Betreuung bedürfen (Gesprächstherapie allein oder mit dem Lebenspartner). Bei unvollständig ausgeprägten sekundären Geschlechtsmerkmalen ist vielfach bei Heranwachsenden eine unterstützende Therapie zur Stärkung eines positiven Selbstbilds und Selbstbewusstseins hilfreich.

Naturheilkundliche Verfahren: Bei Frauen in der Postmenopause, die eine Hormontherapie ablehnen, können Cimifuga-Wurzelstockpräparate und Sojaprodukte zur Linderung klimakterischer Beschwerden eingesetzt werden.

Sonstige Maßnahmen: 1. bei Frauen unter Östrogen-Gestagen-Substitution: regelmäßige gynäkologische Kontrollen; **2.** bei Männern: Prostatauntersuchung 1-mal pro Jahr; **3.** jeder Fertilisationsversuch bedarf der Überwachung durch eine endokrinologisch geschulte Praxis bzw. Klinik; **4.** bei primärem Hypogonadismus des Mannes und Kinderwunsch erfolgt der chirurgische oder bioptische Versuch der Spermiengewinnung mit anschließender intrazytoplasmatischer Spermieninjektion (Abk. ICSI) nach Aufarbeitung bzw. in vitro-Fertilisation (Abk. IVF); **5.** bei sehr früh und längerfristig eingetretenem Hypogonadismus: Kontrolle von Knochenstoffwechsel und Knochendichte, um bei Entwicklung einer Osteoporose* therapeutisch frühzeitig intervenieren zu können.

Therapeutischer Stufenplan: s. Abb.

Eigenbehandlung: Durch regelmäßige sportliche Betätigung kann bei erheblicher Erniedrigung der Knochendichte ein Zuwachs an Knochenmasse erzielt werden.

Arbeitsunfähigkeit: Nach akut eingetretenem Sexualhormonentzug kann es zu erheblicher Befindlichkeitsstörung kommen, die eine Arbeitsunfähigkeit von ca. 14 Tagen bedingt.

Hinweis: 1. Eine zu hohe Dosierung von Sexualhormonen kann in der Pubertät zu einem vorzeitigen Schluss der Epiphysenfugen mit Wachstumsstillstand und Erreichen einer geringen Körperlänge führen. **2.** Überschüssiges Testosteron wird zu Östradiol (Spiegelkontrolle) aromatisiert und kann zu einer Gynäkomastie führen

Neuentwicklung: erfolgreiche Fertilitätsbehandlung, auch bei ausgeprägter Oligozoospermie, durch spezielle Spermienaufbereitung und intrazytoplasmatische Spermieninjektion.

Selbsthilfe: 1. Deutsche Klinefelter-Syndrom Vereinigung e. V., Markusweg 4, 93167 Falkenstein, Tel. 09462 5673, Fax 09462 911714; E-Mail: franz.schorpp@t-online.de, Homepage: http://www.klinefelter.org; **2.** Deutsche Ullrich-Turner-Syndrom-Vereinigung e. V., Tel. 04932 935352; E-Mail: beratung@turner-syndrom.de, Homepage: http://www.turner-syndrom.de; **3.** Pro Familia, Deutsche Gesellschaft für Familienplanung, Sexualpädagogik und Sexualberatung e. V., Bundesverband, Stresemannallee 3, 60596 Frankfurt, Tel. 069 639002, Fax 069 639852; E-Mail: info@profamilia.de, Homepage: http://www.profamilia.de.

Literatur: 1. Wang, C. et al.: Investigation, treatment and monitoring of late-onset hypogonadism in males. J Androl 30(1):1–9 (2009); **2.** Nieschlag, E.: Testosterone treatment comes of age: new options for hypogonadal men. Clin Endocrinol 65: 275–281 (2006); **3.** Devroey, P.; van Steirteghem, A.: A review of ten years experience of ICSI.

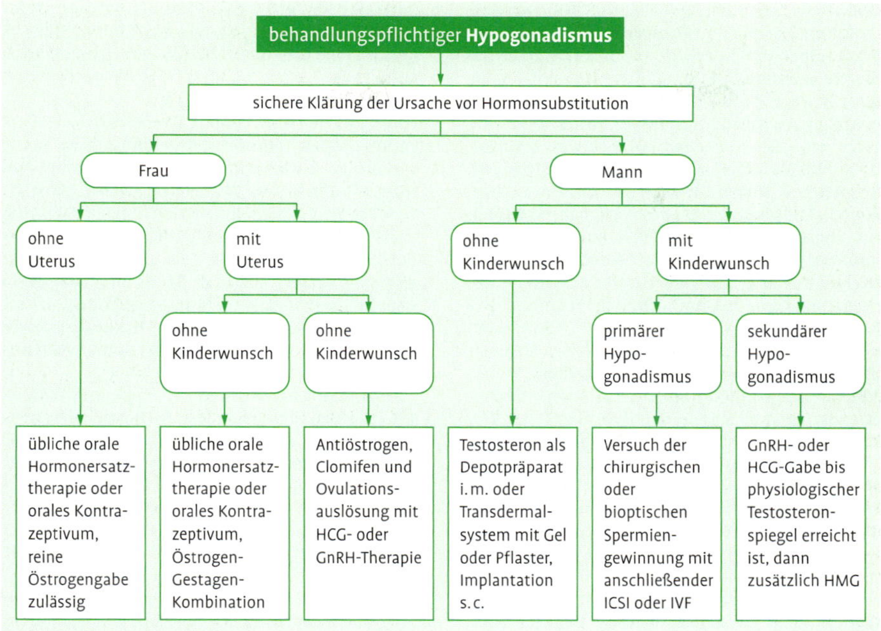

Hypogonadismus: therapeutischer Stufenplan

Hum Reprod Update 10: 19–28 (2004); **4.** Crosignani, P. G. et al.: Management of anovulatory infertility. Human Reprod 14 (Suppl. 1): 108–119 (1999); **5.** Hayes, F. J.; Seminara, S. B.; Crowley, W. F. jr.: Hypogonatropic hypogonadism. Endocrinol Metabol Clin North Am 27: 739–763 (1998).

Autoren: H. S. Willenberg, W. A. Scherbaum, J. Feldkamp.

Hypokaliämie: Verschiebung des Elektrolytgleichgewichts mit Serumkaliumkonzentrationen unterhalb des Referenzbereichs von 3,66–5,35 mmol/l; **Ursache:** unzureichende Kaliumzufuhr (Hunger, inadäquate parenterale Ernährung), enteraler (Erbrechen, Durchfall, Laxanzienabusus) oder renaler Kaliumverlust (Glomerulonephritis, Diuretikatherapie), Diabetes mellitus (Insulintherapie), angeborener Enzymdefekt (z. B. Conn-Syndrom); **Symptome:** muskuläre Adynamie, Hyporeflexie, Obstipation, paralytischer Ileus; Tachykardie, Arrhythmie, verändertes EKG.

Behandlungsindikation: signifikant erniedrigte Serumkaliumkonzentration oder Auftreten von Symptomen.

Pharmakotherapie: **1.** chronische Hypokaliämie: orale Gabe von Kaliumtabletten (z. B. Kalinor®, Rekawan®), ca. 2–4 mmol/kg KG/d (Basisbedarf) zuzüglich des Korrekturbedarfs k = f × Soll-wert-Istwert-Differenz (f: Extrazellularraumfaktor; Neugeborene 0,5; Säuglinge 0,3; Kleinkinder 0,25; Schulkinder und Erwachsene 0,2); bei guter Nierenfunktion ist eine Überdosierung kaum möglich. Retardpräparate und Brausetabletten vermeiden Peaks und Dünndarmulzera; **2.** akutes Kaliumdefizit: langsame parenterale Substitution mit verdünnter Kaliumchloridlösung, max. 4 mmol/kg KG/24 h, ggf. unter EKG-Monitoring (cave: Herzrhythmusstörungen).

Eigenbehandlung: kaliumreiche Ernährung mit viel Obst (z. B. Bananen, Pflaumen, Grapefruits).

Hinweis: Kalium gehört zu den potentiell gefährlichsten Arzneimitteln bei parenteraler Applikation; daher stark verdünnen und Infusionslösungen aufschütteln, Nieren- und Herzfunktion überwachen, Grunderkrankung bedenken.

Literatur: **1.** Herold, G. et al.: Innere Medizin. 2009; **2.** Illing, S.: Klinikleitfaden Pädiatrie. 7. Aufl. München, Jena: Urban & Fischer, 2006; **3.** Müller, M.; Radke, M. (Hrsg.): Kinderheilkunde multimedial. CD-ROM. 5. Aufl. Stuttgart: Schattauer, 2005.

Autor: J. Schildt.

Hypokalzämie: Verschiebung des Elektrolytgleichgewichts durch Verminderung des gesamten Serumcalciums (freies und gebundenes Calcium) <2,1 mmol/l oder des freien (ionisierten) Serumcalciums <1,1 mmol/l; **Ursache:** **1.** Calcium- und Vitamin-D-Malabsorption (bei Zöliakie*, Sprue, chronischer Pankreasinsuffizienz, zystischer Fibrose*, alten Menschen), Leber- und Niereninsuffizienz mit verminderter Vitamin-D-Biosynthese (z. B. Leberzirrhose*), mangelnde UV-Exposition, Antikonvulsiva (Phenytoin, Phenobarbital), Hypoparathyroidismus*; **2.** Hyperventilationstetanie mit forcierter Exhalation von Kohlendioxid und konsekutiver Erhöhung freier Pufferionen, die Calcium binden und somit die freie, neuromuskulär wirksame Calciumkonzentration erniedrigen; **3.** nutritiver Vitamin-D-Mangel. **Klinik: 1.** chronische symptomatische Hypokalzämie: Kraniotabes, multiple Skelettdeformität (rachitischer Rosenkranz, Harrison-Furche, Skoliose, Kyphose, Deckplatteneinbrüche der Wirbelkörper), Knochenschmerzen; **2.** akute, klinisch manifeste Hypokalzämie: Muskelkrämpfe und -tetanie (z. B. sog. Pfötchenstellung, Spitzfußstellung, Karpfenmaul, Laryngospasmus), verändertes EKG.

Behandlungsindikation: bei chronischer symptomatischer und akuter, klinisch manifester Hypokalzämie.

Pharmakotherapie: 1. chronische Hypokalzämie: orale Applikation von Calcium v. a. als Brause- oder Retardtabletten, um Calciumpeaks und die renale Elimination zu minimieren; initiale Dosis 100–1000 mg/d; Dosisanpassung unter ständiger Serumcalciumkontrolle und reichlich oraler Flüssigkeitszufuhr wegen der Gefahr der Nierensteinbildung; zusätzlich Vitamin D_3, ca. 500–5000 IE/d (bes. bei Hypoparathyroidismus und Rachitis), günstige Wirkung oraler Phosphatgaben; **2.** akute Hypokalzämie: Calciumgluconat 10 %, 2 ml initial langsam (ca. 10 Minuten) i. v. (EKG-Monitoring!); der weitere Bedarf wird berechnet (s. Hypokaliämie).

Sonstige Maßnahme: Therapie der Hyperventilationstetanie mit Rückatmen von Kohlendioxid aus der über Mund und Nase gehaltenen Tüte, ggf. pharmakologische Sedierung zur Senkung der Atemfrequenz (z. B. mit Diazepam, 0,1–1 mg/kg KG).

Eigenbehandlung: Rachitisprophylaxe bei Säuglingen (mind. 500 IE Vitamin D_3 p. o. im 1. Lebensjahr), calciumreiche Ernährung mit Milch und Milchprodukten (Käse, Quark, Joghurt), Mineralwasser, regelmäßige Tageslichtexposition.

Hinweis: 1. Chronischer Vitamin-D-Mangel führt zu Rachitis* (im Kindesalter) oder zu Osteomalazie* (im Erwachsenenalter). **2.** Calciumreiche Ernährung hat, im Gegensatz zur pharmakologischen Applikation, den Vorteil der langsamen Absorption. **3.** Bei hohen Vitamin-D-Dosen ist gleichzeitig Calcium zu verabreichen (Tetanierisiko durch Hypokalzämie bei verstärktem Knocheneinbau). **4.** Bei erfolgloser oraler Vitamin-D_3-Gabe an einen angeborenen Rezeptordefekt für die aktive 1,25$(OH)_2$-D_3-Form (Pseudo-Vitamin-D-Mangelrachitis) denken (Therapie: extrem hohe Vitamin-D_3-Dosen oder parenteral aktive 1,25$(OH)_2$-D_3-Form).

Literatur: 1. Herold, G. et al.: Innere Medizin. 2009; **2.** Illing, S.: Klinikleitfaden Pädiatrie. 7. Aufl. München, Jena: Urban & Fischer, 2006; **3.** Müller, M.; Radke, M. (Hrsg.): Kinderheilkunde multimedial. CD-ROM. 5. Aufl. Stuttgart: Schattauer, 2005.

Autor: J. Schildt.

Hypomanie: s. Störung, bipolare affektive.

Hypomenorrhö: schwache Regelblutung bei meist verkürzter Blutungsdauer; **Ursache:** häufig gestörter Aufbau des Endometriums bei unzureichender Stimulation inf. Östrogenmangels; selten Zervixstenose oder Schädigung des Endometriums durch Tuberkulose oder postoperativ nach Kürettage (Asherman-Fritz-Syndrom); **Diagnose:** Anamnese, gynäkologische Untersuchung, Ultraschalldiagnostik, hormonale Zyklusdiagnostik (Östrogen-, Progesteronkonzentration), evtl. Hysteroskopie.

Behandlungsindikation: nur bei anovulatorischen Zyklen und Behandlungswunsch der Patientin.

Pharmakotherapie: 1. Hormonstimulation mit Sequenzpräparaten (z. B. Cyclo-Progynova®, Oviol®) am 5.–25. Zyklustag; **2.** alternativ (besser individualisierbar) Östrogen, z. B. Ethinylestradiol (z. B. Progynon® C), 0,04–0,05 mg/d p. o., oder Estradiolvalerat (z. B. Progynova®), 2 mg/d p. o., am 5.–25. Zyklustag plus Gestagen, z. B. Medroxyprogesteronacetat (z. B. Medrogeston®), 5 mg/d p. o. am 16.–25. Zyklustag; **3.** bei Tuberkulose* entsprechende Pharmakotherapie.

Operative Therapie: Dilatation einer Zervixstenose.

Hinweis: Bei ovulatorischen Zyklen ist keine Therapie notwendig.

Selbsthilfe: Der Dachverband der Frauengesundheitszentren in Deutschland e. V., Goetheallee 9, 37073 Göttingen, Tel. und Fax 0551 487025; E-Mail: dv-frauengesundheitszentren@gmx.de, Homepage: http://www.fen-net.de/fgz/eingang.htm.

Literatur: 1. Yu, D. et al.: Asherman syndrome-one century later. Fertil Steril 89 (4): 759–779 (2008); **2.** Yu, D. et al.: Factors affecting reproductive outcome of hysteroscopic adhesiolysis for Asherman's syndrome. Fertil Steril 89 (3): 715–722 (2008); **3.** Polishuk, W. Z.; Sadovsky, E.; Aviad, I.: Clinical significance of organic hypomenorrhea. Am J Obst Gynecol 116: 1058–1064 (1973).

Autoren: C. Gaßner, H. P. G. Schneider.

Hyponatriämie: Verschiebung des Elektrolytgleichgewichts mit verminderter Serumnatriumkonzentration (Referenzbereich: 135–145 mmol/l); **Ursache:** stärkerer Salz- als Wasserverlust i. S. einer hypotonen Dehydratation bei anhaltender Durchfallerkrankung, adrenogenitalem Syndrom mit Salzverlust, Nebenniereninsuffizienz (Aldosteronmangel mit verminderter Natriumretention), sog. Salzverlustniere i. R. der Niereninsuffizienz; **Symptome:** Adynamie, Muskelschmerzen, Benommenheit, Koma, zerebrale Anfälle.

Behandlungsindikation: bei signifikant erniedrigter Serumnatriumkonzentration oder Auftreten klinischer Symptome.

Pharmakotherapie: 1. leichte Hyponatriämie: orale Rehydratation mit isotoner Glukose-Elektrolytlösung (z. B. Oralpädon®, Elotrans®), ca. 100–150 ml/kg KG/d; 2. klinisch manifeste Hyponatriämie: a) initiale Infusionstherapie mit isotoner Elektrolytlösung, 80–100 ml/kg KG/d zuzüglich Flüssigkeitsdefizit (vgl. Hypernatriämie) über ca. 12–24 Stunden; danach Zusatz von Natrium zur isotonen Infusion (Berechnung s. Hypokaliämie); Übergang zu oraler Rehydratation und Ernährung mit bilanzierter Reduktion der Infusionstherapie; b) ggf. antikonvulsive Therapie.

Sonstige Maßnahmen: Behandlung der Grunderkrankung.

Literatur: 1. Herold, G. et al.: Innere Medizin. 2009; 2. Illing, S.: Klinikleitfaden Pädiatrie. 7. Aufl. München, Jena: Urban & Fischer, 2006.

Autor: J. Schildt.

Hypoparathyroidismus: Unterfunktion der Nebenschilddrüsen mit verminderter Produktion von Parathormon; **Ursache:** 1. iatrogen: Schilddrüsenchirurgie* (parathyreopriver Hypoparathyroidismus) bzw. Operation im Halsbereich (häufigste Ursache); 2. idiopathisch: isoliert und familiär auftretend mit Defekt im Calcium-Rezeptor-Gen; 3. autoimmun: i. R. einer polyglandulären Insuffizienz zusammen mit Nebennierenrindeninsuffizienz*, Diabetes* mellitus Typ 1 und Thyroiditis*; 4. angeboren: i. R. des chromosomalen Mikrodeletion-Syndroms CATCH 22 (22q11) mit DiGeorge-Syndrom (Aplasie des Thymus und Herzfehler), sehr selten; **Klinik:** Hypokalzämie, Hyperphosphatämie, postoperative hypokalzämische bzw. parathyreoprive Tetanie v. a. im Bereich kleiner Muskeln (z. B. als Karpopedalspasmen); **Komplikationen:** durch ein ungünstiges Calcium/Phosphat-Verhältnis können auch bei asymptomatischer Hypokalzämie Organverkalkungen entstehen (Kataraktbildung, Stammganglien- und Muskelverkalkungen); **DD:** 1. Pseudohypoparathyroidismus mit Endorganresistenz gegen Parathormon oder Störung des Calciumsensors; 2. bei Tetanie: Hyperventilationstetanie (Therapie mit Beutelrückatmung und Beruhigung des Patienten).

Behandlungsindikation: symptomatischer Hypoparathyroidismus oder Calciumkonzentration im Serum <2,0 mmol/l.

Pharmakotherapie: 1. akute Tetanie: 10 %ige Calciumlösung (z. B. Calcium Braun), 10–20 ml langsam i. v. über mehrere Minuten; cave: Herzrhythmusstörung (bes. AV-Block) v. a. bei digitalisierten Patienten; 2. Dauertherapie: a) Calcium, 1000–3000 mg/d p. o., gleichmäßige Aufteilung der Dosis über den Tag, um Resorption und Verträglichkeit zu verbessern; b) zusätzlich Vitamin D, z. B. Colecalciferol (z. B. Vigantol®, Dekristol®), 0,5–2,5 mg/d p. o. (20 000–100 000 IE/d); Alfacalcidol (Bondiol®, Doss®, EinsAlpha®), 1–3 µg/d p. o.; Calcitriol (z. B. Rocaltrol®), 0,25–1,5 µg/d p. o.; Dihydrotachysterol (z. B. A.T. 10®, Tachystin®), 0,25–1,5 mg/d p. o.; 3. Magnesiummangel kann durch Parathormonmangel begünstigt werden und die Symptomatik verschlechtern; die Substitution mit Magnesium (z. B. Magnesium Verla®), 2 × 5 mmol/d p. o., führt dann oft zur Besserung. 4. Die durch den Parathormonmangel gesteigerte Calciumdiurese kann mit Thiaziddiuretika (z. B. Esidrix®, z. B. 6,25 mg zur Nacht, 12,5 mg morgens) behandelt werden. 5. Humanes intaktes Parathormon als s. c. Injektion (z. B. Preotact®).

Psychotherapie: verhaltensorientierte Therapie bei intrazerebraler Verkalkung mit hirnorganischer Veränderung.

Sonstige Maßnahmen: 1. Patientenaufklärung über Calciumgehalt in Lebensmitteln; 2. bei der Therapie der postoperativen Tetanie ist auf kurzfristige Serumcalciumkontrollen zu achten, um die Entwickung einer Hyperkalzämie* (passager) nicht zu übersehen; häufigere Serumcalciumkontrollen auch bei älteren Patienten (Gefahr einer Hyperkalzämie bei Niereninsuffizienz).

Therapeutischer Stufenplan: s. Abb.

Eigenbehandlung: calciumreiche Ernährung mit Milchprodukten und calciumhaltigem Mineralwasser; cave: plötzliche Änderung der Ernährungsgewohnheit (erhöhte bzw. erniedrigte Calciumaufnahme bei gleichzeitiger Therapie) kann zu deutlich schlechterem (erhöhtem bzw. erniedrigtem) Serumcalciumwert führen.

Arbeitsunfähigkeit: 1. während der Einstellungsphase eines Hypoparathyroidismus, je nach

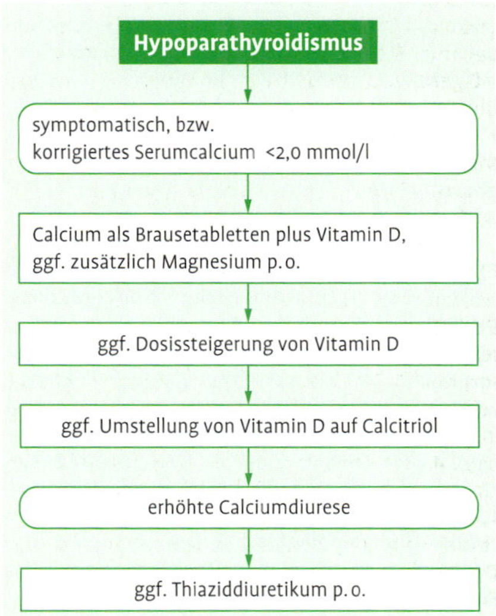

Hypoparathyroidismus: therapeutischer Stufenplan

Einsatz des verwendeten Vitamin-D-Präparats, 1–4 Wochen; die rascheste Einstellung wird mit dem aktiven Vitamin-D-Metaboliten Calcitriol erreicht; **2.** bei Auftreten von Tetanien im normalen Alltag.

Neuentwicklung: Allotransplantation von speziell präpariertem (mikroverkapseltem) Nebenschilddrüsengewebe.

Literatur: **1.** Horwitz, J. et al.: Hypoparathyroidism: Is it time for replacement therapy? J Clin Endocrinol Metab 88: 4214–4220 (2008); **2.** Winer, K. K. et al.: Long-term treatment of hypoparathyroidism: a randomized controlled study comparing parathyroid hormone - (1–34) versus calcitriol and calcium. J Clin Endocrinol Metab 88: 4214–4220 (2003).

Autoren: H. S. Willenberg, J. Feldkamp, W. A. Scherbaum.

H

Hypopharynxkarzinom: s. Pharynxkarzinom.

Hypophysenadenom, somatotropes: s. Akromegalie.

Hypophysentumor: s. Cushing-Syndrom.

Hypophysenvorderlappen-Insuffizienz: syn. Hypopituitarismus, Simmonds-Krankheit; partieller oder kompletter (Panhypopituitarismus) Ausfall der endokrinen Funktionen des Hypophysenvorderlappens (Abk. HVL) inf. Zerstörung oder Verdrängung von HVL-Gewebe oder dessen Abtrennung von hypothalamischen Zentren; **Ursache:** **1.** Raumforderungen der Hypophysen-Hypothalamus-Region: intra- (v. a. Hypophysenadenom, selten Metastasen), para- und supraselläerer Tumor (z. B. auch Kraniopharyngeom), granulomatöse Prozesse (z. B. Sarkoidose*, Histiozytose); **2.** nach neurochirurgischem Eingriff und Strahlentherapie; **3.** degenerativ (v. a. Nekrosen, u. a. postpartal beim Sheehan-Syndrom inf. meist anämischer Hypoxie bei atonischen Nachblutungen oder nach exzessiver Oxytocinapplikation bei der Mutter), autoimmune Entzündung, Trauma, Hämochromatose; **4.** hereditär, z. B. Prop-1-, DAX-1- oder Pit-1-Mutation (und viele andere mehr); **Klinik:** häufig langsame Abnahme der Sekretion von STH, LH/FSH, TSH und ACTH mit zunehmender Einschränkung der somato-, gonado-, thyreo- und adrenokortikotropen HVL-Funktionen (s. Tab.); die Erkrankung ist mit dem Leben vereinbar, wenn eine minimale Schilddrüsenhormon- und basale Glukokortikoidsekretion erhalten bleibt. Im präpubertären Alter kommt es bei ausreichender STH-Sekretion zu eunuchoidalem Hochwuchs, bei STH-Mangel zu Kleinwuchs. Akute Hypophysenvorderlappen-Insuffizienz (selten) führt zu hypophysärem Koma mit Hypothermie, Bradykardie und Hypoventilation.

Behandlungsindikation: **1.** bei chronischer Hypophysenvorderlappen-Insuffizienz wegen der Folgeerkrankungen; **2.** akute Hypophysenvorderlappen-Insuffizienz mit hypophysärem Koma als Notfall; im Vordergrund steht die Behandlung der akuten und chronischen sekundären Nebennierenrindeninsuffizienz* und Hypothyreose*.

Pharmakotherapie: Die Behandlung der chronischen Hypophysenvorderlappen-Insuffizienz orientiert sich am Ausfall der Zielorgane: **1.** sekundäre Nebennierenrindeninsuffizienz*: Substitution mit Cortisol; **2.** sekundäre Hypothyreose*: Substitution mit Thyroxin; **3.** sekundärer Hypogonadismus* **a)** Therapie des hypogonadotropen Hypogonadimsus der Frau; **b)** Substitutionstherapie des hypogonadotropen Hypogonadismus beim Mann; **4.** bei Hypophysenvorderlappen-Insuffizienz im Wachstumsalter muss zunächst das maximale Längenwachstum abgewartet oder bei STH-Mangel mit Wachstumshormonen, ggf auch IGF-I, substituiert werden; **5.** Substitution von Wachstumshormonen im Erwachsenenalter mit positivem Effekt auf das Allgemeinbefinden, die Relation von Muskel- und Fettmasse, den Cholesterolspiegel u. a. möglich, jedoch auch umstritten; **6.** bei Kinderwunsch: Behandlung der Patientin mit Choriongonadotropin und Urogonadotropin (s. Hypogonadismus).

Operative Therapie: **Indikation:** Hypophysenvorderlappen-Insuffizienz als Symptom bei Hypophysenadenom, Kraniopharyngeom oder primär hypothalamisch gelegenem Tumor; Sehstörungen bei Chiasmaverdrängung; hormonaktive Hypophysenvorlappenadenome (s. Cushing-Syndrom, Akromegalie, Hyperprolaktinämie); **Vorbereitung:** zuerst pharmakologische Substitution, dann Tumorresektion; bei chronischer Hypophysenvorderlappen-Insuffizienz wird präoperativ die Glukokortikoiddosis erhöht und auf parenterale Applikation umgestellt; unmittelbar vor Einleitung der Narkose Hydrocortison (Hydrocortison Hoechst®), 100 mg i. v. als Bolus; die Geschlechtshormonsubstitution soll wegen des Thromboserisikos einige Tage zuvor abgesetzt werden; **Verfahren:** s. Hirntumoren; bei primär hypothalamisch gelegenem Tumor muss ein transkranialer Zugangsweg für die Operation gewählt werden; **Nachbehandlung:** **1.** bei chronischer Hypophysenvorderlappen-Insuffizienz nach der Operation Hydrocortison, 100 mg/d i. v. als Dauerinfusion an Tag 1; bei unkomplizierter großer Operation am 2. postoperativen Tag Umstellung auf leicht erhöhte vorherige tägliche orale Substitutionsdosis mit ambulanter Reduktion; bei hohem postoperativem Stress Fortsetzung der Dauerinfusion mit 100 mg/d an den folgenden Tagen und spätere Reduktion; **2.** Fortsetzung der Geschlechtshormonsubstitution erst bei ausreichender Mobilisation; reine Östrogenpräparate sind in Abhängigkeit vom Alter der Patientin und vom Vorhandensein der Gebärmutter gegenüber Östrogen-Gestagen-Präparaten zu favorisieren; bei unerwarteten Ereignissen (Operation inf. Unfall) soll die Medikation weiter genommen werden. **3.** L-Thyroxin kann in der perioperativen Zeit ausgelassen werden. Erst bei einer über 8 Tage fortbestehenden Verhin-

Hypophysenvorderlappen-Insuffizienz
Symptome und Folgeerkrankungen bei Hormonmangel

Hormone	Symptome/Folgeerkrankungen
TSH (Thyroidea stimulierendes Hormon)	sekundäre Hypothyreose: bei Kindern Kleinwuchs, Apathie, Entwicklungsverzögerung, geringere Intelligenz; bei Erwachsenen Apathie, Frösteln, psychische Störungen, Myxödem, Schwäche, Verlangsamung
ACTH (adrenocorticotropes Hormon)	sekundäre Nebennierenrindeninsuffizienz: Frösteln, Erschöpfung, Müdigkeit, Übelkeit, Hypotension, Hyponatriämie, Hypoglykämie, Anämie
Gonadotropine: LH (luteinisierendes Hormon), FH (Follikel stimulierendes Hormon)	sekundäre Gonadeninsuffizienz: Libidoverlust, Potenzstörungen, Infertilität, Oligo- und Amenorrhö, Anämie, psychische Veränderungen
STH (somatotropes Hormon)	Kleinwuchs im Kindes- oder Jugendalter
Prolaktin	fehlende Milchbildung

derung der oralen Zufuhr soll die tägliche Substitutionsdosis über eine Magensonde nur mit Tee verabreicht werden, ggf. subkutane Injektion von L-Thyroxin (Thyreoinject®, 1 Ampulle pro Woche) bzw. langsam intravenös.

Strahlentherapie: ggf. bei Tumoren als Ursache der Hypophysenvorderlappen-Insuffizienz; s. Hirntumoren.

Sonstige Maßnahmen: Patienten mit Hypophysenvorderlappen-Insuffizienz, sekundärer Nebennierenrindeninsuffizienz bzw. Hypothyreose müssen unbedingt einen Notfallpass bei sich tragen, der über Diagnose, Maßnahmen bei Notfällen sowie das behandelnde endokrinologische Zentrum informiert.

Arbeitsunfähigkeit: 2 Wochen bis 6 Monate, abhängig von der Ausprägung der sekundären Nebennierenrindeninsuffizienz und Hypothyreose sowie vom Belastungsgrad bei der Arbeit.

Hinweis: **1.** Bei akuter Hypophysenvorderlappen-Insuffizienz dürfen Schilddrüsenhormone nur verabreicht werden, nachdem mit Glukokortikoiden substituiert worden ist. **2.** Unter Testosteronsubstitution kann es zum vorzeitigen Schluss der Epiphysenfugen (mit Wachstumsstopp) bei Kindern kommen! Beginn der Testosteronsubstitution deshalb niedrigdosiert.

Selbsthilfe: Netzwerk Hypophysen- und Nebennierenerkrankungen e. V., Waldstr. 34, 91054 Erlangen, Tel. 09131 815046, Fax 09131 815047; E-Mail: netzwerk@glandula-online.de, Homepage: http://www.glandula-online.de/.

Literatur: **1.** Auernhammer, C. J.; Vlotides, G.: Anterior pituitary hormone replacement therapy—a clinical review. Pituitary 10: 1–15 (2007); **2.** Schneider, H. J. et al.: Hypopituitarism. Lancet 369: 1461–1470 (2007); **3.** Willenberg, H. S.; Bornstein, S. R.; Chrousos, G. P.: Adrenal Insufficiency. In: Fink, G. (Ed.): Encyclopedia of Stress. Vol. 1: 47–51. Oxford: Academic Press, 2007; **4.** Dexter, R. N.: Hypopituitarism. In: Becker, K. L. et al. (eds): Principles and practice of endocrinology and metabolism. 2nd ed. Philadelphia: Lippincott, 1995.

Autoren: H. S. Willenberg, M. Schott, W. A. Scherbaum.

Hypopinealismus: syn. Melatoninmangel; Unterfunktion der Epiphyse mit verminderter Produktion von Melatonin; **Ursache:** **1.** Verkalkung der Melatonin produzierenden Pinealozyten (häufigste Form); **2.** physiologischer Alterungsprozess; **3.** Entfernung der Epiphyse, z. B. inf. Pinealom; **4.** pharmakologisch bedingt, z. B. durch Beta-Rezeptoren-Blocker; **Klinik:** zirkadiane Rhythmusstörungen*, chronische Erschöpfung (erste Hinweise); Pubertas praecox bei Kindern, denen die Epiphyse inf. eines Tumors entfernt wurde; **Diagnose:** aktuelle Melatoninproduktion nur im Verhältnis zum individuellen Ausgangswert beurteilbar; indirekte Bestimmung durch Messung der Epiphysengröße und des Grades der Verkalkung mit CT.

Behandlungsindikation: Einschränkung der Befindlichkeit am Tag mit Müdigkeit, Konzentrations- und Gedächtnisstörungen, Stimmungsschwankungen.

Therapie: Substitution mit Melatonin* (1 × 2 mg/d p. o. Circadin®); cave: niedrige oder hohe Melatoninkonzentrationen in Blut, Urin oder Speichel korrelieren nicht mit dem Behandlungserfolg.

Literatur: **1.** Mahlberg, R. et al.: Melatonin excretion levels and polysomnographic sleep parameters in healthy subjects and patients with sleep-related disturbances. Sleep Med 8: 512–516 (2007); **2.** Kunz, D. et al.: A new concept for melatonin deficit: on pineal calcification and melatonin excretion. Neuropsychopharmacol 21: 765–772 (1999).

Autoren: D. Kunz, R. Mahlberg.

Hypopituitarismus: s. Hypophysenvorderlappen-Insuffizienz.

Hyposensibilisierung: s. Immuntherapie, spezifische.

Hypotension, orthostatische: s. Polyneuropathie.

Hypothermie: syn. Unterkühlung, Kältetrauma; durch Kälteexposition bedingtes Absinken der Körpertemperatur <35 °C mit akuter Lebensgefahr bei einer Körperkerntemperatur unter ca. 32 °C; **Diagnose:** Messung der Körperkerntemperatur durch Rektalthermometer oder tympanale Temperaturmessung (z. B. Thermoscan® Pro 3000, Braun), normale Quecksilberthermometer sind ungeeignet. **Einteilung:** s. Tab.; **Prognose:** je schneller die Körperkerntemperatur absinkt, umso besser die Prognose; abhängig vom Zeitpunkt der Bergung und Einleiten der Therapiemaßnahmen.

Behandlungsindikation: ab moderater Hypothermie immer gegeben; bei milder Hypothermie evtl. ambulante Betreuung; bei schwerer Hypothermie mit Kammerflimmern oder Asystolie sofort Reanimation* beginnen und bis zur Wiedererwärmung in der Klinik ununterbrochen fortsetzen („nobody is dead until rewarmed and dead"); erfolgreiche Reanimationen sind bei Hypothermie auch nach über 1 Stunde Herz*-Kreislauf-Stillstand beschrieben. Verzicht auf Reanimation nur bei letalen Verletzungen oder durchgefrorenem Körper.

Pharmakotherapie: **1.** Sauerstoffgabe* mit möglichst warmem (40–44 °C) und befeuchtetem Gas: per inhalationem (mind. 8 l/min) bei ausreichender Spontanatmung, vorsichtige Intubation und kontrollierte Beatmung beim bewusstlosen Patienten; **2.** langsame i. v. Infusion einer angewärmten (42–44 °C) kristalloiden Lösung: z. B. Isotone Kochsalz-Lösung 0,9 % Braun; **3.** bei starkem Kältezittern und suffizienter Spontanatmung ggf. Pharmakotherapie: z. B. Pethidin (Dolantin®), 10–25 mg i. v.; bei Körperkerntemperatur ≤30 °C keine Arzneimittelapplikation, erst ab einer Körperkerntemperatur ≥30 °C Arzneimittelgabe gemäß ALS-Algorithmus, jedoch mit verdoppelten Intervallen zwischen den einzelnen Arzneimittelgaben bis zum Erreichen von Normothermie.

Operative Therapie: aktive Erwärmung bei moderater oder schwerer Hypothermie: invasive Wiedererwärmungstechniken in der Klinik, bei hämodynamisch stabilen Patienten Magen-, Darm-, Blasen-, Pleura- und Peritonealspülungen mit warmen Lösungen (40 °C); bei hämodynamischer Instabilität oder Kreislaufstillstand extrakorporale Erwärmung durch kontinuierliche veno-venöse Hämofiltration (Abk. CVVH), mit Herz*-Lungen-Maschine oder extrakorporaler Membranoxygenierung (Abk. ECMO). Maximale Anhebung der Körperkerntemperatur von 0,5–1 °C pro Stunde; engmaschige Kontrolle der Blutgase, Elektrolyte, Blutglukose unter Wiedererwärmung.

Sonstige Maßnahmen: **1.** in allen Stadien Isolation (z. B. Aludecke) und Immobilisation, vorsichtiger Umgang mit dem Patienten bei der Entkleidung: Rettung in horizontaler Körperposition, um den sog. Bergungstod (maligne Herzrhythmusstörungen durch Rückstrom kalten peripheren Blutes) zu vermeiden; **2.** nach Transport in einen geschützten Raum zur Erstversorgung ggf. endotracheale Intubation (s. Atemwegsicherung), Beatmungs- und Thoraxkompressionsfrequenz wie bei normothermen Patienten (s. Reanimation); **3.** Wärme zuführen (Wärmematten, warme Luft, angewärmte Infusionen, befeuchtete und erwärmte Atemgase) und Wärmeabgabe verhindern (Abdecken mit Folien, Raumtemperatur auf >22 °C); bei Erwärmung im Wasserbad durch Vasodilatation weiterer Abfall der Körperkerntemperatur bedingt durch Abgabe von Wärme an die Peripherie möglich.

Eigenbehandlung: passive Erwärmung nur bei milder Hypothermie und bewusstseinsklarem Patienten möglich: Schutz vor weiterer Kälteexposition, Wechsel nasser Kleidung, warme Getränke.

Hypothermie

Schweregrad	Körperkerntemperatur (°C)	charakteristische Befunde
mild	35–32	Erregung, Exzitation, Abwehr und Gegenregulation, Muskelzittern, Kältediurese, Schmerzgefühl in den Extremitäten, Hyperventilation, arterielle Hypertonie, Tachykardie
moderat	32–30	Erschöpfung, Bewusstseinseintrübung, Adynamie, Sistieren des Kältezitterns, Hyporeflexie, nachlassende Schmerzempfindung, Halluzinationen, Amnesie, Kreislaufzentralisation, arterielle Hypotonie, Bradypnoe, Bradykardie, Arrhythmie
schwer	≤30	Koma, Areflexie, Mydriasis, Minimalatmung bis Apnoe, extreme Bradykardie, Herzrhythmusstörung, Kammerflimmern, Asystolie

Hinweis: 1. Zeitverluste vermeiden: am Einsatzort keine langen Reanimationsversuche und keine wiederholten Defibrillationen*, sondern zügiger Transport in entspr. Zentrum unter Fortführung der Reanimation, bei schwerer Hypothermie ≤30 °C maximal 3 Defibrillationsversuche, weitere Defibrillationen erst ab einer Körperkerntemperatur ≥30 °C; 2. Gerinnungsstörung bei Hypothermie <33 °C beachten; 3. Mechanische Einwirkungen (z. B. Einreiben mit Schnee) sind obsolet. 4. Nach erfolgreicher Reanimation wird die Beibehaltung einer milden Hypothermie von 32–34 °C für 12–24 Stunden auf einer Intensivstation empfohlen.

Literatur: 1. Hohlrieder, M. et al.: Management der akzidentellen Hypothermie. Anaesthesist 56: 805–811 (2007); 2. Epstein, E. et al.: Accidental hypothermia. BMJ 332: 706–709 (2006); 3. European Resuscitation Council: European Resuscitation Council Guidelines for Resuscitation 2005. Section 7 Cardiac arrest in special circumstances. Resuscitation 67: 135–170 (2005).

Autoren: T. Kerner, P. Kruska.

Hypothyreose: Unterfunktion der Schilddrüse und unzureichende Versorgung der Körperzellen mit Schilddrüsenhormonen; verminderte oder fehlende Produktion der Schilddrüsenhormone Thyroxin (T_4) und Triiodthyronin (T_3) und gegenregulatorische Erhöhung von thyroideastimulierendem Hormon (TSH); **Ursache:** angeborene Schilddrüsenanlage- und -entwicklungsstörung (s. Hypothyreose, konnatale), Iodverwertungsstörung, Thyroiditis* (evtl. mit Addison-Krankheit, s. Nebennierenrindeninsuffizienz, und/oder Diabetes mellitus Typ 1; dann als polyglanduläres Autoimmunsyndrom bezeichnet), häufig als Altershypothyreose auftretend, Operation, Radioiodtherapie, Arzneimittel, extremer Iodmangel, Schilddrüsenhormonresistenz, TSH-Rezeptor-Mutation; sekundäre Hypothyreose durch verminderte TSH-Produktion (s. Hypophysenvorderlappen-Insuffizienz); **Klinik:** 1. angeborene Hypothyreose: Icterus prolongatus, Trinkschwäche, Gedeihstörung, Bewegungsarmut, neurologisches Defizit, Makroglossie, blasse trockene Haut; später verzögertes Längenwachstum, Lernschwäche; 2. Hypothyreose im Erwachsenenalter: meist langsamer Beginn; im Vollbild Müdigkeit, Leistungsschwäche, Gewichtszunahme, depressive Stimmungslage, herabgesetzte Mimik, Hyporeflexie, Obstipation, Haarausfall, tiefe heisere Stimmlage, Hypothermie, Bradykardie, Herzinsuffizienz; bei Frauen Zyklusstörung; bei Männern Libido- und Potenzstörung; **Komplikationen:** hypothyreotes Koma mit Bewusstseinsstörung, Hypothermie, Hypoventilation mit Hypokapnie, Bradykardie, Hyponatriämie, Hypoglykämie.

Behandlungsindikation: immer bei erniedrigter Schilddrüsenhormon- (T_3, T_4) und erhöhter TSH-Konzentration bzw. auch latenter Hypothyreose mit Nachweis von Antikörpern gegen Schilddrüsenperoxidase (Abk. TPO-AK); bei latenter Hypothyreose mit nur leicht erhöhtem TSH (3,5–6 μU/ml) und passagerer Störung (bei subakuter oder zytokininduzierter Thyroiditis) abwartende Haltung mit regelmäßigen Kontrollen; Therapieziel ist grundsätzlich eine euthyreote Stoffwechsellage mit normaler Schilddrüsenhormon- und TSH-Konzentration.

Pharmakotherapie: 1. Dauersubstitution mit Levothyroxin* (z. B. L-Thyroxin Henning®, Euthyrox®), 1-mal/d p. o., ca. 20–30 Minuten vor der 1. Mahlzeit; cave: bei gleichzeitig bestehender Addison-Krankheit muss vor der Therapie mit Schilddrüsenhormonen eine Substitutionstherapie mit Glukokortikoiden (Hydrocortison) erfolgen, da es sonst zu einer krisenhaften Verschlechterung kommt; Levothyroxin-Dosierung: a) Erwachsene mit ausgeprägter Hypothyreose, hohem Alter oder kardialer Vorerkrankung: initial 25 μg/d, langsame Dosissteigerung alle 4 Wochen; individuelle Dauersubstitution mit 100–200 μg/d (1,5–2,0 μg/kg KG); b) jüngere Erwachsene ohne Risiko: initial 50 μg/d, schnellere Dosissteigerung bis zur angestrebten endgültigen Dosis innerhalb von 10 Tagen; c) Säuglinge: s. Hypothyreose, konnatale; 2. **hypothyreotes Koma:** intensivmedizinische Therapie mit Beatmungsmöglichkeit erforderlich; intravenöse Gabe von Glukokortikoiden in höherer Dosis, z. B. Hydrocortison (z. B. Hydrocortison Hoechst®) 200 mg als Bolus, danach über Perfusor; intravenöse Gabe von Levothyroxin-Natrium (z. B. L-Thyroxin Henning®) 500 μg etwa bis zum 10. Tag (in Abhängigkeit des TSH-Wertes); bei Hypoglykämie Gabe von Glukose (40 %; Blutzuckerkontrollen); bei Hyponatriämie ggf. Gabe von hypertoner NaCl-Lösung; bei Hypotonie Volumenersatz, ggf. Katecholamine; langsames Erwärmen;

Sonstige Maßnahmen: 1. Patientenaufklärung über die Notwendigkeit regelmäßiger Arzneimitteleinnahme; bes. bei Kindern und Jugendlichen ist eine hohe Compliance oft nur schwer zu erreichen. 2. Therapiekontrolle: TSH und T_3 sollen im Normbereich liegen, freies T_4 darf nach Arzneimitteleinnahme leicht erhöht sein.

Arbeitsunfähigkeit: für die Dauer einer definitiven Hypothyreose; 3–4 Wochen nach begonnener Substitutionstherapie besteht meist wieder Arbeitsfähigkeit.

Hinweis: Die Substitution mit nicht näher definierten Schilddrüsentrockenextrakten ist obsolet.

Literatur: 1. Laurberg, P. et al.: Hypothyroidism in the elderly: pathophysiology, diagnosis and treatment. Drugs Aging 22: 23–38 (2005); 2. Roberts, C. G.; Ladenson P. W.: Hypothyroidism. Lancet 363: 793–803 (2004); 3. Ringel, M. D.: Management of hypothyroidism and hyperthyroidism in the intensive care unit. Crit Care Clin 17: 59–74 (2001).

Autoren: M. Schott, W. A. Scherbaum.

Hypothyreose, konnatale: angeborene Unterfunktion der Schilddrüse mit unzureichender Versor-

Hypothyreose, konnatale Tab. 1
Ätiologie

Schilddrüsendysgenesie
Athyreose
Hypoplasie
Ektopie
Hemithyroidea
Defekte der Hormonbiosynthese
Thyreoglobulin-Defekt
thyreodaler Peroxidase-Defekt
Thyreodoxidase-2-Defekt
Dehalogenase-Defekt
zentrale Hypothyreose
Entwicklungsdefekte von Hypothalamus und Hypophyse (z. B. septooptische Dysplasie)
isolierter Beta-TSH-Mangel
transiente Hypothyreose/Hyperthyreotropinämie
Iodkontamination
Thyreostatika
TSH-Rezeptor-Defekt
mütterliche Schilddrüsenautoantikörper

Hypothyreose, konnatale Tab. 2
Substitutionstherapie

Alter		L-Thyroxin (μg/kg KG/d p. o.)
Frühgeborene und hypotrophe Neugeborene		10
Neugeborenes		10–15
3 –24	Monate	8–10
3.–10.	Lebensjahr	4– 6
11.–16.	Lebensjahr	3– 4
>16	Jahre	2– 3

gung der Körperzellen mit Schilddrüsenhormonen; **Ursache:** s. Tab. 1; **Symptome: 1.** Neonatalzeit: Icterus prolongatus, vergrößerte kleine Fontanelle, Nabelhernie, Schläfrigkeit; **2.** Säuglingszeit: typisches Gesicht, Makroglossie, trockene und kalte Haut, Myxödem, Muskelhypotonie, Hypothermie, Bradykardie, vermehrte Gewichtszunahme, Obstipation, heiseres Schreien, struppiges Haar; **3.** später Störungen des Hörvermögens, retardierte geistige Entwicklung, verzögerter Zahndurchbruch, Kleinwuchs, Adipositas. **Prognose:** hängt vom Zeitpunkt des Therapiebeginns und der Zuverlässigkeit der Behandlung ab. Bei früher Diagnosestellung entwickeln sich die Kinder körperlich und geistig normal.

Behandlungsindikation: pathologischer Befund im Neugeborenen-Screening (Entscheidungskriterium, sog. cut off, für weitere Kontrollen: TSH: 15–20 mE/l) und erniedrigte Schilddrüsenwerte (fT_4, Thyreoglobulin). Bei auffälligem TSH-Wert im Sreening muss sofort nach Meldung aus dem Screening-Labor eine quantitative Bestimmung von TSH, T3 und T4 erfolgen und die Behandlung noch vor Eintreffen des definitiven Ergebnisses begonnen werden. Bei Frühentlassung (Entlassung bereits wenige Stunden nach der Geburt) wird empfohlen, eine Probe für das Neugborenen-Screening abzunehmen, um eine frühe Diagnosestellung und Therapieeinleitung zu sichern, ein Zweit-Screening sollte angestrebt werden. Bei Frühgeborenen, die vor der 32. Schwangerschaftswoche geboren wurden, wird generell ein Zweit-Screening, wenn sie die 32. SSW erreicht haben, angestrebt (physiologische Unreife des Feedback-Systems bei Frühgeborenen). Außerdem wird TSH durch Dopamin und Glukokortikoide, bei Frühgeborenen zum Teil im Einsatz, gehemmt. Deshalb ist eine Beurteilung erst nach Absetzen dieser Arzneimittel möglich. Das Knochenalter kann bereits bei Frühgeborenen oder bei intrauterin retardierten Kindern auf einer Röntgenaufnahme des Kniegelenks bestimmt werden. Bei schwerer Hypothyreose ist schon intrauterin die Knochenreifung stark verzögert. Eine Ultraschalluntersuchung der Schilddrüse sollte immer versucht werden. Eine Szintigraphie mit Technetium der Schilddrüse ist nicht zwingend.

Pharmakotherapie: Substitutionstherapie mit Levothyroxin-Natrium (z. B. Berlthyrox® 50), Dosierung s. Tab. 2; cave: frühestmöglicher Therapiebeginn zur Verhinderung hirnorganischer Defekte; Therapiekontrolle in endokrinologischer Spezialambulanz mit TSH-Bestimmung (Zielbereich: 0,5–2,0 mE/l), Kontrolle des Knochenalters (Ziel: altersgerechte Knochenkernentwicklung im Karpogramm) und Vergleich mit den altersentsprechenden Körperlängen- und Gewichtsperzentilen; lebenslange Durchführung der Substitutionstherapie nach Ausschluss einer transienten Hypothyreose; Kontrolluntersuchungen der Schilddrüsenwerte bis zum vollendeten 2. Lebensjahr alle 4–6 Wochen, danach in viertel- bis halbjährlichem Abstand.

Sonstige Maßnahmen: 1. Klärung der Ätiologie der konnatalen Hypothyreose; **2.** nach dem 2. Lebensjahr Auslassversuch (Ausschluss transienter Formen) unter Kontrolle der Schilddrüsenwerte und des TSH-Werts; **3.** ggf. zusätzlich TRH-Test; **4.** zur Erhöhung der Compliance Aufklärung der Eltern (später auch des Patienten) darüber, dass nur bei konsequenter Substitution eine normale Entwicklung der betroffenen Kinder zu erwarten ist.

Literatur: 1. Leitlinien der Gesellschaft für Neonatologie und Pädiatrische Intensivmedizin (Abk.

GNPI): Organisation und Durchführung des Neugeborenenscreenings auf angeborene Stoffwechselstörungen und Endokrinopathien in Deutschland; http://www.dggg.de/_download/unprotected/g_03_08_01_organisation_durchfuehrung_neugeborenenscreenings.pdf; **2.** Grüters, A.; Krude, H.: Angeborene Hypothyreose. Monatsschr Kinderheilkd 156: 951–960 (2008); **3.** Sitzmann, F. C. (Hrsg.): Duale Reihe - Pädiatrie. 3. Aufl. Stuttgart: Thieme, 2007; **4.** Speer, C. P.; Gahr, M.: Pädiatrie. 2. Aufl. Berlin, Heidelberg, New York: Springer, 2005; **5.** Müller, M.; Radke, M. (Hrsg.): Kinderheilkunde multimedial. CD-ROM. 4. Aufl. Stuttgart: Schattauer, 2003.

Autorin: M. Uhlemann.

Hypothyreose, sekundäre: s. Hypophysenvorderlappen-Insuffizienz.

Hypotonie, arterielle: systolischer Blutdruck unter 100 mmHg; unabhängig von der Symptomatik; **Formen: 1.** primäre arterielle Hypotonie: unklare Genese bzw. konstitutionelle oder idiopathische Hypotonie (häufig bei jungen Frauen, leptosomaler Habitus); **2.** sekundäre arterielle Hypotonie: s. Tab.; **3.** orthostatische Hypotonie primärer oder sekundärer Genese.

Behandlungsindikation: 1. primäre arterielle Hypotonie: meist kein Krankheitswert, Behandlung nur bei Zeichen der zerebralen Minderperfusion wie Schwindel, Augenflimmern, Synkopen, chronischer Müdigkeit mit Minderung der körperlichen und geistigen Leistungsfähigkeit; **2.** sekundäre arterielle Hypotonie: kausale Therapie.

Pharmakotherapie: 1. primäre arterielle Hypotonie: nur in Ausnahmefällen und stets nach Versagen sonstiger Maßnahmen (s. u.): **a)** Sympathomimetika: z. B. Etilefrin (z. B. Effortil®), 3 × 5–10 mg/d p. o., bzw. Effortil® Depot Perlongetten®, 1–2 × 25 mg/d (entspr. 1–2 Kapseln/d) p. o.; **b)** Midodrin (Gutron®), initial 2–3 × 2,5 mg/d p. o., Dosis allmählich erhöhen auf individuelle Erhaltungsdosis (max. 30 mg/d); **c)** hydrierte Ergotalkaloide, z. B. Dihydroergotamin (z. B. Dihydergot® retard), 2–3 × 2,5–5 mg/d p. o.; **d)** Mineralokortikoide: z. B. Fludrocortison* (Astonin® H), 1–3 × 0,1 mg/d p. o., cave: Hypokaliämie (regelmäßige Kontrolle erforderlich) und Kontraindikation bei Neigung zu Ödemen i. R. von Herzinsuffizienz*, Leberzirrhose*, nephrotischem Syndrom; **2. sekundäre arterielle Hypotonie**: entsprechend der zugrundeliegenden Erkrankung.

Sonstige Maßnahmen: 1. Aufklärung und Beratung, selten Psychotherapie; **2.** physikalische Maßnahmen, Umstellung der Ernährung und vermehrte körperliche Aktivität (s. Eigenbehandlung); **3.** Kompressionsstrümpfe; **4. Notfallmaßnahmen** bei neurokardiogener (vasovagaler) Synkope*: Patienten hinlegen, Kopf tief- und Beine hochlagern; bei Vorzeichen (Schwindel, Augenflimmern) hinsetzen bzw. -legen und evtl. Beine hochlagern.

Hypotonie, arterielle
Ätiologische Einteilung der sekundären Hypotonieformen

Arzneimittel bedingte Hypotonie
Antihypertensiva
Diuretika
Psychopharmaka
Hypovolämie bedingte Hypotonie
Schock bedingte Hypotonie
Volumenmangel
metabolisch-toxisch
septisch
anaphylaktisch
kardiogen
endokrin
neurogen
endokrine Hypotonie
Nebennierenrindeninsuffizienz/Addison-Krankheit
Hypophysenvorderlappen-Insuffizienz
Hypothyreose
adrenogenitales Syndrom
Bartter-Syndrom
Diabetes insipidus
kardio-vaskuläre Hypotonie
Herzinfarkt
Herzrhythmusstörungen
Herzklappenfehler (Aortenstenose, Mitralstenose)
Herzinsuffizienz
Myokarditis
Karotissinus-Syndrom
Aortenisthmusstenose
Varikosis und postthrombotisches Syndrom
neurogene Hypotonie
(Störung des autonomen Nervensystems mit asympatikotoner Reaktion im Schellongtest)
primär: Shy-Drager-Syndrom
sekundär: bei Polyneuropathie mit Befall des autonomen Nervensystems (am häufigsten bei diabetischer autonomer Neuropathie), Guillain-Barré-Syndrom, Tabes dorsalis, Querschnittläsionen, Parkinson-Syndrom und anderen neurologischen Grunderkrankungen

Naturheilkundliche Verfahren: 1. Wechselbäder (Kneipp-Therapie); **2.** Sauna mit anschl. Tauchbad oder kalten Sitzgüssen; **3.** intensive Bürstenmassage und ansteigende Bürstenhalbbäder mit anschl. Rückenguss; **4.** Aufenthalte am Meer oder im Hochgebirge (Reizklima); **5.** Phytotherapie: Weißdorn und Rosmarin.

Eigenbehandlung: **1.** Ernährung: vermehrte Flüssigkeitszufuhr (2–3 l/d), zusätzliche Kochsalzaufnahme von 5–10 g/d, evtl. coffeinhaltige Getränke trinken; Alkohol und Nicotin meiden; **2.** bei längerem Stehen Wadenmuskulatur durch Wippen auf den Zehenspitzen anspannen, Stützstrümpfe tragen; **3.** regelmäßiges körperliches Training, z. B. Walking, Laufen, Schwimmen oder isometrisches Training; **4.** abruptes Aufstehen und Wärme (lange Sonnenbäder, überheizte Räume) vermeiden.

Hinweis: **1.** Bei dysregulierter arterieller Hypotonie besteht beim Aufstehen die Gefahr eines orthostatischen Kollapses durch Blutdruckabfall mit Anstieg der Herzfrequenz. **2.** Saunagänge (nicht länger als 8–10 Minuten auf unterster Ebene) sind bei primärer arterieller Hypotonie nicht kontraindiziert. Der Sympathikusstimulation mit Anstieg von Herzfrequenz, Herzzeitvolumen und Blutdruck stehen eine gesteigerte Hautdurchblutung sowie Flüssigkeits- und Salzverlust gegenüber. **3.** Von einer pharmakologischen Eigenbehandlung einschließlich Einnahme sog. Kreislauf stabilisierender Haus- oder Naturprodukte, die häufig Alkohol enthalten, wird dringend abgeraten.

Autoren: H. Steiger, T. Dill, C. Hamm.

Hypovitaminose-D: s. Vitamin-D-Mangel.

Hypoxämie: s. ARDS.

Hypoxämie, fetale: s. Sauerstoffmangel, intrauteriner.

Hypoxie: s. Dyspnoe; Sauerstoffgabe.

Hysterektomie: (engl.) *hysterectomy*; Abk. HE; syn. Uterusexstirpation; operative Entfernung der gesamten Gebärmutter (totale Hysterektomie) oder von Teilen der Gebärmutter (subtotal als suprazervikale Hysterektomie mit Erhalt der Zervix oder Trachelektomie mit Erhalt des Korpus) als Haupteingriff bei benignen und malignen Erkrankungen des Uterus selbst bzw. als Zusatzeingriff bei Erkrankungen anderer Organe, z. B. der Ovarien; in der operativen Gynäkologie häufig (mit abnehmender Tendenz) durchgeführter Eingriff; **Formen:** **1.** Hysterektomie **über vaginalen Zugang:** Vorteile: minimal-invasiver Eingriff mit kurzer Operationsdauer und kurzer Rekonvaleszenz, niedrige Komplikationsrate, kosmetisch vorteilhaft; Nachteil: eingeschränkte Übersicht, insbes. bei Komplikationen problematisch; **a)** vaginale Hysterektomie; **b)** laparoskopisch assistierte vaginale Hysterektomie (Abk. LAVH): vaginale Hysterektomie mit laparoskopischer Vorbereitung, um trotz Indikation zum abdominalen Zugang (insbes. bei Adhäsionen, Endometriose, größeren Myomen, Operationen an den Adnexen) den vaginalen Zugang zu ermöglichen; **c)** erweiterte vaginale Hysterektomie (Radikaloperation nach Schauta); **d)** Trachelektomie: Entfernung der Zervix; auch als radikaler Eingriff unter Mitnahme der Parametrien und einer Scheidenmanschette; **2.** Hysterektomie **über abdominalen Zugang:** obligat bei Uterus- und Ovarialkarzinomen; Vorteile: gute Übersicht, anatomiegerechtes Operieren, Möglichkeit zur Revision der Bauchhöhle, Erweiterungsmöglichkeiten bei (unerwarteten) zusätzlichen Befunden; Nachteil: größere postoperative Beschwerden inf. Laparotomie; **a)** abdominale intra- oder extrafasziale Hysterektomie; **b)** erweiterte abdominale Hysterektomie (Radikaloperation nach Wertheim); **c)** suprazervikale abdominale Hysterektomie; **3.** Hysterektomie **über laparoskopischen Zugang:** Vorteile: schonendes, minimal-invasives Verfahren, Detailgenauigkeit durch Vergrößerung des OP-Feldes auf dem Bildschirm bei optimaler Ausleuchtung; Nachteile: keine direkte Palpation möglich, erschwerter Zugriff bei Komplikationen, insbes. Blutungen; hoher Trainingsaufwand für Umgang mit Spezialinstrumenten; Zeitfaktor; durch sog. gaslose Laparoskopie Minimierung der Nachteile möglich; **a)** laparoskopische totale Hysterektomie mit Morcellement zur Entfernung des Uterus aus der Bauchhöhle durch Trokarhülse; **b)** laparoskopische erweiterte (radikale) Hysterektomie; **c)** laparoskopisch assistierte suprazervikale Hysterektomie (Abk. LASH): Vorteil: der komplikationsanfälligste Teil der Hysterektomie, die Entfernung der Zervix mit evtl. Verletzungen von Blase, Ureteren und Rektum, entfällt.

Indikation: Myoma* uteri, Descensus uteri, Zervixkarzinom*, Korpuskarzinom*, Endometriose*, therapieresistente funktionelle Blutungen, pelvine Infektionen, Ovarialkarzinom*, Trophoblasttumoren, unkontrollierbare postpartale Blutungen; aus medizinischen und psychologischen (Verlust der körperlichen Integrität) Gründen wird die Indikation zu diesem Eingriff zunehmend kritischer betrachtet.

Kontraindikation: **1.** für vaginalen Zugang: großer oder hochstehender fixierter Uterus bei enger Vagina (Nullipara, Senium), Adnextumoren, Endometriose, Voroperationen im kleinen Becken, Zustand nach pelvinen Entzündungen; **2.** für primäre Hysterektomie: Uteruskarzinom ohne tumorfreien Absetzungsrand; **3.** allgemein: Grunderkrankung, schlechter Allgemeinzustand.

Durchführung: Vorbereitung: Anamnese, gynäkologische Untersuchung, Vaginalsonographie, EKG (ab 40. Lebensjahr), Röntgen-Thorax (ab 60. Lebensjahr), Laboruntersuchungen, Portiozytologie, Nierensonographie und Urinstatus sind obligat; ggf. Zystoskopie, Urodynamik, CT und MRT; **Methoden:** **1.** vaginale Hysterektomie: Lagerung in Steinschnittlage; Desinfektion und Einlage eines Blasenkatheters; Zirkumzision der Portio vaginalis uteri, Präparation des Spatium vesicocervicale, Eröffnung des Douglas-Raums, Säumen der hinteren Kolpozöliotomie; Absetzen der Ligamenta sacrouterina und cardinalia; Eröffnung der Plica vesicouterina; „Stürzen“ des Uterus und Absetzen des Uterus von den Adnexen und den Ligamenta teretia; ggf. Adnexexstirpation; hohe Peritonisierung; Säumen des Wundrandes; **2.** erweiterte vaginale Hysterektomie (Schauta-Amreich-Operation): Bildung einer Scheidenmanschette; ggf. paravaginale Inzision (Schuchardt-Schnitt), vollständige Mobilisation der Ureteren; Entfernung der Sakrouterinligamente, des Parakolpiums und der Parametrien; die notwendige pelvine und paraaortale Lymphonodektomie kann laparoskopisch erfolgen; **3.** abdominale Hysterektomie: Eröffnung des Abdomens je nach Operationsindikation mit Quer- oder Längsschnitt; Anhaken des Uterus (ggf. Haltefaden), Fassen des Ovars; Absetzen der Ligamenta infundibula pelvica (cave Ureter!); Spaltung des Peritoneums in Richtung Ligamentum teres; Absetzen des Ligamentum teres; Spaltung des Blasenperitoneums und Abschieben der Blase nach unten; Absetzen des uterinen Gefäßbündels beidseits, schrittweises Absetzen des Parametriums über Klemmen; Eröffnung der Scheide (am besten durch Längsinzision zur Lokalisation des Übergangs von Vagina und Portio); Absetzen des Uterus; Verschluss der Scheide, Peritoneal- und Bauchdeckenverschluss; **4.** erweiterte abdominale Hysterektomie (Wertheim-Operation): immer abdominaler Längsschnitt (paraaortale Lymphonodektomie), ggf. mit Verlängerung links um den Nabel herum; Eröffnung des Retroperitonealraums bei paraaortaler Lymphonodektomie; möglichst ausgedehnte pelvine Lymphonodektomie; Darstellung und Mobilisierung der Ureteren; Absetzen der Sakrouterinligamente der Parametrien und des Parakolpiums; Blase und Rektum von Vagina frei präparieren; Abtrennung des Uterus zusammen mit einer Scheidenmanschette; Peritonisierung des Scheidenstumpfes und Bildung einer peritonealen Neovagina; parametrale Wundräume bleiben offen, kein Drain; **5.** laparoskopisch assistierte suprazervikale Hysterektomie: Steinschnittlagerung, transurethraler Dauerkatheter; Anlage eines Pneumoperitoneums; Platzierung eines transumbilikalen Optiktrokars und zweier 5 mm-Arbeitstrokare im linken und rechten Unterbauch; Durchtrennung der uterinen Haltestrukturen mit bipolarer Koagulationstechnik; **a)** bei Adnexentfernung Darstellung der Ureteren, Dissektion des Ligamentum infundibulum pelvicum nach Koagulation mit endoskopischer Schere, uterusnahe Koagulation und Dissektion des Ligamentum ovarii proprium und der Tube, Bergung der Adnexe mit Endo-Sack; **b)** bei Adnexerhalt zunächst Koagulation und Durchtrennung von Ligamentum teres uteri und Ligamentum ovarii proprium; Eröffnung des Ligamentum latum; Unterminierung und Eröffnung des Blasenperitoneums von lateral; Koagulation und Durchtrennung des aufsteigenden Astes der Arteria uterina (cave: Ureter); verbliebene Bindegewebestränge des Parametriums bis 1 cm unterhalb der Korpus-Zervix-Grenze durchtrennen, Absetzen des Uterus in Höhe des isthmozervikalen Übergangs mit einem monopolaren Koagulationshaken; Koagulation des oberen Zervikalkanals; Peritonisierung fakultativ; Entfernung des Corpus uteri nach Zerkleinerung durch elektromechanischen Morcellator über erweiterten linken Trokareinstich; **Alternativen:** Endometriumablation, uteruserhaltende laparoskopische und hysteroskopische Myomenukleationen, Embolisation der zuführenden Gefäße, Hormonbehandlungen.

Komplikationen: Verletzung von Blase, Ureteren und Rektum; Nachblutung; Störung der Ovarial-, Blasen- und Darmfunktion; Bildung von Zysten und Fisteln; Thrombose, Embolie, Infektionen.

Hinweis: **1.** Die Wahl des Zugangs hängt neben der medizinischen Indikation auch von der Erfahrung und der „Schule" des Operateurs ab. **2.** Über die Größe des noch vaginal zu entfernenden Uterus entscheiden auch Fähigkeiten und technische Möglichkeiten des Operateurs. Bei enger Scheide kann ein Scheiden-Damm-Schnitt hilfreich sein. **3.** Bei LASH ist postoperativ eine regelmäßige zytologische Überwachung der Zervix erforderlich.

Selbsthilfe: Dachverband der Frauengesundheitszentren in Deutschland e. V, Goetheallee 9, 37073 Göttingen, Tel. und Fax 0551 487025; E-Mail: dv-frauengesundheitszentren@gmx.de, Homepage: http://www.fen-net.de/fgz/eingang.htm.

Literatur: **1.** Merrill, R. M.: Hysterectomy surveillance in the United States, 1997 through 2005. Med Sci Monit 14: CR24–31 (2008); **2.** Sesti, F. et al.: A comparison of vaginal, laparoscopic-assisted vaginal, and minilaparotomy hysterectomies for enlarged myomatous uteri. Int J Gynaecol Obstet 103 (3): 227–231 (2008); **3.** Wallwiener, D. et al. (Hrsg.): Atlas der gynäkologischen Operationen. 7. Aufl. Stuttgart: Thieme, 2008.

Autor: W. Straube.

Hysteroskopie, operative: intrauteriner Eingriff, der über ein Hysteroskop elektrochirurgisch oder mit Laser durchgeführt wird; minimal-invasive Therapie intrauteriner Läsionen, die abdominale Operationsverfahren (Laparotomie) teilweise ersetzen kann, die Belastung für die Patientin reduziert und ggf. organerhaltend ist.

Indikation: **1.** intrauterines Septum: Septumdissektion bei Patientin mit habituellem Abort oder Sterilität* der Frau, um eine Fehlgeburt zu vermeiden; ohne Therapie enden >80 % der Schwangerschaften mit einem Abort (postoperative Abortrate: <10 %); **2.** intrauterine Adhäsionen: Adhäsiolyse, um die Fertilitätschance zu verbessern und die meist bestehende Blutungsstörung (Amenorrhö, Hypomenorrhö, Dysmenorrhö) sowie rezidivierende zyklische Unterbauchbeschwerden zu beseitigen; **3.** Myome und Polypen: gezielte Resektion mit einer Schlinge zur Therapie von Fertilitäts- und Blutungsstörungen, oft verbunden mit sekundärer Anämie; **4.** gegen Hormontherapie resistente rezidivierende Hypermenorrhö: Endometriumablation mit Resektion oder Koagulation des Endometriums.

Kontraindikation: Schwangerschaft, akute und subakute Entzündung des Genitales (Kolpitis*, Zervizitis, Endometritis, Adnexitis*).

Durchführung: diagnostische Hysteroskopie mit 3–5 mm-Hysteroskop; Dilatation des Zervikalkanals bis Hegar 9; Einführen des äußeren Schafts mit Obturator; Ersetzen des Obturators durch ein Hysteroresektoskop mit Elektrode und 12°-Winkeloptik; nach Anschluss an die elektrochirurgische Einheit und Kontrolle der Leistungseinstellung am Hochfrequenzgerät Öffnen der Zufuhr des Distensionsmediums (elektrolytfreie Lösung) und Distension des Cavum uteri; meist ist eine Spülung vor dem operativen Eingriff erforderlich, da die Dilatation Blutungen mit Koagulation im Cavum uteri verursacht.

Komplikationen: Perforation mit Verletzung der Nachbarorgane, Blutung, Infektion, Einschwemmung von Spülflüssigkeit in das Venensystem (TUR-Syndrom), Luftembolie.

Neuentwicklung: **1.** bipolare Schneide- (Distensionsmedium: Kochsalzlösung) und Koagulationstechniken (Vermeidung des TUR-Syndroms); **2.** Ballonmethoden zur Koagulation des Endometriums; **3.** bipolare Koagulation mit Novasure®-Netz.

Literatur: **1.** Römer, Th.: Operative Hysteroskopie für Gynäkologen – Ein Wegweiser für die Praxis. 2. Aufl. Berlin, New York: de Gruyter, 2009; **2.** Practice Committee of American Society for Reproductive Medicine: Indications and options for endometrial ablation. Fertil Steril 90: 236–240 (2008); **3.** Köchli, O. R. et.al.: Consensus of diagnostic and operative hysteroscopy. Consens statements of a joint-meeting of the Societies for Gynecological Endoscopy of Switzerland, Germany and Austria. Contrib Gynecol Obstet 20: 182–187 (2000).

Autor: Th. Römer.

I

IABP: s. Herzinsuffizienz.

IB-Lymphom: s. Lymphome, hochmaligne periphere vom B-Zell-Typ.

IBM: s. Myositis.

IBS: Abk. für (engl.) irritable bowel syndrome, s. Reizdarmsyndrom.

ICB: Abk. für (engl.) intracerebral bleeding, s. Blutung, intrazerebrale.

ICD: Abk. für (engl.) implantable cardioverter-defibrillator, s. Kardioverter-Defibrillator, implantierbarer.

Ich-Störungen: s. Schizophrenie.

Ichthyosis vulgaris: sog. Fischschuppenkrankheit; hereditäre Verhornungsstörung mit Hyperkeratose und ausgeprägter Trockenheit der Haut; häufig assoziiert mit atopischem Ekzem*.

Behandlungsindikation: mit Diagnosestellung gegeben; Behandlungsziele sind dabei **1.** Rückfettung der trockenen Haut; **2.** kosmetische Entschuppung der Haut.

Pharmakotherapie: **1.** bei mäßiger Schuppung lokale Behandlung mit Salicylsäure (5 % in Vaseline; cave: Resorption), Harnstoff (10–12 % in Grundlage, Basodexan® Creme); Anwendung 2-mal täglich; UAW: Hautreizung; Kontraindikation: entzündete Haut; **2.** bei stärkerer Verhornungsstörung zusätzlich Retinoide: z. B. Kombination aus 0,03 % Tretinoin und 12 % Harnstoff (Carbamid + VAS Creme Widmer®); UAW: Hautreizung. **3.** bei bestimmten, seltenen Ichthyosisformen: systemisch Acitretin (Neotigason® Kapseln), geringstmögliche Dosis, evtl. <10 mg/d p. o., keinesfalls >30 mg/d p. o. , nur für Erwachsene;

Sonstige Maßnahme: Rückfettung mit Ölbädern (z. B. Balneum Hermal® F).

Hinweis: Lipidsenker wie Lovastatin (Mevinacor®), Simvastatin (Zocor®) oder Pravastatin (Liprevil®) können eine Ichthyosis auslösen oder verschlimmern.

Neuentwicklung: bei bestimmten, seltenen Ichthyosisformen: **1.** systemische Acitretin-Therapie (Neotigason® Kapseln) bei Kindern wird als in Erprobung begriffener Therapieansatz diskutiert; **2.** Versuch mit Calcipotriol (z. B. Psorcutan® Salbe); Dauertherapie erforderlich.

Literatur: **1.** Sandilands, A. et al.: Comprehensive analysis of the gene encoding filaggrin uncovers prevalent and rare mutations in ichthyosis vulgaris and atopic eczema. Nature Genetics 39: 650–654 (2007); **2.** Zhong, W. et al.: Linkage analysis suggests a locus of ichthyosis vulgaris on 1q22. J Hum Genet 48: 390–392 (2003).

Autoren: P. Schulze, W. Sterry.

ICP: s. Schädelhirntrauma.

ICSI: s. In-vitro-Fertilisation.

Ifosfamid: s. Alkylanzien.

Ikterus: sog. Gelbsucht; hell- bis dunkelgelbe Hautfarbe inf. Übertritts von Gallenbestandteilen (u. a. Bilirubin) zunächst ins Blut sowie durch das Gefäßendothel in die Haut, die Conjunctiva bulbi und das übrige Körpergewebe; Symptom, das bei verschiedenen Grunderkrankungen auftreten kann und sichtbar wird, wenn die Serumkonzentration von Bilirubin ca. 34 mmol/l (2,0 mg/dl) übersteigt. **Einteilung** und **Ursache:** **1.** prähepatischer Ikterus, i. d. R. durch Hämolyse verursacht; **2.** intrahepatischer Ikterus, z. B. durch Hepatitiden, toxische Schäden, dekompensierte Leberzirrhose, genetische Bilirubinkonjugations- und/oder -ausscheidungsstörung wie beim Gilbert-Syndrom, genetische Cholestasen (z. B. intrahepatische Schwangerschaftscholestase); **3.** posthepatischer Ikterus durch eine Abflussstörung der Galle.

Behandlungsindikation: **1.** entsprechend der Grunderkrankung; **2.** Komplikationen einer Cholestase, z. B. generalisierter Pruritus und Verdauungsstörungen.

Pharmakotherapie: **I.** symptomatische Therapie der Cholestasesymptome: **1.** generalisierter Juckreiz spricht bei intrahepatischem Ikterus manchmal auf Gallensäurediversion mit Cholestyramin (z. B. Quantalan®), 1–4 × 4 g/d an; cave: Beeinträchtigung der Fettverdauung, Behinderung der Aufnahme fettlöslicher Vitamine und von Arzneimitteln, unwirksam bei obstruktivem Ikterus, hierbei Galledrainage nötig; **2.** Verdauungsstörungen durch Gallensäuremangel im Darm können durch Verdauungsenzyme in hoher Dosierung und mit mittelkettigen Triglyceriden angereicherte Kost gemildert werden; cave: nicht bei obstruktiver Cholestase; **II.** spezifische Therapie: **1.** chronische Hepatitis B und C: Interferon-α und Nukleosidanaloga (s. Hepatitis, chronische); **2.** autoimmune Hepatitis: Glukokortikoide, z. B. Prednisolon (z. B. Decortin® H), initial 20–50 mg/d p. o. (je nach Ausprägung und Verträglichkeit), wöchentliche Reduktion um 10 mg, später um 5 und 2,5 mg auf eine Erhaltungsdosis von 2,5–12,5 mg/d (je nach Erfolg) unter Osteoporoseprophylaxe mit z. B. Vitamin D und Calzium; ggf. zusätzlich Azathioprin (100 mg/d, später erfolgsabhängig evtl. Rückgang auf 50 mg/d möglich); cave: Kontrolle von Blutbild, Blutzucker, Leberwerten; augenärztliche Konsiliaruntersuchung (u. a. Augeninnendruck, Glaskörpertrübungen), Osteodensitometrie in größeren Abständen; **3.** nichteitrige Cholangitis, z. B. bei primär biliärer Zirrhose, primär sklerosierender Cholangitis (Abk. PSC): Ursodeoxycholsäure (z. B. Ursochol®, Cholofalk®), 10 mg/kg KG/d p. o., bei der PSC auch höhere Dosierung bis zu 20–30 mg/kg KG/d; **4.** Overlap-Syndrom zwischen Autoimmunhepatitis und primär biliärer Zirrhose: Ursodeoxycholsäure in Kombination mit systemischen Glukokortikoiden und ggf. Azathioprin; **5.** bakterielle Cholangitis: Antibiotika nach Antibiogramm oder kalkuliert unter Berücksichtigung der wahrscheinlichsten Keime (Escherichia coli, Klebsiella, Streptococcus faecalis, Pseudomonas): Ureidopenicilline, z. B. Piperacillin (z. B. Tazobac®), Mezlocillin (Baypen®); bei bes. schwerem Verlauf zusätzlich Aminoglykosid-Antibiotika, z. B. Netilmicin (Certomycin®); cave: nephro- und ototoxische UAW; **6.** genetisch bedingte intrahepatische Cholestasen: Voraussetzung ist eine genetische Diagnostik; die Behandlung sollte von Zentren mit Therapieerfahrung geleitet werden; **a)** progressive intrahepatische Cholestase Typ 1 (Byler-Syndrom, PFIC 1) und Typ 2 (PFIC 2): Ursodeoxycholsäure, Gallediversion, Lebertransplantation, Typ 3 (PFIC 3): teilweise Ansprechen auf Ursodeoxycholsäure, Lebertransplantation; **b)** benigne rekurrente intrahepatische Cholestase: Colestyramin und/oder Rifampicin zur Pruritus-Therapie; **c)** intrahepatische Schwangerschaftscholestase: Ursodesoxycholsäure bessert die Symptome der Mutter und reduziert das Risiko einer vorzeitigen Geburt und des Kindstods; **d)** Defekte in der Gallensäuresynthese: Chenodeoxycholsäure und/oder Cholsäure (je nach Typ).

Operative Therapie: **1.** operativ (nicht dagegen endoskopisch) kurativ behandelbare Gallengangobstruktion: s. Gallengangkarzinom, Gallenblasenkarzinom, Pankreaskarzinom, Cholelithiasis; **2.** operativ nicht kurativ (und endoskopisch nicht) behandelbare Gallengangobstruktion: z. B. Choledochojejunostomie als Palliativoperation; **3.** fulminanter Verlauf der akuten viralen Hepatitis*, bei akutem, toxisch bedingtem Leberzellzerfall (z. B. bei Pilzvergiftung), bestimmten Formen einer genetischen Cholestase oder einer Leberzirrhose im Endstadium: evtl. Lebertransplantation*. Bei obstruktivem Ikterus und erhöhtem Operationsrisiko (höheres Lebensalter, einschränkende Begleitkrankheiten, Multimorbidität) kommen in erster Linie endoskopisch interventionelle Maßnahmen in Betracht.

Sonstige Maßnahmen: **1.** bei obstruktiver Cholestase: endoskopisch interventionelle Maßnahmen wie Papillotomie, Steinextraktion (ggf. nach Lithotripsie) oder verschiedene Drainageverfahren (wie die Überbrückung von Gallenwegstenosen mit Stents), perkutane transhepatische Galledrainage (PTD). Die Drainageverfahren ersetzen bei maligner Obstruktion vielfach eine Palliativoperation. **2.** Austauschtransfusion bei massiver Hämolyse (Malaria tropica, ABNull- oder Rhesus-inkompatible Bluttransfusion); keine gesicherte Maßnahme; **3.** Phototherapie und Austauschtransfusion bei Morbus haemolyticus neonatorum; **4.** Noxen bei toxischer bzw. pharmakologischer Leberschädigung entfernen (fast alle Arzneimittel können zu einem hepatischen Ikterus führen).

Eigenbehandlung: Alkoholabstinenz; toxische Chemikalien vermeiden; keine Selbstmedikation mit neuen Arzneimitteln vornehmen.

Arbeitsunfähigkeit: bis zur Klärung der Grunderkrankung bei neu aufgetretenem Ikterus zunächst 3 Tage; dann entsprechend der zugrunde liegenden Ursache.

Neuentwicklung: Erkenntnisse zu angeborenen Cholestaseformen auf molekulargenetischem Gebiet haben zu pathophysiologisch begründeten Konzepten geführt.

Literatur: **1.** Bergasa, N. V.: Treatment of the Pruritus of Cholestasis. Curr Treat Options Gastroenterol 7: 501–508 (2004); **2.** Riely, C. A.; Bacq, Y.: Intrahepatic cholestasis of pregnancy. Clin Liver Dis 8: 167–176 (2004); **3.** Jansen, P. L. M.; Sturm, E.: Genetic cholestasis. Dtsch Med Wochenschr 128: S107–S109 (2003); **4.** Karpen, S. J.: Update on the ethiologies and management of neonatal cholestasis. Clin Perinato 29: 159–180 (2002).

Autor: H.-P. Buscher.

Ileitis terminalis Crohn: s. Enteritis regionalis Crohn.

Ileostomatypen: s. Enteritis regionalis Crohn.

Ileostomie, kontinente: s. Colitis ulcerosa.

Ileus: Störung der Darmpassage inf. Darmlähmung oder Darmverschluss; **Einteilung:** **1.** mechanischer Ileus: **a)** Okklusionsileus durch Tumor (z. B. Dünndarmtumor*), Abknickung, Adhäsion, Enteritis regionalis Crohn, Gallenstein, Fremdkörper, Bestrahlung; **b)** Strangulationsileus mit venöser oder arterieller Durchblutungsstörung bei Inkarzeration, Invagination oder Volvulus; **2.** funktioneller Ileus: paralytisch, spastisch, metabolisch oder entzündlich; **3.** Sonderformen: **a)** gemischter Ileus: mechanisch und paralytisch; **b)** postoperativer Ileus: bei schwerwiegenden postoperativen Komplikationen; **c)** Gallensteinileus: obstruktiv und spastisch; **d)** Ogilvie-Syndrom (Pseudoobstruktion): akute oder chronische Dilatation des Kolons, meist inf. neurologischer Grunderkrankung oder Mikrozirkulationsstörungen; **Klinik:** die Passagebehinderung löst eine Kette lokaler und allgemeiner Funktionsstörungen aus. Darmdistension, Störungen des Elektrolyt- und Wasserhaushalts, Endotoxine und Hypoxie können schließlich zur lebensbedrohlichen Ileuskrankheit mit Hypovolämie, Kreislaufschock und Multiorganversagen führen.

Behandlungsindikation: Bei jeder Passagestörung des Darms ist unverzüglich eine Therapie einzuleiten. Der Entwicklung einer Ileuskrankheit sollte unbedingt zuvorgekommen werden. Meist ist eine Operation indiziert: **1.** absolute Operationsindikation bei vaskulärer (Mesenterialinfarkt, Strangulation, Inkarzeration), mechanischer (Adäsion, Tumor, hochgradige entzündliche Stenose, Invagination, Gallensteinileus) und konservativ nicht therapierbarer Peritonitis mit paralytischem Ileus; **2.** relative Operationsindikation bei Subileus, chronisch-rezidivierendem Ileus (sog. Verwachsungsbauch) und Subileus bzw. Ileus inf. Bestrahlung oder entzündlicher Darmerkrankung sowie bei Peritonealkarzinose und Darmparalyse nach Peritonitisoperation; **3.** konservative Therapie bei unsicherer und wenig ausgeprägter Passagestörung oder funktionellem Ileus; **Kontraindikation:** für eine Operation: paralytisch reflektorischer Ileus bei Ureterstein, Überlaufblase, Pankreatitis, stumpfem Bauchtrauma (Ausschluss einer Organverletzung), retroperitonealem Hämatom, Becken- oder Wirbelkörperfrakturen sowie andere paralytische Passagestörungen (Elektrolytentgleisungen, Coma diabeticum, Pneumonie, Ileus nach intrathorakalen Eingriffen) und moribunde Patienten.

Pharmakotherapie: zur konservativen Behandlung eines funktionellen Ileus bzw. zur Vorbereitung auf die Operation: **1.** Wasser- und Elektrolytsubstitution; zusätzliche Volumengabe (Plasmaexpander) bei ausgeprägter Ileuskrankheit; **2.** Antibiotikaprophylaxe je nach erwartetem Erregerspektrum; **3.** pharmakologische Thromboseprophylaxe; **4.** Sympathikolyse mit Periduralkatheter; Peristaltika (nur bei auskultierbaren Darmgeräuschen): Ceruletid (Takus®), 40 µg, oder Cholinesterase-Hemmer, z. B. Neostigmin (z. B. Prostigmin®), 0,5 mg, beide Arzneimittel kontinuierlich i. v. (mit Perfusor oder pumpengesteuerter Infusion) über 2–6 Stunden, anschl. hoher Einlauf.

Operative Therapie: Vorbereitung: Patientenaufklärung über Gefährlichkeit der Erkrankung, Dringlichkeit der Operation, Vorgehensweise, evtl. künstlichen Darmausgang, intra- und postoperative Komplikationen sowie Heilungsaussichten; Vorbereitung mit Abführmaßnahmen (pharmakologisch, Magensonde, Darmrohr oder doppellumige Miller-Abbott-Sonde (s. Abb. 1), hohe Schwenkeinläufe), Volumen- und Elektrolytsubstitution, zentralvenösem Zugang, Bereitstellung von Blutkonserven, ggf. perioperative Antibiotikaprophylaxe, pharmakologische Thromboseprophylaxe und Harnblasenkatheter; **Verfahren: 1.** Zugang durch mediane Unterbauchlaparotomie, die nach

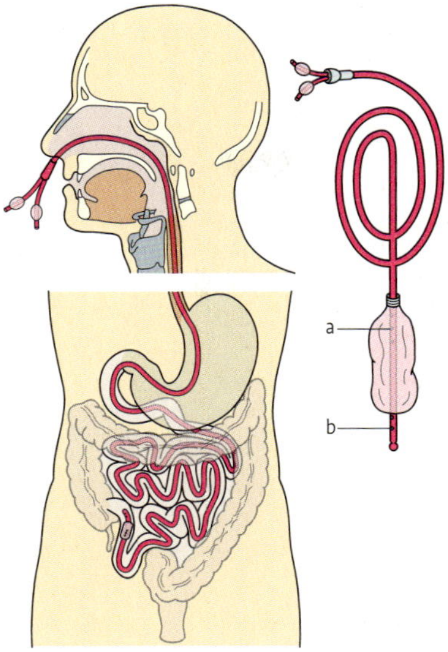

Ileus Abb. 1: doppellumige Miller-Abbott-Sonde, transnasal bis in das terminale Ileum vorgeschoben;
a: Lumen zum Aufblasen des terminalen Ballons;
b: Lumen zum Absaugen des Darminhalts

proximal erweitert werden kann; Dekompression des gestauten Darms durch oralwärts gerichtetes manuelles Ausstreichen und Absaugen des Inhalts über eine großlumige Magensonde, Enterotomie und offene Absaugung mit doppellumigem Brügge-Rohr oder Ballonkatheter; **2.** operative Therapie der Ursache des Ileus: Beseitigung oder Umgehung eines mechanischen Hindernisses (Lösen von Briden oder breitflächigen Adhäsionen, Darmresektion, Umgehungsanastomose, Anus praeternaturalis), Resektion durchblutungsgestörter Darmabschnitte oder Therapie einer Peritonitis* und Spülbehandlung der Bauchhöhle; **3.** Ileusprophylaxe bei ausgedehntem Verwachsungsbauch und rezidivierendem Ileus: ziehharmonikaartige Faltung der Dünndarmschlingen nach Nobel oder Childs-Phillips (s. Abb. 2), innere Schienung mit langer Levin-Sonde oder Deckung sehr ausgedehnter Serosadefekte durch Fixierung benachbarter Darmschlingen über dem Defekt; **4.** Sonderformen: **a)** bei Gallensteinileus (meist späte Diagnosestellung und hohe Letalität) Gallensteinentfernung durch Enterotomie, evtl. mit gleichzeitiger Sanierung der Gallenwege (aufgrund des hohen Risikos umstritten, zweizeitiges Vorgehen empfehlenswert); **b)** bei Ogilvie-Syndrom möglichst konservatives Vorgehen; operativ koloskopische Darmabsaugung, Zökalröhrenfistel (selbstheilend oder Zökostoma), bei drohender Perforation des maximal gestauten Caecums auch Zökalresektion; **Nachbehandlung:** intensivmedizinische Betreu-

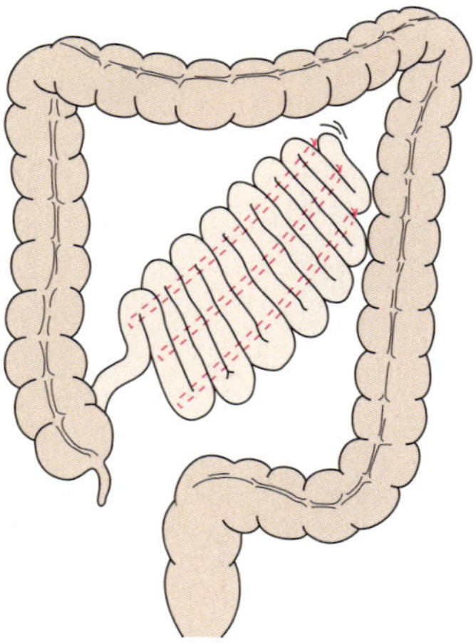

Ileus Abb. 2: Ziehharmonika-artige Faltung des Dünndarms nach Childs-Phillips und Fixierung mit durch das Mesenterium gezogenen Fäden zur Ileusprophylaxe

ung; Anregung der Darmtätigkeit, Nahrungskarenz bis zum ersten Stuhlgang, Elektrolyt- und Flüssigkeitssubstitution, Frühmobilisation, Antibiotika bei Peritonitis; **Komplikationen:** Nahtinsuffizienz bei Darmresektion oder Umgehungsanastomose, therapieresistente und langwierige Darmparalyse, Durchwanderungs- oder Perforationsperitonitis im Bereich von Serosadefekten (selten), Darmfistel, allgemeine Komplikationen (Pneumonie, Niereninsuffizienz, Thrombose, Wundheilungsstörungen); **Prognose:** abhängig von Ursache und Ausprägung des Ileus; bei malignem Tumor ist das Tumorstadium entscheidend; bei chronisch-rezidivierendem Ileus ist eine prognostische Aussage kaum möglich, da trotz aller Maßnahmen immer wieder ein Rezidiv auftreten kann; Letalität abhängig vom Alter des Patienten (s. Abb. 3), Art und Lokalisation des Hindernisses, Dauer und Schweregrad des Ileus; höher bei Gallensteinileus, sog. Strahlendarm oder postoperativem Ileus.

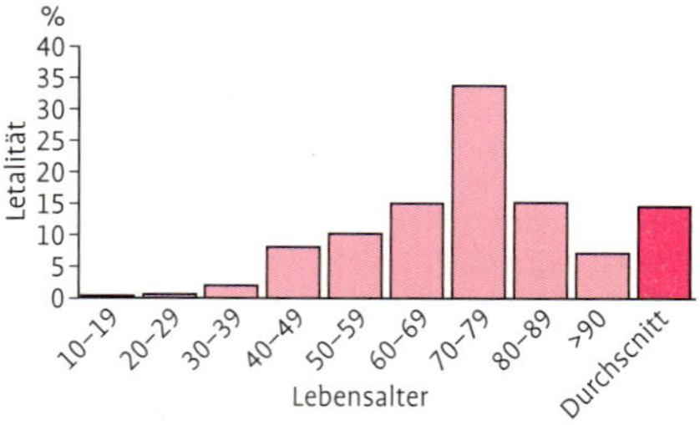

Ileus Abb. 3: altersabhängige Letalität bei Dünndarmileus

Sonstige Maßnahmen: Magensonde, Darmrohr, Schwenkeinläufe.

Neuentwicklung: 1. Bridendurchtrennung und begrenzte Adhäsiolyse durch minimal-invasive Chirurgie*; 2. Instillation von 1000 ml einer 4 %igen Icodextrin-Elektrolytlösung zur Adhäsionsprophylaxe; für 3–4 Tage besteht dadurch eine Hydroflotation im Bauchraum, die während der Fibrinbildungsphase die Mesothelregeneration reduziert.

Literatur: Petermann, Ch.; Trede, M.: Allgemeine chirurgische Prinzipien bei der Behandlung des Ileus. In: Siewert, J. R. et al. (Hrsg.): Chirurgische Gastroenterologie. Bd 2. 3. Aufl. Berlin, Heidelberg: Springer, 2000.

Autor: J. Boese-Landgraf.

Ilisarov-Epiphysenfugendistraktor: s. Beinlängendifferenz.

Immundefektsyndrom, erworbenes: s. HIV-Infektion.

Immundefizienz-Viruskrankheit, humane: s. HIV-Infektion.

Immunhyperthyreose: s. Basedow-Krankheit.

Immunozytom: s. Lymphom, lymphoplasmozytisches.

Immunstimulation: Bez. für naturheilkundliche Verfahren zur Verbesserung der Abwehr bei chronischen bzw. rezidivierenden Infektionskrankheiten (sog. Abhärtung) und bei bösartigen Erkrankungen sowie der Regulation bei körperlicher und seelischer Belastung; eine verbesserte seelische Stabilität schützt vor ungünstigen psychischen und psychosomatischen Reaktionen auf seelische Belastungen. Bei einigen Behandlungen können gleichzeitig Wirkungen i. S. einer umstimmenden Therapie* und günstige psychische Wirkungen (s. Therapie, psychisch wirksame) erwartet werden. Die Bedeutung psychischer Faktoren für den Verlauf bösartiger Erkrankungen ist gut belegt.

Beispiele: 1. Am bekanntesten sind Methoden einer seriellen Hydrotherapie* mit individuell angepasster, allmählich steigender Reizintensität. 2. Die besten klinischen Studien und Grundlagenforschung wurden bisher zu Möglichkeiten von Bewegungstherapie und sportlichem Training durchgeführt. Auch Patienten mit HIV-Infektion und onkologischen Erkrankungen werden behandelt. Allgemein werden 2–3 Trainingseinheiten über jeweils 30–60 Minuten pro Woche empfohlen. 3. Günstige Wirkungen einer Heliotherapie (s. Lichttherapie) werden durch immunologische Wirkungen des Vitamins D erklärt. Unter einer UV-B-Bestrahlung werden in der Haut aber auch eine Vielzahl immunologischer Mediatorsubstanzen gebildet und freigesetzt. Diese sind Grundlagen verschiedener systemischer entzündlicher und immunologischer Reaktionen und gelten als Ursache ungünstiger klinischer Verläufe, wenn das zu behandelnde Krankheitsbild über das gewünschte Maß hinaus angeregt wird und exazerbiert. 4. Die Bedeutung pflanzlicher Immunstimulanzien (z. B.

roter Sonnenhut und Ginseng bei Infektionskrankheiten, Mistelpräparate bei bösartigen Erkrankungen) werden unterschiedlich beurteilt. Immunologische In-vitro- und In-vivo-Befunde lassen solche Behandlungen als plausibel erscheinen, es fehlt jedoch an kontrollierten klinischen Ergebnissen zu einer endgültigen Beurteilung der Wirksamkeit und der Unbedenklichkeit. **5.** Teilweise werden auch Wärmeanwendungen (externe Hyperthermie mit Erhöhung der Körperkerntemperatur um 0,2–1,5° C) mit dem Ziel einer Immunstimulation eingesetzt. Entzündliche Prozesse sollen noch einmal angeregt und der immunologischen Abwehr besser zugänglich gemacht werden. Ebenso sind manche balneologische Maßnahmen (z. B. Schwefel- und Radonbäder, s. Balneotherapie) geeignet, immunologische Prozesse anzuregen. **6.** Eigenblut: Bei einer insgesamt guten Beurteilung in der älteren Literatur wurden keine ausreichenden klinischen Studien zum Nachweis einer Wirksamkeit vorgelegt. Ähnliches gilt für gelegentlich immer noch praktizierte Behandlungen mit künstlichem Fieber (z. B. Bakterienlysate) und physikalischer Hyperthermie (z. B. Überwärmungsbäder). **7.** Überlegungen zur Ernährungstherapie beschäftigen sich in diesem Zusammenhang mit nutritiven und kalorischen Gesichtspunkten (z. B. Vitamine, Spurenelemente, antioxidativ wirksame Substanzen und Über- bzw. Untergewicht). Der Einsatz von Antioxidanzien (z. B. Betacarotin, Vitamin C und E) wird mit epidemiologischen Studien begründet, die auf Mangelzustände bei einigen bösartigen Erkrankungen hinweisen. Kritiker halten ungünstige Wirkungen für möglich, wenn mit einer einseitigen Substitution biologische Gleichgewichte gestört werden. Sie empfehlen eine natürlich zusammengesetzte Diät mit einem Schwerpunkt auf Obst und Gemüse. Neuere Ergebnisse zur immunologischen Bedeutung des Darmsystems weisen auch auf die Möglichkeit eventueller immunologischer Schäden bei gestörten Verhältnissen innerhalb des Magen-Darm-Traktes hin. Diätetische Strategien dienen dann einer Sanierung des Magen-Darm-Traktes.

Hinweis: **1.** Sämtliche immunstimulierenden Behandlungen bedürfen einer sorgfältigen klinischen Überwachung, bei aktiven entzündlichen Prozessen auch einer regelmäßigen Kontrolle von Labordaten zur Beurteilung der entzündlichen Aktivität. **2.** Bes. bei Wärmebehandlungen besteht ein Risiko, dass der entzündliche Prozess über das gewünschte Ausmaß hinausgehend noch einmal angeregt wird.

Autor: Th. J. Doering.

Immunsuppressiva: heterogene Gruppe von Pharmaka, die die Immunantwort des Organismus supprimieren; **Einteilung:** **1.** Glukokortikoide*; **2.** zytotoxische Substanzen: Azathioprin, Mycophenolat (Mycophenolatmofetil, Mycophenolat-Natrium), Leflunomid, Mitoxantronhydrochlorid, Methotrexat (s. Antimetaboliten), Cyclophosphamid (s. Alkylanzien); **3.** Makrolid-Immunsuppressiva: Ciclosporin A, Tacrolimus, Sirolimus, Everolimus; **4.** Präparate auf Antikörperbasis: Immunglobulin G-Präparate (polyklonale Antikörper) und monoklonale Antikörper: Muromonab-CD3, Basiliximab, Daclizumab, Infliximab. **Wirkungsmechanismus** und **Pharmakokinetik** ausgewählter Immunsuppressiva: **I. zytotoxische Immunsuppressiva:** **1.** Azathioprin (z. B. Imurek®): Prodrug des eigentlich wirksamen 6-Mercaptopurin, das als Purin-Antimetabolit die Purinsynthese hemmt; gute Resorption aus dem Magen-Darm-Trakt und sehr schnelle Metabolisierung zu dem wirksamen Metabolit; **2.** Mycophenolat: **a)** Mycophenolatmofetil (CellCept®): 2-Morpholinoethylester; Prodrug der Mycophenolsäure; potenter Inhibitor der Inosinmonophosphat-Dehydrogenase und damit der Purin-De-novo-Synthese; rasche und fast vollständige Resorption nach oraler Gabe; **b)** Mycophenolat-Natrium (Myfortic®): Natriumsalz der wirksamen Substanz Mycophenolsäure; **3.** Leflunomid (Arava®): Inhibitor der Dihydroorotat-Dehydrogenase und damit der Pyrimidin-De-novo-Synthese; nach oraler Gabe rasche und fast vollständige Resorption; First-pass-Metabolismus zum aktiven Metabolit; **4.** Mitoxantronhydrochlorid (Ralenova): wirksam als starkes, unselektives Immunsuppressivum (sowie als Zytostatikum in der antineoplastischen Therapie, z. B. bei Mammakarzinom*, nach (R-)FCM-Protokoll (s. FC-Protokoll, erweitertes) bei Non-Hodgkin-Lymphom); **II. Makrolid-Immunsuppressiva:** allen gemeinsam ist die ausgeprägte Variabilität ihrer pharmakokinetischen Parameter (daher Blutspiegelkontrolle notwendig; s. Drugmonitoring, therapeutisches); **1.** Ciclosporin A (z. B. Sandimmun® Optoral): zyklisches Oligopeptid mit 11 Aminosäuren; Hemmung der Interleukin-2-Synthese in T-Helferzellen; **2.** Tacrolimus (z. B. Prograf®, Advagraf®): Makrolidlacton; Wirkungsmechanismus wie Ciclosporin A; **3.** Sirolimus (Rapamycin, Rapamune®): Makrolidlacton; hemmt über eine Signaltransduktions-Blockade die T-Zell-Aktivierung; **4.** Everolimus (Certican®): Rapamycin-Strukturanalogon (Abk. RAD für engl. rapamycin derivative); Wirkungsmechanismus wie Sirolimus; **III. Immunsuppressiva auf Antikörperbasis:** **1.** Immunglobulin G-Präparate (polyklonale Antikörper; Thymoglobulin, Lymphoglobulin): Antithymozyten-/Antilymphozytenglobuline aus Serum immunisierter Pferde, Kaninchen und anderer Species; binden an die Oberfläche humaner, zirkulierender T-Lymphozyten, wodurch es über eine T-Lymphozytopenie zur Abschwächung der T-Zell-vermittelten Immunreaktion kommt; **2.** monoklonale Antikörper: **a)** Muromonab-CD3 (Orthoclone®): gegen das CD3-Glykoprotein humaner T-Lymphozyten gerichteter Antikörper von der Maus; blockiert durch Besetzung der CD3-Bindungsstelle die Antigenerkennung und damit die Beteiligung dieser T-Zellen an der Immunantwort schneller und effizienter als die polyklonalen Präparate; **b)** Basiliximab (Simulect®) und Daclizumab (Zenapax®): gegen IL-2-Rezeptor auf T-Zellen; unterbinden durch Bindung an die Alphakette dieses Rezeptors (nur bei aktiviertem T-Lymphozyten exprimiert) die IL-2-Wirkung; **c)** Infliximab (Remicade): gegen TNF-α gerichtet; führt zu verminderter Expression von TNF-α-regulierten Chemokinen, endothelialen Adhäsionsmolekülen und Interleukinen.

Indikation: zur Prophylaxe und Therapie von Abstoßungsreaktionen in der Transplantationsmedizin (z. B. Transplantation von Niere, Pankreas, Leber, Knochenmark); bei Autoimmunerkrankung (z. B. Psoriasis* vulgaris, Uveitis*, rheumatoide Arthritis*, nephrotisches Syndrom, Multiple* Sklerose) und schwerer allergischer Reaktion; **I. zytotoxische Immunsuppressiva: 1.** Azathioprin: Organtransplantation* und Autoimmunerkrankung; **2.** Mycophenolatmofetil: Organtransplantation; **3.** Mycophenolat-Natrium: Nierentransplantation in Kombination mit Ciclosporin A und Glukokortikoiden; **4.** Leflunomid: aktive rheumatoide Arthritis des Erwachsenen als antirheumatisches Basistherapeutikum (DMARD Abk. für engl. disease modifying antirheumatic drug); **5.** Mitoxantronhydrochlorid: Multiple* Sklerose als Immunsuppressivum (bei verschiedenen malignen Erkrankungen als Zytostatikum); **II. Makrolid-Immunsuppressiva: 1.** Ciclosporin A: Organtransplantation, Autoimmunerkrankung; **2.** Tacrolimus: Organtransplantation (bes. bei Patienten mit erhöhtem Risiko); **3.** Sirolimus: Nierentransplantation; **4.** Everolimus: Nieren- und Herztransplantation; **III. Immunsuppressiva auf Antikörperbasis: 1.** Immunglobulin G-Präparate (polyklonale Antikörper): Organtransplantation und aplastische Anämie; **2.** Muromonab-CD3: akute Abstoßung in der allogenen Nieren-, Leber- und Herztransplantation; **3.** Basiliximab und Daclizumab: Prophylaxe einer Transplantatabstoßung; **4.** Infliximab: Enteritis regionalis Crohn mit Fistelbildung oder Therapieresistenz.

Kontraindikation: I. zytotoxische Immunsuppressiva: 1. Azathioprin: schwere Leber-, Nieren- und Knochenmarkschäden, schwere Infektion, Pankreatitis, Schwangerschaft und Stillzeit, Impfung mit Lebendvakzinen; **2.** Mycophenolatmofetil, Mycophenolat-Natrium: gleichzeitige Gabe von Azathioprin, cave: Koadministration potentiell nephrotoxischer Arzneimittel; **3.** Leflunomid: Stevens-Johnson-Syndrom, toxische epidermale Nekrolyse, Erythema multiforme, Immundefizienz, Blutbildungsstörung, Infektion, Leber- und Niereninsuffizienz; **4.** Mitoxantronhydrochlorid: schwere floride Infektion, Schwangerschaft und Stillzeit, Herzerkrankung; cave: Leber- und Niereninsuffizienz; **II. Makrolid-Immunsuppressiva: 1.** Ciclosporin A: schwere Nieren- und Leberfunktionsstörung bei Anwendung außerhalb der Organtransplantation; unkontrollierte Hypertonie, Infektion, maligner Tumor anamnestisch; **2.** Tacrolimus: Überempfindlichkeit gegen Strukturanaloga, Vanishing bile duct syndrome nach Lebertransplantation; **3.** Sirolimus: Überempfindlichkeit gegen Strukturanaloga; **4.** Everolimus: Überempfindlichkeit gegen Strukturanaloga; **III. Immunsuppressiva auf Antikörperbasis: 1.** Immunglobulin G-Präparate (polyklonale Antikörper): akute und chronische Infektion, bekannte Allergie; **2.** monoklonale Antikörper: **a)** Muromonab-CD3: Allergie gegen Produkte murinen Ursprungs, nicht kompensierte Herzinsuffizienz; **b)** Basiliximab und Daclizumab: Kindesalter und Schwangerschaft (aufgrund fehlender Erfahrung); **c)** Infliximab: Infektion, Allergie gegen Produkte murinen Ursprungs.

Wechselwirkungen: I. zytotoxische Immunsuppressiva: 1. Azathioprin: Wirkungsverringerung durch stabilisierende Muskelrelaxanzien (z. B. d-Tubocurarin, Pancuronium); Wirkungsverstärkung durch depolarisierende Muskelrelaxanzien (z. B. Suxamethonium), Trimethoprim und Sulfonamide; **2.** Mycophenolatmofetil, Mycophenolat-Natrium: Resorptionsverminderung bei gleichzeitiger Gabe magnesium- und aluminiumhaltiger Antazida; Reduktion der Serumkonzentration von Mycophenolsäure durch Cholestyramin; **3.** Mitoxantronhydrochlorid: Toxizitätssteigerung durch Zytostatika* und kardiotoxische Pharmaka; **II. Makrolid-Immunsuppressiva:** Ciclosporin A, Tacrolimus, Sirolimus und Everolimus besitzen ein großes Interaktionspotential.

UAW: I. zytotoxische Immunsuppressiva: 1. Azathioprin: gastrointestinale Beschwerden (Erbrechen, Diarrhö), allergische Reaktion, Beeinträchtigung des Reaktionsvermögens; **2.** Mycophenolatmofetil, Mycophenolat-Natrium (beide in Abhängigkeit von Serumkonzentration): gastrointestinale Beschwerden (Erbrechen, Diarrhö), Leukopenie, Infektion, Sepsis; **3.** Leflunomid: Hepatotoxizität, Leukopenie, Infektion, Hypertonie, Tendinitis, Hautreaktion, zentralnervöse Störung; **4.** Mitoxantronhydrochlorid: Leukopenie, kardiotoxische Wirkung, gastrointestinale Beschwerden, UAW an der Haut, den Schleimhäute und im ZNS, allergische Reaktion; **II. Makrolid-Immunsuppressiva:** alle Makrolid-Immunsuppressiva haben einen engen therapeutischen Bereich, Indikation für therapeutisches Drugmonitoring* (TDM); **1.** Ciclosporin A: Nephrotoxizität, Hypertonie, Infektion, Neurotoxizität (Tremor), diabetogen, Hepatotoxizität, Hypertrichose, Gingivahyperplasie; **2.** Tacrolimus: Nephrotoxizität, Neurotoxizität, diabetogen, Störungen des Elektrolythaushaltes, Hepatotoxizität, gastrointestinale Beschwerden, Hypertonie, Veränderung des Blutbildes, Hautveränderung, Gelenkschmerz, Infektion; **3.** Sirolimus, Everolimus: Knochenmarkdepression, Leukopenie, Infektion, Hyperlipidämie, Hypertonie, venöse Thrombembolie, gastrointestinale Beschwerden, Wundheilungsstörung; **III. Immun-**

suppressiva auf Antikörperbasis: **1.** Immunglobulin G-Präparate (polyklonale Antikörper): allergische Reaktion, selten anaphylaktischer Schock; **2.** Muromonab-CD3: grippeähnliche bis schwere schockartige Reaktion durch Zytokinfreisetzung (kann durch hochdosierte Prämedikation mit Glukokortikoiden gemildert werden), zentralnervöse Reaktion, (virale) Infektion; **3.** Basiliximab und Daclizumab: bisher keine UAW bekannt; **4.** Infliximab: Infektion, allergische Reaktion, Übelkeit, Hypotonie, Bradykardie, Synkope, psychische Störung.

Dosierung: **I. zytotoxische Immunsuppressiva:** **1.** Azathioprin (z. B. Imurek®), 1–2,5 mg/kg KG/d p. o., bei gleichzeitiger Gabe von Allopurinol Reduktion der Dosis auf 25 %, Kontrazeption während und bis 6 Monate nach Therapie; **2.** Mycophenolatmofetil (CellCept®), 1–2 g/d p. o., Serumspiegelbestimmungen der Mycophenolsäure empfohlen (s. Drugmonitoring, therapeutisches); **3.** Mycophenolat-Natrium (Myfortic®), 2 × 720 mg/d p. o., innerhalb 24 Stunden nach Transplantation beginnen, Serumspiegelbestimmungen der Mycophenolsäure empfohlen (s. Drugmonitoring, therapeutisches); **4.** Leflunomid (Arava®), initial 1 × 100 mg/d p. o., dann 1 × 10–20 mg/d; **5.** Mitoxantronhydrochlorid (Ralenova®): 12 mg/m² KO i. v. (verdünnt) bei Multipler* Sklerose; Dosisreduktion bei Leukopenie oder Organtoxizität erforderlich; **II. Makrolid-Immunsuppressiva** (therapeutisches Drugmonitoring* erforderlich): **1.** Ciclosporin A (z. B. Sandimmun® Optoral), 2–8 mg/kg KG/d p. o. in 2–3 Einzelgaben, 1–3 mg/kg KG/d i. v. als Kurzinfusion über 3 Stunden; **2.** Tacrolimus (z. B. Prograf®), 0,1–0,3 mg/kg KG/d p. o. in 2–3 Einzelgaben; 0,02–0,1 mg/kg KG/d i. v. als Dauerinfusion über 24 Stunden; **3.** Sirolimus (Rapamune®), 2–5 mg/d p. o.; **4.** Everolimus (Certican®), 2 × 0,75 mg/d p. o.; **III. Immunsuppressiva auf Antikörperbasis:** **1.** Immunglobulin G-Präparate (polyklonale Antikörper): **a)** Anti-Thymozyten-Immunserum vom Kaninchen (Thymoglobulin): zur Therapie einer Abstoßung 2,5–5,0 mg/kg KG/d i. v. Infusion bis zum Besserungseintritt; **b)** Anti-Thymozyten-Immunserum vom Pferd (Lymphoglobulin): zur Therapie einer Abstoßung 10–20 mg/kg KG/d i. v. Infusion für 7–14 Tage; **2.** monoklonale Antikörper: **a)** Muromonab-CD3 (Orthoclone®), 5 mg/d i. v. für 10–14 Tage; **b)** Basiliximab und Daclizumab: Basiliximab (Simulect®), 20 mg/d i. v. am 1. und 4. Tag nach Transplantation; Daclizumab (Zenapax®), 1 mg/kg KG i. v. innerhalb 24 Stunden vor Transplantation, dann jeweils im Abstand von 14 Tagen bis insgesamt 5 Dosen; **c)** Infliximab (Remicade): 5 mg/kg KG i. v. über 2 Stunden, Wiederholung nach 2 und 6 Wochen.

Neuentwicklung: Neue immunsuppressive Substanzen mit unterschiedlichen Erfolgsaussichten sind in vorklinischer und klinischer Erprobung; z. B. Inhibitoren der Zytokinsynthese bzw. Zytokin-Signaltransduktion (sog. Signal-2-Inhibitoren, Antisense-Oligonukleotide, therapeutische Peptide), Inhibitoren der Nukleosidsynthese und monoklonale Antikörper gegen für Immunantwort spezifische Domänen.

Autoren: R. Wacke, B. Drewelow.

Immuntherapie, spezifische: Abk. SIT; syn. Hyposensibilisierung, Desensibilisierung; schrittweise Herabsetzung einer allergenspezifischen, IgE-vermittelten Reaktionsbereitschaft (Allergie) durch regelmäßige, über einen längeren Zeitraum erfolgende Zufuhr des auslösenden Allergens in unterschwelligen, langsam ansteigenden Konzentrationen; i. d. R. subkutane Applikation, zunehmend auch sublingual; **Therapieziel:** Rückbildung der klinischen Symptome, Verminderung des Arzneimittelverbrauchs, Verhinderung einer Progredienz des allergischen Krankheitsbildes (Etagenwechsel) und Verhinderung der Ausbildung weiterer Sensibilisierungen; **Formen:** **1.** präsaisonal oder ganzjährig (s. Abb.): übliche Behandlungsdauer 3–5 Jahre; insgesamt ist das Erreichen einer kumulativen Allergendosis entscheidend für den Therapieerfolg; **2.** Kurzzeitimmuntherapie: als Ersatz, wenn die Zeit bis zur Saison nicht ausreicht; nach der Saison Umstellung auf konventionelle spezifische Immuntherapie.

Indikation: Nachweis einer IgE-vermittelten allergischen Erkrankung, bei der eine Allergenkarenz nicht möglich ist und bei der ein gesicherter Zusammenhang zwischen Sensibilisierung und Symptomen (ggf. Provokationstestungen) besteht. Als Krankheitsbilder kommen Bienen- und Wespengiftallergien (s. Insektenstichreaktion) mit systemischen Reaktionen, allergische Rhinokonjunktivitis (s. Rhinitis allergica) und beginnendes allergisches Asthma* bronchiale in Betracht. Hochwertige Allergenextrakte mit erwiesener Wirksamkeit stehen zur Verfügung für Bienen- und Wespengift, Baumpollen (bes. Birke, Erle, Hasel), Gräser- und Roggenpollen, Hausstaubmilben, Beifuß; in Einzelfällen auch für andere Allergene.

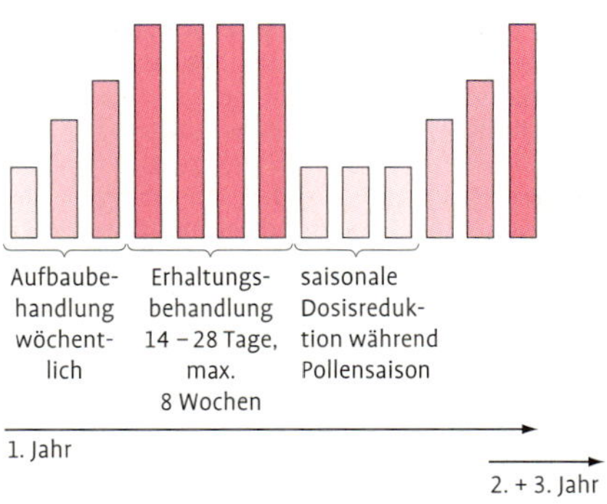

Immuntherapie, spezifische

Kontraindikation: **1.** absolut: chronische Infektion, koronare Herzkrankheit, schwere Erkrankungen (Niereninsuffizienz, Leberzirrhose, Tuberkulose), Tumorleiden, Einnahme von Beta-Rezeptoren-Blockern und ACE-Hemmern, Hyperthyreose; **2.** relativ: Autoimmunerkrankung, Kinder <5. Lebensjahr, Schwangerschaft, schwere atopische Dermatitis, schweres allergisches Asthma bronchiale (forciertes Exspirationsvolumen <70 %).

Durchführung: ausschließlich Verwendung standardisierter Allergenextrakte, die wenige Allergene (1–2, höchstens 5) enthalten; keine Mischung perennierender und saisonaler Extrakte; vor Therapiebeginn intensive Aufklärung des Patienten bezüglich Risiken und Nebenwirkungen (bis zum allergischen Schock) sowie entspr. Verhaltensmaßnahmen (30 Minuten Verweilen nach der Injektion); vor Gabe jeder Injektion muss der Allergenextrakt überprüft werden und der Patient nach Erkältungskrankheiten, Impfungen und Arzneimitteleinnahme befragt werden. Bei Vorliegen von Infekt oder Impfung innerhalb von 2 Wochen vor der spezifischen Immuntherapie muss die Injektion verschoben werden. Injektion durch ärztliches Personal streng subkutan; günstigster Injektionsort ist das mittlere Drittel des Oberarms (etwa eine Handbreite über dem Olekranon).

Komplikationen: lokale Reaktionen am Ort der Injektion (Rötung, Schwellung, Juckreiz); sehr selten schwere anaphylaktische Reaktionen (Urtikaria, Übelkeit, Erbrechen, Schwindel, Tachykardie, Hypotonie bis zum Herz-Kreislauf-Stillstand). Die Therapie sollte nur von einem erfahrenen Allergologen, unter Beachtung der exakten Dosierung und Dosissteigerung sowie nach Überprüfung der Kontraindikationen durchgeführt werden.

Prognose: Bei Bienen- und Wespengiftallergie lässt sich bei >90 % der Patienten die Haut- und Allgemeinreaktion deutlich abschwächen oder aufheben. Bei Pollen- und Milbenallergien sind die Erfolge bei asthmatischen Beschwerden geringer als bei der Manifestation an Nase bzw. Augen (z. B. bei Heuschnupfen ca. 70 %).

Neuentwicklung: **1.** In Europa wird zunehmend auch die sublinguale Immuntherapie (Abk. SLIT) angewendet, es fehlen jedoch noch Daten, v. a. zur optimalen Dosis, zur Behandlungsdauer und zum Langzeiteffekt, um die SLIT als zuverlässige Alternative zur subkutanen SIT anzusehen. **2.** Studien zur klinischen Wirksamkeit von Antikörpern gegen IgE oder den IgE-Rezeptor, wodurch die Bindung von allergenspezifischem IgE an Mastzellen oder basophilen Leukozyten verhindert werden soll, werden zurzeit durchgeführt. **3.** Therapieansatz mit rekombinanten Allergenen: es wird versucht, Allergenisoformen zu synthetisieren, die zwar von den T-Zellen noch erkannt werden, diese aber nicht aktivieren, sondern deaktivieren. **4.** T-Zell-Peptid-Therapie: Fraktionen des Allergens, die T-Zell-Epitopcharakter besitzen, werden angeboten, wodurch eine T-Zell-Anergie ausgelöst und die IgE-vermittelte Antwort verhindert werden kann. **5.** T_H1-Immunstimulanzien: durch Gabe von Interferon-α oder Interferon-γ wird die IL-4-stimulierte IgE-Synthese reduziert.

Literatur: **1.** Rudack, C.: Aktuelle Therapiekonzepte bei allergischen und hyperergischen Erkrankungen. Laryngo Rhino Otol 83: 54–86 (2004); **2.** Wedi, B.; Kapp, A.: Spezifische Immuntherapie. Hyposensibilisierung mit Allergenen. Hautarzt 55 (4): 399–409 (2004); **3.** Wedi, B.; Kopp, A.: Spezifische Immuntherapie. Hautarzt 55: 399–409 (2004); **4.** Sennekamp, J. et al.: Empfehlungen zur praktischen Durchführung der spezifischen Immuntherapie mit Allergenen. Allergo J 11: 332–38 (2002).

Autoren: P. Schulze, W. Sterry.

Immunthyreopathie: s. Basedow-Krankheit.

Impetigo contagiosa: oberflächliche Infektion der Haut, verursacht durch Streptokokken oder Staphylokokken; **Vorkommen:** meist im Gesicht (s. Abb.), v. a. bei Kleinkindern, bei atopischem Ekzem*; häufig bei HIV*-Infektion.

Behandlungsindikation: **1.** Lokaltherapie bei einzelnen Herden und unkompliziertem Verlauf; **2.** systemische Therapie insbes. bei ausgedehntem Befall, zugrunde liegendem atopischen Ekzem, endemischer Häufung von akuter Glomerulonephritis.

Pharmakotherapie: **1. Lokaltherapie:** **a)** Antibiotika (2-mal täglich für 7–10 Tage): Gentamicin (z. B. Refobacin® Creme), Chlortetracyclin (z. B. Aureomycin® Salbe) oder Fusidinsäure (z. B. Fucidine® Creme); zur Behandlung der Nasenschleimhaut Mupirocin (z. B. Turixin® Salbe); **b)** Kombi-

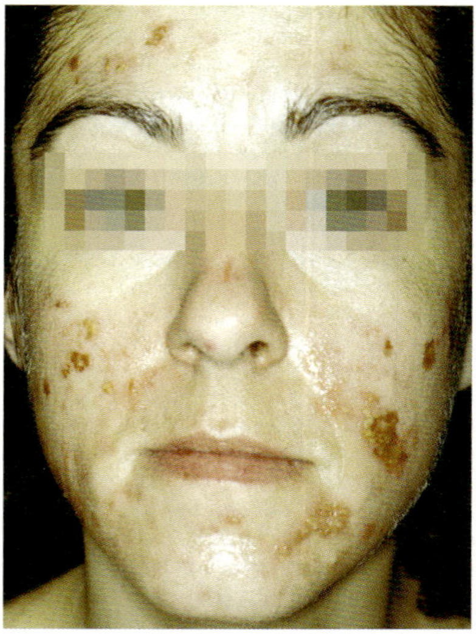

Impetigo contagiosa: Impetigo contagiosa mit honiggelben Krusten, die sich aus Bläschen und oberflächlichen Pusteln entwickeln

nation von Antibiotikum und Glukokortikoid: Gentamicin und Betamethason (z. B. Sulmycin® mit Celestan®-V); **c)** Ablösung von Krusten mit 0,5 % Clioquinol (z. B. Linola-sept® Emulsion); **d)** antiseptische Behandlung: feuchte Umschläge (0,1 % Chinolinol, z. B. Chinosol® Lösung), 3–5-mal täglich; Pinselung mit Polyvidon-Iod (z. B. Betaisodona® Lösung); **2. systemische Therapie** mit Antibiotika: **a)** Phenoxymethylpenicillin (z. B. Isocillin®), 3 × 1,2 Mio. IE/d für Schulkinder, Jugendliche und Erwachsene; für Kleinkinder 3 × 300 000 IE/d als Saft (z. B. Isocillin® Saft, Megacillin® oral Trockensaft) bei nachgewiesener Empfindlichkeit oder Ausschluss von Staphylokokken; **b)** bei Verdacht auf Infektion mit Staphylococcus aureus Gabe von Cefadroxil (z. B. Grüncef®), 2 × 1 g/d p. o., Kinder <40 kg KG 50 mg/kg KG/d p. o. in 2 Einzelgaben, oder von penicillinasefesten Penicillinen, z. B. Oxacillin (InfectoStaph®), ab dem 6. Lebensjahr 2–3 g/d in 4–6 ED; Kinder vom 1.–6. Lebensjahr erhalten 2 g/d in 4 ED, Säuglinge vom 3.–12. Monat 1 g/d in 4 ED, Säuglinge bis zum 3. Monat täglich 50 mg/kg KG in 3 ED; **c)** bei Penicillinallergie: Erythromycin (z. B. Erythromycin-Wolff®), Kinder ab dem 8. Lebensjahr und Erwachsene 4 × 0,25 g/d, Säuglinge und Kinder bis zum 8. Lebensjahr 30–50 mg/kg KG als Saft (z. B. Erythromycin-Wolff® Granulat) in 3–4 ED.

Sonstige Maßnahmen: **1.** Kontakt mit anderen Kindern vermeiden (7–14 Tage kein Kindergarten- oder Schulbesuch; gilt v. a. für Kinder mit atopischem Ekzem); **2.** HNO-Untersuchung bei nasalem Staphylokokkenreservoir.

Eigenbehandlung: **1.** regelmäßige gründliche Hautreinigung (Händewaschen, Abduschen der Impetigoherde) mit desinfizierenden Seifen (z. B. Betaisodona® Wasch-Antiseptikum Flüssigseife, kontraindiziert bei Säuglingen; Dermofug® Lösung); **2.** Bettwäsche und Handtücher häufig waschen (Reinfektionsprophylaxe).

Literatur: **1.** Langemo, D. et al.: Managing cellulitis and impetigo. Nursing 38: 57–58 (2008); **2.** Koning, S. et al.: Interventions for impetigo. Cochrane Database Syst Rev CD 003261 (2004).

Autoren: P. Schulze, W. Sterry.

Impetigo, follikuläre: s. Folliculitis simplex.

Impfkalender: festgelegte Reihenfolge der von der Ständigen Impfkommission (Abk. STIKO) am Robert-Koch-Institut empfohlenen Impfungen für Säuglinge, Kinder, Jugendliche und Erwachsene mit dem Ziel einer Immunität gegen wichtige Infektionskrankheiten (s. Tab.); für Erwachsene und bestimmte Personengruppen gelten außerdem bes. Empfehlungen für Auffrisch- und Indikationsimpfungen (z. B. vor Reisen, bei Risikogruppen).

Impotenz: s. Erektionsstörung; Funktionsstörungen, sexuelle.

Impressionsfraktur: s. Schädelfrakturen.

Inclusion body myositis: s. Myositis.

Incontinentia alvi: s. Stuhlinkontinenz.

Indolalkaloide: s. Wehenmittel.

Infarkt: s. Herzinfarkt.

Infektion, bakterielle: s. Antibiotika.

Infektion, intrauterine: s. Amnioninfektionssyndrom.

Infektion, opportunistische: s. HIV-Erkrankung, neurologische.

Infektionsprophylaxe: s. Leukämie, akute lymphatische des Erwachsenen; Leukämie, chronische lymphatische vom B-Zell-Typ.

Infektkrampf: s. Fieberkrampf.

Infliximab: s. Immunsuppressiva.

Infusionstherapie, rheologische: s. Fazialisparese; Hörminderung, akute sensorineurale; Labyrinthausfall, akuter.

Inguinaltunnelsyndrom: s. Meralgia paraesthetica.

Inhalationstherapie: s. Aerosoltherapie.

Injektion, paravenöse: s. Venenzugänge.

Inkontinenz: s. Harninkontinenz; Stuhlinkontinenz.

Innenohr, eitriges: s. Labyrinthitis.

Insektenstichreaktion: durch den Stich verschiedener Insekten (z. B. Faltenwespen, Honigbienen, Mücken, Bremsen, Ameisen, Flöhe) hervorgerufene örtliche oder systemische Reaktion; an der Einstichstelle Rötung und/oder Schwellung, z. T. mit starkem Juckreiz einhergehend; gesteigerte örtliche Reaktion (>10 cm) mit lang anhaltener Persistenz (>24 Stunden) möglich; zusätzlich evtl. Allgemeinsymptome wie Fieber, Übelkeit, Herz-Kreislauf- oder Gelenkbeschwerden.

Behandlungsindikation: lokale bzw. systemische Reaktion auf den Insektenstich; bestehende Insektengiftallergie.

Pharmakotherapie: **1. Lokaltherapie:** **a)** Glukokortikoide, z. B. Methylprednisolon (z. B. Advantan® Creme oder Milch); **b)** kühlende Schüttelmixtur, z. B. Lotio alba aquosa (Zinkoxidschüttelmixtur); **2. systemische Therapie:** **a)** zusätzlich bei starker Lokalreaktion mit Histamin-H_1-Rezeptoren-Blocker, z. B. Levocetirizin (Xusal®), 5 mg/d p. o.; **b)** Behandlung bei systemischen Reaktionen und Insektengiftallergie: s. Schock, anaphylaktischer.

Psychotherapie: Bei Patienten mit Bienen- bzw. Wespengiftallergie kann der Anblick der Insekten panikartige Zustände hervorrufen. In solchen Fällen empfehlen sich psychotherapeutische Begleitmaßnahmen (s. Agoraphobie und Panikerkrankung).

Sonstige Maßnahmen: **1.** Inspektion der Einstichstelle und ggf. Entfernen des Stachelapparats (z. B. nach Bienenstichen); cave: beim Entfernen nicht die Giftblase zerquetschen; **2.** kühlende Umschläge oder Eispackungen (Cool Pack) mit antiphlogistischer und analgetischer Wirkung; **3.** bei starker Lokalreaktion bzw. systemischer Reaktion nach Bienen- oder Wespenstich muss abgeklärt werden, ob eine Sensibilisierung vorliegt; der Patient sollte prophylaktisch mit einem **Notfallset**, bestehend z. B. aus 2 Tbl. Levocetirizin 5 mg (Xu-

I

Impfkalender

Empfehlungen der Ständigen Impfkommission (STIKO, Stand Juli 2008) für Säuglinge, Kinder, Jugendliche und Erwachsene

Impfstoff/ Antigenkombination	Geburt	Alter in vollendeten Monaten 2	3	4	11–14	15–23[a)]	Alter in vollendeten Jahren 5–6[a)]	9–11[a)]	12–17[a)]	ab 18	≥60
Tetanus (T)[1]		1.	2.	3.	4.		A	A	A	A[5]	A[5]
Diphtherie (D/d)[1]b)		1.	2.	3.	4.		A	A	A	A[5]	A[5]
Pertussis (aP/ap)[1]		1.	2.	3.	4.		A	A	A		
Haemophilus influenzae Typ b (Hib)[1]		1.	2. c)	3.	4.						
Poliomyelitis (IPV)[1]		1.	2. c)	3.	4.			A	A		
Hepatitis B (HB)[1]	d)	1.	2. c)	3.	4.			G	G		
Pneumokokken[2]		1.	2.	3.	4.						S
Meningokokken					1. e) ab vollendetem 12. Monat						
Masern, Mumps, Röteln (MMR)[3]					1.	2.					
Varizellen					1.	f)		g)	g)		
Influenza[4]											S
HPV[6]									SM		S

Um die Zahl der Injektionen möglichst gering zu halten, sollten vorzugsweise Kombinationsimpfstoffe verwendet werden. Bei Verwendung von Kombinationsimpfstoffen sind die Angaben des Herstellers zum Impfalter und zu den Impfabständen zu beachten. Zur gleichzeitigen Gabe von Impfstoffen sind die Angaben der Hersteller zu beachten. Der Zeitpunkt der empfohlenen Impfungen wird in Monaten und Jahren angegeben. Die Impfungen sollten zum frühestmöglichen Zeitpunkt erfolgen.

A Auffrischimpfung: Diese sollte möglichst nicht früher als 5 Jahre nach der vorhergehenden letzten Dosis erfolgen.
G Grundimmunisierung aller noch nicht geimpften Jugendlichen bzw. Komplettierung eines unvollständigen Impfschutzes
S Standardimpfungen mit allgemeiner Anwendung (Regelimpfung)
SM Standardimpfungen für Mädchen

a) Zu diesen Zeitpunkten soll der Impfstatus unbedingt überprüft und ggf. vervollständigt werden.
b) Ab einem Alter von 5 bzw. 6 Jahren wird zur Auffrischimpfung ein Impfstoff mit reduziertem Diphtherietoxoid-Gehalt (d) verwendet.
c) Bei monovalenter Anwendung bzw. bei Kombinationsimpfstoffen ohne Pertussiskomponente kann diese Dosis entfallen.
d) Bei Neugeborenen von HBsAg-positiven Müttern sollte unmittelbar (innerhalb von 12 Stunden) post partum die Immunisierung mit HB-Impfstoff und HB-Immunglobulin durchgeführt werden; Wiederimpfung nach 1 und 6 Monaten; bei Neugeborenen von Müttern mit nicht bekanntem HBsAg-Status wird unabhängig vom Geburtsgewicht ebenfalls unmittelbar post partum die Grundimmunisierung mit HB-Impfstoff begonnen; bei nachträglicher Feststellung der HBsAg-Positivität der Mutter kann beim Neugeborenen innerhalb von 7 Tagen postnatal die passive Immunisierung nachgeholt werden; nach Abschluss der Grundimmunisierung serologische Kontrolle erforderlich.
e) Zur Möglichkeit der Koadministration von Impfstoffen sind die Fachinformationen zu beachten.
f) Bei Anwendung des Kombinationsimpfstoffes MMRV sind die Angaben des Herstellers zu beachten. Entsprechend den Fachinformationen ist die Gabe einer 2. Dosis gegen Varizellen erforderlich. Zwischen beiden Dosen sollten 4–6 Wochen liegen.
g) Indikationsimpfung für Risikogruppen (individuell oder beruflich); postexpositionelle Prophylaxe

[1] Abstände zwischen den Impfungen mindestens 4 Wochen; Abstand zwischen vorletzter und letzter Impfung mindestens 6 Monate
[2] generelle Impfung gegen Pneumokokken für Säuglinge und Kleinkinder bis zum vollendeten 2. Lebensjahr mit einem Pneumokokken-Konjugatimpfstoff; Standardimpfung für Personen ≥60 Jahre mit Polysaccharid-Impfstoff und Wiederimpfung im Abstand von 6 Jahren nach Angaben der Hersteller für Personen mit erhöhtem Risiko für schwere Pneumokokken-Erkrankungen (Risiko-Nutzen-Abwägung beachten)
[3] Mindestabstand zwischen den Impfungen 4 Wochen
[4] jährlich mit dem von der WHO empfohlenen aktuellen Impfstoff
[5] jeweils 10 Jahre nach der letzten vorangegangenen Dosis
[6] Grundimmunisierung mit 3 Dosen für alle Mädchen im Alter von 12 bis 17 Jahren

sal®), 2 Tbl. Prednisolon 50 mg (Decortin® H 50) sowie Adrenalin zur Inhalation bzw. Selbstinjektion ausgestattet und über die Anwendung instruiert werden; **4.** spezifische Immuntherapie* bei Bienen- bzw. Wespengiftallergie; **5.** bei bekannter gesteigerter Empfindlichkeit gegenüber Insektenstichen sollte ein stark wirksames Glukokortikoid (Gel oder Creme, z. B. Dermatop® Creme) und ein Histamin-H_1-Rezeptor-blockierendes Antihistaminikum, z. B. Levocetirizin (Xusal®) mitgeführt werden; **6.** bei Flohstichen Behandlung von Erregerreservoiren (z. B. Haustiere) mit Insektiziden, z. B. Allethrin (z. B. Jacutin® N Spray); **7.** Instruktionen zur Vermeidung von Stichereignissen sowie zum Verhalten bei erneutem Insektenstich (mündlich und als Merkblatt).

Arbeitsunfähigkeit: bei starken Lokalreaktionen oder Allgemeinsymptomen.

Hinweis: **1.** Bei Kindern sind toxische Wirkungen bis zur Blasenbildung häufig. **2.** Patienten mit erhöhtem Risiko für eine anaphylaktische Reaktion sollten nicht mit Beta-Rezeptoren-Blockern oder ACE-Hemmern therapiert werden, falls alternative Pharmaka verwendet werden können. **3.** Obsolet: das Auftragen antihistaminhaltigen Gels (Gefahr der Kontaktsensibilisierung; lediglich kühlende Wirkung durch Verdunstung des Wasseranteils).

Literatur: **1.** Przybilla, B. et al.: Insektengiftallergie – Leitlinie der Deutschen Gesellschaft für Allergologie und klinische Immunologie (DGAI). Allergo J 13: 186–190 (2004); **2.** Ruëff, F. et al.: Diagnose und Therapie der Bienen- und Wespengiftallergie. Positionspapier der Deutschen Gesellschaft für Allergologie und klinische Imunologie. Allergo J 9: 458–472 (2000).

Autoren: P. Schulze, W. Sterry.

Insektizidintoxikation: s. Pestizidintoxikation.

Inselzelladenom: s. Insulinom.

Insemination: s. In-vitro-Fertilisation.

Insertionstendomyopathie, polytope: s. Fibromyalgiesyndrom.

Insertionstendopathie: syn. Insertionstendinose, Enthesiopathie, Myotendinose; schmerzhafte, reaktive und entzündlich-degenerative Veränderung (initial lokales Ödem und Gewebeazidose, Nekrose, partielle Sehnenruptur, -vernarbung, -verkalkung und -verknöcherung) v. a. an Sehnenursprüngen und -ansätzen sowie an Kapsel- und Bandansätzen; erstes Auftreten oft nach mechanischer Überbeanspruchung, z. B. nach ungewohnter sportlicher Betätigung, bei schlechtem Trainingszustand, fehlender Erwärmungsphase, bei einseitiger sportlicher oder beruflicher Belastung i. S. einer wiederholten Mikrotraumatisierung; **Lokalisation:** grundsätzlich überall möglich; häufig an Schulter (sog. Werfer- oder Tennisschulter), Ellenbogen (sog. Golfer-, Tennis- oder Fechterellenbogen; s. Epikondylitis), Knie und Ferse (z. B. bei Sprung- und Laufsport; s. Achillodynie) und Hüfte; **Klinik:** lokaler Druck- und Dehnungsschmerz mit Ausstrahlung in die Erfolgsmuskulatur, Schmerz bei aktiver Muskelanspannung oder Bewegung gegen Widerstand; **DD:** lokale Entzündungen, Sehnenscheidenentzündung, Sehnenruptur, Knochen- oder Weichteiltumoren (selten) und Nervenkompressionssyndrome.

Behandlungsindikation: ergibt sich initial aus dem Schmerz, der Schonhaltung, der muskulären Dysbalance und der später drohenden Muskelverkürzung; v. a. bei Ossifikationen im Bereich des Sehnenansatzes droht Chronifizierung.

Pharmakotherapie: **1.** lokal antiphlogistische Salbenverbände, z. B. mit Diclofenac (z. B. Voltaren® Emulgel®); **2.** Infiltration des Sehnenansatzes mit einem Gemisch aus Lokalanästhetikum, z. B. Bupivacain (z. B. Carbostesin® 0,5 %), 1–2 ml, und Glukokortikoid, z. B. Dexamethason (z. B. Lipotalon®), 3 × $^1/_2$ Amp. à 2,5 mg) 1-mal wöchentlich.

Operative Therapie: frühestens nach 6 Monaten bei Versagen der konservativen Therapie; wegen des Rezidivrisikos strenge Indikationsstellung zur Operation (nur bei sonographischem oder röntgenologischem Nachweis von typischen Verkalkungen); **Verfahren:** Entlastung des Sehnenansatzes, Narbenentfernung und Abtragung von Verkalkungen; s. Epikondylitis.

Sonstige Maßnahmen: **1.** Entlastung bzw. Teilbelastung im Akutstadium, ggf. Gipslonguette, Zinkleimverband oder Tape-Verband, später Dehnungsübungen der Muskulatur im schmerzarmen Bereich und manualtherapeutische Mobilisationen; **2.** Kryo- (Akutstadium) bzw. gering dosierte, oberflächliche Wärmebehandlung (Postakutstadium); **3.** lokale, niedrig dosierte Ultraschallbehandlung; **4.** Elektrotherapie*: galvanischer Strom und Iontophorese (im Akutstadium) oder Interferenz-

Strom (im Postakut-Stadium); **5.** zur Rezidivprophylaxe Heilmittelversorgung: z. B. Epikondylitisspange, EpiTrain®- und Achillodyn®-Bandage, Fersenkissen.

Eigenbehandlung: Sportkarenz bei Beschwerden; Entlastung; Erarbeiten geeigneter Trainingspläne bei stufenweisem Wiederbeginn (cave: trotzdem hohe Rezidivgefahr).

Arbeitsunfähigkeit: abhängig von Lokalisation und beruflicher Belastung; bei prädisponierenden Berufen (z. B. Sekretärin, Maurer, Fensterputzer) bis zu 6 Monate.

Hinweis: Mit z. T. langem Verlauf ist zu rechnen. Bei chronischem Verlauf ohne adäquate Beanspruchung sollten auch psychische Einflussfaktoren (Persönlichkeitsstruktur, soziales Umfeld) berücksichtigt werden.

Autoren: M. Schult, G. Möckel, D. Leutloff.

I

Insomnie: Abk. für Schlafstörung; Gefühl, schlecht ein- und durchzuschlafen bzw. intermittierend oder zu früh zu erwachen; **Formen: 1.** primäre Insomnie: gestörter Schlaf über einen langen Zeitraum, keine Symptome einer ursächlichen Erkrankung; **2.** sekundäre Insomnie, situationsgebundene Insomnie: bedingt durch Schmerz, Körperstörung, Substanzmissbrauch oder Depression; meist vorübergehend; **3.** Pseudoinsomnie: schlafpolygraphisch unauffälliger Befund, objektiv ausreichende Schlafmenge, trotzdem wird der Schlaf von den (meist älteren) Patienten als sehr mangelhaft empfunden.

Behandlungsindikation: Die meisten Formen der Insomnie sind vorübergehend und remittieren spontan, daher muss nicht jede Schlafstörung sofort gezielt behandelt werden. Eine sichere Indikation ist bei länger bestehender primärer Insomnie mit hohem Leidensdruck und eingeschränkter Leistungsfähigkeit gegeben; bei sekundärer Insomnie ist die Grundkrankheit zu behandeln, oder die schlafstörenden Bedingungen sind zu verändern.

Pharmakotherapie: 1. bei länger bestehender primärer Insomnie sedierende tricyclische Antidepressiva (geringes Abhängigkeitspotential): Amitriptylin (z. B. Saroten®), Amitriptylinoxid (z. B. Equilibrin®), Doxepin (z. B. Aponal®) oder Trimipramin (z. B. Stangyl®), 25–100 mg p. o. um 21 Uhr; **2.** bei passagerer sekundärer Insomnie (falls Pharmakotherapie erforderlich): **a)** kurzwirksame Hypnotika: Zolpidem (z. B. Stilnox®) oder Zopiclon (z. B. Ximovan®), jeweils $^1/_2$–1 Tbl.; **b)** kurz- oder mittellang wirkende Benzodiazepinderivate v. a. bei Panikattacken (evtl. kombiniert mit Beta-Rezeptoren-Blocker): Lormetazepam (z. B. Noctamid®), 0,5–2 mg; Temazepam (z. B. Remestan®), 10–20 mg; zur Therapie ausgeprägter Schlafstörung Flunitrazepam (z. B. Rohypnol®), 1–2 mg; Einnahme jeweils p. o. zur Nacht; cave: Gewöhnungspotential; **3.** bei alten Menschen ist ein spezifisches pharmakotherapeutisches Vorgehen angezeigt: **a)** bevorzugt sedierende Neuroleptika mit geringerer Gefahr extrapyramidalmotorischer UAW: Pipamperon (z. B. Dipiperon®), 20–120 mg; Melperon (z. B. Eunerpan®), 25–100 mg; Chlorprothixen (z. B. Truxal®), 25–100 mg; jeweils p. o. zur Nacht; alternativ Chloralhydrat (z. B. Chloraldurat®), bis 1 g p. o.; bei Schlafstörung i. R. einer Demenz zusätzlich Chlomethiazol (Distraneurin®), max. 3 Kps. oder 30 ml Saft; **b)** Benzodiazepinderivate sollen wegen paradoxer Reaktionen, der Akkumulationsneigung bzw. myotonolytischer UAW nicht verordnet werden. **c)** Tricyclische Antidepressiva wirken Delir auslösend.

Psychotherapie: Bei Neurose, Persönlichkeitsstörung oder Depression mit Schlafstörung ist eine psychotherapeutische Behandlung indiziert, auch wenn schnelle positive Effekte auf die Insomnie nicht erwartet werden dürfen. Nach längerer Zeit remittieren sowohl die psychische Störung als auch die Insomnie (vgl. Therapie, psychisch wirksame).

Naturheilkundliche Verfahren: 1. bei leichter Schlafstörung: hochdosierte baldrianextrakthaltige Präparate (Sedonium®), 2 Drg., 2–3 Stunden vor dem Schlafengehen; ebenfalls Präparate aus Hopfen und Melisse (auch als Badezusätze); **2.** günstige Wirkung wird manchmal durch Behandlung mit kühlen Wickeln (z. B. Waden- oder Brustwickel) erzielt.

Sonstige Maßnahmen: Entspannungsübungen (progressive Muskelrelaxation* nach Jacobson), Autogenes Training, Akupunktur*; evtl. Behandlungsversuch mit Melatonin*.

Therapeutischer Stufenplan: s. Abb.

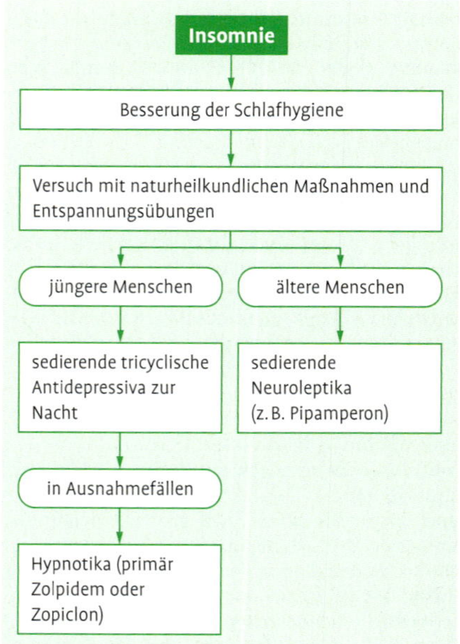

Insomnie: therapeutischer Stufenplan

Eigenbehandlung: Besserung der Schlafhygiene*: regelmäßiger Schlaf-Wach-Rhythmus; Verzicht auf schwere Mahlzeiten, alkoholische und coffeinhaltige Getränke vor dem Schlafengehen; ruhige Schlafsituation (Geräusch- und Lichtverhältnisse). Positiv wirken auch abendliche Spaziergänge und warme Bäder vor dem Zubettgehen.

Hinweis: **1.** Bei Schlafstörung i. R. von Schmerzsyndromen ist auf ausreichende Analgesie zu achten. **2.** Alkohol als Schlafmittel ist obsolet.

Selbsthilfe: Schlafapnoe e. V., Am Burgholz 6, 42349 Wuppertal, Tel. 0202 408917, Fax 0202 4087646; E-Mail: anne-bertram@schlafapnoe-online.de, Homepage: http://www.schlafapnoe-online.de.

Literatur: Clarenbach, P. et al.: Empfehlungen zur Diagnostik und Therapie der Insomnie. Deutsche Gesellschaft für Schlafforschung und Schlafmedizin (DGSM). Nervenarzt 10: 723–729 (1995).

Autoren: O. Kastrup, H. C. Diener.

Insuffizienz, akute respiratorische: s. ARDS.

Insuffizienz, respiratorische: Störung des respiratorischen Systems mit Beeinträchtigung von Gasaustausch und Ventilation; **Einteilung** nach der BGA: **1.** respiratorische Partialinsuffizienz: Erniedrigung des arteriellen O_2-Partialdrucks (pO_2) bei normalem arteriellem CO_2-Partialdruck (pCO_2); **2.** respiratorische Globalinsuffizienz: Erniedrigung des arteriellen pO_2 bei erhöhtem arteriellem pCO_2; **Formen:** **1.** hypoxämisches Lungenparenchymversagen mit Störung des Gasaustausches inf. einer Verteilungsstörung von Ventilation und Perfusion, einer Diffusionsstörung oder durch intrapulmonale Shunts; **2.** hyperkapnisches Pumpversagen mit alveolärer Hypoventilation inf. Störung des Atemzentrums (z. B. zentrale Schlafapnoe) oder der Atemmechanik (z. B. bei schwerer Kyphoskoliose), primärer neuromuskulärer Erkrankung oder sekundärer Erschöpfung der Atemmuskulatur bei chronischer Überlastung durch Lungenparenchymerkrankung; vgl. Dyspnoe.

Behandlungsindikation: Eine direkte Korrektur der veränderten Blutgaswerte durch Beatmung sollte nur dann erfolgen, wenn ein lebensbedrohlicher Zustand durch eine kausale Therapie der Grunderkrankung nicht vermeidbar ist. Die Wahl des richtigen Zeitpunktes für den Beginn einer Beatmungstherapie ist immer von einer Einschätzung der klinischen Gesamtsituation des Patienten abhängig zu machen. Eine drohende oder schon bestehende alveoläre Hypoventilation mit akuter respiratorischer Azidose ist die klassische Indikation zur Intubation und kontrollierten Beatmung. Zunehmende Zeichen der Erschöpfung und Atemmuskelermüdung (schnelle flache Atmung) lassen eine frühzeitige Intubation ratsam erscheinen.

Therapie: s. Beatmung.

Hinweis: Bei einigen Patienten ist auf Dauer trotz optimaler konservativer Therapie eine ventilatorische Insuffizienz nicht zu vermeiden. Diese Patienten profitieren von einer mehrstündigen Erholungsphase der Atemmuskulatur durch eine teilentlastende nächtliche Überdruckbeatmung über eine Trachealkanüle, Gesichts- oder Nasenmaske. Der Einsatz dieser Therapie erfordert eine längerfristige Schulung von Patienten und Angehörigen während eines stationären Aufenthalts. Die Gewöhnung des Patienten an eine nichtinvasive Überdruckbeatmung gelingt bei Patienten mit neuromuskulären Grunderkrankungen am leichtesten, während Patienten mit Lungenüberblähung diese Beatmungsform häufig als sehr unangenehm empfinden.

Selbsthilfe: Deutsche Atemwegsliga, Prinzenpalais, Burgstraße, 33175 Bad Lippspringe, Tel. 05252 933615, Fax 05252 933616; E-Mail: koordination@atemwegsliga.de, Homepage: http://www.atemwegsliga.de.

Autoren: N. Konietzko, M. Hetzel.

Insulinmangel: s. Diabetes mellitus Typ 1; Diabetes mellitus Typ 2.

Insulinom: syn. Inselzelltumor, Inselzelladenom; von den Betazellen der Langerhans-Inseln ausgehender neuroendokriner Tumor mit autonomer Produktion von Insulin; Leitsymptom: Hypoglykämie*, insbes. Nüchternhypoglykämie; >90 % der Tumoren sind solitär und benigne; multiples Vorkommen meist i. R. der multiplen endokrinen Neoplasie Typ I; Lokalisation fast immer im Pankreas; ektope Insulinome sind äußerst selten.

Behandlungsindikation: dringlich aufgrund gefährlicher Hypoglykämie (letaler Ausgang möglich); operative Tumorentfernung führt bei benignem Tumor in >90 % der Fälle zur Heilung; bei palliativer Operation eines malignen Insulinoms pharmakologische Nachbehandlung zur Verbesserung der Lebensqualität und Verlängerung der Lebenszeit.

Pharmakotherapie: **1.** Akuttherapie bei hypoglykämischem Schock: Glukose, z. B. 20 %ig 100 ml oder 40 %ig 50 ml i. v.; falls der Patient nicht reagiert bzw. nicht aufwacht, Wiederholung nach wenigen Minuten; **2.** Langzeittherapie zur Hemmung der Insulinfreisetzung: **a)** Diazoxid (Proglicem®), 3 × 50–200 mg/d p. o.; UAW: gastrointestinale Störungen, Natrium- und Wasserretention (Behandlung mit Thiaziddiuretika), Knochenmarkdepression; **b)** alternativ synthetisches Somatostatinanalogon: Octreotid (Sandostatin®), 2–3 × 50–200 µg/d s. c., oder als Depotpräparat (Sandostatin® LAR®-Monatsdepot), 20–30 mg i. m. alle 4 Wochen; cave: Verstärkung der Hypoglykämie durch gleichzeitige Hemmung gegenregulatorischer Hormone bei Patienten, die den Somatostatin-Rezeptor Subtyp 2 nicht aufweisen; **3.** Langzeittherapie bei therapierefraktären Patienten: der Einsatz von Glukokortikoiden wie z. B. Prednisolon kann effektiv sein; **4.** Chemotherapie bei metastasierendem Insulinom: **a)** Streptozotocin (Zanosar®), 500 mg/m^2 KO/d i. v. in Kombination mit Fluorouracil (z. B. 5-FU HEXAL®),

400 mg/m² KO/d i. v., jeweils an den Tagen 1–5; Wiederholung des Zyklus alle 6 Wochen; cave: Nephrotoxizität von Streptozotocin (dosisabhängig; Therapieunterbrechung bei Proteinurie >500 mg/d); **b)** Streptozotocin kann auch kombiniert werden mit Doxorubicin (Adriblastin®), 50 mg/m² KO/d i. v., an den Tagen 1 und 22 des Therapiezyklus; maximale Doxorubicindosis 500 mg/m² KO.

Operative Therapie: Therapie der Wahl (kausale Therapie); **1.** Enukleation des Tumors; **2.** subtotale distale Pankreasresektion bei großem solitärem Tumor in Pankreaskörper oder -schwanz und multiplen endokrinen Neoplasien (MEN-Syndrom Typ I); ggf. zusätzliche Enukleation von Pankreaskopfinsulinomen; **3.** subtotale Duodenopankreatektomie bei ungünstiger Tumorlokalisation; **4.** Leberteilresektion bei unilobären Lebermetastasen.

Sonstige Maßnahmen: transarterielle Chemoembolisation (Abk. TACE) oder Radiofrequenzablation als Alternativen zur Operation bei einzelnen Lebermetastasen mit hohem Operationsrisiko.

Therapeutischer Stufenplan: s. Abb.

Eigenbehandlung: **1.** Diät mit wenig freien Kohlenhydraten; 7–8 Mahlzeiten (sog. Spät- und Mitternachtstück, ggf. auch um 3 Uhr nachts); **2.** bei Hypoglykämieanzeichen Einnahme von Traubenzucker oder Fruchtsaft.

Arbeitsunfähigkeit: nach erfolgreicher Operation mind. 4 Wochen; bei Fortbestehen des Hyperinsulinismus individuelle Entscheidung, ggf. Invalidisierung.

Hinweis: **1.** cave: Fehldeutung eines hypoglykämischen Schocks als epileptischer Anfall; deshalb bei Krampfanfällen bzw. Bewusstlosigkeit grundsätzlich Blutzuckerbestimmung durchführen; **2.** immer an faktitielle Hypoglykämie (orale Antidiabetika, Insulin) denken; **3.** Eine länger bestehende Hypoglykämie kann zu einem hirnorganischen Psychosyndrom führen.

I

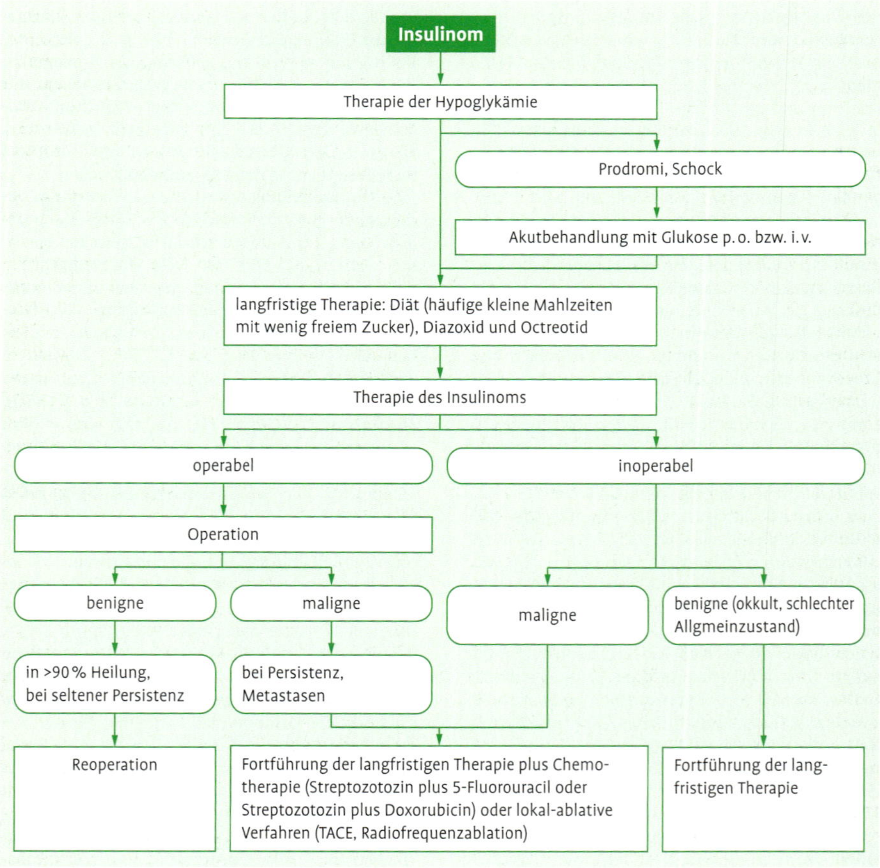

Insulinom: therapeutischer Stufenplan

Neuentwicklung: 1. durch Somatostatin-Rezeptor vermittelte interne Radiotherapie mit ^{90}Yttrium-markiertem DOTA-Octreotid (^{90}Y-DOTATOC) bei Somatostatin-Rezeptor-positiven Metastasen; **2.** transarterielle hepatische Chemoperfusion (Abk. TACP) mit hochdosierter Gabe von Streptozotocin bei Lebermetastasen.

Selbsthilfe: 1. Deutsche Krebshilfe e. V., Buschstr. 32, 53113 Bonn, Tel. 0228 729900, Fax 0228 7299011; E-Mail: deutsche@krebshilfe.de, Homepage: http://www.krebshilfe.de; **2.** Bundesorganisation Selbsthilfe NeuroEndokrine Tumoren e. V., Dieffenbachstr. 1 (Haus 3b), 10967 Berlin, Tel. 030 41994804, Fax 030 41994806; E-Mail: info@net-shg.de, Homepage: http://www.net-shg.de.

Literatur: 1. de Herder, W. W. et al.: Well-differentiated pancreatic tumor/carcinoma: insulinoma. Neuroendocrinology 84: 182–188 (2006); **2.** Starke, A. et al.: Malignant metastatic insulinoma – postoperative treatment and follow-up. World J Surg 29: 789–793 (2005).

Autoren: M. Pirlich, H. Gerl.

Insulintherapie: s. Diabetes mellitus Typ 1; Diabetes mellitus Typ 2.

Insult, apoplektischer: s. Ischämie, akute zerebrale.

Intentionstremor: s. Tremor.

Interkostalneuralgie: Schmerzsyndrom im Ausbreitungsgebiet eines oder mehrerer Zwischenrippennerven mit Hyper- oder Hypästhesie in den entspr. Interkostalräumen; **Ursache:** häufig Teilerscheinung eines Zoster (s. Neuralgie, postzosterische) sowie bei Veränderungen an den Rippen (Fraktur, Periostitis), Wirbelsäulenerkrankungen (Spondylitis, Osteochondrose, Tumor), extramedullären Rückenmarktumoren

Behandlungsindikation: abhängig von der Schmerzintensität; generell frühzeitig, um eine Chronifizierung des Schmerzes zu verhindern.

Pharmakotherapie: **1. systemisch:** **a)** Carbamazepin (z. B. Tegretal®, Timonil®), initial 200 mg/d, p. o.; Dosierung alle 3 Tage um 100 mg steigern bis auf 600–1000 mg/d (nach individueller Verträglichkeit); **b)** bei nicht ausreichender Wirkung oder Kontraindikation gegen Carbamazepin: Phenytoin (z. B. Phenhydan®) in Kombination mit Baclofen (z. B. Lioresal®); Phenytoin initial 3 × 100 mg/d p. o., dann um 25 mg pro Woche steigern, Enddosis nach Serumspiegel festlegen (Zielbereich: 10–20 µg/ml; cave: Überdosierung); Baclofen initial 3 × 5 mg p. o., alle 3 Tage um 5 mg/d steigern bis auf 3 × 20 mg/d; **c)** als Alternative zu Carbamazepin und Phenytoin nichtenzyminduzierende Antiepileptika; z. B. Gabapentin (z. B. Neurontin®), initial 300 mg/d p. o., Dosissteigerung um 300 mg/d alle 1–3 Tage bis auf 1200 mg/d (Maximaldosis: 2400 mg/d); Pregabalin (Lyrica®) 150–600 mg/d p. o., langsam einschleichend dosieren; **d)** ggf. Schmerztherapie ergänzen mit tricyclischen Antidepressiva (z. B. Amitriptylin). **2. lokal:** Blockade des betroffenen Nervs im dorsalen Verlauf mit Lokalanästhetika, z. B. Lidocain 0,5 % (z. B. Xylocain®), 1 ml. Die Wirkung hält Stunden bis wenige Tage an. Die wiederholte Anwendung kann zu länger anhaltender Schmerzfreiheit führen.

Psychotherapie: Schmerzbewältigungsverfahren bei chronischen Verläufen.

Naturheilkundliche Verfahren (Autorin: Ch. Uhlemann): Die Differenzierung einer idiopathischen Interkostalneuralgie von dem Sekundärphänomen einer Primärerkrankung (Zoster, Pleuritis, Pneumonie, neurologische Affektion) ist für die physikalische Intervention wichtig; **1.** akute Neuralgie: neurale Mechanismen beeinflussende Maßnahmen, z. B. Galvanisation mit Depletion von Neurotransmittern (s. Elektrotherapie), mehrmals täglich Capsaicin in Salbengrundlage (Dolenon® Liniment), niederfrequenter Reizstrom in Form von transkutaner elektrischer Nervenstimulation (Abk. TENS) und milde Kälte als Kaltluftbehandlung (–30 °C, 300 l/min, 10 Minuten), kalte Wickel (15 °C); **2.** chronische Neuralgie: Bezug zur Pathogenese der Primärerkrankung beachten; Wärmetherapie mit heißen Kompressen (40 °C) oder Kurzwelle (Kondensatorfeldmethode) und Massagetherapie (Segmentmassage, Bindegewebemassage) zur Trophikverbesserung; mehrmals tägliche Kurzzeitkryotherapie mit Kaltluft (–30 °C, 1000 l/min, 3 Minuten) oder Eiskompresse (–10 °C, 3 Minuten) sowie Langzeit-TENS oder Akupunktur*.

Arbeitsunfähigkeit: restriktives Vorgehen; vorübergehende Arbeitsunfähigkeit nur bei starken Schmerzen bei Bewegung.

Hinweis: obsolete Maßnahme: Nervenexhairese (danach treten Deafferenzierungsschmerzen auf).

Selbsthilfe: 1. Deutsche Schmerzliga e. V., Adenauerallee 18, 61440 Oberursel, Tel. 0700 375375375, Fax 0700 37537538; E-Mail: info@schmerzliga.de, Homepage: http://www.schmerzliga.de; **2.** Aktive Schmerzhilfe e. V. (ASH), Postfach 100116, 47701 Krefeld, Tel. 02151 761797, Fax 02151 655145; E-Mail: Aktive-Schmerzhilfe.de@web.de.

Literatur: Diener, H. C.; Maier, C. (Hrsg.): Die Schmerztherapie. 3. Aufl. München: Urban und Schwarzenberg, 2008.

Autor: H. C. Diener.

Intertrigo: Sonderform des irritativ-toxischen Kontaktekzems* in intertriginösen Räumen mit Erosionen und Mazeration der Haut;

Behandlungsindikation: mit der Diagnosestellung gegeben; Eigenbehandlung und sonstige Maßnahmen haben denselben Stellenwert wie die Pharmakotherapie.

Pharmakotherapie: 1. erosives Stadium: 1–2-mal täglich 0,5 %ige Pyoktaninlösung; **2.** nässendes Stadium: 2-mal täglich Lotio zinci (evtl. mit Zusatz von 0,5 % Clioquinol) oder weiche Zinkpaste (DAB 10) auf Baumwoll- oder Leinenlappen aufbringen und einlegen; cave: Bildung von mechanisch reizenden Klümpchen bei bettlägerigen Pa-

I

tienten; **3.** unabhängig vom Erkrankungsstadium lokale Anwendung von Glukokortikoiden: Hydrocortison (z. B. Hydrogalen® Lotion, 1 %) oder Flumetason (z. B. Cerson® Creme, 0,02 %), jeweils 2-mal täglich für 1 Woche; **4.** bei Candidabesiedlung Nystatinpaste (z. B. Candio-Hermal® Paste); **5.** unterstützend wirken Bäder mit adstringierenden Zusätzen (z. B. Tannolact® Pulver), 1–2-mal täglich für 2 Wochen.

Sonstige Maßnahmen: **1.** Sekundärinfektion mit Candida oder allergisches Kontaktekzem ausschließen; **2.** prädisponierende Faktoren beseitigen (z. B. Feuchtigkeit) bzw. Behandlung zugrunde liegender Erkrankungen (z. B. Diabetes mellitus, Adipositas, Alkoholkrankheit).

Eigenbehandlung: **1.** keine eng anliegende Kleidung tragen; **2.** Waschen mit alkalifreien Seifen (z. B. Dermowas®) oder mit desinfizierendem Zusatz von Polyvidon-Iod (z. B. Betaisodona® Wasch-Antiseptikum Flüssigseife); **3.** sorgfältiges Abtrocknen befallener Hautareale, ggf. auch Trockenföhnen und Einlegen von Leinenstreifen; **4.** Schwitzen vermeiden.

Literatur: Sterry, W.; Paus, R.; Burgdorf, W.: Checkliste Dermatologie und Venerologie. Stuttgart: Thieme, 2005.

Autoren: P. Schulze, W. Sterry.

Intoxikation: schädliche Wirkung von Giften, die in ihrem Ausmaß v. a. von der Art der chemischen Substanz, ihrer Toxizität und Dosis, der Einwirkungshäufigkeit und -dauer sowie von Merkmalen des Patienten (Alter, Vorerkrankungen u. a.) bestimmt wird, sowie das daraus resultierende Krankheitsbild (auch Toxikose); **Formen:** **1.** akute Intoxikation: v. a. durch akzidentelle od. beabsichtigte (z. B. suizidale) Aufnahme von Arzneimitteln, Haushalts- u. Arbeitsstoffen, Nahrungs- und Genussmitteln, Pflanzen, tierischen Giften u. a.; **2.** chronische Intoxikation: entsteht i. d. R. durch lang dauernde Exposition gegenüber Umweltchemikalien oder Nahrungsgiften bzw. durch chronische Überdosierung (Kumulation) von Arzneimitteln.

Behandlungsindikation: Beeinträchtigung bzw. Ausfall vitaler Funktionen, Befürchtung bzw. Erwartung irreversibler Schäden, Vorliegen klinisch relevanter Symptome (z. B. Bewusstseinsveränderung, Herz-Kreislauf-Störung, gastrointestinale Symptome, Krämpfe, Atemstörung) in Zusammenhang mit Aufnahme von Giftstoffen, begründeter Verdacht für das Vorliegen einer Intoxikation (insbes. bei bewusstlosen Personen).

Therapeutische Prinzipien: **1.** kausale Therapie: Aufhebung der Giftwirkung durch ein spezifisches Antidot, das nur für einige Gifte verfügbar ist (s. Tab. 1); **2.** symptomatische Therapie: **a)** Stabilisierung der Vitalfunktionen (s. Reanimation); **b)** Verhinderung von weiterer Absorption des Giftstoffs (primäre Entgiftung); **c)** Unterstützung der Elimination bereits absorbierter Giftstoffe (sekundäre Entgiftung).

Basistherapie: **1.** notfallmedizinische Maßnahmen: in Abhängigkeit von der vital bedrohlichen Symptomatik (z. B. bei zerebralem Krampfanfall, Schock, Herz-Kreislauf-Stillstand, Störungen des Elektrolyt- bzw. Säure-Basen-Haushalts bzw. Magenperforation; s. Abb.); **2.** primäre Entgiftung: **a)** nach perkutaner Giftaufnahme: Abwaschen bzw. Spülen mit Wasser und ggf. Seife, evtl. zusätzlich Einsatz ungiftiger Lösemittel, z. B. Polyethylenglykol 400 (z. B. Lutrol®); **b)** nach inhalativer Giftaufnahme: Verlegung des Patienten in giftfreie Umgebung, Frischluftzufuhr, ggf. Sauerstoffgabe; **c)** nach oraler Giftaufnahme: induziertes Erbrechen* bzw. Magenspülung* zur Entfernung des Gifts aus dem Magen (nur innerhalb der ersten Stunde nach Ingestion), zusätzlich Aktivkohle* (z. B. Kohle Pulvis®), 50–100 g (1 g/kg KG) aufgeschwemmt in 200–300 ml Wasser oral oder über Magenschlauch; anschl. salinische Laxanzien*, z. B. in Wasser gelöstes Natriumsulfat, 0,25 g/kg KG, oder 70 %ige wässrige Sorbitlösung, 2–5 ml/kg KG zur Beschleunigung der Darmpassage; evtl. zusätzlich orthograde Darmspülung mit Golytely-Lösung (Zusammensetzung in g/l: 0,75 KCl; 1,46 NaCl; 1,68 $NaHCO_3$; 5,68 Na_2SO_4 wasserfrei; 59 Polyethylenglykol 4000); **d)** nach parenteraler Giftzufuhr (z. B. Schlangenbiss): ggf. lokale Umspritzung; **e)** nach Einwirkung auf das Auge: ausgiebig bei offener Lidspalte mit Leitungswasser spülen. s. Tab. 2. **3.** sekundäre Entgiftung: **a)** forcierte Diurese bei nierengängigen Giften; **b)** Aktivkohle*, 25–50 g (0,25–0,5 g/kg KG) alle 2–4 Stunden in Verbindung mit einem Laxans (z. B. Natriumsulfat- oder Sorbitlösung); **c)** zusätzlich evtl. Hämodialyse*, Peritonealdialyse*, Hämoperfusion* bzw. Plasmapherese* und Plasmaaustausch.

Spezifische Therapie: s. Alkoholintoxikation, Antiarrhythmikaintoxikation, Anticholinergikaintoxikation, Arzneimittelintoxikation, Blausäureintoxikation, Glykolintoxikation, Hypnotikaintoxikation, Kohlenwasserstoffintoxikation, Lebensmittelvergiftung, Methanolintoxikation, Pestizidintoxikation, Pilzvergiftung, Rauchvergiftung, Drogenintoxikation, Schwermetallintoxikation, Theophyllinintoxikation.

Sonstige Maßnahmen: **1.** Lagerung: stabile Seitenlage bei bewusstlosen Patienten, Oberkörperhochlagerung bei bewusstseinsklaren Patienten mit Atemnot; **2.** Asservierung von Materialien, die auf ein mögliche Intoxikation hinweisen könnten, und deren Versendung an ein toxisches Labor zur forensischen Sicherung einer Intoxikation: **a)** Mageninhalt (z. B. Erbrochenes, Magenaspirat bzw. die erste Fraktion der Magenspülflüssigkeit); **b)** Körperflüssigkeiten (Sammelurin, Stuhlprobe, Blutprobe); **c)** sonstige Gegenstände bzw. Maßnahmen (z. B. Tablettenreste in Gläsern, Spritzen, Entnahme einer Raumluftprobe); **3.** frühe Kontaktaufnahme mit entspr. Giftberatungszentren (s. Tab. 3); **4.** bei schaumbildenden Giftstoffen (z. B. Wasch- oder Spülmittel) Gabe

Intoxikation
Antidote

Tab. 1

Wirkstoff	Handelsname (Auswahl)	Indikation bzw. Intoxikation mit	Dosierung		
Aktivkohle	Kohle-Compretten®, Kohle-Hevert®, Kohle-Pulvis, Kohle-Tabletten Boxo-Pharm, Ultracarbon	Adsorbens nach oraler Giftaufnahme		0,5 – 1 0,25– 0,5	g/kg KG einmal p. o., dann g/kg KG alle 4–6 h
Atropin	verschiedene Präparate	Alkylphosphate, cholinerges Syndrom		2 – 10 2 – 10	mg i. v. ED (max. 50 mg), dann mg/h
Biperiden	Akineton®	Neuroleptika (bizarres neurologisches Syndrom)		2,5 – 5	mg i. v.
Calcium-glukonat	Calcium Braun 10 %	Flusssäure; versuchsweise bei Intoxikation mit Calcium-Antagonisten		1 – 2 10 100	g 10 % i. a. (sehr langsam) ml Calciumglukonat lokal plus mg Lidocain
Colestyramin	Quantalan®	Digitalisglykoside	6 ×	3 – 4	g/d p. o.
Deferoxamin	Desferal®	Eisen		5 – 10	g p. o. oder i. v.
Digitalisantitoxin	Digitalis-Antidot BM	Digitalisglykoside		80	mg FAB binden ca. 1 mg Digoxin
Dimercaptopropansulfonsäure	DMPS-Heyl®	Quecksilber, Arsen, Kobalt, Kupfer, Nickel, Blei, Antimon, Chrom		1	g/d initial, dann alle 2 Tage Dosis um 250 mg reduzieren
Dimethylaminophenol	4-DMAP	Blausäure, Cyanide		3 – 4	mg/kg KG i. v.
Eisenhexacyanoferrat	Antidotum Thallii Heyl®, Radiogardase® Cs	Thallium, Cäsiuminkorporation		3 – 20	g p. o. (über den Tag verteilt)
Ethanol		Methanol, Ethylenglykol, Diethylenglykol		0,5 0,1	g/kg KG i. v. als Bolus, dann g/kg KG/h (bis zur Konzentration von 1 g/l im Blut)
Flumazenil	Anexate®	Benzodiazepin-Rezeptor-Agonisten		0,5 – 1	mg i. v.
Glucagon	GlucaGen®	β-Adrenozeptor-Antagonisten, Antidiabetika		50 –150 1 – 5	µg/kg KG i. v. oder i. m., dann mg/h
Hydroxycobalamin	Cyanokit®	Cyanid, Blausäure		70	mg/kg KG in 30 min i. v.
Methylenblau	Methylenblau Vitis®	Methämoglobinbildner (z. B. Anilinderivate), Überdosierung von DMAP		1 – 2	mg/kg KG i. v.

Fortsetzung nächste Seite

Fortsetzung v. S. 493

Intoxikation
Antidote

Tab. 1

Wirkstoff	Handelsname (Auswahl)	Indikation bzw. Intoxikation mit	Dosierung		
Fomepizol	Fomepizol opi®	Ethylenglykol, Methanol		15	mg/kg KG initial, dann
			2×	10	mg/kg KG für 2 Tage, danach
			2×	15	mg/kg KG für 2 Tage
N-Acetylcystein	Fluimucil® Antidot	Paracetamol		150	mg/kg KG in 15 min i. v., dann
				50	mg/kg KG über 4 h, danach
				100	mg/kg KG über 16 h
Naloxon	Narcanti®	Opioide		0,4 - 1,2	mg i. v. oder i. m.
Natrium-Calcium-EDTA	Calcium vitis 20 %	Blei, Cadmium, Kobalt, Kupfer, Nickel, Chrom, Mangan, Quecksilber, Vanadium, Zink, Uran		10 - 20	mg/kg KG/3 d in 4–6 ED, 3 Tage Pause, Zyklus wiederholen
Natrium thiosulfat	Natriumthiosulfat 10 %	Cyanid, Blausäure		50 -100	mg/kg KG i. v.
Obidoxim	Toxogonin®	einige Alkylphosphate		250	mg i. v. (ED)
Penicillamin	Metalcaptase®	Kupfer, Blei, Quecksilber, Zink		20 - 40	mg/kg KG p. o., max. 1 g/d
Physostigmin-salicylsäure	Anticholium®	zentral anticholinerges Syndrom		2	mg langsam i. v., dann evtl.
				1 - 2	mg/h
Phytomenadion	Konakion® MM	Cumarin und Cumarinderivate		0,1 - 0,3	mg/kg KG i. v. oder p. o.
Pyridoxin	Vitamin B6-ratiopharm® Injektionslösung	Isoniazid		1	g je g Isoniazid i. v.
		Hydrazin	1×	25	mg/kg KG
Silibinin	Legalon® SIL	Amanitinintoxikation		5	mg/kg KG i. v. initial, dann
				20	mg/kg KG/d über 4–5 Tage
Tiopronin	Captimer®	Kupfer, Quecksilber, Eisen, Zink, Polonium, Cadmium		7 - 10	mg/kg KG p. o.
Toloniumchlorid	Toluidinblau	Methämoglobinämie, nach Überdosierung von DMAP		2 - 4	mg/kg KG i. v.

von Dimeticon (z. B. sab simplex®) zur Schaumreduktion und Aspirationsprophylaxe; **5.** Vermeidung einer evtl. Selbstkontamination mit Giftstoffen. **6.** Da sich ein Großteil der erwachsenen Patienten in suizidaler Absicht vergiftet, sollte nach Abschluss der Akutbehandlung eine sorgfältige Abklärung der (evtl. auch latent) vorhandenen Suizidalität* erfolgen; ggf. psychiatrisches Konsil.

Literatur: **1.** Baselt, R. C.: Disposition of Toxic Drugs and Chemicals in Man, 8th ed. Foster City, CA: Biomedical Publications, 2008; **2.** Martens, F.: Vergiftungen im Rettungsdienst. Notfallmedizin

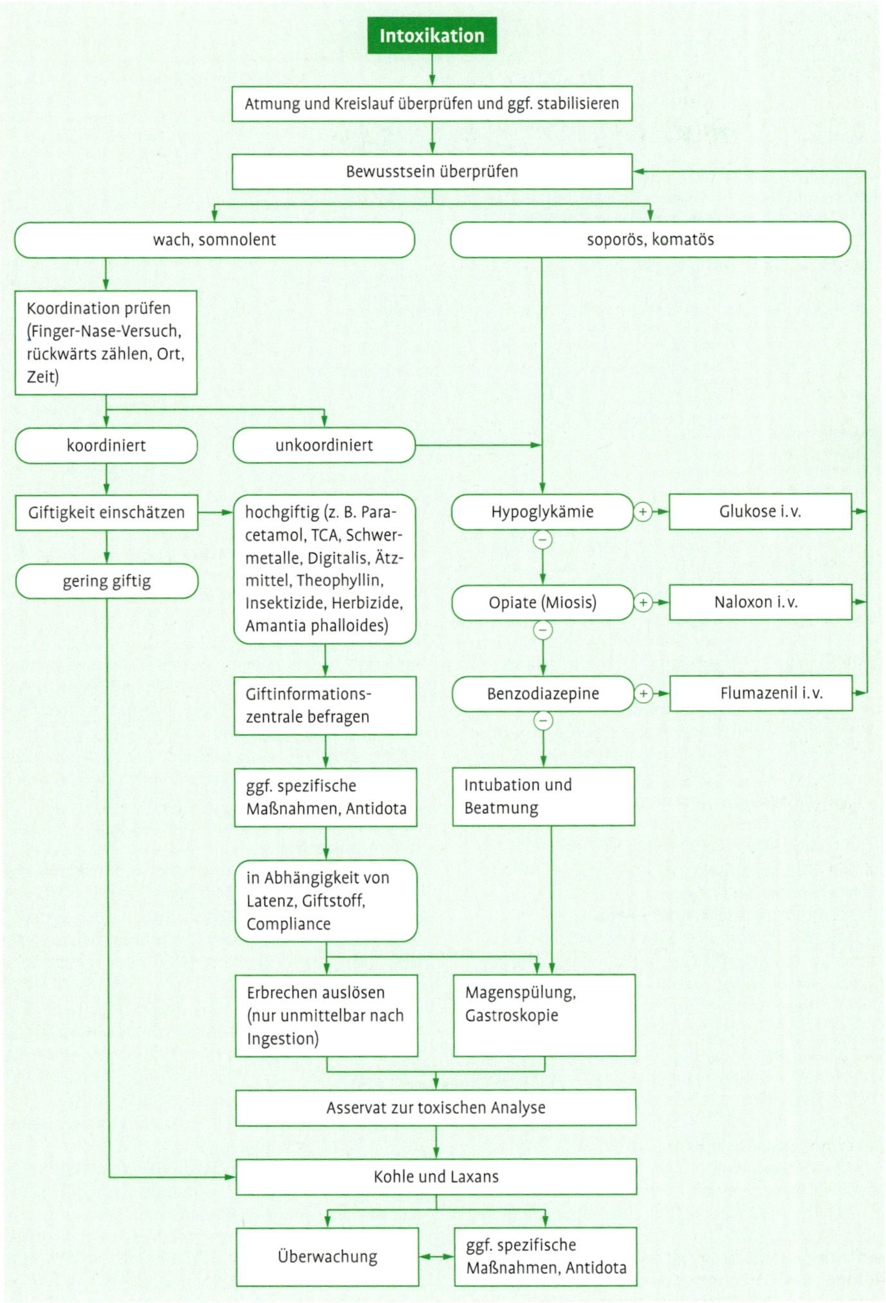

Intoxikation: Vorgehen nach akuter Intoxikation

Intoxikation
Hilfsmittel zur Behandlung
Tab. 2

Substanz	Handelsname (Auswahl), Hersteller	Indikation	Dosierung (Erwachsene)
Anti-HF-Lösung	Prevor GmbH, Köln	HF-Verätzung	auf die Haut sprühen (evtl. mehrere Liter)
Darmspüllösung	Delcoprep-Trinklösung, Klean-Prep, Movicol, Oralav	orthograde Darmspülung	0,5–1 l/h über nasogastrale Sonde
Dimeticon	Aegrosan®	nach Schaumbildnern (z. B. Tenside)	0,5–1 g p. o.
Simeticon	sab simplex	nach Schaumbildnern (z. B. Tenside)	0,5–1 g p. o.
Mercurisorb	Carl Roth GmbH, Karlsruhe	zur Adsorption verschütteten Quecksilbers	
Natriumsulfat		osmotisch wirksames Laxans	35 g als wässrige Lösung p. o.
Polyethylenglykol 400	Lutrol E 400®		zur Bindung und Entfernung organischer Gifte von der Haut

up2date 2: 13–156 (2007); **3.** Olson, K. R. et al. (eds): Poisoning & drug overdose. 5th ed. New York: McGraw-Hill/Lange, 2007; **4.** American Academy of Clinical Toxicology; European Association of Poisons Centres and Clinical Toxicologists: Position paper: single-dose activated charcoal. J Toxicol Clin Toxicol 43: 61–87 (2005); **5.** American Academy of Clinical Toxicology; European Association of Poisons Centres and Clinical Toxicologists: Position paper: cathartics. J Toxicol Clin Toxicol 42: 243–253 (2004); **6.** American Academy of Clinical Toxicology; European Association of Poisons Centres and Clinical Toxicologists: Position paper: whole bowel irrigation. J Toxicol Clin Toxicol 42: 843–854 (2004).

Autor: F. Martens.

Intrauterinpessar: s. Kontrazeption.

Intubation: s. Beatmung; Muskelrelaxanzien.

Intubation, endotracheale: s. Atemwegsicherung.

In-vitro-Fertilisation: extrakorporale Befruchtung der aus hormonal stimulierten Ovarien entnommenen reifen und befruchtungsfähigen Eizellen durch Insemination und anschl. intrauteriner Transfer von Embryonen; mehr als 3 Embryonen dürfen nach dem Embryonenschutzgesetz nicht übertragen werden. **Formen:** Die intrazytoplasmatische Spermieninjektion (Abk. ICSI für engl. intracytoplasmatic spermia injection) stellt eine Sonderform dar. Hierbei erfolgt die Befruchtung der Eizelle, indem mit Hilfe einer Pipette die Samenzelle direkt in das Innere der Eizelle injiziert wird. Es besteht die Möglichkeit zur Kryokonservierung von Vorkernstadien der befruchteten Eizellen sowie deren Lagerung. Nach Auftauen und Entwicklung zum Embryonalstadium (2–8-Zellstadium) können die Eizellen zu einem beliebigen späteren Zeitpunkt im durch Östrogen und Gestagen unterstützten Spontanzyklus in utero übertragen werden. Der Begriff In-vitro-Fertilisation wird im Allg. für alle Methoden der künstlichen Befruchtung außerhalb des menschlichen Körpers verwandt (IVF, ICSI, IVF/ICSI-Kombination, Kryokonservierung). Erfassung der Zahlen über Befruchtungen außerhalb des Körpers erfolgt durch das Deutsche IVF-Register. **Prognose:** Im Jahr 2007 führten über alle Altersklassen gemittelt 29,9 % aller IVF-Behandlungen und 28,5 % aller ICSI-Behandlungen mit Embryotransfer zu einer Schwangerschaft. Die Chance auf eine Schwangerschaft sinkt ab einem Alter der Frau von >32 Jahren kontinuierlich.

Indikation: Kinderwunsch bei tubarer (völliges Fehlen oder starke Schädigung der Eileiter), andrologischer, idiopathischer, durch Endometriose* bedingter, zervikaler oder immunologischer Sterilität; Häufigkeit einer primären oder sekundären Sterilität: 10–15 % aller Paare (davon 30–40 % durch den Mann, 40–50 % durch die Frau, 15 % durch beide Partner bedingt; 10–20 % ungeklärt); die Ursachen liegen bei der Frau zu 50–60 % in Störungen der Hypothalamus-Hypophysen-Ovarien-Achse, zu 15 % in uterinen oder tubaren Störungen und zu 25 % in vaginalen, extragenitalen oder psychischen Störungen.

Durchführung: I. individuelle ovarielle Stimulation: 1. ovarielle Stimulation mit rekombinantem humanem FSH nach Vorbehandlung mit einem GnRH-Analogon (Methode der Wahl): **a)** langes Protokoll (Goldstandard): ab 21.–23. Zyklustag Beginn der Downregulation mit einem GnRH-Analogon, z. B. Nafarelin (Synarela®) 0,8 mg/d intranasal mit Fortführung bis zur Ovulationsinduktion, oder Triptorelin (z. B. DECAPEPTYL GYN) 3,75 mg i. m. als Depot. Zur Reduk-

Intoxikation Tab. 3
Giftberatungszentren

Berliner Betrieb für Zentrale Gesundheitliche Aufgaben (BBGes)
Institut für Toxikologie – Giftnotruf Berlin
Oranienburger Str. 285
13437 Berlin
Tel.: 030 19240, 030 30686711
Fax: 030 30686799
E-Mail: mail@giftnotruf.de
Homepage: http://www.giftnotruf.de

Informationszentrale gegen Vergiftungen des Landes Nordrhein-Westfalen
Zentrum für Kinderheilkunde der Universität Bonn
Adenauerallee 119
53113 Bonn
Tel.: 0228 19240
Fax: 0228 28733314
E-Mail: gizbn@ukb.uni-bonn.de
Homepage: http://www.meb.uni-bonn.de/giftzentrale

Giftinformationszentrum der Länder Mecklenburg-Vorpommern, Sachsen, Sachsen-Anhalt und Thüringen
Nordhäuser Str. 74
99089 Erfurt
Tel.: 0361 730730
Fax: 0361 7307317
E-Mail: info@ggiz-erfurt.de
Homepage: http://www.ggiz-erfurt.de

Vergiftungs-Informations-Zentrale Freiburg
Mathildenstr. 1
79106 Freiburg
Tel.: 0761 19240
Fax: 0761 2704457
E-Mail: giftinfo@uniklinik-freiburg.de
Homepage: http://www.giftberatung.de

GIZ-Nord
Giftinformationszentrum-Nord der Länder Bremen, Hamburg, Niedersachsen und Schleswig-Holstein
Zentrum Pharmakologie und Toxikologie
Universitätsmedizin Göttingen
Robert-Koch-Str. 40
37075 Göttingen
Tel.: 0551 19240, 0551 383180 (für medizinisches Fachpersonal)
Fax: 0551 3831881
E-Mail: anfragen@giz-nord.de
Homepage: http://www.giz-nord.de

Informations- und Behandlungszentrum für Vergiftungen des Saarlandes
Klinik für Allgemeine Pädiatrie und Neonatologie
Universitätsklinikum des Saarlandes
Kirrberger Straße
Gebäude 9
66421 Homburg/Saar
Tel.: 06841 19240, 06841 1628436
Fax: 06841 1628438
E-Mail: giftberatung@uniklinikum-saarland.de
Homepage: http://www.uniklinikum-saarland.de/de/einrichtungen/andere/giftzentrale

Fortsetzung nächste Seite

Fortsetzung v. S. 497

Intoxikation Giftberatungszentren	Tab. 3
Giftinfo Mainz Giftinformationszentrum der Länder Rheinland-Pfalz und Hessen Klinische Toxikologie der II. Medizinischen Klinik der Johannes Gutenberg Universität Mainz Langenbeckstr. 1 55131 Mainz Tel.: 06131 19240, 06131 232466 Fax: 06131 232468 E-Mail: mail@giftinfo.uni-mainz.de Homepage: http://www.giftinfo.uni-mainz.de	
Giftnotruf München Toxikologische Abteilung II. Med. Klinik der Technischen Universität München Ismaninger Str. 22 81675 München Tel.: 089 19240, 089 41402466 E-Mail: tox@lrz.tum.de Homepage: http://www.toxinfo.org	
Giftinformationszentrale Nürnberg Medizinische Klinik 2 des Klinikums Nürnberg Prof.-Ernst-Nathan-Str. 1 90340 Nürnberg Tel.: 0911 3982451, 0911 3982665 Fax: 0911 3982192 E-Mail: giftnotruf@klinikum-nuernberg.de	
Vergiftungsinformationszentrale Wien Allgemeines Krankenhaus Wien Währinger Gürtel 18–20 A-1090 Wien Tel.: +43 1 4064343 (Notruf), +43 1 404002222 (allg. Beratung) E-Mail: viz@meduniwien.ac.at Homepage: http://www.meduniwien.ac.at/viz/	
Schweizerisches Toxikologisches Informationszentrum Freiestrasse 16 CH-8032 Zürich Tel.: +41 44 2515151 (Notruf), +41 44 2516666 (allg. Beratung), 145 (24 h-Notfallnummer für die Schweiz) Fax: +41 44 2528833 E-Mail: info@toxi.ch Homepage: http://www.toxi.ch	

tion ovarieller Zystenbildung ggf. Pillenzyklus mit einem oralen Kontrazeptivum (z. B. Mikrogynon®) ab 5. Zyklustag vorschalten. 14 Tage nach Beginn der Downregulation Beginn der ovariellen Stimulation mit rekombinantem humanem FSH (Abk. r-hFSH), β-Follitropin (Puregon®) oder α-Follitropin (Gonal-F®), 150–225 IE/d s. c., bei mangelndem ovariellem Ansprechen und nicht messbaren endogenen LH-Spiegeln unter Downregulation in Kombination mit HMG (Menotropin, Menogon HP®), 75 IE/d s. c., oder rekombinantem LH (Abk. r-LH; α-Lutropin, Luveris®), 75 IE/d s. c.; **b**) kurzes (GnRH-Agonisten) Protokoll: nahezu gleichzeitige Downregulation und ovarielle Stimulation über ca. 12 Tage; das GnRH-Analogon wird ab dem 2. oder 3. Zyklustag täglich bis zur Ovulationsinduktion gegeben; ab dem 3. Zyklustag erfolgt die Stimulation mit r-hFSH oder HMG. **c**) Behandlungsprotokoll mit GnRH-Antagonisten (Antagonisten-Protokoll): Stimulationsbeginn am 2. oder 3. Zyklustag mit r-hFSH, z. B. α-Follitropin (Gonal F®), 150–225 IE/d s. c., ab 5. Zyklustag zusätzlich GnRH-Antagonisten, z. B. Cetrorelixacetat (Cetrotide®), 0,25 mg/d s. c., bei morgendlicher Verabreichung bis einschließl. des Tages der Ovulationsauslösung mit HCG, bei abendlicher Verabreichung bis zum Vortag der HCG-Gabe. **2.** Ovulationsauslösung mit Clomifen (z. B. Clom-

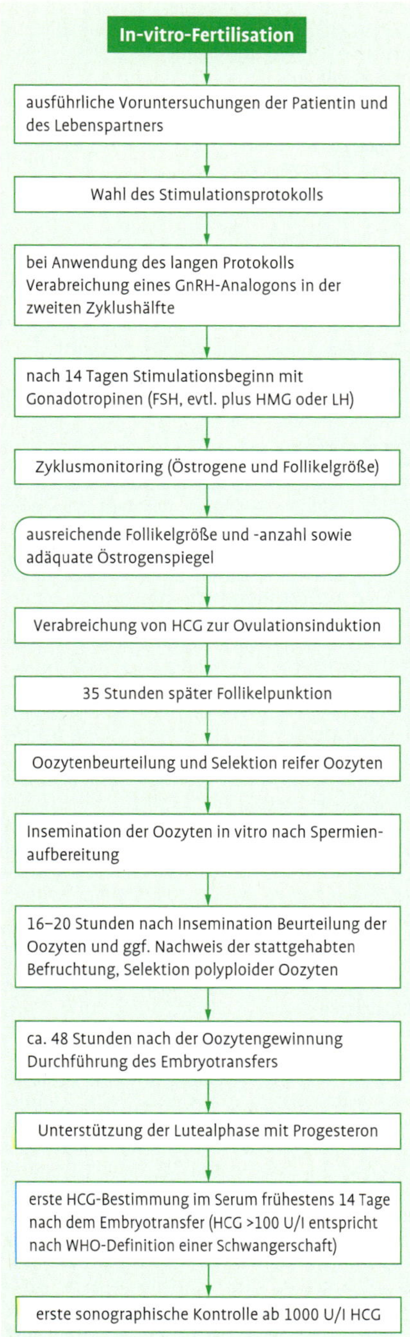

In-vitro-Fertilisation: Behandlungszyklus

HEXAL®, Clomifen-ratiopharm®), 50 mg/d p. o. am 5.–9. Zyklustag, zusammen mit HMG oder FSH; **3.** Stimulationstherapie mit HMG und/oder FSH. Als UAW treten gelegentlich Rötung und Juckreiz an der Injektionsstelle auf. Die Dosierung der Gonadotropine wird während des Stimulationszyklus dem peripheren Estradiolspiegel und dem Follikelwachstum angepasst (Zyklusmonitoring); erste Ultraschallkontrolle 5–7 Tage nach Stimulationsbeginn; Ziel der Stimulation ist die multifollikuläre Reifung von mind. 5 Follikeln. **II. Ovulationsinduktion:** Vor Auslösung der Eizellreifung mit HCG sollte die Östrogenkonzentration pro reifem Follikel bei 150–300 pg/ml liegen (evtl. zusätzl. auch Progesteron- und LH-Bestimmung als Entscheidungshilfe); die Follikelgröße sollte 18–20 mm betragen. Die Ovulationsinduktion erfolgt mit Gabe von rekombinantem humanem α-Choriongonadotropin (Abk. r-HCG; Ovitrelle®), 250 μg s. c., oder HCG (z. B. Choragon®), 5000–10 000 IE s. c.; operative Eizellgewinnung 35 Stunden nach Ovulationsinduktion. **III. Eizellgewinnung:** Methode der Wahl ist die sonographisch gesteuerte vaginale Hohlnadelpunktion und Aspiration der Oozyten aus den präovulatorischen Follikeln. Nach der Follikelpunktion werden die entwicklungsfähigen Eizellen ausgewählt. **IV.** Die extrakorporale Insemination wird in vitro mit einer definierten Anzahl von Spermien durchgeführt (bei schwerer männlicher Infertilität mit intrazytoplasmatischer Spermieninjektion, Abk. ICSI). Max. 3 Embryonen werden 2 Tage nach der Punktion im 2–8-Zellstadium transzervikal in den Uterus übertragen und fundusnah platziert. Zur Unterstützung der Lutealphase Gabe von Progesteron (z. B. Utrogest®), 3-mal täglich 200 mg intravaginal, ab dem Tag nach der Follikelpunktion bis zum Schwangerschaftstest (frühestens 14 Tage nach Embryotransfer), im Falle einer Schwangerschaft bis zu 12 ± 0 SSW.

Komplikationen: 1. Bei starker Reaktion der Patientin auf die Gonadotropinstimulation besteht die Gefahr einer ovariellen Überstimulation (Abk. OHSS für engl. ovarian hyperstimulation syndrome) mit Elektrolytverschiebung, Aszites*, Hydrothorax, Nierenversagen, Thrombose und Lungenembolie. **2.** Organverletzung bei transvaginaler Follikelpunktion mit intraabdominalen Blutungen; **3.** geringe Schwangerschaftsrate bei Hydrosalpinx; evtl. Salpingektomie vor Therapiebeginn; **4.** Extrauteringravidität* insbes. bei Tubenschäden möglich; Überwachung der Frühschwangerschaft mit Bestimmung der Anzahl und Lokalisation der Fruchthöhlen zwingend erforderlich; **5.** Mehrlingsschwangerschaften (10–20 %); **6.** erhöhtes Abortrisiko (20–25 %); **7.** erhöhtes Risiko fetaler Fehlbildungen gegenüber einer Spontankonzeption um den Faktor 1,2–1,3 ohne numerischen Unterschied nach IVF oder ICSI (nach ICSI erhöhte Inzidenz urogenitaler Fehlbildungen); erhöhtes genetisches Hintergrundrisiko bei infertilen (1,9 %) gegenüber fertilen Paaren (0,9 %); ein kausaler Zusammenhang zwischen der Anwendung der IVF und DNA-Methylierungseffekten, die das kindliche Wachstum, das Verhalten und die Entwicklung der Kinder beeinflussen, kann nicht ausgeschlossen werden.

Hinweis: **1.** FSH-Spiegel, Anzahl der Sekundärfollikel und Alter der Patientin müssen bei der Wahl der Gonadotropindosis berücksichtigt werden. **2.** Evtl. psychische Betreuung der Paare vor, während und nach der im Allg. als belastend empfundenen Behandlung.

Neuentwicklung: Die Durchführung der Polkörperchendiagnostik (Abk. PKD) zur Feststellung von Aneuploidien und Translokationen ist die in Deutschland zurzeit einzige Möglichkeit der Präimplantationsdiagnostik. Mit Anwendung der FISH-Analyse (Abk. für Fluoreszenz-in-situ-Hybridisierung) ist die Analyse innerhalb eines zeitlich engen Rahmens auf wenige Chromosomen begrenzt. Neue Methoden wie die CGH (Abk. für Comparative Genomic Hybridisation) oder die Chiptechnologie sollen die Möglichkeit bieten, alle Chromosomen einer Zelle gleichzeitig zu untersuchen. Eine Anwendung im klinischen Alltag ist zurzeit noch nicht etabliert. Zur Abschätzung der Ovar-Reserve und als Prognosefaktor für IVF wird das Anti-Müller-Hormon (Abk. AMH; auch Mullerian Inhibiting Substance, Abk. MIS), im Serum bestimmt. Eine Kombinationsanalyse von Inhibin B und AMH am 3. Zyklustag soll Rückschlüsse auf die Fruchtbarkeit für die nächsten 2 Jahre erlauben.

Selbsthilfe: **1.** Der Dachverband der Frauengesundheitszentren in Deutschland e. V., Goethealllee 9, 37073 Göttingen, Tel. und Fax 0551 487025; E-Mail: dv-frauengesundheitszentren@gmx.de, Homepage: http://www.fen-net.de/fgz/eingang.htm; **2.** Pro Familia, Deutsche Gesellschaft für Familienplanung, Sexualpädagogik und Sexualberatung e. V., Bundesverband, Stresemannallee 3, 60596 Frankfurt, Tel. 069 639002, Fax 069 639852; E-Mail: info@profamilia.de, Homepage: http://www.profamilia.de.

Literatur: **1.** Katzorke, T.: AMH - ein neuer ovarieller Marker mit zunehmender klinischer Bedeutung. Frauenarzt 49 (5): 406–408 (2008); **2.** van der Ven, K.; Montag, M.; van der Ven, H.: Polkörperdiagnostik - ein Schritt in die richtige Richtung? Dtsch Arztebl 105 (11): 190–196 (2008); **3.** D.I.R.-Jahrbuch 2007. Deutsches IVF-Register, 2008, http://www.meb.uni-bonn.de/frauen/DIR_downloads/dirjahrbuch2007.pdf; **4.** Kolibianakis, E. M.: Prolongation of the follicular phase in in vitro fertilization results in a lower ongoing pregnancy rate in cycles stimulated with recombinant follicle-stimulating hormone and gonadotropin-releasing hormone antagonists. Fertil Steril 82 (1): 102–107 (2004); **5.** Hreinsson, J.: Recombinant LH is equally effective as recombinant hCG in promoting oocyte maturation in a clinical in-vitro maturation programme: a randomized study. Hum Reprod 18 (10): 2131–2136 (2003); **6.** Penarrubia, J.: LH serum levels during ovarian stimulation as predictors of ovarian response and assisted reproduction outcome in down-regulated women stimulated with recombinant FSH. Hum Reprod 18 (12): 2689–2697 (2003).

Autoren: A. Mempel, H. P. G. Schneider.

Iodid: s. Thyreostatika.

IORT: s. Kolonkarzinom.

IPAP: s. Schlafapnoesyndrom.

IPD: s. Peritonealdialyse.

IPI: s. Lymphome, hochmaligne periphere vom B-Zell-Typ.

IPS: s. Parkinson-Syndrom.

IPT: Abk. für interpersonelle Psychotherapie*.

IRDS: s. Atemnotsyndrom des Neugeborenen.

Iridektomie: s. Glaukom.

Iridozyklitis: s. Uveitis.

Irislappenplastik: s. Stuhlinkontinenz.

Iritis: s. Uveitis.

IRK: s. Stammzelltransplantation.

Ischämie, akute: s. Arterienverschluss, akuter.

Ischämie, akute zerebrale: regionale Durchblutungsstörung des Gehirns mit schlagartigem (syn. Schlaganfall; früher Apoplexia cerebri, apoplektischer Insult), fokal-neurologischem Defizit innerhalb des Versorgungsgebietes von Arteriae carotes internae et vertebrales, das sich innerhalb von 24 Stunden (transitorische ischämische Attacke, Abk. TIA) oder jenseits von 24 Stunden vollständig zurückbildet oder Residuen (ischämischer Infarkt, stroke) hinterlässt; **Ursache:** Häufigste Ursachen sind Arteriosklerose von Arteria carotis interna bzw. Arteria vertebralis, arterielle Embolien (z. B. Lösung atheromatöser Plaques in Aorta oder intrakraniellen Gefäßen) oder kardiale Embolien.

Behandlungsindikation: Auftreten manifester neurologischer Herdsymptome.

Pharmakotherapie: Eine kausale Pharmakotherapie steht zurzeit nicht zur Verfügung. Symptomatische Therapie: **1.** Fibrinolyse mit 0,9 mg/kg KG Gewebeplasminogenaktivator (tPA-Aktilyse®) innerhalb 4,5 Stunden nach Beginn der Symptome ausschließlich in entsprechend ausgestatteten Schlaganfallstationen (Stroke units); zuvor Ausschluss einer zerebralen Blutung bzw. einer sichtbaren Hypodensität in mehr als einem Drittel der Fläche des Mediaterritoriums im CT; **2.** bei Hirnödem Mannitol (z. B. Osmofundin® 15% N), initial 100 g i. v. unter Oberkörperhochlagerung (bis 30°), danach alle 4 Stunden 50 g; **3.** antihypertensive Therapie bei diastolischen Werten >120 mmHg oder systolischen Werten >220 mmHg; cave: Blutdruck langsam über mehrere Stunden um max. 20 % gegenüber dem Ausgangswert senken; **a)** bei fehlenden Hirndruckzeichen: Nifedipin (z. B. Adalat® 5), 5 mg p. o. (1 Kps. zerbeißen); **b)** bei Hirndrucksymptomen: Urapidil (z. B. Ebrantil®), 25 mg i. v. im Bolus, anschl. nach Höhe des Blutdrucks; **4.** bei wiederholt erhöhten Blutzuckerwerten über 200 mg/dl: Altinsulin (z. B. Insulin Actrapid® HM) in ED von 4–8 IE oder über Perfusor; Ziel ist die Blutzuckersenkung unter 150 mg/dl; **5.** Lungenembolie- bzw. Thromboseprophylaxe bei Immobilisation und nicht durchgeführter Antikoagulation mit sog. Low-dose-Heparinisierung: **a)** Heparin (z. B. Liquemin®), 3 × 5000 IE/d s. c.; **b)** Certoparin (Mono-Embolex® NM), 0,5 ml/d (1 Amp.) s. c.; Enoxaparin-Natrium (Clexane®) 40 mg (1 Amp); **6.** bei erhöhter Temperatur (>38,5 °C): Paracetamol (z. B. ben-u-ron®), 500–1000 mg.

Operative Therapie: Bei drohendem Hydrozephalus* Anlage eines externen ventrikulären Shunts; bei raumfordernden Infarkten der hinteren Schädelgrube operative Dekompression; beim malignen Mediainfarkt mit progredienter zerebraler Raumforderung Kraniektomie und Duraplastik.

Physikalische Therapie und Naturheilverfahren: **1.** täglich 2-mal 15 Minuten Physiotherapie zur Kontrakturprophylaxe mit gleichzeitiger Mobilisierung (z. B. Durchbewegen der Beine); **2.** bei erhöhter Temperatur Wadenwickel.

Sonstige Maßnahmen: **1.** Monitoring der Atemfunktion (Pulsoxymetrie, BGA): **a)** bei pO_2 <90 mmHg: O_2-Gabe; **b)** bei Abfall des pO_2 <50 mmHg oder Anstieg des pCO_2 >50 mmHg: Intubation und kontrollierte Beatmung; **2.** Überwachung der Herzfunktion durch EKG; **3.** Bobath-Lagerung, regelmäßiges Umlagern, Dekubitusprophylaxe, Unterstützung des Schultergelenks bei Hemiplegie; **4.** tägliche Kontrolle der Elektrolyte in den ersten 3 Tagen; **5.** bei bewusstseinsgetrübtem Patienten: zentraler Venenkatheter; **6.** bei Schluckstörungen: Magensonde; **7.** bei Inkontinenz: Blasenkatheter; **8.** bei Sprach- und Sprechstörungen: logopädische Behandlung.

Arbeitsunfähigkeit: mindestens 3 Wochen.

Hinweis: obsolete Maßnahmen: **1.** Blutdrucksenkung bei normalen oder leicht erhöhten Blutdruckwerten; **2.** Hämodilution mit Dextran oder Hydroxyethylstärke; **3.** Antikoagulation in der Akutphase mit Phenprocoumon oder Heparin in PTT-wirksamer Dosis; **4.** Hirnödembehandlung mit Glukokortikoiden; **5.** Gabe von vasoaktiven Substanzen (z. B. Vasodilatanzien, Vasokonstringenzien); **6.** systemische Gabe von Streptokinase; **7.** Karotisoperation oder -stenting bei entspr. Befund in der Akutphase (s. Durchblutungsstörung, zerebrale flüchtige).

Selbsthilfe: **1.** Stiftung Deutsche Schlaganfallhilfe, Postfach 104, 33311 Gütersloh, Tel. 01805 093093, Fax 01805 094094; E-Mail: info@schlaganfall-hilfe.de, Homepage: http://www.Schlaganfall-Hilfe.de; **2.** Bundesverband für die Rehabilitation der Aphasiker, Wenzelstr. 19, 97084 Würzburg, Tel. 0931 2501300, Fax 0931 25013039; E-Mail: info@aphasiker.de, Homepage: http://www.aphasiker.de; **3.** Schweizerische Arbeitsgemeinschaft für Aphasie, Zähringer Str. 19, CH-6003 Luzern, Tel. +41 41 2400583, Fax +41 41 2400754; E-Mail: info@aphasie.org, Homepage: http://www.aphasie.org; **4.** Schädel-Hirn-Patienten in Not, Selbsthilfeverband für Apalliker und ihre Angehörigen, Bayreuther Str. 33, 92224 Amberg, Tel. 09621 64800, Fax 09621 63663; E-Mail: schaedelhirn@t-online.de; **5.** Bundesverband für die Rehabilitation und Interessenvertretung Behinderter e. V., Eifelstr. 7, 53119 Bonn, Tel. 0228 969840, Fax 0228 9698499; E-Mail: info@bdh-reha.de, Homepage: http://www.bdh-reha.de.

Literatur: Hacke, W. et al.: Akute zerebrale Ischämie. In: Diener, H. C.; Putzki, N. (Hrsg.): Leitlinien für Diagnostik und Therapie in der Neurologie. 4. Aufl. Stuttgart: Thieme, 2008.

Autor: H. C. Diener.

Ischiassyndrom: syn. Ischialgie, Lumboischialgie, unteres lumbales Wurzelsyndrom; lumbales Pseudoradikulärsyndrom inf. mechanischer Irritation

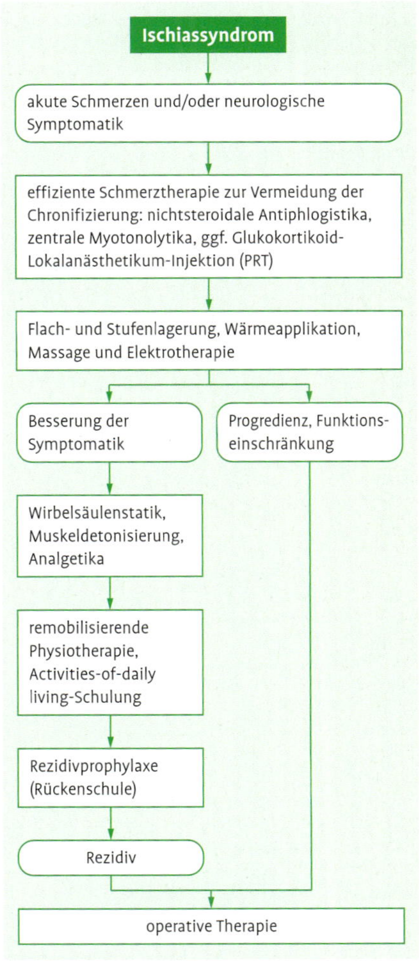

Ischiassyndrom: therapeutischer Stufenplan

oder Reizung der den Nervus ischiadicus bildenden lumbosakralen Nervenwurzeln (bes. L 5 und S 1) oder des Nervus ischiadicus selbst mit Schmerzen in der Lendengegend, die ins Bein bis zum Fußaußenrand ausstrahlen und sich ggf. beim Husten und Niesen verstärken; **Symptome:** typische Fehlhaltung (Ischiasskoliose) mit begleitenden Störungen der Sensibilität (teilweise dermatombezogen: L 5 und S 1), Muskeleigenreflexe (abgeschwächter oder fehlender Achillessehnenreflex) und Willkürmotorik (Fuß- oder Zehenheberschwäche); Leitsymptome: positives Zeichen nach Lasègue oder nach Bragard, Valleix-Druckpunkte; **Ursache:** meist Bandscheibenvorfall* oder -vorwölbung, Blockierung, Facettensyndrom, selten andere Genese (Neuritis*, Osteochondrose, Spondylarthrose, Spondylitis* ankylosans, Tumor, Infektion, systemische Knochenerkrankung, Wirbelfraktur, iatrogen nach Becken- oder Hüftoperation). Muskuläre Dysbalance kann ein Ischiassyndrom auslösen oder unterhalten.

Behandlungsindikation: im Akutstadium effiziente Schmerztherapie zur Vermeidung der Chronifizierung.

Konservative Therapie: 1. Flach- oder Stufenlagerung, Wärmeapplikation, Massage und Elektrotherapie*; 2. nichtsteroidale Antiphlogistika*, zentrale Myotonolytika, ggf. Injektion eines Glukokortikoid-Lokalanästhetikum-Gemisches (periradikuläre Therapie, Abk. PRT); s. Bandscheibenvorfall, Myogelose, Lumbago.

Operative Therapie: s. Bandscheibenvorfall.

Therapeutischer Stufenplan: s. Abb.

Hinweis: 1. Bewegungsabhängige Beschwerden, die im Liegen oder bei Schonhaltung abnehmen, weisen auf degenerative Veränderungen hin; bleibt dagegen auch in Ruhe und nachts der Schmerz unverändert bestehen, Verdacht auf Tumor oder Entzündung. 2. Bei peripherer Läsion des Nervus ischiadicus stehen Sensibilitäts- und/oder Kraftminderung meist im Vordergrund. 3. Bei hohem lumbalem Wurzelsyndrom im Bereich des Nervus femoralis (L 3 und L 4): Femoralisdehnungsschmerz, Abschwächung des Musculus quadriceps femoris.

Literatur: 1. Weiland, T.; Wessel, K.: Therapie des Rückenschmerzes: Was ist durch Studien belegt? Fortschr Neurol Psychiatr 72: 344–350 (2004); 2. Frisch, S. A. L.; Widder, B.: Evaluation der konservativ-multimodalen Therapie lumbaler radikulärer Schmerzsyndrome. Psychiatr Prax 30: 161–166 (2003).

Autoren: M. Schult, St. Tohtz, D. Leutloff.

ISDN: s. Nitrate, organische.

Iselin-Stadien: s. Dupuytren-Kontraktur.

ISMN: s. Nitrate, organische.

Isoconazol: s. Antimykotika.

Isolierungsmaßnahmen: s. Tuberkulose.

Isometrie: s. Physiotherapie.

Isosorbiddinitrat: s. Nitrate, organische.

Isosorbidmononitrat: s. Nitrate, organische.

Isotretinoin: s. Retinoide.

ITP: s. Autoimmunthrombozytopenie.

Itraconazol: s. Antimykotika.

IVOX: s. Beatmung.

J

Jakob-Creutzfeldt-Krankheit: s. Creutzfeldt-Jakob-Krankheit.
Jefferson-Fraktur: s. Wirbelfraktur.
Jejunumtransplantation: s. Dünndarmtransplantation.
Jet lag: s. Rhythmusstörungen, zirkadiane.
JIA: Abk. für juvenile idiopathische Arthritis*.
Johanniskraut: s. Antidepressiva.
Jones-Kriterien: s. Fieber, rheumatisches.
J-Pouch: s. Colitis ulcerosa.
Juckreiz: s. Ekzem, atopisches; Handekzem; Pruritus; Urtikaria.

K

Kälteagglutinine: s. Autoimmunhämolyse.

Kälteanwendung, therapeutische: s. Kryotherapie.

Kälte-Kontakt-Verfahren: s. Kryotherapie, dermatologische.

Kältetrauma: s. Hypothermie.

Kaiserschnitt: s. Schnittentbindung.

Kala-Azar: s. Leishmaniasen.

Kaliumbromid: s. Antiepileptika.

Kaliumcanrenoat: s. Aldosteron-Antagonisten.

Kaliumkonzentration, erhöhte: s. Hyperkaliämie.

Kaliumkonzentration, erniedrigte: s. Hypokaliämie.

Kalkaneusfraktur: syn. Fersenbeinfraktur; axialer Stauchungsbruch durch Sturz aus großer Höhe (meist Stück- oder Trümmerfraktur) oder knöcherne Abrissfraktur des Achillessehnenansatzes vom Tuber calcanei durch indirekte Gewalteinwirkung (s. Abb. 1). Als Begleitverletzungen können Weichteilschäden, Kompartmentsyndrom, Nerven- und Gefäßverletzungen, Bandruptur, Knorpelabscherung und begleitende ipsilaterale Frakturen (z. B. Schenkelhals, Tibiakopf) auftreten.

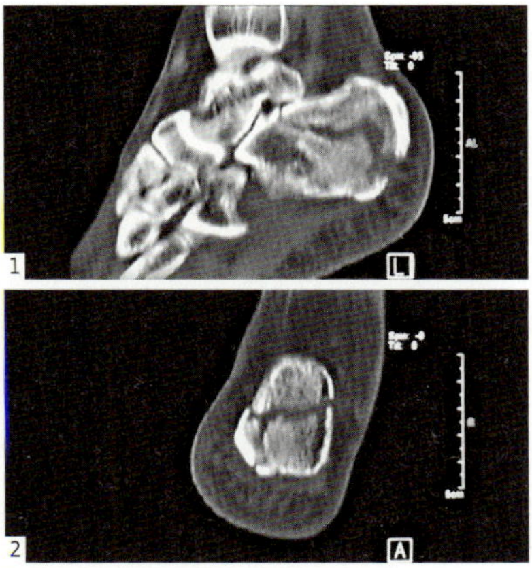

Kalkaneusfraktur Abb. 1: Darstellung einer Kalkaneusfraktur; 1: in der Sagittalebene; 2: in der Transversalebene; MRT

Behandlungsindikation: Verlust der statischen Funktion und Schmerzsymptomatik.

Pharmakotherapie: **1.** Analgesie: Pethidin (z. B. Dolantin®), 50 mg i. m. oder s. c., oder Metamizol (z. B. Novalgin®), 1 Amp. i. v.; **2.** Thromboseprophylaxe (postoperativ, bei Gipsbehandlung) mit Heparin, 3 × 5000 IE s. c., oder Certoparin (Mono-Embolex®), 1 × 1500 IE s. c.; **3.** in der postakuten Behandlungsphase peripher wirksame Analgetika, z. B. Acetylsalicylsäure (z. B. Aspirin®), 500–1500 mg/d p. o., Metamizol, 3 × 20 Tr., oder Diclofenac (z. B. Voltaren®), 3 × 50 mg/d p. o.

Operative Therapie: Ziel ist die Rekonstruktion der Gelenkflächen, Auffüllung der Defekte und Stabilisierung der Bruchfragmente (s. Abb. 2). Wegen eines möglichen Kompartmentsyndroms der Fußsohle, Wundheilungsstörungen inf. der Weichteilschwellung und Hautspannung erfolgt die Operation erst nach vollständiger Abschwellung, unterstützt durch Beinhochlagerung, Lymphdrainage (nicht bei offenen Frakturen) und abschwellend wirkende Arzneimittel (z. B. Furosemid, Diclofenac). Stark dislozierte Frakturen müssen ggf. reponiert und bis zum Abschwellen mit Fixateur externe versorgt werden. Offene Frakturen werden sofort operativ versorgt. **Verfahren:** **1.** Verschrau-

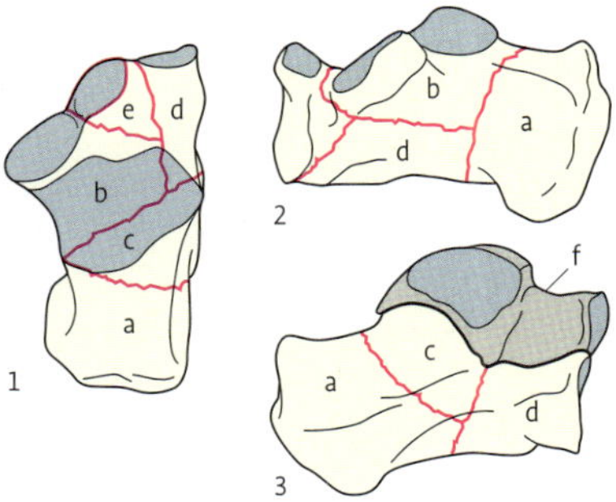

Kalkaneusfraktur Abb. 2: Frakturverlauf und Fragmente; Ansicht: 1: von kranial nach kaudal; 2: von medial; 3: von lateral; a: Tuberfragment, b: Sustentakulumfragment, c: posteriores Facettenfragment, d: Processus-anterior-Fragment, e: anteriores Facettenfragment, f: Tallus

bung bei Abrissfraktur des Tuber calcanei (s. Abb. 3); **2.** Osteosynthese mit H-Platte oder spezieller Kalkaneusplatte und Verschraubung, meist auch Spongiosaplastik bei intraartikulären und komplexen Frakturen auch mit Trümmerung; **3.** perkutane Kirschner-Drahtspickung bei offenen Luxations- oder Trümmerfrakturen; **Nachbehandlung:** Lagerung in Schaumstoffschiene oder Anlage einer Unterschenkel-Gipslonguette, nach 3–7 Tagen Beginn der Physiotherapie (continuous passive motion, Abk. CPM, und Kreiselbewegungen), Abnahme der Gipslonguette nach erfolgter Wundheilung, Mobilisation unter Sohlenkontakt je nach Frakturform für 2–5 Wochen, danach Teilbelastung für 3–5 Wochen (20 kg), anschl. Übergang zur Vollbelastung; **Komplikationen:** Verletzung des Nervus tibialis posterior, Wundheilungsstörung, Pseudarthrose, Arthrose im unteren Sprunggelenk, Fußdeformierung (orthopädisches Schuhwerk), Sehnen-Impingement (Exostosenabtragung und Befreiung der Peroneussehnen). **Ergebnisse:** **1.** bei Abrissfrakturen mit Verschraubung und extraartikulären Frakturen unter konservativer und funktioneller Therapie bis zu 75 % gute bis sehr gute Ergebnisse; **2.** bei komplexen Trümmerfrakturen ohne Operation schlechte Ergebnisse, bei innerer Osteosynthese bessere Ergebnisse als unter konservativer Therapie; **3.** bei chronischem Weichteilschaden Gefahr der Ostitis, daher auch konsequente Weichteilsanierung.

Konservative Therapie: **1.** bei peripheren extra- und intraartikulären Frakturen ohne Dislokation zunächst Hochlagerung mit Stützstrumpf, Kompressionsverband oder abschwellend wirkenden Salbenverbänden; nach Abschwellen Mobilisierung an Gehstützen mit Fußsohlen-Bodenkontakt (sog. Abrollbelastung) für 8–12 Wochen; bei beginnender knöcherner Konsolidierung Teil- und zunehmende Vollbelastung; intensive physiotherapeutische Übungsbehandlung; Gabe abschwellend wirkender Arzneimittel während der Übungsbehandlung; **2.** bei nicht zu rekonstruierenden Frakturen funktionelle Behandlung mit Kompressionsverbänden, Hochlagerung und sehr früh gezielten Bewegungsübungen; nach 10–14 Tagen ambulante Behandlung mit physikalischer Therapie und Bewegungsbädern; Belastungsaufbau nach ca. 8 Wochen.

Sonstige Maßnahmen: **1.** bei chronischem Schmerzsyndrom rechtzeitige Anpassung von entsprechendem Schuhwerk, Schmerztherapie, evtl. Arthrodese; **2.** Einlagen nach Maß und orthopädisches Schuhwerk bei traumatisch bedingtem Plattfuß.

Therapeutischer Stufenplan: s. Abb. 4.

Arbeitsunfähigkeit: etwa 4 Monate bis zur Konsolidierung und zum Erreichen eines fast schmerzfreien Gangs.

Hinweis: Auch kindliche Frakturen mit Gelenkstufen werden operativ korrigiert.

Neuentwicklung: Durch neuartige Implantate ist auch bei ausgeprägten Trümmerfrakturen eine bessere Reposition möglich.

Literatur: **1.** Thermann, H. et al.: Therapie intraarticulärer Calcaneusfrakturen des Erwachse-

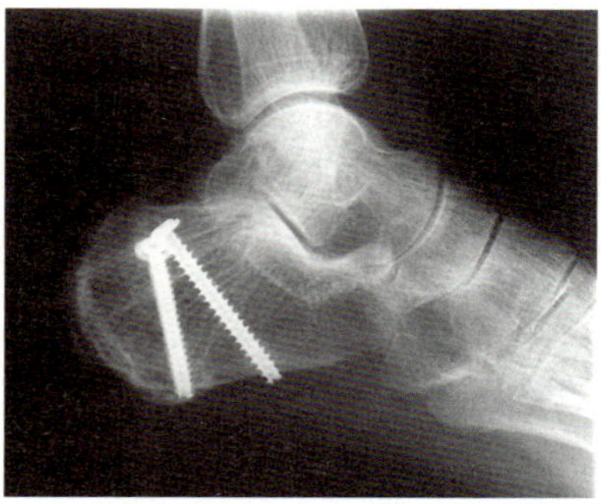

Kalkaneusfraktur Abb. 3: postoperativer Zustand nach Versorgung mit 2 Schrauben

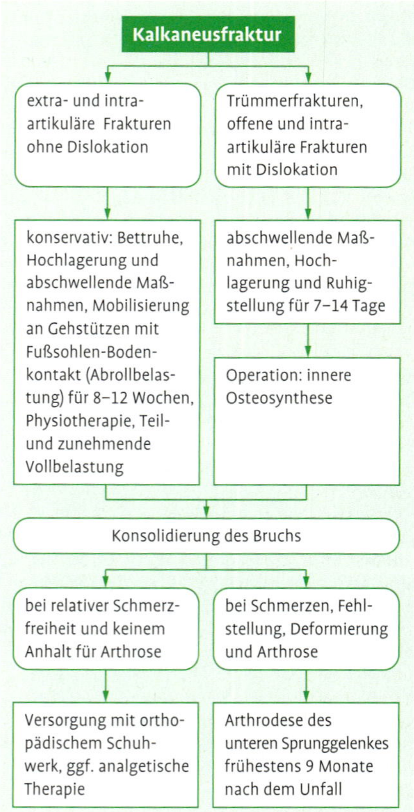

Kalkaneusfraktur Abb. 4: therapeutischer Stufenplan

nen. Ein Therapiealgorithmus. Unfallchirurg 102: 152–166 (1999); **2.** Brunner, U.; Schweiberer, L.: Verletzungen des Talus und des Kalkaneus. Unfallchirurg 99: 136–151 (1996); **3.** Funk, E. M. et al.: Dislozierte intraartikuläre Kalkaneusfrakturen. Unfallchirurg 98: 501–506 (1995).

Autor: E. E. Scheller.

Kallusdistraktion: s. Beinlängendifferenz.

Kaltfuß, chronischer: s. Syndrom, vegetatives pelvines.

Kalzium-Antagonisten: s. Calcium-Antagonisten.

Kalziumkonzentration, erhöhte: s. Hyperkalzämie.

Kammerflattern: s. Herz-Kreislauf-Stillstand.

Kammerflimmern: s. Defibrillation; Herz-Kreislauf-Stillstand; Reanimation.

Kammertachykardie: s. Tachykardie.

Kanamycin: s. Aminoglykosid-Antibiotika.

Kapselplastik: s. Schultergelenkluxation.

Karbunkel: s. Furunkel.

Kardiomyopathie: heterogene Gruppe von Krankheiten des Herzmuskels, einhergehend mit mechanischen und/oder elektrischen Funktionsstörungen und häufig (aber nicht zwingend) einer unangemessene Hypertrophie oder Dilatation; Ursachen sind häufig genetisch bedingt. Kardiomyopathien führen oft zur Herzinsuffizienz* oder kardiovaskulärem Tod. **Einteilung: 1.** nach Ursache: s. Tab.; **2.** nach WHO: **a)** dilatative Kardiomyopathie: Ventrikelvergrößerung ohne Dickenzunahme des Myokards mit verminderter systolischer Auswurfleistung; **b)** hypertrophische Kardiomyopathie: Hypertrophie einzelner oder aller Wandschichten insbes. des linken Ventrikels mit verminderter diastolischer Ventrikelfüllung und evtl. zusätzlich bestehender Obstruktion der aortalen Ausflussbahn (hypertrophe obstruktive Kardiomyopathie, Abk. HOCM), autosomal-dominanter Erbgang; **c)** restriktive Kardiomyopathie: fibrotische Verdickung des Endokards mit Verminderung der diastolischen Ventrikelfüllung; **d)** arrhythmogene rechtsventrikuläre Dysplasie; **e)** unklassifizierte Kardiomyopathien.

Behandlungsindikation: bei klinischer Symptomatik mit Dyspnoe, tachykarder Herzrhythmusstörung* bzw. Herzinsuffizienz*.

Kardiomyopathie
Einteilung nach Ursache

1	primäre Kardiomyopathien
1.1.	angeborene primäre Kardiomyopathien
	hypertrophe Kardiomyopathie
	arrhythmogene rechtsventrikuläre Kardiomyopathie
	linksventrikuläre Hypertrabekulation
	Glykogenosen
	Erregungsleitungsstörungen
	mitochondriale Myopathien
	Ionenkanaldefekte: Long-QT-Syndrom (Abk. LQTS), Brugada Syndrom, Short-QT-Syndrom
1.2.	gemischte (angeborene und erworbene) primäre Kardiomyopathien
	dilatative Kardiomyopathie
	restriktive Kardiomyopathie
1.3.	erworbene primäre Kardiomyopathien
	Myokarditis: entzündliche Kardiomyopathien
	stressprovoziert (Tako-Tsubo-Kardiomyopathie)
	Schwangerschaftskardiomyopathie
	Tachykardie induzierte Kardiomyopathie
2.	sekundäre Kardiomyopathien
	infiltrativ
	Speicherkrankheiten
	toxisch
	endomyokardial
	entzündlich-granulomatös
	endokrin
	neuromuskulär/neurologisch
	Mangelernährung
	autoimmun/Bindegewebe
	Elektrolytstörung
	Folgen einer Bestrahlung

Pharmakotherapie: I. dilatative Kardiomyopathie: 1. Therapie der Herzinsuffizienz*; **2.** Erhaltung bzw. Wiederherstellung des Sinusrhythmus: ggf. pharmakologische Kardioversion* mit Amiodaron oder Antiarrhythmikum der Klasse I C i. v. (Propafenon, Flecainid) **II. hypertrophe Kardiomyopathie: 1.** Calcium*-Antagonisten: Verapamil (z. B. Isoptin®), 4 × 120 mg/d p. o.; **2.** Beta-Rezeptoren-Blocker (cave: Herzfrequenz nicht unter 50/min): **a)** Metoprolol (z. B. Beloc®), einschleichende Dosierung mit 25–200 mg/d p. o.; **b)** Propranolol (z. B. Dociton®), initial 3 × 10 mg/d p. o., Dosis langsam steigern auf 120–240 mg/d; **3.** ACE*-Hemmer: Ramipril (z. B. Vesdil®), 1 × 25 mg/d p. o.; **III. restriktive Kardiomyopathie: 1.** Behandlung der Grunderkrankung; **2.** Therapie der Herzinsuffizienz*.

Operative und interventionelle Therapie: 1. dilatative Kardiomyopathie: a) kardiale Resynchronisationstherapie* (Abk. CRT) mit links- und biventrikulär stimulierendem Herzschrittmachersystem bei schwerer Herzinsuffizienz und verbreitertem QRS-Komplex zur Wiederherstellung der elektromechanischen Koordination mit synchronisierter systolischer Funktion; Kriterien zur Indikation: Herzinsuffizienz NYHA Stadium III, LVEDD >55 mm (Abk. für linksventrikulärer enddiastolischer Durchmesser), QRS-Zeit >130 Sekunden, EF <35 %, erhaltener Sinusrhythmus; Erfolgsrate >90 %; **b)** insbes. bei jungen Patienten Herztransplantation*; in begründeten Einzelfällen dynamische Kardiomyoplastik; **2. HOCM** mit deutlicher Herzinsuffizienz (intrakavitärer Druckgradient >50 mmHg in Ruhe bzw. >80 mmHg unter Belastung) trotz effektiver Pharmakotherapie: **1.** Myektomie nach Morrow (Mortalität <2 %), evtl. zusätzliche Operationsindikation durch sekundäre Komplikation (Mitralinsuffizienz, s. Herzklappenfehler, oder koronare Herzkrankheit*); **2.** TASH (Abk. für transkoronare Ablation der Septumhypertrophie): interventionelle Technik zur selektiven Verödung mit Ethanol der das subaortale Septum versorgenden Septalastarterie und dadurch Auslösung einer isolierten Myokardnekrose mit konsekutiv verminderter Septumdicke sowie um 75 % reduziertem intraventrikulärem Druckgradienten; sehr gutes Langzeitergebnis; Komplikationsrate 10–15 % (AV-Block, Kammerflimmern, Koronarspasmus, Ventrikelperforation, Infektion), Mortalitätsrate 1,8 %, Schrittmacherimplantationsrate <10 %, Letalitätsrate 1,2 %; **3.** Herzschrittmacherimplantation* bei subaortaler Obstruktion: Zwei-Kammer-Herzschrittmachersystem zur dauerhaften Elektrostimulation und Umkehrung der intraventrikulären Reizleitung von der Herzspitze zur Herzbasis, damit wird das hypertrophe Septum spätsystolisch erregt mit konsekutiver Abnahme des linksventrikulären Druckgradienten in der frühen Systole; günstiges Langzeitergebnis.

K

Psychotherapie: stützende Verfahren bei schwerer Herzinsuffizienz, vor und nach Herztransplantation.

Sonstige Maßnahmen: Familienuntersuchung insbes. der Verwandten 1. Grades bei hypertropher Kardiomyopathie.

Eigenbehandlung: **1.** kardiotoxische Substanzen meiden (insbes. Alkohol); **2.** in fortgeschrittenem Stadium: Kochsalz- und Trinkmengenrestriktion; **3.** konsequente körperliche Schonung zur Entlastung des Herzmuskels: Verzicht auf Ausdauerbelastung bzw. Leistungs- oder Wettkampfsport, evtl. leichte körperliche Aktivität unter ärztlicher Kontrolle möglich.

Arbeitsunfähigkeit: von der individuellen Symptomatik abhängig.

Hinweis: **1.** kontraindiziert bei HOCM: **a)** Herzglykoside* und andere positiv-inotrop wirkende Pharmaka, cave: Dobutamin-Stress-Echokardiographie; **b)** Vorlast senkende Pharmaka (z. B. organische Nitrate*); **c)** ergometrische Untersuchung (z. B. Belastungs-EKG); **2.** Leitlinien der Deutschen Gesellschaft für Kardiologie: http://www.dgk.org, der Europäischen Gesellschaft für Kardiologie: http://www.escardio.org.

Selbsthilfe: Deutsche Herzstiftung e. V., Vogtstr. 50, 60322 Frankfurt a. M., Tel. 069 9551280, Fax 069 955128313; E-Mail: info@herzstiftung.de, Homepage: http://www.herzstiftung.de.

Literatur: **1.** ESC guidelines for the diagnosis and treatment of acute and chronic heart failure 2008. Eur Heart J 29: 2388–2442 (2008); **2.** Guidelines for cardiac pacing and cardiac resynchronization therapy. Eur Heart J28: 2256–2295 (2007); **3.** ACC/AHA/ESC 2006 guidelines for management of patients with ventricular arrhythmias and the prevention of sudden cardiac death. Europace 8: 746–837 (2006).

Autoren: H. Möllmann, H. Nef, T. Dill.

Kardioversion: Maßnahme zur Wiederherstellung eines normfrequenten Sinusrhythmus (Konversion) bei (meist supraventrikulärer) tachykarder Herzrhythmusstörung*; **Therapieziel:** Wiederherstellung eines normofrequenten Herzrhythmus mit suffizienter Auswurfleistung; **Formen:** **1. elektrische Kardioversion**; therapeutisches Prinzip: das Myokard wird einem kurzen elektrischen Impuls ausgesetzt, um möglichst viele Herzmuskelzellen gleichzeitig zu depolarisieren. Dabei muss die Stromabgabe R-Zacken getriggert erfolgen, um eine Destabilisierung in der relativen Refraktärphase zu verhindern (im Gegensatz zur ohne Synchronisation zum Herzzyklus erfolgenden Defibrillation* bei Kammerflimmern). Die American Heart Association empfiehlt eine Kardioversion mit einer Stromstärke von 120–150 J (biphasischer Defibrillator) oder 200 J (monophasischer Defibrillator); die biphasisch verabreichte Schockform (nahezu alle modernen Geräte) ist der monophasischen Schockform überlegen. Voraussetzung für den Therapieerfolg: ausreichende Oxygenierung des Myokards; die Erfolgsraten hängen von der zugrundeliegenden Tachykardie, der Dauer der Tachykardie, der auslösenden Ursache, zugrundliegenden Erkrankungen und individuellen Faktoren ab; bei Vorhofflimmern liegt die akute Erfolgsrate mit der biphasischen Kardioversion bei nahezu 100 %. **2. pharmakologische Kardioversion** mit Antiarrhythmika*; Vorteil der pharmakologischer Kardioversion: keine Notwendigkeit zur Narkose; Nachteil: UAW (bei Klasse-I-Antiarrhythmika ventrikuläre Tachykardien bei Patienten mit struktureller Herzerkrankung und schnelle AV-Überleitung bei Vorhofflattern; bei Klasse III- und IA-Antiarrhythmika Auslösung von Torsades-des-pointes-Tachykardien); ein prospektiver Vergleich zwischen pharmakologischer und elektrischer Kardioversion fehlt; pharmakologische Kardioversion scheint insbesondere bei Vorhofflimmern mit einer Dauer <7 Tagen anhaltend effektiv zu sein.

Indikation: Kardioversionen können notfallmäßig (immer elektrisch) oder elektiv (pharmakologisch oder elektrisch) erfolgen; **1.** nottfallmäßige Kardioversion bei zur Hypotension führender Kammertachykardie, im Einzelfall auch bei supraventrikulären Tachykardien mit hämodynamischer Beeinträchtigung aufgrund von Komorbiditäten, schnelle AV-Überleitung von Vorhofflimmern bei WPW-Syndrom; **2.** elektive Kardioversion bei Vorhofflattern, Vorhofflimmern, pharmakologisch refraktärer hämodynamisch tolerabler Kammertachykardie (vor elektiver elektrischer Kardioversion bei >48 Stunden anhaltenden Episoden von Vorhofflimmern oder unklarer Dauer ist zur Vermeidung von Thromboembolien eine orale Antikoagulation von >3 Wochen bzw. der Ausschluss von Vorhofthromben durch Ultraschalluntersuchung notwendig).

Durchführung: **1. elektrische Kardioversion:** **a)** wachen Patienten aufklären und mit einem kurzwirksamen Narkotikum analgosedieren; Möglichkeiten einer temporären Schrittmachertherapie sowie die Vorraussetzungen zur kardiopulmonalen Reanimation müssen gegeben sein, einschließlich der Möglichkeit zur Intubation; **b)** Oberkörper des Patienten freimachen, evtl. vorhandene Arzneimittelpflaster entfernen (cave: explosionsartige Reaktion bei Glyceroltrinitratpflaster); **c)** EKG des Defibrillators für die Synchronisierung anbringen; **d)** Elektroden mit Gel bestreichen bzw. Klebeelektroden fest aufbringen: eine Elektrode unterhalb der rechten Clavicula parasternal, die andere auf der linken Thoraxhälfte im Bereich der Herzspitze bzw. vorderen Axillarlinie (s. Defibrillation, Abb.); cave: bei Patienten mit Herzschrittmacher mind. 10 cm Abstand zum Gerät, ggf. anterioposteriore oder entgegengesetzte Position (rechts tiefparasternal, links hochlateral); Aggregate von Herzschrittmachern und implantierten Defibrillatoren müssen nach Kardioversion kontrolliert werden; **e)** Energievorwahl einstellen (s. o.) und Defibrillator synchronisieren (SYNC-Taste drücken); Ladetaste drücken und Elektroden (sofern keine Klebeelektroden) fest anpressen; Umstehende laut und deutlich warnen, manuelle Beatmung ggf. unterbrechen und jeglichen Kontakt mit dem Patienten bzw. angeschlossenen Geräten (z. B. Beatmungseinheit, Trage, Bett) vermeiden; erst dann Auslöseknopf betätigen; bei Beatmung mit Respirator: Kardioversion in Exspiration (geringerer Widerstand); **f)** Erfolg der Kardioversion am EKG-Monitor kontrollieren, bei jeder Rhythmusänderung Pulskontrolle durchführen und ggf. weitere Vitalfunktionen überprüfen. **2. pharmakologische Kardioversion** tachykarder Rhythmussörungen: s. Tachykardie; Herzrhythmusstörungen; Selbstverabreichung einer Einzeldosis eines Antiarrhythmikums der Klasse IC als alternative Therapiestrategie zur dauerhaften pharmakologischen Arrhythmierezidivprophylaxe (sog. Pill-in-the pocket-Strategie) zeigte Verbesserung der Lebensqualität und Abnahme der Hospitalisierungen; Nutzen nur bei Patienten ohne Reizleitungsstörungen (Schenkelblock, AV-Sinusknotendysfunktion) nachgewiesen; erster Akuttherapieversuch unter EKG-Überwachung wird empfohlen.

Komplikationen: **1. elektrische Kardioversion:** **a)** Bei der Kardioversion können durch Feuchtigkeit, starke Schweißbildung oder Elektrodengelbrücken auf dem Thorax des Patienten Kurzschlussströme zwischen den Elektroden erzeugt werden; **b)** passagere Bradykardien; **c)** Provokation tachykarder Rhythmusstörungen; bei einer unsynchronisierten Schockabgabe kann Kammerflimmern induziert werden; **d)** thrombembolische Komplikationen (meist zeitlich verzögert auftretend, Tage nach dem Eingriff). **2. pharmakologische Kardioversion:** UAW (s. Antiarrhythmika).

Hinweis: Pharmakologische Unterstützung und Prävention von Arrhythmierezidiven und Thrombembolien: Dauer der Antiarrhythmikagabe nach Kardioversion individuelle Entscheidung, i. d. R. zwischen 3–6 Monaten (Minimum 4 Wochen); der Vermeidung von Thrombembolien bei >48 Stunden anhaltenden Episoden von Vorhofflimmern oder unklarer Dauer kommt eine besondere Bedeutung zu (transösophageale Echokardiographie oder effektive orale Antikoagulation >3 Wochen vor Kardioversion); bei fehlender Gabe von Antikoagulanzien Risiko thrombembolischer Komplikationen von 1–7 %.

Literatur: **1.** Lewalter, T. et al.: Kommentar zu ACC/AHA/ESC 2006 Guidelines fort he management of patients with atrial fibrillation- executive summary. Kardiologe 2: 181–205 (2008); **2.** Deakin, C. D. et al.: Elektrische Therapie: automatisierte externe Defibrillatoren, Defibrillation, Kardioversion und Schrittmachertherapie. Notfall- und Rettungsmedizin 9: 26–37 (2006); **3.** American Heart Association: American Heart Association Guidelines for Cardiopulmonary Resuscitation and Emergency Cardiovasculare Care. Circulation 112 (Suppl): 1–211 (2005); **4.** European Resuscitation Council: European Resuscitation Council Guidelines for Resuscitation 2005. Resuscitation 67 (Suppl): 1–189 (2005); **5.** Neumann, T. et al.: Ambulatory electrocardioversion of atrial fibrillation with biphasic vs monophasic waveform. Z Kardiol 93 (5): 381–387 (2004); **6.** Haverkamp, W.; Breithardt, G.: Moderne Herzrhythmustherapie. Referenzreihe Kardiologie. Stuttgart: Thieme, 2003.

Autoren: T. Neumann, T. Dill, J. Koppenberg, H. Moecke.

Kardioverter-Defibrillator, implantierbarer: Abk. ICD für (engl.) implantable cardioverter-defibrillator; implantierbares medizinisches Gerät, das den Herzrhythmus kontinuierlich überwacht und im Falle einer plötzlich auftretenden lebensbedrohlichen tachykarden Herzrhythmusstörung (Kammertachykardie oder Kammerflimmern) diese mit elektrischer Kardioversion* bzw. Defibrillation* beendet. Alle modernen ICD verfügen außerdem über die Möglichkeit einer schmerzlosen Unterbrechung der Kammertachykardien mit Überstimulation (Abk. ATP für engl. antitachykardes Pacing). Des weiteren beinhalten alle modernen ICD eine antibradykarde Schrittmacherfunktion. **Aufbau:** Die Überwachung des Herzrhythmus erfolgt mit Hilfe einer speziellen Elektrode, die im rechten Ventrikel implantiert wird. Vom Aufbau her unterscheidet sich eine Defibrillator-Elektrode von einer Schrittmacher-Elektrode durch das Vorhandensein einer oder zweier spezieller großflächiger Wendeln (Coils). Diese Coils ermöglichen

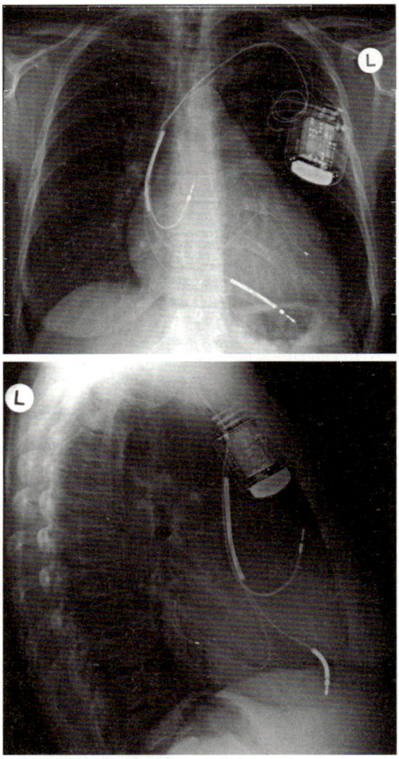

Kardioverter-Defibrillator, implantierbarer: Zustand nach Implantation eines Kardioverter-Defibrillators; Röntgen-Thorax-Aufnahme

die Abgabe einer hohen Menge elektrischer Energie binnen weniger Millisekunden, ohne dass die Stromdichte hierbei zu hoch wird. Die ICD-Aggregate sind wegen einer wesentlich hoheren Batteriekapazität deutlich größer als Herzschrittmacher. **Klassifikation:** ähnlich wie bei den Herzschrittmachern werden Ein-, Zwei- und Dreikammer-ICD implantiert (vgl. Herzschrittmacherimplantation).

Indikation: bei der Indikationsstellung wird zwischen einer primär- und sekundärprophylaktischen ICD-Implantation unterschieden. Die sekundärprophylaktische Implantation wird nach einem überlebten plötzlichen Herztod, nach einer bereits aufgetretenen anhaltenden Kammertachykardie oder einer Synkope, bei der eine Kammertachykardie als Ursache vermutet wird, durchgeführt. Die primärprophylaktische ICD-Implantation wird bei Patienten mit bestehenden strukturellen Herzerkrankungen vorgenommen, die erfahrungsgemäß ein hohes Risiko für das Auftreten lebensbedrohlicher Herzrhythmusstörungen aufweisen.

Implantation: Ein ICD wird ähnlich wie ein Schrittmacher implantiert (s. Herzschrittmacherimplantation). Im Gegensatz zu einer Schrittmacherimplantation müssen während einer ICD-Implantation die Elektroden eines externen Defibrillators (Paddles) an die Brustwand angebracht werden. Nach Platzierung des Defibrillators in der subkutanen oder submuskulären Tasche erfolgt die Einleitung einer Kurznarkose. Anschließend wird mit T-Wellen-Schock Kammerflimmern ausgelöst, um eine einwandfreie Funktion des Defibrillators zu überprüfen (sowohl Detektion als auch Defibrillation). Falls das implantierte Gerät das Kammerflimmern nicht terminieren kann, wird eine externe Defibrillation mit maximaler Energie (in der Regel 360 Joule) durchgeführt. Die Sicherheitsmarge zwischen der Energie, bei der das Kammerflimmern sicher terminiert werden kann und der maximal verfügbaren Energie muss mindestens 10 Joule betragen. Die maximal verfügbare Defibrillationsenergie moderner ICD liegt zwischen 30 und 41 Joule. Die durchschnittliche Defibrillationsschwelle liegt bei 15 Joule. **Komplikationen:** zusätzlich zu den üblichen Komplikationen einer Schrittmachertherapie kann es bei ICD zu besonderen Sondendysfunktionen kommen. So können defekte ICD-Elektroden eine fehlerhafte Wahrnehmung der intrakardialen Signale verursachen, die wiederum zu inadäquaten Schock-Abgaben (ohne Vorliegen einer lebensbedrohlichen Arrhythmie) führt. **Nachbehandlung:** Eispack und Sandsack für 4–6 Stunden, Röntgen-Thorax-Aufnahme zum Ausschluss eines Pneumothorax (nur bei Punktion der Vena subclavia), 12-Kanal-EKG-Kontrolle und individuelle Programmierung des Defibrillators.

Hinweis: **1.** Die ICD-Programmierung erfordert eine besondere Sorgfalt und genaue Kenntnisse der Detektions-Algorhithmen, um einerseits eine einwandfreie Erkennung lebensbedrohlicher Arrhythmien und andererseits korrekte Unterscheidung zwischen supra- und ventrikulärer Tachykardie zu gewährleisten. **2.** Nachsorge: der ICD wird alle 6 Monate kontrolliert. Im Rahmen der ICD-Kontrolle erfolgt neben den Messungen der Reizschwellen und der Signalamplituden die Auslesung des Gerätespeichers. Bei der Begutachtung der gespeicherten Episoden muss stets auf die Korrektheit der Detektion und der Unterscheidung zwischen supra- und ventrikulären Tachykardien geachtet werden.

Literatur: **1.** Fröhlig, G. et al.: Herzschrittmacher- und Defibrillator-Therapie: Indikation-Programmierung-Nachsorge. Stuttgart: Thieme, 2006; **2.** Hayes, D.; Friedman, P.; Lloyd, M.: Cardiac Pacing and Defibrillation: A Clinical Approach. New York: Wiley-Blackwell, 2000; **3.** Fischer, W.; Ritter, Ph.: Praxis der Herzschrittmacher-Therapie. 2. Aufl. Heidelberg: Springer, 1996.

Autoren: J. Sperzel, C. Hamm, T. Dill.

Karies: häufigste Zahnerkrankung mit Störung des lokalen Gleichgewichts zwischen kalklösenden Säuren inf. bakteriellen Zuckerabbaus im Zahnbelag (Plaque) und neutralisierenden, (re-)mineralisierenden Komponenten des Speichels; **Erreger:** Streptococcus mutans gilt aufgrund der Fähigkeit zur Anheftung an glatte Flächen und Säurebildung aus Zuckern sowie wegen seiner Säuretoleranz als Leitkeim. Erste Anzeichen von kariösen Entkalkungen sind Initialläsionen (s. Abb.), die als matte, opake, kreidig weiße und oberflächlich intakte Läsionen im Zahnschmelz sichtbar sind. Die erhöhte Porosität kann durch remineralisierende Therapie rückgängig gemacht werden. Bei weiterer Demineralisation resultiert ein kariöser Defekt, der gefüllt werden muss. **Sonderformen:** **1.** Flaschenkaries: Zerstörung insbesondere der Oberkieferfrontzähne bei Kleinkindern aufgrund häufiger Zuckerzufuhr mit Saugerflaschen; **2.** Strahlenkaries: rapide Gebisszerstörung aufgrund einer Schädigung von Zähnen und Speicheldrüsen durch Bestrahlungstherapie; **3.** Wurzelkaries: Karies des Wurzelzementes, das inf. von Zahnfleischrückgang insbes. bei Parodontalerkrankungen freiliegt.

Behandlungsindikation: Jeder kariöse Defekt sollte durch eine zahnärztliche Füllungstherapie verschlossen werden. Die bes. kariesgefährdeten Fissuren und Grübchen können präventiv mit Kompositen oder Glasionomerzementen versiegelt werden.

Pharmakotherapie: Antibakterielle Präparate (z. B. Chlorhexidinlacke oder -gele) können unter zahnärztlicher Indikationsstellung zeitlich begrenzt angewandt werden.

Operative Therapie: Kariesentfernung, Präparation des entstandenen Hohlraums zur Aufnahme des Füllungsmaterials und Aufbau der verlorengegangenen Zahnhartsubstanz durch geeignete Materialien und Methoden (s. Füllungstherapie, zahnärztliche).

Sonstige Maßnahmen: Karies kann ursächlich nur durch die Veränderung des in der Mundhöhle herrschenden Ungleichgewichts von De- und Remineralisation therapiert werden. Dazu tragen bei: **1.** Fluoridnutzung; **2.** Intensivierung der Mundhygiene (Verbesserung der Zahnputztechnik, Einführung von Zahnzwischenraumreinigung) zur Reduktion der kariogenen Bakterien; **3.** Ernährungsanalyse und -beratung.

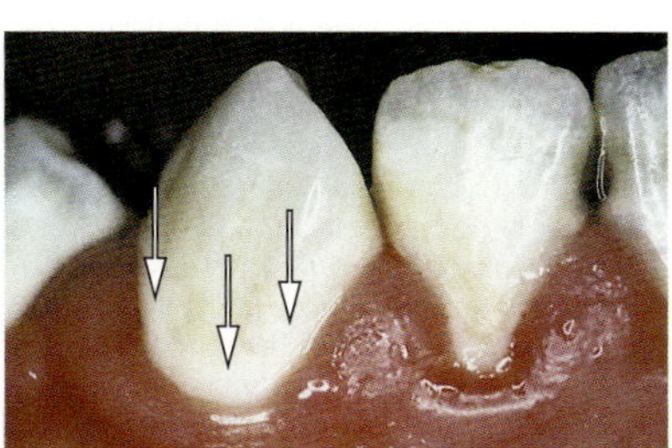

Karies: kreidig weiße Initialläsionen

Eigenbehandlung: Präventive Maßnahmen müssen die restaurative Therapie begleiten. **1.** häusliche Mundhygiene einschließlich Reinigung der Zahnzwischenräume (Zahnseide, Zahnhölzchen, Zwischenraumbürste); **2.** Fluoridierung (Zahnpaste, Gel, Spülung, Salz); **3.** Zuckerreduzierte Diät ist sinnvoll, schützt aber insbes. bei mangelhafter Mundhygiene und Fluoridmangel nicht vor kariösen Läsionen. Auch Honig und brauner Zucker sind hochgradig kariogen.

Arbeitsunfähigkeit: nur bei akuten Zahnschmerzen, insbes. bei endodontischer Beteiligung.

Hinweis: **1.** Fluoride wirken v. a. lokal im Mund. **2.** Tief zerstörte Milchzähne sollten entfernt werden. **3.** Die Versorgung kariöser Defekte, auch bei Milchzähnen, ist notwendig. **4.** Die Benutzung von Zahnbürsten mit Naturhaar ist aufgrund der hohen Bakterienbesiedlung im Hohlraum der Borsten nicht sinnvoll.

Neuentwicklung: **1.** kariesentfernendes Gel (Carisolv®), das durch Anlösung die Entfernung von Dentinkaries erleichtert; **2.** Reduktion der Bakterien durch Ozon.

Literatur: **1.** Ismail, A. I.; Hasson, H.: Fluoride supplements, dental caries and fluorosis: a systematic review. J Am Dent Assoc 139 (11): 1457–1468 (2008); **2.** Splieth, C. H.: Professionelle Prävention. Berlin: Quintessenz, 2000; **3.** Thylstrup, A.; Fejerskov, O.: Textbook of clinical cariology. Copenhagen: Munksgaard, 1996.

Autoren: J. Fanghänel, Ch. Splieth.

Karpaltunnelsyndrom: s. Nervenkompressionssyndrome.

Karzinoid: s. Tumor, neuroendokriner.

Karzinom, bronchogenes: s. Bronchialkarzinom.

Karzinom, cholangiozelluläres: s. Lebertumoren, maligne.

Karzinom, fibrolamelläres: s. Lebertumoren, maligne.

Karzinom, hepatozelluläres: s. Lebertumoren, maligne.

Karzinom, kolorektales: s. Kolonkarzinom; Rektumkarzinom.

Karzinom, periampulläres: s. Pankreaskarzinom.

Karzinom, spinozelluläres: s. Plattenepithelkarzinom.

Katarakt: sog. grauer Star; Trübung der Augenlinse; **Einteilung:** **1.** senile Katarakt (Altersstar): am häufigsten; **2.** sekundäre Katarakt bei Stoffwechselstörung (Diabetes mellitus, Hypokalzämie, Hypothyreose*, Myotonie, Galaktosämie), Verletzung (traumatische Katarakt), Strahlenexposition (radiogene Katarakt), Glukokortikoidtherapie (lokal oder systemisch) oder anderer Augenerkrankung; **3.** angeborene Katarakt: selten.

Behandlungsindikation: 1. erhebliche Einschränkung der Sehkraft, Verlust der Lesefähigkeit; da die individuelle Anforderung an das eigene Sehvermögen stark variiert, gibt es keine streng objektivierbaren Kriterien für die Entscheidung, wann die Katarakt „reif" zur Operation ist. 2. Bei Kindern mit angeborener Katarakt ergibt sich die Indikation aus der Verlegung der Sehachse und der Möglichkeit, fixieren zu können.

Operative Therapie: Die Kataraktoperation ist die häufigste und eine sicher durchzuführende Operation, die meist ambulant und in Lokalanästhesie durchgeführt wird. Lediglich sehr unruhige bzw. (geronto-)psychiatrische Patienten sowie Patienten mit klinischen Spezialsituationen erhalten eine Vollnarkose. Die getrübte Linse wird unter Erhalt der Linsenkapsel (extrakapsulär) z. B. durch Verflüssigung mit Ultraschall und anschließender Absaugung (Phakoemulsifikation) entfernt. In den erhaltenen Kapselsack wird eine Kunststoff-Intraokularlinse eingesetzt. Nur im Ausnahmefall (z. B. Kleinkinder mit intraokularer Entzündung) ist keine Kunstlinsenimplantation möglich; dann muss die Brechkraft der Linse durch eine Kontaktlinse oder eine sog. Starbrille ersetzt werden.

K

Sonstige Maßnahme: Bei umschriebenen, zentral gelegenen Linsentrübungen (selten) kann die Sehschärfe durch pharmakologische Erweiterung der Pupillen (Tropicamid Augentropfen, Scopolamin Augentropfen) verbessert werden.

Arbeitsunfähigkeit: wenige Tage nach der Operation.

Hinweis: Die Wirksamkeit zahlreicher Antikatarakt-Augentropfen ist wissenschaftlich nicht bewiesen und sehr zweifelhaft.

Literatur: Augustin, A. J.: Augenheilkunde. 3. Aufl. Berlin, Heidelberg: Springer, 2007.

Autoren: U. Pleyer, M. H. Foerster.

Katatonie: syn. katatone Schizophrenie; Untergruppe schizophrener Erkrankungen (s. Schizophrenie), die durch im Vordergrund stehende psychomotorische Störungen gekennzeichnet ist, die zwischen Extremen wie schwere Erregungszustände und Stupor mit Negativismus und Mutismus schwanken; nicht selten gehen schwerste Erregungszustände in stuporöse Zustände über. Katatone Syndrome können auch bei organischen Hirnerkrankungen, Intoxikationen u. a. auftreten. Vor Therapiebeginn ist eine sorgfältige diagnostische Abklärung erforderlich.

Behandlungsindikation: Katatone Erregungszustände bergen eine hohe Gefahr von Selbst- und Fremdgefährdung in sich. Es muss eine möglichst rasche Beruhigung erzielt werden. Katatoner Stupor führt zu einem völligen Sistieren jeglicher Kommunikation sowie der Flüssigkeits- und Nahrungsaufnahme (akut lebensbedrohlich). Insbes. gilt dies für die seltene Unterform der febrilen (perniziösen) Katatonie mit hohem Fieber und anderen vegetativen Entgleisungen. Diese Form verläuft trotz Behandlung nicht selten tödlich.

Therapie: 1. **Elektrokrampftherapie:** Therapie der 1. Wahl; senkt bei febriler Katatonie eindeutig die Letalität; Durchführung in Vollnarkose und Muskelrelaxation sowie assistierter Beatmung. Durch den Einsatz der Elektrokrampftherapie wird das sog. katatone Dilemma vermieden, das darin besteht, dass man bei der Behandlung einer Katatonie mit hochpotenten Neuroleptika nach einiger Zeit nicht mehr sicher unterscheiden kann, ob es sich noch um die katatone Symptomatik handelt oder ob inzwischen ein malignes neuroleptisches Syndrom eingetreten ist, das durch weitere neuroleptische Therapie verschlimmert wird und tödlich enden kann. 2. **Pharmakotherapie:** a) Neuroleptika*; z. B. Haloperidol (z. B. Haldol®-Janssen), entweder allein oder kombiniert mit einem Benzodiazepinderivat, z. B. Lorazepam (z. B. Tavor®) oder Diazepam (z. B. Valium®); in 2. Linie kombiniert mit einem niederpotenten Neuroleptikum, z. B. Perazin (z. B. Taxilan®) oder Levomepromazin (z. B. Neurocil®); bei der Schwere und Akuität des Krankheitsbildes ist meist eine parenterale Behandlung zu Beginn erforderlich: initial Haloperidol, 10 mg i. v., zusammen mit Diazepam, 10 mg i. v., oder Lorazepam, 2 mg i. v.; je nach klinischer Wirkung Wiederholung ca. alle 2 Stunden bis zu einer Gesamtdosis von 20–30 mg Haloperidol/d (bei einem Erregungssturm Wiederholung alle 30 Minuten). b) bei starker Disposition des Patienten für extrapyramidale UAW oder Versagen der Therapie mit hochpotenten Neuroleptika Einsatz von Clozapin (z. B. Leponex®), 50 mg, falls oral nicht zu verabreichen i. m. alle 1–2 Stunden unter ständiger Kontrolle der vitalen Parameter; c) Therapie 3. Wahl: alleiniger Einsatz von Lorazepam, bis zu 12 mg/d; d) wegen möglicher extrapyramidalmotorischer UAW beim Einsatz hochpotenter Neuroleptika evtl. prophylaktische Gabe eines zentral wirkenden Parasympatholytikums* bei der 1. Injektion, z. B. Biperiden (z. B. Akineton®), 5 mg i. v.; e) bei malignem neuroleptischem Syndrom Dantrolen (Dantrolen® i. v.), 10 (–40) mg/kg KG über 24 Stunden infundieren; f) in allen schwereren Fällen zusätzlich intensivmedizinische Überwachung; g) Thromboseprophylaxe mit Heparin* bei katatonem Stupor, der zu einer völligen Immobilität führt; h) bei rezidivierender Katatonie rezidivprophylaktische Behandlung mit Neuroleptika (s. Schizophrenie); 3. Bei einem akuten Erregungssturm ist u. U. in den ersten Stunden der Behandlung eine Fixierung des Patienten zu dessen und dem Schutz der Umgebung erforderlich; bei kunstgerecht durchgeführter Pharmakotherapie jedoch meist nur für 1–2 Stunden. 4. parenterale Ernährung* und Flüssigkeitszufuhr sowie Elektrolytbalancierung wegen der fehlenden Nahrungs- und Flüssigkeitsaufnahme.

Sonstige Maßnahmen: ausführliche Aufklärung des Patienten und seiner Angehörigen über die Prodromalsymptome eines drohenden Rückfalls.

Arbeitsunfähigkeit: je nach Schweregrad der Erkrankung und überdauernden Beeinträchtigungen 2–4 Wochen; bei den nicht selten eintretenden depressiven Nachschwankungen auch länger.

Hinweis: Alkohol- und insbes. Drogenkonsum (Cannabis, Amphetamine, Halluzinogene, Cocain) sowie Schlafdefizit können zur Auslösung eines Rückfalls beitragen.

Literatur: Taylor, M. A.; Fink, M.: Catatonia in psychiatric classification: a home of its own. Am J Psychiatry 160: 1233–124 (2003).

Autoren: L. G. Schmidt, A. Pietzker.

Katecholamine: s. Sympathomimetika.

Katheterablation: interventionelles therapeutisches Verfahren i. R. der Herzkatheterisierung, bei dem zuvor durch intrakardiales Mapping (bei komplexen Arrhythmien Verwendung von 3-D-Mappingsystemen zur dreidimensionalen Darstellung) identifizierte Strukturen einer pathologischen Erregungsbildung oder -leitung gezielt zerstört (koaguliert) werden; überwiegend kurativer Therapieansatz zur Behandlung tachykarder Herzrhythmusstörungen*; nach der PCI (Abk. für engl. percutaneous coronary intervention) häufigster invasiv-kardiologischer Eingriff mit ca. 20 000 Eingriffen pro Jahr in Deutschland; **Formen:** 1. Hochfrequenzstrom-Katheterablation: nutzt thermische Gewebeeffekte als Therapie; bei Gewebetemperaturen >50°C irreversible thermische Läsionsbildung; 2. Kryoablation: Kryothermie als alternative Energieform zur Ablation; Gewebekühlung auf bis zu −85° C mit nachfolgender Koagulationsnekrose.

Indikation: **1. inadäquate Sinustachykardie:** permanent erhöhte Ruhefrequenz oder überschießender Frequenzanstieg bei geringer Belastung; Modifikation des Sinusknotens durch Katheterablation als Therapieoption bei pharmakologisch therapierefraktären Patienten; Erfolgsraten ca. 66–76 %; wichtige mögliche Komplikationen: Sinusarrest mit Schrittmacherpflichtigkeit, Phrenikusparese (einseitige Zwerchfelllähmung), Verletzung der oberen Hohlvene; **2. AV-Knoten-Reentry-Tachykardie** (Abk. AVNRT): häufigste tachykarde regelmäßige Herzrhythmusstörung bei Erwachsenen; typischerweise klinisch plötzlicher Beginn und Terminierung der regelmäßigen Tachykardie, elektrokardiographisch Schmalkomplextachykardie ohne abgrenzbare P-Welle; Ursache: angeborene, um den kompakten AV-Knoten gelegene, funktionell unterschiedlich (langsam und schnell) leitende Zellen; typische AVNRT (gewöhnliche Form, 90% aller AVNRT mit Erregungskreis während der Tachykardie antegrad über die slow-Leitung des AV-Knotens und retrograd über die fast-Leitung, sog. slow/fast-AVNRT); Katheterablation als Mittel der Wahl zur kurativen Therapie, insbesondere bei Patienten mit häufigen und symptomatischen Episoden; Erfolgsrate 93–97 %; wichtige mögliche Komplikation: AV-Block III. Grades mit Schrittmacherpflichtigkeit <1 %; **3. AV-Reentry-Tachykardie** (Abk. AVRT): häufigste Ursache von angeborenen tachykarden Herzrhythmusstörungen bei Kindern und Jugendlichen auf dem Boden von akzessorischen Leitungsbahnen; unterschieden wird das WPW-Syndrom (durch Tachykardien und Präexzitation im Oberflächen-EKG gekennzeichnet) von verborgenen akzessorischen Leitungsbahnen, welche im Oberflächen-EKG keine Präexzitation aufweisen; grundsätzlich unterschieden werden orthodrome Tachykardien (antegrade Leitung über den AV-Knoten und retrograde Leitung über die akzessorische Leitungsbahn) mit einer Häufigkeitsverteilung von 90–95 %, von antidromen Tachykardien (ca. 5–10 %) mit antegrader Leitung über die Bahn und retrograder Leitung über den AV-Knoten; frühzeitige Katheterablation ist bei symptomatischen Patienten die Therapie der Wahl; bei asymptomatischen Patienten wird keine prophylaktische Ablation der akzessorischen Leitungsbahn empfohlen, Ausnahme: Hochrisikoberufsgruppen wie Piloten oder Hochleistungssportler oder anderen Risikofaktoren (RR-Intervall <250 ms bei Vorhofflimmern, Ebstein-Anomalie); Erfolgsrate abhängig von der Lokalisation der Bahn ca. 90–98 %; **4. fokale atriale Tachykardie:** charakterisiert durch regelmäßige atriale Aktivierung, weder Sinusknoten noch AV-Knoten sind Bestandteil der Tachykardie; ca. 10–15 % der supraventrikulären Tachykardien; typische Lokalisationen der fokalen Tachykardie ist die Crista terminalis um die AV-Klappen und Pulmonalvenenostien; klinisch typisch: sog. warming up und cooling down zu Beginn bzw. Ende der Tachykardien; Ablation am frühesten Ort der atrialen Aktivierung; Erfolgsrate ca. 86 %; **5. Vorhofflattern:** typisches Vorhofflattern (>90 % aller Typen von Vorhofflattern, typisch meint dabei die Einbeziehung des rechtsatrialen Isthmus als anatomische Struktur im elektrischen Erregungskreis); Kreiserregung gegen den Uhrzeigersinn laufend (negative P-Wellen in den inferioren EKG-Ableitungen II, III und aVF) mit inferiorem Isthmus zwischen Vena cava inferior und Trikuspidalklappenring als kritischem Bestandteil der Arrhythmie, welcher gleichzeitig auch die Zielstellen der Katheterablation darstellt; bei Erregungsausbreitung im Uhrzeigersinn positive P-Wellen in den inferioren Ableitungen; Erfolgsrate >90 %, Endpunkt der Ablation als Erfolgskriterium bidirektionaler Leitungsblock (messbare elektrische Leitungsverzögerung durch den Isthmus); **6. Vorhofflimmern:** Prävalenz in der Normalbevölkerung von 0,4–0,8 % mit steigender Inzidenz im höheren Lebensalter, häufigste Rhythmusstörung; grundsätzlich Unterscheidung bei medikametös therapierefraktärem Vorhofflimmern: **a)** sog. palliative Katheterablation des AV-Knotens (Erfgolgsrate >97 %) mit vorheriger Schrittmacherimplantationen im Sinne einer Regularisierung und Normalisierung der Herzfrequenz (mit dauerhaft notwendiger oraler Antikoagulation); **b)** direkte, sog. primären Katheterablation: Pulmonalvenenisolation (Abk. PV-Isolation) mit derzeit allerdings uneinheitlichen Ablationsstrategien (segmentale PV-Isolation, zirkumferentielle PV-Isolation, mit/ohne lineare linksatriale Läsionen, Ablation kardialer Ganglien); Erfolgsraten zwischen 50–80 % bei paroxysmalem Vorhofflimmern bzw. 40–60 % bei persistierendem Vorhofflimmern; mögliche wichtige Komplikationen der Pulmonalvenenisolation: thrombembolische Komplikationen, PV-Stenosen, atrio-ösophageale Fisteln, Perforationen; Indikation zur Pulmonalvenenisolation nach zumindest einem frustranen antiarrhythmischem Therapieversuch; **7. idiopathische ventrikuläre Tachykardien:** definiert als ventrikuläre Tachykardien (Abk. VT) mit ausgeschlossener struktureller Herzerkrankung; die Indikation zur Katheterablation ergibt sich aus der Symptomatik; Unterscheidung zwischen sog. Ausflusstrakttachykardien (RVOT für engl. right ventricular outflow tract, LVOT für engl. left ventricular outflow tract) und idiopathischen linksventrikulären VT (z. B. Verapamil-sensitive idiopathische VT mit Rechtsschenkelblock); Erfolgsraten der Katheterablation: RVOT-VT 85–100 %, LVOT–VT 72–100 %, idiopathisch linksventrikuläre VT 90 %; bei linksventrikulären Eingriffen Risiko thrombembolischer Komplikationen bzw. bei LVOT mit Zielstelle der Katheterablation im Aortenbulbus Gefahr der Koronararterienverletzung; **8. ventrikuläre Tachykardien bei struktureller Herzerkrankung:** häufigste strukturelle Herzerkrankung bei VT ist die chronische Infarktphase, weitere häufige strukturelle Herzerkrankungen: dilatative Kardiomyopathie (Abk. DCM), arrhythmogene rechtsventrikuläre Kardiomyopathie (Abk. ARVC), hypertrophe Kardiomyopathie (Abk. HCM); pathophysiologischer Arrhythmiemechanismus bei KHK: kreisende Erregung (engl. Reentry) im Infarkt- bzw. Infarktrandbereich; bisher wurde keine prognostische Verbesserung durch die Katheterablation bei VT mit struktureller Herzerkrankung nachgewiesen, je nach Grunderkrankung Erfolgsraten zwischen 66–90 %; Sonderform: unauffhörliche VT bei VT-Episoden welche >50 % pro Tag vorliegen und welche nicht durch Antiarrhythmika oder eine Kardioversion* dauerhaft zu beseitigen sind; Erfolgsrate der Katheterablation ca. 90 %.

Durchführung: Punktion der Vena femoralis in Seldinger-Technik, legen von mindestens 2 transvenösen Schleusen, über die Mapping- bzw. Ablationskatheter unter Röntgenkontrolle in den rechten Vorhof bzw. Ventrikel vorgebracht werden; manchmal auch druckgesteuerte transseptale Punktion zur Ablation im linken Vorhof oder Ventrikel; selten retrograder Zugangsweg über die Art. Femoralis zur Ablation im linken Ventrikel; Ablation in der Regel ohne Analgosedierung durchführbar; sehr selten Narkoseprozedur notwendig; je nach Komplexität des Eingriffs stationäre Nachbehandlung (in der Regel 1–2 Tage) notwendig.

Literatur: **1.** Erkapic, D.; Pitschner, H. F.: Complications after ablation of supraventricular tachycardias. Herzschrittmacherther Elektrophysiol 19(2): 79–83 (2008); **2.** Lewalter, T. et al.: Kommentar zu ACC/AHA/ESC 2006 Guidelines fort he management of patients with atrial fibrillation- executive summary. Kardiologe 2: 181–205 (2008); **3.** Hamm, Ch. W.; Willems, S.: EKG Checkliste. 3 Aufl. Stuttgart, New York: Thieme, 2007; **4.** Kuck, K.-H. et al.: Leitlinien zur Katheterablation. Deutsche Gesellschaft für Kardiologie. Clin Res Cardiol 96: 833–849 (2007).

Autoren: T. Neumann, C. Hamm, T. Dill.

Katheterisierung der Harnblase: Einführen eines Katheters in die Harnblase; einmalig (Einmalkatheterismus), regelmäßig wiederholt (intermittiernder Einmalkatheterismus) oder über einen längeren Zeitraum (Verweilkatheterismus); **Formen: 1.** transurethral; **2.** suprapubisch; s. Abb. 1.

Indikation: 1. diagnostisch: sterile Gewinnung von Blasenurin für die mikrobiologische Untersuchung; Harnröhrenkalibrierung, Passageprobe, Kontrastierung der unteren Harnwege; **2.** therapeutisch: Harnableitung bei Harnverhalt, Entleerungsmodus bei neurogener Blasenentleerungsstörung, Blasenspülung bei Blasenblutungen oder Pyozystis; Instillation von Arzneimitteln in die Blase; **3.** therapiebegleitend: Ausfuhrkontrolle bei Intensivpatienten, perioperative Harnableitung.

Kontraindikation: 1. transurethral: bekannte Via falsa (beim Mann), Harnröhrenstriktur, Urethritis; **2.** suprapubisch: Gerinnungsstörung, Blasentumor, Aszites, Unterbauchverwachsung.

Durchführung: 1. transurethral: Katheter aus PVC, Latex, Silikon oder Gummi mit verschiedenen Kalibern (6–30 Charr) und Katheterspitzen; Verweilkatheter tragen einen blockbaren Ballon (s. Abb. 2), Spülkatheter einen zusätzlichen Zulaufkanal; Verwendung von Gleitmittel; Einführen des Katheters bei der Frau nach Identifizierung des Meatus urethrae i. d. R. einfach; beim Mann Passage von 2 Kurvaturen und der Sphinkterbarriere, durch Hochhalten des Penis und vor allem Streckung der Harnröhre durch Zug am Penis lassen sich die Kurvaturen gut überwinden. Gewaltsame Katheterisierung führt leicht zu Harnröhrenperforationen (Via falsa). **2. suprapubisch:** Eine volle Blase ist Voraussetzung (Palpation, Perkussion, Ultraschall!). Probepunktion unter Lokalanästhesie mit langer, dünner Kanüle; anschließend Punktion der Blase 1–2 Querfinger über der Symphyse mit Hohlnadel (10-12 Ch),

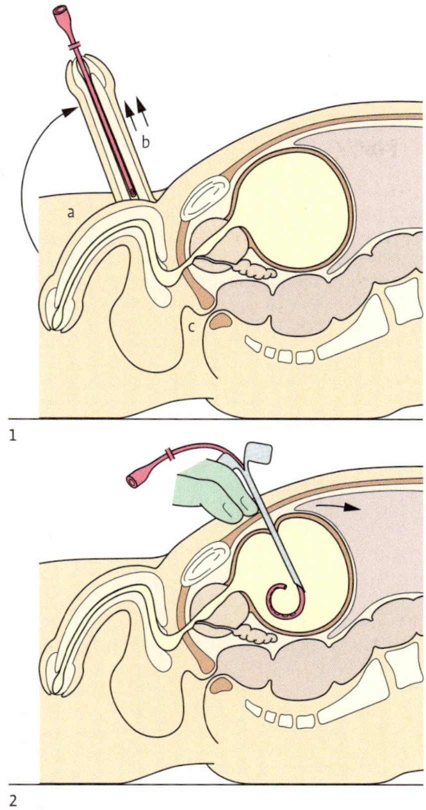

Katheterisierung der Harnblase Abb. 1: 1: transurethraler Zugang beim Mann; a: Begradigen der penilen Kurvatur durch Hochhalten des Penis; b: Strecken der bulbären Kurvatur durch Zug; c: Prädilektionsort für bulbäre Verletzungen (Via falsa); 2: suprapubischer Zugang: bei voller Blase gleitet die Peritonealfalte nach kranial und gibt den Punktionsweg frei; Punktion 2 Querfinger oberhalb der Symphyse im rechten Winkel zur Bauchdecke

durch die der Katheter platziert wird; Katheterfixation und Verband; Vorteile: keine Gefahr der Harnröhrenstriktur, geringere Infektionsgefahr, diagnostische Vorteile (Abklemmen/Miktionsversuch), subjektiv angenehmer zu tragen;

Komplikationen: **1. transurethral:** Harnröhrenverletzung (≤5 %) und -striktur; Keimverschleppung, aszendierende Infektion, Katheterinkrustationen und Harnsteinbildung; **2. suprapubisch:** Blutung (2–3 %), Fehlpunktion.

Hinweis: **1.** Patienten mit neurogenen Blasenfunktionsstörungen* können Einmalkatheterisierungen teilweise selbst durchführen. Sie müssen regelmäßig und mehrmals täglich sauber (nicht steril) erfolgen. **2.** Bei Frauen wird wegen der

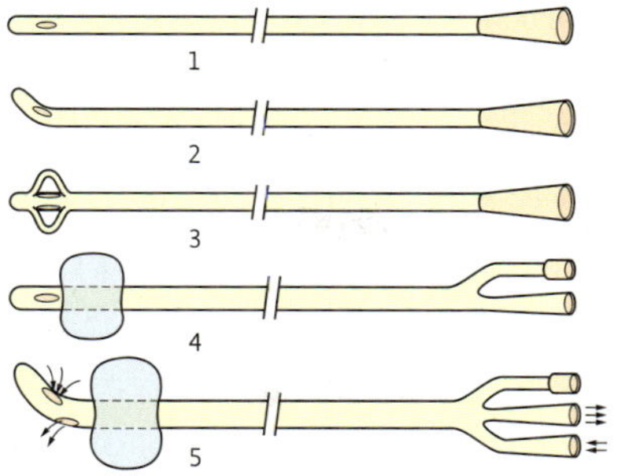

Katheterisierung der Harnblase Abb. 2: transurethrale Katheter: 1: Einmalkatheter nach Nélaton; 2: Einmalkatheter mit Tiemann-Spitze; 3: Verweilkatheter mit Casper-Spitze; 4: Verweilkatheter mit Ballon nach Foley; 5: Verweilkatheter mit zusätzlichem Lumen zur Spülung

geringen Komplikationsrate meist der transurethrale Katheterismus gewählt. **3.** Verweilkatheter müssen regelmäßig (alle 4–6 Wochen) gewechselt werden.

Literatur: **1.** Sökeland, J.; Schulze, H.; Rübben, H.: Urologie. 13. Aufl. Stuttgart: Thieme, 2004; **2.** Merkle, W. (Hrsg.): Duale Reihe Urologie. Stuttgart: Hippokrates, 1997.

Autoren: A. Frankenschmidt, U. Wetterauer.

Kauschmerzen: s. Dysfunktion, kraniomandibuläre.

Kavernom: s. Subarachnoidalblutung.

Kayser-Fleischer-Kornealring: s. Wilson-Krankheit.

Kehldeckelentzündung: s. Epiglottitis.

Kehlkopfeinengung: s. Krupp.

Kehlkopfkarzinom: s. Larynxkarzinom.

Kehlkopfschleimhautentzündung: s. Laryngitis.

Keimzentrumlymphom, follikuläres: s. Lymphome, hochmaligne periphere vom B-Zell-Typ; Lymphom, follikuläres.

Keloid: Wulstnarbe; derbe, platte oder strangförmige, manchmal juckende Bindegewebehyperplasie, die sich bei individueller und ethnischer Disposition Wochen bis Monate nach Verletzungen der Haut (Trauma, Verbrennung, Verätzung, Impfung, operativer Eingriff) im Bereich von Narben oder spontan entwickelt; im Gegensatz zu hypertrophen Narben Ausdehnung über die ursprüngliche Narbe hinaus auf unbeschädigte Haut; Prädilektionsstellen: Schultern, Thorax, Hals, Ohren, Kinn. Patienten afrikanischer oder afroamerikanischer Abstammung entwickeln häufiger und schwer zu behandelnde Keloide.

Behandlungsindikation: möglichst frühzeitig, da die Erfolgsaussichten umso besser sind, je früher ein Behandlungsversuch erfolgt; Erfolg der Therapie allerdings bei allen Methoden ungewiss.

Pharmakotherapie: **1.** fluorierte Glukokortikoide: **a)** topische Behandlung mit z. B. Mometasonfuorat (z. B. Ecural®-Creme) als okklusiver Druckverband z. B. unter Tegaderm®-Folie über bis zu 12 Wochen; Verband 1-mal täglich wechseln; **b)** als intraläsionale Injektion eines 1 : 1-Gemisches aus Triamcinolon (z. B. Volon® A 10 Kristallsuspension) und 2 %igem Lidocain (z. B. Xylocain®); 1-mal monatlich für insgesamt 4–6 Monate; cave: Hautatrophie (auch periläsional), besonders bei versehentlicher Injektion in subkutanes Fettgewebe Teleangiektasien; **2.** Silikongele (Silastic® Gel) oder Silikongelfolie (Epiderm, Mepiform), mindestens 12 Stunden/d für 3–6 Monate. **3.** intraläsionale Injektion von Interferon-α2b (z. B. Intron A®), 1–1,5 Mio. IE s. c. 1-mal wöchentlich, oder Interferon-γ (z. B. Imukin®), 50 µg/m² KOF s. c. 3-mal wöchentlich; **4.** intraläsionale Injektion von Bleomycin (z. B. BLEO-cell®) oder 5-Fluorouracil (z. B. Fluorouracil-GRY®), bis zu 1,6 ml in einer Konzentration von 500 mg 5-Fluorouracil in 10 ml.

Operative Therapie: **1.** Kryotherapie mit flüssigem Stickstoff im Sprühverfahren: mehrfache Gefrier- und Auftauzyklen pro Sitzung (z. B. 2 × 10–20 Sekunden); Wiederholung in 4–6-wöchigen Abständen bis zu insgesamt 10 (evtl. auch mehr) Sitzungen; bei frischen Keloiden oft recht gute Ergebnisse, bei älteren Keloiden Verbesserung des Ergebnisses durch zusätzliche Injektion von Triamcinolon (Volon® A 10 Kristallsuspension) in das aufgetaute Gewebe; cave: Hypopigmentierung als Nebenwirkung, bes. bei stark pigmentierter Haut; **2.** Exzision innerhalb der Keloidgrenzen; Schnittführung entlang der Hautspaltlinien, Anlegen einer spannungsfreien Naht und Infektionsprophylaxe; cave: Rezidivgefahr, oft mit größerem Ausmaß, daher als alleinige Behandlung obsolet; bessere Ergebnisse bei Kombination mit intraoperativer Injektion von Triamcinolon (Volon® A 10 Kristallsuspension) in die Schnittränder und/oder Kryotherapie.

Strahlentherapie: **1.** Röntgenweichstrahltherapie mit ED von 1–2 Gy (Gesamtdosis 4–12 Gy) in Abständen von 7 Tagen; als alleinige Behandlung Therapie der 2. Wahl; befriedigende Ergebnisse bei ca. 50 %; **2.** Zusätzliche Bestrahlung nach Exzision des Keloids führt zu einem Ansprechen von 88–99 %.

Sonstige Maßnahmen: **1.** Behandlung mit CO_2-, Argon-, NdYag-, gepulstem Farbstoff-Laser (s. Lasertherapie, dermatologische, Laserchirurgie); oft Rezidive; **2.** Druckverband über 24 Stunden, z. B. als Spezialanfertigung aus dem Sanitätsfachhandel, prophylaktisch bei frischem Herd, insbes. bei Verbrennungen; die Keloidreduktion erfolgt langsam und benötigt 6–12 Monate.

Arbeitsunfähigkeit: evtl. nach operativen Eingriffen je nach Lokalisation bis zu 1 Woche.

Hinweis: Die Anwendung Pflanzenextrakt-haltiger Salben mit Heparin ist obsolet (fehlender Wirkungsnachweis).

Neuentwicklung: Versuch der topischen Behandlung mit Imiquimod (Aldara®).

Literatur: **1.** Karrer, S.: Therapie des Keloids. Hautarzt 58: 979–989 (2007); **2.** Koller, J.; Sebastian, G.: Therapie pathologischer Narben. JDDG 4: 308–312 (2004); **3.** Berman, B.; Villa A.: Imiquimod 5 % cream for keloid management. Dermatol Surg 29: 1050–1051 (2003).

Autoren: P. Schulze, W. Sterry.

Keratektomie: s. Laserchirurgie.

Keratokonjunktivitis sicca: s. Sjögren-Syndrom.

Keratolytika: Substanzen mit keratolytischer (Hornschichtmaterial auflösender) Wirkung; **Vertreter:** Salicylvaseline, -spiritus, -kollodium, Salicylsäurepflaster, Harnstoff*.

Indikation: **1.** Hühneraugen, Warzen (Salicylsäure); **2.** Hyperkeratosen, trockene Haut verschiedener Genese; **3.** als Additiva (v. a. in Kombination mit anderen Wirkstoffen) z. B. bei Acne* vulgaris und Psoriasis* vulgaris (Keratolytika erhöhen die Absorption anderer Externa und verbessern dadurch deren Wirksamkeit; s. Retinoide).

Wechselwirkung: s. Harnstoff.

Autoren: W. Sterry, N. Lembert.

Ketamin: s. Narkose, präklinische.

Ketoconazol: s. Antimykotika.

Ketolid-Antibiotika: s. Makrolid-Antibiotika.

Ketotifen: s. Histamin-H1-Rezeptoren-Blocker.

Ketten-Tendomyosen: s. Therapie, reflektorisch wirksame.

Keuchhusten: syn. Pertussis; durch Bordetella pertussis verursachte Infektionskrankheit; **Vorkommen:** v. a. bei Säuglingen und Kleinkindern; **Klinik:** charakteristischer Verlauf und Symptome: s. Tab. **Komplikationen:** **1.** Bronchitis; **2.** Bronchopneumonie (durch andere Erreger); **3.** interstitielle Keuchhustenpneumonie (für Keuchhustentodesfälle im Säuglingsalter verantwortlich); **4.** eitrige Otitis, Atelektasen, Emphysem mit alveolärer Ruptur (Pneumothorax); **Diagnose:** Erregernachweis im Nasen-Rachenabstrich (PCR), Antikörperdiagnostik für Akutdiagnostik nicht hilfreich; Leukozytose mit absoluter und relativer Lymphozytose.

Behandlungsindikation: in Abhängigkeit von der Schwere der Erkrankung und vom Alter des Patienten; bei Säuglingen <6 Monate und Patienten mit Grunderkrankungen ist i. d. R. eine stationäre Aufnahme zur Überwachung (Erfassung von Apnoen) und zur unterstützenden symptomatischen Therapie zu empfehlen. Der Beginn einer antibiotischen Therapie zur Beendigung der Erregerausscheidung ist bis zu 3 Wochen nach Hustenbeginn sinnvoll.

Pharmakotherapie: **1.** Antibiotika* (während der Inkubationszeit und im Stadium catarrhale, evtl. auch zu Beginn des Stadium convulsivum): **a)** Mittel der Wahl sind Erythromycin (z. B. Monomycin®), 3 × 15–20 mg/kg KG/d p. o. über 14 Tage, oder Clarithromycin (z. B. Klacid® Saft

K

Keuchhusten
Klinische Stadien

Stadieneinteilung	Dauer	klinische Symptome
Inkubationszeit	5–10(–20) Tage	keine
Stadium catarrhale	1–2 Wochen	unspezifische Infektionszeichen: Rhinitis, Konjunktivitis, Fieber, uncharakteristischer Husten
Stadium convulsivum	3–6(–8) Wochen	typische (stakkatoartige) Hustenanfälle (v. a. nachts), Erbrechen, Leukozytose mit Lymphozytose; junge Säuglinge: Apnoe-Anfälle
Stadium decrementi	2–6 Wochen	Nachlassen des Hustens, evtl. fortbestehende Hustenanfälle bei unbedeutenden Reizen (sog. Husten-Tic)

oder Tbl.), 2 × 7,5 mg/kg KG/d p. o. über 7 Tage; **b)** alternativ: Co-trimoxazol (z. B. Berlocid®), 2 × 3–4 mg/kg KG/d p. o. über 7–10 Tage; **2.** Beta-2-Sympathomimetika*: z. B. Salbutamol (z. B. Salbulair®), 0,3–0,5 mg/kg KG/d; **3.** bei bes. schwerem Verlauf und bei Säuglingen Glukokortikoide*: z. B. Prednisolon (z. B. Decortin® H), 3–5 mg/kg KG/d p. o.; **4.** Mukolytika: z. B. Ambroxol (z. B. Mucosolvan®), Acetylcystein (z. B. ACC® akut junior Hustensaft).

Naturheilkundliche Verfahren: **1.** phytotherapeutische Zubereitungen gegen Husten, z. B. aus Andorn, Eibisch, schwarzer Johannisbeere oder Thymian; **2.** symptomatische Therapie des Hustens: s. Bronchitis, akute; Bronchitis, chronische.

Sonstige Maßnahmen: **1.** Pflege von Säuglingen und Kleinkindern in ruhiger und reizarmer (Auslösung von Hustenattacken durch laute Geräusche und Lichtreize), gut durchlüfteter und leicht abgedunkelter Umgebung; **2.** Isolierung der Patienten ca. 5–6 Tage nach Beginn der Antibiotikabehandlung.

Eigenbehandlung: **1.** auf ausreichende Flüssigkeitszufuhr achten (Flüssigkeitsverluste durch erhöhte Schleimproduktion und hustenassoziiertes Erbrechen); **2.** häufige kleine Mahlzeiten.

Prophylaxe: **1.** aktive Immunisierung: 3-mal im Abstand von mind. 4 Wochen ab Beginn des 3. Lebensmonats; 4. Impfung zur Komplettierung der Grundimmunisierung im Alter von 11–14 Monaten; s. Impfkalender. **2.** Chemoprophylaxe: Gabe von Erythromycin bei ungeimpften engen Kontaktpersonen; geimpfte Kontaktpersonen sind weitgehend geschützt, können jedoch eine Infektionsquelle darstellen und sollten daher ebenfalls eine Chemoprophylaxe erhalten, wenn sie Kontakt zu gefährdeten Personen (Säuglinge und Kinder mit pulmonalen und kardialen Grunderkrankungen) haben.

Hinweis: **1.** Wiederaufnahme in eine Gemeinschaftseinrichtung (z. B. Schule, Kindergarten) ohne antibiotische Therapie frühestens 3 Wochen nach Beginn der Symptomatik, bei antibiotischer Therapie frühestens 5 Tage nach Therapiebeginn; **2.** Die Gabe von Pertussis-Immunglobulin ist obsolet.

Literatur: **1.** Empfehlungen der Ständigen Impfkommission (STIKO) am Robert Koch-Institut (Stand: Juli 2008). Epidemiologisches Bulletin 30 (2008); **2.** Koletzko, B. (Hrsg.): Kinder- und Jugendmedizin. 13. Aufl. Heidelberg: Springer Medizin Verlag, 2007; **3.** Müller, M.; Radke, M. (Hrsg.): Kinderheilkunde multimedial. CD-ROM. 4. Aufl. Stuttgart: Schattauer, 2003; **4.** Deutsche Gesellschaft für pädiatrische Infektiologie e. V. (Hrsg.): Handbuch Infektionen bei Kindern und Jugendlichen. 4. Aufl. München: Futuramed, 2003.

Autorin: M. Uhlemann.

KHK: Abk. für koronare Herzkrankheit*.

Kieferhöhlenentzündung: s. Rhinosinusitis.

Kienböck-Krankheit: s. Knochennekrosen, aseptische.

Kinderlähmung, epidemische spinale: s. Poliomyelitis.

Kinderlosigkeit, ungewollte: s. Sterilität der Frau.

Kinderwunsch: s. In-vitro-Fertilisation.

Kindesmisshandlung: s. Selbstverletzung.

Kindstod, plötzlicher: s. Tod, plötzlicher im Kindesalter.

Klappenersatz: s. Herzklappenoperation.

Klappenvitien: s. Herzklappenfehler.

Klatskin-Tumor: s. Gallengangkarzinom; Lebertumoren, maligne.

Klavikulafraktur: Bruch des Schlüsselbeins durch indirektes Trauma, Sturz auf die Schulter oder direktes Anpralltrauma bei Verkehrsunfall; meist Fraktur des mittleren Drittels (ca. 70 %) i. S. einer mobilen Schrägfraktur mit Hochstand des medialen Fragments und Verkürzung; auch offene Fraktur möglich (geringer Weichteilmantel); zusätzlich Verletzungen des Plexus brachialis, der Arteria subclavia und des Akromioklavikulargelenks bei Fraktur im lateralen Drittel mit Ruptur des Ligamentum coracoclaviculare möglich, seltener Beteiligung des Sternoklavikulargelenks bei medialer Fraktur.

Behandlungsindikation: Schmerzen und Fehlstellung; überwiegend ambulante und konservative Therapie.

Operative Therapie: indiziert bei Achsabweichung >20°, Verkürzung >20 mm (Abkippung der Scapula, kosmetisches Defizit), begleitenden Ner-

K

ven- und Gefäßverletzungen sowie offenen Frakturen und schweren Weichteilschäden sowie bei Pseudarthrosenbildung nach konservativer Therapie; **Verfahren:** 1. von medial eingebrachter intramedullärer Nagel (Ø 3–4 mm); 2. Plattenosteosynthese (s. Abb. 1) bei Pseudarthrosenbildung nach konservativer Therapie, um ein chronisches Schmerzsyndrom zu verhindern.

Konservative Therapie: indiziert bei Verkürzung des Schafts <15–20 mm, Achsabweichung <25° und wenn kein begleitender Nerven-, Gefäß- oder schwerer Weichteilschaden vorliegt; die Behandlung mit einem Rucksackverband (Extensionsverband) steht an erster Stelle: Die Schulter wird nach hinten und außen gezogen, um die Frakturenden zu adaptieren. Der Verband wird anfänglich alle 2 Tage nachgespannt und sollte 3–4 Wochen belassen werden.

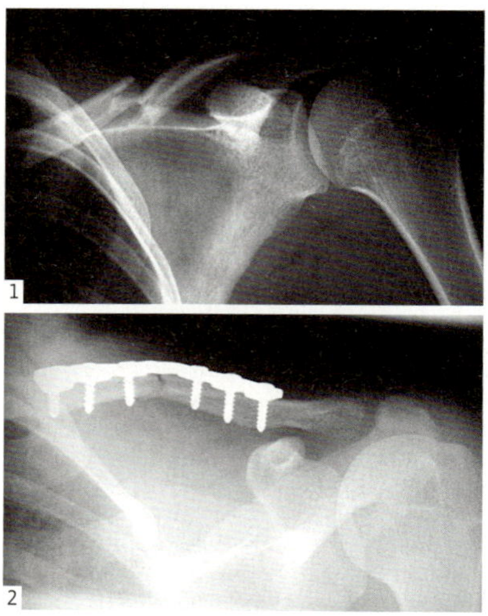

Klavikulafraktur Abb. 1: 1: dislozierte Claviculafraktur; 2: Zustand nach Plattenosteosynthese; Röntgenbild

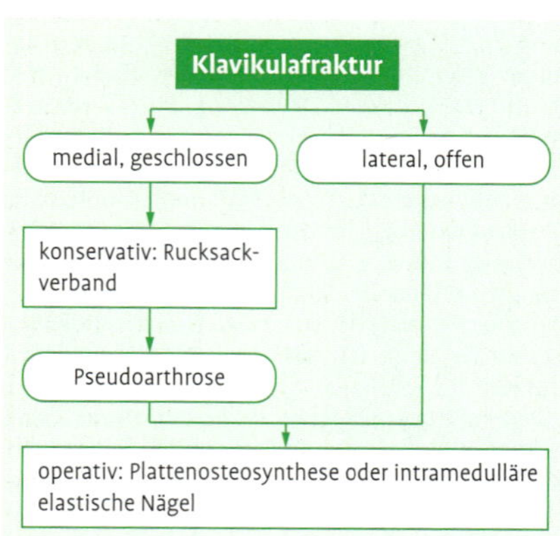

Klavikulafraktur Abb. 2: therapeutischer Stufenplan

Therapeutischer Stufenplan: s. Abb. 2.

Eigenbehandlung: selbständige physiotherapeutische Übungen zu Hause.

Arbeitsunfähigkeit: je nach beruflicher Tätigkeit und Beschwerden bis zu 4 Wochen.

Hinweis: Frühe, aktive schmerzfreie Schulterbewegung ist sinnvoll. Bei Schmerzen und Schultersteife nach 8 Wochen muss eine persistierende Instabilität und Pseudarthrosenbildung abgeklärt werden.

Literatur: 1. Rüter, A.; Trentz, O.; Wagner, M. (Hrsg.): Unfallchirurgie. 3. Aufl. München: Urban & Fischer, 2008; 2. Jubel, A. et al.: Die Technik der intramedullären Osteosynthese der Klavikula mit elastischen Titannägeln. Unfallchirurg 105 (6): 511–516 (2002).

Autor: E. E. Scheller.

Klavus: s. Clavus.

Klebereiweißunverträglichkeit: s. Sprue, einheimische; Zöliakie.

Kleeblattpupille: s. Uveitis.

Kleiderlaus: s. Pedikulose.

Kleienpilzflechte: s. Pityriasis versicolor.

Kleinwuchs: s. Achondroplasie; Hypophysenvorderlappen-Insuffizienz; Wachstumshormonmangel.

Kleinzehenbruch: s. Zehenfraktur.

Klimakterium: s. Syndrom, klimakterisches.

Klimatherapie: Nutzung verschiedener Klimafaktoren als therapeutische Reize; früher von großer Bedeutung zur Therapie der Tuberkulose, heute meist in Verbindung mit anderen therapeutischen Anwendungen i. R. eines Kuraufenthaltes; **Formen:** Behandlung im Küsten- und Seeklima (Thalassotherapie), Mittel- und Hochgebirgsklima; **Therapieziel:** Verbesserung der Gesundheit, allgemeine Kräftigung und Unterstützung der Rekonvaleszenz; **therapeutisches Prinzip:** als therapeutisch relevante Reize wirken der Wechsel von Temperatur, Luftfeuchtigkeit, Luftdruck, Windstärke und die ultraviolette Einstrahlung sowie das Einatmen von natürlichen Aerosolen (s. Aerosoltherapie); Klimakuren im Hochgebirge gelten als bes. reizintensiv; entlastend wirken die reine und allergenarme Luft, die Abwesenheit von Schwüle und die allgemein günstigen Lebensbedingungen.

Indikation: 1. im Hochgebirge und an der See: chronisch-entzündliche Atemwegerkrankungen und Infektionsanfälligkeit, allergische Erkrankungen, Asthma* bronchiale, atopisches Ekzem* und Psoriasis* vulgaris; 2. im Mittelgebirge: leichte psychiatrische und psychosomatische Erkrankungen, Rekonvaleszenz nach langen bzw. schweren Erkrankungen und funktionelle Kreislauferkrankungen.

Kontraindikation: 1. stark konsumierende Erkrankungen; 2. hochakute Infektionen; 3. akute Psychose; 4. kardiale bzw. respiratorische Insuffizienz (Hochgebirge).

Durchführung: 1. an der See: Aufenthalt und Bewegung im Freien, kalte Seebäder; 2. im Gebirge: Freiluftliegekuren, Luftbäder, Sonnenbäder (s. Lichttherapie), Nachtschlaf im Freien oder am offenen Fenster, Bewegungstherapie.

Komplikationen: kardiale Dekompensation bei schwerer Herzinsuffizienz, Angina pectoris bei KHK; ärztliche Abklärung notwendig.

Autor: Th. J. Doering.

Klinefelter-Syndrom: s. Hypogonadismus.

Klitorishypertrophie: s. Androgenisierung.

Klumpfuß, angeborener: syn. Pes equinovarus (adductus supinatus excavatus) congenitus; passiv nicht ausgleichbare komplexe Fußdeformität mit Spitzfuß (Pes equinus) bei Plantarflexion des gesamten Fußes, Varusstellung der Ferse (Pes varus), Hohlfuß (Pes excavatus) mit betontem Längsgewölbe bei stark plantarflektiertem Vorfuß, Supinationsstellung des Fußes und Sichelfußstellung (Pes adductus) des Vorfußes; **Häufigkeit:** 1 : 800 Neugeborene, bei 50 % beidseitig (s. Abb. 1); m : w = 2 : 1, bei 5–15 % in Kombination mit weiteren Fehlbildungen (z. B. Hüftdysplasie*, Spina bifida occulta; s. Myelodysplasie); **Ursache:** multifaktoriell, Amnionschädigung (tierexperimentell).

Behandlungsindikation: Verhinderung von Fußwurzelknochendeformierung, Subluxation (Subluxatio pedis sub talo) und Weichteilverkürzung, damit der Patient nicht auf dem Fußaußenrand oder Fußrücken läuft. Sofort nach der Geburt soll die konservative Therapie beginnen, da bei der noch atonen Muskulatur eine Frühbehandlung leichter und besser gelingt. Die Indikation zur Operation besteht bei Restdeformität, nach erfolgloser konservativer Therapie, aus kosmetischen und funktionalen Gründen bei ca. 50 % der Patienten. Die primäre (konservative, ggf. operative) Therapie sollte vor Laufbeginn abgeschlossen sein. Ziel: Fußstellungskorrektur, normale Beweglichkeit und (langfristig) Beschwerdefreiheit und Belastbarkeit des Fußes.

Konservative Therapie: 1. sofort nach der Geburt Beginn der konsequenten manuellen Redressionsbehandlung, anschließend redressierender Oberschenkelgips in 90° Kniebeugung (anfangs alle 2–4 Tage, später nach 1–2 Wochen wechseln) bis zum Ende des 4. Monats (s. Abb. 2); 2. Nachbehandlung (auch nach Operation) mit Nachtlagerungsschienen und Physiotherapie* (z. B. nach Bo-

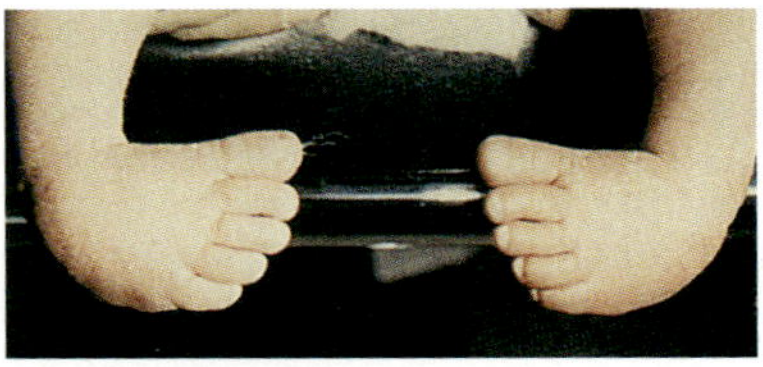

Klumpfuß, angeborener Abb. 1: ausgeprägte Fehlstellung beider Füße

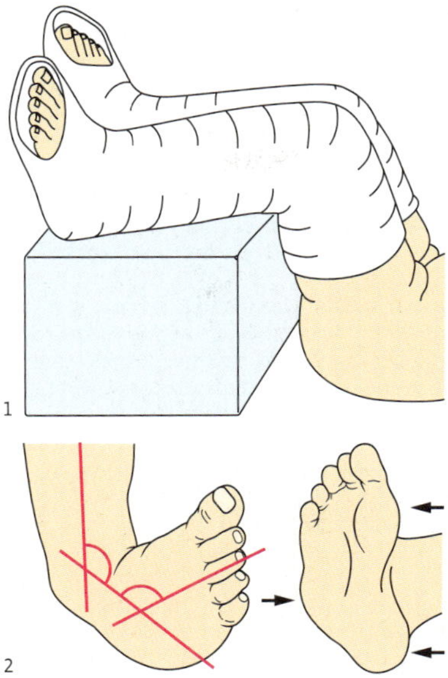

Klumpfuß, angeborener Abb. 2: ausgeprägte Fehlstellung beider Füße

bath oder Vojta) zum Erlernen der aktiven Pronation und Verbesserung der Beweglichkeit; 3. Verordnung von Antivarusschuhen mit Stehbeginn, später Einlagen zur Anhebung des Metatarsalköpfchens V oder Innenschuh.

Operative Therapie: 1. Posterior-release-Operation im 4.–6. (max. 9.) Lebensmonat: Z-förmige Verlängerung der Achillessehne, Tenotomie des Musculus plantaris sowie hintere quere Kapsulotomie des oberen und unteren Sprunggelenks zur Korrektur des Spitzfußes, Durchtrennung des Ligamentum deltoideum und der medialen Kapsel des unteren Sprunggelenks mit Reposition des Kahnbeins zur Rück- und Mittelfußkorrektur; postoperativ 2 Wochen lang Kirschner-Drahtfixation von Fersen-, Sprung- und Wadenbein; Gipsretention insgesamt 4–6 Wochen; 2. Medial-release-Operation im 2.–10. Lebensjahr: proximale Ablösung des Musculus abductor hallucis, Verlängerung der Sehne des Musculus tibialis posterior, Kapsulotomie der Articulatio talonavicularis des unteren Sprunggelenks, der Articulatio cuneonavicularis zwischen Kahn- und Keilbein der Fußwurzel und der Articulatio tarsometatarsalis I zwischen Fußwurzel und Mittelfußknochen von medial und plantar zur Korrektur von Supination und Adduktion; 3. Verpflanzung der Ansatzsehne des Musculus tibialis anterior auf den lateralen Fußrand im 2.–7. Lebensjahr bei beseitigter Kontraktur und fehlender aktiver Pronation; 4. Keilosteotomie des Os cuboideum im 10.–12. Lebensjahr bei passiv oder durch Weichteiloperationen nicht mehr ausgleichbaren Veränderungen; **5.** distrahierende Korrektur mit Ringfixateur (z. B. Berliner Fixateur) bei Rezidiv oder späten Fehlstellungen; **6.** Korrekturosteotomie und subtalare Arthrodese nach Wachstumsabschluss, ggf. Tripelarthrodese (Versteifung von unterem Sprung- und Fußwurzelzwischengelenken) als Ultima Ratio; **Komplikationen:** Rezidiv (bei Weichteiloperationen bis 25 %), Wundheilungsstörung, Verletzung von Gefäßen und Nerven, aseptische Knochennekrose des Talus.

Eigenbehandlung: nach konservativer und operativer Therapie intensive manuelle Fußredression durch die Eltern; das seitenverkehrte Anziehen von Schuhen ist eine temporäre, preiswerte Alternative zu Antivarusschuhen.

Hinweis: **1.** Zuerst werden Vorfußadduktion und Varusposition, später wird der Spitzfuß behandelt. Ziel ist die Korrektur aller Einzeldeformitäten und eine aktive, freie Pronationsbeweglichkeit des Fußes. **2.** Unterschenkelgipse sind nicht ausreichend zur Korrektur des Spitzfußes, da sie oft verrutschen. **3.** Aufklärung der Eltern, dass auch der gut korrigierte Klumpfuß im Erwachsenenalter durch geringe Größe und begleitende Hypotrophie der Wadenmuskulatur auffallen wird. **4.** Befundkontrollen sollen wegen der Rezidivgefahr bis zum Abschluss des Wachstums erfolgen.

Neuentwicklung: **1.** Klebeverbände als Alternative zur Gipsredression und nach manueller Redression; **2.** extensive physiotherapeutische Behandlung und Schienenbehandlung (kein Gips); **3.** Redressionsgipsbehandlung nach Ponseti: operativ wird nur eine perkutane Achillotenotomie durchgeführt.

Selbsthilfe: Bundesarbeitsgemeinschaft SELBSTHILFE von Menschen mit Behinderung und chronischer Erkrankung und ihren Angehörigen e. V. (BAG SELBSTHILFE), Kirchfeldstr. 149, 40215 Düsseldorf, Tel. 0211 310060, Fax 0211 3100648; E-Mail: info@bag-selbsthilfe.de, Homepage: http://www.bag-selbsthilfe.de.

Literatur: **1.** Ponseti, I. V.: Club foot management. J Pediatr Orthop B 20: 699–700 (2000); **2.** Parch, K.: Die primäre Behandlung des Klumpfußes. Orthopäde 28: 100–109 (1999); **3.** Döderlein, L.; Wenz, W.; Schneider, U.: Der Klumpfuß. Heidelberg: Springer, 1999.

Autoren: M. Schult, J. Funk, D. Leutloff.

Klumpke-Lähmung: s. Armplexuslähmung.

KMT: s. Stammzelltransplantation.

Knieendoprothese: s. Endoprothetik.

Kniegelenkbandruptur: syn. Kniebänderriss; Kniegelenkverletzung mit partieller oder kompletter Ruptur des zentralen und/oder seitlichen Halteapparates; zu 95 % reißt das vordere, zu 5 % das hintere Kreuzband, zu 90 % das Innen- und zu 10 % das Außenband. Allgemeine Zunahme der Häufigkeit mit der Ausübung moderner Freizeitsportaktivitäten; **Verletzungsmuster:** typisch für einen Unfall (v. a. bei Ski- und Fußballsport) sind in absteigender Häufigkeit Ruptur des: **1.** vorderen Kreuz- und medialen Seitenbandes; **2.** vorderen Kreuz- und lateralen Seitenbandes; **3.** vorderen und hinteren Kreuzbandes; **4.** vorderen und hinteren Kreuzbandes und Seitenbandsystems (Pentade nach Trillat, oft bei Knieluxationen); **Klinik:** initial starker Schmerz, Funktionseinschränkung und Erguss; leichte bis ausgeprägte Instabilität je nach Verletzungsgrad in einer Richtung (einfache Instabilität: anterior oder posterior, medial oder lateral), in 2 Richtungen bei Rotations- oder Komplexinstabilität (z. B. anteromedial) oder kombiniert bis hin zur Kniegelenkluxation.

Behandlungsindikation: bei frischer Kniegelenkbandruptur differenzierte Therapie, um chronische Instabilität und Arthrose* zu vermeiden; **Strategie:** **1.** vordere Kreuzbandruptur: operative Therapie im Intervall von minimal 4 Wochen nach Trauma bei reizlosem Knie mit nachgewiesener Instabilität und in Abhängigkeit von Alter und Aktivitätsniveau des Patienten; bei knöchernem Bandausriss frühzeitige Operation; **2.** mediale Seitenbandruptur: zunächst konservative Therapie in 20°-Flexionsschiene (z. B. 20°-Medicom-Schiene), danach schrittweise Erhöhung des Bewegungsausmaßes; operative Therapie bei verbleibender Instabilität; **3.** hintere Kreuzbandruptur: zunächst konservative Therapie mit Ruhigstellung in vorderer Schublade (z. B. PST-Schiene) für 6 Wochen; Indikation zur operativen Therapie in Abhängigkeit der hinteren Instabilität (gehaltene Röntgenaufnahmen); **4.** laterale Seitenbandruptur: bei frischer Ruptur oder posterolateraler komplexer Verletzung primäre Rekonstruktion erforderlich; bei chronischer Instabilität meist Rekonstruktion gleichzeitig mit hinterem Kreuzband.

Pharmakotherapie: nichtsteroidale Antiphlogistika*, Thromboembolieprophylaxe mit Heparin* begleitend zur operativen Therapie.

Operative Therapie: **I. Kreuzbandruptur:** **1.** frische Verletzung: **a)** bei knöchernem Ausriss frühzeitige Refixation mit Zugschrauben oder Drahtausziehnaht; **b)** bei knochennahem Ausriss oder interligamentärer Verletzung operative Therapie im Intervall von minimal 4 Wochen bei reizlosem Knie mit nachgewiesener Instabilität, in Abhängigkeit von Alter/Aktivitätsniveau des Patienten; **2.** alte Ruptur: transtibiale, autogene (selten allogene) Bandplastik nach Entfernen der Stumpfenden, arthroskopisch, selten offen, Transplantatfixierung mit kanülierten bioresorbierbaren, selten metallischen Interferenzschrauben unterhalb der Gelenkoberfläche oder Klammerung auf der tibialen und femoralen Kortikalis; Nachbehandlung: kurzzeitige Immobilisation, isometrische Spannungsübungen bis zum Schwellungsrückgang, Schwellstrom für den Musculus quadriceps femoris, ggf. Motorschiene, obligate Orthesenversorgung mit stufenweiser Freigabe der Be-

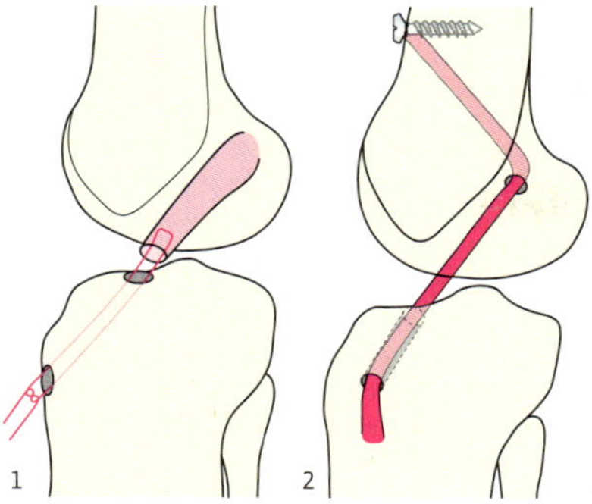

Kniegelenkbandruptur: operative Therapie; 1: knöcherner tibialer Ausriss: transossäre Drahtnaht; 2: sekundäre bandplastische Wiederherstellung bei chronischer Instabilität mit der in Verlaufsrichtung des Kreuzbandes umgelagerten Sehne des Musculus semitendinosus, distal gestielt

wegung und Belastung, Gangschule, Vollbelastung nach wenigen Wochen; oft langsamere Rehabilitation nach offenem Eingriff im Gegensatz zur arthroskopischen Plastik; **II. Seitenbandruptur: 1.** mediales Seitenband: **a)** bei knöchernem Ausriss Schrauben-Refixation ggf. mit Zackenkranzscheibe; **b)** bei alter Ruptur oder ausgedehnter Zerreißung Mikroperforation des medialen Retinakulums und der Seitenbandinsertion nach Rosenberg; Nachbehandlung: 20°-Schiene für eine Woche, isometrische Übungen, nach Abschwellung bewegliche Schiene ohne Vollstreckung für 6 Wochen unter schrittweiser Zunahme der Flexion, stufenweise Belastungssteigerung bis zur Vollbelastung ab ca. 12. Woche; **2.** laterales Seitenband: **a)** innerhalb 2 Wochen nach Trauma Naht der Bandstümpfe und Kapselanteile; bei knöchernem Ausriss Refixation mit Kleinfragmentspongiosaschraube und Zackenkranzscheibe; **b)** bei alter Ruptur oder ausgedehnter Zerreißung bandplastischer Ersatz mit auto- oder allogenen Sehnen (z. B. Patellar-, Grazilis- oder Semitendinosussehne); Nachbehandlung: Gipslonguette in geringer Beugung, isometrische Übungen, nach Abschwellung Oberschenkeltutor in 10° Beugung für ca. 2 Monate, dann stufenweise Belastungssteigerung bis zur Vollbelastung ab ca. 12. Woche; **Komplikationen:** Instabilität durch Bandlockerung oder -ruptur, Blockierung und Streckhemmung, Arthrofibrose, bleibende muskuläre Hypotrophie, Erguss, Infektion.

Konservative Therapie: 1. Kreuzbandruptur bei >50-Jährigen oder hochgradiger Arthrose: Ruhigstellungsschiene bis zum Abschwellen, dann Knieorthese mit Bewegungslimitierung (z. B. Donjoy® 4 titude); intensive Schulung der Ischiokrural- und Quadrizepsmuskulatur; kurzzeitige Teilbelastung; axiale Vollbelastung möglich, Schonung für 6 Wochen; **2.** Seitenbanddistension: Hochlagerung, 20°-Flexion-Schiene, ggf. Ergusspunktion, funktionelle Nachbehandlung in Orthese mit Extension/Flexion 0/20/60 für 2 Wochen und 0/10/90 für 4 Wochen, kurzzeitige Teilbelastung an Gehstützen; axiale Vollbelastung möglich, Schonung für 6 Wochen; **Komplikationen:** chronische Instabilität, frühzeitige, sekundäre Arthrose.

Eigenbehandlung: Schulung der Kompensation bes. durch die Quadrizeps- und Ischiokruralmuskulatur zur Vermeidung chronischer Instabilität bzw. zur Rückbildung einer Hypothrophie.

Arbeitsunfähigkeit: abhängig vom Tätigkeitsprofil des Patienten und der Therapieform; nach Kreuzbandplastik Vollbelastung frühestens nach 10–12 Wochen, Leistungssport u. U. erst nach 9–12 Monaten.

Hinweis: 1. Die Sammeldiagnose Kniegelenkdistorsion ist überholt; bei Hämarthros, Instabilität, persistierenden Kniebeschwerden und Ergussneigung ist die exakte Schadensabklärung (Arthroskopie, MRT) für eine erfolgreiche Therapie unerlässlich. **2.** Die sog. unhappy triad: Flexions-Valgus-Außenrotationstrauma mit Innenband-, Innenmeniskus- und vorderer Kreuzbandverletzung ist ein atypisches Verletzungsmuster, da eine Verletzung des Außenmeniskus häufiger als des Innenmeniskus ist. **3.** Stabilitätstestgeräte (z. B. KT 1000) ermöglichen die rasche Quantifizierung einer Kreuzbandschwäche. **4.** Eine diagnostische Arthroskopie bei frischer Ruptur des vorderen Kreuzbandes sowie ausschließlich extraartikuläre Plastiken ohne Ersatz des rupturierten vorderen Kreuzbandes sind obsolet. **5.** Wegen ungünstiger mittelfristiger Ergebnisse wurde die Anwendung textiler Gewebe zur Kreuzbandplastik zugunsten der autogenen Plastik aufgegeben. **6.** Die Bandnaht bzw. Reinsertion bei der frischen vorderen Kreuzbandruptur, ggf. mit Augmentation durch autogenen Patellarsehnenstreifen oder alloplastischem Gewebe (z. B. PDS®-Kordel) ist nicht erfolgversprechend und führt häufig zu bleibenden Instabilitäten. **7.** Die frühfunktionelle postoperative Behandlung verbessert im Gegensatz zur Gipsimmobilisation die Knorpeltrophik und vermeidet Verklebungen, Kontrakturen und Atrophien.

Literatur: 1. Strobel, M.: Arthroskopische Chirurgie. Berlin, Heidelberg, New York; Springer, 1998; **2.** Parisien, J. S.: Therapeutische Arthroskopie. Weinheim: Chapman & Hall, 1998.

Autoren: G. Möckel, D. Leutloff, R. Ludwig.

Kniegelenkexartikulation: s. Amputation.

Kniegelenkverletzung: s. Meniskusriss.

Kniegelenkverstauchung: Distorsion* des Kniegelenks durch indirekte Gewalteinwirkung bzw. Verdrehung zwischen Ober- und Unterschenkel mit Überdehnung oder Faserteilabrissen des Bandapparats, evtl. auch Meniskusriss*, Kreuzbandverletzung (s. Kniegelenkbandruptur) oder Knorpelabscherung.

K

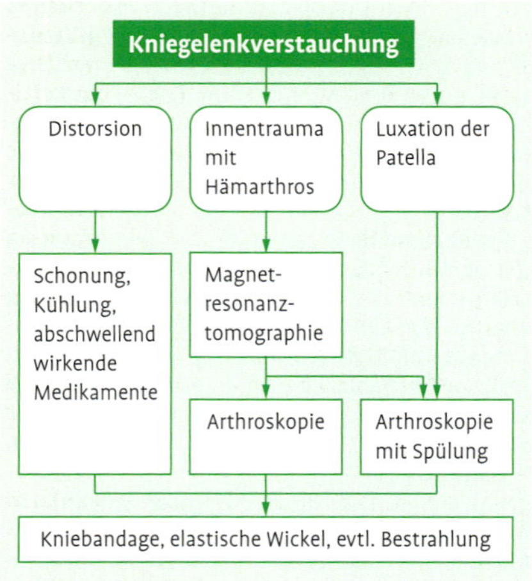

Kniegelenkverstauchung: therapeutischer Stufenplan

K

Behandlungsindikation: frühzeitige Behandlung bei Schwellung, Bluterguss, Schmerz und Funktionseinschränkung.

Pharmakotherapie: abschwellend wirkende Maßnahmen: **1.** nichtsteroidale Antiphlogistika, z. B. Diclofenac (z. B. Voltaren®), 2–3 × 50 mg/d p. o.; **2.** Salbenapplikation (z. B. Voltaren®, Mobilat®, Reparil®-Gel), 2–3-mal täglich auftragen, einziehen lassen und mit Stützstrumpf oder elastischem Wickel bandagieren.

Operative Therapie: **1.** Arthroskopie bei Verdacht auf Meniskusläsion, Kreuzbandruptur, Knorpelläsion sowie Instabilitätszeichen; **2.** arthroskopische Spülung bei Patellaluxation*.

Konservative Therapie: lokale Kühlung (Eis), Hochlagerung, Ruhigstellung (evtl. durch Kniegelenkorthese in 30°-Flexion), Mobilisation unter Teilbelastung, evtl. Mikrowellenbestrahlung oder Kniepunktion.

Therapeutischer Stufenplan: s. Abb.

Arbeitsunfähigkeit: bis zu 14 Tage.

Hinweis: knöcherne Verletzungen, Bandruptur, Meniskusläsion oder Kreuzbandruptur ausschließen.

Literatur: **1.** Krentz, O. et al.: Checkliste Traumatologie. Stuttgart, New York: Thieme, 1995; **2.** Kuhner, E.; Schlosser, V.: Traumatologie. Stuttgart, New York: Thieme, 1995.

Autor: E. E. Scheller.

Kniescheibenverrenkung: s. Patellaluxation.

Knochen, biegbare: s. Osteomalazie.

Knochenbruch: s. Fraktur.

Knochenbrüchigkeit: s. Osteoporose.

Knochendefektfüllung: s. Knochenersatz.

Knocheneiterung, chronische: s. Cholesteatom.

Knochenentzündung: s. Osteomyelitis.

Knochenersatz: Verfahren und Materialien zum Füllen oder Überbrücken von Knochendefekten und -läsionen, die durch die körpereigene, vom Periost ausgehende Regenerationsfähigkeit allein nicht behoben werden können;

Indikation: Pseudarthrose nach Fraktur, Knochentumoren, rekonstruktive Eingriffe und Knochenfusionen (z. B. Endoprothetik*).

Durchführung: **1. Transplantate:** zur Osteoneogenese (Knochenneusynthese durch Osteoblasten des Transplantats), Osteokonduktion (Einwachsen, Differenzierung und Reifung ortsständigen Knochengewebes in das als Gerüst dienende Transplantat) und Osteoinduktion (Knochenbildung durch aktivierte und sich differenzierende pluripotente Wirtszellen); **a)** autogene Spongiosa oder Kortikalis; Entnahme aus Beckenkamm, Tibiakopf oder Tibiavorderkante; Vorteil: frische, biologisch hochwertige Spongiosa; Nachteile: geringe Menge, meist zusätzlicher operativer Eingriff; **b)** allogene Spongiosa oder Kortikalis; kryo- oder hitzekonserviert oder lyophilisiert; Nachteile: nur zur Osteokonduktion geeignet, Infektionsrisiko (z. B. HBV, HIV); **c)** vorkultivierte autogene pluripotente Zellen, die aus Defektnähe (Periost) oder durch Beckenkammpunktion gewonnen wurden und nach In-vitro-Vermehrung und -Differenzierung reimplantiert werden; **d)** Tissue engineering, sog. Gewebezüchtung (experimentiell): auf Trägersubstanz in-vitro-kultivierte autogene Zellen. **2. Implantate:** **a)** biotolerante Implantate: Bildung von Bindegewebe an der Grenzfläche, z. B. Knochenzement, Stahl; **b)** bioinerte Implantate mit direktem Implantat-Knochen-Kontakt (z. B. Titan, Carbonfaser, Keramik); **c)** bioaktive Implantate (sog. Knochenersatzstoffe, z. B. Tricalciumphosphat) verbinden Knochen und Implantat durch Einwachsen des Knochens.

Neuentwicklung: **1.** Wachstumsfaktoren, z. B. Insulin-like growth factor (Abk. IGF), transforming growth factor (Abk. TGF), und bone morphogenetic proteins (Abk. BMP) werden gentechnisch hergestellt. Geplant ist die Routineanwendung des Tissue engineering und die Entwicklung eines bioartifiziellen vitalen Knochens oder einer komplexen Knochengewebevorstufe zur Implantation. **2.** Beschichtung von Implantaten mit BMP oder Wachstumsfaktoren; **3.** Langfristig soll Tissue engineering von Knochen und Knorpel einen neuen Therapieansatz zur Behandlung der Arthrose liefern.

Literatur: Salgado, A. J.; Coutinho, O. P.; Reis, R. L.: Bone Tissue Engineering: State of the Art and Future Trends. Macromol Biosci 4 (8): 743–765 (2004).

Autoren: M. Schult, J. Tuischer, D. Leutloff.

Knocheninfarkt: s. Knochennekrosen, aseptische.

Knochen-Knorpel-Transplantation: s. Knorpelersatz.

Knochenmarktransplantation: s. Stammzelltransplantation.

Knochenmineralisationsstörung: s. Rachitis.

Knochennekrosen, aseptische: syn. avaskuläre Knochennekrosen, Osteonekrose, Osteochondronekrose; pathogenetisch uneinheitliche Gruppe von Erkrankungen mit lokaler Ischämie, Knocheninfarkt und Knochennekrose bes. bei Kindern und Jugendlichen, seltener bei Erwachsenen; **Ursache:** meist unbekannt; embolische Gefäßverschlüsse vermutlich inf. vorbestehender Gefäßanomalie und mangelhafter Durchblutung bei raschem Wachstum; sekundäres Auftreten nach Trauma (Fraktur, Luxation), Monate bis Jahre nach systemischer Glukokortikoidtherapie, bei Caisson-Krankheit, immunsuppressiver Therapie, Hyperlipidämie, Hyperurikämie, Diabetes mellitus, Alkoholabusus, Hypertonie, Kollagenose, Vaskulitis, chronisch-entzündlicher Darmerkrankung, nach Transplantation und Bestrahlung; **Lokalisation:** Epi-, Meta- und Apophysen der langen Röhrenknochen, Hand-, Fuß- und Wirbelknochen; häufiger an den unteren als an den oberen Extremitäten; bei Erwachsenen meist am Femurkopf; **Klinik:** im Kindes- und Jugendalter oft symptomlos oder -arm; Ruhe- bzw. Nachtschmerz; Belastungsschmerz bei sekundärer Gelenkbeteiligung, Bewegungseinschränkung im fortgeschrittenen Stadium; **Diagnose:** MRT (im Frühstadium), später Skelettszintigraphie und Röntgen; **DD:** Arthritis, Osteomyelitis, Arthrose, sympathische Reflexdystrophie, Insertionstendopathie, Tumor, neuropathische Arthropathie bei Syphilis, Syringomyelie, diabetische Neuropathie; **Prognose:** Im Wachstumsalter kann wegen der hohen Spontanheilungsrate mit einer operativen Therapie abgewartet werden. Bei Erwachsenen ist die Revaskularisationsfähigkeit und der knöcherne Wiederaufbau unsicher, im Greisenalter ist mit spontanem Wiederaufbau nicht zu rechnen.

Behandlungsindikation: Förderung der regionalen Durchblutung und Entlastung der erkrankten Skelettabschnitte, um eine präarthrotische Deformierung und Arthrose* zu vermeiden. Eine kausale Therapie gibt es nicht.

Konservative Therapie: **1.** Sportbefreiung oder -teilbefreiung bis zur Beschwerdefreiheit bzw. bis zum vollständigen knöchernen Wiederaufbau (≥1 Jahr); **2.** lokale Anwendung nichtsteroidaler Antiphlogistika, z. B. Diclofenac (z. B. Voltaren® Emulgel®); **3.** Infusionstherapie, z. B. Iloprost (Ilomedin®); **4.** Entlastung, ggf. kurzzeitige Ruhigstellung, Einlagenversorgung; **5.** Bewegungstherapie und hyperämisierende Maßnahmen (z. B. Fango, Moor) zur Vermeidung von Gelenkkontrakturen.

Operative Therapie: je nach Art, Stadium und Lokalisation der Nekrose: **1.** Scheuermann*-Krankheit; **2.** Oberarmkopfnekrose des Erwachsenen: Arthrodese oder endoprothetischer Gelenkersatz; **3.** Kienböck-Krankheit: Exkochleation und Auffüllung mit autogener Spongiosa, alloplastischer Ersatz des Mondbeins, Verkürzungsosteotomie des Radius, Arthrodese des Handgelenkes oder Endoprothese; **4.** Perthes*-Calvé-Legg-Krankheit; **5.** Femurkopfnekrose des Erwachsenen: Trepanation des Schenkelhalses, gefäßgestielter kortikospongiöser Span oder Endoprothese; **6.** Blount-Krankheit (syn. Tibia vara infantum): proximale Tibia-Korrekturosteotomie; s. Achsenfehler der Extremitäten; **7.** Schlatter-Osgood-Krankheit (Lokalisation: Tuberositas tibiae): Ossikelentfernung oder Beck-Bohrung; **8.** Larsen-Johansson-Krankheit (Lokalisation: Patellapol): Ossikelentfernung; **9.** Osteochondrosis dissecans (Lokalisation: medialer Femurkondylus, Capitulum humeri bei Panner-Krankheit, kranialer Hüftkopf, Talusrolle): z. B. arthroskopische oder offene anterograde oder retrograde Nekroseanbohrung, Dissekatrefixation, Abrasionsarthroplastik oder autogene Spongiosaplastik (s. Knorpelersatz); **10.** Ahlbäck-Krankheit Erwachsener (Lokalisation: medialer Femurkondylus): valgisierende Tibiaumstellung, uni- oder bilaterale Endoprothese; **11.** Köhler-I- und Köhler-II-Krankheit: Arthrodese nach Wachstumsende, modellierende Arthroplastik des Metatarsalköpfchens oder Grundglieddebasierung.

Psychotherapie: unterstützende Psychotherapie kann im Einzelfall sinnvoll sein.

Arbeitsunfähigkeit: bis 1 Jahr, abhängig von Lokalisation, therapeutischen Möglichkeiten, subjektiven Beschwerden und Beruf.

Hinweis: Die Osteochondrosis dissecans kann als Sonderform der aseptischen Knochennekrose aufgefasst werden.

Selbsthilfe: Kuratorium Knochengesundheit e. V., Leipziger Str. 6, 74889 Sinsheim, Tel. 07261 92170, Fax 07261 64659, Service-Tel. 09001 854525; E-Mail: info@osteoporose.org, Homepage: http://www.osteoporose.org.

Literatur: **1.** Mont, M. A.; Hungerford, M. W.: Therapie der Osteonekrose. Grundlagen und Entscheidungshilfen. Orthopäde 29: 457–462 (2000); **2.** Jones, J. P.: Epidemiologische Risikofaktoren für die nichttraumatische Osteonekrose. Orthopäde 29: 370–380 (2000); **3.** Hofmann, S.; Mazieres, B.: Osteonekrose: Natürlicher Verlauf und konservative Therapie. Orthopäde 29: 403–410 (2000); **4.** Aigner, N. et al.: Treatment of bone marrow edema of the talus with the prostacyclin analogue iloprost: an MRI-controlled investigation of a new method. J Bone Joint Surg Br 83 B: 855–858 (2001).

Autoren: M. Schult, D. Leutloff.

Knochentransplantate: s. Knochenersatz.

Knochenwachstum, überschießendes: s. Akromegalie.

Knöchelfraktur: syn. Sprunggelenkfraktur, Malleolarfraktur; häufig durch indirekte Gewalt (Umknicken des Fußes) entstehende, einseitige (meist Außenknöchel) oder beidseitige Fraktur; häufigste Fraktur der unteren Extremität; **Einteilung** nach Weber: s. Abb. 1; **1. Typ A:** Fibulafraktur distal der intakten Syndesmose; **2. Typ B:** Fraktur auf

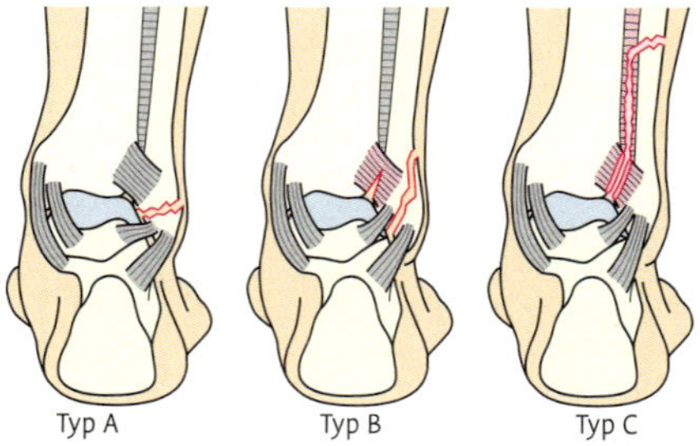

Knöchelfraktur Abb. 1: Einteilung nach Weber

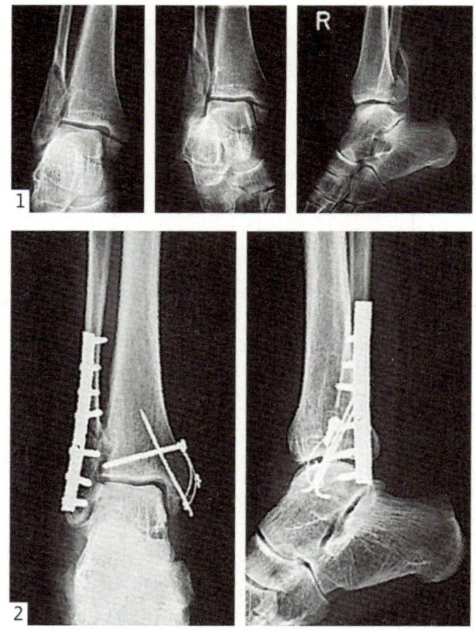

Knöchelfraktur Abb. 2: bimalleolare Sprunggelenkfraktur; 1: Röntgenbild (präoperativ); 2: Verplattung der Fibula und Zuggurtungsosteosynthese des medialen Malleolus

Höhe der Syndesmose; **3. Typ C:** Fraktur proximal der Syndesmose mit Bandruptur; Sonderform der Weber-C-Fraktur ist die Maisonneuve-Fraktur (hohe Fibulafraktur mit Riss der Membrana interossea cruris und der Syndesmosis tibiofibularis sowie gleichzeitiger Innenknöchelfraktur bzw. Ruptur des Ligamentum deltoideum).

Behandlungsindikation: immer gegeben; im Allg. werden Knöchelfrakturen operativ versorgt, optimal bereits notfallmäßig, spätestens innerhalb von 6–10 Tagen.

Operative Therapie: stabile Osteosynthese und Rekonstruktion der Bandkapsel; am lateralen Malleolus sollte eine Plattenosteosynthese (Drittelrohrplatte), bei Abriss des medialen Malleolus eine Zuggurtung- oder Schraubenosteosynthese durchgeführt werden (s. Abb. 2). Bei Ruptur der Syndesmose Anbringen einer Stellschraube oder eines Syndesmosenplättchens; bei isolierter Fraktur des lateralen Malleolus mit vermehrter medialer Auf-

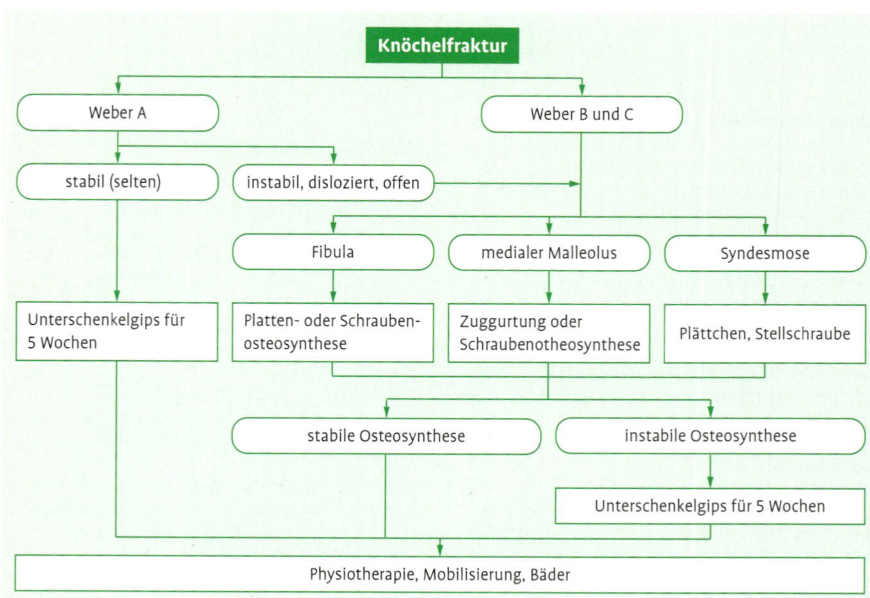

Knöchelfraktur Abb. 3: therapeutischer Stufenplan

klappbarkeit Naht des Bandapparats bzw. des Ligamentum deltoideum; bei stabiler Osteosynthese erfolgt frühfunktionelle Nachbehandlung und Mobilisierung unter Teilbelastung. Bei sekundärer operativer Versorgung muss bei Luxationsfrakturen die exakte Reposition vor der Anlage eines gespaltenen Unterschenkelgipses erfolgen.

Sonstige Maßnahmen: 1. Selten kann eine Weber-A-Fraktur ohne Dislokation konservativ durch Ruhigstellung im Gips (5 Wochen) behandelt werden. 2. Bei ausgeprägter Osteoporose oder instabiler Fraktur, bei allen Luxations- und isolierten Außenfrakturen mit Naht des medialen Bandapparats erfolgt postoperativ eine Gipsbehandlung für 5 Wochen.

Therapeutischer Stufenplan: s. Abb. 3.

Arbeitsunfähigkeit: nach stabil versorgter Osteosynthese 4–6 Wochen; bei instabiler Osteosynthese oder konservativer Behandlung mind. 7 Wochen je nach Grad der Mobilisierung.

Hinweis: 1. Restitutio ad integrum bei den meisten der versorgten Frakturen; Komplikationen: Einschränkung der Beweglichkeit, Spätarthrose oder sympathische Reflexdystrophie*; 2. bei Knöchelfraktur im Wachstumsalter auf Epiphyseolyse achten; bei Epiphysenfraktur operative Korrektur, ansonsten drohen Wachstumsstörungen (bei Außenknöchelfraktur Zuggurtung oder Spickung).

Autor: E. E. Scheller.

Knöchelverstauchung: Distorsion* des Sprunggelenks; geschlossene Verletzung (Zerrung, Überdehnung oder Ruptur der Bänder) durch Supinations- oder Pronationstrauma; bes. häufig bei Sport- oder Bagatellverletzungen am oberen Sprunggelenk; bei vollständiger Ruptur der Außenbänder wenig Spontanschmerz bei aufklappbarem Gelenk (gehaltene Röntgenaufnahme).

Behandlungsindikation: Schwellung, Hämatom, Funktionsverlust und Schmerz.

Pharmakotherapie: 1. nichtsteroidale Antiphlogistika, z. B. Diclofenac (z. B. Voltaren®), 2–3 × 50 mg/d p. o.; 2. Salbenapplikation (z. B. Voltaren®, Mobilat®, Hirudoit®, Reparil®-Gel), 2–3-mal täglich auftragen und einziehen lassen.

Operative Therapie: bei max. Aufklappbarkeit und Gelenkinstabilität direkte oder transossäre Naht, evtl. Klebung bei intraligamentären Rupturen; insuffiziente Behandlung kann zu habitueller Luxation* und konsekutiv zu einer Arthrose* im Sprunggelenk führen. In diesem Fall ist die Periostzügel- oder Sehnendurchzugplastik die einfachste und sicherste Methode (postoperativ 5 Wochen Unterschenkelliegegips, anschließend -gehgips).

Konservative Therapie: 1. bei Zerrung bzw. Teilruptur kurzfristige Immobilisierung, Hochlagerung und Entlastung des oberen Sprunggelenks für 2–3 Wochen; dann aktive Bewegungstherapie und Verordnung von Bandagen oder Schienen (z. B. Aircast-Schiene, elastische Binden, Zinkleimverband, Adimed-Schuh, Tapeverband), Schwimmen im Thermalbad und Bewegungstherapie; 2. bei kompletter Ruptur des Außenbandkomplexes mit seitlicher Aufklappbarkeit >10° im Seitenvergleich und bei vorderer Schublade (Ruptur des Ligamentum talofibulare anterius) 2 Wochen Ruhigstellung in Gipsschiene bzw. zirkulärem Gipsverband und anschl. Schienenbehandlung für 3 Wochen.

Sonstige Maßnahmen: 1. Kühlung im akuten Stadium; 2. evtl. Mikrowellenbehandlung und Lymphdrainage.

Therapeutischer Stufenplan: s. Abb.

Arbeitsunfähigkeit: bei reiner Distorsion, Zerrung bzw. Überdehnung bis zu 14 Tage; bei konservativer oder operativer Therapie einer kompletten Ruptur bis zu 6 Wochen.

Hinweis: nach Ausschluss einer Bandruptur frühe Mobilisierung und Belastung zur Vermeidung einer Funktionseinschränkung anstreben.

Literatur: 1. Hintermann, B. et al.: Verletzungsmuster des fibularen Bandapparates: Radiologische Diagnostik und klinische Studie. Unfallchirurg 3: 142–148 (1992); 2. Kemen, M. et al.: Sono-

K

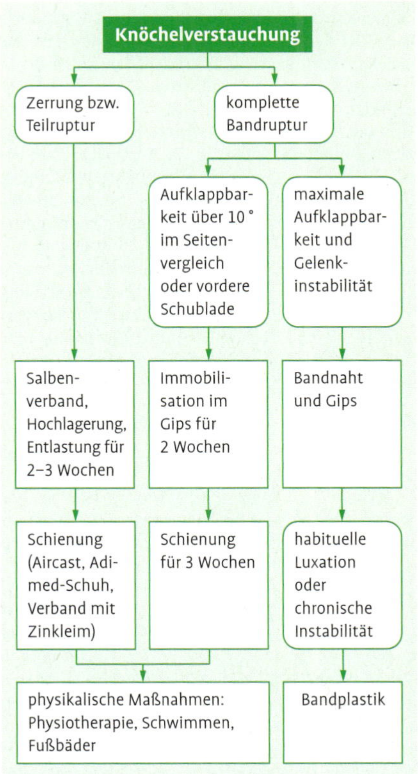

Knöchelverstauchung: therapeutischer Stufenplan

graphische versus radiologische Beurteilung der chronischen Außenbandinstabilität am OSG. Unfallchirurg 12: 614–619 (1991).

Autor: E. E. Scheller.

Knötchenflechte: s. Lichen ruber planus.

Knopflochchirurgie: s. Chirurgie, minimal-invasive.

Knorpelersatz: Maßnahmen und Verfahren zur Wiederherstellung einer belastbaren kongruenten Knorpeloberfläche, um die normale Gelenkfunktion mit freier und schmerzloser Beweglichkeit zu erhalten bzw. wiederzugewinnen.

Indikation: umschriebene Knorpeldefekte in Belastungszone des betroffenen Gelenkes.

Durchführung: **I. Pharmakotherapie:** **1.** Chondroprotektiva: intraartikuläre Injektion von Chondroitinsulfat (z. B. DuoVISC®) oder Hyaluronsäure (z. B. Hyalart®) bei Arthrose* im Frühstadium (z. B. Gonarthrose). Die In-vitro-Stimulation der Proliferation von Knorpel- und Synovialiszellen ist zwar nachgewiesen, jedoch erfolgt in vivo ein rascher Abbau dieser Substanzen. **2.** Wachstumsfaktoren, z. B. gentechnisch hergestelltes TGF-β (Abk. für engl. transforming growth factor β), werden bei der Zellkultivierung und/oder Transplantation zur Steigerung von Zellproliferation und Matrixbiosynthese genutzt. Cave: Bei der experimentellen Anwendung in Gelenken zeigen sich bei Tierversuchen jedoch z. T. erhebliche UAW. **II. Operative Therapie:** **1. reparative** Verfahren: Durch Eröffnung des durchbluteten Knochenmarks wird die Einwanderung pluripotenter Stammzellen in Knorpeldefekte ermöglicht. Nach Vermehrung und Differenzierung können diese eine extrazelluläre Matrix bilden, die hyalinem Knorpel zwar ähnlich ist, häufig finden sich jedoch Degenerationszeichen im mechanisch minderwertigen Faserknorpel. **a)** Pridie-Bohrung: transartikuläres, progrades, meist arthroskopisches, mehrfaches Anbohren von Knorpeldefekten mit Kirschner-Draht; Indikation: z. B. Gonarthrose ohne Achsenfehler* der Extremitäten, Osteochondrosis dissecans des medialen Femurkondylus; **b)** Mikrofrakturierung: ähnlich der Pridie-Bohrung aber ohne rotierende Instrumente, so dass ohne Hitzeentwicklung zahlreiche kleine Defekte gesetzt werden können; **2. Regenerative** Verfahren i. e. S. haben die Bildung von neuem und gleichwertigem hyalinem Knorpel zum Ziel: **a)** Refixation vitaler Knorpel-Knochen-Splitter nach frischem Trauma oder freier Dissekate bei Osteochondrosis dissecans mit Kleinfragment-, Herbert- (Materialentfernung im Zweiteingriff) oder bioresorbierbarer Schrauben; **b)** autogene Knochen-Knorpel-Transplantation (sog. OATS-Plastik, Abk. für engl. osteochondral autograft transfer system): einzeitige, arthroskopische oder offene Transplantation von Knorpel-Knochen-Zylindern aus gering belasteten Regionen des Kniegelenkes (z. B. Außenkante des lateralen Femurcondylus, laterale Patella) mit Press-fit-Verankerung in fokale, subchondrale oder oberflächliche Defekte (Größe: max. 3 × 3 cm) der Hauptbelastungszone (s. Abb.); bei verletzungsbedingten, nicht refixierbaren oder avitalen Dissekaten und bei umschriebener Osteonekrose wird der Defekt in Form und Höhe mit hyalinem Knorpel aufgefüllt. Im Spenderbett entsteht Faserknorpel, im Empfängerbett ist nach 5 Jahren in bis zu 75 % hyalines Knorpelgewebe bioptisch nachweisbar. Bei Ein-Gelenk-Technik (meist ein Knie) erfolgt die Transplantation auf den medialen Kondylus. Bei Zwei-Gelenk-Technik liegt das Empfängerbett in einem anderen Gelenk (z. B. Knie der Gegenseite). Bei der Mosaikplastik werden die Zylinder multipel und dicht z. B. auf die Patellarückfläche transplantiert. Posteriorer Femurkondylentransfer dient der Deckung großer Defekte (Nachteile: 2. Eingriff zur Schraubenentfernung nötig, bei >90° Beugung Gefahr des Meniskusschadens). Kontraindikationen: Patienten >50 Jahre, große und tiefe Defekte (Wiederherstellung der Gelenkkonturen schwierig), generalisierte degenerative Veränderungen; Komplikationen: aseptische Knochennekrose*, Hämarthros, freie Gelenkkörper, Kondyleninfraktion; Nachbehandlung je nach Lokalisation und Größe des Defekts mit Motorschiene, 6 Wochen Entlastung, 12 Wochen Teilbelastung. Langzeitergebnisse liegen noch nicht vor. **c)** allogene Knochen-Knorpel-Transplantation: Die Überlebensrate der Chondrozyten ist geringer als bei autogener Knochen-Knorpel-Transplantation, Abstoßungsreaktionen können auftreten und Viren (z. B. HIV, Hepatitis-Viren) mit dem Transplantat übertragen werden. **d)** Transplantation autogenen Gewebes mit chondrogener Potenz: Proliferationsfähiges Gewebe, das mesenchymale Stammzellen enthält, wird auf Defekte (meist am Knie) aufgebracht und mit Naht oder Fibrinkleber fixiert. Entnahme bei Periostlappentechnik am medialen Tibiakopf, bei Perichondriumlappentechnik am kaudalen ventralen Rippenknorpel; Indikation: lokale, tiefe Defekte nach Trau-

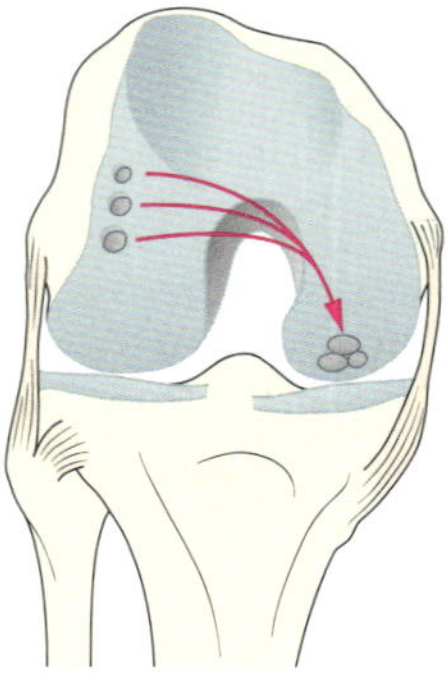

Knorpelersatz: autogene Knochen-Knorpel-Transplantation

ma oder bei nicht refixierbarem Dissekat i. R. der Osteochondrosis dissecans (ggf. mit Spongiosaplastik); Kontraindikation: manifeste Arthrose, Patienten >50 Jahre; Komplikationen: schlechte Transplantatfixierung bei der zur Förderung der Chondrogenese nötigen Bewegung des Gelenks und Ossifikationen im Reparaturgewebe; Nachbehandlung: kurze Immobilisation, dann Motorschiene, 8 Wochen Entlastung; **e)** Transplantation autogenen Gewebes nach In-vitro-Zellvermehrung auf einem zweidimensionalen Trägermedium, ggf. Stimulation von Proliferation und Matrixproduktion mit Wachstumsfaktoren. Bei Periostzelltransplantation werden pluripotente Zellen des Periosts vermehrt. Bei der autologen Chondrozytentransplantation (Abk. ACT) werden zunächst Knorpelzellen entnommen und in-vitro vermehrt. Dabei dedifferenzieren diese zu Fibroblasten-ähnlichen Zellen und werden bei der späteren Implantation in einen (durch einen Periostlappen verschlossenen) Defekt injiziert. Unter dem Einfluss des lokalen Milieus können sie zu Chondrozyten redifferenzieren und Matrix synthetisieren. Nachteile: zweizeitiger Eingriff (Zellentnahme und Transplantation); Sonderform: Tissue engineering: In-vitro-Zellvermehrung und -Redifferenzierung zu Chondrozyten und Matrixbildung erfolgen in-vitro auf einer dreidimensionalen bioresorbierbaren Trägersubstanz. Auf den Defekt wird danach der sog. bioartifizielle Knorpel aufgebracht. Kontaminationsrisiko, potentielles Risiko der malignen Transformation während der Zellkultivierung, Mehrbelastung des umgebenden Knorpels, noch keine eindeutigen Langzeitergebnisse.

Hinweis: **1.** Zur Beurteilung der modernen, invasiven Verfahren sind randomisierte Langzeitstudien erforderlich. **2.** Bes. die Transplantation vorkultivierter Zellen bedarf zur besseren Reproduzierbarkeit noch der intensiven Grundlagenforschung auf biomolekularer Ebene und Berücksichtigung biomechanischer Ergebnisse, bevor sie Eingang in die klinischen Routine finden kann. **3.** Zur Defektbeurteilung sind neben der klinischen Untersuchung Arthroskopie und MRT geeignet. Für die späteren Verlaufskontrollen wären Knorpelbiopsien wünschenswert, sind jedoch klinisch nicht praktikabel.

Neuentwicklung: Gentherapie*: Durch In-vivo-Gentransfer (z. B. durch retrovirale Vektoren) werden Gene in Chondrozyten eingebracht, die für endogene Chondroprotektiva und chondroreparative Wachstumsfaktoren kodieren und die Expression von Wachstumsfaktoren und damit die Biosynthese von Proteoglykan und Kollagen Typ II steigern sowie die Teilung von Chondrozyten anregen sollen; z. B. IGF-I (Abk. für engl. insulin-like growth factor I), BMP 2 und BMP 7 (Abk. für engl. bone morphogenetic proteins) und TGF-β; als lokale (intraartikuläre) oder systemische Gentherapie (jeweils im Tierversuchsstadium).

Literatur: Lynn, A. K. et al.: Repair of defects in articular joints. Prospects for material-based solutions in tissue engineering. J Bone Joint Surg Br 86 (8): 1093–1099 (2004).

Autoren: M. Schult, J. Tuischer, D. Leutloff.

Knorpelnekrose der Ohrmuschel: s. Perichondritis der Ohrmuschel.

Koagulation, laserinduzierte: s. Laserchirurgie.

Koagulationsnekrose: s. Augenverätzung; Ösophagusverätzung.

Kocher-Kragenschnitt: s. Schilddrüsenchirurgie.

Kochsalzwässer: s. Balneotherapie.

Kock-Pouch: s. Colitis ulcerosa.

Köhler-Krankheit: s. Knochennekrosen, aseptische.

Kohle, medizinische: s. Aktivkohle.

Kohlendioxidelimination, extrakorporale: s. Beatmung.

Kohlenmonoxidintoxikation: akute Hypoxie nach Inhalation von Kohlenmonoxid durch Bildung von Carboxyhämoglobin, das durch die im Vergleich zu Sauerstoff 250-mal festere Bindung von Kohlenmonoxid an Hämoglobin entsteht; der Intoxikationsgrad ist abhängig von der Kohlenmonoxidkonzentration und der Einwirkungszeit.

Behandlungsindikation: klinisch relevante Symptome mit Kopfschmerz, Schwindel, Erbrechen, Krämpfen, Koma, Herz*-Kreislauf-Stillstand.

Basistherapie: s. Intoxikation; Patienten in Frischluft bringen (Eigenschutz).

Spezifische Therapie: **1.** Stabilisierung der Vitalfunktionen (s. Reanimation); **2.** Intensivüberwachung; **3.** Antidot: Sauerstoffgabe*; bei erhaltener Spontanatmung bzw. leichten Symptomen Maskenatmung; in schweren Fällen bzw. bei fehlender Eigenatmung Intubation und Beatmung* mit reinem Sauerstoff, evtl. auch Sauerstoff-Überdrucktherapie; Dauer der Sauerstoff-Gabe bis der Anteil des Carboxyhämoglobins unter 5 % liegt.

Autor: F. Martens.

Kohlensäurewässer: s. Balneotherapie.

Kohlenwasserstoffintoxikation: Intoxikation mit flüssigen Kohlenwasserstoffen, aliphatischen und aromatischen Lösungsmitteln, Benzin, chlorierten oder fluorierten Kohlenwasserstoffen; Hauptgefährdung durch chemische Pneumonie (bes. bei Kleinkindern durch Lampenöle) oder systemische Giftigkeit mit Krämpfen, Herzrhythmusstörungen u. a.

Behandlungsindikation: sichere Einnahme der aufgeführten Substanzen (z. B. 10–20 ml Kampferöl oder Tetrachlorkohlenstoff), bedrohliche klinische Symptomatik, Atemstörung mit Verdacht auf chemische Pneumonie.

Basistherapie: s. Intoxikation; nach Inhalation Frischluft, Überwachung für einige Stunden.

Spezifische Therapie: **1.** Antidote nur bei einzelnen Stoffen bekannt (z. B. bei Methämoglobinbildnern); ansonsten symptomatische Therapie; **2.** bei bekannten Substanzen nach oraler Aufnahme Aktivkohle*, initial 0,5–1 g/kg KG p. o., danach qualifizierte Überwachung der Vitalfunktionen für 12–24 Stunden; **3.** bei unbekannten Stoffen Magenspülung*, ggf. nach vorheriger Intubation; anschl. Aktivkohle; intensivmedizinische Überwachung; Behandlung von Krämpfen, Herzrhythmusstörungen u. a. symptomatisch.

Hinweis: **1.** Die Giftigkeit von Petroleumderivaten (Lampenöle) wird häufig unterschätzt; schon Einnahme von wenigen Millilitern kann bei Kleinkindern schwere chemische Pneumonien auslösen. **2.** Die Anwendung von Katecholaminen nach Intoxikation mit halogenierten Kohlenwasserstoffen soll vorsichtig erfolgen, da maligne Herzrhythmusstörungen ausgelöst werden können.

Literatur: **1.** Baselt, R. C.: Disposition of Toxic Drugs and Chemicals in Man, 8th ed. Foster City, CA: Biomedical Publications, 2008; **2.** Olson, K. R. et al. (eds): Poisoning & drug overdose. 5th ed. New York: McGraw-Hill/Lange, 2007.

Autor: F. Martens.

Kokainabhängigkeit: s. Drogenabhängigkeit.

Kokainintoxikation: s. Drogenintoxikation.

Kolik: s. Cholelithiasis.

K

Kolitis, Antibiotika-assoziierte: s. Enteritis, infektiöse.

Kolliquationsnekrose: s. Ösophagusverätzung.

Kollumkarzinom: s. Zervixkarzinom.

Kolonafter: s. Rektumkarzinom.

Kolondivertikulitis: s. Divertikulitis.

Kolondivertikulose: s. Divertikulose.

Kolonkarzinom: überwiegend von einem Adenom ausgehender Dickdarmkrebs (sog. Adenom-Karzinom-Sequenz, s. Abb. 1); **Ursache:** In 10–15 % der Fälle existiert ein familiäres Krebssyndrom, z. B. HNPCC (Abk. für engl. hereditary nonpolyposis colorectal carcinoma syndrome), hereditäres Flach-Adenom-Syndrom (Abk. HFAS); prädisponierende Erkrankungen sind Colitis* ulcerosa, Enteritis* regionalis Crohn, kolorektale Polypen* bei familiärer Polypose (obligate Präkanzerose; Häufigkeit 4–6 %). **Lokalisation:** Häufigkeitsverteilung: s. Abb. 2; 62 % aller kolorektalen Karzinome entstehen im Rektum (s. Rektumkarzinom); Wachstum bes. in die Tiefe der Darmwand; begrenztes Längenwachstum, hauptsächlich nach proximal (wichtig für den Resektionsabstand); Infiltration per continuitatem bes. in Bauchwand, Leber und Magen; lymphogene Metastasierung in die regionalen und peripheren Lymphknotengruppen entlang der versorgenden Gefäße und hämatogen über den Pfortaderkreislauf in die Leber, von dort in Lunge und Skelett; **Einteilung:** nach UICC-, TNM-* und Dukes-Klassifikation (s. Tab.); maßgeblich für die Dukes-Klassifikation sind Infiltrationstiefe in der Darmwand und die regionale lymphogene Metastasierung (s. Abb. 3).

Behandlungsindikation: dringlich mit den Zielen: **1.** Heilung bei radikaler Resektion (R_0-Resektion); **2.** Lebensverlängerung und Verbesserung der Lebensqualität; **3.** Vermeidung bzw. Therapie von Komplikationen (Ileus, Ureterstauung, Einbruch in Nachbarorgane, Perforation, Blutung, starke Schmerzen).

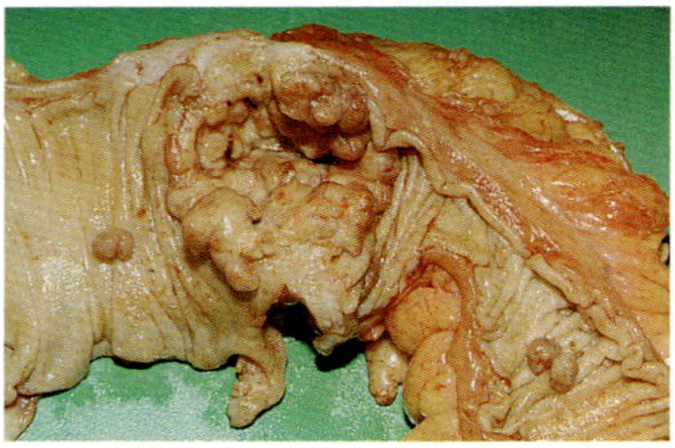

Kolonkarzinom Abb. 1: großes schüsselförmiges Karzinom in der linken Flexur; zusätzlich mehrere Adenome; Operationspräparat

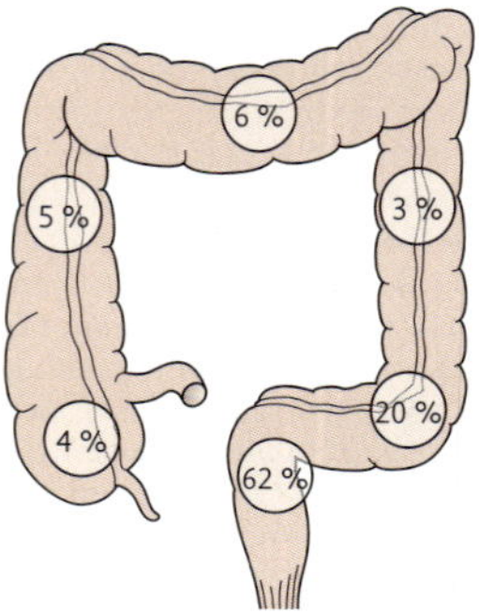

Kolonkarzinom Abb. 2: Häufigkeitsverteilung kolorektaler Karzinome

Pharmakotherapie: **1.** adjuvante Chemotherapie: **a)** als modifiziertes FOLFOX 4-Regime im UICC-Stadium III: Oxaliplatin (z. B. Eloxatin®) 85 mg/m² KO Tag 1 i. v. über 120 Minuten, dann Folinsäure 200 mg/m² KO über 120 Minuten Tag 1 und 2; Fluorouracil (z. B. 5-FU® medac), 400 mg/m² KO/d i. v. im Bolus gefolgt von 5-FU 600 mg/m² KO als 22-Stunden-Infusion Tag 1 und 2, Wie-

Kolonkarzinom
Stadieneinteilungen

UICC	TNM			Dukes
I	T1, T2	N0	M0	A
II A	T3	N0	M0	B
II B	T4	N0	M0	B
III A	T1, T2	N1	M0	C
III B	T3, T4	N1	M0	C
III C	jedes T	N2	M0	C
IV	jedes T	jedes N	M1	D

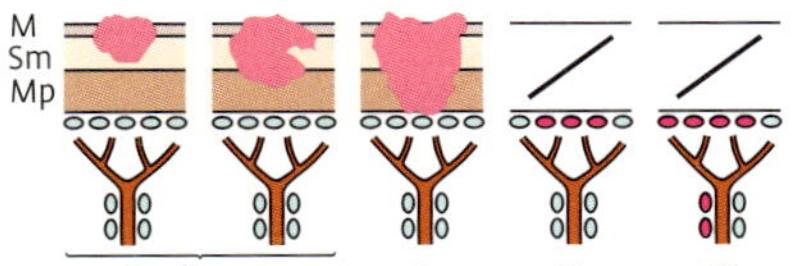

Kolonkarzinom Abb. 3: Stadien nach Dukes-Klassifikation; A: Tumor ist auf die Darmwand beschränkt; B: Tumor penetriert die Darmwand und infiltriert benachbarte Strukturen; C1: Tumormetastasen in 1–3 perikolischen und perirektalen Lymphknoten; C2: Metastasen in >3 Lymphknoten bzw. entlang größerer Gefäßstämme; D: Fernmetastasen; (M: Tunica mucosa; Sm: Tela submucosa; Mp: Tunica muscularis und Tunica serosa, Peritoneum)

derholung alle 2 Wochen, insgesamt 12 Zyklen; alternative Schemata auf Basis der Kombination Fluorouracil/Folinsäure über 6 Monate weisen vergleichbare Ergebnisse auf. **b)** in den UICC-Stadien I und II oder nach R_0-Resektion von Fernmetastasen außerhalb von Studien nicht indiziert; **2.** Palliative Chemotherapie ist indiziert bei metastastischem Tumorrezidiv sofort nach Auftreten; mit der Kombination Fluorouracil/Folinsäure lassen sich in ca. 25 % Remissionen erzielen. Neue Schemata mit Irinotecan und Oxaliplatin sowie Angiogenese-Hemmern, z. B. Bevacizumab (Avastin®) weisen Remissionen bis zu 60 % auf.

Operative Therapie: Präoperatives Staging ist unerlässlich für die Indikationsstellung: **1.** bei gesicherter Operabilität R_0-Resektion anstreben; **2.** bei Vorliegen von Fernmetastasen palliative Resektion zur Vermeidung von Komplikationen, evtl. in gleicher Operation oder postoperativ nach Erholung des Patienten Resektion von Lebermetastasen*; **3.** palliative nichtresezierende Eingriffe (Umgehungsanastomosen, Anus praeternaturalis) zur Verhinderung oder Beseitigung von Komplikationen; **Vorbereitung:** Patientenaufklärung über Operationsrisiko, Überlebenswahrscheinlichkeit, Lebensqualität, evtl. erforderlichen Anus praeternaturalis, Komplikationen (Nahtinsuffizienz, Peritonitis, Ureterläsion, Kotfistel, Abszess, Wundheilungsstörungen, Narbenhernie); Operationsvorbereitung ist aufwendig, da Dickdarmoperationen mit einem erhöhten Infektionsrisiko belastet sind (Keimbesiedelung): **1.** Darmreinigung bei Elektivoperation ohne Passagebehinderung: 1–2 Tage vor der Operation flüssige Kost, Abführtrunk mit 2 l elektrolythaltiger Makrogol-Lösung, Elektrolytkontrolle; **2.** Darmreinigung bei Elektivoperation und Kontraindikation gegen Spülung (Stenose, Nieren- oder Herzinsuffizienz): ballastfreie Elementardiät für 4–6 Tage, täglich Reinigungseinläufe, Laxanzien; **3.** Notoperation (Ileus, Perforation): intraoperative Darmspülung, dann Kolonanastomose (auch ohne Anus praeternaturalis möglich); **4.** systemische intravenöse perioperative (ein- bis zweimalige) Antibiotikaprophylaxe zur Reduktion der Keimzahl, beginnend unmittelbar vor Narkoseeinleitung mit Cephalosporin* der 2. oder 3. Generation oder einem Acylaminopenicillin, z. B. Mezlocilin (Baypen®) in Kombination mit Metronidazol; bei Peritonitis Antibiotikatherapie je nach erwartetem Keimspektrum bzw. nach Testung; **5.** pharmakologische Thromboseprophylaxe mit niedermolekularem Heparin*, bis ca. 10 Tage postoperativ; **Verfahren: 1.** generell ist die R_0-Resektion des Tumors unter Beachtung onkologischer Prinzipien anzustreben: radikuläre Ligatur der Gefäße, No touch isolation technique, En-bloc-Resektion mit entsprechenden Lymphknotengruppen; **2.** spezielle Resektionsverfahren in Abhängigkeit von der Lokalisation: **a)** Caecum, Colon ascendens: Hemikolektomie rechts mit Ileotransversostomie; **b)** rechte Flexur: erweiterte Hemikolektomie rechts, Anastomose zwischen Ileum und Colon transversum; **c)** Colon transversum: Resektion des gesamten Querkolons einschließlich beider Flexuren, Anastomose zwischen Colon ascendens und Colon descendens (Aszendodeszendostomie; s. Abb. 4); **d)** linke Flexur: erweiterte Hemikolektomie links, Anastomose zwischen Colon transversum und Sigma; **e)** Colon descendens: Hemikolektomie links, Anastomose zwischen Querkolon und Rektum; **f)** Colon sigmoideum: Resektion des Sigmas und ggf. des proximalen Rektums, Anastomose zwischen Colon descendens und Rektum (Deszendorektostomie; s. Abb. 4); **3.** Bei Inoperabilität können entsprechende Umgehungsoperationen zwischen Ileum und einem Kolonabschnitt distal des Tumors oder zwischen 2 Kolonsegmenten durchgeführt werden (s. Abb. 5). **4.** Die laparoskopische Resektion ist nur für Tumoren im Stadium T 1 und T 2 etabliert. **Nachbehandlung:** intensivmedizinische Betreuung; nach Anlegen einer Anastomose für 2–3 Tage parenterale Ernährung*, dann stufenweise orale Flüssigkeits- und Nahrungszufuhr; Frühmobilisation, pharmakologische Thromboseprophylaxe, orale Abführmaßnahmen ab 3.–4. postoperativem Tag; stadienadaptierte Tumornachsorge zur frühzeitigen Erkennung eines Rezidivs, von Metastasen und metachronen Adenomen bzw. Karzinomen durch ein Untersuchungsprogramm mit Anamnese, klinischer Untersuchung, Sonographie, Röntgen-Thorax-Aufnahme, Koloskopie und Laboruntersuchungen (Blutbild, AP, LDH, CA 19-9, CEA, okkultes Blut im Stuhl) 3 (ohne Röntgen-Thorax-Aufnahme und Koloskopie), 6, 9 (ohne Röntgen-Thorax-Aufnahme und Koloskopie), 12, 18, 24, 36, 48 und 60 Monate nach der Operation; **Komplikationen: 1.** Nahtinsuffizienz an der Anastomose (1–7 %): parenterale Ernährung fortsetzen, bei beginnender Peritonitis Relaparotomie, Anus praeternaturalis, Vorverlagerung der Anastomose, Hartmann-Operation, Etappenlavage; bei lokaler Abszedierung Einlage einer Pigtail-Drainage (sonographiegesteuert); **2.** Wundinfektion: Ent-

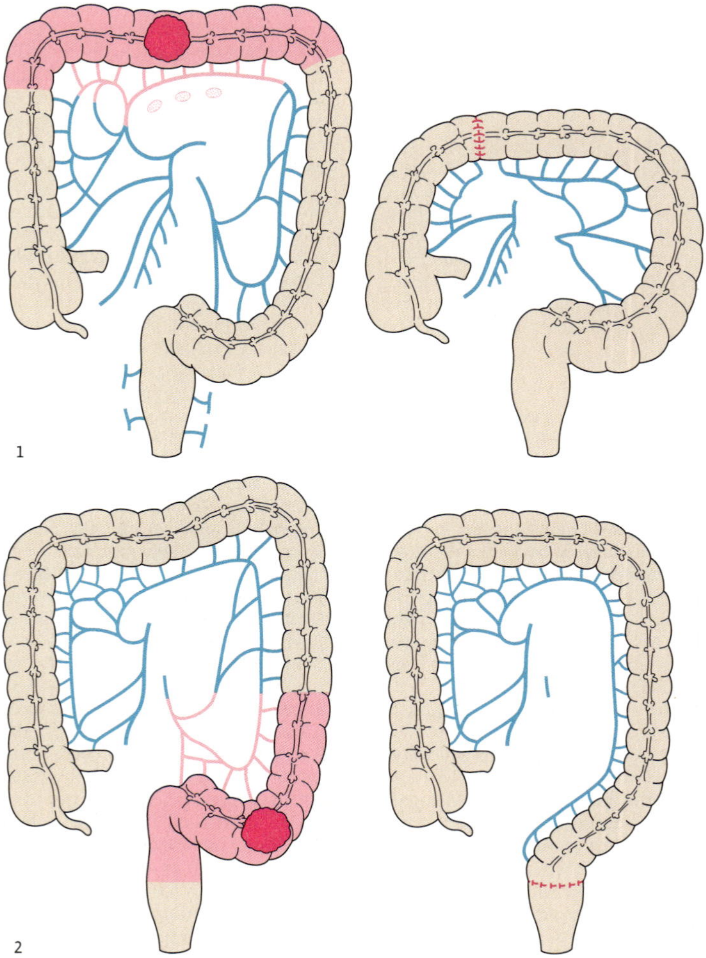

Kolonkarzinom Abb. 4: 1: Lokalisation im Querkolon: Resektion des Colon transversum mit beiden Flexuren, Aszendodeszendostomie; 2: Lokalisation im Colon sigmoideum: Resektion des Sigmas und des proximalen Rektums, Deszendorektostomie

fernung der Nahtfäden, Wundspülungen mit antiseptischen Lösungen, keine systemische oder lokale Antibiotikaapplikation erforderlich; **3.** Blasenentleerungsstörungen: meist nur temporär, Belassen des Blasenkatheters für mehrere Tage; **Ergebnisse: 1.** abhängig von Tumorstadium und Radikalität des Eingriffs; durch adjuvante multimodale Therapiekonzepte verbesserbar; **2.** Fünf-Jahres-Überlebensraten: Dukes A 90 %, Dukes B 60–80 %, Dukes C bei Lymphknotenmetastasen 20–50 %, Dukes D mit Fernmetastasen 3 %.

Arbeitsunfähigkeit: abhängig von Tumorstadium, Operationsverlauf und adjuvanten Therapiemaßnahmen.

Neuentwicklung: 1. intraoperative Radiotherapie (Abk. IORT): Bestrahlung des Tumorbettes v. a. bei fortgeschrittenen Tumoren und bei Tumoren, die auf eine neoadjuvante Radiochemotherapie nicht angesprochen haben (Ansprechrate: ca. 60%); Vorteil: Der Dünndarm wird aus dem Abdomen herausgehoben (keine Belastung der Umgebung), dadurch ist eine höhere Strahlendosis applizierbar. Nachteil: hoher Aufwand; **2.** systemische Gabe von Antikörpern zur Tumorangiogenese-Hemmung, z. B. Cetuximab oder Panitumumab bei KRAS-Wildtyp.

Selbsthilfe: 1. Deutsche Krebshilfe e. V., Buschstr. 32, 53113 Bonn, Tel. 0228 729900, Fax

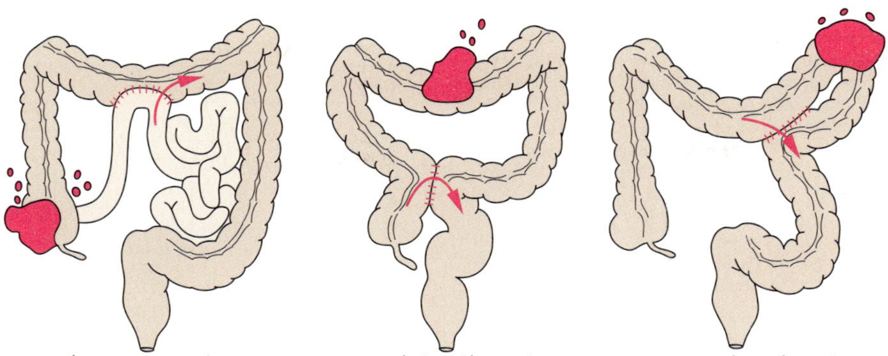

Kolonkarzinom Abb. 5: palliative Umgehungsanastomosen bei stenosierenden Tumoren

0228 7299011; E-Mail: deutsche@krebshilfe.de, Homepage: http://www.krebshilfe.de; **2.** Krebsinformationsdienst (KID), Im Neuenheimer Feld 280, 69120 Heidelberg, Tel. 0800 4203040; E-Mail: krebsinformationsdienst@dkfz.de, Homepage: http://www.krebsinformation.de; **3.** bei Ileostomie, Kolostomie: Deutsche ILCO e. V., Thomas-Mann-Str. 40, 53111 Bonn, Tel. 0228 33889450, Fax 0228 33889475; E-Mail: info@ilco.de; Homepage: http://www.ilco.de.

Literatur: **1.** Willis, S.; Schumpelick, U.: Rektumkarzinom. In: Siewert, J.R.; Rothmund, M.; Schumpelig, V. (Hrsg.): Praxis der Viszeralchirurgie, Onkologische Chirurgie. Heidelberg: Springer, 2006; **2.** Becker, H. D. et al. (Hrsg.): Chirurgische Onkologie. Stuttgart: Thieme, 2002.

Autor: J. Boese-Landgraf.

Kolonmassage: s. Massage.

Kolon, spastisches: s. Reizdarmsyndrom.

Koloproktektomie: s. Polypen, kolorektale.

Koloproktomukosektomie: s. Colitis ulcerosa.

Kolpitis: syn. Vaginitis; akute oder chronische Entzündung der Vagina; **Formen:** **1.** primäre Kolpitis: Infektion trotz intaktem vaginalem Schutzmechanismus (saures Milieu mit pH-Wert 3,8–4,5); **2.** sekundäre Kolpitis: Infektion nach Verlust des vaginalen Schutzmechanismus durch artifizielle Noxen (Spülung, Fremdkörper u. a.) oder organische Ursache (Hormonmangel, Diabetes mellitus, Hypersekretion, Hypermenorrhö, proliferativer oder blastomatöser Prozess); **3.** atrophe Kolpitis (Colpitis senilis) im Alter, da die Vagina inf. Östrogenmangels, Atrophie des Scheidenepithels und fehlender Milchsäurebildung gegen mechanische und mikrobiologische Einflüsse nicht mehr geschützt ist; **4.** Vulvovaginitis infantum im Kindesalter kann durch Hormonmangel, Fremdkörper, Tumor oder Harnweginfekt bedingt sein; **Erreger:** Escherichia coli, Entero-, Staphylo-, B-Streptokokken, Mykoplasmen, Chlamydien, Viren, Würmer (Oxyuren), Trichomonaden, Candida albicans; am häufigsten ist die bakterielle Vaginose (sog. Aminkolpitis) durch Gardnerella vaginalis bzw. anaerobe Bakterien. **Symptome:** Wundschmerz, Dyspareunie, Fluor* genitalis, Brennen beim Urinieren, Anurie, Pruritus, starke Rötung, Ödem, trockene Vagina; **Verlauf:** häufig Übergang in Vulvitis* bzw. Vulvovaginitis; **Diagnose:** bei Verdacht auf Mykose grundsätzlich mikrobiologische Diagnostik (Kultur); **DD:** Karzinom (bei jeder Kolpitis im hohen Lebensalter).

Behandlungsindikation: bei Kolpitis mit Auftreten von Symptomen fast immer konservative Behandlung.

Pharmakotherapie: **I.** Antibiotika: **1.** Tetracyclin zusammen mit Amphotericin (Mysteclin®) als Vaginaltablette, 1 × 1/d, oder Genitalcreme, 1-mal/d für 5–10 Tage applizieren; **2.** bei bakterieller Vaginose: **a)** Metronidazol (z. B. Clont®), 2 × 400–500 mg/d p. o. für 7 Tage oder einmalige Gabe von 2 g p. o.; **b)** Clindamycin (z. B. Sobelin®), 2 × 300 mg/d p. o. für 7 Tage; **c)** Amoxicillin (z. B. Amoxypen®), 3 × 500–1000 mg/d p. o. für 7 Tage; **3.** bei Trichomoniasis: orale Stoßtherapie mit Metronidazol, 2 × 250 mg am 1. Tag in 6-stündigem Abstand, am nächsten Tag 4 × 250 mg; **II.** Antimykotika* bei Candidose: z. B. Clotrimazol (z. B. Canifug®), 1 × 100 bzw. 200 mg/d intravaginal für 6 bzw. 3 Tage, zusätzlich 2–3-mal täglich als Creme dünn auftragen; **III.** atrophische Kolpitis: **1.** estriolhaltige Vaginalzäpfchen und Creme (OeKolp®), 1 Zäpfchen/d und 2–3-mal/d Creme auftragen über 10 Tage; **2.** evtl. Hormonersatztherapie mit Gestagen-Östrogen-Kombination (2 mg Estradiol und 1 mg Norethisteron, z. B. Kliogest® N), 1 Tbl./d; **IV.** lokale Behandlung mit Octenidin (Octenisept® Vaginaltherapeutikum), am 1. Tag morgens und abends, anschließend 1-mal täglich abends 10 Sprühstöße in die Vagina applizieren (Behandlungsdauer: 7 Tage); **V.** nach Abheilen der akuten Kolpitis und zur Prophylaxe Regeneration des sauren Vaginalmilieus durch Implantation von Laktobazillen (z. B. Vagiflor® Vaginalzäpfchen) oder Estriol-Laktobazillen-Kombination (z. B. Gynoflor®), jeweils 1–2 Supp./d für 6 Tage; **Schwangerschaft und Stillperiode**: bei Trichomonas-vaginalis-Infektion systemische Applikation von Metronidazol (einmalig 2 g p. o.); bei rezidivierender Trichomoniasis muss höher dosiert und länger behandelt werden (2–3 g/d über 7–10 Tage); cave: gleichzeitige Partnerbehandlung; in der Stillperiode ist die einmalige Behandlung mit 2 g Metronidazol bei Unterbrechen des Stillens für 12–48 Stunden (Verwerfen der Milch) ratsam. Nitroimidazole wie Metronidazol sollten möglichst nicht in den ersten 12. Schwangerschaftswochen gegeben werden (teratogene Wirkung beim Menschen allerdings nicht bewiesen); Alternative: Metronidazol, 500 mg/d intravaginal über 10 Tage. Bei Candidose sind lokal applizierbare Antimykotika, wie z. B. Clotrimazol, in der Schwangerschaft uneingeschränkt anwendbar; dagegen sind systemische Triazole, wie Fluconazol und Itraconazol, kontraindiziert. Bei Chlamydieninfektion wird mit Erythromycin (z. B. Erythromycin STADA®) 4-mal 500 mg/d p. o. über 7 Tage bzw. alternativ mit Amoxicillin 3-mal 500 mg/d p. o. über 7 Tage, behandelt.

K

Operative Therapie: nur bei Kolpitis aufgrund von Tumorerkrankung, Fistel und Fremdkörper (z. B. Pessar).

Psychotherapie: bei psychosexueller Störung (z. B. zwanghafte vaginale Reinigung).

Naturheilkundliche Verfahren (Autor: Th. J. Doering): **1.** lokale antiphlogistische Therapie mit Sitzbädern, Spülungen und Salben mit Zusätzen von Arnika, Calendula oder Kamille; **2.** antimikrobielle Behandlung mit Knoblauch (trocken geschälte Knoblauchzehe für ca. 12 Stunden einführen); **3.** Tonisierung und Kräftigung der Schleimhaut durch Sitzbäder oder Spülungen mit Eichenrinde oder Sole; **4.** allgemein umstimmende Maßnahmen (s. Immunstimulation; Therapie, umstimmende).

Sonstige Maßnahmen: **1.** Hormonersatztherapie bei klimakterischen Beschwerden (s. Hormontherapie im Klimakterium); **2.** Mitbehandlung des Sexualpartners (auch bei asymptomatischen Infektionen); cave: Reinfektion.

Therapeutischer Stufenplan: s. Tab.

Eigenbehandlung: Noxen vermeiden (Spülung, Fremdkörper, Tampons).

Arbeitsunfähigkeit: bis zum Abklingen der akuten Symptomatik (2–4 Wochen).

Hinweis: Mangelnde oder übertriebene Hygiene (zu häufige Scheidenspülung) zerstört den vaginalen Säureschutz und kann rezidivierende Infektionen im Genitalbereich hervorrufen.

Literatur: **1.** Göretzlehner, G.; Lauritzen, C.; Göretzlehner, U.: Praktische Hormontherapie in der Gynäkologie. 5. Aufl. Berlin, New York: de Gruyter, 2007; **2.** Rath, W.; Friese, K. (Hrsg.): Erkrankungen in der Schwangerschaft. Stuttgart, New York: Georg Thieme, 2005.

Autor: W. Straube.

Kolpitis
Therapeutischer Stufenplan

Ursache	Therapie
Bakterien	Tetracyclin + Amphotericin (Mysteclin® Vaginaltabletten, Mysteclin® Genitalcreme)
Trichomonas vaginalis	orale Stoßtherapie mit Metronidazol (z. B. Clont®; bei Schwangeren lokal Vagimid®)
Candida albicans	Clotrimazol (z. B. Canifug® Cremolum® Kombi)
sekundäre Kolpitis durch Fremdkörper (z. B. Tampon)	operative Therapie
atrophische Kolpitis	Estriol (z. B. OeKolp® Vaginalzäpfchen, OeKolp®-Creme) Estradiol (ESTRING® Vaginalring für 90 Tage) Hormonersatztherapie (systemisch)

Koma: s. Bewusstlosigkeit.

Koma, diabetisches: s. Diabetes mellitus Typ 1; Diabetes mellitus Typ 2; Krise, endokrine.

Koma, hypoglykämisches: s. Krise, endokrine.

Koma, hypothyreotes: s. Hypothyreose.

Komedonen: s. Acne vulgaris.

Kompressionsfraktur: s. Wirbelfraktur.

Konditionierung, intensitätsreduzierte: s. Stammzelltransplantation.

Koniotomie: rasch durchzuführender Notfalleingriff bei lebensbedrohlicher Luftnot durch Verlegung der oberen Atemwege, wenn (Masken-)Beatmung, Intubation oder Tracheotomie* nicht möglich sind; **Instrumente**: idealerweise kommerzielles Koniotomie-Set, hilfsweise Skalpell oder Messer, Platzhalter wie z. B. kleiner Endotrachealtubus, sog. Lebensretter aus Metall, Gummischlauch (Stethoskopschlauch); wenn vorhanden, Spekulum, Pinzette.

Durchführung: Nach einem ca. 3 cm langen vertikalen Hautschnitt in der Medianlinie zwischen Unterrand des Schildknorpels und Ringknorpel (Tastbefund) erfolgt eine 1–2 cm lange horizontale Durchtrennung des Ligamentum cricothyroideum in der gut tastbaren Rinne zwischen Unterrand des Schildknorpels und Oberrand des Ringknorpels (s. Abb.) bis Luftaustritt die Eröffnung des Kehlkopflumens anzeigt. Spreizen der Inzisionsstelle mit einem Spekulum, Einsetzen eines Platzhalters (idealerweise Endotrachealtubus mit Anschlussmöglichkeit eines Beatmungsbeutels bzw. -geräts, notfalls behelfsmäßiger Platzhalter; cave: keine Kugelschreiberhülle wegen zu kleinen Lumens); falls Erweiterung der Öffnung notwendig,

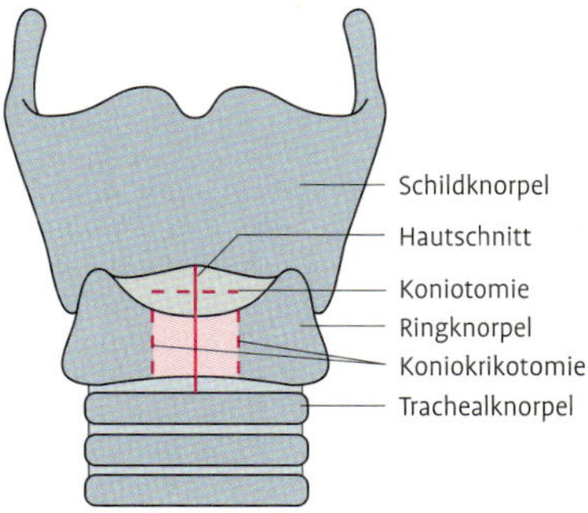

Koniotomie: Schnittführung

freiliegenden Ringknorpeloberrand mit 2 kleinen vertikalen Schnitten im Abstand von 1 cm durchtrennen und mobilisieren, angelegte Klappe nach vorn ziehen (Koniokrikotomie; absoluter Notbehelf); so früh wie möglich reguläre Tracheotomie* anstreben wegen Gefahr der Bildung narbiger Stenosen; in gleicher Sitzung ist die Koniotomie-Inzision zu verschließen.

Autoren: F. Waldfahrer, H. Iro.

Konisation: diagnostisch-therapeutische Entnahme eines kegelförmigen Gewebestücks aus der Portio vaginalis des Gebärmutterhalses mit Messer, Elektroschlinge oder Laserschnitt.

Indikation: **1.** zytologische Diagnose einer leichten bis mäßigen Dysplasie (Pap III D) seit mind. 2 Jahren ohne Besserung nach lokaler Aufhellungsbehandlung, z. B. mit Estriol (z. B. Oe-Kolp® Vaginalzäpfchen), und antientzündlicher Lokalbehandlung, z. B. mit Dequaliniumchlorid (Fluomycin® N); Pap III D mit Übergang in schwere Dysplasie oder Carcinoma in situ (Pap IV a) sowie alle zytologischen Befunde ab Pap IV a; **2.** therapeutische (d. h. vollständige) Entfernung einer intraepithelialen Neoplasie mit schwerer Dysplasie oder Carcinoma in situ (histologisch CIN III) und eines mikroinvasiven Zervixkarzinoms* (FIGO-Stadium I A_1 und I A_2 bzw. TNM-Kategorie T1 a_1 und T1 a_2), bei dringendem Kinderwunsch evtl. Kombination mit pelviner Lymphonodektomie.

Kontraindikation: vermutetes Karzinom; bei hochgradigem Karzinomverdacht histologische Sicherung durch Biopsie.

Durchführung: Desinfektion, Einlage eines Blasenkatheters, Schiller-Iodprobe (Portiooberfläche mit 1 %iger Lugol-Lösung einfärben, um suspekte Epithelbezirke zu demarkieren und die Größe der Basis des Konus festzulegen); je nach Lokalisation der Umwandlungs- bzw. Transformationszone der Portio wird im geschlechtsreifen Alter ein breitbasiger, flacher Kegel oder bei nicht sichtbarer Transformationszone (Senium, Atrophie) ein spitzer, langer Kegel entnommen (s. Abb. 1). Grundsätzlich Kürettage (Abrasio) von Zervix und Corpus uteri bei Blutungsanomalie; **1.** Messerkonisation: Portio bei 3 und 9 Uhr mit der Kugelzange greifen und nach unten ziehen; Umstechung des Ramus descendens der Arteria uterina; lokale Infiltration von 10–20 ml einer Suprarenin®-Lösung (1 : 200 000 mit physiologischer Kochsalzlösung verdünnt) zur Induktion einer lokalen Ischämie, Sondierung des Uterus mit Hegar-Stift 4 oder 5; Umschneidung des Konus bis in eine Tiefe von 5 mm beginnend an der hinteren Muttermundlippe; Portio dann mit beidseits schneidenden, abgewinkelten Spezialmessern bis zum inneren Muttermund abtrennen, ohne die Oberfläche von Portio oder Zervixkanal zu verletzen; Fadenmarkierung des entnommenen Konus bei 12 Uhr; anschl. Kürettage; zur Blutstillung Thermo- oder Elektrokauterisation; **2.** Elektrokonisation mit elektrischer Schlinge (sog. Loop-Exzision); Blutstillung meist nicht nötig, Spitze des Kegels mit Schere oder Skalpell absetzen; **3.** CO_2-Laserkonisation: keine Infiltration notwendig, Blutstillung durch Laserstrahl; **Nachbehandlung:** evtl. Tamponade; **Alternativen:** Portioabschabung, multiple Biopsien (s. Abb. 2).

Komplikationen: **1.** bei Messerkonisation intra- und postoperative Blutung, Infektion, Zervixstenose mit Sekretstau; die Fähigkeit zur Konzeption scheint nach Messerkonisation nicht beeinträch-

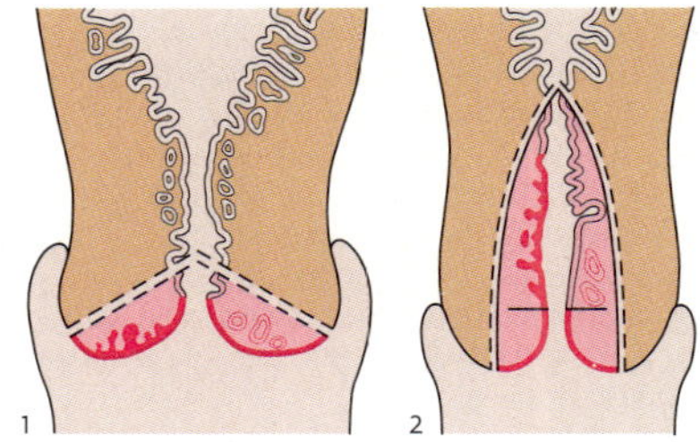

Konisation Abb. 1: adaptive Schnittführung; 1: in geschlechtsreifem Alter; 2: im Senium

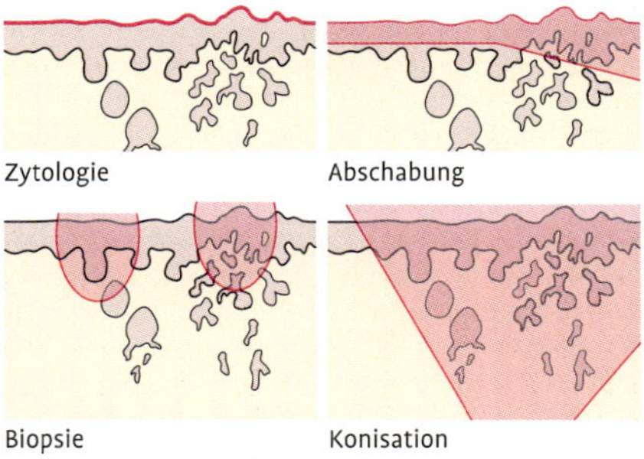

Konisation Abb. 2: diagnostische Treffsicherheit im Vergleich mit Zytologie, Abschabung und punktueller Biopsie

K

tigt. **2.** Blasen- und Rektumverletzung; **3.** Abort und Frühgeburt in Abhängigkeit von der Konusgröße; **4.** tiefe Gewebenekrose durch zu hohe Stromstärke bei Elektrokauterisation; **5.** bei Schwangerschaft höhere Komplikationsrate (erhöhte Frühgeburtsrate, insbesondere in sehr frühen Schwangerschaftswochen).

Hinweis: Die Sturmdorf-Naht mit Einstülpung der Portio wird heute nur noch in Ausnahmefällen durchgeführt; Kolposkopie ist anschließend meist unmöglich, die intrazervikale Zytologie ist erschwert, aber mit Bürste (Cytobrush) möglich.

Selbsthilfe: Dachverband der Frauengesundheitszentren in Deutschland e. V., Goetheallee 9, 37073 Göttingen, Tel. und Fax 0551 487025; E-Mail: dv-frauengesundheitszentren@gmx.de, Homepage: http://www.fen-net.de/fgz/eingang.de.

Literatur: **1.** Albrechtsen, S. et al.: Pregnancy outcome in women before and after cervical conisation: population based cohort study. Brit Med J 337: 1343 (2008); **2.** González Bosquet, E. et al.: Comparison of conization and limited excision of the transformation zone (LETZ) in the treatment of squamous intraepithelial lesions (SIL) of the uterine cervix. Eur J Gynaecol Oncol 29: 123–125 (2008).

Autor: W. Straube.

K

Konjunktivitis: Bindehautentzündung mit Rötung, Brennen und Fremdkörpergefühl, oft mit Schwellung und vermehrter Sekretion, u. U. Eiter, Bindehautblutung oder Bildung fibrinöser Membranen; **Ursache:** Benetzungsstörung inf. verminderter Tränensekretion (sog. trockenes Auge, häufigste Ursache), chemisch-physikalische Reize (z. B. Fremdkörper, Verletzungen, Staub), allergisch, bakteriell (häufig Chlamydien), viral (z. B. Varizella-Zoster-Viren), selten Pilze.

Behandlungsindikation: entsprechend der Ursache; bei Chlamydien-Infektion oder Zoster* schnell Therapie einleiten.

Pharmakotherapie: **1.** Conjunctivitis sicca: künstliche Tränenflüssigkeit (z. B. Artelac®AT), 3–5-mal täglich; **2.** reizbedingte oder allergische Konjunktivitis: cortisonhaltige Augentropfen (kurzfristig), z. B. Fluorometholon (Efflumidex®), 3-mal täglich; **3.** bakterielle Konjunktivitis: gezielte Antibiotikatherapie nach Erregernachweis; Chlamydien werden meist beim Sexualkontakt übertragen (gleichzeitig Erkrankung des Urogenitaltraktes), daher systemische und lokale Therapie beider Partner: Erythromycin (z. B. Erythromycin-Wolff®), 4 × 500 mg/d p. o. für 10 Tage in Kombination mit Augensalbe, oder Tetracyclin, 2 × 500 mg/d p. o. in Kombination mit Augensalbe, oder Ofloxacin (z. B. Tarivid®), 2 × 200 mg/d p. o. für 7–10 Tage und Floxal® Augensalbe; **4.** virale Konjunktivitis: **a)** Adenovirusbedingte Konjunktivitis ist nicht behandelbar. **b)** Herpes-Virus-Infektion wird meist erst diagnostiziert, wenn die Hornhaut durch Ausbildung von Epitheldefekten bzw. sekundäre Narben betroffen ist. Behandlung mit Aciclovir (z. B. Zovirax® Augensalbe), 5-mal täglich; **5.** mykotische Konjunktivitis nach Erregernachweis spezifisch behandeln.

Arbeitsunfähigkeit: wenige Tage bei subjektiver Beeinträchtigung.

Hinweis: Augenbäder mit Kamille lösen oft Allergien aus und sollen deshalb unterbleiben.

Literatur: **1.** Pleyer, U.: Ophthalmologische Virusinfektionen: Konjunktivitis, Keratitis, Retinitis. In: Doerr, H. W.; Gerlich, W. H. (Hrsg.): Medizinische Virologie: Grundlagen, Diagnostik und Therapie virologischer Krankheitsbilder. 2. Aufl. Stuttgart: Thieme, 2009; **2.** Alfonso, E; Crider, J.: Ophthalmic infections and their anti-infective challenges. Surv Ophthalmol 50: S1–6 (2005); **3.** Messmer, E. M.: Ocular allergies. Ophthalmologe 102: 527–43 (2005).

Autoren: U. Pleyer, M. H. Foerster.

Konstitution: s. Therapie, konstitutionelle.

Kontaktekzem: syn. Kontaktdermatitis; durch Einwirkung von exogenen Stoffen ausgelöste Entzündungsreaktion der oberen Hautschichten mit Juckreiz; **Stadieneinteilung:** unabhängig von der Pathogenese (toxisches oder allergisches Kontaktekzem) je nach Akuität (akutes bzw. chronisches Kontaktekzem) und klinischer Erscheinungsform (scharf begrenzte Erytheme, Bläschenbildung, Schuppung, Krustenbildung, Lichenifikation).

Behandlungsindikation: allgemein abhängig von Lokalisation und Ausmaß der Hautveränderungen und dem Beschwerdebild; spontane Rückbildung möglich bei Meidung des auslösenden Agens. Therapieziel: Besserung bzw. komplette Remission der Hautveränderungen; Therapieprinzipien: **1.** beim akuten Kontaktekzem: feuchte Umschläge entscheidend, dazu Glukokortikoide der Klasse I oder II; **2.** beim subakut-chronischen Kontaktekzem: Externa mit hohem Fettanteil, dazu Glukokortikoide der Klasse III und IV.

Therapie: **I. Lokaltherapie:** **1.** akutes Kontaktekzem (erythematöses Stadium): **a)** kühlende Behandlung mit Schüttelmixturen, z. B. Lotio alba aquosa DRF, 2-mal täglich für 2–3 Tage; **b)** evtl.

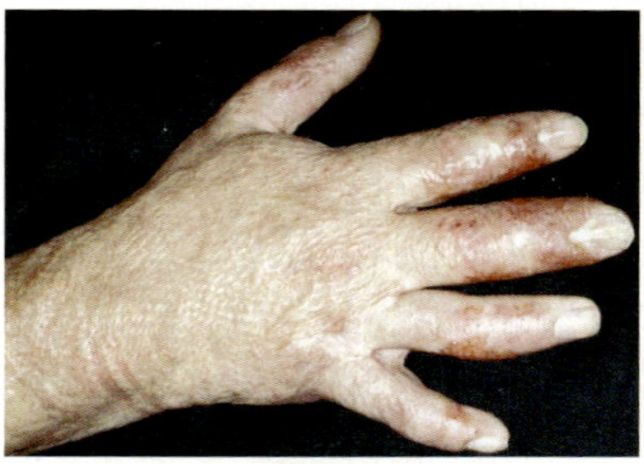

Kontaktekzem: subakutes Kontaktekzem mit Rötung und diskreter Schuppung nach Applikation von Kosmetika (nebenbefundlich Hauttransplantat am Handrücken/ Unterarm)

zusätzlich Glukokortikoide, z. B. Flumetason (z. B. Locacorten® Lotio) oder Methylprednisolon (z. B. Advantan® Milch) oder Triamcinolonacetonid (z. B. Volon® A-Schüttelmix), 2-mal täglich für 2–3 Tage; **2.** akutes Kontaktekzem (nässendes und bläschenbildendes Stadium): **a)** austrocknende Behandlung mit feuchten Umschlägen (kein Alkoholzusatz!) für jeweils 1 Stunde, auch mit desinfizierenden Zusätzen (z. B. 0,1 % Chinolinol, z. B. Chinosol®), 2–3-mal täglich bis zur Trocknung der Bläschen; **b)** zusätzlich Glukokortikoide, z. B. Methylprednisolon (z. B. Advantan® Creme) oder Hydrocortison (z. B. Pandel® Creme), 2-mal täglich für 5 Tage; **3.** akutes Kontaktekzem (krustöses Stadium): **a)** Unguentum emulsificans DAB 9 oder Linola® Creme, 2–3-mal täglich für 5 Tage; **b)** evtl. kurzfristiger Einsatz von Glukokortikoiden: Methylprednisolon (z. B. Advantan® Creme), 1–2-mal täglich für 3–5 Tage; **4.** subakutes Kontaktekzem (squamöses Stadium): **a)** Salbenbehandlung (Eucerin cum aqua oder Linola®-Fett N Creme); **b)** zusätzlich Glukokortikoid-Intervalltherapie: anfangs 2-mal täglich Betamethason (z. B. Betnesol®-V Salbe) oder Betamethason und Gentamicin (z. B. Sulmycin® mit Celestan®-V Creme/Salbe), jeweils für 5 Tage, dann 2–3 Tage Pause; im Weiteren glukokortikoidfreie Intervalle sukzessive vergrößern (Tandemtherapie); **5.** chronisches Kontaktekzem (lichenifiziertes Stadium): **a)** Rückfettung der Haut mit Salben (z. B. Eucerin® oder Linola®-Fett N Creme), 2–3-mal täglich über einen längeren Zeitraum; **b)** zusätzlich Glukokortikoide: Clobetasol (z. B. Dermoxin® Salbe) oder Betamethason, initial 2-mal täglich, anschl. immer größere kortikoidfreie Intervalle. Die Behandlung kann evtl. auch in Form einer Okklusivbehandlung durchgeführt werden (nach Auftragen auf die Haut Abdeckung mit Plastikfolie über Nacht). **c)** zusätzlich Begleittherapie mit teerhaltigen Externa (s. Steinkohlenteer): z. B. 5 % Liquor carbonis detergens in Vaseline oder Teer-Linola®-Fett N Creme; **d)** in der Abheilungsphase oder als Intervalltherapie evtl. harnstoffhaltige Externa (s. Harnstoff), z. B. Basodexan® S Salbe oder Nubral® 4 Creme; UAW: Hautreizung; **II. systemische Therapie: 1.** Glukokortikoide* (in Ausnahmefällen bei generalisiertem oder therapieresistentem Kontaktekzem): Prednisolon (z. B. Decortin® H), 50 mg/d p. o. für 4 Tage, dann schnell reduzieren; cave: wegen erheblicher UAW nicht als Dauertherapie; **2.** bei Juckreiz Histamin*-H_1-Rezeptoren-Blocker: Cetirizin (z. B. Cetirizin HEXAL®, 10–20 mg/d p. o.), Loratadin (z. B. Lisino®) oder Hydroxyzin (z. B. Atarax®, 25–75 mg/d p. o.); cave: Einschränkung des Reaktionsvermögens, Verstärkung der Alkoholwirkung. **3.** Ciclosporin A (z. B. Immunosporin®), 2,5–5 mg/kg KG/d p. o. bei therapieresistentem chronischem Verlauf.

Lichttherapie: zusätzlich bei chronischen Formen bzw. palmoplantarer Lokalisation UV-B-Licht in ansteigender Dosierung, Aqua-SUP-Lichttherapie (UV-B-Bestrahlung unter Wasser) oder PUVA-Therapie; s. Lichttherapie, dermatologische.

Sonstige Maßnahmen: 1. Wichtigste Maßnahme ist das Erkennen (durch Epikutantestung) und Vermeiden des auslösenden Stoffes. **2.** bei Kontaktekzem der Hände Schutzhandschuhe tragen; **3.** bei beruflicher Exposition Einleitung eines sog. Hautarztverfahrens und „Ärztliche Anzeige über eine Berufskrankheit" bei begründetem Verdacht auf das Vorliegen einer Berufskrankheit (Verpflichtung nach Anlage 3 der BeKV). Evtl. muss ein Arbeitsplatz- bzw. Berufswechsel in Betracht gezogen werden.

Eigenbehandlung: 1. Reinigung der Haut mit alkalifreien Waschmitteln, z. B. Dermowas® oder Satina® (sparsam anwenden! Cave: Seifenwirkung mit Auswaschen des Fettschutzfilms der Haut); **2.** bei trockener Haut Verwendung von ölhaltigen Badezusätzen: z. B. Balneum Hermal®, Linola®-Fett-N Ölbad); **3.** Vermeiden von Feuchtarbeiten.

Arbeitsunfähigkeit: je nach beruflicher Exposition bei chronischem Kontaktekzem (insbes. der Hände) Wochen bis Monate.

Hinweis: obsolete Maßnahmen: **1.** intravenöse Gabe von Calciumsalzen; **2.** diätetische Maßnahmen (nickelarme Diät bei Nickelallergikern umstritten); **3.** Röntgenweichstrahlentherapie.

Selbsthilfe: 1. Deutscher Allergie- und Asthmabund e. V. (DAAB), Fliethstr. 114, 41061 Mönchengladbach, Tel. 02161 814940, Fax 02161 8149430; E-Mail: info@daab.de, Homepage: http://www.daab.de; **2.** Allergiker Selbsthilfe e. V., Hermann-Löns-Weg 11 a, 65779 Kelkheim, Tel. und Fax 06195 910674; E-Mail: allergiker-selbsthilfe@t-online.de; **3.** Allergieverein in Europa e. V., AVE-Büro Fulda c/o Institut für Umwelt und Gesundheit (IUG), Petersgasse 27, 36037 Fulda, Tel. 0661 71003, Fax 0661 71019; E-Mail: UMWELTBERATUNG.Fulda@t-online.de, Homepage: http://www.allergieverein-europa.de; **4.** Allergie- und umweltkrankes Kind e. V. Bundesverband, Westerholter Str. 142, 45892 Gelsenkirchen, Tel. 0209 30530 oder 3809036, Fax 0209 3809037; E-Mail: AUKGE@aol.com.

Literatur: 1. Schnuch, A. et al.: Patch testing with contact allergens. J Dtsch Dermatol Ges 6: 770–775 (2008); **2.** Leitlinien der Deutschen Dermatologischen Gesellschaft (DDG): Kontaktekzem, 2005, http://www.uni-duesseldorf.de/AWMF/ll/013-055.htm; **3.** Sterry, W.; Paus, R.: Checkliste Dermatologie. 5. Aufl. Stuttgart: Thieme, 2004.

Autoren: P. Schulze, W. Sterry.

Kontaktstrahlentherapie: s. Korpuskarzinom; Zervixkarzinom.

Kontrazeption: Empfängnisverhütung; unterschiedlich zuverlässige Methoden werden je nach geographischen, sozialen, kulturellen u. a. Gegebenheiten angewendet (Zuverlässigkeit wird mit Peal-Index angegeben): **1.** natürliche Verhütungsmethoden: Coitus interruptus; Beschränkung der Kohabitationen auf unfruchtbare Tage im Menstruationszyklus der Frau; Temperaturmethode; Billings-Ovulationsmethode; Kalendermethode nach Knaus und Ogino; Zervixschleim-Methode; symptothermale Methode; **2.** Barrieremethoden: Kondom (Präservativ), Portiokappe bzw. FemCap®; mit Spermizid: Scheidendiaphragma, lea® contraceptivum, Scheidenkondom (femidom®); **3.** Kontrazeption mit lokal wirkenden Chemikalien (Spermizide mit Nonoxinol-9 oder Milch-/Zitronensäure); **4.** hormonale Kontrazeption*; **5.** intrauterine Kontrazeption mit Intrauterinpessar (in die Uterushöhle eingelegte Gebilde unterschiedlicher Form und Größe): **a)** mit feinem Kupferdraht spiralförmig umwickeltes Kunststoffteil, das nach 3–5 Jahren wegen des Kupferverbrauchs gewechselt wird; **b)** gestagenhaltiges Pessar mit protrahierter Hormonabgabe, bei dem ein Wechsel nach 5 Jahren erforderlich ist; **6.** operative Sterilisation des Mannes (Vasektomie) oder der Frau (Tubenligatur oder transzervikale hysteroskopische Tubenokklusion: essure®, Ovabloc® oder Adiana); **7.** Notfallkontrazeption nach ungeschütztem Geschlechtsverkehr mit unterschiedlichem Zeitfenster: Gestagenmonopräparat (Levonorgestrel), Yuzpe-Regime (Östrogen-Gestagen-Kombination), Antigestagen (Mifepriston*, in Deutschland nicht als Notfallkontrazeptivum zugelassen) oder mit Kupfer umwickeltes Intrauterinpessar.

Autoren: B. Kothe, A. D. Ebert.

Kontrazeption, hormonale: Einsatz von Östrogen-, Gestagen- oder Kombinationspräparaten zur Modifizierung des natürlichen ovariellen und endometrialen Zyklus, um eine Schwangerschaft zu verhindern; Östrogenkomponente ist meist Ethinylestradiol (Abk. EE) in der Dosierung von 20–50 μg. Als Gestagenkomponente werden synthetische Steroidderivate (Norethisteron, Levonorgestrel, Gestoden, Desogestrel, Norgestimat) mit androgener Restaktivität und progesteronverwandte Pregnanderivate (Chlormadinonacetat, Cyproteronacetat, Drospirenon) mit antiöstrogener, antiandrogener und antimineralokortikoider Komponente eingesetzt.

Indikation: Wunsch der Empfängnisverhütung nach sorgfältiger Anamneseerhebung und Ausschluss von Kontraindikationen; Behandlung funktioneller Störungen wie Androgenisierung*, Hypermenorrhö, Dysmenorrhö*, Metrorrhagie oder funktionelle Ovarialzysten*, perimenopausale Symptome und Osteoporose*.

Kontraindikation: s. Tab. 1.

Durchführung: nach sorgfältiger Anamnese und Abklärung von Kontraindikationen Beginn mit einem Kombinationspräparat mit 20–35 μg EE; bei Androgenisierung antiandrogene Gestagene (Cyproteronacetat, Dienogest, Chlormadinonacetat); bei Kontraindikationen gegen Östrogene Gestagenmonopräparate einsetzen, ansonsten mechanische Kontrazeption erwägen; ohne Androgenisierung sollte das orale Kontrazeptivum ein gängiges Gestagen (Norethisteron, Norethisteronacetat, Lynestrenol, Levonorgestrel, Desogestrel, Norgestimat, Drospirenon) enthalten; endgültige Beurteilung erst nach 3 Monaten; bei mehrmaligen Zwischen- oder Durchbruchblutungen Wechsel zu einem Präparat mit höherem EE-Anteil; **Formen:** s. Tab. 2; **I. Kombinationspräparate** mit Östrogen- und Gestagenanteil; sicherste (Pearl-Index: 0,3) und am häufigsten verwendete Ovulations-Hemmer; auch mit reduzierter EE-Dosis (sog. Mikropille) von 20–30 μg statt 50 μg gute Wirksamkeit durch Hemmung der GnRH-Ausschüttung, Verhinderung von Follikelreifung, Spermienpenetration und Schleimhautproliferation; **1.** Einstufenkombinationspräparate mit Östrogen und Gestagen in gleichbleibender Dosierung über 21 Tage, danach einnahmefreies Intervall von 7 Tagen mit Abbruchblutung; **2.** Zweistufenkombinationspräparate mit 11 Einnahmetagen und anschl. Erhöhung der Gestagenkomponente für die verbleibenden 10 Tage; Einnahmepause von 7 Tagen mit Abbruchblutung; **3.** Dreistufenkom-

Kontrazeption, hormonale Tab. 1

Kontraindikation absolut	relativ[1]
Thrombophlebitis, Thrombembolie	Migräne
familiäre Thrombosebelastung	arterielle Hypertonie
zerebrale vaskuläre Erkrankung	Leiomyom des Uterus
koronare Herzkrankheit	Diabetes mellitus mit Angiopathie
akute Lebererkrankung	elektive Operationen
Mammakarzinom	Anfallsleiden
nicht abgeklärte, abnormale vaginale Blutung	Sichelzellenanämie
bestehende Schwangerschaft	hämolytische Anämie
Nicotinkonsum bei >35-Jährigen	Porphyrie
schwere Hypercholesterolämie oder Hypertriglyceridämie	Gallenblasenerkrankung
schwer einstellbare arterielle Hypertonie	Mitralklappenprolaps Hyperlipidämie Nicotinkonsum Lebererkrankung

[1] klinische Abwägung und Einverständnis der Patientin erforderlich

Kontrazeption, hormonale Tab. 2
Einteilung der verwendeten Präparate mit Beispielen

Wirkstoff Gestagen (mg) + Ethinylestradiol (µg)	Handelsname
Einstufenkombinationspräparate	
Lynestrenol 0,75 + Ethinylestradiol 50,0	Ovoresta® M
Norethisteron(oder N-acetat) 0,5 + Ethinylestradiol 30,0	Conceplan® M, EVE® 20
Levonorgestrel 0,15 + Ethinylestradiol 30,0	Femigoa®, Femigyne-ratiopharm®, Femranette®, Microgynon®
Levonorgestrel 0,125 + Ethinylestradiol 30,0	Minisiston®
Levonorgestrel 0,100 + Ethinylestradiol 20,0	Leios®, Leona®, Miranova®
Desogestrel 0,15 + Ethinylestradiol 30,0	Desmin® 30, LAMUNA® 30, Lovelle®
Desogestrel 0,15 + Ethinylestradiol 20,0	Desmin® 20, LAMUNA® 20, Marvelon®
Cyproteronacetat 2,0 + Ethinylestradiol 35,0	Juliette®, Diane®-35
Gestoden 0,075 + Ethinylestradiol 30,0	Femovan®, Minulet®
Norgestimat 0,25 + Ethinylestradiol 0,35	Cilest®
Dienogest 2,0 + Ethinylestradiol 30,0	Valette®
Chlormadinonacetat 2,0 + Ethinylestradiol 30,0	Balanca®, Belara®
Drospirenon 3,0 + Ethinylestradiol 30,0	Petibelle®, Yasmin®
Drospirenon 3,0 + Ethinylestradiol 20,0	Yasminelle®, Aida®, YAZ
Zweistufenkombinationspräparate	
Desogestrel 0,025/0,125 + Ethinylestradiol 40,0/30,0	Biviol®
Chlormadinonacetat 1,0/2,0 + Ethinylestradiol 50,0	Neo-Eunomin®
Dreistufenkombinationspräparate	
Norethisteron 0,5/0,75/1,0 + Ethinylestradiol 35,0	TriNovum®
Norethisteron 0,5/0,75/0,5 + Ethinylestradiol 35,0	Synphasec®
Levonorgestrel 0,05/0,075/0,125 + Ethinylestradiol 30,0/40,0/30,0	Triette AL®, Trigoa®, Triquilar®, Trisiston®
Norgestimat 0,18/0,215/0,25 + Ethinylestradiol 35,0	Pramino®
Desogestrel 0,05/0,1/0,15 + Ethinylestradiol 35,0/30,0/30,0	Novial®
Zweiphasenpräparate	
Desogestrel 0/0,125 + Ethinylestradiol 50,0	Oviol®
orale Gestagenmonopräparate	
Desogestrel 0,075	Cerazette®
Levonorgestrel 0,03	Microlut®, 28 mini®
Depotgestagene	
Norethisteronenantat 200,0	Noristerat®
Etonogestrel 68,0	Implanon®
Medroxyprogesteronacetat 150,0	Depo-Clinovir®
transdermales Pflaster	
Norelgestromin 6,0 + Ethinylestradiol 600,0	EVRA® transdermales Pflaster
Intrauterinsystem	
Levonorgestrel 52,0	Mirena®
Vaginalring	
Etonogestrel 0,12 + Ethinylestradiol 15,0	NuvaRing® Vaginalring

Fortsetzung nächste Seite

Fortsetzung v. S. 537

Kontrazeption, hormonale Tab. 2
Einteilung der verwendeten Präparate mit Beispielen

Wirkstoff Gestagen (mg) + Ethinylestradiol (µg)	Handelsname
Postkoitalpille	
Mifepriston (RU 486) 200,0	Mifegyne®
Levonorgestrel 0,75	duofem®, Levogynon®
Levonorgestrel 1,5	unofem®

binationspräparate: dreistufige zyklusadaptierte Kombination von Östrogen und Gestagen; durch artifiziellen Zyklus kann die Gestagendosis gesenkt werden, ohne die Kontrazeption zu gefährden; **II. Zweiphasenpräparate** (sog. Sequenzpräparate): Ovulations-Hemmer; 7 Tage zunächst nur EE, danach 15 Tage zusätzlich Gestagen; Nachteil ist die relativ hohe EE-Dosis. Zwischen- oder Durchbruchblutungen sind selten, gut geeignet bei Blutungsstörung durch Kombinationspräparate (cave: organische Ursache der Blutung muss immer ausgeschlossen werden); **III. Gestagenmonopräparate: 1.** sog. Minipille mit Gestagen in geringer Dosierung (etwa 25 % der Menge in kombinierten Pillen), Einnahme täglich und kontinuierlich (kein einnahmefreies Intervall); Erhöhung der Viskosität des Zervixschleims und Behinderung der Spermienpenetration; Ovulationshemmung bei Minipillen der 1. Generation nur in 60 % der Fälle; mit Minipillen der 2. Generation (z. B. Cerazette®) wird eine 100 %ige Ovulationshemmung erreicht. Bei Schwangerschaft trotz Minipille ist die Rate an Eileiterschwangerschaften erhöht. **2.** Depotgestagene: **a)** Medroxyprogesteron (Depo-Clinovir®), 150 mg i. m. alle 3 Monate; **b)** Norethisteron (Noristerat®), 200 mg i. m., 4-mal im Abstand von 2 Monaten, anschließend alle 3 Monate; **c)** Etonogestrel (Implanon®), 68 mg s. c. als Implantat für 3 Jahre; UAW sind Verminderung der Knochendichte innerhalb der ersten beiden Anwendungsjahre und Blutungsunregelmäßigkeiten bis Amenorrhö*. Vorteile der Gestagenmonopräparate gegenüber Kombinationspräparaten: keine metabolischen Effekte auf Plasmalipide, Kohlenhydratstoffwechsel und Koagulation, nach Absetzen unmittelbare Rückkehr der Fertilität. Cave: Nach dem Auftreten eines Gestationsdiabetes erhöhen Gestagenmonopräparate bei laktierenden Frauen das Risiko eines Diabetes mellitus. **IV.** transdermales **Pflaster** (EVRA® transdermales Pflaster), 6 mg Norelgestromin und 600 µg Ethinylestradiol pro Pflaster, 3 × 1 Pflaster/Woche, 4. Woche pflasterfrei (Abbruchblutung); **V. Vaginalring** (NuvaRing® Vaginalring), 11,7 mg Etonogestrel und 2,7 mg Ethinylestradiol, Einlage in die Vagina für 21 Tage, nach 7-tägiger Pause (Abbruchblutung) Einlage eines neuen Rings; **VI.** hormonfreisetzende **Intrauterinsysteme** (sog. Hormonspirale): Intrauterinpessar mit kontinuierlicher Freisetzung eines Gestagens (Levonorgestrel); **VII. Postkoitalpille: 1.** Antigestagen Mifepriston (Mifegyne®), 1 × 10 mg, 25 mg, 50 mg oder 600 mg p. o. postkoital (<72 Stunden); in randomisierten Studien sind alle Dosen gleich wirksam und verhindern 80–85 % erwarteter Schwangerschaften. Etwas verringerte Wirkung bei verzögerter Einnahme bis zu 5 Tage postkoital; **2.** Gestagen Levonorgestrel (Levogynon®, duofem®), 2 × 750 µg p. o. postkoital (<72 Stunden) im Abstand von 12 (bis max. 16) Stunden; Wirksamkeit wie bei Mifepriston.

Hinweis: 1. Die Verordnung von Kontrazeptiva an Jugendliche nach Eintritt der Menarche ist medizinisch statthaft. Nach dem 14. Lebensjahr ist die elterliche Einwilligung nicht notwendig. Das Längenwachstum wird durch übliche EE-Dosen nicht gehemmt. **2.** Bei Stillenden ist mit postpartaler Ovulation ohne vorangegangene Blutung bereits nach 3–4 Wochen zu rechnen. **3.** Bei elektiven Operationen soll das orale Kontrazeptivum 4–6 Wochen vorher abgesetzt werden. **4.** Präparate mit mehr als 50 µg EE sind wegen erhöhter Thrombembolierate nicht mehr indiziert. **5.** Die früher übliche Anwendung hochdosierter Östrogen-Gestagen-Mischpräparate als Postkoitalpille ist weitgehend verlassen worden.

Neuentwicklung: 1. Dosisvariation multiphasischer Präparate mit dem Ziel, durch veränderte Steroidkonzentrationen die metabolischen Effekte zu verringern und das Auftreten von Durchbruchblutungen oder Amenorrhöen zu reduzieren. **2.** Reduktion des pillenfreien Intervalls auf 4 Tage oder Östrogengabe an 5 der üblichen 7 pillenfreien Tage, um durch größere ovarielle Suppression eine sog. Escape-Ovulation bei niedrigdosierten oralen Kontrazeptiva zu vermeiden. Bei der Östrogengabe können jedoch Durchbruchblutungen auftreten. **3.** Entwicklung von Langzeitkontrazeptiva: 2 verlängerte Einnahmeprotokolle kombinieren Levonorgestrel mit Ethinylestradiol. Seasonale®, Seasonique® (USA, Kanada) für 84 Tage kontinuierliche Einnahme von Levonorgestrel mit 30 µg Ethinylestradiol; Entzugsblutung alle 3 Monate oder (wie bei Seasonique®), Elimination des hormonfreien Intervalls mit 7 Pillen à 10 µg Ethinylestradiol. Ein neues amerikanisches Präparat, für 365 Tage kontinuierlich eingenommen ohne Plazebophase oder pillenfreies Intervall, kombiniert 90 µg Levonorgestrel mit 20 µg Ethinylestradiol;

K

Kontrazeption, hormonale Sog. non-contraceptive benefits der oralen Kontrazeption in der Perimenopause	Tab. 3
Restauration regulärer Menses	
weniger Dysmenorrhö	
reduzierte Endometriosesymptome	
Suppression vasomotorischer Symptome	
erhöhte Knochendichte und geringeres Frakturrisiko	
weniger Biopsien wegen benigner Brusterkrankung	
weniger operative Eingriffe wegen benigner Ovarialtumoren	
Prävention endometrialer und ovarieller Karzinome	
mögliche Prävention kolorektaler Tumoren	

keine Entzugsblutung, jedoch häufig Zwischenblutungen und Spottings. **4.** Die perimenopausale hormonale Kontrazeption ist mit vielen sog. non-contraceptive benefits verbunden (s. Tab. 3).

Selbsthilfe: **1.** Der Dachverband der Frauengesundheitszentren in Deutschland e. V., Goetheallee 9, 37073 Göttingen, Tel. und Fax 0551 487025; E-Mail: dv-frauengesundheitszentren@gmx.de, Homepage: http://www.fen-net.de/fgz/eingang.htm; **2.** Pro Familia, Deutsche Gesellschaft für Familienplanung, Sexualpädagogik und Sexualberatung e. V., Bundesverband, Stresemannallee 3, 60596 Frankfurt, Tel. 069 639002, Fax 069 639852; E-Mail: info@profamilia.de, Homepage: http://www.profamilia.de.

Literatur: **1.** Wild, R. A.: Contraception for the perimenopausal woman. Menopause Management 17: 14–26 (2008); **2.** Archer, D. F. et al.: Evaluation of a continuous regimen of levonorgestrel/ethinylestradiol: phase 3 study results. Contraception 74: 439–445 (2006); **3.** Speroff, L.; Fritz, M. A.: Clinical Gynecology, Endocrinology and Infertility. 7th ed. Philadelphia: Lippincott, Williams & Wilkins, 2005; **4.** Berenson, A. B. et al.: Effects of hormonal contraception on bone mineral density after 24 months of use. Obstet Gynecol 103: 899–906 (2004); **5.** Spitzer, W. et al.: Third generation oral contraceptives and risk of venous thromboembolic disorders: an international case-control study. Brit Med J 312: 83–88 (1996).

Autor: H. P. G. Schneider.

Kontrollzwang: s. Zwangsstörungen.

Kontusion: Prellung und Quetschung von Organen, insbes. von Strukturen des Stütz- und Bewegungsapparats, aber auch von inneren Organen (z. B. Lunge, Herz, Leber oder Milz), Augen oder Gehirn durch direkte stumpfe Gewalteinwirkung.

Behandlungsindikation: akute Schmerzen, Bewegungseinschränkung in Gelenken und Ausbildung von Hämatomen.

Pharmakotherapie: **1.** peripher wirksame Analgetika, z. B. Acetylsalicylsäure (z. B. Aspirin®), 1–3 × 500 mg/d p. o., oder Metamizol (z. B. Novalgin®), 3 × 20 Tr./d; **2.** nichtsteroidale Antiphlogistika, z. B. Diclofenac (z. B. Voltaren®), 2–3 × 50 mg/d p. o.; **3.** Salben (z. B. Voltaren®, Mobilat®, Reparil®-Gel), 2–3-mal täglich auftragen und einziehen lassen.

Operative Therapie: diagnostische oder therapeutische Gelenkpunktion bei ausgeprägten Gelenkergüssen, um z. B. sekundären Knorpelschaden durch enzymatisch aktiven Hämarthros zu verhindern; eine Kontusion heilt im Allg. ohne Funktionsverlust aus. Zur Nachbehandlung kann die Ruhigstellung des verletzten Gliedmaßenabschnitts helfen (Schiene, Verband). Nach Gelenkpunktion sollte ein Kompressionsverband für einige Stunden angelegt werden.

Sonstige Maßnahmen: **1.** Enzymtherapie (z. B. Wobenzym® N), 3 × 2 Drg./d; **2.** homöopathische Therapie: **a)** Arnica montana D6-C30 Dil./Tbl./Glob., akut am 1. Tag 2-stündlich D6, 1 Gabe, dann 1-mal täglich C30; **b)** Ruta graveolens D3-D12 Dil./Tbl./Glob., akut 2-stündlich 1 Gabe, nach Besserung 1-mal täglich D12; **c)** Calendula officinalis D3-D12 Dil./Tbl./Glob., mehrmals täglich 1 Gabe; **d)** Hypericum perforatum D4-C30 Dil./Tbl./Glob., mehrmals täglich 1 Gabe.

Eigenbehandlung: lokale Kühlung (z. B. Wickel mit kaltem Wasser), Hochlagerung, Schonung und Ruhigstellung.

Arbeitsunfähigkeit: einige Tage, bis die Schmerzen nachlassen.

Autor: E. E. Scheller.

Kopflaus: s. Pedikulose.

Kopfschmerz: unlustbetonte Empfindung im Kopf- und Gesichtsbereich, die in Qualität, Lokalisation, Dauer sowie in ätiologischer Hinsicht z. T. erheblich variieren kann; **Formen:** **1.** Migräne*; **2.** Spannungskopfschmerz: episodischer oder chronischer, dumpf-drückender holokranieller Kopfschmerz ohne wesentliche Begleiterscheinungen; **3.** Cluster-Kopfschmerz (syn. Horton-Syndrom, Bing-Horton-Syndrom, Erythroprosopalgie): in Perioden auftretender, kurz dauernder, streng halbseitiger Kopfschmerz und Gesichtsschmerz von hoher Intensität; häufig mit Lakrimation, Rhinorrhö, konjunktivaler Injektion, Miosis und Ptosis; **4.** Arzneimittel induzierter Dauerkopfschmerz bei zu häufiger Einnahme von Schmerz- oder Migränemitteln; **5.** posttraumatischer Kopfschmerz nach Schädelhirntrauma* bzw. Schleudertrauma; **6.** zervikogener Kopfschmerz: einseitiger Kopfschmerz, der reproduzierbar durch eine bestimmte Kopfhaltung bzw. -bewegung provoziert wird; **7.** postpunktioneller Kopfschmerz: heftiger Kopfschmerz mit Ohrensausen bzw. Übelkeit nach Liquorpunktion oder Spinalanästhesie; deutliche Zunahme im Sitzen und Stehen; **8.** Arteriitis temporalis: temporal lokalisierter pochender einseitiger Kopfschmerz, v. a. bei

K

Patienten älter als 60 Jahre, i. d. R. mit starker BSG-Erhöhung und in 50 % assoziiert mit Polymyalgia rheumatica; **9.** metabolisch bedingter Kopfschmerz (z. B. bei Diabetes mellitus, Hyperthyreose*, Niereninsuffizienz).

Behandlungsindikation: vom Patienten als behandlungsbedürftig angesehener Schmerz.

Pharmakotherapie: **1.** Spannungskopfschmerz: tricyclische Antidepressiva* (langsam ansteigende Dosierung): Amitriptylin (z. B. Saroten®), 25–50 mg p. o., oder Doxepin (z. B. Aponal®), 25–100 mg p. o. zur Nacht; cave: keine regelmäßige Gabe peripher wirksamer Analgetika, keine Opioide; selektive Serotonin-Antagonisten (z. B. Fluoxetin) sind beim Spannungskopfschmerz unwirksam. **2.** Cluster-Kopfschmerz: **a)** Akuttherapie: Inhalation von 100 %igem Sauerstoff; Sumatriptan (Imigran®) 6 mg s. c.; Zolmitriptan (AscoTop® Nasal 5 mg Nasenspray); **b)** Prophylaxe: Verapamil (z. B. Isoptin®), 80–320 mg/d p. o., Lithium p. o. (z. B. Quilonum®) nach Serumspiegel (0,8 µg/ml); Versuch der Unterbrechung des Clusters mit Prednison (z. B. Decortin®), initial 80 mg/d, in absteigender Dosierung; **3.** Arzneimittel induzierter Dauerkopfschmerz: ambulant, tagesklinisch oder stationär durchgeführter Arzneimittelentzug unter Flüssigkeitssubstitution und i. v. Gabe von Lysinacetylsalicylat (Aspisol®), 500–1000 mg alle 8 Stunden; **4.** posttraumatischer Kopfschmerz: Behandlung wie bei Spannungskopfschmerz; **5.** zervikogener Kopfschmerz: lokale Blockade von C 2 mit Bupivacain (z. B. Carbostesin®), evtl. unter Hinzuziehung eines Anästhesisten; **6.** postpunktioneller Kopfschmerz: Bettruhe, evtl. lokaler Blut-Patch (Injektion von 3 ml Eigenblut extradural in Höhe der Punktionsstelle); cave: Analgetika sind meist unwirksam; Prophylaxe: Gebrauch dünner Punktionsnadeln; **7.** Arteriitis temporalis: Prednisolon (z. B. Solu-Decortin® H), initial 60–80 mg i. v., langsame Dosisreduktion über Wochen; Therapieerfolg misst sich am Rückgang der Erhöhung der BSG und der Leukozytose. **8.** metabolisch bedingter Kopfschmerz: Therapie der Grunderkrankung; keine analgetischen Mischpräparate bei Niereninsuffizienz.

Operative Therapie: Bei chronischem Kopfschmerz sollten grundsätzlich alle operativen Wahleingriffe (z. B. Zahnextraktion, Operation im Bereich der Nasennebenhöhlen, Begradigung der Nasenscheidewand) unterbleiben.

Psychotherapie: Progressive Muskelrelaxation* nach Jacobson und andere Schmerzbewältigungsverfahren sind wirksame Begleitbehandlungen insbes. bei Spannungskopfschmerz, posttraumatischem Kopfschmerz und bei Arzneimittel induziertem Dauerkopfschmerz.

Naturheilkundliche Verfahren (Autor: Th. J. Doering): **1.** symptomatische Therapie aktueller Beschwerden durch ableitende Therapie* und reflektorisch wirksame Methoden; z. B. Temperatur ansteigende Fußbäder (u. U. mit Zusatz von Senfmehl), Wärmebehandlungen oder Haut reizende Methoden im Schulter- und Nackenbereich; manchmal helfen Einlaufbehandlungen überraschend zuverlässig. **2.** Für die Genese von Kopfschmerz werden auch nerval vermittelte (reflektorische) Vorgänge diskutiert. Als Irritationszentren kommen v. a. der Magen-Darm-Trakt und paravertebrale Gewebe der Halswirbelsäule in Betracht. Bei entsprechenden Befunden ergeben sich Ansätze zu einer oft gut wirksamen kausalen Therapie. **3.** Die wiederholte flächige Auftragung von 10 %igem Pfefferminzöl (Euminz®) auf Stirn und Schläfen bei Kopfschmerz vom Spannungstyp hat sich in klinischen Studien als wirksam erwiesen. **4.** Akupunktur* unter Beachtung der Ätiologie; **5.** Autogenes Training (sog. Stirnkühle-Übung); **6.** Ernährungsumstellung auf Vollwertkost und Reduktion tierischer Fette; **7.** Neuraltherapie, Störfeldsuche (Zähne); **8.** Fußreflexzonentherapie, Craniosakraltherapie.

Eigenbehandlung: sportliche Betätigung mit Ausdauersportarten insbes. bei Spannungskopfschmerz.

Arbeitsunfähigkeit: je nach subjektiver Beeinträchtigung.

Hinweis: **1.** Physikalische, naturheilkundliche und psychotherapeutische Maßnahmen sind bei Cluster-Kopfschmerz unwirksam. **2.** Lokale Injektionen mit Lokalanästhetika* sollten bei allen genannten Kopfschmerzarten unterbleiben. **3.** Eine länger dauernde Immobilisation der Halswirbelsäule nach Schleudertrauma ist nicht sinnvoll. **4.** Selektive Monoaminoxidase-Hemmer sind bei Kopfschmerz nicht wirksam. **5.** Akupunktur ist beim Spannungskopfschmerz nicht wirksamer als Scheinakupunktur.

Selbsthilfe: **1.** Deutsche Schmerzhilfe e. V., Sietwende 20, 21720 Grünendeich, Tel. 04142 810434, Fax 04142 810435; E-Mail: geschaeftsstelle@schmerzhilfe.org, Homepage: http://www.schmerzhilfe.org; **2.** Migräne Liga e. V., Tel. 06144 2211, Fax 06144 31908; E-Mail: info@migraeneliga-deutschland.de, Homepage: http://www.migraeneliga-deutschland.de; **3.** Deutsche Migräne- und Kopfschmerzgesellschaft, PD Dr. Peter Kropp, Universitätsklinikum Schleswig-Holstein, Institut für Medizinische Psychologie, Diesterwegstraße 10-12, 24113 Kiel, Tel. 0431 6594630, Fax 0431 6594639; E-Mail: dmkg@med-psych.uni-kiel.de, Homepage: http://www.dmkg.org; **4.** Deutsche Schmerzliga e. V., Adenauerallee 18, 61440 Oberursel, Tel. 0700 375375375, Fax 0700 37537538; E-Mail: info@schmerzliga.de, Homepage: http://www.schmerzliga.de; **5.** Aktive Schmerzhilfe e. V. (ASH), Postfach 100116, 47701 Krefeld, Tel. 02151 761797, Fax 02151 655145; E-Mail: Aktive-Schmerzhilfe.de@web.de.

Literatur: **1.** Diener, H. C.; Silberstein, S. D.: Medication overuse headaches. In: Olesen, J. et al. (eds.): The Headaches. 3rd ed. Philadelphia: Lip-

K

pincoot Williams & Wilkins, 2006; **2.** May, A.; Evers, S.; Limmroth, V.: A. S. Cluster-Kopfschmerz und trigeminoautonome Kopfschmerzen. In: Diener, H. et al., für die Kommission Leitlinien der DGN (Hrsg.): Leitlinien für Diagnostik und Therapie in der Neurologie. Stuttgart: Thieme, 2005; **3.** Straube, A. et al.: Episodischer und chronischer Spannungskopfschmerz. In: Diener, H., für die Kommission Leitlinien der DGN (Hrsg.): Leitlinien für Diagnostik und Therapie in der Neurologie. Stuttgart: Thieme, 2005.

Autor: H. C. Diener.

Korakopektoralsyndrom: s. Thoracic-outlet-Syndrom.

Korbhenkelriss: s. Meniskusriss.

Koronararterienverschluss: s. Bypass, aortokoronarer.

Koronardilatatoren: s. Nitrate, organische.

Koronarinsuffizienz: s. Angina pectoris; Herzkrankheit, koronare.

Koronarsklerose, stenosierende: s. Herzkrankheit, koronare.

Koronarsyndrom, akutes: s. Angina pectoris; Herzinfarkt.

Koronartherapeutika: s. Nitrate, organische.

Korpuskarzinom: syn. Endometriumkarzinom; vom Drüsenepithel der Gebärmutterkörperschleimhaut (Endometrium) ausgehendes endometrioides (östrogen- bzw. progesteronrezeptorpositiv oder -negativ), papillär-seröses oder klarzelliges Karzinom; **Ätiologie:** endometrioid: anhaltende Estrogenstimulation ohne Gestagenschutz bei PTEN-Gen-Mutationen, papillär-serös und klarzellig: p53-Gen-Mutationen; **Einteilung:** Stadieneinteilung nach FIGO (Fédération Internationale de Gynécologie et d'Obstétrique) bzw. TNM-Klassifikation (s. Tab.); histologische Differenzierungsgrade: G1 (hochdifferenziert), G2 (mäßig differenziert), G3 (undifferenziert); **Symptome:** prämenopausale Zusatzblutung, postmenopausale Blutung.

Korpuskarzinom
TNM-Klassifikation und FIGO-Stadien (Kurzfassung)

TNM	FIGO	Tumorwachstum
T1	I	begrenzt auf Corpus uteri
T1 a	I A	begrenzt auf Endometrium
T1 b	I B	infiltriert innere Hälfte des Myometriums
T1 c	I C	infiltriert mehr als innere Hälfte des Myometriums
T2	II	infiltriert Zervix, keine Ausbreitung jenseits des Uterus
T2 a	II A	endozervikaler Drüsenbefall
T2 b	II B	infiltriert Zervixstroma
T3	III	weiterreichende lokale bzw. regionale Ausbreitung
T3 a	III A	Ausdehnung auf Serosa bzw. Adnexe, Tumorzellen in Aszites oder Peritonealspülflüssigkeit
T3 b	III B	Ausdehnung auf Vagina
N1	III C	Metastasen in Becken- bzw. paraaortalen Lymphknoten
T4	IV A	infiltriert Blasen- bzw. Darmschleimhaut
M1	IV B	Fernmetastasen

Behandlungsindikation: mit der Diagnose gegeben; eine operative Therapie ist anzustreben, da die Resultate besser als bei primärer Strahlentherapie sind und bei Rezidiven eine Option auf Bestrahlung erhalten bleibt.

Pharmakotherapie: **I. Hormontherapie:** **1.** Möglichkeit der primären Gestagentherapie bei endometrioidem rezeptor-positivem Karzinom im Stadium I A G1 und noch bestehendem Kinderwunsch unter sonographischer Kontrolle bis zur Regression: **a)** Megestrolacetat (Megestat®), 80–160 mg/d p. o.; **b)** Medroxyprogesteron (z. B. MPA 250 mg HEXAL®), 200–400 mg/d p. o.; cave: UAW, z. B. Blutzuckerentgleisung bei Diabetes mellitus, Thrombose- und Emboliegefahr, kardiovaskuläre Störungen; sorgfältige Nutzen-Risiko-Abwägung, da ein Korpuskarzinom häufig mit arterieller Hypertonie, Adipositas und Diabetes mellitus kombiniert ist; 3 Monate nach Therapieende Hysteroskopie und Abrasio erforderlich; **2.** es gibt keine Indikation für eine adjuvante Hormontherapie; **3.** palliative Gestagentherapie bei symptomarmen Rezidiven, Metastasen und im fortgeschrittenen Stadium (FIGO III B, III C, IV), das einer kurativen Operation bzw. Strahlentherapie nicht mehr zugänglich ist (nur bei G1-Tumoren und/oder hohem Progesteronrezeptoranteil sinnvoll); **a)** Megestrolacetat, 80–160 mg/d p. o.; **b)** Medroxyprogesteron, 150–200 mg/d p. o.; **c)** je 3 Wochen Megestrolacetat, 160 mg/d p. o., im Wechsel mit je 3 Wochen Tamoxifen (z. B. Nolvadex®), 40 mg/d p. o.; Remissionsraten bei palliativer Gestagentherapie: 7–80 %; vgl. Hormontherapie bei Malignomen; **II. palliative Chemotherapie:** indiziert bei rezeptor-negativem Karzinom, G3-Tumor, Versagen der Hormontherapie oder starker Symptomatik; **a)** Epirubicin (z. B. FARMORUBICIN®), 90 mg/m^2 KO i. v. alle 3 Wochen; **b)** Paclitaxel (TAXOL®), 175 mg/m^2 KO i. v. alle 3 Wochen; **c)** Carboplatin (z. B. Carboplat®), Dosierung nach AUC 5 i. v. alle 3 Wochen; **d)** Carboplatin, Dosierung nach AUC 5 i. v., plus Paclitaxel, 175 mg/m^2 KO i. v., alle 3–4 Wochen; **e)** Epirubicin, 90 mg/m^2 KO i. v., plus Cisplatin (z. B. Platinex®-Lösung), 50 mg/m^2 KO i. v., alle 3 Wochen; cave: Kardiotoxizität von Epirubicin und Multimorbidität der Patientin beachten; **III. adjuvante Chemotherapie:** keine Indikation für eine alleinige adjuvante Chemotherapie bei adäquat operiertem Korpuskarzinom im Stadium I, II und III A/C mit negativen Lymphknoten; sie ist möglicherweise von Nutzen bei allen papillär-serösen und hellzelligen Karzinomen; 6 Zyklen Carboplatin, Dosierung nach AUC 5 i. v., plus Paclitaxel, 175 mg/m^2 KO i. v., alle 3–4 Wochen; cave: Medroxyprogesteron nur in Dosierungen zu 250 mg verfügbar.

Operative Therapie: Indikation und **Prinzip:** grundsätzlich abdominalen Zugang über Längsschnitt wählen (Staging, Lymphonodektomie, geringes Uterustrauma); vaginaler Zugang nur bei Kontraindikation zur Laparotomie; **1.** Standard ist eine Hysterektomie* mit bilateraler Adnexektomie (bis zu 15 % synchrone Ovarialkarzinome); **2.** bei ausgedehnter Infiltration der Zervix (Stadium II bulky) erweiterte abdominale Hysterektomie; **3.** Stadium III B: bei Operabilität zusätzlich Kolpektomie; bei Parametrienbefall erweiterte Hysterektomie; **4.** Stadium IV A: in Ausnahmefällen Entfernung von Uterus, Adnexen und zusätzlich, je nach Organbefall, Harnblase und/oder Rektum, evtl. mit partieller oder totaler Kolpektomie; **5.** Stadium IV B: evtl. zusätzlich zur Chemotherapie und/oder Bestrahlung der Fernmetastasen palliative Hysterektomie mit Adnexektomie; bei Ausbreitung in die Bauchhöhle optimales Tumordebulking mit nachfolgender Chemotherapie (Carboplatin plus Paclitaxel); **6.** pelvine und paraaortale Lymphonodektomie **a)** nicht erforderlich, wenn alle folgenden Faktoren erfüllt sind (Low-risk-Karzinom): Stadium I A/B, G1/2-Tumor, endometrioides Karzinom (einschl. Karzinome mit plattenepithelialer Differenzierung), Tumordurchmesser ≤2 cm; tumorfreie Distanz von der Invasionsspitze zur Serosa ≥1 cm; **b)** erforderlich, wenn einer der folgenden Faktoren vorliegt (High-risk-Karzinom): Stadium I C, II, III (außer nur zytologisch III A) oder IV A, G3-Tumor, Tumordurchmesser >2 cm, tumorfreie Distanz <1 cm, Blut- und Lymphgefäßeinbruch, serös-papilläres, klarzelliges oder Plattenepithelkarzinom; **7.** bei serös-papillärem und klarzelligem Karzinom zusätzlich Omentektomie; **Nachbehandlung:** Frühmobilisierung, Atemgymnastik, Thromboseprophylaxe, Anschlussheilbehandlung; Hormontherapie* im Klimakterium bei Ausfallserscheinungen mit einem Östrogen-Gestagen-Kombinationspräparat möglich; regelmäßige Karzinomnachsorge; **Komplikationen:** Blasen-, Ureter- und Darmverletzungen mit Gefahr von Fisteln in die Vagina und Lymphzysten; **Prognose:** Fünf-Jahres-Überlebensrate (chirurgisches Staging) im Stadium I 90 %, im Stadium II 78 %, im Stadium III 62 % und im Stadium IV 21 %; **Alternative:** laparoskopisch assistierte vaginale Hysterektomie (ohne Uterustraumatisierung) in Kombination mit endoskopischer Lymphonodektomie.

Strahlentherapie: **1.** primäre Strahlentherapie: Bei allgemein oder lokal inoperablen Patientinnen ist die perkutane Hochvolttherapie in Kombination mit intrakavitärer Kontaktstrahlentherapie im Afterloading-Verfahren Standard. Indikation zur perkutanen Therapie entspricht der zur Lymphonodektomie. Kontrollabrasio 12 Wochen nach Therapieende; Fernmetastasen zusätzlich bestrahlen und/oder Chemotherapie; bei Stadium IV A evtl. nur palliative homogene Beckenausstrahlung; **2.** postoperative Strahlentherapie: **a)** Kontaktstrahlentherapie zur Prophylaxe ohne Überlebensgewinn von Scheidenstumpfrezidiven (häufige Lokalisation von Rezidiven), außer Stadium I A/ B G1/2; **b)** perkutane Strahlentherapie mit 50 Gy nur bei positiven Lymphknoten, zurückgelassenen Tumorresten oder nicht erfolgter Lymphonodektomie bei high-risk-Karzinom zusammen mit einer Chemotherapie (sequenzielle Chemoradiotherapie); **Komplikationen:** Serometra, Pyometra (nach primärer Strahlentherapie), Enteritis, Proktitis; Beckenfibrose mit Ureterstenosierung und Lymphabflussstörung sowie Fistelbildung können auch noch nach Jahren auftreten.

Sonstige Maßnahmen: **1.** bei perkutaner Bestrahlung Diät ohne ballaststoffreiche und blähende Speisen; **2.** nach Lymphonodektomie evtl. entstauende Lymphmassagen; **3.** bei Strahlenreaktion der Vagina estriolhaltige Creme (z. B. Ovestin® Creme) im Wechsel mit dexpanthenolhaltiger Salbe (z. B. Bepanthen® Roche).

Therapeutischer Stufenplan: s. Abb.

Arbeitsunfähigkeit: postoperativ oder nach Kontaktbestrahlung 6 Wochen, nach externer Bestrahlung 8–10 Wochen; möglichst Ausnutzung der zulässigen Krankschreibungsdauer; evtl. Rentenverfahren einleiten.

Hinweis: **1.** Bei primärer Strahlentherapie ist Tumorausbreitung nicht sicher bekannt und ein in das Endometrium metastasiertes Ovarialkarzinom* muss ausgeschlossen sein. **2.** Die paraaortale Bestrahlung ist wegen hoher Komplikationsrate umstritten. **3.** Eine alleinige postoperative externe Bestrahlung ist ohne Effekt auf das Überleben. **4.** adjuvante sequentielle Chemoradiotherapie 4 Zyklen Carboplatin, Dosierung nach AUC 5 i. v., plus Paclitaxel, 175 mg/m^2 KO i. v., alle 3 Wochen, anschließend perkutane Bestrahlung mit/ohne Strahlenkontakttherapie; **5.** Kohabitation ist ca. 6 Wochen nach Operation bzw. 4 Wochen nach Strahlentherapie möglich.

Neuentwicklung: In klinischer Erprobung sind die Gabe von reinem Antiöstrogen Fulvestrant (z. B. Faslodex®) zur palliativen Pharmakotherapie sowie von Gestagenen plus GnRH-Analoga zur primären Pharmakotherapie.

Selbsthilfe: **1.** Frauenselbsthilfe nach Krebs e. V., Thomas-Mann-Str. 40, 53111 Bonn, Tel. 0228 33889400, Fax 0228 33889401; E-Mail: kontakt@frauenselbsthilfe.de, Homepage: http://www.frauenselbsthilfe.de; **2.** Deutsche Krebshilfe e. V., Buschstr. 32, 53113 Bonn, Tel. 0228 729900, Fax 0228 7299011; E-Mail: deutsche@krebshilfe.de, Homepage: http://www.krebshil

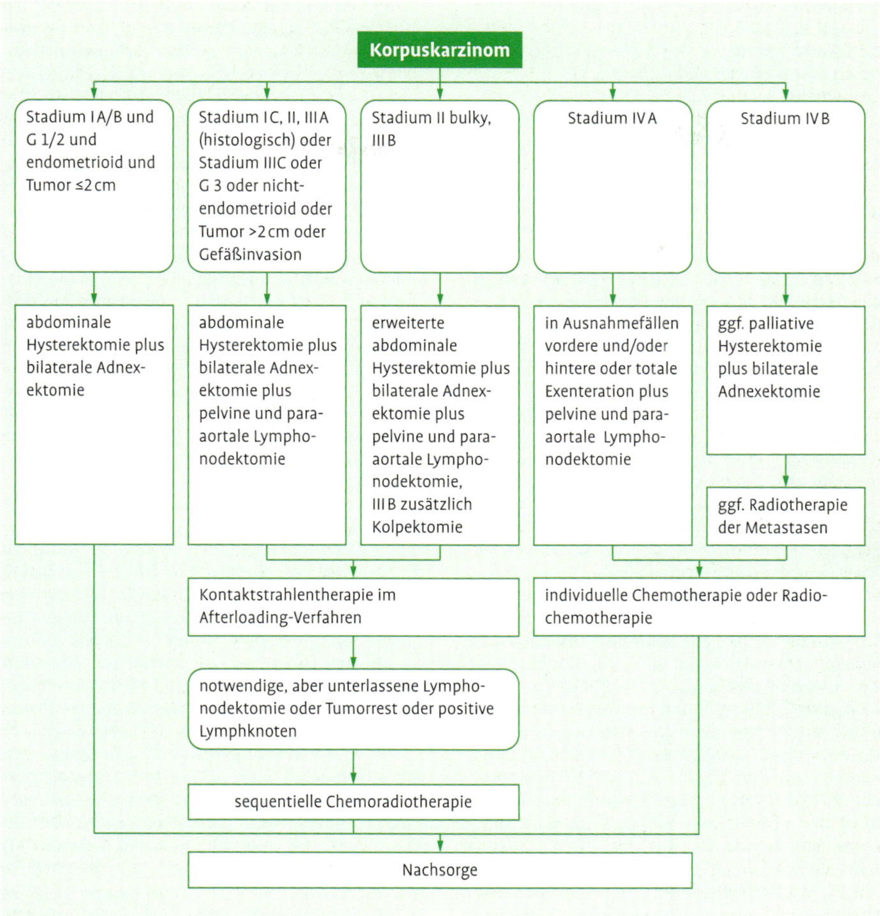

Korpuskarzinom: therapeutischer Stufenplan

fe.de; **3.** Krebsinformationsdienst (KID), Im Neuenheimer Feld 280, 69120 Heidelberg, Tel. 0800 4203040; E-Mail: krebsinformationsdienst@dkfz.de, Homepage: http://www.krebsinformation.de; **4.** Der Dachverband der Frauengesundheitszentren in Deutschland e. V, Goetheallee 9, 37073 Göttingen, Tel. und Fax 0551 487025; E-Mail: dv-frauengesundheitszentren@gmx.de, Homepage: http://www.fen-net.de/fgz/eingang.htm.

Literatur: **1.** AGO Leitlinien: Interdisziplinäre S2k-Leitlinie für die Diagnostik und Therapie des Endometriumkarzinoms. München: Zuckschwerdt, 2008; **2.** Mariani, A. et al.: Prospective assessment of lymphatic dissemination in endometrial cancer: a paradigm shift in surgical staging. Gynecol Oncol 109: 11–18 (2008); **3.** Köhler, G.: Endometriumkarzinom. In: Bühling, J. et al. (Hrsg.): CME Praktische Fortbildung Gynäkologie, Geburtsmedizin und Gynäkologische Endokrinologie. Hamburg: Akademos, 2006.

Autor: G. Köhler.

Korsettbehandlung: s. Skoliose.

Kortikosteroidabusus: s. Dermatitis, periorale.

Kosmetikaanwendung, übermäßige: s. Dermatitis, periorale.

Kostoklavikularsyndrom: s. Thoracic-outlet-Syndrom.

Krämpfe: s. Crampi; Dystonie.

Krätze: s. Scabies.

Kragenschnitt: s. Schilddrüsenchirurgie.

Krallenzehe: s. Hallux valgus.

Krampfaderbruch: s. Varikozele.

Krampfadern: s. Sklerotherapie; Varikose.

Krampfadern der Speiseröhre: s. Ösophagusvarizenblutung.

Krampfanfall, zerebraler: s. Epilepsie; Fieberkrampf; Status epilepticus.

Krankengymnastik: s. Physiotherapie.

Krankheitsbewältigung: s. Coping.

Kratzwunde: s. Bissverletzung.

Kreislauf, extrakorporaler: s. Herz-Lungen-Maschine.

Kreislaufversagen: s. Herz-Kreislauf-Stillstand; Schock.

Kreuzbandruptur: s. Kniegelenkbandruptur.

Krise, endokrine: endokrinologischer Notfall, lebensbedrohliche Stoffwechselentgleisung; **Klinik:** Jede endokrine Krise kann mit Bewusstlosigkeit* oder psychischer Veränderung einhergehen. Deshalb muss bei diesen Leitsymptomen ein endokrinologischer Notfall in die Differentialdiagnosen einbezogen werden und auch der Blutzucker (Abk. BZ) kontrolliert werden (hypoglykämische Diabetiker werden z. T. aufgrund von Aggressivität und Fremdgefährdung in psychiatrische Abteilungen eingewiesen, ohne dass an eine endokrine Krise gedacht wird). **Formen:** notfallmedizinisch relevant: **I. diabetisches Koma: 1.** hyperglykämisches diabetisches Koma: erhöhter BZ bei Diabetes mellitus in Verbindung mit langsam zunehmender Bewusstseinsstörung bis hin zur Bewusstlosigkeit*; Ursache: Insulinmangel, Insulinresistenz oder Änderung des Insulinbedarfs (z. B. Diätfehler, Hunger, körperliche Belastung, Infektion oder andere Begleiterkrankung); **a)** ketoazidotisches Koma (typisch für Diabetes* mellitus Typ 1) mit BZ um 300–600 mg/dl und metabolischer Azidose; **b)** hyperosmolares Koma (typisch für Diabetes* mellitus Typ 2) mit BZ um 600–1200 mg/dl und Serumosmolarität >310 mosmol/l; **2.** laktatazidotisches diabetisches Koma: kann als eine Sonderform der diabetischen Stoffwechselentgeleisung auftreten; die Diagnose ist präklinisch schwierig und nur mit speziellem Nachweis von Laktat im Serum möglich. Anamnestische Hinweise bietet die Einnahme von Biguanide (z. B. Metformin). Selten ist eine Methanolintoxikation Ursache für eine Laktatazidose. **II. hypoglykämisches Koma** (hypoglykämischer Schock): Absinken des BZ mit meist plötzlichem Bewusstseinsverlust; häufigster endokrinologischer Notfall, meist bei Patienten mit insulinabhängigem Diabetes* mellitus Typ 1; Ursache: Diätfehler, Fehldosierung von Insulin oder oralen Antidiabetika, körperliche Belastung bzw. Stresssituation, akute Intoxikation (Alkohol), seltener Hyperinsulinismus (Insulinom*, neuroendokrine Tumoren*) oder Mangel an Insulin-Antagonisten (Glucagon); **III. Schilddrüsenhormon**-Überschuss oder -Mangel: **1.** hyperthyreote Krise (syn. Thyreotoxikose): lebensbedrohliche Exazerbation einer (latenten) Hyperthyreose*; auslösende Faktoren: Stresssituation (Erkrankung, Operation), exogene Iodzufuhr (Röntgenkontrastmittel, Radioiodtherapie), Abbruch einer thyreostatischen Therapie; **2.** Myxödemkoma, akute Hypothyreose*: schwerer Mangel an Schilddrüsenhormonen (selten) mit hoher Letalität (50 %); Ursache: Thyroidektomie, Radioiodbehandlung, Autoimmunerkrankung, konnatal; **IV.** akutes **Nebennierenrindenhormon**-Defizit: Addison-Krise, akute Nebennierenrindeninsuffizienz* mit Mangel an Gluko- und Mineralokortikoiden; Ursache: plötzliches Absetzen einer Langzeitsteroidtherapie (Suppression), Nebennierenrindendestruktion (autoimmun, Metastasen), Hypothalamus- oder Hypophysenvorderlappen-Insuffizienz.

Behandlungsindikation: Die endokrine Krise ist ein Notfall. Aufgrund vitaler Bedrohung ist eine notärztliche Überwachung und Therapie sowie sofortige Einweisung auf eine Intensivstation indiziert. Bekannte Diabetiker mit einer Hypoglykämie aufgrund eines Dosierungsfehlers von Insulin können nach rascher Stabilisierung und bei guter Kooperation ggf. ambulant oder hausärztlich weiterbehandelt werden.

Pharmakotherapie: Im Vordergrund steht die Aufrechterhaltung der Vitalfunktionen: sicherer, großlumiger Venenzugang* und Infusion einer 0,9 %igen NaCl-Lösung sowie Sauerstoffgabe*; **1. diabetisches Koma: 1.** hyperglykämisches Koma: präklinisch unspezifische Therapie mit Infusion von NaCl 0,9 %, 500–1000 ml; bei Unklarheit darüber, ob eine Hypo- oder Hyperglykämie vorliegt, muss probatorisch Glukose, 20–40 ml Glukose 40 %, i. v. gegeben werden. BZ- und Serumelektrolytkorrekturen im Krankenhaus unter engmaschigen Laborkontrollen und intensivmedizinischer Überwachung; **2.** laktatazidotisches Koma: Eine spezifische präklinische Therapie gibt es nicht, die Volumensubstitution mit isomolaren Lösungen (NaCl 0,9 %) ist sinnvoll. **2. hypoglykämisches Koma:** Glukose, 20–60 g i. v., z. B. 50–100 ml Glukose 40 % und 500 ml Glukose 5 %, bis der BZ auf ca. 200 mg/dl angesteigt; **3. hyperthyreote Krise** (s. Hyperthyreose): präklinisch steht Blockierung der peripheren Hormonwirkung im Vordergrund; veränderte Metabolisierungsrate von Arzneimitteln, z. B. Beta-Rezeptoren-Blocker, berücksichtigen; **a)** Tachykardie* bzw. Herzrhythmusstörung*: Propranolol (z. B. Dociton®), initial 0,01 mg/kg KG i. v., Wiederholung alle 5 Minuten bis zur Gesamtdosis von 0,1 mg/kg KG, cave: negativ inotrope Wirkung bei bestehender Herzinsuffizienz; **b)** Glukokortikoide*: z. B. Hydrocortison (z. B. Hydrocortison Hoechst®), initial 100 mg i. v., alternativ Prednisolon (Solu-Decortin® H), 250 mg i. v.; **c)** Thyreostatika und Iodid unter intensivmedizinischer Überwachung; **4. Myxödemkoma:** präklinisch symptomatische Therapie mit Ausgleich einer begleitenden Hypoglykämie und Hypovolämie (z. B mit intermittiernden Substitutionen von Glukose 20 % und NaCl 0,9 % bis der BZ auf ca. 200 mg/dl angestiegen ist); veränderte Metabolisierungsrate von Arzneimitteln berücksichtigen; erst auf der Intensivstation erfolgt die Substitution mit Schilddrüsenhormon, der gezielte Ausgleich einer Elektrolyt-, Säure- und Basenstö-

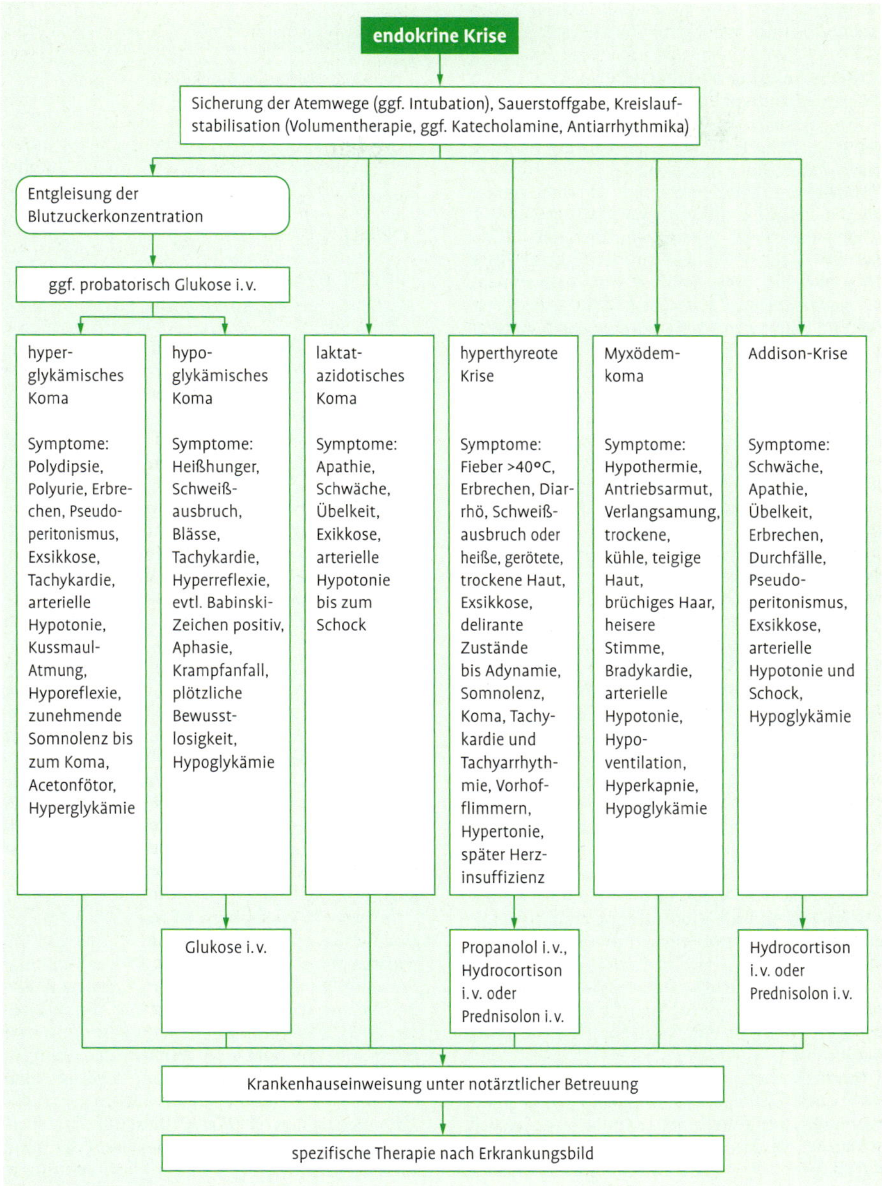

Krise, endokrine: therapeutischer Stufenplan

rung sowie die Gabe von Hydrocortison (z. B. Hydrocortison Hoechst®) zur Vorbeugung einer Nebennierenrindeninsuffizienz. **5. Addison-Krise:** Bei Verdacht auf einen akuten Hypokortisolismus erfolgt die Substitution mit Hydrocortison (z. B. Hydrocortison Hoechst®), initial 100 mg i. v., alternativ Prednisolon (Solu-Decortin® H), 250 mg i. v.

Sonstige Maßnahmen: **1.** Bei respiratorischer Insuffizienz* ist unabhängig von der Bewusstseinslage die Indikation zur endotrachealen Intubation (s. Atemwegsicherung) und Beatmung* großzügig zu stellen. **2.** Grundsätzlich ist bei jeder Bewusstlosigkeit der Blutzucker zu kontrollieren.

Therapeutischer Stufenplan: s. Abb.

Eigenbehandlung: Geschulte Diabetiker können bei Symptomen der Hypoglykämie z. T. noch selbst durch orale Traubenzuckerzufuhr die Blutzuckerentgleisung ausgleichen.

Hinweis: **1.** Höherprozentige Glukoselösungen wirken aufgrund ihrer Osmolarität gefäßwandschädigend (cave: paravenöse Injektion). **2.** Bei thyreotoxischer Krise kann eine lebensbedrohliche Hyperthermie (physikalische Kühlmaßnahmen), bei Myxödemkoma eine lebensbedrohliche Hypothermie* auftreten. **3.** Der Stress der Notfallbehandlung, Krankenhausaufnahme und Diagnostik kann v. a. bei Patienten mit Hypothyreose oder Addison-Krise zu weiterer Dekompensation führen. **4.** Keine blinde Behandlung der bei den meisten endokrinen Krisen vorkommenden Elektrolyt-, Säure- und Basenstörungen. **5.** Bei Bewusstseinsstörung dürfen wegen Aspirationsgefahr dem Patienten keine Speisen oder Flüssigkeiten eingeflößt werden.

Autoren: J. Linzer, H. Moecke, S. Oppermann.

Krise, hypertensive: s. Hypertonie, arterielle.

Krise, thyreotoxische: s. Hyperthyreose.

Kropf: s. Struma.

Krupp: entzündlich bedingte Einengung des Kehlkopfs mit Luftnot und Stridor; **Einteilung: 1.** echter Krupp bei Diphtherie* des Kehlkopfs mit Heiserkeit, Aphonie, Bildung von Pseudomembranen, inspiratorischem Stridor und Luftnot; **2.** Pseudokrupp* bei viraler Infektion; **Diagnose:** Nach Rachenabstrich muss der Nachweis des Diphtherie-Toxins mit Elek-Platte oder PCR erfolgen. Der alleinige Nachweis von Corynebacterium diphtheriae im Rachenabstrich ist für die Diagnose nicht ausreichend, da dieser Keim auch als physiologische Rachenflora vorkommt.

Behandlungsindikation: jede Atemnotsymptomatik mit inspiratorischem Stridor; eine akute Verschlechterung ist jederzeit möglich. Eine Abschätzung der Atemnot kann anhand der klinischen Symptome vorgenommen werden (s. Tab.). Im Zweifelsfall ist eine stationäre Überwachung notwendig.

Krupp Klinische Symptome zur Einschätzung der Atemnot
Dauer des inspiratorischen Stridors
Einziehungen im Jugulum
Einziehungen interkostal
Anstieg der Pulsfrequenz
Zyanose
periorale Blässe und aschfahles Gesichtskolorit
zusätzlich exspiratorischer Stridor
Bewusstlosigkeit

Pharmakotherapie: **1.** bei begründetem Verdacht auf Diphtherie: Antitoxintherapie mit Diphtherie-Antitoxin, 500–2000 IE/kg KG i. v., je nach Schwere (Pferdeserum; vorher Sensibilisierung durch Intrakutan- oder Konjunktivaltest ausschließen; Präparatedepots über Giftnotruf oder Hersteller-Hotline zu erfahren); **2.** Antibiotikatherapie zur Verringerung der Toxinproduktion und Eradikation der Erreger: **a)** Penicillin V, Erwachsene 3 × 1–1,5 Mio. IE/d p. o. nüchtern, Kinder 50 000–100 000 IE/kg KG/d p. o. nüchtern, in 3 ED; **b)** alternativ Clindamycin, Erwachsene 4 × 150–450 mg/d p. o., Kinder 10–40 mg/kg KG/d p. o., in 3–4 ED, oder Rifampicin, Erwachsene 1 × 10 mg/kg KG/d p. o. oder i. v., Kinder 1 × 10–20 mg/kg KG/d p. o. oder i. v. (cave: Cytochrom P450-Interaktion!); **3.** Grundimmunisierung und Reiseprophylaxe: s. Diphtherie.

Interventionelle und operative Therapie: **1.** endotracheale Intubation (s. Atemwegsicherung); eine endoskopische Larynxkontrolle sollte spätestens nach 12–24 Stunden erfolgen; frühzeitige Extubation anstreben. Falls eine Extubation nach 2–5 Tagen immer noch nicht möglich ist, sollte eine Tracheotomie* erwogen werden, um Knorpelschäden an Larynx und Trachea mit nachfolgenden Stenosen zu vermeiden. **2.** Sind Intubation oder Tracheotomie als Notfallmaßnahme nicht möglich, ist in lebensbedrohlichen Situationen eine Koniotomie* durchzuführen.

Literatur: **1.** Marre, R. et al.: Klinische Infektiologie. München: Elsevier Urban & Fischer, 2007; **2.** Deutsche Gesellschaft für pädiatrische Infektiologie e. V. (Hrsg.): Handbuch Infektionen bei Kindern und Jugendlichen. 4. Aufl. München: Futuramed, 2003.

Autoren: F. Waldfahrer, H. Iro.

Kryoablation: s. Katheterablation.

Kryotherapie: therapeutische Kälteanwendung; **Formen:** **1.** abkühlende Maßnahmen der Hydrotherapie; **2.** Kältepackungen mit Temperaturen deutlich unter dem Gefrierpunkt; **3.** Anwendung von Kältesprays; **4.** Kaltluftbehandlungen; **5.** Aufenthalt in Kältekammern; **Therapieziel:** Analgesie, Dämpfung entzündlicher Prozesse; **Therapeutisches Prinzip:** Auskühlung oberflächlich und tiefer liegender Gewebe; Dämpfung entzündlicher Prozesse; reflektorisch vermittelte positive Wirkungen auf die Empfindung und Verarbeitung von Schmerz; angenommen wird außerdem eine verbesserte vegetative Regulation und Trophik.

Indikation: akute Traumen und chronische Schmerzsyndrome v. a. des Bewegungsapparates (Spondylitis* ankylosans, Fibromyalgiesyndrom*, rheumatoide Arthritis*); akute entzündliche Erkrankungen; Hypotonie; Verbrennungen.

Kontraindikation: Unverträglichkeit von Kälte (stellt sich meist erst im Lauf der Behandlung heraus); bereits unterkühlte Gewebe; Raynaud-Syndrom; Blasen- und Nierenerkrankungen.

Durchführung: **1.** kalte Packungen und Wickel (ca. 15 °C; s. Hydrotherapie); **2.** intensive Kälteanwendung mit Eisabreibungen oder länger aufliegenden Kälteträgern (–10 °C bis –20 °C); **3.** kurzfristige, extreme Kälteexpositionen mit Chlorethylspray oder flüssigem Stickstoff (–196 °C) z. B. in der Traumatologie; **4.** Kaltluftanwendung bis ca. –30 °C, 300–1000 l/min für mehrere Minuten; **5.** in Kältekammern wird der unbekleidete Patient einer Umgebungstemperatur von bis zu –120 °C ausgesetzt.

Komplikationen: lokale Kälteschäden bis zu umfangreichen Erfrierungen mit Nekrosen.

Autor: Th. J. Doering.

Kryotherapie, dermatologische: Verfahren zur Behandlung benigner oder maligner hyperplastischer Hauterkrankungen durch oberflächliche Vereisung; **Therapieziel:** Entfernen des zu behandelnden Gewebes; **Therapeutisches Prinzip:** Anwendung als Sprüh- oder Kälte-Kontakt-Verfahren; das Einfrieren und anschl. Auftauen führt zum Zerplatzen der Zellen mit anschl. Nekrose.

Indikation: s. Tab.; die angegebenen Behandlungszeiten sind abhängig vom Gerät und der persönlichen Erfahrung des Anwenders; generell einmal vereisen, dann 1–5 Minuten vollständig auftauen lassen und ggf. Wiederholung des Vorgangs. Kryotherapie eignet sich gut zur Behandlung des Kaposi-Sarkoms. Bei solidem Basalzellkarzinom* oder Plattenepithelkarzinom* Kryotherapie wegen fehlender histologischer Kontrollmöglichkeit der vollständigen Entfernung nur in Ausnahmefällen (hohes Alter des Patienten, ungünstige anatomische Lokalisation, antikoagulierter Patient), ansonsten operative Verfahren.

Kontraindikation: Nävuszellnävi sollten aufgrund der möglichen Differentialdiagnose des malignen Melanoms nicht kryochirurgisch behandelt werden.

Durchführung: Die dermatologische Kryotherapie ist ein einfaches therapeutisches Verfahren, setzt jedoch Erfahrung beim Anwender voraus. Durchführung i. d. R. ohne Lokalanästhesie, evtl. Unterspritzung mit z. B. Mepivacain 1 % (z. B. Meaverin®); **Verfahren:** **1.** Sprühverfahren: Flüssiger Stickstoff wird direkt auf das zu behandelnde Hautareal gesprüht (Temperatur an der Oberfläche –196 °C); die Dosierung erfolgt durch entspr. Düsen mit unterschiedlichen Durchmessern (z. B. 0,4–1,0 mm). Die gesunde Haut kann durch Plastikschablonen abgedeckt werden. **2.** Kälte-Kontakt-Verfahren: Mit flüssigem Stickstoff gekühlter Metallstempel wird in direkten Kontakt mit der Haut gebracht; Zeitdauer des Vorgangs und Durchmesser des Metallstempels variieren je nach Fall. **Unerwünschte Wirkungen:** **1.** Rötung (tritt nach wenigen Minuten auf), gefolgt von Ödembildung (verschwindet nach 2 Tagen); **2.** Blasenbildung; tritt nach einigen Stunden bis Tagen auf; Blase zum Schutz vor Infektion so lange wie möglich intakt lassen, ggf. sterile Punktion; bei Ablösung Behandlung der Erosion oder des Ulkus mit antiseptischer Creme (z. B. Betaisodona® Salbe) und Verband, um Krustenbildung zu verhindern und Reepithelisierung zu fördern.

Hinweis: **1.** Bei Ulzerationen sekundäre Wundheilung mit Ausbildung flacher Narben, die in den ersten Monaten oft depigmentiert bleiben (evtl. Entwicklung eines Leukoderms, besonders bei stärker Pigmentierten); **2.** Die Gefahr der Entwicklung hypertropher Narben ist im Gegensatz zur dermatologischen Lasertherapie* gering. **3.** Durch unzureichendes Auftauen zwischen den wiederholten Gefrierzyklen oder durch zu lange Kontaktzeiten sind Nekrosen möglich.

Literatur: **1.** Andrews, M. D.; Cryosurgery for common skin conditions. Am Fam Physician 15: 2365–2373 (2004); **2.** Kuflik, E. G.: Cryosurgery

Kryotherapie, dermatologische
Indikation und Verfahren

Diagnose	Verfahren	Dauer (s)		Wiederholung
aktinische Keratosen	S, K	10–20	(2-mal)	ggf. nach 4 Wochen
Rumpfhautbasaliome	S, K	10–20	(2-mal)	ggf. nach 4 Wochen
Condylomata acuminata	S, K	10		nach 1 Woche
Verrucae vulgares	S	10		alle 2 Wochen
Keloide	S, K	15–20	(2-mal)	alle 4 Wochen
kapilläres Hämangiom	K	10–20		nach 4 Wochen
Kaposi-Sarkom	S, K	30	(2-mal)	nach 4 Wochen

S: Sprühverfahren; K: Kälte-Kontakt-Verfahren

for skin cancer: 30 years experience and cure rates. Dermatol Surg 30: 297–300 (2004).

Autoren: P. Schulze, W. Sterry.

Kryptokokkose: s. Lungenmykosen.

Kryptorchismus: s. Maldescensus testis.

Kryptosporidiose: s. Enteritis, infektiöse.

Kümmel-Verneuil-Krankheit: s. Knochennekrosen, aseptische.

Kugelzellenanämie: s. Erythrozytenmembrandefekte.

Kunstglieder: s. Heil- und Hilfsmittel, orthopädische.

Kupferablagerung: s. Wilson-Krankheit.

Kupferfinnen: s. Rosacea.

Kupferintoxikation: s. Schwermetallintoxikation.

Kurmittel: s. Balneotherapie.

Kurzdarmsyndrom: s. Dünndarmtransplantation.

Kurzschlussverbindung, arteriell-venöse: s. Angiodysplasie, kongenitale venöse.

Kurzsichtigkeit: s. Refraktionsanomalien.

KUVA: s. Vitiligo.

Kwashiorkor: s. Malnutrition.

Kyphose, juvenile: s. Scheuermann-Krankheit.

L

Labienschwellung: s. Bartholinitis.

Labyrinthausfall, akuter: ohne erkennbare Ursache, plötzlich auftretender einseitiger Ausfall eines peripheren Vestibularisorgans; **Ursache:** Die Pathophysiologie der Erkrankung ist ungeklärt; in einigen Fällen liegt eine Reaktivierung von Herpes-simplex-Viren vor; analog zum Hörsturz wird aber auch eine Mikrozirkulationsstörung diskutiert. Die synonym verwendeten Bez. Neuritis/Neuronitis/Neuropathia vestibularis sind vermutlich nicht korrekt, da i. d. R. keine nervale Störung vorliegt. **Klinik:** starker Dauerdrehschwindel, Scheinbewegung der Umgebung zur Seite des betroffenen Ohres, Übelkeit und Erbrechen; das Gehör bleibt unbeeinflusst; grobschlägiger horizontaler Nystagmus zur gesunden Seite, meist mit rotatorischer Komponente; bei thermischer Prüfung Unerregbarkeit der betroffenen Seite. **Verlauf:** Schwindel und Nystagmus klingen inf. zentraler Kompensationsprozesse im Verlauf von Tagen bis Wochen ab (Decrescendotyp), bis nur noch ein Nystagmus nach Provokation (z. B. Kopfschütteln) festzustellen ist. Bei >50 % der Patienten tritt im Verlauf von 6 Monaten eine Funktionswiederkehr ein (nachweisbar durch seitengleiche thermische Labyrintherreg-

Labyrinthausfall, akuter
Rheologische Infusionstherapie

Tag	Wirkstoff	Dosierung
1	Hydroxyethylstärke 10 % 200/0,4	250 ml i. v. über 4 Stunden
	Pentoxifyllin	300 mg i. v. in 500 ml Ringer-Lösung über ≥3 Stunden+ 400 mg p. o. 8-stündlich
	Prednisolon	250 mg als Kurzinfusion morgens
2	Hydroxyethylstärke 10 % 200/0,4	250 ml i. v. über 4 Stunden
	Pentoxifyllin	300 mg i. v. in 500 ml Ringer-Lösung über ≥3 Stunden+ 400 mg p. o. 8-stündlich
	Prednisolon	200 mg als Kurzinfusion morgens
3	Pentoxifyllin	300 mg i. v. in 500 ml Ringer-Lösung über ≥3 Stunden+ 400 mg p. o. 8-stündlich
	Prednisolon	150 mg als Kurzinfusion morgens
4	Pentoxifyllin	300 mg i. v. in 500 ml Ringer-Lösung über ≥3 Stunden+ 400 mg p. o. 8-stündlich
	Prednisolon	100 mg als Kurzinfusion morgens
5	Pentoxifyllin	300 mg i. v. in 500 ml Ringer-Lösung über ≥3 Stunden+ 400 mg p. o. 8-stündlich
	Prednisolon	80 mg p. o. morgens
6	Pentoxifyllin	300 mg i. v. in 500 ml Ringer-Lösung über ≥3 Stunden+ 400 mg p. o. 8-stündlich
	Prednisolon	60 mg p. o. morgens
7	Pentoxifyllin	300 mg i. v. in 500 ml Ringer-Lösung über ≥3 Stunden+ 400 mg p. o. 8-stündlich
	Prednisolon	40 mg p. o. morgens
8	Prednisolon	20 mg p. o. morgens
9	Prednisolon	10 mg p. o. morgens

barkeit); in den übrigen Fällen verbleibt eine kalorische Unerregbarkeit.

Behandlungsindikation: starker Schwindel mit erheblichen vegetativen Begleiterscheinungen.

Pharmakotherapie: **1.** symptomatische Therapie: **a)** Antivertiginosa, z. B. Dimenhydrinat (z. B. Vomex A®), im akuten Stadium 62 mg i. v. oder 100 mg i. m., später als Depotdragées alle 8–10 Stunden; **b)** initial zusätzlich ggf. Diazepam, 2–5 mg i. v.; **c)** bei Erbrechen Flüssigkeits- und Elektrolytsubstitution, ggf. Antiemetika*, z. B. Droperidol (Xomolix®), 0,625–1,25 mg i. v.; **2.** rheologische Infusionstherapie mit Glukokortikoiden (s. Tab.); eine zusätzliche antivirale Therapie hat keinen therapeutischen Nutzen.

Sonstige Maßnahmen: **1.** Ruhigstellung, ggf. stationäre Aufnahme; **2.** nach Abklingen der vegetativen Erscheinungen frühzeitig aktives Bewegungstraining unter Anleitung, um eine zentrale Kompensation zu unterstützen.

Arbeitsunfähigkeit: in Abhängigkeit vom Verlauf der Kompensation meist mehrere Wochen; bei vollständiger Kompensation ist Arbeitsfähigkeit gegeben (Ausnahmen: Berufe mit besonderen Ansprüchen an die Integrität des Vestibularapparats, z. B. Führen einspuriger Kraftfahrzeuge, Personenbeförderung, Luftverkehr, Tätigkeiten mit Absturzgefahr).

Literatur: **1.** Strupp, M. et al.: Methylprednisolone, Valacyclovir, or the combination for vestibular neuritis. N Engl J Med 351 (4): 354–361 (2004); **2.** Scherer, H.; Helling, K.; Watanabe, S.: Zur Pathogenese der sogenannten Neuropathia vestibularis – Experimente an der Ampulle. In: Stoll, W. (Hrsg.): Vestibuläre Erkrankungen – eine interdisziplinäre Herausforderung. Stuttgart: Thieme, 2001; **3.** Stoll, W. (Hrsg.): Hennig-Symposium, Innsbruck 2000. Stuttgart: Thieme, 2001; **4.** Waldfahrer, F.; Finke, C.; Iro, H.: Aktuelle Aspekte der medikamentösen Schwindeltherapie. In: Stoll, W. (Hrsg.): Vestibuläre Erkrankungen – eine interdisziplinäre Herausforderung. Stuttgart: Thieme, 2001.

Autoren: F. Waldfahrer, H. Iro.

Labyrinthitis: bakterielle oder virale Entzündung des peripheren Hör- und Gleichgewichtorgans; **Formen:** **1.** lokal umschriebene Labyrinthitis durch Arrosion des lateralen Bogengangs bei einem Cholesteatom*; **2.** diffuse Form als **a)** seröse Labyrinthitis durch Toxindiffusion aus dem Mittelohr in das Labyrinth oder virale Enzündungen; meist mildere Verlaufsform mit Hörminderung, Übelkeit, Schwindel und Reiznystagmus zur erkrankten Seite; **b)** schwere eitrige bakterielle Labyrinthitis mit Einbruch von Erregern in das Innenohr bei Meningitis*, Otitis media acuta oder Mastoiditis*; rasche Hörminderung mit Ertaubung und Ausfallnystagmus zur gesunden Seite.

Behandlungsindikation: Jede Symptomatik, für die eine Labyrinthitis ursächlich sein kann, bedarf einer unverzüglichen Abklärung. Ein möglicher Labyrinthausfall als potentielle Folge rechtfertigt eine frühzeitige Therapie.

Pharmakotherapie: Grundsätzlich ist ein Keimnachweis zur gezielten antibiotischen Therapie anzustreben. **1.** Kalkulierte Initialtherapie bei eitriger Labyrinthitis als otogene Komplikation: **a)** Ceftriaxon (z. B. Rocephin®), 1–2 × 2 g/d i. v., oder Cefotaxim (z. B. Claforan®), 2–3 × 2 g/d i. v.; danach gezielte Antibiotikatherapie nach Antibiogramm; **b)** bei Diabetes mellitus und/oder Cholesteatom zusätzlich Ciprofloxacin (z. B. Clyprobay®), 1 × 400 mg/d i. v.; **c)** alternativ Piperacillin, 3 × 4 g/d i. v., plus Betalaktamase-Inhibitor, z. B. Sulbactam (Combactam®), 3 × 1 g/d i. v., oder als Kombinationspräparat (Tazobac®), 3 × 4,5 g/d i. v.; **2.** ggf. Therapie einer Meningitis*.

Operative Therapie: **1.** sofortige Entlastung durch Parazentese* und Einlage eines Paukenröhrchens bei akuter Otitis media; **2.** Mastoidektomie bei Mastoiditis; **3.** Sanierung der Mittelohrräume durch Tympanoplastik* bei chronischer Otitis media oder Cholesteatom; **4.** partielle oder totale Labyrinthektomie muss bei Entwicklung einer Meningitis aus einer diffusen, eitrigen Labyrinthitis (bes. trotz Antibiotikagabe und Mittelohrsanierung) und bei nekrotisierender Entzündung im Bereich der Labyrinthkapsel erfolgen.

Arbeitsunfähigkeit: abhängig vom Beruf bis zur Kompensation des einseitigen Labyrinthausfalls.

Literatur: **1.** Leitlinien der Deutschen Gesellschaft für Hals-Nasen-Ohren-Heilkunde, Kopf- und Hals-Chirurgie: Antibiotikatherapie der Infektionen an Kopf und Hals. http://www.uni-duesseldorf.de/AWMF/ll/017-066.htm (2008); **2.** Federspil, P.; Federspil, P. A.: Antibiotikatherapie in der Hals-Nasen-Ohren-Heilkunde. HNO 53: 11–28 (2005).

Autoren: F. Waldfahrer, H. Iro.

Labyrinthkapselerkrankung, erbliche: s. Otosklerose.

Lähmung, schlaffe: s. Querschnittläsion.

Lähmungsschielen: s. Strabismus.

Läuse: s. Pedikulose.

Lagerungsschwindel, benigner paroxysmaler: s. Schwindel, peripher-vestibulärer.

Lagophthalmus: s. Fazialisparese.

Lamotrigin: s. Antiepileptika.

Langsamkeit, zwanghafte: s. Zwangsstörungen.

Lanzoprazol: s. Protonenpumpen-Hemmer.

Larsen-Johansson-Krankheit: s. Knochennekrosen, aseptische.

Laryngitis: Entzündung der Schleimhaut des Kehlkopfs; **Formen:** **1.** akute Laryngitis: i. R. einer Rhinopharyngitis mit Heiserkeit, Halsschmerzen und in schweren Fällen mit fibrinösen bis eitrigen Belägen, meist aber viraler Genese; **2.** chronische Laryngitis mit geröteter, unruhiger, meist verdickter Stimmlippenschleimhaut, Heiserkeit, Räusperzwang, Reizhusten, selten Schmerzen; entwickelt sich bei fehlender Ausheilung einer akuten Laryngitis, Rhinosinusitis*, stimmlicher Fehl- oder Überbelastung und gehäuft bei Rauchern und bei Schadstoffexposition; **3.** Sonderform: chronisch-hyperplastische Laryngitis mit ein- oder beidseitigem lappigem Stimmlippenödem; Hauptsymptom Heiserkeit.

Behandlungsindikation: wegen möglicher Spätfolgen (Entwicklung einer chronischen aus einer akuten Laryngitis; die chronische Laryngitis gilt als Präkanzerose, v. a. bei Nicotinabusus) ist jede Laryngitis zu behandeln.

Pharmakotherapie: I. akute Laryngitis: 1. bei Schmerzen und Fieber: nichtsteroidale Antiphlogistika, z. B. Ibuprofen, 3 × 400–600 mg/d p. o.; **2.** Lokaltherapie mit Rachentherapeutika, z. B. Benzydamin (Tantum® Verde) oder Fusafungin (Locabiosol®), die jedoch die Larynxschleimhaut nur bedingt erreichen; **3.** Inhalationen mit Solelösung und Zusatz von Alphasympathomimetika (s. Sympathomimetika) und/oder Glukokortikoiden*; **4.** bei quälendem Husten Antitussiva*, z. B. Noscapin (Capval®; Dosierung bei Erwachsenen: 3 × 50 mg/d) oder Levodropropizin (Quimbo®; Dosierung bei Erwachsenen: 3 × 60 mg/d); cave: bei der Verordnung von Antitussiva muss die Symptombesserung gegenüber einer pulmonalen Sekretretention inf. Unterdrückung des Hustenreizes abgewogen werden. **5.** bei fibrinöser oder eitriger Laryngitis und bei Patienten mit chronischer Lungenerkrankung oder Immunsuppression: **a)** Amoxicillin, 3 × 750–1000 mg/d p. o.; **b)** ggf. Aminopenicillin plus Betalaktamase-Inhibitor, z. B. Unacid® PD oral, 2 × 750 mg/d p. o., oder Augmentan®, 3 × 625 mg/d oder 2 × 1 g/d p. o.; **c)** alternativ: Clindamycin, 4 × 150–450 mg/d p. o., oder Ciprofloxacin, 2 × 250–500 mg/d p. o.; **II. chronische Laryngitis: 1.** Antibiotikatherapie: Aminopenicillin, Amoxicillin oder Ciprofloxacin über 2 Wochen; **2.** Inhalationen mit Solelösung und Zusatz von Alphasympathomimetika und/oder Glukokortikoiden; **3.** evtl. zusätzlich Glukokortikoide, z. B. Dexamethason, initial 10 mg/d p. o., dann langsame Dosisreduzierung.

Operative Therapie: 1. bei chronischer Laryngitis ggf. direkte Mikrolaryngoendoskopie in Narkose mit Probeexzision zum Ausschluss eines Karzinoms; **2.** bei chronisch-hyperplastischer Laryngitis ist die mikrochirurgische Abtragung eine sinnvolle Therapieoption.

Naturheilkundliche Verfahren: symptomatische Therapie bei akuter Laryngitis und roborierende Maßnahmen bei chronischer Erkrankung: s. Bronchitis, akute; Bronchitis, chronische.

Sonstige Maßnahmen: 1. akute Laryngitis: Stimmruhe, Rauchverbot, angefeuchtete Atemluft; **2.** chronische Laryngitis: Ausschaltung begünstigender Faktoren (Schadstoffexposition, Nicotinabusus, behinderte Nasenatmung, Fehlbelastung der Stimme, chronische Sinusitis); **3.** Bei chronischer Laryngitis sind Aufenthalte an der See (Nordsee, Atlantik) und Kuren in Badeorten mit salinischem Wasser (z. B. Rappenau, Kissingen, Ems, Reichenhall) zu empfehlen.

Arbeitsunfähigkeit: Bei Patienten mit Sprechberuf sollte nach Laryngitis mit Heiserkeit die Stimme vor Wiederaufnahme der Arbeit angemessen belastbar sein.

Hinweis: 1. Jede trotz Therapie länger als 4–5 Wochen bestehende Heiserkeit im Erwachsenenalter ist solange auf das Vorliegen eines Larynxkarzinoms* verdächtig, bis (ggf. bioptisch) das Gegenteil erwiesen ist. **2.** Bei der unkomplizierten akuten Laryngitis ist aufgrund der meist viralen Genese eine Antibiotikatherapie nutzlos. **3.** Instillationen von ölhaltigen Lösungen in den Kehlkopf sollten unterbleiben, da sie zu irreversiblen Lungenparenchymschäden führen können.

Literatur: 1. Probst, R.; Grevers, G.; Iro, H.: Hals-Nasen-Ohren-Heilkunde. 3. Aufl. Stuttgart: Thieme, 2008; **2.** Zenner, H. P.: Praktische Therapie von Hals-Nasen-Ohren-Krankheiten. Stuttgart: Schattauer, 2008.

Autoren: F. Waldfahrer, H. Iro.

Laryngitis subglottica: s. Pseudokrupp.

Laryngoskopie, direkte: s. Dysphonie.

Larynxkarzinom: syn. Kehlkopfkarzinom; häufigster maligner Tumor des Kehlkopfs; histologisch meist Plattenepithelkarzinom, sehr selten Adenokarzinom; **Vorkommen:** v. a. bei Männern (ca. 90 % der Fälle, Anteil der Frauen steigend) im 6. Lebensjahrzehnt mit engem Zusammenhang zu Nicotin-, weniger zu Alkoholkonsum; **Formen: 1.** Larynxkarzinom der Glottis (ca. 60 %); Hauptsymptom ist Heiserkeit. Relativ späte Metastasierung inf. spärlicher Lymphkapillarisierung; gute Prognose; **2.** supraglottisches Larynxkarzinom (ca. 30 %) mit Fremdkörpergefühl und Schluckbeschwerden; frühe Metastasierung inf. ausgeprägter, bilateral drainierender Lymphkapillarisierung; **3.** subglottisches Larynxkarzinom; fällt meist spät durch Infiltration der Glottis auf; Metastasierung in paratracheale und mediastinale Lymphknoten.

Behandlungsindikation: Jedes Larynxkarzinom sollte umgehend behandelt werden. Auch potentielle Präkanzerosen (Leukoplakien, Papillomatose des Erwachsenen, Pachydermien) bedürfen einer histologischen Abklärung und ggf. Abtragung.

Operative Therapie: Das Verfahren richtet sich nach Sitz und Ausdehnung des Larynxkarzinoms entsprechend der TNM-Klassifikation (s. Tab.); **I. glottisches Larynxkarzinom: 1.** T1 a: **a)** endoskopisch-mikrochirurgische Laserabtragung; **b)** ggf. direkte Chordektomie nach Thyreotomie; **2.** T1 b und T2: **a)** endoskopisch-mikrochirurgische Laserabtragung; **b)** je nach Tumorlokalisation ggf. auch frontolaterale oder frontoanteriore Teilresektion des Kehlkopfs (s. Abb.); **c)** Bei T2 N0 M0 mit deutlich eingeschränkter Beweglichkeit der Stimmlippen sowie bei Tumorbefall der vorderen Kommissur ist eine vertikale Larynxteilresektion vorzuziehen. **3.** T3: **a)** Bei einseitiger Tumorloka-

L

Larynxkarzinom
TNM-Klassifikation

TNM	Tumorwachstum
Supraglottis	
T1	ein Unterbezirk; normal bewegliche Stimmlippen
T2	Schleimhaut von mehr als einem Unterbezirk von Supraglottis/Glottis oder Schleimhaut eines Areals außerhalb der Supraglottis; keine Larynxfixation
T3	begrenzt auf Larynx, mit Stimmlippenfixation und/oder Invasion von Postkrikoidregion, präepiglottischem Gewebe, paraglottischem Raum; geringgradige Schildknorpelerosion
T4	
T4 a	Ausbreitung durch Schildknorpel: Trachea, Halsweichteile, äußere Muskulatur der Zunge, gerade Halsmuskulatur, Schilddrüse/Ösophagus
T4 b	Prävertebralraum, mediastinale Strukturen, Aorta carotis interna
Glottis	
T1	auf Stimmlippe(n) begrenzt, normal bewegliche Stimmlippen
T1 a	eine Stimmlippe
T1 b	beide Stimmlippen
T2	Ausbreitung auf Supra- oder Subglottis; eingeschränkte Stimmlippenbeweglichkeit
T3	Stimmlippenfixation; Ausbreitung auf präepiglottischen Raum; geringgradige Erosion des Schildknorpels
T4	
T4 a	Ausbreitung durch Schildknorpel: Trachea, Halsweichteile, äußere Muskulatur der Zunge, gerade Halsmuskulatur, Schilddrüse/Ösophagus
T4 b	Prävertebralraum, mediastinale Strukturen, Aorta carotis interna
Subglottis	
T1	begrenzt auf Subglottis
T2	Ausbreitung auf Stimmlippe(n), normal oder eingeschränkt beweglich
T3	Stimmlippenfixation
T4	
T4 a	Ausbreitung durch Schildknorpel: Trachea, Halsweichteile, äußere Muskulatur der Zunge, gerade Halsmuskulatur, Schilddrüse/Ösophagus
T4 b	Prävertebralraum, mediastinale Strukturen, Aorta carotis interna

Larynxkarzinom
TNM-Klassifikation

TNM	Tumorwachstum
Halslymphknoten	
N1	ipsilateral solitär ≤3 cm
N2	
N2 a	ipsilateral solitär >3 cm bis 6 cm
N2 b	ipsilateral multipel ≤6 cm
N2 c	bilateral, kontralateral ≤6 cm
N3	>6 cm

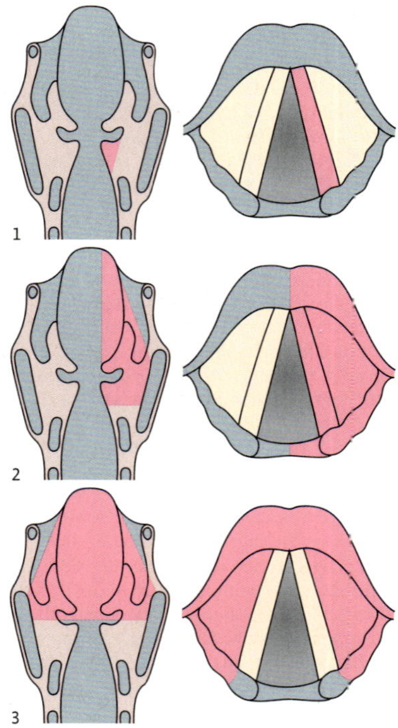

Larynxkarzinom: Teilresektionen im vertikalen (links) und horizontalen (rechts) Schnitt, (resezierter Abschnitt rot gekennzeichnet); 1: Chordektomie, z. B. bei T1-Stimmlippenkarzinom; 2: vertikale Kehlkopfteilresektion, bei T2-Karzinom einer Kehlkopfhälfte; 3: horizontale Kehlkopfteilresektion bei supraglottischem Karzinom mit Absetzen des oberen Kehlkopfanteils auf Höhe des Ventriculus laryngis Morgagni

lisation ist meist eine vertikale Larynxteilresektion möglich. **b**) alternativ Laryngektomie; **4. T4: a**) In besonderen Fällen (z. B. bei streng einseitiger Tumorlokalisation oder Durchführung durch einen sehr erfahrenen Laserchirurgen) ist eine transorale Laserresektion oder vertikale Larynxteilresektion möglich. **b)** alternativ Laryngektomie; **5.** Bei positivem Halslymphknotenstatus und bei jeder Laryngektomie (unabhängig vom präoperativen Halslymphknotenstatus) ist eine modifiziert-radikale Halslymphknotenausräumung (neck dissection) indiziert; bei pT3- und pT4-Tumoren ist i. d. R. eine postoperative Radiotherapie indiziert. Prognose: Fünf-Jahres-Überlebensrate bei T1 ca. 95–98 %, bei T2 ca. 80–90 %, bei T3 ca. 60–70 %, bei T4 ca. 30–50 %; je nach Ausmaß der Halslymphknotenmetastasierung; **II. supraglottisches Larynxkarzinom: a)** T1 und T2: transorale Laserresektion oder horizontale Teilresektion des Kehlkopfs (s. Abb.) mit beidseitiger neck dissection und Nachbestrahlung; **b)** T3 und T4: i. d. R. Laryngektomie mit beidseitiger neck dissection und Nachbestrahlung; **III. subglottisches Larynxkarzinom:** wenn noch operabel, muss meist eine Laryngektomie (ggf. unter Mitresektion der obersten Trachealspangen) mit neck dissection beidseits und Nachbestrahlung erfolgen; **IV.** bei Fernmetastasen, deutlicher Überschreitung der Larynxgrenzen oder ausgedehnten Rezidiven gilt das Larynxkarzinom als inkurabel. Mögliche palliative therapeutische Maßnahmen sind frühzeitige Tracheostoma-Anlage, palliative Strahlentherapie, palliative (Radio-)Chemotherapie, perkutane endoskopische Gastrostomie und Schmerztherapie.

Strahlentherapie: 1. bei kleinen Karzinomen der Stimmlippen gleiche Heilungsprognose wie bei operativer Therapie (über 90 % der Fälle) bei alleiniger Anwendung; Anwendung v. a. bei älteren Patienten; Nachteil: lange Behandlungsdauer, bei Rezidiv keine erneute Bestrahlung möglich und höhere Komplikationsrate bei Rezidivoperation; die primär chirurgische Therapie sollte daher i. d. R. den Vorzug erhalten. **2.** primäre Radiochemotherapie als Alternative zur Laryngektomie unter dem Aspekt von Organerhaltungskonzepten; aktuell auch mit vorgeschalteter Induktionschemotherapie; ermöglicht in mehr als 50 % der Fälle ein Überleben mit Kehlkopf. **3.** Bei allen supra- und subglottischen Tumoren sowie bei glottischen Tumoren ab T3 erfolgt i. d. R. die postoperative Nachbestrahlung. **4.** palliative Bestrahlung, wenn keine Operation möglich oder gewünscht ist.

Psychotherapie: als adjuvante Therapie in der postoperativen Betreuung der Patienten; bedeutsam ist auch die Unterstützung bei der Raucherentwöhnung.

Sonstige Maßnahmen: Stimmrehabilitation, insbes. nach Laryngektomie: **1.** Ösophagusersatzsprache: Unter logopädischer Anleitung erlernt der Patient, Luft zu schlucken, sie dosiert in den Pharynx zu entlassen und durch Bildung einer Pseudoglottis im Schlundbereich (sog. PE-Segment) einen Grundton für die Sprachmodulation zu erzeugen. Etwa 80 % der Patienten erlernen diese Ersatzsprache. **2.** Stimmprothese: Zwischen Luftröhre und Pharynx kann peri- oder postoperativ ein kleines Shunt-Ventil eingesetzt werden, durch das beim Ausatmen Luft zur Lautbildung in den Schlund gepresst werden kann. **3.** Servox-Sprechhilfe: elektronische Sprechhilfe; Anwendung nur, wenn eine Ersatzstimme nicht erlernbar ist; der Patient drückt den Tongenerator gegen den Mundboden; ein elektronisch erzeugter Primärton wird im Sprachansatzrohr zu Sprache moduliert.

Arbeitsunfähigkeit: 2–4 Wochen nach endolaryngeal-mikrochirurgischer Entfernung kleinerer Tumoren; nach Teilresektion oder Laryngektomie muss individuell entschieden werden. Die Einschränkung der sprachlichen Kommunikation ist entscheidend für die berufliche Wiedereingliederung.

Selbsthilfe: 1. Bundesverband der Kehlkopflosen und Kehlkopfoperierten e. V., Bundesgeschäftsstelle Bonn, Thomas Mann Str. 40, 53111 Bonn; E-Mail: geschaeftsstelle@kehlkopfoperiert-bv.de, Homepage: http://www.kehlkopfoperiert-bv.de; **2.** Krebsinformationsdienst (KID), Im Neuenheimer Feld 280, 69120 Heidelberg, Tel. 0800 4203040; E-Mail: krebsinformationsdienst@dkfz.de, Homepage: http://www.krebsinformation.de.

Literatur: 1. Harrison, L.B. et al.: Head and Neck Cancer. 3rd ed. Philadelphia: Wolters Kluwer Lippincot Williams & Wilkins, 2009; **2.** Interdisziplinäre kurzgefasste Leitlinien der Deutschen Krebsgesellschaft, der Deutschen Gesellschaft für Hals-Nasen-Ohren-Heilkunde, Kopf- und Halschirurgie und der Deutschen Gesellschaft für Mund-, Kiefer- und Gesichtschirurgie 2008: Karzinome des oberen Aerodigestivtraktes. 6. Aufl. München, Wien, New York: Zuckschwerdt, 2008; www.krebsgesellschaft.de/wub_llkurz_2008,78263.html#b.

Autoren: F. Waldfahrer, H. Iro.

Larynxmaske: s. Atemwegsicherung.

Lasek: s. Refraktionsanomalien.

Laserchirurgie: Anwendung des Lasers in der Medizin; **Prinzip:** Laser ist das Akronym aus engl. light amplification by stimulated emission of radiation. Eigenschaften des Laserlichts sind Kohärenz, Kollimation und Monochromasie, charakterisiert durch Leistung bzw. Pulsspitzenleistung, Einzelpulsdauer, Form, Wiederholungsfrequenz und Fleckdurchmesser. Die emittierten Wellenlängen reichen vom Ultraviolett- bis in den mittleren Infrarotbereich. Durch Frequenzverdoppelung (Halbierung der Wellenlänge) kann bei einem Laser eine 2. (halbe) Wellenlänge erzeugt werden. Absorption und Streuung bestimmen die Eindringtiefe. **Applikation:** nonkontakt, kontakt und interstitiell; Gewebeoberfläche wird durch Eiswürfelkühlung oder Küvettenkühlung geschützt. **Einteilung:** Nach Art der Anregung und Emission unterscheidet man kontinuierlich strahlende und gepulste Laser. **Formen: 1.** Excimer-Laser (193 oder 308 nm); **2.** Argon-Laser (488/514 nm); **3.** KTP-Laser (532 nm); **4.** Argon-Dye-Laser (488–690 nm); **5.** blitzlampengepumpter Farbstofflaser (504 oder 585 nm); **6.** He:Ne-Laser (633 nm); **7.** Dioden-Laser (630–680 nm); **8.** Rubin-Laser (694 nm); **9.** Alexandritlaser (755 nm); **10.** Dioden-Laser (800–980 nm); **11.** Titan-Saphir-Laser (ca. 800 nm); **12.** Nd:YAG-Laser (1064 nm); **13.** Ho:YAG-Laser (2100 nm); **14.** Er:YAG-Laser (2949 nm); **15.** CO_2-Laser (10 600 nm); **Methoden: I. Therapie: 1.** Entfernen bzw. Schneiden: Der klinisch am häufigsten genutzte Effekt ist hierbei die Photovaporisation; Anwendung des CO_2- und Nd:YAG-Lasers; flächige Vaporisationen am günstigsten mit dem CO_2-Laser oder mit kurz gepulsten Lasern (Ho:YAG- oder Er:YAG-Laser); Photoablation mit Excimer-Laser (Ophthalmologie, Laserangioplastie); photomechanische Effekte der Photodisruption (Behandlung der Nachstarmembranen, Laserlithotripsie, Naevus flammeus-Behandlung); **2.** Thermotherapie: **a)** Laserinduzierte Koagulation (Abk. LIC) führt in situ zu einer Destruktion des Gewebes durch Aufheizen auf über 60 °C. **b)** interstitielle Thermotherapie (Abk. LITT für Laserinduzierte Thermotherapie): Nach Punktion unter direkter digitaler oder Ultraschallkontrolle wird durch eine Teflon- oder Metallkanüle die Faser in die Läsion eingeführt und mit niedriger Leistung (ca. 5 W) bestrahlt. Der Durchmesser der Koagulationszone lässt sich über die Bestrahlungsdauer pro Areal steuern, die jedoch nicht 120 Sekunden überschreiten sollte. Sofern direkte klinische Kontrolle nicht möglich ist: Kontrolle mit Farbduplex-Sonographie zur Lokalisationskontrolle der Läsion, Positionskontrolle der Faser und Prozesskontrolle; **c)** thermisch-dynamische Reaktion (Abk. TDT): führt über eine Entzündungsreaktion zur Nekrobiose mit reparativer Umwandlung und damit zur fibrotischen Umbau- und Strukturveränderung (Apoptose); **3.** photodynamische Therapie* (Abk. PDT): Lichtbestrahlung regt primär inerte Substanzen zur Bildung von Sauerstoffradikalen an (Hämatoporphyrinderivate, Phthalo-/Naphthlozyanine, Pheophorbide, 5-Aminolävulinsäure; andere Farbstoffe, z. B. Methylen- und Toluidinblau). Diese Substanzen zeigen nach systemischer Applikation eine unterschiedliche Elimination bzw. gezielte Anreicherung in bestimmten Geweben (auch zur Fluoreszenzdiagnostik). Erfolgt zu einem bestimmten Zeitpunkt eine Bestrahlung dieses Areals, kommt es nur dort zur Bildung dieser Radikale mit nachfolgender zytotoxischer Wirkung, die in einer Apoptose endet. Cave: Risiko einer Hautsensibilisierung mit Auslösung phototoxischer Reaktionen, wenn nicht entsprechende Schutzmaßnahmen vorgenommen werden; **II. Diagnose: 1.** Laser-Doppler: Dieses Prinzip beruht auf der Frequenzverschiebung gestreuten Lichts an der Oberfläche bewegter Teilchen, z. B. Erythrozyten. Man erhält Aufschluss über den oberflächlichen Blutfluss in der Dermis und der oberen subderdermalen Region. Zum Einsatz kommt der He:Ne-Laser (633 nm) und Dioden-Laser (780 nm). **2.** Optische Kohärenz-Tomographie (Abk. OCT): Diese Methode erlaubt die Präsentation von Gewebestrukturen bis hin zu zellulären Strukturen unter Messung des gestreuten und regestreuten Lichts. Eingesetzt werden überwiegend ultrakurzgepulste Laser. **3.** NIR-Tomographie (Kurzbezeichnung für Nah-Infrarot-Tomographie): Bekanntestes Verfahren stellt die Infrarot Diaphanoskopie (Abk. IRD) dar. Hierzu wird Laser mit einer Wellenläge von 650–1100 nm benutzt. Dieses Verfahren dient insbes. in der HNO zur Beurteilung der Nasennebenhöhlen oder zur Diagnostik der Frühentzündung bei rheumatischen Erkrankungen. **4.** photodynamische Fluoreszenzdiagnostik: s. o.

Indikation: 1. Plastische Chirurgie: a) Tätowierung (bei Aknenarben ähnlich): Vaporisation (CO_2-Laser) oder Dispersion (Rubin-Laser), wenn chirurgische Exzision oder Dermabrasion nicht möglich, insbes. bei strichförmiger Tätowierung, Residuen nach chirurgischer Exzision bzw. Tätowierung an Händen, Gesicht und Augenlidern; **b)** Pigmentnävi: nur bei strenger Indikationsstellung und eindeutiger Benignität, da histologische Beurteilung nicht möglich; **c)** Altersflecken, Erythrosis facialis und Naevus aranaeus: Argon-Laser (Methode der Wahl); **2. Angiologie: a)** angeborene Gefäßanomalien*; **b)** Varikose*: Bei isolierter Perforansinsuffizienz bzw. Residuen nach Stripping wird (alternativ zur endoskopischen Perforansdissektion) die perkutane Laserkoagulation durchgeführt (weniger traumatisierend, ambulant in Lokalanästhesie durchführbar). Besenreiservarizen: Laserbehandlung (direkte Koagulation mit Nd:YAG-Laser unter Verwendung der Kühlküvettentechnik) nur bei Residuen nach erfolgloser Sklerotherapie*; **c)** vaskuläre Stenose: Laserangioplastie, wenn primäre Ballondilatation nicht möglich ist; z. B. bei Totalverschluss bzw. zu langer Stenose; laserassistierte Ballondilatation (Excimer-Laser) mit Multifaserkatheter, dessen einzelne Fasern getrennt angesteuert werden können (auch in der Koronarangioplastie); **d)** diffuse Koronarsklerose: transmyokardiale Laserrevaskularisation (Abk. TMLR) zur Verbesserung der Perfusion, wobei mit gepulstem Lasersystem vom Epikard aus Kanäle bis zum Endokard produziert werden; häufig adjuvant eingesetzt mit aortokoronarem Bypass*, Langzeitergebnis steht noch aus; **3. Ophthalmologie:** Photoablation mit Excimer-Laser (Keratektomie); Behandlung der Nachstarmembranen durch photomechanische Effekte der Photodisruption; **4. Organresektion** (Lunge, Leber, Milz, Pankreas, Niere, Tumoren, Hirntumoren* und Spinaltumoren): CO_2-Laser zur mikrochirurgischen Resektion mit schmalem Koagulationssaum; Nd:YAG-Laser in Nonkontakttechnik zur Resektion parenchymatöser Organe oder blutreicher Tumoren (breiter Koagulationssaum mit sicherer Hämostase, v. a. in der Leberchirurgie* mit primärem Verschluss der

Gallengänge und in der Lungenchirurgie mit luftdichtem Verschluss der Resektionsfläche); dadurch lassen sich weitere adjuvante Maßnahmen (z. B. Nähte, Fibrinkleber) vermeiden; sicherer Verschluss von Venen mit bis 3 mm oder Arterien bis 1,5 mm; 5. **Endoskopie:** a) Larynxchirurgie, Epitheldysplasie oral und perineal: CO_2-Laser (Methode der Wahl); b) Laparoskopie und Thorakoskopie: Nd:YAG-Laser; Rekanalisation von Tumoren und benignen Stenosen durch Nonkontakt-Koagulation und Kontaktabtragung; c) Kolonpolypen: zuerst mit der HF-Schlinge abtragen (Histologie), anschließend Nd:YAG-Laserkoagulation der Polypenbasis; d) Blutung bei der Osler-Rendu-Weber-Krankheit oder anderer Angiodysplasie: Lasertherapie (Methode der Wahl); sonstige akute gastrointestinale Blutung: Laser ist den Injektionstechniken unterlegen. e) hochgradige Anal- und Rektumstenose bzw. persistierende Rektumfistel bei Enteritis* regionalis Crohn; f) impaktierte Choledochussteine, die einer einfachen Extraktion nach Papillotomie nicht zugänglich sind (auch bei Pankreasstein): Laserlithotripsie (gepulster Farbstofflaser bzw. frequenzverdoppelter Nd:YAG-Laser); g) Diskektomie, wenn konservative Therapie nicht zur Beschwerdefreiheit führt und keine zwingende Operationsindikation (z. B. Prolaps) besteht, und Arthroskopie (Meniskektomie, Synovektomie): Hol:YAG-Laser (Mittel der Wahl); Gewebeabtragung nahezu ohne thermische Schäden möglich; die perkutane Laser-Diskus-Dekompression hat die Chemonukleolyse nahezu vollständig verdrängt und ist gegenüber den mechanischen Verfahren mit sehr viel geringerer Belastung und Begleittrauma verbunden. 6. **Tumortherapie:** Tumorresektion und endoskopische Tumorrekanalisation; interstitielle Laserkoagulation von Lebermetastasen* bei kolorektalem Karzinom und Mammakarzinom; thorakoskopische Koagulation von Lungenmetastasen; interstitielle bzw. In-situ-Koagulation von Hautmetastasen und Lokalrezidiven von Mammakarzinom*, malignes Melanom* und Kaposi-Sarkom. Im Gegensatz zu diesen thermischen Destruktionsverfahren liegt die Indikation der photodynamischen Therapie* bei schwerer Dysplasie (noch kein infiltrierender Tumor), mikroinvasiven und flächigen Karzinomen. Alle Destruktionsverfahren sind nur als palliative Verfahren nach Ausschöpfung aller anderen kurativen Maßnahmen einzusetzen.

Literatur: Berlien, H.-P.; Müller, G. J. (eds): Applied Laser Medicine. Berlin, Heidelberg, New York: Springer, 2003.

Autoren: H.-P. Berlien, B. Fuchs.

Laser-Revaskularisation, transmyokardiale: s. Laserchirurgie.

Lasertherapie, dermatologische: thermische und athermische Destruktion von Hautstrukturen mit Laserlicht; **Therapieziel:** Entfernen von Neubildungen (z. B. hypertrophe Narben, Verrucae, Teleangiektasien) oder Fehlbildungen (z. B. Hämangiome, Naevus flammeus) der Haut mit kosmetisch zufrieden stellendem Ergebnis; **Therapeutisches Prinzip:** Laserlicht wird in Abhängigkeit von der Wellenlänge von der Zielstruktur (z. B. Hämoglobin, Melanin, Wasser in Zellen oder Gewebe) absorbiert und in thermische oder mechanische Energie umgewandelt. Als Folge tritt Verdampfung oberflächlicher (z. B. durch CO_2-Laser), Koagulation tiefer liegender Gewebe (Koagulationsnekrose, z. B. durch Nd:YAG-Laser) oder athermische Zerstörung (Er:YAG-Laser, gütegeschaltete Laser) ein. Im kontinuierlichen Betrieb wird die Leistung konstant abgegeben. Gepulste gütegeschaltete Laser haben dagegen nur Einwirkzeiten im Milli- bis Nanosekundenbereich, so dass sich die Verteilung von thermischer Energie in das umgebende Gewebe verringert. Laser können selektiv als sog. chirurgisches Messer (CO_2-Laser) zur Koagulation (Argon-, Nd:YAG-, KTP-Laser) und selektiven Photothermolyse (z. B. Farbstoff-, QS-Rubinlaser) genutzt werden.

Indikation: s. Tab.

Kontraindikation: pigmentierte Hautveränderungen, wenn ein malignes Melanom* nicht ausgeschlossen werden kann.

Durchführung: falls erforderlich (z. B. CO_2-Laser) Lokalanästhesie durch Unterspritzen oder, bes. bei Kindern, Auftragen von Lokalanästhetikum*-haltiger Creme (z. B. EMLA®) unter Plastikfolienokklusion (Einwirkzeit 1 Stunde); nach der Behandlung kann es zu Erythem, Quaddeln oder Krusten kommen, die meist innerhalb von 14 Tagen abheilen. Zur Schonung des oberflächlichen Gewebes kann die Haut mit Spray, Kühlküvette oder Eis gekühlt werden. Für tiefe Hämangiome ist der Nd:YAG-Laser geeignet, bei dem das Laserlicht über eine Hohlnadel mit einem Lichtleiter in der Mitte des Hämangioms appliziert wird (ggf. unter sonographischer Kontrolle).

Hinweis: 1. Beim Arbeiten mit Lasern zur Gewebeabtragung (CO_2-, Er:YAG-Laser) muss ein leistungsstarker Absauger direkt über dem behandelten Hautareal angebracht werden, da es sonst bei virusinduzierten Hautveränderungen (Verrucae, Condylomata acuminata) zur Virusansiedlung im Atemtrakt kommen kann. 2. Auf den Lasertyp abgestimmte Schutzbrillen müssen von allen Beteiligten getragen werden. 3. Bei Einsatz von Lasern, die Melanin als Chromophor benutzen (alle nicht abladierenden oder vaporisierenden Laser), sollte die Behandlung von nur gering pigmentierter Haut bevorzugt im Herbst und Winter erfolgen, da es sonst zu bleibender Hypopigmentierung kommen kann. 4. Die meisten Laser können potentiell zur Narbenbildung führen. Da die Behandlung v. a. aus kosmetischen Gründen erfolgt, sollte zuerst ein kleines Probeareal behandelt werden. 5. Bei einigen Laseranwendungen (z. B. Skin Resurfacing) ist eine Vor- und Nachbehandlung mit der Kombination Hydrochinon, Tretinoin,

Lasertherapie, dermatologische
Lasertypen und Indikationen

Laser	Wellenlänge (nm)	Eigenschaften	Indikation
Argon-Laser	488 514	Koagulation	Teleangiektasien, Angiome, seborrhoische Keratosen
KTP-Laser	532	Koagulation	Teleangiektasien, Angiome
Farbstofflaser	585	Photothermolyse	Naevi flammei
Rubin-Laser	694	selektive Photothermolyse	Epilation mit Güteschaltung: Lentigenes, Tätowierungen
Alexandritlaser	755	selektive Photothermolyse	Epilation, Lentigenes, Tätowierungen
Nd:YAG-Laser	1064	tiefe Koagulation	Teleangiektasien, Rankenangiom mit Güteschaltung: Lentigenes, Tätowierungen
Er:YAG-Laser	2949	Ablation	Narben, Skin Resurfacing, epitheliale Nävi
CO_2-Laser	10 600	Vaporisation	kontinuierlich: Verrucae, epitheliale Nävi, Condylomata kurzgepulst oder mit Flash-Scanner: epidermale Nävi, Aknenarben, Skin Resurfacing

L

Hydrokortison nötig, um Nebenwirkungsrisiken zu minimieren.

Neuentwicklung: Laser mit neuen Wellenlängenbereichen, z. B. Diodenlaser, die z. T. bessere Ergebnisse liefern.

Literatur: 1. Goldberg, D. J.: Laser in dermatology. Heidelberg: Springer, 2005; 2. Kaufmann, R.: Dermatochirurgie. In: Henz, B. M. et al. (Hrsg.): Dermatologie und Venerolgie. Berlin, New York: de Gruyter, 1998.

Autoren: G. Sterry, W. Sterry.

Lasertrabekuloplastik, selektive: s. Glaukom.

LASH: s. Hysterektomie.

Lasik: s. Refraktionsanomalien.

Lateralsklerose, amyotrophische: progressive degenerative Erkrankung des 1. und 2. motorischen Neurons unter Beteiligung der motorischen Hirnnervenkerne mit Ausnahme der Augenmuskelkerne; **Ätiologie:** in 5–10 % familiäre Genese, ansonsten multifaktorielle Entstehung; **Pathogenese:** Anhäufung des exzitatorischen Transmitters Glutamat und freier toxischer Radikale; **Klinik:** neurogene Atrophie und Schwäche der Extremitätenmuskulatur; Faszikulationen, erhaltene bis gesteigerte Muskeleigenreflexe, Pyramidenbahnzeichen, spastisch erhöhter Muskeltonus; bei 20–30 % Beginn mit Ausfall motorischer Hirnnervenkerne (Dysarthrie, Dysphonie, Dysphagie); im weiteren Verlauf Übergreifen der Paresen auf die Rumpfmuskulatur mit zunehmender Ateminsuffizienz; emotionale Labilität mit pathologischem Lachen und Weinen; **Prognose:** Fünf-Jahres-Überlebensrate ca. 20 %.

Behandlungsindikation: 1. spezifische Therapie mit Riluzol nur bei rascher Progredienz der Erkrankung oder führender Bulbärhirnsymptomatik; 2. gezielte symptomatische Therapie bei Auftreten störender, der Therapie zugänglicher Symptome.

Pharmakotherapie: 1. spezifische Therapie: Riluzol (Rilutek®), 2 × 50 mg/d p. o., vor den Mahlzeiten zur Verminderung der durch Glutamat vermittelten Neurotoxizität; kann die Krankheitsprogredienz verlangsamen und führt bes. bei Patienten mit Bulbärhirnsymptomatik zu Beginn der Erkrankung zu einer signifikanten Lebensverlängerung; 2. symptomatische Therapie: s. Tab.

Operative Verfahren: Bei drohender Aspiration während der Nahrungsaufnahme kann eine perkutane Gastroenterostomie durchgeführt werden. Die Ernährungssonde wird endoskopisch in Lokalanästhesie und Sedierung angelegt.

Sonstige Maßnahmen: 1. regelmäßige Physiotherapie* zur Stärkung der Muskulatur und Erhaltung der Beweglichkeit; 2. frühzeitig Logopädie zur Behandlung der bulbären Dysarthrie; 3. Re-

Lateralsklerose, amyotrophische
Symptomatische Pharmakotherapie

Symptom	Wirkstoff (Handelsname)	Dosierung		
Muskelschwäche	Pyridostigmin (z. B. Mestinon®)		20 - 60	mg p. o. alle 8 Stunden[1]
Muskelkrämpfe, Faszikulationen	Chininsulfat (z. B. Chininum sulfuricum Buchler®)	2×	200 - 400	mg/d p. o.
	Chininsulfat (z. B. Limptar®)	1–2×	200	mg/d p. o.
	Carbamazepin (z. B. Tegretal® retard, Timonil®)	2×	200	mg/d p. o.
	Phenytoin (z. B. Phenhydan®)	1–3×	100	mg/d p. o.
Spastik	Baclofen (z. B. Lioresal®)		5 - 25	mg p. o. alle 8 Stunden
	Tizanidin (Sirdalud®)		2 - 8	mg p. o. alle 8 Stunden
	Memantin (z. B. Axura®)		5 - 10	mg p. o. alle 8 Stunden
Hypersalivation/Sialorrhö	Amitriptylin (z. B. Saroten® retard)	1–4×	25	mg/d p. o.
	Ipratropiumbromid (z. B. Itrop®)	2–3×	5 - 10	mg/d[2]
	Glycopyrroniumbromid (Robinul®)	3×	0,1- 0,2	mg/d s. c./i. m.
Hypersekretion viskösen Schleims	N-Acetylcystein (z. B. Fluimucil®)	3×	100 - 200	mg/d p. o.
pathologisches Lachen und Weinen	Amitriptylin (z. B. Saroten® retard)	1–4×	25	mg/d p. o.
	Fluoxetin (z. B. Fluctin®)	1–3×	20	mg/d p. o.
Angst/Unruhe	Chloralhydrat (z. B. Chloraldurat®)		250 -1000	mg/d p. o.
	Flurazepam (z. B. Dalmadorm®)		15 - 30	mg/d p. o.[3]

[1] vorübergehende Besserung für 3–6 Monate;
[2] als Tablette oder kontinuierlich als Pflaster;
[3] cave: Atemdepression

zeptierung und Anfertigung von Hilfsmitteln (Orthesen zur Gelenkstabilisierung, Rollator, Rollstuhl, Hilfsmittel zum Essen und Trinken); **4.** spezielle Ernährung zur Aufrechterhaltung der Nahrungsaufnahme bei zunehmender Dysphagie in Form passierter oder Sondenkost (Rezepte erhältlich bei der Deutschen Gesellschaft für Muskelkranke, s. u.); **5.** bei Dyspnoe* Pneumonieprophylaxe durch Physiotherapie, später CPAP- oder IPPV-Beatmung* mit Gesichtsmaske.

Arbeitsunfähigkeit: Sofern der Patient keine schwere körperliche Arbeit durchführt, ist die weitere Teilnahme am Arbeitsprozess zunächst ratsam; im weiteren Verlauf sollte aufgrund der infausten Prognose ein Rentenverfahren eingeleitet werden.

Hinweis: **1.** Tracheotomie bei zunehmender Ateminsuffizienz nur auf ausdrücklichen Wunsch des Patienten und bei Unterstützung durch die Angehörigen; keine voreilige Intubation ohne Einwilligung (Folge: Langzeitbeatmung); **2.** Patientenverfügung frühzeitig anfertigen lassen.

Neuentwicklung: **1.** In klinischen Studien wird IGF-I (Abk. für engl. insulin-like growth factor I) eingesetzt. Studienergebnisse hierzu sind allerdings widersprüchlich (26 %ige Reduktion der Krankheitsprogredienz bzw. kein therapeutischer Effekt). **2.** Entwicklung von AMPA-Antagonisten (Kurzbezeichnung für Amino-3-Hydroxy-5-Methylisoxazol-4-Propionsäure-Antagonisten); **3.** Entwicklung von Antioxidanzien (z. B. Procystein, Pentoxifyllin).

Selbsthilfe: Deutsche Gesellschaft für Muskelkranke (DGM) e. V., Bundesgeschäftsstelle, Im Moos 4, 79112 Freiburg, Tel. 07665 94470, Fax 07665 944720; E-Mail: info@dgm.org, Homepage: http://www.dgm.org.

Literatur: **1.** Brandt, T.; Dichgans, J.; Diener, H. C. (Hrsg.): Therapie und Verlauf neurologischer Erkrankungen. 5. Aufl. Stuttgart: Kohlhammer, 2007; **2.** Mazzini, L.; Corra, T.; Zaccala, M.: Percutaneous endoscopic gastrostomy and enteral nutrition in amyotrophic lateral sclerosis. J Neurol 242 (1995); **3.** Bensimon, G.; Lacomblez, L.; Meininger,

V.: A controlled trial of riluzole in amyotrophic lateral sclerosis. N Engl J Med 330 (1994).

Autoren: M. Maschke, O. Kastrup, H. C. Diener.

Laugenverätzung: s. Wunde, traumatische.

Laurén-Klassifizierung: s. Magenkarzinom.

Lavage: s. Bronchologie, interventionelle.

LAVH: s. Hysterektomie.

Laxanzien: Abführmittel; Substanzen zur Förderung und Erleichterung der Darmentleerung, v. a. durch Steigerung der Peristaltik inf. Vermehrung des intraluminalen Volumens; **Einteilung:** Gleitmittel, Füll- und Quellstoffe, Osmolaxanzien, antiabsorptiv und hydragog wirkende Laxanzien; **Wirkungsmechanismus:** **1.** Gleitmittel, z. B. schwer resorbierbare Öle (Paraffinum subliquidum) und Glycerol, machen die Fäzes leichter absetzbar. Glycerol (als Klysma oder Supp.) erhöht zusätzlich die reflektorische Motilität des Rektums (hypertone Lösung). **2.** Füll- und Quellstoffe (z. B. Methylzellulose, Polycarbophil-Calcium, Agar Agar, Leinsamen) wirken durch Aufnahme von Wasser im Darmtrakt. Die Vergrößerung des Volumens dehnt die Darmwand, die reflektorisch die Defäkation stimuliert. **3.** Osmolaxanzien halten die Flüssigkeit im Darmlumen zurück und verhindern damit die Eindickung der Fäzes. Eingesetzt werden salinische Abführmittel (Sulfatanionen), Zucker und Zuckeralkohole (z. B. Sorbitol, Laktose, Lactulose, Macrogol 3350). **4.** Antiabsorptiv und hydragog wirkende Laxanzien (Anthrachinone, Ricinolsäure, diphenolische Laxanzien) hemmen die Resorption von Flüssigkeit und Natrium, fördern ihren Einstrom sowie den von Chlorid, Kalium und Calcium in das Darmlumen und weisen z. T. darmirritative Effekte auf. Durch Aufweichen der Fäzes und Volumenzunahme kommt es zur Dehnung der Darmwand und zu reflektorischem Stuhlabgang. **a)** Anthrachinonderivate sind Inhaltsstoffe vieler Pflanzen (Senna, Aloe, Frangula, Rheum u. a.). Nach Spaltung der glykosidischen Bindung und mikrobieller Umsetzung setzt ihre abführende Wirkung durch erhöhte Dickdarmperistaltik ein. **b)** Aus Rizinusöl wird im Magen-Darm-Trakt Ricinolsäure frei und bewirkt eine verstärkte Dünndarmperistaltik und regt den Gallefluss an. **c)** Diphenolische Laxanzien (Bisacodyl, Phenolphthalein, Natriumpicosulfat) erhöhen die Peristaltik im Kolon und führen zum Wasser- und Elektrolyteinstrom in Dünn- und Dickdarm. **d)** Gallensäuren hemmen insbes. im Kolon die Reabsorption von Wasser und wirken auf diese Weise abführend. Die Beeinträchtigung der enteralen Cholesterolresorption unterstützt die laxierende Wirkung. Konjugierte Gallensäuren wirken durch choleretische Effekte indirekt laxierend. **Pharmakokinetik:** Viele Laxanzien sind schwer oder nicht resorbierbar (Gleitmittel, Füll- und Quellmittel, einige Osmolaxanzien) und werden bereits in ihrer Wirkform verabreicht. Eine Ausnahme ist Bisacodyl, das nach oraler Gabe schnell resorbiert, in der Leber mit Glukuron- bzw. Schwefelsäure konjugiert und größtenteils mit der Galle ausgeschieden wird. Die hydrophilen Konjugate erreichen ihren Wirkungsort Dickdarm ohne Reabsorption. Dies bedingt ihre Wirkungslatenz von 8–12 Stunden (ähnlich auch Phenolphthalein).

Indikation: **1.** Obstipation und funktionelle Darmträgheit; möglichst kurzzeitiger Einsatz nach diagnostischem Ausschluss organischer Erkrankungen (Leber- und Gallenwegerkrankung, Ileus, Karzinom im Magen-Darm-Trakt u. a.) oder pharmakologischer Einflüsse (Opioide*, Sedativa, Parasympatholytika*, Psychopharmaka u. a.); **2.** adjuvante Therapie bei Hämorrhoiden*, Analfissuren*, Hernien*, arterieller Hypertonie*; **3.** Darmentleerung vor Operation oder Geburt sowie vor diagnostischen oder therapeutischen Eingriffen am Kolon; **4.** i. R. der primären Giftelimination zur beschleunigten Ausscheidung des Darminhaltes nach Intoxikation mit oral aufgenommener Fremdsubstanz (s. Intoxikation); **5.** Lactulose: Therapie und Prophylaxe der hepatischen Enzephalopathie* bei Leberinsuffizienz, Leberkoma, Pfortaderhochdruck, Shunt-Operation (durch Spaltung im Darm sinkender pH-Wert, dadurch sinkende Ammoniakresorption).

Kontraindikation: **1.** drohender oder bestehender Ileus; **2.** akut entzündliche Darmerkrankung (z. B. Enteritis regionalis Crohn, Colitis ulcerosa, Appendizitis); **3.** abdominale Schmerzen unbekannter Ursache; **4.** schwerwiegende Stoffwechselstörung (z. B. schwer einstellbarer Diabetes mellitus, schwere Störung im Wasser- und Elektrolythaushalt); **5.** Kinder unter 12 Jahre.

Wechselwirkungen: **1.** Kaliumverlust bei chronischer Anwendung kann zu verstärkter Wirkung von Herzglykosiden* führen und die Wirkung von Antiarrhythmika beeinflussen. **2.** Verstärkter Kaliumverlust tritt in Kombination mit Thiaziddiuretika, Glucokortikoiden und Süßholzwurzel auf.

UAW: **1.** Bei chronischem Ge- oder Missbrauch: Störung im Wasser- und Elektrolythaushalt (Natrium-, Kalium- und Calciumverlust mit Folgeerscheinungen, z. B. sekundärer Hyperaldosteronismus, Muskelschwäche, Störung der Herzfunktion, Osteoporose); **2.** Magen-Darm-Unverträglichkeit; **3.** verminderte Resorption fettlöslicher Vitamine (bes. durch Gleitmittel); **4.** Störung der Nierenfunktion (selten).

Dosierung: Die Anwendung sollte möglichst kurzzeitig und nicht unkritisch erfolgen (bei Obstipation* i. d. R. nicht länger als 1–2 Wochen, begleitende Ernährungstherapie). Die Einnahme erfolgt vor dem Schlafengehen oder vor dem Frühstück.

Autoren: M. Krüger, R. Preiß.

LB: Abk. für Lyme*-Borreliose.

LDL-Apherese: s. Hypercholesterolämie.

Lebendspende: s. Organtransplantation.

Lebensmittelvergiftung: Intoxikation inf. Aufnahme verunreinigter, giftiger, zersetzter oder bakteriell infizierter Nahrungsmittel; **Klinik:** meist unter dem klinischen Bild einer akuten Gastroenteritis auftretende Erkrankung, häufig zusätzlich mit Erbrechen bzw. Herz-Kreislauf-Störungen und neurologischer Symptomatik.

Behandlungsindikation: immer bei Intoxikation mit Botulinumtoxin, ansonsten bei entspr. Symptomen.

Basistherapie: s. Intoxikation.

Spezifische Therapie: **1.** Antidotgabe, sofern verfügbar; **2.** symptomatische Therapie in Abhängigkeit von aufgenommenem Giftstoff; **a)** Lebensmittelvergiftung durch Staphylokokkenenterotoxin: Flüssigkeitsersatz und Normalisierung der Elektrolyte wie bei infektiöser Enteritis*; bei Erbrechen Dimenhydrinat (z. B. Vomex®), 3 × 60 mg i. m. oder i. v.; bei Darmkrämpfen Butylscopolaminiumbromid (z. B. Buscopan®), 20–40 mg i. v.; diätetische Behandlung, z. B. mit Bananen, Äpfeln, Reis, Tee, Weißbrot; **b)** Lebensmittelvergiftung durch Botulinumtoxin: Intensivüberwachung; bei schweren Verlaufsformen (mit Lähmungen und Gefahr der Ateminsuffizienz) Gabe von Botulismus-Antitoxin Behring®, 250–750 ml; cave: allergische Reaktion (polyvalentes Immunglobulin vom Pferd); **c)** abakterielle Lebensmittelvergiftung: s. Pilzvergiftung, Schwermetallintoxikation, Pestizidintoxikation.

Literatur: Ellenhorn, M. J. et al.: Ellenhorn's Medical Toxicology. Diagnosis and Treatment of Human Poisoning. 2nd ed. Baltimore: Williams & Wilkins, 1997.

Autor: F. Martens.

Leberabszess: intrahepatischer Abszess; Infektion des Leberparenchyms mit Gewebeeinschmelzung und Eiterbildung; solitär, multipel oder disseminiert auftretend, bevorzugt im rechten Leberlappen; **Klinik:** Fieber, rechtsseitiger Oberbauchschmerz, Appetitlosigkeit, Gewichtsverlust; **Formen:** **1. pyogener Leberabszess** durch intestinale Bakterienflora, Anaerobier, seltener Staphylococcus aureus, Streptokokken; meist aszendierende biliäre Infektion, auch hämatogen aus Pfortaderstromgebiet (Divertikulitis*, Appendizitis*), per continuitatem (Cholezystitis*) oder iatrogen (Katheterembolisation); nosokomiale Infektion; Komplikationen: Ruptur, septische Embolien, Pfortaderthrombose; Letalität unbehandelt nahezu 100 %; **2. Amöbenabszess**: Infektion mit Entamoeba histolytica; erhebliche Zeitintervalle (Jahre) zwischen enterischer Infektion und Leberabszess möglich; Komplikationen: Ruptur, bakterielle Superinfektion.

Behandlungsindikation: dringlich aufgrund hoher Letalität.

Pharmakotherapie: **I.** analgetische und antipyretische Therapie: Paracetamol (z. B. ben-u-ron®), 3–4 × 500–1000 mg/d p. o., max. 4000 mg/d (Dosisanpassung bei Leber- und Niereninsuffizienz); **II.** Therapie mit Antiinfektiva: **1. pyogener Abszess:** **a)** initial kalkuliert ungezielte antibiotische Kombinationstherapie mit Ureidopenicillin (s. Penicilline), z. B. Piperacillin (z. B. Piperacillin-ratiopharm®), 3 × 2–4 g/d i. v. (cave: Allergie), zusätzlich Aminoglykosid*-Antibiotika, z. B. Gentamicin (z. B. Refobacin®), 1 × 2–3 mg/kg KG i. v. als Kurzinfusion über 30–60 Minuten (cave: Oto- und Nephrotoxizität), und Metronidazol (z. B. Clont®), 3 × 0,5 g/d i. v.; **b)** gezielte antibiotische Therapie nach bakteriologischem Ergebnis (nach Aspiration/Drainage und Blutkultur) und Serologie: 2 Wochen i. v., anschließend 4 Wochen p. o.; **2. Amöbenabszess:** Metronidazol (z. B. Clont®), 3 × 0,75 g/d i. v. für 10 Tage.

Operative Therapie: **1.** perkutane Aspiration und Drainage: Methode der Wahl bei pyogenem Leberabszess, bei Amöbenabszess nur bei großer Ausdehnung, drohender Ruptur oder Perforation; Punktion unter Ultraschall- oder CT-Kontrolle, Aspiration von Abszessinhalt zur bakteriologischen Untersuchung, anschließend Einlage eines Katheters (10–16 F) in Trokar- oder Seldinger-Technik zur kontinuierlichen Drainage; hohe Erfolgsquote (70–90 %) und wenig belastend; **2.** chirurgische Drainage (durch Laparotomie): bei insuffizienter perkutaner Drainage, wenn die Lokalisation (dorsal, linker Leberlappen) ein perkutanes Vorgehen nicht erlaubt oder aufgrund der Grunderkrankung ohnehin laparotomiert werden muss; **3.** chirurgische Resektion (selten indiziert): bei entzündlichem Tumor mit unklarer Dignität, superinfiziertem Malignom, fehlender Abszessrückbildung oder Therapieresistenz (Amöbenabszess).

Sonstige Maßnahmen: **1.** Überwachung der Vitalfunktionen (Gefahr eines septischen Schocks*); **2.** sonographische Verlaufskontrolle zur Beurteilung der Abszessrückbildung und zum Erkennen von Komplikationen.

Arbeitsunfähigkeit: bei pyogenem Leberabszess Hospitalisation ca. 3–4 Wochen, bei Amöbenabszess 2–3 Wochen.

Hinweis: Bei Verdacht auf Echinokokkose* sollte vor einer Punktion das Ergebnis der Serologie (Em-2-Antigen) abgewartet werden.

Literatur: **1.** Hope, W. W. et al.: Optimal treatment of hepatic abscess. Am Surg 74 (2), 178–182 (2008); **2.** Chemnitz, G.: Miterkrankungen der Leber bei bakteriellen und parasitären Infektionen. In: Schmidt, E.; Schmidt F., W.; Manns, M. (Hrsg.): Lebererkrankungen. Pathophysiologie – Diagnostik – Therapie. Stuttgart: Wissenschaftliche Verlagsgesellschaft, 2000; **3.** Ficker, J. H.: Lebermanifestationen bei nichtviralen Erkrankungen. In: Hahn, E. G.; Riemann, J. F. (Hrsg.): Klinische Gastroenterologie. Stuttgart, New York: Thieme: 1999.

Autorin: R. Heyne.

Leberadenom: s. Lebertumoren, benigne.

Leberchirurgie: allgemeine und spezielle operative Verfahren an der Leber;

Indikation: Leberverletzung*, Leberabszess*, Leberzysten*, benigne Lebertumoren*, maligne Lebertumoren*, Lebermetastasen*.

Durchführung: Vorbereitung: Patientenaufklärung über Operationsrisiko (abhängig von Größe des Eingriffs und Risikofaktoren) und Komplikationen; **1.** geplanter Eingriff: **a)** leichte Abführmaßnahmen; **b)** Bereitstellung von mind. 4–6 E Erythrozytenkonzentrat und 4–6 E gefrorenem Frischplasma (Abk. FFP) zur intraoperativen Applikation; **c)** Substitution von Gerinnungsfaktoren bei bestehendem Defizit, z. B bei Quick-Wert <50 %: Vitamin K (Konakion®), bis 4 Amp. täglich i. v. über Perfusor; **d)** perioperative Antibiotikaprophylaxe: Ceftriaxon (Rocephin®), 2 × 2 g i. v., oder Cefotaxim (Claforan®), 2 × 2 g i. v.; zusätzlich Metronidazol (Clont®), 2 × 500 mg i. v.; **2.** bei Leberverletzung (cave: Verblutungsgefahr) Kreislauf stabilisieren (kristalloide Lösungen, Plasmaexpander) und Blutkonserven bestellen; **Verfahren:** Zugang über quere Oberbauchlaparotomie mit medianer Schnitterweiterung bis zum Xiphoid; **1.** Leberverletzung: Einzelknopfnaht bei oberflächlichem Lebereinriss und ggf. Einlage von Hämostyptika; bei ausgedehnten tiefen Leberrissen mit Gewebezerstörungen keine sog. durchgreifenden Nähte (Gefahr der Durchblutungsstörung), sondern primäre Tamponade (sog. Packing) mit Bauchtüchern von außen, um die Blutung rasch und wirkungsvoll zu stillen; Entfernen der Bauchtücher nach 24–48 Stunden und definitive Versorgung der Verletzung; **2.** Leberzysten: Fensterung dysontogenetischer Leberzysten (auch laparoskopisch durchführbar); Zystektomie (Entfernung der Parasitenkapsel) oder Perizystektomie (Entfernung der Parasiten- und Wirtskapsel) bei Echinokokkuszyste; **3.** Resektionen: **a)** atypisch, nicht anatomiegerecht (sog. Keilresektionen): Entfernung eines kleineren umschriebenen Leberbefundes mit entspr. Parenchymsaum aus diagnostischen oder therapeutischen Gründen, ohne die vorgegebenen Grenzlinien zu berücksichtigen (s. Abb. 1); bei oberflächlicher Lage des Prozesses auch laparoskopisch durchführbar; **b)** typisch, anatomiegerecht: auf der Lappen- und Segmenteinteilung der Leber basierend (s. Abb. 2): Hemihepatektomie rechts (Segmente V–VIII), erweiterte Hemihepatektomie rechts (Trisektorektomie, Segmente IV–VIII), Hemihepatektomie links (Segmente II–IV), erweiterte Hemihepatektomie links (Segmente I–IV, V, VIII); **c)** Segmentresektionen entspr. dem Verlauf der Lebervenen und der portalen Astverzweigungen (s. Abb. 3): Subsegmentektomie (z. B. Segment IVb), Segmentektomie (z. B. Segment VI), Bisegmentektomie (z. B. Segmente II/III oder IVb/V), Plurisegmentektomie (z. B. Segmente IVa und V–VIII); indiziert bei benignen Lebertumoren*, Leberverletzungen, zufällig entdeckten Gallenblasenkarzinomen*, kleinen primären Karzinomen und solitären Metastasen; **d)** Ex-situ-Resektionen: Werden wesentliche Strukturen der Leber (z. B Lebervenen) von Tumoren einbezogen, so kann in Einzelfällen die Leber unter Isolierung ihrer Gefäße explantiert und nach Entfernung des pathologischen Prozesses außerhalb des Körpers (hypotherme Ischämieperfusion erforderlich) wieder reimplantiert werden (Autotransplantation). **4.** Lebertransplantation*; **5.** Zur Blutstillung sind spezielle Techniken erforderlich, um größere Blutverluste bei der Operation zu vermeiden: **a)** Pringle-Manöver: durch Drosselung des Ligamentum hepatoduodenale mit Gummizügel kann die arterielle und portale Durchblutung für 50–60 Minuten bei Normothermie unterbrochen werden; in Ext-

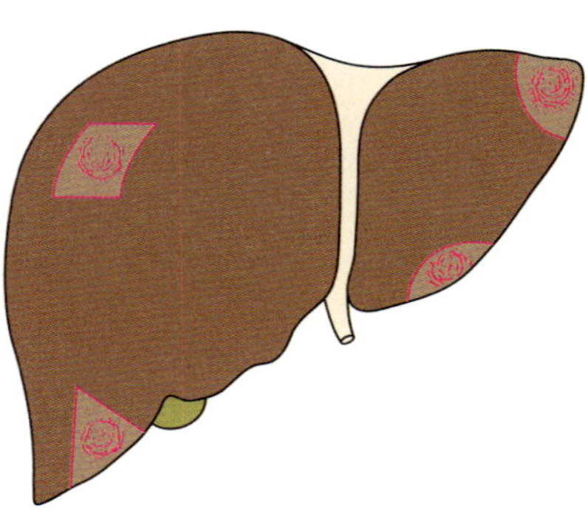

Leberchirurgie Abb. 1: atypische, nicht anatomiegerechte Resektion (sog. Keilresektion)

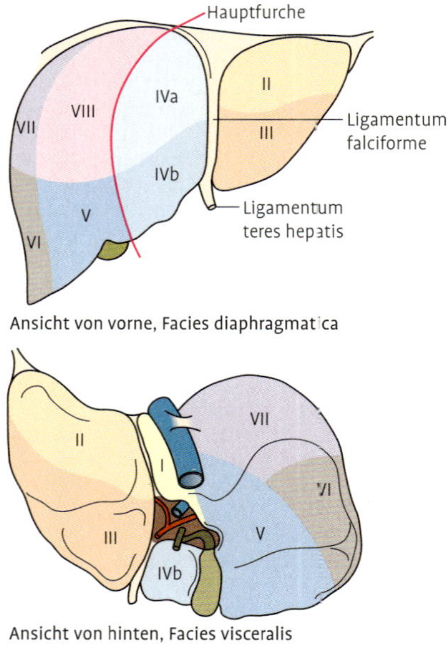

Leberchirurgie Abb. 2: Einteilung der Leber in die Segmente I–VIII

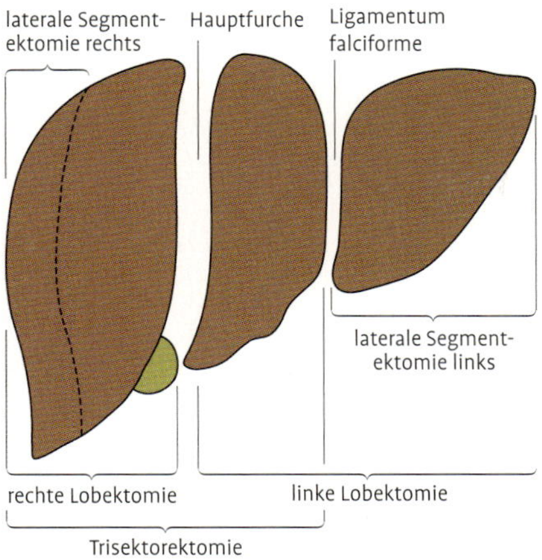

Leberchirurgie Abb. 3: anatomiegerechte Resektionsverfahren

remsituationen (Notfall) komplette Unterbrechung der Blutzufuhr durch zusätzliches supra- und infrahepatisches Clamping der Vena cava; **b)** präliminare Ligatur der größeren Gefäßäste (Pfortader- und Arterienäste, evtl. auch Lebervenen); **c)** schrittweise Durchtrennung des Leberparenchyms und Clipping der kleinen Gefäßäste: Finger-fracture-Technik, Einsatz von Ultraschalldissektor, Wasserstrahlskalpell, Argon-Laser oder Infrarotkoagulator; **d)** Versiegelung der Resektionsfläche mit Fibrinkleber und Kollagenvlies. **Nachbehandlung:** oraler Nahrungsaufbau ab 1. oder 2. postoperativem Tag; tägliche Kontrolle der wichtigsten Laborparameter (Transaminasen, Thromboplastinzeit, Antithrombin III, Cholinesterase, GLDH, Bilirubin, alkalische Phosphatase); pharmakologische Thromboseprophylaxe (in Abhängigkeit von Leberwerten und Thromboserisiko).

Komplikationen: abhängig von Grunderkrankung, präoperativer Funktionsreserve und Resektionsausmaß: Nachblutung, Gerinnungsstörungen, Leberinsuffizienz, Gallenfistel, subphrenischer oder subhepatischer Abszess, Pleuraerguss, Pneumonie; nach Leberverletzungen Parenchymnekrosen und Abszedierung, selten Hämobilie (transpapilläre Blutung) oder Bilhämie (rascher Bilirubinanstieg, hohes Fieber).

Hinweis: Bis zu 70–80 % des Leberparenchyms können inf. großer Regenerationskraft reseziert werden. Bei Leberzirrhose* sind Funktionsreserven und Regenerationskraft erheblich eingeschränkt und das mögliche Resektionsausmaß erheblich geringer.

Neuentwicklung: laparoskopische Eingriffe bei benignen Tumoren, dysontogenetischen Leberzysten und solitären, peripher liegenden Metastasen.

Literatur: **1.** Margreiter, R. et al.: Erkrankungen der Leber. In: Siewert, J. R.; Rothmund, M.; Schumpelick, V. (Hrsg.): Praxis der Viszeralchirurgie. Gastroenterologische Chirurgie. 2. Aufl. Heidelberg: Springer, 2006; **2.** Klar, E. et al.: Chirurgische Therapie primär maligner Lebertumoren. In: Siewert, J. R.; Rothmund, M.; Schumpelick, V. (Hrsg.): Praxis der Viszeralchirurgie. Onkologische Chirurgie. 2. Aufl. Heidelberg: Springer, 2005; **3.** Tung L. C.: Leber. In: Häring, R.; Zilch, H. (Hrsg.): Lehrbuch Chirurgie mit Repetitorium. 4. Aufl. Berlin: de Gruyter, 1997; **4.** Brölsch, Ch. E.; Kremer, K.; Lüdinghausen, M. von: Leber. In: Kremer, K. et al. (Hrsg.): Chirurgische Operationslehre. Bd 5. Stuttgart, New York: Thieme, 1993.

Autor: R. Pfitzmann.

Leberegel: s. Trematodeninfektion.

Leberentzündung: s. Hepatitis, akute virale; Hepatitis, chronische.

Lebererkrankung: s. Enzephalopathie, hepatische; Leberzirrhose.

Leberfleck: s. Nävus, melanozytärer.

Leberkrebs: s. Lebertumoren, maligne.

Leberlebendspende: s. Lebertransplantation.

Lebermetastasen: solitäre oder multiple Metastasen in der Leber, die durch hämatogene Metastasierung maligner Tumoren verursacht werden (am häufigsten kolorektale Karzinome); häufigste Tumoren in der Leber; wegen des portalvenösen Abflusses zeigt sich eine hämatogene Metastasierung der meisten gastrointestinalen Tumoren (Kolon-, Rektum-, Pankreas-, Magen-, Ösophaguskarzinom) zuerst in der Leber. Über die Arteria hepatica metastasieren v. a. Bronchial- und Mammakarzinom* (zu diesem Zeitpunkt meist schon in fortgeschrittenem, disseminiertem Stadium), sowie Schilddrüsen- und Nierenkarzinome und neuroendokrine Tumoren* (v. a. Karzinoid).

Behandlungsindikation: meist palliativer Therapieansatz zur Verbesserung der Lebensqualität und Überlebenszeit; solitäre Metastasen können u. U. kurativ behandelt werden (z. B. beim Kolonkarzinom*).

Pharmakotherapie: Die Behandlung des Primärtumors (z. B. Kolonkarzinom*, Mammakarzinom*, Magenkarzinom*, Pankreaskarzinom*, Bronchialkarzinom*, Rektumkarzinom*) steht im Vordergrund. Sie ist generell nach vergleichbaren Richtlinien oder an Zentren und i. R. von Therapiestudien zu empfehlen.

Operative Therapie: Die Indikation zur Leberteilresektion (v. a. bei kolorektalen Lebermetastasen und Metastasen eines neuroendokrinen Tumors) wird großzügig gestellt. Voraussetzungen sind vollständige Resektion des Primärtumors, Ausschluss eines lokoregionären Rezidivs und weiterer Organmetastasen (im Einzelfall kann auch die Metastasenentfernung in mehreren Organen sinnvoll sein) sowie nicht mehr als 5 Metastasen in der Leber. **Verfahren:** **1.** Resektion: s. Leberchirurgie; Ergebnisse: Operationsletalität je

L

nach Resektionsausdehnung 0–5 %; beispielhaft kommt es bei kolorektalem Karzinom in bis zu 50 % zu Lokalrezidiven nach sog. kurativer Resektion des Primärtumors. Nur bei 20–30 % der Patienten finden sich Lebermetastasen, die resektabel sind. Auch nach einer Resektion der Lebermetastasen ist der erneute Leberbefall die Regel. Bei 70 % der Patienten mit kolorektalem Karzinom finden sich Lebermetastasen zum Zeitpunkt des tumorbedingten Todes. **2.** Lebertransplantation*: nur bei bestimmten neuroendokrinen Tumoren* indiziert.

Sonstige Maßnahmen: **1.** Radiofrequenzinduzierte Thermoablation (Abk. RITA) oder hochfrequenzinduzierte Thermotherapie (Abk. HITT): Hochfrequenzstrom führt zur kontrollierten Erhitzung des Tumorgewebes auf 60–80 °C. **2.** Laserinduzierte Thermotherapie (Abk. LITT): In den Tumor wird eine Laserlicht emittierende Quarzfaser eingebracht, die zur lokalen Erhitzung bis 60 °C führt und Tumorzellen abtötet (nur in spezialisierten Zentren verfügbar); s. Laserchirurgie; **3.** Kryotherapie: Nekroseerzeugung durch Einfrieren (mit flüssigem Stickstoff gekühlte Sonde) und Auftauen des Tumorgewebes; Vorteil: große Nekrosen erzeugbar; Nachteil: bei großen Tumoren (>5 cm) sind kaliberstarke Sonden erforderlich (d. h. operatives Vorgehen sinnvoller). **4.** Stereotaktische Bestrahlung mit Markertracking: nach Punktion der Zielmetastase Implantation einer Goldspirale für getriggerte stereotaktische Bestrahlung; Vorteil: Triggerung erlaubt exakt fokussierte Bestrahlung sich bewegender Metastasen. **5.** In Einzelfällen: **a)** Brachytherapie (interstitielle Strahlentherapie): Einbringen eines Gammastrahls in Tumorgewebe via Katheter; **b)** transarterielle Chemoembolisation (Abk. TACE): transarterielles Einbringen von Chemotherapeutika in das den Tumor versorgende Blutgefäß und nachfolgende Embolisation des Gefäßes mit Embolisationspartikel (Coils oder Stärkepolymere) durch einen Katheter.

Hinweis: aktuelle Studien mit Kontaktadressen bei der Arbeitsgemeinschaft internistische Onkologie (AIO) unter http://www.aio-portal.de oder http://www.eortc.be.

Neuentwicklung: Angiogenese-Hemmer; in Einzelfällen unter Studienbedingungen erfolgreich.

Selbsthilfe: **1.** Deutsche Krebshilfe e. V., Buschstr. 32, 53113 Bonn, Tel. 0228 729900, Fax 0228 7299011; E-Mail: deutsche@krebshilfe.de, Homepage: http://www.krebshilfe.de; **2.** Krebsinformationsdienst (KID), Im Neuenheimer Feld 280, 69120 Heidelberg, Tel. 0800 4203040; E-Mail: krebsinformationsdienst@dkfz.de, Homepage: http://www.krebsinformation.de.

Literatur: **1.** Lamadé, W.; Herfarth, C.: Chirurgische Therapie von Lebermetastasen. In: Siewert, J. R.; Rothmund, M.; Schumpelick, V. (Hrsg.): Praxis der Viszeralchirurgie. Onkologische Chirurgie. 2. Aufl. Heidelberg: Springer, 2006; **2.** Becker, H.-D.; Viebahn, R.: Lebertumoren. In: Becker, H.-D. et al. (Hrsg.): Chirurgische Onkologie. Stuttgart: Thieme, 2002.

Autoren: G. Schachschal, R. Pfitzmann.

Leberruptur: s. Leberverletzung.

Leberstauung: s. Stauungsleber.

Lebertransplantation: orthotope (Organ wird an der ursprünglichen Stelle wieder eingesetzt, s. Abb. 1), allogene (Übertragung zwischen genetisch verschiedenen Individuen der gleichen Species) Transplantation der Leber; s. Organtransplantation.

Indikation: **1.** akutes Leberversagen durch Hepatitis, Arzneimittel (z. B. Paracetamol*), Intoxikationen (z. B. Knollenblätterpilz), kryptogene und alkoholtoxische Leberzirrhose*, sehr selten Lebertrauma; **2.** chronisches Leberversagen durch primäre biliäre Zirrhose, posthepatitische Zirrhose, primär sklerosierende Cholangitis, alkoholtoxische Leberzirrhose (nach psychosomatischem Konsil), Stoffwechselerkrankungen (Wilson*-Krankheit, Alpha-1-Antitrypsinmangel, Porphyrie, Galaktosämie, Hämochromatose*), maligne Lebertumoren* (hepatozelluläres Karzinom), Budd*-Chiari-Syndrom.

Kontraindikation: extrahepatisch metastasierte Tumoren, Sepsis, nicht kurativ therapierbare chronische Infektionen (AIDS, Tuberkulose, Osteomyelitis), schwere kardiopulmonale Erkrankungen, schwere psychische Erkrankungen, weiterbestehender Alkoholabusus, fehlende Compliance; eine bereits vorher angelegte portokavale Anastomose ist keine Kontraindikation.

Durchführung: Verlaufsbeobachtung und Laborparameter sind wichtige Entscheidungsgrundlagen für den Operationszeitpunkt (z. B. bei primär biliärer Zirrhose); **Verfahren:** zunächst Explantation der Leber des Empfängers; um eine Stauung im Kreislauf der Pfortader und Vena cava inferior zu vermeiden, erfolgt bei hochgradiger portaler Hypertension oder massiven Kollateralkreisläufen eine temporäre extrakorporale Blutumleitung mit einer sog. Biopumpe (s. Abb. 2). Bei der i. d. R. durchgeführten sog. Piggy-back-Technik (ohne Biopumpe) erfolgt tangentiales Ausklemmen der Vena cava inferior und End-zu-Seit-Anastomose der Lebervenen des Spenderorgans mit der Vena cava inferior des Empfängers. Das Verfahren kann aufgrund der Kreislaufdepression (Reduktion des Herzminutenvolumens) beim Ausklemmen der Vena cava inferior nicht bei allen Patienten angewendet werden. Die Implantation der Spenderleber erfolgt in der Reihenfolge: Anastomose der suprahepatischen und der infrahepatischen Vena cava, dann der Vena portae und nach Entfernung der Biopumpe der Arteria hepatica; abschließend Seit-zu-Seit- oder End-zu-End-Anastomose der Gallengänge; Teil- oder Segmentlebertransplantationen bei Kindern aufgrund der erheblichen Größendifferenzen (ggf. Lebendspende

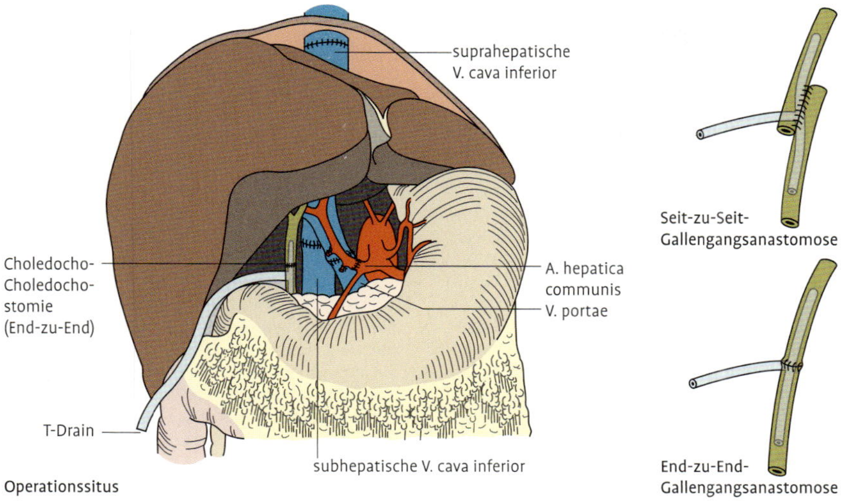

Lebertransplantation Abb. 1: orthotope Transplantation mit Gefäß- und Gallenganganastomosen

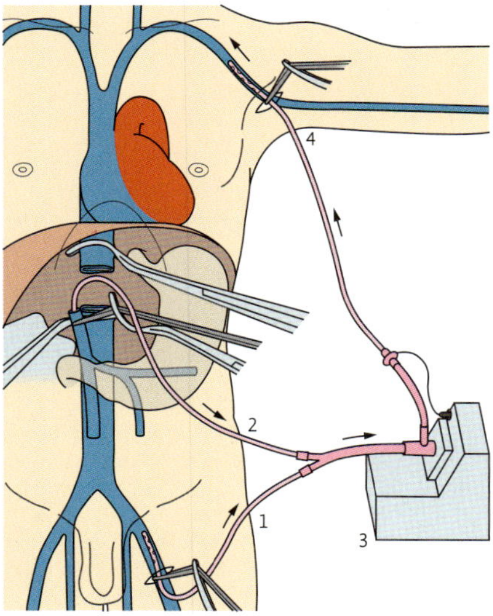

Lebertransplantation Abb. 2: extrakorporaler Umgehungskreislauf: Die kranke Leber des Empfängers ist entfernt. Das gestaute Blut der Vena cava inferior (via Vena femoralis, 1) und der Pfortader (2) wird über Katheter und Biopumpe (3) in die Vena axillaris (4) geleitet.

durch Verwandte); **Nachbehandlung:** s. Organtransplantation.

Komplikationen: **1.** akut: **a)** Blutungen (10–15 %); **b)** Arterienthrombose (2,5–10 %), meist technisch bedingt; **c)** Pfortaderthrombose (1–2 %); **d)** initiale Nicht- oder Dysfunktion bei ischämiegeschädigtem oder vorgeschädigtem (Leberzellverfettung) Transplantat; **e)** ischämische Gallengangnekrosen inf. schlechter Organkonservierung (evtl. Retransplantation unumgänglich); **2.** Abstoßungsreaktionen: treten meist ab der 2.–3. Woche auf und reagieren i. d. R. gut auf eine Glukokortikoid*-Bolustherapie; bei schweren Formen Gabe von Antilymphozytenglobulin, monoklonalen Antikörpern (OKT3) oder Erhöhung der Tacrolimusdosis (z. B. Prograf®; s. Immunsuppressiva), ggf. Retransplantation; bei chronischer Abstoßung durch Verlust von Gallengängen (Vanishing-bile-duct-Syndrom) in den Periportalfeldern ist die Therapie nicht gesichert (evtl. Tacrolimus), Retransplantation erforderlich. **3.** Spätkomplikationen: Abstoßung, Rezidiv der Grunderkrankung (bei Hepatitis), Tumorrezidiv, Lebervenenthrombosen (Budd-Chiari-Syndrom, rezidivierender Alkoholabusus, immunologisch bedingte, späte arterielle Thrombosen), Auftreten neuer Malignome durch immunsuppressive Therapie (insbesondere Hauttumore, Lymphome).

Prognose: abhängig von der Grunderkrankung; Letalität in den ersten 3 Monaten 5–10 %; Ein-Jahres-Überlebensrate 80–90 %, Fünf-Jahres-Überlebensrate ca. 70–80 %; schlechtere Ergebnisse beim Leberzellkarzinom aufgrund von Rezidiven innerhalb des ersten Jahres.

Hinweis: Steht bei akutem Leberversagen unmittelbar keine Spenderleber zur Verfügung, so kann eine temporäre Leberersatztherapie als extrakorporale Schweineleberperfusion, biohybrides Leberunterstützungssystem (sog. künstliche Leber) die Zeit bis zur definitiven Transplantation überbrücken (sog. bridging).

Selbsthilfe: 1. Selbsthilfegruppe Lebertransplantierter Deutschland e. V., Karlsbader Ring 28, 68782 Brühl, Tel. 06202 702613, Fax 06202 702614; E-Mail: info@lebertransplantation.de, Homepage: http://www.lebertransplantation.de; 2. Bundesverband der Organtransplantierten (BDO) e. V., Paul-Rücker-Str. 22, 47059 Duisburg, Tel. 0203 442010, Fax 0203 442127; E-Mail: geschaeftsstelle@bdo-ev.de, Homepage: http://www.bdo-ev.de; 3. Verband Organtransplantierter Deutschlands e. V., Georgstr. 11, 32545 Bad Oeynhausen; Tel. 05731 792181, Fax 05731 792182; E-Mail: mgutsche@hdz-nrw.de, Homepage: http://www.vod-ev.de; 4. Verein leberkrankes Kind e. V., Am Weißdorn 7, 67697 Otterberg, Tel. 06301 300880, Fax 06301 300881; E-Mail: Kaldi@t-online.de, Homepage: http://www.leberkrankes-kind.de; 5. Deutsche Stiftung Organtransplantation (DSO), Emil von Behring-Passage, 63263 Neu-Isenburg, Tel. 06102 30080, Fax 06102 3008 188; E-Mail: presse@dso.de, Homepage: http://www.dso.de.

Literatur: 1. Neuhaus, P.; Pfitzmann, R. (Hrsg.): Aktuelle Aspekte der Lebertransplantation. 2. Aufl. Bremen: UNI-MED, 2005; 2. Braun, F. et al.: Lebertransplantation. In: Siewert, J. R.; Rothmund, M.; Schumpelick, V. (Hrsg.): Praxis der Viszeralchirurgie. Gastroenterologische Chirurgie. 2. Aufl. Heidelberg: Springer, 2006; 3. Müller, A. R. et al.: Lebertransplantation. In: Pfitzmann, R.; Neuhaus, P.; Hetzer, R.: Organtransplantation. Berlin: de Gruyter, 2001.

Autor: R. Pfitzmann.

Lebertumoren, benigne: gutartige Neubildungen der Leber; **Formen:** s. Tab.; sehr selten vorkommende Leiomyome, Fibrome und Lipome erfordern meist keine Therapie; mesenchymale Hamartome und Teratome werden reseziert.

Behandlungsindikation: generell Vermeidung von maligner Transformation, Behandlung von

Lebertumoren, benigne
Formen, Komplikationen, Therapie

Tumor	Charakteristika	Rupturgefahr	maligne Transformation	Therapie
Hämangiom	sehr häufig; selten symptomatisch als Riesenhämangiom	bei Riesenhämangiom	nein	Resektion von großen, symptomatischen, kavernösen Tumoren bei Inoperabilität: Ligatur, Embolisation, Bestrahlung
Adenom	Ursache: Einnahme von Kontrazeptiva	groß (20–40 %) mit hoher Letalität	max. 2 %	Absetzen der Kontrazeptiva keine Regredienz: Resektion
fokale noduläre Hyperplasie	tumorähnliche Läsion; Ursache: wahrscheinlich Einnnahme von Kontrazeptiva	sehr gering	nein	Absetzen der Kontrazeptiva keine Regredienz: Resektion
biliäres Zystadenom	oft multipel vorkommend, kann groß werden (Ø >15 cm)	nein	möglich	großzügige Operationsindikation, da maligne Transformationen beschrieben wurden
Gallengangadenom	prinzipiell asymptomatisch	nein	nein	keine Therapie erforderlich
biliäres Hamartom	klein, meist multipel	nein	nein	keine Therapie erforderlich
Hämangioendotheliom	Kinder betroffen; häufig Herzinsuffienz durch hohes Shuntvolumen	ja	nein	Resektion symptomatischer Tumoren bei Inoperabilität: Ligatur der versorgenden Arterie, Bestrahlung, Glukokortikoide

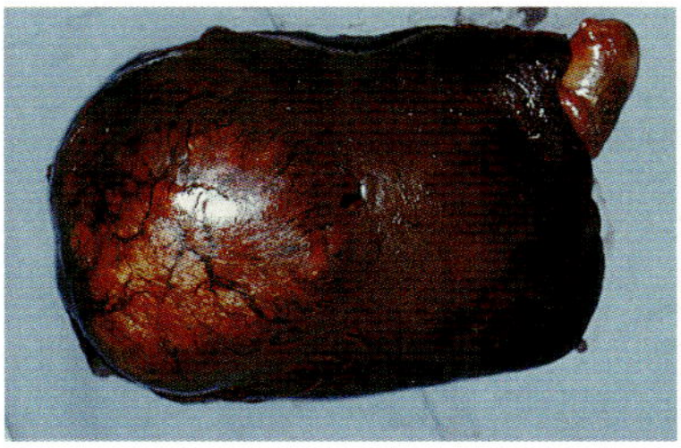

Lebertumoren, benigne: Operationspräparat einer großen fokalen nodulären Hyperplasie mit den typischen radiären Einziehungen

symptomatischen Raumforderungen bzw. von Komplikationen (Einblutung, Ruptur); **1.** Hämangiome: häufig (Prävalenz 2–8 %); meist keine Therapie erforderlich; keine Gefahr der malignen Transformation; **2.** Leberadenom: meist bei Frauen im gebärfähigen Alter und z. B. bei Anabolika-Einnahme; Kontrazeptiva absetzen; sehr großzügige Indikation (z. B. Größenzunahme, periphere Lage) zur Resektion; Rupturrisiko 20–40 %; in maximal 2 % maligne Transformation möglich; **3.** fokale noduläre Hyperplasie (s. Abb.): meist asymptomatisch, Vorkommen überwiegend bei 20–50-jährigen Frauen; Absetzen von Kontrazeptiva (meist folgende Größenabnahme); Resektion meist nicht indiziert; kein Entartungsrisiko; **4.** noduläre regeneratorische Hyperplasie: sehr selten, multiple Knoten durch hyperplastische Hepatozyten, Assoziation zu Immunsuppressiva, Zytostatika u. a. Arzneimittel. Die Therapie der meist auftretenden portalen Hypertonie steht im Vordergrund (z. B. TIPS). **5.** Hämangioendotheliom: Auftreten v. a. bei Kindern; hohe Shuntvolumina (cave: Herzinsuffizienz); multimodale Therapie an Zentren (Transplantation, Resektion oder Embolisation, Glukokortikoide, Interferon-α, Bestrahlung); **6.** intrahepatisches Gallengangadenom: keine Therapie erforderlich; **7.** intrahepatisches Gallengangzystadenom: oft multipel vorkommend; großzügige Indikation zur Resektion; maligne Transformation möglich.

Operative Therapie: s. Leberchirurgie.

Selbsthilfe: Deutsche Leberhilfe e. V., Luxemburger Str. 150, 50937 Köln, Tel. 0221 2829980, Fax 0221 2829981; E-Mail: info@leberhilfe.org, Homepage: http://www.leberhilfe.org.

Literatur: **1.** Kuntz, E.; Kuntz, H.-D.: Praktische Hepatologie. Leipzig: Barth, 1998; **2.** Blum, H. E.: Tumoren der Leber. In: Hahn, E. G.; Riemann, J. F. (Hrsg.): Klinische Gastroenterologie. 3. Aufl. Bd 2. Stuttgart: Thieme, 1996; **3.** Gerok, W.; Blum, H. E.: Hepatologie. 2. Aufl. München: Urban & Schwarzenberg, 1995.

Autor: G. Schachschal.

Lebertumoren, maligne: bösartige Neubildungen der Leber; **Formen: 1. primäre** maligne Lebertumoren: **a)** primäres Leberzellkarzinom (hepatozelluläres Karzinom, Abk. HCC): ca. 90 % aller primären malignen Lebertumoren; metastasiert intrahepatisch durch peri- und intravasales Wachstum sowie Einbruch in Lebervenen; in bis zu 50 % der Fälle bei Diagnosestellung Metastasen in Lymphknoten, Lunge, Nebennieren und Skelett; Sonderform: fibrolamelläres Karzinom, seltene Form des HCC mit etwas günstigerer Prognose; Durchschnittsalter der Patienten 39 Jahre (median); **b)** intrahepatisches (peripheres) Gallengangkarzinom*: ca. 5 % aller primären malignen Lebertumoren; assoziiert mit Gallengangsanomalien, primär sklerosierender Cholangitis; Sonderform: Gallengang-Zystadenokarzinom; **c)** kombiniertes hepatozelluläres und Gallengangkarzinom; **d)** Hepatoblastom: embryonaler Mischtumor bei Kleinkindern; **e)** Lebersarkome: Endotheliosarkom, Hämangiosarkom, Myosarkom, Liposarkom, Fibrosarkom; Vorkommen sehr selten; **2. sekundäre** maligne Lebertumoren (am häufigsten): v. a. Lebermetastasen*, direkter Einbruch anderer maligner Tumoren (z. B. Gallenblasenkarzinom*) oder Leberbefall i. R. eines malignem Lymphoms oder eines Hodgkin*-Lymphoms.

Behandlungsindikation: **1.** Bei Operabilität ist die chirurgische Tumorentfernung Therapie der Wahl (kurativer Therapieansatz). **2.** Bei Inoperabilität können palliative Verfahren die Lebensqualität verbessern und die Überlebenszeit teilweise deutlich verlängern. **3.** Bei hepatozellulären Karzinomen hängt die Behandlung vom Vorliegen einer Leberzirrhose* ab; ohne zugrunde liegende Leberzirrhose wird das HCC meist erst in weit fortgeschrittenem Stadium diagnostiziert, so dass die palliative Therapie im Vordergrund steht. **4.** Intrahepatische Gallengangkarzinome: zum Zeitpunkt der Diagnose meist schon fortgeschritten; Lebertransplantation aufgrund hoher Rezidivrate (>50 % innerhalb des 1. postoperativen Jahres) nicht indiziert.

Pharmakotherapie: Das fortgeschrittene HCC kann mit dem Multikinase-Inhibitor Sorafenib behandelt werden (bis Stadium A der Child-Klassifikation s. Leberzirrhose). Für das Gallengangkarzinom existiert keine etablierte systemische Chemotherapie (s. Neuentwicklung).

Operative Therapie: **1.** Resektion bei begrenzter und definierter Ausdehnung, Fehlen von Fernmetastasen; bei Hepatoblastom ggf. präoperative Tumormassenreduktion mit Chemotherapie und externer Bestrahlung (s. Leberchirurgie); Resektabilität beim HCC <30 % der Fälle; Leberfunktion bei Leberzirrhose beachten; für Patienten ab Stadium Child B wegen drohendem postoperativem Leberversagen nicht geeignet; **2.** Lebertransplantation* bei kindlichen Tumoren (Hepatoblastom), als kurative Maßnahme bei HCC; aufgrund der hohen Rezidivrate nur im Ausnahmefall indiziert (Tumorgröße solitär <5 cm, max. 3 Knoten <3 cm, keine Gefäßinvasion).

L

Sonstige Maßnahmen: Verfahren bei Inoperabilität (s. Lebermetastasen), in spezialisierten Zentren: **1.** Radiofrequenzinduzierte Thermoablation (Abk. RITA) oder hochfrequenzinduzierte Thermotherapie (Abk. HITT): kontrollierte Erhitzung des Tumorgewebes auf 60–80 °C durch hochfrequenten Strom; **2.** perkutane Ethanolinjektion (Abk. PEI): intratumorale Injektion von 96 %igem Ethanol (alternativ Essigsäure in geringerer Konzentration) in ein inoperables primäres Leberzellkarzinom zerstört Tumorzellen, führt zu Schmerzlinderung und verlängert die Überlebenszeit. **3.** Laserinduzierte Thermotherapie (Abk. LITT): In den Tumor wird eine Laserlicht emittierende Quarzfaser eingebracht, die zu lokaler Erhitzung bis 60 °C führt und Tumorzellen abtötet (s. Laserchirurgie). **4.** Transarterielle Chemoembolisation (Abk. TACE): In den Tumor versorgenden Leberarterienast wird superselektiv ein Katheter eingelegt und die Tumorgefäße werden mit Mikrosphären und regionaler Perfusionschemotherapie unter Einsatz von Embolisat (meist Lipiodol) mit Zytostatika (Doxorubicin, Epirubicin) embolisiert; auch bei fortgeschrittenem HCC möglich, nicht jedoch bei Patienten mit Stadium Child C, Zirrhose bestimmt weitere Prognose. **5.** Kryotherapie: Nekroseerzeugung durch Einfrieren (mit flüssigem Stickstoff gekühlte Sonde) und Auftauen des Tumorgewebes; Vorteil: große Nekrosen erzeugbar; Nachteil: bei großen Tumoren sind kaliberstarke Sonden erforderlich (d. h. operatives Vorgehen). **6.** photodynamische Therapie*: bei Gallengangbeteiligung zur Verhinderung einer progredienten Gallenabflussbehinderung; 48 h nach Infusion eines Photosensitizers (Photofrin® 2 mg/kg KG) wird durch Laserlicht cholangioskopisch eine photochemisch induzierte Apoptose von Tumorzellen ausgelöst.

L

Hinweis: 1. aktuelle Studien mit Kontaktadressen bei der Arbeitsgemeinschaft Internistische Onkologie (AIO) unter http://www.aio-portal.de; **2.** Das Risiko, ein HCC zu entwickeln, lässt sich u. a. durch folgende Maßnahmen verringern: **a)** Behandlung einer chronischen Virushepatitis mit pegylierten Interferonen (Peginterferon alfa-2a, Pegasys®, 1 × 180 µg/Woche, oder Peginterferon alfa-2b, PegIntron, 1 × 50 (80) µg/Woche) und Virostatika, z. B. Lamivudine (100–150 mg/d) bei Hepatitis B, Ribavirin (3 × 300 mg/d) bei Hepatitis C; **b)** Vermeidung von Aflatoxinen.

Neuentwicklung: Phase III-Studien zum Gallengangkarzinom: EORTC-Studie 40 955 mit 19 % Response für 5-Fluorouracil/Folinsäure/Cisplatin; AIO-Studie Capecitabin vs. Capecitabin/Cisplatin in Auswertung.

Selbsthilfe: 1. Deutsche Krebshilfe e. V., Buschstr. 32, 53113 Bonn, Tel. 0228 729900, Fax 0228 7299011; E-Mail: deutsche@krebshilfe.de, Homepage: http://www.krebshilfe.de; **2.** Krebsinformationsdienst (KID), Im Neuenheimer Feld 280, 69120 Heidelberg, Tel. 0800 4203040; E-Mail: krebsinformationsdienst@dkfz.de, Homepage: http://www.krebsinformation.de; **3.** Selbsthilfegruppe Lebertransplantierter Deutschland e. V., Karlsbader Ring 28, 68782 Brühl, Tel. 06202 702613, Fax 06202 702614; E-Mail: info@lebertransplantation.de, Homepage: http://www.lebertransplantation.de; **4.** Verein leberkrankes Kind e. V., Am Weißdorn 7, 67697 Otterberg, Tel. 06301 300880, Fax 06301 300881; E-Mail: Kaldi@t-online.de, Homepage: http://www.leberkrankes-kind.de.

Literatur: 1. Siewert, J. R.; Rothmund, M.; Schumpelick, V. (Hrsg.): Praxis der Viszeralchirurgie. Onkologische Chirurgie. 2. Aufl. Heidelberg: Springer, 2006; **2.** Dancygier, H.: Primäre Tumoren der Leber. In: Dancygier, H. (Hrsg.): Klinische Hepatologie. Heidelberg: Springer, 2003; **3.** Becker, H.-D.; Viebahn, R.; Kreis, M.: Lebertumoren. Tumoren der extrahepatischen Gallenwege. In: Becker, H.-D. et al. (Hrsg.): Chirurgische Onkologie. Stuttgart: Thieme, 2002.

Autoren: G. Schachschal, R. Pfitzmann.

Lebervenenabflussstörung: s. Budd-Chiari-Syndrom.

Leberverfettung: s. Fettleber.

Leberverletzung: überwiegend stumpfes (Leberruptur), seltener perforierendes Trauma, bei dem v. a. der rechte Leberlappen betroffen ist; meist in Zusammenhang mit einem Polytrauma* und Begleitverletzungen (rechtsseitige Rippenfrakturen, Milzruptur, Lungenkontusion, Schädelhirntrauma*); **Einteilung:** in Schweregrade: s. Tab.

Behandlungsindikation: Schweregrad I: klinische Überwachung und Sonographiekontrolle,

Leberverletzung
Einteilung in Schweregrade

Grad	Pathologie
I	subkapsuläres Hämatom **oder** oberflächlicher Einriss (Tiefe <1 cm)
II	ausgedehntes subkapsuläres oder intraparenchymatöses Hämatom **oder** Parenchymeinriss (Tiefe 1–3 cm, Länge <10 cm)
III	subkapsuläres (>50 cm² Oberfläche) Hämatom **oder** rupturiertes blutendes Hämatom **oder** großer Parenchymriss (Tiefe >3 cm, Länge >10 cm)
IV	schwere Parenchymverletzung (>25–50 % eines Leberlappens) **oder** Lebervenenabriss

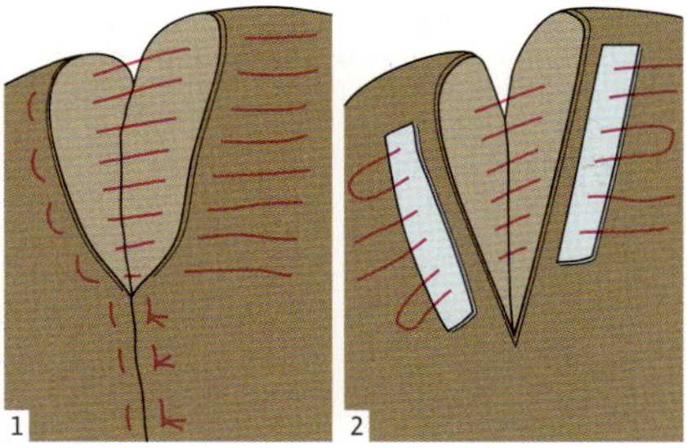

Leberverletzung: Nahttechnik; 1: einfache U-Nähte; 2: U-Nähte über einem Widerlager aus resorbierbarem Material (PGS)

keine Operation; Schweregrad II: Operation nur bei freier Blutung; Schweregrade III und IV: eindeutige und dringliche Operationsindikationen (drohender Verblutungstod).

Operative Therapie: Patientenaufklärung über schwerwiegende intra- und postoperative Komplikationen; **Verfahren:** Es gelten die allgemeinen Techniken der Leberchirurgie*. **1.** Kapseleinrisse mit Blutung lassen sich meist mit Fibrinkleber und Kollagenvlies oder durch einfache Lebernaht (s. Abb.) versorgen. **2.** Bei ausgedehnten tiefen Leberrissen mit Gewebezerstörung werden keine sog. durchgreifenden Nähte (Gefahr der Durchblutungsstörung), sondern eine primäre Tamponade mit Bauchtüchern außerhalb der Leber angelegt. Nach 48–72 Stunden werden die Bauchtücher entfernt und die definitive Versorgung der Verletzung vorgenommen. **3.** Bei Leberzertrümmerung ist primär nicht die definitive Versorgung, sondern die Blutstillung wichtig: **a)** Pringle-Manöver bei massiven Blutungen: Drosselung des Ligamentum hepatoduodenale mit Gummizügel, wodurch die arterielle und portale Durchblutung für 50–60 Minuten bei Normothermie unterbrochen werden kann (in Extremsituationen auch die komplette Blutzufuhr durch zusätzliches Clamping der Vena cava, supra- und infrahepatisch); dann schnelle Orientierung; **b)** Unterbindung größerer Gefäße; **c)** anschließend perihepatisches Packing mit Bauchtüchern und Second-look-Operation nach 24–72 Stunden zur Entfernung der Bauchtücher und endgültigen Versorgung der Leberverletzung (Entfernung von Nekrosen, Blutstillung, evtl. Leberresektion); **Nachbehandlung:** kurzfristige parenterale Glukoseapplikation; oraler Nahrungsaufbau ab 1.–2. postoperativem Tag; tägliche Kontrolle der wichtigsten Laborparameter (Thromboplastinzeit, Antithrombin III, Cholinesterase, GLDH, Bilirubin, alkalische Phosphatase); pharmakologische Thromboseprophylaxe entspr. den Gerinnungswerten und dem Thromboserisiko; **Komplikationen:** Nachblutung, Gerinnungsstörungen, Gallenfistel, subphrenischer/subhepatischer Abszess, Pleuraerguss, Pneumonie; Parenchymnekrosen und Abszedierung, selten Hämobilie (transpapilläre Blutung) oder Bilhämie (rascher Bilirubinanstieg, hohes Fieber); mögliche Verletzungen an Zwerchfell, Speiseröhre, Magen und Milz, bei Operationen an den Lebervenen Gefahr der Luftembolie, Peritonitis, Pankreatitis, Platzbauch; **Prognose:** abhängig von der Schwere der Blutung sowie den Begleitverletzungen (insbes. Schädelhirn- oder Thoraxtrauma); Letalität bei schweren Parenchymverletzungen 10–40 %.

Hinweis: keine Operation bei subkapsulären Hämatomen, die nicht weiterbluten.

Selbsthilfe: Deutsche Leberhilfe e. V., Luxemburger Str. 150, 50937 Köln, Tel. 0221 2829980, Fax 0221 2829981; E-Mail: info@leberhilfe.org, Homepage: http://www.leberhilfe.org.

Autor: J. Boese-Landgraf.

Leberversagen: s. Enzephalopathie, hepatische; Lebertransplantation.

Leberzellkarzinom, primäres: s. Lebertumoren, maligne.

Leberzirrhose: Folge verschiedener chronischer Lebererkrankungen mit progredientem Umbau der Struktur inf. von Parenchymnekrosen, Fibrogenese, nodulären Regeneraten und Umgestaltung der Gefäßarchitektur; **Ursache:** Alkoholabusus, chronische Hepatitis* (viral, autoimmun), primär biliäre Leberzirrhose, Wilson*-Krankheit, idiopathische Hämochromatose, Alpha-1-Antitrypsinmangel, Budd*-Chiari-Syndrom u. a.; **Klinik:** Einschränkung der Leberfunktionen (Synthese, Detoxifikation, Sekretion); hämodynamische Veränderungen (portale Hypertension*); **Formen:** **1.** aktive Leberzirrhose (im Gegensatz zur inaktiven): progredienter Krankheitsprozess mit deutlicher Zellschädigung und reaktiver Entzündung; Transaminasenanstieg auf Vierfaches der Norm, Gammaglobulinerhöhung im Serum auf das Doppelte, Serumbilirubin >52 μmol/l; **2.** dekompensierte Leberzirrhose (im Gegensatz zur kompensierten): mit Auftreten von Komplikationen (Aszites*, spontan-bakterielle Peritonitis*, hepatische Enzephalopathie*, Ösophagusvarizenblutung*, Malnutrition*, maligne Lebertumoren*, Stoffwechselentgleisung, Nierenversagen und Ödeme) meist im Gefolge des zunehmenden Pfortaderhochdrucks und von Infektionen; **Klassifikation:** Stadieneinteilung nach der Child-Pugh-Klassifikation (Kurzbezeichnung Child-Klassifikation, s. Tab.) bzw. dem MELD-Score (MELD, Abk. für engl. model of end stage liver disease), nach dem die Transplantatallokation erfolgt. Der MELD-Score wird aus INR (Abk. für engl. international normalized ratio), Kreatinin und Bilirubin errechnet. Bei MELD-Werten von 24, 29 bzw. 33 Punkten ist eine Überlebenswahrscheinlichkeit von 90 Tagen von 85 %, 70 % bzw. 50 % zu erwarten.

Behandlungsindikation: Behandlungsziel: Senkung der erhöhten entzündlichen Aktivität und Reduzierung der Fibrogenese; Unterstützung der

Leberzirrhose Child-Klassifikation			
Kriterium	1 Punkt	2 Punkte	3 Punkte
Aszites	nein	wenig	mäßig bis viel
Enzephalopathie	nein	Grad I–II	Grad III–IV
Albumin (g/l)	>35	28 - 35	< 28
INR	< 1,7	1,7- 2,3	> 2,3
Bilirubin (μmol/l)			
allgemein	<34	34 - 52	> 52
bei primärer biliärer Zirrhose	<68	68 -170	>170
Einteilung entsprechend der Summe der Punkte: A: 5–6 Punkte, B: 7–9 Punkte, C: 10–15 Punkte			

Leberzellregeneration; Beherrschung vital bedrohlicher Komplikationen.

Pharmakotherapie: orientiert sich an der Grunderkrankung und ist von begrenzter Wirksamkeit; **1.** alkoholische Leberzirrhose: Silymarin (Legalon®), 3 × 140 mg/d p. o.; ohne sicheren Wirksamkeitsnachweis; **2.** Leberzirrhose durch Virushepatitis B oder C im Stadium Child A, durch autoimmune Hepatitis, Wilson-Krankheit oder idiopathische Hämochromatose: s. Hepatitis, chronische; Wilson-Krankheit; **3.** Primärprophylaxe bei gesicherter Leberzirrhose und blutungsgefährdeten Ösophagusvarizen durch nichtselektive Beta-Rezeptoren-Blocker, z. B. Propranolol (z. B. Dociton®); **4.** primär biliäre Leberzirrhose: Ursodesoxycholsäure* (z. B. Ursofalk®, Cholofalk®), 2–3 × 250 mg (10–15 mg/kg KG/d) p. o.; immunsuppressive Therapie bisher ohne Wirksamkeitsnachweis; Behandlung des Pruritus mit Colestyramin (z. B. Quantalan®), 3–6 × 4 g/d p. o., und der Osteopathie je nach Manifestation (s. Osteoporose, Osteomalazie); **5.** Antibiotikatherapie bei spontanbakterieller Peritonitis nach obligater diagnostischer Parazentese (>250 Granulozyten/μl; Erregernachweis: Antibiogramm): Levofloxazin (z. B. Tavanic®), 1 × 200 mg/d p. o.; bei schwerem Krankheitsbild Cefotaxim (z. B. Claforan®), 3 × 2 g i. v. oder Ceftriaxon (z. B. Rocephin®) 1 × 2 g i. v.; als Rezidivprophylaxe Ciprofloxazin (z. B. Ciprobay®), 1 × 750 mg p. o. an einem Tag der Woche; **6.** Kombination von Albumininfusion und Vasopressoren bei hepatorenalem Syndrom (Nierenfunktionsstörungen bei fortgeschrittener Leberzirrhose): z. B. Albumin (z. B. Humanalbumin 20 % Octalbin®) 1 g/kg KG i. v. an Tag 1 und 20–40 g/d i. v. ab Tag 2, Terlipressin (z. B. Glycylpressin®), 1–2 mg/4h i. v. (max. 12 mg/d) als Dauerinfusion unter Überwachung nach Ausschluss pharmakologischer (Diuretikaüberdosierung, Aminoglykoside, nichtsteroidale Antiphlogistika), infektiöser oder hypovolämischer Genese der Nierenfunktionsstörung.

Operative Therapie: **1.** Lebertransplantation*: im Endstadium der Leberzirrhose ist die Prognose nur durch Transplantation grundlegend zu verbessern. Die Ergebnisse werden bei weit fortgeschrittener Erkrankung (Muskelatrophie, Mangelernährung) allerdings ungünstiger. Unumstritten indiziert ist sie bei autoimmuner Genese, primär biliärer Leberzirrhose, Hämochromatose, Wilson-Krankheit, Gallengangfehlbildungen im Kindesalter und Hepatitis C mit einer Ein-Jahres-Überlebensrate von 75–90 % und einer Fünf-Jahres-Überlebensrate von 65–85 %. Bei Leberzirrhose durch Hepatitis B sind die Ergebnisse mit 70 % (nach 1 Jahr) bzw. 50 % (nach 5 Jahren) ungünstiger, insbes. bei aktiv replizierender HBV-Infektion (HBV-DNA positiv). Bei alkoholbedingter Leberzirrhose sollte die Alkoholabhängigkeit mind. ein halbes Jahr beherrscht sein und ein stabiles soziales Umfeld vorliegen. Die Ergebnisse sind dann so gut wie bei den klassischen Transplantationsindikationen. **2.** Tumorresektion bei primärem Leberzellkarzinom; ab dem Stadium Child B wegen Gefahr des postoperativen Leberversagens kontraindiziert; **3.** transjugulärer intrahepatischer portosystemischer Shunt (Abk. TIPS) und chirurgische portosystemische Anastomosen: s. Ösophagusvarizenblutung, Aszites; **4.** elektive Laparotomie: bei MELD-Werten von 10–15 nur unter besonderen Kautelen, bereits im Stadium Child B besteht ein deutlich erhöhtes Risiko (Letalität der offenen Cholezystektomie bis 30 %); kontraindiziert im Stadium Child C bzw. bei MELD-Werten >15.

Psychotherapie: Alkoholentwöhnungsbehandlung: s. Alkoholabhängigkeit; Hepatitis, chronische.

Sonstige Maßnahmen: **1.** Bereits im Frühstadium (Child A) ist eine Reduktion des Körperproteinbestandes als erstes Zeichen der Malnutrition* messbar. Da Malnutrition und unzureichende Nahrungsaufnahme prognostisch ungünstige Indikatoren einer erhöhten Sterblichkeit sind, ist eine kalorisch ausreichende Ernährung (125 J/kg KG/d bzw. 30 kcal/kg KG/d) mit ausreichender Eiweißzufuhr (1,0–1,2 g/kg KG/d) notwendig; häufig durch Diätberatung allein nicht zu erreichen, so dass Ernährungssupplemente in Form flüssiger Trinknahrung oder als Sondenernährung eingesetzt werden müssen; in einzelnen Fällen ist die vollständig parenterale Ernährung* nicht zu umgehen. **2.** Eiweißrestriktion nur bei Enzephalopathie durch nachgewiesene Proteinintoleranz indiziert; ist auf eine minimale Dauer zu beschränken; **3.** längere Nahrungskarenz, z. B. i. R. diagnostischer Eingriffe, muss vermieden oder durch parenterale Glukosegabe (kurzfristig) oder volle parenterale Ernährung (mittel- bzw. langfristig) überbrückt werden.

Eigenbehandlung: 1. Alkoholkarenz: evtl. Stillstand der Erkrankung und Übergang in eine kompensierte inaktive Leberzirrhose; 2. Vermeidung potentiell hepatotoxischer, nicht verschreibungspflichtiger Arzneimittel (z. B. Analgetika, Vitamin-A-Präparate).

Arbeitsunfähigkeit: bei dekompensierter Leberzirrhose bis zur Rekompensation.

Hinweis: 1. Bei dekompensierter Leberzirrhose besteht eine erhöhte Hypoglykämiegefahr unter oralen Antidiabetika. Hypoglykämie* und Hyperlaktatämie durch die gestörte Glukoneogenese im fortgeschrittenen Stadium erfordern Intensivtherapie. Die Alkalose begünstigt die Harnstoffelimination und sollte erst bei Beeinträchtigung des Gasaustausches oder massiver Entgleisung ausgeglichen werden. 2. Leberschutzpräparate sind bisher ohne Wirksamkeitsnachweis.

Selbsthilfe: 1. Deutsche Leberhilfe e. V., Luxemburger Str. 150, 50937 Köln, Tel. 0221 2829980, Fax 0221 2829981; E-Mail: info@leberhilfe.org, Homepage: http://www.leberhilfe.org; 2. Selbsthilfegruppe Lebertransplantierter Deutschland e. V., Karlsbader Ring 28, 68782 Brühl, Tel. 06202 702613, Fax 06202 702614; E-Mail: info@lebertransplantation.de, Homepage: http://www.lebertransplantation.de; 3. Vereinigung zur Förderung und Unterstützung chronisch Lebererkrankter e. V. DVL, Bertha-von-Suttner-Str. 30, 40595 Düsseldorf, Tel. und Fax 0211 706426; Homepage: http://organspende-und-transplantation.de/dvl.html; 4. Verein leberkrankes Kind e. V., Am Weißdorn 7, 67697 Otterberg, Tel. 06301 300880, Fax 06301 300881; E-Mail: Kaldi@t-online.de, Homepage: http://www.leberkrankes-kind.de.

Literatur: 1. Schölmerich, J.: Leberzirrhose. In: Riemann, J. F. et al.: Gastroenterologie. Stuttgart, New York: Thieme, 2008; 2. Salerno, F. et al.: Diagnosis, prevention and treatment of hepatorenal syndrome in cirrhosis. Gut 56: 1310–1318 (2007); 3. Bundesärztekammer: Richtlinien zur Organtransplantation gemäß § 16 TPG. Dtsch Ärzteblatt 103: A3282–A3290 (2006); 4. Plauth, M. et al.: ESPEN Guidelines on Enteral Nutrition: Liver disease. Clin Nutr 25: 285–294 (2006).

Autor: M. Plauth.

Leberzysten: solitäre oder multiple, evtl. gekammerte intrahepatische Zysten; **Formen:** 1. parasitäre Leberzysten: a) zystische Echinokokkose*; bis zu kindskopfgroße Zysten in Leber (60–70 %) und Lunge (30 %), selten Ausschwemmung in den großen Kreislauf; b) alveoläre Echinokokkose: multiple, traubenartige Zysten ohne Ausbildung einer Bindegewebekapsel mit infiltrativ destruierender Ausbreitung; primärer Befall der Leber, später hämatogene Aussaat in z. B. Lunge und Milz; vgl. Zestodeninfektion; 2. nichtparasitäre Leberzysten: a) kongenital: parenchymatöse Zysten; meist in Kombination mit multiplen Zysten in Nieren und Pankreas; b) erworben: Zystadenom, Zystadenokarzinom.

Behandlungsindikation: 1. Echinokokkuszysten werden operiert, um Beschwerden zu beseitigen und Komplikationen (Ruptur, Ikterus, Verschleppung) zu vermeiden. 2. Die Therapie nichtparasitärer Zysten ist von der Größe und Symptomatik abhängig; bei erheblicher Hepatomegalie und Beschwerden Operation zur Eröffnung größerer Zysten; bei drohender Leberinsuffizienz (Zystenleber; selten) Indikation zur Lebertransplantation*.

Pharmakotherapie: bei parasitären Leberzysten prä- und postoperativ: 1. zystische Echinokokkose: Albendazol (Eskazole®), 2 × 400 mg/d p. o. in 3 Zyklen von 4 Wochen Dauer mit jeweils 2-wöchigen Pausen; 2. alveoläre Echinokokkose: adjuvante Therapie mit Mebendazol (Vermox®), 2 × 500 mg p. o. für 3 Tage, dann 3 × 500 mg an den Tagen 4–6; anschl. 3 × 1000 mg; Dauer ca. 2 Jahre, bei inoperablen Fällen lebenslang; alternativ Albendazol.

Operative Therapie: 1. parasitäre Leberzysten: bei Echinokokkose* Zystektomie (Entfernung der Parasitenkapsel) oder Perizystektomie (Entfernung der Parasiten- und Wirtskapsel), bei Echinococcus granulosus Zystendesinfektion, bei Echinococcus multilocularis evtl. Resektion eines Leberlappens; s. Abb. 1; 2. dysontogenetische Leberzysten: laparoskopische Fensterung der Zystenwand und Umsäumung des Randes (s. Abb. 2); nur bei ungünstiger Lage i. R. einer Laparotomie; Prognose gut, Letalität <0,5 %.

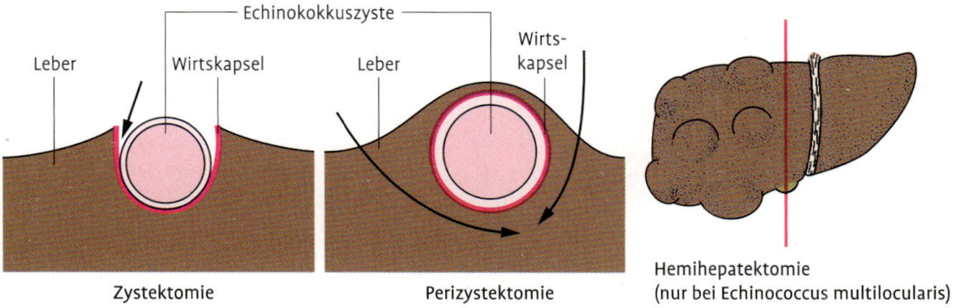

Leberzysten Abb. 1: Operationsverfahren bei Echinokokkose

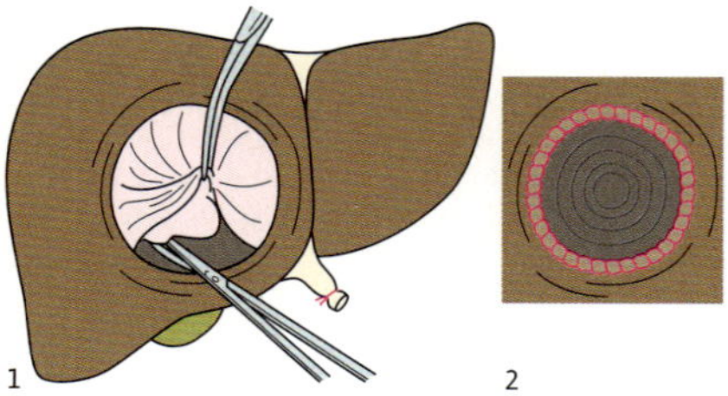

1 2

Leberzysten Abb. 2: Operation einer dysontogenetischen Zyste; die vordere Zystenwand wird abgetragen (1) und ggf. der Schnittrand mit fortlaufender Naht zur Blutstillung gesäumt (2).

Selbsthilfe: Deutsche Leberhilfe e.V., Luxemburger Str. 150, 50937 Köln, Tel. 0221 2829980, Fax 0221 2829981; E-Mail: info@leberhilfe.org, Homepage: http://www.leberhilfe.org.

Literatur: 1. Margreiter, R. et al.: Erkrankungen der Leber. In: Siewert, J. R.; F.; Rothmund, M.; Schumpelick, V. (Hrsg.): Praxis der Viszeralchirurgie. Gastroenterologische Chirurgie. 2. Aufl. Berlin, Heidelberg, New York: Springer, 2006; 2. Dancygier, H.: Zystische Lebererkrankungen. In: Dancygier, H. (Hrsg.): Klinische Hepatologie. Berlin, Heidelberg, New York: Springer, 2003; 3. Gottstein, B. et al.: Leitthema: Echinokokkus. Rolle von Kombinationstherapien. Chirurg 71: 1–29 (2000).

Autor: R. Pfitzmann.

Lederhautentzündung: s. Skleritis.

Leflunomid: s. Immunsuppressiva.

Leishmaniasen: von Protozoen der Gattung Leishmania hervorgerufene Zoonosen; **Übertragung:** durch infizierte Schmetterlingsmücken (Phlebotomen); bei Leishmania tropica und Leishmania donovani ist der Mensch das Reservoir. **Klinik:** je nach Species und Abwehrlage des Wirtes asymptomatischer Verlauf oder Manifestationen an Haut, Schleimhaut u.a. Organen möglich; **Formen:** **1.** kutane Leishmaniase der Alten (sog. Orientbeule) und der Neuen Welt (verlaufen schwerer und heilen langsamer); **2.** diffuse kutane Leishmaniase: therapierefraktäre progrediente Hauterkrankung mit lepraähnlichen Läsionen; **3.** mukokutane Leishmaniase: v.a. in Süd- und Zentralamerika auftretend, zunächst kutane Leishmaniase, die bald, aber auch noch nach Jahren, zu Schleimhautulzerationen in Nase, Mund und Rachen führen kann; **4.** viszerale Leishmaniase (Kala-Azar): vom Leishmania-donovani-Komplex hervorgerufene systemische Erkrankung mit unbehandelt meist tödlichem Verlauf; **5.** Rezidivansleishmaniase: persistierender bzw. rezidivierender Verlauf bei ca. 10 % der Infektionen mit Leishmania tropica.

Behandlungsindikation: Grundsätzlich sollten alle Leishmaniasen, auch milde kutane Erkrankungen, unter dem Gesichtspunkt der Transmissionsreduktion behandelt werden.

Pharmakotherapie: s. Tab.; **1.** Mittel der Wahl (auch in der Schwangerschaft) sind 5-wertige Antimonpräparate (Sb V, Glucantime®, in Deutschland nicht zugelassen, erhältlich über internationale Apotheke, Italien, Spanien, Frankreich); wegen der kurzen HWZ möglichst 2-mal täglich applizieren; mögliche Kardiotoxizität (EKG-Kontrollen während der Therapie); **2.** Miltefosin (Impavido®), 1,5–2,5 mg/kg KG, verteilt auf 2–3 Dosen über 28 Tage; **3.** bei Antimonresistenz evtl. Kombination mit γ-Interferon oder alternativ liposomales Amphotericin B (AmBisome®), Pentamidin (Pentacarinat®), Ketoconazol (Nizoral®).

Leishmaniasen
Pharmakotherapie

Form	Erreger	Medikation	Alternative
kutane Leishmaniase			
Orient	L. tropica, L. major, L. aethiopica	Sb V (Glucantime®)[1] lokal, 3–5 periläsionale Applikationen (1–3 ml) in 3–7-tägigem Abstand (ambulant)	Paromomycinsulfat (Aminosidin®)[1], 15 %ig als Salbe bei Patienten, die in Indien erkrankt sind: Dapson (Dapson-Fatol®), 200 mg/d p.o. über 6 Wochen
Südamerika	L. amazonensis, L. (V.) braziliensis, L. (V.) gyanensis, L. (V.) panamensis, L. (V.) peruviana	Sb V (Glucantime®)[1], 20 mg/kg KG i.v. in 2 Applikationen über 30 Tage (stationär), + Allopurinol, 20 mg/kg KG/d p.o.	liposomales Amphotericin B (AmBisome®), 3 mg/kg KG/d i.v. über 10 Tage (stationär) **oder** Amphotericin B (Amphotericin B®), 1 mg/kg KG in 500 ml Dextroselösung 5 % über 4 Stunden jeden 2. Tag (14–40 Applikationen)
	L. mexicana	Sb V (Glucantime®)[1], 20 mg/kg KG i.v. in 2 Applikationen über 12–20 Tage (stationär)	Ketoconazol (Nizoral®), 10 mg/kg KG/d p.o. über 28 Tage evtl. Itraconazol (Sempera®)

Leishmaniasen
Pharmakotherapie

Form	Erreger	Medikation	Alternative
mukokutane Leishmaniase			
	L. amazonensis, L. (V.) braziliensis, L. (V.) gyanensis, L. (V.) panamensis	Sb V (Glucantime®)[1], 20 mg/kg KG i. v. in 2 Applikationen über 20–30 Tage (stationär) **oder** Miltefosin (Impavido®), 1,5–2,5 mg/kg KG/d, verteilt auf 2–3 Dosen, über 28 Tage	liposomales Amphotericin B (AmBisome®), 3 mg/kg KG/d i. v. über 10 Tage (stationär) **oder** Pentamidin (Pentacarinat®), 2–4 mg/kg KG i. v. jeden 2. Tag oder 3-mal wöchentlich (insgesamt 15–30 Dosen)
viszerale Leishmaniase			
	L. donovani, L. infantum, L. chagasi	Sb V (Glucantime®)[1] i. v., 20 mg/kg KG in 2 Applikationen über 20–30 Tage (stationär), bei Patienten aus Indien über 40 Tage wegen Resistenzen und verminderter Empfindlichkeit **oder** Miltefosin (Impavido®), 1,5–2,5 mg/kg KG/d, verteilt auf 2–3 Dosen, über 28 Tage **oder** liposomales Amphotericin B (AmBisome®), 2–5 mg/kg KG/d i. v. über 10 Tage (stationär; Gesamtdosis 15–21 mg/kg KG)	Sb V (Glucantime®)[1] + γ-Interferon, 10 µg/kg KG s. c. Tag 1, 20 µg/kg KG Tag 2 und 3, ggf. nach 4 Wochen wiederholen **oder** Sb V (Glucantime®)[1] + Paromomycinsulfat (Aminosidin®)[1], 14 mg/kg KG **oder** Pentamidin (Pentacarinat®), 4 mg/kg KG jeden 2. Tag oder 3-mal wöchentlich (insgesamt 15–30 Dosen)

L.: Leishmania; V.: Viannia;
[1] in Deutschland nicht zugelassen, erhältlich über internationale Apotheke

Operative Therapie: 1. bei kutaner Leishmaniase der Alten Welt evtl. Kürettage oder Kryotherapie; 2. bei fortgeschrittener mukokutaner Leishmaniase mit Verlegung der oberen Luftwege kann eine Tracheotomie indiziert sein.

Sonstige Maßnahmen: 1. Prophylaxe durch Einsatz von Insektiziden und Kontrolle streunender Hunde und Nagetiere (Reservoir); 2. Impfversuche mit lebenden Leishmania-major-Kulturen und Totimpfstoffen (klinisch bisher nicht etabliert).

Eigenbehandlung: Expositionsprophylaxe v. a. im Freien und in der Dämmerung (Schutzkleidung, Moskitonetze und insektenabweisende Mittel).

Arbeitsunfähigkeit: abhängig von Form und Schwere der Erkrankung.

Neuentwicklung: 1. 8-Aminochinolon (Sitamaquine) in klinischer Erprobung; 2. Immuntherapie mit γ-Interferon.

Literatur: 1. World Health Organization: Leishmaniasis; http://www.who.int/topics/leishmaniasis/en/; 2. Leitlinien der Deutschen Gesellschaft für Tropenmedizin und Internationale Gesundheit (DTG): Diagnostik und Therapie der viszeralen Leishmaniasis (Kala-Azar). http://www.uni-duesseldorf.de/AWMF/ll/042-004.htm (2006); 3. Berman, J.: Current treatment approaches to leishmaniasis. Curr Opin Infect Dis 16 (5): 397–401 (2003); 4. Sundar, S. et al.: Oral miltefosine for Indian visceral leishmaniasis. N Engl J Med 347 (22): 1739–1746 (2002).

Autor: Th. Weinke.

Leistenhernie: syn. Leistenbruch, Hernia inguinalis; häufigste, v. a. bei Männern auftretende Form der Hernie (ca. 80 %) mit Bruchpforte oberhalb des Leistenbandes im Bereich der Fossa inguinalis lateralis bzw. Fossa inguinalis medialis; **Formen:** 1. direkte (mediale) Leistenhernie (erworben); 2. indirekte (laterale) Leistenhernie bei offenem Processus vaginalis peritonei (kongenital) oder erworben; von der Leistenhernie abzugrenzende Brüche in der Leistenregion sind die Schenkelhernie* und die Hernia obturatoria (selten; s. Abb. 1); **Häufigkeit:** häufigste Bauchwandhernie; jährliche Inzidenz 0,4 % der Gesamtbevölkerung (200 000 behandlungspflichtige Leistenhernien pro Jahr); **Komplikation:** Einklemmung (Inkarzeration) von Eingeweiden, meist Teilen des Dünndarms, Fettgewebe, Sigma.

Behandlungsindikation: 1. Grundsätzlich sollte jede Leistenhernie operativ korrigiert werden (s. Hernie). Operationsempfehlung beim Rezidivbruch ist die laparoskopische Hernienplastik oder die offene Netzimplantations-Methode nach Lichtenstein. 2. Notoperation bei Einklemmung (wenn die Reposition nicht erfolgreich ist).

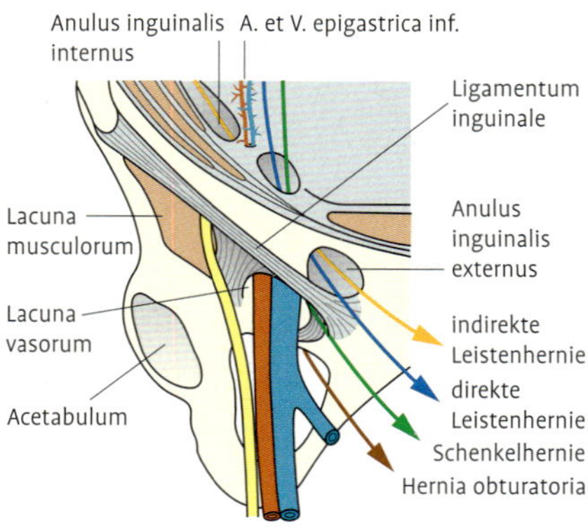

Leistenhernie Abb. 1: Bruchpforten in der Leistenregion

Operative Therapie: Vorbereitung: Patientenaufklärung, Operationsvorbereitung und Anästhesie: s. Hernie; **Verfahren:** sorgfältige Präparation der Strukturen unter Schonung des Ductus deferens, der Hodengefäße und des Nervus ileoinguinalis (s. Abb. 2 und 3); **1.** Plastik nach Shouldice: Die sorgfältig präparierte Fascia transversalis wird gespalten und mit 2 fortlaufenden Nähten sowie den Musculi transversus et obliquus am Leistenband fixiert. **2.** Plastik nach McVay: Die Transversalfaszie und der Musculus transversus abdominis werden an das Ligamentum pubicum superius Cooperi (derber Bindegewebestrang am Pecten ossis pubis) angenäht, um alle Bruchpforten der Leistenregion zu verschließen. **3.** Offene Netz-Methode nach Lichtenstein: Zwischen Internus- und Externusmuskulatur wird der innere Leistenring prothetisch mit einem Polypropylen-Netz ver-

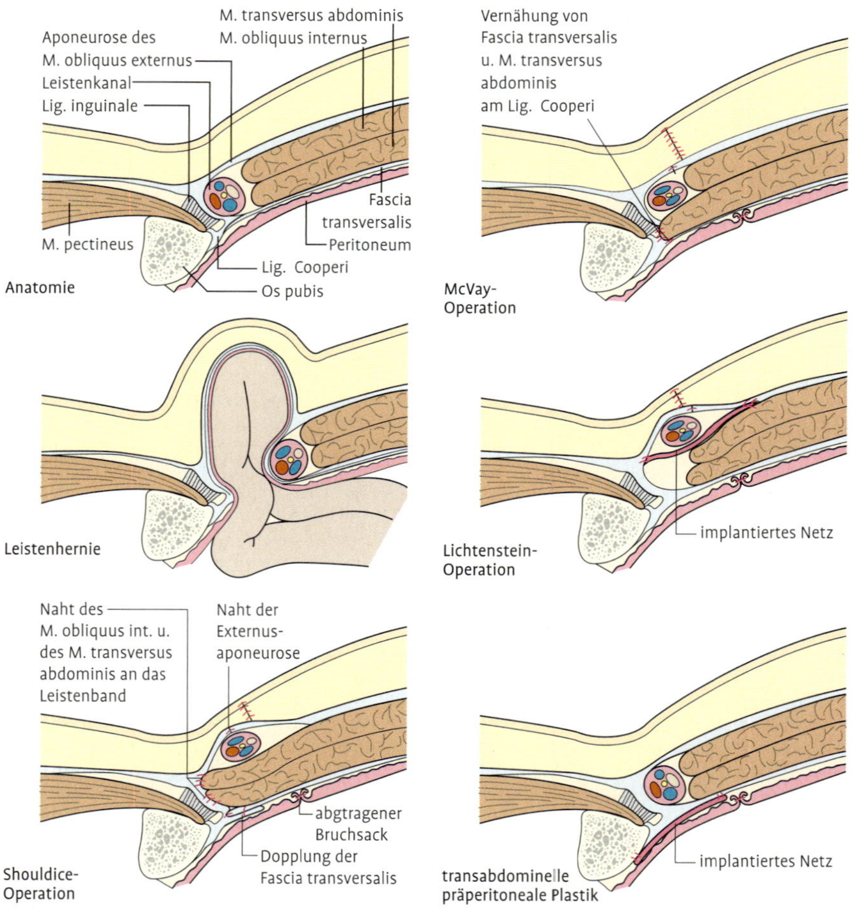

Leistenhernie Abb. 2: anatomische Verhältnisse und Operationsverfahren (Querschnitt)

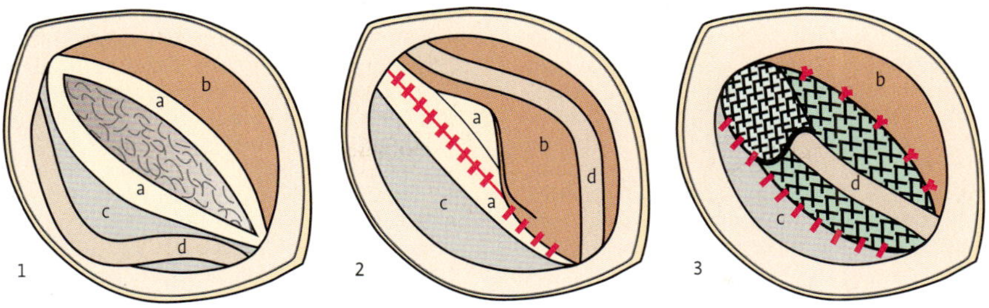

Leistenhernie Abb. 3: Operationsverfahren 1: Operationssitus; 2: Doppelung der Fascia transversalis (Shouldice); 3: Bildung des inneren Leistenringes durch Kunststoffnetz (Lichtenstein); a: Fascia transversalis; b: Musculus obliquus internus; c: Leistenband; d: Samenstrang

stärkt. Die sonst notwendige Exploration kann mit dieser Technik weitgehend vermieden werden. **4.** Mesh-Plug-Technik: präperitoneale Technik; mit einem Stöpsel aus Polypropylen wird der innere Leistenring eingeengt und verstärkt. **5.** Laparoskopische Hernienplastik: bei doppelseitigen Hernien, Rezidivhernie und bei Leistungssportlern bzw. körperlich schwer arbeitenden Personen; über einen transabdominalen (transabdominale präperitoneale Plastik, Abk. TAPP) oder extraperitonealen Zugang (totale extraperitoneale Hernioplastik, Abk. TEP) wird präperitoneal ein großes Kunststoffnetz zum Verschluss der Bruchlücke platziert; Vorteil: schnellere Rekonvaleszenz; bei der TAPP bzw. TEP erfolgt der Verschluss der Bruchpforte durch Implantation eines nicht resorbierbaren od. teilresorbierbaren Maschennetzes (Polypropylen); s. Chirurgie, minimal-invasive. **Nachbehandlung:** frühzeitige Mobilisation; Wundkontrollen; eine postoperative Bandage der Bauchdecken kann ein Rezidiv nicht verhindern und ist obsolet. **Komplikationen:** Durchtrennung des Ductus deferens (Schutz durch Naht über einer Fadenschiene), Einengung der Vasa spermatica mit Hodenatrophie oder Hodennekrose, Einengung der Vena femoralis mit Thrombose bzw. Lungenembolie*, Darm- und Blasenverletzungen, Urinphlegmone oder -fistel, Wundinfektionen; **Ergebnisse: 1.** Rezidivrate deutlich abhängig vom Operationsverfahren: nach McVay 5 %, nach Shouldice 5 %, mit Kunststoffnetz 1,4 %; für die laparoskopische Hernienplastik liegt die Rezidivrate zwischen 3–6 %. Günstig schneiden alle Verfahren mit Implantation eines Kunststoffnetzes bei Rezidivhernien ab. **2.** Operationsletalität <1 %, bei Inkarzeration ca. 5 %.

Sonstige Maßnahme: manuelle Bruchreposition (Taxis) bei Einklemmung; nur innerhalb der 6-Stunden-Grenze sinnvoll (s. Hernie).

Arbeitsunfähigkeit: ca. 8 Tage postoperativ, dann abhängig vom Arbeitsplatz; leichtere körperliche Tätigkeit ist nach 3–4 Wochen möglich.

Hinweis: 1. Die Behandlung mit Bruchband ist obsolet. **2.** Die volkswirtschaftlichen Kosten laparoskopischer Verfahren sind aufgrund kürzerer Krankenhausverweildauer und Arbeitsunfähigkeit um ca. 17 % geringer als bei konventionellen Techniken.

Literatur: Schumpelick, V.: Hernien. 4. Aufl. Stuttgart: Thieme, 2000.

Autoren: J. Boese-Landgraf, R. Pfitzmann.

Leistenhoden: s. Maldescensus testis.

Leitungsblock: s. Nervenlähmung, traumatische periphere.

Leitungswasseriontophorese: s. Hyperhidrose.

Leitveneninsuffizienz: s. Syndrom, postthrombotisches.

Lennox-Gastaut-Syndrom: s. Epilepsie.

Lepirudin: s. Antikoagulanzien.

Lermoyez-Syndrom: s. Menière-Krankheit.

Leukämie, akute im Kindes- und Jugendalter: maligne Erkrankung der Leukozyten inf. klonaler Proliferation unreifer hämatopoetischer Stammzellen; **Häufigkeit:** 3–4 Neuerkrankungen/ 100 000 Kinder bis 15 Jahre; mit einem Anteil von ca. 30 % häufigstes Malignom im Kindes- und Jugendalter; die Häufigkeitsverteilung der einzelnen Formen unterscheidet sich grundlegend von jener bei Erwachsenen: akute lymphatische Leukämie (Abk. ALL) ca. 83 %, akute myeloische Leukämie (Abk. AML) ca. 15 %.

Behandlungsindikation: für die stratifizierte und individualisierte Klassifizierung des vorliegenden ALL-Typs werden morphologische, immunologische, immunphänotypische und molekulargenetische Kriterien herangezogen; vor der Behandlung erfolgt die **Initialdiagnostik** (klinischer Befund und Zustand des Patienten, Laboruntersuchungen, Zytogenetik und Molekulargenetik und apparative Untersuchungen); anschließend erfolgt die **Stratifizierung der Therapie** anhand einer Kombination prognostischer Faktoren: **1.** initiale Leukozytenzahl; **2.** Alter des Patienten; **3.** Ansprechen nach 7 Tagen Prednison; **4.** Ansprechen auf initiale Induktionstherapie; **5.** Nachweis von minimaler Resterkrankung (engl. Minimal Residual Disease, Abk. MRD); **6.** Chromosomenzahl; **7.** DNA-Index; **8.** Translokationen/ Fusionsgene; **9.** Wahrscheinlichkeit des ereignisfreien Überlebens nach 5 Jahren; hierauf basierend wird die Therapie sowohl für die verschiedenen Leukämieformen als auch innerhalb derer (z. B. verschiedene Risikogruppen der ALL) ständig modifiziert und adaptiert; es wird daher im Folgenden auf Therapieprinzipien und -grundsätze sowie auf Arzneimittel am Beispiel der Therapie der ALL hingewiesen. Elemente der Leukämiebehandlung sind die Chemotherapie, Supportivtherapie, Überwachung, psychosoziale Betreuung und die allogene hämatopoetische Stammzelltransplantation.

Chemotherapie: besteht aus einer systemisch wirksamen Polychemotherapie und lokaler ZNS-Behandlung und wird in 4 Phasen durchgeführt; die Abfolge und Dosierung der Zytostatika ist exakt festgelegt und orientiert sich an den Empfehlungen des jeweils gültigen Therapieprotokolls: **1.** Induktionstherapie mit anschließender Induktionskonsolidierung: Ziel ist die Vernichtung von Leukämiezellen und das Erreichen der Remission (Leukämiezellen im Knochenmark <5 %). Glukokortikoide*: Prednison; Zytostatika*: Vincristin, Daunorubicin, Asparaginase, Cyclophosphamid, Cytarabin, Mercaptopurin, Methotrexat; **2.** Extrakompartmenttherapie: Ziel ist die Vernichtung schwer zugänglicher Leukämiezellen v. a. im Bereich der Meningen (Meningeosis leucaemica), intrathekale Applikation von Methotrexat; **3.** Reinduktionstherapie: Ziel ist die vollständige Zerstörung aller Leukämiezellen zu sichern und so das Risiko eines Rückfalls zu minimieren; Zytostatika: Dexamethason, Asparaginase, Doxorubicin, Vincristin, Cytarabin, Cyclophosphamid, Thioguanin; **4.** Erhaltungstherapie: Langzeitbehandlung in Form einer zytostatischen Dauertherapie für 2–3 Jahre; Ziel ist die Vernichtung restlicher Leukämiezellen sowie Verhinderung der Entstehung und Proliferation resistenter Zellpopulationen durch Applikation von Mercaptopurin und Methotrexat.

Supportivtherapie: integraler Bestandteil jeder Leukämiebehandlung sind supportive Therapiemaßnahmen, deren Indikation sich aus dem Verlauf und v. a. aus Komplikationen der zytostatischen Behandlung ergibt. **1.** Infektionsprophylaxe/-therapie: v. a. in der Frühphase der zytostatischen/immunsuppressiven Polychemotherapie, in der Infektionen durch Bakterien, Viren, Pilze und Protozoen drohen; antibiotische Therapie bei Fieber, Neutropenie und klinischem Verdacht auf Sepsis; häufig Kombinationstherapie mit Cephalosporinen* (z. B. Claforan) und Aminoglykosiden (z. B. Gentamycin); antivirale Therapie bei Infektionen mit Herpes-simplex- oder Varizella-Zoster-Viren (z. B. Aciclovir) oder Zytomegalie-Virus-(Abk. CMV) Infektion (z. B. Ganciclovir); antimykotische Therapie bei Pilzinfektionen (z. B. Amphothericin), Prophylaxe einer Pneumocystis-Pneumonie mit Co-trimoxazol für die Dauer der antileukämischen Therapie; **2.** Ersatz von Blut- und Plasmabestandteilen; **3.** Ernährung: im Rahmen einer Chemotherapie ist häufig durch die Komplikationen der Zytostatika passager eine orale Nahrungsaufnahme nicht möglich, die ausreichende Energie- und Flüssigkeitzufuhr wird über parenterale Nahrungszufuhr oder Sondennahrung bereitgestellt; **4.** Schmerztherapie: schmerzhafte Prozeduren und Komplikationen der Chemotherapie wie die Mukositis erfordern eine wirksame analgetische Behandlung (z. B. NSAR, Opiate).

Überwachung: klinische Überwachung und Pflege umfassen folgende Bereiche: **1.** permanente Kontrolle der Chemotherapieapplikation; **2.** sorgfältige Bilanzierung der Ein- und Ausfuhr; **3.** Prävention des Zelllyse-Syndroms insbesondere bei initial hoher Leukämiezellzahl und/oder Hepatosplenomegalie (Gabe von Allopurinol, forcierte Diurese und Alkalisierung des Harns mit Natriumbicarbonat); **4.** antiemetische Prophylaxe und Therapie (z. B. Ondansetron); **5.** Kontrolle und Pflege zentralvenöser Kathetersysteme; **6.** Haut- und Schleimhautpflege.

Psychosoziale Betreuung: begleitende psychologische und psychotherapeutische Betreuung von Patient und Eltern sind unerlässlich unter dem Aspekt der Konsequenzen der Diagnose, Motivation zur Kontaktaufnahme mit Selbsthilfegruppen, Unterstützung durch Sozialarbeiter.

Allogene hämatopoetische Stammzelltransplantation: nur bei eindeutig erhöhtem Rezidivrisiko ist die allogene Stammzelltransplantation bei vorhandenem HLA-identischen Geschwisterspender bzw. von einem gut passenden verwandten oder unverwandten Spender indiziert, sie sollte innerhalb von 3–4 Monaten nach dem Erreichen der ersten Remission durchgeführt werden; die Indikation und Durchführung unterliegen ständig geprüften Qualifikationskriterien. Die Behandlung beinhaltet eine hoch dosierte Chemotherapie (z. T. kombiniert mit einer Strahlentherapie), an die sich eine Übertragung (Transplantation) von Blutstammzellen aus dem Knochenmark oder Blut eines Spenders anschließt.

Operative Therapie: Indikationen ergeben sich aus evtl. Komplikationen der zytostatischen Behandlung; z. B. Ileo- bzw. Kolostomie bei schwerer hämorrhagischer Enterokolitis mit Gefahr von Darmperforation bzw. Ileus; Orchidektomie bei Destruktion des Hodenparenchyms.

Strahlentherapie: Eine Bestrahlung des ZNS zur Behandlung der subklinischen Manifestation ist nur bei Patienten mit erhöhtem Rezidivrisiko indiziert, bei Patienten mit manifestem initialem ZNS-Befall (Meningeosis leucaemica) ist nach Ansicht der meisten europäischen und amerikanischen Richtlinien eine ZNS-Bestrahlung notwendig. Kinder im 1. Lebensjahr sollten grundsätzlich keine ZNS-Bestrahlung erhalten.

Sonstige Maßnahmen: Implantation zentralvenöser Katheter (Broviaksysteme/Portsysteme) als Venenzugang zur Diagnostik (Therapiemonitoring) und schmerzfreien Infusion bzw. Injektion.

Eigenbehandlung: Aufrechterhaltung der notwendigen Compliance für die z. T. gravierenden Belastungen der Therapie.

Arbeitsunfähigkeit: abhängig von der Phase der Erkrankung sowie den mit der Behandlung zusammenhängenden Komplikationen; großzügige Regelungen empfehlenswert.

Hinweis: Die Therapiekonzepte unterliegen einer permanenten Qualitätskontrolle durch zentralisierte Datenanalyse in kinderonkologischen Zentren, die stetige Verbesserung von langfristig wirksamen Behandlungsstrategien erfolgt im Rahmen von multizentrischen Therapieoptimierungsstudien.

Literatur: **1.** Schrappe, M.; Creutzig, U.: Akute lymphoblastische (ALL) und akute myeloische (AML) Leukämie im Kindesalter (AWMF-Interdisziplinäre Leitlinie der Deutschen Krebsgesellschaft und Gesellschaft für Pädiatrische Onkologie und Hämatologie, Nr. 025/014), 2008, http://www.awmf.org/; **2.** Gutjahr, P. (Hrsg.): Krebs bei Kindern und Jugendlichen. 5. Aufl. Köln: Deutscher Ärzte-Verlag, 2004; **3.** Infodienst zu Krebs- und Blutkrankheiten bei Kindern und Jugendlichen der Gesellschaft für Pädiatrische Onkologie und Hämatologie, http://www.kinderkrebsinfo.de.

Autoren: M Lüth, G. Henze.

Leukämie, akute lymphatische des Erwachsenen: Abk. ALL; syn. akute lymphoblastische Leukose, Lymphoblastenleukämie; maligne Entartung hämatopoetischer Stammzellen der lymphatischen Reihe; **Pathogenese:** Aus der klonalen Expansion undifferenzierter Blasten unterschiedlicher Reifungsstadien resultiert die Vermehrung von Lymphoblasten im Knochenmark, deren Ausschwemmung ins Blut und die Unterdrückung der normalen Hämatopoese mit Neutropenie, Anämie und Thrombozytopenie. Die ALL, die primär disseminiert auftritt, kann außer dem Knochenmark prinzipiell alle Organe befallen. Therapeutisch bes. bedeutsam ist der Befall von Meningen (Meningeosis leucaemica) und Mediastinum. **Ätiologie:** weitgehend ungeklärt; es gibt Hinweise, dass genetische Erkrankungen (Down-Syndrom, Fanconi-Anämie, Neurofibromatose), Exposition gegenüber ionisierenden Strahlen oder toxischen Chemikalien (z. B. Benzol, Zytostatika) das Erkrankungsrisiko erhöhen. In der überwiegenden Zahl der Fälle bleibt die Ätiologie unklar. **Klinik:** Leistungsknick, Müdigkeit, Abgeschlagenheit, Nachtschweiß, Blässe, Dyspnoe, Infektion (z. B. Soor-Stomatitis), Fieber, Petechien, Zahnfleisch- und Schleimhautblutungen (z. B. Epistaxis); **Diagnose:** Zur Bestätigung der Diagnose ist eine Knochenmarkpunktion erforderlich. Mit Knochenmarkmaterial werden verschiedene Spezialuntersuchungen durchgeführt, die unverzichtbar sind. Dazu gehören neben der zytologischen Untersuchung die Immunphänotypisierung sowie zytogenetische und molekulargenetische Analysen. Für die Bestimmung der minimalen Resterkrankung sollte von allen ALL-Patienten Material von der Erstdiagnose und Verlaufsmaterial asserviert werden. **Subtypen:** Durch Immunphänotypisierung wird die Diagnose gesichert und die ALL entspr. der Ableitung der Erkrankung von B- oder T-Lymphozyten unterteilt. Der immunologische Subtyp, zyto- und molekulargenetische Veränderungen (z. B. t(9;22)/BCR-ABL oder t(4;11)/ALL1-AF4) sowie klinische Merkmale (Leukozytenzahl, Zeit bis zum Erreichen einer kompletten Remission, Abk. CR) werden für die Einteilung in prognostische Gruppen herangezogen (s. Tab.). Diese Klassifizierung hat therapeutische Konsequenzen. **1.** B-/T-Vorläufer-ALL: **a)** Standardrisiko; **b)** Hochrisiko; **c)** Höchstrisiko; **2.** Reife B-ALL (nach WHO Burkitt's Leukemia/ Lymphoma).

Behandlungsindikation: ALL führt unbehandelt in wenigen Wochen zum Tod. Der Therapiebeginn darf nicht verzögert werden. Mit intensiver zytostatischer Polychemotherapie und unter Einschluss der Stammzelltransplantation* können zurzeit 40–50 % der Patienten geheilt werden, wobei sich für die einzelnen Untergruppen der ALL eine große Spannbreite ergibt.

Therapieplanung und Pharmakotherapie: **1.** Alle ALL-Patienten sollten in einer großen deutschen multizentrischen Therapiestudie behandelt werden (GMALL-Studie, Studienleitung: Prof. Dr. med. D. Hoelzer/Dr. N. Gökbuget, Medizinische Universitätsklinik Frankfurt a. M.). Wegen der komplexen Behandlungsprotokolle, der potentiellen UAW sowie der Wahl und Dosierung der Zytostatika muss die Therapie in einer hämatologisch-onkologischen Schwerpunktabteilung erfolgen. **2.** I. R. der GMALL-Studie 7/2003 werden Patienten (15–65 Jahre, wobei zwischen dem 55. und 65. Lebensjahr nach biologischem Alter entschieden wird) mit Vorläufer-B-/T-ALL nach Vorphasetherapie, Induktionsphase und 1. Konsolidierung stratifiziert und entspr. den Risikofaktoren (s. Tab.) behandelt. Patienten mit Ph/BCR-ABL-positiver ALL (Höchstrisiko) werden zusätzlich parallel zu der Chemotherapie mit Imatinib (Glivec®) behandelt (siehe 3.). Patienten mit Hochrisiko werden

Leukämie, akute lymphatische des Erwachsenen
Risikostratifizierung I nach konventionellen Risikofaktoren (GMALL 7/2003)

Risikofaktoren
B-Vorläufer-ALL mit CR erst an Tag 46 (nach Induktion II) oder Leukozyten <30 000/µl
pro-B- bzw. t(4;11)/ALL1-AF4 positive ALL
Early T- oder Mature T-ALL
T(9;22)/BCR-ABL

Standardrisiko (Abk. SR): kein Risikofaktor;
Hochrisiko (Abk. HR): ≥1 Risikofaktor;
Höchstrisiko (Abk. VHR): t(9;22)/BCR-ABL-positive ALL

einer Hochdosistherapie mit allogener Stammzelltransplantation zugeführt (Voraussetzung: HLA-identischer Familien- oder Fremdspender). Bei fehlendem Stammzellspender erfolgt nach einer Subgruppen-spezifischen weiteren Chemotherapie eine autologe Blutstammzelltransplantation. Bei Standardrisiko wechseln 52 Wochen lang intensive und weniger intensive Chemotherapieblöcke. Zu zwei Zeitpunkten erfolgt eine Risikostratifikation in Abhängigkeit vom Vorhandensein oder Fehlen einer minimalen Resterkrankung (Abk. MRD für engl. minimal residual disease). Zu einem frühen Zeitpunkt (vor Reinduktion) werden Patienten identifiziert, die schlecht ansprechen und deshalb einer Stammzelltransplantation zugeführt werden. Zu einem späteren Zeitpunkt (am Ende des 1. Therapiejahrs) wird aufgrund des MRD-Verlaufs über die Erhaltungstherapie entschieden (Therapieende oder intensivierte Erhaltung). **3.** Patienten mit Ph/BCR-ABL positiver ALL (<55 Jahre) werden mit dem gleichen Chemotherapieprotokoll behandelt. Zusätzlich erhalten sie ab Beginn der Induktionstherapie Imatinib (Glivec®) parallel zur Chemotherapie bis zur Stammzelltransplantation. **4.** Die reifzellige B-ALL wird nach einem separaten Studienprotokoll (GMALL B-ALL/NHL 2002) mit alternierenden Chemotherapieblöcken (Vorphasetherapie; 2 A- , 2 B- und 2 C-Blöcke) ca. 18 Wochen lang behandelt. Die wichtigsten Bestandteile der 6 einwöchigen Therapiezyklen sind hochdosiertes Methotrexat (z. B. MTX HEXAL®) und fraktioniert verabreichtes Ifosfamid (z. B. IFO-cell®) bzw. Cyclophosphamid (Endoxan®) in Kombination mit anderen Zytostatika. Vor allen 6 Zyklen wird zusätzlich der monoklonale Antikörper gegen CD20, Rituximab (MabThera®), appliziert, und nach Chemotherapieende erfolgen 2 weitere Rituximab-Gaben. In Abhängigkeit vom initialen Befall wird auch eine Bestrahlung durchgeführt. Patienten >55 Jahre erhalten 6 Zyklen mit reduzierter Dosis. **5.** ALL bei älteren Patienten: Behandlung nach der GMALL-Studie für ältere Patienten (GMALL Elderly 1/2003) für >65-Jährige mit ALL sowie für >55-Jährige mit ALL, bei denen die intensive Chemotherapie nach GMALL-Protokoll 7/2003 unmöglich ist: Die Patienten erhalten eine dosisreduzierte Chemotherapie, wobei bei Expression von CD20 zusätzlich Rituximab (MabThera®) eingesetzt wird. Ältere Patienten mit Ph/BCR-ABL-positiver ALL erhalten anstelle der Induktionschemotherapie eine Monotherapie mit Imatinib (Glivec®). Eine jeweils aktuelle Version aller Studien der GMALL-Studiengruppe mit detaillierten Therapieprotokollen sowie aller anderen Studien zu akuten und chronischen Leukämien findet sich unter http://www.kompetenznetz-leukaemie.de. Die Therapieprotokolle geben auch genaue Hinweise auf supportive Therapiemaßnahmen (ALL-Studienzentrale, Universitätsklinikum der Johann-Wolfgang-Goethe-Universität, Medizinische Klinik II, Hämatologie, Onkologie, Theodor-Stern-Kai 7, 60590 Frankfurt).

Stammzelltransplantation: Die allogene oder autologe Stammzelltransplantation ist integraler Bestandteil des Studienprotokolls 7/2003. **1.** Patienten mit Hochrisiko- und Höchstrisiko-ALL erhalten, wenn es einen Familien- oder Fremdspender gibt, direkt nach der 1. Phase der Konsolidierungstherapie eine Hochdosistherapie mit Stammzelltransplantation. **2.** Standardrisikopatienten mit einem ungünstigen MRD-Verlauf werden ebenfalls einer Stammzelltransplantation zugeführt. **3.** Alle Patienten, die nach Induktionstherapie keine Remission erreichen, sollen nach Salvage-Therapie eine Stammzelltransplantation erhalten.

Rezidivtherapie: Nach einer möglichst subgruppen-spezifischen Rezidivtherapie sollten alle Rezidivpatienten nach Erreichen einer kompletten Remission oder guten partiellen Remission einer Stammzelltransplantation zugeführt werden. Erste Priorität hat die allogene Stammzelltransplantation vom Familien- oder Fremdspender. Auch eine allogene nicht myeloablative Transplantation (s. Stammzelltransplantation) oder eine autologe Transplantation kann erwogen werden. Aktuelle Empfehlungen zur Rezidivtherapie sind über die GMALL-Studienzentrale zu erhalten.

Strahlentherapie: Bestrahlungsmodalitäten i. R. des ALL-Therapieprotokolls 6/1999: **1.** prophylaktische Schädelbestrahlung in Kombination mit der intrathekalen zytostatischen Therapie; nach Erreichen der Vollremission in der Induktionsphase II fraktionierte Schädelbestrahlung mit einer Zielvolumendosis von 24 Gy (ED je 1,8 Gy an 5 Tagen pro Woche); **2.** therapeutische Schädelbestrahlung bei initialem ZNS-Befall nach intrathekaler chemotherapeutischer Sanierung ebenfalls in Induktionsphase II; **3.** Mediastinalbestrahlung bei T-ALL mit initialem Mediastinaltumor und Resttumor von >2 cm am Ende der Induktionstherapie; Bestrahlung mit 1,8–2 Gy, 5-mal wöchentlich (Gesamtdosis: 24 Gy); **4.** fraktionierte Ganzkörperbestrahlung (12 Gy) als Teil der Konditionierung vor Knochenmark- oder Blutstammzelltransplantation.

Psychotherapie: Die lebensbedrohliche Situation und die belastenden, sehr langen Klinikaufenthalte erfordern psychosoziale und psychotherapeutische Begleitung.

Sonstige Maßnahmen: Eine intensive supportive Therapie spielt in der Behandlung der ALL eine bedeutsame Rolle. Sie wird für alle akuten Leukämien und intensiven Chemotherapien in ähnlicher Weise durchgeführt und umfasst u. a.: **1.** infektiologische Diagnostik: **a)** Ausschluss infektiöser Herde im Kiefer- und HNO-Bereich zu Beginn der Induktionstherapie; **b)** augenärztliche Untersuchung auf leukämische Infiltrate; **c)** Abstriche, Sputum- und Urinkultur sowie mikrobielle Titer; **2.** Prophylaxe: **a)** antimykotische Prophylaxe;

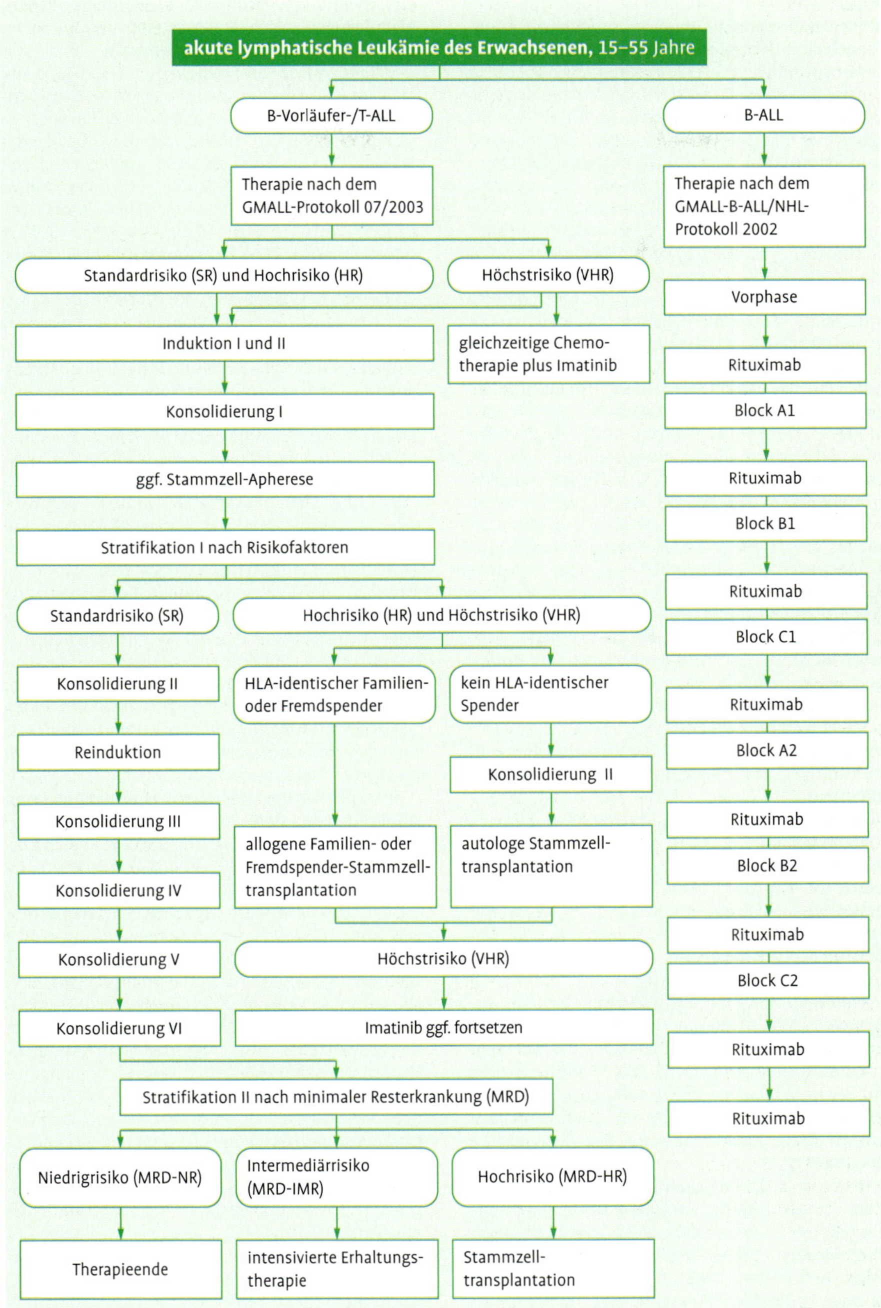

Leukämie, akute lymphatische des Erwachsenen: therapeutischer Stufenplan nach GMALL-Studienprotokoll 7/2003 (stark vereinfacht) und GMALL-B-ALL/NHL-Protokoll 2002 (A, B, C = einwöchige Therapiezyklen)

b) antimikrobielle Prophylaxe und selektive Darmdekontamination; **c)** Pneumocystis-Prophylaxe bei anhaltender Lymphopenie; **d)** ggf. Stomatitisprophylaxe; **e)** Menstruationsprophylaxe; **f)** antiemetische Prophylaxe nach Stufenschema für die einzelnen Substanzen; **g)** G-CSF (Neupogen®, Granocyte®) parallel zur Chemotherapie oder im Anschluss; ist je nach Vorgaben der Therapieprotokolle einzusetzen; **h)** Alle Patienten im zeugungsgfähigen Alter sollten über Möglichkeiten zur Erhaltung der Fertilität beraten werden. **3.** Infektionstherapie: **a)** bei Fieber engmaschige mikrobiologische Untersuchung (Blut- und Urinkultur, Rachen- und Wundabstrich, Mundspülflüssigkeit, Stuhluntersuchung, virologische Untersuchung); **b)** sofortiger Beginn mit empirischer antibiotischer Mehrfachtherapie, die möglichst bald von der erregerspezifischen Behandlung abgelöst werden soll; bei ungenügender Wirkung Erweiterung der Therapie nach einem Stufenschema; **4.** Substitution mit Blutprodukten: Für die Substitution mit Blutprodukten liegen z. T. klinikspezifische Richtlinien vor. Es sollten wenn möglich leukozytendepletierende Filter oder Inline-gefilterte Blutprodukte verwendet werden, um frühzeitig eine Antikörperbildung gegen Blutzellen zu verhindern und das Risiko einer Zytomegalie-Virus-Infektion zu minimieren. Indikation für Erythrozytenkonzentrat*: kreislaufrelevante Anämie, für Thrombozytenkonzentrate* von Einzelspendern: Thrombozytopenie (10 000–20 000/µl) mit Fieber >38,5 °C, Thrombozytopenie ≤10 000/µl oder hämorrhagischer Diathese; **5.** Einzelne Zytostatika erfordern spezielle Verlaufskontrollen und Prophylaxen (z. B. Asparaginase, Hochdosis-Methotrexat).

Therapeutischer Stufenplan: s. Abb.

Eigenbehandlung: Infektionsprophylaxe: **1.** Menschenansammlungen meiden; **2.** auf ungeschältes Obst, Marinaden, frische Salate und Gemüse, Schimmel- und Rohmilchkäse während der therapieinduzierten Neutropeniephase verzichten; **3.** Topfpflanzen und Schnittblumen entfernen; **4.** sorgfältige Mundhygiene.

Arbeitsunfähigkeit: **1.** Minderung der Erwerbsfähigkeit (Abk. MdE) um 100 % bis zum Ende der zytostatischen Therapie; **2.** nach der Therapie und stabiler Vollremission MdE um wenigstens 60 % für 3 Jahre; **3.** nach allogener Knochenmarktransplantation MdE von 100 % für 3 Jahre, danach entspr. den Nachwirkungen der Behandlung (mind. 30 %).

Hinweis: **1.** Differentialdiagnosen berücksichtigen: hochmalignes lymphoblastisches Non*-Hodgkin-Lymphom, akute myeloische Leukämie*, chronische myelomonozytäre Leukämie, Blastenschub der chronischen myeloischen Leukämie, schwere infektiöse Mononukleose; **2.** bei septischer Komplikation und fehlendem Ansprechen auf max. antibiotische Therapie immer an Organmykose denken, Röntgenuntersuchungen einschl. CT von Thorax, Abdomen und Nasennebenhöhlen veranlassen; **3.** Leukapherese bei initial hoher leukämischer Blastenkonzentration im Blut (>200 000/µl) ist von zweifelhafter Wirkung, kann aber im Einzelfall in Erwägung gezogen werden.

Selbsthilfe: Die Deutsche Leukämie- & Lymphom-Hilfe e. V. (DLH), Bundesverband der Selbsthilfeorganisationen zur Unterstützung von Erwachsenen mit Leukämien und Lymphomen e. V., Thomas-Mann-Str. 40, 53111 Bonn, Tel. 0228 33889200, Fax 0228 3388922; E-Mail: info@leukaemie-hilfe.de, Homepage: http://www.leukaemie-hilfe.de.

Literatur: **1.** Gökbuget, N.; Hoelzer, D.: Treatment of adult acute lymphoblastic leukemia. Sem Hematol 46: 64–75 (2009); **2.** Gökbuget, N. (Hrsg.): Akute lymphatische Leukämie. Bremen, London, Boston: UNI-MED-Verlag, 2007; **3.** Gökbuget, N.; Hoelzer, D.: Treatment of adult acute lymphoblastic leukemia. Hematology Am Soc Hematol Educ Program 2006: 133–141 (2006); **4.** Hoelzer, D. et al.: Therapieprotokoll: Multizentrische Therapiestudie der akuten lymphatischen Leukämie des Erwachsenen (07/2003). Universitätsklinikum der Johann-Wolfgang-Goethe-Universität Frankfurt; **5.** aktuelle Information im Internet über laufende Studien: Kompetenznetzwerk für akute und chronische Leukämien; Homepage: http://www.kompetenznetz-leukaemie.de.

Autoren: N. Gökbuget, D. Hoelzer.

Leukämie, akute lymphatische des Erwachsenen, Rezidivbehandlung: therapeutische Maßnahmen bei Wiederauftreten maligner lymphatischer Blasten nach vorausgegangener Behandlung mit Erreichen einer kompletten Remission.

Therapieplanung und Pharmakotherapie: Rezidiv der B-Vorläufer- oder T-ALL: die vorangegangene Remissionsdauer ist ein entscheidender Risikofaktor für das Ansprechen auf die Rezidivtherapie. Sie bestimmt die Wahl der Chemotherapeutika. Ziel ist das erneute Erreichen einer Vollremission mit nachfolgender allogener oder autologer Stammzelltransplantation*. Bei Spätrezidiven mehr als 18 Monate nach Erstdiagnose kann eine Wiederholung der Induktionstherapie erwogen werden. Bei Frührezidiven unter Therapie sollte die Rezidivbehandlung möglichst an der immunologischen Subgruppe, verfügbaren therapeutischen Zielstrukturen (z. B. Ph/BCR-ABL), Alter, Spenderverfügbarkeit für die Stammzelltransplantation und jeweils aktiven Studien mit neuen Substanzen orientiert werden. Ziel ist eine subgruppenorientierte Therapie unter Einsatz neuer, zielgerichteter Substanzen (z. B. Imatinib, monoklonale Antikörper).

Autologe oder allogene Stammzelltransplantation: s. Leukämie, akute lymphatische des Erwachsenen.

Autoren: N. Gökbuget, D. Hoelzer.

Leukämie, akute myeloische: Abk. AML; syn. akute myeloische Leukose; heterogene Erkrankung,

Leukämie, akute myeloische WHO-Klassifikation (2008)
AML mit rekurrenten zytogenetischen Aberrationen
AML mit t(8;21)(q22;q22), RUNX1-RUNX1T1
AML mit abnormen Knochenmarkeosinophilen (inv(16)(p13;q22) oder t(16;16)(p13;q11), CBFβ-MYH11)
akute Promyelozytenleukämie (AML mit t(15;17)(q22;q11–12) und Varianten, PML-RARA)
AML mit t(9;11)(p22;q23), MLLT3-MLL
AML assoziiert mit anderen t(11q23)[1]
AML mit t(6;9)(p23;q34), DEK-NUP214
AML mit inv(3)(q21q26.2)/t(3;3)(q21;q26.1), RPN1-EVI1
AML (megakaryoblastisch) mit t(1;22)(p13;q13), RBM15-MKL1
vorläufige Entitäten:
AML mit NPM1-Mutation
AML mit CEBPA-Mutation
AML mit Myelodysplasie-assoziierten Veränderungen
AML mit vorangegangenem myelodysplastischem Syndrom oder myelodysplastischem/myeloproliferativem Syndrom
AML mit Myelodysplasie definierenden zytogenetischen Veränderungen
komplexer Karyotyp (≥3 Aberrationen, keine AML mit rekurrenten zytogenetischen Aberrationen)
nicht balancierte Veränderungen -7/del(7q), -5/del(5q), i(17q)/t(17p), -13/del(13q), del(11q), del(12p)/t(12p), del(9q), IDIC(X)(q13)
balancierte Veränderungen t(11;16), q23;p13.3)[2], t(3;21), (q26.6;q22.1)[2], t(1;3)(p36.3;q21.1), t(2;11)(p21;q23)[2], t(5;12)(q33;p12), t(5;7)(q33;q11.2), t(5;17)(q33;p13), t(5;10)(q33;q21), t(3;5)(q25;q34)
AML mit multilineärer Dysplasie und keine vorhergehende zytostatische Therapie anderer Erkrankungen und keine der oben beschriebenen zytogenetischen Veränderungen
AML, MDS und MPD, therapieassoziiert[3]
t-AML
t-MDS
t-MDS/MPD
AML ohne weitere Spezifizierung
minimal differenzierte AML
AML ohne Reifung
AML mit Reifung
akute myelomonozytäre Leukämie
akute monozytäre/monoblastische Leukämie
akute erythroide Leukämie
akute megakaryozytäre Leukämie
akute basophile Leukämie
akute Panmyelose mit Myelofibrose
myeloisches Sarkom
Myeloproliferation bei Down Syndom
blastische plasmazytoide Dendritenzell-Neoplasie
akute Leukämien mit unklarer Zuordnung
akute undifferenzierte Leukämie
akute Leukämie mit gemischtem Phänoty p mit t(9;22)(q34;q11.2); BCR-ABL
akute Leukämie mit gemischtem Phänotyp mit t(v;11q23); MLL Rearrangement
akute Leukämie mit gemischtem Phänotyp B/Myeloid, NOS
akute Leukämie mit gemischtem Phänotyp T/Myeloid, NOS

[1] ausgeschlossen t(2;11)(p21;q23) und t(11;16)(q23;p13.3);
[2] häufig bei therapie-induzierter AML, dann dort zu klassifizieren;
[3] können Alkylanzien-assoziiert (Melphalan, Cyclophosphamid, Mustine, Chlorambucil, Busulfan, Carboplatin, Cisplatin, Dacarbacin, Procarbacin, Carmustin, Mitomicin C, Thiothepa, Lomustin, etc.), Topoisomerases-II Inhibitor-assoziiert (Etoposid, Teniposid, Doxorubicin, Daunorubicin, Mitoxantrone, Amsacrin, Actinomycin, etc.) oder mit anderen Chemotherapeutika (Antimetabolite, Tubulin-Polymerisations-Hemmer) assoziiert sein

die durch unkontrollierte Proliferation einer klonalen, neoplastischen, hämatopoetischen Vorläuferzelle und durch Reduktion bzw. Fehlen der normalen Hämatopoese durch Neutropenie, Anämie und Thrombozytopenie charakterisiert ist; Chlorom (syn. Myelosarkom) ist eine seltene extramedulläre Tumor bildende Variante, die i. d. R. in eine AML mit Knochenmarkbefall übergeht. **Formen: 1.** de novo AML: Manifestation ohne erkennbare Vorerkrankung; **2.** sekundäre AML: **a)** t-AML: Auftreten nach Chemotherapie oder nach Exposition gegenüber ionisierender Strahlung, Benzol, Petroleum, organischem Lösungsmittel oder arsenhaltigem Pestizid; **b)** s-AML: myelodysplastisches Syndrom (Abk. MDS) oder myeloproliferatives Syndrom als Vorerkrankung. **Einteilung: 1.** nach WHO-Klassifikation gemäß zytogenetischen, molekularbiologischen, morphologischen, anamnestischen und zytochemischen Kriterien (s. Tab.): **a)** AML mit rekurrenten zytogenetischen Veränderungen; **b)** AML mit Myelodysplasie-assoziierten Veränderungen; **c)** AML, MDS und MPD, therapieassoziiert; **d)** AML ohne weitere Spezifizierung; **e)** myeloisches Sarkom; **f)** Myeloproliferation bei Down-Syndom; **g)** blastische plasmazytoide Dendritenzell-Neoplasie; **h)** akute Leukämien mit unklarer Zuordnung; **2.** alte, nicht mehr verwendete Einteilung nach morphologischen und zytochemischen Kriterien gemäß der FAB-Klassifikation: **a)** M0: undifferenzierte AML; **b)** M1: AML ohne Ausreifung; **c)** M2: AML mit Ausreifung; **d)** M3/M3v: Promyelozytenleukämie und deren mikrogranuläre Variante; **e)** M4/M4eo: myelomonozytäre AML und deren Variante mit abnormen Eosinophilen; **f)** M5: monozytäre AML (A: ohne Ausreifung; B: mit Ausreifung); **g)** M6: akute Erytholeukämie; **h)** M7: akute megakaryozytäre AML. **Prognose:** Beste prognostische Faktoren sind zytogenetische und molekulargenetische Veränderungen in den Blasten bei Diagnosestellung: **1.** günstige Prognose: **a)** chromosomale Veränderungen: t(8;21)(q22;q22); inv(16)(p13;q22); t(16;16)(p13;q22); t(15;17)(q22;q12–21); **b)** molekulargenetische Veränderungen: CEBPA-Mutationen, NPM1-Mutationen in Abwesenheit von FLT3-Interne-Tandem-Duplikation (Abk. ITD); **2.** ungünstige Prognose: **a)** chromosomale Veränderungen: u. a. komplexer Karyotyp mit ≥3 Aberrationen; -5; -7; inv(3)(q21;q26); t(3;3)(q21;q26); del(5q); t(6;9)(p23;q34); del(7q); **b)** ungünstige molekulare Veränderungen: FLT3-ITD, MLL-Partielle-Tandem-Duplikation, BAALC-Überexpression; weitere ungünstige prognostische Faktoren sind höheres Lebensalter bei Diagnosestellung, s-AML, t-AML, kein Ansprechen auf die erste Induktionstherapie (relevante Blastenzahl im Knochenmark 15–21 Tage nach Induktionstherapie), Komorbidität, hohe Leukozytenzahl und/oder hohe LDH-Serumkonzentration bei Diagnosestellung. **3.** Die prognostische Einteilung der verbleibenden genetischen Veränderungen ist aktuell sehr im Fluss: u. a. normaler Karyotyp (keine NPM1-Mutation, keine CEBPA-Mutation, keine FLT3-ITD; sog. triple negative); rekurrente Aberration außerhalb eines komplexen Karyotyps: +8; +11; +13; +21; del(9q); del(11q); del(20q); t(11q23). **DD:** akute lymphatische Leukämie, chronische myelomonozytäre Leukämie, Blastenschub einer chronischen myeloischen Leukämie, schwere infektiöse Mononukleose.

Behandlungsindikation: Unbehandelt sterben die Patienten i. d. R. innerhalb von Wochen vor allem an Infektionen und/oder Blutungen. Therapieziel ist die rasche Eliminierung der Hauptmasse des leukämischen Zellklons und Wiederherstellung der normalen Hämatopoese (komplette Remission). Aufgrund komplexer Zusammenhänge zwischen genetischen Veränderungen und Therapiestrategien sollten alle Erkrankten im Rahmen klinischer Studien behandelt werden. 4 deutsche AML-Studiengruppen sind im Kompetenznetz „Akute und chronische Leukämien" zusammengeschlossen: AMLCG (Universität Münster, Prof. Dr. med. Th. Büchner, http://imib.uni-muenster.de/chemotherapie.html), AMLSG (Universität Hannover, Prof. Dr. med. A. Ganser; Universität Ulm, Prof. Dr. med. H. Döhner, https://www.uni-ulm.de/onkologie/AMLSG/index.html), DSIL (Universität Dresden, Prof. Dr. med. G. Ehninger, http://www.mk1dd.de), OSHO (Universität Leipzig, Prof. Dr. med. D. Niederwieser, http://osho.uni-leipzig.de); Informationen unter http://www.kompetenznetz-leukaemie.de. In den aktuellen Therapiestudien erfolgt die Auswahl der Zytostatika und Therapiestrategien randomisiert bzw. risikoadaptiert. **Strategie: 1.** bei gutem Allgemeinzustand des Patienten, geeignet für intensive Chemotherapie: Induktions- bzw. Doppelinduktionstherapie (Wiederholung der Behandlung an Tag 21 nach Beginn des 1. Therapiekurses) und Postremissionstherapie mit Frühkonsolidierung und Spätkonsolidierung entweder in Form einer konventionellen Chemotherapie oder einer allogenen Blutstammzelltransplantation. **a)** Bei günstiger Prognose: i. d. R. konsolidierende Chemotherapie; **b)** bei intermediärer Prognose: konsolidierende Chemotherapie, allogene Blutstammzelltransplantation (Familienspender); **c)** bei ungünstiger Prognose: fast immer allogene Stammzelltransplantation (passender Familien- oder Fremdspender, haploidenter Familienspender, Nabelschnurbluttransplantation); neben diesen generellen Strategien fließen aktuell Forschungsergebnisse bezüglich Genotyp-spezifischer Induktions- und Konsolidierungstherapie in die klinische Praxis ein. **2.** Bei schlechtem Allgemeinzustand des Patienten, nicht geeignet für eine intensive Chemotherapie: palliative Therapie oder experimentelle Therapie im Rahmen früher klinischer Studien.

Pharmakotherapie: A. Induktionstherapie: I. intensive, aplasiogene, zytostatische Induktionsprotokolle, Dosisanpassung je nach Protokoll bei Alter >60 Jahre: **1.** 7 + 3-Schema DA (Standardinduktionstherapie im Rahmen des Standardarms des Kompetenznetzes „Akute und chronische Leukämien"): Cytarabin (z. B. Alexan®, ARA-cell®, Cytarabin HEXAL®), 100 mg/m² KO/d i. v., kontinuierliche Infusion, Tag 1–7; Daunorubicin (DAUNOBLASTIN®), 60 mg/m² KO/d i. v., Tag 3–5; **2.** alternativ TAD-9: Thioguanin (Lanvis®, Tabloid®), 100 mg/m² KO alle 12 Stunden p. o., Tag 3–9; Cytarabin, 100 mg/m² KO/d i. v. als Dauerinfusion Tag 1–2, danach als Kurzinfusion über 30 Minuten 100 mg/m² KO alle 12 Stunden bis Tag 8; Daunorubicin, 60 mg/m² KO/d i. v., Tag 3–5; **3.** alternativ ICE: Idarubicin (Zavedos®), 12 mg/m² KO/d i. v., Tag 1, 3, 5; Cytarabin, 100 mg/m² KO/d i. v. als Dauerinfusion, Tag 1–7; Etoposid (z. B. ETO-cell®, Eto-GRY®, Etoposid HEXAL®), 100 mg/m² KO/d i. v., Tag 1–3; **4.** alternativ ARAC-Ida: Cytarabin 1 g/m² KO i. v., alle 12 Stunden Tag 1, 3, 5, 7; Idarubicin 12 mg/m² KO/d, Tag 1–3; **5.** alternativ HAM: hochdosiertes Cytarabin,

3 g/m^2 KO alle 12 Stunden i. v., Tag 1–3; Mitoxantron (z. B. Mitoxantron HEXAL®, HAEMATOtron®, Novantron®), 12 mg/m^2 KO/d i. v., Tag 3–5. Bei initialer Leukozytenkonzentration >100 000/μl Blut ist eine Vorphasentherapie durch Hydroxycarbamid im Off-Label-Use (Litalir®, Syrea®) 500 mg/10 kg KG p. o. und Dosisanpassung je nach Leukozytenkonzentration (Voraussetzung bei aktuellen Therapiestudien mit innovativen Substanzen), in zweiter Priorität durch Cytarabin 100 mg/m^2 KO/d kontinuierliche i. v. Infusion über 1–3 Tage zur Vermeidung eines Tumorlysesyndroms sinnvoll. **II.** Allgemeinzustand des Patienten nicht intensive zytostatische Chemotherapie zulassend: **a)** experimentelle Therapie; für >60-Jährige mit Komorbidität: Cytarabin (20 mg alle 12 Stunden Tag 1–10, Wiederholung alle 4 Wochen); **b)** Hydroxycarbamid, Dosierung entsprechend Leukozytenzahl; **c)** experimenteller Ansatz im Rahmen früher klinischer Studien; **III.** Induktionstherapie AIDA bei akuter Promyelozytenleukämie [t(15;17); FAB-M3/M3v]: All-trans-Retinsäure (Abk. ATRA für engl. All Trans-Retinoic Acid) Tretinoin, z. B. Vesanoid®, 45 mg/m^2 KO/d p. o., aufgeteilt auf 2 Einzelgaben; Idarubicin 12 mg/m^2 KO i. v. Tag 2, 4, 6, 8; bei allen Patienten Gefahr der Koagulopathie, deshalb Substitution von Thrombozyten mit einem Zielwert von >50 × 10^9/l und Frischplasma mit einem Zielwert von Fibrinogen 150 mg/dl; bei Gefahr des Retinsäuresyndroms: frühzeitige Gabe von Dexamethason (z. B. Dexa-CT, Dexamethason GALEN®, Dexamethason JENAPHARM®); **B. Postremissionstherapie:** Eine intensivierte Postremissionstherapie (als Konsolidierungs- und Erhaltungstherapie) ist nach Erreichen einer Vollremission unabdingbar für ein langfristiges krankheitsfreies Überleben von Patienten. **I. Konsolidierungstherapie: 1.** Standardkonsolidierungstherapie im Rahmen des Standardarms des Kompetenznetzes „Akute und chronische Leukämien“ für <60-Jährige: **a)** HIDAC (Cytarabin, 3 g/m^2 KO i. v. alle 12 Stunden, Tag 1, 3, 5, Wiederholung alle 6–8 Wochen, insgesamt 3 Zyklen); **b)** alternativ HAM oder TAD-9 oder MAMAC (Cytarabin, 1 g/m^2 KO i. v. alle 12 Stunden, Tag 1–5; Amsacrin, Amsidyl®, 100 mg/m^2 KO/d i. v. Tag 1–5) oder ARAC-Ida; **2.** Konsolidierungstherapie für >60-Jährige: HAM (Reduktion der Cytarabindosis auf 0,5–1 g/m^2 KO), IE (Idarubicin, 12 mg/m^2 KO i. v., Tag 1 und 3; Etoposid 100 mg/m^2 KO i. v., Tag 1–5) oder TAD-9 oder ARAC-Ida; **II. Konsolidierungs- und Erhaltungstherapie** bei akuter Promyelozytenleukämie: **1.** erste Konsolidierungstherapie: Idarubicin 7 mg/m^2/d Tag 1–4, Tretinoin 45 mg/m^2/d Tag 1–14; zweite Konsolidierungstherapie Mitoxantron 10 mg/m^2 Tag 1–5, Tretinoin 45 mg/m^2/d Tag 1–14; dritte Konsolidierungstherapie Idarubicin 12 mg/m^2 Tag +2, Tretinoin 45 mg/m^2/d Tag 1–14; **2.** Erhaltungstherapie: Mercaptopurin (Puri-Nethol®), 90 mg/m^2 KO p. o. täglich; Methotrexat (z. B. Lantarel®, Metex®, Methotrexat medac) 15 mg/m^2 KO i. m. wöchentlich; Tretinoin, 45 mg/m^2 KO p. o., Tag 1–15 alle 3 Monate; Therapiedauer 2–3 Jahre; **C. Therapie einer Meningeosis leucaemica: 1.** intrathekal mit Methotrexat, 15 mg, oder konventionelles Cytarabin, 40 mg; Wiederholung max. 3-mal wöchentlich bis zur Sanierung des Liquors; **2.** Cytarabin (z. B. DepoCyte®) 50 mg einmalig, Wiederholung im Abstand von 14 Tagen bis zur Sanierung des Liquors, wenn saniert, dann konsolidierende Gaben; **D. Therapie bei refraktärer AML:** Ein Teil der Patienten, die nach einer Doppelinduktionstherapie keine Vollremission erreichen, kann mit einer von der Induktionstherapie abweichenden Zytostatikakombination, z. B. mit einem Schema basierend auf hochdosiertem Cytarabin, in Remission gebracht werden; **I.** A-HAM (HAM plus ATRA, 45 mg/m^2 KO p. o., Tag 4–6, 15 mg/m^2 KO, Tag 7–28); **II.** alternativ FLAG-Ida: Fludarabin (Fludara®, Fludarabinmedac, Fludarabinphosphat-GRY®), 30 mg/m^2 KO i. v., Tag 1–4; Cytarabin, 2 g/m^2 KO i. v. alle 12 Stunden, Tag 1–4; G-CSF, 400 μg/m^2 KO s. c., Tag −1 bis 4; Idarubicin 12 mg/m^2 KO i. v., Tag 2–4; **E. Therapie bei rezidivierter AML:** Ziel ist das erneute Erreichen einer Vollremission mit nachfolgender myeloablativer Therapie und allogener Knochenmark- oder Blutstammzelltransplantation. Es existiert eine Vielzahl von Rezidivprotokollen und experimentellen Therapieansätzen. **F. Therapie bei sekundärer AML:** Viele Patienten mit sekundärer AML weisen ungünstige chromosomale Veränderungen auf. Therapie wie bei primärer AML mit Induktion/Doppelinduktion; nach Erreichen einer Vollremission erfolgt eine intensivierte Postremissionstherapie mit zytostatischer Konsolidierungstherapie und/oder einer allogenen Blutstammzelltransplantation.

Stammzelltransplantation: 1. allogene Knochenmark- oder Blutstammzelltransplantation: **a)** bei Patienten <60 Jahren sollte bei Diagnosestellung eine HLA-Typisierung des Patienten und der Geschwister zur Suche eines kompatiblen Familienspenders durchgeführt werden. Das Vorgehen erfolgt abhängig von der jeweiligen Therapiestudie und risikoadaptiert: Hochdosis-Chemotherapie und Ganzkörperbestrahlung mit allogener Stammzelltransplantation von einem HLA-identischen Familienspender als Therapie der 1. Wahl bei bis zu 60-Jährigen mit ungünstiger Prognose entweder in 1. Remission oder bei nicht Erreichen einer Remission i. R. neuer Therapieansätze früh im Behandlungsverlauf; bei Hochrisikopatienten werden zurzeit Konzepte zur Dosisintensivierung der Konditionierungstherapie mit Radioimmunkonjugaten oder der Dosisreduktion mit Transplantation in Aplasie nach Induktionstherapie geprüft. Im beginnenden Rezidiv oder in 2. Vollremission gilt die allogene Stammzelltransplantation als Therapie der Wahl für alle Risikogruppen. Die myeloablative Therapie mit Transplantation

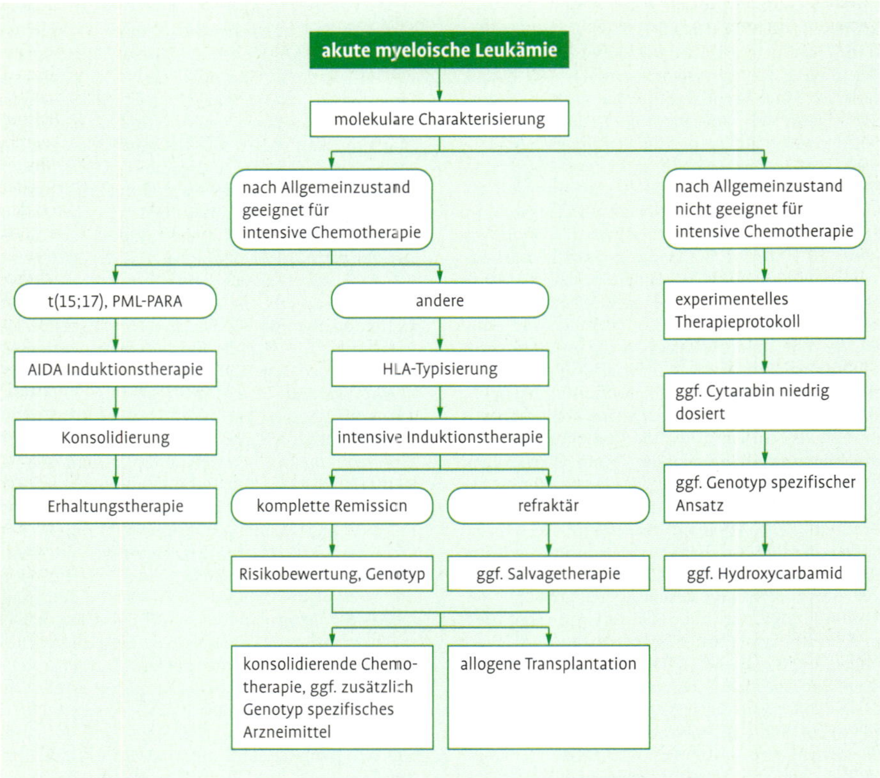

Leukämie, akute myeloische: therapeutischer Stufenplan (exklusive akute Promyelozytenleukämie)

allogener Stammzellen von einem HLA-identen Fremdspender wird bei Hochrisiko-Patienten in 1. kompletter Remission empfohlen, bei allen anderen in 2. Remission durchgeführt. Die Wertigkeit allogener Stammzellen von einem HLA-identen Fremdspender bei Patienten mit mittlerem Risiko wird in randomisierten Studien geprüft. **b)** Bei >60-Jährigen wird die allogene Transplantation nach dosisreduzierter Konditionierung im Rahmen von Studien geprüft. **2.** Autologe Knochenmark- oder Blutstammzelltransplantation: Die Therapieergebnisse randomisierter Studien sind uneinheitlich. Aktuell kann keine Empfehlung zur autologen Transplantation in 1. kompletter Remission ausgesprochen werden; nach Rezidiv in 2. kompletter Remission Therapie der 2. Wahl.

Strahlentherapie: **1.** nach intrathekaler zytostatischer Behandlung einer Meningeosis leucaemica Bestrahlung von Gehirn und Neuroachse mit einer Zielvolumendosis von 24 Gy; **2.** bei Chlorom (Myelosarkom) Verfahren der Wahl; **3.** als Ganzkörperbestrahlung i. d. R. 12 Gy i. R. der myeloablativen Therapie vor Knochenmarktransplantation.

Psychotherapie: psychosoziale Begleitung aufgrund der lebensbedrohlichen Situation und der psychosozialen Auswirkungen sowie während der langdauernden stationären Aufenthalte sinnvoll.

Sonstige Maßnahmen: s. Leukämie, akute lymphatische des Erwachsenen.

Therapeutischer Stufenplan: s. Abb.

Eigenbehandlung: s. Leukämie, akute lymphatische des Erwachsenen.

Arbeitsunfähigkeit: s. Leukämie, akute lymphatische des Erwachsenen.

Hinweis: **1.** Die Leukapherese bei initial hoher Konzentration leukämischer Blasten im Blut (>200 000/μl) ist von zweifelhafter Wirkung. **2.** An Meningeosis leucaemica denken; **3.** bei Promyelozytenleukämie Koagulopathie nicht übersehen (Hypofibrinogenämie; Nachweis von Fibrinspaltprodukten; aPTT und TZ verlängert); **4.** Substitution von Blutprodukten nur mit Leukozyten depletierenden Filtern, um frühe Antikörperbildung gegen diese Zellen zu verhindern und das Risiko einer Zytomegalievirus-Infektion zu senken; **5.** bei septischen Komplikationen und fehlendem Ansprechen auf eine breite antibiotische Therapie immer an Organmykosen denken und Röntgenuntersuchungen einschließlich CT von Thorax, Abdomen bzw. Nasennebenhöhlen anfertigen; **6.** Kardiotoxizität der Anthracycline beachten; kumulative Höchstdosen nur bei absoluter Indikation und unter regelmäßiger Kontrolle der myokardialen Ejektionsfraktion (Echokardiographie, Herzbinnenraumszintigraphie) überschreiten: Daunorubicin, 700–800 mg/m^2 KO; Doxorubicin, 500–550 mg/m^2 KO; Mitoxantron, 140 mg/m^2 KO; Idarubicin, 120 mg/m^2 KO.

Neuentwicklung: **1.** Genotyp spezifische anstatt risikoadaptierte Therapiekonzepte; **2.** Einsatz molekularer Therapien: z. B. Calicheamin-konjugierter monoklonaler Antikörper (Gemtuzumab Ozogamicin) gegen das CD33-Antigen auf myeloischen Blasten; Tyrosinkinase-Inhibitoren, Farnesytransferase-Inhibitoren, Histondeacetylase-Inhibitoren, demethylierende Substanzen, Antisense-Oligonukleotide; **3.** adoptive Immuntherapie mit Donor-Lymphozyten-Infusionen (Abk. DLI) nach allogener Transplantation; **4.** molekulare Marker bei Patienten mit normalem Karyotyp (FLT3-ITD, NPM1, CEBPA, MLL-PTD, BAALC, ERG, WT1) und Neubewertung der allogenen Blutstammzelltransplantation in Subgruppen von Patienten mit normalen Karyotyp.

Selbsthilfe: **1.** Die Deutsche Leukämie- & Lymphom-Hilfe e. V. (DLH), Bundesverband der Selbsthilfeorganisationen zur Unterstützung von Erwachsenen mit Leukämien und Lymphomen e. V., Thomas-Mann-Str. 40, 53111 Bonn, Tel. 0228 33889200, Fax 0228 3388922; E-Mail: info@leukaemie-hilfe.de, Homepage: http://www.leukaemie-hilfe.de; **2.** S.E.L.P. e. V., Selbsthilfevereinigung zur Unterstützung erwachsener Leukämie und Lymphom Patienten, Herrenstr. 34, 48167 Münster, Tel. 02506 6768, Fax 02506 85559; E-Mail: leukaemie-lymphom@selp.de, Homepage: http://www.selp.de; **3.** Kompetenznetzwerk für akute und chronische Leukämien; E-Mail: info@kompetenznetz-leukaemie.de, Homepage: http://www.kompetenznetz-leukaemie.de.

Literatur: **1.** Döhner, H.: Implication of the molecular characterization of acute myeloid leukemia. Hematology Am Soc Hematol Educ Program 2007: 412–419 (2007); **2.** Estey, E.; Dohner, H.: Acute myeloid leukaemia. Lancet 368: 1894–1907 (2006).

Autoren: R. F. Schlenk, H. Döhner.

Leukämie, chronische lymphatische vom B-Zell-Typ: Abk. B-CLL; syn. chronische Lymphadenose; Bezeichnung der Kiel-, REAL- und WHO-Klassifikationen für Non*-Hodgkin-Lymphome (innerhalb der WHO-Klassifikation bei fehlender leukämischer Manifestation: kleinzelliges lymphozytisches Lymphom); Proliferation und Akkumulation monoklonaler, v. a. kleiner, reifer Lymphozyten und evtl. einiger Prolymphozyten; häufig chromosomale Alterationen; **Klinik:** Manifestation meist im 7. Lebensjahrzehnt; nur ca. 10 % der Patienten sind zum Diagnosezeitpunkt jünger als 50 Jahre. Durch Knochenmarkbefall und leukämische Ausschwemmung in das Blut tritt die B-CLL immer generalisiert (Stadium IV der Ann-Arbor-Klassifikation) auf. Lymphknoten, Leber und Milz sind häufig, andere Organe (Magen-Darm-Trakt) selten betroffen. Autoimmunhämolyse, Autoimmunthrombozytopenie, Immunglobulinmangel oder Neutropenie (Granulozyten ≤1000/µl) können den Verlauf komplizieren. **Stadieneinteilung:** s. Tab.; **Prognose:** mediane Überlebenszeit: s. Tab.; stadienunabhängige ungünstige Parameter: nichtnoduläre Infiltration des Knochenmarks mit Lymphomzellen, Blutlymphozyten-Verdoppelungszeit <1 Jahr, erhöhte LDH- und Thymidinkinaseaktivität (Abk. TK) im Serum (>7,0 U/l), erhöhte lösliche CD23- und Serum-β_2-Mikroglobulinkonzentration >3,5 mg/l, CD38-Expression der CLL-Lymphozyten, Deletion an Chromosom 11[del(11q)] und 17[del(17p)], Trisomie 12; fehlende somatische Hypermutationen der Immunglobulin-V_H-Genregion (nichtmutiertes IgV_H), dieser Faktor korreliert eng mit der ungünstigen intrazellulären Expression der Tyrosinkinase ZAP-70 (Abk. für engl. zeta-chain-associated protein 70 kD). **Sonder-**

Leukämie, chronische lymphatische vom B-Zell-Typ
Stadieneinteilung nach Binet und Rai

Stadium	Charakteristika	mediane Überlebenszeit (Jahre)
Binet		
A	<3 befallene Areale[1], Hb ≥10 g/dl, Thr ≥100 000/µl	>10
B	≥3 befallene Areale[1], Hb ≥10 g/dl, Thr ≥100 000/µl	7
C	≥3 befallene Areale[1], Hb <10 g/dl, Thr <100 000/µl	2–5
Rai		
0	Lymphozytose Blut/ Knochenmark	>15
I	+ Lymphadenopathie	9
II	+ Hepato- und/oder Splenomegalie	7
III	+ Anämie (Hb <11 g/dl)	5
IV	+ Thrombozytopenie (Thr <100 000/µl)	2–5

Hb: Hämoglobin; Thr: Thrombozyten;
[1] Areale: Lymphknoten axillär, zervikal, inguinal; Leber, Milz

form: Smoldering-CLL mit nichtdiffuser Knochenmarkinfiltration, Hämoglobinkonzentration >13 g/dl, Blutlymphozytenkonzentration <30 000/μl und Dauer bis zur Verdoppelung der Blutlymphozytenzahl im Stadium A >1 Jahr sowie niedriger Serum-TK-Aktivität und normaler Serum-β_2M-Konzentration.

Behandlungsindikation: **1.** eindeutige Progression bzw. krankheitsassoziierte Symptome; Ausnahme: In prospektiven Studien wird der evtl. Nutzen eines frühzeitigen Therapiebeginns bei Nachweis von Risikofaktoren (z. B. hohe TK, β_2M, CD38- und ZAP-70-Expression bei unmutiertem IgV_H-Status, 11q-, 17p-, +12) untersucht. **2.** Nachweis der Stadien III und IV nach Rai et al. oder des Stadiums C nach Binet; im Stadium B müssen aktuelle Zeichen der Krankheitsprogression erkennbar sein. **3.** Betroffene ≥50 Jahre mit Smoldering-CLL haben wahrscheinlich eine normale Lebenserwartung und sollten bei fehlender Krankheitsprogression nicht zytostatisch behandelt werden. Bei 40–50-Jährigen mit Smoldering-CLL beträgt die Überlebenswahrscheinlichkeit 85 % nach 14 Jahren. **Strategie:** In der Primärtherapie werden Alkylanzien* (Chlorambucil, Cyclophosphamid) und Purinanaloga (Fludarabin, Cladribin, s. Antimetaboliten) eingesetzt. Die Wirksamkeit von Fludarabin lässt sich durch die Kombination mit Cyclophosphamid noch weiter steigern. Während die Remissionsraten (Abk. RR) und die Ansprechdauer nach Purinanaloga (RR >80 %) besser sind als unter Alkylanzien (RR 30–70 %), gibt es keine Unterschiede hinsichtlich des Gesamtüberlebens; dies gilt auch für eine zytostatische Polychemotherapie im Vergleich zu einer Monotherapie. Die optimale Behandlungsstrategie in der Initial- und Rezidivbehandlung wird zurzeit in Studien ermittelt. Die Chlorambucil-Primärtherapie wird für ältere kranke Menschen empfohlen; in einer randomisierten Studie war sie der toxischeren Fludarabintherapie gleichwertig; sie kann nach einem Intervall >1 Jahr bei erneuter Krankheitsaktivität wiederholt werden. Fludarabin evtl. in Kombination mit Cyclophosphamid in niedriger Dosierung scheint sich zur Standardtherapie in der Initialtherapie <60-Jähriger und der Rezidivsituation nach vorausgegangener Alkylanzientherapie zu entwickeln und ist vermutlich in der Rezidivsituation einer anthracyclinhaltigen Chemotherapie überlegen. Das bifunktionale Bendamustin verbindet die Wirksamkeit eines Purinanalogons mit einer alkylierenden Gruppe: in einer ersten Studie war es bezüglich der RR und Dauer einer Chlorambuciltherapie überlegen; bei fehlender Kreuzresistenz gegen Alkylanzien ist Bendamustin gut geeignet in der Rezidivtherapie der CLL; Studiendaten lassen seine Positionierung auch in der Initialbehandlung erwarten, siehe auch Studien der deutschen CLL-Studiengruppe (Abk. DCLLSG). Der monoklonale Anti-CD20-Antikörper Rituximab steigert in Kombination mit Alkylanzien und/oder Purinanaloga die Remissionsrate und -dauer, sodass sich das (R-)FC-Protokoll (s. FC-Protokoll, erweitertes) zumindest für ausgewählte Patienten in der Initial- oder Rezidivsituation anbietet. Der monoklonale Anti-CD52-Antikörper Alemtuzumab bildet wahrscheinlich das wirkungsvollste Therapeutikum der B-CLL, seine Anwendung wird durch die Induktion eines schweren T- und B-Zell-Immundefekts kompliziert. Wegen der unterschiedlichen Koexpression von CD20 und CD52 ist die Kombination beider monoklonaler Antikörper insbesondere bei der Fludarabin-resistenten B-CLL mit Deletion von Chromosom 17 erforderlich. Die Hochdosis-Chemotherapie mit autologer Stammzelltransplantation* ist eine palliative Maßnahme, deren Stellenwert im Vergleich zur konventionellen Therapie untersucht wird. Die allogene Stammzelltransplantation nach (nicht-)myeloablativer Hochdosistherapie ist potentiell kurativ bei hoher therapieassoziierter Mortalität (25–50 %), sie sollte ausschließlich innerhalb von Studien bei jungen Patienten oder im Rezidiv als Salvage-Therapie eingesetzt werden. In zahlreichen Untersuchungen werden die ideale Positionierung der einzelnen Modalitäten und ihre Kombinationen untersucht. Es empfiehlt sich deshalb, die Behandlung der B-CLL innerhalb der Therapieoptimierungsstudien der DCLLSG durchzuführen.

Pharmakotherapie: **I. Primärtherapie:** **1.** Standardtherapie der <65-Jährigen bei fehlender Kontraindikation und gutem Allgemeinzustand: Fludarabin (Fludara®), 30 mg/m² KO i. v., Tag 1–3 und Cyclophosphamid (Endoxan®), 250 mg/kg KG i. v., Tag 1–3, Wiederholung 28-tägig über maximal 6 Zyklen, evtl. in Kombination mit Rituximab (Off-Label-Use; R-FC-Protokoll); alternativ bei gewünschter Monotherapie: Fludarabin, 25 mg/m² KO i. v., Tag 1–5, Wiederholung 28-tägig, 6 Zyklen oder Cladribin (z. B. Leustatin®), 0,1 mg/kg KG i. v. kontinuierlich über 24 Stunden, Tag 1–7, Wiederholung 28-tägig, 4 Zyklen; **2.** Standardtherapie der ≥65-Jährigen: Chlorambucil (Leukeran®), 0,4–0,8 mg/kg KG p. o., Tag 1, Wiederholung 14-tägig; die initiale Dosis von 0,4 mg/kg KG kann in Abhängigkeit vom Ansprechen bzw. Auftreten toxischer UAW evtl. über die Zieldosis von 0,8 mg/kg KG gesteigert werden; alternativ: Chlorambucil, 0,07–0,1 mg/kg KG/d über 14 Tage, Wiederholung nach 14-tägiger Pause oder Cyclophosphamid, 10–15 mg/kg KG i. v. alle 7–10 Tage. Die Therapie wird bis zum max. Ansprechen mit dem Ziel der Kontrolle von Progression bzw. der krankheitsassoziierten Symptomatik, des Übergangs in ein prognostisch günstigeres Krankheitsstadium bzw. der Teil- oder Vollremission fortgeführt; **3.** bei multimorbiden, sehr alten kranken Menschen: Supportivmaßnahmen, evtl. niedrig dosierte Alkylanzien, lokale Strahlentherapie schmerzender oder behindernder Lymphome. **II. Redizivtherapie:** **1.** Frührezidiv/refraktäres Verhalten: **a)** nach Therapie mit Purinanaloga: CHOP*-Protokoll, evtl. mit Rituximab (MabThera®, Off-Label-Use), 375 mg/m² KO i. v., Tag 0 vor 2. CHOP-Zyklus, Wiederholung 21-tägig in 6–8 Zyklen oder Monotherapie mit Alemtuzumab (MabCampath®), initial eskalierend 3, 10, 30 mg i. v. (alternativ s. c.) an Tag 1, 2 und 3, bei Verträglichkeit 30 mg i. v. 3-mal wöchentlich (Tag 1, 3 und 5) bis zu 12 Wochen, Infektionsprophylaxe empfehlenswert, z. B. mit Co-trimoxazol und Famciclovir; **b)** nach Therapie mit Alkylanzien: Fludarabin, 25 mg/m² KO i. v. als Monotherapie an Tag 1–5 oder in Kombination mit Cyclophosphamid, 250 mg/m² KO i. v. an Tag 1–3, Wiederholung 28-tägig in 3–6 Zyklen; alternativ Bendamustin (Ribomustin®) 70–100 mg/m² KO i. v. als Monotherapie an Tag 1+2 alle 4 Wochen; **2.** Spätrezidiv (>1 Jahr): wie Primärtherapie; **3.** Therapieversagen dieser Modalitäten bzw. sehr schlechter Allgemeinzustand: Beschränkung auf supportive Maßnahmen (ggf. Schmerztherapie, Ersatz von Blutbestandteilen, Infektionsprophylaxe bzw. -behandlung); **III. Therapie von Komplikationen: 1.** Entwicklung einer Prolymphozytenleukämie: **a)** Alemtuzumab, bis zu 12 Wochen, Dosierung s. oben; evtl. mit Hochdosiskonsolidierung und Stammzelltransplantation/Reinfusion; **b)** Fludarabin in Kombination mit Cyclophosphamid (250 mg/m² KO i. v. an Tag 1–3, Wiederholung 28-tägig in 3–6 Zyklen) und Mitoxantron (Novantron®) 8 mg/m² KO i. v. an Tag 8, Wiederholung 28-tägig in 2–4 Zyklen mit Alemtuzumab-Konsolidierung über max. 12 Wochen; **2.** autoimmunhämolytische Anämie bzw. Autoimmunthrombozytopenie: **a)** Glukokortikoide*, z. B. Prednison, 0,8–2 mg/kg KG/d p. o., bis zur Hämoglobinkonzentration ≥10 g/dl bzw. Thrombozytenzahl ≥100 000/μl; anschl. Reduktion der Dosis um ca. 50 % nach jeweils 1–2 Wochen; nach Erreichen von 10 mg/d langsame Dosisminderung; **b)** bei Therapieversagen oder Kontraindikation gegen Glukokortikoide: zytostatische Chemotherapie, z. B. mit Cyclophosphamid, 2 mg/kg KG/d p. o.; nach Behandlungserfolg langsame Dosisreduktion; bei wiederum ausbleibendem Behandlungserfolg oder Notwendigkeit hochdosierter Glukokortikoid- oder Zytostatika-Erhaltungstherapie: Splenektomie; **c)** symptomatische Autoimmunthrombozytopenie nach ausbleibendem Behandlungserfolg mit Glukokortikoid: einmalig hochdosiert Immunglobulin G (Abk. IgG; Gammagard®S/D, Polyglobin® 10 %, Sandoglobulin®), 400 mg/kg KG i. v. für 5 Tage; höhere Tagesdosierung bei lebensbedrohlicher Blutung (meist nur vorübergehender Erfolg); **3.** nichtimmunologisch induzierte aplastische Anämie (pure red cell anemia): Rituximab; bei Parvovirus-B19-induzierter aplastischer Anämie unter Rituximab: IgG-Therapie.

Operative Therapie: Splenektomie bei pharmakologisch nicht beherrschbarer autoimmunhämolytischer Anämie und Autoimmunthrombozytopenie, bei Hypersplenismus* oder rezidivierendem schmerzhaften Milzinfarkt.

Strahlentherapie: **1.** zur Behandlung großer, störender oder zu Komplikationen führender Lymphome; Dosierung: 5 × 2 Gy/Woche bis zu einer Gesamtdosis von 20–30 Gy; **2.** niedrig dosierte Milzbestrahlung (s. Lymphom, lymphoplasmozytisches) bei schmerzhafter Splenomegalie bzw. Hypersplenismus (nur bei Kontraindikation gegen Splenektomie); **3.** bei therapierefraktärem chylösem Pleuraerguss oder ausgeprägtem rasch nachlaufendem Aszites: Dosierung: 5 × 1,8–2 Gy/Woche bis zu einer Gesamtdosis von 20–24 Gy; **4.** kleinzellige lymphozytische Lymphome der Stadien I/I_E und II/II_E (extrem selten) erhalten eine kleinvolumige Bestrahlung: Dosierung: 5 × 1,8–2 Gy/Woche bis zu einer Gesamtdosis von 25–30 Gy, z. B. extraokulares Orbitalymphom (s. Lymphome, primär extranodale).

Psychotherapie: sinnvolle Begleitmaßnahme zur Schmerzbewältigung (Autogenes Training).

Sonstige Maßnahmen: **1.** Infektionsprophylaxe bzw. -behandlung mit IgG, 250–400 mg/kg KG i. v. alle 3–4 Wochen; nur bei rezidivierender bakterieller Infektion vom WHO-Schweregrad 3 oder 4 und Immunglobulinmangel sowie bei akuter infektionsbedingter Gefährdung bei gleichzeitig bestehender Hypogammaglobulinämie; **2.** Pneumocystis-Prophylaxe mit Co-trimoxazol oder Pentamidininhalationen (Pentacarinat® 300) während der Therapie mit Purinanaloga oder Alemtuzumab; **3.** evtl. Impfung gegen Influenzaviren, Hämophilus influenza und Pneumokokken; bleibt oft ohne relevanten Titeranstieg; **4.** Leukapherese/Zellseparation: nur selten indiziert bei symptomatischer, mit renaler, pulmonaler oder zerebraler Funktionsstörung verbundener Hyperlymphozytose (>350 000–500 000/μl bzw. >20 % Leukozytenanteil am Hämatokritwert); kombiniert mit Hydratation und zytostatischer Chemotherapie.

Therapeutischer Stufenplan: s. Abb.

Arbeitsunfähigkeit: während der gesamten Behandlungsphase, anschließend in Abhängigkeit von den Beschwerden; Grad der Behinderung (Abk. GdB) entspr. der Schwere und Dauer krankheits- und behandlungsbedingter Symptome; GdB 30–40 wenn keine wesentlichen Beschwerden, Allgemeinsymptome, Behandlungsbedürftigkeit oder stärkere Progression vorliegen; GdB 50–70 bei Behandlungsbedürftigkeit; GdB 80–100 bei starken UAW oder rascher Progression (schwere Anämie, ausgeprägte Thrombozytopenie, rezidivierende Infektionen, starke Milzvergrößerung); nach zytostatischer Hochdosis-Chemotherapie mit oder ohne Ganzkörperbestrahlung und anschließender autologer Knochenmark- oder Blutstammzelltransplantation GdB 50 nach Vollremission (Beseitigung des Tumors) für 3 Jahre (Heilungsbewährung).

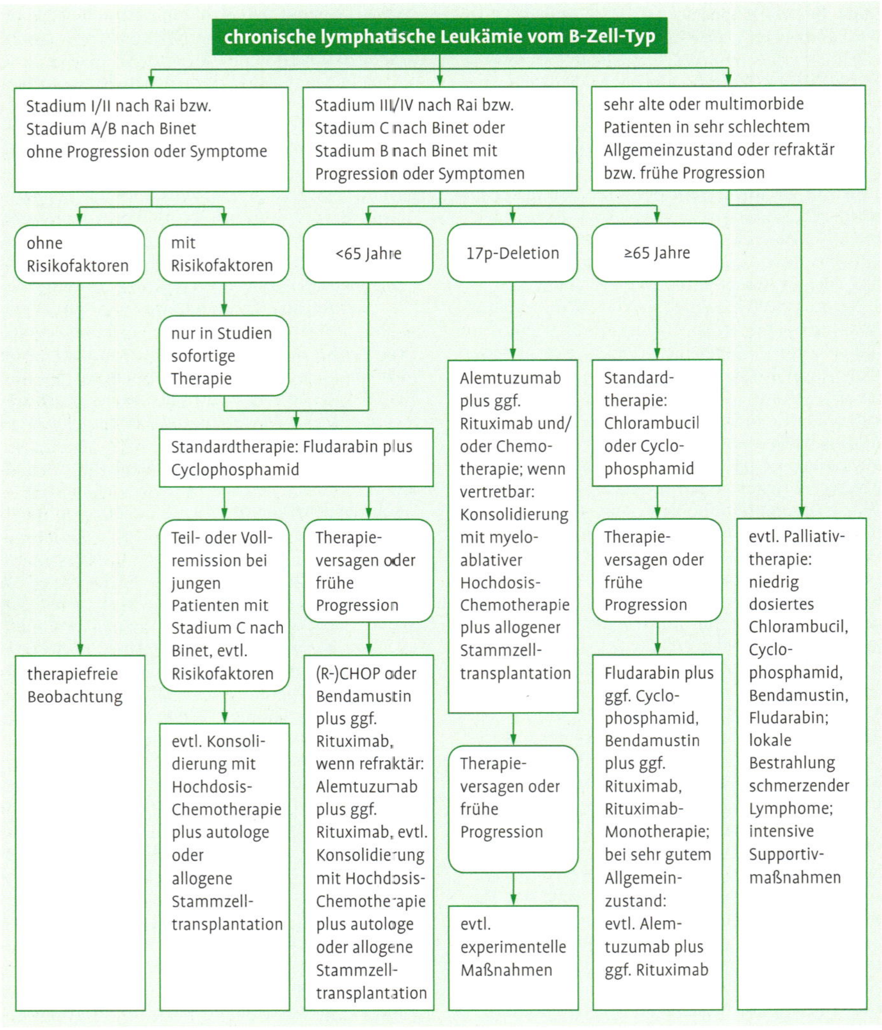

Leukämie, chronische lymphatische vom B-Zell-Typ: therapeutischer Stufenplan

Hinweis: 1. Glukokortikoide führen bei der palliativen Primärtherapie nicht zu einer Verlängerung der Überlebenswahrscheinlichkeit. 2. Die B-CLL-assoziierte hämatopoetische Insuffizienz, die als Indikation für den Beginn einer zytostatischen Therapie gilt, darf erst nach Ausschluss anderer Ursachen der peripheren Zytopenie (Anämie inf. Eisen-, Folsäure-, Cobalaminmangel oder Hämolyse; pharmakologisch, infektiös, autoimmunologisch verursachte Thrombozytopenie oder Hypersplenismus) angenommen werden. 3. Therapiestudien-Koordinierung: Deutsche CLL-Studiengruppe (Abk. DCLLSG); Studienleitung: Prof. Dr. M. Hallek; Studienzentrale: Klinik I für Innere Medizin, Klinikum der Universität zu Köln, 50924 Köln, Homepage: http://www.dcllsg.de, Therapieprotokolle der CLL-Studiengruppe sind abrufbar.

Neuentwicklung: Inf. residualer Tumorzellen sind mit Außnahme der Stammzelltransplantation die konventionellen Therapiemaßnahmen nicht lebensverlängernd. Deshalb wird nach Arzneimitteln mit neuen Wirkmechanismen gesucht. 1. Oblimersen (Genasense®), ein Bcl-2-Antisense Oligonukleotid, hat in einer Phase-III-Studie in Kombination mit Fludarabin und Cyclophosphamid die Remissionsrate und das progressionsfreie Überleben rezidivierter oder therapierefraktärer Patienten mit CLL verbessert **2.** Lenalidomid (REVLIMID®), ein Thalidomidanalogon, besitzt eine immumodulierende antineoplastische Wirkung; in Phase-II-Studien entwickelt es hohe Wirksamkeit bei rezidivierter oder refraktäre CLL, es wird oral appliziert; wichtigste UAW: Leuko- und Thrombozytopenie. **3.** Flavopiridol (Alvocidip®), ein Inhibitor der cyclin-abhängigen Proteinkinasen, ist bei refraktärer CLL mit ungünstiger chromosomaler Konstellation hochwirksam; wichtige UAW: Tumorlysesyndrom inf. eines raschen Zelluntergangs mit Gefahr des Nierenversagens durch Hyperurikämie mit Hyperkaliämie und Phosphatämie (Prophylaxe: milde Vorphasentherapie mit begleitender guter Hydratation und Allopurinolgabe sowie täglich Harnsäure- und Elektrolytkontrolle). **4.** Die Radioimmuntherapie z. B. mit ^{90}Yttrium-Ibritumomab-Tiuxetan ([^{90}Y]-Zevalin®) oder ^{131}Iod-Tositumomab ([^{131}I]-Bexxar®) wird bei der CLL allenfalls in Einzelfällen eingesetzt, beide ohne Zulassung für die CLL. **5.** Zahlreiche ältere/neue monoklonale Antikörper werden überwiegend präklinisch untersucht (z. B.: FBTA05, ein trifunktionaler bispezifischer anti-CD20/anti-CD3-Antikörper, Epratuzumab, CMC-544, SGN-30, MDX-060, HuM195, Galiximab, Lumiximab, Zanolimumab, Apolizumab).

Selbsthilfe: **1.** Die Deutsche Leukämie- & Lymphom-Hilfe e. V. (DLH), Thomas-Mann-Str. 40, 53111 Bonn, Tel. 0228 33889200, Fax 0228 3388922; E-Mail: info@leukaemie-hilfe.de, Homepage: http://www.leukaemie-hilfe.de.

Literatur: **1.** Chanan-Khan, A. A.; Cheson, B. D.: Lenalidomide for the treatment of B-cell malignancies. J Clin Oncol 26: 1544–1552 (2008); **2.** Eichhorst, B. F. et al.: Chronic lymphocytic Leukemia: ESMO clinical recommendations for diagnosis, treatment and follow-up. Annals of Oncology 19 (Suppl 2): ii60–ii62 (2008); **3.** Hallek, M. et al.: Guidelines for the diagnosis and treatment from the International Workshop on Chronic Lymphocytic Leukemia updating the National-Cancer-Institute-Working Group 1996 guidelines. Blood 111: 5446–5456 (2008); **4.** Byrd, J. C. et al.: Flavopiridol administered using a pharmacological derived schedule is associated with marked clinical efficacy in refractory, genetically high risk chronic lymphocytic leukemia. Blood 109: 399–404 (2007); **5.** O'Brien, S. et al.: Randomized phase III trial of fludarabin plus cyclophosphamide with or without oblimersen sodium (Bcl-2 antisense) in patients with relapsed or refractory chronic lymphocytic leukemia. J Clin Oncol 25: 1114–1120 (2007).

Autor: P. Meusers.

Leukämie, chronische myeloische: Abk. CML; erworbene chronische myeloproliferative Erkrankung inf. maligner Transformation pluripotenter hämatopoetischer Stammzellen; **Ätiologie:** meist unbekannt; ionisierende Strahlen erhöhen die Inzidenz nach mehrjähriger Latenzperiode. Benzol scheint eine Rolle zu spielen. **Molekulargenetik:** Bei >90 % der Patienten ist das Philadelphia-Chromosom (Abk. Ph) nachweisbar. Auf molekularer Ebene kann bei etwa 95 % eine BCR-ABL-Rearrangierung nachgewiesen werden. Bei etwa 30 % der Ph-negativen CML-Patienten findet sich molekulargenetisch eine BCR-ABL-Rearrangierung (Translokation), wie sie bei fast allen Fällen Ph-positiver CML nachgewiesen werden kann. Die BCR-ABL-positive, Ph-negative CML hat einen ähnlichen Verlauf wie die Ph-positive CML. Die sog. Ph- und BCR-ABL-negative atypische CML zeigt klinische Unterschiede zur Ph-positiven CML und ist prognostisch ungünstiger. **Diagnose:** durch den Nachweis des Philadelphia-Chromosoms oder einer BCR-ABL-Rearrangierung; **Klinik:** Die CML geht aus der chronischen Phase i. d. R. in die akzelerierte Phase und/oder in die Blastenkrise über. Klinisch erkannt wird das Ende der chronischen Phase häufig durch Eintritt einer Therapieresistenz, d. h. durch Progression der Krankheit trotz Intensivierung der Therapie. Klar zu definieren ist meist die Blastenkrise, der eine akzelerierte Phase vorausgehen kann. Dann entspricht sie im Verlauf einer sekundären akuten myeloischen Leukämie* (zwei Drittel der Fälle) oder einer sekundären akuten lymphatischen Leukämie* des Erwachsenen (ein Drittel der Fälle) mit ungünstiger Prognose. **1.** chronische Phase: Zahl der Blasten und Promyelozyten im Blut <10 %, Basophilie <20 %, Thrombozytenkonzentration >100 000/μl; **2.** Akzelerationsphase: Anteil der Blasten im peripheren Blut oder Knochenmark ≥10 und <30 % trotz Therapie, Zahl der Blasten und Promyelozyten im Blut oder Knochenmark ≥20 %, Basophilie im peripheren Blut ≥20 %, persistierende nichttherapiebedingte Thrombozytopenie <100 000/μl oder therapieresistente Thrombozytose (>1 Mio./μl), zusätzliche zytogenetische Aberrationen (Trisomie 8, zweites Ph, Isochromosom 17, Trisomie 19); zunehmende Therapieresistenz, rasch progrediente Splenomegalie, zunehmende Fibrosierung des Knochenmarks, nichtinfektiöses Fieber oder Knochenschmerzen, Leukozytenverdopplungszeit <5 Tage; **3.** Blastenkrise: Zahl der Blasten im peripheren Blut und/oder Knochenmark ≥30 %, zytologisch bzw. histologisch gesicherte extramedulläre blastäre Infiltration.

Behandlungsindikation: sofort nach Diagnose; die CML ist mit Nachweis des Ph-Chromosoms oder der BCR-ABL-Translokation behandlungsbedürftig unabhängig von Laborwerten und der klinischen Symptomatik.

Therapieplanung: Die CML sollte standardisiert in modernen multizentrischen Studien bereits während der frühen chronischen Phase behandelt werden (CML-Studie IV; Deutsche CML-Studiengruppe, Studienleitung: Prof. Dr. R. Hehlmann, III. Medizinische Klinik Mannheim, Universität

L

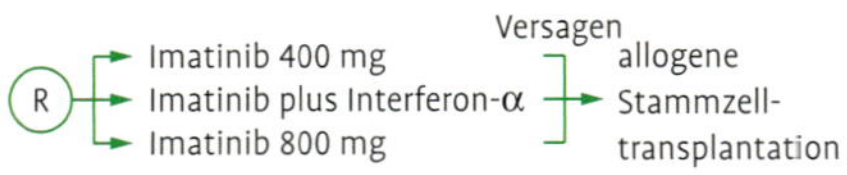

Leukämie, chronische myeloische: CML-Studie IV; R = Randomisierung

Heidelberg; http://www.kompetenznetz-leukaemie.de). In der CML-Studie IV werden aktuell drei Therapiemodalitäten vergleichend geprüft: Imatinib 400 mg versus Imatinib plus Interferon-α versus Imatinib 800 mg; in dieses Protokoll (s. Abb.) können alle Patienten mit neu diagnostizierter Ph-positiver CML in chronischer Phase ohne Altersbegrenzung eingeschlossen werden. Weitere Studien überprüfen randomisiert die neueren Tyrosinkinase-Inhibitoren Dasatinib (Sprycel™), Nilotinib (Tasigna®) und Bosutinib (SKI-606; in Deutschland bisher nicht zugelassen) jeweils gegen Imatinib 400 mg, welches außerhalb von Studien als Standardtherapie empfohlen ist (Therapieempfehlung des European LeukemiaNet, Baccarani et al.). Bei Imatinib-Versagen (s. Tab. 1 und Tab. 2) und Progression der Erkrankung sowie Therapie-Unverträglichkeit sollte individuell vom Spezialisten über die Zweitlinientherapie entschieden werden und insbes. die Indikationen zur allogenen Stammzelltransplantation* (Abk. SZT) diskutiert werden (wichtige Grundlagen: zytogenetische Befunde, Mutationsanalysen).

Therapieprotokolle: **1.** Therapieprotokoll der CML-Studie IV: s. Abb.; **2.** eine Übersicht zu weiteren Studien zur Erstlinien- und Zweitlinientherapie bei CML sowie die entsprechenden Kontaktadressen finden sich auf der Homepage des Kompetenznetzwerks „Akute und chronische Leukämien" (http://www.kompetenznetz-leukaemie.de).

Therapiekontrolle: Zytogenetische und molekulare Verlaufskontrollen zur optimalen längerfristigen Therapieplanung für den einzelnen Patienten sollten insbesondere in den ersten 1–2 Behandlungsjahren alle 3 Monate in entspr. ausgewiesenen Laboratorien durchgeführt werden. Remissionskriterien der chronischen Phase: **1.** hämatologische Remission: **a)** komplette Remission (alle Kriterien müssen erfüllt sein): Leukozyten <10 000/μl, Thrombozyten <450 000/μl, keine granulozytären Vorstufen im Blut, Rückbildung aller klinischen Symptome einschl. der vergrößerten Milz, Reduktion der Zelldichte im Knochenmark; **b)** partielle Remission (1 Kriterium genügt): Reduktion der Leukozyten auf <20 000/μl oder <50 % des Ausgangswertes, Reduktion der Thrombozyten und der Milzgröße auf <50 % des Ausgangswertes, persistierende Splenomegalie bei normalem Blutbild; **c)** kein Ansprechen: Keine der Kriterien für Voll- oder Teilremission sind erfüllt. **2.** Zytogenetische Remission (im Knochenmark): **a)** komplette Remission: Elimination aller Ph-positiven Metaphasen; **b)** partielle Remission: 1–35 % Ph-positive Metaphasen; **c)** geringes Ansprechen: 36–65 % Ph-positive Metaphasen; **d)** minimales Ansprechen: 66–95 % Ph-positive Metaphasen; **e)** Therapieversagen: >95 % Ph-positive Metaphasen; **3.** molekulargenetisches Ansprechen: **a)** qualitative PCR-Analyse: mit einer Zweischritt (nested)-PCR, Nachweisgrenze bei ca. 10^{-6} Leukämiezellen; komplette moleku-

Leukämie, chronische myeloische — Tab. 1
Definitionen für das Therapieansprechen und empfohlene Verlaufskontrollen (nach Baccarani et al.)

Remissionsart	Merkmale	Zeitpunkt der Verlaufskontrollen
komplette hämatologische Remission	Leukozytenzahl <10 000/μl, Thrombozytenzahl <450 000/μl, Rückbildung der Splenomegalie	alle 2 Wochen bis zum Erreichen einer kompletten Remission, dann alle 3 Monate
zytogenetische Remission	Prozentsatz der Metaphasen im Knochenmark mit t(9;22):	alle 6 Monate bis zum Erreichen einer kompletten Remission
komplett	0 % Ph-positiv	
partiell	1–35 % Ph-positiv	
gering	36–65 % Ph-positiv	
minimal	66–95 % Ph-positiv	
kein Ansprechen	>95 % Ph-positiv	
molekulare Remission		alle 3 Monate Zytogenetik und Mutationsanalyse bei Therapieversagen, suboptimalem Ansprechen oder Transkriptanstieg
komplett	kein BCR/ABL-Transkript mit RT-PCR nachweisbar	
partiell (major)	BCR/ABL-Kontrollgen-Quotient <0,10 nach der Internationalen Skala	

Ph: Philadelphia-Chromosom; RT-PCR: Reverse Transkriptase Polymerase-Kettenreaktion

Leukämie, chronische myeloische Tab. 2

Management-Empfehlungen des European LeukemiaNet: Definitionen für Therapieversagen, suboptimales Ansprechen und Warnungen zu verschiedenen Therapiezeitpunkten (nach Baccarani et al.)

Zeitpunkt im Krankheitsverlauf	Therapieversagen	suboptimales Ansprechen	Warnung
Diagnose	—	—	Hochrisiko, Deletion im Chromosom 9 (del9q+), zusätzliche chromosomale Aberrationen in Ph-positiven Zellen
3 Monate nach Diagnosestellung	keine komplette hämatologische Remission	keine komplette hämatologische Remission	—
6 Monate nach Diagnosestellung	keine komplette hämatologische Remission, kein zytogenetisches Ansprechen	keine partielle zytogenetische Remission	—
12 Monate nach Diagnosestellung	keine partielle zytogenetische Remission	keine komplette zytogenetische Remission	weniger als partielle molekulare Remission
18 Monate nach Diagnosestellung	keine komplette zytogenetische Remission	keine partielle molekulare Remission	—
zu jedem Zeitpunkt	Verlust der kompletten hämatologischen Remission, Verlust der kompletten zytogenetischen Remission	zusätzliche chromosomale Aberrationen in Ph-positiven Zellen, Verlust der molekularen Remission Mutationsnachweis	Anstieg des BCR-ABL/Kontrollgen-Quotienten, andere chromosomale Veränderungen in Ph-negativen Zellen

lare Remission: kein Hinweis für ein BCR-ABL-Fusionstranskript nach nested-PCR bei guter Qualität der eingesetzten cDNA; **b)** quantitative PCR: Quantifizierung der BCR-ABL-Transkripte unter Bezug auf Standardgene (z. B. Quotient BCR-ABL/ABL). Es besteht eine gute Korrelation des Quotienten BCR-ABL/ABL zur Zytogenetik. BCR-ABL/ABL Quotienten <2 % sind vergleichbar mit einer kompletten, Quotienten <14 % mit einer partiellen zytogenetischen Remission. Die Empfindlichkeit der Methode verlangt Standardisierungsmaßnahmen. Molekulare Untersuchungen sollten in einem Labor, das an diesen Maßnahmen teilnimmt, durchgeführt werden. I. R. der molekularen Untersuchungen der IRIS-Studie (Hughes et al.) wurde die internationale Skala definiert: molekulare Remission (engl. major molecular remission): Reduktion der BCR-ABL-Transkripte um 3 Größenordungen, d. h. BCR-ABL ≤0,1 % nach der internationalen Skala.

Therapie der Meningeosis leucaemica: intrathekale Dreifachtherapie mit: **1.** Methotrexat (z. B. MTX HEXAL®), 15 mg; **2.** Dexamethason (z. B. Fortecortin®), 4 mg; **3.** Cytarabin (z. B. Alexan®, ARA-cell®), 40 mg; Wiederholung max. 3-mal/woche bis zur Sanierung des Liquors; anschl. 5 Applikationen mit nachfolgender Strahlentherapie.

Strahlentherapie: **1.** nach erfolgreicher intrathekaler Therapie der Meningeosis leucaemica fraktionierte Bestrahlung von Gehirn und Neuroachse mit der Zielvolumendosis (Abk. ZVD) von 24 Gy (ED 2 Gy an 5 Tagen/Woche); **2.** Milzbestrahlung wird nur noch selten notwendig mit der ZVD von 2–5 Gy (0,2–0,5 Gy/d); **3.** fraktionierte konventionelle (10–14,5 Gy) oder dosisreduzierte (2–8 Gy) Ganzkörperbestrahlung i. R. der Konditionierung vor SZT.

Psychotherapie: Psychosoziale Betreuung (ggf. auch Angehörige) ist bei lebensbedrohlichen Situationen (Blastenkrise, Transplantation) ratsam.

Sonstige Maßnahmen: **1.** prophylaktische antimikrobielle Therapie bei intensiver zytostatischer Chemotherapie mit konsekutiver Neutropenie (s. Leukämie, akute myeloische, Abk. AML); **2.** zu Beginn der Induktionstherapie Ausschluss infektiöser Herde; bei Fieber diagnostisches und therapeutisches Vorgehen wie bei AML; **3.** Substitutionstherapie mit Blutprodukten und Allopurinolgabe wie bei AML; **4.** Antiemetika* nur bei intensivierter Polychemotherapie: Serotonin-5-HT_3-Rezeptor-Antagonisten.

Arbeitsunfähigkeit: **1.** In der chronischen Phase sind die Patienten i. d. R. voll berufsfähig, in Einzelfällen Minderung der Erwerbsfähigkeit (Abk. MdE) entspr. Allgemeinzustand und Ausmaß der Splenomegalie um 50–80 %; **2.** in der akzelerierten Phase und in der Blastenkrise MdE bis 100 %; **3.** nach allogener SZT 3 Jahre MdE um 100 %; danach ≥30 % (abhängig von den Therapiefolgen).

Hinweis: **1.** Imatinib: Standarddosis 400 mg morgens nach dem Essen mit viel Wasser (Grapefruitsaft vermeiden) einnehmen; ggf. kann die Tagesdosis auf morgendliche und abendliche Gabe verteilt werden. Eine Tagesdosis von 300 mg sollte wegen einer potentiellen Resistenzentwicklung nicht unterschritten werden. Ggf. Dosissteigerung bis 800 mg/d möglich; UAW beachten: bei Wasserretention (periorbitale Ödeme) Diuretika niedrigdosiert, bei Muskelkrämpfen Magnesium p. o., bei Exanthem topische oder systemische Glukokortikoide; gehäuft Übelkeit, Erbrechen, Diarrhö, gelegentlich Erhöhung der Serumtransaminasen und hämatologische Toxizität Grad III/IV nach WHO; **2.** Dasatinib: ist seit 2006 zur Behandlung von CML-Patienten mit Resistenz oder Unverträglichkeit unter Imatinib zugelassen; Standarddosis: 100 mg einmal täglich als Tablette, unabhängig von der Mahlzeit, bei Akzeleration oder Blastenkrise 2 × 70 mg täglich, Steigerungen bis 2 × 100 mg sind möglich. Die am häufigsten auftretenden UAW sind Flüssigkeitsretention (einschließlich Pleuraerguss, 20 % nach WHO-Klassifikation Grad I–IV), Diarrhö, Hautausschlag, Kopfschmerzen, Blutungen, Erschöpfung, Übelkeit und Luftnot. Bei Auftreten von UAW kann die Dosis angepasst werden. **3.** Nilotinib: seit 2007 zur Behandlung von CML-Patienten mit Resistenz oder Unverträglichkeit unter Imatinib zugelassen; Standarddosis: 2 × 400 mg täglich vor dem Essen (2 Stunden nüchtern). Folgende UAW können auftreten: Neutropenie, Thrombozytopenie, Hyperglykämie, Erhöhung von Leberwerten. Nilotinib sollte mit Vorsicht bei Patienten eingesetzt werden, die EKG-Veränderungen (QT-Verlängerung) zeigen oder Antiarrhythmika einnehmen. Im Gegensatz zu Imatinib treten Flüssigkeitsretentionen seltener auf. **4.** Leukapheresen können bei initial hoher leukämischer Blastenkonzentration (>300 000/µl) erwogen werden; cave: Verstärkung der Hyperviskosität durch Bluttransfusionen; vorher immer Leukozytenreduktion durchführen. **5.** Leukozyten depletierende Filter bei Substitution mit Blutprodukten verwenden; **6.** bei anhaltender Zytopenie Knochenmarkbiopsie zur Fasergehaltbestimmung (im Verlauf der CML kann eine Myelofibrose entstehen).

Neuentwicklung: **1.** Selektive Tyrosinkinase-Inhibitoren der 2. Generation (Dasatinib, Nilotinib und Bosutinib) mit erhöhter Affinität zur ATP-Bindungsstelle und Wirksamkeit auch bei BCR-ABL-Genmutationen werden in der Erstlinientherapie überprüft. **2.** Reduzierte Konditionierung vor allogener SZT, auch für ältere Patienten möglich; **3.** Homoharringtonin und Aurora-Kinase-Inhibitoren bei der T315I-Mutation des ABL-Gens.

Selbsthilfe: **1.** Die Deutsche Leukämie- & Lymphom-Hilfe e. V. (DLH), Thomas-Mann-Str. 40, 53111 Bonn, Tel. 0228 33889200, Fax 0228 3388922; E-Mail: info@leukaemie-hilfe.de, Homepage: http://www.leukaemie-hilfe.de; **2.** Kompetenznetzwerk „Akute und chronische Leukämien", Informationen für Patienten, Angehörige und Ärzte unter http://www.kompetenznetz-leukaemie.de.

Literatur: **1.** Hehlmann, R.; Hochhaus, A.; Baccarani, M.: European Leukemia Net. Chronic myeloid leukaemia. Lancet 370: 342–350 (2007); **2.** Hehlmann, R. et al.: Drug treatment is superior to allografting as first-line therapy in chronic myeloid leukemia. Blood 109: 4686–4692 (2007); **3.** Hochhaus, A. et al.: Dasatinib induces notable hematologic and cytogenetic responses in chronic-phase chronic myeloid leukemia after failure of imatinib therapy. Blood 109: 2303–2309 (2007); **4.** Kantarjian, H. M. et al.: Nilotinib (formerly AMN107), a highly selective BCR-ABL tyrosine kinase inhibitor, is effective in patients with Philadelphia chromosome-positive chronic myelogenous leukemia in chronic phase following imatinib resistance and intolerance. Blood 110: 3540–3546 (2007); **5.** Baccarani, M. et al.: European LeukemiaNet. Evolving concepts in the management of chronic myeloid leukemia: recommendations from an expert panel on behalf of the European LeukemiaNet. Blood 108: 1809–1820 (2006); **6.** Druker, B. J. et al.: Five-year follow-up of patients receiving imatinib for chronic myeloid leukemia. N Engl J Med. 355: 2408–2417 (2006).

Autoren: S. Saußele, A. Hochhaus, R. Hehlmann.

Leukämie, chronische myelomonozytäre: s. Syndrom, myelodysplastisches.

Leukose, akute lymphoblastische: s. Leukämie, akute lymphatische des Erwachsenen.

Leukose, akute myeloische: s. Leukämie, akute myeloische.

Leukozytapherese: s. Apherese; Zytapherese.

Levetiracetam: s. Antiepileptika.

Levocabastin: s. Histamin-H1-Rezeptoren-Blocker.

Levocetirizin: s. Histamin-H1-Rezeptoren-Blocker.

Levofloxacin: s. Chinolone.

Levothyroxin: syn. L-Thyroxin; Abk. T_4; Schilddrüsenhormon; **Regulation:** Synthese und Sekretion der Schilddrüsenhormone werden über negative Rückkopplungsmechanismen vom Hypothalamus-Hypophysenvorderlappen-System gesteuert. **Wirkung:** Die Schilddrüsenhormone haben wichtige Steuerungsfunktionen, beeinflussen Stoffwechsel, Wachstum und Reifung. **Vertreter:** z. B. Euthyrox®; **Pharmakokinetik:** HWZ 7 Tage; wird in Leber, Niere, Gehirn und Muskeln durch partielle Deiodierung in das 3–5-mal wirksamere Schilddrüsenhormon Triiodthyronin (Abk. T_3, Liothyronin, HWZ 22 Stunden) umgewandelt.

Indikation: **1.** Mittel der Wahl bei Hypothyreose* jeglicher Genese; **2.** Myxödemkoma (s. Krise, endokrine), parenterale Applikation; **3.** Nachbehandlung einer thyreostatischen Therapie bei Hyperthyreose*, nach Thyroidektomie (s. Schilddrüsenchirurgie) und Radioiodbehandlung eines Schilddrüsenmalignoms*; **4.** Suppressionsbehandlung bei Struma* und Rezidivprophylaxe nach Strumaresektion; **5.** Diagnostik (Schilddrüsensuppressionstest).

Kontraindikation: hyperthyreote Stoffwechsellage, unbehandelte hypophyseale oder adrenale

Insuffizienz; vorsichtige Dosierung bei älteren Patienten, Arteriosklerose, koronarer Herzkrankheit*, Herzinsuffizienz* und tachykarden Herzrhythmusstörungen*; zusätzliche Kontrollen des Blutzuckers bzw. der Gerinnungsparameter bei Patienten, die Antidiabetika bzw. Antikoagulanzien einnehmen.

UAW: bei Überdosierung von Levothyroxin (Nachweis: erhöhter T_3-Spiegel) Auftreten von Symptomen der Hyperthyreose (Temperaturanstieg, Hyperhidrosis, Nervosität, Schlaflosigkeit, Tremor, Diarrhö, Muskelschwäche, tachykarde Rhythmusstörungen), ggf. Therapiepause erforderlich; Linderung der Symptome durch Beta-Rezeptoren-Blocker möglich (hemmen weitere Umwandlung von T_4 in T_3, senken die Herzfrequenz).

Dosierung: s. Hypothyreose, Hyperthyreose, Struma, Schilddrüsenchirurgie, Schilddrüsenmalignom, Krise, endokrine.

Autor: B. Drewelow.

Leydig-Zelltumor: s. Hodentumoren.

Libidomangel: s. Funktionsstörungen, sexuelle.

LIC: s. Laserchirurgie.

Lichen ruber planus: syn. Lichen planus; sog. Knötchenflechte; subakut oder chronisch verlaufende entzündliche Erkrankung von Haut und Schleimhäuten mit multiplen polygonalen und flachen Papeln, meist begleitet von starkem Juckreiz; zahlreiche klinische Erscheinungsformen, insbes. Lichen ruber exanthematicus (disseminierte Effloreszenzen in Form kleiner, stecknadelkopfgroßer Papeln; häufig subakuter Verlauf) oder Lichen ruber verrucosus (warzenähnliche Hyperkeratosen); bei länger bestehendem Lichen ruber erosivus mucosae evtl. Übergang in ein Plattenepithelkarzinom*.

Behandlungsindikation: **1.** allgemein: abhängig von Lokalisation, Ausmaß und subjektivem Beschwerdebild; **2.** Lichen ruber exanthematicus: energische kombinierte lokale und systemische Therapie (Vergleichsstudien zur Effizienz der Behandlungsformen beim chronischen Lichen ruber planus fehlen).

Pharmakotherapie: **I. Lokaltherapie:** **1.** Lichen ruber exanthematicus: Clobetasol (z. B. Dermoxin® Creme) unter Okklusion, 1-mal täglich über 7 Tage; **2.** chronischer Lichen ruber planus: Glukokortikoide*; jeweils über mehrere Wochen; **a)** äußere Haut: Betamethason (z. B. Betnesol®-V Salbe) unter Okklusion (Frischhaltefolie), 2-mal täglich, jeweils mehrere Tage belassen; **b)** Schleimhäute: Triamcinolon (z. B. Volon® A Haftsalbe), 3-mal täglich; **3.** Lichen ruber verrucosus: teerhaltige Externa, z. B. 5 % Liquor carbonis detergens in Vaseline oder Teer-Linola®-Fett N; 2-mal täglich über mehrere Wochen; alternativ Triamcinolon (z. B. Volon® A 10) intrafokal; **4.** zur Linderung des Juckreizes Polidocanol (3 %) in Unguentum emulsificans aquosum oder als Fertigpräparat in Kombination mit Harnstoff (z. B. Optiderm® Creme), 2–3-mal täglich; **II. systemische Therapie:** **1.** Lichen ruber exanthematicus; Kombination aus: **a)** Glukokortikoid; Prednisolon (z. B. Decortin® H), 0,4 bis max. 1 mg/kg KG/d p. o. über 2–3 Wochen, anschl. langsame Reduktion über 3–4 Wochen; **b)** Retinoid*; Acitretin (Neotigason®), 50–75 mg/d p. o. für 2 Wochen; cave: Teratogenität, daher Einsatz bei Frauen im gebärfähigen Alter nur unter sichergestellter Kontrazeption (bis 2 Jahre nach letztmaliger Einnahme von Acitretin); **2.** alle Formen; **a)** in schweren Fällen oder bei Therapieresistenz: Immunsuppressiva*; versuchsweise Ciclosporin A (z. B. Sandimmun®), 5 mg/kg KG/d p. o. für 2 Monate; **b)** zur Verminderung des Juckreizes Histamin*-H_1-Rezeptoren-Blocker; z. B. Hydroxizin (z. B. Atarax®), 25–75 mg/d p. o.; cave: Verstärkung von anderen zentral dämpfenden Arzneimitteln bzw. Alkohol, Beeinträchtigung der Reaktionsfähigkeit.

Lichttherapie: bei Lichen ruber exanthematicus zusätzlich Bade-PUVA-Therapie, 4-mal wöchentlich mit ansteigender UV-A-Dosierung für 6 Wochen; s. Lichttherapie, dermatologische.

Sonstige Maßnahmen: **1.** bei Befall der Schleimhäute (insbes. Mundschleimhaut): Ausschluss bzw. Beseitigung von Provokationsfaktoren (keine heißen oder eiskalten Speisen oder Getränke, keine harten oder scharf gewürzten Speisen, kein Alkohol bzw. Nicotin; ggf. Sanierung von Gebiss oder Zahnprothesen); **2.** häufige Assoziation mit Hepatitis C und Diabetes mellitus, daher entspr. Diagnostik und Therapie einleiten.

Eigenbehandlung: **1.** mechanische Reize an Haut und Schleimhäuten vermeiden (Köbner-Phänomen); **2.** regelmäßiges Rückfetten der Haut mit Fettcremes (z. B. Linola®) wirkt u. a. juckreizstillend.

Literatur: Jackson, J. M.: Hepatitis C and the skin. Dermatol Clin 20: 449–458 (2002).

Autoren: P. Schulze, W. Sterry.

Lichen sclerosus vulvae: syn. Craurosis vulvae; früher atrophe Vulvadystrophie; Dermatose der Vulva von unklarer Ätiologie, die mit porzellanweißem Epithel, umschriebenen Hyperkeratosen mit und ohne Pruritus und häufig mit Dyspareunie einhergeht; **Vorkommen:** in jedem Lebensalter; **Verlauf:** im fortgeschrittenen Stadium Verlust der kleinen Labien, Labiensynechien und Stenose des Introitus vaginae; die Bedeutung als Präkanzerose wird kontrovers diskutiert.

Behandlungsindikation: bei Pruritus, Rhagadenbildung, Schrumpfung und Stenose des Scheideneingangs, Behinderung von Kohabitation und Miktion gegeben.

Pharmakotherapie: Therapie der Wahl ist die lokale Anwendung von hochpotenten Glukokortikoiden, z. B. Clobetasol-17-propionat (z. B. Dermoxin® Creme), 2-mal täglich über 1 Monat applizieren, danach 1-mal täglich über 3 Monate bzw. bis zur Symptomfreiheit. Innerhalb dieser Behandlung sollten nicht mehr als 20 g der Creme auf die erkrankte Hautfläche aufgetragen werden, um eine Hautatrophie zu vermeiden.

Operative Therapie: Von einigen Autoren wird die Laservaporisation nach histologischer Diagnosesicherung empfohlen (s. Laserchirurgie; Lasertherapie, dermatologische).

Naturheilkundliche Verfahren: 1. bei Pruritus: Teilbäder mit Zubereitungen aus Haferstroh (Avena sativa); 2. äußerliche Anwendung von Pfefferminzöl (Menthae piperitae aetheroleum); 3. Auszüge aus Quendel, Spitzwegerich und Stiefmütterchen.

Eigenbehandlung: 1. chronische Reizung durch synthetische Unterwäsche, Spray, Parfüm und Deodoranzien zur Intimpflege vermeiden; 2. ungefärbte Baumwollunterwäsche tragen, Reinigung der Vulva mit Babyöl, sanfte Trocknung mit Haartrockner; 3. Strohsitzkissen.

Arbeitsunfähigkeit: Pruritus kann eine Arbeitsunfähigkeit von 3–4 Wochen begründen.

Hinweis: 1. Bei Therapieresistenz ist zum Ausschluss einer Präneoplasie oder Neoplasie die histologische Abklärung erforderlich. 2. Die früher empfohlene Anwendung einer 2 %igen Testosteron-Propionat-Salbe ist wegen mangelnder Wirksamkeit und möglicher virilisierender Nebenwirkung obsolet.

Neuentwicklung: In klinischen Studien wird die Anwendung des für die Behandlung des mittelschweren und schweren atopischen Ekzems eingesetzten Immunmodulators Tacrolimus (Protopic® Salbe) getestet (initial 2-mal täglich 0,1 %ige Salbe bis zu 3 Wochen, danach Reduktion auf 2-mal täglich 0,03 %ige Salbe); eine evtl. kanzerogene Wirkung wird kontrovers diskutiert.

Literatur: 1. Böhm, M. et al.: Successfull treatment of anogenital lichen sclerosus with topical Tacrolimus. Arch Dermatol 139: 922–924 (2003); 2. Küppers, V.; Bender, H. G. (Hrsg.): Blickdiagnostik Vulva. München, Jena: Urban & Fischer, 2002.

Autor: W. Straube.

Lichtdermatose: s. Dermatitis solaris.

Lichttherapie: therapeutische Anwendung von ultraviolettem Licht; **Formen:** Anwendung von 1. natürlicher Sonnenstrahlung (Heliotherapie); 2. künstlichen Strahlungsquellen v. a. mit Wellenlängen aus dem UV-B-Bereich (280–315 nm); **Therapieziel:** Prävention von Osteomalazie*, Osteopenie und Osteoporose*; Stärkung der Infektabwehr; Verbesserung vegetativer Regelprozesse, insbes. des Herz-Kreislauf-Systems; **Therapeutisches Prinzip:** 1. Anregung der natürlichen Vitamin-D-Synthese: a) positive Wirkungen auf den Mineralstoffwechsel und das Knochenwachstum; b) Steigerung der Infektabwehr und bei physiologisch dosierter Bestrahlung karzinoprotektive Wirkung (Vitamin-D-Rezeptoren werden in immunologischen und endokrinologischen Geweben, der glatten und quergestreiften Muskulatur sowie in zahlreichen Tumorgeweben nachgewiesen). Die natürliche Stimulation der Vitaminsynthese mit gleichzeitiger Bildung mehrerer biologisch relevanter Metaboliten wird von manchen Autoren günstiger bewertet als die überwiegend praktizierte Substitution eines Monopräparats. 2. Anregung der Synthese immunologischer Mediatorsubstanzen in der Haut mit systemischer Wirkung; 3. günstiger Einfluss auf den vegetativen Tonus und die vegetative Regulation von Organsystemen; Wirkungsmechanismus durch Vermittlung des Vitamin-D-Hormonsystems und dadurch bedingte Senkung des Blutdrucks vorstellbar; 4. UV-B führt zu einer Anregung melanozytären Wachstums und melanozytärer Funktionen sowie zu einer vermehrten Hornschicht (Lichtschwiele).

Indikation: 1. dermatologische Erkrankungen (z. B. Psoriasis* vulgaris, atopisches Ekzem*); s. Lichttherapie, dermatologische; 2. Osteoporose, Osteomalazie, Prävention einer Osteopenie bei Gesunden mit erhöhtem Risiko; 3. chronische bzw. rezidivierende Infektionen; 4. Störungen der vegetativen Kreislauffunktionen.

Kontraindikation: allergische und toxische Reaktionen auf Sonnenlicht, akute fiebrige Infektionskrankheiten, maligne Erkrankungen, Lupus erythematodes, stark reduzierter Allgemeinzustand.

Durchführung: 1. Bei der Heliotherapie müssen außer dem individuellen Hauttyp noch die tages- und jahreszeitlichen Schwankungen der UV-Intensität des Sonnenlichtes berücksichtigt werden. 2. Bei der apparativen UV-Therapie zuerst Austestung der individuellen Empfindlichkeit auf ein Strahlenspektrum: Bestimmung der minimalen Erythemdosis (Abk. MED); die therapeutische Dosis entspricht anfangs 70–80 % der MED. Bei 2 Bestrahlungen pro Woche wird die Dosis um jeweils 10–20 % des vorherigen Werts gesteigert und kann zum Abschluss der Behandlung das 5–8-fache der Anfangsdosis erreichen.

Komplikationen: Conjunctivitis solaris bei nicht ausreichendem Augenschutz; Lichtallergie und phototoxische Reaktionen; dermatologisch-onkologische Risiken bei Überdosierung.

Hinweis: Bei der Anwendung der Lichttherapie ist bei gleichzeitiger Behandlung mit Johanniskraut (Phototoxizität) Vorsicht geboten.

Autor: Th. J. Doering.

Lichttherapie, dermatologische: Verfahren zur Behandlung entzündlicher oder maligner Hauterkrankungen mit ultraviolettem Licht; **Therapieziel:** Besserung bzw. das komplette Verschwinden der Hautveränderungen in Monotherapie oder in Kombination mit Lokaltherapie bzw. systemischer Medikation durch Modulation von Entzündungsmediatoren und Induktion des programmierten Zelltodes (Apoptose) in hyperproliferativen, entzündlichen oder malignen Zellen.

Indikation: 1. **UV-B**-Therapie (290–320 nm) bei Psoriasis* vulgaris, Pruritus (meist in Kombination mit UV-A), atopischem Ekzem (in Kombination mit UV-A), Parapsoriasis en plaques, Prurigo nodularis, polymorpher Lichtdermatose und Pityriasis lichenoides chronica; 2. **UV-B**-Therapie (Schmalspektrum 311 nm) bei Psoriasis vulgaris; 3. **UV-A**-Therapie (320–400 nm) bei atopischem Ekzem und Pruritus; 4. **UV-A1**-Therapie (340–

400 nm) bei atopischem Ekzem, Sklerodermie*, Morphea und Urticaria pigmentosa; **5. PUVA**-Therapie (8-Methoxypsoralen plus UV-A) bei Psoriasis* vulgaris, Granuloma anulare, Prurigo nodularis, Morphea, Lichen sclerosus et atrophicus, Lichen* ruber planus (exanthematische Form), Sklerodermie, Mycosis fungoides, kutanen T-Zell-Lymphomen, chronischer Graft-versus-Host-Krankheit, Urticaria pigmentosa, Alopecia areata, Vitiligo*.

Kontraindikation: immunsuppressive Therapie, HIV-Infektion, Einnahme phototoxischer oder photoallergischer Arzneimittel (absolut), lichtinduzierte Hauterkrankung (relativ); für systemische PUVA-Therapie Nieren- und Leberfunktionsstörungen.

Durchführung: **1. UV-B**-Therapie: Beginn mit 80 % der minimalen Erythemdosis; individuelle tägliche Steigerung um 15–30 %, je nach Hauttyp und Verträglichkeit; eine typische UV-B-Behandlung beginnt z. B. mit 0,02 J/cm^2 und endet bei einer Höchstdosis von 0,15–0,25 J/cm^2. Die Bestrahlung sollte 4–5-mal wöchentlich durchgeführt und bis zur Erscheinungsfreiheit fortgesetzt werden (z. B. bei Psoriasis vulgaris 4–6 Wochen). Während der Bestrahlung muss zum Schutz der Augen eine dicht abschließende Brille getragen werden. **2. Balneosole-UV-B**-Therapie: in einzelnen Fällen gute Ergebnisse insbes. bei Psoriasis vulgaris (in Kontrollstudien jedoch nicht reproduzierbar); vor der Bestrahlung 15 Minuten Solebad in 15 %iger NaCl-Lösung unter Zusatz von 1 % $MgCl_2$ (bei atopischem Ekzem nur 5 % NaCl; cave: schmerzhafte Reizung bei Rhagaden oder Erosionen); danach UV-B-Bestrahlung; zur Einsparung von Salzlösung empfiehlt sich der Einsatz von Folienbädern: Badewanne mit 37 °C warmem Wasser füllen, handelsübliche Polyurethanfolie auf das Wasser legen, darin 5 l Salzlösung einfüllen; Patient legt sich auf die Folie, die den Körper dann dicht umschließt. **3. UV-A**-Therapie: Beginn der Behandlung mit z. B. 1 J/cm^2 und täglicher Dosissteigerung um ein Drittel; Durchführung 4–5-mal wöchentlich; Maximaldosis liegt je nach Gerät bei 5–7 J/cm^2; Limitierung durch Wärmeentwicklung der Lampen und Zeitfaktor, da der Patient 10 Minuten fast unbeweglich in der meist verwendeten Stehkabine stehen muss. **4. UV-A1**-Therapie: Dosierung und Steigerung der Dosis sind abhängig vom verwendeten Lampentyp (high-dose, low-dose), deshalb individuelle Dosisanpassung. Gute Bestrahlungserfolge (bis zum Abklingen der Hautveränderungen) sollten nach 10–15 Bestrahlungen sichtbar sein. **5. PUVA**-Therapie: **a**) systemische PUVA-Therapie: zur Erhöhung der Lichtempfindlichkeit der Haut Einnahme von 8-Methoxypsoralen (Abk. 8-MOP; s. Methoxsalen; Meladinine®), 0,6–0,8 mg/kg KG p. o. 1 Stunde vor UV-A-Bestrahlung; initiale UV-A-Dosis 50 % der minimalen phototoxischen Dosis (vorherige Bestimmung in 1 cm^2 großen Testarealen); typischer Verlauf: Beginn mit 0,3 J/cm^2, Höchstdosis bei 3 J/cm^2. Da das PUVA-Erythem erst nach 72 Stunden sein Maximum erreicht, sollte folgendes Schema eingehalten werden: Bestrahlung am Montag, Dienstag, Donnerstag und Freitag; Dosissteigerung nur Montag und Donnerstag. Da die Licht sensibilisierende Wirkung des 8-MOP 8 Stunden anhält, muss während und nach der Bestrahlung eine UV-A-absorbierende Sonnenbrille getragen und Sonnenlicht am Bestrahlungstag gemieden werden. **b**) Balneo-PUVA-Therapie: Aufgrund der UAW der systemischen PUVA-Therapie (relativ häufig Übelkeit und Erbrechen) setzt sich die Balneo-PUVA-Therapie bei gleichen Therapieergebnissen immer mehr durch. Ähnlich wie bei der Balneosoletherapie erfolgt ein Folienbad für 15 Minuten unter Zusatz von 1 mg 8-MOP/l Wasser. Bei alleiniger Bestrahlung von Händen und Füßen (z. B. Psoriasis palmoplantaris) sollte die Konzentration bei 3–5 mg 8-MOP/l Wasser liegen. Die UV-A-Bestrahlung muss unmittelbar nach dem Bad erfolgen. Das Tragen einer Lichtschutzbrille nach der Bestrahlung ist nicht erforderlich.

Komplikationen: insbes. bei UV-B-Bestrahlung evtl. Entwicklung einer Dermatitis* solaris; bei Auftreten 1–2 Tage Bestrahlungspause, ggf. Dosisreduktion; analoges Vorgehen bei phototoxischen PUVA-Reaktionen; bei sachgerechtem Einsatz der dermatologischen Lichttherapie ist nicht mit Auftreten von UV-Spätwirkungen (aktinische Keratose, Basalzellkarzinom, Plattenepithelkarzinom u. a.) zu rechnen.

Neuentwicklung: Für die ambulante Behandlung in Praxen wurde die Creme-PUVA-Methode entwickelt. Einreibung der betroffenen Hautstellen mit psoralenhaltiger Creme, danach UV-A-Bestrahlung.

Literatur: Hölzle, E.; Deutsche Dermatologische Gesellschaft (DDG): Empfehlungen zur Phototherapie und Photochemotherapie. AWMF-Leitlinien-Register, 2002, http://www.uni-duesseldorf.de/AWMF/ll/013-029.htm.

Autoren: P. Schulze, W. Sterry.

Lidkrampf: s. Dystonie.

Lidocain: s. Lokalanästhetika.

Lidrandentzündung: s. Blepharitis.

Lidverletzung: s. Augenverletzungen.

Linksherzinsuffizienz: s. Herzinsuffizienz.

Linksschenkelblock: s. Erregungsleitungsstörung.

Linksseitenkolitis: s. Colitis ulcerosa.

Linsenverletzung: s. Augenverletzungen.

Lipase-Hemmer: peripher wirkende Antiadiposita*; **Vertreter:** Orlistat (Xenical®); **Wirkungsmechanismus:** spezifischer, langanhaltender Inhibitor gastrointestinaler Lipasen durch kovalente Bindung an den aktiven Serinrest, blockiert die gastrointestinale Hydrolyse von Triglyceriden; die Fettresorption wird dadurch um ca. 30 % reduziert, so dass mit der Nahrung aufgenommene

Triglyceride unverdaut ausgeschieden werden. **Pharmakokinetik:** v. a. lokale Wirkung (gastrointestinal) wegen der nur minimalen Resorption nach oraler Aufnahme; hauptsächlich über Faeces ausgeschieden.

Indikation: Adipositas* mit Body-Mass-Index (Abk. BMI) ≥30 kg/m², Übergewicht mit BMI ≥27 kg/m² zur medizinisch erwünschten Gewichtsreduktion bei Risikofaktoren (z. B. Diabetes mellitus, Dyslipidämie, arterielle Hypertonie*); nur in Verbindung mit einer ausgewogenen, kalorienreduzierten Diät (Fettanteil ca. 30 %) bei 3 Hauptmahlzeiten täglich.

Kontraindikation: chronisches Malabsorptionssyndrom und andere Magen-Darm-Erkrankung, Cholestase, Kindesalter, Schwangerschaft und Stillzeit.

Wechselwirkungen: **1.** verstärkte Wirksamkeit von Lipidsenkern; **2.** engmaschige Kontrolle der Behandlung mit Antidiabetika; **3.** verminderte Wirksamkeit von Ciclosporin A; **4.** strenge Überwachung der INR-Werte bei gleichzeitiger Einnahme mit Antikoagulanzien erforderlich; **5.** Vorsicht bei Kombination mit Amiodaron.

UAW: Inzidenz nimmt mit Einnahmedauer ab. **1.** Influenza, Infektion der oberen und unteren Atemwege; **2.** Kopfschmerzen; **3.** gastrointestinal: Bauchschmerz, Flatulenz, Stuhlinkontinenz sowie vermehrte, fettige Stühle; **4.** Hypoglykämie (Adipositas bei Diabetes mellitus Typ 2); **5.** Zahn-, Zahnfleischbeschwerden; **6.** Harnweginfektion; **7.** verminderte Resorption fettlöslicher Vitamine (A, D, E, K) möglich.

Dosierung: 1 × 120 mg p. o. unmittelbar vor, während oder kurz (max. 1 Stunde) nach einer Hauptmahlzeit.

Hinweis: cave: Missbrauch als sog. Lifestyle-Droge.

Literatur: **1.** Bray, G. A.; Tartaglia, L. A.: Medicinal strategies in the treatment of obesity. Nature 404: 672–677 (2000); **2.** Finer, N. et al.: One-year treatment of obesity: a randomized double-blind, placebo-controlles, multicentre study of orlistat, a gastrointestinal lipase inhibitor. Int J Obes Relat Metab Disord 24: 306–313 (2000).

Autor: R. Mundkowski.

Lipidsenker: Arzneimittel, die zur Senkung erhöhter Blutfette eingesetzt werden; **Einteilung:** **1.** HMG*-CoA-Reduktase-Hemmer; **2.** Fibrate*; **3.** Anionenaustauscher*; **4.** Nicotinsäure und Nicotinderivate; **5.** Cholesterol-Resorptions-Hemmer (Ezetimib); **6.** Omegafettsäuren; **Wirkungsmechanismus:** Bindung von Gallensäuren im Darm, Verminderung der Absorption, Herabsetzung der Synthese und/oder Beschleunigung der Elimination; **Indikation:** Anwendung entsprechend evidenzbasierter Leitlinien bei Hyperlipoproteinämien (s. Hypercholesterolämie, Hypertriglyceridämie, Hyperlipoproteinämie, kombinierte) zur Prävention atherosklerosebedingter kardiovaskulärer und zerebrovaskulärer Ereignisse bei ungenügendem Erfolg der Therapie ursächlicher Faktoren (z. B. Hypothyreose*, Diabetes mellitus), Ernährungsumstellung und Erhöhung der körperlichen Aktivität; bei Hypercholesterolämien werden am häufigsten die HMG*-CoA-Reduktase-Hemmer verordnet (Lebensverlängerung bei Risikopatienten belegt); bei überwiegender Hypertriglyceridämie werden Fibrate* bevorzugt. Zur Kombinationstherapie kann ein Cholesterol-Resorptions-Hemmer oder ein Anionenaustauscher hinzugefügt werden.

Autoren: J. Majcher-Peszynska, B. Drewelow.

Lipidstoffwechselstörung: s. Refsum-Krankheit.

Lipom: umschriebener benigner Tumor des subkutanen Fettgewebes.

Behandlungsindikation: kosmetisch bzw. funktionell störender Befund oder Schmerzhaftigkeit.

Operative Therapie: schmale Inzision der über dem Tumor liegenden Haut und anschl. Ausschälen und Herausdrücken des Tumors.

Arbeitsunfähigkeit: postoperativ bei größeren Lipomen in anatomisch ungünstiger Lokalisation wie Nacken oder Schulter bis 1 Woche.

Literatur: Riede, U. N.; Schäfer, H. E.: Allgemeine und spezielle Pathologie. Stuttgart: Thieme, 2008.

Autoren: P. Schulze, W. Sterry.

Lippen-Kiefer-Gaumenspalte: s. Spaltbildungen.

Lithiumsalze: Wirkstoffgruppe der Psychopharmaka mit stimmungsstabilisierender Wirkung; pharmakologisch wirksam sind die Lithiumionen, die in verschiedenen Salzverbindungen vorkommen: z. B. Lithiumcarbonat (z. B. Hypnorex® retard, Lithium Apogepha®, Quilonum® retard) oder Lithiumacetat (z. B. Quilonum®). **Wirkungsmechanismus:** Die winzigen Lithiumionen (Ordnungszahl 3 im Periodensystem der Elemente) wirken nicht wie die meisten Pharmaka extrazellulär sondern gelangen durch Natriumkanäle in die Zellen und modulieren über mehrere Angriffspunkte die synaptische Transmission. In therapeutischen Plasmakonzentrationen sind Lithiumsalze beim Gesunden i. d. R. ohne psychotrope Wirkung. Bei manischen Patienten wirken sie antimanisch, bei depressiven Patienten antidepressiv (Haupteinsatz in der Behandlung der akuten Depression als Lithiumaugmentation, d. h. zusätzliche Lithiumgabe zu bislang unzureichend wirksamen Antidepressiva). Bei Patienten mit rezidivierenden affektiven Psychosen (uni- oder bipolar) tritt unter Dauertherapie nach etwa 6–12 Monaten eine rezidivprophylaktische Wirkung ein. Lithiumionen haben zudem antiaggressive Wirkung und stimulieren die pluripotenten Stammzellen sowie das lymphatische System (klinisch: Leukozytose). **Pharmakokinetik:** Lithiumsalze werden im Magen-Darm-Trakt rasch und vollständig resorbiert. Um den Abstand zwischen Spitzen- und Talkonzentrationen in Grenzen zu halten, werden Retardpräparate bevorzugt und täglich mehrere ED verordnet. Als Element wird Lithium nicht metabolisiert, sondern unveränder über den Urin mit einer Eliminationshalbwertzeit von etwa 1 Tag ausgeschieden.

Indikation: Rückfallprophylaxe manisch-depressiver Erkrankungen, schizoaffektiver Psychosen und unipolarer endogener Depressionen und Manien; akute Manie; bei akuter Depression* als Monotherapie oder zur Verstärkung der Wirksamkeit bislang unzureichend wirksamer Antidepressiva* (Lithiumaugmentation); evtl. auch Cluster-Kopfschmerz.

Kontraindikation: **1.** absolut: schwere Nierenfunktionsstörungen, akuter Herzinfarkt; **2.** relativ: schwere Herzinsuffizienz*, Nebennierenrindeninsuffizienz*, Erkrankungen mit gestörtem Natriumhaushalt, Psoriasis vulgaris*, 1. Trimenon der Schwangerschaft.

Wechselwirkungen: (gefährlicher) Anstieg der Lithiumkonzentration bei Natriummangel oder gleichzeitiger Anwendung von Diuretika*, in weniger starkem Ausmaß auch von ACE*-Hemmern und nichtsteroidalen Antiphlogistika* (jedoch nicht ASS).

UAW: keine UAW bei ca. 50 % der Patienten; während der ersten 2 Wochen der Behandlung bzw. während der Resorptionsspitzen evtl. Übelkeit, Bauchschmerzen und Diarrhö; außerdem Polyurie und Polydipsie sowie Muskelschwäche, Müdigkeit und ein mit Beta-Rezeptoren-Blockern unterdrückbarer feinschlägiger Tremor, TSH-Anstieg und Entwicklung einer Struma*; unter Langzeitanwendung bei 10–20 % der Patienten Gewichtszunahme; selten Nierenschäden (halbjährliche Kontrolle von Plasmakreatinin und Urinmenge, jährliche Kontrolle von Schilddrüsenfunktion und -größe sowie EKG) und Akne; Exazerbation oder Induktion einer Psoriasis* vulgaris.

Toxizität: schmaler therapeutischer Plasmaspiegelbereich (ca. 0,6–1,0 mmol/l); jede Lithiumbehandlung erfordert regelmäßige Plasmaspiegelbestimmungen und individuelle Dosisfindung. **1.** Schon ab Plasmakonzentrationen von 1,2 mmol/l muss mit toxischen Symptomen gerechnet werden (Appetitverlust, Übelkeit, Erbrechen, Diarrhoe, Muskelschwäche, grobschlägiger Tremor, faszikuläre Muskelzuckungen). Bei fortschreitender Intoxikation kann es zu Verwirrtheitszuständen, Krampfanfällen, Koma und Tod kommen. Plasmakonzentrationen >2 mmol/l sind gefährlich, >3 mmol/l obligat hämodialysepflichtig, bei >4 mmol/l besteht akute Lebensgefahr. Durch Kochsalzzufuhr, forcierte Diurese, Hämodialyse kann die Elimination beschleunigt werden. **2.** Während des 1. Trimenons der Schwangerschaft sollten Lithiumsalze nicht verordnet werden. Es besteht der Verdacht auf eine erhöhte Rate kardialer Fehlbildungen. Die Gefährdung von Mutter und Fetus durch Rezidive inf. Absetzens von Lithium ist sorgfältig abzuwägen.

Dosierung: geringe therapeutische Breite; Beginn mit Tagesdosis von 12–18 mmol (auf 2 Gaben verteilt); Dosierung unter Kontrolle der Lithiumkonzentration im Blut (Blutentnahme 12 Stunden nach der letzten Dosis) anpassen (therapeutisches Drugmonitoring*), Zielkonzentration 0,6 und 1,0 mmol/l, im Senium zwischen 0,5 und 0,7 mmol/l.

Hinweis: **1.** auch bei bestimmungsgemäßem Gebrauch in seltenen Fällen Fähigkeit zur aktiven Teilnahme am Straßenverkehr oder zum Bedienen von Maschinen beeinträchtigt; dies gilt verstärkt im Zusammenwirken mit Alkohol. **2.** Patienten müssen aufgeklärt sein, ausreichend zu trinken, Flüssigkeitsverlust und Natriummangel zu vermeiden, bei erhöhtem Flüssigkeitsverlust (Schwitzen, körperliche Anstrengung, Hitze, Erbrechen, Diarrhoe) besonders viel zu trinken und ggf. Lithiumeinnahme zu unterbrechen und zusätzliche Plasmaspiegelkontrolle durchführen zu lassen, sowie über Intoxikationszeichen (s. o.). **3.** Gemeinsam mit den regelmäßigen Lithium-Plasmaspiegelkontrollen (anfangs mind. wöchentlich, bei Langzeitbehandlung mind. vierteljährlich) sollte stets Natrium, Kalium, Calcium und Kreatinin im Serum kontrolliert werden. **4.** Die verschiedenen Lithiumsalze haben unterschiedliches Gewicht (in mg). Wirksam ist aber jeweils nur der molare Lithiumanteil (cave: daher Lithiumdosierungen stets in mmol angeben und vergleichen). **5.** Absetzen sofern möglich langsam ausschleichend, da ansonsten Gefahr der Rezidiv-, insb. der Manieinduktion; **6.** Alternativen in der Rezidivprophylaxe sind Carbamazepin (wenn Lithium unverträglich oder unzureichend wirksam), Valproinsäure (insb. zur Verhütung manischer Rezidive), Lamotrigin (nur zur Verhütung depressiver Rezidive) und Olanzapin (sofern wirksam in der Akutbehandlung einer manischen Phase). Psychotherapie ist ebenfalls rezidivprophylaktisch effektiv.

Neuentwicklung: **1.** Durch Lithiumsalze kann suizidales Verhalten gebremst werden und damit die bei affektiv Kranken hohe Mortalität inf. von Suizid, mittelbar wahrscheinlich auch die erhöhte Mortalität inf. von Herz-Kreislauf-Erkrankungen, gesenkt werden. **2.** Die antivirale Wirkung von Lithiumionen wird experimentell zur Rezidivprophylaxe des Herpes simplex genutzt.

Literatur: Bauer, M.; Grof, P.; Müller-Oerlinghausen, B. (Hrsg.): Lithium in Neuropsychiatry – The Comprehensive Guide. London: Informa Healthcare, 2006.

Autor: T. Bischor.

Lithotripsie: s. Stoßwellentherapie, urologische.

LITT: s. Laserchirurgie; Lebermetastasen.

Lobektomie: s. Lungenresektion.

Löfgren-Syndrom: s. Sarkoidose.

Lösungsmittelintoxikation: s. Kohlenwasserstoffintoxikation.

Loiasis: s. Nematodeninfektion.

Lokalanästhetika: Pharmaka zur temporären örtlich begrenzten Schmerzausschaltung (Lokalanästhesie); **Wirkungsmechanismus:** reversible spezifische Blockade spannungsabhängiger neuronaler Na^+-Kanäle an der Membraninnenseite der

Lokalanästhetika
Einteilung

Wirkstoff (Handelsname)	Applikation	Indikation[1]	Wirkungsdauer
Aminoester			
kurzwirksam			
Oxybuprocain (z. B. Conjuncain® EDO®)	topisch (Augentropfen)	Oberflächenanästhesie	15–30 Minuten
Proxymetacain (Proparakain-POS®)	topisch (Augentropfen)	Oberflächenanästhesie	
Benzocain (z. B. Anaesthesin®)	topisch (Hautsalbe/-creme, Hautpuder, Rektalzäpfchen, Halslutschpastillen[4], Mundspüllösung[5])	Oberflächenanästhesie	0,5–1 Stunde
Procain (z. B. Procain JENAPHARM®)	parenteral (1 %ig, 2 %ig)	Infiltrationsanästhesie, periphere Leitungsanästhesie	
	topisch (Ohrentropfen) in fixer Kombination mit Phenazon	Oberflächenanästhesie	
mittellangwirksam			
Articain (z. B. Ultracain®)	parenteral[2] (1 %ig, 2 %ig; zahnärztlich: 4 %ig)	Infiltrationsanästhesie[3], periphere Leitungsanästhesie[3], Periduralanästhesie, i. v. Regionalanästhesie	1–2 Stunden
langwirksam			
Tetracain (z. B. Ophtocain®-N)	topisch (z. B. Augentropfen, Spray)	Oberflächenanästhesie (Auge; in fixer Kombination: Haut, Schleimhaut von Nase, Mund[3], Pharynx, Larynx sowie i. R. von Bronchoskopie, Gastroskopie, Urologie)	2–4 Stunden
Aminoamid			
mittellangwirksam			
Lidocain (z. B. Xylocain®)	parenteral[2] (0,5 %ig, 1 %ig, 2 %ig)	Infiltrationsanästhesie[3], periphere Leitungsanästhesie[3], Periduralanästhesie	1–3 Stunden
	topisch[6] (z. B. Hautgel/-creme, Mundgel, Schleimhautgel, Spray, Rektalcreme/-zäpfchen, Halslutschtablette)	Oberflächenanästhesie (Haut, Schleimhaut)	
Prilocain (z. B. Xylonest®)	parenteral[2][8] (0,5 %ig, 1 %ig, 2 %ig)	Infiltrationsanästhesie[3], periphere[3] und zentrale (2 %ig) Leitungsanästhesie, i. v. Regionalanästhesie	
	topisch in fixer Kombination mit Lidocain[7]	Oberflächenanästhesie (Haut, Schleimhaut)	
Mepivacain (z. B. Scandicain®)	parenteral (0,5 %ig, 1 %ig, 2 %ig, 4 %ig[9]; zahnärztlich auch 3 %ig)	Infiltrationsanästhesie[3], periphere[3] und zentrale Leitungsanästhesie (Spinalanästhesie: 4 %ig hyperbar), i. v. Regionalanästhesie	1,5–3 Stunden

Lokalanästhetika
Einteilung

Wirkstoff (Handelsname)	Applikation	Indikation[1]	Wirkungsdauer
langwirksam			
Ropivacain (Naropin®)	parenteral (0,2 %ig, 0,5 %ig, 0,75 %ig, 1 %ig)	Infiltrationsanästhesie, periphere und zentrale Leitungsanästhesie (Spinalanästhesie: 5 %ig)	2–6 Stunden
Bupivacain (z. B. Carbostesin®)	parenteral (0,25 %ig, 0,5 %ig, 0,75 %ig)	Infiltrationsanästhesie, periphere und zentrale Leitungsanästhesie (Spinalanästhesie: 0,5 %ig glukosefrei oder 0,5 %ig hyperbar)	2–8 Stunden

[1] u. a. abhängig von Wirkstoffkonzentration (je niedriger desto höher das Applikationsvolumen);
[2] auch in fixer Kombination mit Vasokonstriktor (Adrenalin), dann Wirkungsdauer verlängert;
[3] auch zahnärztlich;
[4] z. T. in fixer Kombination mit Antiseptikum zur Desinfektion der Mundschleimhaut (Chlorhexidin oder Cetylpyridiniumchlorid, in Dorithricin® Benzalkoniumchlorid zusammen mit Lokalantibiotikum Tyrothricin);
[5] in fixer Kombination mit Cetylpyridiniumchlorid;
[6] meist in fixer Kombination:
[7] z. B. EMLA® (wirkstoffhaltiges Pflaster oder Creme) zur Anwendung als Okklusionsverband;
[8] auch in fixer Kombination mit Felypressin (Xylonest® 3 % DENTAL mit Octapressin®);
[9] hyperbar

Neurone; differentieller Block durch Diskriminierung verschiedener Fasertypen, von Aδ- und C-Fasern bei sensiblem Block, z. B. durch Ropivacain in niedriger Konzentration (0,2 %ig epidural); **Einteilung:** nach chemischer Struktur und Wirkungsdauer: s. Tab.; **Pharmakokinetik:** systemische Resorption abhängig von Perfusion an Applikationsort (cave: gesteigert z. B. bei hyperdynamer Kreislaufstörung oder Schwangerschaft); Bindung im Blut v. a. an saures α_1-Glykoprotein (Akute-Phase-Protein); Metabolisierung der Aminoester-Lokalanästhetika durch unspezifische Cholinesterasen im Blutplasma (auch Pseudocholinesterase), der Aminoamid-Lokalanästhetika v. a. hepatisch. Verzögerung der systemischen Resorption (und damit Verlängerung der Wirkungsdauer) durch Vasokonstriktorzusatz (i. d. R. Adrenalin).

Indikation: Oberflächenanästhesie der Haut und Schleimhäute, Infiltrationsanästhesie, periphere und zentrale Leitungsanästhesie sowie intravenöse Regionalanästhesie.

UAW: **1.** systemisch bei zu hoher freier Plasmakonzentration (z. B. inf. Überdosierung, unerwartet hoher systemischer Resorption oder akzidenteller intravasaler Applikation): **a)** zunächst ZNS-Intoxikationserscheinungen: initial durch Funktionsstörung kortikaler inhibitorischer Neuronen periorale Taubheit bis zerebrale Krämpfe, schließlich durch auch Funktionsstörung exzitatorischer Neuronen Koma, Atemstillstand; **b)** dann zusätzlich kardiovaskuläre Intoxikationserscheinungen: negative Inotropie und Herzrhythmusstörung* (AV-Überleitungsstörung, Bradyarrhythmie) bis (therapierefraktärer) Herz-Kreislauf-Stillstand; Vermeidung durch Aspiration vor (fraktionierter) Applikation sowie Verwendung von Lokalanästhetika mit minimaler systemischer Toxizität (Prilocain, Ropivacain); **2.** allergisch v. a. durch Aminoester-Lokalanästhetika (Metabolit p-Aminobenzoesäure); **3.** Methämoglobinbildung durch Prilocain.

Dosierung: Die Dosierung erfolgt (ebenso wie die Auswahl des Wirkstoffs bzw. Präparats) u. a. in Abhängigkeit von Indikation (z. B. erforderliche Wirkdauer, bei zentraler Regionalanästhesie auch erforderliche Blockadeausbreitung) und individuell an den Patienten angepasst (Lebensalter, Geschlecht, Körperlänge, -größe, Adipositas, Schwangerschaft, Leber-, Nierenfunktion u. a.; auch intraabdominaler Druck, Länge der Wirbelsäule bzw. Liquorvolumen bei zentraler Regionalanästhesie) unter Beachtung der jeweiligen Maximaldosis (u. a. abhängig von Applikation, Applikationsort und individuellen Patientenparametern, s. o.).

Hinweis: **1.** Die Barizität einer Lokalanästhetika-Lösung bezeichnet die Dichte im Verhältnis zu der des Liquor cerebrospinalis (bei 37°C ca. 1000,5 mg/cm^3; bei prämenopausalen Frauen niedriger als bei Männern und postmenopausalen Frauen). Sie wird durch Zusatz von 5–10 %iger Glukose erhöht (hyperbar) und durch Aqua destillata erniedrigt (hypobar). Die Anwendung einer nicht-isobaren (i. d. R. hyperbaren) Lokalanästhetika-Lösung zur Spinalanästhesie ermöglicht durch entsprechende Lagerung des Patienten die Blockadeausbreitung zu beeinflussen (z. B. Limitierung der kranialwärtigen Ausbreitung hyperbarer Lokalanästhetika-Lösungen durch Oberkörperhochlagerung; Sattelblock; Hemispinalanästhesie). Cave: Einige der (glukosefreien) sog. isobaren Lokalanästhetika-Lösungen verhalten sich bei 37°C leicht hypobar (z. B. Bupivacain). **2.** Die Anwendung einer Lokalanästhetika-Lösung mit Vasokonstriktorzusatz ist in Endarteriengebieten kontraindiziert (Gefahr durch Gangrän).

Autorin: A. Wilck.

Lomefloxacin: s. Chinolone.

Lomustin: s. Alkylanzien.

Loop-Exzision: s. Konisation.

Loop-Ileostomie: s. Enteritis regionalis Crohn.

Loratadin: s. Histamin-H1-Rezeptoren-Blocker.

LSD-Abhängigkeit: s. Drogenabhängigkeit.

LSD-Intoxikation: s. Drogenintoxikation.

L-Thyroxin: s. Levothyroxin.

Lues: s. Syphilis.

Luftröhrenschnitt: s. Tracheotomie.

Luftschlucken: s. Aerophagie.

Lugano-Stadieneinteilung: s. Hodentumoren.

Lumbago: syn. akutes lokales Lumbalsyndrom; sog. Hexenschuss; blitzartig einschießender Kreuzschmerz ohne wesentliche radikuläre oder pseudoradikuläre Ausstrahlung, meist nach inadäquatem Verhebetrauma oder Gelegenheitsbewegung (z. B. unvorhergesehene Belastung der Wirbelsäule beim Heben mit vorgebeugtem Oberkörper, Drehbewegung oder Bücken) auftretend; **Klinik:** Myogelose* der autochtonen Rückenmuskulatur, Bewegungsblockade, Schonhaltung, Druck- bzw. Klopfschmerz über den Dornfortsätzen; **Pathogenese:** meist von degenerativer Vorschädigung ausgehende mechanische Irritation rückenmarknaher sensibler Nervenfasern (s. Abb.) durch die Dura mater, die Kapseln der Facettengelenke, das Wirbelperiost oder das hintere Längsband (z. B. mediane Bandscheibenprotrusion).

Behandlungsindikation: Angestrebt werden Schmerzlinderung bzw. -freiheit, Bekämpfung der Begleitsymptome (Muskelhartspann, Bewegungseinschränkung) im akuten Stadium; die zu erwartende Spontanremission soll beschleunigt, chronisch-rezidivierende Lumbalgien sollen verhindert werden.

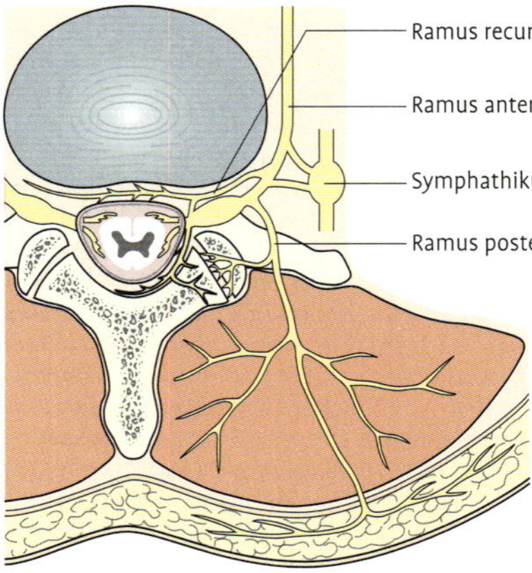

Lumbago: sensible nervale Versorgung der Rückenmarkregion

Pharmakotherapie: je nach Schwere der objektiven und subjektiven Beeinträchtigung bes. nichtsteroidale Antiphlogistika* und Myotonolytika; Präparate und Dosierungen: s. Bandscheibenvorfall, Myogelose.

Naturheilkundliche Verfahren, sonstige Maßnahmen, Eigenbehandlung: s. Myogelose, Ischiassyndrom.

Hinweis: **1.** Auf bildgebende Diagnostik kann bei typischer Anamnese und klinischer Symptomatik ohne neurologische Ausfälle meist verzichtet werden. **2.** Röntgenologische, computertomographische oder magnetresonanztomographische (u. U. altersentsprechende) initiale degenerative Veränderungen sollten nicht überbewertet werden, um eine Verunsicherung des Patienten zu vermeiden und eine evtl. Chronifizierung (sog. Wirbelsäulenhypochondrie) zu verhindern.

Autoren: M. Schult, St. Tohtz, D. Leutloff.

Lumbalstenose: s. Spinalkanalstenose.

Lumboischialgie: s. Ischiassyndrom.

Lungenabszess: syn. Lungengangrän, abszedierende Pneumonie; eitrige Nekrose des Lungengewebes, meist i. R. einer Pneumonie* auftretend; weitere pathogenetische Faktoren sind Aspiration (bei Alkoholabhängigkeit*, Narkose, Krampfanfällen, Koma), endobronchiale Obstruktion (durch Tumor, Fremdkörper) und schlechte Mundhygiene (Parodontose), selten thrombembolische Abszesse aus einem septischen Prozess (z. B. bei septischem Abort, Heroinabhängigkeit mit Endokarditis, Operation im Magen-Darm-Trakt).

Behandlungsindikation: Ziel der Therapie ist die komplette Ausheilung des Abszesses. Dies gelingt in 80–90 % der Fälle allein durch die Behandlung mit Antibiotika. In einigen wenigen Fällen müssen die Möglichkeiten der interventionellen Bronchologie*, der perkutanen Drainage bzw. der Resektion in Betracht gezogen werden.

Lungenabszess Indikation zur Resektion	
1.	Fortbestehen des Abszesses mit septischer Streuung
2.	Persistenz einer großen Abszesshöhle (Ø >6 cm) nach 6-wöchiger antibiotischer Behandlung
3.	lebensbedrohliche Blutung mit Hämoptoen
4.	Verdacht auf maligne Genese
5.	bronchopleurale Fistel und Pleuraempyem
6.	Ausbildung von Bronchiektasen (langfristig)
7.	Myzetombildung

Pharmakotherapie: Die für den Lungenabszess charakteristische Bakterienflora ist immer gemischt, sie enthält i. d. R. gramnegative Keime, häufig auch Anaerobier. **1.** In der Initialphase ist eine Kombinationstherapie von Clindamycin (z. B. Sobelin®), 0,6–1,2 g i. v. in 2–4 ED, in Kombination mit Cefotaxim (z. B. Claforan®), 3 × 1–2 g i. v., über 10–14 Tage erforderlich; alternativ Imipenem (ZIENAM®), 3–4 × 1 g/d i. v., oder eine Dreierkombination aus einem Cephalosporin* der 2. Generation (z. B. Cefazolin, Cefuroxim), einem Aminoglykosid-Antibiotikum* (z. B. Gentamycin) und Metronidazol. **2.** An die Initialphase schließt sich nach klinischer und röntgenologischer Besserung die orale antibiotische Therapie an, die so lange fortzusetzen ist, bis die Abszesshöhle schrumpft oder ganz obliteriert (sonst Gefahr eines Rezidivs). Bewährt hat sich in der 2. Behandlungsphase die Kombination von Amoxicillin (500 mg) und Clavulansäure (25 mg), z. B. Augmentan®, 3 × 1 Tbl./p. o. über 3–6 Wochen.

Operative Therapie: Indikation für eine Lungenresektion*: s. Tab.; die Entscheidung sollte erst nach 4-wöchiger konservativer Therapie gefällt werden. Das Ausmaß hängt von der Größe des Abszesses ab, im Allg. Segmentresektion, maximal Lobektomie.

Sonstige Maßnahmen: **1.** Behandlung der zugrunde liegenden Erkrankung, insbes. bei aspirationsbedingtem Lungenabszess (z. B. Anlegen einer perkutanen endoskopischen Gastrostomie bei Ösophagusstenose, Sanierung der Parodontose, Behandlung der Epilepsie*); **2.** intensive antiobstruktive Inhalationstherapie und atemphysiotherapeutische Maßnahmen zur Sekretelimination.

Therapeutischer Stufenplan: s. Abb.

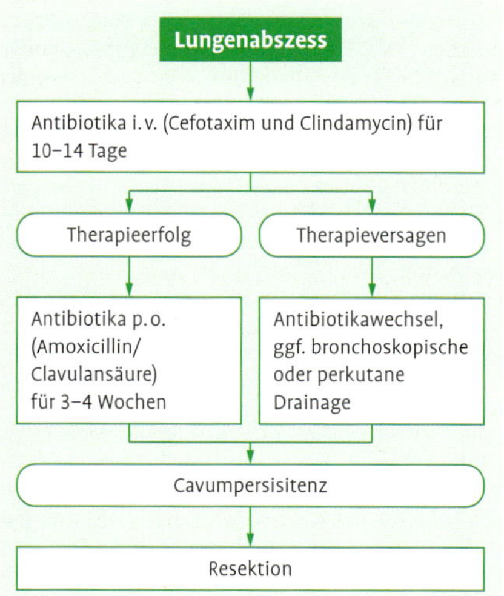

Lungenabszess: therapeutischer Stufenplan

Eigenbehandlung: unterstützend Physiotherapie.

Arbeitsunfähigkeit: im Allg. für die Dauer der Antibiotikabehandlung, auch wenn der Patient aus stationärer Behandlung entlassen ist.

Hinweis: **1.** Gelegentlich wird ein Lungenabszess mit einem einschmelzenden Bronchialkarzinom* oder einer kavernösen Lungentuberkulose verwechselt; dies ist aber durch entspr. diagnostische Maßnahmen (Bronchoskopie mit gezielter bakteriologischer, zytologischer und histologischer Untersuchung) zu vermeiden. **2.** Die Schwere der Erkrankung wird häufig unterschätzt; unbehandelt ist der Lungenabszess tödlich. **3.** Die antibiotische Therapie muss lang genug durchgeführt werden, da sonst Rezidive auftreten, die wegen evtl. Resistenzen noch schwieriger zu behandeln sind. **4.** Gelegentlich kann durch bronchoskopisches Einlegen eines Katheters unter Durchleuchtungskontrolle, evtl. mit Dilatation des zugehörigen Bronchus, eine Ableitung des Eiters gelingen, wenn die Therapie mit Antibiotika allein nicht erfolgreich ist. Auch die perkutane Punktion und Spülung des Abszesses, die allerdings mit der Gefahr der Blutung und Luftembolie verbunden ist, kann im Einzelfall bei erfolgloser konservativer antibiotischer Therapie die Operation ersparen.

Autor: N. Konietzko.

Lungenasbestose: s. Asbestose.

Lungenbelüftung: s. Beatmung.

Lungenegel: s. Trematodeninfektion.

Lungenembolie: thromboembolische Verlegung einer oder mehrerer Lungenarterien durch Einschwemmung eines Thrombus (selten durch andere Emboli, z. B. Fett) aus der Peripherie, meist (>90 %) aus dem Einzugsbereich der Vena cava inferior (Bein- bzw. Beckenvenenthrombosen); **Stadieneinteilung:** nach Gasser, s. Tab. 1; **Diagnose:** **1.** Anamnese; **2.** Laborbestimmung: D-Dimere, Troponin, ggf. Thrombophilie-Diagnostik; **3.** bildgebende Verfahren: Angio-CT, Echokardiographie, Szintigraphie, Sonographie zum Nachweis der tiefen Venenthrombose (Abk. TVT).

Behandlungsindikation: begründeter klinischer Verdacht (Risikoabschätzung für das Vorliegen einer Lungenembolie mit Wells Score, s. Tab. 2).

Pharmakotherapie: **I.** nach Risikostratifizierung in sog. Hochrisiko-Patienten mit Schock oder arterieller Hypotension und sog. Nicht-Hochrisiko-Patienten; **1.** Hochrisiko-Patienten: **a)** Antikoagulation mit unfraktioniertem Heparin* (Abk. UFH) als Bolus (70 IE/kg KG) und Dauerinfusion nach PTT-Zielwert von 46–70 sec, nach Stabilisierung Umstellung auf niedermolekulares Heparin (Abk. NMH, z. B. Fraxiparin®) oder Fondaparinux (Arixtra®; 7,5 mg s. c. einmal täglich bei 50–100 kg KG); **b)** Schockbehandlung mit Volumengabe und Katecholaminen (Dobutamin, ggf. Noradrenalin); **c)** Thrombolyse nach Ausschluss absoluter Kontraindikationen (aktive Blutung, hämorrhaghischer Schlaganfall, größeres Trauma oder Operation vor <3 Wochen): rt-PA (Alteplase, Actilyse®) 100 mg

Lungenembolie Stadieneinteilung (nach Gasser)				Tab. 1
Stadium	I	II	III	IV
Symptome	keine	Tachypnoe	Dyspnoe	Dyspnoe, Schock
arterieller pO_2	normal	evtl. erniedrigt	<70 mmHg	<60 mmHg
Pulmonalarterienmitteldruck	normal	meist normal	25–30 mmHg	>30 mmHg
Gefäßobliteration	periphere Äste	Segmentarterien	ein Pulmonalarterien (Abk. PA)-Ast oder mehrere Lappenarterien	PA-Stamm oder ein PA-Ast und mehrere Lappenarterien
Herzzeitvolumen	normal	normal oder erhöht	normal	erniedrigt
Letalität	gering	<25 %	>25 %	>50 %

Lungenembolie Risiko-Score nach Wells	Tab. 2
klinische Charakteristik	Score
Symptome einer frischen tiefen Venenthrombose (Abk. TVT)	3
Lungenembolie wahrscheinlicher als andere Diagnosen	3
Herzfrequenz >100/min	1,5
Operation oder Immobilisation in den letzten 4 Wochen	1,5
frühere Lungenembolie oder TVT	1,5
Hämoptysen	1
Tumorerkrankung	1
Wahrscheinlichkeit für Lungenembolie: Score <2 gering, 2–6 mittel, >6 hoch	

L

über 2 Stunden i. v.; operative Verfahren (s. u.) bei Kontraindikationen oder Versagen der Thrombolyse; **2.** Nicht-Hochrisiko-Patienten: **1.** initiale Antikoagulation bevorzugt mit NMH oder Fondaparinux (7,5 mg s. c. 1-mal täglich bei 50–100 kg KG); bei erhöhtem Blutungsrisiko oder Niereninsuffizienz mit UFH als Bolus (70 IE/kg KG) und Dauerinfusion nach PTT-Zielwert 1,5–2,5-fachem Normalwert für mindestens 5 Tage; **2.** überlappende Langzeitantikoagulation mit Vitamin-K-Antagonisten (Phenprocoumon, z. B. Marcumar®) mit einem Ziel-INR von 2,0–3,0 für 3 bis 6 Monate, bei Rezidiven oder Thrombophilie ggf. lebenslang; **II. Sondersituationen: 1.** Schwangeschaft: bei bestätigter Lungenembolie NMH während der gesamten Schwangerschaft und bis 3 Monate nach der Geburt, Vitamin-K-Antagonisten nur im 2. Trimenon unter engmaschiger Kontrolle; **2.** Malignom: ggf. dauerhafte Antikoagulation oder bis Abschluss einer kurativen Therapie; **3.** bei Rechtsherzthrombus besteht ein erhöhtes Mortalitätsrisiko v.a. bei mobilen Thromben, Thrombolyse bzw. Embolektomie sind hier der alleinigen Antikoagulation überlegen; **4.** Heparin-induzierte-Thrombozytopenie (Abk. HIT): lebensbedrohliche immunologische Komplikation einer Heparintherapie; sofortiges Absetzen der Heparintherapie und alternative Antikoagulation mit Agatroban, Hirudinen. **5.** Chronisch thromboembolische pulmonale Hypertonie* (Abk. CTEPH): Pulmonale Endarteriektomie und anschließende Langzeitantikoagulation.

Operative Therapie: 1. bei Hochrisiko-Patienten mit Kontraindikationen gegen oder Versagen der Thrombolyse: operative pulmonale Embolektomie ohne (Tredelenburg-OP) oder mit Herzlungenmaschine; alternativ: Katheterfragmentierung oder -embolektomie. **2.** bei Nicht-Hochrisiko-Patienten mit absoluter Kontraindikation gegen eine Antikoagulation und hohem Risiko eines Thromboserezidivs Vena-cava-inferior-Blockade mit Implantation eines Schirmfilters.

Sonstige Maßnahmen: 1. Sauerstoffgabe*, ggf. maschinelle Beatmung* bei pO_2-Werten <60 mmHg unter Sauerstoffgabe; **2.** bei Luftembolie Linksseitenlagerung und ggf. Aspiration von Blut und Luft aus dem rechten Vorhof über zentralen Venenkatheter; **3.** bei septischer Embolie sofortiges Entfernen von infiziertem intravenösem Fremdmaterial; **4.** Maßnahmen zur Prävention einer Luftembolie während zentralvenöser Punktion und Maßnahmen an zentralvenösem Katheter: Punktionen des zentralen Venensystems in 15°-Oberkörpertieflage; Aufbau eines positiven intrathorakalen Druckes beim Wechseln von Verbindungen an einem zentralen Venenkatheter durch Valsalvamanöver.

Literatur: Torbicki, A. et al.: Guidelines on the diagnosis and management of acute pulmonary embolism: the Task Force for the Diagnosis and Management of Acute Pulmonary Embolism of the European Society of Cardiology (ESC). Eur Heart J 29: 2276–2315 (2008).

Autoren: H. Steiger, T. Dill.

Lungenemphysem: Emphysema pulmonum, sog. Blählunge; irreversible Vergrößerung des Luftraumes distal der Bronchioli terminales durch Zerstörung von Alveolen und Lungensepten; **Ursache:** inhalatives Zigarettenrauchen (am häufigsten); schwerer, angeborener Alpha-1-Protease-Inhibitor-Mangel (ca. 3 % aller mitteleuropäischen Patienten); **Einteilung:** in Schweregrade, s. Tab.

Behandlungsindikation: Die Behandlungsmöglichkeiten sind begrenzt, da zerstörtes Lungengewebe nicht wieder ersetzt werden kann. Es gelingt jedoch bei Einhaltung v. a. der präventiven, aber auch der therapeutischen Maßnahmen zumindest das Fortschreiten aufzuhalten.

Pharmakotherapie: **1.** Die Pharmakotherapie des Lungenemphysems richtet sich auf die Behandlung der häufig begleitenden chronischen Bronchitis*. **2.** Bei schwerem Alpha-1-Protease-Inhibitor-Mangel (Alpha-1-Antitrypsinserumkonzentration <35 % des Sollwerts) kann durch wöchentliche Substitution mit einem Alpha-1-Antitrypsinkonzentrat (z. B. Prolastin®), i. v., Kurzinfusion mit 60 mg/kg KG, die Progredienz der Erkrankung verlangsamt oder aufgehalten werden.

Operative Therapie: bei durch Drainagetherapie nicht beherrschbarem Pneumothorax*, zur Entfernung großer Blasen, die gesundes Lungengewebe komprimieren können (Bullektomie), oder als Volumen reduzierende Operation (s. Emphysemchirurgie); in fortgeschrittenen Fällen eines generalisierten Lungenemphysems evtl. bilateral sequentielle oder einseitige Lungentransplantation*.

Sonstige Maßnahmen: **1.** Atemphysiotherapie* mit Training der Atemmuskulatur und Übung spez. Atemtechniken zur Vermeidung des Kollapses der Atemwege und Entleerung von Kompartimenten mit gefesselter Luft (Lippenbremse); **2.** konsequente Inhalationstherapie; **3.** im Endstadium Sauerstoff*-Langzeittherapie bei schwerer Hypoxämie (pO_2 <55 mmHg) oder nasale intermittierende Heimbeatmung über eine Gesichtsmaske bei Hyperkapnie (pCO_2 >50 mmHg).

Eigenbehandlung: **1.** alle inhalativen Noxen, insbes. Zigarettenrauch (auch passiv) meiden; **2.** regelmäßige Durchführung der Atemphysiotherapie, der Inhalationsbehandlung und des körperlichen Trainings; **3.** möglichst fett- und kalorienreiche Diät bei Untergewicht; **4.** präventive Maßnahmen: jährliche Grippeschutzimpfung im Spätherbst und Vermeidung von Infektionen in Grippezeiten; Infektionsprophylaxe wie bei chronischer Bronchitis und Rhinitis* acuta.

Arbeitsunfähigkeit: bei akuter Infektion der Atemwege im Allg. 5–10 Tage; Minderung der Erwerbstätigkeit bei hochgradigem Lungenemphysem (Sekundenkapazität <1,0) bzw. Sauerstoffbedürftigkeit.

Hinweis: Der Schweregrad des Lungenemphysems ist anhand des Röntgenbildes nicht abzuschätzen; es besteht die Gefahr der Unterschätzung. Aus diesem Grund ist eine differenzierte Lungenfunktionsprüfung unter Einschluss von Ganzkörperplethysmographie, Messung der Flussvolumenkurve und BGA unerlässlich.

Neuentwicklung: inhalative Substitutionstherapie bei Patienten mit angeborenem, schwerem Alpha-1-Protease-Inhibitor-Mangel; im experimentiellen Stadium.

Selbsthilfe: **1.** Deutsche Atemwegsliga, Prinzenpalais, Burgstraße, 33175 Bad Lippspringe, Tel. 05252 933615, Fax 05252 933616; E-Mail: koordination@atemwegsliga.de, Homepage: http://www.atemwegsliga.de; **2.** Deutscher Allergie- und Asthmabund e.V. (DAAB), Fliethstr. 114, 41061 Mönchengladbach, Tel. 02161 814940, Fax 02161 8149430; E-Mail: info@daab.de, Homepage: http://www.daab.de; **3.** Alpha-1-Selbsthilfegruppe, Kontaktadresse bundesweit: Rudolf Geerts, Bachstr. 6, 46459 Rees-Haldern, Tel 02850 303, E-Mail: rudolf.geerts@t-online.de; **4.** Deutsche Emphysemgruppe e. V.; Steinbrecherstr. 9, 38106 Braunschweig, Tel. 0531 2349045, Fax 0531 2349046; E-Mail: deg@emphysem.de, Homepage: http://www.deutsche-emphysemgruppe.de; **5.** Patientenliga Atemwegserkrankungen, Berliner Str. 84, 55276 Dienheim, Tel. 06133 3543, Fax 06133 924557; E-Mail: pla@patientenliga-atemwegserkrankungen.de, Homepage: http://www.patientenliga-atemwegserkrankungen.de.

Lungenemphysem
Schweregrade

Stadium		Sekundenkapazität (% Soll)	O_2 erforderlich	pCO_2 (mmHg) in Ruhe
I	leicht bis mittelschwer	≥50	–	–
II	schwer	35–49	+/–	–
III	sehr schwer mit Komplikationen	<35	+	>45

Literatur: 1. National Emphysema Trial Research Group: A randomized trial comparing lung-volume-reduction surgery with medical treatment for severe emphysema. N Engl J Med 348: 2059–70 (2003); 2. Deutsche Atemwegsliga: Leitlinien zur Diagnostik und Therapie von Patienten mit chronisch obstruktiver Lungenerkrankung (COPD). Pneumologie 56: 623–631 (2002); 3. Schäfer, H.; Ewig, S.; Gillisen, A.: Therapeutische Optionen im Management der stabilen chronisch obstruktiven Lungenerkrankung (COPD). Dtsch Med Wochenschr 125: 230–235 (2000).

Autor: N. Konietzko.

Lungenentzündung: s. Pneumonie; Pneumonie im Kindesalter.

Lungenfibrose: interstitielle Lungenerkrankung unterschiedlicher bzw. unbekannter Ätiologie mit bindegewebig-narbigem Umbau des Lungenparenchyms, meist als Endzustand einer chronisch-entzündlichen Lungenerkrankung; **Einteilung:** s. Tab.; **Sonderform:** Hamann-Rich-Syndrom als fulminante und therapeutisch kaum zu beeinflussende Verlaufsform der interstitiellen pulmonalen Fibrose (UIP), die innerhalb weniger Monate zum Tod führt.

Behandlungsindikation: besteht mit klinischer, radiologischer und ggf. zytologischer bzw. histologischer Sicherung der Diagnose; ohne Therapie sterben 50 % der Patienten innerhalb der ersten 5 Jahre nach Diagnosestellung. Spontane Remissionen sind selten (ca. 10 %). Bei normaler Lungenfunktion kann unter monatlichen Kontrollen der Krankheitsaktivität abgewartet werden.

Pharmakotherapie: Ziel ist die Suppression der entzündlichen Aktivität; **1. Stufe:** Glukokortikoide*: Prednison (z. B. Decortin®), 60 mg/d p. o. morgens; bei klinischer Besserung Reduktion innerhalb der ersten 3 Monate auf 20 mg/d; ist die Erkrankung nach 3 Monaten zum Stillstand gekommen, Fortsetzung der Immunsuppression mit einer Kombination von Azathioprin (z. B. Imurek®), 2–3 mg/kg KG/d p. o., und Prednison, 10–15 mg/d p. o. (Steroideinspareffekt); **2. Stufe:** bei Progredienz der Erkrankung trotz Glukokortikoidtherapie Erhöhung der Dosis bis max. 2 mg/kg KG Prednison täglich oder Kombination aus Cyclophosphamid (Endoxan®), 2 mg/kg KG/d p. o., und Prednison, 10–20 mg p. o.; bei Vorliegen von radiologischen oder anamnestischen Hinweisen auf eine abgelaufene Tuberkulose* und einer Glukokortikoiddosis >20 mg/d Prednisolonäquivalent prophylaktisch Isoniazid (z. B. Isozid®), 300 mg/d p. o.; **Prognose:** klinische bzw. funktionelle Besserung oder Stillstand der Erkrankung bei ca. 50 % der Patienten; prognostisch günstige Indikatoren im Hinblick auf ein Ansprechen der immunsuppressiven Therapie sind niedrige Eosinophilen- bzw. hohe Lymphozytenzahlen in der bronchoalveolären Lavage; ein zellreicher und fibrosearmer histologischer Befund sowie milchglasartige Verdichtungsbezirke im CT sind als Zeichen eines entzündlich aktiven und einer Immunsuppression zugänglichen Prozesses zu bewerten.

Operative Therapie: Bei fortschreitender Lungenfibrose ist insbes. für junge Patienten frühzeitig eine Lungentransplantation* in Betracht zu ziehen.

Sonstige Maßnahmen: 1. regelmäßige klinische und lungenfunktionsanalytische Kontrollen (mind. alle 3 Monate); 2. Infektionsprophylaxe wie bei chronischer Bronchitis* und Rhinitis* acuta.

Arbeitsunfähigkeit: In Abhängigkeit vom allgemeinen Krankheitsgefühl und der funktionel-

Lungenfibrose
Internationale Klassifikation interstitieller Lungenerkrankungen

Entität	Histologie	Röntgen	Verlauf
interstitielle pulmonale Fibrose (IPF, UIP)	Fibroblastenherde, Fibrose	Fibrose und Honigwaben, basal und peripher	chronisch, progredient
nichtspezifische interstitielle Pneumonie (NSIP)	interstitielle Entzündung	Milchglas (und Fibrose), basal und peripher	subakut
respiratorische Bronchiolitis mit interstitieller Lungenerkrankung (RB-ILD)	Alveolarmakrophagen in Bronchiolen und im Interstitium	Bronchiolektasie, Oberfeld, bronchozentrisch	subakut
diffuse interstitielle Pneumonie (DIP)	Alveolarmakrophagenansammlung in Alveolen	Milchglas und Konsolidierung, alveolär, basal und peripher	subakut
kryptogene organisierende Pneumonie (COP)	Pfröpfe von Granulationsgewebe in Bronchioli und Alveolen	fleckige Infiltrate, Milchglas, Oberfelder bevorzugt	subakut
akute interstitielle Pneumonie (AIP)	hyaline Membranen, Fibroblastenproliferation	Milchglas und Konsolidierung, diffuse Verteilung	akut

len Einschränkung des Patienten individuell abzuwägen; zu berücksichtigen ist u. a. das erhöhte Infektionsrisiko unter Glukokortikoidtherapie.

Neuentwicklung: **1.** Einzelfallbeobachtungen über eine hochdosierte, mehrtägige Glukokortikoidtherapie (z. B. Methylprednisolon, 4 × 250 mg/d i. v.) in perakuten Krankheitsstadien lassen auf eine effektivere Suppression der Entzündungsaktivität schließen; kontrollierte Studien liegen nicht vor. **2.** antioxidative Therapie mit hochdosiertem N-Acetylcystein (in klinischer Erprobung); **3.** Forschungsansätze bestehen auf dem Gebiet der Zytokinmodulation sowie der Beeinflussung des Eicosanoid- bzw. Kollagenstoffwechsels.

Selbsthilfe: Deutsche Atemwegsliga, Prinzenpalais, Burgstraße, 33175 Bad Lippspringe, Tel. 05252 933615, Fax 05252 933616; E-Mail: koordination@atemwegsliga.de, Homepage: http://www.atemwegsliga.de.

Literatur: **1.** Costabel, U.; Guzman, J.: Lungenfibrosen: Klassifikation, Diagnostik, Therapie. Internist 44: S35–S43 (2003); **2.** American Thoracic Society/European Respiratory Society: International Multidisciplinary Consensus Classification of the Idiopathic Interstitial Pneumonias. Am J Respir Crit Care Med 165: 277–304 (2002).

Autor: N. Konietzko.

Lungengangrän: s. Lungenabszess.

Lungenkarzinom: s. Bronchialkarzinom.

Lungenmykosen: durch Pilze verursachte Infektionen der Lunge inf. Immunschwäche (z. B. bei malignen Lymphomen, Leukämie, AIDS oder Diabetes mellitus) bzw. aufgrund von Störungen in der Zusammensetzung der autochthonen mikrobiellen Flora in den oberen Atemwegen (z. B. unter Behandlung mit Antibiotika, Zytostatika, Glukokortikoiden bzw. Immunsuppressiva); **Erreger:** Candida albicans, Aspergillus-Arten, selten Cryptococcus neoformans, Mucorales, Histoplasma capsulatum, Coccidioides immitis oder Blastomyces dermatitidis; **Diagnose:** Für die Diagnostik einer Candida-Mykose ist der mehrfache Nachweis in Bronchialsekret, Sputum oder Blutkultur zu fordern; zusätzlich sollten radiologische und klinische Befunde vorliegen, die für eine Lungenmykose sprechen. Im Gegensatz hierzu spricht schon der einmalige Nachweis von pathogenen Aspergillus-Arten im Sputum oder Bronchialsekret für eine Aspergillus-Pneumonie*.

Lungenmykosen
Pharmakotherapie

Erkrankung	Wirkstoff	Dosierung		Dauer
Candidose	Amphotericin B + Flucytosin	0,3– 0,7 50	mg/kg KG/d mg/6–8 h p. o. oder i. v.	mind. 4 Wochen, durchschnittlich 8 Wochen
	oder			
	Ketoconazol	200 –400	mg/d	2–4 Wochen
	oder			
	Fluconazol	200 –400	mg/d	2–4 Wochen
	oder			
	Miconazol	600	mg/d p. o. oder i. v.	2–4 Wochen
Aspergillose	Amphotericin B	0,6– 1,0	mg/kg KG/d	mind. 4 Wochen, durchschnittlich 8 Wochen
	oder			
	Amphotericin B + Flucytosin	0,3– 0,7 50	mg/kg KG/d mg/6–8 h p. o. oder i. v.	mind. 4 Wochen, durchschnittlich 8 Wochen
	oder			
	Itraconazol	200 –400	mg/d	2–4 Wochen
Kryptokokkose	Amphotericin B	0,6– 1,0	mg/kg KG/d	mind. 4 Wochen, durchschnittlich 8 Wochen
	oder			
	Amphotericin B + Flucytosin	0,3– 0,7 50	mg/kg KG/d mg/6–8 h p. o. oder i. v.	
	oder			
	Fluconazol	50 –100	mg/d	2–4 Wochen
	bei Kryptokokkenmeningitis	200 –400	mg/d	

Fortsetzung nächste Seite

L

Fortsetzung v. S. 603

Lungenmykosen
Pharmakotherapie

Erkrankung	Wirkstoff	Dosierung		Dauer
Mucor-Mykose	Amphotericin B	0,6– 1,0	mg/kg KG/d	mind. 4 Wochen, durchschnittlich 8 Wochen
Histoplasmose	Amphotericin B	0,75	mg/kg KG/d	3-mal wöchentlich
	oder			
	Ketoconazol	400	mg/d p. o.	6–9 Monate
Coccidioides-Mykose	Amphotericin B	0,3– 0,7	mg/kg KG/d	mind. 4 Wochen, durchschnittlich 8 Wochen
Blastomykose	Amphotericin B	0,3– 0,5	mg/kg KG/d	6–10 Wochen
	oder			
	Ketoconazol	400	mg/d p. o.	
Paracoccidioides-Mykose	Ketoconazol	200	mg/d p. o.	12 Monate

Behandlungsindikation: 1. prophylaktisch bei Immunschwäche; 2. therapeutisch bei klinischen Zeichen einer Lungenmykose.

Pharmakotherapie: **1. infektiöse Lungenmykose:** s. Tab.; **a)** Fluconazol (z. B. Diflucan®) wirkt nicht bzw. schlecht gegen Fungi imperfecti (insbes. Aspergillus-Arten), Trichosporon und bestimmter Candida-Arten; Ausnahme: Therapie der Candidämie (ohne Organbefall) mit 400 mg/d Fluconazol p. o. oder i. v.; **b)** bei längerdauernder Behandlung mit Kombination von Amphotericin B (z. B. Ampho-Moronal®) und Flucytosin (Ancotil®) kann nach 7–10 Tagen auf Flucytosin verzichtet werden. **c)** Die kumulative Gesamtdosis bei Organinfektionen durch Hefen oder bei Aspergillose erfordert Dosen von mind. 10 mg/kg KG Amphotericin B, anzustreben sind >20 mg/kg KG; bei Ansprechen der Therapie und ab einer kumulativen Dosis von 500–750 mg Amphotericin B (entspr. 10 mg/kg KG) kann eine Weiterbehandlung mit mind. 0,5 mg/kg KG Amphotericin B alle 2 Tage erfolgen. **2. allergische bronchopulmonale Aspergillose:** **a)** Glukokortikoide* systemisch: Prednison (z. B. Decortin®), initial 40 mg/d; Dosisreduktion in 10mg-Schritten alle 4 Wochen; häufig ist eine längerdauernde Basistherapie von 5–20 mg/d zur Kontrolle der klinischen Symptomatik notwendig; die Gesamt-IgE-Konzentration sollte unter 500 U/ml Serum bleiben. **b)** Begleittherapie mit topischen Glukokortikoiden (z. B. Pulmicort Turbohaler®).

Operative Therapie: bei Aspergillom Segment- oder Lappenresektion des betroffenen Lungenabschnitts.

Sonstige Maßnahmen: 1. Bronchialarterienembolisation (s. Angiologie, interventionelle pulmonale) bei Aspergillom als Alternative zur operativen Therapie; 2. erforderliche Laborkontrollen während der Pharmakotherapie der infektiösen Lungenmykose (1-mal wöchentlich): bei Fluconazol (z. B. Diflucan®) Transaminasen, bei Flucytosin und Ketoconazol (z. B. Nizoral®) zusätzlich Blutbild, bei Miconazol (z. B. Daktar®) zusätzlich Kreatinin, bei Amphotericin B zusätzlich Harnstoff, Kalium und Urinstatus (2–3-mal wöchentlich); 3. Immunstimulation*.

Arbeitsunfähigkeit: bis zur Ausheilung der Erkrankung.

Hinweis: 1. keine Pflanzen in Patientenzimmern bei Immunsuppression oder bekannter allergischer bronchopulmonaler Aspergillose wegen des Vorkommens von Aspergillus-Arten in Blumenerde bzw. Hydrokulturen; 2. Einsatz von liposomalem Amphotericin B (z. B. Ambisome®); gilt als weniger toxisch und kann insbes. bei schweren UAW i. R. einer Amphotericin-B-Behandlung eingesetzt werden. Wegen der sehr hohen Kosten ist der Einsatz ausschl. für bestimmte Indikation (gesicherte Diagnose einer Lungenmykose, kurative Behandlungsintention, Unverträglichkeit von konventionellem Amphotericin B) reserviert.

Autoren: M. Hetzel, N. Konietzko.

Lungenödem: Austritt von seröser Flüssigkeit aus dem Kapillarbett in das interstitielle Lungengewebe oder in die Alveolen; **Ätiologie:** 1. kardial bedingtes Lungenödem (am häufigsten) im Rahmen einer dekompensierten Linksherzinsuffizienz mit Druckanstieg im Lungenkreislauf (pulmonaler Kapillardruck >18 mmHg); Ursachen: hypertensive Krise, Herzinfarkt*, systolische und/oder diastolische Dysfunktion des linken Ventrikels, Herzklappenfehler*, Herzrhythmusstörungen*; 2. nicht kardial bedingtes Lungenödem (pulmonaler Kapillardruck <18 mmHg); Ursachen: herabgesetzter onkotischer Druck (z. B. sog. fluid lung bei Niereninsuffizienz), Permeabilitätssteigerung der Lungenkapillaren (allergisch i. R. eines anaphylaktischen Schocks oder toxisch, z. B. bei Reizgasinhalation, Ertrinkungsunfall*), erniedrigter Alveolardruck (z. B. Postexpansionsödem nach Pleurapunktion, Höhenlungenödem); transfusionsbedingte Lungenschädigung (Abk. TRALI für engl.

transfusion related acute lung injury), Schädelhirntrauma.

Behandlungsindikation: sofort nach Diagnosestellung und Abklärung und Behandlung der zugrundeliegenden Erkrankung.

Pharmakotherapie: **1.** Vorlastsenkung bei kardial bedingtem Lungenödem: **a)** organische Nitrate*: Nitroglycerol (Glyceroltrinitrat; z. B. Nitrolingual®), initial 2 Hübe sublingual, anschl. 1–4 mg/h i. v.; Unterbrechung der Infusion bei systolischen Blutdruckwerten <90 mmHg; **b)** Schleifendiuretika: Furosemid (z. B. Lasix®), initial 20–40 mg i. v.; **2.** Sedierung: Morphin* (z. B. Morphin Merck®), 5–10 mg i. v.; cave: Atemdepression; **3.** Glukokortikoide* bei allergisch-toxischem Lungenödem: **a)** Prednisolon (z. B. Decortin® H), 250–500 mg i. v., ggf. wiederholen; **b)** zusätzlich inhalative Applikation von Budesonid (z. B. Pulmicort® Dosieraerosol), initial 5 Hübe alle 10 Minuten; als Prophylaxe nach Reizgasinhalation ist die inhalative Applikation nicht mehr empfohlen; **4.** kausale Therapie: **a)** Nachlastsenkung bei hypertensiver Krise (s. Hypertonie, arterielle) mit Urapidil (z. B. Ebrantil®) 10–50 mg i. v.; **b)** Katecholamintherapie bei Linksherzinsuffizienz mit Dobutamin 2–10 µg/kg KG/min (z. B. Dobutrex®) 250 mg/50 ml mit 2–8 ml/h); **c)** Therapie der zugrundeliegenden Herzrhythmusstörung.

Operative/interventionelle Therapie: ggf. Korrektur des zugrundeliegenden Herklappenfehlers*.

Sonstige Maßnahmen: **1.** Allgemeine Sofortmaßnahmen: sitzende Lagerung und Sauerstoffgabe* 4–10 l/min über O_2-Maske mit Reservoir (Zielwert: SO_2 >90 %); **2.** freihalten der Atemwege; **3.** nichtinvasive Beatmung* NIV im CPAP/ASB-Modus (PEEP 5–8 cm H_2O), falls erforderlich Intubation und invasive Beatmung; **4.** bei kardial bedingtem Lungenödem unblutiger Aderlass durch Anlage von Blutdruckmanschetten an allen Extremitäten und Aufblasen auf 40–60 mmHg an 3 Extremitäten (heute wegen der Möglichkeit effektiver pharmakologischer Vorlastsenkung nur selten erforderlich); immer nur 3 Extremitäten gleichzeitig und für max. 15 Minuten stauen, dann Druck kurzfristig ablassen und rotierend erneut 3 Extremitäten stauen; **5.** nach Reizgasinhalation stationäre Überwachung für mind. 24 Stunden, da sich ein toxisches Lungenödem mit einer Latenzzeit von bis zu 12 Stunden entwickeln kann; **6.** bei Niereninsuffizienz mit Überwässerung Hämodialyse*/CVVH (Abk. für engl. continuous venovenous hemofiltration, s. Hämofiltration); **7.** bei Höhenlungenödem Abtransport auf niedrige Höhe.

Therapeutischer Stufenplan: s. Abb.

Eigenbehandlung: bei erhöhtem Risiko eines Lungenödems: **1.** Schlafen mit erhöhtem Oberkörper; **2.** tägliche Körpergewichtskontrolle und bilanzierte Flüssigkeitszufuhr.

Arbeitsunfähigkeit: für die Dauer der Erkrankung.

Literatur: **1.** ESC Guidelines fort the diagnosis and treatment of acute and chronic heart failure. European Heart Journal 29: 2388–2442 (2008); **2.** Schönhofer, B. et al.: Nicht invasive Beatmung bei akuter respiratorischer Insuffizienz. Dtsch Arztebl 105 (24): 424–433 (2008).

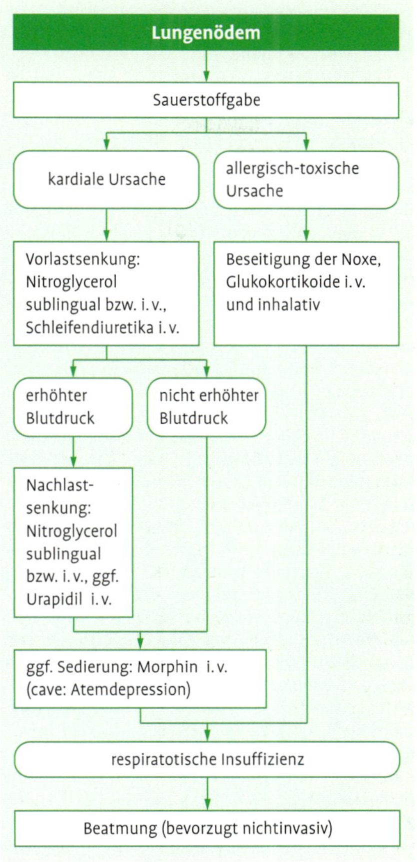

Lungenödem: therapeutischer Stufenplan

Autoren: H. Steiger, C. Hamm, T. Dill.

Lungenparasitosen: Erkrankungen der Lunge durch Würmer oder Protozoen.

Behandlungsindikation: besteht mit der mikroskopischen bzw. serologischen Sicherung der Diagnose.

Pharmakotherapie: **1. Ankylostomiasis** und **Askariasis:** **a)** Mebendazol (z. B. Vermox®), 2 × 100 mg/d p. o. für 3 Tage (nicht bei Schwangeren im 1. und 2. Trimenon und bei Kindern <2 Jahre anwenden); **b)** alternativ Pyrantel (Helmex®) als Einmaldosis; Erwachsene 10 mg/kg KG p. o., Kinder von 6–12 Jahren 500 mg, von 2–6 Jahren 250 mg, unter 2 Jahren 125 mg; **2. Strongyloidiasis:** **a)** Thiabendazol (Minzolum®, in Deutschland nicht zugelassen, erhältlich über internationale Apotheke, Schweiz), 2 × 25 mg/kg KG p. o. für 3 Tage; **b)** alternativ Pyrantel (Helmex®), Erwachsene 10 mg/kg KG p. o. als Einmaldosis; **3. Paragonimiasis:** Praziquantel (z. B. Biltricide®), 3 × 25 mg/kg KG p. o. für 3 Tage; **4. Echinokokkose*** (postoperativ bzw. bei Inoperabilität): **a)** zystische Echinokokkose: Albendazol (Eskazole®), 2 × 400 mg/d p. o. in 3 Zyklen von 4 Wochen Dauer mit jeweils 2-wöchigen Pausen; **b)** alveoläre Echinokokkose: Mebendazol (z. B. Vermox®), 3 × 15 mg/kg KG/d p. o., bei inoperablen Fällen lebenslang, nach kurativem Eingriff mind. 2 Jahre postoperativ; alternativ Albendazol; **5. Trichinose:** Mebendazol (z. B. Vermox®), 3 × 15 mg/kg KG p. o.; bei schwerer klinischer Symptomatik (starke atemabhängige Schmerzen, Exantheme, Ödeme, Fieber) Kombination mit Glukokortikoiden*; **6. Filariose:** Diethylcarbamazin (Hetrazan®, in Deutschland nicht zugelassen, erhältlich über internationale Apotheke, Griechenland), 10 mg/kg KG p. o. in 3 Tagesdosen für 5 Tage; **7. Amöbiasis:** Metronidazol (z. B. Clont®), 3 × 800 mg/d p. o. für 5 Tage; **8. Toxoplasmose:** Kombination von Sulfadiazin (Sulfadiazin-Heyl®), 4 g/d p. o., mit Pyrimethamin (Daraprim®), 25–50 mg/d p. o. für 3–4 Wochen; alternativ Clindamycin (z. B. Sobelin®), 1,8–2,4 g/d p. o.; zusätzlich ist die Gabe von Calciumfolinat (z. B. Leucovorin®), 5 mg/d p. o., empfehlenswert. **9. Pneumocystis-Pneumonie:** Mittel der Wahl ist Co-trimoxazol (z. B. Bactrim® Roche), 3 × 40 mg/kg KG i. v. als Kurzinfusionen für 3 Wochen; bei Unverträglichkeit Pentamidin (Pentacarinat®), 4 mg/kg KG i. v. als 4-Stunden-Infusion täglich über 3 Wochen; alternativ bei leichter Form oder Unverträglichkeit von Pentamidin: Atovaquon (z. B. Wellvone®), 3 × 750 mg/d p. o. für 3 Wochen.

Operative Therapie: bei zystischer Echinokokkose Zystektomie oder Perizystektomie (unter Einschluss der Wirtskapsel), evtl. nach vorheriger Abtötung der Echinokokken durch intrazystische Instillation von hypertoner Kochsalzlösung (z. B. 40 %ig); cave: intraoperative Verschleppung der Hydatidenflüssigkeit; in seltenen Fällen Lungenresektion.

Sonstige Maßnahmen: als Prophylaxe allgemeine Körper- und Nahrungsmittelhygiene (Obst und Gemüse waschen, Nahrungsmittel in Regionen mit hohem Durchseuchungsgrad kochen).

Autoren: N. Konietzko, M. Hetzel.

Lungenparenchymversagen, hypoxämisches: s. Insuffizienz, respiratorische.

Lungenresektion: operative Entfernung eines Teils der Lungen; **Formen:** Während Segmentresektion, Lobektomie (Entfernung eines Lungenlappens), Bilobektomie und Pneumektomie (Entfernung eines Lungenflügels) anatomisch präformierten Lungengrenzen folgen, wird bei der sog. atypischen Lungenresektion ein Keil aus der Lunge ohne Beachtung der anatomischen Strukturen geschnitten. Modifikationen der Lungenresektion sind die erweiterte Resektion mit Entfernung benachbarter Strukturen (z. B. Brustwand, Zwerchfell oder Herzvorhof) und die sog. Manschettenresektion, die durch broncho- und gefäßplastische Operationsverfahren die Schonung von Lungengewebe ermöglicht.

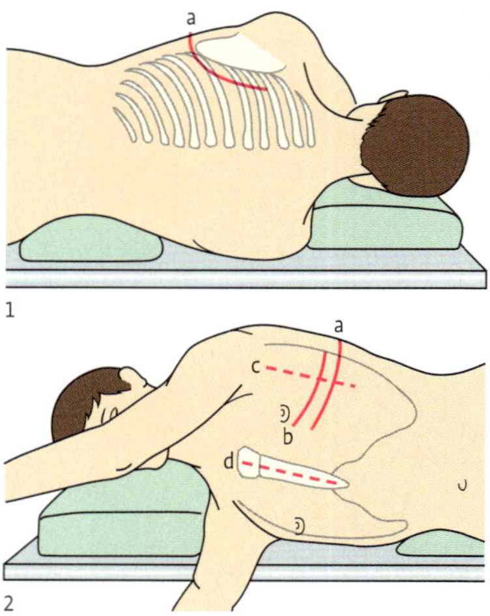

Lungenresektion: Schnittführung bei intrathorakalen Eingriffen; 1: posterolaterale Thorakotomie; 2a: Fortsetzung der posterolateralen Thorakotomie; b: anteriore Thorakotomie; c: axilläre Thorakotomie; d: mediane Sternotomie

Indikation: anatomische Resektion am häufigsten bei Bronchialkarzinom* und seltener bei Bronchiektasen*, atypische Lungenresektion im Allg. bei Metastasektomie und Rundherden; persistierende Kavernen bei Tuberkulose* werden abhängig von der Ausdehnung im Gesunden reseziert.

Durchführung: Verfahren: 1. Der chirurgische Zugang zur Brusthöhle (s. Abb.) erfolgt über die anteriore, axilläre oder posterolaterale Thorakotomie bzw. über die Sternotomie (hauptsächlich bei Eingriffen an beiden Lungen, Metastasenchirurgie). Die Beatmung* erfolgt i. d. R. für die rechte und linke Lunge getrennt, so dass die operierte Lunge nicht beatmet wird. Nach Eröffnung des Thorax wird die Pleurahöhle ohne Rippenresektion im 4. oder 5. Interkostalraum eröffnet, der betreffende Lungenabschnitt freipräpariert, der zuführende Bronchus und die Pulmonalgefäße unterbunden und dann der zugehörige Lungenabschnitt entfernt. Bei nicht anatomischer Resektion bedient man sich i. d. R. eines Klammernahtgerätes, um Parenchymfisteln zu vermeiden. Nach jeder Thorakotomie werden 1–2 Drainagen in die Pleurahöhle eingelegt und mit einem Drainagesystem (Wasserschloss oder Sog von 20–40 cm Wassersäule) versehen, um Sekret, Blut und austretende Luft abzuleiten und eine Wiederausdehnung der Lunge zu erreichen. Meist werden die Drainagen zwischen dem 2. und 4. postoperativen Tag entfernt. **2.** Alternative Technik: videoassistierte thorakoskopische Chirurgie (Abk. VATC bzw. klinisch gängiger VATS für engl. video-assisted thoracoscopic surgery): minimalinvasives Verfahren zur Behandlung eines Pneumothorax* und zur Resektion von Lungengewebe; Einführung des Endoskops und der Instrumente über 3 kleine Inzisionen an der Brustwand, möglichst in Baseball-Stellung (gleichschenkliges Dreieck); Vorteile sind eine geringere intraoperative Blutung und kosmetisch durch kleinere Narben, verminderte postoperative Schmerzen (werden angenommen sind aber nicht bewiesen) und verkürzte postoperative Verweildauer. Nachteile ergeben sich aus der verringerten Übersichtlichkeit des Operationsfeldes und bei der Bergung größerer Resektate. **Nachbehandlung:** Die Entwicklung von bronchialen Infektionen ist durch konsequente postoperative Schmerztherapie, frühe Mobilisierung und Atemgymnastik und ggf. bronchoskopische Absaugung zu verhindern. Das Maximum der körperlichen Belastbarkeit ist abhängig vom Resektionsausmaß erst nach bis zu einem halben Jahr (Pneumektomie) postoperativ erreicht. Evtl. auftretende Narbenschmerzen sind durch moderne Schmerztherapie zu beeinflussen.

Komplikationen: Bei sorgfältiger präoperativer Diagnostik und Risikoabschätzung, gezielter präoperativer Behandlung, schonender Narkose, adäquater Operationstechnik, sorgfältiger postoperativer Überwachung und Nachbehandlung treten tödliche Komplikationen innerhalb der ersten 4 Wochen nach Operation in 1–2 % bei atypischer Resektion, Segmentresektion und Lobektomie und in 3–5 % bei Pneumektomie auf. Die wichtigsten postoperativen Komplikationen sind Nachblutung, persistierende Parenchymfistel mit verlängerter Thoraxdrainage, Haut- und Weichteilemphysem sowie Sekundärheilung der Wunde. Nicht chirurgisch bedingt können auftreten: Atelektasebildung inf. Schleimverstopfung, bronchopulmonale Infektion, kardiale Komplikation (Herzrhythmusstörung*, Herzinsuffizienz*), Bronchusstumpfinsuffizienz, postoperatives Pleuraempyem, respiratorische Insuffizienz* und mit einer Wahrscheinlichkeit von 0,5–1 % die postoperative Lungenembolie*. Als Postthorakotomiesyndrom werden unspezifische, oft wetterabhängige Beschwerden der operierten Thoraxwand bezeichnet. Die Äthiologie ist unbekannt, vermutlich Interkostalneuralgie oder zentrale Fehlregulation aufgrund ineffektiver postoperativer Schmerztherapie (Schmerzgedächtnis).

Autoren: M. Tönnies, N. Konietzko.

Lungentransplantation: orthotope Transplantation einer oder beider Lungen in irreversiblen Endstadien chronischer Lungenerkrankungen; eine Lungentransplantation ist als letzte therapeutische Option in Betracht zu ziehen, wenn folgende

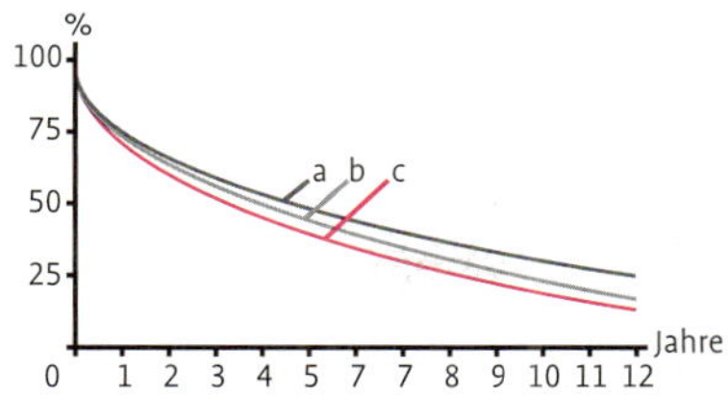

Lungentransplantation Abb. 1: Überlebenszeiten nach Lungentransplantation (1983–2000); a: doppelseitige Lungentransplantation (N = 4908); b: einseitige Lungentransplantation (N = 6375); alle Lungentransplantation (N = 11 283)

Kriterien sämtlich erfüllt sind: **1.** Endstadium einer restriktiven oder obstruktiven Ventilationsstörung oder pulmonalen Hypertonie* mit einer Lebenserwartung zwischen 12 und 18 Monaten; **2.** alle anderen therapeutischen Möglichkeiten (Physiotherapie, Pharmakotherapie und chirurgische Therapieverfahren) sind ausgeschöpft. **3.** Alter <65 Jahre für einseitige Lungentransplantation bzw. <55 Jahre für beidseitige Lungentransplantation; **4.** Aktivitäten des Alltags sind noch durchführbar (6-Minuten-Gehtestergebnis von 250–350 m); **5.** ausreichender Ernährungszustand (Patienten mit pulmonaler Kachexie kommen für eine Lungentransplantation nicht in Frage); **6.** präoperative systemische Cortisondosis <12,5 mg/d Prednisonäquivalent; **7.** Ausschluss einer vorangegangenen Pleurektomie, Pleurodese oder Lungenresektion; **8.** Ausschluss von Begleiterkrankungen mit wesentlichem Einfluss auf die Lebenserwartung des Patienten (mit Ausnahme von Diabetes mellitus und zystischer Fibrose); **9.** intaktes soziales Umfeld; **10.** Ausschluss einer Drogenabhängigkeit. **Formen: 1.** einseitige Lungentransplantation (Abk. SLTX); **2.** doppelseitige Lungentransplantation (Abk. DLTX); **3.** sequentielle bilaterale Transplantation (Abk. BLTX); **4.** Herz-Lungen-Transplantation (Abk. HLTX); **5.** singuläre Lungenlappentransplantation von Lebendspendern; **Prognose:** s. Abb. 1.

Indikation: s. Abb. 2; **1. SLTX:** idiopathische Lungenfibrose und Lungenfibrose anderer Ätiologie, chronisch-obstruktive Lungenerkrankung ohne Infektnachweis, Lungenemphysem* (auch bei Alpha-1-Protease-Inhibitor-Mangel), Sarkoidose*, Asbestose*, primäre pulmonale Hypertonie, Eisenmenger-Syndrom, Beryllose, Hämosiderose, Lymphangioleiomyomatose, pulmonale Hystiocytosis X, eosinophiles Granulom, obliterative Bronchiolitis; **2. DLTX** und **BLTX:** chronisch-obstruktive Lungenerkrankung, Lungenemphysem, zystische Fibrose, Bronchiektasen, Asbestose, primäre pulmonale Hypertonie, Lungenfibrose*, Hämosiderose, alveoläre Mikrolithiasis, Lymphangioleiomyomatose, obliterative Bronchiolitis, eosinophiles Granulom; **3. HLTX:** Lungenparenchymer-

L

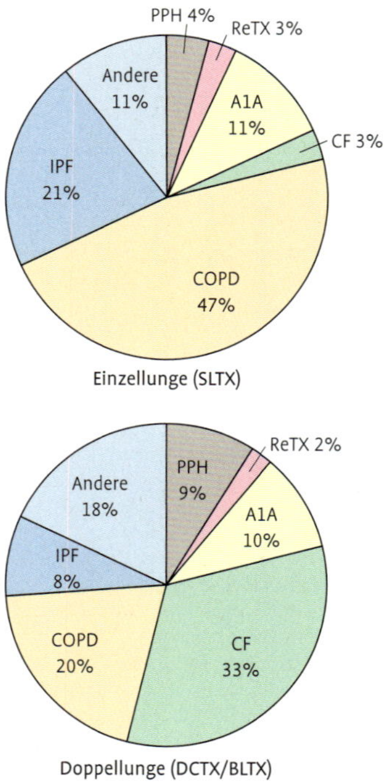

Lungentransplantation Abb. 2: Indikationen zur Lungentransplantation; A1A: Alpha-1-Protease-Inhibitor-Mangel; BLTX: sequentielle bilaterale Lungentransplantation; CF: zystische Fibrose; DLTX: doppelseitige Lungentransplantation; IPF: idiopathische pulmonale Fibrose. PPH: primäre pulmonale Hypertonie; Re-TX: Retransplantation; SLTX: einseitige Lungentransplantation

krankungen mit konsekutivem, mutmaßlich irreversiblem Cor* pulmonale, Lungenparenchymerkrankungen und unabhängig davon bestehender schwerer Herzerkrankung, pulmonale Hypertonie bei Eisenmenger-Syndrom mit Cor pulmonale.

Durchführung: Vorbereitung: 1. Selektionskriterien für den Organspender: Alter <55 Jahre, Normalbefund einer Röntgen-Thoraxaufnahme unmittelbar vor der Organentnahme; arterieller pO_2 >300 mmHg (FiO_2 = 1,0; PEEP = 5 cm H_2O), kein pathologischer Befund bei einer unmittelbar vor der Organentnahme erfolgten Bronchoskopie, keine vorausgegangene Thoraxoperation, Blutgruppenkompatibilität, weitgehende Übereinstimmung von Körpergröße und -gewicht zwischen Spender und Empfänger; Ausschlusskriterien für eine Organentnahme sind bösartige Erkrankung, starker Nicotinkonsum und Hinweise auf eine pulmonale Infektion des potentiellen Spenders. Eine HLA-Kompatibilität kann derzeit wegen des Spenderorganmangels nicht gefordert werden. **2.** Die **Patientenuntersuchung** erfolgt vor der Transplantation i. R. eines stationären Aufenthalts zur Überprüfung der Indikation, Wahl des richtigen chirurgischen Verfahrens und Vermeidung von Komplikationen und umfasst radiologische Untersuchungen (Röntgen-Thorax in 2 Ebenen, CT des Thorax), pulmonale Untersuchungen (Bronchoskopie mit Bronchialsekretgewinnung für die mikrobiologische Diagnostik, Ganzkörperplethysmographie, Spiroergometrie, Lungenperfusions-/Lungenventilationsszintigraphie), kardiale Untersuchungen (Ruhe- und Belastungs-EKG, Echokardiographie, Rechtsherz- und evtl. Linksherzkatheteruntersuchung mit Koronarangiographie), mikrobiologische Untersuchungen von Bronchialsekret, Urin und Stuhl, spez. serologische Laboruntersuchungen (Hepatitis-Viren, HIV, TPHA, CMV, Toxoplasmose, HSV, EBV), weitere Untersuchungen bes. im Hinblick auf mögliche Infektkomplikationen unter Immunsuppression nach der Transplantation, z. B. zahnärztliche Untersuchung (ggf. Entfernung wurzeltoter Zähne). **3. Patientenvorbereitung** und **Wartezeit:** Die Anmeldung und Einstufung der Dringlichkeit erfolgt in Abhängigkeit von den pulmonalen Funktionsreserven und vom Allgemeinzustand des Patienten. Zunahme der Belastungsdyspnoe, Verschlechterung der Lungenfunktion, Auftreten pulmonaler Infektionen, Gewichtsverlust und Zunahme des Sauerstoffbedarfs sind für die Entscheidung über die Dringlichkeit der Lungentransplantation maßgebend. Während der Wartezeit kommt der physiotherapeutischen Behandlung des Lungentransplantationskandidaten und der psychosozialen Betreuung unter Einbeziehung seiner Familienangehörigen ein hoher Stellenwert zu. **Verfahren: 1. SLTX:** notwendige Anastomosen zwischen linkem Vorhof des Empfängers und Lungenvenen des Spenderorgans, Pulmonalarterienanastomose und Hauptbronchusanastomose; zur Reduktion des Blutungsrisikos wird angestrebt, den Eingriff ohne Hilfe der extrakorporalen Zirkulation durchzuführen. **2. DLTX:** beidseitige Anastomosen zwischen dem linken Vorhof des Empfängers und Lungenvenen des Transplantats, beidseitige Pulmonalarterienanastomosen und Tracheaanastomose; dieser Eingriff erfordert obligat die extrakorporale Zirkulation und ist deshalb mit einem erhöhten Blutungsrisiko verbunden. Wegen häufiger Komplikation von Seiten der trachealen Anastomose wird heute vorzugsweise die BLTX durchgeführt. **3. BLTX:** Verfahren der Wahl für die beidseitige Lungentransplantation mit Anlage von zwei Hauptbronchusanastomosen ohne obligaten Einsatz der extrakorporalen Zirkulation. Komplikationen von Seiten der Atemweganastomosen sind bei den bronchialen Anastomosen geringer als bei der trachealen Anastomose der DLTX. Der chirurgische Zugang ist die bilaterale anteriore Thorakotomie mit querer Sternotomie. **Nachbehandlung:** Immunsuppressiva*; Durchführung ohne einheitliches Schema in den verschiedenen Transplantationszentren simultan mit Azathioprin (z. B. Imurek®), Tacrolimus (z. B. Prograf®), Glukokortikoiden* sowie Lymphozytenantikörper, z. B. Antithymozyten- oder Antilymphozytenglobulin und Ciclosporin A (z. B. Sandimmun®); Beginn der Cortison-Therapie meist schon am 1. postoperativen Tag; die Zahl der Leukozyten sollte nicht unter 4000/mm³ sinken und die Ciclosporinkonzentration im Serum zwischen 200 und 400 ng/ml liegen.

Komplikationen: **1.** chirurgische Komplikationen: **a)** Das Risiko einer transplantationsassoziierten Blutung hat sich durch den selteneren Einsatz der extrakorporalen Zirkulation bei BLTX reduzieren lassen. **b)** Infolge eingeschränkter Blutversorgung des Bronchialsystems der transplantierten Lunge über Bronchialarterien wurden insbes. im Anastomosenbereich Nahtdehiszenzen, Stenosen, Strikturen und Nekrosen mit der Gefahr der Mediastinitis beobachtet. Die Verbesserung der Anastomosentechnik und der Übergang von der trachealen zur sequentiellen bilateralen Anastomose führten zu einem deutlichen Rückgang dieser Komplikationen (von 25 auf 10 %). **2.** Organabstoßung: **a)** akute Abstoßung: definitionsgemäß perivaskuläre mononukleäre Infiltration mit lymphozytärer Bronchitis oder Bronchiolitis; potentiell reversibel; Therapie der akuten Abstoßung: Methylprednisolon (Urbason®), 3 × 500–1000 mg i. v. an 3 aufeinanderfolgenden Tagen; **b)** chronische Abstoßung: irreversible Atemwegobstruktion mit dem histomorphologischen Bild der obliterativen Bronchiolitis. Therapeutisch ist die Bronchiolitis obliterans meist nicht beeinflussbar. Als Risikofaktoren für die chronische Abstoßung werden rezidivierende (virale) Infektionen, das Reperfusionsödem nach langer Ischämiezeit des Transplantats und akute Rejektionen diskutiert. Die Bronchiolitis obliterans ist die am meisten gefürchtete Komplikation nach Lungentransplantation und bestimmt die Langzeitüberlebensrate wesentlich. Hinweise auf eine Abstoßungsreaktion sind ein Anstieg der Körpertemperatur über 0,5 °C, Abfall der Sauerstoffsättigung um mehr als 5 % oder des arteriellen pO_2 um mehr als 10 %, der radiologische Nachweis von Infiltraten und ein Abfall der 1-Sekundenkapazität um mehr als 10–15 %. Die transbronchiale Biopsie ist bei der differentialdiagnostischen Entscheidung zwischen Infektion und Abstoßung häufig hilfreich. Therapie der chronischen Abstoßung: Versuche mit Glukokortikoiden; Antithymozyten- oder Antilymphozytenglobulin und Muromonab-CD3 (Orthoclone® OKT3) blieben bisher erfolglos. Die Alternative einer Replantation ist noch mit einer hohen Frühletalität (bis zu 60 %) verbunden. **3.** Infektionskomplikationen: höchste Rate an Infektionen unter allen Patienten mit Organtransplantationen; Inzidenz ca. 65 % (Herztransplantierte 30 %, Nierentransplantierte 5–10 %); Ursachen sind die längeren Beatmungszeiten und der Verlust eines Teils der physiologischen Abwehrfunktionen in der transplantierten Lunge (z. B. kein Hustenreflex und Verlust der Zilienfunktion im Bronchialsystem distal der Anastomose). Bakterielle Infektionen (bes. durch Pseudomonas spp.) treten meist in den ersten 3 Wochen postoperativ auf; perioperativ wird prophylaktisch ein Cephalosporin* der 2. Generation gegeben, bei Wachstum von grampositiven Erregern im Bronchialsekret des Spenders oder des Empfängers wird mit Cephalosporinen der 3. Generation oder Imipenem (ZIENAM®) behandelt. Bei den viralen Infektionen nimmt die CMV-Infektion den ersten Rang ein. Behandelt wird mit Ganciclovir (Cymeven®), 2 × 5 mg/kg KG i. v. für 2–3 Wochen, und Hyperimmunglobulinen (z. B. Gammagard®), 500 mg/kg KG täglich i. v. für 10 Tage; alternativ mit Foscarnet (z. B. Foscavir®). Zur Prophylaxe einer Pneumocystis-Pneumonie wird 2–3-mal wöchentlich Co-trimoxazol gegeben (s. Pneumonie).

Neuentwicklung: singuläre Lungenlappentransplantation von Lebendspendern (z. B. Eltern) mit weiterhin noch experimentellem Charakter; ethische Gesichtspunkte dieses für den Spender nicht risikolosen Eingriffs sind zu berücksichtigen.

Selbsthilfe: **1.** Bundesverband der Organtransplantierten (BDO) e. V., Paul-Rücker-Str. 22, 47059 Duisburg, Tel. 0203 442010, Fax 0203 442127; E-Mail: geschaeftsstelle@bdo-ev.de, Homepage: http://www.bdo-ev.de; **2.** Verband Organtransplantierter Deutschlands e. V., Georgstr. 11, 32545 Bad Oeynhausen; Tel. 05731 792181, Fax 05731 792182; E-Mail: geschaeftsstelle@vod-ev.de, Homepage: http://www.vod-ev.de.

Literatur: **1.** Fischer, S.; Strüber, M.; Haverich, A.: Gegenwärtiger Stand der Lungentransplantation: Patienten, Indikationen, Techniken und Ergebnisse. Med Klin 97: 137–143 (2002); **2.** Ewert, R.; Grauhan, O.: Lungentransplantation. In: Pfitzmann, R.; Neuhaus, P.; Hetzer, R.: Organtransplantation. Berlin: de Gruyter, 2001; **3.** Stamatis, G.: Lungentransplantation. In: Konietzko, N.; Wendel, H.; Wiesner, B. (Hrsg.): Erkrankungen der Lunge. Berlin: de Gruyter, 1995.

Autoren: R. Pfitzmann, N. Konietzko, M. Hetzel.

Lungentuberkulose: s. Tuberkulose.

Lungenvernarbung: s. Lungenfibrose.

Lungenversagen, akutes: s. ARDS.

Lungenvolumenreduktion: s. Emphysemchirurgie.

Lupus erythematodes, chronischer diskoider: Abk. CDLE; überwiegend in lichtexponierten Arealen auftretende chronische, entzündliche, autoimmunologisch bedingte Hauterkrankung; **Symptome:** scharf abgegrenzte scheibenförmige erythematöse Plaques mit follikulärer Hyperkeratose (sog. Tapeziernagelphänomen) und mit Vernarbung abheilend; Prädilektionsstellen sind Kopfhaut, Gesicht und Ohren; **Sonderformen:** **1.** Lupus erythematodes tumidus; erhabene erythematöse Plaques, v. a. im Gesicht; **2.** Lupus erythematodes profundus; derbe subkutane Knoten am Stamm oder den Extremitäten, Abheilung unter Zurücklassung tiefer Narben; **3.** oraler diskoider Lupus erythematodes; Mitbeteiligung der Mundschleimhaut; **4.** verruköser Lupus erythematodes; hyperkeratotische Plaques im Bereich von Händen und Füßen; **5.** Chilblain-Lupus; livide Knötchen in akraler Lokalisation, an Frostbeulen (engl. chilblains) erinnernd; **Pathophysiologie:** bei genetischer Prädisposition kommt es unter Einwirkung exogener Faktoren (UV-Licht, Infektionen) zur Auslösung zytotoxischer und durch Antikörper vermittelter Immunreaktionen gegen die Basalmembran der Epidermis. Übergang von CDLE in systemischen Lupus* erythematodes (Abk. SLE) in <5 % der Fälle (20 % der SLE-Fälle mit Hautveränderungen wie bei CDLE).

Behandlungsindikation: bei entzündlicher Aktivität in den Herden; narbig abgeheilte Herde sind als Residualzustand nicht mehr behandlungsbedürftig.

Pharmakotherapie: **1.** kurzfristig lokal hochpotente Glukokortikoide*, z. B. Clobetasol (z. B. Dermoxin® Creme); **2.** bei mehreren Herden, Ausdehnung der Herde oder Rezidiv: systemisch Chloroquin (z. B. Resochin®), max. 4 mg/kg KG/d p. o., oder Hydroxychloroquin (Quensyl®), max. 6 mg/kg KG/d p. o.; UAW: Retinopathie (augenärztliche Kontrollen); nach Remission Auslassversuch; **3.** bei nicht ausreichendem Ansprechen: zusätzlich systemisch Prednisolon (z. H. Decortin® H), entweder als Dauertherapie (z. B. 10 mg jeden 2. Tag) oder als Intervallstoßtherapie (40–60 mg/d über 5 Tage je Monat); **4.** bei Chloroquinunverträglichkeit (Farbensehen) oder Therapieresistenz: Acitretin (Neotigason®), 10–50 mg/d, oder DADPS (Dapson; Dapson-Fatol®), 100–150 mg/d p. o., oder Thalidomid (Bezug über internationale Apotheke; cave: Teratogenität, daher Kontrazeption), 100–200 mg/d p. o.

Operative Therapie: Behandlung einzelner hartnäckiger Herde mit Kryotherapie* (2 × 10 s 1-mal/Woche) oder Lasertherapie* (Argonlaser).

Sonstige Maßnahmen: **1.** konsequenter Lichtschutz (z. B. Anthelios LSF 60); **2.** ggf. Laborkontrollen, um systemische Beteiligung auszuschließen oder abzuschätzen; **3.** bei milder systemischer Beteiligung mit Gelenkbeschwerden nichtsteroidale Antiphlogistika, z. B. Diclofenac (z. B. Voltaren®), 25–100 mg/d p. o.

Hinweis: Die Anwendung von Carotinoiden (Betacaroten; z. B. Carotaben®) zur Verminderung der Lichtempfindlichkeit ist obsolet (kein Wirksamkeitsnachweis in kontrollierten Studien, jedoch nachgewiesenes kanzerogenes Potential).

Selbsthilfe: Lupus Erythematodes Selbsthilfegemeinschaft e. V., Döppersberg 20, 42103 Wuppertal, Tel 0202 4968797, Fax 0202 4968798; E-Mail: lupus@rheumanet.org, Homepage: http://www.lupus.rheumanet.org.

Literatur: Tebbe, B.: Clinical Course and Prognosis of Cutaneous Lupus erythematodes. Clin Dermatol 22: 121–124 (2004).

Autoren: P. Schulze, W. Sterry.

Lupus erythematodes, systemischer: Abk. SLE; systemische Autoimmunerkrankung mit multiplen Organmanifestationen bei Gynäkotropie (m : w = 1 : 9); **Klinik:** In ca. 50 % der Fälle tritt ein typisches Schmetterlingserythem im Gesicht unter Aussparung der Nasolabialfalten auf (s. Abb.). Weitere Organmanifestationen können sehr heterogen sein, z. B. in 30–35 % Lupusnephritis. **Pathogenese:** Immunpathologisch dominieren Gefäßveränderungen (Vaskulopathien, Vaskulitiden) sowie Immunkomplexablagerungen, die insbes. zu den schweren Organmanifestationen (Glomerulonephritis 30–35 %, ZNS-Beteiligung 15–25 %) führen. **Serologie:** Charakteristische Laborbefunde sind Autoantikörper gegen Zellkernantigene (ANA), Anti-dsDNA- und Anti-Nukleosomen-Antikörper korrelieren mit der Erkrankungsaktivität. **Formen:** **1.** SLE mit Beteiligung innerer Organe; **2.** Arzneimittel induzierter Lupus erythematodes (Abk. LE) mit Nachweis von ANA, insbes. Histon-Antikörpern, der nach Absetzen der auslösenden Arzneimittel (z. B. Hydralazin, Isoniazid, Procainamid, Chlorpromazin, D-Penicillamin, Methyldopa, Griseofulvin, Chinidin, Interferon-α, Sulfasalazin, TNF-Blocker) reversibel ist; **3.** neonataler LE bzw. kongenitale Herzrhythmusstörungen durch passive Übertragung mütterlicher Antikörper (Anti-Ro und Anti-La-Antikörper) möglich; **DD:** Differentialdiagnostisch abzugrenzen sind die kutanen LE-Formen, z. B. der chronische diskoide Lupus* erythematodes (Abk. CDLE) und der subakute kutane LE (Abk. SCLE) ohne Beteiligung innerer Organe (Übergänge von Fällen einer kutanen Form in den SLE sind jedoch in ca. 10 % der Fälle möglich).

Behandlungsindikation: **1.** immunsuppressive Behandlung entsprechend der Aktivität der Erkrankung und dem Organbefall; **2.** bei Arzneimittel induziertem LE Absetzen des auslösenden Arzneimittels; **3.** beim SLE können sowohl ein sekundäres Sjögren*-Syndrom, ein sekundäres Antiphospholipid*-Syndrom als auch ein sekundäres Fibromyalgiesyndrom* auftreten und eine Berücksichtigung dieser Erkrankungen im multimodalen Therapiekonzept erfordern.

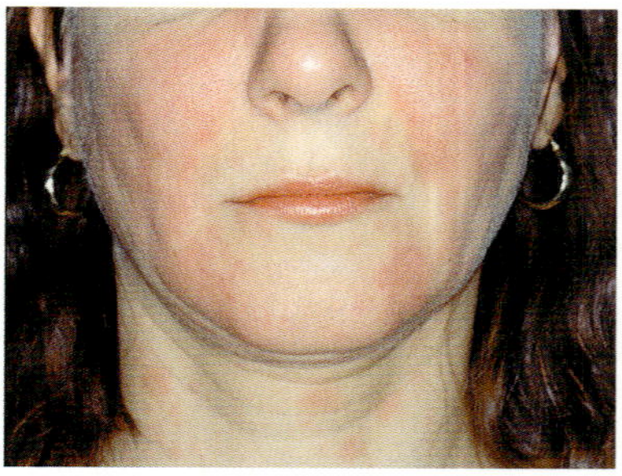

Lupus erythematodes, systemischer: typisches Schmetterlingserythem

Lupus erythematodes, systemischer
Grundprinzipien der Pharmakotherapie

Substanzklasse/Wirkstoff (Handelsname)	Dosierung		Indikation, Besonderheiten
nichtsteroidale Antiphlogistika			
Indometacin (Amuno®, Indothemacin®)	25 - 150	mg/d p. o.	Arthralgie, Myalgie, Arthritis; selten NSAR-bedingte membranöse Nephropathie, interstitielle Nephritis; ASS (100–300 mg) bei Antiphospholipid-Syndrom; Cyclooxygenase-2-Inhibitoren (Coxibe) bei erhöhtem gastrointestinalen Risiko sowie bei notwendiger Komedikation mit Glukokortikoiden; UAW: bei Dauerbehandlung erhöhtes Herzinfarktrisiko (Ausnahme: Naproxen >1000 mg/d)
Acmetacin (Rantudil®)	30 - 180	mg/d p. o.	
Ibuprofen (Ibuprofen® 400, Imbun®)	200 -1200	mg/d p. o.	
Diclofenac (Voltaren®)	50 - 150	mg/d p. o.	
Piroxicam (Felden®)	10 - 20	mg/d p. o.	
Meloxicam (Mobec®)	7,5- 15	mg/d p. o.	
Celecoxib (Celebrex®)	200 - 400	mg/d p. o.	
Etoricoxib	30 - 90	mg/d p. o.	
Antimalariamittel			
Hydroxychloroquin (Quensyl®)	5 (200 - 400	mg/kg KG/d p. o. mg)	Hautbeteiligung, Arthralgie, Arthritis, Myalgie bei milden Verlaufsformen des SLE; konsequente Augenarztkontrollen wegen irreversibler UAW; cave: Patienten mit Leberbeteiligung und Glukose-6-phosphat-Dehydrogenasemangel
Chloroquindiphosphat (Resochin®)	150 mg Base/d p. o. initial, dann jeden 2. Tag 150 mg/d		
Glukokortikoide			
Prednisolon	1 mg/d KG/d p. o. initial über 2 Wochen, dann Reduktion entspr. Aktivität der Erkrankung		aktiver SLE mit Serositis, Nephritis, Blutbildveränderungen, Vaskulitis, ZNS-Manifestation, Myokarditis, Pneumonitis
Methylprednisolon	1. NIH-Protokoll: 1000 mg/m² KO/d i. v. über 45 Minuten für 3 Tage **oder** 2. 750–1000 mg/d als i. v. Bolus für 3 Tage, dann 2 Tage 500–750 mg/d als i. v. Bolus		akuter lebensbdrohender SLE: Nephritis; schwerste Zytopenien (Thrombozytopenie, hämolytische Anämie), ZNS-Manifestationen (Paraparese/Querschnittmyelitis, Koma, Schlaganfall, Chorea), Pneumonitis
Dexamethason	1 - 4	mg/d p. o.	schwere ZNS-Manifestation, in der Schwangerschaft bei neonatalen LE-Syndromen zur Behandlung der fetalen Perikarditis, Myokarditis, Pleuritis
Immunsuppressiva			
Azathioprin	1 - 2,5	mg/kg KG/d p. o.	in der Sequenztherapie nach Cyclophosphamid-Bolustherapie; als Erhaltungstherapie bei Nephritis WHO Stadium II, Arthritis, Zytopenien sowie weiteren, nicht unmittelbar lebensbedrohenden Manifestationen; Einsparung von Kortikoiden
Cyclophosphamid	1. NIH-Protokoll: i. v. Bolustherapie: 500–1000 mg/m² KO/d über 6 Monate monatlich, danach vierteljährlich über insgesamt 2 Jahre		schwere Manifestationen: aktive proliferative Glomerulonephritis, ZNS-Manifestation, Pneumonitis; Kombination mit forcierter Diurese und Mesna zur Prophylaxe einer hämorrhagischen Zystitis; UAW: Amenorrhö, Teratogenität

Fortsetzung nächste Seite

L

Fortsetzung v. S. 611

Lupus erythematodes, systemischer
Grundprinzipien der Pharmakotherapie

Substanzklasse/Wirkstoff (Handelsname)	Dosierung			Indikation, Besonderheiten
2.	selten oral oder bei unzureichender Wirkung der Bolustherapie 1–2 mg/kg KG/d bei Unverträglichkeit von i. v. Cyclophosphamid			
3.	Kombination: initial 1000 mg/m² KO/d Methylprednisolon über 3 Tage, dann monatlich 500–1000 mg/m² KO/d Cyclophosphamid i. v. über 6 Monate, dann vierteljährlich		bei aktiver proliferativer Nephritis	
Methotrexat	7,5–	15	mg p. o. wöchentlich	begrenzte Erfahrungen; Arthritis, Hauterscheinungen, Serositis, Vaskulitis; kontraindiziert bei Nephritis
Ciclosporin A	3 –	5	mg/d p. o.	begrenzte Erfahrung bei SLE ohne renale Beteiligung; membranöse Glomerulonephritis: positiver Effekt ohne Nephrotoxität
Mycophenolatmofetil (CellCept®)	2 ×	1	g/d p. o.	noch begrenzte Erfahrungen, effektiv in der Induktions- und Erhaltungstherapie, evtl. Vorteile durch günstigeres UAW-Profil gegenüber Cyclophosphamid; Indikation ähnlich wie Azathioprin in der Erhaltungstherapie; UAW: Diarrhö, Leukopenie, Sepsis, Erbrechen, Infektneigung erhöht
Immunglobuline		0,4	g/kg KG/d i. v. über 5 Tage	glukokortikoidrefraktäre Thrombopenie bei aktivem SLE, Option bei nicht sicherer Abgrenzung zwischen Infektion und aktivem SLE; Abortprophylaxe bei Antiphospholipid-Syndrom; Kontraindikation: IgA-Mangel

Pharmakotherapie: Die Behandlung erfolgt entspr. der Aktivität des SLE und der Schädigung der betroffenen Organe (s. Tab.). Zulassungen für die Therapie des SLE liegen nur für Glukokortikoide und Antimalariamittel vor. **1.** Hautmanifestationen: UV-Protektion, Glukokortikoide lokal, Antimalariamittel; Reservearzneimittel: Azathioprin (z. B. Imurek®), 2 mg/kg KG/d p. o., Dapson, Thalidomid, Interferon topisch, Retinoide*; **2.** renale Beteiligung: Die optimale Behandlung der arteriellen Hypertonie ist neben der Erhaltung der Nierenfunktion prognostisch außerordentlich wichtig. ACE-Hemmer, z. B. Ramipril, 2,5–5 mg/d p. o., bzw. AT_1-Rezeptor-Antagonisten, z. B. Candesartan (Atacand®), sind effektiv und wirken zudem positiv auf die Proteinurie (Kontrolle der Nierenfunktion). **3.** SLE-Schubtherapie: Glukokortikoide*, z. B. Stoßtherapie mit Cortison i. v., ggf. nachfolgend Cyclophosphamid-Infusion 500–750 mg/m² KO bzw. Mycophenolatmofetil (CellCept®), 2 g/d p. o.; **4.** Langzeiterhaltungstherapie: Mycophenolatmofetil (CellCept®), 2 g/d p. o., und Azathioprin

(z. B. Imurek®), 2 mg/kg KG/d p. o., sind offensichtlich vergleichbar effektiv. **5.** terminale Niereninsuffizienz: Dialyse und Nierentransplantation* mit vergleichbaren Langzeitergebnissen wie bei anderen Nierenerkrankungen; **6.** neuropsychiatrische Manifestationen: Glukokortikoide bis max. 1 g/d und in absteigender Dosierung über die folgenden 14–21 Tage; Immunsuppressiva; bei Psychosen und Anfallsleiden zusätzlich Psychopharmaka bzw. Antiepileptika*; bei zerebraler Beteiligung i. R. eines Antiphospholipid-Syndroms Antikoagulation mit Acetylsalicylsäure*, 100 mg/d p. o., und Heparin* bzw. orale Antikoagulanzien*; bei Beginn einer langfristigen Glukokortikoidtherapie ist die begleitende Substitution mit Calcium und Vitamin D als Osteoporoseprophylaxe angezeigt.

Operative Therapie: Für operative Eingriffe bestehen beim SLE im Allg. keine Indikationen; sehr selten Splenektomie wegen anders nicht beherrschbarer Thrombozytopenie (dann Pneumokokkenvakzination erforderlich); in Einzelfällen Nierentransplantation bei terminaler Nierensinsuffizienz.

Sonstige Maßnahmen: **1.** Extrakorporale Immunadsorption bzw. Plasmapherese bietet die Möglichkeit bei hoher Erkrankungsaktivität, evtl. gleichzeitigem Infektionsverdacht bzw. bei Schwangerschaft, Antikörper und Entzündungsmediatoren zu eliminieren. Indikationen zum Plasmaaustausch sind insgesamt selten, aber bei hochakuten Fällen mit erheblicher Mortalität gegeben, z. B. bei begleitender thrombotisch-thrombozytopenischer Purpura, pulmonaler Hämorrhagie, schwerstem (catastrophic) Antiphospholipid-Syndrom; dann Kombination mit Immunsuppressiva (Stimulations-Depletions-Prinzip). **2.** jährliche Immunisierung gegen Influenza sowie entspr. STIKO-Empfehlungen; cave: keine Lebendvakzine; **3.** Antibiotikaprophylaxe bei allen dentalen, urogenitalen u. a. invasiven Eingriffen; **4.** Kontrazeption bei allen Patientinnen mit aktivem SLE (Nephritis, ZNS-Beteiligung) wegen erhöhter Schwangerschaftskomplikationen und zytotoxischer Therapien; bei Kinderwunsch und während der Schwangerschaft Beratung und Kontrollen in einem dafür ausgewiesenen Zentrum; bei männlichen Patienten vor Therapiebeginn mit zytotoxischen Arzneimitteln Asservierung von Spermien.

Eigenbehandlung: wegen ausgeprägter Photosensitivität Schutz vor direkter und indirekter Sonneneinstrahlung durch Sonnenschirme, lange Kleidung, Sonnenschutzcremes (Lichtschutzfaktor >15), bevorzugter Aufenthalt im Freien in den frühen Morgen- und späten Abendstunden; photosensibilisierende Arzneimittel, z. B. einige Antibiotika, vermeiden.

Hinweis: **1.** Jedes Fieber unter immunsuppressiver Therapie, bei chronischer Niereninsuffizienz, Herzklappenbefall sowie Haut- bzw. Schleimhautmanifestationen sollte unter der Frage Infektion oder Aktivität der Grunderkrankung untersucht werden. **2.** Aufklärung des Patienten über erhöhte Infektionsanfälligkeit und allergische Diathese (insbes. gegenüber Antibiotika: Penicilline, Sulfonamide); **3.** Kontrazeption mit Östrogenen wegen erhöhter Thrombose- und Malignitätsgefahr vermeiden.

Neuentwicklung: **1.** Biologika*: **a)** Anti-CD4, Anti-CD20: monoklonale Antikörper gegen CD4- bzw. CD20-positive Zellen, ggf. in Kombination mit Methylprednisolon-Bolus und Cyclophosphamid; **b)** CTLA4-Ig-Therapie: monoklonale Antikörper gegen Zelloberflächenantigene der APC; **c)** monoklonale Antikörper gegen Inteferon-alpha; **2.** autologe Stammzelltransplantation* und Hochdosis-Chemotherapie; **3.** zu hormonalen Therapien mit Danazol (Androgenderivat) und DHEA (Abk. für Dihydroepiandrostendion) sowie Bromocriptin als Hemmer der Prolaktinproduktion liegen noch keine sicheren klinischen Daten vor.

Selbsthilfe: Lupus Erythematodes Selbsthilfegemeinschaft e. V., Döppersberg 20, 42103 Wuppertal, Tel 0202 4968797, Fax 0202 4968798; E-Mail: lupus@rheumanet.org, Homepage: http://www.lupus.rheumanet.org.

Literatur: **1.** Hansen, A.; Hiepe, F.; Dörner, T.: Developments in lupus. Arthritis Res Therapy 9: 215 (2007); **2.** Gorman, C.; Leandro, M.; Isenberg, D.: B cell depletion in autoimmune disease. Arthritis Res & Therapy 5 (S1): 17–21 (2003); **3.** Hiepe, F.; Burmester, G. R.: Therapie des systemischen Lupus erythematodes. DMW 121: 1129–1133 (1996); **4.** Vaishnaw, A. K.; Walport, M. J.: Systemic lupus erythematosus. In: Belch, J. J. F.; Zurier, R. B. (eds): Connective tissue diseases. London, Glasgow, Weinheim: Chapman & Hall, 1995.

Autor: Th. Dörner.

Lupus pernio: s. Sarkoidose.

Luxation: vollständige Aufhebung der Gelenkkontinuität der am Gelenk beteiligten Knochenenden (Schulter, Patella, Knie, Finger und Zehen, Luxationsfrakturen des Schulter- und Sprunggelenks); es kommt zu Fehlstellungen, Funktionseinschränkung der betroffenen Extremität und Kapselüberdehnung oder -einriss; s. Schultergelenkluxation, Patellaluxation.

Behandlungsindikation: immer gegeben.

Operative Therapie: **1.** sofortige Reposition in Kurz- oder Vollnarkose zur Schonung der Weichteile, des Gelenkknorpels und der Kapsel; **2.** Die Periostzügel- oder Sehnendurchzugplastik ist bei habitueller Luxation im Sprunggelenk und Gefahr einer Arthrose* die einfachste und sicherste Methode; postoperativ 5 Wochen Unterschenkelliege- und -gehgips. **3.** offene Reposition und Osteosynthese bei Epiphysenluxation und -fraktur; **4.** ggf. arthroskopische oder konventionelle (bei knöchernen Verletzungen) Revision der Weichteile bei posttraumatisch rezidivierenden oder habituellen Schulterluxationen in jungem Alter (<40 Jahre); s. Tab.

Arbeitsunfähigkeit: je nach Lokalisation und Ausmaß der Luxation (z. B. mit Fraktur oder Bandruptur) sehr unterschiedlich.

Autor: E. E. Scheller.

Luxation

Gelenk	Therapie
Schultergelenk	Reposition, Gilchrist- oder Dessault-Verband für 3–5 Tage, Physiotherapie
subkapitaler Humerus (Luxationsfraktur)	geschlossene oder offene Reposition, Spickung, Plattenosteosynthese
Ellenbogengelenk	Reposition, Oberarmgips für 14 Tage, bei Instabilität oder knöcherner Beteiligung operative Versorgung
Hand- und Fingergelenke	Reposition, Ruhigstellung im Gipsverband, evtl. Bandnähte
Hüftgelenk	geschlossene oder offene Reposition
Kniegelenk	Reposition, Ruhigstellung im Gipsverband oder Medibayreuth-Schiene, Arthroskopie, bei Instabilität operative Versorgung
Patella	Reposition, Kniepunktion, Arthroskopie, operative Versorgung bei habitueller Patellaluxation
Sprunggelenk	Reposition, Gipsverband und operative Versorgung (häufig Frakturen oder Bandrupturen)
Talus- und Mittelfußgelenke	geschlossene oder offene Reposition, Spickung, Ruhigstellung im Gipsverband
Zehengelenke	Reposition, Spickung, Ruhigstellung im Gipsverband (Großzehe) oder Dachziegelverband (2.–5. Zehe)

Luxationsfraktur, subkapitale: s. Humerusfraktur.

LVRS: s. Emphysemchirurgie.

Lyell-Syndrom: s. Arzneimittelexanthem.

Lyme-Borreliose: syn. Lyme-Erkrankung; Abk. LB; durch Zeckenstich übertragene Spirochäteninfektion; **Erreger:** Borrelia burgdorferi sensu lato mit den 3 in Europa vorkommenden humanpathogenen Spezies Borrelia burgdorferi sensu stricto (auch in Nordamerika), Borrelia afzelii und Borrelia garinii; **Verlauf:** subklinisch oder mit breiter Symptomvielfalt; anhand zeitlicher Abläufe und bestimmter Organmanifestationen Einteilung in 3 Stadien, wobei nicht zwangsläufig jedes Stadium auftreten muss: **1.** Stadium I (frühe lokalisierte LB): in ca. 60 % der Fälle Erythema migrans (7–14 Tage nach Zeckenstich auftretende typische Wanderröte mit zentrifugaler Ausbreitung ausgehend vom Zeckenstich); Patient ist meist beschwerdefrei; z. T. unspezifische Krankheitszeichen wie Kopfschmerzen, Arthralgien und subfebrile Temperaturen. **2.** Stadium II (frühe disseminierte LB): hämotogene oder lymphogene Verbreitung der Erreger und Befall verschiedener Organsysteme mit großer Affinität zu Binde- und Nervengewebe; typische Krankheitsbilder sind Radikuloneuritis, lymphozytäre Meningitis* mit zunehmenden radikulären Schmerzen, Hirnnervenlähmungen (v. a. Fazialisparese*), Arthritis, Karditis mit höhergradigen AV-Blockierungen und multiples Auftreten eines Erythema migrans. **3.** Stadium III (späte oder chronische LB): Häufige Manifestationen sind rezidivierende Lyme-Arthritis und Akrodermatitis chronica atrophicans in Verbindung mit Polyneuritis (distale und symmetrische Missempfindungen); selten (Enzephalo-)Myelitis (u. a. mit spastisch-ataktischer Gangstörung, sensiblem Querschnitt oder Blasenlähmung); tritt meist bei nicht oder inadäquat behandelten Patienten auf. **Diagnose:** in Stadium I anhand des klinischen Bildes; in den Stadien II und III sind serologische Tests (Enzym-Immunassay, Immunoblot, Westernblot) hilfreich (cave: keine standardisierte Borrelienserologie, Unterscheidung zwischen Seronarbe und noch vorhandener Krankheitsaktivität problematisch); eine kulturelle Anzucht gelingt selten. Mit Hilfe der PCR kann Spirochäten-DNA nachgewiesen werden (cave: Vitalität der Bakterien unklar). Ein positiver Immunassay sollte wegen falsch positiver Befunde immer mit einer spezifischen Westernblot-Methode bestätigt werden. Bei negativem Bestätigungstest ist eine Borrelieninfektion außer im Stadium des Erythema migrans so gut wie ausgeschlossen.

Behandlungsindikation: Jedes Erythema migrans stellt unabhängig vom serologischen Befund (kann in diesem Stadium noch negativ sein) eine sofortige Therapieindikation dar, um das Fortschreiten der Erkrankung in ein späteres Stadium zu verhindern. Eine Behandlung muss erfolgen bei Nachweis: **1.** einer frischen Infektion durch Serokonversion mit Bestätigung im Westernblot nach Zeckenstich; **2.** einer abgelaufenen Infektion, Bestätigung im Westernblot und passender peripherer Klinik; **3.** einer Pleozytose mit autochthoner Antikörperproduktion im Liquor cerebrospinalis bei klinischem Verdacht auf Neuroborreliose. Eine LB mit entsprechenden Symptomen muss in jedem Stadium der Erkrankung behandelt werden. Auch in einem fortgeschrittenen chronischen Stadium kann eine LB geheilt werden, jedoch persistieren oft neurologische Residuen, die auch auf wiederholte Antibiotikagaben nicht ansprechen. Es besteht keine Behandlungsindikation bei einer positiven Borrelienserologie ohne klinische Symptomatik.

Pharmakotherapie: **1.** unkompliziertes Erythema migrans: **a)** Doxycyclin (Supracyclin® Tabs, Vibramycin®), 200 mg/d p. o. über 14 Tage, bei Auftreten zusätzlicher Symptome über 21 Tage; **b)** alternativ Amoxicillin (z. B. Amoxibeta®), 2 × 1000 mg/d p. o. oder 3 × 500 mg/d p. o., Cefuroxim (z. B. Elobact®), 2 × 500 mg/d p. o., oder Penicillin V (z. B. Jenacillin® V, Penbeta®), 3 × 1000 mg/d p. o., über 14–21 Tage; **c)** alternativ bei Unverträglichkeit gegenüber anderen Antibiotika Azithromycin (z. B. Zithromax®), 2 × 500 mg p. o. an Tag 1, anschl. 1 × 500 mg/d p. o. über weitere 4 Tage; cave: Therapieversager beschrieben; **2.** frühe disseminierte LB: **a)** Ceftriaxon (z. B. Rocephin®), 2 g/d i. v., oder Cefotaxim (z. B. Claforan®), 3 × 2 g/d i. v., bei Lyme-Karditis über 2 Wochen, bei neurologischer Manifestation abhängig vom klinischen Bild über 14–30 Tage, bei Lyme-Arthritis über 2–3 Wochen; **b)** alternativ bei Lyme-Arthritis oder isolierter Fazialisparese: Doxycyclin, 200 mg/d p. o., oder Amoxicillin, 2 × 1000 mg/d oder 3 × 500 mg/d p. o., über 2–4 Wochen; **3.** späte oder chronische LB: **a)** bei Akrodermatitis chronica atrophicans oder (Enzephalo-)Myelitis: Ceftriaxon, 2 g/d i. v., Cefotaxim, 3 × 2 g/d i. v., oder Penicillin G, 3 × 3 g/d i. v. über 14–30 Tage; **b)** alternativ bei Akrodermatitis chronica atrophicans: Doxycyclin, 200 mg/d p. o., oder Amoxicillin, 3 × 500–1000 mg/d p. o. über 14–30 Tage.

Psychotherapie: Bei bestimmten Formen der Neuroborreliose kann bei persistierenden subjektiven Symptomen trotz adäquater Antibiotikatherapie eine psychiatrische oder psychotherapeutische Intervention sinnvoll sein.

Prophylaxe: **1.** Besondere Bedeutung hat die Expositionsprophylaxe: lange, helle Kleidung und Kopfbedeckung in Waldgebieten tragen, anschließende Sichtkontrolle auf Zeckenbefall und sofortiges Entfernen von Zecken mit Pinzette (Transmissionsmaximum ca. 48 Stunden nach Zeckenstich). **2.** Nach einem Zeckenstich kann innerhalb von 48 Stunden eine einmalige Postexpositionsprophylaxe mit Doxycyclin, 100 mg p. o., durchgeführt werden. Ohne Behandlung liegt das Infektionsrisiko bei Entfernen der Zecke innerhalb von 24–48 Stunden bei ca. 1 %.

Hinweis: **1.** Lyme-Borreliose ist eine häufige Fehldiagnose bei bereits serologisch positiven Patienten mit dann vermeintlich fehlendem Ansprechen auf eine antibiotische Therapie. **2.** Der Stich/Biss anderer Zeckenarten, Insekten und Spinnen kann nach einem wesentlich kürzeren Intervall ein rasch rückläufiges Erythema migrans ohne Allgemeinsymptome verursachen. **3.** Im Stadium des Erythema migrans ist oft noch kein Antikörpernachweis möglich. **4.** Eine stadiengerechte antibiotische Therapie während der ersten Monate nach Infektion führt zur Heilung bei persistierender Seronarbe; bei verspätetem Therapiebeginn sind Residuen möglich. Eine wiederholte Antibiotikatherapie ist in diesem Fall unabhängig vom serologischen Befund nicht indiziert. **5.** Tetracycline sind während der Schwangerschaft und während des Stillens sowie bei Kindern <8 Jahre kontraindiziert. **6.** Eine Schutzimpfung ist nicht verfügbar. Der rekombinante OspA-Impfstoff LYMErix® gegen Borrelia burgdorferi sensu stricto wurde vom Markt genommen.

Selbsthilfe: Borreliose Bund Deutschland e. V., Bundesverband der Borreliose Selbsthilfe, In den Rödern 13, 64354 Reinheim, Tel. 06162 969443, Fax 06162 1666; E-Mail: info@borreliose-bund.de, Homepage: http://www.borreliose-bund.de.

Literatur: **1.** European Union Concerted Action on Lyme Borreliosis (Abk. EUCALB): http://vie.dis.strath.ac.uk/vie/LymeEU/; **2.** Kaiser, R. et al.: Neuroborreliose. In: Diener, H. C.; Putzki, N. (Hrsg.): Leitlinien für Diagnostik und Therapie in der Neurologie. 4. Aufl. Stuttgart: Thieme, 2008; **3.** Hengge, U. R. et al.: Lyme borreliosis. Lancet Infect Dis 3: 489–500 (2003); **4.** Satz, N.: Klinik der Lyme-Borreliose. 2. Aufl. Bern: Hans Huber, 2002.

Autoren: M. Frings, W. Güthoff, Th. Weinke, C. Weimar.

Lymphadenoektomie, retroperitoneale: s. Hodentumoren.

Lymphadenopathie, angioimmunoblastische: s. T-Zell-Lymphom, angioimmunoblastisches.

Lymphadenose, chronische: s. Leukämie, chronische lymphatische vom B-Zell-Typ.

Lymphdrainage: s. Massage.

Lymphoblastenleukämie: s. Leukämie, akute lymphatische des Erwachsenen.

Lymphogranulomatose: s. Hodgkin-Lymphom.

Lymphogranulomatosis benigna: s. Sarkoidose.

Lymphogranulomatosis X: s. T-Zell-Lymphom, angioimmunoblastisches.

Lymphoidzellenangina: s. Mononucleosis infectiosa.

Lymphome, hochmaligne periphere vom B-Zell-Typ: Sammelbezeichnung für die Gruppe hochmaligner aggressiver Non*-Hodgkin-Lymphome, die von immunkompetenten Zellen ausgeht und sich überwiegend nodal mit diffusem, seltener follikulärem Wachstumsmuster manifestiert; **Einteilung:** **1. WHO**-Klassifikation: **a)** diffuses großzelliges B-Zelllymphom (Abk. DGBZL), Häufigkeit 30–40 % aller Non-Hodgkin-Lymphome des Erwachsenen; **b)** Keimzentrumslymphom, follikulärer Typ, Grad 3; **2. Kiel**-Klassifikation: **a)** zentroblastisches (Abk. CB) Lymphom (14 % aller Lymphome), entspricht dem follikulären Typ, Grad 3

L

der WHO-Klassifikation; **b)** immunoblastisches (Abk. IB) Lymphom vom B-Zelltyp (5 %); **c)** primäres mediastinales (thymisches) großzelliges B-Zell-Lymphom (Abk. PMBL), ein Subtyp des DGBZL (2 %); **Klinik:** meist rasches (extra-)nodales Lymphomwachstum mit der Lokalisation entsprechenden Organ- und häufig Allgemeinsymptomen; Altersmedian liegt im 6.–7. bzw. beim PMBL im 4. Lebensjahrzehnt. **Prognose:** Die im internationalen prognostischen Index (Abk. IPI) genannten Risikofaktoren (Abk. RF) Alter >60 Jahre, Allgemeinzustand entsprechend ECOG ≥2, erhöhte LDH-Serumaktivität, Stadien III und IV und ≥1 extranodale Manifestation beeinflussen unabhängig voneinander und annähernd gleichwertig Remissionsrate, Rezidivrisiko und Überlebenswahrscheinlichkeit; eine Fünf-Jahres-Lebenserwartung erreichen entsprechend dem altersadaptierten IPI mit niedrigem IPI (0 RF) 83 % der ≤60-Jährigen und 56 % der >60-Jährigen, mit niedrig-intermediärem IPI (1 RF) 69/44 %, mit hoch-intermediärem IPI (2 RF) 46/37 % und mit hohem IPI (3 RF) 32/21 % der Patienten.

Behandlungsindikation: sofort nach Diagnosestellung Therapiebeginn mit kurativer Intention; **Strategie:** Die Erstbehandlung ist entscheidend für den Erfolg bei minimaler Heilungschance im Rezidiv; Dosisreduktionen müssen vermieden werden. Begleitmaßnahmen reduzieren das Risiko: Eine Risikostratifizierung erfolgt zurzeit nur bei ≤60-Jährigen: Die Behandlung sollte nach Möglichkeit innerhalb von Studien erfolgen. **1.** Primärtherapie: **a)** ≤60-Jährige mit Lymphom in lokalisierten Stadien (IPI 0 und 1) mit oder ohne Bulk (Lymphomdurchmesser >10 cm): Immunchemotherapie mit R-CHOP; in der MinT-Studie hat die Immuntherapie eine Verbesserung des Ergebnisses bei Vorliegen eines Bulk erzielt, allerdings ist zusätzlich eine IF-Bestrahlung erfolgt; der Stellenwert einer Bulk-Bestrahlung wird zur Zeit von der Deutschen Studiengruppe Hochmaligne NHL (Abk. DSHNHL) in der Unfolder-Studie überprüft. Bei fehlender CD20-Expression des Lymphoms wird das CHOEP-Protokoll eingesetzt; eine dosiseskalierte CHOEP-Therapie (high-CHOEP) hat nicht zu besseren Ergebnissen geführt. **b)** ≤60-Jährige mit Lymphom in fortgeschrittenen Stadien (IPI >1): bei fehlendem studiengesicherten Standard werden 6–8 Zyklen des R-CHOP-Protokolls empfohlen; alternativ oder bei fehlender CD20-Expression 8-mal CHOEP-14 oder 4-mal dosisintensiviertes ACVBP-Protokoll; in der Primärtherapie hat die Hochdosistherapie mit autologer Stammzelltransplantation noch keinen Stellenwert. **c)** >60-Jährige: 6 Kurse des R-CHOP-14-Protokolls, eine höhere Kurszahl ist mit einer Toxizitätssteigerung behaftet. **d)** Das primäre mediastinale (thymische) großzellige B-Zell-Lymphom wird mit 6 Zyklen des R-CHOP-Protokolls behandelt, eine zusätzliche kleinvolumige Strahlentherapie erfolgt nur bei großvolumigem/residualem Lymphom. **2.** Rezidivtherapie: **a)** für eine konventionelle Salvage-Therapie und anschließender Hochdosis-Chemotherapie (Abk. HDCT) mit autologer Stammzelltransplantation (Abk. ASZT) geeignete Patienten (guter Allgemeinzustand, Alter unter 60–65 Jahren): z. B. DHAP*-, ESHAP*-, ICE-, GDP-, GemOx-Protokoll jeweils kombiniert mit Rituximab, falls nicht bereits refraktär gegenüber einer vorausgegangenen Immunchemotherapie und HDCT plus ASZT; **b)** für eine HDCT plus ASZT nicht geeignete Patienten: Therapie in klinischen Studien, Rituximabmonotherapie oder, falls vertretbar, (R)-IMVP16, (R)-CEPP (Prednison, Etoposid, Procarbazin, Cyclophosphamid); CHOP-R-esc/SMARTE-R-CHOP-Studie der DSHNHL.

Pharmakotherapie: **1. Primärtherapie:** **a)** ≤60-Jährige mit geringem Risiko (IPI 0,1): 6 Zyklen R-CHOP-21; **b)** ≤60-Jährige in fortgeschrittenen Stadien bzw. hohem Risiko (IPI ≥2): 6–8 Zyklen des R-CHOP-14-Protokolls; **c)** >60-Jährige: Rituximab (MabThera®)-CHOP-Protokoll, 6 Zyklen in 2-wöchigen Intervallen (R-CHOP-14) oder 8 Zyklen in 3-wöchigen Intervallen (R-CHOP-21); eine Vorphase mit 2 mg i. v. (1 mg bei >70-Jährigen) Vincristin am Tag 1 und 100 mg p. o. Prednison an den Tagen 1–7 vor R-CHOP-Therapie ist empfehlenswert; zusätzlich G-CSF: Filgrastim (Neupogen®), 300 µg (<75 kg KG) oder 480 µg (≥75 kg KG) s. c. an den Tagen 4–13 des R-CHOP-Protokolls; **2. Rezidivtherapie/refraktär:** Salvage-Therapie **a)** für HDCT plus ASZT geeignete Patienten: DHAP-, MINE-ESHAP-, ICE-, GDP-, GemOx-Protokoll jeweils ggf. plus Rituximab, bei Ansprechen Konsolidierung mit HDCT (z. B. BEAM-Protokoll) plus ASZT; evtl. IF-Strahlentherapie der besonders betroffenen Region vor oder nach Stammzellasservation; **b)** für HDCT plus ASZT ungeeignete Patienten: Rituximabmonotherapie, R-IMVP16, R-CEPP (Cyclophosphamid, Etoposid, Procarbazin, Prednison) oder Therapie innerhalb von Studien; Empfehlung: Teilnahme an Therapieoptimierungsstudien, z. B. der Deutschen Studiengruppe Hochmaligne NHL (Abk. DSHNHL). Studienleitkommission: Prof. Dr. M. Pfreundschuh (Homburg), Prof. Dr. M. Löffler (Leipzig), Prof. Dr. N. Schmitz (Hamburg), Prof. Dr. L. Trümper (Göttingen); NHL-Studiensekretariat: Universität des Saarlandes, Innere Medizin I, Kirrberger Str., Gebäude 40, 66421 Homburg, Tel.: 06841 1623084, Fax: 06841 1623004; E-Mail: dshnhl@uniklinik-saarland.de, Homepage: http://www.lymphome.de/Gruppen/DSHNHL/.

Strahlentherapie: **1.** Bei initial großer Lymphommasse (>7,5 cm), extranodalen Manifestationen einschließlich dem primären mediastinalen (thymischen) großzelligen B-Zell-Lymphom oder residualen Lymphomen nach 6 Zyklen Chemotherapie IF-Bestrahlung mit einer Zielvolumendosis (Abk. ZVD) von etwa 36 Gray (nicht bei >60-Jährigen mit NHL der Stadien I und II); **2.** palliative Bestrahlungsindikationen: s. Lymphom, follikuläres.

Sonstige Maßnahmen: **1.** Supportivmaßnahmen zur Rituximab-CHOP-Therapie, insbes. bei 14-tägigen Intervallen oder schwerer Neutropenie (Leukozyten <1000/μl): G-CSF: Filgrastim, 300 μg (<75 kg KG) oder 480 μg (≥75 kg KG) s. c. von Tag 4 bis zum Durchschreiten des Nadirs oder einmalig Pegfilgrastrim (Neulasta®) 6 mg Fertigspritze an Tag 4; **2.** wegen der Rituximab-induzierten B-Zell-Depletion: antivirale Prophylaxe (z. B. Aciclovir, z. B. Zovirax®, 4 × 400 mg/Tag p. o.) und antibiotische Prophylaxe (Levofloxacin, Tavanic®, 250 mg/Tag p. o.; z. B. bei Leukozyten <1500/μl) und gegen eine evtl. Pneumocystis-Pneumonie Cotrimoxazol (Eusaprim®) 2 × 1 Tbl. p. o. an 2 Tagen/Woche; **3.** Substitution mit Blutprodukten: Erythrozytenkonzentrate* bei symptomatischer Anämie bzw. Hämoglobinkonzentration <7 g/dl, Thrombozytenkonzentrate* bei Thrombozytopenie-bedingter Blutungsneigung bzw. Thrombozytenkonzentration <10 000(–20 000)/μl in Abhängigkeit von weiteren Risikofaktoren wie z. B. Infektionen; **4.** frühe antibiotische Therapie von Infektionen.

Arbeitsunfähigkeit: während der gesamten Behandlungsphase, meist auch 3–6 Monate weiter; Grad der Behinderung: 100 während der zytostatischen Therapie; mind. 60 für 3 Jahre nach Vollremission; anschließend entsprechend den Organschädigungen oder Beschwerden.

Hinweis: sorgfältige Erfassung aller chemotherapeutischen UAW, z. B. Mukositis (nach Hochdosis-Chemotherapie bes. mit Methotrexat oder Etoposid), Kardiomyopathie* (durch Anthracyclinderivate), Hepatopathie, Nephropathie (z. B. durch Aminoglykoside), Polyneuropathie* (durch Vincristin).

Neuentwicklung: **1.** Therapieoptimierungsstudien der DSHNHL; **2.** monoklonale (Radio-)Immuntherapeutika, z. B. ^{90}Yttrium-Ibritumomab-Tiuxetan ([^{90}Y]-Zevalin®, in dieser Indikation noch nicht zugelassen), ^{131}Iod-Tositumomab ([^{131}I]-Bexxar®, noch nicht zugelassen), haben in Phase-II-Studien ihre Wirksamkeit insbesondere in der Rezidivsituation älterer Patienten gezeigt; **3.** (nicht-)myeloablative Hochdosistherapie mit allogener Stammzelltransplantation im Rezidiv; **4.** Enzastaurin, ein Inhibitor der Protein-Kinase C-beta, wird zur Zeit in einer Phase-III-Studie nach R-CHOP-Induktion als orale Erhaltungstherapie geprüft; siehe http://www.lillytrials.com oder http://www.clinicaltrials.gov; **5.** die Erfassung der Genexpressionsmuster des Tumorzellklons aber auch der Gensignaturen des begleitenden Stromagewebes werden künftige Therapiestrategien beeinflussen.

Selbsthilfe: Die Deutsche Leukämie- & Lymphom-Hilfe e. V. (DLH), Bundesverband der Selbsthilfeorganisationen zur Unterstützung von Erwachsenen mit Leukämien und Lymphomen e. V., Thomas-Mann-Str. 40, 53111 Bonn, Tel. 0228 33889200, Fax 0228 3388922; E-Mail: info@leukaemie-hilfe.de, Homepage: http://www.leukaemie-hilfe.de.

Literatur: **1.** Friedberg, J. W.; Fisher, R. I.: Diffuse large B-cell lymphoma. Hematol Oncol Clin North Am 22: 941–952 (2008); **2.** Jantunen, E. et al.: Autologous stem cell transplantation in elderly patients (≥60 years) with diffuse large B-cell lymphoma: an analysis based on data in the European Blood and Marrow Transplantation registry. Haematologica 93: 1837–1842 (2008); **3.** Jost, L. (coordinating author for the ESMO Guidelines Working Group): Relapsed large B-cell non-Hodgkiǹs lymphoma: ESMO clinical recommendations for diagnosis, treatment and follow up. Annals of Oncology 18 (Suppl 2): ii57–ii58 (2008); **4.** Pfreundschuh, M. et al.: Six versus eight cycles of bi-weekly CHOP-14 with or without rituximab in elderly patients with aggressive CD20+ B-cell lymphomas: a randomised controlled trial (RICOVER-90). Lancet Oncol 9: 105–116 (2008); **5.** Tilly, H.; Dreyling, M. (on behalf of the ESMO Guidelines Working Group): Diffuse large B-cell non-Hodgkiǹs lymphoma: ESMO clinical recommendations for diagnosis, treatment and follow up. Annals of Oncology 18 (Suppl 2): ii67–ii69 (2008); **6.** Gleissner, B. et al.: Behandlung diffus-großzelliger B-Zell-Lymphome. Internist 48: 389–395 (2007).

Autor: P. Meusers.

Lymphome, primär extranodale: Non*-Hodgkin-Lymphome (ca. 30 %) nahezu aller Entitäten, die sich primär (Stadium I_E) oder klinisch dominierend (Stadium II_E) in nichtlymphatischen Organen manifestieren; **Einteilung:** Stadieneinteilung nach Ann-Arbor-Klassifikation; **Sonderformen:** das extranodale Marginalzonen-B-Zell Lymphom (Abk. MZL) des Mukosa-assoziierten lymphatischen Gewebes (Abk. MALT für engl. mucosa associated lymphoid tissue) bildet in der WHO-Klassifikation eine eigenständige Entität. **Ätiologie:** Infektionen und/oder chronische immunologische Reaktionen sind für die Entwicklung und in einzelnen Fällen für die Therapie verschiedener MALT-Lymphome bedeutsam: z. B. Infektion mit Helicobacter pylori im Magen, Campylobacter jejuni (immunproliferative Dünndarmerkrankung, Abk. IPSID), Borrelia Burgdorferi (Haut), Hepatitis C-Virus (splenisches Marginalzonen-Lymphom) oder Hashimoto-Thyreoiditis (Schilddrüse). **Prognose:** mittlere Fünf-Jahres-Lebenserwartung ausgewählter Organmanifestationen der Stadien I_E und II_E der Ann-Arbor-Klassifikation: Speicheldrüsen ca. 90 %, Magen 80–85 %, Orbita ca. 80 %, Waldeyer-Rachenring ca. 80 %, Schilddrüse 60–90 %, Mamma 27 % (Nicht-MALT-Lymphom, Stadium II_E) bis >80 % (niedrigmalignes MALT-Lymphom, Stadium I_E), Knochen 50–60 % bei solitärem Befall, Hoden 40–50 %, Zentralnervensystem (nach Hochdosis-Methotrexat und ggf. Ganzhirnbestrahlung) ca. 20 %.

Behandlungsindikation: **1.** im Stadium I_E und II_E niedrigmaligner Helicobacter-pylori-negativer

MALT-Lymphome und anderer indolenter Lymphome sofortiger Therapiebeginn nach Diagnosestellung; **2.** im Generalisationsstadium (Stadien II-I_E und IV_E) Therapiebeginn erst bei Krankheitsprogression oder Symptomatik entspr. den Richtlinien für niedrigmaligne Non-Hodgkin-Lymphome: zytostatische Chemotherapie entspr. der Lymphomentität evtl. mit nachfolgender IF-Bestrahlung (IF Abk. für engl. involved-field) der ursprünglichen extranodalen Organinfiltration; **3.** bei MALT-Lymphomen mit großzelligen Anteilen und großzelligen Nicht-MALT-Lymphomen aller Stadien sofort nach Diagnosestellung intensive Chemotherapie, z. B. entspr. dem CHOP*-Protokoll, bei CD20-Expression in Kombination mit Rituximab; der Stellenwert einer anschließenden IF-Bestrahlung insbes. nach einer Immunchemotherapie muss in Studien überprüft werden. **Strategie:** Wegen der Seltenheit der extranodalen NHL in den verschiedenen Organen existieren keine verbindlichen Behandlungsstrategien. Alle Empfehlungen beruhen auf empirischen, überwiegend retrospektiv gewonnenen Erfahrungen; entspr. sind die Vorschläge zur Therapie ausgewählter primär extranodaler NHL zu werten (s. Tab.). R-CHOP ist die Standardtherapie bei aggressiven CD20-positiven B-Zell-Lymphomen, die Erfahrungen bei primär extranodalen Lymphomen sind noch spärlich; Studien müssen zeigen, ob Rituximab zu einer Verbesserung der Ergebnisse führt oder evtl. die lokale Bestrahlung ersetzt. Die Empfehlungen sind überwiegend nicht durch Studien abgesichert; dies gilt für die Strahlendosis, Zielvolumina und die adjuvante Chemotherapie bei indolenten NHL und auch die adjuvante Strahlentherapie bei aggressiven/hochmalignen NHL, die grundsätzlich ihrer Entität entsprechend (immun-)chemotherapiert werden. Besonderheiten: **1.** Magen- und IPSID-Lymphom: in der Frühphase kann eine antibiotische Therapie (Helicobacter-pylori-Eradikation des Magens oder Campylobacter jejuni-Behandlung bei IPSID) zur anhaltenden/vorübergehenden Rückbildung des niedrigmalignen Lymphoms führen; **2.** Zentralnervensystem (Abk. ZNS): keine Glukokortikoidgaben vor bioptischer Diagnosensicherung; nach alleiniger Strahlentherapie nur kurze Remissionsdauer; bessere Ergebnisse werden nach hochdosierter Chemotherapie mit Zytostatika, die die Blut-Hirnschranke überwinden, beobachtet, in erster Linie hochdosiertes Methotrexat allein oder in Kombination z. B. mit Procarbacin, BCNU oder Cytarabin. Beste Ergebnisse mit kombinierter Radiochemotherapie, die jedoch insbes. altersabhängig in 13–38 % der Behandelten zu einer Leukenzephalopathie mit Veränderungen der Marksubstanz und schweren Wesensveränderungen bis zum Tod führen kann; in einer bundesweiten Studie wird deshalb initial eine Hochdosis-Methotrexat- und Ifosfamidtherapie durchgeführt. Bei Vollremission erfolgt randomisiert entweder sofort oder erst bei auftretendem Rezidiv eine Ganzhirnbestrahlung (WBI, Abk. für engl. whole brain irradiation). Bei fehlender Remission wird zwischen Hochdosis-Cytarabintherapie und WBI randomisiert; eine Teilnahme an dieser (siehe unter Hinweise 3b) oder anderen Studien ist dringend empfehlenswert. Intraokulare Orbitalymphome (Nervus opticus, Retina, Glaskörper, Uvea) werden als Hirnbestandteil wie ZNS-Lymphome behandelt; ganz anders die extraokularen Orbitalymphome (alle Weichteile einschl. Konjunktiven), die bei indolenter Histologie eine IF-Bestrahlung mit 25–30 Gy erhalten, bei hochmaligem Lymphom eine Chemoradiotherapie. **3.** Waldeyer-Rachenring und Speicheldrüsenlymphome: Therapie entsprechend der Pathohistologie; **4.** NK-/T-Zell-Lymphom der Nase/Nasennebenhöhlen: vorwiegend in Asien auftretend; entscheidend ist eine initiale hochdosierte Bestrahlung mit einer Zilevolumendosis von 50 Gy, anschließend konsolidierende Chemotherapie, evtl. als Hochdosistherapie mit Stammzelltransplantation. **5.** Schilddrüsenlymphom: während das Marginalzonenlymphom vom MALT-Typ mit alleiniger Bestrahlung eine hervorragende Prognose hat, muss beim diffusen großzelligen B-Zell-Lymphom eine den hochmalignen NHL entsprechende Chemotherapie mit anschließender Strahlentherapie erfolgen. **6.** Brustdrüsenlymphom: insbesondere MALT- und follikuläre NHL (etwa ein Drittel der Lymphome) haben eine sehr gute Prognose, sie treten meist im fortgeschrittenen Alter auf. Die Mehrzahl entwickelt hochmaligne Lymphome, die grundsätzlich initial chemotherapeutisch (z. B. R-CHOP*-Protokoll) behandelt werden; eine Untergruppe bilden jüngere Frauen, die während der Schwangerschaft oder Laktationsphase hochaggressive Burkitt-Lymphome* entwickeln. **7.** Knochen/Skelett-Lymphom: wichtig ist die Erfassung der Ausdehnung (Staging) insbes. auch in die Weichteile mit MRT. Abgesehen von der diagnostischen Biopsie sollten trotz der langanhaltenden Remissionen verstümmelnde Resektionen vermieden werden; eine Radiochemotherapie führt zum gleichen Erfolg. **8.** Hodenlymphom: hohe Disseminierungstendenz, insbes. in das ZNS (bis zu 30 %), die Haut, die Hals-Nasen-Ohren-Region und in den kontralateralen Hoden; neben der Radiochemotherapie mit Bestrahlung des nicht betroffenen Hodens hat sich eine intrathekale ZNS-Prophylaxe mit Methotrexat als empfehlenswert erwiesen, die allein nicht in allen Fällen ein Rezidiv im ZNS verhindert. Wegen der Nebenwirkungen bei zumeist fortgeschrittenem Alter sind eine prophylaktische ZNS-Bestrahlung oder Hochdosis-Methotrexatprophylaxe kaum vertretbar.

Pharmakotherapie: **1.** zytostatische Chemotherapie: **a)** Bei MALT-Lymphom mit hochmalignem Anteil und anderen aggressiven NHL erfolgt unabhängig von der Ausbreitung eine intensive Chemotherapie, ggf. (CD20-positive Lymphome) mit Rituximab z. B. entsprechend dem (R-)CHOP*-Pro-

Lymphome, primär extranodale
Therapie primär extranodaler Lymphome der Stadien I_E und II_E

Organ	Histologie/Stadium	Therapievorschlag
Magen	indolent/aggressiv	Resektion nur bei komplizierender Blutung oder Perforation
	indolent, H. p.$^+$, Stadium I_E (II_E nur in Studien)	Helicobacter-pylori-Eradikationstherapie falls erfolglos: Strahlentherapie mit 30–40 Gy
	indolent, H. p.$^-$, Stadium I_E/II_E	modifizierte EF-Bestrahlung mit 30 Gy und Boost mit 10 Gy bei II_E: + 6-mal COP-Chemotherapie
	aggressiv, Stadium I_E/II_E	Chemotherapie CHOP ggf. + Rituximab (CD20+-Lymphom) + IF-Bestrahlung mit 30–40 Gy
Darm	indolent/aggressiv	Resektion nur bei Blutung oder Ileus
	indolent, Stadium I_E/II_E	abdominales Bad mit 25 oder 30 Gy (ED 1,5 Gy) bei Residuen: + Boost mit 8–10 Gy
	aggressiv, Stadium I_E/II_E	Chemotherapie ggf. + Rituximab (s. Lymphome, hochmaligne periphere vom B-Zell-Typ) ggf. + IF-Bestrahlung mit 25–30 Gy
Orbita (alle Weichteile einschl. Konjunktiven, nicht intraokular)	indolent	IF-Bestrahlung mit 25–30 Gy
	aggressiv	Chemotherapie CHOP ggf. + Rituximab (CD20+-Lymphom) + IF-Bestrahlung mit 30–36 Gy
ZNS	indolent/aggressiv	Methotrexat-basierte Hochdosis-Chemotherapie ggf. (z. B. bei fehlender Vollremission/Rezidiv): + Ganzhirnbestrahlung mit 39,6–45 Gy
	intraokular (Nervus opticus, Retina, Glaskörper, Uvea)	wie indolent/aggressiv bei fehlendem Ansprechen auf Methotrexat-basierte Hochdosis-Chemotherapie oder bei Rezidiv: IF-Bestrahlung mit 40–45 Gy
Waldeyer-Rachenring	Marginalzonenlymphom, indolent vom MALT-Typ	IF-Bestrahlung mit 30–36 Gy, einseitig mit oberen zervikalen Lymphknoten
	follikuläres Lymphom Grad 1 und 2	beidseitige Bestrahlung mit 30–36 Gy, einschließlich aller ipsilateralen zervikalen Lymphknoten
	hochmaligne/aggressiv (in >80 % der Fälle)	Chemotherapie CHOP ggf. + Rituximab (CD20+-Lymphom) + IF-Bestrahlung mit 36–44 Gy
Speicheldrüsen	indolentes Marginalzonenlymphom oder follikuläres Lymphom Grad 1 und 2	IF-Bestrahlung mit 30 Gy, einseitig mit oberen zervikalen Lymphknoten bei II_E: + Bestrahlung supraklavikulärer Lymphknoten
Nase/Nasenneben-höhlen	NK-/T-Zell-Lymphom	IF-Bestrahlung mit 50 Gy (Radiotherapie zwingend erforderlich), nachfolgend Chemotherapie ggf. + Hochdosis-Chemotherapie + autologe Stammzelltransplantation

Fortsetzung nächste Seite

L

Fortsetzung v. S. 619

Lymphome, primär extranodale
Therapie primär extranodaler Lymphome der Stadien I_E und II_E

Organ	Histologie/Stadium	Therapievorschlag
Nasenneben-höhlen	diffuses großzelliges B-Zell-Lymphom oder Burkitt-Lymphom	Chemotherapie CHOP ggf. + Rituximab (CD20+-Lymphom), ggf. Burkitt-Lymphom-Protokoll parameningeale Lokalisation: ggf. intrathekale Prophylaxe und IF-Bestrahlung mit 36–40 Gy
Schilddrüse	indolentes Marginalzonenlymphom vom MALT-Typ	EF-Bestrahlung mit 30 Gy (kleinvolumig bis 40–44 Gy), hochzervikale, zervikale, supra- und infraklavikuläre Lymphknoten, oberes Mediastinum
	diffuses großzelliges B-Zell-Lymphom	Chemotherapie CHOP ggf. + Rituximab (CD20+-Lymphom); ggf. Burkitt-Lymphom-Protokoll + IF-Bestrahlung mit 36–44 Gy
Brustdrüse	follikuläres Lymphom Grad 1 und 2 oder Marginalzonenlymphom vom MALT-Typ	IF-Bestrahlung mit 30 Gy, bei Resttumor kleinvolumig bis 40–44 Gy
	hochmaligne/(hoch-)aggressive Lymphome	Chemotherapie CHOP ggf. + Rituximab (CD20+-Lymphom), ggf. Burkitt-Lymphom Protokoll + IF-Bestrahlung mit 36–44 Gy
Knochen/Skelett	aggressive, häufig CD30-positive anaplastische Lymphome	CHOP-Chemotherapie + IF-Bestrahlung mit 40 Gy
Hoden	meist diffuses großzelliges B-Zell-Lymphom z. T. auch lymphoblastisches oder Burkitt-Lymphom	Orchiektomie + Chemotherapie wie bei den entsprechenden Lymphomen ggf. + IF-Bestrahlung des Skrotums und kontralateralen Hodens mit 25–30 Gy ggf. + intrathekale Methotrexattherapieprophylaxe

EF: extended-field; H. p.: Helicobacter pylori; IF: involved-field

tokoll mit adjuvanter IF-Bestrahlung der ursprünglichen Organmanifestation. Ausnahmen: lymphoblastische, Burkitt- und Burkitt-ähnliche Non-Hodgkin-Lymphome werden entspr. den Protokollen für akute lymphoblastische Leukämien und Burkitt*-Lymphome behandelt. **b**) Bei lokalisierter Manifestation eines niedrigmalignen/indolenten MALT- und anderen Lymphoms ist der Wert der adjuvanten Chemotherapie und/oder Immuntherapie, z. B. (R-)COP*-Protokoll oder Rituximabmonotherapie, Gegenstand von Studien. **c**) Bei ZNS-Lymphom wird Hochdosis-Methotrexat in unterschiedlichen Dosierungen, zumeist zwischen 1,5–4 g/m² KO/d i. v. zumeist als 4-Stundeninfusion alle 2 Wochen bis zu 6-mal appliziert. Dabei muss der pH-Wert des Urins über 6,8 gehalten werden (Kalium-Natrium-Hydrogencitrat, z. B. Uralyt-U®), 12–24 Stunden später Folinsäurerescue zur Inaktivierung der Methotrexatwirkung mit Calciumfolinat (Leucocorin®) 25 mg i. v. alle 6 Stunden, bis die Serum-Methotrexatkonzentration <0,1 µmol/l erreicht ist. **2.** Magen: Helicobacter-pylori-Eradikationsbehandlung des Helicobacter-pylori-positiven niedrigmalignen MALT-Lymphoms im klinisch gesicherten Stadium I_E: **a**) Tripel-Therapie: Omeprazol (z. B. Antra®, Omep®), 2 × 20 mg p. o., oder Lansoprazol (z. B. Lanzor®), 2 × 30 mg, oder Pantoprazol (z. B. Pantozol®), 2 × 40 mg, oder Esomeprazol (z. B. Nexium®mups), 2 × 40 mg, vor den Mahlzeiten, Tag 1–7, und 1-mal täglich Standarddosis, Tag 8–28; Amoxicillin (z. B. Amoxypen®), 2 × 1000 mg p. o. nach den Mahlzeiten, Tag 1–7; Clarithromycin (z. B. Klacid®), 2 × 500 mg p. o. nach den Mahlzeiten, Tag 1–7; **b**) Quadrupel-Therapie: Omeprazol, 2 × 20 mg p. o. vor den Mahlzeiten, Tag 1–7, und 1 × 20 mg, Tag 8–42; Bismutnitrat (z. B. Angass®), 4 × 2–3 Tbl. (4 × 100–150 mg) p. o. vor den Mahlzeiten, Tag 4–10; Tetracyclin (z. B. Achromycin®), 4 × 500 mg p. o. nach den Mahlzeiten, Tag 4–10; Metronidazol (z. B. Clont®), 3 × 400 mg p. o. nach den Mahlzeiten, Tag 4–10. Der Erfolg der Eradikationsbehandlung muss nach 6 Wochen und dann in dreimonatigen Intervallen überprüft werden. Nach 2 vergeblichen Therapieversuchen der Helicobacter-pylori-Eradikation, Lymphomprogression oder fehlender Regression innerhalb von 6 Monaten ist eine Bestrahlung erforderlich; ggf. erneut Histopathologie und klinisches Stadium überprüfen.

Operative Therapie: Bei extranodalen MALT- und anderen Lymphomen besteht keine Notwendigkeit zur Lymphomresektion oder Tumorverkleinerung. Ausnahme: operative Intervention bei konservativ unstillbarer Blutung, Organperforation, bedrohlicher, konservativ nicht kontrollierbarer symptomatischer Kompression oder diagnostischer Gewebeentnahme.

Strahlentherapie: optimale Feldgröße und Strahlendosis (30–50 Gy) sind Gegenstand von Diskussion und Studien; dies gilt auch für Patienten mit aggressiven NHL mit Vollremissionen nach Immunchemotherapie. Alle Empfehlungen haben deshalb vorläufigen Charakter. In den Stadien I_E und II_E: IF-Bestrahlung; Ausnahmen: z. B. Magen und Schilddrüse mit Radiotherapie (Abk. RT) der angrenzenden Lymphstationen; Zentralnervensystem mit Ganzhirnbestrahlung; Hodenlymphom mit RT des Skrotums einschließlich des nicht befallenen Hodens, ggf. auch der paraaortalen oder iliakalen Lymphknoten und prophylaktische intrathekale Methotrexat-Prophylaxe; Zielvolumina bei den verschiedenen Lymphomen: s. Tab.; ED meist 1,8–2 Gy (Ausnahme abdominales Bad: 1,5 Gy) täglich, 5-mal wöchentlich; sorgfältige Abschirmung strahlensensibler, angrenzender Strukturen (z. B. Auge, Sehnerv, Rückenmark, Niere, Leber); bei der Wahl einer zusätzlichen Chemotherapie muss die RT bezüglich der unerwünschten Wirkungen berücksichtigt werden.

Arbeitsunfähigkeit: während der diagnostischen und therapeutischen Maßnahmen sowie danach bis zur Rückbildung von UAW, darüber hinaus in Abhängigkeit von Beschwerden; Grad der Behinderung (Abk. GdB) von 50 für 3 Jahre (Heilungsbewährung) nach Vollremission bei primär lokalisierter Krankheitsmanifestation; im Generalisationsstadium bei geringen Auswirkungen GdB 30–40, bei Behandlungsbedürftigkeit 50–70, bei starken Auswirkungen, z. B. Progression, Anämie, Thrombozytopenie, Infekten 80–100.

Hinweis: **1.** Unzureichende bzw. mechanisch alterierte endoskopisch gewonnene Gewebeproben gewährleisten keine exakte histopathologische Klassifizierung. **2.** Bei alleiniger Eradikationsbehandlung des MALT-Lymphoms des Magens muss die Möglichkeit der regelmäßigen endosonographischen Kontrolle gewährleistet sein. **3.** Studienprotokolle: **a)** Deutsche Studiengruppe Gastrointestinale Lymphome (Abk. DSGL): Multicenter-Studie zur Behandlung primärer Lymphome des Magens – Therapieoptimierung in den Stadien I_E und II_E bei indolenten und aggressiven Lymphomen; Koordination: Dr. P. Koch, Innere Medizin, Universitätsklinikum Münster, E-Mail: lymphome-muenster@ukmuenster.de, Homepage: www.lymphome.de; **b)** Deutsche Studiengruppe Primäre ZNS Lymphome (G-PCNSL-SG-1): Phase IV-Studie zum Stellenwert der Ganzhirnbestrahlung in der Primärtherapie primärer ZNS-Lymphome mit Hochdosis-Methotrexat; Studienleiter: Prof. Dr. E. Thiel, Prof. Dr. M. Weller, PD Dr. A. Korfel, Statistische Prüfung: Prof. Dr. P. Martus, Med. Klinik III, Klinikum Benjamin Franklin, E-Mail: ethiel@zedat.fu-berlin.de, Homepage: http://www.lymphome.de/Gruppen/G-PCNSL-SG/index.jsp; **4.** siehe auch Studien der International Extranodal Study Group, Homepage: http://www.ielsg.org.

Selbsthilfe: Die Deutsche Leukämie- & Lymphom-Hilfe e. V. (DLH), Bundesverband der Selbsthilfeorganisationen zur Unterstützung von Erwachsenen mit Leukämien und Lymphomen e. V., Thomas-Mann-Str. 40, 53111 Bonn, Tel. 0228 33889200, Fax 0228 3388922; E-Mail: info@leukaemie-hilfe.de, Homepage: http://www.leukaemie-hilfe.de.

Literatur: **1.** Engelhard, M.; Stuschke, M.: Non-Hodgkin-Lymphome. In: Bamberg, M.; Molls, M.; Sack, H. (Hrsg.): Radioonkologie. Bd 2: Klinik. 2. Aufl. München: Zuckschwerdt-Verlag, 2009; **2.** Jennings, W. C. et al.: Primary breast lymphoma. The role of mastectomy and the importance of lymph node status. Ann Surg 245: 784–789 (2007); **3.** Tsang, R. W.; Gospodarowicz, M. K.: Non-Hodgkin's lymphoma. In: Gunderson, L. L.; Tepper, J. E. (eds.): Clinical Radiation Oncology. Philadelphia: Elsevier Churchill Livingston, 2007; **4.** Koch, P. et al.: Treatment results in localized primary gastrointestinal lymphoma: data of patients registered within the German Multicenter Study (GIT NHL 01/92). J Clin Oncol 23: 7050–7059 (2005); **5.** Yahalom, J. et al.: Extranodal marginal zone B-cell lymphoma of mucosa-associated lymphoid tissue. In: Mauch, P. M. et al. (eds): Non-Hodgkin's Lymphomas. Philadelphia, Baltimore, New York: Lippincott Williams & Wilkins, 2004.

Autor: P. Meusers.

Lymphome, primär kutane: Sammelbezeichnung für eine heterogene Gruppe der Non*-Hodgkin-Lymphome (Abk. NHL), definiert als klonale Proliferationen Hauti nfiltrierender B- oder T-Lymphozyten, die sich primär (innerhalb der ersten 6 Monate des Bestehens) an der Haut manifestieren; Abgrenzung zu sekundär kutanen Lymphomen trotz gleicher Zytologie wichtig wegen erheblicher Unterschiede in klinischem Verhalten und Prognose; **Inzidenz:** 0,5–1/100 000 Einwohner; **Formen :** nach WHO-EORTC-Klassifikation (EORTC: Abk. für European Organization for Research and Treatment of Cancer): **1.** T-Zell, indolent: Mycosis fungoides (Abk. MF), MF mit follikulärer Muzinose, pagetoide Retikulose, CD30-positives großzelliges T-Zell-Lymphom, lymphomatoide Papulose; **2.** T-Zell, aggressiv: Sézary-Syndrom, CD30-negatives großzelliges T-Zell-Lymphom; **3.** T-Zell, provisorisch: granulomatous slack skin, pleomorphes klein-/mittelgroßzelliges T-Zell-Lymphom, sub-

Lymphome, primär kutane Tab. 1
Stadieneinteilung der Mycosis fungoides für die adaptierte Therapieentscheidung

Stadium	Definition
I–II A	ausschließlicher Hautbefall (einschließlich reaktiver Lymphknotenschwellungen) mit Patches und Plaques
II B	ausschließlicher Hautbefall (einschließlich reaktiver Lymphknotenschwellungen) mit Patches, Plaques und Tumoren
III	ausschließlicher Hautbefall (einschließlich reaktiver Lymphknotenschwellungen) mit Erythrodermie
IV A	spezifischer Befall auch von Lymphknoten
IV B	Befall auch von viszeralen Organen

kutanes CTCL (Abk. für kutanes T-Zell-Lymphom); **4.** B-Zell, indolent: Follikelzentrumslymphom, Marginalzonen-B-Lymphom; **5.** B-Zell, intermediär: großzelliges B-Zell-Lymphom der unteren Extremität; **6.** B-Zell, provisorisch: intravaskuläres B-Zell-Lymphom, Plasmozytom.

Behandlungsindikation: an Entität und Krankheitsstadium adaptierte Therapie sofort nach Diagnosestellung; für CTCL bisher zwar keine kurative Therapie möglich, Behandlung kann aber Fortschreiten der Krankheit aufhalten; Stadieneinteilung für die adaptierte Therapieentscheidung:

Lymphome, primär kutane Tab. 2
Adaptierte Therapie

Entität	Stadium	Initialtherapie	Alternativtherapie	Adjuvanzien	Rezidivtherapie	Erhaltungstherapie
Mycosis fungoides/ follikuläre Muzinose	I–II A	PUVA + IFN-α	PUVA **oder** PUVA + Bexaroten **oder** PUVA + IFN-α + Bexaroten	Glukokortikoide lokal	PUVA + IFN-α **oder** PUVA + IFN-α + Bexaroten	PUVA, 1-mal pro Monat **oder** IFN-α
	II B	PUVA + IFN-α + Retinoide	PUVA + Bexaroten **oder** IL-2-Diphtherie-Fusionsprotein	Radiatio lokal	PUVA + IFN-α + Bexaroten **oder** CHOP **oder** IL-2-Diphtherie-Fusionsprotein **oder** Doxorubicin	IFN-α
	III	ECP + IFN-α	ECP **oder** Chlorambucil + Prednisolon	Glukokortikoide lokal	Chlorambucil + Prednisolon **oder** Doxorubicin	IFN-α **oder** Chlorambucil + Prednisolon
	IV	CHOP	Doxorubicin	Radiatio lokal **oder** Glukokortikoide lokal	Doxorubicin	
pagetoide Retikulose		PUVA + IFN-α	PUVA **oder** Radiatio lokal	Glukokortikoide lokal	PUVA + IFN-α	

Lymphome, primär kutane Tab. 2
Adaptierte Therapie

Entität	Stadium	Initialtherapie	Alternativtherapie	Adjuvanzien	Rezidivtherapie	Erhaltungstherapie
lymphomatoide Papulose		PUVA + IFN-α	Methotrexat	Glukokortikoide lokal	Methotrexat	
CD30+ TCL	I A	Exzision + Radiatio lokal	Radiatio lokal **oder** PUVA + IFN-α + Retinoide	Glukokortikoide lokal	PUVA + IFN-α + Retinoide	
	I B–II B	PUVA + IFN-α + Bexaroten		Glukokortikoide lokal	PUVA + IFN-α + Bexaroten **oder** CHOP	
	IV	CHOP		Radiatio lokal	Doxorubicin	
Sézary-Syndrom		ECP + IFN-α	ECP **oder** Chlorambucil + Prednisolon	Glukokortikoide lokal	Chlorambucil + Prednisolon **oder** Doxorubicin **oder** IL-2-Diphtherie-Fusionsprotein	IFN-α **oder** Chlorambucil + Prednisolon
CD30- TCL	I A	Exzision + Radiatio lokal	CHOP		CHOP	
	I B–IV	CHOP			Doxorubicin	
klein/mittelgroßes pleomorphes TCL		Exzision + Radiatio lokal	Radiatio lokal **oder** PUVA + IFN-α + Retinoide	Glukokortikoide lokal	PUVA + IFN-α + Retinoide **oder** Doxorubicin	PUVA 1-mal pro Monat **oder** IFN-α
granulomatous slack skin		PUVA + IFN-α	PUVA **oder** Radiatio lokal	Glukokortikoide lokal	PUVA + IFN-α	
subkutanes TCL		CHOP			Doxorubicin	
indolente primär kutane BCL	lokal	Radiatio lokal	Exzision	Glukokortikoide lokal	Anti-CD20-Antikörper/IFN-α2 a + Interleukin-2	
	multilokulär	Anti-CD20-Antikörper	IFN-α2 a + Interleukin-2	Glukokortikoide lokal	CHOP	
	extrakutan	CHOP	Radiatio			
großzelliges BCL der unteren Extremität		Exzision + Radiatio	CHOP + Anti-CD20-Antikörper		Exzision + Radiatio + CHOP + Anti-CD20-Antikörper	

BCL: B-Zell-Lymphom, ECP: extrakorporale Photoporese, IFN: Interferon, PUVA: photoaktivierte Chemotherapie (Psoralene plus UV-A), TCL: T-Zell-Lymphom

L

s. Tab. 1 (TNM-System nur eingeschränkt anwendbar). Kutane B-Zell-Lymphome (Abk. CBCL) können z. T. dauerhaft geheilt werden.

Pharmakotherapie: 1. Lokaltherapie: a) Glukokortikoide (Klasse II bis IV in Cremegrundlagen) adjuvant, lediglich im Stadium I A als Primärtherapie; **b)** topische Zytostatika: Mechlorethamin (Nitrogen Mustard) und BCNU (Carmustin), in Deutschland kaum angewendet; **2. Immuntherapie: a)** Interferon-α (Abk. IFN-α) im Stadium I–III, 3 × 9 Mio. IE/Woche s. c., in Kombination mit FUVA (s. u.) auch als Initialtherapie; **b)** Anti-CD20-Antikörper Rituximab bei CBCL, 8 Infusionen 1-mal wöchentlich i. v. oder intraläsionale Applikation; **c)** IL-2-Diphtherie-Fusionsprotein (ONTAK) bei CTCL, bis zu 8 Zyklen i. v.; **3. zytostatische Therapie: a)** bei erythrodermen CTCL: Chlorambucil, 4–8 mg/d p. o. (während der Therapie steigern), und Prednisolon, 10–30 mg/d p. o. (während der Therapie reduzieren); **b)** bei der lymphomatoiden Papulose oder bei erythrodermem CTCL: Methotrexat, 10–30 mg p. o. pro Woche; **c)** CHOP*-Protokoll oder Doxorubicin im Stadium IV und bei CTCL-Entitäten mit schlechter Prognose (CD30-negatives großzelliges CTCL).

Strahlentherapie: 1. Lokaltherapie: a) Röntgen-Weichstrahlen bei Tumorläsionen oder als Primärtherapie bei solitären Knoten; Gesamtdosis mind. 30 Gy; ED 2–4 Gy; Röhrenspannung nach sonographisch bestimmter Tumordicke; **b)** Ganzhautbestrahlung mit schnellen Elektronen; im Stadium I mit dem Erfolg langanhaltender Vollremissionen; Gesamtdosis 30–36 Gy; ED 2 Gy; unerwünschte Wirkungen: totale Alopezie (reversibel, wenn Gesamtdosis <25 Gy), Verlust der Schweißdrüsen, Xerosis cutis; **2. UV-Therapie: a)** Kombination aus Photosensibilisator und UV-A-Bestrahlung (Abk. PUVA) als Standardtherapie bei Mycosis fungoides, im Stadium I–II A Vollremissionen in 80–90 %; 4 Expositionen pro Woche bis zum Ansprechen der Hauterscheinungen, dann bis zur Remission 3-mal pro Woche; Erhaltungstherapie mit 1–2 Expositionen pro Monat möglich; cave: hohe Lichtempfindlichkeit der Patienten; **b)** extrakorporale Photophorese (Abk. ECP) als Therapie der Wahl bei erythrodermem T-Zell-Lymphom (Abk. TCL) mit Vollremission in bis zu 80 % der Fälle; Behandlung an 2 aufeinanderfolgenden Tagen pro Monat bis zur Remission, dann langsame Reduktion.

Sonstige Maßnahmen: Kombinationstherapie (adaptierte Therapieschemata ausgewählter Lymphome: s. Tab. 2): **1.** Interferon-α + PUVA als Standardbehandlung der Mycosis fungoides im Stadium I–II A; mit zusätzlicher lokaler Strahlentherapie auch im Stadium II B; Vollremissionen in 70–80 %; **2.** Retinoide* (z. B. Targretin®) zusätzlich oder kombiniert allein mit PUVA; 1 mg/kg KG/d p. o.; Beginn 3 Wochen vor PUVA, Reduktion der Dosis auf 0,5 mg/kg KG/d bei Ansprechen, Erhaltungstherapie 0,2–0,3 mg/kg KG/d.

Literatur: 1. Stadler, R. et al.: Kutane maligne Lymphome: Kurzleitlinie. J Dtsch Dermatol Ges Suppl 1: 25–31 (2008); **2.** Olsen, E. et al.: ISCL/EORTC: Revisions to the staging and classification of mycosis fungoides and Sezary syndrome: a proposal of the International Society for Cutaneous Lymphomas (ISCL) and the cutaneous lymphoma task force of the European Organization of Research and Treatment of Cancer (EORTC). Blood 15: 1713–1722 (2007); **3.** Willemze, R. et al.: WHO-EORTC classification for cutaneous lymphomas. Blood 105: 3768–3785 (2005).

Autoren: P. Schulze, W. Sterry.

Lymphom, follikuläres: Abk. FL; Lymphom der großen (Zentroblasten) und kleinen (Zentrozyten) B-Zellen des Keimzentrums mit follikulärem, follikulär-diffusem oder weitgehend diffusem Wachstum, das regelmäßig von einer Translokation t(14;18) mit Überexpression von Bcl-2 begleitet wird; **Einteilung:** Stadieneinteilung nach Ann-Arbor-Klassifikation; **1.** FL vom Malignitätsgrad 1 und 2 der WHO-Klassifikation entsprechen weitgehend dem zentroblastisch-zentrozytischen Lymphom der Kiel-Klassifikation und dem follikulären Keimzentrumslymphom vom zytologischen Malignitätsgrad I und II (indolente Lymphome) der REAL-Klassifikation. Die folgenden Therapieempfehlungen gelten ausschließlich für diese indolenten FL. **2.** FL vom Malignitätsgrad 3 (aggressive Lymphome): s. Lymphome, hochmaligne periphere vom B-Zell-Typ; **Epidemiologie:** in Europa 14–23 %, in den USA ca. 40 % aller Non*-Hodgkin-Lymphome; mittleres Erkrankungsalter relativ niedrig (ca. 55–60 Jahre); Frauen sind häufiger betroffen (m : w = 0,6 : 1). **Klinik:** Regional begrenzte Manifestationen sind häufiger (Stadium I und II in 15–25 %) als bei anderen niedrigmalignen Lymphomen. Organbefall: Milz 40 %, Leber 25 %, Magen-Darm-Trakt 10 %, selten Infiltration von Haut, Pleura und ZNS; leukämische Ausschwemmung von Lymphomzellen bei 15 %; in 10–20 % der Fälle werden vorübergehend spontane Regressionen beobachtet, Übergang in ein sekundäres hochmalignes Non-Hodgkin-Lymphom (z. B. FL Grad 3) in ca. 30–40 % der Fälle. **Prognose:** mittlere Lebenserwartung in den Stadien I/II 12–15 und III/IV 7–9 Jahre; der internationale prognostische Index für follikuläre Lymphome (Abk. FLIPI) definiert mit 5 Risikofaktoren (Alter >60 Jahre, Ann-Arbor-Stadium III/IV, Hämoglobinkonzentration <12 g/dl, >4 betroffene Lymphknotenregionen, erhöhte Serum-LDH-Aktivität) 3 Risikogruppen; die Überlebenswahrscheinlichkeit nach 10 Jahren erreichen 71 % in der Niedrigrisikogruppe (0–1 Risikofaktor), 51 % in der Intermediär- (2 Risikofaktoren) und 36 % in der Hochrisikogruppe (≥3 Risikofaktoren).

Behandlungsindikation: sofort nach Diagnosestellung und sorgfältiger Staging-Untersuchung Therapiebeginn mit kurativer Intention in den Stadien I und II der Ann-Arbor-Klassifikation sowie unbedingt erst bei Symptomentwicklung oder Lymphomprogression mit palliativer Intention in den Stadien III und IV; **Strategie: 1.** Stadien I und II mit nodalem Befall und geringem Tumorvolumen: sofortige Strahlentherapie mit kurativer Intention; Heilungsrate 40–50 %, 10 Jahre rezidivfreies Überleben in etwa 50 % mit über 90 %iger lokaler Kontrolle und Gesamtüberleben von etwa 70 %; eine vorausgehende Chemotherapie verbessert das Ergebnis nicht. Der Stellenwert einer zusätzlichen Immuntherapie mit Rituximab wird zurzeit in Pilotstudien untersucht, bei großvolumigen Lymphomen allein oder in Kombination mit Chemotherapie. Als Standardtherapie wird zunehmend die kleinvolumige IF-Bestrahlung (IF, Abk. für engl. involved-field) mit einer Zielvolumendosis von 30–40 Gray favorisiert; lokale Rezidive außerhalb des Strahlenfeldes können ggf. ebenfalls bestrahlt werden. Durch eine Begrenzung des Strahlenvolumens soll eine später bei 50 % der Betroffenen erforderliche systemische Therapie nicht kompromitiert werden. **2.** Stadien III und IV: bei fehlender Heilungsmöglichkeit palliative Immunchemotherapie bei rascher generalisierter Krankheitsprogression, lymphombedingten lokalen oder systemischen Symptomen, bedrohlicher Organfunktionsstörung durch Infiltration oder Kompression, hämatopoetischer, lymphombedingter Insuffizienz (Hämoglobinkonzentration <10 g/dl, Thrombozytenzahl <100/nl), Behandlungswunsch; die Intensität der Primärbehandlung muss auch außerhalb von Studien das Alter, die Prognose z. B. entsprechend dem FLIPI, die Wachstumsdynamik, die Begleiterkrankungen und die Intentionen der Betroffenen berücksichtigen; so sollte u. U. bei schwerer kardialer Insuffizienz auf Anthrazykline oder bei Diabetes mellitus auf Glukokortikoide verzichtet oder das MCP-Protokoll bei gefürchteter Alopezie bevorzugt werden. Der Einsatz von Rituximab hat zu einer deutlichen Verbesserung der Behandlungsergebnisse geführt; seine Applikation zusammen mit verschiedenen Zytostatikakombinationen steigert die Remissionsrate, verlängert das progressionsfreie Überleben und in einzelnen Studien das Gesamtüberleben. **a)** Primärtherapie aller Altersklassen ohne Kontraindikationen: zurzeit wird R-CHOP als Goldstandard angesehen, obwohl die Kombination z. B. mit dem COP-, MCP-, FC(M)-Protokoll oder Bendamustinmonotherapie zu vergleichbar guten Ergebnissen führt. Einzelne Institutionen, z. B. die University of British Columbia in Kanada (J. M. Connors), favorisieren eine anthrazyklinfreie Erstlinientherapie, um dieses wichtige Arzneimittel für den Notfall, z. B. die Transformation in ein aggressives Lymphom, zurückzuhalten. Wegen der früher oder später auftretenden Rezidive werden verschiedene Erhaltungs- und/oder Konsolidierungsmaßnahmen geprüft; Interferon und Rituximab oder Radioimmuntherapie verlängern das ereignisfreie Überleben; dies gilt auch für eine Hochdosis-Chemotherapie mit Ganzkörperbestrahlung und anschließender autologer Stammzellreinfusion, die jedoch nach Rituximab-freier Induktionstherapie nicht zur Verlängerung des Gesamtüberlebens führt und sich darüberhinaus durch eine hohe Rate von Zweitneoplasien insbesondere nach Ganzkörperbestrahlung auszeichnet. Im progressiven Rezidiv oder bei Therapieversagen nach Rituximabtherapie bietet sich die in dieser Indikation in Europa zugelassene Radioimmuntherapie mit ^{90}Yttrium-Ibritumomab-Tiuxetan ([^{90}Y]-Zevalin®) an. **b)** Multimorbide oder aus anderen Gründen für die aufgeführten Modalitäten ungeeignete oder sie ablehnende Patienten: Monotherapie mit Cyclophosphamid, Chlorambucil oder Rituximab; **c)** Erhaltungstherapie: α-Interferon mit eher marginaler Wirkung, die vermutlich wirkungsvollere Rituximabgabe ist in dieser Indikation noch nicht zugelassen. **d)** Palliative Bestrahlung unabhängig vom Stadium bei lokal chemotherapierefraktärer Lymphommasse, Spinalkanal- und oder Nervenwurzelkompression, Vena-cava-superior-Syndrom, Lymphomobstruktion der Lunge/Atemwege, frakturgefährdeter Knocheninfiltration, extranodaler Manifestation (s. Lymphome, primär extranodale), kosmetischer Indikation; im streng lokalisierten Rezidiv: durch sehr kleinvolumige, niedrigdosierte Bestrahlung mit 4 Gy oft langfristige Symptomkontrolle/Remission. In Studien wird der Stellenwert der verschiedenen Modalitäten und ihrer Kombinationen untersucht; hierzu gehört auch die kurativ intendierte (nicht-)myeloablative Hochdosis-Chemotherapie mit/ohne Ganzkörperbestrahlung und anschließender autologer oder allogener Stammzelltransplantation*.

Pharmakotherapie: 1. Primärtherapie: a) (nur bei Behandlungsindikation) Immunchemotherapie mit R-CHOP*-Protokoll, evtl. alternativ COP*-, MCP*-Protokoll oder FC(M)-Protokoll mit Rituximab (MabThera®; s. FC-Protokoll, erweitertes); **b)** bei Kontraindikation gegen Polychemotherapie oder bei eingeschränkter Therapietoleranz: Chlorambucil oder Cyclophosphamid (Dosierung: s. Leukämie, chronische lymphatische vom B-Zell-Typ), evtl. Rituximabmonotherapie (Zulassung in der Primärtherapie steht noch aus); **2. Konsolidierungstherapie und Erhaltungstherapie: a)** Interferon (3 × 5 Mio. IE s. c. pro Woche) verlängert in einigen Studien das rezidivfreie bzw. progressionsfreie Überleben; alternativ: Radioimmuntherapie mit [^{90}Y]-Zevalin®, das in dieser Indikation nach Rituximab-freier Induktionstherapie zugelassen ist; **b)** experimentell: Rituximab 375 mg/m^2 KO z. B. 3-mal in wöchentlichem Abstand alle 6 Monate für 2 Jahre, wobei das optimale Behandlungsintervall (z. B. 2, 3 oder 6 Monate) und die Zahl der jeweiligen Gaben (z. B. 1 bis 4) in Studien ermittelt werden; Konsolidierung mit Hochdosis-Chemotherapie und ggf. Ganzkörperbestrahlung und autologer

Stammzelltransplantation oder Radioimmuntherapie mit [^{90}Y]-Zevalin® (zugelassen, wenn keine Rituximabgabe in der vorausgegangenen Ersttherapie erfolgt ist); **3. Rezidivtherapie:** a) Frührezidiv/Progression: Radioimmuntherapie mit [^{90}Y]-Zevalin® (für nach Rituximabtherapie refraktäre oder rezidivierte CD20-positive follikuläre Lymphome zugelassen; die Zubereitung

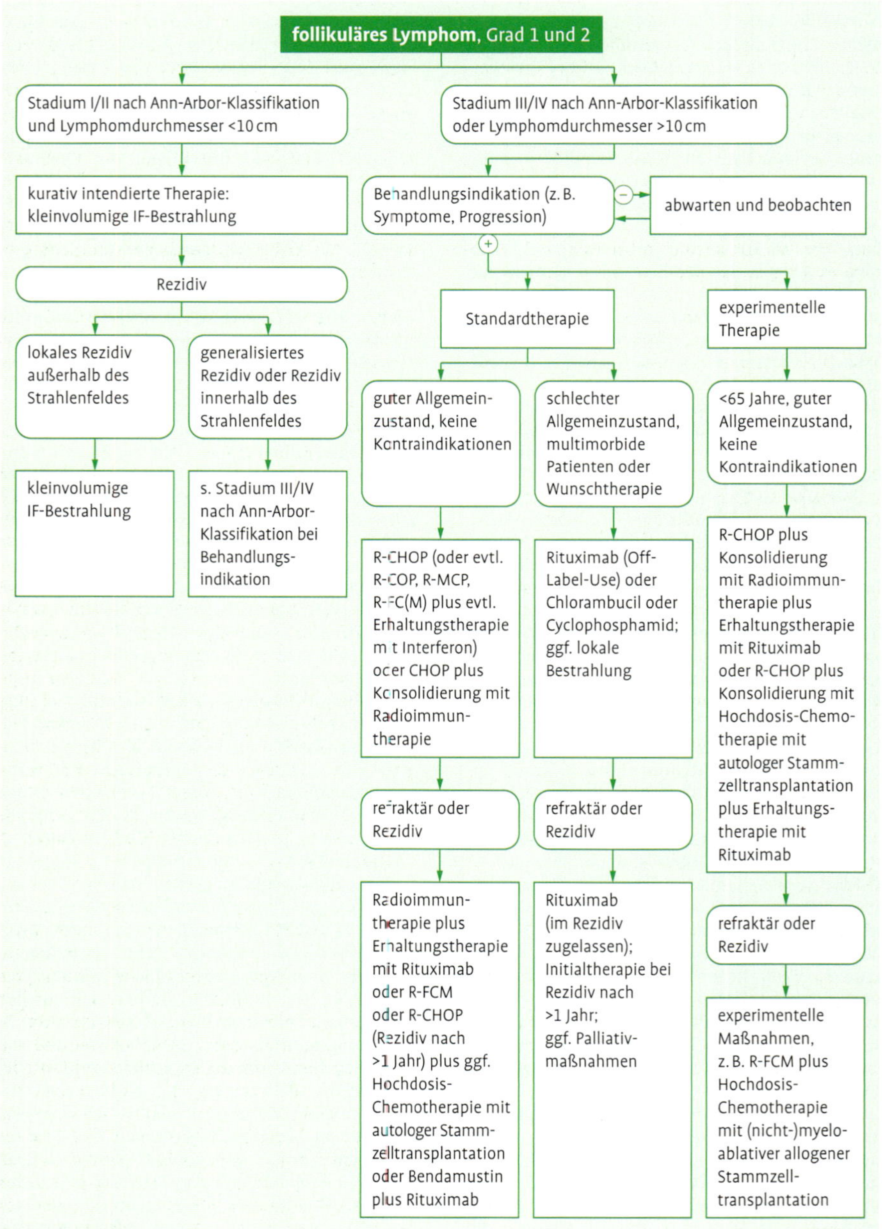

Lymphom, follikuläres: therapeutischer Stufenplan

L

erfordert nuklearmedizinisch versiertes Personal); bei Thrombozyten ≥150/nl 15 MBq (0,4 mCi)/kg KG bis zur Höchstdosis von 1200 MBq (32 mCi), bei Thrombozyten 100–149/nl 11 MBq (0,3 mCi)/kg KG bis zur Höchstdosis von 1200 MBq (32 mCi); Kontraindikationen: >25 %ige Lymphominfiltration des Knochenmarks, vorausgegangene Strahlentherapie, nach Knochenmark- oder Stammzellgabe, Alter <18 Jahre, Schwangerschaft; alternativ eine von der Primärbehandlung abweichende Immunchemotherapie; Bendamustin (Ribomustin®) 70–90 mg/m^2 KO i. v. an Tag 1 + 2 und ggf. Rituximab, 375 mg/m^2 KO Tag 1 alle 4 Wochen; (nicht-)myeloablative Hochdosistherapie mit autologer oder allogener Stammzelltransplantation; **b)** Rezidiv nach >1 Jahr: Wiederholung der Primärtherapie; **c)** bei weiteren Rezidiven: experimentelle Maßnahmen (s. Neuentwicklungen).

Operative Therapie: s. Leukämie, chronische lymphatische vom B-Zell-Typ.

Strahlentherapie: Stadium I und II: kleinvolumige, d. h. IF-Bestrahlung mit einer Zielvolumendosis von 30–40 Gray.

Psychotherapie: sinnvolle Begleitmaßnahme zur Krankheits- und Schmerzbewältigung (Autogenes Training).

Sonstige Maßnahmen: s. Leukämie, chronische lymphatische vom B-Zell-Typ.

Therapeutischer Stufenplan: s. Abb.

Arbeitsunfähigkeit: während der Behandlungsphase, darüber hinaus in Abhängigkeit von Beschwerden; Grad der Behinderung (Abk. GdB) 50 für 3 Jahre (Heilungsbewährung) nach Vollremission bei primär lokalisierter Krankheitsmanifestation; im Generalisationsstadium bei geringen Auswirkungen GdB 30–40, bei Behandlungsbedürftigkeit 50–70, bei starken Auswirkungen, z. B. Progression, Anämie, Thrombozytopenie, Infekten 80–100.

Neuentwicklung: **1.** Studien der Deutschen Studiengruppe für niedrigmaligne Lymphome (Abk. GLSG für engl. German Low-Grade Lymphoma Study Group); Studienleiter: Prof. Dr. W. Hiddemann, Dr. M. Unterhalt, Medizinische Klinik III, Klinikum Großhadern, E-Mail: studyce@med3.med.uni-muenchen.de; Homepage: www.lymphome.de/Gruppen/GLSG; cave: Alle Lymphom-Patienten, die bei einer Ersatzkasse des Verbandes vdek versichert sind, können i. R. der intergrierten Versorgung bei malignen Lymphomen im Kompetenznetz Maligne Lymphome behandelt werden. **2.** Radioimmuntherapie mit ^{131}Iod-Tositumomab ([^{131}I]-Bexxar®), bislang keine Zulassung; **3.** autologe Stammzelltransplantation nach Hochdosis-Chemotherapie und Ganzkörperbestrahlung (Abk. TBI für engl. total body irradiation) als Erstlinienkonsolidierung verlängert das progressionsfreie Überleben, ist aber durch eine hohe Rate von Zweitneoplasien vermutlich nach TBI kompromitiert. **4.** (Nicht-)myeloablative Hochdosistherapie mit anschließender allogener Stammzelltransplantation: hochexperimentell wegen der Therapie-bedingten Toxizität; **5.** neue gegen CD20, CD22, CD40 und CD80 gerichtete monoklonale Antikörper: z. B. von Ofatuzumab (HuMax-CD20), Veltuzumab (Immu-106, ha20) und Ocrelizumab liegen erste klinische Erfahrungen vor; in Studien werden Epratuzumab (anti-CD22), SGN-40 (anti-CD40), Galiximab (anti-CD80) und andere geprüft. **6.** Proteasom-Inhibitor (PS-341) Bortezomid (Velkade®) noch ohne klinische Relevanz bei FL; **7.** Flavopiridol (Alvocidip®), ein Inhibitor der Cyclin-abhängigen Proteinkinasen, noch ohne klinische Relevanz bei FL; **8.** idiotypische, gegen den B-Zelltumorklon gerichtete Vakzination (MyVax®, FavId®) hat bisher enttäuschende Studienergebnisse ergeben.

Selbsthilfe: Die Deutsche Leukämie- & Lymphom-Hilfe e. V. (DLH), Bundesverband der Selbsthilfeorganisationen zur Unterstützung von Erwachsenen mit Leukämien und Lymphomen e. V., Thomas-Mann-Str. 40, 53111 Bonn, Tel. 0228 33889200, Fax 0228 3388922; E-Mail: info@leukaemie-hilfe.de, Homepage: http://www.leukaemie-hilfe.de.

Literatur: **1.** Dreyling, M.: Newly diagnosed and relapsed follicular lymphomas: ESMO Clinical Recommendations for diagnosis, treatment and follow up. Annals of Oncology 19 (Suppl 2): ii77–ii78 (2008); **2.** Tan, D.; Horning, S. J.: Follicular lymphoma: clinical features and treatment. Hematol Oncol Clin North Am 22: 863–882 (2008); **3.** Wirth, A. et al.: Impact of [18f] fluordeoxyglucose positron emission tomography on staging and management of early-stage follicular non-hodgkin lymphoma. Int J Radiat Oncol Biol Phys 71: 213–219 (2008); **4.** Salles, G. A.: Clinical features, prognosis and treatment of follicular lymphoma. Hematology (American Society of Hematology Education Programm Book): 216–225 (2007); **5.** Tsang, R. W.; Gospodarowicz, M. K.: Low-grade non-Hodgkin lymphomas. Semin Radiat Oncol 17: 198–205 (2007).

Autor: P. Meusers.

Lymphom, kleinzelliges lymphozytisches: s. Leukämie, chronische lymphatische vom B-Zell-Typ.

Lymphom, lymphoplasmozytisches: syn. Immunozytom; Neoplasie, die von kleinen Lymphozyten des B-Zell-Typs (entsprechend der chronischen lymphatischen Leukämie* vom B-Zell-Typ, Abk. B-CLL), von plasmozytoiden Lymphozyten und von monoklonalen Plasmazellen gebildet wird, die im Gegensatz zu denjenigen der B-CLL i. d. R. das CD5-Antigen nicht exprimieren (WHO-Klassifikation); die Zellen haben Oberflächen- und intensiv zytoplasmatische Immunglobuline (Abk. Ig) zumeist vom Typ IgM, manchmal IgG und selten IgA, eine Translokation t(9;14)(p13;q32) und ein Rearrangement des PAX-5 Gens wird in 50 % der Fälle berichtet. Die früher als nosologische Entität betrachtete Makroglobulinämie Waldenström (Abk. MW) zeichnet sich durch die Sekretion eines monoklonalen Immunglobulins vom Typ IgM und eine zumeist intertrabekuläre Knochenmarkinfiltration aus; sie beschränkt sich damit auf die generalisierte Manifestation des Lymphoms (Stadium IV der Ann-Arbor-Klassifikation). Die Sekretion von monoklonalem IgM ist nicht pathognomonisch für die MW, sondern kann, wie alle monklonalen Ig, mit verschiedenen Lymphomen assoziiert sein. Diese plasmozytoiden oder -zytischen Varianten anderer Lymphome werden jetzt im Unterschied zur früheren Definition des lymphoplasmozytischen Lymphoms der Kiel-Klassifikation (lymphoplasmozytoider Subtyp) ausgeschlossen und den entsprechenden Lymphomentitäten als lymphoplasmozytoide Varianten zugeordnet. **Klinik:** Altersmedian 65 Jahre; Infiltration von Knochenmark und Blut, Lymphknoten, Leber, Milz, selten von Magen, Darm, Lunge, Augen (z. B. Glaskörper oder Konjunktiven); Folgen der monoklonalen Ig-Sekretion: Hyperviskositätssyndrom (initial etwa 15 %), Kälteagglutinine, Kryoglobulinämie evtl. mit Raynaud-Syndrom, Gerinnungsstörungen, Purpura Waldenström, periphere Polyneuropathie, Urtikaria, Amyloidose (<5 %) mit multiplen Organinfiltrationen; Infektionen und hämatopoetische Insuffizienz bilden die Haupttodesursache. **Prognose:** mediane Lebenserwartung 5–6 Jahre; Übergang in ein hochmalignes Non*-Hodgkin-Lymphom bei 4 %, Zweitneoplasien entwickeln 8 % der Patienten. Für das lymphoplasmozytische Lymphom bzw. die MW gibt es kein generell akzeptiertes System der klinischen Stadieneinteilung anhand prognostischer Subgruppen. In 2 retrospektiven Studien wurden übereinstimmend eine Hämoglobinkonzentration <12 g/dl und eine Serum-Beta-2-Mikroglobulinkonzentration >3 mg/dl als prädiktive Parameter für eine baldige Therapiebedürftigkeit identifiziert.

Behandlungsindikation: sofortige Behandlung bei Diagnosestellung nur bei lokalisierter Manifestation, sonst erst bei Beschwerden oder Progression. **Strategie:** **1.** Im Stadium I/I_E und II/II_E der Ann-Arbor-Klassifikation mit regional begrenzten Manifestationen des lymphoplasmozytischen Lymphoms (3 %) wird sofort nach Diagnosestellung mit der potentiell kurativen Strahlenbehandlung begonnen; es besteht eine Tendenz zur kleinvolumigen Bestrahlung, um eine evtl. erforderliche Chemotherapie im Rezidiv nicht zu kompromittieren. **2.** Im Stadium III und IV bei fehlendem kurativem Ansatz erfolgt eine palliative Therapie zur Progressions- und/oder Symptomkontrolle. Bisher konnte für keine Mono- oder Polychemotherapie eine eindeutige, langfristige Überlegenheit nachgewiesen werden; die Intensität der Primärbehandlung muss auch außerhalb von Studien das Alter, die Prognose, die Wachstumsdynamik, die Begleiterkrankungen und die Intentionen der Betroffenen berücksichtigen, dies gilt ganz besonders für die Wahl der initialen Therapie. **3.** Primärtherapie: Die verschiedenen Therapiemodalitäten wurden bisher nicht in randomisierten Studien verglichen (Chlorambucil im Vergleich zu Fludarabin wird zurzeit in einer Phase-III-Studie geprüft), so dass die Empfehlungen meist denjenigen bei der chronischen lymphatischen Leukämie entsprechen; z. B. bei älteren Patienten Chlorambucil oder Cyclophosphamid, Ansprechrate (Abk. RR) 30–75 %, Ansprechdauer (Abk. RD) 3–46 Monate; bei jüngeren Kranken Chlorambucil oder Purinanaloga: Fludarabin oder Cladribin, RR initial 40–90 %, RD 8–44 Monate, auch als Salvage-Therapie (RR 30–60 %) wirksam. Rituximab ist in der Primär-und Rezidivtherapie hochwirksam (RR 30–75 %, RD 8–11 Monate), führt jedoch ohne begleitende Chemotherapie, z. B. C(H)OP- oder FC-Protokoll, bei 50 % der Kranken zu einer passageren Steigerung der monoklonalen Ig-Konzentration im Serum, gelegentlich mit Hyperviskositätssymptomen. **4.** Rezidivsituation: nach >1 Jahr Primärtherapie; bei Frührezidiv/refraktärem Verhalten bieten sich der CLL-vergleichbare Strategien an, z. B. nach Alkylanzien Purinanaloga (Fludarabin oder Cladribin; Fludarabin mit oder ohne Cyclophosphamid und/oder Rituximab), nach Purinanaloga Polychemotherapie, evtl. in Kombination mit monoklonalen Antikörpern (COP*-Protokoll und ggf. Doxorubicin, CHOP*- oder MCP*-Protokoll, evtl. in Kombination mit Rituximab; Rituximabmonotherapie und/oder das wegen seiner erheblichen Nebenwirkungen problematische Alemtuzumab). Erfahrungen mit der palliativen autologen und kurativ intendierten allogenen Stammzelltransplantation* nach (nicht-)myeloablativer Hochdosis-Chemotherapie sind noch spärlich; wegen der ungünstigen Prognose junger Patienten wird die autologe Transplantation randomisiert in der Initialtherapie untersucht (Deutsche Studiengruppe für niedrigmaligne Lymphome, Homepage: www.GLSG.de).

Pharmakotherapie: **1.** palliative Primärbehandlung insbesondere bei multimorbiden älteren Patienten mit Alkylanzien: **a)** Chlorambucil (Leukeran®), 0,4–0,8 mg/kg KG p. o., Tag 1 (oder verteilt über 3 Tage), Wiederholung 14-tägig; die initiale Dosis von 0,4 mg/kg KG kann in Abhängigkeit vom Ansprechen bzw. Auftreten toxischer UAW evtl. über die Zieldosis von 0,8 mg/kg KG gesteigert werden; **b)** alternativ: Chlorambucil, 0,07–0,1 mg/kg KG/d p. o. über 14 Tage; Wiederholung nach 14-tägiger Pause; **c)** Cyclophosphamid (Endoxan®), 10–15 mg/kg KG i. v., Tag 1, Wiederholung nach 7–10 Tagen, alternativ 1–5 mg/kg KG p. o., täglich in Abhängigkeit von Wirkung und UAW über ca. 4 Wochen; **2.** bei jüngeren Patienten: **a)** Fludarabin (Fludara®), 25 mg/m^2 KO/d i. v. (40 mg/m^2 KO bei oraler Applikation), Tag 1–5 alle 4 Wochen; UAW: Myelo- und Immunsuppression, daher sorgfältige Überwachung der Patienten; **b)** alternativ Cladribin (Leustatin®) als 2–24-Stun-

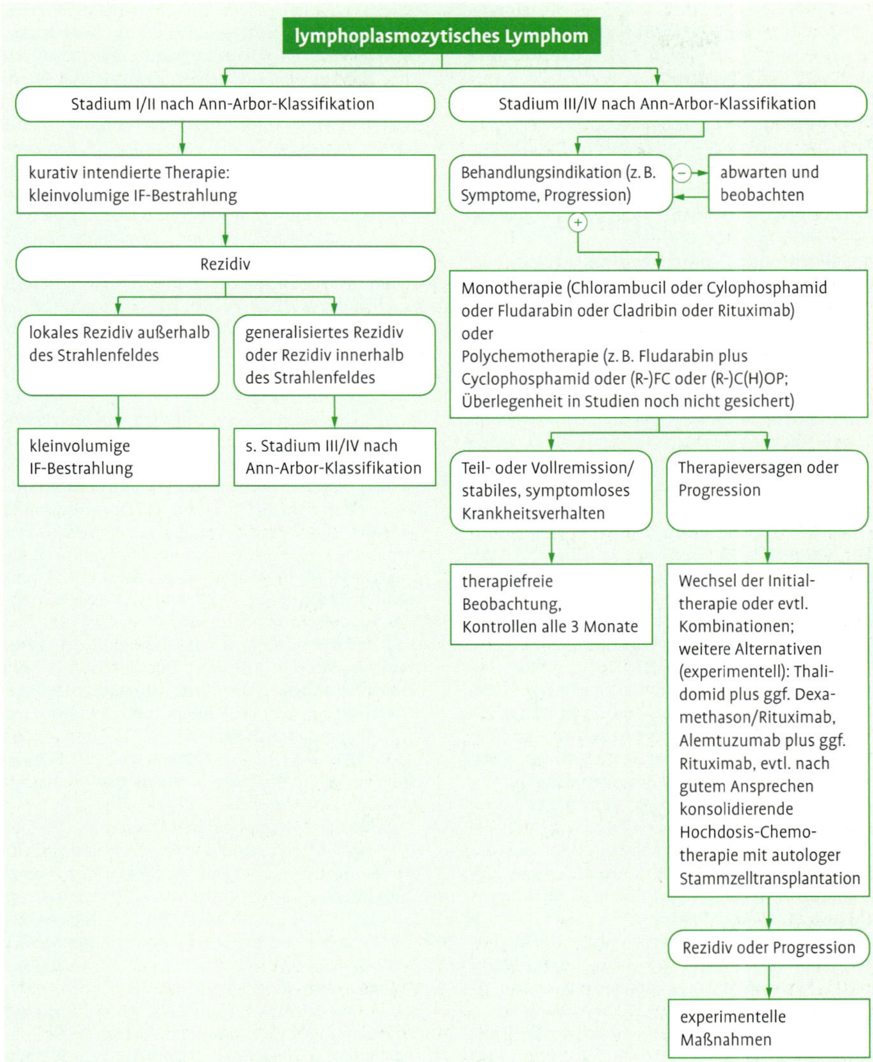

Lymphom, lymphoplasmozytisches: therapeutischer Stufenplan

den-Infusion an 5–7 Tagen alle 4 Wochen in einer Dosierung von 0,1–0,12 mg/kg KG/d i. v., Wiederholung nach 28–35 Tagen, in Abhängigkeit vom Ansprechen 4–6 Zyklen; **3.** monoklonaler Antikörper Rituximab (MabThera®; Off-Label-Use), 375 mg/m² KO i. v., 4–6-mal alle 4 Wochen; **4.** Kombinationstherapie: **a)** Fludarabin und Cyclophosphamid, ggf. zusätzlich Rituximab: s. Leukämie, chronische lymphatische vom B-Zell-Typ; **b)** COP*-, CHOP*-Protokoll oder FC-Protokoll, ggf. zusätzlich Rituximab (Off-Label-Use): s. Lymphome, hochmaligne periphere vom B-Zell-Typ.

Operative Therapie: Splenektomie (s. Milzchirurgie) bei pharmakologisch nicht beherrschbarer autoimmunhämolytischer Anämie, Autoimmunthrombozytopenie*, Hypersplenismus* oder rezidivierendem schmerzhaftem Milzinfarkt.

Strahlentherapie: **1.** Stadium I/I_E und II/II_E der Ann-Arbor-Klassifikation: sofortiger Therapiebeginn einer kleinvolumigen, d. h. IF-Bestrahlung

(IF, Abk. für engl. involved-field) mit Einzeldosen von 1,8–2,0 Gy 5 mal/Woche bis zu einer Zielvolumendosis (Abk. ZVD) von 30–36 Gray; **2.** palliative Milzbestrahlung bei symptomatischer Splenomegalie (z. B. Milzinfarkt, verdrängungsbedingte Beschwerden) mit Einzeldosen von 0,5–1,0 Gy 3 mal/Woche bis zu einer ZVD von 6–10 Gy mit Thrombozytenkontrollen in kurzen Intervallen; **3.** symptomreiche bzw. kosmetisch ungünstige Lymphome aller Stadien können lokal bestrahlt werden (ZVD: 20 bis max. 40 Gy).

Psychotherapie: sinnvolle Begleitmaßnahme zur Schmerzbewältigung (Autogenes Training).

Sonstige Maßnahmen: **1.** Plasmapherese ist beim Anstieg der Serumviskosität durch monoklonale Immunglobuline auf >4 mPas (unabhängig von evtl. klinischen Symptomen) oder auf 2–4 mPas mit klinischer Symptomatik indiziert, in Einzelfällen Symptomverbesserung bei peripherer Neuropathie und Kryoglobulinämie. Die Plasmaseparation ist der Plasmafiltration therapeutisch überlegen. **2.** Autoimmunanämie- und Thrombozytopeniebehandlung sowie Infektionsprophylaxe bei Gabe von Purinanaloga und monoklonaler Antikörpertherapie; Dosierung: s. Leukämie, chronische lymphatische vom B-Zell-Typ; **3.** Erythropoetin bei Tumoranämie; Dosierung: s. Syndrom, myelodysplastisches.

Therapeutischer Stufenplan: s. Abb.

Arbeitsunfähigkeit: während der gesamten Behandlungsphase, anschließend in Abhängigkeit von den Beschwerden; Grad der Behinderung (Abk. GdB) entspr. der Schwere und Dauer krankheits- und behandlungsbedingter Symptome; GdB 30–40, wenn keine wesentlichen Beschwerden, Allgemeinsymptome, Behandlungsbedürftigkeit oder stärkere Progression vorliegen; GdB 50–70 bei Behandlungsbedürftigkeit; GdB 80–100 bei starken UAW oder rascher Progression mit schwerer Anämie, ausgeprägter Thrombozytopenie, rezidivierenden Infektionen oder starker Milzvergrößerung.

Hinweis: **1.** Beim Nachweis monoklonaler Immunglobuline (Paraproteine) im Serum/Urin können Röntgenkontrastmittel zu Nierenfunktionsstörungen führen. Sollte ihre Applikation dennoch zwingend erforderlich sein, sind reichliche Flüssigkeitszufuhr und Alkalisierung des Harns angezeigt. Das Risiko schwerer dauerhafter, evtl. dialysepflichtiger Nierenschäden muss vorher mit dem Patienten unbedingt besprochen werden. **2.** Vor elektiver Splenektomie Immunisierungsversuch gegen Pneumokokken (PNEUMOVAX® 23, 0,5 ml s. c. oder i. m.) wegen der Gefahr der Entwicklung des OPSI-Syndroms (Abk. für engl. overwhelming postsplenectomy infection) und Antikörpertiterkontrolle; bei zu niedrigem Titer ist die dauerhafte Penicillinprophylaxe vertretbar. **3.** Betroffene müssen auf das Risiko lebensbedrohlicher Infektionen durch opportunistische Erreger nach Milzentfernung hingewiesen werden (bei Fieber sofortige antibiotische Therapie). **4.** Klinischer Verdacht auf komplizierende Amyloidose (Nierenfunktionsstörung, sensomotorische Polyneuropathie, Herzinsuffizienz, in seltenen Fällen arthritische Beschwerden, EKG-Veränderung, Proteinurie) muss zur invasiven Diagnostik führen (z. B. Rektumbiopsie mit Kongorotfärbung der Gewebeprobe). **5.** Erythrozytenkonzentrate und Purinanaloga können zum Viskositätsanstieg führen.

Neuentwicklung: **1.** experimentelles Vorgehen: **a)** bei jungen Patienten in 1. oder 2. Remission (Teil- oder Vollremission) in gutem Allgemeinzustand: Hochdosis-Chemotherapie und autologe oder allogene Stammzelltransplantation; **b)** bei Therapieversagen aller Maßnahmen: Radioimmuntherapie, z. B. ^{90}Yttrium-Ibritumomab-Tiuxetan ([^{90}Y]-Zevalin®), ^{131}Iod-Tositumomab ([^{131}I]-Bexxar®); Angiogenese-Hemmer, z. B. Thalidomid oder Lenalidomid (REVLIMID®); **2.** erfolgversprechende Ansätze: Alemtuzumab (MabCampath®), ein gegen CD52 gerichteter monoklonaler Antikörper; Oblimersen (Genasense®), ein Bcl-2 Antisense Oligonukleotid; Flavopiridol (Alvocidip®), ein Inhibitor der cyclin-abhängigen Proteinknasen (Probleme: s. Leukämie, chronische lymphatische vom B-Zell-Typ); Bortezomid (VELCADE®), ein Proteasom-Inhibitor; Sildenafil (Viagra®), ein Phosphodiesterase-Inhibitor.

Selbsthilfe: Die Deutsche Leukämie- & Lymphom-Hilfe e. V. (DLH), Bundesverband der Selbsthilfeorganisationen zur Unterstützung von Erwachsenen mit Leukämien und Lymphomen e. V., Thomas-Mann-Str. 40, 53111 Bonn, Tel. 0228 33889200, Fax 0228 3388922; E-Mail: info@leukaemie-hilfe.de, Homepage: http://www.leukaemie-hilfe.de.

Literatur: **1.** Dimopoulos, M. A. et al.: Update on treatment recommendations from the fourth international workshop on Waldenström's macroglobulinemia. J Clin Oncol 27: 120–126 (2009); **2.** Treon, S. P. et al.: Waldenström's macroglobulinemia/lymphoplasmacytic lymphoma. Cancer Treat Res 142: 211–242 (2008); **3.** Vijay, A.; Gertz, A.: Waldenström macroglobulinemia. Blood 109: 5096–5103 (2007); **4.** Hallek, M. et al.: Lymphoplasmozytisches Lymphom/Makroglobulinämie Waldenström. In: Schmoll, H.-J.; Höffken, K.; Possinger, K. (Hrsg.): Kompendium Internistische Onkologie. 4. Aufl. Heidelberg: Springer, 2006; **5.** Johnson, S. A. et al.: Guidelines on the management of Waldenström macroglobulinaemia. British Society for Haematology 132: 683–697 (2006).

Autor: P. Meusers.

Lymphom, malignes: s. Hodgkin-Lymphom; Non-Hodgkin-Lymphome.

Lymphom peripherer T-Zellen: s. T-Zell-Lymphom, angioimmunoblastisches.

Lymphom, zentroblastisch-zentrozytisches: s. Lymphom, follikuläres.

Lymphom, zentrozytisches: s. Mantelzell-Lymphom.

L

M

Magenausgangstenose: s. Pylorusstenose.

Magenfundusvarizen: s. Ösophagusvarizenblutung.

Magengeschwür: s. Ulkus, gastroduodenales.

Magengrundfixierung: s. Fundoplicatio.

Magenkarzinom: bösartige Neubildung, die zu 95 % epithelialen Ursprungs (Adenokarzinom) ist; vierthäufigste Todesursache in Deutschland mit rückläufiger Inzidenz; **Formen: 1.** Frühkarzinom: Infiltrationstiefe nur bis in die Submukosa; häufig multiples Vorkommen sowie lymphogene Metastasierung; **2.** Makrokarzinom (schlechtere Prognose); **Einteilung: 1.** histologische Differenzierung nach Laurén (s. Tab. 1); **2.** Stadium der Ausbreitung (TNM-Klassifikation): kontinuierliches Wachstum (Infiltration von Nachbarorganen), lymphogene und hämatogene Metastasierung (s. Tab. 2); **3.** makroskopische Wachstumsform nach Borrmann: **a)** polypös; **b)** schüsselförmig; **c)** ulzerierend infiltrierend; **d)** diffus infiltrierend (Szirrhus); **Lokalisation:** kleine Kurvatur und Antrum 70 %, Kardia 20 % (bes. ungünstig), Fundus 5 %, selten an der großen Kurvatur.

Behandlungsindikation: dringlich; ohne Operation besteht keine Heilungsmöglichkeit. Auswahl des Operationsverfahrens und Prognose sind abhängig von Form, histologischer Differenzierung, Stadium und Lokalisation des Tumors.

Operative Therapie: Indikation: kurative Zielsetzung, wenn weder Fernmetastasen noch eine Peritonealkarzinose nachgewiesen werden; Palliativoperation aufgrund von Komplikationen (Perforation, Blutung, Stenose); Kontraindikation bei allgemeiner Inoperabilität (selten); **Vorbereitung:** Patientenaufklärung über mögliche Ausdehnung der Operation (Gastrektomie oder Magenteilresektion), Risiko (Nahtinsuffizienz), postoperative Störungen (Magenlosigkeit, Anämie); Vorbereitung mit Ausgleich von Eiweißmangel und Anämie; perioperative Antibiotikaprophylaxe mit Mezlocillin (Baypen®), 2 × 2 g i. v. als Kurzinfusion; pharmakologische Thromboseprophylaxe, Abführmaßnahmen, bei Magenausgangstenose Magenspülung über eine Sonde; **Verfahren: I. Resektionsverfahren: 1.** Operationen mit kurativer Zielsetzung: R_0-Resektion anstreben (bei R1-Resektion bleibt mikroskopisch, bei R_2-Resektion makroskopisch Karzinomgewebe zurück); ggf. En-bloc-Resektion von distalem Ösophagus, linkem Leberlappen, Milz (prinzipiell bei allen Funduskarzinomen), Querkolon, Pankreasschwanz u. a. benachbarten Organen; Dissektion des regionären Lymphabflussgebiets mit Kompartimenten I und II, selten auch III, Einhaltung der sog. Sicherheitszonen am Magen (5 cm bei abgegrenztem, >8–10 cm bei dif-

Magenkarzinom Tab. 1
Prognostische Unterschiede aufgrund der histologischen Klassifikation nach Laurén

Merkmale	intestinaler Typ	diffuser Typ
horizontale Tumorausdehnung, Infiltrationstiefe	begrenzt	ausgedehnt
Lymphknotenmetastasen	seltener und geringer	häufiger, ausgedehnter
Kurabilität	häufiger möglich	seltener möglich
Stadienverteilung	günstiger	ungünstiger

Magenkarzinom Tab. 2
TNM-Klassifikation (Kurzfassung)

TNM	Tumorwachstum
T1	Lamina propria oder Submukosa
T2	
T2 a	Muscularis propria
T2 b	Subserosa
T3	Penetration der Serosa
T4	Nachbarstrukturen
N1	1–6 regionäre Lymphknoten
N2	7–15 regionäre Lymphknoten
N3	>15 regionäre Lymphknoten

fusem Tumor), prinzipiell Resektion des großen und kleinen Netzes; bei Magenkarzinom am gastroösophagealen Übergang transhiatale oder abdominothorakale Entfernung des distalen Ösophagus; bei distalem Karzinom Resektion des proximalen Duodenums; **a)** Gastrektomie (s. Abb. 1): bei allen Karzinomen vom diffusen Typ (nach Laurén), Karzinomen am gastroösophagealen Übergang (Kardiakarzinom), Tumoren im mittleren und proximalen Drittel, auch bei intestinalem Typ und allen Karzinomen, die den Magen nahezu total befallen; **b)** distale subtotale Resektion (s. Abb. 2): bei Antrumkarzinom vom intestinalen Typ, das nicht über den Angulus hinausreicht, hohem Risiko (Alter, belastende Mehrfacherkrankungen) und als palliative Resektion beim T4-Tumor mit ausgedehnter Lymphknotenmetastasierung in allen 3 Kompartimenten; **2.** palliative Resektion: als Gastrektomie oder Magenteilresektion zur Verbesserung der Lebensqualität, Verlängerung der Überlebenszeit und Verhinderung oder Beseitigung von Komplikationen; **3.** nichtresezierende palliative Eingriffe: **a)** endoskopische Platzierung eines Ösophagustubus bei stenosierenden Karzinomen am Mageneingang; **b)** Ösophagojejunostomie als Bypass (sehr selten wegen hohen Risikos); **c)** Gastroenterostomie bei Tumorstenose am Magenausgang; **d)** Ernährungsfisteln an Magen oder Jejunum (schlechte Palliation); **II. Rekonstruktionsverfahren**: eine möglichst physiologische Rekonstruktion nach Magenresektion oder Gastrektomie ist für die Nahrungsaufnahme und das Allgemeinbefinden von großer Bedeutung: **1.** nach Gastrektomie: **a)** Ösophagojejunostomie mit einer langen Roux-Schlinge (schaltet das Duodenum aus der Passage aus); **b)** Jejunuminterposition nach Seo-Longmire-Gütgemann zwischen Ösophagus und Duodenum (zum Erhalt der Duodenalpassage; indiziert beim Magenfrühkarzinom zur Verhinderung von Osteoporose); **2.** nach subtotaler distaler Magenresektion als latero-laterale Gastrojejunostomie mit Braun-Enteroanastomose oder mit einer Jejunumschlinge nach Roux; beide Verfahren können mit einer Reservoirbildung (Pouch) kombiniert werden. **Nachbehandlung:** intensivmedizinische Betreuung; nach Gastrektomie für 5 Tage Nulldiät und parenterale Ernährung, um die Ösophagusanastomose nicht zu belasten; anschließend Gastrografin-Kontrolle (Nahtinsuffizienz, Fistel); Schmerztherapie, Abführmaßnahmen, pharmakologische Thromboseprophylaxe, frühe Mobilisation und Atemgymnastik; nach Magenteilresektion ist die Gefahr der Nahtinsuffizienz gering; deshalb kann bereits am 2. postoperativen Tag mit stufenweisem Nahrungsaufbau begonnen werden. **Komplikationen:** **1.** intraabdominale Nachblutung: Relaparotomie erforderlich; **2.** Blutung aus der Anastomose: steht meist spontan, sonst endoskopische oder operative Blutstillung; **3.** Nahtinsuffizienz an der Ösophago- bzw. Gastrojejunostomie: konservative Therapie, weiter Nulldiät, Antibiotika, parenterale Ernährung, selten Relaparotomie wegen Peritonitis*; **4.** Entleerungsstörungen des Restmagens: Ableitung durch Magensonde; Metoclopramid (z. B. Paspertin®), 1–3 Amp./d i. v. oder i. m.; **Ergebnisse:** **1.** Resekti-

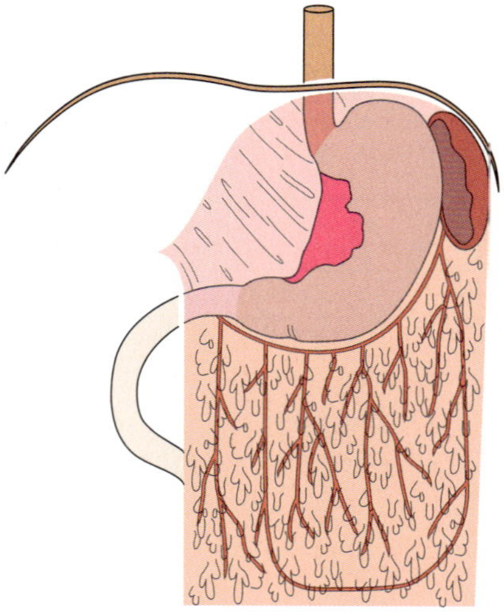

Magenkarzinom Abb. 1: Gastrektomie: En-bloc-Exstirpation mit distalem Ösophagus, Milz, kleinem und großem Netz und dem Ligamentum gastrolienale sowie Dissektion der Lymphknotenkompartimente I und II

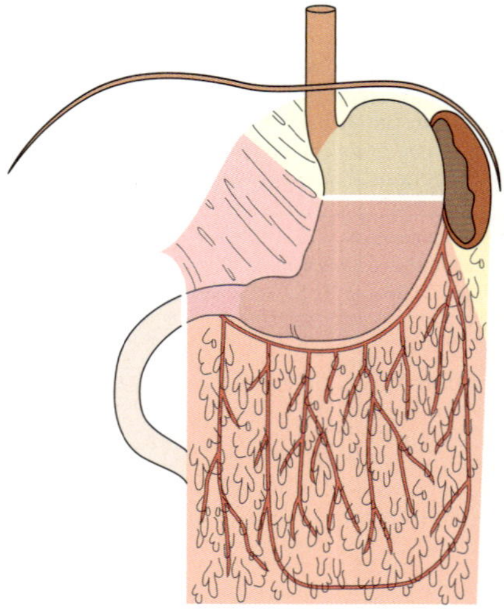

Magenkarzinom Abb. 2: subtotale Magenresektion: En-bloc-Resektion von ca. 4/5 des Magens mit kleinem und großem Netz sowie Dissektion der Lymphknotenkompartimente I und II

onsquote ca. 80 %; **2.** Operationsletalität bei Gastrektomie 1–5 %, nach subtotaler Resektion 0,5–4 %; die Senkung des operativen Risikos ist einer der wesentlichsten Fortschritte in der Karzinomchirurgie. Mit Klammernahttechnik konnte die Nahtinsuffizienzquote der Ösophagusanastomose deutlich gesenkt werden. Palliativmaßnahmen sind mit einem höheren Risiko belastet. **3.** Fünf-Jahres-Überlebensrate bei Magenfrühkarzinom 80–90 %; bei fortgeschrittenem Karzinom 35 %; die Dissektion des Lymphknotenkompartiments III bringt keinen zusätzlichen Effekt.

Sonstige Maßnahmen: Tumornachsorge zur Früherkennung eines Rezidivs im Magenstumpf bzw. von Metastasen (meist nicht therapierbar) und zur Erkennung und Behandlung postoperativer Funktionsstörungen (s. Postgastrektomiesyndrome); Nachsorgeprogramme sollten dem Rezidivrisiko und den verbleibenden therapeutischen Möglichkeiten angepasst sein.

Arbeitsunfähigkeit: 4–6 Wochen nach der Operation, ggf. länger.

Neuentwicklung: **1.** Magenresektionen und Gastrektomien werden vereinzelt laparoskopisch durchgeführt (s. Chirurgie, minimal-invasive). **2.** Die neoadjuvante und postoperative adjuvante Chemotherapie soll die Resektionsfähigkeit lokal ausgedehnter Karzinome verbessern und die Lokalrezidivrate reduzieren. Mit Oxaliplatin oder Cisplatin basierten 5-Fluorouracil-Schemata ist es nach Studien möglich, einen Response von 30–40 % zu erzielen und bei 40 % der Patienten eine Resektion mit kurativem Ziel zu ermöglichen (FLO-Schema oder EOX-Schema).

Selbsthilfe: **1.** Deutsche Krebshilfe e. V., Buschstr. 32, 53113 Bonn, Tel. 0228 729900, Fax 0228 7299011; E-Mail: deutsche@krebshilfe.de, Homepage: http://www.krebshilfe.de; **2.** Krebsinformationsdienst (KID), Im Neuenheimer Feld 280, 69120 Heidelberg, Tel. 0800 4203040; E-Mail: krebsinformationsdienst@dkfz.de, Homepage: http://www.krebsinformation.de.

Literatur: **1.** Schütte, K.; Malfertheiner, P.: Nichtchirurgische Therapie des Magenkarzinoms. Klinikarzt 37: 366–371 (2008); **2.** Möhler, M.; Golle, P. R.: Aktuelle Diagnostik und Therapie des Magenkarzinoms. Gastroenterologie up2date 3: 17–26 (2007); **3.** Meyer, Ch. et al.: Die chirurgische Behandlung des Magen-Adenokarzinoms im Wandel der Zeit. Akt Chir 31: 153–158 (1996); **4.** Schwerpunktheft „Das lokoregionäre Tumorrezidiv“. Akt Chir 31: 75–122 (1996).

Autor: J. Boese-Landgraf.

Magenöffnungshemmung: s. Ösophagusachalasie.

Magenoperationsfolgen: s. Postgastrektomiesyndrome.

Magenperforation: s. Ulkus, gastroduodenales.

Magenrekonstruktionsverfahren: s. Magenkarzinom.

Magenresektion: s. Magenkarzinom; Ulkus, gastroduodenales.

Magenschleimhautentzündung: s. Gastritis, akute; Gastritis, chronische.

Magenspülung: therapeutisches Verfahren zur primären Entgiftung durch rasches Entfernen von Mageninhalt nach oraler Giftaufnahme; eine entgiftende Wirkung ist nur innerhalb der ersten Stunde nach Ingestion gesichert.

Indikation: innerhalb der ersten Stunde nach Giftingestion, wenn gefahrlos eine für Intoxikation relevante Toxinmenge entfernt werden kann und eine Kontraindikation für das induzierte Erbrechen* besteht (z. B. Koma, fehlende Schutzreflexe, Krämpfe, rasche Verschlechterung).

Kontraindikation: Bei stark oberflächenaktiven (z. B. Benzin, Petroleum) oder ätzenden Chemikalien (s. Verätzung) bzw. nach Aufnahme von spitzen oder scharfen Gegenständen sollte die Magenspülung unterbleiben (erhöhte Aspirations- bzw. Perforationsgefahr).

Durchführung: **1.** Lagerung: wacher Patient liegend oder an einem Becken sitzend; bewusstseinsgetrübter Patient in Linksseiten- und Kopftieflage nach endotrachealer Intubation (Aspirationsprophylaxe) und unter Beatmung; **2.** evtl. prophylaktische Gabe von Atropin (z. B. Atropinsulfat® B. Braun), 1 mg i. v. oder i. m. zur Vermeidung vagaler Reaktionen (z. B. Bradykardie, Asystolie) bzw. zur Verhinderung eines reflektorischen Laryngospasmus; **3.** behutsames Vorschieben des mit wasserlöslichem Gleitmittel eingestrichenen Magenschlauchs (Lumendurchmesser: Erwachsene 32–40 F, Kinder 16–26 F; Länge: Entfernung Augenbraue – Epigastrium plus 10–15 cm) durch ein Mundstück bis in den Magen und auskultatorische Kontrolle (blasiges Geräusch nach Instillation von Luft mit Magenspritze) über dem Epigastrium; **4.** Trichter aufsetzen; **5.** je Spülportion 5–10 ml/kg KG körperwarmes Wasser, das durch Heben des Trichters über Magenniveau einläuft und dort für etwa 1 Minute verweilt. Wird der Trichter unter Magenniveau gesenkt, wird die Spülflüssigkeit wieder entleert. Insbes. bei größeren Spülmengen zur Vermeidung einer Wasserintoxikation Zusatz von 9 g/l NaCl zum Wasser (isotonische NaCl-Lösung); **6.** erste Spülportion für toxikologische Analyse asservieren; **7.** Spülvorgang wiederholen, bis mind. 2–5 l Spülflüssigkeit verbraucht sind oder der Rückfluss klar ist.

Komplikationen: Reizung und/oder Verletzung der Ösophagus- und Magenschleimhaut; evtl. Perforation bei gewaltsamem Vorschieben des Schlauchs oder vorbestehender Gewebeschädigung (z. B. durch schleimhautschädigende Giftstoffe); bei nicht intubiertem Patienten Aspiration von Spülflüssigkeit.

Literatur: American Academy of Clinical Toxicology, European Association of Poisons Centres and Clinical Toxicologists. Position Paper: Gastric Lavage. J Toxicology clin Toxicol 42 (7): 933–943 (2004).

Autor: F. Martens.

Magenstumpfkarzinom: s. Postgastrektomiesyndrome.

Magenverätzung: s. Ösophagusverätzung.

Magersucht: s. Anorexia nervosa.

Majoramputation: s. Amputation.

Makroglobulinämie Waldenström: s. Lymphom, lymphoplasmozytisches.

Makrohämaturie: s. Blasenkarzinom; Zystitis.

Makrolid-Antibiotika: Gruppe von Antibiotika, die aus einem Laktonring und glykosidisch gebundenem Aminozucker besteht; die chemisch verwandten Ketolid-Antibiotika besitzen anstelle des Zucker eine Keto-Gruppe, was dieser eigenen Klasse von Makrolid-Antibiotika den Namen verleiht. Leitantibiotikum ist Erythromycin, das ursprünglich als Stoffwechselprodukt aus Streptomyces-Arten isoliert wurde; neuere Substanzen mit verbesserter Pharmakokinetik werden halbsynthetisch bzw. synthetisch hergestellt. **Vertreter: 1.** Makrolid-Antibiotika: **a)** Erythromycin (z. B. ERYCINUM®); **b)** Spiramycin (z. B. Selectomycin®); **c)** Roxithromycin (z. B. Rulid®); **d)** Clarithromycin (z. B. Klacid®); **e)** Azithromycin (z. B. Zithromax®); **2.** Ketolid-Antibiotika: Telithromycin (Ketek). **Wirkungsmechanismus:** Hemmung der Proteinbiosynthese während der Elongation durch Blockade der Translokation der Transfer-RNA von der Akzeptor- zur Donorstelle (Arretierung der Proteinbiosynthese auf Polypeptid-Zwischenstufen führt zur Bakteriostase, s. Antibiotika). **Pharmakokinetik:** Zwischen den einzelnen Substanzen bestehen deutliche pharmakokinetische Unterschiede; allen gemeinsam ist jedoch eine gute Gewebegängigkeit und Anreicherung in Phagozyten, wodurch sich die gute Wirkung auf intrazelluläre Keime erklärt. Die Ketogruppe verleiht Ketolid-Antibiotika eine hohe Säurestabilität und trägt zur verbesserten antibakteriellen Wirkung bei. **1.** Resorption nach oraler Gabe nur unvollständig (Erythromycin 25–50 %, Azithromycin 40 %, Clarithromycin 50 %, Roxithromycin 70 %, Telithromycin 57 %); sehr variable Bioverfügbarkeit von Erythromycin, die u. a. von der Art des Erythromycinsalzes, der Säurestabilität der Substanz und dem Füllungszustand des Magen-Darm-Traktes abhängig ist; daher Einnahme bei oraler Gabe stets vor dem Essen, um eine Resorptionsbeeinträchtigung zu vermeiden; **2.** hohe Metabolisierungsrate über das Zytochrom-P-450-System; **3.** Azithromycin hat die höchste Gewebegängigkeit und eine HWZ im Gewebe von 2–4 Tagen; alle Makrolid-Antibiotika besitzen nur eine geringe Liquorgängigkeit. **4.** Die Ausscheidung erfolgt überwiegend biliär-fäkal.

Makrolid-Antibiotika

Wirkstoff	Handelsname (Auswahl)	Dosierung			
Erythromycin[1]	ERYCINUM®, Erythrocin®		1 – 2		g/d p. o./i. v., aufgeteilt auf 2–3 (–4) Einzelgaben
		bei schweren Infektionen:			
			4		g/d maximal
Spiramycin	Selectomycin®	4×	1,5		Mio. IE/d p. o. (entspricht 4 × 2 Filmtabletten/d)
		Kinder bis 6 Jahre:			
		4×	40 000		IE/kg KG/d
		bei Toxoplasmose (Ewachsene):			
		4×	2,25		Mio. IE/d (entspricht 4 × 3 Filmtabletten/d)
Roxithromycin	Rulid®, Roxigrün®	2×	150		mg/d
		oder			
		1×	300		mg/d p. o.
Clarithromycin	Klacid®	2×	250	(–500)	mg/d p. o.
Azithromycin	Zithromax®	1×	500		mg/d p. o. für 3 Tage
		alternativ bzw. immer bei Pneumonie:			
		1×	500		mg/d p. o. am 1. Tag
		1×	250		mg/d p. o. am 2.–5. Tag
		bei Gonorrhö und Syphilis:			
		1×	1		g p. o. einmalig
Telithromycin	Ketek®	1×	800		mg/d p. o.

[1] zur Sequenztherapie geeignet

Indikation: Einsatz v. a. bei nicht nosokomial erworbenen Infektionen; **1.** bei Infektionen im Hals-Nasen-Ohren-Bereich (Pharyngitis, Tonsillitis, Sinusitis, Otitis media); **2.** bei Infektionen der Atemwege (bes. Telithromycin): Bronchitis, atypische Pneumonie, Keuchhusten, Legionärskrankheit (Erythromycin i. v. Mittel der Wahl); die neueren Makrolid-Antibiotika sind Mittel der Wahl bei der oralen Therapie der ambulant erworbenen Pneumonie und sollten dem Erythromycin vorgezogen werden (bessere orale Verfügbarkeit, weniger UAW); **3.** als Alternative bei Penicillinallergie: Pneumokokken-Pneumonie, Streptokokken-Pharyngitis, Diphtherie, Erysipel, Gonorrhö, Syphilis; **4.** zur Eradikationstherapie: Clarithromycin in Kombination mit Metronidazol und/oder Ampicillin (s. Ulkus, gastroduodenales); **5.** bei Toxoplasmose in der Schwangerschaft: Spiramycin. **Wirkungsspektrum:** Das Wirkungsspektrum umfasst grampositive aerobe (Streptokokken, Pneumokokken) und anaerobe (Propionibacterium) sowie gramnegative Bakterien (Legionellen, Bordetella pertussis, Haemophilus influenzae, Gonokokken, Helicobacter pylori) und zellwandlose Mikroorganismen (Mykoplasmen, Chlamydien). Ketolid-Antibiotika besitzen eine stärkere Wirksamkeit als bisher angewandte Makrolid-Antibiotika gegen Penicillin G- und Erythromycin-resistente Pneumokokken sowie bes. gegen Haemophilus influenzae.

Kontraindikation: **1.** schwere Leberfunktionsstörung; **2.** Schwangerschaft, da im Tierexperiment Störungen der fetalen Ossifikation aufgetreten sind (Ausnahme: Erythromycin); **3.** bekannte Überempfindlichkeit.

Wechselwirkung: **1.** Erhöhung der Serumspiegel (durch Hemmung von Zytochrom-P-450) von Digoxin, Phenytoin, Hexobarbital, Disopyramid, Lovastatin, Bromocriptin, Alfentanil, Methylprednisolon, Midazolam und Triazolam, Theophyllin, Carbamazepin, Ciclosporin sowie oralen Antikoagulanzien vom Cumarintyp (Ausnahme: Azithromycin); **2.** bei gleichzeitiger Gabe mit Antiarrhythmika Verlängerung der QT-Zeit im EKG und Gefahr lebensbedrohlicher Herzrhythmusstörungen (Torsade de pointes); **3.** bei Kombination mit Ergotalkaloiden Verstärkung der Vasokonstriktion.

UAW: **1.** gastrointestinale Beschwerden; **2.** Leberfunktionsstörung mit intrahepatischer Cholestase (bes. bei längerer Gabe von Erythromycin); **3.** reversible Hörstörung; **4.** nach i. v. Gabe von Erythromycin häufig schwere Phlebitis; **5.** zentralnervöse Störung (Benommenheit, Kopfschmerz) häufiger bei Telithromycin.

Dosierung: s. Tab.

Hinweis: **1.** Erythromycin i. v. sollte wegen der Phlebitisgefahr nur über einen großlumigen Venenzugang appliziert werden (möglichst zentralvenös). **2.** In Deutschland nicht zugelassene Makrolid-Antibiotika (z. B. Dirithromycin, Minocamycin, Rokitamycin) haben keine wesentlichen Vorteile gegenüber den gebräuchlichen Substanzen.

Autoren: G. Haase, B. Drewelow.

Makroprolaktinom: s. Hyperprolaktinämie.

Makuladystrophien: s. Netzhautdystrophien, hereditäre.

Makulaödem, diabetisches: s. Retinopathie, diabetische.

Malalignment: s. Beinlängendifferenz.

Malaria: Infektion durch Protozoen der Gattung Plasmodium, die durch weibliche Stechmücken (Anopheles) auf den Menschen übertragen werden; **Klinik:** zyklischer Verlauf mit grippeähnlichen Prodromalstadien und Fieberanfällen; **Formen:** **1.** Malaria tropica (Plasmodium falciparum): schwerste und akut lebensbedrohliche Verlaufsform (Bewusstseinseintrübung bis zum Koma, Niereninsuffizienz, Störungen im Elektrolyt-, Säure- und Basenhaushalt, respiratorische Insuffizienz, Hämolyse); **2.** Malaria tertiana (Plasmodium vivax, Plasmodium ovale): Fieberanfälle alle 48 Stunden; neigt zu Rezidiven, die auch nach Jahren auftreten können; **3.** Malaria quartana (Plasmodium malariae): günstige Prognose bei adäquater Therapie der akuten Phase (cave: Nierenbeteiligung); Rezidive nach Jahren möglich.

Behandlungsindikation: In Europa ist jeder Plasmodiennachweis absolut behandlungspflichtig. In tropischen Regionen muss jeder fieberhafte Zustand mit Nachweis von Plasmodien therapiert werden. Bei asymptomatischen Patienten (Semiimmunität) in Endemiegebieten kann individuell entschieden werden. Vor der Therapie werden die Plasmodienspecies im Blutausstrich (ggf. Dicker Tropfen) differenziert, die Parasitenzahl im Blut bestimmt und Komplikationen erfasst. Die Therapie sollte unter stationären Bedingungen erfolgen.

Pharmakotherapie: **I.** Malaria tropica: **1.** bei geringer Parasitämie (<1 %): **a)** Mittel der Wahl: Mefloquin (Lariam®), initial 750 mg p. o., nach 6 Stunden 500 mg p. o., bei einem KG >60 kg nach 12 Stunden 250 mg p. o.; UAW: gastrointestinale und zentralnervöse Beschwerden, Herzrhythmusstörungen und Leberschäden, eingeschränkte Fahrtauglichkeit; **b)** Atovaquone, 250 mg, plus Proguanil, 100 mg (Malarone®), bei einem KG >40 kg 4 Tbl./d über 3 Tage; mögliche UAW: abdominale Schmerzen, Diarrhö, Anämie, Urtikaria; **c)** Artemether, 20 mg, plus Lumefantrin, 120 mg (Riamet®), bei einem KG >35 kg 4 Tbl. nach 0, 8, 24, 36, 48 und 60 Stunden; mögliche UAW: abdominale Schmerzen, Schlafstörungen, Allergie, Arthralgie; **2.** bei starker Parasitämie (>1 %), Komplikationen oder Mefloquinprophylaxe: **a)** Chinin p. o. (Chininum hydrochloricum) oder i. v. (Chininum dihydrochloricum) in gleicher Dosierung; initial 20 mg/kg KG, anschl. 3 × 10 mg/kg KG/d für 7–10 Tage; Infusion i. v. über ca. 4 Stunden; mögliche reversible UAW: Tinnitus, Ohrensausen, Schwerhörigkeit; i. d. R. Kombination mit einem Tetracyclin, z. B. Doxycyclin (z. B. DoxyHEXAL®,

Vibramycin® Tabs), initial 200 mg p. o., danach 100 mg/d für 14 Tage, um potentielle Chininresistenzen zu erreichen; Bestimmung der Parasitenzahl unter der Therapie anfangs 2-mal, später 1-mal täglich; **b)** ist Chinin nicht verfügbar, Ersatz durch Chinidin in identischer Dosierung; **II.** Malaria tertiana und Malaria quartana: **1.** Chloroquin (Resochin®, Weimer®quin) ist Mittel der Wahl; initial 600 mg p. o., nach 6, 24 und 48 Stunden jeweils 300 mg; UAW: selten Kopfschmerz und Magen-Darm-Beschwerden; **2.** bei Malaria tertiana Nachbehandlung zur Beseitigung von Leberhypnozoiten und Rezidivprophylaxe mit Primaquin (in Deutschland nicht zugelassen, über internationale Apotheke erhältlich), 15 mg/d p. o. über 14 Tage; **III.** sind die Plasmodienspecies nicht eindeutig zu bestimmen, wird wie bei Malaria tropica behandelt.

Sonstige Maßnahmen: **1.** Indikation zu intensivmedizinischer Überwachung großzügig stellen, da innerhalb der ersten Stunden nach Beginn der Therapie eine rasche Verschlechterung immer noch möglich ist; Entfieberung oft erst nach 3–5 Tagen; **2.** Flüssigkeitsbilanzierung und Messung des zentralen Venendrucks (Richtwert <5 mmHg); zu große Flüssigkeitsgabe bei Malaria tropica wegen vermeintlicher Exsikkose kann zu irreversiblem Lungenödem* (häufigste iatrogene Komplikation) führen. **3.** Bei fortschreitender Niereninsuffizienz muss rechtzeitig eine Hämodialyse* eingeleitet werden. **4.** Plasmaglukosekontrollen durchführen, da Hypoglykämien unter Chinintherapie auftreten und eine zerebrale Malaria vortäuschen können. **5.** Austauschtransfusion erst bei Hyperparasitämie (>5 % befallene Erythrozyten) und Organkomplikationen; bisher nicht durch kontrollierte Studien abgesichert.

Therapeutischer Stufenplan: s. Abb.

Eigenbehandlung: **1.** Bei Tropenreisen kann im Notfall eine Selbstmedikation mit den genannten Dosierungen erfolgen, wenn Fieber oder grippeähnliche Symptome auftreten und eine ärztliche Diagnostik (Blutausstrich) nicht möglich ist. Reisende müssen über Malariasymptome, Arzneimittel und deren UAW informiert sein. **2.** Chemoprophylaxe bei Reisen in Gebiete mit hohem Übertragungsrisiko und Hochresistenzen (z. B. tropisches Afrika): **a)** Mefloquin (Lariam®), 250 mg wöchentlich p. o., 1 Woche vor und bis 4 Wochen nach der Exposition; **b)** Atovaquone plus Proguanil (Malarone®), 1 Tbl./d p. o., 1–2 Tage vor und bis 7 Tage nach der Exposition; **c)** Doxycyclin, 100 mg/d p. o., 1–2 Tage vor und bis 4 Wochen nach Aufenthalt im Malariagebiet; ist in Deutschland nicht für die Malariaprophylaxe zugelassen, hat sich in anderen Ländern unter Berücksichtigung bestimmter Verhaltensregeln (z. B. Sonnenexpositionsschutz) jedoch bewährt; cave: abdominale Beschwerden, Vaginalmykosen bei Frauen; **3.** Expositionsprophylaxe mit Moskitonetz, schützender Kleidung und Repellents.

Arbeitsunfähigkeit: nach Entlassung aus der stationären Behandlung evtl. Arbeitsunfähigkeit für 1–2 Wochen.

Hinweis: **1.** Differenzierung der Plasmodien und Bestimmung der Höhe der Parasitämie in Europa nur von erfahrenen Untersuchern (Tropenmedizinern) durchführen lassen. **2.** Eine Thrombozytopenie bei Malaria ist häufig und i. d. R. nicht substitutionspflichtig. **3.** Glukokortikoid-

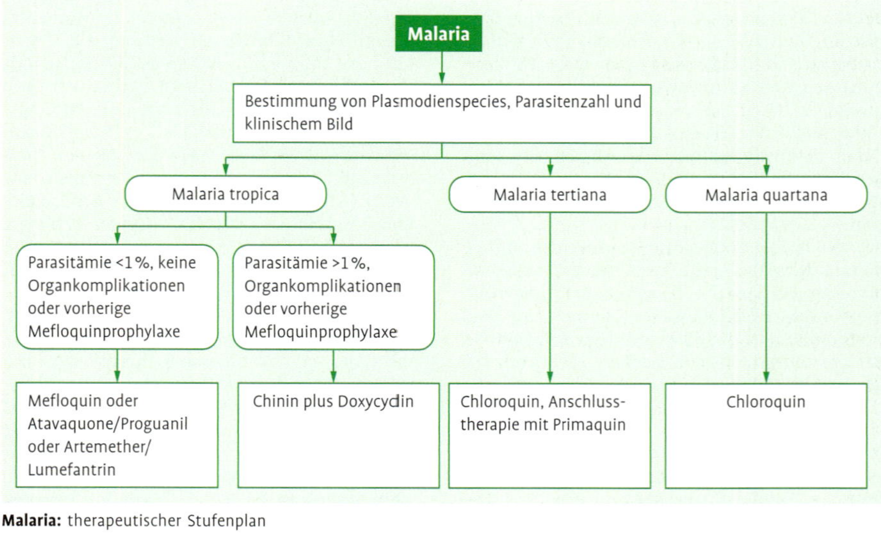

Malaria: therapeutischer Stufenplan

therapie und Vollheparinisierung sind kontraindiziert. **4.** Gegen Chloroquin finden sich zunehmend Resistenzen.

Neuentwicklung: Entwicklung von Impfstoffen.

Literatur: 1. World Health Organization: Malaria; http://www.who.int/topics/malaria/en/; **2.** Robert-Koch-Institut: Malaria; http://www.rki.de/cln_091/nn_196658/DE/Content/InfAZ/M/Malaria/Malaria.html?__nnn=true; **3.** Moorthy, V. S. et al.: Phase I evaluation of 3 highly immunogenic prime-boost regimens, including a 12-month reboosting vaccination, for Malaria vaccination in Gambian men. J Infect Dis 189: 2213–2219 (2004).

Autoren: Th. Weinke, W. Güthoff, I. Liebold.

Malassezia furfur: s. Pityriasis versicolor.

Malassimilation: s. Syndrom der blinden Schlinge.

Maldescensus testis: syn. Hodenhochstand, Kryptorchismus, Retentio testis; Ausbleiben der regelrechten Wanderung des Hodens von kranial retroperitoneal ins Skrotum ab der 5. Embryonalwoche mit resultierender Fehllage von mind. einem Hoden (nicht im Skrotum); **Häufigkeit:** 5 % der Neugeborenen (20 % der Frühgeborenen); 1 % nach Ende des 1. Lebensjahres; **Formen:** Leistenhoden, Gleithoden, Hodenektopie, selten Bauchhoden und Pendelhoden; **Ursache: 1.** hormonale Störungen in der Hypothalamus-Hypophysen-Gonaden-Achse; **2.** anatomische Hindernisse im Bereich des Deszensusweges; **Folgen: 1.** Fertilitätsstörungen (bei unilateralem Maldescensus testis 30–40 %, bei bilateralem Maldescensus testis 60–80 %); **2.** erhöhtes Risiko maligner Transformation um den Faktor 6–15; vgl. Hodentumoren.

Behandlungsindikation: besteht bei jeder Form des Maldescensus testis mit Ausnahme des Pendelhodens, der eine Normvariante darstellt; die Behandlung erfolgt idealerweise zwischen dem 6. und 12. Lebensmonat; dann ist mit keinem Spontandeszensus mehr zu rechnen. Ab dem 2. Lebensjahr kommt es zu einem irreversiblen Verlust von Gonozyten und Spermatogonien. Eine Behandlung vor Ende des 2. Lebensjahres hat wahrscheinlich noch einen positiven Effekt auf die Fertilität; später können kosmetische Aspekte eine Behandlung rechtfertigen. Das erhöhte Karzinomrisiko wird auch durch eine erfolgreich durchgeführte Therapie nicht positiv beeinflusst.

Pharmakotherapie: 1. GnRH induziert über eine Stimulation des luteinisierenden Hormons die Entwicklung der Leydig-Zwischenzellen; intratestikuläres Testosteron wird vermehrt gebildet und fördert über die Reifung und Differenzierung des Nebenhodens den Hodendeszensus: Gonadorelin (z. B. Kryptocur®), 3 × 2 Hübe intranasal (entspricht 1,2 mg/d) für 4 Wochen; ggf. bei erneuter Retraktion des Hodens oder nicht vollständigem Deszensus Wiederholung der Gonadorelin-Gabe für weitere 4 Wochen; **2.** HCG (z. B. Predalon®) bei ausbleibendem Erfolg: **a)** WHO-Schema: im 1. Lebensjahr 2 × 350 IE wöchentlich i. m., vom 2.–5. Lebensjahr 2 × 500 IE wöchentlich i. m. und ab 6. Lebensjahr 2 × 1000 IE wöchentlich i. m. für die Dauer von jeweils mind. 3 Wochen; **b)** nach den AWMF-Leitlinien in unmittelbarem Anschluss an GnRH von wöchentlich 500 IE über 3 Wochen. Erfolgsrate 20 %.

Operative Therapie: bei erfolgloser Pharmakotherapie, Hodenektopie oder gleichzeitig bestehendem Leistenbruch; **Verfahren:** Mobilisierung des Samenstranges (Orchidolyse bzw. Funikulolyse), so dass der Hoden spannungsfrei im Skrotalfach fixiert werden kann (Orchidopexie). Bei Leistenhoden erfolgt der Zugang von inguinal, bei Bauchhoden ist i. d. R. ein zweizeitiges Vorgehen notwendig; der 1. Schritt erfolgt laparoskopisch, der 2. Schritt offen chirurgisch oder ebenfalls laparoskopisch (Operation nach Fowler-Stephens). Die Erfolgsraten hinsichtlich einer Verlagerung des Hodens in das Skrotum sind sehr hoch (>90 %). Die spätere Fertilität ist allerdings überwiegend vom Zeitpunkt der Behandlung abhängig.

Therapeutischer Stufenplan: s. Abb.

Eigenbehandlung: aufgrund des erhöhten Malignomrisikos auch bei erfolgreich behandeltem Maldescensus testis sollten die Patienten regelmäßig eine Selbstpalpation der Hoden durchführen.

Hinweis: 1. Abwartendes Verhalten über das 1. Lebensjahr hinaus ist nicht zu rechtfertigen; ein Spontandeszensus kann dann nicht mehr erwartet

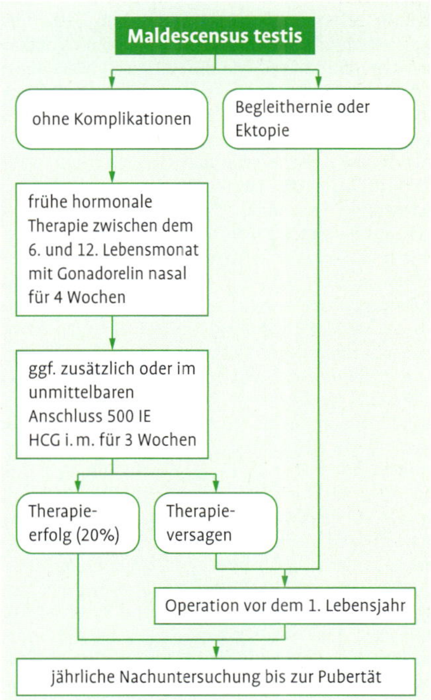

Maldescensus testis: therapeutischer Stufenplan

M

werden. **2.** Die Diagnostik muss i. R. der Routineuntersuchung im Säuglingsalter erfolgen; der Schularzt sollte damit nicht mehr befasst sein.

Neuentwicklung: Autotransplantation des Bauchhodens (experimentell).

Literatur: **1.** Leitlinien der Deutschen Gesellschaft für Kinderchirurgie: Hodenhochstand – Maldeszensus testis, 2008; http://www.uni-duesseldorf.de/WWW/AWMF/ll/006-022.htm; **2.** Jocham, D.; Miller, K.: Praxis der Urologie. 2. Aufl. Stuttgart, New York: Thieme, 2003; **3.** Hadziselimonvic, F.: Cryptorchidsm, ist impact on male infertility. Euro. Urol 41: 121–123 (2002).

Autor: U. Wetterauer.

Malformation, vaskuläre: s. Gefäßanomalien, angeborene.

Malleolarfraktur: s. Knöchelfraktur.

Mallory-Weiss-Syndrom: s. Boerhaave-Syndrom.

Malnutrition: Bez. für inadäquate Ernährung (Unter-, Überernährung oder Nährstoffimbalanz); im klinischen Sprachgebrauch meist mit Mangelerscheinung gleichgesetzt: Defizit an Makro- und Mikronährstoffen inf. unzureichender Nahrungsaufnahme, ggf. in Kombination mit Nährstoffverlust (Diarrhö, Erbrechen), Arzneimittel-Nährstoff-Antagonismus bzw. Hypermetabolismus (Katabolie) sowie Vitamin- und Mineralstoffdefizit; **Formen:** **1.** subklinische Malnutrition (Vorkommen eines oder mehrerer subnormaler Ernährungsparameter, z. B. Albumin, Vitamine, Eisen, Zink), häufig bei geriatrischen Patienten; **2.** Kwashiorkor: ödematöse Malnutrition durch Proteinmangel (Protein-Energie-Malnutrition); **3.** Marasmus: Energiemangel (<60 % des altersbezogenen Referenzgewichts); **Ätiologie:** **1.** primäre Malnutrition: ungenügende Nahrungsaufnahme (Armut, hohes Lebensalter); **2.** sekundäre Malnutrition: Malabsorption, AIDS, Tumor, Depression, Zytostatikatherapie oder andere Arzneimittel, chronisches Nierenversagen; **Klinik:** unbeabsichtigter Gewichtsverlust von >10 % des Körpergewichts in 6 Monaten bzw. >5 % in 1–3 Monaten; aktuelles Körpergewicht <90 % des Normgewichts oder Body-mass-Index <18,5 kg/m^2 bei Erwachsenen; deutliche Reduktion des subkutanen Fettgewebes (Trizepshautfalte <10. Perzentile); Wachstumsrückstand und geringe körperliche Aktivität bei Kindern, verminderte körperliche Leistungsfähigkeit bei Erwachsenen; häufige bzw. schwere Infektion; gestörte Wundheilung; neurologisch-psychiatrische Beschwerden bei Vitamin-B_{12}-Mangel; insgesamt deutlich erhöhte Morbiditäts- und Mortalitätsrate; Diagnostik mit Mini-Nutritional-Assessment (standardisierter Fragebogen) möglich.

Behandlungsindikation: **1.** ausgeprägte Mangelernährung (lebensbedrohlich und unmittelbare Ursache vieler Todesfälle) immer behandlungspflichtig, auch subklinische Malnutrition; **2.** Vitaminmangel (Vitamin D, Folsäure, Vitamin B_{12}, weitere B-Vitamine) und andere Mangelzustände (Eisen, Zink) sind durch Substitution auszugleichen; **3.** wichtigste Maßnahmen bei Kindern mit schwerer Malnutrition: stationäre Behandlung von Hypoglykämie, Hypothermie, Dehydratation sowie Elektrolytstörung, antibiotische Therapie und Gabe der ersten Vitamin-A-Dosis; 2 Phasen der Therapie: **a)** Stabilisation (Behandlung der akuten Krankheitserscheinung, Beginn eines behutsamen Ernährungsaufbaus); **b)** Rehabilitation;

Prophylaxe: **1.** vollwertige Ernährung sichern; bes. wichtig im höheren Lebensalter (häufig Inappetenz; Möglichkeit: sog. Essen auf Rädern, qualitativ hochwertiges Essen gemeinnütziger Organisationen mit Anlieferung ins Haus), bei langem Krankenhausaufenthalt oder in Pflegeeinrichtung; **2.** bei drohender Malnutrition: Ernährungsanalyse und Korrektur von Fehlernährung; ggf. Hilfestellung bei der Bewältigung sozialer Probleme bzw. Therapie der zugrunde liegenden Erkrankung.

Therapie: **I. orale Ernährungstherapie:** Wenn möglich, sollte der natürliche Weg der Ernährung mit natürlichen Produkten bevorzugt werden; Voraussetzung für orale Ernährung: Patient wach, Schluckvermögen nicht behindert, Magen-Darm-Trakt intakt; **1.** ausgewogene und vollwertige Kost; **2.** Einsatz von nährstoff- und energiereichen Lebensmitteln; **3.** Anbieten von Wunschkost; **4.** Berücksichtigung spezieller Erfordernisse hinsichtlich der Art (leicht verdauliche und bekömmliche Speisen) und Portionierung (häufige Aufnahme kleinerer Portionen) oder Konsistenz der Nahrungsmittel (flüssig-breiig bei eingeschränktem Kau- oder Schluckvermögen); **5.** ggf. Ergänzung durch flüssige Nahrungssupplemente (z. B. Fortifresh®, Clinutren® HP, Meritene® bei hohem Eiweißbedarf bzw. hohem Stickstoffverlust) oder Präparate mit leicht resorbierbaren mittelkettigen Fetten bei gestörter Fettresorption (Nutricomp® MCT); zur Sicherung einer gewissen Abwechslung werden verschiedene Geschmacksrichtungen (süß, pikant) hergestellt, neben Produkten auf Milchbasis sind auch solche auf Saftbasis (z. B. Clinutren® Fruit) bzw. auf Sojabasis (z. B. Nutrison® Soya) verfügbar; **6.** ggf. individuelle Betreuung während der Mahlzeit und Bereitstellen von speziellen Hilfsmitteln (Schnabeltasse, Besteck mit verdickten Griffen, Gabel mit einseitig geschärfter Kante, abgewinkelter Löffel, Teller mit rutschfestem Boden, Brettchen mit Nägeln zum Fixieren); **7.** Schaffung einer adäquaten und angenehmen Atmosphäre, Kompromiss zwischen optimaler Nährstoffzusammensetzung und althergebrachter Gewohnheit (bes. im geriatrischen Bereich); **8.** komplette Ernährung mit Trinknahrung (1500–2000 ml pro Tag), z. B. mit Standardnahrungen (z. B. Isosource® Standard, Nutricomp® Standard, Fortimel® Complete) oder mit hochkalorischer Trinknahrung (z. B. Biosorb® Energy); **II. enterale Ernährungstherapie:** bei Bewusstlosigkeit bzw. beeinträchtigtem Schluckvermögen und intaktem Magen-Darm-Trakt; **Sondenart:**

1. nasogastrale Sonde: bei Schluckstörung, Liegezeit bis zu 4 Wochen; 2. nasojejunale Sonde: bei zusätzlicher Aspirationsgefahr; 3. perkutane endoskopisch kontrollierte Gastrostomie (Abk. PEG) bei dauerhafter Behinderung der oralen Nahrungsaufnahme; perkutane endoskopische Jejunostomie bei zusätzlicher Aspirationsgefahr (i. R. einer abdominalen Operation ggf. Feinnadelkatheterjejunostomie); **Sondenkost:** als Bolus (in den Magen) oder kontinuierlich über Rollenpumpen (jejunale Sonden); 1. Standardpräparate: Energiegehalt 4,2 kJ (bzw. 1 kcal) pro ml, Zusammensetzung ca. 14–20 % Proteine, 25–35 % Fette und 50–60 % Kohlenhydrate (z. B. Fortimel® Drink, Ensure, Nutricomp® Standard, salvimulsin® Standard); der Vitamin- und Mineralstoffgehalt ist meist so bilanziert, dass mit 2000 ml Flüssignahrung der Tagesbedarf aller Nährstoffe gedeckt ist; 2. mit Ballaststoffen angereicherte Präparate: z. B. Nutricomp® Standard mit Ballaststoffen, Fresubin® original fibre; 3. energiereiche Präparate mit bis zu 6,72 kJ (bzw. 1,6 kcal) pro ml bei notwendiger Flüssigkeitsrestriktion: z. B. Fortimel® Energie, Ensure Plus®, Isosource® ENERGY FASER; 4. eiweißreiche Produkte (bis zu 35 % des Energiegehalts in Form von Protein) für Patienten mit hohem Eiweißbedarf bzw. hohem Stickstoffverlust: z. B. Clinutren® HP, Meritene®, Fresubin® HP energy; 5. adaptierte Trink- und Sondennahrung: a) für Diabetiker: z. B. Glucerna®, Nutricomp® Diabetes, Diason®; b) bei Malassimilation: z. B. Nutricomp® Peptid, salvipeptid liquid MCT, Provide® Xtra DRINK, Survimed® OPD; c) bei metabolischem Stress: z. B. Nutricomp® Intensiv, Perative®; d) bei Leberinsuffizienz: z. B. Nutricomp® Hepa; e) bei Niereninsuffizienz: z. B. Suplena®, salvipeptid® nephro; f) bei gestörter Fettresorption: leicht resorbierbare mittelkettige Fette: z. B. Nutricomp® MCT, Osmolite®, salvimulsin® MCT; g) bei respiratorischer Störung: z. B. modulen lipid, Pulmocare®; h) bei eingeschränkter Immunfunktion und Tumorerkrankung: z. B. Impact®, Nutricomp® Immun; i) für Kinder: z. B. Nutrini® MultiFibre; **UAW:** 1. Aspiration, Pneumonie; 2. Motilitätsstörung (Diarrhö); 3. Meteorismus, Distension; 4. kalorische Unterernährung; 5. Hyperglykämie; 6. Elektrolytverschiebung; 7. nicht okklusive Darmischämie; 8. Sondenkomplikation (Druckulzera, Verstopfung der Sonde); 9. Refeeding-Syndrom: Gruppe teils lebensbedrohlicher Symptome, die durch rasche Zufuhr normaler Nahrungsmengen nach langer Zeit der Unterernährung hervorgerufen werden können (Klinik: Ödeme, akutes Herzversagen, akuter Vitamin-B_1-Mangel, Arrhythmie, Ataxie, Hypotonie, Herzstillstand, Obstipation, Atemstillstand, Hämolyse); **Fehlerquellen:** 1. ungenügende Oberkörperhochlagerung; 2. zu schneller Kostaufbau statt individuelles Konzept; 3. Gabe von zu großen Portionen; 4. individuell nicht abgestimmte Sondenkostform; 5. zu hohe oder zu niedrige Temperatur der Sondenkost; 6. Gabe von zu wenig Flüssigkeit oder Ballaststoffen; 7. bakterielle Verunreinigung; 8. mangelhaftes Spülen der Sonde; **III. parenterale Ernährungstherapie:** indiziert, wenn eine gastroenterale Nahrungszufuhr nicht möglich ist (z. B. gestörte gastrointestinale Digestion und Resorption; nach operativem Eingriff am oberen Verdauungstrakt; s. Ernährung, parenterale); möglichst bald Übergang auf eine enterale Ernährung (langsamen Kostaufbau nach enteraler Nahrungskarenz beachten) anstreben; **oraler Kostaufbau nach Nahrungskarenz:** parenterale Ernährung reduzieren und enterale Zufuhr stufenweise erhöhen, beginnend mit leicht verdaulichen Kohlenhydratträgern, stufenweiser Einbau von Proteinträgern und Fett: 1. Stufe: ungesüßter Tee; 2. Stufe: Tee, Schleim, entfettete Brühe, zusätzlich Oligosaccharide; ca. 4200 kJ/d (bzw. 1000 kcal/d) mit 20–30 g Proteinen, 10 g Fett, 200 g Kohlenhydraten (laktosefrei); 3. Stufe: Tee, Schleim, Zwieback, Weißbrot, gekochtes Fleisch, Fruchtspeise, Teigware, Spinat, Sellerie (alles in passierter Form); ca. 6300 kJ/d (bzw. 1500 kcal/d) mit 60 g Proteinen, 15 g Fett, 250 g Kohlenhydraten; 4. Stufe: zusätzlich fettarme Milchprodukte, Aufschnitt, Fisch, Kompott, Gebäck in unpassierter Form; ca. 7560 kJ/d (bzw. 1800 kcal/d) mit 75 g Proteinen, 40 g Fett, 300 g Kohlenhydraten; 5. Stufe: leichte Vollkost (alle schlecht verträglichen Speisen weglassen); ca. 8400 kJ/d (bzw. 2000 kcal/d) mit 75 g Proteinen, 75 g Fett, 250 g Kohlenhydraten.

Psychotherapie: bei Malnutrition i. R. psychischer Erkrankungen.

Sonstige Maßnahmen: 1. antiemetische Behandlung mit Antiemetika*, z. B. bei Tumor- oder AIDS-Patienten mit a) Metoclopramid (z. B. Paspertin®), 3–4 × 10 mg p. o., oder 1–3 × 10 mg i. m. oder i. v.; b) Serotonin-5-HT_3-Rezeptor-Antagonist, z. B. Ondansetron (Zofran®) oder Tropisetron (Navoban®); 2. gute zahnärztliche Versorgung zur Verbesserung der Kaufähigkeit.

Eigenbehandlung: 1. Aneignung von Basiskenntnissen zur Ernährung und entsprechende Auswahl von Nahrungsmitteln; 2. Erhaltung der eigenen Kaufähigkeit (Zahn- bzw. Gebisspflege); 3. ausreichende körperliche Bewegung; 4. Aufbau oder Erhalt stabiler sozialer Beziehungen.

Hinweis: 1. Ernährungstherapie durch geschultes Personal ist essentieller Bestandteil der Behandlung chronisch-kranker Patienten und verbessert deutlich Therapieergebnisse und Befinden der Patienten; 2. bei jeder dauerhaften Gesamtenergiezufuhr von <6300 kJ/d (bzw. <1500 kcal/d) besteht Gefahr eines Mangels an Mikronährstoffen (Mineralstoffe, Spurenelemente, Vitamine); 3. keine einseitige Kostform, z. B. sog. Krebsdiät; 4. enterale Ernährung ist nach Arzneimittelrichtlinie bei fehlender oder eingeschränkter Fähigkeit zur ausreichenden normalen Ernährung verordnungsfähig, wenn eine Modifizierung der normalen Ernährung oder sonstige ärztliche, pflegerische oder ernährungstherapeutische Maßnahmen zur Verbesserung der Ernährungssituation nicht ausreichen.

Neuentwicklung: Es gibt einen Kalorienrechner, eine neu entwickelte Software zur Optimierung der Ernährungssituation in Alten- und Pflegeheimen. Im Internet stehen Bögen für die Dokumentation für die Versorgung mit einer enteralen Ernährungstherapie zur Verfügung.

Literatur: **1.** Cereda, E.; Valzolgher, L.; Pedrolli, C.: Mini nutritional assessment is a good predictor of functional status in institutionalised elderly at risk of malnutrition. Clin Nutr 27: 700–705 (2008); **2.** Lochs, H. et al. (eds): ESPEN Guidelines on Enteral Nutrition. Clin Nutr 25: 177–360 (2006), http://www.espen.org; **3.** Schütz, T. et al.: ESPEN-Leitlinien Enterale Ernährung – Zusammenfassung. Aktuel Ernaehr Med 31: 196–197 (2006), http://www.dgem.de; **4.** Imoberdorf, R.; Rühlin, M.; Ballmer, P. E.: Unterernährung im Krankenhaus -Häufigkeit, Auswirkungen und Erfassungsmöglichkeiten. Klinikarzt 33: 342–345 (2004); **5.** Lubke, H. J.; Niemann, G.: Enterale Ernährung als Langzeittherapie – Zugang, Diätauswahl, Applikationsmodus und Monitoring. Klinikarzt 33: 346–352 (2004).

Autor: U. Julius.

MALT-Lymphom: s. Lymphome, primär extranodale.

Malum perforans pedis: s. Fuß, diabetischer.

Mamantin: s. Muskelrelaxanzien.

Mammakarzinom: Brustkrebs; maligne Neoplasie der Brustdrüse; **Häufigkeit:** häufigste Malignomerkrankung der Frau (ca. 57 000 Neuerkrankungen pro Jahr in Deutschland), selten beim Mann; frühe lymphogene und hämatogene Streuung in alle Organsysteme (bes. Skelett); ausgeprägte histomorphologische Heterogenität; häufigste krebsbedingte Todesursache bei Frauen; **Ursache:** Risikofaktoren sind neben persönlich nicht beeinflussbaren Faktoren (s. Tab. 1) v. a. veränderte Ernährung und Lebensgewohnheiten in der Bevölkerung industrialisierter Länder (z. B. fettreiche, ballaststoffarme Ernährung, körperliche Inaktivität, Genussmittel, späte Reproduktion); Übergewicht nach der Menopause führt zu einer signifikanten Risikosteigerung; nur 3–5 % aller Mammakarzinome sind genetisch bedingt; **Diagnose:** zur Früherkennung Sonographie und Mammographie zur Erfassung des Tumors im Stadium der Lokalerkrankung; der Stellenwert des MR-Mammographie ist nicht durch randomisierte Studien abgesichert. Selbst- und Fremduntersuchung sind zur Früherkennung nicht geeignet.

Behandlungsindikation: Jedes Mammakarzinom ist so früh wie möglich zu behandeln: **1.** operative Primärbehandlung zur lokalen Kontrolle; **2.** adjuvante Pharmakotherapie; **3.** postoperative Strahlentherapie.

Operative Therapie: Operativer Standard ist die brusterhaltende Therapie (Abk. BET) mit Tumorexstirpation im Gesunden und gleichseitiger Sentinel-Lymphknotenbiopsie oder Axilladissektion. Bei klinisch unauffälliger Axilla und einer Tumorgröße <5,0 cm Bestimmung des axillären Nodalstatus durch nuklearmedizinische Markierung des Sentinel-Lymphknotens, evtl. auch in Kombination mit „Patentblau“; bei befallenem Sentinel-Lymphknoten oder klinisch befallener Axilla ist die Entfernung von mindestens 10 Lymphknoten der Level 1 und 2 indiziert. Eine BET ist in ca. 70 % der primären Mammakarzinome möglich. Durch primäre (neoadjuvante, präoperative) Chemotherapie können primär nicht brusterhaltend operable Tumoren mit BET behandelt werden. Entscheidend ist das Verhältnis von Tumor- und Brustgröße. Falls die Tumorexstirpation nur unter Zurücklassung einer großen Defektbildung möglich ist, sollten Formveränderung (z. B. Reduktionsplastik) oder Lappenplastik (z. B. Latissimus-dorsi-Lappen, thorakoepigastrischer Lappen) erwogen werden; andernfalls modifizierte radikale Mastektomie (Abk. MRM), ggf. mit Sofort- oder Intervall-Brustrekonstruktion. Die Brustrekonstruktion erhöht weder die Rate an Lokalrezidiven, noch interferiert sie mit deren Entdeckung. **Verfahren:** **1. brusterhaltende Therapie:** Tumorexstirpation im Gesunden (Lumpektomie); **a)** je nach Verhältnis der Größe des entstandenen Volumendefekts zu Brustgröße und -form ist eine einfache Adaptierung der Resektionskanten möglich oder bei großem Defekt eine zusätzliche Mobilisierung des Drüsenkörpers als Verschiebeplastik (innere Mastopexie) notwendig; **b)** bei großem Brustvolumen bzw. Ptose: Mastopexie oder Reduktionsplas-

Mammakarzinom Tab. 1
Etablierte Risikofaktoren für die Brustkrebsentstehung

Risikofaktor	relatives Risiko
familiäre Belastung	
Verwandtschaft ersten Grades	1,4–13,6
Verwandtschaft zweiten Grades	1,5– 1,8
Alter	
50 Jahre versus <50 Jahre	6,5
bei Menarche (<12 Jahre versus 14 Jahre)	1,2– 1,5
bei erster Lebendgeburt (>30 Jahre versus <20 Jahre)	1,3– 2,2
bei Menopause (55 Jahre versus <55 Jahre)	1,5– 2,0
gutartige Brusterkrankung	
atypische Hyperplasie	4,0– 4,4
Biopsie (mit jedem histologischen Befund)	1,5– 1,8
Hormontherapie	1,0– 1,5

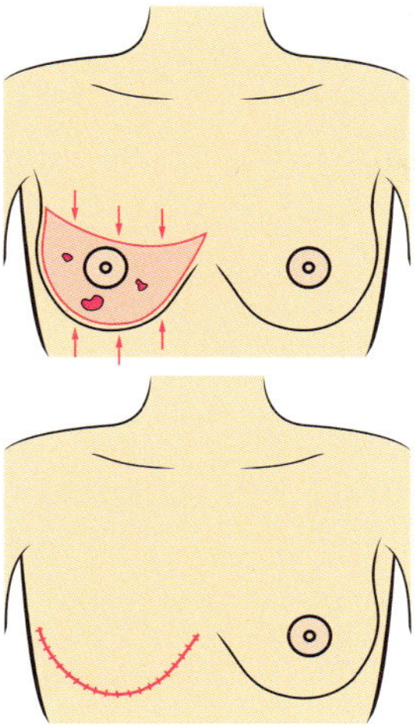

Mammakarzinom Abb. 1: modifizierte radikale Mastektomie mit Entfernung der Pektoralisfaszie bei Erhalt der Brustmuskeln; 1: Umschneidungsfigur; sog. Smile-Technik (Umschneidung erinnert an einen lächelnden Mund); 2: Ergebnis vor Brustrekonstruktion

tik; **c)** bei partieller Mastektomie Defektdeckung mit Lappenplastik als lappenassistierte BET; **d)** bei größeren Gewebeverschiebungen oder größeren Entfernungen von Hautschnitt und Tumorlokalisation ist die Markierung des Tumorbettes mit einem Metallclip erforderlich. **2. Mastektomie: a)** modifizierte radikale Mastektomie mit spindelförmiger, querer oder schräg gestellter Hautresektion, die den Tumorbereich bzw. die Biopsieregion mit Biopsiewunde und Mamillen-Areola-Komplex umfasst und möglichst das Dekolleté freilässt (s. Abb. 1). Die Resektion des gesamten Drüsenkörpers erfolgt unter Mitnahme der Faszie des Musculus pectoralis major. Die Dissektion der Achselhöhle bzw. die Sentinel-Lymphknotenbiopsie wird vom gleichen Schnitt aus vorgenommen. **b)** Skin-sparing-Mastektomie (Abk. SSM): bei nicht befallener Haut im Wesentlichen gleiche Indikationen wie modifizierte radikale Mastektomie; Vorteile: Erhaltung des Hautmantels, Vermeidung von Farbunterschieden der Haut, Erhaltung der unteren Umschlagsfalte, bessere kosmetische Ergebnisse als nach sekundärer Brustrekonstruktion bei gleicher onkologischer Sicherheit, höhere onkologische Sicherheit als nach subkutaner Mastektomie, Möglichkeit des Erhalts des Mamillen-Areola-Komplexes. Die Geweberekonstruktion sollte vorzugsweise mit autologem Gewebe (Latissimus-, DIEP- oder TRAM-Lappen, s. Abb. 2), sonst auch heterologem Gewebe (Prothesenrekonstruktion) erfolgen. **c)** partielle Mastektomie: Entfernung von 1 (Veronesi) oder 2 Quadranten der Brust; Defektverschluss durch onkoplastische Operation: Formveränderung oder mit myokutanen Lappen (Latissimus-dorsi-Lappen, s. Abb. 3, thorakoepigastrischer Lappen) i. R. einer BET; die Übergänge von Mastektomie zu BET sind fließend und hängen von der Größe des onkologisch notwendigen Resektionsvolumens ab. **3.** Sentinel-Lymphknotenbiopsie oder ggf. axilläre Lymphonodektomie: Präparation und Entfernung des einen markierten oder bei entsprechender Indikation aller Lymphknoten unter Erhalt der Gefäß- und Nervenstruktur; Beschränkung des Eingriffs auf Level 1 und 2; Präparation von Level 3 ist selbst bei Befall von Lymphknoten in Level 1 oder 2 nicht indiziert, da sie die Prognose nicht verbessert, die postoperative Morbidität aber deutlich erhöht (cave: Lymphödem). **4.** Sofort- (primäre) und Intervall- (sekundäre) Rekonstruktion sind onko-

M

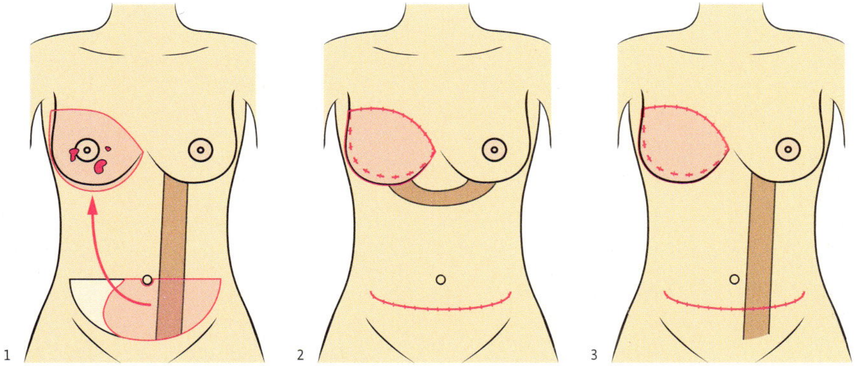

Mammakarzinom Abb. 2: Brustrekonstruktion mit Gewebespende aus dem Unterbauch; 1: Mastektomiebereich und Entnahme des Hebers; rekonstruierte Brust; 2: nach TRAM-Technik (Transversus-rectus-abdominis-Muskellappen) unter Mitnahme der Vasa epigastrica inferior; 3: nach DIEP-Technik (deep inferior epigastric perforator) unter Anschluss der epigastrischen Perforatorgefäße an die Vasa mammaria interna oder das thorakodorsale Gefäßbündel

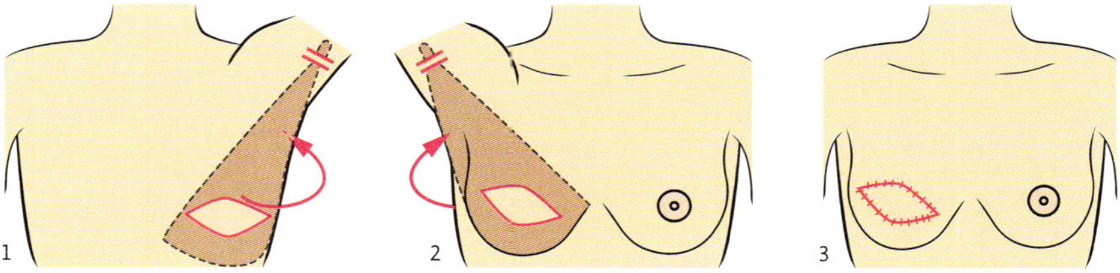

Mammakarzinom Abb. 3: Brustrekonstruktion mit Latissimus-dorsi-Lappenplastik; 1: Entnahme des Muskels mit Hautinsel; 2: Durchzug des am sehnigen Ansatz durchtrennten Muskellappens in den Brustbereich; 3: Hautersatz im Mamillenbereich durch Hautinsel vom Rücken

logisch sicher und sollten individuell unter Berücksichtigung von Bestrahlung, Psyche, Prognose, Systemtherapie empfohlen werden: Die Rekonstruktion mit autologem Gewebe bietet langfristig ein Maximum an onkologischer Sicherheit und die besten kosmetischen Ergebnisse. Die Rekonstruktion mit Prothesen ist besonders im Hinblick auf eine mögliche Postmastektomiebestrahlung und eine damit verbundene erhöhte Rate an Kapselfibrosen zu vermeiden. Ptose oder geschädigte Haut erfordern eine onkoplastische Operation; bei großem Resektionsvolumen und umfangreicher Hautresektion eigengeweblicher Ersatz von der Bauchdecke mit Transversus-rectus-abdominis-Muskellappen (Kurzbez. TRAM-Lappen); ggf. Angleichungsoperation auf der gesunden Seite erwägen.

Pharmakotherapie: A. adjuvante Therapie: Die Auswahl der Therapie erfolgt risikoadaptiert (s. Tab. 2 u. Tab. 3); Patientinnen mit 1–3 befallenen Lymphknoten stellen eine eigenständige Risikogruppe dar. Die Tumorgröße und Anzahl der befallenen Lymphknoten sind für die Systemtherapie zunehmend weniger bedeutsam. Mit dem Einsatz zielgerichteter (targeted) Therapien wird die Tumorbiologie (Hormon-, HER2-Rezeptoren etc.) immer bedeutsamer. **I. Zytostatika: 1.** Standard ist eine Polychemotherapie nach dem FEC-

Mammakarzinom Tab. 2
Risikogruppen nach St. Gallen, 2007

Risikogruppe	Tumor hormonsensitiv	Tumor nicht hormonsensitiv
niedrig	N0 + ER und/oder PR positiv + pT ≤2 cm + G1 (bei Tumoren <1 cm auch G2/3) + Alter ≥35 Jahre + keine Gefäßinvasion (L0, V0) + HER2 negativ	nicht anwendbar
mittel	N0 + ER und/oder PR positiv + mindestens eins der folgenden Kriterien: pT >2 cm G2/3 (Ausnahme: Tumor <1 cm) Alter <35 Jahre Gefäßinvasion (L1, V1)[1] HER2 positiv **oder** N1 (1–3+) ohne Gefäßinvasion (L0, V0) + HER2 negativ	einige Merkmale und ER und PR negativ
hoch	N1 (≥4) **oder** N1 (1–3+) mit Gefäßinvasion[1] oder HER2 positiv	alle anderen Tumoren mit ER und PR negativ

[1] als Kriterium umstritten, da Beschreibung einer Gefäßinvasion sehr subjektiv und sehr häufig erfolgt.

Mammakarzinom Tab. 3
Adjuvante systemische Therapieempfehlungen in Abhängigkeit von der Risikogruppe

Risiko-gruppe	Therapie gemäß endokriner Ansprechbarkeit des Tumors hormonsensitiv prämenopausal	postmenopausal	nicht sicher hormonsensitiv[1] prämenopausal	postmenopausal
niedrig	Tamoxifen; bei Kontraindikation Suppression der Ovarialfunktion **oder** keine Therapie	Tamoxifen **oder** Aromatase-Inhibitoren **oder** keine Therapie	Tamoxifen; bei Kontraindikation Suppression der Ovarialfunktion **oder** keine Therapie	Tamoxifen **oder** Aromatase-Inhibitoren **oder** keine Therapie
mittel	Tamoxifen, ggf. mit Suppression der Ovarialfunktion **oder** Chemotherapie, anschließend Tamoxifen, ggf. mit Suppression der Ovarialfunktion[2]	Tamoxifen[3] oder Aromatase-Hemmer **oder** Chemotherapie, anschließend Tamoxifen[3] oder Aromatase-Hemmer	Chemotherapie, anschließend Tamoxifen, ggf. mit Suppression der Ovarialfunktion **oder** Tamoxifen bei Suppression der Ovarialfunktion	Chemotherapie, anschließend Tamoxifen[3] oder Aromatase-Hemmer
hoch	Chemotherapie, anschließend Tamoxifen bei Suppression der Ovarialfunktion[2]	Chemotherapie, anschließend Tamoxifen[3] oder Aromatase-Hemmer	Chemotherapie	Chemotherapie

[1] low level ER/PR positiv;
[2] besonders bei Frauen <40 Jahre zu empfehlen;
[3] nach 2–3 Jahren Tamoxifentherapie ist ein Wechsel auf Anastrozol oder Exemestan möglich; nach 5 Jahren Tamoxifentherapie kann bei Hochrisikopatientinnen eine Fortführung der adjuvanten Therapie mit Letrozol erfolgen (für lymphknotenpositive Patientinnen wurde nach 2,5 Jahren Therapie eine Verbesserung des Gesamtüberlebens nachgewiesen).

M

Schema: 5-Fluorouracil (z. B. Ribofluor®), 500 mg/m² KO i. v., plus Epirubicin (z. B. FARMORUBICIN®), 100 mg/m² KO i. v., plus Cyclophosphamid (Endoxan®), 500 mg/m² KO i. v., 3-wöchentlich, insgesamt 6 Zyklen; **2.** bei positiven Lymphknoten werden taxanhaltige Kombinationen empfohlen: **a)** Docetaxel (Taxotere®), 75 mg/m² KO i. v., plus Doxorubicin (syn. Adriamycin), 50 mg/m² KO i. v., plus Cyclophosphamid, 500 mg/m² KO i. v., 3-wöchentlich, insgesamt 6 Zyklen; **b)** alternativ: PACS-Schema (vorzugsweise für postmenopausale Patientinnen): 3 Zyklen nach dem FEC-Schema, gefolgt von 3 Zyklen Docetaxel, 100 mg/m² KO i. v., 3-wöchentlich; derzeit wird der Verzicht auf Anthrazykline bei HER2-negativen Patientinnen diskutiert. **II. Hormontherapie: 1.** bei hormonsensitivem postmenopausalem Mammakarzinom: **a)** 1. Wahl: Aromatase-Hemmer: Anastrozol (Arimidex®), 1 mg/d p. o., oder Letrozol (Femara®), 2,5 mg/d p. o., oder Exemestan (AROMASIN®), 2,5 mg/d p. o.; **b)** 2. Wahl: Tamoxifen, 20 mg/d p. o. für 5 Jahre; von Beginn an (Up-Front-Therapie) sind Anastrozol und Letrozol Tamoxifen überlegen; auch nach 2–3-jähriger Tamoxifentherapie ist der Wechsel (Switch-Therapie) auf Anastrozol oder Exemestan mit einem verbesserten rezidivfreien Überleben und auch Gesamtüberleben gegenüber der Fortführung mit Tamoxifen verbunden. Die erweiterte adjuvante Therapie (engl. extended adjuvant treatment) bedeutet, dass nach 5 Jahren Tamoxifentherapie die endokrine Therapie mit einem Aromatase-Hemmer fortgeführt wird. Für Letrozol konnte selbst nach rund 2-jähriger Therapiedauer ein Überlebensvorteil für Patientinnen mit Lymphknotenbefall nachgewiesen werden. Anastrozol und Letrozol sind für die Up-Front-Therapie, Anastrozol und Exemestan für den Switch sowie Anastrozol und Letrozol für die Extended-Therapie zugelassen. Aufgrund des unterschiedlichen UAW-Profils (Osteoporose/Frakturen, kardiovaskuläre Veränderungen, Lipidstoffwechselstörungen) besteht kein Klasseneffekt der Aromatase-Hemmer; **2.** bei prämenopausalen Hormon-Rezeptor-positiven Frauen: **a)** Tamoxifen 20 mg/d p. o. über 5 Jahre ist Standard. **b)** Eine 2–5-jährige Anwendung von GnRH-Agonisten, z. B. Goserelin (Zoladex®), 3,6 mg s. c. alle 4 Wochen, in Kombination mit Tamoxifen, 20 mg/d p. o. über 5 Jahre, ist einer CMF-Chemotherapie äquivalent. **3.** bei Patientinnen <40 Jahre und wiedereinsetzender Menstruation oder prämenopausalen Hormonwerten (Estradiol-, FSH-Bestimmung) bei Amenorrhö nach Chemotherapie sollte eine endokrine Therapie mit GnRH-Agonisten (Goserelin über 2 Jahre) und Tamoxifen, 20 mg/d p. o. über 5 Jahre, angeschlossen werden; **III.** Trastuzumab (Herceptin®): Patientinnen mit HER2-Überexpression und Indikation zur Chemotherapie sollten 1 Jahr Herceptin® erhalten. Entsprechend den Studiendaten kann dies nach Abschluss der Chemotherapie (HERA-Studie) oder bereits in Kombination mit Docetaxel und Carboplatin (TCH-Schema) erfolgen. **B. Therapie bei Mammakarzinom mit Fernmetastasen:** Palliativ steht die möglichst langfristige Erhaltung eines lebenswerten Lebens mit Symptomlinderung oder -beseitigung im Vordergrund; eine Heilung bei metastasierten Mammakarzinomen ist praktisch unmöglich; die Therapie hängt ab von der Vorbehandlung, dem Remissionsdruck, der Komorbidität, den Wünschen der Patientin und der Tumorbiologie (Hormon-Rezeptoren, HER2). **I. Hormontherapie:** indiziert bei geringem Leidensdruck, Hormon-Rezeptor-positiven Metastasen (Bestimmung am Primärtumor ist ausreichend) oder unbekanntem Metastasenstatus; **1.** Aromatase-Hemmer (Anastrozol, Letrozol, Exemestan); **2.** reines steroidales Östrogen, z. B. Fulvestrant (Faslodex™), 250 mg in 5 ml öliger Lösung alle 4 Wochen i. m.; **3.** Tamoxifen; **4.** Gestagene, z. B. Medroxyprogesteronacetat (z. B. MPA HEXAL®), 500–1000 mg/d p. o., oder Megestrolacetat (Megestat®), 160 mg/d p. o.; **5.** bei prämenopausalen Patientinnen zuerst Ausschaltung der Ovarialfunktion mit GnRH-Agonisten, z. B. Goserelin, 3,6 mg s. c. alle 4 Wochen; immer in Kombination mit zweitem endokrinen Therapieschritt analog postmenopausalen Frauen (Tamoxifen, Aromatase-Hemmer, Fulvestrant); **II. Zytostatika:** indiziert bei progredienter Erkrankung unter Hormontherapie oder hohem Leidensdruck; wegen der besseren Lebensqualität ist die Mono- bzw. Sequenztherapie zu bevorzugen; Kombinationstherapie nur bei lebensbedrohlicher Situation. Zytostatika-Kombinationstherapie verlängert Zeit bis zur Progression, nicht aber Gesamtüberleben gegenüber Monotherapie bei erhöhter Rate an UAW. Die Responseraten korrelieren nicht mit dem Gesamtüberleben; keine Empfehlung zu einer Erhaltungstherapie; keine simultane chemoendokrine Therapie; **1.** First-line-Monotherapie: **a)** Taxane: Docetaxel, 35–40 mg/m² KO/Woche i. v., oder Paclitaxel (Taxol®), 50–90 mg/m² KO/Woche i. v.; **b)** Anthrazykline: Doxorubicin, 20–25 mg/m² KO/Woche i. v., Epirubicin, 30–40 mg/m² KO/Woche i. v., (pegyliert-)liposomales Doxorubicin, z. B. Myocet®, 20–90 mg/m² KO/Woche i. v., oder Caelyx®, 20–40 mg/m² KO/Woche i. v.; die Dosen können wöchentlich, aber auch summiert (z. B. Doxorubicin, 60–75 mg/m² KO i. v. alle 3 Wochen) gegeben werden; **c)** Vinorelbin (Navelbine®), 30–35 mg/m² KO/Woche i. v.; **2.** First-line-Polychemotherapie: **a)** Doxorubicin, 50 mg/m² KO i. v., plus Taxan, z. B. Docetaxel, 75 mg/m² KO i. v., 3-wöchentlich, insgesamt 4 bis max. 6 Zyklen; **b)** Docetaxel, 75 mg/m² KO i. v. an Tag 1, plus Capecitabin (Xeloda®), 2 × 1250 mg/m² KO/d p. o. an Tag 1–14; **c)** nach adjuvanter Anthrazyklingabe Paclitaxel (Taxol®), 175 mg/m² KO i. v. an Tag 1, plus Gemcitabin (Gemzar®), 1250 mg/m² KO i. v. an Tag 1 und 8, 3-wöchentlich; alternativ FAC bei chemonaiven Patientinnen oder CMF bei reduziertem Allgemeinzustand (jeweils an Tag 1 und 8); **3.** Second-line-Therapie (im Anschluss an eine Therapie mit Anthrazyklinen und Taxanen); **a)** Capecitabin, 2500 mg/m² KO/d p. o. (verteilt auf 2 Dosen) an Tag 1–14, 3-wöchentlich; **b)** Mitoxantron (Novantron®), 5 mg/m² KO i. v.; **c)** (pegyliert-)liposomales Doxorubicin, z. B. Myocet®, 20–90 mg/m² KO/Woche i. v., oder Caelyx®, 20–40 mg/m² KO/Woche i. v.; **d)** Vinorelbin (Navelbine®), 30–35 mg/m² KO/Woche i. v.; **e)** Carboplatin (z. B. Carboplatin HEXAL®), 100 mg/m² KO i. v. oder besser nach AUC-Schema; **III. Bisphosphonate** bei Knochenmetastasen: z. B. **1.** Clodronat: **a)** Bonefos®, 300 mg/d i. v. über 7 Tage, bei Langzeittherapie 2 × 800 mg/d p. o.; **b)** Ostac®, 300 mg/d i. v. über 10 Tage, bei Langzeittherapie 2 × 520 mg/d p. o.; **2.** Zoledronat (Zometa®), 4 mg i. v. alle 3–4 Wochen; **3.** Pamidronat (Aredia®), 60–90 mg i. v. alle 4 Wochen; **IV. Antikörpertherapie:** **1.** Trastuzumab (Herceptin®), 4 mg/kg KG i. v. als loading dose, anschließend 2 mg/kg KG/Woche i. v. oder 6 mg/kg KG i. v. 3-wöchentlich; bei HER2-überexprimierendem Tumor führt die Gabe von Trastuzumab in Kombination mit Docetaxel, Paclitaxel oder Vinorelbin in der First-line-Therapie des metastasierten Mammakarzinoms zu einer signifikanten Verlängerung des Gesamtüberlebens gegenüber alleiniger Chemotherapie. **2.** Bevacizumab (Avastin®) 7,5–15 mg/kg KG alle 3 Wochen i. v. in Kombination mit Paclitacel oder Docetaxel verdoppelt die Responseraten und verbessert das progressionsfreie Krankheitsüberleben (nicht aber das Gesamtüberleben). **V. Tyrosinkinase-Hemmer:** Lapatinip (Tyverb®), 1250 mg/kg KG p. o. (5 Tabletten) einmal täglich als Dauereinnahme; in Kombination mit Capecitabin bei HER2-Überexpression nach Versagen von Trastuzumab; **C. primäre Chemotherapie:** indiziert, wenn mit großer Wahrscheinlichkeit auch postoperativ (adjuvant) eine Chemotherapie erfolgen würde. Anthrazyklin- und taxanhaltige Chemotherapien werden empfohlen, bei HER2-Überexpression in Kombination mit Trastuzumab. Rezidivfreies und Gesamtüberleben einer adjuvanten und neoadjuvanten Therapie sind äquivalent. Das Ansprechen auf eine neoadjuvante Therapie ist ein Prädiktor des Langzeitüberlebens. Die neoadjuvante Therapie ermöglicht mehr brusterhaltende Operationen. Bei Tumoren, die nicht hormonsensitiv sind, kann durch primäre Chemotherapie häufiger eine pathologisch komplette Remission erreicht werden. Bei lokal fortgeschrittenem und inflammatorischem Mammakarzinom ist die primäre (neoadjuvante) Chemotherapie Standard.

Strahlentherapie: I. nach brusterhaltender Therapie: Boost-Bestrahlung des ehemaligen Tumorbetts mit 10–16 Gy bei homogener Basisbestrahlung mit 50 Gy oder interstitielle Bestrahlung. Die Bestrahlung sollte innerhalb von 4 Wochen postoperativ oder nach Abschluss der Chemotherapie beginnen; unerwünschte Wirkung: Strahlenfibrose; II. bei Mammakarzinom mit Fernmetastasen: 1. symptomatische ossäre Metastasen: a) bei isolierten ossären Metastasen ohne benachbarte Organe, z. B. in Oberschenkel oder Wirbelsäule: 1,8–2 Gy als ED, Gesamtherddosis (Abk. GHD) 56 Gy; Wirbelsäule maximal 40 Gy GHD; b) bei multiplen Metastasen 3 Gy als ED, GHD 30 Gy; 2. zur Erhöhung der lokalen Tumorkontrolle; evtl. auch als kombinierte Radiochemotherapie; III. nach Mastektomie ist eine Nachbestrahlung der Thoraxwand (GHD 50 Gy) indiziert, wenn eines der folgenden Kriterien erfüllt ist: 1. Tumor >5,0 cm; 2. positive axilläre Lymphknoten; 3. keine R_0-Resektion möglich; IV. Parasternale Lymphknoten werden nicht bestrahlt. Die Bestrahlung der supraklavikulären Lymphabflusswege (GHD 50 Gy) ist nur bei positiven axillären Lymphknoten indiziert.

Psychotherapie: Das Mammakarzinom bedeutet neben der existentiellen Bedrohung auch einen (drohenden) Verlust weiblicher Identität. Die psychoonkologische Begleitung hilft der Patientin bei der Bewältigung der Lebenskrise und dem Finden neuer Wertvorstellungen; der Erhalt und die Tragfähigkeit des sozialen Umfeldes sind dabei von größter Bedeutung. Therapeutische Ansätze und Verfahren: 1. Einbeziehung von Partner und Familie in die Gespräche; behutsame Thematisierung sexueller Probleme; 2. therapeutische Gesprächsgruppen; 3. körperorientierte Verfahren: Physiotherapie, Yoga, Gesundheitstraining, Visualisierungen, Tanz- und Kunsttherapie, Meditation, Autogenes Training, progressive Muskelrelaxation.

Sonstige Maßnahmen: 1. Ernährungsberatung: Ziel sollte Erreichung eines normalen Körpergewichts sein; eine fettreduzierte Ernährung reduziert das Körpergewicht und senkt signifikant die Rezidivrate. 2. Körperliche Aktivität (in ausreichendem Maße) verbessert krankheitsfreies Überleben und Gesamtüberleben, Herz-Kreislauf-Funktion sowie Lebensqualität. 3. Konsequente Prophylaxe und Behandlung eines Lymphödems: Sentinel-Lymphknotenbiopsie, Hochlagerung des Armes, entstauend wirkende Gymnastik, manuelle Lymphdrainage, Kompressionsstrumpf nach Maßanfertigung, apparative Lymphdrainage; 4. soziale Hilfestellung: Haushaltshilfe, Schwerbehindertenausweis, Hilfen am Arbeitsplatz; 5. medizinische, soziale und berufliche Rehabilitationsmaßnahmen; 6. Familienplanung und Information über Verhütung: Geeignet sind Intrauterinspirale, Tubenligatur, Kondome; die hormonale Kontrazeption ist kontraindiziert. Beratung über fertilitätserhaltende Maßnahmen bei jungen Patientinnen mit bestehendem Kinderwunsch (GnRHa sowie Kryokonservierung von Eizellen oder Ovargewebe; beides noch experimentell); 7. Behandlung klimakterischer Beschwerden: Eine wirksame Östrogensubstitution ist aufgrund der hormonalen Beeinflussbarkeit des Mammakarzinoms problematisch. a) Zu Behandlungsbeginn Ernährungsberatung, Homöopathika oder Phytotherapeutika, z. B. Remifemin® plus, 2–3 × 1–2 Drg./d, in Kombination mit Gestagenen, z. B. Medroxyprogesteronacetat (z. B. Clinofem®), 3 × 5–10 mg/d p. o.; b) als nächste Stufe kommen z. B. Clonidin (Clonidin ratiopharm®), zu Beginn 2 × 0,075–0,15 mg/d, Steigerung bis zu 2 × 0,225–0,45 mg/d, oder Antidepressiva, z. B. Venlafaxin (Trevilor® retard), 75 mg/d p. o., in Betracht. c) Bei anhaltenden klimakterischen Beschwerden können in Abstimmung mit der Patientin Hormone ordiniert werden: Tibolon (Liviella®), 1 × 2,5 mg/d p. o., oder Östrogen-Gestagen-Kombinationspräparate (monophasisch kontinuierlich), z. B. Kliogest® N, 1 Tbl./d.

Therapeutischer Stufenplan: s. Abb. 4.

Arbeitsunfähigkeit: während der operativen Therapie, adjuvanten Chemotherapie und Bestrahlung einschl. einer Erholungszeit von 4–6 Wochen; keine durchgehende AU während Therapie mit Trastuzumab (Herceptin®); der Patientin sollte darüber hinaus ausreichend Zeit zur Verfügung stehen, um ihr körperliches, seelisches und soziales Wohlbefinden wiederzuerlangen.

M

Hinweis: 1. Eine Behandlung in Brustzentren verbessert das Gesamtüberleben. 2. Allen Patientinnen sollte die Teilnahme an Studien angeboten werden. 3. Aromatase-Hemmer sind bei prämenopausalen Patientinnen mit Chemotherapie-induzierter Amenorrhö kontraindiziert. 4. Von komplementären und alternativen Behandlungen (z. B. Vitamine, Selen, Mistelextrakte, Enzyme, Phytoestrogene, Homöopathika, Herbaria) sollte aufgrund der verfügbaren Daten zur Effektivität bzw. Sicherheit eher abgeraten werden.

Neuentwicklung: 1. Nach einer Interimsanalyse der AGO-Studie könnten dosisdichte Therapien die Heilungsraten verbessern (zurzeit noch umstritten). 2. Therapieindividualisierung (patient tailored therapy) unter Nutzung von genetischen Merkmalen (Gene Profiling mit Oncotype® DX Recurrence Score). 3. Intraoperative Strahlentherapie kann die Bestrahlungsdauer nach BET reduzieren. 4. small molecules, die den signal downstream von z. B. wachstumsstimulierenden Faktoren blockieren, Antikörper und Antiangiogenesefaktoren befinden sich in der klinischen Erprobung.

Selbsthilfe: 1. Frauenselbsthilfe nach Krebs e. V., Thomas-Mann-Str. 40, 53111 Bonn, Tel. 0228 33889400, Fax 0228 33889401; E-Mail: kontakt@frauenselbsthilfe.de, Homepage: http://www.frauenselbsthilfe.de; 2. Deutsche Krebshilfe e. V., Buschstr. 32, 53113 Bonn, Tel. 0228 729900, Fax 0228 7299011; E-Mail: deutsche@krebs

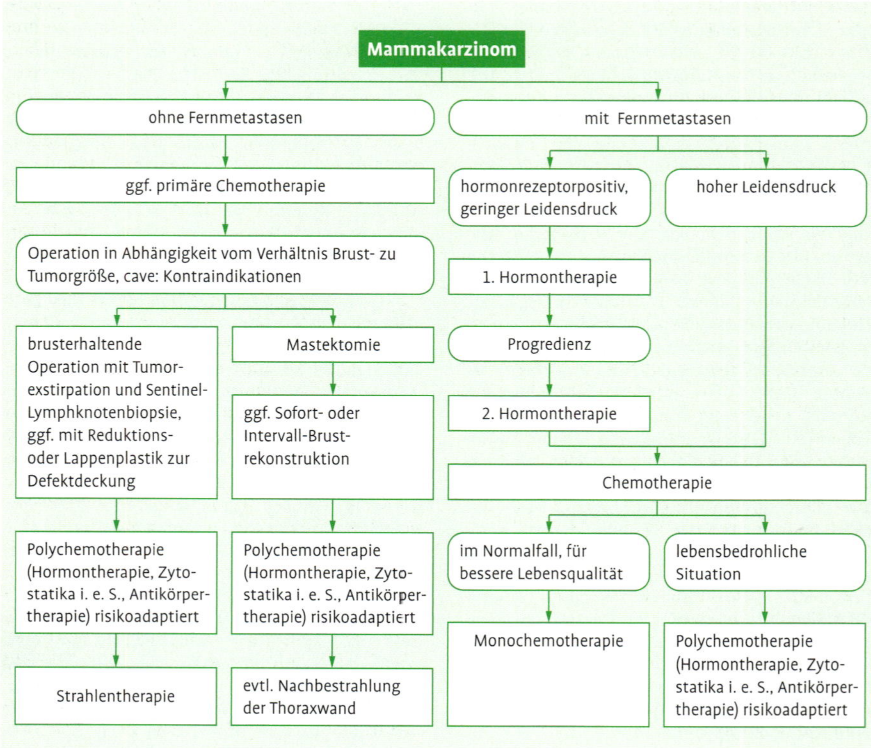

Mammakarzinom Abb. 4: therapeutischer Stufenplan

hilfe.de, Homepage: http://www.krebshilfe.de; **3.** Krebsinformationsdienst (KID), Im Neuenheimer Feld 280, 69120 Heidelberg, Tel. 0800 4203040; E-Mail: krebsinformationsdienst@dkfz.de, Homepage: http://www.krebsinformation.de; **4.** Dachverband der Frauengesundheitszentren, Goetheallee 9, 37073 Göttingen, Tel. und Fax 0551 487025; E-Mail: dv-frauengesundheitszentren@gmx.de; Homepage: http://www.fennet.de/fgz/eingang.htm; **5.** mamazone - Frauen und Forschung gegen Brustkrebs e. V., Postfach 310220, 86063 Augsburg, Tel. 0821 5213144, Fax 0821 5213143; E-Mail: info@mamazone.de, Homepage: http://www.mamazone.de.

Literatur: **1.** Thomssen, Ch.: Aktuelle Empfehlungen zur Therapie primärer und fortgeschrittener Mammakarzinome, State of the Art Version 2007. München: Zuckschwerdt, 2007; **2.** Gerber, B.; Janni, W.: Kitteltaschenbuch gynäkologische Onkologie. Stuttgart: Wissenschaftliche Verlagsgesellschaft, 2005; **3.** Minckwitz, G. von: Aktuelle Empfehlungen zur Therapie primärer und fortgeschrittener Mammakarzinome, State of the Art Version 2005. 2. Aufl. München: Zuckschwerdt, 2005; **4.** Gerber, B. et al.: Bestrahlung des Mammakarzinoms während der Primärbehandlung: Kein Konsens über optimalen Zeitpunkt der Radiatio. Dtsch Ärztebl 101: B2506–2511 (2004); **5.** Elling, D. (Hrsg.): Medikamentöse Therapie des Mammakarzinoms. Bremen, London, Boston: UNI-MED, 2003; **6.** Gerber, B.; Krause, A.; Friese, K.: Rekonstruktive und plastisch-ästhetische Mammachirurgie. Dtsch Ärztebl 100 (8): A474–482 (2003); **7.** Friese, K. et al. (Hrsg.): Medikamentöse Therapie in der Frauenheilkunde. Heidelberg: Springer, 2002.; **8.** Internetadressen mit aktuellen Guidelines:http://www.ago-online.org, http://www.nccn.org, http://www.cancer.gov, http://www.asco.org, http://www.sabcs.org.

Autoren: B. Gerber, K. Brunnert.

Mammaläsion, benigne: s. Mastopathie.

Mandelentzündung: s. Tonsillitis.

Mangelentwicklung, intrauterine: s. Plazentainsuffizienz.

Mangelernährung: s. Malnutrition.

Manie: s. Störung, bipolare affektive.

manisch-depressive Erkrankung: s. Störung, bipolare affektive.

Mantelzell-Lymphom: Abk. MCL für (engl.) mantle cell lymphoma; syn. zentrozytisches Lymphom

(Kiel-Klassifikation); maligne Neoplasie CD5-positiver, CD23-negativer B-Zellen der Mantelregion des Lymphfollikels mit typischer Translokation t(11;14), die zur Überexpression von Cyclin D1/Bcl-1 führt; **Epidemiologie:** in Europa ca. 8 %, in den USA ca. 4 % aller Non*-Hodgkin-Lymphome; Altersmedian im 7. Lebensjahrzehnt; Männer sind häufiger betroffen (m : w = 3 : 1); **Klinik:** generalisierte Lymphadenopathie (90 %), Knochenmarkinfiltration (60–87 %), Beteiligung von Milz (55 %), Leber (35 %) und Magen-Darm-Trakt (24 %), selten Krankheitsmanifestation in Haut, Pleura oder ZNS; bemerkenswert ist die fehlende Transformation in ein klassisches hochmalignes Lymphom; **Prognose:** Die mediane Überlebenswahrscheinlichkeit liegt bei 4–5 Jahren; wichtige Prognosefaktoren: Proliferationsmarker (Ki-67, Topoisomerase II alpha und Repp86-Überexpression) und der internationale prognostische Index.

Behandlungsindikation: sofortiger Behandlungsbeginn nach Diagnosestellung; eine abwartende Strategie ist nur bei intensiver Überwachung mit Kontrolluntersuchung in kurzen Intervallen (1–2 Monate) vertretbar, z. B. bei alten, multimorbiden Patienten ohne Lymphomaktivität. **Strategie: 1.** Stadium I und II der Ann-Arbor-Klassifikation: die wenigen Daten zur Therapie sind anekdotisch oder retrospektiv; eine sofortige Strahlentherapie ist potentiell kurativ; Daten zur optimalen Feldgröße, ZVD und zum Stellenwert einer vorausgehenden Immunchemotherapie fehlen; in einer retrospektiven Studie (Leitch et al.) wurde bei geringem Tumorvolumen (Lymphomdurchmesser <10 cm) im Stadium IA und IIA nach einer IF-Radiotherapie (IF, Abk. für engl. involved-field) mit (4 Patienten) oder ohne (11 Patienten) Chemotherapie nach 5 Jahren ein progressionsfreies Überleben von 73 % beobachtet; eine IF-Bestrahlung mit einer ZVD von 30–40 Gy ist also zwingend erforderlich; eine Feldvergrößerung (extended-field) und/oder vorrausgehende Immunchemotherapie lässt sich vorerst nur individuell entscheiden; favorisiert wird bei Lymphomen <6 cm eine alleinige EF- und bei größeren Lymphomen (6–10 cm) nach 3 Zyklen einer Immunchemotherapie eine IF-Bestrahlung; bei Lymphomdurchmesser >10 cm wird nach Immunchemotherapie, wie in den Stadien III und IV, zusätzlich eine IF-Radiotherapie empfohlen; **2.** Stadium III und IV: Pharmakotherapie: wegen der Zulassungsproblematik sollte das MCL unbedingt innerhalb von Studien behandelt werden; im Vergleich zu einer mäßig intensiven Chemotherapie entsprechend COP*- oder MCP*-Protokoll, die im direkten Vergleich anthracyclinhaltigen Kombinationen nicht unterlegen ist, führen eine intensivierte Primärtherapie (z. B. R-CHOP*- oder R-FCM-Protokoll (s. FC-Protokoll, erweitertes) oder die sequentielle Gabe von CHOP und DHAP) zu höheren Ansprech-/Vollremissionsraten und intensive Konsolidierungs- oder Erhaltungsmaßnahmen zu einer Verlängerung des rezidiv-/progressionsfreien Überlebens sowie des Gesamtüberlebens. Die Immunchemotherapie hat sich trotz kontroverser Studiendaten in Deutschland zum Goldstandard beim MCL entwickelt; Purinanaloga sind zwar beim MCL von geringerer Wirksamkeit als bei den follikulären Lymphomen, sind in Kombination mit Rituximab und Zytostatika jedoch sehr effektiv; als Alternative zur Hochdosiskonsolidierung mit Radiochemotherapie und anschl. autologer Stammzelltransplantation* (Abk. SZT) bietet sich eine allerdings weniger wirksame Interferon- oder Rituximaberhaltungstherapie an; gute Ergebnisse erzielt ein vom M. D. Anderson Cancer Center entwickeltes Protokoll (Rituximab plus Hyper-CVAD alternierend mit Rituximab plus Hochdosis Methotrexat und Cytarabin; s. Hyper-CVAD-Protokoll, erweitertes); aktuelle Studien prüfen den Stellenwert der einzigen potentiell kurativen Maßnahme, der (nicht-)myeloablativen Hochdosis-(Radio-)Chemotherapie mit allogener SZT, die noch mit einer hohen Rate therapiebedingter Nebenwirkungen und Todesfälle belastet ist.

Pharmakotherapie: Stadien III–IV: **1.** <65-Jährige und/oder sehr guter Allgemeinzustand, geeignet für eine Hochdosiskonsolidierung: **a)** CHOP*-Protokoll in Kombination mit Rituximab (MabThera®, noch ohne Zulassung für MCL), 6–8 Zyklen; alternativ sequentiell (R-)CHOP + (R-)DHAP; **b)** bei Voll-/Teilremission: konsolidierende Hochdosis-Radiochemotherapie mit autologer Stammzelltransplantation; alternativ: Rituximab mit Hochdosis Cyclophosphamid, Vincristin, Doxorubicin und Dexamethason alternierend mit Hochdosis Methotrexat und Cytarabin (s. Hyper-CVAD-Protokoll, erweitertes); **c)** Therapieversagen/Rezidiv: Induktion mit einer zuvor nicht verwendeten Immunchemotherapie, z. B. R-FC(M) oder sequentiell (R-)CHOP + (R-)DHAP; **d)** bei Voll-/Teilremission: experimentelle, konsolidierende (nicht-)myeloablative Hochdosis-Radiochemotherapie mit allogener Stammzelltransplantation; **e)** bei Therapieversagen: experimentelles Vorgehen (s. Neuentwicklungen) oder beste palliative Maßnahmen; **2.** ≥65-Jährige und/oder nicht geeignet für eine Hochdosiskonsolidierung: **a)** Immunchemotherapie, z. B. R-CHOP, R-FC(M); **b)** Voll-/Teilremission: Rituximab- oder Interferon-α-Erhaltungstherapie, z. B. 5 Mio. IE 3 mal wöchentlich bis zur Progression; alternativ: experimentelle Radioimmunkonsolidierung, z. B. mit ^{90}Yttrium-Ibritumomab-Tiuxetan ([^{90}Y]-Zevalin®, in dieser Indikation ohne Zulassung, jedoch mit zunehmender Bedeutung); **c)** Therapieversagen/Rezidiv: alternative (Immun-)Chemotherapieprotokolle oder experimentelle Maßnahmen, z. B. Rituximab + Bendamustin oder für hochmaligne Lymphome geeignete Protokolle; **3.** multimorbide für eine intensive Chemotherapie nicht Geeignete: **a)** abwartende und engmaschig betreuende Hal-

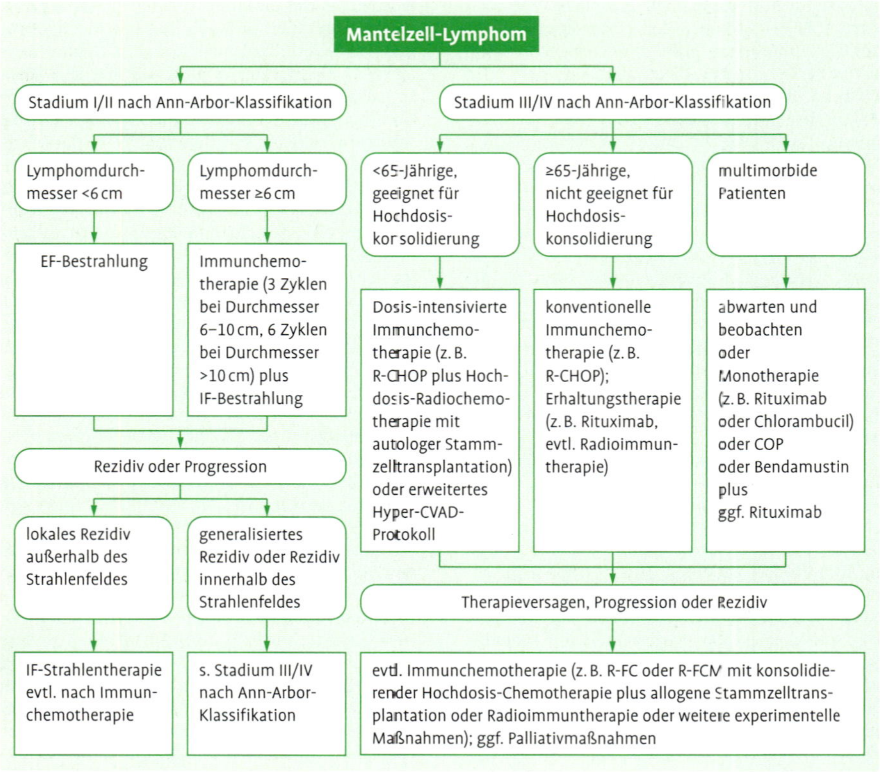

Mantelzell-Lymphom: therapeutischer Stufenplan

tung (sog. watch and wait) mit optimaler Palliation; evtl. symptomatische Therapie mit z. B. Chlorambucil- oder Bendamustinmonotherapie, wie z. B. bei chronischer lymphatischer Leukämie oder Rituximabmonotherapie; **b)** bei Krankheitsprogression: beste supportive Maßnahmen.

Strahlentherapie: Stadium I und II mit geringem (<10 cm) Tumorvolumen: sofortiger Therapiebeginn nach Diagnosestellung mit kurativer Intention; IF-Bestrahlung mit einer ZVD von 30–40 Gy; eine Feldvergrößerung (extended- field) mit oder ohne vorrausgehende Immunchemotherapie lässt sich vorerst nur individuell entscheiden; die gleichen Überlegungen gelten bei primär extranodaler Manifestation; favorisiert wird bei Lymphomen <6 cm eine alleinige EF- und bei größeren Lymphomen nach 3 Zyklen einer Immunchemotherapie eine IF-Bestrahlung; bei Lymphomdurchmesser >10 cm wird nach 6 Zyklen einer Immunchemotherapie, wie in den Stadien III und IV, zusätzlich eine IF-Radiotherapie empfohlen.

Therapeutischer Stufenplan: s. Abb.

Arbeitsunfähigkeit: während der diagnostischen und therapeutischen Maßnahmen sowie danach bis zur Rückbildung von UAW, darüber hinaus entsprechend den Beschwerden; der Grad der Behinderung bis zum Ende der intensiven Therapie 100, anschl. 3 Jahre bei Vollremission 80; bei Rezidiv sollte eine Berentung in Erwägung gezogen werden.

Hinweis: Die mediane Überlebenswahrscheinlichkeit von erkrankten Menschen mit fortgeschrittenem MCL hat sich innerhalb von 3 Jahrzehnten nahezu verdoppelt. Dieser Fortschritt ist vermutlich die Folge einer intensivierten Initialtherapie mit anthrazyklinhaltigen Protokollen und monoklonalen Antikörpern, der Konsolidierung mit autologer Stammzelltransplantation und verbesserter Supportivmaßnahmen.

Neuentwicklung: **1.** siehe Studien der Deutschen Studiengruppe für niedrigmaligne Lymphome (Abk. GLSG für engl. German Low-Grade Lymphoma Study Group) im Kompetenznetz Maligne Lymphome); **2.** Das bifunktionale Bendamustin verbindet die Wirkamkeit eines Purinanalogons mit einer alkylierenden Gruppe; in Phase-II- und -III-Studien zeigt es in Kombination mit Rituximab oder Mitoxantron gute Wirksamkeit in der Rezidivsituation; **3.** Temsirolimus (CCI-779), ein mTOR-Inhibitor, hemmt die Rapamycinkinase, die die Cyclin-D1-Translation reguliert, zeigt bei 38 % im Rezidiv Behandelter mit MCL Wirksamkeit; die Zulassung wird beantragt; **4.** Blockade cyclinabhängiger Kinasen durch Flavopiridol oder Proteasom-Inhibitoren, z. B. Bortezomib (Velcade®), das in 30–40 % rezidivierter MCL wirksam ist; **5.** Gentherapie mit Bcl-2-Antisense-Oligonukleotid Oblomersen (G3139, Genasense®) zur Blockade des überexprimierten bcl-2-Gens, bislang noch ohne klinische Relevanz; **6.** Idiotyp-Vakzine (My-Vax®), evtl. in Kombination mit zytostatischer Chemotherapie; **7.** Angiogenese-Hemmer, z. B. Thalidomid (Thalidomide Pharmion) und Lenalidomid (REVLIMID®) werden allein und zusammen mit Rituximab geprüft.

Selbsthilfe: Die Deutsche Leukämie- & Lymphom-Hilfe e. V. (DLH), Bundesverband der Selbsthilfeorganisationen zur Unterstützung von Erwachsenen mit Leukämien und Lymphomen e. V., Thomas-Mann-Str. 40, 53111 Bonn, Tel. 0228 33889200, Fax 0228 3388922; E-Mail: info@leukaemie-hilfe.de, Homepage: http://www.leukaemie-hilfe.de.

Literatur: **1.** Herrmann, A. et al.: Improvement of overall survival in advanced stage mantle cell lymphoma. J Clin Oncol 27: 511–518 (2009); **2.** Dreyling, M. et al.: Current treatment standards and future strategies in mantle cell lymphoma. Annals of Oncology 19 (Suppl 4): iv41–iv44 (2008); **3.** Dreyling, M. et al.: Early consolidation by myeloablative radiochemotherapy followed by autologous cell transplantation in first remission significantly prolongs progression-free survival in mantle cell lymphoma: results of prospective randomized trial of European MCL Network. Blood 105: 2677–2684 (2008); **4.** Romaguera, J. E. et al. : High rate of durable remissions after treatment of newly diagnosed aggressive mantle-cell lymphoma with rituximab plus Hyper-CVAD alternating with rituximab plus high-dose methotrexate and cytarabine. J Clin Oncol 23: 7013–7023 (2005); **5.** Leitch, H. A. et al. : Limited-stage mantle-cell lymphoma. Annals of Oncology 14: 1555–1556 (2003).

Autor: P. Meusers.

MAO-Hemmer: s. Antidepressiva.

Marasmus: s. Malnutrition.

Marchiafava-Michell-Anämie: s. Hämoglobinurie, paroxysmale nächtliche.

Marisken: nicht reponierbare Hautfalten außen am Anus, oft als Restzustand einer abgeheilten Analthrombose*; größere Marisken können ein chronisches Analekzem* unterhalten.

Behandlungsindikation: Insbes. kranzförmig den Anus umsäumende Marisken sollten wegen erschwerter Analhygiene bzw. bei Pruritus und Ekzem abgetragen werden.

Pharmakotherapie: cortisonhaltige Hämorrhoidalsalben (s. Hämorrhoiden) bei Pruritus und Ekzem.

Operative Therapie: ambulant in lokaler Infiltrationsanästhesie mit Lidocain 2 % (z. B. Xylocain®) durchführbar; Abtragen der hypertrophen Hautfalten mit dem Thermokauter; evtl. adaptierende Naht mit resorbierbarem Nahtmaterial; PVP-Iod-Salbenverband; **Nachbehandlung:** Verbandwechsel und ggf. Ausduschen kleiner Wunden; Komplikationen sind nicht zu erwarten; sehr gute Ergebnisse.

Literatur: **1.** Rhode, H.: Lehratlas der Proktologie. Stuttgart: Thieme, 2007; **2.** Baeten, C. G. M. I. et al.: Proktologie. In: Siewert, J. R.; Rothmund, M.; Schumpelick, V. (Hrsg.): Praxis der Viszeralchirurgie. Gastroenterologische Chirurgie. 2. Aufl. Berlin, Heidelberg, New York: Springer, 2006; **3.** Brühl, W.: Aktuelle Proktologie. Bremen: UNI-MED, 2002.

Autor: R. Pfitzmann.

Marschhämoglobinurie: s. Anämie, mechanisch bedingte.

Marsupialisation: s. Bartholinitis; Sialolithiasis.

Masern: syn. Morbilli; akute, hochkontagiöse Infektionskrankheit mit starken katarrhalischen Erscheinungen der oberen Luftwege und typischem Exanthem (s. Abb.); **Erreger:** Masern-Virus (Paramyxoviren); Inkubationszeit: 11 (10–14) Tage; **Klinik:** Prodromalstadium mit Fieber, Schnupfen, trockenem Husten, starker Konjunktivitis mit Lichtscheu und reduziertem Allgemeinzustand. Am 3. bis 4. Tag Enanthem im Mund und Rachen und charakteristische Koplik-Flecken (kalkspritzerartige weißliche, feste Stippchen mit gerötetem Hof, meist Wangenschleimhaut gegenüber den Molaren). Das Exanthem beginnt hinter den Oh-

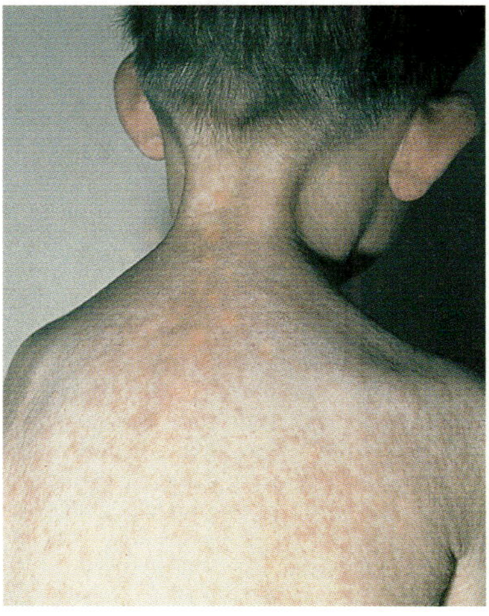

Masern: typisches grobfleckiges, konfluierendes Exanthem

ren, am Hals und im Gesicht und breitet sich in den kommenden Tagen über Stamm und Extremitäten aus. Morphe: makulopapulös, teilweise konfluierend und manchmal hämorrhagisch. Abblassen und Verschwinden des Exanthems nach 3 bis 4 Tagen. **Komplikationen:** Otitis media, Pseudokrupp*, Bronchopneumonie, Kreislaufinsuffizienz, Enzephalitis*; die subakute sklerosierende Panenzephalitis gilt als Slow-Virus-Maserninfektion mit degenerativer Erkrankung der weißen Hirnsubstanz mit einer Latenz von 10 bis 15 Jahren.

Behandlungsindikation: je nach subjektivem Krankheitsgefühl, vorherrschender Symptomatik bzw. Vorliegen von Komplikationen.

Pharmakotherapie: Es gibt keine antivirale Therapie. Symptomatische Therapie: **1.** bei Fieber (>39 °C) Paracetamol (z. B. Paracetamol BC® Zäpfchen) 10 mg/kg KG; **2.** bei bakterieller Superinfektion stationäre Einweisung und Antibiotikatherapie (nach Antibiogramm): **a)** Cephalosporine: Cefadroxil (z. B. Grüncef®), 50–90 mg/kg KG/d p. o. in 2 Einzeldosen; **b)** Aminoglykosid-Antibiotika: Gentamicin (z. B. Refobacin®), 2 mg/kg KG/d i. v.

Sonstige Maßnahmen: **1.** bei komplizierten Verläufen stationäre Einweisung, bei toxischen Masern Intensivtherapie; **2.** namentliche behördliche Meldung gemäß Infektionsschutzgesetz bei Krankheitsverdacht, Erkrankung und Tod; **3.** evtl. Impfung von Kontaktpersonen (auch während der ersten beiden Inkubationstage wirksam).

M

Prophylaxe: Impfung nach Impfkalender*; die Komplikationsrate bei Masernimpfung ist gering. Masern können durch Gabe von 0,2 ml/kg KG eines i. m. zu applizierenden polyvalenten Immunglobulins innerhalb der ersten 4 Inkubationstage verhindert werden. Zwischen 5. und 7. Tag kann der Verlauf mitigiert werden.

Eigenbehandlung: **1.** Bettruhe in gut gelüftetem und abgedunkeltem Raum (Lichtscheu!); **2.** bei mäßigem Fieber Waden- oder Brustwickel; **3.** ausreichende Flüssigkeitszufuhr; Bedarf bes. bei Kleinkindern mit hohem Fieber deutlich erhöht.

Arbeits- bzw. Schulunfähigkeit: in Abhängigkeit von der Schwere der Erkrankung und möglichen Komplikationen 10–14 Tage.

Literatur: **1.** Deutsche Gesellschaft für pädiatrische Infektiologie e. V. (Hrsg.): Handbuch Infektionen bei Kindern und Jugendlichen. 4. Aufl. München: Futuramed, 2003; **2.** Müller, M.; Radke, M. (Hrsg.): Kinderheilkunde multimedial. CD-ROM. 4. Aufl. Stuttgart: Schattauer, 2003.

Autoren: M. Uhlemann, M. Radke.

Massage: mechanische Beeinflussung von Haut, Bindegewebe, Muskeln, Sehnen und Periost durch Druck-, Zug- und Dehnreize (Reizung von Haut- und Tiefenrezeptoren); **Therapieziel:** **1.** reflektorische Einflussnahme auf Regulationen und Regelsysteme des Organismus; **2.** Beeinflussung trophischer und funktioneller Gewebestörungen als Grundlage von Schmerz und reflektorisch vermittelten Erkrankungen segmental zugeordneter Organe; **3.** somatischer Zugang bei der Therapie psychogener Irritationen; **Formen:** **1.** klassische Muskelmassage; **2.** Reflexzonenmassage (Segmentmassage, Bindegewebemassage, Periostmassage, Kolonbehandlung als Reflextherapie); **3.** Lymphdrainage als Teil der komplexen physikalischen Entstauungstherapie; **4.** Sonderformen: Sportmassage, Manipulativmassage nach Terrier, Nervenpunktmassage nach Cornelius. **Therapeutisches Prinzip:** **1.** direkte Beeinflussung des Muskeltonus (durch Axonreflex vermittelt); **2.** reflektorische Wirkung auf Muskeltonus und Durchblutung (Bindegewebemassage); **3.** Verbesserung der Gewebetrophik; Abnahme algischer Afferenzen bzw. reflektorisch ausgelöster Irritationssyndrome; **4.** unmittelbare Wirkung auf den Stofftransport (Kolonmassage, Lymphdrainage); **5.** psychische Wirkung durch Kommunikation und Hautkontakt; **6.** Harmonisierung des Psychovegetativums (sog. immunologische Harmonisierung) i. S. psychoneuroimmunologischer Wechselwirkungen.

Indikation: **1.** Schmerzsyndrome des Bewegungssystems und von außen zugänglicher Gewebe; **2.** sog. bindegewebige Zonen mit umschriebenen oder flächig ausgedehnten Verquellungen in Haut und Subkutis, die zu erschwerter und schmerzhafter (epikritische Hyperalgesie) Lösung der Subkutis von der Körperfaszie führen (Bindegewebemassage); **3.** funktionelle Störungen innerer Organe; **4.** autonome Dysregulation; **5.** spastische oder atonische Obstipation, Colon irritabile (Kolonmassage), Erkrankungen der Gallenwege; **6.** lokaler Lymphstau, z. B. nach Mastektomie bei Mammakarzinom (Lymphdrainage), bei generalisiertem Lymphödem oder sekundärem Lymphödem bei chronisch-venöser Insuffizienz, posttraumatisch oder bei komplexen regionalen Schmerzsyndromen.

Kontraindikation: akute entzündliche Prozesse, Thrombosen, akute Psychosen.

Durchführung: **1. klassische Muskelmassage:** Vorbehandlung mit Wärme; Streichungen, Reibungen, Knetungen, Walkungen, Zirkelungen, Vibrationen und Schüttelungen der veränderten, oft verhärteten bzw. schmerzhaften Muskulatur; spez. Massagegriffe zur Therapie umschriebener myalgischer Maximal- oder Trigger-Punkte; Unterwasser-Druckstrahlmassage bei tiefer liegenden Verspannungen und Myalgien; **2. Bindegewebemassage:** flächige Behandlungen zur Lösung subkutanen Gewebes von der Körperfaszie mit tangentialen Verschiebungen, spez. Knetungen und Walkungen der Haut; tiefe Traktionen mit einer Fingerkuppe unter kräftigem Druck nach topographischen Mustern provozieren einen intensiven Schmerz, der häufig als angenehm empfunden wird (sog. Wohlweh); die Reizung tiefliegender Vater-Pacini-Körperchen führt zur Sympathikusbeeinflussung; **3. Unterwasser-Druckstrahlmassage:** Ein zirkulierender scharfer Wasserstrahl (0,5–3 atü) erzeugt bei optimaler Entspannung durch das warme Was-

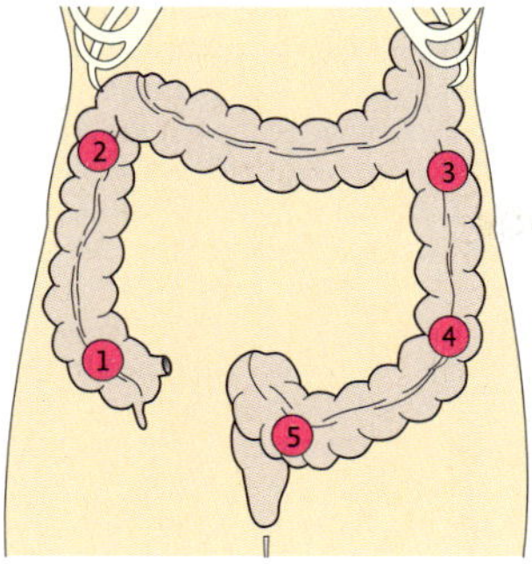

Massage: Ansatzpunkte der Kolonmassage

ser im Zustand der Schwerelosigkeit überwiegend Vibrationen in der behandelten Muskulatur; knöcherne Strukturen sollen nicht behandelt werden; **4. Periostmassage:** rhythmische Druckbehandlung schmerzhafter und palpabel veränderter Regionen der Knochenhaut mit der Fingerkuppe; intensiver Schmerz muss vermieden werden; **5. Kolonmassage:** leicht drückende und schiebende Bewegung auf der Bauchhaut in Richtung der Darmperistaltik während der Exspiration, Reduktion der Bewegung während der Inspiration (s. Abb.); **6. Lymphdrainage:** kreisende Bewegungen mit geringem Druck, zunächst außerhalb bzw. am Rand lymphödematöser Veränderungen; Anregung der Lymphokinetik durch einen programmatischen Behandlungsaufbau (Quadranten-, Extremitätenbehandlung); **7. Segmentmassage:** spezifische Grifftechniken (Sägegriff, Anschraubgriff, Zwischendornfortsatzgriff) zur Beeinflussung aller Gewebeschichten in den zum gestörten Organ gehörigen Segmenten.

Autorin: Ch. Uhlemann.

Mastalgie: s. Mastodynie.

Mastdarmkrebs: s. Rektumkarzinom.

Mastdarmvorfall: s. Rektumprolaps.

Mastektomie: s. Mammakarzinom.

Mastitis: Entzündung der Brustdrüse im Zusammenhang mit Schwangerschaft und Wochenbett (Mastitis puerperalis) oder außerhalb (Mastitis non puerperalis), selten auch bei Neugeborenen und Kindern; **Klinik:** Symptome sind Rötung, Schmerzen und Fieber; evtl. Übergang zur Abszessbildung; insbes. die Mastitis non puerperalis kann auch in eine chronisch rezidivierende und fistulierende Verlaufsform übergehen. Dann findet sich häufig ein Fistelgang zur Mamille bzw. den Milchgängen; häufig eingezogene Mamille.

Behandlungsindikation: Entscheidend ist die frühzeitige und konsequente Therapie, um eine Abszedierung zu verhindern. Ausnahme ist die physiologische Veränderung bei Säuglingen und Kindern. Wichtig ist die Abgrenzung gegenüber inflammatorischem Mammakarzinom* und reinem Milchstau der laktierenden Mamma (konservative therapeutische Maßnahmen mit Entleerung der Brust, Hochbinden und Umschlägen).

Pharmakotherapie: **1.** Mastitis puerperalis nach erfolgloser konservativer Therapie (Kühlen, Behandlung von Rhagaden, Abpumpen) oder bei fortgeschrittenen Fällen: **a)** staphylokokkenwirksame Antibiotika, z. B. Flucloxacillin (Staphylex®), 4 × 500 mg/d p. o., bei Penicillinallergie Erythromycin (ERYCINUM®), 2–4 × 500 mg/d p. o.; **b)** Prolaktin-Hemmer, z. B. Lisuridhydrogenmaleat (Dopergin®), 2 × 0,1–0,2 mg/d p. o. (UAW: Kreislaufstörungen, Übelkeit, Erbrechen), oder (besser verträglich) Cabergolin (z. B. Dostinex®), 1–2 mg/Woche p. o.; **2.** Mastitis non puerperalis: **a)** Antibiotika, z. B. Chinolone wie Ofloxacin (z. B. Tarivid®), 2 × 200 mg/d p. o. plus Metronidazol (z. B. Clont®), 2 × 250 mg/d p. o.; **b)** bei Hyperprolaktinämie zusätzlich Prolaktin-Hemmer; **3.** bei Mastitis granulomatosa (mit multiplen peripheren Abszessen) und Pyoderma gangraenosum (nach Brustoperationen) zusätzlich Glukokortikoide: Methylprednisolon (z. B. Urbason®), 250 mg/d i. v. für 3 Tage, dann 8 mg/d p. o. plus Metronidazol (z. B. Clont®), 2 × 250 mg/d p. o.; **4.** Sonderformen der nonpuerperalen Mastitis werden entspr. der Grunderkrankung (z. B. Tuberkulose*, Syphilis*) behandelt.

Operative Therapie: indiziert bei Abszess oder Milchgangfisteln nach vorheriger Diagnosesicherung durch Sonographie oder Punktion; **1.** Mastitis puerperalis und non puerperalis: Inzision an der dünnsten Stelle in Vollnarkose, Ausräumen von Nekrosematerial, Spülung der Abszesshöhle mit NaCl-Lösung, Einlage einer Drainage, Adaptierung der Wundränder mit Einzelknopfnähten; eine Gegeninzision ist obsolet. Die Prognose ist gut, Rezidive sind selten (Ausnahme: Mastitis granulomatosa). Im Einzelfall kann auch eine Punktion oder die Einlage einer Drainage bzw. Flexüle mit konsekutiver Spülung ausreichend sein. **2.** Bei chronisch-rezidivierenden oder fistulierenden Entzündungen: **a)** (Fistel-)Exzision mit plastischer Defektdeckung, ggf. Mamillenplastik (bei eingezogener oder beteiligter Mamille); evtl. Mastopexie oder Reduktionsplastik; **b)** alternativ: Exzision der infizierten Areale und plastische Neuformung der Brust mit freier Mamillentransplantation oder Entfernung und Rekonstruktion des Mamillen-Areola-Komplexes; **c)** Lappentechniken (z. B. Latissimus-dorsi-Lappen).

Psychotherapie: Begleitende Psychotherapie ist im Fall einer wiederholten akzidentellen Genese sinnvoll.

Naturheilkundliche Verfahren: lokale Applikation von Schieferölsulfonaten (Ichtholan® Salbe 10–20 %) bei drohender Abszedierung.

Prophylaxe: **1.** unnötiges Ausdehnen der Stillzeit durch wiederholtes Einschlafen des Kindes vermeiden; **2.** Ausbildung von Rhagaden vermeiden; **3.** regelmäßige Brustentleerung in der Stillzeit; **4.** Büstenhalter tragen.

Therapeutischer Stufenplan: s. Abb.

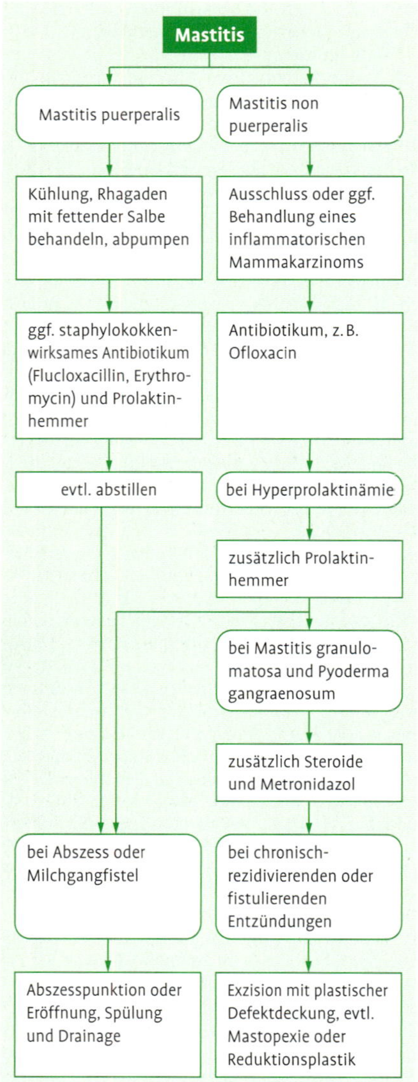

Mastitis: therapeutischer Stufenplan

Eigenbehandlung: 1. Bei Milchstau und Mastitis puerperalis (ohne Abszedierung): **a)** Entleerung der gestauten Brust unter manueller Assistenz; **b)** Oxytocin (Syntocinon® Spray), 1 Hub/Nasenloch 2–3 Minuten vor dem Stillen; **c)** feuchtwarme (Prießnitz-) oder Quarkumschläge; **d)** Druck und Hochbinden der Brust. **2.** Wenn eine Abszedierung nicht mehr aufzuhalten ist, kann Rotlicht den Einschmelzungsprozess beschleunigen.

Arbeitsunfähigkeit: Bei Vorliegen akuter entzündlicher Krankheitssymptome und während putrider Absonderung nach Inzision 1–2 Wochen, nach größeren Eingriffen länger; chronische Fistelung ist keine Begründung für Arbeitsunfähigkeit.

Hinweis: 1. Stillen bzw. Verfütterung der abgepumpten Milch ist unbedenklich (falls Ängste vor Verfütterung der abgepumten Milch bestehen, kann diese 1-mal kurz aufgekocht werden); **2.** keine Antibiotikatherapie bei beginnender Abszedierung bzw. eröffnetem Abzess.

Selbsthilfe: Dachverband der Frauengesundheitszentren, Goetheallee 9, 37073 Göttingen, Tel. und Fax 0551 487025; E-Mail: DV-Frauengesundheitszentren@gmx.de, Homepage: http://www.fen-net.de/fgz/eingang.htm.

Literatur: 1. Harris, J. R. et al. (eds): Diseases of the breast. 3rd ed. Philadelphia, New York: Lippincott-Raven, 2004; **2.** Friese, K. et al. (Hrsg.): Medikamentöse Therapie in der Frauenheilkunde. Berlin, Heidelberg, New York: Springer, 2002.

Autoren: B. Gerber, K. Brunnert.

Mastodynie: syn. Mastalgie; Brustschmerz; Spannungs- und Schwellungsgefühl meist mit diffusen oder umschriebenen Schmerzen in den Brüsten; **Formen: 1.** zyklische Mastodynie mit zyklusabhängigen Schmerzen, die durch ein hormonales Ungleichgewicht ausgelöst werden; **2.** azyklische Mastodynien (seltener) mit zyklusunabhängig auftretenden brennenden bzw. ziehenden, meist lokalisierten Schmerzen mit Triggerzone.

Behandlungsindikation: die Lebensqualität deutlich beeinträchtige Schmerzen; häufig wird nur ein aufklärendes Gespräch gewünscht, da Patientinnen durch Schmerz verunsichert sind (Karzinophobie); bildgebende Diagnostik zum Ausschluss einer organischen Ursache.

Pharmakotherapie: erfolgt abgestuft unter Einbeziehung anderer therapeutischer Verfahren; **1.** Analgetika und Antiphlogistika: **a)** Ibuprofen (z. B. Ibuprof®), 1–2 × 200 mg/d p. o., max. 4 × 200 mg/d; **b)** Acetylsalicylsäure (z. B. Aspirin®), 2–3 × 500–1000 mg/d p. o.; **2.** lokale Hormontherapie mit Gestagenen (Progestogel®), vom 10.–25. Zyklustag 2-mal täglich 2,5 g Gel (25 mg Progesteron) auftragen; Therapieerfolg kann erst nach 3 Monaten beurteilt werden; **3.** Lokalanästhetika bei azyklischer Mastodynie und lokalisiertem Schmerz; z. B. Lidocain 1 % (Xylocain®) ohne Adrenalin, 2 ml pro Injektion; **4.** niedrig dosierte gestagenbetonte Ovulationshemmer, z. B. Valette® oder Yasmin®, oder reine Gestagene, z. B. Desogestrel (Cerazette®); **5.** Prolaktinhemmer, z. B. Lisuridmaleat (Dopergin®), 1 × 0,2 mg/d p. o., oder Bromocriptin (z. B. Pravidel®), 1 × 1,25–2,5 mg/d p. o., einschleichend dosieren bis max. 5 mg/d (UAW: Kreislaufstörungen, Erbrechen, Übelkeit), oder (besser verträglich) Cabergolin (z. B. Dostinex®), 1–2 × 0,25–0,5 mg/d p. o.; **6.** GnRH-Analoga, z. B. Goserelin (Zoladex®), 3,6 mg als Depot alle 4 Wochen s. c.; cave: Off-Label-Use; **7.** Tamoxifen (Nol-

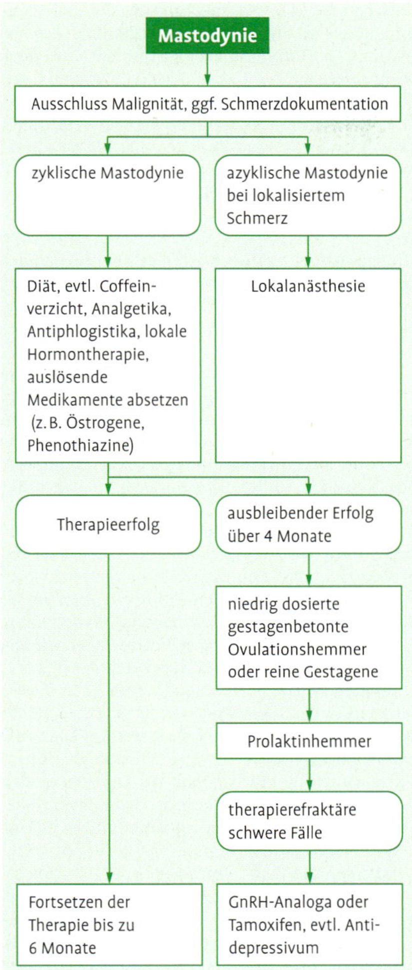

Mastodynie: Therapeutischer Stufenplan

vadex®), 20 mg/d über 3–6 Monate; cave: Entwicklung eines Endometriumkarzinoms; Off-Label-Use.

Operative Therapie: nur sehr selten indiziert; **1.** evtl. lokale Exzision bei azyklischer Mastodynie und umschriebener schmerzhafter Stelle im Drüsenkörper; cave: hohe Rezidivrate (20 %) und schmerzhafte Narbenbildung; **2.** die subkutane Mastektomie bei diffuser Mastodynie ist umstritten.

Naturheilkundliche Verfahren: **1.** kühlende Maßnahmen (feucht-kühle Auflagen z. B. mit Quark); **2.** bei auffälligen Gewebebefunden im segmentalen Bereich entspr. physikalische Behandlung (s. Therapie, reflektorisch wirksame); **3.** umstimmende Maßnahmen bei Störungen des gesamten vegetativen Tonus (s. Therapie, umstimmende); **4.** Phytotherapie mit Mönchspfeffer (z. B. Agnolyt®, 1 Kps./d); **5.** fettarme Diät; **6.** Akupunktur*.

Therapeutischer Stufenplan: s. Abb.

Eigenbehandlung: **1.** Diät mit Nahrungsfettreduktion auf <15 % des Brennwerts der zugeführten Nahrung; **2.** evtl. positiver Effekt durch Verzicht auf Methylxanthine (z. B. Coffein).

Arbeitsunfähigkeit: in Ausnahmefällen.

Hinweis: **1.** Die Mastodynie kann Ausdruck einer psychosomatischen Störung sein. Schwere therapieresistente Schmerzzustände können mit Depressionen einhergehen. **2.** Antibiotika, Diuretika, Pyridoxin oder Tocopherolen sind obsolet.

Selbsthilfe: Dachverband der Frauengesundheitszentren in Deutschland e. V, Goetheallee 9, 37073 Göttingen, Tel. und Fax 0551 487025; E-Mail: dv-frauengesundheitszentren@gmx.de, Homepage: http://www.fen-net.de/fgz/eingang.htm.

Literatur: **1.** Harris, J. R. et al. (eds): Diseases of the breast. 3rd ed. Philadelphia, New York: Lippincott-Raven, 2004; **2.** Friese, K. et al. (Hrsg.): Medikamentöse Therapie in der Frauenheilkunde. Heidelberg: Springer, 2002.

Autoren: B. Gerber, K. Brunnert.

Mastoiditis: Osteomyelitis im Bereich des Zellsystems im Schläfenbein; typische Komplikation einer nicht ausgeheilten Otitis* media acuta; auch als otogene Komplikation bei Otitis* media chronica, bes. bei Cholesteatom*; **Symptome:** **1.** als Komplikation der akuten Otitis media: meist gegen Ende der 3. Woche nach Beginn der akuten Otitis media erneute Verschlechterung des Allgemeinbefindens, Fieberanstieg, zunehmender Ohrenschmerz, eitrige Sekretion, abnehmende Hörfähigkeit, mastoidaler Druckschmerz, abstehende Ohrmuschel, Leukozytose und Anstieg der Blutkörperchensenkungsgeschwindigkeit; **2.** als Komplikation der chronischen Otitis media: retroaurikuläre Schmerzen, eitrige Sekretion, Fieber, Allgemeinsymptome; **Komplikationen:** Meningitis*, Sinusthrombose, epi- und subduraler Abszess, Schläfenlappen- und Kleinhirnabszess, Fazialisparese*, Labyrinthitis*; **Diagnose:** Nachweis von Osteodestruktionen im CT (s. Abb. 1).

Behandlungsindikation: mit der Diagnosestellung wegen möglicher schwerwiegender intrakranieller Komplikationen gegeben; die echte Mastoiditis (mit Knochendestruktion) ist zu unterscheiden von der Begleitmastoiditis, wie sie praktisch bei jeder akuten Otitis media auftritt. Bei echter Mastoiditis ist i. d. R. eine operative Behandlung mit begleitender Antibiotikatherapie indiziert.

Pharmakotherapie: Antibiotikatherapie: **1.** Ampicillin plus Sulbactam i. v., z. B. Unacid®, Erwachsene 3 × 3 g/d i. v., Kinder 150 mg/kg KG/d i. v., in 3–4 Einzeldosen; **2.** Amoxicillin plus Clavulansäure i. v., z. B. Augmentan®, Erwachsene 3 × 2,2 g/d i. v., Kinder >3 Monate 60–100 mg/kg KG/d i. v., in 3 Einzeldosen; **3.** alternativ Cephalosporin der 2. Generation, z. B. Cefuroxim, Erwachsene 3 × 1,5 g/d i. v.,

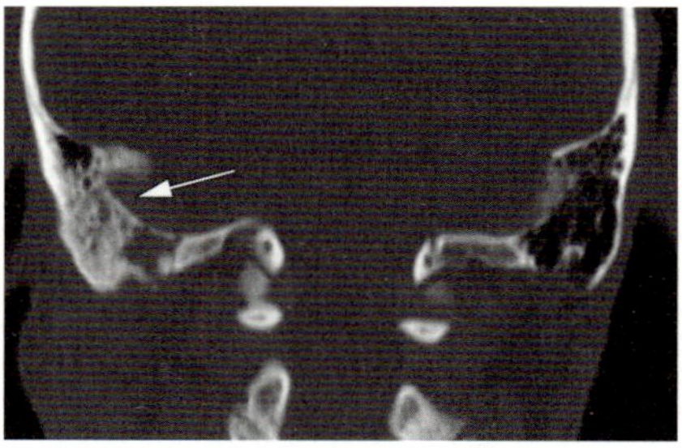

Mastoiditis Abb. 1: akute Mastoiditis rechts mit Durchbruch in die Halsmuskulatur, hier als Komplikation einer chronischen Mittelohrentzündung (CT) [8]

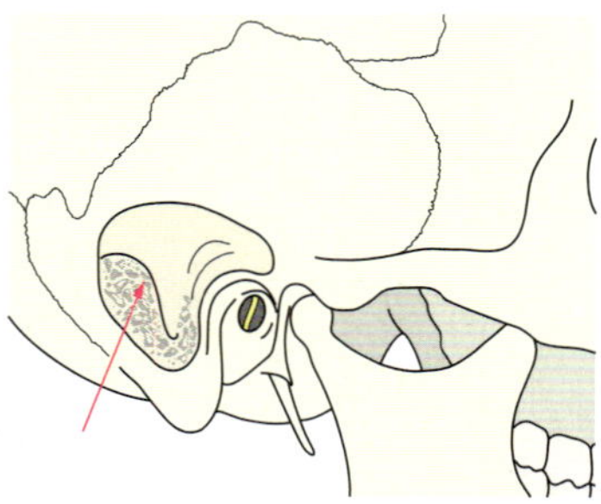

Mastoiditis Abb. 2: Mastoidektomie; das Zellsystem ist von der Jochbeinwurzel bis zur Mastoidspitze ausgeräumt, die Sinusschale (Pfeil) glatt geschliffen.

Kinder 75–150 mg/kg KG/d i. v. in 3 Einzeldosen, oder Cefotiam (Spizef®), Erwachsene 2–3 × 2 g/d i. v., Kinder 75–150 mg/kg KG/d i. v., in 3 Einzeldosen; bei Cholesteatom in Kombination mit Ciprofloxacin, Erwachsene 1 × 400 mg/d i. v. (bei Kindern relativ kontraindiziert).

Operative Therapie: Mastoidektomie nach radiologischer Sicherung; Ausräumung des Warzenfortsatzes und Erweiterung des Antrums (Verbindung Mittelohr und Mastoid); ggf. gleichzeitige Sanierung des Mittelohrs bei chronischer Otitis media bzw. Cholesteatom (s. Abb. 2).

Hinweis: Es kann an folgenden typischen Stellen zum Eiterdurchbruch nach außen kommen: **1.** Mastoidoberfläche mit retroaurikulärer Schwellung, abstehender Ohrmuschel und evtl. palpablem Abszess; **2.** Jochbein (Zygomatizitis der mastoidalen Jochbeinzellen); Vorkommen bes. bei Kindern; **3.** Mastoidspitze (Bezold-Mastoiditis; selten) mit Schonkontraktur des Musculus sternocleidomastoideus; **4.** okzipital (Citelli-Abszess).

Arbeitsunfähigkeit: mind. 2 Wochen postoperativ bei komplikationslosem Verlauf.

Literatur: **1.** Zenner, H. P.: Praktische Therapie von Hals-Nasen-Ohren-Krankheiten. Stuttgart: Schattauer, 2008; **2.** Leitlinien der Deutschen Gesellschaft für Hals-Nasen-Ohren-Heilkunde, Kopf- und Hals-Chirurgie: Antibiotikatherapie der Infektionen an Kopf und Hals. http://www.uni-duesseldorf.de/AWMF/ll/017-066.htm (2008); **3.** Lambert, P. R.: Mastoidectomy. In: Cummings, C. W. et al. (eds): Cummings Otolaryngology. Head and Neck Surgery. 4th ed. Philadelphia: Elsevier-Mosby, 2005.

Autoren: F. Waldfahrer, H. Iro.

Mastopathie: syn. benigne Mammaläsion; epithelial-myoepitheliale oder überwiegend epitheliale Umbauprozesse der Brustdrüse mit nebeneinander auftretenden proliferativen, regenerativen und vernarbenden Prozessen (histopathologische Diagnose); tritt bei geschlechtsreifen Frauen in der hormonaktiven Zeit sehr häufig auf.

Behandlungsindikation: **1.** schmerzhafte Makrozysten, unklare knotige Strukturen, gruppierte suspekte Mikrokalzifikationen, sternförmige Verdichtungen, intraduktale Papillome mit Mamillensekretion, periphere Papillomatose, atypische Hyperplasien (bes. in Kombination mit familiärer Belastung), Karzinophobie; **2.** eine relative Indikation besteht bei schwerer knotiger und dichter Drüsenstruktur mit mammographisch erschwerter Beurteilbarkeit (ggf. Sonographie, Mamma-MR).

Pharmakotherapie: nicht sinnvoll; Ausnahme: Schwellungszustände, Schmerzen (s. Mastodynie).

Operative Therapie: Das operative Vorgehen orientiert sich am histologischen Befund, den Voraussetzungen für das Screening, der familiären Belastung und dem Vorliegen einer Karzinophobie (s. Tab.). Bei eingeschränktem Screening kann mit einer Operation abgewartet werden; in der Menopause führt die fortschreitende Involution des Drüsenkörpers zu einer besseren Transparenz.

Psychotherapie: bei Mastopathie in Verbindung mit schwerer Mastodynie.

Naturheilkundliche Verfahren: s. Mastodynie.

Eigenbehandlung: **1.** bei Schwellung einen festen Büstenhalter tragen; **2.** der Verzicht auf Methylxanthine (z. B. Coffein) ist in seiner Wirkung umstritten.

Arbeitsunfähigkeit: nur nach operativen Maßnahmen; 2–3 Tage nach Tumorexstirpation; 2–4 Wochen nach größeren Eingriffen (z. B. Reduktionsmastektomie).

Hinweis: Ein dichter mastopathischer Drüsenkörper ist mit einem erhöhten Risiko für ein Mammakarzinom* assoziiert.

Neuentwicklung: antiöstrogene Pharmakotherapie mit Tamoxifen (Nolvadex®), 20 mg/d p. o. bei Hochrisikosituationen mit einer Therapiedauer von 5 Jahren (Off-Label-Use); cave: evtl. Entwicklung eines Korpuskarzinoms*, daher regelmäßige gynäkologische Untersuchungen.

Selbsthilfe: Dachverband der Frauengesundheitszentren in Deutschland e. V, Goetheallee 9, 37073 Göttingen, Tel. und Fax 0551 487025; E-Mail: dv-frauengesundheitszentren@gmx.de, Homepage: http://www.fen-net.de/fgz/eingang.htm.

Mastopathie
Diagnostik und Therapie

Indikation	Diagnostik und Therapie
unklare Befunde im Screening, z. B. gruppierter Mikrokalk	Mammotombiopsie
große Zysten	Punktion, Entleerung und zytologische Untersuchung
einseitige blutige Mamillensekretion aus einem vereinzelten Milchgang	Milchgangexstirpation nach Galaktographie
hohes Karzinomrisiko bei schlechten Voraussetzungen für effektive Mammographiebeurteilbarkeit (dichter, hyperplastischer Drüsenkörper)	Mamma-Sonographie, Mamma-MR in Einzelfällen Reduktionsplastik oder subkutane Mastektomie mit Aufbau durch Silikonimplantate oder Eigengewebe indiziert
duktale bzw. lobuläre Hyperplasie mit Atypie in Kombination mit ausgeprägter Karzinophobie bzw. familiärem Brustkrebsrisiko	präventiv Tamoxifen im Einzelfall auch hautsparende Mastektomie mit Rekonstruktion

Cave: Bei subkutaner und totaler Mastektomie bleiben stets Reste von Drüsengewebe zurück.

Literatur: **1.** Harris, J. R. et al. (eds): Diseases of the breast. 3rd ed. Philadelphia, New York: Lippincott-Raven, 2004; **2.** Tavassoli, F. A.: Ductal intraepithelial neoplasia of the breast. Virchows Arch 438 (3): 221–227 (2001).

Autoren: B. Gerber, K. Brunnert.

Materialunverträglichkeit: Unverträglichkeitsreaktionen bei zahnärztlichen Materialien in der Mundhöhle (Metalllegierungen, Kunststoffe, Zemente, Wurzelfüllmaterialien, Latex u. a.); **Ursache:** entzündlich, funktionell, toxisch, allergisch, humoral, internistisch; allgemeintoxische Auswirkungen sind unwahrscheinlich, lokaltoxische denkbar; psychisch (z. B. hypochondrische Störung, Depression, Somatisierung); i. d. R. fokussieren Patienten auf eingegliederte zahnärztliche Füllungen und Zahnersatz; diagnostisches Vorgehen nach dem Prinzip der Ausschlussdiagnostik; **Symptome:** diffuses Krankheitsbild mit Verdachtsdiagnose materialabhängiger Erscheinungen in zeitlichem Zusammenhang mit Eingliederung von Zahnersatz; z. B. Zungenbrennen, Schleimhautbrennen, Mundtrockenheit, Metallgeschmack, Hypo- oder Hypersalivation, lokale Schleimhautrötung, allergische Reaktionen vom Sofort- oder Spättyp.

Diagnostik und **Therapie:** **1. zahnärztlich:** **a)** Zahnstatus/Röntgenstatus: Beseitigung von kariösen und entzündlichen Prozessen der Zähne; Entfernung von Druckstellen; **b)** Inspektion des eingegliederten Zahnersatzes: Korrosionsangriff, lunkerige Oberfläche, Spaltkorrosion, Identifikation der Materialien, evtl. Splittertest nach Wirz, Lokalisation von Reiz und Effekt an der Schleimhaut; **c)** Parodontalstatus: Sanierung und evtl. Parodontaltherapie (s. Parodontitis marginalis), Beseitigung überstehender Füllungs- und Restaurationsränder; **d)** Funktionsstatus: Funktionstherapie mit Aufbissbehelfen und Einschleifmaßnahmen; Remontage bei herausnehmbarem Zahnersatz; **e)** Karenztest; Isolation des Zahnersatzes durch aufzementierte Kunststoffschiene bzw. temporäre Ausgliederung von abnehmbarem Zahnersatz; **f)** Entfernen der Restauration erst nach systemischer Differentialdiagnostik und bei begründetem Verdacht mit psychosomatischer Abklärung; **2. ärztlich:** **a)** internistische Abklärung und Behandlung systemischer Erkrankungen; **b)** bei unerwünschten Arzneimittelwirkungen: Absetzen und Austauschen der Arzneimittel; **c)** Allergietest: Epikutantest nach der zahnärztlichen Reihe der Deutschen Kontaktallergiegruppe der Dermatologischen Gesellschaft (Standardreihe, Zahntechniker/ Kunststoff, Kunstharze/ Kleber, Dentalmetalle) und Mitgabe des verdächtigen Werkstoffes in verarbeiteter Form durch den Zahnarzt; bei erwiesener Kontaktallergie auf das Grundmaterial (nicht auf die Salze) Exkorporation der Restauration; **d)** Abklärung des Hormonstatus: evtl. Hormonsubstitution (z. B. im Klimakterium); **e)** Lymphozyten-Transformationstest: nur adjuvanter Test, keine alleinige Aussagekraft, da falsch negative und falsch positive Ergebnisse möglich (hoher Stellenwert v. a. in der Allergieforschung);

Psychotherapie: **1.** Polypragmatische Therapie bei psychosomatischer Verdachtsdiagnose vermeiden; **2.** Psychoanalyse und spezifische Psychotherapie ohne Exkorporation der Restauration; begleitende Betreuung durch den Zahnarzt.

Hinweis: **1.** Risiko bei der schrittweisen Diagnostik und Therapie ist eine psychische Überlagerung. Eine Diagnostik ex juvantibus verhindert durch die polypragmatische Vorgehensweise den Erfolg der Psychotherapie. Psychosomatische Ursachen sollten zu Beginn der Therapie in einem ausführlichen anamnestischen Gespräch hinterfragt werden. **2.** Prinzipiell sind alle Werkstoffe, die in die Mundhöhle eingebracht werden, als Auslöser verdächtig. Viele der diskutierten Werkstoffe (V, Cr, Mn, Fe, Co, Ni, Cu, Zn, Mo, Sn) sind essentielle Spurenelemente. Dentallegierungen (auch Amalgam) zeigen ein anderes Verhalten als die einzelnen Ausgangsmetalle. I. d. R. übersteigen die Korrosionsraten von Dentallegierungen nicht die natürliche Zufuhr der Elemente. **3.** Nachgewiesene Allergien auf Legierungsbestandteile sind bei hochkorrosionsfesten Legierungen eher selten. Ansteigende Sensibilisierungsraten sind auf zahnärztliche Kunststoffe (Restmonomer, Stabilisatoren, Akzeleratoren, Pigmente) in der Diskussion. Probatorische Allergietests vor Einsatz sind wegen des erhöhten Sensibilisierungsrisikos nicht angebracht.

Literatur: **1.** Beuer, F.: Materialunverträglichkeit. In: Gernet, W.; Biffar, R.: Zahnärztliche Prothetik; Zahn-, Mund- und Kieferheilkunde. Stuttgart: Thieme, 2007; **2.** Marxkors, R.; Wolowski, A.: Unklare Kiefer-Gesichtsbeschwerden. München: Hanser, 1998; **3.** Strub, J. R. et al.: Prothetik. Bd 3. Berlin: Quintessenz, 1994; **4.** Herrmann: Allergien auf zahnärztliche Werkstoffe. In: Voß, R.; Meiners, H. (Hrsg.): Fortschritte der zahnärztlichen Prothetik und Werkstoffkunde. Bd 4. München: Hanser, 1989; **5.** Siebert, G. K.: Dentallegierungen in der zahnärztlichen Prothetik. München: Hanser, 1989; **6.** Müller-Fahlbusch, H.; Wöhning, Th.: Psychosomatische Untersuchung der mit Amalgamfüllung in Verbindung gebrachten Beschwerden. Dtsch zahnärztl Z 38: 665–669 (1983).

Autoren: J. Fanghänel, R. Biffar.

Maul- und Klauenseuche: s. Stomatitis.

MCGN: s. Glomerulonephritis, chronische.

MCL: Abk. für (engl.) mantle cell lymphoma, s. Mantelzell-Lymphom.

MCP-Protokoll: Schema zur mäßig intensiven zytostatischen Chemotherapie von Non*-Hodgkin-Lymphomen; eingesetzte **Substanzen:** **1. M:** Mitoxantron; **2. C:** Chlorambucil; **3. P:** Prednison.

Indikation: z. B. follikuläres Lymphom*, Grad 1 und 2, Mantelzell*-Lymphom.

Durchführung: Es werden 6–8 Zyklen in 4-wöchigen Intervallen appliziert. **Dosierung:** **1.** Mitoxantron (z. B. Novantron®), 8 mg/m² KO/d i. v., Tag 1 und 2; **2.** Chlorambucil (Leukeran®), 3 × 3 mg/m² KO/d p. o. alle 8 Stunden, Tag 1–5; **3.** Prednison (z. B. Decortin®), 25 mg/m² KO/d p. o., Tag 1–5; Wiederbeginn an Tag 29.

Literatur: Hiddemann, W. et al.: Treatment of follicle centre Lymphomas: current status and future perspectives. J Intern Med Suppl 740: 55–62 (1997).

Autor: P. Meusers.

MDS: Abk. für myelodysplastisches Syndrom*.

Mebendazol: s. Anthelminthika.

Mebeverin: s. Spasmolytika.

Mechlorethamin: s. Alkylanzien.

MED: s. Lichttherapie.

Medianuskompressionssyndrom: s. Nervenkompressionssyndrome.

Medianuslähmung: s. Nervenlähmung, traumatische periphere.

Mediastinaltumoren: morphologisch und histogenetisch verschiedenartige Raumforderungen im Mediastinum; **Einteilung:** neben echten Tumoren des Ekto-, Endo- und Mesoderms und Geschwülsten, die auf embryonale Fehlentwicklungen oder abgesprengte Organanlagen zurückzuführen sind, finden sich von den Nachbarorganen ausgehende Neoplasien, mediastinale Manifestationen generalisierter Erkrankungen sowie entzündliche und metastatische Lymphome (s. Tab.).

Behandlungsindikation: wegen des Risikos von Kompressionssyndromen (z. B. Vena-cava-superior-Syndrom, Narbenkompressionssyndrome mit konsekutiver Rekurrensparese*, Zwerchfellparese oder Horner-Syndrom, Ösophagus-, Trachea- oder Bronchuskompression) nicht nur bei malignen, sondern auch bei den meisten benignen Mediastinaltumoren mit der Diagnosestellung.

Mediastinaltumoren
Einteilung und relative Häufigkeit

Tumorart	Häufigkeit (%)
autochthone Tumoren	
vom mesenchymalen Bindegewebe ausgehend	5
von mediastinalen Blut- und Lymphgefäßen ausgehend	1
primäre mediastinale Karzinome	1
fissurale Tumoren und Zysten (teratoide Zysten)	15
Zysten versprengter Organanlagen	
Mesothelzysten	18
Vorderdarmzysten	6
von Nachbarorganen ausgehende Mediastinaltumoren	
neurogene Mediastinaltumoren	20
Schilddrüsentumoren	3
Thymustumoren	8
teratoide Tumoren	
Teratome	5
Seminome, nichtseminotische Mediastinaltumoren	1
Mediastinaltumoren bei generalisierter Tumorbildung	10
spezifische und unspezifische Pseudotumoren	6

Pharmakotherapie: bei malignen Lymphomen primär Zytostatikatherapie (s. Hodgkin-Lymphom, Non-Hodgkin-Lymphome); bei Keimzelltumoren des Mediastinums (Teratome, Seminome) und nichtseminotischen Keimzelltumoren evtl. multimodale Tumorbehandlung. Primär ist jedoch auch bei Keimzelltumoren des Mediastinums eine chirurgische Therapie anzustreben.

Operative Therapie: Therapie der Wahl; ist auch bei histologisch unklaren Mediastinaltumoren indiziert und sollte selbst bei fortgeschrittenen Malignomen vor allen anderen Behandlungsmaßnahmen erwogen werden. Durch die Tumorverkleinerung und nachfolgende Strahlen- oder Chemotherapie können selbst bei lokaler Inoperabilität relativ gute Langzeitergebnisse erzielt werden. Auch bei benignen Mediastinaltumoren sollte wegen der Gefahr eines Kompressionssyndroms bzw. wegen des Risikos einer malignen Transformation des primär benignen Tumors eine operative Entfernung angestrebt werden.

Strahlentherapie: bei primär inoperablen Mediastinaltumoren, die ein ausgeprägtes mediastinales Kompressionssyndrom verursachen, sowie bei Keimzelltumoren i. R. multimodaler Therapiekonzepte.

Arbeitsunfähigkeit: in Abhängigkeit von der funktionellen Einschränkung des Patienten, der Invasivität der Behandlungsmaßnahme und dem allgemeinen Krankheitsgefühl.

Selbsthilfe: **1.** Deutsche Krebshilfe e. V., Buschstr. 32, 53113 Bonn, Tel. 0228 729900, Fax 0228 7299011; E-Mail: deutsche@krebshilfe.de, Homepage: http://www.krebshilfe.de; **2.** Krebsinformationsdienst (KID), Im Neuenheimer Feld 280, 69120 Heidelberg, Tel. 0800 4203040; E-Mail: krebsinformationsdienst@dkfz.de, Homepage: http://www.krebsinformation.de.

Autoren: N. Konietzko, M. Hetzel.

Mediastinotomie: s. Schilddrüsenchirurgie.

Mediatoren: s. Prostaglandine.

Medikamentdosierung, blutspiegelkontrollierte: s. Drugmonitoring, therapeutisches.

Medikamentenabhängigkeit: s. Arzneimittelabhängigkeit.

Medizin, manuelle: s. Therapie, manuelle.

Medulloblastom: s. Hirntumoren.

Megacolon congenitum: s. Megakolon, kongenitales.

Megakaryozytenproliferation, klonale: s. Thrombozythämie, essentielle.

Megakolon, kongenitales: Megacolon congenitum; syn. Hirschsprung-Krankheit, aganglionotisches Megakolon; familiär gehäuft auftretende, angeborene Dickdarmerweiterung (s. Abb.) mit schwerer Passagestörung und Kotstauung inf. Aganglionose bzw. Hypoganglionose in einem meist distalen Darmwandabschnitt; deutliche Androtropie (m : w = 5 : 1); **Komplikationen:** mechanischer Ileus, toxisches Megakolon.

Behandlungsindikation: chronische Obstipation; Entwicklung von Komplikationen (Notfallindikation).

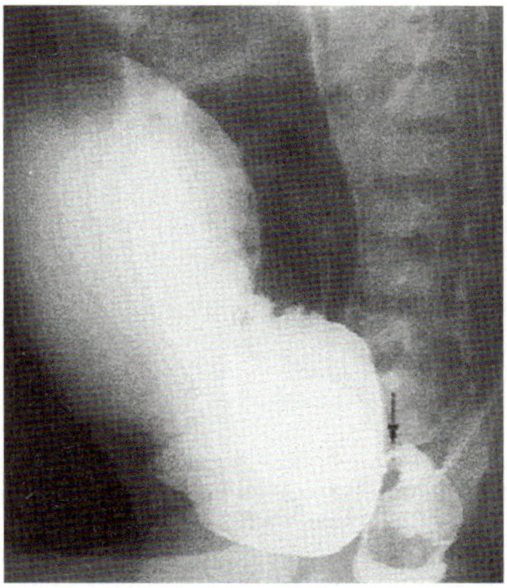

Megakolon, kongenitales: prästenotisch starke Dilatation bei einem 6 Wochen alten Säugling inf. distal lokalisierter Aganglionose (Pfeil); Kolonkontrasteinlauf

Operative Therapie: elektiv nach Diagnosesicherung mit Rektumstufenbiopsie, meist einzeitige Operationstechniken (nach de la Torre, Lynn, Swanson, Duhamel, Soave) mit Resektion des aganglionotischen Segments und Durchzugplastik; notfallmäßige Anlage eines Anus praeter bei Ileus oder toxischer Enterokolitis im frühen Säuglingsalter und kurative Operation im Intervall.

Pharmakotherapie: postoperativ; **1.** Domperidon (z. B. Motilium®), 1 mg/kg KG/d p. o. in 3 Einzeldosen vor jeder Mahlzeit; **2.** Macrogol-haltige synthetische Ballaststoffe zur Stuhlerweichung, z. B. Laxofalk®, in individueller Dosierung; **3.** Intensivtherapie (Schocktherapie, maschinelle Beatmung) bei toxischem Megakolon.

Sonstige Maßnahmen: Elektrolytkontrollen nach proximaler Enterostomie (evtl. Hyponatriämie, Hypokaliämie und Hypochlorämie); ggf. orale oder parenterale Elektrolytsubstitution (bis zu 10 mval NaCl/kg KG/d).

Eigenbehandlung: ballaststoffreiche Ernährung.

Arbeitsunfähigkeit: Die Erkrankung des Kindes wird meist während der Elternzeit diagnostiziert und definitiv behandelt.

Literatur: **1.** Müller, M.; Radke, M. (Hrsg.): Kinderheilkunde multimedial. CD-ROM. 4. Aufl. Stuttgart: Schattauer, 2003; **2.** Rossi, T. M.: Hirschsprung's disease. In: Burg, F. D.; Ingelfinger, J. R.; Wald, E. R. (eds): Current pediatric therapy. Philadelphia: Saunders, 1993.

Autoren: R. Bitterlich, M. Radke.

Megakolon, toxisches: s. Colitis ulcerosa.

Megalerythema infectiosum: s. Erythema infectiosum acutum.

Mehrfachverletzung: s. Polytrauma.

Meige-Syndrom: s. Dystonie.

Mekoniumileus: s. Fibrose, zystische.

Melanom, malignes: Abk. MM; maligner, von den Melanozyten der Haut, seltener der Schleimhaut, Ader- oder Hirnhäute ausgehender Tumor mit lymphogener und hämatogener Metastasierung; **Einteilung:** in 4 Typen (noduläres Melanom, oberflächlich spreitendes Melanom, Lentigo-maligna-Melanom, akrolentiginöses Melanom); für die Therapie entscheidend sind die maximale Tumordicke nach Breslow in Millimeter (am Exzisat mit Okularmikrometer gemessen), tiefste vom Einwachsen des Tumors betroffene Gewebestruktur (Clark-Level; s. Abb.) und der Befall/Nichtbefall des Wächterlymphknotens.

Behandlungsindikation: bei klinischem Verdacht gegeben.

Pharmakotherapie: **1.** adjuvante Therapie bei Tumordicke ≥1,5 mm, falls Ulzeration oder Regression auftritt auch bei Tumordicke <1,5 mm, oder nach Exzision von Lymphknoten-, Satelliten- oder In-transit-Metastasen: Interferon-α (z. B. Roferon-A®, Intron-A®), 3–10 Mio. IE s. c. 3-mal pro Woche über 2 Jahre; Ansprechrate ca. 10–20 %; UAW: grippale Symptomatik, Abgeschlagenheit, Müdigkeit, sehr selten epileptischer Anfall, Rhabdomyolyse; **2.** palliative Therapie bei Fernmetastasen: **a)** Dacarbazin (Abk. DTIC, Detimedac®), je Behandlungszyklus täglich 250 mg/m² KO für 5 Tage, alternativ 1 × 850 mg/m² KO; in monatlichen Abständen wiederholen; Ansprechrate ca. 25 %; **b)** als Alternative bei Hirnmetastasen Fotemustin, an Tag 1, 8 und 15 jeweils 100 mg/m² KO i. v., danach 5 Wochen Pause und anschl. Wiederholung des Schemas; Ansprechrate ca. 20–25 %. Therapiekonzepte mit Kombinationen mehrerer Chemotherapeutika zeigen meist keine besseren Ansprechraten.

Operative Therapie: **1. Primärtumor:** Exzision im Gesunden, meist zweizeitig (Primärexzision und anschl. Nachexzision je nach histologischem Befund); empfohlener Sicherheitsabstand je nach Tumordicke: s. Tab. 1; Entfernung des Wächterlymphknotens nach Lymphabstromszintigraphie und intraoperativer Markierung mit Patentblau; Deckung des Hautdefekts bei größerer Exzision durch lokale Lappenplastik; **2. Metastasen:** **a)** Mitentfernung vorhandener Satelliten- bzw. In-transit-Metastasen; **b)** bei regionären Lymphknotenmetastasen Lymphadenektomie; **c)** Entfernen von Fernmetastasen (soweit durchführbar) zur Reduktion der Tumormasse.

Melanom, malignes Tab. 1
Operatives Therapiekonzept beim Primärtumor (Universitätshautklinik der Charité, Berlin)

operative Therapie	maximale Tumordicke nach Breslow (mm) <1	1–4	>4
Sicherheitsabstand (cm)	1	2(–3)	2(–3)
Lymphabstromszintigraphie und Wächterlymphknotenbiopsie	–	+	+

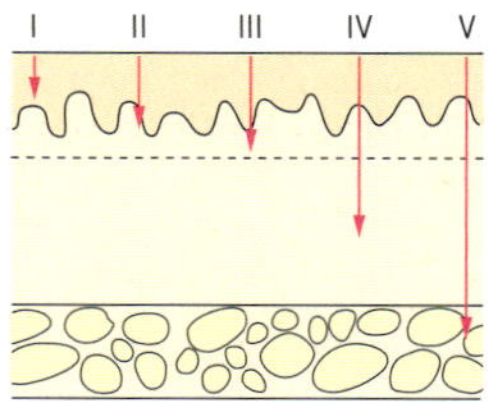

Melanom, malignes: Einteilung der Eindringtiefe in Level I–V nach Clark [4]

Strahlentherapie: **1.** Röntgenweichstrahlentherapie nur bei inoperablen Patienten mit Lentigo-maligna-Melanom; **2.** palliative Strahlentherapie bei zerebraler Metastasierung bzw. Skelettbefall.

Sonstige Maßnahmen: **1.** Nicht ausreichend operierte maligne Melanome werden innerhalb von 4 Wochen mit dem empfohlenen Sicherheitsabstand nachexzidiert. **2.** Nachsorge: s. Tab. 2; **3.** zusätzliche Diagnostik: CT des Schädels bei High-risk-Melanomen (Breslow-Index >4mm); Feinnadelaspirationszytologie suspekter Lymphknoten.

Arbeitsunfähigkeit: während der Behandlungsphasen und in Abhängigkeit von der subjektiven Befindlichkeit.

Neuentwicklung: **1.** Die Wirksamkeit pegylierter Interferone (z. B. Pegintron®, Pegasys®) i. R. der adjuvanten Therapie wird evaluiert. **2.** Beim metastasierenden malignen Melanom werden zurzeit zahlreiche Behandlungsstrategien erprobt: **a)** Anwendung der oral verabreichbaren Dacarbazin-Vorstufe Temozolomid mit möglicherweise besserer Verträglichkeit und Wirksamkeit auch bei Hirnmetastasen; **b)** Einsatz autogener zytokinaktivierter bzw. gentherapeutisch manipulierter Lymphozyten (Killerzellen), die Melanomzellen abtöten sollen; **c)** gentherapeutisch manipulierte dendritische Zellen, die den Lymphozyten Tumorantigene präsentieren und damit die Immunmechanismen stimulieren sollen; **d)** Kombination von chemo- und immuntherapeutischem Ansatz; z. B. Dacarbazin und Interleukin-2 bzw. Interferon-α. Alle beschriebenen Verfahren befinden sich im Experimentalstadium, definitive Ergebnisse stehen noch aus.

Selbsthilfe: **1.** Deutsche Krebshilfe e. V., Buschstr. 32, 53113 Bonn, Tel. 0228 729900, Fax 0228 7299011; E-Mail: deutsche@krebshilfe.de, Homepage: http://www.krebshilfe.de; **2.** Krebsinformationsdienst (KID), Im Neuenheimer Feld 280, 69120 Heidelberg, Tel. 0800 4203040; E-Mail: krebsinformationsdienst@dkfz.de, Homepage: http://www.krebsinformation.de.

Melanom, malignes Tab. 2
Nachsorge (Universitätshautklinik der Charité, Berlin)

Stadium und Tumordicke		klinische Untersuchung 1.–5. Jahr	klinische Untersuchung 6.–10. Jahr	Lymphknotensonographie	Blutuntersuchungen (LDH, AP, Tumormarker)	bildgebende Verfahren
I	≤1 mm	alle 6 Monate	alle 12 Monate	keine	keine	keine
I/II	>1 mm	alle 3 Monate	alle 6–12 Monate	alle 6 Monate	alle 6 Monate	keine
III[1]		alle 3 Monate	alle 6 Monate	alle 3–6 Monate	alle 3–6 Monate	alle 6 Monate
IV[2]		individuell				

[1] mit Satelliten-, Intransit- und/oder LK-Filiae;
[2] mit Fernmetastasen

Literatur: Garbe, C. et al.: Kurzleitlinie Malignes Melanom. J Dtsch Dermatol Ges 6, Suppl 1: S9–S14 (2008).

Autoren: P. Schulze, W. Sterry.

Melarsoprol: s. Protozoenmittel.

Melatonin: körpereigenes Hormon, das aus Tryptophan über Serotonin in der Epiphyse synthetisiert und während der Dunkelheit in die Blutbahn sezerniert wird; Ausschüttung ist nachts 10–100-mal höher als am Tag; HWZ im Blut 30–45 Minuten. Die Melatoninsekretion wird durch Impulse aus dem Nucleus supraopticus (sog. innere Uhr) kontrolliert, die über das sympathische Nervensystem und Beta-Rezeptoren der Epiphyse vermittelt werden. Helles Licht (vor dem Schlafengehen) stoppt die Melatoninabgabe, Einnahme von Beta-Rezeptoren-Blockern am Abend unterdrückt sie völlig. **Wirkungsmechanismus:** **1.** Phasenverschiebung des zirkadianen Systems über Melatonin-Rezeptoren des Nucleus supraopticus; **2.** Synchronisierung zirkadianer Rhythmen durch Erhöhung der Kohärenz des Nucleus suprachiasmaticus; **3.** Senkung der Körpertemperatur (Wirkungsmechanismus und Bedeutung unbekannt); **4.** Vermittlung der Information hell/dunkel in der Umgebung an den Körper. **Pharmakokinetik:** orale Applikation von im Allg. 3 mg Melatonin erhöht die Serumkonzentration ca. 50-fach gegenüber der physiologischen Konzentration. Innerhalb von 5–10 Stunden wird diese Dosis nach Metabolisierung in der Leber als 6-Sulfatoxymelatonin (Abk. aMT6s) im Urin ausgeschieden.

Indikation: **1.** seit 2008 erhältlich retardiertes Melatonin (Circadin®) 2 mg/d p. o. für Schlafstörungen ab dem 55. Lebensjahr zugelassen; **2.** Melatonin im Off-Label-Use zum therapeutischen Einsatz als Chronobiotikum (bewirkt im zirkadianen System Phasenverschiebung und synchronisiert kurzzeitig dissoziierte oder langzeitig desynchronisierte zirkadiane Rhythmen): **a)** zirkadiane Rhythmusstörungen*; **b)** Verhaltensstörung im REM-Schlaf: Parasomnie* mit Ausagieren von Traumerlebnissen; **c)** periodische Bewegungen der Gliedmaßen im Schlaf und Restless*-Legs-Syndrom; Melatonin kann rezeptiert über internationale Apotheke bezogen werden (in den USA als Nahrungsergänzungsmittel frei erhältlich).

Kontraindikation: **1.** Parkinson-Syndrom (Melatonin kann den Krankheitsprozess beschleunigen); **2.** Schwangerschaft (Wirkung von Melatonin auf die Geschlechtshormone).

Toxizität: Tierexperimentell wurde keine letale Dosis ermittelt (max. Dosierung unbekannt) und kein Hinweis auf Teratogenität gefunden.

Dosierung: empfohlene Dosis: 1–3 mg/d ca. 30 Minuten vor dem Schlafengehen ausschließlich zwischen 21 und 23 Uhr (tägliche Einnahme nicht notwendig); höhere Dosierungen bewirken eine zu hohe Melatoninserumkonzentration am Tag; Behandlungsdauer im Allg. 3–4 Wochen; bei Wiederauftreten von Symptomen erneute Behandlung.

Hinweis: **1.** Nur in Melatoninbehandlung erfahrenes ärztliches Personal soll therapieren, da die Wirkung bislang nur für schlafbezogene Krankheiten erforscht ist. **2.** Die Indikation ggf. durch ein neurologisch-psychiatrisches Schlaflabor sichern. **3.** Ein asymptomatisches Melatonindefizit (vgl. Hypopinealismus) stellt keine Behandlungsindikation dar.

Literatur: **1.** Mahlberg, R. et al.: Melatonin excretion levels and polysomnographic sleep parameters in healthy subjects and patients with sleep-related disturbances. Sleep Med 8: 512–516 (2007); **2.** Mahlberg, R. et al.: Normative data on the daily profile of urinary 6-sulfatoxymelatonin in healthy subjects between the ages of 20 and 84. Psychoneuroendocrinology 31: 634–641 (2006); **3.** Arendt, J.: Melatonin and the mammalian pineal gland. Cambridge: University Press, 1995.

Autoren: R. Mahlberg, D. Kunz.

Melatoninmangel: s. Hypopinealismus.

MELD-Score: s. Hepatitis, chronische; Leberzirrhose.

Melphalan: s. Alkylanzien.

Membranoxygenation, extrakorporale: s. Beatmung.

Menière-Krankheit: syn. Morbus Menière; anfallartig auftretende Funktionsstörung des Innenoh-

M

res mit Drehschwindel, Hörminderung und Tinnitus* aurium; **Ursache:** endolymphatischer Hydrops mit passagerer Permeabilitätsstörung der Reissner-Membran (s. Abb.); **Symptome:** im Vollbild der Erkrankung Menière-Trias mit Anfällen von Drehschwindel, Hörminderung und Tinnitus (Dauer: wenige Stunden); im Frühstadium völlige Symptomfreiheit im Intervall; komplette Symptomentrias anfangs nur bei ca. 30 % der Patienten; **Verlauf:** zu Beginn häufig fluktuierender Hörverlust im Tieftonbereich und in der Tiefe empfundener Ohrdruck; später Entwicklung einer permanenten pankochleären mittel- bis hochgradigen Schwerhörigkeit mit Tinnitus und eines Funktionsverlustes des peripheren Vestibularorgans; Nachlassen der Schwindelsymptomatik im Endstadium (sog. ausgebrannter Menière); **Sonderform: 1.** Lermoyez-Syndrom: Menière-Symptomatik mit Verbesserung des Hörvermögens im Anfall; **2.** Tumarkin-Anfall: Menière-Anfall mit Sturz inf. einer Otolithenreizung mit akutem Verlust des Strecktonus; **3.** rein kochleäre und rein vestibuläre Verlaufsformen.

Behandlungsindikation: jeder Anfall, entspr. den auftretenden Symptomen; Ziel ist es, im Frühstadium der Erkrankung eine wirksame Anfallsprophylaxe zu finden und eine langfristige Betreuung zu sichern.

Pharmakotherapie: 1. im Anfall bei gesicherter Diagnose: Antivertiginosa, z. B. Dimenhydrinat (z. B. Vomex A®), 62 mg/d i. v. oder 3–4 × 150 mg/d als Supp. für Erwachsene und Jugendliche; **2.** beim 1. Anfall und bei unsicherer Diagnose (solange ein Hörsturz mit vestibulärer Symptomatik nicht auszuschließen ist): rheologische Infusionstherapie (s. Hörminderung, akute sensorineurale); **3.** Anfallsprophylaxe: **a)** Betahistindimesilat (z. B. Aequamen®, Betavert®), initial 3 × 6 mg/d p. o., ggf. Dosissteigerung auf bis zu 36 mg/d p. o., oder Betahistinhydrochlorid (z. B. Vasomotal®, Betavert® N), 3 × 8 mg/d p. o., ggf. Dosissteigerung auf bis zu 48 mg/d p. o.; **b)** alternativ Versuch mit Arlevert®, 3 × 1 Tbl.; **4.** im Einzelfall kann auch eine Therapie mit Diuretika zur Entlastung des endolymphatischen Hydrops beitragen.

Operative Therapie: bei mit konservativen Maßnahmen nicht beherrschbarem Schwindel; **1.** Drainage des Saccus endolymphaticus zum Subarachnoidalraum durch Einlage eines kleinen Shuntventils (sog. Sakkotomie); Erfolgsrate wird mit 50–80 % angegeben; in einigen Fällen ist auch allein mit der Einlage eines Paukenröhrchens eine Verminderung der Anfallsfrequenz zu erzielen; **2.** transtympanale Instillation des überwiegend vestibulotoxischen Aminoglykosidantibiotikums Gentamicin; wegen der potentiellen kochleotoxischen Wirkung sollte die Gentamicin-Therapie nur bei vorbestehendem Hörschaden erwogen werden; **3.** Neurektomie der Nervi vestibulares im inneren Gehörgang über einen transtemporalen Zugang; aufgrund der Durchtrennung der vestibulären Afferenzen treten nach einer Kompensationsphase keine Schwindelsensationen i. R. von Menière-Anfällen mehr auf; **4.** Labyrinthektomie als Ultima Ratio.

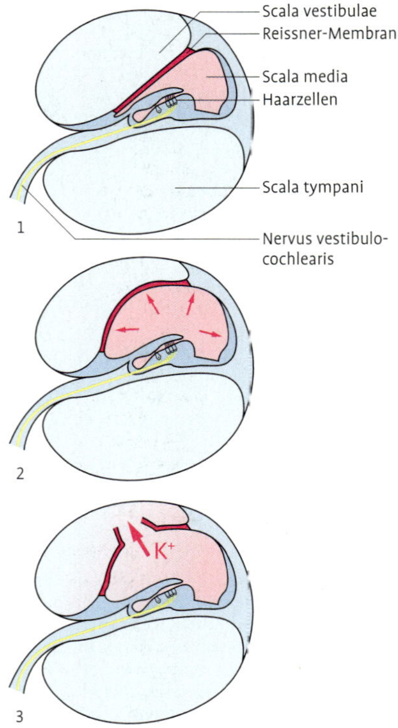

Menière-Krankheit: klassische Vorstellung zur Pathogenese; 1: normaler Querschnitt durch die Cochlea; 2: endolymphatischer Hydrops beim Menière-Krankheit; die Scala media ist aufgebläht; 3: akuter Menière-Anfall; die aufgeblähte Scala media wird im Bereich der Reissner-Membran durchlässig, es kommt zur Lymphentmischung.

Psychotherapie: Die Patienten benötigen häufig eine psychotherapeutische Betreuung.

Therapeutischer Stufenplan: s. Tab.

Eigenbehandlung: Es gibt Hinweise auf den positiven Effekt einer salzarmen Diät mit Vermeidung individueller Trigger-Substanzen (z. B. Kaffee, Alkohol).

Arbeitsunfähigkeit: entspr. dem Beruf des Patienten und der Häufigkeit der Anfälle; Patienten sind z. B. nach Stundenanfall am nächsten Tag wieder arbeitsfähig; sie sind für bestimmte Berufe untauglich (z. B. Luftfahrtpersonal).

Hinweis: Die Fahrtauglichkeit wird nach ähnlichen Kriterien beurteilt wie bei Epilepsie*. Bei seltenen Anfällen, die mit einer Aura einhergehen, ist das Führen eines Kraftfahrzeugs möglich.

Menière-Krankheit
Therapeutischer Stufenplan

bei erstem Anfall bzw. ungesicherter Diagnose

rheologische Infusionstherapie mit Kortikosteroiden

bei Tieftonschwerhörigkeit zusätzlich Betahistin

bei rezidivierenden Anfällen bzw. gesicherter Diagnose

symptomatische Therapie mit Antivertiginosa, z. B. Dimenhydrinat (z. B. Vomex A®)

bei Erbrechen Flüssigkeits- und Elektrolytsubstitution

Anfallsprophylaxe

Betahistindimesilat (z. B. Aequamen®, Betavert®) oder Betahistinhydrochlorid (z. B. Vasomotal®, Betavert® N)

alternativ: Arlevert®

Salvage-Therapie

Paukenröhrchen

Sakkotomie des Saccus endolymphaticus

transtympanale Gentamicin-Instillation

Neurektomie der Nervi vestibulares

Labyrinthektomie

Neuentwicklung: **1.** Durch eine deutlich höhere Dosierung von Betahistin (bis zu 72 mg/d p. o. und mehr) gegenüber der Standarddosierung werden bessere Erfolgsraten erzielt. **2.** Eine allergologisch-immunologische Ursache des Endolymphhydrops wird diskutiert, hat aber bislang noch keine überzeugende therapeutische Konsequenz. **3.** Es wurde auch über den Nutzen einer intratympanalen Applikation von Corticosteroiden berichtet.

Selbsthilfe: Kontakte und Informationen für Morbus Menière, KIMM e. V., Strümpfelbacher Str. 63, 71384 Weinstadt-Endersbach, Tel. 07151 64113, Fax 07151 600599; E-Mail: I.Bussche@kimmev.de, Homepage: http://www.kimm-ev.de.

Literatur: **1.** Baier, G.; Ott, I.: Die chirurgische Therapie des M. Menière. HNO 56: 553–566 (2008); **2.** Zenner, H. P.: Praktische Therapie von Hals-Nasen-Ohren-Krankheiten. Stuttgart: Schattauer, 2008; **3.** Iro, H.; Waldfahrer, F.: Chirurgische Therapie bei Morbus Menière. In: Haid, C. T. (Hrsg.): Schwindel aus interdisziplinärer Sicht. Stuttgart: Thieme, 2003; **4.** Waldfahrer, F.; Finke, C.; Iro, H.: Aktuelle Aspekte der medikamentösen Schwindeltherapie. In: Stoll, W. (Hrsg.): Vestibuläre Erkrankungen - eine interdisziplinäre Herausforderung. Stuttgart: Thieme, 2001.

Autoren: F. Waldfahrer, H. Iro.

Meningeom: s. Hirntumoren.

Meningeosis leucaemica: s. Leukämie, akute im Kindes- und Jugendalter; Leukämie, akute lymphatische des Erwachsenen; Leukämie, akute myeloische.

Meningitis: Entzündung der Hirnhäute des Zentralnervensystems; z. T. unter Beteiligung des Gehirnparenchyms (Meningoenzephalitis) durch Bakterien (Meningitis purulenta), Viren, Pilze, selten Parasiten; **Klinik:** hohes Fieber, Kopfschmerz, Nackensteifigkeit, Bewusstseinseintrübung (Schläfrigkeit bis Koma), Lichtscheu, Lärmempfindlichkeit, evtl. epileptische Anfälle und fokal-neurologische Ausfälle.

Behandlungsindikation: Schon bei Verdacht auf eine Meningitis muss eine notfallmäßige stationäre Einweisung erfolgen (potentiell lebensbedrohliche Erkrankung).

Pharmakotherapie: **1.** Antibiotika bei bakterieller Genese: **a)** nach Liquorentnahme (bei Hirndruckzeichen ggf. auch davor) und nach Abnahme von Blutkulturen zunächst ungezielte Behandlung entspr. der Erregerhäufigkeit und dem Lebensalter (s. Tab. 1); **b)** bei vorliegendem Erregernachweis gezielte Therapie (s. Tab. 2); **2.** Antimykotika* bei Verdacht bzw. bestätigter Mykose (s. Tab. 1); **3.** zur Therapie viraler Meningitis: s. Enzephalitis; **4.** die Prophylaxe epileptischer Anfälle ist fakultativ: Phenytoin (z. B. Phenhydan®), 4×250 mg/d i. v. zur Aufsättigung; dann Erhaltungsdosis mit 3×100 mg i. v. oder p. o. unter Kontrolle der Plasmakonzentration; **5.** Glukokortikoide, z. B. Dexamethason (z. B. Dexa-ratiopharm®), initial 10 mg i. v. unmittelbar vor Gabe des Antibiotikums, danach 10 mg i. v. alle 6 Stunden für 4 Tage, reduziert die Wahrscheinlichkeit schwerer allergischer Reaktionen, bedingt durch die Freisetzung bakterieller Endotoxine nach Antibiotikatherapie (insbes. bei Kindern). Zusätzlich wird die Gefahr subarachnoidaler Verklebungen und einer Begleitvaskulitis sowie postmeningitischer Hörschäden verringert.

Operative Therapie: Anlage einer externen Liquordrainage im Spätstadium nach komplizierten Verläufen (subdurales Empyem, Abszess, Hydrocephalus aresorptivus).

Sonstige Maßnahmen: **1.** Nach Kontakt mit infektiösen Personen kann eine Chemoprophylaxe oder Immunisierung erfolgen (s. Tab. 3); **2.** wichtig sind Liquorverlaufskontrollen; **3.** zur Hirndruckminderung Dexamethason; externer Ventrikelshunt, hyperosmolare Lösungen, milde Hyperventilation, Barbiturate (experimentell) als intensivneurologische Maßnahmen.

Hinweis: **1.** Zu langes Warten mit Beginn der Therapie (>30 Minuten) kann die Prognose entscheidend verschlechtern. **2.** Neurologische Defizite oder Papillenödem können Zeichen eines erhöhten Hirndrucks sein. Eine Liquorentnahme kann dann zur Herniation führen; vor einer Punktion daher zuerst kranielles CT. **3.** Cave: Waterhouse-Friderichsen-Syndrom (intravasale disseminierte Gerinnungsstörung) bei Meningokokken.

Meningitis Tab. 1

Initiale, ungerichtete Therapie bei Verdacht auf Meningitis

Lebensalter	Erreger	Wirkstoff (Handelsname)	Tagesdosis		
0–3 Monate	Escherichia coli, Streptokokken (Gruppe B), Haemophilus influenzae, Staphylococcus aureus, Listeria monocytogenes	Ampicillin (z. B. Binotal®)		100	mg/kg KG/d
		+ Cephalosporine der 3. Generation, z. B.			
		Cefotaxim (z. B. Claforan®)		100	mg/kg KG/d
		oder			
		Ceftriaxon (z. B. Rocephin®)		80	mg/kg KG/d
		oder			
		Ampicillin		100	mg/kg KG/d
		+ Aminoglykoside, z. B. Gentamicin (z. B. Refobacin®)		6	mg/kg KG/d
3 Monate bis 18 Jahre	Haemophilus influenzae (Typ B), Neisseria meningitidis, Streptococcus pneumoniae	Cephalosporine der 3. Generation, z. B. Cefotaxim/Ceftazidim (z. B. Fortum®)		200	mg/kg KG/d
		oder			
		Ceftriaxon		80	mg/kg KG/d
ab 18 Jahre	Neisseria meningitidis, Streptococcus pneumoniae	Cephalosporine der 3. Generation, z. B. Cefotaxim/Ceftazidim		8	g
		oder			
		Ceftriaxon		4	g
		+ Ampicillin (z. B. Binotal®)		12 – 15	g[1]
alle Lebensalter, insbesondere bei Immundefekt	Mycobacterium tuberculosis	3- bzw. 4-fach-Kombination mit:			
		1. Rifampicin (z. B. Rifa®)	1×	10	mg/kg KG/d p. o. (max. 0,75 g)
		2. Isoniazid (INH):			
		Kinder:			
		initial	1×	15 – 20	mg/kg KG/d p. o.
		nach 3–4 Wochen:		10	mg/kg KG/d p. o. (max. 0,5 g)
		Erwachsene:			
		initial	1×	10	mg/kg KG/d p. o.
		nach 3–4 Wochen		5 – 7	mg/kg KG/d p. o. (max. 1 g)[2]
		3. Pyrazinamid (z. B. Pyrafat®)	1×	30	mg/kg KG/d p. o. (max. 2 g)
		4. Streptomycin (z. B. StreptomycinHefa®):			
		Kinder:	1×	20 – 40	mg/kg KG/d i. m. (max. 1–1,5 g)
		Erwachsene:	1×	0,75– 1	g/d
		oder			
		Ethambutol (z. B. Myambutol®)	1×	15 – 25	mg/kg KG/d p. o.
alle Lebensalter	Treponema pallidum	Penicillin G (z. B. Penicillin G Hoechst®)		12 – 24	Mio. IE/d
	Leptospira icterohaemorrhagiae	Doxycyclin (z. B. Doxycyclin-ratiopharm®)	2×	100	mg/d i. v.
		oder			

Meningitis Tab. 1
Initiale, ungerichtete Therapie bei Verdacht auf Meningitis

Lebensalter	Erreger	Wirkstoff (Handelsname)	Tagesdosis		
		Cephalosporine der 3. Generation			
		Ceftriaxon (z. B. Rocephin®)	1×	2	g/d i. v. über 14 Tage
		oder			
		Cefotaxim (z. B. Claforan®)	3×	2	g/d i. v. über 14 Tage
	Borrelia burgdorferi	akute Neuroborreliose:			
		Ceftriaxon (z. B. Rocephin®)	1×	2	g/d i. v. über 14 Tage
		oder			
		Cefotaxim (z. B. Claforan®)	3×	2	g/d i. v. über 14 Tage
		oder			
		Doxycyclin (z. B. Doxycyclin-ratiopharm®)	2–3×	200	mg/d p. o. über 14 Tage
		oder			
		Penicillin G (z. B. Penicillin G Hoechst®)		18 – 24	Mio E/d i. v. über 14 Tage
		chronische Neuroborreliose:			
		Ceftriaxon (z. B. Rocephin®)	1×	2	g/d i. v. über 14–21 Tage
		oder			
		Cefotaxim (z. B. Claforan®)	3×	2	g/d i. v. über 14–21 Tage
		oder			
		Doxycyclin (z. B. Doxycyclin-ratiopharm®)	2–3×	100	mg/d p. o. über 14–21 Tage
	Chlamydia trachomatis, Chlamydia psittaci, Chlamydia pneumoniae, Mycoplasma pneumoniae	Minocyclin (z. B. Klinomycin®)	2×	100	mg/d
		oder			
		Erythromycin (z. B. Erythrocin®)	4×	500	mg/d
	Toxoplasma gondii	Pyrimethamin (Daraprim®)		50 –100	mg/d[3]
		+ Sulfamethoxydiazin (Sulfadiazin-Heyl®)		1	g am 1. Tag
				0,5	g/d ab 2. Tag
		+ Folinsäure (Leucovorin®)		15	mg/d
		Neugeborene und Schwangere auch Spiramycin (Rovamycine®)		0,15– 0,3	Mio. IE/kg KG/d p. o. in 2–3 Dosen
			oder		
			2×	3	Mio. IE/d
	Cryptococcus neoformans, Candida albicans	Amphotericin B		0,5 – 1	mg/kg KG/d i. v.
		+ 5-Flucytosin		150	mg/kg KG/d i. v.
		oder			
		Fluconazol (z. B. Diflucan®)		400	mg/d p. o.
		oder			
		Itraconazol (z. B. Sempera®)		400	mg/d p. o.

[1] bei Verdacht auf Listeria monocytogenes;
[2] Vitamin B_6-Substitution beachten;
[3] Folsäuresubstitution beachten

Meningitis Tab. 2
Gezielte Therapie bei bekanntem Erreger

Mikroorganismus	Wirkstoff (Handelsname)	Dosierung (Tagesdosis)			minimale Behandlungsdauer (Tage)
Haemophilus influenzae Typ B	Cephalosporine der 3. Generation, z. B.				7
	Cefotaxim (z. B. Claforan®)	1×	2	g/d i. v.	
	oder				
	Ceftriaxon (z. B. Rocephin®)	3×	2	g/d i. v.	
Neisseria meningitidis	Penicillin G:				7
	Kinder:		0,5	Mio. IE/kg KG/d (max. 12,0 Mio. IE)	
	Erwachsene:		10– 20	Mio. IE/d	
	oder				
	Ampicillin (z. B. Binotal®)	3×	5	g/d i. v.	
	oder				
	Cephalosporine der 3. Generation, z. B.				
	Cefotaxim (z. B. Claforan®)	1×	2	g/d i. v.	
	oder				
	Ceftriaxon (z. B. Rocephin®)	3×	2	g/d i. v.	
Streptococcus pneumoniae	Penicillin G:				10
	Kinder:		0,5	Mio. IE/kg KG/d (max. 12,0 Mio. IE)	
	Erwachsene:		10– 20	Mio. IE	
	oder				
	Cephalosporine der 3. Generation, z. B.				
	Cefotaxim (z. B. Claforan®)	1×	2	g/d i. v.	
	oder				
	Ceftriaxon (z. B. Rocephin®)	3×	2	g/d i. v.	
Streptococcus pneumoniae, penicillinresistent	Vancomycin:				10
	Kinder:		60	mg/kg KG/d	
	Erwachsene:		2– 3	g/d	
	oder				
	Rifampicin		600	mg/d i. v.	
	+ Cephalosporine der 3. Generation, z. B.				
	Cefotaxim (z. B. Claforan®)	1×	2	g/d i. v.	
	oder				
	Ceftriaxon (z. B. Rocephin®)	3×	2	g/d i. v.	
Listeria monocytogenes	Ampicillin (z. B. Binotal®)	3×	5	g/d i. v.	28–42
	oder				
	Penicillin G	3×	10	Mio. IE/d i. v.	
	+ Aminoglykosid, z. B. Gentamicin		240–360	mg/d i. v.	
Streptococcus agalactiae	Ampicillin (z. B. Binotal®)	3×	5	g/d i. v.	14
	oder				
	Penicillin G	3×	10	Mio. IE/d i. v.	
	+ Aminoglykosid, z. B. Gentamicin		240–360	mg/d i. v.	
Escherichia coli	Cephalosporine der 3. Generation, z. B.				21
	Cefotaxim (z. B. Claforan®)	1×	2	g/d i. v.	
	oder				
	Ceftriaxon (z. B. Rocephin®)	3×	2	g/d i. v.	

Meningitis Tab. 2
Gezielte Therapie bei bekanntem Erreger

Mikroorganismus	Wirkstoff (Handelsname)	Dosierung (Tagesdosis)			minimale Behandlungsdauer (Tage)
Pseudomonas aeruginosa	Ceftazidim (z. B. Fortum®)	3×	2	g/d i. v.	21
	+ Aminoglykosid, z. B. Gentamicin		240–360	mg/d i. v.	
Borrelia burgdorferi	akut:				
	Ceftriaxon (z. B. Rocephin®)	1×	2	g/d i. v.	14
	oder				
	Cefotaxim (z. B. Claforan®)	3×	2	g/d i. v.	14
	oder				
	Doxycyclin (z. B. Doxycyclin-ratiopharm®)	2–3×	200	mg/d p. o.	14
	oder				
	Penicillin G (z. B. Penicillin G Hoechst®)		18– 24	Mio. IE/d i. v.	14
	chronisch:				
	Ceftriaxon (z. B. Rocephin®)	1×	2	g/d i. v.	14–21
	oder				
	Cefotaxim (z. B. Claforan®)	3×	2	g/d i. v.	14–21
	oder				
	Doxycyclin (z. B. Doxycyclin-ratiopharm®)	2–3×	100	mg/d p. o.	14–21

Neuentwicklung: **1.** monoklonale Antikörper gegen Adhäsionsmoleküle, Zytokine; **2.** Pentoxifyllin zur Hemmung der neutrophilen Granulozyten; **3.** Einsatz nichtsteroidaler Antiphlogistika (Cyclooxygenase-Hemmer), z. B. Oxindanac, Indometacin, Diclofenac.

Literatur: **1.** Brandt, T.; Dichgans, J.; Diener, H. C. (Hrsg.): Therapie und Verlauf neurologischer Erkrankungen. 5. Aufl. Stuttgart: Kohlhammer, 2007; **2.** Quagliarello, V. J.; Scheld, W. M.: Treatment of bacterial meningitis. New England J Med 336: 708–716 (1997); **3.** Prange, H.: Infektions-

Meningitis Tab. 3
Prävention und Immunisierung nach Kontakt mit infektiösen Personen

Erreger	Prävention Wirkstoff (Handelsname)	Dosierung		
Neisseria meningitidis	1. Chemoprophylaxe (nach engem Kontakt):			
	Rifampicin (Rifa®)			
	Kinder:			
	1 Monat bis 12 Jahre:		10	mg/kg KG/12 h p. o. für 2 Tage
	<1 Monat:		5	mg/kg KG/12 h p. o. für 2 Tage
	Erwachsene:			
			600	mg/12 h p. o. für 2 Tage
	oder			
	Ciprofloxacin (Ciprobay®)	2×	250 – 500	mg/d p. o. für 2–5 Tage
	2. Polysaccharidvakzine			
Streptococcus pneumoniae	polyvalente Polysaccharidvakzine, ggf. Therapie von Pneumonien und Otitiden			

Fortsetzung nächste Seite

Fortsetzung v. S. 665

Meningitis Tab. 3
Prävention und Immunisierung nach Kontakt mit infektiösen Personen

Erreger	Prävention Wirkstoff (Handelsname)	Dosierung	
Haemophilus influenzae Typ B	1. Vakzine gegen Kapselmaterial von Typ B		
	2. Chemoprophylaxe (nach engem Kontakt und bei nichtgeimpften Kindern <4 Jahre):		
	Rifampicin (Rifa®):		
	Kinder:		
	1 Monat bis 12 Jahre:	20	mg/kg KG/12 h p. o. (max. 600 mg/d) für 4 Tage
	<1 Monat:	10	mg/kg KG/12 h p. o. für 4 Tage
	Erwachsene:		
		600	mg/12 h p. o. für 4 Tage

krankheiten des ZNS. London, Glasgow, Weinheim: Chapman & Hall, 1995.

Autoren: M. Maschke, O. Kastrup, H. C. Diener.

Meningitis, bakterielle im Kindesalter: bakterielle Entzündung der Leptomeninx mit charakteristischer Symptomatik (Ausnahme: Neugeborene, junge Säuglinge); **Erreger:** bei Neugeborenen überwiegend Escherichia coli, B-Streptokokken, Listerien, Klebsiellen; bei Säuglingen und Kindern v. a. Neisseria meningitidis, Haemophilus influenzae, Pneumokokken. **Klinik:** Fieber, Erbrechen und Kopfschmerzen; meningitische Zeichen meist erst ab Kleinkindalter: Nackensteife, Kernig-Zeichen (Beugung im Hüftgelenk führt zur Beugung im Kniegelenk), Brudzinski-Nackenzeichen (passive Vorwärtsbeugung des Kopfes bewirkt Beugung der Beine in Knie- und Hüftgelenk). Bewusstseinsstörungen bis Bewusstlosigkeit, Krampfanfälle, Petechien; bei Säuglingen schrilles Schreien und vorgewölbte Fontanelle.

Behandlungsindikation: Nachweis der bakteriellen Meningitis durch Liquordiagnostik (bei Meningitisverdacht obligatorisch durchzuführen), auch ohne initialen Erregernachweis (cave: Liquorzellpräparat); antibiotische und supportive Therapie stellen stets eine Indikation zur stationären Behandlung dar.

Pharmakotherapie: **1.** antibiotische Initialtherapie bei noch unbekanntem Erreger: **a)** Neugeborene: Antibiotikakombination, die B-Streptokokken, Listerien und gramnegative Erreger erfasst: Cefotaxim (z. B. Claforan®), 150–200 mg/kg KG/d i. v., plus Ampicillin (z. B. Binotal®), 200 mg/kg KG/d i. v.; bei schweren Verläufen zusätzlich Aminoglykosid, z. B. Tobramycin (z. B. Gernebcin®), 5 mg/kg KG/d i. v.; Spiegelkontrolle; Behandlungsdauer mindestens 14 Tage; **b)** Patienten jenseits der 6. Lebenswoche: Ceftriaxon (z. B. Rocephin®), 100 mg/kg KG/d i. v. am 1. Behandlungstag, fortgesetzte Monotherapie mit reduzierter Dosis (75 mg/kg KG/d, Tagesmaximaldosis 4 g); alternativ Cefotaxim 150–200 mg/kg/d; Behandlungsdauer bei Meningokokkenmeningitis 5 Tage, bei Haemophilus-influenzae- und Pneumokokkenmeningitis 7 Tage; **2.** im Verlauf ggf. Modifikation der Antibiotikatherapie entspr. Erregernachweis (Borrelien, Staphylokokken, Leptospiren, Spirochäten, Mykobakterien) bzw. nach Antibiogramm; z. B. bei gesicherter Meningo- bzw. Pneumokokkenmeningitis Penicillin G (z. B. Penicillin „Grü-

Meningitis, bakterielle im Kindesalter
Umgebungsprophylaxe mit Rifampicin bei Meningokokken- und Haemophilus-influenzae-Infektion

Erreger	Alter der Kontaktperson	Dosierung		Dauer (Tage)
Neisseria meningitidis	<1 Monat	10	mg/kg KG/d (2 Einzeldosen)	2
	1 Monat–12 Jahre	20	mg/kg KG/d (2 Einzeldosen)	2
	>12 Jahre	1200	mg/d	2
Haemophilus influenzae Typ B	<1 Monat	10	mg/kg KG/d (1 Einzeldosis)	4
	1 Monat–12 Jahre	20	mg/kg KG/d (1 Einzeldosis)	4
	>12 Jahre	600	mg/d	4

M

nenthal"®), 0,5 Mio. IE/kg KG/d i. v. (minimal 4 Mio. IE/d, max. 15 Mio. IE/d); **3.** initial weitere Maßnahmen: flüssigkeitsbilanzierte Infusionstherapie (Ionogramm); Fiebersenkung mit Ibuprofen (z. B. Nurofen®), 20–30 mg/kg KG/d, verteilt auf 3–4 Einzeldosen; vor Antibiotikaapplikation (cave: Endotoxinschock) Dexamethason (z. B. Fortecortin®), 2 × 0,4 mg/kg KG/d für 2 Tage; **4.** bei Meningokokkensepsis als intensivmedizinischem Notfall: Dexamethason, 1 mg/kg KG i. v., anschl. Cefotaxim (z. B. Claforan®), 100 mg/kg KG/d i. v. als Kurzinfusion über 1 Stunde (maximal 6 g/d); weitere Behandlung mit Cefotaxim, 200 mg/kg KG/d in 4 Einzeldosen; alternativ Penicillin G, 0,5–1 Mio. IE/kg KG/d i. v. in 6 Einzeldosen (maximal 20 Mio. IE/d); in Abhängigkeit von klinischem Zustand und Verlauf ggf. Schocktherapie und Behandlung der disseminierten intravasalen Gerinnung (s. Schock).

Operative Therapie: bei Komplikationen: **1.** operative Entlastung bei meist subduralem Hirnabszess; **2.** ventrikuloperitonealer oder -atrialer Shunt bzw. Spitz-Holter-Ventil bei postmeningitischer Porenzephalie und Hydrozephalus*.

Sonstige Maßnahmen: **1.** adäquate Pflege: kardiorespiratorisches Monitoring; wegen meist vorhandenem Hirnödem Oberkörper- und Kopfhochlagerung; genaue Flüssigkeitsbilanzierung (Harnblasenkatheter, Bettenwaage); **2.** Prophylaxe: **a)** Impfprophylaxe (Hib-Impfung, Pneumokokken-Impfung, Meningokokken-Impfung; s. Impfkalender); **b)** Expositionsprophylaxe bei Kontakt zu Patienten mit Haemophilus-influenzae- bzw. Meningokokkenmeningitis mit Rifampicin (z. B. Rifa®); s. Tab.; **3.** gezielte Rehabilitation bei Residualsymptomen (Häufigkeit 5–15 %), z. B. bei zentralen Koordinationsstörungen und Hyperkinesen sowie bei Seh-, Sprach- und Hörstörungen.

Hinweis: **1.** Klinische Meningitiszeichen können bei Neugeborenen und Säuglingen nicht oder nur gering ausgeprägt sein und können daher fehlgedeutet werden. **2.** Eine evtl. nur mäßige Pleozytose und ein vorwiegend lymphozytäres Liquorzellbild können bei tatsächlich vorliegender bakterieller Meningitis, z. B. Neuroborreliose (häufig) bzw. tuberkulöse Meningitis (heute selten), als Zeichen einer viralen Meningitis fehlinterpretiert werden.

Literatur: **1.** Deutsche Gesellschaft für pädiatrische Infektologie DGPI (Hrsg.): Handbuch Infektionen bei Kindern und Jugendlichen. 5. Aufl. Stuttgart: Thieme, 2009; **2.** Müller, M.; Radke, M. (Hrsg.): Kinderheilkunde multimedial. CD-ROM. 4. Aufl. Stuttgart: Schattauer, 2003.

Autoren: M. Uhlemann, M. Radke.

Meningoenzephalitis: s. Enzephalitis; Meningitis.

Meningokokkeninfektion: s. Meningitis, bakterielle im Kindesalter.

Meningomyelozele: s. Myelodysplasie.

Meningozele: s. Myelodysplasie.

Meniskusriss: Distorsionstrauma mit Ein- oder Abriss des medialen (häufiger) oder des lateralen Meniskus (s. Abb.); **Vorkommen:** bes. bei Sportlern <20 Jahre, v. a. bei Rotationsbewegung in Flexionstellung des Knies; typische Begleitverletzung bei Kniegelenkbandruptur*; Auftreten nach wiederholtem Mikrotrauma, aber auch bei degenerativen Veränderungen (Gonarthrose) ohne eigentliches Unfallereignis; **Diagnose:** klinische Untersuchung, Röntgen zum Ausschluss knöcherner Läsionen, ggf. MRT.

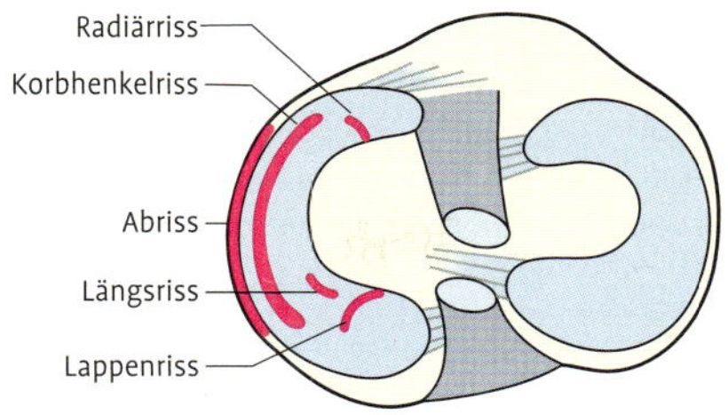

Meniskusriss: Lokalisationen

Behandlungsindikation: Schmerzen; bei klinischem Verdacht Arthroskopie; Operationsindikation bei sonst gesundem Kniegelenk, notfallmäßig bei akuter Blockierung durch Korbhenkelluxation.

Pharmakotherapie: **1.** peripher wirksame Analgetika, z. B. Acetylsalicylsäure (z. B. Aspirin®), 500–1500 mg/d p. o.; **2.** nichtsteroidale Antiphlogistika, z. B. Diclofenac (z. B. Voltaren®), 2 × 50 mg/d p. o. oder lokal als Gelsalbenverband.

Operative Therapie: möglichst schonend und meniskuserhaltend; arthroskopische Teilmeniskektomie bei Lappen- oder Korbhenkelriss; Meniskusnaht bei prognostisch günstiger Rissbildung (s. Tab.); **Nachbehandlung:** frühfunktionelle Übungsbehandlung; **Komplikationen:** Instabilität nach Entfernung der Konsole des Meniskushinterhorns, Spätarthrose nach traumatisierender Operation und bei instabilen Gelenkverhältnissen; bei langwierigem Verlauf Quadrizepsatrophie.

Konservative Therapie: indiziert bei unsicherem Befund, Operationsverweigerung oder Kontraindikationen: Ruhigstellung (Bandage), Quadrizepstraining, lokale Wärme, Diathermie, relative Schonung, Entlastung mit Gehstützen, Antiphlo-

Meniskusriss

Läsion	Therapie
Einriss	arthroskopische oder offene Naht
Korbhenkelriss	arthroskopische oder offene Resektion
Abriss	Refixierung oder Resektion
degenerative Veränderung	arthroskopische Teilentfernung

M

gistika; im Anschluss intensives physiotherapeutisches Training und Muskelaufbau mit dem Ziel einer Vollbelastung.

Arbeitsunfähigkeit: je nach Operationstechnik und Beschwerden bis zu 4 Wochen.

Hinweis: **1.** Jede Kniedistorsion mit Hämarthros sollte arthroskopisch abgeklärt werden, um einen Meniskusriss auszuschließen. **2.** Bei nicht richtig diagnostiziertem und behandeltem Meniskusriss kann es zu chronischen Schmerzen, Inkongruenzen im Gelenk, rezidivierenden Einklemmungen und Arthrose kommen.

Literatur: **1.** Rüter, A.; Trentz, O.; Wagner, M. (Hrsg.): Unfallchirurgie. 3. Aufl. München: Urban & Fischer, 2008; **2.** Kohn, D.: Meniskusersatz. Orthopäde 23: 164–170 (1994); **3.** Müller, W.: Meniskus- und Kniestabilität. Orthopäde 23: 93–97 (1994); **4.** Betz, A. et al.: Diagnostische und therapeutische Arthroskopie beim frischen Kniegelenktrauma. Chirurg 64: 151–156 (1993).

Autor: E. E. Scheller.

Menopausensyndrom: s. Syndrom, klimakterisches.

Menstruationsstörungen: s. Amenorrhö; Dysmenorrhö; Hypomenorrhö.

Mepivacain: s. Lokalanästhetika.

Mequitazin: s. Histamin-H1-Rezeptoren-Blocker.

Meralgia paraesthetica: syn. Inguinaltunnelsyndrom; Neuralgie des Nervus cutaneus femoris lateralis; **Ursache:** **1.** Kompression/Mikrotraumatisierung des Nervs beim Durchtritt durch die Fascia iliaca durch längeres Liegen, Hüftüberstreckung, Koxarthrose, adipöse Bauchdecke, Schwangerschaft; **2.** Kompression durch zu enge Kleidung, Gürtel, Korsett, Thoraxgips, Bauchlagerung; **3.** iatrogen nach Beckenkammbiopsie oder Operation; **4.** raumfordernde Prozesse (retroperitonealer oder ileozökaler Tumor, Entzündung, Abszess); **5.** Polyneuropathie; **Klinik:** Nervenkompressionssyndrom* mit Schmerzen, sensiblen Reizerscheinungen und brennenden oder nadelstichartigen Missempfindungen an der Vorder- und Außenseite des Oberschenkels.

Behandlungsindikation: Spontanverlauf (über Wochen bis Monate) i. d. R. günstig; bei Persistenz beeinträchtigender Symptome vorübergehend symptomatische Pharmakotherapie; bei ausbleibender Besserung operatives Vorgehen.

Pharmakotherapie: **1. lokal:** ein- oder mehrmalige Infiltration von Lokalanästhetika, z. B. Bupivacain 0,5 % (z. B. Carbostesin®), 5 ml 1–2 cm medial und kaudal der Spina iliaca anterior superior; evtl. in Kombination mit Prednisolon (z. B. Decortin® H), 10 mg; **2. systemisch:** **a)** Carbamazepin (z. B. Tegretal®, Timonil®, Sirtal®) als Retardpräparat, initial 100 mg p. o. zur Nacht; langsam alle 3–5 Tage um 100 mg/d nach Wirksamkeit und Verträglichkeit erhöhen, bis ca. 600–800 mg/d; **b)** Amitriptylin (z. B. Saroten®) als Retardpräparat, initial 10–30 mg p. o. zur Nacht, bis zu 150 mg/d; Kontrollen von Blutbild, Leberwerten und Natriumkonzentration nach 2 und 4 Wochen; **c)** Gabapentin (z. B. Neurontin®), initial 300 mg/d p. o., schrittweise auf 2 × 900 mg bis 2 × 1200 mg aufdosieren; Versuch langsamer Dosisreduzierung nach 12 Wochen.

Operative Therapie: Neurolyse: Dekompression des Nervs von der Durchtrittsstelle durch die Fascia iliaca bis zur Fascia lata.

Naturheilkundliche Verfahren: Einstreichen mit 10 %igem Pfefferminzöl (Euminz®).

Sonstige Maßnahmen: **1.** bei exogener Kompression Ursache vermeiden; bei Adipositas Gewichtsreduktion, lockere Kleidung, Schlafgewohnheit ändern (Bauchlage ungünstig); **2.** nach Ausschluss endogener Ursachen Patient informieren, dass es sich nicht um ein sog. Nervenleiden (oft Angst vor Multipler* Sklerose), sondern um eine harmlose Erkrankung handelt.

Arbeitsunfähigkeit: in Abhängigkeit von Ursache und Schwere der Symptomatik; i. d. R. nur kurz (1–5 Tage).

Hinweis: **1.** Eine erneute Ursachensuche darf bei Persistenz bzw. Progredienz der Symptome nicht vergessen werden. **2.** Die Durchtrennung des Nervs ist obsolet.

Literatur: Kastrup, P.; Richter, H. P.: Nervenkompressions- und Kompartment-Syndrome. In: Brandt, T.; Dichgans, J.; Diener, H. C. (Hrsg.): Therapie und Verlauf neurologischer Erkrankungen. 5. Aufl. Stuttgart: Kohlhammer, 2007.

Autoren: M. Gerwig, H. C. Diener.

Mercaptopurin: s. Antimetaboliten.

Mesalazin: s. 5-Aminosalicylate.

Mesenterialgefäßverschluss, akuter: akute Durchblutungsstörung des Dünn- bzw. Dickdarms inf. Okklusion oder Gefäßspasmus der arteriellen oder venösen mesenterialen Strombahn; Vorkommen meist bei alten Patienten (Durchschnittsalter 70–75 Jahre); **Formen:** **1.** Mesenterialarterienverschluss (syn. Mesenterialinfarkt): **a)** akute mesenteriale Ischämie (54 %) durch einen Embolus aus dem linken Herzen oder einem vorgeschalteten Aortenaneurysma; (s. Abb. 1); **b)** arteriell-autochthone Thrombose auf arteriosklerotischer Basis (25 %); **2.** Mesenterialvenenthrombose

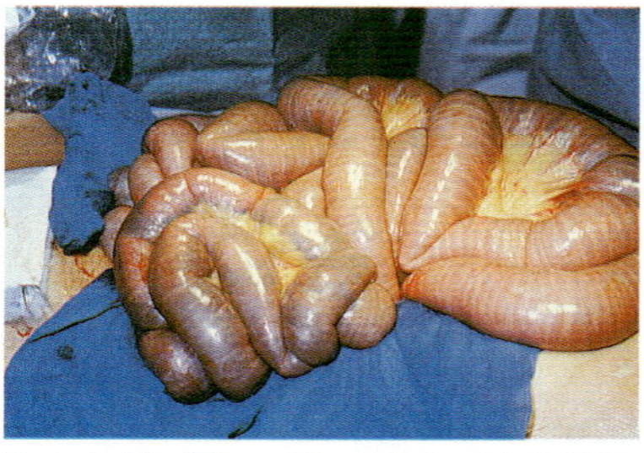

Mesenterialgefäßverschluss, akuter Abb. 1: livide, segmentale fleckförmige Verfärbungen des Dünndarms bei arterieller Durchblutungsstörung; Operationssitus

(11 %) bei AT-III-, Protein-C- oder Protein-S-Mangel, Thrombozytose, entzündlichen Erkrankungen der Abdominalorgane, Tumoren, Leberzirrhose, Splenektomie; **3.** sog. non-occlusive disease (10 %) durch Gefäßspasmus inf. Herzinsuffizienz bzw. Low cardiac output (Herzinfarkt, Schock, schwere Blutung, Sepsis, Digitalisintoxikation); **Folgen:** Darmnekrose, Durchwanderungsperitonitis, Intoxikation, Sepsis; unbehandelt führt eine Darmnekrose in kurzer Zeit zum Tod.

Behandlungsindikation: Äußerst dringlich, denn die Ischämietoleranz des Darms beträgt nur 2–3 Stunden. Bereits der Verdacht auf einen Mesenterialinfarkt bedeutet die Indikation zur Notfall-Operation. Diagnosesicherung durch selektive Angiographie der Arteria mesenterica nur, wenn ohne wesentlichen Zeitverzug möglich, sonst großzügige Indikation zur diagnostischen Laparotomie; Pharmakotherapie nur bei Mesenterialvenenthrombose und non-occlusive disease.

Pharmakotherapie: **1.** grundsätzlich initial Heparin 5000 IE i. v. zur Verhinderung einer appositionellen Thrombosierung; **2.** Mesenterialvenenthrombose: initial Heparinisierung, dann Cumarindauertherapie unter sonographischen (Exsudat im Abdomen?) und computertomographischen (Zunahme der Thrombose?) Verlaufskontrollen; bei kongenitaler Koagulopathie Dauerantikoagulation, Substitutionstherapie (Antithrombin-III-Konzentrat, gefrorenes Frischplasma); bei Exsudatzunahme und Zeichen eines Akuten* Abdomens sofortige Operation indiziert; **3.** non-occlusive disease: Behandlung der Grundkrankheit; Applikation von Alprostadil (z. B. prostavasin®), 20 µg initial als Bolus über einen Mesenterialarterienkatheter, dann 60 µg/d intraarteriell für 3 Tage; tritt keine Besserung ein oder entwickelt sich eine Peritonitis*, muss dringlich laparotomiert werden; lokale Lysetherapie über den liegenden Mesenterialarterienkatheter nur, wenn keine Peritonitis vorliegt oder bei schlechtem Allgemeinzustand ein Eingriff kontraindiziert ist.

Operative Therapie: **Vorbereitung:** Patientenaufklärung über Art und Gefährlichkeit der Erkrankung sowie Ausdehnung und Risiko der Operation (hohe Letalität); Vorbereitung mit Legen einer Magensonde, Einleitung einer Infusionstherapie, Antibiotikaprophylaxe wie bei Peritonitis*, pharmakologische Thromboseprophylaxe, Bereitstellung von Blutkonserven; **Verfahren:** **1.** Mesenterialarterienverschluss: **a)** Gefäßrevaskularisation: Embolektomie oder Thrombendarteriektomie mit Patch-Plastik, Reinsertion, aorto-mesenterialer, hepato-mesenterialer oder iliaco-mesenterialer Bypass mit Vena-saphena-magna- oder Goretex-Prothese (s. Abb. 2); **b)** Dünn- bzw. Dickdarmresektion: mediane Laparotomie und genaue Inspektion des Darms; Pulspalpation der Arteria mesenterica superior und Arteria mesenterica inferior sowie Inspektion der kleineren Darmgefäße (auch 3. Ordnung); Gefäßfreilegung, Rekonstruktion und Beurteilung der Resektionsausdehnung. Ist die Durchblutung des Restdarms nach Resektion nicht sicher zu beurteilen, muss evtl. eine sog. Second-look-Operation innerhalb 12–24 Stunden nach Ersteingriff durchgeführt werden (Indikation kann von einem erneuten Laktatanstieg abhängig gemacht werden). **2.** Mesenterialvenenthrombose: primär konservative Therapie; bei frischer Thrombosierung kann die Thrombektomie der Vena mesenterica superior bzw. der Pfortader versucht werden (in einzelnen Fällen günstigere Ergebnisse); Resektion von gangränösen Darmabschnitten; bei Durchwanderungsperitonitis Etap-

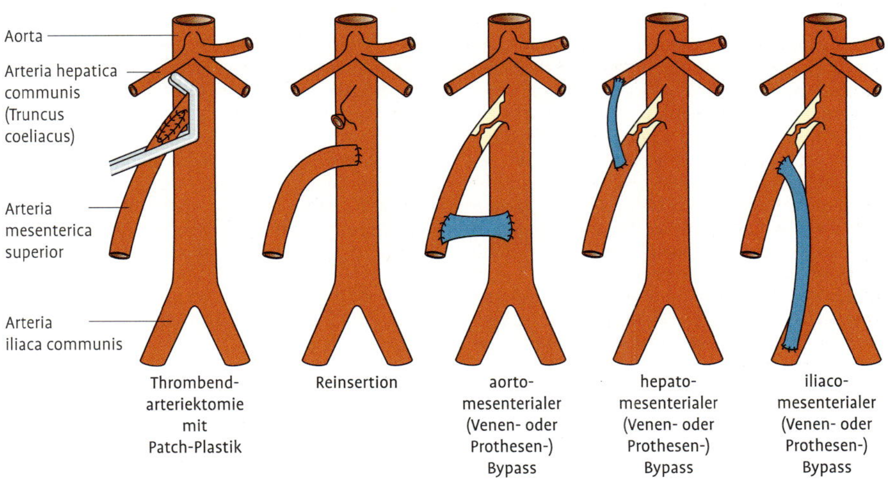

Mesenterialgefäßverschluss, akuter Abb. 2: Möglichkeiten der operativen Therapie eines arteriellen Verschlusses

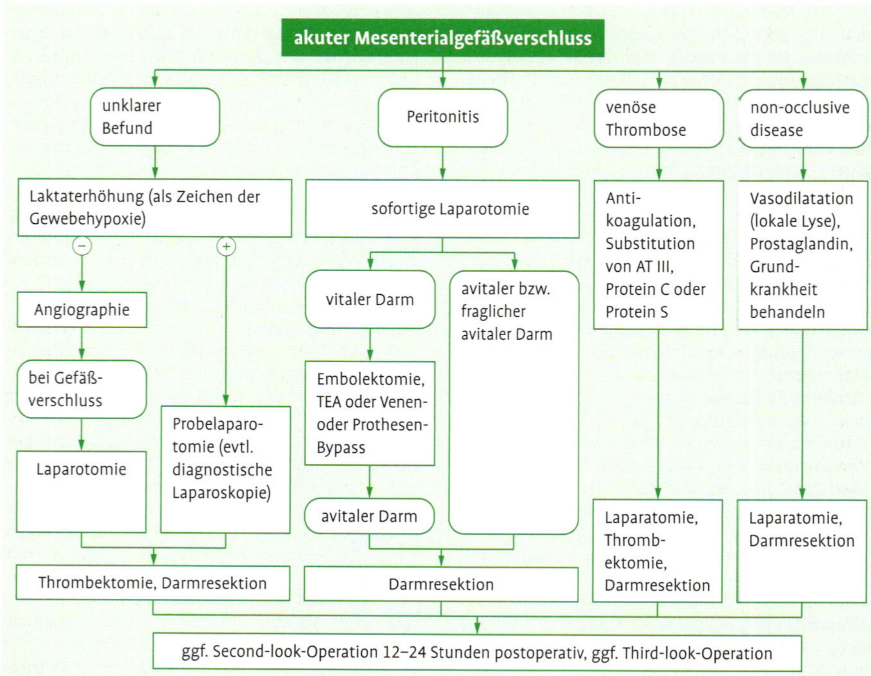

Mesenterialgefäßverschluss, akuter Abb. 3: therapeutischer Stufenplan

penlavage; **3.** non-occlusive disease: primär konservative Therapie; Operationsindikation bei Peritonitis; Resektion von infizierten und nicht sicher durchbluteten Darmsegmenten (evtl. Vitalfärbung mit Fluorescin über Katheter in der Arteria mesenterica superior), anschl. Bauchhöhlenspülung; **Nachbehandlung:** intensivmedizinische Betreuung; parenterale Elektrolyt- und Flüssigkeitssubstitution; nach Gefäßrekonstruktion und in jedem Fall bei Mesenterialvenenthrombose ist eine Heparinisierung, später eine Cumarintherapie für 6 Monate erforderlich; Dauerantikoagulation bei kongenitaler Koagulopathie (AT-III-, Protein-C- oder Protein-S-Mangel); bei Peritonitis erregerspezifisch Antibiotika und Etappenlavage; Wundbehandlung; Nahrungsaufbau; Abführmaßnahmen (nach Verlauf, am 3. postoperativen Tag beginnend); **Komplikationen:** fortschreitende Darmgangrän; Rezidive (v. a. bei Mesenterialvenenthrombose); Bauchhöhlenabszesse (erfordern operative oder interventionelle Drainage); Wundabszess; **Prognose:** extrem ungünstig, da die Patienten meist zu spät zur Operation kommen; Letalität bei akutem arteriellem Verschluss 50–95 %.

Therapeutischer Stufenplan: s. Abb. 3.

Arbeitsunfähigkeit: Invalidisierung bei ausgedehnter Darmresektion (Kurzdarmsyndrom).

Hinweis: 1. Da die Beurteilung der Darmdurchblutung im Frühstadium unsicher sein kann, wird die Indikation zur Laparoskopie von vielen Autoren kritisch gesehen. **2.** Folgeerscheinung einer ausgedehnten Dünndarmresektion ist das sog. Kurzdarmsyndrom mit Malabsorption. Über ein implantierbares Port-System lässt sich eine totale parenterale Ernährung über Jahre (ambulant) durchführen; ggf. kann eine Dünndarmtransplantation* erwogen werden.

Literatur: 1. Schölmerich, J.; Herfarth, C.: Gefäßerkrankungen des Dünndarms und des Kolons. In: Siewert, J. R.; Rothmund, M.; Schumpelick, V. (Hrsg.): Praxis der Viszeralchirurgie. Gastroenterologische Chirurgie. 2. Aufl. Heidelberg: Springer, 2006; **2.** Wolf, A. M. et al.: Leitthema Mesenteriale Ischämie. Chirurg 74: 395–431 (2003); **3.** Jonas, J.; Böttger, Th.: Diagnostik und Prognose des Mesenterialinfarkts. Med Klin 89: 68–72 (1994).

Autor: R. Pfitzmann.

MesGN: s. Glomerulonephritis, chronische.

Meskalinintoxikation: s. Drogenintoxikation.

Mesothelzysten: s. Mediastinaltumoren.

Messerkonisation: s. Konisation.

Messerstichverletzung: s. Stichverletzung.

Mesuximid: s. Antiepileptika.

Metamizol: nichtsaures Nichtopioid-Analgetikum (Pyrazolonderivat); **Vertreter:** z. B. Novalgin®, Novaminsulfon-ratiopharm®; **Wirkungsmechanismus:** nicht vollständig aufgeklärt; vermutlich sowohl zentraler als auch peripherer Wirkungsmechanismus; **Wirkung:** stark analgetisch und antipyretisch, relaxierender Effekt auf die glatte Muskulatur (spasmolytisch); **Pharmakokinetik:** maximale Plasmakonzentration 1–1,5 Stunden nach oraler Applikation, Wirkungseintritt bei i. v. Gabe nach 1–8 Minuten; renale Elimination (>90 %) nach hepatischer Metabolisierung, wirksame Metaboliten: 4-N-Methylaminophenazon und 4-Aminophenazon, es entsteht Rubazonsäure (nach sehr hohen Dosen Metamizol Rotfärbung des Urins); Eliminationshalbwertzeit 7 Stunden.

Indikation: 1. starke Schmerzen, z. B. akute posttraumatische, postoperative Schmerzen, Tumorschmerzen, Koliken; 2. hohes Fieber, sofern auf andere Maßnahmen nicht ansprechend.

Kontraindikation: Pyrazolonallergie, Analgetika-Asthma-Syndrom, bekannte Analgetika-Intoleranz, Störung des hämatopoetischen Systems, akute hepatische Porphyrie, Glukose-6-phosphat-Dehydrogenasemangel, arterielle Hypotonie, Schwangerschaft und Stillzeit.

Wechselwirkung: Abnahme der Ciclosporin A-Plasmakonzentration; wegen der Möglichkeit von Inkompatibilitäten nicht mit anderen Arzneimitteln injizieren oder infundieren.

UAW: 1. starker Blutdruckabfall nach i. v. Injektion (dosisabhängig) mit schwerer Schockreaktion durch direkte vasodilatatorische Wirkung möglich (daher langsam injizieren mit maximal 1 ml/min); 2. lebensbedrohliche allergische Reaktion (selten): Bronchospasmus, anaphylaktischer Schock* (1 : 50 000 nach p. o. und 1 : 5000 nach i. v. Applikation); 3. Agranulozytose (1 : 10 000 in Westeuropa) mit einer Mortalität von 20–25 % inf. therapieresistenter Sepsis*, i. d. R. nach 10–14-tägiger Behandlung (klinisch: initial Mund- und Rachenulzeration); 4. Hauteffloreszenzen (Erythem, Stevens-Johnson-Syndrom); 5. Asthma-bronchiale-Anfall, bes. bei Nasenpolypen und allergischer Rhinitis; 6. erhöhte Blutungsneigung (Thrombozytopenie u. a.).

Dosierung: ED 8–16 mg/kg KG, ggf. wiederholen nach 6–8 Stunden (maximal 4-mal täglich); 1–4 × (500–)1000 mg/d p. o., rektal, i. v. oder i. m., bei schweren Schmerzen (z. B. Kolikschmerz) auch 1–2 × 2500 mg (entspricht 5 ml) i. v. oder i. m., unbedingt langsam (1 ml/min) injizieren wegen Schockgefahr.

Hinweis: Bei parenteraler Applikation sollte eine Schockbehandlung gewährleistet sein.

Autoren: J. Majcher-Peszynska, B. Drewelow.

Meteorismus: s. Blähungen.

Metformin: s. Biguanide; Diabetes mellitus Typ 2.

Methadonsubstitution: s. Drogenabhängigkeit.

Methanolintoxikation: akute oder chronische körperliche Schädigung durch die Oxidationsprodukte Formaldehyd und Ameisensäure, die bei der enzymatischen Umsetzung von Methanol durch die Alkoholdehydrogenase entstehen; **Symptome:** anfangs rauschähnliche Wirkung wie bei Ethanol, nach 6–12 Stunden Bewusstseinseintrübung, Krampfanfälle, Sehstörungen, Tachy- oder Bradykardie, Hyperventilation, Atemnot, Pankreatitis, metabolische Azidose.

Behandlungsindikation: Aufnahme toxikologisch relevanter Mengen (>100 mg/kg KG) und Auftreten klinischer Symptome; pathologisch erhöhte Serumkonzentrationen von Methanol (>200 mg/l) oder Ameisensäure.

Basistherapie: s. Intoxikation.

Spezifische Therapie: 1. Antidot: Fomepizol (z. B. Fomepizol opi®), starker Hemmstoff der Alkoholdehydrogenase, initial 15 mg/kg KG i. v., anschl. 2 × 10 mg/kg KG für 2 Tage, 2 × 15 mg/kg KG für 2 weitere Tage; 2. bei Fehlen von Fomepizol Sättigung der Alkoholdehydrogenase mit Ethanol (z. B. 100–200 ml ca. 40 %iger Schnaps) bis eine Blutalkoholkonzentration von 0,5–0,8 ‰ erreicht ist, die u. U. mehrere Tage aufrechterhalten wird; 3. Intensivüberwachung mit engmaschigen Blutgasanalysen; 4. ggf. Azidoseausgleich mit $NaHCO_3$, 1–2 mval/kg KG; 5. bei Methanolkonzentration >400 mg/l Hämodialyse*.

Hinweis: Aktivkohle adsorbiert Methanol unzureichend und ist deshalb nicht indiziert.

Literatur: 1. Olson, K. R. et al. (eds): Poisoning & drug overdose. 5th ed. New York: McGraw-Hill/Lange, 2007; 2. Barceloux, D. G. et al.: The American Academy of Clinical Toxicology Ad Hoc Committee on the Treatment Guidelines for Methanol: Practice Guidelines on the Treatment of Methanol Poisoning. J Toxicology clin Toxicol 40 (4): 415–446 (2002).

Autor: F. Martens.

Methotrexat: s. Antimetaboliten.

Methoxsalen: syn. Methoxypsoralen, Ammoidin; photosensibilisierend wirkendes, pflanzliches Furocumarin-Derivat (Meladinine®); **Wirkungsmechanismus:** Nach Aktivierung durch Bestrahlung mit langwelligem Ultraviolettlicht bewirkt Methoxsalen über phototoxische Reaktionen eine Hemmung von Zellteilungsvorgängen der Epidermiszellen und Lymphozyten sowie eine vermehrte Melaninbildung und dadurch verstärkte Pigmentierung. **Pharmakokinetik:** bei oraler Gabe stark schwankende Bioverfügbarkeit wegen geringer Wasserlöslichkeit und ausgeprägtem First-pass-Effekt; bei topischer Anwendung Penetration in die Epidermis.

Indikation: zur Photochemotherapie mit UV-A (Abk. PUVA, s. Lichttherapie, dermatologische) bei: 1. Psoriasis* vulgaris; 2. Mycosis fungoides und andere Formen des kutanen T-Zell-Lymphoms; 3. Vitiligo. Das Risiko möglicher Hautkarzinome nach langjähriger PUVA-Therapie erfordert eine sorgfältige Indikationsstellung bzw. sorgfältige, lebenslange Überwachung des Patienten.

Kontraindikation: Xeroderma pigmentosum, lichtprovozierbare Dermatose, Aphakie, Katarakt, Leberschaden, Niereninsuffizienz, Tuberkulose*, Schwangerschaft und Stillzeit, Lebensalter unter 12 Jahren, Behandlung mit Zytostatika oder potentiell photosensibilisierenden Arzneimitteln.

Wechselwirkungen: erhöhte Phototoxizität bei gleichzeitiger Einnahme photosensibilisierender Wirkstoffe, z. B. Griseofulvin, Phenothiazine, Tetracycline*, Thiaziddiuretika*.

UAW: bei systemischer Applikation häufig Pruritus, Erythem, Übelkeit, gelegentlich Kopfschmerz, Schwindel, selten Verbrennungen, Hypertrichose, Hyperpigmentierung, Kontaktallergie, Nagelablösung und -pigmentierung, Transaminasenanstieg, Katarakt, Malignome.

Dosierung: **1.** lokal in Form eines kurzen Bades (0,4 mg/l) unmittelbar vor der Bestrahlung; **2.** bei ausgedehnter Hauterscheinung: 0,6 mg/kg KG p. o. 2 Stunden vor der Bestrahlung.

Hinweis: UV-Bestrahlung vermeiden, Lichtschutzbrille 6–8 Stunden nach der Behandlung tragen.

Autoren: W. Sterry, N. Lembert.

Methoxypsoralen: s. Methoxsalen.

Methyldopa: s. Antisympathotonika.

Methylxanthin: s. Theophyllin.

Metoclopramid: s. Antiemetika; Prokinetika.

Metronidazol: s. Protozoenmittel.

M

MetS: Abk. für metabolisches Syndrom*.

Meyerding-Schweregrade: s. Spondylolisthesis.

MGN: s. Glomerulonephritis, chronische.

MGUS: s. Neuritis.

MIC: Abk. für minimal-invasive Chirurgie*.

Miconazol: s. Antimykotika.

Microsporum-Mykose: s. Tinea.

Mifepriston: synthetisches Steroid (Norethisteronderivat) mit Antiprogesteron-Wirkung; Affinität zu Progesteron-Rezeptoren 5-fach höher und zu Glukokortikoid-Rezeptoren 3-fach höher als Progesteron bzw. Cortisol; Vertreter: (Mifegyne®, sog. RU 486); **Wirkung:** Mifepriston antagonisiert die endometriale und myometriale Wirkung von Progesteron in der Schwangerschaft und führt zur Dilatation der Cervix uteri. **Pharmakokinetik:** HWZ ca. 18 Stunden; max. Serumkonzentration nach 1,35 Stunden; Ausscheidung in Urin (10 %) und Faeces (90 %).

Indikation: **1.** Pharmakologischer Abbruch einer intakten intrauterinen Schwangerschaft bis zum 63. Tag der Amenorrhö in sequentieller Anwendung mit Prostaglandin-Aanalogon; **2.** Erweichung und Dilatation der Cervix uteri vor einem instrumentellen Schwangerschaftsabbruch im 1. Trimester; **3.** Vorbereitung der Wirkung von Prostaglandinanaloga bei medizinisch begründetem Schwangerschaftsabbruch (jenseits des 1. Trimesters); **4.** Einleitung von Wehen bei intrauterinem Fruchttod bei Kontraindikation für Prostaglandin und Oxytocin.

Kontraindikation: Extrauteringravidität, chronisches Nierenversagen, nicht therapierbares Asthma bronchiale, angeborene Porphyrie; cave bei Leberversagen und Unterernährung.

Wechselwirkung: keine Untersuchungen vorhanden (CYP3A4-Abbauweg);

UAW: Blutungen, Schmerzen, Infektionen; kein teratogener Effekt nachgewiesen.

Dosierung: 200 mg (oder 600 mg) p. o. 36–48 Stunden vor Prostaglandinanalogon (Gemeprost; Misoprostol im Off-Label-Use und ggf. sog. home use: Einnahme ausschließlich zuhause). Mifepriston und Prostaglandinanaloga agieren synergistisch, so dass Veränderungen in der jeweiligen Dosierung, in der Art des Prostaglandin-Typs, des Intervalls und des Applikationsweges (Misoprostol oral, vaginal, sublingual) das Outcome beeinflussen.

Hinweis: **1.** Die Gabe von Mifegyne® darf nur unter ärztlicher Aufsicht erfolgen. **2.** Mifepriston und Prostaglandin-Analoga agieren synergistisch, so dass Veränderungen in der jeweiligen Dosierung, in der Art des Prostaglandin-Analogons, des Intervalls und des Applikationswegs (oral, vaginal, buccal, sublingual) das Ergebnis beeinflussen.

Neuentwicklung: Anwendung als orales Kontrazeptivum und Notfallkontrazeptivum (vgl. Kontrazeption), zur Therapie von Myomen, Endometriose, Mammakarzinom, Meningiom, Cushing-Syndrom.

Literatur: **1.** Lalitkumar, S.: Mid-trimester induced abortion: a review. Hum Reprod Update 13 (1): 37–52 (2007); **2.** Sitruk-Ware, R.: Mifepristone and misoprostol sequential regimen side effects, complications and safety. Contraception 74 (1): 48–55 (2006).

Autoren: B. Kothe, A. D. Ebert.

Migräne: episodisch auftretender Kopfschmerz von pulsierend-pochendem Charakter und mittlerer bis hoher Intensität; in einem Drittel der Fälle halbseitig auftretend; oft von vegetativen Symptomen (z. B. Übelkeit, Erbrechen), Lichtscheu und Lärmempfindlichkeit sowie visuellen Symptomen oder neurologischen Ausfällen und allgemeinem Krankheitsgefühl begleitet

Behandlungsindikation: **1. Akuttherapie** bei mittelstarken bis starken Kopfschmerzen, Übelkeit oder Erbrechen; **2.** Prophylaxe bei mehr als 3–4 Migräneattacken pro Monat bzw. bei insuffizienter Akuttherapie oder intolerablen UAW der Akuttherapie.

Pharmakotherapie: **1.** Akuttherapie: bei Versagen der oralen Therapie sollte ein Antiemetikum mit einem Analgetikum bzw. bei schweren Attacken mit Ergotalkaloiden oder Sumatriptan kombiniert werden; **a)** Antiemetika: Metoclopramid (z. B. Paspertin®), 10–20 mg p. o., rektal oder i. v.; Domperidon (z. B. Motilium®), 10–20 mg p. o.; **b)** peripher wirksame Analgetika: Acetylsalicylsäure, 500–1000 mg, z. B. als Brausetablette (Aspirin® Migräne Brausetablette) oder bei schweren Attacken als Lysinacetylsalicylat (z. B. Aspisol®) i. v.; Paracetamol (z. B. ben-u-ron®), 500–1000 mg bevorzugt als Zäpfchen; Ibuprofen (z. B. Dolormin®), 400–800 mg p. o.; Naproxen (z. B. Proxen®), 500–1000 mg p. o.; Diclofenac (z. B. Voltaren Migräne®), 50–100 mg p. o.; **c**) Ergotalkaloide: Ergotamin (z. B. Ergo-Kranit akut®), 2 mg p. o.; **d**) Sumatriptan (Imigran®), 25–100 mg p. o., 6 mg s. c. als Fertigspritze, 10–20 mg als Nasenspray oder 25 mg als Supp.; **e**) Zolmitriptan (Asco Top®), 2,5–5 mg p. o. oder 5 mg als Nasenspray; **f**) Naratriptan (Naramig®; Formigran®), 2,5 mg p. o; **g**) Rizatriptan (MAXALT®), 10 mg p. o.; **h**) Eletriptan (Relpax®), 40 mg p. o.; **i**) Almotriptan (Almogran®), 12,5 mg p. o. **2. Prophylaxe: a**) 1. Wahl: Beta-Rezeptoren-Blocker in langsam ansteigender Dosierung: Metoprolol (z. B. Beloc®), initial 50 mg/d p. o., Enddosis 150–200 mg/d (Enddosis des Retardpräparats Beloc Zok® 50–100 mg), oder Propranolol (z. B. Dociton®), initial 40 mg/d p. o., Enddosis 120–160 mg/d; Flunarizin (z. B. Natil®-N), 5–10 mg/d p. o.; UAW: depressive Verstimmung, insbes. bei Frauen mit anamnestischen Depressionen (vorsichtige Dosierung bei Frauen in der Langzeittherapie); Topiramat (z. B. Topomax® Migräne), 25–100 mg/d p. o.; **b**) 2. Wahl: Valproat (z. B. Ergenyl® chrono 300), 2 × 300 mg/d p. o.; nichtsteroidale Antiphlogistika: z. B. Naproxen (z. B. Proxen®), 250–500 mg/d p. o.; Pestwurz (Petadolex®), 2 × 75 mg/d p. o.; **c**) 3. Wahl: Amitriptylin (z. B. Saroten®), 25–75 mg/d p. o.; evtl. Acetylsalicylsäure (z. B. Aspirin® protect), 2–3 × 100 mg/d p. o., oder Magnesium, 2 × 300 mg/d p. o. bzw. Magnesium plus Vitamin B_2 (Orthoexpert® Migräne als Nahrungsergänzungsmittel).

Psychotherapie: progressive Muskelrelaxation* nach Jacobson; psychoanalytische Verfahren sind nicht wirksam.

Naturheilkundliche Verfahren (Autor: Th. J. Doering)**: 1.** als ergänzende Verfahren morgendliche Oberkörperwaschungen, wechselwarme und ansteigende Fußbäder, kalte Knie- und Armgüsse, Bürstenbäder sowie Schulter-Nacken-Lockerungsmassagen oder Bindegewebemassagen und Fußreflexzonentherapie; **2.** Phytotherapie: Pestwurz; **3.** Elimination von nutritiven Allergenen, falls ein kausaler Zusammenhang hergestellt werden kann; **4.** Applikation von Pfefferminzöl im Bereich der Stirn; **5.** Akupunktur*, progressive Relaxation nach Jacobson, künstlerische Therapie, Tanztherapie, Psychodrama und Klimakuren erbringen in einigen Fällen eine Reduktion der Attackenfrequenz.

Therapeutischer Stufenplan: s. Tab.

Eigenbehandlung: 1. bei leichten Migräneattacken frei verkäufliche Analgetika, z. B. Acetylsalicylsäure (z. B. Aspirin® Migräne), 500–1000 mg/d als Monosubstanz; **2.** zur Prophylaxe regelmäßige sportliche Betätigung mit Ausdauersportarten (Jogging, Schwimmen, Radfahren).

Arbeitsunfähigkeit: am Tag der Migräneattacke.

Hinweis: Obsolet sind die Anwendung unwirksamer Verfahren aus dem Bereich der physikalischen Therapie (z. B. Massage, Fangopackung, Bewegungsbad, Reizstrombehandlung, Manualtherapie der Halswirbelsäule) bzw. der alternativen Heilverfahren (z. B. Fußreflexzonenmassage, Magnettherapie, Schröpfen, Frischzellbehandlung, Ozontherapie). Die Anwendung weiterer Verfahren gilt ebenfalls als unwirksam (z. B. Neuraltherapie, Autogenes Training, Kieferhöhlenspülung, Adenotomie, Zahnextraktionen, Entfernung von Amalgamfüllungen, homöopathische Zubereitungen aus Mutterkorn, Schwertlilie, Steinklee u. a., Gabe von Thymusextrakt).

Neuentwicklung: In den kommenden Jahren ist mit einer Vielzahl neuer Arzneimittel zur Akut-

Migräne
Therapie der akuten Migräneattacke

Stufe	Wirkstoff	Dosierung	
I	Metoclopramid	10 - 20	mg p. o.
	oder		
	Domperidon	10 - 20	mg p. o.
	jeweils +		
	ASS	500 -1000	mg p. o.
	oder		
	Ibuprofen	400 - 800	mg p. o.
	oder		
	Paracetamol	500 -1000	mg p. o.
	oder		
	Naproxen	500 -1000	mg p. o.
II	Metoclopramid	10 - 20	mg p. o.
	+ Ergotamin	2	mg p. o.
III	evtl. Metoclopramid	10 - 20	mg p. o.
	+ Sumatriptan	50 - 100	mg p. o.
	bei Erbrechen, Diarrhö, rasch nötigem Wirkungseintritt, nicht ausreichender oraler Medikation **ggf. +**		
	Sumatriptan	6	mg s. c. (Autoinjektor)
	oder	10 - 20	mg als Nasenspray
	oder	25	mg als Supp.
	oder		
	Zolmitriptan	2,5- 5	mg p. o.
	oder	5	mg als Nasenspray
	oder		
	Naratriptan	2,5	mg p. o.
	oder		
	Rizatriptan	10	mg p. o.
	oder		
	Eletriptan	40	mg p. o.
	oder		
	Almotriptan	12,5	mg p. o.

therapie von Migräneattacken zu rechnen (z.B. CGRP-Antagonisten, Adenosin-Agonisten).

Selbsthilfe: 1. Migräne Liga e.V., Tel. 06144 2211, Fax 06144 31908; E-Mail: info@migraeneliga-deutschland.de, Homepage: http://www.migraeneliga-deutschland.de; 2. Deutsche Migräne- und Kopfschmerzgesellschaft, PD Dr. Peter Kropp, Universitätsklinikum Schleswig-Holstein, Institut für Medizinische Psychologie, Diesterwegstraße 10-12, 24113 Kiel, Tel. 0431 6594630, Fax 0431 6594639; E-Mail: dmkg@med-psych.uni-kiel.de, Homepage: http://www.dmkg.de; 3. Deutsche Schmerzhilfe e.V., Sietwende 20, 21720 Grünendeich, Tel. 04142 810434, Fax 04142 810435; E-Mail: geschaeftsstelle@schmerzhilfe.org, Homepage: http://www.schmerzhilfe.org; 4. Deutsche Schmerzliga e.V., Adenauerallee 18, 61440 Oberursel, Tel. 0700 375375375, Fax 0700 37537538; E-Mail: info@schmerzliga.de, Homepage: http://www.schmerzliga.de.

Literatur: 1. Diener, H. C.: Kopf- und Gesichtsschmerzen. 3. Aufl. Stuttgart: Thieme, 2003; 2. Diener, H. C. et al.: Migräne. In: Diener, H. C.; Putzki, N. (Hrsg.): Leitlinien für Diagnostik und Therapie in der Neurologie. 4. Aufl. Stuttgart: Thieme, 2008.

Autor: H. C. Diener.

M

Mikroangiopathie, diabetische: s. Retinopathie, diabetische.

Mikroangiopathie, thrombotische: s. Purpura, thrombotisch-thrombozytopenische; Syndrom, hämolytisch-urämisches.

Mikromelie: s. Achondroplasie.

Mikropille: s. Kontrazeption, hormonale.

Miktionsbeschwerden: s. Blasenfunktionsstörungen.

Milien: sog. Hautgrieß; stecknadelkopfgroße oberflächliche Zysten v.a. im Gesicht; Vorkommen auch nach Blasenbildung oder lokalisierter Entzündung durch Verlagerung von Epidermis in die Dermis.

Behandlungsindikation: kosmetisch störender Befund.

Operative Therapie: Vorgehen (Lokalanästhesie meist nicht notwendig): 1. Anritzen der Epitheldecke mit Injektionsnadel oder Skalpell; 2. Ausdrücken oder Herausziehen mit Pinzette und Abschneiden.

Autoren: P. Schulze, W. Sterry.

Millard-Schnittführung: s. Spaltbildungen.

Miller-Abbott-Sonde: s. Ileus.

Miller-Fisher-Syndrom: s. Neuritis.

Milrinon: s. Phosphodiesterase-Hemmer.

Milzchirurgie: operative Eingriffe an der Milz; **Formen:** 1. Milzentfernung (Splenektomie); 2. Milz erhaltende Operationen.

Indikation: 1. Milzverletzungen: a) iatrogen bei großen Oberbaucheingriffen; b) Milzruptur: häufigste Organverletzung (30 %) bei stumpfem Bauchtrauma, meist mit großem Blutverlust (Notfall); kann einzeitig (sofort oder innerhalb von Stunden) oder zweizeitig (nach Tagen) inf. Berstung eines subkapsulären Hämatoms erfolgen; bei subkapsulärem Hämatom abwartende Haltung unter täglicher sonographischer Kontrolle; 2. Milztumoren: primäre Tumoren und Metastasenabsiedlung sind selten; häufiger erfolgt die Tumorinfiltration von benachbarten Organen (Magen, Pankreasschwanz, linke Niere, linke Kolonflexur); 3. Milzzysten: a) erworben: Echinokokkose*, posttraumatisch oder nach Milzinfarkt; b) dysontogenetisch (sehr selten): sollten ab einer Größe von 4 cm operiert werden (drohende Ruptur mit Blutung); 4. Abszesse: hämatogen (Bakteriämie) oder durch sekundäre Infektion geschädigtes Milzgewebe nach Infarzierung oder Trauma; 5. Hypersplenismus*; 6. Splenomegalie inf. portaler Hypertension, Hodgkin*-Lymphom, Non*-Hodgkin-Lymphome, Leukämien, hämolytischer Anämie*, Autoimmunthrombozytopenie*, Infektionen (Malaria, infektiöse Mononukleose) u.a. Hypersplenismus und Splenomegalie erfordern primär eine internistisch-hämatologische Behandlung; ggf. erfolgt die Splenektomie.

Kontraindikation: Die Splenektomie bei Milzvergrößerung inf. intrahepatischen Pfortaderhochdrucks (i.R. einer Leberzirrhose*) ist wegen der Gefahr einer Postsplenektomieblutung aus den Ösophagusvarizen (Thrombosierung der Milzvene) kontraindiziert.

Durchführung: Vorbereitung: Patientenaufklärung: über Postsplenektomiesyndrom (<1 %) mit lebenslanger Infektionsneigung; Operationsvorbereitung bei Notfalleingriff mit Legen von zentralem Venenkatheter, Magensonde und Harnblasenkatheter sowie Kreislaufstabilisierung; bei Elektivoperation Impfung mit Pneumokokken-Polysacchariden (z.B. Pneumovax® 23), 0,5 ml s.c. oder i.m. 3 Wochen vor dem geplanten Eingriff v.a. bei Kindern unter 2 Jahren, Korrektur einer ausgeprägten Anämie (die Milz speichert 30–50 % des Erythrozytenvolumens), Bereitstellung von Thrombozytenkonserven bei Thrombozytopenie und hämorrhagischer Diathese (zur sofortigen Transfusion nach Splenektomie); bei myeloproliferativen Erkrankungen präoperative Reduktion der

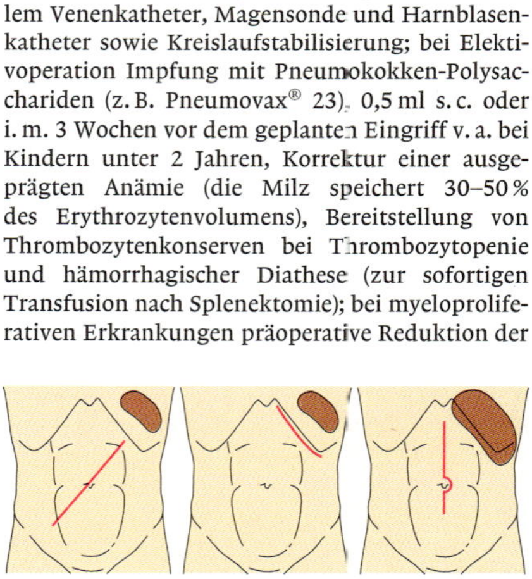

großer Medianschnitt bei Notfalleingriffen (Trauma) | Rippenbogenrandschnitt für Elektiveingriffe (gutartige Prozesse) | Kostoumbilikalschnitt bei sehr großer Milz

Milzchirurgie: Operationszugänge für Eingriffe an der Milz

meist ausgeprägten Thrombozytose durch Zytostatika (Gefahr postoperativer Thromboembolien); pharmakologische Thromboseprophylaxe; **Verfahren: 1. Splenektomie**: indiziert bei schwerer Milzzerreißung, unstillbarer Blutung aus einer Verletzung, hämatologischen Erkrankungen, allen malignen Tumoren der Milz oder sekundärer Einbeziehung des Organs (En-bloc-Exstirpation bei Magen-, Pankreas-, Kolon- oder Nierenkarzinom); Zugang je nach Milzgröße durch Rippenbogenrandschnitt oder großen Medianschnitt (s. Abb.); präliminar isolierte Unterbindung der großen Milzgefäße und der Vasa gastrica breves sowie von Verwachsungen zur Vermeidung von intraoperativen Blutungen; Vermeidung einer Verletzung des Pankreasschwanzes; Auslösen des Organs aus dem Subphrenium; **2. Milz erhaltende Eingriffe**: der Splenektomie grundsätzlich vorzuziehen; indiziert bei geringgradiger Verletzung, Milzpolfragmentation, kleinen benignen Tumoren, Milzzysten und Abszessen (Sonographie- oder CT-gesteuerte Einlage einer Pigtail-Drainage; Operation nur nach Versagen dieser Therapie); Verwendung von lokalen Hämostyptika (Fibrinkleber*, Kollagenvlies), Infrarot- oder Laserkoagulation, Nahtmethoden oder eines resorbierbaren Fadennetzes (Dexon oder Vicryl), das um die Milz gelegt und am Hilus verknotet wird (zur Kompression bei multiplen Kapsel- und Parenchymverletzungen); eine Teilresektion ist möglich, da Milzarterien sog. Endarterien sind und isoliert unterbunden werden können. **Nachbehandlung:** pharmakologische Thromboseprophylaxe; physikalische Maßnahmen zur Pneumonieprophylaxe; oraler Nahrungsaufbau stufenweise ab dem ersten postoperativen Tag; Blutbild- und Thrombozytenkontrolle (ggf. Thrombozytentransfusion).

Komplikationen: Nachblutung, Atelektasen, Pneumonie, Pleuraerguss, Pankreatitis, Magen-Darm-Atonie, Ileus (selten durch traumatisch oder operativ verschlepptes Milzgewebe; sog. Splenosis peritonei), subphrenischer Abszess (nach Tagen).

Prognose: 1. Operationsletalität bei isolierter traumatischer Ruptur 5 %, Mehrfachverletzungen 10–50 %, hämatologischen Systemerkrankungen je nach Milzgröße und Grunderkrankung bis 20 %, nach Staging-Splenektomie <1 %; 2. durch Verlust immunologischer Funktionen ist die Infektionsanfälligkeit in allen Altersstufen erhöht (lebensbedrohlich bei Kleinkindern); bedrohlich ist das OPSI-Syndrom (Abk. für engl. overwhelming post splenectomy infection), ein foudroyant verlaufendes septisches Krankheitsbild, das nicht selten tödlich endet; Erreger sind Pneumokokken und Haemophilus influenzae (prophylaktische Impfung mit polyvalenter Pneumokokkenvakzine). 3. Eine persistierende Thrombozytose nach Splenektomie geht mit erhöhter Anfälligkeit für thrombembolische Komplikationen einher; eine permanente Thromboseprophylaxe ist aber nicht erforderlich.

Hinweis: 1. strenge Indikationsstellung für die Splenektomie. 2. Die Unterbindung der Milzarterie und -vene muss getrennt erfolgen, da bei Kompaktligatur eine arterioportale Fistel entstehen kann. 3. Bei allen Eingriffen im Oberbauch ist eine iatrogene Milzverletzung durch sorgsame Operationstechnik unbedingt zu vermeiden. Die Komplikationsraten sind höher, wenn die Milz exstirpiert werden muss. 4. Die Autotransplantation von Milzgewebe (bei Splenektomie inf. Trauma) ins große Netz oder retroperitoneal ist obsolet.

Neuentwicklung: minimal-invasive Chirurgie* für Elektivoperationen (Zysten, benigne Tumoren).

Literatur: 1. Häring, R. U.: Chirurgie der Milz. In: Häring, R.; Zilch, H. (Hrsg.): Lehrbuch Chirurgie mit Repetitorium. 4. Aufl. Berlin: de Gruyter, 1997; 2. Dürig, M.; von Lüdinghausen, M.: Milz. In: Kremer, K. et al. (Hrsg.): Chirurgische Operationslehre. Bd 5. Stuttgart: Thieme, 1993.

Autor: J. Boese-Landgraf.

Milzhyperaktivität: s. Hypersplenismus.

Mimik, zuckende: s. Spasmus hemifacialis; Tic.

Mineralokortikoide: s. Fludrocortison.

Mineralokortikoidexzess: s. Conn-Syndrom.

Minimal-change-Glomerulonephritis: s. Glomerulonephritis, chronische.

Minipille: s. Kontrazeption, hormonale.

Minoramputation: s. Amputation.

Minutentherapie: s. Psoriasis vulgaris.

M

Misoprostol: synthetisches Prostaglandin*-E_1-Derivat; **Vertreter:** Cytotec®; **Wirkung:** dosisabhängige Hemmung basaler und stimulierter (Nahrung, Histamin, Gastrin) Salzsäuresekretion des Magens, Zytoprotektion von Magen- und Duodenumschleimhaut durch gesteigerte Durchblutung, Schleim- und Bicarbonatsekretion; **Pharmakokinetik:** fast vollständige enterale Resorption; Wirkungseintritt nach 20–30 Minuten durch den Hauptmetaboliten (Misoprostolsäure), der in dieser Zeit sein Plasmaspiegelmaximum erreicht; renale Elimination zu 70 %; Eliminationshalbwertzeit ca. 20 Minuten.

Indikation: zugelassen zur Prophylaxe von Schleimhautaffektionen durch nichtsteroidale Antiphlogistika; hat sich als Ulkustherapeutikum (Histamin*-H_2-Rezeptoren-Blocker, Protonenpumpen*-Hemmer) wegen des ungünstigen Nutzen-Risiko-Verhältnisses nicht durchgesetzt.

Kontraindikation: Schwangerschaft (wirkt Wehen auslösend) und Stillzeit, Frauen im gebärfähigen Alter ohne Konzeptionsschutz, chronisch-entzündliche Darmkrankheit sowie Erkrankungen, bei denen ein Blutdruckabfall vermieden werden muss (z. B. koronare Herzkrankheit*, zerebrale Gefäßerkrankung).

Wechselwirkungen: Wirkungsabschwächung durch Antazida, Diclofenac und Indometacin wegen verminderter Bioverfügbarkeit durch verschlechterte Resorption.

UAW: dosisabhängig Diarrhö (bis zu 20 %), Bauchkrämpfe (bis zu 40 %) bes. in den ersten Tagen, Blutdruckabfall, selten Menstruationsstörung, Zwischenblutung.

Dosierung: 2–4 × 200 µg/d p. o. zu den Mahlzeiten für 4–8 Wochen; max. Tagesdosis 0,8 mg.

Autor: N. Lembert.

Missempfindungen: s. Parästhesie.

Mitosegift: s. Alkylanzien; Zytostatika.

Mitralinsuffizienz: s. Herzklappenoperation.

Mitralklappenfehler: s. Herzklappenfehler.

Mitralstenose: s. Herzklappenoperation.

Mittelfrequenztherapie: s. Elektrotherapie.

Mittelmeeranämie: s. Thalassämie.

Mittelohrentzündung: s. Otitis media acuta; Otitis media chronica.

Mittelohrerguss: s. Parazentese.

Mivacurium: s. Muskelrelaxanzien.

Mizolastin: s. Histamin-H1-Rezeptoren-Blocker.

MM: Abk. für malignes Melanom*.

MMN: s. Neuritis.

Mobilisation: s. Physiotherapie.

Mönckeberg-Sklerose: s. Arteriosklerose.

Molsidomin: s. Nitrate, organische.

Moniliasis: s. Candidose.

Monoaminoxidase-Hhemmer: s. Parkinson-Syndrom.

Monobactame: monozyklische Betalaktam*-Antibiotika (Derivate der 3-Amino-Monobactamsäure); bisher einziger Vertreter ist das betalaktamasestabile Aztreonam (Azactam®). **Wirkungsmechanismus:** Hemmung der bakteriellen Zellwandsynthese (s. Penicilline, Cephalosporine); **Pharmakokinetik:** nur parenterale Applikation möglich; Plasmaeiweißbindung >50 %; Elimination vorwiegend renal; gute Penetration in Galle, Niere, Urin, Leber; geringe Liquorgängigkeit.

Indikation: **1.** komplizierte Harnweginfektion durch sonst resistente Keime oder Allergie gegen andere Betalaktam-Antibiotika; **2.** kalkulierte Therapie anderer Organmanifestationen in Kombination mit z. B. Vancomycin (Glykopeptid-Antibiotikum), Clindamycin (Lincosamin-Antibiotikum), Metronidazol (Nitroimidazol-Antibiotikum); **3.** Einmaltherapie der unkomplizierten Gonorrhö. **Wirkungsspektrum:** gegen fast alle gramnegative Stäbchen, insbes. Pseudomonas-aeruginosa-Stämme wirksam; grampositive Bakterien und Anaerobier sind dagegen resistent, deshalb bei Verdacht auf Beteiligung von grampositiven Erregern immer Kombination mit einem Antibiotikum mit entsprechendem Wirkungsspektrum (z. B. Penicilline oder Cephalosporine).

Kontraindikation: **1.** wegen geringer Erfahrungen Vorsicht bei Schwangeren und Neugeborenen; **2.** Überempfindlichkeit gegen Aztreonam.

UAW: gastrointestinale Störung (Übelkeit, Erbrechen, Diarrhö), allergische Hautreaktion, Phlebitis, Anstieg der Transaminasen, selten Blutbildveränderung.

Dosierung: Aztreonam (Azactam®), 2–3 × 1–2 g/d, max. 4 × 2 g/d i. v. oder i. m.

Hinweis: **1.** keine Monotherapie bei bakterieller Infektion mit unbekanntem Erreger; **2.** Aztreonam ist kein Ersatz für Aminoglykosid-Antibiotika; Spezialantibiotikum für Sonderfälle.

Autor: B. Drewelow.

Monoballismus: s. Ballismus.

Mononucleosis infectiosa: syn. Lymphoidzellenangina, Pfeiffer-Drüsenfieber; primäre Infektion, die zu einer Hyperplasie und Hypertrophie des lymphatischen Gewebes mit charakteristischen Blutbildveränderungen führt; **Erreger:** Epstein-Barr-Viren (Abk. EBV) aus der Gruppe der Herpes-Viren; **Symptome:** Fieber, Halsschmerzen, Müdigkeit, Abgeschlagenheit, Angina tonsillaris (s. Abb.) und Pharyngitis, generalisierte Lymphadenitis (mit nuchalen geschwollenen Lymphknoten) und Splenomegalie; nahezu pathognomonisch sind atypische Lymphozyten (sog. Pfeiffer-Zellen) im peripheren Blut; die meisten Infektionen verlaufen subklinisch; wichtige **DD:** Diphtherie*, Agranulozytose*, akute HIV-Erkrankung, akute Leukämie.

Behandlungsindikation: schlechter Allgemeinzustand, hohes Fieber, starke Halsschmerzen, Schluckbeschwerden bei älteren Kindern, Jugendlichen bzw. jungen Erwachsenen im akuten Stadium; keine Behandlung bei subklinischem Verlauf im Kleinkindesalter.

Pharmakotherapie: **1.** bei ausgeprägtem Beschwerdebild pharmakologische Fiebersenkung und Analgesie mit Paracetamol als Saft, Tablette oder Suppositorium (z. B. Paracetamol BC®), 3–4-mal täglich jeweils für Säuglinge 10 mg/kg KG, Schulkinder 10–12 mg/kg KG und Jugendliche 8–10 mg/kg KG; **2.** parenterale Infusion von Elektrolytlösungen (z. B. Sterofundin® BG, Jonosteril®), 3 ml/kg KG/h; **3.** bei Dyspnoe durch ausgeprägte Tonsillenhypertrophie oder bei Thrombozytopenie evtl. kurzzeitig Glukokortikoide, z. B. Prednisolon (z. B. Decortin® H), 2 mg/kg KG/d p. o.; **4.** bei schwerem Verlauf (immunsupprimierte Patienten) mit Komplikationen (z. B. Meningoenzephalitis) therapeutischer Versuch mit Aciclovir (z. B. Zovirax®), 3 × 10 mg/kg KG/d i. v. als Kurzinfusion.

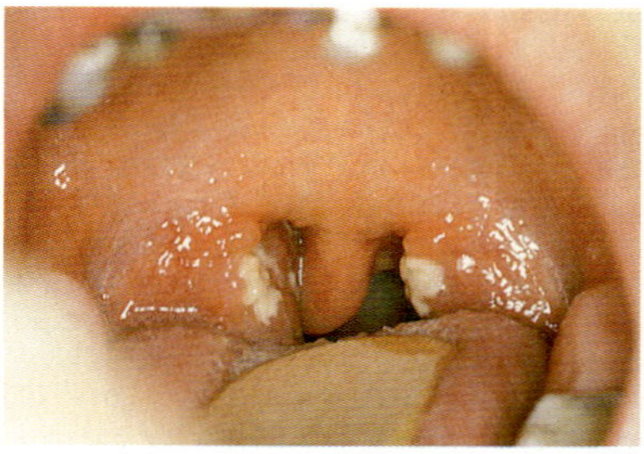

Mononucleosis infectiosa: typische Beläge auf den Tonsillen

Mononucleosis infectiosa Therapeutischer Stufenplan
bei asymptomatischer Infektion:
keine Behandlung notwendig
bei symptomatischer Infektion und geringer Beeinträchtigung des Patienten:
Bettruhe bis zur Entfieberung
Paracetamol
körperliche Schonung für ca. 6 Wochen
bei symptomatischer Infektion und starker Beeinträchtigung des Patienten:
stationäre Betreuung
Fiebersenkung
parenterale Infusionstherapie
evtl. Prednisolon

Naturheilkundliche Verfahren: schonende Fiebersenkung mit Wadenwickel und Huflattich oder Bitterklee.

Sonstige Maßnahmen: **1.** klinisch stark beeinträchtigte Patienten von der Umgebung abschirmen; generelle Isolierung unnötig; **2.** bei bekannter Exposition immundefizienter Patienten Immunglobuline mit hohen Titern an EBV-neutralisierenden Antikörpern verabreichen; **3.** bei Milzruptur Splenektomie (s. Milzchirurgie).

Therapeutischer Stufenplan: s. Tab.

Eigenbehandlung: **1.** Bettruhe im Akutstadium; **2.** fiebersenkende Wadenwickel; **3.** Rachenspülungen, z. B. mit Salzwasser; **4.** Eiswürfel lutschen, um Schluckbeschwerden zu lindern; **5.** obere Luftwege mit abschwellend wirkenden Nasentropfen freihalten, um Atmung zu erleichtern.

Arbeits- bzw. Schulunfähigkeit: bei jugendlichen Patienten abhängig vom Schweregrad der Erkrankung, meist 1 Woche ausreichend; Sportbefreiung nach akutem Stadium für ca. 6–8 Wochen wegen erhöhter Gefahr einer Milzruptur.

Hinweis: **1.** Es existiert keine spezifische antivirale Therapie. **2.** Schwere, z. T. letale Verlaufsform bei Patienten mit Immundefekt (z. B. x-chromosomal-rezessiver lymphoproliferativer Erkrankung); **3.** evtl. Fehldeutung als Streptokokkenangina (Angina follicularis) und Therapie mit Ampicillin; bei Verabreichung obligat charakteristisches, nicht allergisches Arzneimittelexanthem; **4.** mononucleosis-like syndrome: ähnliches Bild wie bei Mononucleosis infectiosa, sehr selten; verursacht durch Toxoplasma gondii, Hepatitis-A-Virus, Hepatitis-B-Virus, Röteln-Virus, Adenoviren, HHV Typ 6; **5.** in 8–16 % der Fälle wird Mononucleosis infectiosa durch CMV-Virus verursacht.

Neuentwicklung: **1.** EBV-Hüllprotein als rekombinanter Totimpfstoff (in Entwicklung; erwarteter Schutz gegen EBV-induzierte Lymphome); **2.** Immuntherapie: Interferone, Interleukin-2, monoklonale Anti-B-Zell-Antikörper; adaptiver Immuntransfer von EBV-spezifischen zytotoxischen T-Lymphozyten (in Entwicklung).

Literatur: **1.** Deutsche Gesellschaft für Pädiatrische Infektiologie e. V. (Hrsg.): Handbuch Infektionen bei Kindern und Jugendlichen. 4. Aufl. München: Futuramed, 2003; **2.** Müller, M.; Radke, M. (Hrsg.): Kinderheilkunde multimedial. CD-ROM. 4. Aufl. Stuttgart: Schattauer, 2003; **3.** Rubinstein, E.; Levi, I.; Rubinovitch, B.: Generalized and regional lymphadenopathy. In: Armstrong, D.; Cohen, J.: Infectious diseases. St. Louis: Mosby, 1999.

Autoren: M. Uhlemann, M. Radke.

Morbilli: s. Masern.

Morbus Basedow: s. Basedow-Krankheit.

Morbus Crohn: s. Enteritis regionalis Crohn.

Morbus Cushing: s. Cushing-Syndrom.

Morbus Dupuytren: s. Dupuytren-Kontraktur.

Morbus Hodgkin: s. Hodgkin-Lymphom.

Morbus Menière: s. Menière-Krankheit.

Morbus Parkinson: s. Parkinson-Syndrom.

Morbus Pick: s. Pick-Krankheit.

Morbus Raynaud: s. Raynaud-Syndrom.

Morbus Vaquez-Osler: s. Polycythaemia vera.

Morbus Werlhof: s. Autoimmunthrombozytopenie.

Morphaea: s. Sklerodermie.

Morphin: Hauptalkaloid des Opiums; Prototyp der Opioide*; **Vertreter:** z. B. Morphin Merck; **Wirkung:** μ-Rezeptor-Agonist: **1.** zentral dämpfend: Analgesie, sedativ-hypnotisch-narkotische Wirkung, Atemdepression, Suppression des Hustenreflexes, Stimmungsschwankung (Euphorie und Dysphorie), Hemmung der Fluchtreflexe (Rückenmark), reduzierte Ausschüttung von Releasing-Hormonen, antiemetische Wirkung (Späteffekt); **2.** zentral stimulierend (Medulla oblongata): emetische Wirkung (Früheffekt), Miosis, Unterdrückung der Fluchtreflexe; **3.** periphere Wirkung: Tonisierung der glatten Muskulatur mit gastrointestinalen und urogenitalen Sphinkterspasmen; **4.** psychische und physische Abhängigkeit und Gewöhnung (Toleranzentwicklung gegenüber zentral dämpfenden Wirkungen) mit Kreuztoleranz mit anderen Opioidanalgetika; **Pharmakokinetik:** Bioverfügbarkeit nach oraler Applikation (starker, individuell ausgeprägter First-pass-Effekt) für nichtretardierte Formulierungen ca. 25 %, für retardierte Formulierungen ca. 40 %; Wirkungsdauer 4–7 (oral) bzw. 4–5 Stunden (parenteral); Metabolisierung zu Morphin-6-glucuronid (doppelt so wirksam wie Morphin); Eliminationshalbwertzeit ca. 2 Stunden.

Indikation: starke und stärkste Schmerzen, z. B. Tumorschmerz, postoperative und traumatische Schmerzen, bei Herzinfarkt*, AIDS, bei Kolikschmerzen zusammen mit Spasmolytika (Atropin, Butylscopolaminiumbromid).

Kontraindikation: z. B. Morphinallergie, Schwangerschaft, Stillzeit; s. Opioide.

Wechselwirkungen: additive analgetische Wirkung mit nichtsteroidalen Analgetika und anderen Opioidanalgetika; die gleichzeitige Anwendung mit anderen, zentral dämpfenden Arzneimitteln wie Anästhetika, Hypnotika, Sedativa, Neuroleptika, Barbituraten, Antidepressiva, Antiemetika und anderenn Opioide oder Alkohol kann zur Verstärkung der UAW bei üblicher Dosierung führen.

UAW: **1.** häufig Übelkeit und Erbrechen, spastische Obstipation; **2.** vermindertes Reaktionsvermögen, Sedierung; **3.** Atemdepression, Hirndruckanstieg (Hyperkapnie durch Hypoventilation), Miosis; **4.** Harnretention, Spasmen der Gallen- und Pankreasgänge; **5.** arterielle Hypotonie (v. a. bei Hypovolämie), vagale Bradykardie; **6.** verlängerte Geburtsdauer durch Wehen hemmende Wirkung; **7.** Abhängigkeit mit Entzugssyndrom; spielt bei analgetischer Therapie mit antizipatorischer Applikation zur ständigen Schmerzfreiheit eine untergeordnete Rolle; **8.** Juckreiz; **9.** Schwitzen.

Dosierung: s. Opioide; Verschreibung unterliegt dem Betäubungsmittelgesetz; antizipatorische Applikation bei jeder Schmerzbehandlung bevorzugen.

Hinweis: bei toxischer Morphinwirkung (sehr selten bei analgetischer Therapie): Antagonisierung mit Antidot Naloxon (Narcanti®), cave: Auslösung eines Entzugssyndroms bei bestehender Abhängigkeit.

Autor: N. Lembert.

Morphinabhängigkeit: s. Drogenabhängigkeit.

Mosaiktrisomie: s. Down-Syndrom.

Moschkowitz-Syndrom: s. Purpura, thrombotisch-thrombozytopenische.

Motilitätsanreger: s. Prokinetika.

Moxifloxacin: s. Chinolone.

Moxonidin: s. Antisympathotonika.

MPGN: s. Glomerulonephritis, chronische.

MS: Abk. für Multiple* Sklerose.

MTrP: s. Myogelose.

MTX: s. Antimetaboliten.

Mucor-Mykose: s. Lungenmykosen.

Müdigkeitssyndrom, chronisches: syn. chronisches Erschöpfungssyndrom; (engl.) chronic fatigue syndrome (Abk. CFS); schwere und langandauernde Müdigkeit ohne ersichtliche Ursache; **Klinik:** Tagesmüdigkeit über mind. 6 Monate ohne entspr. Belastung, Konzentrations- und Gedächtnisstörungen, reduzierte Leistungsfähigkeit; Auftreten im 20.–50. Lebensjahr; Frauen sind 3-mal so häufig betroffen wie Männer; **Pathogenese:** unklar, multifaktoriell; evtl. atypische Depression, postviral, psychosozial.

Behandlungsindikation: interpersonelle Konflikte, sozialer Rückzug, verminderte Arbeitsleistung.

Pharmakotherapie: **1.** niedrigdosierte tricyclische Antidepressiva, z. B. Amitriptylin (z. B. Saroten®), 25–75 mg/d p. o.; bei Nichtansprechen oder depressiver Begleiterkrankung höhere Dosierung; **2.** Serotonin-Wiederaufnahme-Hemmer, z. B. Sertralin (z. B. Zoloft®), 50–100 mg/d p. o.

Psychotherapie: bes. bei psychiatrischer Komorbidität (Depression, Schlaf- und Angststörung) tiefenpsychologisch fundierte Psychotherapie oder kognitive Verhaltenstherapie.

Sonstige Maßnahmen: **1.** aktivierende Physiotherapie (Bewegungstherapie, Gymnastik); **2.** Beratung durch Sozialarbeiter.

Eigenbehandlung: körperliche Aktivierung und ggf. Gewichtsreduktion.

Arbeitsunfähigkeit: abhängig vom Ausmaß der Tagesbefindlichkeitsstörung.

Hinweis: **1.** Generell ist das chronische Müdigkeitssyndrom schwer behandelbar. Die Wirksamkeit von Pharmakotherapie und Psychotherapie wird unterschiedlich bewertet. **2.** Ausschluss psychiatrischer, neurologischer und internistischer Erkrankungen vor Behandlungsbeginn; **3.** obsolet sind antivirale und antimykotische Behandlung.

Neuentwicklung: In Einzelfällen wurde von positiven Wirkungen berichtet bei der Behandlung mit: **1.** Levocarnitin (z. B. L-Carn®, Biocarn®), 2 g/d p. o.; **2.** Melatonin* (Circadin®) im Off-Label-Use; **3.** Lichttherapie*.

Selbsthilfe: Fatigatio e. V., Bundesverband Chronisches Erschöpfungssyndrom (CFS/CFIDS/ME), Goethestr. 26–30, 10625 Berlin, Tel. 030 31018890, Fax 030 310188920; E-Mail: info@fatigatio.de, Homepage: http://www.fatigatio.de.

Literatur: **1.** van Heukelom, R. O. et al.: Influence of melatonin on fatigue severity in patients with chronic fatigue syndrome and late melatonin secretion. Eur J Neurol 13: 55–60 (2006); **2.** King, C. et al.: Improving the diagnostic criteria and procedures for chronic fatigue syndrome. Biol Psychol 682: 87–106 (2005); **3.** Schafer, M. L.: Zur Geschichte des Neurasthenieko nzeptes und seiner modernen Varianten Chronic-Fatigue-Syndrom, Fibromyalgie sowie Multiple Chemische Sensitivität. Fortschr Neurol Psychiatr 70: 570–582 (2002).

Autoren: R. Mahlberg, D. Kunz.

Münchhausen-Syndrom: s. Selbstverletzung.

Mukolytika: s. Expektoranzien.

Mukotympanon: s. Tubenkatarrh.

Mukoviszidose: s. Bronchiektasen; Fibrose, zystische.

Multiple Sklerose: Abk. MS; syn. Enzephalomyelitis disseminata; autoimmunologisch vermittelte, entzündliche Erkrankung des ZNS mit multiplen bzw. disseminierten Entmarkungen; **Epidemiologie:** Auftreten zwischen dem 20. und 40., selten nach dem 50. Lebensjahr; erhöhte Morbidität bei Frauen (w : m = 1,2–2 : 1), in nördlichen Ländern und bei weißer Hautfarbe; in ca. 3–12 % familiäre Häufung; **Klinik:** sensible Defizite und Reizerscheinungen, Paresen, Spastizität, Ataxie, Nystagmus, Visusstörung (Retrobulbärneuritis, Doppelbilder), Aphasie, Blasen-, Darm- und Sexualfunktionsstörungen, Ermüdbarkeit, Depressivität, kognitive Defizite; nach dem Verlauf wird die schubförmige MS (80 %, ohne oder mit Residuen) von der chronisch progredienten MS abgegrenzt.

Behandlungsindikation: Bei schubförmigem Verlauf orientiert sich die Auswahl der Therapeutika an Ausmaß, Dauer und Häufigkeit neurologischer Symptome, bei chronisch progredientem Verlauf an dem Grad der Progredienz.

Pharmakotherapie: **A.** Immunsuppressive bzw. immunmodulierende Therapie: **I. akuter Schub: 1.** Glukokortikoide, z. B. Prednisolon (z. B. Solu-Decortin® H) oder Methylprednisolon (z. B. Urbason®), initial 1,0 g/d i. v. über 3–5 Tage, nach klinischem Verlauf als Pulstherapie ohne oder mit langsam abnehmender Dosierung (100 mg/d p. o. im Anschluss an die i. v. Medikation; alle 2–3 Tage Reduktion um 20 mg); bei Versagen der Therapie ggf. Wiederholung als Ultrahochdosistherapie mit Methylprednisolon 2,0 g/d i. v. über 5 Tage; begleitende Magenschleimhautprotektion (Aluminium- oder Magnesiumhydroxid, ggf. Histamin-H_2-Rezeptoren-Blocker), Kalium- und Calciumsubstitution, bei Thromboserisiko (Anamnese, Immobilität) Low-dose-Heparinisierung, bei induzierter Unruhe und Schlaflosigkeit dämpfendes Neuroleptikum oder Benzodiazepine; **2.** Cyclophosphamid (Abk. CTX; Endoxan®), indiziert bei Patienten <40. Lebensjahr mit sehr schweren Schüben oder rascher Progredienz, mit hohem Behinderungsgrad bzw. Lebensgefahr und fehlendem Ansprechen auf eine hochdosierte i. v. Glukokortikoidtherapie; stationäre Induktionsbehandlung mit CTX, 600 mg/m² KO i. v. als Kurzinfusion morgens an den Tagen 1, 4, 7, 10 und 13; tägliche Blutbildkontrollen (Leukozyten nicht <4 G/l); zusätzlich morgendliche Gabe von Prednisolon oder Methylprednisolon, 1 mg/kg KG p. o. vor CTX; zusätzlich Mesna (z. B. Uromitexan®), 200–400 mg i. v. unmittelbar vor sowie 4, 8 und 12 Stunden nach CTX-Gabe; ausreichende Flüssigkeitsgabe (mind. 3 l) zur Prophylaxe der Urotoxizität von CTX; Antiemetika prophylaktisch vor CTX-Gabe und zusätzlich nach Bedarf, z. B. Promethazin (z. B. Atosil®), 25–50 mg p. o. oder 12,5–25 mg i. v., alternativ Ondansetron (Zofran®), 3 × 8 mg p. o. oder 8–32 mg i. v. als Kurzinfusion 30 Minuten vor sowie 4 und 8 Stunden nach CTX-Gabe, oder Tropisetron (Novaban®), 5 mg p. o. oder i. v. als ED; wichtig: wöchentliche Blutbildkontrollen! In Abhängigkeit von Verlauf und Verträglichkeit kann CTX bis zu 9 Monaten mit 600 mg/m² KO monatlich i. v. dosiert werden. Ziel ist eine Leukopenie von 2×10^9 G/l. **II. Schubprophylaxe** bei 2 oder mehr Schüben innerhalb 2 Jahre: **1.** Mittel der 1. Wahl sind Immunmodulatoren: **a)** Interferon-β (Abk. IFN-β): IFN-β1a (Avonex®), 6 Mio. IE i. m. einmal wöchentlich; IFN-β1a (Rebif®), 6–12 Mio. IE s. c. 3-mal wöchentlich; IFN-β1b (Betaferon®), 8 Mio. IE s. c. jeden 2. Tag; wegen des möglichen Auftretens grippeähnlicher Beschwerden wird abendliche Gabe, ggf. anfängliche Halbierung der Dosis und zusätzliche symptomatische Therapie mit Paracetamol (z. B. ben-u-ron®), 2–4 × 500–1000 mg/d p. o. oder als Supp., empfohlen. Die Selbstapplikation von IFN-β ist die Regel; cave: lokale Entzündungsreaktionen an der Injektionsstelle können superinfizieren und zu Hautnekrosen führen (v. a. bei IFN-β1b s. c.). UAW: Panzytopenie und Anstieg der Leberenzyme; daher Laborkontrollen wie bei Azathioprintherapie! Die notwendige Dauer der Therapie mit IFN-β ist noch unklar; um einen Effekt beurteilen zu können, sollte mind. 1–2 Jahre behandelt werden. Neutralisierende Antikörper gegen IFN-β (insbes. IFN-β1b, selten IFN-β1a) wurden bei bis zu 40 % der Behandelten mit deutlicher klinischer Verschlechterung (Verlauf identisch zu Placebo-Gruppe) nachgewiesen. Die Kombination mit Azathioprin ist möglich. **b)** Glatirameracetat (Copaxone®), 1 × 20 mg/d s. c.; Wirkung mit IFN-β vergleichbar; gute Verträglichkeit, Laborkontrollen nicht erforderlich; Eskalationstherapie bei Patienten mit EDSS-Werten >3,5 (Abk. für engl. Expanded Disability Status Scale) oder starker Progredienz; **c)** Mitoxantron (z. B. Ralenova®), 5–12 mg/m² KO i. v. als Einmalgabe, dann alle 3 Monate für 12–24 Monate (max. kumulative Dosis 140 mg/m²); cave: Kardiotoxizität, vor Therapiebeginn und alle 6 Monate echokardiographische Kontrolle der linksventrikulären Funktion; kontraindiziert bei Myokardschaden; **d)** Natalizumab (Tysabri®), erster monoklonaler Antikörper gegen Adhäsionsmoleküle (Integrine); zugelassen zur sog. Second-line-Therapie bei Patienten mit hochaktiver MS oder im Falle des Nichtansprechens auf ein Interferon bzw. auf Copaxone®; 300 mg i. v. Infusion alle 4 Wochen; trotz der sehr guten Wirksamkeit (doppelt so effektiv im Vergleich zur Interferontherapie) bestehen Bedenken zur Sicherheit: Unter ca. 30 000 bislang behandelten Patienten sind 5 Fälle mit einer progressiven multifokalen Leukenzephalopathie aufgetreten. **2.** Mittel der 2. Wahl: Azathioprin (Abk. AZA; z. B: Imurek®, AZAMEDAC®), initial 25–50 mg/d p. o., langsame Dosissteigerung über 4 Wochen auf 2–3 mg/kg KG, dadurch weniger gastrointestinale Beschwerden; Therapieeffekt nach 2–3 Monaten; Therapiedauer mind. 2 Jahre unter Berücksichtigung des Verlaufs; Kontrolle des Blutbildes, der Konzentration von Leberenzymen, Bilirubin, alkalischer Phosphatase wöchentlich im Therapiemonat 1, zweiwöchentlich in Monat 2 und 3, alle 4 Wochen in Monat 4, 5 und 6 und anschl. alle 3 Monate; angestrebt wird Leukopenie von $3–5 \times 10^9$ G/l; Tagesdosis reduzieren, wenn Leukozyten $<3 \times 10^9$ G/l; bei Lymphopenie von $<1 \times 10^9$ G/l Arzneimittel vorübergehend (meist 1 Woche) absetzen; bei eitrigen fieberhaften Infekten vorübergehender Therapieabbruch und frühzeitige Antibiotikagabe. Eine langsame Dosisreduktion über 3–6 Monate ist nach mind. zweijährigem stabilem Verlauf ohne akute Schübe bzw. bei Kinderwunsch möglich (cave: bei abruptem Absetzen Gefahr der Schubauslösung). Kontraindikationen: chronische Lebererkrankungen, chronische Infektionen, Schwangerschaft (AZA-Therapie ist keine absolute Indikation für eine Interruptio) und AZA-Unverträglichkeit (intrahepatische Cholestase, gastrointestinale Beschwerden mit Übelkeit, Hyperurikämie); bei Kombination mit Allopurinol muss AZA um 25 % reduziert werden. **3.** Mittel der 3. Wahl: Immunglobuline (Abk. IgG), 0,2–0,4 g/kg KG i. v. monatlich (bisher wenige Studien, in Deutschland nicht zugelassen); **III. chronisch progrediente MS: 1.** Mitoxantron (z. B. Ralenova®): s. o.; **2.** CTX (Endoxan®): s. o.; bei rascher Progredienz innerhalb weniger Wochen und fehlendem Ansprechen auf eine Glukokortikoidtherapie. **B. symptomatische Therapie: I.** Spastizität (s. Spastik): **1.** Mittel der 1. Wahl: Baclofen (z. B. Lioresal®), 2 × 5 mg bis 4 × 20 mg/d p. o. (selten 150 mg/d); **2.** Mittel der 2. Wahl: Clonazepam (z. B. Rivotril®), Diazepam (z. B. Valium®), Tetrazepam (z. B. Musaril®), Tizanidin (Sirdalud®), Dantrolen (z. B. Dantamacrin®), Memantin (z. B. Axura®); bei Benzodiazepinderivaten treten Gewöhnungseffekte auf; einschleichende und abendlich betonte Dosierung gegen häufig auftretende nächtliche Muskelkrämpfe; **3.** lokale Behandlung der Spastik mit Botulinumtoxin (z. B. Botox®), 50–150 Einheiten, in Spezialambulanzen; **4.** bei zugleich bestehender Depressivität: zusätzliche Muskelrelaxation durch Antidepressiva* möglich (Doxepin, Maprotilin oder Amitriptylin; s. u.); **II.** Tremor: **1.** Propranolol (z. B. Dociton®), max. 3–4 × 10–20 mg/d p. o.; Clonazepam (z. B. Rivotril®), max. 2–4 mg/d p. o.; Isoniazid (z. B. Isozid®), 800–1200 mg/d p. o. in 3–4 ED; **2.** zusätzlich unbedingt Pyridoxin (z. B. Bonasanit®), 50–100 mg/d p. o.; **III.** Parästhesien, Neuralgien und zentrale Schmerzen: **1.** Carbamazepin retard (z. B. Tegretal®, Timonil®), anfangs 100 mg p. o. zur Nacht, nach individueller Wirksamkeit und Verträglichkeit steigern; **2.** alternativ Gabapentin (z. B. Neurontin®), 300–1200 mg/ p. o.; **IV.** Blasenfunktionsstörungen*: **1.** bei Detrusor-Hyperreflexie mit Dranginkontinenz ohne Restharn (zu Beginn der MS häufig, ca. 40–70 %): Oxybutynin (z. B. Dridase®), 1–4 × 5 mg/d p. o.; **2.** bei Detrusor-Sphinkter-Dyssynergie (im Verlauf der MS häufig): antispastische Pharmakotherapie (s. o.); je nach Flow-Urometrie zusätzlich Oxybutynin oder Phenoxybenzamin (Dibenzyran®); **3.** bei Detrusor-Hyporeflexie: Phenoxybenzamin, initial 5–10 mg/d p. o., Dosissteigerung bis 60 mg/d in 3–4 ED; **V.** vorzeitige Ermüdbarkeit: **1.** Amantadin (z. B. PK-Merz®), initial 200 mg/d p. o., Dosissteigerung bis 600 mg/d; **2.** bei Unwirksamkeit Modafinil (Vigil®), 50–200 mg/d p. o.; **VI.** Depressivität: Amitriptylin (z. B. Saroten®, Amineurin®) als Retardpräparat, initial 25–30 mg p. o. zur Nacht; dann langsam erhöhen bis 100 mg/d, abendliche Betonung (z. B. 25 abends, 75 morgens); ggf. selektive Serotonin-Rückaufnahme-Inhibitoren (Abk. SSRI für engl. selective serotonin reuptake inhibitors).

Operative Therapie: 1. subkutane Implantation einer Baclofen-Pumpe mit intrathekaler Applikation von 100–400 µg/d bei nicht ausreichender Wirksamkeit der oralen Pharmakotherapie der Spastizität; **2.** Neurotomie des Nervus obturatorius bei schwerer Adduktorenspastik; **3.** Achillessehnenverlängerung bei starkem Spitzfuß.

Psychotherapie: Information über die lebensbegleitende Erkrankung; supportive begleitende Psychotherapie unter Berücksichtigung individuell möglicher Krankheitsbewältigung (s. Coping); Einbeziehung des Lebenspartners bei Fragen der Lebensplanung, Sexualität und Schwangerschaft.

Sonstige Maßnahmen: 1. Physiotherapie auf neurophysiologischer Basis, bes. Gehtraining und Wassergymnastik; **2.** Hippotherapie bei beinbetonter Spastik bzw. Ataxie; **3.** Hilfsmittel (Gehhilfen, Rollstuhl); **4.** Ergotherapie; **5.** Logopädie; **6.** neuropsychologische Diagnostik und Therapie (Gedächtnistraining).

Therapeutischer Stufenplan: s. Tab.

Eigenbehandlung: 1. Erhalt der körperlichen und geistigen Mobilität durch Sport und soziale Kontakte; **2.** Blasenentleerungstraining.

Arbeitsunfähigkeit: im akuten Schub unter Therapie 10–14 Tage, sonst nach Dauer und Schwere neurologischer Symptome.

Hinweis: 1. obsolet und z. T. mit hohen Nebenwirkungen belastet sind: **a)** Röntgenbestrahlung des lymphatischen Gewebes (engl. total lymphoid irradiation); **b)** Zelltherapien; **c)** Colaminphosphat (Calcium-EAP) nach Dr. Nieper; **d)** immunoaugmentative Therapie, Behandlungskonzept nach Dr. Fratzer; **e)** Enzympräparate (Wobe-Mugos®, Wobenzym® u. a.). **2.** Die Wirkung von 15-Desoxyspergualin (Abk. DSG) konnte bisher wissenschaftlich nicht nachgewiesen werden. **3.** Bisher gibt es keine vergleichenden Therapiestudien zur Schubprophylaxe.

Selbsthilfe: 1. Deutsche Multiple Sklerose Gesellschaft (DMSG), Bundesverband e. V., Küsterstr. 8, 30519 Hannover, Tel. 0511 968340, Fax 0511 9683450; E-Mail: dmsg@dmsg.de, Homepage: http://www.dmsg.de; **2.** Österreichische Multiple Sklerose Gesellschaft, Multiple Sklerose Gesellschaft Wien, Beratungszentrum, Hernalser Hauptstraße 15–17, 1170 Wien, Österreich, Tel. +43 1 4092669, Fax +43 1 409266920; E-Mail: office@msges.at, Homepage: http://www.msges.at; **3.** SMSG Schweizerische Multiple Sklerose Gesellschaft, Josefstr. 129, Postfach, CH-8031 Zürich, Tel. +41 43 4444343, Fax +41 43 4444344, E-Mail: info@multiplesklerose.ch, Homepage: http://www.multiplesklerose.ch.

Literatur: 1. Limmroth, V.; Kastrup, O.: Interferontherapie in der Multiplen Sklerose: früh oder spät. Akt Neurol 30: 3–9 (2003); **2.** Limmroth, V.; Kastrup, O.: Therapieleitfaden Multiple Sklerose.

Multiple Sklerose
Therapeutischer Stufenplan

Indikation, Wirkstoff		Dosierung	
schubförmiger Verlauf			
akuter Schub			
1.	Prednisolon	1000	mg/d i. v. für 3–5 Tage
2.	Cyclophosphamid	Stoßtherapie	
Schubprophylaxe			
1.	Immunmodulatoren		
	Interferon-β 1a (Avonex®)	6	Mio. IE i. m. 1-mal wöchentlich
	oder		
	Interferon-β 1a (Rebif®)	6 - 12	Mio. IE s. c. 3-mal wöchentlich
	oder		
	Interferon-β 1b (Betaferon®)	8	Mio. IE s. c. jeden 2. Tag
	oder		
	Glatirameracetat (Copaxone®)	20	mg/d s. c.
	oder		
	Mitoxantron (z. B. Relanova®)	5 - 12	mg/m^2 KO i. v. alle 3 Monate für 12–24 Monate[1]
	oder		
	Natalizumab (Tysabri®)	300	mg i. v. Infusion alle 4 Wochen
2.	Azathioprin	2 - 3	mg/kg KG p. o.
3.	Immunglobuline	0,2- 0,4	g/kg KG i. v. alle 4 Wochen
chronisch progredienter Verlauf			
1.	Prednisolon	1000	mg/d i. v. für 5 Tage
2.	Mitoxantron (Relanova®)	5 - 12	mg/m^2 KO i. v. alle 3 Monate
3.	Cyclophosphamid	Stoßtherapie	

[1] max. kumulative Dosis: 140 mg/m^2 KO

2. Aufl. Stuttgart: Thieme, 2003; **3.** Diener, H. C.; Hacke, W.: Leitlinien für Diagnostik und Therapie in der Neurologie. 2. Aufl. Stuttgart: Thieme, 2002; **4.** MS-Therapie Konsensus Gruppe (MSTKG): Immunmodulatorische Stufentherapie der multiplen Sklerose. Neue Aspekte und praktische Umsetzung. Nervenarzt 73: 556–563 (2002); **5.** MS-Therapie Konsensus Gruppe (MSTKG): Immunmodulatorische Stufentherapie der multiplen Sklerose. 1. Ergänzung: Dezember 2000. Nervenarzt 72: 150–157 (2001).

Autoren: V. Limmroth, O. Kastrup, H. C. Diener.

Multisystematrophie: s. Parkinson-Syndrom.

Mumps: syn. Parotitis epidemica, Ziegenpeter; akute, hoch kontagiöse systemische Viruserkrankung mit schmerzhafter, nichteitriger Parotitis* acuta (Mumps-Virus, Gruppe der Paramyxoviren, in Blut, Speichel und Muttermilch nachweisbar), gekennzeichnet durch Schwellung einer oder beider Ohrspeicheldrüsen; **Vorkommen:** weltweit verbreitet, tritt epidemisch (seltener im Sommer) auf; Häufigkeitsmaximum zwischen 3. und 8. Lebensjahr; Jungen erkranken doppelt so häufig wie Mädchen. **Übertragung:** ausschließlich von Mensch zu Mensch durch Tröpfchen- und Schmierinfektion; Kontagionsindex ca. 40 %; Infektionsort ist die Schleimhaut des Nasen-Rachen-Raums; nach Virusvermehrung im Respirationstrakt Virämie und Infektion drüsiger Organe; Inkubationszeit: 2–3 Wochen; **Klinik:** bei ca. 50 % symptomloser Verlauf, trotzdem Hervorrufen einer Immunität; Prodromalstadium (Dauer: 3–5 Tage) mit Fieber, Husten, Nasenschleimhautentzündung, Flecken in der Mundschleimhaut, Prodromi können auch fehlen; exanthematisches Stadium (Dauer: 3–5 Tage) mit hohem Fieber, stark reduziertem Allgemeinzustand, evtl. fleckigem Exanthem, geschwollenen Ohrspeicheldrüsen (anfangs häufig links stärker als rechts), geröteter Mündung des Ohrspeicheldrüsen-Ausführungsgangs (Ductus parotidis), Abstehen der Ohrläppchen; **Prognose:** ohne Komplikationen gut; **Komplikationen:** nicht selten Mitbeteiligung anderer drüsiger Organe: Glandula lacrimalis, Glandula submandibularis mit Schwellung und Schmerzen, Pankreas als akute Pankreatitis* mit Bauchschmerzen und Erbrechen, bei ca. 20 % der postpubertären Infektionen auch Orchitis* und Epididymitis* mit Gefahr der Sterilität, Mastitis*; Schädigung des Nervus vestibulocochlearis mit Ertaubung (meist einseitig); Miterkrankung des ZNS (in bis zu 10 % der Fälle seröse Meningitis*, seltener Enzephalitis*) meist unter erneutem Fieberanstieg in der 2.–3. Krankheitswoche; selten Nephritis, Thyroiditis*, Myokarditis*, Arthritis; im Liquor finden sich bei bzw. nach jeder Infektion Zell- und Eiweißvermehrung.

Behandlungsindikation: symptomatische Behandlung bei Fieber >38,5 °C und beeinträchtigtem Allgemeinbefinden.

Pharmakotherapie: Fiebersenkung, z. B. mit Paracetamol(z. B.ParacetamolHEXAL®), 10–12 mg/kg KG/d (Schulkinder), 8–10 mg/kg KG/d (Jugendliche), verteilt auf 3–4 Dosen.

Naturheilkundliche Verfahren: zur Fiebersenkung Wadenwickel, evtl. mit Essigzusatz.

Sonstige Maßnahmen: **1.** bei akuter Pankreatitis* Nahrungskarenz und parenterale Ernährung*; **2.** bei Orchitis* Hodenhochlagerung und Antiphlogistika*, evtl. Glukokortikoide.

Prophylaxe: Impfung mit Lebendimpfstoff; am besten als kombinierte Impfung gegen Masern, Mumps und Röteln (MMR-Impfung); Erstimmunisierung ab dem 12. Lebensmonat, 2. Impfung ab dem 16. Lebensmonat (Mindestabstand zur ersten Impfung 4 Wochen); s. Impfkalender (Tab.).

Eigenbehandlung: Bettruhe, viel Trinken (mit Strohhalm), flüssige oder Breikost.

M

Arbeits- und Schulunfähigkeit: wegen der Ansteckungsgefahr 10–14 Tage, mind. bis 1 Woche nach Abschwellen der Parotis.

Literatur: **1.** Empfehlungen der Ständigen Impfkommission (STIKO) am Robert Koch-Institut (Stand: Juli 2008). Epidemiologisches Bulletin 30 (2008); **2.** ; **3.** Koletzko, B. (Hrsg.): Kinder- und Jugendmedizin.13. Aufl. Heidelberg: Springer Medizin Verlag, 2007; **4.** Sitzmann, F. C. (Hrsg.): Duale Reihe – Pädiatrie. 3. Aufl. Stuttgart: Thieme, 2007.

Autorin: M. Uhlemann.

Mundfäule: s. Stomatitis.

Mundschleimhautentzündung: s. Stomatitis.

Mundschleimhautgeschwür: s. Aphthen.

Mundsoor: s. Stomatitis.

Mundwinkelrhagade: s. Angulus infectiosus oris.

Muscarin-Rezeptor-Agonisten: s. Parasympathomimetika.

Muscarin-Rezeptor-Antagonisten: s. Antiemetika; Parasympatholytika.

Muscarinsyndrom: s. Pilzvergiftung.

Muskelentzündung: s. Myositis.

Muskelhartspann: s. Myogelose.

Muskelkontraktion, anhaltende: s. Dystonie.

Muskelkontraktion, plötzliche: s. Myoklonien.

Muskelkontraktion, unwillkürliche: s. Chorea.

Muskelkrämpfe: s. Crampi; Hyperventilationstetanie.

Muskelmassage: s. Massage.

Muskelrelaxanzien: Pharmaka, die die Kontraktion der Skelettmuskulatur vermindern; **Einteilung:** s. Tab. 1; **A.** zentrale Muskelrelaxanzien; **B.** periphere Muskelrelaxanzien: **I.** myotrope Muskelrelaxanzien; **II.** neuromuskulär blockierende Muskelrelaxanzien (quarternäre Stickstoffverbindungen): **1.** nicht depolarisierende Muskelrelaxanzien (Einteilung nach Wirkungsdauer s. u. unter Dosierung): **a)** Aminosteroide; **b)** Benzylisochinolone; **2.** depolarisierende Muskelrelaxanzien; **Wirkungsmechanismus:** **I. zentrale Muskelrelaxanzien** (Wirkungsort: ZNS): beeinflussen die Transmission in den absteigenden und den polysynaptischen spinalen Nervenbahnen; Baclofen, $GABA_B$-Rezeptor-Agonist, vermindert über G_i-Protein-Aktivierung prä- und postsynaptisch den Calciumeinstrom und damit die Neurotransmitterfreisetzung (ähnlich: Carisoprodol, Tizanidin, Memantin, Tolperison); Tetrazepam, allosterischer Aktivator am postsynaptischen $GABA_A$-Rezeptor, hyperpolarisiert Motoneurone. **II. periphere Muskelrelaxanzien** (Wirkungsort: Skelettmuskel): **1. myotrope** Muskelrelaxanzien (Wirkungsort: elektromechanische Kopplung): beeinträchtigen die Freisetzung von Calcium aus dem longitudinalen System des sarkoplasmatischen Retikulums und senken so den Muskeltonus; **2. neuromuskulär blockierende** Muskelrelaxanzien (Wirkungsort: Nicotin-Rezeptor der motorischen Endplatte): **a) nicht depolarisierende** Muskelre-

Muskelrelaxanzien Tab. 1
Einteilung nach Wirkstoffgruppen

zentrale Muskelrelaxanzien
Baclofen (z. B. Lioresal®)
Tizanidin (Sirdalud®)
Memantin (z. B. Ebixa®)
Tolperison (z. B. Mydocalm®)
Benzodiazepinderivat Tetrazepam (z. B. Musaril®)
periphere Muskelrelaxanzien
myotrope Muskelrelaxanzien
Dantrolen (z. B. Dantrolen i. v.)
neuromuskulär blockierende Muskelrelaxanzien
nicht depolarisierende Muskelrelaxanzien
Aminosteroid
Pancuronium (z. B. Pancuronium Inresa)
Vecuronium (z. B. Norcuron®)
Rocuronium (Esmeron®)
Benzylisochinolon
Atracurium (z. B. Tracrium®)
Cisatracurium (Nimbex®)
Mivacurium (Mivacron®)
Alcuronium (Alloferin®)
depolarisierende Muskelrelaxanzien
Succinylcholin (Suxamethonium, z. B. Pantolax®)

laxanzien (Nicotin-Rezeptor-Antagonisten): kompetitive Antagonisten von Acetylcholin an nicotinergen (n-)Cholinozeptoren der motorischen Endplatte; **b) depolarisierende** Muskelrelaxanzien (Nicotin-Rezeptor-Agonisten): Agonisten an n-Cholinozeptoren der motorischen Endplatte mit Kaliumfreisetzung aus der Muskulatur; Dauerdepolarisation führt zur Inaktivierung spannungsabhängiger Natriumkanäle (Depolarisationsblock, Phase-1-Block) und damit nach einer Phase von Faszikulationen zur schlaffen Lähmung. **Pharmakokinetik: I. zentrale Muskelrelaxanzien:** gute Resorption nach oraler Applikation; Pharmakokinetik unterschiedlich: z. B. Baclofen Plasma-HWZ 3–4 Stunden, kein Metabolismus, renale Exkretion; Tolperison Plasma-HWZ 2–3 Stunden, ausgeprägter Lebermetabolismus; **II. periphere Muskelrelaxanzien: 1. myotrope** Muskelrelaxanzien: geringe Resorption (20–30 %) nach oraler Applikation (auch i. v. Applikation möglich); Plasma-HWZ 8–10 Stunden; renale Exkretion nach Metabolisierung; **2. neuromuskulär blockierende** Muskelrelaxanzien: geringe Resorption im Magen-Darm-Trakt aufgrund der Hydrophilie, daher nur i. v. Applikation; cave: interindividuell unterschiedliche Wirkungsdauer; **a) nicht depolarisierende** Muskelrelaxanzien: Anschlagzeit (engl. time of onset; Injektion bis max. Wirkeffekt) 2–5 Minuten; Wirkungsdauer von Alcuronium und Pancuronium 60–80 Minuten, von Vecuronium und Atracurium 20–35 Minuten, von Mivacurium 15–25 Minuten; Alcuronium wird kaum metabolisiert und renal ausgeschieden (cave: Wirkungsverlängerung bei Niereninsuffizienz, Eliminationshalbwertzeit von Alcuronium 120–520 Minuten), Pancuronium wird teilweise metabolisiert, Vecuronium und Atracurium werden im Körper weitgehend abgebaut, Mivacurium wird durch Butyrylcholinesterase im Plasma und in der Leber abgebaut. **b) depolarisierende** Muskelrelaxanzien: Wirkung nach 30–60 Sekunden, Wirkungsdauer 5–10 Minuten; Abbau durch Butyrylcholinesterase im Plasma und in der Leber (sehr schnell); cave: Butyrylcholinesterasemangel (Leberfunktionsstörung) oder -inaktivität (genetische Variante mit einer Häufigkeit von 0,02 %) führt zur Wirkungsverlängerung (1–2 Stunden).

Indikation: 1. zentrale Muskelrelaxanzien: zerebrale und spinale Spastik, schmerzhafte Verspannung der Skelettmuskulatur bei Bandscheibenschaden oder anderer Erkrankung des Bewegungsapparates; **2. periphere Muskelrelaxanzien: a) myotrope** Muskelrelaxanzien: maligne Hyperthermie (i. v.), chronisch spastische Tonussteigerung nach Hirn- und Rückenmarkläsion (p. o.), z. B. Schlaganfall, Multiple* Sklerose, Querschnittläsion, Poliomyelitis*; **b) neuromuskulär blockierende** Muskelrelaxanzien: anästhesiologisch zur Erleichterung der endotrachealen Intubation sowie zur Muskelrelaxation bei bestimmten Operationen, um die Operationsbedingung zu verbessern (s. Tab. 2); bei Elektrokrampftherapie (Psychiatrie) zur Vermeidung von Verletzungen, bei Strychninintoxikation oder Tetanus* zur Krampfvermeidung.

Kontraindikation: 1. Allergie; **2.** nicht durchführbare Beatmung*; **3.** strenge Indikationsstellung: **a)** neuromuskuläre Erkrankung, z. B. Myasthenia* gravis pseudoparalytica, Lambert-Eaton-Syndrom; **b)** Störung im Säure-Basen- und Elektrolytgleichgewicht; **4.** Mivacurium, depolarisierende Muskelrelaxanzien: Serumcholinesterasemangel; **5.** depolarisierende Muskelrelaxanzien: **a)** maligne Hyperthermie (anamnestisch); **b)** Tag 2–180 nach einem schweren Trauma, z. B. Brandverletzung, oder einer ausgeprägten Denervationen (Querschnittläsion) wegen Asystoliegefahr durch Kaliumfreisetzung; **c)** strenge Indikationsstellung: Glaukom, penetrierende Augenverletzung (nur nach Präcurarisierung, s. u.).

Wechselwirkungen: A. zentrale Muskelrelaxanzien: Wirkungsverstärkung bei gleichzeitiger Gabe anderer Muskelrelaxanzien oder zentral sedierender Substanzen; verstärkte Blutdrucksenkung bei Kombination mit Antihypertensivum; **B. periphere Muskelrelaxanzien: I. myotrope** Muskelrelaxanzien: Wirkungsverstärkung bei gleichzeitiger Gabe nicht depolarisierender Muskelrelaxanzien (z. B. Vecuronium) oder Calcium-Antagonisten (z. B. Verapamil); **II. neuromuskulär blockierende** Muskelrelaxanzien: **1.** Verstärkung und Verlängerung der neuromuskulären Blockade bei gleichzeitiger Verwendung von Inhalations- oder Lokalanästhetikum*, zusätzlichem Muskelrelaxans, Antibiotikum (z. B. Aminoglykosid*-Antibiotikum), Diuretikum (z. B. Furosemid),

Muskelrelaxanzien Tab. 2
Situationsgerechte Auswahl

erwünschte Wirkung	Muskelrelaxanzien
schnell einsetzende Wirkung	Suxamethonium Rocuronium (doppelte Dosierung) Vecuronium (dreifache Dosierung)
Aufrechterhaltung der kardiovaskulären Stabilität	Vecuronium Cisatracurium Rocuronium
bei Leber- und Niereninsuffizienz	Cisatracurium Atracurium
bei Eingriffen <20 Minuten	Mivacurium
bei langdauernden Operationen	Cisatracurium Pancuronium
kontinuierliche Infusion	Mivacurium

Antiarrhythmikum (z. B. Propranolol), Histamin*-H_2-Rezeptoren-Blocker oder Ganglien-Blocker, MAO-Hemmer (s. Antidepressiva), Benzodiazepin-Tranquilizer*, Ketamin, Metoclopramid (s. Antiemetika, Prokinetika), Magnesium und Lithium; evtl. auch bei oralen Kontrazeptiva, Glukokortikoiden*, Azathioprin und Azidothymidin; **2.** abgeschwächte Wirkung bei gleichzeitiger Verwendung von Theophyllin, Noradrenalin, Kalium-, Natrium- und Calciumchlorid sowie bei Dauergebrauch von Phenytoin oder Carbamazepin (s. Antiepileptika) möglich; **3.** Cholinesterase-Hemmer (s. Parasympathomimetika): **a)** wirken als Antidot nicht depolarisierender Muskelrelaxanzien, indem sie die Acetylcholinkonzentration im synaptischen Spalt erhöhen (Decurarisierung z. B. durch Neostigmin i. v., Handelsname: Neostigmin); **b)** verstärken die Wirkung depolarisierender Muskelrelaxanzien.

UAW: verstärkte Wirkung bei Störung im Säure-Basen- und Elektrolytgleichgewicht und bei Hypothermie; **I. zentrale Muskelrelaxanzien:** Sedierung, verringerte Reaktionsfähigkeit, Einschränkung der feinmotorischen Leistung, Ataxie, Verwirrtheit; **II. periphere Muskelrelaxanzien: 1. myotrope** Muskelrelaxanzien: Muskelschwäche, Schwindel, Müdigkeit, Leberschäden bei längerer Anwendung; **2. neuromuskulär blockierende** Muskelrelaxanzien: **a) nicht depolarisierende** Muskelrelaxanzien: Histaminfreisetzung durch Benzylisochinolone, parasympatholytische Herzkreislaufwirkung durch Aminosteroide, indi-

Muskelrelaxanzien Tab. 3
Dosierung

Wirkstoff (Handelsname)	Dosierung		Intubationsdosis (mg/kg KG i. v.)	ED 95 (mg/kg KG)
zentrale Muskelrelaxanzien				
Baclofen (z. B. Lioresal®)	3× 5–20	mg/d p. o.[1]		
Tizanidin (Sirdalud®)	3× 2–4	mg/d p. o.		
Memantin (z. B. Ebixa®)	2× 10	mg/d p. o.		
Tolperison (z. B. Mydocalm®)	3× 50–150	mg/d p. o.		
Tetrazepam (z. B. Musaril®)	2× 25–50	mg/d p. o.[1]		
periphere Muskelrelaxanzien				
myotrop				
Dantrolen (z. B. Dantrolen i. v.)	bei maligner Hyperthermie: 2,5	mg/kg KG i. v.[2], anschließend		
	10	mg/kg KG/24 h[3]		
neuromuskulär blockierend				
nicht depolarisierend				
kurzwirkend				
Mivacurium (Mivacron®)			0,2[4]	0,07–0,08
mittellangwirkend				
Vecuronium (Norcuron®)			0,08–1	0,05
Rocuronium (Esmeron®)			0,45–0,6	0,3
Atracurium (z. B. Tracrium®)			0,4–0,5	0,25
Cisatracurium (Nimbex®)			0,1–0,15	0,05
langwirkend				
Pancuronium (z. B. Pancuronium Inresa)			0,08–0,1	0,06
depolarisierend				
Succinylcholin (Suxamethonium, z. B. Pantolax®)			1[5]	0,2

[1] Dosis langsam steigern;
[2] unverzüglich bis zur Stoffwechselnormalisierung;
[3] meist als Gesamtdosis ausreichend;
[4] cave: Histaminfreisetzung;
[5] 3–4 Minuten nach Präcurarisierung mit nicht depolarisierendem Muskelrelaxans

rekt sympathomimetische Wirkung durch Pancuronium, Blockade ganglionärer Nicotin-Rezeptoren (in höherer Dosierung); **b) depolarisierende** Muskelrelaxanzien: maligne Hyperthermie, Histaminfreisetzung, Muskelfaszikulation, Kaliumfreisetzung, parasympathomimetische Herzkreislaufwirkung, Aktivierung ganglionärer Nicotin-Rezeptoren (in höheren Dosierungen), Erhöhung des Augeninnendrucks und des intrakraniellen Drucks.

Dosierung: s. Tab. 3; **A. zentrale Muskelrelaxanzien:** Dosis langsam steigern; **B. periphere Muskelrelaxanzien: I. myotrope** Muskelrelaxanzien: bei maligner Hyperthermie schnellstmöglich Dantrolen (Dantrolen® i.v.), initial 2,5 mg/kg KG i.v bis zur Stoffwechselnormalisierung, fortführen mit 10 mg/kg KG/24 h; **II. neuromuskulär blockierende** Muskelrelaxanzien: Dosis je nach neuromuskulärer Potenz (ED 95, Abk. für effektive Dosis für eine 95 %ige neuromuskuläre Blockade), je höher die Dosis, desto kürzer die Anschlagzeit und länger die klinische Wirkungsdauer (Abk. DUR 25 für engl. duration bis zur Erholung der neuromuskulären Blockade auf 25 % des Ausgangswerts); **1. nicht depolarisierende** Muskelrelaxanzien: zur Präcurarisierung (3–4 Minuten vor Injektion des depolarisierenden Muskelrelaxans zur Vermeidung von Faszikulationen): 10–20 % der ED 95; Intubationsdosis: 2 × ED 95; Repetitionsdosis zur Wirkungsverlängerung: ein Fünftel bis ein Drittel der Ausgangsdosis; Alcuronium (Alloferin®), sollte wegen schlechter Steuerbarkeit, sehr langsamer Elimination und als häufigster Auslöser unter nicht depolarisierenden Muskelrelaxanzien einer anaphylaktischen Reaktion nicht mehr eingesetzt werden. Einteilung nach Wirkungsdauer (s. Tab. 3): **a)** kurzwirkend (DUR 25: <20 Minuten); **b)** mittellang wirkend (DUR 25: 20–60 Minuten); **c)** langwirkend (DUR 25: >60 Minuten); **2. depolarisierende** Muskelrelaxanzien: 3–4 Minuten nach Präcurarisierung mit nicht-depolarisierendem Muskelrelaxans (s.o.); geeignet zur Blitzintubation (Notfall, Aspirationsrisiko; s. Narkose, präklinische) wegen schnellem Wirkungseintritt und kurzer Wirkungsdauer.

Hinweis: 1. Monitoring der neuromuskulären Blockade durch Relaxometrie erforderlich; **2. Antidot: a)** nicht depolarisierender Muskelrelaxanzien: Cholinesterase-Hemmer Neostigmin langsam i.v. (0,5–2 mg), immer kombiniert mit dem Parasympatholytikum* Atropin i.v. in einer Dosisrelation 1:3 bis 1:2 (0,5–1 mg), um UAW des Cholinesterase-Hemmers (Bradykardie, Salivation) zu minimieren; **b)** von Rocuronium oder Vecuronium: Sugammadex (Bridion®) als i.v. Bolusinjektion (innerhalb 10 Sekunden) in einer dem Muskelrelaxationsgrad angepassten Dosierung, z.B. 4 mg/kg KG bei mindestens 1–2 Posttetanic Counts (Abk. PTC) eines Erwachsenen (dadurch nach ca. 3 Minuten Erreichen eines TOF-Quotienten von 0,9) bzw. zur sofortigen Antagonisierung von Rocuronium 16 mg/kg KG; **3.** das von Clostridium botulinum gebildete **Botulinumtoxin** (s. Clostridium-botulinum-Toxin) hemmt irreversibel die Freisetzung von Acetylcholin (chemische Denervierung quergestreifter Muskulatur) und wirkt somit als neuromuskulär blockierendes Muskelrelaxans nicht depolarisierend.

Neuentwicklung: nicht depolarisierende Muskelrelaxanzien (z.B. SZ 1677), die nicht akkumulieren, keine toxischen Metaboliten bilden, organunabhängig eliminiert werden und geringe UAW haben.

Literatur: 1. Jones, R. K. et al.: Reversal of profound rocuronium-induced blockade with sugammadex: a randomized comparison with neostigmine. Anesthesiology 109 (5): 816–824 (2008); **2.** Perry, J. J. et al.: Rocuronium versus succinylcholine for rapid sequence induction intubation. Cochrane Database Syst Rev: CD002788 (2008); **3.** Vizi, E. S. et al.: A new short-acting non-depolarizing muscle relaxant (SZ 1677) without cardiovascular side effects. Acta Anaesthesiol Scand 47 (3): 291–300 (2003); **4.** Tuba, Z.; Maho, S.; Vizi, E. S.: Synthesis and structure-activity relationships of neuromuscular blocking agents. Curr Med Chem 9 (16): 1507–1536 (2002).

Autorin: A. Wilck.

Muskelrelaxation, progressive: Abk. PMR; psychologisches Verfahren zur Beeinflussung von psychophysiologischen Anspannungszuständen, das von E. Jacobson (1885–1976) entwickelt wurde; **Therapieziel:** frühzeitige Wahrnehmung von muskulären Spannungszuständen und deren aktive Reduktion; es soll zu einer Abnahme der sympathischen und evtl. zu einer Steigerung der parasympathischen Aktivitäten des Nervensystems kommen, wodurch Muskeltonus, Herzfrequenz, Atemfrequenz, Blutdruck und Hautleitfähigkeit gesenkt werden sowie die Durchblutung der Hautgefäße in den Extremitäten gesteigert wird. Emotional kann es zu angenehm erlebten Zuständen der Ausgeglichenheit und Harmonie kommen; kognitiv gibt es subjektive Berichte über Ruhe, Konzentration und Erholung. Entspannung wird nicht bei allen Menschen gleichermaßen und nicht gleich intensiv auf allen Reaktionsebenen erlebt. Systematisch und schrittweise werden verschiedene Muskelgruppen miteinbezogen; mit zunehmender Übung kommt es zu einem tieferen Entspannungseffekt. **Prognose:** anhaltender Effekt hängt entscheidend von regelmäßiger Anwendung im Alltagskontext ab; jüngere und leichter gestörte Patienten erzielen stärkere Veränderungen; psychologische Effekte, z.B. die positive Erwartung, mit PMR Einfluss auf Ängste und Anspannung gewinnen zu können, spielen neben der spezifischen Wirkung einer verbesserten Tonuskontrolle der Muskulatur eine wichtige Rolle.

Indikation: Anwendung v.a. als Therapiebaustein in komplexeren Verhaltenstherapien und therapiebegleitend bei Störungen, die durch übermäßige Anspannungs- und Angstreaktionen gekennzeichnet sind (Angststörungen, Schlafstörungen, Migräne und Spannungskopfschmerz, arterielle Hypertonie, Schluckbeschwerden, Verspannungen der Muskulatur, gastrointestinale Störungen); Einsatz auch in der Geburtsvorbereitung und Zahnheilkunde; präventiv zur Gesundheitsförderung (Stressbewältigung) und zur Nachsorge und Rehabilitation (Linderung von sekundären Beschwerden, Krankheitsverarbeitung).

Kontraindikation: z. B. akut psychotische und schwere depressive Erkrankungen sowie organische Erkrankungen (z. B. Komplikationen bei Atemwegerkrankungen oder extremer Hypotonie); relative Kontraindikation: Patienten, die auf intensive körperliche Selbstwahrnehmung initial mit verstärkter Angst reagieren können, z. B. bei Panikstörung, hypochondrischen Ängsten und Derealisationserleben; Patienten mit zwanghafter Persönlichkeit und hohem Kontrollbedürfnis können sich oft nur schwer auf das Verfahren einlassen.

Durchführung: systematisch, in mehreren Phasen: **1. Vorbereitungsphase:** nach Indikationsstellung sorgfältige psychologische Vorbereitung des Patienten mit Beschreibung und Begründung des Vorgehens; Klärung möglicher Bedenken oder Ängste des Patienten; Abbau von Leistungsdruck; neben den positiven Effekten sollen auch die Grenzen (keine schnellen Effekte, selten allein ausreichend) und Voraussetzungen (v. a. regelmäßiges Üben) der PMR aufgezeigt werden. Günstige Rahmenbedingungen (ruhiger, störungsarmer Raum, keine zu enge Kleidung, entspannungsfördernde Sitz- oder Liegehaltung) und ausreichende Zeit (mind. 30 Minuten pro Sitzung) sind erforderlich. **2. Anleitung zur Entspannungsreaktion:** systematisches Einüben der PMR durch entspannungsfördernde Instruktionen des Therapeuten, sich möglichst mit geschlossenen Augen auf die Wahrnehmung der Anspannung und dann folgenden Entspannung in den angekündigten Muskelgruppen zu konzentrieren; zunächst Anspannung einer Muskelgruppe (z. B. Ballen der Hand zur Faust), Anhalten für 5–7 Sekunden und sofortiges Lockern auf ein Signal hin; der Patient soll für 30–40 Sekunden die Veränderungen bewusst wahrnehmen. In der Anfangsphase der PMR folgt zunächst ein 2. Übungsdurchgang, bevor der Therapeut die nächste Muskelgruppe ankündigt. Die festgelegte Übungsfolge enthält üblicherweise 16 Schritte: dominante Hand, dominanter Unter- und Oberarm, nichtdominante Hand, nichtdominanter Unter- und Oberarm, Stirn, Nasen- und Augenregion, Mund- und Kieferbereich, Nacken und Hals, Schultern, Brust, oberer Rücken, Bauchmuskulatur, dominanter Ober-, Unterschenkel und Fuß, nichtdominanter Ober-, Unterschenkel und Fuß. Nach vollständigem Durchgehen der einzelnen Muskelgruppen wird der Patient für einige Zeit der bewussten Wahrnehmung des Entspannungszustandes überlassen und danach langsam aus dem Zustand der Tiefenentspannung zurückgeführt. **3. Nachexplorationsphase:** offenes Besprechen der positiven und ggf. negativen Wahrnehmungen während der Übung und des Ausmaßes der erlebten Entspannung; Notwendigkeit der regelmäßigen und wiederholten Übung des Vorgehens zu Hause (evtl. mit Hilfe einer Tonaufnahme der Instruktionen) betonen.

Hinweis: **1.** Die PMR wird in ca. 12 Sitzungen (nebst Hausaufgaben) vermittelt. **2.** Eine Anwendung in Gruppen ist möglich. **3.** Sobald die Entspannungsreaktion durch Übung gut herausgebildet ist, kann der Übungszyklus auf 7 bzw. 4 größere Muskelgruppen beschränkt und zeitlich verkürzt werden. **4.** Eine Kombination mit Autogenem Training ist im fortgeschrittenen Stadium ebenso möglich wie mit entspannungsfördernden bildlichen Vorstellungen (Ruhebilder) und Imaginationsübungen.

Neuentwicklung: angewandte Entspannung: Modifikation der PMR, die v. a. in der Angstbehandlung eingesetzt wird; im Sinne der Expositionstherapie setzt sich der Patient den realen angstauslösenden Situationen aus. Dabei soll er aufkommende Ängste möglichst frühzeitig wahrnehmen und dann sofort ein zuvor vermitteltes, besonders kurzes Entspannungsvorgehen anwenden.

Literatur: **1.** Jacobson, E.: Entspannung als Therapie. Progressive Relaxation in Theorie und Praxis. 6. Aufl. Stuttgart: Klett-Cotta, 2006; **2.** Vaitl, D.; Petermann, F. (Hrsg.): Handbuch der Entspannungsverfahren. Bd 1: Grundlagen und Methoden. 2. Aufl. Weinheim: Beltz, 2000.

Autor: J. Angenendt.

Muskelriss: teil- oder vollständige Ruptur durch direktes Trauma (z. B. Quetschung von Muskelgewebe durch Tritt) oder übermäßige bzw. plötzliche Muskelkontraktion bei schlechter Durchblutung (untrainierte Sportler, Kälte, Belastung ohne Aufwärmphase), mangelnder Bewegungskoordination und selten degenerativen Veränderungen; **Klinik:** plötzlicher Schmerz, Funktionsminderung und evtl. hörbares Rupturgeräusch; inter- bzw. intramuskuläres Hämatom; lokaler Druckschmerz bei Teilriss, tastbare Delle bei größeren Rupturen (kleine Risse füllen sich mit einem Hämatom).

Behandlungsindikation: Schmerzen und Funktionsminderung des betroffenen Muskels machen meist eine Behandlung notwendig, wobei konservative Maßnahmen oft ausreichen.

Pharmakotherapie: **1.** peripher wirksame Analgetika, z. B. Paracetamol, 3 × 500–1000 mg/d p. o., oder Metamizol (z. B. Novalgin®), 3 × 20 Tr./d; **2.** nichtsteroidale Antiphlogistika, z. B. Diclofenac (z. B. Voltaren®), 2–3 × 50 mg/d p. o.; **3.** Salbenapplikation (z. B. Voltaren®, Mobilat®, Reparil®-Gel),

2–3-mal täglich auftragen, einziehen lassen und anschl. mit elastischem Wickel bandagieren.

Konservative Therapie: Lagerung in entspannter Stellung, Kühlung; lokale und allgemeine Resorptionsförderung, ggf. Ultraschallbehandlungen (2-mal wöchentlich), Bäder und Wicklungen; langsam gesteigerte, erst passive und dann aktive funktionelle Bewegungsübungen.

Operative Therapie: Eine Operation ist nur in einzelnen Fällen indiziert, z. B. sollte ein vollständiger Muskelriss ohne Synergistenkompensation durch eine Naht versorgt werden.

Arbeitsunfähigkeit: je nach Ausmaß des Muskelrisses und der beruflichen Belastung 2–6 Wochen.

Hinweis: **1.** Intramuskuläre Hämatome werden verzögert resorbiert; die Funktion ist länger gestört. **2.** Eine vorzeitig einsetzende Physiotherapie kann eine erneute Ruptur der Muskulatur, insuffiziente Narbenbildung und Verkalkungen verursachen. **3.** Der Heilungsverlauf sollte sonographisch kontrolliert werden.

Autor: E. E. Scheller.

Muskelschmerzen: s. Myalgie.

Muskelschwäche: s. Myositis.

Muskelwulst: s. Bizepssehnenruptur.

Muskelzuckungen: s. Myoklonien.

Mutterkornalkaloide: s. Wehenmittel.

Muzinose, follikuläre: s. Lymphome, primär kutane.

Myalgie: Muskelschmerzen; unterschieden werden akute und chronische, spontane und belastungsabhängige, fokale und generalisierte Myalgien; **Ursache:** Symptom einer Vielzahl von Erkrankungen (Muskelerkrankungen, mechanische Läsion z. B. durch i. m. Injektion, Kompartmentsyndrom oder körperliche Anstrengung, neuromuskuläre Erkrankungen mit erhöhter muskulärer Ermüdbarkeit, fieberhafte Infekte, Kollagenosen u. a. Systemerkrankungen, systemische Infektionen insbes. bei immunsupprimierten Patienten, rheumatische Erkrankungen, Fibromyalgie, Endokrinopathien, epileptische Anfälle, unerwünschte Arzneimittelwirkung, Alkohol- und Drogenabusus, Intoxikation).

Behandlungsindikation: fast immer gegeben, da muskuläre Schmerzen erhebliche psychosoziale Auswirkungen haben; **1.** Behandlung der Grundkrankheit; **2.** Absetzen Myalgie auslösender Substanzen bzw. Arzneimittel: Alkohol, Allopurinol, Cimetidin, Clonidin, Kortikosteroide (auch Steroidentzugssyndrom), Dihydroergotamin, Ergotamin, Heroin, Methyldopa, Statine, Succinylcholin, Vincristin, Zidovudin, Interferon β.

Pharmakotherapie: **1.** Analgetika: **a)** Paracetamol (z. B. ben-u-ron®): Erwachsene mit einem KG >60 kg: 500–1000 mg, max. 4 g/d p. o.; Jugendliche >14 Jahre mit 45–60 kg KG: max. 2,5–3 g/d p. o.; Kinder im Alter von 10–14 Jahren mit 30–45 kg KG: max. 2 g/d p. o.; Kinder von 6–9 Jahren: max. 1,5 g/d p. o.; generell 10–15 mg/kg KG als ED, 50 mg/kg KG als max. Tagesdosis; **b)** Acetylsalicylsäure (z. B. Aspirin®), Erwachsene: 500–1000 mg, max. 3 g/d p. o.; Kinder ≥5 Jahre: 3 × 300–600 mg/d, max. 1,8 g/d p. o.; **c)** Metamizol (z. B. Novalgin®), Erwachsene >60 kg KG: 1–4 × 500–1000 mg/d, max. 4 g/d p. o., Kinder von 4–14 Jahren in Abhängigkeit vom KG: 1–4 × 125–875 mg/d, max. 3,5 g/d p. o.); **2.** nichtsteroidale Antiphlogistika: **a)** Diclofenac (z. B. Voltaren®), 3 × 50 mg/d p. o.; **b)** Ibuprofen (z. B. Ibuprof®), 3 × 200–400 mg/d p. o.; **c)** Naproxen (z. B. Proxen®), 2–3 × 250 mg/d p. o. unter Ulkusprophylaxe; **3.** Muskelrelaxanzien: **a)** Tetrazepam (z. B. Musaril®), 3 × 50–100 mg/d p. o.; **b)** Diazepam (z. B. Valium®), 5–20 mg/d p. o.; **c)** Baclofen (z. B. Lioresal®), 3 × 5–20 mg/d p. o.; **d)** Tizanidin (z. B. Sirdalud®), 3 × 2–4 mg/d p. o.; **4.** Antidepressiva: **a)** Amitriptylin (z. B. Saroten retard®), 25–75 mg p. o. zur Nacht; **b)** Clomipramin (z. B. Anafranil®), 25–50 mg p. o. morgens; **c)** Doxepin (z. B. Aponal®), Beginn mit 10–25 mg p. o. abends oder 3 × 10 mg/d; Steigerung auf 50–75 mg zur Nacht; **5.** Glukokortikoide evtl. bei Polymyositis, Dermatomyositis (s. Myositis), Polymyalgia rheumatica und Kollagenosen; **6.** Lokalanästhetika, z. B. Bupivacain (z. B. Bupivacain®-Injektionslösung 0,25 %) sind nur in ausgewählten Fällen indiziert; Einsatz sollte erfahrenen Schmerztherapeuten vorbehalten bleiben; nur vorübergehende Wirkung; keine Dauertherapie.

Operative Therapie: indiziert bei traumatischen Ursachen (z. B. Sehnen- oder Muskelruptur, Kompartmentsyndrom, Hämatom).

Psychotherapie: **1.** übende Verfahren (progressive Muskelrelaxation, Autogenes Training, Biofeedback, Yoga); **2.** Stressbewältigungstraining; **3.** verhaltenstherapeutisch orientierte Psychotherapie oder Gesprächstherapie bei Myalgie als Ausdruck psychischer Erkrankungen und funktioneller Störungen.

Naturheilkundliche Verfahren: Die entzündungshemmende und schmerzlindernde Wirkung des hochdosierten Extrakts der Afrikanischen Teufelskralle (z. B. Rivoltan®) kann bei vielen Formen von Myalgie erfolgreich eingesetzt werden (randomisierte Studien liegen nicht vor).

Physikalische Therapie (Autorin: Ch. Uhlemann): **1.** entzündliche Myalgie: kalte Wickel (15 °C) oder Kaltmoor mit analgetischer (antiphlogistischer) Wirkung; **2.** sog. bretthart Verspannung mit Untergang kontraktiler Elemente (Tendomyose): Massage* (klassische detonisierende Massage, Unterwasser-Druckstrahlmassage), Wärmetherapie* (Kurzwelle, Peloide, Heusack, heiße Wickel, heiße Blitzstrahlgüsse) und detonisierende Kryotherapie mit Kaltluft (–30 °C, 300 l/min, 10 Minuten) oder Eiskompresse (–10 °C, 15 Minuten); **3.** reversible strukturelle Verkürzung: postisometrische Relaxation mit anschließender Dehnung (Stretching) und Wärmeanwendungen; **4.** Beeinflussung einer muskulären Dysbalance durch primäre Dehnung der verkürzten Muskulatur; danach Aufbau der abgeschwächten Muskulatur mit dynamischer Stabilisation und Entwicklung eines Muskelkorsetts durch ganzheitliche physiotherapeutische Konzepte (Brunkow-Stabilisation).

Eigenbehandlung: Vermeidung von muskulären Überanstrengungen und Fehlhaltungen; regelmäßige, langsam aufbauende sportliche Betätigung (Gymnastik, Schwimmen, Radfahren, Jogging); physiotherapeutische Übungen nach Anleitung; übende Verfahren.

Arbeitsunfähigkeit: entsprechend der Ausprägung der Myalgie und der Grundkrankheit sehr variabel.

Hinweis: 1. Das Muskelrelaxans* Succinylcholin führt häufig am ersten postoperativenTag zu Muskelschmerzen und Erhöhung der Konzentration von Kreatinkinase (Abk. CK) im Blut. 2. Chronische Myalgien erfordern eine multidisziplinäre, neurologisch-rheumatologisch-orthopädische Abklärung unter Einbeziehung des gesamten Bewegungsapparats und des Nervensystems. Bei belastungsabhängiger Myalgie und deutlicher CK-Erhöhung ist eine Muskelbiopsie indiziert. Eine adäquate ätiologische Zuordnung führt zu rascher und angemessener Behandlung und reduziert Krankheitsdauer, Arbeitsausfall und Folgekosten.

Literatur: 1. Pongratz, D. et al.: Myalgie, insbesondere Polymyalgia rheumatica (arteriitica). In: Diener, H. C.; Putzki, N. (Hrsg.): Leitlinien für Diagnostik und Therapie in der Neurologie. 4. Aufl. Stuttgart: Thieme, 2008; 2. Klopstock, T.; Pongratz, D.: Myopathien. In: Brandt, T.; Dichgans, J.; Diener, H. C. (Hrsg.): Therapie und Verlauf neurologischer Erkrankungen. 5. Aufl. Stuttgart: Kohlhammer, 2007.

Autoren: M. Gerwig, H. C. Diener.

Myasthenia gravis pseudoparalytica: syn. Myasthenie; Autoimmunkrankheit mit Störung der neuromuskulären Reizübertragung und daraus resultierender rascher, belastungsabhängiger Erschöpfbarkeit und nachfolgend verzögerter Erholung der quergestreiften Muskulatur; assoziierte Erkrankungen sind Thymustumor (10–15 %), Hyperthyroidismus (3–8 %) u. a. Autoimmunkrankheiten, häufig mit Nachweis von Autoantikörpern gegen Acetylcholin-Rezeptoren und quergestreifte Muskulatur.

Behandlungsindikation: bei Auftreten myasthener Symptome und gesicherter Diagnose (Klinik, Antikörper, Tensilon®-Test, neurophysiologische Untersuchungen); Therapieziel ist die Remission; Behandlung in spezialisierten neurologischen Kliniken.

Pharmakotherapie: 1. Cholinesterase-Hemmer (s. Tab.): a) Pyridostigminbromid (z. B. Mestinon®, Kalymin®): Mittel der Wahl bei oraler Erhaltungstherapie; erforderliche Tagesdosis interindividuell sehr unterschiedlich, im Durchschnitt 60 mg alle 4–5 Stunden; Verkürzung des Zeitintervalls auf 3 Stunden möglich; bei schwerer Myasthenia gravis pseudoparalytica Gabe von Mestinon® retard kurz vor dem Einschlafen; maximale Tagesdosis 600 mg; bei myasthener Krise 0,2–0,4 mg/h, maximal 1 mg/h i. v. über Perfusor (1 mg i. v. entspricht 30 mg oral); b) Neostigmin (z. B. Prostigmin®): aufgrund der kürzeren Wirkungsdauer von 2–3 Stunden zur oralen Therapie weniger gut geeignet; Indikation zur i. v. Therapie i. R. einer myasthenen Krise (0,15–0,3 mg/h); c) Ambenoniumchlorid (Mytelase®, in Deutschland nicht zugelassen, erhältlich über internationale Apotheke): weniger muskarinerge UAW, kleiner therapeutischer Bereich; indiziert bei Patienten, die auf Pyridostigminbromid mit Bromakne reagieren; 2. immunsuppressive bzw. immunmodulierende Therapie: a) Glukokortikoide, z. B. Prednisolon (z. B. Decortin® H): indiziert bei Alter >65 Jahre (bei okularer und generalisierter Myasthenia gravis); präoperativ vor Thymektomie, falls mit Cholinesterase-Hemmer keine ausreichende Besserung bzw. Remission zu erreichen ist; nach Thymektomie, wenn nach 3–6 Monaten keine Besserung eintritt und bei Kontraindikation gegen Thymektomie; Beginn und Einstellung der Glukokortikoidtherapie unter stationären Bedingungen, da bei zu rascher Aufdosierung passagere Verschlechterungen

Myasthenia gravis pseudoparalytica
Äquivalenzdosierung, Wirkungseintritt und Wirkungsdauer von Cholinesterase-Hemmern

Wirkstoff	orale Dosis (mg)	intravenöse Dosis (mg)	intramuskuläre Dosis (mg)	Wirkungseintritt bei oraler Gabe (Minuten)	Wirkungsdauer (Stunden)
Neostigmin (Prostigmin®)	15	0,5	1,0–1,5	15–30	2– 3
Pyridostigminbromid (Mestinon®)	60	2,0	2,0	ca. 15–45	3– 6
Retardpräparat (Mestinon® retard)	180			ca. 60	6–10
Ambenoniumchlorid (Mytelase®)	10			ca. 60	6– 8

auftreten können; Initialdosierung 10–20 mg/d p. o., wöchentliche Steigerung in Schritten von 5 mg bis zu einer Zieldosis von 1,0–1,5 mg/kg KG/d oder bis zur befriedigenden Besserung. Gleichzeitige oder spätere Kombination mit Azathioprin (s. u.); Glukokortikoidmonotherapie nicht länger als 1 Jahr. Nach Erreichen einer Remission sehr vorsichtige Reduktion bis zum Erreichen der Erhaltungsdosis; wirksam innerhalb 2–3 Wochen; **b)** Azathioprin (z. B. Imurek®): indiziert zur Reduktion der erforderlichen Glukokortikoiddosis bzw. falls mit Glukokortikoiden in Monotherapie keine Besserung eintritt; initial Gabe einer Testdosis von 50 mg/d p. o. für einige Tage, bei guter Verträglichkeit steigern auf 2–3 mg/kg KG/d; Erhaltungsdosis 1,5–2 mg/kg KG/d; Therapiekontrollwert: Leukozyten ca. 4000/μl, Lymphozyten 800–1000/μl, MCV >95 fl; Wirkungseintritt innerhalb von 2–3 Monaten bis einem Jahr. Nach einjähriger Remission Dosisreduktion über ein weiteres Jahr unter zwei- bis dreimonatigen Kontrolluntersuchungen; Interaktion mit Allopurinol: Azathioprindosis auf 25 % reduzieren; **c)** Ciclosporin (z. B. Sandimmun®): Mittel der 2. Wahl; initiale Richtdosis 2–5 mg/kg KG/d p. o., später 2–2,5 mg/kg KG/d; Bestimmung der Plasmakonzentration; therapeutischer Bereich abhängig von Wechselwirkungen mit anderen Arzneimitteln und Bestimmungsmethode; wirksam innerhalb 2–4 Wochen; cave: Nephrotoxizität (Dosisreduktion bei Kreatinin >1,5 mg/dl), Enzephalopathierisiko, zahlreiche Wechselwirkungen mit anderen Arzneimitteln, opportunistische Infektionen, Tremor; alternativ (bessere Verträglichkeit, weniger Interaktio-

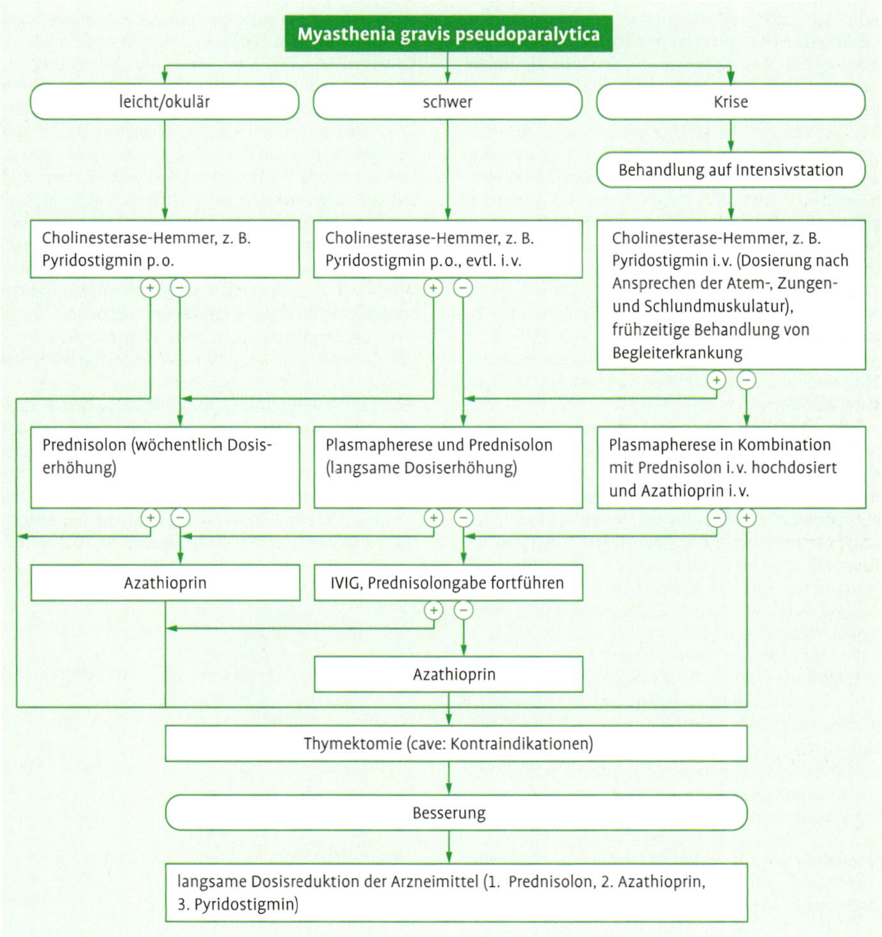

Myasthenia gravis pseudoparalytica: therapeutischer Stufenplan

nen; Off-Label-Use): Mycophenolat-Mofetil (Cellcept®) 2 × 500–1000 mg p. o.; **d)** Cyclophosphamid (z. B. Endoxan®): Mittel der 3. Wahl; indiziert bei schwerer Myasthenie; orale Therapie mit 1–2 mg/kg KG/d oder i. v. Pulstherapie (500–1000 mg/m^2 KO alle 4–12 Wochen); kumulative Dosis beachten; **e)** i. v.-Immunglobulin (Abk. IVIG; z. B. Sandoglobulin®): indiziert bei rascher Verschlechterung und in der myasthenen Krise; Dosis: 0,4 mg/kg KG/d an 5 aufeinanderfolgenden Tagen; spricht die Therapie an, tritt eine Besserung innerhalb von 4–5 Tagen ein, die jedoch nur für einige Wochen bis Monate anhält (evtl. niedriger dosiertes i. v.-Immunglobulin in Abständen von mehreren Wochen als Dauertherapie); cave: anaphylaktische Reaktion bei Patienten mit IgA-Mangel und nach wiederholter Anwendung; **3.** Chemotherapie, indiziert bei malignem Thymom; erprobtes Behandlungsschema mit Adriamycin, Cisplatin, Vincristin und Cyclophosphamid.

Operative Therapie: elektive Thymektomie bei generalisierter Myasthenia gravis pseudoparalytica im Alter zwischen 10 und 65 Jahren, bei Thymom (immer), bei okularer Myasthenia gravis pseudoparalytica und Versagen der Pharmakotherapie (nicht gesichert); bei leichter myasthener Symptomatik erfolgt präoperativ die Gabe von Cholinesterase-Hemmern; bei schwerer myasthener Symptomatik Plasmapherese und IVIG in Kombination mit Immunsuppressiva bis zum Erreichen eines stabilen Zustandes. Die Operation sollte möglichst in frühen Krankheitsstadien durchgeführt werden. Die klinische Besserung zeigt sich gelegentlich innerhalb von Tagen, i. d. R. erst nach Monaten bis Jahren.

M

Strahlentherapie: postoperativ bei invasivem Thymom mit einer Dosierung von 60 Gy über 4–6 Wochen.

Psychotherapie: stützende Verfahren bei schweren Krankheitsverläufen.

Sonstige Maßnahme: Plasmapherese (s. Plasmapherese und Plasmaaustausch) oder selektive Immunadsorption bei schweren Verlaufsformen und myasthener Krise; meist kombiniert mit pharmakologischer immunsuppressiver Therapie; 3–5 Austausche mit 1–1,5 l wöchentlich. Der Effekt tritt manchmal innerhalb 24 Stunden, i. d. R. nach 2 oder mehr Tagen ein.

Therapeutischer Stufenplan: s. Abb.

Hinweis: **1.** zahlreiche Arzneimittel verschlechtern die Myasthenia gravis pseudoparalytica: Antibiotika (Penicillin, Aminoglykoside), Herz-Kreislauf-Mittel (Beta-Rezeptoren-Blocker, Chinidin, Lidocain), Antikonvulsiva (Diphenylhydantoin), psychotrope Substanzen (tricyclische Antidepressiva, Benzodiazepine u. a.). **2.** Zu rasche Dosisreduktion der immunsuppressiven Medikation sollte vermieden werden. **3.** Bei Überdosierung mit Cholinesterase-Hemmern besteht die Gefahr einer cholinergen Krise. Im Notfall Atropin i. v., Dosierung nach klinischem Bild unter intensivmedizinischer Überwachung.

Neuentwicklung: IVIG in der Langzeittherapie.

Selbsthilfe: Deutsche Myasthenie Gesellschaft e. V., Langemarckstr. 106, 28199 Bremen, Tel. 0421 592060, Fax 0421 508226; E-Mail: info@dmg-online.de, Homepage: http://www.dmg-online.de.

Literatur: Brandt, T.; Dichgans, G.; Diener, H. C. (Hrsg.): Therapie und Verlauf neurologischer Erkrankungen. 5. Aufl. Stuttgart: Kohlhammer, 2007.

Autoren: M. Gerwig, O. Kastrup, M. Maschke.

Mycophenolat: s. Immunsuppressiva.

Mycosis fungoides: s. Lymphome, primär kutane.

Myelodysplasie: syn. Status dysrhaphicus; angeborene Fehlbildung dorsaler Wirbelbögen mit Ausstülpung des Rückenmarks und seiner Häute i. S. einer Hemmungsfehlbildung des spinalen Neuralrohrs (Dysrhaphiesyndrom); **Häufigkeit:** 1–2 : 1000 Neugeborene; **Ursache:** endogene Faktoren, teratogene Noxen oder/und Folsäuremangel während der Embryogenese; **Formen:** **1.** Spina bifida occulta: ohne Meningea- oder Myelonbeteiligung, geschlossen, u. U. lokale Hypertrichose; **2.** Spina bifida cystica oder Spina bifida aperta: **a)** Myelozele: offen, häufig; **b)** Meningozele und Meningomyelozele (s. Abb.), geschlossen, selten; **Lokalisation:** lumbosakral (80–90 %), thorakal (10–20 %); **Klinik:** oft seitendifferentes, mosaikartiges neurologisches Defizit (sensorische Störung, schlaffe Lähmung, neurotrophische Veränderung, Blasen-Mastdarm-Lähmung), Dermalsinus; **Prognose:** bei Frühoperation und Verhinderung von lebensbedrohlichen Spätkomplikationen hohe Überlebenswahrscheinlichkeit über das Kindesalter hinaus bei prinzipiell unveränderter Behinderung.

Behandlungsindikation: ergibt sich nach neurologischer Erstuntersuchung und ggf. neurochirurgischer Erstversorgung aus der Schädigungshöhe des Rückenmarks und der zu erwartenden Mehrfachbehinderung (s. Tab.).

Konservative Therapie: Motorische Restfunktionen insbes. der Hüft- (Musculus gluteus maxi-

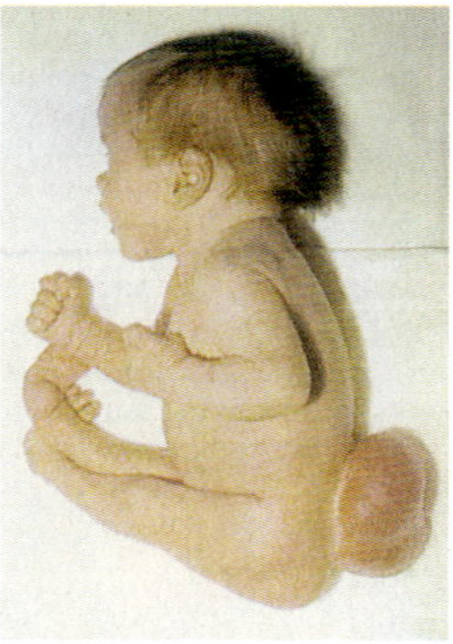

Myelodysplasie: Meningomyelozele

Myelodysplasie
Therapeutische Möglichkeiten bei Komplikationen

Komplikation	Maßnahme
offene oder zystische Myelozele (drohende Meningitis)	operativer Verschluss innerhalb von 6–24 Stunden
Hydrocephalus internus	Liquordrainage (Shuntanlage)
extreme Gibbusbildung	Resektionskolumnotomie Spondylose
Harninkontinenz (Harnweginfekte, Nierenschädigung)	Katheter suprapubische Ableitung Bricker-Blase
Hüft- und Kniebeugekontrakturen	Gymnastik Muskeldehnung Tenotomie Korrekturosteotomie
Hüftluxation	Spreizhosen ab Geburt offene oder geschlossene Reposition intertrochantäre Umstellung muskuläre Rebalancierung durch Muskeltransposition
neuropathische Osteoporose	statische Belastung (Geh- und Stehversuche)
neuropathische Kyphoskoliose	Lagerungsschalen Rollstuhl-Sitzschalen Skoliose-Operation
Lähmungsklumpfuß, -spitzfuß (hohe Rezidivgefahr)	Gipsredression operative Korrektur im Kleinkindalter (z. B. Achillessehnenverlängerung) Schienen- und Schuhversorgung
Lähmungsknickfuß	Innenschuh extraartikuläre subtalare Arthrodese nach Grice-Greene
schlaffe Beinlähmung	Steh- und Gehapparate (Swivel-walker)

mus) und Kniestrecker (Musculus quadriceps femoris) sind im Hinblick auf die Stehfähigkeit zu erhalten und frühzeitig zu fördern; Kontrakturen sollen vermieden bzw. korrigiert, Nierenschäden verhindert werden.

Operative Therapie: zur Korrektur der Myelodysplasiefolgen und begleitender Fehlbildungen; die Behandlung erfolgt in interdisziplinärer Zusammenarbeit von Neurochirurgie, Urologie, Neurologie, Orthopädie und Physiotherapie in spezialisierten Zentren.

Psychotherapie: Die häufig überforderten Eltern bedürfen meist einer (vorübergehenden) psychologischen Unterstützung. Sozialpädiatrische Hilfsangebote ergänzen die ärztliche Betreuung.

Sonstige Maßnahmen: **1.** frühe und stufenweise Aufklärung der Eltern bezüglich der Langzeitkonsequenzen; **2.** Bei Bettnässen sollte eine neurogene Blasenentleerungsstörung (Sphinkterschwäche) inf. sakraler Spina bifida occulta ausgeschlossen werden. **3.** Zur Vermeidung von Komplikationen sollten bei Patienten mit neuropathischer oder kongenitaler Skoliose vor der operativen Aufrichtung weitere Fehlbildungen (Diastematomyelie) und sekundäre Rückenmarkveränderungen mit MRT ausgeschlossen und ggf. neurochirurgisch korrigiert werden.

Hinweis: **1.** Zufuhr von Folsäure in der Schwangerschaft zur Prophylaxe; **2.** Pränataldiagnostik, z. B. Ultrasonographie, Amniozentese, Acetylcholinesterase-Test, Alphafetoproteinbestimmung in der 15. SSW i. R. des sog. Triple-Tests, bei Eltern mit 1 oder 2 an Myelodysplasie leidenden Kindern wegen des erhöhten Risikos (1 : 30 bzw. 1 : 10).

Selbsthilfe: Arbeitsgemeinschaft Spina bifida und Hydrocephalus Bundesverband e. V., Münsterstr. 13, 44145 Dortmund, Tel. 0231 8610500, Fax 0231 86105050; E-Mail: asbh@asbh.de, Homepage: http://www.asbh.de.

Literatur: **1.** McKenna, R. W.: Myelodysplasia and myeloproliferative disorders in children. Am J Clin Pathol 122 (Suppl.): S58–69 (2004); **2.** Thomsen, M.; Lang, R. D.; Carstens, C.: Results of kyphectomy with the technique of Warner and Fackler in children with myelodysplasia. J Pediatr Orthop B 9 (3): 143–147 (2000).

Autoren: M. Schult, D. Leutloff.

Myelofibrose, primäre: syn. idiopathische Myelofibrose (Abk. IMF), chronische Myelofibrose, primäre Myelosklerose, Osteomyelofibrose (Abk. OMF), Osteomyelosklerose (Abk. OMS); myeloproliferative Erkrankung, die durch eine Veränderung des Knochenmarks mit Fibrosierung und Sklerosierung, atypischer Megakaryozytenhyperplasie, zunehmender Insuffizienz des Knochenmarks und extramedullärer Blutbildung mit massiver Splenomegalie gekennzeichnet ist; enge Beziehung zu weiteren myeloproliferativen Erkrankungen, der essentiellen Thrombozythämie* und Polycythaemia* vera; polyzythämische Vorphasen nicht ungewöhnlich; eine Myelofibrose kann sich primär im Knochenmark (primäre Myelofibrose, Abk. PMF) entwickeln oder aus einer Polycythaemia vera (post PV-MF) oder einer essentiellen Thrombozythämie (post ET-MF) hervorgehen; **Pathogenese:** auslösende Faktoren sind nicht bekannt; somatische Mutationen in der klonalen Hämatopoese gelten als primäre Ereignisse in der Entwicklung der PMF; atypische Megakaryozyten führen zur Ausschüttung von verschiedenen Zytokinen, die wiederum die Fibroblastenproliferation stimuliert. Weitere Faktoren führen zu einer sekundären Fibrosierung des Knochenmarks mit extramedullärer Blutbildung in Milz und Leber. **Klinik:** Trias aus hochgradiger Knochenmarkfibrose (Punctio sicca), extramedullärer Blutbildung in Milz und Leber mit Ausschwemmung von Vorstufen der Myelopoese in das Blut und Splenomegalie; Beginn der PMF meist schleichend; in der Spätphase steht eine katabole Stoffwechsellage (Appetitlosigkeit, Gewichtsverlust, Nachtschweiß und Fieber) im Vordergrund. Durch die Fibrosierung kommt es zur Knochenmarkinsuffizienz (Anämie und Thrombozytopenie). Medianes Erkrankungsalter 67 Jahre; Transformation in eine akute myeloische Leukämie* bei 4 % der Patienten im Krankheitsverlauf (terminaler Blastenschub); **Komplikationen:** in der hyperproliferativen Frühphase Leukozytose und Thrombozytose mit thromboembolischen Komplikationen; in der Spätphase mit Knochenmarkfibrose zunehmende Panzytopenie mit Blutungen und Infektionen. Verdrängungserscheinungen durch Riesenmilz; Milzinfarkte; Pfortaderhochdruck.Bei Milzinfarkten Analgetikagabe und/oder Milzbestrahlung (s. u.). **Diagnose:** Zur Diagnose sollten die Diagnosekriterien der WHO (2008) herangezogen werden (s. Tab. 1); ein Teil der Betroffenen haben zytogenetische Veränderungen: Etwa 5 % weisen MPL- W515L/K und 50 % eine JAK2 V617F-Mutation als klonale Marker auf. Die JAK2 Mutationen stellen interessante therapeutische Zielstrukturen dar (s. Neuentwicklung). **DD:** von der PMF muss die reaktive Markfibrose abgegrenzt werden, die nicht mit einer extramedullären Blutbildung einhergeht. Ursächlich verantwortlich für eine reaktive Markfibrose können infektiöse, immunologische, toxische und neoplastische Erkrankungen sein. Die akute Myelofibrose unterscheidet sich von der primären Myelofibrose durch Fieber, Panzytopenie, leukoerythroblastisches Blutbild, ausgeprägte Myelofibrose, fehlende Milzvergrößerung und gelegentliche Vermehrung von Megakaryoblasten im Knochenmark. Das Bild erinnert an eine akute megakaryoblastische Leukämie (FAB M7), die Erkrankung wird wie eine akute Leukämie behandelt. **Prognose:** Es existieren verschiedene Scoring-Systeme zur Einschätzung der Prognose und zur Therapieentscheidung, z. B. der Lille-Score (s. Tab. 2).

Behandlungsindikation: **1.** Patienten mit günstigem Krankheitsverlauf (niedrige Risikogruppe im Lille-Score): konventionelle Pharmakotherapie oder abwartende Haltung ohne Pharmakotherapie; **2.** jüngere Patienten (<65 Jahre) mit ungünstiger Prognose (intermediäres oder hohes Risiko) oder Progression unter konventioneller Pharmakotherapie: allogene Stammzelltransplantation* als einzige kurative Therapieform.

Pharmakotherapie: **1. zellreiches Vorstadium** mit Thrombozytose bzw. Zeichen einer ausgeprägten Myeloproliferation: **a)** Therapie der Wahl: Hydroxyurea (Syrea®, Litalir®), 20–30 mg/kg KG/d p. o.; **b)** alternativ bei jüngeren Patienten (<60 Jahre): Interferon-α (Intron A®, Roferon-A®), initial 1×10^6 IE/d s. c., dann Dosissteigerung auf $3–5 \times 10^6$ IE/d bis zur Normalisierung der Leukozyten- bzw. Thrombozytenwerte; Spektrum der UAW: s. Leukämie, chronische myeloische; bei Interferon-Unverträglichkeit Hydroxyurea; **c)** bei ungenügendem Therapieerfolg Kombination beider Arzneimittel (cave: Leuko- bzw. Thrombozytopenie); prophylaktisch zusätzlich Allopurinol (z. B. Zyloric®), 100–300 mg/d p. o. zur Verhinderung einer Hyperurikämie mit Gichtanfall bzw. Uratnephropathie; **d)** bei thromboembolischen Ereignissen in der Anamnese Acetylsalicylsäure* (z. B. Aspirin®), 50–100 mg/d p. o.; Kontraindikation: Thrombozytose mit anamnestischer Blutungsneigung; **e)** Anagrelid (Xagrid®), $2 \times 0,5$ mg/d p. o., max. 10 mg/d, zugelassen für die Behandlung der essentiellen Thrombozythämie*, kann bei Myelofibrose-Patienten mit überwiegender Thrombozytose es zu einer Normalisierung der Thrombozytenzahlen führen; **2. Anämie:** **a)** inf. einer Hämolyse (immunhämolytische Anämie): Prednison (z. B. Decortin®), 1 mg/kg KG tägl. p. o. über 3 Wochen mit langsamer Dosisreduktion in Kombination mit Folsäure (z. B. Folsan®), 3×5 mg/d p. o.; **b)** inf. Knochenmarkfibrose: Erythrozytentransfusionen bei Hb unter 8 g/dl bzw. bei klinischer Symptomatik; Cave: Eisenüberladung durch Multitransfusionen von Erythrozytenkonzentraten. Therapie der sekundären Hämosiderose mit Deferoxamin (Desferal®) 20–60 mg/kg KG täglich i. v. oder s. c. über mehrere Stunden oder Deferasirox (Exjade®) 20 mg/kg KG täglich p. o. oder Deferipron (Ferriprox®) 3-mal täglich 25 mg/kg KG p. o.; **c)** die Gabe von rekombinatem Erythropoetin kann in Einzelfällen bei niedrigen endogenen Erythropoetinspiegel sinnvoll sein. Die Milzgröße kann unter der Erythropoetintherapie jedoch zunehmen. **3.** Übergang in eine **akute myeloische Leukämie:** palliativ-zytoreduktive Therapie mit Cytarabin (z. B. Alexan®), 100–200 mg/m² KO i. v., Tag 1–5, oder Etoposid (z. B. Vepesid®), 100–200 mg/m² KO i. v., Tag 1–5; von intensiver Induktionschemotherapie wie bei primärer akuter myeloischer Leukämie wird wegen der meist ausgeprägten Myelofibrose abgeraten.

Allogene Stammzelltransplantation: Patienten <65 Jahre mit schlechter Prognose profitieren von einer allogenen Stammzelltransplantation (verwandte und nichtverwandte HLA-identische Spender) mit reduzierter Konditionierungstherapie. Die Therapie gilt als kurativ. Vor Transplantation wird die Splenektomie empfohlen. Bei 90 % der Patienten verschwindet die Knochenmarkfibrose vollständig.

Operative Therapie: Splenektomie (s. Milzchirurgie); im Einzelfall indiziert, wenn Milzbestrahlung erfolglos blieb (oder in immer kürzeren Ab-

Myelofibrose, primäre Tab. 1
Diagnosekriterien nach WHO (2008)

Hauptkriterien

1. Megakaryozytenproliferation und -atypie (kleine bis große Megakaryozyten mit gestörter Kern-Plasma-Relation und hyperchromatischen, verplumpten irregulär lobulierten Kernen und dichten Haufenbildungen) mit begleitender retikulärer oder kollagener Knochenmarkfibrose
   oder
   bei Fehlen einer signifikanten retikulären Knochenmarkfibrose: Nachweis eines hyperzellulären Knochenmarks mit megakaryozytärer und granulopoietischer Proliferation mit oftmals reduzierter Erythropoese
2. Ausschluss einer Polycythaemia vera, CML, MDS oder einer anderen Neoplasie
3. Nachweis einer JAK2 V617F-Mutation oder anderer klonaler Marker wie z. B. MPL W515L/K
   oder
   bei Fehlen klonaler Marker: Ausschluss einer reaktiven Knochenmarkfibrose

Nebenkriterien

1. Leukoerythroblastose
2. erhöhte Serum-LDH-Konzentration
3. Anämie
4. palpable Splenomegalie

Die Abgrenzung zwischen einer präfibrotischen Myelofibrose und einer Thrombozythämie beruht im Wesentlichen auf der Morphologie der Megakaryozyten.

Myelofibrose, primäre Tab. 2
Risikogruppen nach dem Lille-Score

Risikogruppe	Kriterien	mediane Überlebenszeit (Monate)
niedrig	Hb >10 g/dl und Leukozyten 4000–30 000/µl (kein Risikofaktor)	93
intermediär	Hb <10 g/dl oder Leukozyten <4000 oder >30 000/µl (1 Risikofaktor)	26
hoch	Hb <10 g/dl und Leukozyten <4000 oder >30 000/µl (2 Risikofaktoren)	13

ständen erfolgen muss), Hypersplenismus* mit schwerer Thrombozytopenie vorliegt, die Splenomegalie zu unerträglichen Verdrängungserscheinungen führt oder vor allogener Blutstammzelltransplantation, um bei Retransfusion den verstärkten Abbau von Stammzellen in der Milz zu vermeiden; ein portaler Hochdruck inf. erhöhten Blutflusses in der Milzvene kann durch Splenektomie gebessert werden. Die Milzentnahme mit einer Letalität von ca. 10 % ist immer eine Ultima Ratio. Im weiteren Verlauf kommt es häufig zu progredienter Hepatomegalie und Bildung weiterer extramedullärer Blutbildungsherde. Eine Teilsplenektomie ist in spezialisierten Zentren möglich. Präoperativ erfolgen Knochenmarkbiopsie und Isotopendiagnostik zur Überprüfung des Thrombozytenabbauorts und der hepatischen bzw. medullären Hämatopoese sowie Impfung mit multivalentem Pneumokokkenimpfserum (z. B. Pneumovax®) und Immunisierung mit Kapselpolysaccharid von Haemophilus influenzae Typ b (z. B. HibTITER®), um das Risiko einer Pneumokokken- oder Haemophilussepsis nach Splenektomie (OPSI-Syndrom) zu vermeiden. Die postoperative Antikoagulation mit Heparin* vermeidet thromboembolische Komplikationen.

Strahlentherapie: 1. Milzbestrahlung sollte bei symptomatischer Splenomegalie (massive Verdrängungsbeschwerden) und schmerzhaften Milzinfarkten erst möglichst spät im Krankheitsverlauf erfolgen. Sie führt zur vorübergehenden Eindämmung der Hämatopoese und Größenabnahme der Milz. Zielvolumendosis 2–5 Gy (0,2–0,5 Gy/d); Wiederholung 4–5-mal möglich; dosislimitierend sind der im Strahlenfeld lokalisierte Darm, die linke Niere und die Thrombozytenkonzentration. 2. Palliativ kann eine lokale Bestrahlung extramedullärer Blutbildungsherde, insbes. epidural, oder bei fokalen Knochenschmerzen vorgenommen werden. **Kontraindikation:** Trotz Riesenmilz bzw. milzbedingter Verdrängungsbeschwerden stellt eine Thrombozytopenie (<50 000/μl) eine Kontraindikation für die Milzbestrahlung dar.

Psychotherapie: Aufgrund des langjährigen Verlaufs und der Auswirkungen auf die Lebenssituation sollen begleitende psychosoziale und psychotherapeutische Maßnahmen erfolgen.

Sonstige Maßnahmen: **1.** Thrombozytopenie: bei Blutungsneigung oder Thrombozytenzahl <10 000/μl bzw. Fieber >38,5° C und Thrombozyten <20 000/μl Gabe von Thrombozytenkonzentraten möglichst mit HLA-kompatiblen und gefilterten Einzelspendenkonzentraten (zur Vermeidung einer frühzeitigen HLA-Sensibilisierung); **2.** Aderlass* (300–500 ml) bei Hämatokrit >45 % im zellreichen Stadium der Erkrankung; **3.** bei Juckreiz ggfs. PUVA-Therapie oder niedrigdosiertes Interferon-α.

Therapeutischer Stufenplan: s. Abb.

Eigenbehandlung: körperliche Schonung bei Splenomegalie.

Arbeitsunfähigkeit: **1.** bei geringer Behandlungsbedürftigkeit und nur geringgradig vergrößerter Milz: Minderung der Erwerbsfähigkeit (Abk. MdE) 10–20 %; **2.** bei Behandlungsbedürftigkeit mit mäßigen Auswirkungen auf das Allgemeinbefinden MdE 30–40 %; cave: Milzruptur, daher keine schweren Arbeiten (Heben oder Pressen) verrichten; **3.** bei starken Auswirkungen, mäßiggradiger Anämie, Thrombozytopenie und deutlicher Splenomegalie: MdE 50–70 %; keine mittelschwere bis schwere körperliche Arbeit (Milzruptur), keine Arbeit auf Leitern und Baugerüsten (Anämie mit Schwindel) oder mit erhöhter Verletzungsgefahr (Blutungsrisiko bei Thrombozytopenie); **4.** beim Vollbild der Myelofibrose mit hochgradiger Anämie, ausgeprägter Thrombozytopenie und Blutungs- bzw. Thromboseneigung liegen MdE um 80–100 % und Arbeitsunfähigkeit vor.

Hinweis: **1.** Bei Thrombozytose im zellreichen Vorstadium der Erkrankung können sowohl eine Blutungsneigung als auch die Gefahr thromboembolischer Ereignisse bestehen: anamnestische Angaben beachten! **2.** Milzinfarkte bei Splenomegalie sind durch heftige, z. T. morphinpflichtige Oberbauchschmerzen charakterisiert und lassen sich sonographisch erst nach einer Latenzphase nachweisen. Bei Oberbauchbeschwerden differentialdiagnostisch daher immer akuten Herzinfarkt ausschließen; **3.** bei anhaltenden uncharakteristischen Ober- oder Mittelbauchbeschwerden nach Splenektomie an Pfortaderthrombose denken; **4.** Therapie mit Androgenen, z. B. Testosteronenantat (z. B. Testosteron Depot®), 1000 mg i. m. 2–3-mal pro Woche) erscheinen wenig Erfolg versprechend; Ansprechen auf Androgene z. T. erst nach 3 Monaten; UAW der Androgene insbesondere bei Frauen beachten (Virilisierung); **5.** Auf eine zytoreduktive Therapie mit Busulfan (z. B. Myleran®) sollte wegen der langanhaltenden Knochenmarkdepression bei vorbestehender Myelofibrose verzichtet werden. **6.** Die Therapie mit Melphalan ist wegen des hohen Leukämierisikos problematisch.

Neuentwicklung: **1.** Thalidomid (Thalidomide Pharmion®) als Monotherapie (100–800 mg/d p. o.) oder in Kombination mit Kortikosteroiden wurde bei vorbehandelten Patienten mit Myelofibrose evaluiert: Ansprechrate 13–40 %; initiale Dosierung von Thalidomid 25–100 mg/d p. o. (low-dose)beigleichzeitigerPrednisongabevon0,5 mg/kg KG/d p. o. mit langsamer Dosissteigerung über 3 Monate bis hin zu 400 mg/d p. o.; UAW: Somnolenz, Obstipation und periphere Neuropathie; **2.** Lenalidomid (Revlemid®) als Monotherapie (5–10 mg/d p. o.) mit einer Ansprechrate von 22–50 %. Lenalidomid scheint nicht wirksamer als Thalidomid. UAW: Myelosuppression; **3.** Targeted thera-

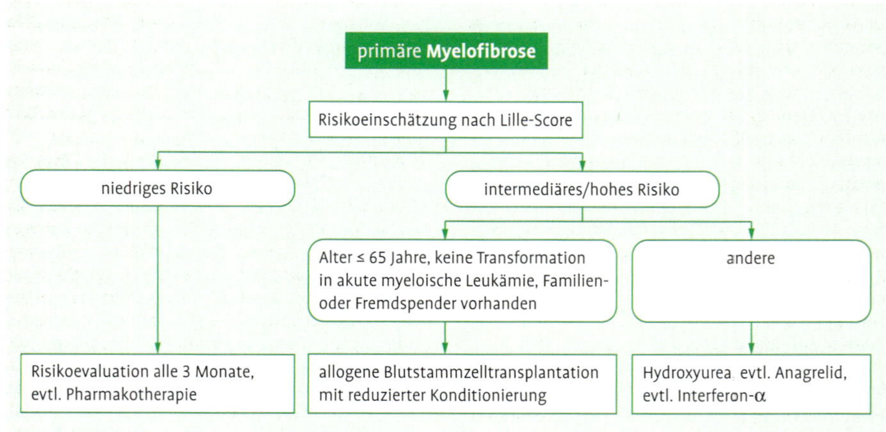

Myelofibrose, primäre: therapeutischer Stufenplan

py mit JAK2-Inhibitoren: etwa 50% der Patienten mit PMF weisen die Mutation JAK2 V617F auf. Gegen diese Mutation wurden JAK2-selektive Inhibitoren, z.B. XLO19 (Exelixis®) und INCB 018424 (Incyte®) entwickelt und in klinischen Phase I/II Studien bei fortgeschrittener Erkrankungssituation getestet. Innerhalb von 2–4 Wochen kam es zu einer signifikanten Abnahme der Milz- und Lebergröße sowie zur Linderung der klinischen Symptomatik (Juckreiz, Nachtschweiß). Weitere Untersuchungen zur Therapieoptimierung laufen zur Zeit. **4.** Informationen zu laufenden Studien des European LeukemiaNet (z. B.: Workpackage 9: Chronic Myeloproliferatives Disorders; CMPD) auf der Internetseite http://www.leukemianet.eu.

Selbsthilfe: **1.** Die Deutsche Leukämie- & Lymphom-Hilfe e. V. (DLH), Bundesverband der Selbsthilfeorganisationen zur Unterstützung von Erwachsenen mit Leukämien und Lymphomen e. V., Thomas-Mann-Str. 40, 53111 Bonn, Tel. 0228 33889200, Fax 0228 3388922; E-Mail: info@leukaemie-hilfe.de, Homepage: http://www.leukaemie-hilfe.de; **2.** European LeukemiaNet; The Network Management Center; E-Mail: NMC@leukemia-net.org; The European Leukemia Information Center; E-Mail: ELIC@leukemianet.org; Homepage: http://www.leukemianet.eu.

Literatur: **1.** Tefferi, A. et al.: Classification and diagnosis of myeloproliferative neoplasms: the 2008 WHO criteria and point of care diagnostic alogorithms. Leukemia 22: 14–22 (2008); **2.** Barosi, G. et al.: JAK V617F mutational status predicts progression to large splenomegaly and leukemic transformation in primary myelofibrosis. Blood 110: 4030–4036 (2007); **3.** Kröger, A. et al.: Rapid regression of bone marrow fibrosis after dose reduced allogenic stem cell transplantation in patients with primary myelofibrosis. Exp Hematology 35: 1719–1722 (2007); **4.** Verstovek, S. et al.: A phase I study of XLO19, a selective JAK2 inhibitor, in patients with primary myelofibrosis and post-polycythemia vera/essential thrombocythemia myelofibrosis. Blood 110: Abstract 553 (2007); **5.** Verstovek, S. et al.: INCB 018424, an oral, selective JAK2 inhibitor, shows significant clinical activity in a phase I/II study in patients with primary myelofibrosis (PMF) and post-polycythemia vera/essential thrombocythemia myelofibrosis (post-PV/ET MF). Blood 110: Abstract 558 (2007); **6.** Tefferi, A.: Lenalidomide therapy in myelofibrosis with metaplasia. Blood 108: 1156–1164 (2006); **7.** Thomas, D. A. et al.: Thalidomide therapy for myelofibrosis with myeloid metaplasia. Cancer 106: 1974–1984 (2006).

Autor: M. Uppenkamp.

Myelom, multiples: Plasmozytom, Kahler-Krankheit; zu den niedrigmalignen Non-Hodgkin-Lymphomen gehörende bösartige Erkrankung terminal differenzierter klonaler B-Lymphozyten (Plasmazellen), deren Akkumulation im Knochenmark Symptome und klinische Zeichen der Verdrängung der physiologischen Hämatopoese, der Generierung von Osteolysen und/oder Osteoporose sowie der Produktion eines monoklonalen Proteins hervorrufen kann. **Formen:** **1.** Plasmozytom: lokal begrenzte Manifestationsform der plasmazellulären Tumoren, die innerhalb (ossäres oder medulläres Plasmozytom) oder außerhalb des Knochens (extraossäres oder extramedulläres Plasmozytom) lokalisiert sein kann. **2.** multiples Myelom (Abk. MM): mehrere Plasmazelltumoren, systemischer Befall durch Osteolysen oder eine diffuse Durchsetzung des Knochenmarks mit Plasmazellen. **Verlauf:** z. T. geht der Erkrankung eine präklinische Phase (monoklonale Gammopathie unklarer Signifikanz, Abk. MGUS) voraus; vom progressiven, behandlungspflichtigen MM ist das sog. smouldering multiple myeloma abzugrenzen (oft über Monate bis Jahre keine Notwendigkeit einer zytostatischen Therapie); Prognoseverschlechterung bei Nachweis der malignen Plasmazellen im Differentialblutbild; die Kriterien einer Plasmazellenleukämie sind erfüllt, wenn mehr als 2000 Myelomzellen/μl peripherem Blut nachgewiesen werden. **Häufigkeit:** Inzidenz in Europa 3–5/100 000 pro Jahr; mittleres Erkrankungsalter 60–70 Jahre; m : w = 1,4 : 1; **Klinik:** meist uncharakteristische Initialsymptome: s. Tab. 1; typische Trias aus Knochenschmerzen, beschleunigter Blutsenkungsgeschwindigkeit und Anämie; gehäuftes Auftreten von Infektionen aufgrund des sekundären Antikörpermangels; **Stadieneinteilung:** s. Tab. 2; **Diagnose:** wird aufgrund von sog. Major- und Minorkriterien gestellt: s. Tab. 3;

Myelom, multiples Tab. 1
Symptome zum Zeitpunkt der Erstdiagnose

Symptom	Häufigkeit (%)
Knochenschmerz einschließlich Fraktur	71
Anämie	48
Fraktur, die einer orthopädischen oder chirurgischen Intervention bedurfte	10
schwere bakterielle Infektion	5
zentralnervöse Symptomatik	3
periphere Neuropathie	3
Urämie	3
verstärkte Blutungsneigung	3
Zoster	2
Fieber als B-Symptom	1
Ödeme	1

Myelom, multiples Tab. 2
Stadieneinteilung nach Durie und Salmon

Stadium		Kriterien
I	niedrige Tumorzellmasse $<0{,}6 \times 10^{12}/m^2$	Erfüllung aller 4 Kriterien: 1. Hämoglobinkonzentration >10 g/dl 2. Calciumkonzentration im Serum normal (≤3 mmol/l) 3. röntgenologisch unauffälliges Skelett oder solitäre Osteolyse 4. geringe Konzentration des monoklonalen Immunglobulins im Serum: a) IgG <50 g/l b) IgA <30 g/l c) leichte Ketten (Bence-Jones-Proteine) im Urin: <4 g/24 h
II	Tumorzellmasse $0{,}6–1{,}2 \times 10^{12}/m^2$	weder Stadium I noch Stadium III zuzuordnen
III	hohe Tumorzellmasse $>1{,}2 \times 10^{12}/m^2$	Nachweis von einem oder mehreren der folgenden Symptome: 1. Hämoglobinkonzentration <8,5 g/dl 2. Calciumkonzentration im Serum >3 mmol/l 3. fortgeschrittene osteolytische Skelettdestruktionen 4. hohe Konzentrationen des monoklonalen Immunglobulins im Serum: a) IgG >70 g/l b) IgA >50 g/l c) leichte Ketten (Bence-Jones-Proteine) im Urin: >12 g/24 h
Unterklassifizierung:		A = Kreatininkonzentration im Serum <2 mg/dl B = Kreatininkonzentration im Serum ≥2 mg/dl

M

Myelom, multiples Tab. 3
Diagnosekriterien

Majorkriterien	
I	histologischer Nachweis des multiplen Myeloms in der Gewebebiopsie
II	Knochenmarkinfiltration >30 % Plasmazellen
III	monoklonales IgG >35 g/l **oder** IgA >20 g/l **oder** Bence-Jones-Proteinurie >1 g/24 h
Minorkriterien	
a	Knochenmarkplasmozytose 10–30 %
b	monoklonales IgG <35 g/l **oder** IgA <20 g/l
c	lytische Knochenläsion
d	Suppression der polyklonalen Immunglobuline

mind. 1 Major- und 1 Minorkriterium oder 3 Minorkriterien (dabei sind die Knochenmarkplasmozytose und das monoklonale Protein im Serum essentiell) müssen präsent sein; Abgrenzung von MGUS, dem sog. smouldering multiple myeloma und symptomatischem MM: s. Tab. 4. **Komplikationen:** v. a. Niereninsuffizienz durch renale Ablagerungen des monoklonalen Proteins (kann durch eine gleichzeitig vorliegende Hyperkalzämie, ein Hyperviskositätssyndrom oder durch Infektionen potenziert werden), pathologische Frakturen und andere Skelettschäden, sekundäre (AL-)Amyloidose, periphere Polyneuropathie; **Prognose:** mittlere Überlebensrate bei Therapie mit Zytostatika plus Glukokortikoiden ca. 3 Jahre; Prognosefaktoren: Beta-2-Mikroglobulinkonzentration und Albuminkonzentration im Serum, Zytogenetik der Myelomzellen. Die Kombination von Albumin- und Beta-2-Mikroglobulinkonzentration ist die Basis der Prognoseklassifikation, welche allgemein akzeptiert wird (s. Tab. 5).

Behandlungsindikation: Indikation und Art der Therapie werden von Allgemeinzustand und Alter des Patienten, myelombedingten Organschäden sowie Tumormasse bestimmt. Zudem spielt die Dynamik der Erkrankung eine wesentliche Rolle. Patienten mit einem sog. smouldering multiple myeloma bedürfen häufig erst nach Jahren des kontrollierten Zuwartens einer zytostatischen Therapie. **Strategie: 1.** Asymptomatische Patienten im Stadium I (smouldering multiple myeloma)

Myelom, multiples Tab. 4

Diagnosekriterien für das (symptomatische) multiple Myelom, das sog. smouldering myeloma und die monoklonale Gammopathie unbestimmter Signifikanz (Abk. MGUS) der International Myeloma Working Group

Kriterien	MGUS	smouldering myeloma	multiples Myelom (symptomatisch)
monoklonales Protein	<30 g/l im Serum	≥30 g/l im Serum, geringe Mengen(<1 g/24h) im Urin möglich	vorhanden im Serum und/oder Urin
	und	**und/oder**	**und/oder**
prozentualer Anteil der monoklonalen Plasmazellen im Knochenmark	<10 %	≥10 %	≥10 % oder Plasmozytom
	und	**und**	**und**
Organschädigung[1]	nein	nein	ja

[1] Calciumkonzentration im Serum >2,75 mmol/l, Niereninsuffizienz (Kreatinin >2 mg/dl), Anämie (Hämoglobinkonzentration <10 g/dl oder 2 g/dl unter dem Normwert), Knochenerkrankung (Osteolysen und/oder Osteoporose)

Myelom, multiples Tab. 5

Prognosegruppierung entsprechend der International Myeloma Working Group (ISS-Stadieneinteilung)

Stadium	Laborwerte	mediane Überlebenszeit in Monaten
I	β2-Mikroglobulin <3,5 mg/l und Albumin ≥35 g/l	62
II	β2-Mikroglobulin <3,5 mg/l und Albumin <35 g/l **oder** β2-Mikroglobulin 3,5– <5,5 mg/l	44
III	β2-Mikroglobulin ≥5,5 mg/l	29

sollten kontrolliert und beobachtet werden; keine zytostatische Therapie aufgrund ihrer unerwünschten Arzneimittelwirkung und der fehlenden Verbesserung des Gesamtüberlebens. **2.** bei Progression im Stadium II und für Patienten im Stadium III: systemische Therapie; **3.** in allen Stadien: Behandlung der Komplikationen, z. B. Schmerzen, Niereninsuffizienz, Hyperkalzämie, Hyperviskositätssyndrom, symptomatische Immundefizienz sowie Knochendestruktion; **4.** Organschädigung (sog. CRAB-Kriterien, s. Tab. 6) durch das MM ist ebenfalls eine Therapieindikation. Fast alle Patienten im Stadium III sind oder werden kurzfristig durch eine Organschädigung symptomatisch.

Pharmakotherapie: I. konventionelle Chemotherapie und sog. neue Substanzen (Thalidomid, Lenalidomid, Bortezomib) **1.** Kombination aus Melphalan und Prednison (Therapie nach Alexanian) plus eine sog. neue Substanz (Thalidomid oder Bortezomib): induziert Remissionsraten von 50–90 %. Die Kombinationstherapie Melphalan/Prednison plus eine neue Substanz führt zur Ver-

Myelom, multiples Tab. 6

Kriterien zur Diagnosesicherung des multiplen Myeloms[1] entsprechend den Empfehlungen der International Myeloma Working Group

1. monoklonale Plasmazellen im Knochenmark >10 % und/oder Präsenz eines histologisch gesicherten Plasmozytoms
   und
2. monoklonales Protein in Serum und/oder Urin[2]
   und
3. myelomassoziierte Organdysfunktion (sog. CRAB-Kriterien), 1 oder mehr[3]:
   - **C**alciumkonzentration im Serum >10,5 mg/dl oder über dem oberen Grenzwert
   - **r**enale Insuffizienz: Kreatininkonzentration im Serum >2 mg/dl
   - **A**nämie: Hämoglobin <10 g/dl oder 2 g/dl unter dem Normwert
   - lytische Knochenläsion (engl. **b**one lesion) oder Osteoporose[4]

[1] entspricht Myelomen der Stadien I B, Stadium II A/B und III A/B nach Durie und Salmon; das Stadium I A wird als sog. smouldering myeloma definiert.
[2] Wenn kein monoklonales Protein nachweisbar ist (asekretorisches Myelom), dann sind >30 % monoklonale Zellen im Knochenmark und/oder ein histologisch gesichertes Plasmozytom gefordert.
[3] Andere Formen der Endorganschäden können auftreten, die zu einer Therapieindikation führen; diese Dysfunktionen sind ausreichend für die Diagnose multiples Myelom, wenn der Bezug zur Myelomerkrankung gesichert ist.
[4] Wenn ein histologisch gesichertes Plasmozytom oder eine Osteoporose allein (ohne Frakturen) die definierenden Befunde sind, dann sind >30 % Plasmazellen im Knochenmark gefordert.

M

längerung des progressionsfreien Überlebens und oft auch des Gesamtüberlebens. Die Kombination Melphalan plus Glukokortikoid als Initialtherapie ist nur noch bei Vorliegen von Kontraindikationen für Thalidomid und Bortezomib indiziert. **a)** Melphalan (Alkeran®), Prednison (z. B. Decortin®): Melphalan 0,25 mg/kg KG p. o., Tag 1–4, in Kombination mit Prednison 60 mg/m² KO/d p. o.; alternativ Melphalan 15 mg/m² KO/d i. v., Tag 1, in Kombination mit Prednison 60 mg/m² KO/d p. o., Tag 1–4; Wiederholung an Tag 28, Fortsetzung bis zum Erreichen des Plateaus, Dosisanpassung nach hämatologischen Toxizitätskriterien; **b)** Melphalan, Prednison plus Thalidomid: Melphalan 0,25 mg/kg KG p. o. Tag 1–4; Prednison 2 mg/kg KG p. o., Tag 1–4; Thalidomid 200 mg/d (max. 400 mg/d) p. o. Tag 1–7; max. 12 Zyklen à 6 Wochen; **c)** Melphalan, Prednison plus Bortezomib (Velcade®): Melphalan 9 mg/m² KO; Prednison 60 mg/m² KO, an Tag 1–4; Bortezomib (1,3 mg/m² KO Tag 1, 4, 8, 11, 22, 25, 29, 32 (Zyklus 1–4) und Tag 1, 8, 22, 29 (Zyklus 5–9); 9 Zyklen à 6 Wochen; **2.** Cyclophosphamid (Endoxan®): induziert vergleichbare Remissionsraten wie Melphalan und Prednison, ist weniger myelotoxisch; keine Zulassung in Kombination mit neuen Substanzen. Indiziert bei Patienten mit Leuko- oder Thrombozytopenie und bei älteren Patienten mit Niereninsuffizienz (kann hier voll dosiert werden und ist dem Melphalan vorzuziehen); keine Verlängerung des Gesamtüberlebens durch die Initialtherapie mit Cyclophosphamid gegenüber Melphalan; Dosierung: Cyclophospamid 1000 mg/m² KO/d i. v., Tag 1, in Kombination mit Prednison 100 mg p. o., Tag 1–4; **3.** Bendamustin (Ribomustin®) mit oder ohne Prednison induziert vermehrt Remissionen im Vergleich zu Melphalan; Dosierung: 80–120 mg/m² KO/d i. v., Tag 1–2; Wiederholung alle 28 Tage; **II. Induktionstherapie** mit Adriamycin (entspricht Doxorubicin), Dexamethason (AD) oder Modifikationen dieses Protokolls: induziert Remissionsraten von 50–80 %. Durch die Addition von Thalidomid, Bortezomib oder Lenalidomid können die Remissionsraten vor und nach Hochdosistherapie signifikant gesteigert werden. Eine Verlängerung des progressionsfreien Überlebens nach Hochdosistherapie wird durch die Intensivierung der Induktionstherapie erwartet. **1.** VAD-Protokoll: Vincristin (z. B. Vincristin®), 0,4 mg i. v., Tag 1–4; Adriamycin (z. B. Adriablastin®), 9 mg/m² KO i. v., Tag 1–4; Dexamethason, 40 mg p. o., Tag 1–4, Tag 9–12, Tag 17–20; Wiederholung alle 28 Tage; **2.** TAD-Protokoll: entsprechend VAD, aber Vincristin wird ersetzt durch Thalidomid 200–400 mg p. o., Tag 1–28); **3.** PAD-Protokoll: Bortezomib 1,3 mg/m² KO i. v. Tag 1, 4, 8 und 11; Doxorubicin 9 mg/m² KO i. v. Tag 1–4; Dexamethason 40 mg p. o. Tag 1–4, 9–12, 17–20; **4.** VID-Protokoll: Adriamycin kann ohne Wirkungsverlust durch oral applizierbares Idarubicin (Zavedos®), 10 mg/m² KO p. o. ersetzt werden; Idarubicin hat eine höhere Myelotoxizität und sollte im 1. Therapiezyklus reduziert werden. Die vermehrten Remissionen, die durch die Kombinationstherapien mit VAD, VID oder ähnlichen Kombinationen erreicht werden, sind im Vergleich zur Behandlung mit Melphalan und Prednison meist von kürzerer Dauer, so dass durch diese Initialtherapie kein Überlebensvorteil erreicht werden konnte. Vincristin sollte sehr kritisch angewendet werden, da Polyneuropathie induzierend. **III. Dexamethason-Monotherapie**: hochdosierte Glukokortikoide allein ermöglichen Remissionen bei 45–60 % der Patienten; indiziert bei Patienten mit Panzytopenie oder Radiatio; Dosierung: Dexamethason (z. B. Fortecortin®), 8–40 mg/d p. o.; **IV. Hochdosistherapie, gefolgt von autologer Blutstammzelltransplantation**: Die Hochdosis-Chemotherapie mit Melphalan gefolgt von der Transplantation autologer Blutstammzellen (s. Stammzelltransplantation) erhöht die Rate kompletter Remissionen. Die therapieassoziierte Letalität der Hochdosistherapie beträgt in größeren Zentren in Abhängigkeit von der Patientenstruktur weniger als 2–5 %. **1.** Induktionstherapie mit 3 Zyklen: s. o.; der Stellenwert der Induktionstherapie ist nicht durch Ergebnisse randomisierter Studien bewiesen; **2.** Mobilisierung autologer peripherer CD34-positiver Blutstammzellen mit Chemotherapie: **a)** CAD-Protokoll: Cyclophosphamid, 1000 mg/m² KO i. v., Tag 1; Adriamycin 15 mg/m² KO i. v., Tag 1–4; Dexamethason 40 mg p. o., Tag 1–4; Stimulation durch Granulozyten-Kolonie stimulierende Faktoren (Abk. G-CSF) s. c. ab Tag 7; **b)** alternativ Cyclophosphamid zur Stammzellmobilisation: Cyclophosphamid, 2000 mg/m² KO i. v., Tag 1–2; und G-CSF (z. B. Neupogen®, Granozyte®), 5–10 µg/kg KG s. c.; **3.** Hochdosis-Chemotherapie mit Melphalan, 100 mg/m² KO i. v., Tag −2 bis −1 für Patienten bis 70 Jahre und normaler Nierenfunktion, bei Patienten mit Niereninsuffizienz muss die Dosis des Melphalans der Kreatininclearance angepasst werden. **4.** Die autologe Blutstammzelltransplantation (Abk. BSZT) erfolgt am Tag 0; hierbei scheint die Tandem-Transplantation (Hochdosis-Chemotherapie mit anschließender autologer BSZT 2-mal im Abstand von 3–6 Monaten) bezüglich des ereignisfreien und des gesamten Überlebens der Single-Transplantation für Patienten mit weniger als 90 % Tumorreduktion nach der 1. Hochdosistherapie überlegen zu sein. **V. Erhaltungstherapie**: **1.** Thalidomid: optimale Dosierung bisher nicht bekannt, die maximal tolerable Dosis zeigt beträchtliche interindividuelle Unterschiede; **2.** Interferon-α: z. B. Peginterferon alfa-2b (Pegintron®), 1 × 30 µg s. c./Woche, Steigerung über 5 Wochen auf max. 50 µg s. c./Woche, Fortführung bis zum Rezidiv; **VI. Rezidivtherapie**: **1.** Bortezomib (Velcade®, PS341): Proteasomen-Inhibitor, für die Rezidivtherapie zugelassen ab erstem Rezidiv; Dosierung: 1,3 mg/m² KO i. v., Tag 1, 4, 8, 11, Wiederholung an Tag 21, Reduktion bei UAW auf 1,0 mg/m² KO i. v. oder 0,7mg/m² KO i. v., Anzahl der Zyklen in Abhängigkeit des Ansprechens und der Verträglichkeit; Addition von Glukokortikoiden erhöht die Wirksamkeit; insbesondere bei Vorliegen von Organschäden im Rezidiv sollte die Addition von Glukokortikoiden oder Zytostatika, z. B. Doxorubicin (z. B. Caelyx®), erwogen werden; **2.** Lenalidomid (Revlimid®): induziert Apoptose und führt zu einer verringerten Expression von NFkB; bewirkt eine etwa 2000-mal stärkere T-Zell-Proliferation sowie etwa 100-mal höhere Produktion von IL-2 und Interferon-γ und ist ein stärkerer Inhibitor der TNF-α-Aktivität im Vergleich zum Thalidomid. Der Vorteil von Lenalidomid gegenüber Thalidomid liegt in der geringeren Rate an UAW. Die Knochenmarkdepression von Lenalidomid ist stärker im Vergleich zum Thalidomid. Lenalidomid ist zugelassen für die Therapie ab erstem Rezidiv des multiplen Myeloms, orale Gabe von 25 mg in Kombination mit Glukokortikoiden; Therapie bis zur Progression. Die optimale Glukokortikoiddosis ist dem Infektionsrisiko anzupassen. Dosierung von Glukokortikoiden gepulst: Tag 1–4, 9–12, Tag 17–20; Option mit weniger UAW: 40 mg Tag 1, 8, 15, 22; **3.** Thalidomid: Dosierung 100–200 mg/d p. o. Viele Untersuchungen beweisen die Wirksamkeit von Thalidomid zur Rezidivtherapie des multiplen Myeloms. Eine Zulassung ist für diese Behandlung jedoch nicht erteilt. Ggf. Kombinationstherapie von Thalidomid mit Chemotherapeutika und Dexamethason (Responseraten bis zu 85 % bei rezidivierten Patienten); z. B. TCED-Schema: Thalidomid nach individueller Verträglichkeit bis 400 mg p. o.; Cyclophosphamid, 400 mg/m² KO i. v., Tag 1–4; Etoposid (z. B. Vepesid®), 40 mg/m² KO i. v., Tag 1–4; Dexamethason 40 mg p. o., Tag 1–4; **VII. supportive Therapie**: indiziert u. a. bei Niereninsuffizienz, Knochendestruktion, Schmerzen, Infektionen, Anämie: **1.** Bisphosphonate reduzieren die Rate von Wirbelkörperfrakturen und knochendestruktionsbedingten Schmerzen, indiziert bei allen Myelompatienten im Stadium II mit Progress oder Stadium III unabhängig vom Nachweis von Osteolysen. Optimale Therapiedauer nicht bekannt; Dosisreduktion oder Therapiepause bei Patienten im Plateau nach zwei Jahren Therapiedauer; **2.** Opiate und Kombinationen mit peripher wirksamen Analgetika zur Schmerztherapie sind meist effektiv, Behandlung nach dem WHO-Stufenschema (s. Schmerzsyndrome); **3.** Impfung zur Reduktion von Infektionen: jährliche Influenza-Impfung, Pneumokokken- und Haemophilus-Vakzination sind beim MM effektiv. **4.** Intravenöse prophylaktische Immunglobuline: indiziert bei wiederholten schweren Infektionen (Infektionen sollen i. d. R. stationär behandelt werden); **5.** Transfusion von Erythrozytenkonzentraten bei Anämie; alternativ Erythropoetin: ist bei etwa 60 % der Myelompatienten mit einem Hämoglobinanstieg von mehr als 2 g/dl wirksam. Erythropoetin möglichst in Kombination von Chemotherapie.

Operative Therapie: Stellenwert nur zur Fixierung frakturgefährdeter Osteolysen oder pathologischer Frakturen sowie Dekompressionslaminektomie bei intraspinaler Raumforderung mit drohender oder beginnender Querschnittssymptomatik. Wirbelkörperfrakturen stellen einen der am meisten zur Morbidität und Mortalität beitragenden Krankheitsaspekte dar, hier kann durch Kypho- oder Vertebroplastie ein guter S chmerzreduzierender Erfolg erzielt werden.

Strahlentherapie: Indikation: 1. Behandlung ossärer Schmerzen; **2.** Prävention oder Therapie pathologischer Knochenfrakturen (möglichst frühzeitig); **3.** Therapie von Plasmazelltumoren, insbesondere paravertebral; **4.** additiv zur Laminektomie und bei intraspinalen Plasmazelltumoren; **Ergebnis:** Durch Strahlendosen von 10–25 Gy wird bei ca. 20 % der Patienten eine vollständige Schmerzfreiheit, bei weiteren 70 % eine Schmerzreduktion erzielt, ca. 10 % der Patienten, meist mit fortgeschrittener Knochendestruktion, zeigen keine Schmerzabnahme. Strahlendosis zur lokalen Tumorkontrolle 40–50 Gy.

Psychotherapie: Aufgrund der i. d. R. Unheilbarkeit der Erkrankung und des häufig langjährigen Verlaufes mit der Notwendigkeit erneuter Therapien profitieren viele Patienten von einer psychoonkologischen Begleitung.

Therapeutischer Stufenplan: s. Abb.

Eigenbehandlung: schwere Körperarbeit (Gefahr von Spontanfrakturen) und Menschenansammlungen (bei therapie- und myelombedingter Knochenmarkinsuffizienz) meiden.

Arbeitsunfähigkeit: Patienten mit frakturgefährdeten Osteolysen, Schmerzen, transfusionspflichtiger Anämie, Niereninsuffizienz oder Infektkomplikationen sind i. d. R. zu 100 % arbeitsunfähig. Bei Patienten mit einem behandlungsbedürftigen MM ohne wesentliche Begleiterscheinungen besteht eine Minderung der Erwerbsfähigkeit um 50–70 %.

Hinweis: 1. Der Stellenwert der allogenen Transplantation beim MM ist nicht gesichert (hohe transplantationsassoziierte Letalität nach myeloablativer Konditionierung, Vorteil im Vergleich zur autologen Transplantation erst nach 6 Jahren); die Kombination von Hochdosistherapie und autologer Blutstammzelltransplantation gefolgt von einer allogenen Transplantation könnte durch die Trennung von Hochdosistherapie und immunologischer Reaktionen (Graft-versus-Host sowie Graft-versus-Myelom) die Prognose verbessern. **2.** Die Strahlentherapie als Bestandteil von Hochdosis-Therapieprotokollen gefolgt von einer autologen Blutstammzelltransplantation hat sich aufgrund der erhöhten Toxizität ohne Verbesserung des gesamten oder ereignisfreien Überlebens nicht bewährt. **3.** Das MM mit den Eigennamen Morbus Kahler oder Morbus Bozzolo zu bezeichnen, ist international unüblich.

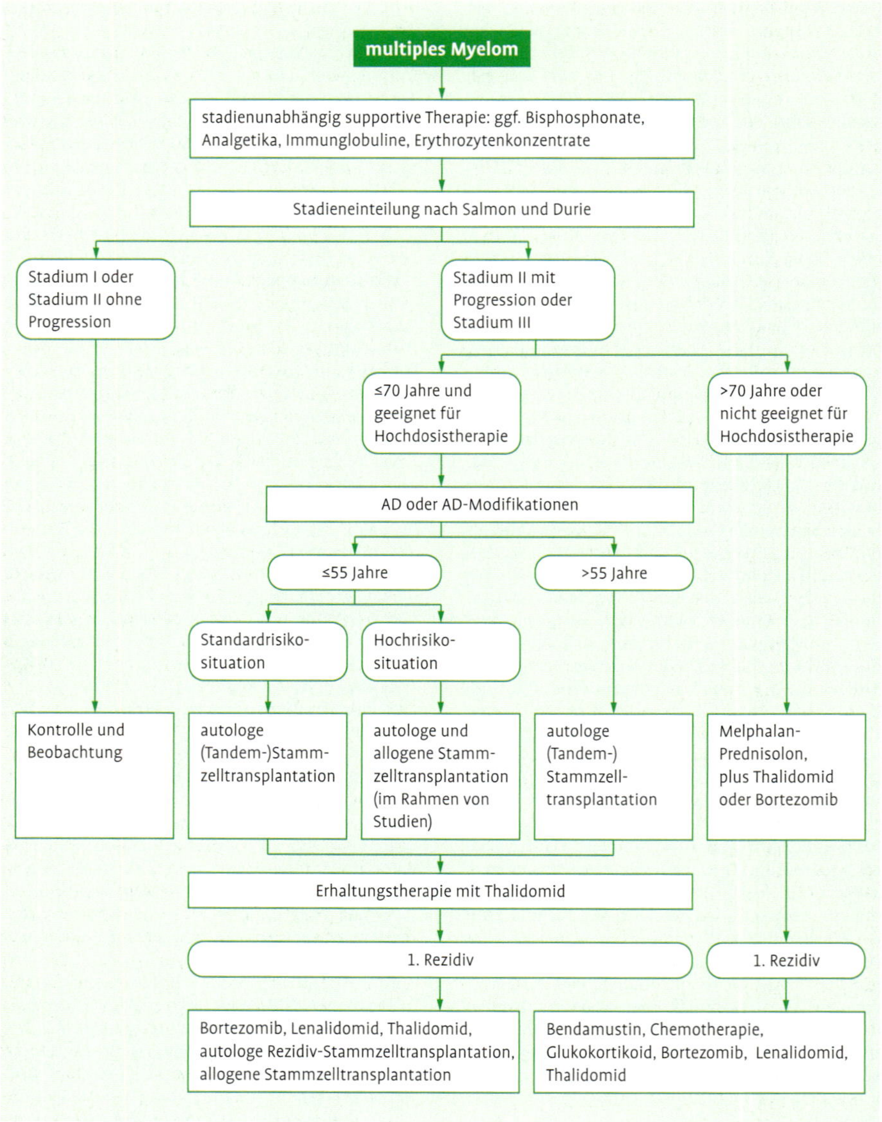

Myelom, multiples: therapeutischer Stufenplan

Neuentwicklung: **1.** Neue Kombinationen der Substanzen Thalidomid, Lenalidomid und Bortezomib werden zurzeit in klinischen Studien geprüft. Die Wirkung von Lenalodomid in der Firstline-Therapie wird gleichfalls in Studien untersucht. **2.** Vakzinationstherapien befinden sich im experimentellen Stadium und werden in ersten Phase-I-Studien auf ihre Durchführbarkeit hin geprüft. Ziel der Therapie ist eine Aktivierung des Immunsystems gegen die Tumorzellen durch antigenbeladene körpereigene Zellen. **3.** Zytogenetik- und Genexpressionsanalysen werden in die Diagnostik implementiert, um die Prognoseabschätzung zu verbessern.

Selbsthilfe: **1.** Die Deutsche Leukämie- & Lymphom-Hilfe e.V. (DLH), Bundesverband der Selbsthilfeorganisationen zur Unterstützung von Erwachsenen mit Leukämien und Lymphomen

e. V., Thomas-Mann-Str. 40, 53111 Bonn, Tel. 0228 33889200, Fax 0228 3388922; E-Mail: info@leukaemie-hilfe.de, Homepage: http://www.leukaemie-hilfe.de; **2.** Plasmozytom-Selbsthilfe Rhein/Main, c/o Bernd Natusch, Abraham-Lincoln-Str. 14 a, 65189 Wiesbaden, Tel. und Fax 0611 719938; E-Mail: Plasmozytom SHGWI@aol.com; **3.** Arbeitsgemeinschaft Plasmozytom/Multiples Myelom (APMM), Ansprechpartnerin: Brigitte Reimann, Robert-Stolz-Str. 19, 67433 Neustadt, Tel. 06321 963830, Fax: 06321 963831; Homepage: http://www.myelom.org; **4.** Deutsche Krebshilfe e. V., Buschstr. 32, 53113 Bonn, Tel. 0228 729900, Fax 0228 7299011; E-Mail: deutsche@krebshilfe.de, Homepage: http://www.krebshilfe.de; **5.** Krebsinformationsdienst (KID), Im Neuenheimer Feld 280, 69120 Heidelberg, Tel. 0800 4203040; E-Mail: krebsinformationsdienst@dkfz.de, Homepage: http://www.krebsinformation.de; **6.** Myeloma Euronet, Brunnenstrasse 178/179, 10119 Berlin, Tel. 030 28879755, Fax 030 28879766, E-Mail: info@myeloma-euronet.org.

Literatur: **1.** San Miquel, J. F. et al.: MMY-3002: a phase III study comparing bortezomib-melphalan-prednisone with melphalan-prednisone in newly diagnosed multiple myeloma [abstract]. Blood 110. Abstract 31 (2007); **2.** Palumbo, A. et al.: Oral melphalan and prednisone chemotherapy plus thalidomide compared with melphalan and prednisone alone in elderly patients with multiple myeloma: randomized controlled trial. Lancet. 367: 825–835 (2006); **3.** Greipp, P. R. et al.: International staging system for multiple myeloma. J Clin Oncol. 23: 3412–3420 (2005); **4.** Attal, M. et al.: InterGroupe Francophone du Myelome: Single versus double autologous stem-cell transplantation for multiple myeloma N Engl J Med 349: 2495–2502 (2003); **5.** Neben, K. et al.: Dose-dependent effect of thalidomide on overall survival in relapsed multiple myeloma. Clin Cancer Res 8: 3377–3382 (2002); **6.** Gahrton, G. et al.: Progress in allogenic bone marrow and peripheral blood stem cell transplantation for multiple myeloma: a comparison between transplants performed 1983–93 and 1994–98 at European Group for Blood and Marrow Transplantation centres. Br J Haematol 113: 209–216 (2001).

Autoren: H. Goldschmidt, U. Klein.

Myelopathie: s. Spinalkanalstenose.

Myelosarkom: s. Leukämie, akute myeloische.

Myelosklerose, primäre: s. Myelofibrose, primäre.

Myelozele: s. Myelodysplasie.

Mykobakterien: s. Tuberkulose.

Mykose: s. Candidose; Lungenmykosen; Onychomykose; Pityriasis versicolor.

Myogelose: syn. Muskelhartspann (engl. myofascial trigger point; Abk. MTrP); Muskelhärte, Myose; reaktive, großflächig-diffuse (Muskelhartspann) oder umschrieben-knotenförmige (Myogelose i. e. S.) druck- und bewegungsschmerzhafte (Schmerzverstärkung bei passiver Dehnung oder Kontraktion) Verhärtung bes. der statisch beanspruchten Skelettmuskulatur (Musculus trapezius, autochtone Rückenmuskulatur) inf. eines reflektorisch erhöhten Muskeltonus oder erhöhter Muskelkonsistenz (Turgor); neben Schmerz häufiges Symptom bei chronisch-degenenerativer Erkrankung der Wirbelsäule und achsennaher großer Gelenke sowie bei lokaler Unterkühlung, Fehl- und Überbelastung; akute Myogelose führt inf. des Dauertonus zu lokaler Ischämie, Atrophie von Muskelfibrillen und wachsartiger Faserdegeneration mit Verfettung.

Behandlungsindikation: Durchbrechen des Circulus vitiosus von Schmerz, Dauerkontraktur, Bewegungseinschränkung, Schmerzverstärkung, sekundärer Muskelverkürzung.

Pharmakotherapie: **1.** Muskelrelaxanzien*, bes. bei generalisiertem Auftreten; cave: UAW beachten (eingeschränkte Reaktionsfähigkeit und Fahrtüchtigkeit, Wechselwirkungen mit Psychopharmaka und Alkohol); **a)** Methocarbamol (Ortoton®), initial als Kurzinfusion 1 g (1 Amp.) langsam i. v., dann 3 × 1,5 g/d p. o.; **b)** Baclofen (z. B. Baclofen AWD), mit 3 × 5 mg/d p. o. einschleichend beginnen; max. 30–75 mg/d in 3–4 ED; cave: Nierenfunktion; **2.** Benzodiazepin-Derivate: Tetrazepam (z. B. Musaril®), ambulant initial 25 mg ($^1/_2$ Tbl.), dann täglich um 25 mg bis auf max. 200 mg/d p. o. steigern (bei stationärer Aufnahme ggf. höhere Dosis); Diazepam (z. B. Valium®, Faustan®), 5–10 mg/d abends p. o. zusätzlich zu Methocarbamol; **3.** nichtsteroidale Antiphlogistika*: **a)** Ibuprofen (z. B. IbuHEXAL®, Imbun®), initial 1 Amp. Imbun® i. m., dann 3 × 400–800 mg/d p. o.; **b)** Diclofenac (z. B. Voltaren®, Rewodina®, Effekton®), initial 1 Amp. Rewodina® 75 SF i. m., dann 3 × 25–50 mg/d p. o. (Komplikation: Anaphylaxie; Patient mind. 1 Stunde überwachen); **4.** Psychopharmaka: kurzfristig Tranquilizer*, Neuroleptika* oder Antidepressiva* bei drohender Chronifizierung.

Psychotherapie: bei chronisch-rezidivierendem Verlauf ohne pathologische Organveränderung an eine psychosomatische Störung denken, bei der eine lebensbegleitende stützende Psychotherapie, seltener eine Psychoanalyse angezeigt ist.

Naturheilkundliche Verfahren (Autorin: Ch. Uhlemann): **1.** aktiver myofaszialer Trigger-Punkt: myofasziales Release, postisometrische Relaxation (Kurzbez. PIR-Technik) ohne Stretching, deep friction nach Cyriax, Kurzwelle (Spulenfeld), Eiswürfelmassage, transkutane elektrische Nervenstimulation (Abk. TENS), dry needling nach Gunn, therapeutische Lokalanästhesie (Abk. TLA); **2.** bei myofaszialem Schmerzsyndrom mit myofaszialen Trigger-Punkten in der Kette (sog. Kettentendomyose) gezielte Dehnungen mit PIR-Technik, stretch and spray, muscle energy technique und Muskelausdauertraining; **3.** unterstützende und trophikverbessernde Anwendung von Unterwasser-Druckstrahlmassage, klassischer Massage und Wärme (Peloide, Heusack, heiße Güsse).

Sonstige Maßnahmen: Elektrotherapie* (galvanischer Strom oder Iontophorese mit Voltaren® Emulgel®), Wärmetherapie (Peloide); Neuraltherapie (Lokalanästhetika-Infiltration, z. B. Lidocain 0,5–1 %); Salbenverbände wirken v. a. durch lokale Wärmeentwicklung und Ruhigstellung, weniger durch die analgetischen Wirkstoffe.

Eigenbehandlung: **1.** zusätzlich oder alternativ zur Pharmakotherapie warme Bäder, Sauna und Wärmflasche; **2.** schmerzauslösende Belastungen, Dauer- und Fehlbelastung sowie lokale Ab- oder Unterkühlung vermeiden; **3.** regelmäßige Bewegungsübungen bei wiederholter, durch einseitige Belastung ausgelöster Myogelose.

Arbeitsunfähigkeit: bei Bedarf 1–2 Wochen.

Hinweis: **1.** Im schweren Akutfall (Bewegungsunfähigkeit) kann ein neurologischer Ausfall erst nach initialer analgetisch-muskeldetonisierender Therapie sicher ausgeschlossen werden. **2.** bei diffuser, generalisierter Myalgie entzündliche, neurogene oder metabolische Myopathien und rheumatische Erkrankungen ausschließen; **3.** bei Therapieresistenz vertebragene Wurzelreizungen diagnostisch ausschließen.

Literatur: **1.** Uhlemann, Ch.: Alternative therapy in fibromyalgia. Only expensive or „interpersonal medicine"? MMW Fortschr Med 144 (37): 14 (2002); **2.** Windisch, A. et al.: Morphology and histochemistry of myogelosis. Clin Anat 12 (4): 266–271 (1999).

Autoren: M. Schult, D. Leutloff.

M

Myokardinfarkt: s. Herzinfarkt.

Myokardinsuffizienz: s. Herzinsuffizienz.

Myokarditis: fokale oder diffuse Inflammation des Myokards mit lymphozytären oder mononukleären Zellinfiltraten; das Vorhanden- oder Nichtvorhandensein von Myozytolysen unterscheidet die akute von der chronischen Form. Eine Fibrose kann bei beiden Formen vorkommen, ist aber nicht obligat für die Diagnose. **Ätiologie:** **1.** infektiös: **a)** viral: Häufigste Auslöser sind kardiotrope Viren (Entero-, Adeno-, Parvo- und Herpesviren, auch Hepatitis und HIV). Es werden 3 klinische Stadien unterschieden: Virusinfektion und Replikation, Autoimmunität und dilatative Kardiomyopathie*. Bei der chronischen Verlaufsform ist die Myokarditis mit Viruspersistenz von der autoimmunen Verlaufsform zu unterscheiden. Endstadium ist in beiden Fällen die dilatative Kardiomyopathie. **b)** Bakterielle Myokarditiden sind in Deutschland und Europa sehr selten. **2.** autoimmun: neben infektiösen Myokarditiden kommen regelmäßig auch myokardiale Beteiligungen von Kollagenosen oder Vaskulitiden vor. **Prognose:** Wird eine Myokarditis ohne Herzinsuffizienz diagnostiziert ist die Prognose gut, in nahezu 100 % der Fälle heilt die Myokarditis bis zur restitutio ad integrum aus. Selbst bei einer leicht- bis mittelgradig eingeschränkten Ejektionsfraktion (Abk. EF) erholt sich die Mehrheit der Patienten spontan. Bei einer schwergradig eingeschränkten EF (<35 %) erholen sich nur 25 % der betroffenen Patienten. Die Fünf-Jahres-Überlebensrate bei Patienten mit schwer eingeschränkter EF wird auf etwa 50 % geschätzt. **Diagnose:** Klinisch wird die Diagnose aufgrund pathologischer Laborwerte (Troponine, CRP, Leukozytose), pathologischer EKG-Veränderungen (ST-Hebung/-senkung, T-Wellen Inversion), echokardiographischer Befunde (Einschränkungen der globalen und/oder der regionalen Funktion) sowie der kardialen MRT gestellt (Ödemnachweis, Late-enhancement als Narbennachweis). Die Sensitivität der klinischen Diagnostik ist gering. Auch bei unauffälligen Befunden in Labor, EKG und Echokardiographie kann eine Myokarditis vorliegen. Die höchste Sensitivität hat die kardiale MRT und ist damit zum Goldstandart geworden. Bei begründetem klinischem Verdacht und therapeutischer Konsequenz sichert die Endomyokardbiopsie (Abk. EMB) die Diagnose. Mit immunhistochemischer Färbung von Lymphozyten, Makrophagen und MHC-Komplexen sowie Virusgenomnachweis in der PCR unterscheidet die EMB Viruspersistenz und autoimmune Verlaufsform der Virusmyokarditis. Aufgrund der guten Prognose der Myokarditis sollte die Indikation zur Biopsie dann gestellt werden, wenn nach Einleitung einer adäquaten Herzinsuffizienztherapie keine Besserung zu erzielen ist oder eine rasche klinische Verschlechterung eintritt.

Behandlungsindikation: Jede Myokarditis muss behandelt werden. Eine spezifische Therapie ist jedoch erst nach EMB möglich (s. o.).

Pharmakotherapie: **1.** Unabhängig von der Ätiologie und der EMB sollte jeder Patient mit ACE*-Hemmer und Beta*-Rezeptoren-Blocker behandelt werden. Besteht zusätzlich eine Herzinsuffizienz ggf. auch Diuretika* und Aldosteron*-Antagonisten (s. Herzinsuffizienz); **2.** Virusmyokarditis: Im Falle einer Viruspersistenz kann eine virostatische oder immunmodulatorische Therapie begonnen werden. Zytomegalie-Viren sprechen auf Ganciclovir an (2 × 5mg/kg KG/d über 14 Tage). Entero- und Adenoviren können mit Interferon-beta, Parvoviren mit Interferon-alfa behandelt werden. Da es keine eindeutige Evidenz für diese Therapien gibt, sollten sie nur an spezialisierten Zentren im Rahmen von Studien durchgeführt werden. Ist eine Viruspersistenz ausgeschlossen, ist eine immunsuppressive Therapie mit Glukokortikoiden* und Azathioprin möglich (z. B. Prednisolon initial 1 mg/kg KG/d, dann langsam nach Klinik und Verträglichkeit auf Erhaltungsdosis reduzieren; Azathioprin 50–100 mg/d). In kleineren Studien konnten Vorteile bezüglich der Erholung der EF gezeigt werden, ein Mortalitätsvorteil konnte bislang nicht nachgewiesen werden. Daher gilt auch für die immunsuppressive Therapie, dass sie nur an spezialisierten Zentren im Rahmen von Studien durchgeführt werden sollte. **3.** Autoimmunmyokarditis (Kollagenosen/Vaskulitiden): Hier ist die kombinierte Gabe von

Glukokortikoiden und Azathioprin Therapie der ersten Wahl (z. B. Prednisolon initial 1 mg/kg KG/d, dann langsam nach Klinik und Verträglichkeit auf Erhaltungsdosis reduzieren; Azathioprin 50–100 mg/d).

Sonstige Maßnahmen: **1.** Während der Rekonvaleszenz sollte unbedingt körperliche Schonung eingehalten werden. **2.** Wegen der Gefahr maligner Arrhythmien müssen die Patienten im akuten Stadium (mit EKG-Veränderungen und Erhöhung der Biomarker Troponine, CK, NT-pro-BNP, CRP) stationär an der Telemetrie überwacht werden.

Arbeitsunfähigkeit: akute Myokarditis bis 2 Wochen über das Abklingen der klinischen Symptomatik hinaus, chronische Myokarditis individuell nach Schwere der Symptome und funktioneller Einschränkung.

Selbsthilfe: Deutsche Herzstiftung e. V., Vogtstr. 50, 60322 Frankfurt a. M., Tel. 069 9551280, Fax 069 955128313; E-Mail: info@herzstiftung.de, Homepage: http://www.herzstiftung.de.

Literatur: **1.** Schultheiss, H. P.; Kuhl, U.: Myocarditis. Dtsch Med Wochenschr 133 Suppl 8: S290–294 (2008); **2.** Maisch, B. et al.: The heart in cases of viral, bacterial and parasitic infections. Internist (Berl) 48 (3): 255–267 (2007); **3.** Magnani, J. W.; Dec, G. W.: Myocarditis: current trends in diagnosis and treatment. Circulation 113 (6): 876–890 (2006); **4.** Maisch, B. et al.: Treatment of inflammatory dilated cardiomyopathy and (peri)myocarditis with immunosuppression and i.v. immunoglobulins. Herz 29 (6): 624–636 (2004).

Autoren: A. Rolf, C. Hamm, T. Dill.

Myoklonien: plötzliche, unwillkürliche, kurze, ruckartige Kontraktionen von Muskeln ohne oder mit nur geringem Bewegungseffekt; auf Teile von Muskeln beschränkt oder ganze Muskelgruppen betreffend; Auslösung durch abnorme synchrone Entladungen neuronaler Zellverbände auf verschiedenen Ebenen des zentralen Nervensystems; **Ursache:** **1.** physiologisch; **2.** Symptom verschiedener Erkrankungen (Epilepsie, Enzephalitis, metabolische Enzephalopathien, posthypoxämische Enzephalopathie, Creutzfeldt-Jakob-Krankheit); **3.** toxisch bedingt (Schwermetalle, DDT, Cocain, LSD); **4.** Arzneimittel-induziert (Lithium, Penicilline, Etomidat, Vigabatrin).

Behandlungsindikation: subjektiver Leidensdruck durch hohe Frequenz oder Intensität der Myoklonien oder durch die Grunderkrankung bedingt.

Pharmakotherapie: **1.** Behandlung der Grunderkrankung; **2.** symptomatische Therapie: **a)** Valproat als Monotherapie (z. B. Convulex®, Ergenyl®, Leptilan®, Orfiril®), 600–2400 mg/d p. o., bei guter Verträglichkeit auch höher; Dosissteigerung um 150–300 mg alle 2 Tage oder schnelle Aufsättigung durch i. v. Applikation von 1500–2400 mg/d; **b)** Benzodiazepinderivate: Clonazepam (z. B. Rivotril®), 0,5–4 mg/d p. o.; Clobazam (z. B. Frisium®), 10–40 mg/d p. o.; Diazepam (z. B. Valium®), 5–20 mg/d p. o.; **c)** Piracetam (z. B. Nootrop®, Normabraïn®), notwendig sind sehr hohe Dosierungen bis 10–20 g/d p. o.; **d)** Lamotrigin (z. B. Lamictal®), 200–400 mg/d p. o.; **e)** Topiramat (Topamax®), 50–100 mg/d p. o.; **f)** bei Myoklonie subkortikalen oder spinalen Ursprungs Therapieversuch mit Beta-Rezeptoren-Blockern, z. B. Propranolol (z. B. Dociton®, Obsidan®), 160–240 mg/d p. o., oder Trihexyphenidyl (z. B. Artane®), 4–10 mg/d p. o.

Operative Therapie: bei einigen seltenen Formen der Epilepsie* (z. B. Epilepsia partialis continua).

Sonstige Maßnahmen: **1.** Behandlung der Grunderkrankung, z. B. Enzephalitistherapie oder Behebung metabolischer Enzephalopathien bei Nieren- oder Leberversagen; **2.** Ausschaltung der auslösenden Noxe bei toxischen Enzephalopathien.

Eigenbehandlung: **1.** Bei extern stimulierten Reflexmyoklonien (z. B. Photomyoklonie) kann der auslösende Stimulus vermieden werden. **2.** Bei bewegungsinduzierten Myoklonien (z. B. Aktions- oder Intentionsmyoklonien) können auslösende Bewegungsabläufe verhindert werden.

Arbeitsunfähigkeit: **1.** in Abhängigkeit von der Grunderkrankung sowie Frequenz und Intensität individuell sehr variabel, z. T. lebenslang (bei ZNS-Schädigung); **2.** bei seltenen, segmental auftretenden oder durch externe Reize ausgelösten Myoklonien nur kurzfristig.

Literatur: **1.** Topka, H.; Asmus, F.: Myoklonien. In: Brandt, T.; Dichgans, J.; Diener, H. C. (Hrsg.): Therapie und Verlauf neurologischer Erkrankungen. 5. Aufl. Stuttgart: Kohlhammer, 2007; **2.** Prasad, A. et al.: Evolving antiepileptic drug treatment in juvenile myoclonic epilepsy. Arch Neurol 60 (8): 1100–1105 (2003); **3.** Wallace, S. J.: Myoclonus and epilepsy in childhood: a review of treatment with valproate, ethosuximide, lamotrigine and zonisamide. Epilepsy Res 2: 147–154 (1998).

Autoren: M. Frings, A. Hufnagel, H. C. Diener.

Myoma uteri: Muskelgeschwulst und häufigste gutartige Neubildung der Gebärmutter mit östrogenabhängigem Wachstum; spontane Rückbildung nach dem Klimakterium möglich; **Symptome:** Blutungen (meist Metrorrhagien) mit sekundärer Anämie, Dysmenorrhö, Blasendruck, Miktionsbeschwerden, Pollakisurie, Obstipation, Kreuzschmerzen.

Behandlungsindikation: Auftreten von Symptomen, größere Myome bei Patientin mit Sterilität oder Infertilität sowie schnell wachsende Myome mit Sarkomverdacht.

Pharmakotherapie: **1.** gestagenbetonte orale Kontrazeptiva bzw. Gestagenmonotherapie (s. Kontrazeption, hormonale); **2.** zur präoperativen Therapie GnRH-Analoga, z. B. Leuprorelin (Enantone-Gyn®), 1-mal monatlich s. c. über 3 Monate zur Reduzierung der Myomgröße; max. 6 Monate ohne zusätzliche Östrogensubstitution anwendbar (Gefahr von Osteoporose und Lipidveränderungen). Nur bei sekundären Anämien und größeren intracavitären Myomen indiziert.

Operative Therapie: entsprechend dem Befund und Wunsch der Patientin entweder organerhaltende Operation oder Hysterektomie; **1.** hysteroskopische Myomresektion, z. B. bei submukösen Myomen; **2.** laparoskopische Myomenukleation bei subserösen oder intramuralen Myomen (s. Abb.); **3.** Myomenukleation über laparotomischen Zugang, z. B. bei Kinderwunsch und multiplen intramuralen Myomen oder Myomen mit >10 cm; **4.** vaginale, laparoskopisch assistierte vaginale, abdominale oder laparoskopisch-suprazervikale Hysterektomie*; postoperativ endoskopische und sonographische Kontrollen bei organerhaltendem Vorgehen.

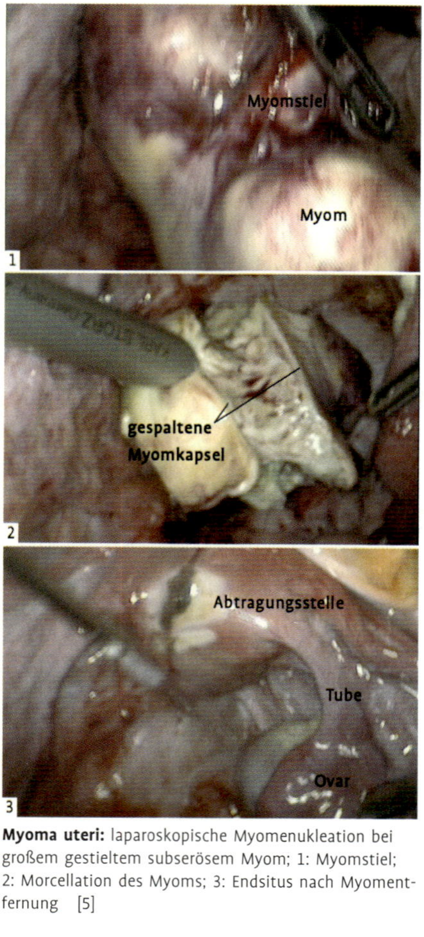

Myoma uteri: laparoskopische Myomenukleation bei großem gestieltem subserösem Myom; 1: Myomstiel; 2: Morcellation des Myoms; 3: Endsitus nach Myomentfernung [5]

Arbeitsunfähigkeit: nach hysteroskopischer Myomresektion 2–3 Tage, nach laparoskopischer Myomresektion 1–2 Wochen und nach Hysterektomie 2–6 Wochen.

Hinweis: **1.** bei Myoma uteri ohne Symptomatik (sog. Myomträgerin) keine operative Therapie; **2.** bei geringen Beschwerden im Klimakterium zunächst abwarten und Verlauf kontrollieren, da es in der Postmenopause wegen des fehlenden Östrogenstimulus i. d. R. zum Wachstumsstillstand kommt; **3.** Myome treten oft gemeinsam mit einer Endometriose* auf.

Neuentwicklung: **1.** therapeutischer Einsatz von Antiöstrogenen; **2.** gezielte Embolisation der Myomgefäße; **3.** ultraschallgestützte Zertrümmerung von Myomen.

Selbsthilfe: Der Dachverband der Frauengesundheitszentren in Deutschland e. V., Goetheallee 9, 37073 Göttingen, Tel. und Fax 0551 487025; E-Mail: dv-frauengesundheitszentren@gmx.de, Homepage: http://www.fen-net.de/fgz/eingang.htm.

Literatur: **1.** Römer, Th.: Operative Hysteroskopie – Ein Wegweiser für die Praxis. 2. Aufl. Berlin: de Gruyter, 2009; **2.** Bojahr, B.; Zubke, W.; Schollmeyer, T.: Die laparoskopisch suprazervikale Hysterektomie (LASH). In: Deutsche Gesellschaft für Gynäkologie und Geburtshilfe: Leitlinien der Gynäkologie und Geburtshilfe 2008. Band 1. Berlin: Kramarz, 2008; **3.** Viswanathan, M. et al.: Management of uterine fibroids: an update of the evidence. Evid Rep Technol Assess 154: 1–122 (2007); **4.** Marshburn, P. B.; Matthews, M. L.; Hurst, B. S.: Uterine artery embolization as a treatment option for uterine myomas. Obstet Gynecol Clin North Am 33: 125–144 (2006).

Autor: Th. Römer.

Myopie: s. Refraktionsanomalien.

Myose: s. Myogelose.

Myositis: entzündliche Muskelerkrankung mit dem klinischen Leitsymptom Muskelschwäche und histologisch nachzuweisenden entzündlichen Infiltraten der Skelettmuskulatur; **Formen:** **1.** Polymyositis (Abk. PM); **2.** Dermatomyositis (Abk. DM); **3.** Einschlusskörperchenmyositis (engl. inclusion body myositis, Abk. IBM); **4.** Myositis bei Kollagenosen und anderen Systemerkrankungen; **5.** erregerbedingte Myositis (viral, bakteriell, parasitär).

Behandlungsindikation: Auftreten von Symptomen und gesicherte Diagnose; eine wirksame etablierte Therapie der IBM besteht zurzeit noch nicht (geringgradiges Ansprechen auf i. v. Immunglobulin).

Pharmakotherapie: **1.** PM und DM: **a)** Kortikoide: z. B. Prednison (z. B. Decortin®), initial 1–2 mg/kg KG/d p. o. für 3–4 Wochen; dann langsame Reduktion über 10 Wochen auf 1 mg/kg KG jeden 2. Tag; im Erfolgsfall (Zunahme der Muskelkraft, Abfall der Kreatinkinase innerhalb von 3 Monaten nach Therapiebeginn) weitere Reduktion in Schritten von 5–10 mg alle 3–4 Wochen bis zu einer wirksamen Erhaltungsdosis, die unter 15 mg/d p. o. liegen sollte (bei IBM bis auf Einzelfälle nicht wirksam); **b)** Azathioprin (z. B. Imurek®), 2–3 mg/kg KG/d p. o.; zur Reduktion der erforderlichen Kortikoiddosis, wenn sich 3 Monate nach Therapiebeginn schwerwiegende UAW zeigen oder hohe Dosierungen erforderlich sind; bei schweren Verlaufsformen bereits ab Therapiebeginn; Therapiekontrolle: Leukozytenzahl >4000/µl, Lymphozytenzahl 800–1000/µl, MCV>95 fl; Interaktion mit Allopurinol beachten (Azathioprin-Dosis auf 25 % reduzieren); **c)** bei Therapieresistenz: Methotrexat (z. B. MTX®), initial 7,5 mg/Woche p. o., dann steigern auf 10–20 mg/Woche p. o.; bei Therapieresistenz Kombination von Methotrexat und Azathioprin; **d)** Ciclosporin (z. B. Sandimmun®), Richtdosis 2,5–5 mg/kg KG/d p. o.; Wirkung nur in Einzelfällen beschrieben; Bestimmung des Ciclosporin-Serumspiegels wegen zahlreicher Arzneimittelwechselwirkungen erforderlich (Zielbereich abhängig von der Bestimmungsmethode), oder bei schwerer Ausprägung Cyclophosphamid (z. B. Endoxan®), 1–2 mg/kg KG/d; Wirkung nur in Einzelfällen beschrieben; Cyclophosphamid bei schwerer extramuskulärer Begleitmanifestation (z. B. interstitielle Lungenerkrankung); **e)** alternativ Mycophenolatmofetil (Cellcept®) 2 g/d p. o.; **f)** Immunglobulin (z. B. Sandoglobulin®, Gammonativ®), 0,4 g/kg KG/d i. v. über 5 Tage in Kombination mit Prednison oder Azathioprin, Wiederholung alle 6–8 Wochen möglich; kann auch bei IBM wirksam sein; beste Effektivität bei DM; cave: anaphylaktische Reaktion bei Patienten mit IgA-Mangel und bei wiederholter Anwendung; **g)** Langzeittherapie über 1–3 Jahre als Rezidivprophylaxe: niedrig dosierte Kortikoide, z. B. Prednison (z. B. Decortin®), 5–10 mg/d p. o. oder 10–20 mg jeden 2. Tag, in Kombination mit Azathioprin, 2–3 mg/kg KG/d p. o.; **2.** Der Stellenwert von Immumtherapien ist derzeit nicht sicher einzuschätzen. **3.** IBM: Kortikoide und Immunsuppressiva überwiegend unwirksam; in Einzelfällen Antithymozytenglobulin und Methotrexat; Hinweise für Stabilisierung unter i. v. Immunglobuline; **4.** Myositis bei Kollagenosen und anderen Systemerkrankungen: Behandlung der Grundkrankheit, ansonsten wie bei PM oder DM; **5.** erregerbedingte Myositis: Behandlung der Grundkrankheit.

Hinweis: **1.** Plasmapherese i. d. R. unwirksam; **2.** während der Langzeitanwendung von Kortikoiden Entwicklung einer Steroidmyopathie möglich (Zunahme der Muskelschwäche bei gleichbleibender Kreatinkinasekonzentration); möglicherweise schwierige DD (zusätzlich klinische Zeichen eines Hyperkortizismus); **3.** bei primär chronischer PM ist das Symptom Muskelschwäche ohne Erhöhung der Kreatinkinase und mit unauffälliger Muskelbiopsie möglich; Therapieversuch wie bei akuter PM nach Ausschluss anderer Myopathieursachen.

Selbsthilfe: Deutsche Gesellschaft für Muskelkranke e. V., Bundesgeschäftsstelle, Im Moos 4, 79112 Freiburg, Tel. 07665 94470, Fax 07665 944720; E-Mail: info@dgm.org, Homepage: http://www.dgm.org.

Literatur: **1.** Goebels, N. et al.: Myositiden. In: Diener, H. C.; Putzki, N. (Hrsg.): Leitlinien für Diagnostik und Therapie in der Neurologie. 4. Aufl. Stuttgart: Thieme, 2008; **2.** Walter, M. C.; Pongratz, D.: Myositiden. In: Brandt, T.; Dichgans, J.; Diener, H. C. (Hrsg.): Therapie und Verlauf neurologischer Erkrankungen. 5. Aufl. Stuttgart: Kohlhammer, 2007.

Autoren: M. Gerwig, O. Kastrup.

Myotendinose: s. Insertionstendopathie.

Myotonolytika: s. Muskelrelaxanzien.

Myringoplastik: s. Tympanoplastik.

Myxödemkoma: s. Krise, endokrine.

Myxödem, primäres: s. Thyroiditis.

N

Nabelhernie: s. Hernie.

Nabelschnurkomplikationen: während der Schwangerschaft oder unter der Geburt auftretende Komplikationen, die von der Nabelschnur ausgehen; **Formen: 1.** echte Nabelschnurknoten (selten); **2.** Nabelschnurumschlingung (um Körper oder Kopf); **3.** Nabelschnurvorliegen: die Nabelschnur ist bei noch intakter Fruchtblase vor oder neben dem vorangehenden Kindsteil tastbar; **4.** Nabelschnurvorfall: zunehmende Kompression der Nabelschnur bei gesprungener Fruchtblase. Die Inzidenz dieses geburtshilflichen Notfalls beträgt 0,14–0,62 % und bleibt in den letzten Jahren stabil. Risiken sind Multiparität, fetale Einstellungsanomalie, Frühgeburtlichkeit, Mehrlingsgravidität. Nabelschnurkomplikationen können zu Zirkulationsstörungen und fetaler respiratorischer Hypoxie führen und somit eine akute lebensbedrohliche Gefahrensituation für das Kind darstellen. Im Kardiotokogramm (Abk. CTG) treten am häufigsten variable Dezelerationen auf.

Behandlungsindikation: 1. Verdacht auf Nabelschnurvorliegen oder Nabelschnurvorfall; **2.** intrauteriner Sauerstoffmangel*, manifestiert durch ein abnormes fetales Herzfrequenzmuster und/oder (prä-)azidotische Fetalblutanalysewerte.

Prophylaxe: Jede Schwangere muss darüber informiert werden, nach dem Blasensprung die Klinik aufzusuchen und insbes. bei instabiler Kindslage, Beckenendlage* oder Querlage* sowie Frühgeburt* nicht mehr herumzugehen, da bei beweglichem vorangehendem Kindsteil die Nabelschnur durch das abfließende Fruchtwasser herausgespült werden kann.

Therapeutischer Stufenplan: Vorgehen bei Nabelschnurvorfall bzw. -vorliegen: s. Abb.

Hinweis: Eine präpartal diagnostizierte Nabelschnurumschlingung muss bei unauffälligen CTG-Kontrollen keinesfalls die Indikation für eine primäre Schnittentbindung darstellen. Etwa 20–30 % aller Kinder weisen bei ihrer Geburt eine Nabelschnurumschlingung auf.

Literatur: 1. Dudenhausen, J. W.: Praktische Geburtshilfe mit geburtshilflichen Operationen. 20. Aufl. Berlin: de Gruyter, 2008; **2.** Kinugasa, M. et al.: Antepartum detection of cord presentation by transvaginal ultrasonography for term breech presentation: potential prediction and prevention of cord prolapse. J Obstet Gynaecol Res 33 (5): 612–618 (2007); **3.** Enakpene, C. A.; Omigbodun, A. O.; Arowojolu, A. O.: Perinatal mortality following umbilical cord prolapse. Int J Gynaecol Obstet 95 (1): 44–45 (2006).

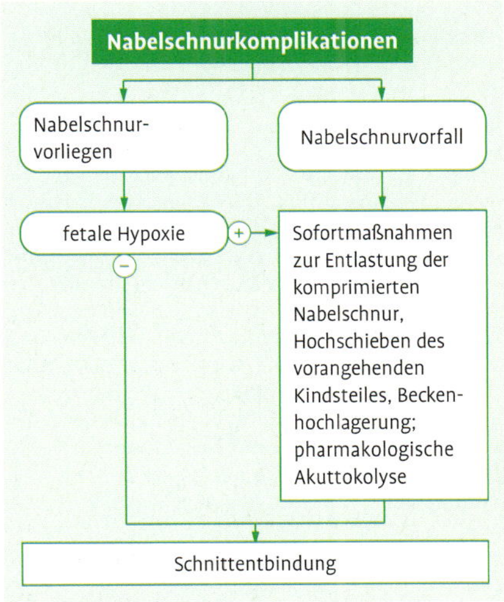

Nabelschnurkomplikationen: therapeutischer Stufenplan bei Nabelschnurvorfall bzw. -vorliegen

Autoren: C. Fotopoulou, J. W. Dudenhausen.

N-Acetylcystein: s. Paracetamol.

Nachgeburtausstoßung, verzögerte: s. Plazentalösungsstörung.

Nägel, pilzinfizierte: s. Onychomykose.

Nährstoffimbalanz: s. Malnutrition.

Nävus, melanozytärer: sog. Leberfleck; Ansammlung von Melanozyten in der dermoepidermalen Junktionszone bzw. im Korium; braun pigmentierte makulöse, papulöse oder papillomatöse Hautveränderung; **Sonderform:** dysplastischer melanozytärer Nävus: melanozytärer Nävus mit (fraglich) erhöhter Tendenz zur malignen Entartung (s. Melanom, malignes).

Behandlungsindikation: 1. bei Verdacht auf maligne Entartung; ABCD-Regel: **A**symmetrie, unregelmäßige **B**egrenzung, inhomogene Pigmentierung (**c**olor), **D**urchmesser >5 mm; 2. kosmetisch oder mechanisch störender Befund.

Operative Therapie: Exzision; kein Sicherheitsabstand.

Sonstige Maßnahmen: histologische Untersuchung zum Ausschluss der Malignität.

Hinweis: Die Entfernung ohne histologische Untersuchungsmöglichkeit mit Laser, Diathermieschlinge oder Elektrokoagulator ist obsolet.

Literatur: Sterry, W.; Paus, R.; Burgdorf, W.: Checkliste Dermatologie und Venerologie. Stuttgart: Thieme, 2004.

Autoren: P. Schulze, W. Sterry.

Naftifin: s. Antimykotika.

Nagelbettentzündung: s. Paronychie.

Nahrungsmittelverzicht: s. Fasten, therapeutisches.

Naloxon: Antidot bei Opioidintoxikation; **Vertreter:** z. B. Narcanti®; **Wirkungsmechanismus:** kompetitiver Antagonist an allen Opioid-Rezeptoren (10-fach stärker an μ-Rezeptor als an κ- und δ-Rezeptor); **Pharmakokinetik:** nach oraler Applikation unwirksam wegen des vollständigen First-pass-Effekts; Wirkungsbeginn nach wenigen Minuten bei i. v. Applikation, nach ca. 15 Minuten bei i. m. und s. c. Applikation; Wirkungsdauer 1–3 Stunden (stündliche Dosiswiederholung erforderlich, da Opioidwirkung länger andauert); Eliminationshalbwertzeit ca. 60 Minuten.

N

Indikation: 1. Aufhebung von Atemdepression und Koma nach Intoxikation mit Opioiden*; 2. Aufhebung der Atemdepression durch Opioide (postoperativ); 3. neonatale Atemdepression nach Opioidanalgesie der Mutter; 4. diagnostische Anwendung bei Verdacht auf Opioidintoxikation.

Kontraindikation: bei vorbestehender Erkrankung der Herz-Kreislauf-Systems, während Schwangerschaft und Stillzeit.

UAW: 1. Erbrechen bei schneller Injektion; 2. arterielle Hypertonie bei hoher Dosierung (>3 μg/kg KG postoperativ); 3. Herzrhythmusstörungen; 4. Lungenödem; 5. Entzugssyndrom (motorische Unruhe, Aggressivität, Mydriasis, lebhafte Darmgeräusche) für 1–3 Stunden bei Opioidabhängigkeit; 6. anaphylaktische Reaktion (selten).

Dosierung: i. v. Applikation bevorzugen; in Titrationsdosen langsam und unter Beobachtung der Wirkung applizieren, um die Atemdepression, nicht aber die analgetische Restwirkung der Opioide aufzuheben. Kürzere HWZ gegenüber Opioiden berücksichtigen (nach 60–90 Minuten nachinjizieren); 1. Opioidintoxikation: a) Erwachsene: initial 0,4–2 mg i. v., i. m. oder s. c., ggf. alle 2–3 Minuten wiederholen; erfolgt nach insgesamt 10 mg keine Reaktion, liegt wahrscheinlich keine Opioidintoxikation vor (Ausnahme: antagonistisch wirksame Opioide*, z. B. Buprenorphin). b) Kinder: initial 0,01 mg/kg KG i. v., i. m. oder s. c., ggf. Wiederholungsdosis 0,1 mg/kg KG; 2. postoperativ bei Opioidüberhang: 1,5–3 μg/kg KG (0,1–0,2 mg bei 75 kg KG) i. v. fraktioniert alle 2–3 Minuten bis zur Spontanatmung, bei Bedarf nach 60–90 Minuten nachinjizieren. Überdosierung: wegen der großen therpeutischen Breite können hohe postoperative Dosen nicht nur die Atemdepression, sondern auch die Schmerzfreiheit aufheben.

Autor: N. Lembert.

Narbe, hypertrophe: s. Keloid.

Narbenentfernung: s. Lasertherapie, dermatologische.

Narbenhernie: s. Hernie.

Narbenkorrekturen: s. Dermatochirurgie.

Narbenwucherung: s. Keloid.

Narkolepsie: genetisch determinierte Erkrankung mit Tagesschläfrigkeit und Auftreten imperativer Einschlafattacken; häufig auch kataplektische Attacken mit plötzlichem, meist affektiv ausgelöstem Tonusverlust (Areflexie) in den Beinen bzw. anderen Körperteilen, Zustände von Schlaflähmung (Schlafparalyse), Halluzinationen während des Einschlafens (hypnagoge Halluzinationen), zerrütteter Nachtschlaf mit REM-Schlaf schon in der Einschlafphase und vermehrtem Schlafstadienwechsel.

Behandlungsindikation: subjektiver Leidensdruck (psychosoziale Auswirkungen von Einschlafattacken oder Stürzen); Gefährdung im Beruf oder Straßenverkehr; Beeinträchtigung durch Schlafstörung.

Pharmakotherapie: 1. gegen Tagesmüdigkeit und imperative Einschlafattacken: Modafinil (Vigil®), 200–400 mg/d p. o.; Methylphenidat (z. B. Ritalin®), 10–60 mg/d p. o.; Pemolin (Tradon®), 20–100 mg/d p. o.; Einnahme morgens oder mittags; Therapiepausen notwendig, z. B. am Wochenende; 2. gegen kataplektische Attacken: SSRI (Abk. für engl. selective serotonin reuptake inhibitors) oder noradrenerg wirksame Präparate: z. B. Fluoxetin (z. B. Fluctin®) 20–40 mg/d p. o., Reboxetin (z. B. Solvex®, Edronax®) 4–12 mg/d p. o., Venlafaxin (Trevilor®) 37,5–300 mg/d p. o., Clomipramin (z. B. Anafranil®) 10–150 mg/d p. o.; oder 4-Hydroxybutansäure (Xyrem®), 4,5–9 g/d p. o.; cave: Medikation nicht abrupt absetzen; 3. zur Regulierung des Nachtschlafs: Zopiclon (z. B. Ximovan®), 3,75–7,5 mg/d p. o.; Lormetazepam (Noctamid®), 1–2 mg/d p. o.; Einnahme vor dem Schlafengehen.

Eigenbehandlung: 1. Alkoholabstinenz; 2. häufige Einnahme kleiner Mahlzeiten, um einer postprandialen Müdigkeit vorzubeugen; 3. Einlegen von kontrollierten willkürlichen Kurzschlafphasen (naps) von 5–15 Minuten Dauer tagsüber; 4. Vermeiden kataplektischer Attacken durch kognitive Intervention oder Ablenkung.

Arbeitsunfähigkeit: zur Diagnosesicherung bzw. pharmakologischen Neueinstellung 1–3 Wochen; in schweren Fällen kann ein Grad der Behinderung von 60–100 bestehen.

Hinweis: **1.** Antiepileptika sind gegen kataplektische Attacken unwirksam. **2.** Eine gutachterliche Einschätzung des Grades der Behinderung sollte sich am Ausmaß der Tagesschläfrigkeit, der Frequenz der imperativen Schlafattacken und der Intensität der Kataplexie orientieren und nicht in Analogie zur Epilepsie erfolgen.

Selbsthilfe: Deutsche Narkolepsie Gesellschaft e. V., Bundesgeschäftsstelle, Wilhelmshöher Allee 286, 34131 Kassel, Tel. 0561 40090704, Fax 0561 40090706; E-Mail: geschaeftsstelle@dng-ev.org, Homepage: http://www.dng-ev.org.

Literatur: **1.** Ricken, J. et al.: Schlafstörungen. In: Brandt, T.; Dichgans, J.; Diener, H. C. (Hrsg.): Therapie und Verlauf neurologischer Erkrankungen. 5. Aufl. Stuttgart: Kohlhammer, 2007; **2.** Mayer, G.: Narkolepsie: Taschenatlas spezial. Stuttgart: Thieme, 2006; **3.** US Modafinil in Narcolepsy Multicenter Study Group. Randomised trial of modafinil for the treatment of pathological somnolence in narcolepsy. Ann Neurol 43: 88–97 (1998).

Autoren: M. Frings, A. Hufnagel, H. C. Diener.

Narkose, präklinische: im Rahmen der Notfallmedizin durch Zufuhr von Narkotika, Analgetika und ggf. Muskelrelaxanzien* induzierter reversibler Zustand der Hypnose, Analgesie, vegetativen Dämpfung (Ausschaltung oder Verminderung der Reflexaktivität) und Muskelrelaxation (nicht obligat).

Indikation: **1.** endotracheale Intubation; **a)** zur Atemwegsicherung* und zum Aspirationsschutz, z. B. bei Bewusstseinsstörung, enoraler Blutung; **b)** zur kontrollierten Beatmung* bei Atem- und/oder Kreislaufinsuffizienz (s. Atemwegverlegung, Herz-Kreislauf-Stillstand); **c)** vor Hubschraubertransport eines instabilen Patienten, da eine Notintubation während des Fluges schwierig ist; **2.** sehr schwere Schmerzen mit der Notwendigkeit zur Applikation hoher Dosen zentral wirksamer Analgetika; **3.** Polytrauma*, insbes. mit Schädelhirntrauma* und/oder Thoraxtrauma; **4.** psychisch stark belastende Situation und Verletzung (z. B. Amputation, Einklemmung).

Durchführung: Vorbereitung: **1.** Materialüberprüfung und Bereitstellung von Beatmungsbeutel mit Sauerstoffreservoir, Gesichtsmaske, Guedel-Tubus, Sauerstoff, Absaugpumpe mit mehreren großlumigen Absaugkathetern, Laryngoskop mit Spatel, Tubus mit Mandrin (am besten mit Gleitmittel eingesprüht), Blockerspritze, Fixationsmaterial (Mullbinde, Pflaster), Stethoskop (zur Kontrolle der Tubuslage und Beatmung) und Arzneimittel (aufgezogen, beschriftet mit Konzentrationsangaben); **2.** mind. einen sicheren Venenzugang* legen; **3.** Patient für die Intubation auf dem Rücken lagern, Oberkörper leicht erhöht wegen Aspirationsgefahr und Kopf evtl. zusätzlich auf flaches Kissen in Schnüffelposition (bei fehlender Kontraindikation): leichte Anteflexion in Halswirbelsäule und Überstreckung im Atlantookzipitalgelenk; im Notfall ist durch erfahrene Notärzte auch die Intubation in sitzender Position möglich (z. B. bei eingeklemmtem Patienten nach Verkehrsunfall). **4.** Präoxygenierung: **a)** spontan atmenden Patienten während der Vorbereitungszeit, wenn möglich 3–5 Minuten, über dicht aufgesetzte Maske 100 % Sauerstoff aus Beatmungsbeutel atmen lassen (max. Flow mit z. B. 12 l/min); **b)** Apnoe (z. B. nach Narkoseeinleitung): nur bei ausgeschlossener Aspirationsgefahr (im Notfall fast nie gegeben) über Gesichtsmaske beatmen, zur Blitzintubation (syn. Crush-Intubation, Abk. RSI für engl. rapid sequence induction) bei Aspirationsgefahr keine vorherige Maskenbeatmung (wegen der Gefahr von Nebeninsufflation in den Magen und Regurgitation), dann zügig Intubation anstreben; **Arzneimittelauswahl:** s. Tab.; grundsätzlich Arzneimittel einsetzen, mit denen die meiste Erfahrung vorliegt; Kreislaufdepression als UAW beachten; Muskelrelaxanzien* (präklinisch fast nie indiziert; Anwendung setzt Beherrschung von Maskenbeatmung und Intubation voraus): depolarisierendes Relaxans, Succinylcholin (Suxamethonium, z. B. Lysthenon®), 1 mg/kg KG i. v.; **Verfahren:** **1. Narkoseeinleitung:** 2 Minuten nach Beginn der Präoxygenierung; **a)** Analgetikum: Fentanyl (z. B. Fentanyl HEXAL®, Fentanyl®-Janssen), 0,1–0,2 mg (1–3 µg/kg KG) i. v.; **b)** unter fortlaufender Präoxygenierung Wirkungseintritt abwarten (1–2 Minuten); **c)** Hypnotikum: Etomidat (z. B. Hypnomidate®), 0,3–0,55 mg/kg KG (Kinder: 0,2–0,3 mg/kg KG) i. v.; **d)** ggf. zusätzlich Succinylcholin (Suxamethonium, z. B. Lysthenon®), 1 mg/kg KG i. v.; **e)** sobald der Patient eingeschlafen ist, von einem Helfer Sellick-Handgriff (s. Abb.) durchführen lassen, intubieren und Tubus-Cuff sofort blocken (Sellick-Handgriff erst lösen, wenn der Tubus geblockt ist); **f)** Lagekontrolle und Fixation des Tubus; **g)** Beatmung des Patienten zunächst manuell, dann evtl. maschinell; **h)** Blutdruckkontrolle unmittelbar nach Intubation; **i)** zur Aspirationsprophylaxe und Entlastung des Magens bei Bedarf nach der Intubation Applikation einer Magensonde (präklinisch selten erforderlich); **2. Narkosefortführung:** Narkosetiefe nach klinischen Parametern steuern; Husten- und Würgereflex, steigender Beatmungsdruck, Ansteigen von Blutdruck und Herzfrequenz sind Zeichen zu flacher Narkose, Narkosevertiefung z. B. mit Midazolam (z. B. Dormicum®), in ED zu 2,5 mg i. v.; bei Schmerzen Repetitionsdosis eines Analgetikums (z. B. Fentanyl); **3.** Voranmeldung in der Klinik und Transport.

Komplikationen: **1.** Aspiration (durch Erbrechen oder Regurgitation von Magensaft, sofort Absaugpumpe mit großlumigem Absaugkatheter): Notfallpatienten sind prinzipiell als nicht nüchtern (letzte Nahrungs- oder Getränkeaufnahme <6 Stunden) zu betrachten und damit aspirations-

N

Narkose, präklinische
Arzneimittel

Wirkstoff	Handelsnamen (Auswahl)	Einleitungsdosis (i. v.)		Repetitionsdosis (i. v.)	
Hypnotika					
Etomidat	Hypnomidate®, Etomidat®-Lipuro	20 –40	mg	0,1	mg/kg KG
Thiopental-Natrium	z. B. Trapanal®, Thiopental „Nycomed"	3 – 5	mg/kg KG	2 –3	mg/kg KG
Propofol 1 %	z. B. Propofol® Lipuro 1%	1 – 1,5(–2)	mg/kg KG	0,4–0,5	mg/kg KG (Bolus-injektion)
				oder	
				4 –6	mg/kg KG/h (kontinuierlich)
Analgetika					
Esketamin	Ketanest® S	1 – 2	mg/kg KG	0,5	mg/kg KG
Fentanyl	z. B. Fentanyl Curamed, Fentanyl HEXAL®, Fentanyl®-Janssen	0,1– 0,2	mg	0,1	mg
Morphin	MSI Mundipharma®, Morphin Merck	10 –15	mg	0,05	mg/kg KG
Sedativa					
Midazolam	z. B. Dormicum®	0,1– 0,2	mg/kg KG		
Diazepam	z. B. Valium®, Faustan®, Diazepam-ratiopharm®	0,1– 0,2	mg/kg KG		

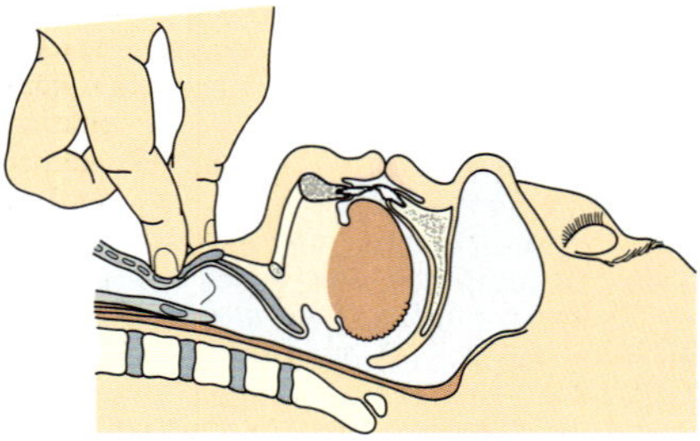

Narkose, präklinische: Sellick-Handgriff: manuelle Aspirationsprophylaxe durch Verschluss des Ösophagus bei Druck auf den Ringknorpel während der Narkoseeinleitung

gefährdet. Daher bei Beatmung* bzw. Narkose immer endotracheale Intubation anstreben (während Maskenbeatmung besteht erhöhte Aspirationsgefahr durch Mageninsufflation) und bei Beatmung ohne sicheren Aspirationsschutz niedrigen Beatmungsdruck von <20–25 cm H_2O anstreben, der den Ösophagusverschlussdruck nicht übersteigt; **2.** Misslingen der Intubation: gravierendes Problem, wenn durch Muskelrelaxanzien bereits ein künstlicher Atemstillstand produziert wurde; **1.** Patient muss dann (trotz erhöhter Aspirationsgefahr) zunächst über Maske weiterbeatmet werden; **2.** als Rückfallstufe supraglottische Hilfsmittel zur Atemwegssicherung (z. B. Larynxtubus, Larynxmaske, Kombitubus) einsetzen; **3.** nicht erkannte ösophageale Fehlintubation: Auch unter präklinischer Notfallbedingung ist der Einsatz eines Kapnometers zur Verifizierung der korrekten Tubuslage und adäquaten Beatmung* frühestmöglich einzusetzen.

Hinweis: **1.** Alle Arzneimittel dürfen nur i. v. appliziert werden. **2.** Ketamin wirkt sowohl analgetisch als auch hypnotisch (cave: UAW und Kontraindikation beachten).

Literatur: **1.** Gräsner, J. T. et al.: Narkose im Rettungsdienst – Anästhesie unter erschwerten Bedingungen. Anästhesiol Intensivmed Notfallmed Schmerzther 41 (11): 728–732 (2006); **2.** Kill, C. et al.: Ist die Relaxation mit Rocuronium zur Notfallnarkose im Rettungsdienst sicher? Anasthesiol Intensivmed Notfallmed Schmerzther 39 (11): 668–671 (2004); **3.** Reith, M. W.: Prioritätenorientiertes Schockraummanagement. Notfall & Rettungsmedizin 7 (4): 279–294 (2004); **4.** Maier, B.: Notfallnarkose. Notfall & Rettungsmedizin 2 (5): 313–322 (1999).

Autoren: S Wirtz, H. Moecke, O. Detsch.

N

Nasenabszess: s. Nasenfurunkel.

Nasenbeinfraktur: Fraktur des Os nasale durch stumpfes Trauma (Sturz, Faustschlag); häufigste knöcherne Gesichtsverletzung; **Klinik:** Fehlstellung der Nase (sog. Schiefnase bei Gewalteinwirkung von der Seite oder Sattel-Breitnase bei Gewalteinwirkung von vorn), Schwellung, Krepitation, Epistaxis* bei Schleimhautverletzungen, Septumhämatom, behinderte Nasenatmung; evtl. gestörtes Riechvermögen, Septumfraktur und weitere Gesichtsschädelfrakturen; ggf. begleitend Liquorrhö.

Behandlungsindikation: Korrektur möglichst frühzeitig innerhalb der ersten Woche nach Trauma bei kosmetisch störendem Schiefstand und Behinderung der Nasenatmung oder zur Entlastung eines Septumhämatoms (Gefahr eines Septumabszesses und einer Knorpelnekrose mit nachfolgender Sattel- oder Boxernase).

Operative Therapie: **1.** Reposition nach Schleimhautanästhesie durch Einlage von Spitztupfern, die mit Tetracain 2 % (z. B. Pantocain®) unter Zusatz von einigen Tropfen Adrenalinlösung 1 : 1000 oder mit Naphazolinlösung (z. B. Privin®) getränkt sind; evtl. i. v. Kurz- oder Intubationsnarkose; ein Schiefstand kann in der ersten Woche meist durch Daumendruck reponiert und durch Heftpflasterzug, Gips- oder Metallschiene fixiert werden. **2.** bei Impressionsfraktur Aufrichten mit einem Elevatorium vom Naseninneren her mit Begradigung des oft frakturierten Septums und lockere vordere Nasentamponade für 2 Tage; Wundnaht bei äußeren Wunden; Nasengips für ca. 1 Woche; **3.** Septumplastik bei stärkerer Frakturierung des knorpeligen Septums; **4.** bei Septumhämatom Entlastung durch Punktion oder Inzision und anschließende Nasentamponade; **5.** bei Septumabszess Ausräumung des Knorpelsequesters und Streifeneinlage zwischen die Perichondriumblätter mit offener Nachbehandlung.

Hinweis: **1.** auf Beteiligung der Nebenhöhlen achten (z. B. Lidemphysem bei Siebbeinfraktur); **2.** bei bleibender Anosmie nach Nasenbeinfraktur an Schädelbasisfraktur mit Abriss der Nervi olfactorii denken; **3.** keine Nasenbeinaufrichtung bei >10 Tage alter Nasenbeinfraktur; dann rhinoplastische Eingriffe nach längerem Intervall (6–9 Monate).

Autor: E. E. Scheller.

Nasenbluten: s. Epistaxis.

Nasenfremdkörper: in der Nase befindlicher unphysiologischer Gegenstand; **Vorkommen:** häufig im Kindesalter; typische Fremdkörper sind Erbsen, Bohnen, Kerne, Spielzeugteile (s. Abb.), Knöpfe, Kugeln, Hydrokultursteinchen, Knopfzellen und Münzen.

Behandlungsindikation: Jeder Nasenfremdkörper muss entfernt werden, da Rhinolithenbildung durch Ablagerung von Kalksalzen und Entzündungen drohen.

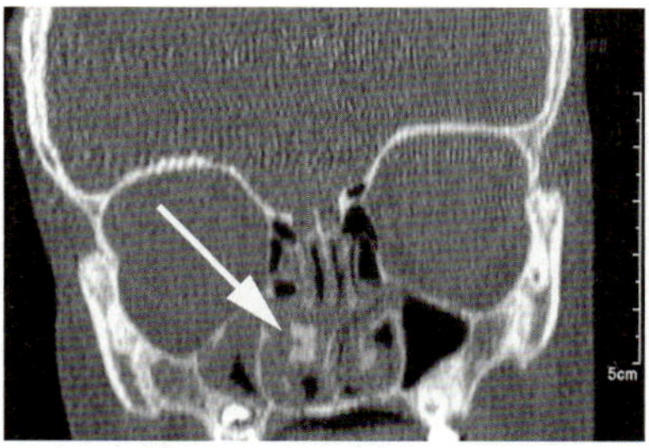

Nasenfremdkörper: Nasenfremdkörper („Ministeck“) rechts mit Begleitrhinosinusitis bei einem Kind; CT

Therapie: Therapieziel ist die schonende Entfernung des Nasenfremdkörpers ohne Verletzung der Nasenschleimhaut und ohne akzidentelle Aspiration des Fremdkörpers. Nach Abschwellen und Anästhesie der Schleimhaut mit Xylometazolin plus Xylocain erfolgt die vordere Rhinoskopie zur Diagnosesicherung. Eine Röntgendiagnostik sollte aus Strahlenschutzgründen nur in Ausnahmefällen erfolgen. Die meisten Nasenfremdkörper, v. a. bei Kindern, liegen in der vorderen Hälfte der Nase im unteren Nasengang und lassen sich mit Häkchen und einem kleinen zangenähnlichen Instrument entfernen. Bei mangelnder Kooperation ist Entfernung in Masken- oder Intubationsnarkose und Lagerung des Patienten in Kopftieflage anzuraten. Eine Extraktion großer oder eingekeilter Fremdkörper sollte in Intubationsnarkose durchgeführt werden. Lässt sich der Fremdkörper nicht stumpf extrahieren, muss ggf. scharf präpariert werden. Ggf. muss eine Alotomie erfolgen.

Hinweis: **1.** keine blinden Extraktionsversuche, da Nasenfremdkörper in den Rachen fallen können und die Gefahr der nachfolgenden Aspiration besteht. Daher dürfen rundliche Fremdkörper auch nicht mit einer Pinzette entfernt werden. **2.** Bei Kindern mit einseitiger Nasenatmungsbehinderung, Sekretion, rezidivierender Epistaxis oder Sinusitis immer an Nasenfremdkörper denken.

Autoren: F. Waldfahrer, H. Iro.

Nasenfurunkel: von Haarfollikeln (Follikulitis) ausgehende bakterielle Entzündung mit Abszedierung im Naseneingang oder im Bereich der Oberlippe; **Erreger:** meist Staphylococcus aureus; **Komplikationen:** Durch eine aufsteigende Thrombophlebitis der Vena angularis im medialen Augenwinkel besteht die Gefahr einer Kavernosusthrombose.

Behandlungsindikation: immer, insbes. wegen möglicher Thrombophlebitis.

Pharmakotherapie: **1.** bei ausgeprägter Entzündung stationäre Aufnahme zur hochdosierten i. v. Antibiotikatherapie mit gegen Staphylokokken wirksamen Antibiotika: **a)** Clindamycin, 4 × 600 mg/d i. v.; **b)** Flucloxacillin, 3 × 1 g/d i. v.; **c)** Ampicillin plus Sulbactam, z. B. Unacid®,

N

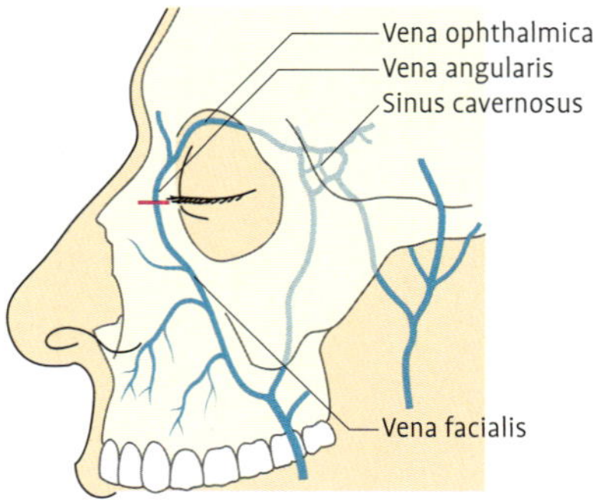

Nasenfurunkel: Ligatur der Vena angularis

3 × 3 g/d i. v.; **d)** Amoxicillin plus Clavulansäure, z. B. Augmentan®, 3 × 2,2 g/d i. v.; **2.** bei Verdacht auf Kavernosusthrombose: **a)** hochdosierte i. v. Antibiotikatherapie: Ceftriaxon, 2 × 2 g/d i. v., plus Sulbactam (Combactam®) 2 × 1 g, oder Ampicillin plus Sulbactam, z. B. Unacid®, 3 × 3 g/d i. v., oder Vancomycin, 2 × 1 g/d i. v.; **b)** ggf. Antikoagulation: Heparin*-Bolusgabe mit anschl. kontinuierlicher Infusion; Ziel: PTT 2-fach verlängert.

Operative Therapie: **1.** ggf. operative Inzision bei unzureichendem Erfolg einer konservativen antibiotischen Therapie; cave: keine digitalen Manipulationen wie Ausquetschen oder ähnliches, da diese eine Entzündungsausbreitung fördern könnten; **2.** bei Verdacht auf aszendierende Thrombophlebitis operative Ligatur der Vena angularis (s. Abb.); **3.** bei drohender Erblindung durch ein erhebliches intraorbitales Ödem bei einer Kavernosusthrombose sollte eine Dekompression versucht werden (Ausräumung des Siebbeins, Entfernung der Lamina papyracea und der medialen oberen Kieferhöhlenwand, Inzision und Resektion der Periorbita).

Sonstige Maßnahmen: **1.** Ruhigstellung (möglichst wenig sprechen, flüssig-breiige Kost, ggf. parenterale Ernährung); **2.** Durch farbkodierte Duplexsonographie kann das Vorliegen einer Thrombophlebitis der Vena angularis ausgeschlossen bzw. nachgewiesen werden.

Therapeutischer Stufenplan: s. Tab.

Hinweis: **1.** Zeichen einer Kavernosusthrombose sind Chemosis, schmerzhafter medialer Augenwinkel, pulsierende Protrusio bulbi, Bewegungseinschränkung der Augenbulbi, Stauungspapille, Netzhautblutungen, hohe bis septische Temperaturen, zerebrale Reizerscheinungen und Zeichen einer Meningitis. **2.** Eine identische Therapiestrategie ergibt sich bei entzündeten Nasenpiercings.

Arbeitsunfähigkeit: bis zum Abklingen der Entzündung.

Literatur: Zenner, H. P.: Praktische Therapie von Hals-Nasen-Ohren-Krankheiten. Stuttgart: Schattauer, 2008.

Autoren: F. Waldfahrer, H. Iro.

Nasenfurunkel
Therapeutischer Stufenplan

Follikulitis
- Ruhigstellung (möglichst wenig sprechen, flüssig-breiige Kost, ggf. parenterale Ernährung)
- Antibiotikatherapie mit gegen Staphylokokken wirksamen Antibiotika (bei ausgeprägter Entzündung stationär i. v.)
- kein Ausdrücken; ggf. operative Inzision

Verdacht auf aszendierende Thrombophlebitis
- operative Ligatur der Vena angularis

Verdacht auf Kavernosusthrombose
- hochdosierte i. v. Antibiotikatherapie
- ggf. Antikoagulation

Kavernosusthrombose mit drohender Erblindung
- Dekompression der Orbita

Nasennebenhöhlenentzündung: s. Rhinosinusitis.

Nasenpolypen: syn. Polyposis nasi et sinuum; meist beidseitig ödematös prolabierende Verdickungen der Schleimhaut, die in den Nasennebenhöhlen (insbes. des Siebbeins) und Ausführungsgängen zur Nase entstehen (s. Abb.); es handelt sich um eine mögliche Verlaufsform der chronischen Rhinosinusitis; **Sonderform:** v. a. bei Kindern vorkommender isolierter Choanalpolyp, der sich von Kieferhöhle oder mittlerem Nasengang nach hinten zur Choane und in den Rachen entwickelt.

Behandlungsindikation: chirurgische Therapie bei behinderter Nasenatmung, Riechstörung und chronischer Rhinosinusitis* mit rezidivierendem frontalem Kopfschmerz.

Pharmakotherapie: **1.** bei kleineren Polypen topisch wirksame Glukokortikoide als Aerosol oder Spray: **a)** Mometason (Nasonex®), 1 × 2 Hübe/d;

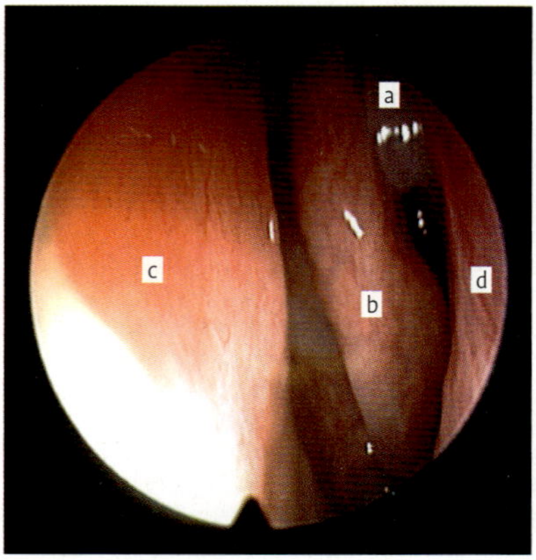

Nasenpolypen: a: Nasenpolypen; b: mittlere Muschel; c: Septum; d: laterale Nasenwand

b) Fluticason (z. B. Flutide® Nasal, Flutide® Nasetten®, Avamys®), 1 × 2 Hübe/d; **c)** Flunisolid (Syntaris®), 2 × 2 Hübe/d; **d)** Budesonid (z. B. Aquacort®), 2 × 2 Hübe/d; **2.** zur präoperativen Vorbehandlung und zur postoperativen Nachbehandlung: Glukokortikoide topisch als Aerosol oder Spray (Dosierung wie unter 1.) oder systemisch, z. B. Prednisolon (z. B. Decortin® H), 40–80 mg/d p. o. morgens für 1–4 Wochen, ggf. auch länger.

Operative Therapie: **1.** Therapie der Wahl ist die funktionelle, endoskopisch oder mikroskopisch kontrollierte endonasale Nasennebenhöhlenoperation. Zur Planung des Eingriffs und zur Vermeidung von Komplikationen aufgrund anatomischer Varianten ist die CT obligat. Eine postoperativ histologische Untersuchung der Resektate ist erforderlich, um ein Karzinom oder Papillom auszuschließen. Eine isolierte Polypektomie wird der Pathophysiologie der Erkrankung nicht gerecht. **2.** Ein Choanalpolyp sollte operativ abgetragen werden.

Arbeitsunfähigkeit: je nach Umfang der Nasennebenhöhlensanierung 1–2 Wochen nach der Polypenentfernung.

Hinweis: **1.** Nasenpolypen kommen gehäuft bei Typ I-Allergien, Aspirin-sensitiver Atemwegerkrankung, zystischer Fibrose und Ziliendyskinesien vor. Vor einer Therapie sollten diese prädisponierenden Erkrankungen ausgeschlossen werden. **2.** 20–40 % der Patienten mit Nasenpolypen zeigen eine bronchiale Hyperreagibilität bis hin zum schweren Asthma bronchiale; durch eine Sanierung der Nasennebenhöhlen tritt in vielen Fällen eine Besserung ein. **3.** Im Kindesalter sollte die Nasennebenhöhlenoperation bei Rachenmandelhyperplasie mit einer Adenotomie kombiniert werden.

Neuentwicklung: **1.** Bei komplexen anatomischen Verhältnissen, v. a. bei Revisionsoperationen, bewährt sich der Einsatz der computernavigierten Chirurgie. Der Benefit von sog. Shavern und anderen motorisierten Operationsinstrumenten wird kontrovers beurteilt. **2.** Die Rolle von Staphylokokken wird im Sinne einer sog. Superantigen-Sinusitis neu diskutiert. Die niedrigdosierte Gabe von Makrolid-Antibiotika stellt in diesem Zusammenhang einen neuen Therapieansatz dar.

Literatur: **1.** Leitlinien der Deutschen Gesellschaft für Hals-Nasen-Ohren-Heilkunde, Kopf- und Hals-Chirurgie: Rhinosinustis. Neufassung als S2-Leitlinie 05/2007; http://www.uni-duesseldorf.de/AWMF/ll/017-049.htm; **2.** Zenner, H. P.: Praktische Therapie von Hals-Nasen-Ohren-Krankheiten. Stuttgart: Schattauer, 2008; **3.** Fokkens, W. et al.: European position paper on rhinosinusitis and nasal polyps 2007. Rhinol Suppl 20: 1–136 (2007).

Autoren: F. Waldfahrer, H. Iro.

Nasenscheidewanddeformität: s. Septumdeviation.

Nasenschleimhautentzündung, allergische: s. Rhinitis allergica.

Nasenspaltbildung: s. Spaltbildungen.

Nasopharyngealtubus: s. Atemwegsicherung.

Nasopharynxkarzinom: s. Pharynxkarzinom.

Natamycin: s. Antimykotika.

Nateglinid: s. Diabetes mellitus Typ 2.

Natriumkonzentration, erhöhte: s. Hypernatriämie.

Natriumkonzentration, erniedrigte: s. Hyponatriämie.

Natriumstiboglukonat: s. Protozoenmittel.

Naturheilverfahren, beruhigende: s. Therapie, psychisch wirksame.

Navigation: s. CAS.

nCPAP: s. Schlafapnoesyndrom.

NDRI: s. Antidepressiva.

Nebenhodenentzündung: s. Epididymitis.

Nebenhodenverdrehung: s. Hodentorsion.

Nebennierenhyperplasie: s. Conn-Syndrom.

Nebennierenrindenadenome: s. Conn-Syndrom.

Nebennierenrindeninsuffizienz: Unterfunktion der Nebennierenrinde mit verminderter Produktion von Cortisol, Aldosteron und Sexualsteroiden sowie deren Vorstufen; **Formen:** **1.** primäre Nebennierenrindeninsuffizienz mit gegenregulatorisch erhöhten Serumwerten für ACTH und Renin; **2.** sekundäre Nebennierenrindeninsuffizienz mit ACTH-Mangel bei Hypophysenvorderlappen*-Insuffizienz; **Ursache:** für primäre Nebenniereninsuffizienz: **1.** meist Autoimmunerkrankung mit ggf. Nachweis von Antikörpern gegen Nebennierenrindenzellen (Addison-Krankheit) im Rahmen eines polyglandulären Autoimmunsyndroms; **2.** seltener adrenogenitales Syndrom* und andere angeborene Steroidbiosynthesestörungen; **3.** Nebennierentuberkulose, granulomatöse Erkrankungen oder beidseitige Metastasierung organfremder Tumoren; **4.** relative Nebenniereninsuffizienz bei schwerem Stress (Sepsis); **5.** Meningokokkensepsis (Waterhouse-Friderichsen-Syndrom) mit Nebenniereneinblutung bei Neugeborenen/Kleinkindern; **6.** Adrenoleukodystrophie; **Klinik:** Frieren, Müdigkeit, Konzentrationsstörungen, Kopfschmerzen, Leistungsknick, Salzhunger bei ansonsten Inappetenz, Übelkeit, Bauchschmerzen, Gewichtsabnahme, Wachstumsstörungen bei Kindern, Schwindel, arterielle Hypotonie*, Hypoglykämie, Hyponatriämie, Hyperkaliämie, Anämie mit Lymphozytose, graubraune Färbung der Haut auch in den Hautlinien und Narben (primäre Form) oder Blässe (sekundäre Form).

Behandlungsindikation: Jede Nebennierenrindeninsuffizienz ist i. d. R. symptomatisch und behandlungspflichtig. Bei der Addison-Krankheit werden aufgrund des schleichenden Beginns die Symptome meist lange verkannt; die rasch einsetzende Nebennierenrindeninsuffizienz (s. Krise, endokrine) oder die Salzverlustkrise ist akut lebensbedrohlich.

Pharmakotherapie: 1. akute Krise (Notfall): a) Hydrocortison 100–200 mg i. v. als Bolus; anschl. 100 mg/d kontinuierlich i. v. über Perfusor; in der Notsituation eignet sich auch jedes andere Glukokortikoid (25–50 mg Prednisolonäquivalent), muss dann oft jedoch mit einem Mineralokortikoid kombiniert werden; b) Flüssigkeits- und Elektrolytsubstitution mit 0,9 %iger Kochsalzlösung und Glukose, Infusionsgeschwindigkeit initial 1 l/h, dann 4–6 l/d; 2. Dauertherapie: Substitution mit Hydrocortison (z. B. Hydrocortison Hoechst®), 10–30 mg/d p. o., oder Prednisolon (z. B. Decortin H®), 2,5–7,5 mg/d p. o.; Einnahme unter Beachtung der physiologischen Hormonausschüttung: zwei Drittel der Tagesdosis frühmorgens verabreichen, ein Drittel auf mittags (größerer Anteil) und abends verteilen; die möglichst frühe Einnahme der ersten Dosis (nach dem Erwachen) vermeidet ein morgendliches Leistungstief. Bei Mineralokortikoidmangel Substitution mit Fludrocortison (z. B. Astonin® H), 0,05–0,2 mg/d p. o. nach Reninspiegel und Elektrolytkonzentrationen; der Ausgleich des Androgenmangels kann bei Frauen zu einem verbesserten Allgemeinbefinden beitragen; Substitution mit Dehydroepiandrosteron (Abk. DHEA) 25–50 µg/d, Testosteronpflaster 300 µg (z. B. Intrinsa®) oder androgenem Gestagen, sofern zum Ausgleich einer primären Ovarialinsuffizienz oder bei Menopausebeschwerden ohnehin eine Östrogeneinnahme erfolgt (z. B. Cyclo-Progynova®, Activelle®).

Operative Therapie: Resektion von Nebennierenmetastasen, wenn dadurch eine Lebensverlängerung oder verbesserte Lebensqualität erreicht werden kann.

Strahlentherapie: nur bei strahlensensiblen Metastasen organfremder Tumoren.

Psychotherapie: gelegentlich (v. a. als Verhaltenstherapie) erforderlich zur Verarbeitung der lebenslang notwendigen strengen Medikation und Therapieüberwachung, vor allem bei Patienten mit polyglandulärem Autoimmunsyndrom.

Sonstige Maßnahmen: 1. Aufklärung des Patienten über die Notwendigkeit regelmäßiger Arzneimitteleinnahme; 2. Notfallausweis ausstellen: genaue Auskunft über Medikation einschließlich Verhaltensrichtlinien für spez. Situationen (z. B. deutliche Dosiserhöhung des Glukokortikoids bei schwerer Allgemeinerkrankung, Operation und Unfall); 3. 1 Amp. Hydrocortison (100 mg) als Notfallmedikation rezeptieren; 4. Cortisolbestimmung aus dem Speichel (Tagesprofil) zur Therapiekontrolle (v. a. bei Kindern oder schwer einzustellenden Patienten).

Therapeutischer Stufenplan: s. Abb.

Eigenbehandlung: eigenständige sofortige Erhöhung der Glukokortikoiddosierung bei Erkrankung mit Fieber und deutlicher Beeinträchtigung; dadurch können Schwere und Dauer der Erkrankung deutlich abgeschwächt bzw. verkürzt werden.

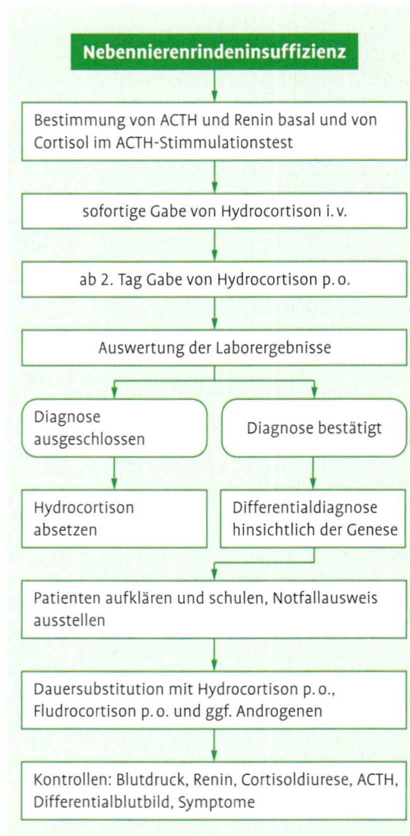

Nebennierenrindeninsuffizienz: therapeutischer Stufenplan

Arbeitsunfähigkeit: bei akuter Nebennierenrindeninsuffizienz ca. 4 Wochen; nach Einstellung der Substitution meist befriedigende Wiederherstellung der Arbeitsfähigkeit.

Hinweis: 1. vollständige Wiederherstellung des Wohlbefindens auch durch gute pharmakologische Cortisol-Substitutionsdauertherapie nicht möglich; 2. potente synthetische Glukokortikoide sollten aufgrund von UAW nur von Endokrinologen eingesetzt werden.

Neuentwicklung: Aktuell werden klinische Studien zu einer vormitternächtlich einzunehmenden „delayed and sustained release" Hydrocortison-Tablette (Cortisol_{ds}) durchgeführt, bei der die Freisetzung des Wirkstoffs in den frühen Morgenstunden den zirkadianen Rhythmus besser imitiert.

Selbsthilfe: Netzwerk Hypophysen & Nebennierenerkrankungen e. V., Waldstr. 34, 91054 Erlangen, Tel. 09131 815046, Fax 09131 815047;

E-Mail: netzwerk@glandula-online.de, Homepage: http://www.glandula-online.de.

Literatur: **1.** Willenberg, H. S.; Bornstein, S. R.; Chrousos, G. P.: Adrenal Insufficiency. In: Fink, G. (Hrsg.): Encyclopedia of Stress. Vol. 1. 2nd ed. Oxford: Academic Press, 2007; **2.** Hahner, S.; Arlt, W.; Allolio, B.: Die Nebennierenkrise: Diagnostisches und therapeutisches Management bei akuter Nebennierenrindeninsuffizienz. Internist 44: 1243–1252 (2003).

Autoren: H. S. Willenberg, W. A. Scherbaum, J. Feldkamp.

Nebennierentumor: s. Conn-Syndrom; Cushing-Syndrom; Phäochromozytom.

Nebenschilddrüsenüberfunktion: s. Hyperparathyroidismus.

Nebenschilddrüsenunterfunktion: s. Hypoparathyroidismus.

Neisseria gonorrhoeae: s. Gonorrhö.

Nelson-Tumor: s. Cushing-Syndrom.

Nematodeninfektion: durch schlechte hygienische Bedingungen begünstigte Infektion mit Rund- oder Fadenwürmern; **Übertragung:** orale Aufnahme von Eiern und Larven oder Eindringen von Larven durch die Haut; **Formen:** **1.** intestinale Nematodeninfektion mit Eosinophilie bei Gewebepassage (Mensch als Endwirt); bei einigen intestinalen Nematoden kann es zu einer Autoinfektion kommen (z. B. Ascaris, Strongyloides, Enterobius), andere brauchen einen Wirtswechsel (z. B. Dracunculus, Filarien, Trichinen); **2.** larvale gewebeinvasive Nematodeninfektion mit Eosinophilie (Mensch als Fehl- oder Zwischenwirt).

Behandlungsindikation: perianaler Pruritus, Vulvovaginitis, Appendizitis*, intestinale Ulzerationen, Perforationen oder Obstruktionen mit Ileus; Anämie, Malnutrition, Diarrhö, abdominale Schmerzen, eosinophiles Lungeninfiltrat, kardiale und zerebrale Komplikationen.

Pharmakotherapie: **1.** Anthelminthika*: Benzimidazolcarbamate, z. B. Mebendazol (z. B. Vermox®), Albendazol (Eskazole®), Diethylcarbamazin (Hetrazan®; in Deutschland nicht zugelassen, erhältlich über internationale Apotheke, Griechenland), Thiabendazol (Minzolum®; in Deutschland nicht zugelassen, erhältlich über internationale Apotheke, Schweiz) und Ivermectin (Mectizan®; in Deutschland nicht zugelassen, erhältlich über internationale Apotheke, Frankreich); Anwendung und Dosierung: s. Tab.; bei Schwangerschaft im 1. Trimenon kontraindiziert; **2.** bei Eisenmangelanämie orale Substitution von Eisen (z. B. Hämatopan®, Eryfer®), 3–4 × 50–100 mg/d p. o. (s. Anämie, hypochrome mikrozytäre).

Nematodeninfektion
Pharmakotherapie

Erreger	Therapie	Alternative
Enterobiasis	Mebendazol, 100 mg einmalig, Wiederholung nach 2 Wochen	Albendazol, 400 mg einmalig, Wiederholung nach 2 Wochen
Trichuriasis	Mebendazol, 2 × 100 mg/d über 3 Tage	Albendazol, 1 × 400 mg/d über 3 Tage
Askariasis	Mebendazol, 2 × 100 mg/d über 3 Tage	Albendazol, 400 mg einmalig
Hakenwurmkrankheit	Mebendazol, 2 × 100 mg/d über 3 Tage	Albendazol, 400 mg einmalig
Strongyloidiasis	Mebendazol, 3 × 200 mg/d über 3–7 Tage; Wiederholung nach 3 Wochen	Albendazol, 2 × 400 mg/d über 3–7 Tage; Wiederholung nach 3 Wochen **oder** Ivermectin[1], 0,2 mg/kg KG über 2 Tage
Trichostrongyliasis	Mebendazol, 2 × 100 mg/d über 3 Tage	Albendazol, 400 mg einmalig
Trichinose	Albendazol, 2 × 400 mg/d über 6 Tage	Mebendazol, 1. Tag 3 × 50 mg, 2. Tag 4 × 50 mg, 3.–14. Tag 3 × 100 mg
Larva migrans visceralis	Albendazol, 2 × 400 mg/d über 5 Tage	Diethylcarbamazin[1], 3 × 2–3 mg/kg KG/d über 4–7 Tage
Larva migrans cutanea	Thiabendazol[1], 2 × 25 mg/kg KG/d p. o. über 2 Tage **oder** lokal Thiabendazol[1] 2 % (1 g), Triamcinolon 0,1 % (0,05 g) in Unguentum emulsificans aquosum ad 50.0, 2-mal täglich über 10–20 Tage	Albendazol, 2 × 7,5 mg/kg KG/d über 3–5 Tage **oder** Ivermectin[1], einmalig 12 mg

Fortsetzung nächste Seite

Fortsetzung v. S. 715

Nematodeninfektion
Pharmakotherapie

Erreger	Therapie	Alternative
Drakunkulose	Metronidazol, 1 × 400 mg/d über 10 Tage; Würmer über einen Stock herauswinden	Ivermectin[1], 0,2 mg/kg KG über 2 Tage
Loiasis	Ivermectin[1], einmalig 0,2 mg/kg KG nach 10 Tagen Diethylcarbamazin[1], 1. Tag 2 × 6,25 mg, 2. Tag 2 × 12,5 mg, 3. Tag 2 × 25 mg, 4. Tag 2 × 50 mg, 5. Tag 2 × 100 mg, 6. Tag 2 × 200 mg, 7.–21. Tag 3 × 2 mg/kg KG/d (einschleichende Dosierung wegen Toxinreaktionen) ohne Nachweis von Mikrofilarien mit Tag 3 beginnen, vom 1.–4. Tag Antihistaminikum, z. B. Clemastin, 2 × 1 Tbl./d, und Glukokortikoide	
lymphatische Filariose	Ivermectin[1] ≤64 kg KG 1,5 Tbl. ≥65 kg KG 2 Tbl. (150 μg/kg KG) Wiederholung nach 1 Jahr	Diethylcarbamazin[1], 1. Tag 50 mg, 2. Tag 3 × 50 mg, 3. Tag 3 × 100 mg, 4.–21. Tag 3 × 2 mg/kg KG/d
Onchozerkose	Ivermectin[1] ≤64 kg KG 1,5 Tbl. ≥65 kg KG 2 Tbl. (150 μg/kg KG) Wiederholung nach 1 Jahr	

[1] in Deutschland nicht zugelassen, erhältlich über internationale Apotheke (Diethylcarbamazin aus Griechenland oder Frankreich, Ivermectin aus Frankreich oder Japan)

Operative Therapie: bei Komplikationen (Appendizitis, intestinale Ulzerationen und Perforation, Ileus).

Prophylaxe: **1.** Entwurmung von Hunden und Katzen; **2.** Fleischbeschau; **3.** auf kontaminierten Böden nicht barfuß gehen; **4.** Schweine- und Wildfleisch ausreichend erhitzen.

Neuentwicklung: Entwicklung von Impfstoffen.

Literatur: Koski, K. G.; Scott, M. E.: Gastrointestinal nematodes, nutrition and immunity: breaking the negative spiral. Annu Rev Nutr 21: 297–321 (2001).

Autoren: Th. Weinke, W. Güthoff, I. Liebold.

Neomycin-Gruppe: s. Aminoglykosid-Antibiotika.

Nephrolithiasis: s. Urolithiasis.

Nephrolitholapaxie, perkutane: s. Stoßwellentherapie, urologische.

Nervenblockade: s. Schmerzsyndrome.

Nervenentzündung: s. Neuritis.

Nervenkompressionssyndrome: syn. Nervenengpasssyndrome; Schädigung peripherer Nerven durch chronische Kompression in anatomischen Engpässen; dadurch Entzündung mit nachfolgender Fixierung und progredienter Fibrose; **Klinik:** zunächst passagere Parästhesie, später permanente Sensibilitätsstörung, Parese, Myatrophie und völliger Funktionsverlust; **Formen:** am häufigsten als Karpaltunnelsyndrom (Medianuskompressionssyndrom, Läsion des Nervus medianus unter dem Carpalligament an der Hand, s. Abb. 1), zweithäufigst Sulcus-ulnaris-Syndrom (Ulnariskompressionssyndrom, Läsion des Nervus ulna-

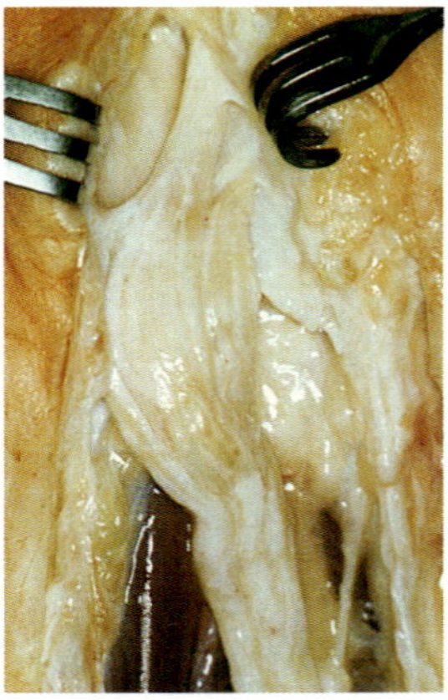

Nervenkompressionssyndrome Abb. 1: Pseudoneurom bei Kompression des Nervus medianus im Karpaltunnel

ris), seltener als Supinator- (Radialiskompressionssyndrom), Pronator- (Medianuskompressionssyndrom), Tarsaltunnel- (Läsion des Nerus tibialis) und Thoracic-outlet-Syndrom (Skalenus-, kostoklavikuläres und Pectoralis-minor-Syndrom; s. Armplexuslähmung) oder Meralgia* paraesthetica.

Behandlungsindikation: **1.** jede symptomatische Nervenirritation mit Schmerzen, Sensibilitätsstörung, Parese, Muskelatrophie; **2.** ggf. Grunderkrankung: Diabetes mellitus, Alkoholabusus, Vitaminmangel, Adipositas bei Meralgia paraesthetica.

Pharmakotherapie: **1.** lokale Glukokortikoidinjektion: z. B. Infiltration mit Dexamethason (z. B. Fortecortin®), 4–8 mg, max. 1-mal/Woche für 3 Wochen, Wirksamkeit umstritten; **2.** systemisch Vitamine des B-Komplexes: fragliche Wirksamkeit (außer bei Vitaminmangel), bei Karpaltunnelsyndrom Pyridoxin (Vitamin B_6, z. B. Hexobion®), 100–300 mg/d p. o. für 3–6 Monate, jedoch bei deutlicher Kompression operative Therapie nicht verzögern.

Konservative Therapie: Therapieversuch mit Ruhigstellung durch Schiene, bes. nachts.

Operative Therapie: bei progredientem oder deutlichem neurologischem Defizit oder erfolgloser konservative Therapie; evtl. auch bei fehlendem neurologischem Defizit ohne konservativen Therapieversuch primäre Operation bei eindeutiger Kompression und geringem Risiko (z. B. endoskopische Karpaltunnelspaltung); **Methoden:** **1.** extraneurale Dekompression der Faszikel, wenn der Nerv selbst nicht fibrosiert ist; **2.** Dekompression mit mikrochirurgischer Neurolyse bei intraneuraler Fibrose; bei Erst-OP selten erforderlich; **3.** Dekompression mit Transposition; heute seltener, z. B. bei Ulnariskompression durch anatomische Störungen im Sulcus n. ulnaris am Ellenbogen; **4.** Dekompression mit Resektion und anschl. Nerventransplantation; selten erforderlich; **5.** Karpaltunnelsyndrom: minimal-invasive endoskopische Operation über eine oder zwei Inzisionen (sog. Ein- oder Zweiportaltechnik); Zweiportaltechnik in Lokalanästhesie ohne Blutleere ist Therapie der 1. Wahl; Einsatz evtl. auch bei Tarsaltunnelsyndrom; minimal-invasive endoskopische Operation als Primärtherapie oft möglich, außer bei anatomischer Anomalie oder Rezidiv, dann offene (mikrochirurgische) Revision; mikrochirurgische Neurolyse fast nie notwendig; **6.** Sulcus-ulnaris-Syndrom: heute meist reine Dekompression mit äußerer (nicht interfaszikulärer) Neurolyse, bevorzugt in endoskopischer Technik (kleine Wunde), ambulanter Eingriff; seltener subkutane oder submuskuläre Ventraltransposition mit oder ohne Neurolyse; bei völliger Fibrosierung des Nervs: Resektion und anschl. Transplantation (äußerst selten); **Komplikationen:** Nervenläsion, Gefäßverletzung, Hämatom, trophische Störung (z. B. sympathische Reflexdystrophie* der Hand), erneute Nervenkompression durch Muskel- oder Fasziennähte, Pneumo- und Hämatothorax bei Plexuskompressionssyndrom; **Nachbehandlung:** Ruhigstellung nach operativer Dekompression mit Verband oder Gips möglichst kurzzeitig (bei endoskopischer Operation eines Karpaltunnelsyndroms oder endoskopischer Ulnarisdekompression nicht notwendig, nur Verband), dann Bewegung ohne und nach 3 Wochen mit Belastung (bei den genannten endoskopischen Techniken früher).

Sonstige Maßnahmen: **1.** Physiotherapie, passive und aktive Bewegungsübungen; **2.** bei schwerem neurologischem Defizit Reizstrombehandlung der denervierten Muskulatur (Exponentialstrom); **3.** evtl. Sensibilitätstraining und Ergotherapie*.

Therapeutischer Stufenplan: s. Abb. 2.

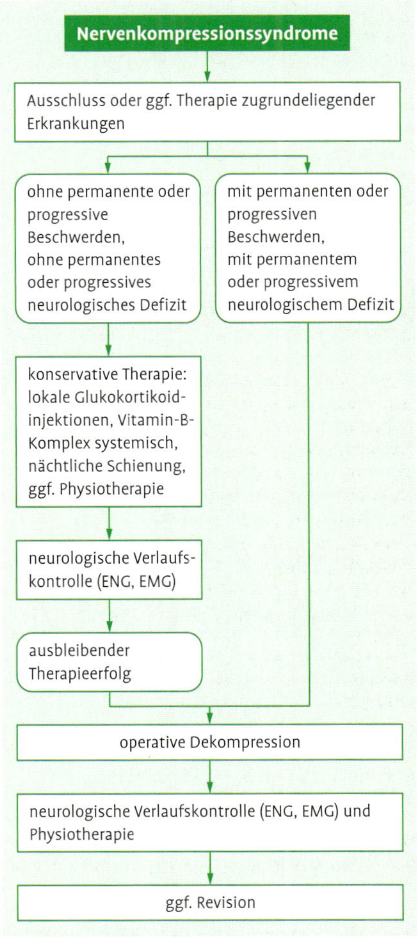

Nervenkompressionssyndrome Abb. 2: therapeutischer Stufenplan

Eigenbehandlung: Schienung zur Nacht; kompressionsverstärkende Bewegungen oder Extremitätenpositionen vermeiden.

Arbeitsunfähigkeit: nach endoskopischer Karpaltunneloperation oder endoskopischer Ulnarisdekompression ca. 2 Wochen bei Beruf ohne Belastung der Hand, sonst 3–4 Wochen; nach submuskulärer Ventralposition des Nervus ulnaris ca. 4–6 Wochen.

Hinweis: kein Verschleppen der Operation bei Versagen der konservativen Behandlung und Vorliegen von progredientem neurologischem Defizit.

Literatur: **1.** Pajardi, G. et al.: Endoscopic carpal tunnel release: our experience with 12,702 cases. Hand Surg 13 (1): 21–26 (2008); **2.** Hirose, C. B; McGarvey, W. C.: Peripheral nerve entrapments. Foot Ankle Clin 9: 255–269 (2004); **3.** Shapiro, B. E; Preston, D. C.: Entrapment and compressive neuropathies. Med Clin North Am 87: 663–696 (2003); **4.** Tindall, S. C.: Surgical management of thoracic outlet syndrome and of peripheral entrapment neuropathies. In: Schmidek, H. H.; Sweet, W. H. (eds): Operative neurosurgical techniques. Vol. 2. 4th ed. Philadelphia: Saunders, 2000.

Autor: M. R. Gaab.

Nervenlähmung, traumatische periphere: Schädigung eines peripheren Nervs mit komplettem oder teilweisem Funktionsverlust; **Einteilung:** **1.** nach **Sunderland:** **a)** Grad 1: Leitungsblock (Neurapraxie, Axon intakt, keine Waller-Degeneration); **b)** Grad 2: Axonläsion (Axonotmesis, Waller-Degeneration); **c)** Grad 3: Endoneuriumläsion (Axon- und Endoneuralrohrläsion, Waller-Degeneration); **d)** Grad 4: Perineuriumläsion (Faszikelläsion, bindegewebige Kontinuität erhalten, Kontinuitätsneurom); **e)** Grad 5: völliger Kontinuitätsverlust (Neurotmesis); **2.** nach **Seddon:** **a)** Neurapraxie: Axone intakt, Erholung nach Stunden bis Monaten; **b)** Axonotmesis: Axone und Markscheiden geschädigt, Stroma intakt; **c)** Neurotmesis: Nerv komplett geschädigt, keine spontane Regeneration.

Behandlungsindikation: **1.** jede sich nicht innerhalb von 1–2 Wochen spontan bessernde Nervenlähmung; Therapieform abhängig von Art und Schwere der Läsion (Parese, Sensibilitätsstörung, Schmerzen); **2.** ggf. Grunderkrankung: Diabetes mellitus, Alkoholabusus.

Pharmakotherapie: keine gesicherte wirksame Therapie bekannt.

Operative Therapie: Indikation zur Operation großzügig stellen, besser mikrochirurgische Probefreilegung als zu späte Rekonstruktion und irreversible Myatrophie; eine absolute Indikation ist die traumatische periphere Nervenlähmung Grad 5 (auch partiell); primäre Nervennaht nur bei sauberen Wundverhältnissen, i. d. R. ab ca. 2 Wochen nach Läsion bei primärer Wundheilung mikrochirurgische Rekonstruktion (s. Abb. 1), bei Grad 1–4 ohne sichere Durchtrennung durch Druck oder Zug Probefreilegung, bei ausbleibender Reinnervation Revision spätestens nach 3 Monaten, bei weit proximaler Läsion langer Nerven und geringer Schadensdynamik (Schlaflähmung oder Parkbanklähmung) nach bis zu 6 Monaten. Indikation zur primären Transplantation zurückhaltend stellen (Gefahr des Transplantatverlustes durch Infektion); **Methoden:** grundsätzlich Verwendung mikrochirurgischer Nähte (Fadenstärke 10–11/0); bei Nervennaht epineurale Naht (elastische Retraktion); bei Transplantation peri- oder epiperineurale Naht (völlig spannungslos); **1.** mikrochirurgische Neurolyse: Epineurotomie, Epineurektomie; **2.** mikrochirurgische Direktnaht: nur bei glatter Durchtrennung ohne Nervensubstanzdefekt (z. B. sauberer Schnitt, Glasscherbe; cave: Spannung) oder Längengewinn durch Transposition (z. B. Volarverlagerung des Nervus ulnaris); **3.** freie Nerventransplantation: Spendernerven, z. B. Nervus suralis, Nervus cutaneus antebrachii medialis, Ner-

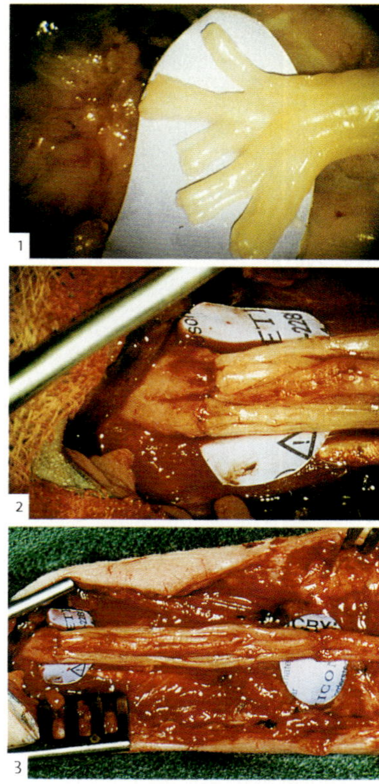

Nervenlähmung, traumatische periphere Abb. 1: operative Versorgung des Nervus medianus; 1: mikrochirurgische Stumpfpräparation (Bildung von Faszikelgruppen); 2: mikrochirurgische interfaszikuläre Naht; 3: gesamte mikrochirurgische Nervenanastomose mit Transplantat

vus auricularis magnus (zur Fazialisrekonstruktion); **4.** vaskularisiertes Nerventransplantat bei schlecht durchblutetem Transplantatbett (derbe Narbenbereiche, Strahlungsschäden): z. B. Nervus suralis mit Vena saphena parva; **5.** synthetische resorbierbare Nervenconduits (Tubes; z. B. NeuraGen®) als Transplantatersatz (nur für kurze Defekte bis ca. 1 cm, z. B. für Fingernerv geeignet); **6.** Neuromresektion mit anschl. Nervenrekonstruktion oder tiefer, intramuskulärer oder intraossärer Verlagerung; **7.** Wiederherstellungs- oder Ersatzoperation: z. B. freie Muskeltransplantation, Sehnen- oder Muskeltransfer; **Komplikationen:** zusätzliche Nervenläsion, Gefäßverletzung, Hämatom, trophische Störung; **Nachbehandlung:** Ruhigstellung mit Gips bzw. Cast; nach Transplantation für 10 Tage, nach Primärnaht 2–3 Wochen.

Sonstige Maßnahmen: **1.** Schutz vor Muskelüberdehnung durch Ruhigstellung mit Schiene (bei Fallhand, Peroneuslähmung); **2.** intensive Physiotherapie (passive und aktive Bewegungsübung), Reizstrombehandlung der denervierten Muskulatur (Exponentialstrom), Sensibilitäts- und Geschicklichkeitstraining, Ergotherapie*, transkutane elektrische Nervenstimulation.

Therapeutischer Stufenplan: s. Abb. 2.

Arbeitsunfähigkeit: für die Zeit der Ruhigstellung postoperativ mind. 2 Wochen, nach Nervennaht oder Transplantation ca. 4–6 Wochen.

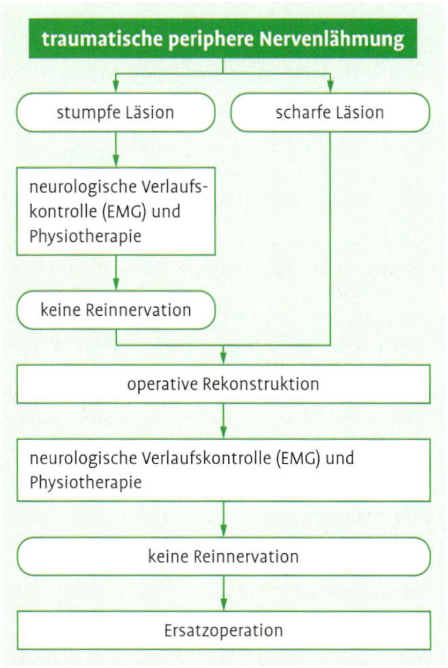

Nervenlähmung, traumatische periphere Abb. 2: therapeutischer Stufenplan

Hinweis: Keinen Effekt haben Vitamine des B-Komplexes, auch nicht nach operativer Therapie (Ausnahme: Vitaminmangel, häufig bei chronischem Alkoholabusus). Obsolete Maßnahmen: **1.** zu späte Rekonstruktion mit irreversibler Myatrophie (dann nur noch Sensibilitätswiederherstellung möglich); **2.** Verwendung lyophilisierter Nerventransplantate; **3.** Verkürzungsosteotomie; **4.** reine Nervenklebung (mit Fibrin).

Neuentwicklung: Einsatz von Nervenwachstumsfaktoren; Vitamin D_2.

Literatur: **1.** Midha R.; Zager, E. I.: Surgery of peripheral nerves. Stuttgart: Thieme, 2008; **2.** Millesi, H.: Surgical Management of lesions of the peripheral nerves and brachial plexus. In: Schmidek, H. H.; Sweet, W. H. (eds): Operative neurosurgical techniques. Vol. 2. 4th ed. Philadelphia: Saunders, 2000; **3.** Kline, D. G.; Hudson, A. R.: Nerve Injuries: Operative results for Major Nerve Injuries, Entrapements, and Tumors. Philadelphia: Saunders, 1995; **4.** Gelbermann, R. H. (ed): Operative nerve repair and reconstruction. Philadelphia: Lippincott, 1991.

Autoren: M. R. Gaab, H. W. S. Schroeder.

Nervensystemfunktionsstörung: s. Polyneuropathie.

Nesselsucht: s. Urtikaria.

Netilmicin: s. Aminoglykosid-Antibiotika.

Netzhautablösung: s. Ablatio retinae.

Netzhautdystrophien, hereditäre: heterogene Gruppe erblicher Netzhauterkrankungen (Retinopathia pigmentosa, Makuladystrophien), die meist eine beidseitige progrediente Verschlechterung von Gesichtsfeld und/oder Sehschärfe bedingen und z. T. zu völliger Erblindung führen; **Ursache:** Mutationen in zahlreichen Genen (zurzeit >60 Genorte bekannt); Häufigkeit ca. 1 : 4000.

Behandlungsindikation: kausale Therapie unbekannt; symptomatische Behandlung.

Pharmakotherapie: **1.** bei Makulaödem Acetazolamid; das verzerrte Sehen vermindert sich. **2.** Bei manchen Formen der Retinopathia pigmentosa kann Vitamin A (15 000 IE) u. U. zur Verlangsamung der Erkrankung führen; Kontraindikationen: Schwangerschaft, Kindesalter, Lebererkrankung.

Operative Therapie: **1.** frühzeitige Behandlung einer evtl. auftretenden Katarakt*; **2.** Laser- oder Kältekoagulation peripherer Gefäßfehlbildungen in der Netzhaut.

Psychotherapie: Die persönliche Belastung durch das Vorliegen einer nicht heilbaren Erbkrankheit ist individuell sehr verschieden, so dass ggf. psychotherapeutische Betreuung sinnvoll ist. Betroffene müssen den Umgang mit der Erkrankung lernen und sich auf die unsichere Prognose einstellen. Die Akzeptanz ihrer Situation im sozialen Umfeld (bes. in Familie, Schule und am Arbeitsplatz) ist dabei von erheblicher Bedeutung.

Sonstige Maßnahmen: 1. initiale gründliche Diagnostik zur genauen Bestimmung der spezifischen Form der Netzhautdystrophie und ausführliche Beratung hinsichtlich zu erwartender Auswirkungen auf Sehvermögen, Beruf, Fahrtüchtigkeit und Erblichkeit; 2. Netzhautdystrophien können mit Schwerhörigkeit oder anderen Organstörungen, nach denen ggf. gezielt gesucht werden muss, assoziiert sein. 3. Verlaufskontrolle ist i. d. R. erforderlich, um für die Prognose eine bessere Grundlage zu erhalten. 4. Häufig liegen Refraktionsfehler vor, die mit einer Brille zu korrigieren sind. Je nach Einschränkung sollen spezielle Sehhilfen (z. B. Kantenfiltergläser, vergrößernde und elektronische Sehhilfe, Vorlesegerät, Nachtsehbrille) angepasst werden. 5. Auf die Berechtigung zu sozialer Hilfe (z. B. Blindengeld) und Beratungsangebote der Selbsthilfegruppen, z. B. bezüglich der Arbeitssituation, sollte hingewiesen werden.

Arbeitsunfähigkeit: abhängig vom Beruf und der Ausprägung der Netzhautdystrophie.

Eigenbehandlung: 1. Bei fortgeschrittener Sehminderung ist Mobilitätstraining und Erlernen von Blindenschrift indiziert. 2. Nur für einzelne, seltene Formen (Refsum-Syndrom, Abeta-Lipoproteinämie, Atrophia gyrata) ist eine spezifische diätetische Behandlung sinnvoll.

Hinweis: Für die nicht therapierbare Erkrankung mit schwerer Beeinträchtigung des täglichen Lebens werden zahlreiche Therapien, u. U. in fernen Ländern angeboten. Für keines dieser Verfahren konnte der Erfolg wissenschaftlich belegt werden, z. T. traten gravierende Nebenwirkungen auf. Vor diesen Therapiemethoden muss eindringlich gewarnt werden. Betroffenen ist vor der Entscheidung zu einer solchen Therapie der Kontakt zu einer Selbsthilfegruppe zu empfehlen.

N

Neuentwicklung: Im Tierexperiment werden verschiedene Verfahren getestet; z. B. Gentherapie, Verlangsamung der Progredienz durch (evtl. intraokulare) Gabe von Wachstumsfaktoren oder Arzneimitteln, Transplantation von Netzhaut- oder Pigmentepithelzellen, retinale Mikrochips.

Selbsthilfe: Pro Retina Deutschland e. V.; Geschäftsstelle, Vaalser Str. 108, 52074 Aachen, Tel. 0241 870018, Fax 0241 873961; E-Mail: pro-retina@t-online.de, Homepage: http://www.pro-retina.de.

Literatur: 1. den Hollander, A. I. et al.: Leber congenital amaurosis: genes, proteins and disease mechanisms. Prog Retin Eye Res. 27: 391–419 (2008); 2. Abegg, M. et al.: Therapeutic strategies in RP (retinitis pigmentosa): light at the end of the tunnel? Klin Monatsbl Augenheilkd. 216: 83–89 (2000); 3. Traboulsi, E.: Genetic diseases of the eye. New York: Oxford University Press, 1998.

Autoren: U. Pleyer, M. H. Foerster.

Netzhautgefäßentwicklung, gestörte: s. Frühgeborenenretinopathie.

Neunerregel: s. Verbrennung.

Neuralgie: s. Interkostalneuralgie; Meralgia paraesthetica; Nervenkompressionssyndrome; Neuralgie, postzosterische; Schmerzsyndrome; Trigeminusneuralgie.

Neuralgie, postzosterische: Schmerzen im Versorgungsgebiet eines oder mehrerer Nerven, hervorgerufen durch Läsionen im zugehörigen Ganglion nach einer durch Varicella-Zoster-Viren verursachten Entzündung.

Behandlungsindikation: abhängig von der Schmerzintensität; generell frühzeitig, um eine Chronifizierung des Schmerzes zu verhindern.

Pharmakotherapie: 1. bei frühzeitigem Therapiebeginn (<2 Wochen nach Manifestation des Zosters): Glukokortikoide in Kombination mit einem Virostatikum; z. B. Prednison (z. B. Decortin®), 60–80 mg/d p. o. (nach 2 Wochen langsame Dosisreduktion), und Aciclovir (z. B. Zovirax®), 5 × 800 mg/d p. o.; 2. Carbamazepin (z. B. Tegretal®, Timonil®), initial 200 mg/d p. o.; Dosierung alle 3 Tage um 100 mg steigern bis 600–1000 mg/d (nach individueller Verträglichkeit); 3. nichtenzyminduzierende Antiepileptika* als Alternative zu Carbamazepin, z. B. Gabapentin (z. B. Neurontin®), initial 300 mg/d p. o., Dosissteigerung um 300 mg/d alle 2 Tage bis zu 1200–2400 mg/d (Maximaldosis: 3600 mg/d); 4. Amitriptylin (z. B. Saroten®) oder Clomipramil (Anafranil®), initial 25 mg abends p. o.; alle 4 Tage um 25 mg steigern bis zu 2 × 50 mg/d; 5. Sympathikusblockade mit Bupivacain 0,25 % (z. B. Carbostesin®); bei postzosterischer Neuralgie im 1. und 2. Trigeminusast wird das Ganglion cervicale superius, im 3. Trigeminusast bis einschließlich Dermatom Th 4 das Ganglion stellatum, ab Th 4 der thorakale und bei Manifestation in lumbalen Segmenten der lumbale Grenzstrang blockiert.

Psychotherapie: Schmerzbewältigungsverfahren bei chronischen Verläufen.

Sonstige Maßnahmen: 1. lokale Behandlung betroffener Gebiete mit Capsaicin-Salbe, 0,025–0,075 % (Schutz der Augen und Schleimhäute), 10 %igem Pfefferminzöl (z. B. Euminz®) oder lokalanästhesierender Creme (z. B. Emla®); 2. transdermale elektrische Nervenstimulation (s. Elektrotherapie) mit Elektrodenpositionierung um das schmerzhafte Areal herum; kann nach erfolgreicher Einweisung vom Patienten selbst durchgeführt werden.

Therapeutischer Stufenplan: s. Abb.

Arbeitsunfähigkeit: restriktives Vorgehen; vorübergehend nur bei starken bewegungsabhängigen Schmerzen.

Hinweis: Der ausschließliche Einsatz von Opioiden ist obsolet.

Selbsthilfe: 1. Deutsche Schmerzliga e. V., Adenauerallee 18, 61440 Oberursel, Tel. 0700 375375375, Fax 0700 37537538; E-Mail: info@schmerzliga.de, Homepage: http://www.schmerzliga.de; 2. Aktive Schmerzhilfe e. V. (ASH), Postfach 100116, 47701 Krefeld, Tel.

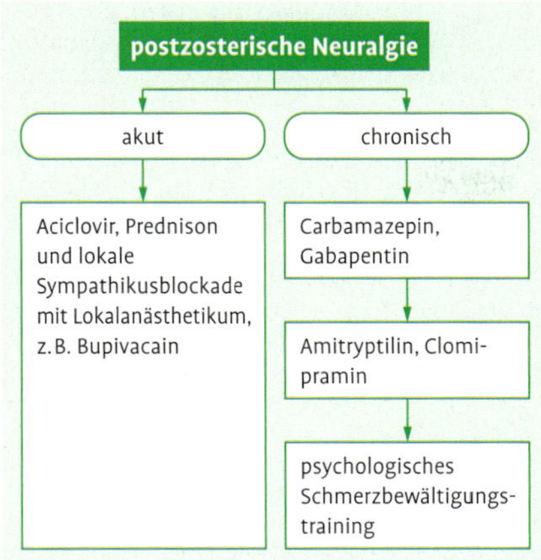

Neuralgie, postzosterische: therapeutischer Stufenplan

02151 761797, Fax 02151 655145; E-Mail: Aktive-Schmerzhilfe.de@web.de.

Literatur: **1.** Baron, R.: Zosterneuralgie. In: Diener, H. C.; Maier, Ch.: Das Schmerz-Therapie-Buch. 2. Aufl. München: Urban & Fischer, 2003; **2.** Kost, R. G.; Strauss, S. E.: Postherpetic neuralgia — pathogenesis, treatment, and prevention. New Engl J Med 335: 32–42 (1996).

Autor: H. C. Diener.

Neuraminidase-Inhibitoren: s. Virostatika.

Neurapraxie: s. Nervenlähmung, traumatische periphere.

Neuritis: entzündliche Erkrankung des peripheren Nervensystems mit Lokalisation in zahlreichen Nerven (Polyneuritis) bzw. Nervenwurzeln (Polyradikulitis); **Formen:** **1.** immunvermittelte Neuritis: akute inflammatorische demyelinisierende Polyradikuloneuropathie (Abk. AIDP; syn. Guillain-Barré-Syndrom), chronische inflammatorische demyelinisierende Polyradikuloneuropathie (Abk. CIDP; syn. chronisches Guillain-Barré-Syndrom), multifokale motorische Neuropathie (Abk. MMN), Polyneuropathie bei monoklonaler Gammopathie unbestimmter Signifikanz (Abk. MGUS) oder bei onkologischer Grunderkrankung, vaskulitische Neuropathie, Ganglioneuritis, Neurosarkoidose; **2.** infektiöse Neuritis bei Diphtherie, Borreliose, Lepra, Brucellose, Legionärskrankheit, Leptospirose, Mykoplasmose, Herpes zoster, Zytomegalie, Herpes simplex Typ 2, Mononucleosis infectiosa und als HIV-assoziierte Neuropathie.

Pharmakotherapie: s. Tab.; **1. immunvermittelte Neuritis:** **a)** Bei AIDP mit schwerem Krankheitsverlauf (Ateminsuffizienz, hochgradige motorische Schwäche) lässt sich durch frühzeitige Plasmapherese in der Progressionsphase eine signifikante Verkürzung der Dauer der mechanischen Beatmung und der Gehunfähigkeit erreichen. Alternative Therapie: i. v. Immunglobuline (Abk. IVIG); **b)** bei CIDP sind Glukokortikoide, IVIG und Plasmapherese in den ersten 6 Wochen der Akuttherapie gleichwertig. Azathioprin ermöglicht eine Reduktion der Erhaltungsdosis der Glukokortikoide. **c)** Bei MMN sind IVIG Therapie der ersten Wahl, im Allg. werden alle 1–2 Monate 0,4 g/kg KG verabreicht. Die bei unzureichen-

Neuritis
Therapie der immunvermittelten und viralen Neuritiden

Diagnose	Therapie	Dosierung		Therapiedauer	Komplikationen
AIDP	Plasmaaustausch	40 - 50	ml/kg KG	4–6-mal	Allergie, Blutung, Infektion
	IVIG (z. B. Sandoglobulin®)	0,4	g/kg KG/d i. v.	5 Tage	Fieber, Tachykardie, aseptische Meningitis; Kontraindikation: selektiver IgA-Mangel
CIDP	Plasmaaustausch	40 - 50	ml/kg KG	6-mal	s. o.
	IVIG	0,4	g/kg KG/d i. v.	5 Tage	s. o.
	Prednison/ Prednisolon (z. B. Decortin®, Decortin® H)	1 - 1,5	mg/kg KG/d p. o.[1]	>4 Wochen	Ulcus ventriculi, Hypokaliämie, reduzierte Glukosetoleranz, Osteoporose
	Azathioprin (z. B. Imurek®)	2 - 2,5	mg/kg KG/d p. o.	ca. 2 Jahre	gastrointestinale UAW, Myelosuppression, Hepatotoxizität

Fortsetzung nächste Seite

Fortsetzung v. S. 721

Neuritis
Therapie der immunvermittelten und viralen Neuritiden

Diagnose	Therapie	Dosierung			Therapiedauer	Komplikationen
MMN	IVIG		0,4	g/kg KG/d i. v.	5 Tage, wiederholte Kurse	s. o.
	Cyclophosphamid (Endoxan®)		2	mg/kg KG/d p. o.	≤6 Monate	Myelosuppression, Urotoxizität, gastrointestinale UAW
MGUS	Plasmaaustausch		40 - 50	ml/kg KG	7–14 Tage	s. o.
	Prednison/Prednisolon (z. B. Decortin®, Decortin® H)		1	mg/kg KG/d p. o.	>4 Wochen	s. o.
	Cyclophosphamid (Endoxan®)		2	mg/kg KG/d p. o.	≤6 Monate	s. o.
	Azathioprin (z. B. Imurek®)		2 - 3	mg/kg KG/d p. o.	ca. 2 Jahre	s. o.
Vaskulitis	Prednison/Prednisolon (z. B. Decortin®, Decortin® H)		1 - 2	mg/kg KG/d p. o.	ca. 4 Wochen über 2–3 Monate	s. o.
			0,1- 0,2	mg/kg KG/d p. o.	evtl. als Erhaltungstherapie	
	Cyclophosphamid (Endoxan®)		2	mg/kg KG/d p. o.	≤6 Monate	s. o.
Herpes zoster, Herpes simplex, Mononucleosis infectiosa	Aciclovir (z. B. Zovirax®)	3×	10	mg/kg KG/d i. v.	10 Tage	reversible Enzephalopathie, Anstieg der Transaminasen und Nierenwerte
Zytomegalie	Ganciclovir (Cymeven®)	2×	5	mg/kg KG/d i. v.	2 Wochen	Myelosuppression, Enzephalopathie, gastrointestinale UAW, Hepatotoxizität, Nephrotoxizität
		1×	5	mg/kg KG/d i. v.	Erhaltungstherapie	
	oder Foscarnet (z. B. Foscavir®)	3×	60	mg/kg KG/d i. v.	2–3 Wochen	
			90 -120	mg/d i. v.	Erhaltungstherapie	
bei immunsupprimierten Patienten	Human-Immunglobulin G gegen CMV (z. B. Cytotect® CP Biotest)		1	ml/kg KG i. v.		

AIDP: akute inflammatorische demyelinisierende Polyradikuloneuropathie;
CIDP: chronische inflammatorische demyelinisierende Polyradikuloneuropathie;
MMN: multifokale motorische Neuropathie;
MGUS: Polyneuropathie bei monoklonaler Gammopathie unbestimmter Signifikanz;
[1] langsame Dosisreduktion, evtl. Erhaltungsdosis

N

dem therapeutischen Ansprechen indizierte Kombination mit einer monatlichen i. v. Cyclophosphamid-Pulstherapie senkt die Frequenz der IVIG-Applikationen und die Behandlungskosten. **d)** Bei MGUS vom IgM-Typ spricht die Polyneuropathie auf eine Kombinationstherapie mit intermittierender Gabe von Prednison und Cyclophosphamid an. Bei MGUS vom IgG- oder IgA-Typ ist eine Plasmapherese wirksam. **e)** bei vaskulitischer Neuropathie Besserung unter Kortikosteroiden in Kombination mit Cyclophosphamid, abhängig von der Prognose der Grunderkrankung; alternativ zu Cyclophosphamid: Methotrexat (z. B. Methotrexat „Lederle"®), initial 7,5 mg wöchentlich p. o.; **f)** Ganglioneuritiden sind therapeutisch insgesamt schlecht beeinflussbar. **g)** Bei Neurosarkoidose sind Kortikosteroide Therapie der ersten Wahl; **2. infektiöse Neuritis:** Bei Diphtherie verringert die Antitoxingabe innerhalb 48 Stunden nach Primärinfektion Inzidenz und Schweregrad neurologischer Komplikationen. Bei allen anderen infektiösen Formen lässt sich die Krankheitsdauer unter spezifischer antibiotischer (antibakterieller bzw. antiviraler) Therapie verkürzen: **a)** Borreliose: Ceftriaxon (z. B. Rocephin®), 2 g/d i. v. für 2 Wochen; alternativ Cefotaxim, Penicillin G oder Doxycyclin; cave: Jarisch-Herxheimer-Reaktion; **b)** Lepra: Dapson (Dapson-Fatol®), 100 mg/d p. o. in Kombination mit Rifampicin (z. B. Rifa®, Rifampicin-Hefa®), 600 mg/d p. o. für 6 Monate; in schweren Fällen zusätzlich Clofazimin (Lampren®, in Deutschland nicht zugelassen, erhältlich über internationale Apotheke), 50 mg/d p. o.; **c)** Brucellose: Trimethoprim/Sulfamethoxazol (z. B. Cotrim®), 480 mg/2400 mg täglich p. o. in Kombination mit Doxycyclin (z. B. Doxy®), 200 mg/d, initial i. v. für 2 Wochen, dann p. o. für 3–4 Monate; **d)** Legionellose und Mykoplasmose: Erythromycin (z. B. Ery-Diolan®, Erythro-CT), 2 g/d i. v. für 2 Wochen; **e)** Leptospirose: Doxycyclin (z. B. Doxy®), 200 mg/d, p. o. für 7–10 Tage.

Strahlentherapie: Bei onkologischer Grunderkrankung gelingt die Remission der sekundären Polyneuropathie durch lokale Bestrahlung eines osteosklerotischen Myeloms.

Psychotherapie: indiziert zur Krankheitsbewältigung bei schweren Verläufen.

Sonstige Maßnahmen: intensivmedizinische Therapie bei rasch progredienten sensomotorischen Defiziten bzw. kardiovaskulärer autonomer Dysfunktion (insbes. bei AIDP); passagerer Herzschrittmacher bei Bradykardien; frühzeitige endotracheale Intubation und maschinelle Beatmung* bei respiratorischer Insuffizienz; Magensonde; Thromboseprophylaxe; Regulierung der Darmmotorik; ggf. Harnblasenkatheter; Dekubitusprophylaxe; gezielte Physiotherapie; ggf. analgetische Therapie.

Eigenbehandlung: Fortsetzung der physiotherapeutisch eingeleiteten Maßnahmen.

Hinweis: Aufgrund der heterogenen Formen der Neuritis ist vor immunsuppressiver Behandlung eine sorgfältige Diagnostik durchzuführen.

Neuentwicklung: alternativ zur Plasmapherese* Durchführung der nebenwirkungsärmeren Immunadsorption.

Selbsthilfe: 1. GBS Internationale Selbsthilfegruppe, Lerchenweg 5, 87737 Boos, Tel. 08335 8663; E-Mail: E.Fe.Bo@t-online.de; **2.** GBS Initiative e. V., Carl-Diem-Str. 108, 41065 Mönchengladbach, Tel. 02161 480499, Fax 02161 480205, Tel. 0170 8892021; E-Mail: hotline@gbsinfo.de, Homepage: http://www.gbsinfo.de; **3.** bei Borrelieninfektion als Grunderkrankung: Deutsche Borreliose- und FSME-Liga e. V., Rheinstr. 38, 76676 Graben-Neudorf, Tel. 07255 725555, Fax 07255 725556.

Literatur: 1. Gold, R. et al.: Therapie akuter und chronischer immunvermittelter Neuropathien und Neuritiden. In: Diener, H. C.; Putzki, N.: Leitlinien für Diagnostik und Therapie in der Neurologie. 4. Aufl. Stuttgart: Thieme, 2008; **2.** Kaiser, R. et al.: Neuroborreliose. In: Diener, H. C.; Putzki, N.: Leitlinien für Diagnostik und Therapie in der Neurologie. 4. Aufl. Stuttgart: Thieme, 2008; **3.** Eberhardt, O.; Koeppen, S.: Erregerassoziierte und andere immunvermittelte Neuropathien. In: Brandt, T.; Dichgans, J.; Diener, H. C. (Hrsg.): Therapie und Verlauf neurologischer Erkrankungen. 5. Aufl. Stuttgart: Kohlhammer, 2007.

Autoren: S. Koeppen, H. C. Diener.

Neuritis nervi optici retrobulbaris: s. Retrobulbärneuritis.

Neuritis vestibularis: s. Labyrinthausfall, akuter.

Neurodermitis: s. Ekzem, atopisches.

Neurokinin-NK1-Rezeptor-Antagonist: s. Antiemetika.

Neuroleptika: chemisch heterogene Gruppe von Psychopharmaka mit antipsychotischer Wirkung; niedrigdosiert auch sedierende, antiemetische und anxiolytische Effekte; im Gegensatz zu Benzodiazepin-Tranquilizern* ohne Abusus- oder Abhängigkeitspotential; **Einteilung: 1.** nach chemischer Struktur: tricyclische Verbindungen (Phenothiazine, Thioxanthene), Benzothiadiazepine, Butyrophenone, Diphenylbutylpiperidine, Benzamid, Phenothiazine vom Perphenazintyp sowie Azaphenothiazine; **2.** nach neuroleptischer Potenz in hoch- (z. B. Haloperidol), mittel- (z. B. Perazin) und niedrigpotent (Chlorprothixen, Pipamperon); **3.** nach UAW-Profil (s. Tab.) in **a)** typische (klassisch-konventionelle) Neuroleptika: führen in höherer Dosierung zu extrapyramidal-motorischen UAW (z. B. Haloperidol, Benperidol); **b)** atypische Neuroleptika: führen wenig oder gar nicht zu extrapyramidal-motorischen UAW (z. B. Clozapin, Aripiprazol, Amisulprid, Olanzapin, Quetiapin, Risperidon, Ziprasidon); **Wirkungsmechanismus:** Der therapeutische Effekt besteht in der Beeinflussung psychotischer Denk- und Verhaltensstörung, Wahrnehmungs- und Ich-Störung sowie

Neuroleptika
Einteilung und Dosierung

Wirkstoff	Dosierung	
typische Neuroleptika[1]		
hochpotent		
Haloperidol (z. B. Haldol®-Janssen)	2 - 10 (20)	mg/d p. o.
Flupentixol (z. B. Fluanxol®)	4 - 10 (20)	mg/d p. o.
Fluphenazin (z. B. Dapotum®)	5 - 10 (20)	mg/d p. o.
Perphenazin (z. B. Decentan®)	8 - 64	mg/d p. o.
Zuclopenthixol (Ciatyl-Z®)	2 - 75	mg/d p. o.
mittelpotent		
Perazin (z. B. Taxilan®)	50 -600	mg/d p. o.
niedrigpotent		
Chlorprothixen (z. B. Truxal®)	30 -400	mg/d p. o.
Levomepromazin (z. B. Neurocil®)	25 -400	mg/d p. o.
Melperon (z. B. Eunerpan®)	25 -375	mg/d p. o.
Pipamperon (z. B. Dipiperon®)	60 -360	mg/d p. o.
Promethazin (z. B. Atosil®)	25 -400	mg/d p. o.
atypische Neuroleptika		
Aripiprazol (ABILIFY®)	15 - 30	mg/d p. o.
Amisulprid (z. B. Solian®)	200 -800	mg/d p. o.
Clozapin (z. B. Leponex®)	25 -900	mg/d p. o.
Olanzapin (ZYPREXA)	5 - 20	mg/d p. o.
Paliperidon (Invega®)	3 - 12	mg/d p. o.
Quetiapin (Seroquel®)	300 -750	mg/d p. o.
Risperidon (z. B. Risperdal®)	2 - 6	mg/d p. o.
Ziprasidon (ZELDOX®)	40 -160	mg/d p. o.
Depotpräparate		
Flupentixoldecanoat (Fluanxol® Depot)	20 - 60	mg/2–3 Wochen i. m.
Fluphenazindecanoat (z. B. Lyogen® Depot)	12,5-100	mg/2–3 Wochen i. m.
Fluspirilen (z. B. Imap®)	4 - 8	mg/Woche i. m.
Haloperidoldecanoat (Haldol®-Janssen Decanoat)	50 -150	mg/3–4 Wochen i. m.
Risperidon (RISPERDAL® CONSTA®)	25 - 50	mg/2 Wochen i. m.
Olanzapinpamoat (ZYPADHERA®)	150 -405	mg/2–4 Wochen i. m.

[1] Reihenfolge in abnehmender neuroleptischer Potenz

N

in der Dämpfung psychomotorischer Erregungszustände und affektiver Spannungen. Neuroleptika wirken auch bei akuter Manie (viele typische und atypische besitzen auch hierfür eine Zulassung) sowie bei organischen Psychosen. Hauptmechanismus ist die Blockade zentraler dopaminerger Rezeptoren, somit die Dämpfung der angenommenen dopaminergen Überaktivität psychotischer Störungen. Auch die antiemetische Wirkung, extrapyramidal-motorische UAW und Hyperprolaktinämie* ist auf die Blockade zentraler dopaminerger Rezeptoren zurückzuführen. Weitere Wirkungen und UAW werden durch histaminerge, serotoninerge oder cholinerge Rezeptoren vermittelt, v. a. atypische Neuroleptika bewirken in unterschiedlichem Ausmaß auch eine Blockade von Serotonin- (insbes. 5-HT_{2A}-) und Acetylcholin Rezeptoren. Niedrigpotente Neuroleptika bewirken bei geringer antipsychotischer Wirkung eine deutliche Sedierung; hochpotente Neuroleptika wirken gut antipsychotisch ohne Sedierung. Die Wirkung atypischer Neuroleptika richtet sich nicht nur gegen die Positivsymptomatik der Schizophrenie (z. B. Wahn, Halluzination) sondern stärker als bei typischen Neuroleptika auch gegen die Negativsymptomatik (Affektarmut, Anhedonie, sozialer Rückzug). Einige wirken zusätzlich antidepressiv und vermutlich auch rezidivprophylaktsich bei affektiven Erkrankungen. **Pharmakokinetik:** Resorption fast vollständig; Ausscheidung nach hepatischer Metabolisierung, an der u. a. das Isoenzym CYP 2D6 beteiligt ist (genetisch bedingter Mangel bei 7–10 % der europäischen Bevölkerung, sog. Poor-Metabolizer, mit extrem langsamer Metabolisierung, so dass bereits mit sehr niedriger Dosis wirksame Blutspiegel erreicht werden, cave: toxische UAW); aufgrund hohen First-pass-Effekts ist die orale Verfügbarkeit eingeschränkt. HWZ je nach Substanz zwischen 3 (z. B. Melperon) und 35 Stunden (z. B. Flupentixol).

Indikation: (Zulassungsstatus unterschiedlich) **1.** Psychose aus dem schizophrenen Formenkreis sowie wahnhafte Störung (s. Schizophrenie); **2.** Manie; **3.** organische Psychosen; **4.** Olanzapin und Aripiprazol sind mit Einschränkungen zur Rezidivprophylaxe affektiver Erkrankungen zugelassen. **5.** Dyskinesie: z. B. Tic-Störung, Tourette-Syndrom, Chorea*-Huntington; **6.** zur Neuroleptanalgesie.

Kontraindikation: akute Intoxikation mit zentral dämpfenden Pharmaka und Alkohol; Vorsicht bei Parkinson*-Syndrom, Epilepsie*, Erkrankung des hämatopoetischen Systems, Engwinkelglaukom und Prostatahyperplasie.

Wechselwirkungen: **1.** Wirkungsverstärkung zentral dämpfender Substanzen einschließlich Alkohol; **2.** anticholinerg wirksame Pharmaka: Delir- und Ileusgefahr; **3.** Dopamin-Agonisten (zur Therapie des Parkinson-Syndroms): gegenseitige Wirkungsminderung; **4.** durch Cytochrom P450 3A-blockierende Arzneimitteln (z. B. Azol-Antimykotika, Makrolid-Antibiotika) gefährliche Plasmaspiegelerhöhung von Quetiapin; durch Cytochrom P450 1A2-blockierende Arzneimitteln (z. B. Fluvoxamin) gefährliche Plasmaspiegelerhöhung von Clozapin und Olanzapin. Bei den meisten anderen Neuroleptika Plasmaspiegelerhöhung durch Cytochrom P450 2D6-blockierende Arzneimitteln (z. B. Paroxetin, Fluoxetin).

UAW: **1.** Bei Ersteinnahme kann eine initial dysphorische Reaktion (negative affektive Reaktion) auftreten. **2.** Extrapyramidal-motorische UAW insbes. unter typischen, hochpotenten Neuroleptika: Frühdyskinesie mit Zungen- und Blickkrämpfen (in den ersten Tagen der Behandlung), Parkinsonoid, Akathisie sowie (v. a. nach jahrelanger Einnahme) Spätdyskinesie; **3.** insbes. bei atypischen Neuroleptika Gewichtszunahme, Hyperglykämie und Hyperlipidämie und evtl. Induktion eines Diabetes mellitus (z. B. Olanzapin); **4.** Verlängerung der QT-Zeit im EKG (wegen Gefahr lebensbedrohlicher Torsades des Pointes-Arrhythmien EKG-Kontrollen durchführen); **5.** Sedierung, Schlaflosigkeit, Unruhe, Agitation, Konzentrationsstörung, Angstzustände; **6.** vegetative UAW unter niedrigpotenten Neuroleptika: orthostatische Hypotonie, Mundtrockenheit, Obstipation, evtl. Ileusgefahr, Miktionsstörung, Akkommodationsstörung (Mydriasis) und (sehr selten) Glaukomanfall; **7.** Senkung der Krampfschwelle und Provokation epileptiformer Anfälle, erhöhte Krampfgefahr bei gleichzeitigem Entzug von Alkohol oder Beruhigungsmitteln oder bei Anwendung piperazinhaltiger Anthelminthika*; **8.** Blutbildveränderung (daher regelmäßige Kontrollen erforderlich): Leukopenie, Agranulozytose, Thrombozytopenie (z. B. bei Clozapin und Perazin); **9.** passagerer Anstieg der Transaminasekonzentration im Blut, cholestatischer Ikterus; **10.** allergische Reaktion (generalisiertes Arzneimittelexanthem); **11.** Hyperprolaktinämie (z. B. Amisulprid) mit Amenorrhö, Galaktorrhö und sexueller Funktionsstörung, i. d. R. Rückbildung bei niedrig dosierter Dauermedikation; **12.** sehr selten: potentiell lebensbedrohendes malignes neuroleptisches Syndrom (Abk. MNS) mit Fieber, Rigor, CK-Anstieg, Akinesie, Herzrhythmusstörung, Bewusstseinstrübung und vegetativer Entgleisung, welches sofortiges Absetzen des Neuroleptikums und intensivmedizinische Maßnahmen erfordert.

Dosierung: bei akuter Schizophrenie inital rasch aufdosieren; Dosierungsempfehlung für einzelne Substanzen: s. Tab.; evtl. Kombination mit Benzodiazepin oder schwachpotentem Neuroleptikum zur Sedierung; unter gleichzeitiger Begleittherapie (Psychotherapie, Soziotherapie) nach eingetretener Besserung Dosisreduktion und niedrigdosierte Langzeitmedikation zur Rezidivprophylaxe; Übergang möglich in Frühinterventionsstrategie mit Medikation nur bei akuter Belastung oder Auftreten erster Symptome (s. Abb.); Dauer der Langzeitmedikation abhängig von Art und Verlauf der Psychose.

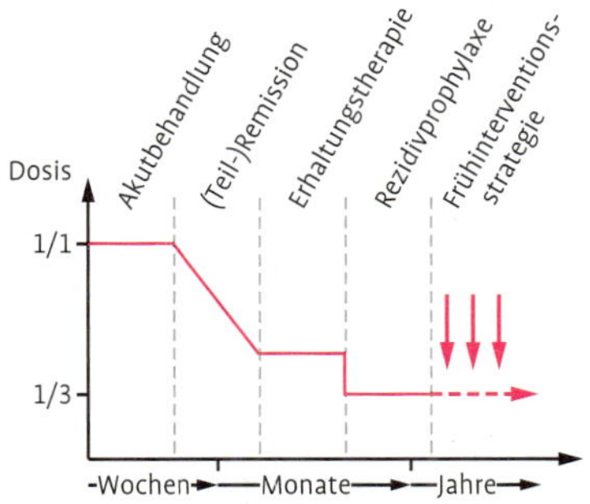

Neuroleptika: Behandlungsstrategie mit Neuroleptika bei schizophrener Psychose

Hinweis: **1.** Für die Prognose von entscheidender Bedeutung ist die Sicherung der Compliance (psychoedukative Maßnahmen), durch Einstellung auf die parenterale Gabe eines Depotpräparats alle 2–4 Wochen anstelle der täglichen oralen Gabe kann sie verbessert werden (s. Tab.). **2.** In Einstellungs- und Umstellungsphasen besteht keine Fahrtauglichkeit, auch die Alltagssicherheit (z. B. Bedienen von Maschinen) ist eingeschränkt.

Literatur: **1.** Leucht, S. et al.: Second-generation versus first-generation antipsychotic drugs for schizophrenia: a meta-analysis. Lancet 373 (9657): 31–41 (2009); **2.** Deutsche Gesellschaft für Psychiatrie, Psychotherapie und Nervenheilkunde (Hrsg.): Behandlungsleitlinie Schizophrenie. S3 Praxisleitlinien in Psychiatrie und Psychotherapie, Band 1. Darmstadt: Steinkopff, 2006; **3.** Lieberman, J. A. et al.: Clinical Antipsychotic Trials of Intervention Effectiveness (CATIE) Investigators: Effectiveness of antipsychotic drugs in patients with chronic schizophrenia. N Engl J Med 353: 1209–1223 (2005).

Autor: T. Bschor.

Neuroleptikaintoxikation: Arzneimittelintoxikation mit zahlreichen, chemisch sehr unterschiedlichen Substanzen (z. B. Phenothiazinderivate, Butyrophenone, Dibenzodiazepine, Thioxanthene); neben Sedierung, Hypotonie und anticholinergen Symptomen ist insbes. die Behandlung der extrapyramidal-motorischen Wirkungen von Bedeutung; vgl. Hypnotikaintoxikation.

Behandlungsindikation: individuell einzuschätzende Vitalgefährdung; je nach Gewöhnung und Metabolisierungsstatus (s. Neuroleptika) unterschiedliche Wirkungen bei gleicher Dosis.

Basistherapie: s. Intoxikation.

Symptomatische Therapie: **1.** bei extrapyramidalen Symptomen: Biperiden (z. B. Akineton®), 2–5 mg langsam i. v., ggf. wiederholen; **2.** bei Krämpfen: Benzodiazepine, z. B. Diazepam (z. B. Valium®), 10 mg.

Literatur: Olson, K. R. et al. (eds): Poisoning & drug overdose. 5th ed. New York: McGraw-Hill/ Lange, 2007.

Autor: F. Martens.

Neurolyse: s. Schmerzsyndrome.

Neuropathia vestibularis: s. Labyrinthausfall, akuter.

Neuropathie, multifokale motorische: s. Neuritis.

Neurotmesis: s. Nervenlähmung, traumatische periphere.

Neurotoxin, bakterielles: s. Clostridium-botulinum-Toxin.

Neurotransplantation: s. Chorea.

Neutropenie, maligne: s. Agranulozytose.

NHL: Abk. für Non*-Hodgkin-Lymphome.

Niclosamid: s. Anthelminthika.

Niederfrequenztherapie: s. Elektrotherapie.

Niere, künstliche: s. Hämodialyse.

Nierenarterienstenose: Verengung einer oder beider Arteriae renales; der poststenotische Druckabfall bewirkt im juxtaglomerulären Apparat die Sekretion von Renin, das eine arterielle Hypertonie* (sog. renovaskulärer Hochdruck, ca. 5 % aller Bluthochdruckpatienten) induziert. Die Minderdurchblutung des Parenchyms führt zu chronischer Niereninsuffizienz und Schrumpfniere. **Ursache:** **1.** Arteriosklerose* (70 %); **2.** fibromuskuläre Hyperplasie (25 %); **3.** Aneurysma*, kongenitale venöse Angiodysplasie*, externe Kompression, kongenitale Hypoplasie, Embolie (ca. 5 %).

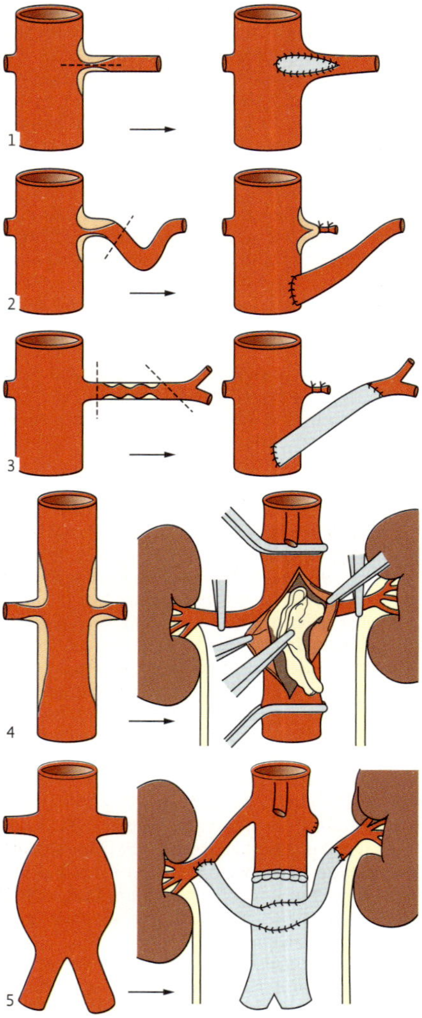

Nierenarterienstenose: Operationsverfahren: 1: Thrombendarteriektomie und Patch-Plastik; 2: Reinsertion; 3: Bypass (Vena-sephena-magna-Interponat); 4: transaortale Thrombendarteriektomie und Direktverschluss; 5: Aortenaneurysma (rekonstruiert durch Y-Prothese)

Behandlungsindikation: dringend gegeben zur Vermeidung von Folgeschäden der arteriellen Hypertonie und zum Erhalt der Nieren.

Pharmakotherapie: Therapie der Wahl ist konsequente Senkung des zu hohen Blutdrucks (s. Hypertonie, arterielle)

Interventionelle und operative Therapie: indiziert bei Versagen der Pharmakotherapie, drohendem Nierenfunktionsverlust oder Gefahr des Nierenarterienverschlusses bei hochgradiger Stenose; Voraussetzung ist die freie periphere Strombahn. **1. Angioplastie:** häufigstes Verfahren; kurzstreckige Stenosen werden mit Ballonkatheter unter hohem Druck aufgedehnt, häufig in Kombination mit Stent-Implantation; Zugang über Arteria femoralis; Komplikation: Nachblutung, Rezidiv, Embolisation von abgelöstem Material in die Niere, Perforation, falsches Aneurysma, arteriovenöse Fistel; **2. Operation:** Methode der Wahl bei Nierenarterienaneurysma, Nierenarterienstenose einer Einzelniere, kombinierten Läsionen (Stenose und Aneurysma) oder zusätzlicher Schädigung von Aorta oder viszeralen Arterien; Verfahren: s. Abb.; Letalität 1–2 %, Normalisierung der Blutdruckwerte in 59 %, Besserung der Hypertonie in 33 %, Organerhalt in 90 %.

Literatur: Hepp, W.; Kogel, H. (Hrsg.): Gefäßchirurgie. 2. Aufl. München: Urban & Fischer bei Elsevier, 2006.

Autor: W. Hepp.

Nierenbeckenentzündung: s. Pyelonephritis.

Nierenerkrankungen, chronische: angeborene oder erworbene Nierenerkrankung mit fortschreitendem, irreversiblem Funktionsverlust der Nieren; dabei muss für mind. 3 Monate ein Nierenschaden (histopathologische Veränderungen und/oder abnormale serologische Nierenparameter, pathologische Urinbefunde, z. B. Mikroalbuminurie, oder Befunde bei der Bildgebung) und/oder eine reduzierte Nierenfunktion (chronische Niereninsuffizienz) mit einer glomerulären Filtrationsrate (Abk. GFR) <60 ml/min/1,73 m^2 KO bestehen. **Verlauf:** im Allg. progredient mit Reduktion der GFR, ggf. bis zur notwendigen Nierenersatztherapie; **Einteilung:** in Schweregrade; **1.** Stadium 1: Nierenschaden und GFR ≥90 ml/min/1,73 m^2 KO; **2.** Stadium 2: Nierenschaden und GFR 60–89 ml/min/1,73 m^2 KO; **3.** Stadium 3: GFR 30–59 ml/min/1,73 m^2 KO; **4.** Stadium 4: GFR 15–29 ml/min/1,73 m^2 KO; **5.** Stadium 5: GFR <15 ml/min/1,73 m^2 KO. Der Buchstabe D für Dialyse oder T für Transplantation hinter dem Stadium gibt an, ob eine Dialysebehandlung (Peritonealdialyse oder Hämodialyse) durchgeführt wird oder ob dem Patient eine Niere transplantiert wurde. Beispiel: Stadium 3T bedeutet ein Patient mit chronischer Nierenerkrankung GFR 30-59 mit Zustand nach Nierentransplantation.

Behandlungsindikation: **I.** Eine allgemeine Therapie ist in allen Stadien der chronischen Nierenerkrankungen indiziert: **1.** Diagnose und spezifische Therapie der zur Niereninsuffizienz führenden Grunderkrankung, z. B. bei diabetischer Nephropathie Optimierung des diabetischen Stoffwechsels (Zielwerte: HbA_{1c} <7,0 %, venöse Nüchtern-Blutzuckerkonzentration <6,0 mmol/l), Therapie von Glomerulonephritis und interstitieller Nephritis; **2.** Diagnose und Behandlung der Begleiterkrankungen (arterielle Hypertonie, Nicotinabusus, Fettstoffwechselstörungen usw.), insbes. mit dem Ziel, das Risiko für kardiovaskuläre Erkrankungen zu reduzieren und die Progression der chronischen Nierenerkrankung zu verlangsamen; **3.** ab Stadium 3 zusätzlich Evaluation und Therapie der Komplikationen der chronischen Nierenerkrankungen; **4.** in Stadium 4 zusätzlich Vorbereitung auf die Nierenersatztherapie; **5.** in Stadium 5 zusätzlich Einleitung der Nierenersatztherapie bei Urämie; **II.** Eine spezielle Therapie ist bei folgenden Hauptfaktoren (Auswahl) indiziert: **1.** arterielle Hypertonie* wegen des Einflusses auf die Progredienz der chronischen Nierenerkrankung und zur Senkung des kardiovaskulären Risikos; pharmakologische Senkung des Blutdrucks in Stadium 1–4 auf <130/85 mmHg und in Stadium 5 auf <140/90 mmHg; **2.** bei chronischen Nierenerkrankungen mit Proteinurie >1 g/d Gabe von ACE-Hemmern und/oder AT_1*-Rezeptor-Antagonisten zur Reduktion der Proteinurie sowie zur positiven Beeinflussung von intrarenaler Hämodynamik und fibrotischen Umbauprozessen (hemmt die Progression der Nierenerkrankung); **3.** renale Anämie als Komplikation der chronischen Nierenerkrankung und als kardiovaskulärer Risikofaktor; eine Hämoglobinkonzentration ≥11 g/dl ist Therapieziel. **4.** renale Osteopathie als Komplikation der chronischen Nierenerkrankung: **a)** Zielbereich für Serumphosphat: in Stadium 3 und 4 0,87–1,49 mmol/l, in Stadium 5 1,13–1,78 mmol/l; **b)** Zielbereich für Serumcalcium: in Stadium 3–5 2,10–2,37 mmol/l; **c)** Zielbereich für intaktes Parathormon in Stadium 3 3,85–7,7 pmol/l, in Stadium 4 7,7–12,1 pmol/l und in Stadium 5 16,5–33,0 pmol/l; diätetische Phosphat- (<1,2 g/d) und Calciumreduktion (<2 g/d) und Pharmakotherapie bei Serumphosphat >1,78 mmol/l, bei Serumcalcium >2,54 mmol/l bzw. bei erhöhten Parathormonwerten; **5.** renale nichtrespiratorische Azidose: Standardbicarbonat sinkt mit zunehmender chronischer Nierenerkrankung. Korrektur von Werten <22 mmol/l zur Besserung der geschwächten körperlichen Leistungsfähigkeit, Malnutrition, Anämie, Hyperkaliämie* und renaler Osteopathie; **6.** Hyperkaliämie: Serumkalium >5,5 mmol/l sollte und >6,0 mmol/l muss korrigiert werden. **7.** Prophylaxe und Therapie der bei chronischer Nierenerkrankung gesteigert auftretenden kardiovaskulären Risikofaktoren, z. B. linksventrikuläre Hypertrophie, Veränderungen von HDL- und LDL-Cholesterol, Calcium-Phosphat-Produkt <4,44 $mmol/l^2$, Homocystein, Überwässerung.

Pharmakotherapie: **1.** arterielle Hypertonie*: pharmakologische orale Blutdrucksenkung meist mit mehreren Antihypertensiva, basierend auf Diuretika und ggf. ACE*-Hemmer und/oder AT_1-Rezeptor-Antagonisten (einschleichende Dosierung unter Kreatinin-Kontrolle bei bilateraler Nierenarterienstenose); **2.** renale Anämie: **a)** Substitution von Erythropoetin (z. B. Recormon®, Erypo®), 1–3 × 2000–4000 IE pro Woche i. v. oder s. c., oder Darbopoetin alpha (Aranesp®), 1 × 20–60 µg alle 1–2 Wochen i. v. oder s. c.; **b)** Eisensubstitution, z. B. mit Fe_2SO_4, 50–100 mg/d p. o., da sich die Eisenspeicher unter Erythropoetintherapie schnell leeren; **3.** renale Osteopathie: **a)** Phosphatsenkung durch Calciumcarbonat (z. B. Dreisacarb®) oder Calciumacetat (z. B. Calciumacetat-Nefro), 2–4 × 500–1500 mg/d p. o., Sevelamer (z. B. Renagel®), 2–3 × 800–1600 mg/d p. o. und Lanthancarbornat (z. B. Fosrenol®), 2–4 × 250–500 mg/d p. o. zu den Mahlzeiten; Dosierung variiert und richtet sich nach Phosphatmenge in der Nahrung und der erreichten Phosphatkonzentration; bei unzureichendem Erfolg zusätzlich Aluminiumhydroxid (z. B. Aludrox®), 2–6 Tbl./d p. o. möglichst auf 4–6 Wochen begrenzt; **b)** 1,25-hydroxylierte Vitamin-D_3-Derivate, z. B. Calcitriol (z. B. Rocaltrol®, Bondiol®), 1 × 0,25–0,5 µg/d oder 1–2 × 1,5 µg/Woche p. o. als Bolus; **c)** Calcium (z. B. Calcium Sandoz® forte), 500–1000 mg/d p. o. bei Serumwerten <4,25 mmol/l; **d)** Calcimimetika, z. B. Cinalcet (Mimpara®), 2 × 30–90 mg/d p. o., sollte einschleichend dosiert werden; **4.** nichtrespiratorische Azidose: Hydrogencarbonate, z. B. Natriumhydrogencarbonat (z. B. Nephrotrans®), 3 × 1–1,5 g/d p. o. als Standarddosis; Dosierung nach Effekten, um eine Hydrogencarbonatkonzentration von >22 mmol/l zu erreichen; **5.** Hyperkaliämie: **a)** diätetische Behandlung einer chronischen Hyperkaliämie ohne Symptome; Vermeiden hyperkaliämisch wirkender Arzneimittel (Kalium sparende Diuretika*, ACE*-Hemmer, AT_1*-Rezeptor-Antagonisten, Renin-Antagonisten); **b)** Austauschersalze (z. B. Resonium®, Sorbisterit®), 15–30 g/d p. o.; **c)** Bei akuter lebensbedrohlicher Hyperkaliämie (s. Herzrhythmusstörungen, Schock) ist bei Patienten mit chronischer Nierenerkrankung im Stadium 4 oder 5 und Kaliumwerten >6 mmol/l die notfallmäßige Hämodialyse* notwendig. Bis dahin sollen die Azidose bzw. 50 % des Basenüberschusses durch Gabe von 8,4 %iger Natriumbicarbonatlösung (Volumen in ml ≙ 50 % des Basenüberschusses × 0,3 × kg KG) ausgeglichen, 200 ml 20 %ige Glukose mit 20 IE Altinsulin als Infusion über 20 Minuten gegeben und Beta*-2-Sympathomimetika, z. B. Terbutalin (z. B. Bricanyl®) als Spray oder über Perfusor mit 100–200 ng/kg KG/min i. v., verabreicht werden. **d)** bei Schock 10 ml 10 %ige Calciumlösung i. v. (s. Schock); **6.** bei Überwässerung mit Luftnot, Blutdruckanstieg, Hyponatriämie*, Herzinsuffizienz* und Lungenödem* Schleifendiurektika, z. B. Furosemid (z. B. Lasix®), i. v. in steigender Dosierung (80, 125 und 500 mg/d) als Einzelbolus oder aufgeteilt repetitiv auf 2 Dosen; cave: Innenohrschwerhörigkeit und Tubulustoxizität bei zu rascher Gabe, insbes. bei Bolusgabe; bei fehlender Wirksamkeit frühzeitige Dialyse.

Eigenbehandlung: 1. Diät: **a)** bei Stadium 5 Einschränkung der Eiweißzufuhr (0,8 g/kg KG), um den Beginn der Nierenersatztherapie kurzfristig hinauszuzögern; **b)** bei starker Proteinurie diätetischer Ersatz des Eiweißverlustes; **c)** ausreichende Kalorienzufuhr zur Reduktion von katabolen Zuständen und Harnstoffanstieg; **2.** Nicotinabstinenz.

Hinweis: 1. Ein verspäteter Beginn der Therapie von Grund- und Begleiterkrankungen entsprechend der Stadieneinteilung der chronischen Nierenerkrankungen, insbes. <4 Monate vor Dialysebeginn, führt zu deutlich erhöhter Mortalität (engl. late reternal). Eine nephrologische Mitbehandlung ist möglichst ab Stadium 2, spätestens ab Stadium 3 erforderlich. **2.** Arzneimittel und deren Metabolite werden häufig renal eliminiert und akkumulieren bei chronischer Nierenerkrankung. Vor der Verordnung muss die renale Eliminationskinetik bekannt sein und bei der Dosierung berücksichtigt werden. **3.** Körperliche Aktivität des Patienten darf bei chronischer Nierenerkrankung nicht vernachlässigt werden; es gibt spezielle Sportprogramme.

Arbeitsunfähigkeit: 1. Arbeits- und Berufsfähigkeit sollen für die Zeit der Dialyse und nach Nierentransplantation so weit wie möglich erhalten bleiben. Die Bescheinigung der Arbeitsunfähigkeit verbessert die Prognose nicht. Bei zunehmender chronischer Nierenerkrankung soll schwere körperliche Arbeit vermieden werden. **2.** Für die Minderung der Erwerbsfähigkeit gilt: 20–30 % bei Serumkreatinin <2 mg/dl ohne Leistungseinschränkung; 40–50 % bei Serumkreatinin von 2–4 mg/dl und leichter Einschränkung; 50–70 % bei Serumkreatinin von 4–8 mg/dl und mäßiger Einschränkung; 80–100 % bei Serumkreatinin >8 mg/dl und starker Einschränkung; bei Dauerdialyse 100 %.

Selbsthilfe: Bundesverband Niere e. V., Weberstr. 2, 55130 Mainz, Tel. 06131 85152, Fax 06131 835198; E-Mail: geschaeftsstelle@bnev.de, Homepage: http://www.bundesverband-niere.de.

Literatur: 1. Mettang, T.; Kuhlmann, U.: Chronische Niereninsuffizienz. In: Kuhlmann, U. et al. (Hrsg.): Nephrologie – Pathophysiologie, Klinik, Nierenersatzverfahren. 5. Aufl. Stuttgart: Thieme, 2008; **2.** Leveym, A. et al.: K/DOQI clinical practice guidelines for chronic kidney disease: evaluation, classification, and stratification. Am J Kidney Dis 39 (2, Suppl. 1): S1–S266 (2002).

Autoren: A. Kribben, T. Feldkamp, Th. Philipp.

Nierenersatztherapie: s. Hämodiafiltration; Hämodialyse; Hämofiltration; Nierentransplantation; Peritonealdialyse.

Nierenfunktionsverschlechterung, plötzliche: s. Glomerulonephritis, rapid-progressive.

Niereninsuffizienz: s. Glomerulonephritis, chronische; Glomerulonephritis, rapid-progressive; Nierenerkrankungen, chronische; Nierenversagen, akutes.

N

Nierensteine: s. Urolithiasis.

Nierentransplantation: meist allogene chirurgische Übertragung einer Niere mit heterotoper Einpflanzung. **Prognose:** Häufigkeit von Abstoßungsreaktionen ca. 50 % (Sicherung durch Nierenpunktion); Transplantatfunktionsraten nach 1 Jahr 80–90 %, nach 5 Jahren 65 %; günstigere Ergebnisse (95 %) nach Nierentransplantation zwischen Verwandten (Lebendspende) aufgrund größerer genotypischer Ähnlichkeit.

Indikation: terminale Niereninsuffizienz; dringlich bei dialysepflichtigen Kindern.

Kontraindikation: maligne Tumoren, Herz-, Lungen- oder Leberinsuffizienz, koronare Herzkrankheit, chronische Infektionen (z. B. AIDS), rezidivierende Nierenkrankheiten (fokal sklerosierende Glomerulonephritis, hämolytisch-urämisches Syndrom).

Durchführung: allgemeines Vorgehen: s. Organtransplantation; **Vorbereitung:** bilaterale Nephrektomie bei malignem Hypertonus, infizierten Nieren und Zystennieren erforderlich; bei urologischen Fehlbildungen operative Anlage einer Neoblase; Sigmaresektion bei rezidivierender Sigmadivertikulitis (erhöhte Perforationsgefahr durch Immunsuppression) empfehlenswert; **Verfahren:** heterotope Transplantation in die Fossa iliaca (s. Abb.) mit meist End-zu-Seit-Anastomosen an die Arteria iliaca communis oder Arteria iliaca externa und Vena iliaca communis oder Vena iliaca externa sowie Einpflanzung des Ureters in die Blase mit Antirefluxplastik.

Komplikationen: Gefäßthrombosen, Ureternekrose, Transplantatarterienstenose.

Hinweis: 1. Initial ist eine Polyurie inf. eines ischämischen Schadens möglich. 2. Eine akute Tubulusnekrose wird wie bei der Schockniere durch Dialysebehandlung überbrückt.

Selbsthilfe: 1. Bundesverband der Organtransplantierten (BDO) e. V., Paul-Rücker-Str. 22, 47059 Duisburg, Tel. 0203 442010, Fax 0203 442127; E-Mail: geschaeftsstelle@bdo-ev.de, Homepage: http://www.bdo-ev.de; 2. Verband Organtransplantierter Deutschlands e. V., Georgstr. 11, 32545 Bad Oeynhausen; Tel. 05731 792181, Fax 05731 792182; E-Mail: mgutsche@hdz-nrw.de, Homepage: http://www.vod-ev.de.

Literatur: 1. Tullius, S. G.; Pfitzmann, R.; Neuhaus, P.: Nierentransplantation. In: Pfitzmann, R.; Neuhaus, P.; Hetzer, R. (Hrsg.): Organtransplantation. Berlin, New York: de Gruyter, 2001; 2. Land, W.; Illner, W. D.: Nierentransplantation und Transplantatnephrektomie. In: Land, W.: Transplantationschirurgie. Breitner Chirurgische Operationslehre Band XII. 2. Aufl. München, Wien, Baltimore: Urban & Schwarzenberg, 1996.

Autor: R. Pfitzmann.

Nierenversagen, akutes: syn. akute Niereninsuffizienz; rascher (über Stunden bis Tage) Abfall der glomerulären Filtrationsrate mit Retention der harnpflichtigen Substanzen mit oder ohne Reduktion der Diurese (Polyurie, Normurie, Oligurie, Anurie); **Formen:** 1. prärenales Nierenversagen bei verminderter renaler Durchblutung; 2. renales Nierenversagen: a) ischämisch-toxisches Nierenversagen (engl. acute tubular necrosis, Abk. ATN) als Folge eines persistierenden prärenalen Nierenversagens und/oder einer pharmakologisch-toxischen Schädigung; b) akute interstitielle Nephritis; c) akute Glomerulonephritis* und rapid-progressive Glomerulonephritis*; 3. postrenales Nierenversagen bei obstruktiver Uropathie mit Harnstau; **Einteilung:** in Schweregrade, s. Tab.

Behandlungsindikation: 1. Volumensubstitution: prärenales akutes Nierenversagen, wenn keine Kontraindikationen wie pulmonale Überwässerung oder ausgeprägte Herzinsuffizienz bestehen; 2. Dialyse: akutes Nierenversagen mit akuter respiratorischer Insuffizienz* inf. Hyperhydratation, Hyperkaliämie*, nichtrespiratorische Azidose sowie urämische Blutungen, Enzephalopathie, Neuropathie, Myopathie und Perikarditis*; frühzeitige Dialyse bei ausgeprägter Retention der harnpflichtigen Substanzen, wenn eine kurzfristige Besse-

N

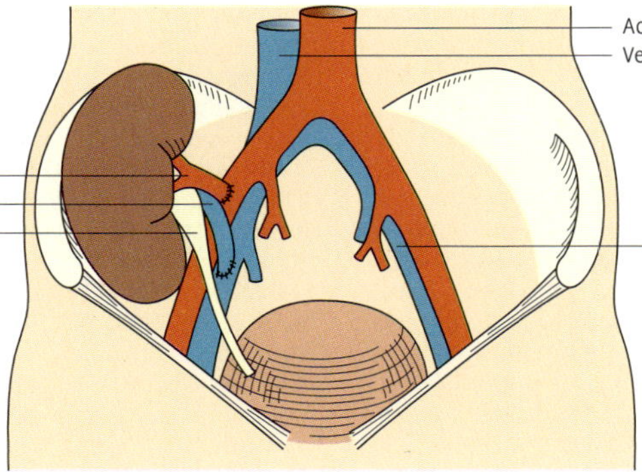

Nierentransplantation: heterotope Transplantation in die Fossa iliaca rechts

Nierenversagen, akutes
RIFLE-Klassifikation der Acute Dialysis Quality Initiative (Abk. ADQI)

Kategorie[1]	Kreatininanstieg[2]	Abnahme der GFR	Urinmenge	Dialysepflichtigkeit
Risk	1,5-fach	>25 %	<0,5 ml/kg KG/h für 6 Stunden	—
Injury	2-fach	>50 %	<0,5 ml/kg KG/h für 12 Stunden	—
Failure	3-fach **oder** Anstieg um >0,5 mg/dl auf >4,0 ml/dl	>75 %	<0,3 ml/kg KG/h für 24 Stunden oder Anurie für 12 Stunden	—
Loss	—	—	—	>4 Wochen
End stage renal disease (Abk. ESRD)	—	—	—	>3 Monate

GFR: glomeruläre Filtrationsrate;
[1] jeweils eines der 4 Kriterien reicht für die Einteilung in eine Kategorie aus;
[2] bezogen auf den Ausgangswert.

rung der Nierenfunktion nicht zu erwarten ist; **3.** ursachenspezifische Therapie: bei prärenalem Nierenversagen, akuter interstitieller Nephritis, akuter Glomerulonephritis* und rapid-progressiver Glomerulonephritis*, postrenalem Nierenversagen.

Pharmakotherapie: **I.** bei Hypovolämie Volumensubstitution mit 0,9 % NaCl-Lösung, Kalium vermeiden; **II.** bei Hyperkaliämie*: **1.** Beta*-2-Sympathomimetika: **a)** Fenoterol (z. B. Berotec®) inhalativ, 0,2 mg/Hub, 2–4 Hübe; **b)** Reproterol (Bronchospasmin®), 0,09 mg in 100 ml 0,9 %iger NaCl-Lösung i. v. über 15 Minuten; **c)** Salbutamol (z. B. Salbulair®), 0,5 mg in 100 ml 0,9 %iger NaCl-Lösung i. v. über 15 Minuten; **d)** Terbutalin (Bricanyl®), über Perfusor 100–200 ng/kg KG/min i. v. infundieren (z. B. bei 70 kg KG 0,5 mg in 50 ml 0,9 %iger NaCl-Lösung lösen und 0,7–1,2 ml/min infundieren) oder 0,25 mg s. c. applizieren; **2.** Insulin- und Glukosezufuhr, 20 IE Altinsulin in 200 ml 20 %iger Glukoselösung über 1 Stunde unter Blutzuckerkontrolle; bei Hyperglykämie ist die Glukose nicht erforderlich; **3.** Calciumgluconat 10 % (z. B. Calcium-Sandoz® 10 %), 10–20 ml i. v. über 3 Minuten; Kontraindikation: Hyperkalzämie, Digitalisierung; **4.** Natriumbicarbonat 8,4 %, 50–100 mmol i. v. über 30 Minuten; **5.** Ionenaustauschharze, z. B. Resonium® A, 3 × 15 g/100 ml Wasser (cave: nicht bei Hypernatriämie) oder Calcium Resonium®, 2 × 30 g/200 ml Wasser (cave: nicht bei Hyperkalzämie); wegen der Gefahr von Obstipation mit Laxanzien verabreichen; **III.** bei nichtrespiratorischer Azidose Bicarbonat, z. B. Natriumhydrogencarbonat (Nephrotrans®), 3 × 1–2 g/d p. o.; im Notfall Natriumbicarbonat 8,4 % i. v. (Bedarf in mmol = negativer Base excess × 0,3 × kg KG; zunächst nur 50 % des berechneten Defizits ersetzen); **IV.** bei Überwässerung und einer Urinausscheidung von >400 ml/d Schleifendiuretika, z. B. Furosemid (z. B. Lasix®), bis 500 mg/d p. o. oder i. v., oder Torasemid (z. B. Unat®, Torem®), bis 200 mg/d p. o. oder i. v.; **V.** bei Anämie frühzeitige Bluttransfusionen; **VI.** bei Infektionen frühzeitige Antibiotikagabe, angepasst an die reduzierte Nierenfunktion, und Kontrolle der Plasmakonzentration; **VII.** bei ausgeprägter Hyperurikämie Rasburicase (Fasturtec®), einmalig 4,5–7,5 mg i. v.

Operative Therapie: bei postrenalem Hindernis Anlage eines Katheters und Beseitigung der Obstruktion.

Sonstige Maßnahmen: **1.** Blutdruckabfall z. B. bei Operation vermeiden; **2.** Dosierung nephrotoxischer Arzneimittel bei vorbestehender Niereninsuffizienz anpassen und evtl. Konzentration im Plasma bestimmen (s. Drugmonitoring, therapeutisches); **3.** intensive Flüssigkeitszufuhr (v. a. 0,9 %ige NaCl-Lösung, z. B. 1 ml/kg KG/h für 24 Stunden, wenn vom Volumenstatus her vertretbar) bei Anwendung nephrotoxischer Substanzen, z. B. Röntgenkontrastmittel, Cisplatin, Methotrexat, Aminoglykoside und Amphotericin B; **4.** bei Rhabdomyolyse, Hämolyse, Tumorlyse, Hyperurikämie und Gabe von Methotrexat Flüssigkeit zuführen, Harn alkalisieren und Schleifendiuretika vermeiden; **5.** ausreichend hohe Kalorien- (25–40 kcal bzw. 110–170 kJ/kg KG/d) und Eiweißzufuhr (0,8–1,2 g/kg KG/d); wenig Kalium oder Phosphat; evtl. parenterale Ernährung; **6.** bei reduzierter Urinausscheidung mit Gefahr der Überwässerung Flüssigkeitsrestriktion auf die max. renale und extrarenale Flüssigkeitsausscheidung plus 500 ml/d; **7.** intermittierende oder kontinuierliche Hämodialyse*, Hämofiltration* oder Hämodiafiltration*; bei Kindern evtl. Peritonealdialyse*.

Hinweis: 1. Flüssigkeitssubstitution kann Lungenödem verursachen. 2. Durch Flüssigkeitsrestriktion kann bei prärenalem Nierenversagen ein ischämisches akutes Nierenversagen ausgelöst werden. 3. Diuretika haben keinen Einfluss auf die Nierenfunktion oder die Prognose des akuten Nierenversagens: Ein Übergang von oligurischem zu nichtoligurischem akutem Nierenversagen verbessert die Prognose nicht. 4. Bei Volumensubstitution sind Diuretika kontraindiziert, es sei denn, es liegt bei noch vorhandener Diurese eine Hyperkaliämie vor, dann sind Schleifendiuretika indiziert. 5. Renal eliminierte Arzneimittel müssen in ihrer Dosis der aktuellen Nierenfunktion angepasst werden. Ihre Dosierung wird nicht von der Kreatininkonzentration, sondern von der glomerulären Filtrationsrate abhängig gemacht, die sich im Verlauf rasch ändern kann. Bei Wiedereinsetzen der Nierenfunktion ist eine Unterdosierung möglich. Auch die Dialysierbarkeit der verabreichten Substanzen und die Metabolisierung durch die Leber müssen bei der Festlegung der Dosis berücksichtigt werden. 6. Ein Effekt von N-Acetylcystein zur Prophylaxe des Kontrastmittel-induzierten akuten Nierenversagens ist nicht bewiesen.

Neuentwicklung: 1. Ansätze zur Verbesserung der intrarenalen Durchblutung mit Vasodilatatoren wie Prostaglandine, Stickoxid, natriuretische Peptide, Calcium-Antagonisten, Endothelin-Antagonisten, Theophyllin, Dopamin und Bradykinin werden intensiv untersucht. 2. Neue Strategien zur Beschleunigung der Restitution der Tubuli werden erforscht: Gabe von Metaboliten des Zitronensäurezyklus, Quercetin, RGD-Peptiden (Peptide mit Aspartat-Glycin-Asparaginsäure-Sequenz), Blockern von Adhäsionsmolekülen und Wachstumsfaktoren.

Literatur: 1. Feldkamp, T.; Kribben, A.: Contrast media induced nephropathy: definition, incidence, outcome, pathophysiology, risk factors and prevention. Minerva Med 99(2): 177–96 (2008); 2. Feldkamp, T. et al.: Alleviation of fatty acid and Hypoxia/Reoxygenation-induced proximal tubule de-energization by ADP/ATP carrier inhibition and glutamate. Am J Physiol Renal Physiol 292: F1606–F1616 (2007); 3. Lameire, N.; van Biesen, W.; Vanholder, R.: Acute renal failure. Lancet 365 (9457): 417–430 (2005); 4. Bellomo, R. et al.: Acute renal failure - definition, outcome measures, animal models, fluid therapy and information technology needs: the Second International Consensus Conference of the Acute Dialysis Quality Initiative (ADQI) Group. Crit Care 8 (4): R204–212 (2004); 5. Kribben, A. et al.: Das akute Nierenversagen - eine Übersicht. Dtsch Med Wschr 128: 1231–1236 (2003).

Autoren: T. Feldkamp, Th. Philipp, A. Kribben.

Nierenzellkarzinom: syn. Grawitz-Tumor, Hypernephrom; häufigster maligner Tumor der Niere mit >90 % epithelialen Ursprungs (Tubulus); **Epidemiologie:** Altersgipfel um das 60. Lebensjahr; häufiger bei Männern (m : w = 2 : 1), Lebenszeitrisiko 1,3 %; **Klinik:** Verlauf lang asymptomatisch (>50 % der Nierenzellkarzinome werden zufällig sono- oder computertomographisch diagnostiziert; Tumorverdopplungszeit unbehandelt ca. 400 Tage); Müdigkeit, Gewichtsverlust, Fieber, Anämie, Leberfunktionsstörung; als endokrine paraneoplastische Symptome arterielle Hypertonie (Renin), Polyglobulie (Erythropoetin), Hyperkalzämie (Parathormon, Vitamin D, Prostaglandine) und Hyperkaliämie (ACTH); Symptomentrias aus Makrohämaturie, Flankenschmerz und palpablem Tumor ist Ausdruck eines fortgeschrittenen Krankheitsbilds; Metastasierung in regionäre Lymphknoten, dann in Lunge, Knochen, Leber, selten in Nebennieren und ZNS; **Einteilung:** nach TNM-Klassifikation (s. Tab.).

Nierenzellkarzinom
TNM-Klassifikation

Kategorie	Tumorwachstum
TX	Primärtumor kann nicht beurteilt werden
T0	kein Anhalt für Primärtumor
T1	≤7 cm, auf die Niere begrenzt
T1 a	≤4 cm
T1 b	>4 cm
T2	>7 cm, auf die Niere begrenzt
T3	Invasion in größere Venen oder Infiltration der Nebenniere oder des perirenalen Fettgewebes
T3 a	Infiltration perirenalen Gewebes oder der Nebenniere, aber nicht jenseits der Gerota-Faszie
T3 b	makroskopische Ausbreitung in Nierenvene oder Vena cava inferior unterhalb des Zwerchfells
T3 c	makroskopische Ausbreitung in die Vena cava oberhalb des Zwerchfells
T4	Infiltration jenseits der Gerota-Faszie
N0	keine regionären Lymphknotenmetastasen
N1	solitäre regionäre Lymphknotenmetastase
N2	multiple regionäre Lymphknotenmetastasen
M0	keine Fernmetastasen
M1	Fernmetastasen

Behandlungsindikation: obligat; deutlich verbesserte Prognose durch die zunehmend erfolgreiche Frühdiagnostik und Therapie; einziges kuratives Verfahren ist die operative Behandlung; bei metastasierten Tumoren Immuntherapie, evtl. Angiogenese-Hemmer.

Pharmakotherapie: Multikinase-Inhibitoren (Abk. MKI, Tyrosinkinase-Inhibitoren: Sunitinib, Sutent®, Sorafenib, Nexavar®), mTor-Inhibitoren (Temsirolimus, TORISEL®) oder Angiogenese-Inhibitoren (Bevacizumab, Avastin®) plus Interferon alfa-2a (Roferon®) sind bei metastasierten inoperablen Nierenzellkarzinomen indiziert; alternativ Immunmodulatoren: Interferon alfa-2a und -gamma, Interleukin-2 (Aldesleukin, Proleukin®), TIL/LAK; Ansprechrate ca. 25 %, Langzeitüberleben 5–10 %.

Operative Therapie: **1.** Tumornephrektomie: Therapie der Wahl; indiziert auch vor geplanter Immuntherapie in metastasierten Stadien; meist transperitonealer, sonst retroperitonealer Zugangsweg; um eine Tumorzellaussaat über die Blutgefäße zu verhindern, sollten primär der Nierenstiel freipräpariert, Nierenarterie und -vene ligiert und durchtrennt werden, bevor mit der Mobilisation der tumortragenden Niere begonnen wird; dann radikale Nephrektomie mit ipsilateraler Lymphadenektomie, Entfernen der Nebenniere bei Oberpoltumoren; Mitentfernung von Tumorthromben in der Nierenvene oder der Vena cava; indiziert auch vor geplanter Immuntherapie in metastasierten Stadien; **2.** Nierenteilresektion (Organ erhaltende Tumorchirurgie): Durchführung bei größeren Raumforderungen unter imperativer Indikation (Einzelniere, Vermeidung einer Dialysepflicht nach Operation); Therapie der Wahl bei Tumoren mit ≤4(–5) cm (T1 a, evtl. auch T1 b) ohne Verschlechterung der Prognose (elektive Indikation); wichtig ist bei der Durchführung die Isolation der Nierenstielgefäße, um stärkere Blutungen durch Abklemmen sicher beherrschen zu können. Der Tumor wird dann scharf unter Mitnahme eines 2–3 mm breiten Saumes aus dem Nierenparenchym reseziert, der zentrale gefäßführende Stiel mit Durchstechungsligaturen versorgt. **3.** Entfernung von Solitärmetastasen in Lunge, Leber, Gehirn und langen Röhrenknochen; **Prognose:** Fünf-Jahres-Überlebensrate bei kleinen organbegrenzten Tumoren 98 %; bei lokoregionärem extrarenalem Wachstum 60 % und bei Fernmetastasen 9 %, mediane Überlebenszeit bei Fernmetastasen wenig mehr als 12 Monate.

Strahlentherapie: palliativ zur symptomatischen Therapie von Knochenmetastasen (Schmerzbehandlung), stereotaktische Bestrahlung von Hirnmetastasen.

Arbeitsunfähigkeit: nach Tumornephrektomie ca. 4–6 Wochen; eine Anschlussheilbehandlung ist indiziert.

Hinweis: Hormontherapien mit Gestagenen, Antiandrogenen oder Antiöstrogenen sind nicht erfolgreich.

N

Neuentwicklung: **1.** Kombinationen bereits zugelassener Sustanzen in klinischen Studien; **2.** intraoperative Strahlentherapie nach Entfernung lokoregionärer Rezidive (experimentell).

Selbsthilfe: **1.** Deutsche Krebshilfe e. V., Buschstr. 32, 53113 Bonn, Tel. 0228 729900, Fax 0228 7299011; E-Mail: deutsche@krebshilfe.de, Homepage: http://www.krebshilfe.de; **2.** Krebsinformationsdienst (KID), Im Neuenheimer Feld 280, 69120 Heidelberg, Tel. 0800 4203040; E-Mail: krebsinformationsdienst@dkfz.de, Homepage: http://www.krebsinformation.de.

Literatur: Ljungberg, B. et al.: Guidelines on Renal Cell Carcinoma. Leitlinien der European Association of Urology (EAU), 2009, http://www.uroweb.org/fileadmin/tx_eauguidelines/2009/Full/RCC.pdf.

Autoren: W. Schultze-Seemann, C. Jilg.

Nierenzyste: solitär oder multipel, meist in der Nierenrinde, fakultativ auch intrarenal (parapelvin) gelegene, zystische Raumforderung; abzugrenzen von der einfachen Nierenzyste sind zystische Nierenerkrankungen (z. B. multilokulär zystisches Nephrom, zystische Nierendysplasie, polyzystische Nierenerkrankung).

Behandlungsindikation: I. d. R. ist eine Behandlung einfacher Nierenzysten nicht erforderlich, Ausnahmen: **1.** Komplikationen, z. B. Obstruktion der ableitenden Harnwege (parapelvine Zyste), Einblutung oder Infektion; **2.** Zweifel an der Dignität: Abklärung durch bildgebende Verfahren (CT/MRT); in Einzelfällen ist die operative Freilegung zum Ausschluss eines zystischen malignen Tumors erforderlich (sog. komplizierte Zyste).

Operative Therapie: **1.** perkutane Zystenpunktion: Entleerung des Zysteninhaltes und Versuch der Zystenwandsklerosierung mit Instillation von Alkohol, Phenol oder Tetracyclin; **2.** Marsupialisation der Zyste: offen operativ oder laparoskopisch; Zugang von retroperitoneal oder transperitoneal; **3.** laparoskopische oder offene operative Zystenresektion (bes. bei infizierten Zysten).

Arbeitsunfähigkeit: bei Komplikationen bzw. Operation.

Literatur: Leitlinien der European Association of Urology (EAU); http://www.uroweb.org/nc/professional-resources/guidelines/online/.

Autoren: W. Schultze-Seemann, C. Jilg, U. Wetterauer.

Nifurtimox: s. Protozoenmittel.

Nimustin: s. Alkylanzien.

Nitrate, organische: v. a. als Koronartherapeutika (-dilatatoren) eingesetzte Pharmaka (Ester der Salpetersäure); **Einteilung:** **1.** Nitroglycerol (Glyceroltrinitrat, z. B. Nitrolingual®); **2.** Isosorbidmononitrat (Abk. 5-ISMN, z. B. Corangin® Tabletten); **3.** Isosorbiddinitrat (Abk. ISDN, z. B. isoket®); **4.** Pentaerythrityltetranitrat (z. B. Pentalong®); Molsidomin (z. B. Corvaton®) ist ein spontaner (enzymunabhängiger) NO-Donor und wird ebenfalls als Koronartherapeutikum (mit längerer Wirkungsdauer) verwendet; der NO-Donor Nitroprussidnatrium (nipruss®) dagegen als peripherer Vasodilatator bei der hypertensiven Krise (s. Hypertonie, arterielle). **Wirkung:** Relaxation der glatten Muskulatur mit Dilatation von Koronararterien und venösen Kapazitätsgefäßen sowie Senkung der kardialen Vor- und Nachlast (Blutdruckverminderung um 10–30 mmHg), dadurch Entlastung des Herzens durch Reduktion von Schlagvolumen und myokardialem Sauerstoffverbrauch; kann den Angina-pectoris-Anfall beenden oder bei vorheriger Gabe die Ischämieschwelle heraufsetzen. **Pharmakokinetik:** Wirkungseintritt nach i. v. Gabe sofort, nach bukkalem Spray nach 10–30 Sekunden, nach sublingualer Applikation nach 1–5 Minuten, nach transdermaler Anwendung nach 30–60 Minuten, bei oraler Applikation von Tabletten und Retardkapseln nach 20–45 Minuten; Wirkungsdauer bei intravenöser oder sublingualer Applikation 10–30 Minuten, bei topischer (Pflaster) oder oraler 4–6 Stunden, bei perkutaner 24 Stunden; Resorption in der Mundschleimhaut 70 %; Bioverfügbarkeit 15–60 %, Plasmaproteinbindung 60 %; Hauptmetabolit von ISDN ist 5-ISMN; Elimination vollständig durch hepatische Metabolisierung, Eliminationshalbwertzeit 2–3 Minuten.

Indikation: 1. zur Koronardilatation: Anfallkupierung (Spray oder Zerbeißkapsel) bzw. -prophylaxe (auch transdermale Applikation durch Pflaster) der Angina* pectoris, akuter Herzinfarkt*, Linksherzinsuffizienz (bes. bei Lungenstauung; s. Herzinsuffizienz), koronare Herzkrankheit*, pulmonale Hypertonie*; 2. zur Spasmolyse: Cholangio- und Cholezystopathie.

Kontraindikation: 1. absolut: hypertrophe Kardiomyopathie, ausgeprägte arterielle Hypotonie (bes. durch Hypovolämie), Schock, Einnahme eines Phosphodiesterase-Hemmers (z. B. Sildenafil, VIAGRA®), erhöhter intrakranialer Druck (Glyceroltrinitrat); 2. relativ: Herzbeuteltamponade, erniedrigter kardialer Füllungsdruck (z. B. akuter Herzinfarkt, Linksherzinsuffizienz; cave: Blutdruck nicht unter 90 mmHg senken), Aorten- oder Mitralklappenstenose, erhöhter intrakranialer Druck, Orthostase.

Wechselwirkungen: 1. additive Blutdrucksenkung durch Antihypertensiva, Neuroleptika, tricyclische Antidepressiva, Diuretika, Phosphodiesterase-Hemmer und Alkohol; 2. Antagonisierung der Wirkung durch Dihydroergotamin (cave: koronare Vasokonstriktion); 3. Nitroglycerol (Glyceroltrinitrat) vermindert die Wirkung von Heparin* (engmaschige Kontrollen der Gerinnungsparameter erforderlich).

UAW: 1. Kopfschmerz durch Dilatation meningealer Gefäße (20 %); 2. Flush, Kreislaufregulationsstörung, Blutdruckabfall, Orthostasesyndrom (selten), Reflextachykardie inf. Blutdruckabfall mit Steigerung des myokardialen Sauerstoffverbrauchs (bes. bei Hypovolämie und bei zu hoher Dosierung); 3. Toleranzentwicklung bei Dauertherapie (v. a. bei kontinuierlicher Gabe), daher intermittierende Gabe empfohlen (Ausnahme: keine Toleranzentwicklung gegenüber Molsidomin).

Dosierung: zur Dauertherapie einschleichend dosieren und Nitratpausen von 8–12 Stunden einhalten; I. zur Koronardilatatation: 1. Angina-pectoris-Anfall: z. B. Glyceroltrinitrat (z. B. Nitrolingual®), cave: höhere Dosierung notwendig bei mit organischen Nitraten vorbehandelten Patienten; a) Zerbeißkapsel: 0,8 mg (entspr. 1 Kps.) sublingual (zerbeißen und leere Kps. ausspucken), max. 3 Kps. innerhalb von 15 Minuten; b) Spray: 1–2 Hübe (0,4 mg/Hub) in den Mund sprühen, maximal 0,8 mg; 2. Dauerbehandlung bei koronarer Herzkrankheit*: a) 5-ISMN (z. B. Corangin® Tabletten), 2 × 20 mg/d p. o. bzw. 1 × 40–60 mg/d p. o. als Retardtablette, ggf. steigern auf max. 3 × 20 mg/d p. o. bzw. 2 × 40 mg/d Retardtablette; b) ISDN (z. B. isoket®), 2 × 20–40 mg/d p. o. bzw. 1 × 40 mg/d p. o. als Retardkapsel, ggf. steigern auf max. 120 mg/d p. o.; c) Pentaerythrityltetranitrat (z. B. Pentalong®), 2–3 × 50 mg/d p. o., im Bedarfsfall Dosissteigerung auf 2–3 × 80 mg/d p. o. bzw. 3 × 100 mg; 0,5–1 Stunde vor dem Essen; d) Molsidomin (z. B. Corvaton®), 2 × 1–2 mg/d p. o., ggf. steigern auf 3 × 2–4 mg/d p. o., max. 3 × 8 mg p. o. Retardtablette; e) Pflaster, z. B. Nitroglycerol (Glyceroltrinitrat, z. B. Nitroderm TTS®), 5–10 mg/d mit nitratfreiem Intervall von 10–12 Stunden/d, max. 20 mg/d; 3. parenterale Therapie bei akutem Herzinfarkt, Linksherzinsuffizienz: unter kontinuierlicher Kontrolle der Klinik, Hämodynamik und des EKG; a) Glyceroltrinitrat (z. B. Nitro Solvay®), 2–8 mg/h (entspr. 33–133 µg/min) i. v. über Perfusor; b) ISDN (z. B. isoket®), initial 1–2 mg/h i. v. über Perfusor, dann 1–8 mg/h i. v. über Perfusor; c) Molsidomin (z. B. Corvaton®), initial 2–4 mg i. v., dann 3 mg/h i. v. über Perfusor (oder Initialdosis ggf. alle 2 Stunden wiederholen); II. zur Spasmolyse bei Koliken: Glyceroltrinitrat (z. B. Nitrolingual®), 0,8–1,6 mg sublingual als Zerbeißkapsel.

Hinweis: Molsidomin wirkt kanzerogen im Tierversuch.

Autor: N. Lembert.

Nitrosoharnstoffe: s. Alkylanzien.

NK_1-Rezeptor-Antagonisten: s. Antiemetika.

N-Lost: s. Alkylanzien.

NMH: s. Heparin.

NNRTI: s. Virostatika.

Non-Hodgkin-Lymphome: Abk. NHL; Oberbegriff für maligne Lymphome, die sich vom Morbus Hodgkin (s. Hodgkin-Lymphom) abgrenzen lassen; **Klassifikation:** Die 1994 publizierte REAL-Klassifikation (Kurzbezeichnung für revidierte europäisch-amerikanische Lymphomklassifikation) lymphoider Neoplasien, die der Kiel-Klassifikation nahe steht, wurde 1999 mit geringen Modifikationen als WHO-Klassifikation vorgelegt, so dass eine international akzeptierte NHL-Einteilung verfüg-

Non-Hodgkin-Lymphome
WHO-Klassifikation (4. Auflage von 2008)

Vorläufer-Neoplasien

- B-lymphoblastische(s) Leukämie/Lymphom
  - nicht anderweitig klassifiziert
  - mit regelmäßig auftretenden genetischen Abnormalitäten:
    - mit t(9;22)(q34;q11.2); BCR-ABL1
    - mit t(v;q11.23); MLL rearrangiert
    - mit t(12;21)(p13;q22); TEL-AML1 (ETV6-RUNX1)
    - mit Hyperdiploidie
    - mit Hypodiploidie (hypodiploide ALL)
    - mit t(5;14)(q31;q32); IL3-IGH
    - mit t(1;19)(q23;p13.3); E2A-PBX1 (TCF3-PBX1)
- T-lymphoblastische(s) Leukämie/Lymphom

reife Neoplasien

- reife (periphere) B-Zell-Neoplasien
  - chronische lymphatische Leukämie/kleinzelliges lymphozytisches Lymphom
  - B-Zell-Prolymphozytenleukämie
  - splenisches B-Zell-Marginalzonen-Lymphom
  - Haarzellenleukämie
  - splenische(s) (Milz-)B-Zell-Lymphom/Leukämie, unklassifizierbar[1]
    - splenisches/kleinzelliges B-Zell-Lymphom der roten Pulpa der Milz[1]
    - Haarzellenleukämie-Variante[1]
  - lymphoplasmozytisches Lymphom
    - Waldenström's Makroglobulinämie
  - Schwerkettenkrankheit (Heavy chain disease)
    - Schwerkettenkrankheit, α-Typ
    - Schwerkettenkrankheit, γ-Typ
    - Schwerkettenkrankheit, μ-Typ
  - Plasmazellmyelom/Plasmozytom
  - solitäres Plasmozytom des Knochens
  - extraossäres Plasmozytom
  - extranodales Marginalzonen-B-Zell-Lymphom des Mukosa-assoziierten lymphatischen Gewebes (MALT-Lymphom)
  - nodales Marginalzonen-B-Zell-Lymphom
    - kindliches nodales Marginalzonen-B-Zell-Lymphom[1]
  - follikuläre Lymphome
    - kindliches follikuläres Lymphom[1]
  - primäres, kutanes Follikelzentrums-Lymphom
  - Mantelzell-Lymphom
  - diffuses großzelliges B-Zell-Lymphom (DGBZL)
    - T-Zell-/Histiozyten-reiches großzelliges B-Zell-Lymphom
    - primäres DGBZL des ZNS

Non-Hodgkin-Lymphome
WHO-Klassifikation (4. Auflage von 2008)

    - primäres kutanes DGBZL des Beines
    - EBV-positives DGBZL der Älteren[1]
  - DGBZL, mit chronischer Entzündung assoziiert
  - lymphomatoide Granulomatose
  - primäres mediastinales (thymisches) großzelliges B-Zell-Lymphom
  - intravaskuläres großzelliges B-Zell-Lymphom
  - ALK-positives großzelliges B-Zell-Lymphom
  - plasmoblastisches Lymphom
  - großzelliges B-Zell-Lymphom mit Entstehung aus der HHV8-assoziierten multizentrischen Castleman-Erkrankung
  - primäres Effusions-Lymphom
  - Burkitt-Lymphom
  - B-Zell-Lymphom, unklassifizierbar, mit intermediären Charakteristika zwischen diffusem großzelligen B-Zell-Lymphom und Burkitt-Lymphom
  - B-Zell-Lymphom, unklassifizierbar, mit intermediären Charakteristika zwischen diffusem großzelligen B-Zell-Lymphom und klassischem Hodgkin-Lymphom
- reife T-Zell- und NK-Zell-Neoplasien
  - T-Zell-Prolymphozytenleukämie
  - T-Zell-Leukämie großer granulärer Lymphozyten
  - chronische lymphoproliferative Erkrankung der NK-Zellen[1]
  - aggressive NK-Zell-Leukämie
  - systemische EBV-positive lymphoproliferative T-Zell-Erkrankung im Kindesalter
  - Hydroa vacciniformia-artiges Lymphom
  - adulte(s) T-Zell-Leukämie/Lymphom
  - extranodales NK/T-Zell-Lymphom, nasaler Typ
  - Enteropathie-assoziiertes T-Zell-Lymphom
  - hepatosplenes T-Zell-Lymphom
  - subkutanes Pannikulitis-artiges T-Zell-Lymphom
  - Mycosis fungoides
  - Sézary-Syndrom
  - primäre kutane CD30-positive lymphoproliferative T-Zell-Erkrankungen:
    - lymphomatoide Papulose
    - primär kutanes anaplastisches großzelliges Lymphom
  - primär kutanes Gamma-Delta-T-Zell-Lymphom
  - primär kutanes CD8-positives aggressives epidermotropes zytotoxisches T-Zell-Lymphom[1]
  - primär kutanes CD4-positives klein/mittelgroßes T-Zell-Lymphom[1]
  - peripheres T-Zell-Lymphom, ohne weitere Klassifizierung

Non-Hodgkin-Lymphome
WHO-Klassifikation (4. Auflage von 2008)

angioimmunoblastisches T-Zell-Lymphom
anaplastisches großzelliges Lymphom, ALK positiv
anaplastisches großzelliges Lymphom, ALK negativ[1]

[1] provisorische/vorläufige Lymphomentität; es liegen noch keine ausreichenden Kriterien für eine gesicherte Krankheit vor.

bar ist. Inzwischen zeigt sie in der 4. Auflage erhebliche Modifikationen bzw. Erweiterungen im Vergleich zur 1. Auflage (s. Tab.). Im Gegensatz zur Kiel-Klassifikation erfolgt keine Differenzierung entsprechend dem Malignitätsgrad, es werden deshalb teilweise innerhalb der einzelnen Entitäten unterschiedliche Verlaufsformen klinisch als indolent oder aggressiv charakterisiert. Die Therapievorschläge beziehen sich deshalb auf Hauptentitäten; gleichartige Behandlungen für mehrere Lymphomarten werden zusammengefasst, außerordentlich seltene NHL-Formen werden nicht abgehandelt. Vgl. Leukämie, chronische lymphatische vom B-Zell-Typ; Lymphom, follikuläres; Lymphome, hochmaligne periphere vom B-Zell-Typ; Lymphom, lymphoplasmozytisches; Lymphome, primär extranodale; Mantelzell-Lymphom; T-Zell-Lymphom, angioimmunoblastisches und vgl. T-Zell-Lymphome, periphere.

Literatur: **1.** Swerdlow, S. H. et al.: WHO Classification of Tumours of Haematopoietic and Lymphoid Tissues. 4th ed. Genf: IARC, WHO Press, 2008; **2.** Feller, A. C.; Diebold, J.: Histopathology of nodal and extranodal non-Hodgkin's Lymphomas. Berlin, Heidelberg, New York: Springer, 2004.

Autor: P. Meusers.

Non-occlusive disease: s. Mesenterialgefäßverschluss, akuter.

Nootropika: s. Parasympathomimetika.

Norfloxacin: s. Chinolone.

Normaldruckglaukom: s. Glaukom.

Normaldruckhydrozephalus: s. Hydrozephalus.

Noscapin: s. Antitussiva.

Notfall, endokrinologischer: s. Krise, endokrine.

Notfall, gynäkologischer: Sammelbezeichnung für vaginale Blutung, gynäkologisch bedingte Schmerzen und akute Erkrankungen in der Schwangerschaft bis zur 24. SSW (ab diesem Zeitpunkt besteht Überlebensmöglichkeit für den Fetus); **Ursache:** **1.** gynäkologische Blutung: Karzinom, Operation (z. B. Abrasio uteri), Scheidenverletzung, Sexualdelikt, Extrauteringravidität*, Abort, Dysmenorrhö*; **2.** gynäkologische Schmerzen: Stieldrehung eines Ovars oder einer Ovarialzyste, Zystenruptur, Extrauteringravidität*, Dysmenorrhö*, Endometriose*, Entzündung, Infektion, Adhäsionen; **Klinik:** Leitsymptome sind häufig vaginale Blutung oder abdominale Schmerzen (s. Akutes Abdomen).

Behandlungsindikation: Notfallmäßig ist eine exakte Diagnostik inf. mangelnder Untersuchungsmöglichkeiten nicht möglich. Die Akutbehandlung erfolgt entsprechend den Leitsymptomen oder der Anamnese. Falls die Patientin Hilfe oder Behandlung trotz Aufklärung ablehnt, muss der Notarzt dies akzeptieren (Dokumentation empfohlen).

Pharmakotherapie: **1.** akute Blutung: erheblicher Volumenmangel in kurzer Zeit möglich (im gynäkologischen Bereich nicht unbedingt offensichtlich), daher Venenzugang* erforderlich; **a)** je nach Kreislaufsituation Volumenersatztherapie mit kristalloider (z. B. Ringer-Lösung) und kolloidaler (z. B. HAES-steril® 10 %) Infusionslösung im Verhältnis 1 : 1 über mehrere großlumige Venenzugänge*; **b)** bei akut lebensbedrohlichem Blutverlust Voranmeldung in der Zielklinik, um ungekreuzte Blutkonserven (Blutgruppe 0, Rh negativ) bereitstellen zu lassen (bei Tubenruptur Verblutungstod innerhalb von Minuten möglich); **2.** Schwangere: großzügige Indikation zur Sauerstoffgabe*; **3.** Analgesie: **a)** Opioide*, z. B. Piritramid (Dipidolor®), 0,1–0,2 mg/kg KG langsam i. v.; **b)** alternativ Ketamin (EsketaminKetanest®), 0,5–1 mg/kg KG i. v., cave: bei Verdacht auf Abortblutung kontraindiziert, da es den Muskeltonus erhöht; **4.** krampfartige Schmerzen: Spasmolyse mit Butylscopolamin (z. B. Buscopan®), 20–40 mg i. v., oder Metamizol (z. B. Novalgin®), 1000 mg i. v.; **5.** evtl. Sedierung mit Diazepam (z. B. Valium®), 5–10 mg i. v.

Psychotherapie: Beruhigendes Einwirken auf die Patientin steht im Vordergrund. Wichtig ist ruhiges und sachliches Auftreten. Diagnostische und therapeutische Maßnahmen präklinisch auf ein Minimum beschränken.

Sonstige Maßnahmen: **1.** schneller Transport in eine Klinik mit gynäkologischer Fachabteilung; **2.** spezifische Therapie eines Schocks*; **3.** bei Blutung inf. eingedrungenem Fremdkörper diesen belassen; **4.** Fritsche-Lagerung zum Abschätzen des Blutverlusts (Verlaufskontrolle): Patientin in Rückenlage bringen und beide Gesäßbacken nach kaudal herunterstreichen und gestreckte Beine übereinanderlegen; im Dreieck zwischen Schamgebiet und den Oberschenkeln können sich ca. 500 ml Blut sammeln (keine Methode der Blutstillung). Cave: Von der vaginalen Blutung kann nicht auf die Stärke möglicher innerer Blutungen geschlossen werden. **5.** Lagerung bei Akutem* Abdomen: entspannt mit angezogenen Beinen, ggf. Schocklage und bei Schwangeren Linksseitenlage.

Hinweis: **1.** Jede vaginale Blutung in der Frühschwangerschaft ist bis zum Beweis des Gegenteils als extrauterine Schwangerschaft zu betrachten. **2.** unnötige vaginale Untersuchung am Notfallort unterlassen (Gefahr der Keimverschleppung bzw. Vergrößerung der vaginalen Verletzung).

Literatur: **1.** Nadel, E.; Talbot-Stern, J.: Obstetric and gynecologic emergencies. Emer Med Clin North Am 15 (2): 389–397 (1997); **2.** Molloy, B. G.: Obstetric emergencies: their practical management. Aust Fam Physician 24 (10): 1943–1947 (1995); **3.** Babenerd, J.: Gynäkologische Notfälle. In: Sefrin, P. (Hrsg.): Notfalltherapie. München, Wien, Baltimore: Urban & Schwarzenberg, 1988.

Autoren: H. Moecke, S. Oppermann, Ch. Lackner.

Notfall, hypertensiver: s. Hypertonie, arterielle.

NPH: s. Hydrozephalus.

NSMRI: s. Antidepressiva.

Nukleinsäuretransfer: s. Gentherapie.

Nukleosidanaloga: s. Virostatika.

Nukleotidanaloga: s. Virostatika.

Nystagmus: s. Labyrinthausfall, akuter.

Nystatin: s. Antimykotika.

N

O

OATS-Plastik: s. Knorpelersatz.
OAT-Syndrom: s. Varikozele.
O-Beine: s. Achsenfehler der Extremitäten.
Oberarmbruch: s. Humerusfraktur.
Oberarmgipsverband: s. Ulnafraktur.
Oberarmknochenbruch: s. Humerusfraktur.
Oberflächensensibilitätsstörung: s. Sensibilitätsstörungen.
Oberschenkelamputation: s. Amputation.
Oberschenkelhalsbruch: s. Schenkelhalsfraktur.
Obesitas: s. Adipositas.
Obstipation: syn. Darmträgheit, Verstopfung; regelmäßig auftretende (>25 %) Notwendigkeit, zur Stuhlentleerung heftig zu pressen, oder niedrige Stuhlfrequenz (<3-mal wöchentlich) mit Beschwerden; **Ursache:** **1.** funktionell; **2.** i. R. einer Grunderkrankung (Parkinson*-Syndrom, Hypothyreose*, Multiple* Sklerose u. a.); **3.** als UAW von Neuroleptika, Parasympatholytika, Opioiden u. a.; **4.** stenosierende Prozesse im unteren Kolon und Analkanal (z. B. Tumoren, Entzündungen, Narben).

Behandlungsindikation: **1.** symptomatische Therapie: **a)** auf Wunsch des Patienten (abhängig vom Leidensdruck); **b)** zur Vermeidung des Pressens, z. B. nach Operation oder bei zerebralem Aneurysma; **2.** kausale operative Therapie bei Passagestörung oder Stenose (Rektozele, Rektumprolaps*).

Pharmakotherapie: Laxanzien bei Wirkungslosigkeit oder Unverträglichkeit der Therapie mit ballaststoffreicher Kost, Weizenkleie oder Flohsamen; Einnahme nach Erfordernis; **1.** Macrogol (z. B. Laxofalk®), 1–2 Beutel/d; **2.** Natriumpicosulfat (z. B. Dulcolax® NP, Laxoberal®), 10–20 Tr. oder 1–2 Tbl. ca. 2-mal/Woche; **3.** Bisacodyl (z. B. Dulcolax®, PYRILAX®), 1–3 × 5 mg p. o. oder 1 × 10 mg als Supp. ca. 2-mal/Woche; **4.** Anthrachinone: zahlreiche Präparate im Handel (z. B. Depuran® N, Liquidepur®), 2-mal/Woche; **5.** Lactulose (z. B. Bifiteral®), 15–60 g/d p. o.; UAW: Gasbildung.

Operative Therapie: bei folgenden Defäkationsstörungen sind proktochirurgische Maßnahmen indiziert, soweit diese sich durch die diätetisch-pharmakologische Therapie nicht zufriedenstellend behandeln lassen: **1.** große ventrale Rektozele mit Stuhlretention: peranale Wandraffung; **2.** innerer Rektumprolaps*: bei großem Prolaps peranale Raffung (nach Delorme) oder transabdominale Rektopexie, bei langsamem Transit in Kombination mit Sigmaresektion; **3.** kongenitales Mega-

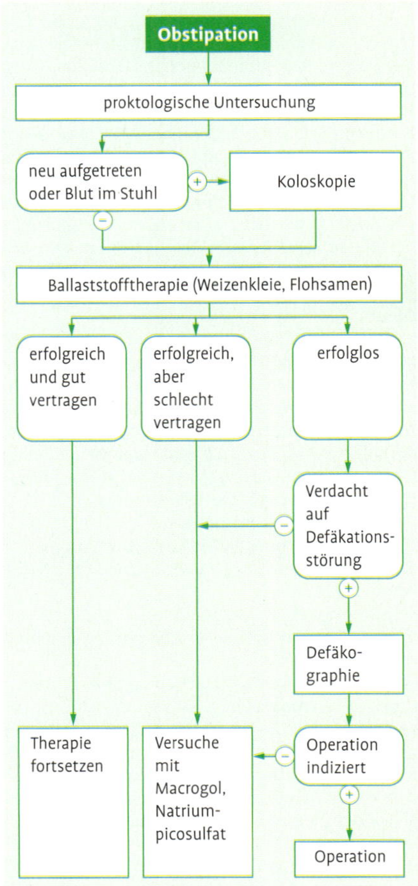

Obstipation: therapeutischer Stufenplan

kolon* mit kurzem Segment: Myotomie des inneren Sphinkters.

Psychotherapie: meist nicht indiziert; bei Patienten mit Reizdarmsyndrom* und Leitsymptom Obstipation mit mäßigem Erfolg einsetzbar.

Naturheilkundliche Verfahren: Natürliche Ballaststoffe wie Vollkornprodukte, Pflaumen u. a. wirken über Wasserbindung durch Polysaccharide, Fruktose und Sorbit. Pflanzliche Laxanzien (Senna-Produkte) sind den synthetischen gleichwertig.

Therapeutischer Stufenplan: s. Abb.

Eigenbehandlung: ballaststoffreiche Kost mit Vollkornprodukten als Basistherapie.

Hinweis: **1.** Die Anwendung salinischer Abführmittel (Glaubersalz, Bittersalz, Karlsbader Salz), ca. 1 Esslöffel Salz in Wasser gelöst 2-mal/Woche, ist nicht ausreichend untersucht. **2.** Vermehrte körperliche Bewegung und Erhöhung der Trinkmenge sind vermutlich ohne Erfolg. **3.** Einige Arzneimittel begünstigen die Obstipation (Überprüfung der Indikation erforderlich). **4.** Coffein und Nicotin induzieren bei manchen Menschen eine Defäkation. **5.** Symptome der Defäkationsstörung (Blockadegefühl, häufiger Toilettenbesuch mit kleinen Portionen, manuelle Manipulationen zur Entleerung) werden leicht übersehen und somit die Indikation zu einem operativen Vorgehen nicht gestellt. **6.** Bestimmungsgemäße, auch langfristige Laxanzieneinnahme wird zu unrecht als schädlich angesehen; chronischer Laxanziengebrauch durch chronisch Obstipierte ist kein Abusus! Laxanzienverbot führt in solchen Fällen zu Vertrauensverlust und heimlicher Selbstmedikation.

Literatur: **1.** Longstreth, G. F. et al.: Functional bowel disorders. Gastroenterology 130: 1480–1491 (2006); **2.** Müller-Lissner, S. A. et al.: Myths and misconceptions about chronic constipation. Amer J Gastroenterol 100: 232–242 (2005); **3.** Voderholzer, W. A. et al.: Clinical response to dietary fiber treatment in chronic constipation. Am J Gastroenterol 92: 95–98 (1997).

Autor: S. Müller-Lissner.

Octavusneurinom: s. Vestibularisschwannom.

Ödem, hereditäres angineurotisches: s. Angioödem, hereditäres.

Ödem, malignes: s. Gasbrand.

Ödem, nichtallergisches: s. Angioödem, hereditäres.

Oesophagitis corrosiva: s. Ösophagusverätzung.

Ösophagogastroparese: s. Polyneuropathie.

Ösophagusachalasie: neuromuskuläre Störung der glatten Muskulatur der Speiseröhre und Öffnungsstörung der Kardia; **Häufigkeit:** 0,6–2 : 100 000; **Ätiologie:** Degeneration der Ganglienzellen des Plexus myentericus (Auerbach) und Reduzierung der Cholinesteraseaktivität im Ösophagus; **Formen:** hypermotil, hypomotil und amotil mit unterschiedlich starker Dilatation des Ösophagus; Sonderform: Chagas*-Krankheit; **Klinik:** ungeordnete Peristaltik; der untere Ösophagussphinkter (Abk. UÖS) ist verdickt und zeigt eine gestörte Erschlaffung, später Fibrosierung; Leitsymptome sind Dysphagie und passive Regurgitation; **Komplikationen:** Stagnationsösophagitis, Aspiration (Aspirationspneumonie), Ösophaguskarzinom* (in ca. 2 %).

Behandlungsindikation: Eine kausale Therapie ist nicht möglich; zunächst konservative Therapie (Arzneimittel, pneumatische Dehnung des UÖS) zur Beseitigung der Schluckstörung und Verhinderung von Komplikationen; bei Erfolglosigkeit, Rezidiv, amotilem Megaösophagus oder Karzinomverdacht Indikation zur Operation.

Pharmakotherapie: Mit Calcium-Antagonisten oder Nitropräparaten (s. Nitrate, organische) kann in Einzelfällen eine Erschlaffung der glatten Muskulatur des Ösophagus und damit auch des UÖS erreicht werden: Nifedipin (z. B. Adalat®), 1–3 × 10–20 mg/d sublingual, oder Isosorbiddinitrat (z. B. isoket®), 1–3 × 20–40 mg/d p. o., jeweils vor dem Essen einzunehmen.

Endoskopische Therapie: Therapie der Wahl; pneumatische Dilatation des UÖS: unter Durchleuchtung wird endoskopisch ein Ballon (25–40 mm) in der Kardia platziert; unter manometrischer Kontrolle wird Luft bis zu einem Druck von 250 mmHg in den Ballon insuffliert; Dauer der Dilatation: 3 × 2 Minuten; bei ungenügendem Ergebnis Wiederholung der Dilatation mit jeweils um 50 mmHg steigendem Druck; bei Wiedereinsetzen der Beschwerden (und Objektivierung durch Manometrie) Wiederholung der Dilatation.

Operative Therapie: Patientenaufklärung über allgemeine Risiken, Ösophagusverletzung (s. Ösophagusperforation), Rezidiv und Refluxösophagitis; perioperative Antibiotika- und pharmakologische Thromboseprophylaxe; bei Megaösophagus Entfernung der aufgestauten Speisereste aus dem Ösophagus mit Magensonde und Spülung; **Verfahren:** Operationszugang meist abdominal oder (bei Rezidiveingriff) linkstransthorakal; **1.** Methode der Wahl ist die Kardiomyotomie nach Gottstein-Heller: Spaltung der verdickten Muskulatur im Bereich des UÖS bis in die Kardiamuskulatur (s. Abb. 1); eine Verletzung der Ösophagusschleimhaut ist unbedingt zu vermeiden! Kommt es doch zu einer Eröffnung des Lumens, muss die Schleimhaut mit Einzelknopfnähten wasserdicht verschlossen werden. Wegen Gefahr einer Refluxösophagitis inf. Ösophagusmobilisation sollte prinzipiell eine Fundoplicatio* nach Nissen oder eine Hemifundoplicatio nach Toupet angeschlossen werden. **2.** bei Rezidiv zunächst vorsichtige pneumatische Dehnung (s. Abb. 2); führt sie nicht zum Erfolg, ist eine erneute Myotomie über einen anderen Operationszugang indiziert. **Nachbehandlung:** 5–7 Tage Nulldiät und Ernährung über Sonde bzw. parenteral; nach Röntgenuntersuchung mit Gastrografin oraler Nahrungsaufbau; **Komplikationen:** Am gefährlichsten ist ein nicht

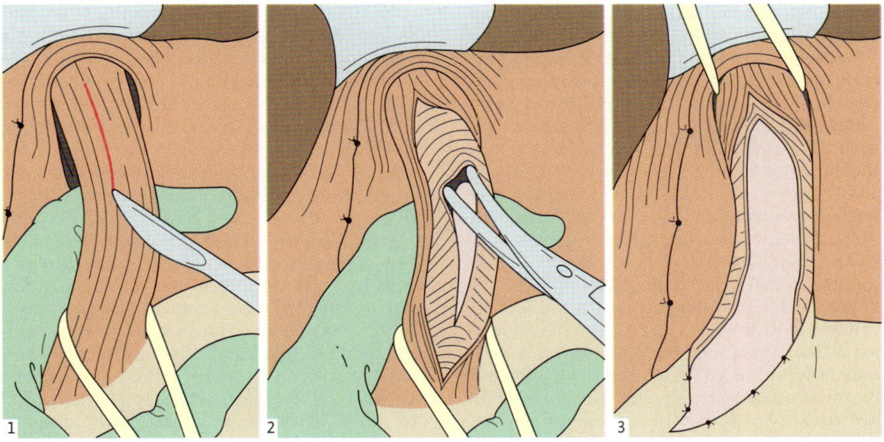

Ösophagusachalasie Abb. 1: abdominale Myotomie nach Gottstein-Heller; 1: schrittweise Spaltung der Ösophagusmuskulatur; 2: Abheben der zirkulären Muskelfasern von der Mukosa und Durchtrennung; 3: Verlagerung der Myotomie bis in die vordere Magenkurvatur

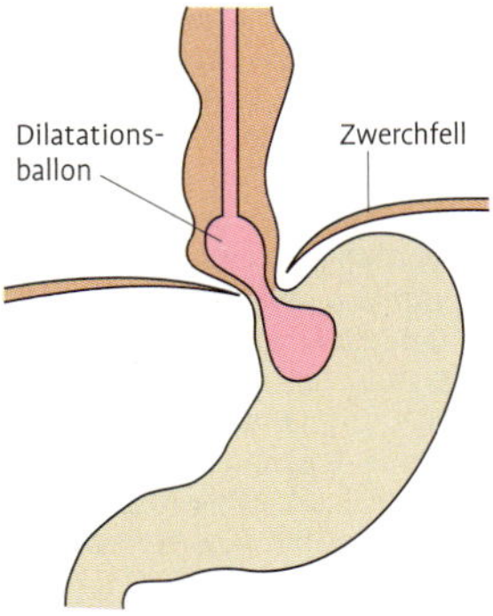

Ösophagusachalasie Abb. 2: pneumatische Dehnung des unteren Ösophagussphinkters mit einem Ballonkatheter

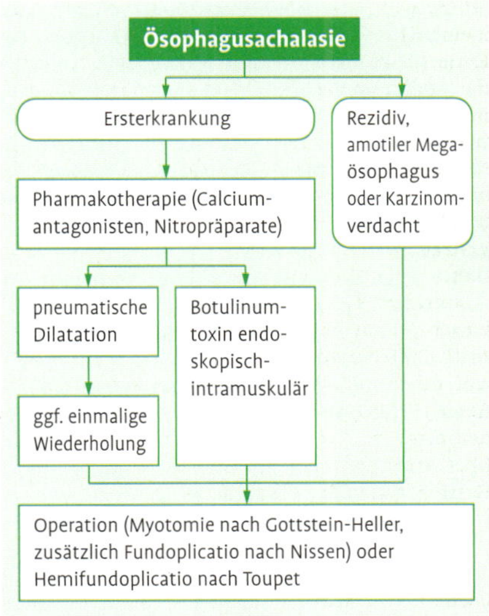

Ösophagusachalasie Abb. 3: therapeutischer Stufenplan

erkannter Mukosadefekt mit Mediastinitis oder Peritonitis*. Behandlung mit Nulldiät bis zur Abheilung der Fistel, die sich meist spontan schließt, wenn sie durch eine Fundoplicatio abgedeckt ist; Antibiotikatherapie und ggf. Relaparotomie; **Ergebnisse:** Letalität 0–1,5 %; Mukosaläsion ca. 4 %; Reflux in ca. 30 %; peptische Stenose in 3 %; Reoperationen sind selten erforderlich.

Sonstige Maßnahmen: Botulinumtoxin (Botox®), 100 Einheiten endoskopisch-intramuskulär in den UÖS appliziert (Quadrantentechnik), soll die exzitatorische cholinerge Innervation des UÖS blockieren und so zu seiner Erschlaffung führen. Die Ergebnisse sind in Einzelfällen sehr gut. Die Langzeitergebnisse sind jedoch deutlich schlechter als bei der pneumatischen Dilatation.

Therapeutischer Stufenplan: s. Abb. 3

Arbeitsunfähigkeit: bei gutem Heilungsverlauf nach Operation 2–4 Wochen.

Hinweis: Die früher übliche Dehnung mit der Starck-Sonde ist wegen schwerer Komplikationen abzulehnen.

Literatur: **1.** Wienbeck, M.: Achalasie der Speiseröhre. In: Classen, M.; Diehl, V.; Kochsiek, K. (Hrsg.): Innere Medizin. 5. Aufl. München: Urban & Schwarzenberg, 2004; **2.** Stuby, K.; Blum, A. L.; Siewert, J. R.: Funktionsstörungen der Speiseröhre. In: Siewert, J. R. et al. (Hrsg.): Spezielle chirurgische Gastroenterologie. Bd 2. 2. Aufl. Heidelberg: Springer, 1990.

Autoren: R. Häring, S. Kahl, P. Malfertheiner.

Ösophagusdivertikel: sackartige Ausstülpung der gesamten Ösophaguswand (selten) bzw. der Ösophagusschleimhaut (häufiger) durch Schwachstellen in der Ösophagusmuskulatur; **Formen: 1.** Pulsionsdivertikel (Zenker-Divertikel): Häufigkeit 60–70 %; zervikale Lokalisation linksseitig zwischen dem Musculus constrictor pharyngis inferior und seiner Pars cricopharyngea (sog. Laimer-Dreieck; s. Abb.); haselnuss- bis faustgroß; **2.** Traktionsdivertikel: Häufigkeit 15–20 %; Lokalisation in Bifurkationshöhe; meist klein und selten klinisch relevant; **3.** parahiatales (epiphrenales) Ösophagusdivertikel: Häufigkeit 8–20 %; linksseitige Lokalisation im distalen Ösophagus; häufig mit Hiatushernie* oder Ösophagusachalasie* assoziiert; **Klinik:** Ösophagusdivertikel führen zu Schluckstörungen mit Regurgitation von Speisen und Aspirationsgefahr, sehr selten zu Entzündungen, Blutungen oder einer Karzinomentwicklung.

Behandlungsindikation: 1. Pulsionsdivertikel: absolute und dringende Operationsindikation wegen der Gefahr nächtlicher Aspiration, insbes. bei alten Menschen; **2.** Traktionsdivertikel: Operationsindikation zurückhaltend stellen, nur bei großem Ösophagusdivertikel mit entsprechenden Beschwerden; **3.** parahiatales Ösophagusdivertikel: Operationsindikation abhängig vom röntgenologischen, endoskopischen und manometrischen Befund und dem entsprechenden klinischen Beschwerdebild.

Operative Therapie: chirurgische Abtragung des Ösophagusdivertikels und Korrektur pathogenetisch wirksamer Faktoren; **Vorbereitung:** pharmakologische Thromboseprophylaxe und perioperative Antibiotikaprophylaxe; **Verfahren: 1.** Pulsionsdivertikel: Freilegen des Divertikels links zervikal; Abtragen des Ösophagusdivertikels und Verschluss des Ösophagus mit Klammernahtgerät; zusätzlich Myotomie des oberen Ösophagussphinkters; **2.** Traktionsdivertikel: rechtsseitige Thorakotomie; Abtragung des Divertikels und Übernähung der Muskulatur; **3.** parahiatales Ösophagusdivertikel: linksseitige Thorakotomie, Abtragung des Divertikels; zusätzlich chirurgische Versorgung begleitender Erkrankungen (Fundoplicatio bei Hiatushernie, Gottstein-Heller-Myotomie bei Achalasie); **Nachbehandlung:** Ernährung über eine transösophageale Sonde; alternativ parenterale Ernährung* für 5–8 Tage; anschl. Röntgenkontrolle mit Gastrografin® Lösung zur Überprüfung der Ösophagusnaht und oraler Kostaufbau; **Komplikationen:** Nahtinsuffizienz; Entwicklung einer Ösophagusfistel (Maßnahmen: Fortführung der parenteralen Ernährung, Ableiten des Fistelsekrets und wiederholte röntgenologische Überprüfung; meist heilt die Fistel spontan ab); Verletzung des Nervus recurrens bei Operation eines Pulsionsdivertikels (Heiserkeit); Lungenkomplikationen, insbes. wenn zuvor mehrfach aspiriert wurde; Schluckbeschwerden (meist vorübergehend); **Prognose:** Operationsletalität 0,8–1 %; Rezidivquote beim Pulsionsdivertikel 2–3 % mit bzw. 15–20 % ohne begleitende Myotomie.

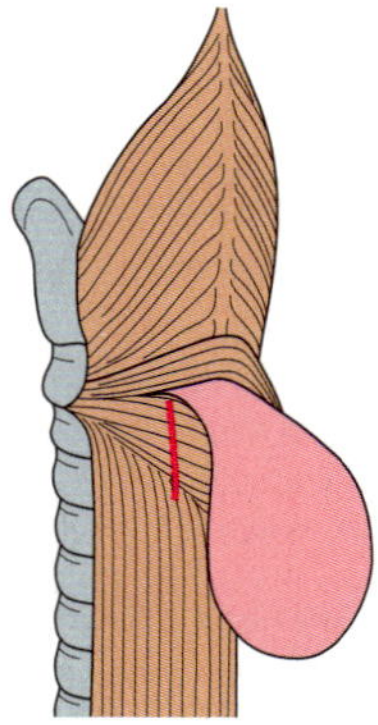

Ösophagusdivertikel: anatomische Übersicht über das Laimer-Dreieck mit Pulsionsdivertikel; Schnittlinie für die Spaltung des Musculus cricopharyngeus

Arbeitsunfähigkeit: bei normalem Heilungsverlauf 2–3 Wochen.

Literatur: 1. Stein, H. J. et al.: Gutartige Erkrankungen von Ösophagus und Kardia. In: : Siewert, J. R.; F.; Rothmund, M.; Schumpelick, V. (Hrsg.): Praxis der Viszeralchirurgie. Gastroenterologische Chirurgie. 2. Aufl. Berlin, Heidelberg, New York: Springer, 2006; **2.** Chernousov, A. F.; Bogopolski, P. M.: Resektion von Ösophagusdivertikeln. In: Chernousov, A. F. et al. (Hrsg.): Chirurgie des Ösophagus. Darmstadt: Steinkopff Verlag, 2003.

Autor: R. Pfitzmann.

Ösophagusersatzsprache: s. Larynxkarzinom.

Ösophaguskarzinom: maligner Tumor der Speiseröhre; histologisch Plattenepithel- (70 %) oder Adenokarzinom (30 %), die Inzidenz des Adenokarzinoms nimmt zu; zu 20 % im proximalen, zu je 40 % im mittleren und distalen Drittel lokalisiert.

Behandlungsindikation: Jedes Ösophaguskarzinom stellt eine absolute Indikation zur sofortigen Behandlung dar. Kurative Therapie mit radikaler Tumorentfernung (wegen des meist fortgeschrittenen Tumorstadiums nur selten möglich) oder palliativ zur Beseitigung gravierender Symptome (z. B. Schluckstörungen, Schmerzen, Tumorblutung), Lebensverlängerung und Verbesserung der aktuellen Lebensqualität.

Operative Therapie: I. Ösophagusresektion bei operablem Tumor: radikale Ösophagektomie einschl. Lymphknotendissektion und Wiederherstellung der Nahrungspassage; das Operationsverfahren richtet sich nach Stadium und Lokalisation des Tumors; **Verfahren: 1.** En-bloc-Ösophagektomie (Tumoren im distalen bzw. mittleren Ösophagusdrittel, Stadium bis T1–2, N0–2, M0): rechtsthorakaler, abdominaler und zervikaler Zugang; radikale Entfernung der Speiseröhre einschl. Kardia und kleiner Magenkurvatur; systematische Dissektion aller erreichbaren Lymphknoten (mediastinal, paratracheal, peribronchial, paraösophageal, gastral im Kompartment I); zusätzlich Resektion der Pleura mediastinalis und Vena azygos sowie Ligatur des Ductus thoracicus; **2.** erweiterte En-bloc-Ösophagektomie (Tumoren im proximalen Ösophagusdrittel, Stadium bis T1–2, N0–2, M0): zusätzlich Exstirpation des Pharynx und Neck dissection; in Ausnahmefällen Mitentfernung der Schilddrüse und des Kehlkopfes (Tracheostoma erforderlich); **3.** Standardösophagektomie (Tumoren im distalen bzw. mittleren Drittel, Stadium bis T3–4, N1–2, M0): Entfernung der Speiseröhre einschl. Kardia und kleiner Magenkurvatur; auf vergrößerte Lymphknoten beschränkte Dissektion; meist als palliativer Eingriff; **4.** transmediastinale Ösophagektomie (kurativ: Tumoren im distalen Drittel bis Stadium T1–2, N0–1, M0; palliativ: Tumoren im distalen bzw. mittleren Drittel bis Stadium T3): zervikale und abdominale Freilegung der Speiseröhre ohne Thorakotomie; Entfernung vergrößerter Lymphknoten am Hals und nach Erweiterung des Hiatus oesophagei im distalen Mediastinum; mit Hilfe eines Venenstrippers wird die Speiseröhre von proximal nach distal zusammen mit anhängenden vergrößerten Lymphknoten entfernt; zusätzlich Resektion von Kardia und kleiner Magenkurvatur; **5.** Rekonstruktion der Nahrungspassage nach Ösophagektomie durch Magenhochzug nach Kirschner (einfachstes und sicherstes Verfahren) mit Transposition des schlauchförmig gestalteten Magens bis zum Hals mit zervikaler Anastomosierung, Interposition eines Kolonsegments mit Gefäßstiel (meist Querkolon) oder Jejuneminterposition (selten durchgeführt); die Rekonstruktion der Ösophagusersatzorgane kann entweder mediastinal-orthotop, retrosternal oder (sehr selten) antesternal erfolgen. **Nachbehandlung:** Erfassung und Behandlung von Beschwerden wie Schluckstörungen durch narbige Anastomosenstenose (Ballondilatation oder Bougierung), Schmerzbehandlung, Diätberatung; bei lokalem Tumorrezidiv evtl. Strahlentherapie; **Komplikationen:** Anastomoseninsuffizienz, Anastomosenstenose, Rekurrensparese*; **Prognose:** wegen hoher postoperativer Komplikationsraten und bei Diagnosestellung meist fortgeschrittenem Tumorstadium ungünstig; postoperative Letalität 5–20 % (s. Abb. 1); **II. Palliativoperationen** bei inoperablem Tumor (s. Tab.); **Verfahren: 1.** endoskopische Stenteinlage: Platzierung eines Ösophagusstents in die Tumorstenose (s. Abb. 2) zur Beseitigung der Dysphagie, häufig nach vorheriger Aufbougierung oder Laserbehandlung; der Patient kann flüssige und breiige Nahrung sowie seinen Speichel schlucken (keine Lebensverlängerung); Komplikationen: Dislokation, Obstruktion durch zu grobe Speisen oder durch Abknickung, Perforation des Stents (Mediastinitis), Blutung; **2.** Ernährungsfisteln: als Ultima Ratio, wenn die Stenteinlage technisch unmöglich ist; am Magen (Abk. PEG für perkutane endoskopische Gastrostomie; operativ bei hochgradiger Tumorstenose: Witzel-Fistel) oder am Jejunum (Abk. PEJ für perkutane endoskopische Jejunostomie) mit Platzierung einer Kunst-

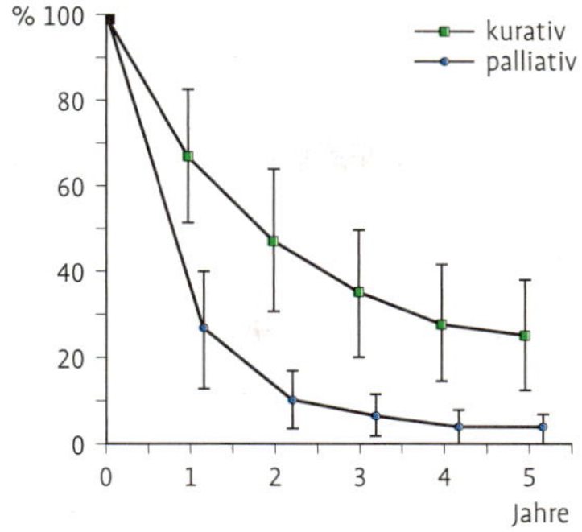

Ösophaguskarzinom Abb. 1: Überlebensraten in Abhängigkeit von kurativer und palliativer Ösophagusresektion

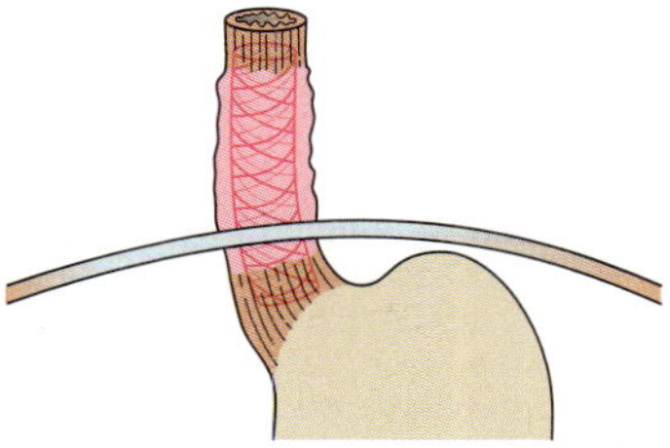

Ösophaguskarzinom Abb. 2: Ösophagusstent bei inoperablem Karzinom zur Wiederherstellung der Schluckfähigkeit

Ösophaguskarzinom Indikationen für Palliativoperationen
hochgradige Kachexie, hohes kardiopulmonales Risiko, biologisch hohes Alter
Fernmetastasierung in Lunge, Leber, Knochen und Gehirn
Tumoreinbruch in benachbarte Strukturen und ausgedehnte Lymphknotenmetastasierung
langstreckiges Karzinom (>10 cm) mit Achsenabweichung
linksseitige Rekurrensparese (Zeichen für Lymphknotenmetastasen)

stoffsonde, die vor die Bauchdecken geleitet und hier fixiert wird; über die Sonde Zufuhr flüssiger hochkalorischer Nährlösungen möglich; schlechte Palliation, da der Patient seinen Speichel nicht schlucken kann; keine Verbesserung der Lebensqualität; **3.** Umgehungsoperationen: Beseitigung der Dysphagie bei inoperablem stenosierendem Karzinom; nur bei Patienten in gutem Allgemeinzustand indiziert; die Umgehungsoperation kann mit Magen, Kolon oder Dünndarm erfolgen. Technisch am einfachsten ist der Magen-Bypass mit Durchtrennung des Magens an der Kardia, retrosternaler Verlagerung des Magens bis in den Halsbereich und Anastomosierung mit dem durchtrennten zervikalen Ösophagus. Blindverschluss des oberen Speiseröhrenendes und Anastomosierung des distalen Ösophagus mit einer ausgeschalteten Y-Schlinge; belastender großer Eingriff, Letalität 25–30 %, mediane Überlebenszeit 6 Monate (davon 1 Monat in der Klinik); nur ein Drittel der Patienten kann wieder normal schlucken; Verfahren bis auf Einzelfälle wegen der hohen Operationsbelastung weitgehend verlassen; **III. multimodale Therapiekonzepte** als Versuche zur Verbesserung der Ergebnisse, da die Spätresultate nach alleiniger Resektion des Ösophaguskarzinoms noch unbefriedigend sind: **Verfahren:** **1.** adjuvante prä- oder postoperative Bestrahlung zur Vermeidung einer intraoperativen Tumorzellverschleppung (Verringerung von Organmetastasen), Zerstörung einer Lymphangiosis carcinomatosa (Verminderung eines Lokalrezidivs) und Verkleinerung der Tumormasse durch Vorbestrahlung (Erhöhung der Operabilitätsquote); **a)** fraktionierte Langzeitvorbestrahlung mit 30–45 Gy über 3–4 Wochen; präoperativ sehr belastend, Operation für manche Patienten danach nicht mehr tolerabel; in Studien kein eindeutiger Vorteil gesichert; **b)** Kurzzeitvorbestrahlung mit 15–25 Gy in 3–5 Fraktionen; Effizienz ebenfalls nicht belegt; **c)** postoperative Strahlentherapie mit 45–55 Gy, wenn das Tumorgewebe bei der Operation belassen werden muss oder eine mikroskopische Tumorinvasion in das Mediastinum wahrscheinlich ist; die Überlebenszeiten werden signifikant verlängert, was jedoch nicht in allen Studien zweifelsfrei belegt ist. **d)** Einsatz zur Schmerzlinderung beim Lokalrezidiv; **2.** neoadjuvante und adjuvante Chemotherapie: bes. wirksam sind Mitomycin, Cisplatin und Bleomycin; **a)** Ziel der neoadjuvanten (präoperativen) Chemotherapie ist ein „Down-Staging“, um die Resektabilität zu erhöhen bzw. eine Tumorzellverschleppung bei der Operation zu verhindern. Indikation bei gesichertem Plattenepithelkarzinom, ausgeschlossener potentieller Kurabilität durch operative Verfahren, Fehlen von Fernmetastasen, Alter <65 Jahre, gutem Allgemeinzustand, Karnofsky-Index >70 %, normaler hämatologischer Funktion und keiner Einschränkung der Lungen- und Nierenfunktion; **b)** adjuvante Chemotherapie nach Entfernung des Tumors zur Verhinderung eines lokalen oder systemischen Rezidivs; Ansprechraten <30 %; deshalb keine Indikation außerhalb von Studien; **3.** kombinierte Radiochemotherapie: präoperativ, um höhere Ansprechraten als eine der beiden Therapiemodalitäten allein zu erbringen, wobei Chemotherapeutika als sog. Radio-Sensitizer die Strahlenwirkung verstärken.

Strahlentherapie: **1.** kurativ: selten bei Operationsverweigerern oder bei aus allgemeinen Gründen nicht operablen Patienten; günstige Voraussetzungen sind Tumorlänge <8 cm, keine Infiltration benachbarter Strukturen und guter Allgemeinzustand; Mehrfeldbestrahlung nach computersimulierter Bestrahlungsplanung; Gesamtdosis 60–70 Gy, Fraktionierung 5 × 2 Gy wöchentlich; Fünf-Jahres-Überlebensraten 1–5 %, im proximalen Drittel besser; **2.** palliativ: zur Verbesserung der Lebensqualität durch temporäre Beseitigung von Dysphagie und Schmerzen; Herddosis <45 Gy; bei zwei Drittel der Patienten Besserung der Dysphagie, bei fast allen Beseitigung der Schmerzen; **3.** intraluminale Strahlentherapie: direkte endoösophageale Tumorbestrahlung in Afterloading-Technik; über eine dünne Schlauchsonde wird eine stecknadelkopfgroße Iridium-192-Quelle direkt an den Tumor platziert; hohe lokale Strahlendosis bei geringer Strahlenexposition für benachbartes gesundes Gewebe; bes. geeignet bei exophytisch wachsenden Karzinomen; Dosierung: ED von 7 Gy in 2-wöchigen Abständen; insgesamt 3 Bestrahlungszyklen; deutliche Verbesserung der Lebensqualität durch Beseitigung der Dysphagie; **Komplikationen:** Ösophagitis (obligat), klingt in 2–3 Wochen ab; Ösophagusperforation, tracheobronchoösophageale Fisteln, Ösophagusstriktur, Strahlenpneumonitis.

Therapeutischer Stufenplan: s. Abb. 3.

Arbeitsunfähigkeit: postoperativ 3 Monate oder länger; nach Klinikentlassung empfiehlt sich eine Anschlussheilbehandlung. Patienten mit inoperablem Tumor bleiben bis zum Lebensende arbeitsunfähig.

Neuentwicklung: **1.** endoskopische lokale Laserbehandlung des inoperablen stenosierenden Karzinoms, meist mit anschl. Afterloading-Bestrahlung zur Beseitigung der Schluckstörung bes. bei zervikaler und ganz distaler Tumorlokalisation, bei kurzen Stenosen und noch mobilem Ösophagus sowie bei Anastomosenrezidiv; Komplikationen: Perforation in 4–5 %, Schmerzen, Fieber, selten Blutungen; **2.** neoadjuvante Chemotherapie, lokale Lasertherapie und Afterloading-Bestrahlung in Kombination mit minimal-invasiver chirurgischer Technik: Einführen eines spez. Operationsmediastinoskops von einer Inzision oberhalb des Jugulums; stumpfes Ablösen mediastinaler Bindegewebestrukturen, Blutstillung unter Sicht durch Koagulation oder Clip; nur Entfernung der vergrößerten Lymphknoten; nach vollständiger Mobilisation des Ösophagus wird er nach distal

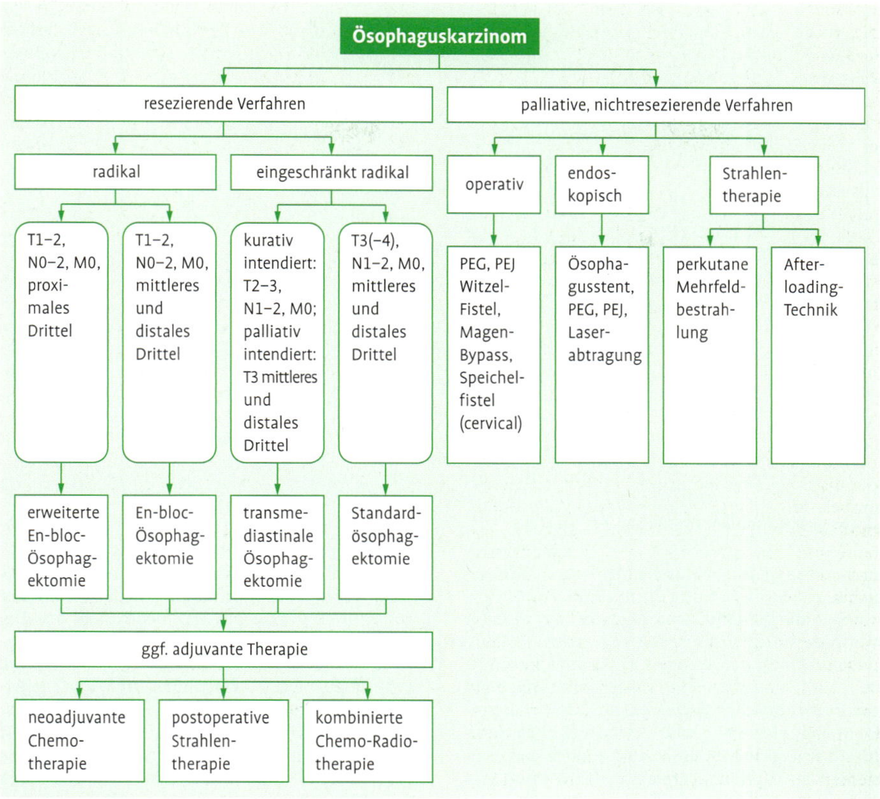

Ösophaguskarzinom Abb. 3: therapeutischer Stufenplan

hin aus dem Mediastinum herausgezogen. Vorteile: geringerer Blutverlust und gezielte Präparation bei wandüberschreitenden Tumoren möglich; Radikalität jedoch beschränkt! Indikation: bes. bei Patienten mit eingeschränkter allgemeiner Operabilität, da keine Thorakotomie erforderlich ist; bisher fehlen jedoch gesicherte und vergleichende Studien hinsichtlich eines geringeren Operationsrisikos.

Selbsthilfe: **1.** Deutsche Krebshilfe e. V., Buschstr. 32, 53113 Bonn, Tel. 0228 729900, Fax 0228 7299011; E-Mail: deutsche@krebshilfe.de, Homepage: http://www.krebshilfe.de; **2.** Krebsinformationsdienst (KID), Im Neuenheimer Feld 280, 69120 Heidelberg, Tel. 0800 4203040; E-Mail: krebsinformationsdienst@dkfz.de, Homepage: http://www.krebsinformation.de.

Literatur: **1.** Siewert, J. R.: Ösophaguskarzinom. In: Siewert, J. R.; Rothmund, M.; Schumpelick, V. (Hrsg.): Praxis der Viszeralchirurgie. Onkologische Chirurgie. 2. Aufl. Heidelberg: Springer, 2006; **2.** Chernousov, A. F. et al. (Hrsg.): Chirurgie des Ösophagus. Darmstadt: Steinkopff Verlag, 2003; **3.** Ösophaguskarzinom. In: Becker, H.-D.et al. (Hrsg.): Onkologische Chirurgie. Stuttgart: Thieme, 2002.

Autor: R. Pfitzmann.

Ösophagusperforation: Wanddurchbruch der Speiseröhre; Prädilektionsstellen sind die physiologischen Engen (zervikal 55 %, thorakal 25 %, diaphragmal 20 %). **Formen:** **1.** primäre Ösophagusperforation: traumatisch bedingte, umschriebene und komplette Wanddurchtrennung i. R. einer Endoskopie, durch Fremdkörper (oft erst bei der endoskopischen Entfernung), Bougierung, pneumatische Dehnung, Sonden, Schuss- und Stichverletzungen, degenerative und traumatische Halswirbelsäulenleiden (selten); **2.** sekundäre Ösophagusperforation: entsteht auf dem Boden einer Wanddestruktion, z. B. inf. von Karzinom, Ulkus oder Verätzung; **Ursache:** 80 % aller Ösophagusperforationen sind iatrogen (bei diagnostischer Endoskopie Vorkommen in 0,075 %, bei Bougierung in 0,3–2,6 %, bei paraösophagealen Eingriffen in 0,1–0,5 % der Fälle; seltener nach Verödungstherapie von Ösophagusvarizen), 8 % durch

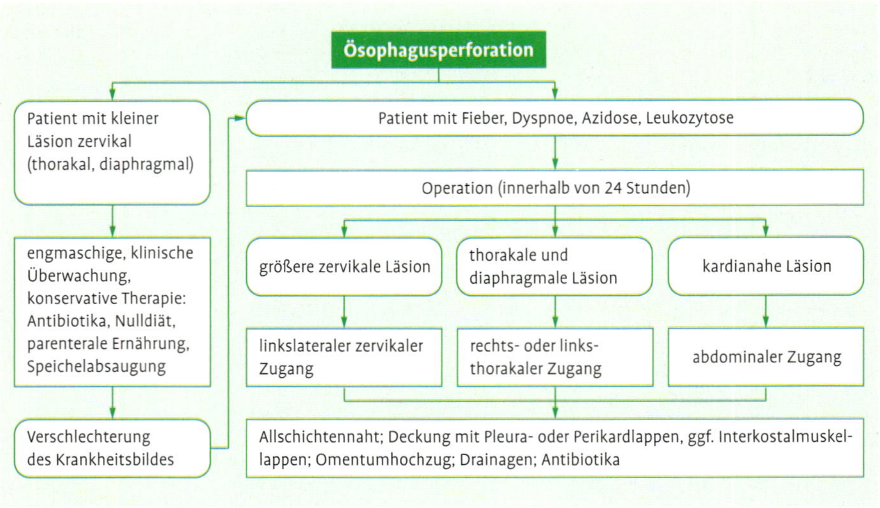

Ösophagusperforation: therapeutischer Stufenplan

Fremdkörper und 5 % durch Stich- oder Schussverletzungen bedingt; s. Boerhaave-Syndrom.

Behandlungsindikation: dringlich, um eine Lebensbedrohung abzuwenden oder schwere Komplikationen zu vermeiden; Lokalisation und Ausdehnung der Läsion entscheiden über die Wahl des therapeutischen Verfahrens. Insbes. bei instrumenteller, kleinerer und im Halsabschnitt gelegener Ösophagusperforation wird zunehmend konservativ mit Nulldiät, parenteraler Ernährung, Antibiotika (i. v.) und Speichelabsaugung therapiert. Die ersten 12 Stunden kann unter strenger Beobachtung abgewartet und eine Operation von der klinischen Entwicklung abhängig gemacht werden (Mediastinitis).

Pharmakotherapie: initiale oder perioperative Antibiotikatherapie: **1.** Cephalosporine: z. B. Cefotiam (Spizef®), 2 × 50 mg/kg KG/d i. v., oder Ceftazidim (Fortum®), 3 × 2 g/d i. v.; **2.** zusätzlich Metronidazol (z. B. Clont®), 2 × 0,5 g/d i. v.; frühestmöglich gezielte Antibiotikatherapie nach Antibiogramm.

Operative Maßnahmen: bei großen Defekten in allen Abschnitten (bes. im thorakalen und abdominalen Bereich), Verschlechterung des klinischen Bildes und Sepsis; Patientenaufklärung über Dringlichkeit, Risiko, mögliche Nahtinsuffizienz, Rekurrensparese* und Stenose; **Verfahren: 1.** zervikaler Abschnitt: Ösophagusfreilegung durch linkslateralen Zugang am Hals; Verschluss des Defektes durch Allschichten- oder zweischichtige Naht und zusätzliche Deckung mit einem Muskellappen; Drainage und Speichelabsaugung, in besonderen Fällen Einlegen einer dicken T-Drainage in die Perforationsöffnung (Entfernung nach ca. 3 Wochen, die Restfistel schließt sich von selbst); **2.** thorakaler und diaphragmaler Ösophagus: Zugang rechts- oder linksthorakal entsprechend der Lokalisation der Läsion; Allschichtennaht und Deckung mit gestieltem Pleura- oder Perikardlappen, ggf. auch Interkostalmuskellappen; ausgiebige Drainierung des Mediastinums und der Pleurahöhle (Thorax-Saugdrainage); **3.** bei kardianaher Perforation kann der abdominale Zugang gewählt und die Verschlussnaht am Ösophagus durch eine Fundoplicatio* nach Nissen bzw. einen gestielten Zwerchfellappen zusätzlich gedeckt werden. **Nachbehandlung:** intensivmedizinische Überwachung, parenterale Ernährung, Antibiotika entsprechend dem getesteten Erregerspektrum, Gastrografin®-Kontrolle am 5.–7. postoperativen Tag, anschl. oraler Kostaufbau; **Komplikationen:** Nahtinsuffizienz, Sepsis, Mediastinitis, Rekurrensparesen und Stenosen (selten); **Prognose:** Letalität abhängig vom Zeitpunkt der Operation (innerhalb von 24 Stunden 16 %, nach 24 Stunden 57 %) und der Lokalisation (zervikal 3–14 %, thorakal ca. 27 %).

Therapeutischer Stufenplan: s. Abb.

Arbeitsunfähigkeit: bei günstigem Verlauf ca. 3–5 Wochen.

Literatur: 1. Stein, H. J. et al.: Verletzungen von Ösophagus und Magen. In: Siewert, J. R.; Rothmund, M.; Schumpelick, V. (Hrsg.): Praxis der Viszeralchirurgie. Gastroenterologische Chirurgie. 2. Aufl. Heidelberg: Springer, 2006; **2.** Chernousov, A. F. et al.: Techniken bei Ösophagusperforation und Ösophagusfistel. In: Chernousov, A. F. et al. (Hrsg.): Chirurgie des Ösophagus. Darmstadt: Steinkopff Verlag, 2003.

Autor: R. Pfitzmann.

Ösophagusresektion: s. Ösophaguskarzinom.

Ösophagusspontanruptur: s. Boerhaave-Syndrom.

Ösophagusvarizenblutung: Blutung aus Krampfadern der Speiseröhre (und Magenfundusvarizen) inf. Hochdrucks im Pfortaderstromgebiet (portale Hypertension) und Ausbildung portosystemischer Umgehungskreisläufe; **Ursache:** Anstieg des Druckgradienten zwischen Lebervene bzw. Vena cava inferior und Pfortader durch Strömungshindernisse: **1.** prähepatisch: Pfortaderthrombose; **2.** präsinusoidal: primäre biliäre Zirrhose, Neoplasien, Parasitosen, Systemerkrankungen; **3.** sinusoidal: Leberzirrhose*; **4.** postsinusoidal: Leberzirrhose, veno-okklusive Erkrankung, Budd*-Chiari-Syndrom; **5.** posthepatisch: Budd-Chiari-Syndrom, Rechtsherzinsuffizienz, Pericarditis constrictiva; weitere Folgen der portalen Hypertonie sind Aszites*, Splenomegalie und hepatische Enzephalopathie*. Quantifizierung der post- bzw. intrasinusoidalen portalen Hypertension indirekt durch Messung des Gradienten zwischen freiem und geblocktem Lebervenendruck (portal hepatisch-venöser Gradient; Abk. PHVG).

Behandlungsindikation: **1.** pharmakologische Primärprophylaxe bei Nachweis blutungsgefährdeter Varizen (>5 mm, Rötungszeichen, PHVG >12 mmHg); **2.** Notfallbehandlung bei Eintreten einer Ösophagusvarizenblutung (Verblutungsgefahr); **3.** Sekundärprophylaxe zur Senkung der Wahrscheinlichkeit einer Rezidivblutung.

Pharmakotherapie: **1.** Primärprophylaxe bei gesicherter Leberzirrhose und blutungsgefährdeten Ösophagusvarizen durch nichtselektive Beta-Rezeptoren-Blocker, z. B. Propranolol (z. B. Dociton®); die Verminderung der Pulsfrequenz um 25 % senkt das Blutungsrisiko signifikant um 45 % und tendenziell die Letalität. **2.** Akute Blutung: vasoaktive Therapie zur Überbrückung des Intervalls bis zur Notfallendoskopie (stoppt die akute Blutung in 80 % der Fälle und reduziert die Letalität, cave: Ischämie durch Vasokonstriktion); Somatostatin (z. B. Somatostatin Curamed®), initial 250 µg als Bolus i. v., gefolgt von Dauerinfusion i. v. 3,5 µg/kg/h über 5 Tage; vergleichbar wirksam, jedoch teurer: Terlipressin (z. B. Glycylpressin®), initial 2 mg als Bolus i. v., danach 1–2 mg i. v. alle 4 Stunden; Octreotid (Sandostatin®), initial 50 µg als Bolus i. v., gefolgt von Dauerinfuson i. v. 25–50 µg/h über 5 Tage; **3.** Sekundärprophylaxe mit Beta-Rezeptoren-Blockern (in Kombination

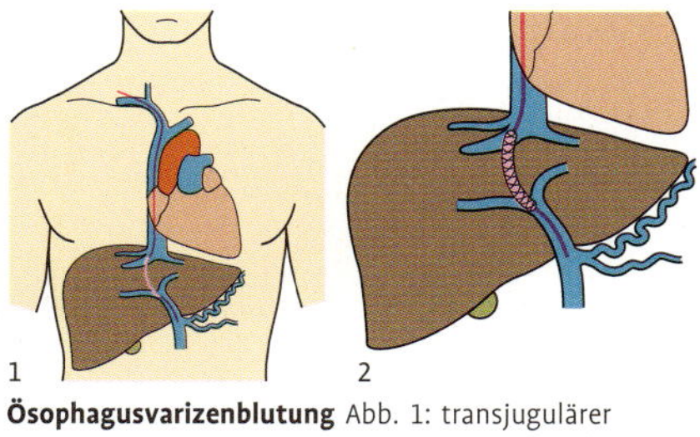

Ösophagusvarizenblutung Abb. 1: transjugulärer intrahepatischer portosystemischer Shunt (TIPS); 1: Einbringung des Stents; 2: Aufweitung

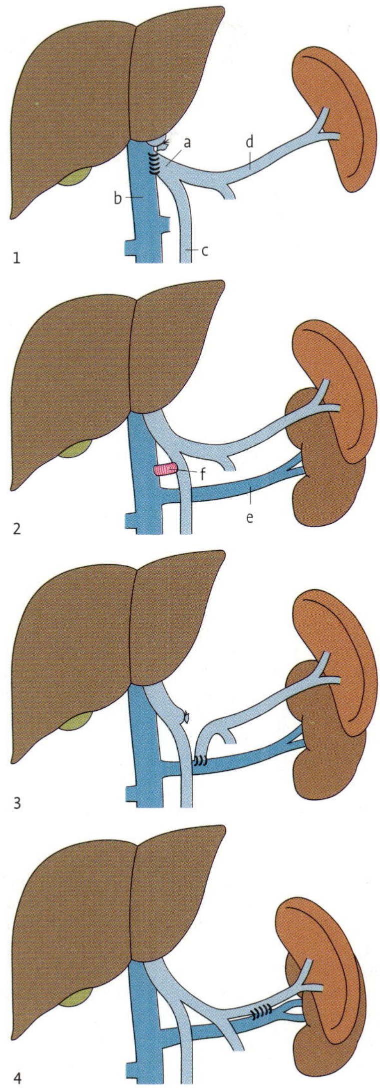

Ösophagusvarizenblutung Abb. 2: chirurgische Shunts; 1: portokavale End-zu Seit-Anastomose; 2: mesenterikokavale Anastomose (Interpositionsshunt nach Drapanas, syn. H-Shunt); 3: distale splenorenale Anastomose (Warren-Shunt); 4: distale splenorenale Seit-zu-Seit-Anastomose (Cooley-Shunt); a: Vena portae, b: Vena cava inferior, c: Vena mesenterica superior, d: Vena lienalis, e: Vena renalis sinistra, f: Gefäßprothese

O

mit endoskopischer Varizeneradikation): Verminderung der Pulsfrequenz mit Propranolol um 25 % senkt die Rezidivblutungsrate auf 40 % und die Letalität auf 70 % (cave: Hypotension, orthostatische Dysregulation).

Interventionelle und operative Therapie: **1.** Primärprophylaxe: **a)** endoskopische Ligaturtherapie als eine mit der Beta-Rezeptoren-Blockade vergleichbar wirksame Alternative; **b)** chirurgischer Shunt ohne therapeutischen Vorteil; **2.** Therapie der akuten Blutung: **a)** Blutstillung in 70–90 % durch endoskopische Injektionssklerotherapie mit 0,5 % Aethoxysklerol® oder Gummibandligatur als Therapie der 1. Wahl; bei refraktärer Blutung Tamponade durch Ballonsonden; **b)** transjugulärer intrahepatischer portosystemischer Shunt (Abk. TIPS) bei weiterhin erfolgloser Therapie je nach örtlichen Gegebenheiten (s. Abb. 1); **c)** chirurgischer Notfallshunt (portokavale End-zu-Seit-Anastomose; Letalität ca. 30 % im Stadium Child A) bzw. Sperroperationen (Unterbrechung der Venen zu Magen bzw. Ösophagus, keine Senkung der portalen Hypertension, aufwendige und belastende Verfahren mit einer Letalität von ca. 40 %, häufigen Rezidivblutungen und postoperativen Komplikationen); **3.** Rezidivprophylaxe: Keines der folgenden Verfahren verbessert die Überlebensrate, die durch den Schweregrad der Leberzirrhose bestimmt wird. **a)** Varizeneradikation durch endoskopische Gummibandligatur (kurze Behandlungsdauer, wenig unerwünschte Wirkungen) oder Injektionssklerotherapie mit 1 % Aethoxysklerol®; supportiv Säureblockade mit Esomeprazol (Nexium®) oder Pantoprazol (z. B. Pantozol®), 40 mg/d p. o., zur Blutungsprophylaxe aus Ösophagusulzera; nach Injektionssklerotherapie Senkung der Rezidivblutungsrate in 1 Jahr auf 50 % (unbehandelt 50–85 %) bei einer Enzephalopathierate von 10–15 %; **b)** Senkung der portalen Hypertension (PHVG <15 mmHg) durch Anlage eines TIPS; Rezidivblutungsrate in 1 Jahr 10–25 % bei einer Enzephalopathierate von 15–35 %; zu beachten ist der Reinterventionsbedarf (30–50 %) wegen Stenosierung/Verschluss des TIPS; funktionell liegt ein Seit-zu-Seit-Shunt vor; Eingriffsletalität bei elektiver TIPS-Anlage ca. 1 %; **c)** chirurgische Shunts (s. Abb. 2) können als portokavale End-zu-Seit-Anastomose (technisch einfach, kurze Operationszeit, hohe Enzephalopathierate, daher nur im Notfall), als Seit-zu-Seit-Anastomose (technisch aufwendig), mesenterikokaval oder als inkomplette distale splenorenale Anastomose (technisch aufwendig, initial geringere Enzephalopathierate) angelegt werden. Sie zeichnen sich durch eine hohe Rezidivfreiheit (80–90 %) aus, sind jedoch durch Enzephalopathieraten von 30–40 % und eine Eingriffsletalität von 1–5 % (abhängig vom Schweregrad der Zirrhose) belastet (s. Tab.). Sie werden weitgehend von interventionellen Verfahren (TIPS) abgelöst und zunehmend seltener eingesetzt. **4.** Lebertransplantation* zur Blutungsprophylaxe und kausalen Therapie einer Leberzirrhose; auch nach vorausgegangener portokavaler Anastomose technisch möglich; ist eine Transplantation indiziert, sollte bei Ösophagusvarizenblutung einem TIPS der Vorzug gegeben werden, da die spätere Transplantation dann technisch einfacher ist. Bei posthepatischem Block (Budd-Chia-

O

Ösophagusvarizenblutung
Portosystemische Shunts (ohne TIPS)

Form	Drucksenkungseffekt	Indikation	Kontraindikation	Thromboserate	Enzephalopathierate
komplette Shunts					
portokavale Anastomose	++	gute Leberfunktion	Pfortaderthrombose	1 - 2 %	++
mesenterikokavale Anastomose (H-Shunt)	+	Pfortaderthrombose	Mesenterialvenenthrombose	30 %	++
splenorenale Anastomose nach Cooley (Seit-zu-Seit)	+	Aszites	Milzvenenthrombose	10 %	++
splenorenale Anastomose nach Linton (End-zu-Seit)	+	extreme Splenomegalie	Milzvenenthrombose	20 %	++
portokavale Anastomose mit Arterialisation der Leber	++	eingeschränkte Leberfunktion	hepatofugale Blutströmung	1 - 2 %	+
inkompletter Shunt					
splenorenale Anastomose nach Warren (End-zu-Seit, distal)	+	eingeschränkte Leberfunktion und vorausgegangene Operationen im Oberbauch	Milzvenenthrombose, Aszites	10 %	+

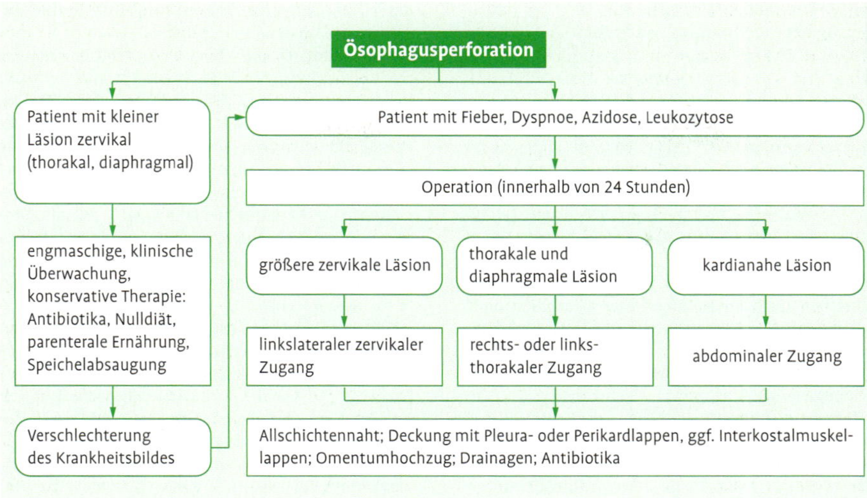

Ösophagusvarizenblutung Abb. 3: therapeutischer Stufenplan

ri-Syndrom) ist der TIPS (s. Aszites) neben der Lebertransplantation die Therapie der 1. Wahl.

Sonstige Maßnahmen: temporäre Tamponade einer Varizenblutung mit Minnesota-Sonde (4-Lumen-Modifikation der Sengstaken-Sonde für Ösophagusvarizen) oder Linton-Sonde (für Fundusvarizen) als Therapie der 2. Wahl, wenn die Notfallendoskopie nicht verfügbar oder nicht erfolgreich ist; Intensivüberwachung erforderlich; meist nur kurzfristiger Blutungsstillstand in 40–90 %, jedoch in 50 % Rezidivblutungen innerhalb 24 Stunden nach Entblockung; schwere Komplikationen (Aspiration, Ösophagusruptur) mit Letalität von 6–20 %, daher heute nur noch selten angewendet.

Therapeutischer Stufenplan: s. Abb. 3.

Eigenbehandlung: Alkoholkarenz, ausreichende Ernährung (s. Leberzirrhose).

Arbeitsunfähigkeit: nach Operation bzw. TIPS 4–6 Wochen bei günstiger Leberfunktion ohne Enzephalopathie, sonst länger; Tätigkeiten mit Erhöhung des intraabdominalen Druckes müssen vermieden werden.

Hinweis: Bei Patienten mit Leberzirrhose und Blutung im oberen Magen-Darm-Trakt liegt nur in ca. 50 % der Fälle eine Ösophagusvarizenblutung vor. Deshalb ist die Notfallendoskopie obligate Voraussetzung für die differenzierte Therapie. Bei portal-hypertensiver Gastropathie können akute schwere, häufiger aber chronisch-rezidivierende Blutungen auftreten. Zur Pharmakotherapie bzw. Rezidivprophylaxe werden analog zur Ösophagusvarizenblutung Beta-Rezeptoren-Blocker (Propranolol) bzw. bei rezidivierenden schweren Blutungen wird die interventionelle Therapie mit TIPS empfohlen.

Literatur: 1. Fleig, W. E.: Portale Hypertension und gastroösophageale Varizen. In: Riemann, J. F. et al.: Gastroenterologie. Stuttgart: Thieme, 2008; 2. Biecker, E. et al.: Die intestinale Blutung bei portaler Hypertension bei Leberzirrhose. Z Gastroenterol 43: 35–46 (2005); 3. Gallinger, Y. J. et al.: Endoskopische Behandlungsverfahren bei Erkrankungen der Speiseröhre. In: Chernousov et al. (Hrsg.): Chirurgie des Ösophagus. Darmstadt: Steinkopff Verlag, 2003; 4. Schepke, M.; Sauerbruch, T.: Einsatz der Endoskopie bei Patienten mit Ösophagusvarizen. In: Sauerbruch, T.; Scheurlen, C.: Empfehlungen der Deutschen Gesellschaft für Verdauungs- und Stoffwechselkrankheiten (DGVS) für die Durchführung endoskopischer Untersuchungen. 3. Aufl. Stuttgart: Demeter, 2002.

Autoren: M. Plauth, R. Pfitzmann.

Ösophagusverätzung: syn. Oesophagitis corrosiva; Gewebeschäden an der Speiseröhre (bis in den Magen) mit entzündlichen Begleitreaktionen, meist inf. Laugenverätzungen (Kolliquationsnekrose), seltener durch Säuren (Koagulationsnekrose); bei Kindern durch versehentliches Trinken von Reinigungsmitteln, bei Erwachsenen meist in suizidaler Absicht; **Schweregrade:** 1. oberflächliche Mukosaschädigung mit isolierten kleinen Schleimhautdefekten, Rötung und toxischem Ödem; 2. Zerstörung der Mukosa und partielle Schädigung von Submukosa und Muskularis; ausgedehnte Nekrosebezirke, Ulzerationen und Blutungen; 3. komplette Nekrose aller Wandschichten, Perforationsgefahr mit Mediastinitis und Peritonitis; evtl. Mitbeteiligung benachbarter Organe; **Stadien:** 1. Akutstadium: bis 4. Erkrankungstag (Nekrosephase); erst toxisches, dann entzündliches Ödem,

Leukozyteninfiltration, Demarkierung der Nekrosen; **2.** Folgestadium: bis 4. Woche (Granulationsphase); Gefäßarrosionen und Blutungen, Ausbildung von Granulationsgewebe, Unterminierungen, beginnende Stenosierung; **3.** Spätstadium: bis 4. Monat (Narbenphase); Neubildung einer minderwertigen Epithelschicht, Narbengewebe mit Schrumpfungs- und Stenosierungstendenz; die Gefahr einer Karzinomentwicklung innerhalb von 20 Jahren ist um den Faktor Tausend erhöht (Karzinominzidenz im Narbenösophagus 1,2–16 %).

Behandlungsindikation: Aufgrund allgemeintoxischer Reaktionen und lokaler Komplikationen ist die Ösophagusverätzung ein bedrohlicher Notfall, der sofortiges Handeln erfordert. Die Therapie orientiert sich an Schweregrad und Stadium der Verätzung.

Sofortmaßnahmen: Intensivtherapie und -überwachung: Kreislaufstabilisierung, Schmerztherapie, frühzeitige Intubation (cave: Glottisödem) und maschinelle Beatmung; Röntgenuntersuchung mit Gastrografin und Abdomenübersicht, um eine Ösophagusperforation* festzustellen; ggf. frühzeitige Endoskopie, um den Schweregrad festzulegen; Glukokortikoidtherapie und antibiotische Infektionsprophylaxe.

Pharmakotherapie: **1.** Glukokortikoide obligat zur Vermeidung von Strikturen: Prednisolon (z. B. Prednisolut®), initial 250 mg/d i. v., dann täglich 2 mg/kg KG über 6–12 Wochen; **2.** Antibiotika entsprechend initial kalkuliertem Erregerspektrum, z. B. Mezlocillin (Baypen®), 3–4 × 2–5 g/d i. v., Tagesmaximaldosis 20 g.

Operative Therapie: Indikation: 1. im Akutstadium bei gesicherter Perforation oder endoskopisch nachgewiesener schwerster Verätzung und Aussichtslosigkeit der konservativen Therapie; **2.** im Spätstadium bei ausgedehnter Verätzungsstriktur (die nicht mehr bougiert werden kann) und ungenügender Nahrungsaufnahme; **Vorbereitung:** Patientenaufklärung über Dringlichkeit, Umfang und Gefahren der Operation bis hin zur Totalexstirpation des Ösophagus und ein- oder zweizeitiger Rekonstruktion mit Magen (falls dieser nicht betroffen ist) oder Kolon (vgl. Ösophaguskarzinom); **Verfahren: 1.** Akutsituation: Laparotomie und Beurteilung der begleitenden Verätzungsfolgen am Magen und nach Hiatuserweiterung auch des distalen Ösophagus; liegt keine transmu-

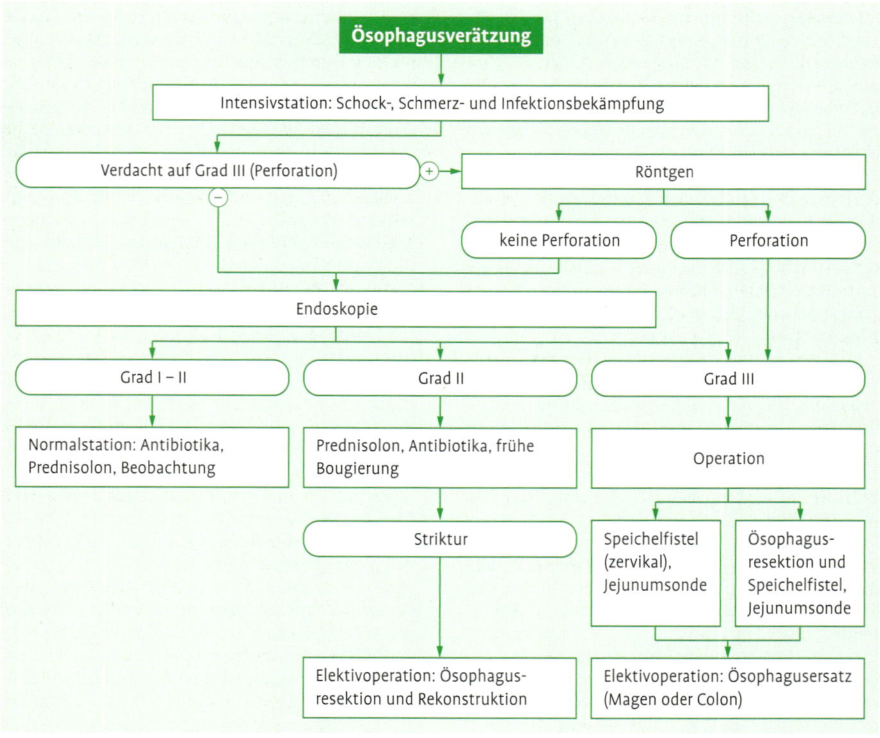

Ösophagusverätzung: therapeutischer Stufenplan

rale Wandschädigung vor, wird der Eingriff als diagnostische Laparotomie beendet; nach 24–48 Stunden sollte relaparotomiert werden, um den lokalen Befund erneut zu beurteilen. Bei transmuralen Nekrosen bieten sich folgende Verfahren an: a) bei schwerster Magenverätzung: Gastrektomie, Blindverschluss des Duodenums und des terminalen Ösophagus, Speichelfistel am zervikalen Ösophagus von links, Ernährungsfistel am proximalen Jejunum; b) bei schwerster Ösophagusverätzung: transmediastinale Ösophagektomie mit Ausleitung des zervikalen Ösophagusrests als Speichelfistel, Verschluss der Kardia, Ernährungsfistel am Jejunum. Weder nach Gastrektomie noch nach Ösophagusexstirpation wird primär rekonstruiert, sondern erst Wochen nach Stabilisierung des Patienten (Magenersatz mit Roux-Schlinge; Ösophagusersatz durch Magenhochzug oder Koloninterposition). 2. Bei ausgeprägten Strikturen des Ösophagus sollte aufgrund hoher Karzinominzidenz im vernarbten Ösophagus die Speiseröhre elektiv entfernt und rekonstruiert werden. Eine reine Umgehungsrekonstruktion ist ungeeignet. **Nachbehandlung:** Intensivtherapie; Antibiotikaprophylaxe, pharmakologische Thromboseprophylaxe, nach Ösophagus- bzw. Magenrekonstruktion für 5–8 Tage Nulldiät, parenterale Ernährung oder Sondennahrung, Kostaufbau nach Überprüfung der Anastomosen mit Gastrografin; **Komplikationen:** Nahtinsuffizienz der Ösophagusanastomose, Rekurrensparese*; **Ergebnisse:** die Operationsletalität nach Ösophagusresektion bei Verätzungen entspricht in etwa der bei Karzinomresektion (s. Ösophaguskarzinom); durch die langzeitige Selbstbougierung lassen sich in 80 % Stenosen vermeiden.

Sonstige Maßnahme: Frühbougierung: Beginn nach dem 6.–12. Tag und konsequente Durchführung in 2–4-tägigen Abständen.

Therapeutischer Stufenplan: s. Abb.

Eigenbehandlung: Langzeitbougierung: kann bei hochgradigen Strikturen vom Patienten nach entsprechender Anleitung selbst durchgeführt werden; das Risiko einer Perforation ist gering.

Hinweis: Keine Verdünnung oder Neutralisation durchführen (weitere Schädigungsgefahr des Ösophagus).

Literatur: Stein, H. J. et al.: Verletzungen von Ösophagus und Magen. In: Siewert, J. R.; Rothmund, M.; Schumpelick, V. (Hrsg.): Praxis der Viszeralchirurgie. Gastroenterologische Chirurgie. 2. Aufl. Heidelberg: Springer, 2006.

Autor: R. Pfitzmann.

Östrogensubstitution: s. Hormontherapie im Klimakterium.

Ofloxacin: s. Chinolone.

Ogilvie-Syndrom: s. Ileus.

Ohnmacht: s. Bewusstlosigkeit; Synkope.

Ohrabszess, subperiostaler: s. Mastoiditis.

Ohrensausen: s. Kopfschmerz.

Ohrenschmalzpfropf: s. Cerumen obturans.

Ohrenschmerzen: s. Otalgie.

Ohrentzündung: s. Otitis externa diffusa; Otitis media acuta; Otitis media chronica.

Ohrfurunkel: syn. Otitis externa circumscripta; nekrotisierende Entzündung eines Haarbalgs oder einer Talgdrüse des äußeren Gehörgangs meist durch Staphylokokken (seltener Pseudomonas aeruginosa, Escherichia coli, Proteus oder Streptococcus pyogenes); **Symptome:** Spontan- und Kauschmerz, Tragusdruckschmerz, Rötung und Schwellung im Bereich des knorpeligen Gehörgangs, evtl. Schwellung der Lymphknoten vor und hinter dem Ohr.

Behandlungsindikation: gegeben durch die starke Schmerzhaftigkeit im Ohrbereich; eine erhebliche Hörminderung tritt im Gegensatz zur Otitis media erst auf, wenn der Gehörgang durch Schwellung oder Eiter ganz verschlossen ist.

Pharmakotherapie: 1. Die starken Schmerzen erfordern meist die Gabe von Analgetika. 2. lokale Maßnahmen: a) im Frühstadium Linderung durch Einlage von Mullstreifen in den Gehörgang, die mit 70 %igem Alkohol getränkt sind; b) Ciprofloxacin-haltige Ohrentropfen (Ciloxan®, Panotile® cipro); 3. systemische Antibiotikatherapie bei ausgeprägter Entzündung (z. B. Übergreifen auf die Ohrmuschel i. S. einer Ohrmuschelperichondritis) und/ oder bei Diabetes mellitus: a) Sultamicillin (Unacid® PD oral), 2 × 750 mg/d p. o.; b) Amoxicillin plus Clavulansäure, z. B. Augmentan®, 3 × 625 mg/d p. o.; c) Flucloxacillin (Staphylex®), 4 × 500–1000 mg/d p. o.; d) bei Therapieversagen stationäre Aufnahme zur intravenösen Antibiotikatherapie; alternativ Therapieversuch mit Ciprofloxacin (z. B. Ciprobay®), 2 × 500–750 mg/d p. o. (v. a. bei Diabetes mellitus).

Operative Therapie: bei unzureichender Wirksamkeit der Pharmakotherapie unterstützende Stichinzision.

Hinweis: 1. Bei Rezidivneigung ist ein Diabetes mellitus auszuschließen.

Arbeitsunfähigkeit: bei allen akuten Formen bis zum Abklingen der Schmerzen, auf jeden Fall für die Dauer einer systemischen antibiotischen Behandlung.

Autoren: F. Waldfahrer, H. Iro.

Ohrgeräusche: s. Tinnitus aurium.

Ohrmuschel-Knorpelhautentzündung: s. Perichondritis der Ohrmuschel.

Ohrmuschelschwellung: s. Othämatom.

Ohrspeicheldrüsenentzündung: s. Mumps; Parotitis acuta.

OHSS: s. In-vitro-Fertilisation.

Okklusionsileus: s. Ileus.

Oligoarthritis: s. Arthritis, juvenile idiopathische.

Oligodendrogliom: s. Hirntumoren.

Oligodesoxynukleotidtransfer: s. Gentherapie.

Olisthesis: s. Spondylolisthesis.

Olopatadin: s. Histamin-H1-Rezeptoren-Blocker.

Olsalazin: s. 5-Aminosalicylate.

Omega-3-PUFA: s. Fischöle.

Omeprazol: s. Protonenpumpen-Hemmer.

Onchozerkose: s. Nematodeninfektion.

Ondansetron: s. Antiemetika.

Onychomykose: Infektion der Nägel durch Pilze, meist Dermatophyten, seltener Hefen und Schimmelpilze; vgl. Tinea.

Behandlungsindikation: **1.** bei jüngeren Patienten: in erster Linie systemische Therapie (alleinige Lokalbehandlung meist erfolglos); **2.** höheres Alter: Behandlungserfolg gering, daher relative Behandlungsindikation.

Pharmakotherapie: **I. Lokaltherapie** bei Befall von wenigen Nägeln: **1.** Aufrauen und Abtragen der Nageloberfläche, da intakte Nagelplatte nicht vom Antimykotikum penetriert wird; **2.** Auftragen antimykotischer Nagellacke: **a)** Amorolfin (Loceryl® Nagellack), 1–2-mal wöchentlich für 4–6 Monate; **b)** Ciclopirox (z. B. Nagel Batrafen®), 3-mal wöchentlich im 1. Monat, danach 2-mal wöchentlich bis zu 6 Monaten; **c)** evtl. auch Terbinafin (Lamisil® Creme), 2-mal täglich bis zu 6 Monaten; **3.** chemische Auflösung des Nagels durch 20–40 %ige harnstoffhaltige Externa (z. B. Onychomal® Creme; dick auf den Nagel auftragen, Okklusivverband, nach 2 Tagen erneuern, jeweils erweichten Nagel mechanisch abtragen); **4.** bei alleiniger Lokalbehandlung immer die gesamten Sohlen mitbehandeln z.B. mit Clotrimazol (z. B. Antifungol® Creme); **II. systemische Therapie** bei Befall von mehr als 5 Nägeln, Therapieresistenz oder Befall der Nagelmatrix; **1.** Intervalltherapie mit Itraconazol (z. B. Sempera® 7), 2 × 2 Kps./d (400 mg) für die Dauer von 7 Tagen, dann 3 Wochen Pause; insgesamt 2–3-mal wiederholen; **2.** alternativ Dauertherapie mit **a)** Itraconazol (z. B. Sempera®), 2 × 100 mg/d p. o. für 3 Monate; UAW: Hemmung abbauender Leberenzyme, daher Wechselwirkung mit Phenytoin, Terfenadin u. a.; **b)** Terbinafin (Lamisil®), 1–2 × 250 mg/d p. o. für 3 Monate; **c)** Fluconazol (z. B. Diflucan®), vor allem bei Candidabefall, 150–300 mg einmal wöchentlich für mehrere Monate. Cave: Die Antimykotika* lagern sich in den neu nachwachsenden Nagel ein; deshalb auf normal von der Matrix her nachwachsende Nagelplatte achten; die pilzbefallene Nagelplatte wächst nach distal aus; vollständiger Erfolg der Therapie erst 6 Monate nach Therapieende beurteilbar.

Sonstige Maßnahme: Entfernung befallener Nagelanteile, da Antimykotika nicht alle Pilzsporen zerstören.

Hinweis: **1.** Mit zunehmendem Alter und damit langsamerem Nagelwachstum steigt Häufigkeit der Onychomykose, im hohen Alter als nahezu physiologisch anzusehen. **2.** obsolete Maßnahme: Extraktion befallener Nägel, da häufig eine Traumatisierung des Nagelbettes bzw. der Nagelmatrix mit nachfolgender Deformierung des Nagels eintritt.

Literatur: **1.** Seebacher, C. et al.: Onychomycosis. J Dtsch Dermatol Ges 5: 61–66 (2007); **2.** Tietz,

Opioide

Dosierung und Pharmakokinetik der Opioide vom Morphintyp

Wirkstoff (Handelsname)	ED	
Alfentanil (Rapifen®)	20	µg/kg KG i. v.
Codein (Codeinum phosphoricum Berlin-Chemie)	100	mg p. o.
Dihydrocodein (z. B. Paracodin®)	60–120	mg p. o.
Fentanyl (z. B. Fentanyl HEXAL®)		transdermales Pflaster (100 µg/h)
	3	µg/kg KG i. v.
Hydromorphon (Dilaudid®)	1,5	mg i. m.
Levomethadon (L-Polamidon®)	5	mg p. o.
Morphin (Morphinhydrochlorid-Tropfen 1 %, Morphin Merck)	30	mg p. o.
	10	mg i. m.
Morphin retard (MST Continus®)	30–100	mg p. o.
Pethidin (Dolantin®)	50	mg p. o.
	25	mg i. m.
Piritramid (Dipidolor®)	15– 30	mg i. m.
Remifentanil (Ultiva®)	0,5	µg/kg KG/min i. v.
Sufentanil (Sufenta®)	1	µg/kg KG i. v.

O

H. J.; Sterry, W.: Antimykotika von A–Z. Stuttgart: Thieme, 2004.

Autoren: P. Schulze, W. Sterry.

Oophoritis: s. Adnexitis.

Operationsplanung, rechnergestützte: s. CAS.

Operationswunde: s. Wunde, traumatische.

Ophthalmoblenorrhö: s. Gonorrhö.

Opiatabhängigkeit: s. Drogenabhängigkeit.

Opiatintoxikation: s. Analgetikaintoxikation.

Opioid-Antagonist: s. Naloxon.

Opioide: halb- und vollsynthetische bzw. körpereigene Substanzen (Endorphine) mit morphinartiger, z. T. auch partiell Morphin-antagonistischer Wirkung durch Interaktion mit verschiedenen Opioid-Rezeptoren (δ-, κ-, μ-Rezeptoren); **Einteilung: 1. reine Agonisten** (v. a. an μ-Rezeptoren): Opioide mit morphinartiger Wirkung, z. B. **a)** Morphin* (z. B. MST Mundipharma®); **b)** Piritramid (Dipidolor®); **c)** Pethidin* (Dolantin®); **d)** Hydromorphon (z. B. Dilaudid®); **e)** Dihydrocodein (z. B. Paracodin®); **f)** Levomethadon (L-Polamidon®); **g)** Codein (z. B. Bronchicum® Mono Codein); **h)** Fentanyl (z. B. Fentanyl HEXAL®); **i)** Alfentanil (Rapifen®); **j)** Sufentanil (Sufenta®); **k)** Remifentanil (Ultiva®); **2. partielle Agonisten** (mit gleicher Rezeptorspezifität wie Morphin-Typ, aber mit inkompletter Rezeptoraktivierung): **a)** Tilidin (Kombinationspräparat mit Naloxon, z. B. Valoron® N); **b)** Tramadol* (z. B. Tramal®) mit $^{1}/_{10}$ der Wirkungsstärke von Morphin (auch mit geringerer UAW), analgetische Wirkung auch durch gesteigerte Serotoninfreisetzung; **3. gemischte Agonisten-Antagonisten** (agonistisch an δ- und κ-, antagonistisch an μ-Rezeptoren): z. B. **a)** Buprenorphin (z. B. Temgesic®), bindet 30-fach stärker an μ-Rezeptor mit längerer Bindungsdauer als Morphin; **b)** Nalbuphin (Nubain®); **4. reine Antagonisten** ohne intrinsische Aktivität: z. B. **a)** Naloxon (z. B. Narcanti®); **b)** Naltrexon (Nemexin®); **Wirkungsmechanismus:** Reine Agonisten (Opioide vom Morphin-Typ) unterscheiden sich hinsichtlich ihrer Wirkung lediglich quantitativ (s. Tab.). **1.** Aktivierung des schmerzhemmenden endogenen Systems im ZNS über Opioid-Rezeptoren durch **a)** Dämpfung der affektiven Schmerzverarbeitung im limbischen System; **b)** Aktivierung schmerzhemmender Bahnen im zentralen Höhlengrau des Mesencephalon; **c)** Hemmung der aufsteigenden schmerzleitenden Bahnen im Rückenmark; **2.** antitussiver Effekt durch Hemmung des Hustenreflexes in der Medulla oblongata; **3.** periphere Wirkung.

Indikation: 1. Analgetika: reine Agonisten (Morphin*, Dihydrocodein, Hydromorphon, Pethidin*) bei anders (z. B. durch Nichtopioidanalgetika) nicht beeinflussbaren Schmerzen, z. B. Tumorschmerz, postoperativ, AIDS; **2.** Antitussiva*: Codein, Dihydrocodein; **3.** Opiodentzug: Levomethadon (wegen geringer Sedation und Euphorie);

Bioverfügbarkeit bei oraler Applikation (%)	Eliminationshalbwertzeit (Stunden)	Wirkungsdauer (Stunden)	Potenz
	1 - 2	0,2- 0,3	40 -50
40–60	2 - 3	3 - 4	0,1
	4	3 - 4	0,2
	2 - 4	1 - 2	100
20	2 - 3	4 - 5	7,5
90	15 -35	5 - 8	4
15–30	2 - 3	4	1
40	2 - 3	8 -12	1
50	2 - 5	1 - 3	0,1
	2 - 4	2 - 4	0,7
	0,1- 0,4		100
	2 - 3		1000

4. Naloxon: Antidot bei Intoxikationen mit Opioden; 5. Pethidinanaloga (z. B. Loperamid, z. B. Imodium®): bei Diarrhö.

Kontraindikation: 1. Opioidabhängigkeit, Bewusstseinsstörung, Störung des Atemzentrums, Colitis* ulcerosa (toxisches Megakolon), Divertikulitis*; 2. relative Kontraindikation: Hypovolämie, Hypothyreose*, Pankreatitis, Nieren- oder Leberfunktionstörung, chronisches Asthma* bronchiale, Emphysembronchitis, erhöhter Hirndruck.

Wechselwirkungen: additiver Effekt mit zentraldämpfenden Pharmaka und Alkohol.

UAW: 1. häufig zentral bedingte Übelkeit (40 %), Erbrechen (15 %), Mundtrockenheit, Sedierung (Müdigkeit bis Benommenheit); 2. Atemdepression durch verminderte pCO_2-Ansprechbarkeit des Atemzentrums; 3. Blutdrucksenkung durch verminderten peripheren Widerstand mit vagaler Bradykardie; 4. Tonussteigerung der Ringmuskelschicht im Magen-Darm- und Harntrakt mit Hypomotilität und Hyposekretion des Magens (verzögerte Magenentleerung), spastischer Kontraktion des Sphincter Oddi (Ausnahme: Buprenorphin) und der Pankreasgänge, Obstipation und Blasenentleerungsstörung; 5. psychopharmakologisches Syndrom mit Sedierung, Angst- und Spannungslösung, Stimmungsveränderung, Konzentrationsschwäche, bei Abhängigkeit euphorische Stimmungslage; 6. Miosis; 7. akute Opioidintoxikation mit Miosis, Atemdepression und Koma; 8. Hemmung der Uteruskontraktion; 9. Toleranzentwicklung, physische und psychische Abhängigkeit; 10. Abstinenzsyndrom.

O

Dosierung: Opioide vom Morphin-Typ: s. Tab.

Hinweis: 1. Antidot opioider Wirkungen: Naloxon*; 2. Bei chronischer Anwendung kann der Toleranzentwicklung sowie der physischen und psychischen Abhängigkeit entgegen gewirkt werden, indem für möglichst konstante Wirkungsspiegel gesorgt wird (Retardpräparate, kontinuierliche Applikation, ohne die nächste Schmerzsensation abzuwarten).

Literatur: Janecka, A.; Fichna, J.; Janecki, T.: Opioid receptors and their ligands. Curr Top Med Chem. 4 (1): 1–17 (2004).

Autoren: N. Lembert.

Opioidintoxikation: s. Naloxon.

Opisthorchis: s. Trematodeninfektion.

Opiumalkaloid: s. Morphin.

OPSI-Syndrom: s. Lymphom, lymphoplasmozytisches; Milzchirurgie.

Orbitabodenfraktur: s. Augenverletzungen.

Orchidolyse: s. Maldescensus testis.

Orchidopexie: s. Hodentorsion; Maldescensus testis.

Orchioblastom: s. Hodentumoren.

Orchitis: syn. Didymitis; meist hochakute Entzündung des Hodens mit lokalisierter Schwellung, Rötung, Schmerzen und hohem Fieber; **Ursache:** 1. meist hämatogene Streuung bei viralen Infektionen (Mumps, Coxsackie-Viren, Varizellen/Zoster-Virus); 2. seltener hämatogene Streuung bei bakteriellen Infektionen (Escherichia coli, Pseudomonas); 3. Allgemeininfektionen: Typhus abdominalis, Scharlach, Brucellose, Syphilis, Malaria; 4. Traumatisierung; 5. Sekundäraffektion bei der häufigeren Epididymitis* als granulomatöse Orchitis oder Epididymoorchitis.

Behandlungsindikation: besteht grundsätzlich bei Diagnosestellung.

Pharmakotherapie: 1. antibiotische Therapie einer bakteriellen Entzündung: a) Chinolone (Wirksamkeit gegen häufig mitbeteiligte Chlamydia trachomatis): Ciprofloxazin (z. B. Ciprobay®), 2 × 500 mg/d p. o.; alternativ Levofloxacin (z. B. Tavanic®), 1 × 500 mg/d p. o.; b) Co-trimoxazol (Cotrim® forte), 2 × 1 Tbl./d p. o.; 2. Schmerztherapie mit nichtsteroidalen Antiphlogistika: Diclofenac (z. B. Diclac®, Voltaren®), max. 150 mg/d p. o.; 3. Samenstrangblockade mit Lidocain 1–2 % (ohne Adrenalinzusatz), 20 ml; 4. Antipyretika: Acetylsalicylsäure (z. B. ASS Stada®, ASS-ratiopharm®, Aspirin®), max. 4 × 500 mg/d p. o., oder Metamizol (z. B. Novalgin®), max. 3 × 40 Tr./d p. o.; 5. erst nach dem Höhepunkt der Erkrankung beginnend: Glukokortikoide, z. B. Prednisolon (z. B. Decortin® H), 50–60 mg/d p. o. für 3–4 Tage, danach langsam reduzieren.

Operative Therapie: 1. inguinale Hodenfreilegung bei unsicherer Diagnose zum Ausschluss von Hodentumoren oder Hodentorsion; 2. Ablatio testis bei Abszedierung; Einlage einer Wunddrainage, ggf. spätere Prothesenimplantation; **Komplikationen:** Wundheilungsstörungen, Abszess.

Eigenbehandlung: Bettruhe, Hodenhochlagerung, Kühlung.

Arbeitsunfähigkeit: bis zur sichtbaren Befundbesserung; mindestens 5 Tage.

Neuentwicklung: experimenteller Ansatz: bei Mumps: Interferon alfa-2b (z. B. IntronA®), 3 × 1 Mio. IE/d s. c. für 7 Tage.

Literatur: 1. Grabe, M. et al. (Leitlinien der Europäischen Gesellschaft für Urologie): Guidelines on The Management of Urinary and Male Genital Tract Infections, 2008; http://www.uroweb.org/fileadmin/tx_eauguidelines/The Management of Male Urinary and Genital Tract Infections.pdf; 2. Yeniyol, C. O. et al.: Role of interferon-alpha-2B in prevention of testicular atrophy with unilateral mumps orchitis. Urology 55(6): 931–933 (2000).

Autoren: A. Beck, U. Wetterauer.

Ordnungszwang: s. Zwangsstörungen.

Organquetschung: s. Kontusion.

Organtransplantation: Übertragung von Organen; **Formen:** 1. entsprechend der Spender-Empfänger-Übereinstimmung: a) autogene Organtransplantation: Gewebe- oder Organtransplantation von einer Stelle des Körpers auf eine andere; der Spender ist zugleich auch Empfänger; am häufigsten angewandt in der plastischen rekonstruktiven Chirurgie (Haut, Knochen); b) isogene Organtransplantation: Übertragung zwischen genetisch identischen Empfängern (eineiige Zwillinge); **c)** allogene Organtransplantation: Übertragung zwischen genetisch verschiedenen Individuen der gleichen Species (wird am häufigsten durchgeführt); **d)** xenogene Organtransplantation: Transplantation zwischen unterschiedlichen Species, z. B. eines Tierorgans auf den Menschen (derzeit noch experimentell); **2.** entsprechend der örtlichen Übereinstimmung: **a)** orthotope Organtransplantation: Einpflanzung des Spenderorgans an gleicher Stelle wie das erkrankte Organ (z. B. Herz, Lunge, Leber); **b)** heterotope Organtransplantation: Einpflanzung des Organs an eine andere Stelle (z. B. Niere, Pankreas, Inselzellen). s. Stammzelltransplantation; **3.** entsprechend des Spenders: **a)** Lebendspende: Organspender ist i. d. R. ein enger Verwandter oder Lebenspartner; möglich bei paarigen Organen (Nieren) oder einem Teilorgan (Lebersegmente, Lungenlappen); Organspende gegen Bezahlung ist in Deutschland verboten. Die Langzeitergebnisse bei Lebendspende sind besser als die Spende von Verstorbenen. Der Lebendspender muss umfassend über potentielle Risiken aufgeklärt werden. **b)** Organentnahme von Verstorbenen: Seit 1997 regelt das Transplantationsgesetz die Organentnahme bei Verstorbenen. Nach der sog. erweiterten Zustimmungslösung können Organe entnommen werden, wenn sich der Spender zu Lebzeiten schriftlich (in Form eines Organspenderausweises) festgelegt hat oder wenn die Angehörigen in seinem mutmaßlichen Sinne einer Organentnahme zustimmen. Unabdingbare Voraussetzung ist die Feststellung des Hirntodes durch 2 unabhängige, in dieser Diagnostik erfahrene und nicht dem Transplantationsteam angehörende Ärzte. Erforderlich sind zweimalige klinische Untersuchung (Ausfall der Hirnreflexe, Apnoetest) und EEG, ggf. zerebrale Angiographie; Kreislauf- und Atemstillstand sind keine Todeskriterien, da sie durch intensivmedizinische Maßnahmen reversibel sein können. **Immunologische Voraussetzungen:** Bei allogener Organtransplantation kommt es zu Abwehrreaktionen bis hin zur Transplantatabstoßung (Rejektion) inf. einer zellvermittelten und humoralen Immunantwort. B- und T-Lymphozyten spielen in diesem Geschehen eine zentrale Rolle, indem sie zytotoxische Antikörper und T-Killerzellen induzieren und somit eine vaskuläre und interstitielle Rejektion bewirken; andererseits stimulieren sie mit T-Suppressorzellen eine immunologische Toleranz für das Fremdantigen. Um die für das Transplantat schädlichen Immunantworten zu vermeiden oder zu unterdrücken, sind Empfänger-Spender-Matching und immunsuppressive Therapie unerlässlich. **Empfänger-Spender-Matching:** prinzipiell ist eine Übereinstimmung der ABNull-Blutgruppen und speziell bei der Niere des HLA-Systems zwischen Spender und Empfänger Voraussetzung. Da nach vorausgegangenen Bluttransfusionen oder Schwangerschaften zytotoxische HLA-Antikörper vorliegen können, ist vor jeder Organtransplantation eine Kreuzprobe mit Lymphozyten des Spenders und Serum des Empfängers erforderlich; bei positiver Reaktion ist eine hyperakute Rejektion zu befürchten. Um nach dem HLA-System den am besten geeigneten Empfänger zu finden, ist ein großer Empfänger-Pool notwendig. Der Vergleich der HLA-Merkmale von Spender und Empfänger wird von einer supranationalen Organisation (z. B. Eurotransplant) übernommen, die die Empfängerdaten in einer Datenbank mit Warteliste gespeichert hat.

Indikation: Terminale Insuffizienz des Empfängerorgans.

Kontraindikation: **1.** von Seiten des Spenders: Ausgeschlossen von der Organspende sind Hirntote mit malignen Tumoren (außer Hirntumoren), Infektionskrankheiten (z. B. HIV-Infektion, Hepatitis-C-Infektion, Sepsis), Risikofaktoren für die Funktionsfähigkeit des Spenderorgans (Diabetes mellitus, Arteriosklerose, längere hypotensive Phasen vor der Entnahme) und hohem Lebensalter (in Abhängigkeit vom Spenderorgan; Herz >60 Jahre, Pankreas >45 Jahre, Leber >70 Jahre). **2.** zusätzlich von Seiten des Lebendspenders (z. B. bei Niere und Leber): schwere Erkrankungen (z. B. COPD, KHK), ungünstige anatomische Verhältnisse; bei Lebendspender (Leber) zusätzlich Leberverfettung bzw. Fettleber.

Durchführung: **1. Organentnahme:** Meist werden mehrere Organe (zum Teil en bloc) von einem Verstorbenen entnommen; die Operation erfolgt unter streng aseptischen Kautelen und Heparinisierung. Auf die sorgfältige Präparation der zu- und abführenden Organarterien ist größten Wert zu legen. Die Organe werden in situ mit gekühlter Konservierungslösung gespült, um das Blut aus den Gefäßen zu eliminieren und den Zellstoffwechsel zu drosseln. **2. Organkonservierung:** möglichst rasche Spülung mit speziellen Konservierungslösungen (UW- oder HTK-Lösung, Eurocollins); anschl. Verpackung des Organs in mehrere Plastikbeutel und in eine Kühlbox, um eine Temperatur von 4 °C zu gewährleisten. In der Box ist das Organ über weite Strecken transportabel. **Ischämiezeiten:** **1.** kalte Ischämiezeit: vom Beginn der Perfusion (mit gekühlter Konservierungslösung) bis zur Implantation; **2.** warme Ischämiezeit: von der Entnahme des Organs aus der Kühlbox bis zur Freigabe des Blutstroms nach Implantation; **3.** die max. tolerable Ischämiezeit (Gesamtischämiezeit) hängt von der Art der Konservierungslösung und vom Organ selbst ab: für Herz und Lunge 4–6 Stunden, für Leber und Pankreas 12–16 Stunden und für Nieren 24(–48) Stunden. **3. Organimplantation:** s. Nierentransplantation, Lebertransplantation, Pankreastransplantation, Dünndarmtransplantation, Herztransplantation, Lungentransplantation.

Immunsuppression: Um akute oder chronische Abstoßungen zu verhindern, ist eine lebenslange

Organtransplantation Immunsuppressive Arzneimittel			
Wirkstoffe (Handelsname)	**Dosierung**	**Wirkungsmechanismus/ Indikation**	**UAW**
Glukokortikoide: Prednisolon (z. B. Decortin® H) oder Methylprednisolon (z. B. Urbason®)	3 × 500 mg/d p. o.	antiinflammatorische Wirkung Basisimmunsuppression, Behandlung der akuten Abstoßung	Diabetes mellitus, Katarakt, Osteoporose, Femurkopfnekrose, arterielle Hypertonie u. a.
Ciclosporin A (z. B. Sandimmun®, Sandimmun® Optoral, Ciclosporin-ratiopharm®)	2 × 6 mg/kg KG/ d p. o.[1]	hemmt Interleukin-2-Bildung Basisimmunsuppression	Nephro- und Neurotoxizität, Gingivahyperplasie, Hirsutismus
Azathioprin (z. B. Imurek®, Azathioprin-ratiopharm®)	2– 3 mg/kg KG/ d p. o.	hemmt Lymphozyten-proliferation häufig zur Dreifach-therapie mit Prednisolon und Ciclosporin, Basisimmunsuppression bzw. Zweitlinien-Therapie	Panzytopenie, Cholestase
Tacrolimus (z. B. Prograf®)	0,2 mg/kg KG/ d p. o. initial[2]	hemmt Interleukin-2-Bildung Basisimmunsuppression	Neuro-, Nephro- und Hepatotoxizität, Diabetes mellitus
Mycophenolatmofetil (CellCept®)	2 × 0,5– 1,5 g/d p. o.	hemmt Inosin-5-Mono-phosphat-Dehydrogenase Behandlung der akuten Abstoßung bei Nieren-, Leber- und Herztrans-plantation, Zweitlinien-Therapie	Knochenmarkdepression, gastrointestinale Symptome
Antilymphozyten- bzw. Antithymozytenglobulin	Dosierung je nach Präparat	hemmt T-Lymphozyten Induktionstherapie, Behandlung der akuten Abstoßung	anaphylaktische Reakti-on, Gelenkschmerzen, Lymphozytopenie, Thrombozytopenie
OKT3	5 mg/d i. v. für 5–7 Tage	hemmt aktivierte T-Lymphozyten Behandlung der steroid-resistenten Abstoßungs-reaktion	Lymphozytolyse, Gelenk-beschwerden, Fieber, Lungenödem, anaphylaktische Reaktion
Sirolimus (Rapamune®)	0,5– 3 mg/d p. o.	hemmt T-Zellen-Protein-biosynthese durch Kina-seninhibition und bindet intrazellulär an gleiches Bindungsprotein wie Tacrolimus beeinflusst Graftsklerose durch Wirkung auf glatte Gefäßmuskulatur Erhaltungstherapie	Knochenmarkdepression, Thrombozytopenie, gast-rointestinale Symptome, Kopfschmerzen

Organtransplantation
Immunsuppressive Arzneimittel

Wirkstoffe (Handelsname)	Dosierung		Wirkungsmechanismus/ Indikation	UAW
Basiliximab (Simulect®)	20	mg/d i. v.	monoklonaler Antikörper gegen CD25 (Interleukin-2-Rezeptor)	Antikörperbildung, anaphylaktoide Reaktion
Daclizumab (Zenapax®)	1	mg/kg KG/d i. v.[3]	Induktionstherapie	gastrointestinale Symptome, Kopfschmerzen, Arthralgien, anaphylaktische Reaktionen

[1] Dosierung nach Wirkspiegel (100–300 ng/ml);
[2] optimaler Wirkspiegel 5–20 ng/l;
[3] am Tag 0, 14, 28, 42 und 56

pharmakologische Immunsuppression zwingend erforderlich (s. Tab., vgl. Immunsuppressiva).

Selbsthilfe: **1.** Bundesverband der Organtransplantierten (BDO) e. V., Paul-Rücker-Str. 20-22, 47059 Duisburg, Tel. 0203 442010, Fax 0203 442127; E-Mail: geschaeftsstelle@bdo-ev.de, Homepage: http://www.bdo-ev.de; **2.** Verband Organtransplantierter Deutschlands e. V., Georgstr. 11, 32545 Bad Oeynhausen; Tel. 05731 792181, Fax 05731 792182; E-Mail: geschaeftsstelle@vod-ev.de, Homepage: http://www.vod-ev.de.

Literatur: **1.** Pfitzmann, R.; Neuhaus, P.: Allgemeine Transplantationsmedizin. In: Siewert, J. R.; Rothmund, M.; Schumpelick, V. (Hrsg.): Praxis der Viszeralchirurgie. Gastroenterologische Chirurgie. 2. Aufl. Heidelberg: Springer, 2006; **2.** Hakim, N. S.; Danovitch, G. M. (eds.) Transplantation Surgery. Heidelberg: Springer, 2001; **3.** Pfitzmann, R.; Neuhaus, P.; Hetzer, R. (Hrsg.): Organtransplantation. Berlin: de Gruyter, 2001; **4.** Land, W.: Transplantationschirurgie. Breitner Chirurgische Operationslehre Band XII. 2. Aufl. München: Urban & Schwarzenberg, 1996.

Autor: R. Pfitzmann.

Orientbeule: s. Leishmaniasen.

Orientierungsstörung, subjektive: s. Schwindel, peripher-vestibulärer.

Orlistat: s. Lipase-Hemmer.

Oropharyngealtubus: s. Atemwegsicherung.

Oropharynxkarzinom: s. Pharynxkarzinom.

Orthesen: s. Heil- und Hilfsmittel, orthopädische; Skoliose.

Orthofix-Distraktor: s. Beinlängendifferenz.

Osler-Rendu-Weber-Krankheit: s. Laserchirurgie.

Osmolaxanzien: s. Laxanzien.

Ossifikationsstörung: s. Osteomalazie.

Osteoarthrosis deformans: s. Arthrose.

Osteochondronekrose: s. Knochennekrosen, aseptische.

Osteochondrosis deformans coxae juvenilis: s. Perthes-Calvé-Legg-Krankheit.

Osteochondrosis dissecans: s. Knochennekrosen, aseptische.

Osteodystrophia deformans: s. Ostitis deformans Paget.

Osteodystrophia fibrosa generalisata: s. Hyperparathyroidismus.

Osteomalazie: generalisierte sekundäre Ossifikationsstörung bei Erwachsenen mit weichen, biegbaren und frakturgefährdeten Knochen inf. verminderten Einbaus von Calciumapatit in die Knochenmatrix; **Ursache:** Störung des Calcium- und Phosphatstoffwechsels (z. B. bei Nierenerkrankung, Phosphatdiabetes, Vitamin-D-Mangel, Mangelernährung, chronischer Magen-Darm-Erkrankung, Einnahme von Phenytoin, Antazida, Laxanzien, Glukokortikoiden); **Klinik:** generalisierte Skelettbeschwerden, allgemeine Schwäche, Verkrümmung statisch belasteter Skelettteile, Ermüdungsbrüche.

Behandlungsindikation: Bei Osteomalazie richtet sich die konservative Therapie zur Normalisierung des Knochenstoffwechsels nach der Ursache. Die Prognose ist bei (noch) nicht bestehenden Deformierungen günstig.

Pharmakotherapie: **1.** alimentärer Vitamin*-D-Mangel: Colecalciferol (z. B. Vigantoletten® 1000), 1–5 Tbl./d p. o.; **2.** Malassimilation: Colecalciferol (D_3-Vicotrat®), 100 000 IE i. m. 3-mal im Abstand von 3–6 Wochen; nach Normalisierung der alkalischen Phosphatase und Beschwerdefreiheit alle 3 Monate 100 000 IE i. m. oder 8000 IE p. o. sowie Calcium (z. B. Calcium-1000 HEXAL®), 1–2 × 1 g/d p. o.; **3.** Osteomalazie inf. Einnahme von Phenytoin (s. Antiepileptika): Vitamin D_3, 5000 IE/d p. o.; **4.** renale tubuläre Osteomalazie mit Phosphatverlust: orale Substitution mit Phosphat, max. 2,5 g/d als neutrale Lösung, und Calcitriol (Rocaltrol®), Standarddosis: 1 × 0,25 μg jeden 2. Tag, ggf. Dosiserhöhung im 2–4-wöchigem Abstand um je 0,25 μg (dann in 2–3 ED); regelmäßige Bestimmung von Parathormon, Phosphat und Calcium

O

im Serum zur Kontrolle von Therapie und Verlauf.

Operative Therapie: Zurückhaltung mit achsenkorrigierenden Operationen im frühen Kindesalter (sog. Spätrachitis), da die spontane wachstumsbedingte Achsenkorrektur abgewartet werden sollte. Bleibt diese aus und liegt eine präarthrotische Fehlstellung der Beine (s. Achsenfehler der Extremitäten) vor, muss diese operativ korrigiert werden.

Naturheilkundliche Verfahren: unterstützende Lichttherapie* mit UV-B-haltigem Wellenspektrum bei mangelnder Bestrahlung mit Sonnenlicht.

Sonstige Maßnahmen: tägliche, dem Stabilitätsverlust angepasste Bewegungsübungen, dosierte Wirbelsäulenaufrichtung und allgemeine Muskelkräftigung.

Eigenbehandlung: Ernährungsumstellung bei alimentärem Vitamin-D-Mangel: Zufuhr von Calcium und Vitamin D in Form von Milch, Milchprodukten, tierischem Fett und fettem Seefisch.

Arbeitsunfähigkeit: bei Vitamin-D-Mangel oder Stoffwechselstörung ca. 8 Wochen; bei renaler Tubulopathie langwierige Behandlung und evtl. Änderung des Tätigkeitsprofils des Patienten mit Meidung schwerer körperlicher Arbeit; die Arbeitsunfähigkeit kann bis zu 1 Jahr dauern.

Hinweis: **1.** Bestimmung der alkalischen Phosphatase zur Verlaufskontrolle; **2.** Eine primäre Osteomalazie gibt es nicht, die differentialdiagnostische Abgrenzung zur Osteoporose* ist obligat. **3.** Sog. Rekalzifizierungstetanie bei Therapieeinleitung durch prophylaktische Zufuhr von Calcium (1–2 g/d) vermeiden; **4.** Korrigierende Wachstumsschienen bei Spätrachitis sind keine effiziente Therapie.

O

Selbsthilfe: Kuratorium Knochengesundheit e.V., Leipziger Str. 6, 74889 Sinsheim, Tel. 07261 92170, Fax 07261 64659, Service-Tel. 09001 854525; E-Mail: info@osteoporose.org, Homepage: http://www.osteoporose.org.

Literatur: Ringe, J. D.: Calcium und Vitamin D. Schlüsselrolle in der Osteoporosebehandlung. Stuttgart: Thieme, 2003.

Autoren: M. Schult, D. Leutloff.

Osteomyelitis: syn. Osteitis, Ostitis; infektiöse Knochenentzündung; **Einteilung:** **1.** nach Verlauf; **a)** akute Osteomyelitis: bes. bei Kindern oder bei Schwäche des Immunsystems; **b)** primär chronische Osteomyelitis: bei intaktem Immunsystem und geringer Virulenz des Erregers, z. B. Brodie-Knochenabszess, sklerosierende Osteomyelitis sicca (Garré-Krankheit), plasmazelluläre Osteomyelitis; **c)** sekundär chronische Osteomyelitis bei verspätet oder inadäquat therapierter akuter Osteomyelitis; **2.** nach Entzündungsreaktion: **a)** unspezifische Osteomyelitis (Erreger zu 60–80 % Staphylococcus aureus, seltener Staphylococcus epidermidis, Streptococcus, Escherichia coli, Haemophilus influenzae bei Säuglingen, Pseudomonas aeruginosa oder Candida bei geschwächtem Immunsystem); **b)** spezifische Osteomyelitis (Erreger: Mycobacterium tuberculosis, Salmonella typhi, Treponema pallidum, Brucella); **3.** nach Infektionsweg: **a)** endogene Osteomyelitis inf. hämatogener Streuung primär die Markhhöhle betreffend; **b)** exogene, nach Trauma (oft offene Fraktur, selten nach Osteosynthese) von Periost und Kompakta ausgehende Osteomyelitis; **DD:** Arthritiden, benigne und maligne Knochentumoren (z. B. Osteosarkom), Weichteilentzündungen, rheumatische Erkrankungen, aseptische Knochennekrosen und Knochen- und Gelenkveränderungen bei systemischen Erkrankungen.

Behandlungsindikation: sofort nach Diagnosestellung und bei Verdacht, da eine verzögert behandelte akute Osteomyelitis chronifizieren kann.

Pharmakotherapie: bei akuter hämatogener Osteomyelitis stationäre Behandlung; **1.** sofortiger Beginn einer parenteralen hochdosierten kalkulierten Antibiotikatherapie: **a)** Neugeborene oder Patienten mit anderer Grunderkrankung und Schwäche des Immunsystems: Cefotaxim (z. B. Claforan®) i. v.; alternativ Piperacillin (z. B. Piperacillin® ratiopharm) i. v.; **b)** Kinder vom 1.–6. Lebensjahr: Clindamycin (z. B. Sobelin®) i. v.; oder Ceftriaxon (z. B. Rocephin®) i. v.; **c)** Schulkinder und Erwachsene: Clindamycin (z. B. Sobelin®), Gentamicin (z. B. Gentamicin® ratiopharm), Flucloxacillin (z. B. Staphylex®) oder Benzylpenicillin (z. B. Penicillin G JENAPHARM®) i. v. oder i. m.; **2.** gezielte Therapie mit knochengängigem Antibiotikum entspr. dem Ergebnis des Antibiogramms mind. 3 Wochen lang parenteral, bei Besserung orale Antibiotika; Gesamtdauer: mind. 6 Wochen; **3.** begleitend nichtsteroidale Antiphlogistika*; **4.** Antiseptika und Antibiotika fakultativ als lokale Anwendung i. R. der operativen Infektsanierung oder bei exogener Osteomyelitis.

Operative Therapie: **1.** Abstrich, Gewebeentnahme oder Punktion zur Erregerisolation möglichst vor Beginn der Antibiotikatherapie und zur DD eines Tumors; **2.** bei akuter Osteomyelitis Infektsanierung, Entfernen nekrotischer und minderdurchbluteter Weichteile und Knochensequester, ggf. Anlage einer Saug-Spül-Drainage über 2–4 Tage zur Keimzahlreduktion (4–6 l Ringer-Laktatlösung oder Lavasept®); **3.** bei Osteosynthese: **a)** bei instabiler interner Osteosynthese Materialentfernung und herdferne externe Stabilisation (Fixateur externe); **b)** stabile Implantate können im Einzelfall bis zur knöchernen Konsolidierung belassen werden. **4.** gentamicinhaltige Trägersubstanzen: zusätzlich zu parenteraler Antibiotikagabe und alternativ zu Saug-Spül-Drainage passager oder permanent, z. B. **a)** Ketten (z. B. Septopal®) bei Markraumphlegmone; vollständiges Versenken oder stufenweises Ziehen ab 5. postoperativem Tag der über Hautniveau ausgeleiteten Kette über 10–14 Tage; **b)** Knochenzement zur passageren Defektauffüllung, z. B. Refobacin®-Palacos® R; **c)** resorbierbares Kollagenfließ, z. B. Sulmycin® Implant E; **5.** autogene Knochentransplantation in vitales Knochenlager (s. Knochenersatz): Spongiosa zur Anlagerung oder Defektauffüllung, kortikospongiöse Späne zur Überbrückung großer instabiler Defekte, Rippen, selten gefäßgestielte Transplantate; **6.** plastische Deckung oder Rekonstruktion bei posttraumatischer Osteomyelitis, Wundschluss spannungsfrei und nur nach radikalem Débridement; **7.** im Schub bei chronisch-rezidivierender Osteomyelitis mit Fistelbildung radikales Débridement, Wiederherstellung der knöchernen Stabilität (z. B. Fixateur externe) und Weichteilsanierung vornehmen; **8.** bei posttraumatisch schwerer chronischer Osteomyelitis sowie bei begleitenden arteriellen Durchblutungsstörungen Amputation erwägen.

Sonstige Maßnahmen: Hochlagerung, Kühlung und Ruhigstellung der Extremität bei akuter Osteomyelitis; Stärkung des Immunsystems (z. B. durch Einstellung des Diabetes mellitus).

Arbeitsunfähigkeit: je nach Verlauf zwischen wenigen Monaten bis zu mehreren Jahren; bei langjähriger chronischer Osteomyelitis droht Berufs- oder Erwerbsminderung.

Hinweis: **1.** Die hämatogene Osteomyelitis im Säuglingsalter ist ein pädiatrisch-orthopädischer Notfall, der bei geringstem Verdacht die sofortige Klinikeinweisung rechtfertigt. **2.** Fokussuche und -sanierung sind bei endogener Osteomyelitis obligater Bestandteil der Therapie. **3.** Im Verlauf ändern sich bei chronischer Osteomyelitis oft Erreger und Resistenz (Kontrollabstriche durchführen). **4.** Szintigraphie ist zur Feststellung der Knochenvitalität geeignet.

Literatur: **1.** Kutscha-Lissberg, F. et al.: Prinzipien chirurgischer Therapiekonzepte der postoperativen und chronischen Osteomyelitis. Orthopäde 33 (4): 439–454 (2004); **2.** Zimmerli, W.; Flückiger, U.: Verlaufsformen und Mikrobiologie der bakteriellen Osteomyelitis.Orthopäde 33 (3): 267–272 (2004); **3.** Strecker, W. et al.: Hämatogene Osteomyelitis des Erwachsenen. Orthopäde 33 (3): 273–286 (2004); **4.** Schilling, F.: Chronisch rekurrierende multifokale Osteomyelitis. Orthopäde 32 (12): 1155–1158 (2003).

Autoren: M. Schult, D. Leutloff.

Osteomyelofibrose: s. Myelofibrose, primäre.

Osteonekrose: s. Knochennekrosen, aseptische.

Osteopathie: s. Therapie, manuelle.

Osteoporose: systemische Skeletterkrankung mit Verminderung der Knochenmasse und Knochengewebequalität; erhöhtes Risiko für Spontanfraktur oder Knochenbruch bei inadäquatem Trauma; **Einteilung:** pathogenetisch in primäre und sekundäre Osteoporose (s. Tab. 1); nach dem Zeitpunkt der Manifestation in juvenile, prämenopausale, postmenopausale und senile Osteoporose; **Pathogenese:** Verlust an Knochenmasse und Qualität der Mikroarchitektur durch Ungleichgewicht beim Remodeling, d. h. mehr osteoklastärer Abbau als osteoblastärer Aufbau; **Komplikation:** durch Frakturen akute und/oder chronische Schmerzen, Größenverlust, Veränderung der Körperstatur, Mobilitätsverlust, soziale Isolierung, erhöhte Mortalität.

Osteoporose Tab. 1
Pathogenetische Einteilung

primäre Osteoporose
idiopathisch
postmenopausal (Typ I)
senil (Typ II)
sekundäre Osteoporose
endokrin, metabolisch (Cushing-Syndrom, Hyperthyreose, Hypogonadismus, Hyperparathyroidismus, Akromegalie, Diabetes mellitus, Homocystinurie)
iatrogen, pharmakologisch (Glukokortikoide, Heparin, Schilddrüsenhormone, GnRH-Agonisten, Danazol, Glutethimid, Laxanzien, Colestyramin, Aromatase-Hemmer)
myelogen, onkologisch (Plasmozytom, Mastozytose, lymphoproliferative Erkrankungen, diffuse Knochenmarkkarzinose)
parainfektiös, immunogen (rheumatoide Arthritis, Enteritis regionalis Crohn)
Inaktivität, Immobilisation (Bettruhe, Paraplegie, Hemiplegie)
hereditäre Bindegewebeerkrankungen (Osteogenesis imperfecta, Marfan-Syndrom, Ehlers-Danlos-Syndrom)
komplexe Osteopathien (renale Osteopathie, intestinale Osteopathie)

Behandlungsindikation: **1.** nach den Leitlinien des DVO (Abk. für Dachverband Osteologischer Gesellschaften) bei prospektivem 10-Jahres-Frakturrisiko von >30 %; dieses kann aus Lebensalter, Geschlecht, Knochenmineraldichte und verschiedenen Zusatzrisikofaktoren abgeschätzt werden (s. Tab. 2). **2.** Manifeste Osteoporose mit Wirbelkörperfrakturen wird in jedem Fall behandelt.

Pharmakotherapie: primäre und postmenopausale Osteoporose der Frau: **1. Prävention Osteopenie: a)** Hormonsubstitution mit Östrogen- und Gestagenkombination: nur indiziert bei gleichzeitigen relevanten klimakterischen Beschwerden, Hormonsubstitution evtl. ergänzen mit Calcium (z. B. Calcimagon®), 500–1000 mg/d p. o., bei höherem Alter zusätzlich Vitamin D_3 (z. B. Dedrei®), 1000 IE/d p. o., oder fixe Kombination von Calcium und Vitamin D (z. B. Calcigen® D, 2 Tabl. entsprechen 1200 mg Calcium und 800 IE Vitamin D_3); **b)** alternativ Raloxifen (Evista®), 60 mg/d p. o. in Kombination mit Calcium und Vitamin D_3; **c)** alternativ Alfacalcidol (z. B. Doss®), 1 µg plus 500 mg Calcium pro Tag; **2. Therapie bei erhöhtem Frakturrisiko: a)** Bisphosphonate, z. B. Alendronsäure (Fosamax®), 10 mg/d p. o. oder 70 mg

Osteoporose Tab. 2
Empfehlung für eine spezifische Pharmakotherapie (entspricht ≥30 % 10-Jahresrisiko für Frakturen) nach Leitlinien des DVO

Lebensalter in Jahren[1]		T-Score[2]				
Frau	Mann	<–2,0	<–2,5	<–3,0	<–3,5	<–4,0
50–<60	60–<70	nein	nein	nein	nein	ja
60–<65	70–<75	nein	nein	nein	ja	ja
65–<70	75–<80	nein	nein	ja	ja	ja
70–<75	80–<85	nein	ja	ja	ja	ja
>75	>85	ja	ja	ja	ja	ja

T-Score: Befund der Osteodensitometrie, der als Zahl der Standardabweichungen des Messwertes vom Mittelwert gesunder junger Erwachsene angegeben wird;
[1] bei Wirbelkörperfrakturen unabhängig von Alter und T-Score immer Pharmakotherapie indiziert;
[2] bei Vorliegen von Zusatzrisiken (periphere Fraktur, Schenkelhalsfraktur bei Eltern, Rauchen, häufige Stürze, Immobilität) Therapieschwelle um max. 1 T-Score höher legen (z. B. <–2,5 statt <–3,5); abhängig vom Gesamtkontext (z. B. Multimorbidität, Patientenwunsch, kurze Lebenszeit) ggf. Therapieschwelle um max. 1 T-Score senken

1-mal pro Woche, oder Risedronsäure (Actonel®), 5 mg/d p. o. bzw. 35 mg 1-mal pro Woche, oder Ibandronsäure (z. B. Bonviva®), 150 mg 1-mal pro Monat; **b)** alternativ Strontiumranelat (Protelos®) 2 g/d p. o. in Kombination mit Calcium und Vitamin D_3; **c)** alternativ Raloxifen (z. B. Evista®) 60 mg/d p. o.; **3. Therapie bei manifester Osteoporose mit Frakturen und Schmerzen: a)** adäquate Schmerztherapie mit peripher oder zentral angreifenden Analgetika* und Muskelrelaxanzien*; **b)** Alendronsäure, Risedronsäre oder Ibandronsäure entspr. 2. Therapie bei erhöhtem Frakturrisiko; **c)** alternativ Strontiumranelat (Protelos®) 2 g/d p. o. in Kombination mit Calcium und Vitamin D_3; **d)** alternativ Bisphosphonat i. v. (auch indiziert bei gastrointestinaler UAW unter p. o. Bisphosphonaten bzw. bei schlechter Compliance bzw. unzuverlässiger Einnahme im höheren Lebensalter): Ibandronsäure 3 mg i. v. alle 3 Monate oder Zoledronsäure (z. B. Aclasta®) 5 mg i. v. einmal pro Jahr; **e)** 2. Wahl nach DVO-Leitlinien: Alfacalcidol, Monofluorophosphat, Calcitonin Nasalspray jeweils plus Calcium oder Calcium und Vitamin D_3; **4. Therapie bei schwerer manifester Osteoporose oder Therapieversagen:** rekombinantes humanes Parathormon Teriparatid (Forsteo; Fragment 1–34) 20 µg/d s. c. mit Pen appliziert (Therapie auf 18 Monate begrenzt) oder alternativ Preotact® (1–84) jeweils plus Basistherapie mit Calcium und Vitamin D_3.

Operative Therapie: Vertebroplastie oder Kyphoplastie bei frischen sehr schmerzhaften Wirbelfrakturen vor allem zur Schmerzreduktion (Langzeitergebnisse stehen aus); operative Versorgung peripherer Frakturen, z. B. totalendoprothetische Versorgung einer proximalen Femurfraktur (s. Schenkelhalsfraktur).

Psychotherapie: **1.** sorgfältige Patientenführung, Aufklärung, Motivation zur Langzeit-Compliance; **2.** Postmenopausale Hormonsubstitution hat häufig einen günstigen antidepressiven Nebeneffekt.

Naturheilkundliche Verfahren (Autor: Th. J. Doering): **1.** calcium-, magnesium-, Vitamin-D- und basenreiche Vollwertkost (viel Obst, Gemüse und Milchprodukte, wenig Wurst, Fleisch, Weißmehlprodukte und raffinierter Zucker); **2.** physikalische Therapie: **a)** bei lumboischialgiformen Beschwerden und pseudoradikulärer Symptomatik mit paravertebralem Muskelhartspann detonisierende und stabilisierende Physiotherapie; Kräftigung der Bauch- und Rückenmuskulatur sowie Gleichgewichtschulung in Kombination mit isometrischen Bewegungsübungen; **b)** Atemtherapie bei häufig vorkommender eingeschränkter Atembeweglichkeit; **c)** Ausüben von Druck- und Zugkräften als Anregung zum Wiederaufbau der Knochensubstanz; **3.** Wärmetherapie: **a)** Fangopackungen oder Kurzwellenbestrahlung und Balneotherapie* (Melisse oder Baldrianbad) zur Verbesserung der Durchblutung und Reduzierung der Schmerzwahrnehmung; **b)** regelmäßige, maßvolle Sonnenexposition oder künstliche Lichtbäder; **4.** Phytotherapie: Heilpflanzen mit östrogenartigen Wirkeigenschaften, z. B. Traubensilberkerze (Cimicifuga racemosa) oder Mönchspfeffer (Vitex agnus cartus); **5.** Ab- und Ausleitungsverfahren, z. B. trockenes Schröpfen (Schröpftherapie*), Baunscheidtieren*; **6.** Neuraltherapie: lokale oder segmentale Infiltrationen an schmerzenden Arealen, Injektionen an Schilddrüse und im kleinen Becken (Frankenhäuser-Ganglion).

Therapeutischer Stufenplan: s. Tab. 3.

Eigenbehandlung: calciumreiche Ernährung (Milchprodukte); Alkohol und Nicotin meiden; regelmäßige Wirbelsäulengymnastik, individuell angepasstes Krafttraining.

Hinweis: **1.** Langfristige Bettruhe bei osteoporotischer Wirbelkörperfraktur ist i. d. R. obsolet. **2.** Unzureichende Analgetikaeinnahme fördert

Osteoporose Tab. 3
Therapeutischer Stufenplan

Prävention Osteopenie
Basisprogramm
Risikofaktoren reduzieren
calciumreiche Ernährung
Steigerung der körperlichen Aktivität
Gymnastik
Calcium- und Vitamin-D-Subsitution
bei klinisch relevanten klimakterischen Beschwerden:
Hormonsubstitution mit Östrogen- und Gestagenkombination
bei signifikanter Osteopenie:
Raloxifen plus Calcium und Vitamin D
oder
Calcitonin plus Calcium und Vitamin D
oder
Alfacalcidol, Tibolon
Therapie bei erhöhtem Frakturrisiko
Basisprogramm
Bisphosphonate p. o. (Alendronsäure, Risedronsäuret, Ibandronsäure)
oder
Strontiumranelat
oder
Raloxifen
oder
Fluorid-Calcium, Alfacalcidol, Calcitonin
Therapie bei manifester Osteoporose mit Frakturen und Schmerzen
Basisprogramm
Analgetika, physikalische Therapie
antiresorptive Therapie
Bisphosphonate p. o. oder i. v. oder Raloxifen (evtl. auch kombiniert mit aktivem Vitamin-D-Metabolit)
antiresorptiv plus osteoanabol
Strontiumranelat
Therapie bei schwerer manifester Osteoporose oder Therapieversagen
Basisprogramm
bei gutem Allgemeinzustand und Compliance:
osteoanabole Therapie mit Parathormon (Teriparatid oder Preotact®) täglich subkutan
bei reduziertem Allgemeinzustand und evtl. geringer Lebenserwartung:
Analgetika, Anabolika, Calcium und Vitamin D
in hohem Lebensalter evtl. rein symptomatische Therapie (Analgetika)

Immobilität und Verlust von Knochensubstanz i. S. einer Inaktivitätsosteoporose. **3.** Bei älteren männlichen Patienten sind Anabolika bzw. Testosteron häufig kontraindiziert (Prostatakarzinom, Hyperlipidämie). **4.** Ein Nutzen der Magnetfeldtherapie bei Osteoporose ist wissenschaftlich nicht gesichert.

Neuentwicklung: Zahlreiche neue Arzneimittel befinden sich in der Entwicklung bzw. sind kurz vor der Zulassung, z. B. Kathepsin-K-Inhibitoren sowie Biologicals, die Rank-Rank-Ligand-Steuerungssystem beeinflussen.

Selbsthilfe: **1.** Bundesselbsthilfeverband für Osteoporose e. V., Kirchfeldstr. 149, 40215 Düsseldorf, Tel. 0211 319165, Fax 0211 332202; E-Mail: inf@bfo-aktuell.de, Homepage: http://www.bfo-aktuell.de; **2.** Kuratorium Knochengesundheit e. V., Leipziger Str. 6, 74889 Sinsheim, Tel. 07261 92170, Fax 07261 64659, Service-Tel. 09001 854525; E-Mail: info@osteoporose.org, Homepage: http://www.osteoporose.org.

Literatur: **1.** Black, D. M.; Delmas, P. D.; Eastell, R. et al.: Once-yearly zoledronic acid for treatment of postmenopausal osteoporosis. N Engl J Med 356: 1809–1822 (2007); **2.** Ringe, J. D.; Schacht, E.: Prevention and therapy of osteoporosis: the roles of plain vitamin D and alfacalcidol. Rheumatol Int 24 (4): 189–197 (2004); **3.** Ringe, J. D.: Postmenopausale Osteoporose. Senile Osteoporose. Sekundäre Osteoporose. Osteoporose des Mannes. Stuttgart, New York: Thieme, 1995; **4.** Kanis, J. A.: Osteoporosis. Oxford: Blackwell, 1996.

Autor: J. D. Ringe.

Osteosynthese, hüftkopferhaltende: s. Schenkelhalsfraktur.

Osteosyntheseverfahren: s. Fraktur.

Ostitis deformans Paget: syn. Ostitis deformans, Paget-Krankheit, Osteodystrophia deformans; lokalisierte, monostotisch oder polyostotisch sich manifestierende progressive Skeletterkrankung mit vermutlich viraler Genese; stark gesteigerter Knochenumbau in betroffenen Arealen mit lokaler Bildung von mechanisch minderwertigem Knochengewebe; Folgen sind Knochenschmerzen, Deformierungen, Frakturen, sekundäre Arthrosen durch Inkongruenzen angrenzender Gelenkflächen und neurologische Komplikationen.

Behandlungsindikation: **1.** starke Schmerzen und progrediente Verbiegungen der befallenen Knochen; **2.** Gefahr von Komplikationen (z. B. Nervenwurzel- oder Rückenmarkläsion bei Wirbelbefall; s. Abb.) bei primär asymptomatischer Lokalisation; **3.** Schwerhörigkeit bei Befall von Schädelbasis oder Os temporale; **4.** Risiko sekundärer Arthrosen bei Befall großer Extremitätenknochen oder des Beckens (Gonarthrose, Paget-Koxopathie); **5.** hohe Knochenumbauaktivität mit erhöhter Konzentration von alkalischer Phosphatase (Abk. AP) im Serum bzw. knochenspezifische AP (Abk. BAP für engl. bone-specific AP) oder Desoxypyridinolin im Urin; **6.** ausgedehnter polyostotischer Be-

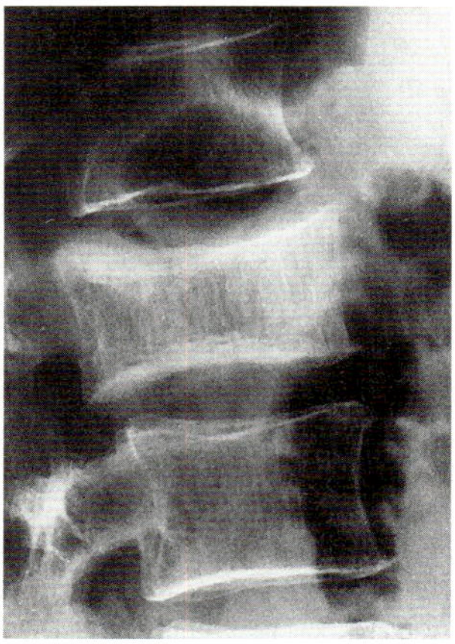

Ostitis deformans Paget: typischer Röntgenbefund; Höhenminderung des 2. Lendenwirbelkörpers, Vergröberung der Trabekelstrukturen und Zunahme des anterioposterioren Durchmessers (Risiko neurologischer Komplikationen)

fall, nachgewiesen durch Röntgen oder Szintigraphie des Gesamtskeletts; **7.** monostotische Herde an kleinen Skelettarealen (z. B. Halswirbel) bei normaler AP.

Pharmakotherapie: **1.** analgetisch-antirheumatische Basistherapie mit nichtsteroidalen Antiphlogistika bzw. Cyclooxygenase-2-Inhibitoren: z. B. Diclofenac, Ibuprofen, Etoricoxib; **2.** Suppression der Krankheitsaktivität und evtl. langfristige Remission durch osteoklastenhemmende Bisphosphonate; z. B. Risedronsäure (z. B. Actonel®) 30 mg/d 30 Minuten vor dem Frühstück über 8 Wochen; AP-Kontrolle alle 8–12 Wochen (stärkster Abfall der AP oder BAP erst nach Therapieende möglich); neuer Zyklus erst nach signifikantem AP-Wiederanstieg (mind. 20–30 % des kleinsten erreichten Werts) oder i. v. Therapie mit Zoledronsäure (z. B. Aclasta®) 5 mg als i. v. Kurzinfusion alle 18–24 Monate.

Operative Therapie: ggf. osteosynthetische Frakturversorgung; bei starker Verbiegung (bes. der Beine) Umstellungsosteotomie, um Risiko für sekundäre Arthrose zu vermindern; erneute Verbiegung kann durch Bisphosphonate vermieden werden; evtl. neurochirurgische Therapie bei neurologischen Komplikationen v. a. im Bereich der Wirbelsäule.

Physiotherapie: bei artikulären und neurologischen Komplikationen additiv zur Pharmakotherapie.

Hinweis: **1.** Therapie mit dem sehr wirksamen, aber zytotoxischen und potentiell kanzerogenen Osteoklasten-Hemmer Mithramycin ist obsolet. **2.** Differentialdiagnostisch wichtig ist die nicht seltene Koinzidenz von Ostitis deformans Paget und metastatischem Skelettbefall (z. B. gemischt osteoplastisch-osteolytische Herde am Becken bei Prostata- oder Mammakarzinom). **3.** Als Paget-Krankheit werden auch ekzematöse Veränderungen der Brustwarze bei Adenokarzinom der Milchdrüsenausführungsgänge bezeichnet.

Literatur: **1.** Reid, I. R.; Miller, P.; Lyles, K. et al.: Comparison of a single infusion of zoledronic acid with risedronate for Paget's disease. N Engl J Med 353: 898–908 (2005); **2.** van Staa, T. P.: Incidence and natural history of Paget's disease of bone in England and Wales. J Bone Miner Res 17 (3): 465–471 (2002); **3.** Brown, J. P. et al.: Risedronate, a highly effective, short-term oral treatment for Paget's disease: a dose-response study. Calcif Tissue Int 64 (2): 93–99 (1999); **4.** Ringe, J. D. et al.: Richtlinien für eine verbesserte Therapiestrategie bei Patienten mit Ostitis deformans Paget. Z Rheumatol 55: 256–259 (1996).

Autor: J. D. Ringe.

Otalgie: Schmerzen im Bereich des Ohrs; **Ursache:** **1.** Erkrankungen des Ohrs: **a)** Otitis* media acuta, Ohrfurunkel*, Otitis* externa diffusa, Perichondritis* der Ohrmuschel; bei stärker werdenden Ohrenschmerzen 3 Wochen nach einer Otitis media evtl. Mastoiditis*; **b)** nach Barotrauma durch fehlenden Druckausgleich beim Fliegen oder Tauchen; **c)** Schmerzen in der Tiefe des Ohrs und retroaurikulär im Prodromalstadium einer Fazialisparese*; **2.** fortgeleitete Otalgie: **a)** Prozesse im Rachen und am Kehlkopf (z. B. Malignome) können zu einer Nervenreizung (sensibler Versorgungsbereich von Nervus glossopharyngeus und Nervus vagus) führen, die bis in den Bereich des Nervus tympanicus und Ramus auricularis des Nervus vagus ausstrahlen. **b)** ausgeprägte Otalgie bei akuter Tonsillitis und Peritonsillarabszess*, nach Tonsillektomie, selten bei chronischer Tonsillitis*; **3.** Entzündungen in Mund und Rachen, z. B. Zahnerkrankungen, pharyngeale Form des Zosters, ulzerierende Erkrankungen; **4.** überlanger Processus styloideus (Styloidsyndrom); Nervenirritation im Bereich des Nervus laryngeus superior an Zungenbeinhorn oder verkalkten Bändern (Hyoidsyndrom); **5.** Kiefergelenkerkrankungen, z. B. kraniomandibuläre Dysfunktion*; **6.** schmerzhafte Ausstrahlung in das Ohr bei Blockaden der 3 oberen Bewegungssegmente der Halswirbelsäule.

Behandlungsindikation: Otalgie kann, wie alle über den Nervus trigeminus oder Nervus glossopharyngeus vermittelten Schmerzen, sehr heftig und belastend für den Patienten sein. Vor einer symptomatischen Schmerztherapie ist eine gründliche Ausschlussdiagnostik durchzuführen.

Pharmakotherapie: **1.** kausale Therapie der zugrunde liegenden Ursache; **2.** evtl. lokale Infiltration mit Lokalanästhetika (z. B. Lidocain, Bupivacain) im Bereich des Tragus. Neuralgiforme Schmerzen sind, nachdem eine neoplastische Genese sicher ausgeschlossen wurde, nach dem gleichen Konzept wie die Trigeminusneuralgie* zu behandeln.

O

Operative Therapie: 1. Entzündungen im Ohrbereich sind u. U. zu entlasten (evtl. Parazentese* bei akuter Otitis media und bei anhaltendem Unterdruck im Ohr nach Barotrauma); 2. operativ-endoskopische Diagnostik, ggf. Tumorchirurgie; 3. bei dentogener Erkrankung Zahnsanierung; 4. bei gesichertem Hyoidsyndrom Resektion des gleichseitigen großen Zungenbeinhorns, bei Styloidsyndrom Abtragung des Processus styloideus.

Sonstige Maßnahmen: 1. bei Erkrankung des Kiefergelenks zahnärztliche bzw. kieferorthopädische Behandlung; 2. bei Blockade im Bereich der Halswirbelsäule Versuch einer manuellen Deblockierung.

Autoren: F. Waldfahrer, H. Iro.

Othämatom: meist schmerzlose, prall-elastische Schwellung im Bereich der Ohrmuschelvorderseite (s. Abb.); durch stumpfe, auf die Ohrmuschel tangential einwirkende Gewalt löst sich das Perichondrium ab, und es bildet sich ein anfangs seröser (Otserom), bei größerer Ausdehnung blutiger Erguss.

Behandlungsindikation: Jedes Othämatom sollte entlastet werden, da die Gefahr einer Knorpelnekrose, Perichondritis* der Ohrmuschel und Deformierung der Ohrmuschel (sog. Blumenkohlohr oder Ringerohr) besteht.

Operative Therapie: Entlastung des Othämatoms durch Inzision, die aus kosmetischen Gründen an der Ohrmuschelhinterfläche erfolgt; autolytischer Knorpel muss abgetragen werden, da dieser den Entzündungsvorgang unterhalten würde; anschließend Anbringen von Tupfer-armierten Matratzennähten, um eine Verklebung von Perichondrium und Ohrknorpel zu erleichtern; Verband mit modellierenden Hirudoid-Salbenstreifen.

Hinweis: Nach alleiniger Punktion treten sehr häufig Rezidive auf.

Autoren: F. Waldfahrer, H. Iro.

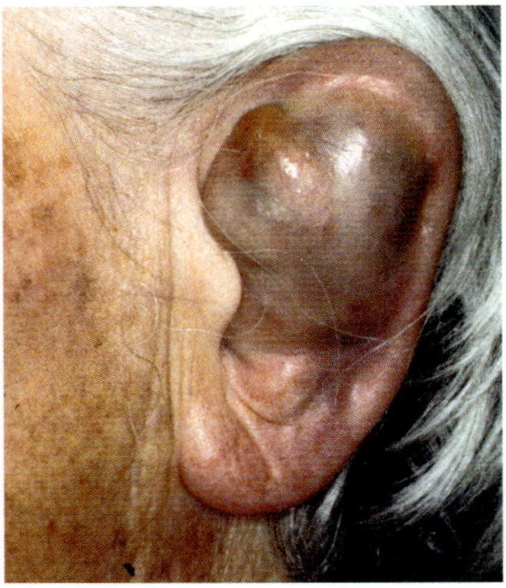

Othämatom

Otitis externa circumscripta: s. Ohrfurunkel.

Otitis externa diffusa: Entzündung des äußeren Gehörgangs, u. U. mit Beteiligung der Ohrmuschel; **Formen:** 1. bakterielle Otitis externa diffusa; 2. virale Otitis externa diffusa (Zoster oticus) mit typischer Bläschenbildung, Hörminderung, Schwindel, Tinnitus und Fazialisparese*; 3. mykotische Otitis externa diffusa; 4. allergisches Gehörgangekzem (endogen, seborrhoisch, mikrobiell, Kontaktekzem durch Ohrstecker, Kosmetika, Haarwaschmittel u. a.); häufig aufgrund einer bakteriellen Superinfektion klinisch kaum abzugrenzen. Prädisponierende Faktoren sind zu häufiges Entfernen von Zerumen mit Wattestäbchen, Eindringen von Badewasser in den Gehörgang (Badeotitis), Missbrauch von Ohrentropfen, Verstopfen des Gehörgangs mit einem Wattepfropfen oder durch Gehörschutzstopfen, Druckstellen der Otoplastik vom Hörgerät, warmfeuchtes Klima und hohe Luftverschmutzung durch Staub oder Chemikalien.

Behandlungsindikation: Juckreiz, Rötung, Schmerzen, Sekretion, Übergreifen auf die Umgebung (Erysipel*, Lymphadenitis).

Pharmakotherapie: 1. bei stark verschwollenem Gehörgang Einlage eines Gazestreifens mit 70 %igem Alkohol; im Abstand von 1–2 Stunden können einige Tropfen nachgegeben werden; 2. Lokaltherapie mit Ohrentropfen mit Ciprofloxacin (z. B. Ciloxan®, Panotile® cipro); 3. evtl. systemische Analgesie mit nichtsteroidalen Antiphlogistika, z. B. Ibuprofen, 3–4 × 400–600 mg/d p. o., oder Naproxen, 1–2 × 500 mg/d p. o.; 4. in schweren Fällen systemische Antibiotikatherapie: a) Amoxicillin, 3 × 750–1000 mg/d p. o.; b) Clindamycin, 4 × 300 mg/d p. o.; c) bei Diabetikern: Ciprofloxacin, 2 × 500–750 mg/d p. o.; 5. bei rezidivierenden Entzündungen: Therapieversuch mit Tacrolimus 0,1% (Protopic®) oder essigsauren Ohrentropfen: Acidum aceticum 4,5 %, Panthenolum 1 %, Isopropanol 70 %; 3-mal täglich 5 Tropfen in den Gehörgang einträufeln.

Sonstige Maßnahmen: 1. Bei therapieresistentem Ekzem sollten immer Bakterien- und Pilzkulturen angelegt werden. 2. Eine Otitis* media chronica als Ursache der Otitis externa diffusa muss ausgeschlossen werden. 3. bei Problemfällen dermatologisches Konsil; 4. bei rezidivierenden Erkrankungen Ausschluss eines Diabetes mellitus.

Arbeitsunfähigkeit: je nach Befund und Beschwerden individuell zu entscheiden; im akuten Stadium mit starker Sekretion sind Patienten, die in der Lebensmittelverarbeitung arbeiten, aus hygienischen Gründen nicht arbeitsfähig.

Literatur: Zenner, H. P.: Praktische Therapie von Hals-Nasen-Ohren-Krankheiten. Stuttgart: Schattauer, 2008.

Autoren: F. Waldfahrer, H. Iro.

Otitis media acuta: syn. akute Mittelohrentzündung; meist i. R. eines Infekts des Nasenrachenraums über die Ohrtrompete aufsteigende Infektion des Mittelohrs; **Erreger:** Viren, beta-hämolysierende Streptokokken, Pneumokokken, Haemophilus influenzae, Moraxella; **Formen:** **1.** Otitis media catarrhalis mit mildem Verlauf, Druckgefühl und mäßigem Schmerz, Höreinschränkung; Trommelfell leicht gerötet und gering vorgewölbt, Ausheilung meist ohne Trommelfellperforation, Ursache meist viral; **2.** Otitis media purulenta: akuter Beginn mit starken Allgemeinerscheinungen, evtl. hohen Temperaturen und Schüttelfrost; bei Kindern neurologische Symptomatik möglich (Erbrechen, Nackensteifigkeit, Fieberkrämpfe); Mastoid druckschmerzhaft (Begleitmastoiditis), erhebliche Hörstörung; Trommelfell bes. in der hinteren Hälfte vorgewölbt; **3.** nekrotisierende Otitis media; Vorkommen v. a. bei Scharlach oder Masern mit Einschmelzung des Trommelfells; auch Innenohrausfall und endokranielle Komplikationen; **4.** subakute Otitis media bei Infektion mit Pneumokokken; Beginn wie Otitis media catarrhalis, protrahierter Verlauf mit Mastoiditis* und Neigung zu endokraniellen Komplikationen (Meningitis*, Sinusthrombose); **5.** akute Exazerbation einer Otitis* media chronica.

Behandlungsindikation: **1.** Otitis media catarrhalis: symptomatische Behandlung des ursächlichen Infekts der oberen Atemwege (s. Rhinitis acuta); **2.** Stufentherapie bei Otitis media purulenta: symptomatische Therapie unter Verzicht auf eine primäre Antibiotikatherapie unter regelmäßigen Verlaufskontrollen möglich (watchful waiting); eine Antibiotikatherapie ist indiziert beim Vorliegen folgender Kriterien: Kinder <2 Jahre, beidseitige Erkrankung, Otorrhoe, Grunderkrankungen.

O

Pharmakotherapie: Otitis media purulenta: ohne Abstrichergebnis **a)** Mittel der 1. Wahl: Amoxicillin, 3 × 750–1000 mg/d p. o., Kinder 90 mg/kg KG/d p. o., in 3 Einzeldosen; **b)** bei Penicillinallergie: Oralcephalosporine, z. B. Cefuroxim (z. B. Elobact®, Zinnat®), Erwachsene 2 × 250–500 mg/d p. o. nach der Mahlzeit, Kinder 20–30 mg/kg KG/d p. o., in 2 Einzeldosen, oder Loracarbef (Lorafem®), Erwachsene 2 × 200–400 mg/d p. o. nüchtern, Kinder 15–30 mg/kg KG/d p. o. nüchtern, in 2 Einzeldosen; **c)** Analgetika (z. B. Paracetamol) nach Körpergewicht und Bedarf; **d)** abschwellende Nasentropfen (Alphasympathomimetika; s. Sympathomimetika); **e)** bei Innenohrbeteiligung: stationäre Aufnahme, i. v. Antibiotikatherapie, z. B. mit Ceftriaxon, 1–2 × 2 g/d i. v., rheologische Infusionstherapie (s. Hörminderung, akute sensorineurale, Tab. dort).

Operative Therapie: i. d. R. innerhalb von 24–48 Stunden Spontanperforation des Trommelfells; bei starker Vorwölbung des Trommelfells, anhaltendem Fieber und Schmerzen sowie bei Innenohrbeteiligung ist eine Parazentese* indiziert.

Sonstige Maßnahmen: bei Kindern mit Neigung zu rezidivierenden Infekten ggf. operative Entfernung von hyperplastischen adenoiden Vegetationen*.

Hinweis: **1.** Infolge des zunehmenden Einsatzes der heptavalenten Pneumokokkenvakzine bekommt Haemophilus influenzae als Erreger der akuten Otitis media im Kindesalter zunehmende Bedeutung. Daher wird der primäre Einsatz von Aminopenicillinen mit Betalaktamaseinhibitor (z.B. Unacid®, Augmentan®) diskutiert. **2.** Überweisung zum Facharzt bei ausbleibender Besserung nach 4–5-tägiger antibiotischer Behandlung, Parese des Nervus facialis und labyrinthären oder endokranialen Reizerscheinungen sowie bei Eiterung über mehr als 3 Wochen. Gleiches gilt, wenn der Patient im Stimmgabelversuch nach Weber den Ton im kranken Ohr nicht lauter hört (Verdacht auf Innenohrbeteiligung!). **3.** Ohrentropfen sind bei der Otitis media acuta i. d. R. wirkungslos.

Arbeitsunfähigkeit: Bei Otitis media acuta ist der Patient frühestens nach 3 fieberfreien Tagen wieder arbeits-/schul-/kindergartenfähig.

Literatur: **1.** Leitlinien der Deutschen Gesellschaft für Hals-Nasen-Ohren-Heilkunde, Kopf- und Hals-Chirurgie: Akute Otitis media. http://www.uni-duesseldorf.de/WWW/AWMF/ll/017-005.htm; **2.** Rovers, M. M. et al. Antibiotics for acute otitis media: a meta-analysis with individual patient data. Lancet 368: 1429–1435 (2006).

Autoren: F. Waldfahrer, H. Iro.

Otitis media chronica: syn. chronische Mittelohrentzündung; rezidivierende Entzündung des Mittelohrs mit Schleimhaut- oder Knocheneiterung; in der Pathophysiologie spielt v. a. eine mangelnde Mastoidpneumatisation eine Rolle; **Formen:** **1.** mesotympanale Otitis media (chronische Schleimhauteiterung): zentrale Trommelfellperforation mit schleimig-eitrigem Ohrfluss; Höreinschränkung je nach Unterbrechung oder narbiger Fixierung der Schallleitungskette sowie nach der Größe und Lokalisation des Trommelfelldefekts; s. Abb.; **2.** epitympanale Otitis media (chronische Knocheneiterung): syn. Cholesteatom*; ostitischer

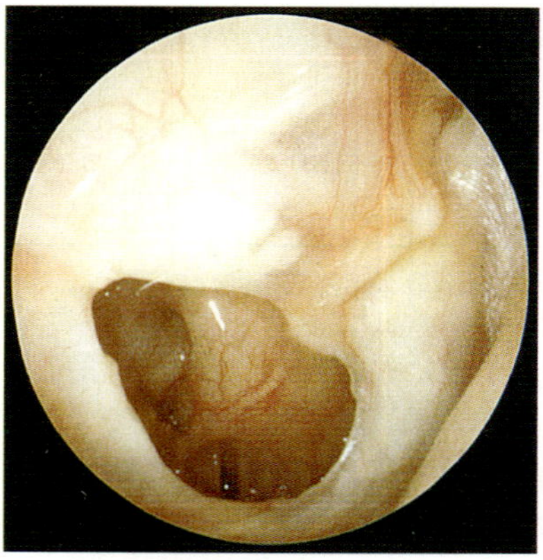

Otitis media chronica: chronische mesotympanale Otitis media; Otoskopie

Herd im Bereich eines randständigen Defekts des Trommelfells, meist an der Pars flaccida; Ohrsekretion oft nur gering, aber fötide; progrediente Hörminderung.

Behandlungsindikation: Otitis media chronica kann nur durch eine operative Behandlung therapiert werden. Bei epitympanaler Otitis media (Cholesteatom) besteht eine absolute, bei mesotympanaler Otitis media eine relative Therapieindikation.

Pharmakotherapie: bei akuter Exazerbation einer Otitis media chronica und zur Trockenlegung des Ohrs vor der operativen Sanierung: **1.** lokale Antibiotikatherapie: Ohrentropfen mit Ciprofloxacin (z. B. Ciloxan®, Panotile®cipro); **2.** ggf. zusätzlich systemische Antibiotikatherapie: Amoxicillin, Erwachsene 3 × 750–1000 mg/d p. o., Kinder 90 mg/kg KG/d p. o., in 3 Einzeldosen; Oralcephalosporine der 2. Generation, z. B. Cefuroxim (z. B. Elobact®, Zinnat®), Erwachsene 2 × 250–500 mg/d p. o. nach der Mahlzeit, Kinder 20–30 mg/kg KG/d p. o. nach der Mahlzeit, in 2 Einzeldosen, oder Loracarbef (Lorafem®), Erwachsene 2 × 200–400 mg/d p. o. nüchtern, Kinder 15–30 mg/kg KG/d p. o. nüchtern, in 2 Einzeldosen; **3.** v. a. bei Cholesteatom und Diabetikern: Ciprofloxacin, Erwachsene 1 × 400 mg/d i. v. (bei Kindern relativ kontraindiziert).

Operative Therapie: **1.** bei mesotympanaler Otitis media: Verschluss des Trommelfelldefekts durch Tympanoplastik*, ggf. Überbrücken eines Defekts in der Gehörknöchelchenkette; **2.** bei epitympanaler Otitis media: vollständige mikrochirurgische Entfernung des Cholesteatoms* unter Erhalt oder Rekonstruktion der Gehörknöchelchenkette, des Trommelfells und des Trommelfellrahmens.

Arbeitsunfähigkeit: **1.** bei schmerzhafter Exazerbation einer Otitis media chronica für einige Tage; **2.** nach Tympanoplastik ca. 1 Woche.

Literatur: **1.** Sudhoff, H.: Cholesteatom. CME Hals Nasen Ohrenheilkd 1: 18–28 (2007); **2.** Alper, C. U. et al.: Advanced therapy of otitis media. Hamilton: BC Decker, 2004.

Autoren: F. Waldfahrer, H. Iro.

Otosklerose: häufig beidseitige Erkrankung der knöchernen Labyrinthkapsel, die sich überwiegend zwischen dem 20. und 40. Lebensjahr manifestiert; **Ursache:** vermutet wird ein viraler Hintergrund (Masern, Mumps, Röteln); zudem existiert eine (autosomal-dominante) genetische Disposition; Umstellungen im Hormonhaushalt (Schwangerschaft) scheinen einen stimulierenden Effekt zu haben. **Pathologie:** Normales Knochengewebe wird resorbiert und überschüssig gebildeter spongiöser Knochen später in sklerotisch-kompakten Knochen umgewandelt. Bevorzugter Sitz ist das ovale Fenster; hier führen die Knochenherde zu einer Fixierung des Steigbügels (Stapesankylose), die eine progrediente Schallleitungsstörung und häufig ein tieffrequentes Ohrgeräusch zur Folge hat. Der zu Beginn der Otosklerose vorwiegend im tieffrequenten Bereich schwerhörige Patient ist anfangs nur leicht beeinträchtigt, da auch der ebenfalls tieffrequente Störlärm nicht wahrgenommen wird. Seltener finden sich Otosklerose-herde auch an der knöchernen Labyrinthkapsel (sog. Kapselotosklerose).

Behandlungsindikation: signifikante Hörminderung im Hauptsprachbereich (500–2000 Hz) auf >20–30 dB mit Einschränkung der Kommunikation (Sprachaudiogramm).

Pharmakotherapie: Natriumfluorid (z. B. Ossin®), 20–40 mg/d p. o. (obligat in Kombination mit Vitamin D und Calcium zur Prophylaxe eines sekundären Hyperparathyroidismus*), kann den Krankheitsprozess verlangsamen (cave: Off-Label-Use). Bisphosphonate scheinen auch wirksam zu sein.

Operative Therapie: Stapesplastik durch **1.** Stapedektomie: nach Eröffnung des Mittelohrs wird der Steigbügel zusammen mit der fixierten Fußplatte entfernt und durch eine Draht-Bindegewebeprothese oder einen Teflon-Platinbandpiston ersetzt (s. Abb. 1). Am langen Ambossschenkel wird die Prothese durch Festbiegen des Metallteils befestigt. **2.** Stapedotomie: Nach Eröffnung des Mittelohrs und Entfernung der Steigbügel-Schenkel wird die Steigbügel-Fußplatte perforiert und der Stapespiston in das Loch der Fußplatte eingesetzt (s. Abb. 2). Der Eingriff ist wenig belastend und in Lokalanästhesie durchführbar. **Ergebnis:** In 90 % der Fälle gelingt es, die Schallleitungsstörung ganz oder weitgehend zu beseitigen. In 0,1–1 % der Fälle kommt es zur Ertaubung.

Sonstige Maßnahmen: Verordnung eines Hörgeräts, wenn eine Operation nicht möglich ist oder abgelehnt wird.

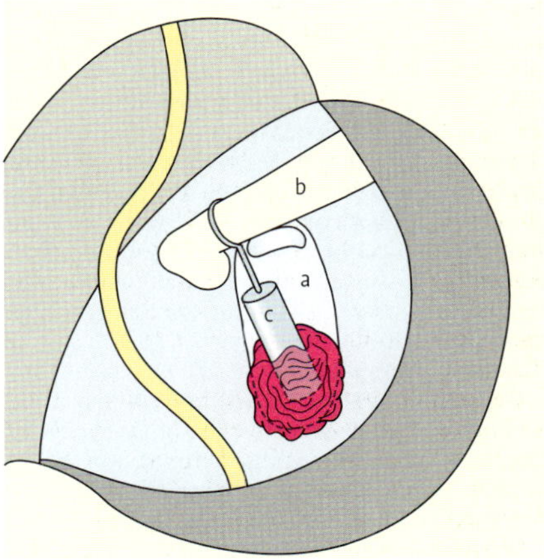

Otosklerose Abb. 1: Stapesplastik durch Stapedektomie; a: ovales Fenster und Steigbügelfußplatte; b: Stapesprothese; c: langer Ambossfortsatz

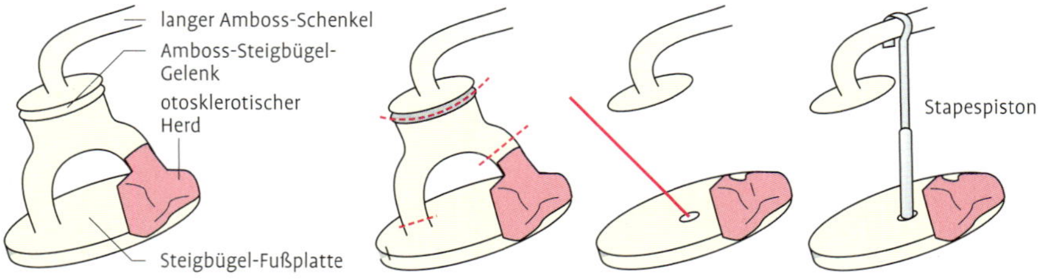

Otosklerose Abb. 2: Stapedotomie; 1: otosklerotisch fixierter Steigbügel; 2: Durchtrennen des Amboss-Steigbügel-Gelenks und der Steigbügel-Schenkel; 3: Perforation der Steigbügel-Fußplatte mit Nadel oder Laser; 4: eingesetzter Stapespiston

Arbeitsunfähigkeit: Nach einer Stapes-Operation ist die Wiederaufnahme der Arbeit bei einem komplikationslosen Verlauf nach 2–3 Wochen möglich. Bei normaler Tubenfunktion sind dann auch wieder Flugreisen möglich. Die postoperative Tauchtauglichkeit wird kontrovers diskutiert.

Neuentwicklung: **1.** Perforation der fixierten Fußplatte des Stapes mit CO_2- oder Erbium-YAG-Laser; **2.** Prothesen aus Memory-Metallen.

Autoren: F. Waldfahrer, H. Iro.

Otserom: s. Othämatom.

Ovarialinsuffizienz: s. Amenorrhö.

Ovarialkarzinom: maligner Tumor des Eierstocks mit der höchsten Mortalität unter den Genitalkarzinomen der Frau; **Häufigkeit:** jede 70. Frau erkrankt im Verlauf ihres Lebens an einem Ovarialkarzinom; Frauen, die an einem Mammakarzinom* erkranken, haben ein doppelt so hohes Risiko, ein Ovarialkarzinom zu entwickeln; **Ursache:** während die meisten Ovarialkarzinome sporadisch auftreten, besteht bei 5% der Erkrankten eine genetische Prädisposition (Genmutationen, z. B. BRCA1); **Einteilung:** TNM-Klassifikation und FIGO-Stadien: s. Tab.; **Klinik:** das Tumorwachstum epithelialer Ovarialkarzinome ist durch eine rasche intraabdominale Metastasierung charakterisiert. Das Fehlen klinischer Frühsymptome der Erkrankung führt dazu, dass bei 75–80 % der Patientinnen der Tumor erst in den fortgeschrittenen Tumorstadien III und IV (FIGO) diagnostiziert wird. Uncharakteristische Symptome wie Übelkeit, Verdauungsbeschwerden und Unterleibbeschwerden können auf die Erkrankung hinweisen, werden aber meist nicht als Zeichen eines Ovarialkarzinoms gewertet.

Behandlungsindikation: **1.** alle Ovarialkarzinome, einschließlich der Borderline-Tumoren; **2.** bei zystischen Ovarialtumoren sofortige Operation bei akuter Symptomatologie; Entfernung von Zysten (Tumoren) bei suspekter Sonomorphologie; vaginalsonographische und klinische Kontrolle der Zysten bei prämenopausalen Frauen nach 6–8 Wochen (Entfernung bei Persistenz oder Progression); **3.** Bei Rezidiven ist prinzipiell die operative Therapie sowie die erneute Chemotherapie individuell zu prüfen. Die Art der Behandlung richtet sich u. a. nach dem rezidivfreien Intervall, der Tumorlokalisation und -ausbreitung, dem Alter und Allgemeinzustand der Patientin sowie der Vorbehandlung.

Operative Therapie: Ziel der initialen Laparotomie ist einerseits die exakte Stadienzuordnung und andererseits die möglichst vollständige Entfernung aller makroskopisch sichtbaren Tumorherde oder zumindest die Tumorreduktion auf Einzelherde mit <1–2 cm. Der Tumorrest am Ende der operativen Primärtherapie ist von zentraler Bedeutung für die weitere Prognose. **Verfahren:** **1.** Der operative Zugang muss groß genug sein, um die gesamte Bauchhöhle explorieren und die Tumorentfernung mit hinreichender Sicherheit durchführen zu können (Längsschnitt). Freie Flüssigkeit im Abdomen wird aspiriert (zytologische Untersuchung). Wird keine freie Flüssigkeit vorgefunden, erfolgt die Peritoneallavage unter Einbeziehung des Beckens, der parakolischen Gruben und Zwerchfellregion. Die gesamte Peritonealhöhle einschließlich der Innenseite des Diaphragmas rechts und links, des Mesenteriums und des Magen-Darm-Trakts wird inspektorisch und palpatorisch nach Metastasen abgesucht. Nach sorgfältiger Inspektion des Omentum majus und Omentum minus erfolgt die vollständige infrakolische Omentektomie, die Hysterektomie und beidseitige Adnexektomie. Alle innerhalb der Bauchhöhle erkennbaren Metastasen werden, soweit möglich, entfernt. Der diagnostische Wert der retroperitonealen Lymphonodektomie wird allgemein akzeptiert; eine Verlängerung der Überlebenszeit konnte in den bisher vorliegenden prospektiv randomisierten Studien nicht nachgewiesen werden. **2.** Zeigt sich zu Beginn der Operation, dass die Erkrankung das Ovar oder das kleine Becken makroskopisch nicht überschritten hat, und sind alle makroskopisch erkennbaren Tumoren entfernt, muss die Operation erweitert werden: **a)** Entnahme peritonealer Biopsien von allen auffälligen Stellen und Adhäsionen; **b)** Multiple Biopsie aus unauffälligen Stellen, z. B. aus der Excavatio rectouterina (Douglas), der rechten und linken Becken-

Ovarialkarzinom
TNM-Klassifikation und FIGO-Stadien (Kurzfassung)

TNM	FIGO	Tumorwachstum
TX		Primärtumor kann nicht beurteilt werden
T0		kein Anhalt für Primärtumor
T1	I	auf Ovarien begrenzt
T1 a	I A	auf ein Ovar begrenzt; Kapsel intakt
T1 b	I B	auf beide Ovarien begrenzt; Kapsel intakt
T1 c	I C	begrenzt auf ein oder beide Ovarien mit Kapselruptur, Tumor an Ovaroberfläche oder maligne Zellen in Aszites oder bei Peritonealspülung
T2	II	befällt ein Ovar oder beide Ovarien, Ausbreitung im Becken
T2 a	II A	Ausbreitung auf und/oder Implantate an Uterus und/oder Tube(n)
T2 b	II B	Ausbreitung auf andere Beckengewebe
T2 c	II C	Ausbreitung im Becken (2 a oder 2 b) und maligne Zellen in Aszites oder bei Peritonealspülung
T3 und/oder N1	III	befällt ein oder beide Ovarien, mit mikroskopischen Peritonealmetastasen außerhalb des Beckens und/oder regionären Lymphknotenmetastasen
T3 a	III A	mikroskopische Peritonealmetastasen jenseits des Beckens
T3 b	III B	makroskopische Peritonealmetastasen jenseits des Beckens, ≤2 cm
T3 c und/oder N1	III C	Peritonealmetastasen jenseits des Beckens, ≥2 cm und/oder regionäre Lymphknotenmetastasen
M1	IV	Fernmetastasen (ausschließlich Peritonealmetastasen)

wand sowie der rechten und linken parakolischen Grube, Diaphragma; **c)** Die pelvine und paraaortale Lymphonodektomie wird empfohlen bei allen Patientinnen ohne verbleibenden Resttumor. Ein Überlebensvorteil dieser Maßnahme konnte bisher nicht bewiesen werden.

Chemotherapie: **1.** Stadium FIGO I–IIA: Postoperativ ist eine platinhaltige Chemotherapie indiziert, außer in den Stadien IA G1 und IB G1. Diese Chemotherapie erfolgt als Monotherapie über 4–6 Zyklen. **2.** Stadium IIB–IV: Carboplatin/Paclitaxel, 6 Zyklen, ist bezüglich erwünschter Wirkung und UAW die beste Primärtherapie. **Dosierung:** Carboplatin: AUC 5 i. v.; Paclitaxel 175 mg/m^2 KO über 3 Stunden i. v.; im Abstand von 3 Wochen. Die Durchführung von mehr als 6 Zyklen erbringt keine signifikant besseren Resultate.

Sonstige Maßnahmen: **1.** Eine besondere Bedeutung hat die psychologische Führung der Patientin. **2.** Durch den gezielten Einsatz von Supportivmaßnahmen (z. B. Antiemetika*) lässt sich die Lebensqualität deutlich verbessern.

Hinweis: Die Anwendung hämatopoetischer Wachstumsfaktoren (z. B. G-CSF, GM-CSF) zur Prophylaxe der Knochenmarkdepression ist bei normal dosierter Chemotherapie i. d. R. nicht indiziert.

Neuentwicklung: Neue Therapieansätze zur Verbesserung der Überlebenszeiten und rezidivfreien Intervalle, z. B. neue Zytostatika-Kombinationen und neue Einzelsubstanzen, werden in klinischen Studien geprüft.

Literatur: **1.** du Bois, A. et al.: A phase II study of paclitaxel, carboplatin, and gemcitabine in previously untreated patients with epithelial ovarian cancer FIGO stage I C–IV (AGO-OVAR protocol OVAR-8). Gynecol Oncol 96 (2): 444–451 (2005); **2.** Meden, H.: Ovarialkarzinom – Chancen und Perspektiven. Frauenarzt 42 (11): 1214–1218 (2001); **3.** Meden, H. et al.: Overexpression of the oncogene c-erbB-2 (HER2/neu) and response to chemotherapy in patients with ovarian cancer. Int J Gynecol Pathol 17 (1): 61–65 (1998); **4.** Meden, H.; Wittkop, Y.; Kuhn, W.: Maintenance chemotherapy with oral treosulfan following first-line treatment in patients with advanced ovarian cancer. Anticancer Res 17: 2221–2223 (1997).

Autor: H. Meden.

Ovarialzysten, funktionelle: hormonaktive Retentionszysten des Ovars ohne Proliferation; **Formen:** **1.** Follikelzysten (>4 cm); **2.** Corpus-luteum-Zysten (≤8 cm); **3.** Thekaluteinzysten; **Ursache:** hormonale Stimulation und morphologische Störungen; Blasenmole.

Behandlungsindikation: plötzlich auftretende, starke Unterbauchschmerzen, z. T. mit Übelkeit und Erbrechen; erst bei fehlender spontaner Regression und akuter Symptomatik Indikation zur Laparoskopie; bei asymptomatischen Zysten benignen Charakters sollte postmenstruell nachkontrolliert werden. Bei 90 % aller funktionellen Tumoren tritt innerhalb von 6 Wochen bis 3 Monaten eine spontane Regression ein.

Operative Therapie: laparoskopische Zystenexstirpation, wenn bei oben genanntem Vorgehen keine Verkleinerung der Zysten eintritt.

Arbeitsunfähigkeit: nach laparoskopischer Zystenentfernung 1–2 Wochen; sonst nur bei akuten Komplikationen i. S. eines Akuten Abdomens (Stieldrehung, Zystenruptur).

Hinweis: **1.** abwartendes Verhalten nur, wenn kein Malignomverdacht besteht. **2.** Für die normale Follikelgröße wird ein Grenzwert von 30 mm angenommen. Dieses künstliche Limit trifft jedoch nicht für alle funktionellen Prozesse zu. Prämenopausale Ovarialtumoren mit 3–9 cm machen 93 % aller ovarialen Veränderungen aus (85 % aller benignen und 59 % aller malignen Veränderungen). Bei Frauen <50 Jahre treten benigne zu malignen Adnextumoren im Verhältnis 8 : 1 auf, bei älteren Frauen im Verhältnis von 1 : 1. **3.** Für den benignen Charakter einer ovarialen Raumforderung sprechen die Größe bis ca. 5 cm, Einkammerigkeit, Homogenität, Glattwandigkeit mit scharfer Begrenzung, kein Aszites, unauffälliger Douglas-Raum, einseitiger Befall, unauffälliger Farbdoppler-Befund und normaler CA 125-Spiegel. Zwei Drittel aller Ovarialtumoren sind funktioneller Natur. **4.** In der Postmenopause sind alle zystischen Strukturen des Ovars primär malignitätsverdächtig und bedürfen umgehender Abklärung. **5.** Im 1. Trimenon der Schwangerschaft müssen Corpus-luteum-Zysten belassen werden, da es sonst zum Frühabort kommen kann. **6.** Funktionelle Ovarialzysten treten unter höher dosierten oralen Kontrazeptiva seltener auf, eine Beschleunigung der Rückbildung durch orale Kontrazeptiva ist jedoch wissenschaftlich nicht nachgewiesen. Ovarialzysten, die sich nicht innerhalb mehrerer Monate zurückbilden, sind höchstwahrscheinlich nicht funktioneller Natur.

Literatur: **1.** Grimes, D. A. et al.: Oral contraceptives for functional ovarian cysts. Review. The Cochrane Collaboration, J. Wiley & Sons, Ltd.; issue 3: 1–7 (2008); **2.** Dudenhausen, J. W.; Schneider, H. P. G.; Bastert, G. (Hrsg.): Lehrbuch für Frauenheilkunde und Geburtshilfe. 2. Aufl. Berlin: de Gruyter, 2003; **3.** Osmers, R. et al.: Preoperative evaluation of ovarian tumors in the premenopause by transvaginosonography. Am J Ostet Gynecol 175 (2): 428–434 (1996); **4.** Osmers, R.; Kuhn, W.: Diagnostik und Therapie bei Ovarialtumoren. Frauenarzt 36 (8): 925–931 (1995).

Autoren: C. Gaßner, H. P. G. Schneider.

Ovariolyse: s. Tubenchirurgie.

Ovulationshemmer, orale: s. Kontrazeption, hormonale.

Oxacillin: s. Penicilline.

Oxcarbazepin: s. Antiepileptika.

Oxybuprocain: s. Lokalanästhetika.

Oxygenationssystem, intravenöses: s. Beatmung.

Oxygenierung: s. Sauerstoffgabe.

Oxytetracyclin: s. Tetracycline.

Oxytocin: s. Wehenmittel.

Oxyuriasis: s. Anthelminthika.

Oxyuris vermicularis: s. Vulvitis.

P

PAA: s. Calcium-Antagonisten.
Packung: s. Hydrotherapie.
Paget-Krankheit: s. Ostitis deformans Paget.
Paget-von Schrötter-Syndrom: s. Phlebothrombose.
PAHX-Mangel: s. Refsum-Krankheit.
PAIR-Methode: s. Echinokokkose.
Palonosetron: s. Antiemetika.
Panaritium: eitrige Entzündung der Finger (seltener Zehen) mit Gewebeeinschmelzung inf. infizierter Bagatellverletzung; **Formen:** s. Abb.

Behandlungsindikation: Schmerzen, Schwellung und Funktionsverlust der Finger und Hand; frühestmögliche Eröffnung und Reinigung der Eiterstraßen bzw. Mobilisierung der Finger und Hand, um Phlegmone und Bewegungseinschränkungen zu vermeiden.

Pharmakotherapie: bei Hohlhandphlegmone peripher wirkende Analgetika, z. B. Paracetamol und Codeinphosphat (z. B. talvosilen® forte), 2–3 Kps./d, und Antibiotika p. o. oder i. v., z. B. Cefuroxim, 2 × 500 mg/d p. o.

Operative Therapie: s. Tab.

Sonstige Maßnahmen: **1.** Handbäder mit abschwellend oder entzündungshemmend wirkenden Zusätzen (z. B. Kamille) bei offener Wundbehandlung; **2.** kurze Ruhigstellung und frühfunktionelle Übungsbehandlung, um Funktionseinschränkungen der Finger zu verhindern.

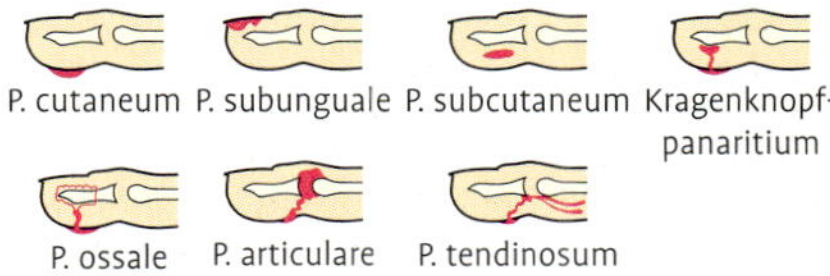

Panaritium: Formen; P. = Panaritium

Arbeitsunfähigkeit: abhängig von Art und Ausdehnung des Panaritiums einige Tage bis 4 Wochen.

Autor: E. E. Scheller.

Panarteriitis: s. Angiitis.
Pancuronium: s. Muskelrelaxanzien.
Pandysautonomie, akute: s. Neuritis.
Panenzephalitis, subakute sklerosierende: s. Enzephalitis; Masern.
Panhypopituitarismus: s. Hypophysenvorderlappen-Insuffizienz.
Panikerkrankung: s. Agoraphobie und Panikerkrankung.
Pankolitis: s. Colitis ulcerosa.
Pankreaskarzinom: maligner Pankreastumor (meist Adenokarzinom); dritthäufigster Tumor

Panaritium

Formen	Therapie
Panaritium cutaneum	Abtragung und Inspektion möglicher Fistelgänge
Panaritium subcutaneum	seitliche Inzision unter Schonung des Gefäßnervenbündels und der Fingerbeere (evtl. Gegeninzision), Spülung, Verschluss, Ruhigstellung
Panaritium ossale Panaritium articulare	Ausräumung der infizierten Knochen-, Gelenk- und Gewebeanteile, Antibiotikakette, Drainage, Wundverschluss, Ruhigstellung
Panaritium tendinosum	Sehnenscheideneröffnung, Gipsverband bis zur Ausheilung
Panaritium subunguale und Panaritium periunguale	Nagelanhebung, Säuberung von Nagelbett und -wall
Phlegmone der Hohlhand	Eröffnung, Spülung, Nekrosektomie, Synovektomie, Antibiotikakette, Drainage, Wundverschluss, Gipsverband

des Verdauungstrakts mit Häufigkeitsgipfel im 5. und 6. Lebensjahrzehnt und geringer Androtropie; **Einteilung:** unterschieden werden das eigentliche Pankreaskarzinom und das periampulläre Karzinom (s. Abb. 1).

Behandlungsindikation: sofort nach Diagnosestellung: **1.** kurativ mit radikaler Tumorentfernung und regionaler Lymphknotendissektion; das periampulläre Pankreaskarzinom ist zu 80 %, das duktale nur zu 20–30 % resektabel; **2.** palliativ mit Beseitigung von Verschlussikterus oder Magen-Darm-Passagestörung durch operative oder interventionelle Eingriffe; zusätzlich Schmerzbehandlung.

Pharmakotherapie: adjuvante Therapie: **1.** bei Verschlussikterus zur Verbesserung der Blutgerinnung: **a)** präoperativ Vitamin K (z. B. Konakion®), 10–30 mg langsam i. v.; **b)** perioperativ ggf. Substitution von Gerinnungsfaktoren (Prothrombinkomplex*-Konzentrat, gefrorenes Frischplasma*); **2.** nach Radikaloperation zur Verbesserung der Ergebnisse adjuvante systemische Chemotherapie mit Gemcitabin (Gemzar®) 1000 mg/m^2 KO über 30 Minuten 1-mal/Woche über 3 Wochen, dann 1 Woche Pause, dann Beginn mit dem nächstem Zyklus, insgesamt 6 Zyklen (Espace 3-Studie); Erhöhung des rezidivfreien Überlebens; regionale adjuvante Chemotherapie nur noch in Studien; **3.** palliative Chemotherapie mit Gemcitabin (Gemzar®): effektive Schmerztherapie, geringe Lebensverlängerung, gute Lebensqualität und milde UAW; **4.** Schmerztherapie: die häufig unerträglichen Schmerzen sprechen (im Gegensatz zu anderen Tumoren) auf peripher wirkende Analgetika bes. gut an: Acetylsalicylsäure (z. B. Aspirin®), 3–4 × 1 g/d p. o., oder Diclofenac (z. B. Voltaren®), 4 × 50 mg/d p. o. oder rektal in Kombination mit Fentanyl-Pflaster; zusätzlich Antazida.

Operative Therapie: Vorbereitung: Patientenaufklärung über den Umfang der Operation mit Entfernung multipler Organteile und möglichen Folgen (Verdauungsstörungen, Gewichtsverlust, Diabetes mellitus), das Operationsrisiko, die unsichere und ernste Prognose sowie die typischen postoperativen Komplikationen (Nachblutung, Nahtinsuffizienz mit Peritonitis an den Anastomosen, akute Pankreatitis); **Operationsplanung:** In vielen Fällen ist die präoperative Einschätzung der Resektabilität des Pankreaskarzinoms trotz eingehender Diagnostik nicht möglich. Dann sollte eine diagnostische Laparoskopie (Ausschluss einer peritonealen Tumorabsiedlung) oder Laparotomie vorausgehen (Infiltration der großen Gefäßstämme?). Kontraindikationen für die Radikaloperation sind Fernmetastasen in Leber, Lunge und Peritoneum, Gefäßinfiltration in den Truncus coeliacus und die Vena portae und Vena mesenterica superior, schlechter Allgemeinzustand und Multimorbidität. **Verfahren: I.** resezierende Operationsverfahren (Auswahl nach Tumorlokalisation): **1.** Kopfkarzinom: **a)** partielle Duodenopankreatektomie nach Kausch-Whipple und regionale Lymphknotendissektion: En-bloc-Resektion des gesamten Pankreas rechts von der Pfortader mit Duodenum, distaler Magenhälfte, distalen extrahepatischen Gallenwegen und Gallenblase; bei partieller Einbeziehung der Vena portae und Vena mesenterica superior Mitresektion dieser Gefäßanteile und gefäßchirurgische Rekonstruktion; Wiederherstellung des Digestionswegs durch Pankreatikojejunostomie oder Pankreatikogastrostomie (einfach und sicher), Choledochojejunostomie und

P

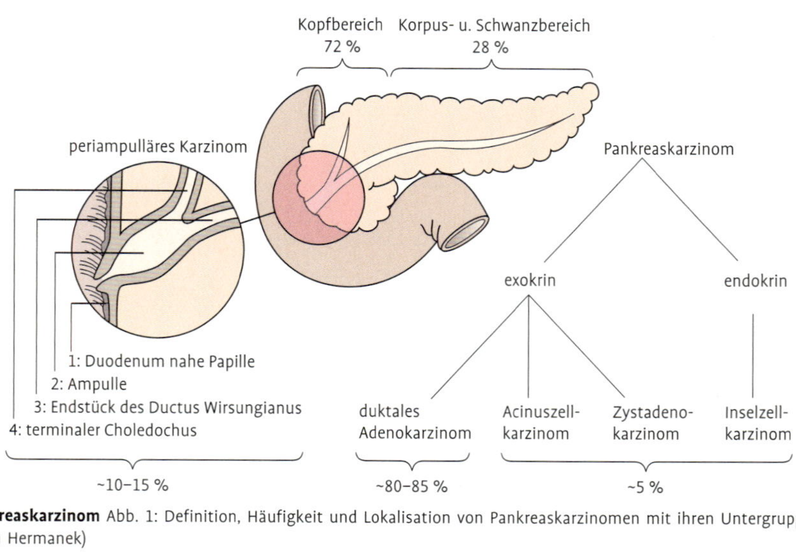

Pankreaskarzinom Abb. 1: Definition, Häufigkeit und Lokalisation von Pankreaskarzinomen mit ihren Untergruppen (nach Hermanek)

antekolische Gastroenterostomie mit Braun-Enteroanastomose (s. Abb. 2); **b)** Pylorus erhaltende partielle Duodenopankreatektomie nach Beger mit regionaler Lymphknotendissektion: Magen und Pylorus bleiben erhalten; ansonsten En-bloc-Resektion wie bei Kausch-Whipple-Verfahren; Rekonstruktion durch Pankreatikojejunostomie, Choledochojejunostomie und Anastomose zwischen Jejunum und postpylorischem Duodenum (s. Abb. 3); Vorteile: Erhaltung des Magens, kürzere Operationszeit, geringerer Blutverlust, bessere Verdauungsfunktion und Lebensqualität; **2.** Korpuskarzinom: falls noch operabel, totale Duodenopankreatektomie mit Splenektomie und Lymphknotendissektion; Rekonstruktion wie bei Kausch-Whipple-Resektion, jedoch ohne Pankreasanastomose; hohe postoperative Morbidität inf. eines schwer einstellbaren Diabetes mellitus; **3.** Schwanzkarzinom: nur selten noch operabel, dann Pankreaslinksresektion mit Splenektomie und Lymphknotendissektion; **4.** periampulläre Karzinome: Pylorus erhaltende Duodenopankreatektomie oder klassische Whipple-Operation; **II.** palliative operative und interventionelle Ver-

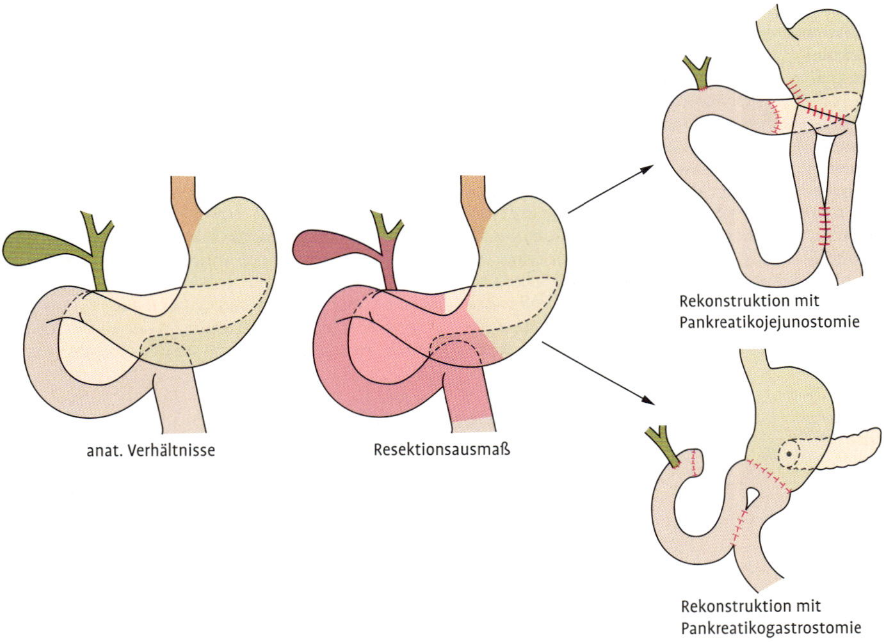

Pankreaskarzinom Abb. 2: partielle Duodenopankreatektomie nach Kausch-Whipple

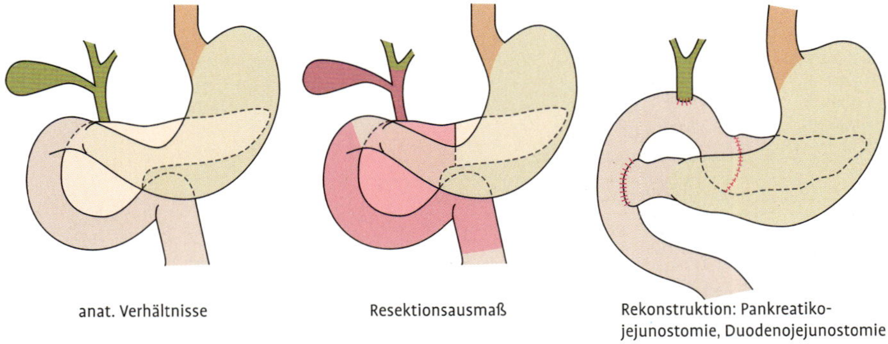

Pankreaskarzinom Abb. 3: Pylorus erhaltende partielle Duodenopankreatektomie nach Beger

P

fahren (bei Verschlussikterus oder Passagestörungen durch Kompression oder Infiltration von Duodenum bzw. Magen): **1.** biliodigestive Anastomosen (immer kombiniert mit Cholezystektomie*): Choledochojejunostomie, Hepatikojejunostomie, Choledochoduodenostomie, selten Cholezystojejunostomie; **2.** Gastroenterostomie (Gastrojejunostomie) bei Duodenalkompression bzw. Infiltration mit Symptomen einer Magenausgangsstenose; **3.** Magenresektion nach Billroth II bei Infiltration des Magens, Patienten mit Überlebenswahrscheinlichkeit >3 Monate oder geplanter multimodaler Therapie; **4.** sog. Doppel-Bypass bei Ikterus in Kombination mit Passagestörung: Choledochoduodenostomie und Billroth-II-Magenresektion; **5.** endoskopische oder transhepatische Einlage von Gallengangprothesen (Stents) zur Therapie eines Ikterus; **6.** bei Magenausgangsstenose Versuch der endoskopischen Platzierung eines Stents oder einer Duodenalsonde zur enteralen Ernährung; **Komplikationen: 1.** Nachblutung aus Anastomosen oder Pankreasstumpf: gefährlich v. a. bei Patienten mit Verschlussikterus (Gerinnungsstörung); Therapie durch operative oder endoskopische Blutstillung; **2.** Nahtinsuffizienz: sehr selten an der Gallenganganastomose (meist spontaner Verschluss), häufig an der Pankreasanastomose mit Entwicklung einer Pankreasfistel, die nach längerer Zeit spontan versiegt (selten operative Intervention erforderlich); Behandlungsversuch mit dem Somatostatinanalogon Octreotid (Sandostatin®); **3.** Pankreasnekrose: Prophylaxe mit Octreotid, 3 × 100 g/d s. c., zur Hemmung der Pankreassekretion; bei Infektion der Nekrose Operation (Drainage und Bauchhöhlenspülung, Antibiotika nach bakteriologischer Testung, evtl. Entfernung des Restpankreas; vgl. Pankreatitis, akute); **Ergebnisse** nach Duodenopankreatektomie: Anastomosenulkus in 5–20 % bei Operation nach Kausch-Whipple und in 2 % bei Pyloruserhaltung; Magenfunktionsstörungen in 10–25 %; Letalität <5 %; **Prognose: 1.** duktales Pankreaskarzinom: die Fünf-Jahres-Überlebensrate beträgt mit adjuvanter systemischer Chemotherapie 10–20%. Nach statistischer Berechnung sterben die Patienten mit unbehandeltem Pankreaskarzinom in 1–2 Monaten, mit palliativ behandeltem Pankreaskarzinom in 3–6 Monaten und mit radikal reseziertem Pankreaskarzinom in 9–18 Monaten; **2.** periampulläres Pankreaskarzinom: die Fünf-Jahres-Überlebensrate beträgt ca. 30 %, abhängig von Tumorgröße und Lymphknotenbefall sowie dem Ausgangspunkt des Karzinoms; **Nachbehandlung:** Therapie postprandialer Störungen durch Fermentsubstitution und Diätanleitung; regelmäßige Blutzuckerbestimmung; Untersuchungsintervalle in 4-wöchigen Abständen im 1. Halbjahr, dann vierteljährlich, später halbjährlich; umfangreiche Untersu-

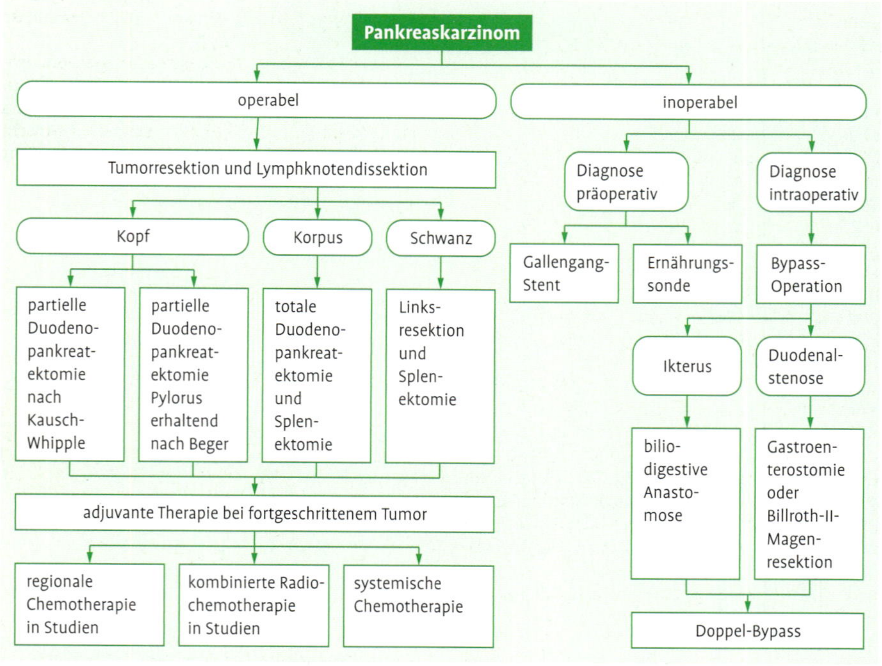

Pankreaskarzinom Abb. 4: therapeutischer Stufenplan

P

chungen zur Früherfassung eines Tumorrezidivs sind überflüssig, da ohne therapeutische Konsequenzen; bei Auftreten eines Ikterus inf. Tumorrezidivs transhepatische Stent-Einlage.

Strahlentherapie: **1.** adjuvante Therapie als kombinierte Radiochemotherapie zur Verbesserung der Ergebnisse nach Radikaloperation: Gesamtstrahlendosis 40 Gy; UAW: Erbrechen, Diarrhö, Leuko- und Thrombozytopenie; Verlängerung der Überlebenszeit gegenüber der Kontrollgruppe im Median um 4,1 Monate; **2.** intraoperative Strahlentherapie nach Tumorresektion: Applikation von 20 Gy direkt auf das Tumorbett und postoperativ perkutane Bestrahlung (Aufsättigung auf 30–40 Gy); Evaluation noch nicht abgeschlossen; **3.** palliative Strahlentherapie bei lokal inoperablem Pankreaskarzinom mit 30 Gy; vorübergehende Besserung der Schmerzsymptomatik.

Therapeutischer Stufenplan: s. Abb. 4.

Arbeitsunfähigkeit: nach Kausch-Whipple-Operation mind. 3 Monate, bei inoperablem Karzinom bis zum Lebensende; eine Anschlussheilbehandlung ist zu empfehlen.

Hinweis: Verschlussikterus: der Wert einer präoperativen Entlastung des Gallengangs durch interventionelle transhepatische Gallengangdrainage wird kontrovers diskutiert.

Neuentwicklung: **1.** Adjuvante regionale Chemotherapie senkt die Fernmetastasierung in Studien. **2.** Mit systemischer Chemotherapie, bestehend aus Folinsäure und 5-Fluorouracil oder Gemcitabin, über 6 Monate konnte die Fünf-Jahres-Überlebensrate in Studien verdoppelt werden (28 %).

Selbsthilfe: **1.** Arbeitskreis der Pankreatektomierten e. V., Haus der Krebs-Selbsthilfe, Thomas-Mann-Str. 40, 53111 Bonn, Tel. 0228 338890, Fax 0228 33889253; E-Mail: bgs@adp-bonn.de, Homepage: http://www.adp-dormagen.de; **2.** Deutsche Krebshilfe e. V., Buschstr. 32, 53113 Bonn, Tel. 0228 729900, Fax 0228 7299011; E-Mail: deutsche@krebshilfe.de, Homepage: http://www.krebshilfe.de; **3.** Krebsinformationsdienst (KID), Im Neuenheimer Feld 280, 69120 Heidelberg, Tel. 0800 4203040; E-Mail: krebsinformationsdienst@dkfz.de, Homepage: http://www.krebsinformation.de.

Literatur: **1.** Sendler, A.; Siewert, J. R.: Maligne Tumoren der Pankreas und der periampullären Region. In: Siewert, J. R. et al.: Praxis der Viszeralchirurgie (Onkologische Chirurgie). 2. Aufl. Heidelberg: Springer, 2008; **2.** Büchler, M. W.; Uhl, W.; Malfertheiner, P.: Pankreaserkrankungen – Akute Pankreatitis, Chronische Pankreatitis, Tumore des Pankreas. Basel: Karger, 1996; **3.** Gansauge, F. et al.: Adjuvante regionale Chemotherapie beim resezierten fortgeschrittenen Pancreascarcinom. Chirurg 67: 362–365 (1996).

Autor: J. Boese-Landgraf.

Pankreaspseudozyste: s. Pankreaszyste; Pankreatitis, akute.

Pankreastransplantation: allogene heterotope Transplantation des Pankreas zur Übertragung von Insulin produzierendem Gewebe; vgl. Organtransplantation. **Prognose:** Nach der Pankreastransplantation kommt es i. d. R. zu einer prompten Funktionsaufnahme und Normalisierung des Blutzuckerspiegels; Ein-Jahres-Funktionsrate 60–70 %.

Indikation: Diabetes* mellitus Typ 1 bei gleichzeitiger terminaler Niereninsuffizienz.

Durchführung: heterotope Einpflanzung in die Beckenregion entweder simultan als Pankreas-Nierentransplantation oder sequentiell nach bereits erfolgter Nierentransplantation*; Transplantation des gesamten Organs mit anhängender Duodenalmanschette, Anschluss an die Beckengefäße und Anastomosierung des spenderseitigen Duodenalsegments mit einem Jejunumsegment (Seit-zu-Seit) oder mit der Harnblase des Empfängers (s. Abb.); exokrines Pankreassekret fließt ins Jejunum oder in die Blase ab und kann bei der Blasendrainage zur Funktionskontrolle des Transplantats im Urin (Amylase) bestimmt werden; venöse Drainage des Pankreas über die Vena iliaca communis oder die Pfortader (technisch sehr anspruchsvolle Anastomose).

Komplikationen: akute Transplantatpankreatitis inf. ischämischer Schädigung bzw. Konservierungsschaden, Pfortaderthrombose (Antikoagulation erforderlich), akute Blutungen inf. Infektion im Transplantatlager, hämorrhagische Zystitis* durch Pankreassekretableitung in die Harnblase (evtl. operative Korrektur).

Neuentwicklung: Inselzelltransplantation: isolierte Inselzellen von hirntoten Organspendern werden intraportal in die Leber des Empfängers eingeschwemmt, bilden dort Langerhans-Inseln und produzieren Insulin (Verfahren ist noch nicht endgültig beurteilbar).

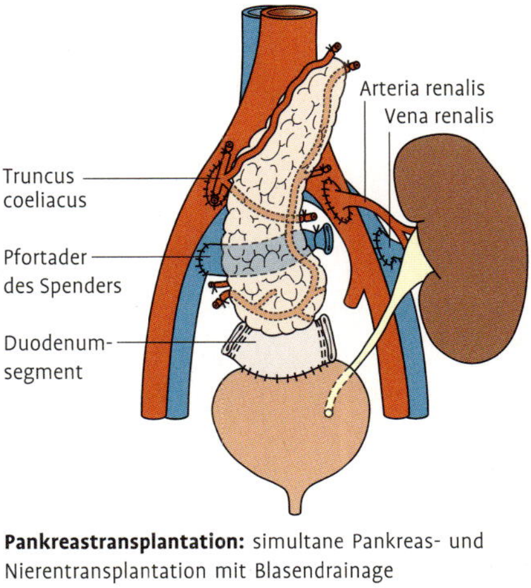

Pankreastransplantation: simultane Pankreas- und Nierentransplantation mit Blasendrainage

P

Selbsthilfe: **1.** Bundesverband der Organtransplantierten (BDO) e. V., Paul-Rücker-Str. 22, 47059 Duisburg, Tel. 0203 442010, Fax 0203 442127; E-Mail: geschaeftsstelle@bdo-ev.de, Homepage: http://www.bdo-ev.de; **2.** Verband Organtransplantierter Deutschlands e. V., Georgstr. 11, 32545 Bad Oeynhausen; Tel. 05731 792181, Fax 05731 792182; E-Mail: mgutsche@hdz-nrw.de, Homepage: http://www.vod-ev.de.

Literatur: **1.** Drognitz, O.; Hopt, U. T.: Pankreastransplantation. In: Siewert, J. R.; Rothmund, M.; Schumpelick, V. (Hrsg.): Praxis der Viszeralchirurgie. Gastroenterologische Chirurgie. 2. Aufl. Heidelberg: Springer, 2006; **2.** Platz, K. P. et al.: Pankreastransplantation. In: Pfitzmann, R.; Neuhaus, P.; Hetzer, R. (Hrsg.): Organtransplantation. Berlin: de Gruyter, 2001.

Autor: R. Pfitzmann.

Pankreaszyste: in der Bauchspeicheldrüse lokalisierte Zyste; **Formen:** **1.** Pseudozysten: häufigste Form; keine Epithelauskleidung; die Wand besteht aus Granulationsgewebe und benachbarten Gewebestrukturen; Ursachen: posttraumatisch (30 %); inf. einer chronischen Pankreatitis* (20 %) oder akuten Pankreatitis* (15 %); Pseudozysten können zur Blutung in die Zyste durch Gefäßarrosion, Stenose durch Kompression des Gallengangs oder des Darms, Aszites und Pleuraerguss führen; selten sind Ruptur und Abszess; **2.** echte Zyste (dysontogenetische oder Retentionszyste): sehr selten, mit Epithelauskleidung; die klare Flüssigkeit enthält keine Pankreasenzyme; **3.** zystische Neoplasien: Zystadenome mit serösem oder muzinösem Inhalt; maligne Transformation in 20 % der Fälle zum Zystadenokarzinom (s. Pankreaskarzinom).

Behandlungsindikation: Beseitigung von Beschwerden und Prophylaxe von Komplikationen; die anatomische Lage und Größe der Pseudozysten entscheidet über die Therapie.

Pharmakotherapie: Antibiotika kombiniert mit äußerer Drainage nur bei Infektion der Zyste.

Operative Therapie: sofortige Operation bei akuten Komplikationen (Blutung, Perforation, Infektion); infizierte Zysten können zunächst durch Platzierung einer transkutanen Pigtail-Drainage abgeleitet und auch gespült werden. Postakute Pseudozysten bilden sich in 10–14 % der Fälle innerhalb von 6–8 Wochen zurück; nach dieser Zeit ist ein Hinausschieben der Operation nicht mehr sinnvoll; längeres Abwarten kann wegen der Komplikationsmöglichkeiten (in ca. 40 %) gefährlich werden. Bei allen Pseudozysten, die i. R. einer chronischen Pankreatitis auftreten, ist eine Resektion der Zyste und der erkrankten Pankreasanteile sinnvoll. **Verfahren:** Die dauerhafte Ableitung des Zysteninhalts wird angestrebt, um eine Obliteration der Pseudozyste zu erreichen. Bei chronischer Pankreatitis ist eine vollständige Herdsanierung erforderlich. **1.** Drainage nach außen: nur bei frischen, nicht anastomosefähigen Zysten, die infiziert sind oder bei denen eine Ruptur droht; am günstigsten ist die perkutane, CT- oder sonographiegesteuerte Pigtail-Drainage. Das Sekret wird abgeleitet und die Zyste wiederholt gespült. Zeigt sich im Verlauf eine Pankreasfistel, so ist zu prüfen, ob der Abfluss über die Papilla Vateri frei ist (dann wird sich die Fistel bei geduldigem Abwarten spontan schließen). Selten ist eine Pankreasresektion mit Ableitung in eine Darmschlinge erforderlich. **2.** Drainage nach innen: Eine anastomosefähige Zystenwand ist frühestens nach 6–8 Wochen zu erwarten. Aus der Zystenwand ist eine Biopsie für die histologische Schnellschnittuntersuchung zu entnehmen, um ein Zystadenokarzinom auszuschließen. Je nach Topographie sind verschiedene Varianten möglich (s. Abb. 1): **a)** Zystojejunostomie: Seit-zu-Seit-Anastomose (8–10 cm lang) mit einer ausgeschalteten oberen Jejunumschlinge am möglichst tiefsten Punkt der Zyste; häufigstes Verfahren; **b)** Zystoduodenostomie: Seit-zu-Seit-Anastomose zwischen Duodenum und Zystenwand, evtl. transduodenal; selten indiziert bei größeren Zysten im Pankreaskopf; **c)** Zysto-

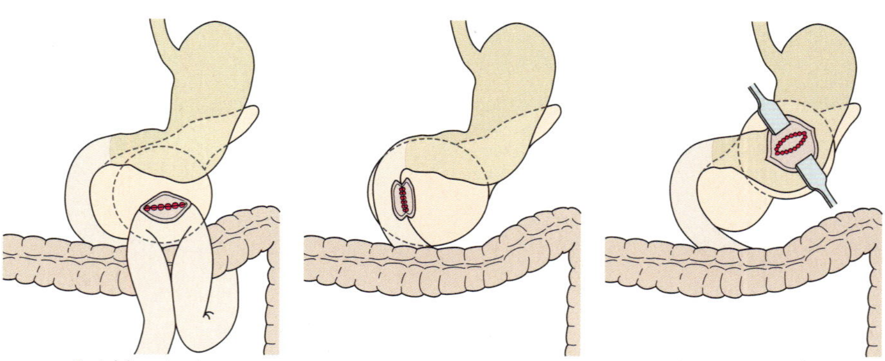

Pankreaszyste Abb. 1: innere Drainage von Pankreaspseudozysten

P

gastrostomie; bei Zysten, die direkt hinter dem Magen liegen; heute nur noch selten ausgeführt; die Anastomosierung ist bei transgastralem Zugang technisch einfach, postoperative Blutungen und Infektionen sind häufiger; **Komplikationen:** Wundheilungsstörungen, Pankreasfistel, subphrenische Abszesse, intraabdominale und intraperitoneale Blutungen; Häufigkeit insgesamt 4–40 % (Literaturangaben) bzw. 17 % (eigene Daten); **Ergebnisse:** Klinikletalität 0–8 %; Rezidivrate bei postakuter Pseudozyste 8,6 %, bei Zystendrainage nach chronischer Pankreatitis 43 %; postoperative Beschwerdefreiheit 23–47 %; Alkoholkrankheit und Diabetes mellitus spielen bei weiterbestehenden postoperativen Beschwerden eine nicht unerhebliche Rolle.

Sonstige Maßnahmen: Einlegen einer Pigtail-Drainage bei infizierter Zyste, schlechtem Allgemeinzustand des Patienten, kleiner frischer postakuter Zyste (<4 cm), bei der die Wand noch kollabieren kann und wenn keine Verbindung zum Pankreasgang besteht (Amylasebestimmung im Zysteninhalt).

Therapeutischer Stufenplan: Behandlung der Pankreaspseudozyste: s. Abb. 2.

Arbeitsunfähigkeit: 3–6 Wochen nach Operation.

Hinweis: Die Punktion der Pseudozyste hat keinen dauerhaften Erfolg, meist auch nicht interventionelle Techniken mit Stent-Platzierung von der Pseudozyste in andere Organe (z. B. Magen).

Literatur: **1.** Büchler, M.; Uhl, W.; Malfertheiner, P.: Pankreaserkrankungen. Akute Pankreatitis, Chronische Pankreatitis, Tumore des Pankreas. Basel: Karger, 1996; **2.** Beger, H. G.; Büchler, M.; Malfertheiner, P. (eds): Standards in pancreatic surgery. Heidelberg: Springer, 1993; **3.** Häring R.; Dollinger, P.: Operative therapy of pancreatic pseudocysts. In: Beger, H. G. et al. (eds): Chronic pancreatitis. Heidelberg: Springer, 1990.

Autor: J. Boese-Landgraf.

Pankreatikojejunostomie: s. Pankreatitis, chronische.

Pankreatitis, akute: akut verlaufende entzündliche Erkrankung des Pankreas; diagnostisch wegweisend ist die Kombination von klinischer Symptomatik (Schmerz), Lipase-Erhöhung im Blut (über das Dreifache der oberen Norm) und Entzündungszeichen, ggf. Korrelat in Bildgebung (Sonographie, CT); **Formen:** fokal oder global,

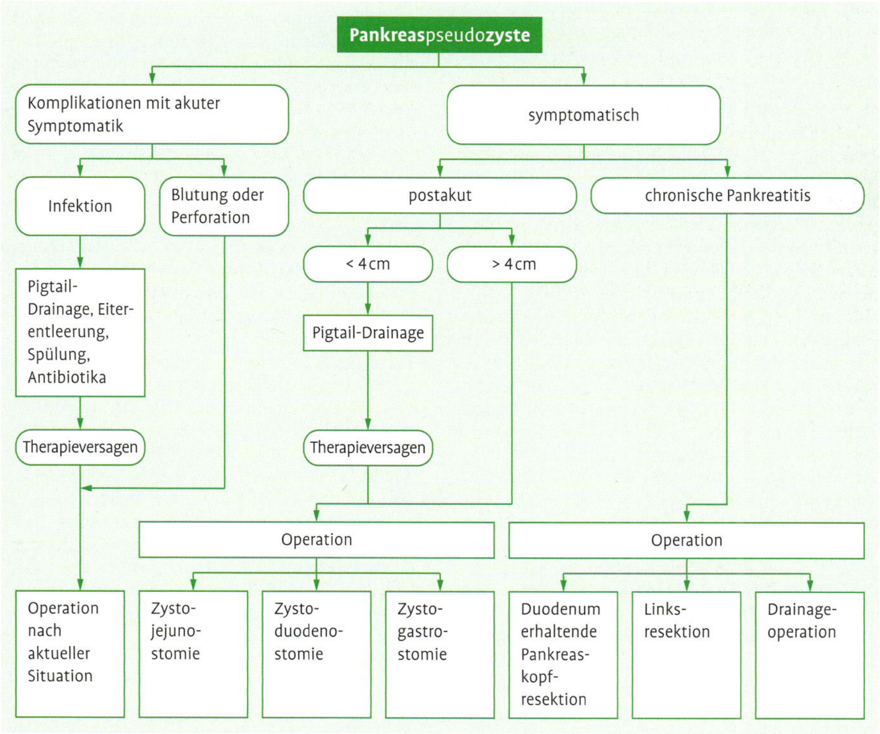

Pankreaszyste Abb. 2: therapeutischer Stufenplan bei Pankreaspseudozyste

P

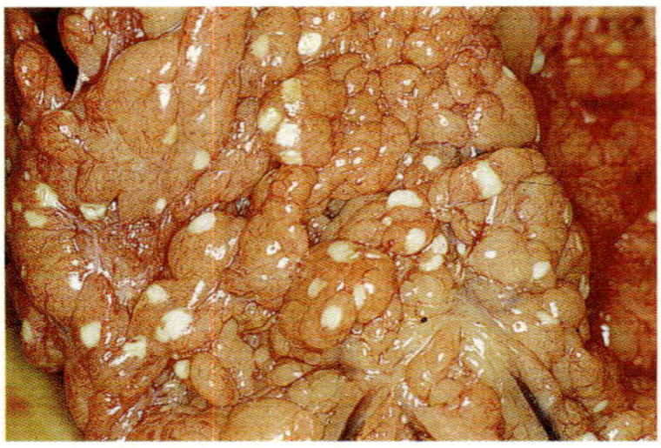

Pankreatitis, akute Abb. 1: multiple weißliche Fettgewebenekrosen im großen Netz; Operationssitus

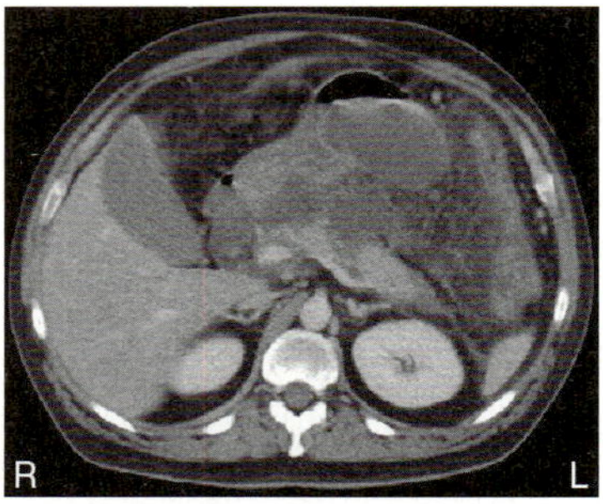

Pankreatitis, akute Abb. 2: nekrotisierende Pankreatitis mit Pseudozysten; CT

akut interstitiell-ödematös, exsudativ oder hämorrhagisch nekrotisierend (s. Abb. 1, Abb. 2); **Ursache:** häufig Cholangiolithiasis (50 %) oder Alkoholabusus (30 %); selten Hyperparathyroidismus, Hypertriglyceridämie, anatomische Varianten (Pancreas divisum, Papillenstenose), invasive Untersuchungsverfahren (endoskopische retrograde Cholangiopankreatikographie, Abk. ERCP), Trauma, Arzneimittel, Tumor, Wurmbefall u. a.

Behandlungsindikation: Eine akute Pankreatitis muss i. d. R. stationär, ggf. intensivmedizinisch, in einem interdisziplinären Konzept von Gastroenterologen und Viszeralchirurgen gemeinsam behandelt werden. Die Therapie der akuten Pankreatitis ist in erster Linie konservativ. Operative Verfahren kommen bei komplizierten schweren Verlaufsformen zum Einsatz. Nicht das Ausmaß von Pankreasnekrosen, sondern lokale und systemische, insbesondere infektiöse Komplikationen, wie z. B. ein progredientes Multiorganversagen trotz Ausschöpfung aller konservativen intensivmedizinischen Maßnahmen, stellen eine Indikation zur operativen Therapie dar.

Pharmakotherapie: **1.** Sicherstellung adäquater Kreislaufverhältnisse durch Infusionstherapie: Vollelektrolyt- und Kolloidlösungen im Verhältnis 2 : 1; z. B. Ringer-Acetat-Lösung oder Ringer-Laktat-Lösung und Hydroxyethylstärke (z. B. Voluven®) unter Überwachung der Vitalfunktionen und Nierenfunktion; **2.** Analgesie: **a)** zentral wirkende Analgetika, z. B. Tramadol (z. B. Tramal®), 50–100 mg langsam i. v. oder s. c., oder Piritramid (z. B. Dipidolor®), 7,5–15 mg langsam i. v., oder Buprenorphin (z. B. Temgesic®), 0,3 mg langsam i. v.; **b)** thorakale und lumbale peridurale Blockade mit kontinuierlicher oder Bolusapplikation bzw. über eine patientengesteuerte Analgesiepumpe für Lokalanästhetika wie Bupivacain (z. B. Carbostesin®), 0,25 %ig, ggf. in Kombination mit Opioiden, z. B. Sufentanyl (z. B. Sufenta®); **3.** Prophylaxe von Stressulzera mit Protonenpumpen-Hemmern, z. B. Pantoprazol (z. B. Pantozol®), 40 mg i. v., oder Esomeprazol (Nexium®), 20–40 mg als Kurzinfusion i. v.; **4.** Prophylaxe von Thrombosen und disseminierter intravasaler Gerinnung durch Low-dose-Heparinisierung; **5.** Der Stellenwert einer Antibiotikaprophylaxe bei nekrotisierender Pankreatitis ist umstritten: Ciprofloxacin (z. B. Ciprobay®), 400 mg/12 h i. v., oder Levofloxacin (Tavanic®), 500 mg/12 h, ggf. kombiniert mit Metronidazol (z. B. Clont®), 500 mg/8 h i. v., oder Imipenem (ZIENAM®), 1 g i. v. alle 8 Stunden.

Endoskopische Therapie: bei Konstellation einer biliären Pankreatitis (Gallenblasenstein, Gallengangerweiterung, laborchemische Erhöhung von ALT, AST und ggf. Bilirubin) erfolgt eine diagnostische Endosonographie bzw. ERCP zum Nachweis eines Gallengangsteins. Bei Steinnachweis ohne biliäre Komplikation wird allenfalls innerhalb von 24 Stunden nach Symptombeginn eine therapeutische endoskopische Papillotomie (Abk. EPT) mit Extraktion des Konkrements durchgeführt, bei eingeklemmtem Konkrement (Bilirubin >85 μmol/l) oder Cholangitis in jedem Fall und schnellstmöglich.

Operative Therapie: Ziel der operativen Therapie ist die Erhaltung von möglichst viel regenerationsfähigem Pankreasgewebe. Mit den schonenden Operationsverfahren Nekrosektomie mit geschlossener Retroperitoneallavage, Etappenlavage oder open packing beträgt die Letalität der schwersten Verlaufsformen <15 %. **Verfahren:** **1.** infizierte Nekrosen: subtile Nekrosektomie kombiniert mit einer Spülung, die bereits intraoperativ beginnt, um toxisches und nekrotisches Material sowie Pankreassekret zu entfernen; Spülungen mit 20–50 l Peritonealdialyselösungen pro Tag über 2–6 Wochen; Spülverfahren: **a)** geschlossene retroperitoneale kontinuierliche Lavage der Nekrosebezirke und Nekrosestraßen nach Beger mit 2 doppellumigen Spülkathetern; **b)** Etappenlavage mit temporärem Reißverschluss der Bauchdecken (s. Peritonitis); **c)** open packing: Abdecken des offenen Abdomens mit Bauchtüchern; organisatorisch aufwendig, häufig Komplikationen; **2.** Abszess: perkutane Pigtail-Drainage; **3.** Pankreaspseudozyste mit Einblutung oder Druckerscheinung: perkutane Pigtail-Drainage oder Operation (s. Pankreaszyste); **4.** Ischämie benachbarter Hohlorgane mit Peritonitis: Laparotomie; **5.** akute Blu-

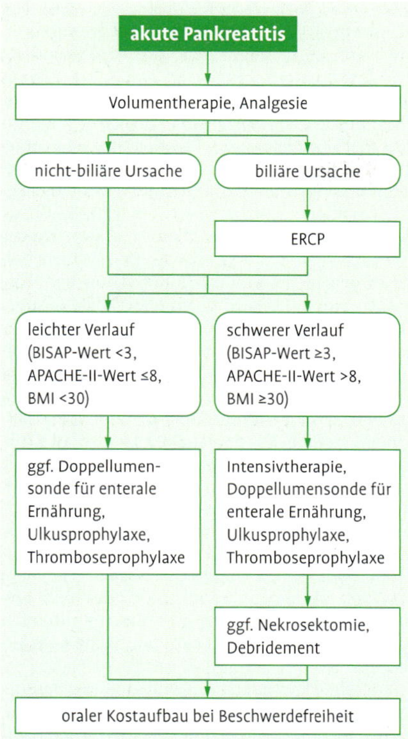

Pankreatitis, akute Abb. 3: therapeutischer Stufenplan

tung durch Gefäßarrosion: radiologisch interventionelle oder operative Blutstillung.

Sonstige Maßnahmen: **1.** orale Nahrungskarenz; **2.** bei länger als 7 Tage zu erwartender oraler Nahrungskarenz oder Mangelernährung: **a)** enterale Ernährungstherapie über nasal eingeführte jejunal (Ernährungslumen) und gastral (Ablauflumen) platzierte Doppellumensonde unter Verwendung von (semi-)elementaren oder polymeren Fertigdiäten; **b)** parenterale Ernährung*, wenn enterale Ernährung technisch nicht bzw. nicht in bedarfsdeckendem Umfang möglich ist (duale Ernährung) oder nicht toleriert wird; parenterale Ernährung bei akuter Pankreatitis wird wie bei kritischer Erkrankung anderer Genese unter Verwendung aller 3 Makronährstoffe (Glukose, Fett, Aminosäuren) und Deckung des Bedarfs an Vitaminen und Spurenelementen durchgeführt und monitorisiert. **3.** Intensivüberwachung bzw. -therapie in Abhängigkeit vom Schweregrad: zentraler Venenkatheter, Blasenkatheter, Magensonde bei paralytischem Ileus und Monitoring der Blutwerte (mind. 2-mal/d); **4.** Rezidivprophylaxe: **a)** biliäre Pankreatitis: elektive Cholezystektomie* 6–8 Wochen nach akuter Pankreatitis; **b)** alkoholische Pankreatitis: absolute lebenslange Alkoholkarenz; **c)** diätetische und ggf. Pharmakotherapie einer Hypertriglyceridämie*; Behandlung der Ursachen einer Hyperkalzämie; Sanierung der Gallenwege; Meiden auslösender Arzneimittel (Valproat, Azathioprin, Thiazid-Diuretika, Furosemid, Pentamidin, Sulfonamide, Tetracycline, Östrogene, Didanosin, Zalcitabin, Mesalazin, Sulfasalazin, Rifampicin u. a.).

Therapeutischer Stufenplan: s. Abb. 3.

Arbeitsunfähigkeit: entspr. der Schwere der Erkrankung nach dem stationären Aufenthalt 1–4 Wochen.

Hinweis: **1.** erhöhtes Risiko für lebensbedrohliche Komplikationen bei APACHE-II-Score (APACHE Abk. für engl. acute physiology and chronic health enquiry) >8 Punkte (ca. 4 % Sterblichkeit), BISAP-Score (BISAP Abk. für engl. BUN, impaired mental state, SIRS, age, pleural) ≥3 Punkte (ca. 4 % Sterblichkeit; s. Tab.), CRP >150 mg/l innerhalb von 48 Stunden nach Symptombeginn, bei Adipositas* (BMI >30 kg/m²); **2.** Der Kostaufbau orientiert sich an Symptomen und nicht an Lipasewerten. **3.** Die klinische Wirksamkeit systemisch applizierter Protease-Inhibitoren (z. B. Aprotinin, Gabexatmesilat) ist ebenso wie die von sekretions-

Pankreatitis, akute
BISAP-Score

Kriterium		Wert
BUN oder Harnstoff	>25 mg/dl >55 mg/dl (9,0 mmol/l)	1 Punkt
Somnolenz	ja	1 Punkt
SIRS	≥2 Kriterien erfüllt: Herzfrequenz ≥90/min Atemfrequenz >20/min oder $PaCO_2$ ≤33 Körpertemperatur ≥38 °C oder ≤36 °C Leukozytenkonzentration >12 000/µl oder <4000/µl oder ≥10 % stabkernige Granulozyten	1 Punkt
Alter	>60 Jahre	1 Punkt
Pleuraerguss	ja	1 Punkt

≥3 Punkte: erhöhtes Risiko lebensbedrohlicher Komplikationen

hemmenden Substanzen (Atropin, Glucagon, Octreotid und Calcitonin) nicht belegt.

Neuentwicklung: Transgastrale oder perkutane endoskopische Drainageverfahren im Rahmen von NOTES (Abk. für engl. natural orifice transluminal endoscopic surgery) oder minimal-invasiver Chirurgie* als Alternative zu konventionellen offenen Eingriffen.

Selbsthilfe: bei Alkoholabhängigkeit als Ursache der Pankreatitis: Anonyme Alkoholiker Interessengemeinschaft e. V., Waldweg 6, 84177 Gottfrieding-Unterweilnbach, Tel. 08731 325730, Fax 08731 3257320, bundeseinheitliche Rufnummer zur Vermittlung lokaler Selbsthilfegruppen/Kontaktstellen: 19295; E-Mail: aa-kontakt@anonyme-alkoholiker.de, Homepage: http://www.anonyme-alkoholiker.de.

Literatur: **1.** Adler, G.; Woehrle, H.; von Tirpitz, C.: Klinik, Diagnostik und konservative Therapie der akuten Pankreatitis. In: Riemann, J. F. et al.: Gastroenterologie. Stuttgart: Thieme, 2008; **2.** Seifert, H.: Interventionelle endoskopische Therapie der akuten Pankreatitis. In: Riemann, J. F. et al.: Gastroenterologie. Stuttgart: Thieme, 2008; **3.** AGA Institute Medical Position Statement on Acute Pancreatitis. Gastroenterology 132: 2019–2021 (2007); **4.** Meier, R.: ESPEN Guidelines on Enteral Nutrition: Pancreas. Clin Nutr 25: 275–284 (2006); **5.** Fiedler, F.: Intensivmedizinische Strategien bei akuter Pankreatitis. In: Eckart, J.; Forst, H.; Buchardi, H. (Hrsg.): Repetitorium Intensivmedizin. Landsberg: ecomed, 2003.

Autor: M. Plauth.

P

Pankreatitis, chronische: persistierende und progrediente, auch mit floriden Exazerbationen ablaufende Entzündung der Bauchspeicheldrüse mit Fibrose und Verkalkung des Parenchyms (s. Abb. 1); im Gegensatz zur akuten Pankreatitis* durch irreversible morphologische und funktionelle Veränderungen charakterisiert; der floride entzündliche Schub ist wie eine akute Pankreatitis zu behandeln; **Ursache:** Alkoholmissbrauch (70–90 %), idiopathisch (10–25 %), Pancreas divisum oder Pancreas anulare, Cholelithiasis*, Papillenstenose, Duodenaldivertikel, Tumoren, primärer Hyperparathyroidismus*; **Klinik:** rezidivierende, anfallartige akute Schmerzen (selten schmerzfrei); die fortschreitende exo- und endokrine Funktionseinschränkung führt zu Malassimilation, Diarrhö, Gewichtsabnahme und Diabetes* mellitus Typ 1; **Komplikationen:** Pseudozysten (s. Pankreaszyste), Strikturen, Dilatationen und Konkrementbildungen im Pankreasgang; bei einem Drittel der Patienten entwickelt sich ein entzündlicher Pankreaskopftumor mit Okklusion des Ductus choledochus und Ductus pancreaticus, seltener eine Duodenalstenose und Kompression der Vena portae mit konsekutiver portaler Hypertension, chronisches Schmerzsyndrom.

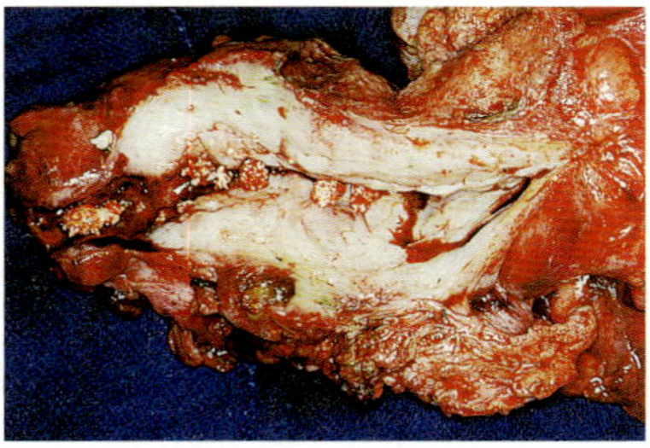

Pankreatitis, chronische Abb. 1: schwere chronische Pankreatitis mit erheblicher Gangdilatation und Pankreassteinen, das Parenchym ist durch eine schwartenartige Fibrose ersetzt; Operationspräparat

Behandlungsindikation: **1.** Kausale Therapie oft schwierig (Alkoholmissbrauch); bei erfolgreicher Behandlung eines Hyperparathyroidismus kann ein Fortschreiten der chronischen Pankreatitis verhindert werden. Die Folgen der chronischen Pankreatitis müssen verhindert bzw. behandelt werden (Schmerzzustände, Organinsuffizienz, lokale Komplikationen). **2.** Symptomatische Therapie erfolgt konservativ (Enzymsubstitution, Diät, Schmerzbehandlung) oder chirurgisch bei Komplikationen (therapieresistente Schmerzen und Gangerweiterung, entzündliche Fibrose oder Stenose des Ductus choledochus, Milzvenenthrombose, komplizierte Pseudozysten, Karzinomverdacht).

Pharmakotherapie: **1.** Substitution von Pankreasenzymen: Lipase, 25 000–50 000 IE pro Hauptmahlzeit, evtl. Dosis erhöhen, bei Zwischenmahlzeiten entsprechend weniger; bei normaler und erhöhter Magensäuresekretion mikroverkapselte Präparate (z. B. Kreon®, Panzytrat®), nach Magenresektion und bei verminderter Sekretion konventionelle Präparate (z. B. Pankreon Granulat®); Säureblockade bei schwerer exokriner Insuffizienz erforderlich (verminderte Bicarbonatsekretion), da substituierte Enzyme bei niedrigem pH-Wert inaktiviert werden; Erfolgskontrolle: Normalisierung von Stuhlfrequenz und Konsistenz, Stabilisierung bzw. Besserung des Ernährungszustands; **2.** Schmerztherapie: zuerst Spasmolytika, z. B. Butylscopolaminiumbromid (z. B. Buscopan®), plus peripher wirksame Analgetika, z. B. Paracetamol (z. B. Paracetamol-ratiopharm®, ben-u-ron®); evtl. zusätzlich zentral wirkendes Analgetikum, z. B. Tramadol (z. B. Tramal®), bei Persistenz Opioide* wie Buprenorphin (z. B. Temgesic®) oder Pentazocin (Fortral®); alternativ rückenmarknahe Schmerzblockade; bei nicht beherrschbaren Schmerzen operative Behandlung erwägen; **3.** bei Diabetes mellitus: Insulintherapie, keine oralen Antidiabetika.

Operative Therapie: Der Zeitpunkt für ein operatives Vorgehen ist nach wie vor kontrovers, denn nicht alle Untersuchungen können belegen, dass mit einer frühzeitigen Operation das Fortschreiten der Entzündung und das Eintreten einer exo-

oder endokrinen Insuffizienz verhindert oder die langfristige Schmerztherapie vermieden werden kann. Durch die Operation soll entzündetes Gewebe entfernt (Pankreaskopf- oder Pankreaslinksresektion) und/oder eine Drainage bzw. Dekompression des Organs erreicht werden. Resektionen sollten bevorzugt durchgeführt werden, da sie sowohl die Herdsanierung als auch die Beseitigung von Stenosen und Sekretstau beeinflussen. Sie sind heute mit deutlich geringerem Risiko möglich und verbessern die Lebensqualität nachhaltiger als Drainageoperationen. **Indikationen:** therapieresistente Schmerzen, Komplikationen (Gangobstruktion), Anomalien des Pankreas und Verdacht auf ein Pankreaskarzinom*. **Verfahren: 1. Resektionen:** **a)** das Duodenum erhaltende partielle Pankreaskopfresektion (nach Beger bzw. Frey): Belassen eines schmalen Pankreasstreifens am Duodenum; End-zu-End-Anastomosierung einer Jejunumschlinge mit dem Pankreasschwanz und Seit-zu-Seit-Anastomosierung mit dem duodenalen Pankreasrest (s. Abb. 2); bei langstreckiger Verengung des Ductus pancreaticus Kombination mit longitudinaler Pankreasganganastomose; **b)** pyloruserhaltende partielle Pankreatikoduodenektomie: Magen und Pylorus sowie 1–2 cm des proximalen Duodenums bleiben erhalten; Rekonstruktion wie bei der partiellen Pankreatikoduodenektomie nach Kausch-Whipple mit Pankreato- und Hepatojejunostomie, wobei der Duodenumrest seitlich in die jejunale Anastomosenschlinge eingepflanzt wird; Vorteile: signifikant geringere Schmerzen, Erhaltung der physiologischen Nahrungspassage, keine Verkleinerung des Magenreservoirs, weniger durch Diabetes mellitus bedingte Folgeerkrankungen, bessere Gewichtszunahme des Patienten postoperativ; **c)** Pankreaslinksresektion (möglichst milzerhaltend): nur indiziert bei chronischer Pankreatitis im Korpusschwanzbereich; Schmerzfreiheit in >80 %; Nachteil: höhere Diabetes-mellitus-Quote, da im Pankreasschwanz die meisten Langerhans-Inseln lokalisiert sind; **d)** partielle Pankreatikoduodenektomie nach Kausch-Whipple: wird heute aufgrund des Ausmaßes der Operation und der schlechteren Lebensqualität seltener durchgeführt; **e)** totale Pankreatikoduodenektomie: garantiert keine Schmerzfreiheit und wird aufgrund schwerer unerwünschter Wirkungen und hoher Letalität heute nicht mehr durchgeführt; **2. Drainageoperationen:** zur Entlastung bei ausgeprägter Dilatation des Ductus pancreaticus oder bei Pankreaszysten; Schmerzfreiheit nach 2 Jahren nur in 60 %; bisweilen spätere Resektion notwendig. **a)** Pankreatojejunostomie nach Puestow/Partington-Rochelle: der dilatierte Pankreasgang wird vom Kopf bis in den Schwanzbereich der Länge nach aufgeschnitten und mit einer ausgeschalteten Jejunumschlinge nach Roux Seit-zu-Seit anastomosiert; 70–80 % der Patienten sind anfangs, 60 % dauerhaft schmerzfrei; Letalität (1–3 %) und Komplikationsrate (15 %) sind allerdings relativ hoch; **b)** Pankreatojejunostomie nach Du Val: kurzstreckige Resektion des Pankreasschwanzes und End-zu-End-Anastomose mit einer ausgeschalteten Jejunumschlinge nach Roux (s. Abb. 3); indiziert bei isolierten Gangstenosen

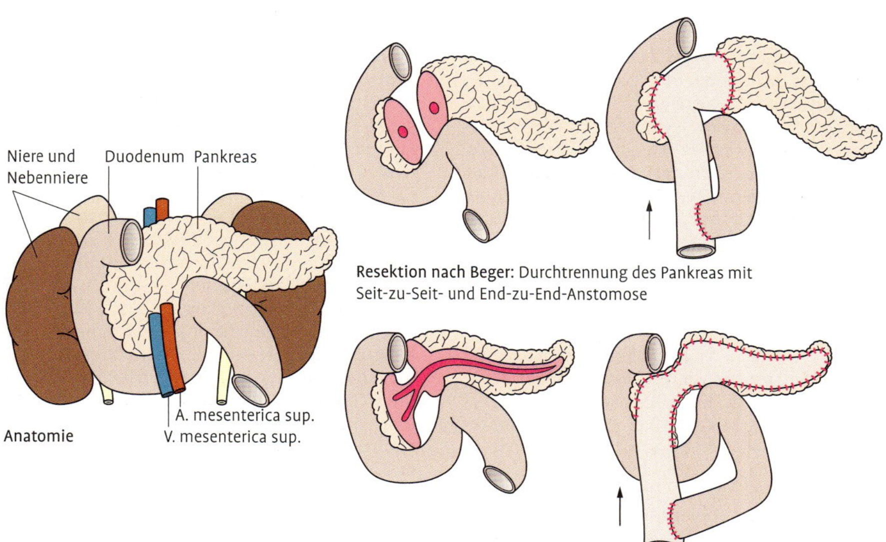

Resektion nach Beger: Durchtrennung des Pankreas mit Seit-zu-Seit- und End-zu-End-Anstomose

Resektion nach Frey: partielle Resektion des Pankreasparenchyms mit longitudinaler Pankreasganganastomose

Pankreatitis, chronische Abb. 2: Duodenum erhaltende partielle Pankreaskopfresektionen

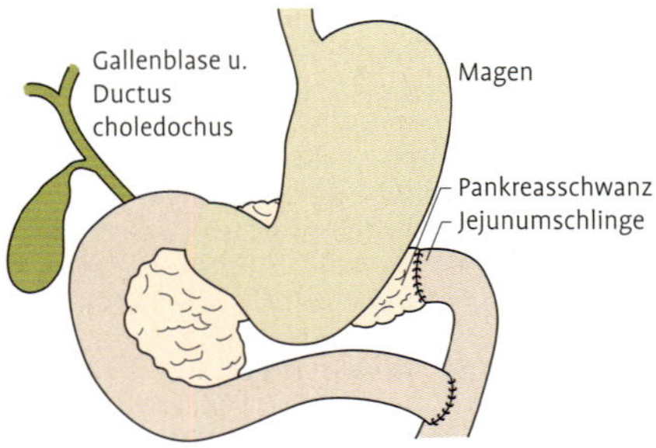

Pankreatitis, chronische Abb. 3: Pankreatikojejunostomie nach Du Val: End-zu-End-Anastomose einer Jejunumschlinge mit dem Pankreasschwanz

im Kopfkorpusbereich; das Pankreassekret kann retrograd in die Anastomosenschlinge abfließen. **Komplikationen:** Nahtinsuffizienzen an den vielfältigen Anastomosen (heilen bei vorsorglicher Drainierung meist spontan; nur selten ist eine Relaparotomie notwendig), Peritonitis, postoperative Pankreatitis (schwerwiegende Komplikation; konservative Behandlung).

Endoskopische Therapie: **a)** Kopfpankreatitis mit distaler Gangerweiterung: endoskopische Drainage mit oder ohne Lithotripsie erreicht im direkten Vergleich mit chirurgischer Resektion schlechtere Schmerzkontrolle bei ähnlichen Komplikationsraten; **b)** Pseudozysten: Endoskopisch transgastrale oder duodenale Drainage unter endosonographischer Steuerung ersetzt zunehmend konventionelle chirurgische Drainageoperationen.

P

Sonstige Maßnahmen: **1.** Ernährungstherapie: 6–8 kleine Mahlzeiten pro Tag unter adäquater Enzymsubstitution sind für >80 % der Patienten ausreichend, um einen adäquaten Ernährungsstatus zu erreichen, in 10–15 % sind zusätzliche orale Supplemente erforderlich; bei ausreichender Enzymsubsitution ist eine fettreduzierte Kost nicht erforderlich; nur selten müssen MCT-Fette zur Sicherstellung einer ausreichenden Energiezufuhr eingesetzt werden. **2.** Lebensführung: Alkohol- und Nicotinkarenz sind von erwiesenem Vorteil auf für Krankheitsverlauf und Prognose.

Arbeitsunfähigkeit: nach der Operation 4–6 Wochen; weitere Arbeitsunfähigkeit ist abhängig von Folgeerkrankungen (Diabetes mellitus), Mangelernährung und Allgemeinzustand.

Selbsthilfe: Arbeitskreis der Pankreatektomierten e. V., Zentrale Beratungsstelle, Krefelder Str. 3, 41539 Dormagen, Tel. 02133 42329, Fax 02133 42691, E-Mail: adp-dormagen@t-online.de, Homepage: http://www.adp-dormagen.de.

Literatur: **1.** Izbicki, J.; Mann, O.; Yekebas, E.: Chirurgische Therapie der chronischen Pankreatitis. In: Riemann, J. F. et al.: Gastroenterologie. Stuttgart: Thieme, 2008; **2.** Mössner, J.; Keim, V.: Klinik, Diagnostik und Therapie der chronischen Pankreatitis. In: Riemann, J. F. et al.: Gastroenterologie. Stuttgart: Thieme, 2008; **3.** Kasperk, R.; Krones, C.: Chirurgische Therapie der chronischen Pankreatitis. In: Siewert, J. R.; Rothmund, M.; Schumpelick, V. (Hrsg.): Praxis der Viszeralchirurgie. Gastroenterologische Chirurgie. 2. Aufl. Heidelberg: Springer, 2006.

Autoren: M Plauth, R. Pfitzmann.

Panmyelopathie: s. Anämie, aplastische.

Panner-Krankheit: s. Knochennekrosen, aseptische.

Pannikulosen: s. Therapie, Trophik verbessernde.

Pantherina-Syndrom: s. Pilzvergiftung.

Pantoprazol: s. Protonenpumpen-Hemmer.

Panuveitis: s. Uveitis.

Panzerherz: s. Perikardektomie.

Panzytopenie: s. Anämie, aplastische; Hypersplenismus.

Papillomaviren: s. Condylomata acuminata; Verrucae.

Papillotomie, transduodenale: s. Cholezystektomie.

Papulose, lymphomatoide: s. Lymphome, primär kutane.

Paracetamol: nichtopioides Analgetikum (Anilinderivat); **Vertreter:** z. B. Paracetamol-ratiopharm®, zur i. v. Applikation z. B. Perfalgan®; **Wirkung:** Hemmung der Prostaglandinsynthese (zerebral ausgeprägt, peripher schwächer) mit guter antipyretischer, etwas schwächerer analgetischer und sehr schwacher antiphlogistischer Wirkung wegen der chemischen Eigenschaft (keine Säure); **Pharmakokinetik:** Resorption nach oraler Gabe erfolgt rasch und vollständig; dosisabhängige Bioverfügbarkeit (70–90 %, bei rektaler Applikation die Hälfte); max. Plasmakonzentration bei oraler Applikation nach 0,5–1,5 Stunden, bei rektaler Applikation nach 3–4 Stunden (raschere systemische Wirkstoffaufnahme unter Notfallbedingungen bei rektaler Applikation bei Kindern inf. wesentlich besserer Durchblutung des Hämorrhoidalplexus als bei Erwachsenen); therapeutischer Plasmaspiegel 10–20 mg/l; Wirkungsdauer 4–6 Stunden; Plasmaproteinbindung sehr gering (10 %); Eliminationshalbwertzeit 2 Stunden; hepatische Metabolisierung und renale Ausscheidung der Metabolite (nur 3 % unveränderte renale Elimination); ein kleiner Teil wird zum hochreaktiven Metaboliten N-Acetyl-p-benzochinonimin hydroxyliert, der mit Sulfhydrylgruppen des Glutathion reagiert. Bei toxischer Paracetamoldosierung (6–10 g bei Erwachsenen) kommt es durch Verbrauch hepatischen Glutathions zu Reaktionen mit anderen Leberzellproteinen und damit zur Auslösung einer toxischen Leberzellnekrose. Toxischer Plasmaspiegel: >200 mg/l (4 Stunden nach oraler Einnahme) bzw. >50 mg/l (12 Stunden nach oraler Einnahme); cave: Leberzellschädigung bei Alkoholabhängigkeit bereits bei niedrigeren Plasmaspiegeln.

Indikation: Fieber, Schmerzen leichten bis mittleren Grades (Kopf-, Zahn-, Tumorschmerzen), alternativ zu Acetylsalicylsäure* auch bei Gicht*, Gerinnungsstörung, gastroduodenalem Ulkus* und Kindern (kein Reye-Syndrom); i. v. Anwendung zur dringend erforderlichen Kurzzeitbehandlung von postoperativen Fieber und Schmerzen.

Kontraindikation: Glukose-6-phosphat-Dehydrogenasemangel, schwere Nieren- und Leberinsuffizienz, Überempfindlichkeit, Gilbert-Syndrom, Schwangerschaft.

Wechselwirkungen: Alkohol und Arzneimittel, die ein Enzyminduktion in der Leber bewirken (z. B. Barbiturate, Antiepileptika, Rifampicin), führen bei gleichzeitiger Einnahme mit Paracetamol bereits in geringen Dosierungen zu Leberschäden. Gleichzeitige Einnahme mit Zidovudin kann das Risiko einer Neutropenie erhöhen. Vorsicht bei Langzeitanwendung von Cumarinderivaten*.

UAW: allgemein sehr gute Verträglichkeit; selten Anstieg der Lebertransaminasen, sehr selten Veränderungen des Blutbilds, Bronchospasmus und Überempfindlichkeitsreaktionen (Rötung, Urtikaria, anaphylaktischer Schock), akute Leberzellschäden bis zur -nekrose, Nephropathie nach jahrelanger Einnahme sehr hoher Dosen (kg), bei Kindern sind toxische Überdosierungen mit Todesfolge durch zu hohe ED und zu kurze Dosierungsintervalle berichtet worden.

Dosierung: **1.** p. o. Anwendung: ED 10–15 mg/kg KG, ggf. wiederholen nach 6–8 Stunden bis zur max. Tagesdosis von 50 mg/kg KG; **2.** i. v. Anwendung: max. Gesamttagesdosis nach Körpergewicht, bei einem Körpergewicht von >10–50 kg 60 mg/kg KG (ED 15 mg/kg KG); bei einem Körpergewicht >50 kg 4 g (ED 1 g).

Hinweis: Durch frühzeitige Gabe (<24 Stunden nach Exposition) von SH-Gruppen-Donatoren als Antidot nach einer toxischen Paracetamoldosis wird die Bildung von Glutathion gefördert und der Leberzelluntergang verhindert: z. B. N-Acetylcystein (Fluimucil® Antidot), 300 mg/kg KG Gesamtdosierung über eine Gesamtbehandlungszeit von 20 Stunden und 15 Minuten (Angaben für 70 kg schweren Erwachsenen); initial 150 mg/kg KG über 15 Minuten direkt i. v. verdünnt in 200 ml einer 5 %igen Glukoselösung mit Elektrolytzusatz, anschließend 50 mg/kg KG über 4 Stunden in 500 ml einer 5 %igen Glukoselösung mit Elektrolytzusatz und danach 100 mg/kg KG über 16 Stunden in 500 ml einer 5 %igen Glukoselösung mit Elektrolytzusatz als kontinuierliche i. v. Infusion.

Autor: N. Lembert.

Paracetamolintoxikation: s. Analgetikaintoxikation.

Paracoccidioides-Mykose: s. Lungenmykosen.

Parästhesie: spontan auftretendes sensibles Reizsymptom inf. Funktionsstörung somatosensibler Afferenzen im peripheren oder zentralen Nervensystem oder neuromuskulär bedingt (Tetanie); subjektiv wahrgenommen als Kribbelmissempfindung (sog. Ameisenlaufen oder Einschlafgefühl), stechende oder elektrisierende Missempfindung, Brennen (sog. burning hands, burning feet), konstriktive (sog. Schnürgefühl) oder Kältemissempfindung.

Behandlungsindikation: abhängig von der Grunderkrankung, wobei Qualität, Situationsabhängigkeit (z. B. vorwiegend nachts, lagerungs-, belastungs- oder temperaturabhängig), zeitlicher Verlauf (paroxysmal, lang anhaltend oder permanent), Verteilungsmuster der Parästhesie (im Ver-

Parästhesie
Symptomatische Pharmakotherapie von Parästhesien

Reizsymptom	Wirkstoff (Handelsname)	Tagesdosis		unerwünschte Arzneimittelwirkungen
epikritisch (kribbelnd/ stechend/ elektrisierend)	Carbamazepin (z. B. Tegretal®, Timonil®)	400– 800	mg retard p. o.[1]	Übelkeit, Sedierung, Ataxie, allergische Hautreaktion, Sehstörung, Blutbildveränderung, Leberfunktionsstörung
	Gabapentin (z. B. Neurontin®)	900–2400	mg p. o.[1]	Sedierung, Nausea, Gewichtszunahme, Ataxie
	Pregabalin (z. B. LYRICA®)	150– 300	mg p. o.	Sedierung, Ataxie, Tremor, Diplopie, Gewichtszunahme, Ödeme
	Alpha-Liponsäure (z. B. Thioctacid®)	600	mg i. v. für 2 Wochen, anschl. p. o.	Hypoglykämie, gastrointestinale Beschwerden
protopathisch (dumpf/ drückend/ brennend)	Amitriptylin (z. B. Saroten®)	25– 75	mg retard p. o.[1]	Sedierung, Akkommodationsstörung, Mundtrockenheit, Herzrhythmusstörung, Obstipation, Miktionsstörung
	Clomipramin (z. B. Anafranil®)	25– 75	mg retard p. o.[1]	s. Amitriptylin; Appetitsteigerung, Muskelcrampi, Myoklonien, deliranter Zustand

Fortsetzung nächste Seite

Fortsetzung v. S. 779

Parästhesie
Symptomatische Pharmakotherapie von Parästhesien

Reizsymptom	Wirkstoff (Handelsname)	Tagesdosis	unerwünschte Arzneimittelwirkungen
	Venlafaxin (z. B. Trevilor®)	75– 150 mg retard p. o.[1]	gastrointestinale Beschwerden, Sedierung, Akkommodationsstörung, Tremor, Hyperhidrosis, Hyponatriämie, Gewichtszunahme/-abnahme, arterielle Hypotonie/Hypertonie, Herzrhythmusstörung, deliranter Zustand
	Duloxetin (z. B. Cymbalta®)	30– 60 mg p. o.	Sedierung, Nausea, Kopfschmerz, Schwindel, Mundtrockenheit, Tremor, Obstipation, Miktionsstörung, Insomnie
	Tramadol (z. B. Tramundin®)	50– 400 mg retard p. o.[1]	Nausea, Obstipation, Schwindel, Sedierung, Mundtrockenheit, Kopfschmerz, Schwitzen

[1] langsam aufdosieren

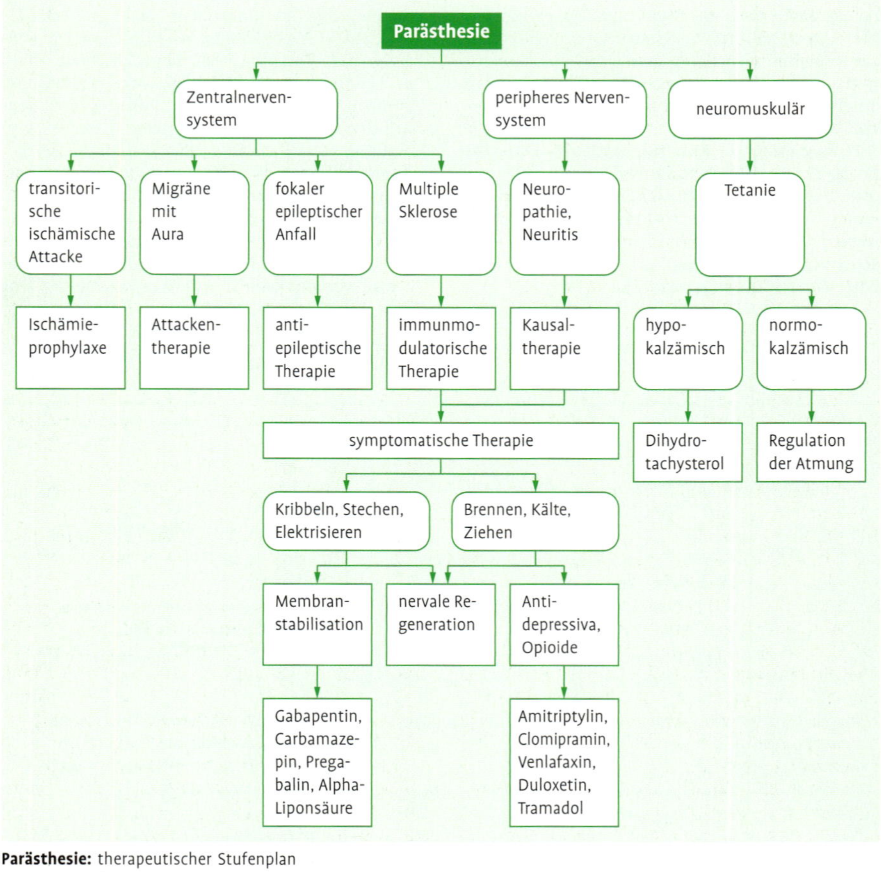

Parästhesie: therapeutischer Stufenplan

sorgungsgebiet eines peripheren Nerven, radikulär, handschuh- bzw. strumpfförmig, segmental, querschnittartig, halbseitig begrenzt, generalisiert) und neurologische Begleitsymptome im Allg. die ätiologische Zuordnung erlauben.

Pharmakotherapie: symptomatische Behandlung bei sensiblen Reizerscheinungen hoher Intensität (s. Tab.); ansonsten Pharmakotherapie der Grunderkrankung (z. B. Diabetes mellitus).

Psychotherapie: sinnvoll bei psychischer Beeinträchtigung inf. langwieriger sensibler Reizsymptomatik.

Naturheilkundliche Verfahren: evtl. Behandlungsversuch bei therapierefraktären sensiblen Reizerscheinungen; bislang keine durch kontrollierte klinische Studien erwiesene Wirksamkeit.

Sonstige Maßnahmen: **1.** bei chronischen Parästhesien mit Funktionseinschränkung physikalischer Therapieversuch mit transkutaner elektrischer Nervenstimulation (Abk. TENS) bzw. Stanger-Bad; **2.** Feinmotoriktraining zur Funktionsverbesserung bei sensibler Reizsymptomatik an den Händen.

Therapeutischer Stufenplan: s. Abb.

Eigenbehandlung: **1.** Auslösende Situationen vermeiden: Kompression des Nervus ulnaris im Sulcus nervi ulnaris oder des Nervus peroneus am Caput fibulae, motorische Überbeanspruchung des Handgelenks beim Karpaltunnelsyndrom oder Überkopfarbeiten beim Thoracic-outlet-Syndrom; **2.** diätetische Stoffwechseleinstellung bei Parästhesie i. R. einer diabetischen Polyneuropathie*; **3.** Toxinexposition bei sensiblen Reizsymptomen aufgrund neurotoxischer Einflüsse beenden.

Arbeitsunfähigkeit: Alleinige Parästhesie bedingt nur in Ausnahmefällen Arbeitsunfähigkeit, relevant ist die Gesamtbeeinträchtigung.

Hinweis: Obsolet sind invasive bzw. aufwendige Untersuchungsverfahren ohne vorherige Differentialdiagnose nach anamnestischen und klinischen Kriterien.

Neuentwicklung: experimentelle neuroprotektive Therapieansätze im Frühstadium metabolischer und toxischer Polyneuropathien.

Literatur: **1.** Baron, R. et al.: Therapie neuropathischer Schmerzen. In: Diener, H. C.; Putzki, N.: Leitlinien für Diagnostik und Therapie in der Neurologie. 4. Aufl. Stuttgart: Thieme, 2008; **2.** Steinbach, J. P.; Diener, H. C.: Akuter und chronischer Schmerz. In: Brandt, T.; Dichgans, J.; Diener, H. C. (Hrsg.): Therapie und Verlauf neurologischer Erkrankungen. 5. Aufl. Stuttgart: Kohlhammer, 2007; **3.** Ludolph, A. C.; Schwarz, J.: Grundlagen der klinischen Neuroprotektion. Bremen: UNI-MED, 2001.

Autoren: S. Koeppen, H. C. Diener.

Parametritis: Entzündung des Parametriums (Bindegeweberaum, der die Cervix uteri umgibt), die klinisch meist das gesamte Beckenbindegewebe betrifft und mit Einschmelzung, Abszess- und Phlegmonebildung einhergehen kann; Manifestationsform der pelvic inflammatory disease (Abk. PID); **Ursache:** Infektion bei Geburt, Fehlgeburt, Pfählungsverletzung oder nach gynäkologischem Eingriff; **Klinik:** keilförmiges, breitbasig der Beckenwand aufsitzendes Infiltrat, bei Abszessbildung mit Fluktuation im rektovaginalen Tastbefund, Entzündungszeichen; **Komplikationen:** Abszedierung, Chronifizierung.

Parametritis
Therapeutischer Stufenplan

primär konservative Therapie

akute Parametritis

Stufe 1 (bis zur Fieberfreiheit):

Cefotiam (Spizef®) i. v.
\+ Doxycyclin (z. B. Doxycyclin-ratiopharm® SF, Doxycyclin-ratiopharm® 100) i. v. oder p. o.

Stufe 2:

Ofloxacin (z. B. Ofloxacin-ratiopharm® 400 mg) p. o.
\+ Metronidazol (z. B. Arilin® 500) p. o. über 14 Tage

chronische Parametritis

feuchte und trockene Wärme

Behandlung mit Kurzwellen

Sole- und Moorbäder

ggf. Spasmolytika, Analgetika

operative Therapie (bei Abszess)

Punktion im Bereich deutlich palpabler Fluktuation; breite Inzision und Drainage bei Aspiration von Eiter

Behandlungsindikation: schweres Krankheitsbild mit akuten Entzündungszeichen; evtl. auftretende Komplikationen und der Übergang in ein chronisches Stadium mit rezidivierenden Schmerzattacken und dauerhaften Kreuzschmerzen erfordern eine frühzeitige Behandlung.

Pharmakotherapie: **1.** bei akuten Beschwerden unter stationären Bedingungen Cefotiam (Spizef®), 3 × 2 g/d i. v. (Höchstdosis 6 g/d), plus Doxycyclin (z. B. Doxycyclin-ratiopharm® SF, Doxycyclin-ratiopharm® 100), 2 × 100 mg i. v. oder p. o. 12-stündlich; **2.** nach Abklingen der akuten Beschwerden bzw. nach Entfieberung ambulante Therapie mit Ofloxacin (z. B. Ofloxacin-ratiopharm® 400 mg), 2 × 400 mg/d p. o., plus Metronidazol (z. B. Arilin® 500), 2 × 500 mg/d p. o., über 14 Tage; **3.** Analgetika nach Bedarf; im chronischen Stadium auch Spasmolytika.

Operative Therapie: Abszess mit gut palpabler Fluktuation: Desinfektion von Vulva und Vagina mit Octenidin (Octenisept®), in Narkose den Bereich der Fluktuation mit Spekula einstellen und mit 10–15 cm langer Kanüle punktieren;

bei Aspiration von Eiter breite Inzision mit Skalpell (alleinige Punktion oder kleine Inzision reichen nicht aus); Einlage einer Drainage mit T-Drain.

Naturheilkundliche Verfahren: **1.** akute Parametritis: lokale Kühlung (Kühlkompresse, Eisakku, feuchtkalte Wickel); **2.** chronische Parametritis: Applikation von feuchter und trockener Wärme, Kurzwelle, Sole- und Moorbäder.

Sonstige Maßnahmen: im akuten Stadium Einweisung in ein Krankenhaus, strikte Bettruhe, Bilanzierung des Flüssigkeitshaushalts, leichte Kost und Stuhlgangregulierung.

Therapeutischer Stufenplan: s. Tab.

Hinweis: **1.** Wenn trotz antibiotischer Therapie nach 5–7 Tagen keine Entfieberung eintritt, besteht Verdacht auf Abszessbildung. **2.** Da Parametritis meist von der Cervix uteri ausgeht, ist die Zervixverletzung bei Geburt und gynäkologischem Eingriff zu vermeiden. **3.** Bei chronischer Parametritis ist eine antibiotische Therapie nicht indiziert.

Arbeitsunfähigkeit: 2–4 Wochen nach Abklingen der akuten Symptome bzw. nach Abszessspaltung.

Literatur: Crossman, S. H.: The challenge of pelvic inflammatory disease. Am Fam Physician 73: 859–864 (2006).

Autor: W. Straube.

Paraphimose: s. Phimose.

Paraplegie: s. Querschnittläsion.

Paraproteine: s. Lymphom, lymphoplasmozytisches.

Parasomnie: Gruppe von Schlaferkrankungen, bei denen während des Schlafens oder am Schlaf-Wach-Übergang episodische Störungen auftreten; im weiteren Verlauf insomnische Beschwerden (z. B. Ein- und Durchschlafstörungen) sowie Einschränkungen der Tagesbefindlichkeit; **Formen:** **1.** Aufwachstörungen (z. B. Schlaftrunkenheit, Schlafwandeln, Pavor nocturnus): oft familiär gehäuft, v. a. bei Kindern; meist spontane Rückbildung in der Pubertät; **2.** Schlaf-Wach-Übergangsstörungen (z. B. Einschlafmyoklonus, Sprechen im Schlaf); **3.** REM-Schlafstörungen (z. B. REM-Schlaf-Verhaltensstörung, Alptraum, Einschlafhalluzination, Schlaflähmung); **4.** andere Parasomnien: z. B. Bruxismus (Zähneknirschen), Enuresis (nächtliches Einnässen).

Behandlungsindikation: Tagesmüdigkeit; Selbstgefährdung (bes. durch Schlafwandeln, REM-Schlaf-Verhaltensstörung, Schlaftrunkenheit); psychische Belastung des Patienten oder des Partners.

Pharmakotherapie: **1.** klassische Antidepressiva* zur REM-Schlafunterdrückung: Clomipramin (z. B. Anafranil®), 50 mg/d p. o., oder Imipramin (z. B. Tofranil®), 50 mg/d p. o., oder Tranylcypromin (Jatrosom® N), 20 mg/d p. o.; **2.** Benzodiazepinderivate bei Selbstgefährdung: Diazepam (z. B. Valium®), 10 mg/d p. o., oder Clonazepam (z. B. Rivotril®), 5 mg/d p. o.

Psychotherapie: tiefenpsychologisch fundierte Psychotherapie (z. B. bei Alpträumen, Pavor nocturnus, Schlafwandeln, Sprechen im Schlaf, Enuresis), Hypnose (z. B. bei Schlafwandeln), Verhaltenstherapie und Entspannungsverfahren.

Sonstige Maßnahmen: **1.** Untersuchung im neurologisch-psychiatrischen Schlaflabor unbedingt notwendig. Adressen sind erhältlich bei der Deutschen Gesellschaft für Schlafforschung und Schlafmedizin (Abk. DGSM), Schimmelpfengstraße, 34613 Schwalmstadt-Treysa (Homepage: http://www.dgsm.de). **2.** kieferorthopädische Maßnahme (Aufbissschiene) bei Bruxismus.

Eigenbehandlung: **1.** Schutzmaßnahmen wegen der erhöhten Verletzungsgefahr bei REM-Schlaf-Verhaltensstörung, Schlaftrunkenheit und Schlafwandeln: Fenster, Balkon- und Wohnungstüren (durch Schlösser und Alarmglocken) sichern, im Einzelbett oder mit Matratze auf dem Fußboden schlafen, Hindernisse beseitigen und gefährliche Gegenstände aus dem Schlafzimmer entfernen; **2.** Schlafhygiene*; **3.** Alkoholkarenz (v. a. bei Alpträumen und REM-Schlaf-Verhaltensstörung).

Arbeitsunfähigkeit: abhängig vom Schweregrad der Störung der Tagesbefindlichkeit.

Hinweis: Parasomnien sind oft unerwünschte Arzneimittelwirkungen (z. B. Beta-Rezeptoren-Blocker, L-Dopa).

Neuentwicklung: Parasomnien treten in Abhängigkeit von Schlafphasen auf, so dass sie wahrscheinlich mit dem zirkadianen Rhythmus zusammenhängen. Zurzeit werden Therapien erprobt, die das zirkadiane System rhythmisieren. Studien weisen auf die Wirksamkeit von Melatonin* (0,5–3 mg) bei REM-Schlafstörungen hin.

Literatur: **1.** Kunz, D.; Bes, F.: Melatonin as a therapy in REM sleep behavior disorder patients: an open-labeled pilot study on the possible influence of melatonin on REM-sleep regulation. Mov Disord 14: 507–511 (1999); **2.** Lund, R; Clarenbach, P.: Was ist gesichert in der Therapie? – Schlafstörungen, Klassifikation und Behandlung. München: Arcis, 1992.

Autoren: R. Mahlberg, D. Kunz.

Parasuizid: s. Suizidalität.

Parasympatholytika: syn. m-Cholinozeptor-Antagonisten, Muscarin-Rezeptor-Antagonisten, Parasympathikolytika, Vagolytika, Anticholinergika; Substanzen, die an parasympathischen Nervenendigungen die Erregungsübertragung hemmen; **Einteilung: 1. natürliche Alkaloide: a)** Atropin (z. B. Atropinsulfat B. Braun); **b)** Scopolamin (z. B. Scopoderm TTS®); **2. mit kürzerer Wirkungsdauer** als Atropin: Tropicamid (z. B. Mydriaticum Stulln®); **3. quartäre Ammoniumverbindungen** mit Ganglien blockierender Wirkung (ohne Passage der Blut-Hirn-Schranke): **a)** Butylscopolaminbromid (z. B. Buscopan®); **b)** Ipratropiumbromid (z. B. Atrovent®); **c)** Methantheliniumbromid (Vagantin®); **4. mit ausgeprägter zentraler Wirkung: a)** Orphenadrin (Norflex®); **b)** Procyclidin

Parasympatholytika
Dosierung

Wirkstoff (Handelsname)	Tagesdosis	
Atropin (z. B. Atropin Dispersa, Atropinsulfat B. Braun)	1 – 2 0,5– 2	Tropfen (1 %ige Augentropfen) mg i. v.
Scopolamin (z. B. Scopoderm TTS®)	1,5	mg (transdermales Pflaster)
Tropicamid (z. B. Mydriaticum Stulln®)	1	Tropfen (0,5 %ige Augentropfen)
Butylscopolaminbromid (z. B. Buscopan®)	20 – 40	mg i. m., s. c.
Ipratropiumbromid (z. B. Atrovent®)	0,5	mg (entspr. 20 Hüben Dosieraerosol)
Methantheliniumbromid (Vagantin®)	150	mg p. o.
Orphenadrin (Norflex®)	2× 70	mg p. o.
Procyclidin (Osnervan®)	7,5– 30	mg p. o.
Pirenzepin (z. B. Gastrozepin®)	50	mg p. o.

(Osnervan®); c) Biperiden (z. B. Akineton®); **5. M_1-selektiv:** Pirenzepin (z. B. Gastrozepin®); **Wirkungsmechanismus:** kompetitiver Antagonismus von Acetylcholin an m-Cholinozeptoren (Muscarin-Rezeptoren); **Wirkung: 1.** Hemmung der Kontraktion der glatten Muskulatur an Bronchien, Darmwand und Blase; **2.** Verminderung der Sekretion von Speichel-, Bronchial-, Darmwand- und Schweißdrüsen; **3.** Steigerung der Reizbildung im Sinusknoten und der Leitungsgeschwindigkeit im AV-Knoten; **4.** Mydriasis und Akkommodationslähmung am Auge; **5.** zentralnervöse Erregung oder Hemmung; **Pharmakokinetik: 1.** Parasympatholytika mit tertiärem Stickstoff: gute Resorption bei oraler Applikation; gute Passage der Blut-Hirn-Schranke; **2.** quartäre Ammoniumverbindungen: schlechte Resorption nach oraler Applikation; zentral unwirksam.

Indikation: 1. als Mydriatika; **2.** als Bronchospasmolytika zur antiobstruktiven Therapie*; **3.** vorwiegend zentral wirksame Parasympatholytika als Parkinsonmittel (s. Parkinson-Syndrom) und Biperiden als Antidot bei neuroleptikainduzierter extrapyramidal-motorischer UAW (s. Neuroleptikaintoxikation, Prokinetika); **4.** zur Prämedikation von Narkosen (zur Ausschaltung vagaler Bronchokonstriktion sowie Reduzierung der Schleimproduktion in den Luftwegen); **5.** Kinetose; **6.** bradykarde Herzrhythmusstörung*; **7.** Spasmen des Magen-Darm-Traktes, der Gallen- und Harnwege; **8.** Antidot bei Intoxikation* mit Cholinesterase-Hemmer (z. B. Pestizidintoxikation* mit Phosphorsäureester); **9.** bei Therapie mit Morphin* oder (z. B. bei Myasthenia* gravis pseudoparalytica) mit Cholinesterase-Hemmern zur Unterdrückung parasympathischer UAW.

Kontraindikation: 1. Engwinkelglaukom; **2.** benignes Prostatasyndrom*; **3.** Blasenentleerungsstörung; **4.** Megakolon; **5.** Tachyarrhythmie; **6.** Lungenödem*; **7.** Rhinitis* sicca; **8.** Stillzeit.

Wechselwirkungen: Wirkungsverstärkung durch: **1.** Antiparkinsonmittel (z. B. Amantadin); **2.** Antiarrhythmika (z. B. Chinidin, Disopyramid); **3.** Neuroleptika*; **4.** Antidepressiva*.

UAW: Mundtrockenheit, verminderte Schweißsekretion, Hautrötung, Miktions- und Akkommodationsstörung, intraokularer Druckanstieg (v. a. bei engem Kammerwinkel), Tachykardie, zentralnervöse Störung (Ausnahme: quartäre Ammoniumverbindung).

Dosierung: s. Tab.

Hinweis: Antidot bei Intoxikation mit Parasympatholytika: Cholinesterase-Hemmer Physostigmin (Anticholium®), 2 mg i. v.

Autor: N. Lembert.

Parasympatholytikaintoxikation: s. Anticholinergikaintoxikation.

Parasympathomimetika: syn. Parasympathikomimetika, Cholinergika; Substanzen, die die Wirkung des Parasympathikus nachahmen; **Einteilung** und **Wirkungsmechanismus: 1. direkte Parasympathomimetika** (Muscarin-Rezeptor-Agonisten, m-Cholinozeptor-Agonisten): wirken wie Acetylcholin über M_1-Rezeptoren neuronaler Strukturen (ZNS, Ganglien), M_2-Rezeptoren des Herzens, M_3-Rezeptoren glatter Muskeln, Endothelien und exokriner Drüsen, M_4- und M_5-Rezeptoren im ZNS; z. B. a) Carbachol (z. B. Carbamann®); b) Bethanechol (Myocholine-Glenwood®); c) Pilocarpin (z. B. Pilomann®); **2. indirekte Parasympathomimetika** (reversible Cholinesterase-Hemmer): a) Neostigmin (z. B. Neostigmin curasan); b) Pyridostigminbromid (z. B. Mestinon®); c) Donezepil (Aricept®); d) Galantamin (Reminyl®); e) Rivastigmin (Exelon®); f) Ceruletid (Takus®); g) Distigmin (Ubretid®); **Wirkung: 1.** Kon-

P

Parasympathomimetika Dosierung					
Wirkstoff (Handelsname)	Tagesdosis				
direkte Parasympathomimetika					
Carbachol (z. B. Carbamann®)	3×			1	Tropfen (1–3 %ige Augentropfen)
Bethanechol (Myocholine-Glenwood®)		80	-	200	mg p. o.
Pilocarpin (z. B. Pilomann®)	4×			1	Tropfen (0,5–3 %ige Augentropfen)
indirekte Parasympathomimetika					
Neostigmin (z. B. Neostigmin curasan)		8	-	30	mg p. o.
		0,5	-	1	mg i. m.
Pyridostigminbromid (z. B. Mestinon®)		0,3	-	1,2	mg p. o.
Donezepil (Aricept®)		5	-	10	mg p. o.
Galantamin (Reminyl®)		1,5	-	15	mg p. o.
Rivastigmin (Exelon®)		3	-	6	mg p. o.
Ceruletid (Takus®)				0,3	μg/kg KG i. m.
Distigmin (Ubretid®)	individuell				

traktion der glatten Muskulatur von Bronchien, Drüsen (Sekretion), Magen-Darm-Trakt (Motilität), Harnblase, Auge (Miosis, Akkommodation), Blutgefäßen (überwiegend indirekte Dilatation durch NO-Freisetzung); **2.** kardial: negative Chrono- und Inotropie; **3.** euphorisierende Wirkung; **4.** indirekte Parasympathomimetika: Lähmung nach initialer Aktivierung der Erregungsübertragung in der Muskelendplatte durch verlängerte Acetylcholinwirkung in der Peripherie.

Indikation: **1. direkte Parasympathomimetika:** **a)** postoperative Darm- oder Blasenatonie; **b)** Glaukom* (lokal); **c)** Diagnostik der zystischen Fibrose*; **2. indirekte Parasympathomimetika:** **a)** symptomatische Behandlung der Myasthenia* gravis pseudoparalytica; **b)** als Antidementiva (Nootropika) bei Alzheimer*-Krankheit, z. B. Galantamin; **c)** Diagnostikum (Gallenblasen-, Pankreasfunktion), z. B. Ceruletid; **d)** neurogene Blasenentleerungsstörung, postoperative Darmatonie; **e)** Antidot bei Anticholinergikaintoxikation* (z. B. Atropinintoxikation); **f)** Antagonisierung nichtdepolarisierender Muskelrelaxanzien* (Decurarisierung).

Kontraindikation: Herzinsuffizienz*, Angina* pectoris, Asthma* bronchiale, Hyperthyreose*, Parkinson*-Syndrom, peptisches Ulkus, Ileus*.

Wechselwirkungen: Wirkungsverstärkung von Opioiden* und Barbituraten.

UAW: **1.** erhöhte Schweiß- und Speicheldrüsensekretion, Bronchospasmus, Diarrhö, Sehstörung, arterielle Hypotonie*; **2.** indirekte Parasympathomimetika: Muskelspasmen und -lähmung durch neuromuskuläre Blockade.

Dosierung: s. Tab.

Hinweis: indirekte Parasympathomimetika: Irreversible Cholinesterase-Hemmer (Phosphorsäureester), z. B. Parathion, werden als Insektizide (s. Pestizidintoxikation) und Kampfgifte verwendet.

Autor: N. Lembert.

Paratendinitis achillae: s. Achillodynie.

Parathormonüberproduktion: s. Hyperparathyroidismus.

Parathormonunterproduktion: s. Hypoparathyroidismus.

Paratyphus: s. Typhus abdominalis.

Parazentese: Inzision des Trommelfells; **Therapieziel:** Abfluss eines Ergusses im Mittelohr oder Aufhebung eines Unterdrucks im Mittelohr bei Tubendysfunktion.

Indikation: **1.** chronische Tubenbelüftungsstörung mit Seromukotympanon bei hyperplastischen Rachenmandeln im Kindesalter; **2.** Otitis* media acuta, wenn keine Spontanperforation des Trommelfells nach 24–48 Stunden erfolgt ist; bei stark schmerzhafter Vorwölbung des Trommelfells mit Fieber, ungenügender Spontanperforation sowie Komplikationen (z. B. Innenohrbeteiligung, Labyrinthitis*).

Durchführung: unter mikroskopischer Sicht; bei kooperativen Patienten in Lokalanästhesie, bei kleineren Kindern in Maskennarkose oder in Intubationsnarkose, wenn Parazentese mit einem anderen Eingriff (z. B. Adenotomie) kombiniert ist; **Anästhesie:** Oberflächenanästhesie des Trommelfells mit 4 %igem oder 10 %igem Lidocain oder Lidocain in Kombination mit Prilocain (EMLA®) oder Cocain (wirkt gleichzeitig vasokonstriktiv); ggf. zusätzlich Infiltrationsanästhesie mit 1 %igem Lidocain; **Instrumente:** bajonettförmige Lanzette, großer Ohrtrichter; **Technik:** Inzision in der unteren Trommelfellhälfte (s. Abb.); die Lanzette muss schneidend durch das Trommelfell bewegt werden, eine Stichinzision ist nicht ausreichend.

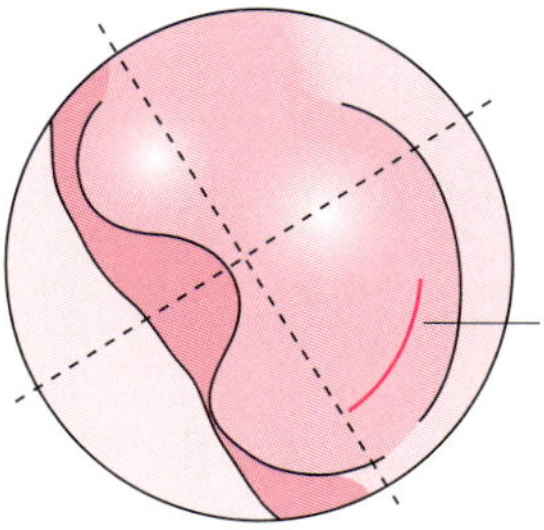

Parazentese: Inzision im hinteren unteren Quadranten bei stark vorgewölbtem Trommelfell des linken Ohres

Ein Paukenröhrchen kann eingesetzt werden, um eine längerfristige Belüftung des Mittelohrs zu sichern (s. Tubenkatarrh).

Komplikationen: In den hinteren oberen Quadranten projiziert sich das Gelenk von Amboss und Steigbügel. Eine Luxation des Steigbügels durch unsachgemäße Parazentese hätte eine Hörminderung bis hin zur Ertaubung und die Gefahr einer Labyrinthitis* zur Folge.

Autoren: F. Waldfahrer, H. Iro.

Parese, periphere: s. Nervenlähmung, traumatische periphere.

Parierfraktur: s. Ulnafraktur.

Parkinson-Syndrom: extrapyramidales Syndrom mit Störung der willkürlichen und unwillkürlichen Bewegungen inf. Degeneration dopaminerger Neurone in der Substantia nigra; **Symptome:** Ruhetremor, Rigor und Hypo- bis Akinesie (v. a. der axialen Motorik beim Gehen, Aufstehen, Umdrehen); zusätzlich vegetative Störungen (Salbengesicht, orthostatische Hypotonie, Blasenfunktionsstörung); **Formen: 1.** neurodegeneratives Parkinson-Syndrom: **a)** idiopathisches bzw. primäres Parkinson-Syndrom (Abk. IPS; syn. Parkinson-Krankheit, Morbus Parkinson): häufigste neurologische Erkrankung bei alten Menschen (1–1,5 % der über 60-Jährigen); **b)** Parkinson-Syndrom als Teilsyndrom neurodegenerativer Erkrankungen (Multisystematrophie) mit zusätzlichen autonomen Dysfunktionen, zerebellaren oder okulomotorischen Symptomen oder Demenz; **2.** symptomatisches Parkinson-Syndrom; u. a. pharmakologisch (v. a. Neuroleptika*), toxisch (z. B. Mangan- oder CO-Intoxikation), metabolisch, infektiös, vaskulär oder traumatisch bedingt.

Behandlungsindikation: Bewegungseinschränkung im Alltag bei IPS; das Ansprechen auf die Dopaminsubstitutionstherapie gilt als wichtiges diagnostisches Indiz des IPS. Bei neurodegenerativem Parkinson-Syndrom erweist sich die Therapie mit Dopaminpräparaten als wenig oder gar nicht wirksam.

Pharmakotherapie: 1. Levodopa (Abk. L-Dopa) in Kombination mit DOPA-Decarboxylase-Hemmern (zur Minimierung peripherer UAW): **a)** L-Dopa plus Benserazid (z. B. Madopar® 62,5), 3 × 1 Tbl.; **b)** L-Dopa plus Carbidopa (z. B. NACOM® 100), 3 × $^1/_2$ Tbl.; langsame, vorsichtige Dosissteigerung bis auf 300 mg/d L-Dopa; zu Beginn der Therapie reicht es, die Medikation 3-mal täglich einzunehmen. Da die Wirkungsdauer meist nach 2–3 Jahren nachlässt, müssen die Dosierungsintervalle verkürzt und die Gesamtdosis erhöht werden; Höchstdosis: 800–1000 mg/d L-Dopa; bei Erreichen von 400–500 mg/d L-Dopa kann zur Vermeidung von Dosisfluktuation und Dyskinesie mit DOPA-Agonisten (s. u.) kombiniert werden; **2.** L-Dopa-Retardpräparate kommen hauptsächlich bei nächtlicher Akinese oder bereits bei leichter einnahmeabhängiger Wirkungsfluktuation in Frage; z. B. Madopar® Depot oder NACOM® 100 RETARD mit jeweils 100 mg L-Dopa zur Nacht; **3.** DOPA-Agonisten: entweder in Kombination mit L-Dopa oder als initiale Monotherapie; s. Tab.; **4.** Glutamat-NMDA-Rezeptor-Antagonisten: wirken bes. auf Akinese und Rigor; z. B. Amantadin (z. B. PK-Merz®), i. v. Applikation bei akinetischen Krisen oder zur initialen Therapieerprobung: 200 mg in 500 ml NaCl über 3 Stunden, bis zu 4 Infusionen täglich; orale Dosierung: 2 × 100 mg bis 3 × 200 mg/d; in oraler Form soll Amantadin nach der initialen i. v. Therapie nur zusammen mit einem anderen dopamimetischen Präparat verabreicht werden. Cave: bei hoher Dosierung bei alten, multimorbiden Patienten Gefahr deliranter Syndrome und psychotischer Episoden, bei Niereninsuffizienz Dosisanpassung notwendig; **5.** Anticholinergika: bes. wirkungsvoll in der Behandlung des tremordominanten Parkinson-Syndroms; z. B. Biperiden (z. B. Akineton®), langsame Dosissteigerung von 2 mg/d auf 6–12 mg/d; Metixen (Tremarit®), langsame Dosissteigerung von 3 × 2,5 mg/d auf 3 × 5–10 mg/d; weitere Anticholinergika sind Trihexiphenidyl (z. B. Artane®), Orphenadrin (Norflex®), Bornaprin (Sormodren®); Hochdosistherapie bringt keinen signifikanten therapeutischen Gewinn, sie erhöht lediglich die Delir- und Psychosegefahr. **6.** Monoaminoxidase-B-Hemmer: verhindern den Abbau von Dopamin; Selegilin (z. B. Movergan®), 5–10 mg/d p. o.; die erhoffte neuroprotektive Wirkung von Selegilin wurde nicht bestätigt; **7.** COMT-Hemmer: hemmen den DOPA-Abbau, bessern die Parkinson-Symptomatik und mildern die Wirkungsfluktuation; z. B. **a)** Entacapon (z. B. Comtess®), 200 mg p. o. pro L-Dopa-Gabe; nach Therapiebeginn evtl. L-Dopa-Dosisreduktion erforderlich; **b)** Tolcapon (Tasmar®) 3 × 100 mg p. o.; **8.** Apomorphin (APO-go®): potenter Dopamin-D_1- und -D_2-Rezeptor-Agonist; Applikation ausschl. s. c. oder i. v.; eingeschränkter Einsatz bei wenigen Patienten in Spezialeinrichtungen; **9.** Clozapin (z. B. Leponex®); atypisches Neuroleptikum*, das die Parkinson-Symptomatik nicht verschlechtert; Indikation: L-Dopa-induzierte Psychose, v. a. wenn Umstellung oder Reduktion der L-Dopa-

P

Parkinson-Syndrom DOPA-Agonisten				
Wirkstoff	Wirkungsdosis (Richtwerte in mg) Monotherapie	 Kombination		UAW
Ergot-DOPA-Agonisten				
Bromocriptin	25 – 45	15 –25		gastrointestinal: Übelkeit, Erbrechen, Obstipation
Lisurid	0,8 – 1,6	0,6 – 1,2		
Pergolid	1,5 – 5	1,5 – 5		kardiovaskulär: Hypotension, Orthostase, Arrhythmien, periphere Zyanose, Nasenkongestion
Dihydroergocriptin	5 – 40	5 –40		
Cabergoline	2 – 6	2 – 6	(–8)	
Nichtergot-DOPA-Agonisten				zentral: Schwindel, Sedierung, Psychosen, Appetitzunahme, Libidosteigerung
Ropinirol	0,25 – 15	0,25 –15		
Pramipexol	0,375– 4,5	0,375– 4,5		sonstige: Kopfschmerz, Erythromelalgie (Bromocriptin, Pergolid), Priapismus
Piribedil	150 –250	150		
Rotigotin (transdermales Pflaster)	2 – 8	2 – 8		

Therapie nicht möglich ist; Dosierung initial 6,25 mg p. o. zur Nacht; Höchstdosis 100 mg/d; Rezeptierung nur durch zugelassene Ärzte; wöchentliche Blutbildkontrollen (Agranulozytoserisiko); **10.** Antiemetika: i. R. der dopamimetischen Therapie treten häufig Übelkeit und Erbrechen auf, so dass passagere oder langfristige antiemetische Therapie indiziert ist; das Antiemetikum* sollte nicht die Blut-Hirn-Schranke passieren; z. B. Domperidon (z. B. Motilium®) als peripherer Dopamin-D_2-Rezeptor-Antagonist; **11.** Antidepressiva*: bei primärer oder sekundärer Depression; Arzneimittelauswahl und Dosierung: s. Depression, akute; tricyclische Antidepressiva führen nicht zu einer Verschlechterung der Parkinson-Symptome; cave: anticholinerge UAW.

Operative Therapie: Neurochirurgische stereotaktische Verfahren sind bei Patienten ohne Begleiterkrankung, aber mit starkem, den Alltag massiv behinderndem, möglichst einseitigem Ruhetremor (der auf kombinierte Pharmakotherapie nicht anspricht) indiziert: **1.** Koagulation thalamischer Kerne (Nucleus ventralis postero-lateralis oder Nucleus ventralis intermedialis); **2.** Hochfrequenzstimulation (<30 Hz) des Nucleus ventralis intermedialis thalami mit uni- und/oder bilateral subkutan implantiertem Pulsgenerator; Besserung von Tremor, Dyskinesien, Rigor und Akinese; NW: Parästhesien, Dysarthrie, Dystonie.

Psychotherapie: ohne primären Effekt auf die Erkrankung; bei Anpassungsstörung oder sekundärer Depression sinnvoll.

Sonstige Maßnahmen: 1. Physiotherapie gehört zur Basistherapie. Ziel ist, durch einfache repetitive Bewegungen Feinmotorik und automatische Bewegungsengramme einzutrainieren und durch isotonische Bewegungen die Steifigkeit zu verringern. **2.** Psychosoziale Therapien: die fortschreitende Erkrankung führt zum sozialen Rückzug; verbale und nonverbale Kommunikation sind durch die Verlangsamung eingeschränkt; wichtig sind daher Anregungen zur regelmäßigen geistigen und körperlichen Tätigkeit.

Eigenbehandlung: Diät: proteinarme Nahrung, da aromatische Aminosäuren im Duodenum mit L-Dopa um denselben Transportmechanismus konkurrieren; falls dies zur Wirkungsverminderung führt, sollte die Medikation 1 Stunde vor oder 1,5–2 Stunden nach den Mahlzeiten eingenommen werden.

Neuentwicklung: Versuche mit Implantationschirurgie von Neuronen zur Behandlung der Akinese; Transplantation Dopamin synthetisierender Zellen (allogenes fetales Mittelhirngewebe) ins Striatum.

Selbsthilfe: 1. Deutsche Parkinson Vereinigung e. V., Bundesverband, Moselstr. 31, 41464 Neuss, Tel. 02131 41016 oder 02131 41017, Fax 02131 45445; E-Mail: info@parkinson-vereinigung.de, Homepage: http://www.parkinson-vereinigung.de; **2.** Club U40, Junge Parkinsonkranke, Kuhlenstr. 26, 26655 Westerstede, Tel. 0171 4018108, Fax 04488 860263; E-Mail: info@parkinson-club-u40.de, Homepage: http://www.parkinson-club-u40.de.

Literatur: Oertel, W.: Parkinson-Syndrome, Diagnostik und Therapie. In: Diener, H. C.; Putzki, N.: Leitlinien für Diagnostik und Therapie in der Neurologie. 4. Aufl. Stuttgart: Thieme, 2008.

Autoren: O. Kastrup, H. C. Diener.

Parkinson-Tremor: s. Tremor.

Parodontitis marginalis: entzündliche Erkrankung aller Anteile des Parodontiums (Zahnbett), die mit Taschenbildung, Attachmentverlust und Knochenabbau einhergeht (im Gegensatz zur Gingivitis, bei der die Zahnfleischtasche durch die entzündliche Schwellung der Gingiva zustande kommt); **Häufigkeit:** Eine stark ausgeprägte Paro-

P

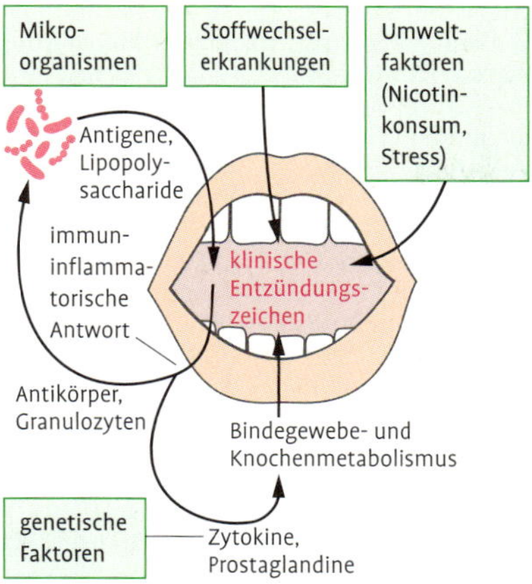

Parodontitis marginalis Abb. 1: Ätiologie (nach Page und Kornmann, 1997)

dontalerkrankung hat eine Prävalenz von ca. 5–10% und eine moderate von 20–40%. Mit zunehmendem Alter nimmt die Prävalenz der Parodontitis zu. **Ätiologie:** Parodontitis ist eine Infektionskrankheit. In der subgingivalen Plaque wurden über 800 Bakterienarten nachgewiesen. Die periopathogenen Markerkeime sind v. a. gramnegative Anaerobier (Porphyromonas gingivalis, Treponema denticola, Tanerella forsythensis sowie Aggregatibacter actinomycetem comitans). Die meisten dieser Mikroorganismen finden sich auch in einer gesunden Mundhöhle, jedoch in kleineren Mengen. Treten sie in größerer Zahl auf, entsteht als Abwehrreaktion des Körpers eine Entzündungsreaktion. Diese Immunantwort des eigenen Körpers auf den Biofilm verursacht den Abbau des Zahnhalteapparats und Knochens. Neben einer genetischen Prädisposition beeinflussen soziodemographische Faktoren (Alter, männliches Geschlecht, niedriges Einkommen, geringe Bildung u. a.), Umweltfaktoren (Tabakkonsum, Gesundheitsverhalten, Mundgesundheitsbewußtsein), Allgemeinerkrankungen (z. B. Diabetes mellitus) das Risiko für eine parodontale Erkrankung (s. Abb. 1); **Symptome:** Zahnfleischbluten, Zahnfleischentzündung und -rückgang, Zahnlockerung und -wanderung, Fistelbildung, Parodontalabszess, Mundgeruch; **Formen:** **1.** pathomorphologisch: **a)** Parodontitis marginalis superficialis: Knochenabbau im oberen Wurzeldrittel; **b)** Parodontitis marginalis profunda: Knochenabbau über das obere Wurzeldrittel hinaus (s. Abb. 2); **2.** pathobiologisch-dynamisch: **a)** chronische Parodontitis: häufigste Form (95–98 %); Beginn ca. ab dem 40. Lebensjahr; entwickelt sich aus der Gingivitis; lokalisierter oder generalisierter Befall; langsamer chronischer Verlauf; deutliche Plaque- und Konkrementakkumulation; **b)** aggressive Parodontitis:

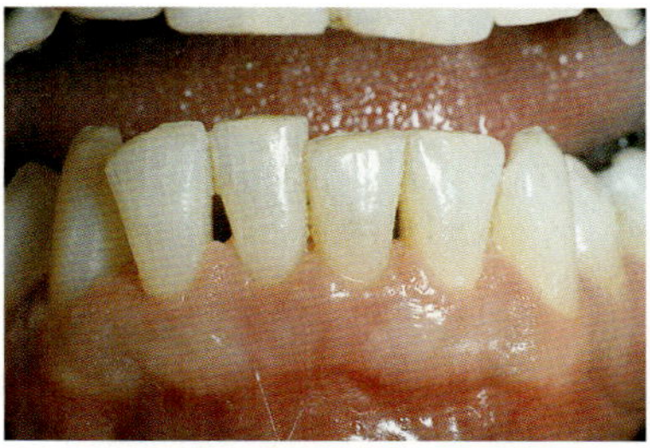

Parodontitis marginalis Abb. 2: generalisierte aggressive Parodontitis im Frontzahnbereich des Unterkiefers

Beginn meist vor dem 30. Lebensjahr; lokalisierter oder generalisierter Befall; bei lokalisiertem Befall Beginn mit der Pubertät an den ersten Molaren und/oder Schneidezähnen; mit zunehmendem Lebensalter zyklischer Verlauf; korreliert nicht immer mit starker Plaquemenge; die aggressiven Formen treten familiär gehäuft auf; **c)** Parodontitis als Manifestation systemischer Erkrankungen: z. B. beim Papillon-Lefèvre-Syndrom mit parodontaler Destruktion schon im Milchgebiss und später auch bei den bleibenden Zähnen.

Behandlungsindikation: Parodontitis marginalis schreitet meist relativ langsam fort. In Ausnahmefällen Progression in kurzen Zeiträumen bis zum Zahnverlust. Da der Verlauf nicht vorherzusagen ist, ist immer eine systematische Parodontalbehandlung aller befallenen Zähne indiziert.

Behandlungsphasen: **1. systemische Phase:** Abklärung von Risiken (z. B. Rauchen) und Allgemeinerkrankungen, die Behandlung und Prognose beeinträchtigen oder bei denen die Gefahr infektiöser Erkrankungen für den Behandler besteht; **2. initiale Phase:** Korrektur der Mundhygiene als Voraussetzung erfolgreicher Parodontaltherapie, v. a. interdentale Mundhygiene, da Parodontitis i. d. R. interdental beginnt; im Anschluss Entfernung der subgingivalen harten und weichen Beläge mit Handinstrumenten oder Ultraschallgeräten (deep scaling). Nach ca. 12 Wochen Reevaluation des Parodontalbefunds und falls nötig weitere chirurgische Maßnahmen; **3. korrektive Phase:** parodontalchirurgische Maßnahmen (z. B. Lappenoperation, Gingivektomie) in Taschen ≥6 mm nach deep scaling zur Beseitigung entzündlicher Veränderungen und von Ablagerungen auf der Wurzeloberfläche mit dem Ziel einer bioakzeptablen Wurzeloberfläche, so dass parodontale Heilung und Reparation erfolgen; liegen tiefe, infraalveoläre Knochentaschen vor, so kann ein Knochenersatzmaterial eingebracht oder ein Verfahren zur Geweberegeneration mit Schmelzmatrixproteinen durchgeführt werden; **4. Erhaltungstherapie:** regelmäßige Kontrolle der Mundhygiene, professionelle Zahnreinigung und Rezidiverfassung zur lebenslangen Stabilisierung der Behandlung (s. Abb. 3).

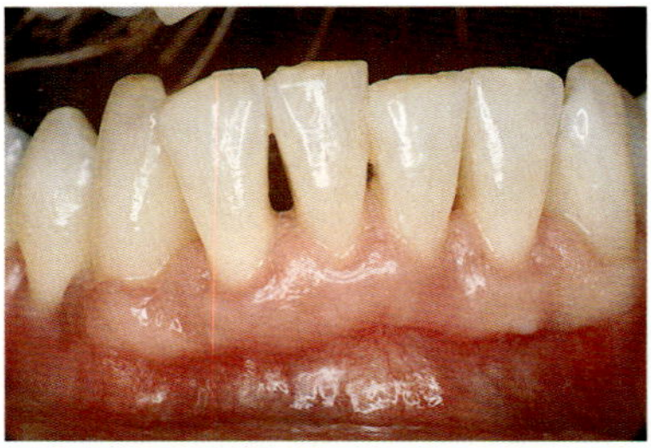

Parodontitis marginalis Abb. 3: Befund nach abgeschlossener Therapie; durch die Reduktion der Entzündung liegen Wurzeloberflächen frei.

Pharmakotherapie: Beeinflussung von Entzündung und bakterieller Plaque nur in Zusammenhang mit mechanischer Therapie; die systemische Antibiotikatherapie ist indiziert bei Patienten mit einer aggressiven Parodontitis, einer sehr weit fortgeschrittenen chronischen Parodontitis und bei Patienten mit generalisierten Rezidiven. **1.** Chemotherapie: zur Verhinderung bzw. Verzögerung der supragingivalen Belagsbildung Chlorhexidin-Mundspüllösung (z. B. Corsodyl®-Lösung 0,2 %, Chlorhexamed® 0,1 %, Chlorhexamed®-GEL 1 %), postoperativ und in akuten Phasen mehrmals täglich, Spüldauer ca. 60 Sekunden v. a. nach Mahlzeiten; max. 3 Wochen; problematisch beim Dauergebrauch von Chemotherapeutika sind Resistenzentwicklung und UAW (Geschmacksirritationen, Zungenbrennen, Verfärbung der Zähne); **2.** Antibiotika: systemisch Metronidazol (z. B. Flagyl®, Vagimid®), 3 × 250 mg/d p. o., plus Amoxycillin (z. B. Amoxypen®), 3 × 500 mg/d p. o., für 7 Tage; Clindamycin (z. B. Sobelin®), 2 × 600 mg/d p. o. für 10 Tage.

Arbeitsunfähigkeit: In Ausnahmefällen kann die akute Parodontitis marginalis mit multiplen Abszessen zur Einschränkung des Allgemeinbefindens mit Lymphknotenschwellung und Fieber führen. Dann ist Arbeitsunfähigkeit angezeigt.

Autoren: J. Fanghänel, Th. Kocher.

Paromomycin: s. Aminoglykosid-Antibiotika; Protozoenmittel.

Paronychie: sog. Nagelumlauf, Bulla repens; Entzündung des Nagelbettes mit umschriebener schmerzhafter Rötung und Schwellung des Nagelwalls evtl. mit Eiter- bzw. Sekretentleerung auf Druck; **Formen: 1.** akute Paronychie, meist bakteriell (durch Staphylokokken), seltener viral (durch Herpes-simplex-Viren) bedingt; **2.** chronische Paronychie, meist durch Candida albicans verursacht, häufig mit bakterieller Sekundärinfektion (Pseudomonas), oft bei Frauen, die mit den Händen in kaltem Wasser arbeiten.

Behandlungsindikation: mit der Diagnosestellung gegeben; bei akuter Paronychie Erregerdiagnostik; chronische Paronychie schwer zu therapieren (Geduld), Schutz des Nagelapparats (Nagelhäutchen) im Vordergrund.

Pharmakotherapie: 1. akute bakterielle Paronychie: **a)** desinfizierende feuchte Umschläge, z. B. mit Chinolinol (z. B. Chinosol®); **b)** systemische Therapie mit Antibiotika, z. B. Chinolonen: Ciprofloxacin (z. B. Ciprobay®), 2 × 500 mg/d p. o. bis zum Abklingen der Symptome (nach ca. 5 Tagen zu erwarten); **2.** chronische Paronychie: **a)** in leichten Fällen: Lokaltherapie mit Nystatin (z. B. Candio-Hermal® Paste), 2–4-mal täglich über mehrere Wochen; **b)** bei ausgeprägtem Befall: systemische Therapie mit Antimykotika*: Itraconazol (z. B. Sempera®), 200 mg/d p. o. bis zur klinischen Besserung; **c)** bei bakterieller Superinfektion (Braunfärbung durch Pseudomonas) zusätzlich topisch

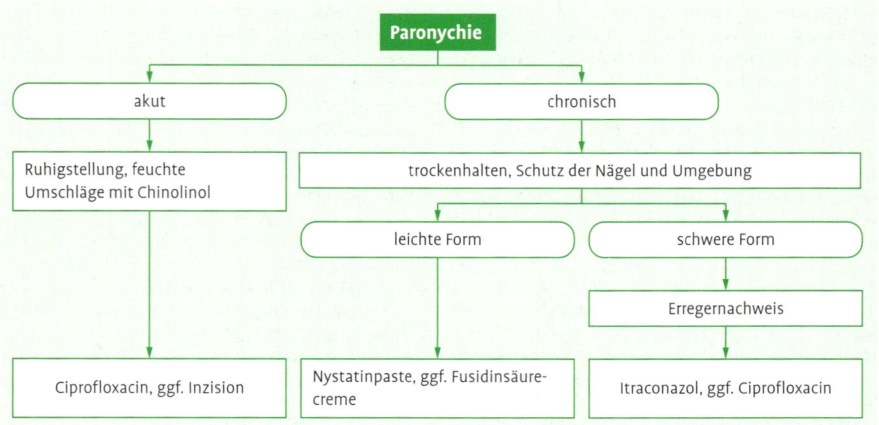

Paronychie: therapeutischer Stufenplan

anwendbare Antibiotika, z. B. Fusidinsäure (z. B. Fucidine® Creme, 2–3-mal täglich) oder Gentamicin (z. B. Gentamycin® Creme 0,1 %, 2–4-mal täglich); in schweren Fällen systemische Therapie mit Tetracyclin (z. B. Tetracyclin Wolff®, 2 × 500 mg/d p. o.) oder Ciprofloxacin (z. B. Ciprobay®, 2 × 500 mg/d p. o.) für jeweils 10 Tage.

Operative Therapie: Indikation: akute Paronychie mit Pustel- bzw. Blasenbildung; **1.** Inzision zum ungehinderten Sekretabfluss; **2.** bei subungualer Paronychie Entfernung des betroffenen Anteils der Nagelplatte; **Kontraindikation:** Paronychie durch Herpes-simplex-Viren (gruppiert angeordnete Bläschen).

Sonstige Maßnahmen: **1.** akute Paronychie: Ruhigstellung der betroffenen Gliedmaße; **2.** chronische Paronychie: Identifizierung und Beseitigung oder Behandlung prädisponierender Faktoren, insbes. bei entsprechender Berufstätigkeit und Hausarbeit (z. B. Feuchtigkeit, feuchte Wärme, Kontaktekzem, Diabetes mellitus, Alkoholkrankheit).

Prophylaxe: **1.** Kurzschneiden der Nägel; **2.** kein Zurückstreifen des Nagelhäutchens; **3.** keine Anwendung von Nagelkosmetika; **4.** Hände mit milder Seife waschen und vorsichtig abtrocknen; **5.** Vermeiden des Kontaktes mit Chemikalien (Detergenzien, Putzmittel, Farben, Lösungsmittel usw.); ggf. ausreichender Händeschutz (Baumwollhandschuhe unter Vinylhandschuhen).

Therapeutischer Stufenplan: s. Abb.

Arbeitsunfähigkeit: bei akuter Paronychie, insbes. nach operativer Intervention für 5 Tage; bei chronischer Paronychie über Wochen.

Literatur: Staphylokokkeninfektionen der Haut. Leitlinien der Deutschen Dermatologischen Gesellschaft (DDG) und Arbeitsgemeinschaft für Dermatologische Infektiologie (ADI). AWMF-Leitlinien-Register, http://www.uni-duesseldorf.de/awmf/ll/013-038.htm.

Autoren: P. Schulze, W. Sterry.

Parotitis acuta: Entzündung der Ohrspeicheldrüse durch Bakterien oder Viren; **Formen:** **1.** Parotitis purulenta: durch Staphylokokken, Streptokokken und andere Bakterien hervorgerufene eitrige Entzündung der Ohrspeicheldrüse mit präaurikulärer schmerzhafter Schwellung, Fieber und Entleerung von Eiter aus dem Ausführungsgang bei Druck auf die Drüse; begünstigende Faktoren sind Mundtrockenheit, Gangobstruktion durch Speichelstein (Sialolithiasis*), Störungen des Elektrolyt- und Wasserhaushalts, Sondenernährung, den Speichelfluss reduzierende Arzneimittel (Diuretika, Barbiturate, Anticholinergika, Psychopharmaka mit anticholinerger Wirkung u. a.) und schwere Allgemeinerkrankung; **2.** Parotitis epidemica (s. Mumps); **3.** akute Episode einer chronisch-rezidivierenden Parotitis.

Behandlungsindikation: Wegen einer möglichen Ausbreitung der Entzündung mit Einschmelzung und Fistelbildung ist eine frühzeitige

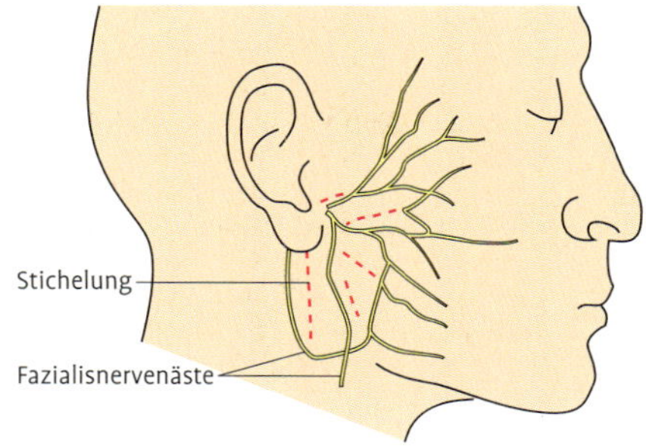

Parotitis acuta: Stichinzisionen bei abszedierender Parotitis [4]

Behandlung mit Antibiotika und Bilanzierung des Wasser- und Elektrolythaushalts notwendig.

Pharmakotherapie: Antibiotikatherapie entsprechend dem Erregerspektrum, je nach Schwere der Symptomatik ambulant p. o. oder stationär i. v.: **1.** Sultamicillin (Unacid® PD oral), 2 × 750 mg/d p. o., oder Ampicillin plus Sulbactam (z. B. Unacid®), 3 × 1,5–3 g/d i. v.; **2.** Amoxicillin plus Clavulansäure (z. B. Augmentan®), 2 × 625 mg/d p. o. oder 3 × 1,2–2,2 g/d i. v.; **3.** Clindamycin (z. B. Sobelin®), 4 × 300 mg/d p. o. oder 4 × 300–600 mg/d i. v.

Operative Therapie: Inzision bei Abszedierung mit umschriebener Rötung unter sonographischer Kontrolle; wegen der Septierung der Drüse meist nur diskrete Fluktuation; da die Gefahr einer Fazialisläsion besteht, muss die Inzision den Verlauf des Nervs berücksichtigen (s. Abb.): Eintritt in das Gesicht ca. 1–1,5 cm oberhalb des unteren Randes des Ohrläppchens, dann fächerförmig zur Tuberositas masseterica des Unterkiefers, zum Mundwinkel und zum Augenwinkel.

Sonstige Maßnahmen: **1.** Schon zu Beginn der Entzündung ist durch eine Sonographie der Parotis ein Konkrement im Ausführungsgang auszuschließen, da ein Steinverschluss im Ductus aufsteigende Infektionen begünstigt (s. Sialolithiasis); **2.** bei Nichtansprechen der Pharmakotherapie sonographische Befundkontrolle; **3.** Ein starker Spannungsschmerz in der akuten Phase der Entzündung kann durch Kälteapplikation und Gabe von Analgetika (z. B. Paracetamol) gelindert werden. **4.** begleitend Förderung des Speichelflusses durch Sialogoga (saure Bonbons lutschen, Kaugummi kauen).

Arbeitsunfähigkeit: Im akuten Stadium besteht bis zur Ausheilung Arbeitsunfähigkeit. Vergrößerungen der Drüse ohne stärkere Schmerzen bestehen oft noch längere Zeit und rechtfertigen keine weitere Arbeitsunfähigkeit.

Literatur: **1.** Hviid, A.: Mumps. Lancet 371: 932–944 (2008); **2.** Myers, E. N.: Salivary Gland Diseases. Heidelberg: Springer, 2007.

Autoren: F. Waldfahrer, H. Iro.

Parotitis epidemica: s. Mumps.
Parrot-Kaufmann-Syndrom: s. Achondroplasie.
Pars-plana-Vitrektomie: s. Ablatio retinae.
Partialinsuffizienz, respiratorische: s. Insuffizienz, respiratorische.
Partus praematurus: s. Frühgeburt.
Parvovirus B19: s. Erythema infectiosum acutum.
Patellaluxation: meist bei Jugendlichen und häufiger bei Frauen auftretende Verrenkung der Kniescheibe nach außen; sog. habituelle Patellaluxation bei häufigen Rezidiven (Entwicklung einer Arthrose* mit Schwerpunkt im retropatellaren Bereich); **Ursache:** abruptes Anspannen der Oberschenkelmuskulatur bei gebeugtem Kniegelenk und mit dem Fuß fixiertem und nach außen gedrehtem Unterschenkel; disponierende Faktoren sind Genu valgum (s. Achsenfehler der Extremitäten) mit lateral versetzter Insertion des Ligamentum patellae und der Patella, schlaffer Kapsel- und Bandapparat sowie Patellahypoplasie mit Hochstand.

Behandlungsindikation: wegen starker Schmerzen und Deformierung des Kniegelenks immer gegeben; obligate Röntgenuntersuchung, um osteochondrale Frakturierung an der lateralen Femurkondyle auszuschließen.

Operative Therapie: **1.** erstmalige Patellaluxation: manuelle Reposition, Punktion des Hämarthros und Arthroskopie; bei Patellaluxation ohne osteochondrale Frakturierung oder Zerreißung des medialen Kapselapparats Mobilisierung in einer Kniegelenksorthese mit Flexion von 30° (z. B. Medi-Bayreuth®) für ca. 2 Wochen und anschl. funktionelle Übungsbehandlung zur Kräftigung der Muskulatur; **2.** habituelle Patellaluxation: **a)** Medialverlagerung des Ansatzes der Tuberositas tibiae (Operation nach Krogius); **b)** reine Weichteiloperation: die Kapsel wird auf der Außenseite gespalten und das Ligamentum patellae nach medial gerafft (Operation nach Goldwight bzw. Hauser).

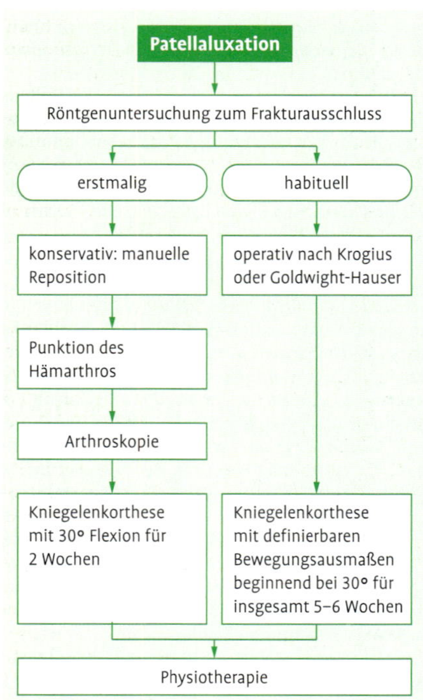

Patellaluxation: therapeutischer Stufenplan

Therapeutischer Stufenplan: s. Abb.

Eigenbehandlung: **1.** Häufig reponiert sich die Patella von selbst, wenn die Extremität wieder in Streckstellung gebracht wird. **2.** Ruhigstellung und Kühlung bei eigener Reposition und Schmerzfreiheit.

Arbeitsunfähigkeit: bei konservativer Therapie ca. 3 Wochen, bei operativer Therapie 4–6 Wochen.

Hinweis: Werden eine Luxation und osteochondrale Fraktur übersehen, droht langfristig die Gefahr einer Retropatellararthrose; daher auf jeden Fall Entlastungspunktion und diagnostische Arthroskopie durchführen.

Literatur: Trentz, O. et al.: Checkliste Traumatologie. 6. Aufl. Stuttgart: Thieme, 2005.

Autor: E. E. Scheller.

PAUVA: s. Vitiligo.
Pauwels-Dislokationsgrad: s. Schenkelhalsfraktur.
pAVK: Abk. für periphere arterielle Verschlusskrankheit*; Abk. für periphere arterielle Verschlusskrankheit*.
Pavor nocturnus: s. Parasomnie.
PBC: s. Hepatitis, chronische.
PBSZ: Abk. für Blutstammzellkonzentrat*.
PCI: s. Herzkrankheit, koronare.
PCV-Schema: s. Hirntumoren.
PD: Abk. für Peritonealdialyse*.
PDA: s. Ductus arteriosus apertus.
PDE-Hemmer: s. Phosphodiesterase-Hemmer.
PDT: Abk. für photodynamische Therapie*.
PEA: s. Herz-Kreislauf-Stillstand; Reanimation.
Pedikulose: durch Läuse verursachte Epizoonose im Bereich des Kopfes (Pediculosis capitis; Erreger: Kopflaus), der Genitoanalregion (Pediculosis pubis, Phthiriasis; Erreger: Filzlaus) oder der übrigen Haut (Pediculosis vestimentorum, Pediculosis corporis; Erreger: Kleiderlaus); klinisch bestehen meist ausgeprägter Juckreiz und entzündliche Hauterscheinungen unterschiedlicher Ausprägung.

Behandlungsindikation: mit Diagnosestellung gegeben, Patient und Kontaktpersonen sind zu behandeln.

Pharmakotherapie: **1.** Standardtherapie: **a)** Dimeticon 100 % (z. B. Jacutin® Pedicul Fluid), nach dem Waschen in die Kopfhaare einreiben, nach 10 Minuten auswaschen; bei Kopfläusen nur behaarten Kopf, bei Filzläusen alle behaarten Areale

P

von Hals bis Zehen behandeln; **b)** Allethrin und Piperonylbutoxid (z. B. Jacutin® N Spray) in die Haare einsprühen, 10–30 Minuten belassen; **c)** Permethrin (z. B. Infectopedicul® Lösung) in das feuchte Haar einmassieren und nach 30 Minuten auswaschen oder Pyrethrumextrakt (Goldgeist® forte) ebenfalls einmassieren und nach 30 Minuten ausspülen (keine Einschränkung in der Schwangerschaft, bei Kindern limitierte Menge); evtl. nach 1 Woche wiederholen; **2.** bei sekundärem Läuseekzem kurzfristige lokale Behandlung mit Glukokortikoiden*.

Sonstige Maßnahmen: **1.** Entfernung der Kopflausnissen durch Auskämmen der Haare mit einem feinen Läusekamm oder Entfernen der Filzlausnissen, z. B. mit einer Pinzette (insbes. an den Augenbrauen) und anschließendem Waschen (1–2-mal) mit üblichem Schampoo; **2.** Kontrolluntersuchung nach 1 Woche, bei erneutem Nachweis von Läusen Wiederholung der Therapie; **3.** Untersuchung und ggf. Behandlung von Kontaktpersonen (z. B. in Kindergarten, Schule, Altersheim, Familie; Sexualpartner); **4.** bei Kleiderläusen: vorzugsweise Entsorgung der befallenen Kleider; alternativ Reinigung durch heißes Waschen oder Trockenreinigung mit heißem Bügeln.

Eigenbehandlung: prophylaktisch sorgfältige Körper- und Wäschehygiene.

Arbeits- und Schulunfähigkeit: wegen der Möglichkeit der Übertragung bis zum Abschluss der Therapie (4 Tage).

Hinweis: **1.** Kopfläuse leben nur am behaarten Kopf, Filzläuse nur an der Sekundärbehaarung einschl. Wimpern, Kleiderläuse nur in der Kleidung; bei Kleiderläusen ist daher keine antiparasitäre Behandlung erforderlich; **2.** Körperhygiene ist ohne Wirkung gegen bereits eingetretenen Kopf- und Filzlausbefall.

Literatur: Mumcuoglu, K. Y. et al.: International guidelines for effective control of head louse infestations. J Drugs Dermatol 6: 409–414 (2007).

Autoren: P. Schulze, W. Sterry.

PEEP: s. Beatmung.

PEI: s. Lebertumoren, maligne.

Pelade: s. Alopezie.

Peloide: s. Balneotherapie.

pelvic inflammatory disease: s. Adnexitis; Parametritis.

Pemphigoid, bullöses: autoimmun bedingte Hauterkrankung durch Antikörper, die gegen Strukturen in der Haut (Autoantigene BPAG1 180 kD und BPAG2 230 kD) gerichtet sind; Auslösung auch durch Arzneimittel (Furosemid, Salazosulfapyridin, Penicillin, Diazepam) möglich; **Klinik:** prall gespannte Blasen mit klarem Inhalt auf normaler oder entzündlich veränderter Haut; Schleimhaut v. a. des Mundes in 20–30 % der Fälle mitbetroffen; vernarbendes Schleimhautpemphigoid als sehr seltene Sonderform mit isoliertem Befall der Mundschleimhaut und narbiger Abheilung; in 10–20 % der Fälle paraneoplastisches Auftreten.

Behandlungsindikation: bei Auftreten von Blasen und Erosionen.

Pharmakotherapie: **1. Lokaltherapie:** **a)** desinfizierende Maßnahmen: z. B. Iodlösung (z. B. Betaisodona® Lösung) oder Polyhexandium (z. B. Lavasept®); **b)** evtl. zusätzlich topische Glukokortikoide, auch im Mundbereich: z. B. Betamethason (z. B. Diprosone® Creme oder Lösung); **2. systemische Therapie:** **a)** Immunsuppression: Methotrexat (z. B. Methotrexat "Lederle" initial 1 × 25 mg/Woche p. o., Erhaltungsdosis durchschnittlich 1 × 15 mg/Woche; Auslassversuch nach 3–6-monatiger Remission); **b)** in weniger stark ausgeprägten Fällen Versuch mit Erythromycin (z. B. Erythrocin®), 4 × 500 mg/d; **c)** bei therapieresistenten Fällen evtl. Dexamethason-Cyclophosphamid-Stoßtherapie: Dexamethason (z. B. Dexa-ratiopharm®), 100 mg/d i. v. an Tag 1–3; Cyclophosphamid (Endoxan®), 500 mg i. v. an Tag 1; **d)** bei unzureichendem Therapieerfolg: zusätzlich evtl. weitere immunmodulierende Therapie (Plasmaaustausch oder Immunglobuline i. v.); **e)** alternative immunsuppressive Therapie: Kombination von Prednisolon (z. B. Decortin H), bis mg/kg KG/d, und Azathioprin (z. B. Imurek®), 0,7–2 mg/kg KG/d.

Hinweis: **1.** chronischer Verlauf der Erkrankung (jahrelanger Wechsel von Schüben und Remissionen); **2.** Mortalität ohne Behandlung ca. 40 %; **3.** Prognose bei älteren Patienten besonders ernst; **4.** mögliche Komplikationen: **a)** aufgrund von Superinfektionen (bakteriell oder mykotisch); **b)** inf. der Therapie (s. Glukokortikoide, Immunsuppressiva).

Literatur: **1.** Olasz, E. B; Yancey, K. B.: Bullous pemphigoid and related subepidermal autoimmune blistering diseases. Curr Dir Autoimmun 10: 141–166 (2008); **2.** Di Zenzo, G.; Marazza, G.; Borradori, L.: Bullous pemphigoid: physiopathology, clinical features and management. Adv Dermatol 23: 257–288 (2007).

Autoren: P. Schulze, W. Sterry.

Pendelhoden: s. Maldescensus testis.

Penetrations-Inhibitoren: s. Virostatika.

Penicilline: Gruppe von Betalaktam*-Antibiotika mit der Grundstruktur 6-Amino-Penicillansäure, aus der semisynthetisch zahlreiche Derivate entwickelt wurden; **Einteilung:** **1.** Schmalspektrum-Penicilline: **a)** Benzylpenicillin (Penicillin G, z. B. Penicillin „Grünenthal") und Depotpenicilline (Benzathin-Benzylpenicillin, z. B. Tardocillin®); **b)** Oralpenicilline (säurestabil): Phenoxymethylpenicillin (Penicillin V, z. B. Isocillin®), Propicillin (Baycillin®), Azidocillin (Infectobicillin H); **c)** betalaktamaseresistente Penicilline (Staphylokokkenpenicilline, Isoxazolylpenicilline): Oxacillin (InfectoStaph® für Injektionslösung), Dicloxacillin (InfectoStaph® Kapseln), Flucloxacillin (z. B. Staphylex®); **2.** Breitspektrum-Penicilline: **a)** Aminopenicilline: Ampicillin (z. B. Ampicillin-ratiopharm®), Amoxicillin (z. B. Amoxypen®; **b)** Acylaminopenicilline (Ureidopenicilline): Piperacillin (z. B. Piperacillin Fresenius); **c)** Carboxylpenicilline: nicht mehr im Handel; **3.** Kombinationspräparate mit den Betalaktamase-Inhibitoren Clavulansäure, Sulbactam, Tazobactam (hemmen bakterielle Betalaktamasen): **a)** Amoxicillin und Clavulansäure (z. B. Augmentan®); **b)** Ampicillin und Sulbactam (z. B. Unacid®), Sultamicillin (Unacid® PD oral); **c)** Piperacillin und Tazobactam (Tazobac®); **Wirkungsmechanismus:** Hemmung der bakteriellen Zellwandsynthese durch Hemmung der Mureinsynthese aufgrund irreversibler Blockade des für die Transpeptidierung notwendigen Enzyms D-Alanin-Transpeptidase; konsekutive Permeabilitätserhöhung und osmotische Labilität führt zur Lyse des Bakteriums (sekundär bakterizider Wirkungstyp, s. Antibiotika). **Pharmakokinetik:** Kurze HWZ (ca. 30–60 Minuten); Plasmaproteinbindung 20–95 %; Elimination fast vollständig renal (85–95 %) durch glomeruläre Filtration und tubuläre Sekretion, Acylaminopenicilline bei Niereninsuffizienz bevorzugt biliär; gute Penetration in Niere, Lunge, Leber, Haut, Schleimhäute; niedrige Konzentrationen in Muskulatur, Knochen, Nervengewebe, Gehirn und Kammerwasser des Auges; Liquorgängigkeit gering (<5 %), bei Meningitis höher; plazentagängig, hohe Konzentrationen im Fruchtwasser, geringer Übergang in die Muttermilch.

Indikation: Wegen der praktisch fehlenden Toxizität und der sekundär bakteriziden Wirkung sind Penicilline Mittel der 1. Wahl bei allen Infektionen, deren Erreger gegen sie sensibel sind. **1. Schmalspektrum**-Penicilline: **a)** Benzylpenicilline und Depotpenicilline: Penicillin G (nach wie vor unübertroffen im klassischen Wirkungsspektrum und daher bei sensiblen Keimen Mittel der 1. Wahl) hochdosiert als Kurzinfusion bei Sepsis, Osteomyelitis, akuter Endokarditis durch penicillinsensible Staphylokokken oder betahämolysierende Streptokokken; schwere Lobärpneumonie (Pneumokokken), Pneumokokken- und Meningokokkenmeningitis, subakute Endokarditis, Lues; Depotpenicilline bei Gonorrhö; Langzeitprophylaxe bei rheumatischem Fieber; **b)** Oralpenicilline: ambulante Therapie, z. B. bei Streptokokkenangina, Scharlach, Phlegmone, Erysipel, Otitis media, Sinusitis; beginnende Pneumokokkenpneumonie; **c)** betalaktamaseresistente Penicilline: Infektion durch betalaktamasebildende Staphylokokken (z. B. Sepsis, Endokarditis, Meningitis, Pneumonie, Osteomyelitis, toxisches Schocksyndrom, Furunkulose, staphylogene Bronchopneumonie); **2. Breitspektrum**-Penicilline: **a)** Aminopenicilline: Bronchitis, Otitis media, Sinusitis, Harnweginfektion, Listeriose, Typhus/Paratyphus (Amoxicillin), Shigellose (Ampicillin); Enterokokkenendokarditis u. a. schwere Infektion nur in Kombination mit einem Aminoglykosid*-Antibiotikum; Hämophilusmeningitis; **b)** Acylaminopenicilline: schwere Infektion durch gramnegative Erreger; in Kombination mit Aminoglykosid-Antibiotika auch zur Initialtherapie bei unbekanntem Erreger. **Wirkungsspektrum: 1. Schmalspektrum**-Penicilline (v. a. grampositive Keime): **a)** Benzylpenicillin und Depotpenicilline: grampositive Keime (Pneumokokken, Streptokokken der Gruppe A, nichtbetalaktamasebildende Staphylokokken, Clostridien, Diphtheriebakterien, Milzbrandbazillen), gramnegative Kokken (insbes. Gonokokken, Meningokokken), Spirochäten (Borrelien, Treponemen); betalaktamaselabil; **b)** Oralpenicilline: wie Benzylpenicillin, Wirkungsintensität deutlich geringer; betalaktamaselabil; **c)** betalaktamaseresistente Penicilline: betalaktamasebildende Staphylokokken, gegenüber Benzylpenicillin-empfindlichen Erregern deutlich abgeschwächte Wirkung; betalaktamasestabil; **2. Breitspektrum**-Penicilline (grampositive Keime, erweitertes Spektrum im gramnegativen Bereich): **a)** Aminopenicilline: wie Penicillin G, jedoch mit einer 2–4-mal geringeren Aktivität; zusätzlich gramnegative Keime (Enterokokken, Haemophilus influenzae, Listerien, Escherichia coli, Campylobacter-Arten, Proteus mirabilis); betalaktamaselabil; **b)** Acylaminopenicilline: wie Aminopenicilline, jedoch stärker im gramnegativen Bereich (Proteus vulgaris, Pseudomonas aeruginosa, Escherichia coli) sowie bei einigen Anaerobiern; betalaktamaseinstabil; **c)** Carboxymethylpenicilline: wirkungsschwächer als Acylaminopenicilline insbes. gegen Pseudomonas- und Proteus-Arten, so dass sie heute nicht mehr eingesetzt werden. Primäre Resistenz gegenüber Penicillinen besteht bei Organismen, die keine Peptidoglykan-Zellwand besitzen (z. B. Mykoplasmen). Des weiteren entstehen Resistenzen durch bakterielle Enzyme (Betalaktamasen, Penicillinasen), die durch hydrolytische Spaltung des Betalaktamrings die antibakterielle Wirkung aufheben. Betalaktamase-Inhibitoren wirken selbst zwar nur schwach antimikrobiell, können aber durch Kombination mit einem betalaktamaselabilen Penicillin dessen Wirkungsspektrum erweitern. Die Aufhebung der Resistenz erfolgt nicht mit vorhersagbarer Regelmäßigkeit, so dass Resistenzbestimmungen nötig sind. Andererseits können sie aber auch eine erhöhte Betalaktamaseproduktion induzieren.

Kontraindikation: **1.** Penicillinallergie; **2.** Ampicillin bei Epstein-Barr-Virus-Infektion (infektiöse Mononukleose); **3.** lokale Anwendung wegen Sensibilisierungsgefahr.

Wechselwirkungen: **1.** gleichzeitige Anwendung mit bakteriostatischen Antibiotika wirkt antagonistisch; **2.** Wirkungsabschwächung hormonaler Kontrazeptiva durch Störung der Darmflora (Diarrhö); **3.** bei Kombinationstherapie mit Aminoglykosid*-Antibiotika darf grundsätzlich nicht gemischt injiziert oder infundiert werden (sonst Inaktivierung des Aminoglykosids).

UAW: **1.** allergische Reaktion (ca. 5–10 %): leichte Hauterscheinung bis hin zum anaphylaktischen Schock; **2.** Ampicillinenanthem: toxische Reaktion

Penicilline Dosierungsempfehlungen (für Erwachsene)			
Wirkstoff	Dosierung		
Benzylpenicillin			
Penicillin G (z. B. Penicillin „Grünenthal")		1 - 5	Mio. IE/d in 4–6 Dosen i. v. (max. 20 Mio. IE/d)
Depotpenicillin			
Benzathin-Penicillin G (z. B. Tardocillin®)		1,2 - 2,4	Mio. IE alle 2–4 Wochen i. m.
Oralpenicilline			
Penicillin V (z. B. Isocillin®), Propicillin (Baycillin®)	3–4 ×	0,4 - 1,5	Mio. IE/d p. o.
Staphylokokkenpenicilline			
Flucloxacillin (z. B. Staphylex®)	4 (–6) ×	1 - 2	g/d i. v., i. m. (max. 10 g/d)
	4 (–6) ×	0,25- 1	g/d p. o.
Aminopenicilline			
Ampicillin (z. B. Ampicillin-ratiopharm®)	3–4 ×	0,4 - 1,5	g/d i. v. (max. 3 × 5 g/d)
Amoxicillin (z. B. Amoxypen®)	3–4 ×	0,5 - 1	g/d p. o.
Acylaminopenicilline			
Piperacillin (z. B. Piperacillin Fresenius)	3–4 ×	100 -200	mg/kg KG/d in 2–4 Dosen i. v. (max. 300 mg/kg KG/d)
Kombinationspräparate			
Amoxicillin + Clavulansäure (z. B. Augmentan®)	3 ×	0,625	g/d p. o.
Ampicillin + Sulbactam (z. B. Unacid®)	3–4 ×	0,75- 3	g/d i. v., i. m.
Piperacillin + Tazobactam (Tazobac®)	3 ×	4,5	g i. v.

auf Aminopenicilline bes. häufig am 3.–5. Behandlungstag; **3.** Hämostasestörung mit Blutungsneigung (Störungen der Thrombozytenfunktion); **4.** Neurotoxizität (Reflexsteigerung, Verwirrtheitszustand, Senkung der Krampfschwelle) bei extremer Dosierung möglich; **5.** gastrointestinale Beschwerden (Übelkeit, Diarrhö); **6.** Nephrotoxizität (z. B. Ampicillin durch Kristallbildungen im Nierenparenchym); **7.** Jarisch-Herxheimer-Reaktion (Kreislaufschock durch hohe Endotoxindosen nach massenhaftem Bakterienzerfall); **8.** versehentliche intravaskuläre Injektion von Depotpenicillinen kann zu Kreislauf- und Bewusstseinsstörung, Mikroembolien und Schwindel führen.

Toxizität: Penicilline entsprechen dem Prinzip der selektiven Toxizität, d. h. sie besitzen eine hohe Toxizität für den Mikroorganismus bei geringem Einfluss auf den Makroorganismus, und sind daher während Schwangerschaft und Stillzeit nahezu unbedenklich anwendbar.

Dosierung: Empfehlungen (für Erwachsene): s. Tab.; Dosierung je nach Schweregrad der Infektion; bei Einschränkung der Nierenfunktion Dosisanpassung entsprechend der Kreatinin-Clearance.

Hinweis: **1.** Breitspektrum-Penicilline sollten bei lebensbedrohlichen Prozessen immer mit Betalaktamasen-Inhibitor eingesetzt werden; bei schweren septischen Krankheitbildern ist häufig eine Kombination mit einem Aminoglykosid-Antibiotikum angezeigt. **2.** Durch Kombination betalaktamaselabiler Breitspektrum-Penicilline mit betalaktamasestabilen Penicillinen können die Wirkungsspektren beider Substanzen addiert werden (z. B. Piperacillin und Flucloxacillin). **3.** Amoxicillin ist deutlich besser resorbierbar als Ampicillin und sollte daher zur oralen Gabe bevorzugt werden; bei höheren Dosen ist allerdings eine reichliche Flüssigkeitszufuhr erforderlich.

Autor: B. Drewelow.

Penisimplantationsprothese: s. Erektionsstörung.

Pentamidin: s. Protozoenmittel.

Pentosanpolysulfat: s. Antikoagulanzien.

Pentoxyverin: s. Antitussiva.

Perchlorat: s. Thyreostatika.

Perianalthrombose: s. Analthrombose.

Periarthropathia humeroscapularis: Abk. PHS; syn. Periarthritis humeroscapularis, Periarthrosis humeroscapularis, Duplay-Krankheit; nicht präzise Sammelbezeichnung für schmerzhafte und funktionseinschränkende Erkrankungen der periartikulären Schulterstrukturen; **Ursache:** degenerative Vorschädigung des hypovaskularisierten Sehnenansatzes inf. mechanischer Überbeanspruchung im engen Subakromialraum zwischen Ligamentum coracoacromiale und Humeruskopf; fa-

P

kultativ mit sekundärer Entzündung in der Akutphase oder sekundärer (selten primärer) traumatischer Läsion als auslösender Faktor; **Häufigkeit:** 9 % der Bevölkerung; Auftreten v. a. bei 45–60-Jährigen; **Formen: 1.** Supraspinatussehnensyndrom (Kurzbezeichnung SSP-Sehnensyndrom): Impingement-Syndrom mit Gefahr der Sehnenruptur; **2.** reaktive Verkalkung der Rotatorenmanschette: Tendinitis calcarea, Bursitis subacromialis (s. Bursitis); **3.** Rotatorenmanschettenruptur*; **4.** fibröse Schultersteife (engl. frozen shoulder): retraktile Entzündung des Gelenkkapselgewebes mit Kapselschrumpfung und -fibrosierung, tritt bes. bei Frauen auf; **5.** Bizepssehnensyndrom: Bizepssehnentendinitis am Sulcus intertubercularis. **DD:** Zervikobrachialsyndrom* und Epikondylitis* müssen immer ausgeschlossen werden.

Behandlungsindikation: Die Behandlung richtet sich nach der Ursache und soll die schmerzfreie Beweglichkeit des Schultergelenks ermöglichen sowie einen bleibenden Funktions- und Kraftverlust verhindern.

Pharmakotherapie: 1. Analgesie bei allen Formen bes. in der Akutphase mit nichtsteroidalen Antiphlogistika*, z. B. Ibuprofen (z. B. Imbun®), 3 × 400–800 mg/d p. o., oder mit Tramadol (z. B. Tramal®), 4 × 100 mg/d p. o.; bei fibröser Schultersteife evtl. Opioide*; **2.** subakromiale oder intraartikuläre Injektion eines Lokalanästhetikums: z. B. Bupivacain 0,5 % (z. B. Carbostesin®), ggf. in Kombination mit Glukokortikoid, z. B. Dexamethason (z. B. Lipotalon®) bei Impingement-Syndrom, akuter Bursitis subacromialis oder Bizepssehnensyndrom (cave: bei intratendinöser Injektion Gefahr der Sehnennekrose); **3.** wiederholte Punktion der Bursa bzw. des Kalkdepots und Injektion von Lokalanästhetika (sog. needling) bei chronischer Bursitis subacromialis oder Tendinitis calcarea; **4.** orale Glukokortikoid-Stoßtherapie mit 40–60 mg Prednisolon (z. B. Decortin® H) über wenige Tage nur im Ausnahmefall bei akuter PHS; **5.** Muskelrelaxanzien*, z. B. Methocarbamol (Ortoton®), 3 × 1500 mg/d p. o., zur Unterstützung der physiotherapeutischen Beübung; **6.** Calcitonin (z. B. Karil® Nasenspray), 2 × 2 Hübe/d, bei schmerzhafter Schultersteife.

P

Operative Therapie: 1. Impingement-Syndrom: isolierte, konventionelle (nach Neer) oder arthroskopische (nach Ellman oder Caspari) Akromioplastik: Erweiterung des subakromialen Raumes und Dekompression der Supraspinatussehne durch Resektion des Ligamentum coracoacromiale, partielle Resektion der Bursa subacromialis und Abfräsen der Akromionunterfläche; frühfunktionelle Nachbehandlung mit Pendelübungen und Motorbewegungsschiene; **2.** reaktive Verkalkung der Rotatorenmanschette: Punktion des Kalkherdes unter Röntgenbildkontrolle (needling), offene oder arthroskopische Kalkherdentfernung und ggf. subakromiale Dekompression; Alternative: extrakorporale Stoßwellentherapie (Abk. ESWT): dient der Mobilisation und beseitigt Kalkherde im Schulterbereich; **3.** s. Rotatorenmanschettenruptur; **4.** fibröse Schultersteife: bei Therapiestillstand erst arthroskopisches Kapselrelease, dann in gleicher Sitzung Narkosemobilisation (cave: bei Inaktivitätsosteoporose Gefahr der subkapitalen Humerusfraktur); Nachbehandlung: sofortige Mobilisation mit Motorbewegungsschiene unter hochdosierter Analgesie (systemisch, Nervenblockade); **5.** Bizepssehnensyndrom: s. Bizepssehnenruptur.

Naturheilkundliche Verfahren (Autorin: Ch. Uhlemann): **1.** Akutphase (Bursitis*, Tendovaginitis, Sehnenriss): Schonung und Kühlung mit Eiskompresse (−10 °C, 20 Minuten) oder Kaltluft (−30 °C, 300 l/min, 10 Minuten); **2.** chronische PHS: **a)** dysfunktionelle Irritationen (Muskeldysbalance, Impingement-Syndrom): manuelle Therapie* (Mobilisation von Blockierungen) und Physiotherapie* (Dehnung der verkürzten, Kräftigung der geschwächten Muskulatur); **b)** chronische Enthesiopathie und Bursopathie: Wärmetherapie* (Ultraschalltherapie, Kurzwelle/Spulenfeldmethode, Peloide, Heusack) und Massage* (Deep friction nach Cyriax, Manipulativmassage nach Terrier); **c)** chronische Kapselaffektion als Folge einer Frozen shoulder (Stadium II und III): passive Mobilisation (Gelenkspieltechniken der manuellen Therapie, Maitland-Mobilisation, Schlingentisch) und aktive Techniken (achsengerechte Funktionsbewegungen, propriozeptive neuromuskuläre Fazilitation, Kurzbez. PNF-Technik, Isokinetik, Schwimmtherapie) in Kombination mit Wärmetherapie (Kurzwelle/Kondensatorfeldmethode, Peloide, Heusack); **3.** topische Applikationen von Fichtennadelöl, Campher und Minzöl.

Sonstige Maßnahmen: 1. kurzzeitige Ruhigstellung, bes. in der akuten Schmerzphase; **2.** physiotherapeutisches Beüben in der chronischen Phase (Bewegungsübungen im Warmwasserbecken, Dehnungsübungen, Muskelkräftigung, Manualtherapie); **3.** Elektrotherapie* (diadynamischer Strom, Iontophorese).

Eigenbehandlung: 1. Rezidivprophylaxe durch regelmäßige Gymnastik; **2.** Fehl- und Überbelastung vermeiden, z. B. durch Sport (Gewichtheben, Rudern) und Überkopfarbeiten; **3.** Kälte und Zugluft als auslösende Faktoren meiden.

Arbeitsunfähigkeit: abhängig von Beruf und Befinden des Patienten sowie Therapieform und -verlauf; lange Rehabilitationsdauer bes. nach Sehnenplastik (ca. 6 Monate) und bei Schultersteife (bis 2 Jahre).

Hinweis: Die Röntgenbestrahlung bei chronischer Bursitis subacromialis ist umstritten.

Autoren: M. Schult, G. Möckel, D. Leutloff.

Perichondritis der Ohrmuschel: meist nach Verletzungen (Kratzen, stumpfes Trauma mit Othämatom oder Otoserom, Insektenstich, Erfrierung, Verbrennung, Eingriff im Ohrbereich mit Knorpelinzision), aber auch idiopathisch und im Rahmen

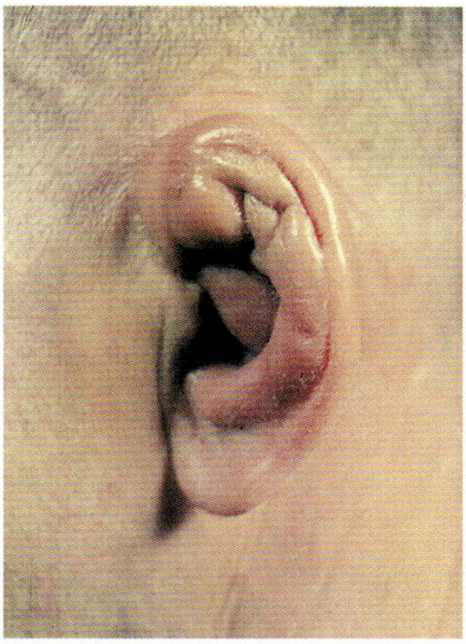

Perichondritis der Ohrmuschel Abb. 1: Abszedierung mit Knorpelnekrose

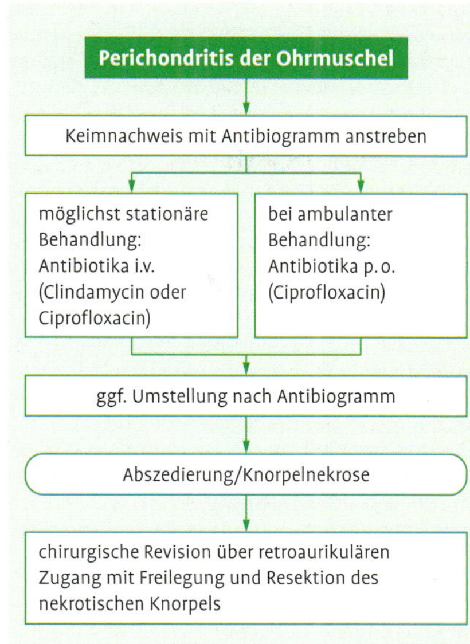

Perichondritis der Ohrmuschel Abb. 2: therapeutischer Stufenplan

von Systemerkrankungen auftretende Knorpelhautentzündung der Ohrmuschel, die zu einer Nekrose des gefäßlosen und abwehrschwachen Knorpels führen kann; **Klinik:** typisch sind schmerzhafte Schwellung und Rötung unter Aussparung des Ohrläppchens, verstrichenes und vergröbertes Ohrmuschelrelief sowie Fluktuation, Fistelung und Knorpelnekrose bei Abszedierung (s. Abb. 1); **DD: 1.** Erysipel* der Ohrmuschel, das von einem Ekzem oder Rhagaden im Gehörgang ausgehen kann und über den knorpeligen Bereich hinaus oft auf das knorpelfreie Ohrläppchen und die angrenzende Kopfhaut übergeht; **2.** relapsing polychondritis, die nicht selten als Paraneoplasie in Erscheinung tritt.

Behandlungsindikation: Die Perichondritis der Ohrmuschel ist immer eine schwerwiegende Erkrankung, da eine verspätet einsetzende oder inadäquate Therapie häufig eine erheblich entstellende Deformierung der Ohrmuschel zur Folge hat, die plastisch-rekonstruktiv kaum noch zu korrigieren ist (Haftpflichtklagen).

Pharmakotherapie: Mit der Diagnose muss umgehend, möglichst unter stationären Bedingungen, eine Behandlung mit Antibiotika beginnen, die gegen das zu erwartende Erregerspektrum gerichtet ist (Pseudomonas aeruginosa, Proteus, Enterokokken, Escherichia coli, Klebsiella, Staphylococcus aureus); ein Keimnachweis mit Antibiogramm ist anzustreben; **1.** Clindamycin, 4 × 600 mg/d i. v.; **2.** alternativ und bei Diabetikern: Ciprofloxacin (z. B. Ciprobay®), 1 × 400 mg/d i. v. bzw. 2 × 750 mg/d p. o.; **3.** liegt das Antibiogramm vor, muss die Antibiotikatherapie ggf. umgestellt werden.

Operative Therapie: Bei Abszedierung werden über einen retroaurikulären Zugang nekrotische Knorpelanteile freigelegt und bis in den gesunden Knorpelbereich reseziert.

Therapeutischer Stufenplan: s. Abb. 2.

Arbeitsunfähigkeit: bei alleiniger antibiotischer Behandlung mind. bis 3 Tage nach Absetzen des Antibiotikums; bei chirurgischer Intervention bis zur Abheilung der Wunde.

Literatur: Ruckenstein, M. J.: Infections of the external ear. In: Cummings, C. W. et al. (eds): Cummings Otolaryngology. Head and Neck Surgery. 4th ed. Philadelphia: Elsevier-Mosby, 2005.

Autoren: F. Waldfahrer, H. Iro.

Perifollikulitis: s. Furunkel.

Perikardektomie: operative Entfernung des Herzbeutels bei Behinderung der Herzaktion durch Schwielen und Narben des Perikards mit Verschwartungen und Kalkschalenbildung, die nach Perikarditis*, herzchirurgischem Eingriff oder nach Trauma auftreten können; **Therapieziel:** möglichst vollständige Dekortikation des Herzens.

Indikation: konstriktive Perikarditis (sog. Panzerherz) und chronisch-rezidivierende Perikardergüsse mit konsekutiver Behinderung der Vorhof- und Ventrikelfüllung sowie einem Anstieg des enddiastolischen Drucks mit Druckausgleich in den Vorhöfen und der Arteria pulmonalis.

Durchführung: Vorbereitung: Flüssigkeitsbeschränkung, Diuretika, Herzglykoside, Verbesserung restriktiver und obstruktiver Lungenfunktionsstörungen, evtl. antibiotische oder tuberkulostatische Prophylaxe bzw. Therapie; **Methoden:**

1. Zugang durch linksseitige anterolaterale transpleurale Thorakotomie im 5. Interkostalraum oder durch mediane Sternotomie; das Perikard wird mit dem Messer inzidiert und teils stumpf, teils scharf vom Myokard gelöst. Der linke Nervus phrenicus muss geschont werden und wird in einem Perikardstreifen vom Herzen gelöst. Die operative Mortalität liegt bei 2–15 %. **2.** Alternativ kann unter Einsatz der extrakorporalen Zirkulation (Herz*-Lungen-Maschine) mit verbesserter hämodynamischer Stabilität der Herzbeutel präpariert und abgelöst werden; Nachteil ist eine erhöhte Blutungsneigung durch die Antikoagulation. **3.** alternativ: Videothorakoskopie bei chronischem Perikarderguss; **Ergebnisse:** symptomatische Verbesserung in 90 % und komplette Beseitigung der Symptome in 50 % der Fälle.

Komplikationen: intraoperative Verletzung der Ventrikel und Vorhöfe; Blutungen.

Autoren: R. Hetzer, M. Pasic.

Perikardiotomie: operativ angelegte, dauerhafte Drainage des Herzbeutels; vgl. Perikardpunktion.

Indikation: eitriger Perikarderguss, der durch Tuberkulose* oder Entzündungen von Nachbarorganen verursacht sein kann.

Kontraindikation: chronisch-rezidivierender, seröser Perikarderguss; hier sollte eine Perikardektomie* oder Fensterung des Perikards in die Pleurahöhle als innere Drainage erfolgen.

Durchführung: medianer Längsschnitt im Epigastrium unterhalb des Processus xiphoideus; Durchtrennung der Faszie in der Linea alba, Resektion des Processus xiphoideus, Eröffnung des Perikards und Einlage einer Drainage.

Autoren: R. Hetzer, M. Pasic.

P

Perikardiozentese, subxiphoidale perkutane: s. Perikardpunktion.

Perikarditis: akute oder chronische Inflammation des Herzbeutels mit oder ohne Ergussbildung; **Ätiologie:** Häufigste Ursache einer akuten Perikarditis sind Virusinfekte oder idiopathische Formen (78 %), weitere Ursachen sind Neoplasien, Tuberkulose, bakterielle Infektionen oder Pilzinfektionen sowie Kollagenosen und Urämie. Nach Herzinfarkten oder kardiochirurgischen Eingriffen kann ein Dressler-Syndrom auftreten (typischerweise mehr als 4 Wochen danach). Als Postkardiotomiesyndrom wird die kurzzeitig nach chirurgischen oder interventionellen Maßnahmen auftretende Perikarditis bezeichnet. **Komplikationen:** selten Perikardtamponade (weil der Erguss sich langsam entwickelt, können über 1000 ml Flüssigkeit toleriert werden; sehr rasches Auftreten einer Tamponade dagegen bei akuten Perikardergüssen, z. B. Hämoperikard); eine Pericarditis constrictiva kann als Spätkomplikation eintreten, hierbei kommt es zu einer schweren diastolischen Funktionsstörung mit Vergrößerung der Vorhöfe, Insuffizienz der atrioventrikularen Klappen, pulmonaler Kongestion und oberer sowie unterer Einflussstauung.

Behandlungsindikation: Bei der akuten Perikarditis stehen die Analgesie und antiphlogistische Behandlung im Vordergrund der therapeutischen Ziele. Bei chronischer Perikarditis ist eine Pharmakotherapie abzuwägen, hier gilt es in erster Linie eine sichere Differentialdiagnose zu stellen und eine Neoplasie auszuschließen.

Pharmakotherapie: **1.** nichtsteroidale Antiphlogistika*, z. B. Ibuprofen 4 × 400–800 mg/d, alternativ Acetylsalicylsäure 4 × 500 mg/d; **2.** nur bei sehr starken Schmerzen und Nichtansprechen von Ibuprofen sind Opioide indiziert, hier sollte mit Tramadol begonnen und nur bei weiterem Nichtansprechen auf Morphin umgestellt werden (z. B. 3–4-mal tgl. 20 Tr. Tramal® oder 1–3 ml tgl. 10 mg MST®, cave: Überdosierung, vorsichtig titrieren). **3.** Glukokortikoide, z. B. Prednisolon 1 mg/kgKG/d, dann langsam nach Klinik und Verträglichkeit auf Erhaltungsdosis reduzieren (ca. 2–3 Wochen); **4.** bakterielle Perikarditiden sind so selten, dass eine antibiotische Therapie nur nach Punktion, Erregernachweis und Antibiogramm zu empfehlen ist; **5.** Perikarditis im Rahmen von Autoimmunerkrankungen: Behandlung mit Glukokortikoiden (s. o.), evtl. zusätzlich Azathioprin (50–100 mg/d); **6.** inf. von Neoplasien aufgetretene, therapierefraktäre Perikardergüsse erfordern in manchen Fällen die intraperikardiale Instillation von Bleomycin oder Tetracyclinen, z. B. Bleomycin 30 mg in 20 ml 0,9 %iger NaCL-Lösung.

Operative Therapie: **1.** Eine Perikardtamponade ist eine akut lebensbedrohliche Komplikation und ist umgehend behandlungsbedürftig. Klinische Zeichen der Tamponade sind ein Pulsus Paradoxus (inspiratorischer Abfall des Blutdrucks um 10 mmHg) und ein inspiratorisch veränderter Fluss über Mitral- (Flussreduktion um 25 %) und Trikuspidalklappe (Flussreduktion um 40 %) in der Echokardiographie. Unter Ultraschallkontrolle und Lokalanästhesie kann das Perikard von subxiphoidal punktiert werden. Über die liegende Schleuse wird dann ein Pigtail-Katheter in das Perikard eingeführt, der den Erguss langsam drainiert und bis zu 24 Stunden verbleiben kann (cave: Infektionsrisiko). **2.** Bei rezidivierenden Perikardergüssen und einer schweren konstriktiven Perikarditis sollte bei entsprechender Klinik (Einflussstauung, rezidivierende Pleura- und Perikardergüsse) eine Perikardiotomie durchgeführt werden.

Strahlentherapie: Bei Nachweis eines malignen Ergusses kann, je nach Primärtumor, auch eine Radiatio indiziert sein.

Arbeitsunfähigkeit: akute Perikarditis bis 2 Wochen über das Abklingen der klinischen Symptomatik hinaus, chronische Perikarditis individuell nach Schwere der Symptome und funktioneller Einschränkung.

Selbsthilfe: Deutsche Herzstiftung e. V., Vogtstr. 50, 60322 Frankfurt a. M., Tel. 069 9551280, Fax 069 955128313; E-Mail: info@

herzstiftung.de, Homepage: http://www.herzstiftung.de.

Literatur: **1.** Spodick, D. H.: Acute pericarditis: current concepts and practice. JAMA 289 (9): 1150–1153 (2003); **2.** Spodick, D. H.: Acute cardiac tamponade. The New England journal of medicine 349 (7): 684–690 (2003).

Autoren: A. Rolf, C. Hamm, T. Dill.

Perikardpunktion: syn. subxiphoidale perkutane Perikardiozentese; operatives Verfahren zur kurzfristigen Senkung des intraperikardialen Drucks und Entlastung des Herzens bei Perikarderguss oder Perikardtamponade (keine Dauertherapie) bzw. zur zytologischen bzw. bakteriologischen Untersuchung des Punktats bei Perikarderguss unklarer Genese; ein akuter Perikarderguss kann durch schnelle Flüssigkeitszunahme von 150–200 ml eine lebensbedrohliche Behinderung der Ventrikelfüllung (Herzbeuteltamponade) verursachen, andererseits sind bei chronischen Prozessen bis zu 3 l perikardiale Flüssigkeit ohne hämodynamische Auswirkungen auf das Herz tolerabel.

Indikation: **1.** seröser oder serofibrinöser Perikarderguss u. a. bei Herzinsuffizienz*, Perikarditis*, chronischer Niereninsuffizienz (s. Nierenerkrankungen, chronische), rheumatischen Erkrankungen; **2.** hämorrhagischer Perikarderguss (Hämoperikard) bei unspezifischen Entzündungen, Myokardverletzung, Aortendissektion, nach Herzkatheteruntersuchung und Herzschrittmacherimplantation; **3.** eitriger Perikarderguss bei Tuberkulose* und Entzündungen von Nachbarorganen.

Kontraindikation: **1.** Bei rezidivierendem serösem Erguss (>100 ml Flüssigkeit in 24 Stunden für länger als 3 Tage) ist eine Fensterung des Perikards oder Perikardektomie* indiziert. **2.** Bei eitrigem Erguss sollte eine Perikardiotomie* erfolgen.

Durchführung: Die Punktion erfolgt in halbsitzender Position des Patienten (um die Gefahr einer Myokardverletzung zu verringern) infrasternal im Winkel zwischen Processus xiphoideus und 7. Rippenknorpel links (Larey-Punkt). Eine 10 cm lange Nadel mit einer Dicke von 10 Charr wird in einem Winkel von 45° eingeführt, etwas gesenkt und hinter dem Sternum parallel zur Hinterwand auf das Perikard vorgeschoben (möglichst unter Durchleuchtungskontrolle). Nach der Perikardpunktion lässt der Widerstand nach, und die perikardiale Flüssigkeit kann aspiriert werden. In Seldinger-Technik wird ein Draht über die Nadel vorgeschoben, über den nach Entfernung der Punktionsnadel ein flexibler atraumatischer Katheter im Perikard positioniert und mit einer Hautnaht fixiert wird. Anschließend Röntgen-Thorax zum Ausschluss eines Pneumothorax oder einer Resttamponade.

Komplikationen: In bis zu 5 % der Fälle können Pneumothorax, Punktion von Ventrikel oder Koronararterien, Arrhythmien und Herztod eintreten. Bei einer Ventrikelpunktion kommt es zu einer pulsierenden Blutung mit schnell gerinnendem Blut; die Verletzungsstelle verschließt sich häufig spontan. Nach Zurückziehen der Nadel muss ein Katheter gelegt werden, um eine Tamponade des Herzbeutels zu verhindern; evtl. chirurgische Sanierung durch Naht nach medianer Sternotomie.

Hinweis: Das Risiko der Herzverletzung kann durch Echokardiographie oder Ableitung eines EKG über die Punktionsnadel vermindert werden. Nach Kontakt der Nadel mit dem Myokard ändert sich das R-Potential des QRS-Komplexes.

Autoren: J. Linzer, R. Hetzer.

Perikardtamponade: s. Perikarditis; Perikardpunktion.

Perineuriumläsion: s. Nervenlähmung, traumatische periphere.

Periostmassage: s. Massage.

Peristaltikanreger: s. Prokinetika.

Peritonealdialyse: sog. Bauchfelldialyse; Abk. PD; intrakorporales Blutreinigungsverfahren zur Entfernung harnpflichtiger Substanzen, hydrophiler Giftstoffe und Wasser; **Prinzip:** Entfernung von klein- und mittelmolekularen Substanzen (Molekulargewicht bis 50 000 Dalton) durch Diffusion und Konvektion sowie von Wasser durch Osmose aus dem Blut durch das Peritoneum als selektivpermeable Membran in eine in die freie Bauchhöhle instillierte hyperosmolare Dialyseflüssigkeit; **Formen:** **1.** kontinuierliche ambulante Peritonealdialyse (engl. continuous ambulatory peritoneal dialysis, Abk. CAPD); **2.** maschinell unterstützte Peritonealdialyse mit Hilfe eines Cyclers (syn. automatische Peritonealdialyse, Abk. APD): **a)** kontinuierlich zyklische Peritonealdialyse (engl. continuous cyclic peritoneal dialysis, Abk. CCPD), i. d. R. nachts mit Hilfe eines Cyclers und Fortsetzung der Dialyse ohne Cycler am Tag; **b)** nächtlich intermittierende Peritonealdialyse (Abk. NIPD) mit Hilfe eines Cyclers ohne Dialyse am Tag; **c)** intermittierende Peritonealdialyse (Abk. IPD), i. d. R. 3-mal pro Woche mit einem Cycler. Am häufigsten wird bei Erwachsenen die CAPD und bei Kindern die CCPD angewendet.

Indikation: **1.** chronische Nierenerkrankungen*, Stadium 5; Beginn der Peritonealdialyse bei einer Kreatinin-Clearance <15 ml/min/1,73 m^2 KO und Zeichen der Urämie; **2.** akutes Nierenversagen* v. a. bei Kindern.

Durchführung: **Vorbereitung:** Einlage eines Verweilkatheters (Peritonealdialysekatheter) aus gewebeverträglichem Silicon-Kautschuk (z. B. Tenckhoff-Katheter, Oreopoulos-Zellermann-Katheter, Swan-neck-Katheter) aus der Peritonealhöhle nach außen; **Verfahren:** Instillation von 1,5–3,0 l (Kinder: 1,0–1,2 l/m^2 KO) Dialyseflüssigkeit in die freie Bauchhöhle, Ablassen der Flüssigkeit bei CAPD nach 4–8(–12) Stunden, bei APD nach ca. 1–2 Stunden, anschl. erneute Instillation von Dialyseflüssigkeit (i. d. R. 3–5-mal täglich bei CAPD und 5–9-mal innerhalb von 8–10 Stunden bei APD, zusätzlich 1–2-mal am Tag bei CCPD). Die Dialyseflüssigkeit ist eine hyperosmolare (15–

23 g Glukose oder Polyglukose pro Liter) Elektrolytlösung vom Ringer-Typ mit Laktat oder Hydrogencarbonat als Puffersubstanz.

Komplikationen: Überwässerung, Peritonitis*, Infektion der Katheteraustrittstelle (Exit), Pleuraerguss*, Elektrolytverschiebungen, Hypoproteinämie, verstärkte Glukoseaufnahme, abdominale Hernien, Funktionsminderung des Peritoneums.

Hinweis: **1.** Zur Qualitätssicherung regelmäßige Kontrolle der Effektivität der Dialyse durch Messung der Kreatinin- und Harnstoff-Clearance: Die Kreatinin-Clearance sollte 60 l/Woche/1,73 m^2 KO und die Harnstoff-Clearance 1,7 Kt/V nicht unterschreiten. **2.** Auf Bluthämoglobin 10–12 g/dl, Serumalbumin >4 g/dl und bei Kindern auf ausreichende Wachtumsgeschwindigkeit achten. **3.** Häufige Fehler sind eine zu geringe Menge (um eine Unterdosierung zu vermeiden soll, soll nach Körperoberfläche und nicht nach Körpergewicht dosiert werden) oder ein zu seltener Wechsel der Dialyseflüssigkeit. **4.** Die Menge der Dialyseflüssigkeit und die Häufigkeit des Flüssigkeitswechsels müssen an die abnehmende Nierenfunktion angepasst werden. **5.** Funktionstests zur Bestimmung der Transporteigenschaften des Peritoneums (peritonealer Equilibrationstest, Abk. PET, oder peritonealer Funktionstest, Abk. PFT) geben Entscheidungshilfe über die Form des Peritonealdialyseverfahrens, das am besten zu den individuellen Bedürfnissen des Patienten passt. **6.** Beim Wechsel der Dialyseflüssigkeit ist hygienisch korrektes Arbeiten erforderlich, um eine Infektion der Katheteraustrittstelle und eine Peritonitis zu vermeiden. **7.** Eine regelmäßige Kontrolle der verwendeten Dialyseflüssigkeit ist erforderlich, um eine Trübung als Hinweis auf eine Infektion zu erkennen und eine Therapie mit Antibiotika frühzeitig beginnen zu können. **8.** Bei Patienten, die mit Peritonealdialyse behandelt werden, ist eine spezielle Ernährung (vgl. Nierenversagen, akutes; Nierenerkrankungen, chronische) mit Reduktion der Flüssigkeits- und Phosphatzufuhr und gesteigerter Eiweißzufuhr (1,0–1,4 g/kg KG/d, bei Kindern je nach KG bis 2,5 g/kg KG/d) erforderlich; da der Serum-Kalium-Spiegel häufig erniedrigt ist, sollte generell keine kaliumarme Kost empfohlen werden.

Neuentwicklung: Anwendung der Peritonealdialyse bei sonst therapierefräkterer Herzinsuffizienz zum Flüssigkeitsentzug.

Selbsthilfe: Bundesverband Niere e. V., Weberstr. 2, 55130 Mainz, Tel. 06131 85152, Fax 06131 835198; E-Mail: geschaeftsstelle@bnev.de, Homepage: http://www.bundesverband-niere.de.

Literatur: **1.** Warady, B. A. et al. (eds): Pediatric dialysis. Dordrecht, Boston, London: Kluwer Academic Publishers, 2004; **2.** Mettang, T: Peritonealdialyse. In: Kuhlmann, U. et al. (Hrsg.): Nephrologie - Pathophysiologie, Klinik, Nierenersatzverfahren. 5. Aufl. Stuttgart: Thieme, 2008; **3.** Peritoneal Dialysis Adequacy 2006 Work Group: Clinical practice guidelines for peritoneal adequacy, update 2006. Am J Kidney Dis. Suppl 1: S91–97 (2006); **4.** Deutsche Arbeitsgemeinschaft für Klinische Nephrologie e. V. in Zusammenarbeit mit dem Verband Deutscher Nierenzentren der DDnÄ e. V. sowie der Arbeitsgemeinschaft für Pädiatrische Nephrologie (APN): Dialysestandard 2006. http://www.nephrologie.de/DIalysestandar2006.pdf.

Autoren: A. Kribben, K.-E. Bonzel, M. Nebel.

Peritonitis: Bauchfellentzündung; meist akute, selten chronische diffuse oder lokalisierte Entzündung des Peritoneums; **Formen:** **1.** primäre Peritonitis: selten; Auftreten ohne Kontamination der Bauchhöhle aus dem Gastrointestinaltrakt; als Mono- oder Mischinfektion durch hämatogene Streuung von Streptococcus pyogenes, Pneumokokken, Staphylokokken; Vorkommen meist bei Kindern oder als aszendierende Infektion über die Eileiter (Gonokokken); im Erwachsenenalter hauptsächlich bei Patienten mit Leberzirrhose und Aszites (Erreger sind Enterobacteriaceae); **2.** sekundäre Peritonitis: Infektion durch Bakterien der Darmflora bei Hohlorganperforation (Magen, Darm, Gallenblase), Keimdurchwanderung (Strangulationsileus, Mesenterialinfarkt, Gallenblasen- oder Pleuraempyem), Keimverschleppung durch Operation oder Trauma (Eröffnung von Magen oder Darm, Messerstich, Darmruptur), postoperativen Nahtbruch an Anastomosen (gefährlich); **3.** tertiäre Peritonitis: Rezidiv oder Persistieren einer sekundären Peritonitis aufgrund einer inadäquaten Sanierung der Infektionsquelle, inadäquater Antibiotikatherapie oder einer gestörten Immunabwehr des Patienten; **4.** quartäre Peritonitis: selten, chemisch-toxisch (Chylus, Galle, Mekonium, Urin, Bariumsulfat); **Klinik:** Folge der Peritonitis ist die Peritonitiskrankheit (toxische Schädigung vitaler Organfunktionen des Gesamtorganismus, Kreislaufschock, Multiorganversagen).

Behandlungsindikation: sofortige operative (Ausnahme: primäre Peritonitis) und intensivmedizinische Therapie zur Sanierung der Ursachen und Verhinderung der akut lebensbedrohlichen Peritonitiskrankheit.

Pharmakotherapie: **1.** Antibiotikatherapie: **a)** primäre Peritonitis: Erregernachweis via Aszitespunktion, initiale Therapie mit Cefotiam (Spizef®), 2 × 50 mg/kg KG täglich alle 8 Stunden oder einem Cephalosporin der 3. Generation; alleinige Antibiotikatherapie oft ausreichend; **b)** sekundäre Peritonitis (s. Tab.): Therapie orientiert sich am initial kalkulierten Erregerspektrum, Ursache und Dauer des Bestehens der Peritonitis; von Magen oder Duodenum ausgehende Peritonitis weist geringe Keimzahlen und Anaerobierbeteiligung auf, i. d. R. genügt bei frischer Peritonitis eine Monotherapie mit Mezlocillin oder einem Cephalosporin; von Gallenblase oder Dünndarm ausgehende Peritonitis weist höhere Keimzahlen und eine Anaerobierbeteiligung von ca. 50 % auf und macht ei-

Peritonitis
Antibiotikatherapie (nach Miksits et al.) bei sekundärer Peritonitis

Form	Wirkstoff (Handelsname)	Dosierung[1]				
frische Peritonitis	Mezlocillin (Baypen®)	3×	2 - 4	g/d	
ältere Peritonitis	Cefotaxim (z. B. Claforan®)	3×	2	g/d	+ Metronidazol (z. B. Clont®), 2×0,5 g/d
	oder				
	Mezlocillin (Baypen®)	3×	2	g/d	
diffuse kotige Peritonitis	Cefotaxim (z. B. Claforan®)	3×	2	g/d	
	+ Mezlocillin (Baypen®)	3×	2	g/d	
	oder				
	Imipenem (ZIENAM®)	4×	1	g/d	
postoperative Peritonitis	Ceftazidim (z. B. Fortum®)	3×	2	g/d	
	+ Gentamicin (z. B. Refobacin®)	2×	3	mg/kg KG/d	
	oder				
	Imipenem (ZIENAM®)	4×	1	g/d	
	oder				
	Ciprofloxacin (z. B. Ciprobay®)	2×	0,4	g/d	

[1] als Kurzinfusion

ne Kombinationstherapie erforderlich; vom Dickdarm ausgehende Peritonitis weist hohe Keimzahlen und Anaerobierbeteiligung von 100 % auf; der Einsatz eines Breitspektrumantibiotikums ist zwingend im Sinne einer Deeskalationstherapie (z. B. Carbapeneme). **c)** Nach bakteriologischer Keimbestimmung und Resistenztestung wird die Antibiotikatherapie gezielt fortgesetzt; im Verlauf der Erkrankung werden wiederholte Keimbestimmungen und evtl. Änderungen der antibiotische Strategie erforderlich. **2.** Pharmakotherapie des paralytischen Ileus durch Zugabe von Peristaltika (wenn Darmgeräusche deutlich auszukultieren sind): Ceruletid (Takus®), 40 µg, oder Cholinesterase-Hemmer (z. B. Prostigmin®), 0,5 mg, jeweils über 2–6 Stunden über Perfusor oder Infusionspumpe; anschließend rektaler Einlauf;

Operative Therapie: Patientenaufklärung mit Information über die lebensbedrohliche Situation, operative Maßnahmen (ggf. Anus praeternaturalis), wiederholte Operationen bei Etappenlavage, Wundkomplikationen, Narbenhernie, breite unschöne Narben inf. Sekundärheilung; **Verfahren: 1.** Sanierung der Peritonitisursachen: z. B. Ulkusübernähung, partielle Gastrektomie, Herniotomie, Lösung von Verwachsungen oder Strangulationen, Darmresektion bei Mesenterialinfarkt oder entzündlicher Darmerkrankung, Appendektomie, Cholezystektomie u. a.; **2.** Entfernung von infektiösem Material bei regional begrenzter oder frischer diffuser Peritonitis; mechanische Säuberung der gesamten Abdominalhöhle, Materialentnahme für bakteriologische Bestimmung, Absaugen von Eiter, Galle und Blut, Entfernen von Darminhalt, Ablösen von Nekrosen und Fibrinbelägen (soweit möglich), sorgfältige Spülung mit physiologischer NaCl-Lösung oder (bei fortgeschrittener Peritonitis) desinfizierenden Lösungen, z. B. Taurolidin-Ringer 0,5 % oder Taurolidin 2 % (Taurolin®), 300–500 ml; die Spülflüssigkeit muss wieder vollständig abgesaugt werden und soll nach der letzten Spülung klar sein; **3.** Drainage der verschiedenen Regionen der Bauchhöhle (s. Abb.); hauptsächlich zur Ableitung eines abgegrenzten Eiterherds; bei diffuser Peritonitis umstritten, da Drains nicht selten Komplikationen (Drucknekrosen, Fisteln, aufsteigende Infektionen entlang des Drains) verursachen und eine komplette und wirkungsvolle Drainage der Bauchhöhle, z. B. auch zwischen den Darmschlingen, nicht möglich ist; **4.** Spülungen bei schweren diffusen Eiterungen in der Bauchhöhle (und septisch-toxischen Allgemeinreaktionen): **a)** geschlossene kontinuierliche Spülung: Platzierung mehrerer groß- und doppellumiger (Salem- oder Tenckhoff-) Katheter in die Bauchhöhle und Ableitung durch gesonderte Inzision nach außen; die Dauer der Behandlung (i. d. R. 6–8 Tage) richtet sich nach dem klinischen Verlauf und der Endotoxin- und Keimfreiheit der Spüllö-

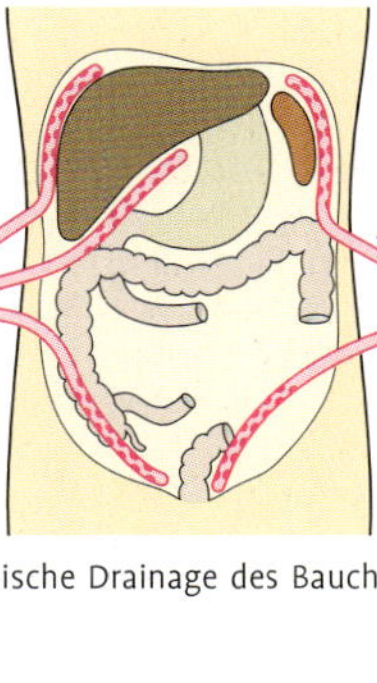

Peritonitis: klassische Drainage des Bauchraums

P

sung; **b**) offene dorsoventrale kontinuierliche Spülung: der Abfluss der Spüllösung erfolgt über die offen gelassene Laparotomiewunde, die nur provisorisch mit Bauchtüchern abgedeckt ist (personal- und zeitaufwendiges Verfahren). **c**) Etappenlavage on demand: in unterschiedlichen Zeitintervallen (24–48 Stunden) wird die provisorisch verschlossene Bauchhöhle wieder eröffnet, sorgfältig kontrolliert, gesäubert und durchgespült. Die Prozedur wird ca. 6–8-mal wiederholt; Drainagen entfallen; Nachteil: evtl. schwieriger endgültiger Bauchdeckenverschluss. **d**) Laparostomie: Offenlassen des Abdomens; provisorischer Verschluss der Laparotomiewunde mit Bauchtüchern oder Marlex-Netz; erneute Laparotomie nur bei weiterbestehender Sepsis; Wundheilung per secundam intentionem durch Granulation (Anwendung selten). **Nachbehandlung:** intensivmedizinische Maßnahmen, Antibiotikatherapie, Abführmaßnahmen, Wundbehandlung und Drainpflege; **Komplikationen:** Darmfisteln, Multiorganversagen, Pneumonie, Niereninsuffizienz, Thrombose, Lungenembolie, später Narbenbrüche; **Prognose:** Letalität 5–30 %, bei früher postoperativer Peritonitis 50–80 % (abhängig von Ursache und Schwere der Peritonitis sowie dem Alter des Patienten).

Sonstige Maßnahmen: **1.** intensivmedizinische Betreuung: Monitoring; Wasser- und Elektrolytsubstitution, intensivierte Insulintherapie, parenterale Ernährung, evtl. maschinelle Beatmung, Dialyse; **2.** Behandlung des paralytischen Ileus: **a**) konsequente Ableitung des Mageninhalts über eine Magensonde; **b**) Periduralanästhesie zur Sympathikolyse; **c**) Parasympathomimetika; **d**) Dekompression des Dickdarms (Darmrohr, koloskopische Absaugung, evtl. Ileostoma-Anlage).

Arbeitsunfähigkeit: mindestens 3–4 Wochen.

Neuentwicklung: **1.** minimal-invasive Chirurgie: **a**) im frühen, lokal begrenzten Stadium der Peritonitis bei komplizierter Appendizitis, nach Ulkusperforation; **b**) bei galliger Peritonitis nach komplizierter Cholezystolithiasis; **c**) nach frischer Dickdarmperforation durch Koloskopie; **d**) zur Beurteilung der Operabilität eines Mesenterialinfarkts; **e**) bei primärer Peritonitis zur Absaugung des Exsudats und Materialgewinnung für die mikrobiologische Untersuchung; **2.** Einsatz von aktiviertem Protein C (Xigris®) 24 µg/kg KG/h i. v. über 96 Stunden, wirkt antiinflammatorisch, antithrombotisch und profibrinolytisch.

Literatur: **1.** Kujath, P.; Rodloff, A. C.: Chirurgische Infektionen. Bremen: UniMed, 2003; **2.** Köckerling, F.; Hohenberger, W.; Teichmann, W. (Hrsg.): Intraabdominelle Infektionen. Heidelberg, Leipzig: Barth, 1996; **3.** Emmermann, A. et al.: Laparoskopische Operationen bei Peritonitis. Akt Chir 30: 119–120 (1995); **4.** Harder, F.; Rothebühler, J.-M.; Oertli, D.: Drainagen in der septischen Chirurgie. Chirurg: 64: 103–108 (1993).

Autor: J. Boese-Landgraf.

Peritonsillarabszess: meist im mittleren Lebensalter (selten bei Kleinkindern) auftretende Abszessentwicklung im lockeren peritonsillären Bindegewebe; häufige Komplikation einer Tonsillitis*. Retention von Erregern bei narbigen Stenosen im Kryptenbereich nach einer Entzündung oder Tonsillotomie (Mandelkappung) begünstigt die Entstehung; **Symptome:** bei supratonsillärem Abszess einseitige und in das Ohr ausstrahlende Hals- und Schluckschmerzen, Kieferklemme, kloßige Sprache, Schonhaltung des Kopfes, schmerzhafte Schwellung der Kieferwinkellymphknoten, Uvulaödem, Speichelfluss, Fieber sowie als Leitsymptom Rötung und Vorwölbung des vorderen Gaumenbogens (s. Abb.); bei retrotonsillärem Abszess Schwellung der lateralen Pharynxwand, Larynxödem; **Komplikationen:** Parapharyngealabszess, supraglottisches Ödem (Erstickungsgefahr), tonsillogene Sepsis, Arrosionsblutung aus der Arteria carotis.

Behandlungsindikation: Ein supratonsillärer Abszess perforiert oft spontan nach 4–5 Tagen. Wegen der drohenden Komplikationen ist in jedem Fall eine frühzeitige Entlastung durch Inzision und Abszessentleerung anzustreben, bes. bei retrotonsillärem Abszess.

Pharmakotherapie: **1.** Bereits die initiale eitrige Tonsillitis wird wegen drohender Folgekrankheiten i. d. R. antibiotisch behandelt (s. Tonsillitis); **2.** antibiotische Primärbehandlung des Peritonsillarabszesses: **a**) Penicillin G, Erwachsene 4 × 5 Mio. IE, Kinder 50 000–200 000 IE/kg KG i. v., in 4 Einzeldosen; **b**) bei Penicillinallergie: Cephalosporine, z. B. Cefuroxim, Erwachsene 3 × 1,5 g/d i. v., Kinder 75–150 mg/kg KG/d i. v., in 3 Einzeldosen, oder Cefotiam (Spizef®), Erwachsene 2–3 × 2 g/d i. v., Kinder 75–150 mg/kg KG/d i. v., in 3 Einzeldosen, oder Clindamycin, Erwachsene 4 × 600 mg/d i. v., Kinder 15–40 mg/kg KG/d i. v., in 4 Einzeldosen; **3.** bei Entstehung des Peritonsillarabszesses unter antibiotischer Behandlung mit Penicillin sollte die antibiotische Therapie erweitert werden: **a**) Ampicillin plus Sulbactam (z. B. Unacid®), 3 × 1,5–3 g/d i. v.; **b**) Amoxicillin plus Clavulansäure (z. B. Augmentan®), 3 × 1,2–2,2 g/d i. v.; **c**) Cefotiam, 2 × 2 g/d i. v.

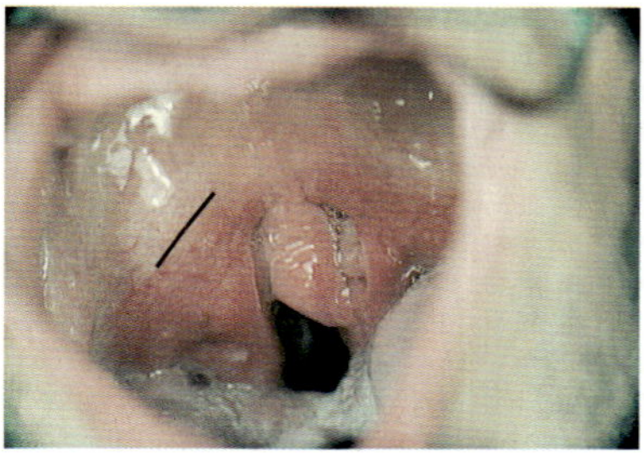

Peritonsillarabszess: Vorwölbung des rechten Gaumenbogens mit Inzisionsstelle

P

Operative Therapie: 1. Primär sollte die Spaltung eines Peritonsillarabszesses angestrebt werden: topische Lokalanästhesie (Lidocain 10 %), anschl. Infiltrationsanästhesie im Bereich des vorderen Gaumenbogens (mit der Kanüle zur Lokalanästhesie kann auch gleichzeitig eine Probeaspiration erfolgen); anschl. oberflächliche Inzision am lateralen Rand des Gaumenbogens mit dem Skalpell; wenn sich der Abszess nicht eröffnen lässt, Nachspreizen mit einer stumpfen Klemme, bis der Abszess drainiert ist; ggf. muss täglich erneut gespreizt werden (cave: bei der Drainage eines Peritonsillarabszesses immer den Verlauf der Arteria carotis externa vor Augen haben); 2. sofortige Abszesstonsillektomie (sog. Tonsillektomie à chaud), wenn eine Inzision nicht möglich ist (z. B. versteckte Lage bei retrotonsillärem Abszess, fehlende Kooperation bei Kindern); 3. Tonsillektomie im Intervall wegen Rezidivneigung und der Gefahr lebensbedrohlicher Komplikationen; a) einige Tage nach der Inzision und nach Abklingen der akuten Entzündung (sog. Tonsillektomie à tiède); b) in begründeten Fällen alternativ nach 4–6 Wochen (sog. Tonsillektomie à froid); spätere Eingriffe sind für den Patienten wegen der Narbenbildung unangenehmer.

Sonstige Maßnahmen: Dem Patienten sollte nach Abszessdrainage zur Tonsillektomie (zumindest zur Entfernung der betroffenen Tonsille) als Rezidivprophylaxe geraten werden.

Arbeitsunfähigkeit: bis zum Abschluss der antibiotischen Behandlung (Dauer mind. 10 Tage) bzw. 14 Tage nach erfolgter Abszesstonsillektomie.

Literatur: Zenner, H. P.: Praktische Therapie von Hals-Nasen-Ohren-Krankheiten. Stuttgart: Schattauer, 2008.

Autoren: F. Waldfahrer, H. Iro.

Perlèche: s. Angulus infectiosus oris.

Perlgeschwulst: s. Cholesteatom.

Peroneuslähmung: syn. Fibularislähmung; Lähmung aufgrund einer Läsion des Nervus peroneus communis oder seiner Äste; **Ursache:** häufig Druckläsion am Fibulaköpfchen durch Sitzen mit übereinandergeschlagenen Beinen oder durch langes Hocken, nicht fachgerecht angelegter Gipsverband, Lagerung im Koma oder in Narkose; bei vorgeschädigten Nerven inf. Polyneuropathie oft beidseits; bei Gewichtsabnahme und konsumierenden Erkrankungen; seltener inf. Dehnung oder Zerreißung bei Kniegelenktrauma, postoperativ z. B. nach Meniskektomie, Einklemmung im Fibulartunnel, Kompressionssyndrom im Unterschenkel, Ganglien bzw. Zysten im Kniegelenk; in Sprunggelenkhöhe nach Distorsion oder Kompression durch hartes Schuhwerk; sehr selten als Mononeuropathie; z. B. bei HIV-Erkrankung, Neuritis, Tumor oder Blutung.

Behandlungsindikation: zur Vermeidung von Sekundärschäden (Spitzfuß, Gelenkkontraktur, Überdehnungsschaden) adäquate Lagerung; bei akut traumatischer kompletter Läsion operative Revision.

Pharmakotherapie: Bei Druckschädigung inf. enger Schuhe (vorderes Tarsaltunnelsyndrom) ggf. lokale Injektion von Glukokortikoiden, z. B. Prednisolon (z. B. Prednisolon-Kristallsuspension JENAPHARM®); ggf. Therapie der Schmerzsyndrome*.

Operative Therapie: 1. neurochirurgische End-zu-End-Anastomose bei akut traumatischer Kniegelenkverletzung oder intraoperativer Nervendurchtrennung; 2. sofortige Entlastung durch Fasziotomie bei inkompletter Nervenschädigung durch akute, starke Druckeinwirkung (vorderes Kompartmentsyndrom); 3. bei chronischer Druckeinwirkung als Ursache der Parese und 2 Monate erfolgloser konservativer Therapie ist die Indikation zur Neurolyse mit Entfernung (bei intramuraler Lage Entleerung) nachweisbaren Ganglien- oder Zysteninhalts bzw. einschnürenden fibrotischen Gewebes gegeben; 4. im Sprunggelenkbereich (vorderes Tarsaltunnelsyndrom): Durchtrennung des Retinaculums.

Konservative Therapie: Vermeiden weiterer Druckschädigung, Schienung, Physiotherapie.

Strahlentherapie: Bei Peroneuslähmung inf. eines Tumorleidens erfolgt die Bestrahlung in Abhängigkeit von Histopathologie und Staging unabhängig von der Nervenlähmung.

Sonstige Maßnahmen: 1. Physiotherapie; 2. schädigende Haltungen vermeiden (andauernde Hockstellung, Sitzen mit überkreuzten Beinen); 3. Peroneusinnenschuh oder -feder zur Verhinderung eines Fallfußes; 4. Gipsmodulation bzw. Polsterung am Fibulaköpfchen; 5. bei Kompressionssyndrom im Knöchelbereich abschwellende Maßnahmen und weiches Schuhwerk.

P

Eigenbehandlung: passives Durchbewegen der Knie-, Sprung- und Fußgelenke; Versuch aktiver Innervation paretischer Muskeln.

Arbeitsunfähigkeit: 1. bei Druckläsion am Fibulaköpfchen ohne Nachweis axonaler Läsionen zunächst 3 Wochen, bei Nachweis einer Läsion 6 Wochen; 2. bei Kompressionssyndrom im Knöchelbereich durch hartes Schuhwerk nur bei beruflichen Tätigkeiten mit hohem Laufpensum zunächst für 2 Wochen; 3. bei anderen Ursachen (Trauma, Tumor) abhängig von der Grunderkrankung und den Begleitverletzungen.

Literatur: 1. Heuß, D.: Diagnostik bei Polyneuropathien. In: Diener, H. C.; Putzki, N. (Hrsg.): Leitlinien für Diagnostik und Therapie in der Neurologie. 4. Aufl. Stuttgart: Thieme, 2008; 2. Mumenthaler, M.; Stöhr, M.; Müller-Vahl, H.: Läsionen peripherer Nerven und radikuläre Syndrome. 9. Aufl. Stuttgart: Thieme, 2007.

Autoren: M. Gerwig, O. Kastrup.

Perphenazin: s. Antiemetika.

Persönlichkeitsstörungen: andauernde Verhaltens- und Erlebnismuster, die deutlich von den Erwartungen der soziokulturellen Umgebung abweichen, tiefgreifend und unflexibel sind und in der Adoleszenz oder im frühen Erwachsenenalter beginnen; sie sind im Zeitverlauf stabil, führen zu Leid und Beeinträchtigungen und lassen sich weder als Manifestation oder Folge einer anderen psychischen Störung erklären noch gehen sie auf die direkte körperliche Wirkung einer Substanz (Rauschmittel, Arzneimittel) oder einer Erkrankung (Hirnverletzung) zurück. Mind. 2 der Bereiche Kognition, Affektivität, Gestaltung zwischenmenschlicher Beziehungen und Impulskontrolle sind betroffen. **Formen:** **1.** Cluster A: sonderbar-exzentrisches Verhalten (paranoid, schizotypisch); **2.** Cluster B: dramatisch-emotionales Verhalten (antisozial, Borderline-Syndrom, histrionisch, narzisstisch); **3.** Cluster C: ängstlich-furchtsames Verhalten (vermeidend-selbstunsicher oder ängstlich-vermeidend, abhängig, zwanghaft). Psychopathische Persönlichkeitszüge können dauerhaft mit konfliktträchtigen sozialen Verhaltensweisen (Delinquenz) kombiniert sein. **DD:** schwierige Abgrenzung zu Dysthymie (s. Depression, akute), affektiver Störung, Angsterkrankung und posttraumatischer Belastungsstörung.

Behandlungsindikation: Leidensdruck bzw. Beeinträchtigungen in sozialen, beruflichen oder anderen wichtigen Funktionsbereichen; da Persönlichkeitsstörungen langdauernd und (relativ) stabil gegenüber äußeren Einwirkungen sind, haben therapeutische Ansätze sich oft als unbefriedigend erwiesen, insbes. bei antisozialen oder soziopathischen Formen (oft keine anhaltende Änderungsbereitschaft). Dem ethnischen, kulturellen und sozialen Hintergrund der betroffenen Person muss Rechnung getragen werden. Persönlichkeitsstörungen dürfen z. B. nicht mit Problemen verwechselt werden, die in Zusammenhang mit soziokulturellen Anpassungsvorgängen nach Einwanderung stehen oder mit Problemen, die sich durch Bekenntnis zu Sitten, Bräuchen oder politischen Werten der Ursprungskultur ergeben. Akzentuierte Persönlichkeitszüge, die nicht die Schwelle einer Persönlichkeitsstörung erreichen, sind nicht behandlungsbedürftig.

P

Pharmakotherapie: evtl. bei Versagen bzw. zur Unterstützung der Psychotherapie: **1.** paranoide, schizoide und schizotypische Persönlichkeitsstörungen: atypische Neuroleptika* in niedriger Dosierung; cave: Antidepressiva können zu Symptomprovokationen führen; **2.** Borderline-Persönlichkeitsstörungen: Antidepressiva*, v. a. Serotonin-Wiederaufnahme-Hemmer; atypische Neuroleptika; **3.** emotional-instabile und antisoziale Persönlichkeitsstörungen: Carbamazepin, Valproat oder ggf. Lithiumsalze*, wirken affektstabilisierend und aggressionsmildernd; Benzodiazepinderivate sollten wegen selten vorkommender paradoxer Effekte und einer weiteren Verschlechterung der Affekt- und Selbstkontrolle sowie aufgrund des Abhängigkeitspotentials vermieden werden; **4.** ängstlich vermeidende Persönlichkeitsstörungen: klassische oder reversible Monoaminoxidase-Hemmer.

Psychotherapie: **1.** Psychodynamische Therapie: Verfahren der Wahl; nicht die Beseitigung einzelner Symptome, sondern die Veränderung der tiefgreifenden (Ich-)strukturellen Störung ist Therapieziel. Die grundlegende Kommunikationsstörung stellt allerdings ein entscheidendes Therapiehindernis dar. Oft misslingt der Aufbau einer längerfristigen und tragfähigen therapeutischen Beziehung und es kommt zum Therapieabbruch durch den Patienten. **2.** Verhaltenstherapie: **a)** kognitive Therapie nach Beck; **b)** Selbstsicherheits- oder Angsttrainingsprogramme; **c)** dialektisch-behaviorale Therapie nach Linehan bei Borderline-Persönlichkeitsstörung; **3.** unterstützende Therapie durch das ärztliche Gespräch, geprägt durch Empathie, vorbehaltloses Akzeptieren, emotionale Wärme und Geduld.

Hinweis: **1.** Persönlichkeitsstörungen werden auch als Extremvarianten fundamentaler Persönlichkeitsdimensionen aufgefasst (Neurotizismus, Intro- gegen Extraversion, Verschlossenheit gegen Offenheit gegenüber Erfahrungen, Feindseligkeit gegen Verträglichkeit, Gewissenhaftigkeit). **2.** Persönlichkeitsstörungen können nach dem Verlust wichtiger unterstützender Bezugspersonen (Partner) oder bis dahin stablisierender sozialer Situationen (Beruf) exazerbieren. **3.** Obwohl der Beginn einer Persönlichkeitsstörung spätestens im frühen Erwachsenenalter liegt, können die betroffenen Personen erst relativ spät im Leben klinisch auffällig werden. **4.** Im mittleren oder späteren Lebensalter darf nicht die Möglichkeit einer körperlichen Erkrankung oder eines Substanzmissbrauchs übersehen werden. **5.** Antisoziale und Borderline-Persönlichkeitsstörungen werden mit fortschreitendem Alter weniger offensichtlich bzw. remittieren. **6.** Soziale Stereotypien über typische Geschlechtsrollen und geschlechtsspezifische Verhaltensweisen seitens des Therapeuten sowie epidemiologische Unterschiede in der Prävalenz (Diagnose antisozialer Persönlichkeitsstörungen häufiger bei Männern) dürfen die Diagnose und Behandlungsindikation nicht beeinflussen.

Selbsthilfe: **1.** Bundesverband Psychiatrie-Erfahrener (BPE) e.V., Wittenerstr. 87, 44789 Bochum, Tel. 0234 68705552, Fax. 0234 6405102; E-Mail: kontakt-info@bpe-online.de, Homepage: http://www.bpe-online.de; **2.** Borderliners anonymous, Anonyme Borderliner Interessengemeinschaft e.V. (BA), Kontaktstelle, Postfach 100140, 50441 Köln; Homepage: http://www.borderliners-anonymous.de; **3.** Borderline Selbsthilfe, Homepage: http://www.borderline-selbsthilfe.de.

Literatur: **1.** Fiedler, P.: Persönlichkeitsstörungen. 6. Aufl. Weinheim: Beltz, 2007; **2.** Lieb, K. et al.: Borderline personality disorder. Lancet 364: 453–461 (2004).

Autor: L. G. Schmidt.

Perthes-Calvé-Legg-Krankheit: syn. Morbus Perthes, Osteochondronecrosis coxae juvenilis, Osteochondrosis deformans coxae juvenilis, juvenile Hüftkopfnekrose, idiopathische kindliche Hüftkopfnekrose; mit ischämischer Osteonekrose der Hüftkopfepiphyse einhergehende aseptische Knochennekrose*; **Häufigkeit:** 0,1–0,4 % der Bevölkerung; m : w = 4 : 1; in 20 % der Fälle doppelseitig; **Ursache:** ungeklärte Durchblutungsstörung, evtl. inf. Gefäßanomalie, Mikrotraumen oder hormonaler Dysregulation; **Einteilung:** nach dem Schweregrad (Caterall-Gruppen I–IV, s. Abb.); **Klinik:** Erkrankungsbeginn meist im 5.–6. Lebensjahr, jedoch auch im 3. (sog. Früh-Perthes) oder im 9.–12. Lebensjahr (sog. Spät-Perthes); oft gleichzeitig Skelettretardierung; Verlauf in Stadien: Initial-, Kondensations-, Fragmentations- und Reparationsstadium; Dauer: 2–4 Jahre von den ersten Symptomen bis zum Wiederaufbau des Hüftkopfes. **Diagnose:** bei ersten Symptomen (Ermüdbarkeit, Leisten-, Oberschenkel- oder Knieschmerz) sind röntgenologisch noch keine Veränderungen nachweisbar; MRT ist zur Frühdiagnose und als Verlaufskontrolle aussagekräftiger; **DD:** Coxitis fugax, eitrige Koxitis, Hüftkopfnekrose nach angeborener Hüftluxation, selten Tumor, z. B. Chondroblastom; **Prognose:** günstig bei frühem Erkrankungsbeginn; ungünstig bei röntgenologischen Kopfrisikozeichen und bei ausgeprägtem Befallsmuster nach Catteral.

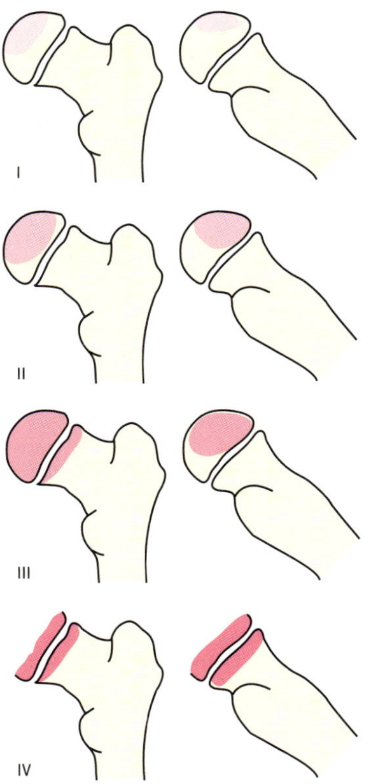

Perthes-Calvé-Legg-Krankheit: Einteilung nach Catteral; I: ventrale Hüftkopfepiphyse, II: Hüftkopfepiphyse zu 50 %, III: zu 75 %, IV: zu 100 % betroffen mit ausgedehnter Metaphysenbeteiligung

Behandlungsindikation: Angestrebt wird ein vollständiger Wiederaufbau des möglichst zentrierten Hüftkopfes (Containment) ohne wesentliche präarthrotische Deformität und Wiedererlangung der normalen Beweglichkeit; die Behandlung richtet sich nach dem Alter des Patienten, Befallsmuster, Stadium und röntgenologischen Kopfrisikozeichen (ungünstig: laterale Subluxation der Epiphyse und Beteiligung der Metaphyse). Unbehandelt variiert der Verlauf zwischen Selbstheilung, Hüftkopfdeformität (Coxa vara symptomatica), sekundärer Pfannendeformität bis hin zu lateraler Hüftkopfsubluxation. Über die Therapie gibt es keinen Konsens.

Pharmakotherapie: vorübergehend bei Schmerzen (auch während der Physiotherapie) schwach wirksame Analgetika, z. B. Acetylsalicylsäure 3–4 × 100 mg/d p. o.

Konservative Therapie: Zur Behandlung von <6-Jährigen und bei geringem Befall (Catteral I) ist meist die Beobachtung des Verlaufs ausreichend. Bei Beweglichkeitseinschränkung der Innenrotation und Abduktion Physiotherapie, Beinlängenausgleich, ggf. geringe Absatzerhöhung der gesunden Seite; bei Misserfolg oder ausgeprägten Kontrakturen Narkosemobilisation und Becken-Bein-Gips in 40°-Abduktion bei leichter Innenrotation; nach Gipsabnahme intensive Physiotherapie, ggf. unter Analgesie und anschließende Gangschule; abduzierende Orthesen (z. B. Atlanta-Brace) sind zwar effektiv, behindern jedoch beim Gehen.

Operative Therapie: im Allg. zur Behandlung 9–12-Jähriger und bei ausgeprägtem Befall (Catteral III–IV) zur Abkürzung des Verlaufs und Verbesserung des Containments; **Verfahren: 1.** präoperativ Arthrographie mit Narkosemobilisation sowie zur Prognoseaussage und Planung; **2.** intertrochantäre varisierende Osteotomie (Abk. IVO) als sog. permanente Abduktion des Beines; Nachteile: weitere Beinverkürzung, gehäuft Trendelenburg-Hinken (inf. veränderter Hebelarmwirkung der Hüftabduktoren), schlechtere Abduktion; **3.** Beckenosteotomie: **a)** Beckenosteotomie nach Salter (s. Hüftdysplasie, Abb.); **b)** Triple-Osteotomie nach Tönnis oder Ganz mit Osteotomie von Sitz-, Scham- und Darmbein mit anschl. Horizontalisierung und Rotation der Pfanne; Nachteil: intraartikulärer Druckanstieg; **Kontraindikationen:** manifeste Kontrakturen oder nachgewiesene massive Hüftkopf- und Pfannendeformierung (MRT, Arthrographie). Ein sog. Scharniergelenk sollte nicht umgestellt werden, da eine Operation die Beweg-

P

lichkeit nicht bessert und eine Hüftkopfzentrierung nur bei ausreichender Beweglichkeit gelingt.

Sonstige Maßnahmen: **1.** Verlaufskontrollen: zunächst ca. 2 Jahre lang alle 3 (klinisch) und 6 Monate (radiologisch), dann in größerem Abstand bis zum Wachstumsabschluss; **2.** Eltern durch Aufklärung zur Mitarbeit und Gewichtskontrolle motivieren; **3.** generelle Sportbefreiung kann zur Isolation in der Schule führen, deshalb Teilbefreiung für Sprung- und Kontaktsport; Radfahren und Schwimmen sind erlaubt. Im Allg. gilt: trotz Bewegung Spitzenhüftbelastungen meiden.

Hinweis: Entlastende Orthesen (z. B. Thomas-Splint), die jahrelang konsequent angewendet werden müssen und oft zu sozialer Isolation führen, sind obsolet.

Literatur: Tschauner, Ch.: Orthopädie und orthopädische Chirurgie. Becken, Hüfte. Stuttgart: Thieme, 2004.

Autoren: M. Schult, J. Funk, D. Leutloff.

Pertussis: s. Keuchhusten.

Pes equinovarus congenitus: s. Klumpfuß, angeborener.

Pestizidintoxikation: akute oder chronische Belastung des Körpers mit Bioziden (chemische Substanzen zur Bekämpfung unerwünschter Tiere, Pflanzen, Pilze und Mikroorganismen, z. B. Herbizide, Insektizide, Rodentizide).

Behandlungsindikation: frühzeitig nach Aufnahme toxikologisch relevanter Mengen, bei Auftreten klinischer Symptome, ggf. bei pathologisch erhöhter Serumkonzentration.

Basistherapie: s. Intoxikation.

Spezifische Therapie: Antidot, sofern verfügbar; symptomatische Therapie in Abhängigkeit vom aufgenommenen Pestizid; **1. Herbizidintoxikation:** **a)** Chlorphenoxysäureintoxikation (2,4-Di- und 2,4,5-Trichlorphenoxyessigsäure) nach Aufnahme von mehr als 50 mg/kg KG; neben basistherapeutischer Versorgung (s. Intoxikation) insbes. forcierte Diurese; **b)** Intoxikation mit Bispyridiniumderivaten (Paraquat, Diquat); forcierte Diurese, Hämoperfusion*, evtl. Plasmapherese (s. Plasmapherese und Plasmaaustausch); **c)** Intoxikation mit Benzonitrilen (z. B. Ioxynil), Glyphosaten oder Harnstoffderivaten (z. B. Isoproturon); v. a. symptomatische Maßnahmen; bei Glyphosaten wegen Tensidzusatz ggf. Entschäumer, z. B. Dimeticon (sab simplex®); **2. Insektizidintoxikation:** **a)** Intoxikation mit Organochlorverbindungen, z. B. Chlorphenotan (DDT), Lindan, Aldrin, Dieldrin, sowie Pyrethroiden; v. a. symptomatische Maßnahmen; sekundäre Entgiftung wegen hoher Verteilungsvolumina nur eingeschränkt wirksam; **b)** Intoxikation mit Cholinesterase-Hemmern, z. B. Alkylphosphate (Parathion, Dimethoat) und Carbamate; in Abhängigkeit von der Symptomatik initial Atropinsulfat, 2–10 mg i. v. als Bolus, anschl. Dauerinfusion mit 1–5 mg/h bis zum deutlichen Rückgang der Darmgeräusche bzw. der Miosis; bei bestimmten Alkylphosphaten (z. B. Parathion) zusätzlich Gabe von Obidoximchlorid (Toxogonin®), 3–4 mg/kg KG i. v.; mind. 6–12 Stunden Überwachung, da die Symptome verzögert auftreten können (insbes. nach perkutaner Giftaufnahme); **3. Rodentizidintoxikation:** Intoxikation mit chemisch unterschiedlichen Substanzen mit ausgeprägtem Vitamin-K-Antagonismus; **a)** Bestimmung und engmaschige Kontrolle der Thromboplastinzeit (Abk. TPZ) über 2–3 Tage; **b)** ggf. Antidotbehandlung mit Phytomenadion, Vitamin K_1 (z. B. Konakion N® p. o. oder Konakion MM® i. v.); cave: besondere Vorsicht bei Patienten mit therapeutischer Antikoagulation.

Literatur: **1.** Senanayake, N.; de Silva, H. J.; Karalliedde, L.: A Scale to assess severity in organophosphorus intoxication. POP Scale, Hum Exp. Toxicol 12: 297–299 (1993); **2.** Minton, N. A.; Murray V.: A Review of organophosphate poisoning. Med Toxicol 3: 350–375 (1988).

Autor: F. Martens.

Pethidin: erstes vollsynthetisches Opioid* (Phenylpiperidinderivat); **Vertreter:** Dolantin®; **Wirkung:** reiner μ-Rezeptor-Agonist mit im Vergleich zu Morphin 5–10-fach geringerer analgetischer Potenz bei gleichstarker atemdepressorischer Wirkung, geringere antitussive und obstipierende Wirkung, im Gegensatz zu Morphin Stimulation der Wehentätigkeit; **Pharmakokinetik:** gute Resorption nach oraler Applikation, Bioverfügbarkeit inf. ausgeprägten First-pass-Effekts ca. 50 %, Wirkungsbeginn nach ca. 15 Minuten, max. Plasmakonzentration nach 1–2 Stunden, Wirkungsdauer 3–5 Stunden, Eliminationshalbwertzeit 3–4 Stunden, Norpethidin ist ein konvulsiv wirkender Metabolit mit längerer HWZ (>15 Stunden), der kumulieren kann (Tremor, Krämpfe).

Indikation: als Analgetikum bei starken Schmerzen, wegen der kurzen Wirkungsdauer Einsatz bei diagnostischen Eingriffen, Koliken; Anwendung auch epidural als Opioidzusatz möglich.

Kontraindikation: s. Opioide; absolute Kontraindikationen: Überempfindlichkeit gegen Pethidin, Kinder <1 Jahr, Einnahme von MAO-Hemmern in den letzten 14 Tagen; relative Kontraindikationen: Opiatabhängigkeit, Nierenfunktionsstörung, Bewusstseinstörung, erhöhter Hirndruck, Erkrankungen, bei denen eine Dämpfung des Atemzentrums vermieden werden muss, Epilepsie, 1. Trimenon der Schwangerschaft, Stillzeit.

Wechselwirkungen: Wirkungverstärkung durch andere zentraldämpfende Pharmaka und Alkohol sowie durch MAO-Hemmer.

UAW: s. Opioide; hypotone Kreislaufreaktion mit Tachykardie, aber auch Bradykardie (häufiger als bei anderen Opioiden), Übelkeit, Erbrechen, Sedierung, Schwindel, Verwirrtheit, Erregungszustand, zerebraler Krampfanfall, Atemdepression, Erhöhung des intrakraniellen Drucks, Bronchospasmus, allergische Reaktion, Toleranzentwicklung, physische und psychische Abhängigkeit, akute Intoxikation: s. Opioide.

P

Dosierung: ED 25–150 mg p. o., s. c., i. m., 50 mg (0,7 mg/kg KG) i. v. (langsam über 1–2 Minuten), 100 mg rektal; ggf. wiederholen nach 3–6 Stunden bis zur max. Tagesdosis von 500 mg; Dosisreduktion im Alter, bei Leber- und Niereninsuffizienz.

Autor: N. Lembert.

Peutz-Jeghers-Syndrom: s. Dünndarmtumoren; Polypen, kolorektale.

Pfählungsverletzung: s. Stichverletzung.

Pfeiffer-Drüsenfieber: s. Mononucleosis infectiosa.

Pfötchenstellung: s. Hyperventilationstetanie.

Pfortaderhochdruck: s. Aszites; Hypertension, portale; Ösophagusvarizenblutung.

PG: Abk. für Prostaglandine*.

PH: Abk. für pulmonale Hypertonie*.

Phäochromozytom: Katecholamin produzierender Tumor (Adrenalin, Noradrenalin, Dopamin); 10 % der Tumoren sind maligne; **Lokalisation:** 90 % der Phäochromozytome gehen vom Nebennierenmark aus, 10 % liegen extraadrenal (bei supradiaphragmaler Lage werden diese als Paragangliome bezeichnet); **Komplikationen:** kritischer Blutdruckanstieg mit Gefahr der Hirnblutung oder des Herzinfarkts; dauerhafte arterielle Hypertonie; **Diagnose:** Bestimmung der Metanephrine und Normetanephrine (Abbauprodukte der Katecholamine) im Plasma oder Urin mit hoher Sensitivität und Spezifität (Bestimmung der Katecholamine im angesäuerten 24-Stunden-Urin nicht mehr notwendig), bei <4-facher Erhöhung Durchführung eines Clonidin-Hemmtests indiziert; MRT und CT zur morphologischen Diagnostik etwa gleichwertig, bei fehlendem morphologischem Nachweis Darstellung des Grenzstrangs bzw. Suche nach Glomustumoren; außerdem Metaiodbenzylguanidin-Szintigraphie indiziert.

Behandlungsindikation: dringlich aufgrund lebensgefährlicher Komplikationen (v. a. durch Blutdruckanstieg) und möglicher Malignität des Tumors; die vollständige (radikale) Entfernung des Tumors ist anzustreben. Die Pharmakotherapie dient prinzipiell immer als Vorbereitung zur Operation.

Pharmakotherapie: **I.** Operationsvorbereitung: **1.** mind. 7–14 Tage vor Operation: **a)** Therapie mit Alpha-Rezeptoren-Blockern, z. B. Phenoxybenzamin (Dibenzyran®), initial 2 × 5–10 mg/d p. o., Dosissteigerung (orientiert am arteriellen Blutdruck) auf 0,5–1 mg/kg KG/d p. o., verteilt auf 2–3 Einzeldosen; **b)** alternativ spezifischer Alpha-Rezeptoren-Antagonist: Prazosin (z. B. Adversuten®), 2 × 5 mg/d p. o.; **2.** bei Blutdruckspitzen: **a)** zusätzlich Calcium-Antagonisten, z. B. Nifedipin (z. B. Adalat®), 10 mg sublingual; **b)** zur Therapie von Blutdruckspitzen während der Operation: Nitroprussidnatrium (nipruss®) kontinuierlich i. v. als Infusionslösung oder (besser) über Perfusor; **3.** bei Tachykardie oder Katecholamin induzierter Arrhythmie: Beta-Rezeptoren-Blocker, z. B. Propranolol (z. B. Dociton®, Obsidan®), 0,1–1 mg i. v.; **4.** unmittelbar präoperativ ist eine optimale Prämedikation erforderlich; **II.** Zytostatikatherapie bei malignem Phäochromozytom nach Operation: Cyclophosphamid (Endoxan®), 750 mg/m² KO/d i. v., und Vincristin (Vincristin), 1,4 mg/m² KO/d jeweils an Tag 1; Dacarbazin (Detimedac®), 600 mg/m² KO/d i. v. an Tag 1 und 2; Wiederholung dieses Schemas nach 21 Tagen, insgesamt 3–6 Zyklen; allerdings wird nur die partielle Remission erreicht.

Operative Therapie: Therapie der Wahl; die Vorbereitung erfolgt aufgrund des hohen Risikos in enger Zusammenarbeit von internistischer, chirurgischer und anästhesiologischer Fachdisziplin und sollte unbedingt in einem endokrinologisch spezialisierten Zentrum erfolgen; Verfahren orientiert sich an Lokalisation und Ausdehnung des Tumors; minimal-invasive Chirurgie* zur Entfernung von Phäochromozytomen ist Standard auch weitgehend unabhängig von der Größe (Therapie in spezialisierten Zentren); **Nachbehandlung:** bis sich das effektive Plasmavolumen normalisiert hat, kann in den ersten 24–48 Stunden eine Volumensubstitution von 50–150 % des berechneten Blutvolumens des Patienten erforderlich sein; **Komplikationen: 1.** intraoperativ vital bedrohliche Blutdrucksteigerung (durch Quetschung des Tumors); **2.** postoperativ schwere Hypotension, insbes. wenn präoperativ keine adäquate Einstellung mit Alpha-Rezeptoren-Blockern erfolgt ist; **Ergebnisse: 1.** bei benignem Phäochromozytom ist Heilung durch Operation möglich; **2.** bei Phäochromozytom i. R. einer multiplen endokrinen Neoplasie (Abk. MEN) ist die Prognose abhängig von der operativen Heilbarkeit des Zusatzbefundes an Schilddrüse (C-Zellkarzinom) und Nebenschilddrüsen (primärer Hyperparathyroidismus).

Strahlentherapie: Bei inoperabler, fortgeschrittener Metastasierung bzw. Beteiligung des Knochenmarks ist die ^{131}I-MIBG-Therapie indiziert: kumulative Dosis von 3,8–85 GBq, ggf. mit vorheriger Stammzellaservation mit Cyclophosphamid- oder G-CSF-Mobilisierung und nachfolgender autologer Stammzellgabe.

Arbeitsunfähigkeit: Bis zur Operation ist aufgrund möglicher Hochdruckkrisen (Druckanstieg im Abdomen durch Bauchpresse oder Heben von Lasten) schwere körperliche Arbeit nicht erlaubt.

Hinweis: 1. Gabe von Morphinen zur Prämedikation oder vor der Operation ist kontraindiziert (Gefahr der Katecholaminfreisetzung). **2.** Beta-Rezeptoren-Blocker immer nur in Kombination mit einem Alpha-Rezeptoren-Blocker einsetzen, da Beta-Rezeptoren-Blocker die durch Adrenalin vermittelte Vasokonstriktion (durch Hemmung der vasodilatatorischen Komponente) verstärken können; **3.** in jedem Fall Durchführung einer Genanalyse, da ca. die Hälfte der Tumore hereditären Ursprungs ist (der derzeit bekannten Mutationen); bei Nachweis einer MEN, die im präklinischen Stadium durch genetisches Screening und Calcitoninmessung im

Blut erkennbar ist (zusätzlich Untersuchung von Familienangehörigen), sollte eine prophylaktische Thyroidektomie durchgeführt werden.

Neuentwicklung: Immuntherapeutische Ansätze mit Chromogranin A-Peptiden zur Induktion einer tumorspezifischen zytotoxischen Immunantwort.

Selbsthilfe: **1.** Deutsche Krebshilfe e. V., Buschstr. 32, 53113 Bonn, Tel. 0228 729900, Fax 0228 7299011; E-Mail: deutsche@krebshilfe.de, Homepage: http://www.krebshilfe.de; **2.** Krebsinformationsdienst (KID), Im Neuenheimer Feld 280, 69120 Heidelberg, Tel. 0800 4203040; E-Mail: krebsinformationsdienst@dkfz.de, Homepage: http://www.krebsinformation.de; **3.** Netzwerk Hypophysen- und Nebennierenerkrankungen e. V., Waldstr. 34, 91054 Erlangen, Tel. 09131 815046, Fax 09131 815047; E-Mail: netzwerk-erlangen@glandula-online.de, Homepage: http://www.glandula-online.de/.

Literatur: Pacak, K.; Eisenhofer, G.: Pheochromocytoma: First International Conference. Annals of the New York Academy of Sciences, Volume 1073, 2006.

Autoren: M. Schott, W. A. Scherbaum.

Pharyngitis: syn. Rachenkatarrh; Entzündung im Rachenbereich; **Formen: 1. Pharyngitis acuta:** Ursachen: häufig Virusinfekt (Myxo-, Adeno-, Entero-, Rhinoviren u. a.) mit bakterieller Sekundärinfektion, auch physikalische und chemische Noxen; typische Symptome sind Kratzen, Brennen, Trockenheitsgefühl im Hals, Husten, Heiserkeit, Schluckschmerzen und eine Rötung der Rachenschleimhaut, v. a. im Bereich der lymphatischen Plaques (Pharyngitis granulosa, granulierende Pharyngitis) und der Seitenstränge medial der hinteren Gaumenbögen; begleitend können Konjunktivitis, Gliederschmerzen, Diarrhö, nasale Sekretion sowie Exanthem oder Enanthem mit Bläschenbildung (Myxo-, Coxsackie-, ECHO- und Herpes-Viren) auftreten. **2. Pharyngitis chronica:** Oberbegriff für chronische Irritationen im Rachenbereich durch konstitutionell bedingte Störung der Schleimhautfunktion, exogene Noxen (Rauchen oder hochprozentiger Alkohol), Umweltfaktoren (trockene Luft, Zementstaub, Lösungsmittel), ständige Mundatmung oder nach einer Bestrahlung im Halsbereich; unterschieden werden nach dem klinischen Bild: **a)** Pharyngitis chronica simplex mit Räusperzwang, Globusgefühl, mäßigen Schluckbeschwerden, aber ohne allgemeines Krankheitsgefühl; **b)** Pharyngitis chronica hyperplastica mit Hyperplasie der Lymphfollikel in der Rachenschleimhaut, z. B. nach Tonsillektomie als kompensatorische Hypertrophie, mit Räusperzwang und Fremdkörpergefühl; **c)** Pharyngitis chronica sicca oder Pharyngitis chronica atrophicans mit trockener, atrophischer und firnisartig glänzender Schleimhaut und Bildung eines zähen Sekrets (sog. Tischlerleim); oft mit einer Rhinitis sicca oder Laryngitis sicca kombiniert.

Behandlungsindikation: Die akute virale Pharyngitis erfordert eine vorrangig symptomatische Therapie zur Linderung der Beschwerden. Nur bei Verdacht auf eine bakterielle Sekundärinfektion ist die Antibiotikagabe indiziert; ggf. Erregernachweis durch Rachenabstrich.

Pharmakotherapie: 1. virale Pharyngitis acuta: spezifische Behandlung zurzeit noch nicht möglich; die symptomatische Therapie orientiert sich an den Beschwerden: **a)** ggf. Analgetika oder Antiphlogistika, z. B. Ibuprofen, 3–4 × 400–600 mg/d p. o.; **b)** in Einzelfällen Glukokortikoide, z. B. Dexamethason, 10 mg einmalig; **c)** Mund- und Rachentherapeutika (z. B. Tantum® verde, Anaesthesin® oder Lemocin® Lutschtabletten); cave: allergische Sensibilisierung durch Lokalantibiotika; ggf. auch Salbeibonbons u. a.; **2.** Pharyngitis acuta durch betahämolysierende Streptokokken der Gruppe A: **a)** Penicillin V, Erwachsene 3 × 1–1,5 Mio. IE/d p. o., Kinder 50 000–100 000 IE/kg KG/d p. o., in 3 Einzeldosen; **b)** bei Penicillinallergie: Oralcephalosporine der 2. Generation, z. B. Cefuroxim (z. B. Elobact®, Zinnat®), Erwachsene 2 × 250–500 mg/d p. o. nach der Mahlzeit, Kinder 20–30 mg/kg KG/d p. o. nach der Mahlzeit, in 2 Einzeldosen, oder Loracarbef (Lorafem®), Erwachsene 2 × 200–400 mg/d p. o. nüchtern, Kinder 15–30 mg/kg KG/d p. o. nüchtern, in 2 Einzeldosen, oder Clindamycin, Erwachsene 4 × 150–450 mg/d p. o., Kinder 10–40 mg/kg KG/d p. o., in 3–4 Einzeldosen; **3.** chronische Pharyngitis: Inhalationen mit physiologischer Kochsalzlösung oder

Pharyngitis
Therapeutischer Stufenplan

bei viraler Pharyngitis acuta:

- symptomatisch Analgetika oder Antiphlogistika bei Bedarf
- Mund- und Rachentherapeutikum (Lutschtabletten), Salbeibonbons
- weiche reizarme Kost
- reichlich Flüssigkeit

bei Infektion mit betahämolysierenden Streptokokken A:

- Antibiotika p. o. (Penicillin V; alternativ Oralcephalosporine oder Clindamycin)

bei Pharyngitis chronica:

- Vermeidung von Nicotin, Alkohol, zu trockener oder zu warmer Luft, Chemikalien am Arbeitsplatz, Staub
- Inhalation mit physiologischer Kochsalzlösung oder Meersalz
- Operation bei behinderter Nasenatmung oder Infektionsherd (Nasenseptum, Nasennebenhöhlen, Tonsillen)

Meersalz; im Vordergrund steht die Ausschaltung der Noxen.

Operative Therapie: 1. Bei behinderter Nasenatmung können eine Septumkorrektur und/oder eine Conchotomie von Vorteil sein. 2. Eine chronische Rhinosinusitis sollte operativ saniert werden.

Therapeutischer Stufenplan: s. Tab.

Eigenbehandlung: 1. Pharyngitis acuta: Mundpflege mit Salbeitee; Zufuhr von weicher, reizarmer Kost, reichlich Flüssigkeit und Ascorbinsäure; 2. Pharyngitis chronica: entscheidend für einen Behandlungserfolg ist die Vermeidung von Nicotin, Alkohol, zu trockener und zu warmer Luft sowie der Inhalation von Noxen (Chemikalien am Arbeitsplatz, Staub u. a.).

Arbeitsunfähigkeit: bei Pharyngitis acuta 3 Tage über Fieberfreiheit hinaus.

Hinweis: Bei Pharyngitis sicca atrophicans ist äußerste Zurückhaltung mit invasiven Methoden geboten.

Neuentwicklung: Zunehmend wird bei der hyperplastischen Pharyngitis die Laserresektion von hyperplastischen Zungengrundtonsillen und Seitensträngen vorgenommen. Eine abschließende Wertung solcher Maßnahmen ist noch nicht möglich; weiterhin muss zur Zurückhaltung geraten werden, insbesondere wegen der Gefahr von Schluckstörungen (Aspiration).

Autoren: F. Waldfahrer, H. Iro.

Pharynxkarzinom: von der Schleimhaut des Rachens ausgehender maligner Tumor (meist Plattenepithelkarzinom); **Einteilung:** entspr. der Lokalisation in Naso-, Oro- und Hypopharynxkarzinome; Definition der Tumorstadien nach TNM-Klassifikation (s. Tab. 1); **Ausbreitung:** 1. infiltrierendes Wachstum mit Übergreifen auf benachbarte Gewebe, Organe und Organsysteme; 2. per continuitatem als Lymphangiosis carcinomatosa; 3. lymphogene und (seltener) hämatogene Metastasierung.

Behandlungsindikation: Frühe Karzinomerkennung und Therapie minimieren Organdefekte nach der Therapie und erhöhen Überlebenschancen und Lebensqualität. Die meisten Pharynxkarzinome kommen in fortgeschrittenem Stadium zur Therapie, da oft Frühsymptome vom Patienten, aber auch vom Arzt übersehen werden. Konsequente Nachsorge soll Rezidiv und Zweittumor (bis zu 30 % der Fälle) frühzeitig aufdecken.

Pharmakotherapie: 1. alleinige Chemotherapie nur zur Palliation bzw. als Induktionschemotherapie zur Entscheidungsfindung zwischen primärer Operation und simultaner Radiochemotherapie; simultane Radiochemotherapie v. a. bei inoperablen Karzinomen mit überadditivem Effekt bei nur geringer Steigerung der unerwünschten Wirkungen; Therapiestandard: Cisplatin/5-Fluorouracil (Cisplatin, z. B. Cisplatin HEXAL®, 100 mg/m² KO am 1., 22., 43. Bestrahlungstag; am 1. Bestrahlungstag zusätzlich 1000 mg/m² KO 5-Fluorouracil, z. B. 5-FU-GRY®); 2. Schmerztherapie

Pharynxkarzinom Tab. 1
TNM-Klassifikation (Kurzfassung)

TNM	Tumorwachstum
Nasopharynx	
T1	auf den Nasopharynx begrenzt
T2	Ausbreitung auf Weichteile des Oropharynx und/oder der Nasenhöhle
T2 a	ohne parapharyngeale Ausbreitung
T2 b	mit parapharyngealer Ausbreitung
T3	Infiltration von Knochenstrukturen und/oder Nasennebenhöhlen
T4	Ausbreitung intrakraniell und/oder Befall von Hirnnerven, Fossa infratemporalis, Hypopharynx, Augenhöhle, Spatium masticatorium
Oropharynx	
T1	≤2 cm
T2	>2 cm bis ≤4 cm
T3	>4 cm
T4	
T4 a	Infiltration von Nachbarstrukturen wie Larynx, äußere Muskulatur der Zunge, Lamina medialis des Processus pterygoideus, harter Gaumen und Unterkiefer
T4 b	Infiltration von Nachbarstrukturen wie Musculus pterygoideus lateralis, Lamina lateralis des Processus pterygoideus oder Schädelbasis **oder** Umschließung der Arteria carotis interna
Hypopharynx	
T1	auf einen Unterbezirk des Hypopharynx begrenzt und ≤2 cm
T2	Infiltration von mehr als einem Unterbezirk des Hypopharynx oder eines benachbarten Bezirks **oder** >2 cm bis ≤4 cm ohne Fixation des Hemilarynx
T3	>4 cm **oder** Fixation des Hemilarynx
T4	
T4 a	Infiltration von Nachbarstrukturen, z. B. Schild-/Ringknorpel, Zungenbein, Schilddrüse, Ösophagus, zentrale Weichteile des Halses (gerade Halsmuskulatur, subkutanes Fettgewebe)

Fortsetzung nächste Seite

P

Fortsetzung v. S. 807

Pharynxkarzinom Tab. 1
TNM-Klassifikation (Kurzfassung)

TNM	Tumorwachstum
T4 b	Infiltration von prävertebralen Faszien **oder** Umschließung der Arteria carotis interna **oder** Infiltration von Strukturen des Mediastinums
regionäre Lymphknoten – Nasopharynx	
NX	keine Bewertung möglich
N0	keine regionalen Nodi
N1	unilaterale Metastasen, ≤6 cm, oberhalb der Fossa supraclavicularis
N2	bilaterale Metastasen, ≤6 cm, oberhalb der Fossa supraclavicularis
N3	>6 cm oder/und in der Fossa supraclavicularis
N3 a	>6 cm
N3 b	Ausdehnung in die Fossa supraclavicularis
regionäre Lymphknoten — Oro- und Hypopharynx	
N0	keine regionalen Lymphknotenmetastasen
N1	solitärer ipsilateraler Lymphknoten (<3 cm)
N2	solitärer ipsilateraler Lymphknoten (>3 cm bis ≤6 cm) **oder** multiple ipsilaterale Lymphknoten (≤6 cm) **oder** bilaterale oder kontralaterale Lymphknoten (≤6 cm)
N2 a	solitärer ipsilateraler Lymphknoten (>3 cm bis ≤6 cm)
N2 b	multiple ipsilaterale Lymphknoten (≤6 cm)
N2 c	bilaterale oder kontralaterale Lymphknoten (≤6 cm)
N3	>6 cm

entspr. dem WHO-Stufenschema (s. Schmerzsyndrome); 3. bei chemotherapeutisch induzierter Anämie: individuelleTransfusionsindikation überprüfen; Eisensubstitution, wenn Serumferritin <100 ng/ml i. v. besser als p. o.; bei Transfusionsrisiko: Therapie mit Epoetin alfa (z. B. ERYPO®; 1 × 450 IE/kg KG/Woche s. c.); Aufklärung, dass sich Überlebenszeit und Latenz einer Tumorprogression verkürzen kann.

Operative Therapie: **1. Nasopharynxkarzinom:** nur kleine Nasopharynxkarzinome, die nicht in die Tube bzw. Schädelbasis eingewachsen sind, sind elektro- bzw. laserchirurgisch operierbar; gleichseitige modifiziert-radikale neck dissection, bei Erreichen der Mittellinie beidseitige neck dissection; **2. Oropharynxkarzinom:** **a)** T1–2, N0–3, M0: transorale Resektion und gleichseitige neck dissection, bei Erreichen der Mittellinie beidseitig; **b)** T3–4, N0–3, M0: Tumorexstirpation vom äußeren Hals über eine laterale Pharyngotomie, temporäre Unterkieferdurchtrennung; bei Unterkieferbefall Unterkieferteilresektion, Tracheotomie; plastische Rekonstruktion des Operationsdefekts z. B. mit gestieltem Musculus-pectoralis-Lappen oder freiem Radialislappen; Kombination mit neck dissection beidseits; **c)** bei Inoperabilität ggf. palliatives Debulking von größeren Tumormassen zur zeitweisen Verbesserung des Schluckens, Sprechens und Atmens; **3. Hypopharynxkarzinom:** **a)** T1–2, N0–3, M0: transorale mikrochirurgische CO_2-Laserresektion, neck dissection gleichseitig, bei Erreichen der Mittellinie beidseitig; **b)** T3, N0–3, M0: Tumorresektion von außen (laterale Pharyngotomie, Rekonstruktion mit gestieltem Musculus-pectoralis-Lappen oder freiem Radialislappen), selten transorale mikrochirurgische CO_2-Laserresektion; alternativ Radiochemotherapie, insbesondere wenn im Rahmen der Operation der Larynx entfernt würde; **c)** T4, N0–3, M0: selten Operation indiziert, i. d. R. simultane Radiochemotherapie. **d)** T1–4, N0–3, M1: ggf. palliative simultane Radiochemotherapie, im Einzelfall Metastasenchirurgie. **Postoperative Komplikationen und deren Nachbehandlung: 1. Nasopharynxkarzinom:** Defekte des weichen Gaumens, unvollständiger Abschluss des Nasopharynx (offenes Näseln, Nahrungsübertritt in Nasopharynx und Nase beim Schlucken); **a)** plastische Defektkorrektur, alloplastische Verschlussprothese; **b)** logopädische Sprech- und Schlucktherapie; **2. Oropharynxkarzinom:** Dysphagie* mit und ohne Aspiration; **a)** zunächst orale Nahrungskarenz, Sialorrhötherapie (Scopolamin, Botulinuminjektion); **b)** bei ungenügendem Abhusten Tracheotomie; **c)** bei deutlicher Aspiration perkutane endoskopische Gastrostomie (Abk. PEG); **d)** Schlucktraining; **e)** Einsatz einer blockbaren Trachealkanüle (Aspirationsschutz) in das Tracheostoma; **f)** zeitweiser Einsatz einer Sprechkanüle (cave: bei intaktem Kehlkopf); **g)** temporärer Verschluss des Tracheostomas mit Tracheostoma-Stent; **h)** bei längerem Gebrauch einer Trachealkanüle Aufsatz einer künstlichen Nase, ein aufsteckbares HME-Filtersystem zum Anfeuchten, Anwärmen und Säubern der Atemluft (HME, Abk. für engl. heat and moisture exchanger); **i)** Tracheostomapflege, Tracheostomaschutzlätzchen; **j)** bei Artikulationsstörungen logopädisches Sprechtraining; 3. **Hypopharynxkarzinom:** Dysphagie und Artikulationsstörungen; **a)** Nachbehandlung wie beim Oropharynxkarzinom; **b)** bei zusätzlicher Kehlkopfteilresektion logopädisches Stimmtraining; **c)** bei zusätzlicher Kehlkopftotalexstirpation Tracheostomaatmung; **d)** bei Tracheobronchitis Inhalationen mit Emser Salz, Tracheobronchialtoilette; **e)** Trachealkanülenpflege, Einsatz künstlicher Nasen zum Aufstecken auf die Trachealkanüle; **f)** bei Verlust der Riechfunktion bei Tracheostomaatmung Training zur Erzeugung einer nasalen Ventilation durch wiederholtes Absenken des Unterkiefers bei geschlossenen Lippen (Kauen); **g)** Stimmrehabilitation: gleichzeitig mit Laryngektomie Anlegen eines tracheoösophagealen Shuntventils (Provox®), Erlernen der Ösophagusersatzsprache (Ruktusstimme); bei Nichterlernen Einsatz eines Elektrolarynx zur Erzeugung eines Grundtones für die Sprechmodulation; **h)** bei spastischer Verengung des Ösophaguseingangs (Dysphagie oder zu hoher Ausatemdruck beim Sprechen) Botulinuminjektion in den Musculus constrictor pharyngis oder operative Myotomie; **i)** ambulanter Stimmventilwechsel bei Insuffizienz; **j)** bei Plexus-brachialis-Schmerz Schmerztherapie nach WHO-Schema und Physiotherapie; **k)** bei Lymphödem vorsichtige Lymphdrainage.

Strahlentherapie: 1. **Nasopharynxkarzinom:** **a)** Therapie der Wahl (in Kombination mit simultaner Chemotherapie); Primärtumor 66–75 Gy, N0-Hals 50 Gy, N+ 66–72 Gy; simultane Chemotherapie mit Cisplatin/5-Fluorouracil; **b)** bei kleinem operiertem Nasopharynxkarzinom postoperative Bestrahlung; perkutane, konventionell fraktionierte Strahlentherapie mit 2 Gy/d, 5-mal wöchentlich bis zu einer Gesamtdosis von 60–70 Gy, bei pN0-Hals 50 Gy, bei pN+ 60 Gy; Bestrahlungsfelder sind Nasopharynx und zervikale Lymphabflussbahnen von der Schädelbasis bis zur Supraklavikulargrube beidseits, ggf. in Kombination mit simultaner Chemotherapie mit Cisplatin/5-Fluorouracil; 2. **Oropharynxkarzinom:** **a)** bei primär operierten Tumoren: perkutane Nachbestrahlung bis 60 Gy (bei R1-Situation >60 Gy), zervikaler Lymphabfluss bis 50 Gy (pN0) bzw. 60 Gy (pN+); **b)** bei Tumoren, deren Operation ein voraussehbar schweres funktionelles Defizit hervorrufen würden: Induktionschemotherapie mit nachfolgender simultaner Radiochemotherapie; **c)** bei Kontraindikation gegen die Operation, Ablehnung der Operation oder inoperablem Karzinom primäre simultane Radiochemotherapie; wenn keine Chemotherapiefähigkeit besteht, palliative alleinige Radiotherapie; 3. **Hypopharynxkarzinom:** **a)** bei Kontraindikation oder Ablehnung der Operation bei bestehender Radiochemotherapiefähigkeit primäre simultane Radiochemotherapie, sonst palliative Strahlentherapie; **b)** pT1–4, N0–3: postoperative Strahlentherapie oder Radiochemotherapie; **c)** bei fortgeschrittenem Tumorstadium mit äußerst schlechter Prognose alternativ zur Operation kombinierte simultane Radiochemotherapie. Sorgfältige Bestrahlungsplanung, um den Funktionserhalt möglichst einer großen Speicheldrüse zu gewährleisten, z. B. Protektion der Speicheldrüsen durch 3D-konformale Planung oder Intensitäts-modulierte Strahlentherapie (IMRT). **Strahleninduzierte Komplikationen und deren Nachbehandlung:** 1. Sialopenie: durch irreversiblen Ausfall der Speichelproduktion kommt es zur Xerostomie mit nachfolgender Dysphagie, Artikulationsstörungen, Mukositis, Burning-Mouth-Syndrom, Schmeckstörungen und Karies; Behandlung mit künstlichem Schleimhautgleitmittel (z. B. Glandosane®, Saliva medac®), sorgfältiger Zahn- und Mundpflege und häufiger oraler Flüssigkeitszufuhr; 2. oropharyngeale Candida-Mykose: Fluconazol (z. B. Diflucan®), 2 × 100 mg/d; 3. Schmeckstörungen: z. T. reversibel; Behandlung der Sialopenie; 4. exsudativer Tubenmittelohrkatarrh: Behandlung der Schwerhörigkeit mit Parazentese* und Paukenbelüftungsröhrchen; 5. Strahlendermatitis: Erythembehandlung mit Puder, Behandlung der exsudativen Form mit Salben; 6. Behandlung der Schmerzen entspr. dem Stufenschema der WHO (s. Schmerzsyndrome).

Psychotherapie: Verhaltenstherapie zum Umgang mit der Krebserkrankung.

Naturheilkundliche Verfahren: palliativ Immunstimulation* mit Mistelextrakten.

Therapeutischer Stufenplan: s. Tab. 2 und 3.

Eigenbehandlung: 1. gesunde Lebensführung, auf Alkohol- und Nicotingenuss verzichten; 2. regelmäßige Zahn- und Mundpflege; 3. ausreichende Zufuhr von Nahrungsmitteln, Flüssigkeit, Vitaminen und Spurenelementen.

Arbeitsunfähigkeit: abhängig von Krankheitsbild und Tätigkeitsmerkmalen; meist Anschlussheilbehandlung; sozialmedizinische Einschätzung oder Prüfung der Arbeitsunfähigkeit durch MDK nach 16 Wochen; spätestens nach 70 Wochen Einleitung des Rentenverfahrens.

Neuentwicklung: 1. Radiochemotherapie: verschiedene Schemata (primäre, Induktions-, postoperative sowie palliative Chemotherapie) und verschiedene Protokolle (Carbo-/Cisplatin, 5-Fluorouracil, Docetaxel, Antikörper gegen Tyrosinkinaseinhibitoren und EGFR, z. B. Cetuximab) bei resektablen und nicht resektablen Karzinomen sind in der Evaluation.

Selbsthilfe: Bundesverband der Kehlkopfoperierten e. V., Thomas-Mann-Str. 40, 53111 Bonn, Tel. 0228 33889300, Fax 0228 33889310; E-Mail: geschaeftsstelle@kehlkopfoperiert-bv.de, Homepage: http://www.kehlkopfoperiert-bv.de/index.html.

Literatur: 1. Harrison, L. B. et al.: Head and Neck Cancer. 3rd ed. Philadelphia: Wolters Kluwer Lippincot Williams & Wilkins, 2009; 2. Burian M.: Recommendation for guidelines in the treatment of squamous cell cancer of the upper aerodigestive

P

Pharynxkarzinom Tab. 2
Therapeutischer Stufenplan

Nasopharynxkarzinom	
T1–2	primäre Operation, sofern möglich; postoperative Radiotherapie oder simultane Radiochemotherapie
	falls nicht operabel: primäre simultane Radiochemotherapie
T3–4	primäre simultane Radiochemotherapie
Oropharynxkarzinom	
T1–2	transorale Operation, spontane Epithelisierung des Resektionsbettes oder Defektdeckung mit gefäßgestieltem oder mikrovaskulär anastomisiertem Gewebetransfer; ggf. postoperative Bestrahlung
T3–4	Tumorresektion von außen:
	Pharyngotomie: evtl. temporäre Unterkieferdurchtrennung, evtl. Teilresektion des Unterkiefers
	plastische Rekonstruktion mit gestieltem myokutanem Lappen oder freiem, mikrovaskulär anastomosiertem Gewebetransfer
	postoperative Radiotherapie oder simultane Radiochemotherapie
	alternativ: primäre Radiochemotherapie, ggf. nach Induktionschemotherapie
	nicht resektables Karzinom: simultane Radiochemotherapie oder Radiotherapie
Hypopharynxkarzinom	
T1–2	transorale Laserresektion oder Tumorresektion von außen (laterale Pharyngotomie), postoperativ adjuvante Radiotherapie oder simultane Radiochemotherapie
T3	wenn ohne Laryngektomie möglich: primäre Operation, evtl. transorale mikrochirurgische CO_2-Laserresektion, postoperativ adjuvante Radiotherapie oder simultane Radiochemotherapie **oder** primäre simultane Radiochemotherapie, ggf. nach Induktionschemotherapie
T4	sofern möglich primäre Operation mit Laryngektomie, postoperativ adjuvante Radiotherapie oder simultane Radiochemotherapie **oder** primäre simultane Radiochemotherapie, ggf. nach Induktionschemotherapie

Pharynxkarzinom Tab. 3
Therapeutischer Stufenplan bei Lymphknotenbefall, Rezidiven und Metastasen

Lymphknotenbefall	
N0	bei bestehendem Risiko einer okkulten Halsmetastasierung von >10 %:
	selektive neck dissection
	alternativ elektive Bestrahlung
pN0–1	keine Nachbestrahlung
	bei Lymphangiosis carcinomatosa des Primärtumors und bei Lymphknotenkapseldurchbruch postoperative simultane Radiochemotherapie
N1–2	selektive oder modifiziert-radikale neck dissection, ein- oder beidseits
pN2	frühzeitige postoperative Bestrahlung des ein- bzw. beidseitigen zervikalen Lymphabflusses, bei Kapseldurchbruch oder Lymphangiosis carcinomatosa simultane Radiochmotherapie
N3	modifiziert radikale, erforderlichenfalls radikale oder erweiterte radikale neck dissection
pN3	postoperative Radiotherapie **oder** simultane Radiochemotherapie
lokoregionale Rezidive	
Optionen einer Salvage-Operation oder simultanen Radiochemotherapie prüfen, ansonsten Chemotherapie (individueller Heilversuch)	
Fernmetastasen	
im Einzelfall operative Optionen (z. B. Resektion singulärer Lungenmetastasen) prüfen; bei Symptomen: palliative Chemotherapie oder palliative Radiotherapie; ansonsten: Schmerz- und Ernährungstherapie (best supportive care)	

tract. Wien Med Wochenschr 158: 283–293 (2008); **3.** Interdisziplinäre kurzgefasste Leitlinien der Deutschen Krebsgesellschaft, der Deutschen Gesellschaft für Hals-Nasen-Ohren-Heilkunde, Kopf- und Halschirurgie und der Deutschen Gesellschaft für Mund-, Kiefer- und Gesichtschirurgie 2008: Karzinome des oberen Aerodigestivtraktes. 6. Aufl. München, Wien, New York: Zuckschwerdt, 2008; www.krebsgesellschaft.de/wub_llkurz_2008,78263.html#b; **4.** NCCN Clinical Practice Guidelines in Oncology: Head and Neck Cancer V.2.2008; http://www.nccn.org/professionals/physician_gls/PDF/head-and-neck.pdf; **5.** Keilholz, U. et al.: Medikamentöse Systemtherapie bei rezidivierten oder metastasierten Kopf-Hals-Karzinomen. Der Onkologe 13: 139–142 (2007).

Autoren: H. Gudziol, F. Waldfahrer, H. Iro.

Phase, akute depressive: s. Störung, bipolare affektive.

Phase, akute manische: s. Störung, bipolare affektive.

P

Phasenprophylaktika: s. Lithiumsalze.
Phasenprophylaxe: s. Störung, bipolare affektive.
Phenolcarbonsäuren: s. Steinkohlenteer.
Phenoxybenzamin: s. Alpha-Rezeptoren-Blocker.
Phenoxymethylpenicillin: s. Penicilline.
Phenylalkylamine: s. Calcium-Antagonisten.
Phenylketonurie: Abk. PKU; syn. Hyperphenylalaninämie; autosomal-rezessiv erbliche Stoffwechselerkrankung, bei der die Hydroxylierung von Phenylalanin zu Tyrosin durch das Enzym Phenylalanin-4-Monooxygenase fast blockiert (Restaktivität <1 %) oder stark vermindert (Restaktivität 1–5 %) ist; **Häufigkeit:** ca. 1 : 10 000 Neugeborene in Deutschland; **Ursache:** meist Gendefekt am Chromosom 12 (Genlocus 12q24.1); >400 Mutationen bekannt; **Pathophysiologie:** Die essentielle Aminosäure Phenylalanin kann inf. des Defekts der Phenylalaninhydroxylase nicht zu Tyrosin umgewandelt werden. Phenylalanin akkumuliert im Blut (Referenzbereich <10 mg/dl) und anderen Körperflüssigkeiten; durch Transaminierung entsteht Phenylpyruvat, das zu Phenyllaktat reduziert und zu Phenylacetat abgebaut wird. Diese neurotoxischen Metaboliten, die im Schweiß und Urin ausgeschieden werden, verhindern die normale Entwicklung des Gehirns. Außerdem ist die Synthese von Katecholaminen als Neurotransmitter gehemmt. **Klinik:** ohne Therapie schwerer irreversibler Hirnschaden. Bei jungen Säuglingen sind Erbrechen und Gedeihstörung erste Symptome, progrediente geistige und motorische Entwicklungsverzögerung mit Unruhe und Übererregbarkeit (bis zu schwersten Formen), Krampfanfälle, Muskelhypertonus, Pigmentarmut (blonde Haare, blaue Skleren), eigentümlicher Geruch (nach Mäusekot); **Diagnose:** Neugeborenen-Screening am 3. Lebenstag mit Tandem-Massenspektrometrie; bei pathologischem Screeningtest quantitative Bestimmung von Phenylalanin und Tyrosin im Serum; immer Ausschluss eines Tetrahydrobiopterin-Mangels; Erfassung von Heterozygoten und pränatale Diagnostik ist i. d. R. durch molekulargenetische Untersuchungen des Gens in der Frühschwangerschaft aus Chorionzotten möglich. In Deutschland ist allerdings eine pränatale Diagnostik der Phenylketonurie angesichts der guten Behandlungsmöglichkeiten nicht indiziert.

Behandlungsindikation: mit der Frühdiagnose i. R. des Neugeborenen-Screenings immer und sofort gegeben. Kriterien für die Diagnose der klassischen PKU: im Plasma Phenylalaninkonzentration >20 mg/dl, normale Konzentration von Tyrosin und von Tetrahydrobiopterin, im Urin vermehrte Ausscheidung von Stoffwechselprodukten des Phenylalanins (7-Beta-Phenylbenztraubensäure, Hydroxyphenylessigsäure).

Ernährungstherapie: Phenylalaninarme Kost (eiweißarme Kost, zusätzlich Aminosäurensupplement, Mineralien und Vitamine). Mit der phenylalaninarmen Kost sollte spätestens 3 Wochen nach der Geburt begonnen werden, sie muss möglichst lebenslang und sehr konsequent eingehalten werden. Es ist die einzige Möglichkeit, eine normale psychomotorische und intellektuelle Entwicklung zu erreichen. Phenylalanin als eine essentielle Aminosäure darf nicht vollständig in der Nahrung fehlen. Eine Zufuhr im Säuglingsalter von 30–50 mg/kg KG und später von 10–30 mg/kg KG muss zur Proteinsynthese gesichert sein. Deshalb ist die Gabe einer begrenzten Menge von Muttermilch möglich. Bis zum 6. Lebensjahr soll die Konzentration von Phenylalanin im Blut <243 µmol/l bzw. <4 mg/dl liegen. Kompetente Ernährungsberatung und engmaschige Kontrolle der Phenylalaninkonzentration ist erforderlich (im 1. Lebensjahr alle 2–3 Wochen, im 2.–10. Lebensjahr alle 4 Wochen).

Hinweis: **1.** Sinnvoll ist die genetische Beratung und ggf. pränatale Diagnostik bei mit PKU belasteten Familien. **2.** Bei PKU der Mutter (maternale Phenylketonurie) kann es durch erhöhte Phenylalaninkonzentration während der Schwangerschaft zur Phenylalanin-Embryopathie (Dystrophie, Fehlbildungen am Herzen und im Magen-Darm-Trakt, Mikrozephalie, Retardierung) kommen. Ab der 8. SSW ist daher die Überwachung der mütterlichen Phenylalanin-Blutkonzentration nötig und mit entsprechender strenger Diät auf <2–4 mg/dl einzustellen (möglichst schon vor der Konzeption und vor allem während der Schwangerschaft). **3.** Bei dem differentialdiagnostischen (selten vorkommenden) Tetrahydrobiopterin-Mangel kommt es trotz Diät zu fortschreitenden Schäden.

Selbsthilfe: Deutsche Interessengemeinschaft Phenylketonurie (PKU) und verwandte Stoffwechselstörungen e. V., Narzissenstr. 25, 90768 Fürth, Tel. 0911 9791034, Fax 0911 9764717; E-Mail: schmidt@dig-pku.de, Homepage: http://www.dig-pku.de.

Literatur: **1.** Koletzko, B. (Hrsg.): Kinder- und Jugendmedizin. 13. Aufl. Heidelberg: Springer, 2007; **2.** Sitzmann, F. C. (Hrsg.): Duale Reihe – Pädiatrie. 3. Aufl. Stuttgart: Thieme, 2007; **3.** Acosta, P. B.: Recommendations for protein and energy intakes by patients with phenylketonuria. Eur J Ped 155 (Suppl 1): S121–S124 (1996); **4.** Scriver, C. R. et al. (eds): The metabolic and molecular basis of inherited diseases. New York: McGraw-Hill, 1995.

Autorin: M. Uhlemann.

Phenylpropanolamin: s. Appetitzügler.
Phenytoin: s. Antiepileptika.
Philadelphia-Chromosom: s. Leukämie, chronische myeloische.
Phimose: Vorhautverengung; im Säuglings- oder Kleinkindalter ist eine physiologische Vorhautverklebung von der eigentlichen Phimose abzugrenzen. **Formen:** **1.** vollständige Phimose: Zurückstreifen der Vorhaut über die Glans penis ist bei erschlafftem Penis nicht möglich; **2.** relative (unvollständige) Phimose: Zurückstreifen der Vorhaut über die Glans penis ist bei erigiertem Penis nicht möglich; **Ursache:** **1.** angeboren; **2.** erworben: rezidivierende Entzündungen, Verlust der elasti-

schen Eigenschaften der Haut im Alter oder bei Diabetes mellitus, Lichen sclerosus der Vorhaut (Balanitis xerotica obliterans); **Komplikationen:** **1.** rezidivierende Entzündungen (Balanitiden); **2.** Paraphimose (nach Zurückstreifen der Vorhaut bildet sich ein Schnürring hinter der Eichel, der die Durchblutung beeinträchtigt); **3.** erhöhtes Risiko der Entwicklung eines Peniskarzinomens.

Behandlungsindikation: Hochgradige oder narbige Phimosen mit Miktionsbehinderung, rezidivierende Balanoposthitis*, rezidivierende Paraphimose; relative Indikation: hygienisch-prophylaktische oder rituelle Gründe.

Pharmakotherapie: Behandlungsversuch mit topisch wirksamen Salben, z. B. Betamethasoncreme 0,05 %, 2-mal täglich über 4 Wochen.

Operative Therapie: ambulant durchführbar; Anästhesie mit Allgemeinnarkose oder Leitungsanästhesie (Penisblock); **Verfahren:** **1.** vollständige Zirkumzision (sog. Beschneidung): nach Lösen von Verklebungen des inneren Vorhautblattes mit der Glans penis wird das äußere Vorhautblatt in einer zirkulär-ovalären Schnittführung im Sulcus coronarius durchtrennt. Das innere Vorhautblatt wird bis auf einen 1–2 mm breiten Rest am Sulcus coronarius reseziert. Nach Rekonstruktion des Frenulums werden die Schnittränder mit resorbierbarem Nahtmaterial sorgfältig adaptiert (s. Abb.). **2.** plastische Zirkumzision (Teilbeschneidung): wegen hoher Rezidivgefahr nur eingeschränkt zu empfehlen; **3.** In der Notfallversorgung kann eine dorsale Inzision der Vorhaut mit einer Naht der Schnittränder erfolgen. **4.** Vorgehen bei Paraphimose: Versuch einer manuellen Reposition; misslingt die Reposition, sollte eine dorsale Längsinzision des Schnürringes erfolgen; dann Reposition und quer angelegte Naht; sekundär sollte eine Zirkumzision durchgeführt werden. **Nachbehandlung:** pflegende Penisbäder; **Komplikation:** sehr selten Infektion und Nachblutung.

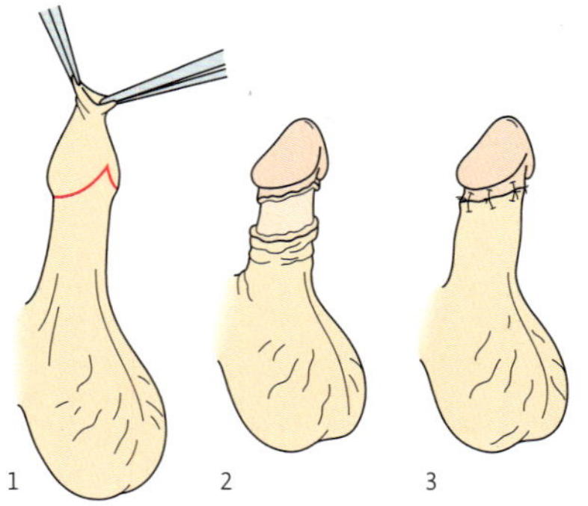

Phimose: Zirkumzision: 1: Zirkumzision des äußeren Vorhautblatts; 2: Zirkumzision des inneres Vorhautblatts; 3: Readaptation der Penisschafthaut

Hinweis: Obsolet sind Manipulationen an der kindlichen Vorhaut; manuelle und instrumentelle Vorhautdehnungen führen zu Einrissen und Vernarbungen mit narbiger Phimose.

Literatur: **1.** Steffens, J.; Siemer, S.: Häufige urologische Erkrankungen im Kindesalter. 2. Aufl. Darmstadt: Steinkopff, 2008; **2.** Jocham, D.; Miller, K.: Praxis der Urologie. 3. Aufl. Stuttgart, New York: Thieme, 2007.

Autoren: M. Schönthaler, U. Wetterauer.

Phlebothrombose: vollständiger oder teilweiser Verschluss von Venen des tiefen Venensystems durch intravasale Blutgerinnung; vgl. Thrombophlebitis; **Ursache:** Antithrombin-III-Mangel, Protein-C- oder Protein-S-Mangel, Thrombozytose, Einnahme hormonaler Kontrazeptiva, Polyglobulie, Operation (Wadendruck auf Operationstisch, Stase des Blutes, Gerinnungsveränderung), Wochenbett, lokale Faktoren (z. B. Kompression durch Schenkelhernie oder Lymphknotenmetastasen), Tumorerkrankung (paraneoplastisches Syndrom, z. B. bei Pankreaskarzinom), längere Bettruhe, Langstreckenflüge oder langes Sitzen im Auto, akute schwere Erkrankung bzw. systemische Entzündung (gesteigerte Blutgerinnung); **Formen:** **1.** Bein- und Beckenvenenthrombose; **2.** Armvenenthrombose (Thrombose der Vena subclavia, Paget-von Schroetter-Syndrom); **Klinik:** Schwellung, Schmerzen (Druckschmerz), Rötung; ca. zwei Drittel aller Phlebothrombosen bleiben asymptomatisch und werden nicht diagnostiziert; **Komplikationen:** **1.** Lungenembolie* (Abk. LE), v. a. bei Bein- und Beckenvenenthrombose, selten bei Armvenenthrombose; **2.** postthrombotisches Syndrom* als lokale Folgeerkrankung.

Behandlungsindikation: Jede Phlebothrombose ist behandlungsbedürftig. Grundsätzlich muss entschieden werden, ob Thrombektomie, Lyse- oder Heparintherapie durchgeführt werden soll. In jedem Fall kann als Notfallmaßnahme eine systemische Antikoagulation mit Heparin eingeleitet werden.

Pharmakotherapie: **1.** Antikoagulation mit Heparin* (5000 IE i. v.) als Erstmaßnahme, bei Unterschenkelthrombose als Low-dose-Heparinisierung mit Kompressionsverband und Mobilisation, bei Kontraindikation gegen Operation oder Lysetherapie, fortgeschrittenem Tumorleiden und septischer Thrombose; **2.** Lysetherapie (selten indiziert): systemische i. v. Applikation von Urokinase (z. B. Corase®, rheotromb®), initial 250 000–600 000 IE, Erhaltungsdosis 100 000 IE/h; oder rtPA (z. B. Actilyse®); Indikation: Alter des Thrombus <8 Tage, Kontraindikation gegen Operation (hohes Risiko, frischer Herzinfarkt), segmentale Oberschenkelvenenthrombose, aszendierende Thrombose (vom Unter- zum Oberschenkel); Kontraindikation: hohes Alter, arterielle Hypertonie, gastroduodenales Ulkus, Urolithiasis, postoperativ, postpartal, posttraumatisch, Zustand nach i. m. Injektion; **3.** im Anschluss an die Thera-

P

pie (Operation, Antikoagulation oder Lyse) erfolgt die orale pharmakologische Prophylaxe mit Phenprocoumon (z. B. Marcumar®) für 12 Monate, nach LE länger (ggf. lebenslang); Dosierung nach Thromboplastinzeit (INR).

Operative Therapie: Indikation: sehr selektiv: transfemorale venöse Thrombektomie bei Phlegmasia coerulea dolens, flottierendem Thrombus, Alter des Thrombus <8 Tage, Befall der Venae confluentes (femoral, popliteal, caval), Drei-Etagen-Phlebothrombose, isolierter Beckenvenenthrombose, erfolgloser Lysetherapie (auch wenn Alter des Thrombus >8 Tage) und bei Kontraindikation für die Lysetherapie; **Durchführung:** intraoperativ Anti-Trendelenburg-Lagerung und Beatmung mit positiv endexspiratorischem Druck zur Vermeidung einer intraoperativen LE; Freilegen der Vena femoralis communis und quere Eröffnung der Vorderwand, zentrale Ballonkatheterthrombektomie (cave: Klappenschädigung durch retrogrades Vorgehen mit Ballonkatheter), bei Wandhaftung Verwendung eines Ringstrippers (Rififi-Methode); manuelles Auspressen peripherer Thromben durch Kompression des Beines mit Esmarch-Gummibinden; unbedingt intraoperative Lumenkontrolle durch Angioskopie oder digitale Subtraktionsangiographie; dabei sind zurückgelassene Thrombusreste und ein häufig vorhandener linksseitiger Beckenvenensporn Indikation zur sofortigen Nachthrombektomie bzw. Anlage einer additiven inguinalen arteriovenösen Fistel; Eingriff mit großem Blutverlust, deshalb Cellsaver-Einsatz; noch auf dem Operationstisch Anlage eines Kompressionsverbandes aus elastischen Kurzzugbinden; Beinhochlagerung; **Nachbehandlung:** Thromboseprophylaxe initial mit Heparin* (z. B. Liquemin® N, Heparin-Natrium®), 3×5000 IE s. c., oder niedermolekularem Heparin, z. B. Enoxaparin (Clexane®), $1 \times 0{,}2$ ml/d s. c.; später Umstellung auf orale Therapie mit Phenprocoumon; Frühmobilisierung.

Sonstige Maßnahmen: Vena-cava-Blockade: infrarenale transvenöse Positionierung eines Cava-Schirmes unter Röntgenkontrolle als Schutz vor sich lösenden Thromben aus dem Bein- oder Beckenvenenbereich; selten indiziert bei rezidivierender LE trotz Therapie oder bei nicht möglicher lokaler Behandlung.

Eigenbehandlung: langfristig (nicht im akuten Erkrankungsfall) körperliche Bewegung und Gefäßsport; Stuhlregulierung mit faserreicher Kost.

Arbeitsunfähigkeit: 4–6 Wochen.

Hinweis: **1.** Die Sofortmobilisation mit fester Beinkompression und gewichtsadaptierter Verabreichung niedermolekularer Heparine ist umstritten, insbesondere bei Beckenvenenthrombose. **2.** Bei Paget-von Schrötter-Syndrom konservative Maßnahmen (Hochlagerung, Heparin, dann Phenprocoumon für 6–12 Monate) meist ausreichend; selten operatives Vorgehen nötig; bei Schultergürtelsyndrom transaxilläre Resektion der ersten Rippe, da es sonst zu keiner Rekanalisation kommt. **3.** Intramuskuläre Applikation von Arzneimitteln ist obsolet, da eine evtl. Thrombolysetherapie dadurch kontraindiziert ist.

Selbsthilfe: Deutsche Gesellschaft Venen e. V., Postfach 1810, 90007 Nürnberg, Tel. 0911 5988600, Fax 0911 591219; E-Mail: info@dgvenen.de, Homepage: http://www.dgvenen.de.

Literatur: **1.** Hamann, H. G.: Akute Venenthrombosen – Vena cava, Beckenvenen, Nierenvenen. In: Hepp, W.; Kogel, H. (Hrsg.): Gefäßchirurgie. 2. Aufl. München: Elsevier, 2006; **2.** Hamann, H. G.: Akute Venenthrombose der unteren Extremität. In: Hepp, W.; Kogel, H. (Hrsg.): Gefäßchirurgie. 2. Aufl. München: Elsevier, 2006; **3.** Partsch, H.: Therapy of deep vein thrombosis with low molecular weight heparin, leg compression and immediate ambulation. VASA 30: 195–204 (2001); **4.** Amendt, K.; Diehm, C.; Stammler, F.: Die tiefe Venenthrombose. Dtsch Ärztebl A 94: 301–311 (1997).

Autor: W. Hepp.

Phlegmone: diffuse, sich infiltrativ ausbreitende Entzündung des interstitiellen Bindegewebes mit lokalen und allgemeinen Entzündungszeichen; hyaluronidase- oder streptokinaseproduzierende Bakterien verhindern eine Abgrenzung des Entzündungsherdes; **Erreger:** meist Streptokokken, Staphylokokken (purulente Phlegmone); selten anaerobe Streptokokken, Proteus, Clostridien (putride Phlegmone), Bacteroides oder aerob-anaerobe Mischinfektion; **Lokalisation:** Phlegmonen entwickeln sich intrakutan (Erysipel*), subkutan, mediastinal, retroperitoneal, in der Magen- und Darmwand oder als Urinphlegmone; **Sonderformen:** Gasphlegmone*, Gasbrand*, Fasciitis* necroticans.

Behandlungsindikation: sofortige Therapie zur Bekämpfung der Infektion und Verhinderung einer Sepsis.

Pharmakotherapie: Antibiotika sind aufgrund der möglichen diffusen Ausbreitung der Infektion obligat; die Auswahl orientiert sich am Erregerspektrum; häufig eingesetzt werden Breitspektrumpenicilline, Metronidazol, Betalaktam-Antibiotika.

Operative Therapie: anatomiegerechte, evtl. ausgedehnte Inzisionen mit Schonung der Nerven und Gefäße, Débridement, Spülungen mit H_2O_2 (bes. bei anaeroben Erregern), evtl. Legen von Drainagen; Ruhigstellung der Extremität; **Nachbehandlung:** täglich Wundverband und -spülung mit PVP-Iod, antiseptische Salbenverbände, schrittweise Entfernung der Drainagen (abhängig von Sekretmenge und Wundsäuberung); **Komplikationen:** Sepsis und Nachblutung (selten); bisweilen wiederholte operative Wundrevision mit Nekrosenentfernung notwendig.

Arbeitsunfähigkeit: bis zur weitgehenden Konsolidierung der sekundär heilenden Wunde; bei

Amputationen mind. bis zur Gehfähigkeit mit Prothese.

Literatur: Kujath, P.: Haut- und Weichgewebsinfektionen. 2. Aufl. Bremen: UNI-MED, 2004.

Autor: R. Pfitzmann.

Phobie: s. Agoraphobie und Panikerkrankung.

Phonationsverdickungen: s. Stimmlippenknötchen.

Phosphodiesterase-Hemmer: Kurzbez. PDE-Hemmer; Hemmstoffe der Phosphodiesterasen; **Einteilung: 1.** selektive PDE-Hemmer: **a)** PDE-3-Hemmer: selektive Hemmstoffe der Phosphodiesterase Typ 3 (cAMP-spezifisch); **b)** PDE-5-Hemmer: selektive Hemmstoffe der Phosphodiesterase Typ 5 (cGMP-spezifisch); **2.** nichtselektive PDE-Hemmer: in therapeutischer Dosierung i. d. R. nicht relevant als Wirkungsmechanismus von Methylxanthinen (s. Theophyllin) und Trapidil (zugelassen als Vasodilatator zur p. o. Anwendung bei koronarer Herzkrankheit; Wirkungsmechanismus: direkte Aktivierung der Proteinkinase A); **Vertreter: 1.** PDE-3-Hemmer: **a)** Enoximon (Perfan®); **b)** Milrinon (Corotrop®); **c)** Cilostazol (Pletal®); **2.** PDE-5-Hemmer: **a)** Sildenafil (VIAGRA®, Revatio®); **b)** Tadalafil (CIALIS®); **c)** Vardenafil (Levitra); **d)** Dipyridamol (s. Thrombozytenaggregations-Hemmer); **Wirkung: 1.** PDE-3-Hemmer: positive Inotropie und Chronotropie durch Anstieg der intrazellulären cAMP-Konzentration in Kardiomyozyten (Enoximon, Milrinon), Vasodilatation; Cilostazol: Besserung der endothelialen Dysfunktion, Thrombozytenfunktionshemmung über verminderte Expression von Adhäsionsmolekülen; **2.** PDE-5-Hemmer: **a)** Verbesserung der Erektion durch Anstieg der intrazellulären cGMP-Konzentration im Corpus cavernosum penis; Stickstoffmonoxid (NO) wird während der sexuellen Stimulation aus Nervenenden und Endothelialzellen im Corpus cavernosum penis frei, aktiviert die Guanylatzyklase (setzt GTP zu cGMP um) und bewirkt Relaxation der glatten Muskulatur, Einstrom von Blut und damit die Erektion. Während inf. sexueller Dysfunktion wenig NO gebildet wird, verhindern PDE-5-Hemmer den raschen Abbau von cGMP. Der Wirkungsmechanismus erfordert somit für eine suffiziente Erektion eine sexuelle Stimulation, eine Restinnervation des Penis und einen funktionierenden Schwellkörper. **b)** Pulmonalselektive Vasodilatation durch Anstieg der intrazellulären cGMP-Konzentration von glatten Muskelzellen der Lungengefäße (Sildenafil). **Pharmakokinetik: 1.** PDE-3-Hemmer: (Enoximon, Milrinon) Applikation i. v.; HWZ: Milrinon 2–3 Stunden, Enoximon 4–6 Stunden; Elimination: metabolisiert renal, Eliminationshalbwertzeit abhängig von kardialer und renaler Funktion; (Cilostazol) Applikation p. o., Elimination metabolisiert (u. a. durch Zytochrom-P-450-Isoenzym CYP3A4) v. a. renal; **2.** PDE-5-Hemmer: schnelle Absorption nach oraler Applikation; absolute Bioverfügbarkeit: ca. 40 %; max. Plasmakonzentration nach ca. 40 Minuten (Vardenafil), nach ca. 70 Minuten (Sildenafil) bzw. nach 2 Stunden (Tadalafil); HWZ: ca. 4 (Sildenafil, Vardenafil) bzw. 17,5 Stunden (Tadalafil); Eliminierung: überwiegend hepatisch metabolisiert (u. a. durch Zytochrom-P-450-Isoenzym CYP3A4), 80 % fäkal, 13 % renal.

Indikation: 1. PDE-3-Hemmer: **a)** Enoximon, Milrinon: i. v. Kurzzeittherapie der sonst therapierefraktären Herzinsuffizienz*; **b)** Cilostazol: periphere arterielle Verschlusskrankheit* (Fontaine-Stadium II); **2.** PDE-5-Hemmer: **a)** Erektionsstörung*, größte Wirkung (bis 85 %) bei organischer Genese mit arteriell bedingter Durchblutungsstörung des Corpus cavernosum (kein Effekt bei venöser oder kavernöser Insuffizienz), bei multifaktorieller Ätiologie individuelle Indikation; **b)** Sildenafil zusätzlich: pulmonale Hypertonie*.

Kontraindikation: 1. PDE-3-Hemmer: **a)** Cilostazol: Leber-, Nieren-, Herzinsuffizienz, ventrikuläre Tachyarrhythmie, QTc-Zeitverlängerung, Blutungsgefahr, Schwangerschaft, Stillzeit, gleichzeitige Einnahme von CYP3A4- oder CYP2C19-Inhibitoren; **b)** Enoximon, Milrinon: hypertrophe obstruktive Kardiomyopathie, schwere Hypovolämie, supraventrikuläre Tachyarrhythmie, Ventri-

Phosphodiesterase-Hemmer
Dosierung und UAW von PDE-5-Hemmern zur Therapie der erektilen Dysfunktion

PDE-5-Hemmer	Dosierung[1]	Zeitpunkt der Einnahme	Wirkungsdauer	UAW
Sildenafil (VIAGRA®)	50 (25–100) mg p. o.	60 Minuten vor sexueller Aktivität	4–5 Stunden	meist Kopfschmerz, Flush, Dyspepsie, Palpitation, verstopfte Nase, Sehstörung, Schwindel
Tadalafil (CIALIS®)	10 (–20) mg p. o.	60 (mindestens 30) Minuten vor sexueller Aktivität	bis zu 36 Stunden	
Vardenafil (Levitra)	10 (5–20) mg p. o.	25–60 Minuten vor sexueller Aktivität	5–6 Stunden	

[1] Einnahme maximal einmal pro Tag

kelaneurysma, akuter Herzinfarkt, hochgradige Herzklappenstenose, Schwangerschaft, Stillzeit; relativ: schwere Leber-, Nieren-, Lungenfunktionsstörung, ventrikuläre Arrhythmie, Thrombozytopenie, Glukose-Galaktose-Malabsorption (Milrinon); **2.** PDE-5-Hemmer: Akutes Koronarsyndrom, Schlaganfall, schwere Herzrhythmusstörung, hochgradige Herzinsuffizienz, arterielle Hypotonie, schwere Leberinsuffizienz, Retinopathia pigmentosa, anteriore ischämische Optikusneuropathie, gleichzeitige Einnahme von organischen Nitraten*, NO-Donoren oder CYP3A4-Inhibitoren.

Wechselwirkungen: Bei gleichzeitiger Einnahme eines PDE-5-Hemmers mit einem Arzneimittel, das ebenfalls über das Zytochrom-P-450-Isoenzym CYP3A4 metabolisiert wird, sind Interaktionen möglich (siehe oben unter Kontraindikation). Auch Grapefruitsaft wirkt (schwach) inhibitorisch auf dieses Isoenzym.

UAW: **1.** PDE-3-Hemmer: **a)** Enoximon: meist (häufig) Thrombozytopenie, Kopfschmerz, Insomnie, arterielle Hypotonie, Hyperbilirubinämie, Anstieg der Konzentration hepatischer Transaminasen im Blut; selten Fieber, Myalgie u. a.; **b)** Milrinon: meist (häufig) Herzrhythmusstörung (dosisunabhängig; häufig ventrikulär), leicht verkürzte AV-Überleitungszeit, Kopfschmerz; **c)** Cilostazol: meist Kopfschmerz, Diarrhö u. a. Stuhlveränderung; **2.** PDE-5-Hemmer: **a)** bei erektiler Dysfunktion: s. Tab.; **b)** Sildenafil bei pulmonaler Hypertonie (Revatio®): meist (sehr häufig) Kopfschmerz, Flush, Dyspepsie, Diarrhö, Gliederschmerzen.

Dosierung: **I.** PDE-3-Hemmer: **1.** Enoximon, Milrinon: unter kardiovaskulärem Monitoring; Anwendung insgesamt max. über 48 Stunden; cave: ggf. Dosisreduktion erforderlich (z. B. bei Leber- oder Niereninsuffizienz); **a)** Enoximon: initial 0,5 mg/kg KG i. v. Injektion mit max. 12,5 mg/min (ggf. bis zu 2-mal wiederholen im Abstand von 30 Minuten) bzw. 90 μg/kg KG/min i. v. Infusion über 10–30 Minuten, dann Erhaltungstherapie als i. v. Injektion (Gesamtdosis der Initialtherapie 4–8-mal innerhalb von 24 Stunden) bzw. Infusion (2,5–10 μg/kg KG/min); **b)** Milrinon: initial 50 μg/kg KG/min i. v. über 10 Minuten gefolgt von 0,375–0,75 μg/kg KG/min i. v. Infusion (max. 1,13 mg/kg KG/d); **2.** Cilostazol: i. d. R. 2 × 100 mg/d p. o.; cave: nicht gleichzeitig mit Nahrungsaufnahme (häufiger UAW); **II.** PDE-5-Hemmer: **a)** bei erektiler Dysfunktion: s. Tab.; **b)** Sildenafil bei pulmonaler Hypertonie (Revatio®): 3 × 20 mg/d p. o.

Hinweis: **1.** Perfan® enthält 10,4 Vol.-% Ethanol. **2.** Bei Tadalafil hält die Wirkung normalerweise länger als einen Tag (bis zu 36 Stunden) an; von der regelmäßigen täglichen Einnahme wird daher aus Sicherheitsgründen abgeraten. **3.** Bei Erektionen >4 Stunden dringend ärztliche Hilfe in Anspruch nehmen. Bei Priapismus ist Schädigung des Penisgewebes und dauerhafter Potenzverlust möglich.

Neuentwicklung: Der Wirkstoff Icariin aus der Elfenblume Epimedium brevicornum gilt als vielversprechender Kandidat für die Weiterentwicklung zu einem Potenzmittel auf pflanzlicher Basis. Es soll selektiver als Sildenafil auf PDE-5 wirken und weniger UAW haben.

Literatur: **1.** Dell'agli, M. et al.: Potent inhibition of human phosphodiesterase-5 by Icariin derivatives. J Nat Prod 71: 1513–1517 (2008); **2.** Hatzimouratidis, K.; Hatzichristou, D.: Phosphodiesterase type 5 inhibitiors: the day after. Eur Urol 51: 75–88 (2007); **3.** Lugnier, C.: Cyclic nucleotide phosphodiesterase (PDE) superfamily: a new target for the development of specific therapeutic agents. Pharmacol Ther 109 (3): 366–398 (2006); **4.** Beier, K. M.; Bosinski, H. A. G.; Loewit, K.: Sexualmedizin. 2. Aufl. München: Urban & Fischer, 2005.

Autoren: N. Lembert, W. Straube.

Photochemotherapie: s. Methoxsalen.

Photophorese, extrakorporale: s. Lymphome, primär kutane.

Photosensibilisator: s. Therapie, photodynamische.

Photosensitizer: s. Therapie, photodynamische.

Photothermolyse: s. Lasertherapie, dermatologische.

Photovaporisation: s. Laserchirurgie.

PHS: Abk. für Periarthropathia* humeroscapularis.

Phthiriasis: s. Pedikulose.

Phthisis: s. Tuberkulose.

Physiotherapie: Sammelbezeichnung für spezifische Techniken passiver oder aktiver Bewegung sowie Maßnahmen der physikalischen Therapie zur Prävention, Therapie und Rehabilitation; **Therapieziel:** **1.** Ökonomisierung (Kompensierung) und Optimierung funktionaler und trophischer Verhältnisse im Bewegungssystem (sensomotorische Leistungen); **2.** Erhalt und Training physiologischer Regelsysteme; **3.** Beeinflussung von Organen bzw. Körperteilen über reflektorische Reaktionen; **4.** Schulung der Körperwahrnehmung; **Formen:** **1.** Lagerung; **2.** passive Bewegung (Mobilisation vornehmlich gelenkorientiert); **3.** aktive Bewegung (vornehmlich neuromuskulär orientiert); **4.** ganzheitliche Konzepte der Bewegungstherapie: propriozeptive neuromuskuläre Fazilitation (Abk. PNF), Bobath-Methode (entwicklungsneurologische Behandlung), Vojta-Methode (entwicklungskinesiologische Behandlung); **5.** Körperwahrnehmungsschulung (Entspannungstherapien, Feldenkrais-Methode, kommunikative Bewegungstherapie); **6.** Haltungstraining* (Brügger-Methode, Rückenschule, funktionelle Bewegungslehre, Abk. FBL); **7.** physikalische Therapie: allgemeine Anregung oder gezielte Behandlung gestörter physiologischer Funktionen (Reiz-Reaktions- bzw. Regulations-Adaptationstheorie) mit physikalischen, naturgegebenen Mitteln, z. B. Wasser (Hydrotherapie*), Wärme (Wärmetherapie*), Kälte (Kryotherapie*), Licht (Lichttherapie*), Luft (Klimatherapie*), statisch-mechanische Kräfte (Massage*, manuelle Therapie*), Elektrizität (Elektrotherapie*), Schallwellen (Ultraschalltherapie*) oder in Gas fein verteilte feste oder flüssige Schwebstoffe (Aerosoltherapie*); **Therapeutisches Prinzip:** Erstellung u. Durchführung eines individuellen Therapieplans in Zusammenarbeit mit dem Pat. auf Grundlage eines biopsychosoziales Krankheits- u. Gesundheitsmodells; **1.** Herstellen günstiger Bedingungen für Krankheitsverlauf und Heilungsprozess durch präventive Maßnahmen (z. B. Lagerung); **2.** Erhalt und Verbesserung von Struktur und Funktion einzelner Organsysteme und Gewebe, v. a. des Bewegungssystems (z. B. Mobilisation); **3.** Training und Verbesserung von Wahrnehmung und Koordination komplexer Bewegungsabläufe, Reduktion pathologischer Muskeltonusformen, Haltungen und Bewegungsmuster; **4.** Verbesserung der metabolischen Bedingungen in der Muskulatur; **5.** Reduktion sympathischer Aktivität auf physiologische Regelsysteme; **6.** Intensivierung von Körpergefühl und -wahrnehmung; **7.** Erhöhung der Selbstkompetenz, Angebot von Bewältigungsstrategien, förderliche psychische Wirkungen auf die Auseinandersetzung mit der Krankheit.

Indikation: **1.** Prävention von Folgeerkrankungen: Thrombose-, Pneumonie- und Dekubitusprophylaxe; **2.** posttraumatische und -operative Rehabilitation; **3.** weichteilrheumatische Syndrome und degenerative Gelenkerkrankungen; **4.** entzündliche rheumatische Gelenkerkrankungen (rheumatoide Arthritis* und Spondylitis* ankylosans); **5.** funktionell und strukturell bedingte Schmerzsyndrome des Bewegungssystems, z. B. bei Osteoporose*; **6.** sensomotorische Störungen bzw. Ausfälle (z. B. zerebrale Ischämie, Bandscheibenvorfall*); **7.** Beteiligung myalgischer und pseudoradikulärer Irritationen bei der Genese und Klinik internistischer, gynäkologischer und urologischer Erkrankungen; **8.** psychophysischer Dystonus (s. Sporttherapie); **9.** Prävention, Therapie und Rehabilitation spez. Krankheitsbilder.

Kontraindikation: Entscheidend ist die Anpassung der Intensität der Physiotherapie an die individuellen Verhältnisse. Absolute Kontraindikation für aktive Physiotherapie besteht nur in Ausnahmefällen bei akuten bzw. entzündlichen Erkrankungen (z. B. Herzinfarkt* am 1. Tag, Phlebothrombose* bis zum 3. Tag, akute rheumatoide Arthritis, akute Spondylodiszitis).

Durchführung: **1. Lagerung:** zur Prävention von Dekubitus*, Gelenkkontrakturen und zur Sekretmobilisation bei Bronchiektasen*; Entlastung neurogener Strukturen, z. B. beim Bandscheibenvorfall* durch Traktionslagerung, bei akuter Arthritis durch Gelenkentlastung, nach Schlaganfall durch Antispastiklagerung; **2. passive Bewegung:** manuelle und apparative Mobilisation von Gelenken mit Fehlspannung periartikulärer Strukturen durch Extension, Traktion und Dehnung; **3. aktive Bewegung** (Mobilisation): **a)** dynamische Stabilisierung (Isometrie in Funktionskette) zur Steigerung von Muskelmasse und Kraft, z. B. Haltearbeit mit 50–70 % der Maximalkraft, 5-mal täglich über jeweils 5–10 Sekunden; **b)** dynamische Muskelarbeit zur Steigerung von Ausdauer, Metabolismus und tonischer Regulation mit geringem Krafteinsatz; Wiederholungen je 6-mal in 5 Serien, Verhältnis von Belastungs- zu Pausendauer 2 : 3; **c)** komplexe Bewegungsabläufe zur Verbesserung von Kinästhesie und sensomotorischer Koordination; **d)** Physiotherapie im Bewegungsbad; Vorteil der Schwerelosigkeit und verstärkten Wahrnehmung der Bewegung durch Hautreize; **4. ganzheitliche Konzepte** des Bewegungslernens und der Bewegungskontrolle: Übung von Bewegungen ist einzeln, d. h. als Partialfunktion umfassender Bewegungsmuster, oder zusammen mit Blick- und Atembewegungen möglich. Taktile Reize (Afferenzen) können einen pathologischen Muskeltonus ausgleichen und die angestrebte muskuläre Aktivität (Efferenz) erleichtern (fazilitieren). **a)** propriozeptive neuromuskuläre Fazilitation (Kurzbez. PNF-Technik; früher Kabat-Knott-Methode): Gestörte Partialfunktionen werden innerhalb komplexer Bewegungsabläufe (sog. Patterns) mitgeführt. Die gezielte Stimulation von Propriozeptoren dient der Erleichterung (Bahnung) angestrebter muskulärer Aktivität. Anwendung v. a. bei Störungen der Spinalmotorik, Erkrankungen des Rückenmarks und peripherer Nerven; **b)** Bobath-Methode: Befundaufnahme und Behandlung von Patienten mit Störungen des Muskeltonus, der Haltung, der Bewegung und Funktion durch eine Läsion des ZNS; Ziel der Therapie ist es, durch Fazilitationstechniken eine verbesserte Funktion, Haltungskontrolle und selektive Bewegung zu erreichen; Behandlung des gesamten Patienten bezüglich Haltung, Bewegung, Körpergefühl, Balance, äußerer Erscheinung, geistiger Fähigkeiten, Wahrnehmung und Psyche; ursprünglich Methode zur Therapie der infantilen Zerebralparese, heute auch bei Erwachsenen nach zerebraler Ischämie, Schädelhirntrauma* oder Hirntumoren*; **c)** Vojta-Methode: entwicklungskinesiologische Behandlung; durch externe Reize an definierten Punkten (Auslösezonen) ausgelöste typische Bewegungsmuster, die sich an reflektorischen Bewegungsabläufen (Reflexkriechen, Reflexumdrehen) orientieren; Anwendung bei infantiler Zerebralparese, Spina bifida, frühkindlicher Skoliose* und angeborener Hüftdysplasie; **5. spezielle Übungsprogramme:** **a)** Gangschule in der Frührehabilitation z. B. nach Endoprothesenimplantation und bei der Einführung von Gehhilfen; **b)** Rückenschule zur Optimierung von muskulärem Tonus, Haltung und Bewegungsabläufen bei chronischen, unspezifischen Rückenschmerzen und Skoliose; **c)** Beckenbodentraining: gezielte isometrische Belastungen der Beckenbodenmuskulatur bei Descensus uteri, Prolapsus uteri und Harninkontinenz; **d)** Schwangerschaftsgymnastik zur Verbesserung von Elastizität und Tragfähigkeit der Bauchdecken und des Beckenbodens, Anpassung an die veränderten statischen Bedingungen und Vorbereitung auf die Geburt; **e)** Atmungstherapie: Lagerungs- und Abhusttechniken, Atmungsschulung, Abbau der Fehlatmung sowie apparative Vibrationen bei entzündlichen bzw. chronischen Atemwegerkrankungen (z. B. zystische Fibrose*) zur Sekretmobilisation; Entspannungsübungen, Einsatz und Training der auxiliären Atemmuskulatur sowie Ausatmen gegen Widerstand bei obstruktiven Atemwegerkrankungen; vgl. Atemphysiotherapie; **f)** Körperwahrnehmungsschulungen: z. B. Lösungstherapie nach Schaarschuch-Haase, konzentrative Entspannung, progressive Muskelrelaxation* nach Jacobson, Feldenkrais-Methode; Ziel ist das Bewusstmachen von Tonus, Haltung und Bewegung für ein somatopsychisches Führen des Körpers und der Seele.

Phytansäureabbau, gestörter: s. Refsum-Krankheit.

Phytotherapie: Behandlung von und Vorbeugung vor Krankheiten und Befindlichkeitsstörungen mit Pflanzen, Pflanzenteilen und deren Zubereitungen; Phytopharmaka sind komplex zusammengesetzte Vielstoffgemische mit einem meist breiten pharmakologischen und klinischen Wirkungsprofil. Sie zeichnen sich durch große therapeutische Breite sowie eine sehr geringe Rate unerwünschter Arzneimittelwirkungen aus. Die Zuordnung einzelner Wirkungen zu bestimmten Inhaltsstoffen ist oft nicht möglich, weshalb die jeweilige pflanzliche Zubereitung im Ganzen als Wirkstoff im arzneimittelrechtlichen Sinne gelten muss. Zubereitungen aus der Frischpflanze (Presssäfte, Öldestillate, Urtinkturen) spielen in der ärztlichen Praxis nur noch eine untergeordnete Rolle. Drogenzubereitungen aus getrockneten Pflanzen und Pflanzenteilen sind insbes. als Arzneitees in der Selbstmedikation sehr beliebt. Arzneilich wirksamer Bestandteil der meisten Fertigarzneimittel sind Extraktzubereitungen. Durch Mazeration oder Perkolation der getrockneten Droge mit einem Auszugsmittel (meist Wasser, Wasser-Alkohol-Gemisch oder organisches Lösungsmittel) erhält man einen Flüssigextrakt, der durch Verdampfen des Extraktionsmittels und Trocknung über einen Dickextrakt in einen Trockenextrakt überführt werden kann. Je nach Wahl der Ausgangsdroge und der Extraktionsprozesse (z. B. polare oder apolare Extraktionsmittel, Extraktionsdauer und -temperatur) können sich die Extrakte erheblich in ihren Zusammensetzungen und damit auch Wirkungen unterscheiden. Für Spezialextrakte werden erwünschte Inhaltsstoffe angereichert und unerwünschte (z. B. toxische) abgereichert. Zur Applikation können Extrakte in verschiedenen galenischen Formulierungen verarbeitet werden; feste orale Formen (Tabletten, Dragees) werden am häufigsten angewendet. Das 2. Arzneimittelgesetz (Abk. AMG) von 1978 räumte der Phytotherapie einen Sonderstatus ein, indem es sie (wie die Homöopathie und die Anthroposophische Medizin) in die Klasse der „Besonderen Therapierichtungen und Stoffgruppen“ einordnete. Eine eigenständige Expertenkommission beim damaligen Bundesgesundheitsamt (Kommission E), die für die Aufbereitung des Erkenntnismaterials medizinisch genutzter Pflanzen verantwortlich war, erarbeitete über 300 Monographien, die bis heute Grundlage des Nachweises der Wirksamkeit und Unbedenklichkeit für die Zulassung von Phytopharmaka sind. Durch eine Fülle neuer Forschungsergebnisse sind jedoch viele dieser Dokumentationen bereits veraltet. An ihre Stelle könnten Monographien treten, die seit 1996 i. R. der Bemühungen um eine europäische Harmonisierung von Bewertungskriterien für Phytopharmaka durch die European Scientific Cooperative on Phytotherapy (Abk. ESCOP) veröffentlicht werden. Für die Zulassung als Arzneimittel müssen Phytopharmaka dieselben Kriterien erfüllen wie synthetische Pharmaka. Dazu müssen nachgewiesen werden: **1.** pharmazeutische Qualität: **a)** genaue botanische und phytochemische Charakterisierung des Ausgangsmaterials; **b)** Definition des Extraktionsmittels und -prozesses; **c)** Normierung (Einstellen eines Gehalts wirksamkeitsbestimmender Inhaltsstoffe, sofern bekannt) oder Standardisierung des Extraktes bzw. Angabe des Droge-Extrakt-Verhältnisses; **2.** Wirksamkeit und Unbedenklichkeit durch toxikologische, pharmakologische und klinische Prüfungen sowie zusätzlich die Bewertung von Erkenntnismaterial aus der traditionellen Anwendung. Phytopharmaka können zu Lasten der Gesetzlichen Krankenversicherung vom Arzt verordnet werden. Dabei muss, wie bei synthetischen Arzneimitteln auch, das im SGB V und durch die Arzneimittelrichtlinien des Bundesausschusses der Ärzte und Krankenkassen definierte Wirtschaftlichkeitsgebot beachtet werden. I. R. der verschiedenen Gesundheitsstrukturreformgesetze sind einzelne Indikationen (z. B. Erkältungskrankheiten, Obstipation, Reisekrankheit) sowie sog. unwirtschaftliche Arzneimittel (regelmäßig aktualisierte Negativliste) von der Leistungspflicht der Gesetzlichen Krankenkassen ausgenommen, wovon auch Phytopharmaka betroffen sind. Daher ist es zur wirtschaftlichen Verordnung notwendig, v. a. Arzneimittel einzusetzen, die klinisch geprüft und gut dokumentiert sind. Dabei ist darauf zu achten, dass solche positiven Bewertungen nur dann auf andere aus dieser Pflanze hergestellte Präparate übertragen werden können, wenn sie die gleiche Extraktzusammensetzung aufweisen.

Indikation: typische Indikationsgruppen für Phythopharmaka, wie sie auch die Verordnungshäufigkeit widerspiegelt: **1.** Erkrankungen der Atemwege: z. B. ätherische Öle als Mono- (z. B. Gelomyrtol®) oder Kombinationspräparate (Bronchoforton®), auch mit Saponindrogen wie z. B.

Efeublättern (Bronchipret®) als Antitussiva bzw. Expektoranzien; Pelargoniumwurzel (Umckaloabo®) bei akuter Bronchitis; **2.** Erkrankungen des Zentralnervensystems; z. B. Johanniskraut als Antidepressivum (Jarsin®), Ginkgo biloba als Nootropikum (Tebonin®), Baldrian als Hypnotikum (Sedonium®); **3.** Herz-Kreislauf-Erkrankungen: z. B. Weißdorn bei Herzinsuffizienz (Crataegutt®); Knoblauch zur Sekundärprophylaxe von Arteriosklerose (Kwai®); Rosskastanie bei chronisch-venöser Insuffizienz (Venostasin® retard); **4.** Erkrankungen der Verdauungsorgane: z. B. Artischocke (Hepar® SL forte) als Cholagogum bei Appetitlosigkeit und Dyspepsie; Mariendistelfrüchte bei Leberschäden (Legalon®); Kümmel, Fenchel und Anis als Karminativa in Kombinationspräparaten (Iberogast®) oder Teemischungen; Kamille (Kamillosan®) oder Süßholzwurzel in Kombinationen (Liquirit®) bei Gastritis; Pfefferminzöl (in Enteroplant®) bei Reizdarm; Sennesfrüchte und -blätter (Regulax® N) bei Obstipation; schwarzer Tee und lebende Trockenhefe (Perenterol®) bei Diarrhö; **5.** Erkrankungen der Harnwege: z. B. Bärentraubenblätter (Cystinol akut® Dragees) und Goldrutenkraut (Solidago Steiner®) bei Entzündungen; Sägepalmfrüchte (Talso®Uno N), Brennesselwurzel (Bazoton® uno) und Kürbissamen (Prostafink® forte) bei benignem Prostatasyndrom; **6.** gynäkologische Erkrankungen: z. B. Mönchspfeffer (Agnucaston®) bei prämenstruellen Beschwerden; Traubensilberkerze (Remifemin®) bei klimakterischem Syndrom; **7.** Erkrankungen von Haut und Schleimhäuten (topisch): z. B. Kamille (Kamillosan®) und Zaubernuss (Hametum®) bei Entzündungen; Johanniskrautöl, Ringelblumenblüten und Arnikablüten zur Wundheilung; Bromelain (Wobenzym® mono) oral bei posttraumatischen und postoperativen Schwellungen; Melisse (Lomaherpan®) bei Herpes labialis und Herpes genitalis; **8.** Mittel zur Steigerung der Abwehrkräfte: z. B. Ginsengwurzel als Adaptogen (Ginsana® G115); Purpursonnenhut (Esberitox® mono) als Immunstimulans und Mistelkraut (Iscador®) zur Krebstherapie; **9.** rheumatische Erkrankungen und Schmerzsyndrome: z. B. Afrikanische Teufelskralle (Sogoon®) bei Arthritis und Arthrose; Pfefferminzöl (Euminz®) topisch bei Spannungskopfschmerz. Einige der genannten Pflanzen sind durch pharmakologische Forschung und kontrollierte klinische Studien sowie ärztliche Erfahrungsberichte bes. gut dokumentiert (s. Tab.). Ausreichende Dosierungen (ca. 100–500 mg Extrakt pro ED) sind für eine effiziente Behandlung i. d. R. erforderlich. Eine Nutzen-Risiko-Abwägung wird insbes. bei Erkrankungen leichter Ausprägung und Befindlichkeitsstörungen ohne eindeutige Diagnose für die Wahl eines Phytopharmakons sprechen. Die auch von Patienten erwartete geringe Rate an UAW sowie der Vertrauensvorschuss in pflanzliche Arzneimittel bedingen hohe Compliance und sind Grundlagen des Therapieerfolges.

Kontraindikation: Echte Kontraindikationen sind bei Phytopharmaka sehr selten zu berücksichtigen. Sie betreffen bekannte Überempfindlichkeiten gegen Pflanzen- und andere Inhaltsstoffe sowie in Einzelfällen pharmakodynamische

Phytotherapie
Beispiele für pflanzliche Arzneimittel, deren therapeutische Wirksamkeit gut belegt ist

Pflanze	Zubereitung	Anwendungsgebiet
Ginkgo biloba	Extrakt aus Blättern	dementielle Syndrome
Johanniskraut	Extrakt aus Blüten und Blättern	leichte und mittelschwere depressive Episoden (rezeptpflichtig ab 01.04.2009)
Knoblauch	Zwiebeltrockenpulver	Vorbeugung allgemeiner Arterienverkalkung
Mariendistel	Extrakt aus Früchten	toxische Lebererkrankungen unterstützende Behandlung bei chronisch-entzündlichen Lebererkrankungen und Leberzirrhose
Pelargonium	Wurzelstockextrakt	akute Bronchitis
Pfefferminze	10%ige Pfefferminzöl-Lösung	äußerlich bei leichtem und mittelschwerem Spannungskopfschmerz
Rosskastanie	Extrakt aus Samen	Beschwerden bei Erkrankungen der Beinvenen (chronische Veneninsuffizienz)
Senna	Extrakt aus Blättern oder Früchten	Obstipation
Weißdorn	Extrakt aus Blüten und Blättern	nachlassende Leistungsfähigkeit des Herzens entsprechend Stadium II NYHA

oder pharmakokinetische Wechselwirkungen (z. B. Johanniskraut-Präparate und die Immunsuppressiva Ciclosporin und Tacrolimus).

Hinweis: Die Zulassungen sämtlicher Kava-Kava- und Kavain-haltigen Präparate sind seit dem 21.12.2007 wegen des Verdachts der lebertoxischen UAW endgültig widerrufen.

Literatur: Schilcher, H.; Kammerer, S.; Wegener, T.: Leitfaden Phytotherapie. 3. Aufl. München: Urban & Fischer, 2007.

Autor: M. Mannel.

Pick-Krankheit: umschriebene, frontotemporal betonte Hirnatrophie; **Ursache:** unbekannt; möglicherweise Folge einer Mutation des Gens, das TAU-Proteine oder Presenilin codiert; **Klinik:** dementielle Erkrankung, bei der Persönlichkeitsveränderung mit emotionalen Störungen (Reizbarkeit, Getriebenheit, Enthemmung) und Aphasie* im Vordergrund stehen; Krankheitsbeginn um das 50. Lebensjahr; Lebenserwartung durchschnittlich 7 Jahre nach Manifestation.

Behandlungsindikation: in Abhängigkeit vom Schweregrad der psychopathologischen und neuropsychologischen Symptome.

Therapie: keine kausale Therapie bekannt; Behandlung der Symptome (Unruhe, Depression, Schlafstörungen) wie bei Alzheimer*-Krankheit.

Literatur: 1. Danek, A.; Simons, M.; Hamann, G. F.: Demenzen. In: Brandt, T.; Dichgans, J.; Diener, H. C. (Hrsg.): Therapie und Verlauf neurologischer Erkrankungen. 5. Aufl. Stuttgart: Kohlhammer, 2007; 2. Dermaut, B.; Kumar-Singh, S.; Engelborghs, S.: A novel presenilin 1 mutation associated with Pick's disease but not beta-amyloid plaques. Ann Neurol 55 (5): 617–26 (2004); 3. Bird, T.; Knopman, D.; VanSwieten, J.: Epidemiology and genetics of frontotemporal dementia/ Pick's disease. Ann Neurol 54 (Suppl 5): S29–31 (2003).

Autoren: V. Limmroth, P. M. Faustmann.

PID: s. Adnexitis; Parametritis.

Piggy-back-Technik: s. Lebertransplantation.

Pilocarpin: s. Glaukommittel.

Pilonfraktur: s. Unterschenkelfraktur.

Pilonidalsinus: syn. Sinus pilonidalis, Steißbeinfistel, Steißbeinzyste, Haarnestgrübchen; über dem Steißbein lokalisierter subkutaner Epitheleinschluss, der vorwiegend bei jungen, stark behaarten Männern auftritt; **Klinik:** Nässen, Entwicklung eines Ekzems, chronische Fistelungen und Abszessbildung.

Behandlungsindikation: Die operative Sanierung ist aufgrund der rezidivierenden Entzündungen prinzipiell erforderlich (dringlich bei Abszess, elektiv bei Fistelung).

Operative Therapie: Patientenaufklärung über Notwendigkeit großzügiger Hautexzision mit langwieriger Sekundärheilung und hoher Rezidivrate; **Verfahren:** **1.** Abszess: Eröffnung des Abszesses und radikale Exzision der Haut bis auf die präsakrale Faszie mit Entfernung des oft fuchsbauartigen Fistelsystems; die Wunde bleibt offen und wird mit JODOFORM®-Schlauchgaze ausgelegt. **2.** Chronische Fistelung: Injektion von Farblösung (Indigokarmin, Methylenblau) in die Fistelöffnung und Exzision des gesamten angefärbten Gewebes; bei kleinem Defekt und sauberer Wunde kann eine primäre spannungsfreie Hautnaht mit Redon-Drainage versucht werden. Bei sehr großem Hautdefekt und sauberen Wundverhältnissen kann zur Heilungsverkürzung eine plastische Deckung mit Thiersch- oder Verschiebelappen nach Limberg oder eine Sekundärnaht sinnvoll sein. **Nachbehandlung:** **1.** täglich Bäder in antiseptischen Lösungen (Polyvidon-Iod), antiseptische Salben, granulationsfördernde Substanzen, z. B. Alginat (z. B. Suprasorb®, Varihesive®) oder hydrokolloide Wundverbände (Comfeel®) nach Wundreinigung; **2.** Thromboseprophylaxe; **Komplikationen:** selten; bei primär verschlossener Wunde kann ein Abszess entstehen (Hautnähte entfernen, Sekundärheilung abwarten); auf dem Boden nicht ausreichend exzidierter Areale entwickeln sich Rezidive. Cave: Bei sehr tief gelegenen Befunden Rektumverletzung möglich, deshalb Exzision nach digitaler Kontrolle des Rektums sinnvoll.

Hinweis: **1.** Die Operation erfolgt in Bauchlage. Lagerungsschäden (v. a. im Gesicht) sind durch sorgfältige Polsterung zu vermeiden. **2.** Anästhesie meist als Vollnarkose mit Woodbridge-Tubus (nicht abknickbar); Spinalanästhesie prinzipiell möglich, jedoch aufgrund erschwerten anästhesiologischen Eingreifens bei Komplikationen ungünstig (Notintubation in Bauchlage nicht möglich).

Arbeitsunfähigkeit: stationärer Aufenthalt nach Operation 1–3 Tage, Heilungsdauer mehrere Wochen; Arbeitsunfähigkeit mind. 14 Tage, bei sitzender Tätigkeit auch länger.

Literatur: 1. Rhode, H.: Lehratlas der Proktologie. Kap. 17. Pilonidalsinus. Stuttgart: Thieme, 2007; 2. Siewert, J. R. (Hrsg.): Chirurgie. 8. Aufl. Heidelberg: Springer, 2006.

Autor: R. Pfitzmann.

Pilzinfektion: s. Candidose.

Pilzvergiftung: Sammelbezeichnung für Intoxikationserscheinungen nach Verzehr roher oder verdorbener Speisepilze, inf. Allergie gegen Speisepilze, aufgrund einer Alkoholunverträglichkeit nach Genuss gekochter Tintlinge und nach Verzehr von Giftpilzen.

Behandlungsindikation: Aufnahme toxikologisch relevanter Mengen und Auftreten bedrohlicher klinischer Symptomatik; bloßer Verdacht auf Frühjahrslorchel- und Knollenblätterpilzvergiftung; **cave:** Symptome, die mehr als 6 Stunden nach dem Verzehr von Pilzen auftreten, sind bis zum Beweis des Gegenteils als Knollenblätterpilzvergiftung anzusehen.

Basistherapie: s. Intoxikation.

Spezifische Therapie: Antidotgabe, sofern verfügbar; symptomatische Therapie in Abhängigkeit von der Art der Intoxikation, klinische Überwachung; **1.** Pantherina-Syndrom: Pantherpilz- und Fliegenpilzvergiftung mit Rauschzustand, Halluzinationen, Mydriasis, Bewusstseinstrübung, Muskelzuckungen 1–2 Stunden nach Verzehr; in schweren Fällen Physostigmin (Anticholium®), 2 mg langsam i. v.; bei Krämpfen Benzodiazepine, z. B. Diazepam (Valium®), 10 mg; **2.** Muscarin-Syndrom: Intoxikation mit Risspilzen, Trichterlingen und Satansröhrling; 0,5–1 Stunden nach Verzehr Erbrechen, Diarrhö, Darmkoliken, Schweißausbruch, Speichel- und Tränenfluss, Miosis, Bradykardie, nach hoher Dosis Herzversagen; evtl. Atropin, 0,5–1 mg i. v., auch wiederholt; **3.** gastroenteritisches Syndrom: 0,5–2 Stunden nach Verzehr verschiedener Pilze heftiges Erbrechen und starke Diarrhö, Kreislaufstörungen inf. Dehydratation, gelegentlich Ikterus; Flüssigkeits- und Elektrolytersatz; **4.** Zweiphasensyndrom: Frühjahrslorchel-, Knollenblätterpilzvergiftung (toxischer Wirkstoff Amanitin) mit Kopfschmerz, Übelkeit, Erbrechen, Koliken im Oberbauch, evtl. wässrige Durchfälle nach 2–8 Stunden; nach 36–40 Stunden Ikterus, Hepatomegalie, Delir, Bewusstseinstrübung und hepatisches Koma; bei geringstem Verdacht Gabe von Silibinin (Legalon® SIL), täglich 20–50 mg/kg KG; wenn Silibinin nicht vorhanden ist, Penicillin G in hohen Dosen (z. B. 1 Mio. IE/kg KG i. v. täglich); bei akutem Leberversagen rechtzeitig Lebertransplantation* erwägen.

Literatur: **1.** Enjalbert, F. et al.: Treatment of Amatoxin Poisoning: 20-Year Retrospective Analysis. J Toxicology clin Toxicol 40 (6): 715–757 (2002); **2.** Ellenhorn, M. J. et al.: Ellenhorn's Medical Toxicology. Diagnosis and Treatment of Human Poisoning. 2nd ed. Baltimore: Williams & Wilkins, 1997.

Autor: F. Martens.

Pinealom: s. Hypopinealismus.

Pioglitazon: s. Diabetes mellitus Typ 2.

Pipemidsäure: s. Chinolone.

Piperacillin: s. Penicilline.

Pityriasis versicolor: sog. Kleienpilzflechte; durch Malassezia furfur oder Pityrosporon ovale hervorgerufene oberflächliche Dermatomykose mit Hyper- und Hypopigmentierungen; begünstigende Faktoren: feuchtes, heißes Klima, Transpirationsneigung, Immunsuppression; Rezidivneigung, stark ausgeprägt bei Grunderkrankungen (HIV-Infektion, Alkoholkrankheit); **Klinik:** bes. im Bereich der vorderen und hinteren Schweißrinne gegenüber dem normalen Hautkolorit hellere (bes. betont bei gebräunter Haut) oder dunklere Flecken, die konfluieren und nach Kratzen kleieförmig schuppen.

Behandlungsindikation: mit der Diagnosestellung gegeben.

Pharmakotherapie: **1. Lokaltherapie** (oft nicht erfolgreich): **a)** Antimykotika*: Azolderivate, z. B. Clotrimazol (z. B. Antifungol® Creme, Canesten® Creme) oder Ketoconazol (z. B. Terzolin® Creme), jeweils 2-mal täglich für 2 Wochen auf die befallenen Hautareale; **b)** zusätzlich in jedem Fall für die Dauer von 5–7 Tagen 1-mal täglich Behandlung des behaarten Kopfes (häufiges Erregerreservoir) und der befallenen Areale mit Ketoconazol (z. B. Terzolin® Lösung, sparsam anwenden wegen hohen Detergenziengehaltes), Clotrimazol (z. B. Cloderm® Lösung) oder Econazol (z. B. Epi-Pevaryl® Pv Lösung); 5 Minuten einwirken lassen, dann mit warmem Wasser gut spülen; **c)** zur Rezidivprophylaxe anfangs 1-mal pro Woche, später 1–2-mal pro Monat antimykotische und keratolytische Therapie in der beschriebenen Weise; **2. systemische Therapie** bei Rezidivneigung: Itraconazol (Sempera®), 200 mg/d für 7 Tage oder Fluconazol (z. B. Diflucan®), einmalig 400 mg p. o.

Sonstige Maßnahmen: **1.** nach Beseitigung des Erregers UV-Bestrahlung (Solarium) der betroffenen Areale zwecks Repigmentierung; **2.** Vermeiden von begünstigenden Faktoren wie Wärme und hohe Luftfeuchtigkeit (z. B. durch eng anliegende Kleidung und Schwitzen).

Literatur: **1.** Tietz, H. J.; Sterry, W.: Antimykotika von A–Z. 3. Aufl. Stuttgart: Thieme, 2004; **2.** Partap, R. et al.: Single-dose fluconazole versus itraconazole in pityriasis versicolor. Dermatology 208 (1): 55–59 (2004).

Autoren: P. Schulze, W. Sterry.

PKU: Abk. für Phenylketonurie*.

Plasma: s. Frischplasma, gefrorenes.

Plasmaersatzstoffe: kristalloide oder kolloidale Lösungen, die intravenös verabreicht zum Volumenersatz oder für eine Volumentherapie eingesetzt werden; **Einteilung:** **I.** kristalloide Lösungen: Voll- und Teilelektrolytlösungen; **II.** kolloidale Lösungen: **1.** natürliche kolloidale Lösungen: Albumin (iso- oder hyperonkotisch); **2.** künstliche kolloidale Lösungen: **a)** Hydroxyethylstärke* (Abk. HES) 70/0,5, 130/0,4, 200/0,5, 200/0,62 oder 450/0,7; **b)** Gelatine (succinyliert oder harnstoffvernetzt); **Wirkungsmechanismus:** intravasaler Volumeneffekt, bei Kolloiden intravasale Flüssigkeitsbindung; Verbesserung der Mikrozirkulation bei HES 200/0,5, 30/0,4 und 70/0,5 durch Senkung von Vollblut- und Plasmaviskosität sowie Erythrozytenaggregation; **Pharmakokinetik:** **1.** Kristalloide Lösungen werden im Gegensatz zu den kolloidalen Lösungen nicht metabolisiert. **2.** kollioidale Lösungen: **a)** Albumin wird wie körpereigenes Albumin abgebaut. **b)** Die Elimination der künstliche Kolloide erfolgt durch initiale glomeruläre Filtration, Spaltung großer Moleküle und eine vorübergehende Speicherung im retikuloendothelialen System. Die Elimination erfolgt dabei grundsätzlich um so langsamer, je größer das In-vivo-Molekulargewicht des Plasmaersatzstoffes ist. HES wird um so langsamer von Alpha-amylasen gespalten, je höher Substitutionsgrad und C2/C6-Hydroxyethylierungsverhältnis sind.

Plasmaersatzstoffe			
Substanzen	mittleres Molekulargewicht (10^3 Dalton)	Volumeneffekt[1]	Wirkungsdauer (Stunden)
Plasma-Protein-Lösungen (PPL)	66	1,0	6 -8
Gelatine (3–5 %)	30- 35	0,8	3
Dextrane			
hochmolekular (6 %)	60- 70	1,0	6 -7
niedermolekular (10 %)	40	1,5	1,5–2,5
Hydroxyethylstärke			
niedermolekular (6 %)	40	0,7	3 -4
mittelmolekular (6 %)	200	1,3	4
hochmolekular (6 %)	450	1,0	6 -8

[1] Volumenwirkung des Plasmaersatzstoffes im Vergleich zu Plasma (= 1,0)

Indikation: 1. Volumenersatz: Therapie und Prophylaxe einer Hypovolämie bei Blut- und Plasmaverlust in Zusammenhang mit Operationen, Verletzungen, Verbrennungen oder Infektionen sowie zur normovolämischen Hämodilution zur Fremdbluteinsparung; 2. Volumentherapie: Verbesserung der Hämodynamik und der Mikrozirkulation bei Durchblutungsstörungen.

Kontraindikation: 1. allgemein: Hypervolämie, Hyperhydratation, schwere Herzinsuffizienz, Lungenödem; 2. Kolloide: Allergie gegen den Plasmaersatzstoff, Frühschwangerschaft (außer Albumin), Gerinnungsstörungen (v. a. bei HES 450/0,7 und 200/0,62), hochgradige Niereninsuffizienz.

Wechselwirkungen: Beeinflussung klinisch-chemischer Untersuchungen (z. B. Blutkörperchensenkung) und Inkompatibilitäten beim Mischen mit anderen Arzneimitteln möglich; bei HES diagnostisch nicht zu wertende Erhöhung der Serumamylasen.

UAW: Kreislaufüberlastung; bei kolloidalen Lösungen evtl. allergische bzw. anaphylaktische Reaktionen (cave: Patient bei Infusionsbeginn überwachen); Gerinnungsstörungen; nach einer hochdosierten Langzeitvolumentherapie mit HES evtl. therapieresistenter Juckreiz.

Dosierung: 1. Voll- und Teilelektrolytlösungen: je nach Flüssigkeits- und Elektrolytbedarf; 2. Albumin: je nach klinischem Bedarf und Serumalbuminspiegel; 3. HES: bis 20 (max. 33) ml/kg KG/d (ca. 1,5 l/d), bei HES 200/0,5 130/0,4 oder 70/0,5 im Notfall auch mehr; 4. Gelatine: bis 20 ml/kg KG/d (ca. 1,5 l/d), im Notfall Volumen nach Bedarf.

Hinweis: 1. Für eine rheologisch orientierte Volumentherapie wird bevorzugt HES eingesetzt. Die Gefahr von Blutungskomplikationen kann durch Verwendung von niedermolekularer HES 70/0,5 oder HES 130/0,4 oder schnell spaltbarer mittelmolekularer HES 200/0,5 im Vergleich zu schwer spaltbaren HES 450/0,7 oder HES 200/0,62 erheblich reduziert werden. 2. Dextrane werden in Deutschland nicht mehr als Plasmaersatzstoff eingesetzt. 3. Strenge Indikationsstellung bei Gabe von Albumin aufgrund der nicht auszuschließenden Infektiösität und der nicht nachgewiesenen Überlegenheit im Vergleich zu künstlichen Kolloiden.

Literatur: 1. Treib, J. (ed.): Volume therapy. Heidelberg: Springer, 1999; 2. Treib, J. et al.: An international view of hydroxyethyl starches. Intensive Care Medicine 25: 258–268 (1999); 3. Baron, J.-F.; Treib, J. (eds): Volume replacement. Heidelberg: Springer, 1998.

Autoren: J. Treib, R. Wössner.

Plasmapherese und Plasmaaustausch: therapeutische Apherese*-Verfahren der extrakorporalen Blutreinigung mit Plasmaseparation, bei denen nach gezielter apparativer Auftrennung von Blutplasma des Blutes und nachfolgend gezielter Entfernung von Plasma zu Behandlungszwecken das Blut wieder reinfundiert wird. 1. Plasmapherese: Substitution des entfernten Plasmas durch Humanalbumin oder einen anderen Plasmaersatzstoff*; 2. Plasmaaustausch (engl. plasma exchange): Substitution des entfernten Plasmas durch gefrorenes Frischplasma* (Abk. GFP; engl. fresh frozen plasma, Abk. FFP), das entweder unverändert oder in speziellen Fällen als kryopräzipitiertes FFP verwendet wird. **Therapieziel:** Elimination pathogener Substanzen aus dem Patientenplasma; das genaue Pathogen muss hierbei nicht bekannt sein. **Therapeutisches Prinzip:** 1. Elimination pathogener Plasmabestandteile (Auotoantikörper, Immunkomplexe); 2. Immunmodulierende Effekte auf das Immunsystem (Elimination von Entzündungsmediatotren); 3. Zufuhr eines fehlenden Plasmabestandteils (hämolytisch-urämisches Syndrom*).

Indikation: 1. **Plasmapherese:** a) paraproteinämische Polyneuropathie mit drohender Tetraplegie und Atemlähmung; b) Lambert-Eaton-Syndrom mit drohender Atemlähmung oder unbehandelbarer bzw. nicht ausreichend schnell behandelbarer Grundkrankheit zur symptomatischen Besserung; **c)** Refsum-Syndrom (Heredopathia atactica polyneuritiformis) mit Fortschreiten der Erkrankung und Gewichtsverlust unter chlorophyll- und phytansäurearmer Diät; **d)** Pemphigus mit progredienter Blasenbildung trotz maximaler immunsuppressiver Therapie; **e)** Hyperviskositätssyndrom mit akuter, therapieresistenter Symptomatik mit starken Kopfschmerzen, Parästhesien sowie koronaren und peripheren Durchblutungsstörungen inf. eines Anstiegs der plasmatischen Viskosität durch pathologische Proteine bei malignem Lymphom, multiplem Myelom und Makroglobulinämie Waldenström; **f)** Antiphospholipid-Syndrom bei akuten Thrombosen und Lungenembolien unter adäquater Antikoagulation; **g)** idiopathische fokal-sklerosierender Glomerulonephritis (Abk. FSGS) bei therapierefraktärem nephrotischem Syndrom, das unter einer pharmakologischen Immunsuppression mit Glukokortikoiden über 6 Monate nicht mehr zur Remission zu bringen ist und Rezidiv der FSGS im Transplantat (frühzeitige Behandlung bei erneutem Nachweis einer Proteinurie), ggf. prophylaktische Plasmapherese vor Transplantation; **h)** Paraproteinämie-assoziierte Syndrome (z. B. Plasmozytomniere, Skleromyxödem Arndt-Gottron, nekroblotisches Xanthogranulom) mit nicht beherrschbaren Organmanifestationen, z. B. durch nephrotoxische Leichtketten, zur Behandlung einer Niereninsuffizienz in einem frühen Stadium vor Auftreten einer Oligurie; **i)** Kryoglobulin-induzierte Vaskulitis mit progressiver Verschlechterung der klinischen Symptomatik mit schmerzhafter Purpura; **j)** Elimination der HLA-Antikörper bei einem gegen HLA-Antigene hochsensibilisierten Patienten mit hohem Risiko einer humoralen und vaskulären Abstoßung vor einer geplanten Nierentransplantation und nach Nierentransplantation bei akuter, humoral vermittelter, vaskulärer Abstoßungsreaktion mit CD4-Ablagerungen in den peritubulären Kapillaren; **k)** Entfernung von Chylomikronen beim Chylomikronämie-Syndrom mit massiver Erhöhung der Chylomikronen im Blut auf dem Boden einer angeborenen Fettstoffwechselstörung i. R. einer auslösenden Situation (Alkoholabusus, Schwangerschaft, diabetische Entgleisung) mit akuter Pankreatitis bei Hyperchylomikronämie; **2. Plasmaaustausch: a)** frühzeitig bei thrombotisch-thrombozytopenischer Purpura (Abk. TTP); **b)** schwerer Verlauf des hämolytisch-urämischen Syndroms (Abk. HUS); **c)** Progredienz der thrombotischen Mikroangiopathie nach Knochenmarktransplantation (Stadium II–III nach Zeigler); **d)** ausgeprägte Leberinsuffizienz i. R. eines akuten oder eines akut-auf-chronischem Leberversagens mit drohendem Coma hepaticum oder ausgeprägten Gerinnungsstörungen wegen nicht ausreichender Synthese von Gerinnungsfaktoren als zeitlich begrenzter Ersatz der Engiftungs- und partiell der Synthesefunktion der Leber (Überbrückung bis zu einer Lebertransplantation oder der Regeneration der Leber); **e)** Fortsetzung einer Plasmapheresetherapie mit relevanter Depletion von Gerinnungsfaktoren; **3. Plasmapherese oder Plasmaustausch: a)** Myasthenia gravis pseudoparalytica mit myasthener Krise und drohender respiratorischer Insuffizienz bei Versagen der Pharmakotherapie; **b)** rasch progredientes Guillain-Barre-Syndrom (Abk. GBS) mit drohender Atemlähmung, da der Wirkungseintritt schneller erfolgt als bei der Gabe von i. v. Immunglobulinen; **c)** chronische, demyelinisierende Polyradikuloneuritis (Abk. CIDP) nach Versagen der immunsuppressiven Therapie (einschließlich Immunglobulinpräparate) in der Langzeittherapie; **d)** Goodpasture-Syndrom (Anti-GBM-Syndrom, RPGN Typ I) mit akuter, rasch progredienter Glomerulonephritis durch Autoantikörper gegen die nichtkollagenöse Domäne des Kollagens Typ IV der glomerulären Basalmembran mit gleichzeitiger Affektion der alveolären Basalmembran, Hämoptysen und progressiver Einschränkung der Nierenfunktion; beim Anti-GBM-Syndrom mit Lungen- und Nierenbeteiligung gilt die Plasmapherese in Kombination mit einer immunsuppressiven Therapie mit Methylprednisolon und Cyclophosphamid als Standard. Bei Komplikationen (z. B. Lungenblutung) empfiehlt sich ein Plasmaaustausch, um der Gefahr einer unkontrollierbaren Lungenblutung durch Verlust von Gerinnungsfaktoren vorzubeugen. Der Einsatz der Plasmaaustauschbehandlung ist i. d. R. nur dann erfolgversprechend, wenn er vor Eintreten eines dialysepflichtigen Nierenversagens beginnt. Alternativ kann eine Immunadsorption durchgeführt werden, für die die gleiche Wirksamkeit wie beim Plasmaaustausch gezeigt worden ist. **e)** ANCA-assoziierte, immunhistologisch negative (pauci-immune), rasch progrediente Glomerulonephritis (Wegner-Granulomatose, mikroskopische Polyangiitis, rapid progrediente Glomerulonephritis TYP III) mit floridem Krankheitsbild bei progredienter Niereninsuffizienz trotz adäquater Immunsuppression oder bei Kontraindikation gegen eine Immunsuppression.

Kontraindikation: Absolute Kontraindikationen für die Plasmapherese und den Plasmaaustausch sind selten. Eine instabile Kreislaufsituation oder Sepsis stellen relative Kontraindikationen dar. Eine mögliche Bioinkompatibiliät der Membranen oder eine Überempfindlichkeit auf Reste von Desinfektionsmitteln ist möglich. Es kann zu anaphylaktischen Reaktionen kommen. Dem Schweregrad enstsprechend muss die Behandlung abgebrochen werden.

Durchführung: 1. Gefäßzugang zur extrakorporalen Therapie schaffen: **a)** über periphere Venen (z.B. 16 Gauge Nadeln in die Kubitalvenen beider Arme); **b)** über einen doppellumigen zentralvenösen Katheter; **c)** bei der Notwendigkeit einer dauerhaften Apheresebehandlung und schlechten peripheren Venenverhältnissen über einen operativ angelegten arteriovenösen Shunt; **2.** Antikoagulation: systemisch mit Heparin oder regional mit Citrat zur Vermeidung von Koagulation im extrakorporalen Kreislauf; **3.** Trennung des Blutplasmas (Primärseparation) von den zellulären Bestandteilen durch Zentrifugation oder Filtration; i. d. R. wird fortwährend Blut mit einem Blutfluss von 60–120 ml/min entnommen, verarbeitet und simultan dem Patienten wieder verabreicht. Die bei der Zentrifugation resultierenden Blutfraktionen sind die roten Blutzellen, die sich aufgrund des niedrigsten spezifischen Gewichts am weitesten unten absetzen, der sog. buffy coat, der aus weißen Blutkörperchen und Blutplättchen besteht, und das Plasma mit den Plasmabestandteilen. Bei der Filtration werden die Blutbestandteile vom Plasma durch eine Membran (z. B. Polyethylen, Polysulfon mit einer Oberfläche von 0,2–0,5 m^2 und einer Porengröße von 0,2–0,5 mm) getrennt. **4.** Es folgt der Primärseparation keine weitere Auftrennung, d. h. keine weitere Plasmadifferentialtrennung. **a)** Bei der Plasmapherese wird das abgetrennte Plasma gegen iso-osmotisches Humanalbumin (3,5–5,0 %) isovolämisch z. B. durch eine Elektrolytlösung (z. B. 500 ml Tutofusin®) und Humanalbumin (z. B. 3 l 5 %ige Albuminlösung) oder eine andere Plasmaersatzlösung substituiert. **b)** Beim Plasmaaustausch ist die Substitutionslösung gefrorenes Frischplasma (40–60 ml Plasma/kg KG). **5.** Art und Häufigkeit der Plasmapherese und des Plasmaaustauschs hängt von der Art der Erkrankung und vom Krankheitsverlauf ab. Die Empfehlungen dafür sind nicht durch Studien abgesichert. I. d. R. wird die Plasmapherese oder der Plasmaaustausch bis zur Besserung der Symptomatik alle 1–2 Tage durchgeführt. Besonderheiten: **a)** Heredopathia atactica polyneuritiformis (Refsum-Syndrom): Behandlung alle 1–3 Wochen; **b)** Antiphospholipid-Syndrom: Behandlung bis zur Beherrschung des Krankheitsbilds oder bis zum Ende der Schwangerschaft; **c)** FSGS der Eigennieren oder nach Nierentransplantation: Plasmapherese gegen iso-onkotisches Humanalbumin, bei Blutungskomplikationen: Plasmaaustausch gegen Frischplasma; Induktionsphase mit Plasmaaustausch an jedem 2. Tag und anschl. Immunadsorption in monatlichen Abständen; **d)** Paraproteinämie-assoziierte Syndrome: tägliche Plasmapherese von 3–4 l gegen iso-onkotisches Humanalbumin für 1 Woche bei gleichzeitiger Chemotherapie; **e)** kryoglobulinämische Purpura: tägliche Plasmapherese gegen aufgewärmte, iso-onkotische Humanalbuminlösung; **f)** myasthene Krise: unselektiver Plasmaaustausch gegen FFP oder iso-onkotisches Humanalbumin; zur Beherrschung eines akut krisenhaften Krankheitsbildes reichen meist 4–6 tägliche Behandlungen von jeweils ca. 100 % des Plasmavolumens aus. **g)** Bei HUS und TTP ist die Substitution von Frischplasma die Therapie der Wahl. Da der Therapieerfolg von der Menge des zugeführten Frischplasmas abhängt, empfiehlt sich die Plasmaaustauschbehandlung (mind. 1 Patientenplasmavolumen gegen FFP), um eine drohende Hypervolämie zu vermeiden. Bei fehlendem Ansprechen Versuch mit kryopräzipitatfreiem Frischplasma als Substitutionslösung statt FFP; Fortführung der Therapie für mind. 2 Wochen, solange Hämolyse, Thrombozytopenie, Nierenversagen und zerebrale Symptomatik bestehen; **h)** thrombotische Mikroangiopathie nach Knochenmarktransplantation: initial täglicher Plasmaaustausch gegen Frischplasma, nach 1 Woche 3-mal pro Woche; Therapiedauer je nach Verlauf 1–3 Wochen, selten länger; entscheidend ist die Gabe von Frischplasma, bei mangelndem Therapieerfolg auch kryopräzipitatfreiem Frischplasma als Substitutionslösung.

Komplikationen: symptomatische arterielle Hypotonie, Störungen des Elektrolyt- und Säure-Basen-Haushaltes (z. B. Hypokalzämie), Depletion von Gerinnungsfaktoren und anderen körpereigenen Substanzen (z. B. Immunglobuline) oder Arzneimitteln (z. B. Katecholamine, Antiarrhythmika), Hämolyse, Blutverlust, Luftembolie, Katheterinfektion, Septikämie, Katheterthrombose, Pneumonie, Infektionen (z. B. HIV-Infektion, Hepatitis bei Gabe von Blut und Blutbestandteilen), Fremdeiweißunverträglichkeit (Urtikaria, Schüttelfrost, Temperaturerhöhung, Schock), generalisierte Vaskulitiden, vegetative Funktionsstörungen, Schwindel, Dyspnoe, Unverträglichkeit des Gerinnungshemmers (Citrat: Parästhesien, Arrhythmien) und Unverträglichkeit von ACE-Hemmern bei Verwendung von negativ geladenen Adsorbentien, heparininduzierte Thrombozytopenie.

Hinweis: **1.** Durch die Plasmapherese wird ein Großteil der physiologischen und pathogenen Eiweiße entfernt, so dass das zu behandelnde Plasmavolumen nicht mehr als 70 % betragen sollte. Insbes. der kurzfristige Mangel an Gerinnungsfaktoren limitiert das Volumen der Plasmapherese. Bei einer zu starken Absenkung von Gerinnungsfaktoren nach Plasmapherese mit Humanalbumin oder eiweißfreien Substitutionslösungen ist die Gabe von FFP notwendig. Als Maß für die Absenkung der Gerinnungsfaktoren wird i. d. R. Plasma-Fibrinogen verwendet, da die Konzentration Hinweise auf die Funktionsfähigkeit des Gerinnungssystems und auf die Konzentration des zu entfernenden Substrates gibt. **2.** Die Entfernung essentieller körpereigener Blutbestandteile führt außerdem zu bisher unbekannten Einflüssen auf andere Organsysteme. **3.** Die Filtrationsplasmaseparation ist in der Handhabung unkomplizierter und führt zu einem thrombozytenfreien Plasma, nachteilig ist die Bildung einer Sekundärmembran im Plasmafilter, der die Filtrationseffektivität zeitlich begrenzt. Dagegen kann mit der Zentrifugationsplasmaseparation eine nahezu unbegrenzte

Menge Plasma ununterbrochen gewonnen werden, nachteilig kann sich die geringe Thrombozytenkontamination des Plasmas auf die Sekundärtrennung auswirken. **4.** Die Apheresebehandlung kleiner Kinder erfordert eine entsprechend verminderte Dimensionierung des extrakorporalen Kreislaufs und des ausgetauschten Plasmavolumens.

Literatur: **1.** Deutsche Arbeitsgemeinschaft für Klinische Nephrologie e. V. in Zusammenarbeit mit dem Verband Deutscher Nierenzentren der DDnÄ e. V. sowie der Arbeitsgemeinschaft für Pädiatrische Nephrologie (APN): Dialysestandard 2006. http://www.nephrologie.de/DIalyse standar2006.pdf; **2.** Apherese-Standard der Deutschen Arbeitsgemeinschaft für Klinische Nephrologie. In: Deutsche Arbeitsgemeinschaft für Klinische Nephrologie (Hrsg.): Mitteilungen der Deutschen Arbeitsgemeinschaft für Klinische Nephrologie. Bd XXXI. Göttingen: Vandenhoeck & Ruprecht, 2002; http://www.nephrologie.de/172 Apharese.htm; **3.** Health Technology Assessment-Bericht: Therapeutische Hämapheresen (selektive Verfahren mit Plasmadifferentialtrennung); http://www.kbv.de/hta/2393.html.

Autoren: A. Kribben, Ö. Köse, Th. Philipp.

Plasmodieninfektion: s. Malaria.

Plasmozytom: s. Myelom, multiples.

Plastik, transabdominale präperitoneale: s. Leistenhernie; Schenkelhernie.

Plattenepithelkarzinom: syn. Spinaliom, Stachelzellkarzinom, spinozelluläres Karzinom, Epithelioma spinocellulare; maligner Tumor, der von den Stachelzellen der Epidermis ausgeht; Entstehung aus Carcinoma in situ oder vorgeschädigter Haut; **Lokalisation:** 90 % im Gesicht, selten (5 %) lymphogene Metastasierung.

Behandlungsindikation: besteht mit der Diagnosestellung.

Operative Therapie: mikrographisch kontrollierte Chirurgie: sparsame chirurgische Exzision mit 3–5 mm Sicherheitsabstand mit topographischer Markierung und anschl. lückenloser histologischer Aufarbeitung der Schnittränder; bei größeren Tumoren Deckung des Hautdefekts durch Hautplastik (z. B. Rotationslappenplastik) oder Hauttransplantat; bei unklarer intraoperativer Abgrenzung des Tumors sollte der Defekt bis zur kompletten Entfernung aller Tumoranteile offen gelassen werden.

Strahlentherapie: Röntgenweichstrahltherapie, sofern eine primär operative Behandlung nicht möglich ist (z. B. wegen Größe des Tumors oder Alter des Patienten); durchschnittliche ED (in Abhängigkeit von der Tumorgröße und seiner Nähe zu strahlenempfindlichen Organen) 2 Gy; Gesamtdosis von bis zu 50–70 Gy bei 5 Bestrahlungen wöchentlich.

Sonstige Maßnahmen: **1.** Kryotherapie als Alternative zur Operation, ausschl. bei kleinen oberflächlichen Tumoren; **2.** Nachsorge mind. 5 Jahre postoperativ; bei einer Tumordicke <2 mm (low risk) jährliche klinische Kontrolle, bei Tumordicke von 2–5 mm halbjährliche klinische Kontrollen, bei >5 mm Dicke (high risk) alle 3 Monate evtl. mit Sonographie der regionären Lymphknoten (in den ersten 2 Jahren); bei Patienten mit hohem Metastasierungsrisiko und/oder Immunsuppression in den ersten 2 Jahren alle 3 Monate klinisch nachuntersuchen.

Hinweis: obsolete Maßnahmen: **1.** konventionelle Chirurgie mit großen Sicherheitsabständen; **2.** lokale Therapie mit 5-Fluorouracil (z. B. Efudix®); Einsatz bei Carcinoma in situ, nicht jedoch beim Plattenepithelkarzinom.

Arbeitsunfähigkeit: je nach Größe und Lokalisation des exzidierten Tumors.

Selbsthilfe: **1.** Deutsche Krebshilfe e. V., Buschstr. 32, 53113 Bonn, Tel. 0228 729900, Fax 0228 7299011; E-Mail: deutsche@krebshilfe.de, Homepage: http://www.krebshilfe.de; **2.** Krebsinformationsdienst (KID), Im Neuenheimer Feld 280, 69120 Heidelberg, Tel. 0800 4203040; E-Mail: krebsinformationsdienst@dkfz.de, Homepage: http://www.krebsinformation.de.

Literatur: Breuninger, H. et al.: Kurzleitlinie Plattenepithelkarzinom der Haut. J Dtsch Dermatol Ges 6 (Suppl 1): S5–S8 (2008).

Autoren: P. Schulze, W. Sterry.

Plaut-Vincent-Angina: s. Stomatitis.

Plazentainsuffizienz: akute oder chronische Störung der Plazentafunktion mit beeinträchtigtem Stoffaustausch zwischen Mutter und Kind; **Ursache:** Mangelernährung, Nicotinkonsum, Anämie, Erkrankungen der Mutter wie z. B. Diabetes mellitus, arterielle Hypertonie*, systemischer Lupus* erythematodes, Antiphospholipid*-Syndrom, Thrombophilie. Abhängig vom Schweregrad der Plazentainsuffizienz kommt es zu intrauteriner Mangelentwicklung oder zum Fruchttod.

Behandlungsindikation: **1.** Nachweis einer intrauterinen Mangelentwicklung mit einem geschätzten Gestationsgewicht unter dem 10. Perzentil; **2.** Doppler-sonographischer Hinweis auf eine Zentralisation des fetalen Kreislaufs; **3.** suspektes oder pathologisches Kardiotokogramm (Abk. CTG). Bei Vorliegen einer der 3 Indikationen erfolgt die stationäre Aufnahme zur Ermittlung von Ursache und Schweregrad der Plazentainsuffizienz, engmaschigen Überwachung der fetalen Versorgung mit CTG bzw. Doppler-Sonographie, Abklärung einer Infektion (Toxoplasmose*, Röteln*, Zytomegalie*, Herpes, Syphilis* und Listeriose) sowie evtl. genetischen Ursachen durch Amniozentese; ggf. Behandlung einer arteriellen Hypertonie.

Pharmakotherapie: **1.** Bei drohender Frühgeburt oder wenn aufgrund einer intrauterinen Gefährdung des Fetus vor 34 + 0 SSW eine iatrogen induzierte Frühgeburt in Betracht gezogen werden muss, sollte die Lungenreifeinduktion des Fetus regelhaft durch die Gabe von Betamethason (z. B. Celestan®), 2 × 8 mg i. m. im Abstand von 24 Stunden gefördert werden; Durchführung ab 23 + 5 SSW sinnvoll. **2.** Bei hypertensiv bedingter Plazentainsuffizienz pharmakologische Einstellung der maternalen arteriellen Hypertonie mit Methyldopa (z. B. Presinol®), bis zu 6 × 250 mg/d p. o., und ggf. zusätzlich Metoprolol (z. B. Beloc-Zok®), bis zu 2 × 90 mg/d p. o.; seltener Dihydralazin (z. B. Nepresol®), erst nach kardiologischem Konsil, häufige Anwendung eher obsolet.

Operative Therapie: Schnittentbindung* bei Feststellung einer akuten Gefährdung des Fetus, z. B. bei abnormem Herzfrequenzmuster ohne gleichzeitigen Geburtsfortschritt.

Sonstige Maßnahmen: **1.** Bei fetaler Wachstumsretardierung ohne pathologisches CTG-Muster und normaler Perfusion in der Arteria umbilicalis ist eine engmaschige ambulante Betreuung möglich (3-mal wöchentlich CTG-Kontrolle, 1-mal wöchentlich Doppler-sonographische Kontrolle, alle 2 Wochen Wachstumskontrolle); **2.** Beendigung der Schwangerschaft bei pathologischem CTG, Anzeichen fetaler Hypoxämie und sonographisch gesichertem Wachstumsstillstand des Fetus. Eine vaginale Geburt kann angestrebt werden. Bei Hinweis auf intrauterinen Sauerstoffmangel* wird meist eine Schnittentbindung* durchgeführt.

Eigenbehandlung: ggf. Nicotinentwöhnung, z. B. mit Nicotinpflastern und/oder psychologischer Unterstützung.

Arbeitsunfähigkeit: bei gesicherter Diagnose bis zur Geburt des Kindes.

Hinweis: **1.** Eine besondere Diät kann die Plazentainsuffizienz nicht verbessern. **2.** Eine Therapie mit Acetylsalicylsäure (z. B. Aspirin®, 100 mg/d p. o.) zur Verbesserung der Durchblutung wird kontrovers diskutiert, insbes. bei Thrombophilie der Mutter, arterieller Hypertonie und/oder Doppler-sonographischen Auffälligkeiten in den maternalen uterinen Gefäßen. Cave: Keine Gabe von Acetylsalicylsäure über 34 + 0 SSW, da sie das Risiko einer vorzeitigen Plazentalösung und einer intrapartalen hämorrhagischen Diathese erhöht. **3.** Vorsicht bei der späten Korrektur des Entbindungstermins. Häufig wird eine fetale Retardierung übersehen.

Neuentwicklung: Doppler-sonographische Kontrolle des Ductus venosus, der sich vor einer terminalen fetalen Dekompensation kritisch verändert (Aufhebung der positiven A-Welle im Flow-Profil des Ductus venosus). Eine aktuelle experimentelle Studie an Schafsmodellen mit Plazentainsuffizienz konnte zeigen, dass die beeinträchtigte Plazentafunktion die normale Entwicklung der fetalen Kardiomyozyten negativ beeinflusst.

Literatur: **1.** Neerhof, M. G.; Thaete, L. G.: The fetal response to chronic placental insufficiency. Semin Perinatol 32 (3): 201–205 (2008); **2.** Morrison, J. L. et al.: Restriction of placental function alters heart development in the sheep fetus. Am J Physiol Regul Integr Comp Physiol 293 (1): R306–313 (2007); **3.** Cunningham, G. et al. (eds): Williams Obstetrics. 22nd ed. New York: McGraw-Hill, 2005.

Autoren: C. Fotopoulou, J. W. Dudenhausen.

Plazentalösungsstörung: syn. Plazentaretention; verzögerte Ausstoßung der Nachgeburt bei Placenta adhaerens, accreta, increta und percreta.

Behandlungsindikation: verstärkte Blutung, Zervixspasmus, Plazentaretention von >30 Minuten nach der Geburt.

Pharmakotherapie: **1.** Wehenmittel*: Oxytocin (z. B. Syntocinon®), 3 IE i. v. und/oder als Dauerinfusion mit 6 IE in 500 ml Elektrolytlösung (Infusionsgeschwindigkeit bis zu 200 ml/h); **2.** Spasmolytika bei Zervixspasmus: Trospiumchlorid (Spasmex®), 1,2–2 mg, oder Butylscopolaminiumbromid (z. B. Buscopan®), 20 mg, als Bolus i. v.

Operative Therapie: manuelle Lösung der Plazenta in Vollnarkose oder Periduralanästhesie: die äußere Hand drückt den Uterus kräftig nach unten in das Becken hinein, die innere Hand schält und entfernt die Plazenta langsam und vorsichtig vom bereits abgelösten Rand her ab (s. Abb. 1). Bei unvollständiger manueller Entfernung der Plazenta ist eine anschließende Kürettage der Gebärmutterhöhle erforderlich.

Naturheilkundliche Verfahren: Versuche mit Akupunktur*, wenn keine stärkere Blutung vorliegt.

Sonstige Maßnahmen: **1.** Harnblase mit einem Katheter entleeren; **2.** Uterusmassage durch die Bauchdecke hindurch; **3.** Eisblase auf die Bauchdecke in Höhe des Uterus; **4.** Credé-Handgriff.

Therapeutischer Stufenplan: s. Abb. 2.

Hinweis: **1.** Der Anteil an Placenta percreta nimmt durch die höhere Sectiorate zu. Durch hochauflösende Ultraschalldiagnostik kann man in den meisten Fällen die Placenta percreta mit evtl. Infiltration der Plazenta in die benachbarten Organe, wie z. B. in die Harnblase, präpartal diagnostizieren, so dass man die Entbindung per erneuter Sectio durchführt, durch Fundusquerschnitt den Feten entwickelt und die Plazenta in situ belässt. **2.** Obsolete Maßnahmen sind: **a)** abwartendes Verhalten bei stärkerem Blutverlust; **b)** stärkerer Zug an der Nabelschnur (kann zu Einoder Abriss der Plazenta, in seltenen Fällen zur Inversio uteri führen); **3.** Bei Placenta increta/percreta und starker Hämorrhagie ist die Embolisation der Uterina-/Iliacalgefäße (Arteria Iliaca interna) eine zunehmend angewendete alternative Methode zur Blutstillung.

Literatur: **1.** Dudenhausen, J. W.: Praktische Geburtshilfe mit geburtshilflichen Operationen. 20. Aufl. Berlin, New York: de Gruyter, 2008; **2.** Mok, M. et al.: Interventional radiology in women with suspected placenta accreta undergoing caesarean section. Int J Obstet Anesth 17 (3): 255–261 (2008); **3.** Teo, S. B. et al.: Massive postpartum haemorrhage after uterus-conserving surgery in placenta

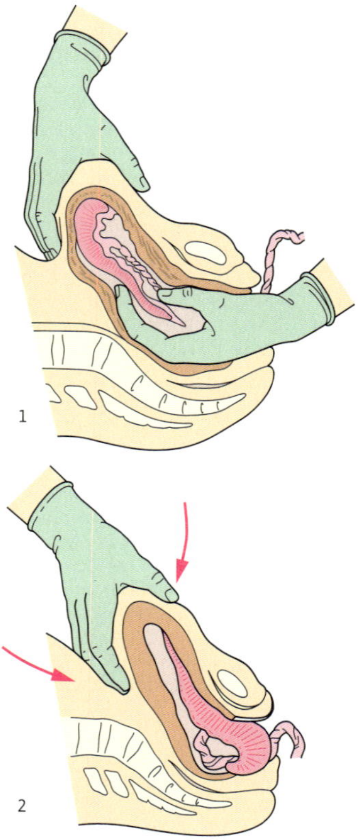

Plazentalösungsstörung Abb. 1:
1: manuelle Lösung; 2: Credé-Handgriff

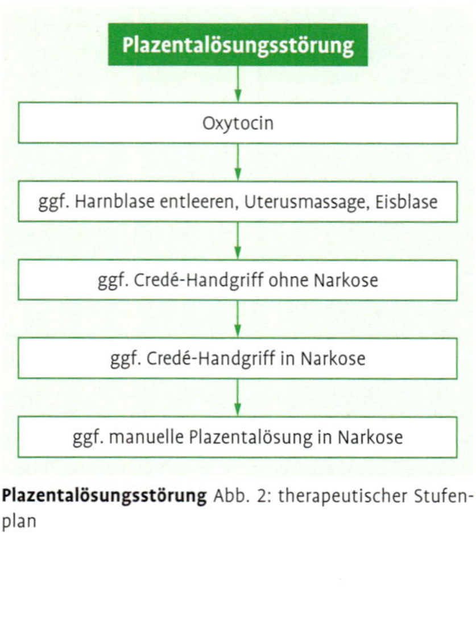

Plazentalösungsstörung Abb. 2: therapeutischer Stufenplan

percreta: the danger of the partial placenta percreta. BJOG 115 (6): 789–792 (2008).

Autoren: C. Fotopoulou, J. W. Dudenhausen.

Plethora: s. Therapie, Trophik verbessernde.

Pleuradrainage: s. Thoraxdrainage.

Pleuraempyem: eitriger Erguss in der Pleurahöhle; unbehandelt bricht der Eiter nach außen durch die Brustwand (äußere pleurokutane Fistel) oder nach innen über das Bronchialsystem (innere bronchopleurale Fistel) durch. **Formen: 1.** spezifisches, tuberkulöses Pleuraempyem; **2.** unspezifisches Pleuraempyem; entsteht meist als Komplikation von Lungenerkrankungen (Pneumonie*, Bronchialkarzinom*, Bronchiektasen*), selten fortgeleitet von Abszessen aus dem Bauchraum.

Behandlungsindikation: Das Pleuraempyem ist unverzüglich und in jedem Fall durch Drainage der Höhle und regelmäßige Spülung zu behandeln. Falls das Pleuraempyem bereits gekammert ist (d. h. sich mehrere Höhlen abgesondert haben), muss ein chirurgisches Vorgehen, meist mit Thorakoskopie, in Erwägung gezogen werden. Operative Maßnahmen sind auch bei persistierender Resthöhle und bronchopleuraler Fistel unumgänglich.

Pharmakotherapie: Systemisch gegebene Antibiotika wirken allenfalls beim kindlichen Empyem*, nicht beim Empyem des Erwachsenen. Bei spezifischem Pleuraempyem systemische antituberkulotische Therapie (s. Tuberkulose).

Operative Therapie: Indikation: nach mehrwöchiger Spüldrainage erforderlich, falls: **1.** eine Kammerung in mehrere Höhlen eingetreten ist, die eine zügige Spülbehandlung unmöglich macht; **2.** eine Resthöhle mit Infektion persistiert; **3.** eine innere Fistel aufgetreten ist; **Verfahren:** Das Vorgehen besteht im Ausräumen der Pleurahöhle, Abpräparieren der Pleuraverdickung (Dekortikation) und Verschluss der bronchopleuralen Fistel. **Nachbehandlung:** Frühmobilisierung und intensive Zwerchfellgymnastik; **Komplikationen:** Blutung während der Operation, persistierende bronchopleurale Fistel, Vereiterung der Brustwand, Sekundärheilung; **Prognose:** Symptomfreiheit in über 80 %, Rezidive in 10 %.

Sonstige Maßnahmen: 1. Bei Diagnose eines Pleuraempyems ist die konsequente wochenlange Spülung mit 0,9 %iger NaCl-Lösung die wichtigste Maßnahme, die systemische Antibiotikagabe reicht nicht aus, ist sogar in den meisten Fällen entbehrlich. **2.** Die frühe thorakoskopische Ausräumung der Höhle, die Lösung von Verwachsungen und die gezielte Einlegung von Pleuradrains können den Verlauf abkürzen. **3.** Protein- und kalorienreiche Diät bei den oft kachektischen Patienten; **4.** Behandlung der zugrunde liegenden Erkrankung (Diabetes mellitus, Immundefekt); **5.** Atemphysiotherapie (insbes. Zwerchfellgymnastik) zur Vermeidung von funktionsbeeinträchtigender Pleuraverschwartung.

Therapeutischer Stufenplan: s. Abb.

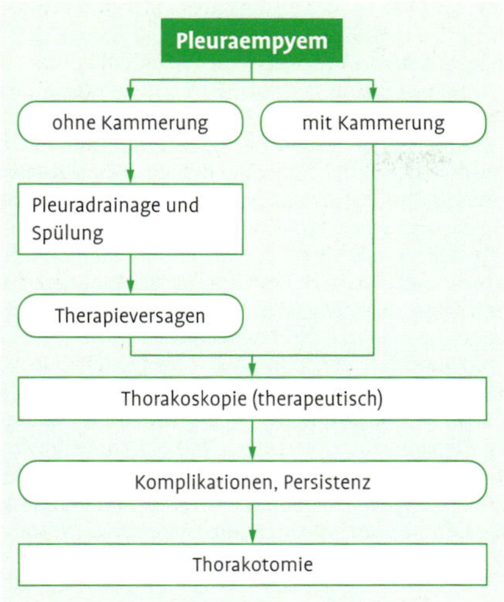

Pleuraempyem: therapeutischer Stufenplan

Arbeitsunfähigkeit: im Allg. 6–8 Wochen, bei Operation 4–6 Wochen länger; danach Entscheidung in Abhängigkeit vom individuellen Leidensdruck, der funktionellen Einschränkung und der körperlichen Belastung am Arbeitsplatz.

Hinweis: Bei verzögerter Rekonvaleszenz nach einer Pneumonie* ist bei bestehendem Pleuraerguss immer eine Probepunktion zum Ausschluss eines Empyems vorzunehmen. Die sich andernfalls entwickelnde innere oder äußere Fistel ist eine ernste Komplikation.

Literatur: Deutsche Gesellschaft für Thoraxchirurgie: Leitlinie Pleuraempyem; http://leitlinien.net/.

Autor: N. Konietzko.

Pleuraerguss: Flüssigkeitsansammlung in der Pleurahöhle; **Formen:** Unterscheidung der Flüssigkeiten nach der Proteinkonzentration und dem spezifischen Gewicht: **1. Transsudat** (<30 g/l, <1,015): Ursache meist außerhalb der Lunge (Herzinsuffizienz* mit Lungenstauung, Eiweißmangel bei chronischer Nierenerkrankung*); **2. Exsudat** (>30 g/l, >1,015); Ursache im Allg. eine Erkrankung der Pleurablätter mit einer erhöhten Durchlässigkeit der Blutgefäße, meist i. R. einer Entzündung durch Infektion (Pleuritis) oder Tumor (Pleurakarzinom). Der Pleuraerguss kann blutig sein (Hämatothorax, z. B. nach Trauma, Lungeninfarkt und bei Tumoren), Fett enthalten (Chylothorax, z. B. bei Verletzung des Ductus thoracicus) oder eitrig sein (s. Pleuraempyem). **Diagnose:** bildgebende Verfahren (Röntgen, CT, Sonographie), klinische Methoden (Perkussion, Auskultation); Nachweis durch gezielte Punktion.

Behandlungsindikation: akut erforderliche Druckentlastung durch Pleurapunktion bei Dyspnoe*; bei entzündlichem Erguss Entleerung der gesamten Flüssigkeit, um eine Verklebung der Pleurablätter und damit eine Funktionseinschränkung der Lungen langfristig zu vermeiden; bei nachlaufenden Ergüssen, insbes. bei tumorösem Pleurabefall ist die Verklebung der Pleurablätter indiziert.

Pharmakotherapie: entsprechend der Grunderkrankung; z. B. Antibiotikabehandlung eines Begleitergusses bei Pneumonie*.

Operative Therapie: **1.** Pleurodese: bei nachlaufendem Pleuraerguss nichtkardialer Genese intrapleurale Injektion verklebender Substanzen, z. B. 10 ml Tetracyclin-HCl an 3 aufeinander folgenden Tagen über einen Pleuradrain nach kompletter Drainage der Pleurahöhle; **2.** thorakoskopische Pleurapoudrage mit Talkum bei Pleuratumoren, falls die Pleurodese nicht zum Erfolg führt; **3.** Pleurektomie: operative Entfernung der Pleurablätter bei wiederholt nachlaufenden Ergüssen mit häufiger Punktionsbedürftigkeit.

Strahlentherapie: evtl. bei Pleuratumor*.

Sonstige Maßnahmen: **1.** Nach Abklingen der akuten Phase und Entleerung des Ergusses empfiehlt sich beim entzündlichen Pleuraerguss eine intensive Physiotherapie (Zwerchfellgymnastik) zur Vermeidung von Verklebungen der Pleurablätter; **2.** protein- und vitaminreiche Ernährung.

Therapeutischer Stufenplan: s. Abb.

Arbeitsunfähigkeit: bei gesicherter Diagnose mind. 2 Wochen; bei chronischem Verlauf in Abhängigkeit von individuellem Leidensdruck, funktionellen Einschränkungen und körperlicher Belastung am Arbeitsplatz.

Hinweis: **1.** Eine konservative Therapie mit Diuretika ist nur bei einem Transsudat inf. Herzinsuf-

P

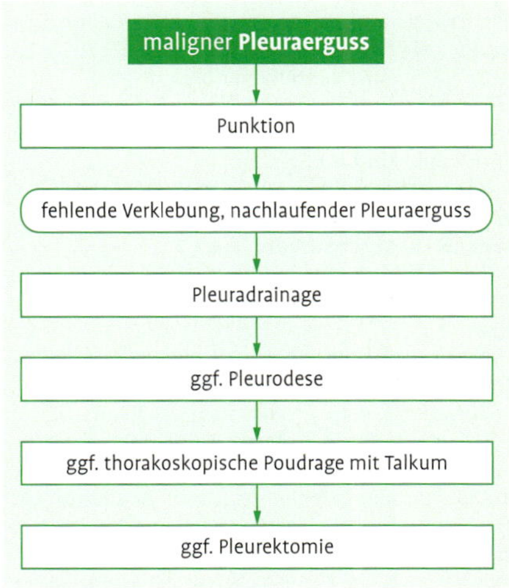

Pleuraerguss: therapeutischer Stufenplan bei malignem Pleuraerguss

fizienz sinnvoll; beim Exsudat wird der Patient durch die Entwässerung noch weiter ausgetrocknet. **2.** Restriktion der Flüssigkeitszufuhr verhindert das Nachlaufen von Pleuraexsudaten nicht.

Literatur: Loddenkemper, R.; Antony, V. B. (eds): Pleural Diseases. London, Boston: Maney, 2002.

Autor: N. Konietzko.

Pleuratumor: Befall der Pleura durch einen autochthonen Tumor (Pleuramesotheliom) oder durch Tumorabsiedlung eines extrapleuralen Karzinoms (Pleuritis carcinomatosa); das Pleuramesotheliom findet sich hauptsächlich nach Asbestexposition (s. Asbestose), die Pleuritis carcinomatosa wird v. a. bei Bronchial*-, Mamma*-, Gastrointestinal- und Prostatakarzinom* gefunden.

Behandlungsindikation: bei Atemnot Pleurapunktion, Thoraxdrainage, Pleurodese und evtl. Pleurektomie (s. Pleuraerguss).

Pharmakotherapie: **1.** bei Pleuritis carcinomatosa Chemotherapie des Primärtumors (z. B. Polychemotherapie bei kleinzelligem Bronchialkarzinom oder Hormontherapie bei Mammakarzinom), evtl. palliativ wirksam; **2.** Instillation verschiedener Zytostatika mit unterschiedlichem Erfolg; **3.** Pleuraverklebung zur Verhinderung des Nachlaufens eines Pleuraergusses durch komplettes Absaugen des Ergusses und Induktion einer Entzündung, z. B. durch intrapleurale Injektion von Tetracyclin-HCl (sog. chemische Pleurodese) oder Aufbringen von Talkumpuder per Thorakoskopie (sog. Talkumpoudrage); **4.** bei Pleuramesotheliom Chemotherapie, Teilremissionen bis 25 % möglich.

Operative Therapie: Eine kurative Behandlung ist bei frühen Formen des Pleuramesothelioms gelegentlich durch Resektion des Tumors möglich, ansonsten sind alle operativen Maßnahmen palliativ. Dies gilt auch für die operative Entfernung der Pleurablätter (Pleurektomie) und Verklebung der Lunge mit der Brustwand bei nachlaufendem Erguss inf. Pleuritis carcinomatosa.

Strahlentherapie: evtl. palliativ bei umschriebenen Tumoren der Pleura mit Infiltration der Brustwand und Schmerzen.

Naturheilkundliche Verfahren: Instillation von Mistelextrakten in den Pleuraspalt; weniger wirksam als chemische Pleurodese.

Eigenbehandlung: wegen des Proteinverlustes in die Pleurahöhle hochkalorische eiweißreiche Kost.

Arbeitsunfähigkeit: im Allg. besteht Arbeits-, Berufs- und Erwerbsunfähigkeit.

Hinweis: **1.** Nadelpunktionen der Pleura führen i. d. R. nicht zur kompletten Entleerung der Flüssigkeit im Pleuraraum; es kann dabei zu Verletzungen der Lunge kommen (cave: Pneumothorax). Deshalb sollte bei therapeutischer Pleuraentleerung und Pleurodese ein Drain in die Pleura eingeführt werden. **2.** Bei raschem Ablassen des Ergusses kann es zu einem Lungenödem kommen. Aus diesem Grund ist bei großen Pleuraergüssen die Entleerung erst bis zur deutlichen Verringerung des Überdrucks vorzunehmen; danach portionierte Entleerung durch Sog.

Neuentwicklung: **1.** Multimodale Konzepte unter Einschluss von präoperativer Chemotherapie, anschließender Pleuropneumektomie und ggf. postoperativer Bestrahlung können bei selektionierten Patientengruppen mit frühem Tumorstadium und guter Herz- und Lungenfunktion das Überleben verlängern. **2.** Instillation von Interleukinen und Interferonen in die Pleurahöhle; zurzeit noch experimentelle Therapie, bei der Langzeiterfolge noch nicht absehbar sind.

Selbsthilfe: **1.** Deutsche Krebshilfe e. V., Buschstr. 32, 53113 Bonn, Tel. 0228 729900, Fax 0228 7299011; E-Mail: deutsche@krebshilfe.de, Homepage: http://www.krebshilfe.de; **2.** Krebsinformationsdienst (KID), Im Neuenheimer Feld 280, 69120 Heidelberg, Tel. 0800 4203040; E-Mail: krebsinformationsdienst@dkfz.de, Homepage: http://www.krebsinformation.de.

Literatur: Konietzko, N. et al.: Das maligne Pleuramesotheliom. Dtsch Ärztebl 97: A3257 (2000).

Autor: N. Konietzko.

Plexusneuritis: s. Armplexuslähmung.

PM: s. Myositis.

PMR: Abk. für progressive Muskelrelaxation*.

PMS: Abk. für prämenstruelles Syndrom*.

PNET: s. Hirntumoren.

Pneumektomie: s. Lungenresektion.

Pneumocystis-Pneumonie: s. HIV-Infektion; Lungenparasitosen.

Pneumokoniose: s. Asbestose; Silikose.

Pneumonie: akute oder chronische Entzündung des Lungenparenchyms; **Ätiologie:** Infektion mit Viren, Bakterien, Pilzen oder Parasiten; physikalische Noxen (Strahlung oder Fremdkörper in den Bronchien); chemische Noxen (z. B. Reizgas, Kohlenwasserstoffintoxikation*, Aspiration von Magensaft); **Formen:** **1.** primäre Pneumonie: Auftreten ohne kardiopulmonale Vorerkrankung; **2.** sekundäre Pneumonie bei Vorliegen einer anderen pulmonalen oder kardialen Erkrankung; **3.** ambulant (zu Hause) erworbene Pneumonie; **4.** nosokomiale (im Krankenhaus) erworbene Pneumonie.

Behandlungsindikation: grundsätzlich bei Diagnosestellung.

Pharmakotherapie: **I.** Pneumonie infektiöser Genese: **1. bekannte Erreger:** **a)** bakterielle Erreger: s. Tab.; **b)** Parasiten: s. Lungenparasitosen; **c)** Pilze: s. Lungenmykosen; **d)** pneumotrope Viren (Influenza A, Influenza B, Parainfluenza, Adenovirus): in der Mehrzahl der Fälle ist der Krankheitsverlauf durch eine Spontanremission gekennzeichnet, eine unspezifische Therapie wie bei bakterieller Pneumonie ist ausreichend; bei bakterieller Superinfektion (insbes. i. R. einer Influenzapneumonie) Behandlung mit Staphylokokken wirksamen Antibiotika; bei frühzeitiger Diagnose einer Influenzapneumonie durch Influenza-A2-Virus

P

Pneumonie
Chemotherapie bei bekannten bakteriellen Erregern

Erreger	Chemotherapeutikum 1. Wahl	Dosierung			Ausweichpräparate
Pneumokokken	Cefotaxim	2–3×	1 – 2	g i. v., i. m.	Makrolid-Antibiotika, Vancomycin
Staphylokokken					
Betalaktamase negativ	Penicillin G	4×	0,6 – 1,2	Mio. IE/d i. v., p. o.	Cephalosporine der 2. oder 3. Generation, Erythromycin, Clindamycin
Betalaktamase positiv (penicillinresistent, oxacillinempfindlich)	Flucloxacillin	3–4×	0,5 – 1	g p. o., i. m., i. v. (bis 8 g/d)	Cephalosporine der 1. oder 2. Generation, Clindamycin, Makrolid-Antibiotika
oxacillinresistent	Vancomycin	2×	1	g i. v.	Teicoplanin
		oder			
		4×	0,5	g i. v.	
Haemophilus influenzae					
lebensbedrohliche Infektionen	Cefotaxim	2–3×	1 – 2	g i. v., i. m. (bis 4×3 g)	Amoxicillin-Clavulansäure
nicht lebensbedrohliche Infektionen	Ceftriaxon	1×	2	g i. v., i. m. (bis 2×2 g)	Doxycyclin
Enterobacteriaceae Klebsiella Proteus Serratia[1]	Cefotaxim + Gentamicin	3× 3×	1 40 – 80	g i. v. mg	Cephalosporine der 3. Generation, Imipenem/Cilastatin, Fluorochinolone
Pseudomonas aeruginosa	Azlocillin	3–4×	3 – 5	g/d i. v.	Ceftazidim, Cefpirom
	Tobramycin	1×	5	mg/kg KG i. v., i. m.	Ofloxacin, Ciprofloxazin, Imipenem/Cilastatin
Anaerobier	Clindamycin[2]	3–4×	0,6	g i. v.	
	Metronidazol	3×	0,4	g p. o.	
		oder			
		3×	0,5	g i. v.	
Mycoplasma pneumoniae	Erythromycin	4×	0,25– 0,5	g p. o.	Tetracycline
		oder			
		4×	0,25– 1	g i. v., i. m.	
	Roxithromycin	2×	150	mg p. o.	
	Clarithromycin	2×	250 –500	mg p. o.	
Chlamydien	Doxycyclin	2×	100	mg p. o., i. v.	Erythromycin, Chinolone
Rickettsia burneti (Q-Fieber)	Doxycyclin	2×	100	mg p. o., i. v.	Chloramphenicol
Legionellen	Erythromycin	4×	0,5 – 1	g/d	Ofloxazin, Ciprofloxazin

[1] Antibiogramm erforderlich;
[2] bei Penicillinallergie oder Bacteroides fragilis

Amantadin (z. B. PK-Merz®), 2 × 100 mg i. v., sowohl prophylaktisch als auch therapeutisch; bei schwerkranken Kindern im 1. Lebensjahr mit Bronchiolitis oder Pneumonie durch RS-Viren Aerosolbehandlung mit Ribavirin (z. B. Virazole®); Verdünnung des Ribavirins bis zur Endkonzentration von 20 mg/ml, Aerosolerzeugung mit SPAG-2-Vernebler, Inhalationstherapie über eine Sauerstoffhaube täglich über 12–18 Stunden für 3 (–7) Tage; **2. nicht bekannte Erreger: a)** außerhalb der Klinik erworben, ohne Grunderkrankung: bei Lobärpneumonie bzw. segmentaler Pneumonie: Penicillin G (z. B. Penicillin G JENAPHARM®), 3 × 5 Mio. IE i. v.; bei atypischer Pneumonie: Clarithromycin (z. B. Klacid®), 2 × 500 mg p. o.; **b)** bei chronischer Lungenerkrankung, schwerer Herzinsuffizienz, langjährigem oder entgleistem Diabetes mellitus oder immunsuppressiver Behandlung: Amoxicillin + Clavulansäure (z. B. Augmentan®), 3 × 2,2 g, oder Cefuroxim (Cefuroxim Sandoz®), 3 × 1,5 g, jeweils als Kurzinfusion; **c)** bei obstruktiver Atemwegerkrankung: Amoxicillin + Clavulansäure, 4 × 625 mg p. o., Cefuroxim oder Clarithromycin, jeweils 2 × 500 mg p. o.; **d)** bei kritischer Situation bzw. erfolgloser Vorbehandlung: Ceftriaxon (z. B. Rocephin®), 1 × 2 g als Kurzinfusion, zusammen mit Clarithromycin, 2 × 500 mg p. o.; **e)** bei schwerem zellulärem Immundefekt oder schwerer interstitieller Pneumonie: Co-trimoxazol (z. B. Bactrim®), 3 × 40 mg/kg KG als Kurzinfusion; **f)** bei Aspirationspneumonie von zuvor nicht hospitalisierten Patienten: Amoxicillin + Clavulansäure, 3 × 2,2 g, oder Clindamycin (z. B. Sobelin Solubile®), 4 × 600 mg, jeweils als Kurzinfusion; **g)** bei nosokomialer Aspirationspneumonie: Piperacillin + Tazobactam (Tazobac®), 3 × 4,5 g, oder Imipenem + Cilastatin (ZIENAM®), 4 × 500 mg, jeweils als Kurzinfusion; **h)** bei postoperativer Pneumonie auf einer Allgemeinstation: Amoxicillin + Clavulansäure, 3 × 2,2 g, oder Cefuroxim, 3 × 1,5 g, jeweils als Kurzinfusion. **II.** Pneumonie durch physikalische oder chemische Noxen: nach Beseitigung der spezifischen Ursachen kann in Abhängigkeit vom Schweregrad der Pneumonie eine Behandlung mit Glukokortikoiden und prophylaktisch mit Breitband-Antibiotika angezeigt sein, insbes. bei Aspiration von Magensaft (Mendelson-Syndrom) und toxischer Pneumonie durch Reizgasinhalationen.

Operative Therapie: primär keine Indikation zur chirurgischen Behandlung; gelegentlich bei Komplikationen (s. Lungenabszess, Pleuraempyem).

Naturheilkundliche Verfahren: **1.** Ätherische Öle von Thymian (Thymus vulgaris), Anis (Pimpinella Anisum), Fenchel (Foeniculum vulgare) und Eukalyptus (Eucalyptus globulus) werden nach peroraler Aufnahme (z. B. als Tee oder in Bonbons) über die Bronchien ausgeschieden und wirken dort sekretionssteigernd. Die Hauptbestandteile dieser Öle sind Thymol, Anethol, Eucalyptol und Menthol. Neben sekretionssteigernder haben sie eine schwach spasmolytische und antiseptische Wirkung und können dadurch die spezifische antibiotische Therapie unterstützen. Als alleinige Behandlungsmaßnahmen können sie bei Viruspneumonien eingesetzt werden. **2.** Erfahrungsgemäß haben Senf-Brustwickel positive Wirkungen. Diese sollten anfangs unter fachärztlicher Aufsicht nur kurz appliziert werden.

Sonstige Maßnahmen: **1.** Sekretolytika: Ambroxol (z. B. Mucosolvan®) oder Inhalationstherapie mit physiologischer Kochsalzlösung in Kombination mit einem Beta*-2-Sympathomimetikum (Fenoterol, Salbutamol, Terbutalin) zur Verbesserung der mukoziliären Clearance; **2.** bei Bettruhe Thromboembolieprophylaxe (z. B. 2 × 7500 IE Heparin s. c.); **3.** bronchoskopische Absaugung bei Sekretverhalt oder zu schwachem Hustenstoß; **4.** Atemphysiotherapie mit vorsichtiger Klopf- und Vibrationsmassage zur Verbesserung der Sekretentleerung und Belüftung; **5.** bei Hypoxämie (Sauerstoffsättigung <90 %) Sauerstoffzufuhr über eine Nasensonde oder Gesichtsmaske; **6.** bei Lungenparenchymversagen oder Erschöpfung der Atemmuskelpumpe (s. Insuffizienz, respiratorische) primär nichtinvasive, falls erforderlich invasive Beatmung*. **7.** Bei fehlender Rückbildung einer Pneumonie während einer Antibiotikabehandlung sollte unverzüglich eine bronchoskopische Diagnostik veranlasst werden. Hinter den sog. therapierefraktären Pneumonie verbirgt sich häufig eine endobronchiale Stenose mit konsekutiver Retentionspneumonie (Ursache häufig Bronchialkarzinom). **8.** Bei fehlender Regredienz der klinischen Symptomatik ist spätestens nach 5 Tagen unter einer antibiotischen Therapie an eine Pneumoniekomplikation (z. B. parapneumonisches Pleuraempyem) oder an eine Erregerresistenz mit der Notwendigkeit eines Antibiotikawechsels zu denken. Bei unterstellter Erregerresistenz sollte nach Möglichkeit vor einem Wechsel des Antibiotikums nach einer Antibiotikapause eine bronchoskopische Materialgewinnung zur Erregerisolation angestrebt werden. **9.** Bei rezidivierenden Pneumonien sollte nach einer lokalen oder systemischen Abwehrschwäche gesucht werden (z. B. Bronchiektasen, ziliare Dyskinesie, Antikörpermangelsyndrom, Diabetes mellitus, zellulärer Immundefekt, chronischer Alkoholkonsum, hämatologische Systemerkrankung).

Eigenbehandlung: **1.** ausreichende Flüssigkeitszufuhr unter Berücksichtigung des erhöhten Verlustes bei Fieber; **2.** körperliche Schonung, bei Fieber Bettruhe.

Arbeitsunfähigkeit: I. d. R. sind Patienten mit Pneumonie arbeitsunfähig. Ausnahmen können leichte Formen von Viruspneumonien sein.

Hinweis: Bei gesicherter Pneumonie ist eine ausschließliche Eigenbehandlung nicht zu empfehlen. Die häufigste Form der ambulant erworbenen Pneumonie, die Pneumokokkenpneumonie, hat auch heute noch ein Letalitätsrisiko von 5–10 %.

Literatur: **1.** Welte, T.: Ambulant erworbene und nosokomiale Pneumonie. Internist 44 (Suppl.): 44–58 (2003); **2.** Deutsche Gesellschaft für Pneumologie: Empfehlung zur Diagnostik, Therapie und Prävention von Pneumonien bei erworbenem Immundefizit. Pneumologie 56: 807–831 (2002).

Autoren: N. Konietzko, M. Hetzel.

Pneumonie im Kindesalter: Entzündung des Lungengewebes; Einteilung, typische Klinik und Erreger: s. Tab. 1;

Behandlungsindikation: mit der Diagnosestellung gegeben.

P

Pneumonie im Kindesalter Tab. 1
Klinische Syndrome

Syndrom	Prädilektionsalter	typische Erreger	typische Symptome/Befunde
bakteriell	alle Altersgruppen	Pneumokokken	plötzlicher Beginn schlechter Allgemeinzustand Thorax- bzw. Bauchschmerzen eher lokalisierte Infiltrate
atypisch	<3 Monate	Chlamydia trachomatis	Tachypnoe milde Hypoxämie kein Fieber interstitielle Infiltrate
	Schulkind	Mykoplasmen	allmählicher Beginn geringes Fieber auskultatorisch diffuse Rasselgeräusche diffuse Infiltrate
viral	alle Altersgruppen	z. B. Adenovirus, RS-Virus, Influenza-Virus, Parainfluenza-Virus, Metapneumovirus)	Infekt der oberen Atemwege kein hohes Fieber auskultatorisch Giemen, diffuse Rasselgeräusche ggf. diffuse Infiltrate

Pneumonie im Kindesalter Tab. 2
Kalkulierte antibiotische Therapie der ambulant erworbenen Pneumonie

Altersgruppe	Erreger	Antibiotikum	Tagesdosierung
Neugeborene	B-Streptokokken, E. coli	Ampicillin (z. B. Binotal®) i. v. + Gentamicin (z. B. Refobacin) i. v.	100 mg/kg KG in 3 ED 5 mg/kg KG in 1 ED
	Chlamydia trachomatis	Clarithromycin (z. B. Klacid®) p. o.	20 mg/kg KG in 2 ED
Säuglinge	Streptococcus pneumoniae, Haemophilus influenzae, Staphylococcus aureus	Amoxicillin (z. B. Infectomox®) p. o. **oder** Cefaclor (z. B. Panoral®) p. o.	50 mg/kg KG in 2 ED 30 mg/kg KG in 3 ED
Kleinkinder	Streptococcus pneumoniae, Haemophilus influenzae	Amoxicillin p. o. **oder** Cefaclor p. o.	50 mg/kg KG in 2 ED 30 mg/kg KG in 3 ED
	Mycoplasma pneumoniae	Clarithromycin p. o.	20 mg/kg KG in 2 ED
Schulkinder, Jugendliche	Mycoplasma pneumoniae	Clarithromycin p. o.	20 mg/kg KG in 2 ED
	Streptococcus pneumoniae, Haemophilus influenzae	Amoxicillin p. o. **oder** Cefaclor p. o.	50 mg/kg KG in 2 ED 30 mg/kg KG in 3 ED

Pharmakotherapie: 1. bei bakterieller Pneumonie Antibiotika, bei atypischer Pneumonie Makrolid-Antibiotika (s. Tab. 2); übliche Therapiedauer 7–10 Tage; bei schwerer bzw. nosokomialer Pneumonie im Kindesalter durch resistente Problemkeime (z. B. Pseudomonas aeruginosa, Klebsiellen,

Enterobacter) Therapie mit Reserveantibiotika, z. B. Meropenem (Meronem®), 30–60 mg/kg KG i. v. in 3 Einzeldosen; **2.** bei Fieber Antipyretikum, z. B. Ibuprofen (z. B. Nurofen®), 20–30 mg/kg KG/d, in 3–4 Einzeldosen.

Interventionelle Therapie: bei ausgeprägtem Erguss Pleurapunktion; bei primär abszedierender Pneumonie in den ersten 2 Lebensjahren Thoraxdrainage; bei Verdacht auf Fremdkörperaspiration Bronchoskopie.

Naturheilkundliche Verfahren: komplementär zur konventionellen Therapie; **1.** zur Fiebersenkung bei peripher warmem Kind Wadenwickel für 20 Minuten; **2.** Inhalation mit 0,9%iger NaCl-Lösung.

Sonstige Maßnahmen: **1.** bei jungen Säuglingen, Hypoxämie, deutlicher Dyspnoe, begleitender Dehydratation oder erfolgloser ambulanter Therapie stationäre Aufnahme; **2.** bei Hypoxämie Sauerstoffgabe* über Maske oder Nasensonde; **3.** Bettruhe, bei Atelektase oder sehr produktivem Husten Physiotherapie.

Eigenbehandlung: **1.** ausreichende Flüssigkeitszufuhr (cave: Syndrom der inadäquaten ADH-Sekretion); **2.** Bettruhe, Frischluft.

Hinweis: **1.** bei vermuteter Viruspneumonie (mild erkrankt, afebril, auskultatorisch diffuse Rasselgeräusche) primär keine antibiotische Therapie; **2.** bei Verschlechterung einer Viruspneumonie an bakterielle Superinfektion denken; **3.** bei rezidivierender Pneumonie Vorstellung beim Kinderpneumologen; **4.** bei rezidivierender Pneumonie mit gleicher Lokalisation Indikation zur Bronchoskopie.

Literatur: **1.** Durbin, W. J.; Stille, C.: Pneumonia. Pediatrics in Review 29: 147–160 (2008); **2.** Ratjen, F.: Pneumonie/Bronchopneumonie (bakteriell und viral). In: Wirth, S. et al. (Hrsg.): Leitlinien Kinder- und Jugendmedizin. N14: 1-5. München: Urban & Fischer bei Elsevier, 2006; **3.** Deutsche Gesellschaft für pädiatrische Infektiologie (Hrsg.): Handbuch Infektionen bei Kindern und Jugendlichen. Grünwald: Futuramed, 2003.

Autoren: C. Grüber, M. Radke.

P

Pneumothorax: Ansammlung von Luft im Pleuraraum mit völligem oder partiellem Kollaps der betroffenen Lunge; **Formen:** **I. traumatischer Pneumothorax:** **1. offener** Pneumothorax durch penetrierende Verletzung der Pleura parietalis, der Pleura visceralis und der Lunge (z. B. durch Stichverletzung oder auch iatrogen i. R. einer Punktion der Lunge oder Vena subclavia); **2. geschlossener** Pneumothorax durch Verletzung der Pleura visceralis und der Lunge (Rippenfraktur*, Bronchusruptur, iatrogen durch transbronchiale Biopsie); **3.** Sonderformen: **a) Spannungspneumothorax** (lebensbedrohliche Notfallsituation): Überdruck durch Luftleckage mit Ventilmechanismus, Mediastinalverlagerung zur gesunden Seite, Behinderung des venösen Rückstroms zum Herzen und der Herzauswurfleistung, ausgeprägte obere Einflussstauung, schwerste Dyspnoe* und klinisches Bild des Schocks*; **b) Hämatothorax** (mit Blut gefüllter Pleuraspalt, bes. häufig bei Polytrauma*); **II. Spontanpneumothorax** ohne erkennbare Ursache (idiopathisch) oder symptomatisch z. B. durch Platzen einer Emphysemblase bei Lungenemphysem* oder Lungenfibrose*.

Behandlungsindikation: Ein Mantelpneumothorax, der zu einem Lungenkollaps von weniger als 20 % der Lunge führt, mit nur diskreter klinischer Symptomatik kann sich durch vollständige Resorption der eingedrungenen Luft spontan zurückbilden, sollte aber radiologisch kontrolliert werden. Jeder Pneumothorax mit einem Lungenkollaps von mehr als 50 % (je nach pulmonaler Reserve) ist mit einem Sog von 15–20 cm H_2O zu drainieren, da nur so rasch und effektiv ein Unterdruck und eine komplette Wiederentfaltung der kollabierten Lunge erfolgen kann. Bei einem Pneumothorax ohne Anhalt für Ventilmechanismus ist eine Entlastung in der Klinik ausreichend, bei Spannungspneumothorax mit zunehmendem Überdruck und lebensbedrohlicher Verschlechterung der Kreislauf- und Atmungssituation ist sofortige Druckentlastung (präklinisch) erforderlich.

Pharmakotherapie: **1.** Sauerstoffgabe* über Nasensonde (Sättigung pulsoxymetrisch >90 %); **2.** Analgesie durch nichtsteroidale Antiphlogistika* oder niedrig dosierte Opioide*; **3.** bei Husten Antitussiva* zur Reduktion der Gefahr eines Spannungspneumothorax.

Operative Therapie: **1. Punktion** des Pleuraspalts mit großkalibriger Kanüle (14 G) als lebensrettende Sofortmaßnahme bei Spannungspneumothorax (s. Abb. 1); falls möglich, sind endotracheale Intubation (s. Atemwegsicherung), Beatmung* und Thoraxdrainage* vorzuziehen; **2. Thoraxdrainage*** zur Entlastung: **a)** nach Bülau (v. a. bei Hämatothorax): im 5. ICR in der vorderen Axillarlinie (entspr. etwa der Mamillenhöhe); **b)** nach Monaldi (präklinisch im Notfall oder bei Polytrauma* wegen geringerer Verletzungsgefahr von Bauchorganen bei Zwerchfellruptur): im 2.–3. ICR in der Medioklavikularlinie; bei idiopathischem Spontanpneumothorax wird durch eine 10-tägige Thoraxdrainage eine adäquate Verklebung des Lecks erreicht; **3. Thorakoskopie:** thorakoskopische Sanierung mit Verschluss des Lecks und ggf. Entfernung von Blasen, teilweiser Ablö-

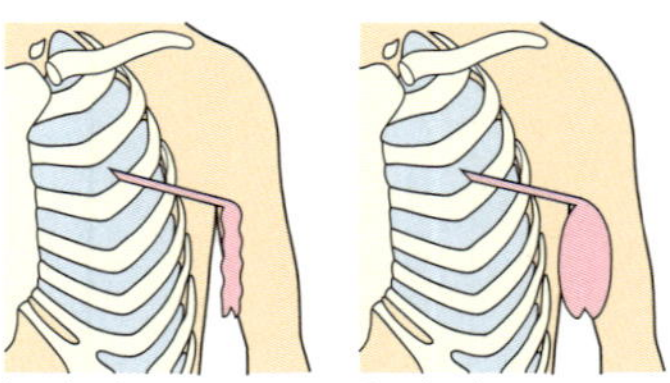

Pneumothorax Abb. 1: Punktion eines Spannungspneumothorax mit Tiegel-Ventil als Sofortmaßnahme

sung der Pleura parietalis und anschl. Thoraxdrainage bei Rezidiv eines vordrainierten Pneumothorax; **4.** primäre **Thorakotomie** bei größeren Verwachsungen oder symptomatischem Pneumothorax; **Komplikationen:** Fistelung mit Leckage, Sekretretention in den Bronchien inf. schmerzbedingter Schonung der Atmung und Entwicklung einer Pleuraschwiele; **Prognose:** bei idiopathischem Pneumothorax Rezidivquote <1 % nach operativer Versorgung, bei symptomatischem Pneumothorax abhängig von der Grundkrankheit.

Sonstige Maßnahme: Physiotherapie mit Atemphysiotherapie (Zwerchfellgymnastik) nach operativer Sanierung.

Therapeutischer Stufenplan: s. Abb. 2.

Arbeitsunfähigkeit: bei idiopathischem Spontanpneumothorax 1 Woche nach Sanierung, ansonsten von der Grundkrankheit abhängig.

Hinweis: **1.** Eine zu tiefe, einseitige Intubation kann wegen fehlendem Atemgeräusch einen Pneumothorax vortäuschen, vor Thoraxpunktion immer Tubusplatzierung überprüfen. **2.** Bei Pneumothorax inf. blasiger Lungenerkrankung kann es bei geringem Luftdruck (z. B. in Höhen über 2500 m oder in Flugzeugen) zu Ausdehnung und Platzen der Blasen kommen. **3.** Abdichtende Verbände sollten bei penetrierendem Thoraxtrauma nicht angelegt werden (s. Blutstillung). **4.** Eine negative oder positive Beeinflussung des Rezidivs (z. B. durch Pressen, Schreien oder Heben) ist nicht gegeben. Dem Patienten sind nach einem Pneumothorax sämtliche Belastungen des täglichen Lebens zumutbar. **5.** Das Abwarten einer langsamen Spontanresorption eines sehr großen Luftvolumens ist durch eine hohe Rezidivrate gekennzeichnet und obsolet.

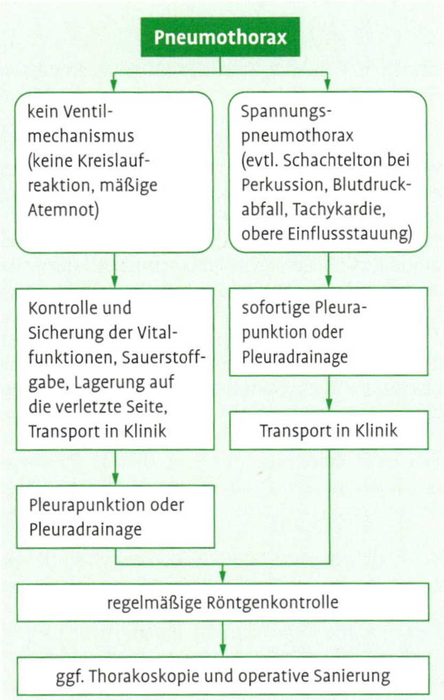

Pneumothorax Abb. 2: therapeutischer Stufenplan

Autoren: J. Linzer, H. Moecke, O. Detsch.

PNF-Technik: s. Physiotherapie.

PNH: Abk. für paroxysmale nächtliche Hämoglobinurie*.

PNL: s. Stoßwellentherapie, urologische.

PNP: Abk. für Polyneuropathie*.

Poliomyelitis: syn. epidemische spinale Kinderlähmung, Heine-Medin-Krankheit; akute Infektionskrankheit, die zu Zerstörung der Vorderhornzellen im Rückenmark und dauerhaften Paresen führen kann; **Erreger:** Poliomyelitis-Viren (Picornaviridae); Übertragung v. a. fäkal-oral bei mangelnder Hygiene; >90 % der Infektionen verlaufen inapparent, 4 % abortiv (s. Abb.).

Behandlungsindikation: prinzipiell keine kausale Behandlung möglich; Paresen (bei ca. 0,1 % der Infizierten) und langfristige Folgeerscheinungen (Behinderung) müssen behandelt werden; bei den seltenen schweren Verläufen (Bulbärpoliomyelitis, Polioenzephalitis) intensivmedizinische Überwachung.

Pharmakotherapie: **1.** Antipyretika: z. B. Paracetamol als Saft, Tabletten oder Suppositorien (z. B. Paracetamol BC®), 3–4-mal täglich jeweils für Säuglinge 10 mg/kg KG, Schulkinder 10–12 mg/kg KG und Jugendliche 8–10 mg/kg KG; **2.** ausgewogene Flüssigkeits- und Energiebilanz bes. i. R. der intensivmedizinischen Betreuung; **3.** bei Bedarf Antiemetika, z. B. Dimenhydrinat (z. B. Vomex A® Kinder-Suppositorien).

Operative Therapie: selten notwendig; ggf. orthopädische Korrektur von Kontrakturen.

Psychotherapie: bei sozialer und beruflicher Beeinträchtigung durch körperliche Behinderung wichtig.

Naturheilkundliche Verfahren: **1.** bei Folgeerkrankungen Kräuterbad mit Heublumen wie bei chronisch-degenerativen Erkrankungen des Bewegungsapparates; **2.** bei Schmerzen feucht-warme Packungen.

Sonstige Maßnahmen: **1.** Erkrankte oder Ausscheider des Wildvirus nach Infektionsschutzgesetz isolieren; **2.** bei Behinderung bzw. Lähmung fachgerechte Pflege zur Prävention von Folgeerkrankungen (Pneumonie*, Dekubitus*, Kontrakturen); **3.** bei respiratorischer Insuffizienz evtl. Beatmung*; **4.** Physiotherapie, Massage, ggf. orthopädische Hilfsmittel.

Prophylaxe: Impfprophylaxe bei allen immunkompetenten Menschen gemäß Empfehlungen der STIKO (s. Impfkalender).

Hinweis: **1.** Besonders zu Beginn der Erkrankung können Belastungen Lähmungen auslösen. **2.** Eine Rückbildung von Paresen ist noch nach

P

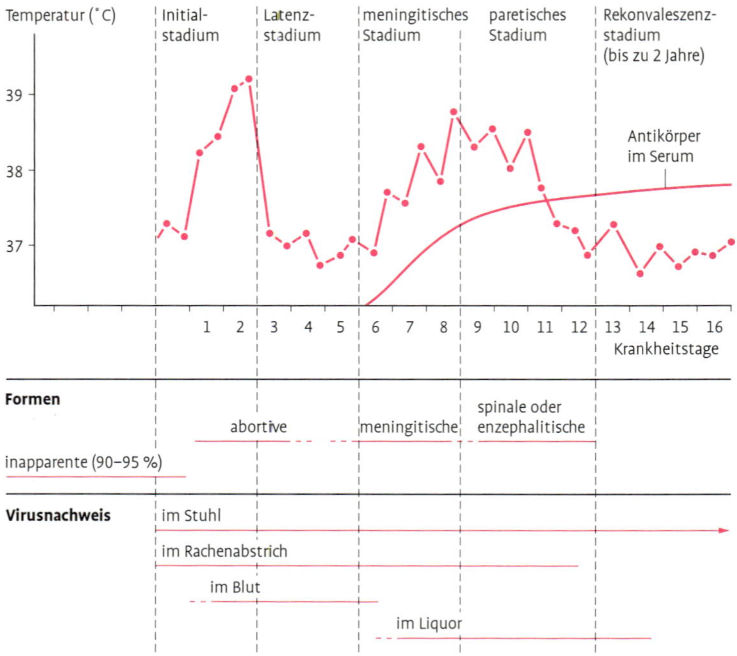

Poliomyelitis: klinischer Verlauf, Stadien, Formen, Virusnachweis und Immunologie

Monaten möglich. **3.** Auch nach Jahrzehnten können Schmerzen, Muskelatrophie und -ermüdung neu auftreten (sog. Postpoliomyelitis-Syndrom). **4.** Der Therapieansatz mit Pyridostigmin beim Postpoliomyelitis-Syndrom erbrachte i. R. einer klinischen Studie keine Besserung bezüglich Lebensqualität, Muskelkraft, Müdigkeit und Serum-IGF. **5.** Seit 1998 ist der orale Polio-Lebendimpfstoff (Abk. OPV) wegen der Gefahr der vakzineassoziierten paralytischen Poliomyelitis durch inaktivierten, intramuskulär zu injizierenden Impfstoff (Abk. IPV) ersetzt.

Selbsthilfe: Bundesverband Poliomyelitis e. V., Interessengemeinschaft von Personen mit Kinderlähmungsfolgen; Rehaklinik Miriquidi, 09488 Thermalbad Wiesenbad, Tel. und Fax 03733 5041187; E-Mail: bundesverband@polio.sh, Homepage: http://www.polio.sh.

Literatur: **1.** Cherry, J. D.: Enteroviruses: Coxsackieviruses, Echoviruses, Polioviruses. In: Feigin, R. D. et al.: Textbook of pediatric infectious diseases. 5th ed. Philadelphia: Saunders, 2003; **2.** Deutsche Gesellschaft für Pädiatrische Infektiologie e. V. (Hrsg.): Handbuch Infektionen bei Kindern und Jugendlichen. 4. Aufl. München: Futuramed Verlag, 2003; **3.** Schmitt, H.-J.: Besprechung ausgewählter Infektionskrankheiten. In: Schmitt, H.-J. et al. (Hrsg.): Antibiotika und Infektionskrankheiten in der Pädiatrie. 2. Aufl. Stuttgart: G. Fischer, 1993.

Autoren: M. Uhlemann, M. Radke.

Pollakisurie: s. Blasenfunktionsstörungen.

Pollinosis: s. Rhinitis allergica.

Polyarthritis: s. Arthritis, juvenile idiopathische; Arthritis, rheumatoide.

Polycythaemia vera: Abk. PV; syn. Polycythaemia rubra vera, primäre Polyzythämie, Morbus Vaquez-Osler; erworbene heterogene Erkrankung der hämatopoetischen Stammzellen mit überwiegender Zunahme der Erythrozytengesamtmasse und Erhöhung des Hämatokrits, die häufig auch zur Überproduktion von Granulo- und Thrombozyten führt; **Ätiologie:** die Ursache dieser klonalen Stammzellerkrankung ist unbekannt, es besteht eine enge Beziehung zur essentiellen Thrombozythämie* und zur primären Myelofibrose*; molekulares Charakteristikum ist eine JAK2 Mutation auf Exon 14 (V617F) oder Exon 12. Bei etwa 95 % der Patienten mit PV können diese Mutationen nachgewiesen werden. Diese Mutationen sind kausal an der Entstehung der PV beteiligt, bilden aber nur einen Schritt in der Pathogenese zur PV; weitere chromosomale Veränderungen finden sich bei 25–30 % der Patienten, überwiegend Trisomie 9, 8 und 19, Deletionen von 20q, 13q sowie 7q oder Monosomie 7, Deletionen von 5q oder Mo-

Polycythaemia vera WHO-Kriterien für die Diagnose (2008)	
Hauptkriterien	
1.	Hb >18,5 g/dl für Männer bzw. >16,5 g/dl für Frauen **oder** erhöhte Erythrozytenmasse von >25 % über dem mittleren Referenzwert
2.	JAK2 V617F- oder Exon 12-Mutation
Nebenkriterien	
1.	Knochenmark: trilineare Myeloproliferation (Knochenmarkbiopsie fakultativ)
2.	erniedrigter Erythropoetinspiegel
3.	Faktoren-unabhängiges Wachstum erythroider Kolonien
Für die Diagnose sind entweder 2 Hauptkriterien und ein Nebenkriterium oder das 1. Hauptkriterium und 2 Nebenkriterien erforderlich.	

nosomie 5; **Klinik:** Hyperviskosität des Blutes, Hypervolämie, Hypermetabolismus, Plethora, Lippenzyanose, Konjunktivalblutungen, Kopfschmerz, Pruritus nach einem heißen Bad, Ohrensausen, arterielle Hypertonie, Sehstörung, Blutungen, Gicht, Erythromelalgie (mikrovaskuläre Komplikation der PV oder der essentiellen Thrombozythämie mit brennenden Schmerzen der Füße und Hände, verbunden mit einem Erythem, Blässe oder Zyanose); **Komplikationen:** Entwicklung einer Knochenmarkfibrose und Splenomegalie; thrombotische Komplikationen wie Herzinfarkt und Schlaganfall (signifikant erhöhtes Thromboserisiko in Studien bei Leukozytose >15 000/µl und Rauchern). **Diagnose:** erfolgt anhand der diagnostischen Kriterien der WHO: s. Tab.; **DD: 1.** Von der PV muß die zellreiche Vorphase der primären Myelofibrose und der essentiellen Thrombozythämie abgegrenzt werden. Obwohl die Knochenmarkbiopsie nur fakultativ ist, hilft sie in der Regel, diese DD an Hand der Megakaryozytenmorphologie zu stellen. Ausschluß von sekundären (kompensatorisch oder inadäquat erhöhte Erythropoetinkonzentration, Rauchen) oder relativen Polyglobulieformen (Stress, Dehydrierung, Plasmaverlust). Meist kann eine sekundäre Polyglobulie mit Hilfe der diagnostischen Kriterien der WHO erkannt werden. **2.** Andere myeloproliferative oder myelodysplastische Erkrankungen sollen ausgeschlossen werden. **Prognose:** im Allg. gut, mediane Überlebenszeit je nach Therapie 10–15 Jahre; häufigste Todesursachen: Thrombosen (29 %), hämatologische Neoplasien (23 %, insbes. akute myeloische Leukämie*), nichthämatologische Neoplasien (16 %), Blutungen (7 %), Übergang in eine Myelofibrose (7–10 %).

Behandlungsindikation: Das Behandlungsziel besteht in der Reduktion der vermehrten Blutzellmasse und der Normalisierung des Hämatokrits durch wiederholte Aderlässe* (Phlebotomie) zur Primär- und Sekundärprophylaxe von Thrombosen (Verbesserung der Rheologie). Ziel ist es dabei, den Hämatokritwert bei Männer <45 %, bei Frauen <41 % zu senken. Zusätzliche Gabe von niedrig dosierter Acetylsalicysäure (Abk. ASS; 50–100 mg/d p. o.). Eine pharmakologische Knochenmarkdepression und Strahlentherapie sind nachgeordnete Verfahren.

Pharmakotherapie: 1. Myelosuppression ist indiziert, wenn die Polyglobulie durch Aderlässe nicht kontrollierbar ist, insbesondere bei hoher Thrombozytenzahl von >1 500 000/µl und Vorhandensein kardiovaskulärer Risikofaktoren: **a)** Hydroxyurea (Litalir®, Syrea®), 15–30 mg/kg KG/d p. o.; bei 70–80 % der Patienten günstige Beeinflussung der Erkrankung; Dosisreduktion bei Thrombozytenkonzentration <500 000/µl oder Leukopenie <4000/µl; Erhaltungsdosis ca. 500 mg/d p. o.; **b)** alternativ oder in Kombination mit Hydroxycarbamid: Interferon-α (Intron A®, Roferon-A®), initial 3 × 3 Mio. IE wöchentlich s. c., ggf. Dosissteigerung bis zum Hämatokritwert <45 % und Thrombozytenkonzentration <450 000/µl; UAW von Interferon-α (s. Leukämie, chronische myeloische) beachten; **c)** das Imidazoquinazol-Derivat Anagrelid (Xagrid®) ist ein effizienter Thrombopoese-Hemmer, der in geringer Dosierung (4 × 0,5–1,0 mg/d p. o.) eine Reduktion der Thrombozytenzahl induzieren kann. Anagrelid führt nicht zur Abnahme der Megakaryozyten im Knochenmark, stört aber deren Reifung. Flüssigkeitsretention limitiert den Einsatz des Arzneimittels bei Herzinsuffizienz. Langfristige Ergebnisse liegen nicht vor, das Arzneimittel ist für die Behandlung von Risikopatienten mit essentieller Thrombozythaemie zugelassen. **2. Zytoreduktive Therapie** bei leukämischer Transformation: Es handelt sich meist um eine akute myeloische, selten um eine akute lymphatische Leukämie oder eine biphänotypische Form. Die Therapie, die häufig ineffektiv ist, entspricht derjenigen bei primärer akuter Leukämie. Bei >60-Jährigen wird eine zytoreduktive Therapie mit Cytarabin (z. B. Alexan®) oder Etoposid (z. B. Vepesid®), je 100–200 mg/m² KO i. v. an den Tagen 1–5 empfohlen. **3. Symptomatische Therapie: a)** zur Verhinderung von Gichtanfall und Uratnephropathie inf. Hyperurikämie zusätzlich zur Myelosuppression: Allopurinol (z. B. Allopurinol®), 100–300 mg/d p. o.; **b)** zur Thromboembolieprophylaxe und bei Erythromelalgie: Acetylsalicylsäure (z. B. ASS-ratiopharm®, Aspirin®), 50–100 mg/d p. o.; Überempfindlichkeit gegen Acetylsalicylsäure beachten; die Dosierung von 1–1,5 g/d ist wegen der Gefahr gastrointestinaler Blutungen obsolet; **c)** bei Thromboseneigung: Arzneimittel , die das Thromboserisiko erhöhen (Östrogene, Diuretika) absetzen; akute Thrombosen können mit Heparin (aPTT-wirksame Dosierung) und nachfolgend Phenprocoumon

(z. B. Marcumar®) mit Ziel-INR >2,0 behandelt werden; **d**) bei Blutungsneigung inf. Mangel an Gerinnungsfaktoren (von-Willebrand-Faktor) und bei normaler bis erhöhter Thrombozytenzahl (weil patienteneigene Blutplättchen häufig funktionell defekt sind): Transfusion von Frischplasma* oder Thrombozytenkonzentrat*; **e**) bei Pruritus: neben Aderlass o. zytoreduktiver Therapie Histamin-H_1-Rezeptoren-Blocker, z. B. Clemastin (Tavegil®), 3 × 1 mg/d p. o.; ggf. Kombination mit Histamin-H_2-Rezeptoren-Blockern, z. B. Cimetidin (z. B. Tagamet®), 3 × 400 mg/d p. o.; bei Misserfolg kann mit Eisen-(II)-sulfat (ferro sanol® duodenal, Ryfer®), 100 mg/d p. o., oder Methoxsalen (Meladinine®) in Kombination mit ultraviolettem Licht (PUVA-Therapie; s. Lichttherapie, dermatologische) oder Colestyramin (Quantalan® 50), 3 × 1 Beutel/d p. o., im Einzelfall Besserung erzielt werden. Bei schwer behandelbarem Pruritus kann Interferon-α (Intron A®, Roferon-A®) s. c. in den o. g. Dosierungen zu einer Linderung des Juckreizes führen. Bei Nichtansprechen Versuch mit Serotonin-Wiederaufnahmehemmern (Antidepressiva*: Fluoxetin oder Paroxetin); **f**) bei symptomatischer Panzytopenie durch sekundäre Knochenmarkfibrose: Androgene, z. B. Testosteronenantat (z. B. Testosteron®-Depot), 300–750 mg i. m. 1-mal pro Woche, oder Glukokortikoide, z. B. Prednisolon (z. B. Decortin® H), 50–100 mg/d p. o., können eine geringe Besserung bewirken.

Operative Therapie: Die Splenektomie (s. Milzchirurgie), z. B. bei Riesenmilz mit abdominalen Verdrängungserscheinungen, wiederholtem Milzinfarkt, ausgeprägtem Hypersplenismus, refraktärer Thrombozytopenie oder portaler Hypertension, soll erst nach Einschätzen aller Risiken erwogen werden. Sie verlängert die Überlebenswahrscheinlichkeit bezüglich der Grunderkrankung nicht, die postoperative Letalität inf. Blutung und/oder Infektion beträgt 35–75 %.

Strahlentherapie: Therapie mit radioaktivem Phosphor (^{32}P) bei >70-Jährigen und bei Patienten, die auf andere Behandlung nicht ansprechen (cave: leukämogenes Potential); Dosierung: initial 2,3–3,0 mCi/m² KO; ggf. Wiederholung nach 3–6 Monaten möglich. Eine perkutane Strahlentherapie führt oft (für ca. 3–4 Monate) zur Linderung splenomegaliebedingter Schmerzen.

Psychotherapie: bei fortgeschrittenem Krankheitsbild mit Ausbildung einer Myelofibrose (Post-Polycythaemia-vera-Myelofibrose) oder Übergang in eine Leukämie indiziert.

Sonstige Maßnahmen: 1. Aderlass*: Therapie der 1. Wahl. Bei der venösen Blutentnahme von ca. 400–500 ml sollen zur Kreislaufstützung mind. 500 ml 0,9 %ige NaCl-Lösung reinfundiert werden. Mit wiederholten Aderlässen ist ein Hämatokrit <45 % anzustreben. Der Eisenmangel kann die Erythropoese begrenzen und soll nur bei typischen Eisenmangelsymptomen durch Eisensubstitution ausgeglichen werden, da sonst die Erythropoese wieder angeregt wird. Cave: Die Aderlasstherapie senkt weder die Thrombozytenzahl noch die Hyperproliferation der hämatologischen Progenitorzellen und die Expansion der extramedullären Hämatopoese. Eine Kombination mit niedrigdosierter Acetylsalicylsäure ist daher sinnvoll. **2. Transfusion:** bei symptomatischer Panzytopenie durch sekundäre Knochenmarkfibrose sind regelmäßig Erythrozytenkonzentrate* und Thrombozytenkonzentrate* zu transfundieren.

Therapeutischer Stufenplan: s. Abb.

Eigenbehandlung: bei Thromboserisiko Nicotinkonsum einstellen und Arzneimittel absetzen, die ein Thromboserisiko beinhalten.

Arbeitsunfähigkeit: 1. geringe Symptomatik: Minderung der Erwerbsfähigkeit (Abk. MdE) um 10–20 %; **2.** Behandlungsbedürftigkeit, verbunden mit mäßigen Auswirkungen auf das Allgemeinbefinden: MdE 30–40 %; **3.** ausgeprägte Symptomatik (Blutungs- bzw. Thromboseneigung): MdE 50–70 %; Arbeitsunfähigkeit für mittelschwere bis schwere körperliche Arbeit bzw. bei Verletzungsgefahr; **4.** Vollbild: MdE 80–100 % und Arbeitsunfähigkeit.

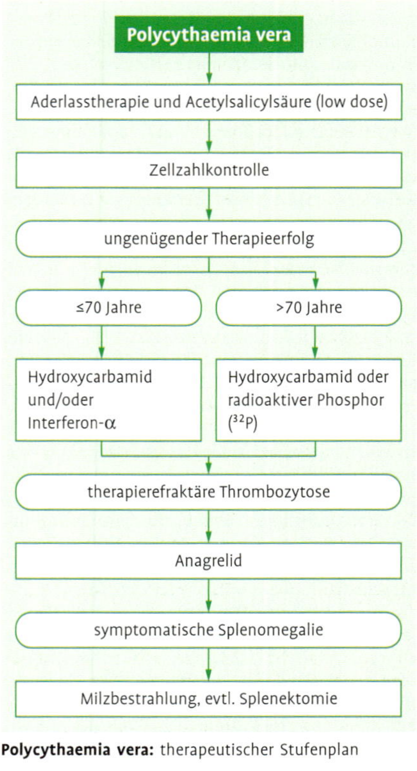

Polycythaemia vera: therapeutischer Stufenplan

Hinweis: 1. Auf Therapie mit alkylierenden Zytostatika, z. B. Busulfan (z. B. Myleran®) oder Chlorambucil (Leukeran®), soll bei <70-Jährigen wegen des leukämogenen Potentials dieser Substanzen verzichtet werden. 2. Invasive Maßnahmen (operativer Eingriff, Angiographie) sollen bei unkontrollierter PV wegen des Risikos erheblicher hämorrhagischer und/oder thrombotischer Komplikationen bis zur Normalisierung des Hämatokritwerts verschoben werden. Elektive Eingriffe sind erst nach mehrmonatiger Normalisierung des Blutbildes durchzuführen.

Neuentwicklung: 1. In einer Phase-II Studie wurde die Wirksamkeit von pegyliertem Interferon-α (PegIntron®, Pegasys®) in Kombination mit ASS 100 mg/d belegt. Pegyliertes Interferon-α ist jedoch für diese Indikation nicht zugelassen. 2. Der Tyrosinkinase-Inhibitor Imatinib (Glivec®) scheint die Aderlassfrequenz zu reduzieren, wurde bislang allerdings nur bei einer begrenzten Patientenzahl eingesetzt. Imatinib ist zur Behandlung der PV nicht zugelassen. 3. Ticlopidin (Tiklyd®), 2 × 1 Filmtablette/d; Thrombozytenaggregations-Hemmer, der zur Prophylaxe und Therapie thromboembolischer Ereignisse eingesetzt wird und ein geringes Absinken der Fibrinogenkonzentration im Plasma bewirkt; der in einer kleinen Pilotstudie geprüfte Wirkstoff verändert andere hämatologische Parameter selten und verursacht keine Blutungsneigung (nicht zugelassen). 4. Informationen zu laufenden Studien des European LeukemiaNet unter: http://www. Leukemianet.eu.

Selbsthilfe: 1. Die Deutsche Leukämie- & Lymphom-Hilfe e. V. (DLH), Bundesverband der Selbsthilfeorganisationen zur Unterstützung von Erwachsenen mit Leukämien und Lymphomen e. V., Thomas-Mann-Str. 40, 53111 Bonn, Tel. 0228 33889200, Fax 0228 3388922; E-Mail: info@leukaemie-hilfe.de, Homepage: http://www.leukaemie-hilfe.de; 2. Deutsche Krebshilfe e. V., Buschstr. 32, 53113 Bonn, Tel. 0228 729900, Fax 0228 7299011; E-Mail: deutsche@krebshilfe.de, Homepage: http://www.krebshilfe.de; 3. Krebsinformationsdienst (KID), Im Neuenheimer Feld 280, 69120 Heidelberg, Tel. 0800 4203040; E-Mail: krebsinformationsdienst@dkfz.de, Homepage: http://www.krebsinformation.de; 4. European Leukemia Information Center, European LeukemiaNet; Universitätsklinikum Frankfurt, Theodor-Stern-Kai 7, 60590 Frankfurt/M.; E-Mail: ELIC@leukemia-net.org.

Literatur: 1. Levine, R. L. et al.: Myeloproliferative disorders. Blood 112: 2190–2198 (2008); 2. De Stefano, V. et al.: Recurrent thrombosis in patients with polycythemia vera and essential thrombocythemia: incidence, risk factors, and effect of treatments. Haematologica 93: 372–380 (2008); 3. Tefferi, A. et al.: Classification and diagnosis of myeloproliferative neoplasms: the 2008 WHO criteria and point of care diagnostic algorithms. Leukemia 22: 14–22 (2008); 4. Landolfi, R. et al.: Leukocytosis as a mayor thrombotic risk factor in patients with polycythemia vera. Blood 109: 2446–2452 (2007); 5. Landolfi, R. et al.: Efficacy and safety of low dose aspirin in polycythemia vera. N Engl J Med 350: 114–124 (2004).

Autor: M. Uppenkamp.

Polydipsie: s. Diabetes insipidus; Diabetes mellitus Typ 1.

Polymyositis: s. Myositis.

Polyneuritis: s. Neuritis.

Polyneuropathie: Abk. PNP; Funktionsstörung des peripheren Nervensystems, die meist langsam einsetzt und progredient verläuft; **Ätiologie:** Metabolische, toxische, nutritive, autoimmunologische und genetische pathogene Faktoren (s. Tab. 1) führen zu primär demyelinisierenden oder axonalen Schädigungen oder zur Vaskulopathie (Vasa nervorum) peripherer Nerven. **Klinik:** abhängig von Art, Verteilungsmuster und Schweregrad der neurologischen Symptome; der häufigste Manifestationstyp ist die distal betonte, symmetrische, sensomotorische PNP, gekennzeichnet durch sensible (meist dominant) und motorische Reiz- und Ausfallerscheinungen, Atrophie der paretischen Muskeln, distal betonte Abschwächung bzw. Verlust der Muskeleigenreflexe und evtl. begleitende autonome Neuropathie.

Behandlungsindikation: 1. **endokrin-metabolische PNP:** unter optimaler Stoffwechselregulation z. T. gute Rückbildung der neurologischen

Polyneuropathie Tab. 1
Einteilung

endokrin-metabolische Polyneuropathie
diabetische Polyneuropathie
urämische Polyneuropathie
Polyneuropathie bei Hypothyreose
Neuropathie bei Akromegalie
Thiaminmangel-Neuropathie
Pyridoxinmangel-Neuropathie
Cobalaminmangel-Neuropathie
Polyneuropathie bei Folsäurehypovitaminose
Tocopherolmangel-Neuropathie
Polyneuropathie bei Malabsorption
hepatische Polyneuropathie
paraneoplastische Polyneuropathie
toxische Polyneuropathie
alkoholische Polyneuropathie
pharmakologisch induzierte Polyneuropathie
Critical-illness-Polyneuropathie
Polyneuropathie durch Heroin
Polyneuropathie durch Umweltgifte

Fortsetzung nächste Seite

P

Fortsetzung v. S. 837

Polyneuropathie Einteilung	Tab. 1
hereditäre Polyneuropathie	
Charcot-Marie-Tooth-Krankheit (CMT) Typ 1–4	
hereditäre motorische und sensible Neuropathie (HMSN) Typ I–VII[1]	
hereditäre sensible und autonome Neuropathie (HSAN) Typ I–V	
hereditäre Neuropathie mit Neigung zu Druckparesen (HNPP)	
Friedreich-Ataxie	
autosomal-dominante zerebellare Ataxie Typ 1 (ADCA-1)	
Leukodystrophien	
Lipidosen	
Abeta-Lipoproteinämie	
Erkrankungen mit gestörtem DNA-repair	
hepatische Porphyrien	
Thalassaemia major	
familiäre amyloidotische Polyneuropathie (FAP) Typ I–IV	

[1] HMSN I–III entspricht CMT 1–3.

Störung, z. B. bei diabetischer Mononeuropathie, PNP bei Hypothyreose, Hypovitaminose (außer bei Pyridoxinmangel), chronischer Nieren- oder Leberinsuffizienz; intensivierte Insulintherapie reduziert Inzidenz und Progression der klinisch manifesten, elektrophysiologisch bestätigten diabetischen PNP innerhalb von 5 Jahren um 64 % im Vergleich zur konventionellen Insulintherapie; **2. toxische PNP:** alkoholische PNP bei Abstinenz weitgehend reversibel; Critical-illness-PNP klingt nach erfolgreicher Therapie von Sepsis* bzw. Multiorganversagen über Monate ab; Rückbildungsfähigkeit toxischer PNP nach Beendigung der Toxinexposition und ggf. Förderung der Toxinelimination (Chelatbildner bei Schwermetallintoxikation) ist abhängig vom ätiologischen Agens und der Ausprägung der PNP; **3. hereditäre PNP:** meist keine kausale Therapie verfügbar; symptomatische Behandlung zur Funktionserhaltung; bei akuter hepatischer Porphyrie oft rasch progrediente, schwere, vorwiegend motorische PNP; prognostisch entscheidend ist das Absetzen porphyrinogener Arzneimittel; als weitere Sofortmaßnahmen Glukose, 500 g/d i. v. und forcierte Diurese.

Pharmakotherapie: 1. endokrin-metabolische PNP: Behandlung vitaminmangelbedingter PNP: s. Tab. 2; sonst kausale Therapie entsprechend dem internistischen Standard; symptomatische Behandlung autonomer Neuropathien: s. Tab. 3; **2. toxische PNP:** bei alkoholischer PNP mit ausgeprägter Malnutrition orales Multivitaminpräparat (z. B. Multibionta® forte N, 1 Kps./d) für 1–2 Monate; parenterale Substitution neurotroper Vitamine nur bei persistierender Malabsorption (Multibionta® N, 1 Amp./d i. v.); **3. hereditäre**

P

Polyneuropathie Tab. 2
Pharmakotherapie der Vitaminmangel-Neuropathien

Ursache	Substitutionstherapie	Dosierung			Therapiedauer	
Thiaminmangel	Thiaminhydrochlorid (z. B. Betabion®)		100	mg/d i. m./langsam i. v. (bei Malabsorption)	3	Monate
		oder				
		2–3 ×	100	mg/d p. o.		
Pyridoxinmangel	Pyridoxinhydrochlorid (z. B. Vitamin B_6-Hevert®)		150	mg/d i. m./i. v.	1–2	Monate
		oder				
		2–3 ×	100	mg/d p. o.		
Cobalaminmangel	Cyanocobalamin (z. B. B12-ASmedic®)		1000	µg/d i. m.	2	Wochen
			1000	µg 2-mal/Woche i. m.	1	Jahr
			1000	µg/Monat i. m.	Erhaltungstherapie	
Folsäuremangel	Folsäure (z. B. Folsäure-Hevert forte, Folsan®)		20	mg/d i. v./i. m.	2	Wochen
		2–4 ×	5	mg/d p. o.	≥2	Monate
Tocopherolmangel	α-Tocopherolacetat (z. B. E-Vicotrat®, Evion® 100)		100–200	mg/d tief i. m.	2	Wochen
		oder				
			2	g/d p. o.		
			800	mg/d p. o.	1	Jahr
			100	mg/d p. o.	Erhaltungstherapie	

Polyneuropathie
Symptomatische Therapie autonomer Neuropathien

Tab. 3

Symptom	Arzneimittel	Tagesdosis					UAW
ortho-statische Hypotension	Fludrocortison (z. B. Astonin® H)	1–2×			0,1	mg p. o.	Ödeme, Hypokaliämie, Kopfschmerz
	Etilefrin (z. B. Effortil® plus)		25	-	50	mg p. o.	gastrointestinale Beschwerden, Unruhe, Tremor, ventrikuläre Rhythmusstörungen
	Midodrin (z. B. Gutron®)	2–3×	2,5	-	5	mg p. o.	ventrikuläre Rhythmusstörungen, Kältegefühl, Harndrang
	Ameziniummetil-sulfat (z. B. Regulton®)		10	-	90	mg p. o.	s. Etilefrin
	Dihydroergotamin-mesilat + Etilefrin (z. B. Dihydergot® plus)	1–3×			1	Tbl. p. o.	Übelkeit, Erbrechen, Kopfschmerz, periphere Mangeldurchblutung; s. Etilefrin
	Indometacin (z. B. Indometacin Sandoz®)	3×	25	-	50	mg p. o.	allergische Reaktionen, Magen-Darm-Ulzera, Myelosuppression, Leber- und Nierenstörungen
Ösophago-gastroparese	Metoclopramid (z. B. Paspertin®)	3–4×			10	mg p. o./ i. v.	Dyskinesien, Parkinsonismus, Kopfschmerz, Prolaktinerhöhung
	Domperidon (z. B. Motilium®)	3×	10	-	20	mg p. o.	Prolaktinerhöhung, selten extrapyramidale Reaktionen
	Erythromycin (z. B. Erythrocin®)	3×			250	mg p. o.	gastrointestinale Störung, allergische Reaktionen, Hepatotoxizität
	Bethanecholchlorid (z. B. Myocholine-Glenwood®)	4–6×	20	-	50	mg p. o.	Magen-Darm-Krämpfe, Diarrhöen, Bradykardie, Hypotonie, Broncho-spasmus
Enteroparese	Metoclopramid	3–4×			10	mg p. o./ i. v.	Dyskinesien, Parkinsonismus, Kopfschmerz, Prolaktin-erhöhung
	Domperidon	3×	10	-	20	mg p. o.	Prolaktinerhöhung, selten extrapyramidale Reaktionen
	Naloxon (z. B. Nalo-xon DeltaSelect®)	1–4×			0,4	mg lang-sam i. v.	selten allergische Reaktionen
neurogene Diarrhö	Loperamid (z. B. Imodium®)	2–4×			2	mg p. o.	Kopfschmerz, Müdigkeit, Schwindel, Nausea
	Butylscopolaminium-bromid (z. B. Buscopan®)	3–5×	10	-	20	mg p. o.	Mundtrockenheit, Tachykardie, Miktionsbeschwerden
	Codein (z. B. Codei-num phosphoricum Berlin-Chemie®)	3×	30	-	50	mg p. o.	Somnolenz, Kopfschmerz, Sehstö-rungen, Nausea, Obstipation, Atemdepression
	Clonidin (z. B. Catapresan®)	2×	0,037	–	0,075	mg p. o.	Sedierung, Kopfschmerz, Schwin-del, Mundtrockenheit, orthostati-sche Beschwerden, Bradykardie, allergische Reaktionen
	Tetracyclin (z. B. Tet-racyclin-Wolff®)		500	-	1000	mg p. o.	gastrointestinale Störungen, allergische Reaktionen
	Colestyramin (z. B. Quantalan®)		4	-	12	g (max. 36 g) p. o.	gastrointestinale Beschwerden, initial Anstieg der Transaminasen und alkalische Phosphatase

Fortsetzung nächste Seite

Fortsetzung v. S. 839

Polyneuropathie Tab. 3
Symptomatische Therapie autonomer Neuropathien

Symptom	Arzneimittel	Tagesdosis	UAW
Blasenatonie	Bethanecholchlorid	4–6× 20 – 50 mg p. o.	Magen-Darm-Krämpfe, Diarrhöen, Bradykardie, Hypotonie, Bronchospasmus
neurogene erektile Dysfunktion	Yohimbin-HCL (z. B. Yohimbin „Spiegel"®)	1–3× 5 – 10 mg p. o.	Tremor, Erregungszustände

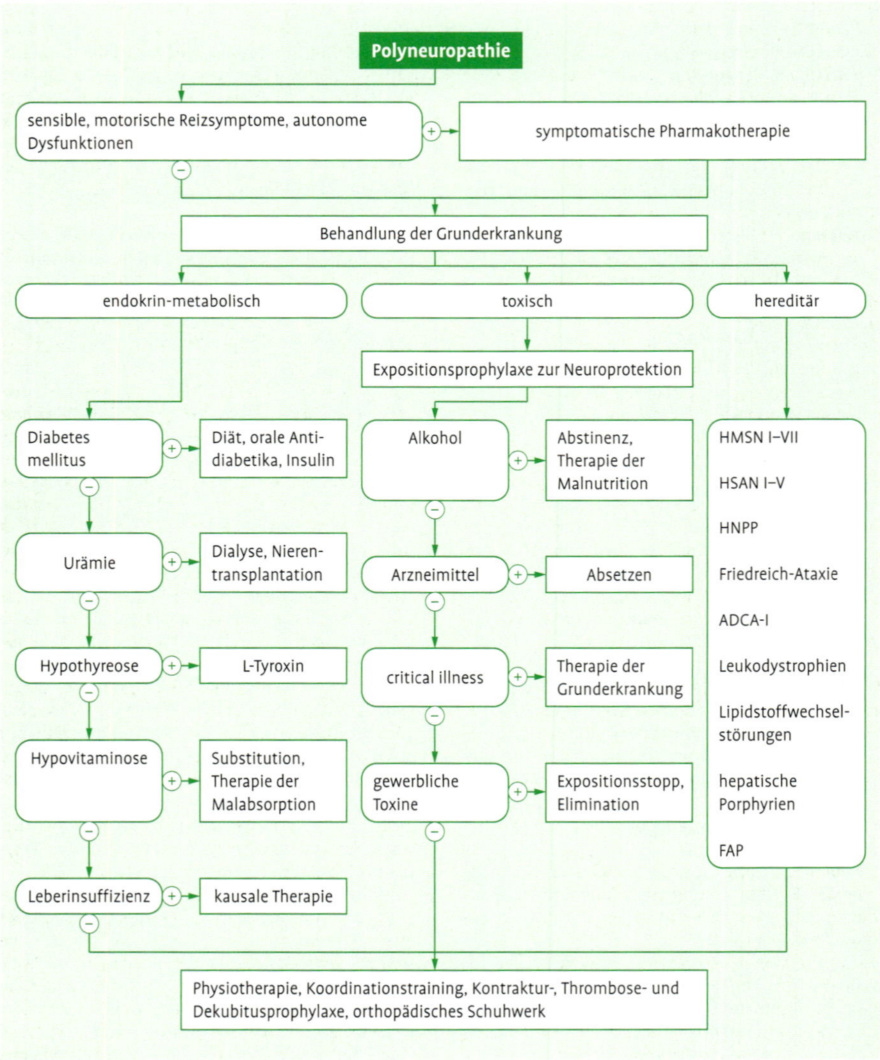

Polyneuropathie: therapeutischer Stufenplan

PNP: bei Gaucher-Krankheit Typ I im fortgeschrittenen Stadium Dauerbehandlung mit Imiglucerase (Cerezyme®) in individueller Dosierung: initial 60 E./kg KG, Intervalle im Allg. 2 Wochen, schrittweise Reduktion der Initialdosis in Abständen von 6–12 Monaten; Enzymersatz mit rekombinanter Alphagalaktosidase (Replagal) bei Fabry-Syndrom; symptomatische Behandlung von Muskelkrämpfen (s. Crampi). **4.** symptomatische Therapie sensibler Reizsymptome: s. Parästhesie (Tab. dort).

Operative Therapie: hereditäre PNP: bei familiärer Amyloidose inf. Transthyretinmutation Lebertransplantation* im Frühstadium.

Psychotherapie: ggf. indiziert zur Krankheitsbewältigung bei schwerem Verlauf.

Sonstige Maßnahmen: **1.** Schutz vor Hautverletzung bei gestörter Oberflächensensibilität mit erhöhter Schmerzschwelle und beeinträchtigter Wundheilung; spezielle Fußpflege; **2.** Vermeidung nervaler Kompressionen bei PNP-bedingter erhöhter Vulnerabilität peripherer Nerven gegenüber mechanischer Schädigung; **3.** physiotherapeutische Behandlung paretischer Muskeln; ggf. orthopädische Hilfsmittel (z. B. Peroneusschiene) zur Funktionsverbesserung; Kontrakturprophylaxe durch aktive und passive Bewegungstherapie sowie korrekte Lagerung unter Vermeidung von Druckläsionen durch Polsterung; **4.** Dekubitusprophylaxe bei bettlägerigen Patienten; **5.** bei ausgeprägter, zumindest partiell rückbildungsfähiger neurologischer Symptomatik Rehabilitationsmaßnahmen.

Therapeutischer Stufenplan: s. Abb.

Eigenbehandlung: **1.** normnahe Blutzuckereinstellung durch Diabetesdiät; **2.** strikte Alkoholkarenz bei alkoholischer PNP; **3.** fettarme Diät bei Abeta-Lipoproteinämie; phytol- und phytansäurearme Diät bei hereditärer motorisch-sensibler Neuropathie Typ IV.

Arbeitsunfähigkeit: abhängig von Art, Schweregrad und Prognose der neurologischen Symptomatik.

Hinweis: obsolete Maßnahmen: **1.** Behandlung jeder PNP mit Vitaminpräparaten; Risiko einer pyridoxininduzierten sensiblen PNP unter hochdosierter Vitamin-B_6-Substitution (>500 mg/d über einen Zeitraum >2 Monate); PNP nur partiell reversibel nach Beendigung der Vitamin-B_6-Gabe; **2.** Applikation von Gangliosiden wegen potentieller UAW einer akuten Polyneuritis vom Guillain-Barré-Syndrom-Typ.

Neuentwicklung: **1.** neuroprotektiver Effekt bezüglich der Entwicklung einer Chemotherapie-induzierten PNP durch Reduktion der Kumulativdosis und Dosisintensität; **2.** experimentelle Hinweise auf therapeutische Wirksamkeit von Nerve growth factor im Frühstadium der diabetischen PNP; **3.** Mitofusin-2-Mutationen sind die häufigste Ursache für eine CMT2; **4.** Holo-Transcobalamin im Serum ist der früheste Marker eines Vitamin B_{12}-Mangels.

Selbsthilfe: **1.** Deutscher Diabetiker-Bund e. V., Goethestr. 27, 34119 Kassel, Tel. 0561 7034770, Fax 0561 7034771; E-Mail: info@diabetikerbund.de, Homepage: http://www.diabetikerbund.de; **2.** Anonyme Alkoholiker Interessengemeinschaft e. V., Waldweg 6, 84177 Gottfrieding-Unterweilnbach, Tel. 08731 325730, Fax 08731 3257320, bundeseinheitliche Rufnummer zur Vermittlung lokaler Selbsthilfegruppen/Kontaktstellen: 19295; E-Mail: aa-kontakt@anonyme-alkoholiker.de, Homepage: http://www.anonyme-alkoholiker.de.

Literatur: **1.** Heuß, D. et al.: Diagnostik bei Polyneuropathien. In: Diener, H. C.; Putzki, N.: Leitlinien für Diagnostik und Therapie in der Neurologie. 4. Aufl. Stuttgart: Thieme, 2008; **2.** Limmroth, V.; Hojer, C.: Polyneuropathien. In: Brandt, T.; Dichgans, J.; Diener, H. C. (Hrsg.): Therapie und Verlauf neurologischer Erkrankungen. 5. Aufl. Stuttgart: Kohlhammer, 2007; **3.** Gold, R.; Toyka, K. V.: Immuntherapie neurologischer Erkrankungen. Bremen: UNI-MED, 2001.

Autoren: S. Koeppen, H. C. Diener.

Polypen, kolorektale: Schleimhautvorwölbungen in das Lumen von Kolon bzw. Rektum; bei mehr als 100 Polypen spricht man von einer Polypose; die Infiltration der Submukosa bedeutet den Übergang in ein Kolon- bzw. Rektumkarzinom. **Formen:** **1.** neoplastische Polypen (70 %): **a)** Adenome: finden sich bei 35–40 % aller >30-Jährigen bzw. 60 % aller >60-Jährigen; mehr als 99 % der benignen neoplastischen kolorektalen Polypen sind Adenome und können je nach histologischen Eigenschaften und Größe in unterschiedlichem Maß entarten (Malignitätsrate 0–70 %); **b)** familiäre adenomatöse Polypose (Abk. FAP): autosomal-dominant erblich, obligate Präkanzerose; der gesamte Dickdarm ist mit hunderten bis tausenden Polypen befallen (Altersgipfel 29. Lebensjahr); ausführliche Familienanamnese, DNA-Analyse und Koloskopie aller Familienmitglieder wichtig; Assoziation mit anderen Erkrankungen: Gardner-Syndrom (Polyposis, Weichteiltumoren, Karzinome, Osteome), Turcot-Syndrom (Polyposis und Hirntumoren*), Zanca-Syndrom (Polyposis und kartilaginäre Exostosen); **2.** nichtneoplastische Polypen (30 %): **a)** juvenile Polyposis coli: in ca. 10 % maligne Transformation, insbes. bei diffuser Verteilung der Polypen; **b)** Peutz-Jeghers-Syndrom (Hamartome): Tendenz zu maligner Transformation der assoziierten Adenome im Intestinaltrakt; **c)** hyperplastische Polypen: keine maligne Transformation.

Behandlungsindikation: **1.** Als Karzinomprophylaxe sollte jeder Polyp abgetragen und histologisch untersucht werden. Die Knipsbiopsie kann nur zwischen Hamartom und Adenom unterscheiden, gibt aber keine Information zur Dignität; dazu muss die Polypenbasis mit Submukosa histologisch untersucht werden (Schlingenbiopsie). **2.** Bei FAP besteht die Indikation zur Totalentfernung von Kolon und Rektum.

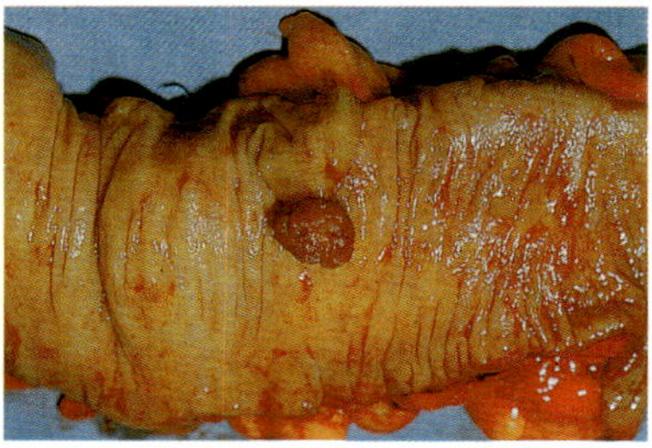

Polypen, kolorektale Abb. 1: Segmentresektion im Colon descendens; das 3 cm große Adenom konnte endoskopisch nicht abgetragen werden.

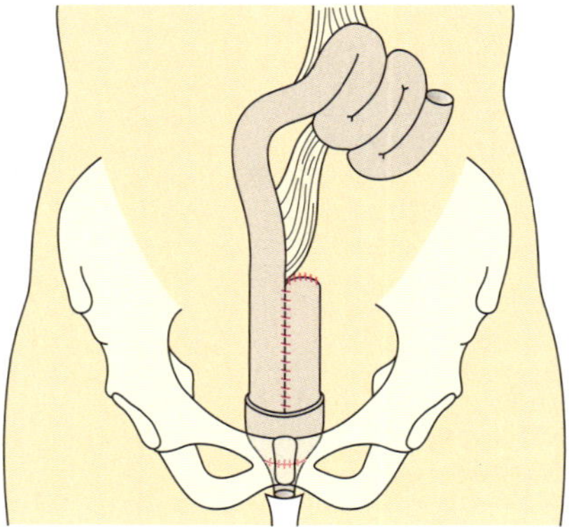

Polypen, kolorektale Abb. 2: Koloproktektomie mit Kontinenzerhaltung (J-Pouch)

Operative Therapie: Methode der Wahl; führendes Symptom der Polypen ist die Blutung, deren Ursache endoskopisch abgeklärt werden muss. Solitäre Polypen sollten sogleich bei der diagnostischen Endoskopie mit der Diathermieschlinge abgetragen werden. Größere und breitbasig aufsitzende Polypen, insbes. das villöse Adenom, sind durch endoskopische Abtragung meist nicht zu entfernen; der Tumor muss je nach Lage durch transanale endoskopische Therapie (Abk. TEM) oder (im Kolon) durch Laparotomie entfernt werden (s. Abb. 1). Bei Feststellung einer Polyposis besteht dringende Operationsindikation nach exakter diagnostischer Abklärung. **Vorbereitung: 1.** für die Endoskopie: Blutungsanamnese, Laboruntersuchungen (Quick-Wert >50 %, Thrombozytenzahl >150 000/µl); Darmreinigung am Vorabend der Untersuchung mit 150 ml Magnesiumsulfat (25 %) p. o., am nächsten Morgen Einnahme von 1 l Trinklösung (NaCl 6,5 g/l, $NaHCO_3$ 2,5 g/l und KCl 0,75 g/l) in 30–40 Minuten; die Lavage ist beendet, wenn sich peranal klare Flüssigkeit entleert oder 5 l getrunken wurden. **2.** für die operative Entfernung: Darmreinigung mit 2 Liter Elektrolyte enthaltender Makrogol-Lösung (Elektrolytkontrolle); bei geplanter Darmresektion oder Kolektomie perioperative Antibiotikaprophylaxe mit einem Cephalosporin der 2. oder 3. Generation in Kombination mit Metronidazol (z. B. Clont®); pharmakologische Thromboseprophylaxe; **Verfahren: 1. Endoskopie:** totale Abtragung des Polypen (mit seiner Basis) mit Diathermieschlinge mit Blutstillung und histologischer Untersuchung; anschl. Überwachung für 4–6 Stunden wegen möglicher Nachblutung bzw. bis zum Abklingen der Sedierung; abhängig vom Untersuchungsergebnis Kontrollendoskopie in 1–3 Monaten; lässt sich der Polyp inf. seiner Größe nicht abtragen, ist es sinnvoll, ihn mit Metallclips oder Farbe zu markieren, um ihn bei der erforderlichen Laparotomie leichter zu finden. **2. TEM:** Große Adenome im Rektum werden direkt transanal oder durch TEM entfernt; die Abtragungsebenen müssen tumorfrei sein. Mit TEM ist auch eine Vollwandresektion am Rektum möglich (bei großen villösen Adenomen). **3. Laparotomie:** indiziert bei höher gelegenen großen Adenomen, die mit der Schlinge nicht entfernt werden können; Kolotomie im Bereich der Taenia libera direkt über dem tastbaren und endoskopisch markierten Polypen; entweder lokale Exzision des Polypen und Adaptation der Schleimhaut nach sorgfältiger Blutstillung oder Kolonsegmentresektion mit End-zu-End-Anastomosierung; bei FAP: Kolektomie mit ileo-pouch-analer Anastomose (s. Abb. 2) oder Koloproktektomie mit kontinentem Ileumafter nach Kock bzw. definitivem prominentem Ileostoma (s. Colitis ulcerosa); **Nachbehandlung: 1.** bei solitären Polypen kurzfristige histologische Kontrolle, wenn der Polyp nicht total entfernt wurde, ansonsten Kontrolle nach etwa 3–6 Monaten, um evtl. neue Polypen zu finden und abzutragen; **2.** nach transanaler chirurgischer Polypexzision, TEM, Laparotomie mit Polypexstirpation oder Kolonsegmentresektion: parenterale Ernährung* oder Astronautendiät für 1 Woche; orale Abführmaßnahmen ab 3.–4. postoperativem Tag; **3.** nach Kolektomie mit J-Pouch und temporärer Ileostomie: vorsichtiger Kostaufbau ab 4. Tag, ohne Ileostomie für 1 Woche parenterale Ernährung und erst dann Kostaufbau; Wundkontrollen, Drainagenentfernung ab 5. Tag, pharmakologische Thromboseprophylaxe; **Komplikationen:** Nahtinsuffizienz nach Kolotomie <1 %, nach Segmentresektion 1–3 %, nach Kolektomie mit J-Pouch 3–5 %; **Ergebnisse:** Letalität ca. 3 %; die FAP ist durch Koloproktektomie (falls noch keine maligne Transformation vorliegt) geheilt.

Therapeutischer Stufenplan: s. Abb. 3.

Arbeitsunfähigkeit: nach TEM, Kolotomie, Segmentresektion 14 Tage; nach Proktokolektomie 4–6 Wochen.

Neuentwicklung: 1. laparoskopisch ausgeführte Kolotomie und Kolonsegmentresektion; **2.** Ascorbinsäure (Vitamin C) und Sulindac (Dosierung initial 300 mg/d als Supp., Dosisreduktion in 6-wöchigen Abständen auf 200 mg, 150 mg, 100 mg bis

P

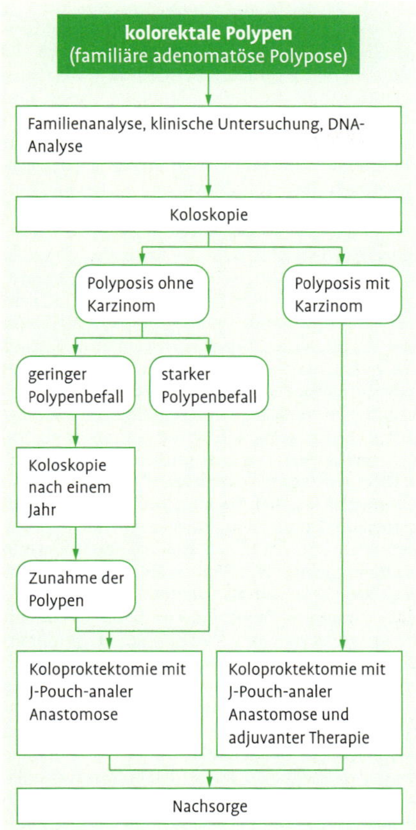

Polypen, kolorektale Abb. 3: therapeutischer Stufenplan bei familiärer adenomatöser Polypose (Abk. FAP)

25 mg/d) sollen eine spontane Rückbildung vorhandener Polypen bewirken und die Neubildung hemmen. Die Methode, auch als adjuvante Therapie zur Operation, befindet sich im Versuchsstadium.

Selbsthilfe: bei Kolostomie: Deutsche ILCO e. V., Thomas-Mann-Str. 40, 53111 Bonn, Tel. 0228 33889450, Fax 0228 33889475; E-Mail: info@ilco.de; Homepage: http://www.ilco.de.

Literatur: 1. Pistorius, S. et al.: Erbliche Tumoren im Gastrointestinaltrakt. Chirurg 6: 561–571 (2007); 2. Häring, R. (Hrsg.): Krebsrisikoerkrankungen des Verdauungstraktes. Berlin, Oxford, Edinburgh: Blackwell, 1994.

Autor: J. Boese-Landgraf.

Polyp, fibroepithelialer: s. Fibroma molle.

Polyposis nasi et sinuum: s. Nasenpolypen.

Polyradikulitis: s. Neuritis.

Polytrauma: gleichzeitig erlittene stumpfe oder penetrierende Verletzungen mehrerer Körperregionen oder Organsysteme, wobei wenigstens eine Verletzung oder ihre Kombination lebensbedrohlich ist; Therapie richtet sich nach Verletzungsmuster (z. B. Schädelhirn-, Thorax-, Abdominal-, Becken-, Extremitätentrauma) und Symptomen (Blutung, Schmerzen, Bewusstlosigkeit*, respiratorische Insuffizienz*, hypovolämischer Schock*).

Behandlungsindikation: stets gegeben; Ziel ist die Aufrechterhaltung der Vitalfunktionen, sowie ausreichende Analgesie oder Narkose (s. Narkose, präklinische).

Lebensrettende Sofortmaßnahmen: als wichtigste Regel gilt, die größte Bedrohung für das Überleben zuerst zu behandeln; Vorgehen nach dem sog. ABCDE-Schema: **1. A** (für engl. airway): Sicherung der Atemwege und Schutz der Halswirbelsäule (s. Atemwegsicherung); **2. B** (für engl. breathing): Kontrolle der Atemfunktion und Behandlung lebensgefährlicher Thoraxverletzungen, Sauerstoffgabe*, ggf. Beatmung* (Masken-Beutel-Beatmung unter Sauerstoffanschluss mit Reservoirbeutel, Intubation); **3. C** (für engl. circulation): Stabilisierung der Kreislauffunktion und Blutstillung, i. v.-Volumenersatz mit kristalloider (und evtl. kolloidaler) Infusionslösung; hypertone Kochsalzlösungen (z. B. HyperHAES®) mobilisieren interstitielle Flüssigkeit in das Gefäßsystem und besitzen bereits in kleinen, schnell zu infundierenden Mengen (250 ml) einen signifikanten Volumeneffekt, möglicherweise vorteilhaft bei bestimmten Verletzungen (wie Schädel-Hirn-Trauma); cave: keine aggressive Volumentherapie bei nicht kontrollierbarer Blutung in Körperhöhlen (intrathorakal, intraabdominal) sowie bei penetrierenden Verletzungen des Körperstamms; **4. D** (für engl. disability): Erfassung neurologischer Störungen (Pupillenkontrolle und Glasgow Coma Scale, s. Bewusstlosigkeit); **5. E** (für engl. exposure und environment): vollständiges Entkleiden des Patienten unter Vermeidung von Auskühlung.

Pharmakotherapie: gut steuerbare Analgesie (präklinisch): **1.** Opioide*: z. B. Fentanyl (z. B. Fentanyl®-Janssen), 1,5–3 µg/kg KG i. v.; **2.** Esketamin (Ketanest®S), zur Analgesie 0,125–0,25 mg/kg KG i. v., zur Narkoseeinleitung 0,5–1,0 mg/kg KG i. v.; auch i.m.-Gabe möglich; **3.** ggf. in Kombination mit Benzodiazepinderivaten (cave: Atemdepression): z. B. **a)** Diazepam (z. B. Valium®), 5–10 mg i. v.; **b)** Midazolam (z. B. Dormicum®), 2–5 mg i. v.

Operative Therapie: Im Rahmen der Primärversorgung werden keine langwierigen chirurgischen Interventionen durchgeführt, die Versorgung beschränkt sich auf Notoperationen zur akuten Druckentlastung (z. B. bei Hämatothorax, Epiduralhämatom*) und zur chirurgischen Blutungskontrolle. Weitere chirurgische Eingriffe wie definitive Frakturversorgung erfolgen zu einem späteren Zeitpunkt nach Stabilisierung des Patienten.

Sonstige Maßnahmen: **1.** ergänzende Maßnahmen zu den lebensrettenden Sofortmaßnahmen

P

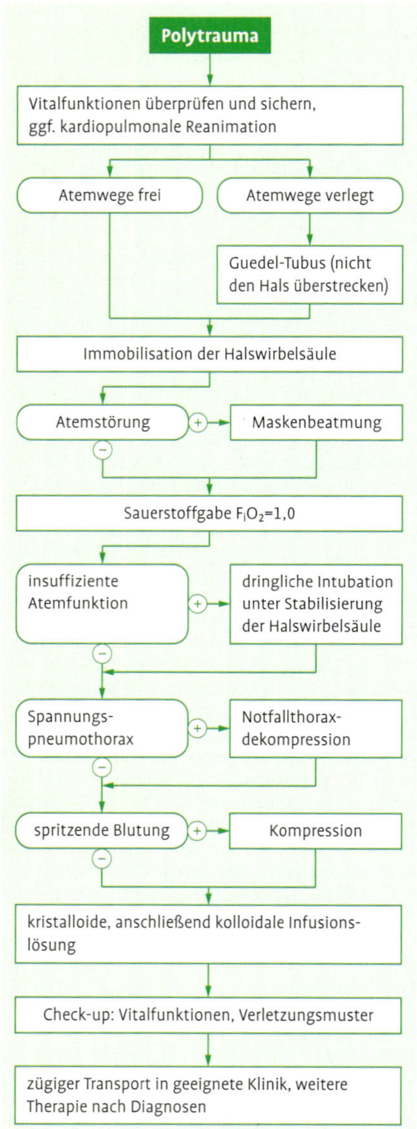

Polytrauma: therapeutischer Stufenplan

(in Abhängigkeit der Verletzungsmuster und des Patientenzustands): **a)** Immobilisation der Halswirbelsäule: bei geringstem Anhalt für eine Wirbelsäulenverletzung Patienten mit mehreren Helfern retten und Hilfsmittel zur Immobilisation einsetzen (z. B. Schaufeltrage) mit flacher Lagerung auf Vakuummatratze in Neutralstellung der Wirbelsäule und Immobilisation für den Transport; **b)** Analgesie und ggf. Narkoseeinleitung (s. Narkose, präklinische) am Unfallort; **c)** ggf. Anlage einer Thoraxdrainage*; **d)** Druckverband zur Blutstillung*; **e)** primäre Versorgung von Frakturen: Reposition, um Durchblutungsstörungen und Weichteilnekrosen zu vermeiden, anschließend Fixation mit pneumatischer Schiene, Vakuummatratze oder -schiene; **f)** Monitoring (EKG, Blutdruckmessung, Pulsoximetrie, Kapnometrie); **2.** möglichst frühzeitig technische Maßnahmen organisieren: z. B. **a)** der Rettungsleitstelle Verletzungsmuster und Anzahl der Verletzten mitteilen (ggf. Nachforderung weiterer Hilfsmittel); **b)** technische Rettung (z. B. eines eingeklemmten Patienten) nach Erfordernis in Abstimmung mit Notarzt bzw. Rettungsdienst und Feuerwehr bzw. Technischem Hilfswerk; währenddessen kontinuierliches Monitoring und engmaschige Kontrolle der Vitalfunktionen; **c)** geeignete Zielklinik auswählen; **d)** ggf. Anforderung eines Hubschraubers bei Boden gebundener Transportzeit über 15 Minuten.

Therapeutischer Stufenplan: s. Abb.

Hinweis: **1.** In der Regel rascher Transport in geeignete Zielklinik (Traumazentrum) indiziert, insbesondere bei instabilem Patienten präklinisch Beschränkung auf unbedingt erforderliche Maßnahmen (sog. Treat-and-go-Prinzip). **2.** An Kombinationsverletzungen denken, da nicht die offensichtlichste Verletzung (z. B. starke Blutung, Amputation) auch die vital bedrohlichste sein muss. **3.** Bestimmte Hinweise zum Unfallhergang (wie Sturz aus größerer Höhe, Einklemmung oder Verschüttung, Unfall mit höherer Geschwindigkeit) und entsprechende Verletzungsmuster (z. B. offene Thoraxverletzung, instabile Beckenfraktur) müssen auch bei scheinbar stabilem Patienten auf die Verdachtsdiagnose Polytrauma lenken und rechtfertigen die Einweisung in ein Traumazentrum.

Literatur: **1.** Leitlinien der Deutschen Gesellschaft für Unfallchirurgie: Polytrauma. http://www.dgu-online.de/de/leitlinien/polytrauma.jsp; **2.** Stahel, P. F. et al.: Aktuelle Konzepte des Polytraumamanagements: Von ATLS zu Damage Control. Notfall & Rettungsmedizin 8: 454–465 (2005); **3.** American College of Surgeons: ATLS, Advanced Trauma Life Support for Doctors. 7th Edition Chicago: Amer College of Surgeons, 2004; **4.** Hoitz, J. et al.: Polytrauma: Präklinische Versorgung. Notfall & Rettungsmedizin 7: 589–603 (2004).

Autoren: B. Urban, H. Moecke, S. Oppermann, Ch. Lackner.

Polyurie: s. Diabetes insipidus; Diabetes mellitus Typ 1; Diabetes mellitus Typ 2.

Polyvidon-Iod: s. Povidon-Iod.

Polyzythämie, primäre: s. Polycythaemia vera.

Porphyrie: s. Erythrozytenenzymopathien.

Posaconazol: s. Antimykotika.

Postfundoplicatiosyndrom: s. Fundoplicatio.

Postgastrektomiesyndrome: Oberbegriff für verschiedene Störungen im oberen Magen-Darm-

Postgastrektomiesyndrome Operativ therapierbare Folgeerkrankungen nach Magenoperation		
Folgeerkrankung	Ursache/Symptome	Therapie/Korrektureingriff
Rezidivulkus	1. mangelhafte Säurereduktion durch inkomplette Vagotomie oder belassene Antrumschleimhaut im Restmagen oder Duodenalstumpf 2. extragastrale Ursache: Zollinger-Ellison-Syndrom (Gastrinome), Hyperparathyroidismus	nach erfolgloser konservativer Therapie oder bei Komplikationen: trunkuläre Vagotomie oder Billroth-I-Magenresektion; Umwandlung einer Billroth-II- in eine Billroth-I-Magenresektion; bei Gastrinom Exstirpation oder Gastrektomie
Magenstumpfkarzinom	Karzinomentstehung in einem (aufgrund eines gutartigen Leidens) resezierten Magen; Karzinominzidenz 20 Jahre nach Resektion dreifach erhöht; Ursachen: chronische Gastritis, Gallereflux, Anazidität, bakterielle Besiedlung?	wenn noch operabel: Restgastrektomie, evtl. mit intraoperativer Strahlentherapie; oft wird die Diagnose spät gestellt; die Prognose ist schlecht
Syndrom der blinden Schlinge	1. zuführendes Syndrom: technisch bedingte Stenosierung an der Gastroenterostomose, dadurch Stase, Abflussbehinderung und Keimbesiedlung des Duodenums	Umwandlung der Billroth-II- in eine Billroth-I-Magenresektion; bei Risikopatienten in der postoperativen Phase Braun-Enteroanastomose
	2. abführendes Syndrom: Abknickung oder Stenose behindern die Magenentleerung	Umwandlung der Billroth-II- in eine Billroth-I-Magenresektion; bei Risikopatienten evtl. pneumatische Dehnung
Dumping-Syndrom	1. Frühsyndrom: ca. 30 Minuten nach Nahrungsaufnahme durch Sturzentleerung (Pylorusverlust) auftretende Kreislaufschocksymptomatik mit Übelkeit, Krämpfen und Völlegefühl; hyperosmolare Nahrung bewirkt einen verstärkten Wassereinstrom in den Dünndarm	Umstellung der Nahrungsaufnahme: Vermeiden von Kohlenhydraten zugunsten von Eiweiß und Fett; häufige kleine Mahlzeiten, keine Flüssigkeitsaufnahme während des Essens, Hinlegen nach dem Essen; Quellstoffe; nach erfolgloser konservativer Therapie frühestens 1–2 Jahre postoperativ: Umwandlung einer Billroth-II- in eine Billroth-I-Magenresektion; bei kleinem Restmagen evtl. anisoperistaltische Jejunuminterposition (Bremswirkung)
	2. Spätsyndrom: Hypoglykämie durch reaktive Hyperinsulinämie ca. 1–2 Stunden nach kohlenhydratreicher Kost (sehr selten)	
Refluxgastritis	Reflux von Duodenalsaft (nach Billroth-I-Magenresektion oder Pyloroplastik) oder Dünndarminhalt (nach Billroth-II-Magenresektion) in den Magen; evtl. bedeutsam für die Entstehung eines Magenkarzinoms	in ausgeprägten Fällen Modifikation der Billroth-II-Magenresektion durch Gastroenterostomie mit langer Schlinge (nach Roux)
Refluxösophagitis	insbes. nach Gastrektomie auftretend; Komplikation: Striktur	Therapie: s. Refluxkrankheit; präventiv kann bei der Erstoperation (Gastrektomie) die Anastomosierung mit einer 80 cm langen Roux-Schlinge erfolgen.

Fortsetzung nächste Seite

Fortsetzung v. S. 845

Postgastrektomiesyndrome
Operativ therapierbare Folgeerkrankungen nach Magenoperation

Folgeerkrankung	Ursache/Symptome	Therapie/Korrektureingriff
Syndrom des zu kleinen Magens	Übelkeit, Völlegefühl, zu geringe Nahrungsaufnahme und Gewichtsverlust durch Reduktion des Magenvolumens	häufigere Aufnahme kleiner Nahrungsmengen erforderlich; meist stabilisiert sich die Situation mit zunehmendem Zeitabstand von der Operation; ggf. operative Vergrößerung durch Umwandlung einer Billroth-II- in eine Billroth-I-Magenresektion mit Interposition einer Jejunumschlinge zwischen Restmagen und Duodenum (modifiziert nach Longmire); nach Erstoperation (Gastrektomie) präventiv Pouch-Bildung

Trakt nach Magenoperationen (Teilresektion, Gastrektomie, Vagotomie); **Einteilung:** entspr. des therapeutischen Vorgehens: **1.** Störungen mit ausschließlich pharmakologischer und diätetischer Therapie: Diarrhö (nach Vagotomie), Malnutrition*, hyperchrome makrozytäre Anämie*, Osteopathie (Osteomalazie* bzw. Osteoporose*); **2.** Störungen, die durch Korrekturoperationen behandelt werden können (s. Tab.): Rezidivulkus (s. Ulkus, gastroduodenales), Magenstumpfkarzinom (s. Magenkarzinom), Syndrom* der blinden Schlinge, Dumping-Syndrom, Refluxgastritis (s. Gastritis, chronische), Refluxösophagitis (s. Refluxkrankheit, gastroösophageale), Syndrom des zu kleinen Magens.

Behandlungsindikation: bei Magenstumpfkarzinom absolute Operationsindikation; bei anderen Postgastrektomiesyndromen zunächst konservative Therapie, bei Versagen bzw. erheblichem Leidensdruck operative Korrektur.

Operative Therapie: Der Sekundäreingriff ist inf. der veränderten anatomischen Situation im Abdomen (Verwachsungen) oft technisch schwieriger als der Primäreingriff. **Verfahren:** s. Abb.

Literatur: Hölscher, A. H.: Postoperative Folgezustände nach Magenresektion und Vagotomie. In: Siewert, J. R.; Rothmund, M.; Schumpelick, V. (Hrsg.): Praxis der Viszeralchirurgie. Gastroenterologische Chirurgie. 2. Aufl. Berlin, Heidelberg, New York: Springer, 2006.

Autor: R. Pfitzmann.

Posthitis: s. Balanoposthitis.

Postkoitalpille: s. Kontrazeption, hormonale.

Postmenopausenblutung: s. Blutung, postmenopausale.

Post-partum-Thyroiditis: s. Thyroiditis.

Postprimärtuberkulose: s. Tuberkulose.

Postsplenektomiesyndrom: s. Milzchirurgie.

Povidon-Iod: Kurzbez. PVP-Iod; syn. Polyvidon-Iod; molekulares Iod in komplexer Verbindung an Poly-

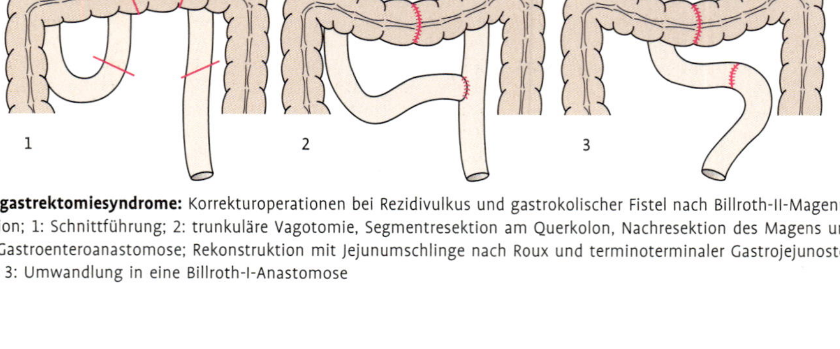

Postgastrektomiesyndrome: Korrekturoperationen bei Rezidivulkus und gastrokolischer Fistel nach Billroth-II-Magenresektion; 1: Schnittführung; 2: trunkuläre Vagotomie, Segmentresektion am Querkolon, Nachresektion des Magens und der Gastroenteroanastomose; Rekonstruktion mit Jejunumschlinge nach Roux und terminoterminaler Gastrojejunostomie; 3: Umwandlung in eine Billroth-I-Anastomose

1-vinyl-2-pyrrolidon mit einem Iodgehalt des Komplexes von 10 g%; **Vertreter:** 10 g%ige Zubereitung (entspr. 1 g%ige Iodkonzentration): z. B. Betaisodona®, Braunovidon®, Polysept®, Traumasept®; **Wirkungsmechanismus:** antimikrobiell aufgrund oxidierender Eigenschaften (Antiseptikum).

Indikation: Desinfektion der Haut, Mundschleimhaut, Vagina, Urethra, Händedesinfektion, Blasenkatheterisierung, Wunddesinfektion.

Kontraindikation: bekannte Iodempfindlichkeit, Hyperthyreose*, vor und nach Radioiodanwendung, Dermatitis herpetiformis Duhring; strenge Indikationsstellung in Schwangerschaft und Stillzeit.

Wechselwirkungen: Inkompatibilität mit anderen Externa (enzymatische Wundbehandlungsmittel, Wasserstoffperoxid).

UAW: **1.** Hautirritation (passager); **2.** Kontaktallergie vom Spättyp (Einzelfälle); **3.** Niereninsuffizienz bei großflächiger Anwendung (und systemischer Resorption); **4.** Elektrolytstörung, metabolische Azidose; **5.** Störung der Schilddrüsenfunktion bei Säuglingen.

Autoren: W. Sterry, N. Lembert.

PPSB: Abk. für Prothrombinkomplex*-Konzentrat.

Präcurarisierung: s. Muskelrelaxanzien.

Präeklampsie: s. HELLP-Syndrom; Schwangerschaftserkrankung, hypertensive.

Praziquantel: s. Anthelminthika.

Prazosin: s. Alpha-Rezeptoren-Blocker.

Pregabalin: s. Antiepileptika.

Prellung: s. Kontusion.

Presbyopie: s. Akkommodationsstörungen.

Prilocain: s. Lokalanästhetika.

Primärtuberkulose: s. Tuberkulose.

Pringle-Manöver: s. Leberverletzung.

Prionen: s. Creutzfeldt-Jakob-Krankheit.

Procain: s. Lokalanästhetika.

Procarbazin: s. Alkylanzien.

Prokinetika: syn. Peristaltikanreger, Gastroprokinetika; Pharmaka zur Steigerung der gastrointestinalen Motilität und Peristaltik mit Beschleunigung der Magenentleerung und Dünndarmpassage; **Einteilung:** substituierte Benzamide: **1.** Domperidon (z. B. Motilium®); **2.** Metoclopramid (z. B. Paspertin®); **Wirkungsmechanismus:** **1.** Domperidon: vermutlich Dopamin-D_2-Rezeptor-Antagonismus im Magen; **2.** Metoclopramid: **a)** peripherer und zentraler Dopamin-D_2-Rezeptor-Antagonismus; **b)** peripherer Serotonin-5-HT_4-Rezeptor-Agonismus; **Pharmakokinetik:** **1.** Domperidon: hoher First-pass-Effekt, Bioverfügbarkeit ca. 15 %; kaum Passage der Blut-Hirn-Schranke, daher lediglich periphere Wirkung; HWZ 7–8 Stunden; Ausscheidung überwiegend mit dem Faeces; **2.** Metoclopramid: Resorption rasch und vollständig, Bioverfügbarkeit 75 %; Passage der Blut-Hirn-, und Plazentaschranke sowie Übertragung in die Muttermilch; HWZ 4–6 Stunden; renale Elimination (30 % unverändert), der Rest nach hepatischem Metabolismus.

Indikation: **1.** Gastroparese; **2.** Reizmagen; **3.** Erkrankung des oberen Magen-Darm-Traktes, die mit einer Motilitätsstörung einhergeht (z. B. gastroösophagale Refluxkrankheit*); **4.** bei Übelkeit und Erbrechen als Antiemetika* (u. a. als Komedikation bei einem Migräneanfall).

Kontraindikation: **1.** Epilepsie*; **2.** (mechanischer) Ileus*; **3.** Phäochromozytom*; **4.** prolaktinabhängiger Tumor; **5.** extrapyramidale Störung; **6.** Säuglinge und Kinder bis 2 Jahre; **7.** strenge Indikationsstellung in Schwangerschaft und Stillzeit sowie für Kinder bis 14 Jahre.

Wechselwirkungen: **1.** Resorptionsbeschleunigung oder -verminderung anderer Arzneimittel inf. gesteigerter Motorik; **2.** Blutdruckanstieg bei gleichzeitiger Einnahme von Metoclopramid mit Sympathomimetika*.

UAW: **1.** Diarrhö (gelegentlich); **2.** v. a. unter Metoclopramid (selten): **a)** Sedierung, extrapyramidale Bewegungsstörung, Dyskinesien v. a. bei Kindern, cave: bei Auftreten von Dyskinesien Therapie abbrechen und Biperiden (Akineton®) als Antidot langsam i. v. geben (s. u.); **b)** Depression (vereinzelt); **3.** Steigerung der Prolaktinsekretion (nach längerer Anwendung).

Dosierung: Einnahme vor den Mahlzeiten; Dosisanpassung bei eingeschränkter Nierenfunktion und schwerer Leberinsuffizienz; **1.** Domperidon (z. B. Motilium®): 3–4 × 10–20 mg p. o.; **2.** Metoclopramid (z. B. Paspertin®): 3–4 × 10 mg p. o.

Hinweis: Antidot (Parasympatholytikum* mit ausgeprägter zentraler Wirkung): Biperiden (Akineton®), 2–5 mg langsam i. v. oder i. m.

Neuentwicklung: Motilin-Agonisten, z. B. Erythromycin und Erythromycinanaloga ohne antibiotische Wirksamkeit, zeigen in Studien keine prokinetische Wirkung.

Autoren: M. Krüger, R. Preiß, N. Lembert.

P

Proktokolektomie: s. Colitis ulcerosa.

Proktozele: s. Descensus uteri et vaginae.

Prolaktinom: s. Hyperprolaktinämie.

Prolapsus uteri et vaginae: s. Descensus uteri et vaginae.

Promethazin: s. Antiemetika; Histamin-H_1-Rezeptoren-Blocker.

Pronatorsyndrom: s. Nervenkompressionssyndrome.

Propicillin: s. Penicilline.

Propylthiouracil: s. Thyreostatika.

Prostaglandine: Abk. PG; Derivate des Arachidonsäurestoffwechsels, die als Gewebehormone bzw. Mediatoren wirken; **Einteilung:** physiologisch wichtige PG sind PG E_1, PG E_2, PG $F_{2\alpha}$ und PG I_2 (Prostacyclin); therapeutisch eingesetzt werden: **1.** PG E_1: Alprostadil* (z. B. prostavasin®, Minprog®); **2.** PG E_1-Derivat: **a)** Gemeprost (Cergem®); **b)** Misoprostol* (Cytotec®); **3.** PG E_2: Dinoproston (z. B. MINPROSTIN® E_2); **4.** PG E_2-Derivat: Sulproston (Nalador®); **5.** PG $F_{2\alpha}$: Dinoprost (MINPROSTIN® $F_2\alpha$); **6.** PG $F_{2\alpha}$-Analogon: Latanoprost (XALATAN®); **7.** Prostacyclin-Analogon: Iloprost

(Ilomedin®, Ventavis); **Wirkungsmechanismus:** vielfältige, z. T. gegensätzliche Effekte u. a. auf die Wirkung der Katecholamine, den Tonus der glatten Muskulatur und das kardiovaskuläre System, Hemmung der Thrombozytenaggregation, Drosselung der Magensaftsekretion, Steigerung der Synthese und Freisetzung bestimmter Gewebehormone und der Hormonsekretion endokriner Organe (Schilddrüse, Nebenschilddrüse, Nebennierenrinde, Ovarium), zytoprotektive Effekte. PG spielen eine Rolle bei der Entstehung von Fieber, Schmerzen und Entzündungsprozessen. Zu den PG-Antagonisten gehören nichtsteroidale Antiphlogistika* und Glukokortikoide*.

Indikation: **1.** chronisch arterielle Verschlusskrankheit Stadium III und IV (i. a. oder höher dosiert i. v.); zur zeitweiligen Aufrechterhaltung der Durchgängigkeit des Ductus arteriosus Botalli bei Neugeborenen mit angeborenen Herzfehlern: Alprostadil; **2.** erektile Dysfunktion (Alprostadil; intrakavernöse Injektion); **3.** gynäkologisch (s. Wehenmittel): **a)** zur Vorbereitung einer instrumentellen Uterusausräumung im 2. Trimenon: Dinoproston; **b)** atonische Uterusblutung: Dinoprost, Sulproston; **c)** Abort- oder Geburtseinleitung bei intrauterinem Fruchttod, Behandlung einer postpartalen atonischen Blutung: Sulproston; **d)** zur Zervixerweichung und -erweiterung vor einer operativen Uterusausräumung (Vaginalzäpfchen): Gemeprost; **4.** Offenwinkelglaukom (topisch): Latanoprost (s. Glaukommittel); **5.** Prophylaxe gastraler Schleimhautaffektionen durch nichtsteroidale Antirheumatika: Misoprostol; **6.** primäre pulmonale Hypertonie* im funktionalen Schweregrad NYHA III (per inhalationem), fortgeschrittene Thrombangiitis obliterans (i. v.): Iloprost.

P

Kontraindikation: bei Asthma bronchiale, fieberhaftem Infekt, vaginaler und uteriner Infektion, Lungen- und Herzerkrankung sowie Glaukom* äußerst zurückhaltende Anwendung.

UAW: je nach PG, z. B. Übelkeit, kolikartige Schmerzen, Diarrhö, Kopfschmerz, Flush, Tachykardie*.

Dosierung: **1.** Alprostadil (z. B. prostavasin®): s. Verschlusskrankheit, periphere arterielle; **2.** Gemeprost (Cergem®): 1 Vaginalzäpfchen (entspr. 1 mg) mind. 3 Stunden präoperativ; **3.** Misoprostol* (Cytotec®); **4.** Sulproston (Nalador®): **a)** Abort- oder Geburtseinleitung bei intrauterinem Fruchttod: ≤1000 µg i. v. Infusion über 10 Stunden; **b)** postpartale atonische Blutung: 500 µg i. v. Infusion über 120–30 Minuten; **5.** Dinoprost (MINPROSTIN® $F_2\alpha$): max. 100 µg/min i. v. einer Lösung mit der Konzentration 5 µg/ml bis zum Rückgang der Blutung auf ein physiologisches Maß, dann Dosis schrittweise reduzieren (ggf. intrakavitäre Instillation, wenn Blutung i. v. nicht zu stoppen ist); **6.** Latanoprost (XALATAN®): s. Glaukommittel; **7.** Iloprost: **a)** fortgeschrittene Thrombangiitis obliterans: Ilomedin®, 0,5–2,0 ng/kg KG/min i. v. Infusion über 6 Stunden/d; **b)** primäre pulmonale Hypertonie: Ventavis, 2,5 oder 5 µg pro Einzelinhalation, 6–9 Einzelinhalationsdosen/d.

Autor: N. Lembert.

Prostaglandin-E-Derivat: s. Misoprostol.

Prostataadenom: s. Prostatasyndrom, benignes.

Prostataentzündung: s. Prostatitissyndrom.

Prostatahyperplasie: s. Prostatasyndrom, benignes.

Prostatakarzinom: häufigster maligner Tumor des Mannes (ca. 22–25 % aller malignen Erkrankungen des Mannes, jährlich etwa 50 000 neue Tumorfälle in Deutschland); in 95 % der Fälle Adenokarzinom, das sich i. d. R. in den peripheren Drüsenanteilen entwickelt; Metastasierung in regionäre pelvine Lymphknoten; hämatogen in Knochen, sehr selten in Leber und Lunge; **Einteilung:** **1.** nach TNM-Klassifikation (s. Tab.); **2.** Gleason-Klassifikation: Einteilung des Wachstummusters eines Prostatakarzinoms zur Bestimmung des Malignitätsgrads; wegen der Heterogenität des Prostatakarzinoms wird zunächst der größte Tumoranteil (1: hochdifferenziert bis 5: anaplastisch) und anschl. der kleinere Tumoranteil beurteilt, beide Werte werden dann addiert (Gleason Grad 2–10). **Diagnose:** erfolgt in mehr als 90 % durch die Bestimmung der Serumkonzentration des Tumormarkers PSA (Abk. für prostataspezifisches Antigen), die mit dem Tumorstadium korreliert und Auskunft über ein Ansprechen des Prostatakarzinoms auf die Therapie gibt.

Behandlungsindikation: streng abhängig von Tumorstadium, Grading und Alter des Patienten; das lokale Prostatakarzinom wird lokal, das systemische (metastasierte) Prostatakarzinom systemisch behandelt. **1.** lokales Prostatakarzinom: **a)** Indikation zur radikalen Prostatovesikulektomie und beidseitigen pelvinen Lymphadenektomie; **b)** alternativ Strahlentherapie, wenn aus Alters- oder Risikogründen eine Operation nicht in Betracht kommt oder der Patient eine Bestrahlung bevorzugt; **c)** aktives Zuwarten (active surveillance): Wegen des Durchschnittsalters der Patienten bei Diagnosestellung (66–68 Jahre) kann bei betagten Männern und/oder hoher Komorbidität ein aktives Zuwarten erwogen werden. Bei Verdacht auf klinisch insignifikanten Tumor wird durch eine engmaschige Kontrolle (PSA plus Rebiopsie) sichergestellt, ob und wann der Patient einer kurativen Therapie (Operation, Strahlentherapie) bedarf (Vorteil: Vermeidung einer Übertherapie bei ca. 30 % der Männer). Die Langzeitergebnisse sind denen einer sofortigen operativen oder Strahlentherapie nicht unterlegen. **d)** kontrolliertes Zuwarten (wait and watch): v. a. bei insignifikantem Tumor, hoher Komorbidität, Lebenserwartung <10 Jahre; beim kontrollierten Zuwarten wird grundsätzlich auf einen kurativen Ansatz verzichtet, daher Option nur in ausgesuchten Einzelfällen; **2.** lokales Rezidiv nach radikaler Prostatovesikulektomie: perkutane Strahlentherapie, ggf. in Kombination mit

Prostatakarzinom
TNM-Klassifikation und Grading

Kategorie	Bedeutung
T0	kein Anhalt für Primärtumor
T1	Tumor nicht tastbar, nicht erkennbar
T1 a	zufälliger histologischer Befund (inzidentelles Karzinom), ≤5 % des resezierten Gewebes
T1 b	>5 % des resezierten Gewebes
T1 c	Diagnose durch Biopsie (wegen erhöhtem PSA)
T2	Tumor auf die Prostata begrenzt
T2 a	Befall der Hälfte eines Seitenlappens oder weniger
T2 b	Befall von mehr als der Hälfte eines Seitenlappens
T2 c	Befall beider Seitenlappen
T3	Tumor durchbricht die Prostatakapsel
T3 a	extrakapsuläre Ausbreitung (uni- oder bilateral)
T3 b	Samenblaseninfiltration
T4	Tumor ist fixiert oder infiltriert Nachbarstrukturen (z. B. Sphinkter, Rektum, Blasenhals, Levatormuskulatur)
NX	regionäre Lymphknoten nicht beurteilbar
N0	keine regionäre Lymphknotenmetastase
N1	regionäre Lymphknotenmetastasen
MX	Fernmetastasen nicht beurteilbar
M0	keine Fernmetastasen
M1	Fernmetastasen
M1 a	nichtregionäre Lymphknoten
M1 b	Knochenmetastasen
M1 c	andere Lokalisation
Grading	
G1	gut differenziert, leichte Anaplasie
G2	mäßig differenziert, mäßige Anaplasie
G3	schlecht differenziert oder undifferenziert, ausgeprägte Anaplasie

T: Primärtumor; N: regionäre Lymphknoten; M: Fernmetastasen

einer Hormontherapie; 3. metastasiertes Prostatakarzinom: zuerst Androgenentzug, bei Hormonresistenz Chemotherapie.

Pharmakotherapie: **A. Hormonentzug:** Das Prostatakarzinom ist in 80 % der Fälle ein hormonsensibler Tumor (abhängig vom Differenzierungsgrad). Der Entzug der aktiven Form des Testosterons (Dihydrotestosteron) führt zu einer Hemmung der Tumorzellproliferation. Die Wirkung eines dauerhaften Hormonentzugs lässt i. d. R. nach einigen Jahren nach; dann bestimmen hormoninsensible Zellverbände den Krankheitsverlauf. Ein intermittierender Hormonentzug zögert die Hormonresistenz nicht hinaus, geht jedoch mit einer besseren Lebensqualität in den therapiefreien Zeiten einher. Bei weit fortgeschrittenem, bislang nicht symptomatischem Prostatakarzinom scheint die sofortige gegenüber der verzögerten Androgendeprivation keinen wesentlichen Vorteil zu haben. **I. Verfahren:** **1. partielle** Hormondeprivation durch pharmakologische (oder chirurgische) Ausschaltung der testikulären Androgene: **a)** synthetisches GnRH, z. B. Buserelin (z. B. Profact®), Goserelin (Zoladex®), Leuprorelin (z. B. Trenantone®); in Depotform s. c. alle 1–3 Monate verabreicht; bewirken eine permanente Ausschüttung von LH aus dem Hypophysenvorderlappen; nach 8–10 Tagen kommt es über einen Erschöpfungsmechanismus zu einem reversiblen Abfall der testikulären Androgenproduktion. **b)** GnRH-Antagonisten, z. B. Abarelix (Plenaxis®), bewirken eine unmittelbare LH-Absenkung mit Abfall des Serumtestosterons, klinisch identisch zu den GnRH-Agonisten; **c)** Antiandrogene blockieren den Androgen-Rezeptor und die Wirkung testikulärer und adrenaler Androgene auf die Körperzellen; z. B. nichtsteroidale Antiandrogene: Flutamid (z. B. Flutamid®, Fugerel®, Flumid®) oder Bicalutamid (z. B. Casodex®); das steroidale Antiandrogen Cyproteron (z. B. Androcur®) hat zusätzlich eine zentrale antigonadotrope Wirkung. **d)** Die Serumtestosteronkonzentration kann außerdem durch Hemmung der Androgensynthese mit Ketoconazol (z. B. Nizoral®, Terzolin®) gesenkt werden. **2. komplette** Hormondeprivation: vollständige Ausschaltung der testikulären und adrenalen Androgene durch synthetische GnRH-Analoga (oder bilaterale subkapsuläre Orchiektomie) in Kombination mit Antiandrogenen; bei geringem Metastasierungsgrad Verlängerung der Überlebenszeit und des progressionsfreien Intervalls; kein Vorteil gegenüber der partiellen Hormondeprivation (GnRH oder Orchiektomie allein) bei fortgeschrittener Metastasierung; **3. intermittierende** Hormondeprivation: aufgrund der Tatsache, dass ca. 20 % der Prostatakarzinomzellpopulation nicht hormonsensibel sind oder unter Androgenentzug insensibel werden, kann die Hormondeprivation intermittierend durchgeführt werden: initial komplette Androgenblockade bis zur Normalisierung des PSA-Werts (als Marker für die Tumormasse) für mindestens 6–9 Monate, dann Therapiepause; erst bei Wiederanstieg des PSA-Werts erneute Androgenblockade; das Verfahren soll eine Selektionierung hormoninsensitiver Stammzellen, also therapierefraktärer Tumorzellen hinauszögern und zu einer Verlängerung der progressionsfreien Zeit bzw. der Überlebenszeit führen, klinisch ist dies nicht belegt; **II. UAW**: Hitzewallungen, Gynäkomastie, Libidoverlust, Erektionsstörung, Anämie, Reduktion der Muskelmasse und der Knochendichte, psychische Veränderungen, Antriebsstörungen, Insulinresistenz mit diabetischer Stoffwechselstörung, Metabolisches Syndrom, Herzrhythmusstörungen bis zum akuten Herztod; **III. Prognose**: Fortgeschrittene Prostatakarzinome mit ausgedehnter Metastasierung lassen sich häufig nur bezüglich der klinischen Symptome, weniger bezüglich des progressionsfreien und des Gesamtüberlebens beeinflussen. Bei geringer Tumormasse lässt sich die Überlebenszeit z. T. verlängern; Fünf-Jahres-Überlebenszeit bei Fernmetastasierung <20%. **B. Chemotherapie**: indiziert bei symptomatischem hormonrefraktärem Prostatakarzinom, meist Monoselten Polychemotherapie, z. B. mit Docetaxel, Mitoxantron, Estramustin, (Epi-)Doxorubicin; insgesamt akzeptable Ansprechrate, v. a. aber deutliche symptomatische Linderung, Lebensverlängerung im Bereich weniger Monate. Wegen der Heterogenität des Tumors laufen experimentelle Untersuchungen zur primären chemohormonalen Therapie.

Operative Therapie: Verfahren: 1. radikale Prostatovesikulektomie und pelvine Lymphadenektomie: Zugang retropubisch, perineal oder laparoskopisch; vollständige Entfernung von Prostata, Bläschendrüsen und Ampullae ductus deferentes sowie Beckenlymphknoten (beidseitig) zwischen äußeren Iliakalgefäßen, Beckenboden und hypogastrischem Gefäßbündel; Komplikationen: Harninkontinenz* (Belastungsinkontinenz in 3–10 %, komplett in <1 %) und Erektionsstörung* (Stadium T2 ca. 30–50 %, T3 >70 %); Prognose: Zehn-Jahres-Überlebensraten 90 % (T2) bzw. >60 % (T3); **2. palliative transurethrale Prostataresektion** (Abk. TURP): indiziert bei lokal fortgeschrittenem Prostatakarzinom mit subvesikaler Obstruktion oder Blutung in den unteren Harntrakt; **3.** beidseitige **subkapsuläre Orchiektomie:** da 90–95 % der Androgene testikulären Ursprungs sind, besteht in der Entfernung der Hoden (neben der pharmakologischen) eine weitere Form des testikulären Hormonentzugs bei metastasiertem Prostatakarzinom. Von einem kleinen Hodensackschnitt werden die Hodenhüllen eröffnet und entweder der Hoden mit seiner Kapsel oder nur das Hodengewebe entfernt; Nebenhoden und Samenstranggebilde bleiben erhalten. Innerhalb von 24 Stunden fällt die Plasmatestosteronkonzentration auf Kastrationsniveau.

Strahlentherapie: I. kurativer Ansatz: das Prostatakarzinom lässt sich als mäßig strahlensensibler Tumor mit ausreichender Herddosis radiotherapeutisch beeinflussen; Erfolgskontrolle stanzbioptisch und durch PSA-Bestimmung; 6 Wochen nach Bestrahlung sollte der PSA-Wert deutlich abgefallen sein; **1.** perkutane Hochvoltbestrahlung (3D-konformal): mit Linearbeschleuniger werden mind. 72 Gy fraktioniert über 7 Wochen in den Bereich der Prostata eingestrahlt; **2.** interstitielle Strahlentherapie: **a)** Implantation von radioaktiven Seeds (Iod-125, Palladium-103) als permanente Implantate in die Prostata mit einer Herddosis von 130–145 Gy; **b)** interstitielle Afterloading-Therapie: zusätzlich zur Hochvoltbestrahlung lässt sich durch temporäre Implantation eines Radionuklids (Iridium-192-Afterloading) eine Steigerung der Herddosis ohne Erhöhung der Nebenwirkungen erreichen. **II. palliativer Ansatz** (Schmerztherapie): zur Therapie von Knochenschmerzen beim metastasierten, fortgeschrittenen Prostatakarzinom als lokale perkutane Bestrahlung oder (bei multiplen Herden) als Radionuklidtherapie mit Strontium, Yttrium oder Rhenium. **Komplikationen:** Strahlenzystitis, Proktitis, Erektionsstörung (50 %), Harnröhrenstriktur (5–10 %), Dranginkontinenz (5 %), Blasenentleerungsstörungen; **Prognose:** 30–40 % der Patienten zeigen nach 18 Monaten eine Tumorpersistenz; Zehn-Jahres-Überlebensraten 80 % (T2) und >50 % (T3).

Psychotherapie: psychotherapeutische Begleitung zur Krankheitsbewältigung.

Therapeutischer Stufenplan: s. Abb.

Arbeitsunfähigkeit: 1. Nach Behandlung eines lokalen Prostatakarzinoms ist eine Eingliederung in das Arbeitsleben sinnvoll (Anschlussheilbehandlung nach operativer Therapie). **2.** Bei metastasiertem Prostatakarzinom ist eine Arbeitsfähigkeit abhängig von den auftretenden Symptomen. Meist handelt es sich um ältere, berentete Patienten.

Hinweis: 1. Der Einsatz des PSA in der Früherkennung des Prostatakarzinoms wird durch die Leitlinie PSA der Deutschen Gesellschaft für Urologie geregelt. Erhöhte Serum-PSA-Spiegel können auch inf. transurethraler Manipulationen, Entzündungen oder rektaler Untersuchungen entstehen. Vor jeder Abklärung von suspekten Befunden der Prostata oder erhöhten PSA-Werten sollte die therapeutische Konsequenz überdacht werden. **2.** Die Therapie erfolgt streng stadienbezogen. In jedem Fall sollten die Wünsche des Patienten nach Aufklärung über Risiken und Nebenwirkungen der einzelnen Therapieformen in der Therapieplanung berücksichtigt werden. **3.** Östrogene führen über eine Hemmung der LH-Sekretion zu einer Senkung der Testosteronproduktion. Aufgrund kardiovaskulärer und thrombembolischer Nebenwirkungen findet die Östrogentherapie zurzeit keine Anwendung. **4.** Die 5α-Reduktase-Hemmer Finasterid (z. B. Proscar®) und Dutasterid (Avodart®) hemmen die Umwandlung von Testosteron in Dihydrotestosteron, sind jedoch nicht zur Behandlung des Prostatakarzinoms zugelassen. Anwendung auch als sequentielle Hormondeprivation: Kombination von 5α-Reduktase-Hemmern und Antiandrogenen v. a. bei jungen Patienten mit fortgeschrittenem Prostatakarzinom und dem

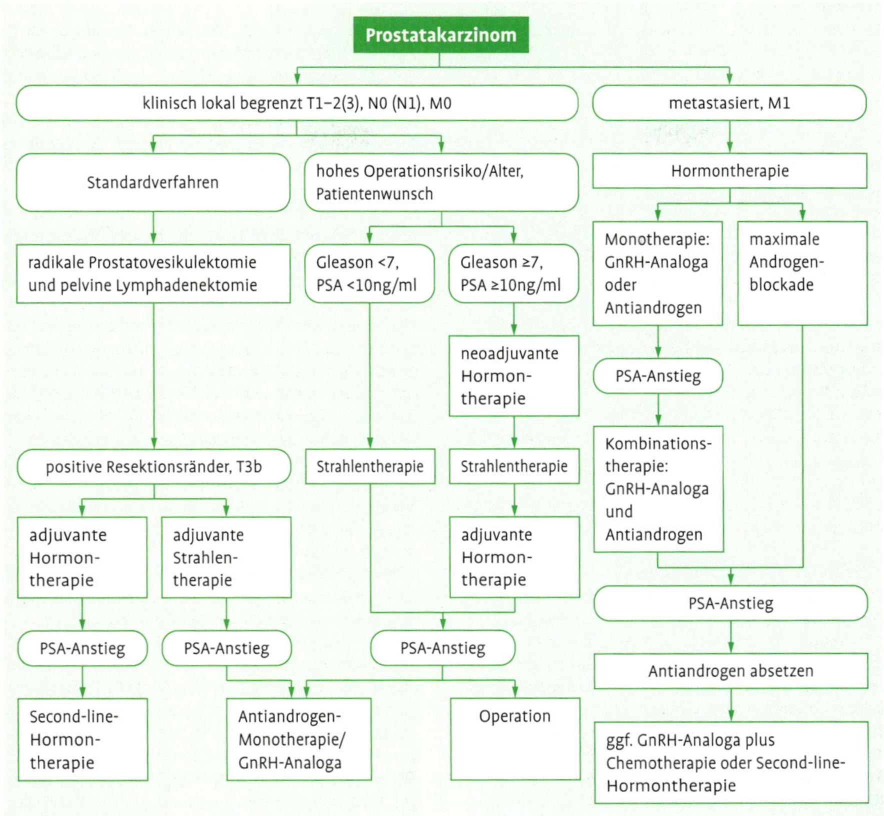

Prostatakarzinom: therapeutischer Stufenplan

Wunsch nach erhaltener Sexualität; die Wirksamkeit ist geringer als bei einer kompletten Androgenblockade, aber bessere Lebensqualität.

Neuentwicklung: experimentelle Therapien: **1.** Kryotherapie* bei Versagen der Strahlentherapie alternativ zur radikalen Prostatektomie; **2.** hochintensiver fokussierter Ultraschall (Abk. HIFU) zur Therapie des organbegrenzten Prostatakarzinoms.

Selbsthilfe: **1.** Bundesverband Prostatakrebs Selbsthilfe e. V.; Postfach 101125, 30983 Gehrden, Tel. 05108 926646, Fax 05108 926647; E-Mail: bpsev@t-online.de, Homepage: http://www.prostatakrebs-bps.de; **2.** Deutsche Krebshilfe e. V., Buschstr. 32, 53113 Bonn, Tel. 0228 729900, Fax 0228 7299011; E-Mail: deutsche@krebshilfe.de, Homepage: http://www.krebshilfe.de; **3.** Krebsinformationsdienst (KID), Im Neuenheimer Feld 280, 69120 Heidelberg, Tel. 0800 4203040; E-Mail: krebsinformationsdienst@dkfz.de, Homepage: http://www.krebsinformation.de; **4.** Pro Familia, Deutsche Gesellschaft für Familienplanung, Sexualpädagogik und Sexualberatung e. V., Bundesverband, Stresemannallee 3, 60596 Frankfurt, Tel. 069 639002, Fax 069 639852; E-Mail: info@profamilia.de, Homepage: http://www.profamilia.de.

Literatur: **1.** Heidenreich, A. et al.: Guidelines on Prostate Cancer. Leitlinien der European Association of Urology (EAU), 2009, http://www.uroweb.org/fileadmin/tx_eauguidelines/2009/Full/Prostate_Cancer.pdf; **2.** Thompson, I. et al.: Prostate Cancer – Guideline for the Management of Clinically Localized Prostate Cancer: 2007 Update. Leitlinien der American Urological Association (AUA), 2007, http://www.auanet.org/content/guidelines-and-quality-care/clinical-guidelines/mainreports/proscan07/content.pdf.

Autoren: W. Schultze-Seemann, U. Wetterauer.

Prostatasyndrom, benignes: Symptomkomplex hervorgerufen durch Veränderungen des unteren Harntrakts bei prostatabedingter subvesikaler Obstruktion; meist bei benigner Prostatavergrößerung (Prostatahyperplasie, Prostataadenom); die

Prostatasyndrom, benignes
Stadienorientierte Therapie

Stadium I

abwarten, fachurologische Kontrollen, Phytotherapeutika, evtl. Alpha-Rezeptoren-Blocker

Stadium II

pharmakologisch:

Alpha-Rezeptoren-Blocker, 5α-Reduktase-Hemmer, evtl. unterstützend Phytotherapeutika

operativ:

transurethrale Prostataadenomresektion, Prostataadenomenukleation, transurethrale Inzision der Prostata

alternative Techniken:

Lasertherapie, Thermotherapie, intraprostatischer Harnröhren-Stent, Ballondilatation

Stadium III

initial Katheterisierung der Harnblase:

suprapubischer (oder transurethraler) Dauerkatheter oder intermittierender Einmalkatheterismus

weitere Therapie wie in Stadium II, überwiegend operativ oder alternative Techniken

gutartige Vergrößerung der Prostata tritt hierbei inf. Vermehrung von drüsigen, bindegewebigen oder glattmuskulären Strukturen in der sog. Übergangszone der Prostata auf; **Klinik:** obstruktive Miktionssymptome wie Harnstrahlabschwächung, Restharnbildung und Restharngefühl, verzögerter Miktionsbeginn; irritative Symptome wie Pollakisurie, Nykturie und Drangsymptomatik bis zur Dranginkontinenz. Zur standardisierten Erfassung wird meist der I-PSS-Fragebogen (International Prostate Symptom Score) benutzt. **Einteilung:** **1.** nach I-PSS: 0–7 Punkte: milde Symptomatik, 8–19 Punkte: mittelgradige Sympomatik, 20–35 Punkte: starke Symptomatik. **2.** in Stadien; **I.** Reizstadium, Dysurie, kein Restharn; **II.** beginnende Dekompensation; Restharnbildung; **III.** zusätzlich Stauung im Bereich des oberen Harntraktes.

Behandlungsindikation: Blasenentleerungsstörungen durch subvesikale Obstruktion mit Harnstrahlabschwächung und erhöhter Restharnmenge nach Miktion, Miktionsbeschwerden mit Pollakisurie und Nykturie, akuter Harnverhalt, chronischer Harnverhalt mit konsekutivem Harnstau der Nieren, rezidivierende Harnweginfekte bei erhöhten Restharnmengen, Harnblasensteinbildung, rezidivierende Makrohämaturie bei vergrößerten und vulnerablen Prostatarandvenen; die Therapie ist stadien- und symptomorientiert (s. Tab.).

Pharmakotherapie: bei leichter und mittelgradiger Symptomatik; **1.** selektive Alpha-1-Rezeptoren-Blocker mit langer HWZ zur Relaxation der glatten Muskulatur von Blasenhals und Prostata; indiziert in Stadium I und II: **a)** Terazosin (z. B. Flotrin®), 1 × 2(–5) mg p. o. abends, einschleichend dosieren, max. 10 mg/d; **b)** Doxazosin (z. B. Diblocin® PP Uro), 1 × 1(–4) mg/d p. o., max. 8 mg/d; **c)** Alfuzosin (z. B. Urion®), 1–2 × 2,5 mg/d p. o.; **d)** Tamsulosin (z. B. Alna®, Ocas®), 1 × 0,4 mg/d p. o.; rascher Wirkungseintritt und meist deutliche Besserung der Beschwerdesymptomatik, leichte Verbesserung der Harnflussrate; UAW: Abgeschlagenheit, hypotone Dysregulation, Schwindel, retrograde Ejakulation; **2.** 5α-Reduktase-Hemmer bei Prostatavergrößerung auf über 40 g: Finasterid (z. B. PROSCAR®), 1 × 5 mg/d p. o.; cave: Leberfunktionsstörung, Senkung der Serum-PSA-Konzentration; Verringerung des Prostatavolumens um 27 % nach 2 Monaten, geringgradige Verbesserung des Harnflusses sowie der Symptome; Effekt tritt erst nach mehreren Wochen bis Monaten ein; **3.** anticholinerge Therapie: z. B. Solifenacin (Vesikur®) 5 mg/d p. o., oder Tolterodin (Detrusitol®) 4 mg/d; cave: nur bei initialem Stadium mit überwiegend irritativer Symptomatik ohne wesentliche Restharnbildung; engmaschige Restharnkontrollen erforderlich.

Operative Therapie: indiziert in Stadium II und III; der Patient muss darüber informiert werden, dass die Ejakulation postoperativ nicht nach außen, sondern retrograd in die Blase erfolgt, Potenz und Orgasmusfähigkeit i. d. R. nicht beeinträchtigt sind; bei Harnstauung präoperativ Katheterisierung der Harnblase und Harnableitung zur Regenerierung der Nierenfunktion; **Verfahren: 1. transurethrale Adenomresektion** (s. Abb.) der Prostata (Abk. TURP): Standardtherapie; Komplikationen: intra- oder postoperatives TUR-Syndrom durch Einschwemmung elektrolytfreier Spülflüssigkeit in die venöse Strombahn mit konsekutiver Hyponatriämie und volumenabhängig akuter Herz-Kreislauf-Belastung bis zum Rechtsherzversagen; Harninkontinenz* in 2–3 %, Harnröhren- und Blasenhalsstriktur in 4 %; Nachoperation innerhalb von 8 Jahren in 12–15 % erforder-

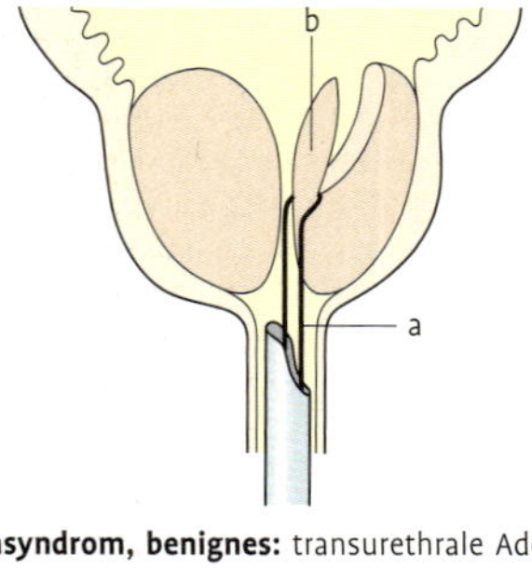

Prostatasyndrom, benignes: transurethrale Adenomresektion; a: Instrument mit beweglicher Schlinge zum elektrochirurgischen Schnitt; b: abgeschältes Gewebestück wird durch Spüllösung herausgespült

lich; retrograde Ejakulation in 60–90 %, Mortalität <0,25 %; Nachbehandlung: transurethraler Dauerkatheter für 1–3 Tage; **2. transurethrale Inzision** der Prostata (Abk. TUIP); indiziert bei kleiner obstruktiver Prostata oder Harnblasenhalssklerose; **3. offene Prostataadenomektomie:** indiziert bei großer Prostata (>80–100 g geschätztes Gewicht); Zugang meist transvesikal, auch retropubisch extravesikal oder perineal; Komplikationen: Harninkontinenz, Blutverlust, Blasenhalsstriktur, Verengung des Harnleiterostiums mit Harnstau der Nieren; **4. Lasertherapie: a)** transurethrale Laserresektion: Laser mit schneidender Wirkung (z. B. Ho:YAG-Laser), ähnlich zur TURP; guter Effekt auf Symptomatik und Miktionsverhältnisse; geringerer Blutverlust als bei TURP; **b)** transurethrale Laservaporisation, z. B. sog. Green-light-Laserung. Je nach Energie kommt es zur überwiegenden Vaporisation des Gewebes. Vorteil: geringer Blutverlust; Nachteil: Nekrosebildung mit sekundärem Nekrosenabgang über den Urin, evtl. erst verzögerte Rückbildung der Obstruktion; **c)** interstitielle Laserkoagulation: Nekrosebildung und sekundär Schrumpfung der Prostata; Vorteile: geringerer Blutverlust; Nachteile: oft längere irritative Symptomatik (max. 4–6 Wochen); objektive und subjektive Verbesserung der Miktionsverhältnisse oft erst nach mehreren Monaten, temporär meist suprapubische Katheterableitung; **5. transurethrale Mikrowellenthermotherapie** der Prostata (Abk. TUMT): Nekrosebildung in der Prostata durch Temperaturen bis 55 °C; deutliche Besserung der subjektiven Beschwerden bei nur geringer Besserung der objektiven Miktionsdaten (Harnfluss, Restharn); schlechtere Wirkung auf Harnstrahlstärke als bei TURP, temporär oft stärkere irritative Symptomatik; **6. transrektaler hoch-intensitäts-fokusierter Ultraschall** der Prostata (HIFU): Besserung der Miktionssymptome in 50–60 %; mäßige Langzeitergebnisse; bislang keine kontrollierte randomisierte Studie. **Cave:** bei allen oben genannten operativen Verfahren sind regelmäßige Krebsvorsorgeuntersuchungen weiterhin erforderlich, da bei Operationen die periphere Zone der Prostata größtenteils belassen wird und somit das Risiko maligner Transformation (Prostatakarzinom*) weiter besteht.

Naturheilkundliche Verfahren: Phytotherapeutika (Pflanzenextrakte) sind im Vergleich mit anderen Therapieverfahren am wenigsten effektiv, aber auch mit der geringsten Rate unerwünschter Arzneimittelwirkungen belastet. Anwendung in Stadium I, evtl. unterstützend in Stadium II; **1.** β-Sitosterol: pflanzliches, mit Cholesterol chemisch verwandtes Sterin (z. B. Azuprostat Sandoz®, Sitosterol Prostata-Kapseln®; 2 × 65 mg/d p. o.) zur symptomatischen Therapie von Miktionsstörungen; **2.** Kürbissamen (z. B. Granu Fink Prosta®); **3.** Brennesselwurzel (z. B. Bazoton®, Prostaherb® N); **4.** Sägepalmenfrüchte (z. B. Prostagutt®, Prosta Urgenin Uno®, Steiprostat®, Remiprostan®, Talso®); **Ergebnisse:** geringer bis fehlender Effekt bezüglich Besserung des Harnstrahls sowie Restharnmengen; z. T. nicht sicher nachgewiesene, temporäre Verbesserung der Symptomatik wahrscheinlich durch Verminderung der Kongestion der Prostata; keine Veränderung des Prostatavolumens; kaum UAW.

Sonstige Maßnahmen: 1. Katheterisierung* der Harnblase: **a)** Einmalkatheterismus bei akutem Harnverhalt; **b)** transurethraler oder (besser) suprapubischer Dauerkatheter bei chronischer Obstruktion und inoperablem Zustand; **2.** je nach Alter und Komorbidität vor Therapie ggf. Ausschluss eines Prostatakarzinoms: PSA-Bestimmung und ggf. transrektale Sonographie der Prostata mit Biopsie.

Eigenbehandlung: selbständig durchzuführende intermittierende Katheterisierung der Harnblase zur Überbrückung bis zur Operation oder als Alternative.

Arbeitsunfähigkeit: nach transurethraler Prostataadenomresektion oder offener Prostataadenomenukleation mind. 3 Wochen.

Hinweis: 1. Bei gleichzeitig vorliegender Blasenschwäche (Detrusoratonie) sind die postoperativen Ergebnisse wesentlich schlechter (hohes Risiko der Harnblasenhalssklerose, Persistenz der Miktionsstörung). Als Alternative zur Operation sollte vorher die Indikation zum intermittierenden Selbstkatheterismus geprüft werden. **2.** Die konventionelle Kryotherapie der Prostata ist ein eher ungünstiges Verfahren mit hoher Komplikationsrate (unkontrollierte Nekrosebildung, Strikturen, Restobstruktion).

Literatur: 1. Leitlinien der Europäischen Gesellschaft für Urologie (2008): http://www.uroweb.org; **2.** Lepor, H.: Long-term evaluation of tamsulosin in benign prostatic hyperplasia: placebo-controlled, double-blind extension of phase III trial. Tamsulosin Investigator Group. Urology 51 (6): 892–900 (1998); **3.** Conrad, S. et al.: Transurethrale Lasertherapie der benignen Prostatahyperplasie. Urologe A 34: 25–34 (1995); **4.** Rutishauser, G.: Benigne Prostatahyperplasie. In: Wetterauer, U.; Rutishauser, G.; Sommerkamp, H. (Hrsg.): Urologie. Berlin: de Gruyter, 1995.

Autoren: A. Katzenwadel, U. Wetterauer.

Prostatavergrößerung, gutartige: s. Prostatasyndrom, benignes.

Prostatitissyndrom: syn. Beckenschmerzsyndrom, chronisches; Syndrom mit unterschiedlichen irritativen Beschwerden und/oder Schmerzen im urogenitalen, perinealen oder anorektalen Bereich, deren eindeutige Zuordnung oft nicht möglich ist (s. Syndrom, vegetatives pelvines); **Formen: 1.** entzündlich: akut oder chronisch, bakteriell oder abakteriell; **2.** nicht entzündlich: sog. Prostatodynie; **Einteilung:** s. Tab.; **Klinik: 1.** bei akuter Prostatitis und Prostataabszess Dysurie, Pollakisurie, Harnverhalt, Schmerzen, Fieber, Schüttelfrost; **2.** bei chronischer Prostatitis und Prostato-

Prostatitissyndrom
Erkrankungen i. R. des Prostatitissyndroms (nach der NIH-Klassifikation)

Kategorie	Erkrankung	Charakteristika/Befunde
I	akute bakterielle Prostatitis	akute bakterielle Infektion der Prostata
II	chronische bakterielle Prostatitis	rezidivierende bakterielle Infektion der Prostata
III	chronisches abakterielles Schmerzsyndrom des Beckens	keine nachweisbare Infektion
III A	entzündliches chronisches abakterielles Schmerzsyndrom des Beckens: chronische abakterielle Prostatitis (40 %)	Leukozyten im Ejakulat, Prostatasekret oder Urin nach Prostatamassage
III B	nichtentzündliches chronisches abakterielles Schmerzsyndrom des Beckens: Prostatodynie (50 %)	keine Leukozyten im Ejakulat, Prostatasekret oder Urin nach Prostatamassage
IV	asymptomatische entzündliche Prostatitis	keine subjektiven Beschwerden, entdeckt durch Prostatabiopsie oder durch Leukozyten im Prostatasekret oder Ejakulat im Zuge einer Diagnostik aus anderen Gründen

dynie Blasenentleerungsstörungen, diffuse Symptome im Genital- und Analbereich, Störungen der Sexualität; **Komplikationen:** Prostataabszess, Urosepsis bei bakterieller Prostatitis.

Behandlungsindikation: aufgrund z. T. starker oder belastender Symptome gegeben; therapieweisend ist die bakterielle Untersuchung von Harn, Prostataexprimat, Ejakulat oder Bläschendrüsenpunktat; bei positivem Bakteriennachweis antibiotische Therapie (bei akuter Prostatitis stationär); bei negativem Bakteriennachweis symptomatische Therapie mit Antiphlogistika und sekretionsfördernden Substanzen.

Pharmakotherapie: 1. antibiotische Therapie: **a)** akute Prostatitis: möglichst gezielte Therapie mit Co-trimoxazol, Chinolonen oder Cephalosporin, ggf. plus Aminoglykosid-Antibiotikum; **b)** chronische Prostatitis: Co-trimoxazol oder Fluorchinolone; **c)** bei Nachweis von Anaerobiern ggf. Metronidazol über einen längeren Zeitraum; **d)** bei Nachweis von Chlamydien oder Mykoplasmen: Tetracycline oder Erythromycin; **2. symptomatische Therapie** bei abakterieller Prostatitis (negativer Erregernachweis): Diclofenac (z. B. Voltaren® Dispers), 3 × 50 mg/d p. o., oder Ibuprofen (z. B. Ibuprofen), 2 × 600 mg/d p. o. und sekretionsfördernde Substanzen, z. B. Acetylcystein (z. B. NAC®, Fluimucil®, Azubronchin®), 3 × 200 mg/d p. o.; **3.** Blasenentleerungsstörung (s. Blasenfunktionsstörungen): Begleittherapie mit Alpha-Rezeptoren-Blockern (z. B. Tamsulosin, 1 × 0,4 mg/d p. o.).

Operative Therapie: Prostataabszesse werden ultraschallgesteuert transrektal punktiert oder operativ eröffnet.

Psychotherapie: psychosomatische Therapie bei länger andauernder Prostatodynie.

Eigenbehandlung: lokale Wärmeanwendung zur Schmerzlinderung bei chronischer entzündlicher Prostatitis und Prostatodynie.

Arbeitsunfähigkeit: keine lange Krankschreibung bei chronischer Prostatitis und Prostatodynie, um eine Fixierung auf den Beschwerdekomplex zu vermeiden.

Hinweis: Vor Beginn einer antibiotischen Therapie sollte ein Erregernachweis erfolgen.

Literatur: Jocham, D.; Miller, K.: Praxis der Urologie. 3. Aufl. Stuttgart, New York: Thieme, 2007.

Autoren: M. Schönthaler, U. Wetterauer.

Protease-Inhibitoren: s. HIV-Infektion; Virostatika.

Protein-Polysaccharid-Komplex-Ablagerung: s. Amyloidose.

Proteinurie: s. Glomerulonephritis, chronische.

Prothese: s. Endoprothetik; Heil- und Hilfsmittel, orthopädische.

Prothesenendokarditis: s. Herzklappenoperation.

Prothrombinkomplex-Konzentrat: Abk. PPSB; Proenzyme (Zymogene) der Faktoren des Prothrombinkomplexes: Prothrombin (Faktor II), Prokonvertin (Faktor VII), Stuart-Prower (Faktor X), antihämophiles Globulin B (Faktor IX), Inhibitor-Protein C mit seinen Kofaktorprotein S und dem gerinnungsregulierenden Protein Z; Protein Z ist ein Vitamin K-abhängiges Plasmaprotein, das durch einen Protein Z-abhängigen Protease-Inhibitor als Kofaktor für die Inaktivierung von Faktor X wirkt; Lagerung bei 2–8 °C; nach Auflösung des Lyophilisats sofort verbrauchen.

Indikation: streng zu stellen (Risiko: Hyperkoagulabilität und Thromboembolie); **1.** Blutungen, operative Eingriffe und vorbeugende Substitution bei Hämophilie* B, in denen keine Faktor-

IX- oder VII-Konzentrate zur Verfügung stehen, sonst nur noch mit hochgereinigten Einzel-Faktor-Konzentraten behandeln; **2.** Blutungen oder operative Eingriffe bei Vorliegen von Inhibitoren von Faktor IX; **3.** akute bedrohliche Blutungen oder unaufschiebbare operative Eingriffe bei schwerem Prothrombinkomplexmangel inf. Cumarinüberdosierung (s. Cumarinderivate) oder schweren Leberschadens; **4.** angeborener Faktormangel (II, VII, IX oder X).

Kontraindikation: disseminierte intravasale Gerinnung, heparininduzierte Thrombozytopenie (für Heparin enthaltende PPSB-Präparate), pathologische Thromboplastinzeiten, die durch Lupus-Antikoagulanzien, Antiphospholipidantikörper und nicht exakt in ihrer Spezifität bestimmte Hemmkörper ausgelöst werden.

UAW: Thromboembolie, anaphylaktische Reaktion, Hemmkörperbildung; Restrisiko einer Virusinfektion trotz Inaktivierungsverfahren nicht vollständig aufgehoben.

Dosierung: zuerst Substitution eines evtl. gleichzeitig bestehenden Mangels an Antithrombin; PPSB entsprechend Schweregrad der Hämostasestörung, Lokalisation und Ausmaß der Blutung sowie klinischer Situation; 1 E PPSB/kg KG erhöht die Aktivitäten der Faktoren VII und IX um 0,5–1 %, der Faktoren II und X um 1–2 %; anschließende Erhaltungsgaben erhöhen die Aktivität um 1–2 bzw. 2–4 %; bei schweren Blutungen initiale Bolusgaben von 20–25 E/kg KG. Durchführung als sehr langsame i. v. Applikation, möglichst über einen Perfusor (initial max. 1 ml PPSB/min).

Hinweis: **1.** Patientenaufklärung ist notwendig (s. Bluttransfusion). **2.** Patienten- und produktbezogene Chargendokumentationspflicht gemäß § 14 Transfusionsgesetz.

Literatur: Bundesärztekammer (Hrsg.): Querschnitts-Leitlinien (BÄK) zur Therapie mit Blutkomponenten und Plasmaderivaten – Gesamtnovelle. Kapitel 7: Prokoagulatoren; 7.2: PPSB (Prothrombin (FaktorII), Proconvertin (Faktor VII), Stuart-Faktor (Faktor X) und Antihämophiler Faktor B (Faktor IX). Köln: Deutscher Ärzteverlag, 2008.

Autor: N. Müller.

Protonenpumpen-Hemmer: Pharmaka, die direkt und dosisabhängig das Enzym H^+/K^+-ATPase (sog. Protonenpumpe) in den Belegzellen der Magenschleimhaut blockieren und somit eine irreversible Hemmung der Magensäureproduktion bewirken; trotz kurzer HWZ hält die Wirkung 1–3 Tage an (Enzymregeneration durch Neubildung); **Vertreter:** **1.** Omeprazol (z. B. Antra®); **2.** Esomeprazol (Nexium®); **3.** Pantoprazol (Pantozol®, rifun®); **4.** Lansoprazol (Agopton®, Lanzor®); **5.** Rabeprazol (Pariet®); **Pharmakokinetik:** rasche Resorption im Dünndarm, Protonenpumpen-Hemmer sind Prodrugs, die bei pH-Werten <4 in den Belegzellen des Magens aktiviert werden; HWZ im Plasma ca. 40 Minuten; fast vollständige Metabolisierung in der Leber durch Cytochrom P450-Isoformen (hauptsächlich CYP2C19), Metabolite (ohne wesentliche Wirkung auf die Säuresekretion) werden überwiegend renal ausgeschieden; bei täglicher Einmalgabe keine Kumulation bei Leber- oder Nierenerkrankungen.

Indikation: **1.** wirksamste Therapeutika zur Behandlung salzsäurerelevanter gastrointestinaler Erkrankungen: gastroduodenales Ulkus*, schwere Formen der Refluxösophagitis bei gastroösophagealer Refluxkrankheit*, Zollinger-Ellison-Syndrom, als Kombinationstherapie mit 2 geeigneten Antibiotika zur Helicobacter-pylori-Eradikation (s. Gastritis, chronische); **2.** Ulkusprophylaxe bei Behandlung von Risikopatienten mit nichtsteroidalen Antiphlogistika*; **3.** funktionelle Dyspepsie: das Risiko der Entwicklung eines Magenkarzinoms* kann herabgesetzt werden.

Kontraindikation: bekannte Überempfindlichkeit gegen das Arzneimittel; mangels Erfahrung strenge Indikationsstellung bei Kindern, in der Schwangerschaft und Stillzeit.

Wechselwirkungen: **1.** Durch gegenseitige Verzögerung der Metabolisierung können klinisch relevante Blutspiegelerhöhungen einzelner Arzneimittel, die ebenfalls von CYP2C19 metabolisiert werden, auftreten. Zu Beginn der Komedikation wird empfohlen, die Blutspiegel von Phenytoin, Theophyllin und Ciclosporin A engmaschig zu kontrollieren und ggf. deren Dosierung herabzusetzen. **2.** in Einzelfällen Interaktionen mit Cumarinen (Blutungen) und oralen Antidiabetika (Blutzuckersenkung); **3.** Verzögerung der Resorption von Vitamin B12 und einigen Arzneimitteln (z. B. Ketoconazol, Itraconazol) durch Erhöhung des pH-Werts.

UAW: zu Beginn der Behandlung häufig (1–10 %) Diarrhö, Verstopfung, Flatulenz, Schwindel, Übelkeit, Schläfrigkeit und Kopfschmerzen, i. d. R. Besserung unter fortgesetzter Therapie; gelegentlich (0,1–1 %) Leberschäden, Photosensibilität, Alopezie und reversible Seh- und Hörstörungen, Geschmacksveränderungen; seltene und sehr seltene, z. T. schwerwiegende UAW können Pankreas, Leber, Nieren, Bronchien, Muskulatur, Blutgefäße, Gehirn, Knochenmark, Elektrolythaushalt und Haut betreffen; bes. bei älteren Patienten sind Verwirrtheitszustände möglich.

Dosierung: z. B. Omeprazol, therapeutisch 1 × 20 mg/d p. o., in Einzelfällen bis 40 mg/d; zur Rezidivprophylaxe 10 mg/d p. o.; Therapiedauer 4–8 Wochen, 12 Wochen sollten nicht überschritten werden (bei Zollinger-Ellison-Syndrom und Rezidivprophylaxe der Refluxösophagitis keine zeitliche Begrenzung); Einnahme zur Verbesserung der Magenverträglichkeit unmittelbar vor oder während der Mahlzeit.

Hinweis: **1.** Die reduzierte Azidität im Magen kann das Risiko von gastrointestinalen Infektionen erhöhen. **2.** Die Symptomatik eines Magenkarzinoms kann verschleiert und die Diagnosestellung verzögert werden (bei Verdacht auf Magenulkus vor Beginn der Behandlung Malignität ausschließen).

Autoren: M. Krüger, R. Preiß, A.-K. Riethling.

Protozoenmittel: antiparasitäre Chemotherapeutika zur Behandlung von Protozoonosen (Malaria*, Amöbiasis*, Toxoplasmose*, Trypanosomiasis, Leishmaniasen*, Giardiasis und Trichomoniasis*) und Pneumocystis-Pneumonie (z. B. bei AIDS-Patienten, s. HIV-Infektion); unterscheiden sich hinsichtlich chemischer Struktur, Wirkungsmechanismen sowie Pharmakokinetik und -dynamik erheblich. Für verschiedene Indikationen kommen auch eine Reihe anderer Arzneimittel aus verschiedensten Stoffklassen zum Einsatz; **Einteilung:** **1.** Pentamidin (Pentacarinat®), aromatisches Diamidin; **2.** aus der Gruppe der 5-Nitroimidazol-Antibiotika Metronidazol (z. B. Clont®) und Tinidazol; **3.** aus der Gruppe der Aminoglykosid*-Antibiotika Paromomycin (Humatin®); **4.** aus der Gruppe der Folsäure*-Antagonisten Trimethoprim-Sulfamethoxazol-Kombination (im Verhältnis 1 : 5, Co-trimoxazol, z. B. Eusaprim®), Pyrimethamin (Daraprim®) und Sulfadiazin (Sulfadiazin-Heyl®); **5.** aus der Gruppe der Anthelminthika* Suramin; **6.** Melarsoprol, arsenhaltige organische Verbindung; **7.** Eflornithin (Vaniqa), Ornithin-Analogon; **8.** aus der Gruppe der Nitrofuran-Antibiotika Nifurtimox; **9.** Natriumstiboglukonat, 5-wertiges Antimonpräparat; **10.** aus der Gruppe der Antimykotika*: Amphotericin B (z. B. Amphotericin B). **Wirkungsmechanismus:** Pentamidin: Erreger werden wahrscheinlich durch Hemmung der Makromolekül-Biosynthese inf. einer gehemmten oxidativen Phosphorylierung abgetötet. **Pharmakokinetik:** Pentamidin: wegen schlechter Resorption aus dem Magen-Darm-Trakt nur parenteral angewandt; bei inhalativer Applikation selektiv hohe Konzentrationen in der Lunge ohne nennenswerte systemische Wirkungen; Elimination (unmetabolisiert) stark verzögert aufgrund schleppender Rückverteilung aus dem Gewebe.

Indikation: **1.** Pentamidin: Reservetherapeutikum mit breitem Wirkungsspektrum; wirksam gegen Pneumocystis jirovecii (vormals carinii), Leishmanien und einige Trypanosomen, insbes. Trypanosoma gambiense (häufigster Erreger der afrikanischen Schlafkrankheit); unwirksam bei Befall des ZNS, da es die Blut-Hirn-Schranke nicht durchdringt; **2.** Metronidazol und Tinidazol: breites Wirkungsspektrum; Mittel der Wahl bei Trichomoniasis, Amöbiasis und Giardiasis; **3.** Paromomycin: Kontaktamöbizid bei der asymptomatischen Form der Amöbiasis; **4.** Trimethoprim-Sulfamethoxazol-Kombination: Pneumocystis-Pneumonie; Pyrimethamin und Sulfadiazin in Kombination: Standardtherapie der Toxoplasmen-Infektionen, Alternative für Pyrimethamin im 1. Trimenon der Schwangerschaft: Spiramycin aus der Gruppe der Makrolid*-Antibiotika; **5.** Suramin: Prophylaxe und Therapie des Frühstadiums der

Protozoenmittel
Dosierungsvorschläge zur Behandlung von Protozoonosen

Indikation	Wirkstoff	Handelsname	Dosierung		
Amöbiasis					
intestinale Form	Metronidazol	Clont®	3×	750	mg/d p. o. für 3–4 (10) Tage
	Tinidazol	Simplotan®	1×	2	g/d für 3–5 Tage
asymptomatisch	Paromomycin	Humatin®		15 – 25	mg/kg KG/d p. o. in 3–4 Gaben für ≥5 Tage (max. 100 mg/kg KG/d)
Giardiasis	Metronidazol	Clont®	3×	750	mg/d p. o. für 3–4 (10) Tage
	Tinidazol	Simplotan®	1×	2	g/d
	Paromomycin	Humatin®		15 – 25	mg/kg KG/d p. o. in 3–4 Gaben für ≥5 Tage (max. 100 mg/kg KG/d)
Toxoplasmose					
im 1. Trimenon der Schwangerschaft	Spiramycin	Rovamycine®	3×	1	g/d p. o. für 4 Wochen
im 2. und 3. Trimenon der Schwangerschaft	Pyrimethamin	Daraprim®	1×	50	mg am 1. Tag, dann
			1×	25	mg/d p. o.
	+ Sulfadiazin	Sulfadiazin-Hey®	4×	0,5– 1	g p. o. für 4 Wochen (bei Säuglingen und Toxoplasma-Enzephalitis abweichende Dosierung)

Protozoenmittel
Dosierungsvorschläge zur Behandlung von Protozoonosen

Indikation	Wirkstoff	Handelsname	Dosierung		
Trichomoniasis	Metronidazol	Clont®	2×	1	g p.o. am 1. Tag
			1×	1	g p.o. am 2. Tag
			1×	100	mg/d zusätzlich vaginal für 6 Tage bei Frauen
Pneumocystis-Pneumonie	Co-trimoxazol	Bactrim®, Eusaprim®		120	mg/kg KG/d i.v. für 14–21 Tage (Trimethoprim: Sulfamethoxazol = 1 : 5)
	Pentamidin	Pentacarinat®		4	mg/kg KG/d i.v. für 14–21 Tage
Leishmaniasis	Natriumstibogluconat[1]	Pentostam®		10 – 20	mg Sb^{5+}/kg KG/d als i.v. Kurzinfusion (max. 850 mg) für 4 Wochen
	Pentamidin	Pentacarinat®	1×	3 – 4	mg/kg KG/d i.v. jeden 2. Tag (10-mal)
	Amphotericin B	Amphotericin B®	1×	0,5– 1	mg/kg KG i.v. täglich oder jeden 2. Tag für ≤8 Wochen
Trypanosomiasis					
Schlafkrankheit					
Frühstadium	Suramin[1]	Naganol®		1	g i.v. am 1., 4., 7., 14. und 21. Tag
	Pentamidin	Pentacarinat®	1×	3 – 4	mg/kg KG/d i.v. jeden 2. Tag (10-mal)
Spätstadium	Melarsoprol[1]	Arsobal®			unterschiedliche Dosierung bei Trypanosoma brucei gambiense und Trypanosoma brucei rhodesiense
	Eflornithin[1]	Ornidyl®	4×	100	mg/kg KG/d für 2 Wochen
Chagas-Krankheit	Nifurtimox[1]	Lampit®		8 – 10	mg/kg KG/d für ≥8 Wochen

[1] in Deutschland nicht registriert

afrikanischen Schlafkrankheit durch Trypanosoma brucei; **6.** Melarsoprol: Spätstadium beider Formen der afrikanischen Schlafkrankheit (Trypanosoma brucei gambiense, T. brucei rhodesiense); **7.** Eflornithin: Spätstadium der T. brucei gambiense-Infektion; **8.** Nifurtimox: Mittel der Wahl bei Infektion durch Trypanosoma brucei; **9.** Natriumstibogluconat: Mittel der Wahl zur Behandlung der Leishmaniasis; **10.** Amphotericin B: viszerale und mukokutane Leishmaniasis.

Kontraindikation: **1.** Pentamidin: schwere Leber- und Nierenfunktionsstörung, Schwangerschaft, Leuko- und Thrombozytopenie; **2.** Pyrimethamin: 1. Trimenon der Schwangerschaft.

Wechselwirkungen: Pentamidin: gleichzeitige systemische Gabe von Amphotericin B und Ganciclovir verstärkt die Nephrotoxizität und Blutbildveränderung.

UAW: Pentamidin: Hypo- bzw. Hyperglykämie, Nierenschaden und Leukopenie häufig nach parenteraler Gabe, Gewebereaktion bei i.m. Injektion, Tachykardie und Hypotonie bes. bei zu schneller i.v. Applikation.

Dosierung: s. Tab.

Neuentwicklung: **1.** Als neues Therapieprinzip mit breitem Wirkungsspektrum im Tierversuch (auch gegen Malaria) werden Inhibitoren der parasitären Histon-Deacetylase erprobt. Vertreter dieser aus Pilzen isolierter Wirkstoffgruppe sind Acidipin und Depudecin. **2.** Weitere noch im experimentellen Stadium befindliche therapeutische Ansätze zum Einfluss auf den parasitären Metabolismus betreffen die Biosynthese von Glykosylphosphatidylinositol und Trypanothion (Trypanosomiasis) sowie die Carbamoylsynthetase II als Schlüsselenzym für die de-novo-Pyrimidinsynthese (Toxoplasmose). **3.** Verschiedene neuentwickelte Substanzen aus bekannten antimikrobiellen Wirkstoffgruppen (z.B. das Makrolid-Antibiotikum Azithromycin oder das Imidazolderivat Secnidazol) mit verbesserten pharmakokinetischen Eigenschaften zeigen eine hohe Wirksamkeit und breite

Einsatzmöglichkeiten gegen klinisch relevante Protozoonosen.

Autoren: R. Wacke, B. Drewelow.

Proxymetacain: s. Lokalanästhetika.

PRT: s. Bandscheibenvorfall.

Prurigo Besnier: s. Ekzem, atopisches.

Pruritus: Juckreiz; **Formen:** **1.** aufgrund einer sichtbaren Hauterkrankung (z. B. Urtikaria*, atopisches Ekzem*, Epizoonose, Dermatitis herpetiformis, Xerosis, Skabies) als Pruritus cum materia; **2.** ohne erkennbare primäre Hauterkrankung als Pruritus sine materia (inf. innerer Erkrankungen oder ohne Nachweis eines auslösenden Faktors); **Ursache:** Arzneimittel (Opioide, Codein, ACE-Hemmer, Hydroxyethylstärke, Acetylsalicylsäure), Diabetes mellitus, Leber- und Nierenerkrankungen, Neoplasien, hämatologische Erkrankungen, intestinale Parasiten, Schwangerschaft (Pruritus gravidarum), Stressphasen, Alkoholkrankheit, hohes Alter (Pruritus senilis), psychogen.

Behandlungsindikation: Therapieversuch je nach subjektivem Leidensdruck und ggf. zugrunde liegender Erkrankung; kausale Therapie nur bei bekannter, behandelbarer ursächlicher Erkrankung möglich (zur Pathogenese des Pruritus an sich ist nur wenig bekannt).

Pharmakotherapie: **1. Lokaltherapie:** **a)** Oberflächenanästhetika (Blockierung der oberflächlichen Schmerz-Rezeptoren): Polidocanol, z. B. 3 %ig in Unguentum emulsificans aquosum, in Kombination mit 5 % Harnstoff (z. B. Optiderm®) oder mit Mepivacain und Benzalkoniumchlorid (z. B. Thesit® Gel); jeweils 3–4-mal täglich; **b)** Capsaicin; Rezeptur Capsaicin-Creme in aufsteigender Konzentration 0,025–0,1 %, 1-mal täglich über 3 Tage; **c)** topische Glukokortikoide*, z. B. Methylprednisolon (z. B. Advantan Creme®), 1–2-mal täglich, Mometasonfureat (z. B. Ecural®), 1–2-mal täglich; **d)** Menthol (z. B. Levomenthol Creme 5 %), bis zu 3-mal täglich; **2. systemische Therapie:** **a)** Histamin-H_1-Rezeptoren-Blocker mit gering sedierender Wirkung: Desloratadin (Aerius®), Levocetirizin (Xusal®); jeweils 5 mg/d p. o. oder mit stärker antipruriginösem Effekt, aber auch stärker sedierender Wirkung: Hydroxyzin (z. B. Atarax®), 3 × 25 mg/d p. o.; **b)** Glukokortikoide: Prednisolon (z. B. Decortin H®), bis 1 mg/kg KG/d p. o. für wenige Tage bis Wochen; **c)** bei Cholestase Anionenaustauscher*: z. B. Colestyramin (z. B. Quantalan®) bis 4 × 4 g/d p. o.; **d)** bei nephrogenem Pruritus Opiat-Antagonist: z. B. Naltrexon im Off-Label-Use (NEMEXIN®), 50–100 mg/d p. o.

Sonstige Maßnahmen: **1. Lichttherapie:** UV-B-Licht in ansteigender Dosierung; Bestrahlung 4–5-mal wöchentlich für 2 Monate; bei Ansprechen der Therapie zweiwöchentliche Erhaltungsdosis; alternativ PUVA-Therapie (s. Lichttherapie, dermatologische). Anwendung insbesondere bei Lebererkrankungen und Diabetes mellitus. **2.** allgemeine Maßnahmen: u. a. Meidung von Provokationsfaktoren, kühlende Umschläge, rückfettende Maßnahmen, angepasste Kleidung; **3.** Untersuchung auf den Pruritus möglicherweise auslösende Grunderkrankungen.

Eigenbehandlung: Kühle Dusche oder Bad (ca. 35 °C warmes Wasser) bzw. bei trockener Haut Sauna bringt evtl. vorübergehende Linderung.

Arbeitsunfähigkeit: in Abhängigkeit von der subjektiven Befindlichkeit und möglicherweise zugrunde liegenden Erkrankung.

Literatur: **1.** Sterry, W.; Paus, R.: Checkliste Dermatologie. Stuttgart: Thieme, 2004; **2.** Ständer, S.; Weisshaar, E. et al.: Pruritus – Pathophysiologie, Klinik und Therapie – eine Übersicht. JDDG 1: 105 (2003).

Autoren: P. Schulze, W. Sterry.

PSA: s. Prostatakarzinom.

PSC: s. Hepatitis, chronische.

Pseudodivertikel: s. Divertikulose.

Pseudoinsomnie: s. Insomnie.

Pseudokrupp: syn. Laryngitis subglottica; Bez. für v. a. im (Klein-)Kindesalter auftretende Krankheitsbilder, die zu einer akuten subglottischen Schleimhautentzündung und Einengung der Atemwege mit Atemnot führen; **Erreger:** meist Parainfluenza-, RS-, Adeno- oder Influenzaviren, seltener Haemophilus influenzae und Staphylokokken; **Symptome:** akuter, meist nachts beginnender, deutlich hörbarer inspiratorischer Stridor, bellender Husten, Heiserkeit, leichtes Fieber. **Differentialdiagnose:** s. Tab. 1.

Behandlungsindikation: abhängig vom Schweregrad der Erkrankung (s. Tab. 2).

Pharmakotherapie: Die Therapie richtet sich nach dem Stadium der Erkrankung. **1.** Kaltnebelinhalation mit Adrenalin: 1 ml Adrenalin 1 : 1000 (z. B. Suprarenin®) plus 9 ml 0,9 %ige NaCl-Lösung für 3 Minuten; evtl. stündlich wiederholen (unter Pulskontrolle); **2.** bei mangelndem Effekt Glukokortikoide*: Prednison (z. B. Rectodelt®), 2 mg/kg KG rektal; Prednisolon (z. B. Solu-Decortin® H), 3–5 mg/kg KG i. v., evtl. Wiederholung nach 2–3 Stunden; **3.** im Stadium IV zusätzlich Sedierung mit Diazepam (z. B. Faustan®) als Suppositorium oder i. v.; **4.** bei Fieber Antipyretika: Paracetamol (z. B. Paracetamol Berlin-Chemie®) als Suppositorium, Saft oder Tablette; Dosierung: Säuglinge 12–15 mg/kg KG/d, Schulkinder 10–12 mg/kg KG/d, Jugendliche 8–10 mg/kg KG/d; jeweils aufgeteilt in 3–4 ED.

Sonstige Maßnahmen: **1.** stationäre Aufnahme ab Stadium II; Mitaufnahme der Mutter (günstig zur Beruhigung des Kindes); **2.** Sauerstoffgabe* über Nasensonde, ggf. Intubation und Beatmung*.

Therapeutischer Stufenplan: s. Tab. 2.

Eigenbehandlung: ausreichende Flüssigkeits- und Frischluftzufuhr.

Selbsthilfe: **1.** Pseudokrupp Initiative – Eltern für saubere Luft, Elke Grosser, Stadtstr. 57, 79104 Freiburg, Tel. 0761 22442; **2.** Elterninitiative Pseudokrupp Nürnberg, Merseburger Str. 45 a,

Pseudokrupp Tab. 1
Differentialdiagnose: Pseudokrupp und Epiglottitis

Kriterium	Pseudokrupp (subglottische Laryngitis) viral	bakteriell	Epiglottitis (supraglottische Laryngitis)
Lebensalter	6 Monate bis 3 Jahre	2–6 Jahre	2–6 Jahre
Häufigkeit	häufig	selten	weniger selten
Ätiologie	Parainfluenza	Haemophilus influenza, Staphylokokken	Haemophilus influenza
Leukozyten	normal	erhöht	stark erhöht
Fieber	leicht	ja	ja
Husten	bellend	bellend	nein
Heiserkeit	ja	ja	nein
Hypersalivation	nein	nein	ja
Verlauf	gutartig, schnelle Besserung	progredient	progredient, zunehmende Verschlechterung möglich

Pseudokrupp Tab. 2
Klinische Stadieneinteilung und therapeutischer Stufenplan

Stadium	Symptome	Therapie
I	bellender Husten Heiserkeit kein Stridor	ambulante Behandlung: Frischluft, ausreichende Flüssigkeitszufuhr, Adrenalin-Kaltnebelinhalation, ggf. Antipyretika
II	zusätzlich hörbarer inspiratorischer Stridor kaum Einziehungen	stationäre Behandlung: Adrenalin-Kaltnebelinhalation, ggf. Antipyretika und/oder Glukokortikoide (Stadien II und III)
III	starker inspiratorischer Stridor Einziehungen deutliche Atemnot Unruhe, Angst, Tachykardie	
IV	inspiratorischer Stridor Atemnot extreme Ängstlichkeit starke Einziehungen evtl. Zyanose und Bewusstseinsstörungen	Notfall mit intensivmedizinischer Betreuung, Therapie wie in den Stadien II und III, Sedierung mit Diazepam, Sauerstoffgabe über Nasensonde

90491 Nürnberg, Tel. 0911 511300, Fax 0911 516901.

Literatur: 1. Koletzko, B. (Hrsg.): Kinder- und Jugendmedizin. 13. Aufl. Heidelberg: Springer, 2007; **2.** Sitzmann, F. C. (Hrsg.): Duale Reihe – Pädiatrie. 3. Aufl. Stuttgart: Thieme, 2007; **3.** Deutsche Gesellschaft für pädiatrische Infektiologie e. V. (Hrsg.): Handbuch Infektionen bei Kindern und Jugendlichen. 4. Aufl. München: Futuramed, 2003; **4.** Illing, S.; Claßen, M.: Klinikleitfaden Pädiatrie. 6. Aufl. München: Urban & Fischer, 2003; **5.** Müller, M.; Radke, M. (Hrsg.): Kinderheilkunde multimedial. CD-ROM. 4. Aufl. Stuttgart: Schattauer, 2003.

Autorin: M. Uhlemann.

Pseudologica phantastica: s. Selbstverletzung.

Pseudoneurom: s. Nervenkompressionssyndrome.

Pseudoobstruktion: s. Ileus.

Pseudoradikulärsyndrom, lumbales: s. Ischiassyndrom.

Pseudospondylolisthesis: s. Spondylolisthesis.

Psoralen: s. Methoxsalen.

P

Psoriasis vulgaris: chronisch rezidivierende Immundermatose, die durch eine T-Zell-vermittelte kutane Entzündungsreaktion mit anschließender epidermaler Hyperproliferation charakterisiert ist; **Klinik:** erythematöse schuppende Plaques.

Behandlungsindikation: abhängig von Ausmaß, Lokalisation und Typ der Hautveränderungen sowie vom Leidensdruck des Patienten; stationäre Behandlung bei psoriatischer Erythrodermie, Psoriasis pustulosa oder zur intensiven Cignolin- und Teerbehandlung.

Pharmakotherapie: **A. Lokaltherapie** bei unkomplizierten Verlaufsformen; **I. Entschuppung** (bes. zu Therapiebeginn) mit 3–5 % Salicylsäure (an Hand- und Fußsohlen 10 %) in weißer Vaseline, 1-mal täglich auftragen; auf der behaarten Kopfhaut 3 % Salicylsäure (z. B. Lygal® Kopfsalbe N), abends auftragen und morgens mit 1 %igem Pyrithion-Zink- (z. B. de-squaman® N hermal) oder Ketoconazolshampoo (z. B. Terzolin®) auswaschen; cave: aufgrund resorptiv-toxischer Wirkung keine Anwendung bei Säuglingen und Kleinkindern; **II. antipsoriatische Therapie**: **1.** Vitamin-D-Derivate (s. Calcipotriene), nur für kleinflächige Anwendung zugelassen: **a)** Calcipotriol (z. B. Psorcutan®, Daivonex®), 2-mal täglich auf die betroffenen Areale auftragen; max. 100 g Salbe pro Woche; zu Beginn der Behandlung auch als Kombination mit Betamethason (z. B. Psorcutan® Beta, Daivobet®) anzuwenden, 1-mal täglich für 4–6 Wochen; **b)** Tacalcitol (Curatoderm®), 1-mal täglich max. 5 g Salbe; **2.** Dithranol* (Cignolin): Beginn mit 0,05–0,1 % unter Zusatz von 2 % Salicylsäure in weißer Vaseline; je nach Verträglichkeit stufenweise Steigerung der Dithranolkonzentration alle 3–5 Tage (0,1 %, 0,25 %, 0,5 %, 1 %, 2 %); durchschnittliche Therapiedauer: 6 Wochen; UAW: erythematöse Hautreizung, die bei stärkerer Ausprägung eine Therapiepause von 1–3 Tagen erfordert; als Fertigpräparat stehen z. B. Psoradexan® und Micanol® in verschiedenen Wirkstoffkonzentrationen zur Verfügung; alternativ Anwendung von Dithranol in abwaschbarer Grundlage als sog. **Minutentherapie**: Beginn mit Psoralon® MT 0,5 % als Salbe, Fettcreme oder Stift; anfangs 10 Minuten einwirken lassen, dann mit Seife abduschen; je nach Verträglichkeit Einwirkungszeit um jeweils 10 Minuten auf bis zu 30 Minuten verlängern; danach Wechsel auf die nächst höhere Dithranolkonzentration (1 %, 2 %, 3 %) und wieder mit 10 Minuten Einwirkungszeit beginnen; cave: starke lokale Reizwirkung, daher Kontakt mit Schleim- und Bindehäuten vermeiden und zurückhaltende Anwendung in intertriginösen Arealen (Hals, Achseln, Ellenbeugen, Kniekehlen, genitoanal) und nicht im Gesicht anwenden; **3.** Steinkohleteer bei Befall der behaarten Kopfhaut: z. B. als teerhaltiges Shampoo (z. B. Tarmed® Lösung), 2–3-mal wöchentlich für 1–2 Monate. Eine Begleittherapie der Körperherde mit Teerextrakten (z. B. 5 % Liquor carbonis detergens in Vaseline) zeigt eine gute additive Wirkung zu anderen therapeutischen Verfahren (z. B. Dithranol oder Lichttherapie), wird aber aufgrund des unangenehmen Geruchs und der Wäscheverfärbung nur im stationären Bereich durchgeführt. Cave: keine Anwendung von Teer bei nässenden bzw. pustulösen Formen der Psoriasis vulgaris; **III. antiphlogistische Therapie** mit Glukokortikoiden*: **1.** auf behaarter Kopfhaut: Betamethason (z. B. Diprosone® Creme, Betnesol®-V crinale), anfangs täglich, später 2–3-mal wöchentlich über mehrere Wochen; **2.** in intertriginösen Arealen: 1 % Hydrocortison-Creme (z. B. Hydrocortison-Wolff® 1 %) oder Flupredniden und Nystatin (z. B. Candio-Hermal® Plus); **3.** im Gehörgang: 0,1 % Triamcinolonacetonid (z. B. Volon® A Lösung); **B. systemische Therapie** bei mittelschwerer bis schwerer Form, bei Therapieresistenz bzw. Sonderformen der Psoriasis vulgaris (z. B. Psoriasis arthropathica, psoriatische Erythrodermie, Psoriasis pustulosa): **I. Fumarsäureester*** (Fumaderm®, Fumaderm® initial) zur Langzeitbehandlung von mittelschweren und schweren Formen; Beginn mit einer Dimethylfumaratdosis von 30 mg/d p. o. (1 Tbl. Fumaderm® initial), allmähliche Steigerung (nach Herstellerangaben) auf die Maximaldosis von 720 mg/d (3 × 2 Tbl. Fumaderm®); cave: gastrointestinale UAW, ggf. Dosis wieder reduzieren, bis die Beschwerden abgeklungen sind und danach erneuter Versuch der Dosissteigerung; **II. zytostatische Therapie** bei ausgedehnten bzw. therapieresistenten Formen, pustulöser, erythrodermischer oder arthropathischer Psoriasis; Methotrexat (z. B. Methotrexat Lederle®); Beginn und Erhaltungsdosis 1 × 15–25 mg pro Woche p. o.; UAW: Hepatotoxizität, gastrointestinale Beschwerden, Blutbildveränderungen; daher regelmäßige Kontrolle der Laborparameter; **III. immunsuppressive Therapie** bei ausgedehnten bzw. therapieresistenten Formen der chronisch-stationären Psoriasis vulgaris, pustulösen oder arthropathischen Formen; Ciclosporin (z. B. Sandimmun®, als Mikroemulsion Immunosporin®), 2,5 mg/kg KG/d p. o; rascher Wirkungseintritt, nach 3 Monaten sind die Effloreszenzen meist verschwunden; bei Therapieresistenz Dosissteigerung bis auf 5 mg/kg KG/d; UAW: Nephrotoxizität und arterielle Hypertonie, daher regelmäßige Labor- und Blutdruckkontrollen; ggf. Dosisreduktion bzw. Absetzen des Arzneimittels; cave: das Risiko der Induktion von malignen Tumoren viele Jahre nach Abschluss der Therapie ist noch nicht abschätzbar; eine Therapiezeit von 6 Monaten sollte nicht überschritten werden; **IV. Retinoide** bei erythrodermischen und pustulösen Formen und als adjuvante Therapie bei schweren therapieresistenten Formen: **1.** Acitretin (Neotigason®) in Kombination mit UV-B-Licht oder PUVA-Therapie (Retinoidmonotherapie ohne befriedigende Ergebnisse); langsamer Beginn mit 10 mg/d p. o. und wöchentlich Steigerung um jeweils 10 mg/d bis zur Erhaltungsdosis von 30 mg/d über 2–4 Monate; bei pustulöser Verlaufsform Beginn mit 50–75 mg/d, nach Besserung der pustulösen Effloreszenzen Einstellung auf 30–40 mg/d über mehrere Monate; cave: Teratogenität; deshalb Ausschluss einer Schwangerschaft vor Therapiebeginn und sicherer Konzeptionsschutz bis zu 2 Jahre nach der letztmaligen Einnahme; **2.** alternativ bei Frauen Isotretinoin (z. B. Roaccutan®) mit ähnlicher Wirkung; erfordert nur eine Kontrazeption von bis zu 4 Wochen nach der letzten Einnahme; cave: regelmäßige Kontrollen der Leberwerte und Lipide (2-mal im 1. Behandlungsmonat, dann alle 3 Monate); ggf. Dosisanpassung bzw. Absetzen der Medikation; **V. Biologika**: zielgerichtete biotechnologisch hergestellte therapeutische Moleküle, die die Wirkung von natürlich vorkommenden Proteinen imitieren oder inhibieren. Zur Zeit werden v. a. Antikörper und Fusionsproteine entwickelt, die entweder Mediatoren mit einer zentralen proinflammatorischen Funktion antagonisieren oder die Interaktion von T-Zellen mit Endothelzellen und/oder Antigen-präsentierenden Zellen inhibieren. **1.** Etanercept (Enbrel®): löslicher rekombinanter humaner TNF-α-Antagonist; zugelassen zur Behandlung der mittelschweren und schweren Psoriasis vulgaris und der Psoriasis arthropathica; Anwendung als 2-mal wöchentliche Injektion von 25 mg s. c. über insgesamt 12 Wochen; UAW: Rötung an der Injektionsstelle, Infektionen; cave: vor Therapiebeginn Ausschluss einer Tuberkulose* (Tuberkulinhauttest, Röntgenthoraxaufnahme); gutes Ansprechen; **2.** Infliximab (Remicade®): humanisierter monoklonaler anti-TNF-α-Antikörper; zugelassen zur Behandlung der Psoriasis arthropathica; Infusion in Woche 0, 2, 6 und dann alle 8 Wochen; UAW: Infusionsreaktion, Autoantikörperbildung; cave: vor Therapiebeginn Ausschluss einer aktiven oder latenten Tuberkulose; **3.** Adalimumab (Humira®): monoklonaler humaner Antikörper gegen TNF-α. Injektion alle 14 Tage s. c.; Vorsichtsmaßnahmen wie Infliximab; sehr gutes Ansprechen; **4.** Ustekinumab (Stelara): Antikörper gegen p40-Kette von IL-12 und IL-23; Injektionen s. c. 4-mal pro Jahr; sehr gute Wirksamkeit; **VI.** bei **Psoriasis arthropathica** (syn. Psoriasis-Arthritis; Psoriasis der Haut kombiniert mit seronegativer Oligo- bis Polyarthritis vorrangig der Interphalangealgelenke der Hände und Füße, auch Mitbefall großer Gelenke und des Stammskeletts; Diagnose: per exclusionem): Durchführung der antiarthritischen Pharmakotherapie stufenweise, beginnend mit nichtsteroidalen Antiphlogistika (z. B. Diclofenac bis 100 mg/d), gefolgt von Methotrexat, Ciclosporin und schließlich Biologika. Sog. alte antirheumatische Basistherapeutika führen entweder zur Exazerbation der Hautveränderungen (Goldpräparate, z. B. Tauredon®, D-Penicillamin, z. B. Metalcaptase® oder Antimalariamittel, z. B. Resochin®) oder sind unwirksam bezüglich der aniarthritischen Wirkung (Sulfasalazin, z. B. Azulfidine®).

Sonstige Maßnahmen: **1. Lichttherapie:** **a)** UV-B-Licht, insbes. bei exanthematischer Psoriasis; Beginn mit 80 % der minimalen Erythemdosis und Dosissteigerung bei jeder Sitzung um 15–30 %, Enddosis je nach individueller Verträglichkeit 1,5–2,5 J/cm²; wöchentlich 4–5 Sitzungen bis zum Verschwinden der Effloreszenzen (nach ca. 6 Wochen); Kombination von UV-B-Bestrahlung mit jeweils vorausgehendem hypertonem Salzbad von ca. 20 Minuten Dauer (sog. Balneophototherapie); **b)** PUVA-Therapie bei schweren Formen der Psoriasis, nicht aber bei Kindern: kombinierte Anwendung des Photosensibilisators Methoxsalen* und UV-A-Licht; s. Lichttherapie, dermatologische; **2.** Kombinationstherapie: Die Psoriasis vulgaris kann als chronische Hauterkrankung eine jahrzehntelange Therapie erfordern. Durch geeignetes Kombinieren verschiedener Therapiemodalitäten können UAW reduziert und Behandlungszeiträume verkürzt werden (s. Tab.). **3.** regelmäßige Nachfettung der Haut (auch im erscheinungsfreien Intervall) mit Fettsalben (Eucerin®, Linola® Fett), harnstoffhaltigen Externa (Basodexan®; nicht auf entzündlich veränderter Haut) oder ölhaltigen Bädern (Balneum Hermal®, Balneum Hermal® F, Ölbad Cordes® F); **4.** bei psoriatischer Arthropathie Im-

P

Psoriasis vulgaris
Kombinationstherapie

	Ciclosporin	Methotrexat	Acitretin	PUVA	UV-B	Calcipotriol
Cignolin	1	1	1	2	2	1
Calcipotriol	1	1	1	1	1	
UV-B	0	0	1	0		
PUVA	0	0	2			
Acitretin	0	0				
Methotrexat	0					

0 = soll nicht kombiniert werden, 1 = gut wirksam, 2 = sehr gut wirksam

munsuppressiva, nichtsteroidale Antiphlogistika und physikalische Maßnahmen.

Eigenbehandlung: **1.** Alkohol- und Nicotinkonsum einschränken; **2.** Stresssituationen vermeiden; **3.** Gewichtsreduktion; **4.** Aufenthalt in warmen, sonnenreichen Gegenden, z. B. Mittelmeer, Totes Meer.

Arbeitsunfähigkeit: bei unkomplizierten Fällen nicht erforderlich; bei palmo-plantarer Erscheinungsform kann eine Arbeitsunfähigkeit über Wochen oder Monate erforderlich werden.

Hinweis: **1.** Psoriasisherde sprechen zwar sehr gut auf Glukokortikoide an, rezidivieren aber nach Absetzen schnell (rebound effect) und sprechen dann oft nur schlecht auf andere Therapieverfahren an; daher zurückhaltende Indikationsstellung. **2.** Dithranol färbt Haut und Kleidung bzw. Bettwäsche braun; bei der Durchführung der Minutentherapie müssen Duschwanne und -armaturen sofort gereinigt werden, da es sonst zu irreversiblen Verfärbungen kommt; **3.** bei HIV*-Infektion erhöhte Gefahr von Exazerbation und Therapieresistenz.

Selbsthilfe: Deutscher Psoriasis Bund e. V., Seewartenstr. 10, 20459 Hamburg, Tel. 040 2233990, Fax 040 22339922; E-Mail: info@psoriasis-bund.de, Homepage: http://www.psoriasis-bund.de.

Literatur: Nast, A. et al.; Deutsche Dermatologische Gesellschaft (DDG); Berufsverband Deutscher Dermatologen (BVDD): Evidence-based (S3) guidelines for the treatment of psoriasis vulgaris. J Dtsch Dermatol Ges 5 (Suppl 3): 1–119 (2007).

Autoren: P. Schulze, W. Sterry.

Psychoanalyse: umfassende psychotherapeutische Orientierung, die eine Reihe von einzelnen therapeutischen Methoden einschließt; z. B. tiefenpsychologisch fundierte Psychoanalyse (dem internationalen Gebrauch folgend zunehmend häufiger auch als psychodynamische Psychotherapie bezeichnet), analytische Psychotherapie (auch als analytische Therapie oder Psychoanalyse bezeichnet), Fokaltherapie; i. R. der kassenärztliche Vereinbarung werden diese in Form von Einzel- oder Gruppentherapie durchgeführt. Durch eine Reihe von Vereinbarungen (sog. Behandlungsregeln) wird zwischen Patient und Arzt eine therapeutisch wirksame Situation geschaffen, in der die den Patienten belastenden körperlichen Symptome und Beziehungsstörungen auf der Grundlage der lebensgeschichtlichen Entwicklung in einer neuen, anderen Weise betrachtet werden können. **Theoretische Gesichtspunkte:** Ausgehend von den Erfahrungen mit hysterischen Patientinnen verallgemeinerte S. Freud die Grundformel, dass Symptome symbolische Kompromisslösungen für konflikthafte, unverarbeitete und aus inneren Gründen unverarbeitbare Erfahrungen des persönlichen Lebensvollzuges sind, die in dieser Form zugleich festgehalten und vor dem Bewusstsein verhüllt werden. In der psychoanalytischen Situation werden die in dem Symptom gebundenen Konflikte wieder in zwischenmenschliche Interaktion zurückverwandelt, was in der Psychoanalyse mit dem Begriff Übertragung bezeichnet wird. In der Übertragungsbeziehung zum Analytiker erlebt der Patient Wünsche und Abneigungen, die er mit seiner bewussten erwachsenen Person schlecht zu verbinden vermag. Die Natur dieser Wünsche hat einen umstrittenen Status: Ob es sich um Triebe handelt in dem Sinne des Wortes, wie es in der Biologie lange Zeit sinnvoll war, ist für den „Aggressionstrieb“ wenig wahrscheinlich. Selbst für die Sexualität wirft ein solches Verständnis größere theoretische Probleme auf. Es empfiehlt sich, davon auszugehen, dass in den Phasen der menschlichen Entwicklung verschiedene Bedürfnisse und Wünsche an wichtige Interaktionspartner (Eltern) gerichtet werden, die mit Befriedigungs- und Enttäuschungserlebnissen verknüpft sind. Spätere auslösende Konfliktsituationen führen zu einem Rückgriff auf frühere, unreife Konfliktverabeitungsmuster, was mit dem Begriff der Regression beschrieben wird. Versteht man die Übertragung als Wiederbelebung verdrängter Beziehungsmuster, in denen Wünsche und Abwehrfunktionen gleichermaßen enthalten sind, dann wird die Gegenübertragung als gefühlsmäßige Reaktion des Analytikers auf das unbewusst determinierte Beziehungsangebot des Patienten verstehbar. Ursprünglich wurde die Gegenübertragung als eine Störung für die Arbeit des Psychoanalytikers gesehen, heute wird davon ausgegangen, dass die subtile Diagnostik der zwischenmenschlichen Beziehungskonflikte, an denen der Patient leidet, nicht ohne Verwendung der eigenen gefühlshaften Reaktionen auf den Patienten möglich ist. Diese sind sowohl durch die persönliche Erfahrung wie auch durch die wissenschaftliche Schulung des Analytikers geprägt. Übertragung und Gegenübertragung können als einander ergänzende Rollen verstanden werden, mit denen Patient und Analytiker einander begegnen. Eine wichtige Voraussetzung für die therapeutische Arbeit ist jedoch, dass sie gemeinsam reflektierend sich als unfreiwillige Träger dieser Rollen erleben können. Deshalb muss die Fähigkeit, sich aus den intensiven Verwicklungen dieser affektiven Begegnung lösen zu können, durch die vorgängige Entwicklung und Pflege einer hilfreichen Beziehung (nach Luborsky) aufgewogen werden. Unter dem Stichwort „therapeutische Allianz“ werden alle Wirkfaktoren diskutiert, die von Patient und Analytiker eingebracht werden müssen, damit das Beziehungsexperiment „Analyse der Übertragung und Gegenübertragung“ zu einer Aufhebung alter Muster und der Schaffung neuer Beziehungserfahrungen führen kann. Es ist hilfreich, den Analogcharakter der psychoanalytischen Erfahrung zu unterstreichen; erst durch einen Transfer in den Alltag lässt sich die Wirksamkeit einer Therapie bewerten. **Therapieziel:** Die Schaffung neuer emotional intensiver Beziehungserfahrungen kann, muss aber nicht zu einer vertieften reflektierenden Einsicht führen. In Übereinstimmung mit neurowissenschaftlichen Befunden ist davon auszugehen, dass die Bewusstwerdung verdrängter, konflikthafter Erfahrung diesen nachgeordnet ist. Diese Sichtweise ist noch relativ neu, aber aufgrund empirischer Untersuchungen gut bestätigt. Der therapeutische Prozess wird vom Analytiker durch verschiedene konversationelle Mittel (Klarifikation, Konfrontation, Deutung) gefördert, unter denen die neutrale, jedoch engagiert-hilfreiche Einstellung und die Durcharbeitung der jeweils bestehenden Beziehungs- und Konfliktmuster auf dem Hintergrund der Lebensgeschichte die wichtigsten sind. Jeder Patient entwickelt jedoch Widerstände gegen die schmerzlichen Gefühle, die mit der Wiederbelebung oft traumatischer, vergangener, scheinbar bewältigter Konflikte verbunden sind. Deshalb gehört die Arbeit am Widerstand unter Vermeidung unnötig kränkender Erfahrungen zu den wichtigsten Aufgaben einer Therapie. Widerstand ist jedoch kein negativer Begriff, sondern beinhaltet die Summe der vom Patienten bisher geleisteten Bewältigungsarbeit in der Überwindung bisheriger belastender Erfahrungen.

Indikation: Für alle angezeigten Indikationen gilt, dass der Schweregrad einer Störung und der Grad der Chronifizierung für die Intensität der Behandlung bedeutsamer ist als die diagnostische Kategorie. Indiziert sind psychoanalytisch orientierte Therapieformen für fast alle Formen der neurotischen-psychosomatischen Störungen wie z. B. Angststörungen, depressive Störungen, somatoforme Störungen, Essstörungen, Borderline-Störungen. Für die Differentialindikation zwischen ambulanter, teilstationärer und stationärer Therapie sind i. d. R. in der psychosozialen Situation des Patienten liegende Gründe verantwortlich. Initial gering motivierte Patienten finden im stationären Setting einen besseren Zugang; besonders hochfrequente analytischen Therapien stehen meist erst nach anderen kürzeren Therapieformen zur Diskussion.

Kontraindikation: Kontraindikationen liegen in speziellen psychosozialen Problemsituationen, die andere Maßnahme als Psychotherapie erfordern.

Durchführung: Zwischen Therapeut und Patient wird vereinbart, dass zu festgesetzten Zeiten ein Gespräch stattfindet: in ca. 75 % der Fälle wird 1 Stunde, in ca. 15 % 2 Stunden und in ca. 10 % 3–4 Stunden wöchentlich gewählt. Die Dauer der Sitzungen beträgt 45–50 Minuten. Das therapeutische Gespräch findet meist im Sitzen und im Gegenüber statt; bei der höher frequenten, psychoanalytischen Behandlung liegt der Patient, und der Analytiker sitzt hinter ihm. Es gilt generell, dass die Anordnung sich nach den therapeutischen Notwendigkeiten zu richten hat. Die sitzende Position im Gegenüber vermittelt eine stärkere Haltefunktion und wird deshalb von der Mehrzahl der Patienten als hilfreich erlebt; die sog. klassische analytische Anordnung fördert die Introspektion und die Entdeckung unbewusster Prozesse, wenn der Patient diese Situation nicht als zu kränkend oder zu bedrohlich erlebt. **Therapeutisches Prinzip:** Die Grundregeln für die Teilnehmer sind: **1.** Grundregel des freien Einfalls für den Patienten: „Versuchen Sie alles mitzuteilen, was Sie fühlen und denken. Sie werden bemerken, dass dies nicht einfach ist, aber der Versuch wird sich lohnen". **2.** Grundregel der gleichschwebenden Aufmerksamkeit für den Psychoanalytiker: „Bleiben Sie offen für alle vom Patienten geäußerten Einfälle, ermutigen Sie ihn, seine Phantasien und Ideen gefühlsmäßig auszufüllen. V. a. lassen Sie sich nicht von Ihrem abstrakten Wissen über Krankheiten leiten, sondern seien Sie neugierig, den Patienten in seiner Einmaligkeit und Unvergleichbarkeit zu verstehen". Folgt der Patient dieser Empfehlung, so bewegt er sich mit wechselndem Tempo in einem für ihn neuen seelischen Territorium. Die Mitteilungen eines Patienten sind nicht einfach freie Assoziationen wie in einem Experiment, sondern sind unbewusst gesteuerte thematische Einfälle, die sich zunehmend auch an Details der psychoanalytischen Situation festmachen. In der Einübung der freien Assoziation nehmen die Mitteilungen des Analytikers deshalb eine bedeutungsvolle Funktion ein, weil sie dem Patienten zu verstehen geben, dass sie eine Antwort auf das von ihm verlangte Mitteilungsgebot sind. Auf seine Mitteilungen erhält der Patient vom intensiv zuhörenden Analytiker dann eine Antwort auf Fragen, die er in dieser Form nicht gestellt hat und aus unbewussten Gründen nicht stellen konnte. Über Zuhören, Klärung und Konfrontation erarbeitet der Analytiker ein Verständnis des sog. roten Fadens in den Mitteilungen, das er dann dem Patienten in Form von Deutungen zu vermitteln sucht. Deutungen gehen über die Feststellung von bestimmten Zusammenhängen hinaus und geben eine Antwort auf „Warum"- oder „Wozu"-Fragen, z. B. „Welches (unbewusste) Motiv steht hinter einem bestimmten Verhalten (z. B. Angst bei öffentlichen Auftritten)?" Es dient vielleicht der Abwehr unbewusster Größenphantasien bzw. der gefürchteten Beschämung.

Hinweis: **1.** Um von einer psychoanalytisch orientierten Behandlung zu profitieren, braucht es vonseiten des Patienten neben dem Leidensdruck im günstigen Fall auch eine Motivation, sich persönlich verändern zu wollen. Die Fähigkeit, Probleme und Symptome als Teil der eigenen Biographie anerkennen zu können, wird erst im Laufe des Behandlungsprozesses erworben. **2.** Die Übernahme der Behandlungskosten durch die Krankenkassen hat gezeigt, dass bei entsprechender Flexibilität die Methode auf die Fähigkeit des Patienten abgestimmt werden kann. Der Wissenschaftliche Beirat Psychotherapie hat die wissenschaftliche Fundierung dieser Therapieform bestätigt. Jährlich werden ca. 180 000 Menschen mit tiefenpsychologisch fundierter Psychotherapie im Einzel- und Gruppensetting und ca. 30 000 Menschen mit analytischer Psychotherapie mit Erfolg behandelt. **3.** Die differentielle Indikation zu einem der verschiedenen psychoanalytisch orientierten Verfahren als Einzel- oder Gruppentherapie ist eine wichtige Aufgabe des psychoanalytischen Erstinterviews, in dem Ziel und Möglichkeiten miteinander abgestimmt werden. Je umfangreicher eine therapeutische Maßnahme sein soll, desto kritischer muss der Anspruch an qualitätssichernde Maßnahmen sein, wie sie zurzeit durch ein Gutachterverfahren erfüllt werden. Die psychoanalytischen Behandlungsmethoden im ambulanten oder stationären Rahmen lassen für einen Patienten viele Möglichkeiten offen, die optimale Behandlungsform zu wählen.

Literatur: Thomä, H.; Kächele, H.: Lehrbuch der psychoanalytischen Therapie. Bd 1: Grundlagen. Bd 2: Praxis. 3. Aufl. Heidelberg: Springer, 2006.

Autor: H. Kächele.

Psychopharmaka: s. Antidepressiva; Lithiumsalze; Neuroleptika; Tranquilizer.

Psychose: s. Schizophrenie.

Psychose, bipolare: s. Störung, bipolare affektive.

Psychotherapie, interpersonelle: Abk. IPT; von Klerman und Weissman Ende der 60er Jahre entwickelte Kurzzeittherapie (12–20 ambulante Einzelsitzungen), ursprünglich spezifisch zur Behandlung der akuten Depression entwickelt. **Therapeutisches Prinzip:** Die Depression wird als multifaktoriell bedingte, psychiatrische Erkrankung angesehen, die sich stets in einem interpersonellen und psychosozialen Kontext entwickelt. Die therapeutische Arbeit fokussiert deswegen auf den interpersonellen Problembereich, der im direkten Zusammenhang mit der derzeitigen depressiven Episode zu sehen ist (Arbeit im Hier und Jetzt). Zu den typischen Foci der IPT gehören: komplizierte Trauer, unbewältigter Rollenwechsel, zwischenmenschliche Konflikte sowie interpersonelle Defizite bzw. soziale Isolation. Die theoretische Basis besteht in der interpersonellen Schule Sullivans sowie der Bindungstherorie Bowlbys. Spezifische interpersonelle Techniken (z. B. Kommunikationsanalyse) wie auch Techniken anderer Therapieschulen (z. B. Exploration, Gefühlsaktualisierung, Klärung, Rollenspiele) werden eingesetzt. Die Durchführung ist in einem Manual beschrieben und bezieht den Patienten in die Planung und den Therapieablauf explizit mit ein. Sie kann mit oder ohne begleitende antidepressive Medikation erfolgen. Die Wirksamkeit ist empirisch nachgewiesen. **Therapieziele: 1.** Reduktion der depressiven Symptome; **2.** Bewältigung belastender zwischenmenschlicher und psychosozialer Stressoren.

Indikation: 1. akute leichte bis mittelschwere, nichtpsychotische depressive Störungen bei Jugendlichen und Erwachsenen (Depression, akute*); **2.** Remission einer depressiven Episode (Erhaltungstherapie); **3.** postpartale Depression; **4.** Bulimia* nervosa; **5.** akute Depression bei komorbider Persönlichkeitsstörung (außer Borderline-Persönlichkeitsstörung und antisoziale Persönlichkeit) oder komorbider körperlicher Erkrankung (z. B HIV-Infektion, koronare Herzkrankheit, Schlaganfall); **6.** bei schwerer depressiver Störung mit Suizidalität* in Kombination mit Pharmakotherapie auch im stationären Setting.

Kontraindikation: 1. psychotische Symptomatik; **2.** Drogenmissbrauch; **3.** Borderline-Persönlichkeitsstörung und antisoziale Persönlichkeit.

Durchführung: standardisierter Behandlungsablauf in 3 Phasen: **1. initiale Phase** (1.–3. Sitzung): Diagnose erheben und den Patienten (und ggf. Angehörige) über die depressive Störung und das Rationale der IPT informieren. Dem Patienten die Krankenrolle zuteilen, ihn entlasten und Hoffnung vermitteln. Mit Hilfe der Beziehungsanalyse die derzeitige depressive Episode in einen interpersonellen Kontext setzen. Im Behandlungsvertrag den Fokus (z. B. Trauer, Konflikte, Rollenwechsel oder soziale Defizite) und die Therapieziele mit dem Patienten verhandeln. **2. mittlere Phase** (4.–13. Sitzung): Bearbeitung des Fokus durch angemessenes Betrauern des Verlustes, eine günstigere Anpassung an eine neue soziale Rolle, Klärung und Bewältigung von zwischenmenschlichen Konflikten und/oder den Aufbau neuer vertrauensvoller Beziehungen. Die Bindungs- bzw. Beziehungsmuster, Kommunikationsstrategien sowie die Emotionen des Patienten stehen bei der Bearbeitung im Vordergrund. **3. Beendigungsphase** (14.–16. Sitzung): Thematisieren des Therapieendes als Abschiedsprozess unter Berücksichtigung damit verbundener Emotionen (z. B. Trauer, Angst, Wut, Ärger); Zusammenfassung des in der Therapie Erlernten und Ausblick auf zukünftig zu bearbeitende Themen sowie Abklärung der Notwendigkeit weiterer Behandlung. Im Unterschied zur Psychoanalyse* wird die Übertragungsbeziehung nur dann thematisiert, wenn sie sich negativ entwickelt, die Therapie stagniert oder ein Therapieabbruch bevorsteht.

Hinweis: Die IPT gehört noch nicht zu den von den Krankenkassen erstatteten Richtlinienverfahren. Die IPT ist in internationalen Leitlinien empfohlen und gehört zu den evidenzbasierten und am besten überprüften Depressionsbehandlungen.

Literatur: 1. Schramm, E.: Interpersonelle Psychotherapie. 2. Aufl. Stuttgart: Schattauer, 2009; **2.** De Mello, M. F. et al.: A systematic review of research findings on the efficacy of interpersonal therapy for depressive disorders. Eur Arch Psychiatry Clin Neurosci 255 (2): 75-82 (2005).

Autorin: E. Schramm.

P

Psychotherapie, körperorientierte: psychotherapeutisches Verfahren, das anders als die ausschließlich sprachlich orientierte Psychotherapie das Erleben des eigenen Körpers schwerpunktmäßig in den therapeutischen Prozess einbezieht; körperliche Prozesse sollen das Seelische und seelische Vorgänge das Körperliche (den Leib) günstig beeinflussen. Oft werden dadurch auch das Verhältnis zwischen Körper und Seele, die leibseelische Ausgeglichenheit oder Identität verbessert bzw. wiederhergestellt. Der Mensch fühlt sich in seiner Körperlichkeit wieder wohl, er nimmt sich selbst wieder besser wahr, häufig gelingt dies dann auch im Verhältnis zu seinen Mitmenschen. **Methoden:** **1.** Bei den mehr körperorientierten Methoden (z. B. Atemtherapie*) werden Elemente körperlichen Tuns (Ein- und Ausatmen, Bewegung, Sprache) meditativ begleitet und intensiver erlebt. Hierbei werden seelische Schwierigkeiten und Hemmungen bewusst, die auch verbal aufgearbeitet werden können. **2.** Bei den primär am Seelischen orientierten Methoden (z. B. autogenes Training) werden zunächst meditative Elemente eingesetzt, die dann auch körperliche Vorgänge zulassen oder anregen können. **3.** Weitere Verfahren sind verschiedene Entspannungsmethoden aus der Physiotherapie* (z. B. die progressive Muskelrelaxation* nach Jacobson), funktionelle Entspannung nach Fuchs, konzentrative Bewegungstherapie nach Gindler, primär bewegungspädagogisches Konzept von Feldenkrais, bioenergetische Analyse nach Reich und Lowen, Eutonie nach G. Alexander, Tanztherapie, Psychodrama, Gestalttherapie sowie Yoga aus der überlieferten indischen, Qi-Gong aus der traditionellen chinesischen und Heileurythmie aus der anthroposophischen Medizin.

Autor: Th. J. Doering.

PTA: s. Verschlusskrankheit, periphere arterielle; Verschlusskrankheit, periphere arterielle.

PTCA: s. Herzkrankheit, koronare.

pTNM-Klassifikation: s. TNM-Klassifikation.

PTZL: Abk. für periphere T*-Zell-Lymphome.

Pubertätsmagersucht: s. Anorexia nervosa.

Pulmonalarterienembolisation: s. Angiologie, interventionelle pulmonale.

Pulmonalklappenfehler: s. Herzklappenfehler.

Pulmonalvenenisolation: s. Katheterablation.

Pulsionsdivertikel: s. Ösophagusdivertikel.

Pumpversagen, hyperkapnisches: s. Insuffizienz, respiratorische.

Purinanaloga: s. Antimetaboliten.

Purpura, idiopathische thrombozytopenische: s. Autoimmunthrombozytopenie.

Purpura Schoenlein-Henoch: syn. Schoenlein-Henoch-Syndrom, anaphylaktische Purpura; hämorrhagische Diathese* aufgrund einer allergischen Vaskulitis; Immunkomplex-Überempfindlichkeitsreaktion (Typ III) nach Infektionen oder als allergische Reaktion auf Arzneimittel oder Nahrungsmittel; Vorkommen meist im Vorschulalter; **Klinik:** Purpura an den Streckseiten der Extremitäten, Arthralgien, Abdominalschmerzen, evtl. Darmblutungen oder Ileus, Glomerulopathie.

Behandlungsindikation: **1.** Ist das auslösende Agens bekannt, muss eine weitere Exposition vermieden werden. **2.** Da die Purpura Schoenlein-Henoch meist spontan ausheilt, ist der Stellenwert einzelner Behandlungsmethoden schwer zu beurteilen.

Pharmakotherapie: Prednison (z. B. Decortin®), 2 mg/kg KG/d p. o., kann vereinzelt zur Besserung der abdominalen Symptomatik und Rückgang der Gelenkbeschwerden führen.

Sonstige Maßnahmen: **1.** in schweren Fällen intensivmedizinische Überwachung und Therapie; **2.** Nierentransplantation nach chronischer Nierenschädigung (5–10 % der Fälle) mit Übergang in eine Niereninsuffizienz; Auftreten von Rezidiven in der Transplantatniere möglich.

Literatur: Calvino, M. C. et al.: Henoch-Schonlein purpura in children from northwestern Spain: a 20-year epidemiology and clinical study. Medicine (Baltimore) 80: 279 (2001).

Autoren: S. Fetscher, G. Trenn.

Purpura, thrombotisch-thrombozytopenische: Abk. TTP; syn. Moschkowitz-Syndrom; Form der mikroangiopathischen hämolytischen Anämie; Auftreten v. a. im Erwachsenenalter (30.–40. Lebensjahr), jährliche Inzidenz 2–7 pro 1 000 000; **Ursache:** genetisch bedingte (Upshaw-Shulman-Syndrom), erworbene (meist idiopathisch) oder durch Bildung von anti-ADAMTS-13-Antikörpern verminderte Aktivität der Metalloprotease ADAMTS-13; seltener i. R. verschiedener Grunderkrankungen (Vaskulitis, Kollagenosen), durch Arzneimittel (Immunsuppressiva und Zytostatika: Mitomycin C, Bleomycin, Cisplatin, Gemcitabin; Tiklopidin, Clopidogrel, Chinin), paraneoplastisch, hormonal (Schwangerschaft, orale Kontrazeptiva), HIV-Infektion oder nach Transplantationen (insbes. nach Knochenmarktransplantation); **Pathogenese:** Schädigung des Gefäßendothels durch Mangel oder Funktionsstörung von ADAMTS-13 mit konsekutiv fehlendem Abbau von ultragroßen von-Willebrand-Multimeren; intravasale Zerstörung von Erythrozyten in durch thrombozytenhaltige Mikrothromben geschädigten kleinen Gefäßen; zusätzlich sekundär ischämische Schäden an einer Vielzahl von Organen einschließlich Niere, Hirn, Herz und Leber möglich; **Klinik:** Coombs-negative hämolytische Anämie* mit Fragmentozyten im peripheren Blutausstrich, Erhöhung der Retikulozyten, Thrombozytopenie mit erhöhter Megakaryozytenanzahl im Knochenmark; Erhöhung der Laktatdehydrogenaseaktivität, häufig akute Niereninsuffizienz mit Wasser- und Elektrolytstörungen, arterielle Hypertonie, ZNS-Symptomatik und Fieber. Mortalität ohne Behandlung 90 %.

Behandlungsindikation: bei Diagnosestellung gegeben.

Pharmakotherapie: 1. bei leichteren Fällen (keine ZNS-Symptomatik, Kreatinin <1,5 mg/dl, Thrombozyten >50 000/µl): Therapieversuch mit Glukokortikoiden*, z. B. Prednison (Decortin®), 2 mg/kg KG/d p. o.; bei schweren Fällen Glukokortikoidtherapie in Kombination mit Plasmaseparation; 2. bei einer Thrombozytenanzahl >50 000/nl: Thrombozytenaggregations-Hemmer, z. B. Acetylsalicylsäure (z. B. Aspirin®, ASS HEXAL®, ASS STADA®), 100 mg/d p. o.; 3. bei refraktärer Erkrankung intensive Immunsuppression mit Cyclophosphamid (Endoxan®), 10 mg/kg KG als Bolus i. v. alle 3–4 Wochen oder 1–2 mg/d p. o., Vincristin (z. B. Vincristin Bristol®), 2 mg i. v. alle 7–10 Tage, oder Ciclosporin A (z. B. Sandimmun® Optoral), 2 × 3–5 mg/kg KG/d p. o. (Zieltalspiegel 200 ng/dl); therapeutisches Vorgehen nicht durch kontrollierte Studien abgesichert; 4. bei parainfektiöser, paraneoplastischer oder hormonaler Ursache kausale Therapie.

Operative Therapie: Splenektomie (s. Milzchirurgie) bei refraktärem Verlauf als Ultima Ratio.

Sonstige Maßnahmen: 1. Plasmapherese mit Austausch des Plasmas (s. Plasmapherese und Plasmaaustausch) gegen Frischplasmen in Kombination mit Glukokortikoiden; täglicher Austausch eines Plasmavolumens möglichst innerhalb von 24 Stunden nach Diagnosestellung bis 2 Tage nach Eintritt einer Remission (normale Thrombozytenanzahl und normale Laktatdehydrogenaseaktivität, keine klinischen Symptome); bei refraktärer Erkrankung Versuch mit Kryoüberstand als Plasmaersatz; 2. ggf. sofortige Plasmainfusionstherapie, 30 ml/kg KG/d, bis eine Plasmapherese durchgeführt werden kann; 3. bei Niereninsuffizienz Ausgleich von Wasser- und Elektrolytstörungen und Blutdruckeinstellung (s. Hypertonie, arterielle), ggf. Nierenersatztherapie (s. Hämodialyse); 4. ggf. Erythrozytenkonzentrate*; 5. bei TTP inf. eines Malignoms oder nach Knochenmarktransplantation ist in Einzelfällen eine Immunadsorption mit Protein-A-Säulen erfolgreich.

P

Arbeitsunfähigkeit: während der akuten Phase der Erkrankung.

Hinweis: Die Gabe von Thrombozyten ist kontraindiziert, da eine Aggravation des Krankheitsprozesses möglich ist.

Neuentwicklung: In kleineren Serien war die Anwendung des B-Zell-depletierenden Antikörpers Rituximab (MabThera®, anti-CD20) erfolgreich.

Literatur: 1. Michael, M. et al.: Interventions for hemolytic uremic syndrome and thrombotic thrombocytopenic purpura: a systematic review of randomized controlled trials. Am J Kidney Dis 53 (2): 259–272 (2009); 2. Allford, S. L. et al.: Haemostasis and Thrombosis Task Force, British Committee for Standards in Haematology. Guidelines on the diagnosis and management of the thrombotic microangiopathic haemolytic anemias. Br J Haematol 120 (4): 556–573 (2003); 3. Moake, J. L.: Thrombotic microangiopathies. N Engl J Med 347 (8): 589–600 (2002).

Autoren: J. Nürnberger, O. Witzke, A. Kribben.

Pusteln: s. Acne vulgaris; Folliculitis simplex; Rosacea.

PUVA: s. Lichttherapie, dermatologische; Methoxsalen.

PV: Abk. für Polycythaemia* vera.

PVP-Iod: s. Povidon-Iod.

PVT: s. Defibrillation; Herz-Kreislauf-Stillstand.

Pyarthrose: s. Arthritis, infektiöse.

Pyelonephritis: Nierenbeckenentzündung; bakterielle Entzündung der oberen Harnwege mit Beteiligung des Nierenbeckenkelchsystems und Übergreifen auf das Nierenparenchym; **Ursache:** häufig baktrielle kanalikuläre Keimaszension über die unteren Harnwege, selten hämatogen; **Prädisposition:** Diabetes mellitus, Obstruktion der Harnwege, Urolithiasis, vesikoureteraler Reflux u. a. Harntraktanomalien, Blasenentleerungsstörungen, Katheterismus und Schwangerschaft; **Klinik:** 1. akute Pyelonephritis: Fieber, Flankenschmerz, ggf. Miktionsstörungen, z. B. Algurie, Pollakisurie; 2. chronische Pyelonephritis: oft symptomarm, subfebrile Temperaturen, uncharakteristische Allgemeinsymptome; **Komplikationen:** Pyonephrose, Sepsis*, pyelonephritische Schrumpfniere und chronische Niereninsuffizienz. Vgl. Zystitis.

Behandlungsindikation: grundsätzlich gegeben aufgrund des schweren Krankheitsbildes und der drohenden Komplikationen.

Pharmakotherapie: 1. Breitband- oder testentsprechende Antibiotika über mind. 5–7 Tage, bei hohem Fieber je nach Verlauf auch bis 14 Tage, initial i. v.; Antibiotika der 1. Wahl: Cephalosporine (ggf. breitest kombiniert mit Aminoglykosiden) oder Chinolone; 2. Schmerztherapie und antipyretische Therapie bei Bedarf.

Operative Therapie: 1. transurethraler oder suprapubischer Katheterismus (s. Katheterisierung der Harnblase) bei Blasenentleerungsinsuffizienz; 2. retrograde Einlage einer Harnleiterschiene oder perkutane Nephrostomie bei Harnleiterobstruktion unter perioperativem antibiotischem Schutz; 3. nach Abklingen der Akutsymptomatik möglichst Beseitigung des komplizierenden Faktors (Urolithiasis, Obstruktion, Reflux).

Naturheilkundliche Verfahren: zusätzlich Teezubereitungen aus Birkenblättern, Orthosiphonblättern, Goldrutenkraut, Bärentraubenblättern, Kapuzinerkresse, Zinnkraut, Brennesselblättern.

Eigenbehandlung: Bettruhe, lokale Wärmeapplikation, reichliche Trinkmenge.

Hinweis: nur wenig oder keine Milch trinken (ungünstiger alkalischer Urin-pH-Wert).

Arbeitsunfähigkeit: 7–14 Tage.

Literatur: 1. Grabe, M. et al.: Guidelines on The Management of Urinary and Male Genital Tract Infections (Leitlinien der Europäischen Gesellschaft für Urologie), 2008; http://www.uro-

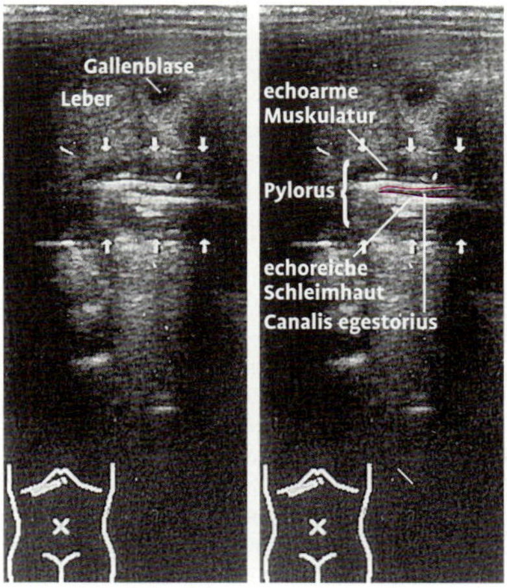

Pylorusstenose Abb. 1: typischer sonographischer Befund mit verdicktem Musculus pylorus und elongiertem Canalis egestorius

web.org/nc/professional-resources/guidelines/online/; **2.** Simon, C.; Stille, W.: Antibiotika-Therapie in Klinik und Praxis. 10. Aufl. Stuttgart: Schattauer, 2006.

Autoren: A. Frankenschmidt, U. Wetterauer.

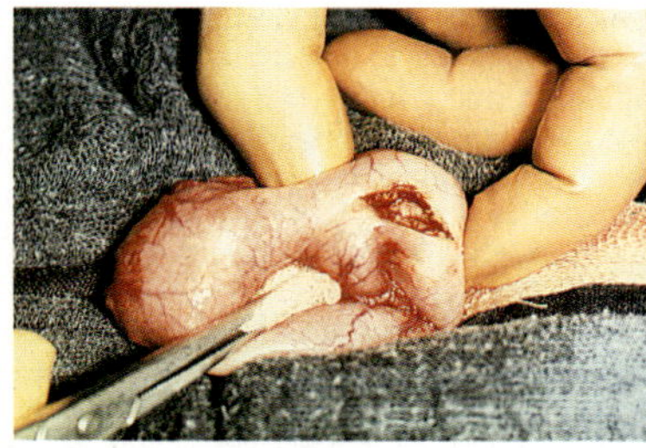

Pylorusstenose Abb. 2: Pyloromyotomie nach Weber-Ramstedt

Pyloroplastik: s. Ulkus, gastroduodenales.

Pylorusstenose: syn. Magenausgangstenose; Einengung des Magenausgangs; **Ursache:** Pylorushypertrophie (bes. im Säuglingsalter mit deutlicher Androtropie), Pylorospasmus oder narbige Verziehung inf. gastroduodenalem Ulkus*, seltener tumorös bedingt (s. Magenkarzinom); **Einteilung:** klinisch, **1.** kompensierte Pylorusstenose mit aufrechterhaltener Magen-Darm-Passage durch verstärkte Peristaltik und muskuläre Hypertrophie; **2.** dekompensierte Pylorusstenose mit atonischer Magenerweiterung, schwallartigem Erbrechen von Nahrungsresten, Flüssigkeits- und Elektrolytverlust mit hypochlorämischer Alkalose, u. U. Kachexie; **DD:** v. a. adrenogenitales Syndrom* mit Erbre-

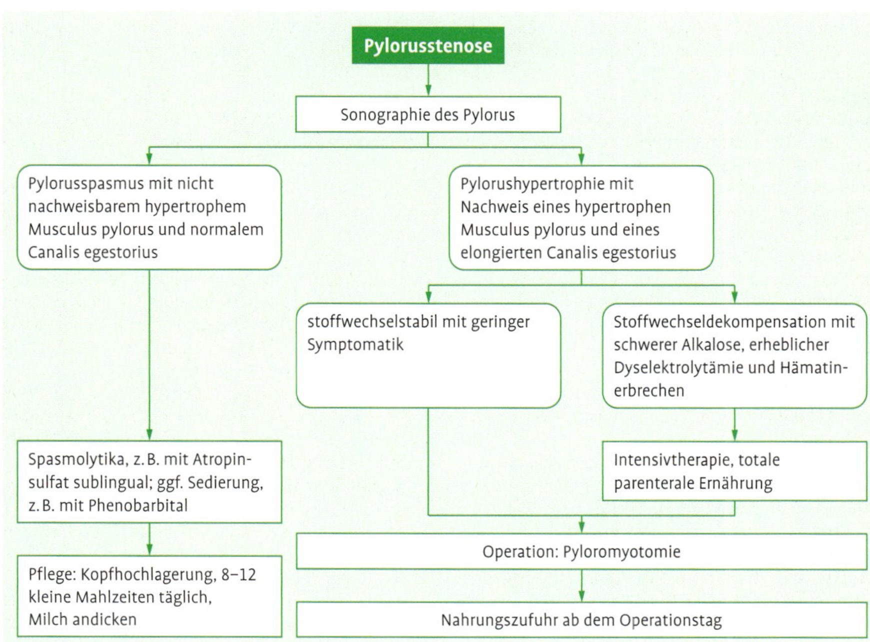

Pylorusstenose Abb. 3: therapeutischer Stufenplan

chen und potentiell lebensbedrohlicher Salzverlustkrise.

Behandlungsindikation: rezidivierendes Erbrechen nach Nahrungsaufnahme, Gedeihstörungen, metabolische Störungen (z. B. hypochlorämische bzw. hypokaliämische Alkalose), Dehydratation; sonographischer Nachweis der hypertrophen Muskulatur.

Pharmakotherapie: **1.** Spasmolytika bei Vorliegen eines Pylorospasmus: Atropin (z. B. Atropin EDO® Augentropfen), 0,1–0,3 mg sublingual ca. 20–30 Minuten präprandial; bei Therapieresistenz Dosissteigerung oder Gabe von Scopolamin (Boro-Scopol N® Augentropfen), 0,1–0,15 mg sublingual; **2.** bei metabolischen Störungen Ausgleich der Imbalancen, ggf. Intensivtherapie; **3.** bei Malnutrition und Hypoglykämie passagere parenterale Ernährung*; **4.** evtl. Sedierung unruhiger Kinder mit Phenobarbital (Luminal®), 5 mg/kg KG/d p. o.

Operative Therapie: **1.** bei nachgewiesener Pylorushypertrophie mit elongiertem Canalis egestorius (s. Abb. 1) Pyloromyotomie nach Weber-Ramstedt (Methode der Wahl, s. Abb. 2): einfache Längsspaltung des hypertrophen Ringmuskels unter Schonung der Mukosa; postoperativ oraler Nahrungsaufbau mit kleinen Volumina bereits ab dem Operationstag; **2.** bei narbiger Stenosierung (meist nur im Erwachsenenalter) evtl. Pyloroplastik nach Heinecke-Mikulicz.

Therapeutischer Stufenplan: s. Abb. 3.

Eigenbehandlung: **1.** häufige Mahlzeiten mit kleinem Volumen (8–12-mal täglich); **2.** Andicken der Milchnahrung mit Stärke oder pflanzlichem Bindemittel (Nestargel®); **3.** Kopfhochlagerung (30–40°).

Literatur: **1.** Muensterer, O. J.; Till, H., im Auftrag der Deutschen Gesellschaft für Kinderchirurgie: Hypertrophe Pylorusstenose. Leitlinien für Diagnostik und Therapie: Kinderchirurgie, http://www.awmf-leitlinien.de/; **2.** Müller, M.; Radke, M. (Hrsg.): Kinderheilkunde multimedial. CD-ROM. 4. Aufl. Stuttgart: Schattauer, 2003.

Autoren: R. Bitterlich, M. Radke.

Pyrantel: s. Anthelminthika.

Pyrimethamin: s. Folsäure-Antagonisten.

Pyrimidinanaloga: s. Antimetaboliten.

Pyrophosphatanaloga: s. Virostatika.

Pyruvatkinase-Mangel: s. Erythrozytenenzymopathien.

Pyrvinium: s. Anthelminthika.

P

Q

QL: Abk. für Querlage*.

Quaddeln, juckende: s. Insektenstichreaktion.

Quarzstaublunge: s. Silikose.

Quecksilberintoxikation: s. Schwermetallintoxikation.

Quellstoffe: s. Laxanzien.

Querlage: Abk. QL; quere Lage des Kindes in der Gebärmutter; absolut geburtsunmögliche Position; **Häufigkeit:** 0,3–0,6 % aller Geburten; gehäuft bei Multiparität (75 %), Placenta praevia und größeren submukösen oder intramuralen Myomen.

Behandlungsindikation: immer gegeben, wenn in Terminnähe; die Querlage bei Geburtsbeginn bzw. Blasensprung bedeutet sowohl für das Kind (Nabelschnur- und Armvorfall führen zu beeinträchtigter Hämodynamik) als auch die Mutter (Gefahr der Uterusruptur) eine große Gefahr. Bei Querlage des zweiten Zwillings und Schädellage des führenden Zwillings empfiehlt sich ein abwartendes Verhalten bis zur vaginalen Entwicklung des ersten Zwillings, falls eine vaginale Geburt möglich und erwünscht ist.

Operative Therapie: terminnahe Schnittentbindung*; nach Beginn der Geburt bzw. Blasensprung sofortige Notfall-Schnittentbindung.

Sonstige Maßnahmen: **1.** Versuch der äußeren Wendung bei einem Gestationsalter von >36 + 0 SSW (s. Beckenendlage). **2.** Bei Mehrlingsgeburten kann zuerst ein manuelles Wendemanöver in Sectiobereitschaft erfolgen. Bei Querlage des zweiten Zwillings nach Geburt des ersten kann die kombinierte (äußere und innere) Wendung (s. Abb.) auf den Steiß eine vaginale Geburt ermöglichen. Zuerst werden Kopf (äußere Hand) und Schulter (innere Hand) bewegt. In einer zweiten Phase sind beide Hände am Becken. Dann wird der Fuß des Kindes (innere Hand) durch den Geburtskanal gezogen (cave: Verwechslungsgefahr mit dem Arm).

Hinweis: **1.** Viele Feten liegen im 2. Trimenon bzw. in frühen Schwangerschaftswochen in Querlage; hier liegt kein Interventionsbedarf vor, da später die spontane Wendung des Kindes erfolgt. **2.** Obsolete Maßnahmen sind: **a)** abwartendes Verhalten bei einem Gestationsalter von >37 + 0 SSW und bei Geburtsbeginn; **b)** Versuch einer Wendung bei verschleppter Querlage (bei Blasensprung und vollständig eröffnetem Muttermund). Mutter und Kind sind in dieser Phase in Lebensgefahr.

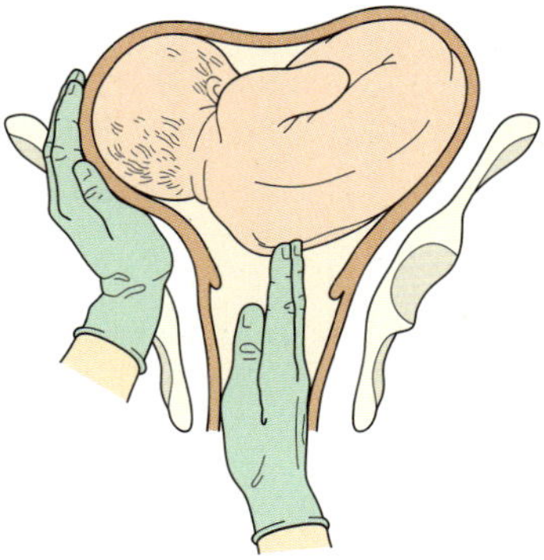

Querlage: kombinierte Wendung

Literatur: **1.** Dudenhausen, J. W.: Praktische Geburtshilfe mit geburtshilflichen Operationen. 20. Aufl. Berlin, New York: de Gruyter, 2008; **2.** Fonseca, L.; Monga, M.: Spontaneous version following preterm premature rupture of membranes. Am J Perinatol 23 (4): 201–203 (2006); **3.** Dahiya, K.; Khosla, A. H.; Sangwan, K.: Transverse lie in labour: alternative options. Trop Doct 34 (1): 43–44 (2004).

Autoren: C. Fotopoulou, J. W. Dudenhausen.

Querschnittläsion: vollständige oder teilweise Schädigung des Rückenmarks mit klinisch je nach Lokalisation und Ausmaß unterschiedlich ausgeprägter Symptomatik; **Klinik:** Leitsymptom ist zunächst die schlaffe Lähmung der Extremitäten mit ausgefallenen Muskeleigenreflexen; im weiteren Verlauf Übergang in eine spastische Lähmung mit gesteigerten Muskeleigenreflexen und positiven Pyramidenbahnzeichen; zusätzlich sensible Ausfälle (Anästhesie) und Funktionsbeeinträchtigungen von Atemmuskulatur und inneren Organen (Blasen- und Mastdarmatonie); **Ursache:** akut auftretende Querschnittläsionen sind meist traumatisch, seltener vaskulär, entzündlich oder durch einen medialen Bandscheibenvorfall bedingt; subakut oder langsam progrediente Querschnittläsionen sind eher Folge von spinalen oder extramedullären Tumoren bzw. Metastasen, chronischen Myelopathien, entzündlichen Erkrankungen (z. B. Multiple* Sklerose), Durchblutungsstörungen des Rückenmarks oder Gefäßmalformationen.

Behandlungsindikation: Indikation und Form der Behandlung orientieren sich an Ätiologie und Umfang der Schädigung. Insbes. bei subakuten und chronischen Verläufen müssen alle möglichen behandelbaren Ursachen, die eine Querschnittsymptomatik vortäuschen können, ausgeschlossen werden (z. B. Vitaminmangelsyndrome, Guillain-Barré-Syndrom, transverse Myelitiden, Neuromyelitis optica).

Pharmakotherapie: **1. Notfallmedizin:** Therapie des spinalen Schocks noch am Unfallort (unabhängig von der Indikation zu einem neurochirurgischen Eingriff): ultrahohe Glukokortikoidtherapie mit Methylprednisolon (z. B. Urbason®), 30 mg/kg KG i. v. als Bolus, danach 5,4 mg/kg KG/h (Perfusor) über die nächsten 24 Stunden, anschl. zügige Dosisreduktion; wichtig: Magenschleimhautschutz, Blutzucker-, Kalium-, Blutdruckkontrollen; Behandlungsziel ist die Minimierung eines posttraumatischen Ödems, das die Schädigung vergrößert. **2. Intensivmedizin:** **a)** bei Ausfall der Mastdarmfunktion (Gefahr des paralytischen Ileus) Ein- und Ausfuhrkontrolle, Überprüfung der Peristaltik, regelmäßige Entleerung des Darms durch Klysmen, ggf. Ausräumen; bei Subileus: Ceruletid (Takus®), 2 ng/kg KG/min i. v. und Distigminbromid (Ubretid®), 0,01 mg/kg KG/d i. m.; bei beginnendem Ileus (ausbleibende Peristaltik) Neostigmin (z. B. Neostigmin®), 3–4 × 0,5 mg/d s. c.; **b)** ausreichende Volumensubstitution und Sympathomimetika* bei Blutdruckregulationsstörungen (insbes. hypotone Phasen durch fehlende reflektorische Kontraktion der Gefäßmuskulatur bei Lageänderung); **c)** Schmerzzustände möglichst mit Metamizol (z. B. Novalgin®) oder nichtsteroidalen Antiphlogistika therapieren; cave: Magenschleimhautschutz bei Kombination mit Glukokortikoiden; initial suffiziente Schmerzbehandlung wichtig zur Vermeidung chronischer Schmerzzustände; **d)** niedermolekulares Heparin*: (z. B. Fraxiparin®), 0,2–0,6 ml/d s. c. bei allen Patienten; alternativ Marcumarisierung bei längerer vollständiger Immobilisierung oder Vorliegen weiterer Risikofaktoren (Rhythmusstörungen); **e)** hochkalorische Ernährung (bis 16 750 kJ/d bzw. 4000 kcal/d) aufgrund der verminderten gastrointestinalen Resorption im spinalen Schock; **f)** zur Therapie der im weiteren Verlauf auftretenden Spastizität: Baclofen (z. B. Lioresal®), langsame Dosissteigerung bis max. 150 mg/d p. o.; evtl. Kombinationen mit Muskelrelaxanzien* und Benzodiazepinderivaten.

Operative Therapie: **1.** Insbes. benigne Tumoren können operativ therapiert werden; langsam progrediente Hämangiome des Wirbels werden embolisiert; bei bes. strahlensensiblem (Lymphom, Myelom) oder malignem Tumor (insbes. Angiosarkom, Ewing-Sarkom oder multiples Myelom) operative Therapie nach Art und Lokalisation des Tumors, evtl. nach primärer Strahlenbehandlung. **2.** chirurgische bzw. neurochirurgische Behandlung bei traumatisch bedingten Lähmungen bei allen Kompressionen des Myeloms durch Fremdkörper oder dislozierte Wirbelsäulenfragmente; Laminektomie bei vermuteter Kompression des Myeloms durch Ödem ist umstritten; stabilisierende Operationen bei Wirbelfrakturen ermöglichen einen frühen Einsatz der Physiotherapie.

Strahlentherapie: fester Bestandteil in der Behandlung spinaler und extramedullärer Tumoren, insbes. bei strahlensensiblen und malignen Tumoren, um weiteres infiltrierendes Wachstum zu bremsen; abhängig vom Tumor- bzw. Metastasentyp beträgt die Strahlendosis 30–40 Gy mit einer Fraktionierung zu 1,5–2,0 Gy; Gliome und Chordome werden mit höheren Dosen (50–70 Gy) bestrahlt. Bei malignem Primärtumor oder Metastase als Ursache der Querschnittläsion ist auch bei primärer Strahlenbehandlung eine Glukokortikoidtherapie indiziert: Dexamethason (z. B. Dexa-ratiopharm®), initial 40 mg i. v., dann 4 × 6 mg/d p. o. bzw. 4 × 1 mg/d p. o. während der Strahlentherapie.

Sonstige Maßnahmen: **1.** bei Ausfall der Interkostalmuskulatur (Abfall der Vitalkapazität, Ateminsuffizienz, Pneumoniegefahr) bzw. Zwerchfellinnervation (Phrenikusparese bei Läsionen oberhalb C 4) Sauerstoffgabe* und maschinelle Beatmung* bzw. Zwerchfellschrittmacher; intensive Pneumonieprophylaxe; **2.** bei Ausfall der willkürlichen und reflektorischen Blasenentleerung (Gefahr der Überlaufentleerung, des hohen Restharns, der Nierenbeteiligung mit sekundärem Nierenversagen) Ein- und Ausfuhrkontrolle, regelmäßige Katheterisation oder Anlage eines suprapubischen Katheters; **3.** intensive Dekubitusprophylaxe bei Störungen der Mikrozirkulation in denervierten Hautabschnitten; **4.** Temperaturkontrolle und -regulation bei Temperaturregulationsstörungen (Läsion oberhalb Th 9 segmental, oberhalb C 8 den ganzen Körper betreffend) mit Gefahr der Hyperthermie durch gestörte Schweißsekretion bei Wärmeexposition; unphysiologischer Temperaturanstieg bei körperlichen Belastungen (übervolle Blase); **5.** frühestmöglicher Beginn der physiotherapeutischen Rehabilitation.

Neuentwicklung: Mehrere Arbeitsgruppen arbeiten am Einsatz von Nervenwachstumsfaktoren. Tierexperimentell wurde nachgewiesen, dass das Aussprossen von Axonen nach der traumatischen Durchtrennung des Rückenmarks durch spezifische Proteine der Gliazellen gehemmt wird; die Gabe von Antikörpern gegen diese Proteine führt zu einer starken Aussprossung der Axone.

Selbsthilfe: **1.** Fördergemeinschaft der Querschnittsgelähmten in Deutschland e. V., Silcherstr. 15, 67591 Mölsheim, Tel. 06243 5256, Fax 06243 905920; E-Mail: fgq-moelsheim@t-online.de, Homepage: http://www.fgq.de; **2.** Bundesverband Selbsthilfe Körperbehinderter e. V., Altkrautheimer Str. 20, 74238 Krautheim, Tel. 06294 42810, Fax 06294-428179; E-Mail: zentrale@bsk-ev.de, Homepage: http://www.bsk-ev.org; **3.** Allgemeiner Behindertenverband in Deutschland e. V. (ABID) - für Selbstbestimmung und Würde - im IHZ GmbH, Friedrichstrasse 95, 10117 Berlin, Tel. 030 27593429, Fax 030 27593430; E-Mail: abid.bv@t-online.de, Homepage: http://www.abid-ev.de; **4.** Bundesarbeitsgemeinschaft SELBSTHILFE von Menschen mit Behinderung und chronischer Erkrankung und ihren Angehörigen e. V. (BAG SELBSTHILFE), Kirchfeldstr. 149, 40215 Düsseldorf, Tel. 0211 310060, Fax 0211 3100648; E-Mail: info@bag-selbsthilfe.de, Homepage: http://www.bag-selbsthilfe.de.

Literatur: **1.** Dietz, V.: Syndrome der akuten und chronischen Rückenmarkschädigung. In: Brandt, T.; Dichgans, J.; Diener, H. C. (Hrsg.): Therapie und Verlauf neurologischer Erkrankungen. 5. Aufl. Stuttgart: Kohlhammer, 2007; **2.** Bracken, M. B. et al.: Administration of methylprednisolone for 24 or 48 hours or tirilazad mesylate for 48 hours in the treatment of acute spinal cord injury. Results of the Third National Acute Spinal Cord Injury Randomized Controlled Trial. National Acute Spinal Cord Injury Study. JAMA 277 (20): 1597–1604 (1997).

Autoren: V. Limmroth, H. C. Diener.

Quervain-Thyroiditis: s. Thyroiditis.

Quincke-Ödem: s. Angioödem, hereditäres.

R

RA: Abk. für rheumatoide Arthritis*.

Rabeprazol: s. Protonenpumpen-Hemmer.

Rachenkarzinom: s. Pharynxkarzinom.

Rachenkatarrh: s. Pharyngitis.

Rachenmandel, hyperplastische: s. Vegetationen, adenoide.

Rachitis: syn. Vitamin-D-Mangel-Rachitis; sog. Englische Krankheit; durch nutritiven Vitamin-D-Mangel bedingte Störung des Calcium- und Phosphatstoffwechsels mit daraus folgender gestörter Mineralisation der Matrix des wachsenden Knochens; **Klinik: Prädilektionszeitpunkt** sind die beiden ersten Lebensjahre; allgemeine Symptome: Unruhe, Trinkunlust, mangelnde Gewichtszunahme, Schwitzen, Bewegungsarmut, gelegentlich Schreckhaftigkeit, erhöhte Infektanfälligkeit. **Skelettveränderungen**: Kraniotabes (ungenügende Verkalkung der Parietal- und Okzipitalknochen), rachitischer Rosenkranz (Auftreibung durch vermehrtes Osteoidgewebe an Knochenknorpelgrenzen im Bereich der vorderen Rippenenden), Caput quadratum (durch Osteoidablagerungen an Stirn- und Scheitelbeinhöckern, Abplattung des Hinterkopfes durch bevorzugte Rückenlage der rachitisch hypotonen Kinder), Verdickung von Hand- und Fußgelenken. **Spätsymptome**: Ende des ersten Lebensjahres; verzögerter Fontanellenschluss, klaffende Schädelnähte, Harrisonsche Furche (horizontale Einbuchtung der seitlichen weichen Thoraxpartien), Glockenthorax, Froschbauch, Blähungen; **Verlauf:** Bei langwierigen, schweren Verläufen resultieren typische, teils schmerzhafte Skelettveränderungen, Wachstumshemmungen und pathologische Frakturen. **DD:** Wichtig ist die eindeutige differentialdiagnostische Abgrenzung gegenüber anderen Rachitisformen (Vitamin-D-resistente Rachitis, renale Rachitis bei globaler Niereninsuffizienz, Rachitis bei verschiedenen Tubulopathien, Tumorrachitis, Rachitis bei Absorptionsstörungen und Lebererkrankungen, Rachitis antiepileptica); s. Osteomalazie.

Behandlungsindikation: jede Form einer manifesten Rachitis, die durch unzureichende Vitamin-D-Supplementation nach geltenden Empfehlungen verursacht wird; bei organischen Ursachen für gestörten Vitamin-D-Metabolismus simultane Behandlung der Grunderkrankung.

Pharmakotherapie: 1. manifeste Rachitis: initial stationär wegen Tetaniegefahr und Herzrhythmusstörungen; **a)** Vitamin D_3, (z. B. Vitamin D_3-Hevert®) 5000 IE/d p. o., für 4–5 Wochen (Gesamtdosis 25 000–150 000 IE); **b)** zur Deckung des unter Vitamin-D_3-Therapie gesteigerten Calciummetabolismus 0,5–1 g Calcium pro Tag, (z. B. Calcium gluconicum, 5–10 g/d p. o.); bei Hypokalzämie bzw. drohenden hypokalzämischen Krämpfen Calcium gluconicum 10 %, 5 ml/kg KG/d i. v. für 2–5 Tage; **2.** andere Rachitisformen: Calcitriol (z. B. Calcitriol-Nefro), je nach Indikation 20–80 ng/kg KG/d p. o.

Prophylaxe: Prophylaxe mit Vitamin D_3: **1.** bei gestillten Säuglingen ab 2. Lebenswoche 400–500 IE/d p. o.; **2.** bei Ernährung mit Vitamin-D-supplementierter Säuglingsmilchnahrung (400 IE/l) 400–500 IE/d p. o.; Frühgeborene erhalten die gleiche Dosis; Dauer der Prophylaxe bei im Frühjahr/Sommer geborenen Kindern 12 Monate, bei im Herbst/Winter geborenen Kindern (unzureichende UV-Exposition) 18 Monate.

Eigenbehandlung: Aufrechterhaltung der notwendigen Compliance zur täglichen Prophylaxe.

Hinweis: obsolete Maßnahmen: **1.** Nichtbeachtung entsprechender Ernährungsempfehlungen, z. B. Stillen ohne simultane Vitamin-D_3-Supplementation bzw. Ernährung mit roher, nicht Vitamin-D_3-supplementierter Kuhmilch; **2.** UV-Bestrahlung mit Quarzlampe.

Literatur: 1. Sitzmann, F. C. (Hrsg.): Duale Reihe – Pädiatrie. 3. Aufl. Stuttgart: Thieme, 2007; **2.** Behrman, R. E.; Kliegman, R. M.; Jenson, H. B. (eds): Textbook of pediatrics. 17th ed. Philadelphia: Saunders, 2003; **3.** Müller, M.; Radke, M. (Hrsg.): Kinderheilkunde multimedial. CD-ROM. 4. Aufl. Stuttgart: Schattauer, 2003; **4.** Dorlöchter, L. et al.: Pädiatrie auf den Punkt gebracht. Berlin: de Gruyter, 1998.

Autoren: M. Uhlemann, M. Radke.

Radialiskompressionssyndrom: s. Nervenkompressionssyndrome.

Radialislähmung: s. Nervenlähmung, traumatische periphere.

Radikulitis: s. Neuritis.

Radikulopathie: s. Spinalkanalstenose.

Radiochemotherapie: s. Hirntumoren.

Radiofrequenzablation: s. Lebermetastasen; Lebertumoren, maligne.
Radioiodtherapie: s. Schilddrüsenmalignom.
Radiotherapie, intraoperative: s. Kolonkarzinom.
Radiusfraktur, distale: Bruch der Speiche durch Sturz auf die reflektorisch ausgestreckte Hand; **Formen:** **1.** typische Radiusextensionsfraktur (Colles-Fraktur, Fractura radii loco typico); **2.** Radiusflexionsfraktur (Smith-Fraktur); **3.** kombinierte, meist distale Radiusfraktur mit distaler Ulnaluxation (Galeazzi-Fraktur). **Einteilung** nach AO-Klassifikation: s. Abb. 1.

Behandlungsindikation: in jedem Fall gegeben; bei extraartikulären Frakturen Wiederherstellung der Radiuslänge und des Gelenkwinkels nach Böhler, bei artikulären Frakturen zusätzlich anatomische Reposition der Gelenkfläche; meist konservative Behandlung mit Reposition und Unterarmgips, obwohl unbefriedigende Ergebnisse häufig sind (sekundäres Abrutschen der Frakturen z. B. bei Osteoporose); bei Indikation zur Operation immer Alter des Patienten, Begleitverletzungen bzw. -erkrankungen beachten.

Konservative Therapie: indiziert bei Verkürzung <2 mm und Achsabweichung <10° (bei Kindern <20°): nach lokaler Infiltrationsanalgesie Reposition und Röntgendurchleuchtung; palmare Überreposition und Ausrichtung des Radiusbasiswinkels auf die physiologischen 25° durch Aushängen des Bruchs (s. Abb. 2); Überprüfung der Stellung in beiden Ebenen vor der Gipsanlage vom Ellenbogen bis zur distalen Hohlhandbeugefalte mit frei beweglichen Ellenbogen- und Fingergrundgelenken und dem um 30° palmarflektierten Handgelenk (bei dorsaler Trümmerzone am Radius); längs gespaltener, elastisch angewickelter Gipsverband für 5–6 Wochen (Röntgenaufnahmen zur Stellungs- und Verlaufskontrolle, Abrutschen der Fraktur); **Komplikationen:** Gefürchtete Komplikation bei der konservativen Behandlung ist bes. nach mehrfacher Reposition die sympathische Reflexdystrophie*. Nachsinterung der Fraktur

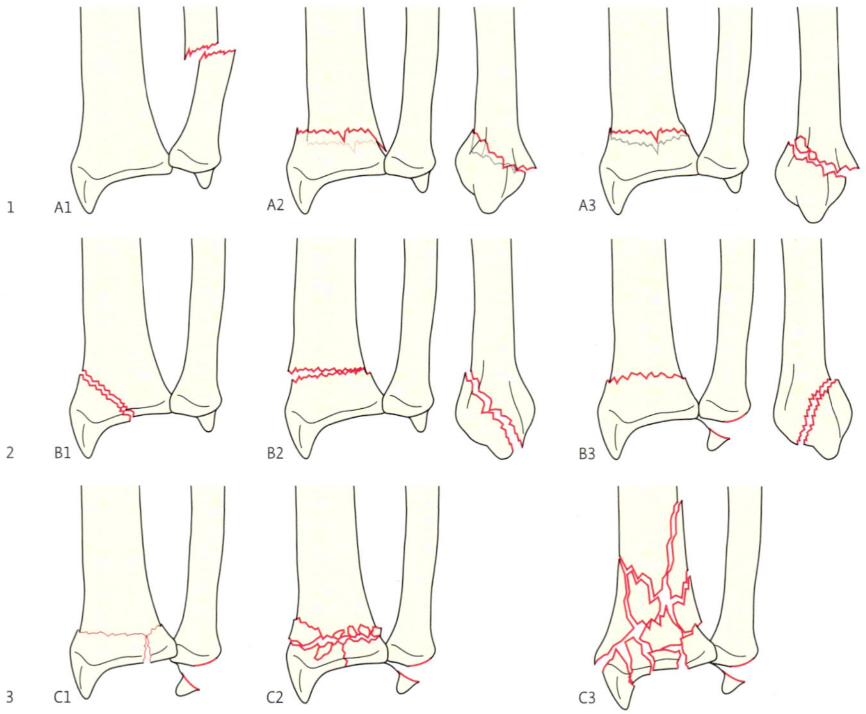

Radiusfraktur, distale Abb. 1: Einteilung nach der AO-Klassifikation; 1: extraartikuläre Fraktur des distalen Radius oder der distalen Ulna; A1: Fraktur der Ulna bei intaktem Radius, A2: einfache und impaktierte Fraktur des Radius, A3: mehrfragmentäre Fraktur des Radius; 2: partielle Gelenkfraktur des distalen Radius; B1: Fraktur in der Sagittalebene, B2: Fraktur der dorsalen Kante, B3: Fraktur der palmaren Kante; 3: komplexe Fraktur des distalen Radius; C1: artikulär und metaphysär einfache Fraktur, C2: artikulär einfache und metaphysär mehrfragmentäre Fraktur, C3: mehrfragmentäre Fraktur

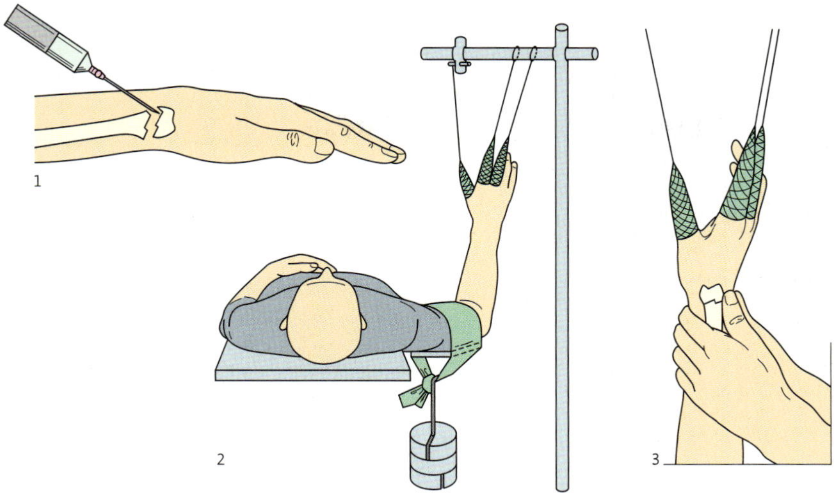

Radiusfraktur, distale Abb. 2: Reposition: 1: Bruchspaltanästhesie; 2: Aufhängung mit Mädchenfängern an Daumen und radialen Langfingern; Gewicht (3–4 kg) am Oberarm mit breiter Manschette und Querbrett; 3: spontane Einstellung oder manuelle Reposition der Fraktur

nach konservativer Behandlung (rechtzeitig operative Revision erwägen).

Operative Therapie: Verfahren: 1. perkutane Bohrdrahtosteosynthese (s. Abb. 3): Reposition und Einbringen von 1,7–2 mm starken Bohrdrähten, die divergierend in der Aufsicht und parallel in der Seitenansicht gesetzt werden; im Bereich der Fraktur kein Kreuzungspunkt wegen Rotationsinstabilität; cave: Infektionsgefahr bei aus der Haut ragenden Drähten; Gipsverband für 5–6 Wochen, danach Drahtentfernung in Lokalanästhesie; **2.** Fixateur externe (s. Abb. 4): Aufrichten des Bruches unter Röntgenbildwandlerkontrolle; Belassen des Frakturhämatoms (osteogenetische Potenz; führt zur Überbauung der einzelnen Fragmente); Anbringen von jeweils 2 Schanz-Schrauben im Os metacarpale und Radius zur Anlage des Fixateur externe (cave: Verletzung der Strecksehnen); zusätzlich können Bohrdrähte von radial eingebracht werden, um intraartikuläre Fragmente zu fixieren. Der Fixateur externe wird für 4–5 Wochen belassen; danach erfolgt die weitere Behandlung mit einer Unterarmgipsschiene bis zur ausreichenden Konsolidierung der Fraktur. **3.** Plattenosteosynthese (s. Abb. 5): Operation in Blutleere und auf einem Armtisch; Zugang von dorsal,

Radiusfraktur, distale

Therapie	Indikation nach AO-Klassifikation	Vorgehen	Nachbehandlung
konservativ	A1, A2, B1; ohne oder mit minimaler Dislokation	Aushängen, Reposition, Unterarmgips, Stellungskontrolle	physikalische Therapie, Physiotherapie, Bewegungstherapie
perkutane Bohrdrahtosteosynthese	A2, A3, B1, B2, C1, C2	2,0 mm- oder 1,7 mm-Drähte, Unterarmgips	Röntgenkontrolle, physikalische Therapie, Physiotherapie, Drahtentfernung in Lokalanästhesie
Fixateur externe	C2, C3, offene Fraktur	evtl. Spongiosaplastik, evtl. Bohrdrähte, Stellungskontrolle	nach Entfernung Unterarmgipsschiene, physikalische Therapie, Physiotherapie, Bewegungstherapie
Plattenosteosynthese	dorsal: A3, B2, C1, C2; palmar: B3	Radiusplättchen und Spongiosaplastik, Stellungskontrolle	physikalische Therapie, Physiotherapie, Bewegungstherapie, vorab Gipsverband bei Instabilität

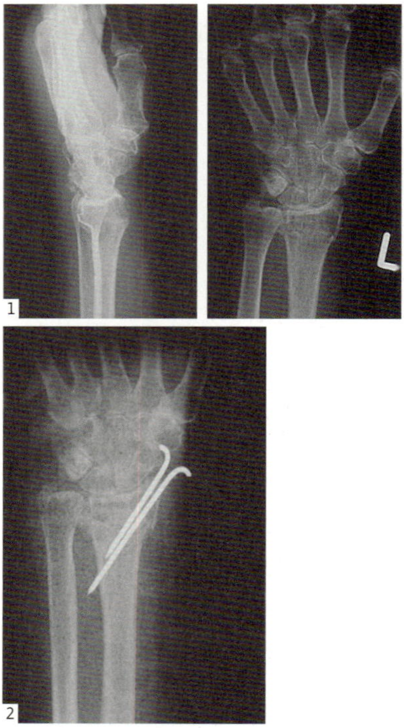

Radiusfraktur, distale Abb. 3: 1: Röntgenbild in 2 Ebenen (präoperativ); 2: perkutane distale Osteosynthese mit Kirschner-Draht

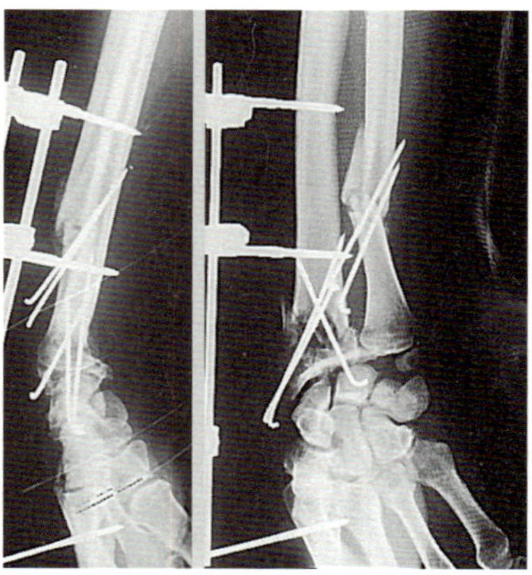

Radiusfraktur, distale Abb. 4: Reposition, Spickung und Versorgung mit Fixateur externe bei Trümmerfraktur mit Weichteilschaden

bogenförmig im Bereich des Unterarms über dem Radius; Anbringen eines 3,5 mm T-Plättchens, evtl. nach Entfernung des Tuberculum dorsale ra-

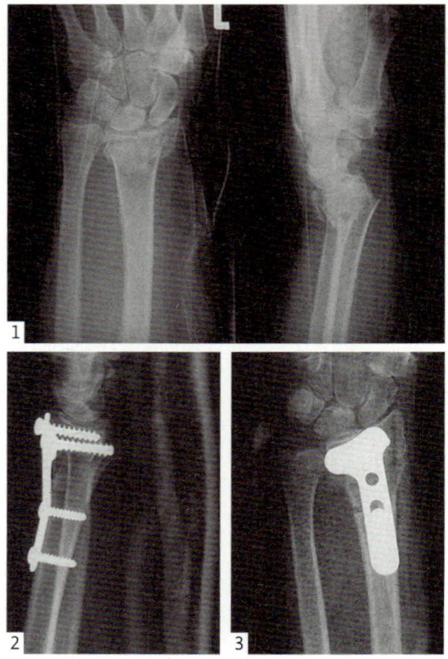

Radiusfraktur, distale Abb. 5: 1: Unfallbild; 2 und 3: Plattenosteosynthese mit T-Plättchen

dii; während der Operation Zug an Daumen und Zeigefinger (Mädchenfänger), vorübergehende Adaptierung mit Bohrdrähten und intraoperative Röntgendurchleuchtung zur korrekten Reposition und Plattenlage (übungsstabile Osteosynthese); bei Trümmerfrakturen und Substanzdefekt ist häufig die Anlage von autogener Spongiosa (aus dem Beckenkamm) erforderlich. Postoperativ erfolgt für einige Tage die Ruhigstellung im Gipsverband; s. Abb. 6. **Komplikationen:** Ruptur der Sehne des Musculus extensor policis longus, Schädigung des Ramus superficialis des Nervus radialis bei perkutaner Bohrdrahtosteosynthese, Infektion des Fixateur externe an den Durchtrittsstellen der Schanz-Schrauben; **Nachbehandlung:** postoperativ Armhochlagerung bei primär geschlossener Reposition und perkutaner Spickung; bei übungsstabiler Osteosynthese frühzeitig Mobilisierung und physikalische Therapie des Handgelenks und Unterarms; instabile Osteosynthesen sollten für 2–4 Wochen eine palmare Schiene oder einen geschlossenen Unterarmgipsverband erhalten.

Therapeutischer Stufenplan: s. Tab.

Arbeitsunfähigkeit: während des Tragens eines Gipsverbandes (4–6 Wochen); danach schnelle Rehabilitation anstreben.

Hinweis: Da unbefriedigende Ergebnisse durch konservative Behandlung häufig sind, sollte die Indikation zur Operation frühzeitig und großzügig gestellt werden.

Literatur: **1.** Rüter, A.; Trentz, O.; Wagner, M. (Hrsg.): Unfallchirurgie. 3. Aufl. München: Ur-

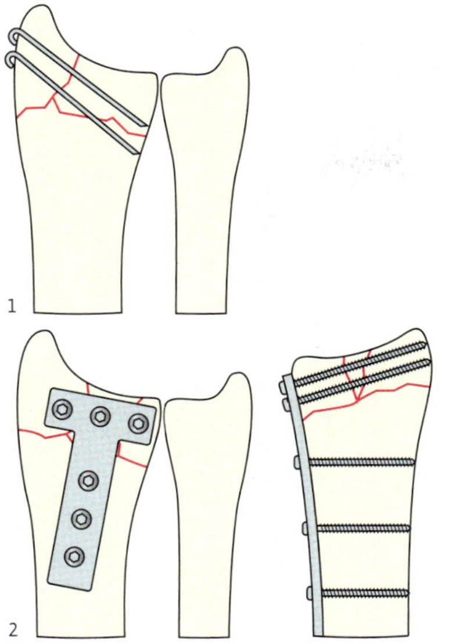

Radiusfraktur, distale Abb. 6: 1: perkutane distale Bohrdrahtosteosynthese; 2: Plattenosteosynthese (in 2 Ebenen)

ban & Fischer, 2008; **2.** Hoffmann, P. F. et al.: Behandlungsergebnisse nach operativer Therapie distaler Radiusfrakturen. Unfallchirurg 9: 472–478 (1994); **3.** Tscherne, H.; Jähne, E.: Aktueller Stand der Therapie der distalen Radiusfraktur. Unfallchirurg 4: 157–165 (1990).

Autor: E. E. Scheller.

Radonbäder: s. Balneotherapie.

RAEB: s. Syndrom, myelodysplastisches.

Ramsay-Hunt-Syndrom: s. Fazialisparese.

RARS: s. Syndrom, myelodysplastisches.

Rauchvergiftung: Intoxikation mit Rauch oder Brandgasen, die durch lokale Reizung an den oberen Atemwegen, durch Störungen des Gasaustauschs in der Lunge (Salzsäure, Chlor) sowie durch Störungen des Sauerstofftransports (Kohlenmonoxid; s. Kohlenmonoxidintoxikation) und der Sauerstoffverwertung (Cyanwasserstoff) wirken; zusätzlich meist Schädigung durch Sauerstoffmangel, Hitze und lokal reizende Rußpartikel; **Symptome:** pulmonale Rasselgeräusche, Bronchospasmus, Zyanose, Stridor, Hämoptoe, auch Verbrennungen im Gesichts- und Halsbereich.

Behandlungsindikation: klinische Symptomatik nach Inhalation von Rauch oder Brandgasen.

Basistherapie: Rettung aus verrauchter Umgebung; immer Sauerstoffgabe, bei Bewusstlosen und/oder gesichertem Inhalationstrauma (Ruß in Mund/Rachen) frühzeitige endotracheale Intubation und Beatmung erwägen.

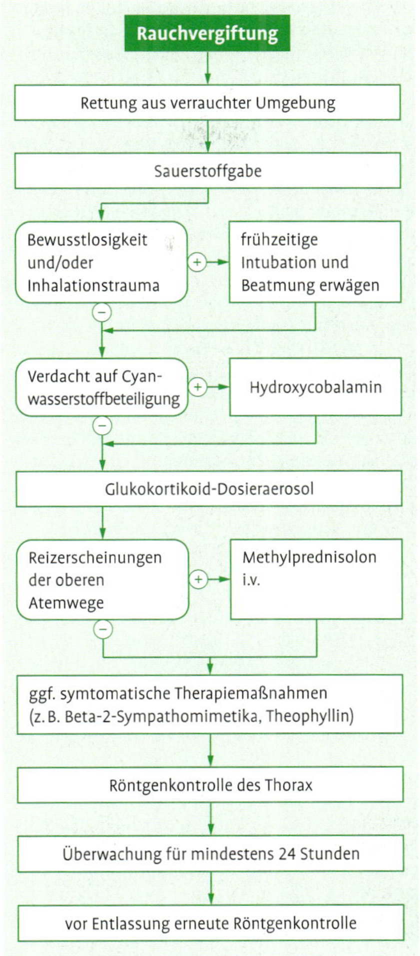

Rauchvergiftung: therapeutischer Stufenplan

Spezifische Therapie: **1.** bei hochgradigem Verdacht auf Beteiligung von Cyanwasserstoff Gabe von Hydroxocobalamin (z. B. Cyanokit®, s. Blausäureintoxikation); **2.** bei Reizerscheinungen der oberen Atemwege und zur Prophylaxe eines toxischen Lungenödems Glukokortikoid mit Dosieraerosol, z. B. Budesonid (z. B. Pulmicort®), 2 Hübe alle 5 Minuten bis Flasche entleert ist; ggf. auch Methylprednisolon, 250–1000 mg i. v.

Sonstige Maßnahmen: ggf. Behandlung von Verbrennungen; sorgfältige Überwachung hinsichtlich eines sich entwickelnden Lungenödems.

Therapeutischer Stufenplan: s. Abb.

Autor: F. Martens.

Rauschmittelintoxikation: s. Analgetikaintoxikation; Drogenintoxikation.

Rausch, pathologischer: s. Alkoholabhängigkeit.

Raynaud-Syndrom: durch arterielle Vasokonstriktion (Gefäßkrämpfe) bedingte, anfallsweise auftretende Ischämiezustände meist an den Fingern (II–V); **Symptome:** der Anfall ist gekennzeichnet durch Ischämie (Blässe), dann Zyanose und schmerzhafte reaktive Hyperämie (sog. Trikolore-Phänomen). Bei längerem Bestehen treten sekundär Schäden an Gefäßwänden (Intimaverdickung, Kapillaraneurysmen) mit nachfolgender Nekrose und Gangrän auf. **Formen: 1.** primäres Raynaud-Syndrom (syn. Raynaud-Krankheit): Auftreten der Symptome ohne erkennbare Grunderkrankung; Frauen sind 4-mal so häufig wie Männer betroffen; Auslösung durch endo- und exogene Noxen sowie psychische Belastung; **2.** sekundäres Raynaud-Syndrom (syn. Raynaud-Phänomen) inf. Thrombangiitis obliterans (s. Angiitis), Sklerodermie, Arteriosklerose*, Thoracic*-outlet-Syndrom, Kälteagglutininkrankheit (s. Autoimmunhämolyse), nach Trauma (Presslufthammerarbeit) und Intoxikation (Schwermetalle, Vinylchlorid).

Behandlungsindikation: Schmerzattacken, schwere Ischämie, Fingerkuppennekrosen.

Pharmakotherapie: symptomatische Therapie zur Vasodilatation nur bei ausgeprägter Symptomatik; meist nur in den Wintermonaten indiziert; **1.** lokal: Nitroglycerin als Salbe, Pflaster oder Spray, therapeutische Lokalanästhesie; **2.** systemisch: Calcium-Antagonisten vom Nifedipin-Typ, Alpha-Rezeptoren-Blocker (z. B. Prazosin), Captopril, Prostaglandin E_1.

Operative Therapie: 1. thorakale Sympathektomie nur nach erfolglosen Basismaßnahmen und pharmakologischem Therapieversuch; Zugang transaxillär, transthorakal, Entfernung des unteren Teils des Ganglion stellatum und der Ganglien der Segmente Th_{2-4} (mit minimal-invasiver Chirurgie); **2.** Resektion der 1. Rippe bei Thoracic-outlet-Syndrom.

R

Psychotherapie: wenn psychische Belastung die Symptomatik verstärkt oder provoziert.

Naturheilkundliche Verfahren (Autor: Th. J. Doering): **1.** anfangs handwarme, ansteigende Teilbäder bei allmählicher Steigerung der Reizstärke; auch konsensuelle Gefäßreaktionen durch Stimulation der nicht betroffenen Extremität; **2.** Kohlensäurebäder zur Allgemeinbehandlung (cave: zu kräftige Kalt- und Warmanwendungen); **3.** allgemeine aktivierende Bewegungstherapie und Bindegewebemassagen; **4.** Neuraltherapie: Injektionen an Arteria axillaris/Arteria femoralis, indirektem Grenzstrang (Injektionen nach Mink) oder Ganglien, z. B. Ganglion stellatum; evtl. Sanierung von Störfeldern; **5.** Manualtherapie bei Einengung der Armdurchblutung durch Blockade der 1. Rippe; **6.** Autogenes Training, progressive Muskelrelaxation*, Tanztherapie.

Eigenbehandlung: 1. Schutz vor Kälte (warme Kleidung, Handschuhe, evtl. Handofen); **2.** Faustschlussübungen; **3.** keine Tätigkeiten an vibrierenden Geräten ausführen (Pressluftbohrer, Motorsäge).

Arbeitsunfähigkeit: evtl. Berufswechsel (vibrationsfreie Tätigkeit, keine Kälteexposition).

Hinweis: 1. bei sekundärem Raynaud-Syndrom unbedingt Suche und ggf. Ausschaltung eines Embolus-Streuherdes; **2.** Beta-Rezeptoren-Blocker, ergotaminhaltige Substanzen oder Ovulations-Hemmer können die Beschwerden auslösen oder verstärken.

Autor: W. Hepp.

R-CHOEP-Protokoll: s. CHOEP-Protokoll.

R-CHOP-Protokoll: s. CHOP-Protokoll.

R-COP-Protokoll: s. COP-Protokoll.

R-DHAP-Protokoll: s. DHAP-Protokoll.

RDS: s. ARDS; Atemnotsyndrom des Neugeborenen.

Reaktion, thermisch-dynamische: s. Laserchirurgie.

Reanimation: Wiederbelebung; notfallmäßige Sofortmaßnahmen nach Eintritt eines plötzlichen Herz*-Kreislauf-Stillstands zur Lebensrettung durch Aufrechterhaltung und Wiederherstellung der elementaren Vitalfunktionen Kreislauf- und Atemfunktion sowie zerebrale und myokardiale Sauerstoffversorgung; **Formen: 1. lebensrettende Sofortmaßnahmen** (syn. Basismaßnahmen, Abk. BLS für engl. basic life support): ohne Hilfsmittel von Laien oder First-responder-Einheit nach der ABC-Regel durchzuführen; **a)** Freimachen und Freihalten der **A**temwege z. B. durch Überstrecken des Kopfes zur Atemwegsicherung*; **b) B**eatmung* durch Atemspende (Mund-zu-Nase-, Mund-zu-Mund- oder Maskenbeatmung); **c)** Aufrechterhalten des Blutkreislaufs (engl. **c**irculation) mit Herzdruckmassage; **2. erweiterte Reanimationsmaßnahmen** (Abk. ACLS für engl. advanced cardiac life support): mit Hilfsmitteln i. d. R. durch professionelle Helfer des Rettungs- bzw. Notarztdiensts durchzuführen; **a)** Fortführung der Herzdruckmassage und Beatmung; **b)** EKG-Ableitung, nichtärztliche Frühdefibrillation mit automatischem, die Rhythmusstörung erkennendem Defibrillator (Abk. AED für automatisierter externer Defibrillator), Defibrillation*; **c)** ggf. endotracheale Intubation (s. Atemwegsicherung), Beatmung*; **d)** Applikation von Arzneimitteln und Etablierung eines Venen-* oder intraossären Zugangs.

Indikation: Herz*-Kreislauf-Stillstand (Abk. HKS; Bewusstlosigkeit*, kein tastbarer zentraler Puls).

Kontraindikation: keine.

Durchführung: I. bei Eintreffen am Patienten diagnostischen Block durchführen mit Überprüfung der elementaren Vitalfunktionen (ohne Zeit zu verlieren): **1.** Bewusstsein: laute Ansprache, Schütteln an Schultern; **2.** Atmung: Thoraxexkursion, Atemgeräusch, Luftstrom (sehen, hören, fühlen); bei schwerer Störung der Atmung sofort Notruf alarmieren (lassen) und AED holen (lassen), ggf. Atemwegsverlegung beseitigen; **3.** Kreislauf (zusätzlich für professionelle Helfer): Puls (cave: Karotispuls nicht gleichzeitig beidseits prüfen) bzw. nach Lebenszeichen suchen; **II. BLS** immer, wenn der HKS bei Eintreffen des Ersthelfers bereits >5 Minuten besteht oder bei unklarer HKS-Dauer: **1.** Herzdruckmassage: gut zugängliche Lagerung des Patienten auf einer harten Unterlage; Platzieren einen Handballen in der Mitte des Brustkorbs platzieren, den Ballens der anderen Hand auf die erste Hand legen, mit gestreckten Armen das Sternum 4–5 cm tief eindrücken und wieder entlasten, den Auflagepunkt dabei immer beibehalten; Frequenz der Herzdruckmassage 100/min; **2.** Herz-Lungen-Wiederbelebung (Abk. HLW, CPR für kardiopulmonale Reanimation): Ein- oder Zwei-Helfer-Methode: 30 Thoraxkompressionen mit einer Frequenz von ca. 100/min sowie 2 Beatmungen über je 1 Sekunde bis sich der Brustkorb hebt; fortlaufende Wiederholung des 30 : 2-Zyklus bis AED oder Rettungsdienst eintrifft; dies gilt ebenso für Kinder bei der Ein-Helfer-Methode, bei zwei professionellen Helfern wird bei Kindern das Verhältnis Kompressionen zu Beatmungen mit 15 : 2 empfohlen; **III. ACLS** (sofort, wenn HKS beobachtet wurde und ≤5 Minuten besteht, ansonsten immer mit 5 Zyklen BLS beginnen, dann EKG/AED-Analyse): **1. VF** oder **PVT:** **a)** einmalige Defibrillation* mit biphasischem Defibrillator 200 J, mit monophasischem

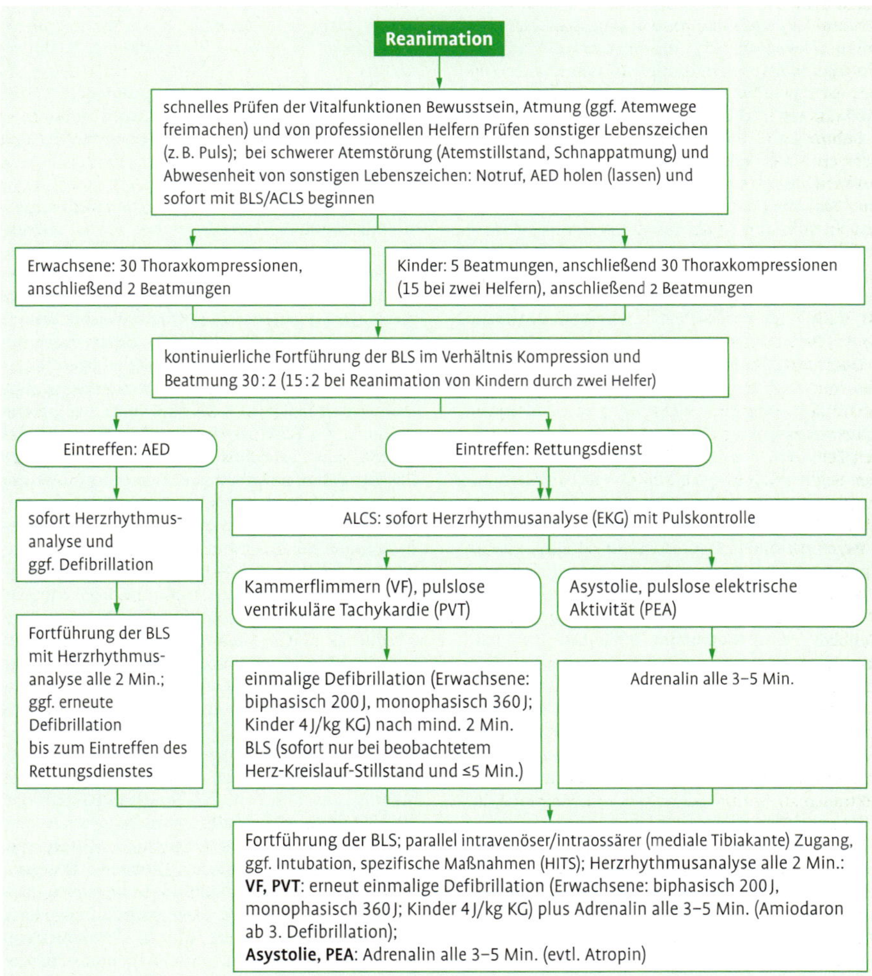

Reanimation: therapeutischer Stufenplan

Defibrillator 360 J bzw. nichtärztliche Frühdefibrillation mit AED (sofern verfügbar), die das abgeleitete EKG analysieren, Empfehlungen an den Anwender geben und eine Auslösung der Defibrillation auch blockieren können; bei Kindern Defibrillation mit 4 J/kg KG; **b)** sofortige Wiederaufnahme der CPR über 5 Zyklen (2 Minuten); **c)** bei Fortbestehen von VF oder PVT: erneute Defibrillation und sofortige Wiederaufnahme der CPR; **d)** über etablierten Venen-* oder intraossären Zugang Adrenalin (Epinephrin, z. B. Suprarenin®), 1 mg i. v./intraossär (bei Kindern 0,01 mg/kg KG) applizieren (alle 3–5 Minuten); **e)** nach weiteren 2 Minuten Defibrillation; **f)** ggf. Atemwegmanagement optimieren (z. B. Larynxtubus, Intubation); **g)** bei Fortbestehen von VF oder PVT: Gabe des Antiarrhythmikums Amiodaron (z. B. Cordarex®), 300 mg i. v. (bei Kindern 5 mg/kg KG) als Bolus; **h)** Fortführen der CPR mit Schock- und Adrenalingabe; **i)** das weitere Vorgehen richtet sich nach der Maßgabe des Notarztes; **2. Asystolie** oder **PEA: a)** unverzüglich CPR (30 : 2) und Artefaktausschluss am EKG (Cross-check, Amplitude vergrössern, s. u. Hinweis); **b)** über etablierten Venen*- oder intraossären Zugang Adrenalin (Epinephrin, z. B. Suprarenin®), 1 mg i. v./intraossär applizieren (alle 3–5 Minuten); **c)** CPR weiterführen und nach 5 Zyklen erneute EKG-Analyse; **d)** ggf. Atemwegmanagement optimieren (z. B. Larynxtubus, Intubation); **e)** bei Fortbestehen von Asystolie oder PEA: CPR fortführen und Atropin 1 mg (bis max. 3 mg) i. v./intraossär applizieren; **f)** differentialdiagnostische Überlegungen anstellen, welche potentiell behandelbaren Ursache (sog. HITS) der Asystolie oder PEA zugrunde liegen könnte und entsprechende Therapie einleiten: H: Hypovolämie, Hypoxie, Hypo-/Hyperkaliämie, Hypoglykämie, Hypothermie, Herzbeuteltamponade; I: Intoxikation; T: Thrombose (koronar oder pulmonal), Trauma; S: Säure-Basen-Störung (Azidose), Spannungspneumothorax; **g)** das weitere Vorgehen richtet sich nach der Maßgabe des Notarztes. **3. jede Form** eines Herz*-Kreislauf-Stillstandes mit länger als 20 Minuten andauernder erfolgloser Pharmakotherapie unter CPR: präklinische Blindpufferung mit Natriumbicarbonat, 0,7–1 mmol/kg KG i. v.

Komplikationen: Verletzungen von Sternum, Rippen, Herz, Lunge, Leber und Milz bei nicht korrekt durchgeführter Herzdruckmassage (falscher Druckpunkt, zu tiefe Kompression des Thorax).

Therapeutischer Stufenplan: s. Abb.

Sonstige Maßnahmen: Bei beobachtetem Herz-Kreislauf-Stillstand oder bei Eintreten von VF unter Monitorkontrolle kann ein präkordialer Faustschlag aus ca. 30 cm Höhe auf die Sternummitte vor Anbringen eines Defibrillators erfolgen.

Hinweis: 1. Feinschlägiges Kammerflimmern kann u. U. mit einer Asystolie verwechselt werden, daher den Defibrillator stets auf maximale Amplitude justieren und jede Asystolie durch Umschalten auf eine andere Ableitung kontrollieren (sog. Cross-check) und bei einem Nulllinien-EKG an Artefaktmöglichkeiten denken (lose Klebeelektroden, unverbundene Kabel, eingetrocknetes Elektrodengel). **2.** Sämtliche Arzneimittel, die bei einer Reanimation zum Einsatz kommen (z. B. Adrenalin, Atropin), können auch intraossär appliziert werden. Dabei kann die identische Menge der intravenösen Dosis verabreicht werden.

Literatur: **1.** American Heart Association: American Heart Association Guidelines for Cardiopulmonary Resuscitation and Emergency Cardiovasculare Care. Circulation 112 (Suppl): 1–211 (2005); **2.** European Resuscitation Council: European Resuscitation Council Guidelines for Resuscitation 2005. Resuscitation 67 (Suppl): 1–189 (2005); http://www.erc.edu.

Autoren: H. Moecke, J. Koppenberg, S. Oppermann.

Rechtsherzhypertrophie: s. Cor pulmonale.

Rechtsherzinsuffizienz: s. Herzinsuffizienz.

Rechtsschenkelblock: s. Erregungsleitungsstörung.

Reduktase-Hemmer: s. Alopezie.

Reentry-Tachykardie: s. Herzrhythmusstörungen.

Reflexdystrophie, sympathische: syn. Sudeck-Syndrom, Algoneurodystrophie; zu den komplexen regionalen Schmerzsyndromen gehörende Erkrankung einer Extremität, die ohne definierte Nervenläsion häufig nach geringer Weichteilverletzung, operativem Eingriff, nach mehrmaligen Repositionsmanövern bei Fraktur oder bei Erkrankungen des peripheren oder zentralen Nervensystems auftritt; in 5–10 % der Fälle ohne auslösendes Ereignis; die Rolle psychischer Faktoren und der individuellen Disposition zu neurovaskulärer Fehlregulation mit regionaler Durchblutungs- und konsekutiver Stoffwechselstörung werden kontrovers diskutiert. Fast nie tritt sympathische Reflexdystrophie bei Kleinkindern und nur sehr selten bei Jugendlichen auf. **Verlauf: Stadium I** (Akutphase) 2–8 Wochen posttraumatisch; intensiv brennender Ruhe- und Bewegungsschmerz, Überwärmung, teigige Schwellung, Hyperhidrosis; Spontanheilung möglich; **Stadium II** (dystrophe Phase) 1–4 Monate posttraumatisch; Schmerz- und Schwellungsrückgang, Haut- und Muskelatrophie, zunehmende Beweglichkeitseinschränkung, Haut blass, glänzend, zyanotisch, im Röntgenbild feinfleckige Knochenatrophie; Spontanheilung unwahrscheinlich; **Stadium III** (atrophe Phase) 3–6 Monate posttraumatisch; generalisierte Atrophie der Haut, Unterhaut und Muskulatur, sog. fibröse Gelenksteife, diffuse Osteopenie (Glasknochen) im Röntgenbild; irreversibles Endstadium; **Lokalisation:** Extremitäten (v. a. Hand und Unterarm, selten untere Extremitäten); **Diagnose:** Zur Frühdiagnostik ist die 3-Phasen-Skelettszintigraphie geeignet. **DD:** Kompartment-Syndrom, Inaktivitätsatrophie, posttraumatische

Entzündung, Thrombose und Thrombophlebitis.

Behandlungsindikation: so früh wie möglich Therapie entspr. dem Stadium zur Verhinderung der Progredienz.

Pharmakotherapie: **1.** Analgesie in Stadium I und II; **a)** nichtsteroidale Antiphlogistika*, z. B. Diclofenac (z. B. Voltaren®), 3 × 25–50 mg/d p. o., oder Metamizol (z. B. Novalgin®), 4 × 20–40 Tr./d; **b)** Opioide*, z. B. Tramadol (z. B. Tramal®), 4 × 100 mg/d p. o. oder Tilidin und Naloxon (z. B. Valoron N®), 4 × 20–40 Tr./d oder 4 × 1–2 Kps./d; **2.** Psychopharmaka: niedrig dosierte Tranquilizer*, z. B. Diazepam (z. B. Faustan®, Valium®), 3 × 5 mg/d p. o., oder Neuroleptika*, z. B. Levomepromazin (z. B. Neurocil®), 30–60 mg/d p. o., oder tricyclische Antidepressiva*, z. B. Amitriptylin (z. B. Saroten®), 3 × 10 mg/d p. o. bei ängstlicher Erregung und depressiver Stimmungslage; **3.** Calcitonin (z. B. Karil® 200 IE Nasenspray), 2 Hübe/d nasal, 100 IE/d s. c., i. v. oder i. m. über 3 Wochen in Stadium I und II, dann 3 Wochen jeden 2. Tag zur Verhinderung der weiteren Knochendemineralisierung; **4.** Glukokortikoide* als Alternative zu Calcitonin, z. B. Prednisolon (z. B. Decortin®), 100 mg/d, 2–3 Tage, dann über 2–3 Wochen Dosisreduktion.

Operative Therapie: bei Versagen der konservativen Therapie und in Stadium III interventionelle Schmerztherapie (Sympathikusblockade), bei erneutem Versagen dauerhafte Sympathektomie (zervikothorakal endoskopische Sympathektomie oder lumbal perkutane Alkoholneurolyse); in Stadium III evtl. rekonstruktive Operationen (Kapselfensterungen der versteiften Gelenke); Ultima Ratio sind Gelenkversteifungen (Arthrodesen).

Naturheilkundliche Verfahren (Autorin: Ch. Uhlemann): **1.** Anwendung ganzheitlicher, psychophysisch detonisierender Maßnahmen, z. B. Körperwahrnehmungsschulungen (Lösungstherapie nach Schaarschuch-Haase), Bindegewebemassage, thermoneutrale Immersion, CO_2-Bad und Stanger-Bad; physikalische Reize müssen primär die neurovaskuläre Entzündung und sekundär die gesteigerte vegetative Efferenz dämpfen. **2.** **a)** Stadium I: hochlagernde Entlastung und segmentale Reflextherapie (Segmentmassage) sowie kontralaterale Einflussnahme (ansteigendes Teilbad, Güsse); keine lokale Reiztherapie; **b)** Stadium II: Lymphdrainage bei Ödem; CO_2-Bad (Teil- oder Vollbad); **c)** Stadium III: lokale, trophisch verbessernde (Ultraschall, Peloide) und funktionserhaltende bzw. -verbessernde Maßnahmen (Gelenkmobilisierung, Muskelkräftigung, Lösung von Begleitblockierungen in korrespondierenden Gelenken).

Sonstige Maßnahmen: **1.** Stadium I: (begrenzte) Immobilisation in Funktionsstellung, Hochlagerung, Kühlung; **2.** Stadium II: aktive Bewegung bis zur Schmerzgrenze, Kühlung, Hydrotherapie* und Elektrotherapie* (galvanischer und Interferenzstrom); **3.** Stadium III: Hydrotherapie, Fangopackungen, Quengelschienen, Dehnungsübungen, aktive Übungsbehandlung, im Einzelfall transkutane elektrische Nervenstimulation (Abk. TENS).

Prophylaxe: **1.** Die wichtigste Prophylaxe sind schonende, möglichst atraumatische Operationstechniken, exakte Ruhigstellung von Frakturen und Verhinderung von Gewebestrangulationen. **2.** Förderung der Resorption von Ödemen durch Aktivieren der Muskelpumpe, evtl. Lymphdrainage, Bewegen nicht immobilisierter Körperabschnitte und Anleitung des Patienten zum selbständigen Üben; Bindegewebemassage zur Verminderung der Sympathikusaktivität; vitamin- und mineralienreiche Ernährung; frühfunktionelles aktives Bewegungsprogramm und Gelenkmobilisation der kontralateralen, nicht betroffenen Extremität; **3.** Teilweise werden Diazepam (z. B. Valium®), 2–5 mg/d p. o., und Ergotoxin-Präparate (z. B. Hydergin R®), 3 × 20 Tr./d, prophylaktisch verabreicht.

Hinweis: Passive Bewegungsübungen, Heißluftbäder und Massagen sind in Stadium I und II kontraindiziert.

Arbeitsunfähigkeit: bei langwierigem Verlauf bis zu mehr als 1 Jahr.

Selbsthilfe: Morbus Sudeck Selbsthilfegruppe, Postfach 730162, 22121 Hamburg, Tel. 040 6725586 (Di 14–18 Uhr).

Literatur: **1.** Diener, H. C.; Maier, C. (Hrsg.): Das Schmerztherapiebuch. 2. Aufl. München, Jena: Urban & Fischer, 2002; **2.** Weber, M.; Neundorfer, B.; Birklein, F.: Sudeck's atrophy: pathophysiology and treatment of a complex pain syndrome. Dtsch Med Wochenschr 127 (8): 384–389 (2002); **3.** Keck, E.: Calcitonin und Calcitonintherapie. Stuttgart: Wissenschaftliche Verlagsgesellschaft, 1996.

Autoren: M. Schult, D. Leutloff.

Reflexzonenmassage: s. Massage.

Refluxgastritis: s. Postgastrektomiesyndrome.

Refluxkrankheit, gastroösophageale: gehäuft auftretender Rückfluss von saurem Mageninhalt in den Ösophagus; **Häufigkeit:** 5–10 % der Bevölkerung; **Ursache:** herabgesetzter Tonus des unteren Ösophagussphinkters (Abk. UÖS), spontane transiente Relaxationen des UÖS mit Säurereflux, reduzierte propulsive Peristaltik des tubulären Ösophagus; **Symptome:** Sodbrennen, Regurgitation, Dysphagie, nicht kardialer Thoraxschmerz; außerdem atypische Beschwerden (Husten, Asthma, Heiserkeit, Schlafstörungen); Symptome sind mit erheblichen Einschränkungen der Lebensqualität assoziiert; **Verlauf:** oft chronisch oder rezidivierend in Schüben; Ausheilung nur bei ca. einem Drittel der Patienten; **Komplikationen:** Refluxösophagitis, peptische Stenose, Zylinderzellmetaplasie (Abk. ZEM), spezialisierte intestinalisierte ZEM (Barrett-Ösophagus), Adenom, Ösophaguskarzinom*.

Behandlungsindikation: Auftreten von Reflux-assoziierten Symptomen bzw. positiver endoskopischer Befund (Schleimhauterosionen, Zylinderzellmetaplasie).

Pharmakotherapie: Protonenpumpen-Hemmer (Abk. PPI): Esomeprazol, 1 × 40 mg/d p. o. bei Refluxösophagitis, 1 × 20 mg/d p. o. bei nicht erosiver Refluxkrankheit, Lansoprazol (z. B. Agopton®), 1 × 30 mg/d p. o., Pantoprazol (rifun®, Pantozol®), 1 × 40 mg/d p. o., oder Omeprazol (z. B. Antra®), 1 × 20–40 mg/d p. o.; die symptomatische Säureblockade bessert die Symptome und lässt die erosive Schleimhautentzündung abheilen. Eine Dosissteigerung kann zu Beginn der Behandlung erforderlich sein. PPI sind den früher gebräuchlichen Histamin-H_2-Rezeptoren-Blockern und Antazida bei dieser Erkrankung überlegen. Die Langzeittherapie mit PPI kann symptomabhängig individuell entweder als Dauertherapie (bei ca. 70 % der Betroffenen notwendig), intermittierend oder nach Bedarf durchgeführt werden.

Operative Therapie: **1.** laparoskopische oder konventionell chirurgische Fundoplicatio* nach Nissen-Rossetti oder Hemifundoplicatio nach Toupet zur Wiederherstellung des gastroösophagealen Verschlusses als Alternative zu einer Pharmakolangzeittherapie; **2.** bei Barrett-Karzinom (Adenokarzinom) stadienabhängig endoskopische Mukosaresektion oder Ösophagusresektion.

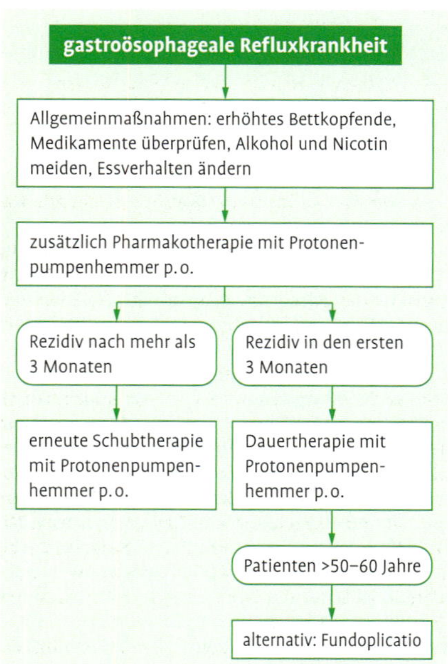

Refluxkrankheit, gastroösophageale: therapeutischer Stufenplan

Sonstige Maßnahmen: **1.** Reduktion bzw. (wenn möglich) Absetzen von Arzneimitteln mit Herabsetzung des UÖS-Tonus (Spasmolytika, Antidepressiva, Neuroleptika, Antiparkinsonmittel); **2.** endoskopische Ballondilatation (s. Ösophagusachalasie) bei komplizierter Refluxkrankheit mit peptischer Stenose (entzündliche, narbige Engstellung des distalen Ösophagus).

Therapeutischer Stufenplan: s. Abb.

Eigenbehandlung: **1.** Das Anheben des Bettkopfendes um ca. 15 cm kann nächtliche Refluxepisoden verringern (erst nach Ausschöpfen der Pharmakotherapie). **2.** refluxauslösende Nahrungsmittel meiden; **3.** die abendliche Mahlzeit mind. 3 Stunden vor dem Schlafengehen einnehmen.

Hinweis: **1.** Die Refluxkrankheit wird oft als Befindlichkeitsstörung verkannt. **2.** Rezidive treten bei chronischem Verlauf rasch und häufig nach Absetzen der die Säureproduktion hemmenden Arzneimittel auf. Die Langzeitstrategie der Behandlung ist an individuelle Erfordernisse zu adaptieren.

Autor: P. Malfertheiner.

Refluxösophagitis: s. Postgastrektomiesyndrome.

Refraktionsanomalien: Sammelbezeichnung für verschiedene Brechungsfehler der Augen; **Formen:** **1.** Myopie (Kurzsichtigkeit): Inf. zu starker Brechkraft des optischen Apparats werden in der Ferne liegende Gegenstände vor der Netzhaut abgebildet, nur nah vor dem Auge liegende Gegenstände werden scharf gesehen. **2.** Hypermetropie (Übersichtigkeit): Inf. zu geringer Brechkraft werden in der Ferne liegende Gegenstände hinter der Netzhaut abgebildet; im jugendlichen Alter durch Akkommodation ausgleichbar.

Behandlungsindikation: **1.** Myopie: auch bei Jugendlichen Korrektur durch Brille oder Kontaktlinsen; **2.** Hypermetropie: Korrektur erst bei Auftreten von Leseschwierigkeiten; der Zeitpunkt ist von der Stärke der Übersichtigkeit und dem Alter des Patienten abhängig.

Konservative Therapie: **1.** Myopie: Konkavgläser; bis ca. 8 Dioptrien ist die optische Qualität der Abbildung bei Verwendung von Brille oder Kontaktlinse etwa gleich; bei stärkerer Myopie verkleinert die Brille (nicht aber die Kontaktlinse) das Bild und damit das Sehvermögen. **2.** Hypermetropie: Konvexgläser (s. Abb.).

Operative Therapie: refraktive Chirurgie, wenn Brille oder Kontaktlinsen nicht angewendet werden können; **1.** Myopie: Brechkraftverkleinerung durch Abflachung des Krümmungsradius der äußeren Hornhautoberfläche, z. B. durch die photorefraktive Keratotomie, radiäre Keratotomie oder intrastromale Laserkeratomileusis, sowie durch Laser-in-situ-Keratomileusis (Abk. Lasik) oder Laser-assistierte subepitheliale Keratektomie (Abk. Lasek); **2.** Hypermetropie: Brechkraftvergrößerung, indem durch Laserkoagulation des peripheren Hornhautstromas der Krümmungsradius der

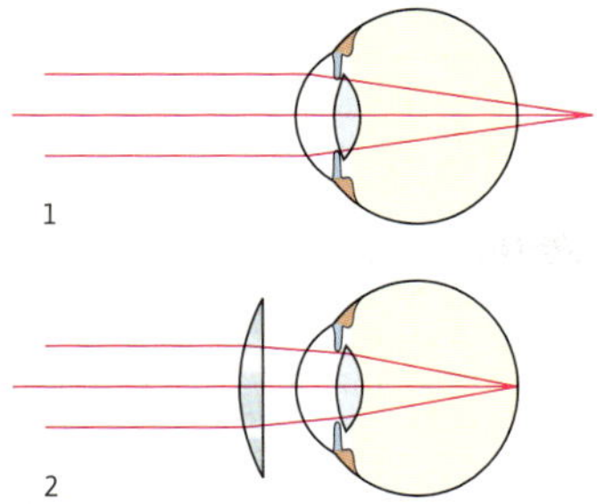

Refraktionsanomalien: 1: unkorrigierte Hypermetropie im nicht akkommodierten Auge; 2: durch Konvexglas ausgeglichene Hypermetropie

äußeren Hornhautoberfläche steiler gestaltet wird; bei hohem Astigmatismus können auch operative Methoden, z. B. Keilexzision eingesetzt werden.

Hinweis: Die Vorstellung, dass das Tragen von Kontaktlinsen die Progredienz der Myopie verlangsamt (Orthokeratologie), trifft nicht zu.

Neuentwicklung: Es gibt Hinweise, dass Dauertherapie mit Atropin die Progression der Myopie verlangsamt und dieser günstige Effekt auch nach Therapieende bestehen bleibt.

Literatur: **1.** Chen, J. C.; Schmid, K. L.; Brown, B.: The autonomic control of accommodation and implications for human myopia development: a review. Ophthalmic Physiol Opt 23 (5): 401–422 (2003); **2.** Weale, R. A.: Epidemiology of refractive errors and presbyopia. Surv Ophthalmol 48: 515–543 (2003); **3.** Saw, S.M. et al.: Myopia: attempts to arrest progression.Br J Ophthalmol 86: 1306–1311(2002).

Autoren: U. Pleyer, M. H. Foerster.

Refsum-Krankheit: syn. Heredopathia atactica polyneuritiformis; seltene, autosomal-rezessiv erbliche Lipidstoffwechselstörung, bei der der Abbau von Phytansäure u. a. durch Mangel an Phytansäure-α-Hydroxylase (Abk. PAHX) bei Defekt des PAHX-Gens auf Chromosom 10 gestört ist. Es kommt zur Speicherung von Phytansäure in Geweben und Körperflüssigkeiten (normale Serumkonzentration <33 µmol/l; bei unbehandelter Refsum-Krankheit 992–6400 µmol/l). **Klinik:** Manifestation zwischen 10. und 20. Lebensjahr mit zerebellarer Ataxie, Retinitis pigmentosa, Polyneuropathie, erhöhtes Liquoreiweiß, Anosmie, progrediente sensorineurale Schwerhörigkeit, Pupillenstörungen, Katarakt, Ichthyose, Herzrhythmusstörungen, Knochenanomalien.

Behandlungsindikation: mit der Diagnosestellung gegeben.

Pharmakotherapie: Eine Pharmakotherapie ist zurzeit nicht bekannt.

Ernährungstherapie: phytansäure- und phytolarme Diät (max. 10 mg Phytansäure pro Tag); kein tierisches Fett, grünes Gemüse oder Obst; ergänzend Multivitaminpäparate; auf ausreichende Kalorienzufuhr achten (s. Tab. 1).

Refsum-Krankheit Tab. 1
Erlaubte Nahrungsmittel[1]

fettarme Milch, fettarmer Joghurt
Ei, Hühnchen, Truthahn
Mehl, Vollkornbrot, Reis, Nudeln
Karotten, Zwiebeln, Pilze, Petersilie, Rüben, Rote Bete, Rettich
nichtgrüne Dosenfrüchte, Apfelsinen, Grapefruit, Bananen
Sonnenblumenöl
Tee, Kaffee, Kakaopulver, Bier
Marmelade
Zucker
Gewürze, Senf

[1] Phytansäuregehalt <0,5 mg/100 g

Refsum-Krankheit Tab. 2
Therapeutischer Stufenplan

1.	Diät phytansäurearm: kein tierisches Fett phytolarm: kein grünes Obst oder Gemüse
2.	Plasmaseparation bei Phytansäurekonzentration im Serum >900 µmol/l oder akuter Exazerbation

Sonstige Maßnahmen: Plasmaseparation bei Phytansäurekonzentration >900 µmol/l im Serum bzw. lebensbedrohlicher Exazerbation des Krankheitsbildes; meist 3–4 Separationen innerhalb von 1–3 Wochen.

Therapeutischer Stufenplan: s. Tab. 2.

Hinweis: **1.** Phytansäure wird fast ausschließlich mit der Nahrung aufgenommen und nur zu einem sehr geringen Teil aus alimentärem Phytol synthetisiert. **2.** Zu geringe Kalorienzufuhr führt zu Mobilisation von Phytansäure aus dem Fettgewebe und akuter Exazerbation. **3.** Phytansäurearme Diät führt zur Besserung von Polyneuropathie, Ataxie, Ichthyose und kardialen Symptomen, während Hör-, Seh- und Geruchsminderung meist unbeeinflusst bleiben.

Literatur: **1.** Klockgether, Th.; Timmann, D.: Erbliche und nicht erbliche Ataxien. In: Brandt, Th.; Dichgans, J.; Diener, H. C. (Hrsg.): Therapie und Verlauf neurologischer Erkrankungen.

R

5. Aufl. Stuttgart: Kohlhammer, 2007; **2.** Weinstein, R.: Phytanic acid storage disease (Refsum's disease): clinical characteristics, pathophysiology and the role of therapeutic apheresis in its management. J Clin Apheresis 14: 181–184 (1999).

Autoren: D. Timmann, H. C. Diener.

Regelblutung, fehlende: s. Amenorrhö.

Regelblutung, schwache: s. Hypomenorrhö.

Regenbogenhautentzündung: s. Uveitis.

Regression: s. Psychoanalyse.

Reifemangel bei Frühgeborenen: s. Ductus arteriosus apertus.

Reisediarrhö: Sammelbezeichnung für eine Vielzahl meist bakterieller Durchfallerkrankungen bei Reisenden; **Einteilung:** **1.** akute Reisediarrhö: Beginn innerhalb weniger Tage nach Eintreffen im Reiseland und Sistieren über 3–5 Tage; häufigste Erreger: enterotoxische Escherichia-coli-Stämme (Abk. ETEC), Salmonellen, Campylobacter und Shigellen; **2.** chronische Reisediarrhö über 10–14 Tage; häufige Erreger: Lamblien, Entamoeba histolytica und Kryptosporidien.

Behandlungsindikation: Therapeutisch hat die orale, ggf. auch parenterale Flüssigkeitszufuhr oberste Priorität. Antibiotika sollten bei schweren Verläufen bzw. bei fieberhafter oder blutiger Diarrhö empirisch gegeben werden. Ergänzend können Probiotika, Motilitäts-Hemmer, Adsorbenzien oder Antisekretorika eingesetzt werden.

Pharmakotherapie: **1.** milde Reisediarrhö (<3 ungeformte Stühle pro Tag ohne Begleitsymptome): Flüssigkeits- und Elektrolytsubstitution durch Mischung von Fruchtsäften mit Zucker und Salz; **2.** moderate Reisediarrhö (<3 ungeformte Stühle pro Tag mit Begleitsymptomen): **a)** orale Rehydratation mit Fertigpräparaten (z. B. Elotrans®, Santalyt®); **b)** symptomatisch: Motilitäts-Hemmer, z. B. Loperamid (z. B. Imodium), nach jedem Durchfall 2 mg (bis max. 8 mg/d, max. über 48 Stunden); **c)** seit 2008 zur Behandlung der durch nicht-invasive enteropathogene Bakterien verursachten Reisediarrhö bei Erwachsenen: Rifaximin (Xifaxan®); **3.** schwere, invasive Reisediarrhö mit fieberhaften Temperaturen >38 °C und/oder Blutbeimengungen im Stuhl (Dysenterie): **a)** parenterale Flüssigkeits- und Elektrolytsubstitution, gleichzeitig Beginn der oralen Rehydratation; **b)** kalkulierte antibiotische Therapie nach mikrobiologischer Diagnostik: z. B. Chinolone wie Ciprofloxacin (z. B. Ciprobay®), 2 × 500 mg/d p. o. für 1–5 Tage; bei Erregernachweis erregerorientierte Therapie (s. Enteritis, infektiöse); Kinder und Schwangere müssen mit alternativen Antibiotika behandelt werden, z. B. Co-trimoxazol (z. B. cotrim forte) oder Azithromycin (z. B. Zithromax®).

Sonstige Maßnahmen: Als weitere therapeutische Interventionen (ohne Evidenzbasis) können Probiotika (Saccharomyces boulardii, z. B. Perenterol®) und Wismutpräparate (Bismutsubsalicylat, in Deutschland nicht zugelassen) eingesetzt werden.

Prophylaxe: **1.** Expositionsprophylaxe („Cook it, boil it, peel it or forget it!") in Gebieten mit erhöhter Inzidenz; **2.** Impfung mit dem Cholera-Impfstoff Dukoral®, der neben der antibakteriellen Komponente eine IgA-korrelierte Antikörperbildung gegen das Choleratoxin an der Darmoberfläche und das „cholera-like" Toxin von ETEC induziert; sollte bei Risikogruppen für eine Reisediarrhö (Patienten mit fehlender Magensäurebarriere durch langfristige Einnahme von Protonenpumpen-Hemmern, nach Magenresektion oder mit besonderer Neigung zu Reisediarrhö; Immunsupprimierte) oder bei drohender Gefahr schwerer Verläufe (z. B. bei chronisch entzündlichen Darmerkrankungen, chronischen Erkrankungen mit erhöhtem Komplikationsrisiko durch Flüssigkeits- und Elektrolytimbalancen, z. B. bei chronischer Niereninsuffizienz, Herzinsuffizienz, Diuretikatherapie, Diabetes mellitus sowie bei Kleinkindern) erwogen werden.

Eigenbehandlung: Zur Notfallreiseapotheke gehören orale Rehydratationslösungen (z. B. Elotrans®), Motilitäts-Hemmer (z. B. Imodium®) und Antibiotika wie Ciprofloxacin (z. B. Ciprobay®). Bei Durchfall mit Fieber, Tenesmen oder protrahiertem Verlauf unbedingt einen Arzt konsultieren.

Arbeitsunfähigkeit: bei unkomplizierten Verläufen für die Dauer der Beschwerden; bei Fieber evtl. Verlängerung um 1 Woche.

Hinweis: **1.** Bei enteroinvasiven Erregern sind Motilitäts-Hemmer kontraindiziert. **2.** Eine erregergerechte Antibiose ist empfehlenswert. Problematisch ist die zunehmende Resistenzentwicklung gegenüber Chinolonen, besonders bei Campylobacter-Infektionen in Südostasien.

Literatur: **1.** Weinke, T.; Güthoff, W.: Management der akuten und chronischen Reisediarrhoe. Med Welt 56: 21–24 (2005); **2.** Steffen, R.; Kollaritsch, H.; Fleischer, K.: Travelers' diarrhea in the new millenium: consensus among experts from German-speaking countries. J Travel Med 10: 38–45 (2003); **3.** Stich, A. et al.: What is effective in traveler's diarrhea? Current recommendations on prevention, therapy and after care. MMW Fortschr Med 143 (28–29): 24–28 (2001).

Autoren: Th. Weinke, W. Güthoff, I. Liebold.

Reizdarmsyndrom: früher Colon irritable, spastisches Kolon, Reizkolon; Abk. IBS für (engl.) irritable bowel syndrome; funktionelle Darmstörung mit charakteristischer Symptomkonstellation bei fehlendem Nachweis biochemischer oder struktureller Normabweichungen unter Verwendung routinemäßig verfügbarer Untersuchungsverfahren; **Symptome:** **1.** abdominale Beschwerden wechselnder Intensität und Lokalisation, in Beziehung zur Defäkation (meist Besserung nach Stuhlgang); **2.** veränderte Frequenz und/oder Konsistenz des Stuhls (oft Wechsel zwischen Obstipation und Diarrhö) mit Schleimabgang; **3.** mühsame Stuhlpassage, Gefühl der inkompletten Darmentleerung;

4. abdominale Distension, Meteorismus und/oder vermehrte Blähung, Flatulenz. Die Intensität der Beschwerden schwankt, nachts treten i. d. R. keine oder weniger Symptome auf. Die Beschwerden können unterschiedliche Ausprägungsgrade aufweisen (leicht bis schwer, kurzfristig bis langfristig, rezidivierend bzw. chronisch persistierend).

Behandlungsindikation: Beeinträchtigung der Lebensqualität und des Wohlbefindens.

Pharmakotherapie: symptomatische Therapie nach prädominantem Symptom (Schmerz, Obstipation, Diarrhö oder Meteorismus); keine Dauertherapie; Dosierungsangaben für Erwachsene: **1.** Leitsymptom **Schmerz:** **a)** Muskelrelaxanzien, z. B. Mebeverin (z. B. Duspatal® retard), 2 × 200 mg/d p. o. vor Mahlzeiten; **b)** Spasmolytika, z. B. Butylscopolamin (z. B. Buscopan®), 3–5 × 10–20 mg/d p. o., bevorzugt als Suppositorium rektal; **c)** bei schwer therapierbarem Schmerz niedrigdosierte Antidepressiva* (antinozizeptiv), z. B. Amitriptylin (z. B. Saroten®), 10–20 mg/d p. o. (cave: UAW: Obstipation), bei ausgeprägtem abdominalem Schmerz in Kombination mit Obstipation selektive Serotonin-Rückaufnahme-Inhibitoren, z. B. Fluoxetin (z. B. Fluctin®), 1 × 20 mg/d p. o.; **2.** Leitsymptom **Obstipation:** **a)** Quellstoffe wie Flohsamenschalen von Plantago ovata (z. B. Mucofalk®, Flosa balance®), 2 × 5 g/d p. o.; **b)** Probiotika, z. B. Escherichia-coli Stamm Nissle 1917 (z. B. täglich probiotische Milchprodukte Yakult® oder Activia®, Mutaflor®), 100–200 mg/d p. o.; **c)** prokinetisches Phytopharmakon aus Iberis amara (z. B. Iberogast®), 3 × 20 Tr./d; **d)** osmotische Laxanzien (Macrogol, z. B. Movicol®, Laxofalk®, 1–3 Beutel pro Tag p. o.), Bisacodyl (z. B. Dulcolax® 1–2 Dragees) oder Natriumpicosulfat (z. B. Laxoberal® 5–20 Tropfen) bei Bedarf; **e)** bei Defäkationsproblem Laxanzien rektal, z. B. Lecicarbon® 1–2 Supp. 30 Minuten vor Stuhlentleerung; **3.** Leitsymptom **Diarrhö:** **a)** Quellstoffe zur Stuhlkonsistenzerhöhung, z. B. Flohsamenschalen von Plantago ovata (z. B. Mucofalk®), 2 × 5 g/d p. o.; **b)** Probiotika (z. B. Lacteol® 2 Kapseln/d, Perenterol® forte 2 Kapseln/d); **c)** Antidiarrhoika wie Loperamid (z. B. Imodium®), 2–4 mg p. o. bis zu 4-mal/d; **4.** Leitsymptom **Meteorismus** und Blähungen oder Blähungsgefühl: **a)** Phytopharmaka wie Menthol (z. B. Medacalm® 3 × 1/d); oberflächenaktive Substanzen, z. B. sab simplex®, 3–4 × 40–100 mg/d p. o.; **b)** Probiotika (siehe oben).

Ernährungstherapie: Tagebuch führen zur Identifikation von Trigger-Faktoren der Beschwerden; bei Verdacht auf Nahrungsmittelunverträglichkeit bestimmte Nahrungsbestandteile als mögliche Auslöser meiden, hier insbes. auf Laktose-, Fruktose- und Sorbitintoleranz achten; bei Obstipation Ernährung mit ballaststoffreichen Lebensmitteln (Obst, Gemüse, Vollkornbrot, Müsli), gelegentlich ist jedoch die Reduktion von Ballaststoffen aufgrund zu starker Flatulenz erforderlich; bei Meteorismus blähende Nahrungsmittel meiden.

Psychotherapie: Die Indikation zur psychotherapeutischen Mitbehandlung ist gegeben, wenn eine klinisch relevante psychische Störung vorliegt, psychosoziale Faktoren eine Rolle bei Entstehung, Aufrechterhaltung und Verlauf spielen, diätetische und pharmakotherapeutische Maßnahmen keinen oder einen unzureichenden Erfolg haben, die Beschwerden jahrelang persistieren und/oder großen Leidensdruck verursachen. **Verfahren:** Gesprächstherapie i. S. der sog. kleinen Psychotherapie, verhaltenstherapeutische Kombinationsverfahren, psychoanalytische Kurzzeittherapie, kognitive Verhaltenstherapie, progressive Muskelentspannung, Hypnotherapie.

Naturheilkundliche Verfahren (Autor: Th. J. Doering): **1.** Karminative Phytotherapie*: Präparate (z. B. als Tee) aus Kümmel, Fenchel bzw. Anis; **2.** Behandlungen mit Wärme, Massage*, Physiotherapie*, manueller Medizin/Osteopathie; **3.** anregende hydrotherapeutische Maßnahmen im Bereich des Unterkörpers (z. B. Waschungen, Fuß- und Sitzbäder) zur Anregung und Kräftigung intestinaler Funktionen; alternativ Therapie mit Wärme (z. B. Heusack) oder Leibwickeln zur körperlichen und seelischen Entspannung; **4.** Akupunktur* als Schmerztherapie oder zur regionalen Umstimmung.

Eigenbehandlung: **1.** Regelmäßigkeit im Tagesablauf, Stress vermeiden; **2.** Entspannungsübung, körperliche Bewegung für mind. 20 Minuten am Tag.

Arbeitsunfähigkeit: liegt selten vor.

Hinweis: Behandlung mit Antazida, Verdauungsenzymen, Antimykotika ist obsolet.

Selbsthilfe: Deutsche Reizdarmselbsthilfe e. V., Mörikeweg 2, 31303 Burgdorf, Tel. 05136 896106, Fax 05136 873662; E-Mail: info@reizdarmselbsthilfe.de, Homepage: http://www.reizdarmselbsthilfe.de.

Literatur: **1.** Krammer, H. J. et al.: Probiotika beim Reizdarmsyndrom. Z Gastroenterol 43: 467–471 (2005); **2.** Hotz, J. et al.: Konsensusbericht: Reizdarmsyndrom - Definition, Diagnosesicherung und Therapiemöglichkeiten. Z Gastroenterol 37: 685–700 (1999).

Autoren: H. Krammer, J. Landin.

Reizhusten: s. Husten.

Reizmagen: s. Dyspepsie, funktionelle.

Reizsymptome, sensible: s. Sensibilitätsstörungen.

Rejektion: s. Organtransplantation.

Rekanalisation, endobronchiale: s. Bronchologie, interventionelle.

Rektozele: s. Descensus uteri et vaginae.

Rektumexstirpation: s. Rektumkarzinom.

Rektumkarzinom: überwiegend von einem Adenom ausgehender Mastdarmkrebs (sog. Adenom-Karzinom-Sequenz); prädisponierende Erkrankungen sind Colitis* ulcerosa, Enteritis* regionalis Crohn und kolorektale Polypen* bei familiärer adenomatöser Polypose (obligate Präkanzerose);

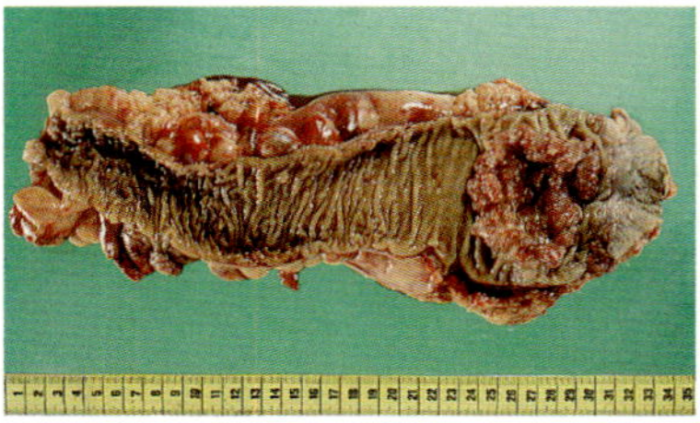

Rektumkarzinom Abb. 1: Operationspräparat eines tiefen, bis an den Schließmuskel reichenden ulzerierenden Rektumkarzinoms; Entfernung nur durch abdominoperineale Rektumexstirpation möglich

Lokalisation: ca. 60 % aller kolorektalen Karzinome finden sich im Rektum (s. Abb. 1); Wachstum bes. in die Tiefe der Darmwand; begrenztes Längenwachstum, hauptsächlich nach proximal; Infiltration per continuitatem insbes. nach ventral und lateral (Blase, Uterus, Prostata, Ureter, Ovarien, selten Os sacrum); **Metastasierung:** **1.** lymphogen entlang der Arteria rectalis superior und der Beckengefäße, im distalen Drittel nach proximal, lateral und inguinal; **2.** hämatogen über den Pfortaderkreislauf in die Leber, von dort in Lunge und Skelett; bei tiefem Rektumkarzinom über die Vena cava direkt in die Lunge; **Einteilung:** nach TNM*-, Dukes- und UICC-Klassifikation (s. Kolonkarzinom).

Behandlungsindikation: dringend; Therapieziele: **1.** Heilung bei radikaler Resektion (R_0-Resektion); **2.** Lebensverlängerung und Verbesserung der Lebensqualität; **3.** Vermeidung bzw. Therapie von Komplikationen (Ileus, Ureterstauung, Einbruch in Nachbarorgane, Perforation, Blutung, starke Schmerzen); **4.** palliative Resektion oder Chemotherapie von Metastasen.

Operative Therapie: Präoperatives Staging ist unerlässlich für die Indikationsstellung. Dabei sind Endosonographie und Dünnschicht-MRT zur lokalen Ausbreitungsfeststellung erforderlich. **1.** bei gesicherter Operabilität R_0-Resektion anstreben; **2.** bei Vorliegen von Fernmetastasen palliative Resektion zur Vermeidung von Komplikationen; evtl. in gleicher Operation oder postoperativ nach Erholung des Patienten Resektion von Lebermetastasen*; **3.** palliative nichtresezierende Eingriffe (Umgehungsanastomosen, Anus praeternaturalis) zur Verhinderung oder Beseitigung von Komplikationen; Patientenaufklärung über Operationsrisiko, Überlebenswahrscheinlichkeit, Lebensqualität, Komplikationsmöglichkeiten (Nahtinsuffizienz und Peritonitis, Ureterläsion, Kotfistel, Abszess, Wundheilungsstörungen, Narbenhernie, Blasenentleerungsstörungen, Sexualstörungen, Impotenz); **Vorbereitung:** aufwendig, da Dickdarmoperationen mit einem erhöhten Infektionsrisiko belastet sind (Keimbesiedelung); **1.** Darmreinigung bei Elektivoperation: 1–2 Tage vor Operation flüssige Kost, ggf. 1 Tag präoperativ morgens Metronidazol (z. B. Clont®), 750 mg p. o., Darmreingung mit ca. 2 Liter Elektrolyte enthaltender Makrogol-Lösung, Elektrolytkontrolle, ggf. erneut Metronidazol (z. B. Clont®), 750 mg p. o.; **2.** Darmreinigung bei Elektivoperation und Kontraindikation gegen Spülung (Nieren- oder Herzinsuffizienz): ballastfreie Elementardiät für 4–6 Tage, täglich Reinigungseinläufe, Abführmittel; **3.** systemische intravenöse perioperative Antibiotikaprophylaxe zur Reduktion der Keimzahl, beginnend unmittelbar vor Narkoseeinleitung mit einem Cephalosporin der 2. oder 3. Generation in Kombination mit Metronidazol; bei Peritonitis Antibiotikatherapie je nach erwartetem Keimspektrum bzw. nach Testung; **4.** pharmakologische Thromboseprophylaxe mit niedermolekularem Heparin*, bis ca. 5 Wochen postoperativ. **Verfahren:** generell ist die R_0-Resektion des Tumors unter Beachtung onkologischer Prinzipien anzustreben (radikuläre Ligatur der Gefäße, Mesorektumexzision nach Heald). Spezielle Operationsverfahren: **1.** tiefe anteriore Rektumresektion, meist als kontinenzerhaltende Operation mit maschineller End-zu-End-Anastomose zwischen Colon descendens und Rektumstumpf (s. Abb. 2); der geringste Resektionsabstand nach distal beträgt 2 cm. Wichtig ist die gesamte Resektion des Mesorektums mit seinen Lymphknoten und die radikuläre Ligatur der Arteria mesenterica inferior; bei kritischer Anastomose evtl. Anlage eines protektiven temporären doppelläufigen Ileostomas; **2.** abdominoperineale Rektumexstirpation bei sehr tief sitzendem Rektum- und fortgeschrittenem Analkarzinom (s. Abb. 2): strenge Präparation innerhalb der Grenzlamellen, Entfernung des Mesorektums mit Lymphknoten, primärer Verschluss des Beckenbodens; in günstigen Fällen laparoskopisch durchführbar (das Operationspräparat kann über die perineale Wunde geborgen werden); **3.** T1-Karzinom (endosonographisches Staging): direkte transanale Resektion oder Vollwandexzision des Tumors mit transanaler endoskopischer Mikrochirurgie; **4.** palliative Verfahren bei Inoperabilität: Anlage eines Anus praeternaturalis; endoskopische Tumorverkleinerung mit Laser, Diathermie, Kryochirurgie; Stent-Einlage bei Tumorstenose; **Nachbehandlung:** intensivmedizinische Betreuung; beginnende orale Substitution ab 2. postoperativem Tag; orale Abführmaßnahmen ab 3.–4. Tag; Frühmobilisation, pharmakologische Thromboseprophylaxe, Wundkontrollen; Tumornachsorge zur frühzeitigen Erkennung eines Rezidivs, von Metastasen und metachronen Adenomen bzw. Karzinomen; Untersuchungsprogramm: s. Kolonkarzinom. **Komplikationen:** **1.** Nahtinsuffizienz an der Anastomose (1–7 %): parenterale Ernährung fortsetzen, bei beginnender Peritonitis Relaparotomie; **2.** Wundinfektion: Entfernung der Nahtfäden, Wundspülungen mit antiseptischen Lösungen, keine systemische oder lokale Applikation ei-

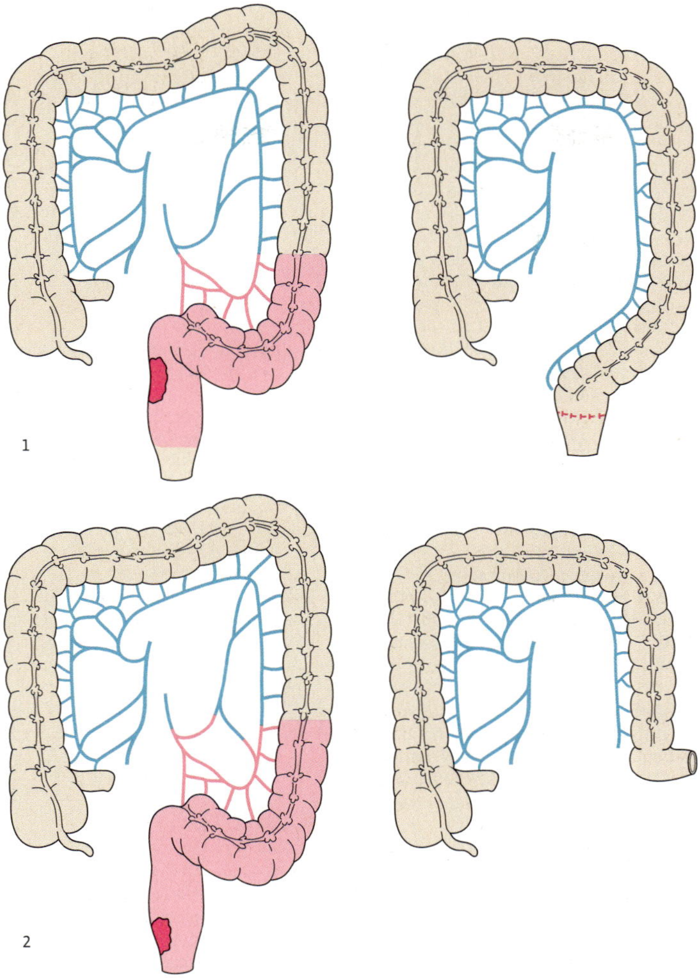

Rektumkarzinom Abb. 2: 1: tiefe anteriore Rektumresektion mit Entfernung des Mesorektums und tiefer Deszendorektostomie (maschinelle Anastomose); 2: abdominoperineale Rektumexstirpation nach Quenne; endständiger Kolonafter (Deszendostoma)

nes Antibiotikums erforderlich; **3.** Blasenentleerungsstörungen: meist nur temporär, Belassen des Blasenkatheters für mehrere Tage; **4.** Sexualstörungen nach tiefer, anteriorer Rektumresektion und insbes. nach Rektumexstirpation (insgesamt in 40 %, totaler Erektionsverlust in 15 %); **Ergebnisse: 1.** Operationsletalität: 1–7 %, abhängig von Tumorstadium und Radikalität des Eingriffs; durch adjuvante multimodale Therapiekonzepte zu verbessern; **2.** durch Kenntniss des Wachstumsverhaltens des Rektumkarzinoms und die neoadjuvante Radiochemotherapie konnte die Häufigkeit der Rektumexstirpation mit permanentem Anus praeternaturalis erheblich reduziert, durch Verbesserung perioperativer Maßnahmen und der Operationstechnik (maschinelle Anastomosierung) die postoperative Letalität gesenkt werden.

Pharmakotherapie/ Strahlentherapie: 1. neoadjuvante Radiochemotherapie: Beim fortgeschrittenen Rektumkarzinom im unteren und mittleren Drittel ist die neoadjuvante Radiochemotherapie indiziert. Als fortgeschrittenes Rektumkarzinom wird definiert: T4-Tumoren, positiver Lymphknotenbefall laut Endosonographie oder Dünnschicht-MRT, Tumorausläufer reichen bis 2 mm an die Mesorektalfaszie heran; T3-Tumor unterhalb des Levatoransatzes. Operation 4–6 Wochen nach Ende der Radiochemotherapie. 6 Wochen nach der kurativen Operation sind dann noch 4 postoperative adjuvante Chemotherapien erforderlich. Neoadjuvantes Radiochemotherapie-Protokoll: In der 1. und 5. Bestrahlungswoche 5-Fluorouracil 1000 mg/m^2 KO über 120 Stunden (Port erforderlich). Radiatio in 28 Fraktionen mit 1,8 Gy Einzeldosis bis zur Gesamtdosis von 50,4 Gy; **2. adjuvante Radiochemotherapie:** Eine adjuvante Radiochemotherapie ist dann erforderlich, wenn sich postoperativ ein höheres Tumorstadium im mittleren oder unteren Drittel (Stadium II oder III) herausgestellt hat. Beginn 6–8 Wochen nach der Operation. Das adjuvante Radiochemotherapie-Protokoll entspricht dem neoadjuvanten Radiochemotherapie-Protokoll. **3. systemische Chemotherapie:** Beim fortgeschrittenen Rektumkarzinom im oberen Drittel wird eine systemische Chemotherapie nach dem FOLFOX-4-Schema empfohlen (s. Kolonkarzinom).

Arbeitsunfähigkeit: individuell nach Tumorstadium, Operationsverlauf und adjuvanten Therapiemaßnahmen.

Neuentwicklung: s. Kolonkarzinom.

Selbsthilfe: **1.** Deutsche Krebshilfe e. V., Buschstr. 32, 53113 Bonn, Tel. 0228 729900, Fax 0228 7299011; E-Mail: deutsche@krebshilfe.de, Homepage: http://www.krebshilfe.de; **2.** Krebsinformationsdienst (KID), Im Neuenheimer Feld 280, 69120 Heidelberg, Tel. 0800 4203040; E-Mail: krebsinformationsdienst@dkfz.de, Homepage: http://www.krebsinformation.de; **3.** bei Ileostomie, Kolostomie: Deutsche ILCO e. V., Thomas-Mann-Str. 40, 53111 Bonn, Tel. 0228 33889450, Fax 0228 33889475; E-Mail: info@ilco.de, Homepage: http://www.ilco.de.

Literatur: **1.** Köckerling, F.; Gastinger, I.; Lippert, H. (Hrsg.): Komplikationen in der kolorektalen Chirurgie – Vermeidung und Beherrschung. Hannover: Science Med Dr. Sperber, 2004; **2.** Rektumkarzinom. In Becker, H.-D. et al. (Hrsg.): Onkologische Chirurgie. Stuttgart: Thieme, 2002; **3.** Köckerling, F.; Lippert, H.; Gastinger, I. (Hrsg.): Fortschritte in der kolorektalen Chirurgie. Hannover: Science Med Dr. Sperber, 2002; **4.** Metzger, J. et al.: Rektumkarzinom. In: Siewert, J. R.; Harder, F.; Rothmund, M. (Hrsg.): Chirurgische Onkologie. Praxis der Viszeralchirurgie. Heidelberg: Springer, 2001; **5.** Buhr, H. J.; Runkel, N. (Hrsg.): Operationskurs kolorektales Karzinom. Leipzig: Johann Ambrosius Barth, 1998.

Autoren: J. Boese-Landgraf, R. Pfitzmann.

Rektumprolaps: syn. Mastdarmvorfall; Prolaps aller Wandschichten des Rektums mit Vorfall durch den Analkanal nach außen; **Symptome:** charakteristisch und für die Abgrenzung zum Analprolaps* (radiäre Fältelung) wichtig ist das Bienenkorbmuster (zirkuläre Fältelung) der Rektumschleimhaut. **Ursache:** Pathogenese nicht völlig geklärt, z. B. Beckenbodensenkung (z. B. Multipara, Altersinvolution); **Klinik:** primäre oder sekundäre Schädigung des Sphinkters mit Stuhlinkontinenz, Blutungen, Nässen, Schleimabgang, Ulzerationen und Inkarzeration mit mechanischem Ileus, gefährdeter Blutversorgung und Darmgangrän.

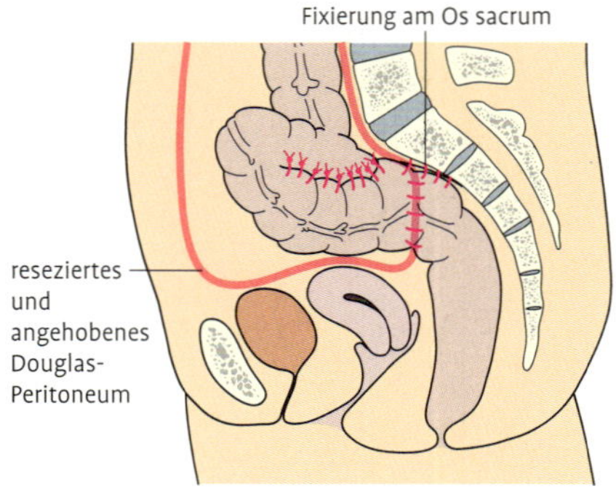

Rektumprolaps Abb. 1: Operation nach Sudeck

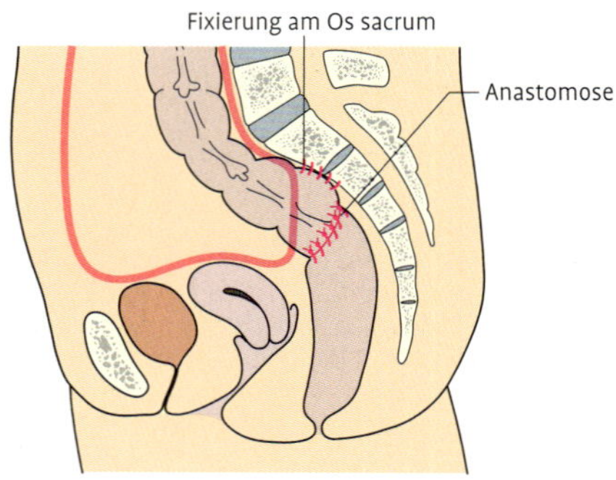

Rektumprolaps Abb. 2: laparoskopische Resektionsrektopexie durch Sigmaresektion mit Deszendorektostomie und konsekutivem Anheben des Beckenbodens

Behandlungsindikation: wegen Inkarzerationsgefahr und Inkontinenz dringende Behandlung erforderlich; bei zu lang bestehendem Rektumprolaps ist die Behebung der Inkontinenz nicht mehr gewährleistet.

Operative Therapie: erhöhtes Risiko bei meist alten Patienten; Operationsvorbereitung mit abführenden Maßnahmen; sorgfältige Behandlung von Begleiterkrankungen und Thromboseprophylaxe; **Verfahren:** **1.** abdominale Operationen: im akuten Stadium (Gefahr der Inkarzeration) zunächst manuelle Reposition, dann abdominale Rektopexie nach folgendem Grundprinzip: Mobilisation des Rektums in der sakralen Höhle, Raffung der Beckenbodenmuskulatur, Fixation des gestreckten Rektosigmoids mit den Paraproktien

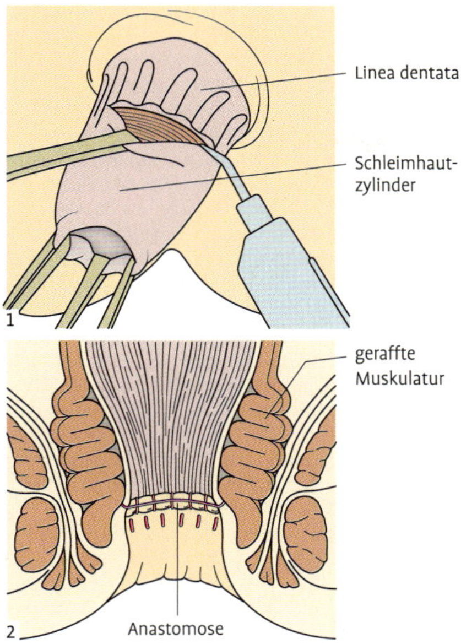

Rektumprolaps Abb. 3: Operation nach Rehn-Delorme; 1: zirkuläre Inzision der Rektumschleimhaut in Höhe der Linea dentata und Exzision; 2: Raffung der Muskulatur des Rektums mit Nähten und Fixierung der proximalen Schleimhautanteile in Höhe der Linea dentata

am Os sacrum; **a**) Operation nach Sudeck (s. Abb. 1): Fixation des Mastdarms mit nicht resorbierbaren Nähten am Ligamentum anterius des Os sacrum und Resektion des überschüssigen Beckenbodenperitoneums; Vorteil: keine Verwendung von Fremdmaterial; **b**) Operation nach Frykman-Goldberg: Resektion des Sigmas, dann Fixation wie bei der Methode nach Sudeck; **c**) Operation nach Wells: Ein Band aus Prolene® oder Marlex® wird am Ligamentum anterius und dorsal halbzirkulär am mobilisierten und gestrafften Rektum durch Naht fixiert; Vorteil: weder Stenose noch Koprostase; Nachteil: erhöhte Infektionsgefahr (Abszess in der sakralen Höhle) wegen Verwendung von Fremdmaterial; **d**) Operation nach Ripstein: Fixation mit einer T-förmigen Schlinge aus Teflon® oder Marlex®; die Schlinge wird von vorn um das Rektum gelegt und ca. 5 cm distal des Promontoriums am Ligamentum anterius des Os sacrum angeheftet. Nachteil: Verwendung von Fremdmaterial; **e**) laparoskopische abdominale Rektopexie oder Sigmaresektion mit Anastomose (s. Abb. 2) in spezialisierten Kliniken etabliert. **2.** perineale Operationen (geeignet für Risikopatienten und bei Inkarzeration): **a**) Operation nach Altemeier: Rektosigmoidresektion, anteriore Raffung der Beckenbodenmuskulatur, koloanale Anastomose; **b**) Operation nach Rehn-Delorme (s. Abb. 3): der Prolaps wird vor den Anus gezogen, die Schleimhaut an der Linea dentata inzidiert und zirkulär entfernt, der Muskelschlauch wird mit Nähten ziehharmonikaartig gerafft und der proximale Schleimhautrand mit Einzelnähten an der Linea dentata fixiert. **c**) Operation nach Thiersch: Mit sublevatorischem Drahtring oder Kunststoffbändchen wird der Prolaps zurückgehalten. Palliatives, wenig belastendes Verfahren und daher für Hochrisikopatienten geeignet; Nachteil: Drahtenden können die Haut perforieren und Schmerzen verursachen. **Nachbehandlung:** verzögerter Kostaufbau und parenterale Ernährung nach Darmresektion, orale Abführmaßnahmen ab dem 3. Tag; Wundkontrollen, Antibiotikaprophylaxe, pharmakologische Thromboseprophylaxe; postoperative **Komplikationen:** Nachblutung, Wundinfektion, Abszess in der Sakralhöhle Verwendung von Fremdmaterial, Nahtinsuffizienz, Pneumonie, Thrombose; **Ergebnisse:** Operationsletalität <2 %; die geringsten Rezidivquoten erreichen abdominale Verfahren

R

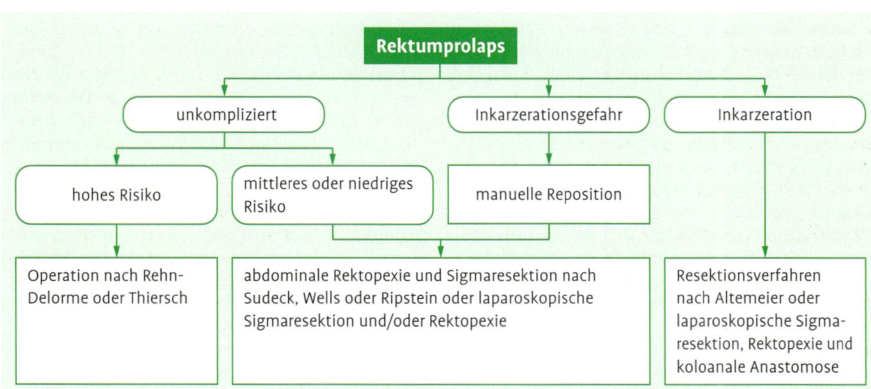

Rektumprolaps Abb. 4: therapeutischer Stufenplan

(1,5–30 %); bei lang bestehendem Rektumprolaps sind zusätzliche Verfahren zur Besserung der Stuhlinkontinenz* erforderlich.

Therapeutischer Stufenplan: s. Abb. 4.

Arbeitsunfähigkeit: nach komplikationsfreiem postoperativem Verlauf 2–4 Wochen; meist sind die Patienten nicht mehr berufstätig.

Literatur: **1.** Rhode, H.: Lehratlas der Proktologie. Kap. 20 Rektumprolaps. Stuttgart: Thieme, 2007; **2.** Baeten, C. G. M. I. et al.: Proktologie. In: Siewert, J. R.; Rothmund, M.; Schumpelick, V. (Hrsg.): Praxis der Viszeralchirurgie. Gastroenterologische Chirurgie. 2. Aufl. Heidelberg: Springer, 2006; **3.** Rose, J.; Köckerling, F.: Komplikationen nach Prolapsoperationen. In: Köckerling, F.; Gastinger, I.; Lippert, H. (Hrsg.): Komplikationen in der kolorektalen Chirurgie - Vermeidung und Beherrschung. Hannover: Science Med Dr. Sperber, 2004; **4.** Rose, J.; Köckerling, F.: Technik der laparoskopischen Rektopexie und Ergebnisse der laparoskopischen Therapie des Rektumprolapses. In: Köckerling, F.; Lippert, H.; Gastinger, I. (Hrsg.): Fortschritte in der kolorektalen Chirurgie. Hannover: Science Med Dr. Sperber, 2002.

Autor: R. Pfitzmann.

Rektumresektion: s. Rektumkarzinom.

Rekurrensparese: Lähmung des Nervus laryngeus inferior (recurrens); **Ursache:** **1.** Verletzung des Nerven bei der Schilddrüsenchirurgie (häufigste Ursache), insbes. bei der Malignomchirurgie und bei Rezidiveingriffen; **2.** Thorax- und Herzchirurgie (linker Nerv); **3.** Halschirurgie, z. B. neck dissection; **4.** i. R. von Polyneuropathien* und Polyneuritiden; **5.** idiopathisch und i. R. von grippalen Infekten; **Symptome:** Leitsymptom bei einseitigen Rekurrensparesen ist die Heiserkeit, bei beidseitigen Rekurrensparesen Stridor und Atemnot.

Behandlungsindikation: Die beidseitige Rekurrensparese ist bei bestehender Atemnot eine Notfallsituation mit unmittelbarem Handlungsbedarf. Im Vordergrund steht hier die Sicherung der Luftwege. Bei einseitiger Rekurrensparese dient die Behandlung der Verbesserung der Stimme.

R

Pharmakotherapie: **1.** bei Atemnot und Stridor, v. a. bei entzündlicher Komponente (z. B. Atemweginfekt bei bislang kompensierter bilateraler Rekurrensparese): hochdosierte Glukokortikoide i. v., z. B. Prednisolon, 250–500 mg i. v., bei Bedarf repetitiv, und Adrenalin (Suprarenin® 1 mg) inhalativ; **2.** bei idiopathischer Rekurrensparese Therapieversuch mit Zink (Zinkorotat POS®), 3 × 1 Tbl./d, Glukokortikoiden, z. B. Methylprednisolon, 80 mg/d p. o. morgens für 7–10 Tage, und Alpha-Liponsäure (600 mg 30 Minuten vor dem Frühstück); cave: für diese Therapie existiert bislang kein Wirksamkeitsnachweis.

Operative Therapie: **I.** beidseitige Rekurrensparese: **1.** Bei bestehender Atemnot und/oder Stridor ist i. d. R. eine Tracheotomie* unvermeidbar. Bis zur Ausführung der Tracheotomie sollte intubiert und beatmet werden. **2.** Bei fehlender Funktionswiederkehr nach 6–12 Monaten trotz erhaltender Nervenkontinuität Kehlkopf-erweiternde Operation: **a)** Laterofixation: Auf einer Seite wird die gelähmte Stimmlippe nach seitlich genäht, um den Atemspalt zu erweitern. Hierdurch verschlechtert sich zwangsläufig die Stimmqualität. **b)** Arytenoidektomie: Zur Erweiterung des Atemspalts wird der Arytenoidknorpel auf einer Seite entfernt. Die Stimmqualität leidet hier weniger als bei der Laterofixation, allerdings besteht eine höhere Aspirationsgefahr. **c)** Es sind zahlreiche Modifikationen der Kehlkopf-erweiternden Operation beschrieben worden, z. B. die Fadenmethode nach Lichtenberger (sog. Lichtenberger-Nadel), die passagere Laterofixation oder die Chordotomie nach Kashima. **II.** Einseitige Rekurrensparese: Bei unzureichendem Erfolg einer logopädischen Therapie kann die Stimmqualität durch Phonochirurgie verbessert werden: **1.** Stimmlippen-Medialisationsoperation (Thyreoplastik Typ I); **2.** Stimmlippenaugmentation, z. B. mit Kollagen.

Sonstige Maßnahmen: **1.** Bei beidseitiger Rekurrensparese kann durch eine logopädische Therapie bei günstigem Verlauf eine Tracheotomie vermieden werden. **2.** Die Therapie der Wahl bei einseitiger Rekurrensparese besteht in einer individuellen logopädischen Behandlung, ggf. ergänzt durch eine phonatorisch getriggerte Reizstromtherapie. Achtung: bei einseitiger Rekurrensparese nach Schilddrüsenoperation Beginn der logopädischen Therapie innerhalb von drei Wochen.

Arbeitsunfähigkeit: **1.** Bei beidseitiger Rekurrensparese besteht meist neben einer Arbeitsunfähigkeit auch eine Erwerbsunfähigkeit (außer nach erfolgter Laterofixation). **2.** Bei einseitiger Rekurrensparese hängt die Arbeitsunfähigkeit vom ausgeübten Beruf ab (bei Sprechberufen ggf. Arbeitsunfähigkeit bis zum Abschluss der logopädischen Therapie).

Hinweis: **1.** Bei beidseitiger Rekurrensparese sollte vor einer Kehlkopf erweiternden Operation bei erhaltener Nervenkontinuität, die bei vorangegangener Schilddrüsenoperation ggf. durch eine Reexploration des Operationsgebiets abzuklären ist, zunächst abgewartet werden (6–12 Monate), ob eine zumindest einseitige Wiederkehr der Nervenfunktion eintritt. **2.** Eine isolierte Elektrotherapie ohne Triggerung ist bei einseitiger Rekurrensparese erfolglos; bei beidseitiger Rekurrensparese ist die Elektrotherapie kontraindiziert.

Literatur: **1.** Probst, R.; Grevers, G.; Iro, H.: Hals-Nasen-Ohren-Heilkunde. 3. Aufl. Stuttgart: Thieme, 2008; **2.** Iro, H.: Die beidseitige Recurrensparese - Glottiserweiternde Eingriffe. HNO Praxis heute, Bd 19. Heidelberg: Springer, 1999.

Autoren: F. Waldfahrer, H. Iro.

Relaxation, postisometrische: s. Therapie, manuelle.

Remission, hämatologische zytogenetische: s. Leukämie, chronische myeloische.

REM-Schlaf-Verhaltensstörung: s. Parasomnie.

Repaglinid: s. Diabetes mellitus Typ 2.
Reposition: s. Schultergelenkluxation.
Resektion, subperichondrale: s. Septumdeviation.
Resektion, subtotale: s. Schilddrüsenchirurgie.
Resektion, transurethrale: s. Blasenkarzinom.
Reserpin: s. Antisympathotonika.
Reserve-Antibiotika: s. Carbapeneme.
R-ESHAP-Protokoll: s. ESHAP-Protokoll.
Respirationsstörungen: s. Atemwegsicherung.
Restless-Legs-Syndrom: Abk. RLS; syn. Ekbom-Syndrom; Drang, im Ruhezustand (meist abends) die Lage der Beine inf. von Missempfindungen in der Tiefe der Waden, selten auch in den Oberschenkeln oder oberen Extremitäten zu verändern; **Klinik:** schwierig charakterisierbare Schmerzqualität (Leitsymptom); Ein- und Durchschlafstörungen, nach dem Einschlafen periodische Bewegungen der Gliedmaßen; **Formen:** **1.** primäres RLS: idiopathisch, erblich (autosomal-dominant); **2.** sekundäres RLS: in der Schwangerschaft, bei internistischen Erkrankungen.

Behandlungsindikation: Einschränkungen der Tagesbefindlichkeit (Tagesmüdigkeit, Depression, Neigung zum Suizid, Gedächtnisschwäche).

Pharmakotherapie: primäres RLS oder nicht ausreichend behandelbare Grundkrankheit: **1.** Mittel der 1. Wahl: L-Dopa (z. B. Restex®), 62,5–250 mg abends, bei guter Verträglichkeit evtl. höhere Dosis; **2.** Mittel der 2. Wahl: Dopamin-Agonisten, z. B. Ropinirol (z. B. ADARTREL®), 0,25–4,0 mg abends oder Pramipexol (Sifrol®), einschleichend bis 0,5 mg abends oder Pergolid (Parkotil®), initial 0,05 mg, vorsichtig über 4 Wochen auf 0,5 mg abends steigern; **3.** Mittel der 3. Wahl: **1.** Bromocriptin (z. B. Pravidel®), einschleichend bis 30 mg/d p. o.; **2.** Carbamezepin (z. B. Tegretal®), 100–300 mg p. o. abends, bei guter Verträglichkeit evtl. höhere Dosis; **3.** Clonidin (z. B. Catapresan®), 2 × 75 mg/d (auch bei urämischem RLS); **4.** Clonazepam (z. B. Rivotril®), 0,5–2 mg p. o. abends; **5.** Opiate, z. B. Methadon (L-Polamidon®), 5 mg p. o. abends, oder Tilidin (z. B. Valeron®), 50 mg p. o. abends.

Therapeutischer Stufenplan: s. Abb.

Arbeitsunfähigkeit: abhängig vom Schweregrad der Störung der Tagesbefindlichkeit; Pharmakotherapie führt oft zu Beschwerdefreiheit, doch ist mit Einschränkungen inf. unerwünschter Arzeimittelwirkungen zu rechnen.

Hinweis: **1.** obsolete Therapien und Maßnahmen: Vitamine (B_1, B_{12}, C, E), Zink, Dextran, Propanol, Amitriptylin, Chloroquin, abendliches Glas Rotwein, Nicotin- und Coffeinkarenz sowie Coffeingenuss; Wechselbäder, Massagen, Einreibungen, Gymnastik bleiben meist erfolglos. **2.** Vor der Behandlung: immer Ausschluss des sekundären RLS bzw. Behandlung der Grundkrankheit.

Neuentwicklung: **1.** Antiepileptika*: Gabapentin (z. B. Neurontin®), 1,2–2,4 g/d p. o., oder Valproat (z. B. Orfiril®), einschleichend auf 1,2–2,1 g/d p. o.; **2.** L-Tryptophan (Kalma®), 2 g/d p. o. in Einzelfällen erfolgreich; **3.** erste Hinweise auf die Wirkung von Melatonin*.

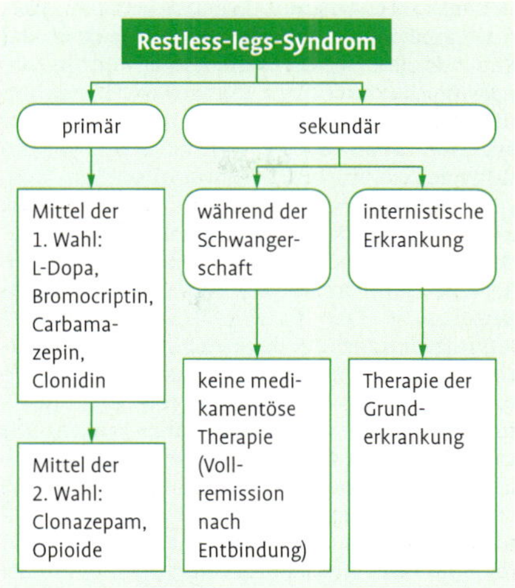

Restless-Legs-Syndrom: therapeutischer Stufenplan

Selbsthilfe: RLS e. V. Deutsche Restless Legs Vereinigung, Schäufeleinstr. 35, 80687 München, Tel. 089 55028880, Fax 089 55028881; E-Mail: info@restless-legs.org, Homepage: http://www.restless-legs.org.

Literatur: **1.** Stiasny, K. et al.: Clinical symptomatology and treatment of restless legs syndrome and periodic limb movement disorder. Sleep Med Rev 6: 253–265 (2002); **2.** Benes, H. et al.: Das Syndrom der unruhigen Beine (Restless-Legs). Leitlinien zur Diagnose und Therapie. MMW Fortschr Med 50: 948–949 (2001).

Autoren: R. Mahlberg, D. Kunz.

Resynchronisationstherapie, kardiale: therap. Verfahren mit Herzschrittmacherimplantation (Zweikammerschrittmacher und zusätzlich meist transvenös über den Sinus coronarius implantierte Elektrode im linken Ventrikel); Die kardiale Resynchronisationstherapie führt zu einer Synchronisation der gestörten Erregungsausbreitung und des Kontraktionsablaufes des Herzens.

Indikation: Herzinsuffizienz: Trotz unbestreitbarer Fortschritte in der Pharmakotherapie bleibt ein nicht unerheblicher Anteil der Patienten mit Herzinsuffizienz deutlich symptomatisch. Dieses Phänomen ist u. a. auf die Störungen der Erregungsausbreitung im Reizleitungssystem des Herzens (s. Erregungsleitungsstörung) zurückzuführen. Intrakardiale Reizleitungsstörungen wie z .B. Linksschenkelblock (LSB) sind bei fortgeschrittener Herzinsuffizienz häufig. In Abhängigkeit von der zugrunde liegenden Herzerkrankung ist eine Verbreiterung der QRS-Komplexe vom LSB-Typ bei 30–50 % aller Patienten nachweisbar. Der asynchrone Kontraktionsablauf bei intraventrikulären

R

Leitungsstörungen vom LSB-Typ kann zu einer Reduktion der Pumpleistung des Herzens und zum Auftreten einer Insuffizienz (Undichtigkeit) der Mitralklappe führen. Die kardiale Resynchronisationstherapie (Abk. CRT für engl. cardiac resynchronization therapy) führt zu einer Synchronisation der Erregungsausbreitung und des Kontraktionsablaufes des Herzens und verbessert nicht nur die Leistung des Herzens und die Lebensqualität, sondern führt auch zu einer signifikanten Reduktion der kardiovaskulären Sterblichkeit.

Durchführung: Um die kardiale Resynchronisationstherapie zu ermöglichen, muss ein Schrittmacher (CRT) bzw. ein implantierbarer Kardioverter-Defibrillator* (CRT-D) implantiert werden. Die Implantation verläuft wie bei einem gewöhnlichen Schrittmacher- bzw. ICD-System. Für die Stimulation der linken Herzhauptkammer ist die Implantation einer zusätzlichen linksventrikulären (LV) Elektrode erforderlich. In der Regel wird diese LV-Elektrode, wie übliche Schrittmacherelektroden auch, intravenös eingeführt und mit Hilfe von speziellen Drähten in LV-Ästen des Koronarsinus positioniert. Bei fehlender Möglichkeit einer transvenösen Elektrodenimplantation sowie im Rahmen anderer herzchirurgischer Eingriffe kann eine epikardiale Elektrode implantiert werden. Der Zugang erfolgt hierbei über eine linkslaterale Thorakotomie.

Literatur: 1. Fröhlig, G.: Herzschrittmacher- und Defibrillator-Therapie: Indikation-Programmierung-Nachsorge. Stuttgart: Georg Thieme, 2006; 2. Hayes, D.; Friedman, P.; Lloyd, M.: Cardiac Pacing and Defibrillation: A Clinical Approach. New-York: Wiley-Blackwell, 2000.

Autoren: J. Sperzel, T. Dill, C. Hamm.

Retentio testis: s. Maldescensus testis.

Retikulose, pagetoide: s. Lymphome, primär kutane.

R

Retinoide: natürliche und synthetische Derivate von Vitamin A; **Einteilung: 1.** Retinoide der **1. Generation:** natürliche Verbindung ohne aromatische Struktur, z. B. **a)** Tretinoin (z. B. Vesanoid®); **b)** Isotretinoin (z. B. Roaccutan®); **2.** Retinoide der **2. Generation:** monoaromatische Verbindung, z. B. Acitretin (Neotigason®); **3.** Retinoide der **3. Generation:** polyaromatische Verbindung, z. B. Adapalen (Differin); **4.** Retinoide der **4. Generation:** z. B. Bexaroten (Targretin®); **Wirkungsmechanismus:** binden an nukleäre Retinsäure-Rezeptoren, die nach der Bindung als Transkriptionsfaktoren in die Genexpression eingreifen; **Wirkung: 1.** Normalisierung von Wachstum und Differenzierung der Haut- und Schleimhautzellen mit Reduktion einer erhöhten Teilungsrate; **2.** Auflockerung der Hornhaut; **3.** Reduktion der Talgproduktion um 70–90 % mit Verkleinerung der Talgdrüsen; **4.** antiinflammatorisch, immunmodulierend; **Pharmakokinetik:** Resorption nach topischer Applikation gering, nach oraler gut; HWZ 20–50 Stunden; Adapalen reichert nach topischer Applikation in Haarfollikeln an.

Retinoide
Dosierung

Wirkstoff (Handelsname)	Tagesdosis
1. Generation	
Tretinoin (z. B. Vesanoid®)	45 mg/m² KO p. o.
Isotretinoin (z. B. Roaccutan®)	0,5–1 mg/kg KG p. o.
2. Generation	
Acitretin (Neotigason®)	30 mg p. o.
3. Generation	
Adapalen (Differin)	1 × dünn auftragen
4. Generation	
Bexaroten (Targretin®)	initial: 300 mg/m² KO p. o. Langzeittherapie: 100–200 mg/m² KO p. o.

Indikation: 1. topisch: Acne* vulgaris: Tretinoin, Isotretinoin, Adapalen; **2. systemisch: a)** schwere, therapieresistente Formen der Akne, insbes. Acne conglobata oder Acne fulminans: Isotretinoin; **b)** schwere, therapieresistente Verhornungsstörung (symptomatisch), z. B. Psoriasis* vulgaris oder Ichthyosis: Acitretin; **c)** akute Promyelozytenleukämie (zur Induktion einer Remission): Tretinoin (s. Leukämie, akute myeloische); **d)** Hautmanifestation im Rahmen kutaner T-Zell-Lymphome (Abk. CTCL), die auf mindestens eine systemische Therapie nicht ansgesprochen haben: Bexaroten; auch als Bestandteil von Kombinationstherapien der CTCL.

Kontraindikation: 1. topisch: a) akutes Ekzem; **b)** Dermatitis; **c)** Rosacea; **d)** Schwangerschaft und Stillzeit; **2. systemisch: a)** teratogen für Menschen (in hohen Dosen), daher muss 1 Monat vor, während und bis 1 Monat (Isotretinoin) bzw. 2 Jahre (Acitretin) nach systemischer Therapie eine Schwangerschaft ausgeschlossen und ein wirksamer Kontrazeptionsschutz durchgeführt werden. **b)** Stillzeit; **c)** Leberfunktionsstörung, Niereninsuffizienz; **d)** Fettstoffwechselstörung; **e)** manifester Diabetes mellitus; **f)** gleichzeitige Therapie mit Tetracyclinen* (erhöhtes Risiko einer Erhöhung des Schädelinnendrucks), Methotrexat (erhöhtes Risiko einer Hepatitis) und Vitamin A; **g)** cave: Kontaktlinsenträger.

UAW: 1. topisch (Isotretinoin, Tretinoin): In therapeutischer Dosierung kann eine systemische Resorption ausgeschlossen werden. **a)** Hautreizung, Juckreiz, gesteigerte Permeabilität der Haut für andere Externa; **b)** Hypopigmentierung; **2. systemisch** (dosisabhängig): **a)** Trockenheit der

Lippen, Hautabschälung an Handflächen und Fußsohlen, Juckreiz, Pigmentverschiebung, Rhagaden; **b)** Haarausfall (reversibel); **c)** Augenreizung; **d)** Knochenveränderung; **e)** Muskelschmerzen; **f)** gastrointestinale Störung; **g)** Anstieg der Leberfunktions-, Lipid-, Blutzucker-, Harnsäure- und Kreatininwerte im Blut.

Dosierung: s. Tab.

Hinweis: 1. starke UV-Bestrahlung vermeiden; **2.** bei systemischer Anwendung erforderlich: **a)** Schwangerschaft ausschließen; **b)** engmaschige Kontrolle der Laborwerte bei Stoffwechselstörung.

Autoren: W. Sterry, N. Lembert.

Retinopathia pigmentosa: s. Netzhautdystrophien, hereditäre.

Retinopathia praematurorum: s. Frühgeborenenretinopathie.

Retinopathie, diabetische: syn. Retinopathia diabetica; Mikroangiopathie des Augenhintergrunds als Spätfolge bei Diabetes mellitus; Auftreten meist nach einer Erkrankungsdauer von ca. 10 Jahren; **Verlauf:** zunächst nichtproliferative Retinopathie mit Netzhautblutungen, Mikroaneurysmen und harten Exsudaten; später v. a. bei Diabetes* mellitus Typ 1 proliferative Retinopathie mit Gefäßneubildungen (Blutungen in den Glaskörper, Ablatio* retinae, Glaukom*); das diabetische Makulaödem ist bes. bei Diabetes* mellitus Typ 2 die häufigste Ursache der Sehverschlechterung.

Behandlungsindikation: 1. bei diabetischem Makulaödem fokale parazentrale Lasertherapie; **2.** bei proliferativem Verlauf periphere disseminierte Laserkoagulation, ggf. ergänzt durch Kryotherapie; **3.** bei nicht spontan resorbierten Glaskörperblutungen und Traktionsablatio glaskörperchirurgischer Eingriff (Vitrektomie).

Pharmakotherapie: Der Einsatz von VEGF-Inhibitoren (Ranibizumab, Bevacizumab) und Steroiden (Triamcinolon, Fluocinolon), die intravitreal appliziert werden müssen, wird gegenwärtig in Studien untersucht. Die Wirkung von Calciumdobesilat (z. B. Dexium®) ist umstritten.

Operative Therapie: 1. fokale parazentrale Laserkoagulation leckender Kapillaren und Mikroaneurysmen zur Verhinderung bzw. Verringerung einer Schwellung; **2.** disseminierte periphere Laserkoagulation: bei proliferativem Verlauf werden 20–40 % der peripheren minderperfundierten Netzhaut koaguliert, um die Durchblutung der verbleibenden Netzhaut zu verbessern; die Produktion vasoproliferativer Wachstumsfaktoren durch ischämische Netzhaut wird verringert, die Gefäßproliferationen bilden sich zurück. **3.** Ergänzend zur Laserkoagulation kann die äußerste Peripherie der Netzhaut durch Anwendung von Kälte verödet werden. **4.** Glaskörperchirurgie (Vitrektomie): Entfernung des eingebluteten Glaskörpers, Schaffung klarer optischer Verhältnisse, Wiederanlage der abgelösten Netzhaut durch Entfernung von Membranen und Strängen.

Sonstige Maßnahmen: 1. Möglichst frühzeitige Prophylaxe durch normoglykämische Blutzuckereinstellung sowie Therapie der Begleiterkrankungen (z. B. arterielle Hypertonie, Hyperlipidämie), Inzidenz und Progredienz der diabetischen Retinopathie werden dadurch langfristig wesentlich verringert. **2.** regelmäßige, mindestens jährliche Kontrolluntersuchungen.

Therapeutischer Stufenplan: s. Abb.

Eigenbehandlung: optimale Blutzucker- und Blutdruckeinstellung, Verzicht auf Nicotin.

Arbeitsunfähigkeit: abhängig von der Sehfähigkeit und den beruflichen Anforderungen.

Hinweis: Laserbehandlung bessert zwar nur selten die Sehfähigkeit, kann aber eine die Sehkraft bedrohende Situation stabilisieren. Je besser die Sehschärfe noch ist, desto effektiver ist die Behandlung. Darüber muss der Patient ausführlich aufgeklärt werden.

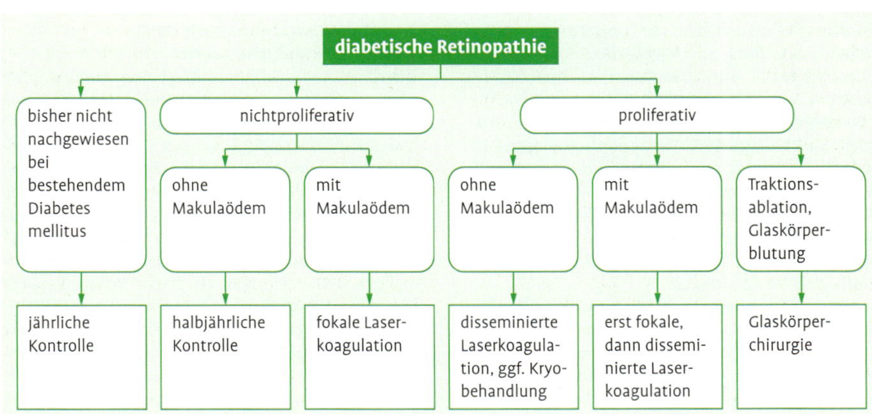

Retinopathie, diabetische: therapeutischer Stufenplan

Selbsthilfe: 1. Deutscher Diabetiker-Bund e. V., Goethestr. 27, 34119 Kassel, Tel. 0561 7034770, Fax 0561 7034771; E-Mail: info@diabetiker-bund.de, Homepage: http://www.diabetiker-bund.de; 2. Bund zur Förderung Sehbehinderter e. V., Düsseldorfer Str. 50, 41460 Neuss, Tel. 02131 1763091, Fax 02131 1763092; Homepage: http://www.bfs-ev.de.

Literatur: 1. Bornfeld, N. et al.: Augenerkrankungen. In: Mehnert, H. et al.: Diabetologie in Klinik und Praxis. 5. Aufl. Stuttgart: Thieme, 2003; 2. Diabetes Control and Complications Trial Research Group: The effect of intensive treatment of diabetes on the development and progression of long-term complications in insulin-dependent diabetes mellitus. New Engl J Med 329: 977–986 (1993); 3. Ulbig, M. W.; Kampik, A.: Stadienbezogene Therapie der diabetischen Retinopathie. Ophthalmologe 90: 395–414 (1993).

Autoren: B. Müller, U. Pleyer, M. H. Foerster.

Retrobulbärneuritis: syn. Neuritis nervi optici retrobulbaris; Entzündung im retrobulbären Anteil des Sehnerven; gelegentlich intraokular mit Papillitis; **Klinik:** meist einseitige, akut bis subakut (in 1–2 Tagen) sich entwickelnde Visusstörung (zunächst Farbentsättigung, dann sog. Milchglassehen), evtl. Visusverlust; häufig mit Fremdkörpergefühl oder Bulbusschmerz; **Ursache:** 1. autoimmun-entzündlich bedingte Demyelinisierung, gehäuft im 20.–30. Lebensjahr; 50–80 % der Patienten mit zunächst isolierter Retrobulbärneuritis erkranken innerhalb von 5–10 Jahren an Multipler* Sklerose. 2. para- oder postentzündlich bei viralen Infekten der oberen Atemwege (z. B. Rhinosinusitis*).

Behandlungsindikation: 1. wird bestimmt durch Ausmaß und Dauer von Visusstörung und Bulbusschmerzen; 2. Die Therapie reduziert möglicherweise das Risiko, eine Multiple Sklerose zu entwickeln.

Pharmakotherapie: Glukokortikoide: Prednisolon (z. B. Solu-Decortin® H) oder Methylprednisolon (z. B. Urbason®), 1000 mg/d i. v., über 3–5 Tage, danach ausschleichende Dosierung; Magenschleimhautschutz mit Magnesium- oder Aluminiumhydroxid und Histamin*-H_2-Rezeptoren-Blockern sowie Kalium- und Calciumsubstitution.

Sonstige Maßnahmen: 1. weitere Diagnostik: MRT, Liquordiagnostik, neurophysiologische Diagnostik zur Abschätzung einer zerebralen Beteiligung; 2. ausführliche Information und stützende Gespräche; eine isolierte Retrobulbärneuritis ist nicht gleichzusetzen mit Multipler Sklerose; 3. bei positivem Befund in der Diagnostik Verlaufskontrolle MRT in 12 Monaten.

Hinweis: Die ausschließliche Gabe von Vitaminpräparaten ist obsolet.

Arbeitsunfähigkeit: für die Dauer der Glukokortikoidtherapie und Rekonvaleszenz, im Allg. 14–21 Tage.

Literatur: 1. Frohman, E. M. et al.: The neuro-ophthalmology of multiple sclerosis. Lancet Neurol 4: 111–21 (2005); 2. Sellebjerg, F. et al.: A randomized, controlled trial of oral high-dose methylprednisolone in acute optic neuritis. Neurology 52: 1479–1484 (1999); 3. Beck, R. W. et al.: The effect of corticosteroids for acute optic neuritis on the subsequent development of multiple sclerosis. New Engl J Med 329: 1764–1769 (1993).

Autoren: V. Limmroth, H. C. Diener.

Retroviren: s. HIV-Infektion.

Reverse-Transkriptase-Inhibitoren: s. HIV-Infektion; Virostatika.

Rezidivulkus: s. Postgastrektomiesyndrome.

R-FCM-Protokoll: s. FC-Protokoll, erweitertes.

R-FC-Protokoll: s. FC-Protokoll, erweitertes.

Rheopherese: s. Apherese.

Rheumamittel: s. Antiphlogistika, nichtsteroidale.

Rheumatoide Arthritis: s. Arthritis, rheumatoide.

Rhinitis acuta: akute, meist virale Atemweginfektion, oft nach Kälteeinwirkung, die mit einer Reduktion der lokalen Durchblutung und Resistenzminderung einhergeht.

Behandlungsindikation: beeinträchtigtes Allgemeinbefinden mit ausgeprägtem Krankheitsgefühl; drohende oder manifeste bakterielle Superinfektion.

Pharmakotherapie: symptomatisch: 1. alpha-sympathomimetische Nasentropfen: Naphazolin (z. B. Privin®), Xylometazolin (z. B. Otriven®) oder Oxymetazolin (z. B. Nasivin®), 3–6-mal täglich; reduzierte Konzentration für Säuglinge und Kleinkinder wegen möglicher Intoxikation; konservierungsmittelfreie Präparate sind zu bevorzugen; 2. Inhalation mit physiologischer Kochsalzlösung, Meersalz (z. B. EMSER® Inhalationslösung) und/oder mit ätherischen Ölen; 3. systemische Therapie mit Histamin*-H_1-Rezeptoren-Blockern (cave: Off-Label-Use); 4. antibiotische Therapie bei einer manifesten Otitis media oder Rhinosinusitis*: **a)** Amoxicillin, 3 × 750–1000 mg/d p. o.; **b)** Oralcephalosporin der 2. Generation, z. B. Cefuroxim (z. B. Elobact®, Zinnat®), 2 × 250–500 mg/d p. o. nach der Mahlzeit, oder Loracarbef (Lorafem®), 2 × 200–400 mg/d p. o. nüchtern;

Naturheilkundliche Verfahren (Autor: Th. J. Doering): 1. bei akuten grippalen Beschwerden körperliche Ruhe, u. U. Bettruhe; 2. weitgehende Nahrungskarenz oder leicht verdauliche, kohlenhydratbetonte Kost; 3. regelmäßige Darmentleerung, evtl. abführende Maßnahmen (vgl. Therapie, ableitende); 4. bei Fieber (prinzipiell positive Wirkungen), wenn nötig, Fiebersenkung mit Wadenwickel; 5. beruhigende, entspannende und schlaffördernde Wirkungen durch temperaturindifferente Bäder, auch als sog. Erkältungsbäder mit pflanzlichen Zusätzen; 6. Therapie entzündlicher Schleimhäute mit Ätherischöl-Drogen; je nach Lokalisation Kopfdämpfe, Mundspülungen oder Gurgeln; 7. bei chronischer Erkrankung allgemein roborierende Maßnahmen wie bei chronischer Bronchitis*; zusätzlich lokale Wärme, z. B. mit Infrarot oder Kurzwelle (s. Wärmetherapie,

Rhinitis acuta Therapeutischer Stufenplan
bei ersten Symptomen nach Unterkühlung:
heißes Fußbad
Überwärmungsbad
Sauna
bei systemischen Entzündungszeichen:
Acetylsalicylsäure
bei verlegter Nase und Atmungsbehinderung:
alphasympathomimetische Nasentropfen
Histamin-H_1-Rezeptoren-Blocker (Off-Label-Use)
bei starker Sekretion:
Inhalation mit physiologischer Kochsalzlösung, Meersalz und/oder ätherischen Ölen
bei manifester bakterieller Komplikation:
orale Antibiotika (Amoxicillin, Oralcephalosporin der 2. Generation)

Elektrotherapie); **8.** Phytotherapie mit Echinacea purpurea; **9.** Homöopathie mit Ferrum phosphoricum; **10.** zu Beginn der Erkrankung evtl. Sauna.

Therapeutischer Stufenplan: s. Tab.

Arbeitsunfähigkeit: bei Fieber; bis mind. 3 Tage nach Normalisierung der Temperatur.

Hinweis: **1.** Abschwellende Nasentropfen nach spätestens 14 Tagen konsequent absetzen wegen der Gefahr einer reaktiven Hyperämie mit Folge einer chronischen Rhinopathie (sog. Privinismus). **2.** Langandauernde subakute Entzündungszustände erfordern den Ausschluss einer chronischen Rhinosinusitis* (CT) und hyperplastischen Rachenmandeln.

Autoren: F. Waldfahrer, H. Iro.

Rhinitis allergica: syn. Rhinopathia allergica; IgE-vermittelte Sofortreaktion (Typ I nach Coombs und Gell) der Nasenschleimhaut auf Pflanzenpollen, bakterielle Allergene, Pilzsporen, häusliche Allergene (Hausstaubmilbenkot, Bettfedern, intramurale Pilze, Haustierepithelien), Arbeitsplatzallergene (Mehl-, Holz-, Chemiestaub), Arzneimittel- und Pflanzenstaub; **Formen:** **1.** saisonal (z. B. Heuschnupfen bei Allergie gegen Gräserpollen, als Heufieber evtl. zusammen mit Konjunktivitis*, Asthma* bronchiale, Urtikaria und fieberhafter Allgemeinreaktion); **2.** perennial (jahreszeitlich nicht begrenzt).

Behandlungsindikation: Auftreten von Symptomen, z. B. Niesattacken, wässrige Sekretion, ödematöse Schwellung der Nasenschleimhaut, behinderte Nasenatmung und Mitreaktion der Konjunktiva i. S. einer Rhinokonjunktivitis; eine frühzeitige Therapie kann einer Ausdehnung auf die unteren Atemwege (spastische Bronchitis, Asthma bronchiale; sog. Etagenwechsel) entgegenwirken.

Pharmakotherapie: **I.** kausale Therapie: spezifische Immuntherapie* mit entspr. Allergenextrakten; **II.** symptomatische Therapie: **1.** lokale Glukokortikoide: **a)** Mometason (Nasonex®), 1 × 2 Hübe/d und Nasenloch; **b)** Fluticason (z. B. Flutide® Nasal, Flutide® Nasetten®, Avamys®), 1 × 2 Hübe/d und Nasenloch; **c)** Flunisolid (Syntaris®), 2 × 2 Hübe/d und Nasenloch; **d)** Budesonid (z. B. Aquacort®), 2 × 2 Hübe/d und Nasenloch; **2.** lokal wirksame Histamin-H_1-Rezeptoren-Blocker wie Levocabastin (Livocab®-Nasenspray), 2–4 × 2 Hübe/d und Nasenloch, solange der Patient der allergisierenden Substanz ausgesetzt ist; **3.** Mastzellen-Stabilisatoren wie Cromoglicinsäure, 4–8 × 1–2 Hübe/d und Nasenloch, oder Nedocromil (Irtan®), 4 × 1 Hub/d und Nasenloch; stabilisierende Wirkung auf die Membran von Mastzellen, verhindert die Freisetzung von Mediatoren; Anwendung 4–6 Wochen (Cromoglicinsäure) bzw. 1–2 Wochen (Nedocromil) vor Pollenbelastung beginnen und auch nach Abklingen der Symptome für den Zeitraum der Allergenexposition fortsetzen; **4.** systemische Histamin-H_1-Rezeptoren-Blocker: **a)** Desloratadin (Aerius®), 1 × 5 mg/d p. o.; **b)** Levocetirizin (XUSAL®), 1 × 5 mg/d p. o.; **c)** Ebastin (Ebastel®), 1 × 10 mg/d p. o.; **d)** Mizolastin (Mizollen®), 1 × 10 mg/d p. o.; **5.** ggf. systemische Glukokortikoide*.

Operative Therapie: Bei allergisch bedingter Muschelhyperplasie kann eine Konchotomie zur Symptombesserung beitragen; bei Polyposis nasi et sinuum bzw. chronischer Rhinosinusitis ggf. funktionelle Nasennebenhöhlenoperation.

Sonstige Maßnahmen: **1.** Allergiediagnostik: **a)** Prick- und Intrakutantest; **b)** nasaler Provokationstest mit allergenhaltigem Spray und objektiver Messung der schwellungsbedingten Nasenatmungsbehinderung mit Hilfe der Rhinomanometrie; **c)** Nachweis von spezifischen IgE-Antikörpern mit Capacity-System (Abk. CAP), Radio-Allergo-Sorbent-Test (Abk. RAST) oder Radio-Immuno-Sorbent-Test (Abk. RIST); **2.** Allergenkarenz oder zumindest Reduzierung durch Abgabe von Haustieren, spez. Diät, Arbeitsplatzwechsel bei beruflicher Allergenbelastung, Aufenthalt in pollen- und milbenarmer Umgebung (Hochgebirge, Nordseeinseln, Pollenfilter im Auto, Spezialstaubsauger); zur Reduzierung des Milbenbefalls Raumtemperatur senken, bestimmte Raumtextilien ersetzen (z. B. dicke Teppiche durch Kunststoff oder Parkettböden), Matratzenbezüge und spezielle Milbeneradikationssprays verwenden.

Arbeitsunfähigkeit: nur bei Exazerbation der Symptome.

Hinweis: **1.** Die modernen systemischen Histamin-H_1-Rezeptoren-Blocker haben einen allenfalls geringfügigen sedierenden Effekt. **2.** Reaktionen auf Allergene am Arbeitsplatz sind als Berufskrankheiten nach Nr. 4301 BKVO anerkannt.

Selbsthilfe: **1.** Deutscher Allergie- und Asthmabund e. V., Fliethstr. 114, 41061 Mönchengladbach, Tel. 02161 814940, Fax 02161 8149430; E-Mail: info@daab.de, Homepage: http://www.daab.de; **2.** Allergiker Selbsthilfe e. V., Postfach 1665, 65779 Kelkheim; E-Mail: Tmweigert@aol.com; **3.** Allergie-Verein in Europa e. V., c/o Institut für Umwelt und Gesundheit, Petersgasse 27, 36037 Fulda, Tel. 066171003, Fax 066171019; E-Mail: UMWELTBERATUNG.Fulda@t-online.de, Homepage: http://www.allergieverein-europa.de; **4.** Kinderumwelt gemeinnützige GmbH: Allergie, Umwelt und Gesundheit; Homepage: http://www.allum.de; E-Mail: info@allum.de.

Literatur: **1.** Leitlinie der Deutschen Gesellschaft Allergologie und klinische Immunologie (DGAKI): Die spezifische Immuntherapie (Hyposensibilisierung) bei IgE-vermittelten allergischen Erkrankungen. Allergo J 15: 56–74 (2006); http://www.uni-duesseldorf.de/AWMF/ll/061-004.htm; **2.** Leitlinie der Deutschen Gesellschaft für Hals-Nasen-Ohren-Heilkunde, Kopf- und Hals-Chirurgie: Rhinosinusitis; http://www.uni-duesseldorf.de/AWMF/ll/017-049.htm.

Autoren: F. Waldfahrer, H. Iro.

Rhinitis sicca: Entzündung und sekundäre Schleimhautatrophie im Bereich der vorderen Nasenabschnitte; **Ursache:** exogene Einflüsse (Staub, heiße Dämpfe), Chemikalien (Chromatarbeiter, Lösungsmittel), mechanische Schäden, radikale operative Abtragung der Nasenmuscheln (sog. empty nose); Sonderform: Ozäna (sog. Stinknase) mit sekundärer Besiedelung der Krusten durch Bakterien; **Symptome:** Trockenheit, Krustenbildung und Ulzerationen, die zu rezidivierendem Nasenbluten oder einer Septumperforation führen können.

Behandlungsindikation: Missempfindung durch Krustenbildung in der Nase, rezidivierendes Nasenbluten und störende nasale Atemgeräusche bei einer Septumperforation, Ozäna.

Pharmakotherapie: **1.** bes. bei ausgedehnten Veränderungen Spülung mit kochzsalzhaltiger Lösung (z. B. Emser® Sole, Rhinomer®); **2.** Schleimhautpflege mit pflegenden Nasensalben (z. B. Bepanthen® Nasensalbe, weiche Nasensalbe DAB, Nisita® Nasensalbe) bzw. Sprays (Siozwo® SANA) sowie öligen Nasentropfen (Coldastop® Nasen-Öl).

Operative Therapie: **1.** Perforationsverschluss bei Septumperforation mit ulzerierendem Rand und häufigem Nasenbluten und wenn durch die Perforation bei der Nasenatmung ein störendes Geräusch (turbulente Strömung) entsteht; plastische Deckung mit gestielten Schleimhautlappen (z. B. Brückenlappen); cave: hohe Rezidivgefahr; **2.** bei empty nose Versuch der Verkleinerung der Nasenhaupthöhle durch Unterfütterung mit Knorpelchips oder Medialverlagerung der lateralen Nasenwand.

Eigenbehandlung: Der entscheidende Faktor in der Therapie besteht in der Karenz bezüglich der auslösenden Noxen.

Hinweis: Keine menthol- oder azulenhaltigen Zubereitungen für die Nasenpflege verwenden, da diese eine austrocknende Wirkung besitzen.

Arbeitsunfähigkeit: Aus einer Rhinitis sicca resultiert im Allg. keine Arbeitsunfähigkeit.

Autoren: F. Waldfahrer, H. Iro.

Rhinophym: s. Rosacea.

Rhinosinusitis: Entzündung einer oder mehrerer Nasennebenhöhlen, meist durch fortgeleitete nasale Infektion (s. Abb.); am häufigsten sind Siebbeinzellen, Kieferhöhlen, Stirnhöhlen, seltener Keilbeinhöhlen betroffen. **Erreger:** **1.** bei akuter Rhinosinusitis v. a. Haemophilus influenzae und Streptococcus pneumoniae; **2.** bei der chronischen Rhinosinusitis handelt es sich meist um eine Mischinfektion, an der u. a. auch gramnegative anaerobe Keime beteiligt sein können; **3.** bei abwehrgeschwächten Personen kann auch eine invasive Mykose vorliegen, beim Immunkompetenten meist nur eine nichtinvasive Besiedelung (z. B. „fungal ball" durch Aspergillen in der Kieferhöhle). **Ätiologie:** **1.** akute Rhinosinusitis: Eine Schwellung der nasalen Schleimhäute im Rahmen der akuten Rhinitis bedingt die Verlegung der Ostien der Nasennebenhöhlen im mittleren Nasengang. Hierdurch kommt es zu einem Sekretrückstau, zu einer Sekreteindickung und einer bakteriellen Superinfektion. **2.** chronische Rhinosinusitis: Begünstigt wird die Entstehung einer chronischen Sinusitis durch rezidivierende virale Infekte, allergische, hyperreflektorische Einflüsse, anatomische Varianten (z. B. Muschelhyperplasie, Septumdeviation*, Concha bullosa) und (im Kindesalter) adenoide Vegetationen*.

Behandlungsindikation: **1.** jede akute Rhinosinusitis mit deutlicher, auf ein Abflusshindernis hindeutender Symptomatik (Kopf- bzw. Gesichtsschmerzen); mögliche Komplikationen: **a)** Übergreifen der Entzündung auf Orbita und Auge (orbitale Komplikation); **b)** Übergreifen der Entzündung auf Hirnhäute bzw. Frontalhirn (Meningitis*, Frontalhirnabszess); **c)** selten sinugene Stirn-

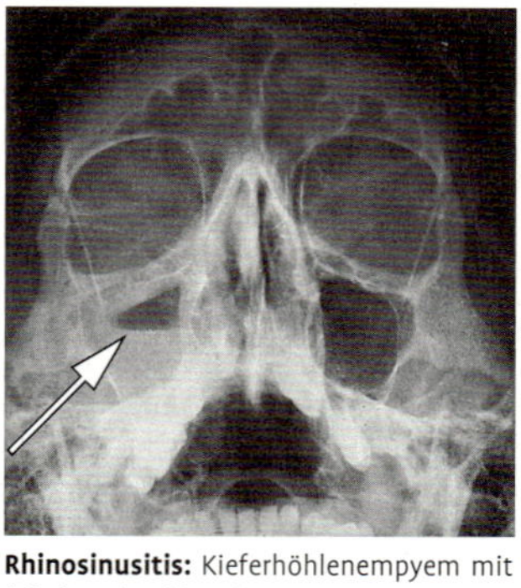

Rhinosinusitis: Kieferhöhlenempyem mit Sekretspiegel (Pfeil) und Schleimhautschwellung bei akuter Sinusitis maxillaris rechts

beinosteomyelitis älterer Kinder und Jugendlicher; **2.** bei chronischer Rhinosinusitis besteht eine Behandlungsindikation bei rezidivierenden bzw. persistierenden Beschwerden wie Rhinorrhö, Postrhinorrhö, Nasenatmungsbehinderung oder Riechstörung.

Pharmakotherapie: Grundprinzip ist die Sicherung bzw. Wiederherstellung der Ostienfunktion: **1.** abschwellend wirkende Nasentropfen mit Alphasympathomimetika (z. B. Xylometazolin, Oxymetazolin; konservierungsmittelfreie Präparate bevorzugen); **2.** topinasale Corticosteroide: **a)** Mometason (Nasonex®), 1 × 2 Hübe/d; **b)** Fluticason (z. B. Flutide® Nasal, Flutide® Nasetten®, Avamys®), 1 × 2 Hübe/d; **c)** Flunisolid (Syntaris®), 2 × 2 Hübe/d; **d)** Budesonid (z. B. Aquacort®), 2 × 2 Hübe/d; **3.** Antibiotika (ohne Abstrichergebnis), nach 5 Tagen erfolgloser symptomatischer Therapie oder bei schwerem Verlauf: **a)** Amoxicillin, Erwachsene 3 × 750–1000 mg/d p. o., Kinder 50–100 mg/kg KG/d p. o., in 3 Einzeldosen; **b)** Oralcephalosporine der 2. Generation, z. B. Cefuroxim (z. B. Elobact®, Zinnat®), Erwachsene 2 × 250–500 mg/d p. o. nach der Mahlzeit, Kinder 20–30 mg/kg KG/d p. o. nach der Mahlzeit, in 2 Einzeldosen, oder Loracarbef (Lorafem®), Erwachsene 2 × 200–400 mg/d p. o. nüchtern, Kinder 15–30 mg/kg KG/d p. o., in 2 Einzeldosen; **c)** Clindamycin, Erwachsene 4 × 150–450 mg/d p. o., Kinder 10–40 mg/kg KG/d p. o., in 3–4 Einzeldosen; **4.** evtl. nichtsteroidale Antiphlogistika* (Kontraindikation: Aspirin-sensitive Atemwegerkrankung) oder orale Glukokortikoide*; **5.** Sekretolytika, z. B. Gelomyrtol®, 3 × 1 Kps./d, Sinupret®, 3 × 2 Drg./d; **6.** Histamin*-H_1-Rezeptoren-Blocker bei bestehender Allergie.

Operative Therapie: **1.** Die akute Rhinosinusitis ist in den meisten Fällen einer konservativen Behandlung zugänglich. Bei orbitalen und intrakranialen Komplikationen ist meistens eine operative Behandlung erforderlich. **2.** Die chronische Rhinosinusitis kann nur durch eine operative Maßnahme zur Ausheilung gebracht werden. Standardverfahren ist hier die funktionelle, endonasale, endoskopische oder mikroskopische Nasennebenhöhlenoperation. In bes. Fällen (z. B. chronische Sinusitis frontalis mit komplizierten anatomischen Verhältnissen) kann unter Umständen ein operatives Vorgehen von außen indiziert sein.

Naturheilkundliche Verfahren (Autor: Th. J. Doering): **1.** allgemeine Richtlinien: s. Rhinitis acuta; **2.** bei akuten Beschwerden häufig Erleichterung durch temperaturansteigende Fußbäder (u. U. mit Zusatz von Senfmehl); als Wirkungsmechanismen werden reflektorische Wirkungen oder eine Umverteilung von Blut diskutiert. **3.** In chronischen Stadien allgemein roborierende Maßnahmen (s. Bronchitis, chronische), lokale Wärmebehandlungen mit Kopfdämpfen (Zusätze aus Ätherischöldrogen oder Kamille), körpertiefe Überwärmungen mit Hochfrequenztechniken (s. Elektrotherapie) oder reflektorisch wirkende Wärmetherapie mit Auflagen, Packungen u. a.; thermische Belastungen zunächst vorsichtig dosieren, da der entzündliche Prozess über das Gewünschte hinausgehend angeregt werden kann.

Sonstige Maßnahmen: Allergiediagnostik bei rezidivierenden Schwellungszuständen in der Nase.

Arbeitsunfähigkeit: bei akuter Rhinosinusitis mit erheblichen Beschwerden bis zum Abklingen der Symptomatik; bei chronischer Rhinosinusitis nur bei akuten Exazerbationen.

Neuentwicklung: navigierte endonasale Nasennebenhöhlenchirurgie, Einsatz von motorisierten Shavern.

Literatur: **1.** Zenner, H. P.: Praktische Therapie von Hals-Nasen-Ohren-Krankheiten. Stuttgart: Schattauer, 2008; **2.** Leitlinie der Deutschen Gesellschaft für Hals-Nasen-Ohren-Heilkunde, Kopf- und Hals-Chirurgie: Rhinosinusitis. Neufassung als S2-Leitlinie 05/2007, http://www.uni-duesseldorf.de/AWMF/ll/017-049.htm; **3.** Fokkens, W et al.: European position paper on rhinosinusitis and nasal polyps 2007. Rhinol Suppl 20: 1–136 (2007); **4.** Pade, J.: Sinusitis. Eine ernst zu nehmende Erkrankung. HNO 53, Suppl 1: S4–S9 (2005).

Autoren: F. Waldfahrer, H. Iro.

Rhythmusstörungen, zirkadiane: Störungen der zirkadianen Schlafbereitschaft, die zu zeitlich verändertem Schlaf-Wach-Muster führen und die Funktion des Schlafs beeinträchtigen; **Formen:** **1.** verzögertes Schlafphasensyndrom: Schwierigkeit des Einschlafens und Aufwachens zum gewünschten Zeitpunkt mit der Folge von Tagesbefindlichkeitsstörungen (z. B. Schläfrigkeit bes. am Morgen, Erschöpfung und Depression); das Schlaf-Wach-Verhalten bei späterem Schlafzeitraum ist beschwerdefrei; Häufigkeit: 5–20 % der Bevölkerung; mit dem Alter Abnahme der Symptomatik; **2.** vorverlagertes Schlafphasensyndrom: Schwierigkeit des Wachbleibens und des Durchschlafens bis zum gewünschten Zeitpunkt, verbunden mit Tagesbefindlichkeitsstörungen; bei früherem Schlafzeitraum ist das Schlaf-Wach-Verhalten beschwerdefrei; Häufigkeit: 5–10 % der Bevölkerung; **3.** Jetlag: kurzzeitige (wenige Tage bis Wochen) Desynchronisierung zwischen dem zirkadianen Rhythmus der inneren Uhr und dem äußerem Hell-Dunkel-Zyklus durch z. B. Transkontinentalflüge; Symptome: Befindlichkeitsstörungen (z. B. Bauchschmerzen, Übelkeit, Kopf- und Muskelschmerzen, Lust- und Appetitlosigkeit, Konzentrationsstörungen, Erschöpfung und Schlafstörungen); **4.** Schlafstörung bei Abweichung vom 24-Stunden-Rhythmus: z. B. 25-Stunden-Rhythmus bei Blinden wegen fehlender Synchronisation mit dem äußeren Hell-Dunkel-Zyklus, sog. moving around the clock mit Übereinstimmung zwischen äußerem 24-Stunden-Tag-Nacht-Zyklus und zirkadianer Schlafbereitschaft alle 3–4 Wochen; **5.** unregelmäßiges Schlaf-Wach-Muster: Wegfall

Rhythmusstörungen, zirkadiane	
klinisches Bild	Behandlung
verzögertes Schlafphasensyndrom	Melatonin[1] (18–19 Uhr) und/oder Lichttherapie (7–9 Uhr) **oder** Morgenspaziergang bei Helligkeit
vorverlagertes Schlafphasensyndrom	Lichttherapie (18–21 Uhr)
Jetlag, Schlafstörung bei Abweichung vom 24-Stunden-Rhythmus	Melatonin[1] (21–23 Uhr) und/oder Lichttherapie (7–9 Uhr) **oder** Morgenspaziergang bei Helligkeit
unregelmäßiges Schlaf-Wach-Muster, Schlafstörung nach langjähriger Schichtarbeit	Lichttherapie (7–9 Uhr) und/oder Melatonin[1] (22–23 Uhr) **oder** Morgenspaziergang bei Helligkeit
Einschlafstörung und Morgenmüdigkeit bei Frühschicht	Melatonin[1] (18–19 Uhr)
Durchschlafstörung und Abendmüdigkeit bei Spätschicht	Melatonin[1] beim Schlafengehen, Lichteinwirkung bis 2 Stunden vor dem Schlafengehen
kurzzeitig (2–4 Tage) verkürzte Schlafzeit bei Nachtschichtarbeit	vor Tagschlaf: kurzwirksame Benzodiazepine
langzeitig verkürzte Schlafzeit durch Nachtschichtarbeit	Umstellung des endogenen Rhythmus mit Melatonin[1] vor dem Tagschlaf, möglichst viel helles Licht bei der Nachtarbeit und Dunkelheit am Tag

[1] Off-Label-Use

der zirkadianen Schlafbereitschaft; normale Gesamtschlafzeit, Unfähigkeit durchzuschlafen, mehrere Schlafperioden innerhalb von 24 Stunden; Vorkommen: z. B. im Alter, bei Alzheimer-Krankheit und nach langjähriger Schichtarbeit; **6.** Schlafstörung bei Schichtarbeit; aufgrund wechselnder Arbeits- und Schlafzeiten außerhalb der zirkadianen Schlafbereitschaft verkürzt sich die Gesamtschlafzeit; es kommt zu Erschöpfung und Konzentrationsstörungen.

R

Behandlungsindikation: chronische Tagesbefindlichkeitsstörungen; soziale Isolation durch inkompatible Schlafzeiten.

Therapie: **1.** Versuch der Anpassung sozialer Gewohnheiten an den eigenen Rhythmus, z. B. durch Berufswahl und bevorzugte Arbeitszeit mit Spätschichten (z. B. Kellner) oder Frühschichten (z. B. Bäcker); **2.** Schlafhygiene*, v. a. feste Schlafzeiten; **3.** Schichtfolge im Uhrzeigersinn (Früh-, Spät-, Nachtschicht); **4.** Synchronisierung des endogenen zirkadianen Rhythmus mit dem äußerem Hell-Dunkel-Zyklus durch möglichst viel Tageslicht bes. in den Morgenstunden; **5.** spezifische Therapie mit Melatonin* (Off-Label-Use) und/oder Lichttherapie* (nach Diagnostik im neurologisch-psychiatrischem Schlaflabor; s. Tab.); **6.** bei Blinden mit intakten non-visuellen Photorezeptoren wirkt die Lichttherapie über das Auge (keine Augenentfernung, z. B. aus kosmetischen Gründen).

Literatur: **1.** Kunz, D.: Chronobiotic protocol and circadian sleep propensity index: new tools for clinical routine and research on melatonin and sleep. Pharmacopsychiatry 37: 139–146 (2004); **2.** Kunz, D.; Herrmann, W. M.: Sleep-wake cycle, sleep related disturbances and sleep disorders: A chronobiological approach. Compr Psych 41 (Suppl. 1): 104–115 (2000).

Autoren: D. Kunz, R. Mahlberg.

Riedel-Struma: s. Thyroiditis.

Riesenzellarteriitis: s. Angiitis.

Rigor: s. Parkinson-Syndrom.

Rinderwahnsinn: s. Creutzfeldt-Jakob-Krankheit.

Ringelröteln: s. Erythema infectiosum acutum.

Rippenfraktur: Bruch einer oder mehrerer Rippen, meist im mittleren Bereich des Thorax (6.–9. Rippe); instabiler Thorax mit paradoxer Atmung bei Rippenserienfraktur (mehr als 3 Rippen betroffen), Rippenstückbrüchen oder Sternumfraktur.

Behandlungsindikation: akut bei Schmerzen, respiratorischer Insuffizienz* und bei Komplikationen wie (Spannungs-)Pneumothorax und Hämatothorax (s. Pneumothorax), akuter Bronchitis* und Pneumonie*; bei Rippenserienfraktur oder Zeichen einer respiratorischen Insuffizienz stationäre Behandlung.

Pharmakotherapie: **1.** zur Linderung der akuten Schmerzen Pethidin (z. B. Dolantin®), 20–30 mg langsam i. v., oder Metamizol (z. B. Novalgin®), 1 Amp. i. v.; **2.** in der postakuten Behandlungsphase: **a)** peripher wirkende Analgetika, z. B. Acetylsalicylsäure (z. B. Aspirin®), 1–3 × 500 mg/d p. o., Metamizol, 3 × 20 Tr./d; **b)** nichtsteroidale Antirheumatika, z. B. Diclofenac (z. B. Voltaren®), 3 × 50 mg/d p. o. oder als lokale Salbeneinreibung mehrmals täglich; **3.** Sekretolytika, z. B. Bromhexin (z. B. Bromhexin-ratiopharm® Saft), 3 × 10–20 mg/d, oder Ambroxol (z. B. duramucal®), 2–3 × 75 mg/d p. o.; **4.** menthol- und kampferhaltige Salben (z. B. Transpulmin® Balsam E), 2–4-mal täglich Einreibungen des Brustkorbs.

Operative Therapie: indiziert bei vorderen Thoraxwandinstabilitäten durch parasternale Rippenserienfrakturen (≥3 Rippen) oder bei instabiler lateraler Thoraxwand durch Rippenserienfraktur; **1.** Rippenstabilisierung durch Osteosynthese mit Krallenplatten (bei vorderen parasternalen Frakturen) oder Rekonstruktionsplatten (bei lateralen Frakturen) im Ausnahmefall bei instabilem Thorax ohne Lungenkontusion, um eine Langzeitbeatmung bis zur Wiedererlangung der Thoraxwandstabilität zu umgehen; auch sekundär, wenn unter Beatmungstherapie keine knöcherne Stabilisierung des Thorax (verbleibende paradoxe Atmung) eintritt; **2.** Thoraxdrainage* (s. Abb.) bei (Spannungs-)Pneumothorax durch notfallmäßige Anlage einer Saugdrainage in den 2. ICR in Höhe der Medioklavikularlinie, bei Hämatothorax in den 6. oder 7. ICR in der mittleren Axillarlinie; Dauer der Saugbehandlung 24–48 Stunden, nach Abklemmen Röntgenkontrolle; Entfernung der Saugdrainage und luftdichtes Abkleben mit Heftpflasterstreifen (Dachziegelverband), falls kein Rezidiv auftritt; analgetische Nachbehandlung und Atemgymnastik; Komplikationen: Infektion und Verletzung von Lungenparenchym mit Blutung.

Naturheilkundliche Verfahren: Homöopathie: **1.** Schmerzbehandlung mit Arnica montana (D6-C30 Dil./Tbl./Glob., 5–6-mal täglich 1 Gabe) oder Ruta graveolens (D3-D12 Dil./Tbl./Glob. akut 2-stündlich 1 Gabe, nach Besserung 1–2-mal täglich 1 Gabe); **2.** Beschleunigung der Kallusbildung durch Symphytum officinale (D4-D12 Dil./Tbl./Glob., akut 1–2-stündlich 1 Gabe, später 1-mal täglich D12) oder Calcium carbonicum (D6-D12 Dil./Tbl./Glob., zu Beginn 5-mal täglich D6, nach 2 Wochen 2-mal täglich D12).

Sonstige Maßnahmen: **1.** endotracheale Intubation (s. Beatmung) bei respiratorischer Insuffizienz oder instabilem Thorax; **2.** physiotherapeutische Übungsbehandlung, bes. atemgymnastische Übungen zur Prävention von Atelektasen und Sekretstau; **3.** Thorakoskopie zur Abklärung und Entfernung eines trotz Drainage persistierenden Hämatothorax.

Eigenbehandlung: konsequente selbständige Fortführung der atemgymnastischen Übungen; Nicotinabstinenz.

Arbeitsunfähigkeit: bei einfachen Rippenfrakturen 3–6 Wochen, bei Rippenserienfrakturen 6–8 Wochen.

Hinweis: **1.** mögliche Begleitverletzungen: Plexusläsion, Gefäßverletzung, Trachealruptur und knöcherne Verletzung des Schultergürtels, intraabdominale Verletzung (Leber, Milz), Zwerchfellruptur; **2.** Isolierte Rippen- und Rippenserienfrakturen heilen ohne wesentlichen Funktionsverlust aus. Bei Zusatzverletzungen (Lungenkontusionen, Hämatothorax) sind Einschränkungen der Lungenfunktion in einzelnen Fällen möglich. **3.** keine zirkulären Thoraxverbände anlegen.

Literatur: **1.** Rüter, A.; Trentz, O.; Wagner, M. (Hrsg.): Unfallchirurgie. 3. Aufl. München: Urban & Fischer, 2008; **2.** Hertz, H. et al.: Indikationen zur Thorakotomie, Thorakoskopie und Drainagen im Rahmen des stumpfen Thoraxtraumas. Unfallchirurg 257: 95–98 (1996); **3.** Voggenreiter, G. et al.: Behandlungsergebnisse der operativen Thoraxwandstabilisierung bei instabilem Thorax

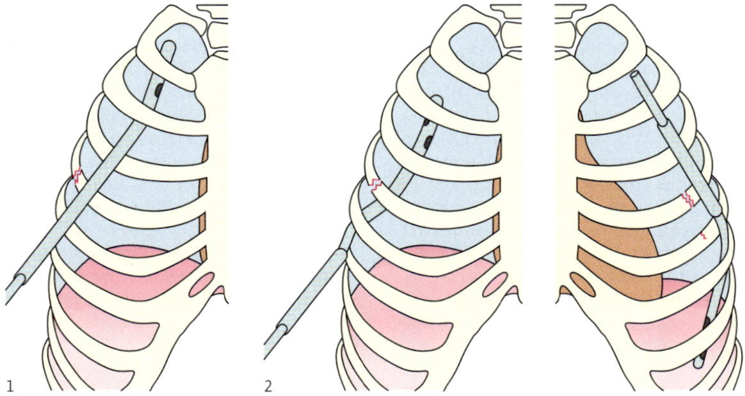

Rippenfraktur: Thoraxdrainage; 1: bei Pneumothorax; 2: bei Hämatothorax

mit und ohne Lungenkontusion. Unfallchirurg 99: 425–434 (1996).

Autor: E. E. Scheller.

Rippenschmerzen: s. Interkostalneuralgie.

Risswunde: s. Bissverletzung.

RITA: s. Lebermetastasen; Lebertumoren, maligne.

Rivaroxaban: s. Antikoagulanzien.

Rizinusöl: s. Laxanzien.

RLA: s. Hodentumoren.

RLS: Abk. für Restless*-Legs-Syndrom.

Rocuronium: s. Muskelrelaxanzien.

Rodentizidintoxikation: s. Pestizidintoxikation.

Röteln: syn. Rubella, Rubeola; durch das Röteln-Virus (RNA-Virus aus der Familie der Togaviridae) ausgelöste Infektionskrankheit; Ansteckungsfähigkeit 7 Tage vor bis 7 Tage nach Exanthemausbruch; Inkubationszeit 2–3 Wochen; **Symptome:** fieberhaftes Prodromalstadium mit leichten katarrhalischen Symptomen; 1–2 Tage später hellrotes, mittelfleckiges, nicht konfluierendes, makulopapulöses Exanthem mit Beginn hinter den Ohren und im Gesicht, dann Übergang kraniokaudal auf Stamm und Extremitäten, Enanthem am Gaumen, schmerzlose Lymphknotenschwellungen (zunächst nuchal und retroaurikulär, später generalisiert); **Verlauf: 1.** postnatal erworbene Röteln verlaufen im Allg. leicht; bis zu 50 % der Infektionen sind bei Kindern asymptomatisch. **2.** Eine primäre Röteln-Virusinfektion einer Schwangeren in den ersten 4 Monaten der Schwangerschaft kann zu Abort, Frühgeburt oder konnatalen Röteln mit klassischer Trias: Fehlbildungen von Herz, Auge und ZNS (Gregg-Syndrom) führen. Das Risiko bei Erkrankung der Schwangeren zwischen 1. und 11. SSW ist am größten; bis zu 65–85 % Fehlbildungen. Eine Röteln-Virusinfektion nach dem 4. Schwangerschaftsmonat kann den Fetus schädigen (Schwerhörigkeit und/oder Mikrozephalus).

Behandlungsindikation: Fieber >38,5 °C bzw. stark beeinträchtigtes Allgemeinbefinden.

Pharmakotherapie: zur Fiebersenkung Paracetamol (z. B. ben-u-ron®) als Suppositorium, Saft oder Tabletten; Dosierung: Säuglinge 12–15 mg/kg KG/d, Schulkinder 10–12 mg/kg KG/d, Jugendliche 8–10 mg/kg KG/d; jeweils in 3–4 ED.

Naturheilkundliche Verfahren: Wadenwickel für 20 Minuten, evtl. mit Zusatz von Kräutern oder Essig.

Prophylaxe: 1. aktive Immunisierung: 1. Impfung ab 12. Lebensmonat als Masern-Mumps-Röteln-Impfung (z. B. M-M-RVax®); 2. Impfung im 2. Lebensjahr; eine gesonderte Röteln-Impfung der Mädchen nach dem 11. Lebensjahr ist nicht notwendig, wenn bereits 2 Masern-Mumps-Röteln-Impfungen durchgeführt wurden; s. Impfkalender; **2.** passive Immunisierung: Gabe von Immunglobulin, 0,5 ml/kg KG i. m. (mind. 15 ml) innerhalb von 72 Stunden nach Exposition; kann eine Infektion keinesfalls sicher verhindern.

Hinweis: 1. Der Impfstatus von Frauen im gebärfähigen Alter sollte immer überprüft werden, um den Impfschutz weiblicher Jugendlicher und bes. von Frauen mit Kinderwunsch ggf. zu komplettieren. Ca. 1–6 % der Frauen im gebärfähigen Alter haben keine Antikörper gegen das Röteln-Virus. **2.** Bei Rötelnkontakt einer Schwangeren ohne dokumentierte Impfung oder früheren negativen Test auf spezifische Antikörper sofortige Durchführung des Antikörpertests (spezifisches IgM und IgG) und PCR zum Nachweis von viraler RNA in Chorionzotten, Fruchtwasser oder fetalem Blut; Nachweis von IgG bei der Mutter (Titer ≥1 : 32 im Hämagglutinations-Hemmtest) und negative IgM-Antikörper zeigt Immunität an und schließt im Allg. eine Infektion des Fetus aus. Bei nachgewiesener Infektion einer Schwangeren im 1. Trimenon sollte diese über die Möglichkeit von Abort, Totgeburt sowie Fehlbildungsraten von bis zu 85 % aufgeklärt und ein Schwangerschaftsabbruch unter Berücksichtigung gesetzlicher Grundlagen und des Kinderwunsches der Familie diskutiert werden.

Literatur: 1. Empfehlungen der Ständigen Impfkommission (STIKO) am Robert Koch-Institut (Stand: Juli 2008). Epidemiologisches Bulletin 30 (2008); **2.** Sitzmann, F. C. (Hrsg.): Duale Reihe – Pädiatrie. 3. Aufl. Stuttgart: Thieme, 2007; **3.** Speer, C. P.; Gahr, M.: Pädiatrie. 2. Aufl. Heidelberg: Springer, 2005; **4.** Deutsche Gesellschaft für pädiatrische Infektiologie e. V. (Hrsg.): Handbuch Infektionen bei Kindern und Jugendlichen. 4. Aufl. München: Futuramed, 2003; **5.** Müller, M.; Radke, M. (Hrsg.): Kinderheilkunde multimedial. CD-ROM. 4. Aufl. Stuttgart: Schattauer, 2003.

Autorin: M. Uhlemann.

Rollkur: s. Gastritis, akute.

Rom-Kriterien: s. Spondylitis ankylosans.

Ropivacain: s. Lokalanästhetika.

Rosacea: syn. Kupferfinnen; entzündlich follikuläre Dermatose im zentralen Gesichtsbereich mit fleckförmigen Erythemen, Teleangiektasien, Seborrhö, Papeln und Pusteln sowie gelegentlich Hyperplasie von Talgdrüsen und Bindegewebe im Bereich der Nase (sog. Rhinophym).

Behandlungsindikation: Langzeittherapie unter besonderer Berücksichtigung der Eigenbehandlung.

Pharmakotherapie: 1. Lokaltherapie (Anwendung jeweils 1–2-mal täglich für mindestens 8–12 Wochen): **a)** Metronidazol (z. B. Metrogel®); **b)** Azelainsäure (Skinoren®); **c)** Erythromycin (z. B. Akne Cordes® Gel 2 %, Eryaknen® 2 Gel); **d)** Clindamycin (z. B. Basocin® Akne-Gel); **e)** 2 %ige Ichthyol®-Zinkpaste oder Aknichthol® N; **f)** bei Nachweis von Demodex (Haarbalgmilbe) 2 %ige Metronidazol-Creme oder Crotamiton (z. B. Crotamitex® Gel); **2. systemische Therapie** bei Resistenz gegenüber der Lokaltherapie oder schwereren Formen: **a)** Antibiotika: Tetracyclin (z. B. Tefilin® Kapseln), initial 2 × 500 mg/d p. o. bis zur deutlichen Besserung, dann Reduktion auf 500–250 mg/d; Minocyclin (z. B. Aknosan®,

R

Klinomycin®), 2 × 50 mg/d p. o. bis zur Besserung, dann Reduktion auf 50 mg/d bis zur Abheilung; Erythromycin (z. B. Erythrocin®), 2 × 500mg/d p. o.; **b)** bei schweren Verlaufsformen, einschl. Rhinophym oder bei Therapieresistenz: Retinoide*, z. B. Isotretinoin (z. B. Roaccutan®), 0,5–1 mg/kg KG/d p. o. über 3–8 Monate; dann Auslassversuch, bei Rezidiven weitere Behandlungszyklen möglich; UAW: Hepatotoxizität; cave: wegen Teratogenität der Retinoide Behandlung von Frauen ausschließlich unter sicherem Konzeptionsschutz bis mind. 4 Wochen nach der letzten Retinoideinnahme; keine Kombination mit Tetracyclinen; **c)** bei granulomatöser Rosacea Versuch mit Dapson (Dapson-Fatol® Tabletten), 50 mg/d p. o.

Sonstige Maßnahmen: **1.** Entfernung von kosmetisch störenden Teleangiektasien mit dem KTP-Laser (s. Laserchirurgie, Lasertherapie, dermatologische); **2.** Abtragung eines Rhinophyms operativ, insbes. mit Laser.

Eigenbehandlung: **1.** Lymphdrainage bei einfachen Formen als ca. 5–10-minütige kreisförmige Massage der betroffenen Hautareale, 2-mal täglich; **2.** Vermeidung der erythemprovozierenden Faktoren Sonnenlicht, Hitze, Alkohol oder heiße Getränke (insbes. Kaffee).

Hinweis: bei HIV-Infektion erhöhte Gefahr schwerer Verläufe.

Literatur: **1.** Goldman, M. P.; Bikowski, J. B.: Rosacea: Where are we now? J Drugs Dermatol 3: 251–261 (2004); **2.** Plewig, G.; Kligmann, A. M.: Acne and Rosacea. 3rd ed. New York: Springer, 2000.

Autor: W. Sterry.

Rosiglitazon: s. Diabetes mellitus Typ 2.

Rosuvastatin: s. Hypercholesterolämie.

Rotationsverletzung: s. Wirbelfraktur.

Rotatorenmanschettenruptur: komplette oder inkomplette Zerreißung der Rotatorenmanschette (betrifft Musculus supraspinatus, Musculus infraspinatus, Musculus subscapularis sowie Musculus teres minor), die meist und bes. bei alten Patienten auf degenerative Sehnenveränderung zurückzuführen ist; bei jüngeren Patienten zusätzlich häufig Trauma; die Mehrzahl der Sehnen reißt aus dem Tuberculum majus aus. **Klinik:** nach Trauma heftige Schmerzen bes. bei Abduktion des Armes, bei alten Patienten langsame Zunahme über Monate; subakromiales Engegefühl (Impingement-Syndrom), Pseudoparalyse des betroffenen Armes, Schmerzen bei Abduktion gegen Widerstand zwischen 60° und 120° (sog. painful arc).

Behandlungsindikation: Beschwerdefreiheit ist meist durch konservative Therapie zu erreichen. Bei unzureichender Behandlung droht Chronifizierung der Beschwerden mit Schultersteife und irreversibler Bewegungseinschränkung (s. Periarthropathia humeroscapularis). Ist eine primär eingeleitete konservative Therapie erfolglos und der Patient durch Nachtschmerz und Kraftlosigkeit behindert, sollte nach spätestens 6–8 Wochen eine operative Versorgung erfolgen.

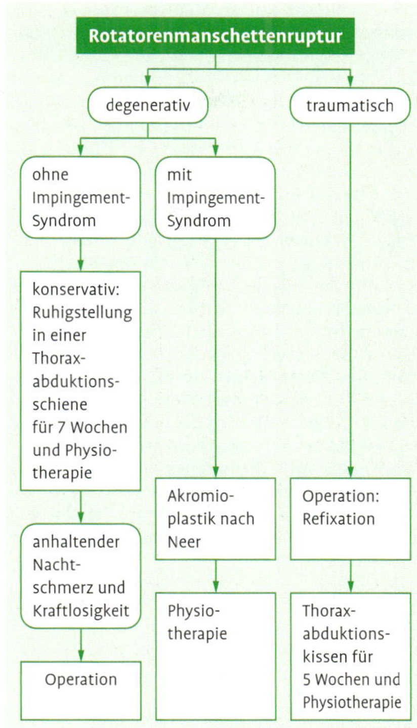

Rotatorenmanschettenruptur: therapeutischer Stufenplan

Pharmakotherapie: analgetische und antiphlogistische Therapie mit nichtsteroidalen Antirheumatika, z. B. Ibuprofen (z. B. Imbun®), 3 × 200–400 mg/d p. o., oder Diclofenac (z. B. Voltaren®), 3 × 50 mg/d p. o.

Konservative Therapie: **1.** Ruhigstellung in einer Thoraxabduktionsschiene für 7 Wochen und frühfunktionelle physiotherapeutische Übungsbehandlung, um die Schulterbeweglichkeit zu erhalten; anfangs einige Tage passive, dann für 1–2 Wochen passive und aktiv assistierte Bewegungsübungen; ab der 3. Woche langsamer Übergang zu einer aktiven Mobilisation, ab der 7. Woche ohne Schiene; ab der 9. Woche Ausbau von Koordination und Ausdauer; **2.** unterstützende Maßnahmen sind Interferenzstrombehandlung, heiße Rolle und Ultraschallbehandlung.

Operative Therapie: indiziert bei frischer, vorwiegend traumatischer Ruptur, bei Impingement-Syndrom oder anhaltenden Schmerzen nach konservativer Therapie. **Verfahren:** Das Verfahren richtet sich nach Ausdehnung und Lokalisation der Rotatorenmanschettenruptur: **1.** adaptierende

Naht bei kleinen Defekten im Faserverlauf; **2.** bei Ausriss im Tuberculum majus transossäre Verankerung in Abduktionsstellung des Armes; **3.** plastische Deckung bei großen Defekten, retrahierten Rissrändern und mangelhafter Mobilisation (freies Transplantat der langen Bizepssehne, gefriergetrocknete Rotatorenmanschette, lyophilisierte Dura, Transposition des Musculus subscapularis, freie Sehnenplantate vom Musculus extensor hallucis longus oder Musculus plantaris, Kohlefaserbänder, synthetisches Material oder Transfer des Musculus latissimus dorsi); **4.** Akromioplastik mit Resektion des Ligamentum coracoacromiale bei alter Rotatorenmanschettenruptur mit chronischer Schmerzsymptomatik; **Nachbehandlung:** frühzeitig einsetzende Physiotherapie.

Sonstige Maßnahmen: minimal-invasive Technik zur frühzeitigen diagnostischen Arthroskopie und sekundären subakromialen arthroskopischen Dekompression bei Impingement-Syndrom.

Therapeutischer Stufenplan: s. Abb.

Arbeitsunfähigkeit: 4–8 Wochen.

Hinweis: Glukokortikoidinjektionen sind wegen zusätzlicher Schädigung und Ablagerung im Gelenk obsolet.

Literatur: Kuner, E.; Schlosser, V.: Traumatologie. Die Rotatorenmanschettenruptur. Stuttgart: Thieme, 1995.

Autor: E. E. Scheller.

Rotatorenmanschettenverkalkung: s. Periarthropathia humeroscapularis.

Roxithromycin: s. Makrolid-Antibiotika.

RPGN: Abk. für rapid-progressive Glomerulonephritis*.

Rubella: s. Röteln.

Rucksacklähmung: s. Armplexuslähmung.

Rucksackverband: s. Klavikulafraktur.

Rückenmarkschädigung: s. Querschnittläsion.

Rückenschmerzen: s. Bandscheibenvorfall; Ischiassyndrom; Lumbago; Spinalkanalstenose.

Rückenschule: s. Physiotherapie.

Ruhetonusverbesserung: s. Therapie, umstimmende.

Ruhetremor: s. Parkinson-Syndrom.

Ruhr: s. Amöbiasis.

Rupatadin: s. Histamin-H_1-Rezeptoren-Blocker.

R

S

SAB: Abk. für Subarachnoidalblutung*.
SA-Block: s. Erregungsleitungsstörung.
Sängerknötchen: s. Stimmlippenknötchen.
Salazine: s. 5-Aminosalicylate.
Salazosulfapyridin: s. 5-Aminosalicylate.
Salicylsäure: s. Keratolytika.
Salivaersatz: s. Sjögren-Syndrom.
Salmonella typhi: s. Typhus abdominalis.
Salmonellenenteritis: s. Enteritis, infektiöse.
Salpingitis: s. Adnexitis.
Salpingolyse: s. Tubenchirurgie.
Salzverlustkrise: s. Nebennierenrindeninsuffizienz.
Salzverlustsyndrom, adrenogenitales: s. Syndrom, adrenogenitales.
Samenleiterdurchtrennung: s. Sterilisation des Mannes.
Samenstrangtorsion: s. Hodentorsion.
Sammelzwang: s. Zwangsstörungen.
SAP-Szintigraphie: s. Amyloidose.
SAR: Abk. für Sinusarrhythmie*.
Sarcoptes scabiei: s. Scabies.
Sarkoidose: syn. Besnier-Boeck-Schaumann-Krankheit, Lymphogranulomatosis benigna; systemische, granulomatöse Erkrankung unbekannter Ätiologie mit verstärkter zellulärer Immunaktivität in den betroffenen Organen; **Lokalisation:** Manifestation immer in intrathorakalen Lymphknoten, zu über 90 % auch in der Lunge; extrathorakal v. a. Leber, Milz und Augen (s. Tab.); **Formen:** **1.** akute Sarkoidose (5 %): als sog. Löfgren-Syndrom mit Fieber, Erythema nodosum, Oligoarthritis (bes. Sprunggelenke) und bilateralen Hiluslymphomen; **2.** chronische Sarkoidose (95 %): häufig Zufallsbefund; evtl. Dyspnoe*, Husten* und Rechtsherzinsuffizienz.

Behandlungsindikation: schwere Allgemeinsymptome, Organbefall (Lunge, Augen, Nervensystem, Herz) mit Funktionseinschränkung, Hyperkalzämie bzw. Hyperkalzurie, radiologische Progression; ansonsten zurückhaltende Indikationsstellung, da die Spontanremissionsrate mit 30–50 % relativ hoch ist.

Pharmakotherapie: zur Suppression der entzündlichen Aktivität und Wiederherstellung der Organfunktion; **1. akute Sarkoidose: a)** nichtsteroidale Antiphlogistika: Indometacin (z. B. Amuno®), 2 × 50 mg/d p. o.; **b)** bei schwerer entzündlicher Aktivität Glukokortikoide*: Prednison (z. B. Decortin®), 40 mg/d p. o. für 2–4 Wochen; **2. chronische Sarkoidose: a)** Mittel der Wahl sind Glukokortikoide: Prednisolon (z. B. Decortin® H), Beginn mit 0,6 mg/kg KG/d p. o., Reduktion der Dosis in 4-wöchigen Intervallen um 10 mg wöchentlich bis zum Abklingen der Symptome; bei weiterbestehender oder rezidivierender Sarkoidose Langzeittherapie mit Prednisolon, 5–15 mg/d p. o.; bei Organbefall mit akuter Gefährdung des Patienten hochdosierte Glukokortikoidgabe (z. B. Prednisolon, 100 mg/d i. v).; **b)** bei Glukokortikoidresistenz Immunsuppressiva: Azathioprin (z. B. Imurek®), 100–150 mg/d p. o.; **c)** bei Hautbefall (z. B. knotige Infiltrate oder Lupus pernio) zusätzlich zur Glukokortikoidgabe Chloroquin (z. B. Re-

Sarkoidose
Organbeteiligung

Organbeteiligung	Häufigkeit (%)
akute Sarkoidose	
Mediastinal- und Hiluslymphknoten	100
Arthritis	60–80
Haut (Erythema nodosum)	60–80
chronische Sarkoidose	
Mediastinallymphknoten	100
Lunge	90
Milz	50–70
Leber	50–70
Bronchialschleimhaut	50
periphere Lymphknoten	30
Parotis	30
Haut	20
Herz	20
Muskulatur	20
Nervensystem	15
Niere	10
Knochen	10

sochin®), 250 mg/d; **d)** bei radiologischen oder anamnestischen Hinweisen auf eine abgelaufene oder aktuelle Tuberkulose* und Glukokortikoidgabe von >20 mg/d Prednisolonäquivalent ist eine prophylaktische Gabe von Isoniazid (z. B. Isozid®), 300 mg/d p. o., angezeigt.

Operative Therapie: bestimmte Komplikationen erfordern operatives Eingreifen: **1.** Resektion der betroffenen Bereiche bei langjähriger Sarkoidose mit Bronchiektasen, Kavernen und Myzetomen; **2.** Lungentransplantation* (meist einseitig) bei jungen Patienten mit fortgeschrittener irreversibler Lungenfibrose und respiratorischer Globalinsuffizienz; **3.** Splenektomie (s. Milzchirurgie) bei massiver Splenomegalie und drohender Milzruptur; **4.** Bronchialarterienembolisation bei Hämoptoe (s. Bronchologie, interventionelle).

Sonstige Maßnahmen: **1.** Antibiotikatherapie bei Infektionszeichen i. R. einer Bronchiektasenbildung; **2.** Aktivitätskontrolle des Krankheitsverlaufs über mind. 3 Jahre (im 1. Jahr alle 3 Monate, später halbjährlich), insbes. Röntgen-Thorax, Lungenfunktionstests, Bestimmung der ACE-Konzentration im Serum, Erfassung bzw. Überwachung extrapulmonaler Organmanifestationen (persistieren extrapulmonal häufig länger als in der Lunge).

Arbeitsunfähigkeit: in Abhängigkeit vom allgemeinen Krankheitsgefühl und der funktionellen Einschränkung des Patienten individuell abzuwägen; zu berücksichtigen ist u. a. das erhöhte Infektionsrisiko unter Glukokortikoidtherapie.

Hinweis: Immunstimulierende Therapieansätze (Fiebertherapie, Levamisol, Eigenblutbehandlung) haben sich als unwirksam erwiesen.

Neuentwicklung: Therapieversuche mit inhalativen Glukokortikoiden (Senkung der systemischen Kortikoidbelastung) oder mit Pentoxifyllin (Hemmung des Tumor-Nekrose-Faktors-α).

Selbsthilfe: Deutsche Sarkoidose-Vereinigung e. V., Uerdinger Str. 43, 40650 Meerbusch, Tel. 02150 705960, Fax 02150 7059699; E-Mail: info@Sarkoidose.de, Homepage: http://www.sarkoidose.de.

Autor: N. Konietzko.

Sartane: s. AT1-Rezeptor-Antagonisten.

SASP: s. 5-Aminosalicylate.

Sattel-Breitnase: s. Nasenbeinfraktur.

Sauerstoffgabe: Anreicherung der Inspirationsluft mit Sauerstoff (O_2) über die normale Raumluftkonzentration von 21 % bis max. 100 % bei insuffizienter Spontanatmung unter assistierter oder kontrollierter Beatmung*; **Therapieziel:** Verbesserung der Oxygenierung des arteriellen Blutes bzw. Erhöhung des arteriellen O_2-Partialdrucks durch Erreichen einer max. inspiratorischen Sauerstoffkonzentration (s. Tab.); **Formen: 1. Inhalation:** bei erhaltener, suffizienter Spontanatmung (ausreichendes Atemzeitvolumen notwendig); **2. Insufflation: a)** assistierte Beatmung* bei erhaltener Spontanatmung mit eingeschränkter Atemmechanik zur zusätzlichen Unterstützung (Optimierung) der gestörten Ventilation; **b)** kontrollierte Beatmung* (volumen- oder druckkontrolliert) bei fehlender Spontanatmung oder zu großer Atemarbeit bei erhaltener Spontanatmung: Einleitung der Inspiration erfolgt automatisch und unabhängig von einer evtl. bestehenden Eigenatmung, d. h. ohne Synchronisation.

Sauerstoffgabe

Methode	inspiratorische Sauerstoffkonzentration (FiO_2)
Mund-zu-Nase-Beatmung	0,17[1]
Nasensonde	0,3 –0,4
Nasopharynxkatheter	0,3 –0,5
Inhalationsmaske	0,4 –0,6
Beutelbeatmung ohne O_2-Anschluss	0,21[2]
mit O_2-Flow 6–10 l/min	0,4 –0,7
mit O_2-Flow 15 l/min + Reservoir	0,90
mit O_2-Demand-Ventil	0,95
Beatmungsgerät	≤1,0[3]

[1] entspricht der Exspirationsluft des Helfers;
[2] Raumluft;
[3] häufig frei wählbar

Indikation: Behandlung oder Vorbeugung einer Hypoxie (jeder Notfall mit eingeschränkter Atemfunktion oder Zeichen der Hypoxie).

Kontraindikation: unter notfallmedizinischen, außerklinischen Bedingungen keine; die häufig beschriebene Gefahr einer Unterdrückung des Atemantriebs v. a. bei Patienten mit chronisch-obstruktiver Lungenerkrankung und respiratorischer Globalinsuffizienz darf nicht dazu führen, dass in einer Notfallsituation auf Sauerstoffgabe verzichtet wird.

Durchführung: Vorbereitung: Messung der O_2-Sättigung (Abk. SO_2) bei Raumluft (Pulsoxymeter: peripheres SO_2, Abk. pSO_2), um den Therapieerfolg zu kontrollieren. Zur Orientierung gilt: **1.** pSO_2 <95 %: Indikation zur Inhalation, bei eingeschränkter Atemarbeit bzw. Atemmechanik ggf. Beatmung* bzw. endotracheale Intubation (s. Atemwegsicherung); **2.** SO_2 <90 % trotz Sauerstoffgabe: Indikation zur assistierten Beatmung bzw. Intubation und kontrollierten Beatmung (cave: Indikation zur Intubation richtet sich nicht ausschließlich nach der SO_2); **Verfahren: I. Inhalation:** Nasensonde oder Gesichtsmaske; bei Patienten mit gesteigertem Atemzeitvolumen (Tachypnoe) hohen Flow wählen, um ausreichende inspiratorische Volumenkonzentration von Sauerstoff zu erzielen; **II. Insufflation: 1.** assistierte Beatmung*: manuelle Unterstützung der Spontanatmung mit Beatmungsbeutel (oder maschinell mit neuerem Beatmungsgerät) über eine Gesichtsmaske (oder kurzfristig Larynxmaske); **2.** kontrollierte Beatmung*: i. d. R. volumenkontrollierte Beatmung, manuell mit Beatmungsbeutel oder maschinell mit Beatmungsgerät (z. B. Notfallrespirator), über eine Gesichtsmaske (oder kurzfristig Larynxmaske) oder nach endotrachealer Intubation (s. Atemwegsicherung); primäre Einstellung am Beatmungsgerät im Notfall (sekundäre nach BGA): **a)** $FiO_2 = 1{,}0$; **b)** PEEP = 5 mm Hg; **c)** Tidalvolumen 10 ml/kg KG; **d)** Frequenz 10–12 /min.

Hinweis: 1. in unübersichtlichen dramatischen Notfallsituationen immer an Sauerstoffgabe denken; **2.** Die SO_2 ist abhängig von der Hämoglobinkonzentration. Z. B. erscheint die SO_2 bei einer bestehenden Anämie trotz Sauerstoffbedarf normal. **3.** Gesichtsmaske als Atemhilfsmittel zur Sauerstoffgabe bevorzugen. **4.** Eine Hypoxie als Atemstimulus zu tolerieren, ist obsolet.

Autoren: O. Detsch, H. Moecke.

Sauerstoff-Langzeittherapie: Applikation von Sauerstoff über eine Nasenbrille oder Nasensonde (s. Sauerstoffgabe) zur Senkung des Pulmonalarteriendrucks, Verbesserung der Myokardkontraktilität, der körperlichen und geistigen Leistungsfähigkeit und zur Lebensverlängerung; **Therapeutisches Prinzip:** Erhöhung der Sauerstoffkonzentration in der Inspirationsluft durch Beimischung von Sauerstoff zur Atemluft, um den arteriellen pO_2 auf über 60 mmHg oder um mindestens 10 mmHg anzuheben. Die Effekte der Sauerstofflangzeittherapie sind besonders gut bei COPD untersucht. Nachgewiesen ist eine Senkung der Mortalität und eine bessere körperliche Belastbarkeit.

Indikation: chronische, hypoxämische respiratorische Insuffizienz* mit pO_2 <55 mmHg bei mindestens 3 Messungen unter Ruhebedingungen innerhalb von ca. 4 Wochen in einer stabilien Phase der Krankheit, bei COPD auch bei pO_2 zwischen 55 mmHg und 60 mmHg, wenn eine Polyglobulie und/oder eine pulmonale Hypertonie* mit oder ohne Rechtsherzinsuffizienz vorliegt. Eine Indikation besteht auch bei einer Hypoxämie lediglich bei Belastung und/oder im Schlaf. Eine ventilatorische Insuffizienz (pCO_2-Erhöhung) ist in der Regel eine Indikation zur Heimbeatmungstherapie (meist nichtinvasive Beatmung). Eine Sauerstofftherapie kann bei weiterbestehender Hypoxämie zusätzlich angewendet werden. **Therapievoraussetzungen: 1.** Alle Möglichkeiten der Pharmakotherapie und Physiotherapie der Grundkrankheit sind ausgeschöpft. **2.** Patienten-Compliance: Toleranz einer mind. 12-stündigen Sauerstoffatmung am Tag und Bereitschaft zu regelmäßigen ambulanten und ggf. stationären Therapiekontrollen; **3.** Titration der erforderlichen Sauerstoffzufuhr i. R. eines O_2-Atmungsversuches (Ziel ist die Anhebung des arteriellen pO_2 auf >60 mmHg); **4.** ggf. Sauerstoff-Testatmung unter stationären Bedingungen mit blutgasanalytischen Kontrollen zum Ausschluss einer progressiven Hyperkapnie; dabei ist ein Anstieg des arteriellen pCO_2 ohne klinische Symptomatik keine Kontraindikation.

Durchführung: 1. Sauerstoffzufuhr: üblicherweise über Nasensonden oder -brillen; es sind 24 Stunden Nutzung pro Tag anzustreben. Bei Hypoxämie nur unter Belastung und/oder im Schlaf erfolgt die Therapie entsprechend auch nur bei Belastung/Schlaf. **2. Sauerstoffbereitstellung** durch **a)** Sauerstoffkonzentratoren: aus atmosphärischer Luft wird reiner Sauerstoff produziert, indem Raumluft angesaugt, verdichtet und über 2 im Wechsel benutzte Molekularsiebe geleitet wird, an denen der Luftstickstoff gebunden wird. Bis zu Flussraten von ca. 4 Liter Sauerstoff/Minute konzentrieren diese Geräte gut. Eine aktuelle Weiterentwicklung sind die tragbaren Minikonzentratoren für den mobilen Einsatz. **b)** Druckgasflaschen als einzige Sauerstoffquelle sind heute obsolet. Als Ergänzung zu Sauerstoffkonzentratoren haben sich jedoch kleine tragbare Druckgasflaschen behaupten können, die ein höheres Maß an Mobilität für den Patienten gewährleisten. Nachteilig ist das relativ hohe Gewicht dieser Flaschen (2,5–5 kg). **c)** Flüssigsauerstoff: Diese Systeme arbeiten unabhängig von einem Netzanschluss und bestehen meist aus einem stationären und einem tragbaren (leichten) Flüssigsauerstoffbehälter. Diese Systeme sind die optimale Sauerstoffquelle für eine Therapie mobiler Patienten.

Literatur: Magnussen, H. et al.: Deutsche Gesellschaft für Pneumologie: Leitlinien zur Langzeit-Sauerstofftherapie. Pneumologie 62: 748–756 (2008).

Autoren: G. H. Wiest, N. Konietzko.

Sauerstoffmangel, intrauteriner: syn. fetale Hypoxämie; fetaler Sauerstoffmangel vor oder während der Geburt inf. akuter oder chronischer Plazentainsuffizienz*, Nabelschnurkomplikationen* oder langer Dauer bzw. hoher Frequenz der Wehentätigkeit; diverse Studien haben gezeigt, dass die perinatale Hypoxie zu längerfristigen zerebralen Anfällen des betroffenen Kindes führen können.

Behandlungsindikation: Notfall! Sofortige Behandlung bereits bei Verdacht auf Sauerstoffmangel (Diagnose mit CTG, und/oder Doppler-Flussmessung des Nabelschnurbluts). Während der Geburt ist nach Eröffnung des Muttermundes und Blasensprung bzw. Amniotomie eine Sicherung der Verdachtsdiagnose durch eine Fetalblutanalyse (vor 32 + 0 SSW obsolet) aus der kindlichen Kopfschwarte bzw. dem Steiß möglich.

Pharmakotherapie: 1. Akuttokolyse (s. Tokolyse), z. B. mit Beta*-2-Sympathomimetika, bei sehr starker und hochfrequenter Wehentätigkeit intrapartal als Bolus oder als Infusion; **2.** vor 34 + 0 SSW fetale Lungenreifeinduktion mit Betamethason (Celestan®), 2 × 12 mg/24 Stunden i. m.

Operative Therapie: 1. unverzügliche Schnittentbindung*, wenn bereits vor der Geburt der Verdacht auf Sauerstoffmangel besteht oder sich während der Geburt bei noch nicht vollständig eröffnetem Muttermund ein Sauerstoffmangel entwickelt; 2. Vakuumextraktion oder Zangenentwicklung, wenn der Muttermund bei Diagnosestellung bereits vollständig eröffnet ist und der Höhenstand des kindlichen Kopfes eine vaginal-operative Entbindung zulässt.

Sonstige Maßnahmen: 1. Kopftief- und Seitenlagerung der Mutter zur Entlastung einer möglicherweise komprimierten Nabelschnur; 2. Hochschieben des kindlichen Kopfes bei echtem Nabelschnurvorfall (vgl. Nabelschnurkomplikationen).

Hinweis: 1. Abwartendes Verhalten bei Versagen der initiierten Behandlungsmaßnahmen oder bei Verschlechterung der klinischen Zeichen (z. B. CTG-Score und/oder Doppler-sonographische Befunde) ist obsolet. 2. Doppler-sonographische Bestimmung des fetalen Ductus venosus; bei positiver A-Welle liegt noch keine terminale fetale Dekompensation vor. 3. Direkte Bestimmung des O_2-Gehaltes im fetalen Blut durch Pulsoxymetrie oder STAN® System sub partu und bei geöffnetem Muttermund als wenig invasive Messmethode.

Literatur: 1. Dudenhausen, J. W.: Praktische Geburtshilfe mit geburtshilflichen Operationen. 20. Aufl. Berlin, New York: de Gruyter, 2008; 2. Oguni, H.; Sugama, M.; Osawa, M.: Symptomatic parieto-occipital epilepsy as sequela of perinatal asphyxia. Pediatr Neurol. 38 (5): 345–352 (2008); 3. Cunningham, G. et al. (eds): Williams Obstetrics. 22nd ed. New York: McGraw-Hill, 2005.

Autoren: C. Fotopoulou, J. W. Dudenhausen.

Sauerstofftherapie, hyperbare: s. Tinnitus aurium.

Saugwurminfektion: s. Trematodeninfektion.

Scabies: durch die Krätzmilbe (Sarcoptes scabiei) verursachte Epizoonose mit starkem (insbes. nächtlichem) Juckreiz und typischen Hautveränderungen (Milbengänge, Kratzeffekte, Exantheme); Prädilektionsstellen sind Interdigitalräume der Hände, Handgelenke, Ellenbogen, vordere Achselfalten, Nabel, Penis, Fußknöchelregion und Fußränder; Übertragung durch engen körperlichen Kontakt, Inkubationszeit bis zu 8 Wochen.

S

Behandlungsindikation: Therapie bei Befallenen und Kontaktpersonen; limitierend sind systemische Toxizität und lokale Reizwirkung der antiparasitären Externa.

Pharmakotherapie: 1. **Permethrin** (z. B. INFECTOSCAB® 5 %); Einreiben des ganzen Körpers (vom Hals abwärts) unter besonderer Beachtung der Prädilektionsstellen, Hände und Füße bei Befall okklusiv; am nächsten Tag abduschen, keine Anwendung von Seifen oder Badezusätzen (verstärkte Resorption); Wiederholung der Prozedur evtl. ab dem 7. Tag; 2. **Benzylbenzoat 10 %** (Antiscabiosum®) bei Säuglingen und Kleinkindern bzw. Benzylbenzoat 25 % während Schwangerschaft und Stillzeit; an 3 aufeinander folgenden Tagen jeweils 1-mal am Abend den Körper einreiben, Hände und Füße bei Befall okklusiv; am 4. Tag Hautreinigung; bei Bedarf Wiederholung nach 1 Woche; 3. lokale **Glukokortikoide***: bei ekzematösen Hautveränderungen, z. B. Methylprednisolson (z. B. Advantan® Creme), Hydrocortison (z. B. Pandel® Creme) nach der letzten antiparasitären Behandlung; 4. danach **rückfettende Externa**, z. B. Unguentum emulsificans DAB 9 oder Linola® Creme.

Sonstige Maßnahmen: 1. Wechsel von Kleidung und Bettwäsche während der Behandlungsphase (die Milben überleben außerhalb der Haut nur 2–3 Tage); 2. Untersuchung und simultane Behandlung von Kontaktpersonen; Kontaktpersonen mit Hauterscheinungen werden 3 Tage lang, Kontaktpersonen ohne Hauterscheinungen nur an einem Tag behandelt.

Eigenbehandlung: Körperhygiene kann den Verlauf modifizieren, die Infektion aber nicht verhindern.

Arbeits- und Schulunfähigkeit: während der antiparasitären Behandlungsphase (4 Tage).

Hinweis: bei HIV*-Infektion schwere Verläufe bis zur Scabies norvegica.

Neuentwicklung: Ivermectin (Stromectol®, in Deutschland nicht zugelassen, erhältlich über internationale Apotheke, Frankreich, Japan), Mittel der Wahl bei Scabies norvegica; 200 µg/kg KG zur Einmalbehandlung.

Literatur: 1. Sunderkötter, C. et al.: Scabies. J Dtsch Dermatol Ges 5 (5): 424–430 (2007); 2. Paasch, U.; Haustein, U.-F.: Behandlung der endemischen Skabies mit Allethrin, Permethrin, Ivermectin. Evaluation eines Behandlungskonzeptes. Hautarzt 52: 31–37 (2001); 3. Fölster-Holst, R.; Rufli, Th.; Christophers, E.: Die Skabiestherapie unter besonderer Berücksichtigung des frühen Kindesalters, der Schwangerschaft und Stillzeit. Hautarzt 51: 7–13 (2000).

Autoren: P. Schulze, W. Sterry.

Scarlatina: s. Scharlach.

Schädelbasisbruch: s. Schädelfrakturen.

Schädelfrakturen: knöcherne Verletzungen mit Kontinuitätsunterbrechung im Bereich des Gesichts- oder Hirnschädels (Schädeldach- oder Schädelbasisfraktur) z. B. i. R. eines Polytraumas*; **Einteilung:** 1. Impressionsfraktur (bes. im Schädeldach): Verlagerung eines Kalottenbruchstücks um mind. eine halbe Kalottenbreite nach intrakraniell; 2. offene Hirnverletzung: mit Verbindung zum Liquorraum, entweder direkt (penetrierend) oder indirekt (eröffnetes otorhinobasales Nebenhöhlensystem); s. Abb. 1; 3. wachsende Schädelfraktur: beim Kleinkind, zunehmende Dehiszenz inf. von Duraeinriss und Arachnoidea- bzw. Hirnprolaps.

Behandlungsindikation: 1. **Schädeldachfraktur:** Operationsindikation nur bei erheblicher Deformität (Impressionsfraktur: nur bei Impression

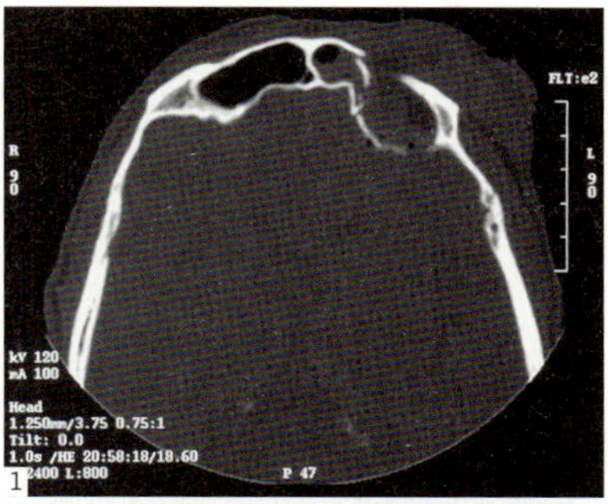

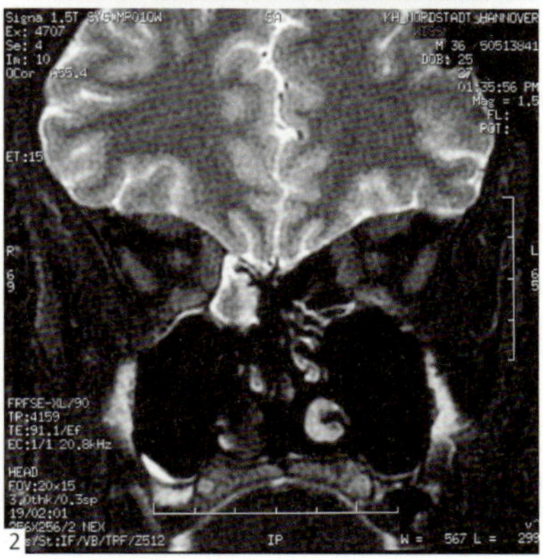

Schädelfrakturen Abb. 1: 1: offene frontorhinobasale Fraktur, disloziert, links (Stirnhöhle) im CT (Knochenfenster), offene Operation mit frontaler Trepanation; 2: frontorhinobasale Verletzung rechts (Siebbeinregion) mit Hirnprolaps im MRT, endoskopischer transnasaler Verschluss

von Kalottenbruchstücken ≥8–10 mm bzw. ≥1 Kalottenbreite) oder bei Verdacht auf offene Hirnverletzung (ohne offene Wunde Indikation weniger streng, s. Schädelhirntrauma); eine operative Versorgung innerhalb 6–8 Stunden mit perioperativer Antibiotikatherapie ist meist ausreichend und damit nachrangig gegenüber anderen vitalen Indikationen bei Polytrauma*. **2. wachsende Schädelfraktur:** Indikation bei Dehiszenzzunahme ohne Dringlichkeit; **3. Schädelbasisfraktur:** Operationsindikation meist nur bei Gefäßverletzung (Epiduralhämatom*) und Nebenhöhlenbeziehung (offene Hirnverletzung): **a)** frontorhinobasale Fraktur: absolute Indikation bei persistierender Liquorfistel, Austritt von Hirnmasse bzw. intraduralem Lufteintritt (Nachweis im CT, genauere Darstellung des Liquorlecks im MRT); keine Selbstheilung mit Verschluss der Liquorfistel zu erwarten; Operationsindikation auch, wenn Liquorfluss sistiert (z. B. durch Hirnprolaps), aufsteigende Infektion wird durch Operation nicht verhindert. Ohne äußere Wunde operative Versorgung mit aufgeschobener Dringlichkeit (nach Versorgung anderer dringlicher Verletzungen) und nach Abklingen eines Hirnödems (basale Freilegung mit Spateldruck verstärkt Hirnschaden bei akuter Hirnschwellung); Optikusdekompression bei frontorhinobasaler Verletzung mit partiellem, bes. progredientem Visusverlust (bei primärer Amaurose keine Erfolgsaussicht: Effekt unsicher, kein eindeutiger Wirkungsnachweis); **b)** otobasale Fraktur: häufig Spontanheilung (sogar bei Hirndetritus im Gehörgang), Abwarten bei sistierendem Liquorfluss ggf. auch unter Lumbaldrainage und Kontroll-CT/MRT, bei Persistenz Indikation wie bei frontobasaler Hirnverletzung; relative Indikation auch ohne erkennbare Liquorfistel.

Pharmakotherapie: Antibiotikatherapie bei offener Hirnverletzung ist umstritten, auch bei Liquorfistel; ggf.: **1.** saubere penetrierende Hirnverletzung: nur perioperative Prophylaxe mit z. B. Teicoplanin (Targocid), 1–3 × 400 mg i. v.; **2.** verschmutzte penetrierende Hirnverletzung (z. B. Schussverletzung): nach Verschluss parenterale antibiotische Kombinationstherapie mit Cephalosporinen* der III. Generation, z. B. Cefotaxim (z. B. Claforan®), 3 × 2 g/d i. v., zusammen mit Flucloxacillin (z. B. Staphylex®), 3 × 1 g/d i. v., für mind. 3 Tage postoperativ; alternativ Teicoplanin mit Gentamicin (z. B. Refobacin®); **3.** offene frontorhinobasale oder otobasale Verletzung: zur Prophylaxe einer Infektion aus den Nasennebenhöhlen Ampicillin (z. B. Binotal®), 3 × 2 g i. v. oder Cephalosporin mit Flucloxacillin i. v., für mind. 3–5 Tage postoperativ; bei offener frontorhinobasaler Hirnverletzung: Abstrich, bei Pneumokokkenträgern (bis 5 %) wegen Gefahr foudroyanter Pneumokokken-Meningitis hochdosiert Penicillin*.

Operative Therapie: **1. Impressionsfraktur:** Hebung des Imprimats, meist mit osteoklastischer Erweiterung und Entfernung des Imprimats sowie (bei größeren kosmetisch störenden oder z. B. bei sportlicher Aktivität bei Verletzungen gefährdenden Defekten) evtl. mit plastischer Deckung (nur ohne offene Wunde primär, insbes. bei verunreinigter Wunde nur sekundär); **2. offene Schädelfraktur** mit Duraverletzung (penetrierendes Hirntrauma, Schussverletzung): **a)** Primärversorgung mit Wundreinigung, Ausschneiden der Galea (nicht im Gesichtsschädelbereich), Entfernung von Fragmenten bzw. Detritus, ggf. mit osteoklastischer Erweiterung, plastischer Duraverschluss mit Galeaperiost oder epikranialer Faszie z. B. aus Temporalmuskel (nur selten Fascia lata), Fremdmaterial (z. B. Goretex®) sollte nicht benutzt werden; s. Abb. 2; **b)** Sekundärversorgung (≥6 Wochen nach Abheilung) entsprechend der Größe bzw. Kosmetik des Defekts durch plastische Deckung mit Eigenknochen oder Fremdmaterial (z. B. Refobacin®-Palacos®, Titannetz); **3. wachsende Schädelfraktur:** Freilegung der klaffenden Fraktur mit Linearschnitt, osteoklastische Erweiterung bis

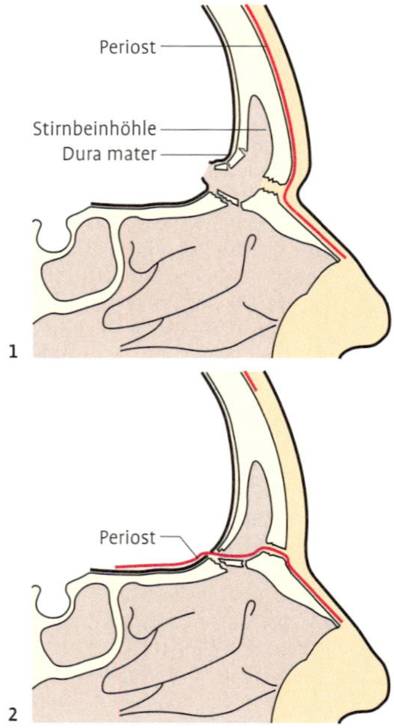

Schädelfrakturen Abb. 2: 1: offene frontobasale Hirnverletzung mit Eröffnung der Stirnbeinhöhle; 2: Trepanation, Ausräumung der Stirnhöhle und plastische Deckung mit gestielter epikranialer Faszie/Periost, nach intrakranial-subfrontal eingeschlagen und mit externer Dura vernäht

zur ausreichenden Darstellung der Duraränder, Duranaht bzw. -plastik mit epikranialer Faszie (selten Fascia lata); **4. frontorhinobasale Fraktur** (s. Abb. 3): **a)** bei einfacher Verletzung der Stirnhöhlen- und Siebbeinregion ein- bzw. beidseitiger (sog. Butterfly) Supraorbitalschnitt und Duradeckung (Klebung) von unten; bei kleinerem Defekt, z. B. im Siebbeinbereich (nicht Stirnhöhle): minimal-invasiver endoskopischer transnasaler Verschluss; **b)** bei ausgedehnteren Verletzungen einschl. Orbitadach oder Stirnhöhlenhinterwand neurochirurgischer uni- oder bilateraler frontaler Trepanationsschnitt (z. B. koronar), ein- oder beidseitige osteoplastische frontale Trepanation, Versorgung verletzter Nebenhöhlen und plastische Deckung mit gestielter epikranialer Faszie oder Galeaperiost; **5.** bei **otobasaler Fraktur** evtl. Mastoidektomie, je nach Lokalisation des Duradefekts bzw. Hirnprolapses temporale (Felsenbeinoberfläche, mittlere Schädelgrube) oder retromastoidale Trepanation (Felsenbeinhinterfläche, hintere Schädelgrube), ggf. kombiniert, Duraplastik mit gestieltem Faszien- oder Galeaperiostlappen; **Komplikationen:** Nachblutung, Schäden an benachbarten Strukturen (frontobasal: Nervus olfactorius, Riechstörung; otobasal: Hirnnerven VII

S

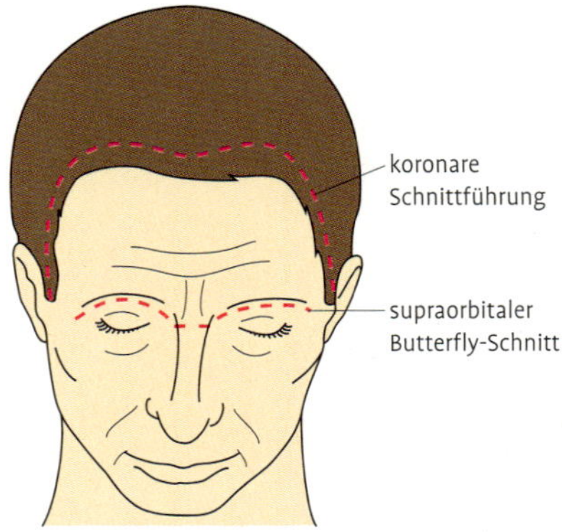

Schädelfrakturen Abb. 3: frontorhinobasale Verletzung; koronare Schnittführung (sog. Bügelschnitt) für frontale Trepanation und plastische Deckung bei ausgedehnter Zertrümmerung; supraorbitaler Butterfly-Schnitt für begrenzte Revision der Stirn- und Siebbeinhöhlen

und VIII), Infektion (Meningitis, Hirnabszess); Pneumozephalus bei basaler offener Verletzung (bei Hirndruck vor plastischer Defektdeckung Drainage erforderlich).

Sonstige Maßnahmen: 1. Blutstillung v. a. bei Polytraumatisierten wichtig; bei Galeaverletzung Kompressionsverband (am Unfallort) auch bei Frakturen; cave: Gefahr massiven Blutverlusts (Schock) aus Galeablutung; **2.** bei Basis- bzw. Gesichtsschädelfrakturen und Blutung aus dem Nasenrachenraum erst sichere endotracheale Intubation (s. Atemwegsicherung) und Beatmung*, dann tamponieren.

Therapeutischer Stufenplan: s. Abb. 4.

Arbeitsunfähigkeit: 1. bei reiner Impressionsfraktur ohne offene Hirnverletzung bzw. mit harmlosem Durariss ohne neurologische Störung ca. 14 Tage; **2.** bei offener frontorhino- oder otobasaler Verletzung ohne signifikante Hirnbeteiligung und postoperative Komplikation ca. 6 Wochen.

Hinweis: Zurückhaltung mit sofortiger Operation bzw. Trepanation frontorhino- oder otobasaler Verletzungen in den ersten Stunden nach dem Unfall oder bei akuter Hirnschwellung (Gefahr des Übersehens dringlicher Polytraumafolgen, zusätzlicher Hirnschaden); Ausnahme: erhebliche Weichteil- oder penetrierende Verletzung.

Neuentwicklung: Operation einseitiger frontobasaler bzw. Orbitadachverletzungen von frontolateral (gestielte Plastik, Temporalmuskelfaszie) statt von frontal zur Schonung des Nervus olfactorius; endoskopische transnasale Deckung bei kleineren fronto-rhinobasalen Defekten.

Selbsthilfe: 1. ZNS – Hannelore Kohl Stiftung (früher: Kuratorium ZNS für Unfallverletzte mit Schäden des Zentralen Nervensystems e. V.), Rochusstr. 24, 53123 Bonn, Tel. 0228 978450,

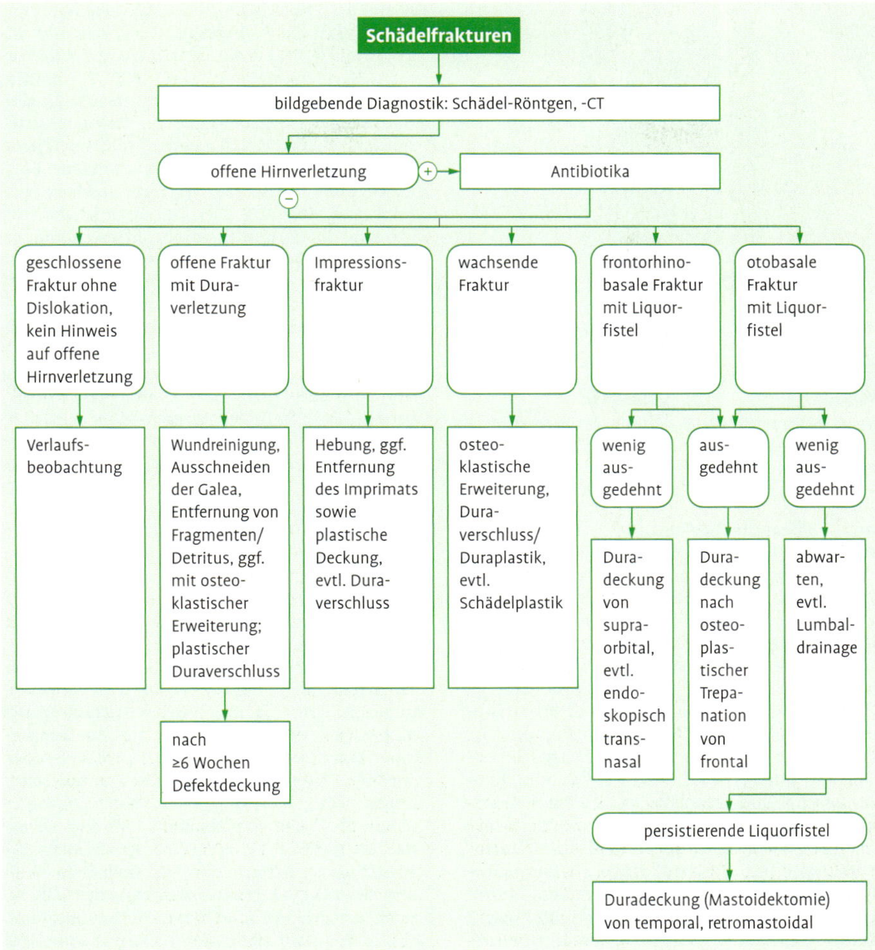

Schädelfrakturen Abb. 4: therapeutischer Stufenplan

Fax 0228 9784555, E-Mail: info@hannelore-kohl-stiftung.de, Homepage: http://www.kuratorium-zns.de; **2.** Schädel-Hirn-Patienten in Not, Selbsthilfeverband für Apalliker und ihre Angehörigen, Bayreuther Str. 33, 92224 Amberg, Tel. 09621 64800, Fax 09621 63663; E-Mail: schaedel-hirn@t-online.de; **3.** Bundesverband für die Rehabilitation und Interessenvertretung Behinderter e. V., Eifelstr. 7, 53119 Bonn, Tel. 0228 969840, Fax 0228 9698499; E-Mail: info@bdh-reha.de, Homepage: http://www.bdh-reha.de.

Literatur: **1.** Mandrioli, S. et al.: Anterior skull base fractures: guidelines for treatment. J Craniofac Surg 19 (3): 713–717 (2008); **2.** Brunner, F. X.: Surgical Management opf Trauma involving the Skull Base and Paranasal Sinuses. In Schmidek, H. H.; Roberts, D. W. (eds): Operative Neurosurgical Techniques. Vol. 1. 5th ed. Philadelphia, London, Toronto: Saunders, 2006; **3.** Bullock, M. R. et al.: Surgical Management of Traumatic Brain Injury. Neurosurgery 58 (Suppl): S2–1, S2–3 (2006); **4.** Robinson, J.; Donald, P. J.: Management of associated cranial lesions. In: Pitts, L. H.; Wagner, F. C. (eds): Craniospinal trauma. Joint section on neurotrauma and critical care, AANS & CNS. Stuttgart, New York: Thieme, 1990.

Autor: M. R. Gaab.

Schädelhirntrauma: Abk. SHT; stumpfes (gedecktes) bzw. offenes Hirntrauma z. B. i. R. einer Schädelfraktur* (z. B. bei Polytrauma*); evtl. mit Kontusionsblutung; andere traumatische intrakranielle Blutungen: Epiduralhämatom*, Subduralhäma-

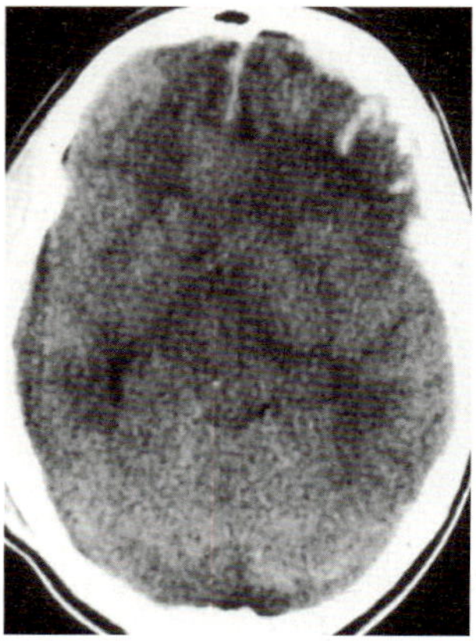

Schädelhirntrauma Abb. 1: schweres geschlossenes Hirntrauma mit frontal linksbetonter Kontusion (CCT) [2]

tom*, Subarachnoidalblutung*, intrazerebrale Blutung.

Behandlungsindikation: abhängig von Art und Schweregrad: **Commotio* cerebri** (Gehirnerschütterung): nur kurze initiale Bewusstseinstrübung, ggf. Übelkeit, Erbrechen; keine neurologische Störung, keine substantielle Hirnschädigung, daher keine Therapie, aber evtl. stationäre Beobachtung für 1–7 Tage; **Contusio cerebri** (Hirnprellung): substantielle Hirnschädigung, oft aber nicht immer initial deutlichere Bewusstseinsstörung aber auch sekundär durch Einblutung, Kontusionsschwellung Bewusstseinstrübung und neurologische Symptome (bei Kindern auch bei reiner Commotio möglich, stationäre Indikation): Intensivüberwachung, bei verdächtigem CT-Initialbefund routinemäßig nach 12–25 Stunden Kontrolle, sowie bei neurologischer Verschlechterung; ggf. Hirndruckmessung (großzügige Indikationsstellung; Standard in der Therapie schwerer traumatischer Hirnschäden); antiödematöse Therapie bei Kontusionsherden bzw. Hirnödem, operative Ausräumung von Hämatomen, Resektion raumfordernder Ödeme und Kontusionen, Dekompressionstrepanation ausgewählter Fälle mit allgemeiner Hirnschwellung (uni- oder bilateral); **diffuse axonale Verletzung** mit schwerer Hirnfunktionsstörung ohne raumfordernde Hirngewebeveränderung: allgemeine Intensivtherapie, evtl. unter Hirndruckkontrolle (Kombination mit kontusionellem Schaden und intrakraniellen Hämatomen möglich), ggf. mit Medikation gegen Spastik, Frührehabilitation; **Indikation zur Hirndruckmessung: 1.** komatöse Patienten (Glasgow Coma Scale 3–8, s. Abb. 1 u. 2, s. Bewusstlosigkeit) bereits bei Glasgow Coma Scale <10–12 bei deutlicher morphologischer Traumafolge im CT; **2.** mehr als 2 Risikofaktoren (>40 Jahre, ein- oder beidseitige Strecksynergismen, systolischer Blutdruck <90 mmHg); **Indikation zur Hirndrucksenkung:** ICP (Abk. für engl. intracranial pressure) >20(–25) mmHg; mittlerer ICP ≥15 mmHg; wichtig sind Druckdynamik (Wellencharakteristik, Pulsationsverhalten) und der zerebrale Perfusionsdruck (Abk. CPP für engl. cerebral perfusion pressure) als Differenz des intraarteriellen Blutdrucks (Abk. IBP für engl. intraarterial blood pressure) und des ICP: Ziel ist ein mittlerer IBP >90 mmHg (<80 mmHg absolut kritisch) und ein CPP >70 mmHg. Bei nicht nur sehr kurzfristigem Absinken des CPP auf <60 mmHg (bei Kindern <50 mmHg) steigt die Letalität auf 95 %.

Pharmakotherapie: I. Prophylaxe des Hirnödems: keine gesichert wirksame pharmakologische Therapie, in Diskussion und Verwendung sind folgende Pharmaka: Calcium*-Antagonisten bei schwerem SHT mit traumatischer Subarachnoidalblutung* zur Verminderung des (in seiner Bedeutung unklaren) Vasospasmus mit zerebraler Ischämiefolge: Nimodipin (z. B. Nimotop® S) bei basaler Subarachnoidalblutung und Koma ggf. oral (4–6 × 60 mg/Tag), vorsichtige Dosissteigerung von 0,5–1 mg/h (max. 2 mg/h bei arterieller Hypertonie*) i. v. über Perfusor mit invasiver arterieller Blutdruckkontrolle (cave: Blutdruckabfall als UAW; Mitteldruck nicht unter 90 mmHg senken); Wirkung von Nimodipine nicht gesichert, nach Cochrane-Metaanalyse i. v. Therapie grundsätzlich nicht empfohlen; vgl. Subarachnoidalblutung. **II. Therapie der Hirndrucksteigerung:** nachgewiesener Effekt auf ICP, d. h. zur Behandlung aktueller intrakranieller Drucksteigerung, günstiger Effekt auf Prognose des Traumas selbst bisher nicht gesichert; **1.** Osmotherapie: **a)** Mannitol 15–20 % (z. B. Osmofundin® 15 % oder Osmosteril 20 %), 0,25–1 g/kg KG als ED i. v. über 20–30 Minuten, Beginn bei Erwachsenen mit 3–4 × 80–125 ml/d, Dosisanpassung entspr. ICP, Serumosmolalität nicht >320 mmol/l; Mannitol und andere Polyalkohole wirken nicht nur osmotisch und vasodynamisch hirndrucksenkend, sondern auch als potente freie Radikalfänger (Antioxidans), deshalb oft routinemäßig angewandt; trotzdem (nicht evidence-based) Zurückhaltung mit prophylaktischer Anwendung (auch beschränken auf 3–5 Tage, außer bei nachgewiesener Hirndrucksteigerung, dann Therapiesteuerung und Dauer nach ICP-Messung); **b)** hypertone NaCl-Lösung bei Refraktärität eines gesteigerten Hirndrucks gegenüber Mannitol als Kurzzeit-Therapie (z. B. vor OP; cave: rechtzeitig operative Dekompression); möglichst unter Hirndruckmessung: kontinuierliche Infusion von 3 %iger NaCl-Lösung bzw. Bolus-Dosen von 10–20 ml 7,5–23,4 %iger NaCl-Lösung; cave: keine erhöhte NaCl-Zufuhr bei Hirnödem; **c)** (heute kaum mehr) Sorbitol (z. B. Tutofusin® S 40 %): 50–100 ml in 20 Minuten i. v., bei massiven Hirndruckkrisen bzw. drohender Einklemmung schneller und ausgeprägter wirksam als

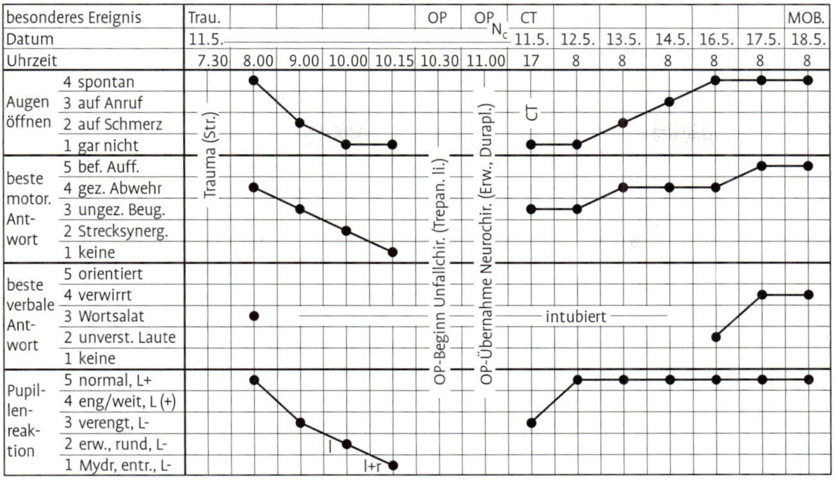

Schädelhirntrauma Abb. 2: gleicher Patient wie auf vorheriger Abb. mit steilem Abfall des initialen Werts der Glasgow Coma Scale durch linksbetonte zunehmende Hirnschwellung; nach einseitiger Dekompressionstrepanation schnelle Erholung mit Mobilisation nach 7 Tagen

Mannitol, cave: Fruktoseintoleranz und Anstieg der Serumosmolalität >320 mmol/l mit Gefahr der osmotischen Hirnschrankenstörung, nicht prophylaktisch einzusetzen, aber als Ultima Ratio (second tier therapy); **2.** THAM (Trometamol, Tris-Puffer, z. B. TRIS 36,34 % Braun): ggf. zur raschen, nichtosmotischen Hirndrucksenkung v. a. bei Plateauwellen der traumatischen Hirnschwellung, wenn die Osmotherapie nicht (mehr) ausreichend wirksam ist, bei Serumosmolalität >320 mmol/l oder bedrohlichen Hirndruckkrisen; ED als Infusionszusatz entspr. der BGA (berechnet auf einen Base-excess-Anstieg von 6 Einheiten) nur bei beatmeten Patienten über einen zentralen Venenzugang*: initial 0,5–1 mmol/kg KG über 30 Minuten, max. 0,3–0,6 mmol/kg KG/h bzw. max. 10 mmol/kg KG/d, Therapiedauer 3–5 Tage, Plasmakonzentration <5 mmol/l, Nierenfunktion kontrollieren; **3.** hochdosiert Barbiturat (Thiopental, z. B. Trapanal®): zur Sedierung bei Strecksynergismen oder als letzte Therapiestufe der therapieresistenten Hirndruckdekompensation; meist verwendet, jedoch in Deutschland nicht mehr erhältlich ist Pentobarbital (Nembutal®), initial 10 mg/kg KG über 30 Minuten, dann 1 mg/kg KG/h i. v., cave: Leberinsuffizienz, nicht geeignete Barbiturate: Methohexital (Brevimytal®) wegen Krampfprovokation und Etomidat (z. B. Hypnomidate®) wegen Nebenniereneffekt; **4.** andere Sedativa und Anästhetika in entspr. hoher i. v. Dosierung vergleichbar hirndrucksenkend: Midazolam (z. B. Dormicum®), Flunitrazepam (z. B. Rohypnol®), Propofol (z. B. Disoprivan®); Verwendung bei drohender Einklemmung als Ultima Ratio für max. ca. 5 Tage unter intensiver Kontrolle (IBP, ICP, CPP, EEG) möglich; **III. Anfallsprophylaxe:** Vermeidung früher posttraumatischer zerebraler Krampfanfälle mit Phenytoin, Carbamazepin oder Barbituraten (s. Epilepsie, Antiepileptika), nicht routinemässig, kein prophylaktischer Effekt gegen posttraumatische Epilepsie. Anwendung sinnvoll bei Epilepsie/Krampfanamnese, nach posttraumatischem Immediatanfall (sofort nach Trauma, kein Hinweis auf späteres Epilepsierisiko) oder frühen Anfällen; in jedem Fall nach wiederholten Anfällen, bei Anfällen zusammen mit intrakraniellem Hämatomen (häufig: chronisches Subduralhämatom). Dauer dann auf 1 bis wenige Wochen begrenzt, EEG-Kontrolle vor/unter Absetzen, danach nur bei manifester Anfallsentwicklung.

Operative Therapie: **1.** Raumfordernde intrakranielle Blutungen müssen ausgeräumt werden (absolute Operationsindikation; akut bei Bewusstlosen oder progredienter Bewussteinsstörung Notfallindikation). **2.** bei Liquorstau oder Hirndrucksteigerung mit erhaltenem Ventrikelvolumen Ventrikeldrainage (s. Hydrozephalus): Ventrikelkatheter möglichst mit integriertem Hirndrucksensor verwenden, Platzierung rechts frontal vor der Koronarnaht (Stirn-Haar-Grenze), 2 Querfinger (= 3–3,5 cm) seitlich der Mittellinie, Dauer auf 5 Tage limitieren wegen ansteigender Infektionsgefahr (falls weiterhin Drainage erforderlich: Katheterwechsel zur Gegenseite, mit ventriuloperitonealem Shunt bei zu erwartender anhaltender Störung); bei Verschlusshydrozephalus (z. B durch Schwellung bzw. Kontusion nur in hinterer Schädelgrube) ggf. endoskopische Ventrikulostomie; **3.** intrazerebrale Blutung: absolute Operationsindikation falls raumfordernd, umschrie-

S

ben, bei Hirndrucksteigerung und Koma; prognostisch am günstigsten sind polare Kontusionsblutungen (frontal, temporal, okzipital, Kleinhirnhemisphäre), hier auch evtl. Operation von Mehrfachhämatomen (2–3) bei jüngeren Patienten. Kontraindikation: ausgedehnte und konfluierende multiple Kontusionseinblutungen (z. B. bifrontal bis Balken); **4.** Kontusion: Duraeröffnung und Resektion des erweichten, nekrotischen Gewebes vor Hirndruckdekompensation bei fokalem, abgrenzbarem, raumforderndem Ödem und in Abhängigkeit von Ausmaß, Ausdehnung, Lokalisation und Anzahl der Herde sowie Alter und initialem Wert der Glasgow Coma Scale (≥5); **5.** diffuse Hirnschwellung: Dekompression vor endgültiger Hirndruckdekompensation v. a. bei jüngeren Patienten mit kongestiver Hirnschwellung, ausgedehnte frontoparietotemporale Trepanation: Dura nach oben gestielt, breit (türflügelartig) eröffnen, Duraerweiterungsplastik mit Temporalisfaszie (sog. Schwalbenschwanz), Knochendeckel bis 6 Wochen unter Bauchhaut oder bei ≤-70 °C in einer Knochenbank konservieren und dann reimplantieren; Indikation großzügig stellen (weniger Risiko bzw. unerwünschte Wirkungen als z. B. Barbituratkoma): Alter <50 Jahre, initialer Wert der Glasgow Coma Scale ≥5, Hirndruckdekompensation ≥12 Stunden nach Trauma; Kontraindikation: schwerstes primäres Hirntrauma mit Stufe 3–4 der Glasgow Coma Scale; bei bestehendem Bulbärhirnsyndrom (bei Kindern und Jugendlichen aber ggf. noch aussichtsreich, wenn erst gerade aufgetreten); **Komplikation:** selten Nachblutung und Infektion; neurologische Folgen meist Trauma bedingt.

Psychotherapie: in der Nachbehandlung bestehender Hirnfunktionsstörungen i. R. der Rehabilitation unter Einbeziehung der Familie.

Sonstige Maßnahmen: **1.** Oberkörperhochlagerung 15–30° ist Standard bei stabilem Kreislauf und schwerem SHT (bei steilerer Lagerung sinkt der CPP wieder ab). **2.** Beatmung*: **a)** initial Normoventilation (p_aCO_2 ≥35 mmHg); **b)** bei Hirnschwellung bzw. Hirndruckanstieg zunächst nur milde Hyperventilation (p_aCO_2 30–35 mmHg), entspr. der Hirndruckentwicklung bis ca. 28 mmHg, bei p_aCO_2 <25 mmHg Gefahr globaler zerebraler Ischämie mit Laktatazidose; **c)** Kontrolle von jugularvenöser Sauerstoffsättigung (SO_2), arteriell-jugularvenöser Sauerstoffdifferenz ($avDO_2$) und ICP; $avDO_2$ >9 Vol.% und SO_2 <50 % zeigen eine zerebrale Ischämie (z. B. durch Vasokonstriktion bei Hyperventilation). **3.** hochkalorische Ernährung wegen Hypermetabolismus nach schwerem SHT (bis 15 % Gewichtsabnahme wöchentlich, Proteinabbau): möglichst früher Beginn enteraler Ernährung mit mind. 15 % des Nährwerts als Proteine, keine negative Flüssigkeitsbilanz (keine positive Wirkung auf Hirnödem); **4.** Rehabilitation: früher Beginn gezielter Maßnahmen mit Stimulierung und Training der Hirnfunktion unmittelbar nach Intensivtherapie bzw. ab 7.–10. Tag (Frührehabilitation).

S

Therapeutischer Stufenplan: s. Abb. 3.

Eigenbehandlung: Übungstherapie, Werkzeug- und Hirnleistungstraining in der Rehabilitation.

Arbeitsunfähigkeit: 1–3 Wochen bei Commotio cerebri; bis zu 1 Jahr und länger bei schwerem SHT.

Hinweis: **1.** keine zu steile Oberkörperhochlagerung (s. o.), keine Abknickung oder Verdrehung im Halsbereich; **2.** Beatmung: **a)** keine Hyperventilation in den ersten 24 Stunden und generell keine forcierte Hyperventilation (Gefahr zerebraler Ischämie); **b)** keine plötzliche Unterbrechung einer begonnenen Hyperventilation (Gefahr eines massiven Hirndruckanstiegs mit Einklemmung), Hyperventilation langsam ausschleichen; **3.** Glukokortikoide* (Dexamethason, Methylprednisolon) sind nach dem Abbruch der CRASH-Studie nicht mehr indiziert. In der CRASH-Studie sind eher negative Effekte aufgetreten (z. B. Infektionen). Kontraindikation für Glukokortikoide: insulinpflichtiger Diabetes mellitus, floride Magen-Darm-Ulzera bzw. Ulkusanamnese, Infektion, Sepsis*.

Neuentwicklung: **1.** frühe Verbesserung der zerebralen Mikrozirkulation durch hohe Flüssigkeitszufuhr mit Kristalloiden einschl. Na^+ und Mannitol (umstritten, wenig überzeugende Daten) zur Prophylaxe des sekundären Hirnschadens; **2.** hypertensive hypervolämische Therapie: s. Volumentherapie bei Schädelhirntrauma; **3.** aggressive operative Therapie bei Kontusion; **4.** milde Hypothermie (bisher keine überzeugende Prognosebesserung).

Selbsthilfe: **1.** ZNS – Hannelore Kohl Stiftung (früher: Kuratorium ZNS für Unfallverletzte mit Schäden des Zentralen Nervensystems e. V.), Rochusstr. 24, 53123 Bonn, Tel. 0228 978450, Fax 0228 9784555, E-Mail: info@hannelore-kohl-stiftung.de, Homepage: http://www.kuratorium-zns.de; **2.** Schädel-Hirn-Patienten in Not, Selbsthilfeverband für Apalliker und ihre Angehörigen, Bayreuther Str. 33, 92224 Amberg, Tel. 09621 64800, Fax 09621 63663; E-Mail: schaedel-hirn@t-online.de; **3.** Bundesverband für die Rehabilitation und Interessenvertretung Behinderter e. V., Eifelstr. 7, 53119 Bonn, Tel. 0228 969840, Fax 0228 9698499; E-Mail: info@bdh-reha.de, Homepage: http://www.bdh-reha.de; **4.** Allgemeiner Behindertenverband in Deutschland e. V (ABID) – für Selbstbestimmung und Würde – im IHZ GmbH, Friedrichstrasse 95, 10117 Berlin, Tel. 030 27593429, Fax 030 27593430; E-Mail: abid.bv@t-online.de, Homepage: http://www.abid-ev.de.

Literatur: **1.** Mendelow, A. D. et al.: Management of patients with head injury. Lancet 372 (9639): 685–687 (2008); **2.** Schierhout, G.; Roberts, I.: Hyperventilation therapy for acute traumatic brain injury. Cochrane Database Syst Rev 2008 (3);

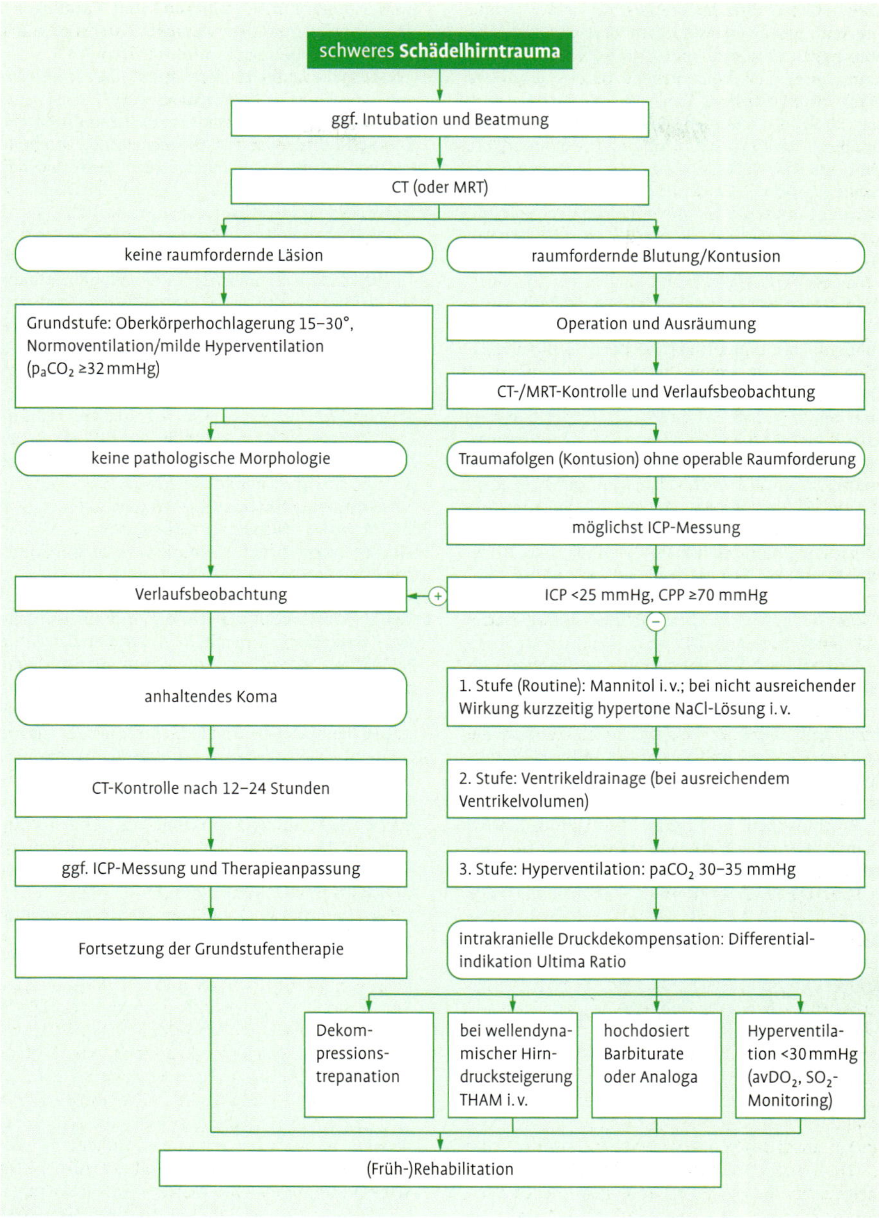

Schädelhirntrauma Abb. 3: therapeutischer Stufenplan

3. Bullock, M. R.; Povlishock, J. T. (eds): Guidelines for the management of severe head injury. 3rd ed. A joint initiative of The Brain Trauma Foundation, the American Association of Neurological Surgeons (AANS) and the Joint Section on Neurotrauma and Critical Care. J Neurotrauma 24, Suppl 1 (2007); **4.** Firsching, R. et al.: Schädel-Hirn-Trauma im Erwachsenenalter. Leitlinie 008/001, Deutsche Gesellschaft für Neurochirurgie (DGNC), 2007, http://awmf.org/; **5.** CRASH trial

S

collaborators: Effect of intravenous corticosteroids on death within 14 days in 10008 adults with clinical significant head injury (MRC CRASH trial): randomised placebo-controlled trial. Lancet 364: 1321–1328 (2004); **6.** Kleist-Welch Guerra, W. et al.: Surgical decompression for traumatic brain swelling: Indications and results. J. Neurosurg 90: 187–196 (1999); **7.** Gaab, M. R. et al. (Bearb.): Zur Rehabilitation Schwer-Schädel-Hirn-Verletzter. Empfehlungen des Hauptverbandes der gewerblichen Berufsgenossenschaften. 3. Aufl. Sankt Augustin: HVBG, 1996.

Autor: M. R. Gaab.

Schädlingsbekämpfungsmittelintoxikation: s. Pestizidintoxikation.

Schallempfindungsschwerhörigkeit: s. Schwerhörigkeit, sensorineurale.

Scharlach: syn. Scarlatina; akute Infektionskrankheit mit typischer Symptomatik: Fieber, kleinfleckiges Exanthem, Angina tonsillaris, Enanthem, sog. Himbeerzunge (s. Abb.), Scharlachenanthem; blasses Mund-Dreieck, Hautschuppung beginnt um den 7. Tag, Höhepunkt nach 2–3 Wochen; **Erreger:** betahämolysierende Streptokokken der Gruppe A; Inkubationszeit: 3–4 (2–8) Tage; **Komplikationen:** Scharlachpneumonie, Impetigo* contagiosa, Arthritis, Erysipel*, Pyelonephritis*, Glomerulonephritis, rheumatisches Fieber*, Chorea minor, Meningitis*.

Behandlungsindikation: mit der Diagnosestellung gegeben.

Pharmakotherapie: **1. kausale Therapie:** Antibiotika; **a)** Mittel der Wahl: Phenoxymethylpenicillin (z. B. Megacillin®), 100 000 IE/kg KG/d p. o. in 3 ED über 10 Tage; je nach Verlauf Dosissteigerung auf 2–5 Mio. IE/d; **b)** alternativ: Amoxicillin (z. B. Amoxypen®), 50 mg/kg KG/d p. o. in 3–4 ED über 10 Tage; **c)** bei Penicillinallergie Roxithromycin (z. B. Rulid®), 2 × 50 mg/kg KG/d p. o., oder ein orales Cephalosporin, z. B. Cefadroxil (z. B. Grüncef®), 50–90 mg/kg KG/d p. o. in 1–2 ED; **2. symptomatische Therapie:** zur Fiebersenkung Antipyretika: Paracetamol (z. B. Paedialgon® Saft, Paracetamol BC® Zäpfchen), 10 mg/kg KG p. o. bzw. rektal.

Naturheilkundliche Verfahren: Mundspülungen (Gurgeln) mit Kamillentee.

Sonstige Maßnahmen: **1.** evtl. Behandlung der Komplikationen; **2.** Nachuntersuchung auf Organbeteiligung ca. 3 Wochen nach Ausbruch der Erkrankung (Urinstatus, Blutdruck, Herzauskultation, Gelenkinspektion).

Eigenbehandlung: **1.** Bettruhe; **2.** bei Fieber Wadenwickel.

Arbeits- bzw. Schulunfähigkeit: Krankheitsdauer 5–10 Tage; bei frühem Therapiebeginn kürzer.

Literatur: **1.** Sitzmann, F. C. (Hrsg.): Duale Reihe – Pädiatrie. 3. Aufl. Stuttgart: Thieme, 2007; **2.** Deutsche Gesellschaft für Pädiatrische Infektiologie e. V. (Hrsg.): Handbuch Infektionen bei Kindern und Jugendlichen. 4. Aufl. München: Futuramed Verlag, 2003; **3.** Müller, M.; Radke, M. (Hrsg.): Kinderheilkunde multimedial. CD-ROM. 4. Aufl. Stuttgart: Schattauer, 2003.

Autoren: M. Uhlemann, M. Radke.

Schaumann-Krankheit: s. Sarkoidose.

Scheidenentzündung: s. Kolpitis; Vulvitis.

Scheidensenkung: s. Descensus uteri et vaginae.

Schenkelblock: s. Erregungsleitungsstörung.

Schenkelhalsfraktur: Bruch des Oberschenkelhalses; **Formen:** **1.** mediale Schenkelhalsfraktur (Häufigkeit 85 %); Einteilung entspr. dem Dislokationsgrad nach Pauwels (Winkel zwischen Frakturlinie und Horizontale; s. Abb. 1); je nach Frakturmechanismus als Ab- bzw. Adduktionsfraktur; **2.** laterale Schenkelhalsfraktur (5 %); **3.** intermediäre Schenkelhalsfraktur (10 %).

Behandlungsindikation: akut bei Schmerzen und Gehunfähigkeit; vorrangig operative Versorgung in Abhängigkeit vom Alter des Patienten; konservative Therapie bei nicht dislozierter stabiler Schenkelhalsfraktur möglich.

Pharmakotherapie: **1.** Analgesie: **a)** akut: Pethidin (Dolantin®), 20–30 mg langsam i. v., oder Me-

S

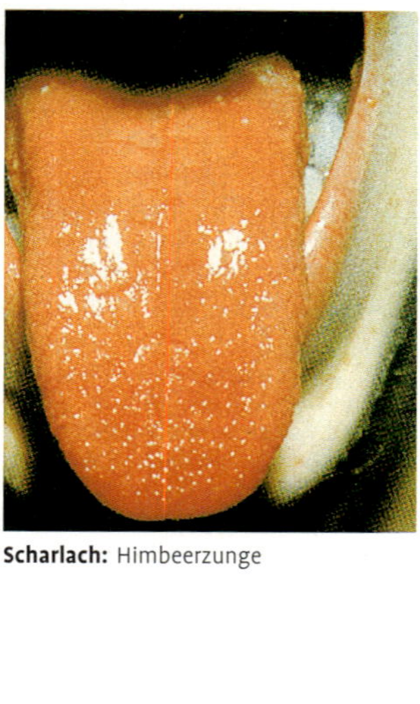

Scharlach: Himbeerzunge

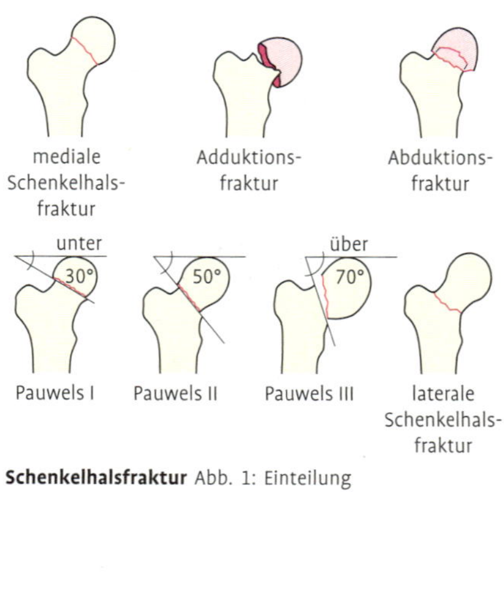

Schenkelhalsfraktur Abb. 1: Einteilung

tamizol (z. B. Novalgin®), 1 Amp. i. v.; **b)** postakut: peripher wirkende Analgetika, z. B. Acetylsalicylsäure (z. B. Aspirin®), 1–3 × 500 mg/d p. o., Metamizol (z. B. Novalgin®), 3 × 20 Tr./d, oder nichtsteroidale Antiphlogistika, z. B. Diclofenac (z. B. Voltaren®), 3 × 50 mg/d p. o.; **2.** Thromboseprophylaxe mit Heparin, 3 × 5000 IE/d s. c., oder Certoparin (Mono-Embolex®), 1 × 1500 IE/d s. c.

Operative Therapie: **1. hüftkopferhaltende Osteosynthese** (s. Abb. 2) bei biologischem Lebensalter <65 Jahren, fehlenden Zeichen einer Koxarthrose und nicht dislozierter Fraktur; Durchführung innerhalb von 6 Stunden nach Trauma erforderlich wegen des Risikos einer Hüftkopfnekrose; **a)** Zugschrauben (z. B. 3 kanülierte, parallel eingebrachte 7 mm-Schrauben); **b)** dynamische Hüftschraube (Abk. DHS); **c)** bei Kindern mit offener Epiphysenfuge Osteosynthese mit Bohrdrähten; **2. endoprothetischer Gelenkersatz** (s. Abb. 3) bei dislozierter Schenkelhalsfraktur und biologischem Lebensalter >65 Jahren, bei Koxarthrose, Osteoporose und Multimorbidität; Operation innerhalb von 24 Stunden nach Trauma, da sonst Komplikationen drohen und eine erschwerte Remobilisation zu erwarten ist; **a)** Totalendoprothese (Abk. TEP) z. B. durch zementlose Prothese und zementfreien Pfannenersatz bei Verletzten mit normaler Lebenserwartung bzw. bei gleichzeitig bestehender Koxarthrose; **b)** hemialloarthroplastischer Gelenkersatz ohne prothetischen Pfannenersatz durch zementierte Prothese mit Duokopfaufsatz bei Patienten im hohen Alter; **Nachbehandlung:** bei Verwendung kanülierter Schrauben zunächst Mobilisation ohne Belastung für 6 Wochen, dann Mobilisation unter Teilbelastung (10–20 kg) an Unterarmgehstützen für weitere 6 Wochen, Metallentfernung frühestens nach 12 Monaten; bei dynamischer Hüftschraube je nach intraoperativem Befund Voll- oder Teilbelastung; bei endoprothetischem Gelenkersatz mit zementiertem Prothesenschaft ist eine Mobilisation ab dem 1. postoperativen Tag unter Vollbelastung möglich; bei beiden Verfahren physiotherapeutische Übungsbehandlung zur Verbesserung von Gelenkbeweglichkeit und Muskelkraft sowie Gangschulung; **Komplikationen:** Wundheilungsstörungen, intra- und postoperative Blutung, kardiopulmonale Dekompensation, Phlebothrombose, Pneumonie, Pseudarthrosenbildung, Hüftkopfnekrose bei Osteosynthese, bei endoprothetischem Gelenkersatz Verletzung des Nervus ischiadicus und Nervus femoralis, Prothesenluxation oder -lockerung; **Ergebnisse:** **1.** bei hüftkopferhaltender Operation Hüftkopfnekrose in 15 % und Pseudarthrose in 2 % der Fälle; **2.** nach endoprothetischem Gelenkersatz schmerzfrei in 66 %, gelegentliche Schmerzen in 16 % der Fälle; gehfähig ohne Hilfsmittel 45 %, gehfähig mit Hilfsmitteln 35 % und gehunfähig 10 % der Patienten.

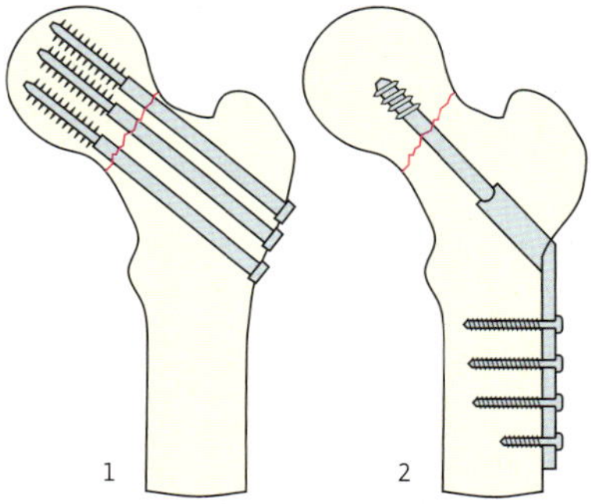

Schenkelhalsfraktur Abb. 2: hüftkopferhaltende Osteosynthese; 1: Zugschrauben; 2: dynamische Hüftschraube

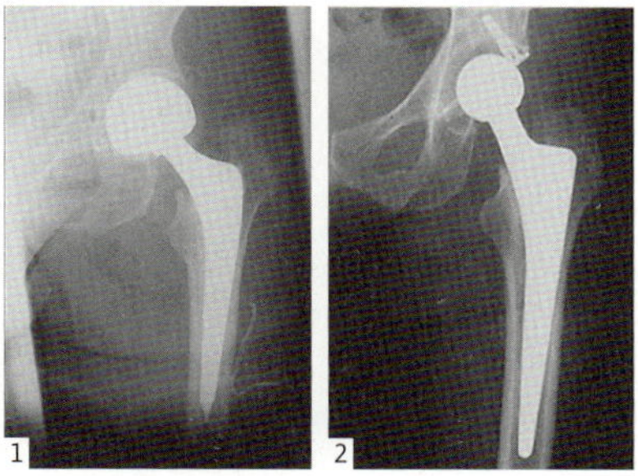

Schenkelhalsfraktur Abb. 3: endoprothetischer Gelenkersatz; 1: Duokopfendoprothese; 2: Hüftgelenktotalendoprothese

Konservative Therapie: möglich bei nicht dislozierter stabiler Schenkelhalsfraktur und bei Patienten ohne Kontraindikation für eine Immobilisation mit ausreichender Compliance; nach 10–14 Tagen Bettruhe unter Lagerung des verletzten Beins in einer Schaumstoffschiene Mobilisation an 2 Unterarmgehstützen mit Abrollbelastung der verletzten Extremität für 6–8 Wochen; wöchentliche Röntgenkontrollen für 4–6 Wochen; bei sekundärer Dislokation ist ein endoprothetischer Gelenkersatz notwendig.

Naturheilkundliche Verfahren: Homöopathie: **1.** Schmerzbehandlung mit Arnica montana (D6-C30 Dil./Tbl./Glob., 5–6-mal täglich 1 Gabe) oder Ruta graveolens (D3-D12 Dil./Tbl./Glob. akut 2-stündlich 1 Gabe, nach Besserung 1–2-mal täglich 1 Gabe); **2.** Beschleunigung der Kallusbildung durch Symphytum officinale (D4-D12 Dil./Tbl./Glob., akut 1–2-stündlich 1 Gabe, später 1-mal täglich D12) oder Calcium carbonicum (D6-D12 Dil./Tbl./Glob., zu Beginn 5-mal täglich D6, nach 2 Wochen 2-mal täglich D12).

Therapeutischer Stufenplan: s. Abb. 4.

Arbeitsunfähigkeit: ca. 3–6 Monate bis zur ausreichenden Gehfähigkeit und Gelenkbeweglichkeit.

Hinweis: **1.** Keine konservative Behandlung durch Extension bei dislozierten Frakturen. **2.** Bei

S

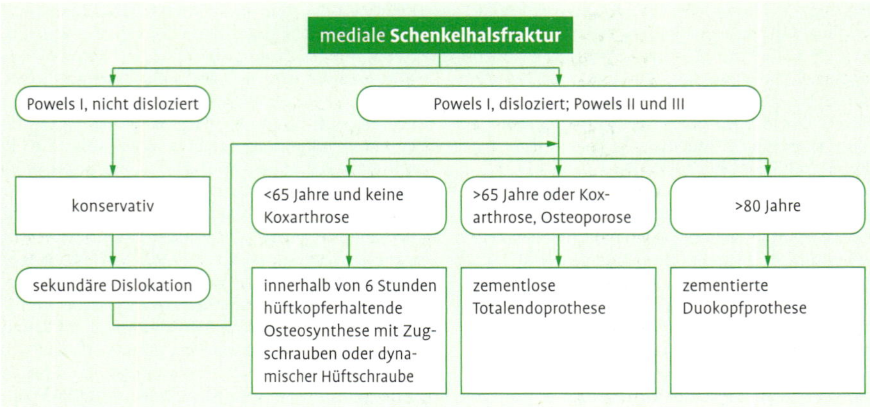

Schenkelhalsfraktur Abb. 4: therapeutischer Stufenplan

hüftkopferhaltender Operation Kapselhämatom entfernen, um den Gelenkknorpel zu entlasten. **3.** Die Osteosynthese durch eine 130°-Winkelplatte hat weitgehend an Bedeutung verloren.

Literatur: David, A. et al.: Mediale Schenkelhalsfraktur — kopferhaltende Therapiekonzepte. Zentralbl Chir 120: 841–849 (1995).

Autor: E. E. Scheller.

Schenkelhernie: syn. Femoralhernie, Hernia femoralis; erworbener, v. a. bei adipösen Männern und Frauen auftretender Eingeweidebruch (s. Hernie); tritt durch die Lacuna vasorum (Bruchpforte) und verläuft zwischen Leistenband (oben), horizontalem Schambeinast (unten), den Femoralgefäßen (außen) und dem Ligamentum lacunare Gimbernati (innen); nach der Leistenhernie* zweithäufigste Bruchform (10 %); **Komplikationen:** Die Einklemmung von Eingeweiden mit Unterbrechung der Blutzirkulation, Gangrän und Perforation ist aufgrund der engen und nachgiebigen Bruchpforte häufiger als bei anderen Hernien.

Behandlungsindikation: **1.** Grundsätzlich sollte jede Schenkelhernie baldmöglichst elektiv operiert werden. Kontraindikation ist lediglich die allgemeine Inoperabilität des Patienten. **2.** Notoperation bei Einklemmung.

Operative Therapie: **Verfahren:** s. Leistenhernie (Abb. 2); **1.** von außen: **a)** inguinaler Zugang (nach McVay): einfaches und sicheres Verfahren; die Transversalfaszie und der Musculus transversus abdominis werden an das Ligamentum pubicum superius Cooperi (derber Bindegewebestrang am Pecten ossis pubis) angenäht, um alle Bruchpforten der Leistenregion zu verschließen. **b)** kruraler Zugang: Der Bruch wird unterhalb des Leistenbandes freigelegt und die Lücke durch Annähen des Leistenbandes an das Ligamentum pubicum verschlossen. **2.** laparoskopisch: z. B. TAPP (Abk. für transabdominale präperitoneale Plastik) mit bogenförmiger Inzision des Peritoneums oberhalb der Bruchlücke (vorher ggf. Reposition des Bruchsacks nach intraabdominal), präperitonealer Netzeinlage (Größe 10 × 15 cm) und Wiederverschluss des Peritoneums. **Nachbehandlung:** postoperativ frühzeitige Mobilisation und Thromboseprophylaxe; Wundkontrollen; eine postoperative Bandage der Bauchdecken kann ein Rezidiv nicht verhindern. Zur Korrektur eines Rezidivs wird das Verfahren nach McVay empfohlen. **Komplikationen:** Darmverletzung, Einengung der Vena femoralis mit konsekutiver Thrombose, Wundinfektion.

Hinweis: Brüske manuelle Repositionsversuche (Taxis) sind wegen der Verletzungsgefahr von Darmanteilen zu unterlassen.

Arbeitsunfähigkeit: s. Hernie.

Literatur: **1.** Conze, J. et al.: Hernien. In: Siewert, J. R.; Rothmund, M.; Schumpelick, V. (Hrsg.): Praxis der Viszeralchirurgie. Gastroenterologische Chirurgie. 2. Aufl. Berlin, Heidelberg, New York: Springer, 2006; **2.** Schumpelick, V.: Schenkelhernie. In: Schumpelick, V. (Hrsg.): Hernien. 3. Aufl. Stuttgart: Enke, 1996.

Autor: R. Pfitzmann.

Scheuermann-Krankheit: syn. Adoleszentenkyphose, juvenile Kyphose, Osteochondrosis deformans juvenilis vertebralis dorsalis sive lumbalis; Verknöcherungsstörung der knorpeligen Randleistenapophysen im Bereich der mittleren und unteren Brust- und (seltener) der oberen Lendenwirbelsäule; **Häufigkeit:** häufigste Wirbelsäulenerkrankung im Jugendalter; m : w = 2 : 1; **Ursache:** ungeklärt; evtl. mechanische (Haltungsschwäche) und endogene Faktoren (Hochwuchs); **Klinik:** sehr variabel: von symptomloser Wachstumsstörung im pubertären Wachstumsschub über zunehmende Bewegungseinschränkung und Rückenschmerzen bis zur fixierten langbogigen Hyperkyphose (sog. Rundrücken) nach Wachstumsabschluss; **DD:** Bei Haltungsschwäche ist die volle Aufrichtung aus

Scheuermann-Krankheit Therapeutischer Stufenplan	
Kyphosewinkel	Therapie
40–50°	Physiotherapie
50–70°	Orthese, Physiotherapie
>70–80°	evtl. Operation

der kyphotischen Haltung möglich, bei Scheuermann-Krankheit nicht.

Behandlungsindikation: Es gilt, die Progredienz bei ausreichender Wachstumsreserve des Patienten zu verhindern, da im Endstadium eine fixierte Hyperkyphose droht. Im Allg. genügt konservative Therapie. Operative Therapie bei Kyphosewinkel >60–70°, bei thorakaler Scheuermann-Krankheit ohne Beschwerden aus kosmetischen Gründen, bei lumbaler Beteiligung zur Verhinderung von frühzeitigen Rückenbeschwerden.

Pharmakotherapie: bei starken Schmerzen (neben Schonung und kurzzeitiger Immobilisation) nichtsteroidale Antiphlogistika*, z. B. Ibuprofen (z. B. Imbun®), 3 × 400–600 mg/d p. o.

Konservative Therapie: Physiotherapie*, bei der Haltungstraining* und Muskelkräftigung im Vordergrund stehen und die aktive Aufrichtung der rigiden Brustwirbelsäule ohne Verstärkung der Lendenlordose geübt wird.

Operative Therapie: Thorakotomie oder Thorakoskopie bei rigiden Verhältnissen: Durchtrennung des vorderen Längsbandes, Ausräumung und Distraktion der Bandscheibenräume im Krümmungsscheitel als Vorbereitung auf eine langstreckige dorsale Lordosierungsspondylodese; **Komplikationen:** Hyperkyphose oberhalb der Instrumentation, s. Skoliose.

Sonstige Maßnahmen: **1.** Drei-Punkt-Reklinationsorthesen für ca. 1 Jahr bei Kyphosewinkel von >50° bei ausreichender Wachstumsreserve; **2.** Überwachung der Patienten während des Wachstums (röntgenologische Kontrolle alle 6 Monate).

Therapeutischer Stufenplan: s. Tab.

Eigenbehandlung: tägliche Übungen vorwiegend zur Kräftigung der Rückenstreckmuskulatur (Rückenschule); Anpassung der Sport- und Freizeitaktivitäten (Radfahren, Rudern, Gewichtheben, Springen meiden).

Hinweis: **1.** Bei ganztägigem Tragen des Korsetts gelingt (im Gegensatz zur Skoliose) teilweise eine echte Korrektur der Fehlhaltung. **2.** Die Behandlung im Gipsbett ist überholt.

Neuentwicklung: thorakoskopische ventrale Liberation.

Literatur: Boni, T.; Min, K.; Hefti, F.: Idiopathic scoliosis and Scheuermann's kyphosis. Historical and current aspects of conservative treatment. Orthopäde 31 (1): 11–25 (2002).

Autoren: M. Schulz, St. Tohtz, D. Leutloff.

Schiefhals, muskulärer: s. Torticollis muscularis.

Schiefnase: s. Nasenbeinfraktur.

Schielen: s. Strabismus.

Schienbeinbruch: s. Unterschenkelfraktur.

Schilddrüsenchirurgie: operative Resektion von Schilddrüsengewebe;

Indikation: **1. absolut:** **a)** maligne bzw. malignitätsverdächtige Knoten, gekennzeichnet durch rasches Wachstum, vermehrte Konsistenz bzw. eingeschränkte Beweglichkeit, einseitige Rekurrensparese, Dyspnoe, isolierte szintigraphisch kalte Knoten, Auftreten nach vorausgegangener Röntgenbestrahlung im Hals- und Brustbereich oder bei Patienten <20 Jahre sowie durch suspekte Zytologie; **b)** autonomes Adenom vor dem 40. Lebensjahr; **c)** Therapieversagen bei Hyperthyreose* bei Patienten <40 Jahre; **d)** einschmelzende entzündliche Prozesse (Abszess); **e)** mechanische Komplikationen bei Struma* (Trachealstenose >75 % des Lumens, Schluckstörungen, Einflussstauung); **2. relativ:** **a)** malignitätsunverdächtige Struma oder Rezidivstruma; **b)** kosmetische Gründe (bei Struma); **c)** Thyroiditis*; **d)** Basedow*-Krankheit.

Durchführung: **Vorbereitung:** **1.** Patienteninformation über Ausdehnung der Operation, mögliche Stoffwechselstörungen, sichtbare Narbe am Hals, ein- oder doppelseitige Stimmbandschädigung mit vorübergehender oder permanenter Heiserkeit und Sprachstörung, Dyspnoe, Horner-Syndrom (sehr selten), postoperative Tetanie inf. versehentlicher Mitentfernung von Epithelkörperchen, Schluckstörung, Nachblutung, Wundheilungsstörungen (sehr selten). **2.** Aus forensischen Gründen muss vor einer Operation eine Laryngoskopie zum Ausschluss einer präoperativen Rekurrensparese* durchgeführt werden. **3.** Bei Hyperthyreose* sollte nicht operiert werden, solange klinische Zeichen der Überfunktion bestehen; Beginn der ambulanten thyreostatischen Therapie 14 Tage vor Operation bei dekompensiertem autonomem Adenom und Hyperthyreose: **a)** Thyreostatika: Thiamazol (Favistan®) oder Carbimazol (Neo-Thyreostat®), in leichten Fällen Beginn mit 3 × 5 mg/d p. o.; schwere Fälle 3 × 10 mg/d; bei Erreichen einer Euthyreose schrittweise Dosisreduktion bis zu einer Einzeldosierung von 2,5 mg/d p. o.; wöchentliche Kontrolle des Differentialblutbildes erforderlich (Gefahr der Agranulozytose); bei Unverträglichkeit Wechsel auf ein anderes Thyreostatikum, z. B. Propythiouracil (Propycil®), 3 × 100 mg/d p. o.; postoperativ wird die Therapie abgesetzt; **b)** nicht kardioselektive Beta-Rezeptoren-Blocker zur Dämpfung sympathikotoner Reaktionen und zur Hemmung der peripheren Konversion von T_4 zu T_3; z. B. Propranolol (Dociton®, Obsidan®), 4 × 20–40 mg/d p. o. für 5–10 Tage; **c)** Plummerung: kurzzeitige Iodmedikation bei

S

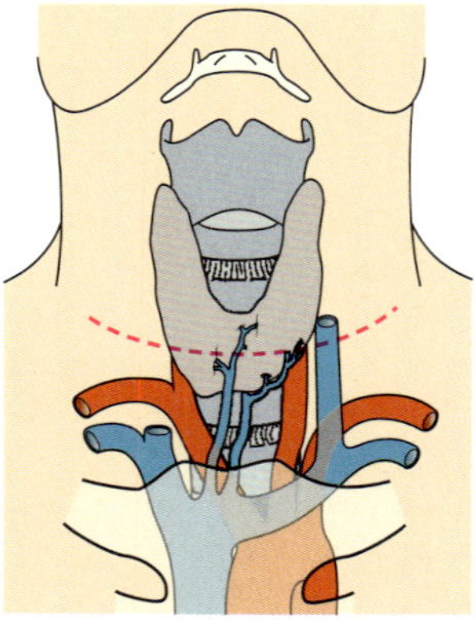

Schilddrüsenchirurgie Abb. 1: Operationszugang (Kragenschnitt nach Kocher)

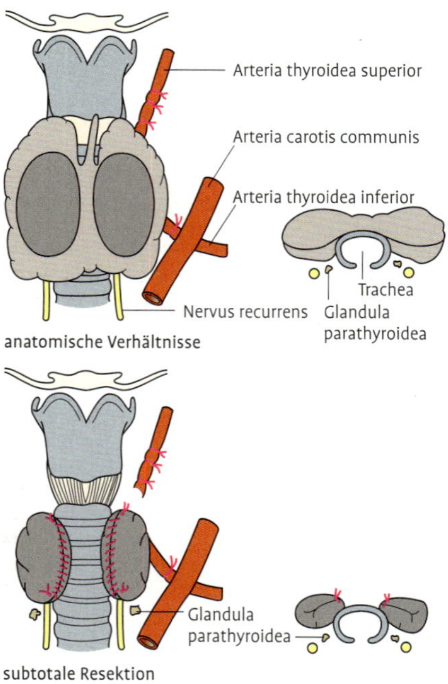

Schilddrüsenchirurgie Abb. 2: subtotale Resektion

schwerer (nicht iodinduzierter) Hyperthyreose, wenn noch keine euthyreote Stoffwechsellage erreicht ist; 5 %ige Lugol-Lösung in aufsteigender Dosierung: 3 × 13; 3 × 21; 3 × 23; 3 × 27; 3 × 30 Tr./d; frühester Operationstermin am 6. Tag, spätester am 8. Tag; cave: der Effekt der Iodblockade hält nur 5–10 Tage an; daher muss nach wenigen Tagen die Schilddrüsenresektion durchgeführt werden, andernfalls droht eine thyreotoxische Entgleisung. **Verfahren: 1. allgemeines Vorgehen:** Zugang durch Kocher-Kragenschnitt in einer Hautfalte ca. 2 cm oberhalb des Jugulums (s. Abb. 1); i. d. R. Darstellung bzw. Neuromonitoring der Nervi recurrentes, um deren Verletzung zu vermeiden; Darstellung der 4 Epithelkörperchen, um sie nicht unbeabsichtigt mitzuentfernen; sorgfältige Unterbindung und Durchtrennung der oberen Polgefäße und Ligatur der Arteriae thyroideae inferiores; der Eingriff wird mit einer kosmetisch günstigen Intrakutannaht abgeschlossen. **2. spezielle Verfahren: a)** Exstirpation eines Knotens mit umgebendem Schilddrüsengewebesaum (wichtig für die histologische Untersuchung, um die Abgrenzung gegenüber dem gesunden Gewebe beurteilen zu können); v. a. bei kalten Knoten; in Ausnahmefällen kann bei gesichertem autonomem Adenom in günstiger Position der isolierte abgekapselte Knoten ohne Gewebesaum enukleiert werden. **b)** subtotale Resektion (s. Abb. 2): ein- oder beidseitige Resektion einschließlich sämtlicher knotiger Strukturen; bei euthyreoter Struma werden dorsal Parenchymreste von 2–4 ml belassen; bei Hyperthyreose wird das Organ je nach Funktionslage und Schwere des Krankheitsbildes auf noch kleinere Reste (0,5–2 ml; entspr. sog. Near-Totalresektion) reseziert; **c)** Thyroidektomie: komplett oder einseitig (Hemithyroidektomie) oder als Lobektomie; Entfernung der Schilddrüse unter Einschluss der regionären Lymphknoten bei Schilddrüsenmalignom*; **d)** Mediastinotomie: bei weit nach retrosternal reichender, intrathorakaler Struma oder fortgeschrittenem Malignom muss die Schilddrüsenoperation bis ins obere Mediastinum erweitert werden; das Sternum wird partiell oder in ganzer Ausdehnung in der Mitte längs gespalten (selten indiziert); s. Tab.; **Nachbehandlung: 1.** Laryngoskopie unmittelbar im Anschluss an die Operation (Ausschluss einer Rekurrensparese); **2.** Kontrolle der Wunde und der Redon-Drainagen (Nachblutungsgefahr, ca. 1 %); **3.** Kontrolle der Calciumkonzentration im Serum (cave: Tetanie); **4.** pharmakologische Thromboseprophylaxe; **5.** eine postoperative Hypothyreose ist abhängig von der Schilddrüsenerkrankung und dem Ausmaß der Organresektion (5–50 %); Rezidivprophylaxe und Therapie der Unterfunktion erfordern eine lebenslange Substitution mit Thyroxin als T_4 (z. B. L-Thyroxin-Henning®), 75–150 µg/d p. o.; hyperthyreote Basedow-Struma, autonome Struma und autonomes Adenom sind von der Prophylaxe ausgeschlossen. **Ergebnisse:** Letalität bei gut vorbereiteten Patienten und blutungsarmer Operationstechnik gegen Null; Rekurrensparese bei Strumaresektion in 1–5 %, Hypoparathyroidismus in 0,5 %, bei Thyroidektomie in ca. 3 % der Fälle.

Komplikationen: 1. Nachblutung (Gefahr der Trachealkompression); **2.** Rekurrensparese; sofort einzuleitende Pharmakotherapie mit Prednison (z. B. Decortin®), 3 × 50 mg/d i. v. an Tag 1, dann

Schilddrüsenchirurgie
Operationsvorbereitung und Verfahren

Diagnose	spezielle Operationsvorbereitung	Operationsverfahren
blande (euthyreote) Struma	keine	subtotale Resektion (sämtliche Knoten entfernen), ggf. Near-Totalresektion beidseits
Hyperthyreose (Basedow-Krankheit, autonomes Adenom)	Thyreostatika, Plummerung, Beta-Rezeptoren-Blocker	Near-Totalresektion bis auf kleine Reste, Exstirpation (bei Adenom)
kalter Knoten	ggf. präoperative Zytologie	Exstirpation, intraoperativ histologische Schnellschnittuntersuchung
follikuläres Adenom	keine	Enukleation bei günstiger Lage oder Exstirpation
Thyroiditis		
akute (Abszess)	keine	Abszesseröffnung
subakute (de Quervain)	keine	subtotale oder Near-Totalresektion (selten erforderlich)
chronische (Hashimoto)	keine	subtotale oder Near-Totalresektion (selten erforderlich)
fibröse (Riedel)	keine	subtotale oder Near-Totalresektion (selten erforderlich)
Rezidivstruma	keine	nur bei Malignitätsverdacht Nachresektion, erhöhte Gefahr der Rekurrensparese
Schilddrüsenmalignom	Punktionszytologie	Thyroidektomie mit zentraler Lymphknotendissektion

3 × 5 mg/d p. o.; Calcium, 2 × 1 g/d langsam i. v.; Diazepam (z. B. Valium®), 3 × 5 mg/d p. o.; bei beidseitiger Rekurrensparese oder Versagen dieser Maßnahmen muss reintubiert oder tracheotomiert werden. Durch logopädische Sprachschulung kann der Stimmausfall meist gut kompensiert werden. **3.** postoperative Tetanie: im akuten tetanischen Anfall Therapie mit Calciumgluconat (10–20 %), 10 ml i. v., Dauertherapie mit Vitamin D_3, 100 000–400 000 IE oder Dihydrotachysterol (z. B. AT-10®), 0,5–4 mg/d p. o.; gleichzeitig Gabe von Calcium-Brausetabletten; **4.** postoperative hyperthyreote Krise: intensivmedizinische Betreuung; Behandlung mit **a)** Thyreostatika: Thiamazol (z. B. Favistan®), initial 80 mg i. v., dann als Dauerinfusion 160–240 mg in 1–2 Stunden; **b)** Proloniumiodid (Endojodin®), 3–5 Amp. i. v.; **c)** Sympatholytika: Reserpin, 4–7 × 1 mg i. m.; Propranolol (z. B. Dociton®), 3 × 40 mg/d p. o.; **d)** allgemeine Maßnahmen: Flüssigkeits- und Elektrolytbilanzierung, Sedierung, Digitalisierung, Antibiotika, Glukokortikoide, künstliche Hibernation; evtl. Plasmapherese, Peritonealdialyse.

Arbeitsunfähigkeit: Da die Schilddrüsenresektion einen Eingriff in das Hormonsystem bedeutet, ist die Rekonvaleszenz etwas verlängert; Arbeitsunfähigkeit für ca. 2 Wochen.

Hinweis: **1.** Besteht intraoperativ der Verdacht auf Malignität (makroskopische Auffälligkeiten, Verwachsungen, Konsistenzvermehrung, kalte Knoten, verdächtige Zytologie, Onkozytom), ist eine intraoperative Schnellschnittuntersuchung grundsätzlich indiziert. Sollte nach Eingang des definitiven histologischen Befundes eine Restthyroidektomie erforderlich sein, sollte diese unverzüglich, d. h. möglichst am Folgetag vorgenommen werden (wegen Gefahr der Rekurrensverletzung). **2.** Derzeit besteht Tendenz zu radikaleren Operationsverfahren (Near-Totalresektion beidseits, Hemithyroidektomie und subtotale Resektion der Gegenseite) zur Rezidivprophylaxe bei Knotenstruma.

Literatur: **1.** Schilddrüse Kap. 2. In: Siewert, J. R.; Rothmund, M.; Schumpelick, V. (Hrsg.): Praxis der Viszeralchirurgie. Endokrine Chirurgie. 2. Aufl. Berlin, Heidelberg, New York: Springer, 2006; **2.** Junginger, Th.; Niemann, U.: Maligne Tumoren der Schilddrüse. In: Becker, H.-D. et al. (Hrsg.): Chirurgische Onkologie. Stuttgart, New York: Thieme, 2002; **3.** Röher, H. D. et al.: Leitthema: Operative Technik - Schilddrüsenchirurgie. Chirurg 70: 969–1010 (1999); **4.** Hörmann, R.: Schilddrüsenkrankheiten. Leitfaden für Praxis und Klinik. Berlin: Blackwell, 1998.

Autor: R. Pfitzmann.

Schilddrüsenhormon: s. Levothyroxin.

Schilddrüsenmalignom: maligner Tumor der Schilddrüse; Vorkommen in jedem Alter, v. a. bei Frauen; Prävalenz ca. 1 % aller Malignome; **Einteilung:** **1.** epitheliale Tumoren: follikuläres, papilläres, Plattenepithel-, undifferenziertes (anaplastisches) und medulläres (C-Zell-)Karzinom; **2.** nichtepitheliale Tumoren: z. B. Fibrosarkom; **3.** sonstige Tumoren: Karzinosarkom, malignes Hämangioendotheliom, malignes Lymphom, Teratom; **Metastasierung:** lokal-infiltrierend, hämatogen

S

und lymphogen; bei differenziertem Karzinom ist die lokoregionäre Metastasierung im frühen Tumorstadium und beim jungen Menschen nicht unbedingt Ausdruck eines aggressiven Tumorwachstums. **Prognose:** Die Prognose ist abhängig von Histologie, Tumorgröße, Metastasierungsgrad, Radikalität des operativen Eingriffs und Alter des Patienten. Fünf-Jahres-Überlebensrate bei differenziertem Karzinom (papillär, follikulär) 90 %, bei okkultem Schilddrüsenmalignom (Zufallsbefunde bei Strumaresektion) 99 %, bei extrathyroidalem Wachstum (T 4, s. TNM-Klassifikation) ca. 70 %, bei undifferenziertem Schilddrüsenmalignom <10 %, bei medullärem Karzinom 70–80 %; insgesamt günstiger bei jüngeren Patienten.

Behandlungsindikation: anzustreben ist eine interdisziplinäre Abstimmung des gesamten Therapieregimes einschließlich der Chirurgie, der nuklearmedizinischen Therapie, ggf. der Strahlentherapie und der Pharmakotherapie: radikale oder zumindest palliative operative Entfernung des Tumors mit seinen lokoregionären Metastasen in Kombination mit adjuvanter pharmakologischer, nuklearmedizinischer bzw. Strahlentherapie (s. Tab.).

Operative Therapie: Schilddrüsenchirurgie* unter Einsatz einer Sonde zum Neuromonitoring zum intraoperativen Schutz des Nervus recurrens: **1.** Thyroidektomie (s. Abb. 1) mit zentraler Lymphknotendissektion (Regeleingriff) bei papillärem (>2 cm bzw. >T 2, s. TNM-Klassifikation), multifokalem papillärem Karzinom jeder Größe, bei follikulärem, medullärem sowie undifferenziertem Karzinom nur ohne organüberschreitendes Wachstum; **2.** Lobektomie oder Hemithyroidektomie bei solitärem papillärem Karzinom ≤1 cm ohne Hinweis auf Lymphknotenmetastasen; wird nach beidseitiger subtotaler Resektion einer Struma* zufällig ein solitäres papilläres Karzinom im Präparat entdeckt (≤1 cm), ist bei Fehlen von Lymphknotenmetastasen keine Nachoperation erforderlich, bei papillären Karzinomen mit einer Größe von 1-2 cm sollten die Vorteile und Risiken eines erneuten Eingriffes mit dem Patienten besprochen werden; **3.** Lymphknotendissektion: Entfernung der zentralen (Gruppen 1, 2, 8), lateralen (Gruppen 3–7) und mediastinalen Lymphknotenkompartimente (s. Abb. 2); die Lymphknotengruppen 1 und 2 werden nur bei Befall, nicht prophylaktisch entfernt; **4.** multiviszerale Eingriffe: nur bei differenziertem Karzinom ist die zusätzliche Resektion infiltrierter Nachbarstrukturen (Ösophagus, Trachea, Gefäße) sinnvoll, wenn damit eine R_0-Resektion erreichbar erscheint. **Komplikation:** s. Struma; **Nachbehandlung:** postoperative Pharmakotherapie mit L-Thyroxin: **1.** bei papillärem oder follikulärem Karzinom in TSH-suppressiver Dosierung (basaler TSH-Wert <0,1 µU/l) bei Tumorstadion >T1; **2.** bei wenig differenziertem Karzinom in einer Dosierung, die einen niedrignormalen TSH-Wert ergibt; **3.** bei C-Zell- und undifferenziertem Karzinom Substitution in individueller Dosierung, Überwachung der Therapie anhand der Konzentrationen von basalem TSH und Gesamt- oder freiem Triiodthyronin.

Strahlentherapie: **1. Radioiodtherapie:** nach Thyroidektomie und Ganzkörperszintigraphie zur Zerstörung von restlichem Schilddrüsengewebe (z. B. Lobus pyramidalis) und Nachweis oder Ausschluss speichernder Metastasen; indiziert bei allen papillären und follikulären Karzinomen nach Thyroidektomie (Anstieg des basalen TSH-Spiegels >30 µU/l durch Schilddrüsenhormonentzug und seit neuem durch eine zweitägige Behandlung mit rekombinantem TSH intramuskulär verabreicht) bei Tumorstadien T3 und T4, Lymphknotenbeteiligung oder Fernmetastasen; bei Tumoren >1 cm, T2-Tumoren, fehlender Lymphknotendissektion oder Alter <18 Jahren besteht keine absolute Indikation zur Radioiodtherapie; nicht erforderlich ist die Radioiodtherapie bei papillärem Karzinom (<1 cm) nach eingeschränkter Radikalität sowie medullärem und undifferenziertem Karzinom; Vermeidung einer Iodkontamination (iodhaltige Arzneimittel, Röntgenkontrastmittel) vor Radioiodtherapie, um eine optimale Speicherung des ^{131}Iod zu ermöglichen; Einsatz von rekombinantem TSH, um die Radioiodaufnahme in die Schilddrüse unabhängig von der Herbeiführung einer Hypothyreose zu erreichen; **2. perkutane Strahlentherapie:** indiziert bei undifferenziertem, auf die Schilddrüse beschränktem Karzinom (nach Thyroidektomie) oder bei Tumorrest (R_1- oder R_2-Resektion) eines differenzierten Karzinoms, der durch Zweitoperation bzw. Radioiodtherapie nicht zu entfernen ist; Regeldosis 50–60 Gy im Bereich der regionalen Lymphabflusswege und 60–66 Gy im sog. Schilddrüsenbett; bei primärem Non*-Hodgkin-Lymphom der Schilddrüse perkutane Bestrahlung mit kurativer Zielsetzung; die Dosis für niedrigen Malignitätsgrad beträgt 36–40 Gy, für hohen Malignitätsgrad 46–50 Gy; **3. adjuvante perkutane Strahlentherapie:** bei organüberschreitendem Wachstum eines differenzierten oder undifferenzierten Schilddrüsenkarzinoms; nicht erforderlich bei differenziertem Karzinom, das radikal operiert und adäquat mit Radioiod behandelt wurde; bei medullärem Karzinom ist die Wirksamkeit nicht erwiesen.

Sonstige Maßnahmen: Tumornachsorge bei differenziertem Karzinom (Basisprogramm): **1.** halbjährlich, nach 10 Jahren jährlich: Anamnese und klinischer Befund, Sonographie des Halses, Bestimmung von Tumormarkern (Thyreoglobulinkonzentration bei follikulärem oder papillärem Karzinom; Calcitonin bei medullärem Karzinom); **2.** Röntgen-Thorax (alle 2 Jahre); **3.** Ganzkörperszintigraphie 3–4 Monate nach Radioiodtherapie sowie 1 Jahr danach; bei erhöhtem Risiko weiterhin alle 2 Jahre. Die Tumornachsorge hat bei Schilddrüsenmalignom besondere Relevanz, da Rezidive und Metastasen durchaus noch erfolg-

Schilddrüsenmalignom
Therapeutisches Vorgehen

Karzinomtyp	operative Therapie	postoperative Therapie
papilläres Karzinom (Ø <1 cm)	Hemithyroidektomie	evtl. L-Thyroxin in TSH-suppressiver Dosierung
papilläres Karzinom (Ø >2 cm)	Thyroidektomie und zentrale Lymphknotendissektion (keine generelle Empfehlung zur zentralen Lymphknotenentfernung) bei palpablen bzw. sonographisch auffälligen Lymphknoten zusätzlich laterale Dissektion	Radioiodtherapie (nach Ganzkörperszintigraphie) bei unvollständiger Resektion perkutane Stahlentherapie
papilläres Karzinom (Ø 1–2 cm)	im Gespräch mit dem Patienten Vorteile und Risiken einer erneuten Operation[1] mit Thyroidektomie und zentraler Lymphknotendissektion besprechen; bei Ersteingriff Thyreoidektomie und zentrale Lymphknotendissektion, bei palpablen bzw. sonographisch auffälligen Lymphknoten zusätzlich laterale Dissektion	Radioiodtherapie empfohlen bei erfolgter Thyroidektomie und Tumorstadium T1 >1 cm und T2, N0, M0, fehlender Lymphknotendissektion und Alter <18 Jahren
follikuläres Karzinom (Ø <1 cm)[1]	keine Thyroidektomie als Zweiteingriff erforderlich (wenn die Lymphknoten nicht befallen sind)	L-Thyroxin in TSH-suppressiver Dosierung empfohlen
follikuläres Karzinom (Ø 1–2 cm)	im Gespräch mit dem Patienten Vorteile und Risiken einer erneuten Operation[1] mit Thyroidektomie und zentraler Lymphknotendissektion besprechen; Indikation jedoch großzügiger stellen gegenüber papillärem Karzinom; bei Ersteingriff Thyreoidektomie; zentrale Lymphknotendissektion wird derzeit befürwortet kann jedoch nicht generell empfohlen werden; bei palpablen bzw. sonographisch suspekten Lymphknoten zusätzlich laterale Lymphknostendissektion	Radioiodtherapie empfohlen bei T1 >1 cm und T2, N0, M0, fehlender Lymphknotendissektion und Alter <18 Jahren
follikuläres Karzinom (Ø >2 cm)	Thyroidektomie; eine zentrale Lymphknotendissektion wird derzeit befürwortet; bei palpablen bzw. sonographisch suspekten Lymphknoten zusätzlich laterale Dissektion	Indikation zur Radioiodtherapie wie bei papillärem Schilddrüsenkarzinom (nach Ganzkörperszintigraphie); Indikation aber großzügiger stellen; L-Thyroxin in TSH-suppressiver Dosierung
medulläres Karzinom (syn. C-Zell-Karzinom)	sporadisch aufgetreten: Thyroidektomie und zentrale und ipsilaterale Lymphknotendissektion familiäre Genese: Thyroidektomie und (obligat) zentrale und laterale Dissektion durch Gen-Screening diagnostiziert: Thyroidektomie und zentrale Dissektion	bei positivem Calcitonin-Nachweis erneute Lokalisationsdiagnostik, bei nicht operablem metastasiertem Tumor ggf. Einsatz von in Entwicklung befindlichen Therapien (z. B. Multikinase-Inhibitoren); Radioiodtherapie meist nicht indiziert
undifferenziertes Karzinom[2]	Thyroidektomie und zentrale und laterale Lymphknotendissektion	perkutane Strahlentherapie

[1] Zufallsbefund im Schilddrüsenresektat;
[2] ohne Organüberschreitung

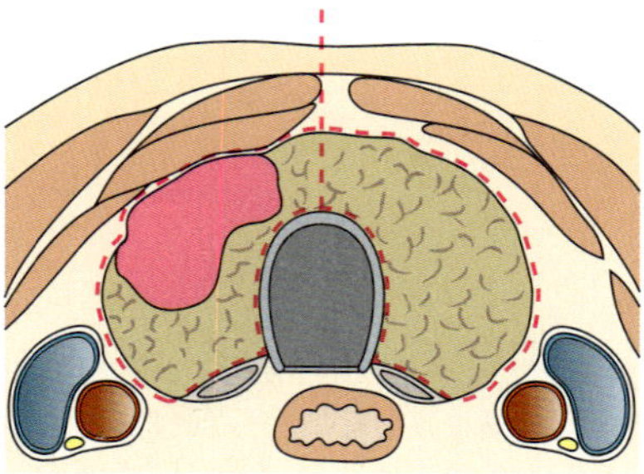

Schilddrüsenmalignom Abb. 1: extrakapsuläre Thyroidektomie (Radikaloperation)

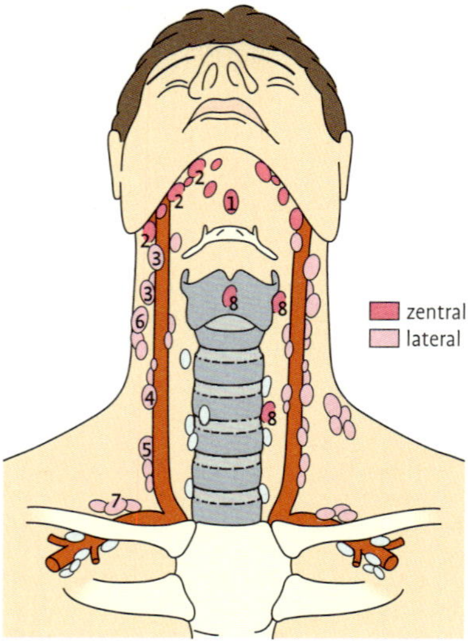

Schilddrüsenmalignom Abb. 2: regionäre Lymphknoten (nach UICC)

S

reich behandelt werden können, wenn sie rechtzeitig erfasst werden.

Arbeitsunfähigkeit: nach Entlassung aus der Klinik ca. 4 Wochen; ggf. Rehabilitationsmaßnahmen; danach ist der Patient wieder voll arbeitsfähig, sofern kein Rezidiv oder Metastasen auftreten.

Neuentwicklung: Neue Multikinase-Inhibitoren sind in Erprobung.

Selbsthilfe: 1. Deutsche Krebshilfe e. V., Buschstr. 32, 53113 Bonn, Tel. 0228 729900, Fax 0228 7299011; E-Mail: deutsche@krebshilfe.de, Homepage: http://www.krebshilfe.de; 2. Krebsinformationsdienst (KID), Im Neuenheimer Feld 280, 69120 Heidelberg, Tel. 0800 4203040; E-Mail: krebsinformationsdienst@dkfz.de, Homepage: http://www.krebsinformation.de; 3. Ohne Schilddrüse leben e. V. (Bundesweites Selbsthilfe-Forum Schilddrüsenkrebs), Rungestr. 12, 10179 Berlin, Tel. 01805 646373; E-Mail: info@sd-krebs.de, Homepage: http://www.sd-krebs.de.

Literatur: **1.** Pacini, F. et al.: European consensus for the management of patients with differentiated thyroid carcinoma of the follicular epithelium. Eur J Endocrinol 174: 787–803 (2006); **2.** Schlumberger, M. et al.: Follow-up of low-risk patients with differentiated thyroid carcinoma: A European perspective. Eur J Endocrinol 150: 105–112 (2004); **3.** Timmermann, W. et al.: Zuverlässigkeit und Konsequenzen des intraoperativen Neuromonitorings in der Schilddrüsenchirurgie Chirurg 75: 916–922 (2004); **4.** Woodmansee, W. W.; Haugen, B. R.: Uses for recombinant human TSH in patients with thyroid cancer and nodular goiter. Clin Endocrinol 61 (2): 163–173 (2004).

Autoren: M. Schott, W. A. Scherbaum.

Schilddrüsenüberfunktion: s. Basedow-Krankheit; Hyperthyreose.

Schilddrüsenunterfunktion: s. Hypothyreose; Hypothyreose, konnatale.

Schilddrüsenvergrößerung: s. Struma.

Schistosomiasis: s. Anthelminthika; Trematodeninfektion.

Schizophrenie: Form der körperlich nicht begründbaren Psychose mit Störungen, die das Empfinden und Wahrnehmen, Vorstellungen und Denken, Fühlen und Werten, Streben und Wollen sowie das Ich-Erleben betreffen (K. Schneider). **Einteilung:** paranoid-halluzinatorische Schizophrenie (häufigste Form, 60–70 %), hebephrene Schizophrenie, katatone Schizophrenie (s. Katatonie), undifferenzierte Schizophrenie, schizophrenes Residuum, Schizophrenia simplex; **Diagnose:** nach ICD 10 muss für die Diagnosestellung mind. 1 Symptom folgender **Störungen** vorhanden sein: **1.** Ich-Störungen (z. B. Gedankenlautwerden oder Gedankenausbreitung); **2.** Beeinflussungswahn, Gefühl des Gemachten; **3.** kommentierende oder dialogische Stimmen; **4.** anhaltender unrealistischer Wahn (z. B. der, eine religiöse Persönlichkeit zu sein oder übermenschliche Kräfte zu besitzen); außerdem mindestens 2 der folgenden **Symptome:** **1.** anhaltende Halluzinationen jeder Sinnesmodalität; **2.** Denkstörungen (z. B. Zerfahrenheit); **3.** katatone Symptome (z. B. Erregung oder Stupor); **4.** „negative“ Symptome (z. B. Apathie, verflachte Affekte). **Verlauf:** Erkrankungsbeginn meist zwischen dem 20. und 30. Lebensjahr; i. d. R. handelt es sich um eine in Schüben rezidivierend verlaufende (ca. zwei Drittel der Erkrankungen) oder um eine chronisch-persistierende Erkrankung (20–25 %) mit zunehmender Beeinträchtigung. In ca. 10–15 % tritt im Leben eines Menschen eine derartige Erkrankung nur einmal auf. **DD:** Ausgeschlossen werden muss eine organische Erkrankung als Ursache (z. B. Hirntumoren*) oder eine Intoxikation (z. B. Drogenintoxikation*).

Behandlungsindikation: 1. Die Behandlung sollte so früh wie möglich beginnen, da dadurch die Kurz- und Langzeitprognose verbessert wird. Durch eine schizophrene Erkrankung kommt es zu einer Verzerrung der Wahrnehmung der Realität, was zu schweren Selbst- oder Fremdgefährdungen führen kann. Da Spontanremissionen sehr selten sind, ist eine dringende Behandlungsindikation gegeben. In der akuten Krankheitsphase besteht meist keine Krankheitseinsicht, so dass bei akuter Selbst- oder Fremdgefährdung eine Behandlung auch gegen den Willen des Erkrankten durchgeführt werden muss (über Betreuungs- oder PsychischKrankenGesetze). 2. Eine Langzeitbehandlung ist angezeigt, da eine persistierende schizophrene Erkrankung oder ein Rückfall in eine akute Erkrankungsphase die Gefahr erheblicher Selbstgefährdung (schizophrene Erkrankungen sind die zweithäufigste Ursache für Suizide) und Fremdgefährdung (z. B. Angriffe auf vermeintliche Verfolger) mit sich bringen und in einem Großteil der Fälle zu sozialer Desintegration führen.

Pharmakotherapie: In vielen kontrollierten Studien erwiesen sich Neuroleptika* als die weitaus effektivsten Therapeutika gegenüber anderen Therapieverfahren wie Elektrokrampftherapie und verschiedene Psychotherapieverfahren. Bewährt haben sich unter den typischen Neuroleptika Perphenazin, Fluphenazin oder Haloperidol; unter den atypischen Neuroleptika Amisulprid, Clozapin, Olanzapin, Quetiapin, Risperidon, Ziprasidon und als Depotpräparate Flupentixoldecanoat, Fluphenazindecanoat, Haloperidoldecanoat und Risperidon (s. Tab. 1). Aripiprazol ist eine Substanz der sog. 3. Generation der Neuroleptika (Dopamin-D_2-Partialagonismus), die v. a. die Negativsymptomatik günstig beeinflusst und zu keiner Gewichtszunahme führt. 1. **Akutbehandlung**: Der Unterschied zwischen den Wirkungen der klassischen hoch- und niederpotenten Neuroleptika liegt weniger in ihrer antipsychotischen Tendenz als vielmehr in den UAW; bei hochpotenten Neuroleptika frühe Dyskinesien und Dystonien, Parkinson-Syndrom, Akathisie (Bewegungsunruhe), selten malignes neuroleptisches Syndrom, bei Langzeitbehandlung späte Hyperkinesen; bei niederpotenten Neuroleptika anticholinerge UAW (z. B. Miktionsstörungen, Obstipation, Akkommodationsstörungen) und sedierende Eigenschaften bis hin zu störender Antriebsreduzierung. Bei der pharmakologischen neuroleptischen Therapie sollte immer so niedrig wie möglich dosiert werden, um UAW zu vermeiden. Bei sehr akuten Erkrankungen mit großer Erregung und Gespanntheit muss schnell und hochdosiert parenteral behandelt werden (s. Katatonie). Heutzutage werden zunehmend atypische Neuroleptika sowohl in der Akutbehandlung wie zur Rückfallprophylaxe eingesetzt. Sie zeichnen sich insgesamt durch eine bessere Verträglichkeit aus, weil sie keine oder nur in geringem Maße extrapyramidal-motorische UAW entfalten; Nachteile: teilweise erhebliche Gewichtszunahme, starke anticholinerge UAW bis hin zu Delir und Krampfanfall sowie eine leicht erhöhte Rate von Blutbildveränderungen (speziell Clozapin). 2. **Rezidivprophylaxe**: Bei der rezidivprophylaktischen Langzeitmedikation kann die Dosis der Neuroleptika deutlich gegenüber der in der Akutbehandlung notwendigen Dosis reduziert werden. Eingesetzt werden können alle Neuroleptika, die auch in der Akuttherapie wirksam sind. Orale Neuroleptika bieten in der Langzeittherapie den Vorteil, dass der Patient autonomer mit der Medikation umgehen kann; Depotpräparate müssen nur alle 1–4 Wochen injiziert werden, Non-Compliance des Patienten kann sofort erkannt werden. **Dosierung:** s. Neuroleptika (Tab. dort).

Schizophrenie Tab. 1
Anwendungen in der Akut- und Langzeittherapie

Akuttherapie mit typischen Neuroleptika:
Fluphenazin (z. B. Dapotum®)
Haloperidol (z. B. Haldol®-Janssen)
Perphenazin (z. B. Decentan®)
Akut- und Langzeittherapie mit atypischen Neuroleptika:
Amisulprid (z. B. Solian®)
Aripiprazol (ABILIFY®)
Clozapin (z. B. Leponex®)
Olanzapin (ZYPREXA®)
Quetiapin (Seroquel®)
Risperidon (Risperdal®)
Ziprasidon (ZELDOX®)
Langzeittherapie mit Depot-Präparaten:
Flupentixoldecanoat (Fluanxol®-Depot)
Fluphenazindecanoat (z. B. Lyogen®-Depot)
Haloperidoldecanoat (Haldol®-Janssen Decanoat)
Risperidon (RISPERDAL® COSTA®)

Psychotherapie: 1. Psychotherapeutische Verfahren i. e. S. sind bei der Behandlung schizophrener Erkrankungen wenig hilfreich. 2. Wichtig ist das therapeutische Milieu in der Klinik, in dem die Patienten behandelt werden. In dem inneren Chaos, in dem sie leben, benötigen die Patienten ein strukturiertes, klar gegliedertes Behandlungsmilieu mit klar strukturiertem Tagesablauf, eindeutiger Rollendefinition im Behandlungsteam und gegenüber den Patienten. Eine therapeutische Gemeinschaft mit einem permissiven Laisser-faire-Stil und einer Rollendiffusion (z. B. mit Unklarheit, was zu tun ist, oder wer der verantwortliche Arzt ist) führt zu einer Verunsicherung des Patienten. 3. Selbstverständlich muss ein psychotherapeutisches Basisverhalten sein, durch das sich der Patient von seinen Behandlern angenommen und verstanden fühlt und in dem mit ihm die auslösenden Schwierigkeiten besprochen werden. **4.** Konzentrationstraining bei Konzentrationsstörungen; bei Schwierigkeiten in alltäglichen Dingen (z. B. Behördengänge, Haushaltsführung, Aufhalten in der Öffentlichkeit) Durchführung von lebenspraktischen Übungen (z. B. Kochgruppen, Kosmetikkurse, Training sozialer Fähigkeiten, Selbstsicherheitstraining); diese Rehabilitationsmaßnahmen müssen möglichst bald zu Beginn der stationären Behandlung durchgeführt werden und münden in Arbeitstrainingsmaßnahmen, die in den nachfolgenden speziellen rehabilitativen Institutionen fortgeführt werden. **5.** Verhaltenstherapeutisch ausgerichtete Verfahren der Familientherapie* tragen zum Abbau einer evtl. hoch aufgeladenen emotionalen in eine sachlichere Familienatmosphäre bei. **6.** Als besonders wichtig werden psychoedukative Maßnahmen angesehen, mit deren Hilfe der Patient lernt, Merkmale seiner Erkrankung zu erkennen, um mit ihnen umgehen zu können (s. Coping).

Sonstige Maßnahmen: **1.** Ergotherapie mit Anleitung zu künstlerischen und handwerklichen Tätigkeiten, bei denen der Patient oft nach langer Zeit wieder Erfolgserlebnisse haben und bei Gruppenarbeiten in Beziehung zu den Mitpatienten treten kann; **2.** physiotherapeutische bzw. sportliche Aktivitäten zur Normalisierung des gestörten Körpererlebens; **3.** Musiktherapie zur Förderung von Kommunikation und Kreativität; **4.** Unabdingbar sind intensive Gespräche mit dem Patienten und seinen Angehörigen über die Art der Erkrankung, ihre Entstehung und Behandlung, insbes. über Frühwarnzeichen, die einen Rückfall signalisieren. Angehörigengruppen und Gruppen von Betroffenen können hier einen wertvollen Beitrag leisten. **5.** Bei therapieresistenter Schizophrenie gilt auch heute noch die Elektrokrampftherapie als eine Methode der Wahl; allerdings erst nach Ausschöpfung aller anderen Therapiemöglichkeiten.

Therapeutischer Stufenplan: Vorgehen bei akuter schizophrener Episode: s. Tab. 2.

Eigenbehandlung: Rückfallprovozierende Faktoren, z. B. Drogenkonsum (Cannabis, Halluzinogene, Amphetamine, Alkohol) und Schlafdefizit sollten vermieden werden.

Arbeitsunfähigkeit: nach Krankenhausbehandlung wegen schizophrener Erkrankung 2–4 Wochen; je nach Ausmaß der weiterbestehenden Beeinträchtigungen oder einer postpsychotischen Depression evtl. länger.

Hinweis: **1.** Die Behandlung mit Vitaminen, die v. a. von einigen Zentren in den USA empfohlen werden, hat sich nicht bewährt. **2.** Hirnchirurgische Eingriffe haben keine Berechtigung mehr. **3.** Maßnahmen wie Ruhe und Kuren i. R. der Langzeittherapie sind nicht indiziert.

Selbsthilfe: **1.** Kompetenznetz Schizophrenie; Klinik und Poliklinik für Psychiatrie und Psychotherapie der Heinrich-Heine Universität / Rheinische Kliniken Düsseldorf, Bergische Landstr. 2, 40629 Düsseldorf, Tel. 0211 9222770, Fax 0211 9222780; E-Mail: info@kompetenznetz-schizophrenie.de, Homepage: http://www.kompetenznetz-schizophrenie.de; **2.** Bundesverband Psychiatrie-Erfahrener (BPE) e.V., Wittenerstr. 87, 44789 Bochum, Tel. 0234 68705552, Fax. 0234 6405102; E-Mail: kontakt-info@bpe-online.de, Homepage: http://www.bpe-online.de.

Schizophrenie Tab. 2
Therapeutischer Stufenplan bei akuter Episode

perakute Erkrankung mit starker Gefährdung von Patient und Umwelt:

Haloperidol (z. B. Haldol®-Janssen), 5–10 mg i. v.

u. U. kombiniert mit Diazepam (z. B. Valium®), 5–10 mg i. v.

ggf. mehrmals täglich bis zur Beruhigung des Patienten

akute Schizophrenie ohne starke Erregung:

Perazin (z. B. Taxilan®), initial 50–100 mg/d p. o., stufenweise Aufdosierung bis auf 400–600 mg/d,
oder
Haloperidol (z. B. Haldol®-Janssen), initial 5 mg/d p. o., stufenweise Aufdosierung in 5 mg-Schritten/d bis auf 15–20 mg/d (max. 30 mg/d)

alternativ:

Umstellung auf atypische Neuroleptika, z. B. Olanzapin (ZYPREXA®), initial 5 mg/d p. o., stufenweise Aufdosierung in 5 mg-Schritten/d bis auf ca. 20 mg/d

bei Auftreten intolerabler extrapyramidaler UAW oder Therapieresistenz:

Umstellung auf Clozapin (z. B. Leponex®) überlappend mit dem vorherigen Arzneimitteln, initial 12,5 mg/d p. o., stufenweise Aufdosierung zunächst in 12,5 mg-, dann in 25 mg-Schritten/d bis auf 300–600 mg/d

Literatur: Freedman, R.: Schizophrenia. N Engl J Med 349: 1738–49 (2003).

Autoren: L. G. Schmidt, A. Pietzker.

Schläfenbeinentzündung: s. Mastoiditis.

Schlafanfälle, zwanghafte: s. Narkolepsie.

Schlafapnoesyndrom: Form der schlafbezogenen Atemstörungen mit Sistieren des Atemgasflusses an Nase und Mund bei Obstruktion der oberen Atemwege (obstruktives Schlafapnoesyndrom) oder ohne Obstruktion der oberen Atemwege (zentrales Schlafapnoesyndrom, z. B. nach Schlaganfall); s. Abb.; **Klinik:** abnorme Tagesmüdigkeit, diskontinuierliches lautes Schnarchen (bei Obstruktion der oberen Atemwege), Konzentrations- und Gedächtnisstörungen, Persönlichkeitsveränderungen (Neigung zu Depressionen), morgendlicher Kopfschmerz, Potenzstörungen; pathophy-

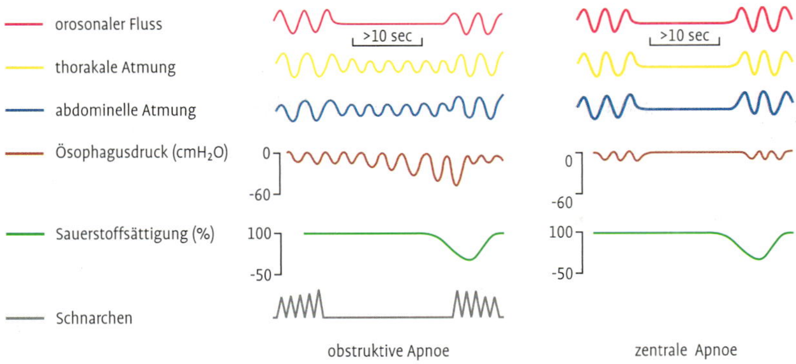

Schlafapnoesyndrom: schematische Darstellung des obstruktiven und des zentralen Schlafapnoesyndroms

siologische Folgen sind wiederholt auftretende Hypoxämien und Hyperkapnien mit konsekutiver zentralnervöser Weckreaktion, gestörte Schlafstruktur durch die Weckreaktionen (insbes. Minderung der Tief- und Traumschlafanteile), periodische Schwankungen von Pulmonalarteriendruck, arteriellem Blutdruck, Herzminutenvolumen und Herzfrequenz während der Atemstörung im Schlaf, arterielle Hypertonie* am Tag, erhöhtes Risiko eines Herzinfarktes* und eines ischämischen oder hämorrhagischen zerebralen Insultes; **Schweregrade** nach der klinischen Symptomatik: **1.** latente Form: Symptome nur sporadisch, bes. nach abendlicher Einnahme von Alkohol oder Hypnotika sowie bei behinderter Nasenatmung (Rhinitis); **2.** leichte Form: Einschlafneigung nur bei geringer psychophysischer Beanspruchung wie Fernsehen, Lesen (Monotonieintoleranz); **3.** mittelschwere Form: regelmäßige abnorme Einschlafneigung tagsüber, Abnahme der intellektuellen Leistungsfähigkeit mit Konzentrations- und Gedächtnisschwäche sowie Persönlichkeitsveränderungen und Potenzstörungen; **4.** schwere Form (Pickwick-Syndrom): zusätzlich chronische globale respiratorische Insuffizienz*, Polyglobulie, Cor* pulmonale chronicum und arterielle Hypertonie*.

Behandlungsindikation: Schlafapnoesyndrom mit einem Apnoeindex (mittlere Anzahl der Apnoeepisoden pro Stunde Schlafzeit) >20 und typischer klinischer Symptomatik; bei leichten bis mittelschweren Formen ohne klinische Symptomatik fakultativ, bes. bei Patienten mit erhöhtem kardiovaskulärem Risiko.

Pharmakotherapie: **1.** Einzige Pharmakotherapie mit vorübergehender Effizienz bei leichten Formen der obstruktiven und gemischten Schlafapnoe ist die Behandlung mit niedrig dosiertem Theophyllin* (z. B. Bronchoretard®, Bronchoretard forte®), 300–500 mg p. o. abends. **2.** Bei schweren Formen der obstruktiven Schlafapnoe mit pulmonaler Hypertonie, arterieller Hypertonie oder Rechtsherzinsuffizienz ist die entspr. Pharmakotherapie durchzuführen: s. Cor pulmonale. **3.** Bei nicht ausreichend behandelter schlafbezogener Atemstörung sollten Beta-Rezeptoren-Blocker zur Therapie der arteriellen Hypertonie wegen des Risikos nächtlicher bradykarder Herzrhythmusstörungen* nur unter entspr. Vorsichtsmaßnahmen (langzeitelektrokardiographische Kontrolle, elektrokardiographische Kontrollen im Schlaflabor) verordnet werden.

Operative Therapie: **1.** Tracheotomie*: sicherste und effektivste Therapieform des obstruktiven Schlafapnoesyndroms; sehr eingreifende Behandlungsform, nur noch bei sehr schweren Formen indiziert, bei denen eine nasale Überdruckbeatmung nicht durchführbar ist; **2.** Nasenseptumplastik und Konchotomie: bei erhöhtem nasalem Atemwegwiderstand inf. einer Nasenmuschelhyperplasie oder Nasenseptumdeviation; durch Beseitigung der nasalen Atemwegobstruktion wird eine nCPAP-Therapie oder eine nBiPAP-Therapie (s. u.) ermöglicht. **3.** Bei kraniofazialer Anomalie kann unter strenger interdisziplinärer Indikationsstellung eine maxillomandibuläre Umstellungsosteotomie in Einzelfällen empfohlen werden. **4.** Die Uvulo-Palato-Pharyngoplastik (chirurgische Erweiterung des pharyngealen Luftschlauches durch Resektion von Uvula, Tonsillen und Weichteilgeweben im Oropharynx) hat sich insbes. bei schweren Formen des obstruktiven Schlafapnoesyndroms als insuffiziente Behandlungsmethode erwiesen.

Sonstige Maßnahmen: mechanische Therapie: **1.** nasale kontinuierliche Atemwegüberdruckbeatmung (Abk. nCPAP für engl. continuous positive airway pressure), bei der dem Patienten während des Schlafes über eine dicht schließende Nasenmaske ein kontinuierlicher Luftstrom aus einem elektrisch betriebenen Druckgenerator zugeführt wird, der im Nasenrachenraum einen kontinuierlichen Überdruck erzeugt. Das ganze System wirkt als sog. pneumatische Schienung auf die Atemwege und verhindert dadurch den inspiratorischen Kollaps der oberen, nicht skelettal stabilisierten Luftwege. Das ideale Druckniveau (so hoch wie nötig, so niedrig wie möglich) wird durch stufenweise Erhöhung des Beatmungsdrucks unter polygraphischer Kontrolle im Schlaflabor ermittelt; Heimdauertherapie direkt im Anschluss an den stationären Aufenthalt. Die Behandlung muss langfristig und nach Möglichkeit jede Nacht durchgeführt werden. Trotz der apparativ aufwendigen und auf den ersten Blick eher unangenehmen Methode sind Akzeptanz und Behandlungsdisziplin gut. Bei korrekter Langzeitbetreuung werden Compliance-Raten von bis zu 90 % erreicht. NW: Austrocknen der Schleimhaut inf. kalter Beatmungsluft, Konjunktivitis bei nicht luftdicht abschließenden Gesichtsmasken, Druckstellen der Gesichtshaut, Nasenschleimhautschwellung, Lärmbelästigung durch die Druckgeneratoren, exspiratorische Druckintoleranz bei notwendigen hohen nCPAP-Drucken; **2.** BiPAP (Abk. für engl. bilevel positive airway pressure): getrennte Regelung des inspiratorischen (Abk. IPAP) und exspiratorischen Atemwegdrucks (Abk. EPAP); **a)** BiPAP-S bei obstruktivem Schlafapnoesyndrom, wenn ein Therapieversagen wegen exspiratorischer Druckintoleranz vorliegt; Umschaltung zwischen IPAP und EPAP durch geringe Änderungen des Atemgasflusses; **b)** BiPAP-S/T und BiPAP-T mit der Möglichkeit einer drucklimitierten Beatmung bei zentraler Schlafapnoe und bei gemischtförmigem Schlafapnoesyndrom mit unter CPAP weiterhin hohem Anteil zentraler Apnoen; **3.** Sauerstofftherapie: alleinige Sauerstofftherapie primär nicht indiziert; evtl. zusätzliche Sauerstoff*-Langzeittherapie bei Persistenz einer arteriellen Hypoxämie nach effektiver Behandlung einer oberen Atemwegobstruktion im Schlaf oder suffizienter Beatmungstherapie bei Hypoventilation.

Therapeutischer Stufenplan: s. Tab.

Eigenbehandlung: Gewichtsreduktion bei Adipositas*, abendliche Alkoholabstinenz und Vermeiden von sedierenden Arzneimitteln bewirken häufig eine Reduktion des Schweregrades eines gemischtförmigen oder obstruktiven Schlafapnoesyndroms. Eine manchmal wirksame Maßnahme ist auch der Versuch des Schlafens in Oberkörperhochlage und die Vermeidung der Rückenlage.

Arbeitsunfähigkeit: Bei schlafbezogenen Atemstörungen ist die Dauer der Arbeitsunfähigkeit am Schweregrad der psychischen und physischen Leistungsminderung auszurichten. Bei gegebenem Selbst- oder Fremdgefährdungsrisiko im Beruf (z. B. bei LKW-Fahrern) kann aus medizinischer Sicht vor Objektivierung der Effizienz therapeutischer Maßnahmen eine Wiederaufnahme der Berufstätigkeit nicht gestattet werden. Gesetzliche Vorschriften (wie sie z. B. für Anfallsleiden existieren) gibt es auf dem Gebiet schlafbezogener Atemstörungen noch nicht.

Hinweis: **1.** Bei Patienten mit obstruktivem Schlafapnoesyndrom kommt es häufig zu reaktiven Depressionen, die dann als Depressionserkrankung pharmakologisch oder psychotherapeutisch erfolglos behandelt werden. Die Frage nach der typischen klinischen Symptomatik des lauten, diskontinuierlichen Schnarchens führt meistens zur richtigen Diagnose. **2.** Das obstruktive Schlafapnoesyndrom kommt vereinzelt als Epiphänomen anderer internistischer, teilweise einer Kausaltherapie zugänglicher Erkrankungen (Hypothyreose, Akromegalie, Marfan-Syndrom) vor.

Schlafapnoesyndrom
Therapeutischer Stufenplan

obstruktives Schlafapnoesyndrom
- präventive Maßnahmen:
  - Gewichtsreduktion
  - Alkoholkarenz
  - Absetzen von Arzneimitteln mit sedativer oder atemdepressiver Wirkung
- Unterkieferprotrusionsschienen bei leichter Form
- CPAP- oder BiPAP-Therapie bei obstruktivem Schlafapnoe-Hypopnoe-Syndrom
- operative Erweiterung des Pharynx bei primärem Schnarchen
- maxillomandibuläre Umstellungsosteotomie bei kraniofazialer Anomalie

zentrales Schlafapnoesyndrom
- Therapie der Grunderkrankung
- Langzeitsauerstofftherapie
- kontrollierte Beatmung mit Volumen- oder Druckvorgabe, CPAP-Therapie

Neuentwicklung: **1.** Auto-CPAP: Atemwegtherapiesystem, das den Atemwegüberdruck an den oszillometrisch registrierten aktuellen Atemwegwiderstand anpasst; **2.** Bissschienen und Spangen zur Anteversion der Zunge (z. B. Snore ex®) können allgemein nicht empfohlen werden. Sie zeigen nur eine therapeutische Effizienz bei habituellem Schnarchen (ohne Obstruktion der oberen Atemwege).

Selbsthilfe: **1.** Schlafapnoe e. V., Am Burgholz 6, 42349 Wuppertal, Tel. 0202 408917, Fax 0202 4087646; E-Mail: anne-bertram@schlafapnoe-online.de, Homepage: http://www.schlafapnoe-online.de; **2.** VdK Fachverband Schlafapnoe/Chronische Schlafstörungen, Wurzerstr. 4 a, 53175 Bonn, Tel. 0228 820930, Fax 0228 8209343; E-Mail: info@vdk-schlafapnoe.de, Homepage: http://www.vdk-schlafapnoe.de.

Literatur: **1.** Deutsche Gesellschaft für Pneumologie und Deutsche Gesellschaft für Schlafforschung und Schlafmedizin: Diagnostik und Therapie schlafbezogener Atmungsstörungen beim Erwachsenen (SBAS). Pneumologie 7 (2001); **2.** Konietzko, N.; Teschler, H.; Freitag, L. (Hrsg.): Schlafapnoe. Berlin, Heidelberg, New York: Springer, 1998.

Autoren: N. Konietzko, M. Hetzel.

Schlafentzug: s. Depression, akute.
Schlafhormon: s. Melatonin.
Schlafhygiene: Lebensgewohnheiten und Verhaltensweisen, die Schlafstörungen vermeiden helfen und sich schlaffördernd auswirken; durch inadäquate Schlafhygiene kommt es zu Ein- und Durchschlafstörungen sowie zur Beeinträchtigung der Tagesbefindlichkeit. Schlafhygiene ist Voraussetzung für die Wirksamkeit aller und bes. der nichtpharmakologischen Therapieverfahren zur Verbesserung des Schlafes. Vor Beginn einer aufwendigen Diagnostik von Schlafstörungen soll daher mind. 4 Wochen lang strenge Schlafhygiene befolgt werden. Das fällt zunächst schwer, weil die Umstellung des gestörten zirkadianen Rhythmus (vgl. Rhythmusstörungen, zirkadiane) Tage bis Wochen dauern kann. Eine pharmakologische Begleittherapie ist nicht empfehlenswert, da mit der scheinbar schnellen Besserung die Motivation zur Ursachenbeseitigung der Schlafstörung entfällt.

Empfehlungen: schlafhygienische Empfehlungen umfassen Elemente zur Stimuluskontrolle, zum Schlaf-Wach-Zyklus, zur Schlafumgebung und Schlafrestriktion (s. Tab.).

Literatur: **1.** Morin, C. M. et al.: Psychological and behavioral treatment of insomnia: update of the recent evidence (1998–2004). Sleep 29: 1398–1414 (2006); **2.** Hajak, G. et al.: Psychologische, psychotherapeutische und andere nichtpharmakologische Therapieformen zur Behandlung der Insomnie. Fortschr Neurol Psychiatr 65: 133–144 (1997).

Autoren: R. Mahlberg, D. Kunz.

Schlaflähmung: s. Narkolepsie.
Schlafmittel: syn. Hypnotika; ZNS-wirksame Pharmaka mit schlaferzeugender Wirkung; **Einteilung:** s. Tab.; **1.** Benzodiazepine (s. Tranquilizer): kurz-, mittellang-, langwirksame; **2.** Benzodiazepin-Rezeptor-Agonisten (Benzodiazepin-Analoga, Z-Substanzen); **3.** sedierende Antidepressiva* (keine Zulassung speziell für Schlafstörungen); **4.** sedierende (niedrigpotente) Neuroleptika* (Zulassung für Unruhezustände); **5.** Histamin*-H_1-Rezeptoren-Blocker; **6.** Chloralhydrat; **7.** Phytopharmaka (Wirksamkeitsnachweis steht weitgehend aus); **8.** Melatonin (als Retardpräparat); **9.** Clomethiazol (Distraneurin®) ist kein etablieres Hypnotikum, sondern Reservetherapeutikum zur stationären Behandlung von schweren Unruhezuständen und Delir; **Wirkungsmechanismus:** Benzodiazepine und Benzodiazepin-Rezeptor-Agonisten binden an die Benzodiazepin-Bindungsstelle des $GABA_A$-Rezeptors und verstärken die inhibitorische Wirkung von GABA im ZNS. Neben der sedierenden und hypnotischen Wirkung wirken sie auch muskelrelaxierend, anxiolytisch und anti-

Schlafhygiene
12 Regeln der guten Schlafgewohnheit

Regeln zur Schlafenszeit	
1.	Jeden Morgen zur gleichen Zeit aufstehen, unabhängig von der Dauer und Güte des Nachtschlafes, auch im Urlaub und am Wochenende (wichtigste Regel!).
2.	Den Tag ruhig ausklingen lassen und vor dem Schlafengehen keine anstrengenden körperlichen oder geistigen Tätigkeiten ausführen.
3.	Das Licht beim Zubettgehen mit der Absicht ausschalten, nun einzuschlafen. Nicht nachts wach liegen bleiben, sondern aufstehen und in einem anderen Raum mit leichter Beschäftigung (kein Fernsehen) Ablenkung suchen, bis Schläfrigkeit eintritt. Dann zum Schlafen ins Bett zurückkehren und — falls nötig — den Vorgang wiederholen.
4.	Tagsüber (v. a. nach 15 Uhr) kein Nickerchen machen. Sollte die Schläfrigkeit zu groß werden, im Bett höchstens 1 Stunde schlafen.
Regeln zur Schlafumgebung	
5.	Die Schlafumgebung so gestalten, dass sie den Schlaf fördert (angenehm kühles Raumklima, wenig Licht und Lärm). Schnarcht der Partner, getrennte Schlafzimmer bevorzugen.
6.	Das Zubettgehen mit einem Ritual verbinden (z. B. Abendspaziergang, Musikhören, Entspannungstraining).
7.	Schlafzimmer und Bett nur zum Schlafen nutzen (Ausnahme: sexuelle Aktivität). Keinesfalls im Bett lesen oder arbeiten.
8.	Nur im eigenen Bett schlafen.
9.	Nachts nicht auf die Uhr sehen (Wecker z. B. unter dem Bett verstecken).
Regeln zu Essen, Trinken und Rauchen	
10.	Weder mit vollem Magen, noch hungrig ins Bett gehen. Nie nachts essen.
11.	Spätestens 4 Stunden vor dem Schlafengehen keine alkohol- oder coffeinhaltigen Getränke trinken (Kaffee, Tee, Cola).
12.	Einige Stunden vor dem Schlafengehen nicht mehr rauchen.

Schlafmittel Einteilung und Dosierungsempfehlung			
Wirkstoff	Dosis (mg/d p. o.)		
Benzodiazepine			
kurzwirksam			
Triazolam (Halcion®)	0,125	–	0,25
Brotizolam (Lendormin®)	0,125	–	0,25
mittellangwirksam			
Temazepam (z. B. Planum®)	10	–	20 (40)
Loprazolam (Sonin®)	1	–	2
Lormetazepam (z. B. Noctamid®)	1	–	2
Flunitrazepam (z. B. Rohypnol®)	0,5	–	1
Oxazepam (z. B. Adumbran®)	10	–	20 (30)
langwirksam			
Nitrazepam (z. B. Imeson®)	2,5	–	5 (10)
Flurazepam (z. B. Dalmadorm®)	15	–	30
Benzodiazepin-Rezeptor-Agonisten (Benzodiazepinanaloga, Z-Substanzen)			
Zaleplon (Sonata)	10		
Zolpidem (z. B. Bikalm®, Stilnox®)	10		
Zopiclon (z. B. Ximovan)	7,5		
sedierende Antidepressiva			
Mirtazapin (z. B. Remergil®)	7,5	–	15
Trimipramin (z. B. Stangyl®)	5	–	50
Doxepin (z. B. Aponal®)	5	–	50
Amitriptylin (z. B. Saroten®)	5	–	50
Mianserin (z. B. Tolvin®)	5	–	20
Trazodon (z. B. Thombran®)	25	–	50
sedierende Neuroleptika (niedrigpotent)			
Melperon (z. B. Eunerpan®)	25	–	75
Pipamperon (z. B. Dipiperon®)	20	–	60
Chlorprothixen (z. B. Truxal®)	10	–	50 (100)
Levomepromazin (z. B. Neurocil®)	10	–	50 (100)
Promethazin (z. B. Atosil®)	10	–	50 (100)
Promazin (Protactyl®)	25	–	50
Prothipendyl (Dominal®)	20	–	60
Histamin-H_1-Rezeptoren-Blocker			
Diphenhydramin (z. B. Dolestan®, Vivinox®)	50		
Doxylamin (z. B. Sedaplus®, Hoggar® Night)	25	–	50
sonstige Schlafmittel			
Chloralhydrat (Chloraldurat®)	250	–	1000
Melatonin redardiert (Circadin®)	2		
Phytopharmaka			
Baldrian, Hopfen, Passionsblume, Melisse			

konvulsiv; auch Clomethiazol und Chloralhydrat wirken GABAerg; sedierende Antidepressiva, niedrigpotente Neuroleptika und Histamin-H_1-Rezeptoren-Blocker hingegen entfalten ihre sedierende Wirkung über antagonistische Effekte an Histamin-(H_1-)Rezeptoren; Melatonin ist der endogene Ligand von Melatonin-Rezeptoren (belegte Wirksamkeit und Zulassung nur für die retardierte Form und nur für >55-Jährige; regelmäßige Einnahme erforderlich); **Pharmakokinetik:** Zwischen den einzelnen Substanzen bestehen erhebliche pharmakokinetische Unterschiede, z. B. bei der Halbwertzeit (Abk. HWZ); Benzodiazepine (s. Tranquilizer) mit kurzer HWZ: Brotizolam, Midazolam und Triazolam; mit sehr langer HWZ: Diazepam und Flurazepam. Am häufigsten eingesetzt werden Schlafmittel mit einer Wirkungsdauer von 5–12 Stunden. Lormetazepam und Temazepam werden über nichtoxidative Phase-II-Reaktion metabolisiert und deshalb durch Alter und Leberfunktionsstörung nicht beeinflusst. Clomethiazol besitzt eine HWZ von 3–5 Stunden.

Indikation: Schlafstörung mit Einschlafstörung, Durchschlafstörung, Früherwachen, reduzierter Leistungsfähigkeit am Tag. Schlafmittel mit sehr kurzer HWZ eignen sich bes. bei isolierter Einschlafstörung. Clomethiazol: ausschließlich zur stationären Behandlung schwerer Unruhezustände bei Delir.

Kontraindikation: Alle Hypnotika sind kontraindiziert bei akuter Alkohol- oder Psychopharmakaintoxikation. Alle GABAergen Hypnotika (Benzodiazepine/analoga, Clomethiazol, Chlorahydrat) sind wegen ihres Suchtpotentials kontraindiziert bei Abhängigkeitserkrankungen. Benzodiazepine/analoga sind kontraindiziert bei Myasthenia* gravis pseudoparalytica, relative Kontraindikation sind Schlafapnoesyndrom* und obstruktive Atemwegerkrankung. Clomethiazol: Wegen der hohen Suchtgefahr ist die ambulante Anwendung kontraindiziert.

Wechselwirkungen: Wirkungsverstärkung bei gleichzeitiger Anwendung sedierender Substanzen und Alkohol.

UAW: Abhängigkeitsentwicklung bei GABAergen Hypnotika (Benzodiazepine/-analoga, Clomethiazol, Chlorahydrat). Beeinträchtigung des Reaktionsvermögens und der Fahrtüchtigkeit; Koordinationsstörung (Ataxie, Sturzgefahr und Dysarthrie); Senkung des Muskeltonus; narkotische Wirkung bei Überdosierung (Antidot für Benzodiazepine: Benzodiazepin-Rezeptor-Antagonist Flumazenil, Anexate®); **1.** Benzodiazepine und -analoga: **a)** Hangover mit verminderter psychomotorischer Leistungsfähigkeit (Tagesrestwirkung) v. a. bei Substanzen mit langer HWZ; **b)** anterograde Amnesie durch Substanzen mit kurzer HWZ; **c)** selten: paradoxe Reaktion (Aktivierung, Aggressivität); **d)** Rebound-Phänomen nach Absetzen; **2.** Histamin-H_1-Rezeptoren-Blocker: Verwirrtheit und paradoxe Erregung möglich (v. a. im höheren Lebensalter); **3.** Chloralhydrat: Lebertoxizität (daher Anwendung nur in Ausnahmefällen); **4.** niedrigpotente Neuroleptika: s. Neuroleptika; **5.** sedierende Antidepressiva: s. Antidepressiva.

Dosierung: Dosierung so niedrig wie möglich (s. Tab.); kein abruptes Absetzen (Rebound-Phänomen); Anwendungsdauer: max. 4 Wochen.

Hinweis: **1.** Nichtpharmakologischen Therapieverfahren kommt ein hoher Stellenwert zu bei Schlafstörungen. **2.** Sorgfältige Diagnostik mit Ausschluss organischer Faktoren (z. B. Schlafapnoesyndrom) vor Beginn einer Pharmakotherapie; **3.** schlafmittelfreie Intervalle bei Abhängigkeitspotential des Wirkstoffs empfehlenswert (z. B. 2-mal pro Woche); **4.** bei zerebraler Gefäßkrankheit wirken zentral anregende Substanzen (z. B. Coffein) häufig schlaferzeugend (paradoxe Reaktion). **5.** Sedierende Antidepressiva und niedrigpotente Neuroleptika werden wegen ihres fehlenden Abhängigkeitspotentials und angesichts der häufig vorliegenden depressiven Symptomatik vermehrt eingesetzt. **6.** Der Alkoholgehalt der meist flüssigen Darreichungsform von pflanzlichen Hypnotika muss beachtet werden.

Neuentwicklung: Für unretardiertes (in Deutschland nicht zugelassenes) Melatonin fehlen überzeugende Wirksamkeitsnachweise. Der Stellenwert der neu entwickelten (zugelassenen) Retardform muss sich noch erweisen.

Literatur: AkdÄ – Arzneimittelkommission der deutschen Ärzteschaft (Hrsg.): Schlafstörungen. In: Arzneiverordnungen. 20. Aufl. Köln: Deutscher Ärzte-Verlag, 2003.

Autor: T. Bschor.

Schlafmittelintoxikation: s. Hypnotikaintoxikation.

Schlafstörung: s. Insomnie; Parasomnie.

Schlaf-Wach-Muster, verändertes: s. Rhythmusstörungen, zirkadiane.

Schlaganfall: s. Blutung, intrazerebrale; Durchblutungsstörung, zerebrale flüchtige; Ischämie, akute zerebrale.

Schlatter-Osgood-Krankheit: s. Knochennekrosen, aseptische.

Schleifendiuretika: an der Henle-Schleife ansetzende Diuretika*; stärkste diuretische Wirkung aller Diuretika; **Vertreter:** **a)** Furosemid (z. B. Lasix®); **b)** Piretanid (Arelix®); **c)** Torasemid (z. B. Torem®); **d)** Bumetanid (Burinex®); **Wirkungsmechanismus:** Nach i. v. Applikation steigt der renale Plasmafluss um bis zu 30 % an, die Filtrationsrate bleibt unverändert. Hemmung des $Na^+/K^+/2\,Cl^-$-Kotransports im aufsteigenden Teil der Henle-Schleife und Elimination von max. 30 % des filtrierten Natriums; erhöhte Ausscheidung von Chlorid, Kalium, Calcium, Magnesium sowie niedrigere Hydrogencarbonatausscheidung; Tendenz zur metabolischen Alkalose; Wirksamkeit auch bei eingeschränkter glomerulärer Filtrationsrate (Plasmakreatinin >10 mg/100 ml); venöses Pooling bei i. v. Applikation von Furosemid als Soforteffekt mit rascher Besserung z. B. bei Lungenödem; die antihypertensive Wirkung ist geringer als bei Thiaziddiuretika. Die Resorptionshemmung in der Henle-Schleife führt zu einem vermehrten Einstrom von Tubulusflüssigkeit in die distalen Tubuli mit kompensatorischer Steigerung der Flüssigkeitsresorption, was die Wirkung vermindert (Diuretikaresistenz). Benzothiadiazine, gleichzeitig verabreicht, durchbrechen den Kompensationsmechanismus. Unterschiede zwischen den einzelnen Schleifendiuretika vom Furosemid-Typ bestehen hinsichtlich Wirkungseintritt, -dauer und Dosierung, kaum in der Wirkungsstärke. Kaliurese bei Piretanid geringer als bei Furosemid oder Hydrochlorothiazid; **Pharmakokinetik:** orale Bioverfügbarkeit von Furosemid 50–65 %, Piretanid und Torasemid 80–90 %; Wirkungseintritt nach 30–60 Minuten bzw. sofort bei i. v. Applikation; diuretische Wirkungsdauer nach oraler Applikation 4–6 Stunden (Furosemid, Piretanid) bzw. länger (Torasemid); starke Plasmaproteinbindung; Eliminationshalbwertzeit von Furosemid 0,6–1 Stunden, Piretanid 0,8–1,5 Stunden, Torasemid 2,2–3,8 Stunden.

Indikation: Ödeme durch Herzinsuffizienz* oder Leberzirrhose*; arterielle Hypertonie* (Reduktion der extrazellulären Flüssigkeit); calciumhaltige Steine der ableitenden Harnwege (Reduktion der Calciumausscheidung); Hyperkalzämie; Schwarz-Bartter-Syndrom; Lungenödem* (venöses Pooling).

Kontraindikation: Schwangerschaft und Stillzeit, Oligurie und Anurie ohne Überwässerung (ZVD <12–15 cm H_2O), evtl. terminale Niereninsuffizienz und Hörstörung;

Wechselwirkungen: additiver blutdrucksenkender Effekt durch Antihypertensiva; in Kombination mit ACE-Hemmern Niereninsuffizienz möglich; Wirkungsabschwächung durch nichtsteroidale Antiphlogistika* (z. B. Indometacin); Verminderung der Lithiumexkretion (cave: toxische Plasmakonzentrationen); Verstärkung der Ototoxizität von Aminoglykosid*-Antibiotika.

UAW: Dehydratation, arterielle Hypotonie*, Orthostasesyndrom, hypochlorämische Alkalose, Hypokaliämie*, Hypoglykämie*, Glukoseintoleranz, Hyperurikämie (weniger häufig als bei Thiaziddiuretika); Hämokonzentration mit Thrombenbildung, Hyponatriämie, Hörstörung, sehr selten permanenter Hörverlust nach zu rascher i.v. Applikation (meist bei Patienten mit Urämie).

Dosierung: **1.** Furosemid (z.B. Lasix®): initial 20–80 mg/d p.o., Erhaltungsdosis 20–40 mg/d p.o., 500 (–1000) mg, wenn kein diuretischer Effekt bei starker Einschränkung der glomerulären Filtrationsrate erzielt wird; parenterale Applikation: 20–40 mg i.v., ggf. wiederholen; bei arterieller Hypertonie* niedriger dosieren; **2.** Piretanid (Arelix®): 3–6 mg/d p.o. als morgendliche ED bei Ödemen; **3.** Torasemid (z.B. Torem®): s. Hypertonie, arterielle.

Autor: N. Lembert.

Schleimbeutelentzündung: s. Bursitis.

Schleimhautpemphigoid: s. Pemphigoid, bullöses.

Schleimhautverätzung: s. Verätzung.

Schleimhautverletzung: s. Wunde, traumatische.

Schleudertrauma: syn. Beschleunigungsverletzung der Halswirbelsäule, HWS-Distorsion; Kombination von abrupter Retro- und Anteflexionsbewegung (sog. Peitschenschlag) der Halswirbelsäule nach indirekter Krafteinwirkung am Rumpf; meist bei Verkehrsunfällen mit Heckaufprall; Schleuderbewegungen in beliebiger Richtung zur Körperachse sind möglich.

Behandlungsindikation: **1.** posttraumatisches Syndrom mit schmerzhafter Verspannung der Nackenmuskulatur, Nackensteife und Kopfschmerz*; seltener vegetatives Syndrom und neurasthenisch-depressives Syndrom mit Leidensdruck; **2.** Komplikationen: Halswirbelkörperfraktur, Halswirbelluxation, Halswirbelsubluxation, diskoligamentäre Läsion mit Gefügeschaden, Diskusprotrusion bzw. -prolaps mit Wurzelschädigung (s. Bandscheibenvorfall), medulläre Kompression, intraspinales Hämatom (cave: antikoagulierter Patient, Gerinnungsstörung bei alkoholischer Hepatopathie), Contusio spinalis, Läsion des Plexus brachialis, Thoracic-outlet-Syndrom, Dissekat der Arteria vertebralis oder Arteria carotis interna.

S

Pharmakotherapie: **1.** Akutphase: **a)** peripher wirksame Analgetika: Paracetamol (z.B. ben-u-ron®), 3 × 500–1000 mg/d p.o. oder als Supp.; Acetylsalicylsäure (z.B. Aspirin®), 3 × 500–1000 mg/d p.o.; ggf. Gastroprotektion, z.B. Ranitidin (z.B. Sostril®), 300 mg/d p.o.; **b)** nichtsteroidale Antiphlogistika: Diclofenac (z.B. Diclofenac-ratiopharm®), 3 × 50 mg/d p.o.; **c)** Myotonolytika: z.B. Tetrazepam (z.B. Musaril®), 2 × 50 mg/d p.o., ambulant max. 4 × 50 mg/d; **2.** transiente stationäre Antikoagulation mit Heparin* bei diagnostisch gesichertem traumatischem Dissekat der Arteria vertebralis oder Arteria carotis interna; **3.** tricyclische Antidepressiva* im chronifizierten Spätstadium: Amitriptylin (z.B. Saroten®), bis 100 mg/d p.o. (morgens 25 mg, abends 75 mg); Amitriptylinoxid (z.B. Equilibrin®), 90 mg/d p.o. abends.

Operative Therapie: **1.** bei zervikaler Luxation, Fraktur oder Kombinationsverletzung mit HWS-Instabilität oder neurologischem Defizit: Fusionsoperation, z.B. Spondylodese mit ventraler oder dorsaler Plattenosteosynthese, Fusion mit autogenem Spanmaterial, transartikuläre oder Bogenverschraubungen, Zugschraubenprinzip bei Densfrakturen; ggf. Vorextension mit Crutchfield-Klammer oder im Halosystem; **2.** evtl. konservative chirurgische Therapie mit HWS-Extension und Fixation im Halosystem bei frakturbedingter Instabilität (z.B. C 1 oder C 2); **3.** Druckentlastung bei Fraktur-, Luxations-, Dislokations- oder hämatombedingter medullärer Kompression.

Psychotherapie: Bei chronischem zervikozephalem Schmerzsyndrom mit neurasthenisch-depressivem Syndrom oder sog. posttraumatic stress disorder ist eine psychosomatische bzw. psychiatrische Mitbetreuung indiziert; ggf. supportive Gesprächstherapie, Verhaltenstherapie, Partner- oder Familientherapie, Self-asserting-Therapie, Entwicklung von Schmerzbewältigungsstrategien, Anwendung von psychologischen schmerztherapeutischen Ansätzen, Entspannungstechniken.

Naturheilkundliche Verfahren (Autorin: Ch. Uhlemann): **1.** Physiotherapie: **a)** akutes Schleudertrauma: Immobilisation des Kopfhalteapparats mit Schaumstoffmanschette (z.B. Camp-Kragen) so kurz wie möglich, meist nur für 1–3 Tage, vorwiegend nachts bei Hypotonie der Nackenmuskulatur im Tiefschlaf mit morgendlichem Schmerzmaximum, tagsüber nur stundenweise, i.d.R. nicht länger als 5 Tage; **b)** subakute Zustände: muskeldetonisierende Massage, analgetische Kältetherapie mit kaltem Wickel (15 °C, 10 Minuten) oder Eiskompresse (–10 °C, 3 Minuten) und analgetische Niederfrequenztherapie (TENS); **c)** chronifizierte schmerzhafte Funktionseinschränkung: Physiotherapie (postisometrische Relaxation, Kurzbez. PIR-Technik, Isometrie) bzw. manuelle Therapie (Mobilisation) in Kombination mit analgesierender und trophikverbessernder Wärmetherapie (heiße Auflagen, Peloide, Heusack) oder EMG-Biofeedback zur Muskeltonusregulation (auch als Heimtherapie); **d)** autonome Dysregulationen: ganzheitliche, vegetativ umstimmende Maßnahmen (Bindegewebemassage, Kneipp-Oberguss, Wechselguss, Wechselteilbad, Saunabad, Stanger-Bad, CO_2-Bad); **e)** affektiv-motorische Störungen: Körperwahrnehmungsschulung (Lösungstherapie nach Schaarschuch-Haase, konzentrative Entspannung, progressive Muskelrelaxation* nach Jacobson); **2.** Phytotherapie: Zubereitungen aus Johanniskraut, Kiefernöl und Pfefferminzöl oder traditionell aus Capsicum, Citronellgras und Hundszunge.

Sonstige Maßnahmen: **1.** neuropsychologische Behandlung mit kognitivem, konzentrativem und mnestischem Leistungstraining; **2.** Prävention der Chronifizierung des posttraumatischen Schmerzsyndroms durch: **a)** aufgeschlossene Annahme des

Schleudertrauma Therapeutischer Stufenplan
Schleudertrauma ohne strukturelle Läsion (häufig)
Stufe I: schmerzhaftes Akutstadium (<4 Wochen)
physikalische Therapie:
kurze Immobilisation (1–3 Tage)
Wärme-, Kälteanwendung
Pharmakotherapie:
Analgetika
Antiphlogistika
Myotonolytika
Stufe II: rehabilitatives Frühstadium (<3–6 Monate)
Physiotherapie und roborierende Maßnahmen
Stufe III: chronifiziertes Spätstadium (>6 Monate)
Physiotherapie (somatisch und psychosomatisch orientierte Konzepte)
Pharmakotherapie (tricyclische Antidepressiva)
schmerzpsychologische Therapie und psychotherapeutische Verfahren
neuropsychologische Therapie
Soziotherapie und berufliche Rehabilitation
Schleudertrauma mit struktureller Läsion (selten)
unverzügliche fachärztliche Abklärung der Operationsbedürftigkeit bzw. der fachspezifischen Therapie

Patienten, Aufklärung über gute Prognose; **b)** kontrollierte Führung mit engmaschigen Wiedervorstellungen, aktive Patientenbeteiligung an der Therapie; **c)** rasche Klärung forensischer Aspekte, Beachtung psychosozialer Probleme; **d)** raschen Beginn mit physikalischer Therapie, Physiotherapie, Roborierung; **e)** interdisziplinäres, multimodales Therapiekonzept (pharmakologische und nichtpharmakologische Schmerztherapie, physikalische Therapie, Physiotherapie, vegetative Stabilisierung, Schmerzpsychotherapie); **3.** bei Chronifizierung evtl. rehabilitative Therapie und Soziotherapie mit Wiedereingliederung in das Berufsleben.

Therapeutischer Stufenplan: s. Tab.

Eigenbehandlung: **1.** rasche Beendigung der initialen Immobilisation durch selbst gesteuerte beschwerdeorientierte Verkürzung der Tragedauer einer Halsmanschette; **2.** konsequente Durchführung häuslicher physiotherapeutischer Übungen (isometrische Muskelanspannung, Automobilisation der HWS mit aktiven Bewegungsübungen, Rückenschule); **3.** roborierende Maßnahmen: Wechseldusche, Bürstenmassage, sportliche Betätigung, geregelter Tagesablauf, ausreichend Nachtschlaf.

Arbeitsunfähigkeit: so kurz wie möglich; Verlängerungen nur in kurzen Zeitspannen von z. B. 3 Tagen bis längstens 2 Wochen; weitere Verlängerungen nur bei körperlicher Begründbarkeit.

Hinweis: **1.** obsolete Maßnahmen in der Akutphase: Akupunktur, Akupressur, Reflexzonenmassage, lokale Anästhesie (subkutane, perineurale oder intraartikuläre Infiltration, Quaddeln), manuelle Traktionen, Zugbehandlung der HWS mit Glisson-Schlinge, Gipskrawatte (Minervagips), lokale Salbenbehandlung, Gabe von Antihistaminika, Glukokortikoiden und Opioiden. **2.** Die längere Gabe peripher oder zentral wirksamer Analgetika (>4 Wochen) kann zur Entwicklung eines Arzneimittel induzierten Dauerkopfschmerzes führen.

Selbsthilfe: SHG Schleudertrauma, Lucas-Cranach-Weg 5, 71065 Sindelfingen, Tel. und Fax 07031 875071.

Literatur: **1.** Stude, P.; Keidel, M.: Kopf- und Nackenschmerzen nach SHT und Schleudertrauma. In: Diener, H. C. (Hrsg.): Referenzreihe Neurologie: Kopfschmerzen. Stuttgart: Thieme, 2003; **2.** Keidel, M. et al.: Therapie des posttraumatischen Kopfschmerzes nach Schädel-Hirntrauma und HWS-Distorsion. Empfehlungen der Deutschen Migräne- und Kopfschmerz-Gesellschaft. Schmerz 12: 350–367 (1998); **3.** Keidel, M.: Der posttraumatische Verlauf nach zerviko-zephaler Beschleunigungsverletzung. Klinische, neurophysiologische und neuropsychologische Aspekte. In: Kügelgen, B. (Hrsg.): Neuroorthopädie VI. Berlin, Heidelberg, New York: Springer, 1995.

Autoren: H. C. Diener, P. Stude.

Schluckauf: s. Singultus.

Schluckstörung: s. Dysphagie.

Schlüsselbeinbänderriss: s. Akromioklavikularluxation.

Schlüsselbeinbruch: s. Klavikulafraktur.

Schlüssellochoperation: s. Bizepssehnenruptur.

Schmeckstörung: s. Fazialisparese.

Schmerzausschaltung, lokale: s. Lokalanästhetika.

Schmerzempfindungsstörung: s. Sensibilitätsstörungen.

Schmerzmittel: s. Analgetika; Opioide.

Schmerzmittelintoxikation: s. Analgetikaintoxikation.

Schmerzsyndrome: unlustbetonte Empfindungen, die nach Ursache, Charakter, Intensität, Zeitverlauf, Ort und Dauer variieren und durch vielfältige Bedingungen modulierbar sind (z. B. neuronale Verarbeitung, psychologische bzw. soziokulturelle Faktoren); Einteilung in akute und chronische (>6 Monate) Schmerzen.

Behandlungsindikation: Schmerz wird vom Patienten als behandlungsbedürftig empfunden.

Pharmakotherapie: **I. orale Pharmakotherapie** (s. Tab.): **1.** nach dem WHO-Stufenschema: **a)** **Stufe 1:** peripher wirksame Analgetika: Acetylsalicylsäure (z. B. Aspirin®), Paracetamol (z. B. ben-u-ron®), Ibuprofen (z. B. Aktren®), Metamizol (z. B. Novalgin®), Indometacin (z. B. Indomet ra-

Schmerzsyndrome
Pharmakotherapie

Arzneimittel	Dosierung (mg p. o.)	UAW	Kontraindikation
peripher wirksame Analgetika			
Paracetamol	500–1000	Leberschäden	Leberschäden, Niereninsuffizienz
Acetylsalicylsäure	500–1000	Magenschmerzen, Tinnitus	Magen- und Duodenalulzera, Asthma bronchiale, Schwerhörigkeit
Metamizol	500	Hautausschlag, Schock (bei i. v. Gabe)	Nierenschäden
Indometacin	25– 50	Magenschmerzen, Tinnitus, Kopfschmerzen	Magen- und Duodenalulzera, Asthma bronchiale, Schwerhörigkeit
Ibuprofen	400		
Diclofenac	50– 100		
Opioide			
Morphin retard	10– 60	Übelkeit, Erbrechen, Obstipation, Atemdepression, Miosis, Harnverhalt, Verwirrtheitszustände	Hirndruck, Schwangerschaft
Pentazocin	180		
Buprenorphin	0,8		
Tramadol	100		
Tilidin + Naloxon	100	Entzugserscheinungen bei Opiatabhängigkeit	
tricyclische Antidepressiva			
Amitriptylin	50– 150	Müdigkeit, Mundtrockenheit, Obstipation, Tremor, Schwindel, Akkommodations- und Potenzstörungen	benigne Prostatahyperplasie, Glaukom
Clomipramin	50– 100		
Doxepin	50– 100		

tiopharm®), Diclofenac (z. B. Voltaren®); **b) Stufe 2:** peripher wirksame Analgetika + schwach wirkende Opioide* (z. B. Codein, z. B. codi OPT®) oder Tilidin + Naloxon (z. B. Valoron® N); **c) Stufe 3:** peripher wirksame Analgetika + stärker wirkende Opioide, z. B. Buprenorphin (z. B. Temgesic®), Oxycodon (Oxygesic®), Pentazocin (Fortral®), Tramadol (z. B. Tramal®); transdermale Systeme zur Applikation von Opioiden (z. B. Fentanyl, Durogesic® SMAT; Buprenorphin, Transtec PRO®) bei Tumorschmerz und chronischem therapieresistentem Nozizeptorenschmerz; **2.** spez. Indikationsbereiche: **a)** chronische Schmerzen: peripher wirksame Analgetika, bei Bedarf zusätzlich retardierte Opioide, z. B. retardiertes Morphin (z. B. MST Continus®) oder Tramadol (z. B. Tramal® long 100); **b)** brennende Dauerschmerzen: tricyclische Antidepressiva*: Amitriptylin (z. B. Saroten®), Clomipramin (z. B. Anafranil®) oder Doxepin (z. B. Aponal®); **c)** neuralgiform einschießende Schmerzen: Antiepileptika*, z. B. Carbamazepin (z. B. Tegretal®), Phenytoin (z. B. Phenhydan®), Gabapentin (z. B. Neurontin®) oder Pregabalin (Lyrica®); **II. invasive Pharmakotherapie: 1.** Sympathikusblockade mit ganglionärer Opioidanalgesie: lokal mit Buprenorphin (z. B. Temgesic®), 0,03 mg in 2 ml 0,9 %iger NaCl-Lösung; z. B. am Ganglion cervicale superior bei Zoster* im Gesichtsbereich oder am Ganglion stellatum bei sympathischer Reflexdystrophie*; **2.** peridurale Blockade mit Lokalanästhetika, z. B. Bupivacain (z. B. Carbostesin®), Opioiden (z. B. Buprenorphin) oder Clonidin (z. B. Catapresan®); zunächst diagnostische Applikation der betreffenden Substanz; bei guter analgetischer Wirkung Anlage eines Periduralkatheters und einer externen Pumpe; bleibt die Analgesie ausreichend und treten keine schwerwiegenden UAW (z. B. Myoklonien, Atemdepression) auf, kann die subkutane Implantation der Pumpe vorgenommen werden. **3.** Nervenblockade: **a)** therapeutische Blockade (reversibel) mit Lokalanästhetika, insbes. Bupivacain; Anwendung z. B. bei akutem Zoster und bei sympathischer Reflexdystrophie; **b)** neurolytische Blockade bzw. chemische Neurolyse (irreversibel) mit lokaler Anwendung von Ethanol oder Phenol unter Bildwandlerkontrolle; Indikation: ausschl. nicht anders beeinflussbare Schmerzen i. R. maligner Tumoren (z. B. als intrathekale chemische Rhizotomie, Blockade des Plexus coeliacus bei Pankreaskarzinom* oder des Plexus hypogastricus superior bei malignen Tumoren des kleinen Beckens); Komplikationen: lokale Gewebeschädigung, Neuritiden, Paresen.

Operative Therapie: indiziert bei durch andere Maßnahmen nicht beherrschbaren Tumorschmerzen; **1.** Chordotomie: offene oder perkutane

Durchtrennung des zum Schmerzbereich kontralateralen Tractus spinothalamicus mit selektiver Ausschaltung der Schmerz- und Temperaturempfindung unter Erhalt der Oberflächensensibilität; Durchführung in Höhe des Brustwirbelbereichs bei Schmerzen in den unteren Extremitäten, in Höhe des 1. bzw. 2. Halswirbels bei Schmerzen der oberen Extremitäten; **2.** dorsal route entry zone coagulation (Abk. DREZ): Koagulation (mit Hochfrequenzläsion) der Eintrittszone der Schmerzfasern in das Rückenmark über mehrere Segmente; **3.** spinal cord stimulation (Abk. SCS): vorübergehende Implantation von neuroelektrischen Stimulatoren; **4.** stereotaktisch implantierte Reizelektroden im Thalamus. Die meisten operativen Verfahren verlieren nach 3–6 Monaten ihre Wirksamkeit.

Strahlentherapie: bei invasivem Tumorwachstum häufig Schmerz lindernde Wirkung.

Psychotherapie: **1.** kognitive Verhaltenstherapie*: der Patient soll lernen, seine wahrgenommene eigene Hilflosigkeit und Hoffnungslosigkeit zu überwinden, und versuchen, wieder Kontrolle über seinen Schmerz zu erhalten. **2.** Stressbewältigungstraining: es wird davon ausgegangen, dass belastende Alltagssituationen, die mit Stress und Hektik verbunden sind, bestehende Schmerzen verstärken oder auslösen können; der Patient soll lernen, Stress auslösende Situationen rechtzeitig zu erkennen und entsprechend gegenzusteuern. **3.** progressive Muskelrelaxation* nach Jacobson: bestimmte Muskelgruppen werden nacheinander isometrisch angespannt und anschl. wieder aktiv entspannt. **4.** Biofeedback: physiologische Vorgänge, die üblicherweise nicht bewusst wahrgenommen werden, werden mit akustischen oder optischen Signalen gekoppelt und so dem Bewusstsein zugänglich gemacht. Bei chronischen Rückenschmerzen wird das EMG-Biofeedback eingesetzt (Rückmeldung angespannter Muskelbezirke). **5.** Transkutane elektrische Nervenstimulation (Abk. TENS): mit Hilfe kleiner Stimulatoren wird eine elektrische Reizung afferenter, nicht schmerzleitender Fasern durchgeführt. Gereizt wird dabei entweder direkt über dem Schmerzareal oder über dem peripheren Nerv, der das Schmerzareal innerviert. Obwohl die Wirkungsweise pathophysiologisch nicht geklärt ist, wird von 30–50 % der behandelten Patienten Schmerzlinderung angegeben.

Naturheilkundliche Verfahren (Autor: Th. J. Doering): 10 Hauptmodule einer integrativen naturheilkundlichen Schmerztherapie nach Wessel: **I.** pharmakologische, ggf. invasive Schmerztherapie entsprechend den WHO-Leitlinien; **II.** Komedikation mit phytopharmakologisch wirksamen Analgetika, z. B. Teufelskrallenwurzel (Harpagophyti radix) bei chronischen und akuten Lumbalgien, degenerativen Erkrankungen des Bindegewebes und der Gelenke und bei rheumatischen Beschwerden; Pestwurz (Petasitidis rhizoma) zur Migräneprophylaxe; Kombination aus Eschenrinde, Goldrute und Zitterpappel (Phytodolor®) bei leichten und mittelschweren rheumatischen und degenerativen Gelenkerkrankungen und aktivierter Arthrose; **1.** äußerlich: Salben, Tinkturen, Kompressen, Auflagen, Wickel, Badezusätze, Pflaster; **2.** innerlich: Tees, Tinkturen, Tropfen, Tabletten, Dragees; **3.** Injektionen: Extrakte, z. B. Mistel; **III.** Ernährungstherapie bei stoffwechselbedingten Schmerzsyndromen, z. B. bei Gicht. Harnsäure fällt im Körper als Abbauprodukt von in fast allen Zellen enthaltenen Purinnukleotiden an (Bestandteile der DNA). Werden dem Körper nun mit der Nahrung übermäßig viel purinhaltige Lebensmittel (Fleisch, Seefisch, Innereien oder Hülsenfrüchte) zugeführt, kommt es zu einer gehäuften Harnsäurebildung und einem Überschreiten der Löslichkeit und Harnsäure fällt aus (bildet Kristalle). Dies geschieht vor allem in distalen Gelenken wie dem Großzehengrundgelenk, wo es dann über Abwehrzellen des Immunsystems zu einer Entzündung kommt, die als Schmerz wahrgenommen wird. Die effektivste Vorbeuge gegen Gicht ist eine purinarme Ernährung. Ernährungstherapie wird in der Therapie der rheumatoiden Arthritis, zur Prävention der Osteoporose* und zur Entzündungshemmung durch Beeinflussung des Arachidonsäurezyklus eingesetzt. Im Arachidonsäurezyklus gebildete Prostaglandine verstärken Schmerz und Entzündung. Im Rahmen der Ernährungstherapie wird versucht, die Menge an am Arachidonsäurezyklus beteiligten Mediatoren zu reduzieren (vermehrt Obst und Gemüse, Fisch, Nüsse und Samen, Vollwertreis, Olivenöl; zu meiden sind tierische Fette und Eiweiß, Magarine, Milchprodukte, Zucker, Kaffee und schwarzer Tee); **IV.** physikalische Therapie: **1.** Techniken der Massage*, der Physiotherapie* und der manuellen Medizin zur Diagnose von Head- und bindegewebigen Zonen in Haut und Unterhaut, myalgischen Befunden, Periostosen und Schmerzhaftigkeiten; **2.** Versuch der Sanierung schmerzhafter Befunde z. B. mit Massage, verschiedenen Techniken der Physiotherapie, manueller Medizin; **3.** reflektorisch wirksame Methoden, z. B. Wärme- oder Kältebehandlungen; beeinflussen teilweise auch die Leitung und Übertragung von Schmerz; **4.** Behandlung von spastischen Schmerzsyndromen innerer Organsysteme und myalgischen Beschwerden überwiegend mit Wärme; entzündliche Prozesse sind einer Kryotherapie zugänglich; **5.** bei trophischen und tonischen Veränderungen einzelner Gewebe der Körperdecke werden entsprechende Massagen eingesetzt, weichteilrheumatologische Syndrome werden v. a. auch durch Physiotherapie beinflusst; **6.** verschiedene Formen der Elektrotherapie* haben unmittelbar am Nervensystem angreifende, schmerzdämpfende Wirkungen; **V.** Hydrotherapie* und Balneotherapie*: Waschungen, Wickel, Auflagen, Güsse, Voll-/Teilbäder, Dämpfe, Wassertreten, Schneelaufen, Tautreten; **VI.** aus- und ableitende Verfahren, z. B.

(blutiges) Schröpfen (s. Schröpftherapie), Blutegel*, Derivationsverfahren wie z. B. Hautreizmethoden mit Rubefazienzien, z. B. Capsaicin, Vesikanzien (Cantharidenpflaster*) oder Pustulanzien (Baunscheidtieren*); **VII.** definierte regulations- und reflextherapeutische Verfahren; **1.** therapeutische Lokalanästhesie; **2.** Neuraltherapie: **a)** lokale oder segmentale Infiltrationen von Procain 1 % in Triggerpunkte, Reflexzonen, periartikulär, in vasale Zonen, Nervenaustrittspunkte, Plexus, sympathische oder parasympathische Ganglien; **b)** Sanierung von Störfeldern, z. B. Narben; **c)** Procain-Basen-Infusionen mit Procain 1 % plus Natriumbicarbonat 8,4 % bis hin zur Dauerinfusion oder -perfusion (Pumpenanwendung); **3.** manuelle Therapie: Ausrichtung speziell auf Untersuchung des muskuloskelettalen Systems, um reversible Dysfunktionen und Funktionsstörungen an Wirbelgelenken und/oder peripheren Gelenken zu identifizieren; Therapie mit Mobilisation und Manipulation; **4.** somatotope Reflextherapien: Somatotopien sind Projektionen innerer Organe auf die Haut- oder Schleimhautoberflächen (z. B. Ohren, Zunge, Mundschleimhaut, Füße, Hände); sowohl diagnostisch als auch therapeutisch einsetzbar, z. B. Ohrakupunktur (Aurikulotherapie), Schädelakupunktur nach Yamamoto, Mundakupunktur nach Gleditsch; **VIII.** kritische Einbeziehung weiterer kultureller Medizinsysteme, z. B. Akupunktur* als Körper- und/oder Ohrakupunktur, Dauernadel, Laser-, Elektroakupunktur; **IX.** gesundheitsfördernde ordnungstherapeutische Lebensstilveränderungen, z. B. schmerzmodifizierendes Gesundheitstraining; **X.** gezielte psychologische Schmerztherapie.

Therapeutischer Stufenplan: s. Abb.

Hinweis: **1.** keine bedarfsorientierte Gabe von Opioiden in nichtretardierter Form (Entwicklung von pharmakologischer Toleranz und Abhängigkeit); **2.** kein unnötiges Hinauszögern der Gabe von retardierten Opioiden; **3.** keine zu lange Anwendung therapeutisch insuffizienter Verfahren (z. B. homöopathische Präparate, Akupunktur); **4.** lokale Injektionen (z. B. Neuraltherapie) sind zur Dauertherapie nicht geeignet; **5.** keine Exhairese bzw. Durchtrennung von Nerven oder Nervenwurzeln; **6.** Stumpfresektion beim Stumpf- bzw. Phantomschmerz führt kurzfristig zu Besserung, langfristig jedoch zu Schmerzverstärkung. **7.** Operative Eingriffe führen bei chronischen Schmerzen häufig zu einer Schmerzverstärkung und sollten daher unterlassen werden.

Selbsthilfe: **1.** Deutsche Schmerzliga e. V., Adenauerallee 18, 61440 Oberursel, Tel. 0700 375375375, Fax 0700 37537538; E-Mail: info@schmerzliga.de, Homepage: http://www.schmerzliga.de; **2.** Aktive Schmerzhilfe e. V. (ASH), Postfach 100116, 47701 Krefeld, Tel. 02151 761797, Fax 02151 655145; E-Mail: Aktive-Schmerzhilfe.de@web.de; **3.** Deutsche Schmerzhilfe e. V., Sietwende 20, 21720 Grünendeich, Tel. 04142 810434, Fax 04142 810435; E-Mail: geschaeftsstelle@schmerzhilfe.org, Homepage: http://www.schmerzhilfe.org.

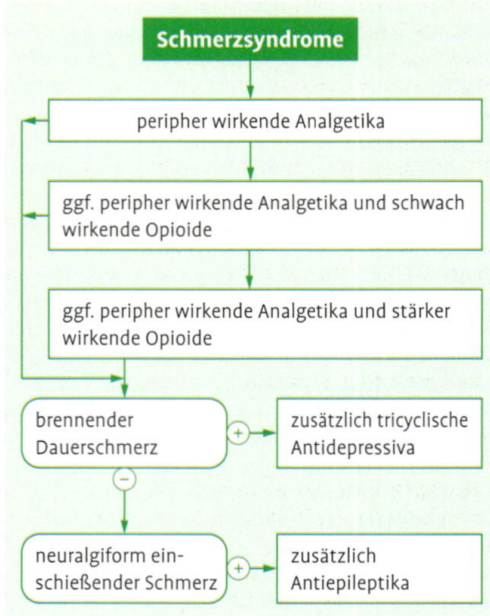

Schmerzsyndrome: therapeutischer Stufenplan bei chronischen Schmerzen

Literatur: **1.** Diener, H. C.; Maier, C. (Hrsg.): Die Schmerztherapie. 3. Aufl. München: Urban & Fischer, 2008; **2.** McMahon, S. B.; Koltzenburg, M. (eds): Wall and Melzack's Textbook of Pain. 4th ed. Philadelphia: Elsevier Churchill Livingstone, 2006; **3.** Zenz, M.: Taschenbuch der Schmerztherapie. 2. Aufl. Stuttgart: Wissenschaftliche Verlagsgesellschaft, 2004; **4.** Zenz, M.; Jurna, I. (Hrsg.): Lehrbuch der Schmerztherapie. Grundlagen, Theorie und Praxis für Aus- und Weiterbildung. 2. Aufl. Stuttgart: Wissenschaftliche Verlagsgesellschaft, 2002.

Autor: H. C. Diener.

Schmerzsyndrom, komplexes regionales: s. Reflexdystrophie, sympathische.

Schmetterlingserythem: s. Lupus erythematodes, systemischer.

Schnarchen: atemabhängige Geräusche, die während des Schlafs durch Flatterbewegungen des erschlafften Gaumensegels oder Zurücksinken der Zunge hervorgerufen werden; Lautstärke abhängig von der Geschwindigkeit der Luftströmung und der Enge der oberen Atemwege; Schnarchen kann Ausdruck eines Schlafapnoesyndroms* sein; **Einteilung:** **1.** gewöhnliches (habituelles) Schnarchen: allenfalls geringe Einengung der oberen Atemwege mit gering ausgeprägtem Schnarchgeräusch (nicht therapiebedürftig); **2.** **a)** obstruktives Schnarchen ohne Schlafapnoen: Zunahme der Einengung der oberen Atemwege bei der Einatmung; Nachweis von Weckreaktionen (sog. Arousals) und flacherer

Atmung (Hypopnoe) mit Polysomnographie; Störung des Schlafmusters mit Verminderung der zur Erholung wichtigen Tiefschlafphasen und leichte Absenkung des Sauerstoffs während der flacheren Atmung; im Allg. nicht bedrohlich; **b**) obstruktives Schnarchen mit Schlafapnoen: Atemaussetzer inf. Verlegung der oberen Atemwege im Nasenrachenraum; Störungen der Schlafarchitektur mit Verminderung der Tiefschlafphasen und der Traumphasen (REM-Schlaf) sowie Sauerstoffentsättigung (Hypoxämie) während der Phase der Apnoen; Folgen: evtl. Tagesschläfrigkeit, Herzrhythmusstörungen*, arterielle Hypertonie*, Lungenhochdruck und Impotenz.

Behandlungsindikation: **1.** obstruktives Schnarchen mit Schlafapnoen; **2.** obstruktives Schnarchen ohne Schlafapnoe bei Therapiewunsch des Patienten.

Therapie: operative Sanierung der anatomischen Veränderungen: **1.** insbes. bei Kindern mit großen Gaumenmandeln (Tonsillektomie), wenn diese schnarchen und Leistungsabfall zeigen; **2.** bei Erwachsenen nur gelegentlich indiziert, z. B. Entfernung des weichen Gaumens (Uvulopalatopharyngoplastik); die Auswirkungen auf das Schnarchen sind meist nur vorübergehend, die Apnoe wird wenig beeinflusst.

Eigenbehandlung: **1.** Alkohol, Tranquilizer* und Schlafmittel* meiden; **2.** Oberkörper hochlagern und Rückenlage verhindern.

Hinweis: Der Einsatz anderer mechanischer, kieferorthopädischer oder dentaler Maßnahmen (z. B. sog. Schnarchtuben oder Esmarch-Prothesen) ist im Einzelfall zu diskutieren; sie werden häufig wegen des damit verbundenen Würgereizes nicht toleriert.

Autor: N. Konietzko.

Schnittentbindung: syn. Sectio caesarea, Kaiserschnitt; operative Beendigung der Schwangerschaft oder der Geburt unter chirurgischer Eröffnung des Uterus; **Formen:** **1.** primäre Schnittentbindung: vor Geburtsbeginn durchgeführte Schnittentbindung; **2.** sekundäre Schnittentbindung: unter der Geburt notwendig werdende Schnittentbindung; **3.** Notfall-Schnittentbindung bei akuten geburtshilflichen Situationen.

Indikation: **1. fetal:** Sauerstoffmangel (drohend oder z. B. mit Fetalblutanalyse gesichert), Nabelschnurvorfall, Kontraindikationen zur vaginalen Entbindung bei Beckenendlage oder bes. fetalen Fehlbildungen (z. B. Spina bifida), höhergradige Mehrlingsschwangerschaft (Drillinge und mehr), Zwillingsschwangerschaft bei Frühgeburt im Gestationsalter von <34 + 0 SSW, führendem Fetus nicht in Schädellage oder Gewichtsdiskordanz der Feten >500 g, HIV*-Infektion der Mutter, hohe Viruslast bei HCV-Infektion; **2. mütterlich:** kephalopelvines Missverhältnis, Geburtsstillstand in der Eröffnungs- oder Austreibungsperiode bei noch im Beckeneingang befindlicher knöcherner Leitstelle, geburtsunmögliche Lagen und Einstellungen (s. Deflexionslagen), primäre Wehenschwäche, mütterliche Allgemeinerkrankung, die einen vaginalen Entbindungsmodus nicht zulässt; ggf. schwere Harninkontinenz oder persistierende Beschwerden bei Zustand nach Dammriss III. oder IV. Grades (Verletzung des Sphincter ani); **3. gemischt:** Placenta praevia, drohende Uterusruptur, Blutungen bei vorzeitiger Lösung, protrahierte Geburt beim Amnioninfektionssyndrom*, schwere Präeklampsie, Eklampsie, HELLP-Syndrom, protrahierter Geburtsverlauf.

Kontraindikation: fortgeschrittene Vaginalgeburt bei Schädellagen (knöcherne Leitstelle >+3).

Durchführung: Anästhesie: Inhalationsnarkose oder Regionalanästhesie in leichter Linkslagerung (Vermeidung eines Vena-cava-inferior-Kompressionssyndroms); **Methoden:** **1.** klassische Sectio caesarea: Eröffnung des Bauches durch suprasymphysären Querschnitt (Pfannenstiel-Querschnitt) und schichtweise Präparation der Bauchdecken; Längseröffnung des parietalen Anteils des Peritoneums und quere Eröffnung des viszeralen Anteils im Bereich der Excavatio vesicouterina; Abschieben der Harnblase; bogenförmige Uterotomie suprazervikal im unteren Uterinsegment und laterale digitale Erweiterung; Eröffnung der Fruchtblase, manuelle Entwicklung des Kindes, Abnabelung und Durchtrennung der Nabelschnur zwischen den Nabelklemmen; manuelle Lösung der Plazenta nach Gabe von 3 IE Oxytocin i. v.; manuelle Nachtastung des Uteruscavums, digitale Untersuchung der Zervix auf Durchgängigkeit, ggf. digitale Erweiterung des Zervixkanals; Verschluss der Uterotomie mit 1 oder 2 Nahtreihen nach Versorgung der lateralen Uterotomiewinkel durch Naht; Bauchtoilette, Inspektion der Adnexe und des Appendix; ausgiebige Blutstillung, Nahtverschluss des Peritoneums, viszerale und parietale Adaptation der Bauchmuskulatur, Faszienverschluss mit fortlaufender Naht, Subkutaneinzelknopfnähte, Hautverschluss mit fortlaufendem, intrakutanem Faden. **2.** Sectio caesarea modifiziert nach Misgav Ladach: wird momentan häufiger durchgeführt; im Unterschied zur klassischen Sectio wird der Verschluss des Peritoneums und die Adaptation der Bauchmuskulatur unterlassen, so dass durch geringeres Einbringen von Nahtmaterial Verwachsungen minimiert werden können (Benefit noch umstritten).

Komplikationen: Infektion, Thromboembolie, Blutung, Wundheilungsstörung, Verwachsungen, Plazentaimplantationsstörungen und Risiko der Uterusruptur bei folgenden Geburten.

Hinweis: **1.** Die Indikationsstellung zur Schnittentbindung erfolgt heutzutage zunehmend auf Wunsch der Patientin, ohne dass medizinische fetale oder maternale Risiken bestehen. **2.** Durch die Zunahme von Schnittentbindungen kommt es zum gehäuften Auftreten von Störungen der Implantationstiefe der Plazenta in nachfolgenden Schwangerschaften. **3.** Eine aktuelle prospektive Studie über 100 000 Geburten zeigte, dass die Schnittentbindung das Risiko für das Kind bei der Geburt reduziert, jedoch das Risiko der Mutter erhöht und gleichzeitig mit einer erhöhten neonatalen Morbidität assoziiert ist.

Literatur: **1.** Nilstun, T. et al.; EUROBS study group. Cesarean delivery on maternal request: can the ethical problem be solved by the principlist approach? BMC Med Ethics 9: 11 (2008); **2.** Signore, C.; Klebanoff, M.: Neonatal morbidity and mortality after elective cesarean delivery. Clin Perinatol 35 (2): 361–371 (2008); **3.** Villar, J. et al.; for the World Health Organization 2005 Global Survey on Maternal and Perinatal Health Research Group: Maternal and neonatal individual risks and benefits associated with caesarean delivery: multicentre prospective study. BMJ 335 (7628): 1025–1036 (2007), http://www.bmj.com/cgi/reprint/335/7628/1025.

Autoren: C. Fotopoulou, J. W. Dudenhausen.

Schnupfen: s. Rhinitis acuta; Rhinitis allergica.

Schock: Mikrozirkulationsstörung mit generalisiertem Kreislaufversagen und akutem Missverhältnis zwischen Bedarf der lokalen Gewebedurchblutung und regionalem Durchblutungsangebot (Herzzeitvolumen); **Folge:** zunächst reversible Veränderung des Zellstoffwechsels, die sich im Stadium der Dekompensation als Organschaden manifestiert (z. B. Schockniere, ARDS*); **Einteilung:** (ätiologisch) s. Tab. 1; Grundlage für die Therapie;

Schock — Tab. 1
Ätiologische Einteilung

hypovolämischer Schock	
	Blutverlust (z. B. Polytrauma, gastrointestinale Blutung)
	renaler Flüssigkeitsverlust (z. B. Diabetes mellitus, Diabetes insipidus, Diuretika, Polyurie nach akutem Nierenversagen)
	gastrointestinaler Flüssigkeitsverlust (z. B. Erbrechen, Diarrhö)
	Flüssigkeitsverlust über die Haut (Verbrennung, Hyperthermie)
	Flüssigkeitsverlust in sog. dritte Räume (Aszites)
kardiogener Schock	
	akute Herzinsuffizienz (z. B. Herzinfarkt, Arrhythmien, Kardiomyopathien)
	Lungenembolie
	Perikardtamponade, konstriktive Perikarditis
endokrinologischer Schock	
	Diabetes mellitus
	Hyper- und Hypothyreose
	Nebennierenrindeninsuffizienz
metabolisch-toxischer Schock	
	Endstadium chronischer, konsumierender Erkrankungen
	dekompensierte Leberzirrhose
	Urämie
	Intoxikationen (z. B. Arzneimittel, Schwermetalle)
anaphylaktischer Schock	
septischer Schock	
neurogener Schock	

Behandlungsindikation: Jeder Schock stellt unabhängig von seiner Ätiologie eine akute Lebensgefahr dar und bedarf sofortiger und konsequenter notärztlicher Behandlung. Der hypovolämische Schock durch Blutverlust bei perforierendem Trauma (Schuss-, Stich- und Pfählungsverletzung) stellt die Indikation zu unverzüglichem und schnellem Transport in eine chirurgische Klinik zur Notoperation dar, keine präklinische Therapie oder Stabilisierungsversuche. Endokrinologischer und metabolisch-toxischer Schock: s. Krise, endokrine, Intoxikation.

Pharmakotherapie: Therapie nach Ätiologie des Schocks: s. Tab. 2; neben unverzüglicher Sauerstoffgabe* bei allen Schockformen: **1. hypovolämischer Schock: a)** i. v. Volumentherapie mit kristalloider (z. B. Ringer-Lösung) und kolloidaler Lösung (z. B. HAES-steril®) in einem Verhältnis von 2 : 1 bis 3 : 1, initialer Volumenbolus von 1–1,5 l über 5–10 Minuten; hyperosmolare (z. B. HyperHAES®) bzw. hyperonkotische Volumenersatzmittel, die interstitielle Flüssigkeit in die Blutgefäße mobilisieren, besitzen in kleiner (250 ml) und schnell (innerhalb 2 Minuten) zu infundierender Menge einen signifikanten Volumeneffekt. Bei persistierender und therapierefraktärer arterieller Hypotonie* (systolisch <80 mmHg) Wiederholung und schnellstmögliche chirurgische Intervention (s. u.) bei chirurgisch therapierbarem hypovolämischen Schock (z. B. hämorrhagisch); **b)** zusätzlich Katecholamine (s. Sympathomimetika), wenn der Blutdruck nicht zu stabilisieren ist: initial Dopamininfusion (z. B. Dopamin Solvay®), 5–10 μg/kg KG/min i. v. über Perfusor, bei zunehmender Tachykardie* bzw. weiterem Blutdruckabfall Wechsel zu Noradrenalin (Norepinephrin, z. B. Arterenol®), wiederholte ED von 0,05–0,1 mg langsam i. v. (Anwendungsbeispiel: 1 Amp. mit 1 mg/ml auf 10 ml verdünnen und fraktioniert verabreichen), cave: Herzrhythmusstörung*; **c)** max. Blutstillung* bei hämorrhagischem Schock neben Volumen- bzw. Katecholamintherapie; **2. kardiogener Schock: a)** Analgesie und Sedierung (senkt Vor- und Nachlast, cave: Verschlechterung der Kreislaufsituation bei zu starker Reduktion der lebenserhaltenden endogenen Katecholaminsekretion): Morphin (z. B. Morphin Merck), 0,05–0,1 mg/kg KG i. v. unter Atmung- und Kreislaufüberwachung; ggf. zusätzlich Midazolam (z. B. Dormicum®), 1–2 mg i. v., cave: Atem- und Kreislaufdepression; **b)** akute Herzinsuffizienz*: primär Katecholamine, z. B. Dobutamin (z. B. Dobutamin Solvay®), 5–10 μg/kg KG/min i. v. über Perfusor, initial rasch mit ca. 1 mg/min bis

Schock Tab. 2
Therapie und Indikation

Volumentherapie	
erste Wahl bei	hypovolämischem Schock
	septischem Schock (initiale Phase)
	neurogenem Schock (initiale Phase)
zweite Wahl bei anaphylaktischem Schock	
relativ kontraindiziert bei kardiogenem Schock	
Katecholamintherapie	
erste Wahl bei	kardiogenem Schock
	anaphylaktischem Schock
zweite Wahl bei	septischem Schock
	neurogenem Schock
Ultima Ratio bei hypovolämischem Schock	

der Blutdruck steigt, dann Geschwindigkeit langsam reduzieren (bis 0,3 mg/min); **c)** Lungenödem*: Diuretika, z. B. Furosemid (z. B. Lasix®), 20–80 mg i. v.; **d)** Blutdruck systolisch >100 mmHg: zusätzlich organische Nitrate* (z. B. Nitrolingual®-Pumpspray), initial 2 Hübe sublingual, weitere Gabe über Perfusor, 2–6 mg/h i. v.; **e)** lebensbedrohliche, tachykarde Herzrhythmusstörung* mit Kreislaufinsuffizienz und z. B. Vigilanzstörung: ggf. R-Zacken-synchronisierte Kardioversion; **f)** ventrikuläre Herzrhythmusstörung* und ventrikuläre Tachykardie*: Antiarrhythmika, z. B. Ajmalin (Gilurytmal®), 25–50 mg langsam i. v.; bei Erfolglosigkeit Lidocain (z. B. Xylocain®), 100 mg i. v.; **g)** bradykarde Herzrhythmusstörung*: Atropin (z. B. Atropinsulfat B. Braun), 0,25–1 mg i. v.; bei Erfolglosigkeit ggf. externer Herzschrittmacher (s. Schrittmacherstimulation, transthorakale) oder Versuch mit Orciprenalin (Alupent®), 0,1–0,5 mg i. v.; **3. anaphylaktischer Schock***: **a)** Adrenalin (Epinephrin, z. B. Suprarenin®) in wiederholten ED von 0,05–0,1 (–0,5) mg langsam i. v. bis zur Blutdruckstabilisierung, cave: Herzrhythmusstörung, bei Überdosierung Tachykardie bzw. arterielle Hypertonie (bes. kardial vorgeschädigte Patienten); **b)** kristalloide Infusionslösung als Volumenbolus, z. B. Ringer-Lösung, 1 l über 5 Minuten, evtl. wiederholen; **c)** Glukokortikoide*, z. B. Prednisolon (z. B. Solu-Decortin® H), 250–1000 mg i. v.; **d)** Antihistaminika mit H_1- und H_2-Rezeptorwirkung, z. B. Dimetinden (Fenistil®), 4 mg, oder Cimetidin (z. B. Tagamet®), 200–400 mg langsam i. v. oder als i. v. Kurzinfusion; **4. septischer Schock** (s. Sepsis): **a)** initial Volumenersatz v. a. mit kristalloider Lösung (z. B. Ringer-Lösung); **b)** bes. bei anzustrebender Flüssigkeitsrestriktion aufgrund einer eingeschränkten Lungenfunktion und bei persistierender arterieller Hypotonie alphaadrenerg wirkende Katecholamine (s. Sympathomimetika): z. B. Noradrenalin (Norepinephrin, Arterenol®); präklinisch Dopamin (z. B. Dopamin Solvay®) in höherer Dosierung, 10 µg/kg KG/min i. v. über Perfusor, oder bei schwerer, akut lebensbedrohlicher arterieller Hypotonie Adrenalin (Epinephrin, z. B. Suprarenin®) in wiederholten ED von 0,05–0,1 mg langsam i. v.; **5. neurogener Schock**: initial Volumentherapie mit kristalloider Lösung (z. B. Ringer-Lösung), 500–1000 ml i. v., dann Dopamin, 3–10 µg/kg KG/min i. v. über Perfusor.

Operative und interventionelle Therapie: **1. hypovolämischer Schock:** **a)** bei hämorrhagischem Schock durch schwere Extremitätenverletzung mit Einklemmung ggf. Notamputation (engl. life before limb); **b)** bei nicht zu unterbindender bzw. nicht zu stillender Blutung (z. B. intraabdominale oder retroperitoneale Blutung) schnelle chirurgische Versorgung anstreben; **2. kardiogener Schock: a)** intraaortale Ballongegenpulsation (erst in Klinik möglich); **b)** akuter Herzinfarkt* bzw. akute myokardiale Ischämie mit kardiogenem Schock: unverzügliche Herzkatheteruntersuchung mit der Möglichkeit zur perkutanen transluminalen koronaren Angioplastie mit Dilatation der Koronararterien; **c)** nach schwerem Myokardinfarkt bzw. Komplikationen der PCI: Die ECMO erlaubt die mechanische Kreislaufunterstützung durch Pumpen und die gleichzeitige Oxygenierung mit Membranoxygenator. **3. septischer Schock**: ggf. operative Sanierung des Sepsisherdes; **4. neurogener Schock**: in der Akutsituation außerhalb der Klinik keine Möglichkeit, evtl. neurochirurgische Kraniotomie und z. B. Entlastung eines Hämatoms (s. Blutung, intrazerebrale).

Sonstige Maßnahmen: **1.** Lagerung: **a)** Beinhochlagerung bei Hypovolämie jeder Genese; **b)** Oberkörperhoch- und Beintieflagerung bei kardiogenem Schock; **c)** stabile Seitenlagerung bei Bewusstlosigkeit*; **2.** endotracheale Intubation (s. Atemwegsicherung) und Beatmung* zur Prophylaxe eines möglichen Lungenversagens: Beatmung mit positivem endexspiratorischem Druck (Abk. PEEP) v. a. bei Ausschüttung von Mediatoren (Polytrauma*, septischer Schock); **3.** suffiziente Venenzugänge* legen.

Neuentwicklung: Die Anwendung pneumatischer Schienungs- und Kompressionssysteme (sog. Schockhose) in präklinischem Routineeinsatz bei schwerem hypovolämischem, nicht stabilisierbarem Schock inf. einer Verletzung der unteren Extremitäten bzw. der Beckenregion wird kontrovers diskutiert und hat sich bisher nicht durchgesetzt.

Literatur: **1.** Adams, H. A. et al: Zur Diagostik und Therapie der Schockformen. Anästh Intensivmed 46: 63–69 (2005); **2.** Adams, H. A. et al: Hypovolämischer Schock. Anästh Intensivmed 46: 111–124 (2005).

Autoren: O. Detsch, H. Moecke.

Schock, anaphylaktischer: lebensbedrohliches Maximalstadium einer IgE-abhängigen Allergie vom

S

Schock, anaphylaktischer
Therapeutischer Stufenplan in Abhängigkeit vom Schweregrad der allergischen Reaktion

Schweregrad		Symptome	Therapie
I	leichte Allgemeinreaktion	Juckreiz, Flush, Urtikaria, Angioödem	Allergenzufuhr unterbrechen Antihistaminika i. v. Volumentherapie i. v. evtl. Einstichstelle eines Insektes mit Adrenalin (1 : 1000) s. c. umspritzen
II	ausgeprägte Allgemeinreaktion	Hautsymptome (nicht obligat), Übelkeit, abdominale Krämpfe, Rhinorrhö, Dyspnoe, Bronchospasmus, Tachykardie, Herzrhythmusstörung, Hypotension	**zusätzlich** Glukokortikoide i. v. ggf. Beta-2-Sympathomimetika i. v. ggf. Theophyllin i. v. ggf. Adrenalin i. v. Schocklagerung ggf. Sauerstoffgabe
III	bedrohliche Allgemeinreaktion	Hautsymptome (nicht obligat), Erbrechen, Defäkation, Larynxödem, Bronchospasmus, Zyanose, Schock	**zusätzlich** Adrenalin i. v. ggf. Intubation und Beatmung
IV	Organversagen	Hautsymptome (nicht obligat), Atem-, Herz- und Kreislaufstillstand	Reanimation* (ABC-Regel)

Typ I mit Schocksymptomatik (s. Schock); auch IgE-unabhängige anaphylaktoide Reaktionen können eine Schocksymptomatik auslösen und sind klinisch nicht von anaphylaktischen Reaktionen zu differenzieren; **Einteilung:** nach klinischer Symptomatik in Schweregrade, s. Tab.

Behandlungsindikation: unverzüglich.

Pharmakotherapie: **1.** Antihistaminika: **a)** Histamin*-H_1-Rezeptoren-Blocker (wegen des erforderlichen schnellen Wirkungseintritts kommen nur die älteren, nicht die neuen, nichtsedierenden in Frage): Dimetindenmaleat (Fenistil®), 4–8 mg (entspr. 1–2 Amp.) i. v., oder Clemastin (Tavegil®), 2–4 mg (entspr. 1–2 Amp.) i. v.; **b)** in Kombination mit Histamin*-H_2-Rezeptoren-Blocker: Cimetidin (z. B. Tagamet®), 200–400 mg (entspr. 0,5–1 Amp.) i. v.; **2.** Volumentherapie: kristalloide Infusionslösung (z. B. Ringer-Lösung) als Volumenbolus, 1 l über 5 Minuten i. v., oder Kolloidlösung (z. B. HES, z. B. HAES-steril®); **3.** Glukokortikoide*; z. B. Prednisolon (z. B. Solu-Decortin® H), 250–1000 mg i. v.; **4.** bei obstruktiven Atembeschwerden: **a)** Beta*-2-Sympathomimetika, z. B. Terbutalin (z. B. Bricanyl®), 0,25–0,5 mg (entspricht 0,5–1 Amp.) s. c.; **b)** Phosphodiesterase-Hemmer (in Kombination mit oder anstelle von Beta-2-Sympathomimetika), z. B. Theophyllin* (z. B. Euphylong®), 200–300 mg (entspricht 1–1,5 Amp.) langsam i. v.; **5.** Adrenalin (Epinephrin, z. B. Suprarenin®): **a)** per inhalationem bei Larynxödem oder Bronchospasmus: 5 mg über Verneblermaske, cave: systemische Wirkung mit arterieller Hypertonie*, Tachykardie*; **b)** systemisch bei arterieller Hypotonie*: in wiederholten ED von 0,05–0,1 (–0,5) mg sehr langsam i. v. bis zur Blutdruckstabilisierung, z. B. 1 ml einer Suprarenin®-Injektionslösung (1 mg/ml) auf 10 ml verdünnen (0,1 mg/ml) und fraktioniert (1 ml/min) i. v. verabreichen, cave: Herzrhythmusstörung*, Überdosierung mit arterieller Hypertonie* und Tachykardie* bes. bei kardial vorgeschädigten Patienten.

Sonstige Maßnahmen: **1.** sofortige Unterbrechung der Allergenzufuhr; bei allergischer Reaktion inf. Bienen- oder Wespenstichs Abbinden der betroffenen Extremität, evtl. Umspritzen der Injektionsstelle mit Adrenalin 1 : 1000 s. c.; **2.** Schocklagerung (s. Schock); **3.** großlumigen Venenzugang* legen; **4.** Sauerstoffgabe* mit einem Flow von mind. 8 l/min oder bei Beatmung mit F_iO_2 = 1,0; **5.** ggf. frühzeitige endotracheale Intubation (s. Atemwegsicherung) und kontrollierte Beatmung*; **6.** Überwachung und Sicherung der Vitalfunktionen (Blutdruck, Puls, Atmung; ggf. ZVD, Blutgase, Elektrolythaushalt usw.); **7.** bei Atemwegverlegung* durch Larynxödem ggf. Notfallkoniotomie (s. Koniotomie) als Ultima Ratio.

Therapeutischer Stufenplan: s. Tab.

Hinweis: Die i. v. Applikation von Calciumsalzen ist ohne nachweisbare Wirksamkeit und sollte deshalb nicht mehr angewendet werden.

Arbeitsunfähigkeit: 1 Tag, bei andauernden subjektiven Beschwerden (z. B. Schwächegefühl und mangelnde Leistungsfähigkeit) auch länger.

Literatur: **1.** Simons, F. E.: Emergency treatment of anaphylaxis. BMJ 24: 1141–1142 (2008); **2.** Adams, H. A.: Anaphylaktischer Schock. Anästh Intensivmed 46: 226–231 (2005); **3.** Kemp, S. F.; Lockey, R. F.: Anaphylaxis: A review of causes and mechanisms. J Allergy Clin Immunol 110: 341–348 (2002).

Autoren: O. Detsch, H. Moecke, P. Schulze, W. Sterry.

Schock, hypoglykämischer: s. Insulinom; Krise, endokrine.

Schocklunge: s. ARDS.

Schock, spinaler: s. Querschnittläsion.

Schoenlein-Henoch-Syndrom: s. Purpura Schoenlein-Henoch.

Schreibkrampf: s. Dystonie.

Schreiknötchen: s. Stimmlippenknötchen.

Schrittmacherstimulation, transthorakale: syn. noninvasive transthorakale Schrittmacherstimulation, transkutane Schrittmacherstimulation, externe Schrittmacherstimulation; elektrisches Verfahren zum Ersatz einer fehlenden oder nicht ausreichend fortgeleiteten Reizbildung am Herzen analog implantierbarer Herzschrittmacher (s. Herzschrittmacherimplantation); **Therapieziel: 1.** Wiederherstellung einer Reizleitung; **2.** Stabilisierung der Kreislaufsituation (daher ständige Puls- und Blutdruckkontrolle erforderlich); **Therapeutisches Prinzip:** nichtinvasive transthorakale Stromapplikation (in einer Notfallsituation einfach und schnell).

Indikation: nur auf Notfälle begrenzt (transvenöse Stimulation ist, wenn möglich, vorzuziehen): Bradykardie, hämodynamisch instabile Rhythmusstörungen, z. B. AV-Block III° und II° Typ Mobitz mit systolischen Blutdruckwerten <80 mmHg oder klinischer Instabilität (z. B. Bewusstseinstrübung, Angina pectoris).

Kontraindikation: bei korrekter Indikationsstellung und Anwendung keine; limitierender Faktor können Missempfindungen sein, welche durch eine begleitende Analgosedierung beherrschbar sind.

Durchführung: Patient über geplantes Vorgehen und evtl. auftretende Missempfindungen aufklären und analgosedieren (schmerzhaftes Verfahren); Oberkörper des Patienten freimachen und Klebeelektroden anbringen: negative Elektrode präkardial, positive Elektrode links subskapulär paravertebral; am Notfallschrittmacher den Demand-Modus wählen und Schrittmacherfrequenz auf 80/min einstellen; Stimulation mit 40 mA beginnen und Stromstärke in 10 mA-Schritten steigern, bis regelmäßige Kammerkomplexe im EKG auftreten; zur Pulskontrolle Femoralispuls tasten (cave: beim Karotispuls u. U. Verwechslung mit stimulationssynchroner Muskelkontraktion möglich, evtl. Skelettmuskelkontraktion durch Verschieben der anterioren Elektrode reduzieren) und Blutdruck überprüfen.

Hinweis: Nitropflaster müssen wegen explosionsartiger Reaktion vor einer elektrischen Stimulation entfernt werden.

Literatur: 1. Deakin, C. D. et al.: Elektrische Therapie: automatisierte externe Defibrillatoren, Defibrillation, Kardioversion und Schrittmachertherapie. Notfall- und Rettungsmedizin 9: 26–37 (2006); **2.** American Heart Association: American Heart Association Guidelines for Cardiopulmonary Resuscitation and Emergency Cardiovasculare Care. Circulation 112 (Suppl): 1–211 (2005); **3.** European Resuscitation Council: European Resuscitation Council Guidelines for Resuscitation 2005. Resuscitation 67 (Suppl): 1-189 (2005).

Autoren: H. Moecke, J. Koppenberg, G. Groth.

Schröpftherapie: Verfahren einer hautreizenden Therapie mit lokalen und reflektorischen Wirkungen; durch die Behandlung von Hautarealen, die mit einem Zielgebiet über bes. viele neuronale Verbindungen in enger gegenseitiger Beziehung stehen (sog. Schröpfzonen, s. Abb.), kann das kybernetische Selbstregulierungssystem angestoßen werden; **Formen: 1.** trockenes (unblutiges) Schröpfen bei kalten Gelosen (verminderter Bindegewebetonus, sulzige Haut, in der Tiefe tastbare kleine schmerzhafte Veränderungen im Bindegewebe, beim paravertebralen Teststrich mit dem Finger über die Haut späte oder keine Rötung); **2.** blutiges Schröpfen bei heißen Gelosen (lokaler Füllezustand, tastbare prall-elastische Konsistenz mit ≥3 cm, beim paravertebralen Teststrich mit dem Finger über die Haut schnelle Rötung); **3.** Schröpfkopfmassage, z. B. bei Restbeschwerden nach Pleuritis, Magenschmerzen oder Magenerkrankungen; **Therapeutisches Prinzip: 1.** Beeinflussung der rheologischen Eigenschaften des Blutes und der Lymphe durch Verbesserung der lokalen Mikrozirkulation; **2.** Hämodilution i. S. eines kleinen Aderlasses*; **3.** Drainierung lokaler Ödeme; **4.** Reduzierung nozizeptiver Afferenzen im spinalen Segment.

Indikation: konstitutionsgerecht entsprechend der vorgefundenen auffälligen Schröpfzonen bei funktionellen Störungen und Erkrankungen unterschiedlicher Organsysteme, z. B. Bewegungsapparat (Wirbelsäulensyndrom, Osteoporose*), Atemwege (Asthma* bronchiale, akute Bronchitis* und chronische Bronchitis*), Verdauungsapparat (exkretorische Verdauungsschwäche, Appetitlosigkeit, Magenschleimhautentzündung, Leber- und Gallenwegserkrankungen).

Kontraindikation: akute Entzündungen des betreffenden Hautareals, allergische Hautreaktionen, Gerinnungsstörungen, Hautatrophie nach Glukokortikoidtherapie, Zustand nach Radiatio, blutiges Schröpfen über Knochen (Ausnahme: Hypertoniezone über dem Dornfortsatz L5).

Durchführung: Unterdruck in evaluierten Schröpfköpfen oder -gläsern erzeugen: **1.** durch Abbrennen eines kleinen Wattestücks oder eines alkoholgetränkten Tupfers im Schröpfkopf und sofortiges anschließendes Aufsetzen des Schröpfkopfs auf die Haut; durch Abkühlen der erwärmten Luft entsteht der Unterdruck; **2.** durch einen auf den Schröpfkopf aufsetzbaren Gummiball, mit dem nach dem Aufsetzen auf die Haut Luft aus dem

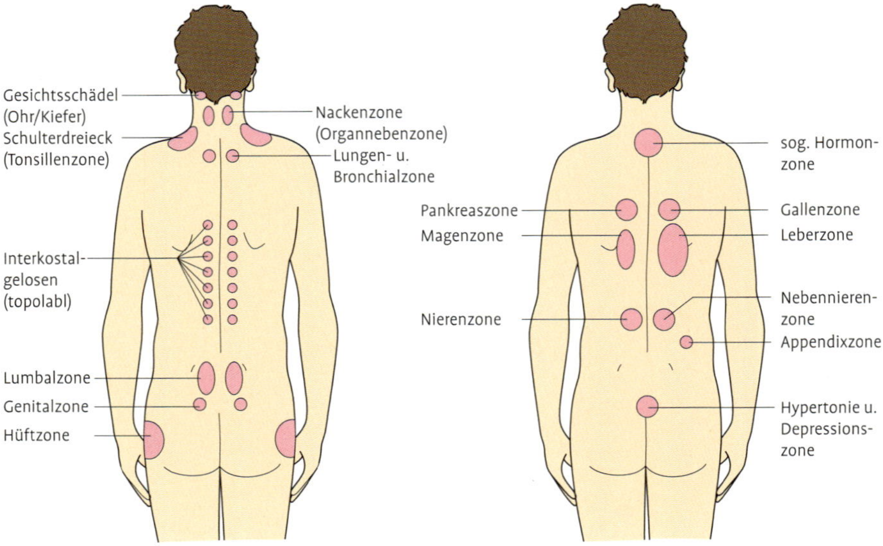

Schröpftherapie: Schröpfzonen nach J. Abele

Schröpfkopf gepumpt wird; beim blutigen Schröpfen wird das entsprechende Hautareal vor Aufsetzen des Schröpfkopfs mit einer Hämolanzette oder einem sog. Schröpfschnepper skarifiziert; Dauer des Schröpfvorganges: 8–20 Minuten; cave: der Patient muss aufgeklärt werden, dass durch die Behandlung Hämatome entstehen können.

Autor: Th. J. Doering.

Schulteramyotrophie, neuralgische: s. Armplexuslähmung.

Schulter-Arm-Syndrom: s. Zervikobrachialsyndrom.

Schultereckgelenksprengung: s. Akromioklavikularluxation.

Schultergelenkluxation: syn. Schulterverrenkung; Austritt des Humeruskopfs aus dem Schultergelenk mit Fehlstellung und Funktionseinschränkung des Armes; als traumatische Erst- oder Reluxation (sekundäres Unfallereignis) sowie als habituelle Schultergelenkluxation wiederholt ohne adäquates Unfallereignis auftretend; **Formen:** **1.** Schultergelenkluxation nach vorn (subkorakoidal); **2.** Schultergelenkluxation nach unten (axillar) mit oder ohne Tuberkulumabriss; **3.** Schultergelenkluxation nach hinten (selten); **Ursache:** Disposition bei Pfannendysplasie, habituell häufig im Anschluss an traumatische Schultergelenkluxation bei jungen Patienten. Begleitverletzungen: Lähmung des Nervus axillaris (kleine Anästhesiezone über dem Musculus deltoideus), Abriss des Tuberculum majus, Luxationsfraktur des Humerus, Abriss des Labrum glenoidale (Bankart-Läsion), Impression des Humeruskopfs durch den Pfannenrand (Hill-Sachs-Läsion), Gefäßverletzung

S

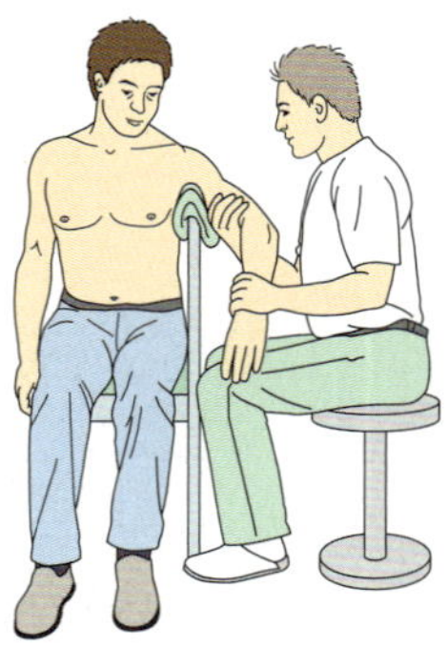

Schultergelenkluxation Abb. 1: Reposition nach Arlt

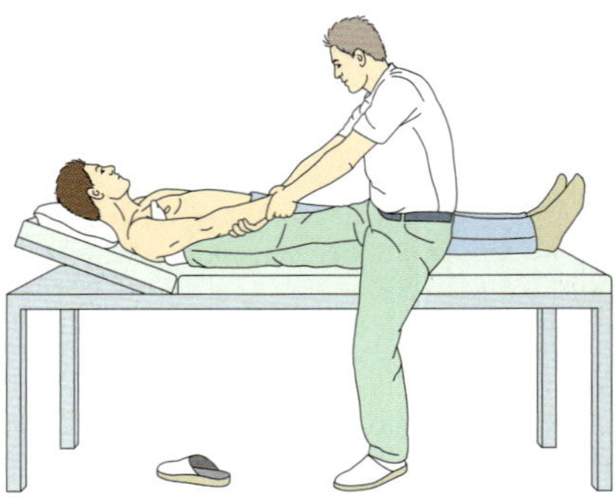

Schultergelenkluxation Abb. 2: Reposition nach Hippokrates

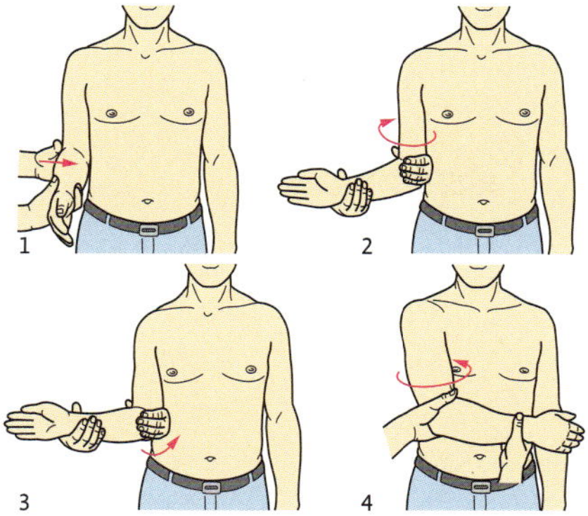

Schultergelenkluxation Abb. 3: Reposition nach Kocher; geführte Bewegungen in 4 Phasen: 1: Adduktion; 2: Außenrotation; 3: Elevation vor die Brust; 4: Innenrotation

und arterielle Zirkulationsstörung (periphere Pulskontrolle).

Behandlungsindikation: immer gegeben; je früher und schneller die Reposition erfolgt, desto leichter gelingt sie.

Konservative Therapie: 1. Reposition: a) nach Arlt (s. Abb. 1): gelingt häufig und ist schonend; bequeme Lagerung und anhaltender schräger Dauerzug bei flektiertem Ellenbogen führen zu Schmerzfreiheit; nach völliger Entspannung Einschnappen der Schulter; b) nach Hippokrates (s. Abb. 2): Zug am Arm und Einhebeln des Humeruskopfs mit der in die Axilla eingestemmten Ferse; Nachteil ist die Streckung des Ellenbogens, die eine völlige Muskelentspannung verhindert; meist ist eine Kurznarkose notwendig; c) nach Kocher (s. Abb. 3): Anwendung nur bei vorderer Schultergelenkluxation mit Adduktion, Außenrotation, Elevation und Innenrotation; durch großen Bewegungsumfang können zusätzliche Muskelzerreißungen, eine iatrogene subkapitale Humerusfraktur* und Nervenläsionen (v. a. des Nervus axillaris) entstehen. Nach Reposition ist eine Röntgenauf-

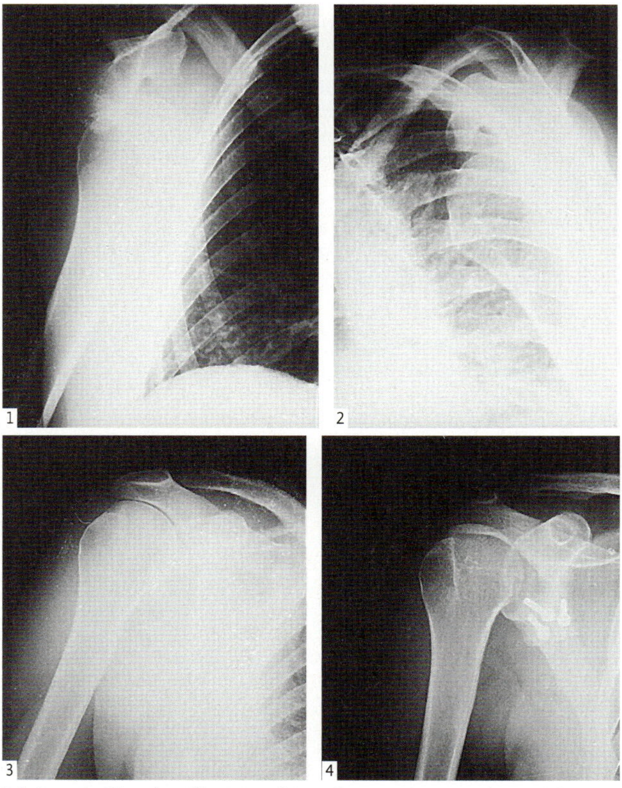

Schultergelenkluxation Abb. 4: 1 und 2: vordere Luxation; 3: nach Reposition; 4: nach Operation nach Eden-Hybinette

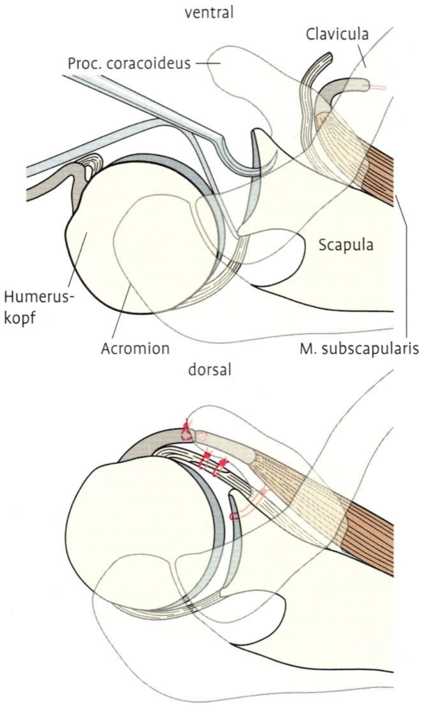

Schultergelenkluxation Abb. 5: Kapselplastik nach Rockwood; transossäre Fixation der Kapsel nach Inzision der Sehne des Musculus subscapularis (Sicht von kranial)

nahme zur Erfolgskontrolle notwendig. **2.** Nach der Reposition Ruhigstellung der Schulter im Gilchrist- oder Desault-Verband für 3–5 Tage (bes. bei alten Patienten mit Erstluxation und bei Rezidiven), frühfunktionelle Behandlung (Pendelübungen) und anschl. Physiotherapie (aktive Bewegungsübungen).

Operative Therapie: **1.** Arthroskopie des Schultergelenks nach Reposition bei jungen Patienten mit Erstluxation, um ausgedehnte Limbusabrisse darzustellen und ggf. arthroskopisch oder offen zu versorgen; **2.** Stabilisierung bei habitueller Schultergelenkluxation: **a)** nach Eden-Hybinette durch Fixierung eines autogenen Spongiosaspans am Vorderrand der Pfanne mit 2 Schrauben (s. Abb. 4); **b)** Kapselplastik nach Rockwood mit Inzision der Sehne des Musculus subscapularis und der vorderen Gelenkkapsel sowie transossärer Fixation der Kapsel (s. Abb. 5); **3.** offene Revision bei Interposition des abgerissenen Tuberculum majus unter das Akromion nach erfolgter Reposition, bei Luxationsfraktur und irreponibler alter (bes. dorsaler) Luxation; **4.** minimal-invasive Arthroskopie zur Diagnostik und Refixierung von Labrumeinrissen bei Erst- oder Zweitluxation und um den Übergang in eine habituelle Schultergelenkluxation zu verhindern.

Sonstige Maßnahmen: **1.** bei unklarem röntgenologischem Befund und anhaltenden Beschwerden Ausschluss einer hinteren Schultergelenkluxation durch MRT oder CT; **2.** Sonographie oder MRT bei rezidivierender oder habitueller Schultergelenkluxation, um Kapsellimbusschäden zu differenzieren und disponierende Läsionen des Humeruskopfs (Hill-Sachs-Läsion) zu diagnostizieren; **3.** bei habitueller Schultergelenkluxation Empfehlung zur operativen Stabilisierung des Gelenks, um chronische Instabilität und Arthrose* zu

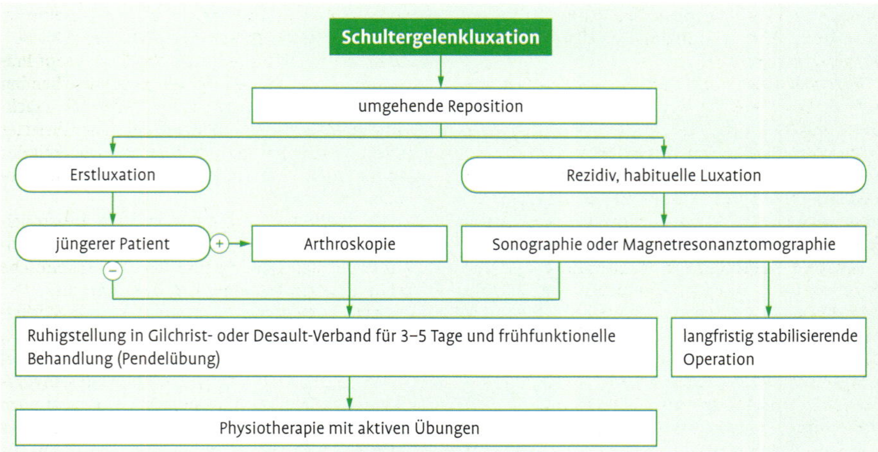

Schultergelenkluxation Abb. 6: therapeutischer Stufenplan

verhindern; **4.** psychische Belastung durch habituelle Schultergelenkluxation bes. bei jungen Patienten; daher rechtzeitig stabilisierende Operation erwägen.

Therapeutischer Stufenplan: s. Abb. 6.

Eigenbehandlung: Bei habitueller Schultergelenkluxation kann der Patient die Schulter oft selbst reponieren und ohne Beschwerden oder Funktionseinschränkung wieder bewegen.

Arbeitsunfähigkeit: **1.** bei versorgter Erstluxation nach Ruhigstellung und Physiotherapie einige Tage; **2.** nach arthroskopischer, offener oder geschlossener Schulteroperation ca. 4–6 Wochen; **3.** bei habitueller Schultergelenkluxation keine Arbeitsunfähigkeit.

Hinweis: **1.** langdauernde Ruhigstellung des Schultergelenks vermeiden; **2.** Durchführung von Arthroskopien und schulterstabilisierenden Maßnahmen möglichst durch spezialisierte chirurgische Abteilungen.

Autor: E. E. Scheller.

Schultergürtelsyndrom: s. Thoracic-outlet-Syndrom.

Schultersteife, fibröse: s. Periarthropathia humeroscapularis.

Schuppenflechte: s. Calcipotriene; Dithranol; Fumarsäureester; Psoriasis vulgaris.

Schwangerschaft, extrauterine: s. Extrauteringravidität.

Schwangerschaftsdiabetes: syn. Gestationsdiabetes; pathologische Kohlenhydratstoffwechseltoleranz oder diabetische Stoffwechsellage während der Schwangerschaft; erstmalig auftretend oder inf. eines bisher unbemerkten Diabetes* mellitus Typ 1.

Behandlungsindikation: positiver oraler Glukose-Toleranztest (optimale Durchführung zwischen 24 + 0 und 28 + 0 SSW); Therapie zur Stabilisierung der mütterlichen Stoffwechsellage und zur Vermeidung einer fetalen Makrosomie bzw. einer postpartalen kindlichen Hypoglykämie* (inf. reaktiver fetaler Hyperinsulinämie auf die mütterliche Hyperglykämie).

Pharmakotherapie: **1.** Patientinnen mit bekanntem Diabetes mellitus werden auf Altinsulin oder Depotinsulin umgestellt. **2.** Bei während der Schwangerschaft erstmalig aufgetretenem Diabetes mellitus folgt die Insulintherapie den im Blutzuckertagesprofil bestimmten Blutzuckerkonzentrationen. Der Tagesmedianwert der Glukosekonzentration sollte unter 100 mg/dl betragen.

Sonstige Maßnahmen: Diätberatung und Ernährungsumstellung, gewichtsadaptierte Diät (ca. 125–147 KJ/kg KG, entspr. 30–35 kcal/kg KG; cave: Zuckergehalt von Getränken bei Berechnung der BE berücksichtigen), körperliche Aktivität.

Eigenbehandlung: Blutzuckerkontrolle und Injektion von Insulin durch die Patientin.

Hinweis: I. d. R. ist die Stoffwechselstörung auf die Schwangerschaft begrenzt, so dass postpartal die Insulintherapie nicht fortgesetzt werden muss. Trotzdem erhöhtes Risiko für die spätere Entwicklung eines Diabetes mellitus Typ 2 (3 % pro Jahr kumulativ); daher regelmäßige Nachkontrollen erforderlich. Durch einen negativem Befund im Urinstix kann ein Gestationsdiabetes nicht ausgeschlossen werden.

Neuentwicklung: **1.** computergestützte Auswertung der Blutzuckertagesprofile zur Optimierung der Insulinkonzentration; **2.** Der Einsatz von oralen Antidiabetika (Abk. OAD) in der Schwangerschaft gewinnt zunehmend an Bedeutung, z. B. Metformin in der Behandlung des unerfüllten Kinderwunsches beim Syndrom der polyzystischen Ovarien. Aktuell gibt es für keines der OAD eine Zulassung während der Schwangeschaft, vielmehr wird vom Gebrauch während der Schwangerschaft abgeraten, obwohl Tierversuche bisher wenig Anhalt für eine Schädigung erbrachten.

Literatur: **1.** Fougner, K. J.; Vanky, E.; Carlsen, S. M.: Metformin has no major effects on glucose homeostasis in pregnant women with PCOS: results of a randomized double-blind study. Scand J Clin Lab Invest: Jul 24: 1–6 (2008); **2.** Böhm, B. O.; Claudi-Böhm, S.: Diabetes und Schwangerschaft: Präventionen, Beratung, Betreuung vor, während und nach der Schwangerschaft. Berlin, Heidelberg, New York: Springer, 2007; **3.** Bühling, K. J. et al: Gestationsdiabetes. Ernährung in der Schwangerschaft. Berlin: Akademos, 2005.

Autoren: C. Fotopoulou, J. W. Dudenhausen.

Schwangerschaftserbrechen: s. Hyperemesis gravidarum.

Schwangerschaftserkrankung, hypertensive: erstmalig in der Schwangerschaft jenseits der 20. SSW auftretende arterielle Hypertonie*; tritt in 5–10 % aller Schwangerschaften auf; **Diagnose:** Blutdruckwerte im 24 Stunden-RR-Profil systolisch >140 mmHg, diastolisch >90 mmHg; **Einteilung:** **1.** schwangerschaftsinduzierte arterielle Hypertonie (Abk. SIH): Hypertonie ohne Proteinurie; **2.** Präeklampsie: arterielle Hypertonie in Kombination mit Proteinurie (>0,3 g/24 h); **3.** Pfropf-Präeklampsie auf dem Boden einer vorbestehenden Hypertonie; **4.** Eklampsie: aus schwerer Präeklampsie oder spontan entstandener generalisierter tonisch-klonischer Anfall mit Bewusstlosigkeit der Mutter; **5.** HELLP*-Syndrom (zu 15 % mit normotonen RR-Werten).

Behandlungsindikation: persistierende arterielle Hypertonie, starke Proteinurie mit evtl. begleitender renaler Dekompensation, laborchemische Veränderungen i. S. eines HELLP-Syndroms.

Pharmakotherapie: **1.** antihypertensiv: Methyldopa (z. B. Dopegyt®, Presinol®), 250 mg/d p. o., oder Beta-Rezeptoren-Blocker, z. B. Metoprolol (Beloc®, Beloc-Zok®), 50–200 mg/d p. o.; Dihydralazin (z. B. Nepresol®), 25–50 mg/d p. o. (erst nach kardiologischem Konsil; Anwendung heute eher obsolet); **2.** antikonvulsiv: Magnesiumsulfat als Infusion (16,67 g $MgSO_4$ in 250 ml isotonischer

Lösung), 15–20 ml/h; **3.** zur Verbesserung der fetoplazentaren Perfusion: Acetylsalicylsäure (z. B. Aspirin®), 100 mg/d p. o.; nachgewiesenes Benefit bei Zustand nach Präeklampsie und bei Antiphospholipid*-Syndrom; ansonsten Benefit eher umstritten; **4.** zur fetalen Lungenreifeinduktion: Betamethason (Celestan®), 2 × 12 mg i. m., 24-stündlich vor 34 + 0 SSW.

Psychotherapie: Entspannungsübungen, Autogenes Training.

Sonstige Maßnahmen: **1.** stationäre Aufnahme und intensive Kontrolle (CTG, Ultraschalldiagnostik, Laborparameter) bei persistierender Hypertonie; **2.** Beendigung der Schwangerschaft bei progredientem Verlauf (hypertensive Krise, drohende Eklampsie mit Hyperreflexie, Leberenzymerhöhung, Thrombozytopenie) oder fetaler Beeinträchtigung.

Eigenbehandlung: Stressvermeidung; Führen eines Blutdruckprotokolls.

Arbeitsunfähigkeit: längere Freistellung von der Arbeit entsprechend der Symptomatik.

Hinweis: Die Therapie mit Diuretika und ACE-Hemmern ist obsolet.

Neuentwicklung: Bei HELLP-Syndrom, noch nicht abgeschlossener Lungenreife und drohender extremer Frühgeburt kann mit Dexamethason (z. B. Fortecortin®), 4 × 10 mg/12 Stunden i. v., oder Prednisolon versucht werden, die Schwangerschaft zu verlängern.

Selbsthilfe: Arbeitsgemeinschaft Gestose-Frauen e. V., Kapellener Str. 67a, 47661 Issum, Tel. 02835 2628, Fax 02835 2945; E-Mail: info@gestose-frauen.de, Homepage: http://www.gestose-frauen.de.

Literatur: **1.** Fang, C. J. et al.: Advances in understanding of pathogenesis of aHUS and HELLP. Br J Haematol 143 (3): 336–348 (2008); **2.** van Runnard Heimel, P. J. et al.: HELLP syndrome is associated with an increased inflammatory response, which may be inhibited by administration of prednisolone. Hypertens Pregnancy 27 (3): 253–265 (2008); **3.** Cunningham, G. et al. (eds): Williams Obstetrics. 22nd ed. New York: McGraw-Hill, 2005.

Autoren: C. Fotopoulou, J. W. Dudenhausen.

Schwangerschaftsverhütung: s. Kontrazeption, hormonale.

Schwefelwässer: s. Balneotherapie.

Schweißdrüsenüberfunktion: s. Hyperhidrose.

Schwellkörper-Autoinjektionstherapie: s. Erektionsstörung.

Schwenklappenplastik: s. Stuhlinkontinenz.

Schwerhörigkeit, sensorineurale: syn. Schallempfindungsschwerhörigkeit; Funktionsstörung der Schnecke (Innenohrschwerhörigkeit, kochleäre Schwerhörigkeit; häufigste Form) oder der Hörbahn (retrokochleäre Schwerhörigkeit); **Ursache:** altersbedingt (Presbyakusis), umweltbedingt (Sozioakusis), akustisches Trauma (Knall, Explosion oder chronische Lärmexposition >85 dB), Schädelhirntrauma*, Contusio labyrinthi, Durchblutungsdefizit (Mikrozirkulationsstörung, Mikroemboli), ototoxische Arzneimittel wie Aminoglykosid*-Antibiotika, Diuretika* (Ethacrynsäure, Furosemid), Zytostatika (Bleomycin, Platinderivate), gewerbliche Gifte, Infektionskrankheiten (Zoster oticus, Lues), Autoimmunerkrankungen (als Mono- oder Teilsymptom), genetische Ursachen (monosymptomatisch oder im Rahmen von Syndromen), pränatale (Rötelninfektion der Mutter) oder perinatale Faktoren (Asphyxie, Infektionen des Geburtskanals, Kernikterus), i. R. einer Labyrinthitis*, Tumoren des inneren Gehörgangs und des Kleinhirnbrückenwinkels (z. B. Vestibularisschwannom*), Menière*-Krankheit, kindliche Taubheit*; häufig nicht sicher feststellbar. Zu unterscheiden sind akute und chronische Formen.

Behandlungsindikation: **1.** akute sensorineurale Schwerhörigkeit: Sofern keine andere kausale Therapieoption zur Verfügung steht, sollte so früh wie möglich mit einer rheologischen (Infusions-)Therapie begonnen werden. **2.** chronische sensorineurale Schwerhörigkeit: Entscheidend ist das Ausmaß der subjektiv empfundenen Kommunikationsstörung. Sie ist Gradmesser für die Motivation, eine elektronische Hörhilfe zu benutzen. Indikation zur Hörgeräteversorgung: Hörverlust ≥30 dB in mindestens einer der Frequenzen 500 Hz bis 3000 Hz auf dem besser hörenden Ohr und/oder in der Sprachaudiometrie Diskriminationsverlust von >20 % bei 65 dB.

Pharmakotherapie: **1.** bei akuter sensorineuraler Schwerhörigkeit: rheologische Infusionstherapie (s. Hörminderung, akute sensorineurale, Tab.); **2.** bei Menière-Krankheit: im Anfall bei gesicherter Diagnose Antivertiginosa, beim ersten Anfall und ungesicherter Diagnose rheologische Infusionstherapie, zur Anfallsprophylaxe Betahistin (s. Menière-Krankheit); **3.** bei progredienter Hörminderung mit nachgewiesener oder möglicher Autoimmungenese ggf. immunsuppressive Therapie, z. B. mit Glukokortikoiden* oder Methotrexat; **4.** Die chronische sensorineurale Schwerhörigkeit ist i. d. R. keiner Pharmakotherapie zugänglich. Glukokortikoide und Magnesium wirken nur prophylaktisch protektiv.

Operative Therapie: sehr selten Hörverbesserung bei Operation eines Vestibularisschwannoms* durch Aufhebung des Kompressionseffekts.

Sonstige Maßnahmen: **1.** Die Verordnung einer elektronischen Hörhilfe ist die einzige rationale Therapie; in Deutschland sind die Zuständigkeiten geregelt: **a)** HNO-Arzt: Voruntersuchung, audiometrische Untersuchung, Indikation für die Verordnung, vor Vergütung durch die Krankenkasse Kontrolle des Effekts; **b)** Hörgeräteakustiker: Vorschlag eines im Einzelfall geeigneten Gerätes (hinter dem Ohr, Abk. HdO; in dem Ohr, Abk. IdO; completely in the canal, Abk. CIC; Hörbrille), Anfertigung von individuellen Ohrpassstücken; auch ein verkürzter Versorgungsweg (Abwicklung nur über HNO-Arzt oder Akustiker) ist möglich; **2.** Förderung von Hörgeräteträgern im Kindesalter durch pädaudiologische Beratungsstellen, Schulen für Hörgeschädigte und andere pädagogische Einrichtungen; **3.** für besondere Indikationen stehen knochenverankerte Hörgeräte (z. B. bei Atresie der Ohrmuschel und des äußeren Gehörgangs, bei chronischer Otitis externa bzw. media) und implantierbare Hörgeräte zur Verfügung; **4.** bei Taubheit und an Taubheit grenzender Schwerhörigkeit Cochlear Implant, wenn durch konventionelle Hörgeräte kein ausreichendes Sprachverständnis erzielt werden kann; **5.** bei sensorineuraler Schwerhörigkeit weitere Einwirkung schädlicher Lärms meiden.

Hinweis: Rehabilitationsprogramme für erwachsene Hörgeräteträger erhöhen die Effektivität der Versorgung.

Neuentwicklung: Die Indikation zur Cochlear-Implant-Versorgung wird zunehmend früher gestellt.

Selbsthilfe: Deutscher Schwerhörigenbund e. V., Breite Str. 23, 13187 Berlin, Tel. 030 47541114, Fax 030 47541116; E-Mail: dsb@schwerhoerigen-netz.de, Homepage: http://www.schwerhoerigen-netz.de.

Literatur: Kießling, J. et al.: Versorgung und Rehabilitation mit Hörgeräten. Stuttgart: Thieme, 2008.

Autoren: F. Waldfahrer, H. Iro.

Schwermetallintoxikation: akute oder chronische Belastung des Körpers mit Schwermetallen, z. B. Arsen, Blei, Cadmium, Chrom, Eisen, Kupfer, Quecksilber, Thallium, Zink.

Behandlungsindikation: Aufnahme toxikologisch relevanter Mengen und Auftreten klinischer Symptomatik (häufig Übelkeit, Erbrechen, gastrointestinale Symptome, Nierenversagen, Schock u. a.); pathologisch erhöhte Serumkonzentration.

Basistherapie: s. Intoxikation; kausale Antidotbehandlung in Abhängigkeit vom aufgenommenen Schwermetall; Anwendung finden Chelatbildner: organische Verbindungen (Liganden), die mit hoher Affinität mit toxischen (mehrwertigen) Schwermetallen stabile nichttoxische rasch biliär oder renal eliminierte Komplexe (Chelate) bilden; **1.** DMPS (Abk. für Dimercaptopropansulfonsäure, Dimaval®); p. o.: Beginn mit 1000 mg/d; Reduktion um 250 mg alle 2 Tage; i. v.: 5 mg/kg KG alle 4–6 Stunden langsam injizieren; **2.** Penicillamin (Metalcapase®), 20–40 mg/kg KG p. o. bis max. 1 g/d; **3.** Na-Ca-EDTA (Edetinsäure): bis täglich max. 1,5 g/m^2 KO; cave: Nierentoxizität; **4.** Deferoxamin (Desferal®): initial 0,5–1 g i. m. oder i. v. (in 200 ml 5 %iger Glukoselösung) und Fortsetzung mit 1–4 g/d unter Kontrolle der Eisenkonzentration im Serum; **5.** Eisen(III)-Hexacyanoferrat(II), z. B. Berliner Blau, Antidotum Thallii Heyl®: initial 3 g (6 Kps.) als Zusatz zur Magenspülung, danach täglich 250 mg/kg KG. **6.** Tiopronin (Captimer®): 7–10 mg/kg, bei Kupfer, Quecksilber, Eisen, Zink, Polonium, Cadmium.

Spezifische Therapie: **1. Arsenintoxikation** (letale Dosis ca. 120–200 mg): DMPS oder Penicillamin; evtl. unterstützend Ascorbinsäure p. o. oder i. v. als Antioxidans in hohen Dosen; bei chronischer Arsenintoxikation 3 × 100 mg/d DMPS p. o.; **2. Bleiintoxikation** (klinische Symptomatik ab Serumspiegel von ca. 60–100 µg/dl): Na-Ca-EDTA bis der Serumspiegel unter 30 µg/dl liegt oder Penicillamin; **3. Cadmiumintoxikation** (letale Dosis ca. 30–50 mg p. o.): Na-Ca-EDTA (cave: evtl. lokale Erhöhung der Cadmiumkonzentration in der Niere mit Verstärkung der nierentoxischen Wirkung) oder DMPS; bei Itai-Itai-Krankheit u. U. zusätzlich hohe Dosen von Vitamin D; **4. Chromintoxikation:** hochdosierte Gabe von Ascorbinsäure i. v. als Antioxidans zur Überführung des giftigen 6-wertigen in das weitgehend ungiftige 3-wertige Chrom; **5. Eisenintoxikation:** Deferoxamin, bei Magenspülung* Zusatz von 1–3 %iger Natriumbicarbonatlösung zur Alkalisierung des Magensaftes; **6. Kupferintoxikation:** DMPS, Penicillamin oder Na-Ca-EDTA; **7. Quecksilberintoxikation:** DMPS oder Penicillamin; bei Tremor mercuralis i. R. einer chronischen Quecksilberintoxikation symptomatische Behandlung, z. B. mit Beta-Rezeptoren-Blockern; **8. Thalliumintoxikation:** Eisen(III)-Hexacyanoferrat(II); **9. Zinkintoxikation:** DMPS, Penicillamin oder Na-Ca-EDTA.

Sonstige Maßnahmen: Abklärung der Schwermetallexposition insbes. bei chronischer Schwermetallintoxikation (z. B. am Arbeitsplatz oder durch bestimmte Baustoffe in der häuslichen Umgebung); ggf. Anzeige des Verdachts auf Vorliegen einer Berufskrankheit.

Literatur: Wegner, R.: Vergiftungen durch Schwermetalle und Arsen. Internist 43 (7): 818–827 (2002).

Autor: F. Martens.

Schwindel: s. Labyrinthausfall, akuter.

Schwindel, peripher-vestibulärer: subjektiv wahrgenommen, mit Störung der Orientierung des Körpers im Raum (Scheinbewegung von Körper und Umwelt), klinisch charakterisiert durch Nystagmus, Übelkeit, Erbrechen und Ataxie; **Ursache:** **1.** physiologisch: z. B. nach Stimulation des Gleichgewichtsorgans durch rotatorische oder kalorische Reize; **2.** pathologisch: akuter Labyrinthausfall* oder zurückliegender Vestibularisausfall, Kanalolithiasis, Kupulolithiasis, Menière*-Krankheit, Labyrinthitis*, Zoster oticus, Vestibularisschwannom*, Commotio oder Contusio labyrinthi, Ruptur des runden oder ovalen Fensters, Ototoxizität; systematischer Schwindel als Drehschwindel, Liftschwindel, Pulsion, Schwankschwindel.

Behandlungsindikation: Schwindelgefühl beeinträchtigt das Wohlbefinden und ist ähnlich wie Schmerz für den Patienten ein mit Unlust verbundenes Alarmsymptom. Ziel der symptomatischen und später kausalen Therapie ist Linderung bzw. Beseitigung der Symptomatik.

Pharmakotherapie: Ziel ist eine verbesserte zentrale Kompensation (Unterstützung der physiologischen Kompensation) zur Wiedererlangung eines vestibulären Tonusgleichgewichts. Die gestörte vestibuläre Information soll schnell an die Information gesunder, kooperierender Sinnessysteme angeglichen werden. Neuronale Erholungsmechanismen nach vestibulären Läsionen dürfen durch sedierende Arzneimittel nicht langfristig unterdrückt werden. **1. symptomatische Akuttherapie** des heftigen Schwindels ohne Rücksicht auf die Ursache: **a)** Dimenhydrinat (Vomex A®), 1–3 × 150 mg/d als Supp. oder 1–3 × 100 mg i. m.; Diazepam (z. B. Faustan®), Erwachsene 2–10 mg langsam i. v., bei Bedarf Wiederholung nach 3–4 Stunden; **b)** Prednisolon (z. B. Prednisolut®), 250 mg in absteigender Dosierung, in 500 ml 0,9 %iger NaCl-Lösung für 7–10 Tage; **2. prophylaktische Langzeittherapie**: Versuch mit Betahistin 3 × 12–48 mg/d (z. B. Aequamen®, Betavert® N), bzw. atypischem Neuroleptikum*, z. B. Sulpirid (z. B. Sulpirid HEXAL®), einschleichend 50–150 mg/d, Erhaltungsdosis 150–300 mg/d in 3 Dosen; cave: Therapie spätestens nach 3 Monaten probatorisch beenden; **3. kausale Therapie bei Infektion: a)** Otitis* media acuta: Amoxicillin plus Clavulansäure (z. B. Augmentan®), 3 × 2,2 mg/d i. v., oder Cefotaxim (Claforan®), 2 × 1–2 g i. v.; **b)** eitrige Labyrinthitis: Ceftriaxon (z. B. Rocephin®), 1 × 1–2 g/d i. v., Ciprofloxacin (z. B. Cibrobay®), 2 × 200–400 mg/d i. v., Piperacillin (z. B. Piperacillin-ratiopharm®), 2–4 × 1 g/d i. v., oder Ceftazidim (z. B. Fortum®), 2 × 1–2 g/d i. v.; **c)** Zoster oticus: Aciclovir (z. B. Acic®), 3 × 10 mg/kg KG/d i. v. über 10 Tage innerhalb der ersten 5 Tage nach Krankheitsbeginn. **4. bei akutem idiopathischem peripherem Vestibularisausfall**: Prednisolon (z. B. Prednisolut®), 250 mg in absteigender Dosierung, in 500 ml 0,9 %iger NaCl-Lösung für 7–10 Tage; oder für ca. 1 Woche Methylprednisolon (z. B. Methylprednisolon JENAPHARM®), 100 mg/d p. o., Dosis jeden 3. Tag um 20 mg reduzieren.

S

Allgemeine Maßnahmen: **1.** physikalische Therapie: aktives Bewegungstraining (willkürliche Augenbewegungen/Fixation, aktive Kopfbewegungen, Ganzkörperbewegungsübungen) zum schnellen Erreichen einer zentralen Kompensation; wiederholte Reize mindern Reizfolgereaktionen (Nystagmus und Schwindel) über habituative Prozesse und fördern die Substitution durch das visuelle und somatosensorische System; Gleichgewichtstraining bis an die individuelle Toleranzgrenze (willentliches Aufsuchen schwindelauslösender Situationen); **2.** bei benignem paroxysmalem Lagerungsschwindel Befreiungsmanöver mit dem Ziel, dislozierte Otolithen aus den Bogengängen, in denen sie krankhaft übersteigerte Drehempfindungen verursachen, hinauszubefördern und im Bereich der Macula zu deponieren (s. Abb. 1). Formen: **a)** Befreiungsmanöver nach

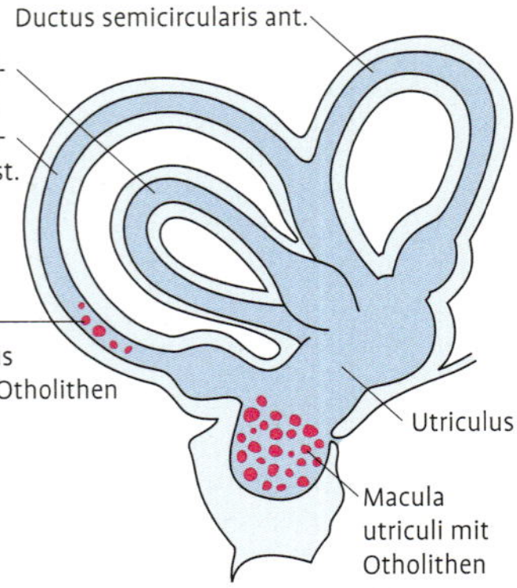

Schwindel, peripher-vestibulärer Abb. 1: Pathophysiologie des benignen paroxysmalen Lagerungsschwindels: dislozierte Otolithen im Endolymphraum, hier im Ductus semicircularis posterior

Semont (Schleudermanöver): schnelle, abrupte passive Kopf- und Körperbewegungen, eher für jüngere, ansonsten gesunde Patienten geeignet; **b)** Befreiungsmanöver nach Epley: moderate Lagerungsbewegungen, bei denen die Schwerkraft die Otolithen aus dem Bogengang entfernen soll (s. Abb. 2).

Operative Therapie: **1.** Otitis media mit toxischer Innenohrbeteiligung: Parazentese*; tritt keine Besserung ein, Antrotomie und Antibiotika; bei eitriger Labyrinthitis Antibiotika und Ohrsanierung; **2.** Felsenbeinfraktur: Indikation zur chirurgischen Intervention ist nicht der Schwindel, sondern eine sichere Durazerreißung, eine Sofortparese des Nervus facialis und entzündliche Komplikationen; Antibiotikaprophylaxe bei offener Hirnverletzung; **3.** Ruptur der Membran des runden Fensters, Perilymphfistel: Tympanotomie, Abdichten der Membran mit Bindegewebe und Humanfibrinkleber.

Psychotherapie: Durch angstlösende Psychotherapie und aktives Bewegungstraining wird der Patient schneller beschwerdefrei und phobischer Folgeschwindel wird vermieden.

Naturheilkundliche Verfahren: pflanzliche Antivertiginosa, z. B. Ingwerwurzel (Zintona®).

Eigenbehandlung: **1.** aktive Bewegungsübungen über die Alltagserfordernisse hinaus; **2.** Nicotinverzicht, Alkoholkonsum einschränken, sedierende Arzneimittel meiden; **3.** Schlafhygiene*; bei Menière-Krankheit Stress und Lärm vermeiden; **4.** kochsalzarme Diät; **5.** bei Ruptur des runden Fensters schwere körperliche Arbeit vermeiden.

Arbeitsunfähigkeit: abhängig von Symptomatik und Tätigkeitsmerkmalen (z. B. Gerüstarbeiter, Taxifahrer); **1.** nach akutem Vestibularisausfall bei jungen, ansonsten gesunden Patienten bis mehrere Wochen, bei älteren Patienten bis mehrere Monate; **2.** benigner, paroxysmaler Lagerungsschwin-

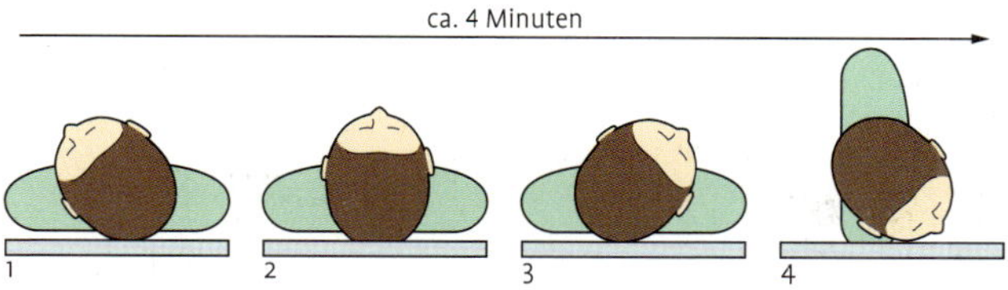

Schwindel, peripher-vestibulärer Abb. 2: Epley-Manöver; Behandlungsschritte: 1: Einnehmen der Schwindellage; 2: nach Abklingen des Schwindels Drehung des Kopfes um 45°; 3: Drehung des Kopfes um 45° zur Gegenseite; 4: Körperdrehung auf die gesunde Seite, Dauer der Position ca. 100 Sekunden; Gesamtdauer der Behandlung ca. 4 Minuten

del dauert nur Sekunden und ist im Allg. kein Grund für eine Arbeitsunfähigkeit.

Hinweis: **1.** Länger dauernde Bettruhe ist obsolet. **2.** Homöopathische Mittel, z. B. Vertigoheel®, sind wirkungslos.

Selbsthilfe: Nationale Kontakt- und Informationsstelle zur Anregung und Unterstützung von Selbsthilfegruppen (NAKOS), Wilmersdorfer Str. 39, 10627 Berlin, Tel. 030 31018960, Fax 030 31018970; E-Mail: selbsthilfe@nakos.de, Homepage: http://www.nakos.de.

Literatur: **1.** Hamann, K.-F.: Schwindel. 150 Fragen und Antworten. 2. Aufl. München, Wien, New York: Zuckschwerdt, 2005; **2.** Walther, L. E.: Wiederherstellende Verfahren bei gestörtem Gleichgewicht. Laryngo-Rhino-Otol 84: 70–98 (2005); **3.** Strupp, M. et al.: Methylprednisolone, valacyclovir, or the combination for vestibular neuritis. N Engl. J. Med. 351: 354–361 (2004); **4.** Brandt, Th.: Schwindel. In: Brandt, Th.; Dichgans, J.; Diener, H. (Hrsg.): Therapie und Verlauf neurologischer Krankheiten. 2. Aufl. Stuttgart: Kohlhammer, 1993; **5.** Stoll, W.; Matz, D. R.; Most, E.: Schwindel und Gleichgewichtsstörungen. 2. Aufl. Stuttgart, New York: Thieme, 1992.

Autoren: H. Gudziol, K.-F. Hamann.

Schwindsucht: s. Tuberkulose.

Schwitzen, übermäßiges: s. Hyperhidrose.

SCS: s. Schmerzsyndrome.

Seborrhö: s. Ekzem, seborrhoisches.

Sectio caesarea: s. Schnittentbindung.

Seed-Implantation: s. Hirntumoren.

Segawa-Syndrom: s. Dystonie.

Segmentmassage: s. Massage.

Sehnenveränderung, entzündliche: s. Insertionstendopathie.

Sehnerventzündung: s. Retrobulbärneuritis.

Sehnervschädigung: s. Glaukom.

Seitenastvarikose: s. Sklerotherapie.

Seitenlagerung, stabile: s. Bewusstlosigkeit.

Sekretelimination: s. Atemphysiotherapie.

Sekretolytika: s. Expektoranzien.

Selbstbefähigung: ichhafter Umgang mit einer Erkrankung, der wichtige Möglichkeiten auch zu einer seelischen Bewältigung von Krankheit (s. Coping) liefert; einleuchtende Erklärungsmodelle zu der Natur einer Krankheit und den Wirkungsmechanismen einer Therapie ermöglichen dem Kranken eine kognitive Beteiligung an der Behandlung; Gefühle der Angst und des Ausgeliefertseins nehmen ab. Viele dieser Wirkungen können durch eine geschickte psychologische Führung herausgearbeitet und unterstützt werden.

Autor: Th. J. Doering.

Selbstmordgefährdung: s. Suizidalität.

Selbstverletzung: syn. selbstverletzendes Verhalten (Abk. SVV); Selbstverstümmelung oder -beschädigung, die suchtartigen Charakter annehmen kann; Form der Autoaggression; kann als eigenständige Symptomatik oder als Begleitsymptom einer anderen Erkrankung auftreten; häufig kombiniert mit Borderline-Problematik (s. Persönlichkeitsstörungen) in Verbindung mit narzisstischen Störungen sowie Begleiterkrankungen, z. B. Ess- und Sexualstörung, Sucht; 60–80 % der Selbstverletzten sind Frauen. **Formen:** **1.** offene Selbstverletzung; vor dem Umfeld versteckte Verletzung, deren Selbstverursachung meist bei der ärztlichen Untersuchung geklärt wird; **a)** leichte Selbstverletzung durch Kratzen und Beißen; **b)** schwere Selbstverletzung, z. B. Intoxikation und Verbrennung; **2.** artifizielle Erkrankung (heimliche Selbstverletzung); nahezu jedes Krankheitsbild kann erzeugt werden; Symptome werden meist offen präsentiert, die Selbstverursachung wird verschwiegen. Die Betroffenen sind einer Therapie schwerer zugänglich als offene Selbstverletzer. **a)** artifizielle Krankheit: bloßes Erzeugen von Krankheitssymptomen; **b)** Münchhausen-Syndrom: Selbstverletzung in Kombination mit dem Erzählen von phantastischen Geschichten (Pseudologica phantastica); **c)** erweitertes Münchhausen-Syndrom (engl. Munchhausen syndrome by proxy): Krankheitssymptome werden bei einer anderen Person, meist von der Mutter am Kind (schwere Form der Kindesmisshandlung) erzeugt; **Symptome:** Schnitte mit Rasierklingen, Verbrennungen, Offenhalten und wiederholtes Verschmutzen von Wunden, Schlucken von Giften, Verätzung mit Säure oder Lauge, Quetschungen; **Lokalisation:** bevorzugte Körperteile sind Unterarme und Handgelenke sowie Oberschenkel- und Bauchbereich; Gesichts- und Brustbereich sowie Genitalien sind seltener betroffen.

Behandlungsindikation: Der ärztlichen Konsultation liegt der Wunsch nach Aufmerksamkeit zugrunde. Bei der offenen Selbstverletzung sollte dies, auch bei widersprüchlichen Signalen, als präverbaler Hilfsappell zum Beenden der Selbstverletzung verstanden werden. Bei der heimlichen Selbstverletzung steht das akut vorhandene Symptom im Vordergrund. Oft kommt der Verdacht einer Selbstverursachung von ärztlicher Seite erst nach jahrelangen Arztbesuchen auf. Häufig ist die Eigenverursachung den Betroffenen phasenweise selbst nicht bewusst.

Pharmakotherapie: Die Wirksamkeit psychotroper Substanzen wurde nicht eindeutig nachgewiesen. Zu den zahlreichen intra- und interpsychischen Bedeutungen der Selbstverletzung gehört auch ihre Wirkung als Antidissoziativum, Antidepressivum und Antipsychotikum, die Arzneimitteln meist überlegen ist. Eine Pharmakotherapie sollte immer nur in Verbindung mit Psychotherapie erfolgen. Um überhaupt eine Wirkung zu erzielen, muss sich die Dosierung von Psychopharmaka meist an der oberen Grenze bewegen. Eine individuelle Einstellung ist nötig, da Psychopharmaka auch paradox wirken können (s. Hinweis). Deshalb erfolgen keine Dosierungsempfehlungen, Art und Weise der P. hängen von der genauen Symptomatik (welche Funktion hat das selbstverletzende Verhalten?) und der evtl. zugrundeliegenden Erkrankung ab. **1.** Benzodiazepine (s. Tranquilizer), z. B. Alprazolam, Clonazepam nur in Ausnahmefällen wie akuten Krisensituationen, wegen hohem Suchtpotential; außerdem oft Zunahme von Kontrollverlust; **2.** SSRI und ähnliche Antidepressiva* (z. B. Fluoxetin, Sertralin, Venlafaxin) bei Impulsivität, Autoaggression, depressiver Verstimmung; **3.** niederpotente Neuroleptika* (z. B. Chlorpromazin) in hoher Dosierung zur Sedierung bei innerer Unruhe und aggressiver Gespanntheit; **4.** atypische Neuroleptika (z. B. Clozapin) oder Opiat-Antagonisten (z. B. Naltrexon) bei dissoziative Zuständen, Wahrnehmungsverzerrung.

Psychotherapie: Zur Verbesserung der Affektregulation ist die Kombination von Tiefenpsychologie, psychoanalytisch orientierter Therapie, Verhaltens-, Körper- und Gestaltungstherapie am wirkungsvollsten. Ziel ist das Erlernen neuer Problemlösungs- und -verarbeitungsmechanismen. Durch konstruktive Psychosynthese sowie destruktive Psychoanalyse soll ein inneres Objekt aufgebaut werden, das den selbstfürsorglichen Umgang ermöglicht. Vorher können die Betroffenen mit den Selbstverletzungen meist nicht aufhören, weshalb es auch nicht von Ihnen verlangen werden sollte. Die Körpertherapie zielt auf das Spüren von Körpergrenzen und den sorgsamen und lustvollen Umgang mit dem eigenen Körper ab. **Therapiephasen** nach Diagnosestellung: akute Krisenintervention, stationäre Psychotherapie, ambulante Psychotherapie mit möglichst dem gleichen Therapeuten.

Sonstige Maßnahmen: **1.** Traumatherapie, da viele Betroffene Kindheitstraumata erlebt haben; **2.** Fixierungen können z. B. bei schweren Selbstverletzungen mit masochistischem Triumph indiziert sein. Sie sollten nicht am Beginn der therapeutischen Beziehung stehen, sondern i. R. einer intensiven Zusatzbetreuung stattfinden. Die bloße Fixierung wäre eine vorsätzliche Retraumatisierung des Patienten, der aus der Kindheit bereits die Erfahrung des Abschiebens kennt. Die in Deutschland nicht zugelassene Kaltpackung zeigte gute Erfolge; nicht selten wünschen Betroffene selbst diese Fixierung. **3.** Bei Borderline-Persönlichkeitsstörung als Grunderkrankung gibt es gute Erfolge mit der Dialektisch Behavioralen Therapie nach M. Linehan.

Hinweis: **1.** Betroffene stecken häufig in einem Zwiespalt, der sich leicht auf ihr Gegenüber übertragen kann. Einerseits suchen sie Hilfe, andererseits sind sie überzeugt, dass ihnen niemand helfen kann. **2.** Bedingungslose Akzeptanz ist wichtig, solange keine andere Bewältigungsstrategie erlernt wurde und die nach außen paradox erscheinende Selbstverletzung oft das einzige Mittel der Selbstfürsorge ist. **3.** Fast immer kommt es zu Symptomwandel in der Reihenfolge Selbstverletzung – Suchtverhalten – fremdaggressive Durchbrüche – Unfälle – psychosomatische Erkrankungen. Der Symptomwandel wird nicht als bloße Symptomverschiebung betrachtet. In der Therapie sollten hierbei bes. die progressiven Anteile im Vordergrund stehen. **4.** Benzodiazepine wirken bei Selbstverletzung oft paradox. Inf. der enthemmenden Wirkung kann das selbstverletzende Verhalten zunehmen.

Selbsthilfe: SEKIS — Selbsthilfe Kontakt- und Informationsstelle Berlin, Albrecht-Achilles-Str. 65, 10709 Berlin, Tel. 030 8926602, Fax 030 89028540; E-Mail: sekis@sekis-berlin.de, Homepage: http://www.sekis-berlin.de.

Literatur: **1.** Levenkron, S.: Der Schmerz sitzt tiefer. Selbstverletzung verstehen und überwinden. 4. Aufl. München: Kösel, 2008; **2.** Sachsse, U.: Selbstverletzendes Verhalten. 6. Aufl. Göttingen: Vandenhoeck & Ruprecht, 2002.

Autorin: S. Nagy.

Seldinger-Technik: s. Venenzugänge.

Sellick-Handgriff: s. Narkose, präklinische.

Seminom: s. Hodentumoren; Mediastinaltumoren.

Sensibilitätsstörungen: gestörte Wahrnehmung exterozeptiver oder propriozeptiver Reize inf. Funktionsstörung somatosensibler Afferenzen im peripheren oder zentralen Nervensystem; **Formen:** **1.** sensible Reizsymptome (Steigerung der Sensibilität; z. B. Parästhesie, Dysästhesie, Hyperalgesie, Kausalgie); **2.** Ausfallsymptome (Herabsetzung oder völliges Fehlen der Sensibilität; Oberflächen- und Tiefensensibilitätsstö rung); **3.** dissoziierte Sensibilitätsstörung: Störung der Schmerz- und Temperaturempfindung bei erhaltener Tiefensensibilität und Berührungsempfindung, z. B. beim Brown-Séquard-Syndrom; **4.** dissoziative Sensibilitätsstörung: syn.

psychogene Anästhesie, Parästhesie; nicht objektivierbare Empfindungslosigkeit bzw. Missempfindungen, die keiner definierten neurologischen Läsion zuzuordnen sind; **Ursache:** z. B. mechanisch (chronische Kompression, Tumor, Trauma), metabolisch (Polyneuropathie*, funikuläre Myelose), toxisch, entzündlich (Neuritis, Multiple* Sklerose), vaskulär (Schlaganfall, Myelopathie), psychogen.

Behandlungsindikation: in Abhängigkeit von Grunderkrankung, Entstehungsbedingung, zeitlichem Verlauf, Verteilungsmuster, sensibler Qualität und neurologischen Begleitsymptomen ist meist die ätiologische Zuordnung möglich.

Pharmakotherapie: insbes. bei spontan auftretenden sensiblen Reizsymptomen hoher Intensität: s. Parästhesie (Tab.); sonst Therapie der Grunderkrankung.

Operative Therapie: Bei mechanisch bedingter Sensibilitätsstörung (z. B. Trauma, Raumforderung, Engpasssyndrom) hängt die Indikation zur Operation von Lokalisation, Ausprägung der sensiblen Funktionsstörung und Begleitsymptomatik ab.

Strahlentherapie: ggf. bei Sensibilitätsstörung inf. eines intrakraniellen oder intraspinalen Tumors.

Psychotherapie: sinnvoll bei psychosozialer Beeinträchtigung durch die sensible Reizsymptomatik, chronischen Schmerzen und psychogener Sensibilitätsstörung.

Sonstige Maßnahmen: **1.** Dekubitusprophylaxe bei erhöhter Vulnerabilität der Haut inf. trophischer Störung; **2.** Vorbeugung nervaler Kompression; **3.** physiotherapeutische Behandlung der durch Sensibilitätsstörung hervorgerufenen somatosensiblen Ataxie oder Feinmotorikstörung.

Eigenbehandlung: Vermeidung von Verletzung der sensibilitätsgestörten Hautareale mit eingeschränkter Wahrnehmung nozizeptiver Reize.

Arbeitsunfähigkeit: abhängig vom Ausmaß der Funktionsbeeinträchtigung.

Hinweis: Neuroradiologische und andere aufwendige Untersuchungen ohne vorherige topographische Zuordnung der Beschwerden und der klinisch relevanten neurologischen Symptome sind obsolet.

Neuentwicklung: Testverfahren zur quantitativen Erfassung sensibler Modalitäten sowie Therapieevaluation sensibler Reiz- und Ausfallsymptome.

Literatur: **1.** Assmus, H. et al.: Karpaltunnelsyndrom (KTS). In: Diener, H. C.; Putzki, N.: Leitlinien für Diagnostik und Therapie in der Neurologie. 4. Aufl. Stuttgart: Thieme, 2008; **2.** Baron, R. et al.: Therapie neuropathischer Schmerzen. In: Diener, H. C.; Putzki, N.: Leitlinien für Diagnostik und Therapie in der Neurologie. 4. Aufl. Stuttgart: Thieme, 2008; **3.** Kastrup, O.; Richter, H. P.: Nervenkompressions- und Kompartment-Syndrome. In: Brandt, T.; Dichgans, J.; Diener, H. C. (Hrsg.): Therapie und Verlauf neurologischer Erkrankungen. 5. Aufl. Stuttgart: Kohlhammer, 2007.

Autoren: S. Koeppen, H. C. Diener.

Sepsis: Allgemeininfektion, bei der von einem Herd (Fokus) ständig oder intermittierend Keime in die Blutbahn abgegeben werden; kann eine lebensbedrohliche Erkrankung mit Fieber, Tachykardie, Hyperventilation, Organversagen und Schock* verursachen; Definition nach ACCP/SCCM Consensus-Konferenz: systemisches inflammatorisches Response-Syndrom (SIRS) mit nachgewiesener oder vermuteter infektiöser Genese, wenn 2 oder mehr der nachfolgenden Befunde erhoben werden: **1.** Fieber >38 °C oder Hypothermie <36 °C; **2.** Tachypnoe (>24/min); **3.** Tachykardie (>90/min); **4.** Leukozytose (>12 000/µl) oder Leukopenie (<4000/µl) oder >10 % stabkernige Leukozyten; **Einteilung:** nach Ausgangsherd oder Erregerart; Abgrenzung der Sepsis von einer (transitorischen) Bakteriämie als vorübergehendem Krankheitsbild ohne schwere Symptome.

Behandlungsindikation: Die Sepsis ist ein Notfall und erfordert einen raschen Beginn der Antibiotikatherapie sowie evtl. die Einleitung einer intensivmedizinischen Überwachung und Sicherung der Organfunktionen. Vor der Antibiotikatherapie müssen Blutkulturen und mikrobiologisch relevantes Material (Urin, Wundabstrich, Eiter) entnommen werden.

Pharmakotherapie: Die Wahl des primär eingesetzten Antibiotikums i. S. einer kalkulierten empirischen Antibiotikatherapie (s. Tab. 1) richtet sich bei unbekanntem Erreger nach dem wahrscheinlichen Ausgangsherd und Keimspektrum. Neben spez. Indikationen für einzelne Arzneimittel sind häufig Kombinationen erforderlich. Die Nierenfunktion muss überwacht und die Dosierung z. B. bei Nierenversagen angepasst werden. Bei Keimnachweis wird dann nach Antibiogramm behandelt (s. Tab. 2). Bei klinischer Besserung kann die Antibiotikatherapie oral fortgeführt werden.

Operative Therapie: Parallel zur antibiotischen Therapie muss eine Fokussuche und chirurgische Sanierung erfolgen (bei Fremdkörpersepsis z. B. Entfernung eines infizierten Venenkatheters, Portsystems oder einer Herzklappenprothese).

Sonstige Maßnahmen: **1.** bei beginnendem oder manifestem septischem Schock* Intensivüberwachung mit Sauerstoffgabe* entspr. der BGA, evtl. Intubation (s. Atemwegsicherung) und Beatmung*; **2.** ausreichende Volumenzufuhr unter Kontrolle des zentralen Venendrucks; **3.** bei arterieller Hypotonie* ggf. Dopamin bzw. Dobutamin; **4.** Ausgleich von Elektrolytstörungen und Azidose; **5.** Gerinnungskonstellation beachten; evtl. Heparin i. v. über Perfusor (400 IE/h) zur Prophylaxe einer Verbrauchskoagulopathie.

Hinweis: **1.** Gründe für ein Versagen der antibiotischen Behandlung können sein: Ausgangsherd nicht saniert, Antibiotikum falsch gewählt,

Sepsis Tab. 1
Kalkulierte empirische Antibiotikatherapie bei unbekanntem Erreger entsprechend der Klinik

klinischer Ausgangsbefund	häufigste Erreger	Therapie (Dosierung s. Tab. 2)
Urosepsis	Enterobakterien (Escherichia coli, Proteus, Serratia, Enterobacter, Pseudomonas)	Cephalosporine der 3. Generation + Aminoglykosid **oder** Ciprofloxacin **oder** Carbapenem **oder** Piperacillin (Ciprofloxacin, Carbapenem, Piperacillin: + Betalaktamase-Inhibitoren)
cholangiogene Sepsis	Escherichia coli und andere Enterobakterien, Pseudomonas, Anaerobier	Ciprofloxacin **oder** Mezlocillin **oder** Acylaminopenicillin + Betalaktamase-Inhibitoren **oder** Ceftriaxon (ggf. kombiniert mit Aminoglykosid)
postoperative Sepsis	Staphylokokken, gramnegative Keime	Acylaminopenicillin + Betalaktamase-Inhibitoren **oder** Carbapenem **oder** Cefotaxim + Metronidazol **oder** Ciprofloxacin + Clindamycin
Fremdkörpersepsis (z. B. katheterassoziierte Sepsis)	koagulasenegative Staphylokokken (ca. 80 %), Staphylococcus aureus, Propionibakterien, gramnegative Keime	Glykopeptid **oder** Acylaminopenicillin + Betalaktamase-Inhibitoren **oder** Cefotaxim **oder** Carbapenem
	Candida	Fluconazol **alternativ:** Voriconazol oder Caspofungin
septischer Abort und Puerperalsepsis	Bacteroides, Staphylokokken, Escherichia coli, Streptokokken, Clostridien	Acylaminopenicillin + Betalaktamase-Inhibitoren **oder** Carbapenem **oder** Cefotaxim + Clindamycin **oder** Cefotaxim + Metronidazol
Sepsis bei Neutropenie	Staphylokokken, Escherichia coli, Klebsiellen, Pseudomonas u. a.	Acylaminopenicillin + Betalaktamase-Inhibitoren + Aminoglykosid **oder** Carbapenem + Aminoglykosid
	Candida, Aspergillus	Fluconazol **oder** (liposomales) Amphotericin B **oder** Caspofungin **oder** Voriconazol

Sepsis Tab. 2
Empfehlung für erregerspezifische Antibiotikatherapie

Erreger	Antibiotikum[1]	Dosierung (i. v.)
Staphylococcus aureus	Cefazolin (z. B. Cefazolin HEXAL®)	3× 2 g/d
	oder	
	Cefotiam (Spizef®)	3× 2 g/d
	oder	
	Cefuroxim (z. B. Cefuroxim-ratiopharm®)	3× 1 – 1,5 g/d
	ggf. + Rifampicin (z. B. Rimactan®)	1× 600 mg/d
	oder	
	Clindamycin (z. B. Sobelin®)	3× 400 –600 mg/d
	alternativ:	
	Linezolid (ZYVOXID®)	2× 600 mg/d
	oder	
	Vancomycin (z. B. Vancomycin-ratiopharm®)	2× 1 g/d[2]
	oder	
	Teicoplanin (Targocid®)	1× 800 mg am 1. Tag[3] 1× 400 mg/d ab Tag 2
	oder	
	Imipenem (ZIENAM®)	4× 0,5– 1 g/d
Methicillin-resistenter Staphylococcus aureus (Abk. MRSA)	Linezolid (ZYVOXID®)	2× 600 mg/d
	oder	
	Vancomycin (z. B. Vancomycin-ratiopharm®)	2× 1 g/d[2]
	alternativ (selten):	
	Rifampicin (z. B. RifampicinHefa-N),	1× 600 mg/d
	oder	
	Fosfomycin (z. B. Infectofos®)	2–3× 3 g/d
	oder	
	Co-trimoxazol (z. B. Cotrim-ratiopharm®)	2× 960 mg/d
Staphylococcus epidermidis (Koagulase-negative Staphylokokken)	s. Staphylococcus aureus, ggf. modifiziert nach Antibiogramm	
Pneumokokken, Meningokokken	Penicillin G	4× 5 Mio. IE
	oder	
	Cefotaxim (z. B. Claforan®)	3× 2 g/d
	oder	
	Ceftriaxon (z. B. Rocephin®)	1× 2 – 4 g/d
Enterokokken	Ampicillin (z. B. Ampicillin-ratiopharm®)	3× 2 – 4 g/d
	+ Aminoglykosid (z. B. Gentamicin)	1× 160 –320 mg/d[2]
	oder	
	Mezlocillin (Baypen®)	3× 2 – 4 g/d
	+ Aminoglykosid (z. B. Gentamicin)	1× 160 –320 mg/d[2]
	oder	
	Piperacillin + Tazobactam (Tazobac®)	3× 2 – 4 g/d
	+ Aminoglykosid (z. B. Gentamicin)	1× 160 –320 mg/d[2]
	bei Penicillin-Allergie:	
	Teicoplanin (Targocid®)	
	+ Aminoglykosid (z. B. Gentamicin)	1× 160 –320 mg/d[2]

Fortsetzung nächste Seite

S

Fortsetzung v. S. 951

Sepsis Tab. 2
Empfehlung für erregerspezifische Antibiotikatherapie

Erreger	Antibiotikum[1]	Dosierung (i. v.)
Escherichia coli	Cefotaxim	3× 2 g/d
	+ Gentamicin (z. B. Refobacin®)	1×160 –320 mg/d[2]
	oder	
	Mezlocillin	3× 2 – 4 g/d
	+ Gentamicin	1×160 –320 mg/d[2]
	oder	
	Piperacillin	3× 2 – 4 g/d
	+ Gentamicin	1×160 –320 mg/d[2]
	oder	
	Ciprofloxacin (Ciprobay®)	1–2× 400 mg/d
Klebsiellen, Enterobacter, Serratia, Proteus	Cefotaxim	3× 2 g/d
	oder	
	Imipenem	3× 0,5– 1 g/d
	oder	
	Ciprofloxacin	1–2× 400 mg/d
Pseudomonas	Ceftazidim (z. B. Fortum®)	3× 2 g/d
	+ Ciprofloxacin	2× 400 mg/d
	oder	
	Aminoglykosid (z. B. Gentamicin)	1×160 –320 mg/d[2]
	oder	
	Piperacillin + Tazobactam (Tazobac®)	3× 4,5 g/d
	+ Aminoglykosid (z. B. Gentamicin)	1×160 –320 mg/d[2]
Bacteroides	Clindamycin (z. B. Sobelin®)	3×400 –600 mg/d
	oder	
	Metronidazol (z. B. Clont®)	3× 500 mg/d
	oder	
	Imipenem (ZIENAM®)	4× 0,5– 1 g/d
Pilze	Fluconazol	400 mg/d
	oder	
	Amphotericin B	0,3 mg/kg KG/d
	+ Flucytosin	150 mg/kg KG/d
	oder	
	Voriconazol (VFEND)	6 mg/kg KG/d initial
		2× 4 mg/kg KG/d anschließend
	oder	
	Caspofungin (CANCIDAS®)	70 mg/d initial
		50 mg/d anschließend

[1] lokale Resistenzsituation beachten: Antibiogramm!
[2] Spiegelkontrollen;
[3] alternativ 2×400 mg im Abstand von 12 Stunden.

Resistenzverschiebung bzw. -zunahme der Erreger, Infektionswechsel, zu niedrig gewählte Antibiotikadosis. **2.** Bewährte Behandlungsschemata mit guten Erfahrungswerten sollten nicht per se zugunsten neuer Antibiotika verlassen werden.

Literatur: **1.** Paul-Ehrlich-Gesellschaft für Chemotherapie e. V.; http://www.p-e-g.org; **2.** Vogel, F. et al.: Empfehlungen zur kalkulierten parenteralen Initialtherapie bakterieller Erkrankungen bei Erwachsenen. Chemother J 13: 46–105 (2004); **3.** Welte, T.: Antibiotikatherapie der Sepsis. Dtsch Med Wochenschr 129: 2609–2613 (2004).

Autoren: Th. Weinke, W. Güthoff, I. Liebold.

Septumdeviation: Deformität der Nasenscheidewand; **Ursache:** traumatisch oder wachstumsbedingt durch unterschiedliche Wachstumsphasen des knorpeligen und knöchernen Septums; **Formen:** s. Abb. 1; **1.** Sporn- und Leistenbildung durch „Überhängen“ der kaudalen knorpeligen Septumkante der Lamina quadrangularis, v. a. im

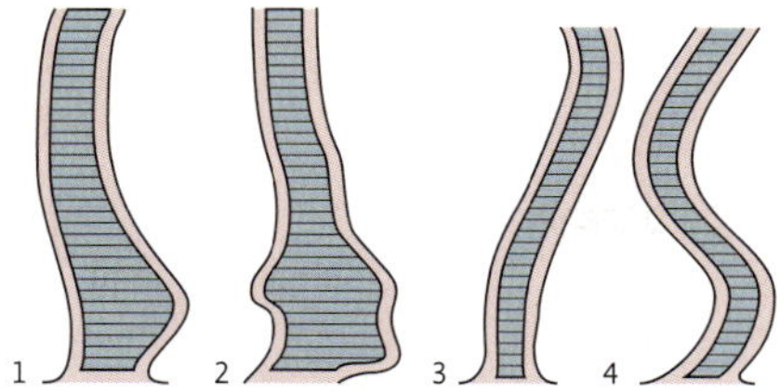

Septumdeviation Abb. 1: Formen; 1: einseitiger Sporn bzw. Septumleiste; 2: beidseitiger Sporn bzw. Septumleiste; 3: flächige Deviation; 4: S-förmige Deviation

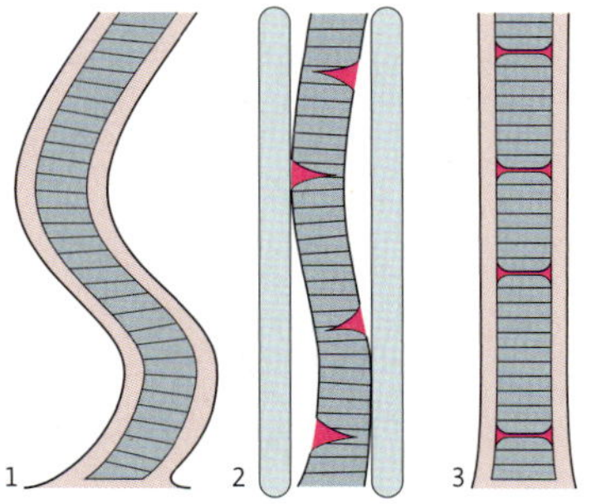

Septumdeviation Abb. 2: Septumplastik nach Cottle: 1: deviiertes Septum (präoperativ); 2: Begradigung des entnommenen Septums zwischen 2 Metallplatten; 3: Reimplantation des begradigten Knorpels

Bereich der Vomerrinne und der Prämaxilla; **2.** flächenhafte Deviation zu einer Seite oder S-förmig zu beiden Seiten des Septums; **3.** Subluxation des Septums mit Abweichung der Septumvorderkante von der Mittellinie, die häufig mit einer S-förmigen Septumdeviation einhergeht.

Behandlungsindikation: Behandlungsbedürftige Folgen einer Septumdeviation sind eine behinderte Nasenatmung mit Belüftungsproblemen einzelner Nasennebenhöhlen und rezidivierender Rhinosinusitis*, Kopfschmerz* (bes. bei Kontakt zwischen Septumsporn und lateralen Schleimhautarealen), Schnarchen, Schlafstörung, permanente Mundatmung, Otitis* media chronica, chronische Pharyngitis* oder Laryngitis* sowie die Verschlimmerung einer Lungenerkrankung und nasalen Allergie. Eine kompensatorische Hyperplasie der Schleimhaut der Nasenmuscheln auf der Gegenseite der Septumdeviation verstärkt häufig eine Nasenatmungsbehinderung.

Pharmakotherapie: Abschwellend wirkende Nasentropfen (Alpha-Sympathomimetika) führen nur kurzfristig zu einer Besserung der Nasenatmung; langfristig droht bei Missbrauch eine reaktive Hyperämie und chronische Rhinopathie mit Verschlechterung der Nasenatmungsbehinderung, blass-livider Schleimhaut, Epithelschaden und Riechstörung; abschwellend wirkende Nasentropfen daher i. d. R. nicht länger als 14 Tage verwenden.

Operative Therapie: Septumplastik nach Cottle: Unter Berücksichtigung funktioneller Gesichtspunkte wird der deviierte Septumanteil entnommen, begradigt und wieder replantiert (s. Abb. 2); **Kontraindikationen:** (relativ) **1.** trockene, atrophische Schleimhaut (Rhinitis* sicca, Zunahme der Trockenheit und Borkenbildung möglich, Gefahr der Septumperforation); **2.** Kinder (wachstumsbedingte Profilstörung des Mittelgesichts nicht auszuschließen); **3.** Septumperforation.

Arbeitsunfähigkeit: nach der Septumplastik 1–2 Wochen in Abhängigkeit vom Schwellungszustand in der Nase.

Literatur: **1.** Zenner, H. P.: Praktische Therapie von Hals-Nasen-Ohren-Krankheiten. Stuttgart: Schattauer, 2008; **2.** Behrbohm, H.; Tardy, M. E.: Funktionell-ästhetische Chirurgie der Nase. Stuttgart: Thieme, 2004.

Autoren: F. Waldfahrer, H. Iro.

Serotonin-5-HT3-Rezeptor-Antagonisten: s. Antiemetika.

Serotympanon: s. Tubenkatarrh.

Sertaconazol: s. Antimykotika.

Sertoli-Zelltumor: s. Hodentumoren.

Serumamyloid-P-Szintigraphie: s. Amyloidose.

Servox-Sprechhilfe: s. Larynxkarzinom.

Sexualstörungen, funktionelle: s. Funktionsstörungen, sexuelle.

Sézary-Syndrom: s. Lymphome, primär kutane.

Sheehan-Syndrom: s. Hypophysenvorderlappen-Insuffizienz.

Shigellose: s. Enteritis, infektiöse.

SHT: Abk. für Schädelhirntrauma*.

Shuntableitung: s. Hydrozephalus.

Shunt, peritoneovenöser: s. Aszites.

Shunt, portosystemischer: s. Ösophagusvarizenblutung.

Shunt, transjugulärer intrahepatischer portosystemischer: s. Aszites.

Sialolithiasis: Speichelsteinleiden; **Ätiologie:** vermutlich Sekretionsstörung der Speicheldrüsen mit Anstieg des Muzinanteils im Speichelsekret, Zunahme der Speichelviskosität, Veränderung des Ionenmilieus, Entstehung von Mikrolithen und schließlich Speichelsteinen aus Calcium und Muzin; Entzündungen und Sekretstau begünstigen Steinbildung, die in 80 % der Fälle im Gangsystem der Glandula submandibularis und in 20 % der Fälle in der Parotis stattfindet. **Klinik:** Typisch sind intermittierend auftretende Größenzunahme der Drüse und Schmerzen beim Essen aufgrund der einsetzenden Speichelsekretion bei Abflussbehinderung. Bei papillennahem Steinverschluss des Ductus submandibularis bzw. des Ductus parotideus fallen eine lokale Rötung und ein Ödem der Schleimhaut auf.

Behandlungsindikation: möglichst frühzeitige Behandlung wegen permanenter Größenzunahme

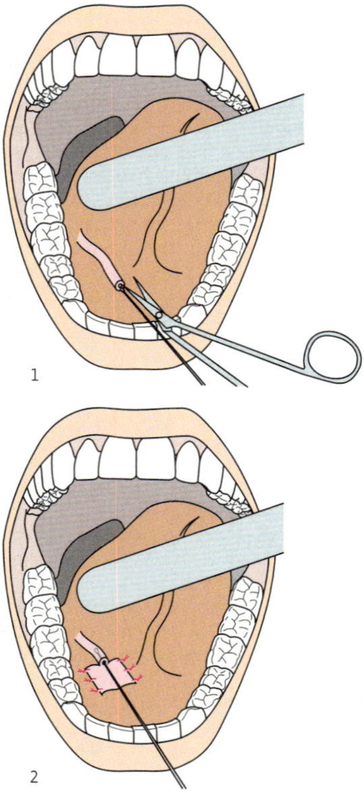

Sialolithiasis Abb. 1: 1: Schlitzung des Ductus submandibularis; 2: Marsupialisation

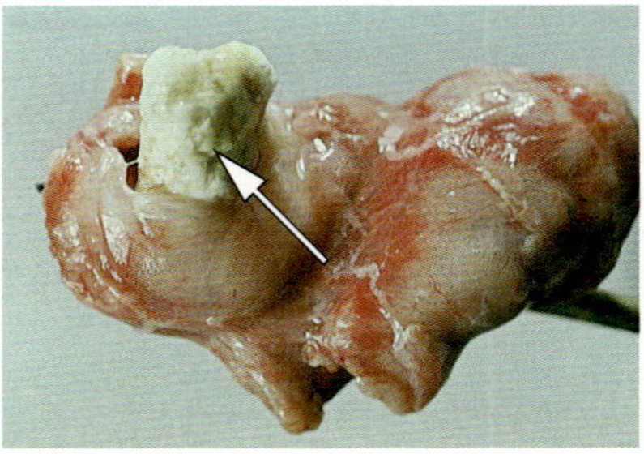

Sialolithiasis Abb. 2: exstirpierte Glandula submandibularis mit großem Speichelstein

der Sialolithen mit Speichelstau, Schmerzen und Gefahr der aufsteigenden Infektion.

Pharmakotherapie: bei sekundärer Infektion im Gangsystem antibiotische Behandlung: **1.** Sultamicillin (Unacid® PD oral), 2 × 750 mg/d p. o.; **2.** Clindamycin, 4 × 150–450 mg/d p. o.;

Operative Therapie: **1.** Kleine Steine im Papillenbereich der Glandula submandibularis können nach Dilatation oder Spaltung der Papille in Lokalanästhesie entfernt werden. **2.** Größere Steine im Ausführungsgang der Glandula submandibularis lassen sich meist nach Schlitzung des Gangs über einer Speichelgangsonde enoral in Lokalanästhesie entfernen (s. Abb. 1). Bei proximaler Lage im Gang muss mikrochirurgisch präpariert werden, um den Nervus lingualis zu schonen. Bei Steinen im Parenchym der Glandula submandibularis kann bei entsprechender Erfahrung eine enorale Entfernung über eine erweiterte Gangschlitzung erfolgen; ansonsten muss die Exstirpation der ganzen Drüse erfolgen (s. Abb. 2). Um den im Randbereich des Unterkiefers durch das Subkutangewebe ziehenden Ramus marginalis mandibulae des Nervus facialis zu schonen, muss der Hautschnitt etwa 2 Finger breit unterhalb des Unterkieferrands liegen. **3.** Die Schlitzung des Gangs der Glandula parotis ist kontraindiziert, da ansonsten Gangstrikturen drohen. Bei entsprechender Erfahrung kann eine Dilatation des Ganges mit nachfolgender Steinentfernung mit Extraktionskörbchen unter sialoskopischer Sicht erfolgen.

Sonstige Maßnahmen: Die extrakorporale Stoßwellenlithotripsie zur Behandlung von Speichelsteinen ist v. a. bei Parotissteinen etabliert und sollte in jedem Fall erwogen werden, bevor eine Parotidektomie diskutiert wird. Bei Submandibularissteinen ist eine Lithotripsie nur bei intraglandulären Steinen zu erwägen; bei Steinen im Ductus submandibularis und hilusnahen Steinen ist die Gangschlitzung vorzuziehen.

Eigenbehandlung: Anregung der Speichelsekretion durch Sialagoga (saure Bonbons lutschen oder Kaugummi kauen).

Arbeitsunfähigkeit: bei Symptomatik und nach Eingriffen bis zum Abklingen der Beschwerden.

Hinweis: Die intrakorporale Stoßwellenlithotripsie hat sich nicht etablieren können.

Neuentwicklung: Die Speichelgangendoskopie ermöglicht nicht nur Diagnostik, sondern auch Therapie durch Gangdilatation, Steinfragmentierung, Steinextraktion, Gangspülung.

Literatur: Iro, H. et al.: Current concepts in diagnosis and treatment of sialolithiasis. Br J Hosp Med 67: 24–28 (2006).

Autoren: F. Waldfahrer, H. Iro.

Sibutramin: Appetitzügler*; **Vertreter:** Reductil®; **Wirkungsmechanismus:** Noradrenalin- und Serotonin-Wiederaufnahme-Hemmer (s. Antidepressiva) mit Wirkung im ZNS: In der präsynaptischen Membran hemmt Sibutramin selektiv die Wiederaufnahme der Neurotransmitter Serotonin und Noradrenalin. Es steigert die Thermogenese und vermittelt schnell ein Sättigungsgefühl und unterstützt dadurch bei ernährungsbedingter Adipositas* die Gewichtsreduktion (um 6 % innerhalb 6 Monate).

Indikation: Adipositas mit Body-Mass-Index (Abk. BMI) ≥30 kg/m², Übergewicht mit BMI ≥27 kg/m² zur medizinisch erwünschten Ge-

S

wichtsreduktion bei Risikofaktoren (z. B. Diabetes mellitus, Dyslipidämie); um dauerhaft Gewicht zu reduzieren, müssen zusätzlich Essgewohnheiten und Verhaltensweisen (z. B. mehr körperliche Aktivität) verändert werden.

Kontraindikation: Alter <18 oder >65 Jahre, Schwangerschaft und Stillzeit, Essstörung (z. B. Anorexia* nervosa, Bulimia* nervosa), Suchterkrankung, arterielle Hypertonie, Herzkrankheit (z. B. koronare Herzkrankheit*, Herzinsuffizienz*, Herzrhythmusstörung*), Gefäßerkrankung (z. B. periphere arterielle Verschlusskrankheit, zerebrale Ischämie), Hyperthyreose*, Leber- oder Nierenfunktionsstörung, psychiatrische Erkrankungen, Einnahme von MAO-Hemmern, Antidepressiva*, Neuroleptika* oder Tryptophan.

Wechselwirkungen: mit Substanzen, die das hepatische Cytochrom-P450-Isoenzym CYP3A4 beeinflussen, Blutdruck oder Herzfrequenz erhöhen oder auf das ZNS wirken (z. B. andere selektive Serotonin-Wiederaufnahme-Hemmer, Opioide*).

UAW: im Allgemeinen nicht schwerwiegend, reversibel; Mundtrockenheit, Schlaflosigkeit, Obstipation, arterielle Hypertonie*, Tachykardie*, Übelkeit, Benommenheit, Kopfschmerzen, Angstgefühle, Schwitzen, Geschmacksstörungen; selten Auslösung eines Krampf- oder psychotischen Anfalls; Einschränkung des Urteils- und Reaktionsvermögen möglich.

Dosierung: 1 × 10 mg/d p. o. unter regelmäßiger Kontrolle von Blutdruck und Puls; bei Gewichtsverlust von <2 kg innerhalb 4 Wochen: 1 × 15 mg/d p. o.; max. Anwendungsdauer: 1 Jahr.

Hinweis: **1.** Frauen im gebärfähigen Alter sollen während der Einnahme von Sibutramin einer Schwangerschaft vorbeugen. **2.** cave: Missbrauch als sog. Lifestyle-Droge.

Literatur: Bray, G. A.; Tartaglia, L. A.: Medicinal strategies in the treatment of obesity. Nature 404: 672–677 (2000).

Autoren: R. Mundkowski, B. Drewelow.

Sicca-Syndrom: s. Sjögren-Syndrom.

Sichelzellenanämie: autosomal-rezessiv erbliche Hämoglobinopathie mit der Hämoglobinvariante Hb-S; **Häufigkeit:** Das durch Punktmutation veränderte Gen der β-Globinkette ist zu ca. 35 % in der schwarzafrikanischen und zu ca. 8 % in der afroamerikanischen Bevölkerung verbreitet. **Klinik:** **1.** Heterozygote sind meist symptomfrei; **2.** bei Homozygotie oder doppelter Heterozygotie: hämolytische Anämie, abdominale Koliken, Knochen- und Gelenkschmerzen, Ulcus cruris, Milzinfarkte, neurologische Ausfälle, hämolytische und aplastische Krisen, fieberhafte Schmerzkrisen nach Anstrengung und Infekten; **Prognose:** Homozygote sterben unbehandelt meist im Kindesalter.

Behandlungsindikation: **1.** auslösende Ursachen einer hämolytischen Krise (Kälteexposition, Infektion, Hypoxämie, Dehydratation) vermeiden oder unverzüglich behandeln; **2.** symptomatische Therapie der Komplikationen; **3.** allogene Knochenmarktransplantation als einzige kurative Therapiemöglichkeit.

Pharmakotherapie: **1.** hämolytische Krise: Folsäure (z. B. Folsan®, Lafol®, Folsäure-biosyn®), 0,15–0,3 mg/d p. o., verhindert die Entstehung einer megaloblastären Reifungsstörung der Hämatopoese; **2.** thrombotische Gefäßverschlüsse mit Mikroinfarkten: ausreichende Schmerzmedikation (s. Schmerzsyndrome); **3.** frühzeitige Einleitung einer eisendepletierenden Therapie mit Chelatbildnern bei hohem Transfusionsbedarf: z. B. Deferoxamin (Desferal®), 1,5–2 g s. c. als kontinuierliche pumpengesteuerte 12-Stunden-Infusion über Nacht; **4.** Da eine gesteigerte Synthese fetalen Hämoglobins (Hb-F) die Neusynthese von Hb-S supprimiert, stellt die Stimulation der Hb-F-Bildung eine weitere Therapiemöglichkeit dar: Hydroxycarbamid (z. B. Litalir®) erhöht den Anteil von Hb-F im Blut auf 10–18 %, vermindert das Ausmaß einer Hämolyse und verringert die Symptome (Ansprechrate variabel); Dosierung: initial 15 mg/kg KG/d p. o., alle 12 Wochen um 5 mg/kg KG steigern bis auf maximal 35 mg/kg KG oder eintretende Leuko- oder Thrombozytopenie.

Operative Therapie: **1. kurativ:** Mit einer HLA-identischen Spende (Geschwister) besteht durch allogene Knochenmarktransplantation (s. Stammzelltransplantation) die Möglichkeit zur Heilung. **2. symptomatisch:** **a)** Cholezystektomie* bei erhöhter Inzidenz für Cholezystolithiasis; **b)** Implantation einer Hüftkopfendoprothese bei Vorliegen einer aseptischen Femurkopfnekrose; **c)** Laserkoagulation der Retina bei proliferativer Retinopathie.

Sonstige Maßnahmen: **1.** Transfusion von Erythrozytenkonzentrat*; indiziert v. a. bei aplastischer Krise (hervorgerufen durch eine Parvovirus-B19-Infektion), Schlaganfall, Priapismus und vor Operationen; bessere Oxygenierung, verminderte Sichelzellenbildung und Reduktion der hohen Viskosität des Bluts; die Neusynthese von Hb-S wird durch die Transfusion für eine begrenzte Zeit supprimiert; **2.** bei Ulcus cruris Hochlagerung des Beines und antibiotische Behandlung einer möglichen Wundinfektion; der Heilungsprozess lässt sich durch eine Transfusionsbehandlung, durch die der Hb-S-Anteil im Blut unter 40 % gehalten wird, fördern. **3.** Kinder mit Sichelzellenanämie sollen zur Vermeidung einer systemischen bakteriellen Infektion eine Pneumokokken- und Hämophilusschutzimpfung erhalten; da die Impfung oft keinen ausreichenden Schutz gegen Pneumokokken bewirkt, wird bis zum Alter von 6 Jahren eine zusätzliche Penicillinprophylaxe empfohlen. **4.** Aufgrund der möglichen Auslösung einer hämolytischen Krise müssen Infektionen unverzüglich antibiotisch behandelt werden. **5.** Ausreichende Flüssigkeitszufuhr; bei gesteigertem renalem Natriumverlust soll physiologische Kochsalzlösung appliziert werden.

Psychotherapie: psychosoziale Begleitung bzw. stützende Verfahren für Kinder mit Sichelzellenanämie und ihre Eltern.

Eigenbehandlung: Kälteexposition (Auslösung einer Hämolyse) und Höhenaufenthalte sind zu vermeiden.

Hinweis: **1.** Im Gegensatz zu anderen Hämoglobinopathien ist die Splenektomie bei Sichelzellenanämie nicht indiziert. **2.** Bicarbonat und Natriumzitrat können das Auftreten hämolytischer Krisen nicht verhindern. **3.** Die Gabe von Antikoagulanzien und Pentoxifyllin ist obsolet.

Neuentwicklung: **1.** Arzneimittel, die die Sichelung der Erythrozyten verhindern: **a)** Substanzen, die irreversibel oder reversibel an Hb-S binden (z. B. Benzaldehydderivate), erhöhen die Sauerstoffaffinität des Hämoglobins und verhindern die Aggregation des desoxygenierten Hb-S. **b)** Substanzen, die Schwellung des Erythrozyten und Herabsetzung der intraerythrozytären Hämoglobinkonzentration hervorrufen (z. B. Vasopressin zur Reduktion der Serum-Natrium-Konzentration). **2.** Gentherapie: Entnahme von Knochenmark und Reinfusion nach gentherapeutischer Behandlung; eine Insertion des Gens für Betaglobin ist bisher jedoch nur bei Erythroleukämiezellen der Maus gelungen.

Literatur: **1.** Dickerhoff, R.; Heimpel, H.: Leitlinien der Deutsche Gesellschaft für Hämatologie und Onkologie: Sichelzellkrankheiten. http://www.dgho.de/_cmsdata/_file/file_220.pdf (2008); **2.** Beutler, E. et al. (eds): Williams Hematology. 6th ed. New York: McGraw Hill, 2000.

Autoren: S. Fetscher, G. Trenn.

SIDS: s. Tod, plötzlicher im Kindesalter.

Sildenafil: s. Phosphodiesterase-Hemmer.

Silikose: syn. Quarzstaublunge; Form der progredienten, kollagenösen Pneumokoniosen durch Inhalation von alveolengängigem, kieselsäureanhydridhaltigem Staub; **Ätiologie:** beruflich bedingte Inhalation von Quarzstaub (bei Bergleuten, Steinmetzen, Porzellan- und Glasarbeitern, Sandstrahlern, Gießereiarbeitern und Industrieofenmaurern) erzeugt in den Lungen bindegewebige Knötchen und narbige Veränderungen, z. T. mit großen Schwielen; **Sonderform:** Anthrakosilikose (Bergarbeiterpneumokoniose) durch Mischstaubexposition von Kohle und Stein (Quarz). Silikose prädisponiert zur Lungentuberkulose (s. Tuberkulose). Berufskrankheit Nr. 4101, 4102.

S

Behandlungsindikation: gegeben bei begleitender chronischer Bronchitis*.

Therapie: Eine kausal wirksame Therapie gibt es nicht. Die Behandlung der Silikose ist daher auf Beeinflussung der Folgezustände (chronische Bronchitis*, Cor* pulmonale) und Komplikationen (Pneumothorax*, Silikotuberkulose) gerichtet.

Sonstige Maßnahmen: **1.** Die Primärprävention der Silikose ist eine technische Aufgabe (Einhaltung der Grenzwerte von Feinstaubkonzentrationen). **2.** Die sekundären Präventionsmaßnahmen bestehen in der Überwachung der exponierten Personen durch Röntgenkontrolle und Lungenfunktionsprüfung. **3.** Eine Tertiärprophylaxe sollte mit Impfungen (Grippeschutzimpfung) oder präventiver Chemotherapie bei Tuberkulinkonversion zur Vermeidung einer aktiven Silikotuberkulose durchgeführt werden.

Eigenbehandlung: Nicotinkonsum ist als zusätzlicher Schädigungsfaktor der Lungen zu vermeiden.

Arbeitsunfähigkeit: im Allg. nicht gegeben, allenfalls bei Auftreten von Folgezuständen und Komplikationen; Arbeiten vor Kohle bzw. Stein sind bei Aufdeckung einer Silikose betrieblicherseits bei Betroffenen einzustellen.

Hinweis: Silikotische Schwielen können mit einer zusätzlichen Tuberkulose* oder einem Bronchialkarzinom* verwechselt werden. Prinzipiell ist die Karzinomhäufigkeit i. R. einer Silikose nicht erhöht. Es kann jedoch ein Narbenkarzinom, z. B. im Bereich einer silikotischen Schwiele, auftreten.

Selbsthilfe: Deutsche Atemwegsliga, Prinzenpalais, Burgstraße, 33175 Bad Lippspringe, Tel. 05252 933615, Fax 05252 933616; E-Mail: koordination@atemwegsliga.de, Homepage: http://www.atemwegsliga.de.

Autor: N. Konietzko.

Simmonds-Krankheit: s. Hypophysenvorderlappen-Insuffizienz.

Singultus: durch unwillkürliche schnelle Kontraktion des Zwerchfells verursachte tönende Inspiration mit nachfolgendem plötzlichem und geräuschvollem Glottisschluss; **Ursache:** meist harmlose passagere Störung, die z. B. durch große Mahlzeiten, hastiges Trinken oder sehr kalte Getränke ausgelöst werden kann; seltene organische Ursachen sind Erkrankungen im Verlauf des Nervus phrenicus (Innervation des Zwerchfells), zentrale (Hirntumor*) oder diaphragmale (subphrenischer Abszess) Krankheitsprozesse

Behandlungsindikation: nur bei Persistenz des Singultus.

Pharmakotherapie: nicht systematisch evaluiert; **1.** Promethazin (Atosil®): akut 50 mg i. v.; als Dauertherapie 3 × 25 mg/d p. o.; **2.** Metoclopramid (z. B. Paspertin®): akut 10 mg i. v.; als Dauertherapie 3 × 10 mg/d p. o. oder als Supp.; **3.** Phenytoin (z. B. Phenhydan®): akut 250 mg langsam i. v.; als Dauertherapie 3 × 100 mg/d p. o.; **4.** Valproinat (z. B. Ergenyl®, Orfiril®): akut 300 mg langsam (über 3–5 Minuten) i. v.; als Dauertherapie 3 × 300 mg/d p. o.; **5.** Baclofen (z. B. Baclofen-ratiopharm®, Lioresal®), 3 × 10 mg/d p. o.; **6.** Gabapentin (z. B. Neurontin®), 3 × 400 mg/d p. o.

Operative Therapie: **1.** kausal: z. B. chirurgische Sanierung eines subphrenischen Abszesses; **2.** symptomatisch bei nicht diagnostizierbarer oder therapierbarer Grunderkrankung: Blockade des Nervus phrenicus mit Lokalanästhetika* im lateralen Halsbereich; kann allein erfolgreich sein

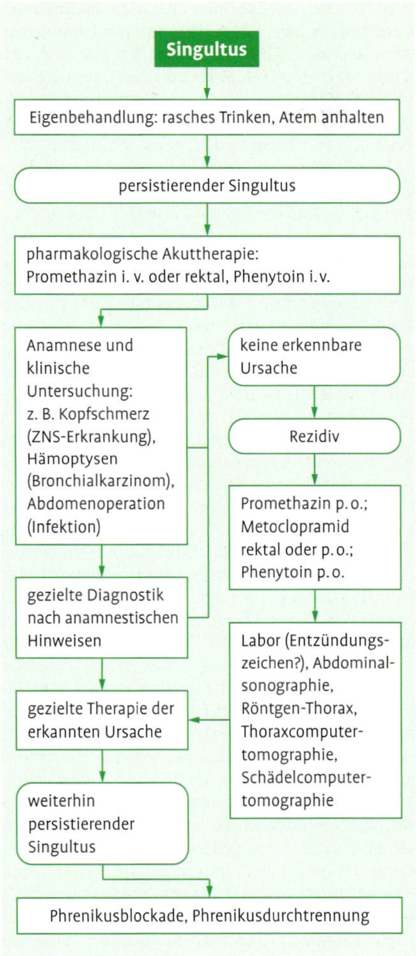

Singultus: therapeutischer Stufenplan

oder der Durchtrennung des Nervus phrenicus vorausgehen.

Therapeutischer Stufenplan: s. Abb.

Eigenbehandlung: nicht systematisch evaluiert; häufig empfohlene Methoden, deren Wirkung jedoch nicht gesichert ist: z. B. 3-mal schlucken, ohne Atem zu holen, ein Glas Wasser in einem Zug austrinken, einen Esslöffel grobkörnigen Zucker einnehmen, den Singultuspatienten erschrecken.

Arbeitsunfähigkeit: in Abhängigkeit von der Schwere und Art der Beschäftigung.

Hinweis: Persistierender Singultus erfordert die gründliche diagnostische Abklärung der zugrunde liegenden Erkrankung.

Literatur: **1.** Petroianu, G. et al.: ETICS-Studie: Empirische Therapie des idiopathische chronischen Singultus. Z Gastroenterol 36: 559–566 (1998); **2.** Runyon, B. A. et al.: Surgical peritonitis and other diseases of the peritoneum, mesentery, omentum and diaphragm. In: Sleisenger; Fordtran (eds): Gastrointestinal disease. 5th ed. Philadelphia: Saunders, 1998.

Autor: S. Müller-Lissner.

Sinusarrhythmie: Abk. SAR; unregelmäßige Folge von Herzaktionen ausgehend vom Sinusknoten (Abk. SK); physiologisch bei Sportlern, Jugendlichen und bei Vagotonie als respiratorische SAR (Anstieg der Herzfrequenz durch gesteigerten venösen Rückstrom zum Herzen bei Inspiration, Herzfrequenzabnahme durch expiratorischen Druckanstieg); pathologisch bei Degeneration des SK und koronarer Herzkrankheit*: regellose SAR.

Behandlungsindikation: i. d. R. keine, nur bei rhythmologischem Zusatzbefund (z. B. Sinusbradykardie, höhergradiger sinuatrialer Block) mit klinischer Symptomatik wie Schwindel oder Synkopen.

Therapie: s. Erregungsleitungsstörung.

Literatur: **1.** Hamm, Ch. W.; Willems, S.: EKG Checkliste. 3 Aufl. Stuttgart: Thieme, 2007; **2.** Fröhlig, G. et al. : Herzschrittmacher- und Defibrillator-Therapie. Stuttgart: Thieme, 2006.

Autoren: J. Sperzel, T. Dill.

Sinusbradykardie: s. Herzrhythmusstörungen.

Sinusitis: s. Rhinosinusitis.

Sinus pilonidalis: s. Pilonidalsinus.

Sinustachykardie: s. Katheterablation; Tachykardie.

Sirolimus: s. Immunsuppressiva.

SIT: Abk. für spezifische Immuntherapie*.

Sitagliptin: s. Diabetes mellitus Typ 2.

Sitosterol: s. Prostatasyndrom, benignes.

Sjögren-Syndrom: syn. Gongerot-Houwer-Sjögren-Syndrom; chronisch progressive Autoimmunerkrankung des exokrinen Drüsengewebes mit den Leitsymptomen Keratokonjunktivitis sicca, Xerostomie und Beteiligung anderer Schleimhäute sowie extraglandulärer Organe (10–20 %); in 90 % sind Frauen mittleren Alters betroffen. Das Risiko für die Entwicklung eines Non*-Hodgkin-Lymphoms ist ca. 44-fach höher als in der Normalbevölkerung. Histologisch typisch sind fokale lymphozytäre CD4-positive-Infiltrationen der Speichel- und Tränendrüsen. **Formen:** **1.** isolierte (sog. primäre) Form; **2.** sekundäre Form bei anderen Autoimmunerkrankungen (z. B. rheumatoide Arthritis*, systemischer Lupus* erythematodes, progressive systemische Sklerodermie, primär-biliäre Zirrhose und autoimmune Hepatitis, Multiple* Sklerose, autoimmune Thyroiditis*); **DD:** Andere Erkrankungen mit „Sicca"-Symptomatik ohne autoimmune Grundlage (Sarkoidose, präexistente Non-Hodgkin-Lymphome, HIV- und HCV-Infektionen, Depressionen, Fibromyalgiesyndrom*, chronische Graft-versus-Host-Erkrankung,

Hyperlipoproteinämie, UAW) müssen abgegrenzt werden.

Behandlungsindikation: 1. bei sekundärem Sjögren-Syndrom Behandlung der Grunderkrankung; 2. symptomatische Behandlung zum Ersatz der Tränen- und Mundspeichelflüssigkeit bei allen Formen; 3. immunsuppressive Behandlung bei aktiver Alveolitis, Vaskulitis und schwerer entzündlicher ZNS-Beteiligung; 4. Behandlung eines Non-Hodgkin-Lymphoms entsprechend den aktuellen Richtlinien.

Pharmakotherapie: Vorrangig symptomatische Behandlung; Wirksamkeit immunsuppressiver Arzneimittel bislang nicht in kontrollierten Studien erwiesen. Die Auswahl der Arzneimittel richtet sich neben der reinen Substitutionsbehandlung von Tränen und Speichel nach dem extraglandulären Organbefall bzw. den auftretenden Komplikationen. 1. Salivaersatz: a) schluckweise Wasser (sehr effektiv); b) residuale Speicheldrüsenstimulation durch zuckerfreien Kaugummi oder Bonbons; c) Bromhexin oral in hohen Dosen (3 × 16 mg/d p. o.) bessert in einigen Fällen die Xerostomie; d) künstliche Speichelflüssigkeit (z. B. Glandosane®-Spray, Saliva natura®-Spray); e) orale Therapie mit Pilocarpin (Salagen®), 4 × 5 mg/d, zur cholinergen Stimulation der exkretorischen Drüsenfunktion; 2. Tränenersatztherapie: a) Tränenflüssigkeitsersatz: nach Möglichkeit konservierungsmittelfreie Tränenersatzmittel auf der Basis von Methylhydroxyzellulose, Hypromellose, Povidon, Polyvinylalkohol, bei mehr als 4-mal täglicher Applikation auf der Basis von Hydroxymethylzellulose oder Dextranpolymeren; Irritationen der Augen unter der Therapie sind oft durch Konservierungsmittel bedingt. b) 1 %ige Ciclosporin-A-Augentropfen und -Augensalbe bei schwerer Keratokonjunktivitis sicca; 3. systemische bzw. ergänzende Therapien: a) bei Candida-Superinfektionen der Schleimhäute (ca. ein Drittel der Patienten betroffen): Nystatin-Pastillen (200 000 IE) bzw. Vaginaltabletten (100 000 IE), 3- bis 5-mal täglich, oder Clotrimazol, 5 × 10 mg/d; bei bakterieller Superinfektion der Parotis: Tetracycline* oral; b) bei vaginaler Trockenheit: Östrogenpräparate in der Postmenopause (s. Syndrom, klimakterisches); c) bei nichtviszeralen Manifestationen (Arthralgien, Myalgien, Fatigue-Syndrom, Exantheme): nichtsteroidale Antiphlogistika, ggf. Coxibe, Antimalariamittel (Hydroxychloroquin, 5,5–6,5 mg/kg KG/d p. o.); d) bei hoher Erkrankungsaktivität (Vaskulitis, hämolytische Anämie/Thrombozytopenie, Pneumonitis, Neuropathie): systemische Gabe von Glukokortikoiden (Prednisolon, anfangs 20–40 mg/d; ausschleichen über 3–4 Wochen); in Einzelfällen zusätzlich Hydroxychloroquin oder Azathioprin (unterstützen trotz eigener Risiken die Einsparung von Glukokortikoiden); e) lebensbedrohende Verläufe (z. B. schwerste aktive Pneumonitis): Cyclophosphamid als i. v. Bolus, 500 mg/m^2 KO alle 4 Wochen über 3–6 Monate (s. Lupus erythematodes, systemischer); f) renale Azidose: Natriumbicarbonat-Substitution (1–2 g/d); g) bei Beginn einer Glukokortikoidttherapie begleitende Substitution mit Calcium und Vitamin D als Osteoporoseprophylaxe;

Operative Therapie: Verschluss der ableitenden Tränenwege durch Kollagen- oder Kunststoffimplantate für das Tränenpünktchen (punctum plug); dadurch Retention der natürlichen Tränen mit zusätzlich biologisch aktiven Inhaltsstoffen.

Eigenbehandlung: 1. Kariesprophylaxe: Reduktion des Zuckerkonsums, Verwendung NaF-haltiger Zahnpasten, Chlorhexidin-Mundspülung; 2. allgemeine Maßnahmen: Aufenthalt an Orten mit niedriger Luftfeuchtigkeit meiden; ggf. Nutzung zusätzlicher Luftbefeuchter; Berücksichtigung der Luftfeuchte in klimatisierten Räumen, Flugzeugen u. a.

Hinweis: 1. keine Anwendung kortikoidhaltiger Augentropfen wegen eines erhöhten Infektions- sowie Glaukom-/Kataraktrisikos; 2. keine Dauerbehandlung mit Glukokortikoiden und/oder Immunsuppressiva (dienen nur zur Akutbehandlung einer hohen Krankheitsaktivität); 3. erhöhtes Operationsrisiko durch die Gefahr postoperativer Hornhautabrasionen nach Einsatz von Anticholinergika; 4. vermehrt postoperative Atelektasen und Pneumonien durch krankheitsbedingte Mukostase; 5. erhöhte Allergieneigung gegen verschiedene Arzneimittel; 6. Patientinnen mit Anti-Ro/La Autoantikörpern im gebärfähigen Alter haben ein erhöhtes Risiko für die Geburt eines Kindes mit kongenitalen Herzrhythmusstörungen. Dieser erfordert eine Überwachung und ggf. Behandlung (Plasmapherese, Dexamethason) sowie die Entbindung (ggf. Schrittmacherimplantation sofort nach der Geburt) in einem dafür ausgewiesenen Zentrum.

Selbsthilfe: Deutsche Rheuma-Liga Bundesverband e. V., Maximilianstr. 14, 53111 Bonn, Tel. 0228 766060, Fax 0228 7660620; E-Mail: bv@rheuma-liga.de, Homepage: http://www.rheuma-liga.de.

Literatur: 1. Hansen, A.; Lipsky, P.E.; Dörner, T.: B-cell lymphoproliferation in chronic inflammatory rheumatic diseases. Nature Clin Pract Rheumatol 3: 561–569 (2007); 2. Tomiak, C.; Dörner T.: Sjogren's syndrome - Current aspects from a rheumatological point of view. Zeitschrift für Rheumatologie 65: 505–517 (2006); 3. Rehman, H.: Sjögren's syndrome. Yonsei Med J 44: 947–954 (2003); 4. Steinfeld, S.; Simonart, T.: New approaches to the treatment of Sjögren's syndrome; soon beyond symptomatik relief? Dermatology 207: 6–9 (2003); 5. Themenheft Sjögren-Syndrom. Aktuelle Rheumatol 23: 65–108 (1998).

Autor: Th. Dörner.

Skabies: s. Scabies.

Skalenussyndrom: s. Nervenkompressionssyndrome; Thoracic-outlet-Syndrom.

S

SKAT: s. Erektionsstörung.

Skleritis: Lederhautentzündung; tiefe Entzündung der kollagenen Hülle des Auges, die zu schwerer Destruktion mit Verlust des Auges führen kann; **Ätiologie:** häufig systemische Erkrankung (rheumatoide Arthritis, systemische Vaskulitis, Kollagenose, Hyperurikämie); selten Infektion (Varicella-Zoster-Virus, Parasiten) oder postoperativ; **Formen: 1.** anteriore Skleritis (s. Abb. 1); nodulär (livide Knötchen), diffus (Chemosis und Rötung) oder nekrotisierend (Gefäßverschlüsse, Skleraverdünnung); **2.** posteriore Skleritis; selten, meist unilateral.

Behandlungsindikation: symptomatische Therapie der Skleritis je nach Schwere des Verlaufs und ggf. Therapie der Grunderkrankung.

Pharmakotherapie: 1. lokal Augentropfen: **a)** Ketorolac-Trometamol (Acular®), 3-mal täglich; **b)** Scopolamin (Boro-Scopol®), 2-mal täglich; **2.** systemisch: **a)** nichtsteroidale Antiphlogistika*, z. B. Diclofenac (Voltaren®), 2 × 50 mg/d p. o.; **b)** Glukokortikoide*, z. B. Prednisolon (Decortin® H), initial 1 (–1,5) mg/kg KG/d p. o., die weitere Dosierung ist meist entsprechend der Schmerzsymptomatik titrierbar; **c)** bei nekrotisierender Skleritis und Systemerkrankung: immunsuppressive Therapie mit Cyclophosphamid (Endoxan®), 50–200 mg/d p. o. (bessere Prognose als mit alleiniger Glukokortikoidtherapie); evtl. Cyclophosphamid-Stoßtherapie, 500 mg i. v. in Kombination mit Methylprednisolon (Urbason®); **d)** Anti-TNF-α-Therapie mit Infliximab (Remicade®), 3–5 mg/kg KG/d i. v. alle 6–8 Wochen bei schwerer Verlaufsform (als Off-Label-use).

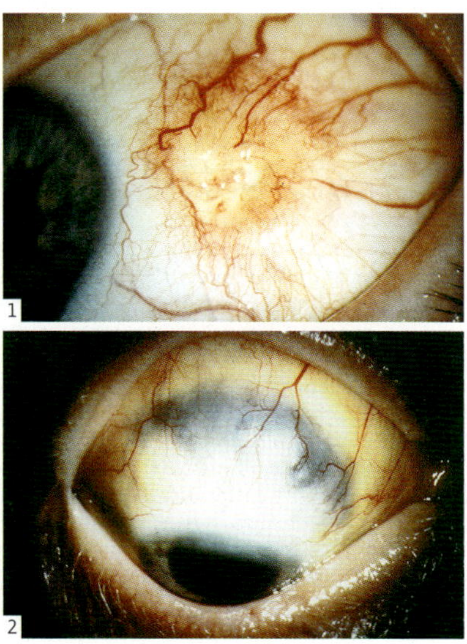

Skleritis Abb. 1: 1: noduläre Form; 2: nekrotisierende Form

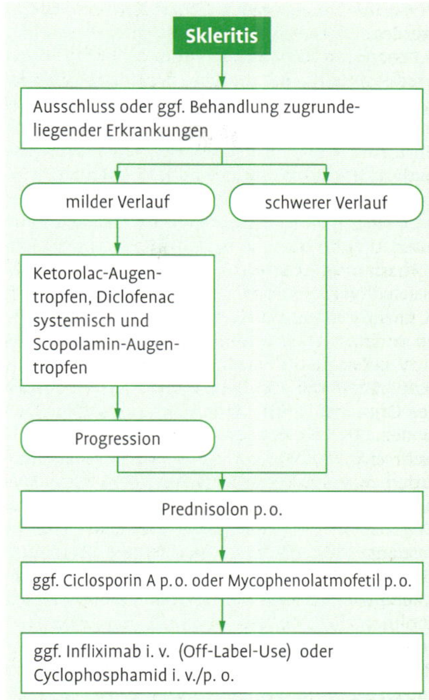

Skleritis Abb. 2: therapeutischer Stufenplan

Operative Therapie: nur in Notfällen (Perforationsgefahr); bei Hornhautbeteiligung kann eine perforierende Keratoplastik erforderlich sein (schlechte Prognose).

Therapeutischer Stufenplan: s. Abb. 2.

Arbeitsunfähigkeit: abhängig von klinischem Befund und der Schmerzsymptomatik.

Hinweis: 1. Cave: subkonjunktivale Steroidinjektionen fördern die Kollagenolyse bei nekrotisierender Skleritis. **2.** Bei unerträglicher Schmerzsymptomatik besteht erhöhte Suizidgefahr! **3.** Eine Grunderkrankung (z. B. rheumatoide Arthritis) mit geringer Aktivität wird nicht selten untertherapiert.

Neuentwicklung: lokale Therapie mit Ciclosporin-A-Augentropfen (nicht kommerziell erhältlich, sondern Apothekeneigenrezeptur) wirkt steroideinsparend.

Literatur: 1. Pleyer, U.: Skleritis und Episkleritis. In: Kampik, A.; Grehn, F. (Hrsg.): Augenärztliche Differenzialdiagnose. 2. Aufl. Stuttgart: Thieme, 2008; **2.** Kim, A. et al.: Scleritis. In: Pleyer, U.; Mondino, B. (eds): Uveitis and immunological disorders. Heidelberg: Springer, 2004.

Autoren: U. Pleyer.

Sklerodermie: chronische Erkrankung, bei der es nach einer entzündlichen Phase zu einer Verhärtung des Bindegewebes (Sklerose) kommt; **For-**

S

men: es wird eine auf die Haut beschränkte von einer systemischen Form unterschieden; bei der auf die Haut beschränkten Form entstehen bis zu 20 cm große Herde, zunächst fleckförmig gerötet, dann im Zentrum eines Herdes beginnend Umwandlung in gelblich-weißliche, harte Platte, Erythem im Randbereich eines Herdes als sog. lilac ring; Auslöser sind nicht bekannt, diskutiert werden genetische, hormonale, neuronale und infektiöse Faktoren. **1.** kutan limitierte Sklerodermie mit den Subformen: **a)** herdförmig zirkumskripte Sklerodermie (Morphaea): ein oder mehrere münzbis handflächengroße Herde, v. a. am Rumpf; **b)** kleinfleckige zirkumskripte Sklerodermie (Morphaea guttata): disseminierte oberflächlich glänzende sklerotische kleine Herde, v. a. am Rumpf; **c)** disseminierte zirkumskripte Sklerodermie (Morphaea generalisata): größere Anzahl von zirkumskripten Herden, in schweren Fällen generalisiert; **d)** Sclérodermie en coup de sabre: bandförmig, frontoparietale Lokalisation meist paramedian von den Augenbrauen; **e)** lineare zirkumskripte Sklerodermie: bandförmige sklerosierte Herde in Längsrichtung, häufig an den unteren Extremitäten (oft mit Atrophie des Knochens); **2.** progressive systemische Sklerodermie: Systemerkrankung, bei der zusätzlich weitere Organe (z. B. Speiseröhre, Lunge, Niere, Gelenke) betroffen sind; **Komplikationen:** bleibende Atrophieherde, Deformierung der Haut, funktionelle Behinderung der Gelenkbeweglichkeit, sekundäre Hyperpigmentierung, Kontrakturen.

Behandlungsindikation: entzündliche Aktivität in den Herden; sklerosierte, teils hyperpigmentierte Herde, die sich nicht vergrößern, sind als Residualzustand nicht mehr kausal, sondern nur noch kosmetisch behandelbar.

Pharmakotherapie: **1.** initial: probatorischer Behandlungsversuch mit Doxycyclin (z. B. Doxy-Wolff®), 200 mg/d p. o. über mind. 14 Tage, und kurzfristig lokal hochpotente Glukokortikoide* (z. B. Dermoxin® Creme); **2.** bei zahlreichen Herden oder Ausdehnung der Herde: (Balneo-)PUVA (s. Lichttherapie, dermatologische), 30 Expositionen oder Prednisolon-Stoßtherapie (z. B. Decortin H) mit 0,5–1 mg/kg KG/d p. o. über 5 Tage pro Monat für 3 Monate; **3.** bei erheblicher Progredienz trotz Therapie: systemisch Ciclosporin A (z. B. Sandimmun® Optoral), 5 mg/kg KG/d oder Methotrexat (z. B. MTX HEXAL®), 20–30 mg pro Woche oder Cyclophosphamid (z. B. Endoxan®)-Dexamethason-Stoßtherapie, 500 mg Tag 1, und Fortecortin®, 100 mg Tag 1–3 zunächst in 4-wöchentlichen Intervallen; Auslassversuch bei stabilem Befund.

Operative Therapie: evtl. Exzision kosmetisch störender Areale; allerdings besteht Gefahr eines Lokalrezidivs.

Sonstige Maßnahmen: **1.** physikalische Maßnahmen (Photophorese, Bindegewebe- und Unterwassermassagen); **2.** initial und nach klinischem Befund Laborkontrollen, um eine systemische Beteiligung abzuschätzen (Blutsenkungsgeschwindigkeit, Blutbild, Leber- und Nierenwerte, antinukleäre Antikörper, Rheumafaktoren, Antikardiolipin-Antikörper).

Selbsthilfe: Sklerodermie Selbsthilfe e. V., Am Wollhaus 2, 74072 Heilbronn, Tel. 07131 3902425, Fax 07131 3902426; E-Mail: sklerodermie@t-online.de, Homepage: http://www.sklerodermie-selbsthilfe.de.

Literatur: **1.** Mayes, M. D. et al.: Prevalence, Incidence, Survival and Disease Characteristics of Systemic Sclerosis in a Large US population. Arthritis Rheum 48: 2246–2255 (2003); **2.** Sehgal, V. N. et al.: Localized scleroderma/morphea. Int J Dermatol 41: 467–475 (2002).

Autoren: P. Schulze, W. Sterry.

Sklerose, multiple: s. Multiple Sklerose.

Sklerotherapie: therapeutisches Verfahren zur Verödung von Venen bei Varikose*; durch Injektion des Sklerosierungsmittels entsteht eine entzündliche Endothelläsion, die das Gefäß verklebt, mit anschließender Thrombusbildung; im weiteren Verlauf organisiert sich der Thrombus (sog. weißer Thrombus; Abscheidungsthrombus).

Indikation: **1.** unkomplizierte Varizen (ohne Beschwerden) bei kosmetischer Beeinträchtigung insbes. bei jüngeren Patienten (z. B. Besenreiservarikose, retikuläre Varizen); **2.** Seitenastvarizen bei subjektiven (Schweregefühl und Müdigkeit im Bein) oder objektiven Beschwerden (Schwellungen, Ödeme und bei Progredienz der Varikose Stauungsekzeme, Dermatosklerose und Ulcus cruris). **3.** Bei Stammvarizen sind operative Verfahren (Crossektomie, Stripping) vorzuziehen, da der intravasale Druck zu groß ist (Gefahr der Rekanalisation, Rezidive).

Kontraindikation: Allergie gegen das Sklerosierungsmittel, arteriovenöse Fisteln, stärkere Beinödeme, periphere arterielle Verschlusskrankheit, immobile Patienten.

Durchführung: **Vorbereitung:** eingehende hämodynamische Abklärung (z. B. Duplexsonographie); **Methoden:** **1.** Besenreiservarizen: Punktieren des Gefäßes mit kleinster Kanüle (0,4 mm Innendurchmesser) und Injektion von 0,1–0,2 ml 0,5 %igem Polidocanol (Aethoxysklerol®) oder Setzen kleiner Polidocanol-Quaddeln paravasal (weniger effizient, verstärkte Pigmentierungsgefahr); anschl. Kompressionsverband mit elastischen Kurzzugbinden für 1 Tag; **2.** retikuläre Varikose, Seitenastvarikose: Beim stehenden Patienten wird die Vene im Abstand von 8–10 cm mit Kunststoffkanülen (Braunülen®) punktiert. Bei sitzendem oder liegendem Patienten (am besten im Kippstuhl) wird die zu behandelnde Extremität über die Horizontale angehoben. Von distal nach proximal wird dann das Verödungsmittel langsam in die kollabierte Vene injiziert. Benötigte Menge je nach Venenkaliber bei retikulärer Varikose 0,5 ml Polidocanol 1–2 %, bei Seitenastvarikose 0,5–1

S

(–2) ml Polidocanol 2–3 %. Nach Anlegen eines Kompressionsverbandes muss der Patient mindestens eine halbe Stunde lang gehen. Am nächsten Tag Neuanlage der Kompressionsbinden; nach 3–5 Tagen evtl. Behandlung weiterer Varizen; Fortsetzung der Kompressionsbehandlung für 3–6 Wochen nach der letzten Sitzung.

Komplikationen: 1. Hyper- oder Hypopigmentierungen am Injektionsort, verstärkt durch UV-Licht (Sonne meiden); Rückbildung nach Wochen bis Monaten; 2. bei paravasaler Injektion Nekrosen in der Knöchelregion; zur Verdünnung Injektion von physiologischer Kochsalzlösung; 3. intraarterielle Injektion; sofortige fibrinolytische Behandlung unter stationären Bedingungen; 4. allergische Reaktion auf Sklerosierungsmittel (urtikarielle Reaktionen, anaphylaktischer Schock*).

Hinweis: zur Prophylaxe des Neuauftretens von Varizen den Patient auch nach Sklerotherapie zu Übungen (schwimmen, kalt duschen, viel gehen und bewegen) und zur Gewichtsreduktion anhalten.

Neuentwicklung: Lasertherapie bei Besenreiservarizen; aufgrund oft unbefriedigender kosmetischer Ergebnisse umstritten.

Selbsthilfe: Deutsche Gesellschaft Venen e. V., Postfach 1810, 90007 Nürnberg, Tel. 0911 5988600, Fax 0911 591219; Homepage: http://dgvenen.de, E-Mail: info@DGVenen.de.

Literatur: 1. Kendler, M.; Wetzig, T.; Simon, J. C.: Foam sclerotherapy – a possible option in therapy of varicose veins. J Dtsch Dermatol Ges 5: 648–654 (2007); 2. Agus, G. B. et al.: Guidelines for the diagnosis and therapy of the vein and lymphatic disorders. Int Angiol 24: 107–168 (2005).

Autoren: P. Schulze, W. Sterry.

Skoliose: strukturelle Wachstumsdeformität der Wirbelsäule mit fixierter seitlicher Verbiegung, Torsion der Einzelwirbel und Rotation der Wirbelsäule im Krümmungsbereich; **Klinik:** bes. in Vorneigehaltung Rippenbuckel, Schulterblatthochstand und Lendenwulst konvexseitig, vertieftes Taillendreieck konkavseitig, ggf. Beckenschiefstand; **Ursache:** idiopathisch (80 %), kongenital (Wirbelfehlbildung), neuromuskulär (inf. infantiler Zerebralparese, Muskeldystrophie, Myelodysplasie*, Poliomyelitis*), posttraumatisch (Wirbelfraktur, Narbenbildung), iatrogen (nach Laminektomie oder Bestrahlung), metabolisch (z. B. bei Rachitis*, Osteogenesis imperfecta), entzündlich oder neoplastisch.

Behandlungsindikation: Die Therapie ist abhängig von Ursache der Skoliose, Alter des Patienten, Progredienzrisiko, Lokalisation und Form (S-, C-förmige, kombinierte Skoliose). Sie orientiert sich am Skoliosewinkel nach Cobb, der am Röntgenbild der Wirbelsäule ermittelt wird (s. Abb. 1).

Konservative Therapie: 1. Zur Verbesserung der Haltung, Muskelkräftigung, Entlordosierung sowie zur Erhaltung der Beweglichkeit werden Übungs- und Trainingsprogramme, z. B. nach Vojta, Schroth oder Klapp empfohlen. Jedoch können sie allein die Skoliose weder verbessern noch ihre Progredienz aufhalten. 2. Korsettbehandlung: Für die Sicherung des Therapieerfolges der Physiotherapie und eine dreidimensionale Wiederherstellung der Körpersymmetrie wird durch ein dem Skoliosetyp angepaßtes Korsett eine sowohl passive als auch aktive Streckung bei gleichzeitiger Derotation der Wirbelsäule erwirkt. Durch aktive Korsettbehandlungen wird die Rückenmuskulatur des Patienten stimuliert und gestärkt, Voraussetzung für den therapeutischen Er-

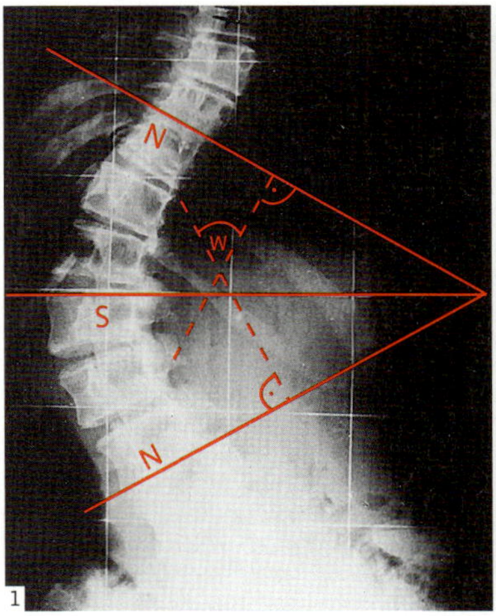

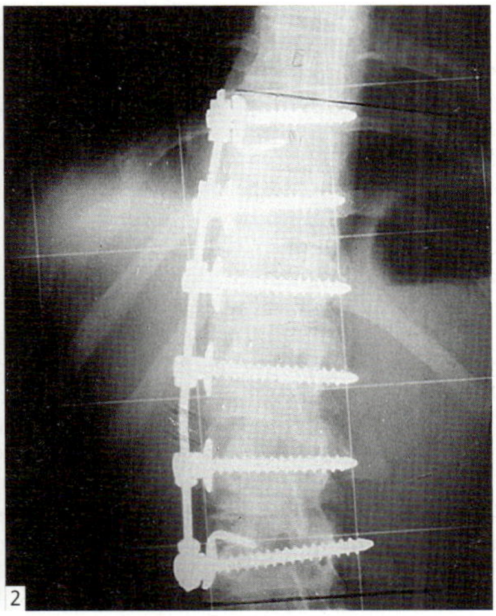

Skoliose Abb. 1: 1: Bestimmung des Skoliosewinkels nach Cobb (N: Neutralwirbel, S: Scheitelwirbel, W: Winkel der Skoliose); 2: postoperatives Röntgenbild nach ventraler Derotationsspondylodese

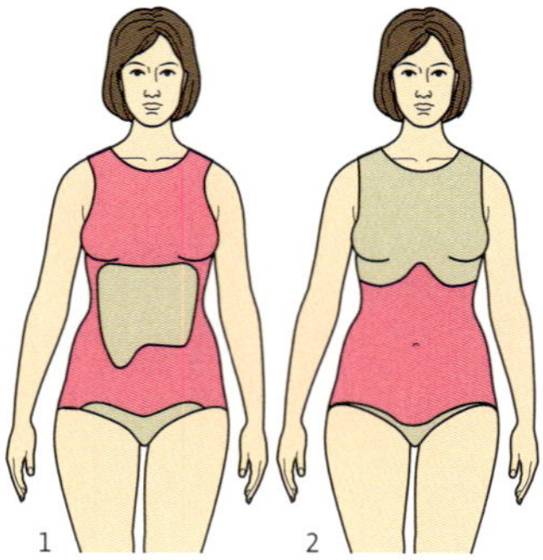

Skoliose Abb. 2: Orthesen: nach Chéneau (1) u. Boston (2)

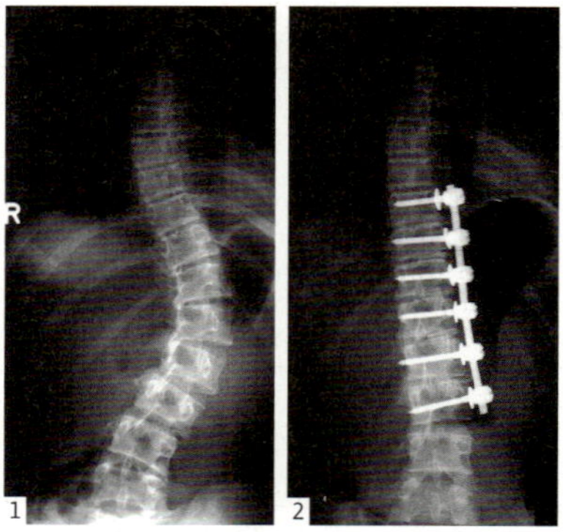

Skoliose Abb. 3: 1: thorakolumbale linkskonvexe Skoliose; 2: postoperatives Röntgenbild nach ventraler Derotationsspondylodese

folg ist das Tragen dieser Orthesen über 23 Stunden am Tag. Korsettformen: **a)** aktives Korsett: TriaC-Orthese: dynamische, teilflexible Orthese mit Zuggurtungseffekt, wachstumslenkend; Chéneau-Korsett: nach Dr. Chéneau, Frankreich, festes Kunststoffkorsett aus Polyethylen mit Freiräumen und Druckzonen (s. Abb. 2); **b)** passives Korsett: Chéneau-Boston-Wiesbaden-Korsett (Systemkombination, Kurzbezeichnung CBW-Korsett): festes Kunststoffkorsett aus Polyethylen mit Druckpelotten; Charleston-Bending: festes Korsett aus Polyethylen mit extremer Überkorrektur für die Nacht. Korsettsysteme wie Milwaukee, Stagnara, einfache Bostonkorsette gehören für die Skoliosebehandlung der Vergangenheit an und sollten nur noch im Ausnahmefall Anwendung finden. **3.** Fraglich ist auch der Nutzen der transkutanen Elektrostimulation der konvexseitigen Rückenstrecker, die ein u. U. nötiges Korsett nicht ersetzen kann.

Operative Therapie: Operationsverfahren von Ausmaß, Form und Lokalisation der Skoliose sowie der Erfahrung des Operateurs abhängig; **1. ventrale Derotationsspondylodese** nach Zielke bei thorakolumbaler und lumbaler Skoliose; nach Resektion der Bandscheiben sowie Anfrischen der betroffenen Grund- und Deckplatten erfolgt die konvexseitige Korrektur des Skoliosebogens durch fixierende Osteosynthese, bei der Schrauben seitlich in die Wirbelkörper eingebracht und mit flexiblem Gewindestab verspannt werden. Dies bewirkt die Verkürzung des Skoliosebogens, Derotation und Kompression der Wirbelkörper. Vorteile: geringes neurologisches Risiko, sehr gute Korrektur insbes. der Rotation, segmentsparende Instrumentation (s. Abb. 3); Nachteil: nur bei lumbalen bzw. im thorakolumbalen Übergang bestehenden Skoliosen mit ausreichender Mobilität (Röntgen-Seitneigungsaufnahmen durchführen) anwendbar; **2.** Bei der meist langstreckigen **dorsalen Instrumentation und Spondylodese** nach Cotrel-Dubousset werden die Wirbelbögen dekortikalisiert, die kleinen Wirbelgelenke eröffnet und durch Aufbringen gemahlener auto- und allogener Spongiosa versteift. Transpedikulärschrauben, Pedikel-, Laminahaken und Distraktionsstäbe werden angebracht. Eine postoperative Gips- und Orthesenversorgung ist nicht notwendig. Komplikationen: erhöhtes Risiko für neurologische Störungen bei ausgeprägten Skoliosen, höherer Blutverlust; **3.** schwere und schwerste Verkrümmungen werden präoperativ mit vertikaler Extension mit Halo-Ring aufgelockert, ggf. erfolgt zuvor die offene oder thorakoskopische Eröffnung der Bandscheibenräume im Bereich der Hauptkrümmung zur Verbesserung der Korrekturmöglichkeiten. **4.** Zusätzlich wird häufig bei der dorsalen Instrumentation und ausgeprägtem thorakalen Befund eine Rippenbuckelresektion ausgeführt. **Komplikation:** Bruch oder Lockerung von Schrauben und Stäben vor Abschluss der knöchernen Versteifung, Infektionen, Pneumothorax bei ventralen Verfahren und Rippenbuckelresektion, Rückenschmerzen (auch Jahrzehnte nach der Operation).

Psychotherapie: Besonders in der Pubertät ist eine Zunahme der Krümmung und das Tragen eines Korsetts eine psychische Belastung, die evtl. durch Kinder- bzw. Jugendlichenpsychotherapeuten zu betreuen ist.

Naturheilkundliche Verfahren (Autorin: Ch. Uhlemann): manuelle Therapie*, Physiotherapie* (propriozeptive neuromuskuläre Fazilitation, Kurzbez. PNF-Technik), Massage* (klassische Massage, Unterwasser-Druckstrahlmassage) und Wärmetherapie (Heusack, Ultraschall, Peloide) als symptomatisch beeinflussende Maßnahmen.

Sonstige Maßnahmen: **1.** Während des Wachstumsalters sind alle 3 Monate klinische, alle 6 Monate radiologische Kontrollen notwendig. **2.** Beckenschiefstand kann eine fixierte Skoliose vortäuschen oder eine vorhandene Skoliose verschlimmern und ist stets durch Schuhzurichtung auszugleichen.

Skoliose Skoliosewinkel (nach Cobb), Schweregrade und Therapie		
Skoliosewinkel nach Cobb	Schweregrad	Therapie
<40°	1: leichte Skoliose	<5° keine Behandlung <20° Physiotherapie 20–40° zusätzlich Orthese
40–60°	2: mittelschwere Skoliose	ab 40–50° Operation
60–80°	3: schwere Skoliose	Operation
>80°	4: schwerste Skoliose	Operation, präoperative Extension

Therapeutischer Stufenplan: s. Tab.

Eigenbehandlung: **1.** tägliche Übungen zur Kräftigung von Rücken- und Bauchmuskulatur; Einhalten der Rückendisziplin im Alltag; **2.** Körperlich belastende Tätigkeiten (Heben und Tragen schwerer Lasten) sind zu vermeiden; der Beruf sollte wechselseitige Tätigkeiten beinhalten.

Arbeitsunfähigkeit: Skoliose im Erwachsenalter kann zu einem lokalen bzw. pseudoradikulären thorakolumbalen Schmerzsyndrom führen. Dabei kann im akuten Intervall eine Arbeitsunfähigkeit in Abhängigkeit von Beruf und subjektivem Befinden bis zu 3 Wochen notwendig werden.

Hinweis: Nach Wachstumsabschluss ist im Allg. eine weitere Progredienz nicht zu erwarten (Ausnahme: lumbale Skoliose).

Neuentwicklung: **1.** Titanimplantate ermöglichen im Gegensatz zu Stahl die magnetresonanztomographische Diagnostik und sind besser verträglich (noch nicht langfristig belegt). **2.** Bioaktiver Knochenersatz*, z. B. Tricalciumphosphat (Abk. TCP), spart allogenes Knochenmaterial und verhindert Infektionen.

Selbsthilfe: Bundesverband Skoliose-Selbsthilfe e. V., Interessengemeinschaft für Wirbelsäulengeschädigte, Sonnenhalde 5a, 74838 Limbach, Tel. 01777323334, Fax 06287925996; E-Mail: admin@bundesverband-skoliose.de, Homepage: http://www.bundesverband-skoliose.de.

Literatur: Strempel, A.: Die Wirbelsäule. Stuttgart, New York: Thieme, 2001.

Autoren: M. Schult, S. V. Schneider, D. Leutloff.

SLE: Abk. für systemischer Lupus* erythematodes.

SLIT: s. Immuntherapie, spezifische.

SLTX: s. Lungentransplantation.

Smith-Fraktur: s. Radiusfraktur, distale.

Smoldering-CLL: s. Leukämie, chronische lymphatische vom B-Zell-Typ.

SNRI: s. Antidepressiva.

Sodbrennen: s. Dyspepsie, funktionelle; Refluxkrankheit, gastroösophageale.

Solebäder: s. Balneotherapie.

Somatotropinüberproduktion: s. Akromegalie.

Sonnenblumenkatarakt: s. Wilson-Krankheit.

Sonnenbrand: s. Dermatitis solaris.

Sonnenstich: s. Hitzeschäden.

Soor: s. Candidose.

SpA: Abk. für Spondylitis* ankylosans.

Spätrachitis: s. Osteomalazie.

Spaltbildungen: Fehlbildungen inf. gestörter Verschmelzung der Gesichtsfortsätze; **Formen:** **1. Lippen-Kiefer-Gaumenspalte** (Häufigkeit 1 : 500 Geburten in Europa; Androtropie, m : w = 3 : 2): alle Gewebeabschnitte von Oberlippe, Kiefer und Gaumen können von der Andeutung einer Spalte, partieller Spalte bis zu breiter vollständiger ein- oder doppelseitiger Spalte unvereinigt sein (s. Abb. 1). **2. Gesichtsspalte** (Häufigkeit 1–5 : 100 000 Geburten in Europa): **a)** mediane Gesichtsspalte: im oberen und mittleren Gesichtsdrittel; viele Varianten mit Beteiligung von Stirn- und Nasenbein, Crista galli, Ethmoid, Nasenseptum, Vomer, Hartgaumen, Prämaxilla und Oberlippe; bei Hirnschädelbeteiligung u. U. Kombination von Enzephalozele und Hypertelorismus; **b)** schräge ein- oder doppelseitige Gesichtsspalte: Verlauf vom medialen Unterlidbereich nach kaudal durch die Nasen-Wangenfurche, Spaltung der Lippe lateral des Philtrums; häufig Tiefstand der Orbita und Knochendysplasie; bei doppelseitiger Form können Prälabium und Prämaxilla fehlen. **c)** quere Gesichtspalte vom Mundwinkel in die Wange (Richtung Ohr) mit Verbreiterung der Mundspalte; **d)** Unterlippen-Zungen-Unterkieferspalte: extrem selten im unteren Gesichtsdrittel in der Medianebene; evtl. zusammen mit medianen Spaltbildungen des Mittelgesichtes; **Ursache:** in 15–30 % der Fälle erblich bedingt; sonst multifaktoriell, exogene Noxen in der Frühschwangerschaft (z. B. Mangelernährung, Glukokortikoide, Virusinfektion, Toxoplasmose); im Einzelfall praktisch nicht erfassbar. Mit Hilfe der pränatalen Ultraschallfeindiagnostik sind Spaltbildungen im Lippenkieferbereich bereits ab dem 5. Schwangerschaftsmonat erkennbar.

Behandlungsindikation: normale anatomische Verhältnisse (Spaltverschluss) aus ästhetischen und funktionellen Gründen (Voraussetzung für normale Atmung, Nahrungsaufnahme, Sprechfunktion) herstellen; bei Beteiligung des Gaumens wird durch sachgemäßen Verschluss einer Erkrankung von Mittelohr und oberen Luftwegen sowie

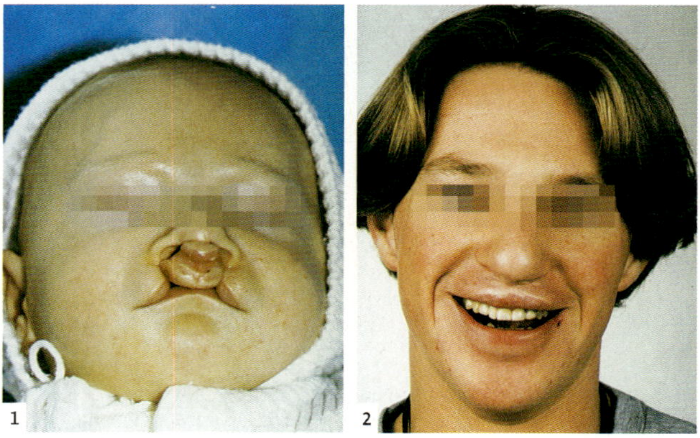

Spaltbildungen Abb. 1: 1: doppelseitige Lippenkiefergaumenspalte; 2: Patient im Alter von 21 Jahren

einer Rhinophonie vorgebeugt. **Behandlungsziel:** Kinder mit Spaltbildungen sollen bei Schuleintritt äußerlich weitgehend unauffällig sein, so dass sie sich in ihrem sozialen Umfeld normal entwickeln können.

Operative Therapie: Unterscheidung zwischen Primärtherapie (Verschluss und Begleitbehandlung der unbehandelten Spalte) und Sekundärtherapie (Korrektureingriffe); **1.** bei durchgehender **Lippen-Kiefer-Gaumenspalte** und isolierter Spalte des harten und weichen Gaumens wird direkt nach der Geburt eine kieferorthopädische Platte eingesetzt, um die Zunge aus der Spalte fernzuhalten, Trinken zu ermöglichen und gleichzeitig die Fehlstellung der Kieferstümpfe zu korrigieren. Mit der an dieser Platte angebrachten Pelotte kann die Kolumella gedehnt und verlängert werden. Das Kieferwachstum wird so gesteuert (nasoalveoläres Molding nach Grayson), dass die Kieferstümpfe beim Lippenverschluss in normaler und günstiger Position für den operativen Verschluss stehen. **a)** Lippenplastik: Verschluss der Lippe und des vorderen Nasenbodens im Alter von 3–5 Monaten (KG mindestens 5 kg); **b)** Gaumenplastik: Spalten des weichen Gaumens werden im Alter von 3–5 Monaten, spätestens am Ende des 1. Lebensjahres verschlossen. Bei durchgehender Spalte werden Gaumensegel- und Lippenverschluss, evtl. kombiniert mit Gingivoperiostplastik, in einer Operation vorgenommen. Der harte Gaumen wird je nach Gebissentwicklung im 2. Lebensjahr verschlossen. Knochendefizit im Bereich des Kiefers erfordert mitunter vor Durchbruch des bleibenden Eckzahnes im Alter von 11–12 Jahren eine Knochentransplantation mit Beckenspongiosa (sog. sekundäre Osteoplastik), um das regelrech-

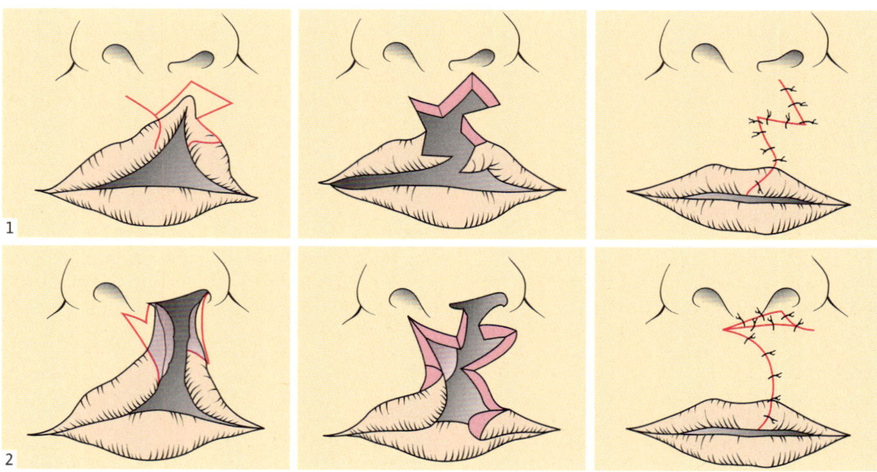

Spaltbildungen Abb. 2: 1: Schnittführung nach Tennison; 2: Schnittführung nach Millard

Spaltbildungen
Therapeutischer Stufenplan

Alter		Therapie
24–48	Stunden	kieferorthopädische Trinkplatte
3–5	Monate	Audiometrie Lippenverschluss Velumverschluss ggf. Paukendrainage logopädische Elternberatung
1.	Lebensjahr	logopädische Behandlung (Saugen, Kauen, Schlucken, Velumübungen)
2.–3.	Lebensjahr	Hartgaumenverschluss logopädische und phoniatrische Behandlung
3.–12.	Lebensjahr	ggf. sekundäre Osteoplastik
ab 16.	Lebensjahr	Nasenplastik

te Einwachsen der spaltnahen Zähne zu ermöglichen. Die bei Totalspalte in mehreren Etappen ausgeführte operative und kieferorthopädische Therapie hat das Ziel, bereits im Milchgebiss die weitgehend normale Okklusion (normaler Frontzahnüberbiss) zu erzielen. Bis zum Verschluss des Hartgaumens wird eine Gaumenplatte getragen. Auch nach vollständigem Spaltverschluss ist die begleitende kieferorthopädische Behandlung mit abnehmbaren oder festsitzenden Apparaten im bleibenden Gebiss nötig. **c)** Korrekturoperationen, z. B. Lippenkorrektur, Verschluss von Restperforation am Gaumen und Korrektur der Nasenform (ab dem 16. Lebensjahr), sind mitunter nach der Primärbehandlung erforderlich. **2. Gesichtsspalten:** weitgehend wachstumsorientierte Therapie; die Weichteile können ab dem 3.–5. Lebensmonat verschlossen werden; (s. Abb. 2).

Therapeutischer Stufenplan: s. Tab.; Altersangaben als Richtlinie für die entwicklungsorientierte Bestimmung des Operationszeitpunktes.

Hinweis: **1.** Die Therapie ist eine interdisziplinäre Aufgabe. Die Mund-Kiefer-Gesichtschirurgie ist für den Verschluss der Spalte(n) zuständig. Die Behandlung von spaltbedingten Entwicklungsstörungen an Kiefer und Zähnen obliegt der Kieferorthopädie, Erkrankung von Mittelohr und oberen Luftwegen der Otorhinolaryngologie. Für die Sprachheilbehandlung, insbes. bei Spaltbildung des Gaumens, ist die Logopädie spezialisiert. **2.** Interdisziplinäre Sprechstunden zur Therapie sind sehr effektiv. Regelmäßige Untersuchungen sind Voraussetzung zur rechtzeitigen Einleitung von Therapiemaßnahmen. **3.** Der Verschluss der Gaumenspalte durch sog. Obturatoren (an den Zähnen fixierte Prothesen) ist obsolet.

Neuentwicklung: Bei Robin-Syndrom Spaltverschluss im 3.–5. Lebensmonat nach früher Behandlung mit einer speziellen Platte, die das Zurückfallen der Zunge verhindert.

Selbsthilfe: Selbsthilfevereinigung für Lippen-Gaumen-Fehlbildungen e. V.; Hauptstr. 184, 35625 Hüttenberg, Tel. 06403 5575, Fax 06403 926727; E-Mail: wrg-huettenberg@t-online.de, Homepage: http://www.lkg-selbsthilfe.de.

Literatur: **1.** Schwenzer, N.: Faziale und kraniofaziale Spaltbildungen — Ein Überblick über 38 Fälle. Journal DGPW 16: 10–12 (2004); **2.** Ehrenfeld, M.; Schwenzer, N.; Bacher, M.: Lippen-Kiefer-Gaumenspalten und Gesichtsspalten. In: Schwenzer, N.; Ehrenfeld, M. (Hrsg.): Zahn-Mund-Kiefer-Heilkunde. Bd 2: Spezielle Chirurgie. 3. Aufl. Stuttgart, New York: Thieme, 2002.

Autor: N. Schwenzer.

Spannungskopfschmerz: s. Kopfschmerz.

Spannungspneumothorax: s. Pneumothorax; Thoraxdrainage.

Spasmolytika: Pharmaka, die den Tonus der glatten Muskulatur herabsetzen; **Einteilung:** nach Wirkungsmechanismus; **1.** neurotrop: Parasympatholytika*: hemmen die glattmuskuläre Kontraktion cholinerg innervierter glatter Muskelzellen durch kompetitive Verdrängung von Acetylcholin am Muscarin-Rezeptor; z. B. Atropin (z. B. Dysurgal®), Butylscopolamin (z. B. Buscopan®); **2.** muskulotrop: hemmen direkt (ohne Einfluss auf Neurotransmitter) die glattmuskuläre Kontraktion (Papaverintyp); Hymecromon (z. B. Cholspasmin®), Mebeverin (Duspatal®); **3.** neurotrop-muskulotrop: Denaverin (Spasmalgan®). Daneben gibt es eine Reihe anderer Wirkstoffgruppen, die ebenfalls auf die glatte Muskulatur relaxierend wirken (z. B. Beta*-2-Sympathomimetika, organische Nitrate*), die jedoch nicht primär mit der Indikation zur Spasmolyse gegeben werden. **Pharmakokinetik:** **1.** neurotrope Spasmolytika: **a)** Atropin: nach oraler Gabe gut resorbiert, kaum Passage der Blut-Hirn-Schranke, daher in therapeutischer Dosierung nahezu fehlende Wirkung auf das ZNS; partiell hepatisch metabolisiert, renal eliminiert; **b)** Butylscopolamin: quartäre Ammoniumverbindung mit nur geringer Resorption nach oraler oder rektaler Gabe, dennoch in dieser Form wirksam, da auch lokaler Wirkmechanismus vom Lumen des Gastrointestinaltraktes; **2.** muskulotrope Spasmolytika: **a)** Hymecromon: nach oraler Gabe rasche und nahezu vollständige Resorption, kaum ZNS-Penetration, Glucuronidierung in der Leber, Ausscheidung über Galle und Harn; **b)** Mebeverin: zögerliche aber vollständige Resorption nach oraler Gabe, vollständiger Metabolismus, renale Elimination.

Indikation: **1.** Spasmen (Koliken) im Magen-Darm-Trakt sowie der Gallen- und Harnwege; **2.** zur Erleichterung endoskopischer Untersu-

Spasmolytika
Dosierungsangaben der oral verfügbaren Spasmolytika für Erwachsene

Wirkstoff (Handelsname)	Dosierung (p. o.)	
neurotrop		
Atropin (z. B. Dysurgal®)	3×	0,5– 1 mg/d
Butylscopolamin (z. B. Buscopan®)	3×	10 – 20 mg/d
muskulotrop		
Hymecromon (Cholspasmin®)	3×	400 mg/d
Mebeverin (Duspatal®)	3×	125 mg/d
	oder	
	2×	200 mg/d

chungen und zur Funktionsdiagnostik bei Untersuchungen des Gastrointestinaltraktes; **3.** Reizdarmsyndrom* (Butylscopolamin, Mebeverin); **4.** funktionelle Beschwerden nach Entfernung der Gallenblase (Hymecromon).

Kontraindikation: strenge Indikationsstellung in Schwangerschaft und Stillzeit. Anticholinergika dürfen bei Glaukom und Blasenentleerungsstörungen nicht angewandt werden. Hymecromon ist kontraindiziert bei chronisch entzündlichen Darmerkrankungen, akuten entzündlichen Gallenerkrankungen, Gallensteinkoliken, schweren Leberfunktionsstörungen.

Wechselwirkungen: Die anticholinerge Wirkung anderer Pharmaka (z. B. Antihistaminika, Amantadin, Tri- und tetrazyklische Antidepressiva) kann durch die Gabe von neurotropen Spasmolytika verstärkt werden.

UAW: **1.** Parasympatholytika: Hemmung der Speichel- und Schweißsekretion, Tachykardien, Akkomodationsstörungen, Miktionsbeschwerden, ZNS-gängige Substanzen können Unruhezustände und Halluzinationen verursachen; **2.** muskulotrope Spasmolytika: selten Völlegefühl und Obstipation, Überempfindlichkeitsreaktionen; **3.** Danaverin: bei zu rascher parenteraler Gabe Blutdruckabfall möglich.

Dosierung: **1.** Oral verfügbare Substanzen: s. Tab.; **2.** Denaverin: initial 20–40 mg i. v. oder i. m., dann 2–3 × 20 mg i. v. oder i. m. bzw. 2–4 × 50 mg rektal.

Autoren: M. Krüger, R. Preiß.

Spasmus hemifacialis: einseitige unwillkürliche tonische Kontraktion der mimischen Muskulatur; **Ursache:** mechanische Irritation des Nervus facialis in der Wurzelaustrittszone am Hirnstamm (hintere Schädelgrube) durch Gefäßschlingen, Angiome oder selten Tumoren; dadurch Übererregbarkeit des Nervus facialis (mikrovaskuläres Kompressionssyndrom).

Behandlungsindikation: chronische Erkrankung mit erheblicher subjektiver Beeinträchtigung (selten).

Pharmakotherapie: **1. Botulinumtoxin A:** **a)** Dysport®: 3 × 15–30 E s. c. periokular (an einer medialen und lateralen Stelle knapp oberhalb des oberen Orbitarandes und am inferolateralen Orbitarand), ggf. Dosiserhöhung in kleinen Schritten (um 5–10 E je Injektionsstelle), je nach klinischem Befund zusätzliche s. c. Injektionen im Gesichts- oder vorderen Halsbereich, bei älteren Patienten evtl. geringere Dosen; **b)** Botox®: s. c. Injektion periokular meist an 4 Stellen (medial und lateral am Sulcus palpebralis superior, lateral des äußeren Orbitarandes und am inferolateralen Orbitarand), zunächst 1–3 E je Injektionsstelle, ggf. Dosiserhöhung um wenige Einheiten (meist genügen insgesamt 1–4 E je Injektionsstelle); Wirkungsdauer einer Botulinumtoxinbehandlung 8 Wochen bis 9 Monate; im Verlauf Dosissteigerung oder -reduktion je nach klinischem Befund; **2. Carbamazepin** in retardierter Form (z. B. Tegretal® ret, Timonil® ret), initial 200 mg, Enddosis max. 1600 mg/d p. o.

Operative Therapie: mikrochirurgische Dekompression nach Janetta bei Versagen der konservativen Therapie, v. a. bei jüngeren Patienten.

Arbeitsunfähigkeit: in Abhängigkeit vom Arbeitsplatz, z. B. bei Publikumsverkehr.

Hinweis: obsolete Maßnahmen: **1.** Injektionsbehandlungen mit Alkohol oder Phenol (schmerzhaft, schlecht steuerbar); **2.** Teildurchtrennung von Ästen des Nervus facialis (führt zu aberranter Reinnervation der mimischen Muskulatur als erneuter Ursache für Spasmen).

Selbsthilfe: Deutsche Dystonie Gesellschaft e. V., Theodorstr. 41P, 22761 Hamburg, Tel. 040 875602, Fax 040 87082804; E-Mail: Deutsche-Dystonie@t-online.de, Homepage: http://www.dystonie.de.

Literatur: Schöls, L.; Asmus, F.: Dystonien und Dyskinesien. In: Brandt, T.; Dichgans, J.; Diener, H. C. (Hrsg.): Therapie und Verlauf neurologischer Erkrankungen. 5. Aufl. Stuttgart: Kohlhammer, 2007.

Autoren: C. E. Ehrenfeld, H. C. Diener.

Spastik: Bewegungsstörung mit Tonuserhöhung der Muskulatur; **Ursache:** Schädigung des 1. motorischen Neurons durch frühkindliche Hirnschädigung (infantile Zerebralparese), Trauma (Schädelhirntrauma*, Querschnittläsion*), Entzündung (Meningitis*, Enzephalitis*, Myelitis, Multiple* Sklerose), Durchblutungsstörung (Schlaganfall, Hirnblutung) oder Degeneration (hereditär, dementielle Syndrome).

Behandlungsindikation: orientiert sich am Ausmaß der Spastik sowie der daraus resultierenden Schmerzsymptomatik und der motorischen Behinderung (Gehunfähigkeit, Gebrauchsunfähigkeit der Arme).

Pharmakotherapie: Die Wirkung der eingesetzten Arzneimittel ist individuell sehr unterschiedlich und muss daher jedem Patienten sorgfältig mit langsamer Dosissteigerung angepasst werden; wichtig ist eine ausgewogene tageszeitliche Verteilung mit einer höheren Dosis zur Nacht. **1.** Orale Medikation: **a)** Baclofen (z. B. Lioresal®), 2 × 5 mg/d bis 4 × 20 mg/d p. o., selten 150 mg/d; **b)** Tetrazepam (z. B. Musaril®), 1 × 25 mg/d bis 4 × 50 mg/d p. o., selten 8 × 50 mg/d; **c)** Diazepam (z. B. Valium®), 2 × 2 mg/d bis 3 × 20 mg/d p. o.; **d)** Tizanidin (Sirdalud®), 3 × 2 mg/d bis 4 × 6 mg/d p. o.; **e)** Dantrolen (z. B. Dantamacrin®), 2 × 25 mg/d bis 4 × 50 mg/d p. o., selten 4 × 100 mg/d; **f)** Memantin (Axura®, Ebixa®), 1 × 10 mg/d bis 3 × 20 mg/d p. o.; Kombinationen von Baclofen und Benzodiazepinderivaten oder Tizanidin sind sinnvoll. **2.** Botulinumtoxintherapie (Botulinumtoxin A): **a)** Botox® ist zugelassen zur Behandlung von fokaler Spastizität in Zusammenhang mit dynamischer Spitzfußstellung bei Patienten mit infantiler Zerebralparese, die 2 Jahre oder älter sind, sowie des Handgelenks und der Hand bei erwachsenen Schlaganfallpatienten. **b)** Dysport® ist zugelassen zur symptomatischen Behandlung einer Armspastik bei Erwachsenen inf. eines Schlaganfalls. Darüber hinaus erfolgt in Spezialambulanzen der Off-Label-Use von Botulinumtoxin bei spastischen Symptomen inf. verschiedener Erkrankungen.

Operative Therapie: **1.** Bei schwerster Spastik (insbes. rollstuhlgebundene Patienten mit schmerzhaften Spasmen) und unzureichendem Ansprechen auf orale Medikation kann (nach einer Testdosis) die intrathekale Dauerapplikation von Baclofen (z. B. Lioresal®), 12–400 µg/d, über ein subkutan implantiertes Pumpensystem erfolgen. **2.** Invasive neurochirurgische Verfahren wie die selektive Hinterwurzeldurchtrennung (zur Ausschaltung der die Spastik unterhaltenden afferenten Impulse) oder die chemische Rhizotomie mit dem Ziel toxischer Schädigung der Vorderwurzeln kommen nur in Ausnahmefällen in Betracht. **3.** Orthopädische Korrektur eines Spitzfußes (Achillessehnenverlängerung) oder eines Adduktorenspasmus (Sehnendurchtrennung des Musculus adductor longus, Musculus adductor brevis und Musculus gracilis).

Psychotherapie: stützend unter Berücksichtigung individueller Krankheitsbewältigungsstrategien (s. Coping) und Einbeziehung der Angehörigen.

Sonstige Maßnahmen: **1.** Physiotherapie auf neurophysiologischer Basis zur Vermeidung von Sekundärkomplikationen (Dekubitus, Pneumonie, Thrombose), zur Kontrakturenprophylaxe, Muskeltonusreduktion und Korrektur von Fehlbewegungen und -haltungen unter Sichtkontrolle; **2.** Versorgung mit apparativen Hilfsmitteln; **3.** Ergotherapie* mit dem Ziel der selbständigen Alltagsbewältigung.

Eigenbehandlung: physiotherapeutische und ergotherapeutische Übungen weiterführen.

Arbeitsunfähigkeit: abhängig von der Grunderkrankung.

Selbsthilfe: **1.** Allgemeiner Behindertenverband in Deutschland e. V (ABID) - für Selbstbestimmung und Würde - im IHZ GmbH, Friedrichstrasse 95, 10117 Berlin, Tel. 030 27593429, Fax 030 27593430; E-Mail: abid.bv@t-online.de, Homepage: http://www.abid-ev.de; **2.** Bundesarbeitsgemeinschaft SELBSTHILFE von Menschen mit Behinderung und chronischer Erkrankung und ihren Angehörigen e. V. (BAG SELBSTHILFE), Kirchfeldstr. 149, 40215 Düsseldorf, Tel. 0211 310060, Fax 0211 3100648; E-Mail: info@bag-selbsthilfe.de, Homepage: http://www.bag-selbsthilfe.de; **3.** Bundesverband Selbsthilfe Körperbehinderter e. V. (BSK), Altkrautheimer Str. 20, 74238 Krautheim, Tel. 06294 42810, Fax 06294 428179; E-Mail: zentrale@bsk-ev.de, Homepage: http://www.bsk-ev.org.

Literatur: **1.** Dietz, V.; Schöls, L.: Syndrom der spastischen Parese und Spastische Spinalparalysen. In: Brandt, T.; Dichgans, J.; Diener, H. C. (Hrsg.): Therapie und Verlauf neurologischer Erkrankungen. 5. Aufl. Stuttgart: Kohlhammer, 2007; **2.** Reichel, G.: Therapieleitfaden Spastik-Dystonien. 3. Aufl. Bremen: UNI-MED, 2006; **3.** Gordon, M. F. et al.: BOTOX Poststroke Spasticity Study Group. Repeated dosing of botulinum toxin type A for upper limb spasticity following stroke. Neurology 63 (10): 1971–1973 (2004).

Autoren: M. Frings, V. Limmroth, P. M. Faustmann.

Speichelflüssigkeit, künstliche: s. Sjögren-Syndrom.

Speichelsteinleiden: s. Sialolithiasis.

Speiseröhrenenge: s. Ösophagusachalasie.

Speiseröhrenriss: s. Boerhaave-Syndrom.

Speiseröhrentumor: s. Ösophaguskarzinom.

Speiseröhrenverätzung: s. Ösophagusverätzung.

Spermieninjektion, intrazytoplasmatische: s. In-vitro-Fertilisation.

Spetzler-Martin-Graduierung: s. Subarachnoidalblutung.

Sphärozytose, hereditäre: s. Erythrozytenmembrandefekte.

Sphinkterotomie: s. Analfissur.

Spina bifida: s. Myelodysplasie.

Spinaliom: s. Plattenepithelkarzinom.

Spinalkanalstenose: syn. Spinalstenose; Einengung des Spinalkanals und meist gleichzeitig der Foramina intervertebralia; je nach Lokalisation der Stenose werden dadurch Rückenmark (Halswirbelsäule, selten Brustwirbelsäule), Cauda equina (Nervenwurzeln aus dem unteren Ende des Rückenmarks, Lendenwirbelsäule) und/oder die austretenden Nervenwurzeln komprimiert (Foramenstenose). **Ätiologie:** **1.** spontan im Sinne einer Erkrankung aus dem arthrotischen Formenkreis mit Arthrose der Wirbelgelenke, Facettenhypertrophie, Klaffen der Gelenkspalten, evtl. Synovialzysten und Hypertrophie der Ligamenta flava; oft

Spinalkanalstenose Normale Maße des lumbalen Spinalkanals (z. B. gemessen im CT, MRT)		Tab. 1
Durchmesser anterior-posterior	≥11,5	mm
interpedikuläre Distanz	≥16	mm
Fläche des offenen Spinalkanals	≥1,45	cm^2
Höhe des Rezessus lateralis	≥3	mm
Dicke des Ligamentum flavum	≤4–5	mm

kombiniert mit Osteochondrose der Deck- und Grundplatten der Wirbel (dadurch Foramenstenose, Verengung des Sagittaldurchmessers des Spinalkanals) oder der seitlichen Rezessus (Rezessusstenose mit Deformierung des Spinalkanals) und Bandscheibenvorfall*; prädisponierend ist ein angeboren enger Spinalkanal, ursächlich eine chronische Fehlbelastung der Wirbelsäule mit Degeneration (Trainingsverlust) der aufrichtenden tiefen Rücken-und Nackenmuskulatur; **2.** i. w. S. auch posttraumatische Einengung des Spinalkanals, z. B. in Fehlstellung verheilte Frakturen. **Einteilung: 1.** stabile Spinalkanastenose (Wirbelsäule stabil, kein Wirbelgleiten) **2.** instabile Spinalkanalstenose, monosegmental durch Wirbelkörpergleiten (Spondylolisthesis) oder multisegmental mit Skoliose. **Lokalisation:** v. a. Lendenwirbelsäule (über 90 %; betrifft am häufigsten L4/5 und, im Gegensatz zum Bandscheibenvorfall, am seltensten L5/S1; eine Lumbalstenose ist bei >20 % der >60-Jährigen im MRT nachweisbar); seltener Zervikalstenose (meist C5/6, C6/7, danach C 4/5; bis zu 5 % gleichzeitig Symptome von Zervikal- und Lumbalstenose); sehr selten (<1 %) thorakal; **Klinik: 1.** Lumbalstenose: belastungsabhängig auftretende Beschwerden in den Beinen (radikuläre Symptomatik; ziehende Schmerzen, Lähmungen, Sensibilitätsstörungen) mit Einschränkung der Gehstrecke auf wenige 100 m bis <100 m (Claudicatio intermittens spinalis; wichtige Differentialdiagnose: vaskuläre Claudicatio intermittens; s. Tab. 1); abgeschwächte Muskeleigenreflexe ab betroffener Höhe; Verstärkung der Symptomatik bei längerer steifer Haltung, dagegen typischerweise Besserung beim Fahrradfahren (Spinalkanalerweiterung durch Vornüberbeugen/Lordose); in der Spätphase Kaudasyndrom mit Blasenstörung; **2.** bei Zervikalstenose neben radikulären Symptomen (z. B. Schulter-Arm-Schmerzen, motorische und sensible Defizite) spastische Gangstörung durch (kaum reversible) Myelopathie (chronisch-progredienter Rückenmarksschaden), auch mit Schmerzen über der Beinrückseite bei längerem Gehen; **Diagnose:** MRT mit Detaildarstellung der Stenose/Kompression sowie der Rückenmarkveränderungen (Myelopathie im T2-Bild); für knöcherne Stenosefaktoren/OP-Planung auch CT (Normalmaße des Spinalkanals: s. Tab. 2); Funktionsaufnahmen (Röntgen, evtl. MRT im offenen Kernspintomographen bzw. Upright™MRT) auch zur Prüfung der Stabilität.

Konservative Therapie: als fixierte mechanische Störung ist die Spinalkanalstenose konservativ nur in der Progression und akut vorübergehend beeinflussbar, z. B. durch Schmerzbehandlung und Abschwellen der begleitenden mechanisch-entzündlichen Komponenten; **Pharmakotherapie:** Schmerztherapie wie bei Bandscheibenvorfall*, nichtsteroidale Antiphlogistika* (wie auch bei Arthrose); bei Lumbalstenose länger anhaltend wirksam peridurale (Katheter) oder unilateral periradikuläre Applikation (periradikuläre Therapie, Abk. PRT) von Glukokortikoiden; bei Myelopathie ggf. antispastische Pharmakotherapie (s. Spastik); **Physiotherapie:** Stärkung der aufrichtenden tiefen Rückenmuskulatur mit Physiotherapie und Rückenschule (s. Bandscheibenvorfall), v. a. zum Verhindern des Fortschreitens; zur Rückbildung kommt es dagegen seltener, gar nicht bei bestehender Instabilität. Bei stabiler Lumbalstenose mit konsequenter Physiotherapie ca. 70 % über 4 Jahre annähernd unverändert, Verbesserung nur in ca. 10 %, Verschlechterung in >10 %. Bei Zervikalstenose mit Myelopathie besteht primär absolute Operationsindikation, da sich bestehende medulläre Schäden kaum zurückbilden, ebenso bei deutlichen akuten Wurzelausfällen mit sensiblen oder motorischen Störungen, sowie bei deutlicher und progredienter Instabilität.

Operative Therapie: Indikation: großzügiger zu stellen als bei Bandscheibenvorfall, da mechanische Kompression ohne anatomische Rückbildungstendenz; **1.** absolute Indikation: progredienter Wurzelausfall, progrediente Kaudastörung (lumbal), progrediente Myelopathie (zervikal, selten thorakal); deutliche Instabilität (hierbei häufiger als bei stabiler Stenose akuter Nervenwurzelausfall mit Lähmung, akute Kaudaläsion und akutes progredientes Querschnittsyndrom als Notfallindikation); **2.** relative Indikation: bei Resistenz der Schmerzsymptomatik gegenüber konservativer Therapie, Claudicatio intermittens spinalis, unwesentlichen Funktionsdefiziten; zu empfehlen bei fortschreitenden Schmerzen, zunehmender Gehstreckeneinschränkung, Mobilitätsverlust. Bei instabil wirkender Lumbalstenose ggf. Testung mit temporärem Korsett, eine Besserung spricht für einen stabilisierenden Eingriff (cave: keine dauerhafte Korsettanwendung als Therapie wegen Verlust der dynamischen Stabilität durch Muskelatrophie). Bei (zervikaler, thorakaler) Myelopathie und instabiler Stenose primäre OP-Indikation; **Verfahren: 1. stabile Spinalstenose: a) lumbal:** Dekompression von Cauda (Spinalkanalerweiterung) und abgehenden Nervenwurzeln (Foramino-

Spinalkanalstenose Tab. 2
Klinische Differenzialdiagnose zwischen Claudicatio intermittens spinalis bei Lumbalstenose und Claudicatio intermittens bei Durchblutungsstörung

Charakteristikum	Claudicatio intermittens spinalis	vaskuläre Claudicatio intermittens
Schmerzausbreitung	radikulär	Muskelgruppen mit gleicher Gefäßversorgung (Sklerotome)
Gefühlsstörung	Dermatome	strumpfförmig
auslösende/verstärkende Faktoren	steife Wirbelsäulenhaltung (>60 % bei Stehen), längeres Gehen, Wirbelsäulenbelastung; 40 % bei Husten	zuverlässig auszulösen durch längeres Gehen, Fuß- und Unterschenkel-bewegung; Ratschow-Lagerungsprobe
Besserung in Ruhe	langsam, oft erst nach >10–30 Minuten und nur im Sitzen; typischerweise Besserung auch bei Vornüberneigen/Kyphosierung der LWS (z. B. Fahrradfahren)	fast sofortige Besserung der Beschwerden nach Ende der Belastung, auch im Stehen
Gehstrecke	variabel von Tag zu Tag	meist relativ konstant
Beschwerden beim Heben, Bücken	häufig	selten
periphere Pulse	normal oder nur einseitig schwächer	abgeschwächt oder fehlend
Hauttemperatur der Füße	normal, auch nach Belastung	erniedrigt

tomie) orientiert nach der Bildgebung; grundsätzlich mikrochirurgische Technik (sonst bei komprimierter Dura und Nervenwurzeln hohe Verletzungsgefahr), ggf. (zusätzlich) endoskopisch (Einblick zur Gegenseite, in Foramina, in Rezessusstenose); Spinalkanalerweiterung durch Abfräsen arthrotisch gewucherter Gelenkanteile mit Diamantfräse (laterale Gelenkanteile erhalten, Vermeidung von Instabilität bei Erhalt von >50 % des Gelenks), Undercutting (Abtragen der Randkanten) besonders des oberen begrenzenden Bogens, auf der Gegenseite ventral Resektion von raumfordernden Bandscheibenvorwölbungen, osteochondrotischen Randkanten; Resektion verdickter Ligamenta flava, Beseitigung von nicht seltenen Synovialzysten. Erweiterung der Foramina (mikrochirurgisch, Verwendung von Diamantfräse, Flachfußstanze zur Vermeidung von Dura-/Wurzelschäden, zusätzliche Kompression). Wenn möglich auch bei beidseitiger Lumbalstenose Dekompression nur von einer Seite, unter seitlichem Einblick von Gegenseite mit Mikroskop/Endoskop, reduziert die Gefahr postoperativer Instabilität und vermindert den Verlust von Muskulatur gegenüber beidseitiger Dissektion. Möglichst keine Laminektomie, insbes. keine Pedikelschäden wegen Instabilitätsgefahr, Problem von stenosierender Vernarbung (Postlaminektomiemembran); bei Dekompression von 2 benachbarten Höhen evtl. sparsame Hemilaminektomie mit Erhalt von Pedikeln und lateralem Gelenkanteil. Dorsale Distraktionsimplantate (s. Bandscheibenvorfall) als alleinige, wenig invasive und operativ einfache Therapie allenfalls bei leichter Stenose mit Besserung in Kyphosierung; an sich dauerhafte Kyphosierung unerwünscht (physiologische Lendenlordose). Dorsale Distraktionsimplantate zusätzlich zur Dekompression problematisch, da zusätzliche Störung des dorsalen Bandapparates; keine längerfristig wirksame Stabilisierung. **b) zervikal:** häufiger Operation von ventral wegen stenosierender Bandscheibenvorwölbung, raumfordernder osteochondrotischer Randkanten (sog. hard disc) und Unkovertebralfortsätze; Ausräumung der degenerierten Bandscheibe, und von ventral mikrochirurgisch schonend mit Diamantfräse (cave Duraverletzung), vorsichtig Flachfußstanze (cave Rückenmarkskompression), Abtragen knöcherner Kanten, Foraminotomie. Stabilisierung (Vermeiden einer Kyphose nach Zwischenwirbelausräumung) durch distrahierendes Zwischenwirbelimplantat (cage) aus Kunststoff (z. B. PEEK; Vorteil: keine Störung bei MRT) oder Metall (Titan, kernspinfähig), ggf. gefüllt mit Knochenspänen aus Beckenkamm (Beckenkammspan heute seltener wegen größerem Risiko von Höhenverlust durch Kompression und Beschwerden am Beckenkamm); zusätzliche Verplattung bei Stabilität meist nicht notwendig; bei Kompression von dorsal (Arthrose, enge Bögen/Bogenkanten, Ligamenta flava) stabilitätserhaltende interlaminäre Fensterung von dorsal, dorsale Foraminotomie; **2. instabile Spinalkanalstenose: a) lumbal:** Instabilität in Funktionsaufnahmen, manifestes Wirbelkörpergleiten bei Spondylolisthesis (Bogenwurzelspalt) oder Pseudospondylolisthesis (Fehlbildung oder arthrotische Veränderung der Gelenke): Dekompression (s.o.), gefolgt von dorsaler Fixierung (PLIF, Abk. für engl. posterior lumbar intervertebral fusion) mit cage-Implantation (zusätzlich Knochenmaterial) im Zwischenwirbelraum (Kunststoff, Titan), dorsale Instrumentierung zur Reposition und Fixierung bis Erreichen ventraler knöcherner Fusion mit Fixateur interne (Pedikelschrauben, Längsträger; s. Spondylolisthesis). Ventrale oder dorsolaterale Stabilisierung an LWS (ggf. kombiniert mit dorsaler Stabilisierung) mit Zwischenwirbelimplantat und Platte heute selten, invasiver; **b) zervikal:** bei Instabilität meist Dekompression und ggf. Reposition von ventral, cage und Platte; bei dorsaler Stenosierung evtl. von dorsal Stabilisierung (transartikuläre Verschraubung). Bandscheibenprothesen nach Zwischenwirbelausräumung selten sinnvoll, Bewegungssegment bei Stenose meist nicht mehr funktionell, allenfalls zervikal; Instabilitätsgefahr lumbal bei dorsaler Dekompression erhöht; **Prognose: 1.** Lumbalstenose: v. a. bei Claudicatio intermittens spinalis und belastungsbedingten Beschwerden gute Ergebnisse in 78 bis >90 % mit oft dramatischer Erholung der Gehstrecke; Besserung reiner Rückenschmerzen geringer (ggf. mit Facetteninfiltration, ggf. Thermodenervation als Therapie ergänzen), Besserung nicht belastungsabhängiger Beschwerden in ca. 50 %; eine Verschlechterung ist im Langzeitverlauf möglich durch Restenose (z. B. fortschreitende Arthrose; Instabilität, ca. 1 % bei reiner Dekompression), nach 5 Jahren sinkt der Erfolg auf etwa 70 %. Vergleichbar gute Ergebnisse auch bei Instabilität und erfolgreicher, komplikationsfreier Operation; Verschlechterungsmöglichkeit nach >6 Monaten bei fehlender knöcherner Durchbauung und Stabilitätsverlust durch Implantatlockerung; **2.** Cervikalstenose: bei Radikulopathie ohne Wurzelschäden ebenso gute Erfolge mit guter Schmerzbesserungin in >85 %; deutliche, vor allem länger bestehende Wurzelausfälle bessern sich wie an der LWS meist nicht (bei totalem Wurzelausfall oft schon nach 24–48 Stunden irreversibel), hier Gefahr der operativ nicht mehr beeinflussbaren neuropathischen Schmerzentstehung. Eine bestehende Rückenmarkschädigung (Myelopathie) bessert sich nur wenig; Spastik nimmt bei nicht ausreichender Übungsbehandlung eher zu, was als postoperative Verschlechterung empfunden wird. OP-Ziel ist die Verhinderung des Fortschreitens der Myelopathie (cave: klare präoperative Aufklärung). **Nachbehandlung:** Physiotherapie zur Stärkung der muskulären dynamischen Stabilität, physiologischen Lordosestellung (aktive Bewegungstherapie erst 2–3 Wochen nach OP beginnen); Rücken- und Nackenschule zur wirbelsäulenbewussten Lebensführung und beruflichen Anpassung, Erlernung entsprechender Eigenübungen.

Arbeitsunfähigkeit: Ohne Operation droht wegen mangelnder anatomischer Selbstheilungstendenz und belastungsabhängig rezidivierender Beschwerden Langzeitarbeitsunfähigkeit. Postoperativ: abhängig von Art der Stenose und bestehenden Störungen sowie vom beruflichen Belastungsprofil: bei stabiler Stenose und fehlenden Ausfallerscheinungen wie bei Bandscheibenvorfall ca. 4–6 Wochen nach Operation, bei instabiler Stenose mit operativer Stabilisierung bei gefährdendem beruflichem Belastungprofil ca. 3 Monate (dann Kontrolle der Stabilität mit Funktionsaufnahmen vor stärkerer beruflicher Belastung).

Hinweis: 1. Wegen der anatomischen Fixierung der Stenose sind konservative schmerztherapeutische Maßnahmen oft nur von vorübergehender Wirkung; Injektionen in Wurzelkanäle und Spinalkanal (PRT, intraspinale Katheterbehandlung) sollten nicht zu häufig wiederholt werden (nicht wesentlich >3–5-mal) wegen Infektionsgefahr (cave: Zunahme der iatrogenen intraspinalen Empyeme, Abszesse, Spondylodiszitiden). **2.** Ein frühzeitiger operativer Eingriff bei anhaltenden Beschwerden birgt eine geringere Komplikationsgefahr als bei weit fortgeschrittener Extremstenose; Verhinderung chronifizierter Schmerzen und neuropathischer Beschwerden durch Nervenwurzelausfall (Eingriff vor Nervenwurzelausfällen und manifesten Rückenmarkschäden). **3.** Dekompression heute minimal invasiv-mikrochirurgisch und stabilitätsorientiert, keine breiten Laminektomien, Erhalt von >50 % der Gelenkvolumina; bei Instabilität primär stabilisieren; Dekompression erhöht Instabilitätsgefahr, Revisionseingriff ist bei Vernarbung schwieriger. **4.** Operation bei Zervikalstenose, seltener Thorakalstenose zum Schutz des Rückenmarks unter kontinuierlichem intraoperativen elektrophysiologischen Monitoring (Hinterstränge: somatosensibel evozierte Potentiale; Vorderseitenstränge: motorisch evozierte Potentiale).

Literatur: 1. Meyer, F.; Börm, W.; Thomé, C.: Die degenerative zervikale Spinalkanalstenose. Dtsch. Ärztebl. 105: 366–372 (2008); **2.** Theodoridis, T.; Krämer, J.; Kleinert, H.: Konservative Behandlung der lumbalen Spinalkanalstenose – eine Übersicht. Z Orthop Unfall 146: 75–79 (2008); **3.** Thomé, C.; Börm, W.; Meyer, F.: Die degenerative lumbale Spinalkanalstenose. Dtsch. Ärztebl. 105: 373–379 (2008); **4.** Greenberg, S. M.: Spinal Stenosis. Handbook of Neurosurgery, 6th ed. New York: Thieme, 2006.

Autor: M. R. Gaab.

Spiramycin: s. Makrolid-Antibiotika.

Spironolacton: Aldosteron*-Antagonist; **Vertreter:** z. B. Aldactone®; **Wirkungsmechanismus:** kompetitiver Antagonist von Aldosteron an der Tubuluszelle der Niere, daher Wirkung nur in Gegenwart von Aldosteron; erhöhte Chlorid-, Natrium-, Calcium-, Hydrogencarbonat- und verminderte Kalium- und Magnesiumausscheidung; Anstieg des Harn-pH, weil die Chloridausscheidung weniger zunimmt als die von Hydrogencarbonat; als Antihypertensivum ähnliche Wirkungsstärke wie Thiaziddiuretika*; **Pharmakokinetik:** Wirkungseintritt nach 2 Tagen, max. Wirkung nach 3–5 Tagen; wirksamer Metabolit Canrenon (30–70 % der

S

Aldosteron-antagonistischen Wirkung); 10 % unverändert renal ausgeschieden; Eliminationshalbwertzeit ca. 19 Stunden.

Indikation: primärer (Conn*-Syndrom) und sekundärer Hyperaldosteronismus, therapierefraktäre (idiopathische) Ödeme z. B. bei Herz- und Leberinsuffizienz, maligner Aszites*, therapierefraktäre Hypokaliämie*, extrazelluläre Alkalose; ggf. in Kombination mit Thiazid- oder Schleifendiuretika.

Kontraindikation: Hyperkaliämie, Hyponatriämie, Niereninsuffizienz, Schwangerschaft und Stillzeit.

Wechselwirkungen: **1.** Reduktion der Ausscheidung von Canrenon durch Acetylsalicylsäure; **2.** Hemmung der tubulären Sekretion von Digoxin mit konsekutiver Steigerung des Digoxinplasmaspiegels; **3.** erhöhte Hyperkaliämiegefahr durch Kombination mit ACE*-Hemmern, Kalium sparenden Diuretika*.

UAW: Hyperkaliämie, gastrointestinale Störung, Exanthem, Exsikkose, Hyponatriämie, hyperchlorämische Azidose; selten Gynäkomastie, Libidoverlust, Impotenz, Zyklusunregelmäßigkeit, (irreversible) Stimmveränderung (Heiserkeit, Stimmlagenveränderung), eingeschränktes Reaktionsvermögen; kaum Beeinflussung der Serumharnsäure und Glukosetoleranz.

Dosierung: individuell dosieren; initial 100–200 mg/d p. o. über 3–6 Tage (ggf. bis 400 mg/d), Dauertherapie: 50–200 mg/d p. o., max. ED 100 mg; Dosierung bei Herzinsuffizienz* und arterieller Hypertonie*: s. Aldosteron-Antagonist.

Autor: N. Lembert.

Splenektomie: s. Milzchirurgie.

Splenomegalie: s. Hypersplenismus; Milzchirurgie.

Spondylarthritis, seronegative: s. Arthritis, nichtinfektiöse; Spondylitis ankylosans.

Spondylitis ankylosans: Abk. SpA; syn. Morbus Bechterew, ankylosierende Spondylitis (Abk. ASP), Bechterew-Strümpell-Marie-Krankheit; chronisch-progrediente, in Schüben verlaufende, seronegative rheumatisch-entzündliche Erkrankung (Form der seronegativen Spondylarthritis; s. Arthritis, nichtinfektiöse), die durch Versteifung und Ossifikation der Iliosakralgelenke, des Achsenskeletts und der stammnahen großen Gelenke (bes. Hüfte und Schulter) gekennzeichnet ist; SpA kann sich auch extraartikulär (Insertionstendopathie*, Uveitis anterior) oder viszeral (z. B. Urethritis, Prostatitis, Nierenamyloidose, Lungenfibrose) manifestieren und ist gehäuft mit Enteritis* regionalis Crohn und Colitis* ulcerosa assoziiert. **Ursache:** genetische Prädisposition (>90 % HLA-B27 positiv), evtl. sind urogenitale oder enterale Infektionen Auslösungsfaktoren; **Häufigkeit:** ca. 1 % der Bevölkerung; m : w = 4 : 1; **Verlauf:** bei Frauen milder als bei Männern; Erstmanifestation zwischen 15–40 Jahren; das Endstadium wird nach 5 bis max. 30 Jahren erreicht. **Klinik:** initial nächtliche, bei Belastung abnehmende tiefe Rückenschmerzen, Fersenschmerzen (20 %), später Morgensteifigkeit, meist von thorakolumbal nach kranial progrediente Bewegungseinschränkung der Wirbelsäule, flüchtige Polyarthralgien, eingeschränkte Atemexkursion im Endstadium (10 %), fixierte thorakal betonte Totalkyphose, kompensatorisch Hüft- und Kniebeugekontraktur oder -ankylose mit meist asymmetischer Oligoarthritis; **Diagnose:** die Diagnose gilt als gesichert, wenn 4 der 5 Rom-Kriterien oder Kriterium 6 und ein weiteres Rom-Kriterium erfüllt sind (s. Tab.); **DD:** Reiter-Krankheit, Psoriasis-Arthritis, reaktive Arthritis, juvenile chronische Arthritis.

Behandlungsindikation: symptomatische Behandlung zur Schmerz- und Entzündungshemmung sowie zur möglichst langfristigen Erhaltung der Beweglichkeit; Prophylaxe und kausale Therapie des chronisch-progredienten Versteifungsprozesses sind zurzeit nicht möglich.

Pharmakotherapie: **1.** im akuten Schub und zur Unterstützung der Physiotherapie nichtsteroidale Antiphlogistika* p. o., z. B. Indometacin, 3 × 25–50 mg/d, oder Diclofenac (z. B. Voltaren®), 3 × 50 mg/d; im heftigen Schub Phenylbutazon (z. B. Ambene®), 1–2 × 200 mg/d p. o. (cave: Entwicklung einer aplastischen Anämie* und Agranulozytose*); **2.** Basistherapeutika bei malignem Verlauf oder peripherer Gelenkbeteiligung: Methotrexat (z. B. Lantarel®), 7,5–15 mg 1-mal pro Woche i. v. oder p. o.; Sulfasalazin (z. B. Azulfidine®), initial 1 × 500mg/d bis max. 2–3 × 1 g/d; bei Uveitis* anterior zusätzlich lokale Applikation von Glukokortikoiden*; zur Vermeidung gastrointestinaler Komplikationen Misoprostol (z. B. Cytotec®), 2–4 × 200 μg/d p. o.

Operative Therapie: Bei extremer Kyphosierung im Endstadium (obere Blickfeldgrenze unterhalb des Horizontes) ist eine operative Wirbelsäulenaufrichtung im Krümmungsscheitel zu erwägen (cave: hohes neurologisches Risiko). **Verfahren:** **1.** zervikothorakal: stufenweise Aufrichtung mit

S

Spondylitis ankylosans
Rom-Kriterien

1.	Lumbago und lumbale Steife ohne Besserung in Ruhigstellung
2.	Schmerzen und Steifigkeit der Thoraxregion
3.	eingeschränkte Beweglichkeit der Lendenwirbelsäule
4.	eingeschränkte thorakale Atemexkursion
5.	Befund oder anamnestischer Hinweis auf eine Iritis/Iridozyklitis oder deren Folgezustände
6.	Röntgenbefund einer bilateralen Sakroiliitis mit den Röntgenzeichen einer ankylosierenden Spondylitis

dem Halo-Yoke-System, wenn möglich, ventrale Kolumnotomie in Höhe C 7–Th 1, Quengelung über ca. 1 Monat, Abbau nach weiteren 2 Monaten; **2.** thorakolumbal: Mehretagen-Kolumnotomie und dorsale Lordosierungsspondylodese (s. Abb.); Vorteil: geringeres neurologisches Risiko als bei 1.; **3.** Hüftankylose nach Koxitis mit drohender Immobilisation: frühzeitig endoprothetischer Gelenkersatz.

Psychotherapie: wegen des schicksalhaft progredienten Verlaufs ist unterstützende Psychotherapie sinnvoll.

Naturheilkundliche Verfahren (Autorin: Ch. Uhlemann): Physiotherapie ist eine essentielle Therapieform, um die Mobilität der betroffenen Regionen zu erhalten. Im Vordergrund stehen bewegungsfunktionserhaltende sowie schmerz- und entzündungsbeeinflussende Maßnahmen: **1.** passive Mobilisation zur segmentalen Bewegungsbeeinflussung mit manueller Therapie* und Maitland-Technik bei subakuten und chronischen Zuständen sowie in der inaktiven Frühphase; **2.** aktive Gelenkmobilisationen (Schwimmtherapie, achsengerechte Funktionsbewegungen auch gegen Widerstand) und muskeltrainierende Sporttherapie in der inaktiven Frühphase, Mittel- und Spätphase; **3.** Atmungstherapie; **4.** trophikverbessernde und schmerzlindernde Methoden im inaktiven Zustand: Ultraschalltherapie*, Kurzwelle (Kondensatorfeldmethode), Peloide, Heusack, klassische Massage*, Unterwasser-Druckstrahlmassage und Hydrotherapie, z. B. heiße Blitzgüsse, warmes Vollbad, Thermalbad, Überwärmungsbad nach Lampert (41 °C), Radonbad, Stanger-Bad; **5.** manuelle Therapie zur Lösung von Begleitblockierungen; **6.** im aktivierten, akuten Zustand Kälteanwendungen, z. B. kalter Wickel (15 °C), Kaltmoor, Kryokompresse (–30 °C, 30 Minuten).

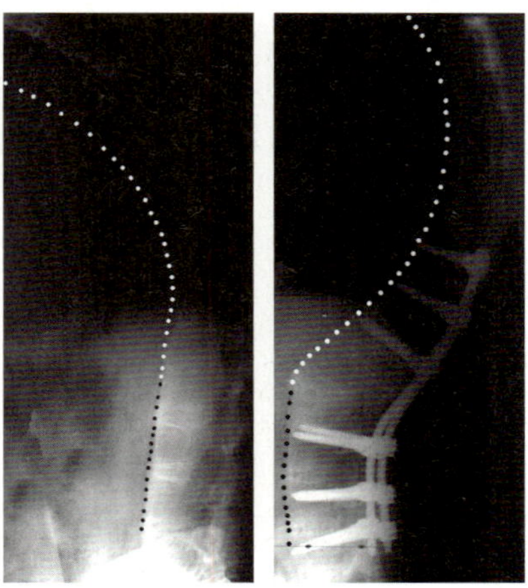

Spondylitis ankylosans: Keilkolumnotomie mit nachfolgender thorakolumbaler Aufrichtungs-(Lordosierungs-)Spondylodese bei ausgeprägter Hyperkyphose

Eigenbehandlung: **1.** konsequent und mehrmals täglich Atemgymnastik und Übungen zur Erhaltung der Beweglichkeit; **2.** in frühen Stadien sportliche Aktivitäten (Joggen, Wandern, Langlauf, Schwimmen); **3.** im flachen Bett auf dem Bauch schlafen.

Arbeitsunfähigkeit: nach einem operativen Eingriff bis 6 Monate; bei 10 % der Fälle Invalidisierung im Endstadium.

Hinweis: **1.** Bei Diagnose der SpA sowie bei Sehstörungen an Uveitis denken (Aufklärung des Patienten notwendig). **2.** Ein Bagatelltrauma kann bei der versteiften Wirbelsaule zu instabilen Frakturen mit begleitender neurologischer Symptomatik führen (zervikal hohe Letalität). **3.** Chiropraktische Maßnahmen sind wegen der erhöhten Frakturgefahr kontraindiziert. **4.** Die Röntgenbestrahlung bzw. Thorium-X-Behandlung ist bei den meist jungen Patienten wegen der möglichen Keimzell- und Knochenmarkschädigung (cave: Leukämie) umstritten.

Selbsthilfe: **1.** Deutsche Vereinigung Morbus Bechterew e. V., Metzgergasse 16, 97421 Schweinfurt, Tel. 09721 22033, Fax 09721 22955; E-Mail: dvmb@bechterew.de, Homepage: http://www.bechterew-selbsthilfe.de; **2.** Deutsche Rheuma-Liga Bundesverband e. V., Maximilianstr. 14, 53111 Bonn, Tel. 0228 766060, Fax 0228 7660620; E-Mail: bv@rheuma-liga.de, Homepage: http://www.rheuma-liga.de.

Literatur: Krämer, J. (Hrsg.): Orthopädie und orthopädische Chirurgie. Wirbelsäule und Thorax. Stuttgart: Thieme, 2004.

Autoren: M. Schult, S. V. Schneider, D. Leutloff.

Spondylolisthesis: syn. Olisthesis, Olisthese, Wirbelgleiten; erworbene, meist tieflumbale Verschiebung und Verkippung vorderer Wirbelanteile oder des gesamten Wirbels (Pseudospondylolisthesis) gegenüber dem nächst tieferen Wirbel; **Ursache:** genetische Prädisposition, mechanische Überbeanspruchung (z. B. durch Kunstturnen u. a. Risikosportarten); **Häufigkeit:** 2–4 % der Bevölkerung erwerben eine Spondylolisthesis im Wachstumsalter; **Lokalisation:** Lumbalsegmente L 5>L 4>L 3; **Einteilung:** in Schweregrade nach Meyerding: s. Abb. 1; **Formen:** **1.** dysplastische Spondylolisthesis: im frühen Kindesalter; häufiger sind Mäd-

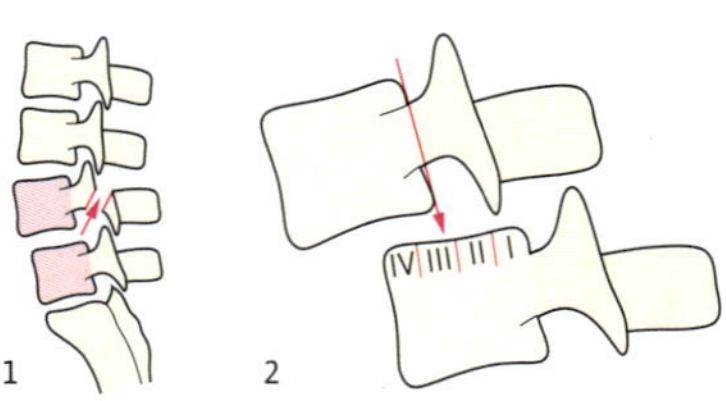

1 2

Spondylolisthesis Abb. 1: 1: Absturz des Gleitwirbels, Spondyloptose; 2: Schweregrade nach Meyerding

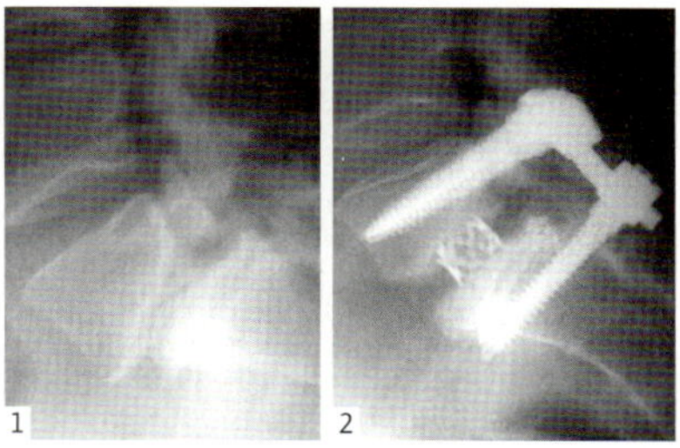

Spondylolisthesis Abb. 2: 1: Wirbelgleiten L 5/S 1 (Meyerding II) bei Spondylolyse; 2: operative Versorgung mit ventrodorsaler Repositionsspondylodese

chen betroffen; Verlängerung des seitlichen Wirbelbogens und Trapezform des 5. Lendenwirbelkörpers führt oft zu hochgradigem Abgleiten; **2.** spondylolytische oder isthmische Spondylolisthesis: häufigste Form (ca. 80 %), die sich bei >10-Jährigen oder im frühen Erwachsenenalter manifestiert und alle lumbalen Segmente betreffen kann; obligate Spondylolyse; selten und geringgradiges Gleiten; **3.** degenerative oder involutive Spondylolisthesis (Pseudospondylolisthesis): häufig bei >50-Jährigen; geringgradiges, jedoch schmerzhaftes Abgleiten (L 5>L 4) bei Osteochondrose und Spondylarthrose, Segmentinstabilität, Nervenwurzel- bzw. Rückenmarkkompression; **4.** pathologische oder symptomatische Spondylolisthesis: bei Entzündung, Tumor, Fraktur; selten; **5.** iatrogene Spondylolithesis: nach dekomprimierenden Eingriffen (z. B. Laminektomie); **Klinik:** oft asymptomatisch bis ins hohe Alter; Beckenvorkippung mit verstärkter Lendenlordose; bei hochgradiger Verschiebung, Gleitwirbelinstabilität oder Nervenwurzelkompression belastungsabhängige lumboischialgiforme Beschwerden mit ischiokruraler Myogelose*, Hüftlendenstrecksteife bei Kindern und Jugendlichen, sensomotorische Defizite (selten).

Behandlungsindikation: rezidivierende Schmerzen, neurologische Defizite, Funktionseinschränkungen und progrediente Wirbelverschiebung bei Kindern und Jugendlichen, Vermeidung eines Hohlrundrückens mit Überbeanspruchung der unteren Lendenwirbelsäule und resultierender Hüftbeugekontraktur.

Pharmakotherapie: systemisch oder lokal-inflitrativ als zeitlich begrenzte symptomatische Therapie: s. Myogelose.

Operative Therapie: Indikation: hochgradiges Abgleiten, neurologische Defizite, persistierende Schmerzen; **Verfahren: 1.** (dorso-)ventrodorsale Distraktionsrepositionsspondylodese L 5/S 1 bei hochgradigem Abgleiten (s. Abb. 2); **2.** posterolaterale Spondylodese mit Distraktion, ggf. Laminektomie und ggf. ventraler Abstützung von dorsal (PLIF: Abk. für posterolaterale interbody fusion) bei Erwachsenen; **3.** Verschraubung des Wirbelbogens mit Malleolarzugschrauben und Spongiosaplastik bei Spondylolyse bei intakten Bandscheiben (im Wachstumsalter); nur noch in Ausnahmefällen angewendet.

Sonstige Maßnahmen: 1. physiotherapeutische Übungen zur Kräftigung der hypotonen Bauchmuskulatur und Entspannung der hypertonen Rückenmuskulatur; **2.** Korsett mit tiefer Gesäßabstützung zur Abflachung der Lendenlordose (nur sinnvoll im Wachstumsalter bei reversiblem Gleitvorgang); **3.** Überbrückungsmieder bei Erwachsenen zur Linderung der Beschwerden und bei Kontraindikation für operative Therapie; **4.** Bis zur Stabilisierung sind bei kindlicher Spondylolisthesis bis ins 2. Lebensjahrzehnt Verlaufskontrollen erforderlich. **5.** Jugendliche mit Spondylolisthesis sind in der Berufswahl zu beraten. Die alleinige Spondylolyse ohne Beschwerden ist nicht als krankhaft zu bewerten und schränkt die Berufswahl nicht ein.

Eigenbehandlung: 1. bestimmte Sportarten vermeiden (bes. Kunstturnen, Turmspringen, Rudern, Gewichtheben); **2.** Haltungstraining*.

Arbeitsunfähigkeit: bei akuten Beschwerden bis zu 3 Wochen, nach einer Operation 3–5 Monate.

Hinweis: 1. Klinische Symptome, Gleitgrad und radiologische Befunde korrelieren oft nicht. **2.** Die isolierte Laminektomie ist obsolet (Gefahr der Segmentinstabilität).

Literatur: Strempel, A.: Die Wirbelsäule. Stuttgart, New York: Thieme, 2001.

Autoren: M. Schult, S. V. Schneider, D. Leutloff.

Spontanblutungen: s. Diathese, hämorrhagische.

Spontanfraktur: s. Osteoporose.

Sporttherapie: therapeutischer Einsatz von körperlicher Aktivität unter ärztlicher Überwachung bzw. sportpädagogischer Begleitung zur Verbesserung anatomischer Strukturen und der Funktion der jeweils beübten Systeme (trophische und funktionelle Adaptation); **Formen: 1.** dynamische, isotonische und aerobe Belastungen, z. B. rhythmische Gymnastik, Laufen in der Ebene, Schwimmen und Rudern; **2.** statische, isometrische und anaerobe Belastungen, z. B. Gewichtheben; vgl. Physiotherapie; **Therapeutisches Prinzip: 1.** Erhalt und Verbesserung von Strukturen des Bewegungsapparats, Ausgleich des Muskeltonus, Verbesserung der peripheren O_2-Utilisation mit verringerten sympathischen Antrieben auf zentrale Regelsysteme bei körperlicher Belastung; **2.** Ökonomisierung der Herzarbeit und der peripheren Zirkulation sowie Verbesserung rheologischer Eigenschaften des Blutes; **3.** Verbesserung der allgemeinen und v. a. der respiratorischen Leistungsfähigkeit bei chronisch-obstruktiven Atemwegerkrankungen; **4.** günstige Wirkungen auf den Plasmalipidspiegel, Verbesserung der peripheren Glukoseutilisation und Abnahme der gegenregulatorisch wirksamen endokrinen Aktivität (z. B. Katecholamine, Glucagon, Cortisol); **5.** Verbesserung der allgemeinen immunologischen Abwehr; **6.** anxiolytische und antidepressive Wirkungen bei entsprechenden Erkrankungen.

Indikation: degenerative Erkrankungen des Bewegungsapparats; funktionelle Erkrankungen des Herz-Kreislauf-Systems, Rehabilitation nach Herzinfarkt*, Herzinsuffizienz*, periphere arterielle Durchblutungsstörungen; obstruktive Atemwegerkrankungen, respiratorische Insuffizienz*; metabolisches Syndrom, Hyperlipidämie, Diabetes mellitus; allgemeine Abwehrschwäche bei chronischen und rezidivierenden Infektionskrankheiten; endogene und reaktive Depression und Angsterkrankungen.

Kontraindikation: bei einer gut angepassten Intensität der körperlichen Belastung keine; Abbruchkriterien eines Trainings bei jeglicher Art von Schmerz, Hochdruckkrise, mangelhaftem Frequenzanstieg, Herzrhythmusstörungen, akuter Herzinsuffizienz, Asthma bronchiale.

Durchführung: überwiegend in Gruppen unter sportpädagogischer Anleitung; Training bei schwerer Herz- oder respiratorischer Insuffizienz durch physiotherapeutische Einzelbehandlung; dynamische Belastungen nach dem Prinzip des Intervalltrainings, statische Belastungen ausschließlich zum Krafttraining und zur Vermehrung von Muskelmasse; als Belastungsintensität werden für Untrainierte zwei Drittel der maximalen Leistungsfähigkeit mit 2–3 Trainingseinheiten über jeweils 30–60 Minuten wöchentlich empfohlen. Als Richtschnur gilt eine Pulsfrequenz von 180 minus dem individuellen Lebensalter. Bei einer ärztlich überwachten Sporttherapie wird zu Beginn die individuelle Belastbarkeit unter Berücksichtigung von Pulsfrequenz, EKG und Plasmalaktatspiegel bestimmt.

Neuentwicklung: sorgfältig kontrolliertes Training auch bei schwersten Formen der Herzinsuffizienz, körperliches Training bei onkologischen Patienten und bei Patienten mit HIV-Infektion.

Autor: Th. J. Doering.

Sprachstörung: s. Aphasie.

S

Sprue, einheimische: syn. glutensensitive Enteropathie; exogen, durch Gliadin (Bestandteil des Glutens), getriggerte Autoimmunerkrankung (Autoantigen: Gewebe-Transglutaminase, Abk. tTG für engl. tissue transglutaminase), die zu einer T-Zell-vermittelten Schädigung der Dünndarmschleimhaut mit dem Bild einer Zottenatrophie führt; Krankheitsbild im Kindesalter: s. Zöliakie; **Genetischer Hintergrund:** in 95–100 % HLA-DQ2 oder DQ8 assoziiert; Assoziation mit anderen Autoimmunerkrankungen: Dermatitis herpetiformis (fast immer auch Zottenatrophie), Diabetes* mellitus Typ 1 (ca. 7 %), autoimmune Thyroiditis*, primär biliäre Leberzirrhose*; Verwandte 1. Grades in 10–18 % betroffen; **Diagnose: 1.** Duodenalhistologie (immer): Nachweis der Zottenatrophie (Marsh-III-Läsion; s. Tab.); **2.** serologische Bestimmung von IgA-anti-tTG-Antikörper (in 90–95 % positiv) und/oder IgA-anti-Endomysium-Antikörper (Abk. EMA), falls negativ IgA-Mangel (bei bis zu 4 % aller Sprue-Patienten) ausschließen, ggf. IgG-anti-tTG-AK; Personen mit assoziierten Erkrankungen bzw. erhöhtem Risiko sollten auch ohne eindeutige Klinik serologisch getestet werden; **Klinik:** Diarrhö, Gewichtsverlust, Malabsorptionssyndrom (Mangel an Eiweiß, Vitamin D, Calcium, Vitamin K, Eisen, Vitamin B_{12}), Wachstums- und Gedeihstörung bei Kindern, zunehmend häufiger oligosymptomatische Fälle mit Eisenmangelanämie, Bauchschmerzen, Blähungen, Muskel- oder Knochenschmerzen, Osteoporose, Depression, neurologischen Symptomen, erhöhter Fehlgeburtrate, Infertilität; **Spätkomplikationen:** unbehandelt erhöhtes Risiko für Darmlymphom, Ösophaguskarzinom*.

Sprue, einheimische
Marsh-Klassifikation

Stadium	Histologie
0	keine Veränderung (sog. präinfiltrative Mukosa)
I	Anstieg der intraepithelialen Lymphozyten auf >30/100 Enterozyten
II	Kryptenhyperplasie und Anstieg der intraepithelialen Lymphozyten auf >30/100 Enterozyten
III	Zottenatrophie
III A	partiell
III B	subtotal
III C	total; klassische Sprue-Läsion, aber nicht pathognomonisch
IV	komplette Zottenatrophie und Degeneration der Zottenarchitektur

Behandlungsindikation: bei histologisch gesicherter Diagnose (cave: Differentialdiagnosen); ob Patienten mit positiver Serologie und negativer Histologie von einer Therapie profitieren ist noch nicht geklärt.

Pharmakotherapie: nur in sehr seltenen Fällen indiziert bei therapierefraktärer Sprue, dann auch differentialdiagnostisch an autoimmune Enteropathie und Dünndarmlymphom denken; **1.** Prednisolon (z. B. Decortin® H) 50 mg/d über 10 Tage, dann in 10 mg-Schritten reduzieren über Wochen bis Erhaltungsdosis 1-mal morgens 5–10 mg/d, cave: Zunahme der Osteoporose; **2.** Immunsuppressiva*: Mitbehandlung durch Spezialisten; **3.** Substitutionstherapie nur bei ausgeprägter Mangelerscheinung: Eisenpräparate p. o. (z. B. ferro sanol®), 2 × 1 Kps./d p. o., oder i. v. (z. B. Venofer®), 100 mg in 250 ml 0,9 % NaCl als Kurzinfusion; Vitamin B_{12} (Vitamin-B_{12}-ratiopharm®) 1000 µg pro Monat i. m.; Folsäure (z. B. Folsan®) p. o., bei schwerem

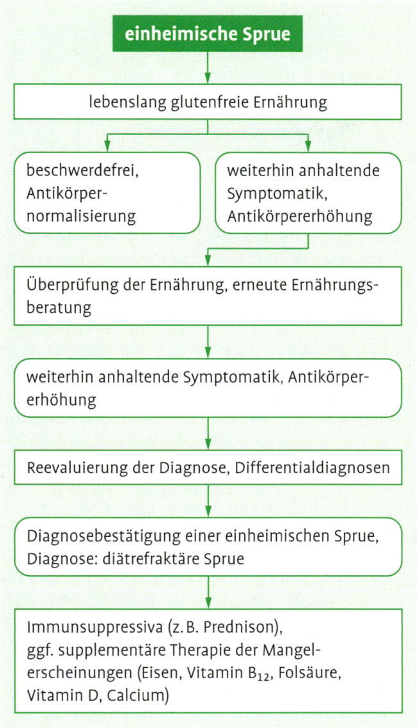

Sprue, einheimische: therapeutischer Stufenplan

Mangel initial i. v.; Vitamin D; Calcium initial i. v., dann 1–2 g/d p. o.

Ernährungstherapie: professionelle Ernährungsberatung mit dem Ziel der konsequenten lebenslangen Elimination von Gluten aus der Nahrung (für Betroffene häufig nicht einfach durchzuführen und -halten); Gluten ist in Weizen, Gerste, Roggen enthalten. Hafer ist nahezu glutenfrei, kann aber kontaminiert sein mit anderem Getreide. Glutenfrei sind Reis, Mais, Soja, Hirse. Normalisierung der Beschwerden und Mangelerscheinungen innerhalb von 2 Wochen bis 3–6 Monaten; Verlaufskontrolle durch Antikörpertiter-Bestimmung (anti-tTG oder EMA) sinnvoll; bei gleichzeitig vorliegender Laktoseintoleranz: laktosefreie Ernährung oder Substitution von Laktase (Lactrase®) bis zur Normalisierung der Antikörper.

Psychotherapie: in Einzelfällen begleitende und unterstützende Verfahren.

Therapeutischer Stufenplan: s. Abb.

Eigenbehandlung: Teilnahme an Kochkursen zur Herstellung schmackhafter glutenfreier Gerichte und konsequente Einhaltung der glutenfreien Kost.

Arbeitsunfähigkeit: abhängig von Symptomatik.

Hinweis: bei Nichtansprechen der Ernährungstherapie zunächst Einhaltung der glutenfreien Ernährung überprüfen mit AK-Bestimmung (IgA-anti-tTG, EMA), falls gewährleistet unbedingt differentialdiagnostische Abklärung der Zottenatrophie (kollagene Sprue, tropische Sprue, Lymphom, Infektion, Kuhmilch- bzw. Sojaprotein-Intoleranz, Hypogammaglobulinämie); histologische Kontrolluntersuchung ist nicht generell notwendig.

Neuentwicklung: nasale Desensibilisierung; Therapie mit Endopeptidasen, die immunogene Glutenpeptide intraluminal spalten; gentechnologisch verändertes Getreide.

Selbsthilfe: Deutsche Zöliakie-Gesellschaft e. V., Filderhauptstr. 61, 70599 Stuttgart, Tel. 0711 4599810, Fax 0711 45998150; E-Mail: info@dzg-online.de, Homepage: http://www.dzg-online.de.

Literatur: **1.** World Gastroenterology Organisation (WGO) Practice Guideline - Celiac Disease. http://www.worldgastroenterology.org/celiac-disease.html; **2.** Green, PHR; Jabri, B.: Coeliac disease. The Lancet 362: 383–391 (2003); **3.** Mäki M. et al.: Prevalence of celiac disease among children in Finland. N Engl J Med 348: 2517–24 (2003).

Autor: I. Koop.

Sprühverfahren: s. Kryotherapie, dermatologische.

Sprue, tropische: s. Anämie, hyperchrome makrozytäre.

Sprunggelenkdistorsion: s. Knöchelverstauchung.

Sprunggelenkfraktur: s. Knöchelfraktur.

Spulwurm: s. Anthelminthika; Lungenparasitosen.

SSNRI: s. Antidepressiva.

SSRI: s. Antidepressiva.

Stachelzellkarzinom: s. Plattenepithelkarzinom.

Stammvarikose: s. Varikose.

Stammveneninsuffizienz: s. Varikose.

Stammveneninsuffizienz, sekundäre: s. Syndrom, postthrombotisches.

Stammzelltransplantation: Abk. SZT; Übertragung von Stammzellen aus Blut oder Knochenmark zur Behandlung bösartiger Erkrankungen der Hämatopoese, des Immunsystems und solider Tumoren (zusammen mit Hochdosis-Chemotherapie und ggf. Ganzkörperbestrahlung); pluripotente Vorläuferzellen mit CD34-positivem Phänotyp sind in der Lage, myeloablativ behandeltes Knochenmark zu regenerieren, so dass Hämatopoese und Immunsystem wiederhergestellt werden. Im Knochenmark sind 1,5 %, im Blut 0,1–0,2 %, im Nabelschnurblut 0,8–1,2 % der mononukleären Zellen pluripotent. Ihre Gewinnung und Anreicherung ist Voraussetzung der myeloablativen Hochdosistherapie (zytotoxische Radio- und Chemotherapie), deren Intensität von der nichthämatopoetischen Organtoxizität begrenzt wird. Stammzellen, die von einem verwandten oder nicht verwandten Spender gewonnen werden, haben zudem die Eigenschaft, im Empfänger verbliebene neoplastische Zellen zu erkennen und zu zerstören (sog. Graft-versus-leukemia/tumor-Effekt). **Formen:** **1.** Blutstammzelltransplantation

S

(Abk. BSZT): Isolation hämatopoetischer Vorläuferzellen aus Eigen- (autolog) oder Spenderblut (allogen; verwandt oder nicht verwandt); Sonderform: intensitätsreduzierte Konditionierung (Abk. IRK) mit nachfolgender allogener BSZT, v. a. für ältere Patienten geeignet; **2.** Knochenmarktransplantation (Abk. KMT): Stammzellgewinnung durch multiple Knochenmarkbiopsien (autolog oder allogen); KMT wird v. a. zur allogenen Transplantation genutzt und zunehmend durch die risikoärmere BSZT ersetzt. **Therapieziel:** Erzielung verbesserter Heilungsraten und Verlängerung des Gesamtüberlebens vor allem für Patienten mit hämatologischen Neoplasien (s. Indikationen).

Indikation: breites und sich änderndes Indikationsspektrum; **1. autologe BSZT:** Der Schwerpunkt der Indikation der autologen BSZT liegt bei den aggressiven Non*-Hodgkin-Lymphomen (Abk. NHL) im Rezidiv, den indolenten NHL in der Erstlinientherapie und im Rezidiv i. R. von Studienprotokollen, dem Hodgkin*-Lymphom im Rezidiv und dem multiplen Myelom*. Von den soliden Tumorerkrankungen werden regelhaft nur Patienten mit Keimzelltumoren im Rezidiv autolog transplantiert. Patienten mit schweren Autoimmunerkrankungen (z. B. Multiple Sklerose, systemische Sklerodermie, systemischer Lupus erythematosus, juvenile idiopathische Arthritis, schwere therapierefraktäre Immunzytopenien, Enteritis regionalis Crohn und threapierefraktäre rheumatoide Arthritis) und einer Amyloidose können i. R. von klinischen Studienprotokollen autolog transplantiert werden. **2. Allogene BSZT:** Die allogenen Verfahren finden ihren Einsatz überwiegend bei den akuten myeloischen Leukämien (Abk. AML, z. B. akute lymphatische Leukämie* des Erwachsenen und Rezidivbehandlung der akuten lymphatischen Leukämie* des Erwachsenen), der chronischen myeloischen Leukämie*, dem myelodysplastischen Syndrom* und der aplastischen Anämie*. Die allogene BSZT findet bei soliden Tumoren praktisch keinen Einsatz. Eine Ausnahme bildet das metastasierte Nierenzellkarzinom*, das mit einer IRK und allogener BSZT behandelt werden kann. Aufgrund neuer therapeutischer Möglichkeiten (sog. small molecules und monoklonaler Antikörper) hat sich dieses Verfahren beim Nierenzellkarzinom bislang nicht durchgesetzt. **Altersgrenze:** für autologe BSZT 70 Jahre (je nach Grunderkrankung und Art der Hochdosistherapie); für allogene BSZT 55–60 Jahre (HLA-identischer Familienspender) oder 45 Jahre (Spende von nicht Verwandten), in einzelnen Zentren 50 Jahre; für IRK mit nachfolgender allogener BSZT 70 Jahre.

Kontraindikation: ECOG-Status >2, Schwangerschaft, Stillzeit, zerebrale Dysfunktion, schwere psychiatrische Erkrankung, Drogen- und Alkoholabhängigkeit, manifeste Herzinsuffizienz, Kardiomyopathie (Ejektionsfraktion <50 %), Herzinfarkt (in den letzten 6 Monaten), symptomatische koronare Herzkrankheit, behandlungsbedürftige Herzrhythmusstörung, chronische Lungenerkrankung mit Funktionseinschränkung, schwere arterielle Hypertonie, schwerer Diabetes mellitus, nicht tumorbedingte Leberfunktionseinschränkung oder nicht tumorbedingte Niereninsuffizienz (Kreatinin-Clearance <50 ml/min).

Durchführung: Vorbereitung: 1. Gewinnung: a) BSZT: Stammzellen werden mit hämatopoetischen Wachstumsfaktoren (G-CSF, GM-CSF, evtl. kombiniert mit IL-3 oder SCF) im Knochenmark mobilisiert und ins Blut geschwemmt (Steady-state-Mobilisierung). Eine stärkere Ausschwemmung CD34-positiver Zellen wird durch zytostatische Chemotherapie (Mobilisierungschemotherapie) und nachfolgende Gabe von Wachstumsfaktoren erzielt. Mit Leukapherese werden sie in 3–6 Stunden aus dem Blut (Armvene oder zentralvenös) isoliert. **b)** KMT: Ohne Stimulation der Myelopoese wird in Vollnarkose Knochenmarkblut (bei Erwachsenen ca. 1,0–1,2 l oder 10–20 ml/kg KG; cave: hoher Volumenverlust) durch multiple Punktionen des Beckenknochens aspiriert. Die mononukleäre Zellfraktion enthält CD34-positive Stammzellen. **2. Reinigung** (sog. Purging): Die autologen, durch Leukapherese gewonnenen Stammzellen könnten mit malignen Zellen kontaminiert sein. Rezidive entstehen entweder durch residuale Tumorzellen (die nach Therapie im Patienten verblieben) oder durch Tumorzellen im Leukapheresepräparat. Ein Rezidiv ist die häufigste Ursache eines Misserfolgs nach autologer Stammzelltransplantation. Kombinierte Reinigungsverfahren, die CD34-positive Zellen im Transplantat anreichern (positive Selektionierung) und neoplastische Zellen daraus entfernen (negative Selektionierung), können möglicherweise das Rezidivrisiko senken. Andere Purging-Techniken, die große Mengen von T-Zellen aus dem Transplantat entfernen, reduzieren zwar die Intensität der Graft-versus-Host-Reaktion (Abk. GvhR), führen aber häufiger zu Rezidiven. **3. Konservierung:** Die Stammzellen sind nach programmierter Kryokonservierung in flüssigem Stickstoff (−197 °C) mehrere Jahre lang haltbar. **4. Konditionierungstherapie: a)** Kombination fraktionierter Ganzkörperbestrahlung (z. B. 6 × 2 Gy) mit anschließender hochdosierter zytostatischer Chemotherapie; **b)** alleinige (u. U. wiederholte) Hochdosis-Chemotherapie, deren detaillierte Anwendung je nach Therapiezentrum variiert, sich aber im Allg. an Studienprotokollen orientiert; **c)** IRK: entweder Ganzkörperbestrahlung (z. B. mit 2 Gy) oder niedrig dosierte Chemotherapie, die das Ziel hat, eine T-Zell-depletierung zu induzieren (z. B. Kombinationen mit Fludarabin), um eine akute GvhR zu vermeiden; überlappend wird eine immunsuppressive Therapie eingeleitet (z. B. mit Antithymozytenglobulin, Mycophenolatmofetil oder Ciclosporin A). **Verfahren:** Einen Tag nach Hochdosistherapie werden Stammzellen in ausreichender Konzentra-

S

tion und Qualität i. v. transfundiert (Tag 0). Die Therapie mit hämatopoetischen Wachstumsfaktoren (G-CSF), 5 µg/kg KG/d s. c., beginnt entw. mit der Stammzellrückgabe oder erst bei Abfall der Blutzellen vor Erreichen des Leukozytennadirs. Bei autologer BSZT oder KMT erholt sich die Hämatopoese (Leukozyten >1500/µl, Thrombozyten >30 000/µl) nach 10–21 Tagen. Bei allogener BSZT oder KMT von zumindest partiell HLA-kompatiblem Familien- oder Fremdspender ersetzen Progenitorzellen nach Transplantation die Blutbildung und z. T. auch das Empfängerimmunsystem, die Erholung der Hämatopoese benötigt 14–100 Tage. Zwischen transplantierten Spenderzellen und Empfängergewebe kommt es zur Ausbildung eines Chimärismus, der besonders bei der IRK engmaschig kontrolliert werden muss. Um die akute Abstoßungsreaktion der Spenderzellen zu verhindern, muss das Immunsystem zuvor mit immunmodulierender Therapie supprimiert worden sein. Nach Transplantation kommt es i. d. R. durch immunreaktive T-Zellen und Zytokinfreisetzung zur GvhR, die bis zu einem gewissen Grad erwünscht ist, da sie das Rezidivrisiko reduziert. Eine schwere GvhR ist lebensbedrohlich und führt zu gravierender Organveränderung, u. a. an Haut, Leber und Darm. **Nachbehandlung: 1. autologe** BSZT/KMT: Eine Isolierung des Patienten von anderen Kranken sollte möglich sein, die sog. Umkehrisolierung (Schutz vor Umgebungskeimen) ist aufgrund kurzer Aplasiedauer und fehlender immunologischer Problematik nicht zwingend notwendig. **2. allogene** BSZT/KMT: Beachtung des Infektionsrisikos nach allogener Transplantation und immunsuppressiver Therapie; Umkehrisolierung im keimarmen Milieu; Entlassung in die normale Umgebung erst nach Rekonstitution der Hämatopoese; Isolierung und umfangreiche gnotobiotische Maßnahmen (z. B. antimikrobielle Darmdekontamination mit Suppression der Darmkeime) verringern das Risiko der akuten GvhR.

Komplikationen: 1. nach Hochdosistherapie: Panzytopenie mit Anämie, Neutropenie, Lymphopenie (schwere bakterielle, mykotische, virale Infektionen), Thrombozytopenie (Blutungen), toxische Organschäden; 2. nach Transplantation: **a)** autolog: unerwünschte Wirkungen sind seltener als nach allogener Stammzellübertragung; peritransplantäre Letalität (bis 30 Tage nach BSZT oder KMT): 1–5 %; häufigste Todesursache: Infektion während der aplastischen Phase; nach autologer Transplantation ist aufgrund des fehlenden Graft-versus-tumor-Effekts die Rezidivrate höher. **b)** allogen: schwere GvhR (bis 100 Tage nach Transplantation); wichtiger Risikofaktor ist der Grad des HLA-Mismatch zwischen Spender und Empfänger. Je heftiger die GvhR, desto ausgeprägter ist die Immundefizienz, die mit der Häufung schwerer Infektionen einhergeht, z. B. Zytomegalievirus-Pneumonie. Die prophylaktische Unterdrückung der akuten GvhR ist daher notwendig. Die Letalität beträgt je nach Grundkrankheit, Therapieprotokoll und Herkunft der Stammzellen 20–40 %. Prognosebestimmend sind auch Spätschäden der Transplantation (chronische GvhR, Katarakt, Lungenerkrankung, neuroendokrine Störung, aseptische Knochennekrose, Sterilität, Myelodysplasie, Sekundärmalignom). Die allogene BSZT mit IRK weist im Vergleich zur konventionellen allogenen BSZT/KMT eine geringere akute peritransplantäre Letalität auf. Mit schweren GvhR ist etwa nach 100 Tagen zu rechnen, wenn es zum vollständigen Chimärismus (Knochenmarkzellen bestehen zu 100 % aus Spenderzellen) gekommen ist. Eine Spätkomplikation nach allogener hämatopoetischer Stammzelltransplantation stellen Epstein-Barr-Virus assoziierte lymphoproliferative Erkrankungen dar. Der hauptsächliche Risikofaktor liegt in der in-vivo T-Zelldepletion mit Antithymozytenglobulin.

Hinweis: **1.** BSZT und KMT dürfen nur in qualifizierten Zentren mit regelmäßiger Transplantationstätigkeit ausgeführt werden. **2.** Zytomegalievirus-(CMV-)negative Patienten sollen unbedingt CMV-negative Blutprodukte erhalten. **3.** Leukozytenreduzierende Filter bei der Bluttransfusion oder Inline-filtrierte Blutprodukte vermindern die Gefahr von Alloimmunisierung und CMV-Übertragung. **4.** adäquate Infektionsprophylaxe mit Antibiotika, Antimykotika und antiviralen Substanzen bei autologer und (umfangreicher und konsequenter) allogener Transplantation. **5.** schwere orale Mucositiden nach autologer BSZT können mit Palifermin (Kepivance®; humaner Fibroblasten-Wachstumsfakor) 60 mg/kg/d i. v., gegeben an jeweils 3 aufeinander folgenden Tagen vor und nach einer myeloablativen Therapie, verhindert werden. **6.** Einige Erkrankungen (Plasmozytom, Hodenkarzinom, hochmalignes Non-Hodgkin-Lymphom) werden im Rahmen nationaler und internationaler Therapieprotokolle nach initialer konventioneller zytostatischer Chemotherapie zur Reduktion der Tumormasse nach 2–3 myelosuppressiven Chemotherapie-Schemata mit wiederholter Blutstammzellmobilisation und nachfolgender Stammzelltransplantation behandelt. Ziel dieser Therapieprotokolle ist die Eradikation des malignen Zellklons und das sog. In-vivo-Purging. Nach jeder myelosuppressiven Therapie ist mit Reduktion der Tumorzellmobilisierung und verminderter Kontamination der Leukaphereseprodukte mit neoplastischen Zellen zu rechnen. Ein zusätzliches In-vivo-Purging von Tumorzellen wird durch den Einsatz von monoklonalen Antikörpern (Anti-CD20-Therapie mit Rituximab, Mabthera®) bei Non-Hodgkin-Lymphomen vom B-Zelltyp vor Hochdosistherapie erreicht. **7.** Frühe Hochdosistherapie: Bei ungünstiger Prognose (z. B. bei Hochrisikopatienten mit hochmalignem Non-Hodgkin-Lymphom) wird die initiale, sequentielle Hochdosistherapie mit nachfolgender BSZT geprüft. **8.** Myeloablative Therapie mit hochenergetischen radioaktiv markierten monoklonalen Antikörpern (^{131}I-markierter CD20-Antikörper), die gegen Zelloberflächenantigene gerichtet sind; damit kann die Strahlung direkt an die Tumor- und Knochenmarkzellen gebracht und andere Organe geschont werden. Diese Therapie wird bereits zur myeloablativen Therapie mit nachfolgender BSZT bei akuter Leukämie, myelodysplastischem Syndrom (CD45-Antikörper) und malignem Lymphom (CD20-Antikörper) eingesetzt. **9.** Nabelschnurblut ist eine weitere Quelle für Vorläuferzellen. Vorteil: Nabelschnurblut-Vorläuferzellen sind sehr unreif und deshalb universell einsetzbar. Bislang wurden Transplantationen bei Kindern mit Nabelschnurblut von vollständig HLA-identischen oder partiell HLA-kompatiblen Geschwistern durchgeführt. Zunehmend werden auch unverwandte Nabelschnurbluttransplantationen bei Kindern und Erwachsenen ohne HLA-kompatiblen Spender durchgeführt. Der Nachteil zu geringer Menge an Zellen wird durch eine sog. double-unit graft versucht auszugleichen. Dabei werden 2 unverwandte, aber partiell kompatible Nabelschnurbluteinheiten verabreicht, um eine ausreichende Stammzellzahl zur Transplantation eines Erwachsenen zu Verfügung zu haben. Die beiden Einheiten (double-unit) stimmen in 4 von 6 HLA-A, HLA-B und DRB1 Antigenen untereinander und mit dem Empfänger überein. Nabelschnurblut stellt eine zunehmende Alternative zur allogenen hämatopoetischen Stammzelltransplantation dar. Das volle Potential dieser Transplanationsart ist aber noch nicht erreicht. Insbesondere gilt es, die nicht unerhebliche transplantationsbedingte Mortalität bei der unverwandten Nabelschnurbluttransplantation zu verbessern. **10.** Allogen transplantierte Leukämiepatienten, die ein Rezidiv erleiden, können nach Transfusion von Lymphozyten ihres ursprünglichen Spenders wieder eine Remission erreichen. **11.** Die IRK mit nachfolgender allogener BSZT ist ein relativ junges Transplantationsverfahren, das zunehmend eingesetzt wird (s. o.). Es konnte gezeigt werden, dass vor Transplantation auf die myeloablative Chemo- und/oder Strahlentherapie zur Suppression des Immunsystems und zur Platzschaffung im Knochenmark verzichtet werden kann. Mit modernen Immunsuppressiva (z. B. Mycophenolatmofetil, Ciclosporin A) kann das Immunsystem prinzipiell so manipuliert werden, dass das Transplantat nicht abgestoßen wird und eine Chimäre aus Empfänger und Spenderzellen entsteht. Die antineoplastische Wirkung wird durch eine Graft-versus-leukemia-Reaktion erzielt. Vorteil der IRK ist die fehlende toxische Wirkung der Konditionierungstherapie. Deshalb ist sie bei Kontraindikation gegen die konventionelle allogene Transplantation (z. B. hohes Alter) einsetzbar. Es entsteht keine Panzytopenie und eine Isolierung der Kranken ist nicht notwendig. Trotz der immunmodulierenden Therapie ist mit schwerwiegenden GvhR zu rechnen. Die Dominanz der Spenderzellen lässt sich entweder durch eine Reduktion der immunmodulierenden Therapie oder durch nachträgliche Transfusion von Spenderlymphozyten erreichen. **12.** Informationen zu laufenden Studien des European LeukemiaNet unter www.leukemianet.eu oder unter European Leukemia Information Center, Universitätsklinikum Frankfurt, Theodor-Stern-Kai 7, 60590 Franfurt.

S

Neuentwicklung: Die Food and Drug Administration (FDA) der USA haben Plerixafor (AMD3100; Mozobil®) zur subkutanen Injektion in Kombination mit Granulozytenkolonie-stimulierenden Faktor (G-CSF) zur Mobilisierung von hämatopoetischen Stammzellen zur nachfolgenden autologen BSZT für Patienten mit Non-Hodgkin Lymphomen und Multiplen Myelomen zugelassen. Plerixafor ist ein direkter Antagonist der SDF-1/CXCR4 Interaktion, der die Stammzellen im Knochenmark hält.

Selbsthilfe: 1. Die Deutsche Leukämie- & Lymphom-Hilfe e. V. (DLH), Bundesverband der Selbsthilfeorganisationen zur Unterstützung von Erwachsenen mit Leukämien und Lymphomen e. V., Thomas-Mann-Str. 40, 53111 Bonn, Tel. 0228 33889200, Fax 0228 3388922; E-Mail: info@leukaemie-hilfe.de, Homepage: http://www.leukaemie-hilfe.de; **2.** Deutsche Krebshilfe e. V., Buschstr. 32, 53113 Bonn, Tel. 0228 729900, Fax 0228 7299011; E-Mail: deutsche@krebshilfe.de, Homepage: http://www.krebshilfe.de; **3.** Krebsinformationsdienst (KID), Im Neuenheimer Feld 280, 69120 Heidelberg, Tel. 0800 4203040; E-Mail: krebsinformationsdienst@dkfz.de, Homepage: http://www.krebsinformation.de; **4.** Bundesverband der Organtransplantierten (BDO) e. V., Paul-Rücker-Str. 20-22, 47059 Duisburg, Tel. 0203 442010, Fax 0203 442127; E-Mail: geschaeftsstelle@bdo-ev.de, Homepage: http://www.bdo-ev.de; **5.** Verband Organtransplantierter Deutschlands e. V., Waldteichstrasse 93, 46149 Oberhausen; Tel. 0208 6353223, Fax 0208 6354868; E-Mail: geschaeftsstelle@vod-ev.de, Homepage: http://www.vod-ev.de.

Literatur: **1.** Devine, S.M. et al.: Rapid mobilization of functional donor hematopoietic cells without G-CSF using AMD3100, an antagonist of the CXCR4/SDF-1 interaction. Blood 112: 990–998 (2008); **2.** Petersdorf, E. W.; Hansen, J. A.: New advances in hematopoietic cell transplantation. Current Opinion in Hematol 15: 549–554 (2008); **3.** Saccardi, R. et al.: Haematopoietic stem cell transplantation for autoimmune disorders. Current Opinion in Hematol 15: 594–600 (2008); **4.** Sauter, C.; Barker, J. N.: Unrelated donor umbilical cord blood transplantation for the treatment of hematologic malignancies. Current Opinion in Hematol 15: 568–575 (2008); **5.** Schmitz, N. et al.: Long-term outcome of patients given transplants of mobilized blood or bone marrow: a report from the International Bone Marrow Transplant Registry and the European Group of Blood and Marrow Transplantation. Blood 108: 4288–4290 (2006); **6.** Gratwohl, A. et al.: Change in stem cell cell source for hematopoietic stem cell transplantation (HSCT) in Europe: a report of the EBMT activity survey 2003. Bone Marrow Transplant 36: 575–590 (2005).

Autor: M. Uppenkamp.

Standardheparin: s. Heparin.

Stapesankylose: s. Otosklerose.

Staphylokokkenenterotoxin: s. Lebensmittelvergiftung.

Star, grauer: s. Katarakt.

Star, grüner: s. Glaukom; Glaukommittel.

Statine: s. HMG-CoA-Reduktase-Hemmer.

Status asthmaticus: Bez. für sehr häufige, akute, schwere oder langanhaltende Asthma-bronchiale-Anfälle (s. Asthma bronchiale) mit Dyspnoe* und respiratorischer Insuffizienz*; **Pathophysiologie:** Spasmus der kleinen Bronchien und Bronchiolen, vermehrte Produktion von stark viskösem Bronchialsekret und Ödem der hyperämischen Bronchialschleimhaut.

Behandlungsindikation: Jeder akute Asthmaanfall bedarf einer adäquaten und primär pharmakologisch ausgerichteten Therapie mit dem Ziel einer Bronchodilatation durch Relaxierung der glatten Bronchialmuskulatur, Abschwellung der hyperämischen Bronchialschleimhaut und Sekretolyse des vermehrten, stark viskösen Bronchialsekrets.

Pharmakotherapie: **1.** Beta*-2-Sympathomimetika zur Bronchodilatation (s. Therapie, antiobstruktive): nur bei Herzfrequenz <130/min; **a)** per inhalationem: z. B. Fenoterol (z. B. Berotec®) oder Salbutamol (z. B. Sultanol®), jeweils 2–4 Hübe, cave: Bei schwerem Asthmaanfall bzw. Status asthmaticus gelangen die Dosieraerosole oft nicht an den gewünschten Wirkungsort. **b)** i. v. Gabe (bei fehlendem Ansprechen auf inhalative Maßnahmen): Fenoterol (Partusisten®), 0,25–0,5 mg langsam i. v. über 10 Minuten unter EKG-Monitoring, um eine evtl. auftretende ventrikuläre Herzrhythmusstörung* erkennen zu können; relative Kontraindikation: Herzerkrankung, hohes Lebensalter; **2.** Phosphodiesterase-Hemmer zusätzlich zu Beta-2-Sympathomimetika (bei schwerer Obstruktion): nur bei Herzfrequenz <130/min; z. B. Theophyllin* (z. B. Euphylong®) unter EKG-Monitoring, initial 5 mg/kg KG i. v. über 15–20 Minuten, anschl. 0,4 mg/kg KG/h i. v. als Erhaltungsdosis bei nicht vorbehandelten Patienten; cave: keine zusätzliche Bronchodilatation bei ausreichend dosiertem Beta-2-Symphatomimetikum, jedoch vermehrtes Auftreten von UAW (z. B. ventrikuläre, supraventrikuläre und tachykarde Herzrhythmusstörung, Unruhe, Nervosität, zerebrale Krampfanfälle) bes. bei älteren Patienten mit kardialer Vorerkrankung und bereits vorbestehender Theophyllintherapie; **3.** Glukokortikoide* zur Behandlung des Schleimhautödems: z. B. Prednisolon (z. B. Solu-Decortin® H), 100 (–1000) mg i. v., Wirkungseintritt erst nach ca. 30 Minuten bis mehreren Stunden.

Status asthmaticus
Therapeutischer Stufenplan

akuter Asthmaanfall bzw. Status asthmaticus:	Patienten beruhigen Oberkörper hochlagern beengende Kleidung entfernen Sauerstoffgabe (cave: Atmung kontrollieren) Kreislaufparameter bestimmen (Blutdruck, Herzfrequenz)
Herzfrequenz <130 pro Minute:	Beta-2-Sympathomimetika inhalativ oder i. v. (unter EKG-Kontrolle) evtl. zusätzlich Theophyllin (Vormedikation beachten) Volumensubstitution
Exazerbation:	Glukokortikoide i. v. Transport in nächste Klinik
max. Erschöpfung oder Bewusstlosigkeit:	Intubation und Beatmung

Psychotherapie: Beruhigung des Patienten und Angstreduktion stehen im Vordergrund, da Panik und Angst die Symptomatik verstärken.

Sonstige Maßnahmen: **1.** Lagerung: Oberkörperhochlagerung zur Erleichterung der Atemarbeit; **2.** Sauerstoffgabe*: Inhalation (4–8 l) über eine Nasensonde; **3.** Volumensubstitution zur Sekretolyse und zum Ausgleich des Flüssigkeitsverlustes durch erhöhte Perspiration: z. B. Vollelektrolytlösung, 500 ml i. v.; **4.** ggf. endotracheale Intubation (s. Atemwegsicherung) und Beatmung* bei Therapieresistenz, max. Erschöpfungszustand, hypoxisch bedingter Bewusstlosigkeit oder Bradyarrhythmie; zur Narkoseeinleitung wegen bronchodilatatorischer Potenz vorzugsweise Ketamin verwenden (Esketamin, Ketanest®), 1–3 mg/kg KG i. v., Narkosefortführung mit 100–400 mg/h i. v. in Kombination mit Benzodiazepinen (s. Narkose, präklinische).

Therapeutischer Stufenplan: s. Tab.

Eigenbehandlung: bei chronischem Asthma bronchiale Eigenbehandlung und Selbstmedikation mit Dosieraerosolen.

Hinweis: Beta-Rezeptoren-Blocker sind kontraindiziert.

Selbsthilfe: **1.** Deutscher Allergie- und Asthmabund e. V. (DAAB), Fliethstr. 114, 41061 Mönchengladbach, Tel. 02161 814940, Fax 02161 8149430; E-Mail: info@daab.de, Homepage: http://www.daab.de; **2.** Allergiker Selbsthilfe e. V., Hermann-Löns-Weg 11 a, 65779 Kelkheim, Tel.

und Fax 06195 910674; E-Mail: allergiker-selbsthilfe@t-online.de; **3.** Allergieverein in Europa e. V., AVE-Büro Fulda c/o Institut für Umwelt und Gesundheit (IUG), Petersgasse 27, 36037 Fulda, Tel. 0661 71003, Fax 0661 71019; E-Mail: UMWELTBERATUNG.Fulda@t-online.de, Homepage: http://www.allergieverein-europa.de; **4.** Allergie- und umweltkrankes Kind e. V. Bundesverband, Westerholter Str. 142, 45892 Gelsenkirchen, Tel. 0209 30530 oder 3809036, Fax 0209 3809037; E-Mail: AUKGE@aol.com.

Literatur: **1.** Papiris, S. et al.: Clinical review: severe asthma. Crit Care 6 (1): 30–44 (2002); **2.** Shapiro, J. M.: Management of respiratory failure in status asthmaticus. Am J Respir Med 1 (6): 409–416 (2002).

Autoren: J. Linzer, H. Moecke, O. Detsch.

Status dysrhaphicus: s. Myelodysplasie.

Status epilepticus: Serie von epileptischen Anfällen, deren Dauer 30 Minuten bei fokalen Anfällen oder Absencen und 5 Minuten bei generalisierten tonisch-klonischen Anfällen überschreitet oder dadurch gekennzeichnet ist, dass ein Patient zwischen 2 in kurzer Folge auftretenden tonisch-klonischen generalisierten Anfällen das Bewusstsein nicht wieder erlangt. Jeder Typ fokaler und generalisierter Anfälle (s. Epilepsie) kann sich zum Status epilepticus entwickeln. **Formen:** **1.** Grand-mal-Status (syn. generalisierter tonisch-klonischer Anfallsstatus); **2.** fokaler Status epilepticus, bei dem die fortwährende epileptische Aktivität auf eine Hirnregion begrenzt ist; **3.** nonkonvulsiver Status epilepticus, der durch Desorientierung und fluktuierende Umdämmerung bei fehlenden motorischen Entäußerungen gekennzeichnet ist.

Behandlungsindikation: **1.** beim Grand-mal-Status notfallmäßig, da der Zustand lebensbedrohlich ist; **2.** beim fokalen Status epilepticus dringlich, da der Leidensdruck des Patienten groß ist; **3.** beim nonkonvulsiven Status epilepticus ebenfalls dringlich, da sonst eine Eigen- oder Fremdgefährdung des Patienten und der Umwelt entstehen kann.

S

Pharmakotherapie: (Dosierungen gelten für einen Erwachsenen mit 70 kg KG): **I. Grand-mal-Status:** **1.** initial Benzodiazepinderivate: **a)** z. B. Diazepam (z. B. Valium®), 10 mg i. v. als Einzeldosis; Injektionsgeschwindigkeit 2 mg/min; bei zu schneller Injektion arterielle Hypotonie und Bradykardie; nach 30 Minuten (bei Rezidiv früher) erneut 10 mg; cave: Atemdepression, Sedierung; **b)** andere Benzodiazepinderivate: Lorazepam (z. B. Tavor®), 2–10 mg i. v., hat den Vorteil längerer Wirkungsdauer oder Clonazepam (z. B. Rivotril®), 1–6 mg i. v.; **2.** Phenytoin (z. B. Phenhydan®), 15–20 mg/kg KG i. v., maximale Injektionsgeschwindigkeit 50 mg/min; an den beiden Folgetagen Erhaltungsdosis 250–750 mg/d, danach 300 mg/d (möglichst p. o.); Vorteil von Phenytoin: keine Sedierung; Nachteil: langsamerer Wirkungseintritt; cave: schlechte Venenverträglichkeit (besser Gabe als Infusionslösung); **3.** Barbiturate bei Therapieresistenz gegen Benzodiazepinderivate oder Phenytoin: Phenobarbital (z. B. Luminal®, Phenaemal®), initial 200 mg i. v.; Injektionsgeschwindigkeit ca. 40 mg/min; dann nach jedem generalisierten tonisch-klonischen Anfall weitere 200 mg (unter Intubationsbereitschaft); cave: Atemdepression und Sedierung v. a. bei vorausgegangener Benzodiazepingabe; **4.** Einleitung einer Narkose mit Midazolam (z. B. Dormicum®) oder Propofol (z. B. Disoprivan®) oder Etomidate (z. B. Hypnomidate®); **5.** weitere Behandlungsmöglichkeiten bestehen in der Gabe von Clomethiazol (Distraneurin®). **II. Fokaler Status epilepticus:** prinzipiell ist die gleiche Vorgehensweise wie beim generalisierten tonisch-klonischen Status angezeigt. Es kann jedoch mehr Zeit für die Beobachtung der Wirksamkeit einer Substanz verwendet werden, da der Zustand nicht vital bedrohlich ist. **III. Nonkonvulsiver Status epilepticus:** **1.** initial geringe bis mittlere Dosis eines Benzodiazepins, z. B. Diazepam (Valium®), 3–5 mg oder Lorazepam (Tavor®), 1–2,5 mg oder Clonazepam (Rivotril®), 0,5–2 mg, um zu beobachten, ob es zu einer Rückbildung der psychomotorischen Verlangsamung und Desorientierung kommt (ggf. unter EEG-Kontrolle); **2.** in der dauerhaften Behandlungssituation ist Valproat Mittel der 1. Wahl.

Operative Therapie: im Akutstadium nicht indiziert, epilepsiechirurgisches Vorgehen bei rezidivierendem Status epilepticus und nach prächirurgischer Abklärung möglich.

Sonstige Maßnahmen: **1.** unmittelbare Krankenhauseinweisung bei Grand-mal-Status obligatorisch; **2.** intensivmedizinische Maßnahmen (Sicherung von Atmung, Kreislauf, Flüssigkeitszufuhr, Miktion) bei Grand-mal-Status in der Mehrzahl der Fälle erforderlich; **3.** unmittelbare diagnostische Abklärung; bei neurologischen Herddefiziten CT oder MRT des Kopfes; **4.** bei Verdacht auf Hypoglykämie* Infusion von hoch konzentrierten Glukoselösungen; **5.** bei alkoholinduziertem Status epilepticus: unmittelbare Thiamingabe zur Vermeidung einer Wernicke-Enzephalopathie.

Therapeutischer Stufenplan: s. Abb.

Eigenbehandlung: **1.** Diazepam kann initial durch Angehörige rektal verabreicht werden: z. B. 1–2 Diazepam-Rektiolen (z. B. Desitin®) zu je 10 mg; **2.** im fokalen Status orale Applikation von 2,5–5 mg Lorazepam (z. B. Tavor®); **3.** prophylaktische Maßnahmen: Vermeidung von Status provozierenden Faktoren (unregelmäßige Einnahme der Antiepileptika*, Schlafmangel, größere Alkoholmengen).

Hinweis: Bei Therapieversagen der genannten Präparate im generalisierten Status epilepticus kann Valproat 10–25 mg/kg KG (bei Kindern 10–40 mg/kg KG) als Bolus i. v. appliziert werden (z. B. Ergenyl Vial®), danach Perfusor mit 3–6 mg/kg KG/h applizieren, Steuerung nach klinischer Wirksamkeit. Cave: Valproat i. v. ist zur Behand-

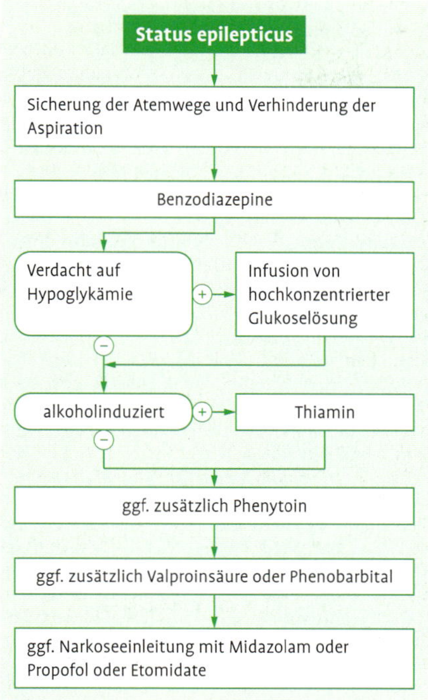

Status epilepticus: therapeutischer Stufenplan

lung des Status epilepticus nicht zugelassen, es liegen jedoch Berichte über mehr als 200 Patienten mit gutem Behandlungsergebnis vor.

Selbsthilfe: Deutsche Epilepsievereinigung e. V., Zillestr. 102, 10585 Berlin, Tel. 030 3424414, Fax 030 3424466; E-Mail: info@epilepsie.sh, Homepage: http://www.epilepsie.sh.

Literatur: **1.** Kurthen, M.: Status epilepticus im Erwachsenenalter. In: Diener, H. C.; Putzki, N. (Hrsg.): Leitlinien für Diagnostik und Therapie in der Neurologie. 4. Aufl. Stuttgart: Thieme, 2008; **2.** Bauer, J.: Therapie des Status epilepticus. In.: Fröscher, W.; Vassella, F.; Hufnagel, A. (Hrsg.): Die Epilepsien. Grundlagen – Klinik – Behandlung. Stuttgart, New York: Schattauer, 2004.

Autor: A. Hufnagel.

Staublunge: s. Asbestose; Silikose.

Staubpartikelinhalation: s. Alveolitis, exogen-allergische.

Stauchungsbruch, axialer: s. Kalkaneusfraktur.

Stauungsleber: Leberstauung; Leberschaden durch akute oder chronische Blutstauung; Störung der vorwiegend läppchenzentralen Leberarchitektur (Aufweitung der Sinusoide und perivenoläre Leberzellnekrosen) und Leberfunktion (Glutaminsynthese, Entgiftungsmechanismen) mit der Tendenz zur Leberzirrhose* bei chronischer Stauung; als Cirrhose cardiaque bei kardiopulmonaler Genese. **Ursache:** häufig akute oder chronische Rechtsherzdekompensation aus kardialer oder pulmonaler Ursache, selten Budd*-Chiari-Syndrom oder venookklusive Erkrankung.

Behandlungsindikation: Folgezustände der Leberstauung (z. B. Aszites) oder einer konsekutiven portalen Hypertension (z. B. abdominale Missempfindungen, Verdauungsstörungen); Budd-Chiari-Syndrom; Behandlung der Grund- bzw. Folgeerkrankungen.

Pharmakotherapie: **1.** Analgesie: der Kapselspannungsschmerz bei akuter Stauungsleber bedarf einer suffizienten Schmerzbehandlung, ggf. Opioide, z. B. Tramadol, 100–400 mg/d; **2.** Lysetherapie bei Lungenembolie* und ggf. bei Budd-Chiari-Syndrom; **3.** vorsichtige Ausschwemmung mit Diuretika* bei Aszites*; cave: unter Umständen veränderter Arzneimittelstoffwechsel; bei konsekutiver portalvenöser Abflussstörung und portalhypertensiver Gastro- und Intestinopathie muss eine möglicherweise verringerte Arzneimittelaufnahme berücksichtigt werden (z. B. Furosemid); **4.** abdominale Missempfindungen und Verdauungsstörungen sind schwer therapierbar; z. T. sind Prokinetika* (z. B. Metoclopramid, 3–4 × 10 mg/d oder Domperidon, 3–4 × 10 mg/d) und Entschäumer (z. B. Simeticon oder Dimethicon, 100–200 mg zu den Mahlzeiten) wirksam.

Operative Therapie: nur in seltenen Fällen bei entsprechender kardialer oder pulmonaler Grunderkrankung indiziert: z. B. Herzklappenoperation, Verschluss eines Shuntvitiums, Perikardektomie, Embolektomie aus der Arteria pulmonalis, Herz- oder Lungen-Transplantation.

Sonstige Maßnahmen: **1.** allgemeine Maßnahmen: leberschädigende Arzneimittel vermeiden; Einschränkung bzw. Dosisreduktion von Arzneimitteln, die in der Leber metabolisiert werden (Abnahme der läppchenzentralen Detoxifizierungskapazität); **2.** Budd-Chiari-Syndrom: in der postakuten Phase ggf. Anlage eines transjugulären intrahepatischen portosystemischen Shunts (Abk. TIPS) oder eines portokavalen Seit-zu-Seit-Shunts; Pharmakotherapie einer evtl. zugrunde liegenden Thrombozytose, z. B. i. R. einer essentiellen Thrombozythämie* oder einer Polycythämia* vera; **3.** venookklusive Erkrankung: Überprüfung und ggf. Absetzen möglicher Auslöser; dazu gehören z. B. Pyrrolizidinalkaloide, Urethan, Thioguanin, Azathioprin und Onkotherapeutika.

Eigenbehandlung: körperliche Anstrengung und Alkohol vermeiden; bei der venookklusiven Erkrankung Vermeidung der möglicherweise infrage kommenden Ursachen (z. B. pflanzliche Alkaloide).

Arbeitsunfähigkeit: **1.** chronische Stauungsleber: der Patient hat i. d. R. eine so ernsthafte kardiale oder pulmonale Grunderkrankung, dass dauerhafte Arbeitsunfähigkeit besteht. **2.** Akute Stauungsleber: bei reversibler oder behandelbarer Grunderkrankung vorübergehende, aber mind.

3 Wochen andauernde Arbeitsunfähigkeit (z. B. bei Lungenembolie); bei akuter Leberstauung durch akute Dekompensation einer chronischen Rechtsherzinsuffizienz kann eine dauerhafte Arbeitsunfähigkeit angenommen werden.

Selbsthilfe: 1. Deutsche Leberhilfe e. V., Luxemburger Str. 150, 50937 Köln, Tel. 0221 2829980, Fax 0221 2829981; E-Mail: info@leberhilfe.org, Homepage: http://www.leberhilfe.org; 2. Verein leberkrankes Kind e. V., Am Weißdorn 7, 67697 Otterberg, Tel. 06301 300880, Fax 06301 300881; E-Mail: Kaldi@t-online.de, Homepage: http://www.leberkrankes-kind.de.

Literatur: 1. Attwell, A. et al.: Treatment of Budd-Chiari syndrome in a liver transplant unit, the role of transjugular intrahepatic portosystemic shunt and liver transplantation. Aliment Pharmacol Ther 15: 867–873 (2004); 2. Giallourakis, C. C.; Rosenberg, P. M.; Friedman, L. S.: The liver in heart failure. Clin Liver Dis 6: 947–967 (2002); 3. Blum, U.: Budd-Chiari syndrome: technical, hemodynamic and clinical results of treatment with transjugular intrahepatic portosystemic shunt. Radiology 197: 805–811 (1995).

Autoren: M. Plauth, H.-P. Buscher.

Stauungssyndrom, chronisches: s. Syndrom, postthrombotisches; Varikose.

Steatosis hepatis: s. Fettleber.

Steinkohlenteer: Teerzubereitung aus Steinkohle, die aromatische Kohlenwasserstoffe (u. U. potentielle Kanzerogene) und harzähnliche Verbindungen enthält; **Vertreter:** z. B. Berniter®; **Wirkung:** u. a. antiproliferativ, antimikrobiell, antimykotisch, austrocknend, juckreizstillend, (kombiniert mit UV-Bestrahlung) lichtsensibilisierend.

Indikation: topisch: chronisches Ekzem, Pruritus, seborrhoische Dermatitis der Kopfhaut, Psoriasis* vulgaris (additiv), Pityriasis simplex (additiv).

Kontraindikation: u. a. Xeroderma pigmentosum, Nävusdysplasie-Syndrom, nässende Dermatose, Säuglinge, Schwangerschaft, Stillzeit (wegen mutagenen Potentials).

S

UAW: Photosensibilisierung durch phototoxische Reaktion (bei UV-Exposition), Kontaktallergie, Teerakne, Hautkrebs (Einzelfälle nach langjähriger Anwendung), Nephrotoxizität bei großflächiger Anwendung.

Dosierung: Behandlung der Kopfhaut mit Berniter® (Psoriasis vulgaris, seborrhoische Dermatitis oder Pityriasis simplex capitis): 1–2-mal pro Woche auf der Kopfhaut verteilen, 5 Minuten einwirken lassen und ausspülen; Anwendungsdauer 4 Wochen.

Hinweis: Anwendung wegen des kanzerogenen Risikos auf 4 Wochen begrenzen.

Autoren: W. Sterry, N. Lembert.

Steißbeinfistel: s. Pilonidalsinus.

Steißlage: s. Beckenendlage.

Stenokardie: s. Angina pectoris.

Stentanlage in der Vena cava: s. Angiologie, interventionelle pulmonale.

Sterilisation der Frau: s. Tubenchirurgie.

Sterilisation des Mannes: syn. Vasoresektion, Vasektomie; operative Durchtrennung der Samenleiter (Ductus deferentes) beidseits zur dauerhaften Beseitigung der Zeugungsfähigkeit des Mannes.

Indikation: Sterilitätswunsch des Mannes bei abgeschlossener Familienplanung nach eingehender, ausführlicher Aufklärung.

Durchführung: I. d. R. wird die Operation in Lokalanästhesie durchgeführt. Hierzu wird ein Lokalanästhetikum (z. B. Scandicain 0,5 %, 10 ml) im Bereich des äußeren Leistenringes um den Samenstrang herum gespritzt (Samenstrangblockade). Nach palpatorischer Identifikation des Samenleiters wird dieser mit Klemmen im oberen Anteil des Skrotalfaches fixiert. Das Skrotum wird unmittelbar über dem Ductus eröffnet und dieser freipräpariert. Nach Lösen aller Hüllen wird auf jeder Seite ein ca. 1 cm langes Stück des Samenleiters reseziert. Die offenen Enden werden elektrokauterisiert oder ligiert. Abschließend wird das Skrotum wieder schichtweise verschlossen. **Alternative:** Non-Skalpell-Technik: Hierbei wird statt eines Skalpells ein spitzes gebogenes Klemmchen verwendet, um die Haut über dem Samenleiter zu eröffnen. Diese Technik stammt aus Indien bzw. China und zeichnet sich durch eine verkürzte Operationsdauer und eine sehr geringe Komplikationsrate aus. Auf Wunsch des Patienten kann die Operation auch in Vollnarkose durchführt werden. Häufig wird der Eingriff ambulant durchgeführt. **Nachbehandlung:** körperliche Schonung nach der Operation, Wundkontrolle, Aufgabe anderer Verhütungsmaßnahmen erst nach mindestens 2 negativen Spermiogrammen 6 und 12 Wochen nach der Operation.

Komplikationen: Wundinfekt, Hämatom, Spermatozelenbildung, ungewollte Rekanalisierung, Verletzung der Nerven und Gefäße des Samenstranges.

Hinweis: 1. In speziellen Fällen ist eine Refertilisierung durch beidseitige mikrochirurgische Reanastomosierung der beiden Ductus-deferens-Stümpfe (Vaso-Vasostomie) möglich. Die Erfolgs-

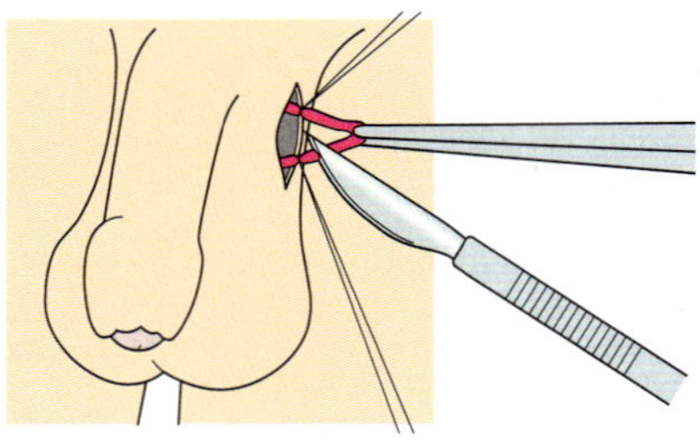

Sterilisation des Mannes: Ligatur und Resektion des Ductus deferens

aussichten betragen bei mikrochirurgischer Durchführung bis zu 80 % Wiederdurchgängigkeit der Samenleiter. Die Kosten einer Refertilisierung sind vom Patienten selbst zu tragen. **2.** Die Sterilisation beim Mann ist nur noch bei medizinischer Indikation eine Leistung der Krankenkassen. Bei einer nicht durch Krankheit erforderlichen Sterilisation ist eine Arbeitsunfähigkeitsbescheinigung ausschließlich für Zwecke der Entgeltfortzahlung erforderlich.

Literatur: 1. Cook, L. A. et al.: Vasectomy occlusion techniques for male sterilization (Review). The Cochrane Library Issue 1: 1–32 (2009); **2.** Peterson, H. B.: Sterilization. Obstetrics & Gynecology 111: 189–203 (2008); **3.** Hinman, F.: Atlas urologischer Operationen im Kindes- und Erwachsenenalter. Kapitel 10.10 Vasoresektion. Heidelberg: Springer Medizin Verlag, 2007; **4.** Sandlow, J. I.; Winfield, H. N.; Goldstein, M.: Vasectomy. In: Wein, A. J. et al.: Campbell-Walsh Urology. 9th ed. Philadelphia: Saunders (Elsevier), 2007; **5.** Li, S. et al.: The No-Scalpel Vasectomy. The Journal of Urology 145: 341–344 (1991).

Autoren: Ch. Leiber, U. Wetterauer.

Sterilität der Frau: Zustand der Unfruchtbarkeit der Frau trotz regelmäßiger ungeschützter Kohabitation; verantwortlich für die Kinderlosigkeit ist zu ca. 40 % die funktionell oder organisch bedingte Sterilität der Frau, zu ca. 40 % die Zeugungsunfähigkeit bzw. Sterilität des Mannes, der Rest bleibt ungeklärt oder betrifft beide Partner; 20 % aller Ehen bleiben ungewollt kinderlos; **Formen: 1.** primäre Sterilität der Frau ohne bisherige Konzeption; **2.** sekundäre oder erworbene Sterilität der Frau nach bereits vorangegangener Schwangerschaft; **Ursache: 1.** Zyklusstörungen (Hyperprolaktinämie*, Corpus-luteum-Insuffizienz); **2.** ovarial: Ovarialinsuffizienz, Tumor, Zyste, polyzystische Ovarien (Abk. PCOS); **3.** tubar: Verwachsung bzw. Verschluss nach Salpingitis, bei Endometriose*, Motilitätsstörung, chirurgischer Eingriff zur Sterilisation; **4.** uterin: Fehlbildung, Myom, Polyp, Asherman-Fritsch-Syndrom nach Kürettage; **5.** zervikal: Zervizitis, Emmet-Riss, Polyp, Spermienantikörper im Zervixschleim, nach Konisation; **6.** vaginal: Fehlbildung, Kolpitis*; **7.** extragenital: Diabetes mellitus, Schilddrüsenfunktionsstörung, Fett- und Magersucht, hypophysäre Störung, Alkohol- und Nicotinmissbrauch, sexuelle Funktionsstörung, Vaginismus, Neurose, Dyspareunie.

Behandlungsindikation: keine Schwangerschaft nach einem Jahr bei Paaren mit Kinderwunsch und regelmäßiger ungeschützter Kohabitation.

Pharmakotherapie: 1. bei prolaktinbedingter Sterilität der Frau Bromocriptin (z. B. Pravidel®), 2,5 mg/d p. o.; Mittel der Wahl, da nach Bromocriptin keine erhöhte Fehlbildungsrate festgestellt wurde. Dennoch Absetzen des Präparats nach Feststellung einer Schwangerschaft, es sei denn, es besteht dringender Weiterbehandlungsbedarf; Einnahme nach dem Essen, Hauptdosis abends; tritt innerhalb von 6 Wochen kein ovulatorischer Zyklus auf, Kombination von Prolaktin-Hemmern mit Ovulationsauslöser Clomifen (z. B. ClomHEXAL®, Clomifen-ratiopharm®), 50 mg/d p. o. vom 5.–9. Zyklustag; **2.** bei Hypothyreose* Hormonsubstitution bis zur Euthyreose; **3.** bei Corpus-luteum-Insuffizienz Substitution mit Progesteron (z. B. Utrogest®), 3 × 200 mg/d intravaginal, oder Dydrogesteron (z. B. Duphaston®), 10–30 mg/d p. o., für 10 Tage ab dem 3. Tag des Anstiegs der Basaltemperatur; **4. a)** bei Anovulation Therapie mit Clomifen, 50 mg/d p. o. vom 5.–9. Zyklustag, bei Frühovulation vom 3.–7. Zyklustag; bei Misserfolg 100 bzw. 150 mg/d p. o. vom 5.–11. bzw. 3.–9. Zyklustag; Kombination mit HCG (z. B. Choragon®), 5000–10 000 IE s. c., zur Ovulationsinduktion (möglich bei Follikelgröße von 18–20 mm); bei Behandlungsbeginn am 3. Zyklustag ist mit Ovulation am 12.–14. Zyklustag zu rechnen; beginnt man am 5. Zyklustag, kommt es 4–9 Tage nach der letzten Einnahme von Clomifen zur Ovulation; ggf. Progesteronbestimmungen am 19., 22. und 25. Zyklustag zur Beurteilung der Corpus-luteum-Funktion; Ovulationsrate 50–80 %, Schwangerschaftsrate bis zu 30 %; insgesamt sollten nicht mehr als 3–6 Zyklen unternommen werden; **b)** falls Endometriumproliferation oder Zervix-Score unzureichend sind, zusätzliche Gabe von Östrogenen, z. B. Estradiolvalerat (Progynova® 21), 2 mg/d p. o., oder Erhöhung der Clomifendosis; **5.** bei hypo- oder normogonadotroper Patientin und nicht zeitgerechtem Gonadotropinanstieg, potentiell funktionstüchtigen Ovarien, clomifennegativer Patientin, mangelhafter Follikelreifung, ungünstigem Zervixfaktor trotz Östrogenbehandlung, verminderter Ansprechbarkeit der Ovarien, hypothalamischer anovulatorischer Amenorrhö und Hypophysektomie: **a)** individuell gestaltete Gonadotropinbehandlung mit rekombinantem humanem FSH (z. B. Gonal-F®, Puregon®) s. c. ab 2. Zyklustag bis zu einer Follikelgröße von 18–20 mm und einem Östrogenspiegel von 150–300 pg/ml; **b)** Behandlungsschema nach Buvat: FSH, 75 IE/d s. c. vom 3. bzw. 5. Zyklustag über 14 Tage; falls Follikeldurchmesser <10 mm oder Estradiolspiegel <80 pg/ml Steigerung auf 150 IE/d ab 15. Behandlungs- bzw. 17. Zyklustag; zusätzlich Zyklusmonitoring; **c)** Behandlungsschema nach Shoham: FSH, 37,5 IE/d s. c. vom 1.–7. Behandlungstag (3.–9. Zyklustag), 75 IE/d vom 8.–14. Behandlungstag, evtl. Steigerung auf 112,5 IE/d vom 15.–21. Behandlungstag und auf 150 IE/d vom 22.–28. Behandlungstag; **d)** tägliche s. c. Gabe von FSH/LH-Gemischen, z. B. Menotropin (Menogon® HP). Die Gelbkörperphase kann ggf. durch Progesteron (z. B. Utrogest®), 3 × 200 mg intravaginal, unterstützt werden; Ovulationsauslösung mit HCG, 5000–10 000 IE s. c., oder rekombinantem HCG (Ovitrelle®), 250 μg s. c.; Ovulation nach 32–38 Stunden; 2 Tage nach HCG-Injektion

Ultraschallkontrolle; bei mehr als 3 reifen Follikeln Therapieabbruch oder ultraschallgesteuerte selektive Follikelreduktion; Ovulationsrate 80–90 %, Schwangerschaftsrate 30–90 %; **6.** bei gesicherter hypogonadotroper Ovarialinsuffizienz pulsative Gabe von GnRH, Gonadorelinacetat (z. B. Lutrelef®) s. c. oder i. v. über Hormonpumpe (Zyklomat® pulse), 3,2 mg (10–20 μg/90 min).

Operative Therapie: **1.** operative Revision bei länger als 3–6 Monate persistierenden Ovarialzysten (s. Ovarialzysten, funktionelle); Entfernung unklarer solider Tumoren (s. Ovarialkarzinom) und bestehender Endometriosezysten; **2.** mikrochirurgische Verfahren bei Tubenverschluss, falls die Patientin keine In*-vitro-Fertilisation wünscht; bei peritubaren Verwachsungen oder peripherem Tubenverschluss laparoskopische Salpingolyse oder Salpingostomie (s. Tubenchirurgie); mikrochirurgische Eingriffe an uterusnahen Tubenabschnitten und Tubenimplantation haben mit 15 % nur eine geringe Erfolgschance; **3. a)** uterin bedingte Sterilität der Frau durch Myome oder Endometriumpolypen: s. Myoma uteri, Hysteroskopie, operative; evtl. hormonale Vorbehandlung; **b)** Uterusfehlbildungen: bei Uterus subseptus Metroplastik mit hysteroskopischer Septumabtragung; hysteroskopische Abtragung intraendometrialer Synechien; ggf. plastische Operation nach Bret-Palmer bei Uterus duplex zur Verbindung der beiden Uteri (wird kontrovers diskutiert); **4.** hysteroskopische Abtragung bei Zervixpolyp*.

Psychotherapie: In ca. 1 % der Fälle beruht eine Sterilität der Frau auf psychischen Störungen (z. B. durch Erfolgsdruck für das Paar); Verhaltenstherapie kann eine Hilfe sein.

Naturheilkundliche Verfahren: **1.** bei Regeltempoanomalien Extrakte aus Keuschlammfrüchten (z. B. Agnolyt® oder Agnucaston®), jeweils morgens 1 Kps. oder 40 Tr. über mehrere Monate; **2.** bei Corpus-luteum-Insuffizienz Tinktur aus Mönchspfefferfrüchten (Castufemin® N), 30 Tr./d über mehrere Wochen; Effekt durch kontrollierte Studien nicht bewiesen.

Therapeutischer Stufenplan: s. Abb.

Eigenbehandlung: **1.** Das Normalgewicht sollte gehalten oder angestrebt werden, um eine hormonale Dysbalance (Östrogen- oder Androgenüberschuss v. a. in der Pubertät) zu vermeiden. **2.** Wegen der Entwicklung einer tubaren Sterilität nach Adnexitis oder chronischer Zervizitis sollte der ungeschützte Geschlechtsverkehr mit häufig wechselnden Partnern vermieden werden.

Arbeitsunfähigkeit: je nach operativem Verfahren; nach Laparoskopie 1–2 Wochen, nach Laparotomie 4–6 Wochen.

Hinweis: nach operativen Eingriffen an der Gebärmuttermuskulatur Schwangerschaftseintritt für 3–6 Monate vermeiden.

Neuentwicklung: Vor Durchführung einer aufwendigen Sterilitätsbehandlung der Frau >35 Jahre mit Methoden der assistierten Reproduktion (z. B. In*-vitro-Fertilisation) kann die Erfolgswahrscheinlichkeit auf das Ansprechen einer solchen Therapie im Vorfeld abgeschätzt werden. Neben der Bestimmung der Anzahl der antralen Follikel (Abk. AFC für engl. antral follicle count) kann das Messen des Anti-Müller-Hormons (Abk. AMH) die ovarielle Funktionsreserve abschätzen. Es wird in den Granulosazellen des Ovars gebildet. Werte von 1,0–5,0 ng/ml beschreiben die fertile Phase, bei Konzentrationen von <1 ng/ml weisen mehr als 80 % der Frauen eine eingeschränkte Reserve und

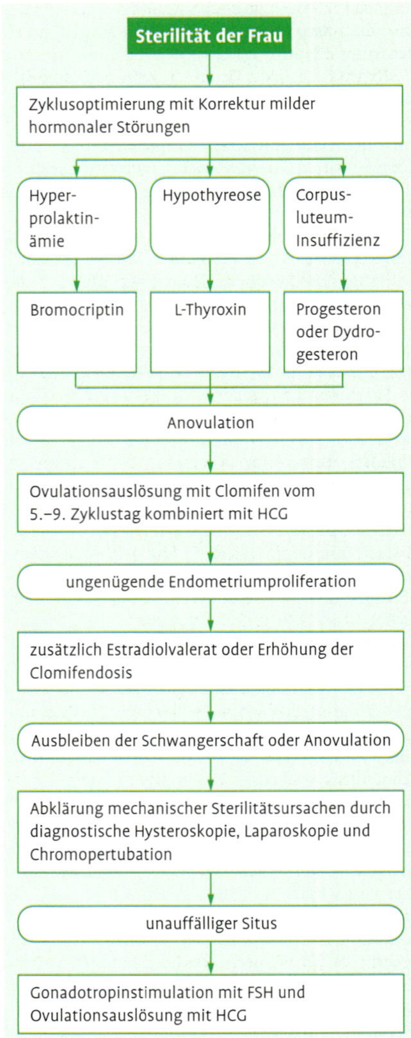

Sterilität der Frau: therapeutischer Stufenplan

somit reduzierte Stimulierbarkeit der Ovarien auf. Eine individuelle Dosisanpassung ist so vor Therapiebeginn möglich.

Selbsthilfe: **1.** Der Dachverband der Frauengesundheitszentren in Deutschland e. V., Goetheallee 9, 37073 Göttingen, Tel. und Fax 0551 487025; E-Mail: dv-frauengesundheitszentren@gmx.de, Homepage: http://www.fen-net.de/fgz/eingang.htm; **2.** Pro Familia, Deutsche Gesellschaft für Familienplanung, Sexualpädagogik und Sexualberatung e. V., Bundesverband, Stresemannallee 3, 60596 Frankfurt, Tel. 069 639002, Fax 069 639852; E-Mail: info@profamilia.de, Homepage: http://www.profamilia.de.

Literatur: **1.** Katzorke, T.: AMH - ein neuer ovarieller Marker mit zunehmender klinischer Bedeutung. Frauenarzt 49 (5): 406–408 (2008); **2.** Michel, W.: Familienplanung, Kinderwunsch und Fertilität der älteren Frau. Gynakol Geburtsmed Gynakol Endokrinol 4 (2): 104–114 (2008); **3.** Gracia, C. R.: Is there an optimal algorithm treatment of infertility? Fertil Steril 82 (3): 764–765 (2004); **4.** Practice Committee of the American Society for Reproductive Medicine: Use of clomiphene citrate in women. Fertil Steril 82 (Suppl. 1): S90–96 (2004); **5.** Göretzlehner, G.; Lauritzen, Ch., Göretzlehner, U.: Praktische Hormontherapie in der Gynäkologie. 4. Aufl. Berlin, New York: de Gruyter, 2003.

Autoren: A. Mempel, H. P. G. Schneider.

Steroidhormone: s. Glukokortikoide.

STH-Mangel: s. Wachstumshormonmangel.

Stichverletzung: Eindringen eines scharfen Gegenstandes in den Körper mit Durchtrennung der Haut; unterschieden werden Messerstich- und -schnittverletzungen, Pfählungs-, Glassplitter- oder Nadelstichverletzungen durch direkte oder indirekte Gewalt (Fremdeinwirkung, suizidale Absicht); häufig Mitverletzung von Faszien, Muskeln, Nerven, Gefäßen, Knochen und inneren Organen.

Behandlungsindikation: fast immer gegeben; nur kleine Stichverletzungen (z. B. Nadelstichverletzung an der Fingerbeere) bedürfen keiner bes. Behandlung.

Operative Therapie: **1.** Bei Stichverletzung an Hand und Finger abklären, ob Gefäße, Nerven und Sehnen verletzt sind; Überweisung zur Spezialbehandlung und primäre Versorgung anstreben; oberflächliche Stichverletzung evtl. in Lokalanästhesie revidieren und verschließen (s. Wunde, traumatische); **2.** Nadelstichverletzungen belassen und Heilung abwarten; bei Infektion grobes Débridement und Drainage (z. B. Tamponade mit Iodoform-Streifen) und evtl. operative Revision; **3.** Stichverletzung an den übrigen Extremitäten: operative Revision und Ausschluss von Verletzungen tiefliegender Strukturen; **4.** abdominale bzw. thorakale Messerstichverletzung: explorative Laparotomie oder Thorakotomie bei hämorrhagischem Schock, Prolaps von Eingeweiden, sonographischem Nachweis freier Flüssigkeit im Abdomen, Pneumo- bzw. Hämatothorax und bei belassenem penetrierendem Fremdkörper; bei Pneumo- bzw. Hämatothorax sofortige Drainage (Rippenfraktur); ansonsten kann unter engmaschiger klinischer, sonographischer oder röntgenologischer Kontrolle abgewartet werden.

Psychotherapie: bei Stichverletzung in suizidaler Absicht nach erfolgreicher chirurgischer Therapie.

Hinweis: **1.** frühestmögliche ärztliche Behandlung, um folgenschwere Mitverletzungen tiefliegender Strukturen auszuschließen; **2.** steckende Waffen oder Fremdkörper belassen und operativ entfernen.

Autor: E. E. Scheller.

Stickstofflost: s. Alkylanzien.

STIKO: s. Impfkalender.

Still-Syndrom des Erwachsenen: Symptomenkomplex (Polyarthritis mit Fieber, typischem flüchtigem, lachsfarbenem Exanthem, Leukozytose, Lymphadenopathie, Hepato- und/oder Splenomegalie, Perikarditis, Pleuritis), der der systemischen Verlaufsform einer juvenilen rheumatoiden Arthritis* ähnelt und vorrangig junge Erwachsene zwischen 15 und 35 Jahren ohne Geschlechtsbevorzugung betrifft; Ätiologie unbekannt; die akute Verlaufsform wird von der chronischen unterschieden.

Behandlungsindikation: symptomatisch in Abhängigkeit von der Aktivität im akuten und chronischen Stadium.

Pharmakotherapie: Die Wirksamkeit verschiedener Arzneimittel ist bislang nicht in kontrollierten Studien erwiesen, da die Seltenheit der Erkrankung umfangreiche Studien nicht erlaubt. **1.** akute Erkrankung ohne schwere Organmanifestationen: nichtsteroidale Antiphlogistika* (Abk. NSAR) haben in ca. 25 % der Fälle einen sehr guten Effekt (s. Tab.). Risiken der NSAR-Therapie sind Leberfunktionsstörungen (Leberwerte oft auch krankheitsbedingt erhöht) und erhöhte Gefährdung für intravaskuläre Koagulopathie; UAW: gastrointestinal (Magen-Darm-Ulzera), zentralnervös (Kopfschmerz, Schwindel), renal (selten neph-

S

Still-Syndrom des Erwachsenen
Nichtsteroidale Antiphlogistika

Wirkstoff	Handelsnamen (Auswahl)	Tagesdosis (mg p. o.)
Indometacin	Indomet-ratiopharm®	25 - 50
Acemetacin	Rantudil®	30 - 80
Ibuprofen	Imbun®	200
Diclofenac	Voltaren®	50
Meloxicam	Mobec®	7,5- 15

rotisches Syndrom, Nierenversagen) sowie bei Dauerbehandlung (Ausnahme: Naproxen) erhöhtes kardiovaskuläres Risiko; **2.** bei schweren Organbeteiligungen (Perikarditis, Perikardtamponade, Myokarditis, schwere Pneumonitis, intravaskuläre Koagulopathie, Anstieg der Leberenzyme) und unzureichendem Erfolg mit NSAR: Glukokortikoide* systemisch, anfangs 0,5–1,0 mg Prednisolonäquivalent/kg KG/d mit schrittweiser Reduzierung; bei lebensgefährdender Manifestation Methylprednisolon als i. v. Bolus wie bei hochakutem systemischem Lupus* erythematodes; **3.** chronische Erkrankung bzw. anderweitig nicht kontrollierbare Erkrankung: DMARD (Abk. für engl. disease modifying antirheumatic drugs, syn. Basistherapeutika): Hydroxychloroquin (Quensyl®), 200–400 mg/d p. o.; Sulfasalazin, max. 2 g/d p. o. (einschleichende Dosierung mit 500 mg abends und Steigerung um 500 mg/Woche); resistente Fälle: Azathioprin (z. B. Imurek®), 1–2,5 mg/kg KG/d p. o.; Methotrexat, 7,5–15 mg/Woche p. o.; Ciclosporin A (z. B. Sandimmun®) p. o.; Cyclophosphamid (Endoxan®), 1–2 mg/kg KG/d p. o. (nur in Einzelfällen effektiv); **4.** bei Beginn einer Glukokortikoidtherapie begleitende Substitution mit Calcium und Vitamin D als Osteoporoseprophylaxe.

Hinweis: Bisher liegen unzureichende Erfahrungen mit COX-2-Inhibitoren zur Therapie des Still-Syndroms vor.

Neuentwicklung: Positive Berichte zur Interleukin-1b-Blockade mit Anakinra 25 mg/d s. c. liegen vor, Einzelberichte auch für TNF-α-Blockade mit Infliximab und Etanercept bei schwerem Still-Syndrom des Erwachsenen.

Literatur: **1.** Church, L. D.; Cook, G. P; McDermott, M. F.: Primer: inflammasomes and interleukin 1beta in inflammatory disorders. Nature Clin Pract Rheumatol 4: 34–42 (2008); **2.** Dechant, C. et al.: Langzeitergebnisse einer TNF-Blockade beim Morbus Still im Erwachsenenalter. Dtsch Med Wochenschr 129: 1308–1312 (2004); **3.** Magadur-Joly, G. et al.: Epidemiology of adult Still's disease: estimate of the incidence by a retrospective study in west France. Ann Rheum Dis 54: 587–590 (1995); **4.** Cush, J. J. et al.: Adult-onset Still's disease: clinical course and outcome. Arthritis Rheum 30: 186–194 (1987).

Autor: Th. Dörner.

Stimmenhören: s. Schizophrenie.

Stimmlippenknötchen: syn. Phonationsverdickungen; umgangssprachl. Schreiknötchen, Sängerknötchen; meist symmetrische, flache bis kugelige Schleimhautverdickung am Übergang des vorderen zum mittleren Drittel der Glottis (s. Abb.); vor und hinter dem Stimmlippenknötchen ist bei Phonation der Glottisschluss unvollständig (sog. Sanduhrglottis), je nach Knötchengröße klingt die Stimme bei eingeschränkter Leistungsfähigkeit rau bis heiser. **Ursache:** meist Stimmüberlastung, Entzündung in der Umgebung (Bronchitis, Rhinosinusitis*), konstitutionell bedingte Schleimhauthyperplasie.

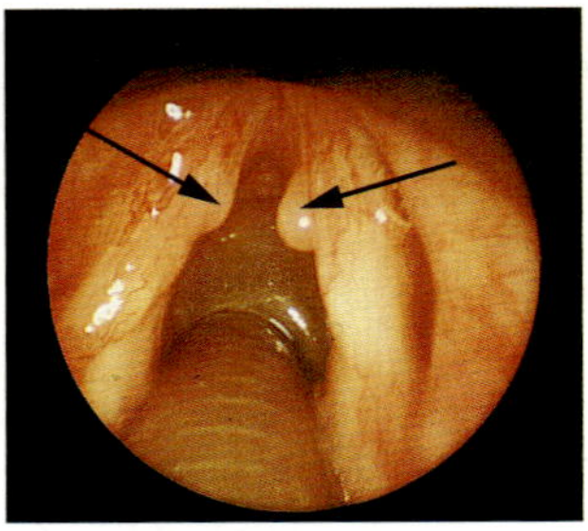

Stimmlippenknötchen: Verdickungen der Stimmlippen (Pfeile)

Behandlungsindikation: Phonationsdefizit; die Stimmstörung kann eine weitere Überforderung der Stimme bedingen und zu einer Verschlechterung des Befundes führen.

Pharmakotherapie: nur indiziert bei überlagerten entzündlichen Veränderungen; s. Laryngitis.

Operative Therapie: nur indiziert bei deutlicher fibröser Umwandlung der Schleimhaut und Misserfolg der logopädischen Therapie: direkte mikrochirurgische Abtragung der Stimmlippenknötchen unter Schonung des Musculus vocalis; postoperativ logopädische Stimmübungsbehandlung, um eine inadäquate Stimmbildung zu korrigieren und Rezidive zu vermeiden.

Sonstige Maßnahmen: zu Beginn der Erkrankung vollständige Rückbildung der Stimmlippenknötchen durch logopädische Therapie möglich.

Arbeitsunfähigkeit: bes. bei Berufen mit höherer Anforderung an die Stimme während der logopädischen Behandlung und postoperativ.

Literatur: **1.** Wendler, J.; Seidner, W.; Eysholdt, U.: Lehrbuch der Phoniatrie und Pädaudiologie. 4. Aufl. Stuttgart: Thieme, 2005; **2.** Böhme, G.: Sprach-, Sprech-, Stimm- und Schluckstörungen. Bd 1: Klinik. 4. Aufl. München: Urban & Vogel, 2003; **3.** Böhme, G.: Sprach-, Sprech-, Stimm- und Schluckstörungen. Bd 2: Therapie. 3. Aufl. München: Urban & Vogel, 2001.

Autoren: F. Waldfahrer, H. Iro.

Stimmstörung: s. Dysphonie.

Stimmungsaufheller: s. Antidepressiva.

Stimmungsstabilisierer: s. Lithiumsalze.

Stimulation, ovarielle: s. In-vitro-Fertilisation.

Stirnhöhlenentzündung: s. Rhinosinusitis.

Stirnlage: s. Deflexionslagen.

Störung, bipolare affektive: syn. bipolare Psychose, manisch-depressive Erkrankung; durch wiederholte (mind. 2) Phasen deutlich gestörter Stimmung und veränderten Aktivitätsniveaus charakterisiertes Krankheitsbild; entweder gehobene Stimmung, vermehrter Antrieb und größere Aktivität (Manie oder Hypomanie) oder Stimmungstief, verminderter Antrieb und geringere Aktivität (s. De-

S

pression, akute); der typische Verlauf ist gekennzeichnet durch gewöhnlich komplette Remission zwischen den Episoden und Fehlen einer psychiatrischen Begleiterkrankung; **Formen: 1.** bipolare affektive Störung Typ I: Auftreten manischer und depressiver Phasen; **2.** bipolare affektive Störung Typ II: Auftreten depressiver und hypomaner Phasen; **3.** bipolare affektive Störung mit raschem Wechsel der Phasen, sog. rapid cycling (>4 Phasen pro Jahr); **4.** schizoaffektive Psychose: neben depressivem oder manischem Syndrom zeitgleiches Auftreten schizophrener Symptomatik (vgl. Schizophrenie).

Behandlungsindikation: 1. akute manische Phase; **2.** depressives Syndrom längerer Dauer (≥14 Tage); **3.** Rezidivprophylaxe: **a)** bei Rezidiv (manische oder depressive Episode) innerhalb 3–4 Jahren; **b)** bei hohem Rezidivrisiko (schwere Ausprägung, Auftreten in der Adoleszenz, männliches Geschlecht, posititive Familienanamnese) nach 1. manischer Phase für mehrere Jahre.

Pharmakotherapie: I. akute manische Phase: 1. leichte Manie: Lithium (z. B. Quilonum® retard), Dosierung schrittweise, Beginn mit 12 mmol/d p. o. bis zu einer Serumkonzentration von 0,8–1,0 mmol/l, bei guter Verträglichkeit bis 1,2 mmol/l; **2.** mittlere/schwere Manie (unkontrollierte Hyperaktivität, Wahnsymptomatik): **a)** Lithium in Kombination mit einem atypischen Neuroleptikum, z. B. Olanzapin (ZYPREXA®), 10–30 mg/d p. o., oder Quetiapin (Seroquel®), 300–900 mg/d p. o., oder Risperidon (z. B. Risperdal Qicklet®), 3–6 mg/d p. o.; bei unsicherer Compliance in der Langzeitbehandlung mit einem Depotneuroleptikum, z. B. Flupentixol (z. B. Fluanxol®), 20–80 mg 14-tägig i. m., oder Risperidon (z. B. Risperdal Consta®), 25–50 mg 14-tägig i. m.; **b)** Lithium in Kombination mit Benzodiazepinderivaten, z. B Lorazepam (z. B. Tavor®), bis 8 mg/d p. o., oder Diazepam (z. B. Valium®), bis 30 mg/d p. o.; **II. akute depressive Phase**: antidepressive Therapie (s. Depression, akute) mit Monoaminoxidase-Hemmern (Kurzbezeichnung MAO-Hemmer) oder selektiven Serotonin-Wiederaufnahme-Hemmer (Abk. SSRI für engl. selective serotonin reuptake inhibitors) bis 2–6 Wochen nach Erreichen der Symptomfreiheit; anschl. langsame Dosisreduktion; cave: beim Übergang in Hypomanie/Manie ist ein rasches Absetzen der antidepressiven Therapie (innerhalb 2–3 Tagen) und, falls noch nicht geschehen, der zügige Beginn einer antimanischen Therapie sowie Phasenprophylaxe erforderlich. **III. Phasenprophylaxe**: Behandlung mit Phasenprophylaktika (syn. Stimmungsstabilisierer, engl. mood stabilizer), abhängig von Schweregrad, Länge und Frequenz der Krankheitsphasen über mehrere Jahre bis lebenslang (s. Tab.); **1.** Standardbehandlung: **a)** 1. Wahl: Lithium (z. B. Quilonum® retard), Plasmakonzentration 0,6–1,0 mmol/l; **b)** 2. Wahl: Lamotrigin (z. B. Elmendos®), UAW: Hautausschläge, selten Stevens-Johnson-Syndrom, verringertes Risiko bei langsamer Aufdosierung, oder Carbamazepin (z. B. Tegretal®), Plasmakonzentration 5–12 mmol/l; **c)** 3. Wahl: Zwei- oder Dreifachkombination aus Lithium, Lamotrigin und Carbamazepin; **2.** bei Kontraindikationen oder Versagen der Standardbehandlung: Valproat (z. B. Ergenyl®, Orfiril®), Plasmakonzentration 50–100 mg/l. **IV. Andere Indikationen: 1.** bioplare affektive Störung Typ II: Lithium oder Carbamazepin in Kombination mit Antidepressivum (tricyclisches Antidepressivum, SSRI oder MAO-Hemmer); **2.** schizoaffektive Störung und bipolare affektive Störung mit überwiegend manischen Phasen: Phasenprophylaktikum (Lithium oder Carbamazepin) in Kombination mit atypischem Neuroleptikum, z. B. Olanzapin (ZYPREXA®), oder Quetiapin (Seroquel®), bei unsicherer Compliance Depotneuroleptikum: z. B. Flupentixol (z. B. Fluanxol®) oder Risperidon (z. B. Risperdal Consta®); **3.** rapid cycling: Lithium kann mit Lamotrigin, Carbamazepin oder Valproat kombiniert werden. Auch Kombinationen ohne Lithium sind möglich. Vermeidung von tricyclischen Antidepressiva.

Psychotherapie: 1. Begleitende ärztliche Gesprächstherapie und Psychoedukation (z. B. in Gruppen) zur Stützung und Sicherung der Compliance während der rezidivprophylaktischen Langzeittherapie, rechtzeitiges Erkennen psychosozialer, rezidivauslösender Belastungsfaktoren; **2.** spezifische Psychotherapie (kognitive Verhaltenstherapie*, interpersonelle Psychotherapie*) insbes. bei gleichzeitig bestehenden neurotischen Fehlhaltungen (z. B. dysfunktionale Kognitionen), auffälligen Persönlichkeitsmerkmalen oder Persönlichkeitsstörungen.

Sonstige Maßnahmen: 1. Aufklärung von Patient und Angehörigen über Wesen, Verlauf, Prognose und Pharmakotherapie der Erkrankung, insbes. über mögliche UAW und Risiken der Lithiumtherapie; **a)** geringe therapeutische Breite mit Gefahr einer Intoxikation; **b)** klinische Zeichen einer Intoxikation; **c)** vorbeugende Maßnahmen bei hohem Wasser- und Elektrolytverlust; **2.** engmaschige Kontrolle bei dem sehr langsamen Reduzieren der Medikation über mehrere Wochen bis Monate; **3.** regelmäßige Kontrollen der Plasmakonzentration (12-stündiger Abstand zwischen Blutabnahme und letzter Einnahme) von Lithium, Carbamazepin und Valproat; **4.** sichere Kontrazeption bei Frauen; Lithium, Carbamazepin, Lamotrigin und Valproat sind potentiell embryotoxische Substanzen.

Therapeutischer Stufenplan: Langzeitprophylaxe: s. Tab.

Arbeitsunfähigkeit: wenige Wochen bis mehrere Monate nach Remission; die individuelle Belastbarkeit nach einer Krankheitsphase ist sehr unterschiedlich. Sinnvoll ist eine stufenweise Wiedereingliederung in das Berufsleben (§ 74, SGB V, GRG) nach schweren depressiven und manischen Phasen.

Hinweis: 1. zu niedrige Plasmakonzentrationen von Lithium, Carbamazepin bzw. Valproat ver-

Störung, bipolare affektive
Therapeutischer Stufenplan (Langzeitprophylaxe)

Stufe[1]	Erläuterung
1.	Monoprophylaxe I: Verlauf und Symptomatik typisch oder atypisch mit Suizidalität in der Anamnese: Lithium Verlauf und Symptomatik atypisch ohne Suizidalität in der Anamnese: Carbamazepin Verlauf mit überwiegend depressiven Episoden und Lithium-Nonresponse: Lamotrigin
2.	Optimierung der bestehenden Monoprophylaxe und Ausschluss von Pseudo-Prophylaxeresistenz (z. B. mangelnde Compliance)
3.	Doppelprophylaxe I: Addition eines 2. Phasenprophylaktikums (Lithium, Lamotrigin, Carbamazepin oder Valproat) **oder** Monoprophylaxe II: Umsetzen auf ein anderes Phasenprophylaktikum (Lithium, Carbamazepin, Valproat) bei gefährdeter Compliance aufgrund schwerwiegender UAW Umsetzen auf ein anderes Phasenprophylaktikum (Lithium, Lamotrigin, Carbamazepin, Valproat) bei Verschlechterung des Erkrankungsverlaufs unter der bisherigen Monoprophylaxe (z. B. Veränderung des Episodenmusters) Auswahl des Phasenprophylaktikums nach klinischem Bild (cave: vor Absetzen von Lithium bisherigen Verlauf sorgfältig prüfen — beginnend antisuizidaler Effekt von Lithium?)
4.	Doppelprophylaxe II: ggf. Austausch eines Phasenprophylaktikums **oder** Addition eines atypischen Neuroleptikums (z. B. Olanzapin oder Quetiapin): z. B. bei Patienten mit überwiegend manischen Episoden **oder** Addition eines Antidepressivums: nur bei Patienten mit bipolarer affektiver Störung Typ II: vorzugsweise SSRI als Neuroleptikum kontraindiziert bei rapid cycling **oder** Dreifachprophylaxe: Addition eines 3. Phasenprophylaktikums (Lithium, Lamotrigin, Carbamazepin oder Valproat)
5.	Einsatz von Calcium-Antagonisten (Nimodipin, Verapamil, insbes. bei ultra rapid cycling)
6.	Addition von Omega-3-Fettsäuren und Einsatz weiterer experimenteller Verfahren, z. B. Augmentation mit Schilddrüsenhormonen: L-Thyroxin (T_4) hochdosiert (TSH-Suppression)

[1] Eintritt in nächste Stufe, wenn auf bestehender Stufe kein ausreichender Therapieeffekt erreicht wird

meiden; **2.** Anpassung der Lamotrigin-Tagesdosis bei gleichzeitiger Anwendung von Arzneimitteln, die die Pharmakokinetik von Lamotrigin beeinflussen (z. B. Valproat und Carbamazepin); **3.** zu rasches Absetzen des Phasenprophylaktikums bzw. Absetzen eines Phasenprophylaktikums nach mehrjähriger erfolgreicher Therapie bei anamnestisch hoher Phasenfrequenz vor Beginn der Prophylaxe (hohe Rezidivgefahr) vermeiden, insbes. bei Lithium.

Neuentwicklung: experimentelle Verfahren: **1.** Phasenprophylaktika in Kombination mit L-Thyroxin (z. B. L-Thyroxin Henning®) in supraphysiologischer Dosis (300 μg/d); **2.** Antikonvulsiva: Oxcarbazepin (z. B. Trileptal®), Topiramat (Topamax®); **3.** adjuvante Gabe von Omega-3-Fettsäuren.

Selbsthilfe: **1.** Familien-Selbsthilfe/Bundesverband der Angehörigen psychisch Kranker (BApK), Oppelner Str. 130, 53119 Bonn; Tel. 0228 632646, Fax 0228 658063; E-Mail: bapk@psychiatrie.de, Homepage: http://www.psychiatrie.de/familienselbsthilfe; **2.** Bundesverband Psychiatrie-Erfahrener (BPE) e.V., Wittenerstr. 87, 44789 Bochum,

Tel. 0234 68705552, Fax. 0234 6405102; E-Mail: kontakt-info@bpe-online.de, Homepage: http://www.bpe-online.de.

Literatur: **1.** Schou, M.: Die Lithiumtherapie affektiver Störungen. Praktische Informationen für Ärzte, Patienten und Angehörige. 6. Aufl. Stuttgart, New York: Thieme, 2005; **2.** Müller-Oerlinghausen, B.; Berghöfer, A.; Bauer, M.: Bipolar disorder. Lancet 359: 241–247 (2002); **3.** Helmchen, H.; Rafaelsen, O. J.; Bauer, M.: Depression und Manie. Ein Weg zurück in ein normales Leben. Stuttgart: Trias, 2001; **4.** Bauer, M.; Helmchen, H.: Allgemeine Behandlungsprinzipien bei depressiven und manischen Störungen. In: Helmchen, H. et al. (Hrsg.): Psychiatrie der Gegenwart. Bd 5. Berlin, Heidelberg, New York: Springer, 2000.

Autor: M. Bauer.

Störung, kognitive: s. Demenz.

Störung, saisonal-affektive: meist zwischen Herbst und Frühjahr regelmäßig auftretende depressive Störung, die im Allg. mit Vitalstörungen, übermässigem Schlafbedürfnis und Gewichtszunahme einhergeht; **Ursache:** wahrscheinlich fehlende Adaptation des Körpers an kürzere Tage mit geringer Lichteinwirkung und damit mangelnder Synchronisation im zirkadianen System; **Häufigkeit:** leichte Form bei 25 % der Normalbevölkerung; 60–90 % der behandlungsbedürftigen Patienten sind Frauen <50 Jahre; **Klinik:** depressives Syndrom, gesteigertes Essbedürfnis (bes. für Schokolade) mit Gewichtszunahme, Erschöpfung, Schläfrigkeit bei verlängerter Gesamtschlafzeit.

Behandlungsindikation: Depression, sozialer Rückzug, verminderte Leistungsfähigkeit.

Therapie: **1.** Lichttherapie* (30 Minuten, 10 000 Lux) zwischen 7 und 9 Uhr; Wirksamkeit erkennbar innerhalb von 3–7 Tagen; volle Remission nach ca. 4 Wochen; Voraussetzung für Lichttherapie ist eine augenärztliche Untersuchung zum Ausschluss von Kontraindikationen; **2.** alternativ: Pharmakotherapie mit Antidepressiva* (häufig therapieresistent); die beste Wirksamkeit wurde für Fluoxetin nachgewiesen (weniger wirksam als Lichttherapie).

Neuentwicklung: **1.** Agomelatin (Valdoxan®): Antidepressivum (Agonist an Melatonin-MT_1- und -MT_2-Rezeptoren sowie Antagonist am Serotonin-5-HT_{2C}-Rezeptor); **2.** fraktionierte Applikation von Licht, noch nicht ausreichend evaluiert.

Literatur: **1.** Burgess, H. J. et al.: Bright light therapy for winter depression – is phase advancing beneficial? Chronobiol Int 21: 759–775 (2004); **2.** Zulley, J. et al.: Lichttherapie. 3. Aufl. Regensburg: Roderer, 2001; **3.** Eastman, C. I. et al.: Bright light treatment of winter depression. Arch Gen Psychiatry 55: 883–889 (1998).

Autoren: D. Kunz, R. Mahlberg.

Stomatitis: Entzündung der Mundschleimhaut, die häufig von einer Gingivitis begleitet ist und meist durch Viren verursacht wird; **Formen:** **1.** Herpes-simplex-Infektion: Primärinfektion im Kindesalter, bleibt i. d. R. unbemerkt, nur bei ca. 1 % der Fälle schwere Verläufe (Gingivostomatitis herpetica, sog. Mundfäule) mit hohem Fieber, Schluckbeschwerden und Bläschen auf der Mundschleimhaut, die sich in flache Erosionen (Aphthen) umwandeln; zu Rezidiven neigende Herpes-simplex-Manifestation beim Erwachsenen als Herpes labialis und Stomatitis herpetica (s. Abb. 1); **2.** Herpangina durch Coxsackie-A-Viren; betrifft meist (Schul-)Kinder in den Sommermonaten und geht meist mit geringen Allgemeinsymptomen und subfebrilen Temperaturen einher; perlenkettenartige Bläschen mit rotem Hof am weichen Gaumen und Gaumenbögen; Erosionen heilen nach wenigen Tagen ab; **3.** Hand-Mund-Fuß-Krankheit: ebenfalls durch Coxsackie-A-Viren ausgelöst, neben Aphthen im Mund- und Rachenbereich Blasen an Fußsohlen und Handflächen; ohne bakterielle Superinfektion spontane Abheilung innerhalb von 2 Wochen; **4.** Stomatitis epidemica (Maul- und Klauenseuche) durch MKS-Viren (Picorna-Gruppe); sehr selten; Aphthen an der Mundschleimhaut möglich, meist aber inapparenter Verlauf; **5.** Candida-Stomatitis (Mundsoor): häufigste Mykose der Mundhöhle bes. bei abwehrgeschwächten Patienten und/oder nach Antibiotikatherapie; weiße abwischbare Auflagerungen; **6.** Aphthenerkrankungen (solitäre Aphthen, chronisch-rezidivierende Aphthen, Aphthosis Behçet); **7.** bakterielle Stomatitis: **a)** Granuloma pyogenicum (s. Abb. 2); häufig Folge einer dentogenen Läsion im Zungen- oder

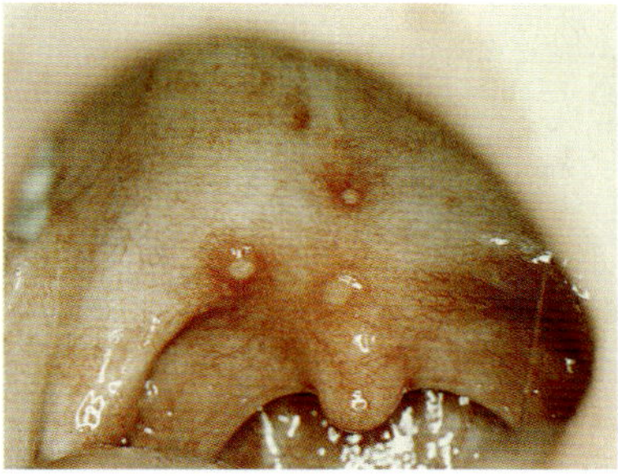

Stomatitis Abb. 1: Stomatitis herpetica

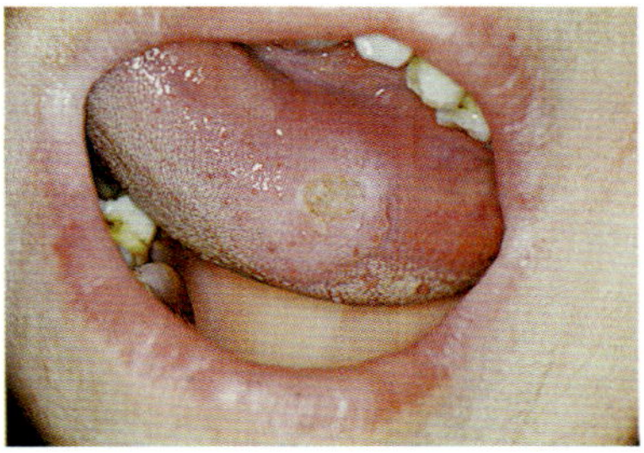

Stomatitis Abb. 2: Granuloma pyogenicum

Wangenbereich; **b**) akute nekrotisierende ulzeröse Gingivostomatitis (Abk. ANUG); wird bei Manifestation im Tonsillenbereich als Plaut-Vincent-Angina bezeichnet; Nachweis von fusiformen Stäbchen (Eubacterium nucleatum) und Spirochäten (Treponema vincenti); **8.** Noma: ausgeprägte Gesichtsgangrän bei erheblichem Eiweißmangel oder schwerster Grunderkrankung.

Behandlungsindikation: durch die Schwere der Allgemeinstörung und die lokalen Symptome bestimmt.

Pharmakotherapie: **I.** Gingivostomatitis herpetica: **1.** Analgetika, Antiphlogistika und milde Desinfizienzien; **2.** Lösungen mit Lokalanästhetika führen zwar zu einer Linderung der Schmerzen, bedingen aber häufig eine allergische Sensibilisierung; **3.** bei Immundefizienz Virostatika, z. B. Famciclovir (Famvir®), 2–3 × 250 mg/d p. o., Valaciclovir (Valtrex®), 2–3 × 1 g/d p. o.; **II.** rezidivierender Herpes labialis: Aciclovir-Creme, 5-mal täglich alle 4 Stunden dünn auftragen, max. Behandlungsdauer 10 Tage; **III.** Candida-Stomatitis: **1.** lokal Nystatin, Amphotericin B oder Fluconazol; **2.** bei Immunsuppression aufgrund der Gefahr einer invasiven Mykose systemische Therapie: **a**) Fluconazol (Diflucan®), initial 800 mg i. v., anschl. 400 mg/d i. v. (alternativ oral); **b**) Caspofungin (Cancidas®), initial 70 mg i. v., anschl. 50 mg/d i. v. über jeweils ≥1 Stunde; **IV.** Aphthenerkrankungen: keine kausale Therapie bekannt; **1.** lokale Anwendung von Adstringenzien bzw. Antiseptika; **2.** Kamillen-Haftcremes (z. B. Kamistad®-Gel N), mehrmals täglich auf die erkrankte Schleimhaut auftragen; **3.** Allopurinol-Mundspülungen, 300 mg in 200 ml Wasser lösen, 3-mal täglich anwenden (cave: nicht trinken); **4.** Tetracyclin- oder Metronidazol-Sirup (cave: nicht trinken); **5.** bei schweren Fällen ggf. probatorische Therapie mit Virostatika, z. B. Famciclovir (Famvir®), 2–3 × 250 mg/d p. o., Valaciclovir (Valtrex®), 2–3 × 1 g/d p. o.; **V.** bakterielle Stomatitis: **a**) Penicillin V, Erwachsene 3 × 1–1,5 Mio. IE p. o. nüchtern, Kinder 50 000–100 000 IE/kg KG p. o. nüchtern, in 3 ED, oder Penicillin G, Erwachsene 4 × 5 Mio. IE i. v., ggf. initial 10 Mio. IE i. v., Kinder 50 000–200 000 IE/kg KG/d i. v., in 4 ED; **b**) Clindamycin, Erwachsene 4 × 150–300 mg/d p. o., Kinder 10–40 mg/kg KG/d p. o., in 3–4 ED.

Sonstige Maßnahmen: **1.** Mund- und Gebisshygiene; **2.** bei Granuloma pyogenicum mechanische Ursache im Zahn- oder Gebissbereich beseitigen, danach meist rasche Abheilung des Ulkus.

Arbeitsunfähigkeit: bis zur Abheilung der Effloreszenzen und Entfieberung.

Hinweis: **1.** Weitere Ursachen ulzeröser Erkrankungen der Mundhöhle sind Tuberkulose*, Malignom (im Zweifelsfall Biopsie), Syphilis* (Primäraffekt, Gummen, Plaques muqueuses), Agranulozytose*, Pemphigoid, Lupus erythematodes und Diphtherie*. **2.** Die bei Aphthenerkrankungen früher empfohlene Östrogensubstitution bei Frauen wird aufgrund der offenbar prokanzerogenen Wirkung der Östrogene (Mammakarzinom) nicht mehr empfohlen.

Literatur: **1.** Bork, K. et al.: Mundschleimhaut- und Lippenekrankungen. 3. Aufl. Stuttgart: Schattauer, 2008.; **2.** Laskaris, G.: Treatment of oral diseases. Stuttgart: Thieme, 2005.

Autoren: F. Waldfahrer, H. Iro.

Stoßwellentherapie, urologische: syn. Stoßwellenlithotripsie, Steinzertrümmerung; Erzeugung und Fokussierung von niedrig- bis hochenergetischen Stoßwellen zur Desintegration (Zertrümmerung) von Nieren-, Harnleiter- oder Harnblasensteinen; **Formen:** extrakorporale, endoskopische und perkutane Lithotripsie.

Indikation: Nierenkelchsteine, Nierenbeckensteine, Nierenausgusssteine, Harnleiter- und Harnblasensteine; s. Urolithiasis.

Durchführung: **1.** Extrakorporale piezoelektrische Stoßwellenlithotripsie (Abk. EPL) und extrakorporale Stoßwellenlithotripsie (Abk. ESWL, s. Abb.): Die Ortung des Konkrementes erfolgt mit Ultraschall oder Röntgendurchleuchtung. Die außerhalb des Körpers erzeugten Stoßwellen werden so fokussiert, dass der Stein im Brennpunkt liegt. Die entstehenden Druck- und Zugkräfte bewirken eine Desintegration der Steinmatrix. Die Energie wird fraktioniert in 1000–3000 Impulsen abgegeben. Zur möglichst verlustfreien Energieübertragung erfolgt die Ankopplung über ein Wasserkissen oder Wasserbad. **2.** Endoskopische Steinzertrümmerung: In Harnblase oder Harnleiter liegende Konkremente werden mit Laser, Ultraschallsonde oder Lithoclast (elektrohydraulisches Stoßwellensystem) zertrümmert. Durch ein Endoskop (Zystoskop, Ureterorenoskop) wird das Instrument zur Stoßwellenübertragung in Kontakt mit dem Stein gebracht. Die Lithotripsie erfolgt unter Sichtkontrolle bis zur ausreichenden Desintegration des Konkrementes. Die Steinreste können über das Endoskop direkt bei der Operation entfernt werden. **3.** Perkutane Nephrolitholapaxie (Abk. PNL): In Bauchlage wird unter Ultraschallkontrolle eine Nephrostomie eingelegt. Der so geschaffene direkte Zugang zum Nierenbeckenkelchsystem wird aufbougiert und über ein Endoskop wird unter Sicht eine Steinzertrümmerung vorgenommen. Die Steinfragmente werden direkt ent-

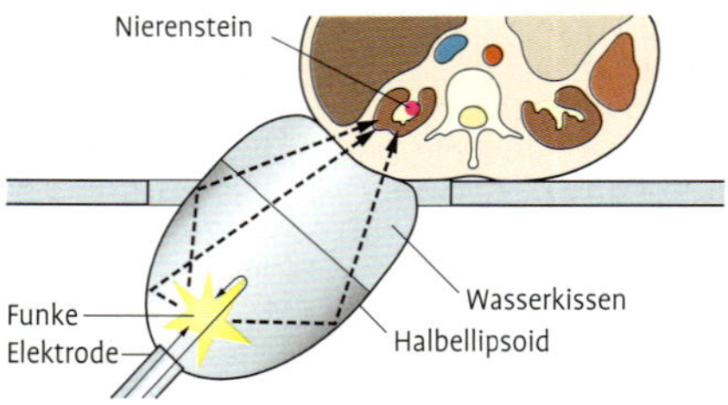

Stoßwellentherapie, urologische: extrakorporale Stoßwellenlithotripsie

S

fernt. Am Ende der Operation wird eine perkutane Nephrostomie eingelegt, die nach einigen Tagen entfernt werden kann. **Nachbehandlung:** Kontrolle mit Ultraschall oder Röntgen, ob es zu einem vollständigen Abgang aller Konkremente gekommen ist; häufig muss die Behandlung wiederholt werden. Wegen der Rezidivgefahr ist eine langfristige Steinmetaphylaxe notwendig. Wichtigste Maßnahmen sind die Erhöhung der Trinkmenge sowie ausreichende körperliche Bewegung. Bei Rezidivsteinen muss ggf. eine chemische Steinanalyse zum Ausschluss von Stoffwechseldefekten als Ursache für die Steinbildung durchgeführt werden.

Komplikationen: **1.** Nach ESWL und EPL können Hämatome an der Niere auftreten. Bei großer Steinmasse können die Desintegrate den Harnleiter ausfüllen (sog. Steinstraße) und zu einer Kolik führen. **2.** Bei der Ureterorenoskopie kann es zu Verletzungen des Harnleiters und der Harnleitermündung kommen. Wegen der postoperativen Schleimhautschwellung wird häufig eine Harnleiterschiene (DJ-Katheter) eingelegt. **3.** Bei der PNL kann es zur Verletzung des Nierenparenchyms mit erheblicher Blutung kommen. Eine Verletzung des Nierenbeckenkelchsystems muss ggf. offen revidiert werden.

Hinweis: **1.** Während eine EPL i. d. R. ohne Anästhesie durchgeführt werden kann, ist für eine ESWL immer eine Analgosedierung oder eine Periduralanästhesie notwendig. Die perkutanen und endoskopischen Stoßwellenbehandlungen werden immer in Vollnarkose oder Rückenmarkanästhesie durchgeführt. **2.** Mit den endoskopischen Verfahren lässt sich bei meist höheren Komplikationsrisiken eine schnellere Steinfreiheit erzielen. **3.** Arbeitsunfähigkeit: richtet sich nach Anzahl, Größe und Lage der Konkremente und der Art der Steinbehandlung. **4.** Steinextraktion mit Zeiss-Verweilschlinge ist obsolet (teilweise erhebliche Verletzungen des Harnleiters). **5.** Uretero- bzw. Nephrolithotomie (offene operative Steinentfernung aus Harnleiter oder Niere) wird heute nur noch in Ausnahmefällen durchgeführt.

Neuentwicklung: **1.** Umsetzung technischer Verbesserungen an den extrakorporalen und endoskopischen Lithotriptern; **2.** Mini-PNL: Hierbei wird die PNL über einen dünneren Zugang zum Nierenbeckenkelchsystem durchgeführt. Dadurch muss anschließend keine Nephrostomie in den Kanal eingelegt werden, was zu einer Verkürzung der Behandlungsdauer und geringeren Komplikationsraten führt.

Literatur: **1.** Köhrmann, K. U.; Neisius, D.; Rassweiler J.: The future of ESWL. Urologe A 47 (5): 572–577 (2008); **2.** Pearle, M. S.; Lotan, Y.: Extracorporeal Shock-Wave Lithotripsy. In: Wein, A. J. et al.: Campbell-Walsh Urology. 9th ed. Philadelphia: Saunders (Elsevier), 2007; **3.** Chaussy, Ch. et al. (Hrsg.): Die Stoßwelle – Forschung und Klinik. Tübingen: Attempto Verlag, 1995.

Autoren: Ch. Leiber, U. Wetterauer.

Strabismus: Schielen; manifeste Störung des Binokularsehens durch Abweichung eines Auges von der Parallelstellung; **Formen:** **1.** Strabismus concomitans (Begleitschielen): das Auge hat eine normale Beweglichkeit; meist in den ersten 6 Lebensmonaten auftretend; familiäre Häufung; **2.** Strabismus incomitans (Lähmungsschielen): das Auge ist durch eine Nerven- oder Muskelveränderung in der Beweglichkeit eingeschränkt (z. B. Einklemmung bei Orbitabodenfraktur, myogene Veränderung bei endokriner Orbitopathie).

Behandlungsindikation: **1.** Bei Fehlsichtigkeit Brillenkorrektur; dadurch Verkleinerung bzw. vollständige Aufhebung des Schielwinkels möglich; **2.** bei einseitigem Schielen Okklusion des besseren Auges zur Schulung des sehschwachen Auges und Umwandlung eines einseitigen Strabismus in ein alternierendes Schielen; danach operative Behandlung, um eine gerade Ausrichtung der Augen, eine geringe sensorische Fusion und ein vergrößertes Gesichtsfeld (bei Innenschielen) zu erreichen; Operation meist vor der Einschulung; **3.** bei intermittierendem Strabismus Operation, wenn eine Dekompensation zu ständigem Schielen führt oder subjektiv häufig Doppelbilder wahrgenommen werden; **4.** bei plötzlich auftretendem Schielen, meist im Alter von 3–7 Jahren (sog. normosensorische Spätschieler) Operation sofort nach Diagnosestellung und evtl. Brillenkorrektur; **5.** bei Strabismus incomitans und Symptomen (Doppelbilder, Kopfzwangshaltung) sollte nicht sofort operiert werden; spontane Besserungen sind möglich.

Pharmakotherapie: Botulinumtoxin i. m.; verringert die Muskelkraft für ca. 2–4 Monate; gute Ergebnisse bei akuter Abduzenslähmung des Erwachsenen.

Operative Therapie: Eine Einmuskelchirurgie sollte nur bei sehr kleinen Schielwinkeln angewendet werden, da sie zu Veränderungen der Lidspaltenbreite führen kann; bei kombinierter Operation sind die Verlagerungsstrecken einzelner Muskeln geringer und die Ergebnisse stabiler. **Techniken:** Drehung des Auges in eine neue Gleichgewichtsstellung durch **1.** Rücklagerung eines Muskels; Abtrennen des Muskelansatzes und Rücklagerung um eine definierte Strecke, Wiederannähung an die Sklera (s. Abb.); **2.** Muskelverkürzung: durch Vorlagerung, Faltung oder Resektion wird die Vordehnung erhöht, die elas-

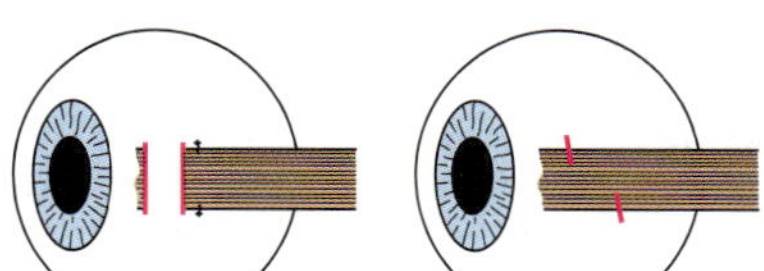

1 2

Strabismus: 1: Muskelrückverlagerung; 2: Muskelverlängerung durch Inzision

tische Kraft steigt: a) Resektion: Gefahr der Bewegungseinschränkung durch Verminderung der Dehnbarkeit; b) Faltung: bessere Schonung der Blutgefäßversorgung und leichtere Revidierbarkeit; c) Vorlagerung (von schrägen Augenmuskeln): schwierige Operationstechnik, auf die exakte Wiederanheftung des Hinterrandes der Insertion muss geachtet werden. 3. Muskelverlängerung: Einschneiden des Muskels mit mind. 2 marginalen Exzisionen zur Verminderung der Muskelanspannung (s. Abb.); 4. adjustierbare Nähte: die Nähte werden nicht auf der Sklera fest verknotet, sondern unter der Bindehaut nach außen geführt, die Muskelposition kann somit innerhalb 24 Stunden unter sensorischer Kontrolle noch verändert werden; großer Zeitaufwand; kein besserer Erfolg als nach konventionellem Vorgehen; sinnvoll evtl. bei endokriner Orbitopathie (und unsicherer präoperativer Dosierung); 5. Fadenoperation nach Cüppers: Fixation des Muskels außerhalb der Abrollstrecke hinter dem Äquator der Sklera; damit Verkürzung des Hebelarmes; 6. Spezialtechniken bei Paresen, z. B. Muskeltransposition (Verlagerung des Ansatzes gesunder Muskeln, um die Funktion der gelähmten zu ersetzen); **Komplikationen:** 1. intraoperativ: Muskelspaltung, Muskelverlust, Skleraperforation; 2. postoperativ: Bindehautnarben, Diplopie, Über- oder Unterkorrektur, Lidspaltenveränderung, Brown-Syndrom, Endophthalmitis oder Ablatio retinae nach Skleraperforation; Ischämie des vorderen Segmentes, wenn an mehr als 2 geraden Muskeln die Blutversorgung unterbrochen wurde. **Prognose:** Bei unkomplizierten Fällen liegt der Restschielwinkel zu 80–85 % innerhalb des Bereiches von Orthotropie bis 10 Prismendioptrien; 10–20 % der Patienten benötigen eine weitere Operation. **Nachbehandlung:** Salben oder Augentropfen, um die Gleitfähigkeit zu erhöhen; evtl. Antibiotika bzw. Glukokortikoide für einige Tage.

Strahlentherapie: nur bei endokriner Orbitopathie zur Verringerung der Muskeldicke (und damit indirekt des Schielwinkels).

S

Sonstige Maßnahmen: präoperativer Prismenausgleich zur Abschätzung des postoperativen Risikos, Doppelbilder zu entwickeln; ggf. Prismenausgleich des Restschielwinkels nach Operation.

Eigenbehandlung: Vermeidung von Stressfaktoren und übermäßiger Müdigkeit (bei prädisponierten Personen sind Dekompensationen und Winkelveränderungen möglich).

Arbeits- und Schulunfähigkeit: 1. Kinder sollten nach Schieloperationen einige Tage dem Kindergarten oder der Schule fernbleiben, Erwachsene 1 Woche keiner staubigen oder wetterungeschützten Arbeit nachgehen. 2. Arbeitsunfähigkeit bei akut auftretenden Doppelbildern (z. B. durch Parese), bis sich der Patient an die Doppelbilder oder einen Okklusionsverband gewöhnt hat.

Hinweis: Normosensorische Spätschieler dürfen nicht lange diagnostiziert und okkludiert, sondern müssen nach Diagnosestellung sofort operiert werden; die Binokularfunktion ist sonst gefährdet.

Neuentwicklung: groß angelegte, europäische Studie zur Überprüfung des Operationszeitpunktes bei frühkindlichem Innenschielen (6.–24. Lebensmonat gegen 2,5.–5. Lebensjahr) im Hinblick auf die Binokularqualität, den Restschielwinkel und das Sehvermögen auf dem schlechteren Auge.

Literatur: 1. Kowal, L.; Battu, R.; Kushner, B.: Refractive surgery and strabismus. Clin Experiment Ophthalmol 33: 90–96 (2005); 2. Kaufmann, H.: Strabismus. 3. Aufl. Stuttgart: Thieme, 2003.

Autoren: U. Pleyer, M. H. Foerster.

Strahlenkaries: s. Karies.

Strahlentherapie, interstitielle: s. Hirntumoren.

Strahlenthyroiditis: s. Basedow-Krankheit; Hyperthyreose.

Strangulationsileus: s. Ileus.

Streckhaltungen: s. Deflexionslagen.

Streptomycin: s. Aminoglykosid-Antibiotika.

Stressulkusprophylaxe: s. Gastritis, akute.

Stridor: s. Krupp; Pseudokrupp.

Stromverletzung: s. Verbrennung.

Struma: sog. Kropf; jede Art sichtbarer, tastbarer oder sonographisch messbarer Vergrößerung der Schilddrüse; bei der sog. blanden Struma besteht kein Hinweis auf Fehlfunktion (vgl. Hypothyreose, Hyperthyreose), Entzündung (vgl. Thyroiditis) oder Schilddrüsenmalignom*; Größenklassifikation nach WHO (s. Tab.); das sonographisch bestimmte, normale Schilddrüsenvolumen beträgt bei Frauen 18 ml, bei Männern 25 ml.

Behandlungsindikation: Jede Struma soll behandelt werden; bei der blanden Struma mit dem

Struma
Größenklassifikation (nach WHO)

Stadium	Größe
0	keine Struma
I	tastbare Struma
I a	tastbare, auch bei Reklination des Kopfes nicht sichtbare Struma oder kleiner Strumaknoten
I b	tastbare, nur bei Reklination des Kopfes sichtbare Struma
II	auch ohne Reklination des Kopfes sichtbare Struma
III	sehr große Struma, bereits aus größerer Entfernung sichtbar, mit lokalen Komplikationen (Behinderung von Blutzirkulation und Atmung) oder substernalem Strumaanteil

Ziel der Gewebeverkleinerung und Vorbeugung gegen Knotenbildung und Autonomie.

Pharmakotherapie: Iodid, 100–200 µg/d p. o., und/oder L-Thyroxin (L-Thyroxin Henning®, Berlthyrox®, Eferox®), 100–150 µg/d p. o.; unter L-Thyroxin ist keine totale Suppression von TSH anzustreben (Osteoporoserisiko), Therapieziel sind TSH-Werte im unteren Normbereich; inwieweit Iodid und/oder L-Thyroxin effektiver ist in der Prophylaxe oder Therapie der Struma ist noch nicht sicher geklärt.

Operative Therapie: Indikationen: 1. WHO Stadium III bei lokaler Komplikation, z. B. Einengung von Trachea (Stridor, Luftnot), Ösophagus (Schluckstörungen) oder Halsgefäßen (Einflussstauung); **2.** Malignitätsverdacht (isolierte oder schnell wachsende Knoten); **3.** alternative Strategie zur Radioiodtherapie (v. a. bei Autonomie der Schilddrüse); **Verfahren:** subtotale Schilddrüsenresektion (s. Schilddrüsenchirurgie); Patienten mit besonderer Gefährdung (intrathorakale Struma mit Notwendigkeit zur Sternotomie, Rezidivstruma mit zusätzlichem Risiko) sollten in spezialisierten Zentren operiert werden. **Nachbehandlung:** dauerhafte Pharmakotherapie erforderlich: **1.** bei kleinem Schilddrüsenrest (<8 ml) Therapiebeginn direkt nach Erhalt des histologischen Befundes des entfernten Gewebes; **2.** bei größerem Restgewebe nach 4–6 Wochen abhängig von der Konzentration der Schilddrüsenhormone.

Strahlentherapie: Prinzipiell kann eine blande Struma durch Radioiodtherapie (150 Gy) verkleinert werden. Heute gibt es allerdings keine sichere Indikation mehr für dieses Verfahren.

Arbeitsunfähigkeit: bei konservativer Therapie keine Arbeitsunfähigkeit; nach unkompliziertem operativem Eingriff 3–4 Wochen in Abhängigkeit von Alter und Begleiterkrankung.

Hinweis: 1. Die intrakapsuläre Resektion dorsal liegender Knoten, wie sie früher speziell für Rezidiveingriffe propagiert wurde, hat sich nicht bewährt (Rekurrensparese*, postoperativer Hypoparathyroidismus). **2.** Die Einnahme von Schilddrüsenextrakten (Sicca-Präparate) mit variablem Schilddrüsenhormongehalt ist obsolet.

Literatur: Hegedüs, L.: The Thyroid Nodule. N Engl J Med 351: 1741–1771 (2004).

Autoren: W. A. Scherbaum, M. Schott.

Struma maligna: s. Schilddrüsenmalignom.

Stützorthesen: s. Heil- und Hilfsmittel, orthopädische.

Stuhlinkontinenz: Incontinentia alvi, anorektale Inkontinenz; Unvermögen, den Stuhl willkürlich bzw. reflektorisch zurückzuhalten; **Stadien: 1.** Teilinkontinenz 1. Grades: Stuhlschmieren bei Belastung oder Diarrhö; **2.** Teilinkontinenz 2. Grades: unkontrollierter Abgang von Winden und dünnem Stuhl; **3.** Totalinkontinenz: kompletter Verlust der Kontrolle über Stuhlgang und Winde; **Ursache: 1.** primäre Stuhlinkontinenz (sog. Neuralinkontinenz): z. B. Fehlbildungen des ZNS, Querschnittlähmung, Multiple* Sklerose; **2.** sensorische Stuhlinkontinenz: Dysfunktion bzw. Verlust der Sensoren im Analkanal und Rektum mit fehlendem Stuhldrang z. B. durch Hämorrhoiden*, nach gynäkologischer und anorektalen Operationen; **3.** motorische Stuhlinkontinenz: Läsionen des Sphinkterorgans (z. B. Trauma, tiefer Dammriss, iatrogene Sphinkterverletzung, Rektumprolaps, anorektale Fehlbildungen, altersbedingte Sphinkterschwäche); **4.** Stuhlinkontinenz durch Verlust der Reservoirfunktion der Rektumampulle (z. B. nach tiefer Rektumresektion oder ileoanaler Anastomose ohne Pouch).

Behandlungsindikation: Die Wiederherstellung der Kontinenz ist aus hygienischen, psychischen und sozialen Gründen sowie zur Verbesserung der Lebensqualität wichtig.

Operative Therapie: Indikation: Die Indikation zur Operation orientiert sich an Ursache und Ausprägung der Stuhlinkontinenz, den operativen Möglichkeiten sowie dem Alter und der Compliance des Patienten. **Vorbereitung:** Abführmaßnahmen (orthograde Darmspülung, Abführmittel oder Elementardiät), perioperative Antibiotika- und pharmakologische Thromboseprophylaxe; **Verfahren:** Operation in Steinschnittlagerung; **1.** primäre Stuhlinkontinenz: kein operativ restaurierendes Verfahren vorhanden; im Einzelfall künstlicher Schließmuskel; die Anlage eines doppelläufigen Sigmaafters ist empfehlenswert, da dieser hygienisch besser zu versorgen ist als ein Anus loco typico; **2.** sensorische Stuhlinkontinenz: Ersatz des sensiblen Anoderms durch Verschiebelappenplastiken aus der benachbarten Haut (s. Abb. 1): **a)** Zungenlappenplastik nach Heller; **b)** Irislappenplastik; **c)** Schwenklappenplastik nach Ferguson; **3.** motorische Stuhlinkontinenz: **a)** Sphinkterersatzplastiken: Indikation auf wenige Fälle beschränkt, möglich als Ultima Ratio; am häufigsten wird die dynamische Grazilisplastik nach Pickrell/Baeten durchgeführt, um mit Implantation eines Neurostimulators einen Dauertonus des transponierten Muskels zu erreichen (s. Abb. 2). Durch intensives Biofeedback-Training (mit 3-Ballon-Sonde unter manometrischer Kontrolle) des verlagerten Muskels und der Beckenbodenmuskulatur lässt sich ein gutes Ergebnis erzielen. **b)** Rekonstruktion der durchtrennten Sphinktermuskulatur durch direkte Muskelnaht (sog. anal repair); gelingt, wenn weniger als zwei Drittel der Zirkumferenz des Muskels zerstört sind; die auseinandergewichenen Muskelstümpfe werden aus dem Narbengewebe, das subtil exzidiert werden muss, mobilisiert und durch spannungsfreie Nähte auf Stoß wiedervereinigt. **c)** Sphinkterraffung nach Parks (sog. post anal repair): indiziert bei erschlaffter Sphinktermuskulatur (z. B. Rektumprolaps mit Stuhlinkontinenz); Raffung der erschlafften Puborektalisschlinge; **Nachbehandlung: 1.** Zur Vermeidung von Infektionen (insbes. bei der Grazilisplastik) empfiehlt sich eine Ele-

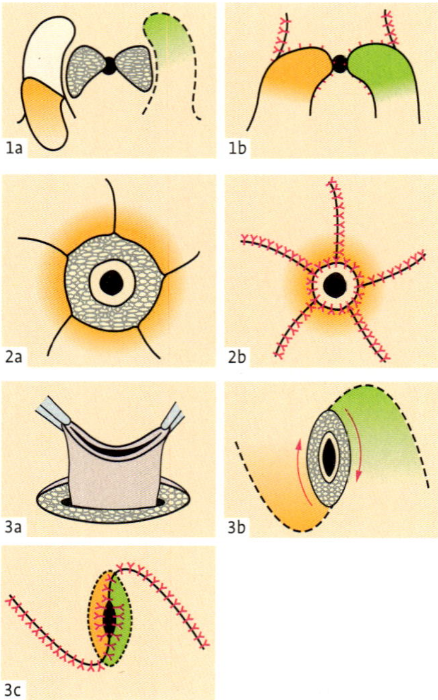

Stuhlinkontinenz Abb. 1: Verschiebelappenplastiken; 1: Zungenlappenplastik nach Heller; a: das vernarbte Anoderm ist exzidiert; b: es werden 2 zungenförmige Läppchen aus der perianalen Haut gebildet und in die Narbendefekte eingenäht; 2: Irislappenplastik; a: das vernarbte Anoderm ist zirkulär exzidiert; b: es werden mehrere perianale Hautläppchen gebildet und irisblendenartig in die Anodermdefekte eingenäht; 3: Schwenklappenplastik nach Ferguson; a: die Haut-Schleimhautgrenze wird zirkulär umschnitten und der Schleimhautzylinder reseziert; b: durch S-förmige Schnittführung werden 2 Hautlappen gebildet, die in den Analkanal eingeschlagen werden; c: die Hautlappen füllen den Analkanal völlig aus und ersetzen das vernarbte Anoderm.

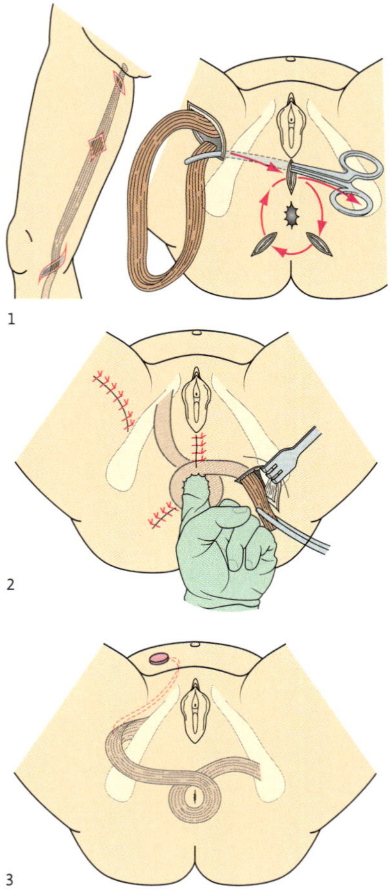

Stuhlinkontinenz Abb. 2: Grazilisplastik nach Pickrell; 1: Hebung des Musculus gracilis von der rechten Oberschenkelinnenseite; 2: Loop-Bildung um den Anus und Fixation am Os ischii; 3: Stimulation des Musculus gracilis durch im Bereich der Muskeleintrittstelle des Nervus obturatorius platzierte Elektrode

mentardiät oder parenterale Ernährung* für 1 Woche, um das Operationsgebiet nicht durch Stuhlabgang zu kontaminieren. In manchen Situationen kann eine temporäre Kolostomie sinnvoll sein. **2.** Nach Grazilisplastik mehrtägige Bettruhe und Fixation der Beine mit einer Schlinge aus elastischen Binden sinnvoll, damit eine brüske Abduktion vermieden wird und die Sehne des transponierten Muskels nicht aus ihrer Nahtbefestigung am Sitzbein ausreißen kann. Bei diesen Patienten ist die pharmakologische Thromboseprophylaxe von größter Bedeutung. **3.** Nach Heilung der Operationswunden bzw. frühestens nach 2 Wochen beginnt das intensive Biofeedback-Training, das nach Entlassung auch ambulant fortgeführt werden muss. **Komplikationen:** Wundinfektion, Nekrose der Grazilissehne (macht den Operationserfolg völlig zunichte; in 3 Monaten kann eine erneute Plastik mit dem Muskel der anderen Seite versucht werden), Gefahr der Lungenembolie durch verlängerte Bettruhe, Nachblutung (selten); **Ergebnisse:** abhängig vom Operationsverfahren und dem klinischen Verlauf in 60–90 % der Fälle gute bis sehr gute Resultate.

Arbeitsunfähigkeit: 2–6 Wochen, ggf. auch länger; bei kompletter Stuhlinkontinenz Invalidisierung.

Neuentwicklung: künstlicher manuell steuerbarer Schließmuskel (s. Abb. 3): besteht aus aufblasbarer Manschette, die um das Rektum gelegt wird;

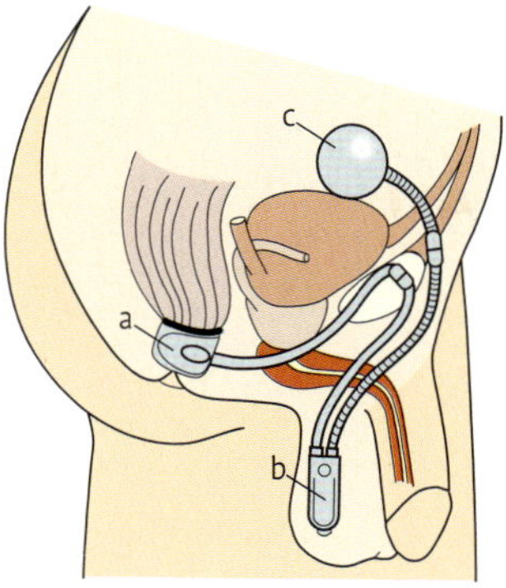

Stuhlinkontinenz Abb. 3: manuell steuerbarer, künstlicher Schließmuskel beim Mann; a: aufblasbare Manschette um den Anus; b: Steuerventil im Hodensack; c: Flüssigkeitsreservoir suprasymphysär

Flüssigkeitsreservoir, das suprasymphysär platziert wird und nachgefüllt werden kann; Steuerteil, das im Skrotum oder in den großen Labien platziert wird und die Füllung und Entleerung der Manschette regelt.

Selbsthilfe: Deutsche Kontinenz Gesellschaft e. V., Friedrich-Ebert-Str. 124, 34119 Kassel, Tel. 0561 780604, Fax 0561 777670; E-Mail: info@kontinenz-gesellschaft.de, Homepage: http://www.kontinenz-gesellschaft.de.

Literatur: **1.** Fäkale Inkontinenz. In: Rohde, H.: Lehratlas der Proktologie. Stuttgart, New York: Thieme, 2007; **2.** Baeten, C. G. M. I.; Marti, W. R.: Therapie der Analinkontinenz. In: Siewert, J. R.; Rothmund, M.; Schumpelick, V. (Hrsg.): Praxis der Viszeralchirurgie. Gastroenterologische Chirurgie. 2. Aufl. Berlin, Heidelberg, New York: Springer, 2006.

Autoren: R. Pfitzmann, J. Boese-Landgraf.

Stupor, katatoner: s. Katatonie.

Subarachnoidalblutung: Abk. SAB; akute Blutung in den Subarachnoidalraum; **Symptome:** plötzlich einsetzender, noch nie so erlebter heftiger, meist okzipitaler Kopfschmerz mit rascher Ausbildung eines akuten Meningismus (ohne Fieber), häufig initial begleitet von vegetativen Symptomen (Erbrechen, Schweißausbruch, u. a.); **Ursache: 1.** traumatische SAB: nach schwerem Schädelhirntrauma* z. B. i. R. eines Polytraumas*; **2.** spontane SAB: meist inf. Ruptur eines arteriellen Hirngefäßaneurysmas, bes. der Arteria communicans anterior (s. Abb. 1), seltener Blutung aus einem arteriovenösen oder kavernösen Angiom oder einer arteriovenösen Durafistel; in ca. 10 % kryptogen, dann meist peripontin, geringerer Schweregrad, Vorkommen oft bei arterieller Hypertonie; **Diagnose:** durch hyperdense (koagulierte) Blutfüllung des Subarachnoidalraums im CT (erste und wichtigste diagnostische Methode) bzw. hyperintense Darstellung im T1-MRT insbes. in den basalen Zisternen und der Fissura cerebri lateralis; Nachweis der SAB durch blutigen Liquor bei Lumbalpunktion sollte nur erfolgen, wenn Raumforderung durch CT ausgeschlossen ist (ggf. Lumbalpunktion bei schwacher Blutung dann sensitiver; Nachweis zurückliegender Blutung durch Siderophagen im Liquor). Nachweis der Blutungsquelle: primär heute oft durch Angiographie-CT (Kurzbezeichnung Angio-CT; CCT mit Kontrastmittel-Infusion, umittelbar nach initialer CCT) oder Angiographie-MRT (Kurzbezeichnung Angio-MRT); zuverlässigster, detaillierter Nachweis (Goldstandard) noch immer durch zerebrale (digitale) Katheter-Angiographie (digitale Subtraktions-Angiographie, Abk. DSA), in ausgewählten Fällen evtl. gleich anschließend neuroradiologisch-interventionelle Therapie (s. u.); **Einteilung: 1.** Blutungsschweregrade nach Fisher: in CT Grad 0–4, s. Tab. 1; **2.** klinische Schweregrade nach Hunt und Hess: HH 0–5, s. Tab. 2; teilweise werden die Schweregradeinteilungen modifiziert verwendet.

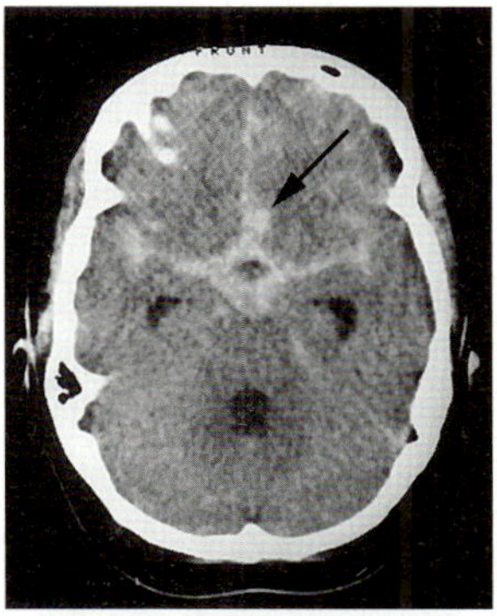

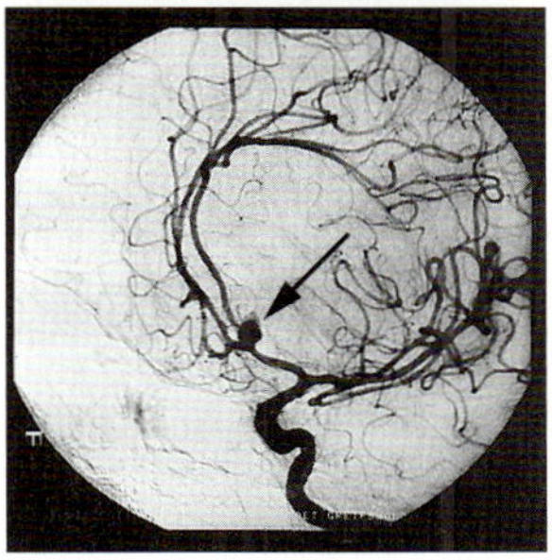

Subarachnoidalblutung Abb. 1: Blutung aus einem Aneurysma der Arteria communicans anterior (CT und digitale Subtraktionsangiographie); indizierte Therapie: mikrochirurgische Präparation und Clipping

Behandlungsindikation: Verschluss der Blutungsquelle: 1. Hirngefäßaneurysma: **a)** Aneurysma des vorderen Kreislaufs (bes. Arteria carotis interna, Arteria cerebri media, HH 1–3): möglichst

Subarachnoidalblutung Tab. 1
Schweregrade nach dem Befund im Computertomogramm (nach Fisher, erweitert)

Schweregrad	Befund
0	keine Blutung sichtbar
1	lokale minimale Blutung/dünner Blutfilm
2	diffuse, schmale SAB (<1 mm)
3	moderate Blutung (Einblutung in Fissura Sylvii, Interhemisphärenspalt, Cisterna ambiens oder suprasellär), >1 mm
4	extensive Blutung (vollständige Zisternenfüllung, Ventrikel/Parenchymblutung)

Subarachnoidalblutung Tab. 2
Klinische Schweregrade bei Blutung aus einem Aneurysma (nach Hunt und Hess)

Schweregrad	klinischer Befund
(0)	unrupturiertes Aneurysma — keine Blutung
1	keine Beschwerden **oder** minimaler Kopfschmerz, geringe Nackensteife
2	mäßiger oder erheblicher Kopfschmerz Nackensteife kein neurologisches Defizit (mit Ausnahme einer Hirnnervenstörung durch lokalen Aneurysmadruck) keine Bewusstseinsstörung
3	verlangsamt, verwirrt **oder** leichte fokale neurologische Ausfälle
4	bewusstseinsgetrübt mäßige oder schwere Hemiparese evtl. beginnende Dezerebration mit Spastik vegetative Störungen
5	tiefes Koma Strecksynergismen **oder** schlechter

früh (innerhalb 48 Stunden) nach Blutung, statistisch bestes Ergebnis (weniger Nachblutung, bessere Prophylaxe und Therapie des Vasospamus) trotz höherer Operationsmorbidität im Vergleich zur Spätoperation; Nachblutungsrisiko in den ersten beiden Tagen mit je 4 % besonders hoch; **b)** Aneurysma des hinteren Kreislaufs (Arteria basilaris, Arteria vertebralis) und der Arteria communicans anterior: Überlegenheit der Frühoperation nicht gesichert, bes. bei HH 3–4 Operation in besserem klinischem Zustand evtl. sinnvoller (sekundäre Operation); **c)** HH 5: hohe Letalität wegen durch Operation nicht verhinderbaren sekundären Hirnschaden (inf. primärem Hirndruck, Hypoxie); aber auch große Nachblutungsgefahr, bei jüngeren Patienten Frühoperation daher evtl. einzige Chance (hypervolämische Hypertension erst nach Aneurysmaverschluss); **d)** sackförmige, gut operable oder embolisierbare Aneurysmen ohne Symptome (HH 0; sog. kalte, asymptomatische Aneurysmen); größenabhängig prophylaktischer Verschluss empfehlenswert: bei kleinem Aneurysma (<7–8 mm) Blutungsrate im ersten Folgejahr <0,1 % jährlich, bei >7–10 mm 1 %/Jahr, >2,5 cm 6,5% pro Jahr, auch abhängig von Form, Lage (z. B. höheres Risiko hintere Schädelgrube); **2.** Angiom: arteriovenöse Angiome und Kavernome nur ohne Kombination mit Aneurysma ohne Zeitdruck, ggf. erst 1–3 Wochen nach SAB bzw. intrazerebraler Blutung, geringes Nachblutungsrisiko; Kavernome stellen als Ursache lokaler intrazerebraler Hämatome und Epilepsien* eine Operationsindikation dar, kapilläre und venöse Angiome (sog. developmental venous anomaly, Abk. DVA; Persistenz embryonaler Venenanlage) machen selten Symptome (keine Operationsindikation; cave: Verschluss wichtiger, atypisch angelegter Hirnvenen). **Vasospasmusprophylaxe, -therapie**: **1.** Hirngefäßaneurysma: nur bei spontaner SAB gesichert; **a)** Prophylaxe: bei schwerer SAB (CT 3–4) und klinischem Schweregrad HH 3–4 (jüngere Patienten auch HH 5); Therapie: in den ersten 3 Tagen nach SAB beginnen, möglichst nach frühem Aneurysmaverschluss; **b)** bei HH 1–2 sichere Indikation erst bei Zeichen eines zerebralen Vasospasmus (Nachweis mit transkranieller Doppler-Sonographie); **2.** Angiom: kaum Vasospasmus bei spontaner SAB, daher keine gesicherte Indikation; **Hydrozephalus*-Therapie**: bei bleibend gestörter Liquorresorptionsstörung: Shuntableitung mit akuter äußerer Ventrikeldrainage für max. 5 Tage; bei Verschlusshydrozephalus durch intraventrikuläre Gerinnsel: endoskopische Therapie; evtl. prophylaktisch: lokale Alteplase-Therapie (s. u.) nach Aneurysmaverschluss.

Pharmakotherapie: 1. Vasospasmusprophylaxe: a) systemisch: Calcium*-Antagonisten vom Dihydropyridintyp: Nimodipin (z. B. Nimotop® S); keine Wirkung auf den Vasospasmus selbst nachgewiesen, aber bessere Prognose in evidenten Studien nur bei oraler Gabe demonstriert (Ischämieschutz, Neuroprotektion): 4–6 × 60 mg/d bis Tag 10–14 nach SAB; wenn nicht möglich, evtl. vorsichtig i. v. Infusion 0,5–1 mg/h (max. 2 mg/h, we-

S

gen Blutdrucksenkung selten erreichbar), langsame Dosiserhöhung unter invasiver Blutdruckkontrolle (nach Cochrane-Metaanalyse werden Nimodipine i. v. nicht empfohlen); Kontraindikation: manifester Schlaganfall (aufgrund negativer Wirkung auf die Autoregulation), daher auch Vorsicht mit Einsatz von Nimodipin bei traumatischer SAB; **b)** lokal Alteplase (Abk. rtPA; Actilyse®): 2,5 mg intrathekal in basale Zisterne während der Operation, evtl. nach 24 Stunden erneut 2,5 mg über einen bei OP gelegten Mikrokatheter; **2. Vasospasmustherapie: a)** Nimodipine: wie zur Vasospasmusprophylaxe, bei manifestem Infarkt reduzieren bzw. absetzen; **b)** Triple-H-Therapie (Kurzbezeichnung für hypertensive hypervolämische Hämodilution): s. Volumentherapie nach Subarachnoidalblutung; allerdings ist die Wirkung von induzierter Hypervolämie und Hämodilution nicht nachgewiesen, nur gesicherter Effekt einer sorgfältigen Blutdruckkontrolle mit Vermeiden von Blutdruckabfällen (bei Normotonikern 120–150 mmHg systolisch, bei Hypertonikern 130–160 mmHg) und ggf. eine kontrollierte Blutdruckanhebung (nicht über 170 mmHg systolisch); **c)** allgemein: Low-dose-Heparinisierung (auch nach Aneurysmaoperation mit Trepanation): Dosierung an partieller Thromboplastinzeit orientieren (s. Heparin); **d)** interventionell, bei Versagen konservativer Maßnahmen: transluminäre Angioplastie (Ballondilatation der basalen Hirngefäße), nur bei Spasmen der proximalen Gefässabschnitte; geringe Evidenz der Datenlage.

Subarachnoidalblutung Tab. 3
Graduierung arteriovenöser Angiome nach Spetzler-Martin und Prognose

Graduierungskriterium	Punkte
Größe	
klein (<3 cm)	1
mittel (3–6 cm)	2
groß (>6 cm)	3
Eloquenz benachbarter Hirnregion	
nicht eloquent	0
eloquent	1
venöser Abfluss	
nur oberflächlich	0
tief	1

Spetzler-Martin-Grad (entspr. Summe der Punkte)	Häufigkeit schwerer Defizite durch Operation
1–2	<5 %
3	5 %
4	<10 %
5	>10 %

Operative Therapie: 1. Hirngefäßaneurysma: a) sackförmiges Aneurysma: mikrochirurgische, evtl. endoskopisch gestützte Präparation und Verschluss des Halses mit amagnetischem Titan-Clip (Clipping); **b)** fusiformes Aneurysma: wird mit seinen abgehenden Gefäßen ummantelt; Wandverstärkung z. B. mit Durastreifen (Wrapping) oder beidseitiger Verschluss des aneurysmatragenden Gefäßabschnitts z. B. mit Clips (Trapping), ggf. nach vorheriger Anlage eines mikrovaskulären Umgehungskreislaufs bzw. Bypass; **c)** endovaskuläre Therapie (interventionelle Neuroradiologie): insbes. bei Aneurysma mit erhöhtem Operationsrisiko, schwer zu präparierendem bzw. zu verschließendem Hals, zunehmend als geringer invasive Alternative zur offenen Operation; Wertung interventionelle Therapie versus Operation noch umstritten: kein sicherer Vorteil, keine geringere Komplikationsrate bei Embolisation versus Operation, besonders im Langzeitverlauf (höhere Nachblutungsrate mit Coiling, Rekanalisierungsrate >10 %, langfristige Antikoagulation erforderlich); Operation in deutlich höherem Prozentsatz gut möglich (z. B. bei breitem Hals) als mit radiologischer Intervention: Embolisation des Aneurysmas nach superselektiver Katheterisierung (von der Leiste aus) mit thrombogenen Platinspiralen (Coils), Anwendung auch bei Riesenaneurysmen, die operativ oft nur in Hypothermie und Hirnkreislaufstillstand zugänglich sind; ggf. (zusätzlich) Stent, z. B. bei breitem Hals, Emboliegefahr; **2. Angiom: a)** Embolisation zumindest des High-flow-Anteils über selektiven Mikrokatheter, dann mikrochirurgische Exstirpation des Restangioms; **b)** bei günstiger Lage (nicht eloquentes Areal) und Größe (nicht diffus) primäre mikrochirurgische, möglichst vollständige Exstirpation des Nidus, ggf. stereotaktisch oder mit Computerneuronavigation gesteuerter Mikrochirurgie, Indikation richtet sich nach der Spetzler-Martin-Graduierung (s. Tab. 3); **c)** kleines oder inoperables, tiefsitzendes Angiom: radiochirurgisch (s. u.); **d)** Kavernom: nicht embolisierbar und wenig Bestrahlungseffekt, daher Exstirpation mit Computerneuronavigation (rahmenlos stereotaktisch) geführter Mikrochirurgie, bei Epilepsie mit intraoperativer EEG-Ableitung zur Definition des Resektionsareals; **Komplikationen:** Ruptur des Aneurysmas oder Angioms bei Operation oder Embolisation mit intrazerebraler Blutung, Ventrikelblutung, Ischämie durch Gefäßverschluss bzw. Embolie mit Schlaganfall, Nachblutung, Infektion, postoperative Epilepsie*, mechanische bzw. ischämische Schädigung von Nachbarstrukturen mit Hemiparese, Sensibilitätsstörung, Ataxie, Hirnnervenstörung u. a.

Strahlentherapie: Radiochirurgie (als Einzeitbestrahlung, Gamma-Knife oder Proton Beam, effektiver als mit fraktionierter Präzisionsstrahlentherapie): Alternative zur Operation kleinerer oder inoperabler, tiefsitzender Angiome mit ≤2 (max. 3)

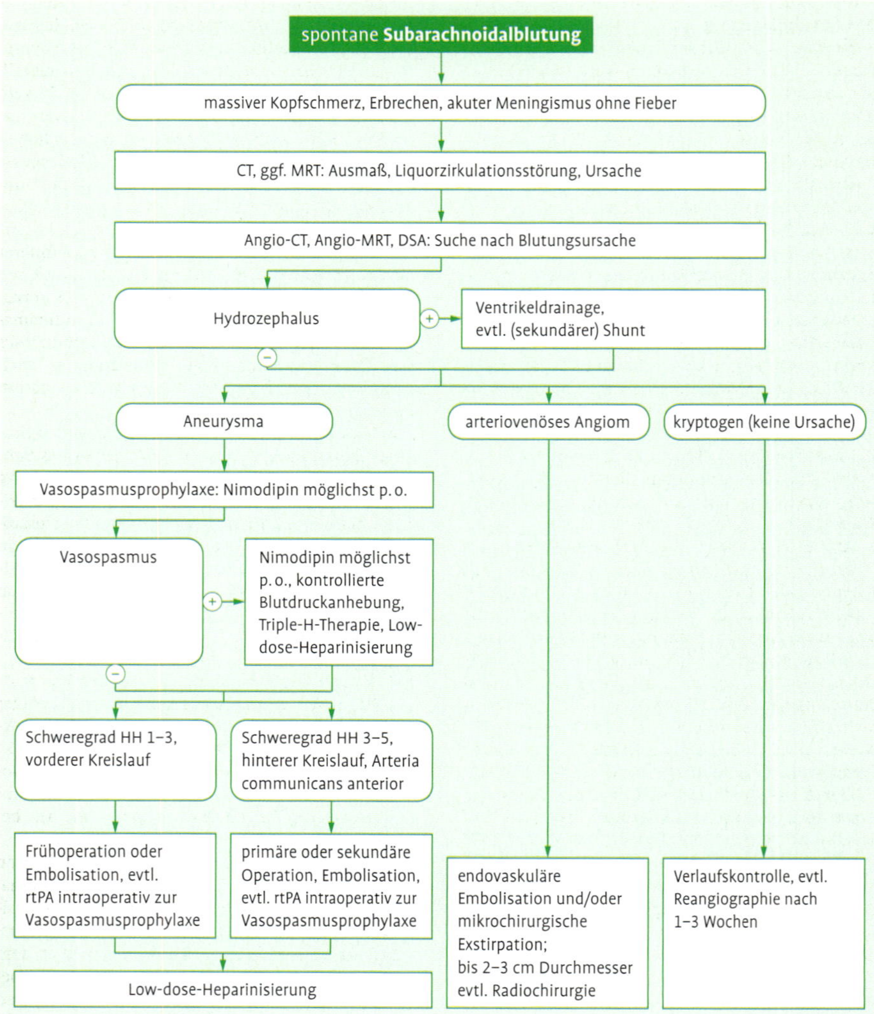

Subarachnoidalblutung Abb. 2: therapeutischer Stufenplan

cm Nidusdurchmesser. Methoden: Gamma Knife, Linac mit spez. Ausrüstung, Cyber Knife, Proton-Beam durch Brack-Peak (am effektivsten); Okklusionsrate: 70–86 % (mit Proton-Beam: fast 100 %) nach 3 Jahren; max. Effekt erst nach 1–3 Jahren (Schrumpfung des Nidus), daher Nachblutungsrisiko erst 6 Monate bis 2 Jahre nach Bestrahlung vermindert; **Komplikationen:** nicht ausreichende bzw. zu späte Wirkung mit Reruptur, Strahlennekrose von Nachbarstrukturen.

Psychotherapie: psychosoziale Begleitung der Behandlung resultierender zerebraler Funktionsstörungen; bei mentaler Veränderung und Persönlichkeitsstörung Einbeziehung der Familie bzw. des Freundeskreises.

Sonstige Maßnahmen: gezielte medizinische, berufliche und soziale Rehabilitationsmaßnahmen; bei Bewusstseinsstörung Frührehabilitation.

Therapeutischer Stufenplan: s. Abb. 2.

Eigenbehandlung: Übungsbehandlung neurologischer Ausfallerscheinungen i. R. der Rehabilitation.

Arbeitsunfähigkeit: Nach spontaner SAB zeigen sich immer erhebliche Hirnleistungsstörungen; daher auch bei unkomplizierter SAB ohne Vasospasmusfolgen und nach problemlosem Aneurysmaverschluss mind. 3 Monate mit stufenweiser Wiedereingliederung.

Hinweis: 1. Antifibrinolytika (z. B. Tranexamsäure) zur Rupturprophylaxe präoperativ erhöhen die Inzidenz symptomatischer Vasospasmen und Thrombosen bzw. Embolien und sind daher obsolet. 2. Verschluss nur zuführender großer Versorgungsgefäße bei Angiomen ist nutzlos.

Hinweis: Operation in Hypothermie (ca. 12 °C) und Hirnkreislaufstillstand bei sonst nicht zu verschließenden Aneurysmen, insbes. Riesenaneurysmen (in Kooperation mit Herzchirurgie), durch Entwicklung der interventionellen Neuroradiologie zurückgetreten.

Neuentwicklung: 1. Einsatz zerebroprotektiver Substanzen (Glutamat-Antagonisten) zur Vasospasmusprophylaxe bzw. -therapie; 2. computergestützte Neuronavigation und endoskopische Assistenz bei mikrochirurgischer Aneurysmaoperation; 3. mikrovaskulärer Bypass bei Trapping; 4. intraoperative Fluoreszenzdarstellung von Aneurysmen bei Clippung; damit auch Darstellung ungestörter Perfusion der Hirngefäße nach Clippung.

Literatur: 1. Seifert, V. et al: Interdisziplinäre Therapie bei nicht rupturierten intrakraniellen Aneurysmen. Deutsches Ärztebl 105: 449–456 (2008); 2. Rinkel, G. J. et al.: Calcium antagonists for aneurysmal subarachnoid hemorrhage. Cochrane Database Syst Rev CD000277 (2007); 3. Schmieder, K.; Heuser, L.; Skodda, S.: Vorgehen bei nicht traumatischer Subarachnoidalblutung des Erwachsenen. Deutsches Ärztebl 104: B2339–2344 (2007); 4. Brisman, J. L.; Song, J. K.; Newell, D. W.: Cerebral Aneurysms. Review Article. New Engl J Med 355: 928–939 (2006); 5. Hadley, M. N. et al.: Position Statement on the International Subarachnoid Aneurysm Trial (ISAT). Statement of the AANS, CNS, and the AANS/CNS Section on Cerebrovascular Surgery, AANS Bulletin Vol 11, Issue 4 (2006); 6. MacDonald, R. L.: Management of Cerebral Vasospasm. Neurosurg Rev 29: 179–193 (2006); 7. Haberl, R. L. et al.: Leitlinien Subarachnoidalblutung, AWMF-Leitlinien-Register Nr. 030/073; Leitlinien für Diagnostik und Therapie in der Neurologie der Deutschen Gesellschaft für Neurologie, 3. Aufl., 2005; 8. Rinkel, G. J. et al.: Circulatory Volume expansion therapy for aneurysmal subarachnoid hemorrhage. Cochrane Database Syst Rev CD000483 (2004); 9. Rabe, A. et al.: Management nichtrupturierter intrakranieller Aneurysmen. Deutsche Ärztebl 100: A256–262 (2003).

Autor: M. R. Gaab.

Subduralhämatom: syn. Hämatom, subdurales, Subduralblutung; Blutung zwischen Dura mater und Arachnoidea; Lokalisation meist intrakraniell frontoparietal, auch bis okzipital und temporal (ganze Hemisphäre), oder im Interhemisphärenspalt, selten (dann als akute Form) auch spinales Subduralhämatom (traumatisch oder bei Gerinnungsstörung); **Formen:** s. Abb. 1; 1. akutes Subduralhämatom: entsteht innerhalb Minuten bis Stunden (meist <24 Stunden) nach Schädelhirntrauma*; 2. chronisches Subduralhämatom: Symptome erst Wochen bis Monate (sog. freies Intervall) nach meist geringem Trauma (zu ca. 30 % kein Trauma zu eruieren), meist venösen Ursprungs oder aus Kontusionen. Vorkommen v. a. im hohen Lebensalter, auch bei Kleinkindern (Kindesmisshandlung) und Alkoholabhängigkeit* (weite Subarachnoidalräume bei Hirnatrophie); im Gegensatz zum akuten Subduralhämatom nicht koaguliert, sondern flüssig kaffeesatzartig mit innerer (auf Arachnoidea) und äußerer Membranbildung; 3. Pachymeningeosis haemorrhagica interna: Transformation des chronischen Subduralhämatoms in überwiegend membranös-granulomatöses Gewebe (durch wiederholte Einblutungen, auch nach Drainagebehandlung), das mit Trepanation entfernt werden muss.

Behandlungsindikation: abhängig von klinischer Symptomatik, Dicke und Volumen des Subduralhämatoms; bei raumfordernder Wirkung (Verlagerung von Nachbarstrukturen bzw. Ventrikeln, der Mittellinie ≥5 mm) mit Bewusstseinsstörung besteht akute, vitale Operationsindikation bei akutem Subduralhämatom, absolute, aber selten (wenn zu spät erkannt) akut-vitale Indikation bei raumforderndem chronischen Hämatom; spinale OP-Indikation bei Symptomen von Rückenmarks- bzw. Cauda-equina-Läsion.

Pharmakotherapie: keine kausale oder dauerhafte Wirkung; nur zur Überbrückung notwendiger Zeiten für CT und Krankentransport; Hirndrucksenkung und Sicherstellung von Hirnperfusion und Oxygenierung: Mannitol 15–20 % (z. B. Osmofundin® 15 % oder Osmosteril 20 %), 125(–250) ml über zentralen Venenkatheter (Abk. ZVK), bes. bei fortschreitender Einklemmung bzw. Koma.

Operative Therapie: bei jeder signifikanten Raumforderung und als Notfalleingriff bei Koma; **Methoden:** 1. akutes und chronisches Subduralhämatom mit koagulierten Anteilen (im CT hyperdens): ausreichend große Trepanation über dem Hämatom, blutungsverdächtigen Kontusionsbereich berücksichtigen, Hämatomausräumung und Blutstillung, Knochendeckel bei erheblichem direktem Hirntrauma bzw. Hirnschwellung evtl. zunächst nicht wieder einsetzen (subkutan unter Bauchhaut einsetzen und Reimplantation innerhalb 6 Wochen oder Gefrierkonservierung); die Bohrlochtrepanation (als Notfalleingriff durch Ungeübte) ist wenig effektiv, da das koagulierte Hämatom nicht entfernt werden kann. 2. chronisches Subduralhämatom mit verflüssigtem Hämatom (im CT iso- oder hypodens): a) Entleerung über 1–2 Bohrlöcher im Bereich der größten Raumforderung, meist keine Blutstillung erforderlich (keine aktive Blutung), Bohrlochdrainage über ausreichend dicke Drains mit großen Perforationen, schwacher Sog (steriles Wasserschloss, 5–8 cm Wassersäule oder Niedrigvakuum-Silicon-

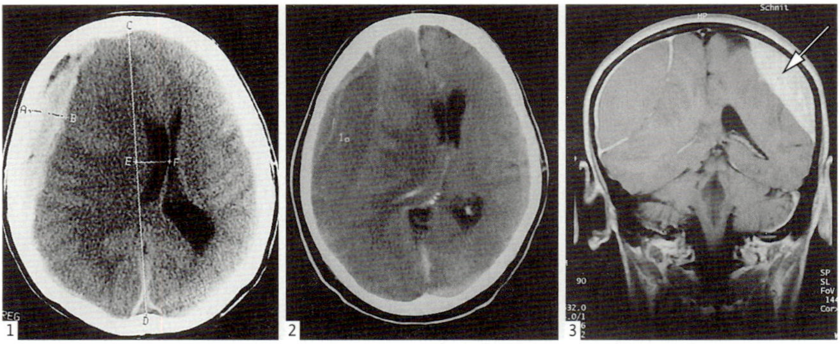

Subduralhämatom Abb. 1: 1: akutes Subduralhämatom (CT) mit erheblicher Mittellinienverschiebung (19 mm) durch zusätzliche kontusionelle ipsilaterale Hirnschwellung; indizierte Therapie: sofortige Trepanation; 2: chronisches Subduralhämatom (CT) mit erheblicher Mittellinienverschiebung und Membranbildung; indizierte Therapie: Bohrloch und Drainage, evtl. Trepanation; 3: beidseitiges chronisches Subduralhämatom (MRT mit Kontrastmittel), links mit frischer Einblutung (Pfeil), kaum Mittellinienverschiebung; indizierte Therapie: rechts Bohrloch und Drainage, links evtl. Trepanation

Drainageflasche mit Jackson-Pratt-Drainage) für 2–5 Tage, CT-Kontrollen, cave: bei größerer Resektion v. a. der dem Cortex cerebri anliegenden Membran Verletzung von Venen möglich, Nachblutung; **b)** ausgedehntere Trepanation bei (mehrfachem) Rezidiv oder Pachymeningiosis haemorrhagica interna, Möglichkeit späterer Trepanationsschnittführung bei Bohrloch berücksichtigen, dann vorsichtige Teilresektion von Membranen, bei erheblicher Hirnverdrängung ohne Entfaltungstendenz Knochendeckel zunächst nicht wieder einsetzen (s. o.), die einsinkende Galea vermeidet Evakuationshohlraum und erneutes Rezidiv; **c)** bei sypmtomatischem, komprimierendem spinalem Subduralhämatom Laminektomie, wenn ausgedehnter als Laminoplastie (mit Wiedereinsetzen der Wirbelbögen). **Komplikationen:** Nachblutung bei mangelnder Blutstillung, Rezidiv bei chronischem Subduralhämatom (insbes. bei schwerer Hirnatrophie), Knochendeckel- bzw. Wundinfektion, akutes Hämatom im Evakuationshohlraum; fortbestehende neurologische Ausfälle, Bewusstseinsstörung und Krampfanfälle sind meist keine Eingriffskomplikation, sondern Folge zu später Operation oder weiterer traumatischer Hirnschäden.

Sonstige Maßnahmen: **1.** sofortige endotracheale Intubation (s. Atemwegsicherung), Beatmung* und Kreislaufsicherung bei Bewusstseinstrübung (s. Bewusstlosigkeit) bzw. großer Raumforderung; **2.** präventive Gabe von Antiepileptika* (z. B. Diphenylhydantoin, Carbamazepin) umstritten, bei chronischem Subduralhämatom mit vorangehenden zerebralen Anfällen aber sinnvoll, bei akutem Subduralhämatom und Hirnkontusion in epileptogener Region (temporal, frontal) ratsam; **3.** Frührehabilitation bei Bewusstseinsstörung, gezielte Anschlussheilbehandlung nach Operation eines chronischen Subduralhämatoms.

Therapeutischer Stufenplan: s. Abb. 2.

Arbeitsunfähigkeit: abhängig vom Ausmaß der Hirnschädigung; ca. 6 Wochen bei Subduralhämatom ohne assoziiertes direktes Hirntrauma bzw. Hirnkontusion; in Verbindung mit direkten Hirnschäden mind. 8 Wochen, nicht selten 6 Monate und länger; ggf. Umschulung und berufliche Rehabilitation.

Hinweis: **1.** keine Bohrlochtrepanation bei akutem (koaguliertem) Subduralhämatom; **2.** keine Notfalltrepanation ohne CT, wenn CT verfügbar: klinische Seitenlokalisation unsicher (Hirnstamm bzw. Nervus oculomotorius können auch durch Druck an den kontralateralen Tentoriumschlitz geschädigt sein); **3.** Vorsicht mit forcierter Hyperventilation (pCO_2 <30–32 mmHg); **4.** Angst vor Osmotherapie wegen möglicher Hämatomvergrößerung ist unbegründet, vorrangig ist die Vermeidung irreversibler Hirnschäden (durch Hirndrucksenkung z. B. bei Krankentransport).

Neuentwicklung: endoskopisch assistierte Hämatomausräumung und Blutstillung durch kleine osteoklastische Trepanation, bei koagulierten Hämatomen und aufgrund unsicherer Versorgung von Kontusionsherden fragwürdig, bei chronischem Subduralhämatom nicht notwendig.

Selbsthilfe: **1.** ZNS - Hannelore Kohl Stiftung, Rochusstr. 24, 53123 Bonn, Tel. 0228 978450, Fax 0228 9784555, E-Mail: info@hannelore-kohl-stiftung.de, Homepage: http://www.kuratorium-zns.de; **2.** Schädel-Hirn-Patienten in Not, Selbsthilfeverband für Apalliker und ihre Angehörigen, Bayreuther Str. 33, 92224 Amberg, Tel. 09621 64800, Fax 09621 63663; E-Mail: schaedelhirn@t-online.de.

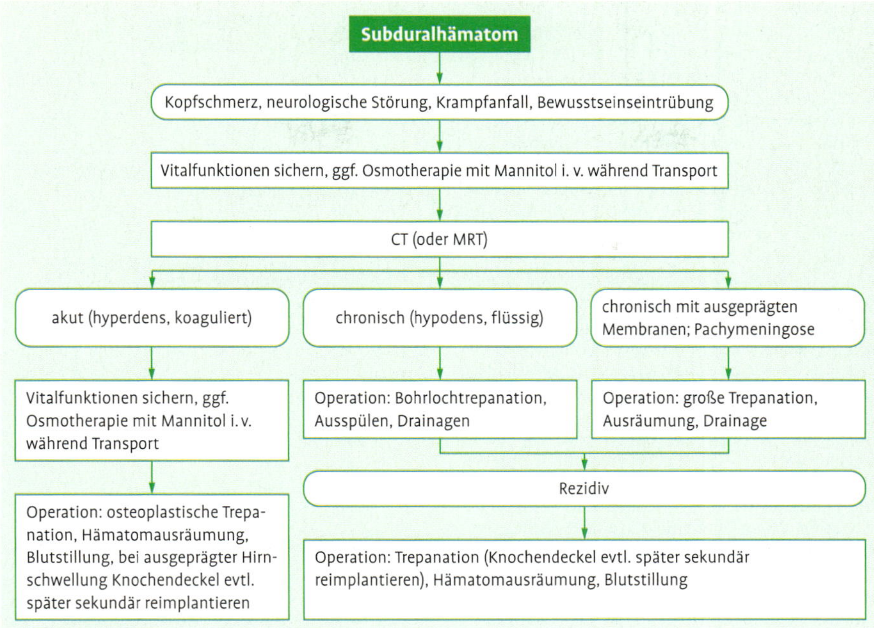

Subduralhämatom Abb. 2: therapeutischer Stufenplan

Literatur: **1.** Miller, J. D.; Statham, P. F. X.: Surgical management of traumatic intracranial hematomas. In: Schmidek, H. H.; Sweet, W. H. (eds): Operative neurosurgical techniques. Vol. 1. 5th ed. Philadelphia: Saunders/Elsevier, 2006; **2.** Quebada, P. B.; Schmidek, H. H.: Surgical Management of Chronic Subdural Hematoma in Adults. In Schmidek, H. H.; Roberts, D. W. (eds): Operative Neurosurgical Techniques. Vol. 1. 5th ed. Philadelphia: Saunders/Elsevier, 2006; **3.** Kuker, W. et al.: Spinal subdural and epidural haematomas: diagnostic and therapeutic aspects in acute and subacute cases. Acta Neurochir (Wien) 142: 777–785 (2000); **4.** Marshall, L. F.: Surgical treatment of extracerebral lesions in head injury. In: Pitts, L. H.; Wagner, F. C. (eds): Craniospinal trauma. Stuttgart, New York: Thieme, 1990.

Autor: M. R. Gaab.

Succinylcholin: s. Muskelrelaxanzien.

Suchtmittelabhängigkeit: s. Alkoholabhängigkeit; Arzneimittelabhängigkeit; Drogenabhängigkeit.

Suchtmittelintoxikation: s. Alkoholintoxikation; Drogenintoxikation.

Sudden infant death syndrome: s. Tod, plötzlicher im Kindesalter.

Sudeck-Leriche-Syndrom: s. Reflexdystrophie, sympathische.

Sudeck-Syndrom: s. Reflexdystrophie, sympathische.

Sugammadex: s. Muskelrelaxanzien.

Suizidalität: Selbstmordgefährdung, Selbsttötungsabsicht. Das Spektrum reicht von passiven Formen (Wunsch nach Ruhe, Unterbrechung des Lebens als Problemlösungsversuch) über Suizidgedanken mit zunehmendem Handlungsdruck bis zu aktiven, z. T. impulshaften Suizidhandlungen mit oder ohne Plan bzw. Ankündigung. Bei vielen Suizidversuchen bzw. Suiziden besteht keine explizite Selbsttötungsabsicht (sog. parasuizidale Handlung bzw. Parasuizid). Außerhalb der medizinischen Behandlungsmöglichkeit liegt der sog. Bilanzsuizid oder Freitod bei voller Entscheidungsfähigkeit (selten).

Behandlungsindikation: **1.** bei psychosozialer Krise meist nichtpharmakologische Krisenintervention; **2.** bei depressiven bzw. ängstlichen Syndromen sowie agitierten Zustandsbildern meist Pharmakotherapie; **3.** bei ausgeprägten psychischen Störungen i. R. einer depressiven Episode (s. Depression, akute) oder eines schizophrenen Krankheitsbildes (s. Schizophrenie) muss immer pharmakologisch therapiert werden (erhöhtes Suizidrisiko).

Pharmakotherapie: neben der spezifischen Behandlung der Grunderkrankung begleitende Psychopharmakotherapie; **1.** Tranquilizer*: z. B. Diazepam (z. B. Valium®), 10–20 mg/d p. o.; **2.** niederpotente Neuroleptika*: z. B. Levomepromazin (z. B. Levomepromazin-neuraxpharm®), 50–100 mg/d

S

p. o. oder Thioridazin (Thioridazin-neuraxpharm®), 50–100 mg/d p. o.; **3.** psychomotorisch dämpfende Antidepressiva*: z. B. Amitriptylin (z. B. Saroten®), 50–75 mg/d p. o. oder Doxepin (z. B. Aponal®), 50–75 mg/d p. o.

Psychotherapie: insbes. verhaltens- und gesprächstherapeutische Techniken; stützende Vorgehensweisen mit Vertrauensbildung in die prinzipiellen Lösungsmöglichkeiten; zunächst Entschärfen der Situation mit anschl. Abklärung der Umstände und einer möglichen zugrunde liegenden psychischen Erkrankung. Die häufig vorhandenen dysfunktionalen Kognitionen des Suizidalen auf dem Boden einer affektiven kognitiven Einengung (z. B. Unfähigkeit zur Differenzierung und Tendenz zur Generalisierung) müssen berücksichtigt werden. Das therapeutische Verhalten umfasst: **1.** das Herstellen einer therapeutischen Beziehung; **2.** das Abschätzen der Schwere der Suizidalität; **3.** einen möglichst konkreten Therapieplan, der auch die Weiterbehandlung mit berücksichtigt; **4.** eine Klärung des Krisenanlasses und Fokussierung auf vorhandene Bewältigungsstrategien. **Cave:** Zu vermeiden sind wohlmeinende Ratschläge und Bewertungen allgemeiner Art. Wichtig ist, mit suizidalen Patienten nicht zu hohe Therapieziele zu schnell anzusteuern (suizidale Patienten gelangen schnell an die Grenzen der Belastbarkeit und in eine erneute Krise).

Sonstige Maßnahmen: 1. ambulante Versorgung: a) Arzneimittel sollten bei Risikopatienten nur in kleinen Packungsgrößen verschrieben werden (Intoxikationsgefahr). **b)** Bei aktiver, akuter Suizidalität ohne Vorliegen einer behandlungsbedürftigen psychiatrischen Erkrankung ist die subjektive Bewertung der zur suizidalen Krise führenden Situation durch den Patienten und die Abklärung, inwieweit ein intaktes soziales Netz vorhanden ist, um den Patienten kontinuierlich durch Angehörige oder Freunde zu überwachen, von entscheidender Bedeutung. Außerdem muss der Patient selbst der Meinung sein, gegen die andrängenden Suizidimpulse Widerstand leisten zu können. **c)** Eine Krisenintervention sollte sofort eingeleitet werden, um Chronifizierungen zu vermeiden. **2. Stationäre Versorgung** bei akuter, aktiver Suizidalität und insbes., wenn eine behandlungsbedürftige psychiatrische Erkrankung (z. B. wahnhafte Depression oder Exazerbation einer schizophrenen Psychose) vorliegt, möglicherweise gegen den Willen des Patienten; Untersuchung neu aufgenommener Patienten nach Suizidmitteln (z. B. Rasierklingen, Tabletten), Nachfragen ist nicht ausreichend! Ein hohes Risiko besteht kurz nach der Aufnahme, da die Aufnahme selbst häufig einen erneuten Reiz für eine suizidale Handlung darstellt; ggf. sind Extrawachen einzusetzen.

Therapeutischer Stufenplan: s. Abb.

Arbeitsunfähigkeit: bei Vorliegen einer depressiven Episode oder einer anderen schweren psychischen Störung mind. 3 Wochen, bei einer Belastungsreaktion ca. 1 Woche.

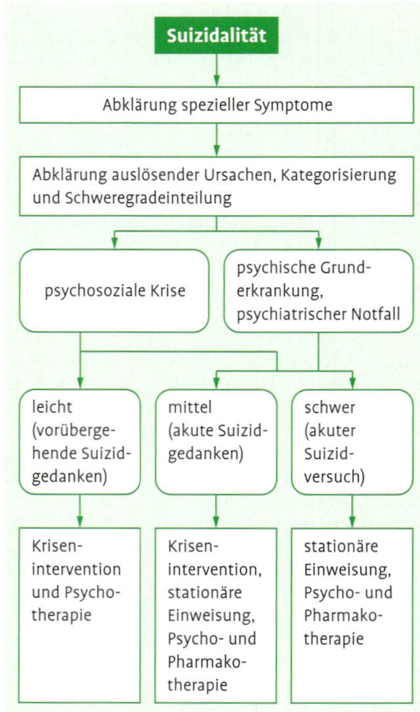

Suizidalität: diagnostischer und therapeutischer Stufenplan; bei suizidalen Patienten hat das diagnostische Gespräch bereits therapeutische Wirkung.

Hinweis: 1. Die häufig gehörte Auffassung, dass jemand, der über Suizid spricht, sich nichts antun werde, ist falsch. Suizidankündigungen sind zunächst immer ernst zu nehmen. Etwa 80 % der Menschen, die einen Suizidversuch unternehmen, kündigen dies vorher an. Ein direkter Hinweis wird häufig in der Phase des noch Unentschlossenseins gegeben, indirekte Ankündigungen sind charakteristisch für das Stadium des Entschlusses. Beim Erkennen von Suizidalität ist v. a. dann Aufmerksamkeit und schnelles Handeln verlangt, wenn nach latenten oder direkten Suizidankündigungen vor dem Hintergrund von Krisenanlässen plötzlich eine Beruhigung eintritt. **2.** Ein bes. Problem bei der Beurteilung weiterbestehender Suizidalität stellen die häufig vorhandenen Bagatellisierungstendenzen von psychiatrischen Patienten (als eine Form der Verarbeitung des stattgefundenen oder geplanten Suizidversuchs) dar. Suizidalität muss hier immer offen angesprochen werden, selbst wenn keine konkreten Hinweise darauf bestehen. Suizidale Handlungen werden dadurch nicht zusätzlich induziert. **3.** Patienten fühlen sich häufig deutlich entlastet, wenn Suizidgedanken thematisiert werden. Gerade die genaue Exploration der Suizidalität und das Unterscheiden zwischen Suizidwünschen bzw. -vorstellungen und Suizidplänen bzw. -vorbereitungen ist wichtig zur Beurteilung der Schwere der Selbstgefährdung und gibt dem Patienten die Möglichkeit der Abreaktion begleitender Affekte (therapeutische Katharsis).

Neuentwicklung: Es besteht ein gut begründeter Zusammenhang zwischen aggressivem, impulshaftem sowie suizidalem Verhalten und verminderter Serotoninverfügbarkeit. Neue Daten weisen darauf hin, dass eine Therapie mit Lithiumsalzen* aufgrund der Verbesserung der serotonergen Neurotransmission neben der bekannten Wirkung als Phasenprophylaktikum bei rezidivierenden bipolaren affektiven Störungen* einen spezifisch suizidverhindernden Effekt hat.

Selbsthilfe: **1.** Telefonseelsorge: kostenfreie bundesweite Rufnummern (24-Stunden-Service) 0800 1110111 oder 0800 1110222; E-Mail: beratung@telefonseelsorge.de, Homepage: http://www.telefonseelsorge.de; **2.** Kinderschutzbund: kostenfreie bundesweite Rufnummer (Kinder- und Jugendtelefon) 0800 1110333; E-Mail: info@dksb.de, Homepage: http://www.kinderschutzbund.de; **3.** Hilfe zum Weiterleben, Arbeitskreis für Selbstmordverhütung und Krisenberatung e.V., Postfach 1818, 32708 Detmold, Tel. 05231 32984, Krisentelefon 05231 33377, Fax 05231 38420; **4.** AGUS e.V., Angehörigengruppe um Suizid, Markgrafenallee 3a, 95448 Bayreuth, Tel. 0921 1500380, Fax 0921 83343; E-Mail: kontakt@agus-selbsthilfe.de, Homepage: http://www.agus-selbsthilfe.de; **5.** Michael-Franke-Stiftung: Beratung für junge Menschen in Krisen, Quantiusstr. 8, 53115 Bonn, Tel. 0228 696939.

Literatur: Freyberger, H. J.; Stieglitz, R.-D. (Hrsg.): Kompendium der Psychiatrie und Psychotherapie. 10. Aufl. Basel, Freiburg, Paris: Karger, 2001.

Autor: B. Ahrens.

Sulbactam: s. Penicilline.

Sulcus-ulnaris-Syndrom: s. Nervenkompressionssyndrome.

Sulfadiazin: s. Folsäure-Antagonisten.

Sulfamethoxazol: s. Folsäure-Antagonisten.

Sulfasalazin: s. 5-Aminosalicylate.

Sulfonamidderivate, antidiabetische: s. Sulfonylharnstoffe.

Sulfonamide: s. Folsäure-Antagonisten.

Sulfonylharnstoffe: orale Antidiabetika*; **Einteilung:** **1. Generation** (seit 1956): Tolbutamid (nicht mehr zugelassen); **2. Generation** (seit 1969): z.B. **a)** Glibenclamid (z.B. Euglucon®); **b)** Gliquidon (Glurenorm®); **3. Generation** (seit 1996): z.B. Glimepirid (z.B. Amaryl®); **Wirkungsmechanismus:** hypoglykämische Wirkung durch **1.** Stimulation der Insulinfreisetzung über eine Blockade des ATP-abhängigen Kalium-Kanals der Betazelle (B-Zelle) des Pankreas; **2.** postulierte extrapankreatische Wirkung durch Verbesserung der Insulinwirkung in peripheren Insulinzielgeweben; **Pharmakokinetik:** Resorption rasch und gut; Elimination vorwiegend renal, z.T. biliär (z.B. Gliquidon), in metabolisierter Form; HWZ: s. Tab.

Sulfonylharnstoffe
HWZ und Dosierung ausgewählter Sulfonylharnstoffe

Wirkstoff (Handelsname)	HWZ (Stunden)	Tagesdosis (mg)
Glibenclamid (z. B. Euglucon®)	2–5	1,75–10,5
Glimepirid (z. B. Amaryl®)	5–8	1 – 6

Indikation: Diabetes* mellitus Typ 2, wenn Gewichtsreduktion und Diät zu keiner befriedigenden Stoffwechseleinstellung führen, Indikationsstellung durch Auslassversuch überprüfen, bei Wirkungsverlust (Sekundärversagen) Umstellung auf Insulin, in einigen Fällen vorübergehende Kombinationstherapie mit niedrig dosiertem Insulin.

Kontraindikation: u.a. **1.** insulinpflichtiger Diabetes* mellitus Typ 1; **2.** Ketose; **3.** schwere Leber- und Nierenfunktionsstörung; **4.** Schwangerschaft, Stillzeit; **5.** Überempfindlichkeit gegenüber Sulfonamidderivaten (cave: Kreuzallergie).

Wechselwirkungen: mit zahlreichen Arzneimitteln, die die blutzuckersenkende Wirkung verstärken (z.B. Beta-Rezeptoren-Blocker, Sulfonamide, Salicylate) oder vermindern (z.B. Glukokortikoide*, Diuretika*, Phenytoin, Sympathomimetika*, Schilddrüsenhormone).

UAW: **1.** Hypoglykämie* (Vorsicht bei Sulfonylharnstoffen mit langer HWZ), die sich u.U. schleichend entwickelt, bei evtl. fehlenden Symptomen einer adrenergen Gegenregulation (cave: Patienten im höheren Lebensalter mit Zerebralsklerose); **2.** Gewichtszunahme; **3.** zu Beginn der Behandlung: Beeinträchtigung bei der Bedienung von Maschinen, der Teilnahme am Straßenverkehr sowie Sehstörung möglich; **4.** gastrointestinale Störung; **5.** Leberfunktionsstörung, Hepatitis; **6.** phototoxische und allergische Reaktion (selten); **7.** Störungen der Hämatopoese, z.B. Granulozytopenie, Thrombozytopenie (Einzelfälle).

Dosierung: s. Tab.

Autoren: S. Müller, B. Drewelow, N. Lembert.

Sulproston: s. Prostaglandine.

Sultamicillin: s. Penicilline.

Sultiam: s. Antiepileptika; Carboanhydrase-Hemmer.

Sumpffieber: s. Malaria.

Supinatorsyndrom: s. Nervenkompressionssyndrome.

Supraspinatussehnensyndrom: s. Periarthropathia humeroscapularis.
Suramin: s. Protozoenmittel.
Surditas: s. Taubheit.
Surfactant: Kurzbez. für (engl.) **surf**ace **act**ive **agent**, oberflächenaktive Substanz; syn. Antiatelektasefaktor; von den Alveolarepithelzellen gebildete Emulsion aus verschiedenen Phospholipiden, v. a. dem Lecithin Dipalmitoylphosphatidylcholin (ca. 90 %), Proteinen (z. B. die Surfactant-Proteine SP-A und SP-D) und Kohlenhydraten; natürliche Bildung i. R. der fetalen Lungenreifung ab 35. SSW in den Pneumozyten II (Alveole); pränatal induzierbar durch Cortison; filmartige Ausbreitung auf der Alveolaroberfläche; nachweisbar auch im Bronchialsekret und Fruchtwasser; **Funktion:** **1.** erleichtert die erste Entfaltung der noch vollständig kollabierten Alveolen beim Neugeborenen; **2.** verhindert den exspiratorischen Kollaps von Alveolen und terminalen Bronchiolen durch Minderung der Oberflächenspannung; **3.** ermöglicht eine homogene Belüftung der Alveolen; **4.** erleichtert den alveolären Gasaustausch; **5.** verbessert die mukoziliäre Clearance; **6.** schützt vor Austrocknung; **7.** bewirkt eine Aktivitätssteigerung der Makrophagen in der Lunge (durch Surfactant-Proteine); **8.** erleichtert die Phagozytose (SP-D-agglutiniert Bakterien) sowie die Schichtung und den adoralen Transport des Bronchialsekrets; **Verwendung:** therapeutisch: endotracheale Instillation von natürlichem (extrahiert aus Rinder- oder Schweinelunge) oder künstlichem (Phospholipidgemisch) Surfactant beim Atemnotsyndrom* des Neugeborenen; rekombinante Sufactantproteine bei zystischer Fibrose*.
Suxamethonium: s. Muskelrelaxanzien.
SVV: s. Selbstverletzung.
Sydenham-Chorea: s. Chorea.
Syme-Amputation: s. Amputation.
Sympathikusblockade: s. Schmerzsyndrome.
Sympatholytika: s. Alpha-Rezeptoren-Blocker; Antisympathotonika; Beta-Rezeptoren-Blocker.

S

Sympathomimetika: syn. Sympathikomimetika, Adrenozeptor-Agonisten; Substanzen, die die Wirkung des Sympathikus nachahmen; **Einteilung:** **I. direkte** Sympathomimetika (Adrenozeptor-Agonisten): **1. Alpha-Sympathomimetika** (syn. Alpha-Adrenozeptor-Agonisten, Alpha-Mimetika): bevorzugte Wirkung auf Alpha-Adrenozeptoren (Vasokonstriktion, Mydriasis); Reihenfolge in abnehmender Alpha-Adrenozeptoren-Selektivität: **a)** Imidazolinderivate: z. B. Naphazolin (z. B. Rhinex®), Oxymetazolin (z. B. Nasivin®), Tetryzolin (z. B. Yxin®), Xylometazolin (z. B. Otriven®); **b)** Midodrin (Gutron®); **c)** Phenylephrin (z. B. Visadron®); **2. Alpha- und Beta-Sympathomimetika:** **a)** Dopamin (z. B. Dopamin Solvay®); **b)** Noradrenalin (Norepinephrin, Arterenol®); **c)** Adrenalin (Epinephrin, z. B. Suprarenin®); **d)** Etilefrin (z. B. Effortil®); **e)** Dobutamin (z. B. Dobutamin Solvay®); **f)** Theodrenalin in Kombination mit Cafedrin (Akrinor®); **3. Beta-Sympathomimetika** (syn. Beta-Mimetika): bevorzugte Wirkung auf Beta-1- (Herz), Beta-2-Adrenozeptoren (glatte Muskulatur): **a)** Orciprenalin (Alupent®); **b)** Beta*-2-Sympathomimetika, z. B Terbutalin, Fenoterol; **II. indirekte** Sympathomimetika: Freisetzung von Noradrenalin aus Vesikeln präsynaptischer adrenerger Neurone oder Hemmung der Wiederaufnahme: **1.** Methylphenidat (z. B. Ritalin®); **2.** Ephedrin (in Kombination mit Doxylamin, Dextromethorphan und Paracetamol, Wick MediNait®); **3.** Pseudoephedrin (z. B. in Kombination mit Cetirizin, Reactine® duo); **4.** Ameziniummetilsulfat (z. B. Supratonin®); **Wirkungsmechanismus:** Rezeptoraffinitäten der einzelnen Wirkstoffe: s. Tab.

Indikation: **I. direkte** Sympathomimetika: **1. Alpha-Sympathomimetika:** **a)** Rhinitis, Konjunktivitis* (lokal, kurzfristig): Imidazolinderivate, Phenylephrin; **b)** Zusatz zu Lokalanästhetika*: Noradrenalin, Adrenalin; **c)** Glaukom* als Mydriatika (s. Glaukommittel): Phenylephrin; **d)** arterielle Hypotonie* (systemisch); **2. Alpha- und Beta-Sympathomimetika:** arterielle Hypotonie (z. B. intraoperativ während Narkose); **3. Beta-Sympathomimetika:** **a)** Beta-1-Sympathomimetika: bradykarde Herzrhythmusstörung*: Isoprenalin, Orciprenalin; **b)** Beta*-2-Sympathomimetika: als Bronchspasmolytika zur antiobstruktiven Therapie* (chronische Bronchitis*, Asthma* bronchiale, Status* asthmaticus): z. B. Terbutalin (kurzwirksam), Fenoterol (kurzwirksam), Formoterol (langwirksam), Salmeterol (langwirksam); zur Tokolyse* (Uterusrelaxation): Fenoterol; **II. indirekte** Sympathomimetika: **1.** lokale Vasokonstriktion: z. B. Ephedrin in Nasentropfen; **2.** Kinder mit ADHS*: Amphetaminderivat Methylphenidat; **3.** Narkolepsie: Amphetaminderivat Methylphenidat.

Kontraindikation: **1. direkte** Sympathomimetika: **a) Alpha-Sympathomimetika:** Hyperthyreose*, Phäochromozytom*, benignes Prostatasyndrom*; **b) Beta-Sympathomimetika:** arterielle Hypertonie*, Hyperthyreose*, Phäochromozytom*, Engwinkelglaukom, tachykarde Herzrhythmusstörung*, schwere Nieren- und Herzerkrankung, sklerotische Gefäßveränderung; Beta-Sympathomimetika mit gleichstarker Rezeptoraffinität zu β_1- und β_2-Adrenozeptoren (z. B. Orciprenalin): Narkosen mit halogenhaltigen Narkosemitteln (sonst Gefahr kardialer Arrhythmien und Kammerflimmern durch Sensibilisierung des Myokards gegenüber Katecholaminen); **2. indirekte** Sympathomimetika: arterielle Hypertonie*, Hyperthyreose*, Phäochromozytom*, tachykarde Herzrhythmusstörung*, Schizophrenie*, Angsterkrankung.

Wechselwirkungen: **1.** Antidiabetika: erhöhte Blutzuckersenkung; **2.** Antidepressiva*: sympathomimetische Wirkungsverstärkung.

UAW: **1. direkte** Sympathomimetika: **a) Alpha-Sympathomimetika:** Palpitation, ventrikuläre

Sympathomimetika
Rezeptoraffinität und Dosierung

Wirkstoff (Handelsname)	Rezeptoraffinität	Dosierung
direkte Sympathomimetika		
Alpha-Sympathomimetika		
Imidazolinderivate		
Naphazolin (z. B. Rhinex®)	α_1, α_2	1 Hub (0,01 %ig) nasal mehrmals täglich
Oxymetazolin (z. B. Nasivin®)	α_1, α_2	2–3 × 1 Hub/d nasal (0,05 %ig)
Tetryzolin (z. B. Yxin®)	α_1, α_2	1–3 × 1 Tropfen/d (0,05 %ige Augentropfen)
Xylometazolin (z. B. Otriven®)	α_1, α_2	3 × 1 Hub/d nasal (0,1 %ig)
Midodrin (Gutron®)	α_1, α_2	5 - 7,5 mg/d p. o.
Phenylephrin (z. B. Visadron®)	$\alpha_1 > \alpha_2$	5 × 1 Tropfen/d (1,25 %ige Augentropfen)
Phenylephrin in Kombination mit Paracetamol (Doregrippin®)		3 × 1 Tbl. (à 10 mg Phenylephrin)/d p. o.
Alpha- und Beta-Sympathomimetika		
Dopamin (z. B. Dopamin Solvay®)	α_1, α_2, β_1, β_2	4 - 10 µg/kg KG/min i. v.
Noradrenalin (Norepinephrin, Arterenol®)	α_1, α_2, $\beta_1 > \beta_2$	0,1- 5 µg/kg KG/min i. v.
Adrenalin (Epinephrin, z. B. Suprarenin®)	α_1, α_2, β_1, β_2	0,1- 5 µg/kg KG/min i. v.
Etilefrin (z. B. Effortil®)	α_1, α_2, β_1, β_2	10 mg/d i. m, s. c.
Dobutamin (Dobutamin Solvay®)	α_1, α_2, β_1, β_2	5 µg/kg KG/min i. v.
Theodrenalin (Kombinationspräparat mit Cafedrin, Akrinor®)	$\beta > \alpha$	1 - 2 Amp. à 10 ml auf 500 ml verdünnt i. v.
Beta-Sympathomimetika		
Orciprenalin (Alupent®)	β_1, β_2	0,1- 3 µg/kg KG/min i. v.
Beta-2-Sympathomimetika	$\beta_2 > \beta_1$	s. Beta-2-Sympathomimetika (Tab.)
indirekte Sympathomimetika		
Methylphenidat (z. B. Ritalin®)		5 - 10 mg/d p. o.
Ephedrin (in Kombination mit Doxylamin, Dextromethorphan und Paracetamol, Wick MediNait®)		30 ml/d p. o. (0,02 %ig)
Pseudoephedrin (z. B. in Kombination mit Cetirizin, Reactine® duo)		120 mg/d p. o.
Ameziniummetilsulfat (z. B. Supratonin®)		5 mg langsam i. v.

Herzrhythmusstörung*, Angina* pectoris, Miktionsstörungen durch Stimulation des Blasensphinkters; **b) Beta-Sympathomimetika**: Herzrhythmusstörung*, Angina* pectoris, Schwächegefühl, übermäßiges Schwitzen; **2. indirekte** Sympathomimetika: zentrale Erregung, Unruhe, psychotische Reaktion, bei lokaler Anwendung: Schäden an der Nasenschleimhaut (Rhinitis* sicca).

Dosierung: s. Tab.

Autor: N. Lembert.

Syndrom, adrenogenitales: Abk. AGS; syn. kongenitale adrenale Hyperplasie; autosomal-rezessiv erbliche Störung, die primär die Glukokortikoidbiosynthese betrifft; **Ursache:** verschiedene Enzymdefekte führen zur eingeschränkten Cortisolsynthese in der Nebenniere, der ausbleibende negative hypophysäre Feedback führt zur enthemmten Sekretion von ACTH und zur Erhöhung der Steroidvorstufen vor dem Enzymblock. Je nach betroffenem Enzym kann auch eine verminderte Mineralokortikoidsynthese (Salzverlust) oder Androgen-/Östrogensynthese (nichtvirilisierende Formen) resultieren. Die Vorläufersteroide können je nach betroffenem Enzym weiter zu Androgenen (virilisierende Formen), schwachen Östrogenen oder zu Mineralokortikoiden (hypertensive Formen) metabolisiert werden. Die Mutationen können homozygot, compound-heterozygot oder heterozygot sein und bei gut dokumentierter Genotyp-Phänotyp-Korrelation zu milden, mittelschweren oder lebensbedrohlichen Einschränkungen der Enzymaktivitäten führen. Die Manifestation kann davon abhängig intrauterin, perinatal, im Kleinkindalter (klassische Verlaufsformen) bzw. mit/nach der Pubertät (nichtklassische Verlaufsformen) stattfinden oder klinisch inapparent verlaufen (kryptische Verlaufsform). **Formen:** **1.** 3β-Hydroxysteroid-Dehydrogenasedefekt: kann die Cortisolbiosynthese, die Aldosteronsynthese und Testosteron-/Östradiolsynthese beeinträchtigen; weibliche Feten zeigen eine Virilisierung, männliche eine fehlende Virilisierung. **2.** 17α-Hydroxylase-Defekt: beeinträchtigt die Cortisolsynthese und behindert die Androgen-/Östrogensynthese. Es entstehen mineralokortikoid aktive Aldosteronvorstufen; **3.** 21-Hydroxylasemangel: Es kann die Cortisol- und Aldosteronsynthese betroffen sein. Die erhöhten androgenen Vorstufen führen zur Virilisierung. **4.** 11β-Hydroxylasemangel: neben dem Cortisolmangel entstehen mineralokortikoid aktive Vorläufersteroide und Androgene, so dass eine Virilisierung und Hypertonie entstehen kann. **5.** P-450-Oxidoreduktasemangel: Das Protein ist ein Koenzym für die 21-Hydroxylase, die 17α-Hydroxylase und die Aromatase. Es kann zum Beispiel eine verminderte 21-Hydroxylierung oder ein komplexes Mischbild resultieren. **6.** Cholesterol-Desmolase- und StAR-Protein-Dysfunktion: Beide Proteine sind am ersten Schritt der Steroidbiosynthese beteiligt und ihre Dysfunktion führt zur global eingeschränkten Steroidhormonproduktion und zur lipoiden tumorösen Hyperplasie der Nebennieren mit Glukokortikoid-, Mineralokortikoid- und Sexualsteroidmangel. **Klinik:** **1.** AGS mit Salzverlust: in der Neugeborenenperiode akut einsetzende lebensbedrohliche Nebennierenrindeninsuffizienz mit Trinkschwäche, Erbrechen, Exsikkose, Hyponatriämie, Hyperkaliämie; **2.** im späteren Lebensalter Pseudopubertas praecox, frühzeitiger Schluss der Wachstumsfugen mit Kleinwuchs; bei Mädchen primäre Amenorrhö und Virilisierungserscheinung (Klitorishypertrophie); **3.** Mineralokortikoidhypertonie mit supprimiertem Renin und niedrigem Aldosteron; **4.** ausbleibende Virilisierung.

Behandlungsindikation: **1.** Salzverlust in der Neugeborenenperiode: intensivmedizinische Therapie; **2.** arterielle Hypertonie in den ersten Lebensjahren bei 11ß-Hydroxylasedefekt; **3.** zur Verhinderung einer Wachstumsstörung; **4.** Zyklusstörung, Kinderwunsch, Hirsutismus, androgenetische Alopezie und Hirsutismus im späteren Lebensalter; **5.** pränatale Therapie bei Eintritt einer Schwangerschaft, um eine intrauterine Virilisierung zu vermeiden, falls der Fetus von einer virilisierenden Form betroffen und weiblich ist.

Pharmakotherapie: **1.** bei AGS mit Salzverlust postnatal unverzüglich i.v. Infusion einer 0,9 %igen NaCl-Lösung, 100–200 ml/kg KG/d, Infusionsgeschwindigkeit initial 10–20 ml/kg KG/h; zusätzlich Substitution mit Hydrocortison (z.B. Hydrocortison Hoechst®), 100 mg/m² KO i.v., oder alternativ Prednisolonäquivalent 20 mg/m² KO; **2.** lebenslange Substitution mit Glukokortikoiden*, z.B. Hydrocortison in individueller Dosierung (Erwachsene ca. 15–25 mg/d); Einnahme der täglichen Dosis zu zwei Drittel morgens und zu jeweils einem Sechstel mittags und abends; cave: bei fieberhaftem Infekt, Trauma, Operation ist die Substitutionsdosierung mind. zu verdoppeln (max. 5-fache Dosis); bei Verwendung synthetischer Glukokortikoide (bei Kindern obsolet wegen beschleunigtem Schluss der Wachstumsfugen) Äquivalenzdosen beachten; **3.** bei Salzverlust zusätzlich Fludrocortison (z.B. Astonin® H), 0,05–0,15 mg/d p.o. (s. Tab.); **4.** bei hypertensiven Formen Prednisolon 2,5–7,5 mg statt Hydrocortison und ggf. antimineralokortikoide Therapie mit Spironolacton; **5.** um stark erhöhte morgendliche ACTH-Spiegel zu vermeiden, kann abends 0,25–0,5 mg Dexamethason (z.B. Fortecortin®) p.o. oder 1,25–2,5 mg Prednisolon (z.B. Decortin H®) p.o. verabreicht werden; **6.** Hormonersatztherapie bei Hypogonadismus; **7.** Im Falle einer Schwangerschaft und positiver Genträgerschaft der Mutter und gleichzeitig betroffenem Vater (oder unbekanntem Trägerstatus eines Elternteils) muss bis zur Klärung des Genstatus oder des Geschlechts des Kindes eine Therapie mit Dexamethason, 3 × 0,5 mg p.o. begonnen werden. Dexamethason passiert die Plazentaschranke und verhindert die Virilisierung des fetalen weiblichen Genitale.

Operative Therapie: **1.** Korrektur einer Klitorishypertrophie oder vollständig eingetretener Virilisierung (nur in erfahrenen Zentren); Zeitpunkt der Operation bevorzugt am Ende des 1. Lebensjahres. **2.** Adrenalektomie zur Einsparung von Glukokortikoiden bei schweren Formen, wenn ohnehin ein Glukokortikoid- und Mineralokortikoidmangel besteht und wegen starker Virilisierung eine Glukokortikoidtherapie über der Cushing-Schwellendosis notwendig ist.

Psychotherapie: **1.** Eine psychotherapeutische Begleittherapie kann bereits bei Kindern und Jugendlichen mit Problemen der Geschlechtsidentität oder nach Genitalkorrekturoperationen erforderlich sein, insbes. wenn sich diese in der Adoleszenz entwickeln. **2.** Gelegentlich kommt es noch vor, dass Mädchen bei erheblicher Virilisierung als Jungen bzw. Jungen bei ausbleibender Virilisierung als Mädchen erzogen werden. Dann ist eine eingehende Betreuung der Betroffenen einschließlich der Eltern indiziert. **3.** Ein fortbestehender unerfüllter Kinderwunsch trotz aufwendiger und intensiver Fertilitätsmaßnahmen kann ebenfalls zu erheblichen psychischen Belastungen junger Familien führen, die einer Intervention bedürfen.

Sonstige Maßnahmen: **1.** Therapiekontrolle durch Bestimmung des 24-Stunden-Steroidprofils

Syndrom, adrenogenitales
Beispiele einer Pharmakotherapie bei adrenogenitalem Syndrom mit Salzverlust

Zielgruppe und Wirkstoff	Dosierung (mg p. o.)[1] morgens	mittags	frühabendlich	zur Nacht
erwachsene Frauen				
Hydrocortison	10 –15	0–5	0–5	0 –5
Fludrocortison	0,1– 0,15	–	–	–
oder (z. B. bei Schwangerschaftswunsch sowie Hyperandrogenämie)				
Prednisolon	3 – 5	–	–	1,5–2,5
Fludrocortison	0,1– 0,2	–	–	–
erwachsene Männer				
Hydrocortison	15	5	0–5	–
Fludrocortison	0,1– 0,15	–	–	–
oder				
Prednisolon	3	–	1–1,5	–
Fludrocortison	0,1– 0,2	–	–	–
Kinder				
Hydrocortison	15–20 mg/m^2 KO/d			
Fludrocortison	Säuglinge: 0,05–0,1 mg/d; 1–6 Jahre: 0,05–0,075 mg/d; 6–14 Jahre: 0,1–0,15 mg/d			

[1] wenn nicht anders angegeben

sowie Messung von Plasmareninkonzentration und Blutdruck; **2.** Überprüfung der Einstellung beim 21-Hydroxylasedefekt mit 17-Hydroxyprogesteronbestimmung im Speichel möglich; **3.** dem Patienten mit substitutionspflichtiger Erkrankung ist ein Notfallausweis auszustellen; **4.** genetische Beratung der Betroffenen mit Kinderwunsch; klinisch nicht betroffene Partner lassen sich molekulargenetisch oder durch ACTH-Test (Heterozygotentest) als Genträger identifizieren oder ausschließen.

Eigenbehandlung: Schulung substitutionspflichtig Erkrankter bzw. deren Eltern zur kurzfristigen Dosisanpassung in besonderen Situationen (fieberhafter Infekt, Trauma, Operation) durch sie selbst.

Arbeitsunfähigkeit: nur i. R. von Korrekturoperationen.

Hinweis: Jungen und Männer müssen auch bei der einfach virilisierenden Form ausreichend hoch behandelt werden, da sonst Tumoren im Hodenbereich durch ACTH-stimuliertes versprengtes Nebennierengewebe entstehen können.

Selbsthilfe: **1.** AGS-Eltern- und Patienteninitiative e. V., Baumschulenstrasse 1, 89359 Kötz, Tel. 08221 963537, Fax 08221 963538; E-Mail: geschaeftsstelle@ags-initiative.de, Homepage: http://www.ags-initiative.de; **2.** Netzwerk Hypophysen & Nebennierenerkrankungen e. V., Waldstr. 34, 91054 Erlangen, Tel. 09131 815046, Fax 09131 815047; E-Mail: netzwerk@glandula-online.de, Homepage: http://www.glandula-online.de.

Literatur: **1.** Ghayee, H. K.; Auchus, R. J.: Basic concepts and recent developments in human steroid hormone biosynthesis. Rev Endocr Metab Dis 8: 289–300 (2007); **2.** New, M. I.: Inborn errors of adrenal steroidogenesis. Mol Cell Endocrinol 211: 75–83 (2003); **3.** Joint ESPE/LWPES CAH working group: Consensus Statement on 21-Hydroxylase Deficiency from The European Society for Paediatric Endocrinology and The Lawson Wilkins Paediatric Endocrine Society. Horm Res 58: 188–195 (2002).

Autoren: H. S. Willenberg, W. A. Scherbaum, J. Feldkamp.

Syndrom, aplastisches: s. Anämie, aplastische.

Syndrom der blinden Schlinge: syn. Blindsacksyndrom; quantitave und qualitative bakterielle Überbesiedlung des Dünndarms, die zu Malassimilation, v. a. von Fetten, Vitamin K und Vitamin B_{12}, gesteigerter Dekonjugation und Dehydroxylierung von Gallensäuren und gestörtem Abbau von Kohlenhydraten führt; **Ursache:** Ausschaltung von Dünndarmabschnitten aus der Passage durch Seit-zu-Seit-Anastomose, palliative Umgehungsanastomose, interenterische Fisteln bei Enteritis* regionalis Crohn, prästenotische Dünndarmdilatation, große Divertikel, fehlende Magensäure nach Magenresektion oder Gastrektomie (s. Abb. 1); **Komplikationen:** Ileus* durch Torsion des Blindsacks,

S

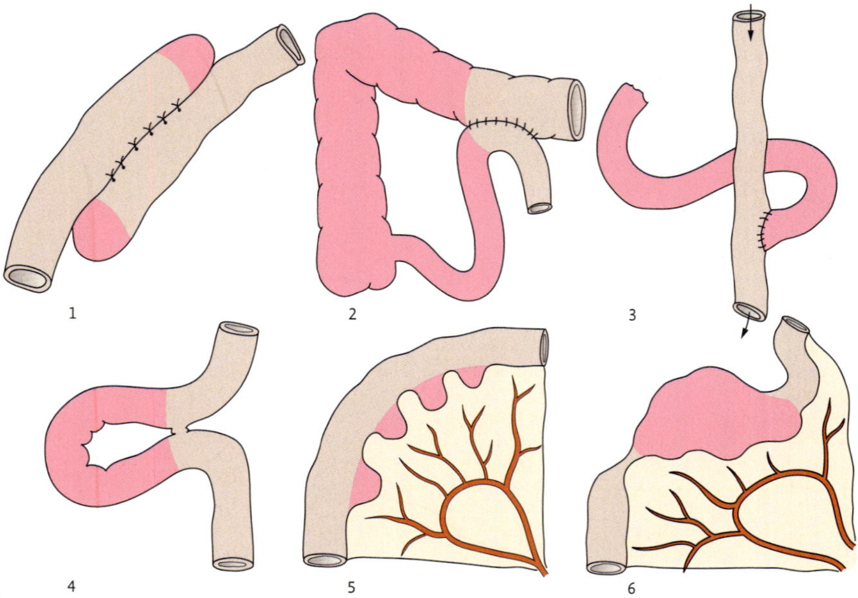

Syndrom der blinden Schlinge Abb. 1: Ursachen; 1: Seit-zu-Seit-Anastomose; 2: Umgehungsanastomose; 3: ausgeschaltete Schlinge; 4: enterale Fistel; 5: Dünndarmdivertikulose; 6: Dünndarmstenose

ischämische Nekrose mit Perforation, akute und chronische Darmblutungen.

Behandlungsindikation: Beseitigung der Malassimilation und Prophylaxe bzw. Behandlung der Komplikationen.

Pharmakotherapie: **1.** Breitband-Antibiotika zur Behandlung der bakteriellen Überbesiedlung; **2.** parenterale Substitution bei Mangelzuständen.

Operative Therapie: Vorbereitung: Abführmaßnahmen, perioperative Antibiotikaprophylaxe und pharmakologische Thromboseprophylaxe; bei schwerer Malassimilation Besserung des Allgemeinzustands durch parenterale Ernährung*, Substitution von Vitaminen und Bluttransfusion bei Anämie; **Verfahren:** **1.** Korrekturoperation mit Beseitigung der blinden Schlinge durch Resektion des entspr. Darmabschnitts und Wiederherstellung der Passage durch End-zu-End-Anastomose; **2.** Resektion großer Divertikel oder (bei Divertikulose*) des entspr. Dünndarmabschnitts (s. Abb. 2); **3.** Resektion stenotischer oder fistelnder Darmsegmente; **4.** bei Magenresektion als Ursache: Wiederherstellung der duodenalen Passage durch Umwandlung einer Billroth-II- in eine Billroth-I-Magenresektion (s. Postgastrektomiesyndrome); **5.** bei Perforation mit diffuser Peritonitis* zusätzlich Etappenlavage; **6.** bei Ileus Darmdekompression; **Nachbehandlung:** parenterale Substitutionstherapie; oraler Nahrungsaufbau je nach Qualität der Dünndarmanastomose ab dem 2. Tag oder später; Wundkontrollen, Frühmobilisierung,

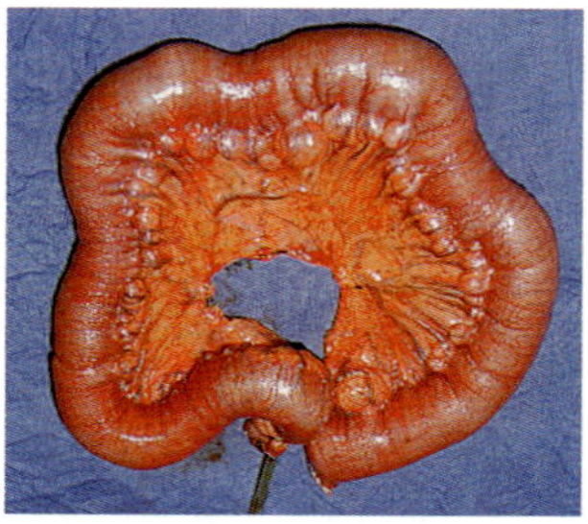

Syndrom der blinden Schlinge Abb. 2: reseziertes Dünndarmsegment mit zahlreichen, unterschiedlich großen Divertikeln am Mesenterialansatz

pharmakologische Thromboseprophylaxe; nach Notfalleingriff intensivmedizinische Betreuung; **Komplikationen:** Nahtinsuffizienz an der Anastomose eher bei Peritonitis und Ileus, selten nach Elektiveingriffen; Wundinfektion; **Prognose:** gute Operationsergebnisse hinsichtlich der Malassimilation; Operationsletalität nach Ileus und Peritonitis ca. 10 %.

Arbeitsunfähigkeit: 14 Tage bei problemlosem Verlauf nach Elektiveingriff; länger nach Notfalleingriff.

Literatur: **1.** Erckmann, A. et al.: Erkrankungen des Dünndarms (außer Morbus Crohn). In: Siewert, J. R.; Rothmund, M.; Schumpelick, V.

S

(Hrsg.): Praxis der Viszeralchirurgie. Gastroenterologische Chirurgie. 2. Aufl. Berlin, Heidelberg, New York: Springer, 2006; **2.** Lehmann, F. S.: Blindsacksyndrom und bakterielle Überwucherung. In: Siewert, J. R.; Harder, F.; Rothmund, M. (Hrsg.): Praxis der Viszeralchirurgie. Gastroenterologische Chirurgie. 2. Aufl. Berlin, Heidelberg, New York: Springer, 2006; **3.** Lorenz, D.: Dünndarm (Jejunum, Ileum). In: Häring, R.; Zilch, H. (Hrsg.): Lehrbuch Chirurgie mit Repetitorium. 4. Aufl. Berlin, New York: de Gruyter, 1997.

Autor: R. Pfitzmann.

Syndrom der ersten Rippe: s. Thoracic-outlet-Syndrom.

Syndrom der pulmonalen hyalinen Membranen: s. Atemnotsyndrom des Neugeborenen.

Syndrom des zu kleinen Magens: s. Postgastrektomiesyndrome.

Syndrome, extrapyramidale: s. Chorea; Dystonie.

Syndrom, hämolytisch-urämisches: Abk. HUS; syn. Gasser-Syndrom; Form der mikroangiopathischen hämolytischen Anämie; **Formen: 1.** D^+-HUS: HUS mit Diarrhö; **2.** D^--HUS: HUS ohne Diarrhö; **Ursache: 1.** D^+-HUS: postinfektiös als enteropathisches HUS durch Escherichia coli (O157:H7; EHEC) mit Verotoxin-Bildung; **2.** D^--HUS: infektiös (insbes. Pneumokokken), angeborene oder erworbende Störungen des Komplementsystems (Komplementfaktor H-Mangel, Komplementfaktor I-Mangel, Autoantikörper gegen Faktor H), i. R. verschiedener Grunderkrankungen (Vaskulitis, Kollagenosen), durch Arzneimittel (Immunsuppressiva, Zytostatika), paraneoplastisch, hormonal (Schwangerschaft, orale Kontrazeptiva) oder nach Transplantationen (bei Graft-versus-Host-Reaktion nach Knochenmarktransplantation oder bei vaskulärer Abstoßung solider Organe); **Pathogenese:** Schädigung des Gefäßendothels durch Toxine (z. B. Shigatoxin) oder durch Antikörper und unkontrollierte Aktivierung des Komplementsystems; intravasale Zerstörung von Erythrozyten in durch fibrinhaltige Mikrothromben geschädigten kleinen Gefäßen; zusätzlich ischämische Organschäden bis zur bilateralen Nierenrindennekrose; **Klinik:** Coombs-negative hämolytische Anämie mit Fragmentozyten im peripheren Blutausstrich, Erhöhung der Retikulozyten, Thrombozytopenie mit erhöhter Megakaryozytenanzahl im Knochenmark; Erhöhung der Laktatdehydrogenaseaktivität, akute Niereninsuffizienz mit Wasser- und Elektrolytstörungen, häufig schwere arterielle Hypertonie*.

Behandlungsindikation: bei Diagnosestellung gegeben.

Therapie: 1. Ausgleich von Wasser- und Elektrolytstörungen und Blutdruckeinstellung (s. Hypertonie, arterielle), ggf. Nierenersatztherapie (s. Hämodialyse); **2.** ggf. Erythrozytenkonzentrate*; **3.** bei schweren Verlaufsformen ggf. Plasmapherese; der Wert einer Plasmapherese ist jedoch nicht durch kontrollierte Studien belegt und wird kontrovers diskutiert; ggf. erfolgt täglich der Austausch eines Plasmavolumens gegen Frischplasmen bis 2 Tage nach Eintritt einer Remission (normale Thrombozytenanzahl und LDH, keine klinischen Symptome).

Arbeitsunfähigkeit: während der akuten Phase der Erkrankung.

Hinweis: 1. Die Gabe von Thrombozyten ist kontraindiziert, da eine Aggravation des Krankheitsprozesses möglich ist. **2.** Beim D^+-HUS sind Motilitäts-Hemmer und Antibiotika kontraindiziert, da sie den Verlauf verschlechtern können.

Neuentwicklung: 1. Humanisierte monoklonale Antikörper zur Neutralisierung des Verotoxins von Escherichia coli (O157:H7; EHEC) für die Prophylaxe eines D^+-HUS sind in Entwicklung. **2.** In Einzelfällen sind Patienten mit D^--HUS mit Aktivierung des Komplementsystems mit dem Komplement-Inhibitor Eculizumab behandelt worden.

Literatur: 1. Nürnberger, J, et al.: Eculizumab for atypical hemolytic-uremic syndrome. N Engl J Med 360 (5): 542–544 (2009); **2.** Siegler, R., Oakes, R.: Hemolytic uremic syndrome; pathogenesis, treatment, and outcome. Curr Opin Pediatr 17 (2): 200–204 (2005); **3.** Allford, S. L. et al.: Haemostasis and Thrombosis Task Force, British Committee for Standards in Haematology. Guidelines on the diagnosis and management of the thrombotic microangiopathic haemolytic anemias. Br J Haematol 120 (4): 556–573 (2003); **4.** Moake, J. L.: Thrombotic microangiopathies. N Engl J Med 347 (8): 589–600 (2002).

Autoren: J. Nürnberger, O. Witzke, A. Kribben.

Syndrom, hyperkinetisches : s. ADHS.

Syndrom, klimakterisches: syn. Menopausensyndrom; sehr variable Symptomatik neurovegetativer, psychischer und körperlicher Beschwerden, an denen ca. zwei Drittel aller Frauen leiden; die Symptomatik kann Jahre vor der Menopause, in der Prämenopause beginnen, sich über die Perimenopause erstrecken und sich in der Postmenopause unterschiedlich lange fortsetzen, unregelmäßig auftreten, und wird selten nach dem 60. Lebensjahr beobachtet; am stärksten ausgeprägt nach Oophorektomie und Chemotherapie; ca. ein Drittel aller Frauen bleiben beschwerdefrei. **Ursache:** Klimakterische Beschwerden resultieren aus 3 Ursachen: **1.** nachlassende Aktivität der Ovarien mit daraus folgendem Hormonmangel, der sich in frühen Symptomen (depressive Verstimmungen, Hitzewallungen, Schweißausbrüche, Menstruationsstörungen) und späten Symptomen, die auf Veränderungen in verschiedenen Endorganen zurückzuführen sind, äußert; **2.** soziale und kulturelle Faktoren, die durch die Umwelt und das Umfeld der Frau bestimmt sind; **3.** psychische Faktoren, die mit dem individuellen Charakter der Frau zusammenhängen. Häufig besteht eine Kombination der genannten Faktoren. Es ist aber weiterhin unklar, welche Symptome altersbedingt und welche den Veränderungen der Ovarialfunktion (Nachlassen und Erlöschen zunächst der generativen und später der vegetativen Ovarialfunktion, der Estradiolsekretion) zuzuschreiben sind (Health Technology Assessment). **Symptome:** neurovegetative: Hitzewallungen, Schweißausbrüche, Schwindel, Herzbeschwerden (Herzklopfen, Herzstolpern, Herzrasen, Herzbeklemmung); psychische Symptome: Schlafstörungen (Einschlafen, Durchschlafen, frühes Aufwachen), depressive Verstimmung (mutlos, traurig, weinerlich, antriebsarm, Stimmungsschwankungen), Reizbarkeit (Nervosität, innere Anspannung, Aggressivität), Ängstlichkeit (innere Unruhe, Panik), körperliche und geistige Erschöpfung (allgemeine Leistungsminderung, Konzentrationsschwäche, Vergesslichkeit, Gedächtnisminderung); körperliche Symptome: Sexualprobleme (Veränderungen des sexuellen Verlangens, der sexuellen Betätigung und Befriedigung), Gelenk- und Muskelbeschwerden (Schmerzen in den Gelenken, rheumaähnliche Beschwerden), Harnwegbeschwerden (beim Wasserlassen, Harndrang, unwillkürlicher Harnabgang), Trockenheit der Scheide (Brennen, Beschwerden beim Geschlechtsverkehr). Hitzewallungen werden immer als Leitsymptom des klimakterischen Syndroms angegeben, stehen aber in der Häufigkeit hinter den depressiven Verstimmungen und sind uncharakteristisch, da sie in allen Stresssituationen, bei unterschiedlichsten Erkrankungen, nach Operationen u. a. auftreten können. Die Symptomatik variiert stark in Abhängigkeit von der ethnischen Zugehörigkeit, Lebenseinstellung sowie von sozioökonomischen, soziokulturellen und psychosozialen Faktoren.

Behandlungsindikation: in Abhängigkeit von der Symptomatik (mittlere und schwere Beschwerden) und dem Wunsch der betroffenen Frau gegeben; neurovegetative Symptome (Hitzewallungen, Schweißausbrüche usw.) können effektiv mit einer Hormontherapie vermindert oder beseitigt werden.

Pharmakotherapie: mit allen Therapien ist in mindestens 20 % mit Plazeboeffekten zu rechnen; nach Hysterektomie: systemische, transdermale oder lokale Anwendung von Estradiol, Estradiolvalerat, Estriol oder konjugierten equinen Östrogenen; bei vorhandenem Uterus immer in Kombination mit einem Gestagen als sequentielle Östrogen-Gestagen-Hormontherapie oder kombinierte kontinuierliche Hormontherapie (s. Hormontherapie im Klimakterium) zur Vermeidung einer östrogeninduzierten Endometriumhyperplasie; vor jeder Hormontherapie individuelle Nutzen-Risiko-Abwägung, die jährlich erneut zu evaluieren ist.

Psychotherapie: indiziert bei Überbelastung, anhaltenden depressiven Verstimmungen und Ängsten.

Naturheilkundliche Verfahren: Plazeboeffekt im Bereich von 25–40 %. Ein Teil der Beschwerden (z. B. Störungen der Thermo- und Kreislaufregulation) kann durch umstimmende Therapie* gebessert werden; im Vordergrund stehen hydrotherapeutische Behandlungsserien, Klimakuren und Balneotherapie mit Sole bzw. Moor.

Sonstige Maßnahmen: unterstützende Behandlung diffuser Symptome oder Begleiterscheinungen wie Stress, sexuelle Störungen oder Lebensunzufriedenheit durch Entspannungstherapien und Ernährungsumstellung; ggf. soziale Unterstützung. **Akkupunktur:** signifikante Abnahme der Schwere, aber nicht der Anzahl der Hitzewallungen im Vergleich zur Plazebo-Akkupunktur.

Hinweis: **1.** Menstruationsstörungen (Hypermenorrhö, Menorrhagie, Metrorrhagie) sind nach Ursachen zu behandeln. **2.** Phyto-Östrogene (Isoflavone, Sojaextrakte, zahlreiche Nahrungsergänzungsmittel) sind zur Therapie von neurovegetativen Symptomen (Hitzewallungen u. a.) nicht ausreichend effektiv. Andere pflanzliche Produkte wie Traubenssilberkerze (Cimicifuga racemosa), Rotklee, Ginseng, Angelica sinensis, Nachtkerzenöl u. a. sowie Vitamin E zeigen nur zum Teil Wirksamkeit.

Selbsthilfe: **1.** Arbeitskreis Frauengesundheit in Medizin, Psychotherapie und Gesellschaft e. V., Sigmaringer Str. 1, 10713 Berlin, Tel. 030 86393316, Fax 030 86393473; E-Mail: buero@akf-info.de, Homepage: http://www.akf-info.de; **2.** Der Dachverband der Frauengesundheitszentren in Deutschland e. V, Goetheallee 9, 37073 Göttingen, Tel. und Fax 0551 487025; E-Mail: dv-frauengesundheitszentren@gmx.de, Homepage: http://www.fen-net.de/fgz/eingang.htm; **3.** Pro Familia, Deutsche Gesellschaft für Familienplanung, Sexualpädagogik und Sexualberatung e. V., Bundesverband, Stresemannallee 3, 60596 Frankfurt, Tel. 069 639002, Fax 069 639852; E-Mail: info@profamilia.de, Homepage: http://www.profamilia.de.

Literatur: **1.** Nir, Y et al.: Acupuncture for postmenopausal hot flashes. Maturitas 56: 383–395 (2007); **2.** Tinneberg, H. R. et al.: Aktuelles zur Hormonersatztherapie. Schopfheim: ComMed Medizinischer Verlag, 2007; **3.** Nelson, H. D. et al.: Management of menopause-related symptoms. Evidence Report/Technology Assessment 120, AHRQ Publication No. 05-E016-2 (2005); **4.** National Heart, Lung, and Blood Institute, Office of Research on Women's Health, and Giovanni Lorenzini Medical Science Foundation: International position paper on women's health and menopause: a comprehensive approach. NIH publication No. 02-3284 (2002); http://www.nhlbi.nih.gov/health/prof/heart/other/menopaus/menopaus.pdf.

Autor: G. Göretzlehner.

Syndrom, metabolisches: Abk. MetS; syn. Syndrom X; beschreibt eine Gruppe von atherogenen Risikofaktoren, die überzufällig häufig gemeinsam auftreten: Übergewicht/Adipositas, Dyslipidämie, Störung des Kohlenhydratstoffwechsels, arterielle Hypertonie; es gibt 2 konkurrierende Definitionen

S

Syndrom, metabolisches
Kriterien und Definition des metabolischen Syndroms nach NCEP ATP III[1], AHA/NHLB I[2] und IDF[3]

Kriterien	NCEP ATP III 2001	AHA/NHLB I 2005	IDF 2005
erhöhter Taillenumfang	>102 cm bei Männern >88 cm bei Frauen	>102 cm bei Männern >88 cm bei Frauen	≥94 cm bei Männern ≥80 cm bei Frauen **oder** BMI ≥30 kg/m²
Hypertriglyceridämie	>150 mg/dl	≥150 mg/dl (1,7 mMol/l) **oder** Pharmakotherapie einer Hypertriglyceridämie	≥150 mg/dl (1,7 mMol/l) **oder** Pharmakotherapie einer Hypertriglyceridämie
erniedrigtes HDL-Cholesterol	<40 mg/dl bei Männern (1,09 mMol/l) <50 mg/dl bei Frauen (1,29 mMol/l)	<40 mg/dl bei Männern (1,09 mMol/l) <50 mg/dl bei Frauen (1,29 mMol/l) **oder** Pharmakotherapie eines erniedrigten HDL-Cholesterols	<40 mg/dl bei Männern (1,09 mMol/l) <50 mg/dl bei Frauen (1,29 mMol/l) **oder** Pharmakotherapie eines erniedrigten HDL-Cholesterols
arterielle Hypertonie	>130 mmHg systolisch >85 mmHg diastolisch	≥130 mmHg systolisch ≥85 mmHg diastolisch **oder** Pharmakotherapie einer Hypertonie	≥130 mmHg systolisch ≥85 mmHg diastolisch **oder** Pharmakotherapie einer Hypertonie
erhöhte Nüchternblutglukose[4]	≥110 mg/dl	≥100 mg/dl (5,6 mMol/l) **oder** Pharmakotherapie einer Hyperglykämie	≥100 mg/dl (5,6 mMol/l) **oder** früher diagnostizierter Diabetes mellitus
Definition	3 der 5 Kriterien sind erfüllt.	3 der 5 Kriterien sind erfüllt.	Kriterium 1 und zwei weitere der übrigen Kriterien sind erfüllt.

[1]National Cholesterol Education Programm – Adult Treatment Panel III (Expert Panel on Detection, Evaluation, and Treatment of high blood pressure in adults 2001);
[2]American Heart Association/National Heart, Lung, and Blood Institute (Grundy et al. 2005);
[3]International Diabetes Federation (Alberti et al. 2005);
[4]Plasmaglukose, cave: Laborbestimmung

aus dem Jahre 2005, die sich v. a. in den Grenzwerten für die abdominale Adipositas unterscheiden (s. Tab.). Sind 3 der jeweils 5 Kriterien erfüllt, kann die Diagnose gestellt werden. Wegen der verschiedenen Kombinationsmöglichkeiten handelt es sich um ein heterogenes Syndrom von begrenzter Trennschärfe. Das Konzept schärft aber den Blick auf das kardiovaskuläre Gesamtrisiko und ist damit klinisch nützlich. Das Risiko für kardiovaskuläre Komplikationen wie z. B. Herzinfarkt und Schlaganfall ist bei Personen mit MetS um das 2- bis 3-fache erhöht. **Ätiologie:** Bisher gibt es kein integratives pathophysiologisches Konzept. In Kohortenstudien fand sich bislang keine gemeinsame genetische Grundlage. Bindeglied der Komponenten des MetS könnte die Insulinresistenz sein. Als zentraler Schrittmacher des MetS gilt ein abdominales Fettverteilungsmuster. Die Prävalenz des MetS liegt in der erwachsenen deutschen Bevölkerung bei 20–30 %, im Alter zwischen 40 und 70 Jahren bei 40–50 %. Auch stark adipöse Kinder und Jugendliche haben eine Prävalenz des MetS von bis zu 30 %.

Behandlungsindikation: hängt von der Ausprägung der Einzelkomponenten (Adipositas*, Diabetes* mellitus Typ 2, Dyslipidämie, arterielle Hypertonie*) ab. Jede Komponente muss behandelt werden. I. d. R. ist eine multimodale Therapie erforderlich.

Pharmakotherapie: Es sollten nur Arzneimittel gegen Einzelkomponenten (Adipositas, Diabetes mellitus Typ 2, Dyslipidämie, arterielle Hypertonie) eingesetzt werden, die andere Komponenten nicht verschlechtern, z. B. keine Beta-Rezeptoren-Blocker (cave: Gewichtsanstieg, Verschlechterung des Glukose- und Lipidstoffwechsels; Ausnahme: Zustand nach Herzinfarkt).

Operative Therapie: bei BMI ≥40 kg/m² kommen chirurgische Verfahren wie Magenband oder Magen-Bypass in Betracht, wenn konservative Therapieansätze versagt haben.

Sonstige Maßnahmen: Basistherapie zur Änderung des Lebensstils: Ernährungsumstellung zugunsten einer mäßig hypokalorischen Kost niedrigerer Energiedichte (fettarm, ballaststoffreich), regelmäßige körperliche Aktivität sowie Verhaltensmodifikation. Die Änderung des Lebensstils ist die Grundlage jeder Therapie des MetS, muss aber um gezielte Pharmakotherapie zur optimalen Einstellung aller Einzelkomponenten ergänzt werden. Wichtigste Einzelmaßnahme ist i. d. R. die Gewichtssenkung, da dadurch alle assoziierten Risikofaktoren gebessert werden.

Eigenbehandlung: **1.** Begrenzung der Energiezufuhr, Ernährungsumstellung hin zu einer fettärmeren, ballaststoffreicheren Kost; **2.** regelmäßige körperliche Aktivität; **3.** Gewichtskontrolle durch Wiegen.

Neuentwicklung: s. Adipositas.

Selbsthilfe: Stiftung Rufzeichen Gesundheit, Wolfratshauser Str. 9, 82065 Baierbrunn bei München, Tel. 089 30768023, Fax 089 30768024; E-Mail: info@stiftung-rufzeichen-gesundheit.de, Homepage: http://www.stiftung-rufzeichen-gesundheit.de.

Literatur: **1.** Wirth, A.; Hauner, H. (Hrsg.): Das Metabolische Syndrom. München: Urban & Vogel, 2007; **2.** Eckel, R. H.; Grundy, S. M.; Zimmet, P. Z.: The metabolic syndrome. Lancet 365: 1415–1428 (2005); **3.** Grundy, S. M. et al.: Diagnosis and management of the Metabolic Syndrome. An American Heart Association/National Heart, Lung, and Blood Institute Scientific Statement. Circulation 112: 2735–2752 (2005); **4.** Kahn, R. et al.: The metabolic syndrome: time for a critical appraisal. Joint statement from the American Diabetes Association and the European Association for the Study of Diabetes. Diabetologia 48: 1684–1699 (2005); **5.** Alberti, K. G.; Zimmet, P.; Shaw, J.: The metabolic syndrome – a new worldwide definition. Lancet 366: 1059–1062 (2005); **6.** Expert Panel on Detection, Evaluation, and Treatment of high blood pressure in adults: Executive summary of the third report of the National Cholesterol Education Program (NCEP) expert panel on detection, evaluation and treatment of high blood pressure in adults (Adult Treatment Panel III). JAMA 285: 533–535 (2001).

Autor: H. Hauner.

S

Syndrom, myelodysplastisches: Abk. MDS; Sammelbezeichnung für erworbene, klonale Stammzellerkrankungen mit meist hoher Zelldichte im Knochenmark, ineffektiver Hämatopoese und geringer Zellkonzentration im peripheren Blut; mittleres Erkrankungsalter im 7. Lebensjahrzehnt; **Ursache:** **1.** primäres MDS (85–90 %) ohne Hinweis auf auslösende Noxe; **2.** sekundäres MDS (10–15 %) durch exogene Knochenmarkschäden nach zytostatischer Chemotherapie, Strahlentherapie oder inf. leukämogener Noxen (organische Lösungsmittel, Pestizide), prognostisch ungünstig; **Therapieansätze:** Überwindung der gesteigerten Apoptose bei vermindertem Ansprechen auf endogene Zytokine durch Zytokin-Einsatz, Suppression inhibitorischer T-Zellklone durch Anti-T-Zell-Globuline oder Antikörper gegen T-Lymphozyten, Beeinflussung der alterierten Zellklone bzw. des Stromas durch VEGF-Inhibitoren, insbesondere durch Lenalidomid, ein Thalidomidderivat; Hemmung der gesteigerten DNS-Methylierung durch Azacytidin oder Decitabin; Kontrolle der genomischen Instabilität mit rascher Proliferation des neoplastischen Zellklons durch zytostatische Chemotherapie; **Klassifikation:** die FAB-Klassifikation (FAB, Abk. für French-American-British) definiert mit morphologischen Kriterien nach Blastenanteil im peripheren Blut und Knochenmark und Anzahl der betroffenen Zelllinien 5 Untergruppen; zahlreiche Kritikpunkte an dieser Einteilung haben zur Entwicklung der WHO-Klassifikation geführt (s. Tab. 1). Der Nachweis von >30 % (FAB-Klassifikation) bzw. >19 % Blasten (WHO-Klassifikation) im Knochenmark erfüllt bei allen Formen die Kriterien der als sekundär definierten akuten myeloischen Leukämie* (Abk. sAML); die Autoren der WHO-Klassifikation weisen auf die Unschärfe ihres neuen Grenzwertes von >19 % hin, der alleingenommen nicht eine Therapie entsprechend der AML begründen sollte. **Prognose:** Faktoren: peripherer und medullärer Blastenanteil, Zahl der von Zytopenie betroffenen Zelllinien und Karyotyp, hohes Alter, Hämoglobin- und/oder Thrombozytenkonzentration, erhöhte LDH-Serumaktivität; das Internationale Scoring-System zur Prognoseevaluation (Abk. IPSS) unterscheidet 4 Risikogruppen, wobei die Niedrigrisikogruppe und Intermediärgruppe 1 eine günstige (68 bzw. 42 Monate), die Intermediärgruppe 2 und die Hochrisikogruppe eine ungünstige (14 bzw. 5 Monate) mediane Überlebenswahrscheinlichkeit aufweisen (s. Tab. 2).

Behandlungsindikation: Strategie: Neue Arzneimittel haben das therapeutische Spektrum erweitert, ihr Stellenwert wurde und wird in Studien geprüft, bei nahezu allen fehlt die Zulassung. Potentiell kurativ ist allerdings ausschließlich die allogene, möglicherweise auch die autologe Blutstammzelltransplantation (Abk. BSZT; s. Stammzelltransplantation). **1.** Supportive Maßnahmen für alle Krankheitsstadien/Risikogruppen: Bei symptomatischer Anämie oder thrombozytopenischer Blutung und/oder Thrombozyten <10/nl: leukozytendepletierte Blutprodukte; im Fall einer vorgesehenen BSZT Zytomegalie-freie HLA-typisierte bestrahlte Konzentrate einsetzen; Eisenchelation zur Vermeidung lebensverkürzender, eiseninduzierter Organschäden von Herz, Leber oder endokrinen Organen; Beginn bei einer Serum-Ferritinkonzentration von >1000 µg/l und/oder nach der Gabe von 25–30 Erythrozytenkonzentraten bei Patienten mit guter Prognose (≥2 Jahre); Breitbandantibiotika und Antimykotika zur Kontrolle insbes. neutropenischer Infektionen, die Gabe von G-CSF sollte auf rezidivierende oder resistente Infekte beschränkt bleiben; Impfungen gegen Pneumokokken oder Hepatitis A und B erwägen. **2.** Niedrigrisikogruppe und Intermediärgruppe 1 des IPSS: **a)** Erythropoetin und Darbepoetin führen bei einem Transfusionsbedarf von <2 Erythrozytenkonzentraten/Monat und einer Erythropoetinkonzentration <500 U/l in etwa 75 % der Fälle zur Transfusionsfreiheit, mit geringerem Erfolg in etwa 40 % bei höherer Transfusionsfrequenz; insbesondere bei >15 % Ringsideroblasten kann bei fehlendem Ansprechen die Kombination mit G-CSF versucht werden. **b)** Immunsupressive Behandlung mit Antithymozytenglobulin (Abk. ATG) evtl. kombiniert mit Cyclosporin A kann mit einer Serum-Erythropoetinkonzentration von >500 U/l oder Versagen einer Erythropoetintherapie erwogen werden. Besonders wirkungsvoll ist sie bei <60-Jährigen, einer niedrigen IPSS Risikogruppe mit hypoplastischem Knochenmark, einem PNH-Klon oder einer HLA-DR15-Überexpression. Etwa ein Drittel der Patienten gewinnt Transfusionsfreiheit, die bei etwa 75 % über 3 Jahre erhalten bleibt. Erste Erfahrungen sprechen für eine lebensverlängernde, die Leukämieentwicklung vermindernde Wirkung. **c)** Immunmodulierende, antiangiogenetische Therapie mit Thalidomid und dem wirkungsvolleren Analogon Lenalidomid führt bei 67 % der Behandelten mit MDS mit del(5q) (früher 5q-Syndrom) unabhängig von zusätzlichen chromosomalen Alterationen zur vollständigen Transfusionsfreiheit, bei weiteren 9 % reduziert sich der Substitutionsbedarf, 44 % aller Betroffenen mit MDS mit del(5q) erreichen eine komplette zytogenetische Remission. Die mediane Dauer des Ansprechens übertrifft 2 Jahre. Thalidomid oder Lenalidomid reduzieren bei MDS mit del(5q) über einen Zeitraum von etwa 10 Monaten in 30–40 % der Fälle den Transfusionsbedarf. Bei Lenalidomid fehlt die Zulassung. **d)** Bei schwerer Thrombozytopenie und/oder Neutropenie oder deutlicher Krankheitsprogression sollten eine kurativ intendierte allogene BSZT oder eine palliative epigenetische Therapie mit Azacytidin oder Decitabin erwogen werden. **3.** Intermediärgruppe 2 und Hochrisikogruppe des IPPS: **a)** Die allogene BSZT ist die einzige kurative Therapieoption beim MDS. Bei einer mittleren Überlebenszeit von 0,4–1,2 Jahren führt sie trotz einer etwa 37–44 %igen therapieassoziierten Mortalität (Abk. TRM) und einer 23–36 %igen Rezidivquote zu einem bedeutsamen Überlebensvorteil (5-jährige Rezidivfreiheit von 36–45 %) im Vergleich zu alleinigen Supportivmaßnahmen. Dosisreduzierte Konditionierungsprotokolle haben die Altersgrenze der wenigen Geeigneten bis zum Alter von 70 Jahren verschoben, so dass die Komorbidität zum entscheidenden Faktor wird. Die geringere TRM wird allerdings mit einem Anstieg der Rezidivhäufigkeit erkauft. Die Erfahrungen mit autologer BSZT sind noch gering. Bei fehlendem Stammzellspender kann sie nach Induktion einer Remission mit einem für akute myeloische Leukämien geeigneten Protokoll eingesetzt werden. Cave: grundsätzlich sollte direkt nach Diagnosestellung des MDS bei zur BSZT Geeigneten mit potentiellem Spender das therapeutische Vorgehen mit einem erfahrenen Transplantationsteam besprochen werden. In den Hochrisikogruppen sollte sie rasch, in den Niedrigrisikogruppen erst bei Progression durchgeführt werden; **b)** die epigenetische Therapie mit Azacytidine oder Decitabine aktiviert durch DNA-Hypomethylierung ruhende Proliferationsgene der Hämatopoese. Azacytidine verlängert bei symptomatischen Patienten ohne Stammzellspender die mediane Lebensdauer um 9 Monate im Vergleich mit bester supportiver oder zusätzlich niedrig dosierter Cytarabin-Therapie. Die Zulassung in Deutschland für Azacytidin erfolgte Ende 2008. **c)** Niedrig-dosiertes Melphalan oder Cytarabin kann bei fortgeschrittenem MDS mit einer Blastenzahl von 10–20 % ohne geeigneten Spender oder Kontraindikation gegen eine BSZT bei fehlender Verfügbarkeit demethylierender Substanzen eingesetzt werden. In Einzelfällen führt eine Melphalandauertherapie zu kompletten Remissionen. Die Cytarabingabe ist wegen ihrer UAW problematisch.

Pharmakotherapie: I. symptomatische Therapie: **1.** Erythrozyten-* oder Thrombozytenkonzentrate* bei symptomatischer Anämie bzw. thrombozytopenischer Blutung: leukozytendepletiert, bei evtl. vorgesehener BSZT bestrahlt und Zytomegalie-Virus-frei; **2.** hämatopoetische Wachstumsfaktoren: **a)** bei Serum-Erythropoetinkonzentration <500 mU/ml: Erythropoetin (z. B. Erypo®; Off-Label-Use), 150–300 IU/kg KG s. c., 3-mal pro Woche; 20–25 % der Behandelten zeigen nach 8 Wochen einen Hämoglobinanstieg um mind. 1,5 g/dl (Verminderung des Transfusionsbedarfs), im Einzelfall längerfristiger Behandlungserfolg; oder Darbepoetin alfa (Aranesp®; Off-Label-Use), 300 µg/Woche i. v. oder s. c. über 12 Wochen, bei fehlendem Erfolg ggf. in Kombination mit G-CSF: Filgrastim (Off-Label-Use); **b)** G-CSF: Filgrastim (Neupogen®; Off-Label-Use), 0,25–5 µg/kg KG/d s. c., oder Pegfilgrastim (Neulasta®; Off-Label-Use), 6 mg s. c. einmalig nach Chemotherapie, normalisieren bei 80–90 % der Kranken mit schwerer Neutropenie ($<1 \times 10^9$/l) innerhalb weniger Tage die Granulozytenkonzentration (Einsatz der Zytokine vorerst nur in Studien oder bei schwerer Infektion kombiniert mit Antibiotika und/oder

Antimykotika); **3.** Eisenchelatbildner nach Erreichen einer Transfusionsmenge von 25–50 Erythrozytenkonzentraten bzw. einer Ferritinkonzentration im Serum von >1000 µg/l: **a)** Deferoxamin (Desferal®), 25–50 mg/kg KG als pumpengesteuerte Dauerinfusion (verdünnt) i. v. über 8–12 Stunden an 5–7 Tagen pro Woche (oder als Injektionslösung 2-mal täglich s. c.), cave: Compliance-Problem; **b)** alternativ: Deferipron (Ferriprox; Off-Label-Use), 3 × 25 mg/kg KG/d p. o. oder Deferasirox (EXJADE®) 1 × 20 mg/kg KG/d p. o., einschleichend dosieren; UAW: Diarrhoe, gelegentlich Niereninsuffizienz bei Kombination mit nephrotoxischen Substanzen; **c)** immunsuppressive Therapie: Antithymozytenglobulin (Abk. ATG, antihumanes T-Zell-Immunserum vom Kaninchen, Thymoglobulin®, Off-Label-Use), 3,75 mg/kg KG/d i. v., Tag 1–5, in Kombination mit Ciclosporin A (z. B. Cicloral® HEXAL®, Immunosporin®, Sandimmun®), 2,5 mg/kg KG 2-mal täglich p. o., Tag 1–180 (Spiegelkontrollen mit Dosisanpassung erforderlich), führt insbes. bei refraktärer Anämie mit HLA-DR2/15-Überexpression bei 20–50 % der Behandelten zum Verzicht auf Erythrozytensubstitution; **d)** Antiangiogenese: bei Transfusionsbedürftigkeit in der Niedrigrisikogruppe oder Intermediärgruppe 1, bevorzugt bei MDS mit del(5q); Thalidomid (Thalidomide Pharmion; Off-Label-Use), 100–200 mg/d p. o. (max. 400 mg, cave: Müdigkeit, Polyneuropathie) oder sein Analogon Lenalidomid (REVLIMID®; Off-Label-Use) 10 mg/d p. o., in den ersten 8 Wochen wegen Neutropenie und Thrombozytopenie wöchentliche Blutbildkontrollen, in der Europäischen Union 2008 noch nicht zugelassen; **e)** DNA-Methyltransferase-Inhibitoren bei IPSS-Risikoprofil Intermediär-2 und Hochrisiko mit Transfusionsbedürftigkeit, Infekt- oder Blutungskomplikationen bei Kontraindikationen gegen eine allogene BSZT oder fehlendem Stammzellspender, evtl. auch vor und nach BSZT: 5-Azacytidin (Vidaza®, Zulassung seit Ende 2008), 75 mg/m^2 KO/d, Tag 1–7 alle 4 Wochen, Ansprechen nach 3–4 Zyklen, optimale Behandlungsdauer unklar, mind. 9 Zyklen evtl. bis zum Therapieversagen, oder sein Analogon Dezitabine (Dacogen™; noch keine Zulassung) 15 mg/h, 3-mal täglich als 3-Stunden-Infusion, Tag 1–3 alle 6 Wochen, im Gegensatz zu 5-Azacytidin bisher kein Nachweis der Lebensverlängerung; **II. zytostatische Therapie: 1.** palliative niedrigdosierte Chemotherapie; ausschließlich zur Kontrolle krankheitsbedingter Symptome (Knochenschmerzen, Splenomegalie, Pleura- und Perikarderguss, Hautinfiltrate); im Vergleich zu supportiven Maßnahmen verlängert diese Behandlungsstrategie die Lebenserwartung nicht: **a)** Melphalan (Alkeran®), 2 mg/d p. o. bis zum Erfolg oder zur Toxizität; **b)** Cytarabin (z. B. Alexan®, DepoCyte®), 2 × 10 mg/m^2 KO/d s. c. für 2–3 Wochen; nur bei 15–20 % kurzdauernde Remissionen; bei 90 % der Behandelten muss die begleitende supportive Therapie wegen einer Verstärkung der Panzytopenie intensiviert werden, bei 10–25 % kommt es zur letalen Komplikation; **2.** intensive Polychemothera-

Syndrom, myelodysplastisches
FAB- und WHO-Klassifikation

Subtyp	Blastenanteil (%) Blut	Knochenmark
FAB		
refraktäre Anämie (RA)	≤1	<5
refraktäre Anämie mit Ringsideroblasten (Abk. RARS)	≤1	<5
refraktäre Anämie mit Exzess von Blasten (Abk. RAEB)	<5	5–20
chronische myeolomonozytäre Leukämie (Abk. CMML)	<5	5–20
refraktäre Anämie mit Exzess von Blasten in Transformation (Abk. RAEB-T)	≥5	21–30
WHO[3]		
refraktäre Zytopenie mit unilineärer Dysplasie (Abk. RZUD)	≤1	<5
refraktäre Anämie mit Ringsideroblasten (Abk. RARS)	≤1	<5
refraktäre Zytopenie mit multilineärer Dysplasie (Abk. RZMD)	≤1	<5
refraktäre Anämie mit Exzess von Blasten-1 (Abk. RAEB-1)	<5	5 - 9
refraktäre Anämie mit Exzess von Blasten-2 (Abk. RAEB-2)	5 - 19	10 - 19
MDS mit isolierter del(5q)	≤5	<5
unklassifiziertes MDS (MDS-U)	≤1	<5

[1] WHO-Klassifikation: 1. Zahl: mediane Überlebenszeit der ≥60-Jährigen; 2. Zahl: mediane Überlebenszeit der
[2] bei 30 % Blasten im Knochenmark;
[3] WHO-Klassifikation 2008 enthält weitere Typen und Kriterien zur Klassifizierung (Literatur: s. Non-Hodgkin-

pie: Kombination aus Cytarabin (z. B. Alexan®) und Anthracyclinen/Antrachinonen, z. B. Daunorubicin (z. B. Daunoblastin®), Idarubicin (Zavedos®), Mitoxantron (z. B. Novantron®), Topotecan (Hycamtin®); in 54–79 % Vollremission; Frühtodesfälle bis zu 20 %. Die Remissionsdauer ist im Vergleich zur De-novo-AML kurz (<12 Monate), anschließende autologe BSZT erwägen; Protokolle: s. Leukämie, akute myeloische. **III. Stammzelltransplantation:** **1. allogen:** myeloablative Hochdosis-Chemotherapie mit allogener BSZT bei Intermediär 2- oder Hochrisikogruppe des IPSS aber auch bei Krankheitsprogression in den Niedrigrisikogruppen erwägen; vorher Remissionsinduktion durch intensive oder dosisreduzierte Polychemotherapie versuchen, wenn es die zytogenetische Konstellation erlaubt (bei MDS mit del(5q) meist nicht möglich); **2. autolog:** der Stellenwert der konsolidierenden autologen BSZT wird in Studien geprüft; die transplantationsbedingte Mortalität (Abk. TRM) ist mit etwa 10 % deutlich niedriger als bei allogener BSZT, die Zwei-Jahres-Rezidivrate erreicht jedoch 50–70 %.

Psychotherapie: Autogenes Training als Begleitmaßnahme i. R. der Schmerztherapie.

Sonstige Maßnahmen: Bei bedrohlicher Neutropenie ($<0{,}5 \times 10^9$/l) sind systemische prophylaktische antibiotische, antimykotische oder antivirale Maßnahmen nur bei gehäuften Infekten vertretbar.

Eigenbehandlung: Infektionsprophylaxe durch Expositionsverminderung, z. B. Nahrungsmittel waschen, schälen oder kochen, Gartenarbeit und Reisen in (sub-)tropische Regionen vermeiden.

Arbeitsunfähigkeit: entsprechend den Beschwerden und während intensiver Therapiemaßnahmen; bei Vorliegen eines Hochrisikokrankheitsbildes die Berentung erwägen; Grad der Behinderung (Abk. GdB): ohne wesentliche Allgemeinstörung 10–20, mit mäßigen Auswirkungen (gelegentliche Transfusionen) GdB 30–40; mit mäßiger bis starker Auswirkung (z. B. regelmäßige Transfusionen bzw. rezidivierende Infekte): GdB 50–80; mit starker Beeinträchtigung, z. B. regelmäßige Transfusionen, häufige Infektionen, Blutungsneigung bzw. leukämische Transformation, GdB 100; nach remissionsinduzierender Therapie für 3 Jahre GdB mind. 60, nach BSZT 100, anschließend mind. 30.

Hinweis: **1.** Glukokortikoide sind wegen der Erhöhung der Infektionsanfälligkeit kontraindiziert. **2.** Die Wirksamkeit anaboler Steroide, von Retinoiden oder Vitamin-A-Derivaten ist nicht gesichert; Ausnahme: einzelne Fälle mit 5q33-Konstellation; **3.** Studien: die MDS-Therapie sollte wegen ihrer Seltenheit und Komplexität bei fehlender Zulassung der neuen Therapieansätze nach Möglichkeit im Rahmen der Deutschen MDS Studiengruppe erfolgen, siehe Kompetenznetz akute und chronische Leukämien, Homepage http://www.kompetenznetz-leukaemie.de.

Neuentwicklung: **1.** Arsentrioxid (Trisenox®; Off-Label-Use) zeigt in Phase-II-Studien nur geringe Wirksamkeit beim MDS; **2.** Farnesyltransferase-

Tab. 1

weitere Veränderungen	mediane Überlebenszeit (Monate)[1]	Risiko der Entwicklung einer sAML nach 2 Jahren (%)
	18– 50	5–12
>15 % Ringsideroblasten im Knochenmark	25– 76	0– 7
	8– 21	32–38
Monozyten $>1\times10^3/\mu l$	12– 22	8–22[2]
fakultativ Auer-Stäbchen	4– 13	60–75
unilineäre erythropoetische Dysplasie	69– 116	6
unilineäre erythropoetische Dysplasie mit >15 % Ringsideroblasten im Knochenmark	60– 165	1– 2
mindestens bilineäre Dysplasie	31– ca. 50	11
uni-, bi- oder trilineäre Dysplasie, keine Auer-Stäbchen	18– 27	25
uni-, bi- oder trilineäre Dysplasie, fakultativ Auer-Stäbchen	6– 10	33
isolierter 5q-Defekt	109–>116	8

<60-Jährigen (Germing et al., Leuk Res 24: 982–992, 2000);

Lymphome)

S

Syndrom, myelodysplastisches Tab. 2
Internationales Scoring-System zur Prognoseevaluation (Abk. IPSS)

prognostische Variable	Punkte				
	0	0,5	1	1,5	2
Blastenanteil im Knochenmark (%)	<5	5–10	—	11–20	21–30
Chromosomenanalyse[1]	gut	mittel	schlecht	—	—
Zahl der Zytopenien[2]	0/1	2/3			

Summe der Punkte	Risikogruppe	mediane Überlebenszeit (Monate)
0	Niedrigrisikogruppe	68
0,5–1	Intermediärgruppe 1	42
1,5–2	Intermediärgruppe 2	14
>2	Hochrisikogruppe	5

[1] gut: normal, -Y, del(5q) oder del(20q); schlecht: >2 Klone verändert oder Chromosom 7; mittel: andere klonale Veränderung;
[2] Anämie (Hämoglobin <10 g/dl), Neutropenie (Neutrophile <1500/μl); Thrombozytopenie (Thrombozyten <100 000/μl)

Inhibitoren (Tipifarnib, Zarnestra™ und Lonafarnib, Sarasar™) sind Schlüsselenzyme in der Krebszellregulation. Tipifarnib führte bei 32 % von 82 Patienten mit Hochrisiko-MDS zur Vollremission (15 %) oder Verbesserung der Blutbildparameter (17 %), Lonafarnib zeigt gute Ergebnisse bei Thrombozytopenie; **3.** Histondeacetylase-Inhibitoren sind allein und in Kombination mit Methyltransferase-Inhibitoren wegen ihres in vitro nachgewiesenen synergistischen Effekts interessant. Meist untersucht ist das Antikonvulsivum Valproinsäure. Zusammen mit 5-Azacytidin und All-Trans-Retinsäure konnte bei Hochrisiko-MDS und akuter myeloischer Leukämie bei 42 % der Behandelten eine rasches Ansprechen erzielt werden; **4.** Tyrosinkinase-Inhibitoren (z. B. Imatinib, Glivec®) sind bei Translokationen des Chromosoms 5q33 untersuchenswert; **5.** Thrombopoetin-Rezeptor-Agonisten (z. B. Eltrombopag, Revolade®) bei schwerer Thrombozytopenie; **6.** Myeloablative Radioimmuntherapeutika als Induktionstherapie vor BSZT gewinnen zunehmend an Bedeutung.

Selbsthilfe: **1.** Deutsche Krebshilfe e. V., Buschstr. 32, 53113 Bonn, Tel. 0228 729900, Fax 0228 7299011; E-Mail: deutsche@krebshilfe.de, Homepage: http://www.krebshilfe.de; **2.** Krebsinformationsdienst (KID), Im Neuenheimer Feld 280, 69120 Heidelberg, Tel. 0800 4203040; E-Mail: krebsinformationsdienst@dkfz.de, Homepage: http://www.krebsinformation.de; **3.** S.E.L.P. e. V., Selbsthilfevereinigung zur Unterstützung erwachsener Leukämie und Lymphom Patienten, Herrenstr. 34, 48167 Münster, Tel. 02506 6768, Fax 02506 85559; E-Mail: leukaemie-lymphom@selp.de, Homepage: www.selp.de.

Literatur: **1.** Greenberg, P. L.; NCCN Panel: National Comprehensive Cancer Network (NCCN) Clinical Practice Guidelines in Oncology - Version 1. 2009: Myelodysplastic Syndromes. Vol. 3. 2008, http://www.nccn.org; **2.** Kantarjian, H. et al.: Therapeutic advances in leukemia and myelodysplastic syndrome over the past 40 years. Cancer 113, Suppl. 7: 1933–1952 (2008); **3.** Scott, B. L.; Estey, E.: Management of myelodysplastic syndromes: 2008 update. Oncology 22 (12): 1344–1352 (2008); **4.** Srinivasan, S.; Schiffer, C. A.: Current treatment options and strategies for myelodysplastic syndromes. Expert Opin Pharmacother 9: 1667–1678 (2008).

Autor: P. Meusers.

Syndrom, postkommotionelles: s. Commotio cerebri.

Syndrom, postthrombotisches: Stauungssyndrom als Spätfolge einer akuten Bein- bzw. Beckenvenenthrombose (s. Phlebothrombose); die partielle bis vollständige Rekanalisation thrombotischer Venen bedeutet Verlust der Venenklappenfunktion und ist oft funktionell ungünstiger als ein persistierender Verschluss. Sekundäre Varizen (Umgehungskreislauf) zeigen wegen der Abflussbehinderung eine ausgeprägtere Symptomatik als die primäre Varikose*. **Klinik:** Schwellung, Schwere- und Berstungsgefühl, Schmerzen, chronisches Stauungssyndrom (Stauungsdermatitis, Pigmentierung, Atrophie blanche, im Endstadium Ulcus cruris).

Behandlungsindikation: aufgrund der Schwere der Symptomatik und zur Verhinderung weiterer Progredienz der chronisch-venösen Insuffizienz dringend gegeben; im Vordergrund stehen kon-

Syndrom, postthrombotisches
Leitfaden für die gefäßchirurgische Wundbehandlung (Gefäßchirurgie, St. Josef Krankenhaus Haan)

Phase	Wundverhältnisse	Behandlung/Wundpflege	Verband	Wechselzeitraum
Nekrose (schwarz)	geschlossene, trockene Wundverhältnisse	chirurgisches Débridement	Allevyn	2–3 Tage
		oder		
		Nekrose aufweichen	Allevyn	2–3 Tage
		oder		
		Mumifikation anstreben	trockener Verband	1–2 Tage
Infektion (gelb/schwarz)	Wunde tief, exsudierend, MRSA	chirurgisches Débridement	Allevyn	2–3 Tage
		ggf. Madentherapie		3–5 Tage
	Nekrose mit umgebender Infektion	chirurgische Intervention	Promogran	3–4 Tage
			oder	
			Vakuumverband	4–5 Tage
fibrinöse Beläge (gelb/schwarz/rot)	Wunde flach oder tief, schmierig belegt, teilweise kleine Nekrosen	chirurgisches Débridement	Allevyn	2–3 Tage
			oder	
			Vakuumverband	4–5 Tage
		ggf. Madentherapie		3–5 Tage
Granulationsphase (rot/gelb)	Wunde granulierend, vereinzelt Fibrin, keine Nekrosen	Wunde spülen (Ringer-Lösung, Octenidin)	Allevyn	3–4 Tage
Epithelbildung (rot)	Wunde auf Hautniveau epithelialisierend	evtl. Fibrin mit Ringer-Lösung abtupfen	Cuticerin	3–4 Tage
		oder		
		Mesh-Transplantat	Vakuumverband	6 Tage

Bemerkungen: Haut mit Benzin entfetten; Hydrokolloidverbände mit Fixomull oder Folie gegen vorzeitiges Ablösen sichern; falls sich der Verband vorzeitig partiell löst und sezerniert, Verband belassen und z. B. mit Kompressen locker umwickeln.

servative Therapien, bei schwerer Symptomatik evtl. Operation; außerordentlich selten sind klappenrekonstruktive Eingriffe indiziert.

Konservative Therapie: **1.** Kompressionsbehandlung mit Kurzzugbinden oder Strümpfen (Klasse II/III) nach Maß; nach Beckenvenenthrombose Kompressionsstrumpfhose; **2.** lokale Therapie der Ulzera nach Wundbehandlungskonzept (s. Tab.); u. a. mit hydrokolloiden Verbänden, Vakuumversiegelung und ggf. mit Madentherapie zur Wundsäuberung und zum hochselektiven Abräumen von nekrotischem und gangränösem Gewebe: sterile Fliegenlarven (Lucilia sericata) werden für 3–5 Tage unter Erhaltung eines feuchten Milieus auf die Wunde aufgebracht, 2–3-maliger Wechsel ist erforderlich; **3.** Physiotherapie.

Operative Therapie: **1.** Unterbindung insuffizienter Perforansvenen (Ausschalten des rezirkulierenden Blutvolumens, Erhöhung der Strömungsgeschwindigkeit im tiefen System); **2.** Palma-Operation: **a)** querer suprapubischer venovenöser Bypass von der Vena femoralis communis zur kontralateralen Femoralvene mit autogener Vene oder extern stabilisierter PTFE-Prothese; aufgrund ungünstiger Hämodynamik zur besseren Transplantatperfusion immer Kombination mit arteriovenöser Fistel inguinal (Korbhenkelshunt); operativer oder embolischer Fistelverschluss nach erfolgter Bypass-Einheilung und Endothelialisation nach 3 Monaten; **b)** hohe Palma-Operation: querer Bypass auf iliakaler Höhe mit retroperitonealem Zugang und extern verstärkter PTFE-Prothese; keine arteriovenöse Fistel erforderlich; **3.** Rekonstruktion der Venenklappen: strenge Indikationsstellung; auch als Therapiemethode bei primärer Klappenavalvulie junger Menschen: **a)** Transposition der Vena femoralis superficialis zur Vena femoralis profunda (ca. 5 cm unterhalb ihrer Einmündung); Voraussetzung sind funktionstüchtige Venenklappen im Endabschnitt der Vena femoralis profunda; **b)** Transplantation eines klappentragenden Venensegments der Vena brachialis zur Vena femoralis superficialis; Überbrückung des Defekts am Arm durch PTFE-Interposition; **c)** direkte Venenklappenrekonstruktion durch Raffung der Klappensegel (mit oder ohne Venotomie); **4.** chirurgische Therapie des Ulcus cruris: nur indiziert bei Unwirksamkeit konservativer Therapiemaßnahmen: **a)** paratibiale Fasziotomie: Ausschaltung der mittleren und proximalen Perforansvenen der Cockett-Gruppe; die langstreckige Spaltung der Unterschenkelfaszie direkt hinter der Tibiakante bringt gut vaskularisierte Muskulatur in Kontakt mit dem trophisch gestörten Ulkusgrund; als subkutanes (blindes) oder gezieltes endoskopisches Verfahren; **b)** laterale Muskeltranspositionsplastik: totale Exzision lateraler Ulzera einschließlich der Faszie; Mobilisierung des Musculus extensor digitorum longus und des Musculus peroneus longus; Adaptation vor der Fibula; simultane oder spätere plastische Deckung; **c)** Fasziektomie: indiziert bei schwersten Verläufen mit zirkulärer Ulzeration (sog. Gamaschenulkus); anschließende Vakuumversiegelung führt zu guter Durchblutungsgrundlage für die später durchgeführte Hautplastik.

Naturheilkundliche Verfahren (Autor: Th. J. Doering): **1.** kalte, wechselwarme Waschungen, Wassertreten und Bürstenmassage zur Tonisierung der Gefäßwände; **2.** Therapie mit Blutegeln* und Phytotherapie mit Kastanienpräparaten zur Tonisierung des Venensystems; **3.** ergänzend Ernährungstherapie bei Übergewicht oder Obstipation.

Eigenbehandlung: **1.** Beine intermittierend hochlagern; **2.** körperliche Aktivität, v. a. Gehen; **3.** Gewichtsreduktion; **4.** Wärme vermeiden (keine Saunabesuche).

Arbeitsunfähigkeit: häufig besteht Erwerbsunfähigkeit.

Literatur: Hepp, W.; Kogel, H. (Hrsg.): Gefäßchirurgie. 2. Aufl. München: Urban & Fischer bei Elsevier, 2006.

Autor: W. Hepp.

Syndrom, prämenstruelles: Abk. PMS; Bezeichnung für einen 7–10 Tage vor der Menstruation eintretenden Symptomenkomplex aus somatischen und psychischen Symptomen, die den Arbeitsalltag und das allgemeine Lebensgefühl erheblich beeinträchtigen und sich meist mit Einsetzen der Menstruation bessern; **Häufigkeit:** Einzelne psychische oder körperliche Symptome erleben etwa drei Viertel aller Frauen, ohne dass daraus eine Behandlungsbedürftigkeit abzuleiten ist. Auch mit ausgeprägteren Veränderungen können Frauen im Allgemeinen gut umgehen (PMS je nach Definition bei 25–50 % der Frauen). Bei schweren Symptomen (3–8 % aller Frauen im gebärfähigen Alter), die die Kriterien der prämenstruellen dysphorischen Störung (Abk. PMDS; s. Tab.) erfüllen, ist gewöhnlich der Leidensdruck der betroffenen Frauen so ausgeprägt, dass therapeutische Hilfe erforderlich ist. **Ursache:** unklar; diskutiert werden Veränderungen des Östrogen-Progesteron-Verhältnisses, erhöhte Aldosteron-, Renin-Angiotensin- oder adrenale Aktivität, endogener Endorphinentzug, Hypoglykämie, zentrale Veränderungen des Katecholaminstoffwechsels, Reaktion auf Prostaglandin, Vitaminmangel, exzessive Prolaktinsekretion; negative Einstellung zum Menstruationszyklus. **Diagnose:** s. Tab.

Behandlungsindikation: Das körperliche Wohlbefinden ist selten so beeinträchtigt, dass ärztliche Behandlung notwendig wird. Vor der Pharmakotherapie stehen aufklärende Gespräche und psychotherapeutische Maßnahmen.

Pharmakotherapie: **1.** Serotonin-Wiederaufnahme-Hemmer: Mittel der Wahl zur Behandlung der emotionalen Symptomatik; z. B. Fluoxetin (z. B. Fluctin®), 20 mg/d p. o. in der Lutealphase; kurzzeitig Magen-Darm-Beschwerden, Übelkeit und Appetitlosigkeit möglich; **2.** triphasische orale Kontrazeptiva (z. B. Triquilar®) bei Mastodynie und Ödemen (s. Kontrazeption, hormonale); **3.** Progesteron, z. B. Desogestrel (Cerazette®), 1 × 0,075 mg/d p. o., oder Levonorgestrel (z. B. Microlut®, Mikro-30 Wyeth®, 28 mini®), 1 × 0,03 mg/d p. o., vom 16.–25. Zyklustag; **4.** Prolaktin-Hemmer bei Mastodynie; z. B. Bromocriptin (z. B. Pravidel®), 1 × 2,5 mg/d vom 1. Tag des Zyklus bis zur Blutung; **5.** Tranquilizer in der Lutealphase; z. B. Alprazolam (z. B. Cassadan®), 3 × 0,25 mg/d p. o.; Beginn am 14. Zyklustag mit Steigerung der Dosis bis max. 4 mg/d am Tag der Menstruation; cave: Benzodiazepinunverträglichkeit, Entwicklung einer Abhängigkeit; **6.** tricyclische Antidepressiva* in der Lutealphase; z. B. Nortriptylin (Nortrilen®), 50–125 mg/d p. o.; **7.** Kombination des Antimineralokortikoids Drospirenon, 3,0 mg/d p. o., mit Ethinylestradiol, 30 µg/d p. o. (z. B. Yasmin®); wirksam bei Akne, verändertem Appetitverhalten und Heißhunger. Die Wirksamkeit älterer oraler Kontrazeptiva und Progestagene bei PMS ist in kontrollierten Studien nicht bestätigt.

Operative Therapie: Ultima Ratio in der Behandlung schwerster therapieresistenter Fälle ist Hysterektomie* mit bilateraler Adnexektomie.

Psychotherapie: steht am Anfang der Behandlung, zusätzlich Entspannungsübungen.

Sonstige Maßnahmen: homöopathische Behandlung bei nervöser Überempfindlichkeit und Schmerzen in den Brüsten mit Nux vomica D12, 1 × 5 Globuli/d; bei Kopfschmerz, geschwollenen Brüsten und Niedergeschlagenheit Calcium carbonicum D12, 1 × 5 Globuli/d; bei Überempfindlichkeit, Kopfschmerz, Mastodynie, Erschöpfung und Müdigkeit Sepia D12, 1 × 5 Globuli/d.

Eigenbehandlung: **1.** Coffeinkonsum reduzieren, da Coffein Symptome des PMS (Angst, Depression, Gereiztheit) verstärken kann; **2.** körperliche Aktivität, Gewichtskontrolle und gesunde Ernährungsweise sind effektive Begleitmaßnahmen zur Linderung der Symptome.

Arbeitsunfähigkeit: abhängig vom Beschwerdebild.

Hinweis: **1.** Nicht geeignet zur Behandlung sind Diuretika (Elektrolytstörung und Hypotension möglich) und Vitamin B_6 (in kontrollierten Doppelblindstudien kein therapeutischer Effekt). **2.** Placeboeffekte wurden bei Behandlung des PMS

Syndrom, prämenstruelles
Kriterien der PMDS[1] nach DSM-IV[2]

1. Während der meisten Menstruationszyklen des vergangenen Jahres bestanden mindestens 5 der folgenden Symptome über die meiste Zeit während der letzten Woche der Lutealphase, bildeten sich innerhalb weniger Tage nach dem Einsetzen der Follikelphase zurück und fehlten in der Woche nach den Menses, wobei mindestens eines der Symptome a)–d) vorhanden war:
   a) deutliche depressive Stimmung, Hoffnungslosigkeit oder selbst herabsetzende Gedanken
   b) deutliche Angst, Spannung bzw. Gefühle, gereizt oder gespannt zu sein
   c) deutliche Affektlabilität (z. B. sich plötzlich traurig fühlen, weinen oder gesteigerte Empfindlichkeit gegenüber Zurückweisungen)
   d) andauernde und deutliche Wut oder Reizbarkeit oder vermehrte zwischenmenschliche Konflikte
   e) abnehmendes Interesse an üblichen Aktivitäten (z. B. Arbeit, Schule, Freunde, Hobbys)
   f) subjektives Gefühl von Konzentrationsschwierigkeit
   g) Lethargie, leichte Ermüdbarkeit oder deutlicher Energieverlust
   h) deutliche Veränderung des Appetits, Essen über den Hunger oder Verlangen nach bestimmten Lebensmitteln (z. B. sog. Kohlenhydrat-Craving)
   i) Hypersomnie oder Insomnie
   j) subjektives Gefühl des Überwältigtseins oder außer Kontrolle zu geraten
   k) andere körperliche Symptome (z. B. Brustempfindlichkeit oder -schwellung, Kopfschmerz, Gelenk- oder Muskelschmerzen oder sich aufgedunsen fühlen, Gewichtszunahme)
2. deutliche Interferenz mit Arbeits- oder Schulleistung oder gewöhnlichen sozialen Aktivitäten und Beziehungen zu anderen (z. B. Vermeidung sozialer Aktivitäten, herabgesetzte Produktivität und Effektivität bei der Arbeit oder in der Schule)
3. Die Störung ist nicht lediglich eine Exazerbation der Symptome einer anderen Störung (z. B. Major Depression, Panikstörung, dysthyme Störung oder Persönlichkeitsstörung)[3].
4. Kriterien 1.–3. können durch prospektive tägliche Einschätzungen während der letzten zwei aufeinander folgenden symptomatischen Zyklen bestätigt werden[4].

[1] prämenstruelle dysphorische Störung;
[2] Diagnostisches und statistisches Manual psychischer Störungen;
[3] obwohl es jede der genannten Störungen überlagern kann;
[4] Die Diagnose kann provisorisch vor dieser Bestätigung gestellt werden.

beschrieben. **3.** Die Bestrahlung der Ovarien zur Ausschaltung der ovariellen Funktion ist obsolet.

Selbsthilfe: Der Dachverband der Frauengesundheitszentren in Deutschland e. V., Goetheallee 9, 37073 Göttingen, Tel. und Fax 0551 487025; E-Mail: dv-frauengesundheitszentren@gmx.de, Homepage: http://www.fen-net.de/fgz/eingang.htm.

Literatur: **1.** Rohde, A.: Reproduktion und Psyche. Bundesgesundheitsblatt – Gesundheitsforschung – Gesundheitsschutz 1; 50: 62–67 (2007); **2.** Speroff, L.; Fritz, M. A.: Clinical Gynecology, Endocrinology and Infertility. 7th ed. Philadelphia: Lippincott, Williams & Wilkins, 2005; **3.** Barnhart, K. T.; Freeman, E. W.; Sondheimer, S. J.: A clinician's guide to the premenstrual syndrome. Med Clin North Am 79 (6): 1457–1472 (1995); **4.** American Psychiatric Association (APA): Diagnostic and statistical manual of mental disorders. 4th ed. Washington (DC): American Psychiatric Press Inc., 1994; **5.** Wood, S. H. et al.: Treatment of premenstrual syndrome with fluoxetine: a double-blind, placebo-controlled, crossover study. Obstet Gynecol 80: 339–344 (1992).

Autor: H. P. G. Schneider.

Syndrom, vegetatives pelvines: Bez. für Störungen des vegetativen Tonus und der vegetativen Regulation in der Pathogenese verschiedener, überwiegend funktioneller und chronisch-entzündlicher Erkrankungen aus dem gynäkologischen und urologischen Formenkreis; sie betreffen u. a. die lokale Durchblutung, den glattmuskulären Tonus und die Schmerzempfindlichkeit jeweils betroffener Gewebe. Objektiv besteht häufig eine asthenische Konstitution mit einer schwachen Durchblutung der unteren Extremitäten (sog. chronischer Kaltfuß); in der Naturheilkunde wird der Begriff einer kühlen Konstitution benutzt (vgl. Therapie, konstitutionelle). Häufig liegen solchen Störungen andere Erkrankungen zugrunde, die die vegetative Regulation einzelner Beckenorgane irritieren. Gut vorstellbar sind Vorgänge i. S. einer pseudoradikulären Irritation aus dem Bereich der Lendenwirbelsäule sowie entero-viszerale Irritationen bei Funktionsstörungen im Magen-Darm-Trakt (s. Therapie, reflektorisch wirksame). Vgl. Therapie, umstimmende.

Autor: Th. J. Doering.

Synkope: plötzliche, spontan reversible Bewusstseinsstörung, die wenige Sekunden bis Minuten anhält, mit Tonusverlust der Haltemuskulatur; **Ursache:** **1.** kardiogene Synkope: Herzrhythmusstörungen*, Dysfunktion des Herzschrittmachers, Herzinfarkt*, Herzklappenfehler*, Lungenembolie*; **2.** neurogene Synkope: reflektorisch (neurokardiogen: vasovagale Synkope, orthostatische Synkope, Karotissinus-Syndrom; Situationssynkope), vaskulär (kardioembolisch, arterioembolisch, hämodynamisch; vgl. Durchblutungsstörung, zerebrale flüchtige), metabolisch (Hypoglykämie, Elektrolytstörungen, Hyperventilation), Epilepsie*; **DD:** psychogene Pseudosynkope.

Behandlungsindikation: Abklärung und Therapie der Ursache einer transienten globalen zerebralen Minderperfusion; insbes. bei kardiogener Synkope ist die Prognose schlecht wegen der Gefahr des akuten Herztodes (Letalität nach 2 Jahren 38 %, nach 5 Jahren 50 %).

Pharmakotherapie: **1.** Fludrocortison (z. B. Astonin® H), 0,1–0,2 mg/d p. o., oder Midodrin (Gutron®), 3 × 2,5–10 mg/d p. o. bei orthostatischer Hypotonie; **2.** Thrombozytenaggregations-Hemmer, insbes. Acetylsalicylsäure (z. B. Aspirin®), 100 mg/d p. o. bei vaskulärer Ursache; **3.** Glukose 20–50 % i. v. bei Hypoglykämie.

Operative Therapie: **1.** nach Ausschöpfung der nicht invasiven internistischen Therapiemöglichkeiten Implantation eines Herzschrittmachers bei kardiogener Synkope durch bradykarde Herzrhythmusstörungen; **2.** Operation stenosierter oder dilatierter Herzklappen.

Psychotherapie: bei psychogener Pseudosynkope.

Sonstige Maßnahmen: **1.** bei orthostatischer Hypotonie: Hinlegen, Hochlagerung der Beine, langsames Aufstehen, orthostatisches Training, Tragen von Kompressionsstrümpfen; **2.** bei Synkope inf. von Hyperventilation Rückatmung der Ausatemluft; **3.** Prophylaxe entspr. der Pathophysiologie der zugrunde liegenden Krankheit: z. B. Reduktion von Gefäßrisikofaktoren mit Antihypertensiva, Antidiabetika, Cholesterolsynthese-Hemmer.

S

Eigenbehandlung: **1.** regelmäßige sportliche Betätigung (Ausdauersportarten, z. B. Jogging, Schwimmen, Radfahren); **2.** Vermeidung exzessiver Hitzeexposition, ausreichende Kochsalz- und Flüssigkeitszufuhr insbes. an heißen Tagen, der Temperatur angemessene Bekleidung; **3.** physikalische Gegenmanöver wie Anspannung der Extremitäten- oder Bauchmuskulatur in der präsynkopalen Phase **4.** Reduktion von Gefäßrisikofaktoren (arterielle Hypertonie, Rauchen, Hyperlipidämie, Adipositas u. a.).

Hinweis: Obsolete Maßnahmen sind die operative Denervierung bzw. Röntgenbestrahlung des Karotissinus bei Synkope durch Karotissinus-Syndrom.

Neuentwicklung: Midodrin ist wirksam in der Rezidivprophylaxe neurokardiogener Synkopen. Der Kipptischtest ist zur Therapiekontrolle nicht geeignet.

Literatur: **1.** Berlit, P. et al.: Synkopen. In: Diener, H. C.; Putzki, N.: Leitlinien für Diagnostik und Therapie in der Neurologie. 4. Aufl. Stuttgart: Thieme, 2008; **2.** Koeppen, S.; Pfefferkorn, T.: Synkopen und orthostatische Intoleranz. In: Brandt, T.; Dichgans, J.; Diener, H. C. (Hrsg.): Therapie und Verlauf neurologischer Erkrankungen. 5. Aufl. Stuttgart: Kohlhammer, 2007; **3.** Fröscher, W.: Nichtepileptische Anfälle. Diagnose – Differentialdiagnosen – Behandlung. Akt Neurol 28 (Suppl 1): S1–S44 (2001).

Autoren: S. Koeppen, H. C. Diener.

Syphilis: syn. Lues; durch Treponema pallidum verursachte Infektionskrankheit mit typischen Manifestationen an Haut- und Schleimhäuten sowie (unbehandelt) progredientem Verlauf; Übertragung durch Geschlechtsverkehr.

Behandlungsindikation: mit der Diagnosestellung gegeben.

Pharmakotherapie: in allen Stadien der Erkrankung ist Penicillin das wirksamste Mittel. **1. Frühsyphilis:** **a)** Benzylpenicillin-Benzathin (z. B. Tardocillin®), 2,4 Mio. IE i. m. Tag 1 und 8; alternativ auch Einmalgabe von Benzylpenicillin-Benzathin (z. B. Tardocillin®), 2,4 Mio. IE i. m. möglich; **b)** bei Penicillinallergie Doxycyclin (z. B. Doxy-Wolff® 100), 2 × 100 mg/d p. o. für 14 Tage, oder Ceftriaxon (z. B. Rocephin®), 250 mg/d i. m. für 10 Tage; **2. Spätsyphilis:** **a)** Benzylpenicillin-Benzathin (z. B. Tardocillin®), 2,4 Mio. IE i. m. 1-mal wöchentlich für 3 Wochen; **b)** bei Penicillinallergie Doxycyclin (z. B. Doxy-Wolff® 100), 2 × 100 mg/d p. o. für 3 Wochen; **3. Neurosyphilis:** Penicillin G (z. B. Penicillin Grünenthal), 30 Mio. IE/d i. v. für 14 Tage, danach Benzylpenicillin-Benzathin (z. B. Tardocillin®), 2,4 Mio. IE i. m. 1-mal wöchentlich für 3 Wochen; **4. kongenitale Syphilis:** Benzylpenicillin (z. B. Penicillin Grünenthal), täglich 6 × 25 000 IE/kg KG i. v. für 14 Tage; **5.** bei Penicillinallergie und bestehender Schwangerschaft sind Tetracycline kontraindiziert, daher alternativ Erythromycin (z. B. Erythrocin®), 4 × 500 mg/d p. o. für 4 Wochen. Da Erythromycin nicht liquorgängig ist, ist es zur Therapie bei Neurosyphilis nicht geeignet. Da unterschiedliche Therapieempfehlungen existieren, wird auf das Prinzip verwiesen, dass die therapeutische Serumkonzentration von 0,03 E/ml während einer Woche (bei Spätsyphilis 2–3 Wochen) nicht unterschritten werden darf.

Sonstige Maßnahmen: **1.** serologische Untersuchungen vor Therapiebeginn; **2.** anonyme Meldung an das zuständige Gesundheitsamt (meldepflichtige Geschlechtskrankheit). Entzieht sich der Patient der Behandlung oder handelt es sich um eine kongenitale Syphilis, muss nach dem Gesetz eine namentliche Meldung durch den behandelnden Arzt erfolgen. **3.** klinische und serologische Kontrolluntersuchungen (VDRL-Test) nach 3, 6, 12 und 24 Monaten (bei Neurosyphilis zusätzlich Liquoruntersuchungen). Die Ausheilung kann 1–2 Jahre nach Therapieende durch einen nichtreaktiven 19S-IgM-FTA-ABS-Test bestätigt werden. **4.** bei allen in Frage kommenden Sexualpartnern klinische und serologische Kontrollen; **5.** Durchführung eines HIV-Tests (wegen möglicher Koinzidenz).

Arbeitsunfähigkeit: in einfachen Fällen nicht erforderlich, bei komplizierteren Fällen bis zur Beendigung der Therapie.

Hinweis: **1.** 2–6 Stunden nach der 1. Antibiotikagabe kann es zur Jarisch-Herxheimer-Reaktion mit grippeähnlichen Symptomen kommen (Freisetzung von Endotoxinen durch Zerfall der Treponemen); Prophylaxe: Einmalgabe von 40 mg Prednisolon (z. B. Decortin H p. o. oder Solu-Decortin® H i. v.) 1 Stunde vor der ersten Antibiotikagabe; **2.** bei HIV-Infektion atypische klinische und serologische Verläufe der Syphilis.

Literatur: **1.** Krause, W.: Syphilis. Urologe A 45: 1495–1500 (2006); **2.** Brockmeyer, N. H.: Syphilis. In: Petzold, D.; Gross, G. (Hrsg.): Diagnostik und Therapie sexuell übertragbarer Krankheiten. Leitlinien der Deutschen STD-Gesellschaft. Berlin, Heidelberg, New York: Springer, 2001.

Autoren: P. Schulze, W. Sterry.

Systemmykose: s. Candidose; Lungenmykosen.

SZT: Abk. für Stammzelltransplantation*.

T

T4: Abk. für Levothyroxin*.

Tacalcitol: s. Calcipotriene.

TACE: s. Insulinom; Lebermetastasen; Lebertumoren, maligne.

Tachyarrhythmie: s. Herzrhythmusstörungen; Tachykardie.

Tachykardie: syn. Herzjagen, Herzrasen; Herzrhythmusstörung* mit beschleunigter Herzfrequenz bei Erwachsenen auf über 100/min unter Ruhebedingungen; die absolute Arrhythmie bei Vorhofflimmern über 100/min wird als Tachyarrhythmia absoluta bezeichnet. **Einteilung:** nach Ursprung der Erregungsbildung; **1.** supraventrikuläre Tachykardie; **2.** ventrikuläre Tachykardie.

Behandlungsindikation: symptomatische Tachykardie (Palpitationen, Schwäche, Schwindel, Blutdruckabfall, Synkopen, Schock) bzw. aus prophylaktischen Gründen bei entsprechendem EKG-Befund zur Vehinderung z. B. eines rhythmogen bedingten Herztods (z. B. ventrikuläre Tachykardie, Vorhofflimmern bei offenem WPW-Syndrom, Kurzbez. für Wolff-Parkinson-White-Syndrom) oder Verhinderung einer Tachykardiomyopathie (Herzschwäche aufgrund einer permanent erhöhten Herzfrequenz); Indikation für nicht-pharmakologische Behandlungsansätze (z. B. elektrische Kardioversion, Katheterablation, Implantation eines implantierbaren Kardioverter-Defibrillators): s. u.

Pharmakotherapie: A. supraventrikuläre Tachykardie: I. Sinustachykardie: nach Ausschluss einer kausalen Ursache bzw. deren Therapie (z. B. Herzinsuffizienz*, Volumenmangel, Lungenembolie*, Hyperthyreose*): **1.** Akuttherapie: Beta-Rezeptoren-Blocker: Metoprolol (z. B. Beloc®), 5 mg i. v., cave: Kontraindikation bei Sinustachykardie inf. Hypoxie bei obstruktiver Lungenerkrankung; **2.** Dauertherapie: Beta-Rezeptoren-Blocker: z. B. Metoprolol (z. B. Beloc-Zok®), 50–200 mg/d p. o.; **II. AV-Knoten-Reentry-Tachykardie**: Akuttherapie: **a)** Adenosin (z. B. Adrekar®), rascher i. v. Bolus von 6 (max. 18) mg; Kontraindikationen: Vorhofflimmern bei offenem WPW-Syndrom, Asthma bronchiale; **b)** Calcium*-Antagonisten (cave: arterielle Hypotonie, hochgradiger AV-Block): Diltiazem (z. B. Dilzem®), 25 mg i. v., oder Verapamil (z. B. Isoptin®), 5 mg i. v.; **III. AV-Reentry-Tachykardie**: Akuttherapie: **1.** Adenosin (z. B. Adrekar®), rascher i. v. Bolus von 6 (max. 18) mg; Kontraindikation: Vorhofflimmern bei offenem WPW-Syndrom, Asthma bronchiale; **2.** Ajmalin (Gilurytmal®), 50 mg i. v. unter Monitorkontrolle langsam titrieren; **IV. Vorhofflattern, Vorhofflimmern**: **1.** Akuttherapie bei schneller AV-Überleitung: **a)** Beta-Rezeptoren-Blocker: z. B. Metoprolol 5 mg i. v.; **b)** Verapamil (z. B. Isoptin®), initial 2,5–5 mg i. v., anschließend Dauerinfusion mit 50–100 mg/24 h; **2.** Dauertherapie: wie bei Dauertherapie der AV-Knoten-Reentry-Tachykardie (s. o.); **3.** im Einzelfall zusätzlich Antiarrhythmika der Klasse III: Amiodaron (z. B. Cordarex®), initial Aufsättigung mit 3–5 × 200 mg/d p. o. über 8–10 Tage, anschließend 200 mg/d p. o., cave: iodhaltig, daher vor Therapiebeginn Schilddrüsenfunktion überprüfen; **4.** bei Vorhofflimmern und Lebensalter >75 Jahre und CHADS-Score ≥2: Antikoagulation mit Phenprocoumon, angestrebter INR 2–3. **B. ventrikuläre Tachykardie: I. monomorphe Kammertachykardie**: Akuttherapie: Ajmalin (Gilurytmal®), 50 mg i. v., langsam titrierte Gabe unter Monitorkontrolle; **II. Tachykardie bei akutem Herzinfarkt***: **1.** Amiodaron (z. B. Cordarex®), initial 5 mg/kg KG i. v., anschließend 900 mg/24 h über 10 Tage; **2.** Reservemedikation: Lidocain (z. B. Xylocain®), 100 mg i. v., ggf. anschließend Infusion mit 2–4 mg/min; **III. Torsade-de-pointes-Tachykardie**: **1.** Akuttherapie: Magnesium (Magnesiumsulfat, z. B. Magnesium Verla®), 1–2 g (entspricht 8–16 mval bzw. 4–8 mmol Magnesium) langsam i. v., ggf. als i. v. Infusion, 25–90 mval/24 h.

Operative Therapie: **1.** Implantation eines implantierbaren Kardioverter*-Defibrillators (Abk. ICD) bei pharmakologisch therapierefraktärer ventrikulärer Tachykardie mit bedeutsamer hämodynamischer Beeinträchtigung und ungünstiger Prognose; **2.** evtl. Herztransplantation*.

Psychotherapie: Tachykardie ist potentiell lebensbedrohend; dem Bewältigungsverhalten kommt daher (insbes. bei hyperkinetischem Herzsyndrom, nach plötzlichem Herzstillstand, nach Implantation eines ICD) eine wichtige Bedeutung zu.

Sonstige Maßnahmen: **1.** Diagnose und Behandlung der Grunderkrankung; **2.** sofortige elektrische Kardioversion* bei hämodynamisch bedeutsamer, vom Patienten nicht tolerierter Tachykardie (mit arterieller Hypotonie und Schocksymptomatik) statt einer pharmakologischen Akuttherapie; **3.** interventionelle Therapie: **a)** Katheterablation*: bei spezieller Tachykardieform (z. B. AV-Knoten-Reentry- und AV-Reentry-Tachykardie, Vorhofflattern, Vorhofflimmern und ventrikuläre Tachykardie) als kurative Therapieansätze; Behandlungsindikation abhängig vom Leidensdruck der Patienten; **b)** Overdrive-Stimulation über einen transvenös intrakardial eingeführten Elektrodenkatheter: bei hämodynamisch stabilem Patienten mit regelmäßiger supraventrikulärer oder ventrikulärer Tachykardie im Einzelfall; **c)** ggf. supraventrikuläre bzw. ventrikuläre Stimulation zur Frequenzanhebung (ca. 110/min): bei bradykardieassoziierter Torsade-de-pointes-Tachykardie mit verlängerter QT-Zeit.

Eigenbehandlung: Patienten mit AV-Knoten-Reentry- bzw. AV-Reentry-Tachykardie können eine Tachyarrhythmie evtl. selbst beeinflussen, z. B. durch Vagusstimulation: Valsalva-Manöver, Trinken von Eiswasser, Karotissinus-Druckversuch (einseitige manuelle Kompression).

Selbsthilfe: Deutsche Herzstiftung e. V., Vogtstr. 50, 60322 Frankfurt a. M., Tel. 069 9551280, Fax 069 955128313; E-Mail: info@herzstiftung.de, Homepage: http://www.herzstiftung.de.

Literatur: **1.** Lewalter, T. et al.: Kommentar zu ACC/AHA/ESC 2006 Guidelines fort the management of patients with atrial fibrillation- executive summary. Kardiologe 2: 181–205 (2008); **2.** Kuck, K.-H. et al.: Leitlinien zur Katheterablation. Deutsche Gesellschaft für Kardiologie. Clin Res Cardiol 96: 833–849 (2007); **3.** Steven, D. et al.: Moderne Pharmakotherapie bei supraventrikulären und ventrikulären Herzrhythmusstörungen. Der Internist 47: 1013–1023 (2006); **4.** Haverkamp, W.; Breithardt, G.: Moderne Herzrhythmustherapie. Stuttgart: Thieme, 2003.

Autoren: T. Neumann, C. Hamm, T. Dill.

Tachykardie, pulslose ventrikuläre: s. Herz-Kreislauf-Stillstand; Reanimation.

Tacrolimus: s. Immunsuppressiva.

Tadalafil: s. Phosphodiesterase-Hemmer.

Taeniasis: s. Anthelminthika.

Tätowierungen: s. Laserchirurgie.

Tagesschläfrigkeit: s. Narkolepsie.

Taillenumfang: s. Adipositas; Syndrom, metabolisches.

Takayasu-Krankheit: s. Angiitis.

Talgdrüsenentzündung, akute: s. Furunkel.

Talgdrüsenverstopfung: s. Acne vulgaris.

Talk down: s. Drogenintoxikation.

TAPP: s. Leistenhernie; Schenkelhernie.

Tarsaltunnelsyndrom: s. Nervenkompressionssyndrome.

TASH: s. Kardiomyopathie.

Taubheit: fehlendes Hörvermögen (absolute Taubheit) oder fehlendes Sprachverständnis bei Wahrnehmung einzelner Töne und Geräusche (funktionelle Taubheit) durch Ausfall der Sinneszellen im Corti-Organ der Schnecke oder im Verlauf der aufsteigenden Hörbahn; **Formen:** **1.** pränatal erworbene Taubheit, z. B. durch genetische Faktoren, Rötelninfektion der Mutter, ototoxische Arzneimittel, Syphilis connata, Toxoplasmose*; **2.** perinatal erworbene Taubheit, z. B. durch Hypoxie, mechanischen Geburtsschaden, Kernikterus bei Rhesus-Inkompatibilität; **3.** postnatal erworbene Taubheit: **a)** durch Meningitis* und in das Innenohr fortgeleitete Infektion, Masern*, Mumps* (meist nur einseitig); **b)** bei Erwachsenen auch durch Aminoglykosid*-Antibiotika, Diuretika* (Etacrynsäure, Furosemid), Zytostatika* (Bleomycin, Platinderivate), Schädelbasisfraktur (typischerweise Felsenbeinquerfraktur) und vaskuläre Schäden; **Einteilung:** **1.** prälinguale Taubheit: vor dem Spracherwerb; **2.** perilinguale Taubheit: zur Zeit des Spracherwerbs, aber vor dem 7. Lebensjahr; **3.** postlinguale Taubheit: Sprache voll ausgebildet und durch Schriftsprache fixiert; wichtig für die Rehabilitation. Vgl. Schwerhörigkeit, sensorineurale.

Behandlungsindikation: **1.** Bei nutzbarem Hörrest erfolgt primär die Versorgung mit einem Hörgerät. **2.** Eine Innenohrprothese (Cochlear Implant) ist indiziert, wenn **a)** trotz Hörgerät keine verbale Kommunikation bzw. kein Spracherwerb möglich ist und **b)** die Hörstörung kochleärer Genese ist und **c)** Ganglienzellen des ersten Neurons (Ganglion spirale im Modiolus der Schnecke) vital und stimulierbar sind.

Operative Therapie: Voraussetzung für Cochlear Implant: **1.** keine entzündliche Erkrankung des Ohrs, ggf. vorherige Sanierung; **2.** Auslösung eines Höreindrucks durch versuchsweise elektrische Reizung der Schnecke (Promontorialtest); **3.** Mitarbeit und hohe Motivation des Patienten; **Verfahren:** Eine mehrkanalige Elektrode wird in die Scala tympani implantiert, so dass die Ganglienzellen durch elektrische Reizung direkt stimuliert werden können (s. Abb.). Ein außen liegendes

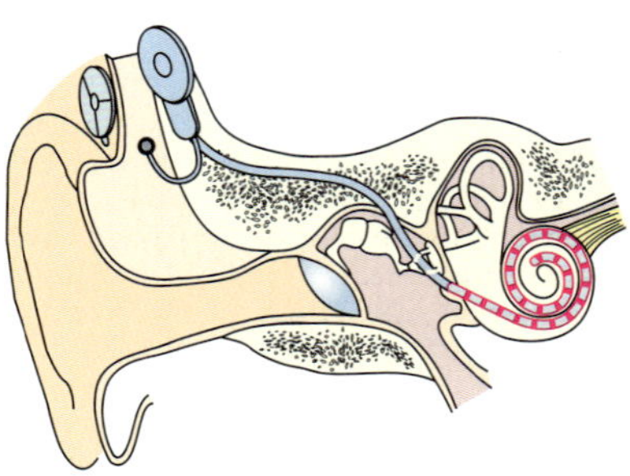

Taubheit: Cochlear Implant; in die Scala tympani implantierte mehrkanalige Elektrode

Mikrophon registriert auf das Ohr einwirkende akustische Ereignisse, die ein Prozessor als elektrisches Signal kodiert und auf eine implantierte Empfängerspule induktiv überträgt. **Komplikation:** Infektion des Transplantats.

Sonstige Maßnahmen: Rehabilitation nach einer Abheilungsphase von 2–4 Wochen durch die Abarbeitung von Übungsprogrammen unter Anleitung von Schwerhörigenpädagogen und Logopäden.

Hinweis: **1.** Bei prälingualer Taubheit ist die Rehabilitation aufwändiger, da ein sprachliches Gedächtnis (Engrammreservoir) fehlt, um akustische Sensationen zu vergleichen. **2.** Bei Ertaubung wegen Meningitis muss die Cochlear-Implant-Versorgung frühzeitig erfolgen, da hier die Cochlea zur Verknöcherung neigt. Auf der Gegenseite sollte ggf. ein Platzhalter in die Cochlea eingesetzt werden.

Arbeitsunfähigkeit: Patienten mit postlingualer Taubheit können u. U. schon nach einigen Monaten an ihren alten Arbeitsplatz zurückkehren oder innerhalb weniger Wochen umgeschult werden.

Neuentwicklung: **1.** Hirnstammimplantate (auditory brainstam implant, Abk. ABI) für die seltenen Fälle einer retrokochleären Ertaubung (z. B. bei Neurofibromatose Typ II); **2.** beidseitige Versorgung mit Cochlear Implants als Versorgungsstandard; **3.** Weiterentwicklung der Implantate (Miniaturisierung, Elektrodenanzahl).

Selbsthilfe: **1.** Deutscher Gehörlosen-Bund e. V., Bernadottestraße 126, 22605 Hamburg, Tel. 040 46003620, Fax 040 460036210, Bildtelefon 040 460036213; E-Mail: info@gehoerlosen-bund.de, Homepage: http://www.gehoerlosen-bund.de; **2.** Deutsche Cochlear Implant Gesellschaft e. V., Rosenstr. 6, 89257 Illertissen, Tel. 07303 3955, Fax 07303 43998, Bildtelefon 07303 900197; E-Mail: dcig@dcig.de, Homepage: http://www.dcig.de.

Literatur: **1.** Papsin, B. C.; Gordin, K. A.: Bilateral cochlear implants should be the standard for children with bilateral sensorineural deafness. Curr Opin Otolaryngol Head Neck Surg 16: 69–74 (2008); **2.** Rosahl, S. et al.: Hirnstammimplantate zur Wiederherstellung des Hörvermögens. Dtsch Arztebl 101: A180–188 (2004).

Autoren: F. Waldfahrer, H. Iro.

Taxis: s. Hernie.

Tazobactam: s. Penicilline.

Tbc: Abk. für Tuberkulose*.

TCL: s. Lymphome, primär kutane.

TDM: Abk. für therapeutisches Drugmonitoring*.

TDT: s. Laserchirurgie.

TEA: s. Mesenterialgefäßverschluss, akuter; Verschlusskrankheit, periphere arterielle.

Teerzubereitung: s. Steinkohlenteer.

Telithromycin: s. Makrolid-Antibiotika.

Temozolomid: s. Alkylanzien; Hirntumoren.

Temperaturempfindungsstörung: s. Sensibilitätsstörungen.

Tendinitis calcarea: s. Periarthropathia humeroscapularis.

Tendomyopathie, generalisierte: s. Fibromyalgiesyndrom.

Tennisellenbogen: s. Epikondylitis.

Tennison-Schnittführung: s. Spaltbildungen.

TENS: s. Elektrotherapie.

TEP: s. Schenkelhalsfraktur.

Teratome: s. Hodentumoren; Mediastinaltumoren.

Terazosin: s. Alpha-Rezeptoren-Blocker.

Terbinafin: s. Antimykotika.

Terfenadin: s. Histamin-H1-Rezeptoren-Blocker.

Tetanie, akute: s. Hypoparathyroidismus.

Tetanus: Wundstarrkrampf; akute schwere Infektionskrankheit, die durch das Toxin von Clostridium tetani verursacht wird; Eintrittspforte sind Wunden, oft Bagatellverletzungen. Der Erreger kommt ubiquitär vor, insbes. im Erdreich, aber auch saprophag auf der Haut oder im Darm von Mensch und Haustier; Inkubationszeit 4–14 Tage, selten Monate; **Klinik:** Krämpfe und Lähmungen der quergestreiften Muskulatur.

Behandlungsindikation: keine spezifische Therapie verfügbar; im Erkrankungsfall hohe Letalität (bis 30 %), daher sofortige intensivmedizinische Behandlung; wichtig ist die Prophylaxe (Immunisierung).

Prophylaxe: **1.** Grundimmunisierung (s. Impfkalender): Adsorbatimpfstoff (z. B. Tetanol® pur), 0,5 ml i. m.; 2. Injektion erfolgt nach 4–8 Wochen und die 3. nach 6–12 Monaten. Auffrischimpfung alle 10 Jahre, bei Verletzung nach 5 Jahren; Kontraindikation: kurz vorher erfolgte andere Impfung (Poliomyelitis, Gelbfieber), der Abstand soll mind. 4 Wochen betragen; eitrige Hauterkrankung; fieberhafte Infektion; **2.** Simultanimpfung im Verletzungsfall (s. Tab.): bei fehlender Grundimmunisierung: Tetanusimmunglobulin (z. B. Tetagam® N), 250 IE i. m., und Tetanusadsorbatimpfstoff (z. B. Tetanol® pur), 0,5 ml i. m., an kontralateraler Körperstelle; 2. und 3. Tetanol® pur-Injektion nach 4–6 Wochen und 6–12 Monaten; gleichzeitig ist eine exakte Wundausschneidung unerlässlich. Legt der Patient bei einer Verletzung keinen Impfausweis vor, gilt er als nicht immunisiert (keine Kontraindikation im Verletzungsfall). Alle Impfschritte sind in einen Impfausweis einzutragen.

Pharmakotherapie: im Erkrankungsfall; **1.** systemische kombinierte i. v. Antibiotikatherapie (Kurzinfusionen): Penicillin* G (z. B. Penicillin G JENAPHARM®, Penicillin „Grünenthal"), 20–60 Mio. IE/d; wegen häufiger Mischinfektion zusätzlich Metronidazol (z. B. Clont®), 2–3 × 500 mg/d; **2.** zusätzlich aktive Schnellimmunisierung mit Tetanusadsorbatimpfstoff, 5 × 0,5 ml i. m. innerhalb der ersten 2 Tage; **3.** zusätzlich passive Immunisierung mit humanem Tetanusimmunglobulin, 5000–10 000 IE i. m. an Tag 1; tägliche Wiederholung mit jeweils 3000–6000 IE; Dauer orientiert sich am Krankheitsverlauf. **4.** Sedierung (z. B.

Tetanus
Prophylaxe bei Verletzung nach den Empfehlungen der Ständigen Impfkommission am Robert-Koch-Institut (STIKO); Stand: Juli 2008

Anzahl der Vorimpfungen	saubere, geringfügige Wunden	alle anderen Wunden	
	Td[1]	Td[1]	TIG[2]
unbekannt	ja	ja	ja
0–1	ja	ja	ja
2	ja	ja	nein [3]
≥3	nein[4]	nein[5]	nein

[1] Kinder unter 6 Jahren T, ältere Personen Td (d. h. Tetanus-Diphtherie-Impfstoff mit verringertem Diphtherietoxoidgehalt); Indikation einer Pertussis-Impfung überprüfen und ggf. Kombinationsimpfstoff (Tdap) einsetzen;
[2] Tetanus-Immunglobulin (im Allgemeinen 250 IE; kann auf 500 IE erhöht werden); wird simultan mit Td/T-Impfstoff angewendet;
[3] ja, wenn die Verletzung länger als 24 Stunden zurückliegt;
[4] ja (eine Dosis), wenn seit der letzten Impfung >10 Jahre vergangen sind;
[5] ja (eine Dosis), wenn seit der letzten Impfung >5 Jahre vergangen sind

mit Benzodiazepinderivaten); **5.** ggf. Muskelrelaxanzien*.

Operative Therapie: Zur Verhinderung eines ständigen Toxinnachschubs ist eine ausgedehnte Wundausschneidung (evtl. bis zur Amputation) erforderlich; anschl. offene Wundbehandlung, Spülungen mit H_2O_2- und PVP-Iod-Lösung.

Sonstige Maßnahmen: **1.** intensivmedizinische Überwachung und Therapie; ggf. Muskelrelaxation und maschinelle Beatmung*; **2.** Abschirmung des Patienten gegenüber äußeren Reizen (Licht, Geräusche), um keine Krämpfe zu provozieren.

Hinweis: **1.** je kürzer die Inkubationszeit, desto schwerer der Verlauf; **2.** Tetanus ist meldepflichtig im Erkrankungs- und Todesfall.

Literatur: **1.** Attygalle, D.; Rodrigo, N.: New trends in the management of tetanus. Expert Rev Anti Infect Ther 2 (1): 73–84 (2004); **2.** Tetanus. In: Kujath, P.: Haut- und Weichteilinfektionen. Bremen: UNI-MED, 2000.

Autor: R. Pfitzmann.

Tetracain: s. Lokalanästhetika.

Tetracycline: Gruppe bakteriostatisch wirkender Breitband-Antibiotika mit einem Naphthacen-Ringsystem; **Einteilung:** **1.** neuere, besser resorbierbare Vertreter haben die älteren Vertreter abgelöst: Doxycyclin (z. B. Doxycyclin-ratiopharm®); **2.** ältere Vertreter: **a)** Tetracyclin (z. B. Tetracyclin Wolff®); **b)** Oxytetracyclin (z. B. Oxytetracyclin-Augensalbe JENAPHARM®); **c)** Chlortetracyclin (Aureomycin®); **Wirkungsmechanismus:** Hemmung der bakteriellen Proteinsynthese am 70S-Ribosom durch Verhinderung der Transacylierung (Bakteriostase); bei Überdosierung auch Hemmung der mitochondrialen 70S-Ribosome mit konsekutiver Hemmung der Phagozytoseaktivität der Granulozyten (antiinflammtorischer Effekt); geringere Affinität zu zytoplasmatischen 80S-Ribosomen; **Pharmakokinetik:** Resorption nach oraler Gabe je nach Präparat unterschiedlich: Tetracyclin und Oxytetracyclin 60–80 %, Chlortetracyclin wegen schlechter Resorption und hoher Belastung der Darmflora nur noch topische Anwendung, Doxycyclin fast vollständige Resorption (>90 %); HWZ: Tetrazyklin und Oxytetrazyklin 8–10 Stunden bei geringer Plasmaeiweißbindung (20–40 %), Doxycyclin 12–18 Stunden bei hoher Plasmaeiweißbindung (80–90 %); gute Gewebegängigkeit (Leber, Niere, Knochen, Lunge, Genitalorgane), hohe Konzentration in Fruchtwasser, Nabelschnurblut und Muttermilch, geringe Liquorgängigkeit bei intakten Meningen; Elimination renal und biliär, Doxycyclin bei Niereninsuffizienz direkt intestinal.

Indikation: wegen vermehrter Resistenzentwicklung nur noch bei nachgewiesener Sensibilität (nicht mehr bei Haut- und Weichteilinfektion, Pneumonie*, Harnweginfektion); **1.** urogenital: nichtgonorrhoische Urethritis (Chlamydien, Mykoplasmen), alternativ bei Syphilis* im Früh- und Spätstadium; **2.** dermal: komplizierte Acne* vulgaris, Lyme*-Borreliose; **3.** respiratorisch: Rickettsiose (Q-Fieber), Ornithose; **4.** intestinal: Cholera, Yersiniose; **5.** weitere: Pest, Brucellose, Malaria* durch Chloroquin-resistente Plasmodien; **Wirkungsspektrum:** gute bis mittlere Empfindlichkeit: grampositive (Streptokokken, Pneumokokken, Listerien, Propionibakterien) und gramnegative (Meningokokken, Gonokokken, Haemophilus influenzae, Brucellen) Bakterien, Spirochäten (Leptospiren, Treponemen, Borrelien) sowie zellwandlose Mikroorganismen (Chlamydien, Mykoplasmen); keine Wirkung z. B. auf Pseudomonas aeruginosa, Proteus-Arten, Serratia; zahlreiche Bakterienspecies sind völlig oder weitgehend resistent (40 % der Streptokokken Gruppe A), so dass die ursprüngliche Breitbandwirkung erhebliche

Lücken aufweist und die klinische Bedeutung daher abnimmt.

Kontraindikation: **1.** Tetracyclinunverträglichkeit; **2.** schwere Leber- oder Nierenfunktionsstörung, Vorsicht bei schwerer Lebererkrankung (akute Hepatitis, Leptospirose); **3.** Myasthenia* gravis pseudoparalytica (keine Applikation von magnesiumhaltigen Tetracyclinen); **4.** Kinder bis zum 9. Lebensjahr; **5.** Schwangerschaft (bes. im 2. und 3. Trimenon) und Stillzeit.

Wechselwirkungen: **1.** Wirkungsverstärkung oraler Antikoagulanzien* und von Sulfonylharnstoffen*; **2.** Digoxinspiegelerhöhung; **3.** Erhöhung der Toxizität von Ciclosporin* A; **4.** Verminderung der Tetracyclinresorption durch Chelatbildung bei Kombination von Tetracyclinen mit aluminium-, magnesium- oder calciumhaltigen Antazida, Milch oder -produkten, oralen Eisenpräparaten sowie Sucralfat; daher zeitlich versetzte Einnahme (mindestens 2 Stunden) erforderlich; bei Doxycyclin nicht klinisch relevant; **5.** Beschleunigung des Tetracyclinabbaus durch Barbiturate, Phenytoin, Carbamazepin durch Enzyminduktion.

UAW: **1.** gastrointestinale Störungen: Übelkeit, Erbrechen, pseudomembranöse Enterokolitis (seltener); **2.** Photodermatose: Erythem, urtikarielles Ödem, Restpigmentierung, Nagelablösungen; Sonnenbäder müssen wegen Gefahr der Photosensibilisierung mit sich nur langsam zurückbildender Hautrötung, Ödemen und evtl. bleibender Restpigmentierung unterbleiben. **3.** Ablagerung von Chelatkomplexen in Knochenwachstumszonen sowie Speicherung in Zahnschmelz und Dentin mit irreversibler Gelbfärbung, Schmelzdefekten und erhöhter Kariesempfindlichkeit; **4.** schwere Leberschädigung bei Überdosierung (bes. in Kombination mit anderen potentiell lebertoxischen Substanzen); **5.** reversibler intrakranieller Druckanstieg (selten), zentraler Schwindel; **6.** lokale Unverträglichkeit bei i. v. Gabe; **7.** Pseudoglukosurie; **8.** Herzrhythmusstörung* bei digitalisierten Patienten durch Magnesiumanteil der Injektionspräparate von Doxycyclin; **9.** allergische Reaktion.

Dosierung: Doxycyclin (z. B. Doxycyclin-ratiopharm®): initial 200 mg, dann 1–2 × 100 mg/d p. o.

Hinweis: **1.** keine Milch oder Milchprodukte während der Therapie verzehren; **2.** keine i. m. Injektion.

Autor: B. Drewelow.

tetracyclische Antidepressiva: s. Antidepressiva.

Tetrazepam: s. Muskelrelaxanzien.

Thalassämie: sog. Mittelmeeranämie; autosomal-dominant erbliche hämolytische Anämie* mit quantitativer Störung der Globinsynthese, die bei Homozygotie einen schweren (Thalassaemia major) und bei Heterozygotie einen leichten (Thalassaemia minor) Verlauf nimmt; Heterozygoten verleiht die Genmutation einen Selektionsvorteil gegenüber Malaria. **Vorkommen:** im Mittelmeerraum (Genfrequenz bis zu 35 %), Vorderasien, Amerika.

Behandlungsindikation: **1.** Thalassaemia minor: keine Therapie erforderlich; dies gilt auch für die intermediären Formen mit einem Hämoglobingehalt >7,5 g/dl; **2.** Thalassaemia major: lebenslange symptomatische Substitutionstherapie oder kurative Therapie durch Knochenmarktransplantation.

Pharmakotherapie: **1.** Eisensubstitution nur bei Eisenmangel (s. Anämie, hypochrome mikrozytäre); bei langjähriger Substitution besteht die Gefahr der toxischen Eisenakkumulation. **2.** frühzeitige, im Alter von 3 Jahren einsetzende eisendepletierende Therapie zur Vermeidung einer Hämosiderose als UAW der zahlreichen Transfusionen: Deferoxamin, 1,5–2 g s. c. kontinuierlich als 12-Stunden-Infusion über Nacht (mit Pumpensystem).

Operative Therapie: Splenektomie (s. Milzchirurgie) bei Anstieg der Transfusionsfrequenz aufgrund verstärkter Sequestration des transfundierten Blutes in die vergrößerte Milz.

Psychotherapie: psychosoziale Begleitung bzw. stützende Verfahren für Kinder mit Majorform und deren Eltern.

Sonstige Maßnahmen: **1.** Allogene Knochenmarktransplantation (s. Stammzelltransplantation) kann bei Thalassaemia major zur Heilung führen, wenn gesunde HLA-kompatible Geschwister zur Spende zur Verfügung stehen. Die Fünf-Jahres-Überlebensrate für transplantierte Kinder unter 16 Jahren liegt bei ca. 75 %. **2.** kontinuierliche Transfusion mit Erythrozytenkonzentrat*, um das normale Körperwachstum zu ermöglichen und die Entwicklung von Skelettdeformitäten zu verhindern; Therapieziel: Hämoglobinkonzentration von ca. 10 g/dl; eine frühzeitige Transfusionstherapie kann die Entstehung einer Splenomegalie mit Hypersplenismus* verzögern.

Literatur: **1.** Hoffmann, R. et al. (eds): Hematology: Basic principles and practice. 5th ed. New York: Churchill Livingstone, 2008; **2.** Beutler, E. et al. (eds): Williams hematology. 6th ed. New York: McGraw Hill, 2000.

Autoren: S. Fetscher, G. Trenn.

Thalassotherapie: s. Klimatherapie.

Thalliumintoxikation: s. Schwermetallintoxikation.

Thekaluteinzysten: s. Ovarialzysten, funktionelle.

Theophyllin: Methylxanthin; **Vertreter:** z. B. Bronchoretard®, Euphylong®; **Wirkungsmechanismus:** Phosphodiesterase*-Hemmer und Adenosin-Rezeptor-Antagonist; wirkt bronchospasmolytisch, verbessert die mukoziliäre Clearance und vermindert die Mediatorfreisetzung aus Mastzellen; außerdem wirkt es positiv ino- und chronotrop, gefäßdilatierend und stimulierend auf ZNS, Muskulatur, Sekretions- und Inkretionsorgane. **Pharmakokinetik:** HWZ 7–9 Stunden, bei Rauchern 4–5, bei Kindern 3–5, bei Frühgeborenen sowie Herz- und Leberinsuffizienz >24 Stunden.

Indikation: zur antiobstruktiven Therapie* bei Asthma* bronchiale und chronisch-obstruktiver

Atemwegerkrankung (s. COPD), Therapie des Status asthmaticus, zentraler Atemregulationsstörung (Apnoe bei Früh- und Neugeborenen, Schlafapnoe).

Kontraindikation: frischer Herzinfarkt, tachykarde Arrhythmien, Vorsicht bei schwerer arterieller Hypertonie*, Hyperthyreose*, Epilepsie*, Magen- und Duodenalulkus, sowie bei Leber- und Nierenfunktionsstörungen; strenge Indikationsstellung in Schwangerschaft und Stillzeit: Theophyllin wird diaplazentar übertragen, geht in Muttermilch über, beim Neugeborenen kann die HWZ mehr als 24 Stunden betragen.

Wechselwirkungen: synergistische Wirkung mit Beta-Sympathomimetika und Coffein; bei Kombination mit Halothan Gefahr von Herzrhythmusstörungen*; verzögerter Theophyllinabbau mit Überdosierungserscheinungen u. a. durch orale Kontrazeptiva, Makrolid*-Antibiotika und Chinolone*, Verapamil, Allopurinol, Cimetidin; beschleunigter Abbau durch Enzyminduktion (z. B. Barbiturate, Rifampicin).

UAW: geringe therapeutische Breite; Übelkeit, Erbrechen, Diarrhö, Tachykardie*, zentralnervöse Beschwerden (Unruhe, Kopfschmerzen, Schlaflosigkeit), bei Serumkonzentration über 20 mg/l verstärkt ausgeprägt mit Gefahr von zerebralen Krampfanfällen und schweren Herzrhythmusstörungen.

Dosierung: bevorzugte Anwendung von Retardpräparaten, individuelle Dosierung, schmale therapeutische Breite, effektive Serumkonzentrationen liegen bei 8–20 μg/ml; Kontrolle bei mangelnder Wirkung und UAW (s. Drugmonitoring, therapeutisches).

Autoren: N. Lembert, A.-K. Riethling.

Theophyllintoxikation: akute Intoxikation mit Erbrechen, Zittern, Tachykardie, Unruhezuständen und in schweren Fällen arterieller Hypotonie, ventrikulärer Herzrhythmusstörung*, Krämpfen, selten Rhabdomyolyse; chronische Intoxikation führt bes. zu Tachykardie* und Krämpfen.

Behandlungsindikation: sichere Einnahme von mehr als 50 mg/kg KG oder vital bedrohliche Symptomatik; Plasmakonzentration >50 mg/l (akut) oder >40 mg/l (chronisch).

Basistherapie: s. Intoxikation; immer Intensivüberwachung.

Symptomatische Therapie: **1.** bei Tachykardie Beta-Rezeptoren-Blocker, z. B. Propranolol (z. B. Dociton®), 0,5–5 mg langsam i. v. bis zur Normalisierung der Herzfrequenz; cave: bronchokonstriktorische Wirkung mit Gefahr der Auslösung eines Asthmaanfalls; **2.** bei Krämpfen Benzodiazepine, z. B. Diazepam (z. B. Valium®), 10 mg i. v., oder Barbiturate, z. B. Thiopental (Trapanal®), 5 mg/kg KG i. v.; **3.** bei klinisch relevanter arterieller Hypotonie* ist Volumensubstituion häufig nicht ausreichend, daher rechtzeitige Stabilisierung mit Noradrenalin (Norepinephrin, Arterenol®) i. v.; **4.** bei therapieresistenten Krämpfen bzw. Plasmakonzentration >100 mg/l u. U. Hämodialyse* oder (meist besser wirksam) Hämoperfusion*.

Literatur: **1.** Olson, K. R. et al. (eds): Poisoning & drug overdose. 5th ed. New York: McGraw-Hill/Lange, 2007; **2.** Shannon, M.: Life-threatening events after theophylline overdose: a 10-year prospective analysis. Arch Intern Med 159 (9): 989–994 (1999).

Autor: F. Martens.

Therapie, ableitende: Bez. der Humoralpathologie für Verfahren zur selektiven Ausscheidung von fehlerhaft zusammengesetzten Körperflüssigkeiten (Dyskrasie) bzw. von Schadstoffen (Materia peccans), durch die eine Harmonisierung der Zusammensetzung des Blutes und der übrigen Körperflüssigkeiten erreicht werden soll; **Methoden:** **1.** extern: blutziehende Verfahren wie Schröpfen (auch unblutig, s. Schröpftherapie), Behandlung mit Blutegeln* und Aderlass*; Vesikanzien (Canthavidenpflaster*); **2.** intern: Laxanzien* (v. a. im Rahmen der Fastentherapie), Emetika, Diuretika, Emmenagoga, Diaphoretika, Cholagoga, Klistierbehandlungen; **Therapieziel:** **1.** Regulierung gestörter Funktionen des Körpers, indem direkt oder indirekt lokale Stauungen beseitigt und dort abgelagerte Stoffwechselprodukte, z. B. Entzündungs- und Schmerzmediatoren, ausgeschieden werden; **2.** positive Beeinflussung von Schmerzzuständen; **3.** generelle Umstimmung; **Therapeutisches Prinzip:** Aus heutiger Sicht beruht die Wirkungsweise entweder auf einem direkten pharmakologischen, renologischen und/oder immunologischen Effekt oder auf vegetativ-reflektorischen Vorgängen i. S. eines Reiz-Reaktionsprinzips. Neurophysiologische bzw. anatomische Basis ist das Grundregulationssystem nach Pischinger.

Autor: Th. J. Doering.

Therapie, antiobstruktive: Pharmakotherapie von Atemwegerkrankungen mit einer voll- oder teilreversiblen Bronchialobstruktion inf. Bronchospasmus, Bronchialschleimhautödem und bronchialer Dyskrinie; **Therapieziel:** Reduktion des bronchialen Atemwegwiderstands durch Bronchospasmolyse, Minderung des Schleimhautödems, Steigerung der mukoziliären Transportgeschwindigkeit, Minderung der bronchialen Hyperreagibilität auf unspezifische (Anstrengung, Pharmaka, Kälte) und spezifische (Allergene) Reize.

Indikation: Asthma* bronchiale, chronische Bronchitis*, Glottisödem, Pseudokrupp*, Status* asthmaticus.

Durchführung: s. Tab.; **1. Adrenalin** (Epinephrin, z. B. Suprarenin®): bei Glottisödem, Pseudokrupp und Status* asthmaticus; bronchospasmolytische Wirkung und durch Alpha-1-Rezeptoren vermittelte Vasokonstriktion mit konsekutiver Schleimhautabschwellung; bei Kindern kann Adrenalin als Racemat (Mikronephrin) mit Düsenvernebler gegeben werden. **2. Beta*-2-Sympathomimetika:** Mittel der 1. Wahl zur Reduktion akuter Atemwegobstruktionssyndrome; wirken broncho-

Therapie, antiobstruktive

Arzneimittelgruppe	Wirkstoff	Handelsname (Auswahl)	Regeldosierung (Dauertherapie)	
			Erwachsene	Kinder (<12 Jahre)
Katecholamin	Adrenalin (Epinephrin)	InfectKrupp Inhal®	7–14 Hübe, ggf. mehr	–
		Suprarenin®	3–6× 1 ml	3–6× 0,1– 0,5 ml
Beta-2-Sympathomimetika				
kurzwirksam	Fenoterol	Berotec® 100	3× 1– 2 Hübe	3–4× 1 – 2 Hübe
		Berotec® Inhaletten®	3× 1– 2 Kps.	3–4× 1 Kps.
		Berotec® LS	3× 2– 4 Hübe	3× 1 – 2 Hübe (0,1 %)
	Reproterol	Bronchospasmin®	4× 1– 2 Hübe	4× 1 Hub
	Salbutamol	Sultanol®	4× 1– 2 Hübe	4× 1 Hub
		Sultanol®, Rotadisk® 200	4× 1 Kps.	4× 1 Kps.
		Sultanol® forte Fertiginhalat	4× 1 Amp.	4× 1 Amp.
		Sultanol® Inhalationslösung	4× 5–10 Tr.	4× 6 Tr.
	Terbutalin	Bricanyl®	4× 1– 2 Hübe	4× 1 Hub
		Bricanyl®	4× 5–20 Tr.	4× 2 – 6 Tr.
		Aerodur®	3× 1– 2 Hübe	3× 1 Hub
langwirksam	Salmeterol	Serevent®	2× 1– 2 Hübe	2× 1 Hub
		aeromax®	2× 1– 2 Hübe	2× 1 Hub
	Formoterol	Oxis®	2× 1– 2 Hübe	2× 1 Hub
		Foradil®	2× 1– 2 Hübe	2× 1 Hub
Parasympatholytika	Ipratropiumbromid	Atrovent®	3× 1– 2 Hübe	3–4× 1 Hub
		Atrovent® Inhaletten®	3× 1 Kps.	3× 1 Kps.
		Atrovent® LS	3× 2–10 Hübe	3× 5 –10 Hübe
Glukokortikoide	Beclometason	Sanasthmyl®	4× 2– 3 Hübe	2–3× 1 – 3 Hübe
		Sanasthmax®	2× 1– 4 Hübe	–
		Sanasthmyl®, Rotadisk®	3–4× 1 Kps.	2–3× 1 Kps.
	Budenosid	Pulmicort®	2× 1– 4 Hübe	–
		Pulmicort®-Turbohaler®	2× 1– 4 Hübe	2× 1 Hub
	Flunisolid	Syntaris®	2–3× 2 Hübe	2–3× 1 Hub
	Fluticason	Flutide®	2× 1– 2 Hübe	2× 1 – 2 Hübe
Anfallprophylaktika	Dinatriumcromoglycat (DNCG)	Intal®	4× 2 Hübe	–
	Nedocromilnatrium	Tilade®	2× 2– 4 Hübe	–

Fortsetzung nächste Seite

Fortsetzung v. S. 1029

Therapie, antiobstruktive

Arzneimittelgruppe	Wirkstoff	Handelsname (Auswahl)	Regeldosierung (Dauertherapie) Erwachsene		Kinder (<12 Jahre)	
Kombinationen	Fenoterol + Ipratropiumbromid	Berodual®	3–4 × 2– 4	Hübe	3–4 × 1 – 2	Hübe
		Berodual® LS	3–4 × 2– 4	Hübe	3–4 × 1 – 3	Hübe
	Fenoterol + DNCG	Ditec®	4 × 2	Hübe	4 × 1	Hub
	Reproterol + DNCG	Aarane®, Allergospasmin®	4 × 2	Hübe	4 × 1 – 2	Hübe
	Salmeterol + Fluticason	Viani®, atmadisc®	2 × 1– 2	Hübe	2 × 1 – 2	Hübe
	Formoterol + Budesonid	Symbicort®	2 × 1– 2	Hübe	2 × 1 – 2	Hübe

dilatatorisch, steigern die mukoziliäre Transportgeschwindigkeit und reduzieren die konstriktorische Wirkung von Allergenen, Anstrengung und Pharmaka; nach inhalativer Gabe tritt die max. bronchodilatatorische Wirkung schon nach wenigen Minuten ein. Die Wirkung der älteren, kurzwirksamen, inhalativen Beta-2-Sympathomimetika (Salbutamol, Fenoterol, Reproterol) hält 2–4 Stunden an. Langwirksame Beta-2-Sympathomimetika (Salmeterol, Formoterol) haben eine bronchodilatatorische Wirkung bis zu 12 Stunden. Bei der Dauertherapie kommt es zu keiner klinisch relevanten Toleranzentwicklung bezüglich der bronchodilatatorischen Wirkung, jedoch bezüglich der UAW (Tremor der Skelettmuskulatur, Tachykardie und gelegentlich Blutdruckabfall); **3. Parasympatholytika***: führen zu einer weitgehend UAW-freien Relaxation der glatten Atemwegmuskulatur; die Kombination mit Beta*-2-Sympathomimetika ist wegen der unterschiedlichen Angriffsmechanismen sinnvoll, insbesondere die Inhalation langwirksamer Präparate (z. B. Tiotropiumbromid, Spiriva®). UAW: selten Mundtrockenheit; **4. Theophyllin***: Steigerung der mukoziliären Transportgeschwindigkeit und optimale Bronchodilatation bei einer Serumkonzentration von 20 mg/l, prophylaktische Wirkung gegen bronchokonstriktorische Reize bei Serumkonzentrationen von 5–10 mg/l; Begleitwirkung oder UAW: Steigerung der Kontraktilität der Atemmuskulatur, positiv inotrope kardiale Wirkung, Steigerung von Diurese und Darmmotilität, zentrale stimulatorische Wirkungen (Agitiertheit, Unruhe, bei Überdosierung auch Krampfneigung). Bei akuter Atemwegobstruktion sollte Theophyllin kontinuierlich als Dauerinfusion verabreicht werden, wobei Serumkonzentrationen von 10–20 mg/l anzustreben sind. Die empfohlenen Richtdosierungen betragen p. o. oder i. v. bei Rauchern 15–20 mg/kg KG/24 h und bei Nichtrauchern 10–15 mg/kg KG/24 h. Geringe therapeutische Breite und individuelle Unterschiede der Theophyllinelimination machen Serumkonzentrationsbestimmungen zur Dosisfindung unerlässlich (s. Drugmonitoring, therapeutisches). Beim schweren Asthmaanfall wird zusätzlich zur Dauerinfusion eine Ladungsdosis von 5–6 mg/kg KG i. v. innerhalb 20 Minuten empfohlen. In Notfallsituationen ist Theophyllin auch p. o. rasch wirksam, z. B. Inhalt einer Amp. Bronchoparat® trinken (enthält 200 mg Theophyllin). **5. Glukokortikoide***: Suppression der Atemwegentzündung mit Bronchodilatation (schon nach >2 Stunden), Verminderung der Hyperreagibilität und Mukushypersekretion sowie Steigerung der Wirkung beta-2-adrenerger Dosieraerosole (permissiver Effekt); UAW: Osteoporose, Cushing*-Syndrom, Hautatrophie u. a.; die kurzfristige Verabreichung relativ niedriger Dosen (Prednisolon, 30 mg/d mit Reduzierung um 5 mg alle 4–5 Tage) ist i. d. R. mit geringen UAW verbunden, so dass bei anhaltenden asthmatischen Beschwerden nicht darauf verzichtet werden sollte. Beim Asthma* bronchiale wird heute die Früh- und Daueranwendung inhalativer Steroide empfohlen. Es ist auf diese Weise oft möglich, die orale Therapie um ca. 10 mg/d zu reduzieren bzw. in weniger schweren Fällen ganz abzusetzen. Wichtigste UAW der inhalativen Corticosteroidtherapie sind oropharyngeale Candidiasis und Heiserkeit. Diese lassen sich weitgehend durch Verwendung einer Inhalationshilfe (Spacer) und durch Mundspülungen nach der Inhalation vermeiden. Cave: Wenn orale durch inhalative Corticosteroide ersetzt werden, muss die Möglichkeit einer vorübergehenden Nebennierenrindeninsuffizienz* berücksichtigt werden. Dies ist schon nach zweimonatiger systemischer Corticosteroidtherapie möglich. Die Symptome eines Corticosteroidentzugs sind allgemeine Schwäche, Müdigkeit, Muskelschmerzen sowie Auftreten von Rhinitis und Ekzemen. **6. Anfallprophylaktika**: Dinatriumcromoglycat und Nedocromildinatrium wirken bei allergischem Asthma bronchiale über die Hemmung der Mastzellendegranulation. **7. Leukotrien-Antagonisten**: z. B. Montelukast (SINGULAIR®), Anwendung in Kombination mit inhalativen Glukokortikoiden, indiziert insbes. bei belastungsinduziertem Asthma bronchiale.

Literatur: Ukena, D.; Sybrecht, G.: Asthma bronchiale: Diagnostik und Therapie. Pneumologe 1: 41–55 (2004).

Autoren: N. Konietzko, M. Hetzel.

Therapie, antiretrovirale: s. HIV-Erkrankung, neurologische; HIV-Infektion.

Therapie, blutentziehende: s. Aderlass; Blutegel; Schröpftherapie.

Therapie, brusterhaltende: s. Mammakarzinom.

Therapie, kognitive: s. Verhaltenstherapie, kognitive.

Therapie, konstitutionelle: naturheilkundliche Behandlung unter Beachtung konstitutioneller Besonderheiten einzelner Patienten; als ein typisches Beispiel wird zwischen einer allgemeinen „Fülle" mit Übergewicht, derben und festen Körpergeweben, Polyglobulie und verhältnismäßig reichlich „Energie" und einer allgemeinen „Leere" mit den gegenteiligen Befunden unterschieden. „Leere" Patienten wirken eher erschöpft, blass und abgespannt mit schlaffen Geweben und weniger „Energie". „Füllige" Patienten werden eher mit kalten und kühlenden Methoden, mit reichlich körperlicher Aktivität und eingeschränkter Nahrungszufuhr (in geeigneten Fällen auch mit therapeutischem Fasten) behandelt; „leere" Patienten werden eher geschont und mit milderen Reizen vorsichtig angeregt. Ein Patient mit „kühler" Konstitution mit mangelhafter „Naturwärme" (nach Kneipp) bei überwiegend leptosomem bzw. asthenischem Körperbau leidet unter Hypotonie, vasoregulatorischer Asthenie, allgemeiner Leistungsschwäche und Kälteempfindlichkeit. Häufig besteht gleichzeitig eine relative Verdauungsschwäche (mangelhaftes „Verdauungsfeuer" in der ayurvedischen Medizin). Diese Schwäche muss bei der Planung diätetischer Behandlungen berücksichtigt werden. Patienten mit „kühler" Konstitution werden zu einer sorgfältigen thermischen Hygiene angehalten. Maßnahmen einer umstimmenden Therapie* stützen sich auf sinnvoll dosierte hydrotherapeutische Anwendungen und Anregungen zu vermehrter körperlicher Aktivität. In tradierten ethnomedizinischen Systemen werden Unterschiede zwischen eher „wärmenden" und eher „kühlenden" Nahrungsmitteln gemacht. In der Pädiatrie interessiert immer noch die Besonderheit einer „lymphatischen" Konstitution mit einer „allergischen Diathese". Als umstimmende bzw. die Konstitution verbessernde „tonisierende" Maßnahmen werden kräftige Kaltreize, Kochsalz (Solebäder und -wickel, Thalassotherapie) sowie Heliotherapie empfohlen. Als häusliche Maßnahme bei rezidivierenden Erkältungen und adenoiden Vegetationen werden Spülungen mit 1–2 %iger Kochsalzlösung empfohlen.

Autor: Th. J. Doering.

Therapie, manuelle: syn. Chirotherapie, manuelle Medizin; aus der Chiropraktik und Osteopathie übernommene Methode zur Diagnostik und Therapie funktioneller Störungen des Bewegungssystems mit Akzentuierung artikulärer Dysfunktionen und sekundärer reflektorisch vermittelter Störungen an anderen Organen; **therapeutisches Prinzip:** mobilisierende (auch manipulierende) Behandlung von sog. Blockierungen, Schmerzen, Irritationszentren oder myofaszialen Trigger-Punkten, die weitere funktionelle Organerkrankungen und Schmerzsyndrome im Bewegungssystem induziert haben können bzw. aufrechterhalten.

Indikation: **1.** reversible Funktionsstörung der Wirbelgelenke und Extremitätengelenke; **2.** reflektorische und eigenständige Affektionen des Bewegungssystems (z. B. Enthesiopathien, Koxalgie, muskuläre Dysbalancen); **3.** chronische Schmerzsyndrome des Bewegungssystems (auch als referred pain i. R. viszerovertebraler Reflexe).

Kontraindikation: **1.** absolut: akute entzündliche bzw. destruierende Erkrankungen in der Behandlungsregion, Trauma mit Knochenbeteiligung, ausgeprägte Osteoporose*, akuter Bandscheibenvorfall* mit radikulärer Symptomatik, Hämophilie*, anatomische Aberrationen; **2.** relativ: primäre oder sekundäre Hypermobilität.

Durchführung: **1.** mobilisierende Behandlungen: **a)** Techniken der aktiven (Weichteiltechniken) und passiven (Gelenkspieltechniken) Bewegungstherapie; s. Physiotherapie; **b)** postisometrische Relaxation (Kurzbez. PIR-Technik): Nach kurzfristiger, gegen geringen Widerstand durchgeführter, aktiver Anspannung wird der Muskel vom Therapeuten passiv gedehnt bzw. der Schwerkraft folgen gelassen. Die während der Spannung gleichzeitig durchgeführte Inspiration, Augenbewegungen in die Spannungsrichtung und Exspiration sowie eine neutrale Augenstellung in der Relaxationsphase haben fazilitierende Wirkung für die autochtone Muskulatur. **2.** manipulierende Behandlung: kurzfristige mechanische Impulse von geringer Kraft, hoher Geschwindigkeit und kleiner Amplitude auf das Gelenk in Richtung des eingeschränkten Gelenkspiels; die Manipulationen sollten nicht zu häufig wiederholt werden. Günstig für die Sicherung der erreichten Behandlungserfolge mit mobilisierender oder manipulierender Behandlung ist eine anschließende Physiotherapie zur Behandlung der sekundären Weichteilveränderungen.

Komplikationen: Verletzungen, Frakturen, neurologische Ausfälle.

Autorin: Ch. Uhlemann.

Therapie, myeloablative: s. Stammzelltransplantation.

Therapie, periradikuläre: s. Bandscheibenvorfall.

Therapie, photodynamische: Abk. PDT; Methode zur nichtthermischen Tumortherapie; nach selektiver Anreicherung eines Photosensitizers (Abk. PS), z. B. Porphyrinderivat oder Porphyrinvorläufermolekül (Aminolävulinsäure), im Tumorgewebe wird durch Licht geeigneter Wellenlänge (überwiegend im roten oder nah-infraroten Spektralbereich) der Tumor zerstört; **Therapieziel:** 1. kurativ: oberflächliche oder endoskopisch zugängliche Frühkarzinome und Präkanzerose (HNO-Heilkunde, Dermatologie, Urologie, Pneumologie und Gastroenterologie, Gynäkologie); 2. palliativ: fortgeschrittene Tumoren ohne Therapiealternative (Pulmologie, HNO-Heilkunde, Gastroenterologie); **therapeutisches Prinzip:** Der PS wird über ein Laserfaser-System durch Licht definierter Wellenlänge in einen angeregten Energiezustand versetzt. Durch Energie- und Elektronentransfer entstehen u. a. hochreaktive Sauerstoffradikale (z. B. Singulett-Sauerstoff), die zur oxidativen Zerstörung der Tumorzelle führen. In Abhängigkeit des verwendeten PS wird eine Apoptose oder Nekrose erzeugt. Die Wahl der Wellenlänge richtet sich nach dem Absorptionsspektrum des PS, wobei zu beachten ist, dass mit rotem Licht die größte Gewebeeindringtiefe erzielt werden kann. Die max. therapeutische Wirktiefe liegt für Porphyrine bei 4 mm, für Chlorine (von Porphyrin abgeleitet) bei 8 mm.

Indikation: 1. Frühkarzinome und Präkanzerosen: a) Barrett-Ösophagus mit multifokaler hochgradiger intraepithelialer Neoplasie; b) rezidivierendes oberflächliches und multifokales Urothelkarzinom der Harnblase; c) frühes nichtkleinzelliges Bronchialkarzinom* (s. Bronchologie, interventionelle); d) intraepitheliale Neoplasie der Zervix und der Vulva; e) aktinische Keratose; f) Bowen-Krankheit; g) noduläres Basalzellkarzinom*; 2. fortgeschrittene Karzinome: a) hiliäres Gallengangkarzinom*; b) fortgeschrittenes Ösophaguskarzinom*; c) komplett oder partiell obstruierendes nichtkleinzelliges Bronchialkarziom*; d) HNO-Tumoren; e) weitere Indikationen im Rahmen von Studien in entsprechenden Zentren (z. B. maligne Lebertumoren*, Hirntumoren*).

Kontraindikation: 1. spez. Kontraindikation in Abhängigkeit des verwendeten PS, z. B. für das Porphyrinderivat Porfimer-Natrium (Photofrin®): angeborene oder erworbene Porphyrie; 2. relative Kontraindikation: Tumorinfiltration in benachbarte Blutgefäße.

T

Durchführung: Applikation des PS i. v. (Aminolävulinsäure auch p. o.) im abgedunkelten Raum; nach 48 Stunden (Tumor-Gewebe-Ratio nach 48 Stunden für Porphyrinderivate: 2,3) wird der Tumor über ein Laserfaser-System bestrahlt (s. Laserchirurgie). Die Lichtdosis in J/cm^2 richtet sich nach der entsprechenden Indikation. Zur Vermeidung thermischer Effekte darf eine bestimmte Flussdichte nicht überschritten werden.

Komplikationen: Allgemeine Komplikationen können sich aus der Nichtbeachtung der gesteigerten Photosensibiliät der Haut durch PS (s. u.) ergeben. Ein wesentlicher Beitrag zur Vermeidung spez. Komplikationen (i. R. verschiedener Einsatzgebiete) ist die korrekte Berechnung der Lichtdosis.

Hinweis: 1. Nach Applikation eines Porphyrinderivates hält die erheblich gesteigerte Photosensibiliät der Haut für 4–6 Wochen an. Die Verwendung eines Sonnenblockers und die Bedeckung aller Körperstellen einschl. Kopfbedeckung und Sonnenbrille ist obligat (2–3 Tage bei Anwendung von Aminolävulinsäure). 2. Operationen innerhalb von 4 Wochen nach PDT mit Photofrin® macht die Verwendung eines Lichtfilters für OP-Lampen erforderlich (in entsprechenden Zentren vorhanden).

Autor: G. Schachschal.

Therapie, physikalische: s. Physiotherapie.

Therapie, psychisch wirksame: Bez. für sedierende, psychisch und vegetativ dämpfende, allgemein beruhigende und ausgleichende Naturheilverfahren, die auch zu einer Verbesserung der allgemeinen Befindlichkeit führen; **Methoden:** Entsprechende Behandlungen stützen sich auf hydrotherapeutische Anwendungen mit einer ausgedehnten Nachruhe (z. B. in einem Wickel), auf ausgedehnte Bäder (u. U. mit pflanzlichen Zusätzen) sowie klimatherapeutische Maßnahmen (z. B. Liegekuren) unter jeweils geeigneten äußeren Bedingungen. Ähnliche Wirkungen werden mit Ruhephasen nach körperlicher Aktivität angestrebt sowie mit meditativen Anteilen der körperorientierten Psychotherapie. Als Phytotherapeutika werden Präparationen aus Baldrian, Hopfen, Melisse, Kava-Kava und Passionsblume zu einer milden Sedierung sowie Johanniskraut zu einer Stimmungsaufhellung eingesetzt.

Autor: Th. J. Doering.

Therapie, reflektorisch wirksame: Bez. für naturheilkundliche Behandlungsformen, deren physiologische Grundlagen in den gut untersuchten nervösen Beziehungen und segmentalen Zuordnungen zwischen inneren Organsystemen und Geweben der Körperdecke (Haut und Subkutis, Muskulatur, Periost) bestehen; andererseits werden auch innere Organsysteme durch Störungen in der Körperdecke beeinflusst. Ferner sind nervöse Verbindungen zwischen verschiedenen Muskelgruppen untereinander (als Grundlage sog. Ketten-Tendomyosen) und zwischen inneren Organsystemen selbst bekannt (z. B. enterokardiale Reflexe). Zunehmende Beachtung finden paravertebrale Schmerzsyndrome mit der Möglichkeit pseudoradikulärer Irritationen innerer Organsysteme und von Strukturen des Bewegungsapparats. Die entsprechende Diagnostik stützt sich auf Untersuchungsmethoden von Massage*, Physiotherapie* und manueller Therapie*. **Therapeutisches Prinzip:** 1. Pathologische Befunde sollen mit geeigneten Methoden der physikalischen Therapie saniert werden. Dabei muss die Intensität (bes. von Massage) dem Ausprägungsgrad geweblicher Veränderungen sorgfältig angepasst werden. Bei kausalgischen Beschwerden haben sich auch Grifftechniken der Lymphdrainage bewährt. Pathologische Befunde des Darmsystems mit Verdacht auf Irritation segmental zugeordneter Gewebe und Organfunktionen werden diätetisch zu behandeln versucht. **2.** Es kann versucht werden, den Zustand und die Funktion innerer Organe durch von außen aufgebrachte Reize reflektorisch zu beeinflussen. Neben Massagen werden auch lokale Behandlungen mit Wärme oder Kälte (s. Wärmetherapie, Kryotherapie), hautreizende Methoden (z. B. ätherische Öle, Senfmehl, Cantharidenpflaster*), Schröpftherapie* und Elektrotherapie* (Mittelfrequenztherapie) eingesetzt.

Autor: Th. J. Doering.

Therapie, stereotaktische: s. Hirntumoren.

Therapie, umstimmende: Bez. für Verfahren der Naturheilkunde mit dem Ziel eines verbesserten vegetativen Ruhetonus und einer angemessenen Reaktion auf körperliche und seelische Belastungen; i. d. R. ist an umstimmender Therapie auch die Persönlichkeit eines Patienten beteiligt (z. B. Vigilanz, Stimmungen und Gestimmtheit, positive und negative Emotionalität) mit Wirkung auch auf Teile des Immunsystems. Umstimmung versteht sich dann als eine allgemein roborierende Therapie zur Verbesserung der körperlichen und seelischen Kondition und Abwehrbereitschaft (sog. Fitness); s. Immunstimulation. **Formen:** Wichtige Formen der umstimmenden Therapie sind (insbes. bei stark erschöpften Patienten) Maßnahmen zur Förderung einer allgemeinen Entspannung und Regeneration (Bettruhe, Milieu eines Kurorts, Klimaliegekuren, ausgedehnte Ruhepausen nach geeigneten Anwendungen der Balneo- oder Bewegungstherapie). Bei weniger erschöpften Patienten werden anregende und trainierende Behandlungen eingesetzt, die den Organismus zunächst belasten (therapeutische Reize). **Wirkung:** Bei einer geeigneten Dosierung der Reizintensität und unter geeigneten äußeren Bedingungen führen die eingesetzten Reize zur Verbesserung trophischer Verhältnisse und komplexer Regelsysteme. Neben systemischen Umstimmungen des gesamten Organismus können auch dysfunktionelle Syndrome an umschriebenen Körperregionen günstig beeinflusst werden. **Therapeutisches Prinzip:** Die Praxis der umstimmenden Therapie stützt sich auf Maßnahmen der Hydrotherapie*, der Balneotherapie*, der Klimatherapie*, der Bewegungstherapie und teilweise auch der Ernährungstherapie (z. B. kräftige Kaltreize, prophlogistische Wirkungen mancher Heilwässer, intensive körperliche Belastungen, kurzfristige Phasen mit therapeutischem Fasten* oder Rohkost). Neben einer lokalen Anwendung der erwähnten Methoden werden auch sog. Herde, Trigger-Punkte oder Irritationszentren gesucht, die die vegetative Regulation in umschriebenen Regionen ungünstig beeinflussen (s. Therapie, reflektorisch wirksame).

Autor: Th. J. Doering.

Thermoablation: s. Lebermetastasen; Lebertumoren, maligne.

Thermotherapie: s. Laserchirurgie; Lebermetastasen; Wärmetherapie.

Thiamazol: s. Thyreostatika.

Thiaziddiuretika: syn. Benzothiadiazine; Sulfonamidderivate mit chloruretischer Wirkung; mittelstark wirksame Diuretika*; **Vertreter: 1.** Hydrochlorothiazid (z. B. Esidrix®); **2.** Thiazidanaloga: **a)** Chlortalidon (Hygroton®); **b)** Xipamid (z. B. Aquaphor®); **c)** Indapamid (Natrilix®); **Wirkungsmechanismus:** Hemmung der Natrium- und Chloridresorption im Anfangsteil des distalen Tubulus; max. werden 5–10 % des glomerulär filtrierten Natriums und Chlorids ausgeschieden. Die Kaliumausscheidung nimmt ebenfalls zu, die Calcium- und Phosphatausscheidung ist dagegen vermindert. Stimulierung der Reninsekretion inf. Volumen- und Elektrolytveränderungen führt zu einem abnehmendem diuretischen Effekt. **Pharmakokinetik** von Hydrochlorothiazid: enterale Resorption nach oraler Einnahme 60–80 %; Wirkungseintritt ca. 2 Stunden nach Einnahme, max. diuretischer Effekt nach 3–6 Stunden; Wirkungsdauer 6–12 Stunden; der optimale antihypertensive Effekt wird nach 3–4 Tagen erreicht und hält bis zu 1 Woche nach Absetzen an. >95 % werden unverändert im Urin ausgeschieden; Eliminationshalbwertzeit 6–15 Stunden, bei Herz- und Niereninsuffizienz länger.

Indikation: kardiale, hepatogene oder renale Ödeme, arterielle Hypertonie* (Reduktion der extrazellulären Flüssigkeit), calciumhaltige Steine der ableitenden Harnwege (Reduktion der Calciumausscheidung).

Kontraindikation: Niereninsuffizienz mit Serumkreatinin >1,8–2 mg/100 ml bzw. Kreatinin-Clearance <30 ml/min (Ausnahme: Xipamid), Gicht*, Hypokaliämie*, Hyponatriämie, Hypercalcämie, Schwangerschaft und Stillzeit.

Wechselwirkungen: additiver antihypertensiver Effekt durch ACE*-Hemmer, Beta- und Alpha-Rezeptoren-Blocker, Calcium-Antagonisten; Wirkungsabschwächung durch nichtsteroidale Antiphlogistika* (z. B. Indometacin).

UAW: 1. Hypomagnesiämie, Hypokaliämie (nach längerer Anwendung in 20–40 %), hypochlorämische Alkalose, arterielle Hypotonie mit Thromboseneigung durch Hämokonzentration; **2.** Abnahme der Glukosetoleranz mit Hyperglykämie und evtl. manifestem Diabetes mellitus nach ca. 4-wöchiger Behandlung; **3.** Anstieg des Harnsäurespiegels bei jedem 4. Patienten um ca. 200 mmol/l; **4.** Anstieg von Serumtriglyceriden und -cholesterol, v. a. LDL (HDL bleibt unverändert oder nimmt ab); **5.** selten Arzneimittelexanthem, Anämie, Pankreatitis.

Dosierung: Dosis an Leber- und Nierenfunktion anpassen; z. B. Hydrochlorothiazid (z. B. Esidrix®) bei Ödem: initial 1 × 25–50 mg/d p. o.; Erhaltungsdosis: 25–50 mg/d (ggf. bis zu 100 mg/d) p. o.; bei arterieller Hypertonie in niedrigerer Dosierung: initial 1 × 12,5–25 mg/d p. o., Erhaltungsdosis

T

1 × 12,5 mg/d p. o.; Dosierung übriger Thiaziddiuretika bei arterieller Hypertonie: s. Hypertonie, arterielle.

Autor: N. Lembert.

Thiazolidindione: s. Antidiabetika; Diabetes mellitus Typ 2.

6-Thioguanin: s. Antimetaboliten.

Thioharnstoffderivate: s. Thyreostatika.

Thiopental: s. Narkose, präklinische.

Thiotepa: s. Alkylanzien.

Thoracic-outlet-Syndrom: Abk. TOS; Oberbegriff für verschiedene neurovaskuläre Kompressionssyndrome der oberen Thoraxapertur (s. Abb.); **Einteilung:** s. Tab.; **Ursache:** kostoklavikuläre Enge, persistierende 7. Halsrippe, Skalenushypertrophie (Gewichtheber) oder -fibrose (nach Muskelriss), Steilstellung der 1. Rippe (Astheniker), überschießende Kallusbildung oder Ausheilung in Defektstellung nach Klavikulafraktur, Exostosen der 1. Rippe; **Klinik:** neurologische Symptomatik meist führend: Schmerzen mit Ausstrahlung in die Peripherie, Lähmungen v. a. kleiner Handmuskeln, Muskelkrämpfe (s. Nervenkompressionssyndrome); Durchblutungsstörungen, Paget-von-Schrötter-Syndrom (s. Phlebothrombose).

Behandlungsindikation: Schmerzen, Funktionseinschränkung, Thrombose, Gefäßveränderung.

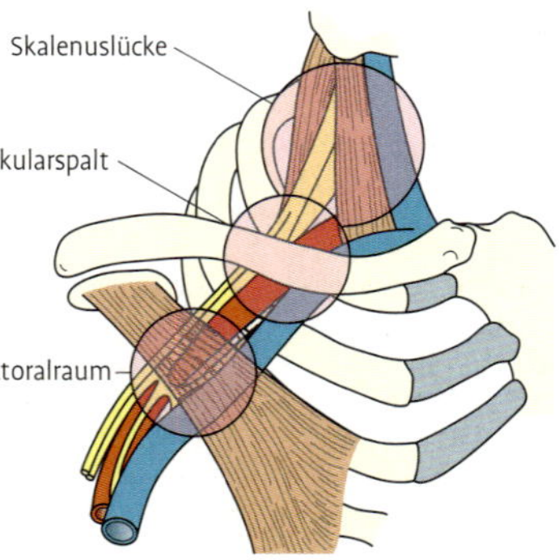

Thoracic-outlet-Syndrom: physiologische Engstellen im Bereich der oberen Thoraxapertur

Operative Therapie: Herstellung normaler anatomischer Verhältnisse durch: **1.** transaxilläre Resektion der 1. Rippe bzw. zusätzlich einer 7. Halsrippe einschließlich aller anhängenden Ligamente; Resektion atypischer fibröser Bänder und Muskeln; **2.** ggf. gefäßchirurgische Zusatzrekonstruktion, z. B. Veneninterposition, Bypass, Patch-Erweiterung, Resektion eines Aneurysmas.

Sonstige Maßnahmen: Neurophysiotherapeutische Behandlung, z. B. propriozeptive neuromuskuläre Fazilitation, bei asthenischem Habitus zur Stärkung der Schultermuskulatur (wenn keine Gefäßveränderungen vorliegen).

Eigenbehandlung: Gymnastik zur Stärkung der Muskulatur.

Arbeitsunfähigkeit: 4–6 Wochen nach operativer Therapie.

Hinweis: **1.** Unzureichend ist die alleinige Resektion einer 7. Halsrippe oder die alleinige Skalenotomie. **2.** Der häufigste Fehler in der operativen Therapie ist unzureichende Resektion der 1. Rippe (keine postoperative Besserung der Symptomatik durch verbleibende lange ventrale und dorsale Stümpfe).

Literatur: Luther, B.: Obere Thoraxapertur-Kompressionssyndrome. In: Hepp, W.; Kogel, H. (Hrsg.): Gefäßchirurgie. 2. Aufl. München: Urban & Fischer bei Elsevier, 2006.

Autor: W. Hepp.

Thoraxdrainage: syn. Pleuradrainage; Eröffnung der Pleurahöhle zur Ableitung von Luft oder pathologischer Flüssigkeitsansammlung.

Indikation: Pneumothorax* (notfallmäßig, z. B. bei Spannungspneumothorax, kann eine Pleurapunktion zur Entlastung vorgezogen werden); Pleuraerguss*; Pleuraempyem*; Hämatothorax.

Durchführung: Desinfektion und sterile Abdeckung je nach Material und Zeitdruck; bei Allgemeinnarkose keine Lokalanästhesie nötig, ansonsten Infiltrationsanästhesie mit Mepivacain 1 % (z. B. Scandicain®), ca. 10–20 ml bis zur Pleura parietalis, dann Probeaspiration von Luft/Flüssigkeit aus dem Pleuraraum; Hautinzision von 3 cm einen Interkostalraum tiefer als geplanter Pleuradurchtritt; Präparation eines subkutanen Tunnels bis in die Interkostalmuskulatur und streng am Oberrand der Rippe mit dem Finger in den Interkostal-

Thoracic-outlet-Syndrom
Einteilung

Ort der Kompression	betroffene Strukturen	Bezeichnung des Syndroms
Skalenuslücke	Arterie, Nervenplexus	Halsrippensyndrom, Syndrom der 1. Rippe, Skalenussyndrom
Kostoklavikularspalt	Vene	Kostoklavikularsyndrom, Hyperabduktionssyndrom
Korakopektoralraum	Arterie, Vene, Nervenplexus	Korakopektoralsyndrom

T

raum vordringen mit Versuch der digitalen Perforation der Pleura parietalis (alternativ stumpfe Präparation mit Schere oder Klemme; cave: nicht mit dem Trokar der Drainage); nach Perforation der Pleura parietalis Austasten des Pleuraspalts; Drainage mit etwas zurückgezogener Trokarspitze entlang des tastenden Fingers in die Pleurahöhle einführen; liegt die Drainagenspitze im Pleuraspalt, wird der Trokar in die gewünschte Platzierungsrichtung ausgerichtet, selbst aber nicht weiter in den Pleuraspalt vorgeschoben. Unter Festhalten des Trokars wird der Schlauch ca. 15 cm tief vorsichtig in die Thoraxhöhle vorgeschoben und in kranialer Richtung platziert. Ergießt sich bereits bei der Perforation des Pleuraspalts viel Flüssigkeit bzw. Blut, ist eine Platzierung nach kaudal/dorsal zu erwägen. Beschlagen der Drainage von innen bestätigt bei Pneumothorax die korrekte Lage im Pleuraspalt. Nach Fixierung und Verband erfolgt die Absaugung z. B. über eine Bülau- oder Zweiflaschensaugdrainage (s. Abb.) maschinell oder durch eine Heberdrainage. Der exakte Sog ist einstellbar. Nach dem Absaugen kann der Rückstrom von Luft durch die Thoraxdrainage in den Pleuraspalt über ein spez. Ventil (Heimlich-Ventil) verhindert und der Patient mobilisiert werden.

Komplikationen: **1.** Infektion der Pleurahöhle oder Eindringen von Luft (Pneumothorax); **2.** bedrohliche Blutung durch Verletzung von Brustwandgefäßen bei Einlegen der Drainage über den Trokar; **3.** Verletzung der Lunge (Pneumothorax inf. innerer Fistel).

Hinweis: Statt des Einlegens einer Thoraxdrainage über einen Trokar können auch fertige Einmalsysteme (Pleurocat®) bei kleinerem Pneumothorax oder dünnflüssigem Trans- bzw. Exsudat zur Anwendung kommen. Falls im Notfall kein Drainageset zur Verfügung steht, kann auch ein Endotrachealtubus verwendet werden.

Literatur: **1.** Aul, A.; Klose, R.: Invasive Techniken in der Notfallmedizin. Anaesthesist 53: 1203–1210 (2004); **2.** Gambazzi, F.; Schirren, J.: Thoraxdrainagen. Der Chirurg 74 (2): 99–107 (2003); **3.** Waydhas, C.; Sauerland, S.: Thoraxtrauma und Thoraxdrainage: Diagnostik und Therapie – Ein systematisches Review. Notfall & Rettungsmedizin 6 (8): 627–639 (2003).

Autoren: S. Wirtz, H. Moecke, S. Oppermann.

Thoraxtrauma: s. Pneumothorax.

Thrombendarteriektomie: s. Mesenterialgefäßverschluss, akuter; Nierenarterienstenose; Verschlusskrankheit, periphere arterielle.

Thromboangiitis obliterans: s. Angiitis.

Thromboembolieprophylaxe: s. Antikoagulanzien; Heparin; Thrombozytenaggregations-Hemmer.

Thrombophlebitis: akute Thrombose oberflächlicher Venen mit entzündlicher Reaktion der Gefäßwand, häufig im Bereich variköser Veränderungen (Varikophlebitis) und meist an den unteren Extremitäten; **Formen:** **1.** flächenhafte Thrombophlebitis; **2.** strangförmige Thrombophlebitis; **3.** Varikophlebitis; **4.** Thrombophlebitis an der Thoraxvorderseite (Mondor-Syndrom, selten); **5.** Thrombophlebitis saltans et migrans: oft Vorbote der Thrombangiitis obliterans (s. Angiitis), auch bei allergischer Reaktion, Infektion oder malignem Tumor; **Ursache:** oft unklar; z. T. nach Venenpunktion, peripherem Venenzugang*, zentralem Venenkatheter, Infusionen (Zytostatika, Antibiotika), Phlebographie (Fußrücken); **Klinik:** lokale Schmerzen, Rötung, Schwellung; **Komplikationen:** bakterielle Infektion, Sepsis*, Übergreifen des thrombotischen Prozesses auf das tiefe Venensystem (Phlebothrombose*) und Lungenembolie*.

Behandlungsindikation: besteht aufgrund der Schmerzsymptomatik und Ausbreitungsgefahr; primär konservative Behandlung mit Kompressionsverbänden, Bewegung, Kühlung; bei schweren Schmerzen pharmakologische Schmerztherapie; für einzelne Indikationen operative Therapie (z. B. bei Lokalisation des Thrombus im Bereich der Crosse).

Pharmakotherapie: **1.** Starke Schmerzen erfordern den Einsatz antiphlogistisch-analgetisch wirkender Pharmaka (s. nichtsteroidale Antiphlogistika); z. B. Acetylsalicylsäure* (z. B. Acesal®, ASS HEXAL®, Aspirin®), max. 6 × 500 mg/d p. o., oder Diclofenac (z. B. Diclac®, Jenafenac®), 50–150 mg/d p. o. oder als Supp.; **2.** Antibiotika nur bei Therapieresistenz oder Zeichen beginnender Sepsis*;

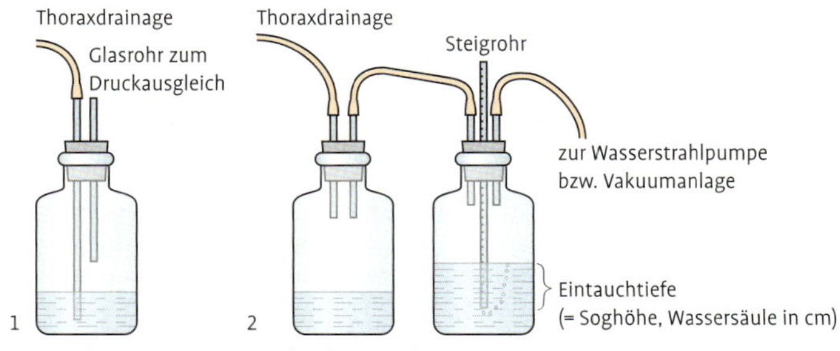

Thoraxdrainage: 1: Bülau-Drainage; 2: Zweiflaschensaugdrainage

3. bei schwererem Verlauf ggf. Heparin* (z. B. Liquemin® N, Heparin-Natrium®), 3 × 5000 IE s. c., oder niedermolekulares Heparin, z. B. Enoxaparin (Clexane®), 1 × 0,2 ml/d, Nadroparin (z. B. Fraxiparin®), 1 × 0,3 ml/d, Reviparin (Clivarin®), 1 × 0,25 ml/d, oder Tinzaparin (innohep®), 1 × 0,3 ml/d jeweils s. c.

Operative Therapie: 1. Stichinzision und Exprimierung des Thrombus bei Varikophlebitis führt zu sofortiger subjektiver Erleichterung und verkürzt die Erkrankungsdauer; 2. Exhairese der thrombophlebitischen Vene bei ausgedehntem Entzündungsprozess im Verlauf der Vena saphena magna und Vena saphena parva entweder als frühzeitiger Eingriff, nach erfolgter Abheilung oder bei rezidivierender Thrombophlebitis im entzündungsfreien Intervall; 3. Crossektomie, Revision der Vena femoralis communis bzw. Vena poplitea und Ausräumung des Thrombus als Notfalleingriff zur Verhinderung einer Lungenembolie; indiziert bei Thrombophlebitis der Stammvenen im Crossenbereich bzw. Befall der Crosse; 4. frühzeitige Operation bei progredienter Thrombophlebitis der Stammvenen.

Sonstige Maßnahmen: 1. Kompressionsverband; 2. Verband mit Kühlgel oder Kühlpackung zur Schmerzlinderung.

Eigenbehandlung: ausgiebige Bewegung (Gehen) bei unkompliziertem Verlauf.

Arbeitsunfähigkeit: nur bei schwerem Verlauf ca. 2–3 Wochen.

Hinweis: Obsolet sind Bettruhe (nur indiziert bei Komplikationen, z. B. Gefahr einer Lungenembolie) und Heparinsalben (unnötig und teuer).

Selbsthilfe: Deutsche Gesellschaft Venen e. V., Postfach 1810, 90007 Nürnberg, Tel. 0911 5988600, Fax 0911 591219; E-Mail: info@dgvenen.de, Homepage: http://www.dgvenen.de.

Literatur: Hamann, H. G.: Akute Venenthrombose der unteren Extremität. In: Hepp, W.; Kogel, H. (Hrsg.): Gefäßchirurgie. 2. Aufl. München: Urban & Fischer bei Elsevier, 2006.

Autor: W. Hepp.

Thrombose: s. Analthrombose; Antithrombin-Konzentrat; Arterienverschluss, akuter; Mesenterialgefäßverschluss, akuter; Phlebothrombose.

T

Thromboseprophylaxe: s. Heparin.

Thrombozytapherese: s. Apherese; Zytapherese.

Thrombozytenabbau: s. Autoimmunthrombozytopenie.

Thrombozytenaggregations-Hemmer: syn. Thrombozytenfunktions-Hemmer; Pharmaka zur Hemmung der Thrombozytenaggregation; **Einteilung:** nach Wirkungsmechanismus; 1. Cyclooxygenase-1- (Abk. COX-1-) Inhibitor: Acetylsalicylsäure* (Abk. ASS); 2. Inhibitor der ADP-Rezeptor vermittelten Thrombozytenaktivierung: a) Ticlopidin*; b) Clopidogrel (z. B. Plavix®); Indikation: Akutes Koronarsyndrom, ischämischer Schlaganfall (1 Woche bis 6 Monate zurückliegend), periphere arterielle Verschlusskrankheit; Dosierung: 1 × 75 mg/d p. o., bei Akutem Koronarsyndrom (Abk. ACS) nach 300 mg p. o. (loading dose) als duale Thrombozytenaggregationshemmung (Kombination mit max. 100 mg/d ASS p. o. nach loading dose) für ggf. 12 Monate, z. B. nach koronarer Implantation eines beschichteten Stents (Abk. DES für drug eluting stent); 3. Glykoprotein-IIb/IIIa-Rezeptor-Antagonisten: a) Tirofiban (AGGRASTAT®); Indikation: Akutes Koronarsyndrom ohne ST-Hebung innerhalb der letzten 12 Stunden; Dosierung: an Nierenfunktion anzupassen, i. d. R. 0,4 μg/kg KG/min i. v. für 30 Minuten gefolgt von Erhaltungsdosis 0,1 μg/kg KG/min i. v.; Anwendung in Kombination mit Vollheparinisierung durch Standardheparin sowie ASS; b) Eptifibatid (Integrilin®); Indikation: Akutes Koronarsyndrom ohne ST-Hebung innerhalb der letzten 24 Stunden; Dosierung: an Nierenfunktion anzupassen, i. d. R. 180 μg/kg KG/min i. v. Bolus gefolgt von 2 μg/kg KG/min i. v. Erhaltungsdosis für ≤72 Stunden (über 20–24 Stunden nach perkutaner Koronarintervention); Anwendung in Kombination mit Standardheparin und ASS; c) Abciximab (ReoPro®); Indikation: perkutane Koronarintervention, instabile Angina pectoris (periinterventionell); Dosierung: i. d. R. 0,25 mg/kg KG i. v. Bolus gefolgt von 0,125 μg/kg KG/min (maximal 10 μg/min) i. v. 10–60 Minuten vor perkutaner Koronarintervention beginnend für 12 Stunden bzw. bei instabiler Angina pectoris mindestens 24 Stunden vor perkutaner Koronarintervention beginnend und bis 12 Stunden nach perkutaner Koronarintervention fortführend; Anwendung in Kombination mit Standardheparin und ASS; 4. Prostacyclin-Analogon: Iloprost (Ilomedin®); Indikation und Dosierung: s. Prostaglandine; 5. Phosphodiesterase-Hemmer: Dipyridamol (in fixer Kombination mit ASS: Aggrenox®); Indikation: Sekundärprävention eines ischämischen Schlaganfalls; Dosierung: 2 × 200 mg/d p. o. (in Kombination mit 2 × 25 mg/d ASS p. o.).

Autorin: A. Wilck.

Thrombozytenkonzentrat: Abk. TK; aus frisch entnommenem Vollblut durch Zentrifugation oder Thrombozytapherese gewonnene Blutplättchen; **Präparation:** 1. Durch Zentrifugation wird eine Vollblutkonserve in zelluläre Bestandteile und Plasma getrennt und durch erneute Zentrifugation des leukozyten- und thrombozytenhaltigen Buffy coats werden die Thrombozyten angereichert. Die so gewonnene Thrombozytenmenge entspricht etwa $^1/_6$–$^1/_4$ der therapeutischen Dosis für einen Erwachsenen, daher werden in einem speziellen Verfahren aus 4–6 blutgruppengleichen Buffy coats filtrierte, leukozytendepletierte Pool-TK mit 240–360 × 10^9 Thrombozyten in 200–350 ml Plasma oder einer Plasmaersatzlösung hergestellt. 2. Thrombozytapheresekonzentrat: mit Zellseparator angereichertes, filtriertes, leukozytendepletiertes TK mit 200–400 × 10^9 Thrombozyten in max. 300 ml stabilisiertem Frischplasma.

Lagerung: max. 5 Tage bei +22 (±2) °C unter ständiger Bewegung; nach Abgabe sofort transfundieren; **Blutgruppen:** Die Reaktion von Alloantigenen auf Spenderthrombozyten und korrespondierende Antikörper des Empfängers muss vermieden werden. Solange keine Immunisierung vorliegt, genügt die Auswahl des TK nach dem AB-Null-System, bei immunisierten Patienten müssen Antikörper gegen HLA-A-, -B- oder -C- bzw. gegen plättchenspezifische Antigene beachtet werden. Aufgrund der (geringen) Kontamination der Präparate mit Erythrozyten sollte bei Frauen im gebärfähigen Alter und Kindern auch der Rh-Faktor berücksichtigt werden; falls die Gabe von D-positiven Thrombozytenpräparaten unvermeidlich ist, ggf. Prophylaxe mit Anti-D-Immunglobulin (250–300 µg i. v.). Nach erfolgter Alloimmunisierung nach Antigenmuster ausgewählte Thrombozytapheresekonzentrate von Einzelspenden verwenden.

Indikation: thrombozytär bedingte Blutungsneigung (v. a. inf. Bildungsstörung, selten inf. Umsatzstörung): Knochenmarkinsuffizienz, Massivtransfusion (s. Bluttransfusion), Extrakorporalkreislauf, disseminierte intravasale Gerinnung, neonatale alloimmune Thrombozytopenie, prophylaktisch bei Thrombozytenzahl $<5 \times 10^9$/l, hämorrhagische Komplikationen durch Thrombozytopenie ($<10 \times 10^9$/l) mit frischen Blutungszeichen oder Fieber, Thrombozytenzahl $<20 \times 10^9$/l und Koagulopathie oder $>20 \times 10^9$/l und schwere Blutungskomplikation; bei kardiopulmonalem Bypass und/oder extrakorporaler Membranoxygenierung (ECMO) sollte eine Thrombozytenkonzentration über 100/nl angestrebt werden; bei immuninkompetenten Patienten sind bei Blutübertragungen zwischen Verwandten immer alle Blutprodukte mit einer Dosis von 30 Gy zu bestrahlen.

Kontraindikation: 1. absolut: mikroangiopathische Anämie (Moschcowitz-Krankheit, thrombotisch-thrombozytopenische Purpura, hämolytisch-urämisches Syndrom); Immunthrombozytopenie (posttransfusionelle Purpura, heparininduzierte Thrombozytopenie Typ II; s. Heparin); Thrombozytopathie (Thrombasthenie, Bernhard-Soulier-Syndrom); 2. relativ: Autoimmunthrombozytopenie.

UAW: Temperaturerhöhung, Hämolyse, urtikarielle Hautreaktion, posttransfusionelle Purpura, Graft-versus-Host-Reaktion, anaphylaktische Reaktion, Virusinfektion (Hepatitis-Virus, HIV, Zytomegalie-Virus, Parvovirus; s. Erythrozytenkonzentrat), bakterielle Infektion (Yersinia, Treponema).

Dosierung: Für die Steigerung der Thrombozytenzahl um $20–30 \times 10^9$/l wird beim nichtimmunisierten erwachsenen Patienten ca. 1 Pool-TK oder Thrombozytapheresekonzentrat benötigt. **Durchführung** der **Transfusion:** 1. zügige Transfusion (max. 30 Minuten) mit 170 µm-Filter-Transfusionssystem (DIN 58360) oder speziellem Thrombozytenbesteck; 2. keine Arzneimittel- bzw. Infusionslösung zufügen; 3. während und nach der Transfusion Überwachung des Patienten; 4. Behältnis mit Restmenge sicher vor Kontamination 24 Stunden bei +4 (±2) °C aufbewahren; 5. patienten- und produktbezogene Chargendokumentationspflicht gemäß § 14 Transfusionsgesetz.

Hinweis: 1. Patientenaufklärung ist notwendig (s. Bluttransfusion); 2. Therapiekontrolle anhand Blutungszeichen und Thrombozytenzahl: a) Refraktärzustand: wiederholtes Ausbleiben eines adäquaten Therapieerfolges mit ungenügendem posttransfusionellem Thrombozytenanstieg bzw. persistierender Blutung häufig bei Patienten mit wiederholter und ausgedehnter Thrombozytentransfusion bzw. Vorimmunisierung (z. B. durch Schwangerschaft); b) nicht immunologischer Refraktärzustand bei Blutung, Fieber, disseminierter intravasaler Gerinnung, Splenomegalie und Pharmakotherapie.

Literatur: Bundesärztekammer (Hrsg.): Querschnitts-Leitlinien (BÄK) zur Therapie mit Blutkomponenten und Plasmaderivaten – Gesamtnovelle. Kapitel 2: Thrombozytenkonzentrate. Köln: Deutscher Ärzteverlag, 2008.

Autor: N. Müller.

Thrombozythämie, essentielle: Abk. ET; syn. Thrombozythämie, primäre (Abk. PT); klonale Erkrankung der multipotenten Stammzelle, die durch Proliferation pathologischer Megakaryozyten und Thrombozytose mit konstant hoher Thrombozytenzahl >600 000/µl (in schweren Fällen >1 500 000/µl) charakterisiert ist; die Thrombozyten sind morphologisch und funktionell verändert; **Ätiologie:** myeloproliferative Erkrankung unbekannter Ätiologie; alle 3 Zellreihen sind betroffen, aber nur die Megakaryozyten sind diagnostisch verwertbar. Haarfärbemittel, Pestitizde und Magnetfelder scheinen ätiopathologisch eine Rolle zu spielen; **Epidemiologie:** zweigipflige Altersverteilung, zwischen 20 und 40 bzw. 60 und 70 Jahren; m : w = 1 : 2; **Klinik:** Abgeschlagenheit, Minderung der Leistungsfähigkeit, auf Grund pathologisch veränderter Thrombozytenfunktion vasomotorische Symptome i. S. von Mikrozirkulationsstörungen (ca. 34 %), z. B. Kopfschmerz, Synkope, atypischer Thoraxschmerz, akrale Parästhesie, Flimmerskotom, Livedo reticularis, Erythromelalgie, Milzinfarkt mit Milzatrophie; Thromboembolien (ca. 20 %) und Blutungen (ca. 10 %); darüber hinaus fleckförmige Myelofibrose des Knochenmarks, Anämie, geringgradige Splenomegalie; bei 5–24 % (die Inzidenz der Häufigkeit wird sehr unterschiedlich angegeben) kommt es zur Transformation in eine sekundäre Myelofibrose, bei 0,6–5 % kann ein Blastenschub auftreten, 2–3 % entwickeln eine Polyzythämie (s. Polycythaemia vera); Schwangere mit ET haben eine erhöhten Rate an Komplikationen mit spontanen Aborten und Plazentainfarkten (siehe Hinweise); **Einteilung:** 1. niedriges Risiko: Alter <60 Jahre, keine Thrombosen in der Anamnese, Thrombozytenzahl

<1 500 000/μl, keine kardiovaskulären Risikofaktoren (z. B. Nicotinkonsum, Adipositas); **2.** hohes Risiko: Alter >60 Jahre oder Komplikationen, z. B. stattgehabte Thrombose oder Thrombozytenzahl >1 500 000/μl. Als potentielle Risikofaktoren gelten eine Leukozytose, eine JAK2 V617F-Mutation oder JAK V617F-Homozygotie. **Diagnose:** Diagnosekriterien der WHO (2008): **1.** im peripheren Blut anhaltende Thrombozytose >450 000/μl; **2.** in der Knochenmarkbiopsie Proliferation hauptsächlich der Megakaryozyten mit erhöhter Anzahl vergrößerter reifer Megakaryozyten und keine oder nur geringe Proliferation der granulozytären o. erythrozytären Zelllinie; **3.** Ausschluß einer chronischen myeloischen Leukämie*, Polycythaemia* vera, primären Myelofibrose*, myelodysplastischem Syndrom oder einer anderen myeloischen Neoplasie; **4.** Nachweis einer JAK2 V617F-Mutation oder eines anderen klonalen Markers oder kein Hinweis auf eine reaktive Thrombozytose; **DD:** wichtig für das therapeutische Vorgehen ist der Ausschluss anderer myeloproliferativer und myelodysplastischer Erkrankungen sowie einer reaktiven Thrombozytose (inf. von Blutungen, Trauma, Operation, chronischem Eisenmangel, solidem Tumor, chronischer Infektion, Kollagenosen, rheumatoider Arthritis* oder Splenektomie); **Prognose:** Die Lebenserwartung scheint nicht beeinträchtigt. Bei Abnahme der Thrombozytenzahl und des Hämoglobinwertes ist der Übergang in ein Myelofibrose (s.o.) wahrscheinlich.

Behandlungsindikation: **1.** dringlich bei symptomatischer Thrombozytose (spontane Blutungen, Thromboembolien, Erythromelalgien) und bei Hochrisikopatienten; **2.** Thromboseprophylaxe bei Thrombozytose und anamnestischer Thromboseneigung. **3.** Verlaufskontrolle bei Niedrigrisikopatienten (watch and wait).

Pharmakotherapie: **1.** Therapie der symptomatischen Thrombozythämie: **a)** Acetylsalicylsäure* (Abk. ASS; z. B. Aspirin®), 50–100 mg/d p. o., insbesondere bei Symptomen der Erythromelalgie; bei hämorrhagischer Diathese ist ASS unabhängig von der Thrombozytenzahl kontraindiziert; **b)** Hydroxyurea (Litalir®, Syrea®), 15–30 mg/kg KG/d p. o. gilt als Standardtherapie, Dosisreduktion bei Erreichen einer Thrombozytenzahl <600 000/μl, gewünschte Thrombozytenzahl <450 000/μl, Erhaltungsdosis ca. 500 mg/d p. o.; **c)** Anagrelid (Xagrid®), 2–4 × 0,5 mg/d p. o., zugelassen für Risikopatienten mit ET: >60 Jahre, Thrombozytenzahl >1 000 000/μl, thrombohämorrhagische Ereignisse in der Anamnese oder für Patienten, die eine Vortherapie nicht vertragen haben oder nicht ausreichend angesprochen haben; **d)** Interferon-α (Abk. IFN; Intron A®, Roferon-A®), initial 1×10^6 IE/d s. c., Dosissteigerung auf $3–5 \times 10^6$ IE/d s. c. bis zur Normalisierung der Thrombozytenzahl; **e)** Kombination aus Anagrelid und Hydroxyurea bei ungenügendem Ansprechen auf die Einzelsubstanzen; cave: Leuko- bzw. Thrombozytopenie; **2.** palliativ-zytoreduktive Therapie bei Übergang in eine akute myeloische Leukämie* (terminaler Blastenschub) mit Cytarabin (z. B. Alexan®), 100–200 mg/m^2 KO/d i. v. an Tag 1–5; alternativ Etoposid (z. B. Vepesid®), 100–200 mg/m^2 KO/d i. v. an Tag 1–5; von intensiver Induktionschemotherapie wie bei primärer akuter myeloischer Leukämie wird in Anbetracht des palliativen Charakters der Maßnahme abgeraten. **3.** Thromboseprophylaxe mit Acetylsalicylsäure (z. B. Aspirin®), 50–100 mg/d p. o. (low dose); kontraindiziert bei anamnestischer Blutungsneigung; Nutzen nicht gesichert und unklar, ab welcher Thrombozytenkonzentration die Prophylaxe beginnen soll.

Strahlentherapie: Therapie mit radioaktivem Phosphor (^{32}P): Alternative bei >70-Jährigen und bei bezüglich der Arzneimitteleinnahme unzuverlässigen Patienten, da mit der initialen Dosis von 2,5 mCi/m^2 KO i. v. und ggf. einer 2. Gabe von 1,5 mCi/m^2 KO nach 2–3 Monaten eine langfristige Remission erzielt werden kann; cave: leukämogenes Potential; zusätzlich sollte Allopurinol, 100–300 mg/d p. o., zur Verhinderung eines Gichtanfalls und einer Uratnephropathie gegeben werden.

Psychotherapie: bei komplikativem Verlauf begleitend empfehlenswert.

Sonstige Maßnahmen: Bei extremer Thrombozytose (>2 000 000/μl) kann mit Hilfe mehrerer aufeinander folgender Thrombozytapheresen eine kurzfristige Senkung der Thrombozytenzahl bis zum Wirkungseintritt der zytostatischen Therapie erzielt werden.

Therapeutischer Stufenplan: s. Abb.

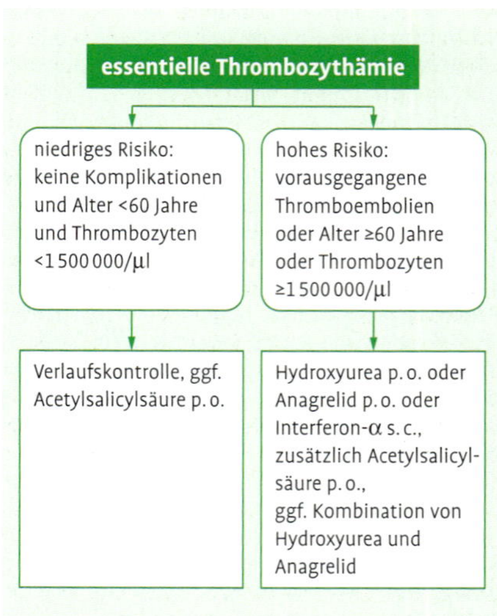

Thrombozythämie, essentielle: therapeutischer Stufenplan

Eigenbehandlung: Nicotinkonsum einstellen, Diuretika vermeiden, hormonale Kontrazeption* durch andere Maßnahmen ersetzen (zur Senkung des Thromboserisikos). Auf ausreichende Trinkmenge achten (Exsikkose vermeiden).

Arbeitsunfähigkeit: 1. Minderung der Erwerbsfähigkeit (Abk. MdE) um 10–20 %, jedoch keine Arbeitsunfähigkeit bei geringen Krankheitsfolgen (ohne Behandlungsbedürftigkeit); 2. MdE 30–40 % bei Behandlungsbedürftigkeit und mäßigen Auswirkungen auf das Allgemeinbefinden; 3. MdE 50–70 % bei starken Auswirkungen der Erkrankung mit Blutungs- oder Thromboseneigung; bei Patienten, die mittelschwere bis schwere körperliche Arbeit verrichten, auf Leitern und Baugerüsten tätig sind oder erhöhter Verletzungsgefahr ausgesetzt sind, liegt Arbeitsunfähigkeit vor. 4. MdE 80–100 % und Arbeitsunfähigkeit bei Vollbild der essentiellen Thrombozythämie mit hochgradiger Thrombozytose, rezidivierenden Blutungen bzw. Thrombosen (Thromboembolien).

Hinweis: 1. Nach der ANHYDRET-Studie gelten Hydroxyurea und Anagrelid als äquieffektiv; 2. ASS sollte nach Normalisierung der Thrombozytenzahlen nicht mehr verabreicht werden; 3. bei Verdacht auf essentielle Thrombozythämie immer nach Blutungs- und thromboembolischen Ereignissen fragen; bei positiver Familienanamnese an die familiäre bzw. hereditäte essentielle Thrombozythämie denken; 4. Spektrum der UAW von IFN (s. Leukämie, chronische myeloische), Anagrelid (Flüssigkeitsretention limitiert den Einsatz des Arzneimittels bei Herzinsuffizienz* und arterieller Hypertonie*) und Überempfindlichkeit gegenüber Acetylsalicylsäure* beachten; 5. Frauen im gebärfähigen Alter und Schwangere mit Hochrisiko-ET sollten mit IFN behandelt werden. Anagrelid und Hydroxycarbamid sind wegen der potentiellen Gefahr der Teratogentität kontraindiziert; ASS vor der Geburt wegen der Blutungsgefahr durch niedermolekulare Heparine* ersetzen (Hinweise zur Behandlung von Schwangeren unter http://www.uni-klinik-ulm.de). 6. Bei sehr hoher Thrombozytenzahl (>1 500 000/μl) nimmt die HWZ der von-Willebrand-Faktor-Kollagen-bindenden Aktivität (Abk. vWF:CBA) ab. Die Folge ist spontane Blutungsneigung trotz hochgradiger Thrombozytose (cave: Thrombozytenaggregations-Hemmer). Bei Senkung der Plättchenzahl normalisiert sich die vWF:CBA. 7. Ungeklärt ist, ob der frühe Einsatz einer zytoreduktiven Therapie bei fehlender Blutung oder Thrombose die Überlebenswahrscheinlichkeit verbessert. 8. Auf die Therapie mit Alkylanzien*, z. B. Busulfan (z. B. Myleran®) oder Chlorambucil (Leukeran®), oder auf Therapie mit radioaktivem Phosphor (^{32}P) sollte bei <60-Jährigen aufgrund der leukämogenen Eigenschaften dieser Substanzen verzichtet werden. 9. Wegen der guten Prognose mit Verläufen bis zu 20 Jahren wird keine allogene Knochenmark- oder Stammzelltransplantation durchgeführt. 10. Hyperkaliämien bei Thrombozytose sind sog. Pseudohyperkaliämien. Messungen des Kaliumwerts im heparinisierten Abnahmeröhrchen ergeben den echten Kaliumwert.

Neuentwicklung: 1. Einsatz von pegyliertem Interferon-α-2a (Pegasys®) oder -2b (PegIntron®) als Alternative zu unpegyliertem Interferon. Beide Arzneimittel sind jedoch zur Behandlung der ET nicht zugelassen; 2. Informationen zu laufenden Studien unter http://www.kompetenznetz-leukaemie.de (Kompentenznetz Leukämien) oder http://www.leukemianet.eu. (European Leukemia Information Center; Abk. ELIC).

Selbsthilfe: 1. Die Deutsche Leukämie- & Lymphom-Hilfe e. V. (DLH), Bundesverband der Selbsthilfeorganisationen zur Unterstützung von Erwachsenen mit Leukämien und Lymphomen e. V., Thomas-Mann-Str. 40, 53111 Bonn, Tel. 0228 33889200, Fax 0228 3388922; E-Mail: info@leukaemie-hilfe.de, Homepage: http://www.leukaemie-hilfe.de; 2. Krebsinformationsdienst (KID), Im Neuenheimer Feld 280, 69120 Heidelberg, Tel. 06221 410121; E-Mail: kid@dkfz-Heidelberg.de, Homepage: www.krebsinformation.de; 3. Kompetenznetz Leukämien; Homepage: http://www.kompetenznetz-leukaemie.de; 4. European Leukemia Information Center (ELIC), Homepage: http://www.leukemianet.eu.

Literatur: 1. Gisslinger, H. et al.: Final results of the ANAHYDRET-Study: non-inferiority of anagrelide compared to hydroxurea in newly diagnosed WHO-essential thrombocthemia patients. ASH-Annual Meeting: Abstract 661 (2008); 2. Levine, R. L.; Gilliland, D. G.: Myeloproliferative disorders. Blood 112: 2190–2198 (2008); 3. Tefferi, A.; Vardiman, J. W.: Classification and diagnosis of myeloproliferative neoplasms: the 2008 WHO criteria and point of care diagnostic algorithms. Leukemia 22: 14–22 (2008); 4. Gisslinger, H. et al.: Non-inferiority of anagrelide compared to hydroxyurea in newly diagnosed patients with essential thrombocythemia: The ANAHYDRET-Study. Blood 110: abstract 3547 (2007); 5. Grießhammer, M. et al.: Essentielle Thrombozythämie – klinische Bedeutung, Diagnostik und Therapie. Deutsches Ärzteblatt 104: 2341–2346 und 105: 71–72 (2007); 6. Harrison, C. et al.: Hydroxyurea compared to anagrelide in high risk essential thrombocythemia. N Engl J Med 353: 33–45 (2005); 7. Steurer, M. et al.: Anagrelide for thrombocytosis in myeloproliferative disorders: a prospective study to assess efficacy and adverse event profile. Cancer 101: 2239–2246 (2004).

Autor: M. Uppenkamp.

Thrombozytopenie: s. Diathese, hämorrhagische; Heparin.

Thrombozytose: s. Thrombozythämie, essentielle.

Thymektomie: s. Myasthenia gravis pseudoparalytica.

Thymoleptika: s. Antidepressiva.

Thymustumoren: s. Mediastinaltumoren.

T

Thyreostatika: Substanzen, die die Bildung oder Freisetzung von Schilddrüsenhormonen hemmen; **Einteilung:** 1. Thioharnstoffderivate (in absteigender Verordnungshäufigkeit): a) Thiamazol (z. B. Favistan®, Methizol®, Thiamazol „Henning“, Thyrozol®); b) Carbimazol (Carbimazol® HEXAL, Carbimazol® „Henning“); c) Propylthiouracil (Propycil®); 2. Perchlorat (Irenat®); 3. Iodid; **Wirkungsmechanismus:** 1. Thioharnstoffderivate: Durch Blockade der Peroxidasen wird der Einbau von Iod in die Vorstufen der Schilddrüsenhormone verhindert und die Synthese der Schilddrüsenhormone gehemmt, die Freisetzung bereits synthetisierter Hormone wird nicht beeinflusst, Latenzzeit bis zur klinischen Besserung deshalb etwa 1–4 Wochen. Besonderheiten des Propylthiouracils: wesentlich höhere Dosierung nötig, Vorteile: hemmt zusätzlich die Umwandlung von Thyroxin (T_4) in Trijodthyronin (T_3) im peripheren Gewebe, geringe Plazentagängigkeit, daher in der Schwangerschaft zu bevorzugen; 2. Perchlorat: hemmt kompetitiv den Iodidtransport in die Schilddrüse; 3. Iodid: hemmt in hohen Dosen die Sekretion der Schilddrüsenhormone; **Pharmakokinetik** der Thioharnstoffderivate: 1. nach oraler Gabe von Thiamazol oder Carbimazol (ein Prodrug, das im Organismus vollständig in das wirksame Thiamazol umgewandelt wird) erfolgt rasche Resorption und Elimination (HWZ 2–8 Stunden). Anreicherung von Thiamazol in der Schilddrüse, Dauer der thyreostatischen Wirkung etwa 24 Stunden. 2. Perchlorat wird bei oraler Gabe schnell resorbiert. Nach 4 Stunden werden maximale Gewebespiegel in der Schilddrüse erreicht. Keine Metabolisierung, vollständige renale Elimination innerhalb von 3 Tagen. Bei Szintigraphien hält die Blockierung der Radionuklidaufnahme in die Schilddrüse über den Abfall des Perchlorat-Serumspiegels an. Vor einer szintigraphischen Untersuchung der Schilddrüse ist eine Auswaschphase von mindestens 3 Tagen zu beachten.

Indikation: 1. Thioharnstoffderivate: Hyperthyreose*; 2. Perchlorat: a) Blockade der Schilddrüse bei szintigraphischer Untersuchung anderer Organe mit radioaktiv markiertem Iod; b) nur noch selten zur Therapie der Hyperthreose bei Allergie gegen Thioharnstoffderivate; nachteilig ist die geringe therapeutische Breite. So lange die Wirkung anhält (einige Wochen), ist Anschlusstherapie mit Iod oder Radioiod nicht möglich, deshalb Radioiodtherapie bevorzugen. 3. Iodid: Anwendung in hohen Dosen zur Plummerung bei Hyperthyreose* in Kombination mit Thioharnstoffderivaten vor der operativen Therapie.

Kontraindikation: 1. Thioharnstoffderivate: vorausgegangene schwere Überempfindlichkeitsreaktionen auf Thioharnstoffderivate, bestehende Blutbildveränderungen, Leberschäden, Cholestase; zusätzliche Kontraindikationen für Propylthiourazil; 2. Perchlorat: retrosternale Struma, präoperative Plummerung (s. Schilddrüsenchirurgie), bekannte Überempfindlichkeit, Schwangerschaft und Stillzeit.

Wechselwirkungen: Bei gleichzeitiger Gabe von Thioharnstoffderivaten und Perchlorat zur thyreostatischen Therapie wird die thyreostatische Wirkung verstärkt. Unter der Normalisierung der Schilddrüsenfunktion kann sich die hyperthyreosebedingte Beschleunigung der Arzneimittelelimination ebenfalls normalisieren, deshalb ist bei Dauertherapie mit anderen Arzneimitteln deren Dosierung evtl. zu reduzieren.

UAW: 1. Thioharnstoffderivate: sehr häufig (mehr als 10 % der Fälle) allergische Reaktionen, meist an der Haut, gelegentlich Arzneimittelfieber; die dosisabhängigen UAW treten v. a. in den ersten Wochen und Monaten auf. In etwa 0,3–0,6 % der Fälle Agranulozytose, Aufklärung der Patienten über typische Symptomatik und regelmäßige Blutbildkontrollen erforderlich! Sehr selten Arthralgien und Myalgien, cholestatischer Ikterus, toxische Hepatitis. Unter Propylthiouracil wurden außerdem Periarteriitis nodosa und interstitielle Pneumonie* beobachtet. Bei zu hoher Dosierung der Thioharnstoffderivate ist mit Hypothyreose*, Struma und Verschlimmerung einer endokrinen Orbitopathie zu rechnen. Nach Erreichen der euthyreotischen Stoffwechsellage wird bei Basedow*-Krankheit deshalb vorbeugend die gleichzeitige Gabe von niedrig dosierten Schilddrüsenhormonen empfohlen. 2. Perchlorat: wie Thioharnstoffderivate, zusätzlich Irritation der Magenschleimhaut, in Einzelfällen Lymphadenopathie, nephrotisches Syndrom.

Dosierung: 1. Thioharnstoffderivate: individuelle Dosisanpassung in Abhängigkeit vom Schweregrad der Hyperthyreose*; höher dosierte Initialtherapie, Dosisreduktion nach Erreichen der euthyreotischen Stoffwechsellage, Auslassversuch bei Basedow-Krankheit nach 2 Jahren; a) Thiamazol, initial 3 × 5–10 mg/d p. o.; bei Erreichen einer Euthyreose schrittweise Dosisreduktion bis 2,5 mg/d; bei thyreotoxischer Krise (s. Krise, endokrine) auch parenteral; b) alternativ Carbimazol, Dosierung wie Thiamazol; c) alternativ Propylthiouracil, in leichten Fällen initial 3 × 50 mg/d, in schweren Fällen 3 × 100–200 mg/d p. o.; 2. Perchlorat: a) zur Vorbehandlung bei szintigraphischen Untersuchungen, die nicht die Schilddrüse betreffen 200–400 mg p. o., in Einzelfällen bis 1000 mg p. o. (morgens 10, mittags 20, abends 50 Tr.); b) bei Allergie gegen Thioharnstoffderivate z. B. initial 4 × 100–200 mg/d p. o. (entspr. 4 × 5–10 Tr./d); 3. Iodid: z. B. 5 %ige Lugol-Lösung in aufsteigender Dosierung: 3 × 13, 3 × 21, 3 × 23, 3 × 27, 3 × 30 Tr./d, s. Schilddrüsenchirurgie.

Autor: B. Drewelow.

Thyreotoxikose: s. Krise, endokrine.

Thyroidektomie: s. Schilddrüsenchirurgie.

Thyroiditis: ätiologisch sehr unterschiedliche entzündliche Erkrankung der Schilddrüse mit Nachweis inflammatorischer Zellen (Lymphozyten,

Makrophagen, Granulozyten); **Formen:** 1. akute Thyroiditis: äußerst selten; eitrig (fast nur bei Immunschwäche, z. B. HIV*-Infektion; Entzündungsausbreitung meist per continuitatem auf die Schilddrüse) oder nichteitrig; Ursache: Bakterien, Viren, Trauma, radioaktive Strahlung; 2. subakute granulomatöse Thyroiditis de Quervain: Nachweis von Riesenzellen, infektiös oder parainfektiös, typische Schmerzsymptomatik im Organbereich mit Ausstrahlung hinter die Ohren, in die Kinnregion oder ggf. nach retrosternal; 3. chronische Thyroiditis: chronisch-lymphozytäre Hashimoto-Thyroiditis als hyperplastische (mit Struma) oder als atrophische Form (primäres Myxödem) mit Hypothyreose*, autoimmun: Nachweis von Autoantikörpern gegen thyroidale Peroxidase bzw. Thyreoglobulin; **Sonderformen:** 1. Post-partum-Thyroiditis, autoimmun; am ehesten durch Einwanderung von fetalen Lymphozyten in die maternale Schilddrüse bedingt; 2. zytokininduzierte Thyroiditis; meist durch Interferon-α oder Interleukin-2; 3. stille Thyroiditis (unbemerkt ablaufend); 4. invasiv-sklerosierende Thyroiditis (Riedel-Struma, chronische perithyroidale Riedel-Thyroiditis); 5. spezifische Thyroiditis bei Syphilis*, Tuberkulose* oder Mykose (extrem selten).

Behandlungsindikation: 1. bakterielle oder mykotische Thyroiditis: antibiotische und ggf. chirurgische Therapie; 2. subakute Thyroiditis: analgetische Therapie; 3. Bei chronischer Thyroiditis kann anfangs die Freisetzung von präformiertem Schilddrüsenhormon zu einer leichten Hyperthyreose* führen, die nur symptomatisch behandelt wird. 4. Alle Formen können mit einer (latenten) Hypothyreose einhergehen, die eine vorübergehende oder auch permanente Substitutionsbehandlung mit Schilddrüsenhormonpräparaten erfordert. 5. Riedel-Struma: subtotale Resektion, ggf. Glukokortikoide*; 6. spezifische Thyroiditis: Therapie der Grunderkrankung.

Pharmakotherapie: 1. passagere Hyperthyreose*: nichtkardioselektive Beta-Rezeptoren-Blocker, z. B. Propranolol (z. B. Dociton®), 3 × 10–80 mg/d p. o.; 2. subakute Thyroiditis: a) Schmerztherapie: Diclofenac (z. B. Voltaren®), 50–150 mg/d p. o., oder anderes äquipotentes nichtsteroidales Antiphlogistikum*, alternativ Acetylsalicylsäure* (z. B. ASS STADA®, Aspirin®), 1–3 g/d p. o.; b) am wirkungsvollsten (kompletter Symptomrückgang innerhalb 24 Stunden) sind Glukokortikoide*, z. B. Prednisolon (z. B. Decortin® H, hefasolon®), 60 mg/d p. o., langsame Dosisreduktion über 4–6 Wochen. 3. hypothyreote Stoffwechsellage: Substitutionstherapie mit Levothyroxin (z. B. L-Thyroxin Henning®, Euthyrox®) in individueller Dosierung, bei passagerer Hypothyreose meist 50–100 µg/d p. o., bei atrophischer Form der Autoimmunthyroiditis lebenslange Substitution; 4. akute Thyroiditis: gezielte antibiotische Therapie nach Erregernachweis (Blutkultur, Feinnadelaspirat), i. d. R. Kombination aus Chinolon*, z. B. Ciprofloxacin (z. B. Ciprobay®), 3 × 200 mg/d i. v., und staphylokokkenwirksamem Antibiotikum, z. B. Oxacillin (z. B. InfectoStaph®), 3 × 1 g/d i. v.

Operative Therapie: 1. akute Thyroiditis: bei abszedierendem Verlauf Abszessspaltung; 2. therapieresistente subakute Thyroiditis, Hashimoto-Thyroiditis mit lokal verdrängendem Strumawachstum, Riedel-Struma oder bei Karzinomverdacht: subtotale Resektion (selten erforderlich); s. Schilddrüsenchirurgie.

Therapeutischer Stufenplan: s. Abb. 1.

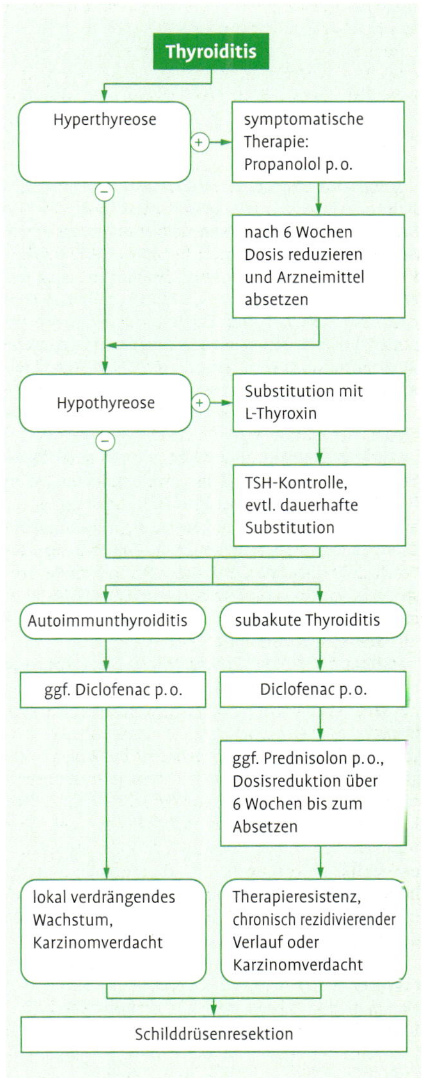

Thyroiditis Abb. 1: therapeutischer Stufenplan

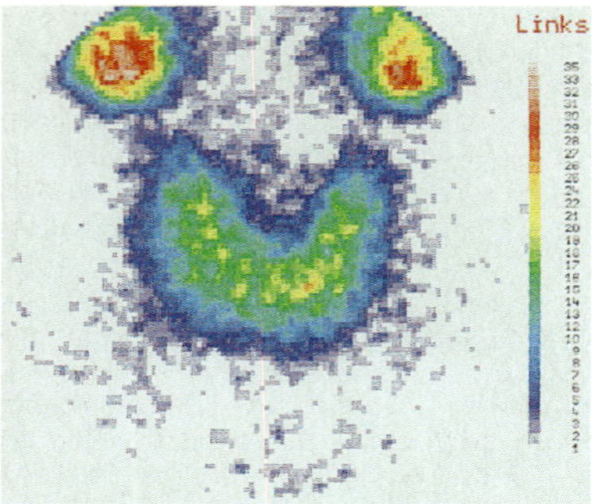

Thyroiditis Abb. 2: Schilddrüsenszintigramm bei Hashimoto-Thyroiditis; deutlich herabgesetzte Technetiumspeicherung in der Schilddrüse im Vergleich zu den Speicheldrüsen

Arbeitsunfähigkeit: 1 Woche bei stark schmerzhafter subakuter Thyroiditis; max. 1–2 Wochen bei Autoimmunthyroiditis mit Hyper- oder Hypothyreose.

Hinweis: Die Hashimoto-Thyroiditis kann bei Struma, positivem Antikörpernachweis gegen thyroidale Peroxidase und Thyreoglobulin sowie hyperthyreoter Stoffwechsellage leicht mit der Basedow*-Krankheit verwechselt werden, differentialdiagnostisch ist der erniedrigte Technetium-Uptake im Szintigramm dann wegweisend für die Diagnose (s. Abb. 2).

Neuentwicklung: Die Therapie einer Autoimmunthyreoiditis mit dem Spurenelement Selen (Natrium-Selenit) ist zur Zeit in Erprobung.

Literatur: **1.** Ban, Y.; Tomer, Y.: Susceptibility genes in thyroid autoimmunity. Clin Dev Immunol 12: 47–58 (2005); **2.** Pearce, E. N. et al.: Thyroiditis. N Engl J Med 348: 2646–2655 (2003).

Autoren: M. Schott, W. A. Scherbaum.

Thyroxin: s. Levothyroxin.

Thyroxinsubstitutionstherapie: s. Hypothyreose; Hypothyreose, konnatale.

TIA: s. Durchblutungsstörung, zerebrale flüchtige; Ischämie, akute zerebrale.

Tiagabin: s. Antiepileptika.

Tibiafraktur: s. Unterschenkelfraktur.

Tibia vara infantum: s. Knochennekrosen, aseptische.

Tic: extrapyramidales Syndrom, charakterisiert durch kurze, unwillkürliche, blitzartig einschießende, nicht zweckgerichtete Bewegungen (motorischer Tic) oder Lautäußerungen (vokaler Tic); Tourette-Syndrom als Maximalvariante mit multiplen motorischen und mind. einem vokalen Tic; **Ätiologie:** **1.** idiopathisch, primär (transienter, persistierender oder seniler Tic, Tourette-Syndrom); **2.** sekundär; inf. einer Grunderkrankung (posttraumatisch, postenzephalitisch, rheumatische Chorea), Arzneimittel induziert (Neuroleptika*, Antiepileptika*, Stimulanzien, L-DOPA), toxisch oder aufgrund geistiger Retardierung; überdurchschnittlich häufig treten Tics kombiniert mit psychiatrischer Erkrankung oder Verhaltensauffälligkeit (Zwangserkrankung, Hyperaktivität, Selbstverletzung, Persönlichkeitsstörung) auf. Die Abgrenzung zu anderen Bewegungsstörungen kann schwierig sein.

Behandlungsindikation: abhängig von Symptomausprägung, Leidensdruck und psychiatrischer Problematik; Spontanremission im Erwachsenenalter ist häufig.

Pharmakotherapie: s. Tab.; cave: Gefahr schwerer UAW, Neuroleptika können Spätdyskinesie auslösen und selbst Ursache der Tics sein.

Psychotherapie: Erfolge liegen unter 20 %, dennoch als additives Verfahren zur Krankheitsbewältigung und für den Umgang mit sekundären, durch die Erkrankung hervorgerufenen psychischen Störungen wichtig.

Sonstige Maßnahmen: **1.** Behandlung der psychiatrischen Begleiterkrankung; **2.** Aufklärung des sozialen Umfeldes (Eltern, Lehrer) über die Erkrankung.

Hinweis: **1.** Die Symptome dürfen nicht als psychogene Erkrankung i. S. eines Pseudo-Tics bzw.

Tic
Pharmakotherapie

Wirkstoff (Handelsname)	initiale Dosierung (mg/d)	Dosissteigerung (mg/Woche)	max. Dosierung (mg/d)[1]
Clonidin (z. B. Catapresan®)	2 × 0,075	0,075	0,9
Clonazepam (z. B. Rivotril®)	0,5	0,5	5– 6
Tiaprid (z. B. Tiapridex®)	3 × 100	100	600
Pimozid (Orap®)	0,5 – 1	0,5	30
Haloperidol (z. B. Haldol®)	0,25– 0,5	0,5	10
Verapamil (z. B. Isoptin®)	20 – 40	40	320

[1] aufzuteilen in 3 Einzelgaben

als minimale zerebrale Dysfunktion, Aufmerksamkeitsdefizitsyndrom oder Hyperaktivität verkannt werden. **2.** Bes. bei erstmaligem Auftreten im Erwachsenenalter ist die genaue Abklärung der Ursache erforderlich (z. B. pharmakologisch bedingt).

Neuentwicklung: Neue bildgebende Verfahren weisen Abweichungen im Glukosemetabolismus der paralimbischen und ventralen präfrontalen Strukturen sowie Asymmetrien in Putamen und Linsenkern nach.

Selbsthilfe: Tourette-Gesellschaft Deutschland e.V., c/o Prof. Dr. A. Rothenberger, Universität Göttingen Abteilung für Kinder- und Jugendpsychiatrie, Von-Siebold-Str. 5, 37075 Göttingen, Tel. 0551 396727, Fax 0551 398120; E-Mail: info@tourette.de, Homepage: http://www.tourette.de.

Literatur: **1.** Conrad, B.; Ceballos-Baumann, A. (Hrsg.): Bewegungsstörungen in der Neurologie. 2. Aufl. Stuttgart: Thieme, 2005; **2.** Topka, H.; Dichgans, J.; Jankovic, J.: Dyskinesias. In: Brandt, T. et al. (eds): Neurological disorders: course and treatment. San Diego: Academic Press, 2003.

Autoren: O. Kastrup, H. C. Diener.

Ticlopidin: Thrombozytenaggregations*-Hemmer; **Vertreter:** z. B. Tiklyd®; **Wirkungsmechanismus:** dosisabhängiger ADP-antagonisierender Thrombozytenfunktions-Hemmer; Hemmung der Thrombozytenaggregation (1. und 2. Phase) und Freisetzung von Plättchenfaktoren sowie irreversible Hemmung der ADP-induzierten Thrombozyten-Fibrinogen-Bindung und der interthrombozytären Interaktion; **Pharmakokinetik:** Resorption 90 % und max. Plasmakonzentration 2–3 Stunden nach oraler Einnahme; Aktivierung durch Leberpassage; Wirkungseintritt sofort (Thrombozytenaggregation) bzw. nach 3–5 Tagen (Blutungszeit), Wirkungsdauer bis 2–3 Tage nach Absetzen (Normalisierung sämtlicher Werte innerhalb 1 Woche); Eliminationshalbwertzeit 35–50 Stunden; 60 % der Metaboliten werden renal, 40 % fäkal ausgeschieden.

Indikation: als Alternative bei Kontraindikation gegen Acetylsalicylsäure: zur Sekundärprävention eines ischämischen Schlaganfalls sowie bei Hämodialyse mit Shuntkomplikation.

Kontraindikation: Kinder, Schwangerschaft, Stillzeit, gastroduodenales Ulkus, erhöhte Blutungsneigung, bestehende oder anamnestische Blutbildveränderung, Leberinsuffizienz.

Wechselwirkungen: verstärkte Blutungsneigung bei gleichzeitiger Einnahme z. B. von nichtsteroidalen Antiphlogistika*, Thrombozytenaggregations*-Hemmer oder Antikoagulanzien*; Antazida vermindern, chronische Einnahme von Cimetidin erhöht die Plasmakonzentration von Ticlopidin. Die Eliminationshalbwertzeit von Theophyllin wird durch Ticlopidin erhöht. Methylprednisolon hebt die Verlängerung der Blutungszeit auf.

UAW: **1.** gastrointestinal: in 10 % Übelkeit, Abdominalbeschwerden, Diarrhö (Einnahme nach den Mahlzeiten reduziert gastrointestinale UAW); **2.** hämatologisch (bes. in den ersten 3 Monaten der Behandlung): in 2–5 % der Fälle Neutropenie mit drohender Agranulozytose, auch Thrombozytopenie (evtl. mit hämolytischer Anämie), selten thrombotisch-thrombozytopenische Purpura u. a.; **3.** hämorrhagisch (z. T. lebensbedrohlich); **4.** Hauteffloreszenzen, Allergie, selten Leberfunktionsstörung (Hepatitis, Ikterus).

Dosierung: 2 × 250 mg/d p. o. nach den Mahlzeiten.

Hinweis: **1.** Hämatologische Laborkontrollen sind vor Behandlungsbeginn sowie während der ersten 3 Monate der Ticlopidintherapie alle 2 Wochen erforderlich. **2.** Der Patient ist über die Bedeutung und Symptome der hämatologischen und hämorrhagischen (sowie hepatologischen) UAW aufzuklären. **3.** Bei Überdosierung sind zur Senkung der Blutungszeit ggf. Methylprednisolon (30 mg), Desmopressin und/oder Thrombozytenkonzentrat erforderlich.

Tiefensensibilitätsstörung: s. Sensibilitätsstörungen.

Tinea: syn. Dermatophytose; durch Dermatophyten (verschiedene Trichophyton-, Epidermophyton- oder Microsporum-Arten) verursachte Mykose der Haut bzw. Hautanhangsgebilde, die durch Angabe der betroffenen Körperregion näher bezeichnet wird; z. B. Tinea barbae, Tinea capitis, Tinea corporis, Tinea inguinalis, Tinea manuum, Tinea pedis (Fußpilz), Tinea unguium (Onychomykose*).

Behandlungsindikation: besteht mit der Diagnosestellung, die durch Pilznachweis im Nativpräparat bzw. in der Kultur erfolgt. Da Sporen bei zoophilen Dermatophyten therapieresistent sind, muss über die klinische Besserung hinaus solange behandelt werden, bis die Hornschicht, Nägel oder Haare völlig pilzfrei nachgewachsen sind.

Pharmakotherapie: **I. Lokaltherapie** bei einfachen Formen; **1.** Farbstoffe (fungizide bzw. fungistatische sowie adstringierende Wirkung): 0,5 %ige Pyoktaninlösung; insbes. bei feuchten Mykosen der interdigitalen bzw. intertriginösen Regionen; aus kosmetischen Gründen häufig nicht akzeptabel; **2.** Antimykotika*: **a)** Azolderivate: Clotrimazol (z. B. Antifungol®, Canesten®, Mycofug®), Ketoconazol (z. B. Nizoral®, Terzolin®); **b)** Squalenepoxidase-Hemmer: Naftifin (Exoderil®); **c)** Morpholinderivat: Amorolfin (Loceryl®); **d)** Pyridonderivat: Ciclopirox (z. B. Batrafen®); Anwendung (bei vergleichbarer Wirksamkeit) als: Tinktur, Creme, Salbe oder Shampoo 1–2-mal täglich über 4 Wochen; **II. systemische Therapie** bei Problemlokalisationen (z. B. Tinea capitis, Tinea barbae: Lokaltherapeutika erreichen nicht die Haarwurzel) oder Versagen der Lokaltherapie; Antimykotika: **1.** Azolderivate: Itraconazol (z. B. Sempera®), 100 mg/d p. o. für 2–4 Wochen; **2.** Squalenepoxidase-Hemmer bei Therapieresistenz: Terbinafin (Lamisil®), 250 mg/d p. o. bis zu 1 Monat; **III.** Kombinationstherapie (lokal und systemisch): Präparate mit synergistischer Wirksamkeit auswählen.

Sonstige Maßnahmen: 1. Identifizierung und Ausschaltung von begünstigenden Faktoren: gestörte Durchblutung (Verbesserung z. B. durch Gefäßtraining), Diabetes mellitus (therapeutische Einstellung) oder Hyperhidrose*; 2. bei Mazeration der Zehenzwischenräume Leinenläppchen einlegen; 3. bei nässenden Formen (z. B. am Fuß) feuchte Umschläge; 4. betroffene Areale nach dem Waschen gut trocknen (evtl. auch mit einem Fön); 5. bei hyperkeratotischen Palmoplantarmykosen Aufweichen der Hyperkeratosen durch 5 %ige Salicylvaseline oder bei Nägeln durch 20–40 %ige harnstoffhaltige Externa (z. B. Onychomal® Creme); 6. bei Tinea capitis zusätzliche antiseborrhoische Behandlung mit Selensulfid als Shampoo (z. B. Selsun®) 1-mal täglich über 2 Wochen; 7. Wärme und Feuchtigkeit vermeiden durch luftige Kleidung (Baumwolle) bzw. Schuhwerk (Sandalen), keine synthetische Kleidung oder Strümpfe tragen.

Arbeitsunfähigkeit: im Regelfall nicht erforderlich.

Hinweis: 1. ausgedehnte Formen der Tinea bei HIV*-Infektion; 2. bei hartnäckiger Tinea immer auf Diabetes mellitus untersuchen; 3. Therapie mit Griseofulvin wegen der höheren Rate an UAW nur noch selten angewendet (z. B. Tinea capitis); 4. Die Desinfektion der Schuhe mit Formaldehyd bei Tinea pedis ist obsolet.

Literatur: Tietz, H. J.; Sterry, W.: Antimykotika von A–Z. Stuttgart: Thieme, 2004.

Autoren: P. Schulze, W. Sterry.

Tinnitus aurium: Ohrgeräusche; **Formen:** 1. subjektive Ohrgeräusche; a) akuter Tinnitus aurium, oft in Kombination mit akuter sensorineuraler Hörminderung*, aber auch isoliert; b) chronischer Tinnitus, häufig ohne erkennbare Ursache, z. B. auch bei Tubenkatarrh*, Otitis media, Otosklerose*, Menière*-Krankheit, Gefäßschlinge im inneren Gehörgang; bei Mittelohrerkrankung häufig als tieffrequentes Geräusch; viele Betroffene empfinden die Ohrgeräusche nicht als störend (sog. kompensierter Tinnitus aurium). 2. objektive Ohrgeräusche (selten), die auch vom Untersucher wahrgenommen werden können; z. B. bei Gefäßanomalien (Aneurysma, intrakraniale Angiome), Paragangliom im Mittelohr, Myoklonien im Gaumenbereich oder der Binnenohrmuskeln und Geräusche, die im Kiefergelenk entstehen.

Behandlungsindikation: 1. bei akutem Tinnitus aurium sofortiger Beginn mit rheologischer (Infusions-)Therapie; 2. bei chronischem Tinnitus aurium insbes. Beeinflussung der Wahrnehmung und Verarbeitung (Counceling); bei möglichen traumatischen, toxischen, degenerativen oder stoffwechselbedingten Ursachen soweit möglich Behandlung der Grunderkrankung.

Pharmakotherapie: 1. Behandlung des akuten Tinnitus aurium mit rheologischer Infusionstherapie (u. a. mit Lidocain): s. Hörminderung, akute sensorineurale (Tab.); Prognose: subjektives Sistieren des Tinnitus aurium bei ca. zwei Drittel der Patienten; 2. Auf Psychopharmaka sollte zugunsten psychotherapeutischer Maßnahmen (z. B. Tinnitus-Retraining-Therapie) verzichtet werden.

Operative Therapie: Die operative Ausschaltung des Labyrinths oder die Durchtrennung des Hörnervs haben meist keinen Einfluss auf die Tinnitusempfindung. Ggf. operative Behandlung der Grunderkrankung (z. B. Paukenröhrchen, Exstirpation eines Vestibularisschwanoms* oder Paraganglioms, Steigbügeloperation bei Otosklerose*, evtl. neurovaskuläre Dekompression bei Gefäßschlinge im Gehörgang).

Psychotherapie: Starker Stress, Depression, Angstsyndrom, chronische Schmerzen und Erscheinungen des affektiven Formenkreises sind bei Patienten mit Tinnitus aurium überdurchschnittlich häufig. Eine psychotherapeutische Behandlung umfasst: 1. kognitive-emotionale Umstrukturierung durch Entspannungsübungen (Autogenes Training, Biofeedback), Beeinflussung im kognitiv-emotionalen Bereich (Aufklärung über Ursache, Möglichkeiten und Grenzen der Therapie) und Beratung zur Vertrauensbildung sowie Angstbekämpfung; der Patient soll einsehen, dass nicht der Tinnitus aurium als Ereignis relevant ist, sondern seine Bewertung als irrelevantes natürliches Phänomen. 2. Tinnitus-Retraining-Therapie nach Jastreboff und Hazel ergänzt mit Tinnitus-Noiser i. S. einer Desensibilisierung, um durch Gewöhnung die emotionale Reaktion auf den Tinnitus aurium zu vermindern; 3. u. U. stationäre Behandlung in einer Fachklinik.

Sonstige Maßnahmen: 1. bei akutem Tinnitus aurium HNO-ärztliche, ggf. auch internistische, orthopädische, psychiatrische, zahnärztliche oder kieferorthopädische Konsultation; 2. elektroakustische Maßnahmen zur Unterstützung der Habituation: a) Hörhilfen (z. B. Hörgeräte) sollen das spezielle Hinhören auf die Tinnitusfrequenz erschweren, die häufig im Bereich von Hörfelddefekten liegt. b) Tinnitus-Masker und insbes. Tinnitus-Noiser sollen zentrale Mustererkennungsprozesse beeinflussen.

Arbeitsunfähigkeit: nur in psychischen Ausnahmesituationen (dekompensierter Tinnitus) entspr. der Symptomatik. Lärmkarenz bzw. adäquater Lärmschutz ist zu empfehlen.

Hinweis: 1. Durchblutungsfördernde oder den Stoffwechsel des Innenohrs anregende Arzneimittel sind bei chronischem Tinnitus i. d. R. ohne Effekt. 2. Softlaser und andere Laserverfahren, Stellatumblockade und elektrotherapeutische Verfahren haben bei Tinnitus keinen therapeutischen Effekt.

Neuentwicklung: Bei therapieresistenten Fällen und Taubheit* kann versuchsweise ein Cochlear Implant eingesetzt werden, um durch elektrische Stimulation der Hörbahn eine Habituation zu erreichen. Die Methode befindet sich noch im Stadium des klinischen Experiments; ein abschließendes Urteil steht noch aus.

Selbsthilfe: Deutsche Tinnitus-Liga e. V., Am Lohsiepen 18, 42369 Wuppertal, Tel. 0202 246520, Fax 0202 2465220; E-Mail: dtl@tinnitus-liga.de, Homepage: http://www.tinnitus-liga.de.

Literatur: Hesse, G.: Tinnitus. Stuttgart: Thieme, 2008.

Autoren: F. Waldfahrer, H. Iro.

TIPS: s. Aszites; Ösophagusvarizenblutung.

Tirofiban: s. Thrombozytenaggregations-Hemmer.

Tissue engineering: s. Knochenersatz.

Tizanidin: s. Muskelrelaxanzien.

TK: Abk. für Thrombozytenkonzentrat*.

TMLR: s. Laserchirurgie.

TNM-Klassifikation: von der Union Internationale Contre le Cancer (Abk. UICC) vorgeschlagene Stadieneinteilung maligner Tumoren; **T** (Tumor) beschreibt die Ausdehnung des Primärtumors, **N** (Nodulus) das Fehlen bzw. Vorhandensein von (juxta-)regionären Lymphknotenmetastasen und **M** (Metastase) das von Fernmetastasen. Durch Hinzufügen von Zahlen (z. B. T1, T2 ..., N0, N1 ..., M0, M1) wird die anatomische Ausdehnung des malignen Prozesses angegeben. **Formen: 1.** prätherapeutische klinische TNM-Klassifikation unter Zugrundelegen der Ergebnisse der klinischen, radiologischen, endoskopischen u. a. relevanter Untersuchungen, ggf. einer chirurgischen Exploration; der Grad der Befundsicherung kann zusätzlich durch die Kategorie C (für engl. certainty)

TNM-Klassifikation Tab. 1
Prätherapeutische klinische Klassifikation (TNM)[1]

T	**Primärtumor**
Tis	präinvasives Karzinom (Carcinoma in situ)
T0	keine Evidenz für einen Primärtumor
T1, T2, T3, T4	Evidenz zunehmender Größe und/oder lokaler Ausdehnung des Primärtumors
TX	Die Minimalerfordernisse zur Bestimmung des Sitzes oder Ausbreitungsgrades des Primärtumors liegen nicht vor.
N	**regionäre Lymphknoten**
N0	keine Evidenz für einen Befall regionärer Lymphknoten
N1, N2, N3	Evidenz zunehmenden Befalls regionärer Lymphknoten
N4	Evidenz des Befalls juxtaregionärer Lymphknoten (wo anwendbar)
NX	Die Minimalerfordernisse zur Beurteilung der regionären Lymphknoten liegen nicht vor.
M	**Fernmetastasen**
M0	keine Evidenz für Fernmetastasen
M1	Evidenz für Fernmetastasen[2]
MX	Die Minimalerfordernisse zur Beurteilung des Vorhandenseins von Fernmetastasen liegen nicht vor.
C	**Befundsicherung (Certainty)** [3]
C1	Evidenz aufgrund diagnostischer Standardmethoden
C2	Evidenz unter Zuhilfenahme spezieller diagnostischer Maßnahmen
C3	Evidenz allein aufgrund chirurgischer Exploration (einschließlich Biopsie)
C4	Evidenz der Krankheitsausdehnung nach definitiver chirurgischer Behandlung und pathologischer Untersuchung des Resektionspräparats
C5	Evidenz aufgrund der Autopsie
Präfix **r**	**Rezidive** (können auch nach dem pTNM-System erfasst werden)

[1] Die Kategorien T, N und M werden grundsätzlich, die übrigen optional angewendet.

[2] Die Kategorie M1 kann wie folgt spezifiziert werden:

Lunge:	PUL	Knochenmark:	MAR
Knochen:	OSS	Pleura:	PLE
Leber:	HEP	Haut:	SKI
Hirn:	BRA	Augen:	EYE
Lymphknoten:	LYM	Andere:	OTH

[3] Der Parameter C kann hinter die Kategorien T, N und M gesetzt werden. C4 entspricht der pTNM-Klassifikation.

T

TNM-Klassifikation Tab. 2 Postoperative histopathologische Klassifikation (pTNM)[1]	
pT	Primärtumor (pTis, pT0–pT4, pTX)
G	histopathologisches Grading (G1–G4)
L	Einbruch in das Lymphsystem (L0, L1, LX)
V	Einbruch in die Venen (V0, V1, VX)
P	Perineuralscheideninfiltration (P0, P1)
R	Residualtumor (R0–R2, RX)
pN	regionäre Lymphknoten (pN0–pN3, pNX)
pM	Fernmetastasen (pM0, pM1[2], pMX)
Präfix m	multiple Primärtumoren
Präfix r	Rezidive nach krankheitsfreiem Intervall (können auch nach dem TNM-System klassifiziert werden)
Präfix y	Klassifikation nach initialer multimodaler Therapie

[1] Die Kategorien pT, pN, pM und R werden grundsätzlich, die übrigen optional angewendet.
[2] pM1 kann wie M1 des TNM-Systems spezifiziert werden.

angegeben werden (s. Tab. 1); **2.** postoperative histopathologische Klassifikation (pTNM-Klassifikation) unter Ergänzung oder Abänderung der prätherapeutischen TNM-Klassifikation durch die bei einem definitiven chirurgischen Eingriff und bei der histopathologischen Untersuchung des Resektionspräparats gewonnenen Erkenntnisse (s. Tab. 2); z. B. durch die Kategorie pT (histologische Stadienbestimmung am Operationspräparat) und die Kategorie G (histologische Bestimmung des Malignitätsgrades). Die auf gynäkologische Tumoren anzuwendenden TNM-Kategorien wurden so definiert, dass sie mit den von der FIGO anerkannten Stadien übereinstimmen.

Autor: J. Boese-Landgraf.

T

Tobramycin: s. Aminoglykosid-Antibiotika.

Tod, plötzlicher im Kindesalter: syn. plötzlicher Kindstod; plötzliches, unerwartetes und unerklärliches Sterben eines Säuglings, bei dem anamnestische, klinische und Obduktionsbefunde den Tod nicht erklären; **Häufigkeit:** 0,5 : 1000 Lebendgeborenen in Deutschland; **Vorkommen:** im 1. Lebensjahr (>50 % der Todesfälle zwischen dem 2. und 4. Lebensmonat, ca. 80 % vor dem 8. Lebensmonat); Jungen sind geringfügig häufiger betroffen als Mädchen. **Pathogenese:** Pathogenetische Mechanismen sind mehr oder weniger spekulativ. Vermutung: Funktionsstörung von autonomen zentralen Regionen, die lebenswichtige Vitalfunktionen steuern und normalerweise in bedrohlichen Situationen während des Schlafs die protektiven Reflexe zur Selbstreanimation in Gang setzen.

Präventive Maßnahmen: Aufklärung der Eltern über die Vermeidung von potentiellen Risikofaktoren des plötzlichen Kindstods. **1.** Risikogruppen erkennen: **a)** Säuglinge nach einem anscheinend lebensgefährlichen Ereignis (engl. apparent life threatening event, Abk. ALTE); **b)** überlebender Zwilling od. nachfolgende Geschwister eines Opfers; **c)** Kinder drogen- und nicotinabhängiger Mütter; **d)** Risikofrühgeborene (v. a. <35 ± 0 SSW) bzw. Frühgeborene mit bronchopulmonaler Dysplasie und Risikoneugeborene; **2.** Basisdiagnostik bei Risikokind: gründliche Anamnese und körperliche Untersuchung, Langzeit-EKG, EEG, Schädelsonographie, Echokardiographie und Polysomnographie, Blutbildkontrolle, Infektionsdiagnostik, Stoffwechsel-Screening (z. B. Blutzucker, 17-OH-Progesteron, Ammoniak, BGA), Harnuntersuchung auf Organoazidurien, Biotinidase-Screening (auf Screening-Kärtchen), pH-Metrie, ggf. Ösophagusdarstellung; **3.** Optimierung der Schlafumgebung: **a)** Rückenlage im Schlaf (im wachen und überwachten Zustand muss das Kind nicht auf dem Rücken liegen); Rückgang der Inzidenz in einigen Ländern nach Propagierung der Rückenlage als Schlafposition; in der Rückenlage besteht kein erhöhtes Aspirationsrisiko. **b)** Vermeidung von Überwärmung und Überdeckung; **c)** im 1. Lebensjahr eigenes Kinderbett im Schlafzimmer der Eltern; **4.** Nicotinverzicht in der Schwangerschaft und nach der Geburt in der Umgebung des Kindes; **5.** Stillen; **6.** Heim-Monitoring nach strenger Indikationsstellung mit entsprechender Vordiagnostik bei Zustand nach ALTE, nachgewiesenen Störungen der Atemregulation (Polysomnographie), Herzrhythmusstörungen, Früh- und Neugeborenen nach Intensivtherapie und Komplikationen (z. B. bronchopulmonale Dysplasie), Folgekind nach plötzlichem Tod im Kindesalter; fakultativ bei Angst der Eltern; **7.** Ausschluss behandelbarer Krankheiten; **8.** Reanimationstraining und Aufklärung über richtiges Verhalten für die Eltern; gewöhnlich finden Eltern ihr Kind im Bettchen vor.

Therapeutische Maßnahmen: **1.** durch die Eltern: sofortiger Beginn mit Reanimationsversuchen (Mund-zu-Mund-Beatmung, Herzdruckmassage) und sofortiger Ruf des Notarztes; **2.** durch den Notarzt: bei Fehlen sicherer Todeszeichen Versuch der Reanimation* und Transport des Kindes unter Reanimationsbedingungen in die nächstgelegene Klinik.

Selbsthilfe: Gemeinsame Elterninitiative Plötzlicher Säuglingstod (GEPS) Deutschland e. V., Fallingbosteler Str. 20, 30625 Hannover, Tel. und Fax 0511 8386202; E-Mail: geps-deutschland@t-online.de, Homepage: http://www.SIDS.de.

Literatur: **1.** Koletzko, B. (Hrsg.): Kinder- und Jugendmedizin. 13. Aufl. Heidelberg: Springer, 2007; **2.** Sitzmann, F. C. (Hrsg.): Duale Reihe – Pädiatrie. 3. Aufl. Stuttgart: Thieme, 2007; **3.** Leitlinie der Deutschen Gesellschaft für Schlafforschung und Schlafmedizin (Abk. DGSM): Nicht erholsamer Schlaf; **4.** Arbeitsgruppe SID-Prävention des Sächsischen Staatsministeriums für Soziales in Sachsen: Konsenspapier SID-Prävention in Deutschland. Monatsschr Kinderheilkd 151: 315–317 (2003); **5.** Jorch, G.: Plötzlicher Kindstod. Monatsschr Kinderheilkd 142: 137–147 (1994).

Autorin: M. Uhlemann.

Tokolyse: Wehenhemmung zur Vermeidung bzw. zum Hinauszögern einer Frühgeburt, Reduktion einer überstarken Wehentätigkeit während der Geburt und Uterusrelaxation vor Eingriffen am schwangeren Uterus (z. B. externe äußere Wendung des Fetus aus Beckenend- oder Querlage in die Schädellage).

Indikation: **1.** kontinuierliche Tokolyse: vorzeitige zervixwirksame Wehentätigkeit, frühzeitiger Blasensprung, überstarke Wehentätigkeit während der Geburt, Eingriffe am schwangeren Uterus; **2.** Akuttokolyse: fetale Bradykardie bei Polysystolie, Nabelschnurvorfall.

Kontraindikation: überregelstarke vaginale Blutung bei vorzeitiger Plazentalösung, terminale Bradykardie sub partu, progredientes Amnioninfektionssyndrom*, Uterusruptur, Anomalie des Feten.

Durchführung: **1.** Tokolyse mit Beta*-2-Sympathomimetikum Fenoterol (z. B. Partusisten®); **a)** kontinuierliche Tokolyse als Bolustokolyse mit kontinuierlichen Bolusgaben alle 3, 6, 12 und 24 Minuten abhängig von der Wehenstärke oder als konventionelle Dauerinfusion mit 2 mg (entspr. 4 Amp. zu je 10 ml à 0,5 mg) auf 460 ml Trägerlösung und einer Anfangsdosierung von 30 ml/h i. v.; **b)** einzelne Bolusgabe von 25 µg auf 4 ml 0,9 %ige NaCl-Lösung i. v.; Kontraindikation: Herzerkrankung der Mutter, Glaukom, entgleister Diabetes mellitus, Hyperthyreose*, Phäochromozytom*; Komplikationen: Tachykardie*, Anstieg des systolischen Blutdrucks bei gleichzeitiger Abnahme des diastolischen Blutdrucks, Herzrhythmusstörungen*, Myokardschädigungen, Lungenödem*, Hyperglykämie, Hypokaliämie*. **2.** Tokolyse mit Oxytocin-Antagonisten: Atosiban (z. B. Tractocile®), 7,5 mg auf 10 ml NaCl-Lösung als initialer Bolus i. v., anschließend 75 mg auf 90 ml NaCl-Lösung über 3 Stunden als Dauerinfusion, dann erneut 75 mg auf 90 ml NaCl-Lösung als Dauerinfusion (8 ml/h); indiziert bei Kontraindikation gegen Beta-2-Sympathomimetika und/oder Mehrlingsschwangerschaft. **3.** Tokolyse mit dem Ca-Antagonisten Nifedipin 3 × 30 mg oral täglich bis zum Sistieren der Wehentätigkeit; cave: maternale Hypotonie.

Hinweis: **1.** Vor der Tokolyse muss eine genaue Kenntnis über eventuelle Vorerkrankungen der Patientin vorliegen. EKG und Bestimmung der Elektrolytkonzentrationen im Serum sind vor der Therapie obligat. **2.** Tokolytische Wirkung weisen auch andere Substanzen auf (z. B. Indometacin, Progesteron).

Literatur: **1.** de Heus, R. et al.: Acute tocolysis for uterine activity reduction in term labor: a review. Obstet Gynecol Surv 63 (6): 383–388 (2008); **2.** Morgan, M. A.; Goldenberg, R. L.; Schulkin, J.: Obstetrician-gynecologist's screening and management of preterm birth. Obstet Gynecol 112 (1): 35–41 (2008); **3.** Silberschmidt, A. L. et al.: Nifedipine concentration in maternal and umbilical cord blood after nifedipine gastrointestinal therapeutic system for tocolysis. BJOG 115 (4): 480–485 (2008).

Autoren: C. Fotopoulou, J. W. Dudenhausen.

Tollwutprophylaxe: s. Bissverletzung.

Tolperison: s. Muskelrelaxanzien.

Tonsillitis: syn. Angina tonsillaris; Entzündung des lymphatischen Gewebes des Waldeyer-Rachenrings, insbes. der Gaumenmandeln (Tonsillitis palatina); **Formen:** **1.** Tonsillitis acuta durch betahämolysierende Streptokokken der Gruppe A, seltener Staphylo- oder Pneumokokken und Viren; Durchbruch kleiner Parenchymabszesse in die Krypten als stippchenförmiger Belag (sog. Tonsillitis follicularis); Klinik: meist plötzlicher Beginn mit hohem Fieber, starken Hals- und Schluckschmerzen, kloßiger Sprache, Speichelfluss, Schwellung und Druckschmerzhaftigkeit der zervikalen Lymphknoten, Rötung und Schwellung der Tonsillen (s. Abb. 1) sowie der Umgebung. Entfieberung meist nach einer Woche; Parenchymzerstörung heilt narbig aus (zerklüftete Tonsillen). **2.** Tonsillitis chronica bei Mischinfektion (anaerob, aerob, auch hämolysierende Streptokokken); Klinik: meist nur Kratzen im Hals, häufig auch inapparent, persistierend vergrößerte zervikale Lymphknoten, Foetor ex ore, krümeliger Kryptendetritus.

Behandlungsindikation: **1.** Bei eitriger akuter Tonsillitis ist stets antibiotische Behandlung wegen drohender Folgekrankheiten (akute Glomerulonephritis*, rheumatisches Fieber*) und möglicher Komplikationen (z. B. Sepsis*, Peritonsillarabszess*) indiziert. **2.** Bei chronisch-rezidivierender Tonsillitis (jährlich 3–5 antibiotikapflichtige Tonsillitiden seit mind. 2–3 Jahren) ist eine Tonsillektomie indiziert, aus immunologischen Gründen möglichst nicht vor dem 4. Lebensjahr.

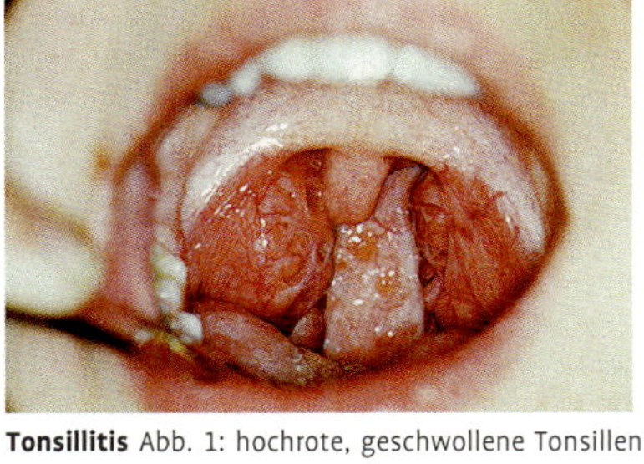

Tonsillitis Abb. 1: hochrote, geschwollene Tonsillen bei Tonsillitis acuta

T

Pharmakotherapie: **I.** Antibiotika: **1.** Antibiotikum der Wahl ist Penicillin* V, Erwachsene 3 × 1–1,5 Mio. IE p. o., Kinder 50 000–100 000 IE/kg KG/d p. o., in 3 Einzeldosen, Einnahme jeweils 1 Stunde vor den Mahlzeiten; zur Vermeidung der Streptokokken-Folgeerkrankungen sollte die Therapie für mindestens 10 Tage durchgeführt werden. **2.** bei ausbleibender Besserung unter oraler Penicillintherapie: Penicillin G, Erwachsene 4 × 5 Mio. IE/d i. v., Kinder 50 000–200 000 IE/kg KG/d i. v., in 4 ED; **3.** bei Penicillinallergie: **a)** Oralcephalosporine der II. Generation (s. Cephalosporine), z. B. Cefuroxim (z. B. Elobact®, Zinnat®), Erwachsene 2 × 250–500 mg/d p. o. nach der Mahlzeit, Kinder 20–30 mg/kg KG/d p. o. nach der Mahlzeit, in 2 ED; oder Loracarbef (Lorafem®), Erwachsene 2 × 200–400 mg/d p. o. nüchtern, Kinder 15–30 mg/kg KG/d p. o. nüchtern, in 2 ED; **b)** Clindamycin, Erwachsene 4 × 150–450 mg/d p. o., Kinder 10–40 mg/kg KG/d p. o., in 3–4 ED; **II.** symptomatische Therapie mit nichtsteroidalen Antiphlogistika* (z. B. Ibuprofen) oder Analgetika (z. B. Paracetamol*); cave: im Kleinkindalter ist Acetylsalicylsäure wegen der Gefahr eines Reye-Syndroms kontraindiziert.

Operative Therapie: Bei Peritonsillarabszess* und chronisch-rezidivierender Tonsillitis sollte die Tonsillektomie (s. Abb. 2) vorgenommen werden, möglichst im entzündungsfreien Intervall.

Naturheilkundliche Verfahren (Autor: Th. J. Doering): **1.** Mundspülungen mit Kamille, Salbei, Echinaceaextrakt und Myrrhe; **2.** Prießnitz-Halswickel: feuchter, kalter Umschlag, der sich unter trockener Wollumhüllung erwärmt; Anwendung 2-mal täglich für 2 Stunden; **3.** ansteigendes Fußbad oder Halbbad mit anschl. Schwitzpackung; Wadenwickel bei hohem Fieber; **4.** Atemtherapie: spez. Gaumen-Rachen-Übungen mit Gähnen, verschiedenen Zungenübungen, Anspannen und Lösen des Schlundes; **5.** Lymphdrainage im Schulter-Nacken-Hals-Bereich und Bindegewebemassage bei chronischer Angina tonsillaris.

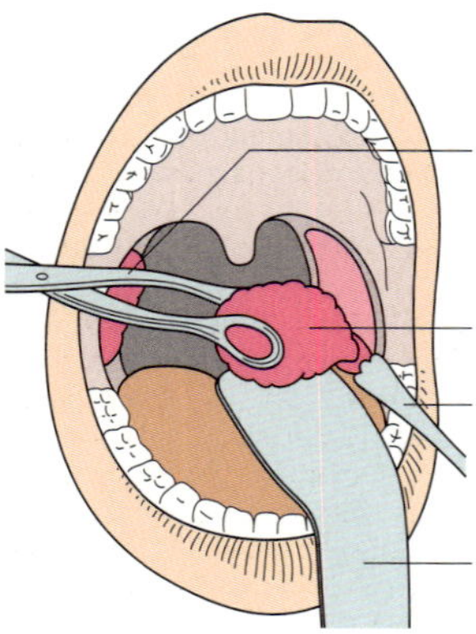

Tonsillitis Abb. 2: Tonsillektomie; die Gaumentonsille wird mit einem Rasparatorium stumpf aus der Tonsillenloge herauspräpariert.

Sonstige Maßnahmen: Isolierung im häuslichen Bereich wegen Ansteckungsgefahr und Bettruhe bis 2 Tage nach Beginn der Antibiose.

Arbeitsunfähigkeit: 1–2 Wochen.

Literatur: Stuck, B. A. et al.: Die Tonsillektomie im Kindesalter. Deutsches Ärzteblatt 49: 852–861 (2008).

Autoren: F. Waldfahrer, H. Iro.

Topiramat: s. Antiepileptika.

Torsade de pointes: s. Tachykardie.

Torticollis muscularis: syn. muskulärer Schiefhals, Caput obstipum; fixierte Fehlstellung des Kopfes in Seitenneigung zur kranken Seite mit leichter Drehung zur Gegenseite inf. einseitiger Verkürzung des Kopfwenders (Musculus sternocleidomastoideus); **Häufigkeit:** 0,5 % der Neugeborenen und Säuglinge; oft zusammen mit Klumpfuß oder Hüftdysplasie*; **Ursache:** intrauterine Fehlhaltung, Steißlage oder Zangengeburt, evtl. genetisch bedingte Anlagestörung des nur bindegewebigen Muskels; **DD:** folgende Formen und Ursachen für Schiefhals sind differentialdiagnostisch abzugrenzen: **a)** ossär (Klippel-Feil-Syndrom, Sprengel-Deformität, Atlasassimilation, einseitige Halsrippe) oder posttraumatisch (z. B. nach Fraktur); **b)** okular, z. B. bei einseitiger Parese des Musculus obliquus superior, Strabismus oder Astigmatismus; **c)** otogen, z. B. bei Einohrschwerhörigkeit; **d)** spastisch, z. B. bei hyperkinetischen Bewegungsstörungen, infantiler Zerebralparese oder nach Enzephalitis*; **e)** Schiefhals durch Narbenbildung, z. B. nach Verletzungen und Verbrennungen; **f)** (post)entzündlich nach bakteriellem Infekt im Nasen-Rachen-Bereich, bei Grisel-Syndrom (lymphogen fortgeleitete Entzündung i. S. einer Spondylarthritis der Halswirbelsäule); **g)** rheumatische Erkrankungen; **h)** akutes Zervikalsyndrom mit Wirbelblockierung, z. B. nach Distorsionstauma; **i)** psychogener Schiefhals. Bei länger als 2 Wochen dauernden Beschwerden ist im Erwachsenenalter eine umfangreiche diagnostische Abklärung notwendig (Röntgen der Halswirbelsäule, orthopädische, neurologische, HNO- und augenärztliche Untersuchungen); im Kindesalter zusätzlich Vorstellung beim Pädiater bzw. Neuropädiater.

Behandlungsindikation: Unbehandelt kann muskulärer Schiefhals mit dem Schädelwachstum zu bleibender Gesichtsasymmetrie (sog. Gesichtsskoliose), eingeschränkter Halsbeweglichkeit und kompensatorischer Skoliose* der Halswirbelsäule führen. Im Erwachsenenalter resultiert eine präarthrotische Deformität der kleinen Wirbelgelenke und eine Bandscheibendegeneration. Bei bleibender Muskelverkürzung trotz konservativer Therapie (ca. 20 %) ist auch unter kosmetischen Aspekten eine Operation erforderlich.

Pharmakotherapie: **1.** bei akutem Schiefhals nichtsteroidale Antiphlogistika*, z. B. Ibuprofen

(z. B. Ibuprofen-ratiopharm®), 3 × 400–600 mg/d p. o.; Muskelrelaxanzien*, z. B. Methocarbamol (Ortoton®), 3 × 750 mg p. o.; ggf. Infiltration mit Lokalanästhetika, z. B. 0,25 %ige Bupivacain-Lösung (z. B. Carbostesin®); **2.** bei psychogenem Schiefhals ggf. Neuroleptika*; **3.** bei spastischem Schiefhals Botulinumtoxin: s. Dystonie; **4.** Glukokortikoid-Injektionen: nur im Einzelfall (Gefahr einer zusätzlichen Muskelnekrose).

Konservative Therapie: sinnvoll nur bis Ende des 1. Lebensjahres: gegensinnige Lagerung des Säuglings; Anregung zur Kopfdrehung entgegen der Verkürzung durch akustische und optische Reize; passive Dehnungsübungen und Vojta-Methode.

Operative Therapie: nach erfolgloser konservativer Therapie möglichst frühzeitig (vollendetes 1.–6. Lebensjahr) Durchtrennung von sternalem bzw. klavikulärem Ursprung (kaudale Tenotomie des Musculus sternocleidomastoideus), später zusätzlich offene Durchtrennung des Ansatzes am Warzenfortsatz (kraniale Tenotomie). Bei schweren Kontrakturen oder Rezidiven ggf. Totalexstirpation des Muskels. **Komplikationen:** Verletzung von Vena jugularis externa, Nervus vagus, Nervus facialis (3,4 % bei offen kranialer Operation), Nervus accessorius (16,6 % bei Totalexstirpation); bei Rezidivoperationen kann es zur Verletzung von Vena jugularis interna und Arteria carotis communis kommen.

Psychotherapie: Nach Ausschluss der vielfältigen organischen Ursachen ist bei psychogenem Schiefhals eine kinderpsychiatrische Behandlung dringend anzuraten.

Naturheilkundliche Verfahren: manualtherapeutische Deblockaden bei Blockierung der Halswirbelsäule.

Sonstige Maßnahmen: **1.** postoperatives Tragen eines Schanz-Verbandes, danach zur Physiotherapie abnehmbare Halsorthese in leichter Überkorrektur (Hyperextension, Kinndrehung zur operierten, Neigung zur Gegenseite); **2.** Bis zum Abschluss der Narbenbildung (3–6 Monate) müssen nach der Operation intensive Dehnungsübungen erfolgen.

Eigenbehandlung: postoperativ auf korrekte Haltung achten (vor Spiegel üben); das neue, horizontalisierte Sehen bedarf der Gewöhnung.

Hinweis: **1.** Trotz guter Prognose bei rechtzeitiger operativer Therapie kommt es häufig zu Rezidiven. **2.** Bei später Behandlung im Jugendalter bleibt die Gesichtsskoliose auch postoperativ bestehen (Patientenaufklärung erforderlich). **3.** Primäre Gipsfixation in Überkorrektur zur Muskeldehnung ist für Kinder belastend und wenig erfolgreich. **4.** Die 6-wöchige postoperative Fixation im Diadem-Gips schließt im Gegensatz zur Orthese eine frühfunktionelle Behandlung aus.

Literatur: Hefti, F.: Kinderorthopädie in der Praxis. 2. Aufl. Heidelberg: Springer, 2008.

Autoren: M. Schult, S. V. Schneider, D. Leutloff.

TOS: Abk. für Thoracic*-outlet-Syndrom.

Tossy-Einteilung: s. Akromioklavikularluxation.

Totalendoprothese: s. Endoprothetik.

Tourette-Syndrom: s. Tic.

Toxine, bakterielle: s. Lebensmittelvergiftung.

Toxoplasmose: akute oder chronische Erkrankung durch Toxoplasma gondii (intrazelluläres Protozoon); **Übertragung:** Katzen sind Wirt und Reservoir. Infektionsquelle für den Menschen sind rohes oder ungenügend erhitztes Fleisch mit lebenden Toxoplasmazysten und Oozysten aus verschmutzter Erde oder ungewaschenem Gemüse. Konnatale, intrauterine Infektion des Fetus (mit Spontanabort, zentralnervösen Schäden, Chorioretinitis) durch die infizierte Mutter; bei immungeschwächten Patienten durch Bluttransfusionen und Organtransplantationen*; **Klinik:** i. d. R. asymptomatischer Verlauf der akuten Infektion, evtl. Fieber, Lymphknotenschwellung; selten Myositis*, Myokarditis*, Hepatitis, Meningoenzephalitis und Chorioretinitis; bei Immunschwäche Enzephalitis, Meningoenzephalitis, Myokarditis und Pneumonie*.

Behandlungsindikation: akute oder reaktivierte Infektion bei immungeschwächten Patienten, akute Infektion bei Schwangeren, intrauterine und okulare Infektion.

Pharmakotherapie: **1.** Pyrimethamin in Kombination mit Sulfadiazin: **a)** Pyrimethamin (Daraprim®), 2 × 1 mg/kg KG/d p. o. über 2 Tage, dann 50–75 mg/d p. o.; bei Chorioretinitis 75 mg/d p. o. über 3 Tage, dann 25 mg/d p. o. über 4 Wochen; Säuglinge 1 mg/kg KG/d p. o.; wegen Folsäureantagonismus (cave: Thrombozytopenie, Leukämie, Anämie) begleitende Substitution von Folinsäure (z. B. Ribofolin®, Leucovorin®), 15 mg/d p. o.; **b)** Sulfadiazin (z. B. Sulfadiazin-Heyl®), initial 75 mg/kg KG/d p. o. (bis max. 6 g), dann 2 × 50 mg/kg KG/d p. o. oder parenteral (bis max. 8 g); bei Chorioretinitis 2 g/d p. o. in 4 ED; Säuglinge 85 mg/kg KG/d p. o. in 2 ED; **2.** Schwangerschaft: zur Senkung der konnatalen Transmission Spiramycin (z. B. Rovamycine®-250), 4 × 2,25 Mio. IE/d p. o. über 4 Wochen, im Wechsel mit Pyrimethamin/Sulfadiazin (nicht in den ersten 16 Wochen der Schwangerschaft wegen Teratogenität); Säuglinge: Spiramycin, 300 000 IE/kg KG/d in 4 ED; **3.** okulare Toxoplasmose: **a)** Pyrimethamin und Sulfadiazin; alternativ Clindamycin (z. B. Sobelin®), 4 × 300 mg/d p. o.; **b)** bei Läsion von Makula, Nervus opticus oder papillomakulärem Bündel Clindamycin evtl. zusammen mit Glukokortikoid*; **c)** bei Immundefekt Clindamycin, 2,4–4,8 g/d i. v. in 3–4 Einzeldosen; **4.** Immunsuppression: **a)** Pyrimethamin, initial 200 mg p. o., dann 50–75 mg/d p. o., in Kombination mit Sulfadiazin, 4–6 g/d p. o. in 4 ED, sowie begleitend Folinsäure, 15 mg/d p. o., über 4–6 Wochen bis zur röntgenologischen Besserung; nachfolgend lebenslange Suppression mit Pyrimethamin, 25–50 mg/d p. o., plus Sulfadiazin, 2–4 g/d p. o.; **b)** alternativ Pyri-

T

Toxoplasmose
Therapeutischer Stufenplan

Patientenstatus	Therapie der Wahl	Alternative	Dauer
normaler Immunstatus			
asymptomatisch	keine		
Dissemination	Pyrimethamin/Sulfadiazin	Clindamycin	2–4 Wochen
Chorioretinitis	Pyrimethamin/Sulfadiazin		4 Wochen
konnatale Infektion	zusätzlich Spiramycin		1 Jahr
Schwangerschaft			
akute Infektion	Spiramycin, evtl. Pyrimethamin/ Sulfadiazin		bis zur Entbindung
chronische Infektion	keine		
Immunsuppression (AIDS, Tumor, Transplantation)	Pyrimethamin/Sulfadiazin	Pyrimethamin/ Clindamycin Dapson Roxithromycin Clarithromycin Azithromycin Atovaquon	4–6 Wochen, später Rezidivprophylaxe

methamin, 75 mg/d p. o., plus Clindamycin, 3 × 450 mg/d p. o., sowie begleitend Folinsäure, 15 mg/d p. o.; **c)** alternativ Dapson (Dapson-Fatol), 50–200 mg/d p. o., Makrolid-Antibiotika*, z. B. Roxithromycin (Rulid®), 1 × 300 mg/d p. o., Clarithromycin (z. B. Klacid®), 2 × 500 mg/d p. o., oder Azithromycin (z. B. Zithromax®), 1 × 500 mg/d p. o., oder Atovaquon (Wellvone®), 3–4 × 750 mg/d p. o.

Sonstige Maßnahmen: Serumtiterkontrollen in der Schwangerschaft, evtl. Abbruch in den ersten Schwangerschaftswochen bei intrauteriner Infektion des Fetus.

Therapeutischer Stufenplan: s. Tab.

Eigenbehandlung: Prophylaxe: **1.** kein rohes oder ungenügend erhitztes Fleisch essen; **2.** Katzenkot meiden; **3.** rohes Gemüse und Salat ausreichend waschen; **4.** Händedesinfektion nach Gartenarbeit oder anderem Kontakt mit Erde.

Hinweis: Eine alleinige Titerdiagnostik ist nicht ausreichend, da IgM-Antikörper bis 3 Jahre nach einer Infektion nachweisbar sind. Andererseits sind bei AIDS-Patienten oft nur niedrige IgG-Titer und fast nie IgM-Titer nachweisbar.

Literatur: **1.** Montoya, J. G.; Liesenfeld, O.: Toxoplasmosis. Lancet 363: 1965–1976 (2004); **2.** Weiss L. M.; Kami, K.: The International Congress on Toxoplasmosis. Int J Parasitol 34 (3): 249–252 (2004); **3.** Gratzl, R. et al.: Treatment of toxoplasmosis in pregnancy: concentration of spiramycin and neospiramycin in maternal serum und amniotic fluid. Eur J Clin Microbiol Infect Dis 21: 12–16 (2002).

Autoren: Th. Weinke, W. Güthoff, I. Liebold.

Trabekulektomie: s. Glaukom.

Trabekulotomie: s. Glaukom.

Tracheotomie: syn. Luftröhrenschnitt; operative Eröffnung der Trachea; wird heute meist auf Höhe des Schilddrüsenisthmus (sog. mittlere Tracheotomie) ausgeführt; die Tracheotomie ist kein Notfalleingriff wie die Koniotomie*, da bestimmte Voraussetzungen gegeben sein müssen (z. B. erfahrener Operateur, Operationssaal, Instrumente, Beleuchtung, Möglichkeiten zur Blutstillung).

Indikation: **1.** prolongierte Beatmungspflicht; **2.** Unmöglichkeit einer endotrachealen Intubation i. R. einer Luftnot durch Verlegung der oberen Atemwege (z. B. durch Malignom oder ausgedehnte Gesichtsverletzungen; s. Atemwegverlegung); **3.** als Schutztracheotomie bei der Malignomchirurgie des oberen Aerodigestivtraktes.

Durchführung: nach Vollnarkose oder Lokalanästhesie horizontaler oder vertikaler, türflügelartiger Hautschnitt zwischen Adamsapfel und Jugulum und Präparation in die Tiefe; anschl. wird der Schildrüsenisthmus durchtrennt und umstochen, die Vorderwand der Trachea freigelegt und eine nach kaudal gestielte Klappe (s. Abb.) ange-

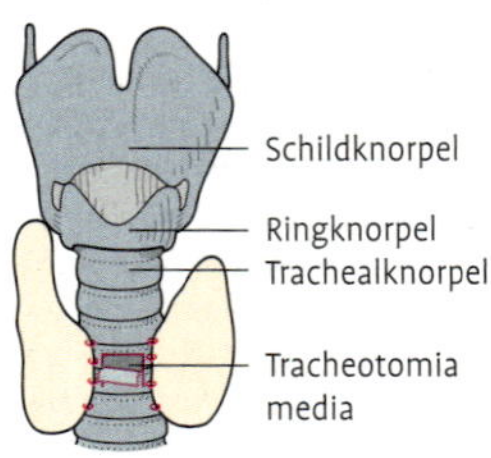

Tracheotomie

legt, die nach vorn geklappt mit der Halshaut vernäht wird (epithelisiertes Tracheostoma). Die Ränder des Hautschnitts und des Trachealfensters werden vernäht. In den so entstehenden Trichter wird eine Kanüle in die Luftröhre eingeführt. Vorzugsweise sind heute Kunststoffkanülen zu verwenden. Metallkanülen können bei unsachgemäß langer Verweildauer zu Nekrosen im Bereich ihres unteren freien Randes führen (blutiges Sputum, Schmerzen, evtl. starke Arrosionsblutungen). Bei Kindern meist nur vertikale Inzision der Trachea. **Nachbehandlung:** **1.** erster Kanülenwechsel ab dem 2. postoperativen Tag; **2.** nach Kanülenwechsel immer Luftstromkontrolle (Hand vor Kanülenöffnung halten und Luftstrom fühlen); **3.** Atmung sollte möglichst geräuschlos sein, ansonsten Reinigung der Kanüle notwendig; **4.** insbes. in den ersten Tagen bis Wochen nach der Operation ist mit verstärkter Sekretion zu rechnen, deshalb Luftbefeuchter benutzen, Absauger muss bereitstehen. **5.** Entlassung nach Hause nur mit sog. Tracheotomie-Erstausstattungsset, bestehend zumindest aus Absauggerät, Inhalationsgerät, Luftbefeuchter und Reinigungsmaterial.

Hinweis: Fehler bei der Anlage eines Tracheostomas sind: **1.** Anlage des Stomas direkt unter den Ringknorpel mit Gefahr einer Perichondritis und Knorpelnekrose im Bereich des Ringknorpels, die zu einer subglottischen Stenosenbildung führen können; **2.** Anlage eines zu breiten Stomas mit Einengung der Tracheaweite (Stomaweite maximal ein Drittel der trachealen Knorpelspangen).

Neuentwicklung: Seit einigen Jahren wird alternativ zur oben beschriebenen chirurgischen Tracheotomie auch die perkutane Dilatationstracheotomie durchgeführt.

Autoren: F. Waldfahrer, H. Iro.

Träbert-Reizstrom: s. Elektrotherapie.

Tränenwegentzündung: Entzündung der ableitenden Tränenwege, meist des Tränensacks (Dakryozystitis) mit Schleimhautschwellung und -proliferation; **Symptome:** die Augen sind feucht, Tränen laufen über den Lidrand; eitriger Reflux aus den Tränenwegen in die Lidspalte.

Behandlungsindikation: lästiges Tränenträufeln, Schmerzen, akute Verschlechterung durch Infektion.

Pharmakotherapie: im akuten Stadium systemische Gabe von Antibiotika: z. B. Cefaclor (z. B. Panoral®), 3 × 500–1000 mg/d p. o.

Operative Therapie: **1.** Dakryozystorhinostomie nach Toti bei chronisch verschlossenem Tränensack; **2.** operative Entfernung der Konkremente bei chronisch verschlossenem Tränenkanal; **3.** Laserchirurgie*: In die Tränenwege wird eine Quarzfaser (Videoendoskop) eingeführt und die Verengung oder der Verschluss der Tränenwege aufgesucht. Mit Hilfe der über die Quarzfaser in diesen Bereich geleiteten Energie des Neodym-YAG-Lasers werden die Tränenwege eröffnet.

Arbeitsunfähigkeit: für die Zeit der akuten Entzündung.

Hinweis: Der Versuch der Tränenwegspülung im akuten Stadium ist obsolet.

Literatur: **1.** Keerl, R.; Weber, R.: Dacryocystorhinostomy - state of the art, indications, results. Laryngorhinootologie 83: 40–50 (2004); **2.** Struck, H. G.; Ehrich, D.: Prognosis of conjunctivo-dacryocystorhinostomy. Modification with different implant materials. Ophthalmologe 97: 407–410 (2000); **3.** Walland, M. J.; Rose, G. E.: Factors affecting the success rate of open lacrimal surgery. Br J Ophthalmol 78: 888–891 (1994); **4.** Ravin, J. G.: Pissarro, dacryocystitis, and the development of modern lacrimal surgery. Doc Ophthalmol 86: 191–202 (1994); **5.** Piaton, J. M. et al.: Endodacryocystorhinostomie transcanaliculaire au laser Neodymium:YAG. J Fr Ophtalmol 17(10): 555–567 (1994).

Autoren: U. Pleyer, M. H. Foerster.

Tränenwegverletzung: s. Augenverletzungen.

Traktionsablatio: s. Ablatio retinae.

Traktionsdivertikel: s. Ösophagusdivertikel.

Traktionszystozele: s. Descensus uteri et vaginae.

Tramadol: synthetisches Opioid*; **Vertreter:** z. B. Tramal; **Wirkung:** Partial-Agonist mit 10-fach schwächerer Wirkung als Morphin*; kaum spasmogene Effekte, Atemdepression und Abhängigkeitspotential gering; **Pharmakokinetik:** gute Resorption bei oraler Applikation; Bioverfügbarkeit 50–70 %; max. Plasmaspiegel nach 1–2 Stunden; Wirkungsdauer 4–8 Stunden; Eliminationshalbwertzeit 6 Stunden.

Wechselwirkungen: Wirkungsverstärkung durch Alkohol, MAO-Hemmer und Sedativa; Naloxon* wirkt als Opioidantidot.

UAW: sehr häufig (>10 % der Anwender): Schwindel; häufig: Kopfschmerz, Müdigkeit, Benommenheit; gelegentlich (zwischen 1 und 0,01 %): Herzklopfen, Tachykardie, Schwächeanfälle; selten: zerebrale Krämpfe, Verminderung der Atmung.

Dosierung: 4–6 × 50–100 mg/d p. o. oder i. v. (langsam mit 50 mg/min), i. m. oder s. c.; rektale ED 100 mg; max. Tagesdosis 400 mg; Dosisreduktion bei Leber- und Niereninsuffizienz.

Autor: N. Lembert.

TRAM-Lappen: s. Mammakarzinom.

Tranquilizer: syn. Anxiolytika, Ataraktika, Tranquillanzien, Beruhigungsmittel; Psychopharmaka zur Behandlung von Angst- und Spannungszuständen; **Einteilung** und **Wirkung:** Viele Tranquilizer weisen neben den anxiolytischen und sedierenden auch muskelrelaxierende und antikonvulsive Effekte auf. Zusätzlich wirken Tranquilizer Schlaf fördernd (s. Schlafmittel). **1.** Prototyp der Tranquilizer sind die Benzodiazepine. Benzodiazepine verstärken über eine allosterische Veränderung des $GABA_A$-Rezeptors die hemmende Funktion GABAerger Neurone. **2.** Auch niedrigpotente bzw. niederdosierte Neuroleptika* werden als Tranquilizer eingesetzt, z. B. Chlorprothixen, Melperon, Promethazin und Fluspirilen. **3.** Opipramol (z. B. Insidon®): den tricyclischen Antidepressiva* nahestehend; **4.** Hydroxyzin (z. B. Atarax®): aus der Gruppe der Histamin*-H_1-Rezeptoren-Blocker, im Gegensatz zu Benzodiazepinen erhöht es die Krampfbereitschaft. **5.** Buspiron (z. B. Bespar®, Busp®): Serotonin-Rezeptor-5-HT_{1A}-Agonist (kein eigentlicher Tranquilizer, da es erst nach mehrwöchiger Einnahme die Angstsymptomatik reduziert), besitzt keine antiepileptische oder muskelrelaxierende Wirkung und kein Abhängigkeitspotential; **6.** Auch verschiedene Antidepressiva* (insbesondere stark serotonerge) wirken nach längerfristiger Einnahme auf Angstsymptome und -erkrankungen. **7.** Verschiedenen Phytotherapeutika wie Baldrian, Hopfen, Lavendel, Melisse und Passionsblume werden ohne ausreichende klinisch-therapeutische Evidenz auch gewisse Tranquilizer-Wirkqualitäten zugeschrieben. **Pharmakokinetik: 1.** Benzodiazepine: sehr verschiedene HWZ (vgl. Schlafmittel). Es bestehen weitere erhebliche pharmakokinetische Unterschiede, z. B. rasche Resorption von Diazepam, langsame von Oxazepam und Prazepam. Einige Benzodiazepine sind Prodrugs, d. h. sie werden erst zur wirksamen Benzodiazepinform (Desmethyldiazepam, Nordiazepam) umgewandelt. Benzodiazepine, die einem oxidativen Abbau unterliegen, werden bei Leberfunktionsstörung sowie im höheren Lebensalter langsamer metabolisiert. Demgegenüber werden z. B. Lorazepam und Oxazepam über nichtoxidative Phase-II-Reaktion verstoffwechselt und dadurch kaum beeinflusst. Die höchste Wirkpotenz (höchste Rezeptor-Affinität) weisen Lorazepam und Alprazolam auf. Bei Benzodiazepinen mit langer Eliminationshalbwertzeit besteht die Gefahr der Kumulation (relative Überdosierung, s. Tab.). **2.** Opipramol: HWZ 6–9 Stunden; **3.** Hydroxyzin: HWZ ca. 20 Stunden; **4.** Buspiron: kurze HWZ (2–3 Stunden), Wirkungseintritt verzögert.

Indikation: 1. Benzodiazepine: zur symptomatischen Anxiolyse und Sedierung in zahlreichen psychiatrischen und internistischen Notfallsituationen indiziert; in vielen Fällen als Komedikation, z. B. zur Überbrückung der Wirklatenz von Antidepressiva*. Während sich kurz und sehr kurzwirksame Benzodiazepinderivate als Schlafmittel* und zur Narkosevorbereitung bewährt haben, werden zur Lösung von Angst- und Spannungszuständen mittellang und langwirksame Verbindungen bevorzugt. Bei schweren somatischen Erkrankungen (z. B. Herzinfarkt*) werden höhere Dosierungen zur Beruhigung angewandt. Diazepam, Clonazepam und Nitrazepam werden außerdem als Antiepileptika* eingesetzt, Tetrazepam (z. B. Musaril®) als Muskelrelaxanz. **2.** niedrigpotente Neuroleptika: ebenfalls kurzfristig symptomatisch zur Dämpfung und affektiven Entspannung; **3.** Opipramol: bei somatoformen Störungen und generalisierter Angsterkrankung;

Tranquilizer
HWZ mittellang- und langwirksamer Benzodiazepine

Ausgangssubstanz	HWZ (Stunden)	HWZ der Metaboliten (Stunden)
Alprazolam	12 - 15	12 - 15
Bromazepam	15 - 28	15 - 28
Chlordiazepoxid	6 - 37	18 - 61
Clobazam	18	50
Clotiazepam	3 - 6	—
Diazepam	20 - 45	60 - 100
Dikaliumclorazepat	2 - 2,5	25 - 82
Lorazepam	10 - 20	12 - 21
Medazepam	2 - 5	50 - 80
Nordazepam	50 - 90	8
Oxazepam	6 - 25	—
Prazepam	—	60 - 100

4. Hydroxyzin und Phytotherapeutika: bei Angst- und Spannungszuständen; bei Stressangst (Prüfungsangst, Lampenfieber, Flugangst) reduzieren Beta-Rezeptoren-Blocker (z. B. Propranolol) die vegetative Übererregbarkeit, nicht aber die psychische Angst. Zur Behandlung von Angst- und Panikstörungen werden auch zahlreiche Antidepressiva und Buspiron eingesetzt.

Kontraindikation: 1. Benzodiazepine: akute Alkohol-, Analgetika- und Psychopharmakaintoxikation, Abhängigkeitsanamnese, Myasthenia* gravis pseudoparalytica; relative Kontraindikation: obstruktive Atemwegerkrankung, Schlafapnoesyndrom*; **2.** Opipramol und Hydroxyzin: Engwinkelglaukom und Prostataadenom mit Restharnbildung.

Wechselwirkungen: bei gleichzeitiger Anwendung mit sedierenden Substanzen (z. B. Alkohol, Barbiturate, Opioide*) verstärkte hypnotisch-sedierende Wirkung; Antimykotika vom Azoltyp, Cimetidin, Makrolid*-Antibiotika und Muskelrelaxanzien* verstärken die Wirkung. Parasympatholytika* verstärken die anticholinerge Wirkung von Neuroleptika, Opipramol und Hydroxyzin. Neuroleptika verstärken die Blutdruck senkende Wirkung von Antihypertensiva; Dopamin-Agonisten führen zu gegenseitiger Wirkungsminderung, Dopamin-Antagonisten (z. B. Metoclopramid) verstärken das Risiko extrapyramidal-motorischer UAW.

UAW: 1. Benzodiazepine: Abhängigkeitspotential (Zunahme mit Einnahmedauer); gehören zu den Arzneimitteln mit den geringsten kurzfristigen UAW; narkotische Wirkung bei Überdosierung (Antidot: Benzodiazepin-Rezeptor-Antagonist Flumazenil, Anexate®); **a)** zu Beginn der Behandlung: Müdigkeit, Konzentrationsminderung und Beeinträchtigung des Reaktionsvermögens mit Einschränkung der Fahrtüchtigkeit; **b)** bei langer Wirkungsdauer: Kumulation mit Hangover; **c)** bei rascher Anflutung: anterograde Amnesie; **d)** selten: paradoxe Reaktion (Erregung, Aggressivität); **e)** bei schneller i. v. Verabreichung: Atemdepression und Blutdruckabfall möglich; **f)** nach (abruptem) Absetzen: Rebound-Phänomen (verstärktes Wiederauftreten der ursprünglichen Erkrankung), vegetative Entzugssymptome (Schwitzen, Tremor, Tachykardie), sensorische Perzeptionsstörung (Liftgefühl, optische Verzerrung), Derealisationsphänomen (sexuelle Phantasie, Zerstreutheit), schweres Entzugssyndrom mit Delirium, Psychose und zerebralem Krampfanfall (nach hohen Dosen); **2.** Hydroxyzin und Opipramol: anticholinerge UAW (z. B. Mundtrockenheit); **3.** Buspiron: Unruhe, Schwindel; **4.** Vgl. Neuroleptika, Antidepressiva.

Dosierung: 1. Benzodiazepine p. o. (stark sedierende Benzodiazepine mit langer HWZ als abendliche Einmaldosierung): Alprazolam (z. B. Tafil®), 0,5–2 mg/d; Bromazepam (z. B. Lexotanil®, Normoc®), 3–6 mg/d; Clobazam (Frisium®), 20–40 mg/d; Diazepam (z. B. Valium®), 5–40 mg/d; Lorazepam (z. B. Tavor®), 0,25–7,5 mg/d; Oxazepam (z. B. Adumbran®), 10–60 mg/d; bei täglich gleicher Dosierung wird der Steady-state-Blutspiegel nach 4–5 HWZ erreicht; cave: kein abruptes Absetzen. **2.** niedrigpotente Neuroleptika: Chlorprothixen (z. B. Truxal®), 30–100 mg/d p. o.; Pipamperon (z. B. Dipiperon®), 40–120 mg/d p. o.; Promethazin (z. B. Atosil®), 50–150 mg/d p. o.; Fluspirilen (z. B. Imap®), 1,5 mg pro Woche i. m.; **3.** Opipramol (z. B. Insidon®): 50–300 mg/d; **4.** Hydroxyzin (z. B. Atarax®): 37,5–75 mg/d; **5.** Buspiron (z. B. Bespar®, Busp®): 15–30 mg/d.

Hinweis: 1. Die meisten Benzodiazepinabhängigkeiten werden iatrogen induziert. **2.** v. a. in Verbindung mit Alkohol Alltagssicherheit und Fahrtauglichkeit beeinträchtigt; **3.** Bei Verordnung von Benzodiazepinen über 6 Wochen sollte immer ein psychiatrisches Konsil erfolgen.

Literatur: 1. AkdÄ – Arzneimittelkommission der deutschen Ärzteschaft (Hrsg.): Angst-, Panik- und Zwangsstörungen. In: Arzneiverordnungen. 20. Aufl. Köln: Deutscher Ärzte-Verlag, 2003; **2.** Laux, G.: Aktueller Stand der Therapie mit Benzodiazepinen. Eine Übersicht. Nervenarzt 66: 311–322 (1995).

Autor: T. Bschor.

Transfusion, autologe: Bluttransfusion von Eigenblut bzw. (aufbereiteten) Eigenblutbestandteilen nach präoperativer Entnahme bzw. perioperativer Sammlung von patienteneigenem Blut; **Methoden** der Eigenblutgewinnung: **1.** Eigenblutspende; **2.** Plasmapherese; **3.** akute, normovolämische Hämodilution; **4.** maschinelle Autotransfusion; **5.** Drainageblut.

Indikation: Anwendung bei planbaren Eingriffen, bei denen bei einem regelhaften Operationsverlauf auf der Grundlage krankenhauseigener Bedarfslisten eine Transfusion in Betracht kommt.

Kontraindikation: unter Wertung des Einzelfalles: akute Infektion mit evtl. hämatogener Streuung, Veracht auf infektiöse Magen-Darm-Erkrankung, Anämie, frischer Herzinfarkt* (3 Monate), instabile Angina* pectoris, Hauptstammstenose der Koronararterien, klinisch wirksame Aortenstenose, dekompensierte Herzinsuffizienz*, Synkopen unklarer Genese.

Durchführung: 1. Eigenblutspende: präoperative Eigenblutentnahme und -apherese; evtl. Separation und Aufbereitung in Erythrozytenkonzentrat* und gefrorenes Frischplasma; Voraussetzungen sind eine Transfusionswahrscheinlichkeit von mind. 10 % bei regelhaftem Operationsverlauf, Spendentauglichkeit, ausreichender Spendenzeitraum; trotz Einsatz autologer Hämotherapieverfahren kann die Notwendigkeit einer Fremdbluttransfusion nicht mit Sicherheit ausgeschlossen werden (Patientenaufklärung). Entnahme bis 35(–49) Tage präoperativ (Lagerungszeiten bei +4 (±2) °C beachten), max. 1 Spende (500 ml) wöchentlich; bei positiven Infektionsmarkern Spende nur in begründeten Ausnahmefällen unter Einhaltung der Sicherheitsmaßnahmen; vor Retransfusion Identitätssicherung sowie ABNull-Identitätstest mit Empfängerblut, bei erythrozytenhaltigen Präparaten auch mit autologer Konserve; die serologische Verträglichkeitsprobe (Kreuzprobe) kann entfallen. Nicht verwendete Eigenblutkonserven werden nach Ablauf der Lagerungsfähigkeit entsorgt. Sie dürfen aus Gründen der Sicherheit weder zur homologen Bluttransfusion noch als Ausgangsmaterial für Blutprodukte verwendet werden. Anzeigepflicht nach § 67 AMG, Komponentenpräparation, Herstellungserlaubnis § 13 AMG; Neuentwicklung: Einsatz von rekombinantem humanem Erythropoetin (Abk. r-HuEPO), 600 IE/kg KG, 2-mal wöchentlich für 3 Wochen vor einer Operation; maschinelle autologe Blutkomponentenspende (Erythrozyten/Frischplasma) mit Zellseparationsprogramm; alternativ zum transfusionsmedizinischen Standard (Auftrennung der Vollblutspende in buffy-coat-freies Erythrozytenkonzentrat und Frischplasma) effiziente Leukozytenentfernung aus dem Vollblut durch Blutentnahmesysteme mit integriertem Vollblutfilter; **2. Plasmapherese:** präoperative Gewinnung von Blutplasma; bei ausreichender Zeit sind aufgrund der langen Haltbarkeit (Lagerung bei mind. −25 °C) zahlreiche Spenden möglich; Indikation zur Retransfusion: s. Frischplasma, gefrorenes; anzeigepflichtig nach § 67 AMG; **3. Hämodilution:** Entnahme von 500–1000 ml Vollblut unmittelbar vor der Operation; Volumenersatz durch kristalloide Flüssigkeit (Verdünnungseffekt); Lagerung bei Raumtemperatur; Retransfusion als Vollblutkonserve innerhalb 6 Stunden; **4. maschinelle Autotransfusion:** intraoperative Absaugung von Wundblut und Aufbereitung durch Cell-saver; int-

T

ra- oder postoperative Retransfusion der gewaschenen Erythrozyten; Indikation: blutreiche Operation (Hüftgelenkersatz, Aortenaneurysma); Kontraindikation: Infektion im Operationsgebiet (Gefahr der hämatogenen Streuung); bei sofortiger Retransfusion im Operationssaal entfällt der Bedside-Test (keine Verwechslungsmöglichkeit). **5. Drainageblut:** postoperative Sammlung von Blut und Wundflüssigkeit durch Saugdrainage mit speziellen Redonflaschen (z. B. Readyrob®, Solcotrans®) und anschl. Retransfusion über Filtersystem ohne weitere Aufbereitung; das System bleibt beim Patienten, ein Identitätstest entfällt. Nachteile: Aktivierung von Plasmabestandteilen (Gerinnungsfaktoren, Komplementsystem, freies Hämoglobin), Zeitbegrenzung (4–8 Stunden), Kontaminationsgefahr, Volumenbegrenzung (≤500 ml).

Hinweis: Für den Einsatz autologer Thrombozytenpräparationen in der Therapie des Makulaforamens, autologer Fibrinkleber (Dermatologie, Chirurgie, HNO) sowie autologen plättchenreichen Plasmas zum Auffüllen von Knochendefekten in der Zahnheilkunde können keine verbindlichen Regeln über Indikationen, Dosierungen, Qualitätsanforderungen oder Art der Annwendung formuliert werden. Kontrollierte prospektive Studien liegen nicht vor. Präoperativ entnommenes Eigenblut oder Eigenblutbestandteile unterliegen als Arzneimittel der Betriebsverordnung für pharmazeutische Unternehmer (PharmBetrV), dem Arzneimittelgesetz, dem Gesetz zur Regelung des Transfusionswesens (Transfusionsgesetz) sowie den Richtlinien zur Gewinnung von Blut und Blutbestandteilen und zur Anwendung von Blutprodukten (Hämotherapie).

Literatur: **1.** Bundesärztekammer (Hrsg.): Querschnitts-Leitlinien (BÄK) zur Therapie mit Blutkomponenten und Plasmaderivaten – Gesamtnovelle. Kapitel 10: Autologe Hämotherapie. Köln: Deutscher Ärzteverlag, 2008; **2.** Bundesärztekammer (Hrsg.): Richtlinien zur Gewinnung von Blut und Blutbestandteilen und zur Anwendung von Blutprodukten (Hämotherapie). Köln: Deutscher Ärzteverlag, 2007.

Autor: N. Müller.

Transplantatabstoßungsprophylaxe: s. Immunsuppressiva; Organtransplantation.

Transplantation: s. Dünndarmtransplantation; Herztransplantation; Lebertransplantation; Lungentransplantation; Nierentransplantation; Organtransplantation; Pankreastransplantation; Stammzelltransplantation.

Transsudat: s. Pleuraerguss.

Trapidil: s. Phosphodiesterase-Hemmer.

Treat-and-go-Prinzip: s. Polytrauma.

Tredelenburg-Operation: s. Lungenembolie.

Trematodeninfektion: mit Eosinophilie einhergehende Infektion mit Saugwürmern (Egeln); **Übertragung:** perkutan oder oral erworbene Infektion des Menschen (Endwirt) mit von Wasserschnecken (Zwischenwirt) ausgeschiedenen Larven (s. Tab.); **Klinik:** **1.** akutes Stadium: asymptomatisch oder mit Fieber und organspezifischen Symptomen (z. B. blutige Diarrhöe, abdominale Schmerzen, Hepatomegalie, Hämaturie, Husten und Dyspnoe*); **2.** chronisches Stadium: Entwicklung von Leberzirrhose*, Gallengangobstruktion, Fibrose oder Karzinom der Blase, Malabsorption, Lungenkavernen (s. Lungenparasitosen), pulmonaler Hypertonie und Veränderungen des zentralen Nervensystems noch nach Monaten und Jahren möglich.

Behandlungsindikation: bei Erreger- oder Einachweis in Stuhl, Urin, Galle oder Sputum; bei fortgeschrittener chronischer Form ohne Eiausscheidung evtl. nach Biopsie i. R. einer Zysto- oder Rektoskopie.

Pharmakotherapie: s. Anthelminthika; **1.** Schistosomiasis: **a)** Mittel der Wahl ist Praziquantel (z. B. Biltricide®): bei Schistosoma haematobium, mansoni und intercalatum 40 mg/kg KG p. o. als Einmaldosis, bei Schistosoma japonicum 2–3 × 20 mg/kg KG p. o. im Abstand von 4–6 Stunden; Heilungsrate >90 %; **b)** alternativ bei Schistosoma haematobium Metrifonat (Promem®; in Deutschland nicht zugelassen, erhältlich über internationale Apotheke, USA), 7,5 mg/kg KG einmalig und Wiederholung nach 2 und 4 Wochen; **c)** alternativ bei Schistosoma mansoni und Schistosoma intercalatum Oxamniquin (Vansil®; in Deutschland nicht zugelassen, erhältlich über internationale Apotheke, Griechenland oder USA), 2 × 15 mg/kg KG/d für 1–2 Tage; **2.** Faszioliasis: **a)** Triclabendazol (Fasinex®), 10 mg/kg KG einmalig; Arzneimittel der Veterinärmedizin, das für die klinische Anwendung am Menschen noch nicht zugelassen ist; **b)** alternativ Bithionol (Prüfsubstanz, die über das Center for Disease Control, Atlanta, Georgia, zu beziehen ist), 30–50 mg/kg KG jeden 2. Tag für 10–15 Tage; **3.** bei Infektion mit Clonorchis, Opisthorchis, Fasziolopsis und Paragonimus: **a)** Praziquantel, 3 × 25 mg/kg KG p. o. einmalig; **b)** alternativ bei Paragonimus: Triclabendazol oder Bithionol; **4.** bei heftiger Akutinfektion (Katayama-Syndrom) oder toxischer Reaktion kurzfristig hochdosierte Glukokortikoidgabe; **5.** bei bakterieller Sekundärinfektion (z. B. der Gallenwege) antibiotische Therapie; **6.** bei zerebraler Manifestation Antiepileptika.

Operative Therapie: **1.** bei fortgeschrittenen Stadien der urogenitalen Schistosomiasis mit obstruktiver Uropathie, Urolithiasis* oder Blasenkarzinom*; **2.** bei portaler Hypertension mit Ösophagusvarizenblutung* vorrangig endoskopische Therapie, sonst Shuntoperation.

Sonstige Maßnahmen: **1.** Einsatz von Molluskiziden; **2.** Gesundheitserziehung.

Eigenbehandlung: Expositionsprophylaxe durch Vermeidung von Kontakt mit kontaminiertem Süßwasser und Aufnahme kontaminierter Brunnenkresse, ungekochter wildwachsender

Trematodeninfektion				
Egelart	Erreger	Zielorgan	Vorkommen	Zwischenwirt
Blutegel	Schistosoma haematobium	vesikaler Plexus	Mittlerer Osten, Afrika	Wasserschnecke
	Schistosoma mansoni	Vena mesenterica inferior	Afrika, Arabien, Südamerika, Karibik	Wasserschnecke
	Schistosoma japonicum	Vena mesenterica superior	Japan, China, Philippinen	Wasserschnecke
	Schistosoma mekongi	Mesenterialvenen	Südostasien	Wasserschnecke
	Schistosoma intercalatum	Mesenterialvenen	West- und Zentralafrika	Wasserschnecke
Leberegel	Clonorchis sinensis	Gallengänge	China, Vietnam, Korea	Fisch
	Opisthorchis felineus	Gallengänge	Südostasien, Osteuropa	Fisch
	Opisthorchis viverrini	Gallengänge	Thailand	Fisch
	Fasciola hepatica	Gallengänge	Südamerika, Europa, Afrika, China, Australien	Wasserkresse
Dünndarmegel	Fasciolopsis buski	Dünndarm	Ferner Osten, Südostasien	Wasserpflanzen
Lungenegel	Paragonimus	Lunge	Ferner Osten, Süd- und Zentralamerika, Westafrika, Indien	Krabben

Pflanzen sowie roher oder ungenügend erhitzter Krebse, Krabben und Fische.

Neuentwicklung: Die Entwicklung von Impfstoffen bleibt abzuwarten; Identifizierung mehrerer protektiver Schistosomen-Antigene.

Literatur: **1.** World Health Organization: Schistosomiasis; http://www.who.int/tdr/diseases/schisto/default.htm; **2.** Chitsulo, L.; Loverde, P.; Engels, D.: Schistosomiasis. Nat Rev Microbiol 2 (1): 12–13 (2004); **3.** McManus, D. P.; Bartley, P. B.: A vaccine against Asian schistosomiasis. Parasitol Int 53 (2): 163–173 (2004); **4.** Mandell, G. L.; Bennett, J. E.; Dolin, R. (eds): Mandell, Douglas and Bennett's Principles and Practice of Infectious Diseases. 6th ed. Edinburgh: Churchill Livingstone, 2004.

Autoren: Th. Weinke, W. Güthoff, I. Liebold.

Tremor: unwillkürliche, rhythmische Oszillation eines oder mehrerer Körperabschnitte, bei Ruhe oder Bewegung auftretend; **Formen:** **1.** verstärkter physiologischer Tremor: feinschlägiger, hochfrequenter Haltetremor (>6 Hz); i. R. von Erregungszuständen, Angst, Hyperthyreose*, Phäochromozytom*, Hypoglykämie, Alkoholentzug; **2.** essentieller Tremor: feinschlägiger Haltetremor und kinetischer Tremor mittlerer Frequenz (4–7 Hz); in ca. 60 % der Fälle familiär bedingt; **3.** Tremor bei Parkinson*-Syndrom: mittelschlägiger Ruhetremor mittlerer Frequenz (>4 Hz), Agonisten-Antagonisten-Tremor (Pillendrehertremor), evtl. zusätzlich Haltetremor und kinetischer Tremor; **4.** zerebellarer Tremor: grobschlägiger, niederfrequenter kinetischer Tremor (bes. Intentionstremor; <5 Hz); häufig bei Multipler* Sklerose; auch bei Schlaganfall, degenerativer, paraneoplastischer Erkrankung, toxischer Hirnschädigung und Wilson*-Krankheit; **5.** Arzneimittel- (Lithium, Valproinsäure, Neuroleptika*, tricyklische Antidepressiva*, Theophyllin*, Glukokortikoide*, Bronchodilatatoren, Coffein) und Toxin-induzierter (Alkohol, Schwermetalle) Tremor; **6.** orthostatischer Tremor; **7.** dystoner Tremor; **8.** Aufgaben- und positionsspezifischer Tremor; **9.** Holmes-Tremor; **10.** Gaumensegeltremor; **11.** Tremor bei peripherer Neuropathie; **12.** psychogener Tremor.

Behandlungsindikation: kausale Therapie entspr. der Grunderkrankung; symptomatische Therapie abhängig von der Beeinträchtigung des täglichen Lebens.

Pharmakotherapie: **1.** verstärkter physiologischer Tremor: unspezifische Behandlung mit Beta-Rezeptoren-Blockern möglich, z. B. Propanolol (z. B. Dociton®), 30–320 mg/d p. o.; **2.** essentieller Tremor: Propanolol, 30–320 mg/d p. o.; alternativ Primidon (z. B. Mylepsinum®), 30–500 mg/d p. o., einschleichende Dosierung von Primidon als Saft kann UAW vermeiden. **3.** Tremor bei Parkinson*-Syndrom: **a)** zunächst dopaminerge Therapie:

T

L-Dopa (z. B. Madopar®), 3 × 62,5 mg/d p. o., max. 3 × 125–250 mg/d; und/oder Dopamin-Rezeptor-Agonist: z. B. Bromocriptin (z. B. Pravidel®), 3 × 2,5–10 mg/d p. o., max. 50 mg/d; **b)** zusätzlich Anticholinergika: z. B. Biperiden (z. B. Akineton®), 6–12 mg/d p. o., oder Bornaprin (Sormodren®) 6–12 mg/d p. o., oder Budipin (z. B. Parkinsan®), 30–80 mg/d p. o.; **c)** Behandlung einer Haltetremorkomponente wie bei essentiellem Tremor (s. o.); **4.** zerebellarer Tremor: Es gibt keine etablierte Pharmakotherapie; Versuch mit Clonazepam (Rivotril®), 1,5–6 mg/d p. o., Carbamazepin (z. B. Tegretal®), 400–600 mg/d p. o.; Propanolol (z. B. Dociton®).

Operative Therapie: Verfahren: stereotaktische Operationen: hochfrequente Tiefenhirnstimulation im Thalamus (Nucleus ventralis intermedius, Abk. Vim) und Nucleus subthalamicus (Abk. STN); nur noch selten: Thalamotomie; **Indikation:** pharmakotherapierefraktärer, das tägliche Leben schwerwiegend beeinträchtiger essentieller Tremor (Vim) und Parkinson-Tremor (STN); zerebellarer Tremor >3 Hz, der regelmäßig ist und nicht mit wesentlichen zusätzlichen Störungen der Hand einhergeht (Vim, Thalamotomie); **Prognose:** initiale Besserung bei essentiellem Tremor und Parkinson-Tremor in 80–90 %; Erfolge bei zerebellarem Tremor deutlich schlechter (enge Indikationsstellung); **Komplikationen:** während der Implantation: zerebrale und subdurale Blutungen, postoperative Verwirrtheit und Antriebsmangel, Infektion; der Stimulation: Dysarthrie (Vim), Dyskinesien (STN).

Sonstige Maßnahmen: Physiotherapie mit zusätzlichen Gewichten reduziert bei zerebellarem Tremor die Tremoramplitude.

Therapeutischer Stufenplan: s. Abb.

Hinweis: **1.** Tremor verstärkende Arzneimittel sollten gemieden werden. **2.** Kein Alkoholkonsum bei essentiellem Tremor (bewirkt zwar bei 50–70 % der Patienten eine klinische Besserung, aber mit Gefahr unerwünschter Wirkungen). **3.** Keine Wirkung beim essentiellen Tremor haben Acetazolamid, Isoniazid, Trazodon, Mirtazapin, Haloperidol und Antiparkinsonmittel. Benzodiazepine sollten wegen des Sucht- und Gewöhnungspotentials gemieden werden. **4.** Keine Wirkung beim zerebellaren Tremor haben Isoniazid, Valproinsäure und Baclofen.

Neuentwicklung: **1.** bei essentiellem Tremor: Arotinolol (Armarl®), 10–30 mg/d p. o.; Gabapentin (z. B. Neurontin®), 1800–2400 mg/d p. o.; Topiramat (z. B. Topamax®), 400–800 mg/d p. o.; Botulinumtoxin bei Kopf- und Stimmtremor; **2.** bei zerebellarem Tremor Topiramat (Topamax®), 25–100 mg/d p. o.; **3.** bei Parkinson-Tremor: putaminale Transplantation von fetalem Mittelhirngewebe; Generierung von embryonalen Stammzellen, die zu dopaminergen Transplantaten differenziert werden können.

Literatur: **1.** Deuschl, G.; Schultz, J. B.; Spieker, S.: Tremor. In: Diener, H. C. (Hrsg.): Leitlinien für Dia-

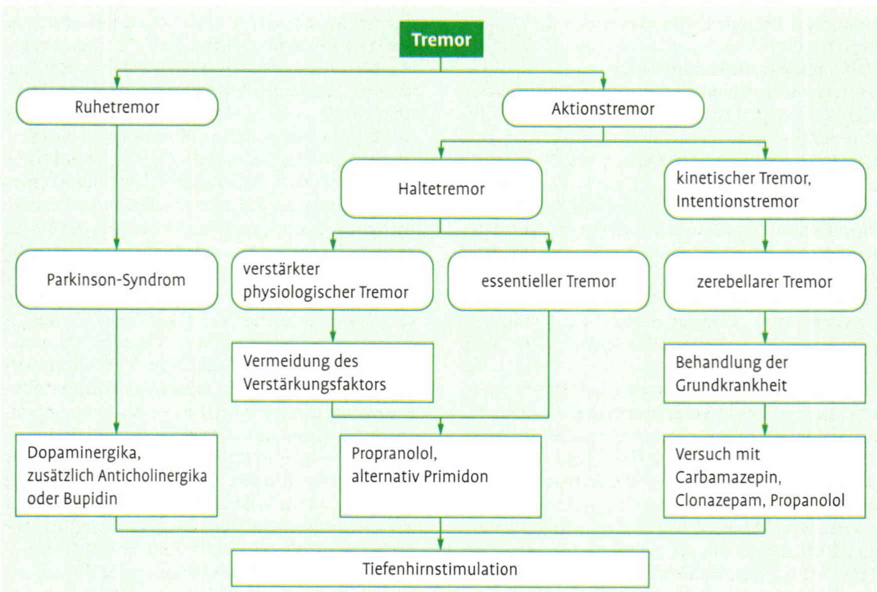

Tremor: therapeutischer Stufenplan

T

gnostik und Therapie in der Neurologie. 4. Aufl. Stuttgart: Thieme, 2008; **2.** Raethjen, J.; Deuschl, G.: Tremor. Ther Umsch 64: 35–40 (2007).

Autoren: D. Timmann, H. C. Diener.

Treponema pallidum: s. Syphilis.

Tretinoin: s. Retinoide.

Triamteren: s. Diuretika, Kalium sparende.

Trichinose: Wurmerkrankung durch den Nematoden Trichinella spiralis; **Übertragung:** Durch den Verzehr von nicht ausreichend erhitztem (Schweine-)Fleisch werden die Larven aufgenommen und entwickeln sich in der Dünndarmschleimhaut zu Adultwürmern, deren Larven ins Muskelgewebe wandern. Inkubationszeit: 5–10 Tage (bis 46 Tage; ggf. mit gastrointestinalen Symptomen); **Klinik:** anfangs allergische Reaktionen, die ggf. zu schweren Verläufen mit Herz-Kreislauf- und Nebenniereninsuffizienz führen können, gefolgt von Lid- und Gesichtsödemen (später auch Hand- und Fußrückenödeme), hohem Fieber, extremer Eosinophilie, Muskelverhärtung, -schmerzen und -schwellungen; hohe Letalität bei Befall der Interkostal- und Zwerchfellmuskulatur bzw. bei Myokarditis*; **Diagnose:** Anamnese, Muskelbiopsie, serologisch (IFT, ELISA); **Therapie:** s. Lungenparasitosen.

Trichomonas vaginalis: s. Trichomoniasis.

Trichomoniasis: urogenitale Infektion durch Trichomonas vaginalis; Übertragung durch Geschlechtsverkehr; **Klinik:** beim Mann häufig blander Verlauf mit milder Urethritis, Prostatitis; bei der Frau in 80 % der Fälle symptomatisch mit Juckreiz, Brennen und dünnem, gelblich schaumigem, übelriechendem Fluor durch Besiedelung von Vagina (Kolpitis*), Vulva (Vulvitis*) und Harnröhre.

Behandlungsindikation: besteht mit der Diagnosestellung durch mikroskopischen Erregernachweis im Nativpräparat (charakteristische, lebhafte Bewegung).

Pharmakotherapie: Metronidazol (z. B. Clont®, Arilin®) als orale Einmalgabe (2 g) oder 2 × 250 mg/d p. o. für 5–7 Tage; cave: nicht bei Schwangeren im 1. Trimenon anwenden; Interaktion mit Alkohol, evtl. Provokation einer vaginalen Candidose*.

Sonstige Maßnahmen: **1.** Mitbehandlung des Sexualpartners, Erregernachweis; **2.** Fahndung nach weiteren Genitalinfektionen und Geschlechtskrankheiten.

Hinweis: Die Lokaltherapie mit Clotrimazol oder anderen Imidazolderivaten ist obsolet, da meist ohne überzeugendes Ergebnis. Lediglich in der Schwangerschaft kann ein Therapieversuch mit Clotrimazol intravaginal über 7 Tage erwogen werden.

Literatur: Ressel, G. W.: CDC releases 2002 guidelines for treating STDs: Part I. Diseases characterized by vaginal discharge and PID. Am Fam Physician 66: 1777–1778 (2002).

Autoren: P. Schulze, W. Sterry.

Trichophyton-Mykose: s. Tinea.

Trichostrongyliasis: s. Nematodeninfektion.

Trichuriasis: s. Nematodeninfektion.

tricyclische Antidepressiva: s. Antidepressiva.

Trigeminusneuralgie: anfallartige und streng einseitige Schmerzattacken von hoher Intensität und stechender bzw. brennender Qualität im sensiblen Versorgungsgebiet eines oder mehrerer Äste des Nervus trigeminus, die durch bestimmte Trigger-Faktoren (z. B. Berührungen) ausgelöst werden können und häufig mit bestimmten Begleiterscheinungen einhergehen (z. B. rhythmische Kontraktionen der Gesichtsmuskulatur, Gesichtserythem, Tränensekretion); zwischen den Schmerzepisoden besteht vollständige Schmerzfreiheit.

Behandlungsindikation: mit Diagnosestellung immer gegeben.

Pharmakotherapie: Die akuten Schmerzen können pharmakologisch nicht beeinflusst werden. Die therapeutischen Bemühungen konzentrieren sich daher auf eine wirksame Prophylaxe: **1.** 1. Wahl: Carbamazepin (z. B. Tegretal®), 600–1500 mg/d p. o. in retardierter Form (geringe Anfangsdosis, langsame Dosissteigerung); **2.** 2. Wahl: Phenytoin (z. B. Phenhydan®), 300–400 mg/d p. o. nach Serumkonzentration (s. Drugmonitoring, therapeutisches); **3.** 3. Wahl: Gabapentin (z. B. Neurontin®), 900–2400 mg/d p. o.; **4.** 4. Wahl: bei nicht ausreichender Wirkung bzw. sekundärem Wirkungsverlust zusätzlich zu Carbamazepin bzw. Phenytoin: Clonazepam (z. B. Rivotril®), 3–8 mg/d p. o., oder Baclofen (z. B. Lioresal®), 30–75 mg/d p. o.

Operative Therapie: Bei insuffizienter Pharmakotherapie bzw. sekundärem Wirkungsverlust der Pharmakotherapie; **1.** Patienten <70. Lebensjahr: mikrovaskuläre Dekompression nach Janetta mit Schädeltrepanation, Freilegen des Kleinhirnbrückenwinkels und Abpräparieren der kleinen Arterie oder Vene, die mit dem Nervus trigeminus verwachsen ist und diesen komprimiert, anschl. Interposition eines Muskelstückchens oder eines Kunststoffschwämmchens; Letalität <1 %, Morbidität (Hörverlust, periphere Fazialisparese) bis zu 3 %; Erfolgsquote 80 % nach 3 Jahren; **2.** ältere Patienten oder Patienten mit erhöhtem Narkoserisiko: perkutane Thermo- oder Kryokoagulation des Ganglion trigeminale in Kurznarkose mit Aufsuchen des Foramen ovale im Röntgenbildverstärker, Vorschieben der Sonde bis zum Ganglion trigeminale, Identifizierung des betreffenden Trigeminusastes durch elektrische Stimulation und selektive thermische Koagulation mit Hochfrequenzstrom oder Kältesonde; Rezidivrate 15–25 % innerhalb von 7 Jahren; selten Entwicklung einer therapeutisch nur schwer zu beeinflussenden Anaesthesia dolorosa (Schmerzempfindung trotz völligen Ausfalls der Oberflächensensibilität).

Therapeutischer Stufenplan: s. Abb.

Hinweis: **1.** Peripher wirkende Analgetika, Muskelrelaxanzien* bzw. Neuroleptika* sind bei der

T

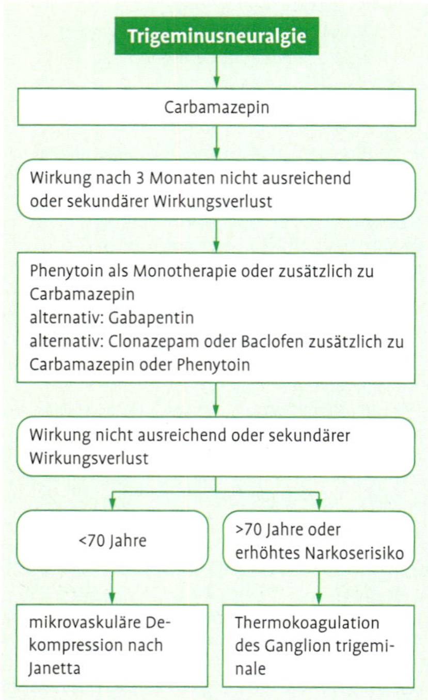

Trigeminusneuralgie: therapeutischer Stufenplan

typischen Trigeminusneuralgie nicht wirksam. **2.** Lokale Injektion von Lokalanästhetika*, Zahnextraktionen oder die Entfernung von Amalgamfüllungen sind unwirksam. **3.** Offene operative Durchtrennung des betreffenden sensiblen Trigeminusastes wird nicht mehr durchgeführt, u. a. wegen hoher Komplikationsraten (Anaesthesia dolorosa).

Neuentwicklung: Es gibt Hinweise, dass die ganglionäre Opioidanalgesie (s. Schmerzsyndrome) in therapierefraktären Fällen die Carbamazepin-Sensibilität wiederherstellen kann.

Selbsthilfe: **1.** Deutsche Schmerzliga e. V., Adenauerallee 18, 61440 Oberursel, Tel. 0700 375375375, Fax 0700 37537538; E-Mail: info@schmerzliga.de, Homepage: http://www.schmerzliga.de; **2.** Aktive Schmerzhilfe e. V. (ASH), Postfach 100116, 47701 Krefeld, Tel. 02151 761797, Fax 02151 655145; E-Mail: Aktive-Schmerzhilfe.de@web.de.

Literatur: Förderreuther, S. et al.: Trigeminusneuralgie. In: Diener, H. C.; Putzki, N. (Hrsg.): Leitlinien für Diagnostik und Therapie in der Neurologie. 4. Aufl. Stuttgart: Thieme, 2008.

Autor: H. C. Diener.

Triglyceride: s. Hypertriglyceridämie.

Trikolore-Phänomen: s. Raynaud-Syndrom.

Trikuspidalklappenfehler: s. Herzklappenfehler.

Trimethoprim: s. Folsäure-Antagonisten.

Trinkkur: s. Balneotherapie.

Tripelennamin: s. Histamin-H1-Rezeptoren-Blocker.

Tripel-Therapie: s. Gastritis, chronische; Ulkus, gastroduodenales.

Triple-H-Therapie: s. Volumentherapie bei Subarachnoidalblutung.

Tripper: s. Gonorrhö.

Triprolidin: s. Histamin-H1-Rezeptoren-Blocker.

Trisomie 21: s. Down-Syndrom.

Trommelfelleinschnitt: s. Parazentese.

Trommelfellperforation, traumatische: Ruptur des Trommelfells durch äußere Einwirkung; **Ursache:** **1.** Druckeinwirkung durch Explosionen (Druckimpulse von >2 ms), Barotrauma, Tauchen, Kopfsprung ins Wasser, Ohrfeige; **2.** direktes mechanisches Trauma (eingespießte Fremdkörper, Ohrspülung, Reinigungsversuche im Gehörgang); Luxation der Gehörknöchelchenkette und Impression des Steigbügels in das Labyrinth bis zur Ertaubung und zum Vestibularisausfall möglich; selten glühende Schleifpartikel, Schweißperlen, Verbrühung und Verätzung mit Gefahr einer Labyrinthnekrose oder Schädigung des Nervus facialis.

Behandlungsindikation: Kleinere radiäre oder schlitzförmige Rupturen heilen meist innerhalb von 1–2 Wochen spontan ab. Größere Perforationen mit eingeschlagenen Rändern müssen operativ versorgt werden.

Pharmakotherapie: **1.** Mittelohrkontamination, z. B. durch Badewasser nach Kopfsprung: Antibiotikaprophylaxe mit Amoxicillin, 3 × 750–1000 mg/d p. o., oder Co-trimoxazol, 2 × 960 mg/d p. o.; **2.** Explosionstrauma und nachweisbare akute Innenohrschwerhörigkeit: rheologische Infusionstherapie (u. a. mit Glukokortikoiden*; s. Hörminderung, akute sensorineurale, Tab.).

Operative Therapie: **1.** Größere reizlose Defekte werden sofort in Lokalanästhesie (Lidocain 1 % oder in fixer Kombination mit Prilocain, EMLA®) geschient. Lokalisation der Perforation ist typischerweise die untere Trommelfellhälfte bzw. der vordere untere Trommelfellquadrant. Unter sterilen Bedingungen erfolgt unter mikroskopischer Sicht die Säuberung des Perforationsbereichs und Rückverlagerung der eingerollten Trommelfellabschnitte mit einem Häkchen. Vom Gehörgang aus wird die Perforation mit einem kleinen Stück Silikonfolie abgedeckt. **2.** Tympanoskopie: bei Fremdkörper im Mittelohr (z. B. Schweißperle) evtl. vorher Röntgenaufnahme nach Schüller, Sicht in das Mittelohr durch Zurückschlagen des gesamten Trommelfells und ggf. Entfernung des Fremdkörpers, um eine Mittelohreiterung zu verhindern; bei Fazialisparese* oder erheblicher Schallleitungsschwerhörigkeit (Verdacht auf Luxation der Gehörknöchelchenkette) ist ebenfalls eine Tympanoskopie indiziert. **3.** Tympanoplastik* i. S. einer Myringoplastik ist bei ausbleibendem Verschluss im Intervall durchzuführen.

Eigenbehandlung: 1. Verzicht auf Selbstreinigung des Gehörgangs; 2. bei Schweißarbeiten prophylaktisch Gehörschutz tragen.

Arbeitsunfähigkeit: nur bei Komplikationen.

Autoren: F. Waldfahrer, H. Iro.

Tropisetron: s. Antiemetika.

Trypanosomiasis, amerikanische: s. Chagas-Krankheit.

TTP: Abk. für thrombotisch-thrombozytopenische Purpura*.

Tubenchirurgie: mikrochirurgische und schonende Rekonstruktion der Tubendurchgängigkeit an vorgeschädigten Eileitern (Entzündungen, Adhäsionen, Endometriose*, operative Sterilisation, Extrauteringravidität*) zur Verbesserung der Fertilitätschance einer Frau oder zur Behandlung einer Extrauteringravidität mit anschließender intrauteriner Schwangerschaft.

Indikation: tubare Sterilität, Tubargravidität, gewünschte Refertilisierung nach Tubensterilisation.

Kontraindikation: kombinierter proximaler und distaler Tubenverschluss beidseits, therapieresistente endokrinologische und andrologische Störung (Oligo-Astheno-Teratozoospermie-Syndrom, Kurzbez. OAT-Syndrom, als Indikation zur In*-vitro-Fertilisation mit ICSI), dickwandige Saktosalpinx beidseits sowie massive Adhäsionen, die den operativen Zugang unmöglich machen.

Durchführung: mikrochirurgische Operation über Laparotomie mit Eröffnung des Abdomens (meist durch Pfannenstiel-Querschnitt) oder laparoskopische Darstellung der Adnexe und evtl. Lösung der Verwachsungen; Chromotubation (blaue Indigokarminlösung wird durch einen Adapter in das Cavum uteri gespritzt, Übertritt der Farblösung in Tube und Lokalisation des Verschlusses); **1.** Adhäsiolyse (Ovariolyse, Salpingolyse): Lösung bzw. Durchtrennung der bindegewebigen Verwachsungen mit mikrochirurgischem Instrumentarium und Lupenbrille; **2.** Fimbrioplastik: Rekonstruktion eines eingeschlagenen und verengten Tubenostiums durch radiäre Inzisionen und Eversionsnähte der mobilisierten Fimbrien; **3.** Salpingo(neo)stomie: Eröffnung des Eileiters (terminal, im Bereich der Ampulle oder des Isthmus) und Rekonstruktion eines Fimbrientrichters; **4.** Tubenanastomose (s. Abb.) oder Tubenimplantation: **a)** laparotomisch und unter mikroskopischer Sicht Resektion des verschlossenen Tubenabschnitts; Einlage eines intratubaren Splints für die Adaptation des proximalen und distalen Endes mit Muskularisnähten und seroseröser zweischichtiger Anastomose; Entfernen des Splints und abschließende transfundale Chromotubation zur Kontrolle; **b)** meist laparoskopisch zur Refertilisierung nach Tubensterilisation; **5.** bei Tubargravidität grundsätzlich laparoskopischer Zugang für organerhaltende Salpingotomie mit Inzision der Tubenwand und Entfernung des Trophoblasten; Tubenteilresektion oder Salpingektomie bei vorgeschädigter Tube, starker Blutung oder wiederholten Tubargraviditäten; **Nachbehandlung:** bei ausgedehnten Operationen nach 3 Monaten evtl. postoperative Kontrolllaparoskopie zur Prüfung der Tubendurchgängigkeit und Früherkennung von Adhäsionen (Frühadhäsiolyse).

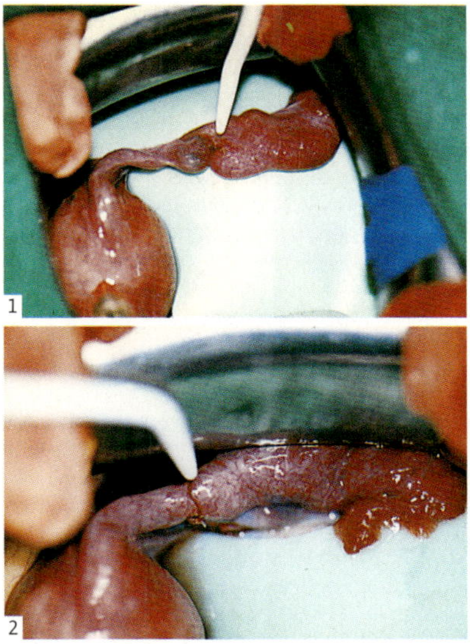

Tubenchirurgie: 1: isthmischer Tubenverschluss durch Endometriose; 2: isthmoampulläre Tubenanastomose nach mikrochirurgischer Operation

Komplikationen: Tubenchirurgie erhöht die Rate der Extrauteringraviditäten um 5–10 %; allgemeine Gefahren der Laparotomie sind Blutung, Infektion und Wiederauftreten von Adhäsionen; bei Laparoskopie Adhäsionsbildung geringer.

Hinweis: Die postoperative Tubendurchgängigkeit beträgt je nach Methode ca. 90 %. Die Rate von ausgetragenen Schwangerschaften liegt bei 30–40 %, nach Operation zur Refertilisierung bei 80–90 %.

Neuentwicklung: **1.** bei proximaler Tubenstenose Sprengung mit einem Ballonkatheter, der transzervikal mit einem dünnen Endoskop vorgeschoben wird; **2.** Anwendung mikrochirurgischer Technik und Instrumentarien per laparoscopiam.

Literatur: **1.** Elstein, M.: Tubal disease and fertility outcome. Reprod Biomed Online 16: 167–169 (2008); **2.** Ketefian, A. et al.; for the Society of Reproductive Surgeons, Inc.: Fifteen-year trend in the use of reproductive surgery in women in the United States. Fertil Steril 26 (2008); **3.** Practice Committee of American Society for Reproductive Medicine. The role of tubal reconstructive surgery in the era of assistant reproductive technologies. Fertil Steril 90: 250–253 (2008).

Autor: Th. Römer.

T

Tubenkatarrh: Schwellung der Tubenschleimhaut und erschwerter Druckausgleich im Mittelohr i. R. von Infektionen der oberen Atemwege, evtl. mit komplettem Tubenverschluss; Beeinträchtigung der Tubenfunktion auch durch adenoide Vegetationen*, Gaumenspalten und Tumoren des Nasenrachenraums (einseitiger Paukenerguss des Erwachsenen). Im Mittelohr kann es zur Ansammlung von seröser Flüssigkeit kommen (Serotympanon). Bei Persistenz nehmen die Becherzellen in der Schleimhaut zu und der Mittelohrerguss dickt ein (Mukotympanon). Es resultiert eine Störung der Schallleitung mit Schwerhörigkeit, Druck- oder Völlegefühl, evtl. Rauschen und verändertem Klang der eigenen Stimme.

Behandlungsindikation: bei relativ geringer Symptomatik keine spezifische Therapie; spezielle Diagnostik und Therapie, wenn sich der Tubenkatarrh 4–6 Wochen nach Abklingen der Infektion nicht zurückbildet.

Pharmakotherapie: **1.** Alphasympathomimetika (s. Sympathomimetika) lokal zur Schleimhautabschwellung in der Nase und im Nasopharynx (z. B. Xylometazolin, Oxymetazolin; konservierungsmittelfreie Präparate bevorzugen); **2.** nichtsteroidale Antiphlogistika*, z. B. Ibuprofen, 3–4 × 400–600 mg/d p. o., oder Naproxen, 1–2 × 500 mg/d p. o., oder Glukokortikoide* (Prednisolonäquivalent, 40–80 mg/d) für 5 Tage.

Operative Therapie: **1.** Parazentese* bei erfolgloser konservativer Behandlung über 4 Wochen; Paukenröhrcheneinlage (s. Abb.) zur Wiederherstellung der Mittelohrbelüftung und Regeneration der Mittelohrschleimhaut; **2.** im Kindesalter Adenotomie bei Hyperplasie der Rachenmandeln mit rezidivierendem Paukenerguss.

Eigenbehandlung: **1.** Verbesserung der Mittelohrbelüftung durch Valsalva-Versuch und Aufblasen eines Otovent® Latexballons über die Nase; **2.** bei Flugreisen Offenhalten der Ohrtrompete durch Valsalva-Versuch, Kaubewegungen und Alphasympathomimetika (v. a. beim Landeanflug).

Hinweis: **1.** Bei therapierefraktärem Paukenerguss im Erwachsenenalter sollte zum Ausschluss eines Nasopharynxkarzinoms bildgebende Diagnostik und eine Inspektion des Nasenrachenraums mit Biopsie erfolgen. **2.** Bei unbehandelter Tubenventilationsstörung kann es zu einem Adhäsivprozess (Verklebung des Trommelfells mit der Wand des Promontoriums) oder zu einer Tympanosklerose (mukohyaline Degeneration des Mukoperiosts des Mittelohrs) kommen. **3.** Von Flugreisen und v. a. von Tauchgängen bei akutem Tubenkatarrh ist abzuraten. Bei manifestem Infekt sind bei Start und Landung abschwellend wirkende Nasentropfen anzuwenden.

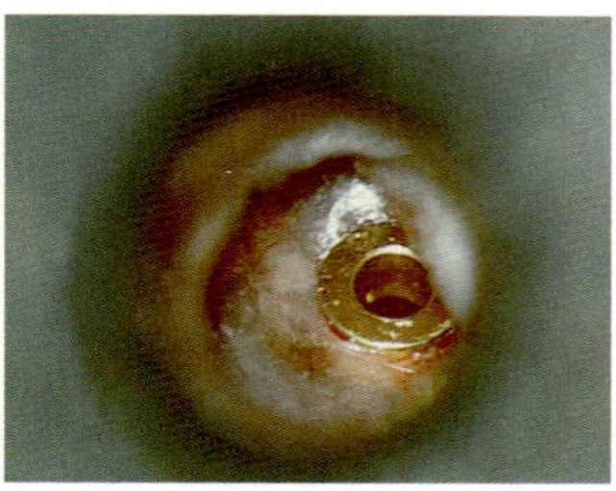

Tubenkatarrh: Paukenröhrchen im Trommelfell

Autoren: F. Waldfahrer, H. Iro.

Tubenschwangerschaft: s. Extrauteringravidität.

Tuberkulose: Abk. Tbc; sog. Schwindsucht, Phthisis; bakterielle Infektionskrankheit mit chronischem Verlauf und histologisch typischer Gewebereaktion (Tuberkel), die v. a. in den Atemorganen lokalisiert ist, jedoch grundsätzl. alle Organe befallen kann; **Ursache:** Erreger sind Mykobakterien, am häufigsten Mycobacterium tuberculosis (Typ humanus), übertragen von Mensch zu Mensch über Tröpfcheninfektion (Husten, Niesen). Durch verseuchte Milch übertragene Tuberkulose (Mycobacterium bovis) ist in Deutschland praktisch nicht mehr zu beobachten. **Einteilung:** Nach Organlokalisation werden z. B. Lungentuberkulose (am häufigsten) sowie die selten vorkommenden Lymphknoten-, Urogenital-, Haut- und Knochentuberkulose unterschieden. Die Primärtuberkulose mit Primärkomplex wird von der Postprimärtuberkulose i. S. einer Reaktivierung alter Herde bei Schwächung der Immunabwehr abgegrenzt. **Diagnose:** Vor Beginn der Therapie erfolgt: **a)** mikroskopische Untersuchung auf säurefeste Stäbchen aus z. B. Sputum, Lymphknotenpunktat, Magensaft oder Urin; **b)** kulturelle Untersuchung (z. B. Sputum, Bronchialsekret, Eiter, Liquor) mit Resistenzbestimmung; **c)** Tuberkulin-Intrakutantestung (Jugendliche und junge Erwachsene in Deutschland sind zu >80 % Tuberkulin-negativ); **d)** Histologie, um granulomatöse Veränderungen mit Epitheloidzellgranulomen und Riesenzellen nachzuweisen.

Behandlungsindikation: Jede aktive Tuberkulose, ob ansteckend (sog. offene Lungentuberkulose) oder nicht ansteckend, ist pharmakologisch behandlungsbedürftig. Therapienotwendigkeit besteht bei Nachweis von Mykobakterien unabhängig von klinischen Symptomen wie subfebrilen Temperaturen, Nachtschweiß, chronischem Husten, Appetitlosigkeit mit Gewichtsverlust, Leistungsknick, Hämoptysen und Pleuraerguss. Es gilt zu beachten, dass ein fehlender Bakteriennachweis bei bakterienarmen Erkrankungen eine Tuberkulose nicht ausschließt. I. d. R. erfolgt die Einleitung der Therapie stationär. Bei offener Lungentuberkulose sind bes. Schutzmaßnahmen zu beachten.

Pharmakotherapie: Ziel der Therapie ist rasche Keimreduktion (Ausschaltung von Infektionsquellen), Verhinderung von Resistenzentwicklungen durch Mehrfachkombinationen und Erregerbeseitigung in den befallenen Organen (sowohl extra-

Tuberkulose Tab. 1
Dosierung der Antituberkulotika bei Lungentuberkulose

Arzneimittel	tägliche Dosis Erwachsene und Kinder (mg/kg KG)	Erwachsene KG	Dosis		intermittierende Dosis Erwachsene und Kinder (mg/kg KG)	Erwachsene Gewicht	Dosis	
Isoniazid	5	–	300	mg	15	–	–	
Rifampicin	10	<50 kg	450	mg	15	–	600–900	mg
		≥50 kg	600	mg				
Streptomycin	15–20	<50 kg	750	mg	15–20	<50 kg	750	mg
		≥50 kg	1,0	g		≥50 kg	1,0	g
Pyrazinamid	35	<50 kg	1,5	g	50[2]	<50 kg	2,0	g
		≥50 kg	2,0	g		≥50 kg	2,5	g
					75[3]	<50 kg	3,0	g
						≥50 kg	3,5	g
Ethambutol[1]	25 für 2 Monate, danach 15		–		30[2]	–	–	
					45[3]	–	–	

[1] Es ist wichtig, die Dosis sehr genau zu bestimmen, um eine effektive Wirkung zu erzielen und toxische UAW zu vermeiden.
[2] 3-mal wöchentlich;
[3] 2-mal wöchentlich

Tuberkulose Tab. 2
Therapeutischer Stufenplan

1.	Initialphase: 2 Monate mit Standardkombination aus Isoniazid, Rifampicin und Pyrazinamid + Ethambutol oder Streptomycin
2.	Stabilisierungsphase: 4 Monate mit Isoniazid und Rifampicin
3.	Modifikation (Umstellung, verlängerte Behandlung), falls notwendig
4.	Glukokortikoide zusätzlich bei Meningitis oder Perikarditis
5.	evtl. operative Maßnahmen

zellulär als auch intrazellulär). Man unterscheidet die Antituberkulotika in Basisarzneimittel (Isoniazid, Rifampicin, Streptomycin, Ethambutol, Pyrazinamid) und Reservearzneimittel (z. B. Prothionamid, Cycloserin). Der Therapieerfolg soll durch monatliche bakteriologische Kontrollen abgesichert werden. **1.** Die **Standardtherapie** besteht in einer Kombinationsbehandlung mit täglicher Einnahme von Isoniazid (Abk. INH; z. B. Isozid®), Rifampicin (Abk. RMP; z. B. Rifa®), Pyrazinamid (Abk. PZA; z. B. Pyrafat®) und Ethambutol (Abk. EMB; z. B. Myambutol®) oder Streptomycin (Abk. SM; z. B. Strepto-Fatol®) über 2 Monate (Initialphase), gefolgt von einer 4-monatigen Zweifachtherapie (Stabilisierungsphase) mit INH und RMP (z. B. Rifinah®); s. Tab. 1 und Tab. 2. Modifikationen dieser Therapie (z. B. Umstellung, verlängerte Behandlungsdauer) sind erforderlich bei resistenten Keimen, Unverträglichkeit bestimmter Arzneimittel und schwerer zugrunde liegender Erkrankung (AIDS, Diabetes mellitus, Niereninsuffizienz, Immundefekt, Leberzirrhose, Alkoholkrankheit). **2.** Eine **präventive Chemotherapie** mit einer 6-monatigen INH-Behandlung (5 mg/kg KG) ist bei frisch Infizierten mit Tuberkulinkonversion angezeigt. Auch bei Gefahr der Reaktivierung älterer tuberkulöser Prozesse bei z. B. AIDS, Leukämie oder immunsuppressiver Behandlung ist präventive Behandlung mit INH zu vertreten. **3. zusätzliche Therapie** mit Glukokortikoiden* bei Miliartuberkulose, tuberkulöser Meningitis mit Hirnödem, schwerem Verlauf mit hohem Fieber und Pericarditis constrictiva; **UAW:** typische UAW der einzelnen Präparate: **1.** INH: periphere Neuropathie, Konzentrationsstörung, Hepatitis und Hautallergie; **2.** RMP: Hepatitis und grippeähnliche Fieberreaktion (bes. bei intermittierender und unregelmäßiger Einnahme); **3.** PZA: Appetitlosigkeit, Übelkeit, Gesichtsröte und (dosisabhängig) Hepatitis, Gicht* (inf. Harnsäureanstiegs im Blut), Arthralgien; **4.** EMB: dosisabhängige Neuritis des Nervus opticus sowie Arthralgien; **5.** SM: Schwindel, Parästhesie, Tinnitus, Taubheit, Ata-

Tuberkulose Tab. 3
Isolierungsmaßnahmen

Art der Erkrankung	Infektionsweg	Isolierung	Schutzkittel	Mundschutz	Handschuhe	Dauer der Maßnahmen
Lungentuberkulose						
offen	Inhalation erregerhaltiger Tröpfchen	ja	ja	ja	ja[1]	ca. 2–3 Wochen ab Beginn der Chemotherapie
geschlossen		nein	nein	nein	nein	
extrapulmonale Formen						
Absonderungen, z. B. perforierte Lymphknotentuberkulose	Sekret, Eiter	nein[2]	ja[3]	nein	ja[1]	solange Sekret oder Eiter nachweisbar
Urogenitaltuberkulose	Urin	nein	nein	nein	ja[1]	
Meningitis		nein	nein	nein	nein	

[1] Handschuhe nur notwendig bei Kontakt mit erregerhaltigem Material;
[2] Einzelzimmer bei Kindern empfohlen;
[3] z. B. bei Verbandwechsel

xie. Magen-Darm-Unverträglichkeit und Allergie können prinzipiell bei allen Antituberkulotika auftreten, sind aber eher selten. **Prognose:** Die Pharmakotherapie bedarf der Überwachung durch den erfahrenen Pulmonologen, da sonst ein vorzeitiger Abbruch droht oder die Kombinationsbehandlung inkonsequent erfolgt. Die Folge sind Resistenzentwicklungen gegenüber Antituberkulotika (bes. INH und RMP). Manchmal ist die intermittierende Einnahme von Antituberkulotika (z. B. 2–3-mal wöchentlich in erhöhter Dosierung) besser einzuhalten und zu überwachen. Die konsequent durchgeführte antituberkulotische Therapie führt in über 97 % der Fälle zu einer dauerhaften Ausheilung.

Operative Therapie: Selten ist die Resektion einer trotz optimaler Pharmakotherapie persistierenden Lungenkaverne erforderlich (Residualchirurgie). Operative Maßnahmen sind auch in Erwägung zu ziehen bei Auftreten von polyresistenten Keimen und sog. atypischen Mykobakterien mit unzureichender Pharmakotherapie (s. Lungenresektion). Ein Pleuraempyem muss entlastet werden (s. Thoraxdrainage). Bei der Halslymphknotentuberkulose kann die Exstirpation die Erkrankung abkürzen. Bei zerebralem Tuberkulom, Knochen- und Gelenktuberkulose sind chirurgische Maßnahmen von der Befundausdehnung abhängig.

Sonstige Maßnahmen: **1.** Gemäß Bundesseuchengesetz sind Erkrankungen und Todesfälle durch Tuberkulose meldepflichtig. **2.** Isolierung von Patienten mit offener Lungentuberkulose zu Beginn der Therapie (s. Tab. 3); falls keine resistenten Keime vorliegen und die Behandlung kontrolliert erfolgt, ist die Ansteckungsfähigkeit bei guter Compliance der Patienten schon nach wenigen Tagen gering. **3.** Vorgehen bei Kontakt von Personal oder Mitpatienten mit Patienten mit offener Tbc: s. Abb.

Therapeutischer Stufenplan: s. Tab. 2.

Arbeitsunfähigkeit: bei offener Lungentuberkulose und symptomatischen Patienten im Allg. 8 Wochen bis zum Beginn der Zweifachtherapie; bei geschlossener Lungentuberkulose 4 Wochen in Abhängigkeit von individuellem Leidensdruck und körperlicher Belastbarkeit; mit Konzentrationsschwierigkeiten bei geistigen Arbeiten ist unter INH-Einnahme zu rechnen.

Hinweis: **1.** Unter der optimierten antituberkulotischen Chemotherapie sind Heilverfahren in Sanatorien (Liegekuren, Höhenklima) nicht mehr erforderlich. **2.** Mastkuren sind der Heilung nicht förderlich. Unter protein- und vitaminreicher Kost ist eine Normalisierung des Körpergewichts anzustreben. **3.** Die früher geübten operativen Verfahren der Kollapsbehandlung (therapeutischer Pneumothorax, Thorakokaustik, Phrenikusexhairese, Phrenikusquetschung, Pneumolyse, Paraffinplombe, Thorakoplastik) sind nicht mehr erforderlich. **4.** BCG-Impfung ist bei Säuglingen heute nicht mehr generell zu empfehlen. Bei BCG-Geimpften entfällt der Tuberkulintest als diagnostische Methode. **5.** Chinolone und Makrolid-Antibiotika zeigen in vitro gute Aktivität gegen Mykobakterien und können bei multiresistenter Tuberkulose, nichttuberkulösen Mykobakteriosen oder erheblichen UAW anderer Antituberkulotika eingesetzt werden.

Autor: N. Konietzko.

Tubus, endotrachealer: s. Atemwegsicherung.

Tumarkin-Anfall: s. Menière-Krankheit.

Tumor, neuroendokriner: von den enterochromaffinen Zellen des disseminierten neuroendokrinen

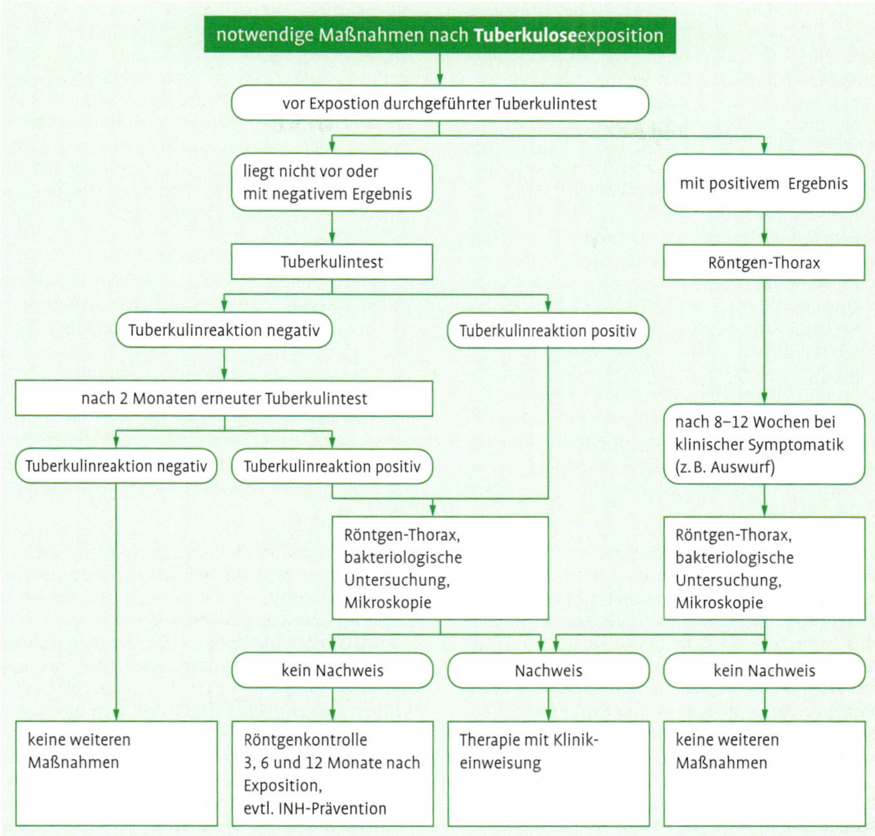

Tuberkulose: notwendige Maßnahmen bei Kontakt mit Patienten mit offener Lungentuberkulose (Deutsches Zentralkomitee zur Bekämpfung der Tuberkulose)

Systems ausgehender, neuroendokrin sezernierender Tumor; für den Serotonin produzierenden neuroendokrinen Tumor wird im klinischen Alltag häufig auch die veraltete Bez. Karzinoid gebraucht; **Einteilung:** nach der WHO-Definition werden unterschieden zwischen dem hoch differenzierten neuroendokrinen Tumor, mit dem sich ein benignes Verhalten oder eine fragliche Dignität verbindet, dem hoch differenzierten neuroendokrinen Karzinom, das durch ein niedrigmalignes Verhalten charakterisiert ist, und dem niedrigdifferenzierten neuroendokrinen Karzinom, das eine hohe Malignität aufweist. Die Unterscheidung ist abhängig vom histologischen Proliferationsindex Ki67 (entspricht MIB1; histologischer Proliferationsmarker). Desweiteren geht in die Klassifikation die Funktionalität ein (funktionell/nichtfunktionell), wobei hierbei die klinische Symptomatik durch die Hypersekretion von Hormonen oder Neurotransmittern entscheidend ist. Bei fehlender klinischer hypersekretionsbedingter Symptomatik wird auch bei einem positiven Nachweis neuroendokriner Sekretionsprodukte im Plasma und/oder Tumorgewebe der Tumor als nichtfunktionell eingestuft. **Lokalisation:** ein neuroendokriner Tumor kann sehr unterschiedlicher Herkunft sein: **1.** Foregut-Tumor: Bronchialsystem, Pankreas, Magen, Duodenum, Jejunum; **2.** Midgut-Tumor: Ileum, Appendix, Caecum; **3.** Hindgut-Tumor: restliches Kolon, Rektum. Ein Serotonin produzierender neuroendokriner Tumor ist meist intestinaler (Jejunum, Ileum) oder bronchialer Herkunft. **Epidemiologie:** Inzidenz 0,5–1 pro 100 000 Einwohner; Durchschnittsalter bei Erkrankungsbeginn ca. 55 Jahre. **Klinik:** abhängig von den sezernierten Hormonen oder Neurotransmittern: **1.** Serotonin: Karzinoidsyndrom mit kutanem Flush, Diarrhö, Bronchialkonstriktion und Endokardfibrose (auslösbar durch Stress, Alkohol, Nahrungsmittel wie Käse und durch Arzneimittel wie Katecholamine, Calcium, Pentagastrin u. a.); die meisten Serotonin produzierenden neuroendokrinen Tumoren sind klinisch stumm und werden zufällig i. R. einer Appendektomie diagnostiziert (dann häufig klinisch irrelevant); **2.** Gastrin: resultierende gastrale Hyperazidität mit peptischen Ulzera; Gesamtbild eines Zollinger-Ellison-Syndroms; **3.** Insulin: autonome, Glukose-unabhängige Insulinproduktion führt zu teilweise schweren Hypoglykämien (s. Insulinom); **4.** Glucagon: Hyperglucagonämie führt zu einer Glukoseintoleranz, nur selten Insulinpflichtigkeit, häufig ausgeprägter Gewichtsverlust, Durchfall wechselnd mit Obstipation; außerdem ist das nekrolytische migratorische Erythem für das Glucagonom typisch, Glossitis und Stomatitis sind häufig; **5.** Somatostatin: selten, typische Symptome sind Diabetes, Diarrhö, Steatorrhö, Hypochlorhydrie oder Achlorhydrie, Anämie und Gallensteine; **6.** VIP (Abk. für vasoaktives intestinales Polypeptid): typisch sind wässrige Durchfälle, Hypokaliämie, Dehydratation und Hypochlorhydrie; **7.** pankreatisches Polypeptid (Abk. PP): häufig keine wesentlichen klinischen Symptome; **8.** ACTH: ausgeprägtes Cushing*-Syndrom; **Prognose:** ist abhängig von Proliferationsindex (Ki67, s. o.) und Metastasierungsgrad; Karzinome mit hohem Proliferationsindex können ein Teilansprechen auf eine Chemotherapie zeigen; viele der betroffenen Patienten sterben jedoch nach Monaten oder Jahren: Die Fünf-Jahres-Überlebensrate für gut differenzierte Tumoren beträgt für lokalisierte Tumoren ca. 65 % und für metastasierte Erkrankungen ca. 35 %.

Behandlungsindikation: Alle symptomatischen neuroendokrinen Tumoren bedürfen einer Pharmakotherapie. Nicht metastasierte neuroendokrine Tumoren werden operativ entfernt. In jedem Fall muss bei okkludierend wachsendem Tumor eine Resektion angestrebt werden. Bei metastasiertem Tumor kann durch Tumorverkleinerung bzw. Metastasenchirurgie evtl. eine Besserung der Symptomatik, gelegentlich auch eine Dauerheilung erzielt werden.

Pharmakotherapie: **1.** zur Besserung des Serotonin bedingten Karzinoidsyndroms: Somatostatin-Analoga, z. B. Octreotid (z. B. Sandostatin®, 3 × 50–500 µg/d s. c. bzw. Sandostatin LAR®, 30 mg i. m. 1 × pro Monat); alternativ: Lanreotid (Somatuline Autogel®, 60–120 mg s. c. 1 × pro Monat); die antiproliferative Wirkung ist noch umstritten und wird zurzeit in einer randomisierten, prospektiven Studie geprüft (Stand 11/2008); alternativ oder ergänzend Interferon-α (z. B. Roferon®-A), 3–6 Mio. IE 3–5-mal/Woche s. c. mit jedoch häufig erheblichen UAW und nur begrenzten Effekten; **2.** symptomatische Behandlung des Karzinoidsyndroms: Cyproheptadin (Peritol®), 3 × 4–8 mg/d p. o.; bei Diarrhö: Loperamid (z. B. Imodium®), 3 × 5–10 Tr./d; bei Herzinsuffizienz: Diuretika, z. B. Furosemid (z. B. Lasix®), 40–240 mg/d; bei Bronchialkonstriktion: Bronchialdilatanzien als Dosieraerosol, z. B. Salbutamol (z. B. Sultanol®), 4 × 1 Hub; **3.** evtl. Versuch mit Zytostatika*: Monotherapie mit Cisplatin (45 mg/m², Tag 2 und 3) und Etoposid (100 mg/m², Tag 1–3) bei Karzinomen mit hohem Proliferationsindex; Streptozotocin (500 mg/m², Tag 1–5) und 5-Fluorouracil (500 mg/m², Tag 1–5) bzw. Doxorubicin (50 mg/m², Tag 1) bei Pankreastumoren; bei isolierten Lebermetastasen ist eine arterielle Chemoembolisation möglich (s. Lebertumoren, maligne).

Operative Therapie: Die komplette Resektion ist die Therapie der Wahl; bei neuroendokrinem Tumor des Dünndarms mit <1 cm Appendektomie; bei einem Tumor >2 cm i. d. R. Hemikolektomie; bei größerem neuroendokrinen Tumor des Dünndarm ausgedehntere Operation mit Resektion mesenterialer Lymphknoten; in Einzelfällen bei fortgeschrittenen Tumorstadien Metastasenchirurgie (Lebermetastasen*) bzw. Debulking-Operation; bei Patienten mit Lebermetastasen und sonst günstiger Prognose evtl. Lebertransplantation*.

Psychotherapie: Wegen des oft langjährigen Krankheitsverlaufs bei maligner Grunderkrankung ist eine psychotherapeutische Begleittherapie zur Verarbeitung der Krankheitssituation gelegentlich notwendig.

Sonstige Maßnahmen: Die Patienten sollten über auslösende Faktoren des Karzinoidsyndroms aufgeklärt werden.

Arbeitsunfähigkeit: richtet sich nach der Größe des Primäreingriffs bei resektablem neuroendokrinen Tumor; sonst abhängig von Schwere und Häufigkeit des Auftretens des Karzinoidsyndroms; einige Patienten sind dauerhaft arbeitsunfähig v. a. wegen häufiger Diarrhöen.

Neuentwicklung: **1.** Die nuklearmedizinische Radionuklidtherapie mit dem ^{90}Yttrium-markierten Somatostatin-Analogon DOTATOC bzw. DOTATATE nutzt den Tumorbesatz mit Somatostatin-Rezeptoren; diese führt in etwa der Hälfte der Fälle zu einer partiellen Remission bzw. zu einem konstanten klinischen Verlauf. **2.** Neue Multikinase-Inhibitoren wie z. B. Sunitinib und Sorafenib sind in Erprobung.

Selbsthilfe: Bundesorganisation Selbsthilfe NeuroEndokrine Tumoren e. V., Dieffenbachstr. 1, Haus 3b, 10967 Berlin, Tel. 030 41994804, Fax: 030 41994806; E-mail: info@net-shg.de, Homepage: http://www.net-shg.de.

Literatur: **1.** Eriksson, B. et al.: Consensus Guidelines for the Management of Patients with Digestive Neuroendocrine Tumors – Well-Differentiated Jejunal-Ileal Tumor/Carcinoma. Neuroendocrinology 87: 8–19 (2008); **2.** Comaru-Schally, A. M.; Schally, A. V.: A clinical overview of carcinoid tumors: perspectives for improvement in treatment using peptide analogs (review). Int J Oncol. 26: 301–309 (2005); **3.** Plöckinger, U et al.: Guidelines for the Diagnosis and Treatment of Neuroen-

T

docrine Gastrointestinal Tumours. Neurendocrinology 80: 394–424 (2004); **4.** Lewington, V. J.: Targeted radionuclide therapy for neuroendocrine tumours. Endocr Relat Cancer 10: 497–501 (2003); **5.** Solcia, E. et al.: Histological Typing of Endocrine Tumours. 2nd ed. WHO International Histological Classification of Tumours. Berlin: Springer, 2000.

Autoren: M. Schott, W. A. Scherbaum.

Tumorrekanalisation, endoskopische: s. Laserchirurgie.

TUMT: s. Prostatasyndrom, benignes.

TUR: s. Blasenkarzinom.

Turcot-Syndrom: s. Polypen, kolorektale.

Turner-Syndrom: s. Hypogonadismus.

TUR-P: s. Prostatasyndrom, benignes.

TUR-Syndrom: s. Prostatasyndrom, benignes.

TVT-Plastik: s. Harninkontinenz.

Tympanoplastik: mikrochirurgisches Verfahren zur Hörverbesserung.

Indikation: 1. Trommelfellperforation (s. Trommelfellperforation, traumatische); Verschluss als Infektionsprophylaxe; **2.** Schallleitungsschwerhörigkeit bei Otitis* media chronica (Schleimhaut- oder Knocheneiterung mit und ohne Cholesteatom*), bei traumatischer Trommelfellperforation* und Gehörknöchelchenluxation.

Kontraindikation: 1. absolut: erhöhtes internistisches Operationsrisiko (Operation auch in Lokalanästhesie durchführbar); **2.** relativ: ertaubtes zweites Ohr (letzthörendes Ohr kann von sehr erfahrenem Operateur operiert werden); bei hörgesundem zweitem Ohr ergibt die hörverbessernde Operation des kranken Ohrs meist keinen eindeutigen Gesamthörgewinn; funktionsuntüchtige Tuba auditiva (zuweilen heilt eine kranke Tube nach einer Myringoplastik aus); unzureichende Innenohrleistung mit hochgradiger Schallempfindungsschwerhörigkeit (Tympanoplastik kann jedoch lästige Ohreiterung beseitigen und Hörgerättaug-

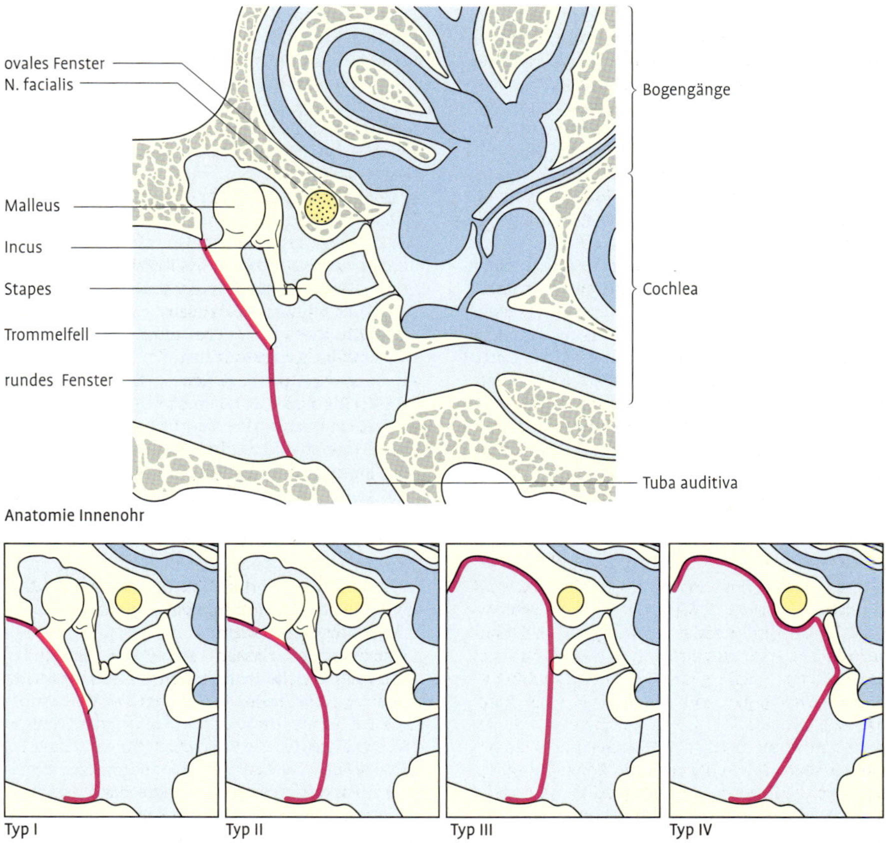

Tympanoplastik Abb. 1: Typ I–IV nach Wullstein

lichkeit herbeiführen); Komplikationen einer Otitis media chronica, z. B. seröse Labyrinthitis*, Fazialisparese (Tympanoplastik erst nach Ausheilung der Komplikation); starke, antibiotisch nicht beeinflussbare Ohreiterung.

Durchführung: Vorbereitung: Patientenaufklärung über mögliche, auch seltene Komplikationen (postoperative Hörminderung, Fazialisparese, Schmeckstörung, Schwindel und Tinnitus); Hinweis auf die evtl. Notwendigkeit eines Zweiteingriffes, z. B. bei Reperforation des Trommelfells, Ossikelprothesenlateralisation, Rezidiv-Cholesteatom (hier sog. Second look); **Verfahren:** Operation in Allgemeinnarkose oder Lokalanästhesie; Zugang zum Mittelohr meist über äußeren Gehörgang, auch von retroaurikulär; oft einzeitig mit sanierender Ohroperation; nach Wullstein werden 5 Typen unterschieden (s. Abb. 1): **Typ I** (Myringoplastik): Verschluss eines Trommelfelldefekts mit einem Faszien-, Perichondrium- oder Perichondrium-Knorpel-Transplantat; **Typ II:** Rekonstruktion einer defekten Gehörknöchelchenkette durch Knochen- oder Knorpeltransplantate, alloplastische Implantate (z. B. Titan, Gold, Knochenzement) zur Defektüberbrückung; **Typ III:** direkte Übertragung der Schallwellen vom Trommelfell auf den Steigbügel (Stapes) oder Interposition von Knorpel oder Knochen bzw. alloplastischem Material (Keramik, Gold, Titan) zwischen Trommelfell und Strukturen des Steigbügels (s. Abb. 2); flache Pauke, Überhöhung, Kolumellisation; **Typ IV:** direkte Schallübertragung zum ovalen Fenster bei defekten Gehörknöchelchen und defektem Trommelfell mit Schallprotektion des runden Fensters; sog. kleine Pauke; **Typ V:** Fensterung des horizontalen Bogengangs bei Verschluss des ovalen Fensters (Otosklerose*); heute ersetzt durch Stapesplastik; **Nachbehandlung:** Kontrolluntersuchungen: **1.** ohne Beschwerden: 1–2-mal jährlich zur Überprüfung des Hör-, Gleichgewichts- und Schmeckvermögens, der Intaktheit der Trommelfellplastik und der Ortstreue der Ossikelprothese sowie zum Erkennen eines Rezidiv-Cholesteatoms; **2.** sofortige Kontrolluntersuchung bei neu auftretender Hörminderung, Schwindel, Tinnitus, Fazialisparese, Schmeckstörung in den vorderen zwei Dritteln der gleichseitigen Zungenhälfte (Läsion der Chorda tympani).

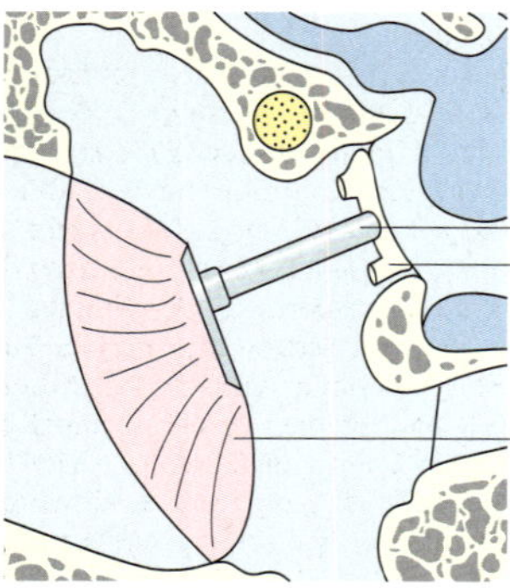

Tympanoplastik Abb. 2: Tympanoplastik Typ III mit Ossikelprothese (TORP; Abk. für engl. total ossicular replacement prosthesis)

Komplikationen: **1.** Verschlechterung der Innenohrleistung inf. operationsbedingter Manipulationen; **2.** nicht dauerhafter Verschluss des Trommelfelldefekts; **3.** Lateralisierung des Interponats (Ossikelprothese) und Abstoßung über das Trommelfell (auch nach Jahren); **4.** rezidivierende Ohrsekretion.

Hinweis: Eine hörverbessernde Tympanoplastik ist funktionell (und ökonomisch) günstiger als eine Hörgeräteversorgung. Der Erfolg ist befundabhängig, meist gelingt lediglich ein Hörerhalt, deshalb frühzeitig Operation indiziert.

Neuentwicklung: Es gibt Versuche mit Gelenk-Ossikelprothesen, die atmosphärische Druckschwankungen kompensieren sollen.

Literatur: **1.** Hildmann, H.; Sudhoff, H.: Middle Ear Surgery. Heidelberg: Springer, 2007; **2.** Zahnert, T. et al.: Experimental investigations of the use of cartilage in tympanic membrane reconstruction. Am J Otol 21: 322–328 (2000); **3.** Hildmann, H.; Sudhoff, H.; Jahnke, K.: Grundzüge einer differenzierten Cholesteatomchirurgie. Laryng Rhinol Otol Suppl. 2: 73–94 (2000); **4.** Fisch, U.; May, J.: Tympanoplasty, mastoidectomy and stapes surgery. Stuttgart, New York: Thieme, 1994; **5.** Wullstein, H. L.: Operationen zur Verbesserung des Gehörs. Stuttgart: Thieme, 1968.

Autoren: H. Gudziol, F. Waldfahrer, H. Iro.

Typhus abdominalis: durch Salmonella typhi verursachte zyklische Infektionskrankheit mit Generalisationsphase und Organmanifestation; **Übertragung:** der Mensch ist einziges Erregerreservoir; die Übertragung erfolgt fäkal-oral. **Verlauf:** Nach 1–3-wöchiger Inkubationszeit folgt eine 2-wöchige Phase mit hohem Fieber (Bakteriämie) und danach Organmanifestation mit abdominalen Beschwerden, evtl. Bradykardie, Splenomegalie, Benommenheit und Meningismus; **Komplikationen:** Gefahr der Darmulzeration und -perforation; **DD:** Die DD des Fiebers nach Tropenaufenthalt umfasst neben Typhus abdominalis Malaria*, Sepsis*, Tuberkulose*, Meningitis*, viszerale Leishmaniase*, Brucellose, Rickettsiose und Leptospirose.

Behandlungsindikation: Bei jedem unklaren Fieber (Continua) nach Tropenreise muss an Typhus abdominalis gedacht werden. Bei Verdacht muss eine Blutkultur untersucht werden, da die Stuhlkultur erst in der Phase der Organmanifestation positiv wird. Die Therapie sollte allerdings sofort beginnen, ohne Ergebnisse abzuwarten (empirische, kalkulierte initiale Antibiotikatherapie).

Pharmakotherapie: Wegen intrazellulärer Persistenz des Erregers muss das Antibiotikum eine gute intrazelluläre Wirksamkeit besitzen. Zunehmende Resistenzbildung erschwert die Therapie. **1.** Antibiotika der Wahl: **a)** Chinolone*, z. B. Ciprofloxacin (z. B. Ciprobay®), 2 × 500 mg/d p. o. oder 2 × 400 mg i. v. für 2 Wochen; **b)** Cephalosporine* der 3. Generation, z. B. Ceftriaxon (z. B. Rocephin®), 2 g/d i. v. für 14 Tage; **2.** alternativ: **a)** Co-trimoxazol (z. B. Cotrim-ratiopharm®): Trimethoprim, 2 × 160 mg/d i. v., und Sulfamethoxazol, 2 × 800 mg/d i. v.; **b)** Ampicillin (z. B. Ampicillin-ratiopharm®), 3 × 2–4 g/d i. v.; **c)** Azithromycin (z. B. Zithromax®), 1 × 500 mg p. o. oder 1 × 500 mg i. v. über 3 Stunden als Kurzinfusion; **d)** Aztreonam (Azactam®), 2–3 × 1–2 g/d i. v.; **e)** Cefixim (z. B. Cephoral®), 1 × 400 mg/d p. o.; **3.** bei Schwangeren und Kindern ist Ceftriaxon (z. B. Rocephin®) das Antibiotikum der Wahl: Schwangere 2 g/d i. v., Kinder 1 × 50 mg/kg KG/d i. v. (bis max. 2 g/d); Entfieberung 4–5 Tage nach Therapiebeginn.

Operative Therapie: bei lebensbedrohlichen Komplikationen (z. B. Darmperforation) erforderlich.

Sonstige Maßnahmen: **1.** ballaststoffarme Kost; **2.** bei schwerem Verlauf (Schock*) kurzfristig Glukokortikoide* (z. B. Prednison); ab 3. Krankheitswoche wegen möglicher Darmperforation kontraindiziert; **3.** bei Dauerausscheidern (1–4 % der Patienten; $^2/_3$ Galleausscheider, $^1/_3$ Dünndarmausscheider) Sanierung über 6 Wochen erforderlich, z. B. mit Co-trimoxazol; bei Galleausscheidern zusätzlich Cholezystektomie, bei Dünndarmausscheidern Gabe von Lactulose; **4.** Prophylaxe: Für die prophylaktische Immunisierung stehen in Deutschland ein Lebendimpfstoff zur oralen Applikation (Typhoral L®) und ein Polysaccharidimpfstoff zur i. m. oder s. c. Applikation (TYPHiM Vi®, Typherix®) zur Verfügung.

Arbeitsunfähigkeit: 2 Wochen über den stationären Aufenthalt hinaus.

Hinweis: **1.** Bei der Therapie des Paratyphus wird in ähnlicher Weise vorgegangen wie bei Typhus abdominalis. **2.** Wegen zunehmender Resistenzentwicklung Antibiogramm erstellen und Primärtherapie nicht mehr mit Ampicillin oder Cotrimoxazol beginnen. **3.** Bei Obstipation sind abführende Maßnahmen (Einläufe, Laxanzien) wegen Perforationsgefahr zu vermeiden. **4.** Salicylate sollten wegen verstärkter Blutungsneigung nicht eingenommen werden.

Literatur: **1.** Crum, N. F.: Current trends in typhoid Fever. Curr Gastroenterol Rep 5 (4): 279–286 (2003); **2.** Garmory, H. S.; Brown, K. A.; Titball, R. W.: Salmonella vaccines for use in humans: present and future perspectives. FEMS Microbiol Rev 26 (4): 339–353 (2002).

Autoren: Th. Weinke, W. Güthoff, I. Liebold.

Tyrosinkinase-Inhibitoren: s. Zytostatika.

TZA: s. Antidepressiva.

T-Zell-Lymphom, angioimmunoblastisches: Abk. AITL; syn. T-Zell-Lymphom vom angioimmunoblastischen Lymphadenopathietyp (Kiel-Klassifikation), Lymphogranulomatosis X, angioimmunoblastische Lymphadenopathie mit Dysproteinämie; Non*-Hodgkin-Lymphom peripherer T-Zellen; **Häufigkeit:** in Europa eine häufige Entität der peripheren NK/T-Zell-Lymphome (20–28 %; NK, Abk. für natürliche Killerzellen); ca. 2–3 % aller Non-Hodgkin-Lymphome; **Klinik:** Altersmedian im 7. Lebensjahrzehnt, B-Symptomatik in 70 %, generalisierte Krankheitsmanifestation in etwa 80 %, extranodaler Befall in 50 %, mit Leberbeteiligung in 25 %, Milzbeteiligung in 50%, Hautbeteiligung in etwa 30 % (häufig mit Juckreiz und urtikariellen Reaktionen), Anämie in etwa 60 % mit positivem Coombs-Test/Hämolyse in etwa 30 % der Fälle; Hämolyse, Hautalterationen, Arthralgien, Aszites, Pleuraergüsse, Ödeme, Eosinophilie, Hypergammaglobulinämie und Hypoalbuminämie sind typische Kriterien der AITL; komplizierende Infektionen (Zytomegalie-, Epstein-Barr- oder Herpes-simplex-Viren, Pneumocystis jiroveci, Mykobakterien, Pilze) sind häufig und bilden nicht selten die Todesursache; meist rasch progressiv, gelegentlich spontane Regressionen. **Prognose:** mittlere Lebenserwartung 2–3 Jahre. In einem prospektiv, intensiv, überwiegend mit CHOP-ähnlichen Protokollen, konsolidierender Hochdosistherapie und autologer Stammzellreinfusion der <60-Jährigen mit ≥2 Risikofaktoren entsprechend dem internationalen prognostischen Index behandelten Kollektiv der GELA (Abk. für Groupe d'Etudes des Lymphomes de l'Adulte) erreichten ein ereignisfreies Überleben bzw. Gesamtüberleben nach 2 Jahren 38 % bzw. 51 %, nach 5 Jahren 29 % bzw. 33 % und nach 7 Jahren 23 % bzw. 29 % der Behandelten; ein plateauförmiger Überlebenskurvenverlauf lässt einen kurativen Erfolg in etwa 20 % der Fälle erwarten. Die fehlende Relevanz des internationalen prognostischen Indexes bestätigt die Hypothese, dass die immunologische Dysregulation prognostisch bedeutender ist als das Tumorwachstum.

Behandlungsindikation: Sofort nach Diagnosestellung sollte die Behandlung beginnen (seltene Ausnahme: multimorbide alte Menschen mit fehlender Krankheitsaktivität).

Pharmakotherapie: **1.** Alte und/oder multimorbiden kranke Menschen: eine alleinige Glukokortikoidtherapie kann in 30–40 % der Fälle eine vorübergehende Symptomkontrolle mit instabiler Remission bewirken: Prednison (z. B. Decortin®), 60 mg/m² KO p. o. über 4–6 Wochen; in Einzelfällen sind Danazol, Ciclosporin A (Sandimmun®, Dosierung entsprechend Serum-/Blutspiegel), Purinanaloga und Thalidomid wirksam; **2.** anthrazyklinhaltige Chemotherapie wie bei hochmalignen Non-Hodgkin-Lymphomen (z. B. CHOP*- oder andere Protokolle, s. Lymphome, hochmaligne periphere vom B-Zell-Typ) und ggf. IF-Bestrahlung (IF Abk. für engl. involved-field); nach Möglichkeit innerhalb von Studien konsolidierende Hochdosis-Chemotherapie mit autologer Stammzellreinfusion.

Strahlentherapie: in den Stadien I/I_E und II/II_E konsolidierende kleinvolumige IF-Bestrahlung mit 30–40 Gy; unabhängig vom Stadium palliative IF-Bestrahlung einzelner, symptomatischer, z. B. komprimierender, nodaler oder extranodaler, insbesondere chemotherapieresistenter Manifestationen.

Sonstige Maßnahmen: sofortige intensive Therapie jeder Infektion.

Arbeitsunfähigkeit: während der diagnostischen und therapeutischen Maßnahmen sowie danach bis zur Rückbildung von UAW, darüber hinaus entsprechend den Beschwerden; der Grad der Behinderung bis zum Ende der intensiven Therapie 100, anschließend 3 Jahre bei Vollremission 80; bei Rezidiv sollte eine Berentung in Erwägung gezogen werden.

Hinweis: **1.** Infektionen sind schicksalsbestimmend. Die Patienten müssen daher insbes. während der zytostatischen Chemotherapie engmaschig klinisch kontrolliert werden. **2.** Autoimmunologische Reaktionen (z. B. Coombs-positive Hämolyse) sind häufig.

Neuentwicklung: **1.** im chemotherapiesensiblen Rezidiv konsolidierende (nicht-)myeloablative Hochdosis-Chemotherapie mit anschließender autologer oder allogener Blutstammzellreinfusion/-transplantation; **2.** Folat-Antagonisten: Pralatrexate ist ein Hoffnungsträger zur Therapie von T-Zell- und B-Zell-Lymphomen; refraktäre T-Zell-Lymphome lassen in 50 % ein Ansprechen erkennen; Gemzitabin verstärkt die Wirksamkeit von Pralatrexate; **3.** weitere experimentelle Ansätze: s. T-Zell-Lymphome, periphere (Neuentwicklung).

Selbsthilfe: **1.** Die Deutsche Leukämie- & Lymphom-Hilfe e. V. (DLH), Bundesverband der Selbsthilfeorganisationen zur Unterstützung von Erwachsenen mit Leukämien und Lymphomen e. V., Thomas-Mann-Str. 40, 53111 Bonn, Tel. 0228 33889200, Fax 0228 3388922; E-Mail: info@leukaemie-hilfe.de, Homepage: http://www.leukaemie-hilfe.de; **2.** Deutsche Krebshilfe e. V., Buschstr. 32, 53113 Bonn, Tel. 0228 729900, Fax 0228 7299011; E-Mail: deutsche@krebshilfe.de, Homepage: http://www.krebshilfe.de; **3.** Krebsinformationsdienst (KID), Im Neuenheimer Feld 280, 69120 Heidelberg, Tel. 0800 4203040; E-Mail: krebsinformationsdienst@dkfz.de, Homepage: http://www.krebsinformation.de; **4.** S.E.L.P. e. V., Selbsthilfevereinigung zur Unterstützung erwachsener Leukämie und Lymphom Patienten, Herrenstr. 34, 48167 Münster, Tel. 02506 6768, Fax 02506 85559; E-Mail: leukaemie-lymphom@selp.de, Homepage: http://www.selp.de.

Literatur: **1.** Mourad, N. et al.: Clinical, cytologic and pathologic features in 157 patients with angioimmunoblastic T-cell lymphoma treated within the Groupe d'Etudes des Lymphomes de l'Adulte (GELA) trials. Blood 111: 4463–4470 (2008); **2.** Paoluzzi, L. et. al.: New drugs for the treatment of lymphoma. Hematol Oncol Clin N Am 22: 1007–1035 (2008); **3.** Vose, J. M.: Peripheral T-cell non-Hodgkin's lymphoma. Hematol Oncol Clin N Am 22: 997–1006 (2008); **4.** Zelenetz, A. D.; NCCN Non-Hodgkin's Lymphomas Panel Members: National Comprehensive Cancer Network (NCCN) Clinical Practice Guidelines in Oncology: Peripheral T-Cell Lymphoma. Version 2, 2008; http://www.nccn.org; **5.** Armitage, J. O. et al.: Mature nodal and extranodal T-cell and non-Hodgkin-cell lymphomas. In: Mauch, P. M. et al. (eds): Non-Hodgkin's Lymphomas. Philadelphia, Baltimore, New York: Lippincott Williams & Wilkins, 2004.

Autor: P. Meusers.

T-Zell-Lymphome, Enteropathie-assoziierte: s. Lymphome, primär extranodale.

T-Zell-Lymphome, periphere: Abk. PTZL; eine heterogene Gruppe von Erkrankungen, die in Europa und Nordamerika 5–10 % aller sowie 15–20 % der aggressiven Non-Hodgkin-Lymphome umfasst; **Formen:** die in der WHO-Klassifikation von 2008 (s. Non-Hodgkin-Lymphome; Tab.) unter reife T-Zell- und NK-Zell-Lymphome (NK, Abk. für natürliche Killer) genannte Krankheiten, die wie folgt kategorisiert werden können: **1.** peripheres unspezifiziertes T-Zell-Lymphom (Abk. PTZL unspez.) ist eine Sammelbezeichnung für reife T-Zell-Lymphome mit nodaler und extranodaler Manifestation, die von immunkompetenten Lymphozyten abstammen und keiner anderen definierten Entität maligner peripherer T-Zell-Lymphome zugeordnet werden können. Das PTZL unspez. umfasst 30–34 % der PTZL; **2.** anaplastisches großzelliges Lymphom (Abk. ALZL) vom T- und Null-Zell-Typ mit oder ohne Expression der anaplastischen Lymphom-Kinase (Abk. ALK), ca. 15 % der PTZL (s. Lymphome, primär extranodale); **3.** nasales NK/T-Zell-Lymphom, gehäuft in Asien und Mexiko, in Europa 4 % der PTZL; **4.** Enteropathie-assoziiertes T-Zell-Lymphom, meist inf. einer unbehandelten Gluten-induzierten Enteropathie, ca. 9 % der PTZL; **5.** subkutanes Pannikulitis-artiges T-Zell-Lymphom, ca. 1 % der PTZL; **6.** hepatosplenes T-Zell-Lymphom, ca. 1 % der PTZL; **7.** angioimmunoblastisches T*-Zell-Lymphom, 20–28 % der PTZL; **8.** adulte(s) T-Zell-Leukämie/Lymphom (Abk. ATLL), durch ein humanes T-Zell-Leukämie-Virus (HTLV-1) induziert; endemisch auftretend im Südwesten von Japan, der Karibik und Zentralafrika; **9.** T-Zell-Prolymphozytenleukämie, auffällig ist die zumeist extreme Lymphozytose mit >100–200/nl, eine Hepatosplenomegalie und generalisierte Lymphadenopathie; 1–2 % der PTZL; **10.** die aggressive NK-Zell-Leukämie zeigt eine enge ätiologische Beziehung zum Ebstein-Barr-Virus; initial Fieber, B-Symptomatik, Hepatosplenomegalie häufig begleitet von komplizierender Koagulopathie, hämophagozytischem Syndrom und Multiorganversagen, das zumeist innerhalb von 2 Monaten zum Tode führt, sodass eine antineoplastische Therapie zumeist nicht möglich ist; **11.** T-Zell-Leukämie großer granulärer Lymphozyten, erfüllt eher die Kriterien einer klonalen Störung mit geringer maligner Dignität als die einer malignen/progressiven Leukämie; neben einer Lymphozytose der typischen Zellen entwickeln sich manchmal eine Leukozytopenie und Anämie, eine mäßige Milzvergrößerung, eine rheumatoide Arthritis mit zirkulierenden Antikörpern; sie wird manchmal nach allogener Knochenmarktransplantation beobachtet; die Prognose wird überwiegend durch die Begleiterkrankungen bestimmt; **12.** kutane Entitäten (s. Lymphome, primär kutane); provisorische und extrem seltene Formen werden hier nicht abgehandelt (s. Non-Hodgkin-Lymphome, Tab.); **Einteilung:** Stadien entsprechend der Ann-Arbor-Klassifikation; **Klinik:** Altersmedian im 6.–7. Lebensjahrzehnt; Ausnahmen: der Altersmedian der ATLL liegt bei 55, der des hepatosplenen T-Zell-Lymphoms und des ALZL bei 34 Jahren; große Heterogenität in Krankheitsverlauf und -aktivität; B-Symptomatik, häufig generalisierte Lymphadenopathie und Hautinfiltration mit und ohne Pruritus; außerdem Hepatosplenomegalie, Knochenmarkinfiltration, Lungen- und Pleurabeteiligung; in etwa 16 % der Fälle ausschließlich bzw. 85 % zusätzlich extranodale Manifestationen; **Prognose:** sehr ungünstig; die Fünf-Jahres-Überlebenswahrscheinlichkeit liegt im Mittel bei etwa 30 %, beim anaplastischen großzelligen Lymphom bei 70 % (ALK positiver-) bzw. 50 % (ALK-negativer Subtyp) und fällt beim fortgeschrittenen nasalen NK/T-Zell-Lymphom, adulter(m) T-Zell-Leukämie/Lymphom und der T-Zell-Prolymphozytenleukämie auf 10–20 % oder weniger ab; der internationale prognostische Index (s. Lymphome, hochmaligne periphere) hilft bei der prognostischen Stratifizierung; besonders ungünstig sind leukämische Verlaufsformen; eine Ausnahme bildet die T-Zell-Leukämie großer granulärer Lymphozyten mit einer etwa 13-jährigen Lebenserwartung.

Behandlungsindikation: sofort nach Diagnosestellung; Ausnahme: sehr alte, multimorbide Patienten mit asymptomatischem Verlauf unter engmaschigen Kontrollen; **Strategie:** Wegen der Seltenheit der Erkrankungen liegen keine ausreichenden auf Studien gestützte Erfahrungen vor; inf. der bisher unbefriedigenden Therapieergebnisse ist die Teilnahme an Studien unbedingt anzuraten, um den Stellenwert neuer Ansätze zu ermitteln (s. Neuentwicklung); von der zumeist eingesetzen anthrazyklinhaltigen Polychemotherapie, z. B. entsprechend dem CHOP*-Protokoll, profitieren besonders das anaplastische großzellige Lymphom; bei anderen Entitäten, z. B. dem enteropathischen, dem subkutanen pannikulitischen und dem hepatosplenischen peripheren T-Zell-Lymphom ist dies bezüglich des Langzeitüberlebens nicht der Fall; beim nasalen NK/T-Zell-Lymphom ist eine initiale Strahlentherapie entscheidend.

Pharmakotherapie: Es gibt keine verbindlichen Behandlungsrichtlinien; anaplastische großzellige Lymphome oder PTZL unspez. mit hohem oder intermediär-hohem Risiko des internationalen prognostischen Index können entsprechend den für hochmaligne periphere B-Zell-Lymphome entwickelten Therapierichtlinien (z. B. CHOP-, EPOCH- oder erweitertes Hyper*-CVAD-Protokoll ohne Rituximab) behandelt werden; dies gilt auch für das hepatosplene, das Enteropathie-assoziierte, den aggressiven γδ-Subtyp des subkutanen Pannikulitis-artigen T-Zell-Lymphoms und die/das adulte(s) T-Zell-Leukämie/Lymphom; die Ansprechquoten sind tendenziell niedriger als bei aggressiven B-Zell-Lymphomen, das Hauptproblem liegt in der Instabilität der Remissionen; bei <50–60-Jährigen mit Risikofaktoren kann deshalb wegen der ungünstigen Prognose eine konsolidierende, experimentelle myeloablative Hochdosis-Chemotherapie und ggf. Ganzkörperbestrahlung mit anschließender autologer Blutstammzellreinfusion (s. Stammzelltransplantation) in Erwägung gezogen werden; die T-Zell-Prolymphozytenleukämie lässt sich zumindest passager durch Alemtuzumab (MabCampath®) evtl. in Kombination mit Fludarabin beeinflussen (Dosierung: s. Leukämie, chronische lymphatische vom B-Zell-Typ), in Einzelfällen werden Hochdosiskonzepte mit Stammzelltransplantation versucht; bei der aggressive NK-Zell-Leukämie beschränkt sich die Therapie zumeist auf intensivmedizinische Maßnahmen; bei PTZL unspez. mit niedrig- oder niedrig-intermediärem Risiko der Stadien I und II können auch anthrazyklinfreie Protokolle vor einer konsolidierenden IF-Strahlentherapie (IF, Abk. für engl. involved-field) eingesetzt werden; die T-Zell-Leukämie großer granulärer Lymphozyten bedarf nur sehr selten einer tumorspezifischen Therapie, in einzelnen Fällen zeigt Cyclosporin Wirksamkeit (Dosierung: s. Syndrom, myelodysplastisches), während Alemtuzumab allein oder mit Fludarabin und/oder Cyclophosphamid wenig positive Effekte zeigen; wichtig ist die Therapie der Begleitprobleme, z. B. von Anämie oder Neutropenie-induzierter Infekte.

Strahlentherapie: immer indiziert beim nasalen NK/T-Zell-Lymphom: IF-Bestrahlung mit einer Zielvolumendosis (ZVD) von 50–55 Gy, ggf. in Kombination mit Chemotherapie, z. B. CHOP-Protokoll; konsolidierende kleinvolumige (IF-)Bestrahlung mit einer ZVD von etwa 30–40 Gy der Lymphome mit niedrigem oder intermediär-niedrigem Risiko in den Stadien I/I_E und II/II_E nach Chemotherapie.

Psychotherapie: Begleitende psychosoziale und psychotherapeutische Maßnahmen sind bei diesen lebensbedrohlichen Erkrankungen sinnvoll.

Sonstige Maßnahmen: **1.** hämatopoetische Wachstumsfaktoren, z. B. G-CSF: Filgrastim (Neupogen®): **a)** als Supportivmaßnahme bei erhöhtem Risiko einer neutropenieinduzierten fieberhaften

Komplikation nach einem zytostatischen Chemotherapiezyklus; **b**) evtl. im Rahmen konventioneller Chemotherapieprotokolle, z. B. dem CHOP*- oder CHOEP*-Protokoll zur Intervallverkürzung; **2.** Substitution von Blutprodukten: **a**) Erythrozytenkonzentrate* bei symptomatischer Anämie oder Hämoglobinkonzentration <7 g/dl; **b**) thrombozytenreiches Plasma oder Zellseparatorpräparation bei thrombozytopenischer Blutungsneigung bzw. Thrombozytenkonzentration <10 000 (–20 000)/µl; **3.** intensive Überwachung zur frühzeitigen Infektbehandlung ist lebenswichtig.

Arbeitsunfähigkeit: während der diagnostischen und therapeutischen Maßnahmen sowie danach bis zur Rückbildung von UAW, darüber hinaus entsprechend den Beschwerden; der Grad der Behinderung bis zum Ende der intensiven Therapie 100, anschließend 3 Jahre bei Vollremission 80, anschließend entsprechend den Organschäden/Beschwerden; bei Rezidiv sollte eine Berentung in Erwägung gezogen werden.

Neuentwicklung: die aufgeführten Therapieergebnisse stammen aus Pilotstudien: **1.** Purinanaloga: neben Fludarabin und Cladribin neue Derivate, wie z. B. Nelarabin (Atriance®) oder Clofarabin (Evoltra®); **2.** Gemcitabin (Gemzar®), ein Nukleosidanalogon, zeigt in etwa 60 % als Monotherapie bei vorbehandelten PTZL Wirksamkeit; in Studien werden Kombinationen geprüft, z. B. mit Dexamethason und Platin (GDP-Protokoll) oder mit Platin, Etoposid und Solumedrol (PEGS-Protokoll); **3.** Neue Histondeazetylase-Inhibitoren: Romidepsin (ein Depsipeptid), Vorinostat, LBH589, MGCD013; Romidepsin zeigt in 30 % der PTZL Wirksamkeit; **4.** Folat-Antagonisten: Pralatrexate wird allein und zusammen mit Gemcitabin geprüft; **5.** Proteasom-Inhibitor: Bortezomib (VELCADE®) insbesondere in Kombination mit CHOP- oder ACVBP-Protokoll; **6.** Immun-(Chemo-)Therapie: Alemtuzumab und ggf. zusätzliche Chemotherapie erzielen im Rezidiv Ansprechraten von 36–60 %; SGN30 zeigt bei rezidivierten anaplastischen CD30-positiven Lymphomen in 35 % Wirksamkeit; Zanolimumab (HuMax-CD4), KW-0761 (anti-CCR4 Antikörper), Daclizumab (anti-IL2-Rezeptor-α-Antikörper; Zenapax®) werden bei PTZL geprüft; das antiangiogenetisch wirksame Bevacizumab wird in Kombination mit CHOP eingesetzt; **7.** Immuntoxin: Denileukin Diftitox (Ontak®), ein gegen den IL-2-Rezeptor gerichtetes, mit Diphterietoxin fusioniertes Fusionsprotein, entwickelt mit CHOP eine Ansprechrate >80 %; **8.** Indol-3-Carbinol zeigt hohe In-vitro-Wirksamkeit gegen HTLV-1-infizierte ATLL-Zelllinien, präklinische Studien werden in Japan aktiviert; **9.** autologe Stammzellreinfusion nach Hochdosis-Chemotherapie und ggf. Strahlentherapie im chemotherapiesensitiven Rezidiv; **10.** (Nicht-)myeloablative Hochdosis-Chemotherapie und ggf. Strahlentherapie mit anschließender allogener Stammzelltransplantation.

Selbsthilfe: **1.** Die Deutsche Leukämie- & Lymphom-Hilfe e. V. (DLH), Bundesverband der Selbsthilfeorganisationen zur Unterstützung von Erwachsenen mit Leukämien und Lymphomen e. V., Thomas-Mann-Str. 40, 53111 Bonn, Tel. 0228 33889200, Fax 0228 3388922; E-Mail: info@leukaemie-hilfe.de, Homepage: http://www.leukaemie-hilfe.de; **2.** Deutsche Krebshilfe e. V., Buschstr. 32, 53113 Bonn, Tel. 0228 729900, Fax 0228 7299011; E-Mail: deutsche@krebshilfe.de, Homepage: http://www.krebshilfe.de; **3.** Krebsinformationsdienst (KID), Im Neuenheimer Feld 280, 69120 Heidelberg, Tel. 0800 4203040; E-Mail: krebsinformationsdienst@dkfz.de, Homepage: http://www.krebsinformation.de; **4.** S.E.L.P. e. V., Selbsthilfevereinigung zur Unterstützung erwachsener Leukämie und Lymphom Patienten, Herrenstr. 34, 48167 Münster, Tel. 02506 6768, Fax 02506 85559; E-Mail: leukaemie-lymphom@selp.de, Homepage: http://www.selp.de.

Literatur: **1.** Dungarwalla, M. et al.: Prolymphocytic leukaemia of B- and T-cell subtype: a state-of-the-art paper. Eur J Haematol 80: 469–476 (2008); **2.** International peripheral T-cell and natural killer/T-cell lymphoma study: pathology findings and clinical outcomes. J Clin Oncol 26: 4124–4130 (2008); **3.** Le Gouill, S. et al. : Graft-versus-lymphoma effect for aggressive T-cell lymphomas in adults: a study by the Société Francaise de Greffe de Moëlle et de Thérapie Cellulaire. J Clin Oncol 26: 2264–2271 (2008); **4.** Vose, J. M.: Peripheral T-cell non-Hodgkin's lymphoma. Hematol Oncol Clin North Am 22: 997–1006 (2008); **5.** Zelenetz, A. D.; NCCN Non-Hodgkin's Lymphomas Panel Members: National Comprehensive Cancer Network (NCCN) Clinical Practice Guidelines in Oncology- Peripheral T-Cell Lymphoma. Version 3, 2008; http://www.nccn.org.

Autor: P. Meusers.

T-Zell-Lymphom, erythrodermes: s. Lymphome, primär kutane.

U

Übelkeit: s. Antiemetika.

Überernährung: s. Malnutrition.

Übergewicht: s. Adipositas; Therapie, Trophik verbessernde.

Übersichtigkeit: s. Refraktionsanomalien.

Übertragung: s. Psychoanalyse.

Ulcus cruris: s. Syndrom, postthrombotisches.

Ulkus, gastroduodenales: im Zwölffingerdarm (Ulcus duodeni, ca. 85 %) oder Magen (Ulcus ventriculi, ca. 15 %) lokalisiertes Geschwür; **Ursache:** Helicobacter-pylori-Infektion (90 %), selten Hypersekretion von Magensaft (Zollinger-Ellison-Syndrom) oder exogene Noxen (z. B. nichtsteroidale Antiphlogistika, Alkohol); **Klinik:** epigastrische (Nüchternschmerz) oder periumbilikale Schmerzen, Übelkeit, Erbrechen; **Komplikationen:** Ulkusblutung, -perforation- oder -penetration, Magenausgangstenose; **DD:** Bei Magenulkus muss immer ein Magenkarzinom* ausgeschlossen werden (Biopsie).

Behandlungsindikation: dringend gegeben; bei unkompliziertem Ulkus primär konservative (pharmakologische) ambulante Therapie; bei kompliziertem Ulkus stationäre Therapie.

Pharmakotherapie: **1.** Eradikationstherapie (Tripel-Therapie) bei Nachweis einer Infektion mit Helicobacter pylori (Endoskopie, Biopsie, Ureaseschnelltest, Kohlenstoff-13-Exhalationstest): **a)** Protonenpumpen*-Hemmer zur Säuresuppression: Esomeprazol (z. B. Nexium® mups), 2 × 20 mg/d p. o., Omeprazol (Gastracid®, Antra MUPS®), 2 × 20 mg/d p. o., Lansoprazol (Agopton®, Lanzor®), 2 × 30 mg/d p. o., oder Pantoprazol (Pantozol®, rifun®), 2 × 40 mg/d p. o.; **b)** zusätzlich Clarithromycin (Klacid®), 2 × 500 mg/d p. o.; **c)** zusätzlich Amoxicillin (z. B. Augmentan®, AmoxiHEXAL®), 2 × 1 g/d p. o., oder Metronidazol (z. B. Clont®), 2 × 400 mg/d p. o.; **2.** bei Arzneimittel induziertem gastroduodenalem Ulkus: Protonenpumpen-Hemmer, z. B. Esomeprazol, 40 mg/d p. o., oder Pantoprazol, 40 mg/d p. o.; **3.** wenn nichtsteroidale Antiphlogistika (als Ursache des Ulkus) weiterhin eingenommen werden müssen, sollte eine Langzeittherapie mit einem Protonenpumpen-Hemmer, z. B. Esomeprazol, 20 mg/d p. o., oder Pantoprazol, 20 mg/d p. o., erfolgen.

Operative Therapie: Indikation: Ulkuskomplikationen; Elektiveingriffe werden seit Einführung der Eradikationstherapie nur in Ausnahmefällen durchgeführt. Heilt ein Ulkus nicht ab oder kommt es zum Frührezidiv, liegt der Grund meist in einer unzulänglichen konservativen Therapie (Compliance?) oder Unverträglichkeit der Arzneimittel (sehr selten). Indikation für Elektivoperation: großes kallöses Ulcus ventriculi (insbes. wenn die Differenzierung zu einem Karzinom nicht sicher ist) und rezidivierende Blutungen; **Verfahren: 1.** Elektivoperation: resezierende Eingriffe; Verfahren der Wahl ist die Zweidrittel- (bei hochsitzendem Ulkus die Dreiviertel-)Magenresektion; die Rekonstruktion der intestinalen Kontinuität erfolgt nach Billroth I mit Erhaltung der duodenalen Passage (Methode der Wahl) oder Billroth II bzw. mit einer Roux-Schlinge unter Umgehung des Duodenums; **2.** bei Ulkuskomplikationen: **a)** Ulkusperforation: schnellstmögliche Operation (Letalität innerhalb 6 Stunden 5–6 %, nach 24 Stunden 40 %); Methode der Wahl ist die Ulkusexzision mit Übernähung; auch laparoskopisch möglich. **b)** Ulkusblutung: Ösophagogastroskopie und endoskopische Blutstillung mit Injektion von verdünntem Adrenalin und Fibrinkleber, mit Metall-Clips, Laserkoagulation, Hitze- oder Stromapplikation; bei nicht beherrschbarer Blutung oder blutendem Ulcus duodeni der Hinterwand operatives Vorgehen mit Ligatur der Arteria gastroduodenalis ober- und unterhalb des Duodenums; bei Ulcus ventriculi Exzision des Ulkus und Umstechung der benachbarten Arterien; **c)** Magenausgangstenose: nach präoperativer Substitutionstherapie Operation mit Pyloroplastik oder Antrektomie oder Magenresektion nach Billroth I.

Hinweis: 1. Durch das Wissen um die bakterielle Ursache (Helicobacter pylori) und die verbesserte Pharmakotherapie ist das gastroduodenale Ulkus in >90 % der Fälle heilbar. Komplikationen und Rezidive sind deutlich zurückgegangen. **2.** Nichtresezierende Eingriffe wie die trunkuläre, selektive totale oder gastrale und selektive proximale Vagotomie sind nicht mehr aktuell.

Arbeitsunfähigkeit: 4 Wochen bei kompliziertem Ulkus und Operation.

Literatur: 1. Bollschweiler, E. et al.: Gutartige Erkrankungen von Magen und Duodenum. In: Siewert, J. R.; Rothmund, M.; Schumpelick, V. (Hrsg.): Praxis der Viszeralchirurgie. Gastroenterologische Chirurgie. 2. Aufl. Berlin, Heidelberg, New York: Springer, 2006; **2.** Hölscher, A.; Bollschweiler, E.; Mönig, S.: Ulkuschirurgie – was bleibt? Der Internist 47 (6): 602–610 (2006).

Autoren: P. Malfertheiner, R. Pfitzmann.

Ulkustherapeutikum: s. Histamin-H_2-Rezeptoren-Blocker; Protonenpumpen-Hemmer.

Ulnafraktur: Bruch der Elle, meist durch direkte Gewalteinwirkung (Parierfraktur des zum Schutz des Kopfes erhobenen Armes, um einen Schlag oder fallenden Gegenstand abzuwehren) bzw. durch Aufschlagen des Armes gegen eine scharfe Kante (Maschine, Treppenstufe); s. Unterarmschaftfraktur.

Behandlungsindikation: aufgrund der Symptomatik (Schmerzen, Schwellung, Fehlstellung) in jedem Fall gegeben; der operativen Versorgung einer Ulnafraktur wird meist der Vorzug gegeben, da die Immobilisierungszeit gegenüber der konservativen Therapie deutlich kürzer ist.

Operative Therapie: Bei Knickbildung, Rotationsfehlstellung oder Spiralfraktur wird i. d. R. eine offene Reposition und innere Fixierung mit Plattenosteosynthese vorgenommen.

Konservative Therapie: indiziert bei minimaler Fehlstellung (bei nicht dislozierten kindlichen Frakturen immer): Oberarmgips unter Einschluss des Handgelenks für 6–8 Wochen mit der Hand in leichter Supinations- oder Neutral-Null-Stellung und frühfunktionelle Mobilisierung und Physiotherapie.

Sonstige Maßnahmen: Röntgenaufnahme des Ellenbogengelenks bei isolierter Ulnafraktur, um eine Monteggia-Luxationsfraktur auszuschließen (proximale Ulnafraktur kombiniert mit Luxation des Radiuskopfes).

Eigenbehandlung: nach Unfall Kühlung, Ruhigstellung, Hochlagerung.

Arbeitsunfähigkeit: bei konservativer Behandlung i. d. R. 6–8 Wochen, bei operativer Versorgung meist 3 Wochen.

Literatur: Rüter, A.; Trentz, O.; Wagner, M. (Hrsg.): Unfallchirurgie. 3. Aufl. München: Urban & Fischer, 2008.

U

Autor: E. E. Scheller.

Ulnariskompressionssyndrom: s. Nervenkompressionssyndrome.

Ulnarislähmung: s. Nervenlähmung, traumatische periphere.

Ultraschalltherapie: therapeutischer Einsatz von Schwingungen oberhalb der menschlichen Hörgrenze zur Verbesserung der trophischen Verhältnisse mesenchymaler Körpergewebe und damit zur Schmerzlinderung; **Formen: 1.** hochfrequente Ultraschalltherapie (0,8–3 MHz); **2.** niederfrequente Ultraschalltherapie (20–120 kHz); **Sonderform:** Phonophorese: hoch- oder niederfrequente Ultraschalltherapie mit synergistischer Nutzung einer Koppelsubstanz mit Arzneimittel, z. B. nichtsteroidale Antiphlogistika (z. B. Voltaren® Gel); **therapeutisches Prinzip: 1. hochfrequente** Ultraschalltherapie: **a)** Wärmeentwicklung durch die Absorption mechanischer Longitudinalwellen (800 bzw. 3000 kHz) in Grenzschichten, selektive Erwärmung mesenchymalen Gewebes (Sehne, Kapsel, Band, Periost), thermische Hautbelastung; wirkt durchblutungsfördernd, schmerzlindernd und regt phlogistische Prozesse und immunologische Leistungen an (s. Wärmetherapie); **b)** evtl. direkte mechanische Wirkung (Kavitationsbildung im Gewebe, Pseudokavitationen in Flüssigkeiten); **c)** evtl. elektrische Wirkung (Veränderung von Oberflächenpotentialen an Osteo- und Fibroblasten); **2. niederfrequente** Ultraschalltherapie: **a)** mechanische Auslösung transienter Kavitationen außerhalb des Gewebes, die zur Liquidation von Nekrosen und Belägen in Wunden genutzt werden; **b)** Innerhalb des Gewebes werden mechanische Schwingungen auf zellulärer Ebene (z. B. in Fibroblasten) zur Stimulation von Stoffwechselprozessen (z. B. stimulative Osteogenese) und damit zur Trophikbeeinflussung eingesetzt.

Indikation: 1. hochfrequente Ultraschalltherapie: chronisch exsudative, entzündliche Prozesse mesenchymaler Strukturen, umschriebene Verhärtungen (z. B. bei Sklerodermie), Verbesserung lokaler dystrophischer Verhältnisse (v. a. bradytropher Gewebe), Anregung der lokalen Osteogenese (Fraktur, Demineralisation bei sympathischer Reflexdystrophie im Stadium II–III); **2. niederfrequente** Ultraschalltherapie: **a)** Beschallung im Wasser: Ulcus cruris, Wunden; **b)** kutane Beschallung: Osteoporose, Pseudarthrose, Zustand nach Fraktur, myofaszialer Trigger-Punkt, Tendopathie, Meniskopathie, Fersensporn; **3.** Phonophorese: Behandlung entzündlich veränderter mesenchymaler Affektionen (z. B. aktivierte Nekrose, Enthesitis, Bursitis).

Kontraindikation: akute mikrobielle und immunologisch vermittelte Entzündungen, akute Blutung; Epiphysenfugen noch wachsender Knochen müssen bei der Therapie ausgespart bleiben. Keine Anwendung im Bereich von Herzschrittmacher, gravidem Uterus und Varizen.

Durchführung: Anwendung von Gleich- oder Impulsschall (stärkere mechanische Wirkung); unter Verwendung einer Koppelsubstanz (Gel, Wasser) wird der Ultraschallkopf mit langsamen Bewegungen (dynamische bzw. semistatische Beschallung) über das Behandlungsgebiet geführt. Dosierung ca. 0,7–1,5 Watt/cm^2 (hochfrequent) bzw. 0,04–0,4 Watt/cm^2 (niederfrequent).

Komplikationen: lokale Überwärmung an der Grenze knöcherner Strukturen bei statischer Beschallung (sog. hot spots).

Autorin: Ch. Uhlemann.

Umgehungsanastomose: s. Dünndarmtumoren; Kolonkarzinom.

Umgehungskreislauf, extrakorporaler: s. Lebertransplantation.

Unfruchtbarkeit der Frau: s. Sterilität der Frau.

Unterarmschaftfraktur: Bruch von Elle und Speiche mit völliger Instabilität durch direktes oder indirektes Trauma; Einteilung der Frakturen eines oder beider Knochen in einfache und komplexe sowie Keil-, Etagentrümmer- und Luxationsfrakturen (s. Fraktur).

Behandlungsindikation: jede Einzel- und Kombinationsfraktur des Unterarms beim Erwachsenen, ungeachtet der Dislokation, stellt eine Indikation zur Operation dar (Ausnahme: minimal dislozierte, isolierte Ulnafraktur* mit erhaltenem Periostschlauch). Kindliche Frakturen können i. d. R. konservativ behandelt werden.

Operative Therapie: **1.** Plattenosteosynthese (s. Abb. 1) bzw. Fixateur externe; bei schwerem Weichteilschaden dekomprimierende Fasziespaltung und evtl. offene Wundbehandlung notwendig; die Plattenentfernung soll wegen der Gefahr der Refraktur nicht zu früh erfolgen. **2.** intramedulläre Stabilisierung mit federndem Nagel (s. Abb. 2).

Konservative Therapie: indiziert bei kindlicher kompletter Unterarmschaftfraktur: Reposition in Narkose, Oberarmgips für 3–5 Wochen, Unterarmgips für 2–3 Wochen; im Verlauf Röntgenkontrolle zur Vermeidung sekundärer Frakturabrutschung.

Sonstige Maßnahmen: **1.** Physiotherapie und physikalische Therapie in der postoperativen Behandlungsphase zur Frühmobilisierung des Ellenbogens und Handgelenks; **2.** Röntgenaufnahme

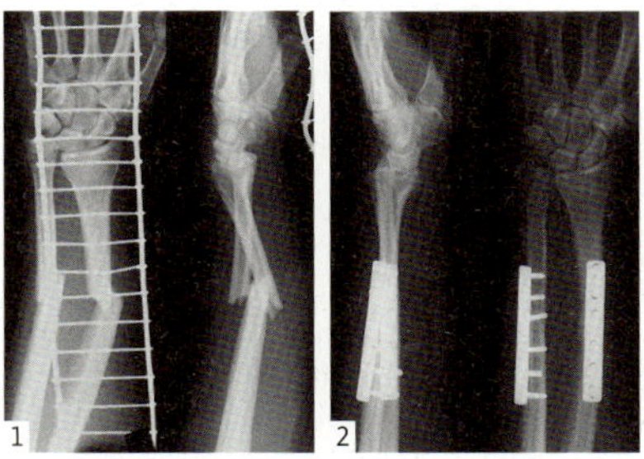

Unterarmschaftfraktur Abb. 1: Fraktur beider Unterarmknochen in gleicher Höhe durch direkte Gewalt; 1: Röntgenbild in 2 Ebenen (präoperativ); 2: Zustand nach Osteosynthese

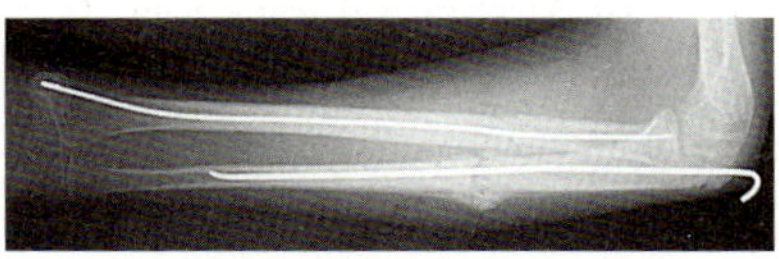

Unterarmschaftfraktur Abb. 2: intramedulläre Stabilisierung

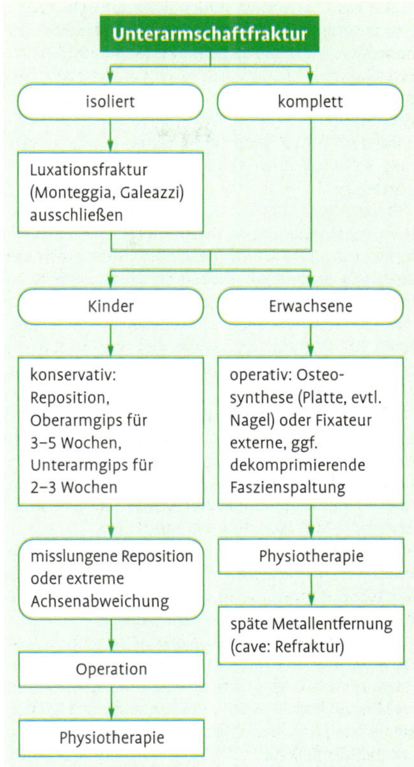

Unterarmschaftfraktur Abb. 3: therapeutischer Stufenplan

des Ellenbogen- bzw. Handgelenks bei Unterarmschaftfraktur eines Einzelknochens, um Monteggia-Luxationsfraktur (Ulnafraktur und Luxation des Radiuskopfs) und Galeazzi-Luxationsfraktur (Radiusschaftfraktur mit Luxation der distalen Ulna) auszuschließen; **3.** immer Sensibilität, Motorik und Zirkulation der Hand prüfen; Kettenfrakturen der Extremitäten (Schultergürtel bis Hand) dürfen nicht übersehen werden.

Therapeutischer Stufenplan: s. Abb. 3.

Arbeitsunfähigkeit: 6–8 Wochen bis zur Funktionswiederherstellung.

Hinweis: Bei zu langer Immobilisation im Gipsverband drohen schwere trophische und funktionelle Schäden (Pronations- und Supinationsbehinderung, sympathische Reflexdystrophie*).

Autor: E. E. Scheller.

Unterernährung: s. Malnutrition.

Untergewicht: s. Anorexia nervosa; Therapie, Trophik verbessernde.

Unterkühlung: s. Hypothermie.

Unterlippen-Zungen-Unterkieferspalten: s. Spaltbildungen.

U

Unterschenkelamputation: s. Amputation.

Unterschenkelfraktur: Bruch des Wadenbeins (Fibula) bzw. des Schienbeins (Tibia) als Kopfbruch, Schaftbruch, Pilonfraktur (Stauchungsbruch der distalen Tibia mit Gelenkbeteiligung) oder Knöchelfraktur*.

Behandlungsindikation: wegen Funktionsverlust der Statik und Schmerzsymptomatik stets gegeben.

Pharmakotherapie: **1.** zur Linderung des akuten Frakturschmerzes Pethidin (z.B Dolantin®), 50 mg i. m. oder s. c., oder Metamizol (z. B. Novalgin®), 1 g langsam i. v.; **2.** Thromboseprophylaxe (postoperativ und bei Gipsbehandlung) mit Heparin*, 3 × 5000 IE, oder Certoparin (Mono-Embolex®), 1 × 1500 IE s. c.; **3.** in der postakuten Behandlungsphase peripher wirksame Analgetika, z. B. Acetylsalicylsäure (z. B. Aspirin®), 500–1500 mg/d p. o., Metamizol (z. B. Novalgin®), 3 × 20 Tr./d, oder Diclofenac (z. B. Voltaren®), 3 × 50 mg/d p. o.

Operative Therapie: **1. Tibiakopfbruch:** absolute Operationsindikation bei Gelenkstufen >3 mm, relativ bei keiner wesentlichen Gelenkstufe; Verfahren: Rekonstruktion der Gelenkkongruenz, Wiederherstellung der korrekten Achsen zwischen Plateau und Schaft, Abstützung der reponierten Fragmente durch Unterfütterung mit Spongiosa und Osteosynthese mit Zugschrauben, evtl. zusätzlich Abstützplatten (z. B. L- oder T-Platte); Versorgung von Begleitverletzungen speziell an Menisken (s. Meniskusriss) und Bandapparat (s. Kniegelenkbandruptur); arthroskopisch assistierte, perkutane Zugschraubenosteosynthese bei Tibiakopffraktur, weichteilschonender Zugang mit Verringerung der Infektionsrate; **2. Schaftbruch** (einschl. isolierte Tibiaschaftfraktur): absolute Operationsindikation bei Begleitverletzungen von Gefäßen und Nerven sowie bei Kompartmentsyndrom; empfehlenswert bei Polytrauma*, offener Fraktur Grad 2 und 3, instabiler Fraktur mit Dislokation um mehr als eine halbe Schaftbreite, Schaftverkürzung >1 cm, Etagenbruch, Varusfehlstellung >8° bei iso-

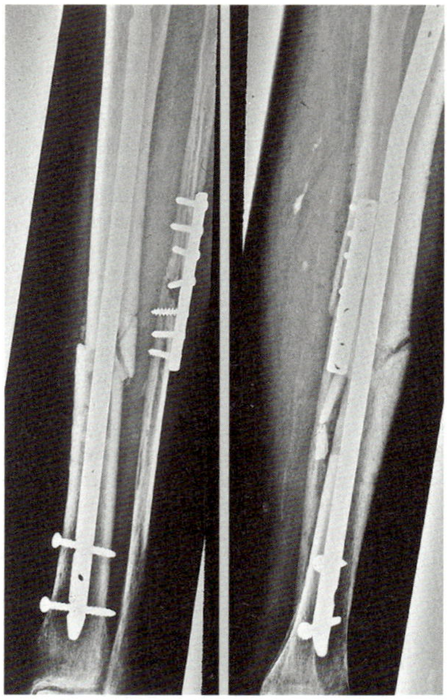

Unterschenkelfraktur Abb. 2: unaufgebohrte Tibianagelung mit Verriegelung und Fibulaosteosynthese

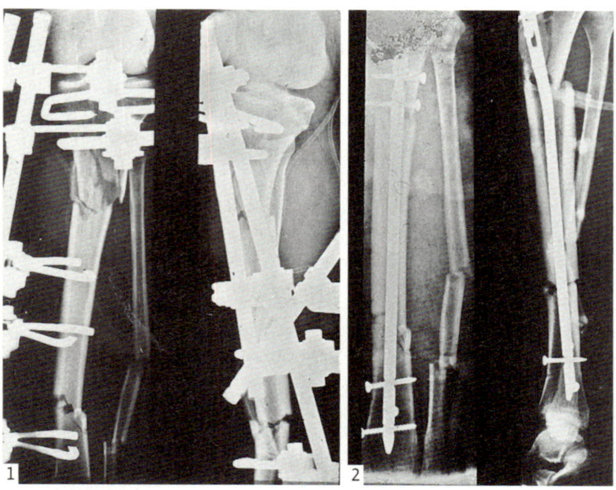

Unterschenkelfraktur Abb. 1: offene Fraktur mit schwerem Weichteiltrauma; 1: Versorgung mit Fixateur externe; 2: Tibiamarknagelung nach Abheilung der Weichteilverletzung (wegen Weichteildefekt Fibula nicht versorgt)

U

lierter Tibiaschaftfraktur; Verfahren: intramedulläre Stabilisierung durch Marknagelung (aufgebohrt oder unaufgebohrt), Plattenosteosynthese (auch Fixateur interne mit winkelstabiler Platte) oder Fixateur externe zur notfallmäßigen Stabilisierung bei Polytrauma und ausgedehnten Weichteilschäden, intramedulläre Marknagelung zu einem späteren Zeitpunkt (s. Abb. 1); intramedulläre Stabilisierung von Schaftfrakturen mit Weichteilschaden durch unaufgebohrten soliden Tibianagel (s. Abb. 2); frühzeitig belastbare Osteosynthese mit im Vergleich zu früheren Verfahren geringer Infekt- und Pseudarthroserate; Verbundosteosynthese bei pathologischer Fraktur; **3. Pilonfraktur:** absolute Operationsindikation bei Dislokation der Gelenkflächen und offener Fraktur; Verfahren: anatomische Fibulareposition und Stabilisierung, Aufbau und Stabilisierung der Tibiagelenkfläche, Auffüllen der gelenknahen Tibiadefekte mit auto- bzw. allogener Spongiosa oder Hydroxylapatitkeramik (z. B. Endobon®), stabile Tibialuxation (vorzugsweise Schraubenosteosynthese, evtl. Fixateur externe); Verzicht auf ausgedehnte Plattenosteosynthesen zur Vermeidung von Durchblutungsstörungen der Knochen; **Nachbehandlung: 1.** Mobilisation unter Teilbelastung je nach Osteosyntheseverfahren und Frakturlokalisation bis zu 12 Wochen bei Tibiakopf- und Pilonfraktur; bei Schaftfraktur nach intramedullärer Stabilisierung deutlich früher; **2.** physiotherapeutische Übungsbehandlung zur Gelenkmobilisation und Kräftigung der Muskulatur; **3.** Materialentfernung (i. d. R. nur bei Infektion oder Beschwerden) im gelenknahen Bereich nach ca. 18 Monaten, im Schaftbereich nach 2 Jahren; am wachsenden Skelett im Kopfbereich frühzeitige Materialentfernung anstreben; **Komplikationen:** Ostitis (2–15 % bei Tibiakopffraktur, <10 % bei Schaftfraktur, 3–7 % bei Pilonfraktur), Pseudarthrose (6–10 % bei Schaftfraktur), Phlebothrombose und Nervenverletzung; **Ergebnisse: 1.** Tibiakopffraktur: sehr gut und gut bei 85 %, schlecht bei 5 %; **2.** Schaftfraktur: sehr gut und gut bei 90 %, schlecht bei 4 %; **3.** Pilonfraktur: sehr gut und gut bei 80 %.

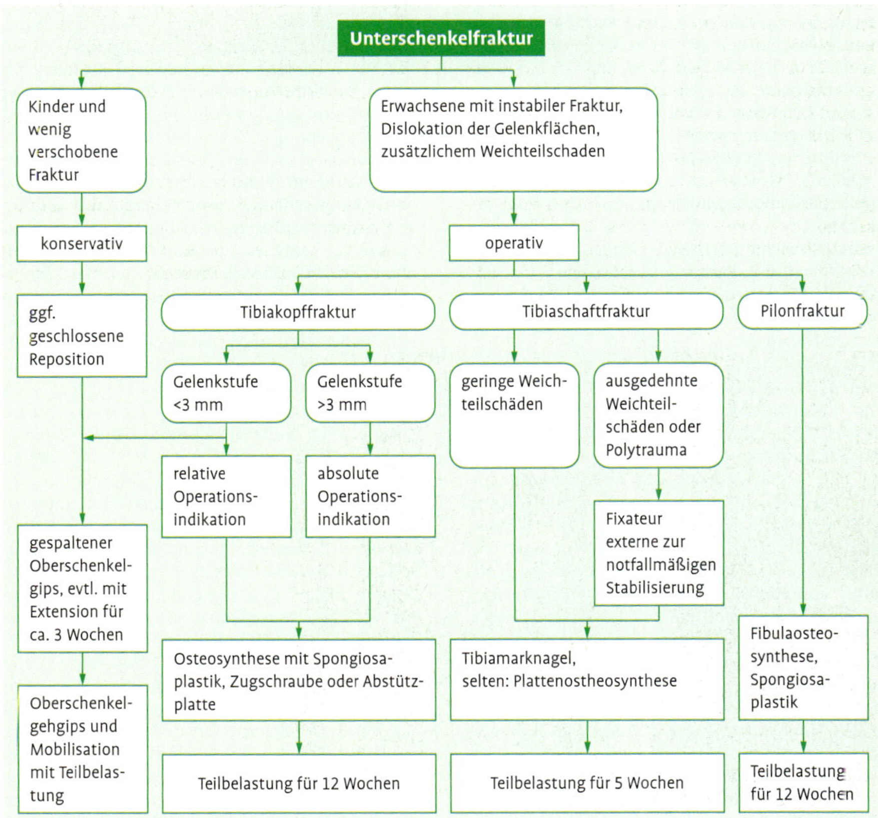

Unterschenkelfraktur Abb. 3: therapeutischer Stufenplan

Konservative Therapie: indiziert bei Kindern und wenig verschobenen Frakturen ohne Weichteilschaden; bei Vorliegen einer Fehlstellung geschlossene Reposition und Anlage eines Oberschenkelgipsverbandes (gespalten), evtl. mit Calcaneus-Extension nach Böhler (engmaschige Röntgenkontrollen); Spitzfußprophylaxe; nach ca. 3 Wochen Oberschenkelgehgips und Mobilisation mit Teilbelastung.

Therapeutischer Stufenplan: s. Abb. 3.

Eigenbehandlung: Teilbelastung einhalten; physiotherapeutische Übungen selbständig zu Hause durchführen.

Arbeitsunfähigkeit: bis zu knöcherner Konsolidierung der Fraktur, normalem Gangbild und Wohlbefinden (ca. 4 Monate, bei sitzender Tätigkeit auch kürzer).

Hinweis: **1.** Kompartmentsyndrom oder Gefäßverletzung müssen ausgeschlossen werden; **2.** Thromboseprophylaxe (auch ambulant) bei Gipsverband.

Literatur: **1.** Rüter, A.; Trentz, O.; Wagner, M. (Hrsg.): Unfallchirurgie. 3. Aufl. München: Urban & Fischer, 2008; **2.** Krettek, C. et al.: Aktueller Stand der operativen Technik für die unaufgebohrte Nagelung von Tibiaschaftfrakturen mit dem UTN. Unfallchirurg 97: 574–599 (1994); **3.** Rommens, P. M. et al.: Therapeutisches Vorgehen und Langzeitergebnisse bei der Pilonfraktur in Abhängigkeit vom primären Weichteilschaden. Unfallchirurg 97: 38–46 (1994).

Autor: E. E. Scheller.

Unterschenkelknochenbruch: s. Unterschenkelfraktur.

Unterzuckerung: s. Hypoglykämie.

UÖS-Dehnung: s. Ösophagusachalasie.

Urapidil: s. Alpha-Rezeptoren-Blocker.

Uratnephropathie: s. Gicht.

Urea: s. Harnstoff.

Ureterorenoskopie: s. Urolithiasis.

Urethritis: s. Chlamydien-Urethritis.

Urge: s. Blasenfunktionsstörungen.

Urolithiasis: Nierensteinerkrankung; Bildung von Konkrementen aus kristallisierten Verbindungen in Niere (Nephrolithiasis) und ableitenden Harnwegen (Harnleiter- und Blasensteine); **Einteilung:** s. Tab.; **Lokalisation:** s. Abb. 1; **Klinik:** **1.** akut: Nierenkolik, anfallartig auftretende Schmerzen, Hämaturie, bei akutem Anfall meist spontaner Abgang des Steins; **2.** chronisch: Koliken bleiben meist aus, wenn der Stein eine Größe erreicht hat, bei der es nicht mehr zur Einklemmung kommen kann. **Komplikationen:** entstehen durch bakterielle Infektionen: z. B. Pyelonephritis*, Sepsis*, Schrumpfniere, bei beidseitiger Urolithiasis chronische Niereninsuffizienz (s. chronische Nierenerkrankungen).

Behandlungsindikation: besteht mit Nachweis von Konkrementen zur Prophylaxe und Therapie akuter Schmerzzustände bzw. chronischer Infektionen.

Pharmakotherapie: **1.** akutes Stadium (Kolik): **a)** Gabe eines Analgetikums, z. B. Metamizol (z. B. Novalgin®), 1–2 g langsam i. v.; **b)** bei schwersten Koliken: Anwendung eines Opioids*, z. B. Pethidin* (Dolantin®), 25–100 mg langsam fraktioniert i. v.; **2.** asymptomatisches Stadium: **a)** Chemolyse von Harnsäuresteinen durch Alkalisierung des Harns mit Kalium-Natrium-Hydrogencitrat (z. B. Uralyt-U®), Dosierung nach pH-Wert sowie gesteigerter Diurese (Trinkmenge 4–6 l/d); **b)** bei Cystinsteinen zusätzlich Ascorbinsäure (z. B. Ascorell®, Ascorvit®, Cebion®), 5×1 g/d; ggf. auch Chelatbildner (Tiopronin, Captimer®).

Interventionelle und operative Therapie: **1. extrakorporale Stoßwellenlithotripsie** (s. Stoßwellentherapie, urologische, Abb.): Therapie der 1. Wahl; indiziert v. a. bei Nierenbecken- oder Kelchsteinen; nichtinvasives, aber schmerzhaftes Verfahren, das meist in Analgosedierung, seltener in Vollnarkose (Kinder, mangelnde Compliance) durchgeführt wird. Außerhalb des Körpers erzeugte energiereiche Stoßwellen werden so fokussiert (Ortung mit Röntgenstrahlen oder Ultraschall), dass der Stein im Brennpunkt liegt. Ein Wasserkissen dient dem verlustarmen Transport der Energie. Druck- und Zugwellen führen zur Desintegration der Struktur des Steins. Ab einem Steindurchmesser ≥1,5 cm sollte vor der Stoßwellenbehandlung ein Doppel-J-Katheter zur Sicherung der Abflussverhältnisse und Prophylaxe drohender Koliken durch Steinfragmentabgang eingelegt werden. Bei größeren Steinen bzw. Ausgusssteinen sind Mehrfachbehandlungen erforderlich. Komplikation: Bei Gerinnungsstörungen kann es zu erheblichen Blutungen kommen. **2. Ureterorenoskopie** (s. Abb. 2): indiziert zur Entfernung insbes. von tiefen oder in Knochendeckung befindlichen Harnleitersteinen; ggf. vorher Desintegration der Steine durch Ultraschall oder Laser; Durchführung in Spinalanästhesie oder Vollnarkose; Extraktion des Steins unter Sicht mit Zange oder Dormia-Körbchen; mit flexiblen Ureterorenoskopen ist die Behandlung von Nierenkelchsteinen v. a. in der unteren Kelchgruppe bei einer Konkrementgröße von bis zu 1,5 cm gut möglich. Harnleiterverletzungen sind eine mögliche Komplikation. **3. perkutane Nephrolitholapaxie:** Zugang über ultraschallgesteuerte Punktion eines Nierenkelchs direkt ins Nierenbecken; Desintegration und Extraktion wie bei Ureterorenoskopie; als schonendere Therapiemöglichkeit steht hier die minimal-invasive perkutane Nephrolitholapaxie (sog. Mini-PCNL) für kleinere Nierensteine zur Verfügung; **4. offene Steinoperation:** nur in Ausnahmefällen bei sehr großen Nierensteinen oder Nierenbeckenausgusssteinen v. a. bei gleichzeitigem Vorliegen einer operationsbedürftigen Nierenabgangsenge indiziert; der sicheren Steinfreiheit steht als Nachteil die hohe Invasivität des Verfahrens gegenüber.

Urolithiasis
Einteilung und Häufigkeit

Steinart	Zusammensetzung	Häufigkeit (%)
Calciumoxalate	Whewellit (CaOx-monohydrat)	70 - 80
	Weddellit (CaOx-dihydrat)	
Calciumphosphate	Hydroxylapatit, Karbonatapatit, Brushit	
Magnesiumphosphate	Struvit	10
Harnsäure	Harnsäure	15 - 20
	Harnsäuredihydrat	
Urate	Ammoniumhydrogenurat	
	Natriumhydrogenuratmonohydrat	
Cystin	Cystin	<1
Xanthin	Xanthin	<1

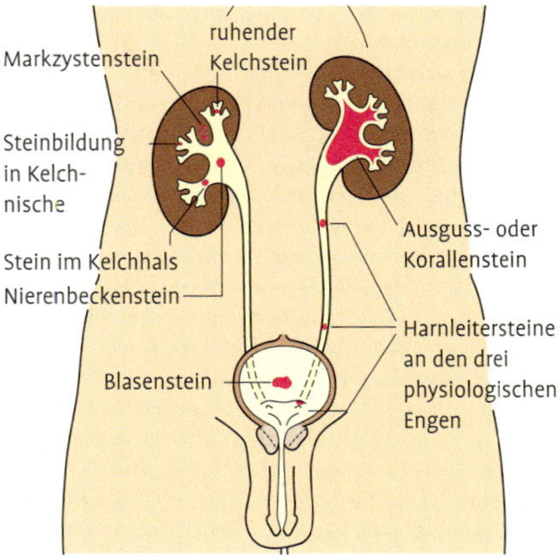

Urolithiasis Abb. 1: häufigste Lokalisationen der Steine

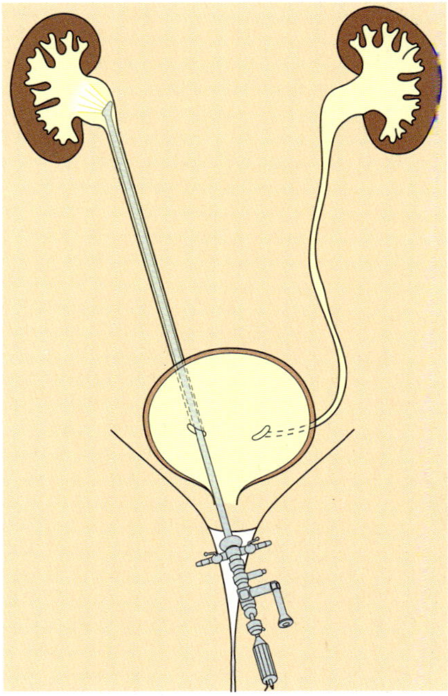

Urolithiasis Abb. 2: Ureterorenoskopie

Sonstige Maßnahmen: **1.** Bei deutlicher Abflussbehinderung durch den Stein und weitgestellten (>10–12 mm) Nierenkelchen sollte spätestens nach 1–2 Wochen eine Entlastung durch Doppel-J-Katheter oder perkutane Nephrostomie erfolgen. **2.** Liegt zusätzlich zur Stauung eine Infektion vor, ist sofort für eine Ableitung zu sorgen, da sich innerhalb kürzester Zeit eine obstruktive Pyelonephritis* und Urosepsis entwickeln können. **3.** Rezidivprophylaxe: **a)** Harnsäuresteine: Alkalisierung des Harns bis pH 6–6,5 (z. B. Uralyt-U®) und Steigerung der Diurese >2,5 l/d; **b)** Cystinsteine: Alkalisierung des Urins bis pH 8 und Steigerung der Diurese auf >3,5–4 l/d.

Therapeutischer Stufenplan: s. Abb. 3.

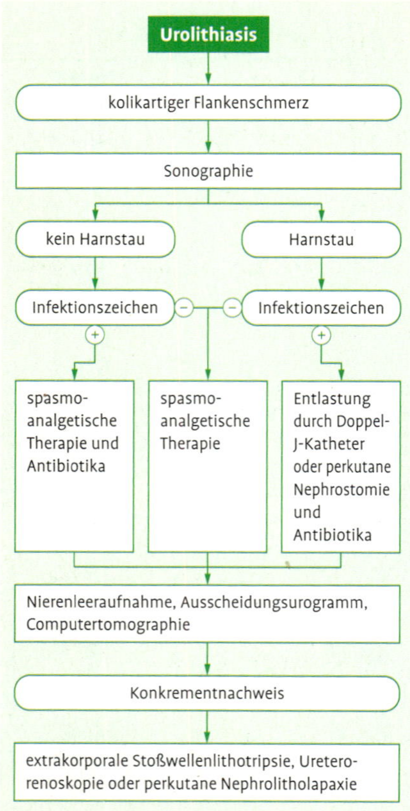

Urolithiasis Abb. 3: therapeutischer Stufenplan

Eigenbehandlung: 1. generell reichlich trinken und viel bewegen; 2. bei calciumhaltigen Steinen und Hyperkalzurie Einschränkung der Aufnahme von Molkereiprodukten und tierischem Eiweiß.

Arbeitsunfähigkeit: Im symptomfreien Intervall besteht Arbeitsfähigkeit.

Hinweis: 1. Schlingenextraktion sowie frühzeitige offene Operation sind neben den modernen Verfahren zur Steinbehandlung nicht mehr indiziert. 2. Jede invasive Maßnahme darf aufgrund drohender Urosepsis nur nach Infektausschluss durchgeführt werden.

Literatur: Jocham, D.; Miller, K.: Praxis der Urologie. 2. Aufl. Stuttgart, New York: Thieme, 2003.

Autoren: A. von Manitius, U. Wetterauer.

Urosepsis: s. Sepsis.

Urozystitis: s. Zystitis.

Ursodesoxycholsäure: syn. Ursodiol; tertiäre Gallensäure zur Gallensteinauflösung; **Vertreter:** z. B. Ursofalk®; **Wirkungsmechanismus:** 1. Hemmung der Cholesterolresorption im Darm; 2. verminderte Cholesterolsekretion der Leber in die Galle; **Wirkung:** langsame Auflösung cholesterolhaltiger Gallensteine durch Cholesteroluntersättigung der Galle; Erfolgsquote bei richtiger Patientenauswahl bei 60 %; Therapiedauer 1 Jahr; Rezidive in 25 % der Fälle.

Indikation: 1. Auflösung röntgennegativer cholesterolhaltiger Gallenblasensteine bei funktionsfähiger Gallenblase als Monotherapie oder in Kombination mit Chenodeoxycholsäure (syn. Chenodiol); 2. symptomatische Behandlung der primär biliären Leberzirrhose* im frühen Erkrankungsstadium; 3. Gallenrefluxgastritis.

Kontraindikation: 1. akut-entzündliche Erkrankung der Gallenblase oder Gallenwege; 2. kalzifizierte Gallensteine; 3. fortgeschrittene primär biliäre Leberzirrhose*; 4. Schwangerschaft, Stillzeit.

UAW: Diarrhö und Erhöhung der Serumtransaminasen (seltener im Vergleich zu Chenodeoxycholsäure; Chenodeoxycholsäure wirkt zusätzlich potentiell embryotoxisch).

Wechselwirkung: 1. Colestyramin und aluminiumhaltige Antazida vermindern die Resorption von Ursodiol. 2. Östrogene erhöhen den Cholesterolgehalt in der Galle. 3. Erhöhung der Resorption von Ciclosporin A aus dem Darm, daher während einer Kombinationstherapie besonders strenges therapeutisches Drugmonitoring* von Ciclosporin A erforderlich.

Dosierung: 1. Auflösung von Gallensteinen: 10 mg/kg KG/d p. o.; s. Cholelithiasis; 2. primär biliäre Leberzirrhose: 10–15 mg/kg KG/d p. o.; s. Ikterus, Leberzirrhose; 3. Gallenrefluxgastritis: 250 mg/d p. o.

Hinweis: 1. Behandlung von Frauen im gebärfähigen Alter nur unter zuverlässigem Empfängnisschutz (Chenodeoxycholsäure potentiell embryotoxisch); 2. Kontrolle der Leberwerte vor und während der Therapie erforderlich.

Autoren: B. Drewelow, N. Lembert.

Urtikaria: sog. Nesselsucht; durch Mastzellmediatoren vermittelte Entzündungsreaktion der Haut mit Quaddelbildung, Erythem und Juckreiz;

Behandlungsindikation: bei akuter Urtikaria (bis zu 6 Wochen Bestandsdauer) nur symptomatische Therapie; bei chronisch-rezidivierender Urtikaria pseudoallergenarme Diät (s. Tab.), Suche nach chronischen Infektionen und autoreaktiven Prozessen.

Pharmakotherapie: **I. Lokaltherapie:** 1. zur Linderung des Juckreizes lokale Applikation von Schüttelmixturen (z. B. Lotio zinci); 2. Glukokortikoid Methylprednisolon (z. B. Advantan® Milch), 2-mal täglich; **II. systemische Therapie:** 1. Histamin*-H_1-Rezeptoren-Blocker: **a)** mit wenig sedierender Komponente, z. B. Levocetirizin (Xusal®), 1 × 5 mg/d p. o., Desloratadin (Aerius®), 1 × 5 mg/d p. o.; **b)** mit stärker sedierender Komponente: Hydroxyzin (z. B. Atarax®), bis 3 × 25 mg/d p. o.; bei akuter Urtikaria kurzfristig bis zum Abklingen

U

Urtikaria
Pseudoallergenarme Diät (modifiziert nach Zuberbier und Czarnetzki, 1993)

Nahrungsmittelkategorie	erlaubt	verboten
Grundnahrungsmittel	Brot, Brötchen (ohne Konservierungsstoffe); Kartoffeln, Kartoffelbrei aus frischen Kartoffeln; Reis, Reiswaffeln; Hartweizengrießnudeln (ohne Ei); alle Mehlsorten, Grieß, Hirse, Kartoffel- und Maisstärkemehl	alle übrigen, z. B. Kuchen, Kekse, Pommes frites, Eiernudeln, Instantsauce und -suppe
Fette	Butter, Pflanzenöl	alle übrigen, z. B. Margarine, Mayonnaise
Milchprodukte	Frisch- und H-Milch, frische Sahne, Quark, Naturjoghurt, Frischkäse, Hüttenkäse	alle übrigen
tierische Nahrungsmittel	alle Fleischsorten, Hackfleisch, Geflügel frisch oder tiefgefroren (unpaniert und ungewürzt), Bratenaufschnitt, Putenbrust, Frikadellen ohne Ei	alle verarbeiteten (konservierten) tierischen Nahrungsmittel; Eier, Fisch, Schalentiere
Gemüse	Salat, Gurke, Blumen-, Weiß-, China- und Rosenkohl, Brokkoli, Zucchini, Fenchel, Spargel	Möhren, Spinat, Erbsen, Pilze, Tomaten, Paprika, Oliven, Sellerie, Artischocken, Rhabarber
Obst	keines	alle Sorten, auch Trockenobst, Nüsse, Marmelade
Gewürze	Salz, Zucker, Schnittlauch, Zwiebeln, Honig	alle übrigen, z. B. Knoblauch, Kräuter, Essig, Senf, Ketchup
Süßigkeiten	keine	alle
Getränke	Mineralwasser, Kaffee, schwarzer Tee (ohne Aromazusätze), Milch	alle übrigen, z. B. Kräutertee, Saft, Alkoholika

der Symptome, bei chronisch-rezidivierender Urtikaria auch als Dauertherapie (sofern kein Auslöser gefunden wurde oder andere Maßnahmen ohne Erfolg waren); **2.** Glukokortikoide* (bei schweren Formen der akuten Urtikaria bzw. bei Therapieresistenz gegenüber Histamin-H_1-Rezeptoren-Blockern): Prednisolon (z. B. Decortin® H), 50 mg/d p. o. für 3–5 Tage; bei der seltenen Urtikariavaskulitis bzw. der verzögerten Druckurtikaria evtl. auch längerdauernde Therapieversuche mit niedrig dosiertem Prednisolon, z. B. 5–10 mg/d p. o. oder alle 2 Tage über mehrere Wochen; bei anaphylaktischen Reaktionen: s. Schock, anaphylaktischer.

Lichttherapie: PUVA-Therapie bei Urticaria pigmentosa; meist nur kurzfristige Besserung der Symptomatik; s. Lichttherapie, dermatologische.

Sonstige Maßnahmen: **1.** Identifizierung und Absetzen bzw. Vermeidung des Auslösers; **2.** Ernährungstherapie: Bei der häufig vorkommenden, durch Pseudoallergene ausgelösten chronisch-rezidivierenden Urtikaria empfiehlt sich eine pseudoallergenarme Kost (s. Tab.). Generell verboten: alle Lebensmittel, die Farb- und Konservierungsstoffe oder Antioxidanzien enthalten, Vorsicht bei allen industriell verarbeiteten Lebensmitteln; Durchführung: initiale Diät mit Kartoffeln, Reis, Mineralwasser und schwarzem Tee; dann strenge Diät gemäß Tabelle über 3 Wochen; anschl. langsamer Kostaufbau nach Protokoll, z. B. alle 3 Tage Erweiterung mit einem wenig verdächtigen Lebensmittel wie Banane, Fisch, Ei; **3.** Erkennung und Sanierung möglicher Infektionsherde im HNO-, ZMK- oder Magen- (z. B. Helicobacter pylori) bzw. Darmbereich (Candida albicans, Parasiten); **4.** bei physikalischen Urtikariaformen (z. B. Wärme-, Kälte-, Druck- oder Lichturtikaria) Versuch der Gewöhnung an den Auslöser durch vorsichtig ansteigende Exposition.

Arbeitsunfähigkeit: bei schwerer akuter Urtikaria bis zum Abklingen der Symptome, ca. 7 Tage.

Hinweis: **1.** Die Applikation von Calcium ist ohne nachweisbare Wirksamkeit. **2.** Lokale Histamin-H_1-Rezeptoren-Blocker besitzen allenfalls kühlenden Effekt aufgrund der Gelgrundlage.

Literatur: **1.** Wedi, B.; Kapp, A.: Evidence-based therapy of chronic urticaria. J Dtsch Dermatol Ges 5: 146–157 (2007); **2.** Zuberbier, T. et al.: EAACI/GA2LEN/EDF guideline: definition, classification and diagnosis of urticaria. Allergy 61: 316–320 (2006).

Autoren: P. Schulze, W. Sterry.

Uterotonika: s. Wehenmittel.

Uterusexstirpation: s. Hysterektomie.

Uteruskarzinom: s. Korpuskarzinom; Zervixkarzinom.

Uveitis: intraokulare Entzündung mit unterschiedlichem Schwerpunkt; ätiologisch können Infektionen, Systemerkrankungen oder okulare Autoimmunreaktionen vorliegen; **Einteilung:** Uveitis anterior, z. B. Iritis (Regenbogenhautentzündung) oder Iridozyklitis, Uveitis intermedia, Uveitis posterior, retinale Vaskulitis, Panuveitis, s. Abb. 1.

Behandlungsindikation: intraokularer Reizzustand (Spaltlampenmikroskopie), Visusminderung, Begleiterkrankung.

Pharmakotherapie: **1. Uveitis anterior:** **a)** Prednisolon-Augentropfen (Inflanefran®), 5-mal täglich bis stündlich nach Schweregrad; **b)** Mydriatika: Scopolamin-Augentropfen 0,5 % (Boro-Scopol®), 2-mal täglich; **c)** falls erforderlich, Augendrucksenkung mit Beta-Rezeptoren-Blocker: Timolol-Augentropfen (Timosine®), 2-mal täglich; **d)** sekundäre Therapie (Reizzustand, Fibrinexsudation): Dexamethason (Fortecortin®), 2–4 mg subkonjunktival; **2. Uveitis intermedia:** **a)** primäre Therapie: subkonjunktival oder parabulbär Glukokortikoide und Mydriatika; **b)** sekundäre Therapie: Glukokortikoide systemisch; Prednisolon (Decortin® H), 1 mg/kg KG/d p. o.; bei zystoidem Makulaödem Therapieversuch mit Carboanhydrase*-Hemmer Acetazolamid (Diamox®), 2 × 250 mg/d p. o. oder intravitrealer Injektion (Glaskörperraum) von 4–25 mg Triamcinolon (z. B. Volon A®); **c)** tertiäre Therapie: systemisch immunsuppressiv mit Methotrexat (MTX®), 10–20 mg wöchentlich oder Ciclosporin A (Sandimmun®), 3–5 mg/kg KG/d; **3. Uveitis posterior,** retinale Vaskulitis: **a)** primäre Therapie: systemisch Glukokortikoide, z. B. Prednisolon, 1–1,5 mg/kg KG/d p. o.; **b)** sekundär und ggf. als Dauertherapie: Immunsuppressiva, z. B. Ciclosporin A, 3–5 mg/kg KG/d oder Methotrexat (MTX®), 10–20 mg wöchentlich p. o. oder s. c. oder Mycophenolatmofetil (CellCept®), 2 × 500–1000 mg/d p. o.; schwere Verlaufsformen: Anti-TNF-Therapie; z. B. mit Infliximab (Remicade®), 3–5 mg/kg KG i. v. alle 6–8 Wochen; selten Cyclophosphamid (Endoxan®), 50–100 mg/d.

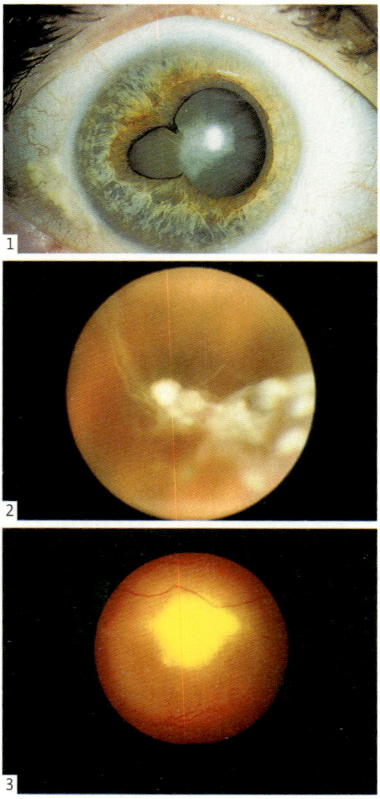

Uveitis Abb. 1: 1: Kleeblattpupille bei Uveitis anterior; 2: Glaskörpertrübung bei Uveitis intermedia; 3: Uveitis posterior bei Toxoplasmose

Operative Therapie: **1.** Uveitis anterior: nur bei sekundärer Veränderung indiziert: **a)** Kataraktextraktion mit Implantation einer intraokularen Linse; Komplikation: Nachstarbildung (20–70 %); **b)** selten operationsbedürftiges sekundäres Glaukom* (mit ungünstiger Prognose); **2.** Uveitis intermedia: bei konservativ nicht beherrschbarer Glaskörpertrübung und häufigen Rezidiven: Kryoapplikation im Bereich der Glaskörperbasis oder Pars-plana-Vitrektomie (Glaskörperentfernung); Komplikation: sekundäre Katarakt- oder Glaukombildung, protrahierter intraokularer Reizzustand.

Naturheilkundliche Verfahren: Heilklimatische Kuren werden bei chronisch-rezidivierendem Entzündungsverlauf ohne sichere Ätiologie vorgeschlagen, jedoch kontrovers beurteilt.

Sonstige Maßnahmen: bei akut gebildeten Synechien Wärmeapplikation (Rotlicht) als zusätzliche Maßnahme zu Mydriatika.

Therapeutischer Stufenplan: s. Abb. 2.

Eigenbehandlung: **1.** bei chronischer kindlicher Uveitis anterior diagnostische Mydriasis mit Pupillenbeurteilung durch die Eltern zur Kontrolle der Synechienbildung; **2.** Eigenkontrollen mit der Amsler Karte zur Beurteilung eines Makulaödems.

Arbeitsunfähigkeit: **1.** im Akutstadium abhängig vom funktionellen Befund (Visusminderung); **2.** Beeinträchtigung der Arbeitsfähigkeit auch durch die Therapie; erhöhtes Blendungsempfinden und Akkommodationseinschränkung durch Mydriatika.

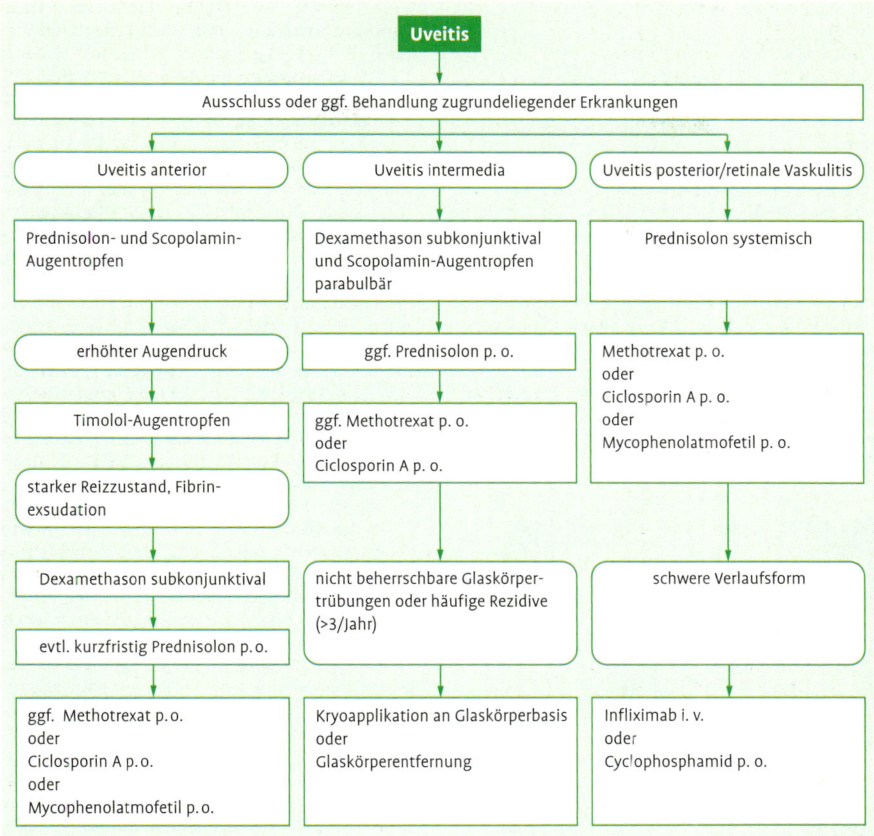

Uveitis Abb. 2: therapeutischer Stufenplan

Hinweis: **1.** Bei chronischem Verlauf einer intraokularen Entzündung können psychische Veränderungen auftreten. **2.** Zur intraokularen Drucksenkung möglichst keine Pilocarpinpräparate verwenden (Störung der Blut-Kammerwasser-Schranke). **3.** Uveitis kann durch Arzneimittel (Rifabutin, Latanoprost, Trimethoprim) ausgelöst werden. **4.** cave: Auftreten einer Uveitis i. R. eines sog. Maskeradesyndroms v. a. bei alten Patienten, z. B. bei intraokularem Lymphom oder Leukämie; **5.** eingeschränkte Teilnahme am Straßenverkehr nach Applikation von Mydriatika.

Neuentwicklung: **1.** Arzneimittelträger, die in Glaskörperraum implantiert werden und Wirkstoffe (z. B. Fluocinolon) langfristig 1–5 Jahre freisetzen; **2.** spezifische Suppression der Autoimmunpathogenese durch orale Toleranzinduktion.

Selbsthilfe: **1.** Deutsche Uveitis-Arbeitsgemeinschaft e. V., Forsthausstr. 6, 35792 Löhnberg, Tel. 06471 98057, Fax 06471 98058; E-Mail: duag-ev@web.de, Homepage: http://www.duag.org; **2.** Uveitis Selbsthilfe, Auf der Brede 21a, 59302 Oelde; E-Mail: info@uveitis-selbsthilfe.de, Homepage: http://uveitis-selbsthilfe.de.

Literatur: **1.** Thurau, S.; Wildner, G.: Immunomodulatory therapy in uveitis. In: Pleyer, U.; Mondino, B. (eds): Uveitis and immunological disorders. Heidelberg: Springer, 2004; **2.** Pleyer, U.: Therapie intraokularer Entzündung: Anteriore und posteriore Uveitis. In: Kampik, A.; Grehn, W. (Hrsg.): Therapie okulärer Erkrankungen. Stuttgart: Thieme, 2001; **3.** Pepose, H. S.; Holland, G. N.; Wilhelmus, K. R.: Ocular infection and immunity. St. Louis: Mosby, 1995.

Autoren: U. Pleyer, C. Hartmann.

UV-Therapie: s. Lichttherapie, dermatologische.

U

V

Vaginalinfektion: s. Chlamydien-Urethritis; Kolpitis.
Vaginalring: s. Kontrazeption, hormonale.
Vaginismus: s. Funktionsstörungen, sexuelle.
Vaginitis: s. Kolpitis.
Vagolytika: s. Parasympatholytika.
Vagotomie: s. Ulkus, gastroduodenales.
Valgisierung: s. Achsenfehler der Extremitäten.
Valproat: s. Antiepileptika.
Valvuloplastie: s. Herzklappenfehler.
Vardenafil: s. Phosphodiesterase-Hemmer.
Varicella-Zoster-Viren: s. Neuralgie, postzosterische; Varizellen; Zoster.
Varikophlebitis: s. Thrombophlebitis.
Varikose: syn. Varizen, Krampfadern; ausgedehnte Veränderung der oberflächlichen Venen der Beine (Stammvenen) bei primär nicht erkranktem tiefem Venensystem; pathologischer venöser Kreislauf mit varikös veränderter Stammvene (Vena saphena magna oder/und Vena saphena parva); langfristig werden sämtliche Venen der Extremität mehr oder weniger beeinträchtigt. **Pathogenese:** progrediente Erweiterung des oberflächlichen Venensystems, der Perforansvenen und schließlich des tiefen Venensystems mit zunehmender relativer Venenklappeninsuffizienz und Zeichen des chronischen Stauungssyndroms; **Formen: 1.** primäre (idiopathische) Varikose mit Neigung zur Thrombose (Varikothrombose) insbes. bei verlangsamter Zirkulation (z. B. bei längerer Bettruhe); Ursache: meist Folge einer allgemeinen Bindegewebeschwäche; im Kindes- u. Jugendalter häufig durch angeborene Venenklappeninsuffizienz bzw. -agenesie oder Gefäßfehlbildungen; prädisponierende Faktoren: stehende Tätigkeit, Adipositas*, Schwangerschaft; **2.** sekundäre Varikose als Folge anderer Venenerkrankungen (meist Phlebothrombose*, Insuffizienz der Venae perforantes); **Lokalisation: 1.** Stammveneninsuffizienz (Stammvarikose, s. Abb. 1): der proximale Insuffizienzpunkt liegt immer an der Crosse (Mündungsgebiet der Vena saphena magna in die Vena femoralis bzw. der Vena saphena parva in die Vena poplitea); **2.** inkomplette Stammvarikose vom Seitenasttyp: proximaler Insuffizienzpunkt an Seitenast oder Perforansvene (z. B. Dodd-Typ); **3.** intrakutane (sog. Besenreiservarizen) und subkutane Venengeflechte (retikuläre Varikose); **Komplikationen:** Varikophlebitis (s. Thrombophlebitis), Varikothrombose, Phlebothrombose, chronisch-venöse Insuffizienz (s. Syndrom, postthrombotisches), chronisches Stauungssyndrom.

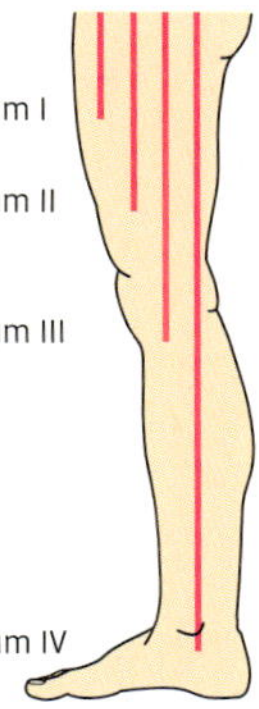

Varikose Abb. 1: schematische Darstellung der Stadien einer Stammvarikose der Vena saphena magna [1]

Behandlungsindikation: Die frühzeitige Unterbrechung des Rezirkulationskreislaufs soll angestrebt werden, um weitere Schädigung des Venensystems zu vermeiden.

Pharmakotherapie: 1. lokale Therapie: a) Sklerotherapie* mit Salicylaten oder iodhaltigen Lösungen; Indikation: retikuläre oder isolierte Seitenastvarizen, Besenreiservarizen und postoperativ als Therapieergänzung bei noch existenten kleineren Seitenästen; **b)** Schaumverödung bei kleineren Seitenästen: in die Vene eingespritzter Mikroschaum führt zur Verödung der Varize; **2. systemische Therapie** als unterstützende Maßnahme (bei Krosseninsuffizienz und ausgeprägter Seitenastvarikose immer operative Behandlung indiziert): **a)** Aescin (z. B. Essaven®-Kapsel, 2 × 1 Kapsel/d p. o. oder Venostasin® Creme) oder Bioflavonoide mit antiödematöser Wirkung; Effektivität der Therapie bislang nicht sicher bestimmt; **b)** Dihydroergotamin (Dihydergot®, ergotam®) mit tonisierender Wirkung auf dilatierte Gefäße; kontraindiziert bei arterieller Verschlusskrankheit.

Operative Therapie: frühzeitig bei primärer Varikose; Blutsperre mit Löfberg-Manschette verringert die Blutung aus operativ-technisch bedingt abgerissenen kleinen Seitenästen und damit das Auftreten postoperativer Hämatome; Varizenchirurgie ist auch kosmetische Chirurgie, daher kleine (oft nur Stichinzisionen notwendig) Hautschnitte und L ymphbahnschonende Inzisionen (cave: postoperatives Lymphödem); **Verfahren:** **1.** Entfernung (Exhairese, Venenstripping) insuffizienter Strecken der Stammvenen vom proximalen zum distalen Insuffizienzpunkt (s. Abb. 2); die Sonde wird von zentral eingeführt und an der ersten noch funktionstüchigen Venenklappe ausgeleitet (Hautschnitt); die Vene kann ante- oder retrograd entfernt werden; möglichst kleinen Sondenkopf verwenden (geringere Traumatisierung des Gewebes). Bei Stadium IV im Bereich der Vena saphena magna kann die Vene im Unterschenkelbereich ohne Einsatz eines Sondenkopfes mit Invaginationstechnik herausgezogen werden (günstig zur Vermeidung von Nervenläsionen); Perforansvenen werden subfaszial abgesetzt, große Faszienlücken verschlossen. **2.** sog. Häkelhakenmethode oder mikrochirurgische Technik zur Entfernung insuffizienter Seitenäste; **3.** Crossektomie: sämtliche, in den Mündungsbereich einstrahlende Seitenäste werden unterbrochen und die Stammvene ohne langen (thrombosegefährdeten) Stumpf ligiert. Sorgfältige Vorgehensweise verhindert lokale Rezidive. Wundverschluss durch intrakutane Hautnähte und Steri-Strip-Verschluss für kosmetisch optimale Ergebnisse; von gleicher Wichtigkeit wie die Operation selbst ist der bereits intraoperativ simultan mit der Venenexhairese angelegte Kompressionsverband mit elastischen Kurzzugbinden. **Nachbehandlung:** Austausch des Kompressionsverbandes am 2.–5. Tag post operationem gegen einen Kompressionsstrumpf (oberschenkellang, Klasse II); Tragedauer 3 Monate, bei bereits eingetretener venöser Dekompensation länger.

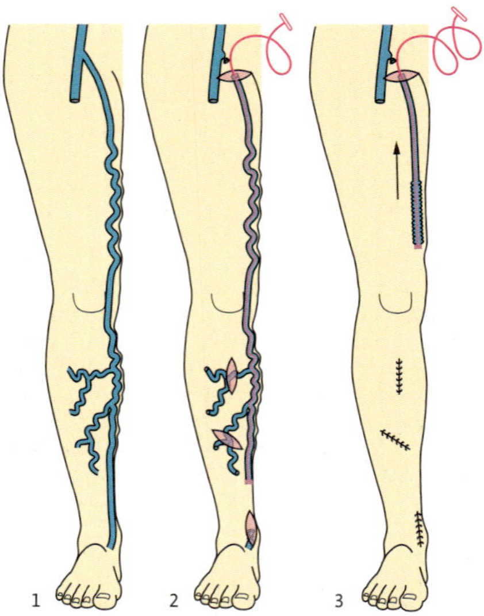

Varikose Abb. 2: 1: Varizenbildung der V. saphena magna; 2: Einführung eines Katheters; 3: Exhairese (Venenstripping) durch Zug am Katheter mit Entfernung der Vene

Naturheilkundliche Verfahren (Autor: Th. J. Doering): kalte und wechselwarme Güsse, Wassertreten, Kaltabklatschungen und Wechselbäder sowie Phytotherapie und Therapie mit Blutegeln* zur Verbesserung der Hautdurchblutung und zur Tonisierung der Gefäßwand.

Sonstige Maßnahmen: **1.** Konservative Therapie (Kompressionsbehandlung) bei Kontraindikation oder Ablehnung einer Operation, Komplikation oder geringem Rezidiv mit maßgefertigten oberschenkellangen Kompressionsstrümpfen, Strumpfhose (v. a. bei Beckenvenenthrombose) oder Kompressionsverband (Klasse II, v. a. initial); **2.** Physiotherapie.

Eigenbehandlung: **1.** reichlich Bewegung, v. a. Gehen; **2.** Gewichtsreduktion; **3.** Wärme meiden (keine Saunabesuche).

Arbeitsunfähigkeit: nach Operation ca. 2 Wochen, bei Berufsausübung im Stehen (Frisieren, Verkaufen) länger.

Hinweis: **1.** Viele Patienten, v. a. Männer, kommen aufgrund der relativen Beschwerdefreiheit erst spät (im Stadium der Dekompensation) zum Arzt. **2.** Varikose bedeutet für viele Patienten, v. a. für Frauen, zusätzlich ein ernstes kosmetisches Problem. **3.** Rezidive werden zu >50 % durch unzureichende Erstoperationen verursacht. **4.** Ein Rezirkulationskreis kann durch Sklerotherapie niemals sachgemäß ausgeschaltet werden.

Neuentwicklung: **1.** Kryomethode (Stadium II und III): Verwendung einer mit flüssigem Stickstoff gekühlten Extraktionssonde; **2.** Laserchirurgie* bei Besenreiservarizen; **3.** CHIVA-Methode (CHIVA: Abk. für franz. Cure Conservatrice et Hémodynamique de l'Insuffisance Veineuse en Ambulatoire; ambulante, Venen erhaltende, Blutfluss korrigierende Behandlung von Krampfadern); selektive kleine Operationen, welche die Ursache der Erkrankung nicht vollständig ausschalten (Methode ist umstritten); **4.** perkutane endoluminale Radiofrequenztherapie (sog. VNUS-Methode): Radiowellen-Therapie, bei der über eine Radiowellensonde die Venenwand erhitzt und verklebt wird.

Selbsthilfe: **1.** Deutsche Gesellschaft Venen e. V., Postfach 1810, 90007 Nürnberg, Tel. 0911 5988600, Fax 0911 591219; E-Mail: info@dgvenen.de, Homepage: http://www.dgvenen.de; **2.** Deutsche Venen-Liga e. V., Sonnenstr. 6, 56864 Bad Bertrich, Tel. 02674 1448, Fax 02674 910115; E-Mail: info@venenliga.de, Homepage: http://www.venenliga.de.

Literatur: **1.** Salzmann, G.: Primäre und sekundäre Varikose. In: Hepp, W.; Kogel, H. (Hrsg.): Gefäßchirurgie. 2. Aufl. München: Urban & Fischer bei Elsevier, 2006; **2.** Stritecki-Kähler, T.: Krampfaderleiden, Varikosis. Stuttgart: Thieme, 2004; **3.** Brunner, U.: Oberflächliches Venensystem (Varizen). In: Brunner, U. (Hrsg.): Gefäßchirurgie. Chirurgische Operationslehre Bd XIII. München: Urban & Schwarzenberg, 1996.

Autor: W. Hepp.

Varikose, retikuläre: s. Sklerotherapie.

Varikozele: Krampfaderbruch; tast- und sichtbare Erweiterung und Schlängelung der Venen des Samenstrangs (Plexus pampiniformis, Vena spermatica interna); meist linksseitig (s. Abb.), häufig im Alter zwischen 15 und 25 Jahren auftretend; **Einteilung:** **1.** Grad I: palpable Venen im Stehen unter Valsalva-Manöver; **2.** Grad II: palpable Venen im Stehen ohne Valsalva-Manöver; **3.** Grad III: palpable Venenkonvolute im Stehen und Liegen; **Komplikation:** OAT-Syndrom (Kurzbezeichnung für Oligo-Astheno-Teratozoospermie-Syndrom): häufigste Fertilitätsstörung beim Mann mit gleichzeitigem Vorkommen verminderter Dichte, erniedrigter Motilität und erhöhter Fehlformenrate der Spermien.

Behandlungsindikation: **1.** Behandlungsempfehlung bei pathologischem Spermiogramm sowie kleinerem Hodenvolumen mit und ohne Kinderwunsch, großer kindlicher Varikozele, kleiner kindlicher Varikozele mit kleinem Hoden sowie Varikozele und Schmerzen; **2.** umstrittene Indikationen sind Varikozele und zusätzliche Ursachen einer Infertilität, kindliche Varikozele und normales Hodenvolumen; **3.** keine Behandlung bei Varikozele und normalem Spermiogramm oder Varikozele und Azoospermie.

Operative Therapie: **1.** Sklerosierung der Testikularvene: Zugang über das Skrotum (anterograd) oder transfemoral über die Vena renalis (retrograd); Komplikationen: Gefäßschädigungen und Thromboembolien; **2.** Unterbindung der Testikularvene; retroperitoneal von einem pararektalen, lumbalen oder inguinalen Zugang oder laparoskopisch transperitoneal oder mikrochirurgisch inguinal; die mikrochirurgische inguinale Resektion hat die weitaus geringste Rezidivrate. Komplikationen: Schädigung der arteriellen Versorgung des Hodens, Infektion; **Prognose:** die Schwangerschaftsrate wird nach Operation mit 10–40 % angegeben und ist damit nicht oder nur unwesentlich höher als die spontane Schwangerschaftsrate ohne Therapie. Daher wird der Eingriff zur Verbesserung der Fertilität kontrovers diskutiert.

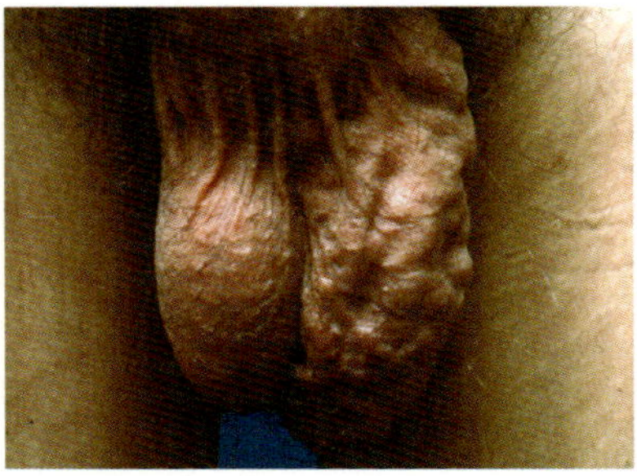

Varikozele

Arbeitsunfähigkeit: nach Sklerosierung 1–3 Tage; nach offen operativen Verfahren bis zum Abschluss der Wundheilung (5–10 Tage).

Literatur: **1.** Evers, J. L. H.; Collins, J.; Clarke, J.: Surgery or embolisation for varicoceles in subfertile men (Review). The Cochrane Library Issue 1 (2009); **2.** Dohle, G. R. et al.: Guidelines on Male Infertility: Update 2007. Leitlinien der European Association of Urology (EAU), 2008, http://www.uroweb.org/fileadmin/tx_eauguidelines/2009/Full/Male_Infertility.pdf; **3.** Kim, H. H., Goldstein, M.: Adult varicocele. Curr Opin Urol 18 (6): 608–612 (2008); **4.** Weiske, W. H.: Infertilität. In: Jocham, D.; Miller, K.: Praxis der Urologie. Bd 2. 2. Aufl. Stuttgart: Thieme, 2003.

Autor: U. Wetterauer.

Varisierung: s. Achsenfehler der Extremitäten.

Varizellen: syn. Windpocken; durch Varicella-Zoster-Virus (vgl. Zoster) ausgelöste, meist harmlos verlaufende Infektionskrankheit mit hoher Kontagiosität; Inkubationszeit 2–3 Wochen. **Verlauf:** **1.** typischer Verlauf: initiale Prodromi mit Fieber, Lymphknotenschwellung und Arthralgien, danach Exanthem mit Auftreten von Flecken, Knötchen, Blasen, Pusteln und Krusten, auch am behaarten Kopf und auf Schleimhäuten (sog. Heubner-Sternenhimmel); die Bläschen haben einen wasserklaren Inhalt und sind von einem roten Hof umgeben; nach Erkrankung besteht lebenslange Immunität; **2.** bei Neugeborenen: **a)** bei Erkrankung einer Schwangeren 5 Tage vor bis 2 Tage nach der Geburt: keine ausreichende Übertragung von Antikörpern auf das Neugeborene, daher meist schwere Erkrankung des Neugeborenen (in einem Drittel der Fälle letaler Verlauf); **b)** bei Erkrankung einer Schwangeren vor dem 5. Tag vor der Geburt: ggf. prä- oder postnatale (innerhalb der ersten 4 Lebenstage) Erkrankung des Neugeborenen; die Prognose ist meist gut; **c)** bei extrauterin erworbenen Varizellen: bei Reifgeborenen im ersten Lebensmonat Verlauf meist günstig; bei Frühgeborenen können Varizellen in den ersten Lebenswochen bedrohlich sein. **Komplikationen:** hämorrhagische Varizellen bei immunsupprimierten Patienten, Sekundärinfektion der Hautläsionen, Arthritis, Nephritis, Zerebellitis, Affektion des N. vestibularis; mehrere Monate nach Auftreten der Varizellen Vaskulitis des ZNS (granulomatöse Arteriitis, Vaskulopathie) mit Hemiplegie, Aphasie, Bildausfällen, Kopfschmerzen, Erbrechen, Fieber und zerebralen Anfällen; fetales Varizellen-Syndrom (Varizellenembryofetopathie mit Hautdefekten, ZNS- und Augenanomalien sowie

Skelett- und Muskelhypoplasien; schlechte Prognose) in 2 % der Fälle bei Erkrankung der Mutter zwischen der 8. und 21. SSW.

Behandlungsindikation: Fieber >38,5 °C bzw. stark beeinträchtigtes Allgemeinbefinden.

Pharmakotherapie: **1.** Antipyretika: Paracetamol (z. B. ben-u-ron®) als Suppositorium, Saft oder Tabletten; Dosierung: Säuglinge 12–15 mg/kg KG/d, Schulkinder 10–12 mg/kg KG/d, Jugendliche 8–10 mg/kg KG/d; jeweils in 3–4 Einzeldosen; **2.** Lokaltherapie: **a)** nässende und juckende Effloreszenzen: kühlende Schüttelmixturen und Juckreiz stillende Lotiones (Lotio Zinci oxidati oder Tannosynt^R Lotio); **b)** makulopapulöses Stadium: indifferente Puder; **3.** bei schwerem Verlauf (z. B. bei immunsupprimierten Patienten oder Neugeborenen) Virostatika: z. B. Aciclovir (z. B. Zovirax®), 30 mg/kg KG/d in 3 Einzeldosen für 10 Tage.

Naturheilkundliche Verfahren: **1.** Bäder mit Kamillenextrakt; **2.** Wadenwickel, evtl. mit Zusatz von Kräutern oder Essig.

Sonstige Maßnahmen: Isolierung des Patienten bis mind. 5 Tage nach dem letzten Auftreten von frischen Effloreszenzen aufgrund der Ansteckungsgefahr (1 Tag vor bis 1 Woche nach Auftreten des Exanthems).

Eigenbehandlung: Bettruhe; Kratzen vermeiden, da die Gefahr der Superinfektion mit Narbenbildung besteht.

Prophylaxe: **I.** passive Immunprophylaxe mit Hyperimmunserum (Varicellon®, Varitect® CP): **1.** bei immunsupprimierten Patienten: 1 ml/kg KG i. v. oder 0,2 (–0,5) ml/kg KG i. m. (max. 5 ml); **2.** in der Neonatalperiode: **a)** bei intrauteriner Exposition (Neugeborene, deren Mütter 5 Tage vor bis 2 Tage nach der Geburt Varizellen entwickeln): 1 ml/kg KG i. v. oder 0,5 ml/kg KG i. m. sofort nach der Geburt bzw. nach Ausbruch des Exanthems bei der Mutter; **b)** bei extrauteriner Exposition (1.–6. Lebenswoche) Frühgeborener bei negativer Varizellenanamnese der Mutter oder Frühgeborener <28 SSW oder <1000 g Geburtsgewicht unabhängig von der mütterlichen Varizellenanamnese: 1 ml/kg KG i. v. oder 0,5 ml/kg KG i. m. innerhalb von 96 Stunden nach Exposition. Ob durch Gabe von Varizella-Zoster-Immunglobulin innerhalb von 96 Stunden nach Exposition der Schwangeren das fetale Varizellen-Syndrom verhindert werden kann, ist wissenschaftlich nicht gesichert. **II.** aktive Immunisierung als Standardimpfung: **1.** i. d. R. im Alter von 11–14 Monaten, entweder simultan mit der 1. MMR-Impfung oder frühestens 4 Wochen nach MMR-Impfung; entsprechend den Fachinformationen ist die Gabe einer 2. Dosis gegen Varizellen erforderlich. Zwischen beiden Dosen sollten 4 bis 6 Wochen liegen; **2.** ungeimpfte Kinder und Jugendliche, die nicht bereits nach einer Erkrankung immun sind, sollten spätestens ab einem Alter von 9 Jahren geimpft werden, um komplikationsreiche Erkrankungen im Jugendalter zu verhindern; bei Kindern bis zum 13. Lebensjahr nur eine Impfdosis, bei Kindern ab 13 Jahren, Jugendlichen und Erwachsenen 2 Impfungen im Abstand von mind. 6 Wochen; **III.** aktive Immunisierung als Indikationsimpfung für Patienten, für die die Infektion mit dem Varicella-Zoster-Virus eine besondere Gefährdung darstellt (z. B. vor geplanter immunsuppressiver Therapie oder vor Organtransplantation), sowie für seronegative Personen mit hohem Expositionsrisiko und Kontakt zu immundefizienten Patienten; vgl. Impfkalender.

Literatur: **1.** Empfehlungen der Ständigen Impfkommission (STIKO) am Robert Koch-Institut (Stand: Juli 2008). Epidemiologisches Bulletin 30 (2008); **2.** Koletzko, B. (Hrsg.): Kinder- und Jugendmedizin. 13. Aufl. Heidelberg: Springer, 2007; **3.** Sitzmann, F. C. (Hrsg.): Duale Reihe – Pädiatrie. 3. Aufl. Stuttgart: Thieme, 2007; **4.** Deutsche Gesellschaft für pädiatrische Infektiologie e. V. (Hrsg.): Handbuch Infektionen bei Kindern und Jugendlichen. 4. Aufl. München: Futuramed, 2003.

Autorin: M. Uhlemann.

Varizen: s. Syndrom, postthrombotisches; Varikose.

Vasektomie: s. Sterilisation des Mannes.

Vaskulitis, allergische: s. Purpura Schoenlein-Henoch.

Vaskulitis, retinale: s. Uveitis.

Vasodilatanzien: s. Nitrate, organische.

Vasokonstriktion: s. Raynaud-Syndrom.

Vasopressin: s. Reanimation.

Vasoresektion: s. Sterilisation des Mannes.

VATS: s. Emphysemchirurgie; Lungenresektion.

Vecuronium: s. Muskelrelaxanzien.

Vegetationen, adenoide: syn. hyperplastische Rachenmandel; sog. Rachenpolypen; Hyperplasie der Tonsilla pharyngea; **Ätiologie:** Größenzunahme u. a. der Rachenmandel i. R. der physiologischen Reifung des lymphatischen Systems; **Klinik:** behinderte Nasenatmung, Schnarchen, rezidivierende Rhinosinusitiden, rezidivierende Ohrerkrankungen (Tubenkatarrh*, Seromukotympanon), Deformierungen des Gesichtsschädels aufgrund einer permanenten Mundatmung mit Spitzbogengaumen und Zahnstellungsanomalien (Facies adenoidea).

Behandlungsindikation: Adenoide Vegetationen sind behandlungsbedürftig, wenn sie eine Tubenventilationsstörung und/oder eine Nasenatmungsbehinderung hervorrufen.

Operative Therapie: Adenotomie mit Beckmann-Ringmesser (s. Abb.) vom Mund aus in kurzer Intubationsnarkose; die adenoiden Vegetationen werden scharf von der Rachenwand abgetragen, ohne die Tubenöffnungen zu verletzen (ansonsten Gefahr der narbigen Stenose).

Hinweis: **1.** Die Adenotomie sollte immer mit einer Mikroinspektion der Trommelfelle kombiniert werden. Bei Nachweis eines Sero- bzw. Mukotympanons sollte eine Parazentese*, ggf. mit

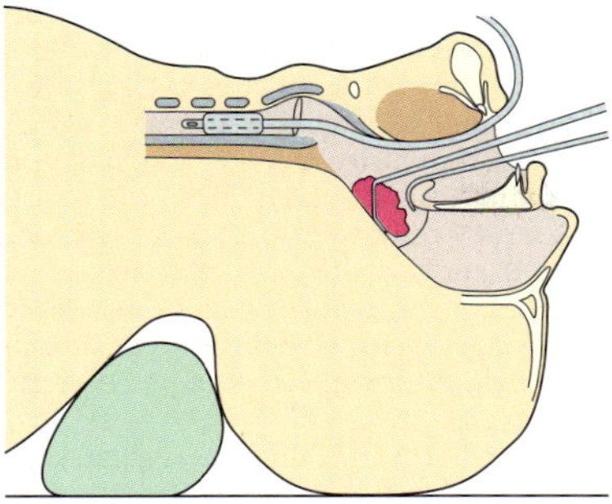

Vegetationen, adenoide: Adenotomie am überstreckten Kopf mit Beckmann-Ringmesser

Einlage von Paukenröhrchen, erfolgen. **2.** Bei ausbleibender Behandlung einer durch adenoide Vegetationen hervorgerufenen chronischen Tubenventilationsstörung kann es zu einer mukohyalinen Degeneration des Mukoperiosts des Mittelohrs (Tympanosklerose) oder einer Verklebung des Trommelfells mit der Wand des Promontoriums (Adhäsivprozess) kommen.

Schulunfähigkeit: bei Vorschul- und Schulkindern nach Adenotomie Befreiung vom Schulbesuch für ca. 5 Tage und vom Sport für 2 Wochen.

Literatur: Zenner, H. P.: Praktische Therapie von Hals-Nasen-Ohren-Krankheiten. Stuttgart: Schattauer, 2008.

Autoren: F. Waldfahrer, H. Iro.

Veit-Smellie-Handgriff: s. Beckenendlage.

Vena-cava-inferior-Blockade: s. Lungenembolie.

Venenentzündung: s. Thrombophlebitis.

Venenkatheter, zentralvenöser: s. Venenzugänge.

Venenklappenfunktionsverlust: s. Syndrom, postthrombotisches.

Venensklerosierung: s. Sklerotherapie.

Venenthrombose: s. Phlebothrombose; Syndrom, postthrombotisches.

Venenverletzung: s. Gefäßverletzungen.

Venenverödung: s. Sklerotherapie.

Venenverschluss: s. Phlebothrombose.

Venenverweilkatheter, peripherer: s. Venenzugänge.

Venenzugänge: Punktion und Katheterisierung zur Schaffung eines venösen Zuganges; **Formen:** **1. periphervenös:** Punktion und Katheterisierung mit einer Venenverweilkanüle meist an der oberen, in Ausnahmefällen der unteren Extremität; **2. zentralvenös:** ein ein- bzw. mehrlumiger Kunststoffkatheter (zentralvenösen Katheter, Abk. ZVK) wird über eine großlumige Vene bis zur Einmündung der oberen Holvene in den rechten Vorhof geschoben (Kavakatheter); Zugangswege entweder peripher (V. basilica, V. cephalica) oder zentral (V. jugularis externa, V. jugularis interna, V. subclavia, V. femoralis).

Indikation: **1.** periphervenöser Zugang: **a)** wiederholte intravenöse Arzneimittelapplikation, parenteraler Flüssigkeitsersatz oder Infusionstherapie über einen kurzen Zeitraum (Tage); **b)** akute Störung der Vitalfunktion und jede potentiell lebensbedrohliche Notfallsituation, unabhängig von momentan stabilem Kreislauf oder Bedarf an Infusionen und Arzneimitteln; ein zuverlässiger venöser Zugang hat in einer akuten, potentiell lebensbedrohlichen Notfallsituation nach Einleitung der kardiopulmonalen Reanimation* höchste Priorität. **2.** zentralvenöser Zugang: **a)** längerfristige Infusionstherapie (≥10 Tage); **b)** parenterale Ernährung; **c)** Verabreichung von venenreizenden, hyperosmolaren (≥ 600 mosmol/l) und vom physiologischen pH-Wert abweichenden Infusionslösungen (Kalium, Natriumbicarbonat); **d)** intensivmedizinisches Monitoring (zentrale Venendruckmessung, zentralvenöse Sättigung); **e)** zentrale Gabe von Katecholaminen; **f)** venovenöse Hämofiltration; **g)** fehlende Möglichkeit der periphervenösen Punktion.

Venenzugänge
Venenverweilkanülen

Farbe	Größe (G)	Außendurchmesser (mm)	Durchflussrate[1] (ml/min)
lila	26	0,6	9
gelb	24	0,75	13
blau	22	0,9	36
rosa	20	1,1	61
grün	18	1,3	97
weiß	17	1,5	128
grau	16	1,7	196
orange-braun	14	2,2	345

[1] für NaCl 0,9 %ig

Kontraindikation: für zentralvenöse Zugänge Gerinnungsstörung, Infektion im Bereich der Punktionsstelle, Stenose der A. carotis der Gegenseite bei Punktion der V. jugularis interna.

Durchführung: **A. periphere Venenpunktion** mit Venenverweilkatheter: **1.** ggf. perkutane Anästhesie: Aufbringen eines EMLA®-Pflasters 1 Stunde vor der Venenpunktion; **2.** Material: **a)** Venenverweilkanülen: im Allg. teflonbeschichtete Kunststoffverweilkanülen mit Punktionsmandrin aus Stahl, unterscheiden sich in Größe, Farbkennzeichnung und Durchflussrate, s. Tab.; starre Metallkanülen (z. B. Butterfly) haben nur einen geringen Durchmesser, sind schlecht zu fixieren und dislozieren leicht. Sie sind zur notfallmäßigen Venenpunktion ungeeignet. **b)** Staubinde oder Blutdruckmanschette; **c)** Desinfektionsmittel, Tupfer;

d) Fixationspflaster; 3. Auswahl der Punktionsstelle: möglichst gerade verlaufende Gefäßstreckenabschnitte oder ein Y-förmiger Zusammenfluss zweier Venen; a) nichtdominante vor dominanter oberer Extremität; b) erster Versuch so distal wie möglich (Handrücken, Unterarm, Ellenbeuge); c) bei instabilen Kreislaufverhältnissen oder Reanimation* körperstammnahe Venenpunktion (z. B. Vena jugularis externa); d) wenn obere Körperhälfte unzugänglich, muss untere Extremität punktiert werden (z. B. Vena saphena magna); e) Venenpunktion an vorgeschädigter oder verletzter Extremität sowie komplikationsträchtige und schmerzhafte Venenpunktion in Gelenknähe vermeiden; 4. Lagerung: Unterarm in Extension und Supination, leichte Palmarflexion des Handgelenks; zur Punktion eine bequeme Position einnehmen; 5. zu punktierende Vene stauen (periphere Pulse noch gut palpabel); zweimalige Desinfektion (auch des tastenden Fingers des Punkteurs); Verlauf und Elastizität der Vene mit Zeigefinger der nichtdominanten Hand palpieren; lokal verhärtete Areale nicht punktieren; cave: Gefäße bei Adipositas häufig nicht sichtbar, aber i. d. R. gut tastbar (Optimierung der Venenfüllung durch Herabhängen der Extremität, warmes Handbad, kraftvollen Faustschluss und -öffnung, Beklopfen des Punktionsareals mit der flachen Hand, Gefäßdilatation mit Desinfektionsspray oder einiger Hübe Nitrolingual-Spray®); das Einfließen von Venenblut in die transparente Blutkammer der Kunststoffverweilkanüle oder in das Spritzenlumen lässt die korrekte Venenpunktion sofort erkennen. Nach der intravasalen Platzierung der Kanülenspitze Punktionsnadel zurückziehen und gleichzeitig Verweilkanüle gegengläufig und gefäßparallel vorschieben; um Blutaustritt oder Luftembolie zu vermeiden, nach Lösen der Stauung und beim Zurückziehen des Stahlmandrins Vene vor der Punktionsstelle abdrücken; Venenverweilkanülen sorgfältig fixieren; 6. Verfahren: a) direkte Venenpunktion: Einstich über dem Zielgefäß; kürzester Weg zwischen Epidermis und Gefäßlumen; Gefäß kann bei zu steiler Stichrichtung durchbohrt werden (paravenöse Injektion, Hämatombildung), sich im Moment der direkten Berührung kontrahieren oder bei ungenügender manueller Fixierung im subkutanen Fettgewebe aus der Stichrichtung abweichen. Nachteil: geringe Keimbarriere durch kurzen subkutanen Gewebetunnel; b) indirekte Venenpunktion: leichte Spannung des Punktionsareals durch Zeigefinger und Daumen der nichtdominanten Hand des Punkteurs; Hauteinstich ca. 1–2 cm lateral des Gefäßes oder distal einer Y-förmigen Konfluenz zweier Venen in einem Winkel von 30–45°; der Zeigefinger palpiert das zu punktierende Gefäß und leitet oberflächenparallel den Stich durch das Subkutangewebe vorwärts. Die Venenwand wird mit einem kleinen Ruck durchstoßen. **B. ZVK: 1.** Material: a) Mundschutz, Haube, steriler Kittel, sterile Handschuhe, Desinfektionsmittel, steriles Lochtuch, sterile Tupfer; b) Lokalanästhetikum (Lidocain 1 %ig) bei wachen Patienten; c) 10 ml 0,9% NaCl–Lösung zum Durchspülen der Katheterlumina; d) Stahlkanülen zur Lokalanästhesie und ggf. orientierender Vorpunktion (20, 21, 27 G); e) Katheterset, darin enthalten: ein- bis mehrlumiger Venenkatheter (Katheterlänge V. jugularis/V. subclavia/V. femoralis: 30–50 cm, V. basilica/V. cephalica: 70 cm), Punktionskanüle, 10 ml Spritze, Seldinger-Draht, Skalpell zur Stichinzision, Hautdilatator; f) intrakardiale EKG-Ableitung; g) Dreiwegehähne; h) Nahtmaterial; i) ggf. Sonographiegerät; j) Pflaster; 2. ausführliche Risikoaufklärung bei wachen Patienten; 3. Vorbereitung allgemein: Trendelenburglagerung zur besseren Venenfüllung und Vermeidung von Luftembolien, nach ggf. Rasur großflächige Hautdesinfektion unter Beachtung der Einwirkzeit, Abdecken mit sterilem Lochtuch, Lokalanästhesie; 4. Katheteranlage in Seldinger-Technik: nach erfolgreicher Punktion und leichtgängiger Aspiration mit Hilfe der auf die Punktionskanüle aufgesetzten 5- oder 10 ml-Spritze, Einführen eines Stahldrahtes über die Punktionskanüle bis in den Bereich der V. cava superior. Punktionskanüle über liegenden Draht entfernen und nach Stichinzision Punktionsstelle mit Hilfe des Hautdilatators aufdehnen. Einführen des Katheters über den Seldinger-Draht. Cave: Stahldraht muss stets über das distale Katheterende herausragen (Gefahr der Katheterembolisation). Über alle Lumina sollte problemlos Blut aspiriert werden können. 5. Ultraschallgestützte Punktion: Bei Gerinnungsstörungen, veränderter Anatomie und bei Kindern sollte insbesondere bei Punktion der V. jugularis interna eine sonographische Darstellung der zu punktierenden Gefäße erfolgen. Das Komplikationsrisiko kann dadurch signifikant vermindert und die Erfolgsrate erhöht werden. 6. Punktion V. jugularis interna: Hinsichtlich der Punktion der V. jugularis interna gibt es verschiedene Punktionstechniken, hier soll exemplarisch die transmuskuläre Technik beschrieben werden: Palpation der A. carotis auf Höhe des Schildknorpels. Punktion ca. 1 cm lateral der Arterie, ggf. sonographische Darstellung der Gefäßstrukturen, transmuskuläres Einführen der Kanüle im 30°-Winkel zur Haut. Unter ständiger Aspiration Vorschieben der Kanüle parallel zur Arterie nach kaudal, Zielpunkt: Lücke zwischen medialem und lateralem Bauch des M. sternocleidomastoideus. Bei sicherer Lagekontrolle über intrakardiale EKG-Ableitung kann von einer Röntgen-Thorax-Kontrolle abgesehen werden. 7. Punktion V. subclavia: Lokalanästheise unmittelbar an das Periost der Klavikula setzen, Punktionsstelle zwischen mittlerem und lateralen Drittel der Klavikula, Einführen der Punktionskanüle bis zum direktem Knochenkontakt, nun Änderung der Punktionsrichtung unter steter Aspiration, Zielpunkt: Fossa jugularis. Nach Punktion der V. subclavia grundsätzliche Röntgen-Thorax-Kontrolle zum Auschluss eines Pneumothorax. **8.** Lagekontrolle: **a)** EKG-Kontrolle: intrakardiale EKG-Ableitung über Seldinger-Draht, Vorschieben des Katheters bis hohe, zeltförmige P-Welle erscheint, Zurückziehen des Katheters bis Normalisierung der P-Welle plus 1–2 cm, Dokumentation der Kathetertiefe (cm Hautniveau), Annaht, Verband; **b)** Röntgenkontrolle: Katheterspritze sollte in der V. cava superior vor Einmündung in den rechten Vorhof, ca. 2–3 cm unterhalb des Sternoclaviculargelenks liegen; **c)** Infusionsprobe: Blutrückfluss z. B. über eine am Katheter angeschlossene und unter Herzniveau gehaltene Infusion zeigt eine intravasale Lage an. Ein pulsierender Rückfluss in das Infusionssystem deutet auf eine intraarterielle Lage hin.

Komplikationen: **1.** Katheterfehllage mit paravenöser Injektion bzw. Infusion; häufig bei periphervenösem Zugang mit schmerzhaftem Anschwellen im Bereich um die Punktionsstelle; Injektion oder Infusion sofort abbrechen, Nadel bzw. Kanüle entfernen, großflächige manuelle Kompression für einige Minuten mit Hochlagerung der Extremität; bei großem Hämatom: Alkoholumschläge oder Heparinsalben zur Beschwerdelinderung; bei drohender Gewebenekrose z. B. durch Zytostatika*: chirurgische Konsultation und Verdünnung durch Injektion isotoner Kochsalzlösung, zur Schmerzlinderung Lokalanästhetikum* ohne Adrenalinzusatz, z. B. Scandicain 1 %ig; **2.** intraarterielle Punktion: **a)** periphervenöser Zugang: häufig in der Ellenbeuge; evtl. heftige Schmerzen und Brennen im distalen Extremitätenabschnitt und Blässe bis in die Fingerregion (Gefäßspasmus); im Zweifelsfall Spritze von der Kanüle nehmen und auf das Austreten hellroten, pulsierenden Blutes achten; Injektion sofort abbrechen und Kanüle bzw. Nadel belassen, in den noch intraarteriell liegenden Zugang Injektion von 20 ml isotoner Kochsalzlösung, Prednison (z. B. Solu-Decortin®) 50–100 mg, Lokalanästhetikum* ohne Adrenalinzusatz, z. B. Scandicain 1 %ig 10–20 mg sowie umgehende Einweisung in gefäßchirurgische bzw. angiologische Fachabteilung; **b)** ZVK: Hämatom, Hämatothorax; **3.** Nervenpunktion und -läsion: **a)** periphervenöser Zugang (in der Ellenbeuge: Nervus medianus, Nervus radialis): durch direkte Verletzung, Druckeinwirkung z. B. eines paravenösen Infiltrates oder neurotoxische Arzneimittel; Unterbrechung der Injektion bzw. Infusion, Entfernung der Nadel oder Kanüle; Vorstellung in neurologischer oder neurochirurgischer Klinik; **b)** ZVK: Halssympathikus, N. vagus, N. phrenicus, Plexus brachialis; **4.** katheterassoziierte Infektionen: bei Fieber Ausschluss einer Sepsis* (Katheter als septischer Streuherd); **5.** Thrombophlebitis* und Phlebothrombose: abakteriell (Intimaverletzung, lange Liegedauer, Reizwirkung des Arzneimittels) oder bakteriell inf. einer Keiminvasion an der Punktionsstelle (unsterile Punktionstechnik, lange Liegedauer, mangelnde Pflege der Punktionsstelle und Verweilkanüle); Entfernen des Katheters, ggf. Ruhigstellung und Alkoholumschläge, evtl. Antiphlogistika; bei Phlebothrombose mit Stauungssymptomatik: Antikoagulanzientherapie; **6.** bei ZVK außerdem Verletzung des Ductus thoracicus (Chylothorax) bei linksseitiger Punktion, Luftembolie, Pneumothorax (cave: kein gegenseitiger Punktionsversuch bei misslungener Punktion ohne vorangehende Röntgenkontrolle), Herzrhythmusstörungen, Endokardverletzungen, Herzperforation, Perikarderguss, Punktion der Trachea.

Hinweis: **1.** Gemäß den Richtlinien (TRBA 250) der Bundesanstalt für Arbeitsschutz und Arbeitsmedizin sollten nur noch Venenverweilkanülen verwendet werden, die den Stahlmandrin beim Zurückziehen direkt in ein Sicherheitssystem aufnehmen und so zuverlässig Nadelstichverletzungen verhindern sollen (z. B. Vygonyle Safe®). **2.** Substanzen und Lösungen mit unphysiologisch niedrigem oder hohem pH-Wert sowie einer Osmolarität >600 mosmol/l dürfen nur über einen ZVK infundiert werden. **3.** Falls periphere Venenpunktion in Notfallsituation nicht in angemessener Zeit zu etablieren ist, aber Infusions- bzw. Pharmakotherapie lebensnotwendig sind, sollte ein alternatives Zugangsverfahren gewählt werden: ZVK, endobronchiale Arzneimittelapplikation (s. Reanimation), intraossäre Infusion bzw. Injektion oder rektale Arzneimittelapplikation bei Kindern; in Ausnahmesituationen i. m. Injektion; **4.** bei missglückter peripherer Venenpunktion Kanüle zunächst belassen (Entfernen der Kanüle und Verbinden der Punktionsstelle kostet Zeit, auftretendes Hämatom und Verband erschweren weitere Punktionsversuche); **5.** teilweise zurückgezogener Stahlmandrin darf nicht wieder vorgeschoben werden. **6.** Katheterpflege bei ZVK: Kontinuierliche Infusionstherapie, allenfalls kurzfristiges Abklemmen unter Heparinschutz, engmaschige Inspektion der Punktionsstelle und Verbandswechsel. Bei Verdacht auf eine katheterassoziierte Infektion muss der ZVK umgehend entfernt werden.

Literatur: **1.** Striebel, H. W.: Operative Intensivmedizin. Stuttgart: Schattauer, 2008; **2.** Sziebor-Kriesen, U. et al.: Der zentrale Venenkatheter-eine Literaturanalyse. Anästhesiol Intensivmed Notfallmed Schmerzther 10: 654–663 (2008); **3.** Hind, D. et al.: Ultrasonic locating devices for central venous cannulation. BMJ 327: 361–367 (2003).

Autoren: H. Moecke, T. Kerner, P. Kruska, O. Detsch.

Ventrikelblutung: s. Blutung, intrazerebrale.

Ventrikelpunktion: s. Hydrozephalus.

Ventrikulostomie, endoskopische: s. Hydrozephalus.

Verätzung: Gewebezerstörung von Haut oder Schleimhaut nach Einwirkung von Säuren, Laugen oder anderen ätzenden Chemikalien (häufig in Haushaltsreinigern enthalten), die im Magen-Darm-Trakt zu ausgeprägter Schwellung, Perforation und später zu Striktur führen kann; insbes. Perforation in das Mediastinum oder in die freie Bauchhöhle ist lebensgefährlich. Lokale Verätzung der Haut ist mit Ausnahme der Flusssäure weniger gefährlich.

Behandlungsindikation: orale Aufnahme ätzender Substanz (fest, flüssig) mit Entwicklung lokaler oder allgemeiner Symptomatik (Ätzspuren in Mund oder Rachen, Würgen, Erbrechen, retrosternaler oder epigastrischer Schmerz, Schocksymptomatik); perkutane Verätzung mit Gewebezerstörung; Augenverätzung*).

Pharmakotherapie: **1.** orale Aufnahme: Verdünnungstherapie in den ersten 30 Minuten durch Trinkenlassen von 200–500–1000 ml Wasser, Tee oder wässriger Flüssigkeit (ohne Kohlensäure oder Alkohol); symptomatisch Analgetika bei starken Schmerzen, Volumenersatz bei Schockzuständen mit Intensivüberwachung und parenteraler Ernährung; **2.** perkutane Verätzung: Abwaschen mit reichlich Wasser; bei Flusssäureverätzungen zusätzlich lokale Calciumtherapie; **3.** Augenverätzung: sofort Spülung mit reichlich Wasser oder physiologischer Kochsalzlösung; evtl. vorheriges Eintropfen eines Lokalanästhetikums in den Bindehautsack.

Operative Therapie: **1.** bei perkutaner Verätzung lokale Wundbehandlung; **2.** bei Flusssäureverätzung evtl. lokale Unterspritzung betroffener Hautareale mit Calciumglukonat, ggf. zusätzlich intraarterielle Calciumglukonatinfusion.

Sonstige Maßnahmen: **1.** orale Aufnahme: Ösophagogastroduodenoskopie so früh wie möglich, um das Ausmaß des Verätzungsschadens zu beurteilen; Kontrolluntersuchung alle 1–2 Tage, um frühzeitig evtl. chirurgische Interventionen einleiten zu können; **2.** Augenverätzung: augenärztliche Untersuchung; nach Flusssäure lokal zusätzlich 1 %ige Calciumglukonat-Augentropfen.

Eigenbehandlung: unmittelbar nach Ingestion reichlich Wasser trinken (500–1000 ml bei Erwachsenen).

Hinweis: **1.** Nach Aufnahme größerer Mengen von Säuren, Laugen oder Ätzmitteln sind neben der lokalen Schädigung auch resorptive Intoxikationserscheinungen möglich (metabolische Azidose, Hypokalzämie, Depression des ZNS, Herzrhythmusstörungen, Methämoglobinämie, Agranulozytose, Krämpfe, Nieren- und Leberschäden); insbes. Flusssäure kann schwerste Intoxikation nach oraler Aufnahme verursachen. **2.** Obsolete Maßnahmen sind induziertes Erbrechen (insbes. später als 30 Minuten nach Ingestion) sowie Gabe von Aktivkohle, die meist unwirksam ist und die gastroskopische Beurteilbarkeit behindert.

Literatur: **1.** Olson, K. R. et al. (eds): Poisoning & drug overdose. 5th ed. New York: McGraw-Hill/Lange, 2007; **2.** Tremel, H.; Brunier, A.; Weilemann, L. S.: Flußsäureverätzungen. Med Klin 86 (2): 71–75 (1991).

Autor: F. Martens.

Verbrennung: syn. Brandverletzung; thermische Gewebeschädigung inf. externer (Verbrühung, Explosionstrauma) oder interner Hitzeeinwirkung (Stromverletzung) oder Einwirkung radioaktiver Strahlung; Abschätzung der verbrannten Körperoberfläche nach der Neunerregel (s. Abb. 1) oder der Handflächenregel (Handfläche des Patienten entspricht ca. 1 %); **Einteilung: Grad 1:** hyperämische Hautrötung; schmerzhaft, keine Blasen- oder Narbenbildung; **Grad 2a:** schmerzhafte, oberflächliche Verbrennung der Epidermis und oberen Koriumanteile; Blasenbildung, normale Hautkonsistenz, Wundgrund nass, durchblutet und rot, Haare und Nägel erhalten, Abheilung ohne Narbenbildung; **Grad 2b:** tiefe dermale Verbrennung bis ins Korium; Blasenbildung, erhöhte Hautkonsistenz, Wundgrund feucht, weißlich, wenig schmerzhaft, nur tiefe Nadelstiche spürbar und blutend, Haare knapp erhalten; Abheilung mit Narbenbildung; **Grad 3:** Haut mit Anhangsgebilden vollständig zerstört, harte und trockene Konsistenz, schmerzlos, nicht blutend; **Grad 4:** Verkohlung.

Behandlungsindikation: **1.** Verbrennungen 1. Grades heilen meist spontan ab. Lokale Maß-

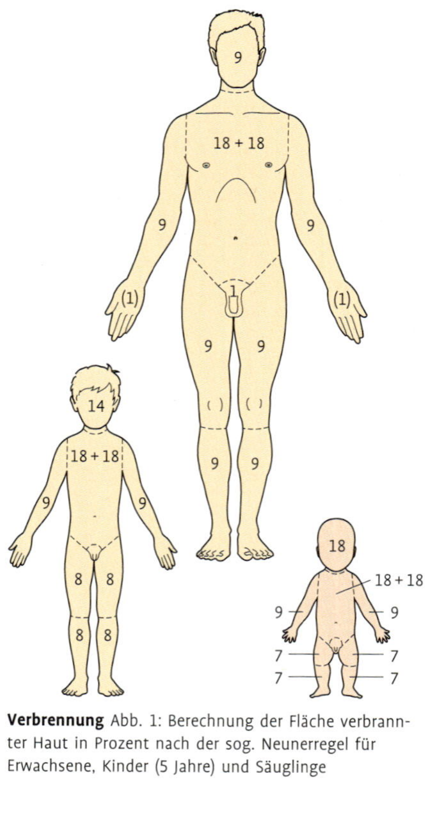

Verbrennung Abb. 1: Berechnung der Fläche verbrannter Haut in Prozent nach der sog. Neunerregel für Erwachsene, Kinder (5 Jahre) und Säuglinge

nahmen beeinflussen die Regeneration nicht, können aber helfen, Schmerzen zu lindern. **2.** Stationäre Behandlung bei Verbrennung ab Grad 2, bei Verbrennung von >10–15 % der Körperoberfläche (bei Kindern >5 %), Verbrennung von Gesicht, Händen, Füßen oder Genitalien sowie bei toxischem oder thermischem Inhalationstrauma, Elektroverbrennung, durch Chemikalien verursachtem Schaden, begleitendem Trauma, Intoxikation und Erkrankung; **3.** Verlegung in ein spezialisiertes Verbrennungszentrum bei Verbrennung >30 % der Körperoberfläche, Verbrennung des Gesichts, Verbrennung mittlerer Ausdehnung bei alten Patienten, Inhalationsschaden, schwerer Elektroverbrennung, chemischem Schaden oder schweren Begleitverletzungen. Neben der Therapie der lokalen Verbrennung ist je nach Ausmaß eine Systembehandlung (Schock*, Mediatorenfreisetzung, Toxine) notwendig.

Pharmakotherapie: **1.** lokale Wundbehandlung zur Reinigung und Infektionsprophylaxe durch antimikrobielle Salben, Cremes oder Gaze mit Sulfadiazin-Silber (z. B. Flammazine®), Polyvidon-Iod (z. B. Betaisodona®), Fusidinsäure (z. B. Fucidine®), antiseptische Silbernitratlösung und Chlorhexidin (z. B. Bactigras®); **2.** Analgesie bzw. Narkoanalgesie: ausgedehnte Verbrennung 2. Grades verursacht stärkste Schmerzen; möglichst gut steuerbare i. v. Applikation von Opiaten, z. B. Fentanyl, 1,5–3 µg/kg KG, Morphin (z. B. MSI Mundipharma®), ED (evtl. in physiologischer Kochsalzlösung verdünnt) 5–10 mg, und Pethidin (z. B. Dolantin®), ED für Erwachsene 25–50 mg, Tagesdosis max. 500 mg bei individueller Anpassung; Ketamin (z. B. Ketanest®), 0,25–0,5 mg/kg KG in Kombination mit Benzodiazepinderivaten, z. B. Diazepam (z. B. Valium®), 5–10 mg, oder Midazolam (z. B. Dormicum®), 2–5 mg als ED; **3.** Volumentherapie (Ringer-Laktatinfusion).

Operative Therapie: **1.** Débridement: Abtragung von Nekrosen und Spontanheilung abwarten (Granulationsmethode); ggf. hydroaktive Wundverbände; **2.** Hautdeckung durch freie Hauttransplantate (Meshgraf) oder Lappenplastiken; großflächige Verbrennung erfordert rechtzeitige plastische Maßnahmen, damit Narbenkontrakturen (bes. über Gelenken) und Funktionseinschränkungen vermieden werden. **3.** Escharotomie (s. Abb. 2): entlastende Inzision des Brandschorfs bei zirkulärer Verbrennung 3. Grades und Elektroverbrennung, um Zirkulationsstörungen durch weitere Schrumpfung zu vermeiden; **4.** Fasziotomie: Spaltung der Muskelfaszien; **5.** tangentiale (und tiefe) Exzision: Abtragung von Hautschichten in Schichten von 0,1–0,2 mm bei oberflächlicher Verbrennung (Grad 2b), um noch vitale tiefere Dermisschichten und reepithelisationsfähige Hautanhangsgebilde zu erhalten; tangentiale und tiefe Exzisionen kommen häufig gestaffelt zum Einsatz.

Sonstige Maßnahmen: Vorgehen bei großer Verbrennung: Wunden kühlen, Patienten entkleiden und auf sterile Unterlage legen, venöser Zugang und Ringer-Laktatinfusionen (4 ml Ringer-Laktatlösung/kg KG/% der Verbrennung/24 h, davon die Hälfte in den ersten 8 Stunden nach der Verbrennung), Schmerzmittel i. v. oder i. m. (nicht im Schock), Beurteilung von Ausdehnung und Tiefe der Verbrennung, Urindauerkatheter und Flüssigkeitsbilanzierung (1 ml Urin/kg KG/h), Tetanusprophylaxe, Laboruntersuchungen (Blut, Urin, Blutgase), bei Inhalationsschaden evtl. endotracheale Intubation (vgl. Beatmung), evtl. Verlegung in ein Verbrennungszentrum, Wundversorgung, Intensivüberwachung und -behandlung.

Therapeutischer Stufenplan: s. Abb. 3.

Hinweis: **1.** Immer die Kleidung von der verbrannten Haut entfernen, da es sonst zu Verklebungen und sekundären Hauteinrissen kommt. **2.** Die wichtigste Erstmaßnahme ist anhaltende Kühlung, damit es nicht zum sog. Nachbrennen kommt. **3.** Keine Puder oder Pasten verwenden, die die Oberfläche austrocknen und zur Schorfbildung führen. **4.** Starke Verbrennungen sollen in Spezialkliniken behandelt werden (täglich steriler Verbandwechsel, intensivmedizinische Behandlung, operative Versorgung und insbes. plastische Maßnahmen). **5.** Immer an Inhalationstrauma der oberen Luftwege, Barotrauma der Lungen und mechanische Begleitverletzung (z. B. durch Sturz aus großer Höhe) denken. **6.** Vermittlung von Krankenhausbetten für Schwerbrandverletzte

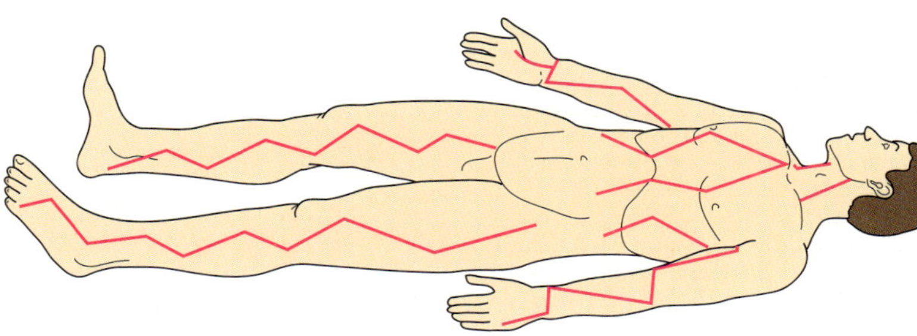

Verbrennung Abb. 2: Escharotomie; Schnittführung zur Inzision des Brandschorfs

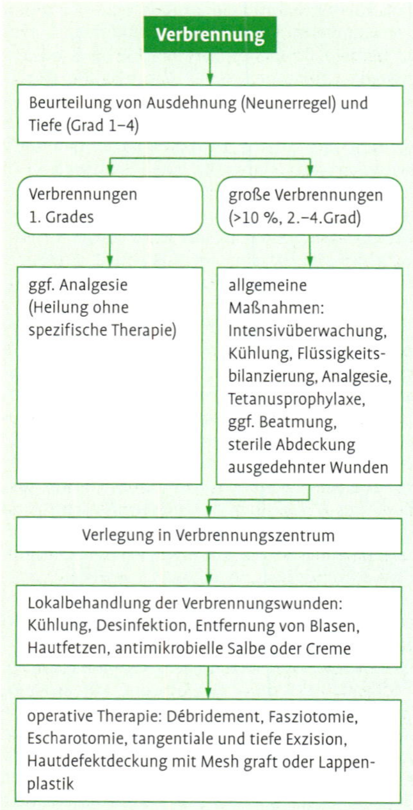

Verbrennung Abb. 3: therapeutischer Stufenplan

über die Zentrale Anlaufstelle in Hamburg (Tel. 040 428513998 oder 040 428513999, Fax 040 428514269); Einzelheiten des Transports und der Aufnahme sind zwischen behandelndem Arzt und Krankenhaus zu regeln.

Arbeitsunfähigkeit: je nach Lokalisation, Ausmaß und Grad der Verbrennung Tage bis Monate.

Selbsthilfe: **1.** Bundesinitiative für Brandverletzte e. V., Dorfstraße 16, 31020 Salzhemmendorf, Tel. 05153 1039, Fax 05153 800312; E-Mail: brandverletzte@brandverletzte-leben.de; http://www.brandverletzte-leben.de; **2.** Paulinchen e. V., Elterninitiative brandverletzte Kinder, Segeberger Chaussee 35, 22850 Norderstedt, Tel. 01805 112123; E-Mail: info@paulinchen.de, Homepage: http://www.paulinchen.de.

Literatur: **1.** Pitzler, D. et al.: Grundsätzliche Bemerkungen zur differenzierten chirurgischen Therapie von schweren Brandverletzungen. Unfallchirurg 98: 174–179 (1995); **2.** Steen, M.: Die Verbrennung – Klinik und Pathophysiologie. Beilage zu Mitteilungen der Deutschen Gesellschaft für Chirurgie, Grundlagen der Chirurgie 4 (1995).

Autor: E. E. Scheller.

Vereisung: s. Kryotherapie, dermatologische.

Verfahren, ableitende: s. Therapie, ableitende.

Vergiftung: s. Intoxikation.

Verhaltensstörungen: s. Persönlichkeitsstörungen.

Verhaltenstherapie, kognitive: syn. kognitive Therapie; von A. T. Beck ursprünglich zur Behandlung depressiver Störungen entwickeltes psychotherapeutisches Verfahren; mittlerweile auch für viele andere psychischen Störungen erprobt und störungsspezifisch modifiziert erfolgreich im Einsatz. **Prinzip:** die kognitive Verhaltenstherapie geht davon aus, dass Affekt und Verhalten durch die kognitive Verarbeitung von Ereignissen und Wahrnehmungen bestimmt werden. Depressive Störungen werden durch spezifische negative kognitive Verzerrungen oder Schemata (sog. dysfunktionale Kognitionen) ausgelöst, aufrecht erhalten und moduliert. **Therapieziel:** **1.** negative Denkschemata zu erkennen und zu verändern; **2.** kognitive Techniken zur langfristigen selbständigen Überprüfung und Modifikation von Denkmustern zu erlernen.

Indikation: leichte bis mittelschwere depressive Störungen (s. Depression, akute), phobische Störungen, Panikstörung, generalisierte Angststörung, Zwangsstörung*, Essstörungen (Anorexia* nervosa, Bulimia* nervosa, Adipositas*), Schizophrenie*, somatoforme Störungen, sexuelle Funktionsstörungen*, chronisches Schmerzsyndrom, Schlafstörungen, Persönlichkeitsstörungen* einschließlich Borderline-Störung. Bei schwerer Depression mit psychotischen Symptomen bzw. Suizidalität ist die Kombination mit einer antidepressiven und ggf. antipsychotischen Pharmakotherapie notwendig.

Durchführung: kennzeichnend ist eine strukturierte, zeitlich begrenzte problem- und zielorientierte Arbeitsweise in 25–40 Einzel- oder Gruppensitzungen. **Therapieablauf:** **1.** Identifizierung dysfunktionaler Kognitionen durch gezielte Exploration durch den Therapeuten sowie Selbstbeobachtung und Tagesprotokolle des Patienten; Beispiele für negative Denkschemata sind „Ich bin ein Versager“ (depressionstypisch) und „Ich werde gleich ohnmächtig“ (agoraphobietypisch). **2.** Analyse von Realitätsgehalt, Fehlinterpretationen und fehlerhafter Logik solcher Gedanken (z. B. Übertreibungen, Übergeneralisierungen: z. B. „Ich mache immer alles falsch“, Alles-oder-nichts-Denken, willkürliches Denken, Ignorieren positiver Erlebnisse). **3.** Die dysfunktionalen Kognitionen werden schrittweise durch Entkatastrophisierung, sog. Was-ist-wenn-Technik, Reattribuierung, kognitivem Neubenennen und Vorteile-Nachteile-Sammeln durch realistische, ausgewogene und hilfreiche Kognitionen ersetzt. **4.** Erfolgreiche Änderungen kognitiver Muster dienen ihrerseits als positive Verstärker und helfen, automatische Gedankenketten und ihre Verhaltenskonsequenzen zu durchbrechen. Professionell angeleitet lernt der Patient, seine Kognitionen selbst zu identifizieren, zu kontrollieren, und erarbeitet ein Denk- und Verhaltensrepertoire auch für zukünftige Krisen. **5.** Begleitende Techniken sind Aktivierung und Tagesstrukturierung, Kommunikationsübungen, Selbstsicherheitstraining mit Rollenspielen und Verhaltensübungen. **6.** Die Übertragung negativer Einstellungen auf den Therapeuten und der Widerstand gegen einzelne Therapieschritte werden als Therapiehemmnis bewertet.

Hinweis: Die kognitive Verhaltenstherapie ist ein von den Krankenkassen anerkanntes Richtlinienverfahren, dessen Wirksamkeit vielfach evaluiert ist.

Literatur: **1.** Margraf, J.: Lehrbuch der Verhaltenstherapie. 3 Bde. Heidelberg: Springer, 2003, 2008, 2009; **2.** Tarrier, N.: Cognitive behaviour therapy for schizophrenia - a review of development, evidence and implementation. Psychother Psychosom 74 (3): 136–144 (2005); **3.** Turkington, D. et al.: Cognitive-behavioral therapy for schizophrenia: a review. J Psychiatr Pract 10 (1): 5–16 (2004); **4.** Hautzinger, M.: Kognitive Verhaltenstherapie bei Depressionen. Weinheim: Psychologie Verlags Union, 2003; **5.** Beck, A. T. et al.: Kognitive Therapie der Depression. 5 Aufl. Weinhein: Beltz, 2001.

Autorin: M. C. Jockers-Scherübl.

Verhornungsstörung, hereditäre: s. Ichthyosis vulgaris.

Verkalkung: s. Arteriosklerose.

Vermännlichung: s. Androgenisierung.

Vermizid: s. Anthelminthika.

Verrenkung: s. Distorsion.

Verrucae: Warzen; benigne infektiöse Epithelhyperplasien; Erreger sind verschiedene Typen des humanen Papillomavirus.

Behandlungsindikation: abhängig von Anzahl, Typ und Lokalisation der Verrucae sowie vom Behandlungswunsch des Patienten. Verrucae heilen häufig auch nach mehreren Wochen spontan ab, insbes. wenn sie solitär auftreten. Unter Pharmakotherapie ist im Gegensatz zu operativen Eingriffen keine Narbenbildung zu erwarten.

Pharmakotherapie: **1.** keratolytische Behandlung mit salicylsäurehaltigen Pflastern (z. B. Guttaplast®) für 3–5 Tage; Vorgehen: Abdecken der umgebenden Haut mit Leukoplast, in Größe der Verrucae ausgeschnittenes Salicylpflaster auflegen, darüber festhaftendes Pflaster (Fixomull), 1–2 Tage belassen; danach vorsichtiges Abtragen der Hornhaut nach warmem Bad mit Skalpell oder Schere durch Patienten selbst; **2.** lokale Warzentherapeutika: Kombination von 0,5 % Fluorouracil und 10 % Salicylsäure (z. B. Verrumal®), 2–3-mal täglich auftragen; bei Kindern <5 Jahre kontraindiziert; **3.** alternativ: Chloressigsäure (z. B. Acetocaustin) alle 3–5 Tage je nach Entzündungsreaktion bis zum Verschwinden der Verrucae bzw. Solco-Derman® (enthält u. a. Essig-, Oxal- und Salpetersäure), Anwendung durch Arzt oder geschultes Personal; cave: Verätzungen.

Operative Therapie: zurückhaltende Indikationsstellung, da Gefahr der Narbenbildung, z. B. periungual; **1.** nach keratolytischer Vorbehandlung Verrucae mit scharfem Löffel oder mit der Diathermieschlinge unter Lokalanästhesie abtragen; **2.** alternativ: mit CO_2-Laser abtragen (cave: wegen potentieller Infektionsgefahr muss ein effizienter Rauchabzug vorhanden sein); häufig Narbenbildung; **3.** alternativ: Verrucae und ihre unmittelbare Umgebung mit flüssigem Stickstoff vereisen (−196 °C) im Sprühverfahren für ca. 20–40 Sekunden; geringere Gefahr der Narbenbildung; die Verrucae sollten nach 10 Tagen abgeheilt sein, sonst Wiederholung; **4.** Behandlungsversuch mit Farbstofflaser: Verödung zuführender Gefäße.

Sonstige Maßnahmen: Identifizierung und ggf. Behandlung prädisponierender Faktoren: **1.** feuchtes Milieu (lockere und luftige Kleidung bzw. Schuhe tragen); **2.** Hyperhidrose*; **3.** Akrozyanose (Gefäßtraining, z. B. durch heiß-kalte Wechselbäder).

Eigenbehandlung: Förderung der Durchblutung durch tägliche Wechselbäder der Hände oder Füße, Bürstenmassage der betroffenen Extremität (2-mal täglich über 10 Minuten, auch bei Kindern gut anwendbar) oder Autogenes Training.

Arbeitsunfähigkeit: nach operativer Entfernung der Verrucae je nach Lokalisation (z. B. Verrucae plantares) und Ausmaß des Eingriffs 3–5 Tage.

Hinweis: **1.** bei HIV-Infektion frühzeitiger Therapiebeginn erforderlich wegen rascher Progredienz der Verrucae; **2.** obsolete Maßnahmen: **a)** Exzision an Palmoplantarflächen wegen Narbenbildung; **b)** Röntgenbestrahlung wegen potentieller Röntgenspätschäden.

Literatur: Hengge, U. R.: HPV-induzierte Dermatosen. Hautarzt 55: 841–854 (2004).

Autoren: P. Schulze, W. Sterry.

Verschluss der Atemwege: s. Atemwegverlegung.

Verschlusskrankheit, periphere arterielle: Abk. pAVK; Erkrankung, die durch stenosierende bzw. obliterierende Veränderungen an den peripheren Arterien verursacht wird und zu Durchblutungsstörung mit Ischämie im versorgungsabhängigen Gewebe führt; **Ursache:** Arteriosklerose, Angiopathien und Angioneuropathien, Thrombangiitis obliterans; **Lokalisation:** die Verschlüsse sind oft multipel und langstreckig; **1.** untere Extremität: am häufigsten (80 %); Becken-, Oberschenkel- und Unterschenkeltyp; in 50 % der Fälle bei Diagnosestellung bereits beidseitig; typisch für den Diabetiker: kompletter oder inkompletter Unterschenkelarterien-Querschnittverschluss; **2.** obere Extremität: Schultergürtel- und Armtyp.

Behandlungsindikation: **1.** Grundsätzlich ist die Ausschaltung und Behandlung von Risikofaktoren (Nicotinkonsum, Hypertonie, Hyperlipidämie, Diabetes mellitus, Hyperurikämie) erforder-

Verschlusskrankheit, periphere arterielle
Kriterien für rekonstruktive Eingriffe im Gliedmaßenbereich

klinische Indikationen

Soll operiert werden?

Stadium:		Indikation:
I	asymptomatisch	keine
II	Claudicatio intermittens	relativ
	a schmerzfreie Gehstrecke >200 m	
	b schmerzfreie Gehstrecke <200 m	
III	Ruheschmerz	absolut
IV	distale Nekrosen	absolut

angiographische Indikation

Kann operiert werden (lokale Operabilität)?

Kriterien:

Lokalisation und Ausdehnung des Verschlusses
freie Ein- und Ausflussbahn
Gefäßkaliber
Verkalkungen

allgemeine Operabilität

Darf operiert werden?

Kriterium:

Fehlen von erheblichen koronaren, zerebralen oder renalen Durchblutungsstörungen bzw. anderen konsumierenden Erkrankungen (z. B. Karzinom)

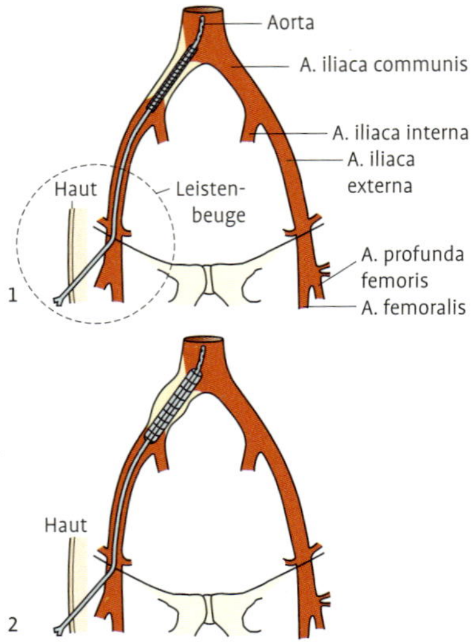

Verschlusskrankheit, periphere arterielle Abb. 1: perkutane transluminale Angioplastie bei kurzstreckiger Stenose der Arteria iliaca communis; bei instabilem Ergebnis kann zusätzlich eine Stent-Implantation erfolgen; 1: Einführung des Katheters; 2: Aufspreizung der Stenose

lich; **2.** Therapie entsprechend den Fontaine-Stadien (s. Tab.): **a)** Stadium I: Aggregations-Hemmer, Verlaufskontrolle; **b)** Stadium II: primär konservative Therapie bei nicht erkrankter Arteria profunda femoris (dient als Kollateralgebiet bei Verschluss der Arteria femoralis superficialis); v. a. Gehtraining, im Stadium II b in ca. 20 % invasive Behandlung; **c)** Stadium III und IV: absolute Indikation für lumeneröffnende Verfahren (Angioplastie, Gefäßrekonstruktion) als Alternative zur Amputation*.

Pharmakotherapie: **1.** Alle Stadien: **a)** Acetylsalicylsäure (z. B. ASS® Stada, Aspirin®, HerzAss-ratiopharm®), 100 mg/d p. o.; die Dosierung ist bei pAVK (im Gegensatz zur Dosierung bei koronarer Herzkrankheit*) noch umstritten; Studien beweisen bisher nur die Wirksamkeit von 330 mg/d p. o.; **b)** Clopidrogel (Plavix®, Iscover®), 75 mg/d p. o. bei Unverträglichkeit von Acetylsalicylsäure oder bei Rezidiv; **2.** im Stadium II zusätzlich: **a)** Naftidrofuryl (z. B. Dusodril® retard), 3 × 100 mg/d p. o.; **b)** alternativ Pentoxifyllin (z. B. Pentoxifyllin-retard-ratiopharm®), 3 × 400 mg/d p. o. oder i. v. Applikation: 1 × 400 mg/d als mindestens 2-stündige Infusion; **c)** alternativ Buflomedil (z. B. Bufedil® long Retardtabletten), 1 × 600 mg/d p. o. oder 2–4 Amp. Bufedil® Injektionslösung i. v.; **d)** alternativ (nur bei Versagen der vasoaktiven Substanzen) Prostaglandin E_1 (z. B. prostavasin®), 2 × 2 Amp./d i. v. über jeweils 2 Stunden oder 1 × 3 Amp./d i. v. über 3 Stunden; **3.** Stadium III und IV: Prostaglandin E_1 vor Durchführung einer Amputation, wenn lumeneröffnende Therapie nicht oder nicht mehr möglich ist.

Operative Therapie: **I. Perkutane transluminale Angioplastie** (Abk. PTA): endovaskuläres Verfahren zur Aufdehnung (kurzstreckiger) Stenosen und Verschlüsse mit Ballonkatheter (s. Abb. 1): **1.** Anwendung als alleiniges Therapieverfahren; **2.** als ergänzendes Verfahren nach erfolgreicher lokaler Fibrinolyse bei arterieller Thrombose (s. Arterienverschluss, akuter): PTA des arteriellen Einstromgebietes zur Ermöglichung bzw. Erleichterung der Gefäßrekonstruktion, zur Verbesserung des Ein- bzw. Ausstroms nach Gefäßrekonstruktion (auch im Langzeitverlauf); **3.** als kombiniertes operatives Verfahren: PTA und Gefäßoperation in einer Sitzung (Ein- oder Zweietagenprozesse, s. Abb. 2); **4.** Sonderformen: **a)** Rotationsangioplastie: eine maschinell betriebene Katheterwelle ersetzt den Führungsdraht und sucht sich den Weg des geringsten Widerstands durch das weichere intraluminale Verschlussmaterial; **b)** perkutane transluminale Katheterembolektomie mit Gerinnselaspiration (bei akutem Verschluss); **c)** Ka-

V

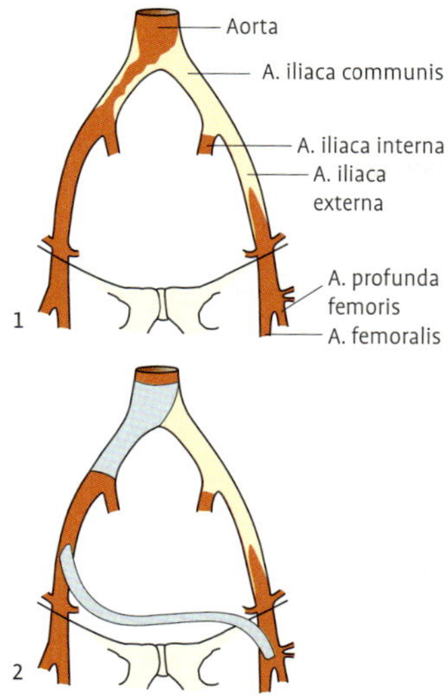

Verschlusskrankheit, periphere arterielle Abb. 2:
1: vollständiger Verschluss der Arteria iliaca communis links und Stenose der Arteria iliaca communis rechts;
2: endovaskulärer Kombinationseingriff: Angioplastie und Stent-Implantation (rechte Arteria iliaca communis) und ilio-femoraler Crossover-Bypass von rechts nach links

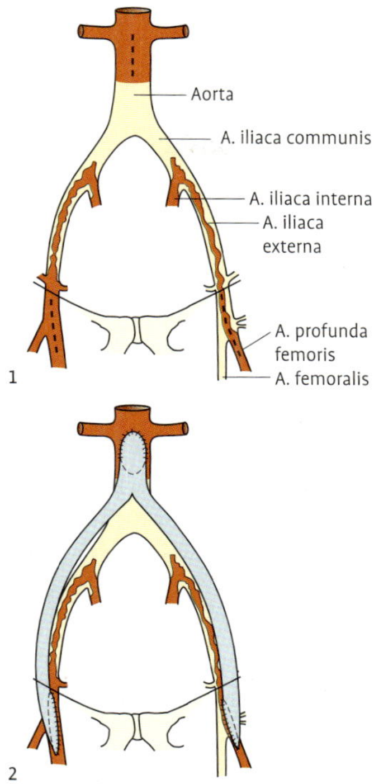

Verschlusskrankheit, periphere arterielle Abb. 3:
1: Stenosierungen des aortoiliakalen Segmentes;
2: aortofemoraler Bifurkations-Bypass

theteratherektomie: Abtragung von Plaque-Material mit rotierendem Messer; **d**) intraluminale Einlage selbstexpandierender oder ballonexpandierbarer Stents bei dilatierten instabilen Stenosen im Beckenarterienabschnitt, an Arteria poplitea obsolet; **II. Thrombendarteriektomie** (Abk. TEA): Längseröffnung der Arterie und intramurale Ausschälung des arteriosklerotischen Materials in definierten Wandschichten (Lamina elastica externa oder Lamina elastica interna); die Entstehung einer distalen Intimastufe ist unbedingt zu vermeiden oder muss aufgrund der Gefahr einer Dissektion durch Naht oder auch Stent fixiert werden; Verschluss der Arteriotomie direkt oder durch Patch (Vermeidung einer Nahtstenose) mit Vene oder Kunststoffmaterial; offene TEA nur im eröffneten Gefäßabschnitt (typisch für Karotisgabel, Profundaabgang, Nierenarterie); halbgeschlossene TEA bei langstreckigem Prozess (intraoperative Kontrolle durch Angioskopie oder digitale Subtraktionsangiographie); **III. Bypass**: Umgehungsoperation, indiziert bei langstreckigem Verschluss; die alte Arterie verbleibt in situ; Anschluss des Transplantates als Seit-zu-End- bzw. End-zu-Seit-Anastomose, selten distal auch als End-zu-End-Anastomose; der Verlauf des Transplantates kann dem stenosierten Gefäß folgen (z. B. aortofemoraler Bifurkations-Bypass, s. Abb. 3) oder extraanatomisch verlaufen (z. B. querer femoro-femoraler Bypass); **1.** autogener Gefäßersatz (s. Abb. 4): Transplantat aus Vena saphena magna (am besten geeignet), Vena saphena parva oder Armvenen; indiziert v. a. für kleinkalibrige Arterien und kurze infragenuale Transplantate; **a**) freies und umgedrehtes (reversed) Transplantat (venenklappenwärts gerichteter Blutstrom); **b**) In-situ-Vene: zuerst atraumatische Diszision der Venenklappen unter intraoperativer Lumenkontrolle; die Vene verbleibt weitestgehend in ihrem „Bett“ (wird nicht devaskularisiert) und nur proximal und distal so weit freipräpariert, dass sie zur Arterie verlagert werden kann; **c**) orthograder Venen-Bypass: Entnahme eines Venensegmentes nach Klappendiszission und Einsatz in orthograder Richtung als freies Transplantat; **2.** alloplastischer Gefäßersatz: indiziert für den Ersatz großkalibriger Arterien, z. B. aorto-femoral oder für die thorakale Aorta; Verwendung von gestrickten (primär undicht) oder gewebten (primär dicht) Dacron-Prothesen mit Innen- und Außenvelour; bei gestrickten Prothesen ist zur Abdichtung eine Vorgerinnung der Kunststoffporen erforderlich (sog. preclotting), die bei imprägnierten gestrickten Pro-

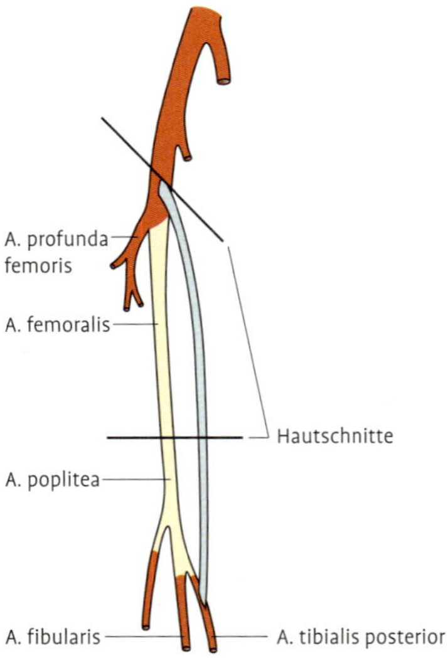

Verschlusskrankheit, periphere arterielle Abb. 4: autogener Gefäßersatz zu einer einzelnen Unterschenkelarterie (Arteria tibialis posterior) bei langstreckigen Läsionen der Arteria femoralis superficialis und der Arteria poplitea

thesen entfällt. Die Imprägniersubstanz (Kollagen, Gelatine oder Albumin) wird innerhalb einiger Wochen abgebaut. Dann liegt eine vollwertige und gut inkorporierbare gestrickte Prothese vor. Mikroporöse Teflon-Prothesen aus Polytetrafluorethylen (Abk. PTFE) sind primär dicht und auch (durch extern aufgebrachte Ringe oder Spiralen) in einer verstärkten Form erhältlich (z. B. für kniegelenküberschreitenden Bypass). **IV. Sympathikolyse** oder **Sympathektomie**: Ausschaltung des Grenzstranges durch CT-gesteuerte Punktion und Injektion von hochprozentigem Ethanol in die Nervenumgebung oder (selten) durch operative Resektion (Ganglien L3–L5 werden ausgeschaltet); indiziert bei Erkrankung peripherer, nicht mehr rekonstruierbarer Gefäße; Folge ist Weitstellung der kleinsten Arterien, Senkung des peripheren Widerstands und Verbesserung der Durchblutung (überwiegend der Haut); gleichzeitig Verminderung der Schweißdrüsensekretion (warme und trockene Extremität); nur selten indiziert bei Diabetes mellitus, da i. R. der diabetischen Polyneuropathie auch das autonome Nervensystem beteiligt ist (spontane Sympathikusausschaltung); der neuropathische diabetische Fuß ist bereits warm und trocken. **V.** Laserangioplastie: Lumeneröffnung durch Laser; s. Laserchirurgie.

Naturheilkundliche Verfahren: vorbeugend und zur Sekundärprophylaxe standardisierte Knoblauchtrockenpulverpräparate (z. B. Kwai®, Sapec®); Empfehlung einer Arbeitsgruppe, Nutzen bisher nicht bewiesen.

Eigenbehandlung: intensives Gehtraining (nicht in Stadium IV).

Arbeitsunfähigkeit: nach Angioplastie ca. 2 Wochen, nach aorto-femoraler Y-Prothese mind. 4–6 Wochen.

Literatur: **1.** Hepp, W.; Kogel, H. (Hrsg.): Gefäßchirurgie. 2. Aufl. München: Urban & Fischer bei Elsevier, 2006; **2.** Scharrer-Pamler, R.; Kapfer, X.; Sunder-Plassmann, L.: Die Technik der endovaskulären Kombinationseingriffe vom Beckentyp. Gefässchirurgie 159–169 (2003); **3.** Brunner, U. (Hrsg.): Gefäßchirurgie. Chirurgische Operationslehre Bd XIII. München, Wien, Baltimore: Urban & Schwarzenberg, 1996; **4.** Vollmar, J.: Rekonstruktive Chirurgie der Arterien. Stuttgart, New York: Thieme, 1996.

Autor: W. Hepp.

Verstauchung: s. Distorsion.

Verstopfung: s. Obstipation.

Verweilkatheterismus: s. Katheterisierung der Harnblase.

Vestibularisausfall, akuter: s. Labyrinthausfall, akuter.

Vestibularisschwannom: syn. Akustikusneurinom, Vestibularisneurilemmom; überwiegend vom vestibulären Anteil des VIII. Hirnnerven (Nervus vestibularis inferior bzw. superior) ausgehendes Schwannom mit Ursprung im inneren Gehörgang oder seltener im Kleinhirnbrückenwinkel (s. Abb.); **Klinik:** Druckschäden der umgebenden Strukturen führen häufig zu einer langsam zunehmenden Schallempfindungsschwerhörigkeit mit oder ohne Ohrgeräuschen; bei 30 % der Fälle akut auftretende, u. U. zunächst reversible Hörminderung in der Anamnese; selten auch andere Hirnnervenausfälle (v. a. N. trigeminus); Kleinhirn- und Hirndrucksymptomatik erst bei erheblicher Raumforderung; Schwindel ist aufgrund parallel ablaufender Kompensationsvorgänge eher untypisch, obwohl im zeitlichen Verlauf ein Ausfall des betroffenen Gleichgewichtsorgans eintritt.

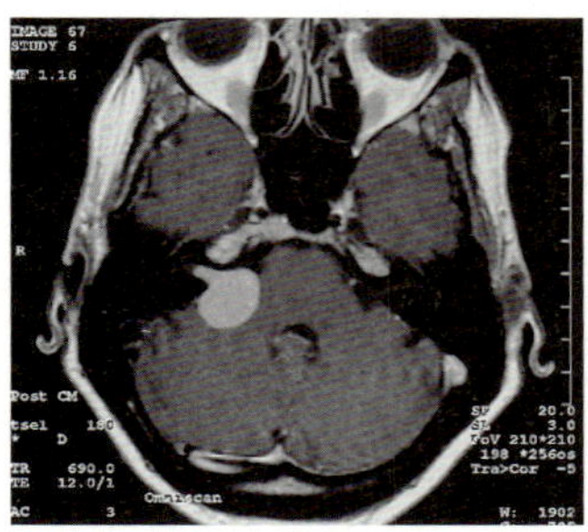

Vestibularisschwannom: MRT eines mittelgroßen, das Kleinhirn imprimierenden Vestibularisschwannoms rechts

Behandlungsindikation: Die Indikation zur Behandlung hängt v. a. von der Symptomatik und Wachstumsgeschwindigkeit des Tumors ab, die durch MRT-Verlaufsuntersuchungen („wait and scan") ermittelt werden kann. Bei Patienten <60 Jahre ist i. d. R. eine operative Therapie zu bevorzugen.

Operative Therapie: operativer Zugang zur mikrochirurgischen Tumorentfernung abhängig von der Tumorgröße: **1.** otochirurgisch transtemporal bei kleinen Tumoren im inneren Gehörgang und gutem Restgehör (Hörerhalt möglich); **2.** otochirurgisch translabyrinthär bei fortgeschrittenem Hörverlust (obligate Ertaubung); **3.** neurochirurgisch über subokzipitalen Zugang bei großen Tumoren mit Hirnstammverdrängung; durch die verbesserte Früherkennung (MRT) nur noch in wenigen Fällen.

Strahlentherapie: stereotaktische Strahlentherapie (sog. Radiochirurgie oder Gamma Knife) in spezialisierten Zentren, entweder als Einzeitbestrahlung oder fraktioniert.

Arbeitsunfähigkeit: Eine individuelle Festlegung richtet sich insbes. nach dem Ausmaß einer postoperativen Fazialisparese* und dem Grad der Kompensation der vestibulären Ausfallerscheinungen.

Hinweis: Der Stellenwert der stereotaktischen Strahlentherapie als Alternative zur chirurgischen Tumorentfernung wird kontrovers diskutiert. Langzeitstudien stehen noch aus. Eine Operation nach erfolgter Strahlentherapie führt häufiger zu Ertaubung und Fazialisparese.

Selbsthilfe: Vereinigung Akustikus Neurinom e. V., Leinenweberstr. 13, 31655 Stadthagen, Tel. 05721 76366; Homepage: http://www.akustikus.de.

Literatur: **1.** Baier, G. et al.: Ergebnisse otochirurgisch operierter Patienten mit Akustikusneurinom. Teil 1: Fazialisfunktion nach translabyrintharer und transtemporaler Resektion. Laryngorhinootologie 87: 565–572 (2008); **2.** Schwager, K. et al.: Ergebnisse otochirurgisch operierter Patienten mit Akustikusneurinom. Teil 2: Hörergebnisse nach transtemporaler Resektion. Laryngorhinootologie 87: 629–633 (2008); **3.** Backous, D. D.; Pham, H. T.: Guiding Patients Through the Choices for Treating Vestibular Schwannomas: Balancing Options and Ensuring Informed Consent. Otolaryngol Clin N Am 40: 521–540 (2007); **4.** Schaller, B.: Die Chirurgie des Kleinhirnbrückenwinkels. Teil 1 und 2: HNO 51: 284–295 (2003); HNO 51: 375–385 (2003).

Autoren: F. Waldfahrer, H. Iro.

Vibrationsminderempfindung: s. Sensibilitätsstörungen.

Vigabatrin: s. Antiepileptika.

Vigilanzstörung: s. Bewusstlosigkeit.

Vildagliptin: s. Diabetes mellitus Typ 2.

Virilisierung: s. Androgenisierung.

Virostatika: Gruppe von Chemotherapeutika*, die gegen Viren in der Vermehrungsphase wirksam wird; Virostatika gegen Herpes-Viren (Herpes simplex, Varicella-Zoster, Zytomegalie), HIV, RS-Virus, Hepatitis-B-Virus, Hepatitis-C-Virus stehen zur Verfügung. **Einteilung:** **1.** nach Indikation: **a)** nichtselektive Virostatika; **b)** Antiinfluenzamittel; **c)** Antiherpesmittel; **d)** antiretrovirale Wirkstoffe; **2.** nach Wirkungsmechanismus: s. Tab.; **Wirkungsmechanismus:** **1.** allgemein: virostatische Wirkung durch spezifische, selektive Hemmung der intrazellulären Virusvermehrung: **a)** Verhinderung von Adsorption, Penetration und Uncoating; **b)** Verhinderung der Virusreplikation (Genom oder Hüllproteine), z. B. durch Hemmung von hierfür erforderlichen Enzymen (DNA-Polymerase, reverse Transkriptase) oder durch Hemmung der DNA- bzw. RNA-Synthese; **c)** Verhinderung von Virusreifung und Ausschleusung; **2.** speziell: **a) Penetrations-Inhibitoren:** Vermutlich werden die Viren daran gehindert, beim Eindringen in die Zelle ihre Eiweißhülle abzustreifen (noch nicht vollständig geklärt). **b) Nukleosidanaloga:** kompetitive Hemmung der Virusreplikation (Nukleinsäuresynthese) mit mehr oder min-

Virostatika Einteilung nach Wirkungsmechanismus
Penetrations-Inhibitoren
Amantadin (z. B. Amantadin-ratiopharm®)
Rimantadin (Flumandine®, über internationale Apotheke zu bestellen)
Nukleosidanaloga
Ribavirin (z. B. Virazole®)
Aciclovir (z. B. Zovirax®)
Valaciclovir (Valtrex®)
Famciclovir (Famvir®)
Penciclovir (Vectavir)
Idoxuridin (Kombinationspräparat mit Dimethylsulfoxid, z. B. Zostrum®)
Trifluridin (Triflumann®-Augentropfen)
antiretroviral
Zidovudin (Retrovir®)
Lamivudin (z. B. Epivir®)
Didanosin (Videx®)
Stavudin (Zerit®)
Zalcitabin (HIVID® Roche)
Abacavir (Ziagen®)
nichtnukleosidische Reverse-Transkriptase-Inhibitoren (Abk. NNRTI)
Delvirdin
Nevirapin (Viramune®)
Efavirenz (SUSTIVA®)

Fortsetzung nächste Seite

Fortsetzung v. S. 1097

Virostatika
Einteilung nach Wirkungsmechanismus

Nukleotidanaloga
- Tenofovir (Viread®)
- Adefovir (Hepsera®)
- Cidofovir (VISTIDE)
- Pyrophosphatanaloga: Foscarnetnatrium (z. B. Foscavir®)

Pyrophosphatanaloga
- Foscarnetnatrium (z. B. Foscavir®)

Neuraminidase-Inhibitoren
- Zanamivir (Relenza™)
- Oseltamivir (Tamiflu®)

Protease-Inhibitoren (Abk. PI)
- Amprenavir (Agenerase®)
- Lopinavir (Kaletra®)
- Saquinavir (z. B. FORTOVASE®)
- Indinavir (CRIXIVAN®)
- Nelfinavir (VIRACEPT®)
- Ritonavir (Norvir™)

Fusions-Inhibitoren
- Enfuvirtid (Fuzeon)

Zytokine
- Interferon alpha-2a (Roferon®)

der ausgeprägter Virusselektivität; Störung der Transkription (z. B. Ribavirin), der reversen Transkription (z. B. Zidovudin), der Genomreplikation (z. B. Aciclovir) und/oder der Proteinsynthese (z. B. Idoxuridin); ältere Nukleosidanaloga (z. B. Idoxuridin, Trifluridin) inhibieren virale und zelluläre (körpereigene) Polymerasen gleichermaßen und sind inf. ihrer hohen Toxizität nur für die Lokaltherapie geeignet. Die neueren Substanzen erreichen eine höhere Virusselektivität, indem sie als inaktive Vorstufen der eigentlich wirksamen Substanzen verabreicht und dann selektiv durch virale Enzyme modifiziert und aktiviert werden. Sie beeinträchtigen daher die Nukleinsäuresynthese nicht infizierter Zellen wesentlich weniger und sind auch für die systemische Anwendung geeignet. **c) NNRTI** (Abk. für nichtnukleosidische Reverse-Transkriptase-Inhibitoren): Hemmung der reversen Transkriptase des HIV-1; Blockierung der RNA- und DNA-abhängigen DNA-Polymerase-Aktivität durch direkte Bindung an die reverse Transkriptase und Spaltung des katalytischen Zentrums; keine Konkurrenz mit RNA-Matrizen oder Nukleosidtriphosphaten; keine Hemmung der reversen Transkriptase von HIV-2 und eukaryonten DNA-Polymerasen; **d) Nukleotidanaloga**: azyklische Phosphatanaloga der Desoxynukleosidmonophosphate, die aktiviert werden zu Triphosphatanaloga nach zweistufiger Phosphorylierung durch Enzyme des Wirtes und damit kompetitiv hemmend selektiv auf die virale DNA-Polymerase wirken mit Hemmung der viralen DNA- bzw. RNA-Synthese, Inkorporation in die wachsende DNA-/RNA-Kette und Kettenabbruch; Wirksamkeit auch gegen Virusstämme, die aufgrund des Verlusts der viralen Thymidinkinase resistent gegen Nukleosidanaloga geworden sind; **e) Pyrophosphatanaloga:** hemmen die Virusreplikation durch Blockierung der Pyrophosphatbindungsstelle verschiedener viraler Polymerasen in Konzentrationen, welche die zellulären Polymerasen nicht beeinträchtigen (Virusselektivität); **f) Neuraminidase-Inhibitoren:** kompetitive Hemmung der Neuraminidase von Influenza-A- und Influenza-B-Viren mit dadurch verhinderter Freisetzung infektiöser Virionen; **g) PI** (Abk. für Protease-Inhibitoren): spezifische Hemmung der HIV-Protease, die auch in chronisch infizierten Zellen zur Bildung defekter HIV-Partikel führt, mit Verhinderung der Ansammlung und Freisetzung (Ausschleusung) der Viruspartikel; **h) Fusions-Inhibitoren**: Peptide, die das Eindringen des HIV in die Zelle zur Vermehrung verhindern, Enfuvirtid durch Hemmung der Fusion des HIV-Partikels mit der potentiellen CD4-Wirtszelle; **i) Zytokine**: Hemmung der viralen Reifung und Freisetzung; humane, rekombinante Interferone (Interferon alpha-2a, Roferon®): durch Bindung an Zytokinrezeptoren wird die Expression viraler Hüllproteine behindert oder der Abbau viraler Nukleinsäuren bewirkt sowie eine Aktivierung zytotoxischer Lymphozyten erreicht. **Pharmakokinetik: 1. Penetrations-Inhibitoren**: gute Resorption bei oraler Gabe, unveränderte überwiegend renale Ausscheidung; **2. Nukleosidanaloga**: geringe und unzuverlässige orale Bioverfügbarkeit (ca. 20 %) von Aciclovir bei gleichzeitig kurzer intrazellulärer HWZ (ca. 1 Stunde); deutlich bessere orale Bioverfügbarkeit von Valaciclovir und Famciclovir sowie Penciclovir (ca. 70 %); nur geringe, protrahierte Resorption von Ganciclovir nach oraler Gabe (ca. 3 %); antiretroviral wirksame Nukleosidanaloga werden nach oraler Gabe zu 70–90 % resorbiert, lediglich Didanosin ist säureinstabil, so dass alle oralen Präparationen Puffersubstanzen enthalten. Die orale Bioverfügbarkeit beträgt bei Nüchterngabe 30–40 %, bei Aufnahme mit einer Mahlzeit wesentlich niedriger. Die Ausscheidung erfolgt überwiegend renal, bei Niereninsuffizienz ist daher eine Dosisanpassung notwendig. **3. NNRTI:** gute Resorption nach oraler Gabe (>90 %), orale Bioverfügbarkeit >90 %; oxidative Metabolisierung vorwiegend über das hepatische Cytochrom-P-450-System, Autoinduktion des hepatischen Cytochrom-P-450-Systems (CYP3A und möglicherweise CYP2B6); renale Ausscheidung der glukoronidierten Metabolite; **4. Nukleotidanaloga**: keine Metabolisierung; geringe Plasmaproteinbindung;

V

renale Elimination; **5. Pyrophosphatanaloga**: geringe Resorption nach oraler Gabe; gute Liquorgängigkeit, Anreicherung im Knochen; Ausscheidung ausschließlich renal; **6. Neuraminidase-Inhibitoren**: Bioverfügbarkeit 2 % bei oraler Einnahme bzw. 10–20 % bei Inhalation; keine Metabolisierung; renale Elimination; **7. PI**: sehr geringe orale Bioverfügbarkeit (4 %) von Saquinavir, gute orale Bioverfügbarkeit von Indinavir und Ritonavir; Metabolisierung über das hepatische Cytochrom-P-450-System; Ausscheidung überwiegend renal; **8. Fusions-Inhibitoren**: Abbau durch Peptidasen im Darm; Eliminationshalbwertzeit nach s.c. Gabe 4 Stunden; Verteilungsvolumen 5 l; **9. Zytokine**: Applikation i. v. oder i. m.; HWZ ca. 3 Stunden; im Blutplasma für 18–36 Stunden nachweisbar; proteolytischer Abbau im Nierenepithel.

Indikation: 1. Penetrations-Inhibitoren: Prophylaxe der Influenza A bei bes. gefährdeten Personen während einer Epidemie, wenn eine rechtzeitige Impfung versäumt wurde oder ein neuer pandemischer Influenza-A-Stamm auftritt; **2. Nukleosidanaloga: a)** Infektionen mit Herpes-simplex-Virus (Abk. HSV) und Varicella-Zoster-Virus (Abk. VZV): Applikation von Aciclovir topisch und systemisch (p. o. oder i. v.), von Valaciclovir und Famciclovir p. o.; **b)** Infektion mit Zytomegalie-Virus (Abk. CMV) bei immundefizienten oder immunsupprimierten Patienten: Ganciclovir; **c)** HIV*-Infektion: Kombinationsbehandlung; **d)** RS-Virus-Infektion: Ribavirin als Aerosoltherapie; **3. NNRTI**: Kombinationstherapie der HIV*-Infektion (aufgrund schneller Resistenzentwicklung Anwendung nur in Kombination mit anderen antiretroviral wirksamen Substanzen); **4. Nukleotidanaloga**: zur Reduktion der Nephrotoxizität stets zusätzlich Probenecid verabreichen (s. u.); **a)** HIV*-Infektion: Tenofovir; **b)** Erkrankung durch andere Retroviren; **c)** Erkrankung durch Hepadnaviren: Adefovir; **d)** Erkrankung durch Papillomaviren: Cidofovir; **e)** Erkrankung durch Herpesviren: Adefovir, Cidofovir; **5. Pyrophosphatanaloga:** unter Kontrazeption für Mann und Frau bis 6 Monate nach Therapieende; **a)** topisch: rezidivierende HSV-Infektion; **b)** systemisch: lebens- bzw. augenlichtbedrohende CMV-Infektion mit Erregernachweis bei Patienten mit erworbener Immunschwäche (s. HIV-Infektion), Ganciclovir-resistente CMV- und Aciclovir-resistente HSV- und VZV-Infektionen; **6. Neuraminidase-Inhibitoren**: Infektion mit Influenza-A- oder -B-Viren; **7. PI**: Therapie der HIV*-Infektion; **8. Fusions-Inhibitoren**: HIV*-Infektion; **9. Zytokine**: virale Infektion, Multiple* Sklerose, malignes Melanom*, Lymphome.

Kontraindikation: 1. Penetrations-Inhibitoren: a) Überempfindlichkeit gegenüber Alkyl-4-hydroxybenzoaten (Parabenen); **b)** schwere Nieren- und Leberfunktionsstörung (Dosisanpassung erforderlich); **c)** Anfallsleiden, Verwirrtheitszustände, schwere psychische Störung; **d)** Prostatahypertrophie; **e)** Engwinkelglaukom; **f)** Rechtsherzinsuffizienz; **g)** Schwangerschaft und Stillzeit; **2. Nukleosidanaloga: a)** periphere Neuropathie; **b)** Pankreatitis; **c)** Diabetes mellitus; **d)** schwere Neutro- bzw. Thrombozytopenie, gleichzeitige Gabe myelotoxisch wirksamer Substanzen; **e)** Schwangerschaft und Stillzeit; **f)** Didanosin: Phenylkentonurie; **3. NNRTI: a)** als Monotherapie; **b)** Überempfindlichkeit gegenüber Wirkstoff; **c)** keine ausreichende Erfahrung bei Patienten mit Leber- oder Niereninsuffizienz und bei Kindern und Jugendlichen <16 Jahre; **4. Pyrophosphatanaloga: a)** topisch: Herpeskeratitis, Anwendung auf Schleimhäuten; **b)** systemisch: Hämodialyse, gleichzeitige Gabe weiterer nephrotoxischer Pharmaka, Patienten <18 Jahre, Schwangerschaft und Stillzeit; cave: keine gleichzeitige Therapie mit Pentamidin i. v. oder Amphotericin B i. v. (Verschlechterung der Nierenfunktion und Hypokalzämie); **5. PI: a)** als Monotherapie; **b)** Leberinsuffizienz; **c)** keine ausreichende Erfahrung bei Kindern und Schwangeren; **6. Zytokine: a)** Allergie; **b)** Herzerkrankung; **c)** Nieren-, Leberfunktionsstörung, schwere Knochenmarkfunktionsstörung; **d)** relativ: Schwangerschaft.

Wechselwirkungen: 1. Penetrations-Inhibitoren: a) Verstärkung anticholinerger UAW durch gleichzeitige Gabe von Parasympatholytika*; **b)** Verstärkung zentralnervöser Wirkungen durch gleichzeitige Gabe von Sympathomimetika*, Diuretika* (Triamteren, Hydrochlorothiazid) und Cotrimoxazol (s. Folsäure-Antagonisten); **c)** Verminderung der Alkoholtoleranz; **2. Nukleosidanaloga: a)** Verstärkung der Nephrotoxizität bei gleichzeitiger Gabe anderer nephrotoxischer Substanzen; **b)** verstärkte Neurotoxizität bei gleichzeitiger Gabe von Aciclovir und Zidovudin; **c)** Verstärkung der UAW von Zidovudin durch Substanzen, die in der Leber glukuronisiert werden; **d)** erhöhte Plasmaspiegel von Zidovudin durch Methadon; **e)** Vorsicht bei gleichzeitiger Gabe antiretroviraler Nukleosidanaloga mit Substanzen, die als UAW ebenfalls eine Pankreatitis oder Neurotoxizität besitzen; **3. NNRTI:** Vorsicht bei einer Kombination von Nevirapin mit Arzneimitteln, die ebenfalls dem Cytochrom-P-450-Metabolismus unterliegen; **4. Nukleotidanaloga**: Beeinflussung der Plasmakonzentration bei gleichzeitiger Gabe von Substanzen, deren aktive Sekretion über den anionischen Transporter erfolgt (z. B. Cidofovir); **5. Pyrophosphatanaloga**: Foscarnet in der Infusionslösung nicht mit anderen Arzneimitteln mischen (chemisch unverträglich mit verschiedenen i. v. Präparaten: 30 %ige Glukoselösung, Ringer-Acetatlösung, Amphotericin B, Aciclovir, Ganciclovir, Pentamidin-Isothionat, Co-trimoxazol, Vancomycin); **6. Neuraminidase-Inhibitoren**: Vorsicht bei Kombination mit gemeinsam ausgeschiedenen Substanzen geringer therapeutischer Breite; **7. PI:** Vorsicht bei Kombination mit Substanzen, die ebenfalls über das Cytochrom-P-450-System abgebaut werden (z. B. Nevirapin, Makrolid*-Antibiotika, Chinolone*, Rifampicin, Ketoconazol); **8. Fusions-Inhibitoren**: keine klinisch relevanten Wechselwirkungen bei Kombination mit Substanzen, die ebenfalls über das Cytochrom-P-450-System metabolisiert werden; **9. Zytokine**: Erhöhung des Theophyllinspiegels durch Hemmung des Cytochrom-P-450-Enzymsystems.

UAW: **1. Penetrations-Inhibitoren**: **a)** parasympatholytisch: Seh- und Sprachstörung, Mundtrockenheit, Palpitation, Harnretention; **b)** periphere Ödeme bei Herzinsuffizienz; **c)** Schwindel, Nervosität, Kopfschmerz, paranoide Psychose; **2. Nukleosidanaloga**: **a)** hämatotoxisch, bes. in Kombination mit anderen myelotoxischen Substanzen und nach Knochenmarkaplasie; **b)** nephrotoxisch, hepatotoxisch; **c)** Pankreatitis (dosisabhängig); **d)** periphere Neuropathie; **e)** Ribavirin wirkt im Tierversuch teratogen, kanzerogen und mutagen. **f)** Ribavirin-Aerosolbehandlung: Verschlechterung der Lungenfunktion, Bronchospasmen, Apnoe, Blutdruckabfall, Herzstillstand, Digitalisunverträglichkeit; cave: Bei mechanisch beatmeten Säuglingen kann es durch Niederschläge von Ribavirin im Beatmungsgerät zu starken intrapulmonalen Drucksteigerungen und Hypoxie kommen. **3. NNRTI**: **a)** Hautausschlag: makulopapulöses, erythematöses Exanthem bis Steven-Johnson-Syndrom, toxische epidermale Nekrolyse (selten); **b)** Anstieg der Serumtransaminasen, Hepatitis; **c)** Müdigkeit, Kopfschmerz; **4. Nukleotidanaloga**: **a)** nephrotoxisch (stets zusätzlich Probenecid verabreichen, da es die renale Clearance und damit Nephrotoxizität der Nukleotidanaloga reduziert); **b)** Cidofovir: Neutropenie, teratogene Wirkung; **c)** Tenofovir: gastrointestinale Störung; **5. Pyrophosphatanaloga**: **a)** nephrotoxisch; **b)** Elektrolytstörung: Hypokalzämie*, Hypomagnesiämie, Hypokaliämie*, Hypo- oder Hyperphosphatämie; **c)** Leukozytopenie, Granulozytopenie; im Vergleich zu Ganciclovir geringere Hämatotoxizität, daher gleichzeitige Gabe mit Zidovudin möglich; **d)** Neuropathie, Ataxie, Krampfanfälle; **e)** Penisulzeration (Vorbeugung durch sorgfältiges Waschen nach dem Urinieren); **f)** Phlebitis; **6. Neuraminidase-Inhibitoren**: Symptome, die auch der Grunderkrankung zugeschrieben werden könnnen; Zanamivir: Bronchospasmus bei Asthmatikern; Oseltamivir: Übelkeit und Erbrechen; **7. PI**: **a)** Kristallurie, Nierensteine; **b)** Diarrhö, Übelkeit; **c)** Kopfschmerz, periorale Parästhesien; **d)** Erhöhung von Transaminasen, indirektem Bilirubin, Triglyceriden und Harnsäure im Blut; **e)** Lipodystrophie; **8. Fusions-Inhibitoren**: Kopfschmerzen, Übelkeit, lokale Irritation an der Injektionsstelle; **9. Zytokine**: **a)** grippeähnliche Symptome mit Fieber, Kopfschmerzen, Schüttelfrost, Myalgien; **b)** Hemmung der Hämatopoese; **c)** gastrointestinale Störung; **d)** Leberzellschädigung, Nierenfunktionsstörung.

Dosierung: **1.** antiretroviral wirksame **Nukleosidanaloga**: **a)** Zidovudin (Retrovir®): 2 × 250 mg/d p. o.; **b)** Lamivudin (z. B. Epivir®): 2 × 150 mg/d p. o.; **c)** Didanosin (Videx®): 2 × 125 mg/d p. o.; **d)** Stavudin (Zerit®): 2 × 40 mg/d p. o.; **e)** Zalcitabin (HIVID® Roche): 3 × 0,75 mg/d p. o.; **f)** Abacavir (Ziagen®): 2 × 300 mg/d p. o.; **2. Nukleotidanaloga**: Tenofovir (Viread®), 1 × 245 mg/d p. o. zur Mahlzeit; **3. Neuraminidase-Inhibitoren**: **a)** Zanamivir (Relenza™): 2 × 2 Inhalationen pro Tag über 5 Tage; **b)** Oseltamivir (Tamiflu®): 2 × 75 mg/d p. o.; **4. Fusions-Inhibitoren**: Enfuvirtid (Fuzeon), 2 × 100 mg/d s. c.

Neuentwicklung: Fomivirsen (VITRAVENE, ehemals ISIS 2922): zur intraokularen Behandlung der CMV-Retinitis bei AIDS; Antisense-Oligonukleotid (einzelsträngige, kurzkettige Nukleinsäure, die sich intrazellulär an komplementäre Basensequenzen anlagert und dadurch die Bildung viraler Proteine verhindert): Hemmung eines viralen immediate early gene des Cytomegalievirus (wichtig für die Replikation).

Autoren: N. Lembert, S. Müller, B. Drewelow.

Virusenzephalitis: s. Enzephalitis.

Virushepatitis: s. Hepatitis, akute virale; Hepatitis, chronische; Leberzirrhose.

Vitamin-A-Derivate: s. Retinoide.

Vitamin-B_{12}-Mangel: s. Gastritis, chronische.

Vitamin-D_3-Derivate: s. Calcipotriene.

Vitamin-D-Mangel: syn. Calcitriolmangel; mangelhafte Versorgung des Organismus mit dem lipophilen Vitamin D; dem Vitamin D werden endokrine und autokrine hormonale Wirkungen zugeschrieben; **Ursache:** unzureichende endogene Bildung von Vitamin D_3 in der Haut (z. B. durch mangelnde Sonnenexposition, besonders in der Winterzeit), unzureichende Zufuhr mit der Nahrung (häufig) bzw. verminderte Resorptionsfähigkeit des Dünndarms (Malabsorption), Störung der renalen Synthese der wirksamen Form (1α,25-Dihydroxycolecalciferol, Calcitriol), fehlende oder funktionsgestörte Rezeptoren für Calcitriol, Antiepileptika*, Bettlägerige deutlich häufiger betroffen; **Klinik:** verringerte enterale Calciumresorption (evtl. mit Tetanie), gesteigerte Calciumfreisetzung aus dem Knochen, exzessives Knochenremodelling, sekundärer Hyperparathyroidismus*, erhöhte Konzentration der alkalischen Phosphatase im Blut, Muskelschwäche, Hypophosphatämie bei Malabsorption, Hyperphosphatämie bei Niereninsuffizienz, Erkrankung bei schwerem Vitamin-D-Mangel: Rachitis* bei Kindern bzw. Osteomalazie* bei Erwachsenen. Es gibt epidemiologische Hinweise auf das vermehrte Auftreten von Herzinfarkten bei Vitamin-D-Mangel.

Behandlungsindikation: jeder Vitamin-D-Mangel, auch ein subklinischer; sog. senile D-Hypovitaminose mit 25-Hydroxyvitamin D_3-Serumspiegel <15 ng/ml (37,5 nmol/l).

Pharmakotherapie: **1.** Vitamin-D-Substitution (unter regelmäßiger Laborkontrolle des Serumcalciums): in Abhängigkeit von Grunderkrankung evtl. lebenslang, unterschiedliche HWZ beachten, cave: bei klinisch manifester Rachitis* bzw. Osteomalazie* sind höhere Dosen erforderlich; **a)** Mittel der 1. Wahl: Calcitriol (z. B. Rocaltrol®), initial 0,25 µg/d p. o., Wirkungsbeginn innerhalb weniger Tage, kurze HWZ, Steigerung der Dosis bis max. auf 2 µg/d nur unter sorgfältiger Kontrolle der Serumcalcium- und -phosphatkonzentration, evtl. auch der Calciumausscheidung im Urin, cave: Hyperkalzämie; **b)** alternativ: Colecalciferol (z. B. Vigantoletten®), 800–4000 IE/d, oder Alfacalcidol (z. B. EinsAlpha®, Umwandlung zu Calcitriol in der Leber), initial 0,75–1 µg/d; **c)** präventive Therapie bei subklinischem Mangel: Calcitriol (z. B. Rocaltrol®), 0,25 µg/d, oder Colecalciferol (z. B. Vigantoletten®), 800–1000 IE/d, Kombinationspräparat mit Calcium (s. u.) zweckmäßig; **d)** ausnahmsweise: bei ungewisser Resorption: i. m. Applikation von Colecalciferol (D_3-Vicotrat®), 1,25–2,5 mg (entspricht 50 000–100 000 IE) alle 3 Monate, bei ausgeprägter Malabsorption bzw. bei Hämodialyse: i. v. Applikation von Alfacalcidol (z. B. EinsAlpha®), initial 1 µg/d; **2.** Calcium: vor Vitamingabe und als notwendige Ergänzung (generell bei älteren Patienten), 0,5–1,5 g/d p. o.; **3.** bei leichtem Vitamin-D-Mangel oder zur Osteoporosetherapie: Kombinationspräparat aus z. B. 400 IE Colecalciferol mit 600 mg Calcium (z. B. Ossofortin® forte Brausetablette, 2 × 1 Tbl./d), auch hier wiederholt Serumcalcium- und -phosphatkonzentration kontrollieren.

Sonstige Maßnahmen: **1.** Therapie der Grunderkrankung; **2.** mäßige Sonnenbestrahlung der Haut (s. Lichttherapie).

Eigenbehandlung: **1.** Aufenthalt im Freien mit Sonnenexposition; **2.** Verzehr Vitamin-D-reicher Nahrungsmittel (Milch und Milchprodukte, Eier, Margarine, fettreicher Fisch); **3.** Einnahme (frei verkäuflicher) Multivitaminpräparate mit Vitamin D bzw. Calciumpräparate mit Vitamin D in Rücksprache mit behandelndem Arzt.

Arbeitsunfähigkeit: bei schwerer Osteomalazie.

Hinweis: **1.** Vitamin-D-Bedarf des Erwachsenen: mind. 800–1000 IE/d (eventuell noch höher), optimaler Vitamin-D-Spiegel: >32 ng/ml (80 nmol/l) 25-Hydroxyvitamin D_3 im Serum; **2.** frei verkäufliche Vitamin-D-haltige Multivitaminpräparate nicht mit ärztlich verordneter Vitamin-D-Substitutionstherapie kombinieren, cave: Überdosierung und Induktion einer Hypervitaminose.

Neuentwicklung: **1.** Studien zeigen, dass ein Mangel an Vitamin D die Sturzgefährdung älterer Personen über eine Muskelschwäche und Störung der neuromuskulären Koordination erhöht. Interventionsstudien haben hier einen deutlichen Effekt einer Einnahme von Vitamin D plus Calcium im Vergleich zur alleinigen Einnahme von Calcium gezeigt; **2.** Calcitriol wirkt antihyperproliferativ. Vielfältige epidemiologische Daten weisen auf einen Zusammenhang zwischen UV-Lichtexposition oder erhöhtem 25-Hydroxyvitamin D_3-Serumspiegel und reduzierter Krebsmortalität sowie reduzierter Inzidenz von Multipler* Sklerose und Diabetes* mellitus Typ I hin. **3.** Möglicherweise bestehen Zusammenhänge zwischen einem Vitamin-D-Mangel und der Entwicklung eines Diabetes mellitus Typ 2. **4.** Dem Vitamin D wird eine blutdrucksenkende Wirkung und eine Absenkung der Krankheitsaktivität rheumatischer Autoimmunerkrankungen zugeschrieben.

Selbsthilfe: **1.** Bundesselbsthilfeverband für Osteoporose e. V., Kirchfeldstr. 149, 40215 Düsseldorf, Tel. 0211 319165, Fax 0211 332202; E-Mail: bfo-aktuell@t-online.de, Homepage: http://www.bfo-aktuell.de; **2.** Kuratorium Knochengesundheit e. V., Leipziger Str. 6, 74889 Sinsheim, Tel. 07261 92170, Fax 07261 64659; E-Mail: info@osteoporose.org, Homepage: http://www.osteoporose.org.

Literatur: **1.** Vitamin D. Monograph. Alternative Medicine Review 13: 153–164 (2008); **2.** Reichrath, J.: Vitamin D and the skin: an ancient friend, revisited. Experimental Dermatology 16: 618–625 (2007); **3.** Jakob, F.: 1,25$(OH)_2$-Vitamin D_3 – Das Vitamin D-Hormon. Internist 40: 414–430 (1999).

Autor: U. Julius.

Vitamin-D-Synthese: s. Lichttherapie.

Vitamin-K-Antagonisten: s. Cumarinderivate.

Vitaminmangel-Neuropathien: s. Polyneuropathie.

Vitiligo: sog. Weißfleckenkrankheit; scharf umschriebene Depigmentierung der Haut nach Untergang der Melanozyten; **Formen:** **1.** lokalisierte Form: fokale, segmentale oder mukosale Vitiligo; **2.** generalisierte Form: akrofaziale, vulgäre und universelle Vitiligo.

Behandlungsindikation: zurückhaltende Indikationsstellung, da eine kosmetisch zufriedenstellende Repigmentierung nur selten erreicht werden kann.

Pharmakotherapie: **1.** lokal: Glukokortikoide Klasse III, z. B. Betamethason 0,1 % (z. B. BetaSalbe Lichtenstein), 1–2-mal pro Tag dünn auftragen; **2.** systemisch: Es existieren keine wirksamen Verfahren.

Operative Therapie: Autologe Epidermistransplantation bei vereinzelten, kleinen und umschriebenen Vitiligoherden an kosmetisch störender Lokalisation; die Epidermis wird durch das Anlegen einer Saugblase entfernt und durch ein an normaler Haut entnommenes Saugblasendach ersetzt. Nach Anwachsen des Transplantats Anregung der Repigmentierung durch Bestrahlung mit UV-A-Licht oder lokale PUVA-Badetherapie. An der Entnahmestelle erfolgt bei sachgerechter Durchführung eine narbenlose Abheilung mit normaler Repigmentierung.

Lichttherapie: **1.** PUVA-Therapie mit kombinierter Anwendung des Photosensibilisators Methoxsalen und UV-A-Licht (s. Lichttherapie, dermatologische); meist kann nur eine 50–80 %ige

Vitiligo
Therapeutischer Stufenplan

Alter	klinischer Typ oder Lokalisation	1. Wahl/Alternative
Kinder <5 Jahre	fokale Vitiligo	Glukokortikoide
	vulgäre Vitiligo	Glukokortikoide/PUVA
Kinder >5 Jahre und Erwachsene	fokale Vitiligo	Glukokortikoide/PUVA
	vulgäre Vitiligo	UVB/PUVA
Erwachsene	Augenlider, Lippen, Mamillen, Genitale	Minigraft/Selbstbräuner
	therapieresistente, universelle Vitiligo	Depigmentierung mit Hydrochinon

Repigmentierung der Vitiligoareale erzielt werden. Zusammen mit der normal pigmentierten Haut zeigt sich dann ein kosmetisch oft unbefriedigendes Ergebnis (sog. Leopardenfell). **2.** UV-B-Licht.

Therapeutischer Stufenplan: s. Tab.

Eigenbehandlung: **1.** Abdeckung der Vitiligoherde durch ein speziell der Hautfarbe angepasstes wasserfestes Make-up, das nur alle 3–4 Tage erneuert werden muss (Covermark); **2.** konsequente Anwendung von Lichtschutzmitteln bei Sonnenexposition zur Vermeidung eines stärker werdenden Kontrasts zwischen gebräunter Haut und Vitiligoarealen.

Hinweis: Die Bestrahlung mit UV-A-Licht und Phenylalanin (Abk. PAUVA) oder Khellin (Abk. KUVA) als Alternative zur PUVA-Therapie zeigt zwar geringere UAW, aber meist auch geringere Erfolgsraten; beide Behandlungsschemata sind obsolet und zugunsten der PUVA-Badetherapie verlassen worden.

Neuentwicklung: Pseudokatalase (erhöht Calciumkonzentration der Melanozyten) kombiniert mit UV-B (in klinischer Erprobung).

Literatur: Taïeb, A.; Picardo, M.: Clinical practice. Vitiligo. N Engl J Med 360: 160–169 (2009).

Autoren: P. Schulze, W. Sterry.

VLDL: s. Hypertriglyceridämie.

Völlegefühl: s. Dyspepsie, funktionelle.

Vojta-Methode: s. Physiotherapie.

Vollblutapherese: s. Apherese.

Volumentherapie bei Schädelhirntrauma: intravenöse Zufuhr kristalloider oder kolloidaler Lösungen zum Schutz vor einer akuten zerebralen Ischämie* i. R. des Schädelhirntraumas* (Abk. SHT); Voraussetzung zur Volumentherapie bei Patienten mit SHT ist die klinische Diagnostik am Krankenbett (z. B. Flüssigkeitsbilanz, ZVD, arterieller Blutdruck, Pulsdruckvariation) sowie invasive hämodynamische Messungen, z. B. Pulmonaliskatheter, PiCCO® (Pulsion Pacific, Munich, Germany), Echokardiographie. **Therapieziel:** über einen erhöhten mittleren arteriellen Blutdruck (Abk. MAP) entgegen einem gesteigerten intrazerebralen Druck (Abk. ICP) einen ausreichenden zerebralen Perfusionsdruck (Abk. CPP) von >70 mmHg sicherstellen (CPP = MAP − ICP).

V

Indikation: **1.** präklinische Behandlung von Hypovolämie und Hypotonie nach schwerem SHT (s. Schädelhirntrauma); **2.** intensivmedizinische Behandlung eines reduzierten CPP nach schwerem SHT.

Kontraindikation: **1.** Allergie gegen den Plasmaersatzstoff*; **2.** besondere Vorsicht geboten bei: **a)** Lungenödem*; **b)** schwerer Herzinsuffizienz*; **3.** Kontraindikation v. a. für Hydroxyethylstärke* (Abk. HES) mit einem mittleren Molekulargewicht von 200 000–450 000: **a)** hochgradige Niereninsuffizienz; **b)** Gerinnnungsstörung.

Durchführung: Zum Ausgleich einer Hypovolämie und zur Behandlung hypotensiver Phasen werden Vollelektrolytlösungen und kolloidale Plasmaersatzstoffe (z. B. 4 %ige Gelatinelösung oder 6 %ige HES) eingesetzt. Ein ZVD von 10–12 cm Wassersäule soll erreicht und aufrechterhalten werden. Der CPP, der unter laufender Messung von Hirndruck und arteriellem Druck ermittelt wird, soll >70 mmHg betragen. In der präklinischen Phase dient zur Orientierung der MAP, der auf >90 mmHg gehalten werden soll. In Abhängigkeit von der kardialen Belastbarkeit werden im Allg. 1–2 l Elektrolytlösung und 1–2 l einer kolloidosmotischen Lösung pro Tag infundiert. Wenn die Volumenzufuhr nicht ausreicht, um einen adäquaten CPP zu erreichen, werden zusätzlich Katecholamine (Dopamin, Noradrenalin) in möglichst niedriger Dosierung kontinuierlich i. v. appliziert. Die Gabe von Humanalbumin im Rahmen der Therapie des SHT wird heute sehr kritisch diskutiert. Neue Studienergebnisse zeigen eine Mortalitätsrate beim SHT von 32,2 % bei Albumingabe im Vergleich zu 20,4 % bei Verwendung von Vollelektrolytlösungen, wobei der zugrunde liegende biologische Wirkungsmechanismus nicht bekannt ist.

Komplikationen: **1.** bei Herzinsuffizienz: Gefahr der Kreislaufüberlastung; **2.** bei kolloidalen Lösungen: allergische Reaktion (selten); **3.** bei HES: **a)** Gefahr der Nierenschädigung insbes. bei prätraumatisch eingeschränkter Nierenfunktion, daher Retentionswerte engmaschig überwachen und bei Anstieg HES absetzen; 1,5 l/d HES sollten nicht überschritten werden; **b)** evtl. Gerinnungsstörung.

Hinweis: 1. Die Volumentherapie bei SHT ist in der präklinischen Phase die Methode der Wahl zur Aufrechterhaltung eines ausreichenden CPP. 2. Bei stationärer intensivmedizinischer Behandlung wird Volumentherapie mit konservativen und/oder operativen Hirndruck senkenden Maßnahmen kombiniert (s. Schädelhirntrauma).

Neuentwicklung: Bisherige Studien konnten noch keinen eindeutigen Vorteil von hypertonen Salzlösungen zur Hirndrucksenkung belegen.

Literatur: 1. Bagshaw, S. M.; Bellomo, R.: The influence of volume management on outcome. Curr Opin Crit Care 13: 5421–5448 (2007); 2. Myburgh, J.; Cooper, J.; Finfer, S.: Saline or Albumin for fluid resuscitation in patients with traumatic brain injury. N Engl J Med 357: 874–884 (2007); 3. American College of Surgeons Committee on Trauma: Advanced Trauma Life Support program for doctors. 7th ed. Chicago: American College of Surgeons, 2004; 4. Bunn, F.; Alderson, P.; Hawkins, V.: Colloid solutions for fluid resuscitation. The Cochrane Database of Systematic Reviews Issue 1: 1–19 (2003); 5. Neff, T. A. et al.: Repetitive large-dose infusion of the novel hydroxethyl starch 130/0.4 in patients with severe head injury. Anesthe Analg 96 (5): 1453–1459 (2003); 6. Brain Trauma Foundation: Guidelines for prehospital management for traumatic brain injury. Treatment: Fluid Resuscitation. J Neurotrauma 19: 149–157 (2002).

Autoren: R. Ketter, W. I. Steudel.

Volumentherapie bei Subarachnoidalblutung: intravenöse Zufuhr kristalloider und/oder kolloidaler Lösungen zur Erzeugung von Hypervolämie und Hämodilution; evtl. kombiniert mit Katecholaminen zur Erzeugung einer Hypertension (sog. Triple-H-Therapie, Kurzbezeichnung für hypertensive hypervolämische Hämodilution); Voraussetzung zur Volumentherapie bei Patienten mit Subarachnoidalblutung* (Abk. SAB) ist die klinische Diagnostik am Krankenbett (z. B. Flüssigkeitsbilanz, zentraler Venendruck, arterieller Blutdruck, Pulsdruckvariation), sowie invasive hämodynamische Messungen, z. B. Pulmonaliskatheter, PiCCO® (Pulsion Pacific, Munich, Germany), Echokardiographie. **Therapieziel:** Vermeidung einer Hypovolämie und Hypotension während der Akutphase nach SAB; Zielgrößen: 1. zentraler Venendruck >4 mm Hg; 2. Hämatokrit 25–40 % als Kontrollparameter der Hämodilution; 3. arterieller Mitteldruck >70 mmHg; 4. zerebraler Perfusionsdruck (Abk. CPP) >60 mmHg. **Therapeutisches Prinzip:** bei verzögertem neurologischem Defizit (Abk. DIND für engl. delayed ischemic neurological deficit): 1. Erhöhung des CPP auf 80–120 mmHg durch Anhebung des mittleren arteriellen Drucks auf 90–130 mmHg; 2. Verminderung des zerebrovaskulären Widerstands durch Senkung des Hämatokrits auf < 25–40 %; 3. konsekutive Steigerung des zerebralen Blutflusses; 4. Steigerung der Durchblutung ischämischer Hirnareale durch Dilatation leptomeningealer Kollateralgefäße.

Volumentherapie bei Subarachnoidalblutung
Übliche Dosierung

Lösung/ Wirkstoff		übliche Dosierung			
Elektrolytlösungen (z. B. Jonosteril®)		1,5	-	3	l/d
Kolloide					
Hydroxyethylstärke 6 % (z. B. Voluven®)	3 ×	250	-	500	ml/d
Gelatine 4 % (z. B. Gelafundin®)	3–5 ×	250	-	500	ml/d
Katecholamine					
Dopamin (z. B. Dopamin Fresenius)		4	-	10	µg/kg KG/ min
Noradrenalin (Arterenol®)		0,02	-	0,2	µg/kg KG/ min

Indikation: Behandlung eines zerebralen Vasospasmus nach SAB; eine gezielte Prophylaxe zur Vermeidung eines Vasospasmus hat sich nicht als wirksam erwiesen.

Kontraindikation: 1. Lungenödem*; 2. schwere Herzinsuffizienz*; 3. Allergie gegen den Plasmaersatzstoff*; 4. Kontraindikation v. a. für Hydroxyethylstärke* (Abk. HES) mit einem mittleren Molekulargewicht von 200 000–450 000: a) hochgradige Niereninsuffizienz; b) Gerinnungsstörung.

Durchführung: Flüssigkeitszufuhr mind. 3 l/d i. v. mit zwei Drittel als kolloidale Lösung und ein Drittel als Elektrolytlösung; in der Neurochirurgie hat sich der Einsatz von Hydroxyethylstärke oder Gelatinepräparaten als kolloidale Lösung bewährt wegen der geringen Rate an UAW, insbes. hinsichtlich Nierenfunktion und Hämostase. Um einen Blutdruck im therapeutischen Bereich zu erreichen, werden zusätzlich Katecholamine eingesetzt: zunächst Dopamin, ggf. kombiniert mit Noradrenalin; s. Tab.

Komplikationen: allergische Reaktion (selten); beim Einsatz von HES: 1. Gerinnungsstörung: a) Verlängerung der partiellen Plasmathrombinzeit (Abk. PTT); b) Abnahme des Faktor-VIII/von-Willebrand-Faktor-Komplexes; c) intrazerebrale Blutungen*, insbes. bei in den USA verwendeten höhermolekularen HES-Präparaten; im deutschsprachigen Raum werden niedermolekulare HES-Präparate (mittleres Molekulargewicht 70 000–200 000) in einer max. Tagesmenge von 1,5 l verwendet; 2. oligurisches Nierenversagen bei Patienten mit eingeschränkter Nierenfunktion aufgrund der Speicherung von HES im retikuloendothelialen System, daher engmaschige Kontrolle der Nierenretentionswerte erforderlich.

Literatur: **1.** Mutoh, T. et al.: Goal-directed fluid management by bedside transpulmonary hemodynamic monitoring after subarachnoid hemorrhage. Stroke 38: 3218–3224 (2007); **2.** Priebe, H. J.: Aneurysmal subarachnoid haemorrhage and the anaesthesist. Br J Anaesth 99: 102–118 (2007); **3.** Kwan, J. et. al.: Timing and volume of fluid administration for patients with bleeding. The Cochrane Library Issue 2 (2005); **4.** Raabe, A. et al.: Empfehlungen zum Management der aneurysmatischen Subrachnoidalblutung. Zentralblatt Neurochir 66: 79–91 (2005); **5.** Rinkel, G. J. E. et al.: Circulatory volume expansion therapy for aneurysmal subarachnoid hemorrhage. The Cochrane Library Issue 2 (2005); **6.** Bentsen, G. et al.: Predictable reduction of intracranial hypertension with hypertronic saline hydroxyethyl starch: a prospective clinical trial in critically ill patients with subrachnoidal haemorrhage. Acta Anaesthesiol Scand 48 (9): 1089–1095 (2004); **7.** The SAFE Study Investigators: A comparison of Albumin and Saline for fluid resuscitation in the intensive care unit. N Engl J Med 350: 2247–2256 (2004).

Autoren: R. Ketter, W. I. Steudel.

Volumentherapie in der Neurologie: intravenöse Verabreichung von kristalloiden oder kolloidalen Lösungen zum Ausgleich einer Hypovolämie oder zur Erzeugung einer Hypervolämie; **Einteilung:** **1.** hypervolämische Volumentherapie: Infusion von Plasmaersatzstoffen* ohne oder mit nur geringem gleichzeitigem Aderlass*; **2.** isovolämische Volumentherapie bzw. Hämodilution: Infusion von Plasmaersatzstoffen mit gleichzeitigem Aderlass; **3.** hypovolämische Hämodilution: Aderlass ohne oder mit nur geringer gleichzeitiger Infusion von Plasmaersatzstoffen; **Wirkungsmechanismus:** Verbesserung der Mikrozirkulation bei Verwendung von Hydroxyethylstärke* (Abk. HES) 200/0,5, 130/0,4 oder 70/0,5 durch Senkung von Vollblut- und Plasmaviskosität sowie der Erythrozytenaggregation; Verbesserung der Hämodynamik bei hypervolämischer Verabreichung über eine Steigerung der Herzauswurfleistung.

Indikation: Verbesserung der Hämodynamik und der Mikrozirkulation bei zerebralen Durchblutungsstörungen, z. B. bei akuter sensorineuraler Hörminderung* und Tinnitus* aurium.

Kontraindikation: Hypervolämie, Hyperhydratation, schwere Herzinsuffizienz, Lungenödem, Allergie gegen den Plasmaersatzstoff, Frühschwangerschaft, Gerinnungsstörungen (v. a. bei HES 450/0,7 und HES 200/0,62) oder hochgradige Niereninsuffizienz.

Durchführung: Zur mikrozirkulatorisch und hämodynamisch wirksamen Volumentherapie bzw. Hämodilution wird zur Behandlung von akuten zerebralen Durchblutungsstörungen meist 6 %ige Hydroxyethylstärke (HES 200/0,5 oder 130/0,4 oder 70/0,5) eingesetzt. Je nach Schwere der Symptomatik und der kardialen Belastbarkeit werden tägliche Dosen von 500–1000 ml verabreicht. Die Therapiedauer liegt i. d. R. zwischen 4 und 10 Tagen. Zur Behandlung einer Exsikkose werden ferner Voll- und Teilelektrolytlösungen je nach Flüssigkeits- und Elektrolybedarf eingesetzt.

Komplikationen: **1.** Kreislaufüberlastung; bei Patienten mit eingeschränkter kardialer Belastbarkeit sollte daher eine Dosisreduktion erfolgen oder nur eine bestehende Exsikkose mit Elektrolytlösung behandelt werden. **2.** Bei kolloidalen Lösungen besteht die Gefahr allergischer bzw. anaphylaktischer Reaktionen (Überwachung des Patienten bei Infusionsbeginn). **3.** Gerinnungsstörungen sind bei Verwendung von HES 200/0,5, 130/0,4 oder HES 70/0,5 relativ gering. **4.** Bei einer hochdosierten Langzeitvolumentherapie mit HES besteht die Gefahr von therapieresistentem Juckreiz.

Hinweis: **1.** Die Volumentherapie bzw. Hämodilution wird im deutschsprachigen Raum gelegentlich zur Behandlung von Durchblutungsstörungen eingesetzt, obwohl ihre Wirksamkeit in den bisherigen klinischen Studien nicht zweifelsfrei belegt ist. **2.** Bei einer iso- oder hypovolämischen Volumentherapie bzw. Hämodilution besteht die Gefahr einer Verschlechterung der Hämodynamik inf. eines Abfalls des Herzzeitvolumens. Dies kann zur Verschlimmerung der neurologischen Ausfälle führen. Daher wird die Volumentherapie heute bevorzugt hypervolämisch durchgeführt mit dem Ziel einer Hämodynamikverbesserung. **3.** Eine Beeinflussung klinisch-chemischer Untersuchungen (z. B. BSG) und Inkompatibilitäten beim Mischen mit anderen Arzneimitteln sind möglich. **4.** Bei Anwendung von HES kann es zu diagnostisch nicht zu wertender Erhöhung der Serumamylasen kommen.

Literatur: Treib, J. (ed.): Volume therapy. Berlin, Heidelberg, New York: Springer, 1999.

Autoren: J. Treib, R. Wössner.

Volumentherapie, perioperative: Zufuhr von Elektrolytlösungen, Blut, Blutersatzstoffen (ggf. mit gerinnungsaktiven Präparaten) mit oder ohne Zusatz kolloidal gelöster Hydroxyethylstärke* oder Gelatine; **Formen:** **1.** perioperative Flüssigkeitssubstitution durch Kristalloide zum Ausgleich von Flüssigkeitsverlusten durch perspiratio insensibilis, Wundflächen und Flüssigkeitsverschiebungen in den 3. Raum; **2.** perioperative Volumentherapie durch Kolloide und Blutkomponenten zum Ersatz von Blutverlusten; **Infusionslösungen:** **1. isotone Vollelektrolytlösungen:** kristalloide Lösungen mit Natriumgehalt ≥130 mmol/l; bei gestörter Mikrozikulation (Schock*) anionenfreie Vollelektrolytlösung (ohne Laktat und Acetat) wegen der anaeroben Stoffwechsellage bevorzugen; **a)** plasmaisotone, balancierte Elektrolyt-Lösung: Mittel der Wahl zur Deckung des perioperativen Erhaltungsbedarfs; **b)** 0,9 %ige NaCl-Lösung (cave: Hypernatriämie): plasmaisotone, jedoch unphysiologische Basislösung bei notwendiger Kaliumrestriktion (z. B. terminale Niereninsuffizienz); bei Herzinsuffizienz ungeeignet; **2. hypertone Kolloidlösungen**: werden bei stärkeren Blutverlusten zugeführt, i. d. R zusammen mit isotonen Vollelektrolytlösungen verabreicht, um eine Dehydratation zu vermeiden. Der Volumeneffekt setzt rascher ein und hält länger an als bei alleiniger Zufuhr von Vollelektrolytlösung. UAW: Störung der Blutgerinnung, allergische Reaktion; **a)** Hydroxyethylstärke* (Abk. HES); **b)** Gelatine (z. B. Gelafundin®); **3.** HyperHAES®: hyperonkotische Kombination von 7,2 %iger NaCl- und 6 %iger HAES 200/05-Lösung; Natrium- und Chloridgehalt je 1232 mmol/l, Osmolarität 2464 mosmol/l, pH-Wert 3,5–6,0; initial eingesetzt bei akuter Hypovolämie oder hämorrhagischem Schock (engl. small-volume resuscitation); dabei einmalig ca. 4 ml/kg (ca. 250 ml) per Kurzinfusion; bewirkt rasche Wiederherstellung des Blutvolumens zu Lasten des intrazellulären Volumens; **4. elektrolytfreie Kohlenhydratlösungen:** i. d. R. nicht indiziert, da sie bes. bei Neugeborenen und Kleinkindern zu lebensbedrohlicher hypotoner Hyperhydratation mit Hirnödem und i. R. der Stressreaktion zu Hyperglykämie führen; **Therapieziel:** Erhaltung von Mikrozirkulation, Durchblutung und homöostatischem Gleichgewicht in Wasser-, Elektrolyt- und Säure-Basen-Haushalt; **Therapiekontrolle:** durch Messung von: **1.** hämodynamischen Größen (Blutdruck, zentraler Venendruck, Herzfrequenz); **2.** Urinausscheidung (Normwert: 0,5–1 ml/kg KG/min); **3.** Laborwerten (Hämatokrit, Serumelektrolyte, Glukose, Säure-Basenparameter, Laktat, Blutgerinnung, Thrombozytenzahl); **4.** ggf. Lungenkapillarenverschlussdruck und Herzzeitvolumen.

Indikation: Volumenersatztherapie zur Deckung des Erhaltungsbedarfs und zum Ersatz von Flüssigkeitsdefizit und Blutverlusten i. R. von Operationen.

Durchführung: entspr. Perspiratio insensibilis, Begleiterkrankung (z. B. Diabetes mellitus), Ursache (Flüssigkeitskarenz, abnormer Flüssigkeitsverlust, z. B. über Drainagen), Auswirkung der neurohumoralen Stressantwort auf das Renin-Angiotensin-Aldosteron-System (s. Abb.) und klinischem Bild (z. B. diffuse Blutungsneigung): **1.** Deckung des Erhaltungsbedarfs: isotone, balancierte Vollelektrolytlösung (0,5–1 ml/kg KG/h + Urinmenge); **2.** Wiederherstellung der Normovolämie: isovolämische Hämodilution zum Ersatz von Blut- und Plasmaverlusten mit Vollelektrolytlösung im Verhältnis 3–4 : 1; bei großem Blutverlust zusätzlich Kolloidlösung, z. B. HES 6 % mit mittlerem Molekulargewicht von 130 und Substitutionsgrad von 0,42; **3.** Wiederherstellung der Sauerstofftransportkapazität: maschinelle Autotransfusion, Transfusion allogener Erythrozytenkonzentrate*;

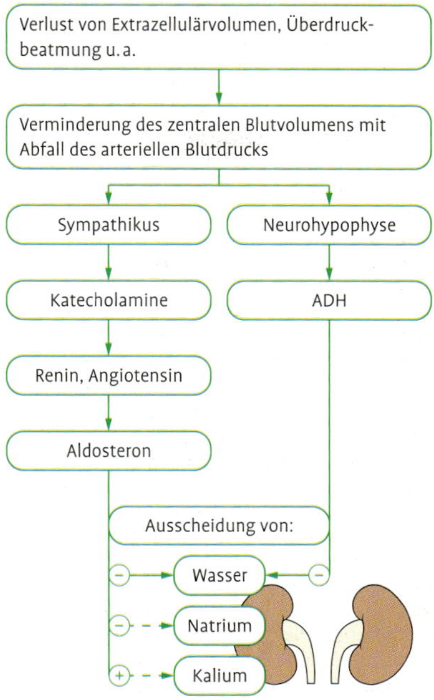

Volumentherapie, perioperative: Regulation des Wasser- und Elektrolythaushalts

bei ausreichender Herzleistung und kompensatorischem Anstieg des Herzzeitvolumens Indikation zur Erythrozytengabe bei Hämatokritwert von 20–25 %; **4.** Aufrechterhaltung der Blutgerinnung: Gabe von gefrorenem Frischplasma* (Abk. GFP) und Thrombozytenkonzentraten*; Substitutionsindikation bei: Fibrinogen <100 mg/ml, Gerinnungsfaktoraktivität <35 %, Thrombozytenkonzentration <50 000/μl. Bei Ersatz von 50–100 % des Sollblutvolumens ist mit Störungen der plasmatischen Gerinnung, bei Ersatz von 100–150 % des Sollblutvolumens mit kritischem Abfall der Thrombozytenkonzentration zu rechnen. Abschätzung des Sollblutvolumens in ml = kg KG × f (f: 70–77 beim Mann, 60–67 bei der Frau).

Hinweis: **1.** Die Zahl der erforderlichen Venenzugänge richtet sich nach dem Ausmaß des operativen Eingriffs bzw. der Schwere der Verletzung. **2.** Für die Prophylaxe eines Organversagens und Vermeidung einer metabolischen Azidose wesentlich ist ein ausreichender Volumenersatz zur Aufrechterhaltung der Füllungsdrücke des Herzens und der Diurese. **3.** Bei mangelhafter chirurgischer Blutungskontrolle kann aggressive Volumentherapie Blutverlust und Gerinnungsstörungen verschlimmern. **4.** Dextrane werden in Deutschland nicht mehr als Plasmaersatzstoff eingesetzt.

Literatur: 1. Wissenschaftlicher Beirat der Bundesärztekammer; Paul-Ehrlich-Institut: Richtlinien zur Gewinnung von Blut und Blutbestandteilen und zur Anwendung von Blutprodukten (Hämotherapie). Gesamtnovelle 2005. Köln: Deutscher Ärzte-Verlag, Fassung 2007; 2. Hartig, W. et al. (Hrsg.): Ernährung und Infusionstherapie. 8. Aufl. Stuttgart: Thieme, 2004; 3. Mueller-Eckardt, C.; Kiefel, V. (Hrsg.): Transfusionsmedizin. 3. Aufl. Heidelberg: Springer, 2004.

Autoren: R. Larsen, M. Bauer.

von-Willebrand-Syndrom: syn. Angiohämophilie; häufigste, autosomal-dominant vererbte hämorrhagische Diathese* mit stark variierender Penetranz und Expressivität; **Ursache:** Verminderung oder Strukturdefekt des Faktor-VIII-Trägerproteins (von-Willebrand-Faktor, Abk. vWF) bedingt mangelnde Thrombozytenadhäsion am Subendothel, reduzierte Faktor-VIII-Aktivität und verlängerte Blutungszeit. **Einteilung:** Typ 1: partieller quantitativer Mangel des vWF; Typ 2: qualitativer Defekt des vWF; Typ 3: schwerer oder kompletter Mangel des vWF.

Behandlungsindikation: 1. manifeste Blutungsneigung; 2. bei starker Ausprägung prophylaktisch vor operativen Eingriffen oder Zahnextraktionen.

Pharmakotherapie: 1. **Desmopressin** (z. B. Minirin®, Octostim®) bei von-Willebrand-Syndrom Typ 1: indiziert bei chirurgischen Eingriffen; i. v. Applikation (Minirin®) von 0,3 µg/kg KG alle 12–24 Stunden oder Gabe als Nasenspray (Octostim®), 300 µg entspr. 1 Sprühstoß in jedes Nasenloch, führt zu einem Anstieg der Faktor-VIII-Aktivität, der Konzentration des von-Willebrand-Faktors, der von-Willebrand-Faktor-Aktivität und zu einer Verkürzung der Blutungszeit (max. Wirkung nach 30–60 Minuten); bei engem Therapieintervall (z. B. 12 Stunden) ist bei wiederholter Anwendung mit einer Tachyphylaxie zu rechnen; Patienten mit geringer von-Willebrand-Faktor-Restaktivität (z. B. <10 %) sprechen auf diese Behandlung häufig nicht an; 2. von-Willebrand-Faktor-haltige **Faktor-VIII-Konzentrate** (z. B. Haemate HS®) bei von-Willebrand-Syndrom Typ 2 und 3: Patienten, die auf Desmopressin nicht ansprechen, werden mit von-Willebrand-Faktor-haltigen Faktor-VIII-Konzentraten behandelt (reine Faktor-VIII-Konzentrate sind unwirksam); Dosierung: s. Hämophilie; unter geeigneter Faktorensubstitution normalisieren sich i. d. R. Faktor-VIII- und von-Willebrand-Faktor-Aktivität, trotzdem kann die Blutungszeit weiterhin verlängert sein; daher erfolgt die Substitutionsbehandlung empirisch (z. B. 2 × 1000–2000 E/d) und orientiert sich nicht nur an der Größe des operativen Eingriffs (z. B. großer Eingriff: 50 E/kg KG, kleiner Eingriff: 30–40 E/kg KG), sondern insbes. an der evtl. weiter bestehenden Blutungsneigung; ggf. erfolgt eine Dosissteigerung; Behandlungsdauer: nach großen chirurgischen Eingriffen ca. 7–10 Tage, nach kleinen 3–5 Tage; 3. **Antifibrinolytika:** 1. bei Schleimhautblutungen Tranexamsäure (Cyklokapron®), 10–15 mg/kg KG 3-mal täglich; 2. bei Zahnextraktionen: Tranexamsäure (Cyklokapron®), unmittelbar vor dem Eingriff 10 mg/kg KG i. v., nach dem Eingriff 25 mg/kg KG 3–4-mal täglich p. o. über 6–8 Tage; kontraindiziert bei massiver Hämaturie aus dem oberen Harntrakt.

Sonstige Maßnahmen: Eine gleichzeitig vorliegende Thrombozytopenie erfordert bei Blutungen bzw. perioperativ neben der Substitution von Gerinnungsfaktoren die Gabe von Thrombozytenkonzentraten*.

Selbsthilfe: 1. Deutsche Hämophilie-Gesellschaft zur Bekämpfung von Blutungskrankheiten e. V. (DHG), Neumann-Reichardt-Str. 34, 22041 Hamburg, Tel. 040 6722970, Fax 040 6724944; E-Mail: dhg@dhg.de, Homepage: http://www.dhg.de; 2. Interessengemeinschaft Hämophiler e. V. (IGH), Ermekeilstrasse 38, 53113 Bonn, Tel. 0228 4298955, Fax 0228 4298966; E-Mail: mail@igh.info, Homepage: http://www.igh-ev.de.

Literatur: 1. Bundesärztekammer (Hrsg.): Querschnitts-Leitlinien (BÄK) zur Therapie mit Blutkomponenten und Plasmaderivaten. Köln: Deutscher Ärzteverlag, 2008; 2. Roberts, H. R.; Hoffman, M.: Hemophilia and related conditions-inherited deficiencies of prothrombin (factor II), factor V and factors VII to XII. In: Beutler, E. et al. (eds): Williams hematology. 6th ed. New York: McGraw Hill, 2000.

Autoren: S. Fetscher, G. Trenn, R. Zotz.

Vorderdarmzysten: s. Mediastinaltumoren.

Vorderhauptlage: s. Deflexionslagen.

Vorhautentzündung: s. Balanoposthitis.

Vorhofflattern: s. Herzrhythmusstörungen; Kardioversion; Katheterablation; Tachykardie.

Vorhofflimmern: s. Herzrhythmusstörungen; Katheterablation; Tachykardie.

Voriconazol: s. Antimykotika.

Vorläuferzellen, blutbildende: s. Blutstammzellkonzentrat.

Vorpostenfalte: s. Analfissur.

VT: s. Kardioversion.

Vulvadystrophie, atrophe: s. Lichen sclerosus vulvae.

Vulvakarzinom: meist exophytisch wachsendes Plattenepithelkarzinom im Bereich von Labien, Klitoris, Perineum und Vestibulum vaginae; selten Adenokarzinom der Bartholin-Drüsen; Ausbreitung per continuitatem (Vagina, Urethra, Anus, Rektum), lymphogen (inguinale, femorale und pelvine Lymphknoten), selten hämatogen; **Einteilung:** Stadieneinteilung nach FIGO bzw. TNM-Klassifikation (s. Tab.).

Behandlungsindikation: Jedes Vulvakarzinom muss stadienabhängig behandelt werden. Therapieziel ist Dauerheilung oder in fortgeschrittenem Stadium bessere Lebensqualität.

Pharmakotherapie: palliative Therapie: Cisplatin (z. B. Platinex®-Lösung) 50 mg/m² KO i. v.

Vulvakarzinom
TNM-Klassifikation und FIGO-Stadien (Kurzfassung)

TNM	FIGO	Tumorwachstum
T1	I	≤2 cm
T1 a		Invasionstiefe ≤1 mm
T1 b		Invasionstiefe >1 mm
T2	II	>2 cm
T3	III	Befall von unterer Urethra, Vagina, Perineum, Anus
T4	IV A	Befall von Blasenschleimhaut, Schleimhaut der oberen Urethra, Rektumschleimhaut, Beckenknochen
N0	I, II oder III	keine regionalen Lymphknotenmetastasen
N1	III	unilaterale regionale Lymphknotenmetastasen
N2	IV A	bilaterale regionale Lymphknotenmetastasen
M1	IV B	Fernmetastasen

1-mal wöchentlich oder Bleomycin (z. B. Bleomycinum HEXAL®), 15 mg/m² KO i. v. 2-mal wöchentlich, bis max. 350 mg Gesamtdosis (sonst Gefahr von Lungenfibrosen*) oder Cisplatin plus 5-Fluorouracil (primäre Radiochemotherapie; siehe Strahlentherapie).

Operative Therapie: Resektion von T1-, T2- und günstigen T3-Tumoren als Tumorexstirpation, Hemivulvektomie oder partielle Vulvektomie möglich; bei klinisch positiven Lymphknoten bzw. multifokalem Sitz der Tumoren totale Vulvektomie erforderlich; Resektion grundsätzlich mit mindestens 1 cm gesundem Randsaum bis auf die tiefe Faszie; begleitende vulväre intraepitheliale Neoplasie (Abk. VIN) mit einbeziehen (Randsaum von 2–3 mm bei VIN ausreichend); cave: der tumorfreie Randsaum ist wichtiger als die Radikalität der Operation. Bei einer Infiltrationstiefe von >1 mm Entfernung der regionalen Lymphknoten obligat. **1.** Vulvektomie: in Steinschnittlage; Schnitt oberhalb der vorderen Kommissur, weiterführend lateral der großen Labien bis zum hinteren Drittel des Perineums; Ablösung der Fettgewebepolster der Labien und vor der Symphyse unter Mitnahme der Crura clitoridis und des Bulbus vestibuli mit dem Musculus bulbospongiosus; Abpräparieren auch des hinteren Abschnitts bis auf den Musculus sphincter ani externus; innere Umschneidung beginnend oberhalb der Urethralöffnung entlang der Basis der kleinen Labien bis zur Fossa navicularis; Durchtrennen der restlichen Gewebebrücken, Blutstillung, Drainage und Wundverschluss; **2.** Hemivulvektomie: Entfernung einer Vulvahälfte unter Erhalt der Klitoris; **3.** partielle Vulvektomie: Entfernung der vorderen oder hinteren Vulvahälfte; T3-Tumoren unter Mitnahme von befallenen Strukturen, Resektion distale Urethra meist folgenlos; **4.** Lymphknotenentfernung als beidseitige inguinofemorale Lymphonodektomie über gesonderte Schnitte mit Resektion der tiefen femoralen Lymphknoten (bei schlechtem Allgemeinzustand alternativ Strahlentherapie); **5.** palliative Elektroresektion bei ausgedehntem Befund und schlechtem Allgemeinzustand und Kontraindikation zur Radiochemotherapie; **Prognose:** Fünf-Jahres-Überlebensrate in FIGO-Stadium I 79 %, Stadium II 59 %, Stadium III 43 % und Stadium IV 13 %; **postoperative Komplikationen: 1.** Frühkomplikationen: Dehiszenz, Infektion, Lymphzysten; **2.** Spätkomplikationen: Lymphödeme der unteren Extremität, Scheideneingangstenose, Kohabitationsbeschwerden, kosmetische Entstellung (z. T. mit Transpositionslappenplastik zu vermindern); bei vorderer partieller Vulvektomie häufig chronisches Lymphödem der hinteren Labienteile.

Strahlentherapie: 1. bei zu schmalem Randsaum Nachbestrahlung der Vulva; **2.** ab 3 positiven regionalen Lymphknoten oder Kapseldurchbruch mit >1 cm perkutane Bestrahlung der Leistenregion und der pelvinen Lymphknoten, alternativ operative Entfernung der pelvinen Lymphknoten; **3.** bei inoperablem Tumor primäre Radiochemotherapie: 5-Fluorouracil (z. B. Neofluor® 50 mg/ml), 1000 mg/m² KO/d. i. v. über 24 Stunden Tag 1–4, plus Cisplatin, 50 mg/m² KO i. v. an Tag 2; externe Bestrahlung Vulva plus Lymphabflussgebiete 2-mal täglich 1,7 Gy Tag 1–4, 1-mal täglich Tag 6 und 8–12, nach 2 Wochen Pause Wiederholung des Schemas (47,6 Gy Gesamtdosis); unerwünschte Wirkung: Vulvitis, Hämatotoxizität.

Therapeutischer Stufenplan: s. Abb.

Hinweis: 1. Im Stadium I A ist keine Lymphonodektomie erforderlich. **2.** Im Stadium T1/2 kann bei klinisch und sonographisch negativen Lymphknoten eine Sentinel-Lymphonodektomie erfolgen und bei negativem Befund auf die inguinofemorale Lymphonodektomie verzichtet werden. **3.** Bei lateralem Sitz (>1 cm von der Mittellinie entfernt) von T1 und T2-Tumoren ist die einseitige Lymphonodektomie bei postoperativ negativen Lymphknoten ausreichend. **4.** Bei kompletter Remission nach neoadjuvanter Radiochemotherapie kann auf eine Operation verzichtet werden.

Selbsthilfe: 1. Frauenselbsthilfe nach Krebs e. V., Thomas-Mann-Str. 40, 53111 Bonn, Tel. 0228 33889400, Fax 0228 33889401; E-Mail: kontakt@frauenselbsthilfe.de, Homepage: http://www.frauenselbsthilfe.de; **2.** Deutsche Krebshilfe e. V., Buschstr. 32, 53113 Bonn, Tel. 0228 729900, Fax 0228 7299011; E-Mail: deutsche@krebshilfe.de, Homepage: http://www.krebshilfe.de; **3.** Krebsinformationsdienst (KID), Im Neuen-

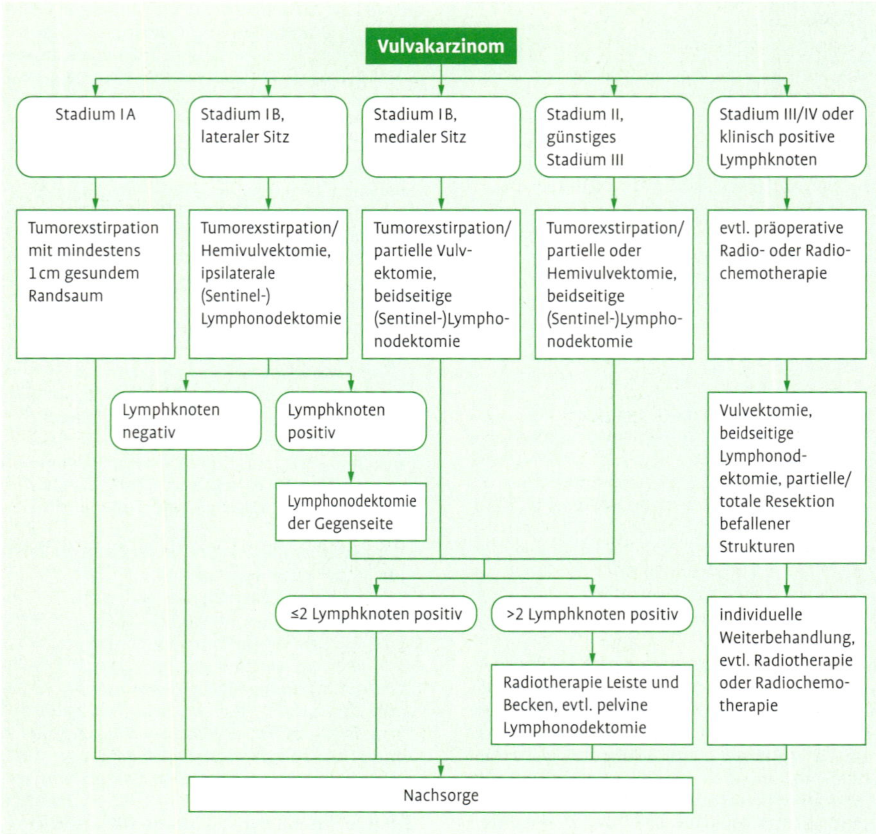

Vulvakarzinom: therapeutischer Stufenplan

heimer Feld 280, 69120 Heidelberg, Tel. 0800 4203040; E-Mail: krebsinformationsdienst@dkfz.de, Homepage: http://www.krebsinformation.de; **4.** Der Dachverband der Frauengesundheitszentren in Deutschland e. V., Goetheallee 9, 37073 Göttingen, Tel. und Fax 0551 487025; E-Mail: dv-frauengesundheitszentren@gmx.de, Homepage: http://www.fen-net.de/fgz/eingang.htm.

Literatur: **1.** DKG Leitlinien: Kurzgefasste interdisziplinäre Leitlinien der Deutschen Krebsgesellschaft, Diagnostik und Therapie maligner Erkrankungen: Vulvakarzinom. 5. Aufl. München: Zuckschwerdt, 2008; **2.** Jhingran, A. et al.: Cancers of the cervix, Vulva, and Vagina. In: Abeloff, M. D. et al. (eds): Abeloff's Clinical Oncology. 4th ed. Oxford: Churchill Livingstone at Elsevier, 2008; **3.** Gadducci, A. et al.: Old and new perspectives in the management of high-risk, locally advanced or recurrent, and metastatic vulvar cancer. Crit Rev Oncol Hematol 60: 227–241 (2006).

Autor: G. Köhler.

Vulvitis: entzündliche Veränderung der Vulva und meist auch der Vagina (Vulvovaginitis); häufigste gynäkologische Erkrankung von Mädchen und jungen Frauen; **Formen:** **1.** primäre Vulvitis (selten): allergisch, toxisch, chemisch (durch Wasch-, Pflege-, Arzneimittel), physikalisch (synthetische Unterwäsche, enge Hosen) oder anatomisch (Fistel) bedingt; durch Viren (i. R. von Herpes* simplex und Condylomata* acuminata), Protozoen (Trichomoniasis*) oder Pilze (Candidose*) verursacht; **2.** sekundäre Vulvitis (häufig): bei Fluor* genitalis, Hauterkrankung, Infektion, Stoffwechselstörung (z. B. Diabetes mellitus), Wurmbefall (Enterobiasis, syn. Oxyuriasis) und hormonaler Störung.

Behandlungsindikation: brennender Schmerz, Pruritus vulvae, Beschwerden beim Gehen, Geschlechtsverkehr und Urinieren.

Pharmakotherapie: **1.** kausale Therapie: **a)** bakterielle Vulvitis: Antibiotika p. o.; z. B. Metronidazol (z. B. Clont®, Metronidazol-ratiopharm® 400), 2 × 400 mg/d über 5–7 Tage oder einmalige Gabe von 2 g; Clindamycin (z. B. Sobelin®), 2 × 300 mg/d über 7 Tage, oder Amoxicillin (z. B. Amoxypen®), 3 × 500–1000 mg/d über 7 Tage; **b)** bei Candidose: Antimykotika*; z. B. Clotrimazol (z. B. Canesten® GYN Vaginalcreme oder Vaginaltabletten) als 1-Tages- (0,5 g), 3-Tage- (je 0,2 g) oder 6-Tage-Therapie (je 0,1 g); bei vaginalen Candidosen, die auf eine lokale Therapie nicht ansprechen: Fluconazol (z. B. Fungata®), 1 × 150 mg p. o. als Einmaldosis; **c)** bei Vulvovaginitis herpetica: Aciclovir (z. B. Zovirax®), 5 × 200 mg/d p. o. für 5 Tage, bei >6 Rezidiven pro Jahr 3–5 × 200 mg/d über 1 Jahr; alternativ (bessere Verträglichkeit) Valaciclovir (Valtrex® S), 2 × 500 mg/d im Abstand von 12 Stunden über 5 Tage; **d)** bei Trichomoniasis: Metronidazol (z. B. Vagimid®), 2 × 500 mg/d über 7 Tage oder einmalige Gabe von 2 g p. o.; **e)** bei Enterobiasis (syn. Oxyuriasis): Anthelminthika p. o.; z. B. Mebendazol (z. B. Vermox®), 1 × 100 mg/d über 3 Tage, Behandlung nach 2 und 4 Wochen wiederholen; **2.** symptomatische Therapie bei Reizvulvitis oder zur Nachbehandlung der infektiösen Vulvitis: **a)** Sitzbäder mit Auszug aus Kamillenblüten (Kamillosan® Wund- und Heilbad), 1–2 Esslöffel auf 1 l Wasser, Hautpflege mit Kamillosan® Creme, 1–2-mal/d dünn auftragen; **b)** Glukokortikoide lokal; z. B. Prednicarbat (Dermatop® Salbe), 1–2-mal/d dünn auftragen für max. 1 Monat.

Operative Therapie: **1.** Condylomata acuminata: Methode der Wahl: CO_2-Laser-Vaporisation; alternativ lokale Kryotherapie und Entfernung mit scharfem Löffel oder elektrischer Schlinge (Vollnarkose); **2.** Phlegmone und Abszess der Vulva: Spaltung (evtl. mit Gegeninzision) und lockere Tamponade; **3.** Blasen- und Rektumscheidenfistel: Operation; **4.** Entfernung intravaginaler Fremdkörper (speziell bei kleinen Mädchen).

Strahlentherapie: nur bei Vulvakarzinom*.

Naturheilkundliche Verfahren (Autor: Th. J. Doering)**:** **1.** lokale antiphlogistische Therapie mit Sitzbädern, Spülungen und Salben mit Zusätzen von Arnika, Calendula oder Kamille; **2.** antimikrobielle Behandlung mit Knoblauch (trocken geschälte Knoblauchzehe für ca. 12 Stunden einführen); **3.** Tonisierung und Kräftigung der Schleimhaut durch Sitzbäder, Moortamponaden oder Spülungen mit Eichenrinde oder Sole; **4.** allgemein umstimmende Maßnahmen (s. Immunstimulation).

Sonstige Maßnahmen: **1.** symptomatische Therapie oft unzureichend; ggf. konsiliarische Mitbehandlung, z. B. bei Diabetes mellitus, Haut- und Geschlechtskrankheit; **2.** Partnerbehandlung bei Trichomoniasis.

Therapeutischer Stufenplan: s. Tab.

Eigenbehandlung: Prophylaxe durch Vermeiden exogener Reize.

Arbeitsunfähigkeit: 2–4 Wochen nach Abklingen der akuten Symptomatik.

Hinweis: Die Lokalbehandlung eines Herpes genitalis mit Aciclovir-Salbe ist obsolet. Unterstützend kann symptomatisch eine Zinkoxidsalbe aufgetragen werden.

Vulvitis
Therapeutischer Stufenplan

Ursache/Befund	Pharmakotherapie/ operative Therapie
Bakterien	Metronidazol (z. B. Clont®, Metronidazol-ratiopharm®) **oder** Clindamycin (z. B. Sobelin®) **oder** Amoxicillin (z. B. Amoxypen®)
Candida albicans	Clotrimazol (z. B. Canesten® GYN Vaginalcreme oder Vaginaltabletten) bei Nichtansprechen: Fluconazol (z. B. Fungata®)
Herpes simplex	Aciclovir (z. B. Zovirax®) alternativ (bessere Verträglichkeit): Valaciclovir (Valtrex® S)
Trichomonas vaginalis	Metronidazol (z. B. Vagimid®)
Enterobius vermicularis (syn. Oxyuris vermicularis)	Mebendazol (z. B. Vermox®)
Condylomata acuminata	CO_2-Laser-Vaporisation **oder** Kryotherapie und Entfernung mit scharfem Löffel oder elektrischer Schlinge
Phlegmone, Abszess	Inzision, evtl. Gegeninzision
Blasenscheidenfistel, Rektumscheidenfistel	operativer Verschluss
Fremdkörper	Entfernung

spezielle Therapie bei Diabetes mellitus, Haut-, Darmerkrankung, Vulvakarzinom, Gonorrhö, Syphilis, Pediculosis pubis

Neuentwicklung: Bei Condylomata acuminata sind gute Erfolge mit dem Interferon-Induktor Imiquimod (Aldara® 5 % Creme) beschrieben (3-mal wöchentlich dünn auftragen und über Nacht einwirken lassen, max. 16 Wochen).

Literatur: **1.** Sobel, J. D.: Vulvovaginal candidosis. Lancet 369 (9577): 1961–1971 (2007); **2.** Baltzer, J. et al. (Hrsg.): Praxis der Gynäkologie und Geburtshilfe. Stuttgart: Thieme, 2004.

Autor: W. Straube.

Vulvovaginitis: s. Kolpitis; Vulvitis.

V

W

Wachstumsfaktoren: s. Knochenersatz.

Wachstumshormonmangel: Kurzbez. STH-Mangel; ungenügende Bildung von somatotropem Hormon (Abk. STH) mit proportioniertem Kleinwuchs bei Kindern (STH-Konzentration <8 ng/ml Serum); vgl. Hypophysenvorderlappen-Insuffizienz.

Behandlungsindikation: besteht, wenn die Diagnose durch mind. 2 Standardstimulationstests gesichert ist und bestimmte Hilfskriterien erfüllt sind: **1.** verminderte Wachstumsgeschwindigkeit (<25. Perzentile während eines Jahres); **2.** aktuell bestehende Körperlänge <3. Längenperzentile; **3.** retardierte Knochenkernreife; **4.** erniedrigte Wachstumsfaktoren (IGF-I, IGFBP-III).

Pharmakotherapie: Substitution mit rekombinantem humanem Wachstumshormon (z. B. Nutropin®), 0,025–0,035 mg/kg KG/d s. c.; durch tägliche Hormonapplikationen am Abend (ca. 20 Uhr) sind annähernd physiologische Verhältnisse zu erreichen; Therapiebeginn möglichst frühzeitig, Beendigung der Substitution, wenn die Wachstumsgeschwindikeit <2 cm pro Jahr beträgt bzw. bei einem Knochenalter von 15 Jahren bei Mädchen und 17 Jahren bei Jungen; **Komplikationen:** Die generelle Inzidenz der Nebenwirkungsrate beträgt 0,095–0,245 pro Patient pro Behandlungsjahr. Neben Lokalreaktionen, wie z. B. Rötungen und Hautjucken an der Injektionsstelle, sind als mögliche, sehr seltene, unerwünschte Wirkung die benigne intrakranielle Hypertension (Pseudotumor cerebri) oder die Hüftkopfepiphysenlösung beschrieben. In einigen Fällen wird unter der Wachstumshormontherapie eine Substitutionsbehandlung mit Schilddrüsenhormon (vermehrte Umwandlung von T4 in T3) erforderlich.

Eigenbehandlung: Bei entsprechender Compliance nach Schulung tägliche s. c. Injektion des Hormons durch die Eltern bzw. den Patienten (im Schulalter) mit speziellen Dosier- und Applikationsapparaten (z. B. Pen).

Hinweis: regelmäßige Kontrolluntersuchungen: Die Therapie dauert im Kindes- und Jugendalter in der Regel mehrere Jahre. In 3–6-monatigen Kontrolluntersuchungen wird der Effekt der Wachstumshormontherapie überprüft. Dabei sind neben einer körperlichen Untersuchung und der Beurteilung möglicher unerwünschter Arzneimittelwirkungen Blutuntersuchungen, insbes. der Wachstumsfaktoren, aber auch der Schilddrüsenhormone und des Kohlenhydratstoffwechsels, erforderlich.

Selbsthilfe: Bundesverband Kleinwüchsige Menschen und ihre Familien e. V., Leinestr. 2, 28199 Bremen, Tel. 0421 3361690, Fax 0421 33616918; E-Mail: info@bkmf.de, Homepage: http://www.bkmf.de.

Literatur: **1.** Tanaka, T. et al.: Diagnosis and management of growth hormone deficiency in childhood and adolescense, Part 2: Growth hormone treatment in growth hormone deficient children. Growth Hormone & IGF Research 12: 323–341 (2002); **2.** Sizonenko, P. C. et al.: Diagnosis and management of growth hormone deficiency in childhood and adolescense, Part 1: Diagnosis of growth hormone deficiency. Growth Hormone & IGF Research 11: 137–165 (2001).

Autorin: A. Grüters-Kieslich.

Wadenbeinbruch: s. Unterschenkelfraktur.

Wadenmuskelkrampf: s. Crampi.

Wärmeantikörper: s. Autoimmunhämolyse.

Wärmeregulation, gestörte: s. Hitzeschäden.

Wärmetherapie: gezielte lokale oder systemische Anwendung von Wärme; **Formen:** Die Wärmezufuhr erfolgt: **1.** konduktiv mit Wärmeträgern; **2.** mit infrarotem Licht; **3.** mit hochfrequenten elektromagnetischen (s. Elektrotherapie) oder mechanischen Wellen (s. Ultraschalltherapie); **4.** systemisch als Ganzkörperhyperthermie, z. B. im Überwärmungsbad; **Therapieziel:** Linderung algischer bzw. entzündlicher Prozesse; Verbesserung trophischer Verhältnisse im erwärmten Gewebe; **Therapeutisches Prinzip:** **1.** überwiegend reflektorisch vermittelte Veränderung des Tonus glatter und quergestreifter Muskulatur; **2.** Verbesserung der Durchblutung lokaler und reflektorisch zugeordneter Gewebe; **3.** Dämpfung von Schmerzleitung und -empfindung; **4.** Anregung phlogistischer Prozesse bzw. immunologischer Leistungen des Organismus mit der Möglichkeit der Resorption, aber auch der Exazerbation chronischer Entzündungen; **5.** systemische Erwärmungen führen zu einem Training von Organfunktionen und Regelsystemen des Organismus.

Indikation: **1.** oberflächliche Wärmezufuhr bei schmerzhaften Erkrankungen des Bewegungsapparats und innerer Organsysteme; zur Behandlung akuter Schmerzen werden kurze und intensive thermische Reize eingesetzt; mildere, länger andauernde Wärmeanwendungen bei chronischen Erkrankungen; **2.** umschriebene körpertiefe Erwärmungen bei chronischen Entzündungen und zur Verbesserung trophischer Verhältnisse; **3.** systemische Hyperthermie zur Umstimmung bei allergischen Erkrankungen und Infektionsanfälligkeit.

Kontraindikation: akute mikrobielle oder immunologisch vermittelte Entzündungen; sorgfältige klinische Kontrolle bei chronisch entzündlichen Erkrankungen; bei instabilem Kreislauf und hoher Akuität einer chronischen Erkrankung keine systemische Überwärmung.

Durchführung: **1.** konduktive Wärmezufuhr über die Haut mit warmen bis heißen Bädern, Packungen und Auflagen (s. Hydrotherapie), evtl. in Kombination mit pflanzlichen Wirkstoffen bzw. spezifischen Wärmeträgern, z. B. Peloide (Torf, Schlick, Fango, Lehm, Heilerde); **2.** Wärmezufuhr mit infrarotem Licht; langwelliges Rotlicht dringt tiefer in den Körper ein. **3.** Überwärmung tiefer Körperregionen mit hochfrequenten Wellen oder Ultraschall (s. Ultraschalltherapie); **4.** systemische Erwärmung im Überwärmungsbad mit langsamem Anstieg der Wassertemperatur von ca. 35 °C auf 40 °C in 10–20 Minuten unter Beachtung der individuell unterschiedlichen Toleranz; Abbruch mit Beginn eines Schweißausbruches bzw. Anstieg der Mundtemperatur um 0,5–1 °C; nach Möglichkeit Steigerung der thermischen Belastung bei den Folgebädern.

Komplikationen: **1.** Wärmeschaden bei pathologischer Sensibilität oder Durchblutung; **2.** Forcierung entzündlicher Prozesse; **3.** Verschlechterung trophischer Verhältnisse bei Varizen, varikösem Symptomenkomplex und lokalen Ödemen.

Autor: Th. J. Doering.

Wagner-Distraktor: s. Beinlängendifferenz.

Wahngedanken: s. Depression, akute.

Wahn, unrealistischer: s. Schizophrenie.

Waldenström-Krankheit: s. Lymphom, lymphoplasmozytisches.

Waller-Degeneration: s. Nervenlähmung, traumatische periphere.

Warzen: s. Keratolytika; Verrucae.

Warzenentfernung: s. Lasertherapie, dermatologische.

W

Waschzwang: s. Zwangsstörungen.

Wasseranwendung: s. Hydrotherapie.

Wassertreten: s. Hydrotherapie.

Waterhouse-Friderichsen-Syndrom: s. Nebennierenrindeninsuffizienz.

Weber-Einteilung: s. Knöchelfraktur.

Wehenhemmung: s. Tokolyse.

Wehenmittel: syn. Uterotonika; Arzneimittel, die das Myometrium zu Kontraktionen anregen; **Einteilung und Wirkungsmechanismus:** Unterschieden werden Arzneimittel, die die rhythmischen Kontraktionen der Uterusmuskulatur fördern und die Frequenz der Kontraktionen steigern (z. B. Oxytocin) und Arzneimittel, die eine Dauerkontraktion der Uterusmuskulatur bewirken (z. B. Ergotalkaloide, Prostaglandine*). **1. Oxytocin:** Polypeptid aus 9 Aminosäuren, das als körpereigener Stoff im Nucleus supraopticus und Nucleus paraventricularis des Hypothalamus gebildet und im Hypophysenhinterlappen gespeichert wird; Ausschüttung durch Reizung der Genitalorgane, deren Dehnung bei der Geburt, durch den Saugakt oder durch visuelle und olfaktorische Reize; therapeutisch wird heute fast ausschließlich das synthetische Präparat (Syntocinon®) verabreicht; führt neben der Myometriumkontraktion auch zur Kontraktion der myoepithelialen Elemente in den Milchgängen und Milchejektion; Östrogene erhöhen die Uterusempfindlichkeit gegenüber Oxytocin, Gestagene (Progesteron) senken sie. Während der Schwangerschaft ist die Uterusempfindlichkeit gegenüber Oxytocin gering; kurz vor, während und nach der Geburt hoch. **2. Prostaglandine***: Sammelbezeichnung für zahlreiche hormonähnliche Substanzen, die in ihrer Struktur geringfügig variieren und chemische Derivate der Prostansäure sind. Bisher sind 5 Gruppen mit zahlreichen Untergruppen bekannt; physiologisch wichtige Prostaglandine sind PGE_1 (Alprostadil), PGE_2 (Dinoproston), $PGF_{2\alpha}$ (Dinoprost) und PGI_2 (Prostacyclin). PGE_1 löst uterine und intestinale Muskelkontraktionen aus und wirkt vasodilatierend. $PGF_{2\alpha}$ kontrahiert die glatte Muskulatur des Uterus, der Gefäße und der Bronchien. PGE_2 relaxiert die meisten arteriellen Gefäße, ist ein effektiver Stimulator uteriner Kontraktionen und von großer Bedeutung für die Reifung der Zervix. Misoprostol ist ein synthetisches Analogon von PGE_1. **3. Ergotalkaloide:** Aus Secale cornutum (Mutterkorn) gewonnene Fraktion von Indolalkaloiden (und Derivaten); wirken als partielle Antagonisten an Alpha-Adrenozeptoren (u. a. kontrahierende Wirkung auf die Uterusmuskulatur); Anwendung ausschließlich nach der Geburt des Kindes, da Mutterkornalkaloide zu Dauerkontraktionen der Gebärmutter führen; **Pharmakokinetik: 1. Oxytocin:** HWZ wenige Minuten; Abbau im nichtschwangeren Organismus in Leber, Niere, Milz und Ovar; **2. Prostaglandine:** kurze HWZ (Prostacyclin 2–3 Minuten, PGE_2 4–5 Minuten, Misoprostol 20 Minuten); Abbau bes. in den Lungen, Prostacyclin hauptsächlich in Leber und Nieren; **3. Ergotalkaloide:** bei oraler Applikation rasche Resorption über den Magen-Darm-Trakt; langsame Elimination nach Biotransformation in der Leber, renale Ausscheidung.

Indikation: **1. Oxytocin:** Geburtseinleitung, primäre oder sekundäre Wehenschwäche sub partu, Uteruskontraktion bei Schnittentbindung, postpartale Atonie; Laktationsschwierigkeiten

(Nasenspray); **2. Prostaglandine:** präoperative Zervixdilatation vor Schwangerschaftsbeendigung im 1. Trimenon; Abortinduktion im 2. Trimenon bei vitaler Schwangerschaft (Abruptio aus medizinischer Indikation) oder gestörter Schwangerschaft (Blasenmole, Missed abortion); Zervixreifung und Weheninduktion bei Geburtseinleitung; Uterustonisierung post partum (Prophylaxe und Therapie postpartaler Atonie); pharmakologischer Schwangerschaftsabbruch zwischen dem 42. und 49. Tag nach der letzten Menstruation: Prostaglandin ergänzend zum Antigestagen Mifepriston* (Mifegyne®); **3. Ergotalkaloide:** uterine Blutstillung postpartal, aktive Leitung der Plazentarperiode, Subinvolutio uteri, starke Wochenbettblutungen, Uterusblutungen nach Abort und Kürettage.

Kontraindikation: 1. Oxytocin: starke Überdehnung des Uterus, Hydramnion; Präeklampsie, fetale Lageanomalien, Neigung zu uteriner Tetanie, drohende Uterusruptur, vorzeitige Plazentalösung, drohende kindliche Asphyxie, Placenta praevia; **2. Prostaglandine: a)** allgemein: Prostaglandinallergie, mechanisches Geburtshindernis, fetale Lageanomalie, drohende Uterusruptur, vorzeitige Plazentalösung, hypertone Wehen, fieberhafte Infektion, vaginale und uterine Infektion; Vorsicht bei vorausgegangener Schnittentbindung bzw. anderen Operationen mit Eröffnung des Cavum uteri; **b)** speziell: PGE_2 und Gemeprost: Thyreotoxikose, Colitis ulcerosa; Sulproston: Status asthmaticus, Glaukom, Thyreotoxikose, Colitis ulcerosa, Epilepsie, kardial erheblich vorbelastete Patientin; **3. Ergotalkaloide:** ischämische Gefäßerkrankungen, arterielle Hypertonie, schwere Leber- und Nierenschäden, Sepsis, schwere Koronarinsuffizienz, Überempfindlichkeit gegen Ergotalkaloide.

Wechselwirkungen: 1. Oxytocin: a) Prostaglandine: Wirkungsverstärkung von Oxytocin; **b)** Methylergometrin: Wirkungsverstärkung des uteruskontrahierenden Effektes; **c)** blutdrucksteigernde Sympathomimetika: prolongierte arterielle Hypertonie; **d)** Antihypertensiva: Verstärkung der antihypertensiven Wirkung; **e)** Halothannarkose: starker Blutdruckabfall möglich; **2. Prostaglandine: a)** Oxytocin: Überstimulation des Uterus; **b)** Tokolytika: Verminderung der Prostaglandinwirkung; **c)** kombinierte Anwendung verschiedener Prostaglandinpräparate, z. B. Sulproston und Dinoproston-Vaginaltabletten: Potenzierung der UAW; **3. Ergotalkaloide: a)** evtl. Potenzierung der vasokonstriktorisch-vasopressorischen Wirkung anderer Wirkstoffe (Sympathomimetika); **b)** Verminderung der Wirkung durch Anästhetika (z. B. Halothan); **c)** Wirkungsverstärkung durch Oxytocin, Prostaglandine; Makrolid-Antibiotika und Tetracycline können die Vasokonstriktion verstärken; bei Beta-Rezeptoren-Blockern erhöhte Gefahr peripherer Durchblutungsstörungen.

UAW: 1. Oxytocin: Erbrechen und Übelkeit (bei hohen Dosen), arterielle Hypertonie (gelegentlich), kindliche retinale Blutungen bei sehr forcierter Wehentätigkeit, starke Wehentätigkeit mit gelegentlichem Tetanus uteri, Uterusruptur und kindliche Asphyxie bei Überdosierung oder zu schneller Applikation; **2. Prostaglandine:** Übelkeit, kolikartige Schmerzen, Diarrhö, Kopfschmerz, Tachykardie; **3. Ergotalkaloide:** periphere Mangeldurchblutung (Gefäßspasmen, Parästhesien, Stenokardie), Übelkeit und Erbrechen, Hemmung der Laktation.

Dosierung: I. Oxytocin: 1. i. v. Applikation mit Infusomat/Tropfenzähler; große Dosisvariabilität; **a)** unter der Geburt bei ungenügendem Geburtsforschritt (z. B. weniger als 1 cm Muttermunderöffnung über 2 Stunden, Geburtsstillstand oder vollständiger Muttermund über mehr als 2 Stunden ohne Tiefertreten des Kindes im Geburtskanal): 6 IE auf 500 ml Elektrolytlösung; Beginn mit 10 Tr./min oder 30 ml/h (≙ 6 mE/min), Steigerung alle 10–15 Min. bis max. 150 ml/h (≙ 30 mE/min) möglich; immer CTG-Überwachung, Tokolytikum, z. B. Fenoterol (z. B. Partusisten®) bereithalten (s. Tokolyse); **b)** Geburtseinleitung: nach Zervixreifung mit Prostaglandinpräparat, nach mehreren erfolglosen Applikationen von Prostaglandinen oder bei Kontraindikationen für eine Prostaglandinanwendung; zur Unterstützung der Plazentalösung und Prophylaxe einer postpartalen Atonie: 3 IE Synthocinon® i. v. nach der Kindesentwicklung und Abnabelung; bei Risiko einer atonischen Nachblutung z. B. 6 IE Oxytocin als Bolus i. v., dann 20 IE Oxytocin in 500 ml Glukose 5 % über 2 Stunden i. v.; **2.** nasale Applikation bei Laktationsschwierigkeiten: Synthocinon®-Spray, 2–3 min vor dem Stillen bzw. Abpumpen 1 Sprühstoß (ca. 4 IE Oxytocin) applizieren; **II. Prostaglandine: 1.** medizinisch indizierte Geburtseinleitung (Ziel: vaginale Geburt, cave: Zustand nach Sectio): bei unreifer Zervix PGE_2-Gel (Prepidil®), 0,5 mg intrazervikal, Wiederholung alle 6(–8) Stunden möglich; bei reifer Zervix alternativ zu Oxytocin PGE_2-Gel intrazervikal oder intravaginal als Gel oder Vaginaltablette, evtl. Wiederholung nach 6–8 Stunden; Off-Label-Use: Misoprostol (z. B. Cytotec® 200), Testdosis 25 μg p. o., nach 4 Stunden 50 μg, Wiederholung alle 4 Stunden möglich, max. 200 μg/d; **2.** atonische Nachblutung: nach Ausschluss von Plazentaretention und Geburtswegverletzung sowie bei unzureichender Wirkung von Oxytocin bzw. Methylergometrin Infusion von Sulproston (Nalador® 500); 1 Amp. in 500 ml Infusions-Lösung, 1,7–8,3 ml/min, Erhaltungsdosis 1,7 ml/min (Tagesmaximaldosis 1500 μg = 3 Amp.); weitere Maßnahmen (alternativ oder ergänzend): rektale Applikation von Misoprostol (800–1000 μg); **3.** Abortinduktion bis zur vollendeten 14. SSW: Gemeprost (Cergem®), 1 mg vaginal 3–6 Stunden präoperativ; **4.** Abortinduktion in der 15.–24. SSW: Gemeprost, 1 mg vaginal, Wiederholung alle 3–6 Stunden (max. 5 mg/24 h); bei unverändertem Zervixbefund evtl. PGE_2-Gel intrazervikal; bei nicht erfolgter Ausstoßung innerhalb von 48 Stunden nach der ersten vaginalen Gemeprost-Applikation: Weheninduktion mit Sulproston, 1,7–8,3 µg/min i. v., max. 1500 µg/24 h; **5.** intrauteriner Fruchttod ab der 25. SSW: **a)** bei unreifer Zervix: vorbereitendes Priming möglich mit Mifepriston (Mifegyne®), 24–36 Stunden später Prostaglandinanwendung, z. B. Misoprostol oral oder PGE_2-Gel, 0,5 mg intrazervikal alle 6 Stunden bis mind. Bishop-Score 6 erreicht ist; **b)** Weheninduktion bei reifer Zervix: Sulproston, 1,7–8,3 µg/min i. v.; Weheninduktion frühestens 6 Stunden nach Gemeprost- oder PGE_2-Gel-Applikation; **6.** Zervixdilatation vor intrauterinen Eingriffen (z. B. Hysteroskopie, Dilatation einer Zervixstenose, Afterloading): Gemeprost (Cergem®) 1 mg vaginal einmalig 3–6 Stunden präoperativ; **7.** Zervixpriming vor Abortcurettage (z. B. missed abortion, Blasenmole): mind. 3 Stunden vor dem Eingriff 1 mg Gemeprost vaginal oder 1 Tbl. Misoprostol 200 µg p. o.; **8.** Kombination mit Mifepriston (pharmakologischer Schwangerschaftsabbruch): Gemeprost, 1 mg vaginal, oder Misoprostol, 400 µg oral; zwar ist die Kombination von Mifepriston mit einem der genannten Prostglandinpräparate für den Schwangerschaftsabbruch vorgeschrieben, die Europäische Zulassung empfiehlt jedoch, anders als internationale Erfahrungen und evidenzbasierte Empfehlungen der WHO, Gemeprost und nicht Misoprostol. **III. Ergotalkaloide:** Methylergometrin (Methergin®-Dragees, enthalten 0,125 mg Methylergometrin), 1–3 × 1–2 Drg. oder parenterale Applikation (Methergin®-Injektionslösung, 1 Amp. enthält 0,2 mg Methylergometrin), 1 Amp. langsam i. v. oder i. m.

Hinweis: **I. Oxytocin:** **1.** intensive Überwachung bei Anwendung von Oxytocin nach gynäkologischen Operationen mit Eröffnung des Cavum uteri bzw. nach Schnittentbindung wegen der Gefahr einer Uterusruptur im Bereich der Narbe; **2.** Als Mindestabstand zwischen einer Prostaglandinapplikation und der nachfolgenden Oxytocininfusion wird ein Intervall von 6 Stunden empfohlen; zwischen Oxytocininfusion und nachfolgender Prostaglandingabe wird ein Mindestabstand von 30 Minuten empfohlen. **II. Prostaglandine:** **1.** Misoprostol wird, obgleich dafür derzeit nicht zugelassen, am häufigsten weltweit zur Zervixreifung und zur Geburtseinleitung angewendet; die Patientin muss über die Bedeutung des Off-Label-Use aufgeklärt werden: **a)** vor Abortcurettage 3 Stunden präoperativ 200 µg p. o.; **b)** Abortinduktion im 2. Trimenon: Testdosis 200 µg p. o., dann alle 4 Stunden 400 µg p. o.bis zum Abort; **c)** Geburtseinleitung: Testdosis 100 µg p. o., dann alle 4–6 Stunden 200 µg p. o., max. 600 µg/d. **2.** Die Sensibilität des Myometriums auf Prostaglandine steigt mit zunehmender Schwangerschaftsdauer; cave: Gefahr der uterinen Überstimulation. **3.** Der Wirkungseintritt lokal applizierter Prostaglandine ist nicht vorhersehbar (wenige Minuten bis Stunden); daher Vorsicht vor Überstimulation; bei therapiepflichtiger Überstimulation i. v. Gabe von Fenoterol und Entfernung von Tabletten- bzw. Gelresten; **4.** Für Minprostin® F2α erfolgte 2006 keine Nachzulassung mehr durch das Bundesinstitut für Arzneimittel und Medizinprodukte. **III. Ergotalkaloide:** **1.** Eine arterielle Injektion ist unbedingt zu vermeiden. **2.** Aufgrund möglicher UAW wird häufig Methergin® nicht mehr i. v. appliziert.

Literatur: **1.** Thonke, I.: Medikamentöser Schwangerschaftsabbruch: Zulassungsänderung für Mifegyne. Frauenarzt 49: 796–799 (2008); **2.** Wellhöner, H.-H.: Allgemeine und systematische Pharmakologie und Toxikologie. Berlin, Heidelberg, New York: Springer, 1997; **3.** Deutsche Gesellschaft für Gynäkologie und Geburtshilfe (DGGG), Arbeitsgemeinschaft für Materno-Fetale Medizin (AGMFM): Anwendung von Prostaglandinen in Geburtshilfe und Gynäkologie (S1-Leitlinie 015/031), http://www.awmf.org/; **4.** Deutsche Gesellschaft für Gynäkologie und Geburtshilfe (DGGG), Interdisziplinäre Expertengruppe: Diagnostik und Therapie peripartaler Blutungen (S1-Leitlinie 015/063), http://www.awmf.org/.

Autor: M. David.

Weißfleckenkrankheit: s. Vitiligo.

Wells-Score: s. Lungenembolie.

Wendl-Tubus: s. Atemwegsicherung.

Wendung, kombinierte: s. Querlage.

Werferellenbogen: s. Epikondylitis.

Werlhof-Krankheit: s. Autoimmunthrombozytopenie.

Wertheim-Operation: s. Hysterektomie.

Wespenstichreaktion: s. Insektenstichreaktion.

Westphal-Strümpell-Pseudosklerose: s. Wilson-Krankheit.

West-Syndrom: s. Epilepsie.

WHR: s. Adipositas.

Wickel: s. Hydrotherapie.

Wiederbelebung: s. Reanimation.

Wiederholungszwang: s. Zwangsstörungen.

Wilson-Krankheit: syn. hepatolentikuläre Degeneration; autosomal-rezessiv erbliche Erkrankung (Defekt auf Chromosom 13) mit Störung der hepatobiliären Kupferexkretion inf. einer Reduktion der ATPase 7B-Funktion mit konsekutiver Ablagerung von Kupfer; Häufigkeit: ca. 1 : 130 000; **Formen:** **1.** juvenile Form; rasch progredient mit Manifestation im 7.–15. Lebensjahr; **2.** Westphal-Strümpell-Pseudosklerose; meist relativ langsam progredient mit Manifestation im 20.–30. Lebensjahr; **Klinik:** Hauptmanifestationen an Leber (Leberzirrhose* mit portaler und parenchymatöser Dekompensation), zentralem Nervensystem (extrapyramidale Störung der Motorik, Dysarthrie, Rigor, Tremor, Störung des Verhaltens und später des Intellekts) und Augen (Kayser-Fleischer-Kornealring, Sonnenblumenkatarakt); weitere Symptome durch Beteiligung der Nieren (Glukosurie,

Aminoazidurie, Phosphatdiabetes, renale tubuläre Azidose), des Blutes (Hämolyse, Thrombozytopenie), des Herzens (Kardiomyopathie*) und des Skeletts (Osteomalazie*, Osteochondrose) und der Gelenke (Arthropathie); **Diagnose:** gesamtes Kupfer im Serum <60 µg/dl, freies Kupfer im Serum >25 µg/dl, Kupferausscheidung mit dem Urin >100 µg/d, Caeruloplasmin im Serum <15 mg/dl, Kupfergehalt der Leber >250 µg/g Trockengewicht; **Komplikationen:** Folgen der Leberzirrhose (Dekompensation, Ösophagusvarizenblutung*), Wilson-Krise (akutes Leberversagen und hämolytische Krise).

Behandlungsindikation: Beginn der Therapie bei Nachweis einer Wilson-Krankheit mit dem Ziel, die Progredienz aufzuhalten und Organmanifestationen zu verhindern; möglichst frühe Diagnosestellung (familiäre Umgebungsuntersuchungen), um früh mit der Therapie beginnen zu können.

Pharmakotherapie: **1. Chelatbildner:** **a)** D-Penicillamin (Metalcaptase®) fördert die Kupferausscheidung über den Urin. Beginn mit 300 mg/d, Steigerung wöchentlich um je 300 mg bis eine Gesamttagesdosis in der Ausschwemmungsphase von 2–3(–4) × 10 mg/kg KG/d erreicht ist (entspricht meist 1200–1500 mg/d; bei neurologischer Symptomatik 2400 mg); bei klinischer Besserung und Abnahme des Kupfergehalts der Leber Rückgang auf 2–3 × 5 mg/kg KG/d; als Dauertherapie nach Kupferausschwemmung und bei präsymptomatischem Patienten 7,5 mg/kg KG/d; bei Schwangerschaft Reduktion auf 5–7,5 mg/kg KG/d (Keimschädigung durch D-Penicillamin sehr unwahrscheinlich); Kontrolle der Therapie durch Messung der Urinausscheidung (anfangs 1–3 mg Kupfer/d); auf den Ausgleich von Spurenelementen und Pyridoxin (25 mg/d) muss geachtet werden. UAW: z. T. beträchtlich; z. B. Pemphigus, allergische Hauterscheinungen, Fieber, Lymphadenopathie, toxische Knochenmarkschädigung mit Leuko- und Thrombozytopenie, nephrotisches Syndrom, neurologische Symptomatik, Myasthenie u. a.; daher Kontrolle von Blutbild, Nierenwerten, Urin und Hauterscheinungen erforferlich; bei ausgeprägter neurologischer Symptomatik sollte D-Penicillamin wegen seiner eventuellen neurologischen UAW mit Vorsicht verwendet werden; neuerdings wird in diesen Fällen Trientine und Zink empfohlen, oder, wenn erhältlich, Tetrathiomolybdat (siehe Neuentwicklung). **b)** Trientine (in Deutschland nicht zugelassen, erhältlich über internationale Apotheke): Anwendung bei Unverträglichkeit gegenüber D-Penicillamin; Anfangsdosierung 3 × 600 mg/d, später Reduktion auf 2 × 600 mg/d; wenig UAW, spez. kaum Knochenmarkdepression, Eisenmangelanämie und Kontaktdermatitis können allerdings auftreten. Kontrolle von Blutbild und Eisenkonzentration im Serum (wegen Erhöhung der Eisenausscheidung) durchführen. **2. Zink:** hemmt die Kupferaufnahme im Darm; Anwendung bei D-Penicillamin-Unverträglichkeit, um nach anfänglicher Ausschwemmung eine ausgeglichene Kupferbilanz aufrecht zu erhalten; maximal 3 × 1 mg/kg KG/d ca. $^{1}/_{2}$ Stunde vor den Mahlzeiten (entspr. 3 × 5 Drg. Unizink® oder 3 × 1 Brausetablette Solvezink®) als Zinksalz (z. B. als Acetat, Orotat, Aspartat); Kontrolle der Zinkkonzentration im Serum (nicht >150 mg/dl); keine Kombination mit Chelatbildnern; **Therapieziel:** Ausscheidung von Kupfer im Urin nach zweitägiger Arzneimittelpause <100 µg/d; freies Kupfer im Serum <10 µg/dl; **Therapiekontrolle:** halbjährliche Kontrolle der Kupferausscheidung im 24-Stundenurin nach zweitägiger Behandlungspause („Auswaschkurve" erwartbar); Kontrolle der Leberwerte und der Eiweißausscheidung im Urin sowie der neurologischen, ophthalmologischen und kardiologischen Befunde (ggf. mit Rhythmuskontrolle).

Operative Therapie: Lebertransplantation* im Endstadium der Leberzirrhose, bei fulminantem Leberversagen oder bei unzureichendem Ansprechen auf Pharmakotherapie; dadurch Normalisierung der biochemischen Parameter und Verbesserung der Symptomatik (Restsymptome können bestehen bleiben); Pharmakotherapie danach nicht mehr erforderlich.

Psychotherapie: **1.** psychiatrische Behandlung bei Psychose; **2.** sozialpädagogische und logopädische Betreuung von Kindern bei Verhaltensstörung und Schulproblemen.

Sonstige Maßnahmen: **1.** Physio- und Ergotherapie zur Behandlung der neurologischen Symptomatik **2.** Vitamin B_6 (z. B. B_6-Vicotrat®), 40–160 mg/d, nach langer Einnahmedauer von Penicillamin; **3.** humangenetische Beratung bei Kinderwunsch.

Therapeutischer Stufenplan: Während der Ausschwemmphase ist D-Penicillamin Mittel der 1., Trientine Mittel der 2. Wahl. Bei UAW kann Zink in der Erhaltungsphase die Chelatbildner ersetzen.

Eigenbehandlung: keine kupferhaltigen Gefäße benutzen; kein Wasser aus Kupferleitungen trinken; kupferarme Diät (kein Übermaß an Schokolade, Kakao, Edamer Käse, Leber, Hummer, Haselnüssen).

Arbeitsunfähigkeit: Die Arbeitsfähigkeit richtet sich nach den Komplikationen und der beruflichen Belastung, bei fehlenden Symptomen ist sie nicht eingeschränkt.

Hinweis: Der Therapieerfolg von D-Penicillamin kann wochen- bis monatelang auf sich warten lassen. Die neurologische Symptomatik kann sich in den ersten Wochen vorübergehend verschlechtern, worüber Patient und Angehörige aufgeklärt werden sollten.

Neuentwicklung: **1.** Ammonium-Tetrathiomolybdat ist ein Chelatbildner, der sich evtl. bes. zur Behandlung bei ausgeprägt neurologischer Symptomatik eignet, da er keine initiale Verschlechterung hervorruft. **2.** Antioxidanzien (z. B. α-Tocopherol) können evtl. den toxischen Einfluss von Kupfer auf die Leber verringern. **3.** Eine genetische Therapie wird im Tierversuch an der LEC-Ratte geprüft.

Selbsthilfe: Morbus Wilson e. V., Leiblstr. 2, 83024 Rosenheim, Tel. 08031 249230, Fax 08031 43876; E-Mail: info@morbus-wilson.de, Homepage: http://www.morbus-wilson.de.

Literatur: **1.** Brewer, G. J.: Neurologically Presenting Wilson's Disease: Epidemiology, Pathophysiology and Treatment. CNS Drugs 19: 185–192 (2005); **2.** Ferenci, P.: Review article: diagnosis and current therapy of Wilson's disease. Aliment Pharmacol Ther 19: 157–165 (2004); **3.** Schmidt, H. H.-J.: Diagnostik und Therapie des Morbus Wilson. Dtsch Ärzteb 100A: 192–197 (2003); **4.** Gitlin, J. D.: Wilson disease. Gastroenterology 125: 1868–1877 (2003).

Autoren: M. Plauth, H.-P. Buscher.

Windeldermatitis: syn. perianale intertriginöse Dermatitis; meist durch den Pilz Candida albicans verursachte Entzündung der Haut mit erosiver Rötung, Schwellung und evtl. erodierten Papeln bes. an Gesäß, Genitalien und Oberschenkeln von Säuglingen und Kleinkindern; bakterielle Sekundärinfektion möglich; bei Säuglingen häufig Kombination mit einer Candidose* der Mundhöhle (Soor).

Behandlungsindikation: klinisch relevante Hauterscheinungen; mikroskopischer und kultureller Nachweis von Candida albicans aus Abstrichen von Haut und Schleimhaut bzw. im Stuhl; Nachweis bakterieller Erreger.

Pharmakotherapie: **1.** Schüttelmixturen zur Förderung der Verdunstung und Trocknung des Wundgebiets (Prinzip: nass auf nass); **2.** antimykotikahaltige Externa in Pastengrundlage, z. B. Nystatin (z. B. Candio-Hermal® Softpaste) oder Clotrimazol (z. B. Fungiderm®); **3.** bei Schleimhautbefall (Mundsoor): Mittel der Wahl: Miconazol-Mundgel (Daktar® Mundgel); alternativ Nystatin (z. B. Moronal®), 3 × 100 000–150 000 IE p. o.

Eigenbehandlung: **1.** häufiges Wechseln der Windeln bzw. offene Pflege; **2.** sorgfältiges Abtrocknen und Trockenhalten der Haut nach Waschungen.

Hinweis: Gefahr einer Generalisation bzw. der Entwicklung einer Candida-Sepsis* bei inkonsequenter Lokaltherapie oder als nosokomiale Infektion bei abwehrgeschwächten (z. B. Frühgeborene) bzw. antibiotisch vorbehandelten Kindern.

Literatur: **1.** Sitzmann, F. C. (Hrsg.): Duale Reihe – Pädiatrie. 3. Aufl. Stuttgart: Thieme, 2007; **2.** Deutsche Gesellschaft für pädiatrische Infektiologie e. V. (Hrsg.): Handbuch Infektionen bei Kindern und Jugendlichen. 4. Aufl. München: Futuramed, 2003; **3.** Müller, M.; Radke, M. (Hrsg.): Kinderheilkunde multimedial. CD-ROM. 4. Aufl. Stuttgart: Schattauer, 2003.

Autorin: M. Uhlemann.

Windpocken: s. Varizellen.

Winiwater-Buerger-Krankheit: s. Angiitis.

Winterdepression: s. Störung, saisonal-affektive.

Wirbelbögenfehlbildung: s. Myelodysplasie.

Wirbelfraktur: stabiler oder instabiler Wirbelbruch; zusätzliche neurologische Defizite, Deformitäten oder Schmerzen unter physiologischer Belastung; **Lokalisation** und **Formen:** **1.** Halswirbelsäule (Abk. HWS): als Flexions-, Hyperextensi-

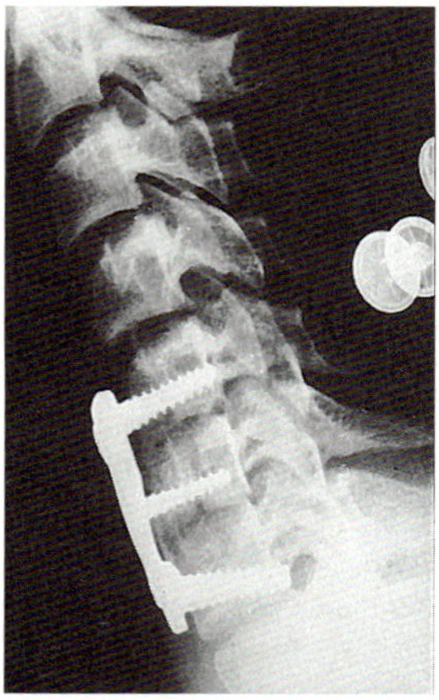

Wirbelfraktur Abb. 1: ventrale Versorgung mit Fixateur interne bei instabiler Fraktur des 6. Halswirbelkörpers

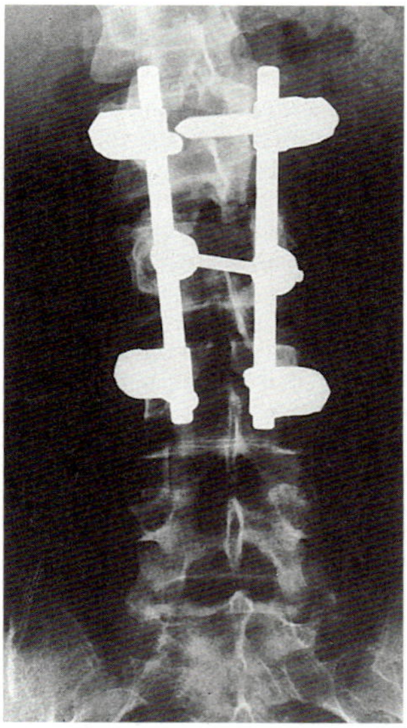

Wirbelfraktur Abb. 2: Versorgung einer instabilen Fraktur des 3. Lendenwirbelkörpers mit einem Fixateur interne

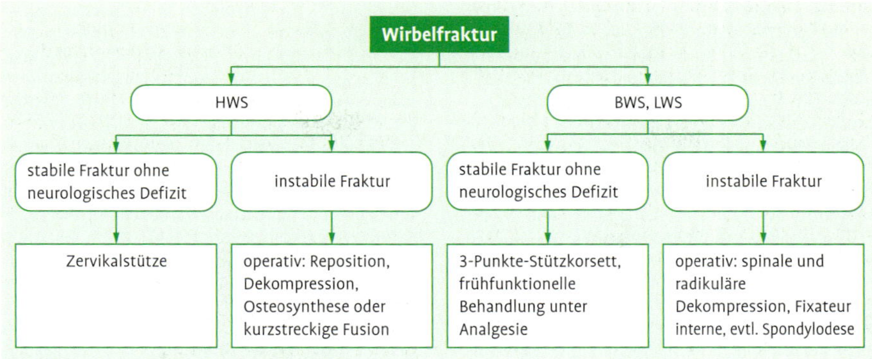

Wirbelfraktur Abb. 3: therapeutischer Stufenplan

ons- oder Kompressionsfraktur durch Auffahrunfälle (s. Schleudertrauma), Sturz vom Fahrrad, Reitunfall, Kopfsprung in seichtes Wasser und Sturz aus großer Höhe; **a)** Berstungsfraktur des Atlas (Jefferson-Fraktur) durch axial auf den Kopf einwirkende Kräfte; **b)** atlantoaxiale Luxationsfraktur mit Densfraktur und transdentaler Luxation; **c)** doppelseitiger Bogenwurzelbruch der Axis (Hanged-man-Fraktur) mit diskoligamentärer Verletzung von C 2 und C 3; **d)** Kompressions- und Berstungsfraktur der mittleren und unteren HWS; **2.** Brust- und Lendenwirbelsäule (Abk. BWS, LWS): durch Sturz auf Gesäß, Rücken oder ausgestreckte Beine über Stauchung, Flexion, Distraktion und Translationsrotation; Serien- oder Mehretagenfraktur oft als pathologische Fraktur bei Osteoporose, Osteodystrophia deformans oder Myelom; meist ist der thorakolumbale Übergang (Th 12/L 1) betroffen. **a) Typ A:** Kompressionsfraktur durch axiale Gewalteinwirkung als stabiler oder instabiler Berstungsbruch der vorderen Wirbelsäule; **b) Typ B:** Distraktionsverletzung der vorderen und hinteren Säulenelemente, wobei intraartikuläre Zerreißungsfrakturen, transossäre Wirbel- und Hyperextensionsfrakturen entstehen; **c) Typ C:** Rotationsverletzung durch Kombination von Kompression und Distraktion. Begleitverletzungen bei Wirbelfraktur: Thoraxtrauma, Nierenkontusion, Darmparalyse, retroperitoneales Hämatom, neurologische Ausfälle, Infiltration der Mesenterialwurzel und Blasenstörung.

Behandlungsindikation: **1.** HWS: Ziel ist die rasche und effektive Entlastung des Rückenmarks und der Nervenwurzeln; notfallmäßige Versorgung der inkompletten Querschnittläsion* bei nachgewiesener mechanischer Kompression oder Instabilität, der scheinbar kompletten Querschnittläsion mit erhaltener sakraler Aussparung, nachgewiesener Kompression oder Instabilität sowie allgemeiner Verletzungen mit radikulären Ausfällen und einer instabilen Wirbelfraktur. **2.** BWS und LWS: meist operative Versorgung instabiler Wirbelfrakturen mit oder ohne neurologische Ausfälle.

Operative Therapie: **1.** HWS: Reposition oder operative Dekompression, Beheben der Fehlstellung und stabile Fixation durch Osteosynthese (s. Abb. 1) oder kurzstreckige Fusion; unabhängig vom Verfahren sind eine lokale Versteifung der verletzten Segmente durch reparative Abstützungsvorgänge und degenerative Veränderungen zu erwarten. Zur Reposition und vorübergehenden Ruhigstellung bis zur operativen Versorgung kann eine Crutchfield-Extension angelegt werden. **2.** BWS und LWS: Reposition, spinale bzw. radikuläre Dekompression und Stabilisierung durch kurzstreckige Fusion mit dorsaler, ventraler oder kombinierter Instrumentation (s. Abb. 2); alleinige Laminektomie schafft selten ausreichende Dekompression, verursacht aber zusätzliche Destabilisierung; bei Spongiosadefekt Auffüllung mit Spongiosa und dorsale Stabilisierung mit transpedikulärem Fixationssystem; ventrale Stabilisierung mit Platten oder interkorporale Spondylodese; **Prognose:** abhängig von verbleibender Deformität, Zahl der versteiften Bewegungssegmente und vorbestehender Arthrose der Wirbelgelenke.

Konservative Therapie: **1.** Stabile HWS-Verletzungen werden in einer Zervikalstütze zur Schonung des verletzten Bewegungssegments bis zur Schmerzfreiheit ruhiggestellt. Bei instabiler Wirbelfraktur langwierige Behandlung mit enttäuschendem Resultat; bei Jefferson-Fraktur konservative Therapie mit Halofixateur externe möglich; **2.** BWS und LWS: bei stabiler Wirbelfraktur nach der akuten Schmerzphase bzw. bei adäquater Analgesie frühfunktionelle Behandlung (Mobilisation und Übungsbehandlung); **3.** physikalische Therapie: indiziert insbes. bei konservativer, aber auch i. R. postoperativer Behandlung und unterstützend bei chronischen Beschwerden: **a)** Entlastung (Stufenlagerung, Korsettbehandlung); **b)** Wärmetherapie (Fangopackung), Massage (klassisch manuell, Unterwasserdruckstrahl); **c)** Elektrotherapie (Galvanotherapie, Interferenzstrombehandlung, Hochfrequenztherapie bzw. Diathermie, transdermale elektrische Nervenstimulation, Stanger-Bad); **d)** Physiotherapie (Kräftigung der Bauch- und Rückenmuskulatur, Ausgleich muskulärer Ungleichgewichte, Rückenschule).

Therapeutischer Stufenplan: s. Abb. 3.

Hinweis: **1.** bei Bewusstlosigkeit* mit Schädelhirntrauma* immer Röntgen der HWS zum Frakturausschluss; **2.** nur im Ausnahmefall konservative Therapie bei instabiler Wirbelfraktur der BWS oder LWS (Gipsmieder oder Liegeschale obsolet).

Arbeitsunfähigkeit: bei operativer und konservativer Therapie bis zu 3 Monaten; bei neurologischen Ausfällen auch längere bzw. dauerhafte Arbeits- und Erwerbsunfähigkeit möglich; Rehabilitationsmaßnahmen, sozioökonomische Reintegration und evtl. Umschulung notwendig.

Literatur: **1.** Volkmann, R. et al.: Traumatische Schädigung der unteren HWS — ein diagnostisches Problem? Unfallchirurg 99: 466–469 (1996); **2.** Gonen, L. et al.: Fortschritte in der Fixateur interne Stabilisierung von thorakolumbalen Wirbelsäulenverletzungen. Unfallchirurg 98: 79–86 (1995); **3.** Gerner, H. J.: Die Querschnittslähmung. Erstversorgung, Behandlungsstrategie, Rehabilitation. Berlin: Kluger, 1992; **4.** Poscher, E. et al.: Neue Aspekte bei der vorderen Plattenosteosynthese der Halswirbelsäulenverletzungen. Chirurg 63: 875–883 (1992).

Autor: E. E. Scheller.

Wirbelgleiten: s. Spondylolisthesis.

Wullstein-Typen: s. Tympanoplastik.

Wulstnarbe: s. Keloid.

Wunde, traumatische: umschriebene Unterbrechung des Zusammenhangs von Körpergeweben mit oder ohne Substanzverlust; **Ursache:** **1.** mechanische Schädigung (scharfe Schnitt- und Stichverletzung*, stumpfe Riss-, Platz-, Quetsch- und Schürfwunde bzw. Exkoriation* der Haut, kombinierte Kratz- und Bissverletzung* sowie Schusswunde); **2.** thermische Schädigung (bei Verbrennung*, Hypothermie*); **3.** chemische Schädigung (Verätzung* mit Säure, Lauge, Flusssäure); **4.** strahlenbedingte Schädigungen (z. B. Dermatitis* solaris); **Formen:** **1.** einfache Wunde: ohne Mitverletzung tief liegender Gewebestrukturen; **2.** zusammengesetzte Wunde: mit zusätzlicher Verletzung von Muskeln, Sehnen, Knochen, Gefäßen, Nerven oder inneren Organen; **Wundheilung:** primär (Restitutio ad integrum mit minimaler Bindegewebebildung und zarter Narbe) oder sekundär (verzögerte Heilung mit breiter Narbenbildung); wird durch folgende Faktoren negativ beeinflusst: **1.** Arzneimittel: Glukokortikoide, Zytostatika, Immunsuppressiva, Antibiotika; **2.** dispositionelle Faktoren: Diabetes mellitus, Adipositas, Kachexie, hohes Lebensalter, eingeschränkte immunologische Abwehrlage; **3.** bakterielle Kontamination (bes. Bissverletzung); **4.** ungünstige Beschaffenheit der Wunde (zerfetzt, mangelhaft durchblutet, eingedrungene Fremdkörper); **5.** Alter der Wunde; **6.** unsachgemäße, traumatisierende Operationstechnik, mangelhafte Blutstillung, ungünstige Schnittführung, zu lange Operationsdauer; **Komplikationen:** Infektion und Nekrose inf. Minderdurchblutung verletzten Gewebes.

Behandlungsindikation: Verhinderung einer Wundinfektion (Schutzfunktion der Haut beeinträchtigt), Sekundärheilung bzw. kosmetisch und funktionell ungünstige Narbenentwicklung; je früher eine Wunde versorgt wird, desto günstiger sind die Heilungsbedingungen.

Pharmakotherapie: **1.** lokal: Antiseptika, z. B. Polyvidon-Iod (z. B. Betaisodona® oder Octenisept®); **2.** systemisch: Antibiotika (nur gezielt nach Erreger- und Resistenzbestimmung) bzw. Antibiotikaprophylaxe zur Verhinderung einer Wundinfektion bei Eingriffen mit Gefahr der Wundkontamination; **3.** peripher wirksame Analgetika, z. B. Paracetamol (z. B. ben-u-ron®) 500–3000 mg/d p. o., oder Metamizol (z. B. Novalgin®), 3 × 20 Tr./d; **4.** Prophylaxe gegen Tetanus*.

Operative Therapie: Jede größere klaffende, blutende, zusammengesetzte, v. a. verschmutzte bzw. infizierte Wunde bedarf einer chirurgischen Versorgung. **Vorbereitung:** Abklärung von Verletzungsmechanismus, Begleitverletzungen, Alter der Wunde, Durchblutung und Nervenfunktion; Anästhesie entspr. der Schwere der Verletzung sowie Größe und Lokalisation der Wunde; für kleine, wenig tiefreichende Wunden Infiltrationsanästhesie mit Lokalanästhetikum (Lidocain, Carbostesin®); bei größeren Wunden an Extremitäten Leitungsanästhesie (an Fingern und Zehen nach Oberst) oder Plexus-, Spinal- oder Epiduralanästhesie; bei ausgedehnten und schweren Verletzungen Allgemeinnarkose; abhängig von der Schwere der Verletzung: Laboruntersuchungen (Blutbild, Elektrolyte, Gerinnung), EKG, Röntgen-Thorax und andere Röntgenuntersuchungen (Verdacht auf Fraktur), evtl. Bereitstellung von Blutkonserven; **Durchführung:** **1.** Entfernung des Erste-Hilfe-Verbandes erst unmittelbar vor der definitiven Wundversorgung; **2.** Säuberung der Wunde und Wundumgebung mit mildem Antiseptikum (z. B. Octenisept®), Rasur; **3.** Desinfektion der Wundumgebung mit Polyvidon-Iod; **4.** sterile Abdeckung; **5.** Wundexzision nach Friedrich (s. Abb.): sorgfältige Entfernung von Fremdkörpern, Exploration der Wundtaschen, Exzision des Wundrandes bis in die tieferen Schichten, sorgfältige Blutstillung; keine Wundexzision an der Hand und im Gesicht aus anatomischen und kosmetischen Gründen; **6.** evtl. Einlage einer Drainage in tiefe Wundtaschen; **7.** Wundverschluss mit spannungsfreier Primärnaht (ggf. nach Mobilisierung der Wundränder); kleinere Wunden (v. a. bei Kindern) können mit Gewebekleber oder Wundnahtstreifen (z. B. Steristrip®, Leukostrip®) adaptiert werden; bei Kontraindikation gegen Primärnaht (s. Tab.) ist zwischen 4. und 7. Tag eine verzögerte Primär-

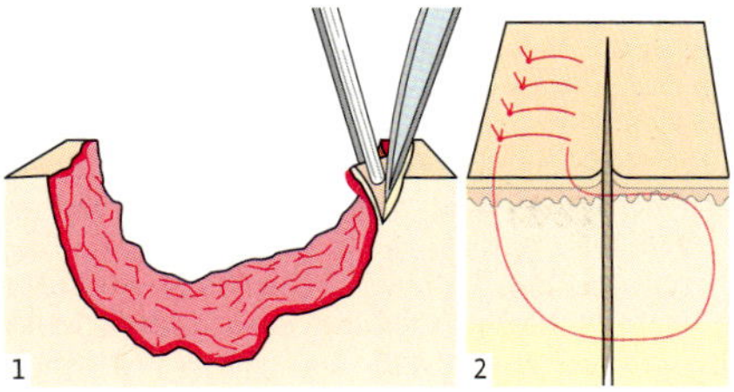

Wunde, traumatische: 1: Wundausschneidung nach Friedrich; 2: Naht der Wunde mit Einzelknopfnähten nach Allgöwer

Wunde, traumatische Kontraindikation für primäre Wundnaht
Wunde ist bereits älter als 6 Stunden (eingedrungene Keime werden pathogen)
nicht alle Fremdkörper konnten entfernt werden
ausgedehnte Trümmerzonen
Biss- oder Schusswunde
Wunde, die mit pathogenen Bakterien infiziert sein kann (bei Pathologen, Chirurgen, Metzgern, Abdeckern)

naht (gelegte Nahtfäden, Knotung nach 3–6 Tagen) oder ab 8. Tag eine Sekundärnaht (Exzision und Naht nach 10–14 Tagen) angezeigt; ggf. plastische Deckung; **8.** steriler Verband; **9.** Ruhigstellung und Hochlagerung bei Extremitätenwunden, pharmakologische Thromboseprophylaxe.

Spezielle Wundversorgung: **1.** zusammengesetzte Wunden: nekrotisches Muskelgewebe entfernen, sonst Gefahr bedrohlicher Infektionen (Gasbrand*, Tetanus*); die Schnittränder der Muskulatur sollen bluten. Sehnen nicht exzidieren, sondern nur anfrischen; primäre Sehnennaht anstreben; Rekonstruktion zentraler Arterien und Venen; Unterbindung kleiner Arterien; interfaszikuläre Nervennaht nur bei glatter Durchtrennung des Nervs und sauberen Wundverhältnissen; Entfernung avitaler Knochenfragmente; Frakturen durch Osteosynthese oder Fixateur externe stabilisieren; nach dem Débridement Spülung der Wunde mit physiologischer Kochsalzlösung; **2.** Operationswunden: Bei primär heilenden Wunden sind keine regelmäßigen Verbandwechsel erforderlich. Entfernung des am Operationsende aufgelegten Verbandes nach 48 Stunden; die fest verschlossene Wunde kann dann ohne Verband bleiben. Hautnähte werden je nach Größe und Lokalisation der Wunde sowie Zustand des Patienten nach 5–14 Tagen entfernt. **3.** infizierte Wunde: Bei Zeichen einer Infektion (Fieber, Leukozytose, Rötung, Druckschmerz, Vorwölbung) müssen die Hautnähte entfernt und die Wunde breit eröffnet werden. Wundabstrich und bakteriologische Untersuchung; regelmäßig Verbandwechsel, da infizierte Wunde meist stark sezerniert; mechanische Reinigung durch Ausduschen und Spülungen mit antiseptischen Lösungen; systemische Antibiotikagabe bei ausgedehnter Phlegmone, ggf. bei unübersichtlichen tieferen und infizierten Wunden; in Einzelfällen nach Abklingen der Infektion und sauberen Wundverhältnissen Verschluss durch Sekundärnaht (Verkürzung der Heilung, besseres kosmetisches Ergebnis); **4.** Brandwunden: s. Verbrennung; **5.** Laugenverätzung: bedeckende Kleidung entfernen, ausgiebige Spülung mit Ringer-Laktatlösung oder physiologischer Kochsalzlösung; bei Verätzung mit Flusssäure stationär intraarterielle Infusion von Calciumglukonat 10 %, 20 ml über 4 Stunden (Perfusor); nach Demarkierung evtl. plastische Deckung.

Hinweis: Die lokale Anwendung von Antibiotika ist auch bei infizierten Wunden aufgrund möglicher Resistenzentwicklung i. d. R. kontraindiziert.

Literatur: **1.** Die chronische Wunde. Der Chirurg 79 (6): 517–559 (2008); **2.** Kujath, P.; Michelsen, A.: Wunden - von der Physiologie zum Verband. Dtsch Ärztebl 105 (13): 239–248 (2008); **3.** Haut- und Weichgewebsinfektionen. In: Kujath, P.; Rodloff, A. C.: Therapie chirurgischer Infektionen. 2. Aufl. Bremen: UNI-MED, 2007; **4.** Becker, H. D.; Coeper, S.: Wunde, Wundheilung und Wundbehandlung. In: Siewert, J. R. (Hrsg.): Chirurgie. Berlin, Heidelberg, New York: Springer, 2001; **5.** Kujath, P.: Wundheilung und Wundverband. In: Haut- und Weichteilinfektionen. Bremen: UNI-MED, 2000; **6.** Bauknecht, K.-J.; Boese-Landgraf, J.: Wunde: Behandlung, Heilungsstörungen, Tetanusprophylaxe. In: Häring, R.; Zilch, H. (Hrsg.): Lehrbuch Chirurgie mit Repetitorium. 4. Aufl. Berlin, New York: de Gruyter, 1997.

Autor: R. Pfitzmann.

Wundheilung: s. Dekubitus; Wunde, traumatische.

Wundrose: s. Erysipel.

Wundstarrkrampf: s. Tetanus.

Wundverschluss: s. Dermatochirurgie.

Wundversorgung: s. Wunde, traumatische.

Wurmfortsatzentzündung: s. Appendizitis.

Wurmmittel: s. Anthelminthika.

Wurzelkanalbehandlung: Methode der Zahnerhaltung, die alle Maßnahmen zur mechanischen Aufbereitung der Wurzelkanäle eines Zahns, Desinfektion mit antibakteriellen Substanzen und bakteriendichte Füllung des Wurzelkanalsystems mit dichtem koronalen Verschluss zur Vermeidung einer Reinfektion umfasst.

Indikation: meist irreversibel geschädigte Pulpa, deren Hauptursachen Karies* oder traumatische Einwirkungen sind.

Durchführung: kombinierte mechanische und chemische Beseitigung der bakteriellen Infektion im Wurzelkanalsystem und wanddichte Füllung mit dem Ziel der langfristigen Zahnerhaltung, die meist nur durch endgültige Versorgung mit einer Teilkrone oder Krone (bes. im Seitenzahnbereich) zu gewährleisten ist; Aufklärungsgespräch und (schriftliche und röntgenologische) Dokumentation; pharmakologische Vorbehandlung mit Antibiotika bei Patienten mit Diabetes mellitus, Herz- und Nierenerkrankungen, Erkrankungen des rheumatischen Formenkreises und des blutbildenden Systems.

Komplikationen: Beschwerden am betroffenen Zahn, Fraktur des Zahns oder Bruch der Instrumente, Verletzung der Wurzelkanäle, Unter- oder Überfüllung des Wurzelkanals; selten: Verletzung der Kieferhöhle im Oberkiefer- oder Nervenverletzung im Unterkieferbereich; bei Persistenz einer Infektion Entwicklung eines periapikalen Abszesses möglich (im Röntgenbild: persistierende oder sich vergrößernde Aufhellung).

Prognose: Die von der effektiven Beseitigung der mikrobiellen Infektion abhängige Erfolgsquote beträgt je nach Anzahl und Form der Wurzelkanäle und Schweregrad 55–96 %. Sekundäre Misserfolge sind Kariesrezidiv, koronales Leakage, Wurzelfraktur und/oder -perforation, periapikale Entzündungen.

Literatur: **1.** Hellwig, E.; Klimek, J.; Attin, T.: Einführung in die Zahnerhaltung. 5. Aufl. Köln: Deutscher Zahnärzte Verlag, 2009; **2.** Hülsmann, M.: Endodontie. Stuttgart, New York: Thieme, 2008; **3.** Guldener, P.; Langeland, K.: Endodontologie. 3. Aufl. Stuttgart, New York: Thieme, 1993.

Autoren: H. Steffen, G. Meyer.

Wurzelkaries: s. Karies.

Wurzelsyndrom, unteres lumbales: s. Ischiassyndrom.

W

XY

X-Beine: s. Achsenfehler der Extremitäten.
Xerostomie: s. Sjögren-Syndrom.

Yersiniose, enterale: s. Enteritis, infektiöse.

Z

Zählzwang: s. Zwangsstörungen.

Zähneknirschen: s. Dysfunktion, kraniomandibuläre; Parasomnie.

Zahnbettentzündung: s. Parodontitis marginalis.

Zahndurchbruch, erschwerter: s. Zahnungsstörungen.

Zahnerhaltung: s. Wurzelkanalbehandlung.

Zahnfäule: s. Karies.

Zahnfleischentzündung: s. Parodontitis marginalis.

Zahnfüllung: s. Füllungstherapie, zahnärztliche.

Zahnungsstörungen: Bez. für den verzögerten (Dentitio tarda) bzw. erschwerten Zahndurchbruch (Dentitio difficilis); häufig ohne Krankheitswert; verzögerte Zahnentwicklung selten auch bei Hypothyreose*, Rachitis*, Down*-Syndrom, Osteogenesis imperfecta oder bestimmten Ernährungs- und Entwicklungsstörungen; beschleunigter Zahndurchbruch bei Hyperthyreose* und Pubertas praecox. Der Durchbruch der Milchzähne (Beginn im 5.–8. Lebensmonat; i. d. R. nach dem 2. Lebensjahr abgeschlossen) geht im Säuglingsalter oft mit vorübergehenden Störungen des Allgemeinbefindens einher.

Prophylaxe: adäquate Ernährung mit ausreichender Zufuhr von Calcium, Phosphat, Fluorid und Vitaminen (insbes. Vitamin C und D).

Hinweis: **1.** Zur fehlenden Ausbildung von Zähnen kommt es bei Skelettdysplasien wie Pseudohypoparathyroidismus und bei ektodermaler Dysplasie. **2.** Bei der Geburt vorhandene Zähne sind häufig assoziiert mit Kieferspalten, Robin- und Hallermann-Streiff-Syndrom.

Literatur: **1.** Koletzko, B. (Hrsg.): Kinder- und Jugendmedizin. 13. Aufl. Heidelberg: Springer Medizin Verlag, 2007; **2.** Speer, C. P.; Gahr, M.: Pädiatrie. 2. Aufl. Berlin, Heidelberg, New York: Springer, 2005.

Autorin: M. Uhlemann.

Zanca-Syndrom: s. Polypen, kolorektale.

Zeckenstich: s. Lyme-Borreliose.

Zehenfraktur: Bruch der Groß- bzw. Kleinzehenknochen durch direkte Gewalt oder Stoßeinwirkung (Anpralltrauma).

Behandlungsindikation: wegen der Symptomatik (Schwellung, Hämatom, Druckschmerz, Funktionseinschränkung) immer möglichst frühzeitige, i. d. R. konservative Behandlung.

Pharmakotherapie: **1.** Salbenbehandlung (z. B. Voltaren®, Mobilat®, Heparin®); **2.** Analgetika und nichtsteroidale Antiphlogistika als abschwellend wirkende Maßnahmen, z. B. Diclofenac (z. B. Voltaren®), 3×50 mg/d p. o.; **3.** pharmakologische Thromboseprophylaxe bei Unterschenkelgips.

Konservative Behandlung: **1.** bei nicht dislozierter Großzehenfraktur Unterschenkelgehgips für 4–6 Wochen; **2.** bei Schaftfraktur der Zehen II–V dachziegelartiger Heftpflasterverband bzw. Dachziegelverband mit alternierend von plantar und dorsal geführter Fixation (s. Abb.).

Operative Therapie: bei dislozierter Großzehenfraktur sowie bei artikulären Frakturen (metatarsophalangeal und proximales Interphalangealgelenk der Zehen II–V); **Verfahren:** **1.** bei Großzehenfraktur Osteosynthese oder evtl. perkutane Kirschner-Drahtspickung; postoperative Ruhigstellung im Gipsverband; **2.** bei artikulären Frakturen der Zehen II–V Gelenkresektion in Form einer Debasierung oder Dekapitierung der Grundphalanx wie bei Hammerzehenoperation (s. Hallux valgus).

Eigenbehandlung: Kühlung (Umschläge), Hochlagerung und Schonung des Fußes.

Arbeitsunfähigkeit: bei Großzehenfraktur bis zu 6 Wochen, bei Kleinzehenfraktur in Abhängigkeit von Beschwerdesymptomatik und Beruf 2–4 Wochen.

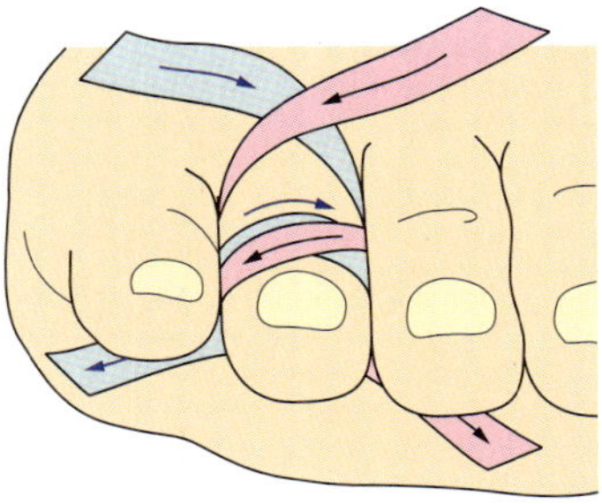

Zehenfraktur: Heftpflasterverband bei Schaftfraktur

Literatur: Rüter, A.; Trentz, O.; Wagner, M. (Hrsg.): Unfallchirurgie. 3. Aufl. München: Urban & Fischer, 2008.

Autor: E. E. Scheller.

Zellapherese: s. Apherese; Zytapherese.

Zellgift: s. Alkylanzien; Zytostatika.

Zenker-Divertikel: s. Ösophagusdivertikel.

Zerrung: s. Distorsion.

Zeruminalpfropf: s. Cerumen obturans.

Zervikalstenose: s. Spinalkanalstenose.

Zervikobrachialsyndrom: syn. Schulter-Arm-Syndrom, pseudoradikuläres Zervikalsyndrom, radikuläres Zervikalsyndrom, Zervikobrachialgie; heterogene Gruppe von Erkrankungen mit den klinischen Leitsymptomen Schmerz und Funktionseinschränkung im Bereich des Kopfes, Halses, Schultergürtels und der oberen Extremitäten; **Ätiologie: 1.** Veränderungen der Halswirbelsäule, z. B. Bandscheibenvorfall*, Osteochondrose, Spondylose, Spondylitis, zervikale Myelopathie; **2.** intrakranielle und intraspinale Erkrankungen, z. B. Meningitis*, Hirntumor*, intrazerebrale Blutung*, Syringomyelie, Neurosyphilis, Multiple* Sklerose, amyotrophische Lateralsklerose*; **3.** Gefäßerkrankungen; **4.** Schulter- und Ellenbogenaffektionen, z. B. Periarthropathia* humeroscapularis; **5.** innere Erkrankungen, z. B. Angina* pectoris, Perikarditis*, Pleuritis, Lungenembolie*, Erkrankungen des Magen-Darm-Trakts; **6.** Nervenkompressionssyndrome* u. a. Engpasssyndrome und Schiefhals.

Behandlungsindikation: Behandlung entsprechend der Genese; bei degenerativen Veränderungen frühzeitige symptomatische Therapie zur Schmerzreduktion, Muskelentspannung und Entzündungshemmung.

Pharmakotherapie: 1. antipyretische Analgetika; z. B. Acetylsalicylsäure* (z. B. Aspirin®), 4 × 500 mg/d p. o.; **2.** nichtsteroidale Antiphlogistika*; z. B. Ibuprofen (z. B. Ibuphlogont®), 3 × 400–600 mg/d p. o. oder Diclofenac (z. B. Voltaren®), 3 × 25–50 mg/d; **3.** Muskelrelaxanzien*; z. B. Tetrazepam (z. B. Musaril®), 1–4 × 50 mg/d p. o. oder Methocarbamol (Ortoton®), 3 × 1500 mg/d; **4.** Opioide*; z. B. Kombinationspräparate mit Tilidin und Naloxon (z. B. Valoron® N Lösung oder Kapseln), bis zu 4 × 20–40 Tr./d bzw. 4 × 1–2 Kps./d; Buprenorphin (z. B. Temgesic® forte sublingual), 4 × 0,4 mg/d; **5.** Lokalanästhetika*; z. B. Bupivacain (z. B. Carbostesin®) zur lokalen Infiltration oder Injektion; **6.** Psychopharmaka können bei Chronifizierung bzw. kausal nicht beeinflussbaren Schmerzen (z. B. durch Tumoren) unterstützend wirken: **a)** Tranquilizer*, z. B. Diazepam (z. B. Valium®), 5–10 mg p. o.; **b)** Neuroleptika*, z. B. Levomepromazin (z. B. Neurocil®) oder Thioridazin (Thioridazin-neuraxapharm®); **c)** tricyclische Antidepressiva*, z. B. Imipramin (z. B. Tofranil®) oder Amitriptylin (z. B. Saroten®).

Operative Therapie: 1. bei Bandscheibenvorfall mit fortbestehenden oder progredienten radikulären Symptomen, degenerativer Veränderung bei pseudoradikulären Symptomen, Instabilität (z. B. durch Fraktur oder Tumor), Entzündung, Spondylitis ankylosans sowie nach erfolgloser konservativer Therapie; Verfahren: s. Bandscheibenvorfall; **2.** bei Nervenkompressionssyndromen je nach Ursache, z. B. Tenotomien (Musculi scaleni, Musculus pectoralis minor) oder Resektion der Halsrippe.

Psychotherapie: Um die Schmerz- und ggf. Konfliktbewältigung zu erleichtern und die Chronifizierung zu vermeiden, ist bei begleitender Depression eine stützende (selten eine aufdeckende) Psychotherapie angezeigt.

Naturheilkundliche Verfahren: 1. Wärmebehandlung mit Heublumensack, Moor- oder Fangopackung, temperaturansteigendem Nackenguss; **2.** Phytotherapie: Einreibungen mit Kampfer-, Fichtennadel- und Eukalyptuszubereitungen; Vollbäder mit Kräuterextrakt oder Moorschwebstoff; zur inneren Anwendung z. B. Phytodolor® Tinktur, 3–4 × 20–30 Tr./d; außerdem Sol- und Schwefelbäder, Chirotherapie zur Lösung der Blockade, klassische Massage und Reflexzonenmassage.

Sonstige Maßnahmen: 1. Injektion von Lokalanästhetika in Trigger-Punkte; **2.** Elektrotherapie* zur Analgesie (Interferenzstrom, diadynamischer Strom, Iontophorese) oder bei Lähmungen (Reizstrom).

Eigenbehandlung: in der initialen Phase Schonung, dann je nach Erkrankungsaktivität Wärme- oder Kältebehandlung; ambulante Anwendung des TENS-Gerätes (Abk. für transkutane elektrische Nervenstimulation); naturheilkundliche Verfahren (s. o.).

Arbeitsunfähigkeit: je nach Schmerzausprägung 1–4 Wochen, bei therapieresistenten zervikalen Radikulärsyndromen länger.

Hinweis: 1. Eine lange symptomatische Therapie ohne ätiologische Abklärung kann nicht nur Symptome verschleiern, sondern auch zur Chronifizierung beitragen. **2.** Die röntgenologische Untersuchung der Halswirbelsäule umfasst Aufnahmen in 2 Ebenen, ggf. Schrägaufnahmen (Beurteilung der Neuroforamina), Dens- und Funktionsaufnahmen. **3.** Elektrophysiologische Untersuchungen sind frühestens nach 2 Wochen zur Objektivierung einer Denervierung bzw. Differenzierung einer radikulären bzw. peripheren Nervenläsion sinnvoll.

Literatur: Strempel, A.: Die Wirbelsäule. Stuttgart, New York: Thieme, 2001.

Autoren: M. Schult, S. V. Schneider, D. Leutloff.

Zervixkarzinom: syn. Kollumkarzinom, Gebärmutterhalskrebs; vom Platten- bzw. Drüsenepithel des Gebärmutterhalses ausgehendes verhornendes und nichtverhornendes Plattenepithelkarzinom bzw. Adenokarzinom; **Einteilung:** TNM-Klassifikation und Stadieneinteilung nach FIGO: s. Tab. 1; histologische Differenzierungsgrade: G1 (hochdifferenziert), G2 (mäßig differenziert), G3 (undifferenziert).

Zervixkarzinom Tab. 1
TNM-Klassifikation und FIGO-Stadien (Kurzfassung)

TNM	FIGO	Tumorwachstum
Tis	0	Carcinoma in situ
T1	I	begrenzt auf Uterus
T1 a	I A	Diagnose nur durch Mikroskopie
T1 a1	I A1	Tiefe ≤3 mm, horizontale Ausbreitung ≤7 mm
T1 a2	I A2	Tiefe >3 mm, ≤5 mm, horizontale Ausbreitung ≤7 mm
T1 b	I B	auf Zervix beschränkt, größer als I A
T1 b1	I B1	Läsionen ≤4 cm
T1 b2	I B2	Läsionen >4 cm
T2	II	Ausdehnung jenseits des Uterus, aber nicht zur Beckenwand und nicht zur Vagina (unteres Drittel)
T2 a	II A	Parametrium frei, obere zwei Drittel der Vagina befallen
T2 b	II B	Parametrium befallen
T3	III	Ausdehnung bis zum unteren Drittel der Vagina und/oder zur Beckenwand, Hydronephrose
T3 a	III A	Vagina (unteres Drittel)
T3 b	III B	Beckenwand, Hydronephrose
T4	IV A	Schleimhaut von Harnblase, Rektum
M1	IV B	Fernmetastasen oder jenseits des kleinen Beckens

Behandlungsindikation: Jedes diagnostizierte Zervixkarzinom muss therapiert werden.

Pharmakotherapie: Palliative Chemotherapie kann bei Metastasen und inoperablen Rezidiven durchgeführt werden. Monochemotherapie: Cisplatin (z. B. Platinex®-Lösung) 50–100 mg/m² KO i. v. alle 3 Wochen oder Ifosfamid (z. B. Holoxan®), 2 g/m² KO i. v. an den Tagen 1–3 alle 3 Wochen; Polychemotherapie: Topotecan (z. B. HYCAMTIN®) 0,75 mg/m² KO p. o. an den Tagen 1–3 plus Cisplatin 50 mg/m² KO i. v. Tag 1 alle 3 Wochen, oder Ifosfamid, 1,6–2 g/m² KO i. v. an den Tagen 1–3, plus Carboplatin (z. B. CARBOPLAT®), Dosierung nach AUC 4 oder 5 i. v. an Tag 1, alle 3–4 Wochen; bei Ifosfamidgabe ist die Uroprotektion mit Mesna (z. B. Uromitexan®) erforderlich oder Gemcitabin (z. B. GEMZAR®) 1250 mg/m² KO i. v. Tag 1 und 8 plus Cisplatin 50 mg/m² KO i. v. Tag 1 alle 3 Wochen.

Operative Therapie: Operationsindikation und -technik entsprechend FIGO-Stadien: **1.** I A1: Konisation*, wenn ein G1/2-Karzinom damit sicher im Gesunden entfernt wird; bei zusätzlicher Indikation vaginale oder abdominale Hysterektomie*; bei Lymphbahneinbruch Vorgehen wie I A2; **2.** I A2: Hysterektomie mit pelviner Lymphonodektomie, wenn Tumor durch Konisation im Gesunden entfernt wurde, sonst wie I B und II A; **3.** I B, II A, beginnendes II B: erweiterte abdominale Hysterektomie mit kompletter pelviner Lymphonodektomie bis zur Aortenbifurkation (paraaortale Lymphonodektomie empfohlen, wenn pelvine Lymphknoten positiv) und Scheidenmanschette in Abhängigkeit vom Scheidenbefall für sichere Resektion im Gesunden (ggf. partielle Neovagina); **4.** III A: im Einzelfall erweiterte abdominale Hysterektomie mit Lymphonodektomie und partieller Kolpektomie; **5.** IV A: im Ausnahmefall vordere, hintere oder totale Exenteration; **6.** IV B: operatives Vorgehen nur noch im Einzelfall (palliative Hysterektomie und Radiochemotherapie bzw. Radiotherapie der Metastasen); bei Rezidiven evtl. Reoperation in Kombination mit Chemotherapie, bei Beckenwandrezidiven evtl. Reoperation und Afterloading-Bestrahlung über Sonden; cave: In der Prämenopause kann die Adnexe belassen werden. **Alternativen: 1.** Die Hysterektomie bzw. erweiterte Hysterektomie kann auch als vaginale bzw. erweiterte vaginale Hysterektomie in Kombination mit einer endoskopischen Lymphonodektomie durchgeführt werden. **2.** Bei dringendem Kinderwunsch ist im Stadium I A1 mit Lymphbahneinbruch auch eine Konisation und im Stadium I A2 und I B (Tumor maximal 2 cm) eine Trachelektomie jeweils mit einer Lymphonodektomie möglich. **Prognose:** Fünf-Jahres-Überlebensraten: s. Tab. 2; neuroendokrin differenzierte Karzinome haben eine schlechtere Prognose. **Komplikationen:** Blasen-, Ureter- und Darmverletzung, Fistelbildung in die Scheide, Blasenentleerungsstörung, Harnweginfektion, Lymphzysten nach Lymphonodektomie (Peritoneum prophylaktisch offen lassen); **Nachbehandlung:** Frühmobilisierung, Atemgymnastik, Thromboseprophylaxe, bei Neovagina tägliche Salbentamponade mit Chlorophyll (Medophyll®-Salbe), Anschlussheilbehandlung, Hormonersatztherapie (Östrogenmonotherapie); Karzinomnachsorge in den ersten 3 Jahren alle 3 Monate, im 4. und 5. Jahr alle 6 Monate, dann jährlich.

Strahlentherapie: 1. primäre Strahlentherapie: **a)** in Stadium I A, I B und II A nur bei allgemeiner Inoperabilität; **b)** Standard in Stadium II B bulky, III und IV als simultane Radiochemotherapie mit perkutaner Hochvolttherapie (50,4 Gy/IRCU-50-Referenzpunkt, 5-mal 1,8 Gy/Woche mit 3-D-Mehrfeldertechnik plus 9 Gy je befallenes Para-

Z

Zervixkarzinom Tab. 2
Fünf-Jahres-Gesamtüberleben bei Plattenepithelkarzinom

FIGO-Stadium	Überlebensrate (%)
I A1	98
I A2	95
I B1	91
I B2	80
II A	75
II B	67
III A	41
III B	44
IV A	22
IV B	9

metrium) und intrakavitärer Kontaktstrahlentherapie (Afterloading-Verfahren mit HDR-Iridium mit 4–6-mal 5 Gy) plus 5 Zyklen Cisplatin, 40 mg/m² KO i. v. 1-mal wöchentlich an Tag 1; **c)** in Stadium IV A evtl. nur palliative perkutane Beckenausstrahlung mit 50–60 Gy, in Stadium IV B zusätzlich Chemotherapie bzw. Bestrahlung der Fernmetastasen; **2.** bei Risikofaktoren wie positiven Lymphknoten, R_1-Resektion, Tumor >4 cm³, weniger als 15 entfernte Lymphknoten, Einbruch in Blut- und Lymphgefäße, Parametrienbefall, Alter <35 Jahre postoperative perkutane Bestrahlung (50–60 Gy) mit wöchentlicher Cisplatingabe erwägen; cave: Blase und Darm nicht mit >60 Gy belasten; **Komplikationen:** Serometra, Pyometra (nach primärer Strahlentherapie), Enteritis, Proktitis und Zystitis*; auch erst nach Jahren Beckenfibrose, Ureterstenosierung, Lymphabflussstörung und Fistelbildung möglich.

Sonstige Maßnahmen: **1.** nach Lymphonodektomie entstauende Lymphmassagen; **2.** bei Strahlenreaktion der Scheide östrogenhaltige Creme (z. B. Ovestin® 1 mg Creme) im Wechsel mit dexpanthenolhaltiger Salbe (z. B. Panthenol-Creme LAW®); **3.** supportiv bei Chemotherapie: Antiemetika*, z. B. Ondansetron (Zofran®), und Wachstumsfaktoren, z. B. Filgrastim (Neupogen®) oder Lenograstim (Granocyte®).

Therapeutischer Stufenplan: s. Tab. 3.

Eigenbehandlung: bei perkutaner Bestrahlung ballaststoffreiche und blähende Speisen meiden.

Arbeitsunfähigkeit: 6–10 Wochen postoperativ; nach externer Bestrahlung bzw. Chemotherapie 8–12 Wochen; bei fortgeschrittenem Zervixkarzinom Ausnutzung der zulässigen Krankschreibungsdauer, evtl. Rentenverfahren einleiten.

Hinweis: **1.** Kohabitation ist ca. 6 Wochen nach Operation bzw. 4 Wochen nach Strahlentherapie möglich. **2.** Mistel- und Hormontherapien sind nicht adäquat. **3.** Eine paraaortale Bestrahlung ist

Zervixkarzinom Tab. 3
Therapeutischer Stufenplan

FIGO	Therapie
I A1	Konisation **oder** Hysterektomie bei Lymphbahneinbruch: wie I A2 bei allgemeiner Inoperabilität: Afterloading-Kontaktstrahlentherapie
I A2	Hysterektomie + pelvine Lymphonodektomie **oder** erweiterte (abdominale) Hysterektomie + pelvine (paraaortale) Lymphonodektomie bei Kinderwunsch: Trachelektomie mit Lymphonodektomie bei allgemeiner Inoperabilität: Afterloading-Kontaktstrahlentherapie + perkutane Hochvolttherapie
I B/II A/B	erweiterte abdominale Hysterektomie + pelvine (paraaortale) Lymphonodektomie + Scheidenmanschette I B1 <2 cm, bei Kinderwunsch: Trachelektomie mit Lymphonodektomie bei allgemeiner Inoperabilität: Afterloading-Kontaktstrahlentherapie + perkutane Hochvolttherapie + Cisplatin
III A	Afterloading-Kontaktstrahlentherapie + perkutane Hochvolttherapie + Cisplatin **oder** erweiterte abdominale Hysterektomie + pelvine (paraaortale) Lymphonodektomie + (partielle) Kolpektomie
II B bulky, III B	Afterloading-Kontaktstrahlentherapie + perkutane Hochvolttherapie + Cisplatin **oder** neoadjuvante Radiochemotherapie + nachfolgende (erweiterte) abdominale Hysterektomie + pelvine (paraaortale) Lymphonodektomie

Zervixkarzinom Tab. 3
Therapeutischer Stufenplan

FIGO	Therapie
IV A	perkutane Hochvolttherapie + Cisplatin **oder** vordere bzw. hintere Exenteration **oder** totale Exenteration
IV B	Afterloading-Kontaktstrahlentherapie + perkutane Hochvolttherapie (auch der Fernmetastasen) + Cisplatin **oder** palliative abdominale Hysterektomie + Chemotherapie und/oder perkutane Hochvolttherapie der Fernmetastasen

wegen hoher Komplikationsrate und fraglicher Effektivität umstritten.

Neuentwicklung: In inoperablen Stadien II B bzw. III B hat sich eine kurative Radiochemotherapie (Ifosfamid, 1,2 g/m² KO/d i. v. an den Tagen 1–3, plus Carboplatin, Dosierung nach AUC 4 i. v. an Tag 1 alle 3 Wochen, plus simultane perkutane Bestrahlung mit 50,4 Gy) mit nachfolgender Operationsoption als hoch effektiv erwiesen.

Selbsthilfe: **1.** Frauenselbsthilfe nach Krebs e. V., Thomas-Mann-Str. 40, 53111 Bonn, Tel. 0228 33889400, Fax 0228 33889401; E-Mail: kontakt@frauenselbsthilfe.de, Homepage: http://www.frauenselbsthilfe.de; **2.** Deutsche Krebshilfe e. V., Buschstr. 32, 53113 Bonn, Tel. 0228 729900, Fax 0228 7299011; E-Mail: deutsche@krebshilfe.de, Homepage: http://www.krebshilfe.de; **3.** Krebsinformationsdienst (KID), Im Neuenheimer Feld 280, 69120 Heidelberg, Tel. 0800 4203040; E-Mail: krebsinformationsdienst@dkfz.de, Homepage: http://www.krebsinformation.de; **4.** Der Dachverband der Frauengesundheitszentren in Deutschland e. V, Goetheallee 9, 37073 Göttingen, Tel. und Fax 0551 487025; E-Mail: dv-frauengesundheitszentren@gmx.de, Homepage: http://www.fen-net.de/fgz/eingang.htm.

Literatur: **1.** AGO Leitlinien: Interdisziplinäre S2k-Leitlinie für die Diagnostik und Therapie des Zervixkarzinoms. 1. Aktualisierung, München: Zuckschwerdt, 2008, http://www.krebsgesellschaft.de/download/ll_zervix.pdf; **2.** Randall, M. E. et al.: Uterine cervix. In: Hoskins, W. J. et al. (eds): Principles and practice of gynecologic oncology. 4th ed. Philadelphia: Lippincott Williams & Wilkins, 2005.

Autor: G. Köhler.

Zervixpolyp: umschriebene benigne Hyperplasie der Schleimhaut des Gebärmutterhalses (s. Abb.).

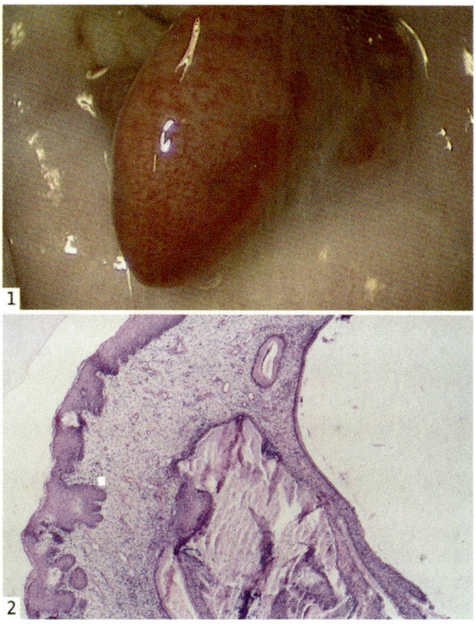

Zervixpolyp: 1: Polyp am äußeren Muttermund; 2: Histologie [5]

Behandlungsindikation: Jeder Zervixpolyp sollte entfernt werden, insbes. bei Symptomatik mit Hypersekretion, Ausfluss und Blutungen.

Operative Therapie: **1.** Nach Spiegeleinstellung und Kolposkopie wird der Polyp mit der Kornzange gefasst und abgedreht oder mit der Zervixkürette abgetragen. **2.** zusätzlich ggf. diagnostische Hysteroskopie mit fraktionierter Abrasio je nach sonographischem Befund, Alter und Hormoneinnahme der Patientin (bei postmenopausalen Frauen häufig Koinzidenz von Zervix- und Korpuspolyp); **3.** Evtl. ist eine operative Hysteroskopie zur Polypresektion bei fibrosiertem Korpuspolyp indiziert.

Sonstige Maßnahmen: Bei kleinen Zervixpolypen kann eine Verätzung mit Policresulen (Albothyl®) versucht werden.

Arbeitsunfähigkeit: evtl. 3–5 Tage nach einer fraktionierten Kürettage.

Literatur: **1.** Bucella, D.; Frédéric, B.; Noel, J. C.: Giant cervical polyp: a case report and review of a rare entity. Arch Gynecol Obstet 278: 295–298 (2008); **2.** Berzolla, C. E. et al.: Dysplasia and malignancy in endocervical polyps. Womens Health (Larchmt) 16: 1317–1321 (2007); **3.** Stamatellos, I.; Stamatopoulos, P.; Bontis, J.: The role of hysteroscopy in the current management of the cervical polyps. Arch Gynecol Obstet 276: 299–303 (2007).

Autor: Th. Römer.

Zestodeninfektion: Bandwurminfektion; Besiedlung des Magen-Darm-Traktes mit meist einem adulten Bandwurm oder von Leber (s. Leberzysten), Muskeln, Lungen (s. Lungenparasitosen), Gehirn und Augen mit Larven.

Behandlungsindikation: **1.** Ei- oder Wurmnachweis bei asymptomatischen Formen; **2.** bei abdominalen Schmerzen, Gewichtsverlust, perianalem Pruritus, Vitamin-B_{12}-Mangel (s. Anämie, hyperchrome makrozytäre), Neurozystizerkose (Krampfanfälle, Hydrocephalus internus, intraspinales Kompressionssyndrom), okularer Zystizerkose und bei Echinokokkose*.

Pharmakotherapie: s. Anthelminthika; **1.** Taeniasis und Diphyllobotriose: **a)** Praziquantel (z. B. Cesol®), 10 mg/kg KG p. o. als Einmaldosis; bei Taenia solium 5 mg/kg KG p. o.; **b)** alternativ Niclosamid (Yomesan®), 2 g p. o. als Einmaldosis (nur gegen adulte Stadien hilfreich); **2.** Hymenolepiasis: **a)** Praziquantel, 25 mg/kg KG p. o. als Einmaldosis; **b)** alternativ Niclosamid, initial 2 g p. o., anschl. 1 g/d p. o. für weitere 6 Tage; **3.** Neurozystizerkose: **a)** Albendazol (Eskazole®), 15 mg/kg KG/d p. o. für 8 Tage; **b)** alternativ Praziquantel, 50 mg/kg KG/d p. o. in 3 Dosen für 14 Tage; **c)** evtl. zur Behandlung des Hirnbefundes Glukokortikoide* (z. B. Dexamethason) 2–3 Tage vorher und parallel sowie Antiepileptika*; **4.** bei Echinokokkose* primär Operation; prä- und postoperativ sowie bei Inoperabilität: **a)** Albendazol, 10–15 mg/kg KG/d p. o. über 30 Tage, bis zu 4 Zyklen mit jeweils 15-tägiger Pause; **b)** bei Befall mit Echinococcus multilocularis parasitostatisch als Dauertherapie; **5.** bei hyperchromer makrozytärer Anämie (z. B. bei Diphyllobotriose) Vitamin-B_{12}-Substitution; **6.** bei perianalem Juckreiz vorübergehend Externa (s. Pruritus).

Operative Therapie: **1.** zystische Echinokokkose: **a)** Zystendesinfektion; **b)** PAIR-Methode (Punktion, Aspiration, Instillation und Re-Aspiration): Aspiration mit parasitologischer Diagnostik, Instillation von 95 %igem Alkohol oder 20 %iger NaCl-Lösung über 15–20 Minuten (cave: Fistel zu den Gallenwegen); **2.** bei alveolärer Echinokokkose evtl. Hemihepatektomie, palliative Galleableitung, Lungenteilresektion, Lebertransplantation*; **3.** neurochirurgische Maßnahmen bei Neurozystizerkose; **4.** operative Entfernung okularer Zysten.

Prophylaxe: **1.** Fleischbeschau; **2.** Gesundheitserziehung: **a)** kein Verzehr von rohem oder ungenügend erhitztem Rind- und Schweinefleisch sowie Fisch; **b)** strenge Hygiene beim Umgang mit potentiell infizierten Endwirten (Hund, Katze); **c)** Vorsicht bei Kontakt mit Füchsen oder Nahrungsmitteln, die mit Kot dieser Tiere in Kontakt kommen können (Waldbeeren, Pilze).

Literatur: **1.** García, H. H. et al.: Taenia solium cysticercosis. Lancet 361: 547–556 (2003); **2.** McManus, D. P.; Zhang, W.; Li, J.; Bartley, P. B.: Echinococcosis. Lancet 362: 1295–1304 (2003).

Autoren: Th. Weinke, W. Güthoff, I. Liebold.

Ziegenpeter: s. Mumps.

Zinkintoxikation: s. Schwermetallintoxikation.

Zirkumzision: s. Phimose.

Zirrhose, primär biliäre: s. Hepatitis, chronische.

Zittern, unwillkürliches: s. Tremor.

Zöliakie: gluteninduzierte Enteropathie; Malabsorption inf. subtotaler oder totaler Atrophie der Dünndarmschleimhaut bei zugrunde liegender Unverträglichkeit von Klebereiweißen (Gluten) einheimischer Getreidesorten; s. Sprue, einheimische; **Klinik:** Beginn nach Einführung von glutenhaltigen Getreidebreien, Durchfall, Erbrechen, Gedeihstörung, Gewichtsabnahme, Anämie, sog. großer Bauch, Bauchschmerzen, Misslaunigkeit, Appetitlosigkeit, muskuläre Hypotonie, psychomotorische Retardierung; **Diagnose:** Die Sicherung der Diagnose erfolgt anhand folgender Kriterien: Dystrophie und Entwicklungsretardierung nach Glutenzufuhr, pathologischer Antikörpernachweis gegen Gliadin, Retikulin, Endomysium bzw. Gewebetransglutaminase, Nachweis einer Zottenatrophie durch Dünndarmschleimhautbiopsie.

Behandlungsindikation: nach Diagnosesicherung gegeben.

Pharmakotherapie: keine; Ausnahme ist die schwere floride Erkrankung (sehr selten) mit Substitutionstherapie (Vitamine, Spurenelemente) und ggf. parenteraler Ernährung* und Infusionstherapie.

Sonstige Maßnahmen: **1.** Ernährungsberatung durch qualifizierte Ernährungsberater; Information über erlaubte bzw. zu vermeidende Lebensmittel (Auswahl s. Tab.); **2.** Kontrolle der Diäteinhaltung durch Antikörperbestimmungen möglich, wichtig bes. bei Jugendlichen, deren Compliance sich aufgrund fehlenden Krankheitsgefühls im Verlauf reduzieren kann.

Therapeutischer Stufenplan: s. Abb.

Eigenbehandlung: Information über glutenfreie (bzw. extrem glutenarme) Nahrungsmittel und entsprechende Ernährung; Teilnahme an Koch-

Zöliakie
Nahrungsmittelauswahl

erlaubt
glutenfreie Säuglingsmilchnahrungen und Beikost
Produkte aus Mais, Reis, Hirse
alle Gemüse- und Obstsorten
Milch und alle Milchprodukte ohne Glutenzusatz
alle Speisefette und -öle
Eier, Fisch, Fleisch, glutenfreie Wurstsorten
Zucker, Honig
glutenfreie Fertignahrungen und Zutaten
verboten
Brot und Backwaren aus einheimischem Getreide, Teigwaren aller Art
glutenhaltige Fertiggerichte (Suppen, Soßen, Süßigkeiten, Konserven u. a.)
Malz, Malzgetränke

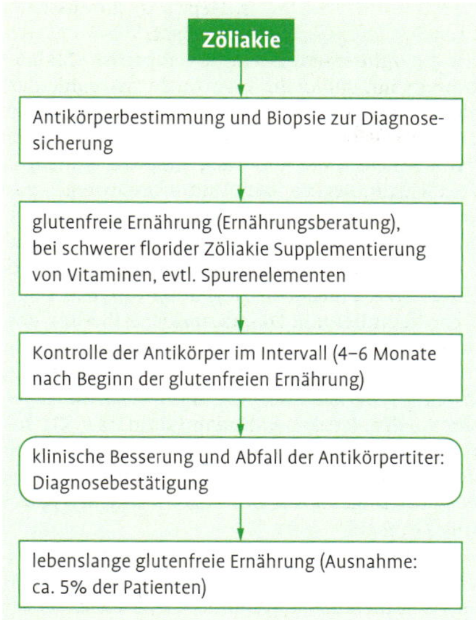

Zöliakie: therapeutischer Stufenplan

kursen zur Herstellung schmackhafter, kindgerechter, glutenfreier Mahlzeiten.

Hinweis: **1.** Oft wird die Notwendigkeit einer lebenslang glutenfreien Ernährung durch Patienten, Eltern, aber auch durch behandelnde Ärzte verkannt. **2.** Passagere Normalkost führt nicht notwendig zu sofortiger Symptomausprägung. Dadurch geht das Krankheitsbewusstsein verloren; weitere glutenhaltige Ernährung resultiert in chronischem Kranksein und hohem Dünndarmkarzinomrisiko. **3.** Auch bei Deklarationen wie „glutenfreies Lebensmittel" oder „glutenfreies Gericht" ist Vorsicht geboten (bes. auch in Gaststätten).

Selbsthilfe: Deutsche Zöliakie-Gesellschaft e. V., Filderhauptstr. 61, 70599 Stuttgart, Tel. 0711 4599810, Fax 0711 45998150; E-Mail: info@dzg-online.de, Homepage: http://www.dzg-online.de.

Literatur: **1.** Müller, M.; Radke, M. (Hrsg.): Kinderheilkunde multimedial. CD-ROM. 4. Aufl. Stuttgart: Schattauer, 2003; **2.** Moll-Kotowski, M.; Stern, M.: Diätverhalten und Befunde bei in den Jahren 1964–1986 diagnostizierten Patienten mit Zöliakie. Monatsschr Kinderheilk 143: 142–148 (1995).

Autoren: M. Uhlemann, M. Radke.

Zoster: sog. Gürtelrose, früher Herpes zoster; neurotrope Viruskrankheit durch Reaktivierung des Varicella-Zoster-Virus bei Resistenzminderung des Organismus; **Symptome:** meist auf bestimmte Dermatome beschränkte schmerzhafte, gruppiert stehende Bläschen auf erythematösem Grund; s. Varizellen.

Behandlungsindikation: bei unkompliziertem Verlauf Spontanheilung innerhalb 2 Wochen auch ohne Behandlung; bei schwerem Verlauf und multimorbidem Patienten stationäre Behandlung; eine systemische antivirale Therapie ist jedoch nicht in jedem Fall erforderlich.

Pharmakotherapie: **I. Lokaltherapie:** **1.** im Bläschenstadium eintrocknende Behandlung mit Clioquinol (z. B. Linola-sept®) oder Franzbranntwein, 2-mal täglich auftragen; **2.** im nachfolgenden Krustenstadium bei Superinfektion Behandlung mit lokalen Antibiotika; z. B. Gentamicin (z. B. Refobacin® Creme) oder Fusidinsäure (z. B. Fucidine® Salbe), jeweils 2-mal täglich; **II. systemische Therapie:** **1.** Virostatika*: **a)** Aciclovir (z. B. Zovirax®), 5 × 800 mg/d p. o. über 5 Tage, Beginn innerhalb der ersten 72 Stunden erforderlich; bei schweren Verlaufsformen (Befall mehrerer Hautsegmente, Zoster im Gesichtsbereich bzw. Zoster bei pharmakologisch oder erkrankungsbedingter Immunsuppression, starke Schmerzen, Hämorrhagien, Nekrosen): stationäre Behandlung mit Aciclovir, 3 × 5 mg/kg KG/d i. v. für 7 Tage; bei bekannter Immunsuppression Erhöhung der ED auf 10 mg/kg KG; **b)** Valaciclovir (Valtrex®), inaktive Vorstufe des Aciclovir, mit besserer Resorption; Dosierung: 3 × 1000 mg/d p. o. für 7 Tage; **c)** Brivudin (Zostex®), Nukleosid-Analogon mit höherer antiviraler Wirkung in vitro; Dosierung: 125 mg/d p. o. über 7 Tage; da Brivudin das Enzym Dihydropyrimidindehydrogenase hemmt, ist zwischen der Gabe des Zytostatikums 5-Fluoruracil oder anderer 5-Fluorpyrimidinen und der Anwendung von Brivudin ein zeitlicher Abstand von mindestens 4 Wochen erforderlich. Keine Therapieeinschränkung bei Niereninsuffizienz; **2.** begleitende Schmerztherapie: bei Schmerzen bzw. postzosterischen Neuralgien (d. h. Schmerzen, die länger als 6 Wochen über das Abheilen der Effloreszenzen hinaus anhalten; in bis zu 70 % der Fälle auftretend) frühzeitiger Beginn mit Analgetika nach folgendem Schema: **a)** schwach wirksame Analgetika, z. B. Paracetamol* (1,5–4 g/d p. o.) bzw. nichtsteroidale Antiphlogistika*, z. B. Ibuprofen (z. B. Ibuprofen AL), 600–2400 mg/d p. o.; **b)** bei stärkeren Schmerzen zusätzlich zu Opioid-Analgetika, z. B. Tramadol (z. B. Tramal®), 200–400 mg/d p. o. und Codein (z. B. Codein phosphoricum Compren®), bis 120 mg/d p. o.; **c)** bei noch stärkeren Schmerzen: stark wirksame Opioide, z. B. Morphin (z. B. MST®), 30–360 mg/d p. o., Oxycodon (z. B. OXYGESIC®), bis 40 mg/d p. o. oder Buprenorphin (z. B. TEMGESIC® Ampullen, Transtec PRO® transdermales Pflaster), 0,6–1,6 mg/d); **d)** Zusatzmedikation von tricyclischen Antidepressiva, z. B. Amitriptylin (z. B. Amineurin®), 10–75 mg/d p. o. und Antikonvulsiva, z. B. Pregabalin (z. B. LYRICA®), 300–600 mg/d p. o. häufig hilfreich.

Sonstige Maßnahmen: **1.** im akuten Stadium Bettruhe; **2.** bei Zoster generalisatus (ein primäres

Dermatom kann nicht eruiert werden) Suche nach prädisponierenden Faktoren (z. B. Malignome).

Arbeitsunfähigkeit: in Abhängigkeit von der Schmerzsymptomatik.

Hinweis: **1.** Auch bei virostatischer Therapie treten Schmerzen auf. **2.** Patienten mit HIV*-Infektion sind besonders schmerzgefährdet.

Literatur: **1.** Dworkin, R. H. et al.: Recommendations for the management of herpes zoster. Clin Infect Dis 44 (Suppl 1): S1–S16 (2007); **2.** Wassilew, S. W.; Wutzler, P.: Oral brivudin in comparison with acyclovir for improved therapy of herpes zoster in immunocompetent patients: results of a randomized, double-blind, multicentered study. Antiviral Res 59: 49–56 (2003).

Autoren: P. Schulze, W. Sterry.

Z-Substanzen: s. Schlafmittel.

Zuckerkrankheit: s. Diabetes mellitus Typ 1; Diabetes mellitus Typ 2.

Zungenlappenplastik: s. Stuhlinkontinenz.

ZVK: s. Venenzugänge.

Zwangsstörungen: Sammelbezeichnung für Zwangshandlungen und Zwangsgedanken; **1.** Zwangshandlungen sind zielgerichtete Wiederholungen alltäglicher Verhaltensweisen, die mit erheblichem Zeitaufwand, Leidensdruck und Beeinträchtigung einhergehen; z. B. Wasch-, Kontroll-, Ordnungs-, Sammel-, Zähl- und Wiederholungszwang. **2.** Zwangsgedanken sind immer wiederkehrende, ins Bewusstsein einschießende Ideen, Gedanken, Bilder und Impulse, über die der Betroffene keine Kontrolle besitzt und deren Inhalt Unruhe, Angst, Erregung und Schuldgefühle auslöst. Die Betroffenen erkennen, dass die Zwangsgedanken ihre eigenen Gedanken und Vorstellungen sind und nicht von außen kommen. Unterscheidung entsprechend dem Inhalt zwischen aggressiven Gedanken gegen sich oder andere, magischem Denken und blasphemisch-obszönem Denken sowie entsprechend der Form zwischen Gedankenketten, Impulsen und Bildern. Eine Unterform bildet die zwanghafte Langsamkeit, bei der Alltagshandlungen (Anziehen, Frühstücken) extrem langsam und bedächtig ausgeführt werden. Ursächliche und aufrechterhaltende Faktoren reichen von genetisch vorgegebener Vulnerabilität (erhöhte Angstbereitschaft; maladaptives, vorzeitiges Triggern archaischer Reflexketten) bis zu einer Vielzahl psychosozialer Variablen (Erziehungsstil, Sozialisation unter Gleichaltrigen, psychische Traumatisierungen, kulturelle und gesellschaftliche Normen). I. R. neurologischer Krankheitsbilder (Encephalitis epidemica, Epilepsie, Chorea minor, Diabetes insipidus, Multiple Sklerose, hirnatrophische Prozesse, Schädelhirntrauma, Arteriosklerose, extrapyramidale Bewegungsstörungen, Hyperkinesien, Tics) ist mit Zwangshandlungen zu rechnen.

Behandlungsindikation: Verhaltenstherapeutische Behandlungsverfahren der Exposition mit Reaktionsverhinderung bzw. -management und Pharmakotherapie mit selektiven und nichtselektiven Serotonin-Wiederaufnahme-Inhibitoren stellen die effektivsten Therapieformen dar. Bei ausgeprägter Symptomatik (speziell Zwangsgedanken), Chronizität, schwerer komorbider Depression sowie Therapieresistenz bezüglich eines der Verfahren wird die Kombination beider Verfahren als effizientester Therapieansatz betrachtet. Beide Behandlungsverfahren finden gleichermaßen im ambulanten wie im (teil-)stationären Setting statt.

Pharmakotherapie: **1.** selektive Serotonin-Wiederaufnahme-Hemmer (Abk. SSRI für engl. selective serotonin reuptake inhibitors), z. B. Fluoxetin (z. B. Fluctin®), 40–60 mg/d p. o. oder Fluvoxamin (z. B. Fevarin®), 200–300 mg/d p. o. oder Paroxetin (z. B. Seroxat®), 40–60 mg/d und nichtselektive Serotonin-Wiederaufnahme-Hemmer (Abk. SRI für engl. serotonin reuptake inhibitors), z. B. Clomipramin (z. B. Anafranil®), 200–300 mg/d p. o.; **2.** bei starken Zwangsgedanken atypische Neuroleptika*, z. B. Risperidon (z. B. Risperdal®), 1–3 mg/d p. o. oder Clozapin (z. B. ZYPREXA®), 5–10 mg/d p. o. zusätzlich zu einem allein nicht ausreichend wirksamen SSRI; **3.** bei Non-Response nach 10–12 Wochen einer adäquaten Vorbehandlung Wechsel auf ein alternatives serotonerges Antidepressivum; Responder-Rate 50–70 % bei einer Latenzzeit von 8–10 Wochen bis zum Wirkungseintritt. Die Rückfallquote von ca. 80 % nach Absetzen der Pharmakotherapie kann durch Kombination mit Verhaltenstherapie deutlich gesenkt werden.

Psychotherapie: kognitive Verhaltenstherapie* ist die Therapie der Wahl sowohl hinsichtlich gezielter Symptomreduktion als auch Therapie der Ursachen, Komorbidität und Risikofaktoren (Erfolgsquote 50–80 %). Neben dem Einsatz hochgradig standardisierter symptombezogener Techniken (Expositionsverfahren) ist ein individualisiertes, multimodales therapeutisches Vorgehen erforderlich. Auf der Grundlage der individuellen Lebens- und Lerngeschichte (Motivations-, Bedingungs- und Funktionsanalysen) kommen unterschiedliche Vorgehensweisen (ursachen- oder symptomorientiert) zur Anwendung. Bei Handlungszwängen wird der Betroffene unter Anleitung eines Therapeuten mit den angstauslösenden Reizen konfrontiert, wobei jede Art des Vermeidens unterbleiben soll; z. B. absichtliches Berühren von Körperteilen bei Waschzwang, das In-Unordnung-Bringen eines Zimmers bei Ordnungszwang, das Verlassen der Wohnung ohne Kontrollen bei Kontrollzwang. I. R. des Reaktions-Bewältigungstrainings lernt der Betroffene mit den dabei auftauchenden Gefühlen umzugehen. Das Expositionsmodell lässt sich sowohl für die Behandlung von Handlungs- als auch Zwangsgedanken einsetzen. Zu den Behandlungsmethoden bei reinen Zwangsgedanken zählen Methoden zur Habituation (Übersättigungstraining, Flooding, Implosion), kognitive Interventionen, Verhaltensexperimente und die Bearbeitung der zugrunde liegenden Problembereiche.

Eigenbehandlung: Verhaltenstherapeutisch angeleitete Selbsthilfegruppen sind hilfreich. Sie führen zu Erhöhung der Lebensqualität, durchbrechen Isolation und bieten umfangreiche Information und Unterstützung im Selbstmanagement von Verhaltensübungen. Selbsthilfeliteratur kann zu Motivationssteigerung, Entwicklung eines Erklärungsmodelles, Information über Bewältigungsschritte und Rückfallprophylaxe benutzt werden.

Selbsthilfe: Deutsche Gesellschaft Zwangserkrankungen, Postfach 702334, 22023 Hamburg, Tel. 040 68913700, Fax 040 68913702; E-Mail: zwang@t-online.de, Homepage: http://www.zwaenge.de

Literatur: **1.** Fricke, S.; Hand, I.: Zwänge verstehen und bewältigen. Hilfe zur Selbsthilfe. 3. Aufl. Bonn: Psychiatrie Verlag, 2007; **2.** Lakatos, A.; Reinecker, H.: Kognitive Verhaltenstherapie bei Zwangsstörungen. Ein Therapiemanual. 3. Aufl. Göttingen: Hogrefe, 2007; **3.** Hand, I.: Zwangsstörungen. In: Ahrens, S.; Schneider, W. (Hrsg.): Lehrbuch der Psychotherapie und Psychosomatik. Stuttgart: Schattauer, 2002.

Autorinnen: S. Fricke, N. Münchau.

Zweiphasenpräparate: s. Kontrazeption, hormonale.

Zweiphasensyndrom: s. Pilzvergiftung.

Zwölffingerdarmgeschwür: s. Ulkus, gastroduodenales.

Zyanidintoxikation: s. Blausäureintoxikation.

Zyklokryokoagulation: s. Glaukom.

Zyklophotokoagulation: s. Glaukom.

Zyklusstörungen: s. Amenorrhö; Dysmenorrhö; Hypomenorrhö.

Zystadenom, biliäres: s. Lebertumoren, benigne.

Zysten: s. Halszysten und Halsfisteln; Leberzysten; Ovarialzysten, funktionelle.

Zysten, teratoide: s. Mediastinaltumoren.

Zystitis: Harnblasenentzündung; unterer Harnweginfekt mit entzündlicher Veränderung der Harnblasenschleimhaut und bei schwerem Verlauf der Harnblasenmuskulatur sowie des perivesikalen Fettgewebes; **Ursache:** **1.** infektiös: meist aszendierend; gramnegative Stäbchen (Escherichia coli), Ureaplasmen, Hefen, Chlamydien, Viren (meist i. R. systemischer Infektion); **2.** mechanische Reize (Katheterisierung, Geschlechtsverkehr); **3.** radioaktive Strahlung (sog. Strahlenzystitis); **4.** Zytostatika; **5.** interstitielle Zystitis (wahrscheinlich durch Autoimmunmechanismen); **Klinik:** akut, chronisch oder chronisch-rezidivierend Blasenfunktionsstörungen (überaktive Blase), Schmerzen und Pollakisurie; **Komplikationen:** aufsteigende Infektion in den oberen Harntrakt, Pyelonephritis*, insbes. bei vesikoureteralem Reflux; begleitende Makrohämaturie (hämorrhagische Zystitis); komplizierter Harnweginfekt bei gleichzeitig vorliegender urologischer Begleiterkrankung oder Harntraktanomalie.

Behandlungsindikation: Erregernachweis in signifikanter Keimzahl (Urinkultur); cave: inf. Pollakisurie kann trotz niedriger Keimzahl ein behandlungsbedürftiger Harnweginfekt vorliegen; Antibiotikatherapie bei einfacher Zystitis ohne weitere Ursache; bei chronischer bzw. rezidivierender Zystitis zusätzlich umfassende urologische Abklärung des gesamten Harntraktes erforderlich.

Pharmakotherapie: **1.** Antibiotikatherapie: nach Abnahme einer Urinprobe für die Anlage einer Urinkultur initial kalkulierte Therapie mit Trimethoprim/Sulfamethoxazol (z. B. CotrimHexal® forte, 160 mg Trimethoprim plus 800 mg Sulfamethoxazol à Tablette), 2 × 1 Tbl./d p. o., oder Trimethoprim (Infectotrimed®) 2 × 100 mg/d p. o.; Dauer: bei florider Zystitis ca. 5 Tage, bei geringer Symptomatik bzw. unkomplizierter Zystitis Einmalgabe oder Kurzzeittherapie für 1 Tag; nach Erhalt des Antibiogramms ggf. testentsprechende Umstellung (gezielte Antibiotikatherapie); bei chronisch-rezidivierendem Verlauf ggf. niedrig dosierte Antibiotikagabe zur Infektionsprophylaxe mit Trimethoprim, einem Cephalosporin* oder Nitrofurantoin; **2.** Schmerzlinderung und Entkrampfung der Blase: **a)** Relaxation der glatten Muskulatur: Parasympatholytikum* Butylscopolamin (z. B. Buscopan®), max. 3 × 10 mg/d als Supp. für die Dauer der Symptomatik; **b)** Parasympatholytikum* Solifenacin (Vesikur®) nur temporär, 1 × 5 mg/d p. o.; cave: nicht bei Engwinkelglaukom; Harnretention möglich, daher nicht bei subvesikaler Obstruktion mit hohen Restharnmengen (benignes Prostatasyndrom*); **3.** postklimakterische Trigonumzystitis: Östrogenovula vaginal, z. B. Ovestin®, 0,5 mg/d als Ovulum vaginal, nach 3 Wochen Reduktion auf 2 Ovula pro Woche; **4.** interstitielle Zystitis im floriden Stadium: evtl. Einsatz von Glukokortikoiden* oder Immunsuppressiva, Analgetika, evtl. Antidepressiva (z. B. Amitriptylin®), bis 3 × 25 mg/d p. o., oder Pentosanpolysulfat (z. B. Pentosanpolysulfat SP 54®), 3 × 25(–50) mg/d p. o.; **5.** Vakzine-Präparat i. m. (StroVac®) aus inaktivierten Keimen der häufigsten Erreger von Harnweginfektionen für die Anwendung bei rezidivierender infektiöser Zystitis: 3 Injektionen (je 0,5 ml) i. m. im Abstand von 1–2 Wochen, Auffrischung mit 1 Injektion (0,5 ml) i. m. nach 1 Jahr; **6.** Vakzine-Präparat oral (Urovaxom®) aus lysierten, immunoaktiven Fraktionen aus ausgewählten E. coli-Stämmen bei rezidivierenden und chronischen Harnwegsinfektionen: Grundimmunisierung mit 1 × 1 Kapsel oral täglich für 3 Monate.

Operative Therapie: **1.** chronisch interstitielle Zystitis mit Schrumpfblase: ggf. subtotale Harnblasenentfernung und Harnblasenaugmentation mit Darmmaterial, Harnblasenersatzoperation oder supravesikale Harnableitung (z. B. mit Ileum-Conduit); **2.** operative Therapie von Erkrankungen, die eine Infektneigung der Harnwege unterstützen (z. B. benignes Prostatasyndrom*, Harnröhrenenge).

Sonstige Maßnahmen: **1.** Die ausreichende Flüssigkeitszufuhr mit Erhöhung der Diurese steht an erster Stelle der Therapie. **2.** Bei liegendem Blasenkatheter mit chronischer Infektionsneigung: Ansäuerung des Urins zur Infektionsprophylaxe mit Methionin (z. B. Acimethin®), 3 × 500 mg/d p. o.; cave: metabolische Azidose, nicht bei Leberfunktionsstörungen.

Psychotherapie: unterstützend bei Miktionsfehlverhalten mit psychischer Ursache.

Naturheilkundliche Verfahren: Teezubereitungen aus Birkenblättern, Orthosiphonblättern, Goldrutenkraut, Birkentraubenblättern, Kapuzinerkresse, Zinnkraut, Brennesselblättern, Preiselbeersaft.

Eigenbehandlung: körperliche Schonung; milde Wärme; zur Prophylaxe Änderung des Miktionsverhaltens mit bewusst regelmäßiger Miktion in bestimmten Zeitintervallen.

Arbeitsunfähigkeit: für die Dauer starker Dysurie.

Hinweis: Bei chronischer Symptomatik (insbes. mit negativem Erregernachweis) sollten immer auch Blasenkarzinom* (Urinzytologie, Zystoskopie) und evtl. Tuberkulose* (Morgenurin) ausgeschlossen werden.

Selbsthilfe: ICA-Deutschland e. V., Förderverein Interstitielle Zystitis, Untere Burg 21, 53881 Euskirchen, Tel. 0163-9044 93; E-Mail: info@ica-ev.de, Homepage: http://www.ica-ev.de.

Literatur: **1.** Arone, F. et al.: Rational use of antibiotics in acute uncomplicated cystitis: a pharmaco-epidemiological study. J Chemother 17: 184–188 (2005); **2.** Naber, K. G.: Treatment options for acute uncomplicated cystitis in adults. J Antimicrob Chemother 46 (Suppl 1): 23–27, discussion 63–65 (2000).

Autoren: A. Katzenwadel, U. Wetterauer.

Zystizerkose: s. Anthelminthika.

Zystozele: s. Descensus uteri et vaginae.

Zytapherese: syn. Zellapherese; Apherese*-Verfahren der extrakorporalen Blutreinigung, bei dem i. d. R. durch apparative Auftrennung von Blutzellen und Blutplasma gezielt Zellen einzelner Zellpopulationen entfernt werden; **Formen:** **1.** therapeutische Zytapherese: Ziel: Beeinflussung des Krankheitsprozesses durch das Fehlen der entfernten Zellen; **a)** Leukozytapherese; **b)** Thrombozytapherese; **c)** Erythrozytapherese; **2.** Gewinnung von Spenderzellen.

Indikation: **1. Leukapherese:** **a)** Gewinnung von Spenderzellen (v. a. neutrophile Granulozyten) zur allogenen Transfusion oder von hämatopoetischen Vorläuferzellen zur späteren autologen Transfusion (s. Stammzelltransplantation) nach Chemotherapie oder Bestrahlung; **b)** Reduktion der Leukozytenzahl im Blut des Patienten vor Chemotherapie (Vermeidung der chemotherapiebedingten Lyse einer zu großen Zellzahl); **c)** Reduktion der Leukozytenzahl im Blut von Patienten mit akuter myeloischer Leukämie* bei einer Leukozytenzahl von $>50 \times 10^9$/l und klinischen Zeichen der Leukostase oder $>100 \times 10^9$/l ohne Leukostasezeichen sowie bei Patienten mit anderen Leukämieformen bei einer Leukozytenzahl von $>100 \times 10^9$/l und Leukostase; **d)** Reduktion der Leukozytenzahl in Blutprodukten; **2. Thrombozytapherese** bei reaktiver Erhöhung der Thrombozyten (Thrombozytosen) oder autonomen Erkrankungen aus dem myeloprofiferativen Formenkreis, z. B. essentielle Thrombozythämie* mit i. d. R. Thrombozytenwerten von $>1000 \times 10^9$/l; **3. Erythrozytapherese** zur Reduktion der Erythrozyten bei Schädigung (z. B. Sichelzellanämie*) oder Polycythaemia* vera anstelle von Aderlässen.

Durchführung: **1.** Gefäßzugang zur extrakorporalen Therapie schaffen: **a)** über periphere Venen (z. B. 16-Gauge-Nadeln in den Kubitalvenen beider Arme); **b)** über einen doppellumigen zentralvenösen Katheter; **2.** Antikoagulation: systemisch mit Heparin oder regional mit Citrat zur Vermeidung von Koagulation im extrakorporalen Kreislauf; **3.** Trennung der zu entfernenden Zellen vom Blutplasma und den anderen zellulären Bestandteilen i. d. R. durch Zentrifugation; dabei wird fortwährend Blut mit einem Blutfluss von 60–120 ml/min entnommen, verarbeitet und simultan dem Patienten wieder verabreicht.

Komplikationen: symptomatische arterielle Hypotonie, Störungen des Elektrolyt- und Säure-Basen-Haushaltes (z. B. Hypokalzämie), Hämolyse, Blutverlust, Luftembolie, Katheterinfektion, Septikämie, Katheterthrombose, Infektion, vegetative Funktionsstörungen, Schwindel, Dyspnoe, Unverträglichkeiten des Gerinnungs-Hemmers (Citrat: Parästhesien, Arrhythmien) und heparininduzierte Thrombozytopenie.

Neuentwicklung: Entfernung von Granulozyten und Monozyten aus dem Vollblut durch Adsorption (Vollblut-Zytapherese) bei Patienten mit therapierefraktären chronisch-entzündlichen Darmerkrankungen und rheumatoider Arthritis in klinischer Erprobung.

Literatur: **1.** Novotny, J. R. et al.: Grading of symptoms in hyperleukocytic leukaemia: a clinical model for the role of different blast types and promyelocytes in the development of leukostasis syndrome. Eur J Haematol 74: 501–510 (2005); **2.** Health Technology Assessment-Bericht: Therapeutische Hämapheresen (selektive Verfahren mit Plasmadifferentialtrennung); http://www.kbv.de/hta/2393.html.

Autoren: A. Kribben, J. Novotny, S. Herget-Rosenthal.

Zytomegalie: syn. Speicheldrüsen-Viruskrankheit; Einschlusskörperchenkrankheit; Infektion mit Zytomegalie-Virus (Abk. CMV); häufige Virusinfektion mit Viruspersistenz; **Übertragung:** kongenital, durch Muttermilch, Schmier- und Tröpfcheninfektion (Speichel, Sexualkontakt), Bluttransfusionen und bei Organtransplantationen; **Klinik:** bei immunkompetenten Personen Verlauf meist inapparent oder als Mononukleose, bei Neugeborenen und abwehrgeschwächten Personen (Organtransplantation, Tumorleiden, HIV*-Infektion) als schwere, generalisierte Erkrankung (v. a. Pneumonie*, Hepatitis, Enterokolitis, Retinitis, Beteiligung des zentralen Nervensystems).

Behandlungsindikation: **1.** Infektion bei immunsupprimierten Patienten (v. a. AIDS-Patienten), bei denen die Retinitis die häufigste und schwerwiegendste Komplikation darstellt (ohne Therapie Erblindung); eine Heilung ist zurzeit nicht möglich; Erhaltungstherapie erforderlich, um Rezidive hinauszuzögern; **2.** Bei anderen CMV-Organerkrankungen scheint eine Suppressionstherapie nach dem ersten Rezidiv indiziert.

Pharmakotherapie: **I.** CMV-Retinitis: **1.** Therapie der Wahl: Valganciclovir (Valcyte®), 2 × 900 mg/d p. o. über 3 Wochen, anschl. Erhaltungstherapie mit 2 × 450 mg/d p. o., bis >150 CD4-Zellen/μl; **2.** alternativ: s. II. **II.** systemische CMV-Infektion: **1.** Ganciclovir (Cymeven®): **a)** Akuttherapie: 2 × 5 mg/kg KG/d i. v. bis zur Abheilung; **b)** Suppressionstherapie als Dauertherapie: 5 mg/kg KG/d i. v. oder 6 mg/kg KG i. v. an 5 Tagen der Woche oder 3 × 1 g/d p. o. bei einem KG von ca. 60–65 kg (geringere Effektivität der parenteralen Applikation); UAW: Knochenmarkdepression mit Leukopenie, die z. T. eine Granulozytenstimulation mit Wachstumsfaktoren (G-CSF) erforderlich macht: Filgrastim (Neupogen®), 300 μg s. c. alle 3 Tage, oder Lenograstim (Granocyte), 10 μg (1,28 Mio. IE)/kg KG/d über 4–6 Tage, jeweils bis Leukozytenanzahl >2000/μl; **2.** bei Therapieversagen oder Unverträglichkeit von Ganciclovir (v. a. Neutropenie) Foscarnet (Foscavir®): **a)** Akuttherapie: 3 × 60 oder 2 × 90 mg/kg KG/d i. v. in NaCl-Lösung bis zur Abheilung; **b)** Suppressionstherapie: 1 × 90 mg/kg KG/d i. v. mit unbegrenzter Dauer über einen zentralen Venenzugang; wegen Nephrotoxizität regelmäßige Spülinfusionen notwendig; **3.** alternativ Cidofovir (VISTIDE), initial 5 mg/kg KG i. v. 1-mal wöchentlich über 2 Wochen, anschl. Erhaltungstherapie mit 5 mg/kg KG i. v. 1-mal in 2 Wochen (lange HWZ); begleitende Gabe von Probenecid (Probenecid Weimer®), 2 × 250 mg i. v. in der 1. Woche, anschl. 2 × 500 mg i. v. bis zur Normalisierung der Harnsäurewerte.

Sonstige Maßnahmen: CMV-Hyperimmunglobulin bei CMV-Pneumonie nach Knochenmark- oder Organtransplantation, bei therapierefraktären Fällen und Gefahr der Erblindung wirksam; für AIDS-Patienten ist eine Effektivität nicht bewiesen.

Literatur: Mandell, G. L.; Bennett, J. E.; Dolin, R. (eds): Mandell, Douglas and Bennett's Principles and Practice of Infectious Diseases. 7th ed. Edinburgh: Churchill Livingstone, 2009.

Autoren: Th. Weinke, W. Güthoff, I. Liebold.

Zytostatika: chemisch nicht einheitliche Gruppe antineoplastischer Chemotherapeutika, die zur Hemmung der Zellteilung führen; **Einteilung:** in Abhängigkeit vom Angriffspunkt bzw. Wirkungsmechanismus; **1.** Alkylanzien* (z. B. Cyclophosphamid, Cisplatin); **2.** Antimetabolite* (z. B. Methotrexat, Azathioprin); **3.** Mitosehemmstoffe: z. B. Vincristin, Taxane (Paclitaxel, Docetaxel); **4.** Topoisomerase-Inhibitoren: **a)** Topoisomerase-I-Inhibitoren: Camptothecin, Topotecan, Irinotecan; **b)** Topoisomerase-II-Inhibitoren (Epipodophyllotoxine): Etoposid (VP16), Teniposid (VM26); **5.** Antibiotika* (z. B. Doxorubicin, Bleomycin); **6.** Enzyme (L-Asparaginase); **7.** Die pharmakologische antineoplastische Therapie beinhaltet neben der zytostatischen Chemotherapie auch die **a)** Hormontherapie* bei Malignomen (z. B. Tamoxifen, Testolacton); **b)** Inhibitoren der Signaltransduktion (z. B. Tyrosinkinase-Inhibitor Imatinib, Glivec®, in der Therapie der bcr-abl-positiven chronisch myeloischen Leukämie*); **c)** Inhibitoren von Wachstumsfaktoren (z. B. Bevacizumab, Avastin®: monoklonaler IgG1-Antikörper gegen VEGF, Abk. für engl. vascular endothelial growth factor, mit antineoangiogenetischer Wirkung; Cetuximab, Erbitux®: monoklonaler Antikörper gegen EGFR, Abk. für engl. epidermal growth factor receptor); **d)** Immuntherapie mit monoklonalen Antikörpern oder Zytokinen; **e)** Inhibitoren der Neoangiogenese (z. B. Thalidomid). **Wirkungsmechanismus:** Angriff an der DNA-Reduplikation oder -transkription und den dafür notwendigen Teilschritten (z. B. Funktion des Spindelapparats) oder an Rezeptoren hormonabhängig wachsender Zellen durch Zytostatika; bes. nachhaltig ist diese Wirkung auf stark proliferierende Zellen. Daraus resultiert der therapeutische Einsatz von Zytostatika bei malignen Tumoren, die sich der physiologischen Wachstumskontrolle entzogen haben. Die Unterschiede zwischen normalen und Tumorzellen reichen für einen selektiven Einfluss auf Tumorgewebe nicht aus, so dass auch gesunde Zellen z. T. erheblich geschädigt werden. Die Topoisomerasen-Inhibitoren wirken an den Enzymen Topoisomerase I und II, welche gezielte, reversible Unterbrechungen im DNA-Strang herstellen. Die Hemmung bewirkt irreguläre, nicht behebbare DNA-Brüche und spontane Vernetzungen. Die Wirkung der Taxane beruht auf der Bildung von anomalen Molekülen im Zellskelett, was die geordnete Zellteilung verhindert.

Indikation: **1.** Therapie von bösartigen Erkrankungen, adjuvant nach chirurgisch behandelten soliden Tumoren, neoadjuvant vor Operationen zur Reduktion der Tumorgröße und Elimination disseminierter Tumorzellen oder palliativ bei Metastasen bzw. inoperablen Tumoren; **2.** immunsuppressive Therapie einiger chronischer nicht maligner Erkrankungen (z. B. schwere rheumatoide Arthritis*) oder zur Prophylaxe von Organabstoßungen nach Transplantation (s. Immunsuppressiva). **3.** Topoisomerase-Inhibitoren:

Diese neue Substanzklasse ist vielversprechend bei soliden Tumoren, Lymphomen, Hirntumoren und kindlichen Tumoren. **4.** Taxane: zunehmend verwendet bei Brust-, Prostata- und Lungenkrebs und beim Hautkrebs, oft als Monotherapie.

UAW, Toxizität: z. T. erhebliche Schädigung z. B. des hämatopoetischen Systems, der Gonaden, Haut- und Hautanhangsgebilde, Leber und des Darmepithels. Die Neigung der Topoisomerase-Inhibitoren zur Knochenmarkdepression (Anämie) ist gefürchtet.

Dosierung: Durch Kombination mehrerer Zytostatika bzw. sequentiellen Einsatz wird unter Dosisreduktion der Einzelsubstanzen eine Wirkungssteigerung und Reduktion der UAW angestrebt.

Neuentwicklung: zelluläre Immuntherapie mit dendritischen Zellen, Gentherapie.

Autoren: G. Haase, B. Drewelow.

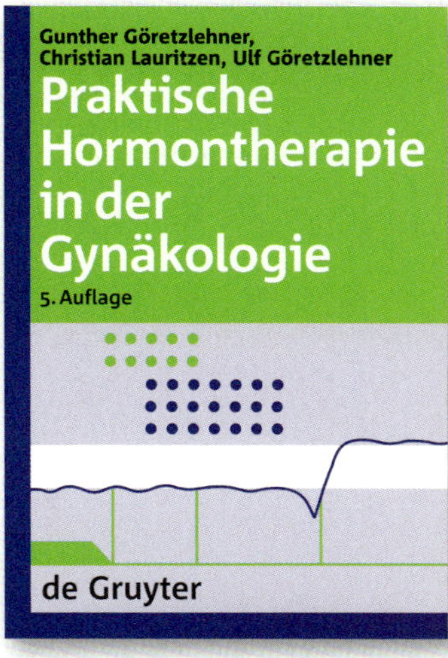
Gunther Göretzlehner,
Christian Lauritzen, Ulf Göretzlehner
Praktische Hormontherapie in der Gynäkologie
5. Auflage
de Gruyter

Uns interessiert
Ihre Meinung!

Dieses Blatt passt – abgetrennt – in einen Fensterbriefumschlag.

Anmerkungen an die Redaktion nehmen wir gerne auch als E-Mail entgegen: pschyrembel@degruyter.com

Vielen Dank!
Die Pschyrembel®-Redaktion

Walter de Gruyter GmbH & Co. KG
Wörterbuch-Redaktion
Postfach 30 34 21
10728 Berlin

Absender: ....

....

....

Wir möchten Sie um einige Angaben bitten. Vielen Dank!

- Arzt/Ärztin (in Klinik, niedergelassen, in anderer Tätigkeit)
- Medizinstudent/in
- Medizinischer Fachberuf (in Ausbildung)
- Gesundheitswesen/Versicherung
- interessierter Laie
- ....
  (bitte angeben)

Ich besitze auch andere Pschyrembel-Wörterbücher

- Pschyrembel Klinisches Wörterbuch
- Pschyrembel Pflege
- Pschyrembel Naturheilkunde
- Pschyrembel Diabetologie
- ....
  (bitte angeben)

Pschyrembel®
Therapie 4. Auflage

Pschyrembel®

Therapie 4. Auflage

Wir sind an Ihrer Meinung interessiert!

Pschyrembel®

Therapie 4. Auflage